现代药理实验方法

（第二版）

下 册

张均田 杜冠华 主 编

中国协和医科大学出版社

编写人员名单（以拼音顺序排列）

主　编

张均田　中国医学科学院药物研究所
杜冠华　中国医学科学院药物研究所

常务编委

陈乃宏　中国医学科学院药物研究所
杜冠华　中国医学科学院药物研究所
盛树力　首都医科大学附属宣武医院
吴葆杰　山东大学基础医学院
张均田　中国医学科学院药物研究所
章静波　中国医学科学院基础医学研究所

编　委

曹恩华　中国科学院生物物理研究所

车建途　Department of Physiology Function of Medicine, University of Manitoba, Canada

陈克铨　中国医学科学院基础医学研究所
陈世明　中国医学科学院药物研究所
陈慰峰　北京大学医学部
楚世峰　中国医学科学研药物研究所
程桂芳　中国医学科学院药物研究所
迟翰林　中国医学科学院药物研究所
崔德华　北京大学医学部
范　明　军事医学科学院基础医学研究所
冯亦璞　中国医学科学院药物研究所
宫丽丽　北京朝阳医院
官志忠　Karolinska Institute, Sweden
郭宗儒　中国医学科学院药物研究所
何　维　中国医学科学院基础医学研究所
何秀峰　中国医学科学院药物研究所
贺晓丽　中国医学科学院药用植物研究所
侯　琦　中国医学科学院药物研究所
胡金凤　中国医学科学院药物研究所
胡文辉　中国医学科学院基础医学研究所
胡卓伟　中国医学科学院药物研究所
库宝善　北京大学医学部
李　锦　军事医学科学院毒物药物研究所
李　燕　中国医学科学院药物研究所
李电东　中国医学科学院生物技术研究所

李锡明　Lilly Research Lab, Eli Lilly and Company, USA

李学军　北京大学医学部
梁植权　中国医学科学院基础医学研究所
刘艾林　中国医学科学院药物研究所
刘长宁　中国中医科学院
刘德培　中国医学科学院基础医学研究所
刘耕陶　中国医学科学院药物研究所
刘景生　中国医学科学院基础医学研究所

刘永生　Department of Basic Pharmaceutical Science, ULM College of Pharmacy, USA

卢圣栋　中国医学科学院基础医学研究所
罗焕敏　中国科技大学生命科学院
罗质璞　军事医学科学院毒物药物研究所
屈志伟　中国医学科学院药物研究所
任民峰　中国医学科学院基础医学研究所
阮金秀　军事医学科学院毒物药物研究所
申竹芳　中国医学科学院药物研究所
宋建国　安徽芜湖皖南医学院
孙瑞元　安慰芜湖皖南医学院
陶佩珍　中国医学科学院生物技术研究所
童坦君　北京大学医学部
汪　钟　中国医学科学院基础医学研究所
工　蓉　首都医科人学刚属宣武医院
王　睿　中国人民解放军总医院
王建枝　华中科技大学同济医学院病例生理系
王乃功　中国医学科学院药物研究所
王晓良　中国医学科学院药物研究所
王玉珠　国家食品药品监督管理局药品审评中心
卫　国　The Johns Hopkins University, USA

1

吴葆杰　山东医科大学基础医学院
谢明智　中国医学科学院药物研究所
徐承熊　中国医学科学院药物研究所
徐立根　中国食品药品检定研究院
徐友宣　中国医学科学院药物研究所
苑玉和　中国医学科学院药物研究所
张德昌　中国医学科学院基础医学研究所
张庆柱　山东大学
张若明　国家食品药品监督管理局药品审评中心
张天泰　中国医学科学院药物研究所
张岫美　山东医科大学基础医学院
张永鹤　北京大学医学部
张志谦　北京市肿瘤防治研究所
郑继旺　北京大学医学部药物依赖性研究所
周同惠　中国医学科学院药物研究所
朱传江　中国医学科学院药物研究所
朱海波　中国医学科学院药物研究所
朱秀媛　中国医学科学院药物研究所
David T. Wang Lily Research Lab, Eli Lilly and Company, USA Lutz Müller Federl Institute for Drugs and Medical Devices, Germany

作　者

贲长恩　中国医学科学院药物研究所
蔡　哲　中国医学科学院整形外科医院
蔡海江　南京医科大学动脉粥样硬化研究中心
蔡文峰　中国医学科学院药物研究所
曹恩华　中国科学院生物物理研究所
曹延明　中国医学科学院药物研究所
车建途　Department of Physiology Function of Medicine, University of Manitoba, Canada
陈　巍　中国医学科学院生物技术研究所
陈贵海　中国科学生命科学院
陈克铨　中国医学科学院基础医学研究所
陈乃宏　中国医学科学院药物研究所
陈世明　中国医学科学院药物研究所
陈慰峰　北京大学医学部
陈晓光　中国医学科学院药物研究所
陈原稼　中国医学科学院北京协和医院
陈志蓉　中国医学科学院药物研究所
陈紫薇　大连医科大学
程桂芳　中国医学科学院药物研究所
程锦轩　中国医学科学院基础医学研究所
程能能　安徽芜湖皖南医学院药理室

迟翰林　中国医学科学院药物研究所
楚世峰　中国医学科学研药物研究所
崔　冰　中国医学科学院药物研究所
崔　旭　中国人民解放军总医院老年病研究所
崔德华　北京大学医学部
邓　梁　西北大学
邓大君　北京市肿瘤防治研究所
丁　华　山东大学
丁晓渝　中国医学科学院药物研究所
杜冠华　中国医学科学院药物研究所
段金虹　中国医学科学院基础医学研究所
段文贞　University of Kentucky, USA
樊东升　北京大学
范　明　军事医学科学院基础医学研究所
方福德　中国医学科学院基础医学研究所
费　俭　中国科学院上海细胞生物学研究所
冯建芳　中国医学科学院基础医学研究所
冯亦璞　中国医学科学院药物研究所
高　进　中国医学科学院基础医学研究所
高　梅　中国医学科学院药物研究所
宫丽丽　北京朝阳医院
贡岳松　中国医学科学院药物研究所
关　卓　大连医科大学
官志忠　Karolinska Institute, Sweden
管林初　中国科学院心理研究所
郭礼和　中国科学院上海细胞生物学研究所
郭双立　北京师范大学生物系
郭秀丽　山东大学
郭宗儒　中国医学科学院药物研究所
韩鸿宾　北京大学
何　维　中国医学科学院基础医学研究所
何令帅　中国医学科学院药物研究所
何小庆　中国医学科学院药物研究所
何秀峰　中国医学科学院药物研究所
贺晓丽　中国医学科学院药用植物研究所
侯　琦　中国医学科学院药物研究所
胡　蓓　中国医学科学院北京协和医院
胡　盾　中国医学科学院药物研究所
胡　愉　中国医学科学院基础医学研究所
胡晨曦　中国医学科学院药物研究所
胡金凤　中国医学科学院药物研究所
胡文辉　中国医学科学院基础医学研究所
胡晓年　中国医学科学院基础医学研究所
胡卓伟　中国医学科学院药物研究所

花　芳　中国医学科学院药物研究所
黄　卉　中国医学科学院药物研究所
黄秉仁　中国医学科学院基础医学研究所
黄圣凯　中国药科大学
黄晓晖　安徽医科大学
黄志力　安徽芜湖皖南医学院
江　骥　中国医学科学院北京协和医院
姜志胜　衡阳医学院心血管病中心
金　奇　中国疾病预防控制中心国家病毒基因工程重点实验室
金　文　中国医学科学院药物研究所
金文桥　中国科学院上海药物研究所
库宝善　北京大学医学部
乐　飞　Hanson Center for Cancer Research, Institute of Medical Veterinary Science, South Australia
李　滨　北京大学医学部生化系
李　刚　中国医学科学院北京协和医院
李　桦　军事医学科学院毒物药物研究所
李　锦　军事医学科学院毒物药物研究所
李　静　卫生部北京中日友好医院
李　谧　北京大学
李　燕　中国医学科学院药物研究所
李电东　中国医学科学院生物技术研究所
李国彰　北京中医药大学
李红卓　中国医学科学院基础医学研究所
李妙龄　中国中医科学院中药研究所
李平平　中国医学科学院药物研究所
李文彬　中国人民解放军总医院老年医学研究所
李锡明　Lilly Research Lab, Eli Lilly and Company, USA
李晓秀　中国医学科学院药物研究所
李学军　北京大学医学部
李尹雄　中国医学科学院基础医学研究所
李云峰　军事医学科学院毒物药物所
李宗锴　中国医学科学院生物技术研究所
连晓媛　中国医学科学院药物研究所
梁植权　中国医学科学院基础医学研究所
廖福龙　中国中医科学院
林　衍　中国医学科学院药物研究所
林　勇　中国医学科学院基础医学研究所
林　珍　Karolinska Institute, Sweden
林赴田　中国医学科学院医药生物技术研究所
林彭年　中国医学科学院基础医学研究所
林仲翔　北京市肿瘤防治研究所

刘　恙　Louisiana State University Medical School, USA
刘　平　中国医学科学院基础医学研究所
刘　泉　中国医学科学院药物研究所
刘　睿　中国医学科学院药物研究所
刘　毅　北京大学
刘　裕　首都医科大学附属宣武医院
刘　云　Karolinska Institute, Sweden
刘艾林　中国医学科学院药物研究所
刘长宁　中国中医科学院
刘成贵　中国人民解放军总医院
刘春芸　中国医学科学院基础医学研究所
刘德培　中国医学科学院基础医学研究所
刘耕陶　中国医学科学院药物研究所
刘含智　中国医学科学院药物研究所
刘慧青　山东大学
刘景生　中国医学科学院基础医学研究所
刘俊岭　中国中医科学院
刘录山　南华大学心血管病研究所
刘庆丰　中国医学科学院基础医学研究所
刘少林　中国医学科学院药物研究所
刘婷婷　北京大学
刘新英　北京大学
刘永生　Department of Basic Pharmaceutical Science, ULM College of Pharmacy, USA
刘玉琴　中国医学科学院基础医学研究所
刘玉英　中国医学科学院药物研究所
刘玉瑛　中国预防医学科学院劳动卫生与职业病研究所
刘兆平　山东医药工业研究所
柳　川　军事医学科学院基础医学研究所
娄艾琳　卫生部中日友好医院临床医学研究所
卢圣栋　中国医学科学院基础医学研究所
陆苏南　北京大学医学部药物依赖性研究所
吕桂芝　北京市肿瘤防治研究所
吕晓希　中国医学科学院药物研究所
罗焕敏　中国科技大学生命科学院
罗质璞　军事医学科学院毒物药物研究所
马清钧　军事医学科学院生物工程研究所
马文丽　美国国立卫生研究院
马雪梅　首都医科大学附属北京友谊医院
孟　艳　首都医科大学附属宣武医院
缪振春　军事医学科学院毒物药物研究所
潘　燕　北京大学医学部
彭　英　中国医学科学院药物研究所

3

乔凤霞　中国医学科学院药物研究所
屈志伟　中国医学科学院药物研究所
任民峰　中国医学科学院基础医学研究所
阮金秀　军事医学科学院毒物药物研究所
邵志敏　首都医科大学附属宣武医院
申庆祥　中国科学院上海细胞生物学研究所
申竹芳　中国医学科学院药物研究所
沈　玲　中国中医科学院广安门医院
沈　瑜　中国医学科学院肿瘤研究所
沈珝琲　中国医学科学院基础医学研究所
沈永泉　中国医学科学院基础医学研究所
盛树立　首都医科大学附属宣武医院
施　波　中国医学科学院药物研究所
宋　旭　中国医学科学院医药生物技术研究所
宋光明　中国医学科学院药物研究所
宋建国　安徽芜湖皖南医学院
苏瑞斌　军事医学科学院毒物药物研究所
孙　芾　卫生部北京医院
孙　华　中国医学科学院北京协和医院
孙　玉　山东大学
孙瑞元　安慰芜湖皖南医学院
孙一伟　中国医学科学院医药生物技术研究所
孙亦彬　国家计划生育委员会科学技术研究所
唐琴梅　中国科学院上海药物研究所
唐雅玲　南华大学心血管病研究所
陶佩珍　中国医学科学院生物技术研究所
田　青　华中科技大学同济医学院病理生理系
童坦君　北京大学医学部
汪　钟　中国医学科学院基础医学研究所
王　军　上海交通大学医学院
王　蓉　首都医科大学附属宣武医院
王　睿　中国人民解放军总医院
王艾琳　中国医学科学院基础医学研究所
王德斌　中国医学科学院肿瘤研究所
王德昌　中国医学科学院肿瘤研究所
王福庄　军事医学科学院基础医学研究所
王宏娟　首都医科大学宣武医院
王厚芳　卫生部北京医院
王建枝　华中科技大学同济医学院病例生理系
王美健　中国医学科学院北京协和医院
王乃功　中国医学科学院药物研究所
王蓬文　首都医科大学病理学教研室
王青青　中国医学科学院药物研究所
王庆利　国家食品药品监督管理局药品审评中心
王晓良　中国医学科学院药物研究所
王晓星　中国医学科学院药物研究所
王艳辉　中国医学科学院基础医学研究所
王英杰　山东医药工业研究所
王玉珠　国家食品药品监督管理局药品审评中心
王子艳　中国医学科学院药物研究所
卫　国　The Johns Hopkins University，USA
卫　玮　中国医学科学院基础医学研究所
魏　伟　华中科技大学同济医学院病理生理系
魏怀玲　中国医学科学院药物研究所
魏欣冰　山东医科大学基础医学院
翁　进　中国医学科学院北京协和医院
翁　文　暨南大学药学院
翁谢川　军事医学科学院毒物药物研究所
吴　军　军事医学科学院生物工程研究所
吴葆杰　山东医科大学基础医学院
吴俊芳　中国医学科学院药物研究所
肖　远　北京大学
谢明智　中国医学科学院药物研究所
谢文杰　中国医学科学院药物研究所
辛冰牧　中国医学科学院药物研究所
刑国刚　北京大学
徐承熊　中国医学科学院药物研究所
徐立根　中国食品药品检定研究院
徐艳玲　首都医科大学宣武医院
徐友宣　中国医学科学院药物研究所
许彩民　中国医学科学院基础医学研究所
许元富　中国医学科学院血液学研究所
薛　莉　中国医学科学院基础医学研究所
薛社普　中国医学科学院基础医学研究所
闫慧敏　中国医学科学院药物研究所
严　君　中国医学科学院药物研究所
严隽钰　北京大学
阎超华　中国医学科学院药物研究所
阎锡蕴　中国科学院微生物研究所
颜春洪　中国医学科学院药物研究所
颜卉君　北京师范大学生物系
晏　忠　军事医学科学院毒物药物研究所
杨　莉　中国医学科学院药物研究所
杨纯正　中国医学科学院血液学研究所
杨天兵　中国疾病预防控制中心国家病毒基因工程重点实验室
杨永宗　衡阳医学院心血管病研究所
叶　菲　中国医学科学院药物研究所

叶菜英 中国医学科学院药物研究所
叶玉梅 中国医学科学院药物研究所
游 朵 北京医院
于 佳 北京大学
于 艳 北京大学
于松涛 中国医学科学院基础医学研究所
于学慧 山东大学
于英杰 中国医学科学院基础医学研究所
袁建刚 中国医学科学院基础医学研究所
袁绍鹏 中国医学科学院药物研究所
苑 宾 中国医学科学院药物研究所
苑玉和 中国医学科学院药物研究所
曾湘屏 Hanson Center for Cancer Research, Institute of Medical Veterinary Science, South Australia
张 斌 山东大学
张 健 中国科学院生物物理研究所
张 宁 中国医学科学院药物研究所
张 巍 中国医学科学院药物研究所
张 毅 中国医学科学院药物研究所
张 英 University of Heidelberg, Germany
张爱琴 山东医科大学
张翠华 中国医学科学院基础医学研究所
张德昌 中国医学科学院基础医学研究所
张海霞 中国医学科学院药物研究所
张汉霆 军事医学科学院毒物药物研究所
张剑钊 北京大学医学部
张均田 中国医学科学院药物研究所
张开镐 北京医科大学中国药物依赖性研究所
张黎明 军事医学科学院毒物药物研究所
张平夏 北京大学医学部
张庆柱 山东大学
张若明 国家食品药品监督管理局药品审评中心
张世馥 中国医学科学院基础医学研究所
张天泰 中国医学科学院药物研究所
张万琴 大连医科大学
张文军 北京市肿瘤防治研究所
张晓伟 中国医学科学院药物研究所
张岫美 山东医科大学基础医学院
张永鹤 北京大学医学部

张勇力 中国医学科学院基础医学研究所
张有志 军事医学科学院毒物药物研究所
张志谦 北京市肿瘤防治研究所
章静波 中国医学科学院基础医学研究所
赵 明 军事医学科学院
赵德育 中国医学科学院药物研究所
赵永娟 中国医学科学院基础医学研究所
郑继旺 北京大学医学部药物依赖性研究所
郑健全 军事医学科学院毒物药物研究所
郑珊珊 中国医学科学院基础医学研究所
郑永芳 中国医学科学院基础医学研究所
种兆忠 中国医学科学院药物研究所
周 兰 State University of New York, Buffalo, USA
周 勇 中国医学科学院药物研究所
周江宁 中国科技大学生命科学院
周同惠 中国医学科学院药物研究所
周序斌 山东医科大学基础医学院
朱 宇 南京医科大学动脉粥样硬化研究中心
朱传江 中国医学科学院药物研究所
朱海波 中国医学科学院药物研究所
朱秀媛 中国医学科学院药物研究所
祝清芬 山东大学
庄 俊 中国科技大学生命科学院
邹晨辉 中国医学科学院药物研究所
David O. Calligaro Lilly Research Lab., Eli Lilly and Company, USA
David T. Wang Lily Research Lab, Eli Lilly and Company, USA Lutz Müller Federl Institute for Drugs and Medical Devices, Germany
Frank P. Bymastor Lilly Research Lab., Eli Lilly and Company, USA
Kasper P. Federl Institute for Drugs and Medical Devices, Germany
Kersten B. Federl Institute for Drugs and Medical Devices, Germany
Müller-Tegthoff K. Federl Institute for Drugs and Medical Devices, Germany
Olof Beck Karolinska Institute, Sweden

目 录

第四篇　钙研究方法与技术

第五篇　放射配体受体结合实验方法与技术

第六篇　神经递质、肽、神经营养因子的研究方法与技术

第七篇　免疫药理学实验方法与技术

第八篇　磷脂测定方法及其在药理学研究中的应用

第九篇　一氧化氮、一氧化碳及其合成酶的研究方法与技术

第十篇　激素的研究方法与技术

第十一篇　抗氧化及自由基实验方法与技术

第十二篇 线粒体研究方法

第十三篇　电生理实验方法

第十四篇　核磁共振实验技术在药理学研究中的应用

下　册

第十五篇　微阵列基因分析在新药研发中的应用

第十六篇 荧光可视化实验方法的应用

第十七篇 药物代谢实验方法和技术

第十八篇　行为药理实验方法与技术

第十九篇 抗帕金森病实验方法与技术

第二十篇 抗衰老及阿尔茨海默病的药物研究方法

第二十五篇　肿瘤药理实验方法与技术

第二十六篇　抗炎、抗过敏及肝损伤实验方法与技术

第二十七篇　组织器官纤维化的研究方法与技术

第二十八篇　计划生育药物研究方法与技术

第二十九篇　抗菌、抗病毒药物的实验方法与技术

第三十篇　药物毒理学实验方法与技术

第三十一篇　时间药理学实验方法

第三十二篇　药物的化学结构与活性的关系

第三十三篇　药理学实验设计与数据处理技术

第三十四篇　基于受体结构的药物分子设计

第三十五篇　兴奋剂检测方法与技术

第三十六篇　新药研究开发过程及有关原则、技术与方法

第十五篇 微阵列基因分析在新药研发中的应用

人类基因组（human genome）测序的进展开启了生物医学研究的新纪元。它打开了理解基因功能的大门，已经影响并深入到各个领域的科学探索。人类基因组研究所提供的信息已经明显加快了药物研发的进程。

新药的发现及开发包含了多个步骤。正如图 15-1-1 所示，这一过程包括有药物靶点的确定，利用药靶高效筛选（high-throughput screening）小分子文库（library of small molecules）来取舍可能的新药，利用最高亲和力来鉴别小分子化合物，利用药物动力学及毒、副作用研究选择 1 ~ 2 个最佳的化合物，最终以临床实验来确定该候选药物对人体的疗效及安全性。依靠传统的研发方式，目前需要8 ~ 15 年的时间，至少 5 亿美元的代价将一个药物推上市场。并且在这一过程中，候选药物的失败概率非常高，超过 99% 的所检测的新化合物无法达到临床实验的标准而失败（Cunningham, 2000）。为提高研发更具有针对性及有效安全的疗法，医药企业已经开始应用基因组学研究的资讯于药物靶子的确定及化合物的选择。基因组学研究技术（genomic technologies）可同时运用于药物研发早期的不同阶段。例如，应用基因组学研究技术在筛选化合物效能的同时就可以选择其安全性，这样可以确保将具有希望的药物推向临床实验。

微阵列分析（microarray analysis）是基因组学（genomics）的主要研究工具。这一技术可以同时监测成千上万基因的表达。一个实验就可以确定整体基因组在单一时间点的表达，因此提供大量的资讯。不同于单一基因分析，基因芯片分析所提供的综合信息更具有价值。根据所获得的基因转录谱（transcriptional profiles），基因芯片可以用来确定所有的生物调节途径、组织分型，确定未发现基因的功能，决定所预期及未预期的药物效果（Golub, Slonim et al. 1999；Hughes, Marton et al. 2000；Scherf, Ross et al. 2000；Waring, Gum et al. 2002）。虽然检测蛋白质水平有一定优点，例如可以直接准确反映功能，但是用基因芯片分析检测其前体 mRNA 可以探测到的机体对药物的反应更早，更灵敏。

由于微阵列基因分析可以准确、灵敏地获得细胞 mRNA 的全面特征，它在以下几个方面的应用会促

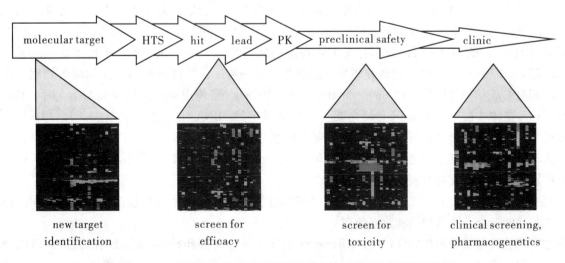

图 15-1-1　药物研发的过程与微阵列基因分析技术对其进程的作用

微阵列基因分析技术直接参与发现药物靶分子，筛选化合物的药效，确定筛选药物的毒副特性，分析病人药物遗传特性来进行临床实验。参看文中对微阵列基因分析技术在这些方面应用实例的详细介绍。HTS, high-throughput screens；PK, pharmacokinetics。

进药物的研发：①新药物靶分子的发现；②高效率地筛选化合物；③预测药物毒性；④确定药物作用的标志基因；⑤药物遗传学的研究。

第一章 微阵列基因分析的历史、现状和未来

第一节 基因芯片及分析过程

微阵列基因芯片的杂交是基于数十年来应用于分子生物学的技术，特异性核糖核酸印迹（Northern blotting）和点印迹（dot-blotting）的延伸。核糖核酸印迹技术引进了定量 mRNA 表达水平的概念，而点印迹证实了杂交多个靶基因的可能性（Southern，Mir et al. 1999）。微阵列基因分析的基本原理是将上千种 DNA 靶子固相于尼龙或玻璃介质上。DNA 靶子可以是寡核苷酸（oligonucleotides）或者互补核苷酸（complementary DNA，cDNA）。来源于样本带有标记的，与靶基因互补的核酸（cDNA）会杂交于这些靶点上，从而监测出样本所带有的基因表达信息。

膜芯片：最早的基因芯片可追溯到 20 世纪 80 年代，早期的基因芯片是固定在膜上。高精度的计算机控制的机器将几百或几千种 cDNA 序列在二维尼龙膜的特定位置。从两种不同的细胞中提取 mRNA 经过反转录反应（reverse-transcription），放射性核素标记后而被杂交于尼龙膜上。随后，采用类似用于 DNA 印迹（Southern blotting）的方式来清洗模片。将杂交后的膜与 X 线片曝光或放在磷光体影像仪（phosphor imager）中来获取图像，比较扫描后的杂交图像的密度。早期用于基因芯片的参比 cDNA 文库是将来源于 HT-29 细胞的 cDNA 复制到尼龙滤膜上（Augenlicht，Wahrman et al，1987）。用这种滤膜来初步筛选在几种结肠肿瘤活检标本中基因表达的相对水平，其结果表明大约一千个基因表达的增强与结肠肿瘤成正比。目前膜型基因芯片依然是一种常用的方法来大范围地检测基因表达不断的变化，因为它的花费相对低，而且膜芯片可以重复使用。有多家公司提供膜型基因芯片，比如 Clonetech、Research Genetics、Genome System 及 Superarray。

载玻片型芯片：微阵列基因分析的重要改进是引进了用玻璃载玻片替代硝酸纤维素膜或尼龙滤膜。因为载玻片的空隙远远少于滤膜，用载玻片来固相携载 DNA 大大地改进了芯片的杂交，清洗及图像的清晰度（Southern，Mir et al，1999）。目前有多种载玻片型基因芯片可供使用。它们的不同之处在于芯片的生产及杂交过程。微阵列基因芯片可由机器人排序点样或者直接合成于芯片上而制成。此外，还可以应用一种或两种颜色荧光来与芯片杂交。当使用两种颜色杂交时，用来源于两种不同细胞群的 mRNA 来制作 cDNA。两种不同的 cDNA 可以分别标记上两种不同的荧光素，如 Cy3（激发波长 570nm，绿色）和 Cy5（激发波长 670nm，红色）。当两种样品一起杂交于同一芯片，经过荧光扫描仪的定量处理后就可以得到 Cy3 相对 Cy5 信号的比值（Cheung，Morley et al. 1999）。当使用单一颜色荧光素杂交时，从 mRNA 合成的 cDNA 在体外被扩增并标记上荧光素，这种带标记的 cDNA 用于杂交于单一芯片（Lockhart and Winzeler，2000）。单一颜色相对于两种颜色的突出优点是可以用它来多次比较这一细胞群基因表达的改变。它的不足之处是不充分的清洗或不均匀的杂交会造成的不匹配的寡核苷酸结合。如果这种非特异杂交没有被发现，将会造成均匀表达变化的虚假结果。

图 15-1-2 所示，是目前所广泛采用的微阵列基因分析的过程。这个过程包括了芯片的制作，样本的制备，与芯片的杂交，图像扫描和数据处理。

在生产载玻片型基因芯片的公司中，Affymetrix 制作了一种为医药行业广泛采用的微阵列基因分析系统。用光石印方法（photolithographic method），Affymatrix 合成，通常为 25 个核苷酸（25-mers）的寡核苷酸靶基因。玻璃基质覆盖着共价连接物（covalent linker），其终端是对光敏感的保护基团（photolabile protecting group）。通过面版的指引，紫外光线照射在选定的阵列上，这样就去除了对光敏感的保护基团，可以使核苷酸偶连到已被弃除保护的位点上。用不同的面版来重复这样一个过程就完成了寡核苷酸在芯片

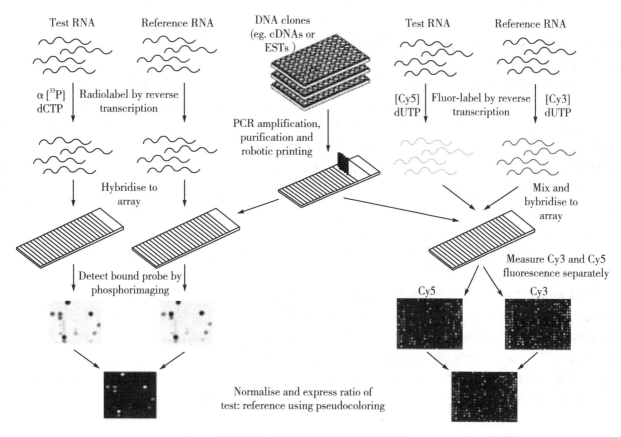

图 15-1-2 微阵列基因分析过程简介

　　合成的寡核苷酸或者 PCR 片段（中间）可用来制作基因芯片供放射性核素标记（右侧）或者荧光素标记（左侧）检测。实验组样本及参照组样本 RNA 经过反转录过程合成为 cDNA 并标记上放射性核素（右侧）或荧光素（左侧），然后分别杂交于不同的基因芯片。应用磷光影像仪（右侧）或荧光扫描仪（左侧）处理就获得了基因影像，计算机微阵列分析程序将图像转化为数据。分析实验组及参照组数据可以计算出实验组基因表达，相对于参照组的改变（Clarke, te Poele et al. 2004）。ESTs, expression sequence tags；dUTP, deoxyuridine triphosphate。

上的合成。每个基因是由针对不同部位序列的多个寡核苷酸来代表的，这些位点会与同一 mRNA 杂交。此外，错配寡核苷酸（mismatch oligonucleotide），就是含有突变碱基的每一种寡核苷酸也排列其中，作为背景信号及非特异杂交的参照（Lipshutz, Fodor et al. 1999）。Affymetrix 拥有可以用于大鼠、人、小鼠及酵母菌的微阵列分析芯片。更详细资料可从其网站获得（http://www. affymetrix. com）。Rosetta Inpharmatics 发展了另外一种应用喷墨激光印刷机来制作微阵列芯片的方法。用这种方法时，FlexJet 系统用的是已经合成的核苷酸，而不是普通印刷机的墨汁。喷墨印刷技术将显微镜微粒大小的脱氧核糖核酸印制在载玻片上，这一过程类似于普通印刷机将墨汁印制在纸上。这种喷墨印刷合成优于光石印合成，因为它可以使靶基因序列的设计更为灵活方便。应用这一技术可以将 50 或更大的核苷酸制作在载玻片。

　　Febit 发展一种新的微阵列研究方法，可以使用户在几小时内设计自己的 DNA 微阵列分析芯片。Febit 系统将 DNA 芯片的合成及样品分析结合于一个单一的实验设置。这样一个系统提供了非常灵活的设计芯片及规划实验，操作者可以合成满足一个特殊实验所需要的芯片。此外，因为芯片的合成，杂交，检测以及分析是在同一仪器上进行，缩短了实验所需的时间并减小了实验的花费。这样一个系统目前普通的实验室还无法得到，但是很快就会得到。在 Febit 网站上你会找到更多的有关资料。NimbleGen 也提供一种客户自行设计微阵列分析芯片的服务。这家公司用建立在光置位化学（photodeposition chemistry）原理上的无面版阵列合成（maskless array synthesizer, MAS）技术来生产 DNA 阵列芯片。无面版阵列合成仪可以让使用者在 3 小时内制作出满足自己需要的 DNA 芯片。在 NimbleGent 网站上你会找到更多的有关资料。

　　微胶芯片（MicroGel）：Packard Instrument 公司与 Motorola 有限公司合作发展了一种与众不同的微阵

列分析芯片，称为微胶芯片（MicroGel）。微胶芯片，是一种三维的聚丙烯酰胺凝胶中含有寡核苷酸的靶基因（Lage，Hamann et al. 2002）。因为寡核苷酸位于三维空间中，这些微阵列分析芯片具有比二维芯片更高的水平的灵敏度，因为在二维空间中寡核苷酸的二级结构效能无法发挥，从而限制了寡核苷酸与靶基因的结合。

自身组装珠芯片（self-assembled bead array）：在微阵列分析领域中涌现出一种技术，即自身组装珠芯片（self-assembled bead array）（Walt，2000）。这一技术是由 Illumina 有限公司研发的（http：//www.illumina.com），他们使用了可以自行组装成芯片的光纤维珠（fiber-optic beads），而这些光纤维珠的特征是可以用这家公司所专有解码系统（decoding process）来识别。每一光纤维束包裹有上千到上百万根纤维，这些纤维被包裹成珠而形成阵列。这种阵列，名为珠阵列（BeadArray）可以浸泡在制备好的样品中。样品中的 cDNA 分子结合在与它们相对应的包裹纤维珠上的 DNA 分子。一旦标记的靶核苷酸杂交在阵列中的珠上就会产生荧光信号，这种信号将会被检测到并进行定量测定。因为每一个光纤维珠具有独特的信号，在理论上可以同时对每一种样品进行上万次的分析。

许多科学家制作他们自己的微阵列芯片。这样做要比所购买的相对便宜，而且针对性强。这类芯片往往是低通量，几十到数千个基因。

微阵列芯片的重复性是一个重要的研究课题。与任何一种分析方法相类似，微阵列分析存在一定程度的随机误差（random err）。问题是由于微阵列分析拥有大量的数据，这样就会使这种误差非常明显。虽然 5% 的假阳性在其他任何一种分析方法中都可以接受，而在微阵列分析中，如果分析 2000 个基因的变化，就会有多达 100 个基因的增加或减小是不正确的。虽然多种不同的微阵列芯片会有不同的随机误差，但是多个研究表明三次或更多的重复可以克服这些误差（Lee，Kuo et al，2000；Pan，Lin et al，2002）。随着微阵列分析技术不断地改进，在重复性方面存在的问题将会越来越少。

第二节 数 据 分 析

使用微阵列分析非常重要的一个方面是数据处理的方法。就是一个较小的微阵列分析的数据也会很快超过试算表的容量（spreadsheet）。的确，用试算表的方法来分析微阵列数据是不可行的。而且微阵列分析通过确定在两组样品中最受影响的基因可以提供有价值的大量的信息，但是使用计算表的方式无法发挥这种基因组分析的长处。族分析（cluster analysis）是一种广泛应用于发掘微阵列数据的方法。应用族分析时将具有类似表达的基因一起分组。许多微阵列分析的实验结果已经证明以相似模式表达的基因具有类似的功能（Eisen，Spellman et al，1998）。依据其他具有类似表达模式的基因的功能，使用这种分析实际上可以预测以前所未知的基因的功能（Hughes，Marton et al，2000）。此外，应用二维族分析（two-dimensional cluster analysis），如图 15-1-3 所示，根据样本实验条件分组据类似的基因变化模式不仅可以把基因分组，还可以将细胞或治疗的条件分组。在细胞分类及比较细胞对不同化合物的反应时，基因表达的模式，即所谓基因表达定型谱（expression

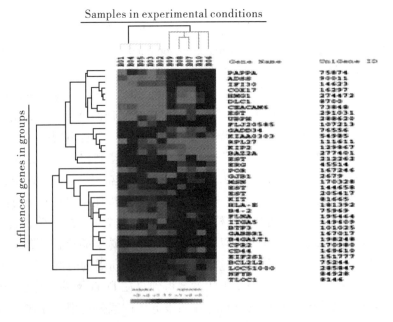

图 15-1-3 二维族分析

这种种族分析法可以根据不同的实验条件来对样本基因的改变进行分类。它显示的将是特定条件下基因群的改变，即特征性基因谱。

profile）将会是非常有用的。

有多种统计学方法用于基因表达数据的族分析。当需要确定化合物的功能但是又无法预测结果时，可以使用未管理族分析（unsupervised clustering）。例如，近期的一个比较几种肝毒素的基因表达型谱的研究。在一个除草剂杀草快（diquat）与几种造成 DNA 损伤的试剂一起所作的研究中，未管理族分析表明杀草快可能是通过同样的机理而起作用的。随后的文献追溯证实杀草快在大鼠产生 DNA 损伤（Ulrich and Friend，2002）。还有几种其他的族分析统计方法可用于微阵列分析的数据处理（Burke，2000；Sherlock，2000）。

有多种计算机软件程序可以完成微阵列分析数据处理及数据图像化（data visualization），如 Resolver（Rosetta Inpharmatics 公司），GeneX（NCGR），GeneSpring（Silicon Genetics），GD CoBi（GeneData），GeneExpress（Gene Logic），Array SCOUT（LION Bioscience），Sporfire Net（Spotfire）等。

（刘永玉）

第二章 微阵列基因分析在药物发现中的应用

第一节 发现新的靶基因

这是一个微阵列分析技术发挥巨大影响的领域。在 1998 年时，所有用的药物仅仅是针对 483 种人类已知的靶分子（Drews，2000）。随着人基因组测序的进展，可能的新靶分子数量成几何倍数增长。测序的结果揭示人类基因组至少编码 30 000 个基因，其中许多将会是药物作用位点（Clarke，te Poele et al，2001）。目前我们所面临的挑战是如何确定那些靶分子应该去追索。在确定这些靶分子时微阵列基因分析将是至关重要的。

微阵列分析用来确定基因，即蛋白质表达的组织特异模式。例如，通过比较正常细胞相对于癌症细胞的基因表达型谱，微阵列分析可以区别出那些基因仅仅表达在癌症细胞，从中很可能确定出一种新的药物靶分子，而这种药物只会带来极少的副作用。微阵列分析也可以确定新的，以前不认为与某种疾病有关的基因。

癌症研究可能是运用微阵列基因分析最活跃的领域。研究来源于弥散的，大 B 细胞淋巴瘤（diffuse large B cell lymphoma，DLBCL）病人的肿瘤组织是一个非常典型的应用微阵列分析确定新靶基因的实例（Shipp，Ross et al. 2002）。在这一研究中，6817 个基因的表达模式是用经过确诊的 DLBCL 肿瘤组织来确定的，这些病人接受了环磷酰胺（cyclophosphamide），阿霉素（adriamycin），长春新碱（vincristine），泼尼松（prednisone）的治疗。与死亡病例相比较，他们希望确定出哪些基因能够区别性地表达在治愈病人。结果他们确定出几个基因只在治愈病人中过度表达，而另外几个基因只在死亡病人中过度表达。微阵列分析已经被充分地应用来确定乳腺癌的靶基因。近来，Jiang 等人利用微阵列分析确定在乳腺癌中过度表达的基因（Jiang，Harlocker et al，2002）。有 4 个基因被确定为最显著地表达在乳腺肿瘤，而不是正常乳腺组织中。其中两个基因已经有报道显示在乳腺癌中过度表达；另外两个基因之前并不认为与乳腺癌有关。这些基因或许是乳腺癌治疗的新的靶子。也有相类似的研究来确定黑色素瘤形成（melanocarcinogenesis）的靶基因（Valery，Grob et al，2001）。在这一研究中，将黑色素细胞暴露在紫外线下形成急性损伤，而后用微阵列分析并与佯处理的对照组相比较，确定出所诱导的差异表达基因。这一研究确定了 198 个基因，紫外线使这些基因的表达水平增加了两倍或更多。其中大多数基因与 DNA 或 RNA 结合，蛋白质的合成或修饰有关；其他几种基因的功能还不清楚。进一步地研究将可能确定一种或几种这些差异表达基因的蛋白质是否会是黑色素瘤形成的治疗靶子。微阵列分析还已经应用于多种其他部位的肿瘤，如结肠直肠癌（Pinheiro，Caballero et al，2001），肺腺癌（Wang，Fan et al，2001）等。

微阵列分析也已经用来研究代谢性疾病，企望发现新的药物来治疗糖尿病和肥胖症。已经有两个研究组用微阵列分析来确定遗传性双等位 ob/ob 肥胖小鼠脂肪细胞的基因表达改变。这种小鼠的瘦身素（leptin），脂肪细胞分泌的一种饱足因子的编码基因上有错义突变（missense mutation）。当比较 ob/ob 小鼠与瘦型小鼠的基因表达型谱时，结果发现在 ob/ob 小鼠中参与脂肪细胞分化的基因表达被降低了（Nadler, Stoehr et al, 2000；Soukas, Cohen et al, 2000）。这些结果提示 ob/ob 小鼠的脂肪细胞合成脂肪的能力已经降低，贮存脂肪已经转移到肝脏，造成了糖尿病（Nadler and Attie, 2001）。这些证据表明促进脂肪细胞的功能分化可能会减轻糖尿病，由此可能会确定出治疗糖尿病的新的靶分子。事实上，抗糖尿病的噻唑烷酮类药物（thiazolidinedione class）可能是通过这样的机理来发挥作用。

此外，也研究过瘦身素治疗后 ob/ob 小鼠的基因表达型谱（Soukas, Cohen et al, 2000）。研究结果显示实验性瘦身素治疗后降低了多个基因表达，而这些基因与脂肪酸的合成、转录因子有关，如 LM-1、Phox2、Stat3 以及 SUG1。确定瘦身素作用的下游靶基因对判断其对肥胖症的疗效会具有重要的意义。与大鼠模型的实验结果相反，基因重组瘦身素的临床实验并没有显著地降低体重或减低食欲（Chiesi, Huppertz et al, 2001）。对这一结果的一种解释是实验对象对瘦身素有耐受。如果是这样的话，针对瘦身素下游靶分子的治疗方法可能会克服这种耐受性。

微阵列基因分析也已经用来研究衰老及限制热量对延缓衰老的影响（Lee, Klopp et al. 1999；Lee, Weindruch et al, 2000）。在这些研究中，选用了 5 个月或 30 个月的小鼠骨骼肌来研究其基因表达型谱。研究结果表明衰老会引起应急反应基因表达增强而降低能量代谢有关的基因表达。在限制热量摄取的小鼠中并没有这些基因表达的变化，而在哺乳动物中已知限制热量摄取会延缓衰老（Weindruch, Naylor et al, 1988）。通过微阵列分析所确定的这些基因很可能是渐缓衰老因素的治疗的靶子。

Watanade 等进一步确定并区分了与衰老有关的疾病的基因表达改变（Watanabe, Wolffram et al, 2001）。在这一研究中，他们观察了抗衰老性神经性疾病的银杏（Ginkgo biloba）树叶对小鼠大脑皮层及海马的影响。结果显示银杏诱导多种位于海马和大脑皮层神经细胞基因，如生长激素和微管相关蛋白Tau。已经有实验表明高度磷酸化的微管相关蛋白 Tau 是阿尔茨海默病（Alzheimer disease）神经原纤维缠结（neurofibrillary tangles）的主要成分（Gong, Lidsky et al, 2000），可能是药物治疗的靶子。其他受银杏调节的基因有泌乳素，神经酪氨酸/苏氨酸磷酸酶，钙和氯离子通道。

微阵列基因分析一定会使神经科学的治疗方面有很大改进。一般认为神经系统的基因表达最为复杂，只有 50% 到 60% 的已知基因在脑组织表达（Marcotte, Srivastava et al. 2001）。此外，人们在分子水平对神经精神障碍的了解几乎一无所知。确定那些与精神障碍有关的基因可以发展针对这些障碍的有效治疗。例如，已经有多个应用微阵列基因分析技术来研究精神分裂症基因改变的报道。有一个利用精神分裂症及正常对照组死者脑前额回样本来进行的研究（Hakak, Walker et al, 2001），确定出了几种有差异表达的基因，包括有参与突触顺应性，神经细胞发育，神经递质转递和信号传导，以及髓鞘形成有关的基因。这些与髓鞘形成有关的基因高度表达在少突胶质细胞（oligodendrocyte），提示少突胶质细胞功能的减低可能会造成精神分裂症。微阵列基因分析不仅已经用于神经性疾病的其他方面，如多发性硬化症（multiple sclerosis）（Whitney, Becker et al, 1999），阿尔茨海默病（Alzheimer disease）（Loring, Wen et al, 2001）的研究，而且还已经用于感染病，心脏病，炎症等的治疗研究。毋庸置疑，数年后微阵列基因分析在新药物靶子发现上的影响将更为明显。在未来几年药物公司将用这一技术拓宽确定新药物治疗的靶子。

第二节 化合物基因型谱

因为微阵列基因分析可以在单一的实验中监测出整个基因组的表达，已经出现了一种新的数据分析，即表达型谱分析（expression profiling）。研究表明从微阵列基因分析所得到的基因表达型谱是反映细胞在特定条件下分子型的印记（Young, 2000）。例如，乳腺癌细胞就具有特征性的表达型，这种表达不同于正常的乳腺组织。在评估具有药物作用的化合物时，化合物处理的细胞会形成特征性的表达型谱，这种表达型谱代表了细胞对这一化合物的反应。微阵列基因分析表达型谱也被用来确定新药物的疗效。比较新化合物的表达型谱与已知作用机理药物的型谱，可以确定新药是否具有与已知药物同样的作用方式。

此外，这样可以确定次级药物靶子。在某些情况下这样可以揭示以前未知道的药物的新的作用机制。

目前已经有多个研究说明了微阵列基因分析在这方面的价值。Marton 等证实微阵列基因分析在发现化合物或者一类药物特征性，标志性型谱的作用（Marton，DeRisi et al，1998）。在这一研究中，微阵列基因分析确定了免疫拟制剂环孢霉素（cyclosporine）和 FK506 的特异表达型谱。研究者比较了经过环孢霉素和 FK506 处理地野生型及突变型（缺乏药物靶基因）酵母菌（S. cerevisiae）的表达型谱。结果显示经过 FK506 和环孢霉素处理的野生型酵母菌具有独特的表达型谱。当处理缺乏药物靶基因突变株时，药物标志性的表达型谱缺失了。然而，经过 FK506 处理的缺乏 FK506 作用靶基因突变株有基因表达的改变，表明这种药物对细胞仍有次级的效果。

Bammert 与 Fostel 证实表达型谱可以用于确认新的筛选药的作用机制（Bammert and Fostel，2000）。PNU-144248E 是一种吡咯类分子，用来治疗真菌感染。这种化合物在结构上不同于其他已经上市的吡咯药物，如灰黄霉素（clotrimazole），fluconazole，itraconazole，ketoconazole，voriconazole。然而，微阵列基因分析揭示经过 PNU-144248 处理的酵母细胞的表达型谱极其相似于经过其他吡咯处理的细胞，这就提示这些药物具有相似的作用机制模式。

Scherf 等证实微阵列基因分析在确认药物作用新模式中的作用（Scherf，Ross et al. 2000）。在这一研究中，他们对经过 1400 种化合物处理的 60 种人肿瘤细胞的表达型谱及基因群进行了分析。结果表明化合物趋向群集于它们的作用机制。氰吗啉阿霉素（Cyanomorpholinodoxorubicin）是一个例外，它被认为是 DNA 亲和剂，但是相反它却群集于烷化剂中，提示烷化是它的主要作用机制。

第三节 毒理学的预测

对药物进行毒性评价，是药物筛选过程中十分重要的一个环节。现在毒理学家大多采用鼠为模型通过动物实验来确定药物的潜在毒性。这些方法需要使用大剂量的药物，花上几年时间，花费巨大。DNA 芯片技术可将药物毒性与基因表达特征联系起来，通过基因表达分析便可确定药物毒性，使得药物毒性或不期望出现的效应在临床实验前得以确认。用 DNA 芯片可以在一个实验中同时对成千上万个基因的表达情况进行分析，为研究化合物或药物分子对生物系统的作用提供全新的线索。该技术可对单个或多个有害物质进行分析，确定化学物质在低剂量条件下的毒性，分析、推断有毒物质对不同生物的毒性。如果不同类型的有毒物质所对应的基因表达有特征性的规律，那么，通过比较对照样品和有毒物质的基因表达谱，便可对各种不同的有毒物质进行分类，在此基础上通过进一步建立合适的生物模型系统，便可通过基因表达谱变化来反映药物对人体的毒性。

基因表达型谱迅速成为毒理学的标准技术（standard technique）。基因组分析技术与毒理学融合已经创造出一个新的学科，毒理遗传学（toxicogenomics）。而且很可能在未来毒理遗传学会成为 FDA 批准新药所参考的依据（Luhe，Suter et al，2005）。微阵列基因分析广泛地应用于毒理学的研究，旨在了解可能成为新药所引起的与其毒理相关联的基因变化。进而基因表达型谱可能用来确定毒理基因表达标志，这些标志可以用在药物开发的早期阶段，用来以删除那些可能会有毒性的化合物。研究已经表明有特异毒理机制的化合会产生类似的基因表达型谱（Kitteringham，Powell et al，2000；Bulera，Eddy et al，2001；Waring，Ciurlionis et al，2001；Waring，Jolly et al，2001），这些型谱可以用来建立对毒性生物反应的数据库。用群集分析将新化合物的转录反应型谱与这类数据库相比较，就可以确定其相似程度。这种基因表达型谱群集分析提供了可能的倾向参数（indication of potential liability）。

已经有用微阵列基因分析研究了乙酰胺酚在大鼠的肝毒性（acetaminophen）（Reilly，Bourdi et al，2001）。微阵列基因分析的结果包括有多个以前认为与乙酰胺酚毒性有关的基因，包括应急反应，早期反应蛋白的基因（Kitteringham，Powell et al，2000）。然而，这个实验也显示乙酰胺酚治疗调节其他多个基因，包括编码细胞保护应急蛋白，黏着分子，细胞凋亡有关蛋白，炎症介质，而这些基因以前并不认为与乙酰胺酚的毒性有关。微阵列基因分析的结果使研究者们认为许多可能的毒性机制以前还没有考虑到。

基因表达型谱也已经用来确定以前从未研究过的实验用噻吩并吡啶（thienopyridine），一种 NF-κB 调节的黏附蛋白拟制剂的毒性机制（Waring，Gum et al，2002）。微阵列基因分析被用来研究经噻吩并吡啶治疗 3 天的大鼠肝脏，并将治疗后的基因表达型谱与 15 种肝毒素基因表达数据库相比较（Waring，Ciurlionis et al，2001；Waring，Jolly et al，2001）。结果显示噻吩并吡啶化合物的基因表达型谱群集于 3-甲基胆蒽（3-methylcholanthrene）和亚老哥尔（aroclor），而这两种化合物与致癌（carcinogenicity）及致突变（mutagenicity）有关。此外，噻吩并吡啶化合物诱导的单个基因可以与芳香烃类受体（aromatic hydrocarbon receptor）作用造成 DNA 损伤。因此，应用微阵列基因分析可以用尽可能少的大鼠及有限的治疗时间来产生多种可验证毒性机理的假说。

目前已有多种较为成熟的毒理学 DNA 芯片相继问世。美国国立环境卫生研究院分子致癌机制实验室的 Barrett 等人研制了一种名为 ToxChip 的 DNA 芯片，可以灵敏检测有害化学物质对人体基因表达的作用（http://dir.niehs.nih.gov/dirlmc/lmcmain.htm）；Gene Logic 公司的产品 Flow-thru Chip 已经试投入商业运用，可用以检测药物和毒物对生物体的影响，他们还建立了庞大的基因表达数据库，可以用于药物靶点确认和毒性预测（http://www.genelogic.com/geneexp.asp）；Syngenta 公司和 AstraZeneca Pharmaceuticals 公司的科学家设计制作了被称为 ToxBlot arrays 的 DNA 芯片，其第 II 代产品 ToxBlot II 含有大约 13 000 人的基因，包含了所有毒理学家感兴趣的基因家族和信号通路；美国化学工业毒物研究所（Chemical Industry Institute of Toxicology）中专门有一个工作小组用微阵列技术研究一些致癌毒物对人体的作用（http://www.ciit.org/toxicogenomics/construction.html）。

第四节　确定药物作用的标志基因

另一类，而且还大部分没有被涉足的、可以应用微阵列基因分析于药物发现领域的是监测临床实验的标本。极有可能的是血样本的基因可以作为一种无创伤性检测药物的疗效（efficacy），暴露（exposure）及毒性（toxicity）的替代标志（surrogate markers）。然而，检测人类血液或其他组织的基因变化的准确性及持续性尚待确定。最近有两个小组在研究这个问题。Nguyen 等（Nguyen，Ramanathan et al，2000）利用微阵列基因分析来检测外周血液样本中细胞色素 P450，其他药物代谢酶及药物转运子。他们的结果表明微阵列基因分析可以检测外周血细胞中细胞色素 P450 的亚类，多种药物代谢酶和药物转运子的基因。此外，人肝细胞微粒体中细胞色素 P450 及 II 期代谢的酶基因与外周血的改变呈正相关。然而，经过干扰素治疗病人的血中的基因表达并没有显著改变。

在另一类似的研究中，微阵列基因分析用来检测经过环孢霉素（cyclosporin）和 FK506 治疗的外周血中基因表达的变化（Cristillo and Bierer，2002），结果显示，这些治疗调节了血液中许多基因，包括有已知反应基因，以及新的以前并不认为与这些药物有关的基因。然而，微阵列基因分析无法确定那些对一种药物特别敏感的基因，提示微阵列基因分析的检测范围无法识别这些敏锐的基因变化。总之，应用微阵列基因分析来监测临床实验中药物的作用仍需要进一步确定。存在的问题有，血液中何种基因的变化能反映药物的作用，在外周血液样品中，如何确定基因在血液中的改变与细胞的变相一致。

第五节　药理遗传学

药物基因组学是在基因组学的基础上研究不同个体对药物反应的差异以便针对不同的基因型"量身定做"药物，从而将药物的药效充分发挥而不良反应减少到最小。其优点为：①在进入临床实验前，药物基因组学可以通过化合物对基因多态性的影响挑选先导物，从而降低由于药效的不稳定导致的失败概率；②在 I 期临床实验中，个体基因型可以预见基因多态性造成的药物代谢动力学差异；③由于药物作用靶蛋白的差异反映在基因多态性上，因此在 II 期临床实验中，由个体基因型可以预见基因多态性造成的药效差异，由此来指导 III 期临床实验；④一旦发现一种可以导致药物作用差异的蛋白，其他与之相关的蛋白可作为潜在的药物作用靶。药理遗传学（pharmacogenetics）是研究个体的遗传或基因系统如何补偿机体对药物的反应。药理遗传学家对药物的发现及开发极为兴趣，因为这些知识可以允许设计针对特殊人群的临床实验，因而提高治疗成功的概率。针对药物可能有疗效的病人的治疗将会降低临床实验的花费及危险。然而应用传统的方法来筛选单一核苷酸的多样性（single nucleotide polymorphisms，SNPs）是个漫长的过程，而微阵列基因分析可以在一个单一的实验中确定所有的遗传多样性（genetic polymorphisms）。

Perlegen Sciences　用微阵列基因分析对药理遗传学（pharmacogenetics）进行了大量的研究。他们设计了由 49 个芯片组成的，含有大约 6 千万个 DNA 探针的微阵列，可以与不同的已知人类基因组 DNA 序列杂交。确定与样本 DNA 最强杂交的探针，就可以知道样本中是否有这种 DNA 序列。从他们的网页可以得到更多的资料（http://www.perlegen.com）。最近发表的研究结果证明了 Perlegen 技术的适用性。利用这种高密度芯片，作者从 20 份人 21 号染色体样品中确定了 35 989 个 SNPs（Patil，Berno et al，2001）。在这样大范围进行 SNP 分析，作者进一步证明 80% 的人群具有 3 个单倍体型（three haplotypes）。其他几家提供微阵列平台来检测遗传多样性的公司有 Amersham，Perkin-Elmer Life Science 和 NimbleGen Systems。当然，微阵列基因分析不是唯一的基因表型分析技术，所有的技术都有长处或短处；但是应用微阵列基因分析于药理遗传学在许多方面确实优于其他方法，如样本的制备，操作过程，速度和数据分析。

第六节　未来的发展方向

微阵列基因分析技术在药物发现及开发中的应用取得很大的进展，但是依然面临着许多挑战。用 DNA 微阵列芯片进行药物研究仍存在有如下一些不足：①由于杂交样品制备复杂，采用 DNA 微阵列芯片很难实现高效能筛选；②DNA 微阵列芯片只能用于检测已知序列的基因；③由于灵敏度的限制，采用现存的 DNA 微阵列芯片难以检测到表达水平很低的基因。尽管有这些挑战，微阵列基因分析应用的发展依然非常快。微阵列基因分析技术需要不断地提高芯片的通量和检测的灵敏度及重复性，以及降低费用。将来的数据分析程序将会是数据的处理及归纳更容易。例如，基因本体汇合（gene ontology consortium，GO；http://www.genontology.org），就是将基因及蛋白质按照其生物功能来分类。Kyoto 基因及基因谱百科全书（Kyoto encyclopedia of genes and genomes，KEGG；http://www.genome.ad.jp.kegg/kegg2.html）依照分子及生物途径来对基因分类。这两种方法对于理解基因表达变化的意义是至关重要的。随着将来对更多物种如大鼠、小鼠、狗、猴基因型谱的完成，微阵列基因分析对拓宽药物研发的领域将会有更大的影响。

显而易见，我们可以从已经发表的文献中找到许多微阵列基因分析技术对药物研发影响的实例；无需质疑，更多的研究结果由于保护专利的原因而没有发表（Clarke，te Poele et al，2001）。随着从人类基因型谱中获得资讯的不断增加，微阵列基因分析将会成为发现及发展新的药物治疗中的至关重要的手段。

（刘永玉）

参　考　文　献

1. Augenlicht LH, MZ Wahrman, et al.. Expression of cloned sequences in biopsies of human colonic tissue and in colonic carcinoma cells induced to differentiate in vitro. Cancer Res, 1987, 47 (22): 6017 – 21

2. Bammert GF and JM Fostel. Genome-wide expression patterns in Saccharomyces cerevisiae: comparison of drug treatments and genetic alterations affecting biosynthesis of ergosterol. Antimicrob Agents Chemother, 2000, 44 (5): 1255 – 65

3. Bulera SJ, SM Eddy, et al. RNA expression in the early characterization of hepatotoxicants in Wistar rats by high-density DNA microarrays. Hepatology, 2001, 33 (5): 1239 – 58

4. Burke HB Discovering patterns in microarray data. Mol Diagn, 2000, 5 (4): 349 – 57

5. Cheung VG, M Morley, et al. Making and reading microarrays. Nat Genet, 1999, 21 (1 Suppl): 15 – 9

6. Chiesi M, C Huppertz, et al. Pharmacotherapy of obesity: Targets and perspectives. Trends Pharmacol Sci, 2001, 22 (5): 247 – 54

7. Clarke PA, R te Poele, et al. Gene expression microarray analysis in cancer biology, pharmacology, and drug development:

progress and potential. Biochem Pharmacol, 2001, 62 (10):1311 - 36

8. Clarke PA, R te Poele, et al. Gene expression microarray technologies in the development of new therapeutic agents. Eur J Cancer, 2004, 40 (17):2560 - 91

9. Cristillo AD and BE Bierer. Identification of novel targets of immunosuppressive agents by cDNA-based microarray analysis. J Biol Chem, 2002, 277 (6):4465 - 76

10. Cunningham MJ Genomics and proteomics: the new millennium of drug discovery and development. J Pharmacol Toxicol Methods, 2000, 44 (1):291 - 300

11. Drews, J. Drug discovery: a historical perspective. Science, 2000, 287 (5460):1960 - 4

12. Eisen MB, PT Spellman, et al. Cluster analysis and display of genome-wide expression patterns. Proc Natl Acad Sci U S A, 1998, 95 (25):14863 - 8

13. Golub TR, DK Slonim, et al. Molecular classification of cancer: Class discovery and class prediction by gene expression monitoring. Science, 1999, 286 (5439):531 - 7

14. Gong CX, T Lidsky, et al. Phosphorylation of microtubule-associated protein tau is regulated by protein phosphatase 2A in mammalian brain. Implications for neurofibrillary degeneration in Alzheimer's disease. J Biol Chem, 2000, 275 (8):5535 - 44

15. Hakak Y, JR Walker, et al. Genome-wide expression analysis reveals dysregulation of myelination-related genes in chronic schizophrenia. Proc Natl Acad Sci USA, 2001, 98 (8):4746 - 51

16. Hughes TR, MJ Marton, et al. Functional discovery via a compendium of expression profiles. Cell, 2000, 102 (1):109 - 26

17. Jiang Y, SL Harlocker, et al. Discovery of differentially expressed genes in human breast cancer using subtracted cDNA libraries and cDNA microarrays. Oncogene, 2002, 21 (14):2270 - 82

18. Kitteringham NR, H Powell, et al. Hepatocellular response to chemical stress in CD-1 mice: induction of early genes and gamma-glutamylcysteine synthetase. Hepatology, 2000, 32 (2):321 - 33

19. Lage JM, S Hamann, et al. Microgel assessment of nucleic acid integrity and labeling quality in microarray experiments. Biotechniques, 2002, 32 (2):312 - 4

20. Lee CK, RG Klopp, et al. Gene expression profile of aging and its retardation by caloric restriction. Science, 1999, 285 (5432):1390 - 3

21. Lee CK, R Weindruch, et al. Gene-expression profile of the ageing brain in mice. Nat Genet, 2000, 25 (3):294 - 7

22. Lee ML, FC Kuo, et al. Importance of replication in microarray gene expression studies: statistical methods and evidence from repetitive cDNA hybridizations. Proc Natl Acad Sci U S A, 2000, 97 (18):9834 - 9

23. Lipshutz RJ, SP Fodor, et al. High density synthetic oligonucleotide arrays. Nat Genet, 1999, 21 (1 Suppl):20 - 4

24. Lockhart DJ and EA Winzeler. Genomics, gene expression and DNA arrays. Nature, 2000, 405 (6788):827 - 36

25. Loring JF, X Wen, et al. A gene expression profile of Alzheimer's disease. DNA Cell Biol, 2001, 20 (11):683 - 95

26. Luhe A, L Suter, et al. Toxicogenomics in the pharmaceutical industry: Hollow promises or real benefit? Mutat Res, 2005, 575 (1-2):102 - 15

27. Marcotte ER, LK Srivastava, et al. DNA microarrays in neuropsychopharmacology. Trends Pharmacol Sci, 2001, 22 (8): 426 - 36

28. Marton MJ, JL DeRisi, et al. Drug target validation and identification of secondary drug target effects using DNA microarrays. Nat Med, 1998, 4 (11):1293 - 301

29. Nadler ST and AD Attie. Please pass the chips: genomic insights into obesity and diabetes. J Nutr, 2001, 131 (8):2078 - 81

30. Nadler ST, JP Stoehr, et al. The expression of adipogenic genes is decreased in obesity and diabetes mellitus. Proc Natl Acad Sci USA, 2000, 97 (21):11371 - 6

31. Nguyen LT, M Ramanathan, et al. Detection of cytochrome P450 and other drug metabolizing enzyme mRNAs in peripheral blood mononuclear cells using DNA arrays. Drug Metab Dispos, 2000, 28 (8):987 - 93

32. Pan W, J Lin, et al. How many replicates of arrays are required to detect gene expression changes in microarray experiments? A mixture model approach. Genome Biol, 2002, 3 (5):research0022

33. Patil N, AJ Berno, et al. Blocks of limited haplotype diversity revealed by high-resolution scanning of human chromosome 21. Science, 2001, 294 (5547):1719 - 23

34. Pinheiro NA, OL Caballero, et al. Significant overexpression of oligophrenin-1 in colorectal tumors detected by cDNA microarray analysis. Cancer Lett, 2001, 172 (1):67 - 73

35. Reilly TP, M Bourdi, et al. Expression profiling of acetaminophen liver toxicity in mice using microarray technology. Biochem

Biophys Res Commun, 2001, 282 (1):321 – 8

36. Scherf U, DT Ross, et al. A gene expression database for the molecular pharmacology of cancer. Nat Genet, 2000, 24 (3): 236 – 44

37. Sherlock G Analysis of large-scale gene expression data. Curr Opin Immunol, 2000, 12 (2):201 – 5

38. Shipp MA, KN Ross, et al. Diffuse large B-cell lymphoma outcome prediction by gene-expression profiling and supervised machine learning. Nat Med, 2002, 8 (1):68 – 74

39. Soukas A, P Cohen, et al. Leptin-specific patterns of gene expression in white adipose tissue. Genes Dev, 2000, 14 (8): 963 – 80

40. Southern E, K Mir, et al. Molecular interactions on microarrays. Nat Genet, 1999, 21 (1 Suppl):5 – 9

41. Ulrich R and SH Friend. Toxicogenomics and drug discovery: Will new technologies help us produce better drugs? Nat Rev Drug Discov, 2002, 1 (1):84 – 8

42. Valery C, JJ Grob, et al. Identification by cDNA microarray technology of genes modulated by artificial ultraviolet radiation in normal human melanocytes: relation to melanocarcinogenesis. J Invest Dermatol, 2001, 117 (6):1471 – 82

43. Wang T, L Fan, et al. L552S, an alternatively spliced isoform of XAGE-1, is over-expressed in lung adenocarcinoma. Oncogene, 2001, 20 (53):7699 – 709

44. Waring JF, R Ciurlionis, et al. Microarray analysis of hepatotoxins in vitro reveals a correlation between gene expression profiles and mechanisms of toxicity. Toxicol Lett, 2001, 120 (1-3):359 – 68

45. Waring JF, R Gum, et al. Identifying toxic mechanisms using DNA microarrays: evidence that an experimental inhibitor of cell adhesion molecule expression signals through the aryl hydrocarbon nuclear receptor. Toxicology, 2002, 181 – 182:537 – 50

46. Waring JF, RA Jolly, et al. Clustering of hepatotoxins based on mechanism of toxicity using gene expression profiles. Toxicol Appl Pharmacol, 2001, 175 (1):28 – 42

47. Watanabe CM, S Wolffram, et al. The in vivo neuromodulatory effects of the herbal medicine ginkgo biloba. Proc Natl Acad Sci USA, 2001, 98 (12):6577 – 80

48. Weindruch R, pH Naylor, et al. Influences of aging and dietary restriction on serum thymosin alpha 1 levels in mice. J Gerontol, 1988, 43 (2):B40 – 2

49. Whitney LW, KG Becker, et al. Analysis of gene expression in mutiple sclerosis lesions using cDNA microarrays. Ann Neurol, 1999, 46 (3):425 – 8

50. Young RA Biomedical discovery with DNA arrays. Cell, 2000, 102 (1):9 – 15

第三章　微阵列蛋白质芯片在药理学研究中的应用

　　微阵列基因分析技术是人类基因组学研究的主要工具,基因组学的研究为全面了解细胞生物信息打开了一扇大门,同时也为新药研究提供了大量的分子靶点。但是,作为生物体细胞中的功能蛋白质,其相当部分与活性基因所表达的 mRNA 之间未能显示出直接的关系,因此,单纯的基因芯片在使用中受到一定的限制。另外,由于蛋白质结构和构象方面的各种微小的化学变化均能引起活性或功能的改变,为了进一步揭示细胞内各种代谢过程与蛋白质之间的关系以及某些疾病发生的分子机制,必须对蛋白质的功能进行更深入的研究。DNA 芯片技术的不断成熟以及基因研究所取得的令人瞩目的成果,进一步推动了蛋白质功能的研究及其相关技术的发展,蛋白芯片技术也就应运而生。

　　蛋白质芯片是指将大量蛋白质分子按预形设置的排列固定于一种载体表面形成微阵列,根据蛋白质分子间特异性结合的原理,构建微流体生物化学分析系统,以实现对生物分子的准确、快速、大信息量的检测。随着制备和检测技术的日趋成熟,蛋白质芯片已经成为医药研究中的重要技术平台。该技术与一些重大基础研究计划,如蛋白质组学的基础研究,重大疾病的分子机制研究,生物大分子的结构、功能及相互作用,药物作用机制与创新药物研究,癌症诊断与治疗的研究等密切相关,它为上述研究提供必要的基本信息和依据,成为这些研究的主要技术支撑,能够大大加快上述基础研究的进程。

第一节 蛋白质芯片的基本原理

蛋白质芯片技术的基本原理是将各种蛋白质有序地固定于滴定板、滤膜和载玻片等各种载体上成为检测用的芯片，然后，用标记了特定荧光抗菌素体的蛋白质或其他成分与芯片作用，经漂洗将未能与芯片上的蛋白质互补结合的成分洗去，再利用荧光扫描仪或激光共聚焦扫描技术，测定芯片上各点的荧光强度，通过荧光强度分析蛋白质与蛋白质之间相互作用的关系，由此达到测定各种蛋白质功能的目的。为了实现这个目的，首先必须通过一定的方法将蛋白质固定于合适的载体上，同时能够维持蛋白质天然构象，也就是必须防止其变性以维持其原有特定的生物活性。另外，由于生物细胞中蛋白质的多样性和功能的复杂性，开发和建立具有多样品并行处理能力、能够进行快速分析的高通量蛋白质芯片处理技术将有利于简化和加快蛋白质功能研究的进展。

第二节 蛋白质芯片的制备及检测

随着生物芯片技术的发展，蛋白质芯片的制备技术已获得突破性进展，不仅在蛋白质芯片制作方面引入了机器人制作和商品化玻片载体，而且较成功地解决了蛋白质固相表面的固定问题，为蛋白质芯片的进一步发展奠定了基础。蛋白质的载体表面固定是芯片制备的重要环节，直接影响到芯片的质量。软性载体如聚苯乙烯（polystyrene）、聚偏二氟乙烯（polyvinylidene fluoride，PVDF）和硝化纤维素膜，主要用于传统的生化分析，不能独立用于蛋白质芯片。载体的研究主要着眼于化学和光学性质良好的玻璃显微载玻片。玻片载体适用于大多数实验，主要分3类：3D结构的玻片、纳米井2D玻片和平板玻片。

3D芯片以平板照像技术将聚丙烯酰胺凝胶垫、琼脂薄膜吸附于玻璃片表面并格式化。这两种材料都可形成高度多孔亲水基质，可在多孔结构上对DNA、蛋白质、抗体等进行吸附交联。2D纳米井是由多聚二甲基硅烷（polydimethysiloxane，PDMS）等在玻璃表面构建的，需在玻片表面光刻蚀形成小井或流路。平板玻片较为常用，按活化策略分为3类：以多聚赖氨酸为代表的吸附法，以氨基三甲氧基硅烷（3-aminopropyltrimethoxysilane，ATPS）连接1,4-苯二异硫氰酸盐（1,4-phenylene，PDITC）或辛二酸二硫酸盐琥珀酰亚胺酯（bis-sulfosuccimimidyl，BS^3）等产生醛基化表面、环氧基表面为代表的交联法和以生物素包被、镍-次氮基三乙酸（Ni-nitrilotriacetic acid，Ni-NTA）包被及金包被为代表的方向选择性连接方法。

哈佛大学蛋白芯片研究中心Gavin等利用制备DNA芯片的高精密度机械手的针状点样枪头在只有显微镜载玻片一半大小的玻片上，制备了第一张含有样品点数为10 800的蛋白质芯片。这张芯片用已纯化的蛋白G按每点1nl的点样量点样10 799次，另一次用FRB（FK-BR12-rapamycin binding domain of FKBP-rapamycin-associated protein）点样。为了确保不同分子量的点样蛋白质都能够被固定在玻片上，他们首先在玻片表面涂上BSA，然后使用N, N'-二琥珀酰胺碳酸（N, N, -disuccinimidyl carbonate）激活BSA表面的赖氨酸、天冬氨酸和谷氨酸残基成为BSA-NHS玻片，其作用是促进BSA与点样蛋白质的结合而使蛋白质被固定于玻片上。在制备芯片过程中，为了保证被固定在载体上的蛋白质依然保持天然的构象和生物学活性，他们在蛋白质点样的磷酸盐缓冲液中加入40%的甘油，以防止因体的蒸发而造成的蛋白质变性。点样后再经3h的温浴并将零片浸泡于含有小牛血清蛋白（BSA）的缓冲液中，使芯片表面含有一层小牛血清蛋白，用于封闭与其他蛋白质产生非特异性结合的部位及在表面未参加反应的醛基。为了检测芯片的应用，他们用不同荧光抗体分别标记能与蛋白G和FRB特异结合的IgG和FKBP12（12kD FK506-binding protein）并作用于蛋白芯片，观察这些蛋白质与蛋白芯片的相互作用，其结果清晰地显示芯片上的蛋白G和单一的FRB点样分别被标上蓝色和红色荧光。该实验研究建立了蛋白质样品微量点样技术并使蛋白质固定于载体上时能够保留原有的构象和生物学活性，这将为今后对蛋白质多样品的并行研究或快速分析——为制备高通量功能检测的蛋白芯片奠定了技术基础。

于载体上的自动点样技术主要有：Shalon和Brown等建立的点接触法，这种技术使用泡式点样针，可在$1cm^2$内点6500个点；借鉴于喷墨打印机的喷墨法，这种技术通过压电晶体形式定滴供给，在$1cm^2$上可喷射 10 000 个点；以及基于 α-stamp（affinity stamp）的软印章技术。

芯片的检测在芯片应用中尤为重要，由于芯片样品信号非常微弱，需要具有高灵敏度的检测方法才能保证芯片检测结果的准确度和精确度。目前常用的蛋白质芯片检测方法如表 15-3-1 所示。

表 15-3-1　蛋白质芯片常用检测方法

技术名称	检测原理	实际应用
直接检测法		
表面加强激光解析离子化飞行时间质谱（SELDI-TOF-MS）[1]	基质辅助激光解析离子化飞行时间质谱（MALDI-TOF-MS）的衍生化技术。对样品选择性结合，使用 MALDI-TOF-MS 进行质谱分析	Ciphergen Biosystems 公司检测到纳摩尔级的淀粉样 β 蛋白（Aβ），定量评价了 $A\beta_{40}$ 与 $A\beta_{42}$ 的比例
表面等离子体共振检测技术（surface plasmon resonance，SPR）[2]	载体镀上金或银薄层，监测表面等离子体共振时入射光角度变化以探测生物分子间实时相互作用	Pharmacia Biotech 公司基于 SPR 平台的 Biacore 技术
光学蛋白质芯片[3]	以光学成像技术检测生物分子芯片复合物膜层；光栅技术	内分泌激素的测定
表面加强纳米簇共振蛋白质芯片[4]	以电磁波激发纳米簇，将生物分子相互作用转化为光信号	Mayer C 等制备的 SEF 和 SEA 芯片
标记检测法		
放射性核素示踪法（isoto-pic tracer method）	放射性核素标记	FUJI FILM 公司 FLA-3000，可同时检测多种同位素与荧光
化学发光法（luminescence）	生物素标记，亲和素-酶偶联系统催化显色	EverGene 生物技术公司生产的 Lucy 1, 2-Luminometer
胶体银胞质团共振颗粒法[5]	金属纳米颗粒 PRPs 标记	尚无资料
荧光标记法[6]	荧光染料标记	激光共聚焦芯片扫描仪 General Scanning 公司的 ScanArray™ 为代表；CCD 芯片扫描仪 Gememic Solutions 公司的 GeneTac™ 1000 为代表
半导体探针标记法[7]	半导体纳米晶体标记	尚无资料

[1]～[7]：见文献 1～13。

第三节　蛋白芯片在新药研究中的应用

药物靶点研究：新药研制一般是根据疾病的发病机制确定药物作用的靶点，建立相应的新药筛选模型，筛选不同来源的化合物，发现先导化合物，然后将其开发成新药。筛选模型建立的关键是寻找、确定和获得药物作用靶。激酶作为一类重要的药物靶点，对新的激酶和它们的特异底物的研究一直受到重视。一种蛋白质芯片是将不同活性的酶如磷酸化酶，过氧化物酶，半乳糖酶，限制性酶及蛋白激酶等固定于固相载体，利用已知的酶抑制剂作用，发现可能的靶点。与此相反的一种酶芯片策略是将酶底物制成芯片，如 Kramer 等将 768 个纯化的蛋白质作为底物固定在芯片上，使用蛋白激酶 CK2α 进行检测，最终发现 CK2α 的 21 个潜在的底物。另外一个类似实验制备了 9mer 多肽底物阵列对酪氨酸激酶 c-Src 底物特异性进行了检测。此类研究，加快了对酶生化特性的全方位了解，为药物靶点的发现和信号转导研究提供了帮助。

药物代谢研究：P450 酶对药物修饰后能够产生有效的分子或有毒分子，对于药物的这方面预测显得比较重要。Lee 等人使用了 P450 的两种同工酶 CYP3A4 和 CYP2B6 固定于芯片上，分别与药物环磷酰胺，替加氟及乙酰氨基酚作用后，在芯片顶层培养单层细胞，然后通过检测细胞状态判断药物代谢产物的毒性。这一高通量的方法可以用于小分子药物的 ADME/TOX 研究,在药物研究早期排除一些毒性作用。

药物检测:药物检测通常采用分析化学手段,利用核磁共振仪、高效液相色谱仪和质谱仪等高精度设备对微量样品进行结构及定量分析。相对化学检测法而言,生物检测法一旦达到检测灵敏度要求,就将表现出其基于生物学效应的优越性。国外已有生物公司及实验室将蛋白质芯片引入到药物检测领域,并测定了实验药物的相关参数。例如,Lahiri 研究小组利用蛋白质芯片,通过荧光标记受体竞争结合实验测定了样品中扎莫特罗(xamoterol)等肾上腺受体激动剂的浓度与荧光强度的依赖性关系,获得了可靠结果。核受体作为配基依赖性的转录调节因子,它们主要通过调节基因表达诱导或抑制细胞的增殖、分化和死亡,导致多种生物学效应,并证实它们的异常与多种疾病密切相关。Zhou 等制备了雌激素和雄激素受体蛋白结合域芯片,对雌激素或雄激素进行了检测,取得了较好的效果。然而,结合域的结合活性在完整蛋白的其他调控区缺失下会有所改变,在研究相关功能时需要注意。

先导物毒理学评价:长期毒性和副作用往往涉及基因的改变和药物的蛋白质多靶点作用。利用蛋白质芯片在药物研制初期就可检验该药物是否只与某一蛋白质结合而不与其他蛋白质结合,从而确定该药是否有副作用。这便于及早发现问题,有利于开发无副作用的新药。结合基因芯片研究药物对遗传信息的影响,将取得更好效果。

高通量药物筛选:目前的蛋白质芯片技术主要是基于将蛋白质微阵列分布于载体上,用一种配体或化合物去作用这些不同的蛋白质受体,因而不能适应于针对众多化合物的高通量药物筛选的药物发现的基本要求。一种反向蛋白质芯片技术的问世实现了在一张芯片上,针对一种靶点蛋白质对多个化合物样品进行高通量筛选。该技术的特点是首先将靶点蛋白质固定于固相载体上,然后将待筛选化合物微阵列于蛋白层上,通过加入荧光或其他物质标记的蛋白配基,检测化合物与靶点蛋白质的反应,从而发现针对该靶点的活性化合物。同样的原理也被成功地应用于以酶为靶点的高通量药物筛选,高峰等根据酶与底物的反应,设计了一种高通量筛选弹性蛋白酶抑制剂的酶蛋白质芯片,弹性蛋白酶显色筛选芯片的检测原理是弹性蛋白酶可以水解无色的多肽底物并将其转化为显色产物,由于产物呈黄色,不利于结果的检测与分析,在反应系统中加入 BPB 可以提高检测灵敏度,易化结果的检测,在显色产物浓度和点样点的蓝色光亮度之间具有良好的线性。当酶催化底物转化为产物时,产物产生的黄色与 BPB 的蓝色相混合形成绿色,点样点蓝色光亮度降低;当酶活性受到抑制时,底物不能转化为黄色产物,点样点显蓝色。通过测定每一个点的蓝色光亮度,可以确定相应点样点上的酶活性。

第四节 存在的问题及应用前景

蛋白质芯片技术是一种强有力的蛋白质组学研究的新方法,从产生至今已有了很大的发展,但与基因芯片相比较,蛋白质芯片技术还处在起步阶段,无论在芯片的制备,具体应用过程以及结果的检测方面还有很多的不足。例如,目前大多数来自于 cDNA 文库的克隆体系不能通过正确的阅读框架编码蛋白质;或者不能正确表达产生具有氨基酸全序列的蛋白分子;通过细菌表达的蛋白质不能形成正常的空间构象等,都将直接影响有关蛋白质功能的研究。另外,为了方便种类繁多的蛋白质的功能检测和分析,通过不同途径或方式获取并用于制作蛋白芯片的蛋白质必须首先经过纯化。正常和异常情况下蛋白质与蛋白质之间的相互作用的差别都需要我们进一步去探索。

然而,高通量分析平台蛋白芯片技术的建立将为蛋白质功能及其相关的研究提供快速、高信息量和更为直接的研究方法,与其他的分子生物学分析方法相比,蛋白芯片技术具有快速、平行的优越性。该方法的建立和应用将有助于人类揭示疾病发生的分子机制及寻找更为合理有效的治疗手段和途径。相信随着对蛋白质结构和功能认识的不断深入,以及其他辅助学科和技术的发展和成熟,蛋白质芯片技术会在生命科学领域发挥重要的作用。

(张天泰 周 勇 杜冠华)

参 考 文 献

1. Cahill Dj. Protein and antibody arrays and their medical applications. J Immunol Methods, 2001, 250 (1-2): 81 – 89

2. Ge h. UPA, a universal protein array system for quantitative detection of protein-protein, protein-DNA, protein-RNA and protein-ligand interactions. Nucleic Acids Res, 2000, 28 (2): e3

3. Guschin D, Yershov G, Zaslavshy A, et al. Manual manufacturing of oligonucleotide, DNA and protein microchips. Anal Biochem, 1997, 250 (2): 203 – 211

4. Lin S C, Tseng F G, Huang H M, et al. Microsized 2D protein arrays immobilized by micro-stamps and micro-wells for disease diagnosis and drug screening. Fresenius J Anal Chem, 2001, 371 (2): 202 – 208

5. Rich R L, Day Y S, Morton T A, et al. High-resolution and high-throughput protocols for mesuring drug/human serum albumin interactions using BIACORE. Anal Biochem, 2001, 296 (2): 197 – 207

6. Delehanty J B, Ligler F S. Method for printing functional protein microarrays. Biotechniques, 2003, 34 (2): 380 – 385

7. Koopmann J O, Blackburn J. High affinity capture surface for matrix-assisted laser desorption/ionisation compatible protein microarrays. Rapid Commun Mass Spectrom, 2003, 17 (5): 455 – 62

8. Rich R L, Myszka D G. Advances in surface plasmon resonance biosensor analysis. Curr Opin Biotechnol, 2000, 11 (1): 54 – 61

9. Lin B, Qiu J, Gerstenmeier J, et al. A label-free optical technique for detecting small molecule interactions. Biosensors and Bioelectronics, 2002, 17 (9): 827 – 834

10. Mayer C, Schalkhammer N, Bauer G. Slide-format proteomic biochips based on surface-enhanced nanocluster-resonance. Fresenius J Anal Chem, 2001, 37 (2): 1238 – 1245

11. Sxhultz S, David R, Smith, et al. Single-target molecule detection with nonbleaching multicolor optical immunolabels. PNAs, 2000, 97 (3): 996 – 1001

12. Wiese R. Analysis of several fluorescent detector molecules for protein microarray use. Luminescence, 2003, 18 (1): 25 – 30

13. Bruchez M Jr, Moronne M, Gin P, et al. Semiconductor nanocrystals as fluorescent biological labels. Science, 1998, 281 (5385): 2013 – 2015

14. Chen GY, Uttamchandani M, Zhu Q, et al. Developing a strategy for activity-based detection of enzymes in a protein microarray. ChemBioChem, 2003, 4 (4): 336 – 9

15. Armin K, Tanja F, Alexandra P, et al. Identification of barley CK2α targets by using the protein microarray technology. Phytochemistry, 2004, 65 (12): 1777 – 84

16. Houseman BT, Huh JH, Kron SJ, et al. Peptide chips for the quantitative evaluation of protein kinase activity. Nat Biotechnol, 2002, 20 : 270 – 4

17. Zhou Y, Ailin Liu, Wei Wang, et al. Using the Protein Chip to Screen Agonists and Antagonists of the Androgen Receptor. J Biomol Screen, 2008, 13; 276 – 284

18. Feng Gao, Guan-hua Du. Application of chemical arrays in screening elastase inhibitors. Comb Chem High T Screen, 2006, 9 (5): 381 – 388

第十六篇 荧光可视化实验方法的应用

随着药理学研究手段不断更新，研究者们能更有效地控制条件，研究整体细胞如何自身调控以及与外界发生联系，并且能更直观地观察各分子的表达情况对整体细胞的意义。因此，近十几年来，在细胞的功能和药物对系统的作用机制的阐明上不断有新的突破。在这些研究手段中，以基因工程学手段、分子生物学的手法居多。但是，运用这些手段仍然难以完全理解细胞内信号传导的全貌，细胞内信号传导还需要从"空间和时间"两个侧面来进行观察：从时间上来看，某个细胞为了其功能的实现，各分子之间是以时间为轴线进行信号的连续传导的；而从空间上来看，细胞内部并非是均一的空间，大多数信号传导发生在细胞局部，因此关键部位的变化往往是细胞功能的本质现象。若将这些部位和其他部位进行合并解析，就会降低本质现象的特异性。也就是说，时间和空间的解析是理解细胞动态生命活动及其机制所不可缺少的手段。

与以往的研究手段相比，荧光可视化技术对细胞内信号传导空间、时间的解析有着非常大的优越性，能更直观甚至动感地捕捉到整体的真实构造、分子的定位与变化趋势、单个细胞之间的联系等等。随着近年软件解析技术和多功能高清晰度显微镜等荧光检测装置的不断研制更新，用荧光可视化法来阐明细胞的功能，和揭示药物的作用机制，正逐渐成为一项成熟的技术手段。本章就该实验技术的概况，及其在神经药理学研究上的应用加以介绍。

第一章 低分子荧光探针的可视化应用

图像可视化技术与以往光学显微镜，电子显微镜的主要不同之处就在于巧妙地运用了荧光的光学原理，特别是 1992 年 GFP 基因的克隆与鉴定，1994 年 GFP 基因在大肠杆菌、线虫、酵母菌等其他生物体的转染表达成功，为图像可视化技术的发展奠定了良好的基础。

一、荧光探针及其应用原理

所谓荧光，就是分子或原子由于吸收光而被激发，当其恢复原有状态时导致发光的现象。其中寿命较短的为荧光，长的为磷光。由于荧光受分子构造、分子与溶媒相互作用的影响，荧光分光和荧光吸光的变化可以检测出来，用这种光度变化的比值作为分子及其周边的环境变化的观察指标。

由于荧光可激发比光波更长的光，因此用滤光镜可将其进行分离。如今，光学技术的不断提高，使得在背景光水平极低的情况下也能将激发光完全排除，检测出高感度的荧光。单分子的荧光观察也逐渐在研究中得到应用。

为了阐明神经细胞的功能和药物对神经系统的作用机制，越来越多的荧光检测方法和荧光探针被开发出来。现在已知的探针不仅有 Ca^{2+}、Mg^{2+}、K^+、Na^+、Cl^- 等离子浓度测定的低分子离子探针，还有蛋白激酶、DNA 等高分子对应的探针，此外利用绿色荧光蛋白（green fluorescent protein，GFP）和目的蛋白质进行基因重组，并将其转染细胞，这样以 GFP 为探针的可视化方法，成为当今最常用的方法。

二、检测荧光的装置

荧光蛋白有许多传统的检测分析仪器，如荧光分光光度计等，但在荧光可视化领域最常用的是荧光显微镜。它可以将细胞内的荧光变化通过与之连接的显示屏进行直接观察，并用电脑软件将其数据加以处理分析。而另一方面，荧光显微镜也从原来的直射光学系发展为共聚焦光学系，多光子激发光学系，接近场光学系（evanescent light）等利用新的原理和光学系进行观察的可视化装置。这些新型的观察装置和荧光探针结合，不仅使其分辨率上升，达到可以对单分子物质进行观察水平，同时也可对细胞的立体构造及组织细胞内的动态情况进行观察，对各种各样的机体样本细胞乃至组织深处的分布和动态进行测定。

三、荧光可视化技术的应用

神经药理学的主要内容是研究药物和内源性活性物质在神经系统的作用，而药物或内源物质在神经细胞上的作用靶点（受体、蛋白激酶等）是该领域的核心内容。近年来分子生物学的发展，使神经细胞内信号传导通路上重要蛋白激酶活性的研究越来越受重视。下面以 CaMK Ⅱ 为例，对细胞内信号分子活化的可视化技术加以简单介绍。

钙/钙调素蛋白激酶 2 型（calcium/calmodulin-dependent protein kinase Ⅱ，以下称 CaMK Ⅱ），是 20 世纪 70 年代末被发现的一种蛋白激酶，该酶在脑中的含量高，尤其是在记忆相关的重要部位——海马中含量特别高。现已证明，CaMK Ⅱ 是神经突触后膜致密区（PSD）的主要构成成分，该酶的自身磷酸化作用对于长时程增强作用（LTP）是必需的，已有研究证明，用 KN62 抑制 CaMK Ⅱ 可阻碍 LTP 的过程。Karl 等人进一步用转基因小鼠研究证明，磷酸化位点 T^{268} 变异鼠的海马 CA1 区切片存在 LTP 的发生障碍，且该小鼠的空间记忆能力缺损。近年来，我们成功开发了神经细胞内主要蛋白激酶 CaMK Ⅱ、PKA 等的可视化系统，并进一步应用于神经系统合成药物和天然药物的药理作用机制研究。利用我们自己研制的一种新型试剂，对活的海马原代培养细胞和杂交细胞瘤 NG_{108-15} 细胞进行荧光染色后，对 CaMK Ⅱ 在细胞内磷酸化过程及变化比例进行分析。

CaMK Ⅱ 的活性化是伴随着该酶的磷酸化/自动磷酸化而产生的，那么在不影响该酶活性的前提下，利用该酶的特异性底物，是否可用荧光试剂把其磷酸化产生的变化检测出来呢？经过反复筛选之后，我们确定了一种由 15 个氨基酸组成的肽链（Syntide 2）作为 CaMK Ⅱ 基质，其 N 末端的半胱氨酸与荧光标示物（acryloda）结合，将其称之为 AS2。可观测到 AS2 在细胞内是一个很易成螺旋状结构的肽链，而在螺旋状态时，N 末端的荧光标示物和 AS2 的活性部位第 7 个氨基酸（丝氨酸，Ser7）的空间位置极为相近，所以荧光剂 acryloda 可以估计出这个活性部位的磷酸化变化。

为了证实 AS2 的荧光光学特性，用荧光分光光度计对含有 AS2 和 CaMK Ⅱ 的反应液在加入钙和钙调素前后的荧光变化进行反复观察。结果表明，在激发光为 360nm 时，除观察到 470nm 的钙依赖性荧光外，还有一个 CaMK Ⅱ 依存性 520nm 的荧光。此反应液的高效液相色谱（HPLC）分析证明，AS2 大部分被磷酸化而形成了 P-AS2。

为了证明 CaMK Ⅱ 对 AS2 是否是具有特异性，在破碎克隆细胞 NG108-15 后，取其上清液，加入含有 AS2、钙和钙调素的反应液，其荧光强度明显上升；而在上述反应液中加入 CaMK Ⅱ 的抑制剂 KN62 时，荧光强度下降；而加入其他激酶的抑制剂，如 PKA 的抑制剂（H89），未见到对荧光强度上升的影响。因此，把 AS2 的 520nm 的荧光作为 CaMK Ⅱ 磷酸化的指示剂是有充分依据的。

我们利用荧光显微镜观察了神经节苷脂对 CaMK Ⅱ 活化的影响，如图 16-1-1（引自文献 1）。

此外，我们还研究了神经节苷脂及其他糖链对 PKA 等的诱导活性，成功的观察到了 PKA 活性的微小变化图，如图 16-1-2（引自文献 2）。

在此基础上我们用 Western blotting，负基因优位变异转染（dominant negative mutant）等分子生物学的其他方法，验证了与图像解析法的一致性（图 16-1-3，引自文献 2）。

我们用这种荧光图像可视化方法，结合分子生物学的其他方法，揭示了一些多年来未能解明的一些活性物质对神经细胞营养作用机制（图 16-1-4，引自文献 3）。

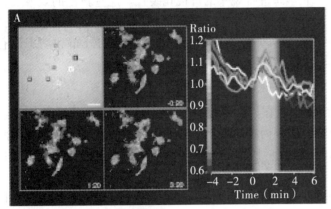

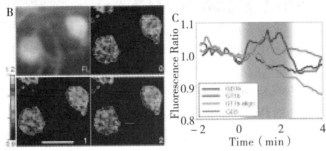

图 16-1-1　A 表示缓冲液灌流后 4min（投药 0min）时因荧光的自然淬灭特性，荧光强度与灌流开始时比缓慢下降并无明显差异，第 4 分钟开始进行神经节苷脂或神经节苷脂多聚体的给药，荧光强度迅速上升，1min 后荧光强度最强。多数情况下，停止给药后，细胞内荧光强度迅速回落至给药前水平。荧光强度的变化在同一细胞内并不均一，以细胞内和膜附近最为明显，提示 CaMK Ⅱ 在近细胞膜处较多。在上述实验中加入 CaMK Ⅱ 的抑制剂 KN62，上述反应被抑制；而在上述反应液中加入其他激酶的抑制剂（H89），则未见到对荧光强度上升的影响，表明神经节苷脂特异性地诱导了 CaMK Ⅱ 的活化。B 表示处理前后对照细胞无死亡、变形、位移等外观形态上的改变，即没有发现对荧光变化产生影响的其他意外因素。C 表示 GT1b polymer 所诱导的 CaMK Ⅱ 磷酸化程度虽然不如 GT1b 那样明显，敏感的荧光检出系统已足以分辨其变化

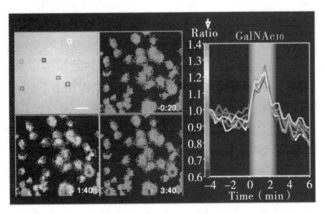

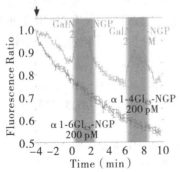

图 16-1-2　缓冲液灌流后 4min（投药 0min）时因荧光的自然淬灭特性，荧光强度与灌流开始时比缓慢下降并无明显差异，第 4 分钟开始进行神经节苷脂或神经节苷脂多聚体的给药，荧光强度迅速上升，1min 后荧光强度最强。多数情况下，停止给药后，细胞内荧光强度迅速回落至给药前水平

　　近年来对蛋白激酶、磷酸化/脱磷酸化的观察已成为研究细胞内信息传导的重要方法之一。图像可视化方法的应用，不仅可以佐证其他分子生物学研究的结果，而且也可以更直观地了解磷酸化的变化、部位的差异等，随着图像解析技术的进步，必将发挥更大的作用。

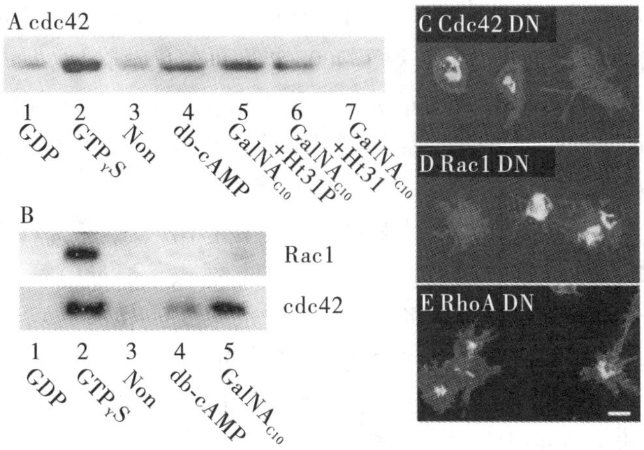

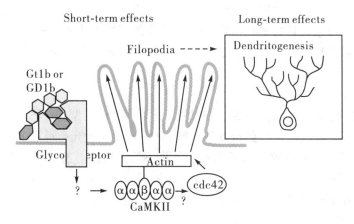

图 16-1-3　Western blotting 法对 GalNAc10 通过激活 PKA 诱导 cdc42 活化
（A），用 dominant negative mutant 技术对 GalNAc10 通过激活 PKA 诱导 cdc42 活化
作用及诱导神经细胞突起的形成的作用

图 16-1-4　神经节苷脂 GD1b、GT1b 诱导 CaMK II 活化，及通过 actin 的
聚合，促进神经细胞突起的形成的作用机制

第二章　荧光蛋白的特性及其应用

　　荧光图像可视化技术的最大优势就是有效地利用了荧光蛋白的特长，其中绿色荧光蛋白（GFP）基因的克隆，及其基因在大肠杆菌等转染表达成功，是图像可视化技术发展的转折点。自此以来，荧光图像可视化技术取得了惊人的发展，广泛应用于生命科学研究的各领域。

一、荧光蛋白的发现经过及其应用

　　表示细胞内功能蛋白的存在部位、活动状态等的变化，可使用的荧光探针是前已提及的"荧光蛋白"，最早发现现今也最常用的是从腔肠动物体内得到的一种绿色荧光蛋白 GFP（green fluorescent protein GFP）。其实，很久以前就发现海洋中存在着一些可发光的生物，学者们为了将其发光机制进行研究，欲将其发光部分收集起来，但是一旦把发光器部分抽出后，发光物质就像被损坏了一样，无法发光。反复失败后，有人认为是大自然为了保护自身的秘密巧妙设计了一种"防盗机构"。20 世纪 60 年代初日本学者 Shmamura 经反复研究，发现了发光物被抽出后失活的原因，成功地从水母中分离了这种发光物质，并从一万只水母中提取其发光器部分，在精制、分析后，证明该发光物质是一种蛋白并把其命名为 aequorin

（水母发光蛋白），而且发现该蛋白是一种可将高能量内存于分子之中，类似于充电电池一样的蛋白质。当时人们几乎不相信有这种奇妙的分子。进一步的研究验证了 Shmamura 成果的客观性。由于其在该项研究上的贡献 Shmamura 博士与其他两人共同获得了 2008 年诺贝尔化学奖。

事实上天然水母细胞中共存着 GFP 和 aequorin 两种蛋白，其中 GFP 发较强的荧光，因而活的水母受到刺激后放出峰波长为 508nm 的绿色荧光，而精制后的水母荧光蛋白与含钙的水溶液反应后发出峰波长为 465nm 的青色荧光。

GFP 被确认后的最初几年里，其在生命科学领域的应用并不广泛，近 20 年来分子生物学技术的发展，如 1992 年 GFP 基因被克隆，1994 年 GFP 基因在大肠杆菌、线虫、酵母菌等转染表达成功等，使 GFP 的应用急剧增多。特别是近年不同的研究小组将黄色（YFP）、红色（RFP）荧光蛋白在细胞内的转染表达成功，使细胞内功能蛋白的可视化研究变得"多姿多彩"。初步统计表明每年生命科学领域发表的科技论文中，应用荧光蛋白的论文数已达到 2500 篇以上。荧光蛋白及其可视化技术的迅速推广，与该蛋白具有的特殊理化性质及 GFP 技术的优越性有密切关系。

二、荧光蛋白的特殊性质

从水母（Aequorea. Victoria）抽取到荧光蛋白，是对 *in vive*，*in situ*，*in real time* 基因发现和蛋白质存在部位进行检测的划时代的手段。水母中由来的 GFP 是有数种 238 个氨基酸构成的分子量类似（约为 27 000）的混合物构成。该蛋白有许多特征，最主要的有：该蛋白可自己形成发光光团而发出荧光，在荧光观测时不需要其他的辅助因素，且在多种组织上可进行非伤害性的生理状态的细胞组织的直接观察。另外，GFP 作为蛋白质，在多种条件下都是非常稳定的，因而在应用之前应充分了解 GFP 的特征，才能更好的利用。

（一）GFP 的适宜 pH 值应用范围

GFP 的荧光对 pH 值是有很大依赖性的。在酸性条件下荧光会迅速衰弱，野生型 GFP（wtGFP）在 pH6～12 范围内可很好观察到荧光，而在 pH6 以下或 pH12 以上时荧光会迅速消失。其主要原因是由于氨基酸内质子所致的吸光度（吸光系数）低下和量子吸收率低下所致。前几年日本学者用双部位转基因的方法（Y66w/T203Y）开发了荧光探针 CGFP（Cyan greenish fluorescent protein），该荧光探针在只要蛋白不变性的前提下，即使在 pH4 以下，对 GFP 的荧光强度也不发生影响。

（二）GFP 使用的适宜温度范围

GFP 的荧光强度随着宿主的不同，温度的最适条件有所变化，在大肠杆菌中 GFP 荧光强度在22～30℃时最强。在酵母菌孵化时 15℃时所得到的荧光最强。即使在哺乳类动物的细胞内，也并非是 37℃时最强，而是 30～33℃荧光强度最强。因而在进行动物细胞实验时应结合 GFP 的最适温度范围来设定观察条件。

（三）GFP 的淬灭条件

尽管 GFP 与其他荧光物质相比不易淬灭褪色，但一部分报道称 wtGFP 在激发光 340～440nm 光照射时，可以见到明显的褪色。因而尽量避免用上述波长的激发光。另外，在对样本进行固定包埋时，载玻片、包埋材料的使用上也应充分注意，尽量选择可防止荧光淬灭的产品。

（四）还原剂、变性剂对 GFP 安定性的影响

经验表明，2% β-ME，10mmol/L DTT，10mmol/L 谷胱甘肽（glutathione，GSH），10mmol/L 半胱氨酸（Cys，Cysteine）等对 GFP 的安定性无大的影响。而从 GFP 发光的原理我们可以知道，较强的还原剂（如 5mmol/L 以上的 Na_2SO_4，2mmol/L 以上的 $FeSO_4$），会使 GFP 的荧光消失。不过处于氧化状态时又可使 GFP 的荧光强度恢复。但是，从水母中得到的 GFP 在 1% 以下的变性剂 SDS 中荧光很快就被淬灭。因而在必须使用还原剂时，应慎重选择荧光探针和还原剂、变性剂的种类。

（五）GFP 蛋白的可溶性和表达

一般的哺乳类细胞中表达的多是用 EGFP，ECFP，EYFP 等的突变体，而不是 wtGFP。在细菌的表达体系中可使用 wtGFP，但大量表达时，wtGFP 在细菌中是不溶的，对需大量蓄积的荧光观察并不适合；而选用突变体 GFPuv 和 GFPmut3.1 可以避免上述现象。因此根据不同的要求选择不同的荧光蛋白是至关重要的。

（六）自发荧光的干扰问题

许多研究表明，有些样本自发荧光会干扰对 GFP 荧光的观察。现在已知哺乳类动物显示的自发荧光主要是由黄素腺嘌呤二核苷酸（flavin adenine dinucleotide，FAD）和黄素单核苷酸（flavine mononucleotide，FMN）发出的。这种情况下为了防止自发荧光的干扰可以使用 DAPI 滤光镜，或者用 DsRed 来代替 GFP。另外，线粒体 NADH 由来的自发荧光在用 UV 激发时常常可被见到，这种情况下用 488nm 的激发光可以避免自发荧光干扰的发生。

三、GFP 融合蛋白（chimera protein）的设计

了解 GFP 的特殊性质是有效利用 GFP 的前提条件，而为了充分利用 GFP 的性能常常将 GFP 与某种功能蛋白进行融合、转染细胞后来观察细胞内靶蛋白的功能，也是最常用的手法。尽管嵌合蛋白技术的应用越来越广泛，但妥当的分子设计仍然是实验成败的关键因素。在进行蛋白融合的分子设计时，有一些必须注意的要求，其中最重要也是最基本的要求有三点：①GFP 要很顺利的折叠成能够发光的发光团；②设计成的融合蛋白要有妥当的立体结构使之能发挥正常功能；③GFP 和目的蛋白要保持完整性不被切断。为易于记忆通常略称之为（FFI，fluorescence function integrity）。

（一）目的融合蛋白的诊断分析

融合蛋白（目的蛋白与 GFP）应当用何种比率进行融合，是影响分子设计的重要因素。为了了解融合蛋白的妥当比率，可先通过大致的方法进行估计。如动物细胞或大肠杆菌由来的蛋白用 Native PAGE 和 HPLC 两种方法检测。Native PAGE 方法，即电泳之后用荧光解析装置对荧光的信号和蛋白质的泳动类型进行比较分析；而 HPLC 方法检测，是在吸光光度计以外再安装一个荧光分光光度计作为 HPLC 的监测装置，使得在任意激发波长和荧光波长下的溶出物的荧光可以同步在显示屏上反映出来。另外，若单纯对于蛋白质功能进行详细调查不去追究荧光活性的话，可只用 SDS-PAGE 电泳法，进一步用抗机能蛋白抗体（或 GFP 抗体）的 Western blotting 方法进行分析。

（二）融合蛋白分子设计的要点及解决方法

为了达到实验的要求，应参考嵌合蛋白的诊断分析结果，再针对上述三点最基本的要求正确地进行融合蛋白分子设计。GFP 和目的蛋白的妥当比率确定后，GFP 和目的蛋白的可变因素较小，应主要针对 GFP 和目的蛋白的连接物（linker）进行调节设计，在对连接物进行设计时，则应考虑以下几方面的因素来解决以上各方面的要求。

1. 首先应防止立体结构之间相互干扰　为了能充分发挥其功能，融合蛋白应能够自由折叠，因此连接物必须有足够的长度和柔软性，以防止目的蛋白和 GFP 的立体结构之间相互干扰。尤其不能有二级结构（secondary structure）来影响其柔软性。

2. 其次，GFP 与目的蛋白的连接点应当不易被蛋白水解酶所切断　因为 GFP 与目的蛋白的连接点一旦被蛋白水解酶所切断，就意味着融合蛋白的分子设计实验失败。如果有赖氨酸这样的碱性氨基酸，其 C 末端又常易受到蛋白分解酶的攻击，因而也常采用脯氨酸进行连接，即把脯氨酸作为赖氨酸后面的一个氨基酸，来对抗蛋白分解酶的作用。

3. GFP 与目的蛋白的连接点应是溶解度较高，易在水中溶解的肽链　连接点既要不易被蛋白水解酶所切断，并且还应是难于聚合成团的物质。例如，甘氨酸（Gly）是使肽链柔软的代表性氨基酸，为了增强连接物的柔软性常可使用 Gly，但是使数个甘氨酸连接之后形成的 poly-Gly 溶解度很低，并且有报道表明在某些条件下数个甘氨酸连接之后易形成 β-位和单环的二级结构。因此在 poly-Gly 的结构中应当混杂一些 Tyr（Ser），比如使用（Gly4-Ser）n 或（Glys-Ser）n。再者，为了使溶解度升高，还常试用使谷氨酸和赖氨酸等具有电荷的氨基酸分散搭档的方法，使 linker 达到最优化的状态。

4. 注意 GFP 的 C 末端具有柔软性的特征　GFP 的嵌合蛋白结合时还应注意的一点是，现在用 X 线构造解析方法已经揭晓，GFP 是由 238 个氨基酸构成的，而其构造至第 229 个氨基酸（即异亮氨酸）为止的氨基酸，是用 X 线构造解析方法可以清楚解析的"较稳定"氨基酸，而一般认为第 230 个以后的 9 个氨基酸是具有柔软性、非常不安定、摇晃状态的氨基酸部分。因而用全长的 GFP 的 C 末端和机能蛋白嵌合时，无必要重新设计柔软的连接点。但是，在目的蛋白与 N 末端连接时就一定要考虑适当的增加一些

具有柔软性的部位。

5. 融合蛋白设计的特殊情况 在有些情况下需要 GFP 和目的蛋白保持一种固定不变的连接，而不是柔软的状态，这就无法按常规设计。在多数情况下两蛋白质之间完全用一个位点是非常之困难，但并不是不可行。解决这种情况的常用手段是尽可能的删减，从而使连接物部分缩短，或设计连接部分具有双键或三键的连接方法。

6. GFP 的蛋白质内插入的分子设计 另外还有一种特殊情况就是某一蛋白质的 N 端和 C 端均是该蛋白质功能发挥必不可少的部位，这也无法按常规将 GFP 在蛋白的末端连接，解决的方法之一就是将 GFP 插入到该蛋白质的内部去。Baird G 等人开发的 Ca^{2+} 标示剂（Camgaroo）就是在钙调素内插入所创制，他们发现将第 145 个酪氨酸换成 6 个氨基酸（SGGTGG）GFP 蛋白质也照样发光；便创制置换 6 个氨基酸也可发光的 GFP。进一步改装将原来的 N 末端和 C 末端与柔软的连接点相连，开发了如图 16-2-1 所示的荧光蛋白（引自文献 19）。

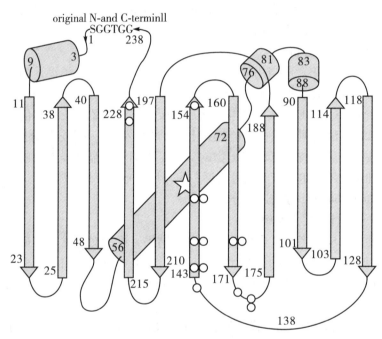

图 16-2-1 改装后的 GFP 二级结构的全图

总之，以上所述在最优化设计（氨基酸的组成和长度）连接物时，常常无法避免或多或少的失误。不过，现今分子生物学如 PCR 技术发展迅速，高效率快速的荧光蛋白嵌合新方法将不断被发现，相信很快将有一次评价多个嵌合蛋白的荧光（GFP）和机能（功能蛋白）的分析系统，可以解决或减少这种设计上的失误（但现在还无法完全避免）。另一方面，用单一的核苷酸使其连接物的长度进行各种变更的方法在现行的 DNA 合成中是做不到的。

第三章 荧光蛋白可视化技术在神经药理学研究中的应用

进行荧光蛋白嵌合的分子设计，研制出有效的融合荧光蛋白，是神经药理学领域应用荧光可视化技术的基本条件。本节就荧光蛋白可视化技术在神经药理学研究领域的应用，从细胞内信号传递，分子间相互作用的解析，细胞内功能蛋白的存在部位和动态的可视化等几个方面加以介绍。

一、利用荧光蛋白可视化技术对细胞内信号传导通路的解析

细胞在受到外界的药物、激素等刺激后，会启动非常精密的细胞内功能调节机制来对应外界的刺激，从而完成细胞的重要生理功能。而承担这些调节机制的是细胞内信号传导系统，由 Ca^{2+}、IP_3、PKA、PKC、cAMP 等许多小分子或大分子物质组成。这些分子之间如何进行信号传递，某些分子又是如何受到其他分子的影响，如何与之结合或受到磷酸化修饰等是神经药理学，也是生命科学的重要课题之一。而在了解细胞内信号传导特征的基础上，可以利用荧光蛋白可视化技术对细胞内信号传导通路进行更直观的阐释与证明。

（一）神经细胞内信号传导的特征

迄今为止，生物化学、分子细胞生物学和基因工程学等均是研究神经科学的强有力的解析方法。但仅有这些手段并不能完全理解神经细胞内信号传导的全貌。因为神经细胞内信号传导还需要从空间和时间两个侧面来进行观察。从时间的侧面来看，某个细胞为了实现其功能，各分子之间是具有因果关系的，是沿着时间为轴线进行信号连续传导的方式来完成的。从空间的层面来看，神经细胞内并非均一的空间，尤其神经细胞除胞体外又有轴突、树突等，大多数信号传导往往是在细胞的某些局部发生的，因而关键部位的变化是细胞功能的本质现象，而将这些部位和其他部位进行综合解析的结果往往会降低本质现象的特异性。也就是说，时间和空间的解析是理解神经细胞动态生命活动及其机制所不可缺少的手段。而与以往的研究手段相比，图像可视化技术对神经细胞内信号传导空间、时间的解析有着非常高的优越性。

（二）应用图像可视化技术对神经细胞内信号转导相关分子的解析

越来越多的细胞内信号转导相关分子的可视化方法得到开发，如 Ca^{2+}、IP_3、PKA、PKC、CaMK II 活性或浓度可视化技术等。比如，IP_3 是调节细胞内 Ca^{2+} 浓度最重要的第二信使，一般认为细胞受到神经递质和激素等刺激后产生 IP_3 并与细胞内 Ca^{2+} 贮藏部位的通道（即 IP_3 受体）结合，导致 Ca^{2+} 通道开放而 $[Ca^{2+}]i$ 浓度上升。但事实上近年来的研究发现，IP_3 相关的细胞内 Ca^{2+} 浓度的变化不仅仅是上升，而是形成许多不同的变化类型，最常见的是在细胞内或细胞间像水波一样传开的 Ca^{2+} 波和 Ca^{2+} 浓度时而上升时而下降并反复出现的 Ca^{2+} 振动。一般认为神经细胞内这些不同的 Ca^{2+} 升高类型通过调节各种酶来完成神经细胞的发生与分化、学习记忆、递质释放、激素分泌、免疫功能等多种生理功能。而 IP_3 在细胞内的作用对探究 Ca^{2+} 的浓度变化类型和形成机制至关重要。以往的研究方法无法反应单一细胞内 IP_3 浓度的变化，也无法观察活细胞内连续的变化。而图像可视化方法可完整地对神经细胞内这种空间、时间的变化进行呈现，因此 Hirose 等人开发了 IP_3 的荧光探针，来进行细胞内信号传导的解析。

为了观察 IP_3 必须进行荧光探针设计，而在设计荧光探针时，必须事先考虑两点：一是必须与 IP_3 有特异的结合能，二是该探针与 IP_3 结合后仍可以发出荧光。但是，目前还没有设计出理想的对 IP_3 有特异性识别、并与之结合的低分子化合物。因此，研究者使用了具有 IP_3 结合特性的大分子蛋白质。但 GFP 仅能发光是不够的，因为了解结合之后的信息如何转换为荧光变化的信息，并非简单的问题。解决的方法可根据一般有配基的生物化学定量法所提示的那样，在培养皿的底面固定上配体的相似化合物，给予配基结合蛋白质时，结合蛋白便附着在底面上，如果和结合蛋白一起加入含游离配基的样本时，因蛋白与游离配基结合，则因固定化配位体结合的部分减少，溶液洗去后，从附着在底部的结合蛋白量的减少比例可以求出样本中的游离配基的量。结果按设想的方法进行实验，把细胞膜内面视为培养皿细胞质（当做培养基或缓冲液），可顺利地完成 IP_3 的可视化，并将细胞内前所未见的 IP_3 和钙离子的复杂运动现象进行了观察。在此成功经验的基础上，进一步的研究使细胞内 cAMP、PKA、PKC、钙离子等，信号传导通路上重要分子的图像可视化方法也相继开发成功。

二、利用荧光蛋白可视化技术对神经细胞内重要蛋白的观察解析

了解细胞内相互作用对细胞生理功能至关重要。近年来利用荧光可视化技术来观测分子间相互作用已逐步走向实用化阶段。为实现对分子间相互作用的观察，必须将目的分子进行荧光标识。以往多年来采用有机荧光化合物进行化学修饰的方法，近年来 GFP 进行基因标识的方法逐渐被广泛应用，通常把其称之为荧光能量转移法（fluorescence resonance energy transfer，FRET）。

（一）光能量转移法（FRET）的特点

使用 GFP 的荧光能量转移法对分子间相互作用及其机制进行解析，比之用有机荧光化合物进行化学修饰法有明显的优势。可以从以下几方面来体现：

1. 采用化学修饰法进行荧光标识时，无法明确确定荧光分子附加到功能蛋白的确切位置，因此，常常发生蛋白质的功能部位被荧光分子结合而使蛋白失活的情况。

2. 化学修饰法虽然能够在某种程度大致计算每一目的蛋白与几个荧光分子结合，但无法严格的控制每个目的蛋白与几个荧光分子进行结合，反应条件及荧光强度难以严格控制。而采用 GFP 融合蛋白的情况下，不仅 GFP 与蛋白的结合位点可以明确设计，还可以明确每个蛋白分子与几个荧光蛋白结合，一旦顺利地设计完成基因信息会对所有情报进行控制。

3. GFP 融合蛋白的优势表现在：其立体构造发光基团与外界的溶媒几乎是完全隔离的，不容易引起荧光淬灭，在相同条件时可能长时间保持比较安定的荧光强度。而化学修饰直接置于溶媒中荧光较快的褪色，强度变化比较难控制。

4. 与化学修饰相比，用 GFP 在 *in vivo* 的观测和发现均较容易，因而应用 GFP 进行分子间相互作用非常方便。

5. 采用光能量转移法也有一些不足之处，如使用 GFP 的缺点是前期准备工作较复杂，必须进行 GFP 融合蛋白的基因构建。而且具有 27kD 的 GFP 与目的主蛋白进行结合时，结合位置必须进行精确的设计才能保证融合后的蛋白发挥正常作用。近年来蛋白立体构造的信息迅速增多，特别是基因工程学技术的明显提高，精确的融合蛋白设计构建并非是难以逾越的障碍。

（二）采用光能量转移法的原理及分子之间相互作用

在使用 GFP 进行蛋白分子之间相互作用解析的时候，常常利用的方法是用 GFP 的变异体 BFP（蓝）-GFP（绿）作为一对，或者 CFP（青）-YFP（黄）作为一对的荧光能量转移（FRET）。这种情况下，能量的提供者（donor）是 BFP 和 CFP，而能量的接受者（acceptor）是 GFP 和 YFP。FRET 就是由 donor 向 acceptor 进行激发能量转移的现象。像这样成对 donor 的荧光光谱和 acceptor 的吸收光谱有相互重叠的时候，在激发状态的 donor 附近，若存在某个相对应的 acceptor，在 donor 尚未发光、能量尚未释放时，其激发能量会向 acceptor 转移；若 acceptor 是荧光分子，acceptor 固有的荧光（波长）便会被检测出来。因此，如果发生光能量转移，就会出现 donor 荧光强度逐渐减弱，而 acceptor 荧光强度增强的现象。发生这种 FRET 的必要条件之一就是 donor 和 acceptor 之间的空间距离应在 10nm 以内。如果是在分子间相互作用的情况下，分子间分离时 donor 和 acceptor 间的距离渐渐拉开，到一定程度后，FRET 的效率可以视为几乎接近 0，因而只有当 donor 和 acceptor 两者间的距离达到 10nm 以内时 FRET 才能发生，由以上原理可以解析 FRET 所发生的相互作用。不过在 GFP 变异体间的 FRET，发光光团常被固定在蛋白质内部，所以除距离外，2 个发光团的发光和吸收的力矩间的角度的影响也是非常重要的。

（三）采用光能量转移法融合蛋白的分子设计策略

在进行 FRET 的分子设计时，大致原则与第二节的分子设计策略基本相同，但也有许多应注意的具体内容。进行 FRET 实验之前，应当先制备用于解析分子间相互作用的两种融合蛋白，即将要观察的 A 蛋白和 B 蛋白分别与 GFP 的变异体进行融合，形成功能蛋白 A-BFP 和功能蛋白 B-GFP 一对，或者蛋白 A-CFP 和蛋白 B-YFP 一对。在进行设计和制作时，为了避免影响这些蛋白正常机能，常常要根据蛋白的结构和功能特征决定在蛋白的 C 末端还是 N 末端进行融合。另外，对两蛋白质结合处的连接头的排列是否适当也要通过多次测试，因而往往先将这些融合蛋白在大肠杆菌、酵母等的表达载体中进行表达，对其样本进行调制后，用荧光光谱测定的方法来评价 FRET，进而再进行分子间相互作用的解析。

（四）RET 融合蛋白的应用实例

在借鉴一系列 FRET 的分子设计预实验和 FRET 的理论的指导下，研究者们创制一些常用的分子之间相互作用解析模型。如 Ca^{2+} 浓度解析模型为例，较早的有 Miyawaki 等人，在反复失败之后，介于 CaM 和 Ca^{2+} 的相互关系开发了 Ca^{2+} 浓度测定试剂解析模型。其原理如图 16-3-1（引自文献 21）所示，该方法以 BFP 为 donor、GFP 为 acceptor，在大肠杆菌表达载体中进行融合、表达、精制后，成功地构建了 FRET

模型。

再举创制的抗体可变区（V 区），免疫球蛋白分子的 H 链和 L 链（即 V_H 和 V_L）为例。在抗体分子中这两个区域是形成抗原结合部位的区域。在设计时，将抗体可变区的 V_H 和 V_L 分别让 GFP 的变异体 EBFP（青）和 EGFP（绿）进行融合。采用非竞争免疫测定法。抗原不存在时，V_H 和 V_L 分别存在于距离较近的不同区域，不发生 FRET 现象，可是加入抗原后 V_H-EBFP、V_L-EGFP 和抗原三者之间形成一个聚合体，EBFP 和 EGFP 进一步明显靠近达到 10nm 以内即发生 FRET 现象。因此用激发 EBFP 的波长（380nm）激发时，抗原波长依赖性的 EBFP 的荧光减弱，而 EGFP 的荧光增强。这种方法的优点在于，因为是非竞争性的，而且是同种的系列，无须清洗操作，与一般的"三明治"免疫测定法相比可以非常迅速完成测定，通常称之为开放"三明治"法。

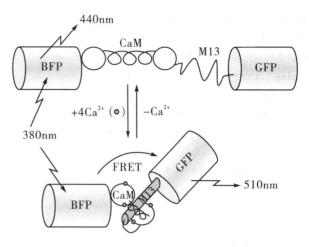

图 16-3-1　介于 CaM 和 Ca^{2+} 的相互关系构建了 FRET 模型

三、细胞内功能蛋白的存在部位和动态的解析

在药理学研究中，对细胞内功能蛋白的部位进行动态观察和解析，对理解药效有着重要的意义。除以往适用的一些荧光探针、成品试剂盒以外，用 GFP 来解析蛋白功能的方法有许多优势，首先实验操作步骤简便；其次，近年来荧光显微镜和共聚焦显微镜及其相关软件和配套装置的完善，可对活细胞生理状态和受到刺激后细胞内重要功能蛋白位移及存在部位进行直观观察，这对阐明药理机制、作用时间等起到了重要作用。而且若进一步对不同的重要功能蛋白用不同颜色的多种荧光蛋白（GFP 的突变株 YFP、CFP）等分别组合的话，可以将复杂的功能蛋白的动态变化在同一细胞内、同一时间里的动态进行"实况观测"。

要对目的蛋白在时间、空间等的存在部位，位移进行观察，需要进行精心的实验设计，一系列复杂的准备工作和精巧的实验操作，但是该技术是了解功能分子在活细胞内的存在状况，并进行动态的连续观察的最好方法。即使一些精制非常困难的蛋白质，也可借用 GFP 的特性，用基因工程学的方法将其进行荧光标记后观察。另外，国外还有其他可视化技术在神经药理学研究中逐步开始应用，如 DNA tip 技术，PET 技术，单分子图像可视化技术等。我国可视化技术与国外还有一些差距，相信随着科学技术的进步，可视化技术在神经药理学乃至整个生命科学领域，细胞内蛋白质动态活动的观察将会越来越广泛的被利用。

（陈乃宏）

参 考 文 献

1. Chen N, Furuya S, Doi H, et al. Ganglioside/calmodulin kinase Ⅱ signal inducing cdc42-mediated neuronal actin-reorganization. Neuroscience, 2003, 120：163 – 176

2. Chen N, Furuya S, Yumoto M, et al. Extracellular carbohydrate-signal triggering PKA dependent neuronal actin-reorganization. Neuroscience, 2003, 122：985 – 995

3. Higashi H and Chen N. Ganglioside/protein kinase signals triggering cytoskeletal actin reorganization. Glycoconjugate Journal, 2004, 20：49 – 58

4. Frankland PW, Bontempi B, Talton L E, et al. The Involvement of the anterior cingulate cortex in remote contextual fear memory. Science, 2004, 304：881 – 883

5. Blitzer R D, Connor JH, Brown GP, et al. Gating of CaMK Ⅱ by cAMP-regulated protein phosphatase activity during LTP. Sci-

ence, 1998, 280：1940 - 1943

6. Cho YH, Giese KP, Tanila H, et al. Abnormal hippocampal spatial representations in CaMK Ⅱ [T286A] and CREB Mice. Science, 1998, 279：867 - 869

7. Giese KP, Fedorov NB, Filipkowski RK, et al. Autophosphorylation at Thr[286] of the calcium-calmodulin kinase Ⅱ in LTP and learning. Science, 1998, 279：870 - 873

8. ChenN, Nagai Y and Higashi H. Activation of Ca^{2+}/calmodulin-dependent protein kinase Ⅱ by gangliosides via cell surface receptor. Glycoconjugates, 1999, 16：133

9. Higashi H, Chen N and Hashimoto Y. Neuronal. actin-spike formation under local PKA activation by glyco-signal through a cell-suface N-acetylgalactosamine (GalNAc) receptor. J Neurochemistry, 2001, 78：34

10. Higashi H, Sato K, Ohtake A, et al. Imaging of cAMP-dependent protein kinase activity in living neural cells using a novel fluorescent substrate. FEBS Lett, 1997, 414：55 - 60

11. Chen N, Matsumoto H, Shinkai T, et al. Age-associated impairments of spatial learning and their relation to glucocorticoid-induced derangements of brain limbic architecture in mice. J Comp Endocrin, 1997, 11：1751 - 1754

12. Chen NH and Higashi H. 可视化方法对海马原代培养细胞内 CaMK Ⅱ 活性的观察生命科学与生物技术. 北京：中国科学技术出版社, 1998, 271 - 273

13. Chen N and Tan R. Chinese medicine for the treatment of dementia the Alzheimer type. Clinical Journal of TraditionalMedicine, 1999, 12：2 - 9

14. Higashi H, Sato K, Omori A, et al. Imaging of Ca2/calmodulin-dependent protein kinase Ⅱ activity in hippocampal neurons. Neuroreport, 1996, 7：2695 - 2700

15. Chen N and Tan R. Analyzing on active mechanism of traditional chinese medicine by intraneuron visualization technology. The First World Congress on Chinese Medicine, Melbourne, Australia, November 21 - 24, 2003

16. Chen N and Higashi H. Ganglioside/protein kinase signals triggering cytoskeletal actin reorganization. Second Japan-China Joint Meeting of Pharmacology and Clinical Pharmacology, Sep. 18 - 19, 2004

17. Shmamura O. Green Fluorescent protein：Properties Applications and Protocols (Chalfie, M. & Kain, S.), Wiley-liss, New York, pp. 3-15, 1998

18. Sawano A and Miyawaki A. Directed evolution of green fluorescent protein by a new versatile PCR strategy for site-directed and semi-random mutagenesis. Nucleic Acids Res Methods Online (WEB) 2000, 28：78

19. Geoffrey SB, Zacharias DA, Tsien RY. Circular permutation and receptor insertion within green fluorescent proteins. PNAS, 1999, 96：11241 - 11246

20. Hirose K, Kadowaki S, Tanabe M, et al. Spatiotemporal dynamics of inositol 1, 4, 5-trisphosphate that underlies complex Ca^{2+} mobilization patterns. Science, 1999, 284：1527 - 1530

21. Miyawaki A, Liopis J, Heim R, et al. Fluorescent indicators for Ca^{2+} based on green fluorescent proteins and calmodulin. Nature, 1997, 388：882 - 887

第十七篇　药物代谢实验方法和技术

　　药物进入机体后，一方面影响机体的生理生化及病理过程而发挥药理效能，同时可被机体处置，发生位置转移及结构改变。肝脏是转化药物的重要场所。在药物转化中起关键作用的酶，称细胞色素 P450，它是相对非特异并包括多种同工酶的超家族酶系。负责多数外生物（包括药物和毒物）的失活或活化，并参与花生四烯酸，脂肪酸及甾体类激素等体内活性物质的代谢。哺乳动物的 P450 同工酶，主要存在在肝微粒体中。研究药物的转运与转化过程对合理用药，阐明药物的药理及毒理机制及发展新药，均具有重大的理论意义及实际价值。现介绍几种常用的研究药物代谢的实验方法和技术。

第一章　药物及其代谢产物自生物样品中分离和定量方法

第一节　薄层色谱法

　　薄层色谱法通常指以纸为载体的薄层液相分配色谱法（纸色谱法）和以吸附剂为固定相的薄层液相吸附色谱法（薄层色谱法）。纸色谱法固定相为结合于滤纸纤维的水分，通过氢键与纤维素上的羟基结合，形成固定液。点有待分离样品的滤纸悬浸在装有流动相的密闭容器内，流动相经毛细管作用自点有样品的一端展开至另一端，组分在固定相和流动相之间由分配系数的不同而得到分离。薄层色谱法是将吸附剂均匀地铺在光洁的表面上，如玻璃等，点上样品后以流动相展开，组分将被吸附剂吸附，又被流动相溶解，解吸附，不断向前移动，不同的组分，吸附能力不同而移动不同的距离，从而获得分离。组分的移动情况常以比移值（Rf）来表示，其定义为：Rf＝原点至组分点中心的距离/原点到流动相前沿的距离。为某种特殊的分离目的，固定相可利用凝胶、离子交换剂充当，进行分子排阻色谱、离子交换色谱，分别用于大分子、离子化合物的分离。本节仅介绍以吸附剂为固定相的薄层色谱法。

一、薄层色谱法的基本操作

薄层色谱法的基本操作有制板、点样、展开、定位和定量等步骤。

（一）制板

将吸附剂均匀地涂布在光洁的表面上，如玻璃，待干燥活化后使用。现已有预制板出售，可免去制板步骤。但有时板的规格不适合，尚需自行制板。制板方式有干法和湿法，干法即直接将吸附剂均匀铺在薄板上。湿法是在吸附剂中加入少量黏合剂，如煅石膏、淀粉、羧甲基纤维素钠等，用水调成糊状制板，阴干活化后应用。有时在吸附剂中加入荧光物质，如荧光素钠，制成荧光薄层板，这种板可用于本身无色，在紫外光照射下也不显荧光的物质的检测，此时，薄层在紫外光下显荧光，而化合物斑点呈暗点。

常用的吸附剂有硅胶（适合于酸性和中性物质的分离）、氧化铝（适于碱性和中性物质的分离）、聚酰胺等。性能优良的吸附剂需具备以下的条件：具有足够的吸附能力；对不同的组分有不同的可逆吸附性；不被展开剂溶解；不与待分离组分和展开剂起化学反应等。

（二）点样

一般用甲醇、乙醇、丙酮等易挥发的有机溶剂溶解样品，用毛细管或微量注射器点样，在同一块薄层板上点样待测物和标准品，以利定性和定量的比较性分析。点样的位置在薄层板一端约 1~2cm 处，操作需细心，点样的直径以 1mm 为宜，点太大则引起点扩散。点样量根据显色灵敏度决定。

（三）展开

将点上样品溶液并已干的薄层板放在预先以展开剂饱和的层析缸内，样品组分随流动相前移，由于各组分与固定相吸附能力不同而分离。展开的方式有近水平式、上行、下行和双向展开。

选用合适的展开剂是薄层色谱法分离成功与否的关键。许多化合物的展开剂已有大量资料可参考，对未知物，则先用低极性溶剂实验，如在原点不动，则增加溶剂极性，若移动太快，至溶剂前沿，则减小溶剂极性。根据化合物的极性、吸附剂的活度及展开剂的极性选择展开剂，以使样品组分获得最佳分离效果。Stah1 设计的选择展开剂的简图可资借鉴。见图 17-1-1。转动图中的三角形，三个角指示的方向，可提供选择吸附剂和展开剂的要求。

用单一溶剂作展开剂时，分离重现性好，对于复杂的混合组分经常要用二元、三元甚至多元溶剂组成的展开剂系统。占比例大的溶剂起溶解组分和基本分离的作用，占比例小的溶剂起调整组分的 Rf 值的作用。展开剂的极性影响对物质的洗脱能力，极性较大的溶剂使物质在薄层上移动的 Rf 值增大，极性小的溶剂则降低极性大的溶剂的洗脱能力。在配制多元展开剂时，必须准确吸取各溶剂的体积。配制两种不相混合的展开剂时待分层后再使用。用黏度太大的展开剂时，加入某一溶剂以降低其黏度，加快展开速度，有时在展开剂内加入少量的酸或碱可消除斑点拖尾现象。

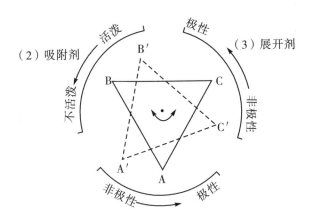

图 17-1-1　化合物极性、吸附剂活度及展开剂极性间关系

展开时还应注意展开槽密闭状态良好，保证展开剂组成不发生改变。展开槽预先用展开剂饱和，防止边缘效应。薄层板置展开剂内深度约 1~2cm，不得浸过原点。展开至近薄层板前沿时立即取出，不得超过板的薄层。

（四）定位

当展开至溶剂前沿近达薄层板的另一端时，将薄层板取出，用铅笔描出前沿，以计算各组分的 Rf 值。待溶剂挥干后，用适当的方法确定组分斑点的位置。斑点定位的方法有：

1. 物理检出法　此法的特点是被检物质本身不被破坏，用于双向、多次展开、定位后扫描测定或洗脱定量等。

2. 紫外光　紫外光常用两种波长 254nm 和 365nm，紫外灯下观察荧光、紫外斑点。

3. 碘　碘可检出许多物质，显色快、灵敏，与物质的反应多是可逆的，当物质定位后在空气中放置时，碘可升华，使物质回到原来的状态，有利于薄层的定量处理或再次展开。

4. 水　用作硅胶薄层非破坏性显色剂，薄层板喷水后疏水性物质位置处呈现白色不透明斑点。

5. 化学检出法　被检生物与显色剂作用生成有颜色的物质而定位。显色剂分为通用显色剂，如硫酸、磷钼酸、高锰酸钾、荧光黄等，以及专用显色剂，根据化合物的特性和官能团的专一反应选择显色剂，如茚三酮为氨基酸、肽的显色剂，改良碘化铋钾用于检出生物碱。

6. 原位化学衍生法　有些化合物本身无色，又无紫外吸收和荧光，也缺少合适的显色剂，可考虑在薄层原位进行某种反应，使其产生紫外吸收、荧光或显色，以利于定位。如氧化、还原、水解、卤化、酯化等反应都可在薄层板上进行。

7. 生物与酶检出法　多用于生物活性物质，如抗生素的定位方法。

8. 放射自显影法　此法用于含放射性核素的化合物定位和定量。

组分在薄层板上的位置以 Rf 值，即比移值表示，不同的物质有不同的 Rf 值，可用 Rf 值鉴别未知化合物。如果待测物的 Rf 与标准品的不一样，可以认为两者不是同一化合物。如果待测物与标准品在同一薄层板上的 Rf 相同，还不能说明两者是同一物，还须使用多种性质不同的展开剂，或用性质不同的吸附剂展开，得到的 Rf 值都一致，则可认为两者为同一物。

（五）定量

测定方法分为两大类：洗脱测定法和直接测定法。

1. 洗脱测定法　收集斑点位置的吸附剂，以适合的溶剂洗脱后定量。若此化合物有强紫外吸收，则选定其最大吸收波长处测定光吸收值，把样品斑点相应位置的薄层吸附剂也取下，洗脱，作为测定时的空白对照溶液，以对样品测定结果校正。或将样品洗脱液直接加显色剂显色进行比色，同样要取与斑点相应位置的吸附剂经洗脱显色，作为空白对照。若化合物本身有荧光或经过处理后生成荧光化合物，可测其荧光强度而定量。荧光测定法由于经激发光和发射光两次波长的选择，特异性强、灵敏度高。

2. 直接测定法　即用薄层扫描仪扫描测定斑点中化合物含量的方法。当用一定波长的紫外光扫描薄层，得扫描曲线，每一斑点相应一色谱峰，与标准品的峰高或峰面积比较，可知样品含量。若化合物本身有荧光或衍生为荧光化合物，则可用荧光分析法或透射法测量薄层上斑点被激发后产生的荧光对化合物进行定量。或应用荧光淬灭法定量，含有荧光剂的薄层板，在紫外光照射下，薄层产生荧光，而化合物斑点由于部分紫外光被吸收呈暗色，荧光减弱，根据荧光减弱的程度测定化合物的含量。

在利用薄层扫描定量时，要选择均匀度好的薄层板，在同一块薄层板上同时点已知浓度的标准品层析定位定量，展开距离要保持恒定。这样才能减少测定误差，精确定量。

二、高效薄层色谱法

在普通薄层色谱法基础上发展了一种更灵敏的层析技术，即高效薄层色谱法，采用小颗粒吸附剂制备的均匀薄层，分离效率、灵敏度皆比普通薄层高。且分析速度快，高效薄层色谱法常用的吸附剂有硅胶、氧化铝、纤维素等，还有用化学键合固定相制备的薄层板，如 C_8、C_{18}、NH_2 等，已有预制板商品出售。

高效薄层色谱法的操作步骤与普通薄层色谱法相同，包括点样、展开、定位及定量。高效薄层板多为 10cm×10cm，原点直径以 ≤1mm 为宜，点样间距 5mm，标准品与样品随行点样，上样量为 ng 水平。展开的方式有直线式、圆心式展开等，其展开过程与普通薄层色谱的一样。用扫描仪器对斑点定量，检出灵敏度为 0.01ng（荧光）、0.5ng（紫外可见光）。高效薄层所用吸附剂颗粒小，制作工艺精细。点样间隔小，对于一块 10cm×10cm 的高效薄层可点 16 个样品点。展矩短，层析后形成的斑点直径也仅 2mm 左右。板间测量误差亦小。与普通薄层色谱比较，高效薄层色谱分离效率要高得多。

笔者实验室曾建立了葛根素的薄层 – 紫外光密度扫描测定法：采用高效硅胶 G 板，点上样品、标准品，置于预先用展开剂饱和 20min 的层析槽内，展开剂为乙酸乙酯：甲醇：水：甲苯：无水乙醇 = 100：15.5：13.5：2：13.5，V/V。上行展约 4.5cm，在 245nm 紫外灯下观察到蓝色荧光斑点，氨气熏后颜色加深，Rf = 0.47。用日本岛津 CS-910 型双波长薄层扫描仪扫描，葛根素紫外扫描光谱见图 17-1-2。最小检测量为 7.5ng/点，不同板间测定精密度（CV）为 8.4% ~ 13.8%，板内精密度为 6.7%，同点重复扫描精密度为 4.2%。用本法研究了葛根素在家兔的药代动力学过程，表明符合开放式二室模型。

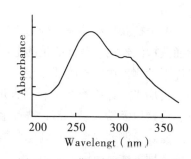

图 17-1-2　葛根素紫外扫描光谱

第二节　气相色谱法

气相色谱法（gas chromatography）是以气体为流动相的色谱法。依据固定相状态不同，如固体吸附剂和固体担体上载有液体的固定相，可分为两类：气固色谱法和气液色谱法。气相色谱法的工作流程为：待测物气化后随着载气气流进入色谱柱，各组分在固定相和流动相之间分配，由于分配系数不同，先后随载气离开色谱柱而分离。本法用于分析气体和易于挥发的有机化合物，对于不易挥发或/及易分解的物质，如可转化为易挥发和热稳定性好的衍生物，如醚类、硅醚类、酯类等也可用气相色谱法进行分析。其特点是：①高效能，可分离多组分的复杂混合物和分配系数十分接近的组分；②高灵敏度，如使用高灵敏度检测器，可测出 10^{-12}g 的物质；③高选择性，可分离物理化学性质极为相近的组分，如核素、异构体等；④高分析速度，一般只需几分钟或几十分钟便可完成一个分析周期；⑤应用范围广，可分析在一定温度下有一定蒸气压（ $>0.2 \sim 10$mmHg）、且热稳定性好的气体、液体和固体，广泛用于药物分析、药物代谢研究。缺点是对于热稳定性差、不挥发的物质，尤其是一些具有生物活性的生化样品难以用气相色谱法分析。

一、气相色谱仪组成

用于气相色谱法的仪器为气相色谱仪，有多种仪器类型，如填充柱气相色谱仪、毛细管柱气相色谱仪、气相色谱－质谱联用仪、气相色谱－傅里叶变换红外光谱联用仪等，主要由气流系统、色谱分离系统、温度控制系统、检测系统和数据处理系统等部分组成。其中色谱柱和检测器为气相色谱仪的关键部件。

色谱柱有填充柱和毛细管柱。填充柱又分为气固色谱柱和气液填充色谱柱，前者固定相有活性碳、硅胶、氧化铝、分子筛等，后者固定相是在惰性固体（担体）表面上涂一层很薄的高沸点有机物的液膜（固定液），流动相为载气，各组分在气液两相中多次分配而得到分离。不同性质的物质选择不同极性的固定液，非极性固定液有异三十烷、硅油等，极性固定液有聚乙二醇、甘油等。这种色谱柱一般内径 0.4cm、长 1 ~ 6m 的玻璃柱或不锈钢柱，分析速度较慢，在此基础上开发出毛细管色谱柱，其固定相涂在毛细管表面上，因渗透性强、传质阻力小，其分析速度和分离效能比填充柱高，柱直径 0.1 ~ 0.5mm，常用固定液有阿皮松 L、异三十烷和聚乙二醇等。

检测器是分析成功与否的重要环节。性能优良的检测器应能准确、及时连续地反映流出物浓度的变化、灵敏度高、线性范围宽，应答快、重复性好的特点。常用的检测器有热导池检测器、氢火焰离子化检测器、电子俘获检测器、氮磷检测器等。

热导池检测器检测原理基于不同的组分与载气（氢气、氦气）有不同的热导系数。当通过热导池池体的组成及浓度发生变化时，引起热敏元件上温度的变化，继而产生阻值的变化，其信号大小可反映组分含量。此检测器灵敏度较高、稳定性好、线性范围宽，适用于无机气体和有机物分析。

氢火焰离子化检测器是利用气体通过离子室时，氢气燃烧使分子直接或间接被离子化，并在电场内定向运动形成电流，由电子放大系统测定离子流强度，即可获得物质浓度变化的信号，此检测器适于常温 ~ 300℃下使用，灵敏度高，可达 10^{-12}g/s，应答快、线性范围广，输出信号大，在气相色谱中已被广泛使用。

电子捕获检测器是一种选择性的灵敏度高的检测器，用于具有电负性物质的检测，根据电负性物质能捕获检测器内慢速低能量的电子的多少而定量，所用载气为氮气、氩气，常加5%的二氧化碳或甲烷，以淬灭检测器内电子的部分能量。

火焰光度计检测器是利用火焰中化学发光作用设计的高灵敏度、高选择性检测器，广泛用于含硫、磷、卤素以及钛、锡、铅、铁等金属有机化合物的测定，燃烧气体为氢气/空气。

氮磷检测器对含氮、磷化合物最敏感，而对不含氮的杂质的响应很小，极大地提高了检测的选择性和灵敏度，线性范围大于 10^4。

二、色谱柱效能指标

（一）保留时间 t_R（或保留体积 V_R）

被分析样品从进样开始到柱后出现浓度极大点时的时间（或载气体积），反映物质在气液两相间分配过程，与平衡时物质在两相间的分配系数、分子结构和性质有关。这一参数表明色谱的热力学过程。

（二）半峰宽度 $W_{1/2}$

峰高一半时色谱峰的宽度，反映物质在色谱过程中运动情况，即色谱的动力学过程。

色谱柱操作性能－塔板理论，以理论塔板数 n 和理论塔板高度 H 表示。

$$n = 5.54 \times \left(\frac{tR}{W_{1/2}}\right)^2 = 16 \times \left(\frac{tR}{W}\right)^2$$

式中 tR：保留时间；$W_{1/2}$：半峰宽度；W：峰（底）宽。n 越大，柱效能越高

$$H = \frac{L}{n}$$

L：柱长

三、操作条件的选择

（一）载气流速

气相色谱中常用载气为氮气、氢气、空气，填充柱线速一般为 5~10cm/s 较合适。

（二）柱温

提高柱温可改善气相和液相传质速率，缩短组分洗脱时间，但在提高柱温的同时亦将加剧纵向扩散效应，柱温的选择需考虑传质速率和纵向扩散两方面的影响，对于宽沸程的样品，多采用程序升温的方法，即色谱柱的温度是随时间由低温到高温线性或非线性升高，使不同沸程的样品在较适宜的平均柱温下分离。汽化室的温度应比样品沸点高 50℃以上，保证样品瞬间气化。

（三）进样量及进样时间

进样体积要小，进样时间尽可能短，气化迅速完全，保证高柱效。

（四）进样方式

对于受热不易分解的组分可采用分流式进样法，进样时先将载气流量及分流加以控制，进样室加热至恒定温度，柱温也恒定在分离操作温度，使样品注入后瞬间气化。由于分流使 90%~99% 的样品损失，此法灵敏度较低，不适用于痕量分析，对高沸点、极性大的化合物因气化不完全，可能导致人为的组分改变。非分流进样法样品损失 <10%，因此灵敏度较分流进样法的高，可用于微量分析，样品亦须先气化，利用溶剂效应或冷捕集浓集样品组分。柱头进样也利用冷捕集或溶剂效应浓集样品，且因不经瞬间气化，不致引起热分解及人为的组分变化，测定的精确度高。直接进样法系指瞬间气化，无分流，也不利用冷捕集及溶剂效应，载气流速 2~15ml/min，本法适用于各组分浓度差异大的样品。

（五）停留时间

所谓停留时间系指从进样至打开分流管道的时间，如果停留时间太短，则高沸点样品的损失增加，反之，又使溶剂峰与低沸点物质峰拖尾。

（六）检测器

应考虑检测器对色谱峰面积、峰高的影响，如浓度型热导池检测器，载气流速对峰高影响较小，而质量型氢火焰离子化检测器，载气流速对峰面积无大影响，当用外标法定量时，前者用峰高作指标，后者用峰面积计算，以减小误差。

四、定性分析

每种物质在设定的色谱条件下都有各自的保留值，如保留时间、保留体积。比较样品与标准品的保留时间或保留体积，如两者相同，则可能为同一物，若在样品内加入已知量的标准品，测得的峰高为两者的和，可鉴定为同一物，或通过化学衍生反应获得相同的衍生物进行确认。

五、定量分析

（一）外标法

以已知浓度的标准品进行色谱实验，测得其峰高或峰面积，以峰高或峰面积对相应的浓度作标准曲线，并在与标准品色谱实验相同的条件下对样品进行层析，根据得到的峰高或峰面积通过标准曲线计算出样品的浓度。

（二）内标法

用一定量的纯物质作为内标，加入样品中进行色谱分析，测定内标物和样品的峰高或峰面积，求出

样品中组分的含量。所选用的内标要求需能与样品互溶，出峰时间不与样品各组分重叠，且位于各组分峰之间，用此法定量较准确。有关峰面积的测量参见"高效液相色谱法"章节。

（三）化学衍生方法

在气相色谱法中，常通过一些化学反应将待分析的物质衍生为另一种物质后进行色谱分析，使许多化合物由于挥发性过低或过高，极性太强或热稳定差不宜直接进样分析，而用衍生物适于气相色谱法检测。衍生的方法有：

1. 硅烷化反应　组分中活泼氢被烷基 – 硅基取代后生成极性低、挥发性高、热稳定的硅烷基化合物，或含有卤素的硅烷基化合物。常用的硅烷化试剂有三甲基氯硅烷、六甲基二氯硅烷等。

2. 酰化反应　酰化试剂，如酸酐、卤代酸酐、酰氯等可使含有胺基、羟基、巯基等组分的活泼氢反应生成极性低、挥发性高的衍生物。

3. 酯化反应　用重氮甲烷、卤化硼、氢氧化铵等使羧酸衍生为酯类进行气相色谱法分析。

本实验室曾于1992年建立了血浆中麝香酮的气相色谱测定法，研究了麝香酮药代动力学过程，以高纯氮气为载气，OV-1 交联甲基硅烷毛细管柱（0.2mm×15m），氢火焰离子化检测器检测，正十九烷为内标，进样口和检测室温度均为240℃，柱温采取程序升温法，起始温度为100℃，出峰处升温速度为5℃/min，氮气、氢气和空气的压力分别为 1.2、0.6 和 0.5kg/cm^2，流速分别为 50、45、500ml/min，进样量 1～2ml，进样后保留 1.5min 后分流。在此条件下对血浆中麝香酮定量。麝香酮气相色谱图见图 17-1-3。麝香酮的保留时间为 13.8min，正十九烷的保留时间为 15min，两者能完全分离，且无杂质干扰，最小检测限为 0.8ng/2ml，最小检测浓度 50μg/L 血浆，在 12.5～25.00μg/L 范围内线性关系良好（r = 0.9999），回收率（98.5 ±4.8）％。

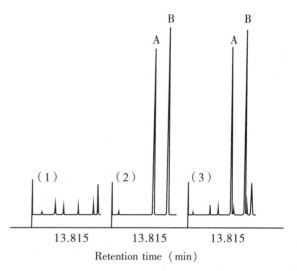

图 17-1-3　麝香酮气相色谱图
（1）人血浆中；（2）麝香酮与正十九烷色谱；（3）血浆中麝香酮与正十九烷；A. 麝香酮；B. 正十九烷。

六、气相色谱 – 质谱联用技术

色谱法是很好的分离手段，可将复杂的混合物中的组分分离，但其定性定结构能力较差。利用更先进的检测手段，实现联机在线的色谱联用技术，以增强色谱分析的定性能力和分离能力。在药代研究中常用的色谱联用方式有气相色谱 – 质谱联用（GC/MS）和液相色谱 – 质谱联用（LC/MS，LC/MS/MS）等。

GC/MS 仪是最早发展的色谱联用技术。GC 用于分离样品中各组分，起样品制备作用，质谱仪起组分检测作用，二者之间有一接口，起 GC 和 MS 之间的适配器作用。

质谱仪是由离子源（如电子轰击电离源 EI，化学电离电离源 CI 等）、质谱分析器（如四极杆、离子阱等）、检测器（如电子倍增器、微通道板等）、真空系统和计算机系统组成，在现代质谱技术中，将两个质量分析器串联，发展了 MS/MS 方法，以进一步获取有机化合物的结构信息。

（一）GC/MS 联用仪工作原理

气态样品混合物以高于大气压力状态进入气相色谱仪，在载气，如氦气带动下，样品各组分因在流动相和固定相上分配系数不同而产生不同流速，随载气流出色谱柱，并通过接口流入质谱仪的离子源，这些气体分子在具有一定真空度的离子源中转化为气态原子，包括分子离子和碎片离子，在高真空下进入质量分析器，离子在质量分析器中进行质量分离，然后被离子检测器，如电子倍增器及其分离子流检测系统检测，获得离子流强度随其质量数变化的质谱图。

GC/MS 联用法可提供化合物的保留时间和反映分子特征的质谱图，即具有不同质荷比（M/Z）的各个离子相对丰度的直方图，可由质谱图分子离子峰准确质量，碎片离子峰强度比，同位素离子峰，选择离子的子离子质谱等，对检测样品加以定性。

（二）GC/MS 联用中常用的衍生化方法

有些极性较大基团，如羟基、胺基、羧基等气相色谱特性差，在色谱上不出峰或峰拖尾，有些待测物热稳定性差，在气化或色谱过程中分解，或分子量小或检测灵敏度低，常选用衍生化试剂，使衍生化产物的质谱碎片得到优化，如增强质量碎片特征性，分子量适中，适合质量型检测器检测，有利于与基质干扰物分离，还可拆分难以分离的手性化合物。

1. 硅烷化衍生化

（1）N, O-双三甲基硅基三氟乙酰胺（BSTFA）、N, O-双三甲基硅基乙酰胺（BTA）等，硅烷化试剂分子中烷硅基烷基能使胺基和羟基衍生化生成烷基硅烷基产物，常用于体内药物及其代谢物的检测，苯二氮䓬类及其代谢产物衍生化后用负化学离子化检测（GC/NCI/MS）。

（2）N-甲基 – 三甲基硅基三氟乙酰胺（MSTFA） 分子中引入三甲基硅基，或在 MSTFA 衍生化时加入 N-甲基 – 双三氟乙酰胺（MBTFA），胺基 N 原子上进行三氟乙酰化，而羟基氧原子上进行硅烷化，形成唯一的 N-TFA-O-TMS 衍生物产物。

（3）N-甲基叔丁基二甲基硅基三氟乙酰胺（MTBSTFA） 常用于类固醇类的检测。

硅烷化试剂可用于：①有机酸和醇；②酰胺和胺；③单糖，常用三甲基硅烷咪唑作为硅烷衍生化试剂，在气相色谱中能很好地分离。

2. 酰化衍生化

（1）乙酰化 如乙酸酐，常用于体内药物筛选。

（2）三氟乙酰化/五氟丙酰化/七氟丁酰化 常用试剂如：三氟乙酸酐（TFA）、五氟丙酸酐（PF-PA）、七氟丁酸酐（HFBA）其中五氟丙酸酐用于滥用毒品筛查获得了较好的结果，如吗啡及其海洛因代谢产物 6-乙酰吗啡五氟丙酸酐衍生物特征离子碎片丰度较高，易于确认。

3. 烷基化衍生化 如重氮烷化合物，磺甲烷，可使含羟基的酚类和羟酸类衍生化生成易气化的化合物用于 GC/MS 分析。

GC/MS 联用技术在药物代谢研究中已得到了广泛的应用，国际奥委会医学委员会认定 GC/MS 技术用于兴奋剂检测。

第三节　高效液相色谱法

高效液相色谱法（high performance liquid chromatography，HPLC）又称高压液相色谱法，或高速液相色谱法，具有分离效能高、分析速度快、检测灵敏度高和应用范围广的特点。特别适用于挥发性低、热稳定性差、分子量大、沸点高及极性强的化合物的分离和分析。

高效液相色谱过程是溶质在固定相和流动相之间由于分配系数、吸附能力、亲和力、离子交换能力或分子大小不同，进行连续分离的过程，根据分离过程的机制，高效液相色谱法分为：分配色谱、吸附色谱、离子交换色谱以及分子排阻色谱四种类型。所用仪器为高效液相色谱仪，由高压输液泵、进样器、色谱柱、检测器和记录仪等部件组成，其中最主要的部件是高压输液泵、色谱柱和检测器，对于达到高效率、高速度和高灵敏度的分离分析十分重要。高效液相色谱工作流程和仪器主要部件见图 17-1-4。

以常见的高效液相分配色谱为例，示明

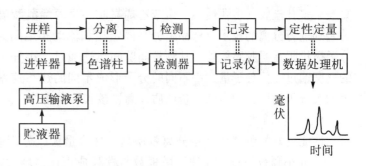

图 17-1-4　高效液相色谱工作流程和相应仪器部件

工作流程。样品由进样器注入填有固定相的色谱柱柱头上，随输液泵加压的流动相进入色谱柱，并在固定相和流动相间进行分配，分配系数小的组分不易被固定相滞留，较早流出色谱柱，分配系数大的组分在固定相上滞留时间长，较迟流出色谱柱。当多组分的混合物通过色谱柱时，由于各组分在两相间的分配系数不同，流出时间不同，在流经检测器时，产生与组分浓度相应的信号，然后放大至记录仪，或经数据处理机分析结果。改变流动相的成分将可控制样品的保留时间和提高选择性。洗脱方式可为等强度洗脱（洗脱时流动相组成和浓度恒定不变）和梯度洗脱（流动相组成和/或浓度随洗脱时间延长而变化）。梯度洗脱的方式可以是连续式的，也可以是分段式。梯度洗脱能缩短分离时间，提高灵敏度，使复杂的混合物获得最佳的分离效果。保留时间（t_R）是从进样开始至记录组分峰最大值所经过的时间，是和薄层色谱中 Rf 值相当的一个参数。

高效液相色谱依其功能分为色谱分离系统和色谱检测系统。色谱分离系统包括：固定相、色谱柱和流动相。

一、色谱分离系统

（一）固定相

多使用 $5 \sim 10 \mu m$ 的细粒度颗粒，如微粒硅胶和以此为基体的化学键合相填料，高分子微球和微粒多孔碳等。

1. 液固吸附色谱固定相　或称为吸附剂，用于液固吸附色谱，即依据样品（溶质）分子和溶剂分子在作为固定相的吸附剂活性表面上竞争吸附能力不同而分离的色谱法。固定相分为极性和非极性两类，前者如硅胶、硅酸镁、氧化镁、氧化铝、分子筛、聚酰胺等，后者如活性炭，适用于分离中等分子量的脂溶性样品。

2. 化学键合固定相　由于硅胶具有多孔性质，化学性质稳定，机械强度高，不仅作为液固吸附色谱固定相，亦可作为液液分配色谱的载体和键合相色谱填料的基体。利用硅胶表面上的硅羟基与多种有机相或有机硅化合物作用制备而成，通常有硅酸酯型、硅氮型、硅碳型和硅氧烷型。其中硅氧烷型键合相是目前应用最广泛的一种，有良好的耐热性和化学稳定性。根据键合相与流动相之间相对极性强弱，键合固定相分为极性键合固定相，如腈基、醚基、氨基键合相，以及非极性键合固定相，如不同链长的烷基或苯基键合相，十八烷基键合相（简称 ODS 或 C_{18}）最为常用。若流动相极性小于极性键合固定相，属于正相色谱，适合于分离脂溶性或水溶性的、极性物质。非极性键合固定相通常属于反相色谱，用于分离几乎所有类型的极性、非极性和弱极性、水溶性和脂溶性物质。

3. 离子交换剂　这是一类用于离子交换色谱的固定相：以交联聚苯乙烯为基体的离子交换树脂和以硅胶为基体的键合离子交换剂。离子交换剂按基体上所含基团不同分为阳离子交换剂（含酸性基团）和阴离子交换剂（含碱性基团）。按基团的酸性和碱性的强弱又分成强酸、弱酸、强碱和弱碱交换剂。以离子交换剂为固定相形成的离子交换色谱的机制是借助于可电离样品对离子交换剂上带相反电荷的离解部位结合力不同而得到分离，除离子交换机制外、溶质与交换剂基体的相互作用或离子排阻作用亦参与交换机制。离子交换色谱法对可形成离子化合物，如氨基酸、有机酸、生物碱等应用较多，根据被分离物质所带电荷、理化性质和分子大小等选择离子交换剂。

4. 凝胶　用作为分子排阻色谱（包括凝胶过滤和凝胶渗透）的固定相，如葡聚糖凝胶、葡聚糖酰胺凝胶、多孔硅胶、多孔玻璃、聚苯乙烯凝胶、聚丙烯酰胺凝胶等，分子排阻色谱是利用物质分子量大小的差别进行分离的技术，样品组分与固定相和流动相之间无吸附、分配等相互作用。在层析过程中，大分子被排阻在凝胶颗粒外，从颗粒间隙间迅速通过，小分子在凝胶外部和内部溶剂中进行分配，以较慢的速度通过，使分子量大小不同的分子形成不同的迁移速率，以达到分离。分子排阻色谱主要用于分离生物大分子物质，如多肽、蛋白质、酶、核酸、多糖等。

（二）色谱柱

性能良好的色谱柱具备分离效率高、柱容量大、分析速度高的条件，常选用 $10 \sim 30 cm$ 柱长、填以 $5 \sim 10 \mu m$ 小颗粒填料，其理论塔板数与柱长成正比，增大柱长，虽可改善分离效果，但分析时间延长、柱压增高。使用短柱，有利于快速分离和降低柱压。例如，一根长 15cm 的色谱柱，填充 $5 \mu m$ 填料，流动相流速约为 0.15cm/s，柱效应为 1.2 万理论塔板。峰的对称性也是考查色谱柱性能的指标，如果色谱柱填充不均匀，将出现不对称峰。柱内有裂隙或空穴，也会影响柱的分离速度。

（三）流动相

根据化合物的理化性质，改变流动相强度，以提高分离能力，溶剂的极性强弱因不同的固定相而异。对于极性固定相（即正相柱），溶剂的极性越大，其洗脱力（即强度）也越高，各种溶剂按其洗脱力排列次序如下：碳氢化物＜氯代碳氢化物＜醚类＜腈类＜醇类＜水。对于非极性固定相（反相柱），极性越小的溶剂，其洗脱力越高，上述溶剂的排列次序正好相反。流动相应选用黏度小、沸点低及与检测器相适应的溶液，如配合紫外检测器所用流动相须是在所使用波长下无紫外吸收特征的物质，否则将降低检测灵敏度，在作梯度洗脱时引起漂移。当用于示差折光检测器时，应选择折光指数与样品差别较大的溶剂做流动相，以提高灵敏度。流动相的选择还须与色谱系统相适应，如以亲水性凝胶为固定相的亲水性分子排阻色谱，流动相为盐缓冲液，疏水性分子排阻色谱流动相为有机溶剂，如四氢呋喃、二甲基甲酰胺等。反相键合相色谱以水为基础溶剂，加入与水互溶的有机溶剂，如甲醇、乙醇、乙腈等作为流动相。所选流动相与固定相之间无不可逆的化学吸附。仪器输液部分大多为不锈钢材料制成，最好使用不含氯离子的流动相。溶剂纯度至少为分析纯，使用前应先纯化。

流动相脱气是十分必要的，因在流动相中溶解的气体对色谱过程有害，气泡的出现不仅影响色谱柱的分离效率，而且一旦进入检测池后引起光吸收或电信号的变化、基线突然跳动，降低灵敏度，甚至不能正常工作，溶解在流动相中的氧气还可能与流动相、固定相或样品发生化学反应，特别是在荧光检测中，溶解氧还会导致荧光淬灭现象。脱气的办法有加热、减压抽滤、超声波震荡脱气等，对于混合溶剂，抽气时间不可过长，防止溶剂组成比例的改变，超声波处理较好，以 10~20min 为宜，溶剂贮存瓶盖紧，避免溶剂和水分蒸发，氧和二氧化碳重新溶解至已脱气的溶剂中。

二、色谱的检测系统

用于监测色谱柱流出物的位置及浓度的装置，称为检测器。检测器应具有灵敏度高、线性范围宽、响应快、精确性强、稳定性高、重现性好的优良性能。常用检测器有紫外、紫外－可见光、荧光、电化学，示差等多种类型，根据流出物的理化性质选择适合某种物质的检测器。

（一）紫外检测器

用于具有强紫外吸收的物质的检测，选择性强，灵敏度高，检测限可达 1ng。选定在该物质最大吸收波长处操作，可获得最大灵敏度和抗干扰能力。有些化合物本身无紫外吸收，但可通过某些试剂，如2,4-二硝基苯肼、对甲苯酰氯，衍生为具有紫外吸收的化合物，也可用紫外检测器定量。对于衍生化反应有较高的要求：较高的反应产率，重复性好，过量的衍生化试剂易去除，以防止对紫外最大吸收波长和吸收强度的影响。由于单色光物质吸收强度服从 Beer 定律，在给定的光电池体积和固定波长下，待测物的消光度与其浓度成正比，因此可以通过测定该物质的紫外吸收强度来计算其含量。在紫外检测时，应选用无紫外吸收特性的物质作为溶剂和流动相，若溶剂内含有紫外吸收的杂质，则将降低检测灵敏度，当用作梯度洗脱时，会引起漂移。对所用的溶剂须加以纯化，以消除有害杂质的干扰。

（二）荧光检测器

是一种高灵敏度、高选择性的检测器，某些物质在吸收一定波长紫外光后发射出较原来波长更长的光，即荧光，被物质吸收的紫外光波长为激发光波长（λ_{EX}），发射的荧光波长为发射光波长（λ_{EM}），物质的结构不同，λ_{EX} 和 λ_{EM} 也不同，在极低浓度下，荧光强度与该物质的浓度成正比，而用于对某物质进行定量。有些物质本身不能产生荧光，但可与荧光试剂，如丹磺酰氯、邻苯二甲醛、荧光胺等反应生成能发射荧光的衍生物，也能用荧光检测器定量。荧光检测法的最大优点是经过两次波长的选择，选择性更强，灵敏度达 10^{-10}g/ml，比紫外检测法高 10 倍。

（三）电化学检测器

适合于无紫外吸收，不能产生荧光，但具有电化学活性的物质的检测。其特点是灵敏度高，一般可测 ng，有时可达 pg 水平，线性范围宽，以极性溶剂（主要是盐缓冲液）为流动相。其工作原理是当电化学活性物质经过电极表面时，由于电极材料与溶液间存在电位差，在电极表面产生电极反应，形成电流，其电流大小遵守法拉第定律，与电化学活性物质浓度成正比，从而对物质定量。

三、样品的处理

在样品上色谱柱前必须将样品溶解成溶液状态，用于溶解样品的溶剂的强度应小于流动相，两者之间能互溶。如样品溶液中含不溶物，在进样前须离心或过滤去除，以防堵塞进样器、管道或色谱柱垫片。如果样品浓度小于检测器灵敏度，需先预浓缩。有些样品不适合检测的形式，可通过化学衍生，使其转变为适合检测，以提高检测的灵敏度和选择性。

四、柱切换技术

利用阀的切换改变溶剂的流向、色谱柱与色谱柱之间、色谱柱与进样器或检测器之间的连接方式，进行样品的预净化与富集，以除去杂质。也可通过多功能柱切换，选择不同组成的溶剂和不同极性的色谱柱，应用等强度洗脱或梯度洗脱，将色谱柱组合（串联）使用，选择不同的检测器等多种手段用来分离不同极性的物质获得了较好的效果。柱切换技术还可进行区带切割、再循环及反向冲洗，使样品内极性相差较小的组分得到分离。

五、高效液相色谱定性分析

不同的物质由于化学结构的差异，产生不同的光学特性，反之，相同的物质必具有同一的光学特性，这是高效液相色谱用作定性分析的基础。常用的定性方法有：

（一）利用已知标准品定性

如在相同色谱条件下，待测样品的保留时间与标准品的一样，就可初步认为待测物与标准品相同。如果多次改变流动相组成后，待测物的保留时间均与标准品的一致，则证明待测物与标准品相同。

或收集最高浓度谱带的组分进行全波长（180～800nm）扫描，得到该组分的紫外－可见光谱图，再将标准品按同样方法处理得一光谱图，比较这两张光谱图，即可鉴别该组分是否与标准品相同，也可与标准图谱比较加以识别。

（二）利用改变流动相组成时待测组分的保留值变化规律定性

每个化合物的保留值随流动相组成及固定相的改变而改变。根据某一化合物在特定条件下保留值变化规律，反过来推测未知物的结构进行定性。

收集色谱柱流出的各组分，再用化学的（如衍生化反应）或物理的方法（如红外、质谱、核磁共振等）鉴别。

六、高效液相色谱定量分析

定量分析的依据是通过检测器的物质的量与检测器的响应信号成正比。响应信号可以用峰高和峰面积表示，峰高和峰面积是色谱图上最基本的数据，测量精确与否直接影响定量结果。对于对称峰，峰高是峰尖至基线的距离，峰形基本对称的相邻峰间，一般是由两峰的峰谷向基线作垂线分成的两部分面积分别为两峰的峰面积。对未完全分离的峰，峰高测法为：联结峰起点和终点间的连线（基线），从峰尖对时间轴作垂线，垂线在峰顶点至垂线与基线相交点之间的距离为峰高。

（一）测量峰面积方法

分自动测量和手工测量两类，手工测量包括称重法和几何测量法。

1. 峰高×半峰宽法　此法适用于对称峰。

$$A = 1.065hW1/2$$

A 峰面积；h 峰高；W1/2 半高峰宽

2. 三角形法　以峰的起点和终点做峰两边的切线和基线相交，构成一三角形，此三角形的面积计为峰面积。此法误差较大，很少使用。

3. 峰高×平均峰宽法　平均峰宽系指峰高 0.15 处（$W_{0.15}$）和 0.85 处峰宽（$W_{0.85}$）的平均值。

$$A = \frac{1}{2}h(W_{0.15} + W_{0.85})$$

4. 称重法　将记录纸上色谱峰剪下来称重，代表响应信号大小。

5. 数据处理机自动分析法　将自动测量的峰面积打印，给出结果。

（二）常用定量方法

有外标法、内标法、内加法等。

1. 外标法　以被测物的纯品作为标准品，取一定量标准品注入色谱柱，得到其响应值（峰面积或峰高），在一定浓度范围内，响应值与标准品的量之间呈良好的线性关系（标准曲线法），标准曲线应是通过零点的一直线。在与标准品完全相同的色谱条件下，注入欲定量的某组分，测得峰高或峰面积，与标准品相比较，计算该组分的含量。此法要求色谱条件稳定，重复性好，否则将影响定量的准确性。

2. 内标法　利用在同一次色谱过程中，被测物的响应值与内标物响应值的比值恒定而设计的定量方法。此比值不随进样体积或操作时所配制的溶液浓度的变化而变化，可得到较准确的定量结果。内标法的关键是选择合适的内标物，内标物的性质尽可能与被测物的相近，内标物的保留值也最好与被测物相似，当样品中有几个被测组分时，要求内标物的保留值介于几个被测组分之间，并与其他组分峰完全分离。在定量分析中内标法是常用的方法。

3. 内加法　当难以选到合适的内标物时，可用内加法定量。以样品内待测组分的纯品为标准，加入至样品中，比较加入该组分前后信号的变化，计算待测组分的含量。此法也是常用的定量方法。

（三）影响定量分析准确性的因素　取样具代表性，均一；配制样品的溶剂与流动相互溶，不与流动相和固定相发生反应，最好使用流动相或比流动相强度弱的溶剂溶解样品，样品溶液应澄明，如混有不溶物，应过滤或离心去除。为保证色谱柱稳定，以预柱保护色谱柱，在预柱上进行纯化富集。流动相流速或组分的变化会引起洗脱峰的面积或高度的变化，给定量分析结果造成误差。

七、液相色谱－质谱联用技术

液相色谱－质谱联用（LC/MS）技术是分析有机化合物的混合物的最有效的手段。它不同于 GC/MS，主要用于分析高极性、热不稳定性、高分子量、低挥发性的物质和不易电离的化合物。因其流动相为液体，若直接进入质谱仪，将破坏质谱系统的真空状态，干扰被测样品的质谱分析。色谱联用技术中的关键装置－接口成功应用，获得了高真空度的离子源和电离方法，使 LC/MS 联用技术成为最重要的分析工具之一。

常用的 LC/MS 接口技术：

（一）电喷雾电离（ESI）

在金属毛细管与喷口之间施加数千伏特电压，使进入喷口的 LC 流出物高度离子化进入气相，进入气相的离子在高电场和真空梯度作用下进入玻璃毛细管，经聚焦被送入质谱离子源进行质谱分析，对蛋白质离子化效率几近 100%，产生稳定的多电荷离子，使蛋白质分子量测定范围高达 10^5，甚至 10^6，提供多种离子化模式，如 ECI（+）、ECI（-）、APCI（+）、APCI（-），"软"离子化方式，分析热不稳定化合物，产生高丰度的准分子离子峰，此法多用于多肽、蛋白质类化合物，不宜用于非极性化合物的分析。

（二）大气压化学电离（APCI）　后续的离子化过程

借助电晕放电启动一系列气相反应而完成离子化过程，主要产生单电荷离子，用于分析分子量小于1000 的具中等以上极性的化合物。

八、高效液相色谱法应用举例

（一）高效液相反相柱层析－紫外检测法用于腺苷及其代谢产物的分离测定

流动相为磷酸二氢铵溶液，pH4.95，含 10mmol/L 磷酸二氢铵，8% 甲醇，所用水为重蒸馏水，用时新鲜配制，减压抽滤脱气。标准品溶液浓度为 1μmol/L。色谱柱 250mm×4.6mm，固定相 YWG-$C_{18}H_{37}$（10μm），紫外检测器（LDC/Milton Roy Spectromonitor D），检测波长 254nm，测量量程 0.002AUFS，流速1.4ml/min，记录仪量程 10mV，纸速 5mm/min。标准溶液分离测定图谱见图 17-1-5。由图可见腺苷及其代谢产物在本实验条件下得到了较好的分离。

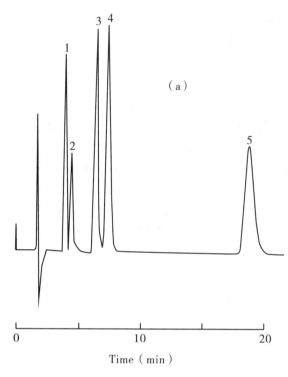

图 17-1-5　腺苷及其代谢产物紫外检测高效液相色谱图

1. 次黄嘌呤；2. 黄嘌呤；3. 肌苷；4. 鸟苷；5. 腺苷。

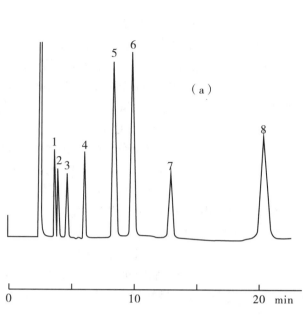

图 17-1-6　单胺类递质及其代谢产物电化学检测高效液相色谱图

1.3-甲氧基-4-羟基苯乙二醇；2. 去甲肾上腺素；3. 肾上腺素；4.3,4-二羟基苯甲酸；5. 多巴胺；6.5-羟基吲哚乙酸；7. 高香草酸；8.5-羟色胺。

（二）高效液相反相柱层析－电化学检测法用于单胺类递质及其代谢产物的分离测定

流动相为乙酸钠－柠檬酸缓冲液，pH3.7，含 100mmol/L 柠檬酸，100mmol/L 乙酸钠，0.2mmol/L EDTA，1.09mmol/L 辛烷基硫酸钠，0.4mmol/L 正二丁胺，20% 甲醇，以重蒸馏水配制，用前抽滤脱气。标准溶液：浓度 1.5μmol/L（HVA 为 3.0μmol/L），色谱柱 60×4.6mm，内装日立#2622sc 离子交换树脂，电化学检测器：F69100 脉冲伏安计（法国 Taousssel 公司），电极外加电压 0.76V，检测灵敏度 5nA，进样量 5~20μl，流速 0.7ml/min。标准溶液分离测定图谱如图 17-1-6 所示。

（三）高效液相反相柱层析－荧光检测法用于葛根素定量检测

高效液相色谱系统：302 型高压恒流泵，5SC 泵头，803C 型测压器（Gilson）PU4024 型荧光检测器（Philips），REC-482 型记录仪（Pharmacia）分析柱 250mm×4.6mm，保护柱 50mm×4.6mm，固定相 YWG-C$_{16}$（10μm）。检测条件：选用型号 7-60 滤光片为激发滤光片，3-73 与 4-76 合用为发射滤光片。流动相为甲醇：水：0.1mol/L pH7.4 磷酸缓冲液（450：522.5：27.5V/V），流速 0.7ml/min，纸速 2mm/min，检测灵敏度为 0.04ng。以大豆苷元作为内标。葛根素和大豆苷元荧光光谱见图 17-1-7。

（四）高效液相色谱荧光检测法测定麦考酚酸含量

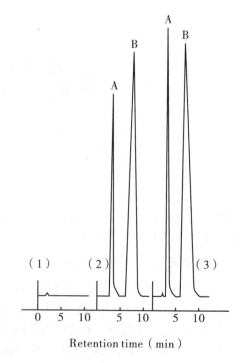

图 17-1-7　葛根素和大豆苷元荧光光谱

（1）血浆；（2）葛根素和大豆苷元；（3）血浆中葛根素和大豆苷元；A：葛根素；B：大豆苷元。

麦考酚酸为一免疫抑制剂,用于器官移植后的抗排斥治疗。取人血浆样品,以甲醇去蛋白后进行分析。采用色谱柱 Kromasil C_8 (150mm × 4.6mm, 5μm),流动相为乙腈 : 0.4mol/L 甘氨酸缓冲液 (pH9.2) =20:80,流速 1ml/min,柱温 25℃,内标为萘普生,检测波长 λ_{EX} 342nm, λ_{EM} 425nm, t_R 麦考酚酸 4.89min,萘普生 3.11min,标准曲标 0.05 ~40mg/L,灵敏度 5mg/L。

(五)高效液相色谱 - 质谱法用于人血浆中阿奇霉素测定

人血浆样品用 Na_2CO_3 处理,乙酸乙酯提取,去有机溶剂后残渣用流动相 [10mmol/L 醋酸铵 (pH5.2):乙腈:甲醇 =50:40:10] 溶解,上 Hypurity C_{18} 柱 (150mm ×2.1mm) 分离,流动相为 10mmo l/L 醋酸铵 (pH5.2):乙腈:甲醇 =50:40:10,流速 0.2ml/min,内标为克拉霉素。采用电喷雾接口,以选择反应监测进行正离子检测。阿奇霉素和克拉霉素的 M/Z 分别为 375 和 749,阿奇霉素测定的线性范围为 3.91 ~1000μg/L,检测限为 3.91μg/L,药动学参数: $t_{1/2}$ 29 ±9h, Tmax 2.0 ±0.8h, Cmax 568 ±94μg/L, AVC_{0-120} 5637 ±1652μg · h/L, $AVC_{0-\infty}$ 5850 ±1673μg · h/L,该法灵敏度比 LC/UV 法 (50μg/L) 高,适用于阿奇霉素药动学和制剂生物等效性研究。

(六)高效液相色谱 - 串联质谱法用于人血浆中齐多夫定含量测定及其制剂药动学研究

样品为人血浆,以流动相(甲醇:水 = 70:30,氨水调 pH 至 6.0)和磷酸缓冲液(50mmol/L, pH6.0)混匀,乙醚:二氯甲烷(3:2,V/V)提取,分取有机相,40℃下吹干,残渣以流动相溶解,行 LC/MS/MS 分析。

以 Zorbax Extend C_{18} 柱分离,150mm ×4.6mm, 5μm,流动相为甲醇:水(70:30,用 1% 氨水调 pH 至 6.0),流速 0.5ml/min,进样量 20μl,柱温为室温。内标为司他夫定,采用电喷雾离子源四极杆串联质谱,以选择反应监测(SRM)进行正离子检测,用了定量分析的离子反应分别为 M/Z 268→ M/Z 127 (齐多夫定)和 M/Z 225→ M/Z 127(司他夫定),齐多夫定测定方法线性范围 1.0 ~2500μg/L,日内、日间精密度 <8.0%,准确度 ±2.0%,样品提取回收率为 52%。

制剂生物等效性研究用双周期交叉实验法 主要药动学参数 Tmax 0.6 ±0.3h, Cmax 1263 ±637μg/L, $t_{1/2}$ 1.60 ±0.22h, AVC_{0-8} 1555 ±361μg · h/L, $AVC_{0-\infty}$ 1586 ±371μg · h/L。

结果表明,LC/MS/MS 测定齐多夫定含量的方法灵敏度高,选择性强,检测范围宽,方法稳定,适用于齐多夫定药动学和制剂生物等效性研究。

第四节 紫外 - 可见分光光度法

分光光度法是利用物质对光的选择性吸收的特性进行分析的方法。当光照射到物质上时,该物质吸收光的能量后,其电子跃迁到较高能级状态,光谱波长范围在 200 ~800nm 之间的紫外光与可见光部分只与能受激发的价电子跃迁有关。根据波长不同,分为紫外分光光度法(波长 200 ~400nm)和可见光分光光度法(400 ~800nm),含双键、三键结构的不饱和基团,如 C = S、C = O、 − N = N − 、 − C = N − 等在紫外区域产生吸收,描绘的吸收图谱为紫外吸收光谱,有色物质在可见光区产生吸收,所得到的吸收图谱为可见光吸收光谱。

一定波长的强度为 I。的入射光照射到含一定量物质的溶液后,一部分光被吸收,透射光强度减弱到 I,光吸收的程度与物质浓度之间的关系符合布格 - 郎伯 - 比耳定律,即:

$$A = \lg(\frac{I^\circ}{I}) = \lg \frac{1}{T} = \varepsilon CL$$

式中 A:吸光度(或吸光率、光密度、消光值);T:透光度(或透射率);ε:物质的克分子吸收系数(或克分子消光系数,定义为物质在溶剂、温度和波长的标准条件下 1 克分子浓度的溶液的吸光度); C:物质的浓度;L:光路长度(吸收池或比色池厚度)。

当 L 不变时,在固定波长下,测定的吸光度与物质浓度成正比。

不同结构的物质具有不同的最大吸收波长(λmax)和不同的克分子吸收系数(ε)。

一、分光光度计

用于分光光度分析的仪器为分光光度计。分光光度计主要由 6 个部分组成：光源、单色器、样品室、检测器、放大和控制系统以及数据显示系统。图 17-1-8 示紫外 – 可见分光光度计各部件图解。

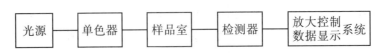

图 17-1-8 紫外 – 可见分光光度计各部件示意图

（一）光源

氢灯或氙灯，氙灯能发射 185 ~ 400nm 连续光谱，其发射强度和使用寿命比氢灯大 3 ~ 5 倍，已代替了氢灯。对光源的要求是：发射的光能量有足够的强度，其能量随波长的变化尽可能小。稳定性好，使用寿命长。

（二）单色器

将光源发出的复合光按波长分为单色光。棱镜和光栅是应用最为广泛的色散元件，将复合光色散成光谱。

（三）样品室

放置吸收池及其池架附件。吸收池有石英池、玻璃池。紫外区必须用石英池，可见光区用玻璃池。理想的吸收池本身不吸收，实际上都有程度不同的吸收，一般要求吸收池只有恒定而均匀的吸收。

（四）检测器

检测器是分光光度计的重要部件，一般常用光电效应检测器，它是将接收到的辐射功率变成电流的转换器。普遍采用的是光电管和光电倍增管。近年来开发了光学多道检测器，如光二极管阵列检测器。要求灵敏度高，响应时间快，$< 1\mu s$，使用波长范围分别为 $0.2 ~ 1.0\mu m$ 和 $0.16 ~ 0.70\mu m$。

（五）放大和控制系统

一般采用运算放大器测量检测器输出的电流或电压信号。

（六）结果显示系统

由数字显示并连接打印装置。

一个灵敏度高而又稳定可靠的紫外可见分光光度计必须有一个性能优良的检测器，对高辐射能量也有高灵敏度，对一定波段范围的辐射产生快速响应，产生的电信号易放大，"噪声"低。目前常用的分光光度计有：

按工作波长不同分为紫外分光光度计、可见光分光光度计、紫外 – 可见分光光度计；根据提供的波长数分为单波长分光光度计和双波长分光光度计；若按照光度计和记录系统不同，分光光度计则又区分为单光束可见光分光光度计，如 721 型光度计，工作波段为 360 ~ 800nm，单光束紫外 – 可见分光光度计，如 751 型光度计，工作波段 200 ~ 1000nm，以及双光束紫外 – 可见分光光度计，如 SP8 型，UV-365 型和 U-3400 型分光光度计。它们的工作波段分别为 185 ~ 900、185 ~ 2500 和 187 ~ 2600nm。近 10 多年来，分光光度计技术有了重大进展，发展了全息光栅和单色器系统，降低了色散光，提高了光谱分辨率。双波长、三波长和导数分光光度测量新技术的应用，电子计算机与分光光度计的结合，工作波段的延伸，扩大了仪器的使用范围，成为药物研究中重要的工具。

二、应用

分光光度法是一种快速、简单、灵敏度高的分析方法，可用于药物及其代谢产物的定性和定量，也可与其他方法配合用于鉴定有机化合物结构。

（一）定性

根据物质的紫外吸收特性，如 λmax、ε、$E_{\lambda max}^{1\%}$ 和不同波长吸光度比值，与标准品的吸收光谱比较进行定性。

λmax 为吸收峰所在的波长，若一个化合物有多个吸收峰，并存在峰谷或肩峰，可同时用作鉴定依据。

$E_{\lambda max}^{1\%}$ 称为比吸收系数，指物质溶液浓度为 1%、厚度为 1cm 时，在特定波长下的吸光度，它和 ε 一样，也是反映物质的吸收特性。对于具有相同 λmax 的不同化合物，因它们的分子量不一定相同，则它们的 ε 和 $E_{\lambda max}^{1\%}$ 值亦有助于鉴别。

如果是无色的无机物或有机物水液样品，有可能产生紫外吸收光谱，于 200～400nm 波长范围内扫描，得到一个或一个以上的吸收峰。一种有色的无机物或有机物溶液，可在紫外光和可见光区产生吸收，于 200～750nm 波段进行扫描。因此，根据未知物初步的理化性质，用扫描紫外－可见分光光度计描绘物质对整个可见光或紫外光区段内所有波长的吸光度，如是手动式单光束分光光度计，在一定波长范围内，每 10 或 20nm 测量吸光度，然后以吸光度为纵坐标，波长为横坐标，制作可见光吸收光谱或紫外吸收光谱，从光谱上可得到 λmax 和 ε。

同一种物质具有同一的紫外吸收光谱，相同的两个化合物在同一溶剂、同一浓度下具有相同的紫外吸收光谱，但紫外吸收光谱相同的两个化合物不一定是同一种化合物，还需要用其他方法，如元素分析、分子量测定、特异性反应等加以鉴别。存在多个吸收峰的化合物亦可根据不同波长吸收峰的吸光度比值与标准品的吸收光谱比较进行推断。

（二）定量

在一定的波长下测定样品和已知浓度标准品溶液的吸光度后，根据比耳定律，利用吸光度与浓度之间的正比关系，求出样品的浓度。

1. 标准曲线法　根据物质的吸收光谱图，选定 λmax，配制一系列浓度的标准品溶液，在 λmax 处测定其吸光度，以浓度为横坐标，吸光度或吸收系数为纵坐标，制作标准曲线，如果符合比耳定律，将得到一条通过原点的直线。于相同条件下测定样品的吸光度，利用标准曲线的回归直线方程，计算该样品的含量。

2. 吸收系数法　先测定 λmax 处的吸光度，计算物质的 ε，再与标准品的 ε 比较，可作定性和定量分析。

有文报道应用紫外分光光度法测定青蒿素含量。青蒿素是抗疟药青蒿中的有效成分，具有萜内酯结构，在碱作用下，青蒿素内酯分解，定量转化为一新化合物，Q_{292}，在波长 292nm 处有明显吸收，测定 λ_{292} 处的吸光度，可间接获知青蒿素含量。Q_{292} 以酸酸化后定量生成另一化合物 Q_{260}，其 λmax 为 260nm，通过这系列反应表明，紫外分光光度法不仅可用于青蒿素的定量分析，而且阐明了青蒿素化学反应机理。

应用双波长和分光光度法同时测定青黛中靛蓝与靛玉红含量。将干燥的粉末样品，以氯仿回流提取，用 751G 型分光光度计，601～450nm 波长组合测定靛蓝，538～638nm 波长组合测定靛玉红。本法可在不分离情况下，消除共存组分的干扰吸收，而分别测定两组分的含量。

三、应用紫外－可见分光光度法应注意的问题

（一）溶剂的选择

所选用的溶剂需对待测物有一定的溶解度，但不与待测物发生化学反应，以避免溶剂对分光光度分析产生不良效应。表 17-1-1 列出多种溶剂可允许测定的最小波长。

表 17-1-1　多种溶剂可允许测定的最小波长

溶　剂	可允许测定的最小波长（nm）
蒸馏水、乙腈、环己烷	200
甲醇、乙醇、异丙醇、乙醚	220
氯仿、乙酸、二氧六环	250
乙酸乙酯、四氯化碳	270
苯、甲苯、二甲苯	290
丙酮、丁酮、吡啶、二硫化碳	335

许多溶剂本身在紫外光区有吸收，但须选用在给定的波长范围内不干扰待测样品测定的物质作为溶剂，必要时应将溶剂加以纯化。使用挥发性大的溶剂时，吸收池要加盖。每进行一次测量都必须做一相应的"空白"对照，以消除来自溶剂、吸收池以及其他杂质的干扰，要求空白的吸光度小于样品吸光度的10%。

（二）待测物浓度

待测物在测定时的浓度不应过大，防止溶质之间、溶质与溶剂之间作用的影响。

（三）pH

pH对具有离子化特性的酸、碱性物质有较大影响，在H^+、OH^-条件下，最大吸收峰红移，颜色加深。

（四）温度

温度升高，使显色反应加速，亦可能导致显色剂破坏。紫外－可见光谱区的吸收峰随着温度升高向短波长方向移动。

（五）吸收池（比色杯）

吸收池是分光光度计测量系统最重要的部件之一。吸收池要有相同的厚度和相同的透光性，如不匹配或透光面不平行，将影响测量的准确性。在测量前吸收池预先校正，将两个吸收池装入同一溶剂，测量吸光度差值，差值接近于本底噪声时，可组合使用，差值较大时，则需校正后使用。吸收池对光方向不同，透光率亦不同，使用时在对光方向上做一记号，以减少测量误差。

不同的波段对吸收池质量要求不同，在可见光区测量，光学玻璃的吸收池即可应用，在350nm波段，需用石英吸收池。使用时不得用硬而粗糙的物质接触吸收池，以免损坏光学面。每次测量毕，应立即冲洗，必要时用温和的洗涤剂或混合溶液，如，盐酸：水：甲醇＝1：3：4浸泡后水洗，用擦镜纸擦干，置盒内保存。

（六）狭缝宽度的确定

狭缝宽度影响吸光度，欲获得精细的光谱结构，必须采用最小狭缝，定量分析时用较大狭缝，而定性分析时则用较小狭缝。在出射狭缝与入射狭缝的宽度相等时，狭缝宽度引起的误差最小。

第五节　荧光分析法

当紫外光照射到某些物质时，这些物质发射出与吸收波长相同或波长更长的光，紫外光停止照射，这种光线亦随之消失，称这种光为荧光。利用物质在一定条件下发射荧光的特征而建立的定性和定量的方法为荧光分析法。

一、荧光分析法特点

（一）灵敏度高　最低检出限达$10^{-9} \sim 10^{-11}$g，比紫外－可见分光光度法高2～4个数量级，荧光分析法灵敏度除与被测物本身、荧光强度、荧光效率有关外，还与入射光强度及光度计灵敏度有关，可通过增加入射光强度提高灵敏度。荧光分光光度计采取在与激发光方向成直角方向上测量荧光，消除了透射光的干扰。

（二）选择性强　许多物质能吸收一定波长的辐射能，但不一定能产生荧光，而且，即使在一定波长激发下产生荧光的物质发射的荧光波长也不完全相同，因而通过激发波长和发射波长两次波长的选择，比吸收光度法具有更高的选择性。

（三）方法简便快捷，所用的样品量少，适用于微量分析，但由于许多物质本身不发荧光，荧光分析易受环境因素，如温度、酸碱度、氧气及杂质干扰而限制其广泛应用。

二、荧光光谱基本原理

荧光的产生涉及对光子的吸收和发射两个过程，两个过程均是瞬间发生的，约经10^{-8}s。

物质的分子在吸收入射光能量后，从基态最低能级跃迁到激发态，处于激发态的分子很不稳定，通过辐射跃迁或非辐射跃迁的方式返回基态，称为去活化过程。以辐射跃迁方式回到基态的过程为荧光发射过程。非辐射跃迁的方式有振动弛豫、内转换、系间跨越、外转换等，这些去活化过程将使荧光发射强度减弱。

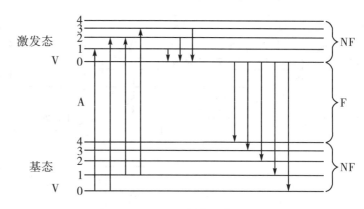

图 17-1-9 光吸收与荧光产生示意图

V：0、1、2、3、4 电子处于不同的振动能级；A：吸收；F：辐射跃迁（荧光发射）；NF：非辐射跃迁。

从图 17-1-9 可见，荧光的产生过程为：①处于基态最低振动能级的荧光物质分子受到光线照射，吸收与它所具有的特征吸收频率相同的光能，跃迁至电子激发态的各个振动能级或更高的电子激发态；②被激发到电子激发态的各个振动能级的分子通过非辐射跃迁降落至第一电子激发态最低振动能级；③降至第一电子激发态的最低振动能级的分子继续降落至基态的各个不同振动能级，同时发射出荧光；④到达基态的各种不同能级的分子，再通过非辐射跃迁回至基态的最低振动能级。可以看出，荧光发射的过程是激发过程的反过程。

荧光效率，又称荧光量子产率，指激发态分子发射荧光的光子数与基态分子吸收激发光的光子数之比，以 ϕ_f 表示：

$$\phi_f = \frac{发射荧光的光子数}{吸收激发光的光子数}$$

如果激发态分子回到基态过程中无其他去活化过程与荧光发射竞争，所有激发态分子全以发射荧光方式回到基态，则其荧光效率等于 1，但实际上，物质分子多发生非辐射去活化过程，其荧光效率在 0～1 之间。

产生荧光的物质具备的条件是分子上具有吸收激发光的结构，如大 π 共轭键、芳环、刚性结构共平面结构和稠环结构的 π-电子共轭体系等，还必须具有高的荧光效率，才能获得高的荧光强度。

荧光强度对激发波长的关系曲线为激发光谱，荧光强度对发射波长的关系曲线为发射光谱或荧光光谱。每个荧光化合物都具有这两种特征光谱。

三、荧光光谱特征

荧光光谱的波长与激发光波长无关，因为荧光发射总是发生于激发态最低能级，与分子的激发的能级无关。由于荧光发射前后都有非辐射跃迁过程，荧光发射的能量低于吸收的辐射能量，其荧光波长大于吸收光谱的波长，这一现象又称 Stokes 位移或红移。荧光光谱与吸收光谱呈镜像关系。

四、荧光分析法定量原理

根据布格－郎伯－比耳定律，荧光物质在一定波长的光线照射后所产生的荧光强度与其吸收的光强度成正比：

$$F = 2.3QI_{\circ}D$$
$$D = \varepsilon CL$$

式中 F：相对荧光强度；Q：荧光量子效率；$I_{\circ}$：激发光强度；D：光密度值；ε：克分子消光系数；C：浓度（只限于极稀的溶液）；L：液层厚度。

对于极稀溶液的荧光物质（D≤0.05），在一定强度激发光照射下，溶液厚度不变时，荧光强度与荧光物质浓度成正比。对于浓溶液，由于内滤效应自淬灭、自吸收，F 不随 C 增大而增强，反而因 C 增大而减小。

五、荧光分光光度计

荧光分光光度计由光源、单色器、样品池和检测器组成。由光源发出的光经第一单色器得到所需的

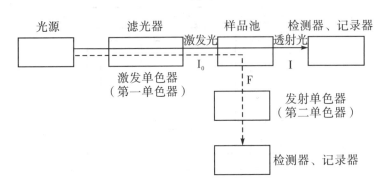

图 17-1-10 荧光分光光度计和紫外分光光度计结构示意图
┄┄┄荧光分光光度计光路；——紫外分光光度计光路。

激发光波长，设其强度为 I_0，通过样品池后，一部分光线被荧光物质吸收，透射光强度减弱为 I，为了消除入射光及散射光影响，荧光的测量设在与激发光成直角的方向上进行，第二单色器（荧光单色器）用于消除溶液中杂光的干扰，以获得纯荧光，荧光作用于检测器上得到相应的电信号，再经放大记录，根据记录到的信息用于荧光物质的定性和定量分析。荧光分光光度计结构示意图见图 17-1-10。

从图可见，紫外分光光度计的光源、滤光器、样品池、检测器排列在一直线上；而荧光分光光度计的光源、滤光器、样品池与检测器成 90°排列，且在检测器和样品池之间加一发射单色器，以纯化荧光。

（一）光源

对于产生激发光光源，要求光源有足够的强度，稳定，有效的工作波段在可见紫外光区域。常用的光源有高压汞灯、氙灯，后者发射 250～800nm 连续光谱。

（二）单色器（滤光器或光栅单色器）

光源与样品池之间为第一单色器，分离紫外光。样品池与检测器之间为第二单色器，用于纯化荧光。

（三）检测器

采用光电倍增管检测，在一定条件下，电流量与入射光强度成正比。

理想的荧光分光光度计的条件是：①激发光源在各个波段上发射的光子数相同；②单色器对各种波长光线透过率相同；③检测器对各种波长的检测效率相同。

目前荧光分光光度计有手控式荧光分光计，自动记录校正光谱的荧光分光计，如单光束荧光分光计、双光束荧光分光计、微机化荧光分光计，开发出了具有多种运行功能、多种数据处理软件和任选附件的新型荧光分光光度计，以及有特殊功能的荧光分析技术，如荧光偏振技术、时间分辨荧光分析、同步荧光分析、三维荧光光谱技术、胶束增敏荧光分析等。此外还有低温激光 shpolskii 荧光分光计、时间和相分辨荧光分光计等，大大提高了荧光分析法的灵敏度和选择性，扩大了应用范围。

六、荧光分光计操作方法

（一）记录荧光激发光谱过程

固定测量波长在荧光最大发射波长位置上，改变激发光波长进行扫描，样品光电倍增管记录出某波长荧光强度随激发波长变化的关系曲线，即荧光激发光谱。

（二）记录荧光发射光谱过程

固定激发光波长在适当波长位置，照射样品，测定不同波长时发射的荧光强度，样品光电倍增管记录出样品荧光强度随荧光波长变化的关系曲线，即荧光发射光谱，或荧光光谱。

七、荧光分析方法及应用

（一）定性分析

荧光物质具有自己的激发光谱和荧光光谱，与标准物质比较加以鉴别。

（二）定量分析

可分为标准曲线法、直接测定法和间接测定法。

1. 标准曲线法　以已知量标准物质，经过与样品同样处理，配成一系列标准溶液，测定其荧光强度，用荧光强度为纵坐标，标准溶液浓度为横坐标，绘制标准曲线，根据样品的荧光强度在标准曲线上查出或计算出样品中荧光物质的含量。

2. 直接测定法　在相同条件下，测定样品和已知浓度标准品溶液的荧光强度，以此计算样品的浓度。但荧光强度与溶液浓度并不完全呈线性关系，特别是在浓度较高时，所测误差较大。

3. 间接测定法　当分析物质本身不发荧光或荧光很弱时，通过与衍生化试剂反应，测定衍生物的荧光强度推算样品的浓度。

常用的衍生化试剂：

（1）荧光胺　与脂肪族或芳香族伯胺反应生成强荧光物质，激发波长 λ_{EX} 275、390nm，发射波长 λ_{EM} 480nm。

（2）邻苯二甲醛　与伯胺类，除半胱氨酸、脯氨酸、羟脯氨酸外的 α-氨基酸生成荧光产物，λ_{EX} 340nm，λ_{EM} 455nm。

（3）丹磺酰氯　能与伯胺、仲胺及酚基的生物碱反应生成荧光物质，λ_{EX} 365nm，λ_{EM} 500nm。

有些物质本身虽不发荧光，但具有使荧光化合物荧光淬灭的性质，可通过测定荧光化合物荧光下降的强度间接测量样品含量。

用双光束荧光分光光度计测定细胞内游离钙离子即是运用荧光分析法对钙离子定量的实例。

荧光分析法为研究与生物大分子，如蛋白质、酶、核酸等相互作用，探讨生物体内代谢过程提供了有效的手段。如利用药物对蛋白质荧光的淬灭确定蛋白质与药物的作用类型，当药物与蛋白质相互作用时导致蛋白质荧光的淬灭，可以产生两种情况：一种是药物不与蛋白质结合，通过分子扩散运动相互碰撞而致淬灭，称为动态淬灭。另一种是药物与蛋白质结合形成复合物致使荧光减弱，称为静态淬灭。动态淬灭与分子扩散运动有关，随着温度升高荧光淬灭增强，而静态淬灭时，温度升高降低复合物的稳定性，淬灭减小。利用不同温度的同一体系的二次测量结果判断药物与蛋白质之间的结合状态。

八、影响荧光强度的因素

分子所处的外界环境，如溶剂、温度、pH 值、荧光淬灭剂等都能影响荧光效率。

（一）溶剂

溶剂极性增加，荧光波长红移，强度亦增大。含重原子的溶剂使荧光减弱。当进行荧光分析时所用溶剂需纯化，即使是水，也需要用玻璃接口的蒸馏装置重蒸。荧光强度随溶剂黏度减小而减弱，因溶剂黏度减小时，分子间碰撞机会增加，温度上升，溶剂黏度变小，荧光强度下降。

（二）温度

温度升高，分子运动速度加快，分子间碰撞几率增加，非辐射跃迁去活化过程增强，荧光强度减弱。

（三）pH 值

有些物质产生的荧光强度与溶液 pH 有关，有的化合物只在一定的 pH 才能产生稳定的荧光，有时为获得稳定的荧光，不得不降低灵敏度。

（四）时间

在荧光分析时需作荧光–时间曲线，以获知荧光达到最高峰、恒定以及消退的时间，从而选择最佳时间测定物质的荧光强度。

九、使用荧光分光计时注意事项

常采用硫酸奎宁作为标准物校验仪器灵敏度。取硫酸奎宁 1mg 溶于 0.05mol/L H_2SO_4 10ml 中，再将此标准液稀释至 50ng/ml 后，用于检查仪器的灵敏度、重复性、线性范围等。检出范围为 $10^{-9} \sim 10^{-12}$ g/ml。

仪器使用的高压汞灯，平均寿命约 1000h，一次连续使用时间不得超过 8h，如果汞灯在用后关闭需立即再开时，应须让汞灯冷却后再次点燃。

狭缝宽度选择：定性分析时的狭缝要窄，可得到光谱的精细结构，而定量分析时，狭缝要宽些，可获得较大的荧光强度和准确性。为了得到高分辨率的最大光通量，单色器的入射狭缝和出射狭缝应相等。

由于荧光峰波长与激发光波长无关，在测定中当荧光波长与激发波长接近时，为得到完整的荧光光谱，可将激发波长向短波方向移动而不影响荧光峰的位置。

十、荧光分析法与紫外–可见分光光度法比较

荧光分析法和紫外–可见分光光度法各有自己的特点，见表17-1-2。

表 17-1-2 荧光分析法与紫外–可见分光光度法比较

荧光分析法	紫外–可见光分析法
物质对紫外辐射能量的吸收与再辐射	物质对光辐射的吸收
荧光光谱只有一个荧光峰	吸收光谱可有几个吸收峰
荧光光谱呈镜像对称关系	
荧光光谱波长与激发光波长无关	
荧光强度与入射光强度及溶液浓度（稀）呈线性关系	透射光与入射光强度比值和溶液浓度呈对数关系
选择性高 吸收和发射两个过程、两次波长的选择	仅一次波长的选择
灵敏度高：以荧光强度来测定荧光物质的量，不仅与荧光物质本性及其浓度有关，而且与激发光强度及荧光检测器灵敏度有关	吸光值决定于溶液的浓度，光程长度及该物质克分子吸收系数，几乎与入射光强度无关
灵敏度比紫外–可见分光光度法高 2~4 个数量级	
局限性：只限于发生荧光的物质，荧光分析法对环境因素，如温度、pH、O_2 等敏感、使方法受到限制，应用范围不及紫外–可见分光光度法广泛	

第六节 免疫分析法

免疫分析法是以特异性抗原–抗体反应为基础的分析方法，与放射性核素示踪技术、酶促反应或荧光分析等高灵敏度的分析技术相结合的定量方法，具有高特异性、高灵敏度（可达 pg 级），操作简便，试样用量少，能批量测定的特点，尤其适合于生物体系中药物及其代谢产物的分析。

一、抗原

具有免疫原性的物质称为全抗原。全抗原注入动物体内后激发动物机体产生抗体，大多数分子量小于 1000 的药物及其代谢物本身无抗原性，称为半抗原，若与载体蛋白，常用的如牛血清清蛋白、人清蛋白等，通过共价键或配位键连接后形成稳定的半抗原–蛋白质结合物，使其具有抗原性，诱导机体产生对该药物的特异性抗体。半抗原与载体蛋白连接反应宜在低于 37℃、中性介质中进行。常用的缩合剂有碳二亚胺、混合酸酐、戊二醛、琥珀酸酐、二异氰酸酯、对氨基苯甲酸等，每个载体蛋白分子以结合 10~20 个药物分子为宜。

二、抗体

将人工制得的完全抗原加入弗氏完全佐剂，形成稳定的油包水乳剂，免疫动物，如家兔、豚鼠、山羊，从背部皮内注射，经多次加强免疫后可获得抗体。抗体的特异性、活度、效价必须满足测定的要求。

1. 特异性 抗体与特定抗原结合能力强，与其他类似物交叉反应很弱。
2. 稀释度 抗体稀释度高低与分析灵敏度有关。要求形成抗原–抗体结合物的速度快而解离度小。
3. 效价 抗体效价以抗血清稀释度表示。稀释倍数越大，效价越高。例如，利用抗原与不同稀释度的抗体反应，测定一系列与抗体结合的标记药物的放射性强度，计算相应的标记药物结合百分率。选择结合标记抗原 50% 时对应的抗血清稀释度为工作液稀释度，过高过低都将影响测定的灵敏度。

三、放射免疫分析法

放射免疫分析法是利用放射性核素测量方法与免疫反应基本原理相结合的一种核素检测法，具有特异性强、灵敏度高（可达 10^{-12}g）、方便、快速、准确的特点，可用于测定无抗原性的小分子药物及其代谢产物。

1. 制备标记抗原 常用于标记抗原的放射性核素有 ^{3}H、^{14}C、^{125}I 等，要求具有较高的放射性比度和放化纯度，标记后的抗原需保持原有的免疫活性和稳定性。
2. 游离标记物与抗原–抗体结合物的分离 抗原抗体反应后必须将结合的抗原抗体复合物与游离抗原分开。分离的方法有：①双抗体法：抗原与抗体（第一抗体）结合反应形成可溶性药物–第一抗体复合物，再加入抗免疫球蛋白抗体（第二抗体），第二抗体与第一抗体结合生成复合物沉淀，测定其放射性强度得知抗原量；②吸附法：常用右旋糖酐或葡聚糖包裹的活性炭为吸附剂，吸附游离的标记物，离心后测定上清液中的放射性强度；③沉淀法：常用硫酸铵作为沉淀剂，测定沉淀的放射性强度。

3. 标准曲线测定法　以加入的标准溶液的浓度为横坐标，抗原抗体复合物的放射形强度为纵坐标，绘制标准曲线，按同法处理和测定未知血清中标记抗原抗体复合物放射性，从标准曲线上求出样品中药物的含量。

四、荧光免疫分析法

以小分子荧光物质标记抗原或抗体，标记的药物与特异性抗体结合后荧光强度发生变化，依据荧光强度计算样品中药物浓度。按标记物产生荧光的方式不同可分为荧光偏振免疫分析、荧光淬灭免疫分析和底物标记荧光分析等。

1. 荧光偏振免疫分析　荧光标记的药物小分子与抗体结合后，分子增大，布朗转动速度减慢，形成在某一平面振动的偏振光，荧光偏振的程度定量测定结合和游离的抗原。

2. 底物标记荧光免疫分析　以酶底物标记药物在酶的催化下发生荧光，荧光强度与标记药物的量成正比。

3. 荧光淬灭免疫分析　基于荧光标记药物后，其荧光强度与抗体结合后被淬灭的原理。游离药物具有荧光，与抗体结合后失去荧光，加入被测物，与标记药物竞争性与抗体结合，被测物浓度与荧光强度成正比，即与荧光淬灭的程度成反比。

五、酶联免疫分析法

该方法通过包被、洗涤、与特异性抗体反应、与酶联抗体反应、显色、测定等步骤进行免疫分析。常用的显色剂有辣根过氧化物酶、碱性磷酸酶、酸性磷酸酶等，通过与各自作用的底物反应，产生典型的有色物质而检测。

（程桂芳）

参 考 文 献

1. Joseph Sherma, Bernard Fried. Handbook of thin layer chromatography. Marcel Dekker Inc, 1991

2. 周同惠等编. 纸色谱和薄层色谱. 分析化学丛书第三卷第五册，北京：科学出版社，1989

3. 金昔陆，朱秀媛. 血浆中葛根素的薄层——紫外光密度扫描测定法及其在家兔的动力学. 中国药理学通报，1991，7 (6)：421 - 424

4. Walter Jennings. Analytical gas chromatography. Academic Press Inc, 1987

5. 刘虎威编著. 气相色谱方法及应用. 北京：化学工业出版社，2000

6. 宋振玉. 药物代谢研究——意义方法应用. 北京：人民卫生出版社，1990，218 - 299

7. 李浩春，卢佩章. 气相色谱法. 分析化学丛书第三卷第二册. 北京：科学出版社，1993

8. 朱耀伟、程桂芳、朱秀媛. 血浆中麝香酮的气相色谱测定方法学研究. 中国临床药理学杂志，1992，8（3）：167 - 172

9. Sandie Lindsay. High performance liquid chromatography. John Wiley and Sons, 1992

10. 朱彭龄、云自厚、谢光华编. 现代液相色谱. 兰州大学出版社，1994

11. 王俊德、商振华、郁蕴璐编. 高效液相色谱法. 北京：中国石化出版社，1992

12. 张建军、钮心一. 微透析及伏安法测定大鼠脑缺血时纹状体内神经递质的变化及 MK-801 五味子醇甲的作用. 中国协和医科大学中国医学科学院硕士研究生毕业论文，1991

13. 金昔陆，朱秀媛. 血浆中葛根素的薄层 - 紫外光密度扫描测定法及其在家兔的动力学. 中国药理学通报，1991，7 (6)：421 - 424

14. Sandie Lindsay. High performance liquid chromatography. John Wiley and Sons, 1992

15. 朱彭龄，云自厚，谢光华编. 现代液相色谱. 兰州：兰州大学出版社，1994

16. 徐秉玖，钱南银. 仪器分析. 北京：北京大学医学出版社，2005

17. 汪正范、杨树明、吴牟天. 色谱联用技术. 北京，北京化学工业出版社，2001

18. Zhang Jianjun and Niu Xinyi. Changes of monoamines, purines and acids in rat striatum as measured by intercerebral microdialy-

sis during ischemia/reperfusion. Chin Med Sci J, 1994, 9 (1): 225 - 229

19. 钮心一，张建军. 用微透析法研究缺血大鼠纹状体内单胺类神经递质的含量变化. 中国医学科学院学报，1991，12：384 - 388

20. Oliver Langer and Markus Muller. Methods to assess tissue-specific distribution and metabolism of drugs. Current drug metabolism, 2004, 5: 463 - 481

21. 吕春艳，张兰桐. 液 - 质联用技术在中药与天然产物代谢研究中的应用. 中国药学杂志，2006，41 (4): 241 - 244

22. 刘士坤，裴奇，李佐军，等. 高效液相色谱 - 质谱联用法测定人体内血浆中阿奇霉素. 中国新药与临床杂志，2005，24 (7): 463 - 481

23. 李明慧，陈笑艳，张逸凡，等. 测定人血浆中齐夫多定的液相色谱 - 串联质谱法及生物等效性研究. 中国新药与临床杂志，2006，25 (2): 114 - 118

24. 沈杰，焦正，郁钧秋，等. 高效液相色谱荧光检测法测定人血浆中麦考酚酸浓度. 中国新药与临床杂志，2005，24 (1): 11 - 13

第二章　核素示踪技术在药物代谢研究中的应用

第一节　概　　述

一、核素技术的应用特点

随着核素技术的发展，在现代药物代谢研究中，这类技术的应用也越来越广泛，市场上的所有新药在它们的研究过程中，都在不同程度、不同阶段中使用了核素技术；目前世界上所有著名的药厂都有专门的核素实验室；世界范围内标记化合物品种最多的也是核素标记药物。药物代谢研究中的核素示踪技术包括放射性核素与稳定核素两类核素的示踪技术。由于这两类核素物理性质的不同，在药物代谢研究中的应用也各有特点。核素的定义是在周期表中占有相同位置，即质子数相同，中子数不同的核素互为同位素。放射性核素的原子核不稳定，可自发衰变，放出射线，具有放射性。稳定核素是一类具有稳定的核，不会自发发生核内成分或能级的变化，或者发生的几率非常小，半衰期超过十亿年的核素，它们与天然元素的主要差别在于质量的不同。通常，人们把具有相同质子数、中子数和能态的原子称为一种核素。在药物代谢研究中最常用的稳定核素有 ^{13}C、^2H、^{15}N、^{18}O、^{44}Ca 和 ^{42}Ca 等。自 20 世纪 60 年代以来，放射性核技术的开发，使其在生产、标记物的制备、探测仪器的灵敏度以及价格方面都有很大优势。因此，无论在国内还是国外，这一技术的应用都十分广泛。的确，一提起同位素技术，人们想到的几乎全是放射性同位素。然而，随着科学技术的发展，稳定同位素技术目前已越来越广泛地引起人们的注意。一则是因为放射性核素的一些弊病，如辐射损伤、环境污染以及缺乏合适的氮、氧等放射核素等等，使其应用受到了限制；二则稳定核素的生产以及探测仪器和技术也在近 20 年内有了很大发展，使得稳定核素在药物代谢中的应用得到了许多作者的重视。而且，这两种技术的应用在许多情况下可以互为弥补。

药物代谢研究主要是研究机体对药物的处置，包括药物的吸收、分布、排泄及生物转化等内容。其中包括多种动物以及人体的体外和体内实验。在这些研究中，如能合理地采用放射性核素和稳定核素示踪技术，不仅可以非常显著地提高实验效率，也可以获得更准确的结果。在许多情况下，恰当地利用这两类核素，可以在短期内迅速搞清楚一个药物的吸收、分布、排泄及转运等。有人估计，以前要在 12 个个体内研究 5 种激素代谢产物的排泄类型几乎要花一个人毕生的时间。现在因为有了合适的核素示踪剂及高度自动化的仪器，一周内即可完成 1000 人的 30 种代谢产物的测定。事实上，在一些情况下，核素示踪技术的采用是其他方法无法取代的。近年来，随着科学技术的发展，正电子发射计算机体层显像（positron emission computerized tomography，PET）技术已开始在临床以及药物研究中得到一定的应用。在这一技术中，通常可以通过回旋加速器来生产具有 β^+ 衰变的短寿命放射性核素，如 ^{11}C $t_{1/2} = 20.4min$，^{13}N，$t_{1/2} = 9.96min$，^{15}O，$t_{1/2} = 2.07min$，^{18}F，$t_{1/2} = 109.7min$ 等，这些核素的半衰期非常短，带给机体的辐射剂量也就非常小，可以安全使用于人体，因此，在不远的将来，有条件的单位可采用这类 β^+ 衰变的核素在人体内直接进行更为直观的药物代谢研究。

核素用于药物代谢研究具有下列优点：①操作简便、快速、实验效率高；②灵敏度高，可探测浓度在微克级以下的药物；③特异性强；④采用稳定核素技术进行人体内药物代谢的研究可避免放射性损伤的危险；⑤区别人体内某些固有物质与药物及其代谢产物的区别；⑥确定药物的代谢途径；⑦利用同位素效应可改变药物的代谢途径。

二、核素标记物的选择

核素标记物的选择包括对示踪原子、标记物、标记部位（单标记，多标记）、标记物稳定性和标记率等多种因素的考虑。显然，只有合适的标记物，才能得到正确的结果。对于药物研究来说，标记物通常是药物本身，标记部位一般在药物的母体结构上。这样在药物的代谢过程中，示踪原子不容易脱落，从而达到示踪的目的。此外，在药物研究中，常用的放射性核素为低能量的 β^- 粒子辐射体，如 ^3H、^{14}C、^{35}S 等。氘、^{13}C、^{15}N 等则是稳定同位素中最常用被选用作为示踪原子的核素。

（一）放射性核素

在选择放射性核素作为标记原子时，必须首先考虑到原子核的三个最重要的特征：放射性半衰期、辐射粒子的能量和比活性。放射性核素的物理半衰期必须适于具体实验的需要，过长或过短都不合适。半衰期过短，实验尚未结束，放射性已衰变过多，无法继续实验，半衰期太长则实验结束后的很长时间内仍有放射性滞留，不仅限制了在该体系内的重复实验。也对机体和环境带来一定的损害。放射性核素的能量是选择核素的另一个重要问题。能量过低不易于检测，能量过高又易造成辐射损伤。在药物代谢研究中，一般使用具有 β^- 射线和 γ 射线的核素。γ 线能量高，穿透力强，用 γ 计数器检测，方便易行。如 ^{131}I，^{125}I，^{51}Cr，^{99m}Tc 等。对于 β^- 衰变的核素而言，常用的有 ^{14}C，^3H，^{35}S 以及 ^{45}Ca，通过一定的样品制备过程可用 β 液体闪烁计数器检测。放射性的单位为居里（Curie），一个居里每分钟有 2.22×10^{12} 衰变，一个毫居里（mCi）为‰居里，一个微居里（μCi），为‰毫居里。国际原子能机构（IAEA）现定义放射性强度的单位为贝克勒尔（Becquere，B_q），每秒衰变一次为 $1B_q$。比活性是描述标记化合物放射性含量的重要单位，指单位分子中（如 mmol，miliatom）所含的放射性的量，最常用的单位为 mCi/mmol。除本底计数、核仪器的计数效率等因素以外，放射性实验的测量限度还和标记物的比活性有关。一般而言，标记物的比活性越高，可探测的药物浓度越低、越灵敏。

（二）稳定核素

由于放射性碳，氮，氧、氢元素核素的物理半衰期不是太长就是太短，其在一些体内药物代谢研究中的应用时常受到限制。而稳定核素不仅不具有放射性，且还弥补了缺乏合适半衰期的这些碳，氮，氧、氢等放射性核素的不足。因此，稳定核素适于人体内的代谢研究以及多次重复的实验。在选择稳定核素为示踪原子时，除标记部位、标记稳定性以外，应主要考虑标记化合物的同位素丰度。这相当于放射性核素的比活性。在许多药物代谢的实验中，能否获得高丰度的标记药物往往是实验能否成功的关键。在稳定核素的示踪研究中，常用的术语有以下几种，如丰度（abundance），原子百分超（atom per excess），千分差值（δ‰）等，现以 ^{15}N 和 ^{13}C 为例，说明各自的定义。

$$^{15}N \text{ 丰度} = \frac{^{15}N \text{（原子数）}}{^{15}N \text{（原子数）} + ^{14}N \text{（原子数）}} \times 100\%$$

$$^{15}N \text{ 原子百分超} = {}^{15}N \text{ 丰度}_{样品} - {}^{15}N \text{ 丰度}_{天然}$$

$$^{13}C \text{ 千分差值}（\delta/‰）= \frac{^{13}C \text{ 丰度}_{样品} - {}^{13}C \text{ 丰度}_{标准}}{^{13}C \text{ 丰度}_{标准}} \times 1000‰$$

在药物代谢研究中常见的一些稳定核素的天然丰度如下：^2H：0.0148%，^{13}C：1.11%，^{15}N：0.365%，^{18}O：0.204%，^{42}Ca：0.64%，^{44}Ca：2.13%

三、核素的测量

放射性核素的测量是根据其核衰变的特点进行的。比如用液体闪烁计数器来测定 β⁻ 辐射体的含量，用 γ 计数器（NaI 晶体）来测定 γ 射线辐射体的核素含量，对于 β⁺ 辐射体的核素，则通常采用 NaI（TI）探头，通过测定其湮灭时所产生的能量相同，飞行方向相反的 γ 光子来定量。此外，放射自显影技术也是经常用于放射性核素示踪的测量手段之一。由于这些放射性的测量技术已经成熟，并相当普及，市场上也有非常完善的探测仪器供应，故这里不再赘述。

测量稳定核素的方法较多，如核磁共振、红外、原子发射光谱、中子活化、热导甚至超速离心等等，但最主要的方法还是质谱学的方法。由于稳定核素不具有放射性，故而它们与其天然丰度最高的核素之间的唯一差别便是质量上的区别。在当今的质谱技术中，不仅可以区分这种区别，而且可以进行较高精度的定量。特别在气相色谱 – 质谱（gas chromatography/mass spectrometry，GC/MS）或液相色谱 – 质谱（liquid chromatography/mass spectrometry，LC/MS）联用技术中，利用气相色谱仪或液相色谱仪的分离能力，质谱仪的定性以及同位素定量技术，可以简便、灵敏、特异地进行许多药物学的研究（有关质谱学测量技术详见有关章节中的介绍）。

第二节 核素在药物研究中的应用范围

一、测定药物的吸收和排泄

由于放射性核素易于探测，实验的灵敏度高，技术较易掌握，在一些临床前的动物实验中，采用这类技术测定药物的吸收、分布、排泄等最为方便。现举例如下：

（一）普瑞隆的吸收

普瑞隆，perrinoec {1,4-dihydro-2-methyl-4-oxo-6-［（3-pyridinylmethyl）amino］-5-pyrimi-dinecarbonitrile hydrochloride}，是一个新的心血管药物。采用 ¹⁴C 标记，结构式及标记位置如下：

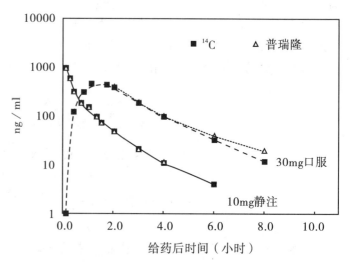

¹⁴C 标记普瑞隆，perrinone {1,4-dihydro-2-methyl-4-oxo-6-［（3-pyridinylmethyl）amino］-5-pyrimi-dinecarbonitrile hydrochloride} 的结构式及标记位置

¹⁴C-普瑞隆，比活性为 18.4mCi/mmol，放化纯度（TLC ≥ 98%）。实验在人体内进行。给药时，以非标记普瑞隆（盐酸盐）为载体，与 ¹⁴C-普瑞隆协同给药，实验方案为：给予正常人（体重 59 ~ 79g）口服 30mg 非标记的普瑞隆，静脉注射 10mg ¹⁴C-普瑞隆，放射性剂量为 0.6 ~ 1.05μci/kg。随后抽取给药后第 0.017，0.083，0.17，0.33，0.5，0.75，1，2，4，6，8，10，12，16，24，36 和 48h 的静脉血样。经常规处理后，对部分样品作液体闪烁计数，测定其放射性含量，另一部分样品经高效液相色谱作普瑞隆浓度测定。

图 17-2-1 给出了正常人在口服和静脉注射 ¹⁴C-普瑞隆（盐酸盐）后的血清浓度和放

图 17-2-1 给药后血清中标记和非标记普瑞隆的浓度变化

射性的含量。根据给药后血清中标记和非标记普瑞隆化学含量以及放射性含量的时间曲线下面积（AUC），可以算出普瑞隆的绝对生物利用度。此外，从血清中¹⁴C-普瑞隆与非标记普瑞隆时间曲线的一致性也可以看出该药物在体内的基本以药物原形形式存在，不存在明显的代谢产物。这是一个比较直观的人体内研究工作，通过这一实验可以很简便、清楚地获得一些很有用的资料，但本实验的顾虑便是有可能存在的¹⁴C对人体和环境所可能导致的损害。

（二）普瑞隆的排泄

实验在小鼠、大鼠、家兔、狗、猴与人体内进行。小鼠：体重为18~238；大鼠：体重为190~250g。家兔和狗：体重分别为4.1~4.7kg与9.8~12.4kg。分别通过灌胃、口服以及静脉内给予¹⁴C-普瑞隆后，分别收集给药后7d内的尿、粪样品，经常规处理后进行放射性含量的液体闪烁计数。实验结果在表17-2-1中列出。

表17-2-1 在¹⁴C-普瑞隆给药后7d内放射性在尿、粪样本中的排泄

实验对象	剂量（mg/kg）	给药途径	例 数	占给药剂量的%		
				尿	粪	总计
小鼠	1.0	口服	3	87.9 ± 4.4	11.8 ± 4.1	99.8 ± 1.7
		静注	5	97.8 ± 1.7	4.4 ± 1.0	102.2 ± 2.3
大鼠	1.0	口服	5	58.2 ± 2.8	38.5 ± 2.4	96.7 ± 2.6
		静注	4	82.1 ± 2.5	16.4 ± 1.4	98.6 ± 1.8
狗	1.0	口服	4	80.0 ± 2.2	7.5 ± 1.4	87.5 ± 2.2
		静注	3	83.2 ± 4.3	4.1 ± 0.6	87.3 ± 4.0
人	30（总量）	口服	3	90.5 ± 3.2	6.2 ± 2.7	96.7 ± 1.3
	10（总量）	静注	3	91.8 ± 2.8	1.1 ± 0.5	92.9 ± 3.2

由结果可见，无论是小鼠、大鼠、狗还是人，普瑞隆在机体内经代谢后都主要经肾脏由尿中排泄。

（三）钙吸收率的测定

钙是人体内不可缺少的元素，在缺钙、骨质疏松等疾病日益引起人们注意的今天，从食物或药物中补充钙是非常有意义的事情。但是由于机体内存在着非常精细的血钙浓度调节机制，使得血钙的浓度非常恒定，无法根据在口服钙制剂后血钙浓度的变化来判定钙吸收。由于每日体内通过肠道排泄的钙可达粪钙总量的30%以上，计算钙的真实吸收量也很困难。因此，采用稳定核素⁴²Ca和⁴⁴Ca双标记的方法可以准确地测定口服钙制剂的绝对生物利用度。

方法如下：受试者为一例50岁正常女性，绝经后1年。实验时，受试者口服35mg⁴⁴Ca，核素丰度 > 95%（柠檬酸钙）。随即于静脉内推注6mg ⁴²Ca，核素丰度 > 70%，化学形式为 $CaCl_2$。抽取零时及给于核素后第15，30，60，120，240min，以及第12，24，48，72，96h的血样。将一定量的血清样品制备成无蛋白质滤液后，用核素质谱仪分别测定不同时间血样中的⁴²Ca和⁴⁴Ca核素丰度。并根据核素丰度的衰减/时间曲线，分别计算各自的AUC，以⁴²Ca的AUC为分母，以⁴⁴Ca的AUC为分子，从而计算出钙的生物利用度。

$$吸收率（\%）= \frac{AUC_{42}Ca/AUC_{44}Ca}{^{44}Ca剂量/^{42}Ca剂量} \times 100 = 39.56\%$$

根据这条曲线所拟合的方程为：

$$Ca（I）t = Pe^{-pt} + Ae^{-at} + Be^{-bt} = 62.64e^{-11.53t} + 13.03e^{-0.85t} + 18.02e^{-0.02t}$$

从实验结果（图17-2-2）看，口服钙的吸收峰值在4~5h左右，钙在体内的代谢过程比较缓慢，核

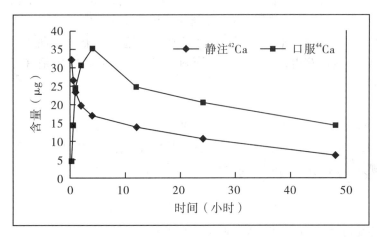

图 17-2-2　双标记示踪后人血中两种钙核素含量的变化

素钙在血浆的动力学曲线符合三室模型。

二、药物的分布

测定药物的分布通常有两种方法，一是根据核素给药后不同时间内各感兴趣的组织、器官中标记药物的放射性强度来观察药物的分布。这种方法定量准确，所得结果对于评价体内对药物的处置提供了较多的信息，但需要较大的示踪剂量、较多的工作量以及较为昂贵的仪器，例如液体闪烁计数器、γ 计数器（NaI 晶体）等。另一类方法是放射自显影技术。这类方法在组织切片方法的基础上，根据放射性可以使 X 线胶片或核乳胶感光的原理，采用不同的技术，使示踪剂在整体水平、脏器水平、细胞乃至亚细胞水平的分布更为直观地表现出来。是研究药物代谢的常用手段之一。

（一）安鲁米特的体内分布

安鲁米特是一种用于治疗乳腺癌的药物，在开发过程中，需要了解它在机体内的分布情况。采用的标记物是 ^{14}C-安鲁米特 [aminoglutethimide , 3-(4-aminophenyl)-2-^{14}C-3-ethylpiperidine-2-60dione]，比活性：1.3mCi/mmol（用于排泄和代谢研究），3.3mCi/mmol（用于组织分布研究），通过硅胶板薄层层析（TLC，F254 厚度 0.2mm）证实标记物的放化纯度 >98%。实验采用同种系雄性和雌性小鼠，在空腹过夜后，通过灌胃给予 ^{14}C-安鲁米特（溶于 0.05mol/L HCl），剂量为 10mg/kg 体重。给药 2h 后可自由进食和饮水。

1. 定量组织分布　分别于给药后 1.5，3，12，24 和 72h 将雌性小鼠经乙醚麻醉后杀死，迅速取出选定的器官，称重后，样品在 45℃时溶于 NCS 闪烁液（Nuclear Chicago 出品），随后用液体闪烁计数器测定各器官的放射性含量。通过乙醚麻醉下心脏穿刺获取给药后第 1.5，3，6 和 24h 的血样，用相同方法测定其放射性的含量。

2. 定性组织分布　于给药后第 1.5，6 和 24h，采用同样方法杀死小鼠，采用整体切片技术将小鼠切成 20μm 厚度的切片，在暗室中将切片与 X 线胶片敷贴在一起，于黑暗中储于 −20℃ 条件下曝光 3 周，随后冲洗胶片。定性组织分布和定量组织分布的结果在图 17-2-2 和图 17-2-3 中给出。

从定性组织分布结果（图 17-2-3）中可见，在给药后第 1.5h（图 17-2-3A），通过胃吸收后的 ^{14}C-安鲁米特在小鼠体内呈广泛分布，中枢神经系统和其他脏器的分布相似，其中肝脏的放射性蓄积最多。6h 以后除肝、胆、肾和小肠等部位尚有一定的放射性存在以外，其他部位接近本底水平（图 17-2-3B）。在图 17-2-4 定量组织分布的结果中可见，灌胃给药后，放射性在体内迅速分布，在 1.5 小

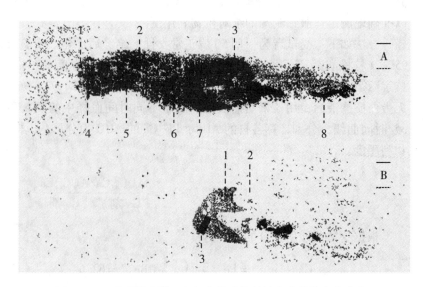

图 17-2-3　灌胃给予 ^{14}C-安鲁米特后放射性在小鼠体内的分布

时，几乎所有组织中都存在有可检测的放射性（相当于每克组织中含有 15 ~ 39μg 的安鲁米特），但仍以胃内的放射性含量为最高，（相当于每克组织中含有 128 ± 33μg 的安鲁米特），在给药后的第 3 ~ 12h 内，除肾、神经和大肠组织的放射性消除得比较慢以外，其他大部分组织中的放射性均明显减少。

从以上的例子不难看出，在以研究药物的吸收、分布、排泄等为主要目的时，采用放射性核素示踪技术较为方便，也可以大大提高实验效率。但是，对这

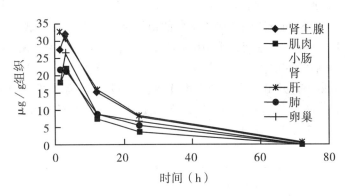

图 17-2-4　灌胃给予 ^{14}C-安鲁米特后放射性在小鼠体内的动态分布

类同位素的测定是以放射性的强度来表示的，由于标记药物进入体内后会被代谢，导致结构的变化或者标记原子的丢失和转移。因此，其测定结果并不能证明含有标记的化合物就代表了该药物本身。若要证实这一点，必须采用层析甚至质谱、核磁共振谱仪等技术。此外，^{3}H 为 11 年的半衰期，^{14}C 为 5600 年的半衰期，不得不使人们考虑这类在药物代谢研究中最常用的放射性核素对人体和环境可能带来的危害。

三、稳定核素反稀释法

核素稀释法就是将特定的，已知量和已知丰度的标记药物加入生物样品后，根据该标记药物核素丰度被稀释的程度计算药物浓度的方法。由于使用放射性核素为内标准的稀释法在实际测定中不仅要采用放射性核素特定的方法测定被稀释的放射性核素的量，还要同时测其比活性，而后者则需要化学定量的方法。这样采用两类方法测定核素被稀释的程度不仅可能带来较大的误差，在实际操作中也比较麻烦。因此，采用稳定核素结合 GC/MS 或 LC/MS 定量测定技术的稳定核素稀释法更为人们所接受。在实际运用过程中，为了操作简便、提高检测方法的灵敏度，通常在质谱仪对核素丰度测量精度允许的范围内使用过量的，带有标记的同一化合物，使之既作为内标准又作为载体。这种使用过量标记物为内标准的核素稀释法又称为核素反稀释法。一般来说，有机质谱仪（在电离方式为化学电离，chemical ionization，CI，测量方式为选择离子检测 selected ion mornitoring，SIM 时）的灵敏度在 0.1μg ~ 0.1ng 左右。一般质谱仪对核素定量的精度为 1% ~ 0.5%，故理论上可以在样品中加入约为该药物含量数十至近百倍的标记物。通过这种方法，可以使质谱仪对该药物的探测灵敏度又提高数十到近百倍。在这种情况下，使得一些原先测定很困难或者不能测定的药物亦可以检测。对于许多血药浓度原先就可以测定的药物也可以大大减少样品所需量或者减少样品提取等预处理的步骤。

血浆中天-018 药代动力学参数的测定：天-018（1-对羟苯基-2-甲基丁醇）是天麻苷元的一个衍生物，具有一定的中枢镇静作用，结构如下（分子量为 180）：＊为氘标记，标记丰度大于 95%。

$$HO-\bigcirc-\underset{\underset{*\;CH_3-CH-CH_2-CH_3}{|}}{\overset{\overset{*}{|}}{\underset{|}{C}}}\overset{H}{\underset{}{-}}OH$$

它的人体药代动力学测定过程如下：

受试者为正常成人，以静脉内推注的方法给药，剂量为 100mg。取给药前及给药后第 5、10、15、20、30、60、120、240 和 480min 的血样，每次约 2 ~ 4ml，血样作抗凝处理后制备成血浆。取 1ml 血浆，加入 20μg（20μl）氘代天 –018 为内标准。混匀后加入 100μl IN 醋酸，振匀后加入 5ml 乙醚。摇振 1min 后取上清（有机相）转入一个 4ml 体积，具盖（聚四氟乙烯内衬）的玻璃小瓶中。用氮气缓缓将有机相挥干。加入 100μl 三氟乙酸酐，在室温下衍生化 1h。随后在氮气下挥干，用 50ml 乙酸乙酯稀释后作气相色谱/质谱（GC/MS）进样。

标准曲线的制备过程如下：在每个用于制备标准曲线的样品中加固定量的氘代天-018，如 30μg，然

后分别加入不同量的非标记天-018，范围在 0 ~ 20μg，配置成含有不同比例标记与非标记天-018 的标准曲线，并以相同方法制备成乙酯化的衍生物。采用气相色谱/质谱联用仪测定。图 17-2-5a 为天-018 的质量色谱图，经质谱鉴定，天-018 的保留时间为 5.75 分钟。图 17-2-5b 为天-018 的质谱图。图中的 m/z259 为衍生化后，在电离过程中失去一个羟基后的碎片离子。具有两个氘原子标记天-018 的碎片离子为 m/z261。图 17-2-6 为天-018 测定的标准曲线，图 17-2-7 为受试者的血浆中天-018 的药/时曲线。根据这些结果，采用 3p87 药代动力学程序，计算机模拟结果提示天-018 的药/时曲线符合三室模型，所得药代动力学参数在表 17-2-2 中列出。

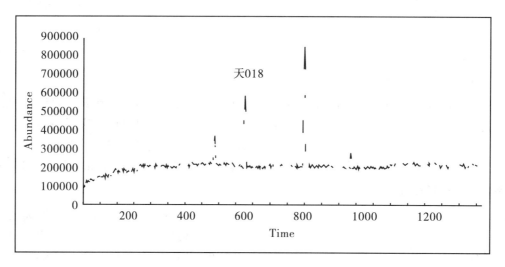

图 17-2-5a 质谱测定血浆中天-018 的总离子流图

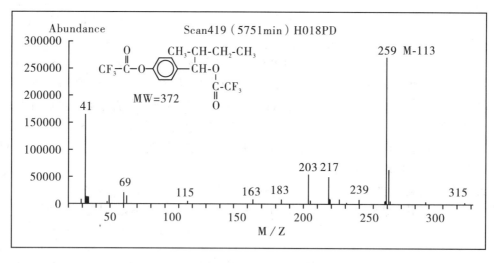

图 17-2-5b 天-018（三氟乙酯衍生物）的质谱图

四、寻找、鉴定代谢产物

利用稳定核素标记以及 GC/MS 分析技术可以较方便、有效地寻找体液中药物的代谢产物。这通常是将气相色谱（或液相色谱）或者其他分离方法与质谱分析中的"离子簇技术"（ion cluster technique）、"双峰效应"（twin peak effect）和"质量漂移"（mass shift）等方法相结合，使药物及其代谢产物与体液中的复杂成分清楚、方便地区分开来。所谓"质量漂移"是指由于核素的标记，在质谱测定中使原先未标记药物的质量数 M 向上漂移。而"核素峰簇"或"双峰效应"都是由于核素的标记，使得该药物及其代谢产物的质谱中显现具有特征性的"峰簇"或"双峰"，因此，在使用这种技术的情况下，只要某化合物的质谱图显示了特异性的"峰簇"或"双峰"，即可判断该化合物与原标记的药物有关。

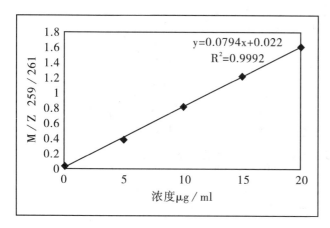

图 17-2-6　天-018 的标准曲线

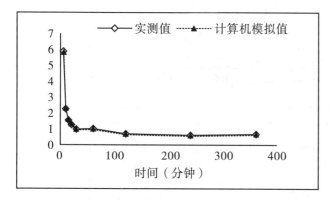

图 17-2-7　正常志愿者静脉内给药后血浆中天-018 的药/时曲线

表 17-2-2　天-018 的药代动力学参数

参　数	单　位	值
p	μg/ml	91.581
pi	1/min	0.571
A	μg/ml	0.798
alpha	1/min	0.0344
B	μg/ml	0.24
beta	1/min	0.001
Vc	(100)/(μg/ml)	1.08
t1/2 pi	min	1.215
t1/2 alpha	min	20.138
t1/2 beta	min	690.877
k12	1/min	0.067
k21	1/min	0.039
k13	1/min	0.278
k31	1/min	0.002
k10	1/min	0.219
AUC	(μg/ml) * min	423.299
CL (s)	100/min/ (μg/ml)	0.236

（一）"质量漂移"与 4-烯－丙戊酸代谢

丙戊酸（VPA）是一个重要的抗癫痫药物，它在体内可很快变成 4-烯－丙戊酸（Δ^4-VPA）。但是，这一物质并不是 VPA 的最终代谢产物，为了探讨 Δ^4-VPA 的代谢途径，可采用氘代 Δ^4-VPA 为示踪剂，通过以下实验来寻找它的代谢产物，从而证实它的代谢途径。

实验在成年 Sprague-Dawley 大鼠体内进行。以 Δ^4-VPA 和 5,5-^{2}H$_2$-Δ^4-VPA（100mg/kg）为示踪剂，分别通过腹腔内注射给药后，于代谢笼中收集大鼠 24h 的尿样。取 3ml 尿样，用 10% 盐酸酸化尿样至 pH = 2，随后每个样品均加载于 6ml C$_{18}$ 小柱上，在经 3ml 蒸馏水淋洗后，用 3ml 甲醇/水（1：1，V/V）的混合液洗脱。洗脱液经减压浓缩后以 9ml 乙酸乙酯提取。提取物再经无水硫酸钠干燥后浓缩至约 100μl。浓缩后的样品经重氮甲烷衍生化后以 GC/MS 测定，以"质量漂移"技术，证实了 Δ^4-VPA 的两个代谢产物 A，B（图 17-2-8）。

4-烯－丙戊酸（Δ^4-VPA）的结构式如下：

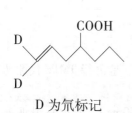

D 为氘标记

从图 17-2-8a 和图 17-2-8b 的对比中可以看出，这两张质谱图的碎片峰很相似，只是在 b 图上凡包含有标记原子的碎片峰都增加了 2。根据这两个化合物几乎相同的色谱保留时间以及相似的质谱"指纹图"可以判定这两个化合物为同一物质，而通过含有标记原子的化合物可以证明它来自 4-烯－丙戊酸，它应该是 4-烯－丙戊酸的代谢产物。图中所示结构式为根据质谱图解析出的该化合物的结构式。根据质量漂移了"2"这一特征还可以判断出图 17-2-8c 和图 17-2-8d 为另一个 4-烯－丙戊酸代谢产物的非标记和标记形式的质谱图。

（二）用"离子簇"技术寻找川芎嗪的代谢产物

为了确定川芎嗪在机体内的代谢模式，我们采用"核素峰簇（又称为离子簇）技术"检测川芎嗪

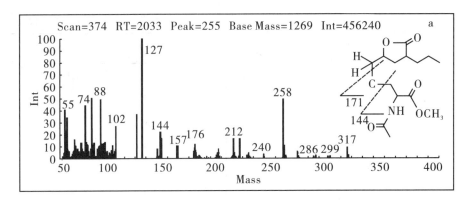

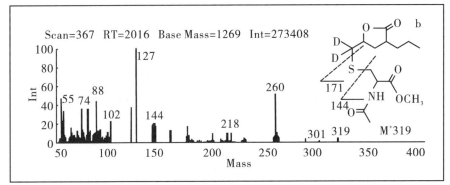

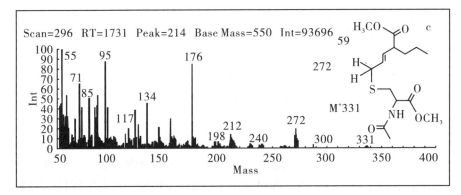

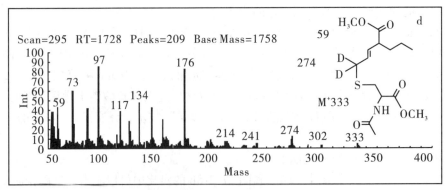

图 17-2-8 4-烯 – 丙戊酸代谢产物的质谱图

（TMPz，国产活血化淤药物）及其代谢产物在大鼠尿中的存在（图 17-2-9）。以下是进行 TMPz 代谢研究的具体步骤：

1. 以 $^2H_6$ TMPz 和普通 TMPz 分别灌胃给药（150g 体重左右的大鼠，每鼠 50mg），12h 后追加灌胃1 次。

2. 收集 24 小时内的尿样。

3. 过滤。

4. 用醋酸/醋酸钠调 pH 至 4~5。

5. 水浴中用 β-葡萄糖醛酸酶水解。

6. 氯化铵饱和。

7. 用 0.1mol/L NaOH 调 pH 至 8。

8. 乙酸乙酯提取。

9. GC/MS 测定。以下是 TMP₂ 的结构式。

$$\text{（TMP}_2\text{ 结构式）}$$

* 为氘标记部位，共计为 6 个氘原子

图 17-2-9 中 a，b，c，d，e，f 为标记的川芎嗪和非标记的川芎嗪分别给予大鼠后，从尿中分离、检测出的川芎嗪及其代谢产物的质谱图。图 17-3-9a 为非标记的川芎嗪，其分子量为 137，在使用了包含有 1 至 6 个氘原子标记的川芎嗪以后，在相同色谱保留时间时的质谱图上出现了 137~141m/z 的"峰簇"（图 17-2-b）。这种"峰簇"的出现很明确、很特异地指示了在含有无数混合物的尿样中有原形川芎嗪的存在。比较图 17-2-9c 和 d 以及图 17-2-9e 和 f，则不难判断另外两种川芎嗪代谢产物的存在。

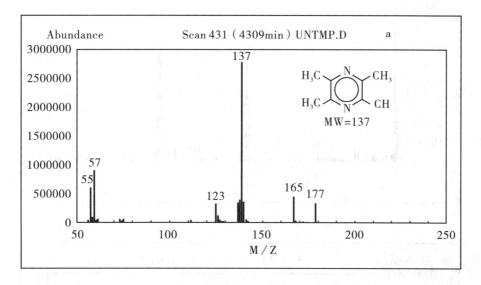

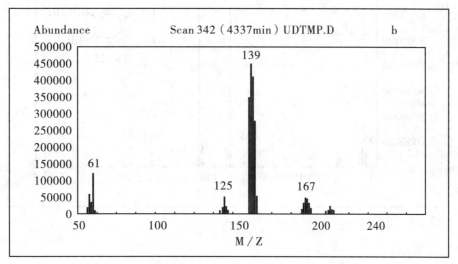

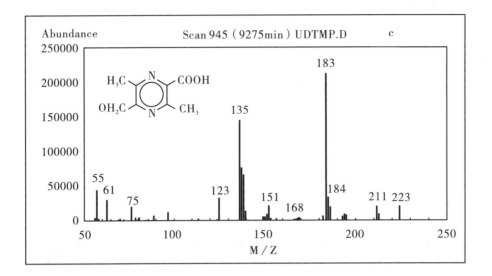

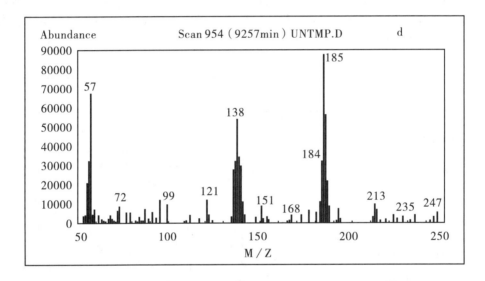

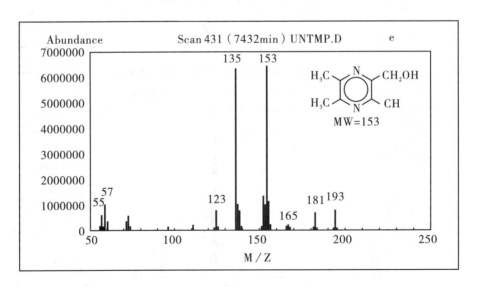

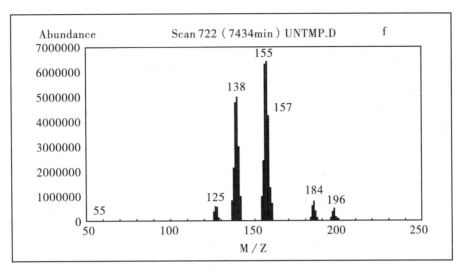

图 17-2-9　川芎嗪及其代谢产物的质谱图（a～f）

五、核素效应的利用

核素效应是指由于核素与其天然元素之间质量的差异而引起含该核素的化合物在化学反应、生物学代谢等方面的不同。在众多的核素中，具有最明显核素效应的稳定核素是氘。氘是一种常用的稳定核素。它的核素效应在药物研究中也常常得到利用。例如有人发现了一二氘代丁巴比妥在小鼠肝微粒体中羟基化作用只有未标记者的 62.5%。此外，在开发新型抗生素中的过程中，人们发现 3-F-D 丙氨酸（FA）是复方抗微生物药中的一种成分，具有抗菌作用。但是，若在 FA2 位上的氢被氘取代，则体内的代谢速率和急性毒性只有原氨基酸的 1/3。由此可见，氘的核素效可使该药物代谢为 3-F-丙酮酸的过程受阻，从而显著地改善了治疗指数。

核素效应的另一个重要方面就是"代谢开关"（metabolic switching）作用。"代谢开关"是指由于特定的核素效应使药物的代谢方向发生特定的转变，利用这个方法来研究药物的代谢和效应关系是一个很有用的方法。例如，非那西汀（phenacetin）是一个常见的解热镇痛药物，但往往会引起肝、肾功能的损害以及引起高铁血红蛋白血症。以往的实验已经知道该药物在机体内的代谢有两条途径，但哪条代谢途径与药物的毒副作用有关尚不清楚。为了探讨非那西汀在体内的代谢过程及其与药物毒性之间的关系，实验分别采用了 p-［1，1-^{2}H］-乙氧基乙酰苯胺（d$_2$-非那西汀）和普通非那西汀为实验药物。分别给予 60 只经 3-甲基胆蒽（20mg/kg，腹腔内注射，每 12h 1 次，共 3 次）处理后 24h 的仓鼠。给药途径为腹腔内注射，剂量为 400mg/kg，（溶于吐温 80）。采用临床常规病理和生化的方法检测肝坏死以及高铁血红蛋白血症。结果发现接受 d$_2$-非那西汀仓鼠的死亡率及肝坏死程度均显著低于接受非标记非那西汀的动物，而血中高铁血红蛋白含量则明显高于后者。这一现象说明：由于在非那西汀*位上由氘取代了氢，使得乙氧基与苯环的结合更为牢固（图 17-2-10），使得药物代谢主要朝着第 2 条途径进行，最终导致高铁血红蛋白血症的发生高于非标记药物组；而肝坏死发生率的下降也意味着非那西汀脱乙基的代谢物是引起肝坏死的主要原因。换句话说，由于接受非标记非那西汀组动物的代谢比氘代非那西汀组动物的代谢更容易朝着第 1 条途径进行，使得肝坏死的发生增加。

六、确定药物的代谢途径

上文已阐述了利用"质量漂移"和"离子簇技术"来识别药物的代谢产物的方法。在识别代谢产物的过程中固然可以为判断药物的代谢过程提供重要的依据，甚至可以确定药物的代谢途径。但是有一些药物或生物活性物质的代谢途径往往并不是一条。而且，若中间产物不稳定或代谢较快，且并不蓄积时，仅依靠上述的方法就不够了。采用特定的稳定同位素标记药物往往可以解决这个问题。异氰酸甲酯（MIC）是一种很重要的化工原料，可用于合成杀虫剂。其化学性质活泼，一旦进入人体可引起肺水肿甚

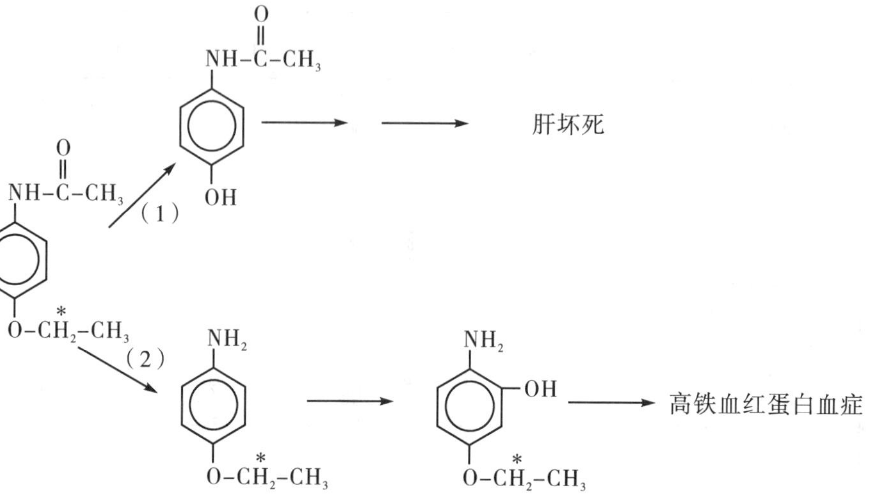

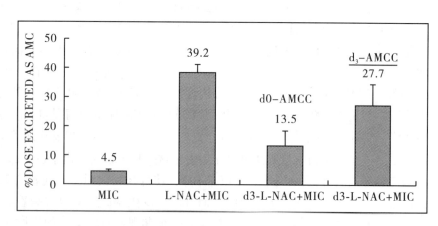

图 17-2-10 氚标记非那西汀的"代谢开关"作用

至死亡。1984 年发生在印度的一次 MIC 泄漏导致了数千人死亡。分析给予 MIC 的大鼠尿样，可发现有 N-乙酰半胱氨酸（NAC）与 MIC 的结合产物 AMCC［N-乙酰-（N-氨基甲酰）半胱氨酸］存在，这通常是 MIC 与谷胱甘肽（GSH）相结合后的一种代谢产物，有利于 MIC 从体内的排出，可起解毒的作用。但也不能排除体内的 NAC 直接和 MIC 结合的可能性。如果能证实外源性给予的 NAC 能与体内的 MIC 直接结合，无疑可对解救 MIC 中毒提供一个有力的手段。为了证实这一点，实验选用 4 组雄性大鼠，体重为 140～200g。每组 3 只。每组动物分别接受不同药物的腹腔注射。第一组为对照组，后 3 组动物分别接受 500mg/kg 的-LNAC、D-NAC 和 L-d_3-NAC。30min 以后，四组动物均经腹腔内给予 MIC，剂量为 15mg/kg，（溶于玉米油中）。在代谢笼中收集随后 24h 内大鼠的尿样。尿样被收集于含有 10ml 维生素 C（50mg/ml）的容器中，随后置于 -80℃ 的冰箱内保存。测定采用 LC-MS/MS 的方法对尿中代谢产物分别作定性和定量的测定。对于对照组和接受非标记药物的动物尿样，加入人工合成的 d_3-AM-CC 为内标准，对于接受 L-d_3-NAC 动物的尿样，则加入 APrCC［N-乙酰 S-（N-丙基氨甲酰）半胱氨酸］为内标准。

图 17-2-11 的结果说明，仅接受 MIC 腹腔注射的大鼠只有给药剂量的 4.5% 能生成 AMCC 而从尿中排除；在给予 L-NAC 的大鼠，则有 39.2% 的剂量从尿中排除；这说明外源性 L-NAC 可明显加大 MIC 的排泄。尽管如此，还不能证明外源性 L-NAC 是直接和 MIC 结合还是首先在体内作为 GSH 生物合成的前体物增加了体内 GSH 的量，GSH 再与 MIC 结合从肾脏代谢，最终生成 AMCC。而接受 L-d_3-

图 17-2-11 NAC 与 MIC 的解毒作用

NAC 的第三组动物实验的结果却可以明确回答这个问题：即外源性 L-NAC 在体内有一部分直接与 MIC 结合，也有一部分首先合成 GSH 然后再与 MIC 结合。在给予 L-d_3-NAC 大鼠的尿中同时存在着氚标记的与非标记的 AMCC。如果 L-d_3-NAC 首先合成 GSH，则必然要丢失 * 位上标记的氚原子。从而在尿中必然出现非标记的 AMCC，而 L-d_3-NAC 与 MIC 直接结合则可以保留标记原子，使得尿中存在有氚标记的 AMCC。第三组动物尿中出现大量标记的 MICC 则进一步证实了 L-NAC 可以与 MIC 直接结合。具体代谢途径参见图 17-2-12。

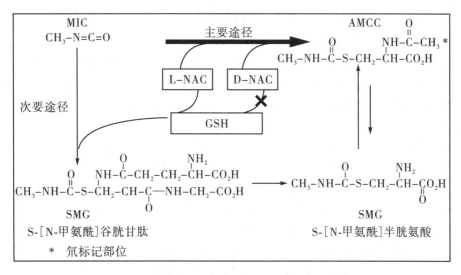

图 17-2-12　MIC 在体内的代谢途径

（江　骥　胡　蓓）

参 考 文 献

1. Dalrymple PD, et al. Tissue distribution and elimination of ^{14}C-aminoglutethimide in the mouse. European Journal of Drug Metabolism and Pharmacokinetics, 1990, 15：31

2. Scatina JA, et al. Metabolic disposition and pharmacokinetics of pelrionone, a new cardiotonic drug, in laboratory animals and man. Eur J Drug Metabolism and Pharmacokinetics, 1990, 15：37

3. 江骥, 等. 川芎嗪的体内代谢. 中国医学科学院学报, 1993, 15：79

4. 王世真, 江骥. 稳定同位素法, 见：王世真, 林汉和周前（主编）. 核医学和核生物学. 北京：科学出版社, 1990, 261－298

5. Kassahum K, Hu P, Grillo MP, et al. Metabolic activation of unsaturated derivatives of valproic acid, Identification of novel glutathione adducts formed through coenzyme A-dependent and-independent processes. Chemico-Biological Interation, 1994, 90：253

6. Hu P, Davis MR, Baillie TA. Mechanistic studies on the conjugation of methyl isocyanate with N-acetylcysteine in the rat. Proceedings of the International Conference on Isotopes, 95 Beijing 1995, E124

第三章　串联质谱在药品及其代谢产物分析中的应用

第一节　原 理 简 介

　　串联质谱（tandem mass spectrometer, MS/MS）是将两个以上的质谱串联在一起形成的多级质谱。将质谱串联在一起组成串联质谱的目的有两个，一是诱导第一级质谱产生的分子离子解离，产生产物碎片离子（product ion），进而给出该分子离子的结构信息；二是利用串联质谱可以从由于干扰而显得模糊不清的质谱图中抽取有用数据的特殊性质，大大提高质谱检测的选择性。这使得许多测量前复杂的分离过程变得简单，使得许多以前无法测定的混合物中痕量物质的测定变为可能。因此串联质谱的使用可大大加速样品分析速度，特别适合对分析速度要求较高的生物样品及临床药物样品的测定。目前串联质谱有几种类型，如三级四极杆质谱（triple stage quadrupole, TSQ）；四扇磁质谱（four-sector mass spectrometer）；混合串联质谱（hybrid tandem mass spectrometer）等。其中最常用的是 TSQ。因为 TSQ 的第二级质谱的工作性质与其第一级和第三级不同，不起质量分析器的作用，所以有时也将 TSQ 串联质谱叫做质谱/质谱（MS/MS）。下面以 TSQ 为例简单介绍一下串联质谱的工作原理。

根据不同的检测目的，TSQ 有 4 种扫描方式，可以给出 4 种不同的谱图：①产物离子谱图（product spectrum，又称子代离子谱图，daughter spectrum）；②前体离子谱图（precursor spectrum，又称亲代离子谱图，parent spectrum）；③中性丢失谱图（neutral loss spectrum）；和④选择反应监测（selected reaction monitoring，SRM）。

串联质谱在生物医学中的应用范围很广，包括：①混合物中痕量物质的分析；②在软电离方式下对分子结构进行解析（elucidation）；③从生物样品中搜寻药物的代谢产物；④用选择反应监测的扫描方式对待测物质进行定量分析；⑤测定多肽和蛋白质序列等等。

串联质谱的第一级常常采用软电离方式，如快原子轰击（FAB）、电喷雾（electrospray）、化学电离（chemical ionizition）等等，其产生的亲代离子为偶电子离子，这种离子所含超额内能（excess internal energy）低，比较稳定，可以提供很有价值的分子量信息，但不容易进一步裂解。而串联质谱中的第二、三级质谱可将亲代离子活化，使之裂解，得到碎片离子谱图，从而提供更多的结构信息。因此串联质谱是一种非常强有力的分析工具，可以同时给出分子量和分子结构两方面的信息，其性能大大超过普通的单一质谱。

为了使前体离子（偶电子离子）解离形成碎片离子，串联质谱中第二级质谱主要是采用惰性气体碰撞的方式来达到增加其内能目的。通过碰撞使前体离子内能增加，进而解离形成碎片离子的过程叫做碰撞 – 诱导解离（collision-induced dissociation，CID 或者 colisionally-activated decomposition，CAD）。碰撞诱导解离（CID）的目的是解离某一（或某些）特定的分子离子，给出其碎片离子，从而获得针对这一分子离子的结构信息。由于最能提供结构信息的离子是来自简单诱导裂解反应，属于高能反应类型，所以要实现 CID 需要在前体离子中储存进大量内能。这可以通过下面的两种方式获得，一是次数较少（1～5 次）的高能（千电子伏特范围，keV）碰撞，或多次低能（电子伏特范围，eV）碰撞。从碰撞反应中可以获得的碰撞能 Ecm 可用公式表达为：$Ecm = Elab \times me/(mp + me)$。其中 Elab = 离子可获得的碰撞能（动能）；me = 碰撞气体的原子或分子质量；mp = 前体离子的质量。假如，在高能碰撞反应中，前体分子的 m/z = 1000，通过 8kV 电场加速后与氢气碰撞，碰撞能为 $Ecm = 8000 \times (4/1004) = 32eV$（每次碰撞）。如将碰撞气体换为氩气，在同样条件下 $Ecm = 8000 \times (40/1040) = 307eV$（每次碰撞）。而在低能反应中，加速电压将在 50V 左右，如前体分子的 m/z = 200，氩气为靶气体，碰撞能为 $Ecm = 50 \times (40 \times 240) = 8eV$（每次碰撞）。碰撞可以诱导离子解离的机制是，在低能碰撞（eV）时，动能将导致离子的振动激发，而在高碰撞能（keV）时，电子激发和振动激发将同时产生。为使产物离子谱图易于分析，需根据待分析分子离子的质荷比调整加速电压。碰撞诱导解离在实用中会受到一定的限制。首先，随着前体离子质荷比的增加，会导致碰撞能 Ecm 的降低，最终很难得到有鉴定意义的碎片离子。在高能碰撞的情况下，有效的 CID 对质荷比的限制是不大于 2500。另外，由于可被检测到的产物离子只占入射的前体离子束的一定百分比，因此 CID 使检测的绝对灵敏度有所降低。

下面举例说明串联质谱在生物医学及药物代谢产物分析中的应用。首先以三级四极串联质谱（triple quadrupole tandem mass spectrometer，又称 triple stage quadrupole，TSQ）为例，介绍一下使用四种不同扫描方式，串联质谱可以获得的四种谱图（图 17-3-1 所示）。

1. 产物离子质谱图（product spectrum） 第一级四极杆质谱

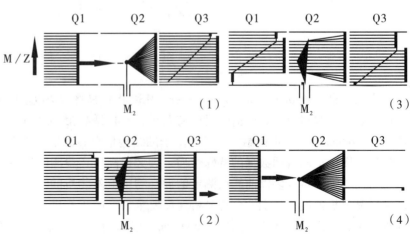

图 17-3-1 三级四极杆串联质谱的四种常用扫描方式，M_2 代表碰撞气体

（Q1）将所有入射离子依其质荷比大小分开，并只允许某一具有设定质荷比的离子进入第二级质谱（Q2），Q2 以氩气（Ar_2）为碰撞气体，实现 CID。第三级质谱（Q3）可给出 CID 产生的产物离子质谱图。

2. 前体离子质谱图（precursor spectrum） Q1 将入射离子依其质荷比大小分开，使其进入下一级。在 Q2 对依次进入的离子实现 CID，并使产物离子依次进入 Q3。Q3 可对含有设定质荷比碎片离子的前体离子进行记录。

3. 有中性丢失碎片的前体离子质谱图（neutral loss spectrum） 其扫描工作原理与 2 相类似。不同的是 Q3 将只记录在 CID 中有设定质量数的中性碎片产生的前体离子。

4. 选择反应监测（selected reaction monitoring，SRM） Q1 只允许设定质荷比的前体离子通过。Q2 对入射离子实现 CID；Q3 记录产物离子中某一或某些设定碎片离子的谱图。

第二节 定 性 分 析

在实际工作中，TSQ 的 4 种不同扫描方式为药物及其代谢产物的定性、定量分析提供了极大的方便。如对 4-烯 – 丙戊酸体内代谢产物的鉴定就是利用了四种扫描方式中的第 3 种方式来进行的。4-烯 – 丙戊酸是抗癫痫药丙戊酸的代谢产物，与丙戊酸毒副作用的产生密切相关。阐明它在体内生物转化的途径对弄清其导致毒副作用发生的作用机制至关重要。由于 4-烯 – 丙戊酸及其代谢产物的谷胱甘肽结合产物在串联质谱采用 CID 分析时有释放中性焦谷氨酸碎片的倾向，在对给予 4-烯 – 丙戊酸的大鼠胆汁进行 TSQ 分析时，采用了恒定中性丢失（129Da）扫描方式对其进行鉴定。

1. 实验动物 成年 Sprague-Dawley 大鼠，体重 250～300g。

2. 给药剂量 100mg 4-烯 – 丙戊酸/kg 体重。

3. 给药途径 腹腔注射。

4. 胆汁收集及处理 用乌拉坦（1g/kg 体重）麻醉动物后，行胆管插管术，收集胆汁 4h。将胆汁过滤并用甲醇：0.06% 三氟醋酸（1：1，V/V）的 HPLC 流动相稀释 50 倍。

5. LC-MS/MS 分析 实验仪器为 SCIEX API Ⅲ（加拿大产品）三级四极杆质谱。它配备有离子雾化大气压电离源，可以直接进样，也可以与 HPLC 联用作各种方式扫描。离子雾化（Ionspray）又称气动辅助电喷雾，是目前最新的电喷雾技术，也是离子化效率很高的软电离技术，它更加适用于极性通常较大的生物样品分析。在 LCMS/MS 分析时，以高纯空气作为雾化气，压力 50psi（磅/平方英寸）；离子化电压 5kV；CID 靶气为氩气，厚度 3.4%×10^{14} 分子/cm。将 50μl 稀释过的胆汁样品直接通过窄孔 C_{18} HPLC 柱（2mm×150，5μm；Beckman Instruments，San Ramon，CA）进行分离，样品注射后最初的 5min 流动相 A（0.06% 三氟醋酸）为 100%，然后流动相 B（0.06% 三氟醋酸乙腈溶液）以 1%/min 的速度增加，直至完成样品分析，一般最终流动相 B 所占比例可达 40%。与质谱相连的 HPLC 流动相流速为 200μl/min，在进入离子源前分流，实际进入离子源的流动相速度为 50μl/min，其余进入 HPLC 的紫外检测器（波长=214nm）。因此一次进样可以同时得到各个组分的质谱图和紫外色谱谱图。

6. 结果分析 如图 17-3-2 所示，a 为总离子流图，显示了在这一胆汁样品中所有含有 129Da 中性碎片丢失的前体离子流。其中 A、B、C、D 4 个峰为空白对照样品中所没有，可判定为代谢产物的峰。b、c、d 显示了总离子流图中 A～D 4 个前体离子峰（一般为质子化的分子离子峰，写作 MH⁺）的质荷比分别为 448，464 和 466。其中质荷比为 448 的峰有两个，用 A 和 B 来代表这两个不同的代谢产物，质荷比为 464 的代谢产物用 C 代表。得到了这些与代谢产物分子量密切相关的信息之后，就可以有针对性的调整 TSQ 的扫描方式，进一步搞清每一个化合物的结构。如采用前面介绍的第一种扫描方式，可给出产物离子质谱图。例如可将 Q1 设定为只允许质荷比为 448 的离子通过；在 Q2 实现 CID；Q3 给出产物离子谱图。如图 c 为代谢产物 A 的质谱图，图中所示化合物结构是根据谱图解析得出的。图 d 和 e 是采用同样的扫描方式得出另外两个代谢产物 B 和 C 的产物离子图谱及解析出的化合物分子结构。由于这 3 个从胆汁中鉴定出的代谢物的质谱图与化学合成的上述 3 个化合物的质谱图完全一致（图 17-3-3～17-4-5），从而证明了它们的结构。

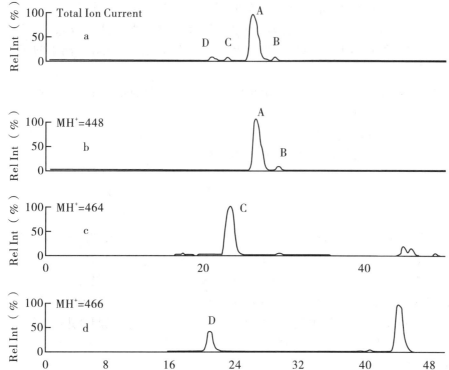

图 17-3-2　LC-MS/MS 采用恒定中性丢失扫描方式测定给予 4-烯－丙戊酸大鼠胆汁中谷胱甘肽结合产物的质谱图

　　a：总离子流图；b：代谢产物 A，B；c：代谢产物 C；d：代谢产物 D。

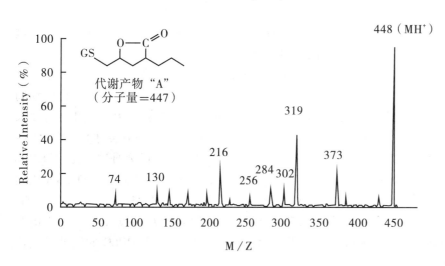

图 17-3-3　LC-MS/MS 采用产物离子扫描方式测定给予 4-烯－丙戊酸大鼠胆汁中谷胱甘肽结合产物 A 的质谱图

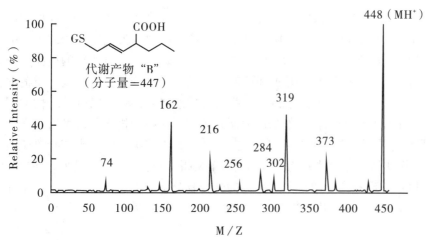

图 17-3-4　LC-MS/MS 采用产物离子扫描方式测定给予 4-烯－丙戊酸大鼠胆汁中谷胱甘肽结合产物 B 的质谱图

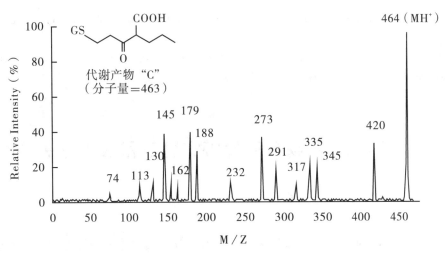

图 17-3-5　LC-MS/MS 采用产物离子扫描方式测定给予
4-烯-丙戊酸大鼠胆汁中谷胱甘肽结合产物 C 的质谱图

第三节　定量分析

下面简单介绍应用 SCIEX API Ⅲ 三级四极杆质谱定量测定异氰酸甲酯（methyl isocyanate，MIC）体内代谢产物的具体操作。N-乙酰-S-（N-甲基氨基甲酰）半胱氨酸［N-acetyl-S-（N-methylcarbamoyl）cysteine，AMCC］是 MIC 在体内的主要代谢产物之一，从尿中排出。定量测定 AMCC 的量，可以分析 MIC 在体内的代谢程度。

1. 实验动物　成年 Sprague-Dawley 大鼠，体重 140～200g。

2. 给药剂量　15mg MIC/kg 体重。

3. 给药途径　腹腔注射。

4. 尿液收集及处理　动物在给药后应立即置于代谢笼中饲养，并用含 10ml 5% 维生素 C 的收集瓶收集 24h 尿液。尿液过滤后用甲醇：0.06% 三氟醋酸（1∶1，V/V）的溶液稀释 50 倍备测。

5. 标准曲线的制备　以 3μg $^2H_3$-AMCC 为内标加在含 1ml 过滤过的空白大鼠尿的各标准管中，再加入不同量的 AMCC（0～6μg），振荡混匀后取 50μl 进样。实验所用仪器及仪器条件基本同定性分析小节所述，不同的是本实验采用直接进样方式进样。标准曲线样品将通过注射器泵以 5μl/min 的速度采用直接进样方式输入 MS/MSG。AMCC 和 $^2H_3$-AMCC 分子离子（MH⁺）的质荷比分别为 221 和 224，在采用选择反应检测（SRM）的扫描方式时，可得到它们的质荷比为 164 和 167（MH⁺−57）的特征性产物离子质谱图。以各标准曲线样品 MS/MS 测定值中 m/z164 和 m/z167 峰面积的积分比值对所加 AMCC 的量作图可以绘制出标准曲线。

6. 尿样的定量　测定取 50μl 制备好的尿样品进样，进样方式同上。在 SRM 扫描方式下测定 m/z164 和 m/z167 的峰面积，并根据标准曲线计算样品中 AMCC 的含量。测定结果见"核素示踪技术在药物代谢研究中的应用"章中确定药物的代谢途径小节。

（胡 蓓　江 骥）

参考文献

1. Kassahun K, Hu P, Grillo MP, et al. Metabolic activation of unsaturated derivatives of valproic acid. Identification of novel glutathione adduct formed through coenzyme A-dependent and independent processes. Chemico-Biological Interactions, 1994, 90: 253－275

2. Jin L, Davis MR, Hu P, et al. Identification of novel glutathione conjugates of disulfiram and diethyldithiocarbamate in rat bile

by liquid chromatography-tandem mass spectrometry. Evidence for metabolic activation of disulfiram in vivo. Chem Res Toxicol, 1994, 7：526－533

3. Hu P, Davis MR, Baillie TA. Mechanistic studies on the conjugation of methyl isocyanate with N-acetylcysteine in the rat. Journal of Radioanalytical and Nuclear Chemistry，1996, 206：305－310

第四章　药物代谢酶研究思路和常用方法

第一节　研究现状

药物代谢酶（drug metabolizing enzymes）是参与各种化学物质在体内进行生物转化的重要酶系，按其催化反应类型可分为Ⅰ相和Ⅱ相酶系。以细胞色素 P450（cytochrome P450，CYP 450s）为代表的Ⅰ相酶主要催化底物的氧化、还原、水解反应，使其代谢激活或灭活；而Ⅱ相酶如尿苷二磷酸葡萄糖醛酸转移酶（UDP-glucuronyltransferase，UDPGT）、谷胱甘肽巯基转移酶（glutathione S-transferase，GST）等则主要参与结合反应，加速药物或化学毒物本身及代谢产物以结合物形式排出体外。各种外源物和内源物可依次经Ⅰ相和Ⅱ相反应或直接以Ⅱ相反应的形式代谢转化（图17-4-1）。由此可见，研究药物代谢酶的组成、功能及作用特点、基因调控及在新药开发中的应用将有助于了解各种外源物和内源物在体内的代谢转换规律、毒性及相互作用的发生和机制，为新药开发和药物的临床应用提供理论依据。

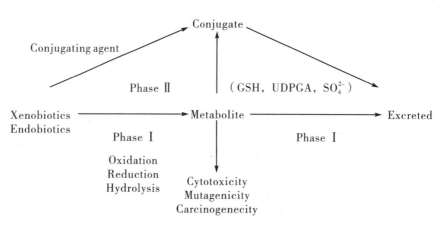

图 17-4-1　内外源物体内代谢途径

CYP450s 是参与各种外源物（如药物、化学毒物、致癌物等）和内源物（如类固醇激素、Vit D、胆酸等）在体内代谢转换的重要酶系，以血红素蛋白的形式存在于内质网和线粒体内。CYP450s 通过催化底物的氧化、还原、水解反应使之代谢活化或失活。目前研究表明，CYP450s 是由一组超家族的 CYP450 同工酶基因编码，已在大鼠、人及其他动植物、微生物中发现 481 个 CYP450 基因及 22 个假基因，归属于 74 个基因家族，其中 14 个基因家族（包括 26 个亚族）存在于哺乳动物中，20 个亚族已在人基因组内定位。外源物进入体内后可由一种或多种特异的 CYP450 同工酶代谢活化，同时又可被其他 CYP450 灭活。因此，细胞内 CYP450 同工酶的表达水平及存在类型直接影响外源物对机体的毒性、致癌性及药物间相互作用。由于 CYP450s 具有与一氧化碳结合的光谱特性、多态性、多底物特异性及可诱导性等特点，因此可根据其特性进行酶含量及活性测定，高含量同工酶的制备以及对 CYP450s 调控机制的研究。

虽然 P450 基因家族比较庞大，但存在于人体内的 57 个不同基因编码的 CYP450 并非都参与外源物代谢。人体内参与外源物代谢的 CYP450s 主要是 CYP450 Ⅰ~Ⅳ家族中的同工酶，包括 CYP1A2、CYP2C9/10、CYP2C19、CYP2D6、CYP2E1 和 CYP3A4 等（表17-5-1）。CYP1A2 在肝组织中有特异性表达，芳胺、杂环胺和一些含卤烃化物均是 CYP1A2 的重要底物。CYP1A2 还是代谢某些黄嘌呤类药物如丙咪嗪、茶碱咖啡因的重要同工酶。目前在实验动物和人体组织中进一步发现，芳胺如氨基联苯等通过 CYP1A2 代谢生成的活性中间体可与蛋白质和 DNA 形成加成物，提示 CYP1A2 与某些肿瘤的发生有关。CYP2C9/10 和 CYP2C19 是 CYP2C 亚族中最重要的同工酶，在华法林、甲苯磺丁脲、美芬妥英等药物代谢起重要作用。其中 CYP2C19 具有遗传多态性，是美芬妥英代谢的主要催化酶。CYP2E1 在人及啮齿类动物肝脏中表达的个体差异较小，主要参与乙醇、丙酮和氯仿等小分子化合物的代谢，并可被乙醇等小分子化合物诱导。研究发现，CYP2E1 与含卤烃化物类的肝毒性密切相关。CYP2D6 和 CYP3A4 是人 CYP450s 中最重要的同工酶，大多数临床常用药经这两种药酶代谢。CYP2D6 是代谢多种临床用药的同工酶之一，具有明显的遗传多态性，这一特性可以解释 7%～10% 高加索人由于无效的等位基因而成为某些抗抑郁药的缓慢代谢者。因此，口服依赖 2D6 代谢的药物时，2D6 基因鉴定将是一种重要的辅助治疗措施。CYP3A4 是 P4503A 亚族主要组成形式，通过 C-或者 N-脱烃、C-羟化等反应来代谢药物。CYP3A 的底物覆盖面极广，从致癌物黄曲霉素 B1 到大多数临床口服用药的生物转化都有 CYP3A 的参与。因此，一般认为 CYP 3A 是参与口服药物首过效应的主要酶系，也是造成药物相互作用的重要原因。

已知疾病状态可影响体内 CYP450 含量和表达水平。如肝硬化患者中，CYP1A2 mRNA 和 CYP1A 免疫活性蛋白的降低最为显著。病毒感染、注射疫苗、卡介苗接种以及细菌感染都可通过影响肝脏 CYP450 表达而使药物代谢发生障碍。如 $TNF\alpha$ 可在 mRNA 水平使雄性大鼠 CYP2C11 和 3A 表达减少。

CYP450s 与癌症的发生发展密切相关。CYP450s 参与大量致癌物的代谢转化，一方面通过氧化反应将致癌物转化为亲电子的代谢物，随之与 DNA、RNA 和蛋白质等共价结合，使其丧失正常结构，导致功能障碍；另一方面通过代谢转化生成大量的氧自由基，导致细胞的毒性反应。此外，CYP450 也在一些与细胞增殖分化有关的内源性物质（如类固醇激素、维生素和脂肪酸）的代谢中发挥重要作用。

CYP450s 在肠道和肝脏表达量的差异与临床用药的个体差异有关。饮食、用药史和个人生活习惯如抽烟和饮酒可造成 CYP450s 表达水平的改变。此外，CYP450s 多态性导致 CYP450s 活性不同，也是临床用药个体差异的基础。因此，CYP450s 表达量和多态性的个体差异对临床用药有极其重要的意义。据统计，1994 年，美国有 106 000 人死于药物的不良反应，占住院人数的 0.32%；而有 130 万人出现了不同程度的药物毒性反应，占住院人数的 6.7%。

总之，CYP450s 的表达水平以及体内活性，直接关系到外源物的代谢状态，从而造成机体对外源物的反应不同。迄今为止，人们仍致力于研究 CYP450s 基因型和 CYP450s 在外源物代谢中的作用，以更深层次的了解疾病的发生发展和增加临床用药的合理性。

外源物进入体内经药酶代谢转化的同时，其本身也可诱导或抑制某些 CYP450 同工酶的表达水平，从而调节其本身或/和其他化合物的代谢转化。外源物对 CYP450 的调控主要分为诱导和抑制两种形式。

已知 2,3,7,8-四氯二苯并对二恶英（TCDD）和多环芳烃（PAH）等大多数化学致癌物既是 CYP1A1 的底物，也是 CYP1A1 的强诱导剂，其中以 PAH 对 CYP1A1 的诱导机制研究得较为深入。AHR 为配体激活型受体，在非活性状态下，靶细胞的 AHR 与热休克蛋白 HSP90 或其他蛋白形成可溶性复合物存在于胞浆中。HSP90 作为分子伴侣使 AHR 保持与配体结合的构型，同时抑制 AHR 内在的 DNA 结合活性。当前致癌物与配体结合后，AHR 与 HSP90 解离，在芳烃受体核转运蛋白（ARNT）协助下进入细胞核内，AHR/ARNT 复合物迅速结合于相应基因 5′区外源物反应元件上，随即作用于转录激活结构域，从而激活 CYP1A1 及其他相关基因的表达。在此信号转导过程中控制细胞应答的要素是 AHR。

CYP2E1 的诱导剂为乙醇、丙酮等小分子底物。一般认为，CYP2E1 的诱导机制是通过转录后水平，即提高 mRNA 的稳定性，降低同工酶蛋白的降解速率。但有些化合物，如乙酰水杨酸、水杨酸钠则是通过提高 mRNA 的表达而诱导 CYP2E1 酶蛋白的增加。

许多常用药物既是 CYP3A 的底物，又是其诱导剂，如地塞米松、利福平及卡马西平等。上述药物与经 CYP3A 代谢的药物合并用药，能大大增加后者的代谢速率。联合用药时多个药物互为 CYP3A 的竞争性抑制剂，也是造成药物间相互作用的重要原因。如红霉素、酮康唑、咪康唑、硝苯地平等一些含氮的药物在经 CYP3A4 代谢过程中，形成了抑制性的 P450-Fe(Ⅱ)-代谢复合物。

有些化合物本身并不是某个 CYP450 同工酶的底物，但对该酶的表达也可能具有诱导或抑制作用，进而对该酶底物的代谢产生影响。奎尼丁是 CYP2D6 的强抑制剂，但其本身是通过 CYP3A3/3A4 代谢转化。再如选择性 5-HT 摄取抑制剂类药物氟伏沙明、帕罗西汀等，尽管该类药物主要通过 CYP2D6 代谢，但同时可影响几个同工酶活性。氟伏沙明是 CYP1A2 强抑制剂，同时也抑制 CYP3A4 的活性，对 CYP2D6 也显示微弱抑制作用。由此可见，对于预防或减弱药物间相互作用来说，仅仅明确药物的代谢酶是不够的，还需要了解药物对其他 CYP450 同工酶的影响。

外源物对 CYP450 基因调控机制多发生在蛋白质翻译之前，CYP450 基因转录水平的下调可导致蛋白质合成减少。已有充分证据表明，DNA、RNA 和蛋白翻译水平以及芳烃受体对基因的调控均能影响 CYP450 的表达，不同调控机制所起的作用与 CYP450 同工酶的种类、外源物的性质及机体反应开始后测定的时间有关。某些外源物进入体内后，可通过损伤 CYP450 的 DNA，产生的后续效应可诱导或抑制关键酶的表达水平，从而调控 CYP450 同工酶的生物效应。特定 CYP450 的抑制也与 mRNA 表达水平的降低及酶蛋白的含量密切相关，其中 mRNA 水平的影响尤为重要，而外源物对其调节主要是在转录水平上，如苯巴比妥对 CYP1A1 的诱导是在转录和转录后水平上进行调节。虽然外源物对 CYP450s 表达的基因调控多在蛋白质翻译前水平，但某些外来物质也可在蛋白质翻译水平上调节 CYP450 同工酶的表达，从而进一步改变其本身的代谢活性。如表皮生长因子和转移生长因子 α 可在蛋白质表达水平抑制苯巴比妥对 CYP2B1 的诱导作用，并能抑制与 CYP2B1 有关的 7-乙氧基香豆素-O-脱戊基酶的活性。

虽然底物性和非底物性化合物对 CYP450 同工酶的表达都有重要的调控作用，但却不是影响酶表达水平的唯一因素。除外源物外，CYP450 的表达程度还受到体内外多种因素的影响，如性别、年龄、饮食和营养状况和疾病等。此外，CYP450 表达水平和活性存在明显的个体差异性，这可能是造成同一化合物在不同个体产生增毒或解毒效应的原因。总之，外源物进入体内后发挥的作用、代谢过程及其最终产生的后果，往往是多个同工酶、多因素协同作用的结果。

药物对药酶的抑制作用是造成临床合并用药时药物 - 药物相互作用的主要原因，其后果是代谢受抑制的药物毒性反应增大。因此，药物对药酶的抑制作用是评价药物能否进入开发阶段的重要指标之一。目前可用于药物代谢高通量筛选的主要药酶如 CYP2D6，3A4 和 2C9 等，可用荧光法和 LC-MS-MS 测定对单个酶的影响。此外，还可通过酶促动力学参数分析、增加反应时间、稀释和去除代谢产物等来判断药物的直接抑制作用还是代谢后产生的可逆/不可逆的共价结合。

由于对 CYP450 同工酶的诱导可在动物实验上导致肝肿瘤的发生和临床药物的相互作用，因此药物是否诱导 CYP450 同工酶的研究也列入早期筛选内容。以往传统的药酶诱导评价多在研究后期动物体内实验，用量大，而且不能完全反映人体内实际情况。与体内研究相比，体外动物和人肝细胞培养评价体系则具有用量少，可直接反映人体内变化的优点而得到广泛应用。由于诱导时间较长（2～3 天），培养后还要进行酶活性和蛋白测定，因此目前尚未进入高通量筛选。不过，国外一些药厂已尝试用转基因细胞株进行高通量筛选，实验周期可缩短到几小时。

药代动力学特征是判断药物口服生物利用度和整体消除的重要参数。目前用于体外药代动力学的研究体系包括肝微粒体、cDNA-高表达酶系统、肝切片或肝细胞。多数模型可在 96 孔板上进行，用 LC-MS-MS 来检测原型药物的消失。上述方法的体内外相关性和研究系统中底物、辅助因子和酶活性等是直接评价结果是否客观的重要因素。

不同种属动物和人肝微粒体是最适合研究药物生物转化的体外研究体系，可同时收集大量代谢产物和确定参与药物代谢的同工酶类型。此外，肝切片和肝细胞由于既含药物代谢酶，也有某些辅助因子，因此可弥补肝微粒体的不足。

鉴于 CYP450s 在外源物和内源物，尤其是在药物代谢过程中的重要作用，目前已建立了一系列体内、外酶活性测定方法。鉴定参与特定药物代谢的 CYP450 亚型可用动物或人源肝及肝外组织、细胞及亚细胞组分、异源表达 CYP450 酶亚型（如酵母菌、细菌、昆虫细胞和哺乳动物细胞高表达体系），通过如下几种形式评估 CYP450 在受试药物代谢中的作用：①受试药物作为底物与动物或人源组织温孵，判断是否 CYP450s 参与代谢，测定代谢速率常数，观察酶与底物代谢的相互关系；②将受试药物与高表达 CYP450 同工酶共孵，了解参与药物代谢的 CYP450 亚型及酶动力学；③在反应体系中加入特定酶抑制剂或抗体，观察代谢速率的变化，判断参与药物代谢 CYP450 亚型的介入程度。

受试药物对 CYP450s 选择性抑制作用，可通过观察药物对特殊底物代谢速率的影响得知。表 17-4-1 列出在体外酶抑制研究中常用底物。选择一定浓度范围内的受试药物与底物和酶共孵，观察底物代谢速率变化，计算 IC_{50}，判断药物的抑制强度。

表 17-4-1　常用于 CYP450s 体外研究的底物和抑制剂

	CYP1A2	CYP2C9/10	CYP2C19	CYP2D6	CYP2E1	CYP3A4
Substrates used for clinical studies	Caffeine	Tolbutamide	Mephenytoin	Dextromethorphan Debrisoquine	Chlorzoxazone	Dextromethorphan Midazolam
In vitro substrates	7-ethoxy-re sorufin	Tolbutamide	Mephenytoin	Dextromethorphan	Chlorzoxazone	Testosterone
In vitro inhibitors	Furafyline Benzofla-vone	Sulfaphenzole		Quinidine	Diethyldithio-carbamate	Troleandomycin Ketoconazole

以往药物对 CYP450 同工酶的诱导多应用实验动物（啮齿类、狗、灵长类）在特定时间内给予一定剂量的药物，观察如肝脏重量和肝脏指数、微粒体蛋白和 CYP450 含量以及特定 CYP450 同工酶活性和水平等参数。CYP450 同工酶活性和蛋白水平均升高可表明该酶被诱导。动物对不同诱导剂的反应较为敏感，与人存在明显的种属差异。因此，从动物实验中得出的数据不能完全反映临床的实际情况。目前，由于人源肝细胞分离培养技术的不断完善，可用体外人源肝细胞体系进行诱导剂筛选及诱导机制的研究。

在进行 CYP450s 研究中，明确研究材料的来源和特性非常重要。在使用人肝组织时，尽量了解样本来源的相关信息如用药史、吸烟史、年龄和性别以及疾病状态等。目前，多将不同个体的人源组织样本合并，以弥补因单个样本的个体差异而影响结果分析。同时，在选择体外实验受试药物浓度时，应参考药物体内给药可能达到的血药和组织分布浓度。此外，药物的理化性质和检测技术的灵敏性对体外实验中药物浓度的选取也十分重要。

目前，有关 CYP450s 研究方法较多，本章将主要介绍几种常用 CYP450 同工酶测定和诱导方法。

第二节　CYP450 含量测定

一、基本原理

还原状态下的 CYP450 可与一氧化碳结合，形成复合物，在波长 450nm 处出现最大吸收峰。可根据峰高测定值的大小计算 CYP450 酶含量。

二、材料及设备

1. 微粒体制备

（1）将新鲜肝脏放入冷冻生理盐水中冲洗，用滤纸擦干并称重。

（2）按 1:4 加入匀浆缓冲液（50mmol/L Tris，1.15% KCl，pH7.4），制成肝匀浆。

（3）在 10 000g 低温离心 20 分钟。

（4）弃去沉淀，将上清液转移至超速离心管内，在 105 000g 离心 60 分钟。

（5）离心后上清为胞质部分，沉淀为微粒体。将微粒体沉淀重悬于 0.25mol/L 蔗糖液（用手动匀浆器为佳，蔗糖液加入量以 g 肝重/ml 为宜）。

（6）微粒体悬液可新鲜使用或存放 -80℃ 备用。

2. 连二亚硫酸钠（还原剂），注意避光保存。

3. 缓冲液 0.1mol/L 磷酸缓冲液，pH7.4。

4. 一氧化碳。

5. 双光束紫外分光光度计。

三、操作步骤

1. 将待测样品配制成 0.5mg/ml 的蛋白液，置于冰中。

2. 取数毫克连二亚硫酸钠，加入到待测样品中混匀。

3. 将样品等量加入到两个比色杯中，分别放入到分光光度计的对照池和样品池中，从 500nm 到 400nm 作基线扫描。

4. 将样品池中比色杯取出，充一氧化碳约 30 秒，（以气泡连续，液体不溢出为好）然后放回原位，从 500nm 向 400nm 扫描，并记录峰形及峰高。

5. 按下列公式计算细胞色素 P450 含量：

$$CYP450 nmol/mg = \frac{A(450 \sim 490nm) \times 1000(\mu m) \times 1}{91 mmol/L(克分子消光系数) \times 蛋白终浓度(mg/ml)}$$

A = 从波长 490nm 到 450nm 的 OD 值差。

四、注意事项

1. 制备微粒体时，组织匀浆不要泡沫太多，否则会引起酶蛋白的变性。

2. 测定时还原剂不要加入太多，否则会破坏血红蛋白。

3. 如果样品在 420nm 出现明显吸收峰，说明 P450 有部分失活，可考虑重新制备新鲜样品。

4. 测定诱导微粒体样品时，需要事先稀释样品，CYP450 含量测定范围以 0.4 ~ 1.0nmol/mg 为佳。

第三节 二甲基亚硝胺脱甲基酶活性测定

一、基本原理

二甲基亚硝胺（NDMA）主要经 CYP P450 2E1 催化，先进行碳位羟化，继而甲醇胺中间产物分解，释放出甲醛，通过 Nash 比色法以甲醛生成量多少反映 CYP2E1 活性。

二、材料及设备

1. 100mmol/L N-二甲基亚硝胺。

2. 缓冲液 100mmol/L Tris，20mmol/L MgCl$_2$，300mmol/L KCl，pH7.4。

3. 还原型辅酶Ⅱ（NADPH）发生系统 4mmol/L NADP，6-磷酸葡萄糖二钠，6-磷酸葡萄糖脱氢酶（XV，Sigma）4units/ml，可储存于 -80℃ 4 个月或新鲜配制。

4. 甲醛标准液 3.33mmol/L，用蒸馏水配制。

5. 微粒体 按常规超速离心法制备微粒体，每 0.5ml 反应液中含微粒体蛋白 0.1mg（诱导）或 0.3mg（未诱导）。

6. Nash 试剂 取醋酸氨 5g，乙酰丙酮 0.1ml，3% 醋酸 6ml，混匀后备用。

三、操作过程

1. 加样 按表 17-4-2 中各试剂体积加样，反应液终体积为 0.5ml。

表 17-4-2 加样一览表

	缓冲液	蒸馏水	微粒体	底物	NADPH	标准
空白	0.25ml	0.15ml	0.05ml	—	0.05ml	—
标准	0.25ml	0.14ml	0.05ml	—	0.05ml	10μl
样品	0.05ml	0.10ml	0.05ml	0.05ml	0.05ml	—

2. 将加样完毕的样品管（未加 NADPH 发生系统）依次放入 37℃ 水浴，每管间隔时间 10～20 秒，预温孵 1 分钟。

3. 依次加入 NADPH 发生系统以起始反应。温孵 20 分钟。

4. 温孵 20 分钟后，依次加入 25% $ZnSO_4$ 0.05ml 终止反应，立即混匀后，每管再加入饱和 $Ba(OH)_2$ 0.05ml。

5. 在 2500g 离心 15～20 分钟。

6. 将 0.35ml 上清液转移至另一试管中，加入 0.15ml Nash 试剂，混匀后放入 50℃ 水浴温孵 30 分钟，冷却后在 420nm 测定样品光密度值。

7. 计算

$$nmol\ HCHO/(min·mg\ 蛋白) = \frac{33.3nmol × 样品光密度_{412nm} × 1 × 1}{标准液光密度_{A412} × mg\ 蛋白 × 20min}$$

四、注意事项

1. 如在反应液中加入其他化合物需另设对照组。

2. 标准液应在反应进行一半时加入。

3. 为保持底物利用率在 10%，样品蛋白浓度和反应时间可作相应调整。

第四节　红霉素脱甲基酶活性测定

红霉素脱甲基酶活性测定过程及计算与二甲基亚硝胺脱甲基酶活性测定相同，终体积 0.5ml 反应液中含 0.4mmol/L 红霉素，0.4mg 微粒体蛋白，温孵时间为 20min。此酶测定主要反映 CYP3A 活性。

第五节　7-乙氧基（戊氧基）香豆素脱烃酶活性测定

一、基本原理

7-乙氧基或戊氧基香豆素在 CYP450 同工酶催化下，7 位乙氧基或戊氧基发生脱烃反应，生成香豆素。此反应过程需氧，并由 NADPH 提供电子。目前认为，7-乙氧基香豆素是 CYP1A 的相对特异性底物，而 7-戊氧基香豆素是 CYP2B 的相对特异性底物。香豆素生成的多少可反映药物或化合物对上述同工酶的诱导或抑制作用。

二、试剂和仪器

1. 7-EORR 或 PORR　用 DMSO 于配制成 1mmol/L 的工作液。

2. NADPH　用缓冲液配制成 22.86mg/ml 的工作液。

3. 缓冲液　0.067mol/L Tris，0.033mol/L $MgCl_2$，pH7.5。

4. 荧光分光光度计。

5. 微粒体：用超速离心法制备，-80℃ 备用。

表 17-4-3　加样一览表

	标准管	样品管
缓冲液（ml）	1.5	1.5
微粒体（mg/ml）	1/0.46	1/0.46
蒸馏水（ml）	0.04	–
EORR 或 PORR（μl）	2	20
NADPH（ml）	–	0.02

三、操作过程

1. 按表 17-4-3 中各试剂体积加样　反应终体积为 2ml。

2. 将激发光和发射光调至 EM = 586nm，EX = 522nm。

3. 将加完样品的比色杯（除 NADPH 未加），放入仪器，从"0"到"120"作基线扫描。

4. 样品杯加入 NADPH 起始反应，立即将比色杯放回仪器继续扫描至"240"，总扫描时间为 4min。结果见图 17-4-2，17-4-3。

5. 计算 按下列公式计算酶活性：

$$pmol/(min \cdot mg\ 蛋白) = \dfrac{S1-S2 \times 60(秒) \times \dfrac{100}{\Delta\ I}}{1(秒) \times mg\ 蛋白/样品中}$$

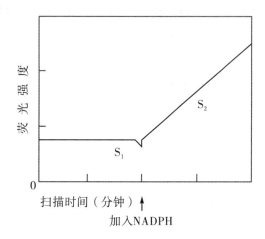

图 17-4-2 7-乙氧基香豆素脱烃酶测定时加入 NADPH 后反应曲线的改变

注：S1 或 S2 代表 OD 值的斜率，计算时需注意取线性反应区域内至少 10 个时间点 OD 值的平均数。I 代表加入标准液后引起荧光强度改变。

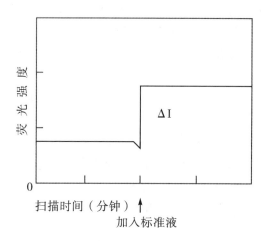

图 17-4-3 7-乙氧基香豆素脱烃酶测定时加入标准液后曲线的改变

第六节 睾酮羟化酶活性测定（HPLC 法）

一、基本原理

已知多种 CYP450 同工酶可催化睾酮（testosterone）结构中不同位点的羟化反应。因此可用 HPLC 法测定睾酮体外羟化代谢产物的生成量来反映药物对 P450 同工酶的诱导或抑制作用。参与睾酮羟化反应的 P450 同工酶如表 17-4-4 所示。

表 17-4-4 大鼠肝脏 CYP450 同工酶对睾酮的代谢

Metabolites	CYP450										
	A	b	c	d	e	f	g	h	i	j	k
1α-OH	–	–	–	–	–	–	–	–	0.3	–	–
2α-OH	–	–	–	–	–	–	–	7.3	–	–	–
6α-OH	1.0	–	–	–	–	–	–	–	–	–	–
6β-OH	–	–	1.9	0.7	–	–	3.8	0.2	–	–	–
7α-OH	20.9	–	–	–	–	–	–	–	–	–	–
15α-OH	–	–	–	–	–	–	0.9	–	0.3	–	–
16α-OH	–	9.1	–	–	0.8	0.8	0.3	7.9	–	–	–
16β-OH	–	7.2	–	–	0.7	–	–	–	–	–	–
A	–	10.8	–	–	1.1	–	–	2.8	–	–	–
Total	21.9	27.1	1.9	0.7	2.6	0.8	5.0	18.2	0.6		

二、材料及设备

1. 睾酮 0.25mmol/L，用甲醇配制。
2. 缓冲液 100mmol/L Tris，20mmol/L 氯化镁，300mmol/L 氯化钾，将 pH 调至 7.4。
3. NADPH 发生系统 4mmol/L NADP，100mmol/L 葡萄糖-6-磷酸二钠，4U 葡萄糖-6-磷酸脱氢酶（type XV）/ml。
4. 睾酮标准品 将睾酮羟化产物标准品等量混合，每个代谢产物的浓度为 2.4nmol/50μl 甲醇。
5. 肝微粒体 用超速离心法制备肝微粒体，每管温孵液中含 1mg 蛋白。
6. HPLC 仪（应配有紫外检测仪和用于梯度洗脱的高压泵）。

三、操作过程

1. 加样 按表 17-4-5 中各试剂体积加样。

表 17-4-5 加样一览表

	缓冲液	蒸馏水	微粒体	底物	NADPH	标准品
空白管	0.25	0.15	0.05	0.05	-	-
标准管	0.25	0.15	0.05	-	-	0.05
样品管	0.25	0.10	0.05	0.05	0.05	-

2. 将加样完毕的样品管（未加 NADPH 发生系统）依次放入 37℃ 水浴，每管间隔时间 10~20 秒，预温孵 1 分钟。
3. 依次加入 NADPH 发生系统以起始反应。
4. 温孵 10 分钟后，依次加入二氯甲烷 2ml 终止反应。
5. 将温孵液振摇提取 5~10 分钟（提取回收率在 97% 左右），在 2000r/min 离心 2 分钟。
6. 将 0.5ml 二氯甲烷上清液转移至离心管中，蒸干。
7. 用 100μl "A" 洗脱液溶解蒸干物，进行 HPLC 分析。
8. HPLC 洗脱条件 C18 反相柱 4.6mm×150mm，5μ，检测波长为 254nm，进样量为 50μl，洗脱液：A 液：10% THF，B 液：5% THF，70% 甲醇梯度洗脱：1.5ml/min（表 17-4-6）。

表 17-4-6 梯度洗脱表

洗脱时间（min）	A 液（%）	B 液（%）
0	100	0
22	100	0
48	30	70
52	0	100
59	100	0

9. 计算：$$nmol/min \cdot mg = \frac{待测物峰面积/标准液峰面积 \times 标准液浓度}{1mg\ 蛋白 \times 10min}$$

第七节 底物探针测定法（鸡尾酒探针法）

一、基本原理

CYP450 同工酶具有明显的底物特异性。通过测定不同类型同工酶催化特异性探针底物的代谢速率可反映该酶的活性，多用于研究药物和化合物对 CYP450 同工酶的抑制作用。所谓"鸡尾酒探针法"是将多个底物探针同时放入体外反应体系中，可同时测定药物对多个同工酶的影响，具有省时，省样，避免实验批次造成误差等特点，本节将分别介绍非那西丁（CYP1A2）、氯唑沙宗（CYP2E1）、氨苯砜（CYP3A4）、奥美拉唑（CYP2C19）、右美沙芬（CYP2D6）、二氯芬酸（CYP2C9）探针测定法。

二、材料及设备

1. Tris-HCl 缓冲液　50mmol/L Tris，4mmol/L 氯化镁，用双蒸水配制，以 6mol/L HCl 调 pH 至 7.4。

2. NADPH 发生系统　110mmol/L 6-磷酸葡萄糖，11.1mmol/L β-NADP，6-磷酸葡萄糖脱氢酶 10U/ml，用 Tris-HCl 缓冲液配制。

3. 肝微粒体按常规超速离心法制备。

4. 仪器　Agilent 1100 HPLC 色谱仪，包括紫外检测仪和四元泵。

5. HPLC 检测条件

（1）非那西丁，氯唑沙宗，氨苯砜，奥美拉唑，右美沙芬测定

流动相：乙腈∶磷酸盐缓冲液（0.02mol/L KH$_2$PO$_4$，0.02mol/L 三乙胺，V%∶V% = 35∶65，H$_3$PO$_4$ 调 pH 至 6.5）。

色谱柱：Supelco 4.6mm × 250mm，5μ，流速：1ml/min　柱温箱：30℃。

检测波长：奥美拉唑 280nm；右美沙芬 202nm；非那西丁、氯唑沙宗和氨苯砜 230nm，280nm。

色谱图见图 17-4-4 和图 17-4-5。

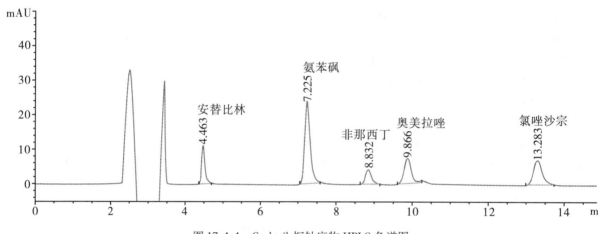

图 17-4-4　Cocktail 探针底物 HPLC 色谱图

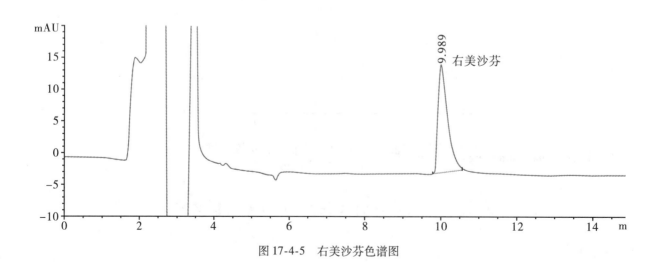

图 17-4-5　右美沙芬色谱图

（2）二氯芬酸（CYP2C9 测定）

流动相：乙腈∶甲醇∶水 = 30∶40∶30。

色谱柱：Supelco 4.6mm×250mm，5μ 流速：1ml/min 柱温箱：30℃。

检测波长：280nm。

色谱图见图 17-4-6。

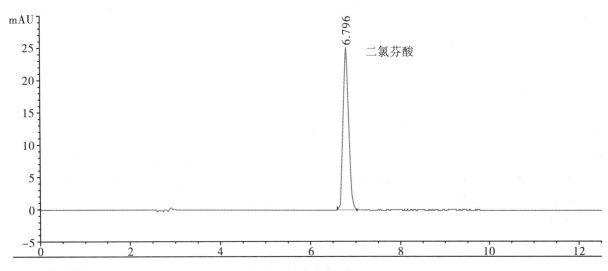

图 17-4-6 二氯芬酸色谱图

三、操作过程

1. 标准曲线制备

（1）Cocktail 探针药物包括非那西丁（CYP1A2），氯唑沙宗（CYP2E1），氨苯砜（CYP3A4） 将不同浓度的探针药物标准液分别与 1mg 大鼠肝微粒体混合，使其终浓度分别为 1，2，4，8，10，12μmol/L，然后加入 Tris-HCl 缓冲液补充至 1ml。加入内标安替比林 20μl（25μg/ml）后用二氯甲烷震荡提取，有机相在氮气下吹干后重悬于甲醇，进样。以探针药物和内标的峰面积比值与浓度作直线回归。

（2）奥美拉唑（CYP2C19） 将不同浓度的奥美拉唑标准液分别与 1mg 大鼠肝微粒体混合，使其终浓度为 0.1，0.5，1，2，4，10μmol/L，然后加入 Tris-HCl 缓冲液补充至 1ml，加入内标安替比林 20μl（25μg/ml）后用二氯甲烷震荡提取，有机相在氮气下吹干后重悬于甲醇，进样。以奥美拉唑和内标的峰面积比值与浓度作直线回归。

（3）右美沙芬（CYP2D6） 将不同浓度右美沙芬标准液与 1mg 大鼠肝微粒体混合，使其终浓度分别为 0.1，0.5，1，2，4μmol/L，然后加入 Tris-HCl 缓冲液补充至 1ml。用正己烷∶正丁醇（95∶5）震荡提取，有机相在氮气下吹干，甲醇重悬后进样。以右美沙芬和内标的峰面积比值与浓度作直线回归。

（4）二氯芬酸（CYP2C9） 将不同浓度二氯芬酸标准液与 1mg 大鼠肝微粒体混合，使其终浓度分别为 1，2，4，6，8，10μmol/L，然后加入 Tris-HCl 缓冲液补充至 1ml。用乙酸乙酯震荡提取，有机相在氮气下吹干，甲醇重悬后进样。以二氯芬酸和内标的峰面积比值与浓度作直线回归。

2. 将样品管（未加 NADPH 发生系统）依次放入 37℃水浴，每管间隔 10~20s，预温孵 2min。

3. 依次加入 NADPH 发生系统 100μl 以起始反应，温孵 5~20min。

4. 温孵反应结束后，依次加入有机溶剂终止反应，立即混匀后，提取有机相，氮气下吹干甲醇重悬进样。

5. 各探针底物的酶促动力学的浓度分别为：

（1）Cocktail 探针药物（非那西丁，氯唑沙宗，氨苯砜）为 2，4，6，8，10μmol/L。

（2）奥美拉唑（CYP2C19）为 1，2，4，6，8μmol/L。

（3）右美沙芬（CYP2D6）为 0.5，1，1.5，2，2.5μmol/L。

（4）二氯芬酸（CYP2C9）为 2，4，5，6，8μmol/L。

四、计算

$$1/V\ [nmol/(min\cdot mg\ 蛋白)]=Km/Vmax\cdot 1/[S]+1/Vmax$$

V 为反应速率，Km 为米氏常数，Vmax 为最大反应速率，[S] 为探针底物浓度。

五、注意事项

在不同的实验条件下，肝微粒体蛋白浓度，探针药物浓度及温孵体系反应时间应作相应调整。

第八节　常用 CYP450s 诱导和抑制方法

一、基本原理

CYP450 的生物学特性之一就是可被多种内、外源物所诱导/抑制。利用此特性，可研究药物对 CYP450 同工酶的诱导/抑制的分子机制，诱导后的生物学效应以及预测临床药物相互作用等。此外，可制备高表达 CYP450 同工酶库和应用特异性抑制剂，用于药物生物转化途径的研究和同工酶的鉴定。体外培养肝细胞和动物体内实验均可进行酶诱导性研究，测定酶活性和蛋白水平。此外，在临床研究中，还可使用血药浓度曲线下面积（AUC，area under the curve）和清除率（Vmax/Km）作为间接指标反映药物对同工酶的诱导程度。

二、CYP450 同工酶的诱导研究

1. 苯巴比妥诱导　诱导组动物（多选用大鼠或小鼠）腹腔注射苯巴比妥钠（溶于生理盐水）75mg/kg，每日 1 次，连续 3 日。正常对照组给同体积生理盐水。末次给药后 24 小时将动物断头处死，取肝脏制备微粒体。苯巴比妥主要诱导 CYP2B，1A 和 3A。

2. 3-甲基胆蒽诱导　实验动物每日腹腔注射 3-甲基胆蒽（溶于植物油）25～30mg/kg，每日 1 次，连续 3 日。对照组动物给同体积植物油。末次给药后 24 小时将动物处死，取肝脏制备肝微粒体。3-甲基胆蒽主要诱导 CYP1A。

3. 乙醇诱导　将乙醇加入到动物饮水中，浓度为 10%，给动物自由饮用，连饮 7 日。第八日将动物断头处死，取肝脏制备微粒体。乙醇主要诱导 CYP2E1。动物禁食 16 小时也可明显诱导 CYP2E1。

4. 地塞米松诱导　诱导组动物腹腔注射地塞米松（溶于植物油中）75mg/kg，每日 1 次，连续 4 日。对照组给同体积赋性剂。给药后第四日将动物处死，取肝脏制备微粒体。地塞米松诱导主要以 CYP 3A 为主。

三、CYP450s 抑制研究

1. CYP1A2 抑制剂　Furafylline 和 α-萘黄酮（α-naphthoflavone）是相对特异性较强的 CYP1A2 的抑制剂。α-萘黄酮在 0.1～0.5μmol/L 的浓度范围几乎完全抑制 CYP1A2 活性，而对其他 CYP450 同工酶几乎没有抑制作用。高浓度 α-萘黄酮还可以抑制 CYP3A4 和 CYP2E1。

Furafylline 需要预先与人肝微粒体和 NADPH 或 NADPH 发生系统在 37℃温孵 15 分钟，在 5～10μM 浓度范围完全抑制 CYP1A2 活性，对 CYP4502C9、2D6、2E1 和 3A4 无明显抑制作用。

2. CYP2A6 抑制剂　2.5μmol/L 8-甲基补骨脂素（8-methoxypsoralen）预先与人肝微粒体和 NADPH 或 NADPH 发生系统在 37℃温孵 5 分钟，可抑制 80%～90% CYP2A6 活性。此外，商品化 CYP2A6 的单抗也可直接用于同工酶的鉴定。

3. CYP2B6 和 CYP2C8 抑制剂　CYP2B6 和 CYP2C8 的单抗可直接用于抑制实验。

4. CYP2C9 抑制剂　Sulfaphenazole 是选择性抑制 CYP2C9 的强抑制剂。10μmol/L 浓度时可达最大抑制强度。

5. CYP2D6 抑制剂　奎尼丁是 CYP2D6 选择性抑制剂，在 5～10μmol/L 的浓度范围表现出最大抑制活性。CYP2D6 单抗可直接用于抑制实验。

6. CYP3A4 抑制剂　Troleandomycin（TAO）是选择性较强的 CYP3A 抑制剂，预先与人肝微粒体和

NADPH 或 NADPH 发生系统在 37℃温孵 15～20 分钟。1000μmol/L 浓度时达到最大抑制程度。而 Ketoconazole 是 CYP3A 的可逆性抑制剂。在体外 Ketoconazole 对 CYP2C9 和 CYP2D6 有较弱抑制作用，对 CYP1A2、2A6、2C19 和 2C8 有微弱的抑制作用。低浓度的 Ketoconazole（1μmol/L 或更低）可用于消除 CYP3A 以外的其他 CYP450s 非竞争性抑制作用。

7. 注意事项　药物代谢研究中 CYP450 抑制剂常用来确定参与药物代谢的主要同工酶。在研究中所选择抑制剂特异性和抑制强度较为重要。此外，还须考虑代谢物定量方法的精确度和选取的底物、抑制剂浓度对结果的影响。

第九节　药物代谢 II 相酶研究方法

一、谷胱甘肽巯基转移酶活性测定

（一）基本原理

谷胱甘肽巯基转移酶（GST）是一组参与机体解毒功能的同工酶系，其主要作用是催化还原型谷胱甘肽与亲电性化合物结合，形成无毒的结合物排出体外。GST 本身也可与亲电性化合物结合，促进机体的解毒。已知 GST 有 α、μ、π、θ、σ 五种亚型，胞质中总酶活性通常选用 1-氯 2,4-二硝基苯（CDNB）作底物，CDNB 与 GSH 结合后生成 2,4-二硝基苯 - 谷胱甘肽复合物，在 340nm 处有吸收峰。α 亚型底物常选用 Cumene Hydroperoxide（CuOOH），μ 亚型底物常选用 2,4-二氯-1-硝基苯（DCNB），π 亚型选用 Ethacrynic Acid（EA），θ 亚型底物则选用 1-menaphtyl sulfate（MS）。本节内将主要介绍 3 种底物测定方法。

（二）GST 活性测定

1. 按表 17-4-7 将各种试剂加入比色杯：

表 17-4-7　加样一览表

	空白管（ml）	样品管（ml）
0.1mol/L 磷酸钾缓冲液（pH6.5）	0.95	0.95
50mmol/L 还原型谷胱甘肽	0.02	0.02
50mmol/L CDNB	0.02	0.02
胞质	-	0.01

2. 以空白管作为自身对照，样品管在加入胞质后迅速混匀，在 340nm 处记录单位时间内光密度变化。

3. 计算

$$nmol/(min \cdot mg\ protein) = \frac{A340nm/min \times 1000\mu mol/L \times 1}{9.6mmol/L \times 1mmol/L \times mg/ml\ assay\ mixture}$$

4. 注意事项

（1）CDNB 易溶于 DMSO 或 95% 乙醇。

（2）测定时最佳胞质蛋白浓度为 20～30μg/ml 反应液。

（三）GST-α 亚型活性测定

1. 操作过程　在 50mmol/L K_2HPO_4-2mmol/L EDTA（pH7.0）的缓冲液中，含有 1mmol/L NaN3，0.2mmol/L NADPH，1mmol/L GSH，谷胱甘肽还原酶 1U/ml，在 37℃温孵 2 分钟后，再加入肝胞质液 80μl 和 15mmol/L CuOOH，总体积为 3ml，迅速混匀后在 37℃记录 340nm 波长处单位时间内光密度的变化及相应的 NADPH 的消耗。

2. 计算

$$nmol\ NADPH/（min \cdot mg\ 蛋白）= \frac{\triangle OD\ 340nm/min}{蛋白终浓度（mg/ml）} \times 7731（nmol\ NADPH）$$

（四）GST-μ 亚型活性测定

1. 操作过程

（1）将 150nmol/L GSH 0.1ml，30mmol/L DCNB（用 DMSO 配制），0.1mol/L 磷酸缓冲液（pH8.0）混匀，总体积 3ml。

（2）加入肝胞质液 90μl 后迅速混匀，在 37℃记录 347nm 波长处单位时间内光密度的变化率。

2. 计算

$$nmol/（min \cdot mg\ 蛋白）= \frac{\triangle OD\ 347nm/min}{8.5 \times 蛋白终浓度（mg/ml）} \times 1000$$

二、尿苷二磷酸葡萄糖醛酸转移酶（UDPGT）活性测定

（一）基本原理

UDPGT 是体内代谢过程中参与结合反应的重要酶系，可催化葡萄糖醛酸与带羟基、羧基和氨基的底物结合，形成 O-联结的葡萄糖醛酸结合物。对羟基联苯就是常用的底物之一。

（二）操作过程

1. 在反应液中含微粒体蛋白 0.5mg，0.25% Triton X-100 20μl，50mmol/L MgCl₂50μl，5mmol/L 对羟基联苯（溶于二甲基亚砜）50μl，1mol/L Tris-HCl 缓冲液（pH7.4）50μl，用双蒸水补足至 450μl。空白管不加微粒体，用双蒸水补足。

2. 反应液在 37℃温孵 5min 后加入 30mmol/L UDPGT 50μl，继续温孵 10min。

3. 将测定样品置冰浴中，加入 10% 过氯酸 0.5ml，氯仿 2ml 终止反应。

4. 振摇 10min，在 3000r/min 离心 5min，取水相 0.5ml，加 1.6mol/L 甘氨酸缓冲液（pH10.3）3.5ml，在激发光 290nm、吸收光 325nm 处测定荧光强度。以硫酸奎宁作相对标准，计算酶活性

5. 计算

$$nmol/（min \cdot mg\ 蛋白）= \frac{（标准曲线\ K\ 值 \times F/R_1）\times 1000 \times R_2}{克分子量（奎宁）\times min \times 蛋白浓度（mg）}$$

R_1 = 灵敏度；F = 样品中荧光强度；R_2 = 样品稀释倍数。

6. 硫酸奎宁标准曲线制备

7. 按表 17-4-8 将试剂加入到各管中。

表 17-4-8　加样一览表

	2.5μg/ml	5.0μg/ml	10μg/ml	20μg/ml
奎宁（100μg/ml）	0.1ml	0.2ml	0.4ml	0.8ml
0.05H₂SO₄	3.9ml	3.8ml	3.6ml	3.2ml

8. 混匀后在激发光 350nm，吸收光 450nm 测定样品中的荧光强度，求出标准曲线的 K 值。

（李　燕　朱秀媛）

参 考 文 献

1. Estabrook RW. The remarkable P450s: A historical overview of these versatile hemoprotein catalyst. FASEB J, 1996, 10: 202 – 204

2. Pollenz RS. The aryl-hydrocarbon receptor, but not the aryl-hydrocarbon receptor nuclear translocator protein, is rapidly depleted in hepatic and nonhepatic culture cells exposed to 2, 3, 7, 8-tetrachlordibenzo-p-dioxin. Mol Pharmacol, 1996, 49 (3): 391 – 398

3. Nelson DR, Koymans L, Kamatahi T, et al. P450 Superfamily: update on new sequences, gene mapping, accession numbers and nomenclature. Pharmacogenetics, 1996, 6 (1): 1 – 42

4. 鞠美华, 李燕. 细胞色素 P450 同工酶在外源物代谢中的作用. 国外医学药学分册, 1998, 25 (4): 218 – 224

5. Jerling M, Dahl ML, Aberg-Wistedt A, et al. The CYTP2D6 genotype predicts the oral clearance of the neuroleptic agents perphenazine and zuclopenthixol. Clin Pharmacol Ther, 1996, 59 (4): 423 – 428

6. Hasler JA, Estabrook R, Murray M, et al. Human cytochromes P450. Molecular Aspects Medicine, 1999, 20: 1 – 137

7. White RE. High-throughput screening in drug metabolism and pharmacokinetic support of drug discovery. Annu Rew Pharmacol Toxicol, 2000, 40: 133 – 157

8. 冷欣夫, 邱星辉. 细胞色素 P450 酶系的结构功能与应用前景. 北京: 科学出版社, 2001, 76 – 87

9. Glancarlo GM, Venkatadrishnan K, Granda BW, et al. Relative contributions of CYP2C9 and 2C19 phenytoin 4-hydroxylation in vitro: Inhibitory by sulfaphenazo, omeprazole and ticlopidine. Eur J Clin Pharmacol, 2001, 57: 31 – 37

10. Sabine GC, Pascussi JM, Lydiane PG, et al. Induction of CYP2C Genes in Human Hepatocytes in Primary Culture. Drug Metab Dispos, 2001, 29 (3): 242 – 251

11. Murphy PJ. Xenobiotic metabolism: A look from the past to the future. Drug Metab Disp, 2001, 29 (6): 779 – 780

12. Yuan R, Madani S, Wei XX, et al. Evaluation of cytochrome P450 probe substrates commonly used by the pharmaceutical industry to study in vitro. Drug Interactions, 2002, 30 (12): 1311 – 1319

13. Bjornsson TD, Callaghan JT, Einolf HJ, et al. The conduct of in vitro and in vivo drug-drug interaction studies: a Pharmaceutical Research and Manufacturers of America (PhRMA) perspective. Drug Metab Dispos, 2003, 31 (7): 815 – 832

14. Ouzzine M, Barre L, Netter P, et al. The human UDP-Glucuronosyltransferases: structural aspects and drug glucuronidation. Drug Metab Rev, 2003, 35 (4): 287 – 303

15. Blakey GE, Lockton JA, Perrett J, et al. Pharmacokinetic and pharmacodynamic assessment of a five-probe metabolic cocktail for CYPs 1A2, 3A4, 2C9, 2D6 and 2E1. Br J Clin Pharmacol, 2004, 57 (2): 162 – 169

16. Sharma A, Pilote S, Bélanger PM, et al. A convenient five-drug cocktail for the assessment of major drug metabolizing enzymes: a pilot study. Br J Clin Pharmacol, 2004, 58 (3): 288 – 297

17. Guengerich FP. Cytochrome P450: What have we learned and what are the future issues? Drug Metab Rev, 2004, 36 (2): 159 – 197

18. Frye RF. Probing the world of cytochrome p450 enzymes. Mol Interv, 2004, 4 (3): 157 – 162

19. Aguiar M, Masse R, Gibbs B. Regulation of cutochrome P450 by posttranslational modification. Drug Metab Rev, 2005, 37: 379 – 404

20. Mahajan S, Atkins WM. The chemistry and biology of inhibitors and prodrugs argeted to glutathione S-transferases. Cell Mol Life Sci, 2005, 62: 1221 – 1233

21. Hayes JD, Flanagan JU, Jowsey IR. Glutathione transferases. Annu Rev Pharmacol Toxicol, 2005, 45: 51 – 88

22. Josephy PD, Guengerich FP, Miners JO. "Phase I" and "Phase II" drug metabolism: terminology that we should phase out?. Drug Metab Rev, 2005, 37: 575 – 580

23. Krösser S, Neugebauer R, Dolgos H, et al. Investigation of sarizotan's impact on the pharmacokinetics of probe drugs for major cytochrome P450 isoenzymes: a combined cocktail trial. Eur J Clin Pharmacol, 2006, 62 (4): 277 – 284

24. Chung HJ, Choi YH, Kim SH, et al. Effects of enzyme inducers and inhibitors on the pharmacokinetics of intravenous ipriflavone in rats. J Pharm Pharmacol, 2006, 58 (4): 449 – 457

第五章　利用肝脏标本的研究方法

第一节　肝切片技术

一、原理

现代药理学中，研究药物代谢的离体实验技术有许多种，其中肝切片（liver slices）技术是一种有用的、较接近生理状况的离体实验技术。相对于纯化的 P 450 同工酶、P 450 混合酶、肝微粒体、游离肝细胞等体外实验技术来说，肝切片技术不仅完整地保留了所有肝脏药酶及各种细胞器的活性，而且保留了细胞与细胞间的联系及一定的细胞间质。因此，对某些药物代谢研究来说，使用肝切片技术比使用游离肝细胞孵育或培养更能反映药物在体内生理情况下的实际代谢过程。此外，肝切片在制备上比前述几种实验技术更容易也更能耐受体外孵育环境，可以在更长的孵育时间内保持代谢活性（可达 8～24h）。由于切片机技术的发展，目前肝切片技术已可达到制备精确切割肝切片（precision cut）的水平，片与片之间从面积到重量的变异都可以符合定量分析的要求。肝切片技术的缺点是切片机的使用不广泛，而且好的切片机价格比较昂贵。

近年来体外药物代谢研究以强调使用游离肝细胞技术为主。目前此项技术已可以成功地分离和孵育包括人肝细胞在内的许多种属动物肝细胞。然而，像其他技术一样，游离肝细胞技术的使用也有不足。主要的问题是，为使肝细胞在孵育液中处于悬浮状态而不得不使整个孵育系统持续旋转，而持续旋转将导致肝细胞退行性变（dedifferentiation）。其细胞色素 P 450 酶的含量和活性都会降低，从而限制了这种技术的应用。而肝切片则可在更长的时间内保持细胞活性，也更加能够耐受实验中的旋转或振荡。这项技术自 20 世纪 50 年代以来就在药物代谢研究中占有重要地位。特别是在切片机技术发展以后，更增加了肝切片技术的使用。图 17-5-1 为肝切片制备的流程简图。

二、操作步骤

（一）肝切片的制备

1. 首先选用健康大鼠，体重 70～250g，种系可以根据实际需要选择。如从外单位购买，实验前应在本单位饲养环境中适应 3d 至 1 周，以减少不同批的动物由于饲养环境改变而给实验带来的误差。

2. 实验当天用乙醚麻醉动物后取出整个肝脏，浸在 pH7.5 的冰 Krebs-Henseleit 缓冲液（配方见附注）中洗净。

3. 然后用剪刀小心地将肝脏的各个叶分开，用不锈钢钻孔器（壁厚 0.16mm，内径约 1cm）将其制备成肝条。

4. 将肝条放入切片机的卡座上，以每分钟 15 片的速度切成厚度约 250～300μm 的肝切片，切片直接浸在冰 Krebs-Henseleit 缓冲液中备用。

（二）肝切片孵育

1. 将切好的肝切片浸在盛有冰 Krebs-Henseleit 液的浅培养皿中，选择外观完整无大血管及被膜者放入盛有约 3～5ml 孵育液（含 25mmol/L Hepes 的 Krebs-Henseleit 液，配方见附注）的闪烁杯中，每杯 1～2 片。

2. 根据实验要求加入待分析药品作为底物，浓度可在 μmol/L～mmol/L 范围。

3. 盖上橡胶盖子，通入 O_2（95% O_2，5% CO_2）置恒温振荡水浴箱内孵育，水温 37℃，振荡不宜过强，孵育时间可长达 8～24h。

4. 可根据实验设计要求在不同时间点取孵育液测定代谢产物及其生成速率。

附注：

　　Krebs-Henseleit 缓冲液配方：每升含 6.87g NaCl，0.40g KCl，0.14g MgSO$_4$·7H$_2$O，0.1g NaH$_2$PO$_4$·H$_2$O，2.10g NaHCO$_3$，2.00g 葡萄糖，0.37g CaCl$_2$·2H$_2$O。

　　Krebs-Henseleit-Hepes 液配方：每升 Krebs-Henseleit 液含 5.96 Hepes，用 NaOH 调 pH 至 7.5。

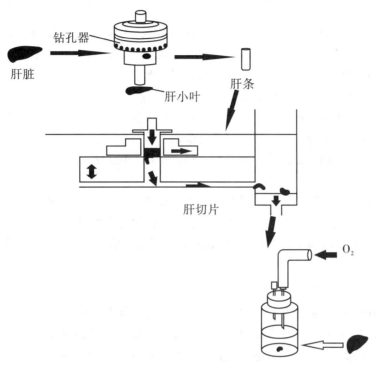

图 17-5-1　肝切片制备流程简图

第二节　离体肝脏灌流法

　　20 世纪初就已开始用离体肝灌流技术进行研究，到 70 年代又重新受到重视。药物（或其他外界化学物）进入机体后可以经过肝脏的代谢解毒（失活）或增毒（活化），因而研究药物在肝脏的代谢和动力学变化对了解其毒性，作用机制都具有重要意义。离体肝灌流实验与体外实验不同，它在一定程度上保留着肝细胞结构和功能上的完整性，保留着膜的屏障与正常体液的供给。但它又与整体动物实验不同，它可以排除其他脏器和系统的影响，单独地研究肝脏对药物等的处置和反应，并可在一定时间内动态地观察其变化。

　　一、基本原理

　　大鼠在麻醉状态下用外科手术使其肝脏形成体外循环。用含有低分子量葡聚糖并以氧和二氧化碳饱和的 Krebs-Henseleit 溶液代替血液，恒温恒速地灌注肝脏，使之在一定时间内（数小时）维持其正常生理功能。这样可以在人工控制的剂量和条件下，直接观察药物在一过式通过肝脏或反复循环的通过肝脏后，药物本身的代谢变化或它对肝脏的影响。

　　灌流途径如下：由门静脉→肝脏→下腔静脉流出，收集流出液进行测定。

　　二、仪器装置

一般应包括以下 3 个主要部分：

　　1. 供氧贮液系统　带搅拌混合的贮液池，通过流量计与普氧钢瓶（含 95% 氧及 5% 二氧化碳）相连。

　　2. 循环系统　由蠕动泵和医用硅胶管两部分组成，为了除去灌流液中的破碎细胞或其他凝集物在此系统中有一过滤装置。

3. 隔水式恒温系统　单独自动控温水浴系统，可以使贮液池和脏器托盘等保持一定温度。

国外常用的有 MX Perfuser 及 two/ten 及 EPU 1000 型灌流仪。在我国曾试制生产了 GLY-1 型脏器灌流仪，基本能满足以上要求。

三、动物与手术

一般选用体重为 200～250g 大鼠的肝脏作为灌流模型，术前给大鼠腹腔注射 2% 硫苯妥钠 0.8～0.1ml，麻醉后将动物仰放在手术板上，腹部 U 形切开，然后依次进行下列各步操作：

1. 将腹腔内脏器移向躯体左侧，暴露下腔静脉和门静脉。

2. 用丝线结扎下腔静脉与右肾之间血管。

3. 先将流出导管插入下腔静脉，固定后立即注入 1% 肝素 1～2ml，使血液自然流出并保持通畅。

4. 再将注入导管插入门静脉，固定后立即开动蠕动泵注入灌流液。

5. 打开胸腔后，在靠横膈一侧结扎下腔静脉上端。这样，由门静脉注入的灌流液经肝脏后只由腹腔部分的下腔静脉流出。

6. 将肝脏完整无损地分离出来并移到灌流仪的脏器托盘上，并覆以玻璃罩以保持一定湿度。

整个手术过程要求干净利落，保持肝脏被膜完整，切忌出血多和手术时间长，尤其是肝门静脉插管的时间，也就是缺氧的时间不得超过 5 秒钟。插管后立即灌流供氧。手术不要求无菌操作，也无需注射抗生素。

四、灌流液与操作技术

1. 灌流液　采用低分子量葡聚糖的 Krebs-Henseleit 溶液，其中所含各组分以 mmol/L 表示：KCl 4.8；KH_2PO_4 1.2；$MgSO_4$ 1.2；$CaCl_2$ 2.4；$NaHCO_3$ 12.5；NaCl 118.4；葡萄糖 10；Hepes 25；及 5% 葡聚糖（40 000）pH7.0～7.2。通常以贮存液放冰箱备用，使用前配成工作液使用。

（1）贮存液　KCl 7.1g；KH_2PO_4 3.26g；$MgSO_4 \cdot 7H_2O$ 5.87g；$CaCl_2$ 5.62g；NaCl 82.00g 加离子水到 1L。

（2）工作液　实验前 1d 先把葡聚糖按 10% W/V 配好，放置过夜。实验当天用 10% 葡聚糖 150ml，加储存液 50ml，$NaHCO_3$ 2.08g，葡萄糖 1.80g 与 HEPES 5.94g，加离子水到 1L，并用 1mol/L NaOH 调 pH 到 7.0～7.2。

2. 操作技术　将肝脏移到灌流仪的脏器托盘上，先用灌流液冲洗肝脏内残存血液，必要时可用手轻轻按摩帮助把血洗净（从肝脏外观和流出液颜色可以辨出）。调整灌流速度［大约为 1ml/（gliver·min）］，检查保温温度（37±0.2℃），打开普氧瓶开关检查一切合格后开始实验（图 17-5-2）。

将待测药物或毒物加入贮液池后，经过肝脏后立即流出，于不同时间灌流液通过肝脏后立即

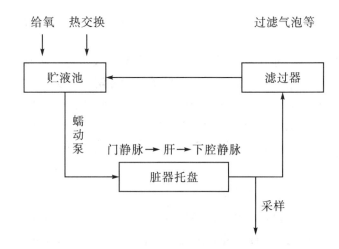

图 17-5-2　肝灌流设备及其流程示意图

收集下腔静脉流出液进行测定（一过式灌流）。也可将下腔静脉流出液经过过滤装置后直接返回贮液池循环式灌流。这样被测物质可以不断地通过肝脏。根据研究目的于不同时间采样，或者于不同时间测定肝脏组织本身的改变。

五、离体肝灌流技术在药理和毒理学上的应用

近年来离体肝灌流技术已广泛地应用于药理和毒理的研究领域。可用它研究药物和毒物的代谢以及它们本身的毒性，这方面文献很多。作者也用此技术进行了一些实验，现举例如下：

例1. 肝脏中雌激素受体的研究　长期服用口服避孕药的妇女容易出现一些副作用如血压升高、心脏血管发病率增高以及与心脏疾病密切相关的极低密度脂蛋白显著增加等。有些学者认为上述副作用与雌激素对肝脏的作用有关，虽然进行了一些整体动物实验，但不能除外肝外因素的影响，故作者首次试用离体肝灌流法观察了雌激素（E_2）在肝脏与受体结合的情况。

采用循环式灌流法观察大鼠肝细胞浆与肝细胞核内受体与 E_2 的结合量与结合速度，用 $70 \sim 78d$ 雌雄大鼠各 15 只，平均分成五组（每组雌 3，雄 3）分别经 7.5，15，30，60 和 90min 灌流 ^3H 标记 E_2（4mol/L，速度为14ml/min）。灌流结束后测定肝细胞浆与肝细胞核内与 E_2 的结合受体量，并配合薄层层析分析鉴定其代谢产物（测定方法从略）。结果表明 7.5min 在细胞质内即可测得大量 E_2 受体，至 15min 时达到高峰，以后逐渐下降。细胞质内受体下降的同时细胞核内受体逐渐增多。看到标记 E_2 先与细胞质内受体结合，很快移入核内并维持在一定水平上，并从薄层层析中观察到雌激素是在转变成 2-羟基雌二醇后才移位到核内的。又通过去垂体和假去垂体雌性大鼠的灌流肝的测定证实肝脏中雌激素受体的活动是受垂体 – 性腺轴的调节的。

例2. 亚急性砷染毒对尿素合成的影响　尿素是蛋白质的主要代谢产物，也是尿中主要含氮物质。肝脏重要解毒功能之一是把有毒的氨类物质合成尿素，从而使体内血氮维持在一定水平，可以用它表示肝脏的解毒功能。但是，当肾功能障碍肾小球滤过能力降低时，尿素氮（UN）含量也下降。这时常伴有血中尿素氮升高。在亚急性砷染毒的整体动物实验中，实验组尿 UN 明显减少，只相当于对照组的 60%，血中 UN 虽有升高趋势，但无统计学意义。为了进一步弄清砷影响尿素排泄的主要原因进行了离体肝灌流实验。

体重 $125 \sim 150g$ 大鼠 12 只，平均分成实验及对照两组。实验组动物的饮用水内含亚砷酸钠 40mg As/L，共给药 6 周，对照组动物饮用水中不另加砷。结束染毒后，采用一过式离体肝灌流仪技术，用含 NH_4Cl（最终浓度为100μmol/200ml）灌流液、等速（$7 \sim 9ml/min$）灌流肝脏90min，每隔15min测定流出液中 UN 含量，结果看到实验组灌流肝脏合成尿素的能力明显下降，在 90min 灌流期间所有时间点上都只相当对照组的 60%，与整体动物实验结果相符，进而肯定了砷的染毒所引起的尿毒氮（UN）含量下降，主要是肝脏解毒能力下降所致。

六、评价

由于离体灌流肝脏能在一定时间内保持着接近正常的生理生化功能，作者用它研究受体（如例1）这种比较容易受到破坏的物质，研究它与配体的结合和移位过程，取得满意的结果，从例2 也可以看到由于它保留着离体系统特点，能排除其他器官和组织的干扰、控制受试物质的浓度，定量地观察受试物质在肝脏的行为和作用。因此，它是研究药物代谢和作用机制的有利工具。随着科学的进展，检测技术不断提高和仪器设备有很大改进，这一方法会得到更广泛的应用。

从灌流方式来看有循环式和一过式两种，循环式是使含有受试物的灌流液反复通过肝脏，因而需要的灌流液少、用药量也少，它反映了药物在肝脏不断循环和代谢的真实情况。但由于肝脏的代谢能力很强，在反复循环和代谢情况下有时观察不到的过程可在一过式灌流时看到。

该技术的不足之处是需要一定的灌流设备而且操作技术有一定难度，这在一定程度上限制了它的使用。我们还要提出的是：离体脏器灌流法也是剖析实验的一种，还应配合整体实验，甚至其他体外实验才能得到全面的、科学的结论。

（刘玉瑛）

参 考 文 献

1. Barr J，Weir AJ，Brendel K，et al. Liver slices in dynamic organ culture I：An alternative technique for the study of rat hepatic drug metabolism. Xenobiotica，1991，21（3）：331 – 339
2. Barr J，Weir AJ，Brendel K，et al. Liver slices in dynamic organ culture II：An in vitro cellular technique for the study of integrated drug metabolism using human tissue. Xenobiotica，1991，21（3）：341 – 350

3. Lefer AM and Galvin MJ. Comparsion of the cytotoxic action of hypoxia and endotoxin in the perfused cat liver. Circulatory Shok, 1976, 5:145 – 155

4. Carlson RP and Lefer AM. Hepatic cell integrity in hypodynamic states. Am J Physiol 1976, 231 (5):1408 – 1414

5. Bock KW, Krauss E and Frohling. Regulation of δ-aminolevulinic acid synthetase by drugs, and steroids in vivo and in isolated perfused rat liver. Eur J Biochem 1971, 23:366 – 371

6. Woods JS and Handschumacher RE. Hepatic regulation of plasma L-asparagine. Am J Physiology, 1973, 224 (4):740 – 745

7. Smith BR and Bend JR. Metabolism and toxicity of Benzo (a) pyrene-4,5-oxide in the isolated perfused rat liver. Toxicology and Applied Pharmacology, 1979, 49:313 – 321

8. Singh J, Grgor MR and Thompson MP. Glucose homeostasis in rats, bearing a transplantable sarcoma. Cancer Res (cnrea), 1980, 40 (5):1699 – 1706

9. Liu YY etc. Cytosolic and nuclear estrogen receptors in the isolated perfused rat liver. J Pharmacol Exp Therap, 1984, 229 (2): 474

10. 刘玉瑛、郑琼、孙大琦. 离体肝灌流方法及其活性鉴定. 卫生研究, 1984 13 (6):1 – 4

11. 刘玉瑛. 离体肝灌流在毒理及药理学上的应用. 卫生研究, 1984, 13 (6):4 – 7

第六章　药物与血浆蛋白结合的研究方法

药物从给药部位吸收入血, 其中一部分可能和血浆的蛋白质 (主要是白蛋白) 发生可逆性结合, 称为结合型药物, 未结合的部分称为游离型药物。当游离型药物降低时, 部分结合型药物解离为游离型, 故二者处于动态平衡。只游离型药物可透过血管壁分布到作用部位 (受体) 发挥作用, 绝大多数药物也只有游离型可被机体代谢和排泄。游离型药物分布到组织后又有部分和组织蛋白结合 (图 17-6-1)。药物的这种与蛋白可逆性结合不仅影响其代谢动力学, 从而影响其作用强度与时间, 而且往往与药物的作用机制、相互作用等密切相关, 故引起人们愈来愈多的注意和研究。

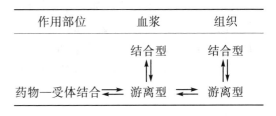

图 17-6-1　体内游离型和结合型药物动态平衡

常用的方法有: 平衡透析法、超过滤法、快速或动力透析法、分配平衡法、凝胶过滤法及光谱法。

平衡透析法及超过滤法用的较普遍, 结合国内实际, 本章重点介绍平衡透析法及超过滤法两种技术, 其他方法只做一般介绍。

第一节　平衡透析法

一、原理

平衡透析法是一个最常用的方法。此方法将蛋白置于一个隔室 (compartment) 内, 用半透膜将它与另一隔室隔开, 此半透膜可以让系统中游离配基自由透过, 但不能让蛋白及其他大分子透过 (图 17-6-2)。达平衡后膜两侧自由配基 (药物) 的浓度相等。若系统中自由配基的总量为已知, 与蛋白结合的配基容易计算。

无蛋白隔室中配基浓度可以用各种方法, 如光谱吸收、荧光、同位素、电化学等进行测量。如用同位素标记法, 则含蛋白一侧的配基浓度也可直接测量, 但用光谱法必须先去掉蛋白的干扰。

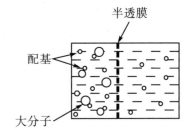

图 17-6-2　平衡透析法原理

二、方法

（一）水

用玻璃容器蒸馏水或离子交换水均可。缓冲液浓度较低，有时加适量中性盐溶液以消除 Donnan 效应。

（二）缓冲液

对配基测定应无干扰。通常用高浓度，根据实验要求选择合适 pH。如

（三）蛋白

最常用血浆白蛋白，市售血浆白蛋白一般含量为 95%，α-球蛋白是其主要杂质，结晶白蛋白是作为结合研究的最好材料，这种结晶品仍含少量结合脂肪酸，可用 pH4.0 的活性炭处理而移去。其他的杂质可能是氯仿、甲苯、正癸醇等，这些杂质是制备白蛋白过程中带入的，可用透析、离子交换、凝胶过滤、电泳或亲和层析将其除去。

白蛋白含水量常不一致，应首先置 100℃ 真空脱水，然后放入盛有五氧化二磷的干燥器中干燥。这样可以算出含水量。白蛋白含量可用 280nm 进行测定。牛及人的血浆白蛋白的消光系数 $E_{1cm}^{1\%}$ 分别为 6.6 及 5.5。

用水或缓冲液将白蛋白配成溶液前，最好先加少许水让它膨胀，然后再配成溶液较方便省时。不要剧烈振摇。因蛋白表面容易被泡沫影响而变性。通常置 4℃ 环境中以免细菌污染。不用甲苯作防腐剂，以免干扰蛋白结合。如有可能，最好用前新鲜配制。

根据需要可研究血浆中除血浆白蛋白外的其他蛋白成分以及其他可溶性大分子。

（四）膜

最常用醋酸纤维膜，它具有不同的孔径及厚度。一般含 10% 水及 25% 甘油及 0.1% 硫。甘油可用下法去除，即置入水中并在蒸气浴中加热 1h，重复两次后再放入流动水中冲洗数小时。所含硫除不影响测定，一般不需除去。如进行一般结合实验，仅将膜在水或缓冲液中浸泡数小时即可应用。

根据截流分子量的大小不同，选择不同型号的膜。

（五）透析

1. 仪器　有各种仪器供选购，但最简单易行的是取一段透析袋，充分浸泡后除去袋内外水分，将袋一端结扎封闭，加入含配基的蛋白溶液后，把多余的空气挤出，另一端也结扎封闭。根据我们的经验，袋内留一小空气泡，在混匀袋内样品时较为便利，如样品易被氧化，加一氮气泡更为妥善。把袋悬入盛有缓冲液的试管中，一般使袋内溶液体积为 1～10ml，袋外缓冲液 3～10ml。然后盖以玻璃塞。必要时可用闪烁计数杯等作容器。

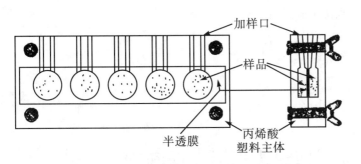

图 17-6-3　平衡透析法"多室"透析仪示意图

目前可订购各种形式的透析用仪器，一般由丙酰酸酯塑料或聚四氟乙烯（teflon）制成，这些仪器中的容器均有隔板，隔成几个隔室（图 17-6-3），整个系统在恒温水浴内进行，可用于常规操作。

Craig 设计了一个薄膜透析管，可使系统很快平衡（图 17-6-4），具有配基及蛋白的样品约 0.5ml，先移入透析袋内，在袋内塞入玻璃管 A（以环形管 C 固定）此玻璃管是预先封闭的圆形管。约 5ml 透析液置入另一管 B 内，将 A 管及半透膜置入 B 管内，而 B 管做上下恒速摆动，6 次/min，摆动距离为 12mm。这种装置可较迅速地达到平衡是其优点。

2. 影响透析速度的因素　如将配基加至一个隔室内，配基转运至另一隔室的瞬时转运速度应符合 Fick's 渗透原理：

$$\frac{dQ}{dt} = DAR \frac{(C_1 - C_2)}{X} \tag{1}$$

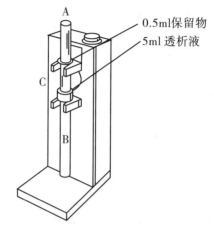

0.5ml保留物
5ml透析液

$\frac{dQ}{dt}$ 为配基的瞬时转运速度

D 为配基通过膜的转运速率常数

X 为膜厚度

A 为膜面积

R 为膜 – 溶剂间分配系数

C_1 为游离型配基在膜一侧的浓度

C_2 为游离配基在膜另一侧的浓度。

从式（1）不难看出各个因素对透析速度的影响。此外，搅拌及温度也直接影响渗透速度。搅拌可以减少膜附近配基的浓度梯度；在透析袋内留一小气泡上下颠倒也起到同样作用。式（1）中的速率常数 D 是随温度而改变的，故渗透速率直接与温度有关。

图 17-6-4　Craig 快速微量透析装置

三、在平衡透析法中应注意的问题

（一）配基吸附于膜上

配基被膜吸附的变异较大，主要取决于膜的化学特点，有时问题相当严重，必须重视，否则造成假象。应做一对照实验，进行校正，如果配基与膜结合严重，应考虑换膜或采用其他不需膜的方法。

（二）空白高

有时从膜溶解下来的杂质影响测定，对可见光、荧光、核素一般问题不大（除非后者有淬灭现象），而对 300nm 以下的紫外光谱应特别注意。要分析引起空白高的原因，设法去除。

（三）Donnan 效应

简言之，如果蛋白质带电荷，配基也带电荷，膜两侧配基浓度就不相等，这种现象称 Donnan 效应。采用高浓度缓冲液或中性盐溶液，可最大限度地降低此效应。Rosenberg 及 Klotz 指出：如溶液 pH 值离蛋白质的等电点太远，蛋白质所带电荷量较大，用高浓度缓冲液也不能消除 Donnan 效应，特别在蛋白质浓度较高的情况下，或没有支持电解质存在的情况下，必须对 Donnan 效应进行校正。

四、结果计算

如用放射性核素标记化合物进行实验，则按下式进行计算：

$$D_b = D_t - D_f \tag{2}$$

D_t 为配基在蛋白质隔室内的总浓度

D_b 为结合的配基浓度

D_f 为配基在不含蛋白隔室内的浓度

$$蛋白结合\% = \left[1 - \frac{滤出液（游离形）浓度}{袋内（总）浓度}\right] \times 100$$

五、平衡透析法的优缺点

平衡透析法简单、易行，经济，但较费时，一般透析 48h 才能达到平衡，在此过程要注意蛋白质是否被破坏，最好置冷室进行。用 Craig 设计的薄膜透析管可以克服此缺点。

第二节　超过滤法

一、原理

与平衡透析法所不同的是在蛋白－配基隔室加一压力或超离心力，目的是将自由型药物快速透过半透膜进入另一隔室内（图 17-6-5）。

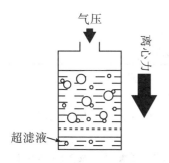

图 17-6-5　超过滤方法原理

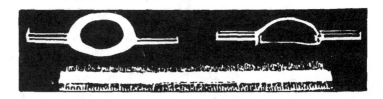

图 17-6-6　Lavietes 超过滤法所用小杯

二、方法

按照 Toribara 方法，把蛋白及药物混合液加入透析袋内，置入有垂融玻璃（烧结玻璃）离心管中，离心后测定过滤液的药物浓度。如用加压的方法，一般是加一气体压力。Lavietes 方法是加汞压。将两个具磨玻璃口的玻璃杯（两端均具中空玻璃管，且耐一定压力，图 17-6-6）合并，中间夹入半透膜，并用夹子固定于铁支柱上。向下的两个玻管借橡皮管联至水银贮存并。向上的两个玻管各联短橡皮管一段，供封闭及加液用。先将洗净的水银导入膜两侧整个系统内，用活夹封闭出口，调节一侧水银贮存瓶高度，使水银面降至小杯以下，并将蛋白－配基溶液加至一侧小杯内，排气、用活夹封闭。此时系统应呈封闭状态。实验开始将透析杯平置、从新固定于支架上，调节两水银贮存瓶高度，使透析膜两侧产生压力差，具蛋白－配基－侧压力应高于另侧，压差大、透析快，然后取超过滤液测定游离药物浓度。我们曾用此法观察了几种氮芥类抗肿瘤药与大鼠血浆蛋白的结合，获得满意结果。

Keen 用加压法，透析袋内放入蛋白－配基，然后放进一有侧支的容器内，可从侧支抽真空，使产生负压。

一般结合实验要进行多种配合，如在配基/蛋白一系列浓度比下进行。有一种设计，只要把蛋白量固定，加入不同配基量观察其结合程度，蛋白可反复使用，如图 17-6-7。待蛋白与配基的结合点完全被饱和后，滤液的浓度应恒定。

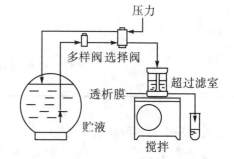

图 17-6-7　连续超过滤法装置

三、几种氮芥类抗肿瘤药与大鼠血浆及组织蛋白的结合

（一）样品制备

将大鼠断头处死，以草酸铵为抗凝剂制备血浆；无论血浆或组织匀浆均以含药物的缓冲液（药物浓度为 100μg/ml）进行 1 : 9 稀释，并以稀 HCl 或 NaOH 调节 pH。

（二）药物测定

按作者曾报告的三波长法（生理学报，1965，28 : 27 ~

35）测定平衡后膜两侧的药物浓度（氨基未被酰化化合物的测定改用异丁醇为提取溶剂，提取时水相 pH 为 5.4）。并计算药物与血浆或组织匀浆结合的百分数。

（三）几种苯丙氨酸氮芥衍生物（表 17-6-1）与大鼠血浆的结合

在本实验里观察了 N-甲、N-甲-乙酯、N-乙、β-甲－溶、β-甲-N-甲、溶肉瘤素、3P 及合-14 等 8 种化合物与大鼠血浆的结合。如图 17-6-8 所示，β-甲-N-甲、N-甲、N-甲－乙酯及 N-乙与大鼠血浆的结合分别为 70.9、69.9、60.1 及 60.0%；β-甲－溶、3P、合-14 及溶肉瘤素分别为 24.0、16.3、15.7 及 9.4%。可见，N-甲与其他氨基酰化化合物的结合能力明显地高于氨基未酰化者。如将血浆由 pH3.6 改变为 pH7.4，上述各种化合物的结合量稍有改变，但氨基酰化化合物的结合能力仍显著地高于氨基未酰化者（图 17-6-8）。

为了探讨分子中的氯乙基在蛋白结合中的作用，我们比较了氯型二酯和羟型二酯与大鼠血浆的结合，在所述条件下，前者结合 47.6%，后者仅结合 2.6%。可见分子中氯乙基以羟乙基代替后，与血浆结合能力，几乎完全消失。

表 17-6-1　所试溶肉瘤素衍生物的简称、结构式及化学名称

	简称	R	R′	R″	化学名称
第一类：氨基未被酰化化合物	溶肉瘤素	H	H	NF$_2$	D, L-对双（β-氯乙基）胺苯丙氨酸
	合-41	H	NH$_2$	H	D, L-对双（β-氯乙基）胺-β-氨基苯丙酸
	3p	O. CH$_3$	H	NH$_2$	D, L-对双（β 氯乙基）胺－邻甲氧基苯丙氨酸
	β-甲溶	H	CH$_3$	NH$_2$	D, L-对双（β-氯乙基）胺-β-甲基苯丙氨酸
第二类：氨基被酰化衍合物	N-甲	H	NHCHO		D, L-对双（β-氯乙基）胺-N-甲酰苯丙氨酸
	N-乙	H	NHCOCH$_3$		D, L-对双（β-氯乙基）胺-N-乙酰苯丙氨酸
	β-甲-N-甲	CH$_3$	NHCHO		D, L-对双（β-氯乙基）胺-β-甲基-N-甲酰苯丙氨酸
第三类：羧基被酯化衍生物	N-甲－乙酯				D, L-对双（β-氯乙基）胺-N-甲酰苯丙氨酸乙酯
	氯型二酯				D, L-对双（β-氯乙基）胺-α-（羧基乙酯）-N-乙酰苯丙酸乙酯
	羧型二酯				D, L-对双（β-羟乙基）胺-α-（羧基乙酯）-N-乙酰苯丙氨酸乙酯

第一类结构式（氨基未被酰化化合物）：

Cl·CH$_2$·CH$_2$—N(—Cl·CH$_2$·CH$_2$)—苯环(R)—CH·CH·COOH（R′ R″）

第二类结构式（氨基被酰化衍合物）：

Cl·CH$_2$·CH$_2$—N(—Cl·CH$_2$·CH$_2$)—苯环—CH·CH·COOH（R R′）

第三类结构式（羧基被酯化衍生物）：

R—苯环—CH$_2$·R′

N-甲－乙酯侧基：
Cl·CH$_2$·CH$_2$—N(—Cl·CH$_2$·CH$_2$)—CH·COOC$_2$H$_5$（NHCHO）

氯型二酯侧基：
Cl·CH$_2$·CH$_2$—N(—Cl·CH$_2$·CH$_2$)—C(COOC$_2$H$_2$)$_2$（NHOOCH$_3$）

羧型二酯侧基：
HO·CH$_2$·CH$_2$—N(—HO·CH$_2$·CH$_2$)—C(COOC$_2$H$_5$)$_2$（NHCOCH$_3$）

（四）N-甲与各种组织匀浆的结合

本实验观察了正常大鼠的肝和肾匀浆及肿瘤动物的瘤组织匀浆与 N-甲的结合，并与血浆的结合量进行比较，结果如图 17-6-9 所示。在所示的各种组织中，以肝脏结合最高，达 81.5%；肾脏与血浆相似，分别为 69.7% 及 71.9%。对 N-甲很敏感的吉田肉瘤与对 N-甲敏感度低的梭形细胞肉瘤 B$_{22}$ 和 N-甲的结合分别为 57.9% 及 60.9%。可见，这两种瘤匀浆与 N-甲的结合能力，无显著差别；同瘤匀浆结合的百分数，也并不比同血浆、肝或肾匀浆结合的高。

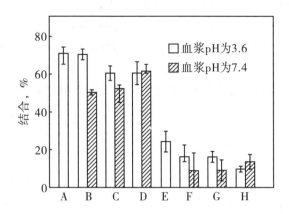
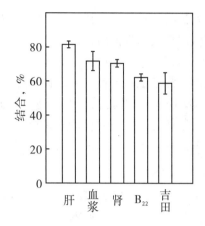

图 17-6-8　几种苯丙酸氮芥与大鼠血浆的结合（每数值最少为三次实验均值，纵线代表最高、最低值）
A：β-甲-N-甲；B：N-甲；C：N-甲－乙酯；D：N-乙；E：β-甲－溶；F：3P；G：合-14；H：溶肉瘤素。

图 17-6-9　各种组织匀浆与 N-甲的结合（每数值最少为三次实验的均值，纵线代表最高及最低值）

四、超过滤法的优缺点

此法快速，因只要有足够的过滤液就可停止实验进行测定，可用于不稳定的蛋白及大分子。如用微量超过滤装置，蛋白用量可少。但当用量少、体积小的情况下，要特别注意与膜结合问题。

第三节　快速或动力透析法

一、原理

将配基与蛋白质置同一隔室内，半透膜与另一隔室隔开，在有蛋白质的隔室内自由型配基的浓度可由另一隔室（仅盛有缓冲液）出现配基的速度估计，如图 17-6-10。配基进入下面隔室的速度与上面隔室内自由药物浓度呈正比。这个技术可以将缓冲液不断泵入下面隔室，使有规律地改换新鲜缓冲液。

二、方法

取一塑料管，中间以半透膜隔开，上面隔室放入配基及蛋白（最好用核素标记配基），下边隔室通入缓冲液，并以恒速泵入新鲜缓冲液，样品不断由一个出口流出，采样、测定核素含量。放射性进入下面隔室的速度，与上面隔室自由配基浓度呈正比。速率的测定借流出液中核素浓度而测得。图 17-6-11 表示

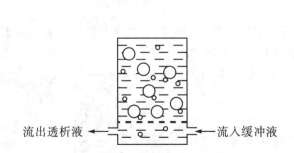

图 17-6-10　动力或快速蛋白结合分析原理

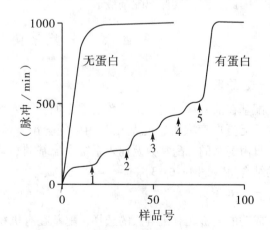

图 17-6-11　核素标记配基对蛋白结合进行快速分析
流出液放射性达"坪"后，分 4 次加入非标记配基（箭头 1～4），第 5 次加入后，放射性全被取代出来。

用核素配基进行快速透析所得结果，两条曲线分别代表有蛋白及无蛋白存在时所得结果。在有蛋白存在时，透析液内核素达坪值后，加入非标记配基，可进一步将标记配基置换出来，图表示分五次加入非标记配基，已与蛋白结合的放射性配基可全部被置换出来。用此加入"冷药"的方法可在相当宽的配基/蛋白比例范围内测定配基与蛋白的结合量。

Meyer 及 Guttman 用此法研究了药物与血浆白蛋白的结合，流出液用分光光度法测量自由配基浓度，虽然此方法很敏感，但他们仍认为核素标记法更方便可靠。

三、结果的计算

（一）快速分析

如图 17-6-11，过剩的非标记配基加入后，（第 5 次加入），自由型核素 100% 自出口流出。用此值作分母除任何观察值，得出任何浓度时的自由型配基的百分数。如在加入第 4 份未标记"冷药"后，上面隔室内共有 50% 呈未结合型可自由渗透。

（二）动力学分析

动力学的典型分析如图 17-6-12。在无蛋白存在下，袋内自由配基消失速度如在半对数纸绘图应呈直线，并符合以下动力学公式：

$$\frac{-d\,[D_t]}{dT} = K\,[D_t] \tag{3}$$

$-d\,[D_t]/dT$ 为配基（自由）自透析袋内消失的瞬间速度。

K 为一级速率常数，取决于扩散过程，包括膜的面积、厚度。$[D_t]$ 为袋内自由型药物浓度。b～d 为有蛋白存在下的消失曲线。呈凹形，表示当袋内配基浓度逐渐下降，结合型配基比值逐渐上升的结果。只要知道 K（可从无蛋白存在下，配基消失曲线求出，图 17-6-12 直线）及 $-d\,[D_t]/dT$（实验求出）即可算出任何时间袋内 $[D_t]$ 值。也可从图 17-6-12 曲线中查出任何时间的消失速度。快速或动力学透析法给蛋白结合实验提供了快速的方法，适用于蛋白或大分子不稳定的情况，可用于微量技术，方法简单、经济。但需要特别敏感的测定方法。因此，同位素标记配基最适用。

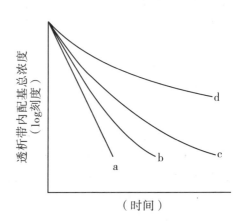

图 17-6-12　配基自透析袋消失速度
a. 无蛋白；b～d. 有蛋白，且蛋白浓度逐渐增加。

第四节　分配平衡法（partition equilibrium）

一、原理

配基在油－水中的分配系数是固定的。加入蛋白后，配基－蛋白结合物不容于有机相。测定有蛋白存在及无蛋白存在时，配基在两相中的分配。从配基在有机相中的浓度、自由配基的分配常数及加入系统中配基的总量，即可算出配基与蛋白的结合量（图 17-6-13）。

二、方法

成功的关键在有机溶媒的选择，配基在有机相及缓冲液中的分配应在 0.5～2.0 范围内，太高或太低误差都较大。常需选择一个混合溶剂。Karash 对甲基橙与牛血清白蛋白的结合进行了研究，所选择的混合溶剂为：60% 正己醇及 40% 庚烷；先用 0.1mol/L 碱将酸洗去，然后用水饱和。

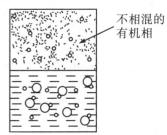

不相混的有机相

图 17-6-13　分配平衡法原理

首先要测定配基在两相中的分配系数，然后在一个密闭容器内，将含有蛋白及配基的溶液及另一份互不相容的有机溶媒加入（可用带塞磨口试管），缓慢振荡，待平衡后，用适当方法测定有机相中的配基浓度。

三、结果计算

按式（3）计算平衡后配基（游离型）在水相的浓度：

$$D_f = D_2'/P$$

D_f = 为游离配基在缓冲液中的浓度

D_2' = 平衡后配基在有机相中的浓度

P 为配基在两相中的分配系数。

四、优缺点

分配平衡法的优点是不需膜，没有膜吸附问题。操作简单、经济。缺点是蛋白与有机溶媒接触有可能使蛋白变性，造成假象，操作时应避免剧烈振荡。有机溶媒可溶入水相少许，实验前先用缓冲液将有机相饱和为宜。有时有机溶媒本身可与蛋白有少量结合，出现在水层中，影响配基与蛋白相结合，造成误差。另一缺点是费时较长，不宜用于不稳定的蛋白。

第五节　凝胶过滤法

一、原理

此技术是利用层析柱内所装交联的右旋糖酐胶，（即葡聚糖凝胶 Sephadex），此胶的孔隙允许小分子配基钻入，而排斥蛋白或蛋白－配基结合物于胶外。早期实验是将配基及蛋白混合物加于 Sephadex G-25 柱顶，用缓冲液洗脱，可得两个区带，先被洗脱的区带为蛋白及蛋白－配基结合物；第二个区带为自由配基。但洗脱过程较慢，速度低于配基－蛋白解离速度（一般短至 10^{-2} s），因此所测配基浓度偏高。解决此问题的方法如下：先将蛋白－配基混合物加于预先用缓冲液（此缓冲液内含有与上述混合物浓度相同的配基）平衡的柱子。另一种方法是将已知体积的蛋白－配基混合液和已知重量的干胶相混合，蛋白结合量可由排阻的"外水"中配基的浓度计算，常用于批量过程中。在此方法中干胶吸水是为已知。此法可缩短时间。其缺点是配基的测定是在蛋白存在下进行的。

Nichol 建立了前沿（Frontal）分析法，Cooper 及 Wood 用此方法研究了几种药物与牛血清白蛋白的结合。

凝胶过滤原理及前沿分析法如（图 17-6-14 和 17-6-15）。

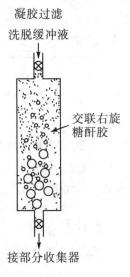

图 17-6-14　凝胶过滤法原理

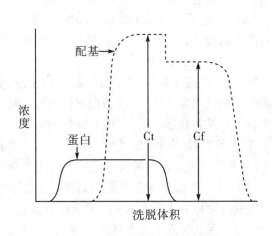

图 17-6-15　"前沿"分析法原理

二、方法

重点介绍"前沿"分析法。用 G-25 或 G-50 柱，先用缓冲液平衡，将蛋白 – 配基混合液加于柱顶。洗脱后收集各份洗脱液，并分别测定蛋白及配基在各组分中的浓度，结果如图 17-6-15 所示。从图可明显计算出总配基量及自由配基量。

三、结果计算

图 17-6-15 中，C_f 为自由配基浓度，C_t 为配基总浓度（自由加结合），按公式（2）可算出蛋白结合量。

此法不需膜，也无有机溶媒，但蛋白用量较大，费时间，如蛋白 – 配基容易解离，也不宜用此法。

第六节 光谱分析法

这个技术包括很广，除一般光学分光光度法及荧光分光光度法外还包括核磁共振、电子自旋共振、旋光色散、圆二色谱等等。这些技术常用于研究配基与大分子相互作用的机制，在此仅讨论应用最广的光学分光光度及荧光分光光度法。其他方法仪器昂贵，应用还不普遍。

一、原理

配基与蛋白结合后能改变配基的光谱性质或改变蛋白光谱性质。利用此特点可研究蛋白结合的程度，如图 17-6-16。

（一）一般吸收光谱

按照 Beer-lambert 定律：d 为 εcl，d：吸光度；ε：为克分子消光系数；l：光径；c：克分子浓度。

如配基与蛋白结合后，配基的消光系数改变。则溶液的吸光度 d 应为：$d = \varepsilon_1 c_1 l + \varepsilon_2 C_2 l_2$，此处 ε_1 及 ε_2 分别代表游离及结合配基克分子消光系数。c_1 及 c_2 分别代表游离及结合配基的克分子浓度。

Klotz 及 Rosenberg 假设 ε_{app} 定义为：

$$d = \varepsilon_{app} \ (c_1 + c_2) \ l,$$

$$\alpha \ (游离\%) \ = \frac{C_1}{C_1 + C_2} = \frac{\varepsilon_{app} - \varepsilon_1}{\varepsilon_1 - \varepsilon_2}$$

为了求 α，必先测定 ε_1、ε_2 及 ε_{app}。

ε_1 为游离配基克分子消光系数

ε_2 为结合配基克分子消光系数

ε_{app} 为少量蛋白存在时配基过剩情况下，溶液中有游离配基、又有结合配基时的克分子消光系数。

Klotz 研究了 azosulfathiazole 与 BSA 的结合。如果蛋白上有两个结合点，则两个 ε_2 的值相同，否则更复杂了。

（二）荧光发射光谱

1. 蛋白改变了配基的荧光强度 可进行两个实验，一为将药物的量固定 $[D_b]$，用蛋白进行滴定，随蛋白量的增加而荧光增加，最后荧光强度为 fb，如滴定终点药物均呈结合状态，则：$[D_b] = P \cdot fb$，P 是比例常数。二是将蛋白量固定，用药物进行滴定（图 17-6-17a），随药物浓度增加，荧光强度也增加。如药物本身有荧光应，减去相应点的荧光值（图 17-6-17b）。

2. 药物改变了蛋白的荧光强度

（1）如药物与蛋白结合后可以使蛋白的荧光淬灭，将蛋白量固定，用逐渐增量的配基进行滴定，根据滴定曲线可以算出任何滴定点的蛋白结合量 $[Db]$（图 17-6-18），f_D 代表配基本身所具有的荧光，即蛋白全被结合后仍留下的荧光强度。

分光光度

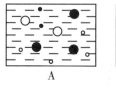
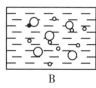

A   B

图 17-6-16 分光光度法测量蛋白结合量原理

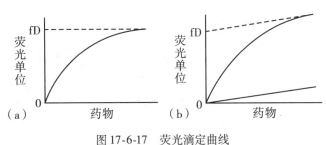

图 17-6-17　荧光滴定曲线

（a）药物本身无荧光，（b）游离药物具有某些荧光（下边斜线）。

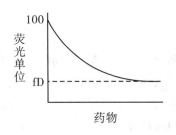

图 17-6-18　荧光滴定曲线（药物对蛋白本身荧光进行淬灭）

（2）蛋白上如有数个结合点，必须用配基对一系列不同浓度的蛋白进行淬灭滴定，绘制滴定曲线。

3. 如蛋白被荧光物质标记后，药物可将荧光物质取代，从取代的程度可推算药物 – 蛋白结合量。例如，丹磺酰甘氨酸与人血浆蛋白结合后，此荧光探针最大发射波长从 580nm 转移到 480nm，荧光量子产率几乎增加 10 倍。由于丹磺酰甘氨酸溶于脂溶性溶剂中，发生相似的情况，设想此荧光探针与血浆白蛋白的结合点是疏水性的。用取代丹磺酰甘氨酸的方法研究了一些酸性药物如保泰松、双香豆素、氟灭酸和血浆蛋白的结合。

二、方法

无论一般吸收光谱或荧光发射光谱滴定，多在比色杯中进行，因此加入配基的浓度要大，体积要小，以免影响总体积。一般用微量注射器进行滴定。可用电磁搅拌器轻微搅动。其他应注意事项与一般分光光度法者相同。

此法快速、灵敏，可提供结合部位、结合力等物理、化学参数。但它是一个间接的方法，最好能与老方法对照观察。

以上介绍了药物与蛋白结合的研究方法，因各种方法都有其特点及优缺点，选择哪种方法取决于实验室的条件及具体实验目的以及药物与大分子的性能等。

（朱秀媛）

参 考 文 献

1. Tillement JP, et al. Advances in Drug Research，1984，13：60
2. 朱秀媛、岳天立. 药物与血浆蛋白的结合. 见：宋振玉主编. 药物代谢研究——意义、方法、应用. 北京：人民卫生出版社，1990，68 – 84
3. 朱秀媛、宋振玉. 几种氮芥类抗肿瘤药与大鼠血浆的结合. 药学学报，1996，13：253 – 258
4. Chignell CF. Drug Fate and Metabolism，1977，1：188

第七章　临床药代动力学

药物进入机体后，各部位的药物浓度随时间而不断运动变化，这些变化虽然很复杂，但变化过程服从一定的规律性，它借助数学模型来描述这些过程，然后研究不同给药途径及其剂量，浓度和时间的函数关系，预报体内血药浓度变化。临床药代动力学主要就是根据经时过程的血药浓度变化，用房室模型模拟后，算得的动力学参数，如预示静脉滴注到达和维持稳态时血药浓度以及多剂量口服的血药浓度变化情形，以便取得和维持期望的最佳治疗浓度。

第一节 房室模型概念

药物进入体内随着血流带至各组织器官内，在各组织部位血流速率及转运速率可以有所差异。从概念上，认为体内有无数个这类单元，称之房室。但从血药浓度－时间曲线性质推论，药物的分布性质至多有两或三个房室足以说明，这是由于若干组织中药物的分布和转运速率很相似，可归并成一个单元房室，当药物进入体内后，即刻分布至所有组织，并与血药浓度保持动态平衡，此时不同组织内浓度虽然不等，但彼此之间均按一级速率的指数性质衰减。其模式图见图 17-7-1。

一房室模型函数式（静脉给药）

$$C = C_0 e^{-kt} \tag{1}$$

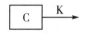

图 17-7-1 一房室模型图

但大多数药物在体内动力学符合二室模型的直观概念。例如，甲氨蝶呤（MTX）静脉注射后，如图 17-7-2 所示，可看到药物浓度变化有两类时相：①血浆中药物浓度在分布相随时间迅速持续下降，并与肝脏内浓度下降趋势相同，表示转运性质相似，归并成同一房室称中央室；②肌肉和肠管组织中的药量随血药浓度下降，开始时急剧上升，表示这些组织属于跟中央室转运性质不同的房室，称之外周室。其他组织也可类似归属。在时间过程中，中央室内药物除从血液中不断消除外，尚向外周室分布，经一段时间后，如 MTX 约经 90min 进入动态平衡的消除相，两个房室内药物浓度虽然不相同，但曲线斜率基本相同，以恒定的比值不断进行衰减，因而二房室模型反映药物在体系中房室内和房室间转运速率及消除速率相组合的规律性，其模型图见图 17-7-3。

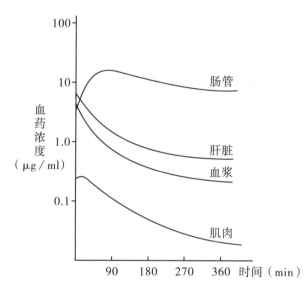

图 17-7-2 甲氨蝶呤静脉给药后组织中药物
浓度－时间示意图

二房室模型静注给药后血药浓度函数式

$$C = Ae^{-\alpha t} + Be^{-\beta t} \tag{2}$$

A 为双指数曲线坐标上分布相截距，B 为双指数曲线坐标上消除相截距。

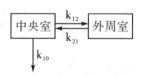

图 17-7-3 二房室模型图

k_{12}，k_{21} 中央和外周室之间转运速率常数；k_{10} 中央室消除速率常数。

$$A = \frac{X_o \ (\alpha - k_{21})}{Vc \ (\alpha - \beta)} \quad B = \frac{X_o \ (k_{21} - \beta)}{V_c \ (\alpha - \beta)} \tag{3}$$

α 为分布相消除速率常数，β 为消除相消除速率常数，k_{21} 为转运速率常数，k_{10} 为中央室消除速率常数。

第二节　静脉滴注的药代动力学

一类新药进入临床研究在观察疗效和副作用的同时，需进行药代动力学研究：①通过血药浓度—时间数据测定，提供该药物的各种动力学参数；②根据参数，再模拟不同给药途径的血药浓度的治疗水平，以便和疗效相匹配，提供最佳治疗血药浓度。

一、提供动力学参数

静脉注射法按二房室模型推导的动力学公式及计算参数，理论上要快速静注，此时血液中瞬间的高浓度易引起不良反应，此外溶解度小的药物配制需要大量生理盐水溶解，亦不宜快速静注，避免此种缺陷，临床上应用静脉滴注法作动力学分析求算动力学参数比较合适。

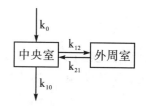

图 17-7-4　静脉滴注的二房室模型图

静脉滴注的二房室模型见图 17-7-4 所示，k_0 为静脉滴注速率，指单位时间内滴注的药量，k_{12} 和 k_{21} 分别为中央室向外周室和外周室向中央室转运速率常数；k_{10} 为中央室消除速率常数。

静脉滴注终止之后，二房室模型血药浓度的函数式为：（t' 为滴注结束开始算起的时间）

$$C = Re^{-\alpha t'} + Se^{-\beta t'} \tag{4}$$

对比静注后的函数方程　　$C = Ae^{-\alpha t} + Be^{-\beta t}$ $\qquad$ (5)

两者形式稍有不同，其关系：

$$A = \frac{RX_0\alpha}{k_0 \ (1 - e^{-\alpha T})} \quad B = \frac{SX_0\beta}{k_0 \ (1 - e^{-\beta T})} \tag{6}$$

式中 X_0 指静脉剂量，等于滴注速率 k_0 和滴注时间 T 乘积，据此，终止滴注之后的实验数据作半对数坐标图见图 17-7-5，亦呈双指数曲线，回归分析测得常数 α、β、R 和 S 值。从已知滴注的持续时间 T 和滴注速率 k_0，按式 (6) 分别算出 A 和 B，从而分别由式 (3) 和 (4) 分别算出 V_c，k_{21}，k_{10} 和 k_{12} 等参数值这是研究临床新药的药代动力学参数较安全的一种方法。

实例　按滴速 6.67mg/min 和 3.32mg/min 分别静滴 0.5 和 1.0h，求得动力学参数见表 17-7-1 所示。

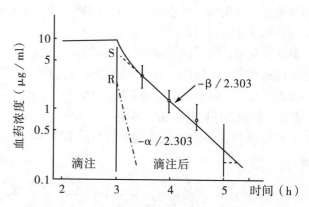

图 17-7-5　健康人（4 名）恒速滴注苯唑青霉素的平均血药浓度－时间曲线

表 17-7-1 10 名健康受试者静脉滴注 200mg 的氧氟沙星后测得的药代动力学参数

	$T_{1/2\alpha}$ h	$T_{1/2\beta}$ h	Cmax mg/l	AUC h. mg/l	Vc l	CL_5 1/h	k_{21} 1/h	k_{10} 1/h	k_{12} 1/h
滴注 1.0h	0.15	5.25	4.68	21.15	15.45	9.66	1.06	0.83	4.59
	±0.12	±0.98	±0.98	±3.32	±11.06	±1.51	±0.35	±0.47	±2.94
滴注 0.5h	0.10	5.64	5.72**	23.14	13.90	8.57	1.57*	0.64	6.29
	±0.04	±0.58	±0.98	±1.86	±3.06	±0.77	±0.52	±0.14	±3.44

二、根据参数提供稳态时最佳治疗血药浓度

（一）恒速静脉滴注无负荷剂量

静脉滴注过程中，血药浓度的函数式：

$$C = -\frac{k_0}{V_c k_{10}} \left(1 + \frac{\beta - k_{10}}{\alpha - \beta} e^{-\alpha t} + \frac{k_{10} - \alpha}{\alpha - \beta} e^{-\beta t}\right) \tag{7}$$

静脉滴注过程中，血药浓度随时间缓慢持续递增，经过大约 3～5 倍消除半衰期，血药浓度趋于最大值，称之稳态浓度 Css 或称坪水平：

$$C_{ss} = \frac{k_0}{V_c k_{10}} \tag{8}$$

由此可见，对消除半衰期长的药物来说，无负荷剂量时需要较长滴注时间才能达到稳态浓度。例如，茶碱的动力学参数 $\alpha = 6.36h^{-1}$；$\beta = 0.157h^{-1}$；$k_{21} = 2.16h^{-1}$；$V_c = 0.142ml/kg$；达到治疗坪水平，即 $C_{ss} = 10\mu g/ml$，将算得的动力学参数代入式（7），其血药浓度—时间模拟如图 17-7-6 所示，希望达到 95% 稳态浓度（即 9.5μg/ml）需 18.77h，相当于 4.26 倍茶碱半衰期，又达到 80% 稳态浓度，也得 9.94h，相当于 2.25 倍半衰期。因此临床上，半衰期超过 0.5h 的药物来说，短期内不易达到期望的坪水平，因此单纯静脉滴注给药就显得欠完善。

静注作负荷，同时静脉滴注以及首先快速滴注靠近稳态水平，然后用一般速率滴注使维持期望的稳态坪水平，取得最佳给药方案。

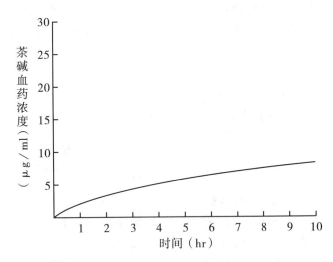

图 17-7-6 滴注过程的茶碱血药浓度示意图

（二）静脉滴注同时负荷剂量法

二房室模型为特性的药物静脉滴注，同时给予负荷剂量其动力学过程即函数方程相加见式（9）所示：

$$C = \frac{X_0 (\alpha - k_{21})}{V_c (\alpha - \beta)} e^{-\alpha t} + \frac{X_0 (k_{21} - \beta)}{V_c (\alpha - \beta)} e^{-\beta t} + \frac{k_0}{V_c k_{10}}$$

$$+ \frac{k_0 (\beta - k_{10})}{V_c k_{10} (\alpha - \beta)} e^{-\alpha t} + \frac{k_0 (k_{10} - \alpha)}{V_c k_{10} (\alpha - \beta)} e^{-\beta t} \tag{9}$$

$$= \frac{k_0}{V_c k_{10}} \left[1 + \frac{(X_0 \alpha - k_0)(k_{10} - \beta)}{k_0 (\alpha - \beta)} e^{-\alpha t} + \frac{(\beta X_0 - k_0)(\alpha - k_{10})}{k_0 (\alpha - \beta)} e^{-\beta t}\right]$$

为使血药浓度尽快达到稳态坪水平，可从下式的 C_{ss} 比例关系式中看出：

$$\frac{C}{C_{ss}} = 1 + \frac{(X_0\alpha - k_0)(k_{10} - \beta)}{k_0(\alpha - \beta)}e^{-\alpha t} + \frac{(X_0\beta - k_0)(\alpha - k_{10})}{k_0(\alpha - \beta)}e^{-\beta t} \tag{10}$$

$X_0\beta - k_0 = 0$ 时，即当 $X_0\beta = k_0$ 时，$e^{-\beta t}$ 系数项消去，式（10）简化变成式（11），此时血药浓度及早达到稳态水平，较大静注剂量 $X_0\beta > k_0$ 或较小静注剂量 $X_0\beta < k_0$ 均推迟达坪水平，见模拟图 17-7-7。

满足 $X_0\beta = k_0$ 条件，则：

$$\frac{C}{C_{ss}} = 1 + \frac{k_{10} - \beta}{\beta}e^{-\alpha t} \tag{11}$$

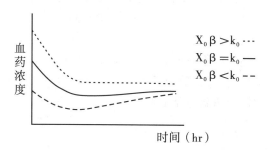

图 17-7-7　静注 + 滴注，不同 $X_0\beta$ 和 k_0 比值的模拟曲线

Mitenoko 等人根据上述公式原理，进行临床实验研究，其程序：

1. 静注后其血浆中茶碱浓度 – 时间曲线，呈双指数衰减，求得茶碱的动力学参数，例如：某一 FS 病人，$V_c = 129\text{ml/kg}$；$\alpha = 4.89\text{h}^{-1}$；$\beta = 0.183\text{h}^{-1}$；$k_{10} = 0.578\text{h}^{-1}$

2. Mitenko 方法先确定血浆中茶碱的稳态治疗水平，$C_{ss} = 4.8\mu\text{g/ml}$ 再分别按公式估算滴注速率 k_0 和剂量 X_0。

$$k_0 = C_{ss}V_c k_{10} = 4.8\mu\text{g/ml} \times 129\text{ml/kg} \times 0.578\text{h}^{-1}$$
$$= 357.9\mu\text{g/kg/h}$$
$$X_0 = k_0/\beta = 357.9\mu\text{g/kg/h}/0.183\text{h}^{-1} \cong 2\text{mg/kg}$$

3. 按静滴速率 $357.9\mu\text{g/kg/h}$；静注剂量 $X_0 = 2\text{mg/kg}$ 条件下，按上式估算值为：

$$C = C_{ss}\left(1 + \frac{k_{10} - \beta}{\beta}e^{-\alpha t}\right) = 4.8 \times \left(\frac{0.578 - 0.183}{0.183}e^{-4.89t}\right)$$

时间（h）	0	0.083	0.25	0.5	1	2	4	8
血药浓度（μg/ml）	15.16	11.71	7.85	5.70	4.88	4.8	4.8	4.8

其实测和理论曲线相一致。

Boyes 等人，用 $X_0 = k_0/k_{10}$ 替换 Mitenko 等人的 $X_0 = k_0\beta$ 关系式，简化后得：

$$C = C_{ss}\left[1 - \frac{(\alpha - k_{10})(k_{10} - \beta)}{k_{10}(\alpha - \beta)}(e^{-\alpha t} - e^{-\beta t})\right] \tag{12}$$

得到的模拟曲线见图 17-7-8 所示，可避免初始时的高浓度，但曲线有一下降阶段，随后稳步上升至坪水平。

Mitenko 等人采用静滴加负荷剂量法，C_0/C_{ss} 值在 1.6 至 5.0 之间，即起始浓度 C_0 要比稳态浓度 C_{ss} 大 1.6 至 5.0 倍，后经 Boyes 改进，初始浓度有所下降。

Wagner 提出两步相继滴注法，初始浓度后移，紧靠在稳态浓度显得安全，稳态初始阶段按较快速 Q_1 滴注 T 小时后，进入后续阶段，慢速 Q_2 滴注，直至

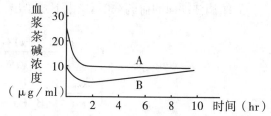

图 17-7-8　曲线 A，Mitenko 等人推荐，按 $X_0 = k_0/\beta$ 模拟曲线；曲线 B，Boyes 等人推荐，按 $X_0 = k_0/k_{10}$ 模拟曲线

达到和维持期望的稳态浓度，Q_1 和 Q_2 的关系式：

$$Q_1 = \frac{Q_2}{1 - e^{-\beta T}} \tag{13}$$

实例 已知数名哮喘病人静注茶碱后的药动学参数为：

$$\alpha = 5.9 h^{-1};\ \beta = 0.162 h^{-1};\ k_{10} = 0.312 h^{-1};\ V_c = 0.277 l/kg;$$

计算出：

1. 若期望的稳态水平为 $C_{ss} = 10 \mu g/ml$

2. 根据（8）式算出后续滴注速率 Q_2：$Q_2 = V_c k_{10} C_{ss} = (0.227)(0.312)(10) = 0.864 mg/kg/h$

3. 初始快速滴注经 T 通常规定为 0.25h，副作用强的药物适当延长本例 T = 0.5h

4. 根据

$$Q_1 = \frac{Q_2}{1 - e^{-\beta T}} = \frac{0.864}{1 - e^{-0.162 \times 0.5}} = 11.1 mg/kg/h$$

5. 初始滴注按 Q_1 至 T = 0.5h（即间隔 $0 \leq t \leq T$）

$$C_1 = C_{ss}\left[1 - \frac{(k_{10} - \beta)}{(\alpha - \beta)}e^{-\alpha t} - \frac{(\alpha - k_{10})}{(\alpha - \beta)}e^{-\beta t}\right] \tag{14}$$

6. 由图 17-7-9 模拟曲线 B 看出血浆中茶碱峰浓度超越期望稳态水平 $10 \mu g/ml$ 较 Mitenko 法 $19 \mu g/ml$ 要低。

其峰浓度 C：

$$C = \frac{11.1}{0.277 \times 0.312}\left[1 - \frac{(0.312 - 0.162)}{(5.9 - 0.162)}e^{-5.99 \times 0.5} - \frac{(5.9 - 0.312)}{(5.9 - 0.162)}e^{-0.162 \times 0.5}\right]$$
$$= 1.31$$

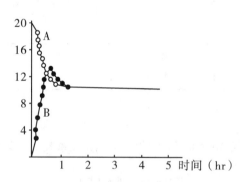

图 17-7-9　血浆中茶碱浓度（$\mu g/ml$）模拟曲线
Mitenko 方法，模拟曲线 A；Wagner 方法，模拟曲线 B。

7. 后续滴注期间的血药浓度 C_2 由下式给出：

$$C_2 = C_{ss} + \left[\frac{(k_{21} - \alpha)(Q_2 - \alpha X_1^T) - \alpha k_{21} X_2^T}{\alpha(\alpha - \beta)V_c}\right]e^{-\alpha(t - T)}$$
$$- \left[\frac{(k_{21} - \beta)(Q_2 - \beta X_1^T) - \beta k_{21} X_2^T}{\beta(\alpha - \beta)V_c}\right]e^{-\beta(t - T)} \tag{15}$$

$$X_1^T = \frac{Q_1}{k_{10}} + \frac{Q_1(k_{21} - \alpha)}{\alpha(\alpha - \beta)}e^{-\alpha T} - \frac{Q_1(K_{21} - \beta)}{\beta(\alpha - \beta)}e^{-\beta T} \tag{16}$$

$$X_2^T = \left(\frac{k_{12}}{k_{21}}\right)\left(\frac{Q_1}{k_{10}}\right) + \frac{k_{12}Q_1}{\alpha(\alpha-\beta)}e^{-\alpha T} - \frac{-k_{12}Q_1}{\beta(\alpha-\beta)}e^{-\beta T} \tag{17}$$

X_1^T 和 X_2^T 分别表示滴注 T 时间，体内中央室和外周室的药量，Q_2 为后续慢速滴注速率。

新药开发作为二房室静脉滴注的实验设计，给出尽快达到期望并维持在稳态治疗浓度，从参数测定到最佳剂量和滴注速率有上述数种方法可供选择。

第三节 药代动力学和药效动力学结合模型

药代动力学和药效动力学是按时间同步进行的两个密切相关的动力学过程，前者着重阐明药物在体内吸收，分布，转化和排泄的经时过程；后者描述随着浓度变化的效应，并对效应的时间过程进行分析。

在离体组织器官的药物与受体结合的动力学研究中，根据量效关系的数据可绘出某些药物的亲和力和内在活性参数的信息，但在体内影响药物作用的因素更多，研究方法上，在确立剂量和效应关系外，尚可借助药代动力学模型，研究经时过程中血药浓度和效应关系。在此基础上，将传统的药代动力学和药效动力学结合起来，并增添作用部位的效应室，构成药代动力学和药效动力学结合模型，简写 PK-PD 模型，该模型通过血药—时间—效应三者数据的测定，经模型分析，可拟合出血药浓度及其效应经时过程的曲线，至少可得到下列信息：①药物在体内过程的处置特征，给出一系列的药代动力学参数；②推论出产生效应的受体或作用部位的浓度，并可定量地反映其与效应关系，从而给出一系列药效动力学参数，并阐明效应和浓度之间滞后现象；③掌握上述知识可认识药物在体内过程及其作用的综合特性，临床上对制订合理给药方案适用；尚可阐明年龄、疾病、合并用药及长期用药等出现疗效异常的原因，随着该模型研究的深入，尚可阐明：①药物在体内的个体差异的本质；②病理情况下，对效应影响的程度和特性；③对比同系化合物两类动力学的异同性；④合并用药，阐明相互影响下各自的贡献，该模型已广泛用于抗心率失常，降压，镇静，肌松，利尿和降糖等药物的药代动力学和药效动力学分析。

一、药代动力学模型（PK 模型）

药代动力学（PK）主要是研究药物在体内吸收、分布、生物转化和排泄的经时过程；这些过程是同时发生的，且可用数学模型来描述，其中常见的 N-室线性乳突模型（linear mamillary model），它是根据药物转运性质相同的组织器官部位构成一个单元，或称为"室"，见前所述。

二、药效动力学模型（PD 模型）

药效动力学（PD）主要是研究受体部位的药物浓度跟效应之间的关系。直接测定受体部位的药物浓度几乎是不可能的，利用该部位浓度和血中浓度有相关性，故通常采用血药浓度和效应建立关系式，研究两者之间关系的数学模型、有线性模型、对数线性模型、最大效应 Emax 模型等，其中 S 型 Emax 模型的 Hill 方程最常用。

三、药代动力学和药效动力学结合模型（PK-PD 模型）

根据药理效应需经一段时间才开始逐步呈现，估算了从起效到达峰效应有一段时间过程进行了解释，并估算出达峰效应的半时间由 12min 的哇巴因至 12h 的地高辛。根据现象，Sheiner 等提出药物浓度在效应部位和房室之间平衡前存在速率过程，他引入一个效应室弥补传统的房室模型，提出了药代动力学和药效动力学结合模型（PK-PD 模型）。其模式图见图 17-7-10。

浓度 – 时间进行非线性最小二乘法曲线拟合，可算出 PK 模型参数，再将效应室浓度 C_e 代入 S 型 Emax 模型的 Hill 方程，或者浓度 – 时间和效应 – 时间同时拟合，可估算出所有 PK 和 PD 模型参数。这种方法把效应 – 血药 – 时间数据关系作定量描述，除出 S 型 Emax 模型外，尚可采用前述其他药效动力学模型方程拟合对比，经统计学处理，可选择最佳模型，所得结果进行药物作用的机制解释。

应用实例：

（一）利尿药

呋喃苯胺酸在兔体内的药动学 – 药效学结合模型分析，家兔静脉注射呋喃苯胺酸后，经时过程取血样，测定血药浓度；同时收集排出尿液，测定容量作为利尿效应。血药浓度呈双指数衰减。利尿效应峰值明显滞后于血药峰值。提示效应滞后于浓度，如图 17-7-11 所示。采用 PK-PD 模型分析。

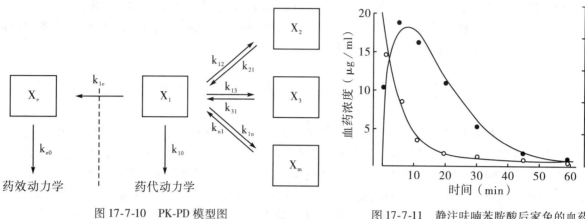

图 17-7-10　PK-PD 模型图

图 17-7-11　静注呋喃苯胺酸后家兔的血药浓度－时间（○）和效应分数值－时间（●）曲线

$$C = \frac{X_0 \ (\alpha - k_{21})}{V_c \ (\alpha - \beta)} e^{-\alpha t} + \frac{X_0 \ (k_{21} - \beta)}{V_c \ (\alpha - \beta)} e^{-\beta t} \quad (18)$$

$$C_e = \frac{k_{e0} X_0 \ (k_{21} - \alpha)}{V_c \ (\beta - \alpha) \ (k_{e0} - \alpha)} e^{-\alpha t} + \frac{k_{e0} X_0 \ (k_{21} - \beta)}{V_c \ (\alpha - \beta) \ (k_{e0} - \beta)} e^{-\beta t}$$
$$+ \frac{k_{e0} X_0 \ (k_{21} - k_{e0})}{v_c \ (\alpha - k_{e0}) \ (\beta - k_{e0})} e^{-K_{e0} t} \quad (19)$$

$$E - E_0 = \frac{(E_{max} - E_0) \ C_e^s}{EC_{50}^s + C_e^s} \quad (20)$$

式中 E_0 为用药前基础效应，E_{max} 表示最大效应，EC_{50} 表示 50% 最大效应时效应室中药物浓度，s 为陡度参数，其值的大小与效应曲线的陡度有关。

计算步骤：

1. 呋喃苯胺浓度－时间数据经微机程序作曲线拟合，算出动力学参数 α，β，k_{21} 和 V_c 等，见表 17-7-2。
2. 利尿效应－时间－浓度数据，将药动学参数代入（18）式，然后按（18）和（20）式进行微机拟合，即可算得，呋喃苯胺在家兔体内的效应参数 k_{e0}、EC_{50}、s 和 E_{max} 值，见表 17-7-2，其效应－血药浓度的实测数据和模拟曲线见图 17-7-12，两类参数模拟曲线和实测结果颇一致。

表 17-7-2　静注呋喃苯胺后，用 PK-PD 模型的模拟曲线，求得参数值

参数值	动物编号				Mean ± SD
	1	2	3	4	
α（min^{-1}）	0.144	0.163	0.270	0.187	0.191 ± 0.055
β（min^{-1}）	0.0270	0.0318	0.0256	0.0144	0.0247 ± 0.007
k_{21}（min^{-1}）	0.0414	0.0642	0.0536	0.032	0.0487 ± 0.014
V_c（L/kg）	0.109	0.165	0.037	0.101	0.112 ± 0.039
k_{e0}（min^{-1}）	0.100	0.110	0.159	0.151	0.131 ± 0.029
EC_{50}（µg/ml）	2.78	2.89	4.28	4.23	3.5 ± 0.8
s	2.48	2.94	1.69	1.74	2.2 ± 0.6
E_{max}（ml/min）	7.0	5.6	6.6	6.7	6.5 ± 0.6

（二）钠通道抑制剂

西苯唑啉（cibenzoline）在心律失常病人的药动学－药效学结合模型（图 17-7-13）分析，4 名心律失常病人，单次给药后作药代动力学参数测定，然后在 Holtor 24h 监护下记录 PVCS 或 VCS 心律失常频率减少次数作为效应，根据效应－浓度－时间数据，求得 PK-PD 模型参数，根据多次给药的模拟值与实测值颇一致。

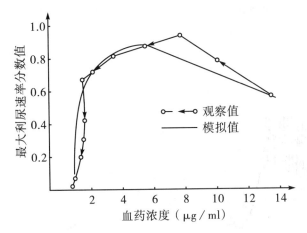

图 17-7-12 血浆中呋喃苯胺酸浓度和最大利尿速率关系

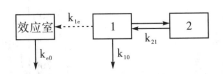

图 17-7-13 药动学－药效学结合模型模式图

1. 单次口服先求算药代动力学参数见表 17-7-3。

表 17-7-3 四例病人的药代动力学参数

病人	性别/年龄（岁）	体重（kg）	A（ng/ml）	α（h^{-1}）	B（ng/ml）	β（h^{-1}）	k_a（h^{-1}）	t_0（h）	r^2
1	F/54	82.3	489	2.030	98	0.0548	6.66	1.94	0.986
2	M/67	63.2	401	0.688	65	0.0510	1.19	0.93	0.992
3	M/58	86.4	317	0.444	45	0.0688	0.73	1.05	0.986
4	F/39	50.0	106	0.260	37	0.0727	4.64	0.73	0.984

2. 实验

（1）给药前病人心律失常频率数，可按总频率取平均值，计算一天或分段。每段 6h 取平均值。

（2）给药后记录 6h 频率数减少百分率。

（3）给药后记录 4 个时间段减少百分率。

（4）单一基线值作为心律失常频率减少百分数的效应，求得药效学参数 K_{e0}、C_{ss}（50）、r 等，而 E_{01}、E_{02}、E_{03}、E_{04} 4 个基线值作为效应求得的第一例病人相应参数值见表 17-7-4 所示。

表 17-7-4 根据血药浓度和心律失常频率减少百分数（%）算得病例 1 的药效学参数

参数	k_{e0}（h^{-1}）	C_{ss}(50)（ng/ml）	γ	E_0	r^2	k_{e0}（h^{-1}）	C_{ss}(50)（ng/ml）	γ	E_{01}	E_{02}	E_{03}	E_{04}	r^2
均值	0.101	391	7.2	98	0.775	0.064	404	6.9	126	53	39	177	0.785
总值	0.138	393	7.9	94	0.635	0.071	403	6.9	113	43	44	201	0.677

3. 多次给药，按 PK-PD 模型参数模拟的效应曲线和实测值，分别见图 17-7-14 和表 17-7-4 所示，两者颇一致。

$$C_n = A \left(\frac{1 - e^{-n\alpha\tau}}{1 - e^{-\alpha\tau}} \right) e^{-\alpha(\tau - \tau_0)} + B \left(\frac{1 - e^{-n\beta\tau}}{1 - e^{-\beta\tau}} \right) e^{-\beta(t - t_0)} + C \left(\frac{1 - e^{-nk_\alpha\tau}}{1 - e^{-k_\alpha\tau}} \right) e^{-k_\alpha(t - t_0)} \quad (21)$$

$$\frac{E_0 - E}{E_0} \times 100 = \frac{Z^\gamma}{Z^\gamma + C_{ss} (50)^\gamma} \quad (22)$$

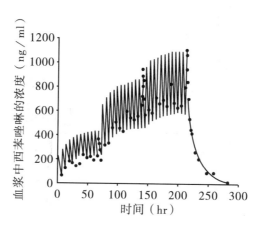

图 17-7-14 西苯哇啉的多剂量血药浓度 – 时间曲线

第四节 生物利用度有关参数 AUC 和 Cmax 统计学检验

同一种药物的两种制剂，根据药代动力学参数，（如 AUC，Cmax）进行生物利用度比较时，对生物等效性（bioequivalence）作出评价的尺度，有多种统计方法，目前最适用的是双单测检验法（two one-sided tests）和（1-2α）% 置信区间法，方差分析法是一种检验差异的传统方法，且为其他方法的基础。

假设检验品为 T（test sample），参比品为 R（reference sample），μ_T 和 μ_R 分别为待测品和参比品的平均生物利用度参数，下面将根据标准的两种处理的交叉设计介绍双单测检验法。

一、方差分析（ANOVA）方法

对需要进行分析的药代动力学数据假定满足方差分析的前提条件，标准的两种处理的交叉设计的实验数据，其差异来源主要有处理间，个体间，周期间等方面，因此在不考虑因素间交互作用的前提下，可用方差分析的方法来评价生物等效性问题。方差分析方法是一种检验均值之间有无差异的传统方法。其检验假设为：

$H_0 \qquad \mu_T - \mu_R = 0$

$H_1 \qquad \mu_T - \mu_R \neq 0$

方差方法尚且是其他检验方法的基础。

二、双单侧检验法（two one-sided tests）和（1-2α）% 置信区间法

（一）双单侧检验法（two one-sided tests）

其检验假设为：

$H_0 \qquad \mu_T - \mu_R \leq \theta_1$ 或 $\mu_T - \mu_R \geq \theta_2$

$H_1 \qquad \theta_1 < \mu_T - \mu_R < \theta_2$

其中 θ_1，θ_2 的值由有关部门定出，通常取

$\theta_1 = -0.2_{\mu R}$；$\theta_2 = 0.2_{\mu R}$

检验统计量为：

$$t_1 = \frac{(\overline{X}_T - \overline{X}_R) - \theta_1}{S\sqrt{2/n}} \qquad t_2 = \frac{\theta_2 - (\overline{X}_T - \overline{X}_R)}{S\sqrt{2/n}}$$

由于 t_1，t_2 均服从自由度 υ 的 t 分布，即 $t_{1-\alpha}(\upsilon)$，上述检验假设为通常的两个单侧 t 检验，因而，若 $t_1 \geq T_{1-\alpha}(\upsilon)$；$t_2 \geq T_{1-\alpha}(\upsilon)$ 同时成立，则拒绝 H_0，接受生物等效的假设 H_1。

（二）（1-2α)% 置信区间法

由上述双单侧检验法的统计量 t_1 及 t_2 即可求得（1-2α)% 置信区间，即

$$[0.8\overline{X}_R + t_{1-\alpha}(\upsilon) S\sqrt{2/n}], [1.2\overline{X}_R - t_{1-\alpha}(\upsilon) S\sqrt{2/n}] \qquad (23)$$

若 X_T 落在（23）式所表示的区间中，即有（1-2α）的概率推断出 μ_T 与 μ_R 生物等效，双单测检验法和（1-2α)% 置信区间法，在对 $\mu_T - \mu_R$ 的（1-2α）置信区间包含于 $[\theta_1, \theta_2]$ 时，则上述两种方法等效。

应用举例

1. 参数未经对数变换　用两种处理（参比品和受试品）的交叉设计方法，以甲药厂环丙沙星为参比品（记为 R），对乙药厂环丙沙星（记为 T）受试品，评价 10 名健康受试者，间隔一周分别交叉给予 R 或 T，将测得经时过程血药浓度（μg/ml）用梯形法则计算血药 – 时间曲线下的面积值（AUC），见表 17-7-5 所示。同一周期 AUC 列队见表 17-7-6，表 17-7-7 为误差分析。

表 17-7-5　10 名健康受试者口服参比品（R）和受试品（T）环丙沙星后求得的 AUC 值

受试者编号	R		T	
	周期	AUC	周期	AUC
A	1	19.32	2	19.33
B	1	13.78	2	16.13
C	1	14.04	2	11.47
D	1	14.64	2	13.91
E	1	16.96	2	17.88
F	2	15.29	1	13.90
G	2	14.81	1	15.84
H	2	17.03	1	16.44
I	2	18.74	1	14.96
J	2	17.56	1	16.26
$\sum\limits_{i=1}^{n} X_{ij}$		162.17		156.12
$\overline{X}_1 = \frac{1}{n}\sum\limits_{i=1}^{n} X_{ij}$		16.217		15.612
$\sum\limits_{i=1}^{n} X_{ij}^2$		2664.9259		2481.1476
$(\sum\limits_{i=1}^{n} X_{ij})^2$		29299.1089		24373.4544

$$\sum_{j=1}^{m} \sum_{i=1}^{n} X_{ij} = 162.17 + 156.12 = 318.29$$

$$\sum_{j=1}^{m} \sum_{i=1}^{n} X_{ij} = 2664.9259 + 2481.1476 = 5146.0735$$

$$\sum_{j=1}^{m} \left(\sum_{i=1}^{n} X_{ij} \right)^2 = 26299.1089 + 24373.4544 = 50672.5633$$

$$校正值 = \frac{1}{mn} \left(\sum_{j=1}^{m} \sum_{i=1}^{n} X_{ij} \right)^2 = \frac{1}{2 \times 10} (318.29)^2 = 5056.4262$$

$$总变异 = \sum_{j=1}^{m} \sum_{i=1}^{n} X_{ij}^2 - \frac{1}{mn} \left(\sum_{j=1}^{m} \sum_{i=1}^{n} X_{ij} \right)^2 = 5146.0735 - 5065.4264 = 80.6473$$

$$批间 = \frac{1}{n} \sum_{j=1}^{m} \left(\sum_{i=1}^{n} X_{ij} \right)^2 - \frac{1}{mn} \left(\sum_{j=1}^{m} \sum_{i=1}^{n} X_{ij} \right)^2 = \frac{1}{10} \times 50672.5633 - 5065.4262 = 1.8301$$

表 17-7-6 同一周期 AUC 列队

受试者编号	AUC 第1周期	AUC 第2周期	$\sum_{j=1}^{m} X_{ij}$	$\left(\sum_{j=1}^{m} X_{ij} \right)^2$
A	19.32	19.33	38.65	1493.8225
B	13.78	16.13	29.91	894.6081
C	14.04	11.47	25.51	650.7601
D	14.64	13.91	28.55	815.1025
E	16.96	17.88	34.84	1213.8256
F	13.90	15.29	29.19	852.0561
G	15.84	14.81	30.65	939.4225
H	16.44	17.03	33.47	1120.2409
I	14.96	18.74	33.70	1135.6900
J	16.26	17.56	33.82	1143.7924
$\sum_{i=1}^{n} X_{ij}$	156.14	162.15		10259.3207
$\overline{X}_1 = \frac{1}{n} \sum_{i=1}^{n} X_{ij}$	15.614	16.215		
$\left(\sum_{i=1}^{n} X_{ij} \right)^2$	24379.6996	26292.6225		

$$\sum_{i=1}^{n} \left(\sum_{j=1}^{m} X_{ij} \right)^2 = 1493.8225 + 894.6081 + \cdots + 1143.7942 = 10259.3207$$

$$\sum_{j=1}^{m} \left(\sum_{i=1}^{n} X_{ij} \right)^2 = 24379.6996 + 26292.6225 = 50672.3221$$

$$个体间 = \frac{1}{m} \sum_{i=1}^{n} \left(\sum_{j=1}^{m} X_{ij} \right)^2 - \frac{1}{mn} \left(\sum_{j=1}^{m} \sum_{i=1}^{n}{}_{ij} \right)^2 = \frac{1}{2} \times 10259.3207 - 5065.4262 = 64.2342$$

$$周期间 = \frac{1}{n} \sum_{j=1}^{m} \left(\sum_{i=1}^{n} X_{ij} \right)^2 - \frac{1}{mn} \left(\sum_{j=1}^{m} \sum_{i=1}^{n} X_{ij} \right)^2 = \frac{1}{10} \times 50672.3221 - 5065.4262 = 1.8060$$

表 17-7-7 误差分析

方差来源	ss	df	MS	F	$\alpha = 0.05$
批间	1.8301	1	1.8301	1.1459	$F_{0.05}(1, 8) = 5.32$
个体间	64.2342	9	7.1371	4.4688	$F_{0.05}(9, 8) = 3.39$
周期间	1.8060	1	1.8060	1.1308	$F_{0.05}(1, 8) = 5.32$
误 差	12.777	8	1.5971		
总变异	80.6473	19			

双单侧 T 检验：

$$\bar{x}_R = 16.217 \qquad \bar{x}_T = 15.612 \qquad S = \sqrt{1.5971} = 1.2638$$

$$t_1 = \frac{(15.612 - 16.217) - (-0.2 \times 16.217)}{1.2638 \sqrt{2/10}} = 4.67$$

$$t_2 = \frac{0.2 \times 16.217 - (15.612 - 16.217)}{1.2638 \sqrt{2/10}} = 6.81$$

查 t 单侧分位数表 $t_{(1-0.05)}(8) = 1.860$

$\because t_1 > t_{(1-0.05)}(8)$，$t_2 > t_{(1-0.05)}(8)$，所以拒绝 H_0，接受 H_1，$\therefore$ T 与 R 生物等效。

由公式（7）求（$1-2\alpha$）置信区间得：（14.03，18.41），受试组 AUC 平均值 $\bar{x}_T = 15.612$ 落在区间（14.03，18.41）之中，因此可以认为 T 与 R 生物等效。

2. **参数经对数变换** 药代动力学参数 AUC，Cmax 以乘积模型作对数变换后变成可加模型，使数据服从或近似服从正态分布是方差分析遵循的基本条件。

下面将生物利用度参数经变换后的双单侧检验法的计算和评价标准进行介绍和讨论：对数变换的计算的方法。

假设待测品为 T，参比品为 R，μ_R 和 μ_T 分别为待测品和参比品的数据参数均值。实验设计采用标准的双交叉实验设计。当给定生物等效范围（r_1，r_2），则可进行统计分析。

用于对数变换数据的检验假设为：

$$H_0 : \eta_T - \eta_R \leqslant \ln r_1 \ \text{或} \ \eta_T - \eta_R \geqslant \ln r_2$$
$$H_1 : \ln r_1 < \eta_T - \eta_R < \ln r_2$$

其中，η_T 和 η_R 分别为待测品和参比品经对数变换后的数据参数均值。r_1 和 r_2 的取值见下面的等效性标准。

检验统计量为： $t_1 = [(\eta_T - \eta_R) - \ln r_1] / (s \sqrt{2/n})$

$$t_2 = [\ln r_2 - (\eta_T - \eta_R)] / (s \sqrt{2/n})$$

式中，s 为样本误差均方的平方根，来自方差分析，t_1，t_2 服从自由度为 υ 的 T 分布，即 $t_{1-\alpha}(\upsilon)$。当 $t_1 \geqslant t_{1-\alpha}(\upsilon)$；$t_2 \geqslant t_{1-\alpha}(\upsilon)$ 同时成立，则拒绝 H_0，接受生物等效性的假设 H_1。

应用举例

12 名健康受试者，采用 2×2 交叉设计，测得 AUC 数据见表 17-7-8，对数据进行方差分析结果见表 17-7-9。同一周期 In（AUC）列队见表 17-7-10，误差分析见表 17-7-11。

表 17-7-8 AUC 数据和经对数变换后列表

受试者	参比品 (R)			受试品 (T)		
	周期	AUC	ln (AUC)	周期	AUC	ln (AUC)
1	2	144. 57	4. 9738	1	115. 21	4. 7468
2	1	98. 17	4. 5867	2	106. 60	4. 6691
3	1	121. 87	4. 8030	2	129. 70	4. 8652
4	2	30. 20	3. 4078	1	52. 85	3. 9657
5	2	131. 51	4. 8791	1	59. 42	4. 0846
6	1	104. 17	4. 6460	2	152. 76	5. 0289
7	1	71. 54	4. 2751	2	31. 24	3. 4417
8	2	71. 98	4. 2751	1	108. 22	4. 6842
9	2	78. 83	4. 3673	1	82. 05	4. 4073
10	1	140. 48	4. 9451	2	101. 10	4. 6161
11	2	75. 27	4. 3211	1	58. 72	4. 0728
12	1	111. 56	4. 7146	2	83. 27	4. 4221
Mean		98. 35	4. 5162		90. 10	4. 4172
± SD		34. 04	0. 4342		35. 34	0. 4541

表 17-7-9 AUC 数据经对数变换后列表

受试者 编号	R		T	
	周期	ln (AUC)	周期	ln (AUC)
1	2	4. 9738	1	4. 7468
2	1	4. 5867	2	4. 6691
3	1	4. 8030	2	4. 8652
4	2	3. 4078	1	3. 9675
5	2	4. 8791	1	4. 0846
6	1	4. 6460	2	5. 0289
7	1	4. 2751	2	3. 4417
8	2	4. 2751	1	4. 6842
9	2	4. 3673	1	4. 4073
10	1	4. 9451	2	4. 6161
11	2	4. 3211	1	4. 0728
12	1	4. 7146	2	4. 4221
$\sum_{i=1}^{n} X_{ij}$		54. 1947		53. 0064
$\overline{X}_1 = \frac{1}{n} \sum_{i=1}^{n} X_{ij}$		4. 5162		4. 4172
$\sum_{i=1}^{n} X_{ij}^2$		246. 8290		236. 3800
$(\sum_{i=1}^{n} X_{ij})^2$		2937. 0655		2809. 6784

$$\sum_{j=1}^{m} \sum_{i=1}^{n} X_{ij} = 54.1947 + 53.0064 = 107.2011$$

$$\sum_{j=1}^{m} \sum_{i=1}^{n} X_{ij}^{2} = 246.8290 + 236.3800 = 483.2090$$

$$\sum_{j=1}^{m} \left(\sum_{i=1}^{n} X_{ij} \right)^{2} = 2937.0655 + 2809.6784 = 5746.7439$$

$$校正值 = \frac{1}{mn} \left(\sum_{j=1}^{m} \sum_{i=1}^{n} X_{ij} \right)^{2} = \frac{1}{2 \times 12} (107.2011)^{2} = 478.8365$$

$$总变异 = \sum_{j=1}^{m} \sum_{i=1}^{n} X_{ij}^{2} - \frac{1}{mn} \left(\sum_{j=1}^{m} \sum_{i=1}^{n} X_{ij} \right)^{2} = 483.2090 - 478.8365 = 4.3725$$

$$批间 = \frac{1}{n} \sum_{j=1}^{m} \left(\sum_{i=1}^{n} X_{ij} \right)^{2} - \frac{1}{mn} \left(\sum_{j=1}^{m} \sum_{i=1}^{n} X_{ij} \right)^{2} = \frac{1}{12} \times 5746.7439 - 478.8365 = 0.0588$$

表 17-7-10 同一周期 ln（AUC）列队

受试者 编号	ln（AUC）		$\sum_{j=1}^{m} X_{ij}$	$\left(\sum_{j=1}^{m} X_{ij} \right)^{2}$
	第 1 周期	第 2 周期		
1	4.7468	4.9738	9.7206	94.4901
2	4.5867	4.6691	9.2558	85.6698
3	4.8030	4.8652	9.6682	93.4741
4	3.9675	3.4078	7.3753	54.3951
5	4.0846	4.8791	8.9637	80.3479
6	4.6460	5.0289	9.6749	93.6037
7	4.2751	3.4417	7.7168	59.5490
8	4.6842	4.2751	8.9593	80.2691
9	4.4073	4.3673	8.7746	76.9936
10	4.9451	4.6161	9.5612	91.4165
11	4.0728	4.3211	8.3939	70.4576
12	4.7146	4.4221	9.1367	83.4793
$\sum_{i=1}^{n} X_{ij}$	53.9337	53.2673		964.1458
$\overline{X}_{1} = \frac{1}{n} \sum_{i=1}^{n} X_{ij}$	4.4945	4.4389		
$\left(\sum_{i=1}^{n} X_{ij} \right)^{2}$	2908.8440	2837.4052		

$$\sum_{i=1}^{n} \left(\sum_{j=1}^{m} X_{ij} \right)^{2} = 94.4901 + 85.6698 + \cdots + 83.4793 = 964.1458$$

$$\sum_{j=1}^{m} \left(\sum_{i=1}^{n} X_{ij} \right)^{2} = 2908.8440 + 2837.4052 = 5746.2492$$

$$个体间 = \frac{1}{m} \sum_{i=1}^{n} \left(\sum_{j=1}^{m} X_{ij} \right)^{2} - \frac{1}{mn} \left(\sum_{j=1}^{m} \sum_{i=1}^{n} \right)^{2} = \frac{1}{2} \times 964.1458 - 478.8365 = 3.2364$$

$$周期间 = \frac{1}{n} \sum_{j=1}^{m} \left(\sum_{i=1}^{n} X_{ij} \right)^{2} - \frac{1}{mn} \left(\sum_{j=1}^{m} \sum_{i=1}^{n} X_{ij} \right)^{2} = \frac{1}{12} \times 5746.2492 - 478.8365 = 0.0176$$

表 17-7-11 误差分析

方差来源	ss	df	MS	F	$\alpha = 0.05$
批间	0.0588	1	0.0588	0.5547	$F_{0.05}(1, 10) = 4.96$
个体间	3.2364	11	0.2942	2.7735	$F_{0.05}(11, 10) = 2.945$
周期间	0.0176	1	0.0176	0.1660	$F_{0.05}(1, 10) = 4.96$
误 差	1.0597	10	0.1060		
总变异	4.3725	23			

双单侧 T 检验:

$$\eta_R = 4.5162 \qquad \eta_T = 4.4172 \qquad S = \sqrt{0.1060} = 0.326$$

$$t_1 = \frac{(4.4172 - 4.5162) - \ln 0.8}{0.326\sqrt{2/12}} = 0.933$$

$$t_2 = \frac{\ln 1.25 - (4.4172 - 4.5162)}{0.326\sqrt{2/12}} = 2.421$$

查 t 单侧分位数表 $t_{(1-0.05)}(10) = 1.812$

因为 $t_1 < t_{(1-0.05)}(10)$,$t_2 > t_{(1-0.05)}(10)$,故不能拒绝 H_0,所以 T 与 R 非生物等效。

目前新开发的制剂仅限于 AUC 和 Cmax 两种参数需进行生物等效性评价作为决策。

第五节 生物样本分析方法的认证

欲获得生物利用度和药代动力学研究的准确数据,一个可靠的分析方法是很重要的,为了保证测定结果的可靠性和准确性,需要进行效能指标测定,其全过程称为分析方法的认证(validation of analytical methods),不同分析方法的效能指标基本相同,生物利用度研究认证的效能指标主要包括选择性,线性及其范围,准确性(回收率),精密度(日内和日间精密度)及稳定性。

一、选择性(selectivity)

生物样本的种类很多,有血浆(血清),各种组织,尿样,唾液等,样品中内源性和外源性的干扰物质众多,主要有蛋白质、多肽、脂类、色素、无机盐及药物的代谢物等,因此需要采取适当的样品制备步骤,以消除或减少干扰组分,随后经不同极性的色谱系统来研究是否存在干扰并建立排除干扰的分析方法。

二、线性及其范围(linearity and range)

一般通过制作标准曲线来确证测定方法的线性,并将其作为测量样品中药物含量的定量尺度,标准曲线的斜率与相关系数提供了线性的数学尺度与偏差,标准曲线应包括 5 种以上浓度,其上下限应覆盖整个待测的浓度范围,不得外推,每一浓度至少测定 5 次,取其均值进行回归。

三、准确性(accuracy)

目前常以回收率为指标来评价分析方法的准确性,回收率有绝对和相对回收率两种表示方法,若模拟生物样品经过整个分析过程,而标准溶液直接由仪器分析,两者的仪器相应值之比称为绝对回收率;若标准品水溶液也经过与模拟生物样本同样的方法处理,所得的两者比值称为相对回收率,为了保证方法的准确性,要求用高、中、低三个浓度,每种浓度至少要重复 5 次,浓度的选择要求包括标准曲线的上下限及其中间浓度,要求回收率大于 70%。

四、精密度(precision)

方法的精密度用日间和日内变异系数(CV)来表示,要求在标准曲线范围内至少选 3 个浓度(浓度的选择同回收率）进行方法精密度研究，每个浓度水平至少要重复 5 次，一般要求 CV < 10% 。

五、灵敏度（sensitivity）

分析方法的灵敏度包括两个方面：①检测限（limit of detection，LOD）是限度实验的尺度，是在分析方法条件下定性检测生物样品中待测物的最低浓度，通常规定为信噪比（S/N）的 3 倍；②定量限（limit of quantitation，LOQ）是指在分析方法条件下，能精密和准确地测得生物样品中待测物的最低浓度，通常规定为信噪比（S/N）的 10 倍。

六、稳定性（stability）

进行生物利用度和药代动力学研究，因样本量大，分析时间长，有时需要对生物样本的储存温度及冷冻—融化的影响、衍生化产物的稳定时间、最终供测定用样品及溶液的稳定时间等加以考察。

（黄圣凯）

参 考 文 献

1. Gibaldi M, Perrier D. Pharmacokinetics. 2nd, New york, Marcel Dekker, 1982, 45 – 111
2. 何洁英，黄民，黄丽慧，等. 氧氟沙星静脉滴注及口服给药的人体药代动力学及绝对生物利用度. 中国临床药理学杂志，1994，10：1
3. Mitenko PA, Oligivie RI. Rapidly achieved plasma concentration plateaus, with observations on theophylline kinetics. Clin Pharmacol Ther, 1972, 13：329
4. Boyes RN, Scott DB, Jebson RJ, et al. Pharmcokinetics of lidocaine in man. Clin Pharmacol Ther, 1971, 12：105
5. Wagner JG. A safe method for rapidly achieving plasma concentration Plateaus. Clin Pharmacol Ther, 1974, 16：691
6. Colburn WA. Simultaneous pharmacokinetic and pharmacodynamic modeling. J Pharmacokin Biopharm, 1981, 9：367
7. Sheiner LB, Stanski DR, Vozeh S. Simultaneous pharmacokinetic and pharmacodynamic application to d-tubocararine. Clin Pharmacol Ther, 1979, 25：360
8. 柳晓泉，黄圣凯，路洪. 家兔体内呋喃胺酸的药动学和药效学结合模型. 中国药理学与毒理学杂志，1991，5：136
9. Halazo AA, Bosazzell RK, Colburn WA. Pharmacokinetic and pharmacodynamic modeling of Cibenzoline phasma concentrations and antiarrhythmic effect. J Clin Pharmacol, 1986, 26：336
10. 黄圣凯，韩可勤. 生物等效性评价的几种统计方法. 中国临床药理学杂志，1993，9：43
11. Shuirmann DJ. A comparison of the two one-sided tests procedure and the approach for assessing the equivalence of average bioavailability. J Pharmacokin Biopharm, 1987, 15：657 – 680
12. 韩可勤，黄圣凯. 生物等效性评价中数据对数变换后的一些统计问题. 中国临床药理学杂志，1994，10：124
13. 曾苏. 生物药物分析方法的认证，质量控制及其标准操作规程. 中国医药工业杂志，1995，26：136

第十八篇　行为药理实验方法与技术

第一章　学习、记忆实验法和记忆障碍动物模型

第一节　概　　述

学习和记忆是脑的重要功能之一。学习是指新行为（经验）的获得和发展。通过学习获得的经验的保持和再现，这就是记忆。记忆包括识记、保存、再认和回忆4个过程：识记是事物或经验在脑子里留下痕迹的过程；保存是使这些痕迹趋于巩固和保持的过程；再认是现实刺激与以往痕迹的联系过程；回忆则是痕迹的重新活跃或再现。根据信息论的观点，把人类记忆区分为3种存储系统，即感觉记录系统，短时存储系统和长时存储系统。关于学习记忆的机制，许多科学家认为，"感觉记忆"即感知事物后在极短时间内的记忆，与脑的电活动有关。"短时记忆"和"长时记忆"可能与脑的神经细胞的突触效能或脑的化学变化有关。现有资料证明，边缘系统特别是颞叶、额叶和海马对某些类型的学习和记忆来说，都是不可少的结构，但这绝不是说脑的其他部位与学习、记忆无关。当前更趋向于认为，学习、记忆有赖于全脑的整合功能，也即完成记忆过程离不开知觉、情绪、注意、意图等心理功能，也离不开早已贮存的知识和经验。

人和动物的内部心理过程是无法直接观察到的，科学家只能根据可观察到的刺激反应来推测脑内发生的过程，对脑内记忆过程的研究只能从人类或动物学习或执行某项任务后间隔一定时间，测量他们的操作成绩或反应时间来衡量这些过程的编码形式、贮存量、保持时间和它们所依赖的条件等等。学习、记忆实验方法的基础是条件反射，各种各样的方法均由此衍化出来。

（张均田）

第二节　常用的动物学习、记忆实验方法

一、跳台法（step down test）

大白鼠和小白鼠跳台法均较常用。在此仅介绍小鼠跳台的装置、操作过程和观察指标。

实验装置为一长方形反射箱。大小为10cm×10cm×60cm，用黑色塑料板分隔成5间。底面铺以铜栅，间距为0.5cm，可以通电，电压强度由一变压器控制。每间左后角置一高和直径均为4.5cm的平台。

将动物放入反应箱内适应环境3min，然后立即通以36V交流电。动物受到电击，其正常反应是跳回平台以躲避伤害性刺激。多数动物可能再次或多次跳至铜栅上，受到电击后又迅速跳回平台，如此训练5min，并记录每鼠受到电击的次数或叫错误次数（number of errors），以此作为学习成绩。24h后重作测验，此即记忆保持测验。记录受电击的动物数、第一次跳下平台的潜伏期和3min内的错误总数。

本法优缺点：简便易行，一次可同时实验5只动物。既可观察药物对记忆过程的影响，也可观察对学习的影响。有较高的敏感性，尤适合于初筛药物。缺点是动物的回避性反应差异较大，如需减少差异或少用动物，可对动物进行预选或按学习成绩好坏分档次进行实验。另外，跳台法在电击前施以条件刺激，则可同时观察被动和主动回避性反应。

二、避暗法（step through test）

实验装置分明、暗两室。明室大小为11cm×3.2cm。其上方约20cm处悬一40W钨丝灯。暗室较大，

大小为17cm×3.2cm。两室之间有一直径为3cm大小的圆洞。两室底部均铺以铜栅。暗室底部中间位置的铜栅可以通电，电压强度可在一旋钮上任意选择，一般采用40V电压。暗室与一计时器相连，计时器可自动记录潜伏期的时间。

此法系利用鼠类的嗜暗习性而设计的。将小白鼠面部背向洞口放入明室，同时启动计时器。动物穿过洞口进入暗室受到电击，计时自动停止。取出小白鼠，记录每鼠从放入明室至进入暗室遇到电击所需的时间，此即潜伏期。24h后重作测验，记录进入暗室的动物数、潜伏期和5min内的电击次数。

根据大量研究，小白鼠平均潜伏期约十几秒。训练期接受一次电击后，记忆的保持可持续一周之久。另有作者在动物进入暗室后，即将洞口关闭，使动物在暗室接受一规定时间和一规定电流强度的电击，然后取出动物。经此电击的动物，记忆的保持更为牢固。

本法优缺点：简便易行。反应箱越多，同时训练的动物数也越多。以潜伏期作为指标，动物间的差异小于跳台法。对记忆过程特别是对记忆再现有较高的敏感性。

三、穿梭箱（shuttle box）

穿梭箱在学习、记忆实验中较为常用。这里介绍日本小原医科产业制造的一种大白鼠穿梭箱。该装置由实验箱和自动记录打印装置组成。实验箱大小为$50 \times 16 \times 18cm^3$。箱底部格栅为可以通电的不锈钢棒，箱底中央部有一高1.2cm的挡板，将箱底部分隔成左右两侧。实验箱顶部有光源，蜂鸣音控制器。自动记录打印装置可连续自动记录动物对电刺激或条件刺激（灯光或/和蜂鸣音）的反应和潜伏期，并将结果扫印出来。训练时，将大白鼠放入箱内任何一侧，20s后开始呈现灯光或/和蜂鸣音，持续15s，后10s内同时给以电刺激（100V，0.2mA，60Hz，AC）。最初，动物只对电击有反应，即逃至对侧以回避电击。20s后再次出现条件刺激并继之在动物所在侧施以电刺激，迫使动物跳至另一侧……如此来往穿梭。当蜂鸣音或/和灯光信号呈现时，大白鼠立即逃至对侧安全区以躲避电击，即认为出现了条件反应（或称主动回避反应）。每隔天训练一回，每回100次。训练4～5回后，动物的主动回避反应率可达80%～90%。

此法可同时观察被动和主动回避性反应，并可自动记录和打印出结果。此外，从动物的反应次数也可以了解动物系处于兴奋或抑制状态。

四、爬杆法（pole-jump test）

该装置由一竖着的木杆和电栅底板组成。电击为非条件刺激，某种信号为条件刺激，动物在电栅底板受到电击一定时间内爬杆为逃避反应，给以条件刺激未受到电击前即行爬杆为主动回避反应，此法适用于大鼠或小鼠。

五、迷津（maze）

迷津用于学习、记忆实验已有几十年之久，至今仍经常采用。迷津种类和装置繁多，但不外乎以下三个基本组成部分：起步区——放置动物；目标区——放置食物或系安全区；跑道——有长有短，或直或弯，至少有一个或几个交叉口供动物选择到达目标区的方向或径路。

下面介绍一种Y型迷路和一种水迷路装置。

（一）Y型迷路

该装置一般分成三等分，分别称之为Ⅰ、Ⅱ、Ⅲ臂。如以Ⅰ臂为起步区，则Ⅱ臂（右侧）为电击区，Ⅲ臂（左侧）为安全区。训练时将小鼠放入起步区，操纵电击控制器训练小鼠获得遭遇电击时直接逃避至左侧安全区为正确反应，反之则为错误反应。训练方法有以下几种：①固定训练次数，10～15次，记录正确和错误反应次数；②动物连续获得二次正确反应前所需的电击次数；③动物学习成绩以达到9/10次正确反应前所需的电击次数表示。24h后测验记忆成绩。这是一种最简单的、属一次性训练的空间辨别反应的实验。

稍为复杂一点的训练，系按上述方法训练完成后，改用Ⅱ臂为起步区，动物在遭遇电击后直接逃至Ⅰ臂（左侧）为正确反应，逃至Ⅲ臂（右侧）为错误反应。训练达到要求后，再以Ⅲ臂为起步区，小白鼠于电击后逃至左侧（Ⅱ臂）为正确反应，逃至右侧（Ⅰ臂）为错误反应。以动物在三臂训练均达到规定标准所需电击次数的总和作为学习成绩。记忆成绩的测定仍在 24 小时或 48 小时后进行。

更为复杂的训练系先以 Ⅰ 臂为起步区，小白鼠于电击后到达 Ⅲ 臂（左侧）安全区，即以 Ⅲ 臂为起步区，电击后，小鼠必须从 Ⅲ 臂继续逃向左侧即 Ⅱ 臂，在此臂施以电刺激，小白鼠仍逃往左侧即 Ⅰ 臂，即达到训练要求。不过，要完成这一训练要求，每天训练 1 次，至少要训练 1 周时间。

迷宫实验中要注意的几个问题：①如在目标区放置食物，则动物需于实验前禁食，使其体重减至原体重的 85%，此时动物才具有摄取食物的驱动力或动机；②在目标区停留的时间不能太短暂，否则失去强化效果；③每天训练结束后要对实验箱进行清洗，以消除动物留下的气味；④每天训练次数以 10～15 次为宜。

（二）水迷路（water maze）

水迷路的种类较多，这里介绍一种较复杂的水迷路。如图 18-1-1 所示，S 为起步区，F 为目标区。在 F 处有一爬梯，动物可爬出水面而获得休息。图 18-1-1B、C、中的"1"和"2"是指训练第 1d 和第 2d 爬梯放置的位置，也即第 1d 训练大白鼠游至 1 处，第 2d 训练大白鼠游至 2 处。B 图中"a"、"b"系供选择的通路，二者只能择其一。

（三）Morris 方法

20 世纪 80 年代初，英国的心理学家 Morris 和他的同事利用大鼠在盛有水和牛奶混悬的不透明的水池中搜索目标物的方法，研究大鼠的海马等脑区受到损害后的学习、记忆和空间定向以及认知能力时，取得了令人瞩目的结果。由于这种装置不但构思新颖、实验设计合理以及方法简便和实用，而且便于观察并记录动物入水后搜索目标所需的时间、采用的策略和它们的游泳轨迹，从而可分析和推断动物的学习、记忆和空间认知等方面的能力。因此，这种研究方法很快就引起各国神经科学家的关注，并将此法称为 Morris 水迷津法。随后，在英美和日本等国家的心理学和神经药理学的许多实验室纷纷推广和应用。80 年代

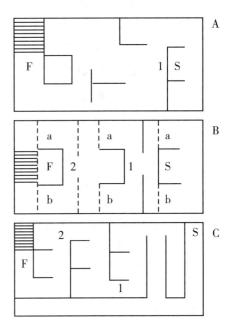

图 18-1-1 水迷宫
A. 水迷宫例 1；B. 水迷宫例 2；C. 水迷宫例 3。

末，中国科学院心理研究所建立了我国第一个 Morris 水迷津实验室，并于 90 年代初建立了 Morris 水迷津图像自动采集和处理系统。

1. 实验设备和实验装置　选择安静、明亮和清洁的房间进行 Morris 水迷津实验。实验室内要陈设简单，物品、仪器和主试站立的位置均要相对固定。有条件的实验室可采用 Morris 水迷津图像自动采集和处理系统来观察和分析动物的行为活动。该系统的主要部件为摄像机、计算机和图像监视器等。它能自动地采集动物的入水位置、游泳的速度、搜索目标的所需时间、运行轨迹和搜索策略等参数，并可将所采集的各种数据自动进行统计和分析。设备受限制的实验室，仍可沿用当今西方国家不少实验室所采用的人工记录方法。

Morris 水迷津装置主要由一只乳白色圆形铁皮水桶和一个可调节高度和可移动位置的透明的有机玻璃站台所组成。圆桶的直径一般为 100cm，高为 60cm，水池的水深为 40cm，站台的顶端为圆形，直径为 6cm。在圆桶的上缘等距离地设东、南、西和北 4 个标记点，作为动物进水池的入水点，以这 4 个入水点在水面和水桶底部的投影点，将水面和水桶部分成均等的 4 个象限。按实验要求，可任意地将站台设置于某一象限的中间（图 18-1-2）。

2. 实验程序　实验前将水桶灌以清水至预定的水池高度，再加入适量的新鲜牛奶或奶粉，使水池成为不透明的乳白色。水温一

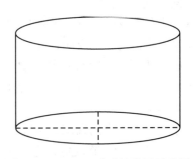

图 18-1-2 Morris 水迷津装置示意图

般控制在 23~25℃ 之间。将站台放置在水池的预定部位，作为动物入水后搜索的目标。站台的顶端平面应低于水池液面 2cm。这样，动物凭视觉无法辨认水池中有无站台。此时，便可开始实验，其主要程序如下：

（1）每只动物每天训练 4 次。每天将动物按东、西、南和北 4 个入水点分别放入水池。实验时，将大鼠头朝池壁轻轻地放入水中。同时开始记录动物的入水时间，并记录动物自入水到找到站台后四肢爬上站台时所需的时间，作为潜伏期。同时在记录动物入水后的游泳轨迹，将此作为分析动物搜索目标时所采用何种策略的依据。

（2）动物爬上站台后，让动物在站台上站立 10s。若动物在入水后 60s 以内未能找到水池中的站台或未能爬上站台，主试可将动物放置于站台上站立 10s。待动物站立 10s 以后，将动物从站台上拿下来，休息 30~60s 以后，再进行下一次训练。

在一般情况下，正常动物或服用促智药物的动物在经过 5~6 个实验日训练后很快就学会以最快最佳的轨迹搜索到站台的确切位置。

（3）从第 7 个实验日开始，可将站台的位置转移到另一个象限中进行站台迁移实验。此时除继续描记动物的运行轨迹之外，应记录动物入水后找到迁移后的站台的潜伏期，以及动物在原来放置站台的象限所逗留的时间。正常动物在站台的原来位置搜索不到目标时，会很快离开那里，迅速转移方向，会在新的方位重新找到站台。

3. 对 Morris 水迷津方法的评估　影响该实验结果的因素很多，其中，实验环境是一个十分重要的因素。一般来说，实验室的设备、仪器、工作台、椅子、门窗和灯具等陈设的位置和主试进行实验操作时所站立的位置都会影响实验结果。因为动物常常会利用实验室内固有的环境作为它搜索目标时的参照物。因此，实验室内的一切设备的位置和主试的位置应相对固定。

阿托品、樟柳碱和东莨菪碱等药物以及一些神经毒素所引起的记忆障碍，可使动物的潜伏期延长，并可引起定向障碍和运行轨迹混乱。而有效的促智药物可使潜伏期缩短，增强动物的定向能力，从而能提前达到学会的标准。因此，可利用 Morris 水迷津法来检验神经药物对动物的学习、记忆和定向能力的影响，并可利用此法来筛选促智药物。

Morris 水迷津的水容量大，所以动物在水池中作搜索目标物的作业时，如有排尿或排便现象，动物的排泄物和所分泌的外激素对其他动物的作业成绩，不会产生干扰或有不良影响。这就优于其他的动物行为实验方法。

Morris 水迷津法的操作简便，方法可靠。如能利用计算机建立图像自动采集和分析系统，这就能根据所采集的数据，制成相应的直方图和运行轨迹图，便于研究者对实验结果作进一步分析和讨论。

六、小鸡的一次性味觉–回避学习行为的动物模型

小鸡的行为活动在行为药理学的研究中具有很重要的价值。早在 100 多年以前，Spalding 曾以年幼的小鸡和小鸭作为实验对象，观察了它们的行为活动，并于 1873 年出版了一本专著。这是迄今国际上最早描述幼小动物的行为活动的重要文献。Morgan（1896）首先报道了小鸡的啄食行为。他注意到，刚刚孵化出来的小鸡一开始常常是毫无鉴别地啄许多细小的东西。但不久它们很快就能识别哪些是可吃的食物，哪些是不可吃的食物。Morgan 还观察到，小鸡只要经过一次痛苦地啄到有伤害的或有毒的食物后，它们就不愿意再去啄这类食物。1937 年澳大利亚动物学家 Lorenz 把幼小动物在生活早期所具有的这种先天性的和本能的学习行为称为印记（imprinting）。20 世纪 30 年代，人们对小鸡和小鸭印记的研究比较普遍。不过，只是到了 20 世纪的 60 年代，特别是 70 年代和 80 年代，由于深入开展了以小鸡为实验对象的行为药理学的研究以及学习和记忆形成的脑机制的研究以后，才较详细地研究了小鸡的行为活动。

Cherkin 等人（1969）根据上述小鸡在自然环境中有先天性的自发的啄食行为，首先建立了小鸡的一次性味觉–回避学习行为（one-trial-avoidance task）的实验模型。他们的研究方法和研究结果引起了世界各国的神经药理学家、生理心理学家和动物学家的兴趣和重视。目前，这一研究方法已在美国、澳大利亚、英国、俄罗斯和捷克等国家推广应用。这些国家都先后相继建立了专门研究小鸡行为活动的实验室，并开展了国际性的协作研究。1989 年 9 月，就有关神经药物对一日龄小鸡的学习和记忆的影响，以及学习和记忆的神经机制等问题，在英国召开了国际性的学术会议。中国科学院心理研究所在澳大利亚 La Trob 大学心理系和脑 - 行为研究中心的协助下于 1989 年在我国建立了第一个研究小鸡行为活动的实验室，近几年来，已开展了多项实验研究。其中关于 γ-氨基丁酸能系统在小鸡记忆形成过程中的作用的研究，其结果曾获前国际心联主席、美国著名的生理心理学家 Rosenzweig 的好评。

有关一日龄小鸡的学习和记忆问题以及神经药物对小鸡的一次性的味觉 - 回避反应的影响，报道颇多。英国剑桥大学动物系的动物学家 Horn（1985）还发表了专著《记忆、印记和脑》（"Memory, Imprinting and Brain"）。作者在书中详细地描述了小鸡的颅脑结构及其行为特征。该书已全文译成俄文，并已在前苏联出版发行。

（一）实验方法和程序

选择雄性一日龄小鸡作为实验对象。实验当天早晨，小鸡从孵鸡房送来。每 20 只小鸡为一组，为减轻小鸡的紧张感，将小鸡成对地放置在 $20 \times 20 \times 25cm^3$ 的木盒中。实验前，先在木盒底部撒上少量的麦麸或米糠。实验室的温度一般保持在 25 ~ 30℃。将小鸡在木盒中适应半小时后，它们就很安静。此时，便可开始实验。其实验程序如下：

1. 预备实验（pre-pre-training） 训练小鸡啄蘸水的直径为 2.5mm 由金属铬制成的小圆珠。这种训练的作用是为了使所有的小鸡在正式实验时能增加啄小圆珠的概率，并使它们减轻在正式实验时的紧张感。实验者在每次将小圆珠伸进木盒以前，用手指轻轻地敲弹木盒前壁，以引起小鸡的注意。这时，在大多数情况下，当小圆珠伸进去以前，小鸡都走向木盒前壁。由于木盒前壁有两排直径为 5cm×0.5cm 的小孔，孔的高度为离木盒底部 8 ~ 10cm。因此，轻轻地敲弹木盒前壁，就能对小鸡既有听觉刺激，又有视觉刺激。

预备实验共进行两次，其目的是使小鸡能习惯并能适应于这种实验情景，并且鼓励小鸡去啄从外面伸进来的物体。

2. 训练前实验（pre-training） 分别将蘸有水的直径为 4mm 的红色和蓝色小圆珠在小鸡面前呈现 10s，各呈现 1 次，目的是继续训练小鸡的啄食行为。与此同时，用微机控制并分别记录第 1 次啄红色和蓝色小圆珠的潜伏期和啄的次数。

3. 训练实验（training） 用直径为 4mm 的另一根红色玻璃小圆珠，蘸以闻有芳香味而尝则有苦味的化学物质——氨基苯甲酸甲酯（methlanthranilate，MeA）在小鸡面前呈现 10s。小鸡啄了这种小圆珠以后，便立即出现有特征性的厌恶反应——摇头、张嘴或在实验盒底部猛烈地作蹭嘴动作。如果在这 10s 之内小鸡不啄涂有 MeA 的红色小圆珠，那么，在以后分析实验结果时，便排除该小鸡的实验资料。

4. 记忆保持测验（testing） 用同样大小的看上去类似的但实际上没有蘸任何化学物质的干燥的红色小圆珠，进行记忆保持测验，同样呈现 10s。此时，小鸡的正确反应便是拒绝啄红色小圆珠。与此同时，小鸡伴有摇头、惊叫或在木盒的底板上作蹭嘴等动作。或者，小鸡见红色小圆珠后立即后退或躲开，甚至，它们试图逃跑。这些情景正好像在训练时小鸡啄了 MeA 后的反应一样。有时，小鸡见了红色小圆珠后毫无反应，甚至闭上眼睛。实验者则把小鸡拒绝啄红色小圆珠即回避红色小圆珠的行为作为记忆保持的指标。小鸡对红色小圆珠的回避率愈高，说明小鸡的记忆力愈好。

用同样的方法测定小鸡对未蘸任何化学物质的干燥的蓝色小圆珠的行为反应。在一般情况下，小鸡不但不拒绝而且会连续不断地去啄蓝色小圆珠，对蓝色小圆珠的回避率愈低，说明小鸡对颜色的分辨能力愈高。

（二）实验结果的分析

1. 计算小鸡的回避率

（1）计算对红色小圆珠的回避率

$$回避率（\%）= \frac{在保持测验时回避红色小圆珠的小鸡数}{在训练时啄红色小圆珠（MeA）的小鸡数} \times 100\%$$

（2）计算对蓝色小圆珠的回避率

$$回避率（\%）= \frac{在保持测验时回避蓝色小圆珠的小鸡数}{在训练时啄红色小圆珠（MeA）的小鸡数} \times 100\%$$

2. 测定小鸡的分辨系数

$$每只小鸡的分辨系数（d）= \frac{啄蓝色小圆珠的次数}{啄蓝色小圆珠的次数 + 啄红色小圆珠的次数}$$

$$每组小鸡的平均分辨系数（D）= \frac{d \quad d \quad d\cdots\cdots d_n}{n}$$

n 为小鸡数，如分辨系数为 1，这表示小鸡对红色和蓝色小圆珠的分辨能力最高。换句话说，小鸡对蓝色小圆珠的回避率愈低，这说明小鸡对颜色的分辨能力愈高。因此，分辨系数乃是评价小鸡记忆力的另一个重要指标。

（三）对一日龄小鸡作为学习记忆动物模型的评估

在神经药理学和生理心理学等领域中，关于学习和记忆形成的动物模型的制备，进行了许多探索。其中，有使用电休克的方法、有用电损毁或神经毒素破坏颅脑的特定部位和特殊通路的结构和功能的方法，以及使用影响 RNA 和蛋白质合成等方法来制备各种记忆障碍的动物模型。不过，以往的多数实验都是以啮齿类动物为实验对象。近年来，国外不少学者为了进一步探讨神经药物的作用机制或揭示学习记忆的神经生物学机制，常利用小鸡的学习记忆模型来观察神经药物或生化制剂对小鸡记忆保持的影响，并测定小鸡脑内的一些神经化学的变化。例如，Gibbs、Ng 和 Rosenzweig 等人曾先后证明，短时记忆能被氯化锂（lanthanum chloride，LiCl）、氯化钾（potassium chloride，KCl）和谷氨酸钠（mono-sodium gluta-mate，GLUT）等去极化制剂所破坏。因而，他们认为，短时记忆的形成是钾离子通过神经细胞膜时其传导性增加的缘故。他们的结果还表明，长时记忆能被蛋白质合成抑制剂，如茴香霉素（anisomycin，ANI）和环己酰亚胺（cycloheximide，CXM）所破坏。而介于短时记忆和长时记忆之间的中时记忆（intermediate memory，ITM），他们也证明能被毒毛旋花子苷（ouabain，OUBA）和利尿酸（ethacrynic acid）等钠 – 钾泵三磷酸腺苷酶抑制剂（$Na^+ – K^+$ ATPase inhibitor）所破坏。因此，他们认为，这个阶段的记忆和钠 – 钾泵的活动有关。

利用一日龄小鸡来作为研究学习和记忆的动物模型，Rosenzweig 曾总结出具有如下优点：

1. 建立模型快，一次性实验就能学会，且记忆保持良好。
2. 容易做记忆保持的测验，可以精确地测定学习后几分钟、几小时和几天小鸡的记忆保持情况。
3. 小鸡的颅骨较薄，容易作脑内注射。
4. 在同一天孵化出来的小鸡中，可以同时直接比较 8 ~ 10 种不同的实验条件。
5. 每次实验的重复性较好。
6. 鸡源丰富，价格便宜。
7. 容易管理，一般可在实验当天或第 2d 即可将小鸡处死或送给他人饲养。这样，可减少实验人员在饲养和管理方面的开支。
8. 鸡的颅脑较为发达，便于作一些特定的研究，其实验价值和某些哺乳动物的实验结果相似。

七、操作式条件反射

操作式条件反射（operant conditioned reflex）又称工具性条件反射（instrumental conditioned reflex）。这是由美国行为主义心理学家斯金纳（Skinner）于 20 世纪 30 年代在巴甫洛夫的经典的条件反射的基础上创立的一种实验方法。当年，斯金纳为了研究动物的学习行为，他采用精确的测量习得反应的技术，设计了一种由大鼠进行操作活动的实验箱。用它来测定动物完成压杆或按键反应的特定活动。现在把这种实验箱通常称为斯金纳箱（Skinner box）。斯金纳箱除了可训练大鼠进行操作式条件反射活动外，还可以训练猫、家兔和猕猴等实验动物作操作式条件反射活动。操作式条件反射可分为食物性和防御性两种形式。

现在，常用的大鼠的斯金纳箱是由 20cm×20cm×30cm 的有机玻璃组成的。在实验箱的一壁上方设一白炽信号灯作为条件刺激，在信号指示灯的正下方离箱底 5 厘米处设一杠杆作为反应键。箱底为间隔 2cm 的铜栅。如作为防御性操作式条件反射装置，以白炽信号灯作为条件刺激，将箱底的铜栅和刺激电路连接，以电刺激作为无条件刺激。这就是防御性操作式条件反射装置（图 18-1-3）。若为食物性条件反射装置，只要在斯金纳箱的正前方设一小食盘和传送食物丸的装置即可。

实验时，先训练动物在信号灯亮以后学会作压杆或按键反应。动物经多次随机反应后，便能学会作正确反应以获得食物或回避来自箱体底部的电击。以后，随着这种机遇的增加，去压杆的次数便越来越多。这样，信号灯亮和作压杆反应便紧密地结合起来。在这里，操作是指压杆或按键活动。在操作式条件反射中起主要作用的是，动物的反应行为得到某种"奖励"（"reward"），即所谓强化。

操作式条件反射和经典的条件反射的不同之处在于，在经典的条件反射中，条件刺激和无条

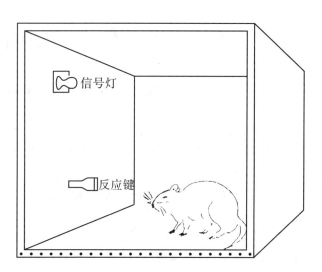

图 18-1-3 防御性操作式条件反射箱
引自管林初等，心理学报，1986，(3) 318。

件刺激之间建立了某种联系。动物所作的行为反应是由条件刺激控制和强化物所规定的。而在操作式条件反射中，动物的行为反应是随机出现的，强化物的作用只不过是提高了能够得到强化的那种行为反应的出现率。

现在，仅以大鼠的防御性操作式条件反射为例来探讨实验中必须注意的如下的一些问题：

1. 灯光信号呈现时间的设定，一般为 3～5s。在这个期限内动物作压杆反应为正确反应。正确反应率的高低是说明动物学习和记忆好坏的一个指标。从灯光信号的呈现到动物作压杆反应的这段时间作为潜伏期。在整个实验中，潜伏期的平均值愈小，说明动物的反应愈灵敏，并说明学习和记忆能力较好。

2. 灯光信号呈现后，在规定时间（3～5s）内如动物不作压杆反应，灯光信号继续呈现，并立即进行电击（电流强度约为 1mA）。动物受电击后，如作压杆反应为被动反应。反应后，灯光和电刺激便立即同时消失。从灯亮到动物受到电击后作压杆反应的时间为反应时。反应时的长短也可作为评价动物反应灵敏性的一个指标。

3. 在灯光信号和电刺激同时呈现后一段时间内（可预设 1～2min 或 2～3min），如动物仍不作压杆反应，称无压杆反应简称无反应。此时，上述两种刺激会自动消失。经过一定的时间间隔以后，再开始下一次训练。

4. 由于每次固定的时间间隔也可以作为条件刺激信号，从而养成按一定的时间间隔作习惯性地压杆反应或产生期待反应。为此，一般将信号之间的时间间隔事先按随机数值确定，长短不一。大致可在 30～90s 之间任意设定。如在信号灯亮以前，即两次信号呈现的间隔期间动物作压杆反应，则作为错误反应。

5. 在实验时，应考虑防止由于动物在实验箱内自由活动无意碰撞杠杆而引起的虚假反应。因此，在设计实验装置时，应考虑安装特定的电路，只有当动物明确地作向下压杆时才能触发。

6. 操作式条件反射的强化形式可有不同，可以作一次压杆反应有一次强化，也可以作 2 次或 3 次压杆反应后给一次强化，还可以按信号呈现后在固定的时间，如信号呈现后 2 秒钟作压杆反应才给予强化。

一般情况下，操作式条件反射每天训练 2 次，每次训练 15～20 次。在训练后 7～10d 正常动物的正确反应率一般可在 70% 以上。如连续 3 次的正确反应率达到 70% 以上，可作为达到训练标准。动物学会操作反应后，可观察各种神经药物对其操作活动的影响。当然，也可以在操作式条件反射的建立过程中，观察各种不同的神经药物对动物建立操作式条件反射活动的促进作用或延缓作用。

　　中国科学院心理研究所于 20 世纪 60 年代初，建立了我国第一个猕猴的操作式条件反射实验室。实验是在专门设计的隔音实验室中进行的，主试的操作室和动物实验室分设两间，主试可以通过单向玻璃观察动物的行为活动。将实验笼（$105 \times 68.5 \times 75 cm^3$）分成大小相等的两个部分，正中设一个能自动开启的中门，在中门的两侧各设一对形状不同的正、负动因反应键。以纯音作为正动因条件刺激，食物（花生或蚕豆）作为正动因无条件刺激，圆球式反应键作为正动因刺激的反应键；将灯光信号作为负动因条件刺激，电击作为负动因无条件刺激，长把式反应键作为负动因条件刺激的反应键。每天上下午各训练 1 次，每次以正、负动因条件刺激各训练 15 次。每次训练前将正、负动因条件刺激按随机方式呈现。为了避免动物作习惯性的操作反应，同一刺激连续出现不能超过 3 次。操作式条件反射建立后，观察氯丙嗪、氯丙嗪 – 苯丙胺拮抗作用对猕猴学习和行为活动的影响。现在，国内外有条件的实验室常常利用操作式条件反射的方法来观察神经药物对猕猴的行为活动的影响。

　　半个多世纪以来，传统的斯金纳箱在动物的简单的联想学习或条件作用的研究中曾起过积极作用。并且，直到今天，它在神经科学的各个领域，特别是生理心理学、神经药理学和动物行为学等学科的研究中继续发挥其应有的作用。但是，传统的斯金纳箱在每次实验中只能观察一只动物的行为反应。近年来，国内外有些实验室用微机控制斯金纳箱的实验装置和记录系统，可利用 Basic 语言进行人机对话。不但操作简便，而且提高了实验数据的精确性和可靠性。在实验程序的控制下，该系统能自动呈现信号和刺激，并且，同时能够监测和记录 5 只动物甚至更多动物的操作性行为活动。待实验结束后，该系统便能分别将每只动物的实验数据全部打印出来或贮存在计算机中，并且，还可对实验数据加以统计处理和绘图等。

　　目前，操作式条件反射方法已被神经科学界广泛应用于动机、情绪和觉醒等方面的研究，特别是用于研究神经药物对学习记忆等高级心理机能的影响。

（张均田　管林初）

参 考 文 献

1. 隋南，匡培梓. 隔区或皮质顶叶损毁对大鼠空间认知能力的影响及大鼠搜索策略差异的研究. 心理学报，1992，24（1）：78 – 84
2. 隋南，陈双双，匡培梓. 海马结构或前额叶皮质损毁对大鼠空间认知能力的影响. 心理学报，1992，24（4）：415 – 421
3. 隋南，谢东，匡培梓. 杏仁复合体损毁对大鼠空间认知能力的影响. 心理学报，1995，27（3）：311 – 316
4. Weng Xuchu, Hu Jishen, Guan Linchu. The effects of anisodine on the performance of Morris water maze task in rats, In: Wang Su (ed). Procedings of the Second Afro-Asian Psychological Congress. Peking University Press, 1992, 832 – 836
5. 隋南，翁旭初，高杨等. 犁状皮层或白球损毁对大鼠空间认知能力的影响. 心理学报，1995，27（4）：429 – 433
6. 管林初，陈双双. 利用小鸡建立学习和记忆模型的方法介绍. 心理学报，1991，23（3）：319 – 324
7. 陈双双，隋南，管林初，等. 一日龄小鸡的记忆保持及其脑内加压素（AVP）含量的相关研究. 心理学报，1994，26（3）：284 – 288
8. 翁旭初，陈双双，匡培梓. 中枢胆碱能系统在小鸡记忆行为过程中的作用. 心理学报，1996，28（1）：82 – 88
9. 梅镇彤. 学习和记忆. 见：韩济生主编. 神经科学纲要. 北京：北京医科大学中国协和医科大学联合出版社，1993，723 – 736

第三节　记忆障碍动物模型

　　回避性条件反射方法已得到广泛应用，采用这类方法，动物经一次训练即可学会逃避电击，且很快趋于巩固，维持相当长一段时间。在这种情况下观察药物改善记忆的作用是困难的，即使待试药物有很好的效果，但处理组之间的差异甚小，在统计学上是通不过的。采用记忆缺失的动物模型，不但有助于评定药物的作用，且可初步分析药物的作用机制。

　　形成记忆障碍的方法很多，主要有：

　　电休克，脑部缺血、缺氧，某些化学药品，应激，剥夺睡眠，老年动物，有遗传缺陷的动物如尿崩症大白鼠。

下面分别介绍记忆获得、记忆巩固和记忆再现缺失动物模型的形成方法。

一、记忆获得障碍

鉴于抗胆碱能药物影响记忆的机制比较清楚，结果易重复，且无明显非特异性作用，用它来造成记忆获得障碍模型是较为理想的，故在国内外得到广泛采用。

最常用的抗胆碱药物是东莨菪碱，国内使用樟柳碱也较多。于训练前30min或10min ip 药物一次，剂量 1~5mg/kg，能显著破坏动物的学习和记忆获得。

其他如利血平、戊巴比妥钠、氯丙嗪、利眠宁等中枢抑制剂均能明显阻抑记忆的获得。

二、记忆巩固障碍

破坏记忆巩固的方法甚多，择其常用者简述如下：

（一）电休克

动物训练结束后立即将电极接于其头部和鼻部通以强度为7mA的电流，持续1s，24h后重作测验，记忆不再保持。

（二）缺氧

训练后立即将小白鼠置于密闭的罐子里，通以 96.2% N_2 和3.8% O_2 的混合气体，直至动物倒地意识丧失时为止。此外，可让动物吸入纯 CO_2 或皮下注射 $NaNO_2$ 120mg/kg，以造成脑部缺氧从而破坏记忆的保持。

（三）蛋白质合成抑制剂

环己酰亚胺、氯霉素、茴香霉素等均常用。其中环己酰亚胺的作用易于重复，结果可靠。剂量为120mg/kg，于训练后立即或训练前10min ip 1 次，即可破坏记忆的巩固。

三、记忆再现缺失

经训练小白鼠于重测验前半小时灌胃20%~10%乙醇0.1ml/10g，可明显干扰记忆的再现。乙醇价廉易得，在适宜的浓度下，结果稳定，易于重复，对中枢和一般运动功能无明显影响。缺点是尚不了解乙醇影响记忆的确切作用机制。

在上述方法中，使用化学药品形成记忆障碍模型具有以下几个优点：①操作简便，尤适于大量动物实验或筛选实验；②可按需要用不同的化学药品分别造成不同类型的记忆障碍模型；③根据不同化学药品（如胆碱能抑制剂、去甲肾上腺素能抑制剂、多巴胺拮抗剂、RNA 和蛋白合成抑制剂等等）所致记忆障碍模型得出的结果，有助于初步分析药物作用机制。

还可采取以下方法形成记忆障碍模型：

（一）小鼠脑缺血–再灌注记忆障碍模型

成年小鼠戊巴比妥钠麻醉后，颈部切开皮肤，分离两侧颈总动脉，置一段长约5mm PE-50 塑料管，用丝线结扎，并以动物夹将丝线与皮肤固定，造成大脑缺血，5min 后松开动脉夹，使颈总动脉完全恢复血液再灌注。双侧颈总动脉完全阻断后，首先出现惊厥，体温降低，呼吸减慢，最后翻正反射消失，这些症状为缺血阳性指标，一般于缺血后12h进行学习记忆实验，可观察到记忆障碍。

（二）大鼠中脑动脉结扎–再灌注损伤所致记忆障碍

在室温 23~25℃下，对大鼠施行右侧近端大脑中动脉电凝术，动物置侧卧位，沿外耳道与右眼外眦连线的中点，在手术显微镜下，依次垂直切开皮肤、颞肌和咬肌，暴露出颧弓，用泪囊牵张器将颧弓和下颌骨的距离拉大，然后在颧骨和鳞状骨前联合的前下方约2mm处，钻开一约2mm直径的小颅窗，透过硬脑膜可见大脑中动脉、显微镜下游离动脉，轻轻挑起，将电刀置双极电凝位置，以适当的输出功率，电凝嗅囊内 2mm 至大脑下静脉间的大脑中动脉，阻断后，用小块肌内敷盖颅窗，逐层缝合，置笼中，注意保暖，24h 或若干天后可观察到学习记忆障碍。

（三）脑栓塞记忆障碍模型

向大鼠的左内颈动脉内注入微球（直径48μm），形成脑栓塞模型，一般于模型形成后3~4周，水迷宫和被动回避性实验，可见空间辨别障碍和逃避潜伏期明显延长。

（四）基底神经核 – 胆碱系统的损伤

大量研究说明，胆碱系统功能和结构的破坏是引起记忆障碍的重要原因，用各种方法损伤基底神经核（胆碱纤维起始部）可造成记忆缺失模型，常用以下两种方法。

电灼伤：按大鼠脑图谱于前囟前 0.2mm，前囟后 2.5mm，硬膜下 7mm 抽入一单极的电极，施以 1mA 电流 30s。

神经毒：胆碱毒剂（cholinotaxins）-ethylcholine mustard aziridium（AF64A）脑内或脑室内注入，可选择性使乙酰胆碱合成和释放减少并维持数月，导致胆碱功能低下。

（五）应激引起的学习、记忆障碍模型

心理和身体应激一定时间均能引起学习记忆能障碍，常用的模型有制动应激（testraint stress）、强制游泳应激（forced swimming stress）等，制动应激：将 SD 大鼠置于长度 21cm，直径 6cm 的制动应激装置中，6h/d（10：00～16：00），连续 30 天左右，八臂迷宫实验可引起大鼠空间辨别障碍，多种应激原如悬吊、冷水游泳、制动、饥饿四种应激原交替应激：悬吊、冷水游泳、制动、饥饿各 3 天为一轮，第一轮应激：悬吊：以尾部为支点，将小鼠悬吊于 26℃ 的水面上，2h/d（10：00～12：00），冷水游泳：于 8℃ 水中强制游泳 5 分钟（10：00～11：00）；制动：将小鼠置于 50ml 的棕色广口瓶中，2h/d（10：00～12：00）；饥饿：去水去粮 72 小时，第二轮应激：悬吊 3h/d（10：00～13：00）冷水温度 7℃（10：00～11：00），制动 3h/d（10：00～13：00），饥饿同第一轮。以后每增加一轮应激，悬吊、制动持续时间增加 1h，水温降低 1℃，如此应激 5～6 轮，避暗和跳台实验，可见昆明种小鼠错误次数明显增多，错误潜伏期明显缩短。

（张均田）

第四节　给药方案、对结果的评价及有关问题

一、给药方案

按照信息论的观点，一般把记忆分为 3 个阶段，如前所述。采用不同的给药方案和不同类型的记忆障碍模型，可分别观察药物对学习效应、记忆获得、记忆巩固或保持及记忆再现的影响，从而可以更全面地了解所试药物作用的性质和特点。

训练前给药——训练前几天给药可观察对长期学习效应的影响；训练前数小时至几分钟内给药可观察对学习成绩和记忆获得的影响。

训练后给药——训练后立即或短时间内给药可观察对记忆巩固（由短记忆巩固成长记忆）的作用；训练后几天继续给药可观察对记忆保持的作用。

重测验前给药——经训练动物于重测验前几小时至几分钟内给药可观察对记忆再现的影响。

以上给药方案不是绝对的。有些学习、记忆实验，动物需经多次或多天训练始能学会执行某一操作，药物的效果很可能是对学习、记忆获得和记忆保持的综合作用的结果。

二、对结果的评价

一个药物是否有效，至少要满足以下几个条件：①结果经得起重复；②药物有剂量效应关系或有其作用规律（如有的药物剂量效应关系呈倒 U 型）；③在不同类型实验方法和不同类型动物模型均显示效果，且在作用性质和方向上是吻合一致的。

三、实验中要注意和重视的几个问题

（一）实验环境

学习、记忆实验宜在隔音室或半隔音室内进行，室内温度、湿度和光照度应适宜和保持一致。

（二）实验动物

最好采用纯种动物。实验前数天将动物移至实验室以适应周围环境。

实验者必须天天与动物接触如喂水、喂食和抚摸动物。动物在24h内有其活动周期，即不同时相处于不同的觉醒水平，故实验应选择适宜时间进行，前后两天的实验要在同一时间内完成。

（三）减少非特异性干扰

如情绪、注意、动机、觉醒、运动活动水平、应激和内分泌等因素。

（四）奖励或惩罚效应

采用奖励效应应特别注意"动机"和"驱力"的问题；采用惩罚效应要特别注意药物引起动物镇静、痛阈改变等问题。

（五）药物作用的多重性

药物往往具有多方面的作用，有的作用易化记忆过程，而有的作用阻抑记忆过程；或在给药后不同时间分别产生不同的作用，以致在某一时间内出现记忆改善，而在随后的某一时间内记忆减弱。

（六）动物种属差异和脑内不同部位给药引起的差异

某些药物在一定动物种属产生阳性结果，而在另一些动物种属则否。另外，不同种属动物各具特殊的学习能力。这些都说明动物种属的选择十分重要。许多研究工作还指出，同一药物在脑的不同部位产生不同的作用，提醒我们在分析实验结果时要考虑到有关因素。

（七）状态依赖性

不能完全由一种状态向另一种状态转化的反应叫做状态依赖，这种现象叫状态依赖性学习（SDL）。在所有学习、记忆实验中都应考虑或排除SDL的存在。

（张均田）

第二章　学习记忆的电生理研究方法 ——突触传递长时程增强（LTP）现象

第一节　LTP 研究概况

一、LTP 的发现和意义

1973 年 Bliss 和 lomo 在麻醉家兔的海马首次发现用高频（15Hz）短串（15～20s）电刺激穿通纤维（perforant path，PP）后，再给予以前同样大小的单个测试刺激（0.1Hz）可在齿状回颗粒细胞层引起一个增强的电位，这种现象可长达 10 余小时，表明突触传递功效增强。随后又在未麻醉的家兔实验中观察到同样的现象，其增强效应可持续数日，这一现象称为突触传递长时程增强（long-term potentiation，LTP）。

学习、记忆、思维等高级神经活动机制的阐明一直是神经科学者追求的目标。一个世纪前，Tanzi 就提出：学习也许涉及神经元之间联接强度的变化。50 年后，Hebb 发展了这一假说，认为记忆可能是由于突触传递效率的持续变化，在脑内形成新的神经回路所致。但一直未找到生理学证据。LTP 现象的发现给这种学习记忆过程的设想提供了新的启示。LTP 本质上是两种不同的，具有一定时间关系的刺激协同作用而产生的，而且这种突触的可塑性变化可以长时间保持，因而它与学习记忆的关系引起学者们极大的关注。许多学者从不同侧面对 LTP 与学习记忆的关系进行了大量的研究，其结果大致可概括为下列 4 个方面：①一些影响 LTP 的因素确实对学习记忆过程产生明显的影响，但也有某些学习过程不受影响；②一些影响学习过程的因素也影响 LTP 的形成；③诱导海马区的 LTP 形成可提高学习记忆活动；④学习过程中伴有海马区 LTP 的形成。上述研究结果明确显示出海马区 LTP 的诱导与保持和学习记忆过程有密切的关系。

目前，LTP 的机制尚未完全阐明，LTP 与学习记忆的具体关系更不清楚。不过，LTP 反映了突触水平上的信息贮存过程，初步沟通了整体的学习记忆行为与神经细胞可塑性变化之间的关系，成为学习记忆过程中神经元生理活动的客观指标，为探索学习记忆的细胞分子机制开辟了道路。LTP 作为神经元信息传递可塑性模型，对于神经生理学，神经药理学，细胞生物学以及心理学和计算机科学的研究都会有很大的意义。

二、LTP 在脑内的分布

自从发现 LTP 现象后，30 余年来的进展十分迅速。LTP 已不局限在海马区，包括新皮层在内的许多脑区均可产生 LTP。下面列出刺激部位和产生 LTP 的部位：附近白质→视皮层 I 区；附近白质→躯体感觉皮质；杏仁核→内嗅皮质；嗅球→梨状皮质；胼胝体纤维→新皮质；屏状核→内嗅皮质。此外，海马下脚、隔区、内侧膝状体、小脑及其深部的核团以及植物性神经节均有诱导出 LTP 的报道。

在动物种属上，除了哺乳动物外，金鱼的视顶盖，蜥蜴内侧皮质（medial cortex，相当于哺乳动物的海马）神经元的顶树突，牛蛙的交感神经节均可诱导出 LTP。甚至在海兔的感觉神经元，小龙虾（crayfish）的神经肌肉接头处均可诱导产生 LTP。

三、LTP 的形成和维持机制

LTP 的形成与维持是突触前和突触后机制的联合作用，以突触后机制为主。当前，LTP 机制的研究主要集中于 NMDA 受体的特性及该受体被激活后所引起的细胞一系列反应。LTP 的维持还涉及蛋白质合成，突触数目及其形态学改变以及逆行信使（retrograde message）等因素。实际上，LTP 形成与维持机制之间很难截然分开，相互之间的关系错综复杂。现将其主要过程综述如下：传入纤维的高频电刺激，使突触前末梢释放谷氨酸递质，同时使突触后膜去极化，去极化达到一定程度，NMDA 受体与谷氨酸结合而被激活，堵塞 NMDA 受体通道的 Mg^{2+} 移开，通道打开，Ca^{2+} 内流入胞，使胞内 Ca^{2+} 浓度升高。NMDA 受体激活后，通过 G 蛋白活化磷脂酶 C，后者使磷脂酰肌醇水解为三磷酸肌醇（IP_3）和二乙酰甘油（DAG）两种细胞内第二信使。IP_3 与内质网膜上的专一受体结合，膜上的 Ca^{2+} 通道开放，使贮存在内质网中 Ca^{2+} 释放出来，使胞内 Ca^{2+} 浓度进一步升高。DAG 在 Ca^{2+} 和磷脂的参与下活化蛋白激酶 C（PKC），活化的 PKC 一方面可提高突触后膜对递质的敏感性，增强 Ca^{2+} 通过电压依赖性通道内流入胞；另一方面在细胞内可使底物蛋白包括转录性蛋白磷酸化，促使即刻早期基因（c-fos，c-jun）的转录，该转录生成的 mRNA 逸出胞核到胞浆内，翻译成 Fos、Jun 蛋白，作为第三信使重新进入胞核内，组成不同的二聚体，作用于靶基因上的 AP-1 结合位点，加速靶基因的表达，从而把神经细胞膜上受体感受的信息与靶基因表型的改变联系起来，导致突触后神经元内有新的蛋白质（包括结构蛋白和功能蛋白）合成而产生长时程的生理效应。这也可能是 LTP 产生过程中，神经元的物质组成及微细结构发生某些变化的基础。

LTP 的维持可能还与突触后神经元释放一种或多种逆行信使至突触前神经元，使突触前神经末梢释放递质持续增加有关。近来的研究表明，NO 或 CO 可能充当这样的信使，因为用 NO 合成酶（nitric oxide synthase，NOS）和 CO 合成酶（carbon monoxide synthase，COS）的抑制剂均可阻断海马所产生的 LTP。

四、LTP 的特性和刺激参数

（一）LTP 的特性

如前所述，NMDA 受体在 LTP 产生过程中起着关键性作用，该受体是化学、电压双门控通道。要激活它，不但需要有适当的递质存在，还必须有一定的电压信号，使突触后膜的去极化达到一定程度，嵌在通道深部的 Mg^{2+} 才能被电场力移开，通道开放，胞内外离子流动及其后的一系列细胞生化反应才得以进行，因而形成 LTP 现象。所以诱导 LTP 时一定要选定适宜的高频刺激的频率和强度。一定强度的刺激可提高单个刺激引起的兴奋性突触后电位的幅度，一定频率的刺激可增强多条传入纤维协同作用的效应，其结果使突触后膜的去极化达到一定程度，使 Mg^{2+} 移开，这时若有此通路传来的冲动引起末梢释放谷氨酸类递质，则 NMDA 受体可以被激活，由此可见，LTP 的产生既需要一定强度和频率的高频刺激以增强多条传入纤维协同作用的效应，使突触后膜去极化达到一定程度，又需要膜的去极化与谷氨酸类递质联合作用于 NMDA 受体，所以 LTP 具有协同性（cooperativity）和联合性（associativity）两个特性。综上所述，不言而喻，LTP 只产生于突触后膜去极化与谷氨酸类递质联合作用于 NMDA 受体的脑部，因而 LTP 又具第三个特性即特异性（specificity）。曾有学者将测试刺激电极分别置于穿通纤维的外侧束和内侧束，其中一个侧束预先给予条件性串刺激，另一侧支不给予条件刺激，只有在接受条件性串刺激的侧束上出现 LTP。有人认为 LTP 特异性产生可能是由于树突棘（dendritic spine）与突触前末梢（构成突触）的特殊结构。树突棘是树突伸出的球状小棘，只有一个较细的"颈"与树突主干相连，具有较大的膜面积与体积比，因而离子内流时容易发生"肿胀"。曾有学者观察到：以 30Hz、作用时间为 30s 的串刺激加于眶皮层，可引起海马齿状回颗粒细胞树突棘长时间增大。树突棘的肿胀使膜输入阻抗减少，从而易化电流扩散，促使 LTP 形成。

（二）LTP 的刺激参数

LTP 的产生依赖于刺激的频率、强度和刺激模式，产生 LTP 的刺激频率可从 2Hz 到 400Hz（波宽为 0.1 ~ 0.25ms），通常用数串高频（100 ~ 400Hz）短串（数十毫秒至几秒）的刺激模式。刺激强度通常为引起最大幅度的群峰电位（population spike，PS）所需强度的 1/3 ~ 1/2。诱导各脑区内的 LTP 最有效的刺激模式不尽相同，如刺激白质诱导新皮层的 LTP 时，最有效的刺激模式为频率 100Hz 的短串（100ms），每 5s 一串，作用 10min。或者用 2Hz 的低频刺激白质 60min，也可有效的引起该区的 LTP。诱导海马结构内产生 LTP 的最适宜的刺激模式为高频（100 ~ 400Hz，波宽 0.1 ~ 0.15ms）短串（50ms ±）、串间间隔为 200ms。这可能是因为这一间隔与自然条件下海马活动的节律（4 ~ 5Hz）相似之故。测试刺激的波宽和强度可与高频短串的相同。测试刺激的强度也可采用高于 PS 阈刺激的 30% ~ 50% 的强度，通常每隔 20 秒或 30 秒测试 1 次。

五、LTP 的调制因子

NMDA 受体是产生 LTP 现象的一个关键环节。它的活动受许多内源性因子和药物的调制。生理浓度的 Mg^{2+} 以电压依存的方式调制与 NMDA 受体偶联的阳离子通道。当神经元的膜电位接近静息电位时，该受体通道被 Mg^{2+} 所阻滞，只有在突触后膜的膜电位去极化到一定程度时，Mg^{2+} 的阻滞作用方可被排除，配基与 NMDA 受体结合才能激活 NMDA 受体。生理浓度的甘氨酸能增强 NMDA 受体介导的反应，但对由非 NMDA 受体介导的反应无作用。有学者认为甘氨酸在 NMDA 受体激活过程中作为"辅助激动剂（co-agonist）"在受体结合和离子通道门控之间的不同状态的转变中起调节作用。解离麻醉药 PCP、氯胺酮、MK801、δ 阿片剂等都能以非竞争方式抑制 NMDA 受体通道的活动，其中 MK801 是迄今发现的作用强度和选择性最高的化合物（体外实验中亲和常数为 1 ~ 10nmol/L）。这些药物的作用具有"应用依存性（use-dependence）"的特点，即只有在 NMDA 受体激活的条件下，这些药物才能表现出拮抗或者解除拮抗的作用。Mg^{2+} 的阻滞作用点位于靠近胞浆侧的内口，PCP 等药物作用部位在通道深部。TCP 是 PCP 类药的一种，许多实验证实 ^{3}H-TCP 结合到 PCP 部位比 PCP 和 PCP 类其他药物的亲和力更强，而且特异性也要高 50 ~ 100 倍。因此，实验中常选择 ^{3}H-TCP 作为 NMDA 受体的配基。此外，还有 Zn^{2+}、多胺类化合物都对 LTP 的发生发展有调制作用。例如，有人认为从苔藓纤维末梢释放的 Zn^{2+} 可能对海马 CA_3 区的 LTP 形成起关键作用。多胺类化合物对 NMDA 受体的调制作用虽已被电生理研究证实，但其生理意义尚待阐明。

中枢神经系统的各种递质对 LTP 现象的调制已有一些研究。有学者报道 γ-氨基丁酸（GABA）能抑制 LTP 现象，使用 GABA 受体的拮抗剂印防己毒素则易化 LTP 的产生。随着 LTP 现象的出现，内源性 GABA 释放减少。有报道表明乙酰胆碱对 LTP 的易化作用是通过突触前去抑制而实现的。大量注射毒扁豆碱可增加齿状回颗粒细胞层 PS 的幅度，且持续 4h 以上，这种作用不被东莨菪碱可阻断。东莨菪碱可明显抑制 CA_3 区的 LTP。儿茶酚胺和阿片肽对 LTP 的调制都有不少研究，其结果不尽一致。如在脑片溶液中加入去甲肾上腺素可易化 CA_3 区 LTP 的形成，并明显延长其持续时间，但给予去甲肾上腺素的拮抗剂未见到对 LTP 有明显影响。阿片受体阻断剂纳洛酮可抑制 CA_3 区 LTP，但对 CA_1 区 LTP 无影响。在齿状回，纳洛酮只抑制刺激穿通纤维外侧束所引起的 LTP，对内侧束引起的则无影响。动物受到强应激时，LTP 明显抑制。但如将动物的肾上腺切除，在海马齿状回和 CA_1 区均记录不到 LTP 现象，给予皮质酮后，LTP 现象又可恢复。

第二节 在整体脑内记录 LTP 的方法

一、基本仪器

屏蔽室或屏蔽台罩

立体定位仪

前置放大器

生物学用记忆示波器

双导电子刺激器

隔离器

计算机

打印机

二、电极制备

记录电极采用玻璃或金属（不锈铜、钨、镍合金、银）为原料制作均可。玻璃电极尖端直径约 10 ~ 20μm，电极用 0.2 或 0.3mol/L NaCl 充满，电极电阻在 3 ~ 6mΩ 之间。金属电极采用 50 ~ 150μm 直径的金属丝，除尖端外用聚四氟乙烯或绝缘漆绝缘。刺激电极采用金属制作成单极刺激电极或双极刺激电极。单极刺激电极与制作金属记录电极相同。双极刺激电极则将两根长短不一的单极刺激电极的一段并在一起用聚四氟乙烯或绝缘漆黏合牢固，或者将两电极紧密扭在一起，两电极尖端裸露，上下相距约 0.5mm。记录和刺激电极未绝缘的另一端分别焊接在联接小柱或小型联接插座上，以备在实验时与外导线联接。同时，还需制备直径为 2mm 的金属小螺丝钉，以备实验时固定在动物头骨上作为记录电极的参考电极、地线以及当采用单极刺激电极时的回路端用。

三、电极定位和埋藏

以记录大鼠海马齿状回颗粒细胞层群峰电位（population spike，PS）为例说明之。雄性大鼠，体重 300g 左右，在乌拉坦（urethane）1.5g/kg，ip 或者 10% 水合氯醛（10% chloral hydrate）300mg/kg，ip 麻醉下固定于立体定位仪上。剪毛，消毒皮肤，沿颅骨正中线剪开头皮约 2cm，推开皮下组织及骨膜，充分暴露颅骨。电极定位参照 pellegrino 大鼠脑图谱，记录齿状回颗粒细胞层 PS 时，记录电极坐标为 AP - 3.7 ~ -4mm；L2.4 ~ 2.7mm；H3.0 ~ 3.5mm。刺激电极则定位于穿通纤维（perforant path），其坐标为 AP - 7.4 ~ -7.8mm；L4.3 ~ 4.6mm；H4.0 ~ 5.0mm。在上述坐标部位钻一直径约为 2mm 的小孔，消除孔内骨屑后，剪开硬脑膜，用温热琼脂糖明胶滴封钻孔。然后，在前后颅骨分别植入小螺钉，作为参考电极和地线用。如采用的是单极刺激电极，则在颅骨上再植入一小螺钉作为刺激回路用。然后才将电极按上述坐标参数插入脑内。这时已打开仪器，只需接好各导线。上下调整记录和刺激电极的深度，用一固定的刺激强度选出能重复记录到最大 PS 的部位。最后用牙托粉固定各电极。如作慢性实验，术后肌注青霉素 40 万 U 共 3d，以防感染。动物单独喂养在非网格状的容器内，以防动物相互咬伤或网格挂损电极。一般动物恢复 5 ~ 7d 后开始实验。

四、群峰电位的记录和测量

PS 的记录可采用细胞外记录法。测试刺激由刺激器产生，经隔离器给予，一般采用波宽为 0.1 ~ 0.15ms，刺激强度大于 PS 阈值的 30%~50% 或为引起最大 PS 幅度所需强度的 1/2 ~ 1/3。刺激频率约 30s 1 次。整个实验过程测试刺激的参数恒定不变。记录到的 PS 经前置放大器放大，然后经记忆示波器显示，叠加 10 次以上，输入计算机进行储存和处理。

PS 是邻近的细胞同步发放形成的复合电位。其时程较一般的诱发电位短，又较单位放电脉冲时程长。在海马齿状回颗粒细胞层记录到的典型波形为大而平顶的正相波上叠加一陡峭的峰形负相波，后者即为 PS（图 18-2-1）。PS 的变化一般用 PS 幅度，PS 起始潜伏期（onset latency）和峰潜伏期（peak latency）以及兴奋性突触后群峰电位斜率（population EPSP slope）的变化来表示。上述参数值可参照 Bliss（1973）

以及 Abraham（1985）报道的方法测量，即从 PS 峰尖（图 18-2-1 中 N 点）作垂直线与 PS 波底两边的连线相交，交点到峰尖的距离为 PS 幅度；刺激伪迹到 PS 波起点（图 18-2-1 中 P₁ 点）之间的时间为 PS 起始潜伏期；刺激伪迹到 PS 峰尖之间的时间为 PS 峰潜伏期（大鼠的 PS 起始潜伏期一般为 $1.8 \sim 2.3 ms$，峰潜伏期为 $3.4 \sim 4.3 ms$）；从基线至第一正相波峰（图 18-2-1 中 P₁ 点）之间的斜率为兴奋性突触后群峰电位的斜率。

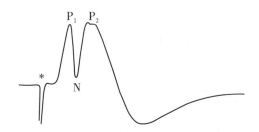

图 18-2-1　大鼠海马齿状回颗粒细胞层群峰电位典型波形

* 刺激伪迹；P₁ 第一正相电位；P₂ 第二正相电位；N 负相电位即群锋电位。

五、实验操作步骤和 LTP 现象的建立

打开仪器，预热 $10 \sim 15 min$。按上述方法将各电极安置定位。移动记录和刺激电极找到用一固定刺激强度而能重复记录到最大 PS 的部位。用牙托粉固定好各电极。确定测试刺激的刺激强度及 PS 的叠加次数后，整个实验过程中不再改变。取 $2 \sim 3$ 个（间隔 $10 \sim 15 min$）经叠加的 PS 各参数值的平均值作为自身对照值。然后选用较适合诱导该部位 LTP 的刺激参数来诱发 LTP。例如，诱导海马齿状回颗粒细胞层 LTP 的高频短串刺激可选用以下参数：波宽 $0.15 ms$，频率 $100 Hz$ 的 5 个方波作为一簇，簇间隔 $200 ms$，每 s4 个簇的 0 节律为一短串，共给予 2 短串，短串间隔 30s。高频短串刺激的强度以引起最大 PS 的刺激强度的 $1/2 \sim 1/3$ 的强度为宜。给予高频短串刺激后 5min，用测试刺激观察 PS 各参数值的变化，如果持续 30min 以上 PS 幅度较自身对照值增加 30% 以上，起始和峰潜伏期较自身对照值缩短，则表明 LTP 现象已经形成。所形成的 LTP 现象至少可持续数 h。慢性实验在动物自由状态下，也按上述程序进行。如果次日 LTP 现象消退，可再次给予上述刺激模式的高频短串刺激，此后，LTP 现象一般可维持较长时间（数日～数周）。

六、注意事项

1. 急性实验时，如果实验时间较长，可用牙托粉先将各电极固定，然后取下定位仪上的电极固定支架，再将颅骨上的各电极小柱或联接插座分别与相应的柔软细外线联接。这样，外线可随动物活动而移动，不致在实验过程中因动物稍有活动而损毁电极和脑组织。

2. 在急性实验中，一定要注意保持动物的体温。麻醉水平也要尽量维持恒定。将这些因素对 LTP 现象的影响减至最小。

3. 电极定位准确与否是能否记录到 PS 的关键。在上下移动记录和刺激电极寻找能记录到最大恒定的 PS 的部位时，测试刺激强度可采用 $300 \sim 400 \mu A$。先移动刺激电极，探查到 PS 后，再移动记录电极，继续反复移动两电极直至记录到最大而恒定的 PS。然后，测试 PS 的阈值以及引起最大 PS 的刺激强度，以确定实验时测试刺激的电流（电压）强度。

4. 双极刺激电极两裸露的尖端不要相距太近，以免插入脑组织后发生短路。两尖端上下相距约 $0.5 mm$ 为宜。

5. 电极绝缘层不宜过厚，以免电极变粗而影响 PS 记录的成功率。

6. 电极、导线上的焊接点一定要保证质量，避免虚焊点的发生。

7. 屏蔽室或屏蔽罩要接地。仪器电源放在室（罩）外。地线要用粗铜导线。一端与室（罩）焊接，另一端与一块面积大于 $30 cm^2$ 的铜片或直径 1cm 长 1m 的铜棒焊接。将铜片或铜棒埋入地下，深约 1m，并在铜片或铜棒周围泥土中倒入盐水。所有仪器的地线并联地与屏蔽室（罩）的地线联接。

七、常见故障的排除

1. 在实验中发生电波干扰时，首先检查地线及与地线有关的接头是否有问题。如果地线接好后干扰仍存在，可考虑将与记录系统没有直接关系的仪器电源全部拔掉。如干扰还出现，则将放大器输入端短路接地，以确定干扰是发生在耦合到放大器以前的系统，还是耦合到放大器本身。如果是前者，很可能是记录电极的问题或电极与输入导线接头松动的缘故。如果是后者，则大多数的情况是发生在输入导线

上，如输入导线有隐在的断裂或者导线上的插头松动等。特别是在慢性实验中，由于动物处于自由状态，容易引起电极、输入导线以及接头处的损毁。

2. 机械干扰的排除，比较简单的抗震措施是将实验台的四条腿放入盛有细砂的花盆中。记录过程注意不要碰撞实验台。

3. 输入至计算机的信号如果储存或处理发生故障，多为计算机病毒所致，需要输入新近版的计算机病毒清除工具软盘，将计算机病毒清除掉。如果还是不奏效，则需请计算机专家帮助。

八、采用此技术观察药物对 LTP 现象影响的实验举例

例如，观察某中药制剂对动物学习记忆行为及海马齿状回颗粒细胞层 LTP 现象的影响时，采用慢性实验方法。如果实验中准备通过脑室给予某提纯制剂，那么在做埋植电极手术时，将一瘘管植入侧脑室，然后与电极一并用牙托粉固定。（注：瘘管一定要有芯并带紧密的盖，以免脑液溢出。）手术毕，肌内注入 40 万 U 青霉素共 3d，动物恢复 5d 后用于实验。在实验中，每次脑室注入时，注入液和容器等要预先作无菌消毒处理，以防动物发生感染。给药（或者对照组动物给同体积的溶质）前先作好 LTP 各参数值的自身对照值，作为 100%。根据实验要求确定给药（或溶质）时间和剂量（体积一般不要超过 $10\mu l$），然后，观察其对 LTP 现象［计算给药（溶质）后各时程的 LTP 各参数值与自身对照值的变化率］和动物学习记忆能力的影响（作组间比较观察）。但中药复方制剂常只能经口服，且需连续喂服 10d 以上。在这种情况下，不宜采用先埋电极后实验的方法，因为多次用手抓动物，喂服操作以及动物挣扎，常易将电极损毁而致实验中途失败。此时，可考虑采用如下方案：先测试实验动物的学习记忆能力，作为自身对照值。然后将动物随机分为两组，一组喂药，另组喂同体积溶质。在喂药（溶质）的最后 2～3d，对动物进行学习记忆能力的测试，与自身对照值比较取其变化率，进行组间比较。在喂药（溶质）的最后 1d，喂药（溶质）后 2h，动物在麻醉下，进行海马齿状回颗粒细胞层 LTP 效应的观察。按定位坐标将记录和刺激电极植入后，上下移动记录和刺激电极，选出用一固定刺激强度而又能重复记录到最大 PS 的部位。然后，测试刺激（波宽 0.15ms）分为 100、200、300、400、500、600、700、800、900、1000μA 共 10 种强度。记录每一种刺激强度在齿状回颗粒细胞层所诱发的 PS，作为自身对照值。然后给予高频短串刺激，30min 后用上述 10 种刺激强度测试齿状回颗粒细胞层 PS 变化情况。信号输入计算机进行储存和处理。以 PS 的幅度及其起始潜伏期和锋潜伏期来反映 PS 的变化，并以自身对照值为 100%，计算高频短串刺激后，各种强度的测试刺激所引起的 PS 的变化率，进行组间比较。

第三节　在脑片上记录 LTP 的方法

脑片是指从成年哺乳动物脑区制备的厚约 100～700μm、能在体外存活数小时的薄片。脑片标本实际上是一种短时间的移植培养制备。它兼有在体脑和离体细胞培养二者的某些特点。与离体培养细胞相比，脑片神经环路较完整，可研究原有神经环路不同神经元之间的相互作用。已有实验证明，脑片标本能重复出整体动物大多数电生理现象。与整体动物相比，脑片排除了血脑屏障；可在解剖显微镜直视下将电极插到特定部位，不需立体定位；可改变灌流人工脑脊液或气体成分，即可实现对标本环境的控制、调节或改变神经元兴奋性；有较高的机械稳定性，有利于长时间记录观察。由于上述优点，近年来国内外越来越多的实验室建立起脑片实验方法，用于 LTP 研究。

一、脑片制备

（一）取脑

以制备海马脑片为例，取成年动物（约 120g 体重大鼠）在乙醚麻醉下（或将其击昏），切开头皮暴露颅骨，断头。然后小心取出全脑，置于 4℃ 95% O_2 + 5% CO_2 饱和的人工脑脊液（artificial cerebrospinal fluid，ACSF）中，洗净表面血液并降温后，将脑置于用 ACSF 预先湿润的滤纸上，沿正中线一分为二，由脑腹内侧沿皮层边缘用一薄塑料片仔细剥出海马。

（二）切片

1. 手切　文献中介绍用一种自制的窄刀片切片，并用一个简单的装置控制切片厚度。最简单的方法

可手持刮脸刀片直接切片。切片方向和厚度靠经验控制。这种方法的优点是设备简单、耗资少，各种脑组织都适用。缺点是需熟练的操作，切片厚度差别较大。

2. 切片机（tissue chopper）切 应用最多的是 MC Ⅱ Wain 式切片机，能切出均匀一致的连续切片，无需专门技能即可使用。

3. 震动切片机（vibratome）切 适用于做精确定向和小的组织切片。切片时先将脑组织预冷或用琼脂块包裹，操作繁琐。

二、脑片浴槽

（一）脑片存活环境

进行脑片 LTP 记录首先要为脑片提供一个环境，以维持脑片存活和电生理功能。保持脑片存活环境的基本要求是：

1. 适宜的离子环境。

2. 适当的温度。

3. 供氧和葡萄糖。

4. 排除代谢废物。

通常，这些要求可由一个特制的浴槽来满足。

（二）浴槽

1. 半浸式（interface）浴槽 图 18-2-2 显示了半浸式浴槽的结构和工作原理。整个浴槽可分为外浴槽和内浴槽两部分。其中外浴槽充有蒸馏水，其底部环绕一圈加热器，外接反馈式恒温控制装置。恒温灌流的 ACSF 经盘绕在外浴液中的硅胶管加热后再进入内浴槽。气体则在外浴液中由带有小孔的胶管中流出形成碎小气泡，被加热并湿润后经外浴槽上部环绕内浴槽的若干气孔进入浴槽。内浴槽顶部是一个可移动的盖，用以保持内浴槽内温度和湿度以及气体的稳定。盖上有孔用于穿插电极和观察脑片。在半浸式浴槽内，脑片置于灌流液和灌流气之间的界面上。灌流气通常为 95% O_2 和 5% CO_2 的混合气。灌流气体的基本作用是：①供氧；②与 ACSF 共同维持内浴槽恒温；③因 ACSF 中主要是碳酸氢盐缓冲系，气体中含有 5% CO_2，可稳定灌流液的 pH 值。

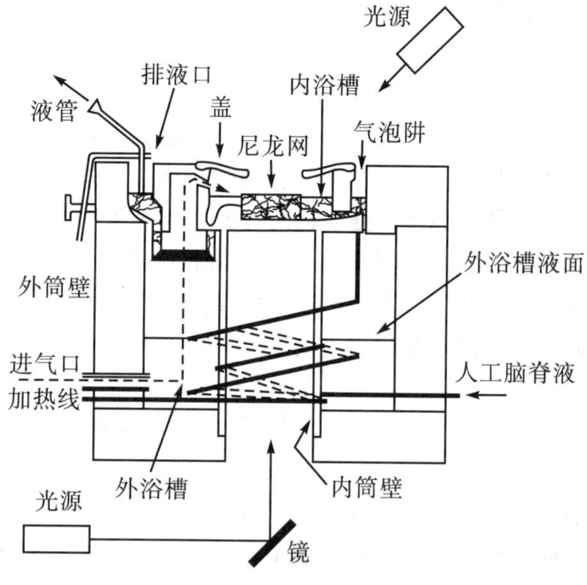

图 18-2-2 单孔半浸式浴槽示意图

为了提高实验效率和可比性，Schurr 等人曾报告一种完全分离式双孔浴槽。这种浴槽可以看做是把两个浴槽合而为一，两个内浴槽各有一套灌流、供气和恒温系统。该装置虽有若干优点，但因其结构复杂，造价颇高，故难以效仿。1990 年解夏平等人在上面介绍的单孔浴槽的基础上，吸收了 Schurr 浴槽的长处，改制成双孔半分离式浴槽（图 18-2-3）。与单孔浴槽比较，主要区别在于内浴槽由中间隔板一分为二。同时，通气和 ACSF 灌流系统的布局也做了相应调整。分开的两个内浴槽 ACSF 灌流系统互相独立，但覆盖在脑片之上的灌流气体相同。这种浴槽减小了每个内浴槽的容积，加快了灌流液的更新速度，有利于实验中灌流液的控制。

半浸式浴槽的优点是灌流气体可快速转换；灌流 ACSF 用量少（通常 1～2ml/min）；脑片表面容易观察，便于直视下放置电极；可以向脑片表面微滴给药；机械稳定性较好，有利于细胞内记录。但是，这种浴槽的缺点是脑片环境不均匀，灌流气主要来自脑片上表面的气相，而营养物质和代谢废物的清除主要在与 ACSF 接触的下半部。

2. 全浸式（submerged）浴槽 这种浴槽通常是将脑片夹在两层尼龙网之间，并且完全浸泡在氧饱和的 ACSF 灌流液中。该浴槽的优点是可以更严格地控制脑片的供氧和灌流液的成分；可以迅速改变环境条件，给药浓度均匀可知。缺点是灌流液溶解氧的能力低。为了满足适当的供氧，灌流液流速必须很高；脑片表面不易看清，给放置电极带来困难；液体流速过快，则机械稳定性变差；由于电流在周围液体中分流，使电信号明显减弱。

3. 除以上两种浴槽外，还有人设计了专门用来收集灌流液，以进行微量测定的浴槽。一种方法是定时更换灌流液，其他和半浸式浴槽类似。另一种方法是微量灌流液（2.5ml）循环灌流（thiemann），既可以用于半浸式，也可以用于全浸式。因这种方法较新，目前尚未广泛应用。

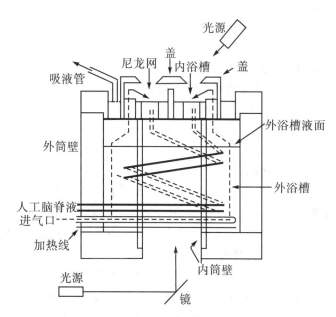

图 18-2-3　双孔半浸式浴槽示意图

（三）温度

脑片的环境温度大约在 29～35℃。低于正常温度可延长脑片存活时间，放宽对脑片厚度的限制。温度可直接引起神经元兴奋性的提高或降低，但其作用复杂。随着温度增加，膜对 Na^+ 通透性增大高于 K^+ 通透性，引起去极化；而生电 Na^+/K^+ 泵活性同时增加又可抵消这一效应。生电泵引起的电位差转而又由于随温度增高，总通透性增大，膜电阻降低所致的分流效应而减小。温度降低（27℃）时，Ca^{2+} 外排受抑，可导致异常的缓慢后超极化。一般认为内浴槽温度最好在 33～34℃。为使实验结果更具可比性，有必要在一系列实验中温差波动控制在 ±0.3℃ 以内。

（四）灌流液

目前对于维持脑片的最佳 ACSF 配方意见尚不一致，各实验室所用 ACSF 大同小异。一般常用的 ACSF 成分是（mmol/L）：氯化钠 124；氯化钾 3.3；磷酸二氢钠 1.2；硫酸镁 2.4；碳酸氢钠 26；氯化钙 2.5；葡萄糖 10。其中钠总量为 151.2，氯为 123.3，钾为 3.3。

钾：由于 K^+ 是产生静息电位的主要离子，ACSF 中 K^+ 浓度的变化对脑片电生理特性有明显影响。ACSF 中 K^+ 浓度（>3～5mmol/L）一般高于正常体内 K^+ 水平（3mmol/L），以补偿去极化（deafferentation），提高脑片活性。K^+ 引起去极化，ACSF 中 K^+ 过高可诱发癫痫样活动。

钠：在一定范围内 Na^+ 对脑片生理反应没有明显影响。但电极上的小水滴落在脑片上或其他原因使局部 Na^+ 浓度明显下降导致传导抑制。

钙：Ca^{2+} 对维持膜稳定性具有重要作用。因此，ACSF 中 Ca^{2+} 变化对脑片的反应有着复杂影响。Ca^{2+} 还参与 LTP 的形成，NMDA 和海人酸等谷氨酸受体激动剂的神经毒性也是 Ca^{2+} 依赖性的。

镁：在对膜的作用上，Mg^{2+} 和 Ca^{2+} 相互拮抗。

氯：Cl^- 在 ACSF 中是主要的负离子，与 Na^+ 相似，只有极大地改变其浓度才能对脑片的反应产生影响。

氢（pH）：ACSF 中一般采用碳酸氢盐缓冲对，辅以磷酸缓冲系，所以 ACSF 中的 pH 主要靠灌流气中的 CO_2 调节，ACSF 的 pH 值在 7.4 左右为宜。配制时，实际测定值可能还要低些，需靠灌流气进行调节。

葡萄糖：文献中多数取 10mmol/L 浓度，大大高于在体正常值（血液为 4mmol/L，CSF 为 3 mmol/L）。葡萄糖浓度与脑片存活状态极为有关。提高葡萄糖浓度可提高脑片对缺氧的耐受，反之则降低缺氧耐力。

三、群锋电位的记录和 LTP 现象的建立

（一）基本实验仪器

防震台与屏蔽罩

电刺激器与隔离器

微电极拉制仪

微电极放大器

示波器（具备高增益放大及记忆功能）

示波器照相机或计算机、打印机

微操纵器（手控或步进均可）

控温仪

（二）电极制备

记录用玻璃微电极常用 GG-95 硬质玻璃毛坯拉制而成。电极尖端直径 1.5 ~ 2.0μm，电阻 4 ~ 10MΩ，内充 4mol/L 氯化钠，用于细胞外诱发电位记录。刺激电极用直径 40μm 不锈钢丝，除尖端外，均包以绝缘层。单极、双极均可。双极刺激时将两股不锈钢丝拧成麻花状，两尖端距离约 50 ~ 100μm。

（三）脑片群峰电位的记录与测量

在各类脑片中，由于海马脑片的神经环路完整，层次清楚，容易定位，因此是记录诱发电位的理想标本。通常，在垂直于海马长轴的任何部分做一切片，置于解剖显微镜直视下，其形态结构特征清楚可见，齿状回和海马本体如同两个交错的 U 形（图 18-2-4A）。齿状回的基本神经元是颗粒细胞，致密排列的神经元胞体构成颗粒细胞层，其树突垂直向外伸展数百微米，成为分子层，内侧为多形细胞层，颗粒细胞发出的轴突在此会聚，构成苔状纤维束。海马本体又可分为 CA1 ~ 4 区，其基本神经元是锥体细胞。CA1 的锥体细胞层由致密排列的双层中等大小锥体细胞的胞体构成。由 CA3 锥体细胞发出 Schaffer 侧支与 CA1 锥体细胞形成突触连接。CA4 位于齿状回门内，其锥体细胞分布较散。

以 CA1 区诱发群峰电位记录为例，刺激电极置于由 CA3 发出的 Schaffer 侧支路径上，由电刺激器产生单刺激，刺激方波波宽 90 ~ 130μs，电流强度 0.01 ~ 0.4mA，频率 0.5 ~ 0.1Hz。记录电极置于 CA1 锥体细胞层，深度 50 ~ 100μm 为宜。诱发电位由记录电极拾取，经微电极放大器和前置放大后显示在示波器上，照相或经计算机存贮数字化信号，再由打印机或 X-Y 绘图仪绘出。从海马脑片 CA1 区记录到的诱发电位可依记录电极安放位置不同而异（图 18-2-4），于 CA1 锥体细胞层可记录到诱发群峰电位；从顶树突层可记录到兴奋性突触后电位（excitatory postsynaptic potential，EPSP）。诱发群锋电位通常可见二个波形向下的负电位，前一个幅度小，为 Schaffer 侧支的兴奋，称为突触前排放（presynaptic volley，PV）；后

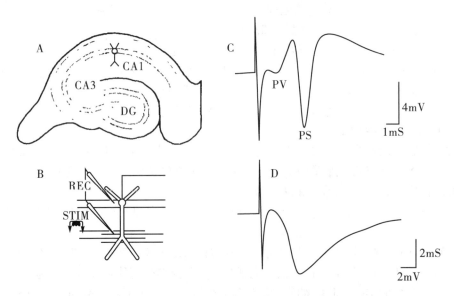

图 18-2-4 海马脑片 CA1 区诱发电位示意图

A：显示 CA1 锥体细胞位置；B：显示 CA1 区局部放大，其中刺激电极置于顶树突
Schaffor 侧支的路径上，记录电极分别置于锥体细胞层和辐射层顶树突区；C：显示在锥体细
胞层记录的细胞外诱发群锋电位；D：显示在顶树突记录的诱发 EPSP。

一个幅度较大，系经突触传递诱发的锥体细胞群体的细胞外电位，即突触后群峰电位（population spike, PS）。

对 PS 的测量主要是计算峰值（幅度）和潜伏期。近几年，不少作者采用 PS 上升或下降支的斜率变化来反映幅度改变。用斜率表示电位改变有几个优点：①可影响电位幅度的因素较多，用斜率可排除这些影响因素；②电位幅度大小易受反馈性活动的影响，负反馈作用可使幅度下降；③若用计算机处理斜率变化比幅度更容易实现、失误率低；④如果对同一个峰电位的斜率与幅度同时进行比较，可获得更多信息。

（四）海马脑片 LTP 现象的诱发与计算

以诱发海马脑片 CA1 区 LTP 为例，在记录诱发群峰电位的基础上，施以高频串刺激前至少先观察 10min 的单刺激诱发反应，待记录稳定后，用高频串刺激诱发 LTP。单刺激频率和强度在高频串刺激的前后不变，一般为 0.1Hz 恒流方波电刺激，波宽 100μs，电流强度 0.01～0.4mA。诱导 LTP 现象的电刺激参数根据实验时脑片状态而定，一般可选用短串刺激或强直刺激。短串刺激为每串刺激个数 n = 10，100Hz；强直刺激的 n = 20～100，20～333Hz。实验证明，高频强直刺激（>100Hz）诱发 LTP 的效果比低频刺激（<20Hz）可靠。当串刺激频率超过 100Hz 时，不论串刺激个数是 100 还是 20 都能产生明显的 LTP，而且 LTP 随时间变化的曲线大致相同。在海马脑片上 LTP 的维持时间取决于脑片在离体条件下的存活时间，最长时间在 5～8h 以上。

通常对脑片 LTP 的计算方法是取高频串刺激前的 10～30 个单个测试刺激诱发反应的平均值作为参照值，其后的诱发电位幅度与参照值比较，以变化百分率表示，即：

$$\frac{串刺激后幅度 - 串刺激前幅度}{串刺激前幅度} \times 100\%$$

四、注意事项

应用脑片记录 LTP 成败的关键是保持脑片在体外有良好的存活状态和适宜的环境，因此，以下几点需要特别注意。

1. 将动物断头取脑时应小心，迅速，防止挤压脑部。全脑取出后应迅速置于 4℃ 或冰浴的 95% O_2 + 5% CO_2 饱和的人工脑脊液内。

2. 分离海马的整个过程应注意降温，最好在冰浴下进行。剥离海马的动作尽可能迅速，注意勿挤压海马。

3. 分离出的海马应在数分钟内切片。切片时动作迅速、刀刃锋利、垂直下切。切片厚度薄而均匀，尽可能保证海马脑片神经回路结构清晰完整，以保持脑片良好的存活状态。

4. 实验时脑片置于内浴槽中央的尼龙网上。网上最好先铺一层软纸（如擦镜纸），以保护脑片避免受损伤。

5. 脑片外环境的酸碱度是否适宜是关系到实验成败十分关键的因素。孵育脑片的人工脑脊液的 pH 值应维持在 7.3～7.4 左右为宜。pH 值过低时脑片将出现软化而丧失活性。对 ASCF pH 的调节除了配制时注意测定准确而外，实验过程中主要靠灌流气中的 CO_2 调节。因此，向灌流液中不断充气甚为重要。

6. 脑片实验过程中温度变化对结果的影响是一个不容忽视的因素。在脑片孵育过程中温度保持在 31～34℃ 为宜。温度过低时脑片活性不好，温度过高将使脑片软化失活。当季节变化时应特别注意室温和内外浴槽温差的影响，随时调节室温和浴槽的控温仪，以保持尼龙网上脑片周围的适宜温度。

7. 记录用玻璃微电极的电阻以 4～6mΩ 为宜。电阻过小时，可能为电极尖端折断，导致漏液，使脑片受损；若电阻过大则导致干扰太大，影响电位正常波形的观察。

8. 刺激电极可采用绝缘的不锈钢丝制成。将直径 40μm 不锈钢丝拧成双股麻花状即成双极刺激电极。电极尖端裸露，两极尖端间距应保持 50μm 左右，以防短路，并应经常检查刺激电极的间距及其与刺激器隔离器的连接状况，保持确定的刺激电流输出。

9. 灌流液和灌流气的流量和流速大小是影响脑片记录的又一重要因素。为了保证实验数据的可比性，在同一实验中流速和流量应保持恒定。

10. 实验系统的防震措施是关系到实验成败的根本问题。由于购置自动气控防震台价格昂贵，有些实验室因地制宜，以水泥台加铁面板置于气垫上缓冲，能有效地消除来自地面的震动，做到电极尖端位置不动，维持足够长的时间，保证实验顺利进行。

11. LTP 是一种突触可塑性现象，诱发 LTP 的两个主要因素是强直刺激的频率和强度。短时间的强直刺激即能诱发 LTP，在海马的传入通路上尤为明显。诱发 LTP 的最适强直刺激需根据当时实验条件和脑片状态加以选择。通常大于 100Hz 的强直刺激比 50Hz 以下的强直刺激更为可靠。

五、在海马脑片上观察药物对 LTP 影响的实验举例

准备实验仪器与浴槽，配制 ACSF 和有关实验用药。取体重 120～200g 左右的成年大鼠一只，在乙醚麻醉下切开头皮，暴露颅骨，断头，然后小心将全脑取出，置于 $4℃95\% O_2 + 5\% CO_2$ 饱和气化的 ACSF 中。ACSF 的成分为（mmol/L）：氯化钠 124，氯化钾 3.3，磷酸二氢钾 1.2，硫酸镁 2.4，碳酸氢钠 26，氯化钙 2.5，葡萄糖 10。在 ACSF 中洗去脑表面血液并降温后，将脑置于用 ACSF 预先湿润的滤纸上，沿矢状线切开，从脑腹内侧沿皮层边缘仔细剥离出海马。用手切或振动切片机垂直于海马长轴切出厚约 $350～400\mu m$ 左右的脑薄片。上述操作于 5min 内完成。切成后的脑片全部置于 $31±0.5℃$ 由 $95\% O_2 +5\% CO_2$ 气化的 ACSF 中孵育 1～2h。取孵育后的单个脑片移置于半浸式浴槽的尼龙网上。ACSF 液面略高于尼龙网，使脑片位于液气交界面处。脑片表面通以加温、湿润的 $95\% O_2 + 5\% CO_2$。ACSF 持续灌流，流速 1～2ml/min，混合气流速 80ml/min。

实验观察海马脑片 CA1 区细胞外诱发群锋电位及 LTP 现象，将直径为 $50\mu m$ 的双股不锈钢丝刺激电极置于 Schaffer 侧支路径上，测试刺激方波波宽 $100\mu s$，强度为阈强度的两倍（0.2～0.4mA），频率 0.1Hz。记录电极为玻璃微电极，充灌 4mol/L NaCl，电极电阻 $4M\Omega$ 左右，置于 CA1 区锥体细胞层或顶树突层作细胞外记录。电信号经微电极放大器和前置放大器放大滤波，显示在示波器上进行监视并照相，或将信号经 A/D 转换板数字化，输入计算机，数字化的电信号可实时显示或脱机处理，打印出电位幅度、斜率和其他有关数值。

取结构完整、层次明显、PS 大于 5mV 或 EPSP 大于 2mV 的脑片进行实验。待诱发电位记录稳定后 10～15min 开始诱导 LTP。诱发 LTP 的条件刺激采用高频串刺激（100Hz，n = 10），刺激 1s，间隔 20s，连续二次串刺激即能诱发 LTP。测试刺激的频率和强度在串刺激前后不变。比较 LTP 出现前后的 PS 或 EPSP 的幅度和斜率，以变化的百分率表示。为了测试药物作用，可将欲测试药物按预先设定的浓度溶于 ACSF 中，灌流给药过程中诱导 LTP，然后用正常 ACSF 灌流液洗去药液，记录 LTP 变化。将所获结果与对照比较，观察药物对 LTP 的影响。

（娄艾琳 王福庄）

参 考 文 献

1. Teyler TJ. Comparative aspects of hippocampal and neocertical long-term potentiation. J Neuroscience Methods, 1989, 28：101 -108

2. Okada Y. The properties of the long term potentiation (LTP) in the superior colliculus. Prog Brian Res, 1993, 95：287 -296

3. 李永新，梅镇彤. 长时程增强的形成机制及其与学习记忆的相关性. 生理科学进展, 1993, 24 (3)：278 -280

4. Canevari L, Richter Levin G and Bliss TVP. LTP in the dentate gyruus is associated with a persistent NMDA receptor-dependent enhancement of synaptosomal glutamate release. Brain Res, 1994, 667：115 -117

5. 韩太真. 关于长时程增强形成机理的研究进展. 生理科学进展, 1994, 25 (1)：60 -63

6. Collingridge GI and Bliss TVP. Memories of NMDA receptors and LTP. Trends Neurosci, 1995, 18：52 -56

7. 吴加金，娄艾琳，左和鸣. 大鼠海马 LTP 电位数据的 DMA 采集及处理的软件设计. 军事医学科学院院刊, 1992, 16 (4)：297 -300

8. 解夏平，景键，丁爱石，等. 可用于比较研究的双孔脑片浴槽. 军事医学科学院院刊, 1989, 13 (5)：391 -392

9. Schurr A, Reid, K H, Tseng M T, et al. A dual chamber for comparative studies using the brain slice preparation. Comp Bio-

chem Physiol, 1985, 82A（3）：701 – 704

10. Bortolotto ZA and Collingridge GL. Characterisation of LTP induced by the activation of glutamate metabotropic receptors in area CA1 of the hippocampus. Neuropharmacology, 1993, 32（1）：1 – 9

11. Bliss TV P and Collingridge G L. A synaptic model of memory；long-term potentiation in the hippocampus. Nature, 1993, 361 ：31 – 39

12. Staak S, Behnisch T and Angenstein F. Hippocampal long-term potentiation：transient increase but no persistent translocation of protein kinase C isoenzymes a andβ. Brain Research, 1995, 682：55 – 62

13. Randall R D, Lee S Y, Meyer J H, et al. Acute alcohol blocks neurosteroid in the rat hippocampal slice. Brain Research 1995, 701：238 – 248

第三章 抗焦虑药理实验方法

　　焦虑是人类对危险事件或可能发生的危险事件的情绪反应，正常人都会有这种防卫情绪反应。如果这种情绪强烈持久，不能自控，便形成了病理性情绪反应，称作焦虑症。焦虑症不是单一实体，包括惊恐症（panic disorder, PD）、广泛性焦虑症（generalized anxiety disorder, GAD）、社交焦虑症（social anxiety disorder, SAD）、恐惧症（phobias）、创伤后应激障碍（post-traumatic stress disorder, PTSD）及强迫症（obsessive-compulsive disorder, OCD）等等类型。焦虑患者又可分为状态性焦虑（state anxiety）和素质性焦虑（trait anxiety），后者多为易感患者，并有一定遗传倾向。

　　参与焦虑症发生的脑区主要包括杏仁核、前额皮层、海马、蓝斑、中缝核等。其中杏仁核的中央核控制恐惧和焦虑反应（包括激活交感神经、激活 HPA 轴、吃惊反应、痛觉抑制等）。前额皮层与杏仁核相互连接调节，参与焦虑反应的认知控制。海马参与记忆存贮，并通过记忆评估应激情况，长期应激、PTSD 后海马出现萎缩。蓝斑含有 NE 能神经元胞体并投射至大脑皮层、边缘系统、小脑等，激活交感神经系统，但蓝斑在焦虑症中的作用相对较小。中缝核含有 5-HT 能神经元胞体并投射至大脑皮层、海马、蓝斑、杏仁核等，5-HT 参与情绪、认知、睡眠、食欲、体能等调节。投射至海马和杏仁核的 5-HT 神经元抑制恐惧反应。

　　理想的焦虑动物模型应满足 3 个有效性，即表观有效性（face validity）、预测有效性（predictive validity）和结构有效性（construct validity）。简明地讲，表观有效性指动物行为和生理表现与焦虑患者相似甚至相同；预测有效性指临床上有效的药物，在模型上有效，临床无效的药物，在模型上无效；结构有效性指发病原因、过程和机制上，模型动物与临床相符。现存的焦虑动物模型尚不能完全满足这 3 个有效性的要求，在药理学药物评价上更注重表观有效性和预测有效性。事实上，要做到焦虑模型应既无假阳性也无假阴性，几乎是不可能的。除了行为实验本身容易受多因素干扰以外，模型本身的脑机制的复杂性、药物作用类型或机制的差别以及药物与行为二者之间相互作用是否吻合等都是难以找到适用于评价所有抗焦虑药理想模型的根由。因此，在评价药物的抗焦虑时应注意采取多方法、多指标的原则。

　　动物产生焦虑、恐惧的基本原则是给动物适当的应激或同时施加正负强化造成冲突境界，然后检测动物的行为反应。应激可采用急性应激（如电击、制动、噪声、冷热等）、新异环境（如孤养、母子分离等）、冲突源（如食物 + 电击、食物 + 安全信号撤除等）和注射致焦虑的药物等。测定的行为包括本能行为（如自发活动、探究行为、攻击行为、逃避行为等）、群居接触行为、学习行为和操作行为等。现有的焦虑模型，大多数经过临床有效的抗焦虑剂检验后建立起来的，这些药物目前主要是 γ-氨基丁酸（GABA）受体激动剂，（如苯二氮䓬类化合物，BDZ）和 5-HT$_{1A}$ 受体的部分激动剂（如丁螺环酮），但是适于前者的动物模型，不一定适于评价后者，在选用时应注意每个模型的药效学特性和局限性。需要指出的是，抗抑郁药，尤其是 5-HT 重摄取抑制剂（SSRI，如帕罗西汀）可治疗各种类型的焦虑症（表 18-3-1）。而临床上经典抗焦虑药如 BDZ 对焦虑症的治疗却很有限，主要用于治疗 GAD 和惊恐症（PD）急性发作，对 OCD、PTSD 等无效，但就 GAD 及 PD 治疗而言，BDZ 类药物较之 SSRI 起效更快。因此 SSRI 的出现向传统抗抑郁药和抗焦虑药的概念提出了挑战。由于 SSRI 可较之 BDZ 类药物可更好的治疗焦虑症，从而对现已有焦虑模型的概念产生深刻影响。就预测有效性而言，焦虑动物模型应该主要对 SSRI 类抗抑郁药物敏感，而目前几乎所有焦虑模型却对 BDZ 药物敏感，因此我们需要构建更好的焦虑模型。

表 18-3-1　抗抑郁药和苯二氮䓬类药物对各种类型焦虑症的疗效对比

	MDD	GAD	PD	SAD	PTSD	OCD
SSRI	+++	+++	+++	+++	+++	+++
TCA	+++	++ [a]	++ / − [b]	−	−	− [c]
MAOI	+++	+ [a]	++	+ [a]	−	−
BDZ	−	+++	++ [d]	+	−	−

注：a：只有少量研究证实；b：丙米嗪和氯丙米嗪有效；c：氯丙米嗪除外（因其可抑制 5-HT 重摄取而有效）；d：只对急性发作期有效。MDD：重度抑郁症（major depressive disorder）。

目前已发现其他神经递质受体系统也参与焦虑情绪及其行为的调节，如 5-HT 受体的其他亚型（5-HT$_{1B}$、5-HT$_2$、5-HT$_3$ 受体等）、促肾上腺皮质激素释放因子（CRF）受体、P 物质受体、去甲肾上腺素能神经受体、神经肽 Y（NPY）、胆囊收缩素（如 CCK-B）以及兴奋性氨基酸受体等。相关的药物正在研究中，一旦成功，无疑将进一步充实抗焦虑药的药效评价技术手段。目前，焦虑动物模型包括各种改进型多达约 20 ~ 30 种，根据行为模式可分为两大类，即非条件反射焦虑模型和条件反射行为焦虑模型。非条件反射焦虑模型包括探究行为焦虑模型、社会行为模型和急性应激反应模型三大类；条件反射焦虑模型包括 Geller-Seifter 冲突实验和安全信号撤除实验等。

一、探究行为焦虑模型

（一）大鼠高架十字迷宫实验（elevated plus-maze test，EPM）

【基本原理】　EPM 是利用动物对新异环境的探究特性和对高悬敞开臂的恐惧形成动物的矛盾冲突状态，评价药物的抗焦虑或致焦虑作用。正常大鼠对开臂保持一定的探究活动，而焦虑动物对开臂的探究活动减少。它是由 Montgomery（1955）的工作发展而来的。一年后，Pellow 等及其同事通过大量实验研究，将它发展成为一种能有效评价大鼠焦虑状态的动物模型。1987 年 Lister 进一步改进装置，用于评价小鼠焦虑状态也获得成功。由于 EPM 可同时反映抗焦虑剂和致焦虑剂的作用，且快速简便，因此在精神药理学研究中使用非常普遍。

【实验装置】　大鼠 EPM 的装置很简单。十字迷宫一般为木质结构，并漆成黑色。它包括两个 50cm × 10cm 的相对开臂（open arms）和两个 50cm × 10cm × 40cm 的相对闭臂（closed arms），闭臂上部是敞开的。迷宫中央有一 10cm × 10cm 的开阔部，迷宫离地面 50cm，如果迷宫过低，且实验室内的光照充足，大鼠能够清楚地看到地面，它们可能会直接从迷宫跳下。

【操作步骤】　将大鼠置于迷宫中央，头朝开臂，观察者距离迷宫中心至少 1m。分别记录 5min 内大鼠进入开臂和闭臂的次数和在两臂滞留时间（进出臂标准应严格界定，以四肢全部入臂或两只前爪出臂为准）。计算大鼠进入开臂次数和在开臂滞留时间分别占总次数（进入开臂和闭臂次数之和）和总时间（在开臂与闭臂滞留时间之和）的百分比，以此作为评价焦虑的指标。通常这二指标间呈高度相关。如果一个药物增加动物对开臂的偏爱（即增加进入开臂的次数和在开臂滞留时间的百分比），而不改变入臂总次数，则认为该药有抗焦虑作用。类似地，如果药物减少对开臂的偏爱，同时又不改变入臂总次数，则认为该药有致焦虑作用。

【注意事项】

1. 为了提高大鼠入臂总次数，避免大鼠躲在闭臂，通常将大鼠置于开场（open field）中活动 5min 后再放入迷宫。实验前 5 ~ 7d 每天抚摸动物 1 ~ 2min 也可减少无关应激刺激对本实验的影响。

2. 入臂总数反映动物的运动活性（locomotor activity），评价药物对焦虑状态的影响应该在不改变入臂总次数的前提下进行。如果一个处理以类似的方式同时减少动物对开臂的偏爱和入臂总次数，那么要确定它是致焦虑作用还是镇静作用，就有必要作协方差分析（analysis of covariance）。考虑到入臂总次数与上述两个焦虑指标有一定的相关性，Pellow 和 Lister 建议改用孔板仪（holeboard apparatus）测量动物的运动活性，紧接着做迷宫实验。

3. 高架十字迷宫具有某些表观信度（face validity），动物不愿探究迷宫开臂可能由于啮类动物厌恶空旷区域和迷宫抬高引起的恐惧共同作用的结果，目前尚不清楚这两个因素哪个在致焦虑中占优势。

4. 可使用雄性或雌性大小鼠或者雄性沙土鼠。每只动物只检测 1 次，实验中跌落动物最好淘汰数据。若在开臂的四周设置窄凸缘防止跌落，会降低对抗焦虑药评价的敏感性。

（二）高架 T 型迷宫（elevated T-maze）

【基本原理】 由大鼠高架十字迷宫改进而来，但在实验程序和观察指标上有很大改变。与大鼠高架 T 迷宫相比，小鼠高架 T 迷宫并非前者的小型化。由于对新异刺激反应上的习性差别，小鼠焦虑和恐惧行为表现，与大鼠有明显不同。为了能用抑制性回避反应和逃避反应作为观察指标，检测抗焦虑药和致焦虑药的药效作用，小鼠高架 T 迷宫在结构上和实验程序方法上均做了相应的更改。

【实验装置】

1. 大鼠高架十字迷宫 木质或硬塑料制成，黑色。一个闭臂垂直于两个开臂，成 T 型，3 臂长度各 50cm，宽 12cm，闭臂 3 侧由高 40cm 黑色侧壁包绕，开臂四周边缘设有高 1cm 的边脊，以防大鼠滑落，迷宫架高距地面 50cm。

2. 小鼠高架 T 迷宫 由白色硬塑料制成，由一个闭臂垂直于两个开臂，组成 T 型，各臂长度 30cm，宽 5cm。闭臂 3 个侧臂由高 15cm 黑色侧壁包绕。开臂四周边缘设有高 1cm 的边脊，以防小鼠滑落，迷宫架高距地面 38.5cm。

【操作步骤】 将大鼠置于闭臂顶端，面向开臂，记录其四足均踏入开臂的潜伏期，然后取出，放回饲养笼或大鼠熟悉的实验准备笼中。如此操作共 3 次，每次间隔 30s。第一个潜伏期为基础值（baseline），第 2、3 个潜伏期称为回避 1 和回避反应 2（avoidance 1 and 2）潜伏期，正常动物回避反应潜伏期均长于基础值。整个操作称作回避反应实验（avoidance trails），文献上将这种回避反应一般称作被动回避反应（passive avoidance），该方法始创者称之为抑制性回避反应（inhibitory avoidance）。具有抗焦虑作用的药物可以缩短回避反应潜伏期。

该方法还可进行逃避反应（escape）实验，即将大鼠置于一开臂顶端，记录其四足进入闭臂的潜伏期，观察 1 次，也可观察 2～3 次，每次间隔 30s。正常动物逃避反应期不同实验次数间变化不大，具有抗惊恐发作的药物可以延长逃避反应潜伏期。

用药均在实验前，可以观测一次用药的药效，也可以观测亚慢性或慢性用药后的药效。实验采取组间对照（盐水组与用药不同剂量组），也采用自身对照（回避反应潜伏期与基础值比较或逃避反应潜伏期之间比较）。

小鼠实验步骤基本同大鼠实验方法，只是回避反应测查 5 次，逃避反应也测查 5 次。

【注意事项】

1. 实验前 24h 可将大鼠置于开臂中，探究 30min，这一措施可缩短实验中的逃避反应潜伏期，延长回避反应潜伏期。

2. 每只小鼠或大鼠实验后，用 5%～10% 乙醇液擦洗迷宫。

3. 实验环境中光线不宜太强，可用白噪声掩盖环境中其他噪音的干扰。

4. 此法也可采用高架十字迷宫的自由探究方法实验，即观察 5min 内大鼠进入开臂的次数和在开闭臂中的停留时间。

5. 抗焦虑剂安定类和丁螺环酮可缩短回避反应期，但抗惊恐发作的药物对逃避反应潜伏期的影响尚未确证。

（三）大鼠高架 zero-迷宫（the elevated zero-maze）

【基本原理】 系高架十字迷宫的改进型。在高架十字迷宫中，相对的开臂和闭臂连接处有 10cm×10cm

方型的结合部，实验中当大鼠进入该区并停留时，很难将其归为开臂区或闭臂区，对于这种现象也很难解释。为消除该区，将迷宫改为圆形，即成高架 zero 迷宫。

【实验装置】 由黑色硬塑料制成（木质和金属也可），内直径 105cm，迷宫跑道宽 10cm，将圆形迷宫等分四分，相对的 1/4 部分分别为开臂和闭臂区。闭臂区跑道两侧设有高 27~40cm 侧臂。开臂区跑道两侧设有高 1cm 的边脊。

【操作步骤】 将大鼠置于闭臂内，观测 5min。检测指标包括：第一次进入开臂区潜伏期、由闭臂区进入开臂区次数、在开/闭臂区内停留时间、在开臂区内向边脊外探头次数和由闭臂区向开臂区身体拉长探知体姿（stretch-attend posture）次数。

抗焦虑剂可缩短第一次进入开臂区潜伏期，增加进入开臂区次数和停留时间等。

【注意事项】

1. 实验环境光线不宜太强。

2. 致焦虑剂在此方法显示与抗焦虑剂相反的药效。

3. CCK-B 受体阻断剂在此法上显示抗焦虑作用，但丁螺环酮在此法抗焦虑作用不明显。

（四）小鼠爬梯实验（the staircase test）

【基本原理】 1984 年 Simiand 等根据 10 年前 Thiebot 建立的大鼠爬梯实验进行改进后用于小鼠，筛选抗焦虑药。该法简便易行，结果可靠，成本较低。

【实验装置】 封闭的有机玻璃箱，内有 5 级 2.5cm 高的相同楼梯，楼梯侧壁高度保持恒定，以使动物在楼梯的所有水平都有相同的站立分布。

【操作步骤】 实验在光线恒定的安静环境下进行。将动物置于箱的底部，背朝楼梯。记录 3min 内小鼠爬梯数（以四肢都爬上楼梯为准）和站立数。抗焦虑剂在不减少爬梯数的剂量下使站立数减少。

【注意事项】

1. 为了简化观察，不考虑小鼠下楼梯的级数。

2. 每只动物实验结束后迅速清洁实验箱，以排除嗅觉暗示对下一只动物的干扰。

3. 站立与动物的运动活动能力有关，能引起运动失调的药物都可减少站立数，但同时减少爬梯数。本实验不适合筛选潜在的致焦虑化合物。

4. 此法有很多改进型，可查阅相应参考文献。

（五）小鼠明暗穿箱法（light-dark transitions）

【基本原理】 小鼠或大鼠在新异环境出现本能的探究行为，但当新异环境下给予强烈刺激（强烈的光照）又会抑制这一行为，形成冲突状态。抗焦虑药物可增加在明室和暗室之间进行穿行的次数，而非抗焦虑药物则不具有这种作用。利用这一原理 Crawley 和 Goodwin（1980）设计了此法。后经改进，并引入微机控制系统，使工作效率大为提高。这些改良都是以 Crawley-Goodwin 模型为基础的，因此，本文着重介绍这一模型。

【实验装置】 主要由两部分组成：聚丙烯动物盒（polypropylene animal cage）与 Animex 活动测量仪（Animex activity meter）。动物盒（44cm×21cm×21cm）由一个装有光电管的界面将箱体分为明箱和暗箱两部分，明箱占盒的 2/3，暗箱占 1/3。暗箱外壁表面漆成黑色，箱内的黑色带孔（12cm×5cm 或 7.5cm×7.5cm）间隔板与明箱分开。明箱上方装有 60W 白炽灯。动物盒置于活动测量仪上，以记录小鼠总的运动活动。同时有一套电子系统用横穿隔板的四个光电管自动记录小鼠从明箱跨越到暗箱的次数、在明箱和暗箱停留的时间以及首次离开明箱以前的潜伏期。

【操作步骤】 实验多在下午进行，药物处理后的一定时间（通常腹腔给药、皮下注射均为 30min 后，灌胃 60min 后），将小鼠置于明箱中央，背朝隔板，观察 5 或 10min。如果一个药物在不增加运动活性的剂量下增加明暗穿箱次数，则认为该药有抗焦虑作用。

【注意事项】

1. Crawley-Goodwin 模型可有效地区别抗焦虑剂与非抗焦虑剂，但对于致焦虑剂，则难以得出与抗焦虑剂相反的结果。

2. Belzung 等和 Costall 等（1987）分别对上述实验进行了改进。前者将明箱和暗箱改成大小相等的两个小室，均为 20cm×20cm×14cm；后者明暗箱比例保持不变，但增加观察指标，借助于摄像机记录穿过明暗箱次数，分别在明箱和暗箱滞留时间、站立数以及运动活性。抗焦虑作用被定义为增加动物在明箱的站立和运动活性，同时动物在暗箱的这两个指标相应减少。改进后的这两种模型不仅可评价抗焦虑剂，也可观察到 BDZ 受体反相激动剂的致焦虑作用。

3. 建议使用雄性小鼠（而不是使用雌性小鼠或者大鼠）。

（六）大鼠开场实验（open field test）

【基本原理】 开场实验由于操作简便、设备简单，在行为研究中使用非常普遍，多用来评价动物的运动活性等综合行为。开场实验曾用来评价焦虑情绪及药物作用，但是因缺乏合适的检测指标，其发展受到影响。人们曾试图用运动活性和排便（defecation）来评价焦虑。然而，药物可通过与焦虑无关的机制改变动物活动，因此运动活性不适合作为焦虑指标。开场排便发生率与动物情绪有关，但受食物摄入量、胃肠蠕动等无关因素影响。因此，作为焦虑指标并不使人满意。Stefanski 等（1992）和 Stout 等（1994）找到了两种较为满意的观察指标。

【实验装置】

1. 传统圆形开场　直径 80cm，高 30cm，底部对称装有 3 个光电管，通过闭路电视观察大鼠 10min 的活动情况。观察指标有 3 个：总的活动计数，进入开场中央的次数（从箱周边向中央区运动约 15cm 为一次）以及在开场中央区（直径 35cm 的圆形区域）停留的时间。实验在弱光照明、65dB 白噪声（背景声）条件下进行。安定等传统的抗焦虑剂在不改变活动计数的剂量下可明显增加进入开场中央区的次数及在中央区停留的时间。尤其可喜的是，尽管丁螺环酮在其他许多模型上不敏感，但在本实验中 0.3mg/kg 即有抗焦虑作用。

2. 开场饮水实验（open field drink test，OFDT）　Stout 和 Weiss 根据 Britton（1981）的开场摄食实验改进而成。开场摄食实验虽然可用于评价地西泮等抗焦虑药物，但有两点不足：①很难用来检测致焦虑作用，这是因为在基线状态（禁食动物达到平均摄食量）动物食耗很少，进食减少（预示焦虑增加）通常难于检测到；②包括 BDZ 在内的许多药物本身明显影响摄食，很难分辨药物作用是由于其改变焦虑还是影响摄食行为所致。Stout 和 Weiss 将摄食改成饮水，并通过改进实验装置、控制实验条件使 OFDT 能成功地区分抗焦虑剂与致焦虑剂。

实验装置主要为一 36cm×36cm×36cm 的透明有机玻璃箱，其底部为黑色，顶部敞开。箱的中央倒置悬挂一水瓶离地 10cm。箱的上方离地 60cm 处有一 25W 的白炽灯用于照明。除一面外，开场其他三面都用黑色隔板遮挡，以排除额外可见刺激的干扰。

【操作步骤】 实验前 3d 大鼠每天仅饮水 1h（下午 3：00～4：00）。实验前至少 3d 每天抚摸大鼠 1min，以减少非特异性应激对实验的影响。在每只大鼠实验后，用 5% 的醋酸 - 水溶液彻底清洁实验箱，以防止嗅觉暗示传递给下一只大鼠。实验时将大鼠置于开场中央，就下列指标观察 10min：开始饮水的潜伏期、饮水时间（主要指标）、靠近水瓶的次数和站立数等。

【注意事项】 在该模型上 GABA 受体和 5-HT$_{1A}$ 受体激动剂或部分激动剂可显示效果，但其他作用机制的抗焦虑剂不一定有效。

（七）新奇 - 抑制摄食模型（novelty-suppressed feeding test）

【基本原理】 通常认为苯二氮䓬类药物是治疗焦虑症的首选药物，尽管普遍大量使用，但苯二氮䓬类药物长期使用存在着许多不良反应，并且苯二氮䓬类药物对许多类型的焦虑症治疗无效，而许多类型的抗抑郁药物长期使用具有抗焦虑作用。新奇 - 抑制摄食模型由 Bodnoff 等在 1988 年建立，不仅可用于评价经典抗焦虑药的活性，还可用于评价抗抑郁药物的抗焦虑活性，其原理是禁食动物在一个新奇的环境中会产生类似焦虑的冲突反应，抗焦虑药物可使动物的冲突反应降低，表现为开始吃食的潜伏期缩短。

【实验装置】 顶部开放的塑料盒（76cm×76cm×46cm），盒内底部铺有 1.5cm 厚的锯末，中央摆放 30 个同样大小的食丸。

【操作步骤】 将雄性动物禁食 48h（不禁水），测试前急性给药 1 次或长期连续给药（2～3 周），将动物头朝外放入实验装置，即可开始计算动物开始吃食的潜伏期，吃食的判定标准是动物开始咀嚼食物，而不是仅仅嗅闻或摆弄食物。以吃食的潜伏期作为参数判定药物的抗焦虑活性。

【注意事项】

1. 实验测试环境最好不同于饲养环境，测试环境的光线强度大于饲养环境。

2. 苯二氮䓬类在此模型上单次给药即表现抗焦虑活性，抗抑郁剂慢性给药后（2～3周）表现出抗焦虑活性，但急性给药没有抗焦虑活性。

3. 此模型亦可采用小鼠进行，实验装置体积及食丸数量相应减少。

（八）大鼠咬木塞实验（cork gnawing test）

【基本原理】 咀咬异物是齿类动物的习性，Pollard & Howard（1991）发现非苯二氮䓬类抗焦虑剂丁螺环酮可剂量依赖性增加大鼠咀咬软木塞的行为，建议用此法筛选丁螺环酮类的抗焦虑作用。

【实验装置】 由不锈钢为壁，底部为全金属丝网的实验小室，内置2～3g的软木塞。

【操作步骤】 动物需经30次训练，以使其咀咬量下降并稳定。训练时，将大鼠单独置于实验小室内，停留30min，取出软木塞称重，精度为0.01g。训练初期，咀咬量大而不稳定，且个体间有较大差异。软木塞丢失量稳定后，取实验前数日的平均值作为对照值，与实验日数值做比较，计算其变化的百分率。

【注意事项】 该法应用报道尚少，影响因素了解还不够充分。建议用此法筛选丁螺环酮类抗焦虑剂。

（九）孔板实验（the hole board test）

【基本原理】 该实验是Boissier和Simon于1962年首次建立的实验方法，此后被广泛地应用于药效研究。该实验利用新奇和恐惧两个因素来控制动物在新环境下的行为，用逃避来反映这两个因素的作用结果。动物反复钻头（head-dipping）反映其新奇感和对逃避的渴望。

【操作步骤】

1. 实验装置

（1）大鼠 孔板装置为一66cm×56cm×47cm的木箱，底板有4个直径为3.8cm、深1cm的等大圆孔，其中两孔离最近壁14cm，另两孔17cm，孔板水平抬高12cm。

（2）小鼠 孔板装置为一40cm×40cm×27cm的木箱，4个孔直径为3cm，厚度为1.8cm。每孔中心距离最近的壁为10cm。

20世纪80年代，孔板箱壁及每一孔周边装有红外光电管，并且与微机相连，可以自动记录动物的钻头次数和钻头时间、运动活性及站立数等多项指标，既提高了工作效率，又增加了实验的可靠性。

2. 实验方法 将动物置于孔板中央，背朝观察者。当动物两眼消失在洞中为1次钻头（a head-dip），记录5～10分钟之内的钻头次数以及累计持续时间。

【结果判定】 一般认为，抗焦虑药物在不影响动物运动活性的剂量下，增加钻头次数和时间，如减少钻头次数和时间则认为该药物具有致焦虑作用。

【注意事项与模型评价】

1. 动物上午的钻头次数多于下午，因此，应尽量在每天的固定时间内做实验。

2. 本实验对致焦虑药（如BDZ受体反相激动剂）引起的探究性钻头的特异性降低倾向较为一致，但是某些无抗焦虑作用的药物（如BDZ受体阻断剂氟马西尼）也可以使探究性钻头增加，故在筛选未知药物时应结合其他焦虑模型进行评价。

二、社会行为模型

（一）大鼠群居接触实验（social interaction test）

【基本原理】 配对孤养大鼠在一个陌生的环境下，相互间表现出渴望接触的动机。20世纪70年代末，File和Hyde根据大鼠的这种行为特点，用新异环境和强光条件作为致焦虑刺激建立了大鼠群居相互接触焦虑模型。配对孤养大鼠彼此渴望接触，但同时又对陌生环境强光刺激产生恐惧，因而形成矛盾冲突状态，表现为大鼠在正常的群居相互接触行为（如嗅、咬、追、理毛等）受到抑制，抗焦虑药可以对抗这种抑制作用。由于该模型不需训练动物，没有剥夺饮食或外加电击等恶性刺激，并且稳定可靠，很快被广泛采用，是目前焦虑研究中使用最多的模型之一。

【实验装置】　主要为一 60cm×60cm×35cm 的木箱，箱壁多漆成黑色。现在的装置多在离箱底 4.5cm 和 12.5cm 高的箱壁上装有红外光电管，分别用于记录运动活性与站立。箱的上部悬挂一白炽灯，可根据实验需要调整灯的功率大小或悬挂高度。

【操作步骤】　实验用雄性大鼠（实验前单养 5～7 天），按体重相近原则两两配对，配对大鼠体重相差一般不超过 15g。配对的两只大鼠药物处理相同。实验在 4 种条件下，分两阶段进行。这 4 种条件是：强光（照度为 350lux 左右）或弱光（照度为 35lux 左右）照射，动物对实验箱熟悉或不熟悉。由此组合为 4 种不同的实验环境：强光不熟悉（high light and unfamiliar condition，HU）、强光熟悉（high light and familiar condition，HF）、弱光不熟悉（low light and unfamiliar condition，LU）、弱光熟悉（low light and familiar condition，LF）。第一阶段是在大鼠不熟悉实验箱的条件下分别测定 10min 内配对大鼠在强光（HF）和弱光（LU）环境下的主动接触时间。主动接触包括嗅（sniffing）、追（following）、推（pushing）、踢（kicking）、理毛（grooming）、骑跨（mounting）、爬或钻（crawling over or down）、格斗（boxing）、扭打（wrestling）等，而被动的依靠不计入内。有光电管装置还可同时观察动物的活动计数和站立数。接着连续两天将大鼠单个放在箱内，在自然光条件下每天熟悉箱内环境 10min。然后再进行第二阶段强光（HF）和弱光（LF）熟悉实验，观察时间和指标与第一阶段相同。

未经药物处理的大鼠主动接触时间在 LF 多于 HU，而 HF 与 LU 介于二者之间。BDZ 类药物增加强光或不熟悉环境下的主动接触时间，而在 LF 条件下作用极小。巴比妥类药物在四种条件下都使主动接触增多。两类药物的这种作用差别意义尚不清楚。致焦虑剂减少主动接触时间，但有些致焦虑剂的作用不随实验条件的变化而改变。例如，咖啡因的作用在 LF 比其他 3 种条件都强，纳曲酮只减少 HU 条件下的主动接触时间。

【注意事项】

1. 应同时测定动物的运动活性，以排除群居接触变化由一般兴奋或镇静效应引起的可能性。与高架十字迷宫实验类似，如果一个处理同时影响主动接触时间和运动活性，则应以后者作为协变量（covariate）进行协方差分析，排除运动活性对焦虑变化的干扰。

2. 与其他焦虑模型不同，用小鼠做群居接触实验很难达到预期的效果。这可能是因为配对雄性小鼠的攻击行为要比配对雄性大鼠多得多，撕咬（bites）也很常见（而大鼠极少）。熟悉环境对小鼠群居行为没有明显影响，抗焦虑剂可得出相反的结果；致焦虑剂也不引起特异性的小鼠群居接触减少。因此，用小鼠群居接触模型来评价抗焦虑药似乎是不可取的。

3. 尽管群居接触实验有许多优点，但是使用配对动物，任何一个动物的行为都严格依赖于其配对同伴的行为，因此难以检测单个动物在行为上的差异。此外，动物消耗多也是本实验不足之处。

4. 实验中已经把强光用作致焦虑性刺激，因此在暗光条件下（50lux）中饲养大鼠非常重要；对于啮齿动物，在强光条件下饲养会增加动物的应激反应。

5. 该模型通常不采用成年雌性大鼠。

（二）分离发声实验（separation vocalization）

【基本原理】　研究发现，幼畜与其母畜或同窝其他幼畜分开后会发出"苦恼的叫声"（distress vocalization）。尽管这种叫声在幼小哺乳动物非常普遍，但由于许多幼畜的叫声是超声（例如幼鼠分离发声频率范围在 30～50kHz），人们往往无法听到。这种超声发自喉部，并与周围环境温度有关。检测一定时间（5min）内超声数可以反映苦恼状态（焦虑）。大鼠出生后数小时即可检测到超声，在出生后 6～12d 最强。BDZ 类药物可抑制幼鼠发放超声。据此，Gardner（1985）和 Insel 等（1986）先后建立了分离发声模型，用来筛选抗焦虑药物。

【实验装置】　包括一个 20cm×20cm×17cm 的有机玻璃箱和一台超声测量仪，箱底分成 6 个等大的方格，以记录运动活性。箱内悬挂的麦克风与超声测量仪相连。该系统的信号反应范围可达 10～200kHz，并可在实验者的耳机内产生可听信号。实验者通过启动电子计数器记录超声数。

【操作步骤】　实验一般用出生 5～11d 的幼鼠（每窝数量最好为 6～12 只）。实验前与母鼠合养，不要惊扰。幼鼠给药后将其放回笼内。实验时将幼鼠脱离母鼠直接置于箱内，记录 5min 内发出的超声数和所走的方格数。超声记录结束后测直肠温度。

药物在不影响运动活性和体温的剂量下减少发声，则该药有抗焦虑作用；反之，发声增多则表示经有致焦虑作用。

【注意事项】

1. 幼鼠发出超声是一种"痛苦"或"困惑"的反应，在寒冷或触觉刺激（重新回到母鼠）或接触不熟悉的表面等条件下都可发生，因此应尽量减少这些不利刺激。实验环境的温度应恒定在 24～25℃。在此温度下，幼鼠每分钟发声近 50 次，而室温 33～36℃时发声仅 14 次/分左右。

2. 幼鼠体温变化可影响其发声。可乐定（clonidine）虽然在其他焦虑模型上有抗焦虑作用，但在本实验中由于它降低体温，超声增加，呈"致焦虑作用"。

3. 内阿片系统可能介导动物的超声发放。吗啡等外源性阿片在不产生镇静的剂量下减少幼年豚鼠的发声，纳洛酮则使发声增加。

4. 考虑到药物与发育的相互作用，在评价慢性给药的抗焦虑或致焦虑作用时最好改用其他焦虑模型。

5. 这一模型也可使用其他种属动物，如鸡、猴等。

（三）小鼠焦虑预感法（anticipatory anxiety）

【基本原理】

又称应激诱导体温升高法。当群居小鼠从笼中以此被取出时，在取出剩下的几个小鼠时，其肛温明显升高，其升高幅度可达 1.1～1.3℃，这种现象称为应激性体温升高（stress-induced hyperthermia），通常是由动物对厌恶事件的期待性恐惧（anticipatory fear）引起。而预先给予地西泮或丁螺环酮后可以抑制这种现象的发生。一般认为这种体温升高是由于恐惧预感引起的。

【实验装置】 用于群养的塑料饲养盒。2mm 直径的体温计或体温探针。

【操作步骤】 小鼠饲养环境需恒温、恒湿。雄性小鼠置于饲养盒中，每盒 18 只，经至少 7 天的适应。实验前给予药物或生理盐水，一定时间后从盒中一个一个地取出小鼠，前 3 只测量肛温，其均值为对照值，然后陆续取出第 4～15 只小鼠，不测体温，剩下的 3 只小鼠取出时，要测量体温，其均值为实验值，求其与对照值之差。实验结果用多因素方差分析统计处理。

方法改进：使用 2mA 电击单笼饲养的小鼠足部，可使小鼠在 10～30min 内体温明显升高，预先给予地西泮和 5-HT$_{1A}$ 受体激动剂均可剂量依赖性地抑制应激引起的体温升高。由于节省动物，操作简便，此法适用初筛抗焦虑剂。

【注意事项】

1. 影响体温的药物不宜采用此法

2. 环境温度应该尽量保持恒定。

三、急性应激反应模型

（一）大鼠 Vogel 冲突实验（Vogel's conflict test）

【基本原理】 该冲突模型程序简单，饥渴（禁水）大鼠为了饮水而遭受电击，形成冲突状态。该方法经多次改进，现已有专用仪器－焦虑仪（Anxio-meter）进行自动测试。该方法由 Vogel 等（1971）首先建立，由 Lippa（1977）进行了改进。

【实验装置】 焦虑仪由自动计数器、电刺激器和有机玻璃操作箱 3 部分组成。操作箱 45cm×24cm×21cm，底部为不锈钢栅栏，顶部加一网眼状不锈钢盖，顶盖一端插入一个带有不锈钢嘴的水瓶，瓶嘴伸入箱内 6cm，距离底部栅栏 12cm。并与底部栅栏一起通过导线与刺激器相连。瓶嘴外套一绝缘胶皮，以防大鼠触及瓶嘴但未舔水时遭受电击。

【操作步骤】 分两阶段进行。第一阶段，非惩罚饮水训练：实验前将大鼠禁食 48h、禁水 24h，然后给予相应的药物处理一段时间（通常腹腔给药、皮下注射均为 30min 后，灌胃 60min）后，将其单个置于操作箱，让其充分探究，直到发现瓶嘴并开始舔水，计数器自动记录大鼠 3min 的舔水次数，淘汰舔水少于 300 次的大鼠。第二阶段，惩罚实验：上述未被淘汰的大鼠继续禁水 24h（共 48h）后置于操作箱。经过第一阶段的训练，大鼠能很快找到瓶嘴并开始舔水，舔够 20 次仪器自动开始计时并给予一次电击（舔水与电击次数之比为20∶1），电击强度一般为0.2~0.5mA，持续2s，但大鼠可通过脱离瓶嘴来控制受电击时间的长短。记录惩罚期（3min）大鼠的舔水次数。抗焦虑药增加惩罚期大鼠的舔水次数，致焦虑剂则使之降低。但是，影响药物自发饮水的药物可能产生假阳性结果，因此有必要测定大鼠自发饮水量的变化。方法是：在第二阶段的惩罚期中不加电击，记录3min的舔水次数。

【注意事项】

1. 大鼠禁食和不禁食均可，但禁食可增加该方法的敏感性（Miklya & Knoll，1988）。

2. 该法特别适于苯二氮䓬类抗焦虑药评价，对丁螺环酮等抗焦虑药不够敏感。降低电击强度后，该类药物也可显示阳性结果（Menese & Hong，1993）。

3. 对其他新作用类型的抗焦虑剂此法可能不敏感（Griebel et al，1997）。

4. 也可采用小鼠 Vogel 冲突实验（Umezu，1999）。

5. 在该实验中，抗焦虑药物的作用持久。无论是在雄性或者雌性大鼠还是小鼠中，抗焦虑药物处理后均观察到抗焦虑药的这种持久作用。该实验应该在安静的房间内或者经减音处理的实验箱内实施。

（二）大鼠条件性防御掩埋实验（defensive probe burying）

【基本原理】 动物对特定的"恐惧刺激"形成条件反应后，这种"恐惧刺激"可导致动物产生防御反应。Pinel 等观察到当大鼠受到实验箱内一固定的电击棒电击时，会使用箱内软性垫料将其掩埋。该实验不需要进行预先训练，经历过一次电击后该行为通常就会出现，这种防御性反应被用来评价药物的抗焦虑作用。抗焦虑药物可剂量依赖性地抑制防御性掩埋行为，相伴出现的可能是受电棒击打的次数增加。抗焦虑药物对防御性掩埋行为的抑制与通常的运动性损伤、联想学习能力缺乏或者痛觉丧失无关。致焦虑药物会使动物掩埋行为增加。

【实验装置】 有机玻璃小盒（40cm×30cm×40cm），其底部覆盖5cm厚软性填垫料，小盒四壁高于垫填料2cm处各有一小孔，可将一6.5cm×0.5cm×0.5cm金属的电击棒插入其中，当动物接触到电击棒时，接通了两条非绝缘的不同极性的电线而获得电击，实验者通过闭路电视在另一房间内观察记录大鼠的行为。

【操作步骤】 实验前将5~6只大鼠放在一实验箱内适应30min，连续4天，实验当日先给动物用药或生理盐水，然后将大鼠单独放入插有一电击棒（插入约6cm）的实验箱内，置于小室中央，背对电击棒，只有当大鼠的嘴和/或者前爪明显而且完全与电棒接触时才能启动电击（否则大鼠接受到的可能只是轻微电击，对之做出的反应可能不强烈），电击强度为1~2mA，持续时间取决于大鼠与电击棒的接触时间。当大鼠首次接触电击后，便会逃到小室对侧，然后使用室内填垫料掩埋电击棒，连续观察15min（在此期间保持电棒充电状态），记录如下指标：① 掩埋过程的总持续时间；② 电击的总次数（即迅速反射性地从接触点缩回的次数）；③ 根据下列4点量表对每次电击行为反应的评分：1 = 只有头或者前爪的退缩；2 = 全身退缩，伴或不伴有缓慢远离探测器行为；3 = 全身退缩和/或者跳跃，然后即刻从电击棒走开；4 = 全身退缩并跳跃（四爪均离地），然后立即逃向实验箱的对侧；④ 大鼠不动时间，定义为除了呼吸外身体完全不动（如站着不动或者卧在箱底面）。

【注意事项】

1. 电流强度一般为1~2mA，在此电流强度下，苯二氮䓬类抗焦虑剂和抗精神病药氯丙嗪均可缩短掩埋时间（与盐水对照组比）。如果电流强度增加到10mA，只有氯丙嗪有效，用这样的办法有可能区分抗焦虑剂和抗精神病药。丁螺环酮在这一方法上可显示阳性结果。

2. 对这一方法的特异性也有人提出质疑（Graft et al，1988），Trait & Fundytus（1988）则认为Graft的质疑是由于方法掌握不当所致。也有人用远端自动记录技术发展这一方法（Diamant et al，1991）。

（三）大鼠听觉惊跳反应（acoustic startle response，ASR）

【基本原理】 突然强烈的声音刺激会引起哺乳类动物的惊吓反应。大鼠的反应表现出全身肌肉的紧缩和躯体的瞬间跳动，其跳动的幅度与刺激的强度呈正相关。这种惊跳反应很容易用预处理的办法使其增强（potentiated）或使其弱化或习惯化（habituation）。对这一反应生理、神经化学、药理和神经解剖学机制均进行了广泛探讨和研究（Koch，1999；Davis，1993）。在精神药物的评价方面，主要用于抗焦虑剂和抗精神病药。

【实验装置】

1. 实验装置　通常使用市售的专用仪器，如美国 Coulborn 公司制造的声音反应实验系统（acoustic response test system），该仪器包括：① 多个敞开的笼子（8cm×8cm×16cm）；② 一个隔音箱，内有四个平台，并且装有一排风扇，可以给箱内提供 50 dB 的噪音，以防外界无关噪音的干扰。箱顶部离动物 14cm 处有一扬声器产生白噪音；③应变计；④微机。

2. 实验方法　动物如无预处理，即为单纯性 ASR。如使用增强型（potentiated）ASR，可预先给大鼠足部或背部电击、强光照射等非条件刺激。也可将这些非条件刺激与一条件刺激匹配，实验时不再给予无条件刺激，只给条件刺激，称作恐惧增强惊跳反应（fear-potentiated startle）。实验时，将大鼠放在一个 8cm×8cm×16cm 的窄小的笼中，以限制其运动范围，但又不形成制动。然后将笼置于一个带有隔音室的平台上，使大鼠安静适应 5min。隔音室中用一风扇提供背景噪音，以防外界无关噪音的干扰。实验噪音为 98 或 124dB 的短脉冲式音响，持续 20ms，每一声刺激产生的同时，测定 200ms 内大鼠的反应，此时大鼠躯体运动转变为电压，再由电传感器转换为重量，并数字化，由电脑予以记录。刺激后 200ms 的最大重量变化为惊恐峰值，同一刺激重复 12 次得出平均峰值。一个实验间期包括每个刺激强度随机重复 12 次，刺激间隔为 20～40s（随机出现）。实验前测一次作为对照值，结果用给药后的测定值占给药前的百分比表示。

【注意事项】

1. 评价抗焦虑剂采用较多的是增强型 ASR，丁螺环酮和苯二氮䓬类抗焦虑剂均显阳性结果（Walker & Davism 1997；Mansbaih & Geyer 1988；Kellogg et al 1991；Hijzen & Slangen 1989）。

2. 采用自身对照法，注意应注实验顺序安排的交叉平衡性。

3. 对照测定与实验测定的间期要适中，间期太短则易出现脱敏或习惯化。间期太长会使体重有较大的差异。

4. 大鼠的种属和体重影响实验结果，应注意掌握。

（四）小鼠四板法（four plate test in mice）

【基本原理】　小鼠因害怕被电击而使探究活动受到抑制。抗焦虑药可减轻或解除这种抑制状态，从而使小鼠受电击次数增多。

【实验装置】　长方形实验箱（25cm×18cm×16cm），其底部置有 4 块 8cm×11cm 的金属板，每板间距 4mm。板上通有直流电，各板极性相间，当小鼠跨越两板时自动接通电路。

【操作步骤】　实验选用雄性小鼠，18～22g，随机分成对照和用药组。给药一定时间后将小鼠轻置于板上，使其探究 15s，此后小鼠每当从一块板踏到另一块时给予一次电击（0.35mA，持续 0.5s），小鼠因此产生了明显的逃避反应（flight reaction），通常穿越 2 块或者 3 块板。如果小鼠继续跑，在此后的 3min 后不给予电击，实验观察 10min，记录每分钟小鼠遭受的电击数。

【注意事项】

1. 此法可以区分抗焦虑药和抗精神病药，一些精神催醒剂（psychoanaleptics）也是阴性结果，但苯丙胺等中枢兴奋剂可呈假阳性（Boissier et al 1968；Aron et al 1971）。

2. 丁螺环酮类抗焦虑药可显示阳性结果（Bartyzel et al，1989），其他新型抗焦虑药可呈假阴性结果，或其效果无明显剂量依赖性（Dooley et al，1993）。

3. 实验中小鼠遭到第一次电击后，如果呈持续不断地奔逃状态，则停止实验，予以淘汰。

4. 实验的关键因素之一在于应用适当电击强度。

（五）大鼠电击足部的僵住行为法（footshock induced freezing behavior）

【基本原理】　电击足部后大鼠会出现紧缩身躯不动的僵住姿态，也称僵住防御反应（defensive response of freezing）。Conti 等（1990）利用这一反应评价一些中枢性药物并将其作为评价抗焦虑药的动物模型。

【实验装置】　电击箱为一底部由电击网组成的塑料室。电网栅连接一可自动变换电源极性的电刺激器。

【操作步骤】 雄性大鼠实验前分别注射药物或盐水，然后单独放入电击箱内，自由探究2分钟，然后给予电击（0.5mA，0.5s）观察记录僵住状态持续时间和站立次数。约2~2.5分钟后，再给予第二次电击，同样记录僵住持续时间和站立次数。以第二次电击后的数据为观察指标，做药物与对照的组间比较，安定和丁螺环酮均可剂量依赖性地降低僵住时间。

【注意事项】

1. 雄鼠比雌鼠敏感（Klein et al，1998）。

2. 利用此法可建立恐惧性应激条件反射法（conditioned fear stress）。

（六）防御行为（defensive behaviors）焦虑模型

【基本原理】 这是利用动物（大鼠或小鼠）对其天敌（natural predators）（猫或大鼠）的恐惧建立的焦虑模型。按实验时天敌出现与否分为两种：恐惧/防御实验（a fear/defensive test battery）和焦虑/防御实验（an anxiety/defensive test battery）。前者天敌的威胁刺激始终存在，其防御反应的表现有僵住（freezing）、惊叫（vocalizations）、逃跑（flight）、防御性跳跃-攻击（defensive jump-attacks）等；后者天敌不存在（出现后被移去）或仅留其味。这种焦虑模型无论在评价经典抗焦虑剂还是丁螺环酮等新型抗焦虑剂或三环类抗抑郁剂都有良好效果。这里介绍一种瑞士种小鼠对其天敌大鼠的防御行为焦虑模型。

【实验装置】 一个椭圆形的跑道，总长600cm，宽40cm，高30cm，包括两个200cm长的直段，两头各连接一个40cm的弯曲段，中间用隔墙（200cm×30cm×60cm）分开。装置抬高80cm，以便实验者容易操作大鼠，同时尽量减少小鼠与大鼠的接触。跑道底部每20cm作一画线标记，以便测量距离。整个装置都用黑色有机玻璃制成。上方有一摄像机，用于记录小鼠的活动。

【操作步骤】

1. 关联防御（contextual defense） 测定天敌存在对运动反应的影响：小鼠置于跑道熟悉3min，记录无天敌时其越线、倚墙站立、爬墙及跳跃逃避等的次数（第1~3min）。实验后（第12~14min）小鼠暴露于其天敌，再记录上述行为活动，后3种活动以逃避的变化为天敌存在时的关联防御指标。

2. 对天敌的反应（reactions to the predator）

（1）天敌回避实验（predator avoidance test）（第4~6min） 3min熟悉期结束后，紧接着在跑道放一只深麻醉的大鼠，并用手使之以大约0.5m/s的速度朝小鼠移动，当要接近小鼠或小鼠跑开时则停止移动。如果小鼠逃走，则记录回避距离（avoidance distance，从大鼠到小鼠逃跑点之间的距离），重复测量5次。

（2）追赶/逃跑实验（chase/flight test）（第7~8min） 使大鼠以大约2m/s的速度朝小鼠移动，记录追赶小鼠15m所用的时间。由此计算出总的逃跑速度（m/s）和最大逃跑速度（由小鼠直跑1m段测得）。另外，记录下列参数：停的次数（运动暂停）、调头次数（小鼠停下，将头调回朝大鼠）、反跑次数（小鼠停下朝相反方向跑）。这三者代表小鼠对危险的估计（risk assess）。

（3）直通道（straight alley）（第9~11min） 将跑道两端的门关闭变成直通道，在这个不可逃避的跑道中使大鼠在15s内朝小鼠分别移动1.2，0.8，0.4m，记录小鼠不动时间（immobility）、小鼠与大鼠之间的最近距离，接近（approaches）/后撤（withdrawals）（小鼠从门处朝前移动大于0.2 m，然后回到原处）的次数。最后，实验者将大鼠与小鼠接触，注意每次接触时小鼠咬、惊叫、直立姿势和跳跃攻击等行为。

（4）扒墙实验（ledge test）（第15min） 将小鼠置于跑道中间墙上30s，记录落下次数，可测定药物的肌松效应。

【注意事项】 这个模型的最大特点是观察指标多，能比较全面地反映动物的行为表现及药物多方面的作用。抗焦虑剂增加小鼠的不动时间及小鼠与天敌之间的最近距离，并使小鼠对危险的估计、接近/后撤次数和惊叫等防御行为减少。最大逃跑速度和从隔墙落下次数是测定药物肌松作用的指标，而越线数则测定药物的镇静作用。BDZ类药物在抗焦虑剂量下对这两项指标无明显影响。

四、条件反射焦虑模型

（一）Geller-Seifter 冲突实验（Geller-Seifter conflict test）

【基本原理】 20世纪60年代初，美国学者 Geller 和 Seifter 根据 Estes 在40年代有关惩罚的研究工作，设计了第一个操作程序。其基本立足点是：给饥饿大鼠食物奖赏的同时给予电击惩罚，抑制这种奖赏的获得，使大鼠产生矛盾冲突状态。影响焦虑情绪的药物可相应改变这种冲突状态。因而 Geller-Seifter 程序被很快用于抗焦虑药物的评价。但在实践中发现该程序存在两个问题：其一，需要有恒定刺激电流。这样，为获得相对稳定的操作并避免大鼠在冲突期的反应过度被予抑制有必要不断监测电击水平。这是一种乏味的操作；其二，基线波动较大，致使一个已知剂量抗冲突作用在数量上往往不一致，影响统计分析。因此，不少学者纷纷对 Geller-Seifter 程序进行改进，旨在克服该程序的不足。并在应用过程中对其程序进行了改进，主要的改进程序有：Davidson-Cook 程序（1969），Pollard-Howard 程序（1977）以及 Kennett-Pittaway-Blackburn 程序（1994）。

【实验装置】　在此介绍军事医学科学院毒物药物研究所引进的美国 Med Associates 公司研制的大鼠操作箱（operant boxes）系统，它由微机、信号控制器、刺激器和操作箱4部分组成。操作箱30cm×22cm×27cm。箱顶、后壁和前门均为有机玻璃，两侧壁为不锈钢板，底部的不锈钢栅栏与电刺激器相连。箱的左侧壁下方有一扬声器，可发出声信号；上方离栅栏18cm处有一室灯。箱右侧壁有两个刺激灯（左灯和右灯），离底部13cm，两灯相距13cm。离灯5cm的下方各有一 4.5cm×2cm 的不锈钢水平杆（左杆和右杆），两杆相距8.5cm，其间有一 5cm×5cm×3.5cm 的外凸式窗，窗底部有一直径3cm，深0.5cm的食碗，窗的外部通过一管道与有机玻璃食盒（直径10cm，深4.5cm）相连，食丸由此掉入箱内食碗，供大鼠食用。操作箱放在一个 60cm×40cm×37cm 的隔音箱内。隔音箱侧壁装有排风扇，仪器打开后排风扇自动运转，隔音箱门上装有一猫眼，可观察动物在箱内的活动情况，又不干扰动物的操作。

【操作步骤】

1. 经典 Geller-Seifter 程序　由变动间期（variable interval，VI）和固定比率（fixed ratio FR）两部分组成。操作方法是：大鼠禁食24h（此后的进食以使体重保持在自由摄食大鼠体的80%为准）后进行压杆训练，以食丸（45mg）作为奖赏（强化，reinforcement）。在每天75min（15min×5）的训练期内平均每2min的间隔大鼠获得一次强化（即VI-2min）。压杆率较稳定后，则在间期内的每个15min内给予3min的声刺激。在声刺激期间，食物强化由VI-2min变为FR1（即每次压杆都有一次强化）。这样大约再过7个训练期，在声刺激间期中给予电击（电击强度0.6~0.85mA），即在声音出现时每次压杆产生一次强化和一次电击。程序可缩写为"组合VI-2min（食）FR1（食+电击）[mult VI-2min（food）FR1（food+shock）]"，后者常称为冲突期。抗焦虑剂增加冲突期反应，而对非冲突期无明显影响。

2. Davidson-Cook 程序　将上述程序中的VI缩短到30s，FR增至10（FR10，每压杆10次给1次食物强化）。声信号改为灯信号。大鼠先训练FR10稳定后，则用VI30s（5min）和FR10（2min）交替组合训练，待其稳定则在FR10期内加入电击（0.8~2.5mA，持续0.1s），大鼠压杆10次获得一粒食丸，同时获得一次足电击。程序缩写为"组合VI-0.5min（食）FR10（食+电击）"。每天的训练期包括7个5min的VI（非惩罚）和6个2min的FR，共47min。此程序最大优点是基线稳定，它可使大鼠在不改变电击水平的情况下维持稳定的基线达2年之久。

3. Pollard-Howard 程序　将 Geller-Seifter 程序中的恒定电流改为电流递增。实验间期缩短为30min，由2个12min的VI-2min（非惩罚）和2个3min的FR10（惩罚）交替组合，即"组合VI-2min（食）FR1或10（食+电击）"，重复1次。电击水平从0开始，以每一反应0.05mA的速度递增。这一程序使训练更容易，基线稳定，药物效应在数量上与原始程序一致。

4. Kennett-Pittaway-Blackburn 程序　先训练动物学会 FR1 操作，再进行5个3min的VI30s和5个3min的FR5的交替组合训练并加电击，即"VI-0.5min（食）FR5（食+电击）"。电击强度在实验前一周最大达0.7mA（持续1s），在5个3min的惩罚期内获强化2~7次。此程序与 Davidson-Cook 程序相似，但训练间期缩短了17min。

无论是 Geller-Seifter 经典程序还是其改进程序，都记录大鼠分别在非惩罚（VI）期和惩罚（FR）期的压杆率，前者用来检测药物非特异性效应，如镇静或兴奋效应，后者反映动物焦虑情绪的变化。抗焦虑剂选择性增加惩罚期反应，呈阳性结果，而非抗焦虑剂如抗精神病药、兴奋剂等均呈阴性反应。

【注意事项】

1. 在该实验中电流强度是十分重要的参数，常常影响动物的训练成绩和实验结果，应严格控制。

2. 可以在这种冲突实验的基础上，建立条件惊恐反应（condition fear response），基本原理是在训练时，于惩罚期加入条件刺激（声或光等），但在实验时只给予条件刺激，不施加电击（杨晓敏等 1988）。

3. 上述实验中，动物需长期训练，一旦训练成功，大鼠可重复应用。在设计中，需注意交叉平衡地将动物安排在对照组和用药组中。

（二）安全信号撤除实验（the safety signal withdrawal test）

【基本原理】　由 Thiebot 等（1991）在 Geller-Seifter 冲突实验基础上建立的焦虑模型。Geller-Seifter 冲突实验是用电击作为厌恶刺激产生行为抑制，对致焦虑剂及某些临床有效的抗焦虑剂（如丁螺环酮）并不敏感。20 世纪 60 年代末，Stroebel 在猴操作行为实验中得到一个有趣的发现：将一个控制不愉快事件的杆从操作箱中移去，此时即使没有其他厌恶刺激，猴也变得非常不安，并表现出各种严重的应激症状。Thiebot 据此大胆设想：经过训练、与安全信号建立了条件反射的大鼠，在安全信号消失之后也会产生焦虑，他们建立的安全信号撤除模型对这些设想进行了验证。

【实验装置】　仍然采用上述大鼠操作箱系统。

【操作步骤】

1. 训练阶段　禁食 24h 的大鼠在大约 12d 内学会从 FR1 到 FR8 的压杆强化操作，每天训练 18min，右灯一直亮着，压左杆无反应。12d 后大鼠一般具有稳定的压杆操作，此时在训练开始后的第 4min 和第 11min 分别加入一个 4min 的电击惩罚期。在这两期内，压右杆按 FR1 给予食物强化，同时按 50% 的随机比率给予电击［压杆的（50±15）% 给随机惩罚］。电击强度逐渐增加，调节至使每只大鼠产生类似的反应抑制（0.5~1.5mA）。惩罚期间（8min）大鼠接受的电击数不超过 9 次，惩罚反应稳定在该水平后电击强度不变。惩罚期左灯亮［惩罚信号（+）］，非惩罚期右灯亮［安全信号（+）］。每天的训练期（18min）分为 5 个连续的时间段：1 段 =4min 非惩罚；2 段 =4min 惩罚；3 段 =3min 非惩罚；4 段 =4min 惩罚；5 段 =3min 非惩罚。微机自动记录大鼠获得的食丸数和电击数。大约 20 个训练期后所有大鼠都表现出稳定的非惩罚和惩罚反应速率，此时药物实验开始。

2. 实验阶段　实验间期由 3 个连续的时间段组成，共 11min。1 段（4min）和 3 段（3min）的强化程序与训练阶段对应时间段相同，即非惩罚期按 FR8 给予食强化，右灯亮［安全信号（+）］；2 段（4min）安全信号关闭（右灯灭），惩罚信号（左灯）不出现［安全信号撤除：安全信号（-）/惩罚信号（-）］。仅在这个时间段，室灯亮，按 FR1 给予强化但不加电击。

大鼠实验不超过 7 次，药物处理至少间隔 7 天，以避免药物的相互作用。在两个实验期之间，大鼠至少训练 4 次，以巩固反应率。

【注意事项】　地西泮等 BDZ 类抗焦虑药在不增加（甚至减少）1、3 段（安全信号存在）强化数的剂量下增加 2 段（安全信号撤除）的强化数；丁螺环酮在不改变 1、3 段强化数的剂量下也增加 2 段的强化操作；致焦虑剂减少 2 段强化数，对 1、3 段强化没影响或减少。有趣的是，兴奋剂苯丙胺对 1、3 段强化无影响的剂量使 2 段强化数减少。因此，安全信号撤除实验能很好地区分抗焦虑剂（包括在其他模型上不敏感的新型抗焦虑剂）与非抗焦虑剂的不同作用。

（李云峰　张汉霆　张有志　罗质璞）

参　考　文　献

1. Lister RG. Ethologically-based animal models of anxiety disorders. Pharmacol Ther, 1990, 46（3）：321-340

2. Lister RG. The use of a plus-maze to measure anxiety in the mouse. Psychopharmacol, 1987, 92（2）：180-185

3. Pellow S. Anxiolytic and anxiogenic drug effects in a novel test of anxiety：Are exploratory models of anxiety in rodents valid? Meth and Find Exptl Clin Pharmacol, 1986, 8：557-565

4. Pellow S, Chopin PH, File SE, et al. Validation of open：closed arm entries in an elevated plus-maze as a measure of anxiety in the rat. J Neurosci Meth, 1985, 14：149-167

5. Pellow S, File SE. Anxiolytic and anxiogenic drug effects on exploratory activity in an elevated plus-maze：a novel test of anxiety

in the rat. Pharmacol Biochem Behav, 1986, 25∶525 – 529

6. Costall B, Hendrie CA, Kelly ME, et al. Actions of sulpiride and tiapride in a simple model of anxiety in mice. Neuropharmacol, 1987, 26 (2-3)∶195 – 200

7. Costall B, Jones BJ, Kelly ME, et al. Exploration of mice in a black and white test box∶ validation as a model of anxiety. Pharmacol Biochem Behav, 1989, 32 (3)∶777 – 85

8. Stout JC, Weiss JM. An animal model for measuring behavioral response to anxiogenic and anxiolytic manipulation. Pharmacol Biochem Behav, 1994, 47 (3)∶459 – 465

9. Bodnoff SR, Suranyi-Cadotte B, Aitken DH, et al. The effects of chronic antidepressant treatment in an animal model of anxiety. Psychopharmacology (Berl), 1988; 95 (3)∶298 – 302

10. Dunn RW, Corbett R, Fielding S. Effects of 5-HT$_{1A}$ receptor agonists and NMDA receptor antagonists in the social interaction test and he elevated plus maze. Eur J Pharmacol, 1989, 169 (1)∶1 – 10

11. Guy AP, Gardner CR. Pharmacological characterisation of a modified social interaction model of anxiety in the rats. Neuropsychobiology, 1985, 13 (4)∶174 – 200

12. Gardner CR. Distress vacalization in rat pups∶ A simple screening method for anxiolytic drugs. J Pharmacol Meth, 1985, 14∶181 – 187

13. Lecci A, Borsini F, Volterra G, et al. Pharmacological validation of a novel animal model of anticipatory anxiety in mice. Psychopharmacol, 1990, 101∶255 – 261

14. Miklya Ⅰ, Knoll J. A new sensitive method which unlike the Vogel test detects the anxiolytic effect of tofisopam. Pol J Pharmacol, 1988, 40∶561 – 572

15. Diamant M, Croiset G, de Zwart N, et al. Shock-prod burying test in rats∶ autonomic and behavioral responses. Physiol Behav, 1991, 50∶23 – 31

16. Davis M. Pharmacological analysis of fear-potentiated startle. Braz J Med Biol Res, 1993, 26 (3)∶235 – 60

17. Koch M. The neurobiology of startle. Prog Neurobiol, 1999, 59 (2)∶107 – 28

18. Dooley DJ, Klam LI. Differential profile of the CCKB receptor antagonist CI-988 and diazepam in the four-plate test. Psychopharmacology, 1993, 112 (4)∶452 – 4

19. Conti LH, Maciver CR, Ferkany JW, et al. Foot shock-induced freezing behavior in rats as a model for assessing anxiolytics. Psychopharmacology, 1990, 102∶492 – 497

20. Izumi T, Inoue T, Tsuchika K, et al. Effect of the selective CCKB receptor antagonist LY 288513 on conditioned fear stress in rats Eur J Pharmacol, 1996, 300 (1-2)∶25 – 31

21. Fanselow MS, Helmstetter FJ. Conditional analgesia, defensive freezing and benzodiazepines. Behav Neurosci, 1988, 102 (2)∶233 – 243

22. Griebel G, Blanchard DC, Jung A, et al. Further evidence that the mouse defence test battery is useful for screening anxiolytic and panicolytic drugs∶ effects of acute and chronic treatment with alprazolam. Neuropharmacology, 1995, 34 (12)∶1625 – 33

23. Kennetl GA, Pittaway K, Blackburn TP. Evidence that 5-HT$_{2c}$ receptor antagonists are anxiolytic in the rat Geller-Seifter model of anxiety. Psychopharmacology, 1994, 114 (1)∶90 – 96

24. 杨晓敏, 罗质璞, 周金黄. 在条件惊恐反应致焦虑模型上可乐定加强安安的抗焦虑作用. 中国药理学与毒理学杂志, 1988, 2 (3)∶212 – 216

25. Charrier D, Dangoman L, Hamon M, et al. Effects of 5-HT$_{1A}$ receptor ligands on safety signal withdrawal procedure of conflict in the rats. Pharmacol Biochem Behav, 1994, 98 (1)∶281 – 289

第四章　抗抑郁药理实验方法

第一节　概　述

　　自从19世纪60年代起，重度抑郁症的诊断是基于《诊断及统计手册》（DSM-Ⅳ，2000）中提出的症状标准。但目前重度和轻中度之间没有明确界限。抑郁症诊断尚不能基于躯体检查（如血清化学、器官成像、组织切片病理等），而很大程度上只能依靠症状进行诊断。

研究表明，抑郁症发生的约40%~50%的风险来自基因，这使抑郁症成为高度遗传性疾病，但是目前对于抑郁症特异风险基因仍不明，从而也成为近些年研究热点。其中包括最近5-HT转运蛋白基因多态性、色氨酸羟化酶-2、P11蛋白、DISCI和PDE4B相互作用等研究。此外，抑郁症发生中的非基因因素也很重要，即环境和心理应激、病毒感染（如Borna病毒）等，甚至在脑发育过程中某些随机改变等也是抑郁症的原因之一。抑郁症发生还与许多疾病有关系，如内分泌紊乱（高或低皮质醇血症、高或低甲状腺素血症）、结缔组织病、帕金森病、脑外伤、癌症、哮喘、糖尿病、脑卒中等。目前抑郁症常被描述为应激相关疾病，但应激本身并不足以导致抑郁症，大部分人在经历严重应激体验后并不出现抑郁症。因此，抑郁症是易感基因和环境因素（如应激等）相互作用的结果，这一相互作用的机制应该成为我们研究抑郁症、药物靶标与动物模型的焦点。

一、抑郁症动物模型

现有的抑郁动物模型通常基于如下两个原则，即：①已知抗抑郁药活性反应；②应激反应。这些模型（尤其是强迫游泳）能够很好地预测新药的抗抑郁活性，并且成为研究应激和抗抑郁药的神经生物学机理和相关基因有效的工具，但是现有抑郁模型尚不能完全满足表观有效性（face validity）、预测有效性（predictive validity）、结构有效性（construct validity）的要求。首先许多抑郁症的核心症状（如抑郁情绪、无价值感、自杀）不易于在目前动物模型上体现，而且目前抑郁症易感基因不明，因而抑郁症的基因因素也不能在动物上体现。另一个需要指出的是药物急性给药后在这些模型上有活性，但临床上只有慢性服药后才能产生显著疗效。因此，我们并不知道是否这些模型真正可以敏感地反映出药物导致的脑内生化改变。现有动物模型的另一个缺憾就是它们多使用正常动物，而抑郁症发生中可能存在易感基因并不能被反映出来。因此，缺乏更完善理想的动物模型是抑郁症研究中主要问题之一，在评价药物时也应注意遵循多模型、多指标的原则。

抑郁症易感基因的发现无疑会有助于研究发掘更好地抑郁模型。但在此之前的过渡期，我们可以选用某些特定的抑郁动物模型。例如，认知或注意力损害；或精神运动活性异常；愉悦刺激反应异常；食欲及睡眠异常等模型。这些行为实验通常不被用于研究抑郁症，但可能能为抑郁症的神经生物学机理提供新视角。

二、抗抑郁药的综合评价

评价抗抑郁药药效的基本原则应以整体动物行为药理学模型为基础，根据抗抑郁药的基本药理作用，选择神经化学、电药理学、细胞和分子生物学技术和方法进行多角度综合评价。

1. 脑内单胺递质的检测　抗抑郁药可通过阻断单胺重摄取或抑制单胺氧化酶，从而增强单胺神经功能。据此，可以利用体内外的方法测定单胺及其代谢物的含量、转换（turnover）、释放和重吸收等。也可采用核团电位测定法，观测药物对电位的影响。

2. 受体检测　许多抗抑郁药长期用药后可以使脑内受体，如β_2、α_2和5-HT$_2$等受体下调，可用放射性配体结合法测定受体最大结合量的减少。另外，对于作用于受体的药物（如临床上抗抑郁药米安色林、米氮平等均为单胺受体药物），也可采用放射性配体竞争结合抑制实验测定药物的受体结合特性。

3. 脑内单胺递质转运蛋白亲和力检测　可以利用配体结合竞争实验法检测药物对载体的亲合力。

4. 单胺氧化酶（MAO）活性检测　MAO可分为A、B两种亚型，可利用酶学技术测定药物对两种酶的抑制作用及其选择性。

5. 5-HT神经功能检测　以5-HT重摄取抑制剂为代表的5-HT能药物目前已成为临床最广泛使用的抗抑郁药，围绕5-HT神经功能的抑郁症易感基因的研究也成为近些年的研究热点。不同作用类型的抗抑郁药慢性用药后绝大部分都可以增强脑内5-HT神经传导功能，可以利用电生理学、行为测试手段等观测药物对脑5-HT神经功能状态的影响。

6. 下丘脑-垂体-肾上腺（HPA）轴功能检测　一半以上的抑郁症患者HPA轴负反馈障碍，呈现亢进状态。据此，可测定药物对HPA轴功能（包括负反馈功能检测）、神经化学和细胞分子生物结构等的影响。

7. 信号转导通路的检测 神经营养机制是抗抑郁药重要机制之一，抗抑郁药对单胺等受体后信号转导过程（尤其是以转录因子 CREB 为汇聚点的神经营养相关通路）有明显影响，可利用有关生化技术，测定药物对相关信使含量的影响，如 cAMP、BDNF 等。

8. 脑内相关神经肽（neuropeptide）的检测 脑内许多神经肽参与应激和抑郁状态的调节，如促糖皮质激素释放因子（CRF）、神经肽 Y、P 物质等。其中某些 CRF 受体、P 物质、NK_1 受体已成为新型抗抑郁药研发的热点方向，因此可观测药物对这些肽类物质脑内含量、分泌、基因表达及其受体功能等的影响。

9. 抑郁症患者脑内神经再生障碍 抗抑郁剂可以改善或逆转之，可以围绕神经再生的不同环节，选定实验指标。

本章只提供评价抗抑郁药药效学的整体动物的抑郁模型。

第二节 抑郁动物模型

一、应激模型

（一）大鼠强迫游泳实验（forced swimming test in rats）

【基本原理】 该法是利用绝望行为建立的一种能有效地评价抗抑郁药的大鼠抑郁模型（Porsolt et al，1977，1978）。当大鼠被迫在一个局限的空间游泳时，它们首先拼命泳动，试图逃逸，当逃逸无法实现时即处于一种飘浮不动状态，称为行为绝望，多种抗抑郁药物可以显著缩短不动时间。

【实验装置】 直径 20cm，高 40cm 的玻璃缸，内装适量 25℃温水，水深 15cm。

【操作步骤】 选用体重 200~230g 雄性 Wistar 大鼠，置于水缸内预试 15min。在开始的 2~3min 内，大鼠不断地游泳，抓爬缸壁或钻入水中，试图逃出。然后活动减少，间断出现不动（immobility）或飘浮状态，称为绝望行为，其持续时间越来越长，入缸后 5~6min 该行为持续时间达峰，在余下的时间内，不动时间约占 80%。预试结束后取出大鼠，在 32℃烤箱内烤干后放回饲养笼。24h 后，进行正式实验，先注射药物或盐水，间隔一定时间后，将大鼠再次放入缸中，观察 5min 并记录其累计不动时间；也可以在实验前 24h，4h 和 60min（或 30min）给药，两次给药的实验结果可能会比单次给药效果更稳定。

【注意事项】

1. 抗抑郁剂在无中枢兴奋或抑制作用的剂量下，可剂量依赖地减少不动时间。中枢兴奋剂如苯丙胺、咖啡因在中枢兴奋作用剂量下也可减少不动时间，呈假阳性，故应同时检测药物的中枢兴奋作用以排除假阳性，可用自发活动测定法或其他方法测定。

2. 此法有种属差异（Porsolt et al，1978），应注意考查所用种系的敏感性。不敏感的种系个体差异较大，必要时大鼠要经过预选（pre-selection），排除预实验中不动时间过短的大鼠。

3. 保持水缸内的水清澈透明。实验中水的深度是关键，应使大鼠后爪刚可能及水底，但又不能支撑身体。

（二）小鼠强迫游泳法（forced swimming test in mice）

【基本原理】 其原理与大鼠强迫游泳法相同，由 Porsolt et al（1977）建立。

【实验装置】 高 24cm，直径 13cm 的玻璃缸，内含适量 22℃的温水，水深一般为 10cm。

【操作步骤】 选用体重 20~25g 雄性小鼠，给药或溶剂对照（盐水）后适当时间（通常腹腔给药、皮下注射均为 30min 后，灌胃 60min 后），将小鼠放入玻璃缸内，观察 6min，记录后 4min 内不动时间。

【注意事项】

1~3. 参见大鼠强迫游泳。

4. 本法可用自动测试系统检测（Bucketl et al，1982）。

5. 有人曾对不动时间的测试时间和方法做了一些修改（Alpermann et al，1992）

（三）小鼠悬尾法（tail suspension test in mice）

【基本原理】 由 Steru 等（1985）建立的另一种急性行为绝望模型。将小鼠倒挂后，其行为首先是拼命挣扎，企图逃脱，最后进入绝望而静止不动。大多数抗抑郁剂可以明显缩短其不动时间。

【实验装置】 一排带有间隔板的实验架，间隔板使实验架分成若干（多为 10 个）实验小室（20cm×25cm×30cm）。在贯穿的横杆上，每一小室内有一可夹住小鼠尾部使其倒悬的夹子，也可使用粘膏条悬挂。

【操作步骤】 雄性小鼠，体重 20~25g，给予药物或溶剂对照（生理盐水）后适当时间，将尾部 2cm 处（距尾根 3/4 的部位）用粘膏条固定在处于同一水平的木棍上，使小鼠倒悬在实验小室内，其头部离台面大约 5cm，悬挂两端用挡板隔开动物的视线，观察 5 或 6min 内小鼠不动时间。

【注意事项】

1. 见大鼠强迫游泳法注意事项"1"。

2. 见大鼠强迫游泳法注意事项"2"和参考文献（Vaugeois et al 1997；Trullas et al 1989；van der Heyden et al 1987）。

3. 抗抑郁药可减少不动时间，中枢兴奋剂在有运动兴奋作用的剂量下也呈假阳性。

（四）大鼠获得性无助法（learned helplessness in rats）

【基本原理】 该模型的理论依据直接来源于 Beck 的抑郁症认知理论，并由 Seligman 和 Overmier（1967）首次提出。当机体遭受无法逃避的应激如电击时，将其放在可以逃避的环境下，呈现操作行为缺欠，如逃避（escape）行为障碍、自发活动减少等，同时可伴有其他的行为改变，如：食欲减退、体重减轻，运动性活动减少，攻击性降低等。获得性无助的动物产生的行为欠缺可以在亚长期（3~7d）给予各种抗抑郁剂包括三环类抗抑郁剂、单胺氧化酶抑制剂、非典型抗抑郁剂以及电惊厥逆转。通过相应的技术手段可检测出操作行为的缺欠，并用以检测抗抑郁药的翻转效应，而长期使用兴奋剂、镇静剂、抗焦虑剂及神经松弛剂则无效（Leshner et al，1979；Sherman et al，1979，1982；Hideki Kametan et al，1983）。实验由两部分组成，第一部分为获得性无助抑郁模型建立期，第二部分为条件性回避反应学习期。

【实验装置】

1. 电击训练装置 通过有盖 20cm×10cm×10cm 的笼子作为不可逃避的电击箱，各箱均通过一主控器与微机相连，箱底部的不锈钢栅（1.5cm 间隔）传送 60 次随机的无法逃避的足部电击。

2. 检测行为缺欠（条件性回避反应学习期）的装置 可用大鼠穿梭箱（shuttle box），体积 60cm×21cm×30cm，穿梭箱备一块带有 7cm×7cm 小门的不锈钢板隔成两个相同的箱子，箱底部的不锈钢栅，与电击装置相连。可用大鼠压杆操作行为箱或使用跳台（step down）箱，该跳台箱带有一个供实验者操纵的跳台，可将其推入也可拉出。

【操作步骤】 实验前大鼠适应 2 周以上，每组 8~10 只。

1. 获得性无助抑郁模型建立 选用雄性大鼠（160~180g），将大鼠放入实验箱中，每箱一只，连续给予 60 次无信号不可逃避的双室足底电击，采用 0.8 mA 电流，每次电击持续 15s，间歇期半随机化（程序控制为 45s、60s 和 75s），每只大鼠接受不可逃避电击训练 1~3 次（每天 1 次）。对照组动物为每天置于穿梭箱中 1 小时，并不施加电击。

2. 条件性回避反应学习期

（1）穿梭箱法 通过防御性条件回避反应训练，记录其逃避行为成败次数和潜伏期。电击后第一天与第三天，将大鼠放入穿梭箱中，适应 5min 后，连续进行 30 个运行周期。每个运行周期的时间为 30s，依次为 3s 条件——刺激（灯光）期，3s 条件+非条件刺激（电击 0.8mA）期，24s 间歇期——不给任何刺激。当大鼠在仅有灯光的条件刺激期穿梭到箱的另一侧以免遭电击时，记为回避反应；当大鼠在同时具有灯光和电击刺激的情况下穿梭到箱的另一侧以躲避电击时，则记为逃避反应。实验程序由微机控制，回避次数及逃避次数由微机自动记录。

（2）跳台法 该法主要观测其逃避行为成败次数。首先将跳台推入箱内，给予电击，记录其逃避行为成败次数。如果大鼠给予电击后未跳到台上（失败），电击持续 10s 便终止；如果跳台推入后大鼠跳到台上（成功），允许其在台上停留 10s，然后拉出跳台。跳台法的实质是以跳台的推入为条件刺激的逃避反应训练，用以观察逃避反应的获得（acquisition）情况。

【注意事项】

1. 检测行为缺欠的方法使用较多的是穿梭箱法，使用该法时应注意适当增加训练的难度以减少随机逃避行为的概率（Musty R E et al, 1990）。

2. 根据不同的给药目的，药物可以在不可逃避性应激之前（预防用药）和检测行为缺欠实验之前（治疗用药），由于不可逃避性的行为欠缺行为可以持续数周，因此可以用来检测长期用药后的效果评价。

3. 获得性无助法多用来观测药物亚慢性（4~7天）用药后的抗抑郁作用。电击后形成的逃避行为缺欠，可持续数日甚至数周。利用这段时间可用亚慢性药法检测药物的作用，也可于次日用一次给药法检测药物的作用，但报道较少（Hidedi Kametan et al, 1983）。

4. 此法也可采用小鼠，应适当降低刺激电流，电击箱和穿梭箱大小，以及不锈钢栅的间隙。

（五）慢性不可预知性应激实验（chronic unpredictable stress）

【基本原理】 大鼠在遭受长期应激后出现一系列情绪性行为改变，如自发活动减少、学习能力下降、食欲减退等。Katz等人（1981年）首先用这一方法评价抗抑郁药的药效。在慢性应激刺激期间每日给予抗抑郁剂治疗，可以明显地改善动物的行为欠缺。慢性应激过程中出现的行为欠缺可能与去甲肾上腺能系统的改变有关。

【实验装置】

1. 应激仪器设备 根据所用应激种类选用。常用的应激包括：电击（需电击刺激器和电击室）、振荡（需平台振荡器）、声光刺激（需发声、发光装置）、夹尾疼痛、制动、寒冷（需冷冻室）等。其他应激包括：禁食、禁水、将动物置于倾斜45°的饲养笼内或置于潮湿笼中（垫料中加水）等。

2. 药效测定装置 根据评价指标选用，自发活动测定可采用开场箱（open field box），逃避行为测定可选用穿梭箱（shuttle box），饮蔗糖水量测定需带有刻度的饮水瓶等。

【操作步骤】

1. 敞箱实验方法 选用雄性大鼠（160~180g），随机分为对照组、应激照组和用药组，也可设非应激对照组。给予药物或溶剂对照（生理盐水）后适当时间给予应激刺激。大鼠在21天中受的应激刺激包括：3次1h电击（平均1mA，持续1~10s，平均每分钟1次电击）；两次40h禁食；3次4℃游泳5min；两次40h禁水；两次40℃环境中5min；两次高速水平振荡30min；两次昼夜循环颠倒。每2~3d给予1次应激，以半随机的方式给予。应激同时伴随每日1次给药。末次应激后48~72h，将大鼠置于95dB的白噪音中1h，然后立即将大鼠放入1.22m²×45cm敞箱中（4×4方格）中测试6min，记录大鼠前3min内方格间的穿行次数以及整个6min的排粪次数。

2. 穿梭箱实验方法 大鼠在14天中受的应激刺激包括：两次30min电击（平均1mA，持续1~10s，平均每分钟1次电击）；1次24h禁食；两次4℃游泳5min，两次24h禁水，两次高速水平振荡1h，两次24h转移至另一屋中的新笼中；1次1min夹尾；1次24h孤养。每日随机给予一种刺激。每次应激前1h给予受试药物1次，共14天。第15天将大鼠放入穿梭箱的一端，使之先适应环境3min，然后进行30次回避实验：每次实验的前4s均出现噪音信号，若此期间无回避反应发生，大鼠将受到0.8mA的电击一次；若此期间有逃避反应发生，则电击和噪音信号均消失。记录动物在整个实验过程中逃避失败的次数，即电击出现时动物未到达另一端箱子的次数。

【注意事项】

1. 同一种应激不应连续使用多次，以避免大鼠产生适应。多种应激组合并随机或半随机使用，可使应激对大鼠具有不可预测性，难于产生适应。

2. 使用蔗糖水饮用量测定法，事先应训练使其改变原有的饮水嗜性。实验时应控制饮食。

3. 不同种大鼠应激反应有差别，注意种属差异。

4. 此法也可用小鼠（Monleon et al 1995）。

（六）慢性不可预知性温和应激实验（chronic unpredictable mild stress）

【基本原理】 由于慢性不可预知性应激缺点较多，如过强的应激刺激往往导致动物的死亡等，Willner 等人（1987，1995）对这一方法进行了改进，降低了应激强度，使之更现实地模拟人们日常生活中遭遇的"困难"，称之为慢性不可预知性温和应激实验（chronic unpredictable mild stress），并采用蔗糖水饮用量测定法，将药效观察指标量化。遭受慢性应激刺激的大鼠会出现蔗糖水饮用量下降的现象，该症状反映了抑郁症的核心症状——快感缺失（anhedonia）。在这种模型中，抗抑郁治疗的时间进程以及在正常非应激动物的无效，比较准确地模拟了临床治疗的情形。抑郁症合适的动物模型应该具备的条件包括：可以模拟抑郁症的主要症状、造模条件具备（realistic inducing conditions）、对抗抑郁剂可以做出反应。慢性温和应激可以模拟临床抑郁症的发生，因而被广泛地使用。

【操作步骤】 选用雄性 Wistar 大鼠（160~180g），孤养，适应环境 2~3 周（适应时间的长短主要由动物的体重增加量来决定，一般在慢性应激实验开始时动物的体重控制在 300g 左右）。

1. 蔗糖饮水基线（baseline sucrose tests）测定 实验前夜禁水禁食，实验开始时，将大鼠的饮用水改为 150ml 1% 新鲜蔗糖溶液，1h 后撤走水瓶，通过称饮水瓶的重量计算大鼠蔗糖饮水量，其余时间水食不限，总共进行 8~10 次（每周两次）。

2. 应激刺激（apply stressors） 根据基线饮水量将动物分为两组：对照组和应激组，置不同房间分别进行饲养，应激组开始进行慢性温和应激，应激因素持续（不间断，白天和夜晚都有）、单独（每次只有一种刺激因素）、随机（一周左右循环 1 次，使动物对应激具有不可预知性）。慢性温和应激包括：禁水或禁食（单独使用，但是在蔗糖饮水实验中应同时禁水禁食）；倾斜饲养（大约 45°，该刺激因素通常在禁水后禁食进行，应激动物本身为饥渴，而且在倾斜笼中觅食觅水更困难）；群养（随机选择两只动物放入同一笼中，这种强烈的应激尤其适用于夜晚和禁水之后）；潮湿饲养（将 250ml 水加入到有锯末的笼底）；频闪照明（120 flashes/min，同时关闭屋内照明灯）；间断照明（明暗间隔两小时）。应激持续进行，并且每周进行蔗糖饮水检测，直至应激组动物的蔗糖饮水量显著低于基线水平［即应激之前的最后一次蔗糖饮水水平（final baseline）］，通常需要 3 周。

3. 药物处理（administer test compound） 当应激组动物的蔗糖饮水量显著低于末次基线水平时，将其再次分组：应激对照组和给药组，每组不少于 8 只，继续进行应激的同时进行长期给药（4~5 周）。慢性给药过程中每周进行蔗糖饮水检测，为避免药物的非特异影响因素（如液体摄入量），末次给药 24h 后进行蔗糖饮水实验，比较各组动物饮水量的差异。

如果实验需要，其他的应激因素也可以加入（例如制动、强迫游泳），但是值得提出的是，慢性温和性应激主要模拟人类日常生活中主要面临的刺激因素，因此应激因素的选择并不根据刺激强度，主要是刺激的多变性和持续性。

【注意事项】

1. 同一种应激不应连续使用多次，以避免大鼠产生适应。多种应激组合并随机或半随机使用，可使应激对大鼠具有不可预测性，难于产生适应。

2. 使用蔗糖水饮用量测定法，事先应训练使其改变原有的饮水嗜性。实验时应控制饮食。

3. 不同种大鼠应激反应存在种属差异，推荐采用 Wistar 或 Lister 大鼠。

4. 此法也可用小鼠（Monleon et al 1995）。

二、脑损伤模型——大鼠嗅球切除模型（olfactory bulbectomy model in rats）

【基本原理】 自从 1971 年 Cairncross 和 King 首次报道阿米替林可以改善嗅球切除大鼠的回避学习能力后，陆续有多篇文献报道大鼠切除嗅球后的许多行为改变，如自发活动增加，被动学习能力欠缺等均可以被抗抑郁剂所逆转。嗅球切除动物行为欠缺的神经生化机制尚不十分清楚，人们认为至少部分是由于不同脑区 5-HT 能系统功能改变引起的。由于作为 5-HT 投射到边缘及前脑区的起源点中缝背核具有投射到嗅球的纤维，因而切除嗅球后这些联系遭到破坏从而导致缝核及与之联系的脑区 5-HT 能传递改变。学习记忆能力下降，应激反应增强，进食和性行为改变等。

【操作步骤】

1. 选取体重 300~350g 雄性大鼠，经过至少 3~4d 每日数次的抚摸之后，用三溴乙醇（250mg/kg，ip）或水合氯醛（375mg/kg，ip）等麻醉大鼠。

2. 从大鼠前囟前 1cm 至前囟后 1cm 正中线处纵切头皮，暴露颅骨。

3. 在距离前囟前面 8mm、正中线两侧 2mm 处分别钻通颅骨，使出现两个 2mm 直径的小孔。

4. 用连在水泵上的钝的皮下注射针，借助负压将嗅球吸出。

5. 用止血海绵填充小孔，四环素粉末撒在伤口上，缝合皮肤。

6. 大鼠经过 14d 左右的恢复期后可以进行实验。在恢复过程中，每日仍需抚摸动物。假切除大鼠处理方式基本同上，只是嗅球不吸除。

【测试方法】

1. 开场活动实验，实验装置可用先进的摄像自动记录分析的现代仪器，也可自制木制开场装置目测。一般观察 3 分钟内大鼠活动情况，具体指标多以运动量为主（如运动距离、时间、速度、跨格数、站立数等）。嗅球切除大鼠活动量增加，抗抑郁剂可使其减少。

2. 被动回避实验

(1) 跳台（step-down）被动回避　在电击箱内放一个木制平台，平台高出电击箱底大约 5cm 左右。将大鼠先置于电击箱（不予电击）中使之熟悉环境 1min。然后将大鼠放于平台上，只要其 4 个爪全部接触到电击箱底部就给予一次 2s 0.6mA 左右的电击，观测 3min，记录大鼠遭电击的总次数。

大鼠嗅球切除后遭受电击次数明显增多，反映了嗅球切除能引起被动回避反应欠缺。当给予抗抑郁药后，能减少遭电击的次数。

(2) 避暗（step through）被动回避　实验箱由明暗两室组成，隔板下部有一通道供大鼠出入。暗室网栅与电击仪相连。如大鼠进入暗室则遭电击。将大鼠放入暗室，并给予 1 次电击，大鼠将逃到明室，当大鼠的 4 个爪又重新回到暗室时，将再次受到电击，此时记数为 1，观测 2min，记录大鼠遭受电击的总次数。

(3) 舔水被动回避　在连续 4d 的实验中，大鼠每日禁水 23.5h。第一、二天将大鼠放入受试笼中进行 10min 的舔水训练，第三、四天进行测试。测试时，每当大鼠舔水 20 次自动给予 1 次电击。记录大鼠舔水次数及遭电击次数。

嗅球切除大鼠遭受电击次数将明显多于假切除大鼠，抗抑郁药能明显减少嗅球切除大鼠遭电击次数。

【注意事项】

1. 术前术后的每日抚摸对于减少术后动物的易怒性及测试时的行为差异很重要。

2. 巴比妥类麻醉剂麻醉时间长，易挥发的麻醉剂有刺激效果而易导致并发症，因而使用作用较短暂的不挥发的非巴比妥类麻醉剂较好，有利于术后恢复。

3. 吸除嗅球时应小心不损伤额叶皮层。测试结束时应检查动物嗅球切除是否正确。

4. 术后应将动物置于 20℃ 左右环境中，以避免动物体温过低。

5. 文献报道的测试方法最多的是开场实验。

三、操作行为模型——大鼠 72 秒低频差式强化程序法（differential reinforcement of low rate 72-s schedule，DRL 72）

【基本原理】　DRL-72s 程序的特点是训练动物压 1 次操作杆后，需等待 72s 后再压杆方可得到强化（食粒或水）。如果提前压杆，不但得不到强化，反而需再等 72s 压杆才有效，因此这是一个要求动物不要过多压杆的低压杆反应速率的操作行为，有人称之为"等待"（waiting）行为。Mc Giure & Seiden (1980) 发现三环抗抑郁剂可以在大鼠这一模型上降低压杆反应次数，增加强化次数。不同类型的抗抑郁药包括单胺氧化酶抑制剂（O'Donnell & Seiden, 1982；Marek & Seiden, 1988）、非典型（atypical）抗抑郁剂（O'Donell & Seiden, 1983）、选择性 5-HT 重吸收抑制剂和电惊厥（Seiden et al 1985）等均显示良好效果。药理分析研究表明，5-HT 神经功能在这一模型上起着重要作用（Jolly et al, 1999）。

【实验装置】　大鼠操作行为仪

【操作步骤】　大鼠在每次受训前禁水 22.5h，每次受训后允许其有 20min 饮水时间。

1. 每个大鼠首先用 FR_1-FI_{60s} 程序进行饮水强化训练，即当大鼠压杆时，每一次压杆都可得到一次强化，其间夹杂 FI_{60s} 程序，即间隔 60 秒压杆才可得到强化。在连续 3d 的每日 1h 训练中仍未学会的少数大鼠，由实验者单独训练。

2. 所有大鼠接受 2 周的 DRL 18-s 训练，每天训练 1h。

3. 大鼠接受 DRL72-s 训练，每天训练 1h。当大鼠在连续 5d 以上的训练中平均总反应率的标准误不超过相应平均值的 10% 时，认为此大鼠的反应达到稳定。此过程大致需要 8 周。

4. 给药测试 每只大鼠均可多次给药，以剂量逐渐加大的顺序用药，加大用药剂量应在上 1 次用药后间隔 1 天或 1 天以上不用药后进行。每次给药后一定时间进行 DRL-72s 测试。对照可选择开始给药前的 5d 的平均值。

【观测指标】

1. 反应率 压杆次数占对照操作的百分数。抗抑郁药常使反应率下降。

2. 强化率 获得饮水次数占对照数的百分数。抗抑郁药常使强化率升高。

3. 压杆间歇期分布 DRL72s 程序操作要求大鼠压杆 1 次后停歇至少 72s，即有足够长的反应间歇期（interresponse time-IRT），一个反应稳定大鼠的全部反应间歇期（IRTs）呈随机态分布，其峰值均在 72s 以下。药物作用可以改变其分布，抗抑郁剂可使峰值向右移动，但一般不改变分布曲线下面积。

【注意事项】

1. 每只大鼠在经过一定 DRL-72s 训练后的反应率和强化率开始稳定，但具体数值随大鼠个体不同而不同。

2. DRL 中的时间间隔与抗抑郁药的药效作用密切相关，抗抑郁药在 DRL-9s 中无效，而在 DRL-18s 或-72s 中显示药效，通常时间间隔越长，强化率和反应率的改变越大。

四、药物相互作用模型

许多早期模型涉及抗抑郁剂与其他药理学类型药物之间的相互作用，然而从抑郁模型的三方面标准——表观有效性（face validity）、预测的有效性（predictive validity）以及结构有效性（construct validity）来考虑，这些早期的模型不应称为动物抑郁模型，实际上只起着评筛具有某专一神经化学作用的抗抑郁药的药理作用，用来探讨抗抑郁药的药理作用性质，或用来初筛未知化合物的药理作用特性。

（一）利血平拮抗实验（reserpine reversal test）

【基本原理】 利血平是一种囊泡再摄取抑制剂，它使递质留在囊泡外，易被单胺氧化酶降解，从而使单胺和儿茶酚胺（NE、E、DA 和 5-HT）耗竭，引起行为和生理上的变化。对利血平引起的行为和生理变化的拮抗是最早发展的抑郁动物模型。经利血平处理的动物出现上眼上下垂、体温下降及强直症状，预先用三环抗抑郁药及单胺氧化酶抑制剂处理，能拮抗上眼上下垂及体温下降的症状。然而，此实验不能检测许多结构上不同于三环抗抑郁药及单胺氧化酶抑制剂的新抗郁药，却对于很大范围的非抗抑郁药有效，如兴奋剂、多巴、α-肾上腺素能激动剂、β-肾上腺素能阻断剂及抗组胺药。事实上此实验包含三方面独立的生物学检测，因为利血平引起的上睑下垂、体温下降及强直分别被 α-肾上腺素能或 5-HT 能激动剂、β-肾上腺素能激动剂及 DA 激动剂所拮抗。

【操作步骤以及观测指标】 选用 18～22g 雄性小鼠。

1. 上睑下垂（ptosis）的观测 静注 2mg/kg 利血平，同时腹腔注射或口服药物或生理盐水（对照），1h 后将动物放于支架上观察 15s，比较给药组和对照组中眼睑至少关闭一半的动物的个数。

2. 运动不能（akinesia）的观察 静注 2.5mg/kg 利血平，同时口服药物或生理盐水（对照），1h 后将动物放于直径 7.5cm 的圆形白纸的中央观察 15s 或更长时间，比较给药组和对照组中仍然留在圈内的动物的个数。

3. 体温下降（hypothermia）的观察 腹腔注射 5mg/kg 利血平，同时口服药物或生理盐水（对照），4h 后将探头插入动物肛门内 1.5 至 2cm 处测量肛温，比较给药组及对照组肛温的差异。

【注意事项】

1. 测量动物体温时，环境温度应保持恒定，最好在 20℃ 左右。

2. 动物对利血平反应有种属差异，注意适当调整剂量。

3. 丁苯那嗪（tetrabenazine）也是一个脑内单胺耗竭剂，它同样引起大小鼠上睑下垂、体温下降、镇静、体僵症等，也可用来评筛抗抑郁剂。

（二）高剂量阿扑吗啡的拮抗（antagonism of high dose of apomorphine）

【基本原理】 阿扑吗啡（apomorphine）是多巴胺受体激动剂。Schelkunov 等（1968）首次发现一些抗抑郁剂可拮抗低剂量阿扑吗啡引起的体温下降，并提出将阿扑吗啡引起的体温下降作为筛选抗抑郁剂的实验方法之一。实际上低剂量阿扑吗啡降体温作用通过 D_2 受体起作用，因此有 D_2 受体阻断作用的抗精神病药也可阻断低剂量阿扑吗啡的降温作用。而高剂量阿扑吗啡（16mg/kg）的降体温作用主要是通过中枢去甲肾上腺素能机制，该实验反映了药物对去甲肾上腺素重摄取和/或去甲肾上腺素传递作用的影响，更有利于评价具有 NE 重摄取抑制作用或增加 NE 神经传导的抗抑郁药（Puech et al 1978，1981）。

【操作步骤以及观测指标】 环境温度保持 20～22℃。体重 20～25g 的雄性小鼠，测量肛温后腹腔注射受试药物或生理盐水，30min 后皮下注射阿扑吗啡（16mg/kg），30min 后再次测量肛温。比较生理盐水对照组和受试药物组肛温变化的差异。

【注意事项】

1. 测量动物体温时，环境温度应保持恒定，最好在 20℃ 左右。

2. 一些 DA 受体阻断剂也可显示阳性结果，需用其他实验进一步区分鉴别。

（三）5-HTP 诱导的甩头行为（5-HTP induced head-twitches）

【基本原理】 该模型由 Corne 等于 1963 年提出。给予 5-HT 的前体 5-HTP（5-hydroxytryptophan）后，转运到脑内增加外源性 5-HT 水平，通过激动脑内 5-HT$_2$ 受体可以引起小鼠以甩头为主的震颤、毛发竖立、肢体拉长以及后肢外展等行为学改变，很多抗抑郁剂均可通过增强脑内 5-HT 神经系统功能加强这种甩头行为。

【操作步骤】 雄性小鼠（20～24g）首先测试前 1.5～3 小时腹腔注射 100mg/kg 帕吉林（pargyline，单胺氧化酶抑制剂），之后给予受试药物或生理盐水，30 分钟后注射 L-5-HTP（5～10mg/kg），10 分钟后记录 6 分钟内小鼠甩头次数（亦可立即观察 20～30 分钟甩头次数），比较实验组和生理盐水组甩头次数的差异。

【注意事项】

1. 也可不用帕吉林，但要大大提高 5-HTP 的剂量，可用 100～300mg/kg。

2. 此法也可用大鼠，见参考文献。

（四）小鼠育亨宾毒性增强实验（yohimbine toxicity potentiation model in mice）

【基本原理】 Gershon 及其同事观察到，临床有效的抗抑郁剂包括单胺氧化酶抑制剂、三环类抗抑郁剂以及非典型抗抑郁剂 iprindole 均能增强 α_2 受体阻断剂育亨宾对狗的毒性。α_2 受体阻断剂育亨宾与 NE 神经元突触前膜 α_2 自身受体结合后，阻断 NE 释放的负反馈机制，使 NE 大量释放，NE 神经功能增强。当具有 NE 神经活化作用的抗抑郁剂（如 NE 重吸收抑制剂、单胺氧化酶抑制剂等）与其合用后，NE 神经功能进一步增强，可显著加强育亨宾的致死作用。

【操作步骤】 雄性小鼠（18～24g），给予受试药物或溶剂，1h 后皮下注射亚致死剂量的育亨宾（25～30mg/kg），观测 18～24h 内受试组与对照组小鼠死亡率。

【注意事项】

1. 本法有假阳性，如抗胆碱能、抗组胺和中枢兴奋药均可显示阳性结果。

2. 育亨宾的用量应当采用使对照小鼠没有致死作用的最大剂量。

（五）大鼠色胺惊厥增强实验（tryptamine seizure potentiation）

【基本原理】 色胺是单胺氧化酶的底物，大鼠静脉注射后出现阵挛（clonic）性惊厥，具有单胺氧化酶抑制作用的药物可以增强色胺的惊厥。

【操作步骤】 雄性大鼠（150～200g），预先注射受试药物或溶剂，再注射盐酸色胺 5mg/kg，观测 3 分钟，记录阵挛性惊厥情况，用此法还可计算出阳性药物的 ED_{50}。

【注意事项】

1. 色胺的水溶液极不稳定，需用前临时配制。

2. 严格掌握阵挛惊厥的阳性标准，即前足踏步式运动，而角弓反张不作为阳性指标。

五、遗传型抑郁动物模型（genetic depression model）

前述动物模型使用的都是正常动物，不同的只是造模手段，有的使用应激，有的施用手术，有的给予药物，它们有共同的缺点和局限性：

1. 能用于药物评价，不适宜直接用于疾病的机制研究。

2. 显著的动物种属和个体差异 如应激使正常动物出现抑郁样行为反应，只有 5%～20% 的阳性率。种属不同，不同个体差异不同，而且对抗抑郁剂的反应也不尽相同。

3. 这些方法多根据现在抗抑郁药物的药理作用（单胺假说）建立的模型，不完全适宜评筛对单胺神经无影响的新型抗抑郁剂。

遗传型抑郁模型的研究始于 20 世纪 80 年代，越来越多的研究资料表明，这些动物种系的抑郁样行为可遗传，脑内机制与抑郁患者较多的相似，对抗抑郁药物反应更为良好，因此颇受关注。

1. 无助型小鼠（helpless mice） 又称鲁昂抑郁小鼠（depressed Rouen mice），鲁昂是法国地名，是培育该种小鼠一所大学所在地。

（1）培育 原代小鼠为 Swissalbino CD 小鼠，经小鼠悬尾实验测试，选择不动时间长于 115 秒的雌雄小鼠，繁育后再选择符合上述行为标准的子代小鼠繁育，如此反复纯系培育，到第十二代后，抑郁行为反应即可达 100%。

（2）种系特点

1）不但在悬尾实验中表现稳定的"绝望行为"，在强迫游泳实验中也不同样反应。在饮用蔗糖水实验中，饮用量明显低下，快感缺乏（anhedonia）。

2）在神经化学上，海马、皮层 5-HT 含量下降，5-HIAA/5-HT 比率下降，5-HT 转导体密度增加。在受体及功能上，$5-HT_{1A}$ 受体密度增加，$5-HT_{1A}$ 激动剂引起的降低体温和抑制背缝核自发放电的作用较对照鼠反应明显。这些结果表明，此种小鼠神经环路中负反馈抑制机制增强，从而抑制了神经系统的传导和功能。

3）睡眠上，清醒期缩短，SWI_1 和 REM 睡眠期延长，REM 睡眠潜伏期缩短，清醒期与睡眠期交替出现频率增加。这些结果表明该种系小鼠睡眠质量较差，浅睡多且易惊醒。

4）血中皮质激素显著高于对照组，且雌性高于雄性。

5）对抗抑郁药的反应，在该种系小鼠上，一次性给予或慢性（21 天）给予三环抗抑郁药和选择性 5-HT 重吸收抑制剂均可缩短悬尾和强迫游泳不动时间，而且可以减弱 $5-HT_{1A}$ 受体激动剂（8-OH-DPAT）降低体温和抑制背缝核自发放电的作用。氟西汀用药还可降低脑内许多区域内 $5-HT_{1A}$ 受体的密度。

2. FSL（Flinders Sensitive Line）大鼠 该种系由澳大利亚 Flinders 大学的 Overstreet 于 1986 年发展的一种抑郁症的遗传动物模型。70～80 年代曾有学者报道抑郁症患者乙酰胆碱能神经功能异常，促使 Overstreet 等人利用乙酰胆碱酯酶抑制剂选育了副交感神经亢盛的大鼠种系。后来发现该种系 5-HT 神经功能也表现明显亢盛，成为抑郁症发病机制中存在胆碱能与 5-HT 神经相互作用的研究依据。

（1）培育 原代鼠为 Sprague-Dawley 大鼠，给予中枢性乙酰胆碱酯酶抑制剂 dispopropyl fluorophosphates（DFP），以体温体重下降和操作行为改变为指标，选择对 DFP 敏感的雌雄鼠进行繁殖，经 13～16 代培育，即可得到对 DFP 反应敏感的 FSL 大鼠。与此同时选择对 DFP 不敏感的雌雄大鼠繁衍后代，便可到对 DFP 不敏感的 FRL 大鼠，作为 FSL 的对照鼠。

（2）种系特点

1）一般行为上活动少，体重下降，快感缺乏（蔗糖水饮入量下降）。

2）睡眠节律改变，快动眼睡眠（rapid eye movement sleep，REMS）增加。

3）脑内 5-HT 及其代谢物 5-HIAA 含量增加，去甲丙咪嗪慢性处理可使其恢复。$5-HT_{1A}$ 受体超敏（$5-HT_{1A}$ 激动剂引起体温下降反应增加），M 胆碱能受体超敏（对 M 受体激动剂引起的反应增强）。

4）在强迫游泳实验中，不动时间长而稳定，抗抑郁剂（丙咪嗪，去甲丙咪嗪，舍曲林和氟西汀）慢性处理可显著减少不动时间，抗胆碱能药物不影响抗抑郁剂的这一作用。

3. HDS 大鼠

（1）培育 原代鼠为美国国立卫生研究院种系大鼠（National Institutes of Health heterogeneous stock rat）。使用 5-HT$_{1A}$ 受体激动剂 8-OH-DPAT（0.5mg/kg）引起降体温作用，选择反应强烈和反应较弱的两组雌雄大鼠，分别进行繁育，前者为对高敏反应组（high DPAT-sensitive，HDS），后者为低敏反应组（low DPAT sensitive，LDS）。经 4 代培育后，HDS 种系即可形成，8-OH-DPAT 可使其降低体温 3~5℃，LDS 种系仅降 0.7~1.2℃，未经选择随机繁殖的大鼠可降低 1.6~1.8℃。这种反应可被 5-HT$_{1A}$ 受体阻断剂 pindolol 或 WAY100 635 所阻断，这种反应上的差别在以后 5 代中仍然稳定维持。

（2）种系特点

1）前额叶皮层和下丘脑部位 5-HT$_{1A}$ 受体密度增加。

2）在强迫游泳实验中不动时间长而稳定，抗抑郁剂氟西汀、去甲丙咪嗪慢性用药可减少其不动时间。

3）抗抑郁剂对该种系大鼠抑郁行为的影响，尚未见报道。

4. Swlo（Swim low activity）大鼠 该种系大鼠是由 Weiss JM 等于 1998 年建立的，该模型大鼠是选择运动活动少（强迫游泳时挣扎很少而漂浮不动时间长）的 SD 白化变种大鼠并逐代繁殖，期间用强迫游泳实验（FST）剔除运动活动多的动物，经过多代繁殖筛选而形成的种系。

（1）培育 原代大鼠为 Sprague-Dawley 鼠，经大鼠强迫游泳法测定后，选择不动时间长的雌雄鼠，培育低活动的大鼠，称为 Swlo（swim low activity）种系鼠，同时选取不动时间短的雌雄大鼠培育高活动性（swim high activity，SwHi）大鼠，作为对照鼠。经一代培养 Swlo 鼠不动时间便显著长于 SwHi 鼠，雌鼠更为明显，第 7~13 代两组鼠的个体间都显示明显差异。

（2）种系特点

1）与 SwHi 鼠相比，Swol 鼠脑内伏隔核（nucleus accumbens）多巴胺神经功能低下，该种系大鼠对苯丙胺的兴奋作用反应下降，自发活动减少，可能与突触后的 D$_{1-3}$ 受体异常有关。

2）在大鼠强迫游泳实验中，这两个种系对抗抑郁剂反应有着明显差别。丙咪嗪、去甲丙咪嗪、文拉法新、苯乙肼和安非他酮等一次用药无效，慢性用药 21~28 天均可显著减少 Swlo 鼠不动时间，但镇静作用较强的抗抑郁剂如阿米替林、氟西汀和舍曲林无效。非抗抑郁剂如咖啡因、氟哌啶醇也无效。苯丙胺 1 次用药即可减少不动时间，属假阳性。上述抗抑郁剂急慢性用药在 SwHi 鼠均无效。

5. cLH（congenital learned helpless）大鼠

（1）培育 原种系为 Sprague-Dawley 大鼠，经大鼠获得性无助（learned helpless）实验，挑选无助反应显著的雌雄鼠，近亲繁育 cLH 种系。选择 helpless 反应低下的雌雄鼠繁育 cNLH（congenital non-helpless）大鼠作为对照鼠。

获得性无助实验方法采用专用电击箱，通过金属棒组成的网栅，给足部以间断性电击，电击强度为 0.8mA，持续 40min，称作不可控和不可预测电击训练。24h 后，将大鼠置于压杆式操作箱内，仍通过网栅给予足部电击，大鼠压杆即可终止电击，共测定 15 次，每次间隔 45s，每次电击开始后 20s 内如无压杆反应，即认作无助反应。15 次实验出现 10 次及以上者，用来培育 cLH 大鼠，少于 5 次者用来繁育 cNLH 大鼠。

（2）种系特点

1）行为上 cLH 大鼠表现明显的无欲无趣（anhedonia）状态，在压杆操作饮蔗糖水实验中，饮入量及压杆次数显著低于 cNLH 鼠。此外 cLH 大鼠体重下降，性欲低下，睡眠时相异常。

2）cHL 大鼠额叶和扣带回皮层代谢明显低下，与抑郁症患者脑代谢图像研究结果一致。而下丘脑室旁核（paraventricular nucleus）代谢增强，支配该核团功能的上级脑区隔核区（Septal nuclei）代谢下降，另一上级脑区海马代谢增强。这些结果可能的抑郁患者 HPA 轴负反馈抑制功能减弱，导致下丘脑功能增强的代谢机制。

6. Wistar-Kyoto 大鼠

（1）培育 该种系大鼠是在培育自发性高血压大鼠过程中，作为对照鼠（即非高血压大鼠）而培育的，后来发现它对应激刺激反应十分敏感，经深入研究被认为是一种适合用来做抑郁模型的种属。该种系大鼠在国外有厂商供应。

（2）种系特点

1）Solberg 等研究发现，Wistar-Kyoto 大鼠对各种应激刺激反应敏感，在强迫游泳实验中，不动时间长而稳定。抗抑郁剂如丙咪嗪急性及亚急性用药均无效，只有慢性用药才显效，十分符合临床用药规律。

2）该种系大鼠 HPA 轴和下丘脑 – 垂体 – 甲状腺轴功能亢盛，血中 ACTH、皮质激素、甲状腺素和三碘甲腺原氨酸（T_3）基础值较高。给予应激刺激后这些激素的分泌也高于一般种属大鼠。且遭受应激刺激后，易产生胃溃疡。

3）体重增长缓慢，性欲下降，活动减少，以及睡眠时相变化（主要是 REM 睡眠显著增加）等，与抑郁症患者体征相似。

4）近来，美国学者用该种系大鼠通过强迫游泳实验方法，选择培育了不动时间长和不动时间短的两个亚种系，前者称作 WMI（WKYmost immobile）大鼠，后者称为 WLI（WKY least immobile）大鼠。WMI 大鼠在强迫游泳实验中不动时间长而稳定个体差异小，而且对三环抗抑郁剂有良好的治疗反应，而 MLI 治疗反应很差。氟西汀在这两个亚种系大鼠均无治疗效果。

六、基因敲除模型

随着分子生物学的研究进展以及对抑郁症的分子研究的逐渐深入，国外一些学者通过基因敲除的方法进一步探索某些分子（或蛋白）对抑郁症发生以及治疗的影响，种类众多，本文仅罗列其中的几种：

1. 基于"单胺假说"的靶标基因突变小鼠 5-HT 转运体基因突变小鼠、5-HT 受体基因突变小鼠、去甲肾上腺素转运体基因突变小鼠、NE 受体基因突变小鼠、DA-β 羟化酶基因突变小鼠、单胺氧化酶 A（monoamine oxidase A，MAOA）基因突变小鼠等。

2. 基于神经营养假说的靶标基因突变小鼠 cAMP 反应元件结合蛋白（CREB）基因突变小鼠、脑源性神经营养因子（BDNF）基因突变小鼠、酪氨酸激酶受体 B（TrkB）受体基因突变小鼠等。

3. 基于 HPA 轴系统假说的靶标基因突变小鼠 促肾上腺皮质激素释放因子（CRF）基因突变小鼠、CRF 受体基因突变小鼠、糖皮质激素受体（GR）基因突变小鼠等。

4. 基于其他假说产生的基因突变的小鼠 P 物质和神经激肽（NK）受体基因突变小鼠、神经肽 Y（NPY）基因突变小鼠、白介素（IL）基因突变小鼠、TWIK-1 相关钾离子通道基因突变小鼠等。

抑郁症是复杂的基因性疾病，因此单独敲除小鼠某一基因并不能完全模拟人类抑郁症的所有特征，但通过基因敲除的方法为深入研究抑郁症的发病机制提供了新的思路和视角。

七、其他模型

另外，还存在一些特殊抑郁症的动物模型，例如脑卒中后抑郁（poststroke depression，PSD）、更年期抑郁模型、产后抑郁动物模型，在此不再叙述。

（李云峰 张有志 张黎明 罗质璞）

参 考 文 献

1. Porsolt RD, Le Pichon M, Jalfre M. Depression：A new animal model sensitive to antidepressant treatments. Nature，1977，266：730 – 732

2. Porsolt RD, Anton G, Blavet N, et al. Behavioural despair in rats：a mew model sensitive to antidepressive treatments. Eur J Pharmacol，1978，47：378 – 391

3. Porsolt RD, Bertin A, Jalfre M. "Behavioural despair" in rats and mice：strain differences and the effect of imipramine. Eur J Pharmacol，1978，51（3）：291 – 4

4. Alpermann HG, Schacht V, Usinger P, et al. Pharmacological effects of Hoe 249：A new potential antidepressant. Drug Dev Res，1992，25：267 – 282

5. Bucketl WR, Fletcher J, Hopcroft RH, et al. Automated apparatus for behavioural testing of typical and atypical antidepressant activity in mice. Br J Pharmacol，1985，75：170p

6. Porsolt RD, Bertin A, Jalfre M. Behavioural despair in mice: A primary screening test for antidepressants. Arch Int Pharmacodyn, 1977, 229: 327 – 336

7. van der Heyden JA, Molewijk E, Olivier B. Strain differences in response to drugs in the tail suspension test for antidepressant activity. Psychopharmacol, 1987, 92 (1): 127 – 30

8. Steru L, Chermat R, Thierry B, et al. Tail suspension test: A new method for screening antidepressants in mice. Psychopharmacol, 1985, 85: 367 – 370

9. Trullas R, Jackson B, Skolnick P. Genetic differences in a tail suspension test for evaluating antidepressant activity. Psychopharmacol, 1989, 99 (2): 287 – 288

10. Vaugeois JM, Passera G, Zuccaro F, et al. Individual differences in response to imipramine in the mouse tail suspension test. Psychopharmacol, 1997, 134 (4): 387 – 391

11. Hideki Kametan, Soichiro Nomura, Jun Shimizu. The reversal effect of antidepressants on the escape deficit induced by inescapable shock in rats. Psychopharmacol, 1983, 80: 206 – 208

12. Leshner AI, Remler H, Biegon A, et al. Desmethylimipramine (DMI) counteracts learned helplessness in rats. Psychopharmacol, 1979, 66: 207 – 208

13. Musty RE, Jordan MP, Lenox RH. Criterion for learned helplessness in the rat: a redefinition. Pharmacol Biochem Behav, 1990, 36 (4): 739 – 744

14. Sherman A D, Sacquiten J L, Petty F. Specificity of the learned helplessness model of depression. Pharmcol Biochem Behav, 1982, 16: 449 – 454

15. Katz RJ, Roth KA, Carroll BJ. Acute and chronic stress effects on open field activity in the rat: implication for a model of depression. Neurosci Biobehav Rev, 1981, (2): 247 – 51

16. Katz RJ, Baldrighi G. A further parametric study of imipramine in an animal model of depression. Pharmacol Biochem Behav, 1982, 16 (6): 969 – 972

17. Katz RJ. Animal model of depression: pharmacological sensitivity of a hedonic deficit. Pharmacol Biochem Behav, 1982, 16 (6): 965 – 968

18. Monleon S, D'Aquila P, Pavra A, et al. Attenuation of sucrose consumption in mice by chronic mild stress and its restoration by imipramine. Psychopharmacol, 1995, 117 (4): 453 – 457

19. Willner, P and Papp M. Animal models to detect antidepressants: Are new strategies necessary to detect new agents? In: Skolnick P ed. Antidepressants: Current Trends and Future Directions. Humana Press, Totowa NJ, 1997

20. Willner P, Muscat R, and Papp M. Chronic mild stress-induced anhedonia: A realistic animal model of depression. Neurosci Biobehav Rev, 1992, 16: 525 – 534

21. Papp M, and Moryl E. Antidepressant-like effects of 1-aminocyclopropanecarboxylic acid and D-cycloserine in an animal model of depression. Eur J Pharmacol, 1996, 316: 145 – 152

22. Cairncross KD, Cox B, Foster C, et al. A new model for the detection of antidepressant drugs: olfactory bulbectomy in the rat compared with existing models. J Pharmacol Meth, 1978, 1: 131 – 143

23. Van Reizen H, Schnieden H, Wren AF. Olfactory bulb ablation in the rat: Behavioural changes and their reversal by antidepressant drugs. Br J Pharmacol, 1977, 60: 521 – 528

24. Kelly JP, Wrynn AS, Leonard BE. The olfactory bulbectomized rat as a model of depression: An update. Pharmacol Ther, 1997, 74 (3): 299 – 316

25. Jolly DC, Richards JB, Seiden LS. Serotonergic mediation of DRL 72s behavior: receptor subtype involvement in a behavioral screen for antidepressant drug. Biol Psychiat, 1999, 45 (9): 1151 – 1162

26. Marek GJ, Seiden LS. Selective inhibition of MAO-A, not MAO-B, results in antidepressant like effects on DRL 72s behavior. Psychopharmacol, 1988, 96 (2): 153 – 160

27. McGuire PS, Seiden LS. Differential effects of imipramine in rats as a function of DRL schedule value. Phrmacol Biochem Behav, 1980, 13 (5): 691 – 694

28. O'Donnell JM, Seiden LS. Effects of monoamine oxidase inhibitors on performance during differential reinforcement of low response rate. Psychopharmacol, 1982, 78 (3): 214 – 218

29. O'Donell JM, Seiden LS. Differential-reinforcement-low-rate 72-second schedule: selective effects of antidepressant drugs. J Pharmacol Exp Ther, 1983, 224 (1): 80 – 8

30. Seiden LS, Dahms JL, Shaughnessy RA. Behavioral Screen for antidepressants: The effects of drugs and electroconvulsive

shock on performance under a differential-reinforcement-of-low-rate schedule. Psychopharmacol, 1985, 86 (1-2):55 – 60

31. Askew BM. A simple screening procedure for imipramine-like antidepressant drugs. Life Sci, 1963, 2:725 – 730
32. Costa E, Garattini S, Valzelli L. Interactions between reserpine, chlorpromazine and imipramine. Experientia, 1960, 16: 461 – 463
33. Maxwell DR, Palmer HT. Demonstration of anti-depressant or stimulant properties of imipramine in experimental animals. Nature, 1961, 191:84 – 85
34. Baizman ER, Ezrin AM, Ferrari RA, et al. Pharmacologic profile of fezolamine a nontricyclic antidepressant in animal models. J Pharmacol Exp Ther, 1987, 243 (1):40 – 45
35. Diaz JA, Vega S, Exposito MA, et al. Synthesis and antidepressant evaluation of new hetero [2,1] benzothiazepine derivatives. Arch Pharm, 1996, 329 (7):325 – 360
36. Fouchard F, Menciu C, Dufols M, et al. Synthesis and pharmacological evaluation of new (indol-3-yl) alkylamines acting as potential serotonin uptake inhibitors Arznemittelforschung, 1995, 49 (2):96 – 105
37. Lapin IP, Samsonova ML. Apomorphine-induced hypothermia. Eur J Pharmacol, 1977, 23:82 – 89
38. Puech AF, Frances H, Simon P. Imipramine antagonism of apomorphine-induced hypothermia: A non-dopamine interaction Eur J Pharmacol, 1978, 47:125 – 127
39. Puech AJ, Chermat R, Poucelet M, et al. Antagonism of hypothermia and behavioral response to apomorphine: A simple, rapid and discriminating test for screening antidepressants and neuroleptics. Psychopharmacol, 1981, 75:84 – 91
40. Corne SJ, Pickering RW, Warner BT. A method for assessing the effects of drugs on the central actions of 5-hydroxytryptamine. Br J Pharmacol, 1963, 20:106 – 120
41. Darmani NA, Reeves SL. The mechanism by which the selective 5-HT1A receptor antagonist S-(–)-UH301 produces head-twitches in mice. Pharmacol Biochem Behav, 1996, 55 (1):1-10
42. Kitamura Y, Nagatani T, Watanabe T. Buspirone enhances head twitches in mice. Eur J Pharmarcol, 1994, 253 (3):297 – 301
43. Colpaert FC, Janssen PA. The head-twitch response to intraperitoneal injection of 5-hydroxytryptamine antagonists and pirenperone, an LSD antagonist. Neuropharmacol, 1983, 22:993 – 1000
44. Hallberg H, Carlson L, Elg R. Objective quantification of tremor in conscious unrestrained rats, exemplified with 5-hydroxytryptamine-mediated tremor. J Pharmacol Meth, 1985, 13:261 – 266
45. Shank RP, Gardocki JF, Schneider CR, et al. Preclinical evaluation of McN-5707 as a potential antidepressant. J Pharmacol ExP Ther, 1987, 242:74 – 78
46. Bourin M. Is it possible to predict the activity of a new antidepressant in animals with simple psychopharmacological tests. Fundam Clin Pharmacol, 1990, 4 (1):49 – 64
47. Malick JB. Potentiation of yohimbine-induced lethality in mice: Predictor of antidepressant potential. Drug Dev Res, 1983, 3: 357 – 363
48. Qninton RM. The increase in the toxicity of yohimbine induced by imipramine and other drugs in mice. Br J Pharmacol, 1963, 21:51 – 66
49. Ozaki M, Weissbach H, Ozaki A, et al. Monoamine oxidase inhibitors and procedures for their evaluation in vivo and in vitro J Med Pharmac Chem, 1960, 2:591 – 607
50. Sing KP, Gautam SK. A study of antidepressant activity of some indole alkylamines. Arzneimittforschung, 1977, 27 (10): 2002 – 2005

第五章 镇静催眠药理学研究方法

第一节 概 述

镇静催眠药（sedative-hypnotics）对中枢神经系统具有抑制作用，小剂量时抑制程度较轻，能缓和激动，消除躁动，使情绪安静，此时称为镇静药（sedatives）；较大剂量时则引起近似生理性睡眠，称为睡眠药（hypnotics）。两者之间没有明显的界线，只是所用剂量不同而已。在动物实验中，可根据作用出现的时间和持续的时间，来比较不同药物的作用强度。

人们服用催眠药的目的是为了能够安眠，且服药睡眠后可被唤醒。理想的催眠药所要达到终极目标则是应该具有吸收快，使人较快地产生困倦感而加速进入睡眠，作用短、在体内消除快、无蓄积作用等特点，早晨醒来时其作用恰好消失，清醒后不遗留药物的延续作用，使患者异常的睡眠时相恢复正常，并能保持近似自然生理状态的睡眠。在实验动物中，"催眠"则指药物导致更大程度的伴有肌肉张力减弱、翻正反射消失、无意识的中枢抑制状态。多数药理学实验都建立在延长巴比妥类或其他镇静药的睡眠基础上，因此这些药理学模型对于寻找理想的用于治疗人类失眠的催眠药都有一定的不足。因为对睡眠中的生化过程所知甚少，目前尚无直接体外测定增强睡眠药物的方法，只有根据作用机制，通过受体结合实验和/或通道开放实验来间接判断该类药物的镇静催眠作用。

第二节　体外实验方法

一、³H-氟硝西泮－受体结合实验

（一）实验原理

使用 ^{3}H-地西泮（diazepam）或 ^{3}H-氟硝西泮（flunitrazepam）为放射性标记配体可同中枢神经系统膜蛋白特异性结合，该结合特性满足药理学有关受体的定义，即可饱和性、可逆性、立体选择性并同该类药物体内活性呈正相关性。Klepner 等（1979），Supavilai 和 Karobath（1980），Davies 等（1994）分别报道了苯二氮䓬受体的多相性。

（二）操作步骤

1. 试剂　①甲基 ^{3}H-氟硝西泮，70～90Ci/mmol，购于 New England Nuclear 公司；②氟硝西泮盐酸盐购自 Hoffmann La Roche 公司。

2. 组织膜蛋白制备　雄性 Wistar 大鼠断头处死并迅速取出全脑。称重后用 20 倍体积的冰冷的 0.32mol/L 蔗糖溶液进行匀浆（使用 Potter-Elvejhem 匀浆器）匀浆于 1000g 离心 10min。弃去所得底物，上清液于 30 000g 离心 20min。所得膜蛋白底物再悬浮于 40 倍体积的 0.05mol/L Tris 缓冲液中（pH6.9）。

3. 受体结合实验　①1ml 0.05Tris 缓冲液，pH6.9；②560μl H$_2$O；③70μl 0.5mol/L Tris 缓冲液，pH6.9；④50μl ^{3}H-氟硝西泮；⑤20μl 孵育液（测定总结合）或 0.1mmol/L 氟硝西泮盐酸盐（确定非特异性结合）或适量受试药物浓度；⑤300μl 组织混悬液。

将 ^{3}H-氟硝西泮、缓冲液、受试药物和水加入孵育管混合并置于冰浴中。间隔 10s 取 300μl 组织混悬液分别加入孵育管中。加入第一个孵育管组织混悬液时即刻进行计时。孵育管于 0～4℃环境孵育 20min，过 Whatman GF/B 滤膜真空抽滤以终止反应。真空抽滤间隔 10s 进行 1 次。5ml 冰冷缓冲液（pH6.9）立刻洗涤所得每块滤膜。加入 10ml 闪烁液并进行闪烁计数。

4. 结果判定　特异性结合为总结合减去非特异性结合（足量氯硝西泮存在的条件下）。特异性结合一般情况下大约为总结合的 97%。加入受试药物测定特异性结合受到抑制，每个受试药物剂量重复 3 次测定得到平均抑制率。利用对数几率法分析确定 IC$_{50}$。

（三）方法评价

Takeuchi 等（1992）发展了一种非放射性核素受体结合实验测定苯二氮䓬受体，实验使用生物素-1012-S 结合物蛋白。上清液中游离结合物由固相生物素－抗生物素结合实验来确定。

二、氯离子通道开放实验

（一）实验原理

因为氯离子通道和 GABA 受体、苯二氮䓬受体、苯巴比妥受体组成超分子复合体，故作用于这些受体的药物均可影响氯离子通道的开闭。GABA、苯二氮䓬、苯巴比妥等受体激动剂均可使氯离子内流增加。因此，实验所测得的放射计数就高。它们的拮抗剂则抑制氯离子通道的开启，故可拮抗这些受体激动剂的作用。任何直接、间接影响氯离子通道的已知或未知药物均可采用此方法。

（二）操作步骤

1. 试剂准备　①HEPES 缓冲液（145mmol/L NaCl，5mmol/L KCl，1mmol/L MgCl$_2$，10mmol/L D-葡萄糖，1mmol/L CaCl$_2$，10mmol/L Hepes，用 Tris 碱调 pH 至 7.5）；②2μCi/ml NaCl^{36}（放射性比度 12.5mCi/g）；③10～3mol/L GABA 和 muscimol（蝇蕈醇）。

2. 脑膜上氯离子通道的制备　雄性 DBN/2N（其他种属亦可）小鼠 4 只。60～120d 龄，断头处死，迅速取出脑子，加入 18ml 冰冷的 Hepes 缓冲液，离心，沉淀悬浮于 Hepes 缓冲液中，调节蛋白浓度至 6～7mg/ml。

3. 氯离子通道开放实验　取上述膜制剂 0.2ml 置于试管中，无膜制剂对照管加 Hepes 液 0.2ml，在 30℃水浴中震荡孵育 10min 后，无膜和有膜制剂对照管加 0.2ml 含 NaCl（终浓度 0.2mCi/ml）的 Hepes 缓冲液，加 Cl^{36}后 3～10s，用 4ml 冰冷的 Hepes 缓冲液终止反应，立即抽滤（用 2.4cm WatmanGF-C 玻璃纤维滤纸或其他用于核素过滤用滤纸），用 4ml 缓冲液淋洗两次，烘干后，加入闪烁瓶，用 4ml 闪烁液在液闪仪上计数。这一方法也可用于 GABA 受体、苯二氮䓬受体、苯巴比妥受体激动剂和阻断剂的鉴定。

4. 结果判定　利用放射计数评价 Cl^{36}粒子流入量，并考察所试药物对氯离子通道开闭程度的影响。

第三节　镇静作用实验方法

一、间断性行为实验

（一）实验原理

Ther 于 1953 年即设计了评价兴奋剂和镇静剂的实验装置。他使用 3 只小鼠为一组并作为一个特殊的社会群体。在进行镇静剂活性评价时，动物被连续给予兴奋剂，而当进行兴奋剂活性评价时，动物则被给予镇静剂。单盲法观察动物在给药后 1h 内行为的变化并同对照组进行比较。

（二）操作步骤

小鼠，雌雄兼用，平均体重为 25g，实验开始前禁食禁水 24h。为了排除生物节律对行为实验的影响，实验通常在上午 8：00～12：00 之间进行。12 只小鼠被分为 4 组，每组 3 只，其中一组为对照组，动物腹腔给予不同剂量的受试药物。在进行镇静剂活性评价时，小鼠在给药 10min 后皮下注射给予 0.5mg/kg 的脱氧麻黄碱（methamphetamine）。在进行行为兴奋剂活性评价时，小鼠则给予 800mg/kg 的三聚乙醛（paraldehyde）。10min 之后，动物放置于半径为 12cm、高度为 20cm 的玻璃缸中，该玻璃缸置于 130cm×50cm×30cm 的木制盒子上，有灯光从玻璃缸上方射入。给予脱氧麻黄碱和三聚乙醛 10min 后开始进行实验观察。

（三）结果判定

仔细观察并记录 1h 内小鼠每项自主行为活动，观察时间为每缸每分钟观察 1 次，每次 1s，观察内容如走动、站立、嗅和理毛等，记录为无/一次/或三次等。1h 内最大计数可达 180 次。一般情况下，小鼠在 1h 内自主活动会逐渐减少。脱氧麻黄碱处理小鼠的活动计数在 120～150 次之间，使用有效的镇静剂处理小鼠后，动物的自主活动计数将呈剂量依赖性减少，动物的活动次数换算成占对照组动物活动计数的百分比并得到受试药物的量效曲线，进而可得出药物的半数有效量（ED$_{50}$）。

（四）方法评价

该方法是一种评价中枢抑制剂和镇静剂活性，如抗组胺剂、神经松弛剂和镇静催眠药等药物的可靠方法。不足之处在于它需要一个训练有素的研究人员才能得出可重复的实验结果。因此，有人尝试将该方法改进，实现观察和记录的自动化。

1. Schaumann 和 Stoepel 于 1961 年按照间断性实验的原则将一台照相机放在 1 个 10cm×10cm 见方的金属笼子上。笼中小鼠的行为在 2.5 小时内每隔 7.5min 被拍摄 1 次并曝光 3s 记录下来。这样静止不动的小鼠就被清晰地记录下来，计分为零（0）。动物稍有运动就使得图像形成模糊的图像，计分为 1；如果小鼠运动较多就形成完全模糊的图像计分为 2。一般情况下，小鼠观察 20 次其计分不超过 20 分。小鼠积分超过 20 分被计为激动和兴奋，小鼠积分低于 5 分被计为抑制。这样通过绘制量效曲线并计算得到受试药

物的 ED_{50}。

2. Vogel 和 Ther 于 1963 年使用自动装置进行间断性实验。该实验使用 18 个动物笼子，笼子底部网栅重量很轻且可自由移动，底部装有弹簧支撑。一个小的永磁体贴在动物笼子底部，当笼子底部金属网栅线圈移动时可通过电磁效应产生电流。每个笼子放 2 只小鼠。当笼子底部移动时，记录装置记录 0.5 ~ 3s 内的产生电流的次数，相继记录 1min 内 18 个笼子中动物的活动次数。1h 内每个笼子记录小鼠总的活动次数。这种感应电流装置的灵敏度变化较大。因此，可通过记录动物每一次活动作为定标，不能将动物呼吸产生的活动计算在内。这样可以得到兴奋剂和抑制剂的剂量 – 反应曲线。

3. Meyer 于 1962 年测量了动物自主活动次数降低为最初 1/3 时所需时间。

4. Koek 等于 1987 年为了比较药物对动物自主活动的影响，利用间断性实验的原则观察了动物不同类型的活动形式如走动、站立、嗅、理毛、舔、撕咬、平衡失调、竖尾等。

二、开阔法实验

（一）实验原理

Dews（1953 年）、Saelens 等（1968 年）、Nakatsu 和 Owen（1980 年）均使用动物在笼子（一个开放的场所中）中运动斩断光路的方法作为测定大小鼠的活动。最近开发研制的实验装置不仅可以记录动物总的活动次数，而且可记录其走动、站立行为和走动速度。

（二）操作步骤

大鼠被放在一个四方开放场区域（68cm × 68cm × 45cm），该区域装有两排共 8 个红外线敏感的光电管。这两排光电管分高低分别装在离底部 40mm（底部）和 125mm（顶部）的位置。光电管之间的距离为 90mm，盒子边缘的光电管离盒子壁的距离为 25mm。实验测定安排在黑暗、通风和安静地环境中进行。由一台微机自动采集光路被斩断地次数测量以下指标：①自主活动次数：记录动物运动斩断所有底部光电管的次数；②外周自主活动次数：记录动物在开场区域外周活动斩断底部光电管光路的次数，这些光电管位于开场区域盒壁 25mm 处；③直立次数：记录动物直立时斩断顶部光电管的次数；④外周直立次数：记录动物在开场区域外周边缘直立时斩断靠近边缘顶部光电管的次数，这些光电管为盒壁上 25mm 安放的光电管；⑤走动次数：记录动物沿一定方向走动时连续斩断光开放场区域底部光电管光路的次数；⑥速度：在跑动时，采集动物在 0.1 秒内斩断光电管光路次数。

（三）结果判定

本实验使用成年雄性 SD 大鼠（体重在 280 ~ 320g 之间）。实验开始前 10 ~ 40min 皮下给予受试药物。观察 15 分钟，计算每分钟动物的活动次数并求出 3 次观察值的平均值。通过实验可以得到抑制剂和兴奋剂的量效曲线，不同的指标其量效曲线也不同。受试药物不同剂量分别同对照组比较并进行组间比较。

（四）方法评价

1. 开阔法实验装置允许测定不同的多个指标，而且通过绘制这些不同指标的量效曲线可以区分不同类型的镇静剂和兴奋剂。

2. 除了测定动物运动时斩断光路次数之外，还有基于电容系统的实验方法，如 Animax（Columbus Instruments，Ohio，USA）和 Varimex 已经被成功研制并广泛应用（Laviola G and Alleva E，1990；Honma et al，1991）。另外，有几个基于红外光路或磁场或图像分析的微机操作系统，如德国的 Technical & Scienctific Equipment GmbH 公司（D-61348 Bad Homberg，Germany）。

三、孔板实验

（一）实验原理

Boissier 和 Simon 于 1964 年探索了平价动物好奇和探索行为的实验方法。他们使用开放场实验，并在开放场装置的底部开有一个孔，该孔的大小允许动物将鼻子伸进去，叫做"孔板实验"（hole-board test），该实验很快被认可并被广泛采用，许多研究者对它进行了改进并实现了自动化。

（二）操作步骤

6 只小鼠（NMRI 种系），体重在 18 ~ 22g 之间。孔板大小为 40cm × 40cm。有 16 个直径为 3cm 的孔整齐地排列于板上。抬高孔板位置以使动物伸进鼻子而看不到地面。鼻子伸进孔板上的孔即算做好奇行为。

最初用肉眼观察，后被改进使用电子装置来计数，最近该方法进一步改进，除了记录动物斩断光路的次数之外，还测定了动物的整体活动。

（三）结果判定

通常情况下，每个受试药物剂量安排 6 只动物，对照组亦为 6 只动物。受试药物给药后 30min，第一只动物被置于孔板之上并观察 5min。记录动物鼻子伸进孔板的次数，计算该次数占对照组的百分比。

（四）方法评价

1. 将鼻子伸进孔口是一个动物较为典型的好奇探究行为，从一定程度上可描述动物的好奇心。对这种行为进行评价是十分必要的，研究证明，苯二氮䓬类（benzodiazepines）药物在较低剂量即可减少动物鼻子伸出的次数。

2. 现在洞板实验装置可以从德国公司（Technical & Scientific Equipment GmbH，D61348 Bad Homberg，Germany）购买。

四、联合开阔法实验

（一）实验原理

Weischer 等（1976）通过对孔板实验和斩断光路实验方法的改进可同时测定动物的跑动和好奇探究行为。有几种型号的实验装置可购买得到。

（二）操作步骤

NMRI 雄性小鼠，平均体重为 30g。每一只动物置于一个自动开放场实验箱中，该装置由一个黑色有机玻璃盒子（35cm×35cm×20cm）和一个放置于盒子中央的 一个柱子（8cm×8cm×20cm）组成。在距盒子底部 2cm 处，垂直盒壁均匀安装 2 个光电管，该光电管发出光将盒子分隔 4 个小室。动物斩断光路被自动记录下来。每一侧盒壁上水平方向均匀排列 4 个直径为 2cm 的孔（距盒子底部 7cm）。一排 4 个光电管安装在孔外 1cm 处以记录动物将鼻子探出孔外的次数。

（三）结果判定

腹腔注射给药 30min 或口服给药 60min 后，将动物放在笼子中并记录 5min 内动物的行为。每个剂量组合对照组均安排 10 只动物。动物运动计数（动物在笼子内斩断光路的次数）和好奇行为次数（动物将鼻子探出盒外的次数）分别被记录下来。计算药物处理组动物的计数占对照组计数的百分比。药物设置不同剂量可得到量效曲线。

（四）方法评价

1. 已经发现几种药物对动物探究行为的影响和对走动的影响是分离的。兴奋剂可降低动物的探究行为并同时增加走动次数。镇静剂则剂量依赖地降低探究行为次数，对走动次数无影响。因为该方法的修改较大，所以不同实验者所得到的不同结果很难进行比较。

2. Geyer 于 1982 年使用一个类似的实验装置，在进行苯丙胺（amphetamine）、咖啡因、阿扑吗啡和东莨菪碱的研究时得到不同的实验结果。Adams 和 Geyer 于 1982 年使用这一实验装置研究了 LSD 诱发的大鼠走动和探究行为的改变。Geyer 等于 1986 年使用一个行为监视仪研究了大鼠跑动中的空间和时间顺序识别问题。其他的研究者如 Wolffgramm 等（1988 年）使用摄像机在晚上低照明状态下拍摄记录了小鼠的运动状态，以动物跨越场交叉点的次数作为评价其走动能力的指标，而站立次数作为其探究行为的指标。Ljungberg 和 Ungerstedt 于 1977 年设计了实验装置自动记录大鼠 8 种行为方式包括阿扑吗啡诱导的强迫撕咬行为。

五、遥测分析大鼠大脑 EEG

（一）实验原理

在药理学研究领域，已经发明和开发了一种灵敏的方法，该方法使用无线脑电图技术对运动中的大鼠不同脑区进行场电位分析。

（二）操作步骤

雄性大鼠脑部埋放 4 根不锈钢电极，这些电极安装在基托上分别插入大脑前部皮层、纹状体、丘脑和网状系统（reticular formation），基托装有一个微型插座以便进行四个通道的信号传输。在实验阶段（手术后 2 周），大鼠大脑产生的场电位经过记录并使用快速傅立叶转换对电信号进行实时分析。产生的功率密度频谱分为 6 个波段，每一个波段表示该波段的功率积分。

（三）结果判定

将给药前 15min 所得数据同给药连续记录 15min 所得数据进行比较。

（四）方法评价

de Simoni 于 1990 年使用清醒动物并利用电化学检测技术将玻璃纤维电极定位埋放于动物不同脑区以检测单胺递质的代谢和释放。

第四节　催眠作用实验方法

一、巴比妥类药物的协同作用

（一）实验原理

该实验用来阐明药物的中枢作用特征，不仅催眠药和镇静药，而且高剂量的抗抑郁药都可延长单次给予环己巴比妥导致的睡眠时间。该实验用小鼠，因为环己巴比妥在该种属具有快速代谢排泄的特点。

（二）操作步骤

1. 延长阈上催眠剂量环己巴比妥/戊巴比妥钠的睡眠时间　ICR 或 NMRI 雄性小鼠，每组 10 只，体重 18 ~ 22g。口服（po）或腹腔注射（ip）或皮下注射（sc）实验药物或标准对照药物（如地西泮 3mg/kg，po）或口服待测药物 60min 后开始静注药物环己巴比妥（hexobarbital，60mg/kg）或腹腔注射阈上剂量戊巴比妥钠（30 ~ 60mg/kg）。动物仰位置于热板（37℃）上，记录翻正反射消失（从注射环己巴比妥或戊巴比妥钠开始计算）和再次出现的时间。注射 60mg/kg 环己巴比妥一般可麻醉 15min，当再次出现翻正反射有疑问时，则重新轻轻使动物背部朝下仰卧，如果 1min 内出现翻正反射，该时间即为翻正反射恢复时间。

2. 戊巴比妥钠阈下催眠剂量实验　正式实验前，先通过预实验，选择好戊巴比妥钠阈下催眠剂量（20 ~ 30mg/kg），即 90% ~ 100% 小白鼠翻正反射不消失的戊巴比妥钠最大阈剂量。给药组给予一定剂量的被试药物后，峰作用前 10 ~ 15 分钟，腹腔注射戊巴比妥钠最大阈下剂量，凡 30min 内翻正反射消失达 1 分钟以上者，表明已发生了睡眠。

3. 再入睡实验　给阈上催眠剂量的戊巴比妥钠动物，睡眠醒来后立即给被试药物，观察动物是否又进入睡眠。

（三）结果判定

1. 延长阈上催眠剂量环己巴比妥/戊巴比妥钠的睡眠时间　记录对照组和实验组麻醉的时间均值（min），实验组时间的改变以对照组的百分率表示，计算 ED_{50}。ED_{50} 的定义为：药物能使 50% 动物延长 100% 睡眠时间的剂量。

2. 戊巴比妥钠阈下催眠剂量实验　用对照组与试药组动物入睡率的差别。$P < 0.05$ 者表明该剂量被试药物可能具有中枢催眠作用。只影响肝药酶而减少戊巴比妥钠代谢的药物在此模型上则无效。

3. 再入睡实验　如出现阳性结果并与对照组有显著差异，表明该被试药物有明确的中枢镇静催眠作用。

（四）方法评价

1. 通常口服苯二氮䓬类抗焦虑药值 ED_{50} 小于 1mg/kg，这与巴比妥类在动物实验中也具有抗焦虑作用以及在人类显示抗焦虑作用是一致的。抗精神病药如氯丙嗪（chlorpromazine）和氟哌啶醇（haloperidol）在低剂量下，也可延长环己巴比妥的睡眠时间。该实验被认为是非特异性的，因为抑制肝脏环己巴比妥代谢的药物也可延长麻醉时间。Balazs 和 Grice（1963）讨论了因 CCl_4 或亚硝胺导致肝脏坏死后与戊巴比妥所致大鼠睡眠时间的关系。

2. 环己巴比妥引起的睡眠时间在同时给予其他药物时，有些药物可延长睡眠时间，在特殊情况下睡眠时间还可被缩短。某些中枢神经系统活性药物［兴奋性药物和刺激剂如苯丙胺（amphetamine）及其相关化合物、甲基黄嘌呤（methylxanthines）] 等就可缩短睡眠时间。该过程中标准对照品有戊四唑、去氧麻黄碱和氨茶碱。

3. 反复给药后，很多化合物均可诱导肝药酶代谢，导致环己巴比妥代谢加速。因药物代谢加快，故睡眠时间缩短。

4. 除了环己巴比妥，也可用其他巴比妥类和硫喷妥钠，这些药物临床上用作短效麻醉药。实验药物或标准对照药物在 iv 25mg/kg 硫喷妥钠前 60min 给予，动物用体重为 18～22g 的小鼠。给药后将动物仰位放置，观察出现翻正反射的时间。口服地西泮导致睡眠时间延长 100% 的 ED_{50} 值为 2.5～4.0mg/kg。

二、大鼠失眠实验

（一）实验原理

James 和 Piper（1978）介绍了一种评价药物对大鼠催眠作用的方法。通常药物并不降低正常动物的清醒程度，电刺激引起的大鼠失眠被认为是接近于人类失眠的合适病理模型。

（二）操作步骤

Wistar 大鼠，雄性，体重 200～275g，手术安置电极用于可记录脑电图（EEG）和肌电图（EMG）。4 根 Ag/AgCl 电极插于硬膜外，两根圆电极插于颈背部，至少有 10 天的时间以恢复手术创伤。动物置于底部带有方格的隔音室中。多导仪和磁带非衰减记录额枕部 EEG 和 EMG。

做对照实验时，动物给予一定体积的溶剂，记录非应激状态的对照信号。第二天，动物再次注射溶剂，然后通过笼底部的电栅刺激动物足底部 8h。刺激参数：电流 0.5mA，波宽 15ms，频率 1Hz，每次刺激时间 30s。在刺激期间，EEG 和 EMG 记录线路可自动中断。电刺激可被两个可调定时器自动启动。这样，每刺激 30s 间隔 30min。第三天给予实验药物或标准对照药物，在电刺激的 8h 内记录信号。

（三）结果判定

睡眠-清醒周期可被应激过程改变。唤醒和慢相睡眠Ⅰ相的次数增加，而慢相睡眠Ⅱ和快睡眠时间减少。苯巴比妥和苯二氮䓬类至少可部分拮抗这些变化。

（四）方法评价

1. 对于筛选药物，该方法成本高耗时长。然而该方法失眠过程中的 EEG 指标和人类相似，可反映新化合物的作用。

2. Gardner 和 James（1987）介绍了一种改进的节省时间的方法，首先记录 2.5h 非应激状态的指标，然后给予药物或溶剂对照，再在周期性电刺激下记录皮层脑电图 5.5h。

三、记录清醒猫 EEG-睡眠成分

（一）实验原理

预先埋藏电极，则可记录催眠药对清醒的可自由活动的猫 EEG 所反映睡眠类型的影响。

（二）操作步骤

猫，雌性，体重 2.5～3.5kg，麻醉，皮层下网状结构（A3，L3，H1）和杏仁核（A12，L9，H-5）或尾核（A11，L9.5，H-2）放置双极电极。皮层螺旋状电极放置于大脑侧裂上、外侧、大脑侧裂中部和侧裂外。两根 Teflon 包裹的金属丝放置于颈部肌肉。所有金属丝连接在一个超小型插口中，用牙科丙烯酸固定。这种慢性模型猫可周期性地用于药物实验，用不同的药物至少间隔两周。

实验时，将猫置于 70cm×80cm×80cm 高的明亮通风，温度为 21℃ 的实验箱中。立即将猫和通过笼子顶部中心进入水银旋转接头的电缆连接，这可以防止电缆打结和限制猫的活动。记录皮层 EEG、颈部肌肉张力和网状多位点活性。持续记录 96h，结果储存在磁盘中。

（三）结果分析

用上述记录的皮层 EEG、颈部肌肉张力和网状结构活性分析 REM 睡眠、慢相睡眠和清醒状态。不明确的阶段，既不能算慢相睡眠也不能算清醒状态的都按清醒计算。观察第一个晚上的作用后，于第三或第四天给药。数据用方差分析，影响因素有实验对象、天数和药物。

（四）方法评价

Wetzel（1985）评价了自由活动大鼠用目测法分析其清醒状态、慢相睡眠或快相睡眠的方法。除了 EEG 和肌电图，Holm 等（1991）还记录了清醒猫的眼电图。

（张永鹤　库宝善　张庆柱）

参 考 文 献

1. 张均田，张庆柱主编. 神经药理学研究技术与方法. 北京：人民卫生出版社，2005，393

2. Davies MF, Onaivi ES, Chen SW, et al. Evidence for central benzodiazepine receptor heterogeneity from behavior tests. Pharmacol Biochem Behav, 1994, 49 (1): 47 – 56

3. De-Simoni MG, De-Luigi A, Imeri L, et al. Miniaturized optoelectronic system for telemetry of in vivo voltammetric signals. J Neurosci Methods, 1990, 33 (2-3): 233 – 240

4. Holm E, Staedt U, Heep J, et al. Untersuchungen zum Wirkungsprofil von D, L-Kavain. Zerebrale Angriffsorte und Schlaf-Wach-Rhythmus im Tierexperiment. Arzneimittelforschung, 1991, 41 (7): 673 – 683

5. Honma S, Honma K, Hiroshige T. Methamphetamine effects on rat circadian clock depend on actograph. Physiol Behav, 1991, 49 (4): 787 – 795

6. Laviola G, Alleva E. Ontogeny of muscimol effects on locomotor activity, habituation, and pain reactivity in mice. Psychopharmacology, 1990, 102 (1): 41 – 48

7. Takeuchi T, Tanaka S, Rechnitz GA. Biotinylated 1012-S conjugate as a probe ligand for benzodiazepine receptors: characterization of receptor binding sites and receptor assay for benzodiazepine drugs. Anal Biochem, 1992, 203 (1): 158 – 162

第六章　镇痛药理学研究方法

第一节　概　述

根据镇痛药起作用的部位不同可将其分为中枢镇痛药和外周镇痛药：通过阻断外周痛觉感受器产生痛觉冲动发挥镇痛作用的药物定义为解热镇痛药；通过阻断中枢神经系统痛觉冲动的突触传导发挥镇痛作用的药物定义为麻醉性镇痛药。在动物模型方面，一般依靠对动物施加能引起疼痛的刺激如直接刺激感觉神经或以不同方式（如高温或压力）直接刺激痛觉感受器，引起痛反应；观察药物对痛反应的影响以定量疼痛，可以较客观地评价药效。在对阿片类药物的研究过程中发现了包括 μ、κ 和 δ 等几种阿片受体，与阿片受体亲和力的高低可直接反映阿片激动剂的镇痛活性，因此利用配体结合实验可分析阿片类药物的药理学活性，并可在药物的作用机制研究中提供直接证据。另外，电生理学技术、内源性神经递质及一些活性物质（如前列腺素及肽类）的测定也有助于阐明痛觉的产生、调制及镇痛药物的作用机制。

与痛觉相关的递质包括参与痛觉形成过程的递质和受体及调节痛觉传导过程的递质。物理和化学刺激均能激活外周痛觉通路。温度、机械和化学刺激通常激活高阈的痛觉感受器，将痛觉传入脊髓后角。病理情况下，有害刺激一般持续时间长，并伴有组织损伤和炎症反应。炎症反应中，许多炎症细胞，如肥大细胞、巨噬细胞和淋巴细胞等均能释放炎症介质。疼痛刺激也引起神经源性炎症反应，亦即产生血管舒张，血浆蛋白渗出和炎症细胞释放介质。所有炎症介质，包括 K^+，5-HT，缓激肽、P 物质、组胺、环氧酶和酯氧酶代谢产物，均能增敏痛觉感受器，使其对那些原本不引起疼痛的刺激，例如温度，亦感觉疼痛。这一过程称之为“外周增敏”。非甾体类抗炎药通过抑制炎症来降低外周增敏过程。最近发现这些药物亦通过中枢机制产生镇痛作用。非甾体类抗炎药与阿片类联合用于手术镇痛，可减少阿片类用量。局部或全身运用局部麻醉剂可阻断外周痛觉冲动向中枢的传导，常用于神经损伤产生的疼痛。

影响痛觉产生和传递的主要递质有 P 物质、Nociceptin、阿片样物质、5-HT、NK、缓激肽等。神经递质研究基本的方法有很多。包括推挽灌流法、脑内微透析术、伏安法、微穿刺术、核素标记脑片以及抗体微探针等的技术。能对脑内细胞的外环境进行在体采样或测量的技术就有多种。例如，皮质杯法（cortical cup)、推挽灌流法（push-pull perfusion）、离子选择性微电极法、碳纤维微电极（carbon fiber micro-electrode）等。这些技术各自有不同的适用范围和特点，在神经药理学研究中得到广泛应用，本书相关章节有专门论述。

痛觉相关受体的研究包括分子生物学以及免疫学的一些相关方法。受体（绝大多数为蛋白质）的研究内容包括其本身的作为生物蛋白质的结构、性质和功能的研究，还包括它在神经系统的定位、分布以及它们和配体、其他递质、受体的相互作用等研究。前者主要是采用核酸分子杂交技术、DNA 重组技术（如基因的转染、基因敲除和突变、转基因动物等）以及相关的蛋白质研究方法等分子生物学的手段。受体在神经系的定位，则主要利用原位分子杂交和免疫学的一些方法。也可用配体法，配体通常用放射性同位素标记，用标记的配体和受体结合以显示其示踪部位。研究方法请参见本书有关内容。

第二节 整体动物模型

用于测定药物镇痛活性的方法有多种，多数镇痛实验使用啮齿类动物如小鼠和大鼠和家兔，某些情况下还必须用高级动物如恒河猴进行实验。

一、小鼠痛觉模型

（一）醋酸扭体法

1. 实验原理 将某些刺激性化学物质如醋酸或盐水注入小鼠腹腔内，能引起深部的、大面积而较持久的疼痛刺激，此时小鼠腹部会产生扭体反应（腹部内凹、躯干与后腿伸张、臀部高抬、身体扭曲）；预先或同时给予具有镇痛作用的药物能对抗这些化学物质的刺激作用，此实验模型可以用于评价药物的外周镇痛作用。

2. 实验步骤 每个剂量组 10 只昆明小鼠，雌雄各半，18～22g。通过不同途径给小鼠注射实验用药，一定时间后（如30分钟）给小鼠腹腔注射0.6%醋酸（0.4ml/只），小鼠会发生"扭体"反应；注射醋酸5分钟后，记录15分钟内各组小鼠的"扭体"次数。

3. 结果判定 可直接分析各组小鼠扭体次数的差别，也可用各组小鼠的扭体抑制率表示。

抑制率% =（对照组平均扭体次数 – 用药组平均扭体次数）/对照组平均扭体次数×100

4. 注意事项

（1）室温太低时，小鼠扭体次数可能减少，故室温应控制在22～26℃。

（2）可用盐水（4%）、酒石酸锑钾溶液（0.05%）、苯醌水溶液（0.02%）及缓激肽（0.00125%）等刺激性化学物质替代醋酸制备扭体模型。

5. 方法评价

（1）适合评价中枢及外周镇痛药，但仅适合筛选镇痛作用较弱的药物。方法简便、灵敏、重现性好，但不能在同一动物上进行时效关系分析。

（2）一些非镇痛药如中枢抑制药及阿托品等也可抑制扭体发生，常出现假阳性，因此本法仅可用作药效学初筛使用。

（二）热辐射甩尾实验

1. 实验原理 用小型聚光灯产生的一定强度的光束，经透镜聚焦照射小鼠鼠尾距身体1/3处；照射一定时间后，因热刺激致痛，小鼠会出现逃跑反应或将鼠尾甩离光源；鼠尾开始接受照射到甩离光源的时间能反映疼痛强度。本实验中观察到的逃跑反应是由大脑控制的复杂现象，甩尾是脊柱反射调节的现象。镇痛药可以延长小鼠的甩尾时间，通过测量药物诱导小鼠尾部热应激敏感性的变化来评价药物的镇痛活力。此实验适用于区别中枢阿片类镇痛剂与非阿片类镇痛剂。

2. 实验步骤 每个剂量组 10 只昆明小鼠，雌雄各半，18～22g。将小鼠装入笼中，鼠尾置于热辐射甩尾仪上，光束直射于鼠尾1/3处（距尾尖约1～2cm，可用笔涂黑点作标记，以便每次测痛点在同一位置上），约3秒钟小鼠出现反应，即甩尾或掉头；以辐射热引起甩尾反应所需时间为痛阈。首先测定各组小鼠的基础痛阈，正常值应当在 2～6 秒，痛阈小于 2 秒或大于 6 秒者剔除。其后分别给小鼠皮下注射受试或标准药物，30min 后再次测定小鼠痛阈，照射时间最长不超过 16 秒。标准品可使用可待因、哌替啶或吗啡。

3．结果判定

（1）计算每个时间点内痛阈反应时间的平均值并与预先测定的基础值比较，作显著性分析。

（2）计算给药后的可能最大镇痛百分率（PMAP）。PMAP =（给药后痛阈 – 给药前痛阈）/（16s – 给药前痛阈）×100% 。比较各组小鼠 PMAP 的差别。

4．注意事项

（1）热辐射刺激鼠尾时，选用尾部的下 1/3 处作为测痛点，但反复连续测定时，需将测痛部位稍加挪动，防止因局部烫伤影响测痛结果。

（2）热辐射强度可以调节，应当使基础痛阈控制在平均 4 秒左右。

（3）由于鼠尾表面积大，易散热，因此室温最好保持在 22℃左右。

（4）实验应在每日同一时间进行，以免日间变异因素影响。

5．方法评价

（1）适于评价中枢镇痛药的效力和效能。方法简单、灵敏、假阳性率低，且可在同一动物上进行时效关系分析。

（2）还可用于测定镇痛药对大鼠或猫的镇痛活性。

（二）热板法测痛实验

1．实验原理　小鼠爪趾对热刺激非常敏感，将其放在 55℃热板上一定时间后会产生踢后腿、舔后足和跳跃等反应，上述反应被确定为反应疼痛强度的指标。将小鼠放置在热板上到其出现上述反应为止的时间定义为痛阈。镇痛药可延长小鼠出现痛反应的时间，反映其镇痛作用，因此这一模型可用于评价药物的镇痛效果。热板法适合评价中枢镇痛药，不适合评价外周镇痛药。

2．实验步骤　每个剂量组昆明小鼠 10 只，雌性，初始体重 18～22g。将小鼠置于 55℃的热板上，记录其足底接触热板到出现舔后足、踢后足或跳跃时间，即热板反应潜伏期作为痛阈指标。首先测定各组小鼠的基础痛阈，正常值应当在 5～20s，痛阈小于 5s 或大于 20s 者剔除。符合标准的小鼠，随机分组。其后分别给小鼠皮下注射受试或标准药物，30min 后再次测定小鼠痛阈。用药后小鼠潜伏期达到 60s 者停止实验并以 60s 计，给药后一定时间测定痛反应时间。

3．结果判定

（1）计算每个时间点内痛阈反应时间的平均值并与预先测定的基础值比较，作显著性分析。

（2）计算给药后的可能最大镇痛百分率（PMAP）。PMAP =（给药后痛阈 – 给药前痛阈）/（60s – 给药前痛阈）×100% 。比较各组小鼠 PMAP 的差别。

4．注意事项

（1）热板法个体差异较大，实验动物应挑选，其痛反应潜伏期在 5～20s 者为敏感鼠，可供实验用。过敏、迟钝或喜欢跳跃则剔除不用。

（2）用药后小鼠潜伏期延长超过 60s 即表示有镇痛作用，应立即取出小鼠，防止烫伤足部影响结果。

（3）雄性小鼠遇热时阴囊松弛，与热板接触而反应过敏，易产生跳跃，常影响实验结果，故实验动物以雌性小鼠为好。动物体重对结果也有影响，一般 20g 左右为宜。

（4）室温在 18℃左右，动物对痛反应时间波动较小，实验时将室温控制在此温度范围内。

5．方法评价

（1）本方法适合评价中枢镇痛药。缺点是因镇静、肌松或拟精神病表现常出现假阳性。此外，评价部分激动剂结果常不可靠，所以此时使用的热板温度应低于 49.5℃。

（2）热板测痛实验也可采用大鼠为实验动物，另外根据评价药物的作用强度可采用较高热板温度如 60℃。

（三）福尔马林测痛实验

1. 实验原理 给小鼠爪趾部注射5%福尔马林溶液后小鼠会出现舔足的逃避反应，约在注射10分钟内发生第1相反应，在注射30~50分钟后发生第2相反应。第1相反应主要是直接刺激C纤维所致，第2相反应则有炎症机制参与。本实验是一个慢性疼痛模型，可用于测定药物对组织损伤时出现的持续性疼痛的镇痛作用。阿片类镇痛药对第1、第2相反应均有抑制作用，解热镇痛抗炎药只能抑制第2相反应，因此本实验可用于区分中枢和外周镇痛药。

2. 实验步骤 每个剂量组昆明小鼠10只，雌雄各半，初始体重18~22g。标记将要注射福尔马林的小鼠后爪，放入笼内适应15~30分钟。给每只小鼠注射相应剂量的药物，10分钟后在标记爪足底侧皮下注射注射5%福尔马林溶液（也可在药前注射福尔马林，但此时只能观察福尔马林的第二相反应）。小鼠很快出现舔咬注射足部的反应，连续观察60分钟，间隔15秒，记录第1相（10~30分钟）和第2相（30~60分钟）内的小鼠舔足时间。

3. 结果判定

分析使用不同剂量药物后小鼠舔足时间的变化，计算镇痛剂保护作用的 ED_{50} 值。

4. 注意事项

（1）小鼠体重应在18~22g左右，体重太大的小鼠反应较迟钝。

（2）注射福尔马林90~120min后痛反应明显减弱，因此不宜评价镇痛作用时间超过120min以上的药物。

（3）镇痛药在本模型不易产生耐受。因此本方法不适宜研究镇痛药物的耐受性。

5. 方法评价

（1）其他方法只能用来测定药物对急性疼痛的作用，福尔马林实验可评价药物对慢性疼痛的镇痛作用。5%福尔马林实验强度下只有中枢作用药物有效，而外周镇痛药几乎无效。因此，根据镇痛药作用位点和作用机制对其镇痛作用作一粗略分类，可用以区分炎性疼痛和非炎性疼痛。

（2）也可采用低浓度福尔马林（0.025ml，0.5%）进行相同的实验。注射福尔马林后也能出现典型的两阶段疼痛反应，中枢镇痛药如吗啡等能抑制两阶段疼痛，而外周镇痛药如乙酰水杨酸、羟苯基丁氮酮或可的松等药只能抑制第二阶段的疼痛。

（3）可用大鼠进行相同的实验。

二、大鼠痛觉模型

（一）钾离子皮下透入致痛实验

1. 实验原理 在一定强度的直流电电场作用下，饱和氯化钾溶液可经不同部位皮肤透入动物体内引起动物疼痛，动物可表现为甩尾、嘶叫等反应。用镇痛药后这些反应减弱，因此可以甩尾和嘶叫为疼痛指标，观察不同药物对动物痛阈的影响。

2. 实验步骤 每个剂量组10只Wistar大鼠，雄性，体重180~220g。用钾离子透入测痛仪测定大鼠尾部痛阈。将测痛仪输出电极（正极）用乳胶管固定于距尾尖1.5cm处，电极用饱和氯化钾浸透，与皮肤接触面积约1cm²。无关电极用盐水浸湿纱布固定于尾根部。从通电开始到大鼠出现鼠尾反应、嘶叫和强烈甩尾、伴有连续嘶叫和全身挣扎，分别记录其电流强度，作为嘶叫阈和运动阈。也可采用固定电流强度（如0.5mA）刺激大鼠。通电同时开始计时，当大鼠产生嘶叫或强烈甩尾时停止计时，所记录时间为基础痛阈。给药一段时间后再次测痛，比较给药前后大鼠对离子透入电刺激耐受时间的变化。

3. 结果判定

（1）阈电流增加可以反映镇痛药的效价强度和有效时程。与对照组相比，阈电流增长2倍以上即认为镇痛有效。可据此计算 ED_{50} 值。

（2）如采用等电流强度刺激，记录离子透入耐受时间，可计算给药后的PMAP。以用药后痛阈超过基础痛阈1倍为百分之百镇痛。

4. 注意事项

（1）环境温度对实验影响较大，应严格控制室温22~26℃。

（2）安放电极部位要脱毛，以便牢固固定电极。

5. 方法评价

（1）钾离子皮下透入测痛法简便、灵活，输出电流强度与钾离子透入及其引起的疼痛成正比，此法在研究镇痛药药效时应用广泛。

（2）也可采用家兔和恒河猴完成此实验。

（二）福尔马林实验

1. 实验原理 给大鼠爪背部表面注射10%福尔马林溶液后大鼠会出现抬升、舔舐或撕咬前爪等逃避反应。约在注射福尔马林10分钟内发生第1相反应，在注射30~50分钟后发生第2相反应。本实验是一个慢性疼痛模型，可用于测定药物对组织损伤时出现的持续性疼痛的镇痛作用。本实验可用于区分中枢和外周镇痛药。

2. 实验步骤 选用雄性Wistar大鼠，体重180~300g，每组6~8只。给每只大鼠注射相应剂量的药物，一定时间后在大鼠前爪背面注射0.05ml 10%的福尔马林溶液。将大鼠单独置于透明的笼中以便于观察。根据疼痛反应等级评出用药后30和60分钟受试动物的分值并按一定的疼痛指标打分。疼痛反应可以表现为抬升、舔舐。如大鼠所有爪趾均停留在笼底，对注射爪没有明显的偏爱，表明受试药物具有镇痛效应或保护作用。

3. 结果判定 根据用药后大鼠疼痛表现积分，评价药物的镇痛作用。计算镇痛剂镇痛作用的ED_{50}值。吗啡和派替啶皮下注射有效剂量分别为1.7mg/kg和15mg/kg。

4. 注意事项 大鼠体重应在180~220g左右，体重太大则反应会渐迟钝。其余同小鼠。

5. 方法评价

（1）福尔马林实验可评价药物对慢性疼痛的镇痛作用，本实验主要用于鉴定中枢作用药物，对外周镇痛药无效。

（2）根据药物作用强弱也可采用低浓度福尔马林（0.025ml 0.5%）进行相同的实验，或用小鼠完成相同实验。

（三）热辐射甩尾疼痛实验

1. 实验原理 热辐射甩尾仪能发出强度可调的点状伤害性热辐射刺激。在刺激强度固定的情况下，从大鼠尾部接受此伤害性刺激到出现甩尾反应所经历的时间反映了动物对此伤害性刺激的耐受能力。如果用药后这一时程发生了变化，表明该实验药物对动物伤害性刺激的耐受能力具有保护作用。

2. 实验步骤 Wistar大鼠，雌雄兼用，体重180~220g，每组6~10只。将大鼠鼠尾置于热辐射甩尾仪的光源上，使光点落在鼠尾中下1/3处（距尾尖约2~3cm，可用笔涂黑点作标记，以便每次测痛点在同一位置上），以辐射热引起甩尾反应所需时间为痛阈。首先测定各组大鼠的基础痛阈，正常值应当在2~4秒，痛阈小于2秒或大于4秒者剔除。照射时间最长不超过10秒。其后给大鼠注射受试或标准药物，30min后再次测定大鼠痛阈。

3. 结果判定 以可能最大镇痛百分率（PMAP）表示。用自身配对t检验判定用药前后的大鼠痛阈是否具有显著性，进而研究药物的镇痛作用。

$$PMAP = （给药后痛阈 - 给药前痛阈）/（10s - 给药前痛阈）\times 100\%$$

4. 注意事项 热辐射甩尾仪光源温度要保持恒定。当将动物尾部置于放射孔上时，应注意对准、贴紧。

5. 方法评价

（1）热辐射甩尾实验方法简单、灵敏、假阳性率低，可在同一大鼠上进行时效关系分析。本方法适于评价中枢镇痛药的药理作用。

（2）此模型还可用于测定镇痛药对小鼠或猫的镇痛活性。

（四）55℃热水温浴甩尾实验

1. 实验原理 大鼠温浴甩尾法也属于热刺激致痛模型。将大鼠尾尖3cm置于55℃水浴中，一定时间后大鼠会因热刺激疼痛而将尾部甩离水面，以尾划出水面的时间为痛反应指标。从尾部入水到尾尖划出水面的时间为基础痛阈，镇痛药会使这一时间相对延长，给药后测得痛阈为药后痛阈。通过比较时间延长的程度可对药物的镇痛作用进行评估。本方法仅适用于评价阿片类药物。

2. 实验步骤　使用雌性 Wistar 大鼠，体重 180～220g，每组 6～8 只。将大鼠单独关笼，尾部可自由活动，实验前让大鼠在笼内适应 30 分钟。尾尖部 3cm 标记，并将这一部分浸入 55℃ 热水中，几秒钟内大鼠即可出现甩尾反应，用 0.5 秒间隔作记录；每次测定后将鼠尾擦干。在给药前及给药后不同时间如 0.5、1、2、3、4、6 小时测定其反应时间，给药方式可为口服或皮下注射。终止浸尾时间为 15 秒，对照组动物甩尾时间应在 1～4 秒之间。比较给药前后大鼠对温水耐受时间的变化，计算给药后可能最大镇痛百分率（PMAP）。

3. 结果判定

（1）计算每个受试化合物的 ED_{50} 值并求得时间 – 反应曲线（起效时间，峰值及持效期）。

（2）皮下注射吗啡 ED_{50} 值为 3.5mg/kg；皮下注射美沙酮 ED_{50} 值为 1.7mg/kg；口服乙酰水杨酸 640mg/kg、皮下注射羟基保泰松 160mg/kg。

$$PMAP = \frac{给药后痛阈 - 给药前痛阈}{15 - 给药前基础痛阈} \times 100\%$$

4. 注意事项　①实验时动物尾部要干净；②实验时将大鼠放入固定盒内，将鼠尾理直，动物不动时才能放入水中；③基础痛阈大于 4 秒的动物应剔除；④室温稳定，最好在 18～22℃。

5. 方法评价

（1）该实验方法简单、灵敏，可有效区分阿片类中枢镇痛药与外周性镇痛剂。

（2）与本方法原理相同，也可用 1,2 亚乙基二醇与水混合冷却到 10℃ 或冷水作为低温伤害性刺激模型。

（3）也有用小鼠和恒河猴进行相同实验的报道。

（五）压足法测痛实验

1. 实验原理　机械压迫刺激可引起动物的疼痛反应，镇痛药物可以增加动物对机械压力的承受能力，观察给药前后动物对压痛的承受能力也即痛阈变化可反映药物的镇痛作用。

2. 实验步骤　Wistar 大鼠，雌雄兼用，体重 180～220g。将大鼠后足放于压力测痛仪圆锥下，逐渐加压至大鼠出现后足回缩或全身后退等痛反应，立即断开脚踏开关，此时压力测痛仪上显示的压力（g）即为基础痛阈。给药后再次测痛，比较给药前后大鼠对压力耐受的变化。计算给药后可能最大镇痛百分率（PMAP）。用药后痛阈达到 750g 为 100% 镇痛。

3. 结果判定　正常大鼠痛阈是 107.0±27.3g。采用 t 检验进行统计分析。

$$PMAP = （给药后痛阈 - 给药前基础痛阈)/(750g - 给药前基础痛阈) \times 100\%$$

4. 注意事项　①每次压足部位要相同，作好测痛点标记，不要压趾间隙；②每鼠后足爪的个体反应有较大差异；③砝码要从 0 位开始，要分清压痛与动物自发活动。

5. 方法评价

（1）压足法测痛方法简单、准确，可在同一大鼠上进行时效关系分析。本方法适于评价中枢镇痛药的药理作用。

（2）此模型还可用于测定镇痛药对恒河猴的镇痛活性。

（六）结肠炎疼痛模型

1. 实验原理　内脏痛（visceral pain）是最常见的一种疼痛现象，具有重要的临床地位。它的特点是性质模糊、定位不确及易产生痛敏和牵涉痛，与躯体痛有明显区别。内脏痛在临床上多表现为长期症状，如内脏炎症、癌痛、胃肠功能失调综合征及强烈的内脏手术后疼痛等，常伴随着不可避免的痛觉过敏状态。内脏痛有关刺激包括中空器官的扩张、局部缺血、炎症和牵拉。结肠和直肠等中空器官，由于易于施加刺激、便于实验操作和容易定量而成为内脏痛研究的常用靶位。

2. 实验步骤　Wistar 大鼠，雌性，体重 200~240g。外观良好，无腹泻。实验开始前20min 将大鼠置于行为观察室（20cm×30cm×30cm 塑料缸）中熟悉环境，并用37℃温热石蜡油冲洗直肠。将大鼠置于特制固定器中，用乙醚麻醉大鼠。在麻醉状态下，迅速给大鼠插入特制的直肠内窥器，在目视条件下，距直肠缘约35mm 处黏膜下注射0.1ml 的0.3% 的蜂毒溶液。大鼠清醒后，记录各时间段的痛行为反应次数。大鼠致炎后，可记录每种行为反应在不同时间段的数量。每15 分钟为一个时间段，整个记录过程持续2 小时，分8 个时段，采集痛分数。

3. 结果分析　采用能反应内脏疼痛的行为学指标为评分标准。4 种痛行为主要依据下列两个反映各种痛水平的标准：①痛刺激组与盐水注射组相比，发生的选择性；②与齿颤或竖毛相联系的痛苦迹象。

这些行为按疼痛强度依次递增的顺序为：①舐咬下腹部及外阴区域（L）；②腹部收缩（A）；③身体伸展（B）；④全身收缩（W）：W_1 为持续低于30 秒；W_2 在30s~1min；W_3 为超过1min。上述1~4 行为学指标为量化依据，对不同疼痛强度行为计分如下 L：1 分；A：2 分；B：3 分；W_1：4 分；W_2：5 分；W_3：6 分。每15 分钟为一评分段，得出一个疼痛数（pain scores，S）作为大鼠疼痛程度的反映。

计算公式：$S = 1L + 2A + 3B + 4W_1 + 5W_2 + 6W_3$

L，A，B，W 分别为每15 分钟记分段中各行为反应次数，记录2 小时（120min）8 个时间段。疼痛程度的轻重以痛分数表示，比较不同时间段痛分数的变化，观察大鼠疼痛程度随时间的变化趋势。

4. 注意事项　①注射蜂毒时不能穿透乙状结肠壁层；②室温应控制在18~20℃，隔绝噪音。

5. 方法评价

（1）本方法属于炎症性疼痛模型，处理相对较简单，疼痛时间较持久，与临床实际内脏痛较符合。适于观察药物对疼痛治疗及其起效与维持时间，但某些抗炎可能导致假阳性结果。

（2）也可以在直肠内注射5% 福尔马林或生理盐水制造炎痛模型。

（七）神经源性疼痛模型

1. 实验原理　神经源性疼痛是由于中枢或者外周神经系统损伤或疾病引起的一种疼痛综合征，通常包括自发痛和诱发痛。目前对神经源性疼痛的产生机制尚不完全清楚，因此神经源性疼痛的动物模型通常是在动物感觉传导道路上制造损伤，造成动物产生自发或诱发性疼痛，动物可表现出痛觉超敏（对非伤害性刺激产生伤害性反应）、痛觉过敏（对伤害性刺激反应增加或敏化）与自发痛。常用的损伤方法包括物理性损伤如神经结扎、切断、冷热或缺血损伤神经；化学性损伤如强啡肽或长春新碱损伤；糖尿病性神经痛模型如用链脲霉素造成糖尿病后多数动物产生神经痛。

2. 物理性损伤模型　常用的有坐骨神经慢性压迫损伤模型、脊神经连接模型、坐骨神经部分或全部切断。实验步骤如下。

（1）坐骨神经慢性压迫损伤　暴露坐骨神经干，用铬肠线松结扎4 个环，用毛刷机械刺激引起痛觉超敏现象。动物出现对机械、冷、热刺激反应加强，其中热痛觉超敏最明显，是常用的神经源性疼痛动物模型，一般在手术后5~7 天出现痛觉超敏，10~14 天达高峰，可持续1~2 个月，随着神经再生和修复上述症状会逐渐消失。由于结扎神经的手法与松紧力度不同，造成的神经损伤程度较难控制，重复性相对较差。

（2）脊神经结扎（SNL）　坐骨神经是由腰4、5、6 神经汇聚合成，这一模型是将大鼠腰5 与腰6 的脊神经分离并切断，症状出现早，可持续6 个月。机械痛觉超敏在此模型上表现最为明显。该模型损伤程度较一致，但手术较为复杂。

（3）坐骨神经部分切断（PSL）　在坐骨神经上段用丝线扎紧1/3~1/2 的神经纤维。可在术后数小时内出现对机械及热刺激产生的痛觉过敏与痛觉超敏，可持续数月。但由于损伤纤维的种类与程度难于控制，难于分析受损症状与神经支配的关系且重复性较差。此外还有坐骨神经末端神经损伤模型，该模型损伤坐骨神经末端，保持腓神经完整，除外周神经横切的神经瘤模型外，这几个模型都是神经部分去传入模型，与他模型的区别在于该模型可清楚地知道各皮肤区域的神经支配。

（4）外周神经横切　将大鼠坐骨神经完全横切，造成完全去传入神经损伤状态。由于坐骨神经近端神经残端形成神经瘤而引起相应的痛觉异常，又称为神经瘤模型，其特点是动物感觉异常，常发生自噬。但由于横切易造成动物外周感觉丧失和肢体瘫痪，难于进行行为学观察。

3. 化学性损伤模型

(1) 强啡肽损伤　鞘内注射强啡肽（A 1～17）能使大鼠产生较长时间的痛觉超敏，其中机械性痛觉超敏长达 70 天，毛刷触觉刺激可持续 14 天，冷痛觉过敏可持续 7 天。单次鞘内注射强啡肽可在大鼠上产生痛觉超敏与痛觉过敏，该作用可被 NMDA 受体阻断剂阻断。尽管强啡肽 A 是 κ-阿片受体的内源性配基，但能与 NMDA 受体反应产生非阿片样作用，对阿片受体阻断剂不敏感。因此强啡肽诱导的痛觉超敏是被 NMDA 受体介导而不是被阿片受体所介导。

(2) 微管损伤　长春新碱可产生神经毒作用，在无髓鞘轴突上降低微管密度；干扰有丝分裂。这种神经毒作用在背根神经节处更为强烈，神经微丝积累造成背根神经节大直径神经元肿胀，在背根神经节发生的变化要早于外周轴突的变化，伴随微管动力学改变的轴突转运功能的变化可能是产生神经痛的原因之一。给大鼠静脉灌注长春新碱 [30、50μg／（kg·d）] 连续 14 天，在第 8 天开始产生痛觉超敏，至少能持续 3 星期。腹腔注射吗啡、局麻药利多卡因、Na^+ 离子通道阻断剂美西律均可显著逆转痛觉超敏，而河豚毒素在该模型上未显示出镇痛作用。

(3) 糖尿病性神经痛　是最常用的代谢损伤性神经痛模型。给大鼠连续注射链脲霉素 5～7 天后，多数大鼠在产生糖尿病症状的同时表现出神经痛症状，一般可持续 2 个月，链脲霉素损坏大鼠胰岛 Langerhans 细胞，快速产生高血糖症状，但 STZ 产生严重的病态与高死亡率，解释行为学结果时会产生问题。与外周神经损伤模型相反，未发现糖尿病大鼠外周感觉神经自发活动和对外周刺激反应增加，相反，从外周到脊髓的感觉输入降低而不是增高，在这一模型上在脊髓水平或脊髓上部对感觉信号处理的异常可能参与痛觉过敏与痛觉超敏的产生。

(4) 兴奋性氨基酸损伤　兴奋性氨基酸受体亚型如 NMDA、海人藻酸（KA）、使君子酸（quisqualic acid）受体对高强度伤害性刺激发生反应。AMPA 受体激活主要参与脊髓信息快速传递，不参与中枢敏感化的维持。给大鼠鞘内注射 KA 或 NMDA 可造成兴奋毒性损伤，产生撕咬、搔抓等行为，个别实验室报道也表现出对机械刺激的痛觉超敏，大鼠出现自噬、躯体带状冷热、机械刺激超敏及保护性反应等，但该模型是否可以作为神经源性疼痛动物模型尚有争议。

4. 结果分析

(1) 自发性疼痛　主要可以分析大鼠主要的自噬行为。自噬行为表现为动物咬断神经损伤致感觉缺失的区域，自远心端向近心端发展，包括皮肤、肌肉甚至于骨头都被咬掉。此外还表现出逃避、损伤肢悬爪、自发性缩腿行为、搔抓、舔咬、自发性嘶叫等行为。

(2) 诱发性疼痛　主要可分析大鼠对物理刺激的痛觉超敏或过敏。例如用毛刷或用压力测痛仪刺激足部，记录其缩脚或嘶叫阈，如阈值下降表明存在对机械痛觉超敏或痛觉过敏；也可将大鼠后足置于热板（55℃）或冷板（1～5℃）上，观察缩足或舔足潜伏期，如阈值缩短表明存在对冷、热刺激痛觉超敏或过敏。

三、家兔痛觉模型

(一) 钾离子皮下透入测痛实验

1. 实验原理　在一定强度的直流电电场作用下，饱和氯化钾溶液可经不同部位皮肤透入家兔体内引起疼痛，家兔可表现为缩腿、挣扎或扬爪等反应。使用镇痛药后这些反应减弱，因此可以缩腿、挣扎、扬爪为疼痛指标，观察不同药物对动物痛阈的影响。

2. 实验步骤　每个剂量组 4 只大耳白兔，雄性，体重约 2kg。用钾离子透入测痛仪测定家兔前肢中段痛阈。将测痛仪刺激电极用饱和氯化钾浸透，与皮肤接触并固定。无关电极用生理盐水浸湿纱布固定于大腿中下段处。从通电开始到家兔出现缩腿的电流强度作为其痛阈。也可以采用固定电流强度（如 0.5mA）刺激家兔。通电同时开始计时，当家兔出现缩腿时停止计时，所记录时间为基础痛阈。给药一段时间后再次测痛，比较给药前后家兔对离子透入电刺激耐受时间的变化。

3. 结果分析

（1）阈电流增加可以反映镇痛药的效价强度和有效时程。与对照组相比，阈电流增长 2 倍以上即认为镇痛有效。可据此计算 ED_{50} 值。

（2）如采用等电流强度刺激，记录离子透入耐受时间，可计算给药后的 PMAP。以用药后痛阈超过基础痛阈 1 倍为百分之百镇痛。

4. 注意事项

（1）环境温度对实验影响较大，应严格控制室温 22 ~ 26℃。

（2）安放电极部位要脱毛，以便牢固固定电极。

5. 方法评价

（1）钾离子皮下透入测痛法简便、灵活，输出电流强度与钾离子透入及其引起的疼痛成正比，此法在研究镇痛药药效时应用广泛。

（2）也可采用恒河猴完成此实验。

（二）牙髓刺激实验

1. 实验原理　牙髓传入纤维主要传导伤害性信息，电刺激牙髓可产生许多典型的反应如舔舐、撕咬、咀嚼和摆头等，均较易观察到。这些反应是牙髓源性疼痛引起的中枢性反应，无脊髓机制参与。该方法可用于测定中枢和外周镇痛药对家兔的镇痛活性。

2. 实验步骤　大耳白兔，雌雄各半，体重 2 ~ 3kg。静注 15mg/kg 硫喷妥钠或 0.2mg/kg 柠檬酸芬太尼麻醉动物。用高速牙钻在两颗上门牙侧面靠近牙床线的位置钻孔，暴露牙髓。将一钳制电极放入钻开的牙髓腔内，适应 30 分钟后开始刺激并测定刺激阈值。使用矩形电流刺激，频率 50Hz，刺激时程 1 秒。电流从 0.2mA 开始，直到动物发生舔舐现象。为寻找合适的阈值，可先不断增高然后再降低电流。每只动物连续测定 3 次以确定其基础阈电流。测定新镇痛药的活性及 ED_{50} 值时，每个剂量组用 8 ~ 10 只动物，受试化合物可通过口服或静注给药，均采用自身对照。口服给药 15、30、60、120 分钟，静注给药 5、15、30、45、60 分钟后再次测定阈电流作为评价药效的指标。

3. 结果分析　筛选程序中阈电流增加可反映镇痛药的效价强度和有效时程。使用 3 个剂量组（镇痛作用分别在 10% ~ 90%），每个剂量组 8 ~ 10 只家兔用于测定 ED_{50}。与对照组相比，阈电流增长 2 倍以上即认为镇痛有效。

4. 注意事项

（1）在此模型上家兔的基础痛阈能稳定维持 5 周以上，动物可反复使用。

（2）同一种药物可进行累加剂量实验求得量效曲线。但如欲评价不同药物，用药后需间隔一定时间使动物体内原有药物代谢完全。

5. 方法评价

（1）本方法评价镇痛药活性灵敏度较高。此外，某些非阿片镇痛药和外周镇痛剂如吡唑酮在此模型上也体现了一定的镇痛作用。

（2）本实验也可用大鼠、狗和猫完成。

四、恒河猴钾离子皮下透入致痛实验

（一）实验原理

在一定强度的直流电电场作用下，饱和氯化钾溶液可经皮肤透入恒河猴体内引起疼痛，表现为缩腿和挣扎等反应。使用镇痛药后这些反应减弱，因此可以缩腿和挣扎为疼痛指标，观察不同药物对动物痛阈的影响。

（二）实验步骤

每个剂量组 4 只恒河猴，雄性，体重约 5kg。用钾离子透入测痛仪测定恒河猴尾部痛阈。将测痛仪刺激电极用饱和氯化钾浸透，与皮肤接触并固定。无关电极用生理盐水浸湿纱布固定。从通电开始到恒河猴出现缩腿或挣扎的电流强度作为其痛阈。也可以采用固定电流强度（如 0.5mA）刺激恒河猴。通电同时开始计时，当恒河猴出现缩腿或挣扎时停止计时，所记录时间为基础痛阈。给药一段时间后再次测痛，比较给药前后恒河猴对离子透入电刺激耐受时间的变化。

（三）结果分析

1. 阈电流增加可以反映镇痛药的效价强度和有效时程。与对照组相比，阈电流增长 2 倍以上即认为镇痛有效。可据此计算 ED_{50} 值。

2. 如采用等电流强度刺激，记录离子透入耐受时间，可计算给药后的 PMAP。以用药后痛阈超过基础痛阈 1 倍为 100% 镇痛。

（四）注意事项

1. 环境温度对本实验影响较大，应严格控制室温 22～26℃。

2. 安放电极部位要脱毛，以便牢固固定电极。

（五）方法评价

1. 钾离子皮下透入测痛法简便、灵活，输出电流强度与钾离子透入及其引起的疼痛成正比，此法在研究镇痛药药效时应用广泛。

2. 一般情况下，一种药物对人的镇痛作用与在大鼠和小鼠上的镇痛实验结果是相关联的，但为进一步了解其作用方式并找到适合于人的治疗剂量，还必须用猴进行实验。恒河猴实验可作为一新的化合物试用于人之前的最终评价，在药物活性筛选阶段不推荐使用。

第三节　离体器官实验

不同的器官标本上存在不同的阿片受体亚型，如豚鼠回肠纵肌主要存在 μ 阿片受体，但也存在少量的 κ 阿片受体；小鼠输精管含有 3 种阿片受体；大鼠输精管主要含 ε 阿片受体；仓鼠输精管主要含 δ 阿片受体；家兔输精管主要存在 κ 阿片受体。阿片受体激动剂的相对效能可通过它们对上述离体组织标本的电刺激收缩的抑制能力来评定，这些实验可以用来分析药物对离体组织器官的效价，也可根据药物的效价检测药物的浓度，还可以在离体器官标本上研究药物和受体作用机制，确定药物作用于何种受体药物的激动性质或拮抗性质，并测出其作用强度。

一、离体豚鼠回肠测定法

（一）实验原理

豚鼠回肠主要含阿片 μ 受体，也存在少量的 κ 受体。阿片类药物作用于豚鼠回肠阿片受体后，能够阻断回肠胆碱能神经末梢释放乙酰胆碱，并进而抑制电刺激标本引起的收缩。阿片类药物在离体标本上的药理效应可以反映激动剂的作用机制及其对不同的阿片受体亚型的作用强度及作用方式，也可以分析特异性受体拮抗剂对激动剂药理作用的影响。

（二）实验步骤

1. 配制台氏液　取 NaCl 8g，KCl 0.2g，CaCl$_2$ 0.2g，NaHCO$_3$ 1.0g，MgCl$_2$ 0.1g，NaH$_2$PO$_4$ 0.05g，葡萄糖 1.0g，配制 1000ml 水溶液，调 pH7.4～7.8。

2. 标本制备　雄性豚鼠，体重 250～300g，脱颈椎处死后解剖腹部取出回肠，用 Krebs 液洗去肠腔内容物，弃去近回盲部 10cm 左右的回肠。取长约 30mm 的一段回肠，放入盛有预先准备好的台氏液中。用注射器将肠腔内的污物冲去洗净。在肠段两端分别用线结扎，一端固定于通气管的钩上，置入平滑肌恒温槽内，另一端与换能器相连，通过等张换能器用记录仪记录收缩活动。浴槽上下两端铂电极产生的电刺激引起回肠段纵向收缩，静止时标本张力负荷为 0.5g。

3. 药物效应测定　浴槽内台氏液保持一定高度，通入 95% O$_2$ 及 5% CO$_2$ 混合气体，用恒温控制器将温度控制在 35～37℃间。回肠标本在台氏液中稳定 30 分钟后，即可开始正式实验。用某一浓度的药物处理一定时间，记录药物引起回肠条收缩的反应；其后用台氏液冲洗 2～3 次，待基线恢复后，再加不同浓度的药物。

（三）结果分析

1. 计算激动剂半数抑制剂量 IC$_{50}$ 值　选用受试药物 4～5 个不同的浓度，测定其抑制电刺激标本收缩的百分率，求得抑制 50% 收缩的药物浓度（IC$_{50}$）。

2. 计算阻断剂的 pA_2 值 pA_2 值是衡量药物阻断强度的指标。其意义是当加入一定量的竞争性阻断剂后，激动剂增加 1 倍剂量方能达到原有效应，此时的阻断剂的摩尔浓度的负对数值称为 pA_2 值。pA_2 值越小，表明阻断剂的阻断作用越强。

先根据阿片类激动剂的量效关系确定其产生 50% 效应时的浓度 $[A_0]$；其后加入不同浓度的阻断剂如纳洛酮，此时激动剂的量效曲线右移；可求得不同浓度的纳洛酮（$[N]$）存在时激动剂产生 50% 效应时所需的浓度 $[A_1]$。

以 $lg(A_1/A_0 - 1)$ 为纵坐标，以相应的纳洛酮浓度的负对数（$-lg[N]$）为横坐标，作图得一直线，其方程式为 $pAx = -lg[N] + lg(A_1/A_0 - 1)$。$pA_2$ 值就等于 $-lg[N]$。

（四）注意事项

1. 台氏液需严格按比例配制。$CaCl_2$ 应配成稀释液最后缓慢加入，且边加边摇匀，以防止 $CaCO_3$ 产生。

2. 台氏液应保持在 35～37℃ 之间，过高过低均能影响其收缩活动。

3. 每次测定前必须用标准药物进行对照，标本的敏感性要在一定范围内，敏感性太高或太低的标本均应舍去。实验结束时，再用标准药检测，确定标本的敏感性基本不变。

4. 勿将药物直接加到组织标本上，以免影响实验结果。

（五）方法评价

1. 由于豚鼠回肠主要含阿片 μ 受体，因此本方法可用于区分阿片 μ 受体激动剂或阻断剂，可以提供直接的药效学数据。

2. 与完整回肠段相比，在回肠纵肌标本上药物容易达到作用部位，药物作用容易被洗脱，且标本收缩较整齐，因此近年来多采用回肠纵肌标本进行此实验。台氏液也可以改用 Kreb's 液。

二、小鼠离体输精管实验

（一）实验原理

小鼠输精管主要含 δ 阿片受体，也有部分 μ 和 κ 阿片受体；药物作用于输精管这些阿片受体，阻滞肾上腺素能神经末梢释放去甲肾上腺素，从而抑制电刺激标本引起的收缩。比较受试药物在这些输精管上的作用，并分析特异性拮抗剂对它们的拮抗情况，即可判断受试药物与阿片受体亚型的作用强度和作用性质。

（二）实验步骤

1. 制备离体输精管 雄性昆明小鼠，断颈处死，从腹中线剖开腹腔，压迫睾丸进入腹腔，沿附睾处输精管由下向上分离，直至靠近前列腺处剪断。把输精管放入盛有 Kreb's 液的平皿中。除去附着的脂肪及血管，用小棉球轻轻压出管内的精液；取近前列腺部分 3/4 的输精管。其后用丝线缚一小圈，准备套在玻璃电极小钩上，另一端缚一根长的丝线，联结在拉力换能器的拉臂上。将电极置于内有 10ml Krebs 液的浴槽内，通入氧气（内含有 5% CO_2，95% O_2）。水浴温度 37℃，标本负荷重量为 0.5g；每 10min 换一次营养液，半小时后给予电刺激，收缩平稳后给药。

2. 电刺激参数 与豚鼠回肠标本不同，小鼠输精管实验选用的电刺激参数为频率 0.1Hz，波宽 1～3ms，电压 20V；用传感器记录收缩。

3. 测定方法 同离体豚鼠回肠检定法。

（三）结果分析

同豚鼠回肠标本实验，可计算激动剂 IC_{50} 值及竞争性拮抗剂的 pA_2 值。

（四）注意事项

1. 分离输精管时须将附着的脂肪及血管剥离干净，否则会影响药物的作用。

2. 其余同豚鼠离体回肠标本实验。

（五）方法评价

小鼠输精管含有丰富的 δ 阿片受体，且取材方便，是评价 δ 激动剂或拮抗剂作用的常用标本。家兔输精管含单纯的 κ 阿片受体；金黄仓鼠输精管含有 δ 阿片受体；大鼠输精管含有 ε 阿片受体，因此上述标本可分别用于分析相应受体激动剂的药理学作用。仅刺激参数需作相应的调整。

第四节 受体结合实验

1973 年，首次有研究发现中枢神经系统膜制备对放射标记的阿片类化合物具有立体选择性及高亲和力结合。针对阿片类药物的不同药理学特性，确认了 μ、κ、δ、σ 受体等几种阿片受体。激活 μ 受体（脊上水平）可产生镇痛作用。μ 受体有 $μ_1$ 和 $μ_2$ 两种亚型，其中 $μ_1$ 受体主要介导脊上水平的镇痛作用，$μ_2$ 受体则主要介导对呼吸和胃肠蠕动抑制。δ 受体和 κ 受体也存在不同的亚型，激活 δ 受体能在脊髓和脊上水平参与镇痛，激活 κ 受体主要在脊髓水平产生镇痛作用。进一步分析发现阿片受体激动剂和拮抗剂在体内的效能与体外 ^{3}H 纳洛酮（阿片受体阻断剂）替代实验结果相平行。基于以上结果，开始使用 ^{3}H 纳洛酮结合实验评筛阿片类化合物的潜在镇痛活性。随着高选择性配体的发现，已经有可能选择性地标记不同的 μ、κ 和 δ 受体结合位点。

一、^{3}H-纳洛酮结合实验

（一）实验原理

阿片受体激动剂和阻断剂与受体的亲和力和它们取代放射标记纳洛酮的能力之间有良好的相关性。钠离子（100mmol/L）能增加阻断剂的结合而减少激动剂的结合，因此建立了这一检测方法，通过测定存在或不存在钠离子的情况下阿片类化合物对 ^{3}H-纳洛酮的 IC_{50} 值，可区分阿片受体激动剂、部分激动剂或阻断剂。

（二）实验步骤

1. 实验试剂 3H-纳洛酮（38 ~ 58Ci/mmol）由 New England Nuclear 公司提供。用蒸馏水配成 1mmol/L 的酒石酸利富盼（Dextrophan tartrate）贮存液；临用时将贮存液用蒸馏水按 1:200 稀释，在非特异性结合管内各加入 20μl，终浓度为 0.1μmol/L。Dextrophan tartrate 同样用蒸馏水配制成 1mmol/L 的贮存液，临用时将贮存液用蒸馏水按 1:200 稀释，在总结合管和特异性结合管内分别加入 20μl。为计算 IC_{50} 值，可将 ^{3}H-纳洛酮配成 100nmol/L 的浓度，每管加 50μl，终浓度为 5nmol/L。受试药品可用合适的溶剂配成 1mmol/L 的贮存液，连续稀释，终浓度范围一般在 10^{-5} ~ 10^{-10}mol/L，每次测定至少 6 个浓度（也可以用更低或者更高的浓度，依药物亲和力高低而定）。

2. 组织制备 雄性大鼠断头取脑。全脑（除去小脑）称重，加入 50 倍体积的 0.05M 的冰冷 Tris 缓冲液，匀浆；离心（40 000g，15 分钟）；弃上清液；沉淀 P_1 重新悬浮于新鲜缓冲液并再次离心（40 000g，15 分钟），沉淀 P_2 再次悬浮于初始体积的 0.05mol/L 的 Tris 缓冲液中。得到组织终浓度为 10mg/ml。

3. 结合反应 反应体系如下：①310μl 蒸馏水；②20μl 5μmol/L Dextrophan（总结合）或 5μmol/L 的酒石酸利富盼（非特异结合）；③50μl 2mol/L 的氯化钠或水；④50μl 0.05mol/L 的 Tris 缓冲液，pH7.7；⑤20μl 药物或载体；⑥20μl ^{3}H-纳洛酮；⑦500μl 组织悬浮液。

37℃ 孵育半小时。用 Whatman GF/B 滤膜真空抽滤终止反应，再用冰冷的 0.05mol/L Tris 缓冲液（pH7.7）迅速清洗 3 次。滤膜加入 10ml 的闪烁液测量计数。0.1μmol/L Dextrophan 或 0.1μmol/L 酒石酸利富盼存在下结合量的差别定义为立体特异性结合。钠离子不存在时，特异性结合占总配体量的 1%，总结合量的 50%；而钠离子（100mmol/L）存在时，特异性结合占总配体量的 2%，总结合量的 65%。增加部分主要是特异性结合。

（三）结果分析

将数据转换为受试药物取代 ^{3}H-纳洛酮立体特异性结合的百分比。进行对数 - 概率分析确定 IC_{50} 值。用受体饱和结合实验的 Scatchard 分析计算得 ^{3}H-纳洛酮结合的 K_D 值。K_i 值可以通过 Cheng-Prusoff 公式用 IC_{50} 值计算。用存在和不存在氯化钠时的 IC_{50} 值来计算钠偏移；阿片受体激动剂引起高钠偏移，部分激动剂引起中等程度的钠偏移，而拮抗剂则引起低钠偏移。

（四）注意事项

1. 反应体系的温度应严格控制。

2. 清洗时应迅速操作，以免结合物解离。

3. 缓冲液要根据受体种类及实验目的选择。

（五）方法评价

1. 本方法灵敏度高，可用于确定阿片受体激动剂、部分激动剂和阻断剂。

2. 目前多采用亲和力更高的 ^{3}H-Diprenorphine 代替纳洛酮进行上述实验。

二、^{3}H-DAMGO 结合实验

（一）实验原理

μ 阿片受体主要介导阿片类物质脊髓上水平的镇痛作用。^{3}H-DAMGO 对 μ 受体高亲和力结合位点有高选择性。本实验可用来筛选能抑制 ^{3}H-DAMGO 结合的化合物，根据其抑制能力大小可预测其对 μ 阿片受体的作用强度。将用放射性核素标记的配体，与含有受体的组织、细胞、细胞制剂（膜蛋白或胞液），在适宜的条件下一起孵育，使受体和配体充分结合，形成复合体。设法除去未被结合的游离标记物，测定其放射性，即可计算或作图分析受体或配体的药理学特征。

（二）实验步骤

1. 实验试剂

（1）^{3}H-DAMGO（NEN Life Sciences）用去离子水将纳洛酮配制成 100μmol/L 的贮备液，终浓度为 10.0μmol/L。抽滤缓冲液 50mmol/L Hepes，pH7.4，4℃。

（2）用适宜的溶剂将待测药物配制成 1mmol/L 的贮存液，并连续稀释，使其最终浓度在 10^{-5} ~ 10^{-10} mol/L 之间；每次检测至少 6 个浓度。用 Tris 缓冲液稀释 ^{3}H-DAMGO 到终浓度的 10 倍。

（3）Tris 反应缓冲液配制 ①50mmol/L Tris-HCl，pH7.8；②1.0mmol/L EGTA；③5.0mmol/L MgCl$_2$；④10mg/L leupeptin；⑤10mg/L pepstatin A；⑥200mg/L bacitracin；⑦0.5mg/L aprotinin。

（4）Tris 冲洗缓冲液配制 Tris-HCl，1mol/L，pH 值为 7.4。

2. 组织制备 雄性 Wistar 大鼠断头处死。取出全脑（去小脑），称重后加入 10 倍体积的 0.05mol/L 冰冷 Tris 缓冲液（pH7.4）并匀浆，离心（48 000g，4℃，15 分钟），弃上清液；沉淀（P$_1$）再悬浮于相同体积的缓冲液。此匀浆液在 37℃孵育半小时以去除内源性阿片肽，其后同前述方法离心。最终沉淀（P$_2$）再悬浮于一定体积的 0.05mol/L Hepes 缓冲液（pH7.4），蛋白浓度为 0.5mg/ml。

3. 结合反应 反应体系如下：①200μl Tris 反应缓冲液；②50μl 溶剂、10 倍终浓度的受试化合物或纳洛酮（10μmol/L，非特异）；③50μl ^{3}H-DAMGO；④200μl 膜制备。

试管在 25℃孵育 40 分钟。用 Whatman GF/B 滤膜真空抽滤终止反应，然后用 5ml 1mol/L 和 Tris 清洗缓冲液洗 3 次。滤膜放入盛有 5ml 闪烁液的液闪瓶中测量计数。

（三）结果分析

用受体饱和结合实验的 Scatchard 分析计算得 ^{3}H-DAMGO 结合的 K$_D$ 值及 B max 值。总结合与 10.0μmol/L 纳洛酮存在时结合量的差异定义为特异性结合。

（四）注意事项

1. 一般特异性结合至少应达到 1000dpm，才能减少液闪计数仪的误差。

2. 受休与配体多以非共价键缔合，解离迅速，因此应尽量缩短分离时间。多数配体在室温下反应 1 小时即可平衡。不稳定的配体可在冰水中进行结合反应，这样可以减慢快速平衡系统的解离速度减少抽滤过程中的特异结合的丢失。

（五）方法评价

本方法灵敏度较高。也可以采用 ^{3}H-二氢吗啡进行上述实验。

三、^{3}H-DADLE 结合实验

（一）实验原理

δ 阿片受体可介导阿片类物质脊髓和脊上水平的镇痛作用。^{3}H-DADLE 对 δ 受体选择性较高。本实验可用来筛选能抑制 ^{3}H-DADLE 结合的化合物，根据其抑制能力大小可预测其对 δ 阿片受体的作用。将用放

射性核素标记的配体，与含有受体的组织、细胞、细胞制剂（膜蛋白或胞液）在适宜的条件下一起孵育，使受体和配体充分结合形成复合体。设法除去未结合的游离标记物，测定其放射性，即可计算或作图分析受体及配体的药理学特征。

（二）实验步骤

1. 实验试剂

（1）^{3}H-DADLE（NEN Life Sciences）　用去离子水将纳洛酮配制成 100μmol/L 的贮备液，终浓度为 10.0μmol/L。抽滤缓冲液 50mmol/L Hepes，pH7.4，4℃。

（2）用适宜的溶剂将待测药物配制成 1mmol/L 的贮存液，并连续稀释，使其最终浓度在 $10^{-5} \sim 10^{-10}$ mol/L 之间；每次检测至少 6 个浓度。用 Tris 缓冲液稀释^{3}H-DADLE 到终浓度的 10 倍。

（3）Tris 反应缓冲液配制　①50mmol/L Tris-HCl，pH7.8；②1.0mmol/L EGTA；③5.0mmol/L $MgCl_2$；④10mg/L leupeptin；⑤10mg/L pepstatin A；⑥200mg/L bacitracin；⑦0.5mg/L aprotinin。

（4）Tris 冲洗缓冲液配制　Tris-HCl，1mol/L，pH 值为 7.4。

2. 组织制备　雄性 Wistar 大鼠断头处死。取出全脑（去小脑），称重后加入 10 倍体积的 0.05mol/L 冰冷 Tris 缓冲液（pH7.4）并匀浆，离心（48 000g，4℃，15 分钟），弃上清液；沉淀（P_1）再悬浮于相同体积的缓冲液。此匀浆液在 37℃ 孵育半小时以去除内源性阿片肽，其后同前述方法离心。最终沉淀（P_2）再悬浮于一定体积的 0.05mol/L Hepes 缓冲液（pH7.4），蛋白浓度为 0.5mg/ml。

3. 结合反应

（1）反应体系如下　①200μl Tris 反应缓冲液；②50μl 溶剂、10 倍终浓度的受试化合物或纳洛酮（10μmol/L，非特异）；③50μl ^{3}H-DADLE；④200μl 膜制备。

（2）试管在 25℃ 孵育 40 分钟。用 Whatman GF/B 滤膜真空抽滤终止反应，然后用 5ml 1mol/L 和 Tris 清洗缓冲液洗 3 次。滤膜放入盛有 5ml 闪烁液的液闪瓶中测量计数。

（三）实验结果

用受体饱和结合实验的 Scatchard 分析计算得^{3}H-DADLE 结合的 K_D 值及 B max 值。总结合与 10.0μmol/L 纳洛酮存在时结合量的差异定义为特异性结合。

（四）注意事项

参见^{3}H-DAMGO 结合实验。

（五）方法评价

本方法灵敏度较高。也可以采用^{3}H-DPDPE 进行上述实验。

四、^{3}H-U-69593 对豚鼠小脑 κ 受体的结合实验

（一）实验原理

κ 阿片受体主要参与阿片类药物脊髓水平的镇痛效应。κ 受体的药理效应与 μ 受体在镇痛实验、利尿效应、对纳洛酮的敏感性及导致呼吸抑制方面都有所不同，如 κ 受体激动剂能引起多尿，而 μ 受体激动剂则不能。测定新化合物对 κ 受体的亲和力并与 μ 受体进行比较可以确定其受体选择性及其对 κ 受体作用强度的大小。要确定配体对 κ 受体的选择性，必须在 κ 受体占优势的组织（如豚鼠小脑）上进行测定。

（二）实验步骤

1. 实验试剂

（1）^{3}H-U-69，593（NEN Life Sciences）　用去离子水将 U50，488H 配制成 100μmol/L 的贮备液，终浓度为 10.0μmol/L。抽滤缓冲液 50mmol/L Hepes，pH7.4，4℃。

（2）用适宜的溶剂将待测药物配制成 1mmol/L 的贮存液，并连续稀释，使其最终浓度在 $10^{-5} \sim 10^{-10}$ mol/L 之间；每次检测至少 6 个浓度。用 Hepes 缓冲液稀释^{3}H-U-69，593 到终浓度的 10 倍。

（3）Hepes 分析缓冲液配制　①50mmol/L Hepes，pH7.4；②0.5mg/L aprotinin；③200mg/L bacitracin；④10mg/L leupeptin；⑤10mg/L pepstatin A。

2. 组织制备　雄性豚鼠断头处死并取出小脑，称重，加入 10 倍体积的 0.05mol/L 的冰冷 Hepes 缓冲液（pH7.4）匀浆 30 秒；离心（48 000g，4℃，10 分钟），弃上清液；沉淀重悬浮于 20 倍体积的缓冲

液，37℃孵育45分钟以去除内源性阿片肽，并再次同前述方式离心。所得沉淀再次悬浮于一定体积的0.05mol/L Hepes缓冲液（pH7.4），蛋白浓度为0.5mg/ml。

3. 结合反应

（1）反应体系如下　①200μl反应缓冲液；②50μl溶剂、10倍终浓度的受试化合物或U-50，488H（10μmol/L，非特异）；③50μl ³H-U-69，593；④200μl膜制备。

（2）试管在25℃孵育40分钟。用Whatman GF/B滤膜真空抽滤终止反应，然后用5ml 0.05mol/L Hepes缓冲液清洗3次。滤膜放入盛有5ml闪烁液的液闪瓶中测量计数。

（三）结果分析

1. 总结合与5.0μmol/L U50488H存在时结合量的差异定义为特异性结合。通过不同浓度受试药的特异性结合百分比计算IC_{50}值。

2. 用受体饱和结合实验的Scatchard分析计算³H-U-69，593结合K_D值和Bmax值。K_i值可以通过Cheng-Prusoff公式用IC_{50}值计算。

$$K_i = IC_{50}/1 + L/K_D$$

（四）注意事项

多数配体在室温下反应1小时即可平衡，但必须在不同时间测定结合反应的效率。不稳定的配体可在冰水中进行结合反应，这样可以减慢快速平衡系统的解离速度减少抽滤过程中的特异结合的丢失。

（五）方法评价

可用³H-bremazocine替代³H-U-69，593进行上述实验。

五、脑啡肽酶活性测定

（一）实验原理

在脑组织内发现脑啡肽与吗啡具有相同药理学特性，进一步研究表明脑啡肽降解酶抑制剂Thiorphanc能对小鼠产生一定的镇痛作用。因此分析药物对脑啡肽酶的作用能在一定程度上反映其潜在的镇痛活性。测定脑啡肽酶多采用高灵敏度的荧光分析法，脑啡肽酶代谢底物常采用荧光肽［dansyl-D-Ala-Gly-Phe（pNO_2）-Gly，（DAGNPG）］。脑啡肽酶可在DAGNPG的Gly-Phe（pNO_2）结合点断裂结合，导致荧光增强。

（二）实验步骤

新鲜大鼠肾脏加10倍体积的0.05mol/L冰冷Tris缓冲液（pH7.4），匀浆，离心（5分钟，1000g）。沉淀P_1弃去；上清液离心（60 000g，60分钟），所得沉淀P_2重新悬浮于0.05mol/L冰冷Tris缓冲液（pH7.4），用于酶活性测定。

用DAGNPG测定脑啡肽酶活性的标准操作应在37℃下进行。含50μmol/L DAGNPG的0.1ml 0.05mol/L的Tris缓冲液（pH7.4）在37℃预热15分钟，加入50μl酶液及0.5μmol/L的卡托普利。试管在振摇水浴温浴30分钟，100℃煮沸5分钟终止反应。样品用1.35ml Tris-HCl缓冲液稀释后500g离心30分钟，取1ml上清液进行荧光分光光度检测，激发波长342nm，发射波长562nm。在含有灭活酶液的Tris-HCl缓冲液内加入递增浓度的DNS-D-Ala-Gly和递减浓度的底物，制备标准曲线。为测定对脑啡肽酶的抑制，可在各管内分别加入不同浓度的受试化合物或标准品thiorphan［（R-，S-）-3-mercapto-2-benzylpropanoyl］glycine。

（三）结果分析

受试化合物对酶的抑制能力可与标准品相比。

（四）注意事项

反应体系的pH值为7.4，温度37℃，应严格控制。

（五）方法评价

1. 本方法灵敏度较高，且化合物在此模型上抑制脑啡肽酶的活性与体内镇痛作用强度相平行，可用于体外评价镇痛活性。

2. 也有人用³H-Tyr-Leu-脑啡肽作底物分析脑啡肽酶活性。原理是脑啡肽酶可将³H-Tyr-Leu-脑啡肽代谢降解为^{3}H-Tyr-Gly-Gly，将底物与产物分离后检测产物放射活度可反映酶的活力。将^{3}H-Tyr-Leu-脑啡肽与大鼠纹状体突触膜在30℃温育15分钟（pH6.5），用30%三氯乙酸终止反应；然后用Porapak Q柱及Cu^{2+} chelex柱分离反应产物^{3}H-Tyr-Gly-Gly；其后用液闪计数仪记录^{3}H-Tyr-Gly-Gly的放射强度，与标准品比较可知候选化合物的活性。

第五节　痛觉电生理学实验

电生理研究既包括用电刺激等方法在整体动物或是组织上进行，也包括在细胞和分子水平研究相关细胞的离子通道及受体蛋白等。利用神经系统的电生理方法研究药物镇痛作用机制和痛觉本身的机制以及进行镇痛药物的高通量筛选具有重要价值。另外，电生理技术中各类诱发电位的描记以及肌电图、脑电图的运用对研究痛觉及其诊断、治疗也有重要的价值。

一、电刺激法

包括直接、间接刺激的实验方法。如以直接电刺激法来刺激大脑皮质为基础的经典研究对大脑皮质主要区域的结构的性质的揭示起到了重要的作用。间接刺激脑皮质的方法在于：刺激不是专门给予皮质，而是给予分析器的外局部分（皮肤、耳朵），在这之后，在大脑皮层的个别部分，或在皮质下组织中，深入研究这一刺激的效应。这种方法中比较重要的有"诱发电位法"。借助于直接刺激大脑皮质和诱发电位的方法都能够构成脑皮质的功能图像。

（一）外周神经电刺激法

电刺激法借助于一定参数的电流或是电压通过皮肤或是经电极导入组织兴奋C纤维（电流大时也能兴奋Aδ纤维）产生传入放电引起疼痛反应，并根据刺激阈值的变化评价药效。此法的优点是无论强效或是弱效的药物的疼痛都能测出来。缺点是机体组织的阻抗易变而不易控制，而且电刺激法敏感性不是很高，其反应的变化与多种因素有关，如年龄、性别、种族及用药前的阈值等。此外，电击致痛还包含反射性因素，因而临床上没有镇痛活性的药物，当用本法测定时也可能会出现阳性反应。与机械刺激法比较，对电刺激法的评价是严谨不足。

1. 大鼠牙髓刺激法

（1）基本原理　一般认为牙髓仅有痛感觉，牙髓传入纤维主要传导伤害性信息，对牙髓的刺激可看作"纯痛"刺激。牙髓感觉阈值通过电刺激产生称为"张颌反应"所需的强度来确定。该反应是一种牙髓源性疼痛引起的中枢性反射。与扭体、甩尾、热板法不同，本反应无脊髓机制参与。牙髓刺激法适用动物有大鼠、兔、猫、狗等动物。在此介绍Steinfels和Cook报道的方法。

（2）操作步骤　手术：200～300g左右的SD大鼠，戊巴比妥钠30mg/kg耳缘静脉注射麻醉，沿牙颈区作一个2mm横切口以暴露左或右侧下颌骨和门牙。用微型牙钻（700号裂钻头）在牙骨-釉质交界处钻一个小孔，相距1.5mm处再钻一个小孔，相距1.5mm处再钻一个穿过下颌骨的孔两孔均应偏离中轴以防止损失牙髓或动脉。将细绝缘不锈钢或是细铂金电极一端打结，剥去靠结约1mm的绝缘层。所打的结要比孔大。以防止电极拉脱，无绝缘层的部分应处在下颌骨内，刺激电极穿过两孔从皮下经头顶部皮肤切口穿出，电极顶端裸露，连接放入一个小的塑料双电极线盒，接线盒用牙科丙烯酸黏附在头颅上，术后7～10天内开始实验。最低有效量参考值：吗啡0.185～0.23mg/kg皮下注射，哌替啶4.0～5.7mg/kg皮下注射，阿司匹林14.0～23mg/kg，ig。

（3）方法评价　①本方法较好的模拟病理性疼痛，所测得的药物最小有效剂量与临床镇痛有效剂量高度相关，是评价阿片受体和非阿片受体的可靠方法；②该动物制备能维持5周以上的稳定痛阈基线，故可以反复使用；对同一个药物可以进行累加剂量实验求得量效关系曲线，欲测试不同的药物，则需间隔数天使动物体内原有的药物完全消除；③本法可以作为研究脊髓以上部位的镇痛的方法（不涉及脊髓）；④本实验亦适合于兔猫实验，所得结果一致。电刺激强度也可按刺激的阈电压值进行计量。

2. 电刺激大鼠甩尾法

（1）敞式装置法　选用体重250～350g大鼠，采用敞式装置，用二条帆布带分别通过大鼠的肩后及髓前，固定在一带浅槽的木质实验基座上，以串脉冲方波刺激大鼠尾尖 1/3 处，强度 20V 左右，波宽 0.5ms、频率 100Hz、串长 50~100 ms，以引起甩尾和嘶叫反应的电流强度（mA）作为痛反应指标，每 5min 测定 1 次，取 3 次均值作为 "甩尾阈" 和 "嘶叫阈" 的基础痛阈，给药后测定镇痛作用，计算镇痛%。

（2）自由活动法 大鼠被安置于大鼠被安置于 20cm×30cm 的单间有机玻璃笼内，任其自由活动，尾部插入两根针状电 1 极，连以柔软导线，并用弹性塑料适当固定，用直流串脉冲，波宽 1ms，频率 50Hz，串长 500ms 进行刺激，从 0 开始，按每次递增 0.25mA，直至达到嘶叫阈，每隔 5min 测试一次，直至 4、5 次数值稳定不变，作为基础痛阈。给药后 5、10、30min 与 1、2、3、4 与 5h 测试嘶叫阈，求出镇痛效应百分率

（3）还可采用电刺激腹部嘶叫法和电刺激兔耳法。

3. 电刺激内脏大神经的慢性测痛法

（1）方法 兔（2~3kg），雌雄不限。用聚四氟乙烯绝缘多股银丝作双极电极，于麻醉下无菌操作埋植于左侧内脏大神经上。手术后一周开始实验，将动物置于兔箱内，头部及四肢可自由活动，待动物适应环境安静后，开始刺激内脏大神经，测定痛阈。刺激参数为短串单向方波，串长 500ms，波宽 1ms，频率 40Hz，强度为每隔 5s 递增约 0.1mA，至刺激强度增加至一定值时，兔即出现行为反应，多数表现为前肢搔爬或收缩，仰头或头向一侧转动，有时前肢活动和头转向同时出现，少数兔会引起全身性活动反应。以引起行为反应的最小刺激电流强度作为内脏痛阈值，每隔 5min 测 1 次，共测 3 次，以均数作为每 1 次实验的基础阈值。

（2）评价 ①从组织学和生理资料证明内脏大神经在传导内脏感觉，包括内脏痛觉有重要作用；②大内脏神经重复电刺激能较精确定量，也易引起较稳定的痛反应；③实验动物能被重复使用，一般能维持一个月以上供作实验观察。因此，本实验方法是一个较好的研究内脏痛慢性疼痛的模型。

（二）脑内电刺激方法

脑内电刺激法是研究中枢功能定位的经典方法之一。脑内电刺激法不仅被广泛应用于动物实验，而且也被应用于临床治疗。但必须指出此方法也有缺点。例如，电刺激对于神经元胞体、轴突或树突的兴奋作用没有选择性，刺激电流易于扩散超出所要兴奋的范围等。因此用电刺激方法得到的实验结果应结合其他方法所得结果仔细分析，下结论要慎重。

1. 刺激电极 刺激电极有单极和双极刺激电极之分。单极刺激电极可用不锈钢丝、铜丝、银丝或针灸针制成。电极要直，尖端光滑呈圆锥状，电极要用绝缘漆进行绝缘处理，尖端裸露 0.1~0.5mm。双极刺激电极可由两个单极刺激电极并列而成。另一种双极刺激电极是同心圆电极。刺激电极在使用前，必须检查其绝缘性。其方法是把电极接在 1.5V 干电池的阴极，浸入生理盐水中。只有电极尖端裸露部分有气泡形成才符合要求。双极刺激电极在使用前常用万用表测量其在生理盐水中的电阻，一般在 20~60kΩ 为宜。

2. 刺激参数 用于观察脑内某些核团或脑区的生理功能时，采用长串方波，其波宽小于 1ms，常用 0.4 或 0.2ms，强度小于 200μA，频率在 100Hz 以下。刺激的有效电流作用范围按如下公式计算：$r = I/k$ 式中：r 为电极到靶神经元的距离，I 为电流强度，k 根据不同组织的兴奋性而异，其值在 450~1000 之间。在研究某核团或脑区与另一核团或脑区的纤维联系时，采用单个或 2~5 个的短串方波，诱发顺行冲动，其他参数同上。

3. 刺激电极尖端定位 判定刺激电极的位置，一般用直流电凝固法。即将单极刺激电极接阳极，动物头皮接阴极，或同心圆电极外套接阳极，内芯接阴极，通以 1mA 左右，15~60s 的直流电，然后将动物脑用 10% 福尔马林液固定，切片进行组织学鉴定。

（三）顺行冲动记录法和逆行冲动记录法

顺行冲动和逆行冲动记录法是在中枢神经电生理实验中，采用电刺激某一部位所引起的其他部位神经元电活动的变化为指标，来研究中枢神经两点间功能联系的方法。它也可以归类到生物电信号的记录法中。这种方法比形态学方法简便易行，并可进行某些形态学方法所不能即时研究的长距离的神经联系

的研究；它可以在研究神经元之间的联系的同时还可观察神经元的生理特性；另外，结合电刺激引起的功能变化它还可研究刺激部位与记录部位的功能联系。

1. 顺行冲动记录法 为电刺激某一突触前的细胞体、树突或轴突，在突触后神经元细胞体上记录此刺激引起的电活动的方法。刺激部位至记录部位可能要经过一个以上的突触，可根据潜伏期的长短来判断神经元之间是单突触还是多突触联系。顺行冲动细胞外记录法较易进行。在体细胞外记录法在顺行冲动记录法中最为常用，因为它易获得持续时间长而稳定的单位放电。有关记录点的定位，视所用记录电极而定。当在一个部位记录到一个对电刺激另一个部位有反应的单位时，可用示波器照相机拍摄下单位放电活动的原始照，一般用重复扫描的方法几次乃至几十次的电刺激的结果重叠在一张底片上单位放电通常被输入到计算机给出刺激后时间直方图。

顺行冲动细胞内记录法获得的信息量较大。在体细胞内记录法在顺行冲动记录中难度较大，但此方法获得的单位放电活动的指标比细胞外记录法多得多。细胞外记录法一般只能得到单位放电频率的变化及刺激引起单位放电频率变化的潜伏期两项指标。细胞内记录法除了能得到上述两项指标外，还能得到神经元的静息电位值、动作电位值、膜电阻、动作电位上升速度、动作电位下降速度、动作电位时程及突触后电位等多项电位指标。同时还可把记录电极中充灌的 HRP 或 Lucifer yellow 等染料在记录结束后注入细胞体内，以观察此细胞的投射部位。

2. 逆行冲动记录法 即电刺激神经元的轴突主干或末梢，在同一神经元胞体记录反向传导的动作电位。这种电刺激诱发的神经元放电不经过突触传递，它不是在兴奋性突触后电位的基础上形成的。实施逆行冲动记录法所涉及的刺激电极的选择，刺激参数的确定以及刺激点的定位均类同于顺行冲动记录法。只是刺激强度不要过大。以刚超过阈值为宜。如果强度过大，可能由于阳极阻断现象而记不到逆行冲动。此外，刺激强度愈大，逆行冲动能跟随的刺激频率就愈低。与顺行冲动的情况相似，细胞外记录法最为常用，细胞内记录法则难度较大。但它所记录到的逆行冲动易与顺行冲动相鉴别。而且逆行冲动始段的锋电位与胞体树突锋电位之间的延搁比顺行冲动长约 0.2 ms，形成一个明显的切迹。

逆行冲动具有相对恒定的潜伏期和能跟随高频电刺激的特性。在同一神经元，其逆行冲动跟随的电刺激频率往往高于顺行冲动的跟随频率。但逆行冲动不是一种自然现象。冲动往往在轴突始段或轴突分支处被阻断。在不同类型的神经元上反向传导的安全系数也不同。轴突的逆行兴奋往往激活回返抑制系统，导致胞体的抑制，因而碰撞实验是鉴定逆行冲动的可靠标准。目前，碰撞实验被认为是鉴别逆行冲动的最可靠的方法。神经元的自发锋电位或诱发的顺行锋电位之后，神经元胞体仍可对经突触传递的传入冲动产生反应，但不能产生逆行冲动，这被称为禁锢期。因为自发放电或诱发的锋电位必须沿轴突正向传导到刺激某一部位，再经该部位的不应期，尔后电刺激该部位产生的逆行冲动才有可能反向传导到神经元胞体。在此之前，电刺激轴突引起的逆行冲动必然在轴突的某一点上与正向传导的冲动相遇即碰撞而消失。

（四）诱发电位的记录

中枢神经的任何部位对于感受器官、感受神经、感觉通路上的任何一点或与感觉器官有关的任何结构上的任意一点受刺激时所产生的电变化，叫做诱发电位。由于它是由某一特定刺激或事件引起的，因此诱发电位又称为"事件相关电位"。诱发电位是慢电位变化，不是单细胞放电，主要是由突触后电位总和而成。神经系统随时在活动之中，因而产生自发电活动。它以最简单的形式运用刺激方法的研究者是用电流刺激大脑皮质的某些点，并记录动物痛觉行为中的变化，这些变化是作为这种刺激的结果而出现的。但是也存在着相反的可能性，即如果将动物或人置于某些自然因素作用于他的条件下，那就可以查明：皮质的哪些部位以脑电活动变化对这些影响起反应。在现代电生理学中，为了研究人脑两半球皮质不同部位的功能而普遍地应用了这种方法。

自发放电的类型不定，每次记录到的波形均不相同。而诱发放电是故意刺激引起的，所以它常常出现在自发放电的背景之上，如何从中判别出诱发电位，在实际工作中是很重要的，一般可以从下面几点加以鉴别。诱发电位的出现与施加的刺激有一定的时间关系，即诱发电位有一定的潜伏期。在相同的实验条件下，在同一系统，潜伏期的长短应该是恒定的。用电子计算机可以记录平均诱发电位。它是把多次反应的电位叠加，使潜伏期恒定，原来不能被单次记录的微弱信号也得到清晰的记录。诱发电位有一定的类型，在同一系统中，由于通路相同反应类型应是相同的。但是引导诱发电位的电极与所记录神经元群的相对位置会影响电位的波形和幅度的大小，因为在脑的容积导体系统内，引导电极靠近电穴或电源，所记录电位波形可以截然相反。引导电极与活动脑组织之间的距离不同，波幅也会不同。一般在实际工作中，如可引导的部位广泛，又无严格标志，需要经过实验选出最好位置，以便获得清晰而波幅最大的诱发电位。诱发电位在空间有一定的分布。当刺激外周的一定部位，诱发电位只限于中枢神经系统的一定部位记录到。而自发电位可以在脑的任何部位记录到，无部位分布关系。诱发电位波幅一般在 0.1 ～20μV 之间。由于波幅小，多数均被淹没在自发脑电活动中而无法辨识。利用上面提到的计算机平均叠加技术，将诱发电位信号从背景电波中显露出来。由于这方面技术的发展，目前在临床已广泛应用听觉诱发电位（BAEP）、视觉诱发电位（VEP）以及躯体感觉诱发电位（SEP）中的每一个波变化，作为该感觉传导经络中特定部位功能结构改变的诊断指标。

二、生物电信号记录

包括细胞外记录，细胞内记录，膜片钳技术，以及脑电图及肌电图方法等，可参见本书相关章节，恕不赘述。

（李　锦　苏瑞斌　翁谢川　郑建全　张庆柱）

参 考 文 献

1. 陈军译. 膜片钳实验技术系列讲座. 神经解剖学杂志，1994
2. 周佳音. 电生理学实验. 北京：人民卫生出版社，1992
3. 韩济生. 神经科学原理（第二版）. 北京：北京医科大学出版社，1999
4. 左明雪. 细胞和分子神经生物学. 北京：高等教育出版社，施普林格出版社，2000
5. 徐科. 神经生物学纲要. 北京：科学出版社，2000
6. 乔治·阿德尔曼主编. 神经科学百科全书，上海：伯克豪伊萨尔出版社，上海科学技术出版社，1992
7. 吕国蔚. 实验神经生物学，北京：科学出版社，2002
8. 徐叔云. 药理实验方法学（第二版）. 北京：人民卫生出版社，2002
9. 张均田，张庆柱主编. 神经药理学研究技术与方法. 北京：人民卫生出版社，2005

第七章　抗癫痫药理学研究方法

第一节　概　述

在多年的大量研究中，多种动物模型的运用为癫痫发病机制的多因素性提供了充分证据。新的证据来自于对激发过程（包括从简单的，起初为阈下的，电或化学性的刺激到大脑不同区域的传递）的研究。每天刺激 1 次，经过 10～15 天，后放电的持续时间和强度达到·个稳定的最大水平，就会出现典型的癫痫发作。随后的刺激可规律性的引发癫痫发作。现在提出的几种生化假说，包括抑制性 GABA 能系统和兴奋性谷氨酸及天冬氨酸系统。降低 $GABA_A$ 突触功能的药物可激发惊厥，直接阻断 $GABA_A$ 受体（如 bicuculline）或降低 GABA 介导的氯通道的开放（如苦味酸作用）也可诱发惊厥状态。

γ-氨基丁酸〈γ-aminobutyric acid，GABA〉是中枢神经系统中最重要的抑制性神经递质，对所有神经元都呈抑制作用：睡眠时皮层释放 GABA 增加，癫痫发作的强度与大脑皮层内 GABA 含量降低程度相一致，精神疾病和神经疾病如 Huntingdon 舞蹈症、焦虑、惊厥发作和癫痫等均有中枢 GABA 能系统的异常。$GABA_A$ 受体激动剂可能作为中枢神经系统抑制剂、肌肉松弛剂并具有介导感受某种痛觉的作用，而该受体拮抗剂则是致惊厥剂。

兴奋性氨基酸神经递质的过度释放与癫痫、卒中以及其他神经退行性变的神经病理机制密切相关。阻断 NMDA 受体功能似乎是一些新型抗惊厥药及神经保护药的作用机制。根据其电生理特性及对特异性激动剂和阻断剂的反应，兴奋性谷氨酸受体至少分为 3 类：海人藻酸（kainic acid，KA）受体、使君子氨酸（quisqualic acid，QA）受体及 N-甲基-D-天冬氨酸（N-methyl-D-aspartate，NMDA）受体。其中 NMDA 受体被认为与癫痫关系最密切，竞争性 NMDA 受体阻断剂可能是一类有潜力的抗癫痫药。

抗癫痫药理学研究方法包括体外实验方法和在体实验方法两大类。体外实验主要是测定兴奋性或抑制性氨基酸神经递质的含量以及其受体结合能力，以间接判定测试化合物是否具有致惊厥作用抑或抗癫痫活性。如 ^{3}H-GABA 受体结合实验、GABA$_A$ 受体结合实验、GABA$_B$ 受体结合实验、GABA 摄取和释放实验、^{3}H-CPP 谷氨酸受体结合实验、^{3}H-TCP 结合实验、^{35}S-TBPS 与大鼠皮层匀浆及切片结合实验、^{3}H-甘氨酸与大鼠大脑皮层结合实验、^{3}H-士的宁敏感的甘氨酸受体结合实验等，可参见本书相关章节，本章重点介绍抗癫痫药理学在体实验方法。

第二节　急性实验性惊厥模型

一、电惊厥法——小鼠电休克

（一）实验原理

电惊厥法是筛选抗癫痫药物常用的方法，给小鼠以适当电刺激，可诱发类似癫痫发作的惊厥反应，主要以后肢强直为观察指标，通过观察给药前后惊厥反应的变化来判断药物的抗癫痫作用。用电刺激诱发的后肢强直性伸展可被抗癫痫药抑制，该实验法是检测具有抗惊厥活性化合物的一个有用工具。

（二）操作步骤

雄性 NMRI 小鼠（18~30g），分为甲（用药）、乙（对照）两组，每组 10 只。将惊厥仪电压调整在 80V~110V，将"+""-"接线夹分别夹在小白鼠耳根部及尾部皮肤上（所夹的部位用 NS 湿润，增强导电性），然后开通电源，即可看到小鼠产生典型的前肢屈曲、后肢伸张的强直惊厥（若不出现惊厥，可调整电压或更换小鼠）。测出药前惊厥阈值。刺激强度取决于不同的刺激装置，如有用 50Hz，12mA，0.2s 的。

i.p. 待测化合物或赋性剂后 30min 或经口给药后 60min 开始测定。在上述条件下所有的赋形剂处理小鼠均表现出典型的强直性伸展。给药组再以各鼠药前惊厥阈值给予刺激，观察小鼠通电后的反应有何变化。逐渐增大电压，直至小鼠出现强直性惊厥，测出药后惊厥阈值。分别统计两组惊厥阈值，用 t 检验进行统计学分析。

（三）方法评价

1. 动物存在个体差异。引起惊厥的刺激电流参数需通过实验测得，不宜太大，且两次测量应间隔 10min 以上。

2. 密切观察动物 2min，以不出现后肢强直性伸展惊厥作为阳性指征。计算出与对照组相比抑制发作的百分率。采用不同剂量，用 Probit 分析法计算 ED$_{50}$ 值和 95% 可信区间。

3. 经口给药后 ED$_{50}$ 值　①地西泮（安定，diazepam），30mg/kg；②苯妥英（diphenylhydantoin），200mg/kg。

二、化学惊厥法

（一）戊四唑诱发的惊厥

1. 实验原理　戊四唑（metrazol）或称戊四氮，作用于中枢神经系统，促使兴奋性突触的易化过程增强而引起惊厥。丙戊酸钠等抗癫痫药可对抗戊四氮引起的惊厥。本实验主要用于评价抗癫痫药物，许多抗焦虑药物也能防止或拮抗戊四氮诱发的惊厥。

2. 操作步骤　小鼠，雌雄兼用，体重在 18~22g 之间。受试化合物或对照药物皮下、腹腔或口服给予小鼠（每组 10 只）。另外 10 只小鼠作为对照组。皮下给药 15min、腹腔注射 30min 后或口服给药 60min 后，皮下给予戊四氮，60mg/kg。每只动物放置于一个塑料笼子中至少观察 1h，记录癫痫和强直性阵挛的发作情况。正常情况下，模型组动物至少80%诱发了惊厥。

3. 方法评价

（1）记录受试药物处理组动物惊厥的发生率并同模型组动物进行比较得到一个百分数，进而得到受试药物的ED_{50}值。同时可计算得到受试药物对给予戊四氮后惊厥发生的时间的影响，得出惊厥发生延迟的时间并同对照组进行比较。

（2）不同研究者使用不同给药途径给予戊四氮，因为引起80%～90%动物惊厥所需戊四氮的剂量因动物种属的不同而存在较大差异。Bastian等使用一段细聚乙烯管将戊四氮溶液通过为尾静脉注入动物体内并记录如下3个实验参数：①持续性阵挛性癫痫开始的时间；②肌肉强直开始的时间（beginning of the tonic flexor phase）；③动物死亡时间。受试药物的作用特点不同所得3个参数也不同。

（3）本方法广泛地用于筛选抗惊厥剂并被许多研究者所改进。受试药物甲氨二氮䓬（20mg/kg ip）二苯海因（10mg/kg ip）和苯巴比妥钠（20mg/kg ip）均能有效的拮抗惊厥的发生。肌肉松弛剂和苯二氮䓬类药物的抗惊厥活性可使用本实验来评价。兴奋剂、抗抑郁剂、神经抑制剂和一些抗癫痫药物在耐受剂量范围内并不能对抗戊四氮诱发的惊厥。但该方法是一种合适的、评价潜在抗焦虑化合物的方法。实验结果显示，可对抗戊四氮致惊厥活性的化合物往往被认为具有中枢肌松剂活性。

（二）士的宁诱发的惊厥

1. 实验原理 士的宁（cystrychnine）可通过抑制突触后膜甘氨酸功能而诱发惊厥。甘氨酸是一种重要的中枢抑制性神经递质，可调节脊髓运动神经元和中间神经元的兴奋状态。士的宁可选择性、竞争性地结合所有甘氨酸受体，从而阻断甘氨酸地中枢抑制作用。在中枢神经系统的高级神经核团，士的宁敏感的突触后抑制反应也是由甘氨酸介导的。本实验可用于筛选中枢神经系统活性药物。可逆转士的宁作用的受试化合物已经发现有抗焦虑活性。

2. 操作步骤 小鼠，雌雄兼用，每组10只，体重在18～22g之间。口服给予受试药物或对照药物（如西地泮，5mg/kg）。1h后动物腹腔注射给予2mg/kg硝酸士的宁。记录动物出现紧张性伸肌惊厥的时间和1h内动物的死亡数。模型组动物给予该剂量的士的宁后惊厥的发生率应该为80%。

3. 方法评价

（1）模型对照假设为100%，受试药物的不同剂量分别与之相比得到受试药物的ED_{50}值。受试药物处理组和模型对照组其惊厥发生时间在30～120min，通过计算给予不同受试药物剂量后惊厥发生时间可以得到受试药物的时效曲线。

（2）其他方法 ①McAllister（1992）给予诱发惊厥的阈下剂量，并将动物沿躯体轴分别顺时针和逆时针旋转3次可诱发动物产生惊厥；②Lambert等（1994）测试了甘氨酸衍生物对抗由3-mercap-topropionic acid（3-MPA）诱发的惊厥。

（三）印防己毒素诱发的惊厥

1. 实验原理 印防己毒素（picrotoxin）诱发的惊厥模型被用于进一步评价中枢神经系统活性化合物。印防己毒素被认为是一种$GABA_A$受体阻断剂，可调节$GABA_A$受体复合物种氯离子通道的通透性。本方法在评价中枢神经系统活性药物中具有价值。

2. 操作步骤 小鼠，雌雄兼用，体重在18～22g，口服或腹腔给予受试药物或标准对照（如10mg/kg地西泮，ip）。腹腔给药30min或口服药60min后，动物皮下注射给予3.5mg/kg的印防己毒素并观察给药后30min动物的反应；阵挛性癫痫、强直性癫痫和死亡。记录动物开始癫痫发作的时间和死亡的时间。

3. 方法评价

（1）测定受试药物的时效曲线时，分别于给予受试药物后30，60或120min给予印防己毒素。受试药物活性表示为模型组的百分数。药物最大抑制作用出现的时间即为受试药物活性的达峰时间。以对照组为100%，由受试药物处理后所得抑制百分率计算得到受试药物的ED_{50}值。

（2）其他方法 Buckett（1981）报道小鼠静脉给予荷包牡丹碱（bicuculline）用来评价中枢系统药物活性。荷包牡丹碱可竞争性结合于突触后膜GABA受体，阻断GABA的作用。荷包牡丹碱在整体动物可重复诱发肌阵挛性癫痫。静脉给予0.55mg/kg荷包牡丹碱发现可使90%～100%小鼠产生肌阵挛性癫痫，死亡率低于10%。GABA能化合物如苯二氮䓬类药物在较低剂量即可阻断荷包牡丹碱诱发的阵挛性癫痫。

（四）异烟肼诱发的惊厥

1. 实验原理 异烟肼（isoniazid）可促使癫痫患者发生惊厥。异烟肼被认为是一种GABA合成抑制剂，可诱导小鼠产生阵挛性强直癫痫，预先给予抗焦虑剂可阻断癫痫发作。已经证明本实验是一种有效的评价中枢神经系统活性药物的方法之一。

2. 操作步骤 小鼠，雌雄兼用，体重18～22g，每组10只动物，分别口服或腹腔注射给予受试药物或标准药物（如地西泮，10mg/kg ip）。对照动物给予空白溶剂。腹腔注射30min或口服给药60min后，动物皮下给予异烟肼（300mg/kg），给药后120min内，观察小鼠阵挛性和强直性癫痫的发作次数及死亡数。

3. 方法评价 对照组动物癫痫发生率和死亡率设为100%。受试药物处理组动物癫痫发生率和死亡率同对照组相比，得到受试药物对癫痫发作的抑制率，进而计算得到受试药物的 ED_{50} 值。

（五）育亨宾诱发的惊厥

1. 实验原理 能对抗育亨宾诱发癫痫的药物被认为有潜在的抗焦虑活性和拟GABA作用。该方法被认为是一种有效的评价抗焦虑药物的方法。

2. 操作步骤 雄性Swiss-Webster小鼠，体重20～30g。每只小鼠均放置于一个透明的塑料缸中，腹腔注射给予受试药物，30min后皮下注射给予45mg/kg盐酸育亨宾。观察60min内动物发生阵挛性癫痫的开始时间和发作率。

3. 方法评价 使用Lichtfield-Wilcoxon计算法，计算得到受试药物育亨宾诱发阵挛性癫痫的 ED_{50} 值（95%可信限）。

（六）荷包牡丹碱诱发大鼠惊厥

1. 实验原理 癫痫发作可由 $GABA_A$ 阻断剂荷包牡丹碱诱发，并可被已知的抗癫痫药阻断。与电休克实验类似，荷包牡丹碱实验对于抗癫痫药活性有相对特异性。

2. 操作步骤 雌性Sprague-Dawley大鼠，iv 1mg/kg荷包牡丹碱。注射此剂量后30s内所有给药大鼠皆出现强直性惊厥。注射荷包牡丹碱前1或2h口服给予待测化合物。作出量效曲线。

3. 方法评价

（1）算出受保护动物的百分率 用Probit分析计算 ED_{50} 值和95%可信区间。

（2）其他方法 Czuczwar等（1985）研究了抗癫痫药及其他药物对N-甲基D，L-天冬氨酸诱导惊厥的拮抗作用。

（七）小鼠4-AP惊厥发作法

1. 实验原理 钾通道阻断剂4-AP（4-aminopyridine）是动物和人的一种强致惊厥剂，该药易透过血脑屏障，可通过增强自发的和激发的递质释放来诱导惊厥发作。虽然4-AP可同时易化兴奋性和抑制性突触传递，但该药诱导的癫痫样活动主要是由非NMDA型兴奋性氨基酸受体介导的。4-AP肠道外给药可诱导小鼠阵挛-强直性惊厥及死亡。

2. 操作步骤 雄性NIH Swiss小鼠，体重25～30g，实验前使其自由饮水饮食24h以适应环境。皮下注射4-AP对该系小鼠的 LD_{97} 为13.3mg/kg。给予4-AP前15min，ip不同剂量的待测药。对照组只给4-AP，表现为典型的行为体征，如高反应性、颤抖、间断性的前肢/后肢阵挛、继之以后肢伸展、强直性发作、角弓反张及死亡。在 LD_{97} 剂量死亡的平均潜伏期约为10min。每个剂量组9只小鼠。

3. 方法评价

（1）用每个剂量组受保护动物的百分率计算 ED_{50} 值。苯妥英样抗惊厥药如卡马西平（carbamazepine）以及广谱抗惊厥药如苯巴比妥和丙戊酸钠有效，而GABA增强剂如地西泮、几种NMDA阻断剂以及钙通道阻断剂如尼莫地平则无效。

（2）对此发作模型有效的药物特征与其他化学性惊厥模型中不同，而更类似于那些在最大电休克实验中对后肢伸展性强直有保护作用。该模型对于区别药物的不同作用类型是有价值的。这些实验已经被用作评价抗焦虑药的抗惊厥活性，也被用在抗癫痫药方面并表现出活性。

（八）其他药物诱导的癫痫模型

许多其他药物也能诱导动物癫痫发作，并曾被用于检验药物抗惊厥活性，如戊二酰亚胺（glutarimides）、毛果芸香碱（pilocarpine）、methionine surfoximine、NMDA、γ-hydroxybutyrate 等。

Shouse 等（1989）描述了猫快动眼睡眠期间癫痫发作的抑制机制。im 300 000～400 000U/kg 青霉素 G 钠后可诱发 EEG 阵发性棘波伴随头颈部肌阵挛。

第三节　慢性实验性癫痫模型

一、氢氧化铝引起的癫痫模型

（一）基本原理

将 Al（OH)₃ 注入大脑皮质或蛛网膜下腔，可刺激和破坏局部神经元形成慢性癫痫病灶，而引起发作。中枢不同部位和动物种属的差异：各种动物的大脑皮质运动区是致痫敏感区之一，特别是猴极易在此区形成癫痫病灶，将铝剂注入猴或猫的前颞叶部可以引起精神运动性发作，大脑皮层其他区域则不敏感。若仅注于白质，则不能引起发作。若将铝剂注入其他核团，如杏仁核和壳核，也可引起发作。铝剂病理模型的形成，以猴最为敏感，猫次之，其他动物不敏感。

（二）操作步骤

常用动物为恒河猴。先将动物麻醉，固定在立体定位仪上，在无菌条件下，开颅，切开硬脑膜，将 4% 的灭菌 Al（OH)₃ 乳剂 0.1～0.2ml 注入皮质两点或数点。切忌勿使药物外流于软脑膜，可在软脑膜和硬脑膜间放一层可吸收的明胶薄膜。以上手术完毕后，在颅骨表面左右相应部位安放 4 个电极，供记录皮层脑电用。自发性癫痫发作一般在手术后 35～60 天出现，如病灶严重，也可在手术后 2～3 周发作，相反，如果病灶轻而局限，则难以引起发作。

（三）发作表现

症状近似于单纯局限性癫痫病人的发作。通常由病灶对侧面部和手部开始抽动，逐渐扩展至整个对侧肢体，随之引起全身性痉挛发作，甚至强直性发作，并伴有发绀和大量流涎，而后发作突然停止，整个发作过程为 30～60s，发作呈阵发性和反复性，若病灶大而严重，也可表现为癫痫持续状态。多数动物一旦形成发作，就可自然反复发作达 6～7 年之久，甚至终生发作。除上述症状外，皮质电图出现典型的癫痫样放电，一般规律是癫痫样放电先于临床症状的出现，后于临床症状的消失。下述其他慢性模型也有类似规律。

（四）诱发因素

强烈声音刺激或捕捉可诱发，雌猴在动情期发作也加频，戊四唑等致惊剂也能促进发作。

二、钴引起的癫痫模型

（一）基本原理

钴引起的癫痫发作机制与铝相似。大鼠和猫对钴敏感，猴却不敏感。

（二）操作步骤

常用 200～300g 的大鼠，雌雄皆可，在戊巴比妥钠（30～40mg/kg，ip）麻醉下，将动物固定在立体定位仪上，剪去头部之毛，在碘酒消毒后，在正中线上切一长约 2cm 的切口，剥离右侧肌肉和骨膜。在右侧 2mm 前囟后 3mm，以颅骨钻切除约 8mm 的颅骨，并切开硬脑膜。将约 30mg 消毒的钴粉放在皮层运动区前侧，面积约 10mm²，安好记录电极，以牙托粉固定。im 卡那霉素每只 125mg/d，连续 3 天，以防感染。也可将钴粉制成钴棒，放于该区可使更多的动物发生癫痫。钴棒的制法如下：将钴粉以 5% 的热明胶混合，倾注在玻璃板上，制成 0.75mm 的薄片，让其自然凝固。干燥后用丙酮脱去明胶，以福尔马林气固定，并制成 0.75mm×0.75mm×1.5mm 小棒，消毒后供用。

（三）发作表现

在放置钴粉或钴棒 2～3 周后，可见置钴对侧肢体发生痉挛，此后少数动物也可发生全身痉挛，但发作强度于第 4～6 周可逐渐减弱或消失。ECoG 常在尚未出现临床症状前已发生异常，约在置钴后 10～20d

发生。当全身发作时，ECoG 呈高伏棘波或高伏棘-慢综合波，只有局部肌群痉挛时，ECoG 呈阵发性高伏慢波。

将钴置于猫的皮层运动区后 30h 左右即可引起自然发作。发作性质为阵挛性，主要发生在置钴的对侧前肢和面部肌群。这种局限性发作每次可维持 25~30s。只有少数动物发展成为全身阵挛性发作。将钴置于大脑边缘系统，如杏仁核和海马等处，也可引起发作，这种发作近似精神运动性发作。动物活动减少、易受惊吓、呼吸急迫、不断抓动等。

三、硫酸亚铁引起的癫痫模型

（一）基本原理

给兔脑室注射硫酸亚铁引起的慢性实验性癫痫模型与临床脑创伤后引起的癫痫近似，脑创伤后，脑局部微小血管破裂、血浆外溢，其中含有的铁离子淤积在皮质部，形成癫痫病灶，引起癫痫发作。这一学说一直未得到实验证实，本模型就是根据这一假说形成的，并首次以实验的方法证实了以上学说。

（二）操作步骤

选用 2~3kg 的雄性灰兔，在戊巴比妥钠（30mg/kg，iv）麻醉下，固定在立体定位仪上，剪去头顶之毛，以碘酒消毒后，在头顶中央切一长约 3cm 的切口，剥离肌肉和骨膜，以酒精棉球擦净颅骨表面。按 Sawyer's 兔脑图谱定位坐标在 A3mm，L2mm，H5mm（由颅骨面向下）安好脑室给药导管，并在 A10、P10、LL3 和 RR3mm 处安好 ECoG 的记录电极，以牙托粉固定，一周后 ECoG 正常者用于实验。

将分析纯的硫酸亚铁以生理盐水制成的 3% 的溶液，按 0.3mg/kg，容量为 15μl/kg，由给药导管缓慢注入，约 2min 注完。给药后连续观察动物一般活动，惊厥发生、维持和消失时间，惊厥类型和动物死亡时间。同时以脑电极记录给铁前后 ECoG 的变化。

（三）发作表现

多数动物在注射铁剂后自由活动减少和安静，少数动物表现向一侧旋转或自发活动增加或跑动。2~8h 后约 85% 的动物发生典型的阵挛性惊厥：首先面部肌群痉挛，咬牙出声，随之颈部和前肢肌群紧张、痉挛、一前肢抬起，作痉挛性运动，继之双前肢抬起，呈"袋鼠状态"，整个上半身阵挛，如阵挛发作严重，涉及全身肌群，动物不能保持平衡，则摔倒。除以上典型发作外，少数动物当面部肌群痉挛时，颈部肌群也严重痉挛，使头向左或向右侧扭转或向背后仰，而后双前肢呈强直性伸展，头仰向背后，不断地抽动。此外，多数动物发作时大量流涎，胃肠蠕动增强，尿便增多，进食减少，行动呆板。少数动物发作前后奔跑。除上述症状外，ECoG 也发生相应的改变。总的规律是：ECoG 的异常先于外观症状的出现，症状完全消失后，异常的 ECoG 仍可维持一段时间。ECoG 的变化大致如下：注射铁剂后一定时间内，尚无任何临床症状出现，ECoG 的波频减少，波幅增大，当多数导联出现高伏慢波时，动物面部肌群痉挛，而后当各导联均出现泛化的持续性的棘-慢综合波时，则出现典型的全身阵挛性发作。发作间期 ECoG 表现为高伏慢波。

给药后发作潜伏期平均为 4.7h，多数动物每隔 5~20min 发作 1 次，每次发作约持续 1~3min，多数动物发作间期越来越短，发作越来越重，终至产生强直性惊厥而死亡。平均死亡时间为 4.9 天。少数生存的动物随着发作的减轻，ECoG 也随着好转。当发作停止后，泛化的棘-慢波虽消失，而阵发性棘波或偶发的棘-慢波或高伏慢波仍可维持数日，而后恢复正常。当临床症状完全消失和 ECoG 完全恢复正常后，再次注射铁剂仍可再次引起发作。

四、硫酸锌引起的癫痫模型

（一）基本原理

锌离子是体内重要的微量元素，NMDA 受体复合体上有锌受点，在正常生理情况下，锌与此受点结合，对受体起抑制作用，调节着神经元的兴奋性，起着重要的生理作用。实验证明，脑内不同部位给予锌离子，也可引起神经元变性或坏死，并引起惊厥发作。这说明，如果脑内游离的锌离子过多，又起着神经毒作用。这可能与锌离子激活了代谢型谷氨酸受体有关。脑室注射或海马注射微量硫酸锌，均可形成慢性实验性癫痫模型。

（二）操作步骤

以海马注射微量硫酸锌形成的慢性癫痫模型为例。选用 2.5 ~ 3.5kg 的兔。在戊巴比妥钠（25mg/kg）静脉麻醉和 4% 塞罗卡因局部麻醉下，将动物固定在立体定位仪上。剪去头顶之毛，以碘酒消毒皮肤，在正中线切一 3cm 的切口，剥离肌肉和骨膜，以酒精棉球擦净骨面。按 Sawyer's 兔脑图谱定位坐标，在 P4，L4 和 R4 置入一微小钢管（直径 0.9mm，H2mm，由颅骨面向下）。供注射药物和记录海马放电用。注射药物的内管直径为 0.55mm，H5mm，记录海马放电电极为外周绝缘的银丝（直径为 0.15mm，H5mm），注药内管和记录电极仅在实验时置入，而不长期固定在海马，以防其长期刺激海马而引起癫痫样放电。此外在 A8、P8 和 LL3、RR3 处置入 4 个 ECoG 记录电极，以牙托粉固定，2 周后 ECoG 正常者用于实验。实验时首先以脑电图机记录海马电图（EHG）和 ECoG，而后由给药导管用微量注射器缓缓注入灭菌的硫酸锌溶液（$ZnSO_4\text{-}7H_2O$）10μl（200μg/kg），约 5min 注完。注射后连续观察动物的一般行为改变，发作出现、维持和消失的时间，发作的类型等，同时记录 EHG 和 ECoG。

（三）发作表现

海马注射硫酸锌后，多数动物表现自由活动增加，呈探索行为。一般症状如下：眼睑阵挛，面部和颈部肌群阵挛性抽动、头向注药对侧转动、跑动和双前肢轻度伸直；此外尚有嗅、舔活动，尿便增多，流涎和呼吸道分泌增多等。这些症状称为复合性局限性阵挛性发作（complex partial clonic seizures，CPCS）。继之，绝大多数动物进入继发性全身性阵挛性发作（secondary generalized clonic seizures，SGCS），表现为颈和双前肢强直，或双前肢抬起，继之全身肌肉发生阵挛性抽动，即进入典型的全身阵挛性发作。在绝大多数动物，这种 SGCS 在注射锌后 24h 出现，少数动物在 2 ~ 5h 出现，如果发作严重，动物平衡失调儿跌倒，发作间期越来越短，发作越来越重，进而进入发作状态，动物不能饮食而死亡。EHG 和 ECoG 在 CPCS 和 SGCS 发生之后也发生相应的变化。

五、青霉素引起的癫痫模型

（一）基本原理

给动物（猴、猫和大鼠）脑内不同部位注射微量或 im 注射大剂量的青霉素可形成典型的类似临床癫痫小发作的病理模型。青霉素为 GABA 受体阻断剂，它引起的发作可能是由于它与 GABA 受体结合，阻断了与受体偶联的氯离子通道，从而阻断了 GABA 引起的突触后抑制的结果。下面详细介绍 im 注射大剂量的青霉素引起的发作。

（二）操作步骤

实验常用 2.5 ~ 3.0kg 的猫，雌雄皆可，在戊巴比妥钠（30mg/kg，iv）麻醉下，固定在立体定位仪上，剪去头顶之毛，以酒精消毒皮肤表面，在正中线作一长约 3cm 的切口，剥离肌肉和骨膜，以酒精棉球擦净骨面，大约在冠状缝前 10mm，后 10mm 处的左右各 3mm 安好 4 个 ECoG 记录电极，以牙托粉固定，并连续 3 天 im 卡那霉素，以防感染。一周后实验。

（三）发作表现　给手术后的猫 im 青霉素的钠或钾盐 25 万 ~ 40 万 U/kg，大约在 30 ~ 40min 后，出现局部和全身阵挛活动。表现为阵挛性的眼睑眨动、耳部肌肉抽动至全身痉挛性抽动。这些症状与临床小发作病人的症状近似，每次发作仅持续几秒钟。与此同时 ECoG 也发生典型的类似癫痫小发作病人的癫痫样放电活动；表现为阵发性、左右对称的 3 ~ 7Hz 的同步化高伏棘波，多数动物为 3 ~ 4Hz。每次暴发性放电持续 1 ~ 3s。这种典型的 ECoG 可维持 4 ~ 5h，而后逐渐减弱，变成低幅慢波。

（四）注意事项　实验应在暗室进行，室内应保持绝对安静，因光和声音刺激均可影响发作和 ECoG。

六、"点燃"引起的癫痫模型

（一）基本原理

"点燃"（kindling）这一术语是指对动物脑组织的某一区域，间隔一定时间，反复给予惊厥阈下值的短暂电流刺激，开始刺激时并无临床和 ECoG 的异常变化，随着刺激的积累，使正常动物的惊厥阈值不断下降，终至全身性阵挛性惊厥发生。这种现象称"点燃效应"（kindling effect，KE）。KE 一旦形成，可以维持很长时间，并有以下特点：①即使不再以电刺激，ECoG 规律性，发作性癫痫样放电可维持一年以上；②再次电刺激又可引起阵挛性发作；③少数动物可自然发作；④发作是通过突触间传递引起的。目前认为可能主要是由于反复电刺激引起内源性谷氨酸释放增多，并使 NMDA-受体敏感化和其数目增加的结果。尽管点燃发作的病理机制尚未完全阐明，它仍可作为研究抗惊厥药效果的一个有用实验方法。

（二）操作步骤

点燃效应可在多种动物形成。例如大鼠、猫、猴和狒狒等，但常用大鼠。刺激部位以杏仁核最敏感，其次是苍白球、海马和梨状区，但红核、黑质、脑干的网状结构等部位不敏感。电刺激条件：正弦波或方形波刺激，波宽为 1~5ms，刺激持续时间为 1~60s。为防止极化损伤组织，可用双向波刺激，故用双极电极。刺激强度，如以杏仁核为例，大鼠为 50~400μA，猫 100~1000μA，猴和狒狒为 200~600μA。刺激强度的绝对值取决于个体的后放电阈值（after discharge threshold，ADT），小于 100μA 时不能形成 KE；相反刺激强度过强也不能加速形成。刺激时间间隔是 KE 形成的关键，每隔 24h 刺激一次效果最好，8h 刺激一次形成较慢，10min 刺激一次则不能形成。刺激频率 25、60、62.5 和 150Hz 的效果相同，3Hz 则不能形成。KE 形成后，以 60Hz 刺激效果最好。下面以大鼠和猫为例，详细介绍 KE 的模型。

选用 250~300g 的雄性大鼠，以戊巴比妥钠（60mg/kg，ip）麻醉后，固定在立体定位仪上，剪去头顶之毛，以碘酒消毒后，沿正中线将皮肤切开 1cm，暴露颅骨，剥离肌肉和骨膜，用酒精棉球擦净颅骨面，按大鼠脑定位图谱，标好左侧杏仁核立体坐标位置，即 AP2mm、ML4mm 和 DV8.5mm。首先小型牙钻钻透骨面，将长度为 8.5mm 的杏仁核刺激电极徐徐插入杏仁核。同时在颅骨正中线左右个旁开各 4.0mm，前和后各 10mm 处安好 4 个 ECoG 的记录电极。电极置入深度为 2.0mm，用牙托粉将全部电极固定。为了防止电极脱落，可在枕骨和额骨安放 2~3 个小螺丝钉。也以牙托粉固定。术后注射 3 天抗生素，以防感染。一周后可用于实验。每日在固定时间刺激一次，每次刺激 3s，刺激强度从 80μA 开始，而后每日增加 80μA，直至引起刺激部位的后放电（after discharge，AD），此时的电流即为 ADT，能否诱发 AD，是 KE 是否成功的先决条件。如果反复刺激始终不能诱发 AD 的大鼠，最终也不能形成点燃效应，故只有测出 ADT 的大鼠才用于实验。自 ADT 测定后第二天起，将刺激强度固定于 ADT 或稍低于 ADT，每日刺激 1 次，直至完全点燃，其标准是产生 5 级以上的阵挛性惊厥。同时用示波器监视波形和电压，并观察行为和 ECoG 的变化。

（三）发作表现

"点燃"效应形成的过程，按其发作的程度不同，可将其分为 5 期。1 期：口角或面部肌肉抽动；2 期：点头；3 期：前肢阵挛，咀嚼和流涎；4 期：直立和阵挛；5 期：直立和摔倒交替出现；四肢阵挛或翻滚，可维持 30~60s，而后进入惊厥后抑制期，逐渐恢复正常活动。

若刺激猫的一侧杏仁核，按其发作表现可分为 6 期。1 期：以刺激侧面肌阵挛为主，自发活动停止，伴散瞳和流涎；2 期：双侧面肌阵挛为主，反复嗅闻，缩颈并伴有咀嚼运动；3 期：本期的特点是点头，停止运动，流涎和散瞳；4 期：四肢痉挛为主，刺激对侧的前肢明显，呈强直性伸直，头转向刺激的对侧，而后原地旋转和跳跃；5 期：全身节律性阵挛，双前肢抬起或四肢外展，有时尿失禁；6 期：阵挛和强直性发作交替出现，动物嘶叫和不能保持平衡而摔倒，伴有规律的间歇期。这种全身性发作可持续 2~3min，而后恢复正常。

除上述症状外，动物的 ECoG 也发生相应的变化。即出现 AD 和间歇放电（intermittent discharge，ⅡD）。如刺激猫的一侧杏仁核，AD 和 ⅡD 的传播和波形变化可分为 3 个阶段。第一阶段：出现在外观症状 1~2 期，当刺激侧面肌阵挛时，同侧杏仁核出现 AD 和 ⅡD，而当双侧面肌阵挛时，双侧杏仁核、苍白球、黑质和刺激侧脑干的网状结构出现 AD。其波形以 1~2Hz 棘慢波为主，次波也可扩散到整个大脑。第 2 阶段：出现在外观症状的第 3~4 期，此期的 AD 传播呈泛化性，可扩散至大脑皮质和皮质下中枢，其症状不能以 AD 扩散的部位来说明，为此期的特点。此时网状结构出现固定频率的 AD，而使大脑新皮质同步化。网状结构这种固定频率的 AD，刺激结束时为 20Hz，而后变为 11~12Hz 的自身维持放电（selfsustained discharge，SSD），它与刺激杏仁核产生的 AD 不同，是一种独特的放电，它可持续到下次刺激前也不消失，说明在该区形成了稳定的病灶，但此时并无明显的临床症状表现，这和癫痫病人虽有异常的 EEG，但无临床症状近似。第 3 阶段：ECoG 变化可代表症状的 5~6 期，皮质下各个部位、两侧的网状结构、黑质和梨状叶皮质不仅出现上述固有的 SSD，而且伴有频率不规则的 AD，后者由活跃的 4Hz 的棘慢波组成，动物产生全身性发作。

（四）方法评价

在抗癫痫药研究中，常采用形成 5 级模型大鼠，其发作的分期代表着发作强度，可用药物进行治疗研究，故 KE 癫痫模型是研究抗癫痫药物较好的慢性模型。

七、局部损伤诱导的癫痫模型

（一）基本原理

海马内注射毒素性物质或某些中枢损伤剂能诱发动物癫痫发作。Cavalheiro 等（1982）研究了给大鼠海马内注射海人藻酸（kainic acid，KA）后的长期效应。某些药物局部给药后也曾被用作惊厥剂，如给予注射钨酸凝胶、软脑膜下注射饱和 $FeCl_3$ 溶液、脑内注射神经节苷脂抗体、微注射胆碱能激动剂、表面给予阿托品、海马内注射破伤风毒素。

（二）操作步骤

雄性成年 Wistar 大鼠，在水合氯醛和戊巴比妥混合麻醉下，将其固定于立体定位仪上。通过钻孔将一 0.3mm 套管置入颅盖内，用以注射药物。根据立体图谱确定海马内注射部位。将不同剂量的 KA（0.1 至 0.3μg）溶于 0.2μg 人工血清内注入，约 3min 注完。为记录 EEG，用牙托粉将双极电极（100μm）固定于颅骨上。深部记录点包括背侧海马及注射药物一侧的杏仁核。用 Jeweler's 螺丝钉将表面电极固定于枕部皮层，另一置于前窦的螺丝钉作为无关电极以确定基线。记录 EEG 电信号。

（三）方法评价

在给药及不给药情况下记录急性期和慢性期（达 2 个月）的 EEG 并观察惊厥发作情况。

第四节 原发性实验性癫痫模型

一、自发性癫痫

（一）基本原理

多种动物如狗、猫和小鼠皆可表现为自发的反复发作性癫痫（Loscher，1984）。Serikawa 和 Yamada（1986）描述了双突变的自发性癫痫大鼠表现为强直及失神样发作。

（二）操作步骤

自发性癫痫大鼠可通过 Sprague-Dawley 系的震颤杂合大鼠 [tremor heterozygous rat（tm/ +）] 与 zitter 纯合大鼠 [zitter homo-zygous rat（zi/zi）] 交配获得。用录像带每周记录 2h 自发性癫痫大鼠的活动，记录无外部刺激时强直性惊厥及猛烈的跳跃发生的频率。在麻醉状态下将尖端镀银电极及不锈钢电极安装与左前皮层及海马内，将一无关电极置于前颅。在 EEG 上测定失神发作合强直性惊厥的频率，以及每次发作的持续时间。每 2.5min 在动物背部给予温和的触觉刺激以诱发持续的强直性惊厥，腹腔注射或口服给予待测化合物。

（三）结果评价

记录发作次数及每次发作的持续时间，计算每次注射药物前后 5min 总的发作持续时间（发作次数 × 持续时间），计算给药前后的百分比变化。

二、听源性发作

（一）基本原理　听源性发作（audiogenic seizures，AGS）主要是一些听源发作敏感的（AGSS）啮齿类，在受到强铃声刺激时，产生的一种典型的运动性发作。发作呈反复性，其始发部位是在脑干或中脑，但脑组织无任何器质性病变，而在不刺激情况下，其行为与听源性发作不敏感的正常鼠无任何区别。AGS 与人类之光敏性和强直 – 阵挛性发作近似，均具有遗传性，是研究抗癫痫药物和原发性癫痫发病原理常用的病理模型。

目前常用的 AGSS 啮齿类有听源性发作敏感的小鼠，有以下 3 个纯种：即 DBA/2J、A/J、BALB/L。听源性发作敏感的大鼠，国内有 P77-PMC 听源性发作敏感大鼠。前三者主要在国外应用，其缺点发作时易产生强直和死亡，死亡率达 60% ~ 70%。生后 20 天发作达高峰，而后随年龄增长而减弱，成年后消失。

P77-PMC 纯种大鼠是作者在 1977 年培育成功的。至今已传至 40 多代，发作率高达 80% 以上。其特点是生后 2~3 周开始发作，性成熟时达高峰，而后维持终生。反复发作也不引起死亡。P77-PMC 大鼠已在国内广泛用于抗癫痫药物和癫痫发病原理等的研究。

（二）操作步骤　实验装置是由双层有机玻璃圆筒制成的听源性发作仪，外筒直径为 50cm，高 65cm，内筒可以自由移动，直径为 35cm，高 65cm，其上方装有 110~120dB 高音电铃，供刺激用。下有一自由开关的小门，供取放动物用。

选用成年 P77-PMC 大鼠，性别不限，实验前 12h 禁食不禁水，将其放入听源性发作仪内，连续给予 60s 的铃声刺激。每天下午 2~5 点以相同条件刺激一次，连续 3 天，反应恒定者用于实验。

（三）发作表现

可分为 4 种类型。

1. 奔跑 I 型　给予铃声刺激后，动物经过一段潜伏期（常在 25s 内），表现为惊吓反应，伏卧不动，而后突然奔跑，有时伴有跳跃。有的动物在停止铃声刺激之前已经停止奔跑，另外一些动物则持续奔跑至铃声停止。此型特点是动物在 60s 铃声刺激期间只奔跑一次，而不发生惊厥。

2. 奔跑 II 型　动物经过一段潜伏期后，突然起步奔跑，但历时不久（约 5~10s），突然停止奔跑，处于静止状态，此期称"休止期"。而后又进行第二次奔跑，直到停止刺激为止，但不发生惊厥。

3. 惊厥 I 型　大鼠经过一段潜伏期后，突然起步奔跑，奔跑越来越猛，很快伏地惊厥。主要表现为阵挛性惊厥，严重时伴有前肢或前后肢强直性伸展，并常伴有嘶叫。多数动物停止铃声刺激后惊厥即停止，少数动物在停止铃声刺激后，惊厥仍可持续一段时间。惊厥停止后，动物处于不同程度的木僵状态，而后逐渐恢复正常活动。此型的特点是：动物只奔跑一次，就产生惊厥。

4. 惊厥 II 型　大鼠先出现一次奔跑，但跑得不猛烈，很快终止。经过短暂的潜伏期后，再次奔跑，越跑越猛，并很快产生惊厥。这期的特点是：奔跑两次，惊厥 1 次。在实验研究中，动物可作自身对照。即选好反应恒定大鼠，反应程度按以下公式计分：

1 级，0 分，60s 刺激中无反应；

2 级，10 分，奔跑 1 次；

3 级，20 分，奔跑 2 次，中间有一短暂的休止期；

4 级，30 分，奔跑一次，惊厥 1 次；

5 级，40 分，奔跑二次，惊厥 1 次。

（四）方法评价

1. 给药后，在一定时间内，再测其反应强度，按以上公式给予分值，并作统计学处理，即得出实验结果。

2. 其他方法　P77-PMC 大鼠也可用于研究药物的听毒性；某些药物，如氨基糖苷类抗生素具有耳毒性；包括听毒性和前庭毒性，长期应用可损害听觉甚至引起耳聋。可利用 P77-PMC 大鼠来研究这类药物的耳毒性。其原理是：P77-PMC 大鼠在上述药物作用下，其听觉受到损害后，其听源发作强度将减弱或完全转为阴性。在进行这种实验研究时，事先应严格挑选动物，每天下午一定时间给予一次铃声刺激，连续 7 天，阳性反应恒定者用于实验。除自身对照外，尚需设一对照组，给药一定时间后，测其反应强度，按上述公式计算结果，比较其差异即可。

三、蒙古沙土鼠遗传性癫痫模型

（一）基本原理

蒙古沙土鼠（Mongolian Gerbil, MG）是为田鼠属（Cricetide）沙土鼠亚科（Subfamily Gerbilliance）的啮齿类，俗称沙漠荒原鼠、羚羊鼠等，是一种多用途的实验动物，在我国内蒙古、新疆、陕西和山西等地广泛分布。易繁殖，最适于生长在沙漠中，体重 60~150g，后肢较长，能直立，尾似体长，全被毛，尾尖部毛较长；眼大而凸出，黑色闪闪发光；耳中等大小，有毛，能活动；背部毛呈褐色，毛稍黑，腹部毛为白色；头较大，为典型的啮齿类头型。善于跳跃和直立。惊厥自然发作率高达 20%~30%。实验时，选择发作敏感的 MG，进行近亲交配繁殖，经过数代近亲繁殖后，可获得纯种遗传性癫痫模型，其自然发作率可高达 95% 以上。生后两个月开始发作，3 个月后达高峰，而后维持终生。其发作机制尚不清，因目前尚不知何种基因发生了突变，主要与遗传有关。

（二）操作步骤

将发作敏感的 MG 单个分笼饲养。自由饮食，由于 MG 饮水量很少，故饮水瓶不宜过大。室内除一般卫生条件要求外，应保持安静，给予饮食时不要造成噪声或移动笼子，以免引起发作。每周测定一次发作强度，测定时，只要将笼拿起，轻轻摇动或将其由笼拿出，放在桌面时，就可以引起发作，记录发作程度。一次发作后有一为期 3~5 天的潜伏期，此时给予任何刺激也不引起发作。

（三）发作表现

实验研究中可将其发作程度分为 0~5 级：0 级，无发作，活动正常；Ⅰ级，活动停止，鼻毛和眼睑抽动，耳伏背上；2 级，身体下伏，前部肢体少数肌群阵挛，时而全身性抽动；3 级，动物蹲起，呈"袋鼠状态"，双前肢阵挛，并抓住接触物；4 级，全身性阵挛强直性发作，伴有无意识的动作（如滚动、搔耳、四肢和躯干乱动等）；5 级，少数动物产生强制性惊厥而死亡。全部发作过程约为 40~50s。

（四）方法评价

由于一次发作后有 3~5 天的潜伏期和捉拿时可引起发作，故给研究工作带来一些麻烦。实验设计时要考虑这些不利条件，最好将药物制成溶液，供其自然服用。

四、癫痫样小鼠原发性癫痫模型

（一）基本原理

癫痫样小鼠（epilepsy like mouse，简称 EL 小鼠）是在 1954 年由日本学者在研究 DDY 种小鼠自发性脑水肿时偶然发现的。当时经过 12 代近亲交配繁殖，获得了纯种 EL 小鼠。目前已被国际公认是一种遗传性癫痫模型。这种小鼠当前庭受到刺激时就引起发作；例如将其反复向空中抛起、摇动和反复转动等，均可引起发作。生后 5~8 周开始发作，性成熟时达高峰，而后维持终生。在其发育阶段，如果以上述方式反复多次引起发作，发作阈值可降低，多数小鼠在换窝或将其置于新环境下，就会自然发作。

EL 小鼠发作的始发部位是在海马和颞叶深部，而后扩散到脑的其他部位，其发作表现在许多方面很似人类的颞叶性癫痫，故它是一种颞叶性癫痫模型。EL 小鼠发病的遗传基因目前尚不清，可能是一种常染色体占优势的遗传。神经化学研究证明：这种小鼠脑内 5-HT 的含量低于正常小鼠，以不同方法增加其脑内 5-HT 的含量，可以减弱或完全防止其发作。已证明以胡椒碱增加其脑内 5-HT 的含量，可以完全防止其发作。

（二）操作步骤 实验前，测定小鼠发作程度；将其放在一小块木板上，轻轻向空中抛起 10~15cm，反复数次至数 10 次，就可引起发作。这种差异是由于每个小鼠的发作阈值不同之故；发作阈值低的小鼠抛起 10 余次就可引起发作，发作阈值高的的则需数 10 次。一般规定反复抛起 80 次不发作者，认为是发作不敏感鼠。不用于实验。

（三）发作表现

EL 小鼠的发作可分为两期：暴发期（ictal phase，IP）和暴发后期（postictal phase，PIP）；在向空中抛起过程中，小鼠突然发出唧唧的叫声（立即停止抛起并进行仔细观察），小鼠很快进入暂时不动状态，尾巴向背上曲起，继之奔跑和进入暴发性惊厥状态；首先后肢抽动，继之很快进入全身性强直－阵挛性发作状态，并伴有平衡消失，流涎和尿便失禁，此即 IP。继之进入 PIP；小鼠保持"袋鼠姿势"；尾巴翘起、双前肢抬起、作上下阵挛性运动、咀嚼活动和头转向侧面等。整个发作过程持续 13~20s，而后进入约为 30min 的惊厥不应期，此时给予任何刺激也不引起发作。

（四）方法评价 在抗癫痫药研究中，要预先挑选动物，每日 1 次，连续 3 天，反应恒定者用于实验，以药物能否防止完全发作为指标。

五、蹒跚小鼠原发性癫痫模型

（一）基本原理

蹒跚小鼠（tottering mouse，tg/tg 小鼠）是一种典型的原发性遗传性癫痫模型，是在 1957 年发现的。其皮毛呈深褐色，毛尖稍黑。tg/tg 小鼠是纯型合子（homozygous），其原发性发作的机制是由于其染色体第8位上一个基因发生了突变的结果，这一基因以 tg 符号代表，故将这种小鼠命名为 tg/tg 小鼠。tg/tg 小鼠生后2周左右出现神经系统症状，步态不稳是最显著的外观异常，后肢外展，偶尔翻到。3周左右开始发作，4~5周达高峰，而后维持终生。发作时的症状很像人类的失神性发作和单纯局限性发作，故它是一种原发性失神性发作和单纯局限性的动物模型。

（二）操作步骤

实验方法很简单，将小鼠放在桌面上，不要给予任何刺激，它可自然反复发作；仔细观察并记录失神性发作和局限性发作时的症状，每次发作维持的时间，发作的间隔时间，每只小鼠要连续观察30min。

（三）发作表现

失神性发作：活动突然停止，屈身低头，双目圆睁凝视，处于失神状态，此时的ECoG呈暴发性多发棘波。单纯局限性发作：首先出现短暂的奔跑、摇摆、呼吸深快、面部肌群抽动、后肢抬起或外展、或在桌面上踏动；有时一前肢抬起，作阵挛性运动，时而整个躯干发生强直性屈曲，尾巴向背上曲起。每次发作持续5~10min。上述两种发作可单独出现，也由失神性发作转入单纯局限性发作。

（四）方法评价

在抗癫痫药物研究中，可看它对以上两种发作效果如何，来确定其性质。如对上述两种发作均有效，说明它是一种广谱抗癫痫药。

（五）其他方法

将 tg/tg 小鼠与倾斜小鼠（leaner mouse，LA/La 小鼠）杂交繁殖，获得一种杂型合子（leaner heterozygotes）小鼠，称 tg/tg/LA 小鼠。这种小鼠生后17天左右出现平衡失调，21天左右出现间断性局限性发作，25天后发作达高峰，而后维持终生。其发作表现与 tg/tg 小鼠近似，但发作程度较严重，发作时间较久，每次发作可持续70~80min，近似人类的癫痫持续状态，故它是目前所知唯一的癫痫持续状态动物模型。

（张永鹤 库宝善 张庆柱）

参 考 文 献

1. 张均田，张庆柱主编. 神经药理学研究技术与方法. 北京：人民卫生出版社，2005，372

2. Claude G. GABA mechanism and sleep. Neuroscience, 2002, 111 (2)：231－239

3. Krogsgaard-Larsen P, Frolund B, Jorgensen FS, et al. GABA$_A$ receptor agonists, partial agonists, and antagonists. Design and therapeutic prospects. J Med Chem, 1994, 37：2489－2505

4. Lambert DM, Poupaert JH, Maloteaux JM, et al. Anticonvulsant activities of N-benzyloxycarbonylglycine after parenteral administration. Neuroreport, 1994, 5 (7)：777－780

5. Lanza M, Fassio A, Gemignani A, et al. CGP 52432：A novel potent and selective GABA$_B$ autoreceptor antagonist in rat cerebral cortex. Eur J Pharmacol, 1993, 237 (2-3)：191－195

6. McAllister KH. N-methyl-D-aspartate receptor antagonists and channel blockers have different effects upon a spinal seizure model in mice. Eur J Pharmacol, 1992, 211 (1)：105－108

7. Nowak G, Redmond A, McNamara M, et al. Swim stress increases the potency of glycine at the N-methyl-D-aspartate receptor complex. J Neurochem, 1995, 64 (2)：925－927

8. Oh DJ, Dichter MA. Effect of a gamma-aminobutyric acid uptake inhibitor, NNC-711, on spontaneous postsynaptic currents in cultured rat hippocampal neurons：implications for antiepileptic drug development. Epilepsia, 1994, 35 (2)：426－430

9. Porter RJ, Rogawski MA. New antiepileptic drugs：From serendipity to rational discovery. Epilepsia, 1992, 33. (Suppl. 1)：S1－S6

10. Wong CS, Cherng CH, Tung CS. Intrathecal administration of excitatory amino acid receptor antagonists or nitric oxide synthase inhibitor reduced autotomy behavior in rats. Anesth Analg, 1998, 87 (3)：605－608

第八章 药物依赖性动物实验方法

药物滥用的危害加深了人们对药物依赖性研究的重要性的认识。几十年来，研究人员不仅在临床应用中注意考察药物的依赖性特征，而且在新药临床前和临床药理、毒理研究中，逐渐开展药物依赖性的实验评价和研究，并和以前相应的依赖性药物进行比较，逐渐健全了依赖性药物的实验研究方法。通过实验研究一方面可帮助人们更全面的认识已有的依赖性药物的特征，有针对性制定管理措施和使用注意事项，对有些依赖性强、危害大的品种则禁止继续使用；另一方面在药物的研究阶段即认识了它的依赖特征，可指导人们尽可能的发展依赖性潜力低的新药，防止依赖性强的化合物发展成药，避免以前的悲剧重演，更好地为人民健康服务。

药物依赖性的评价，包括身体和精神依赖性评价两部分。身体依赖性的特点是连续长期给药，多伴有耐受形成，需递增剂量，停药后出现戒断反应。一般药物的戒断反应的表现与药物的药理作用相反，如中枢抑制药、镇静催眠药等，给药后发挥镇静、催眠作用，具戒断反应的特点是反跳性兴奋、引起活动增加、兴奋不安、颤抖，甚至惊厥；中枢兴奋药的戒断反应则是兴奋后的重度抑制，主要表现为长时间深睡。在现有的几类依赖性药物中包括烟、酒，虽多具有身体依赖性特性，但主要是阿片类镇痛药、镇静催眠药和酒的身体依赖特性较突出，其他如中枢兴奋药（可卡因、苯丙胺）、大麻和烟（尼古丁）等身体依赖性特性较弱，且表现不典型，对它们的依赖性评价主要是精神依赖性评价，酒的身体依赖性特征与镇静催眠药相似，评价方法一样，因而身体依赖性评价方法部分主要介绍阿片类镇痛药和镇静催眠药的身体依赖性方法。除整体实验方法外，离体组织标本也用于阿片类药物的评价，提供很有价值的信息。

与身体依赖性实验评价相比，精神依赖性的实验评价难度大。由于精神依赖性是机体对药物内在感知的综合体现，如满足、欣快感，很难用一种适宜的动物模型来体现，不可能像身体依赖性评价那样，只要用催促或自然戒断的方法，使戒断症状出现，就能定性、定量地比较。另外，精神依赖性的影响因素很多，也增加了评价的难度。20世纪60年代以后随着行为药理学的发展，人们依据条件反射的基本原理，建立了一些评价药物精神依赖性潜力的方法，其中较为成熟、应用较多的有两种：自身给药实验（drug self-administration）和药物辨别实验（drug-discrimination）。两者都是操作式行为实验方法，自身给药实验是模拟人的觅药行为（drug seeking-behavior），可比较药物的强化作用（reinforcement）；药物辨别实验用于评价药物的辨别刺激性质（discriminative stimulation），是研究人的主观感觉行为的动物模型，这两种实验都需要复杂的仪器设备、训练程序和条件，且实验周期长、费时费力。80年代，人们发展了一种经济简便的条件性位置偏爱实验（conditioned place preference），可以广泛用于药物精神依赖性的筛选评价。由于现有依赖性药物（包括烟、酒）的精神依赖性表现基本相似，评价方法也相似，故仅介绍基本方法，而不按药物类型介绍。

药物依赖性的实验评价，除应用实验动物评价外，西方一些国家还用自愿者进行实验，特别是精神依赖性的评价。人的资料更宝贵，但限于我国的条件，目前尚不能开展此项研究，故这里仅介绍实验动物的药物依赖性评价方法。

第一节 阿片类药物的身体依赖性实验方法

一、一般介绍

阿片类药物身体依赖性是以对动物连续给药形成耐受，停药后而出现的动物生理功能、行为功能紊乱即戒断症状为指征来判断的。早在20世纪40年代，就开始研究停止对动物继续给吗啡等麻醉性镇痛药后发生的生理功能和行为功能的变化，并对戒断反应的某些特征给予定性、定量的描述，逐步建立一套系统研究吗啡等阿片类药物的身体依赖性特征的实验方法。现在国际上评价阿片类药物身体依赖性的通用实验方法有 3 种：

（一）自然戒断实验（spontaneous withdrawal test）

对实验动物（大、小鼠和猴）连续一段时间给药，开始逐渐增加剂量，在停止给药前剂量稳定一段时间。然后突然中断给药，定量观察记录所出现的戒断症状。

（二）催促戒断实验（precipitation withdrawal test）

在较短时间里受试药物以较大剂量、多次递增方式对动物给药，然后给以阿片类拮抗剂，催促其产生戒断反应，若出现吗啡样戒断症状，说明其与吗啡属同类型药物。催促实验戒断症状发作快，症状重且典型，持续时间短且省时，便于观察比较。

（三）替代实验（substitution test）

给予动物一定量的标准药（如吗啡）一段时间，待其产生身体依赖性后，停用标准药，替之以受试药物观察动物是否出现戒断症状。如果受试药物替用后动物不出现戒断症状，表明这两类药物产生相类似的身体依赖性。这种实验亦称交叉身体依赖性实验（cross physical dependence test）或单次剂量抑制实验（single dose suppression test）。但是有些非同类药物（如可乐定）也有可能抑制标准药的戒断症状，所以，有必要鉴别替代药物抑制戒断症状的机制。

（四）阿片类药物戒断症状

无论是自然戒断还是催促戒断，动物都会程度不同的出现一系列体征或症状，即戒断综合征。但不是所有戒断体征或症状在一个受试动物身上都能出现。所以对某些征候的选择及其重要性顺序的排列取决于不同动物和不同的实验。在进行身体依赖性实验时，应该考虑几种衡量指标，如每种征候出现的时间、频率和严重程度。

阿片类戒断征候可分为 3 种基本类型：自主神经的体征（血压，心率，呼吸频率，瞳孔，腹泻和体温），躯体运动系统的体征（对伤害性刺激的反应，各种神经肌肉反射，竖毛，惊厥）和行为体征（激惹，吃、喝、睡眠和激醒程度）。一般地说，自主神经体征首先出现，若无其他体征，表明仅有轻度的戒断反应。行为变化在整个戒断期内均能观察到。

二、自然戒断实验

自然戒断实验属于慢性实验，对实验动物通常以剂量递增法给予实验药物；有的也采用恒量法。有多种给药途径可供选择，如注射（皮下，肌内，腹腔和静脉），灌胃，埋藏药品片剂或含药分子筛，并可采用掺食法和饮水法给药。自然戒断实验的戒断症状发作慢，持续时间长，对戒断症状的定量有一定困难。但现已能在小鼠，大鼠，狗和猴等多种动物定量评价阿片类药物的身体依赖性潜力。

（一）小鼠自然戒断实验

在小鼠上用注射方法形成吗啡等阿片类药物的依赖性模型，因用药周期长，小鼠常出现死亡。所以一般不采用注射给药的方法，主要用药物掺食法或饮水法进行小鼠自然戒断实验。小鼠的自主神经功能变化难以定量观察，戒断后体征和行为变化出现晚，持续时间长，定量观察比较困难。目前普遍采用较为客观的定量指标——体重下降作为身体依赖性潜力的评价指标。这类实验可选用 20～22g 的小鼠，雌雄各半，将其分为阳性对照组，受试药物组和不掺药的空白对照组，阳性对照药可用盐酸吗啡或磷酸可待因，将其掺入料粉中（每克料粉含盐酸吗啡 1.0mg，磷酸可待因 2.0mg）喂养 7d。第 8d 开始戒断，换上不掺药的料粉饲养小鼠。换料前一天称量小鼠体重，换料后每隔 4h 称一次体重，至恢复正常为止。以戒断前的体重为基数，计算戒断后各时间点小鼠体重下降的百分率。分别统计戒断组与两种对照组小鼠体重变化的差异程度。被试药物与阳性对照药同样的方法进行实验，以评价该药身体依赖性与吗啡等标准药的类似程度。

（二）大鼠自然戒断实验

对大鼠可采用注射，皮下埋藏药品，灌胃，掺食法和饮水法形成阿片类药物依赖性模型。

1. 皮下注射法　大鼠起始体重 200～220g，每组 10 只，雌雄各半。将其随机分为阳性对照组，受试药物组和阴性对照组。阳性对照药用吗啡。以剂量递增法形成吗啡依赖性大鼠模型。周期为一个月。皮下注射吗啡，每天3次，2周模型的给药剂量为5、10mg/kg各4d，15、20mg/kg各3d，注射量为0.1ml/100g皮下注射吗啡，第3、4周剂量分别为30、40mg/（kg·d），在停吗啡前一天称量大鼠的体重，第29d停吗啡，然后观察体重变化，每天3次，连续4d。求出各组大鼠体重变化百分率的平均值，将受试组的结果与对照组进行t检验以评价受试药物是否存在身体依赖性。

2. 腹腔导管法 用腹腔导管连续灌注法也可形成大鼠吗啡依赖模型。在对大鼠完成腹腔插管手术，休息一周后，进行连续灌注6d硫酸吗啡的自然戒断实验。给药剂量有递增法，第1d 50mg/kg，第2d 100mg/kg，第3~6d 200mg/kg；也有恒量法，分别采用12.5、50和100mg/kg，连续6天。停药后连续观察3天大鼠的戒断反应。不同剂量的戒断症状见表18-8-1。

表18-8-1　灌注不同剂量吗啡的大鼠戒断后的症状

剂量 ［mg/（kg·24h）］	动物数	体重下降	过度激惹	腹泻	上睑下垂	逃避行为	增加探究行为	食欲和饮水减少
递增给药	10	+	+	+	+	+	+	+
100	7	+	+	+	+	+	+	+
50	4	+	+	+	+	+	−	+
12.5	8	+	+	+	−	−	−	−

表中资料显示，剂量12.5mg/kg恒量连续灌注6d即可使大鼠对吗啡产生身体依赖性。

3. 药掺食法 大鼠起始体重200~220g，每组10只，雌雄各半。将其随机分为阳性对照组，受试药物组和阴性对照组。阳性对照药用吗啡或可待因。药掺食法是将受试药、吗啡或磷酸可待因掺入料粉中，一般每克料粉中含1mg吗啡或2mg的可待因。每天称量消耗的料粉并更换一次料粉。用掺药的料粉喂养大鼠一周使其形成依赖模型，第8d换以不加吗啡或可待因的料粉，使大鼠产生自然戒断，阳性对照组继续喂加吗啡或可待因料粉。在戒断的3d内每隔4h称量一次大鼠体重。求出各组大鼠的平均体重变化百分率，进行组间t检验，停吗啡或可待因后，大鼠体重明显下降，与不戒断的阴性对照组比较，体重下降有显著意义。受试药物组的大鼠体重分别与阳性和阴性对照组的大鼠体重进行比较，以判断其身体依赖性潜力。体重下降作为身体依赖性的评价指标，比较客观，定量准确，已被广泛采用。

（三）猴自然戒断实验

1. 吗啡依赖猴模型

（1）实验动物 常用广西猴（恒河猴亚种），起始体重4~6kg，每组3只以上，按雌雄比例搭配使用。外购的猴应由动物检疫部门进行检疫，身体健康者经驱虫治疗后方可使用。

（2）实验方法 形成吗啡依赖性猴有多种方法。

1）Seevers法 有两种基本方法：一是吗啡的剂量快速递增，开始剂量为10mg/kg，按每天递增10mg/kg，在2~6周达到最大值115mg/kg，戒断后出现严重的戒断症状；二是用6~12个月或更长时间，逐渐增加吗啡剂量，给药总量与前法相同，戒断后也会出现上述的戒断症状。

2）Yanagta法 他改良了Seevers的方法，用吗啡3.0mg/kg皮下注射，每隔6h给药1次，连续给药至少60天，才能使猴形成吗啡依赖性实验模型。

3）综合法 皮下注射吗啡每天3次，第1~3周剂量分别为3，6，10mg/kg，第4周起15mg/kg，维持至90天。

（3）实验步骤 以第3种方法为例简述实验方法。将猴分成受试药物组、阳性对照组（吗啡）和阴性对照组（NS或赋型剂）。受试药物一般设3个剂量组，低剂量一般采用临床用药剂量；高剂量组对依赖性潜力低的药物应选用接近毒性反应的剂量，对毒性低的药物应选用最大耐受剂量；中剂量组的剂量介于高、低剂量之间。受试药可采用恒量或剂量递增的方式给予。各组猴在连续给药至90d时停止给药，在停药前要由受过训练的非实验人员（单盲法专门观察人员）观察熟悉每只猴的行为特征，并记录每只猴的体重及行为表现。停药后连续观察7d。每天3次根据戒断症状观察表（表18-8-2），记录猴的各种行为表现并称体重，根据戒断症状等级评分并计算体重变化百分率。求出各组猴体重变化百分率的平均值，将受试组的结果与对照组进行 t 检验以确定受试药物的身体依赖性潜力。

表 18-8-2　猴戒断症状观察表　　　年　　月　　日

号♀♂		体重　　kg			最后给药时间			月　日　时		
时　间 症　状		天			天			天		
		8:30	14:30	20:30	8:30	14:30	20:00	8:30	14:30	20:30
轻度	轻度不安，争斗									
	啼鸣									
	食欲减退									
	稀便									
	流涎、流涕									
	颜面潮红									
中度	意向性震颤									
	厌食									
	肌肉僵硬									
	抽搐									
	立毛									
	抱腹									
	无力躺卧									
重度	腹泻									
	奇异姿势									
	呕吐									
	闭目侧卧									
极度	衰竭状态									
	死亡									
症状总分										
体重（kg）										
体温（℃）										

2. 戒断症状分级　猴是国际上通用的评价阿片类药物身体依赖性的实验动物模型。30 年代 Seevers 等系统研究吗啡、海洛因对恒河猴连续长期给药戒断后发生的自主神经功能、生理功能和行为的变化，系统观察吗啡依赖性猴的各种戒断征候和症状，并根据猴的戒断症状的发生、发展和不同严重程度提出如下分级标准：

（1）轻度　恐惧、打哈欠、流泪、颤抖、颜面潮红、出汗、啼鸣、争斗不和、食欲下降、稀便。

（2）中度　意向性震颤、厌食、竖毛、肌肉抽搐、抱腹、腹泻、无力、躺卧。

（3）重度　极度不安、闭目侧卧、异常姿势、呕吐、面色苍白、明显肌痉挛。

（4）极重度　衰竭状态（无表情，呼吸困难，严重脱水）、体重明显下降（10% 以上）、死亡。

3. 评分标准（级差分＋症状分）

（1）轻度 级差分5分，每个症状3分，同一个症状一天内重复出现再计分时减1分。

（2）中度 级差分10分，每个症状4分，同一个症状一天内重复出现时减1分。

（3）重度 级差分17分，每个症状5分，同一个症状一天内重复出现时减1分。

（4）极重度 级差分32分，衰竭状态20分，死亡30分。

4. 评分依据 症状不同，得分应有区别，同一等级中症状种类的多少，得分应有区别，但不应比级差分值大。

3个次级症状等于高一级症状分值，如3个轻度症状分（5 + 3 × 3）= 1个中等症状分（10 + 4）。

3个中等症状分（10 + 4 × 3）= 1个重度症状分（17 + 5）。

出现衰竭状态或死亡时，其他症状都看不到，故给的分值相当于轻、中、重症状分的总和。

三、催促戒断实验

阿片类药物对动物连续给药一定时间后，突然给予阿片受体阻断剂，动物在短时间内出现与自然戒断实验相似，但程度较为剧烈的戒断反应。其持续时间短，宜于定量观察、目前成为评价阿片类药物身体依赖性潜力的一种常规实验方法。催促戒断实验的关键问题是选择阿片受体阻断剂。阻断剂本身要有高度专一性，不具有其他的药理作用，不会妨碍戒断症状的评价。阻断剂一般采用非肠道给药，使戒断反应最快出现，因此也有最大可能催出戒断反应。

阿片类药物的身体依赖性程度对自然戒断的症状的特征不会发生较大影响，但对阻断剂催促的戒断症状有明显影响。阻断剂催促时所用的剂量对催促戒断症状的特征也起重大作用。所以，自然戒断实验与催促戒断实验的结果，不仅能提供受试药物致身体依赖性潜力的程度，而且自然戒断和催促戒断的症状特征对区分纯激动剂也有帮助。

（一）小鼠催促戒断实验

小鼠催促戒断实验是评估阿片类镇痛剂身体依赖性的常用筛选实验模型。经吗啡等阿片类药物处理的小鼠，在腹腔注射烯丙吗啡或纳洛酮后将很快出现戒断反应：自发运动活性多而纷乱，嗅行为增加，阴部拖地行走，重复的刻板式的跳跃，呼吸频率和深度增加，流涎，排便和类似于扭体反应的运动；并有"尾巴反应"，即抓着鼠尾提起小鼠时出现震颤，强度逐渐增强，直到出现短暂的痉挛，体重下降。在上述戒断反应中以跳跃反应和体重下降最为客观，便于定量观察和统计处理。故在小鼠催促戒断实验中，无论以何种方式形成依赖模型，均以小鼠跳跃反应和体重下降作为戒断症状指标

1. 注射法 小鼠体重22~24g，每组10只以上，雌雄各半。随机分为受试药物组、阳性对照组（常用吗啡）和阴性对照组。

以剂量递增方法形成吗啡依赖模型。有2~5d模型，一般采用3d模型。腹腔注射吗啡，第1d给药3次，第2d给药4次，第3d给药2次，吗啡总剂量为每鼠150mg/kg。在末次给吗啡后2h皮下注射阿片受体阻断剂，常用纳洛酮10~20mg/kg，然后立即观察10~15min内小鼠出现的跳跃反应及2h后的体重变化。求出各组小鼠的跳跃反应数和跳跃反应百分率的平均值及体重下降百分率平均值，将受试组的结果与对照组进行t检验，以判断受试药物的身体依赖性潜力。

2. 饮水法 将受试药物和阳性对照药吗啡溶入小鼠的饮水中使其形成依赖模型，饮水中吗啡浓度头4d为0.3mg/ml，后9d为1.0mg/ml。小鼠每天平均消耗吗啡量为150mg/kg。连续饮用13d，在第14天的9：00到12：00之间注射纳洛酮10~30mg/kg。立即放入大玻璃容器内测定小鼠在20min内的跳跃数，并观察2h小鼠的行为，测量体重和排便。将受试药物组的实验结果与对照组进行统计处理，以判断受试药物的身体依赖性潜力。

小鼠跳跃反应数与所用纳洛酮的剂量有关，故可以催促跳跃作为指标，测定纳洛酮引发跳跃半数有效量（ED_{50}），依据纳洛酮ED_{50}值的大小可以判断所试药物的身体依赖性程度。

（二）大鼠催促戒断实验

阿片受体阻断剂对吗啡依赖性大鼠给药后，动物在几分钟内就出现流泪，流涎，腹泻，咬牙，高度激惹，异常姿势等戒断症状，体重逐渐下降，大约在给阻断剂后2h，戒断症状基本消失，体重不再继续下降。阻断剂催促的这些戒断症状是类似于吗啡依赖性大鼠撤药后的戒断反应，只是催促戒断的症状较

重，发作较快，消失也快，一般只持续 2h。根据柳田知司的戒断症状得分标准（表18-8-3），对戒断反应及身体依赖性程度做出定量评价。

表 18-8-3　大鼠催促实验戒断症状观察表　　　年　　月　　日

鼠　号	性别	戒断药	戒断前体重		（克）			
症状		条件（记分）	15′	30′	45′	60′	90′	120′
行为表现	异常姿势	（2）						
	高度激惹　触碰（1）							
	靠近（2）							
	咬牙　间断性（0.5）							
	延续性（1）							
自主神经系统症状	流泪	（4）						
	腹泻　软便（4）							
	不成形（8）							
	流涎　轻度（1）							
	明显（2）							
戒断后体重（克）								

总得分：

大鼠 200~220g，每组 10 只，雌雄各半。将其随机分为阳性对照组，受试药物组和阴性对照组。以剂量递增方法形成吗啡依赖模型，常用 1 周或 2 周实验模型，也有在 2d 内用剂量递增法多次给吗啡后，注射纳洛酮的快速成瘾的催促戒断法。以 2 周模型为例，皮下注射吗啡，每天 3 次，剂量为 5、10mg/kg 各 4d，15、20mg/kg 各 3d，注射量为 0.1ml/100g。每 15d 早上 8：00 末次给吗啡后 40min 皮下注射阿片受体阻断剂进行催促，常用纳洛酮 4mg/kg，然后立即观察记录 1h 内大鼠的戒断反应症状，并于 30、60min 称量大鼠体重，然后按戒断症状观察表评分，求出各组大鼠戒断症状分值和体重下降百分率的平均值，将受试组的结果与对照组进行 t 检验，以评估受试药物的身体依赖性潜力。

（三）猴催促戒断实验

吗啡依赖性猴的催促戒断症状与自然戒断症状基本一样，只是催促戒断症状出现得多且重，戒断症状的评分标准与吗啡依赖猴自然戒断实验相同。吗啡依赖模型的建立同自然戒断实验。也可用皮下注射吗啡，起始剂量 3mg/kg，每 6h 1 次，并逐渐递增剂量，可连续给药 15d 或 30d。末次给吗啡后 2h，皮下注射纳洛酮 0.1mg/kg 或烯丙吗啡 1.0mg/kg，按猴的戒断症状分级标准，定量观察记录 2h 内的戒断症状，求出各组猴戒断症状分值和体重下降百分率的平均值，将受试组的结果与对照组进行 t 检验，以评估受试药物的身体依赖性潜力。一般来说，吗啡用药时间愈长用量愈多的猴，催促戒断症状愈重。由此看出猴催促戒断实验在评价药物的吗啡样身体依赖性潜力方面具有同自然戒断实验一样的价值。从实验药物和标准药物对猴给药的时间和催促戒断症状所需的阿片类阻断剂的剂量，可以判断受试药物的致身体依赖性的性质，也能比较它们的身体依赖性潜力。新药按上述吗啡猴的催促戒断实验程序开展实验，就能获得有关药物身体依赖性的资料，结合其他实验的结果，可预测其对人的身体依赖性潜力。

四、替代实验

替代实验是研究受试药物对阿片类药物戒断症状的抑制能力，进而评价受试药物与阿片类药物身体依赖性特征和强度的类似性。但抑制戒断症状实验可能出现假阳性和假阴性。因为戒断症状是复杂而多样的，有自主神经功能方面、身体运动、行为和主观感觉等方面的特征。有些症状仅在某种动物出现，另一些症状则在几种动物中出现。所以评价受试药物对多种戒断症状的抑制能力是非常重要的。

（一）小鼠替代实验

同自然戒断实验一样建立吗啡等标准药物的依赖性实验模型。戒断后以不同剂量的受试药物代替标准药物对戒断小鼠给药,测定该药抑制戒断反应的能力。小鼠用皮下埋藏吗啡小药片建立吗啡依赖性模型,取出吗啡小片剂后分别给吗啡,L-美沙酮,哌替啶,左吗喃,二氢吗啡酮等镇痛剂,观察到小鼠的戒断跳跃反应受到显著抑制;可待因,氯丙嗪,戊巴比妥抑制跳跃的能力较低;D-美沙酮,右吗啡烷等药物没有抑制跳跃反应的作用。通过比较抑制戒断反应的能力,提供受试药物的身体依赖性与吗啡类似程度的实验依据。

(二)大鼠替代实验

可用上述用多种技术建立吗啡依赖性大鼠实验模型,戒断吗啡后用受试药物代替吗啡给药,按催促戒断实验中设计的戒断症状分值标准定量观察受试药物抑制戒断症状的程度。

(三)猴替代实验

对吗啡依赖性猴的戒断症状的抑制反应(或称对吗啡的替代作用实验)是评价受试药物是否具有吗啡样作用的最广泛采用的方法。在恒河猴吗啡依赖性实验模型上,以与吗啡的等效剂量为准,设计不同剂量的实验药物对吗啡戒断猴给药,然后观察猴戒断症状的减轻程度,根据观察结果,对药物致身体依赖性潜力进行等级划分。如果受试药物在低于等效剂量下能完全抑制戒断反应就划为高强度的致身体依赖性;如果药物用到最大耐受剂量才有部分抑制作用就划为低的;处于高低之间的为中等。若在任何剂量都没有抑制作用就表示该药无致身体依赖性的活性。也可按戒断评分定量比较。

对吗啡依赖性猴进行替代实验有很大的价值,它允许快速和廉价地评价大量新合成的镇痛药的身体依赖性强度和性质。用小剂量吗啡建立起来的吗啡依赖性猴,混合激动阻断剂也有替代吗啡作用,抑制了猴的戒断症状。

五、离体制备实验

(一)一般介绍

离体组织实验的原理、实验装置和具体方法已在有关章中有详细的解释,本节不再重复。

1960年,Kosterlitz和他的同事们率先应用离体组织制备进行阿片剂的生物鉴定。迄今,该方法在阿片剂的评价方面已有了很大的进展,人们不仅能用离体实验方法评价阿片类的受体选择性及其作用强度,而且还将其用于评价阿片类的身体依赖性潜力,并取得了与整体实试评价一致的结果。

阿片剂在整体动物上的身体依赖性特点也能反映在离体组织中,甚至在神经母细胞瘤与含阿片受体的神经胶质细胞的杂交细胞中也能表现出来。如反复给阿片剂其作用逐渐减弱,即产生耐受;长期暴露在阿片剂后突然停药,或用阿片阻断剂催促可引起戒断性反应;再次使用同类阿片剂可抑制戒断症状。离体组织实验取材方便,实验周期短,对所试药物的身体依赖性可进行定性和定量比较,使其在评价阿片类药物身体依赖性潜力的研究中占有一席之地。

现已证明,μ受体与阿片类依赖有着直接和密切的关系。离体豚鼠回肠纵肌(GPI)主要含μ受体,而且对纳洛酮敏感,是最常用的离体模型,也有用大鼠(RVD)和小鼠输精管(MVD)的。但Schulz等认为在MVD上即便是对激动剂高度耐受,也不能对纳洛酮起反应,故不主张用MVD进行阿片类的身体依赖性实验。目前用离体制备进行身体依赖性实验的方法主要有两种:一是在整体动物身上形成阿片依赖后取其离体组织进行实验;二是直接将离体组织放在含有阿片类药物的Krebs液中共浴一段时间再进行实验。下面以GPI为例介绍这两种方法。

(二)整体方法

雄性豚鼠380~420g,乙醚全麻后,在腹部两侧皮下各植入2个吗啡丸,每丸含吗啡75mg。3d后豚鼠对吗啡产生耐受和依赖,表现为热板镇痛(61 ± 0.5℃)作用减弱,直肠温度下降(1℃),ip 纳洛酮(10mg/kg)后5min可引起明显的戒断症状,如过度理毛,咬牙,兴奋,激惹,不停地走动和出现跳跃反应。此时将吗啡依赖鼠处死,立即取出回肠放在37℃ Krebs液中,按上述方法进行电刺激。标本至少平衡1h,每5~10min更换1次Krebs液。Lux和Schulz(1986)用皮下植入微型泵渗透给药法,给动物芬太尼0.01μg/h连续6d,也能使其产生依赖,再按前述方法取其回肠肌条进行实验。为防止离体回肠肌条依赖性下降,可将其放在含有5nmol/L的芬太尼浴液中,选择这一浓度是因为它不会抑制电刺激引起的收缩，但可产生最大的依赖信号。在依赖性豚鼠的 GPI 上可以看到随吗啡丸植入时间的延长，其耐受性增加（表 18-8-4）。评价依赖性的方法是，在停止电刺激的情况下，向离体组织浴管中加入 100nmol/L 纳洛酮，使其产生戒断性收缩，测定收缩幅度，并计算其占超大电刺激引起的收缩反应百分率。

（三）离体方法

也可直接用离体制备进行阿片依赖性实验。其基本原理是取一段离体组织，最常用的是 GPI，将其一分为二，分别放入 Krebs 液中静置一段时间，其中一个浴管中加入一定浓度的受试阿片剂形成依赖模型，另一个作为对照。实验开始时先使标本在电场刺激下平衡 30～50min，然后停止电刺激加入不含受试药的 Krebs 液，此时 GPI 可发生 2～3min 的戒断性

表 18-8-4　吗啡丸植入时间与 GPI 的耐受关系

吗啡丸植入时间	吗啡抑制 GPI 收缩的 IC_{50}
阴性对照	85nmol/L
1d	250nmol/L
3d	590nmol/L
6d	750nmol/L

收缩或称撤药性挛缩（withdrawal contracture），或在停止电刺激后加入一定浓度的阿片阻断剂，也可引起戒断性收缩。而在对照 GPI 上不能引起任何反应。戒断性收缩发生后，再加入受试的阿片剂可以消除这种戒断性收缩，使标本的收缩恢复到基线水平，这种情况与整体动物上形成阿片依赖性戒断症状后，再用同类阿片剂可以消除戒断症状的情况一样。

Lujan 等人将吗啡，佐吗喃，甲－脑啡肽，烯丙吗啡和喷他佐辛（镇痛新）与 GPI 共浴 20～30min 后加入纳洛酮，立即发生戒断性收缩，收缩的强度与纳洛酮的浓度呈正相关，并与所试阿片剂的浓度及暴露时间有关。测试结果表明，这组阿片剂对纳洛酮的相对敏感性顺序为佐吗喃＞吗啡＞甲－硫脑啡肽＞烯丙吗啡＞镇痛新，这一强度顺序与它们在人及整体动物身上的身体依赖性大小一致。由此可见，离体实验结果是可以在一定程度上预测受试物在动物和人身上的身体依赖性潜力的。

曾经普遍认为 μ 受体是介导阿片类身体依赖性的受体，而很少见报道 δ 和 κ 受体介导身体依赖性的。近年来随着高选择性 δ 和 κ 激动剂的出现，越来越多的离体和整体实验证明，δ 和 κ 受体，也参与了阿片类身体依赖性的形成，而且各种阿片受体亚型之间还会产生相互影响。早在 1982 年，就有报道强啡肽-(1-13) 可以抑制阿片成瘾猴、大鼠和人的戒断症状。最近 Tao 又发现，极低剂量的 κ-激动剂 U-50488 可抑制吗啡成瘾豚鼠在纳洛酮催促下出现的戒断症状。有趣的是 Brent 等人发现，吗啡也可部分地抑制 U-50488 依赖性豚鼠在 κ 阻断剂 norbinaltorphimine（BNI）催促下出现的戒断症状。上述整体实验结果也在离体实验中得到了证实。

Valeri（1995）在 GPI 上进一步研究了 μ，κ 阿片受体的相互影响和调节，发现 μ 和 κ 阻断剂均可引起相应的激动剂产生戒断性收缩，但只能产生一次性戒断性收缩，似乎这种戒断性收缩有很强的自我阻断性（self-blockade）。进一步的研究发现，在测定 μ 激动/阻断剂时，预先加入 κ 阻断剂 BNI，几乎消失的戒断性收缩又会重新恢复到 80% 以上；反之，在测定 κ 激动/阻断剂时，预先加入 μ 阻断剂纳洛酮，也可使消失的 κ 激动剂的戒断性收缩反应恢复到 80% 以上。另外还发现，预先给予 κ 激动剂 U-50488 可以明显减弱纳洛酮引起的吗啡依赖性 GPI 的戒断性收缩；反之，预先加入 μ 激动剂吗啡也可明显减弱 U-50488 依赖性 GPI 的戒断性收缩。以上结果提示：外源性激活 μ（或 κ），阿片系统，可间接地激活内源性 κ（或 μ）阿片系统，这种被间接激活的内源性阿片系统又可抑制外源性阿片剂所产生的戒断性反应，从而提示在离体 GPI 上，μ 和 κ 阿片系统即相互作用又相互调节。

（张开镐）

第二节　镇静催眠药的身体依赖性实验方法

一、一般介绍

镇静催眠药（sedative-hypnotics）多有依赖性特性，尤以中效镇静催眠药依赖性潜力较强，与之有关的滥用问题十分严重。20 世纪 30 年代以来，人们十分重视镇静催眠药依赖性的实验研究，国外陆续报道

的实验法很多，实验对象涉及大、小白鼠，猫，狗，猴，狒狒和人；给药途径有口服，灌胃，皮下埋藏及肌内、皮下、静脉和鞘内注射等。我国从 80 年代开始镇静催眠药的身体依赖性研究。

镇静催眠药身体依赖性的特点是反跳性兴奋，停药后机体出现病理生理紊乱，产生一系列戒断症状。因而，本方法的要点是给动物较长时间递增剂量用药，停药后观察自然戒断症状或者用诱导、催促等手段促其产生戒断症状。通常在用小动物评价时为节省时间，多用诱导或催促的方法。目前常用诱导方法有以下 3 种：中枢兴奋药物、铃声和电刺激。催促方法只是有特异性阻断剂的苯二氮䓬（benzodiazepines，BDZ）类药物可用。通常采用阈下剂量的中枢兴奋药如戊四唑（pentylenetetrazole，PTZ）或混频噪音铃声（8 ~ 12kHz，105 ± 10d 1min）刺激来诱导大、小白鼠产生戒断症状。由于猴的依赖性症状与人的更为接近，一般用恒河猴长时间给药观察自然戒断症状和实验药物的替代效果。有特异性阻断剂时也可用催促实验方法。

二、小鼠实验方法

一般要求，由于依赖性评价实验镇静催眠药用量大，周期长，动物因中枢抑制或运动障碍会造成体重下降，所以要特别注意实验用小白鼠的健康情况。开始实验时，小白鼠体重比一般药理实验要求高，约 25 ~ 30g。给药途径以口服为好，溶于水的用饮液法（drinking solution，DS），难溶于水的用药物掺食法（drug adrnixed food，DAF）。催促诱发戒断实验期限 4 ~ 6 周以内；自然戒断实验期约为 12 周以上。溶于水的镇静催眠药药也可腹腔注射（ip）或灌胃（ig），难溶解但能做悬浮液的亦可灌胃，后两种方法连续应用容易造成小鼠损伤，体质下降还可继发感染，仅适用于催促、诱发实验，周期不宜超过 4 周。

（一）饮水法

小白鼠分笼饲养，鼠笼正面有标有刻度的饮水管和食槽，以每笼 3 ~ 5 只为宜，自由进食，以带刻度的饮水管内装的自来水或药液为唯一的饮水源，为中和药液气味还可加 0.02% 的糖精。开始一周正常观察，记录每日每笼平均小鼠饮水量。从第二周起除对照组继续饮水外，实验组给药液。药物起始浓度的确定，可以以该药急性睡眠 ED_{50} 的 2 倍为准，算出一只小鼠一日的用药量，再除以其日饮水量即为起始浓度。也可以用与参比药物等效的方法，如巴比妥类以苯巴比妥钠为参比药，其起始浓度一般为 0.5 ~ 1.0mg/ml，可依实验药物与苯巴比妥钠的翻正反射消失 ED_{50} 之比算出该药的起始浓度。实验中依小鼠的中枢抑制症状来调整剂量，通常若药液浓度合适的话，小白鼠日饮水量与正常差别不大，会表现不停走动，步态蹒跚或安静、嗜睡等症。若症状轻或无明显异常，则说明药液浓度低，需增加；若小鼠症状重，睡眠时间过长，则应适当降低浓度。实验中，每天记录饮水量，更换药物溶液或水，每周称重两次，依饮液量、浓度和体重计算日剂量。每 3 ~ 5d 或每周递增或调整 1 次药物浓度，直至实验结束。诱导戒断实验周期以 4 ~ 6 周为宜。

（二）药掺食法

小白鼠分笼饲养，起始浓度的确定、增减及实验期类似饮水法。实验笼与饮水法中的笼相似，只是把食槽换成可移动更换料粉的饲料罐。小白鼠可自由饮水，以饲料罐中正常或掺药料粉为唯一食物来源。药物和饲料需充分混匀，每天记录饲料消耗量，定时更换料粉。一般巴比妥类以苯巴比妥为参比药物，苯二氮䓬类用地西泮作参比药物，其起始浓度分别为 2 ~ 3 和 0.5 ~ 1.0mg/g。

（三）灌胃或腹腔注射法

以接近睡眠 ED_{50} 的剂量开始，每日给药两次，每周称重两次。动物在正常情况下分笼饲养，依动物中枢抑制的程度每周递增剂量 1 次，若小白鼠耐受形成慢，也可维持原剂量。实验周期以 4 周为宜。参比药物苯巴比妥常用剂量为 25 ~ 30mg/kg（ip），每次递增 5mg/kg；地西泮起始剂量为 5mg/kg（ip），每次递增 1 ~ 2mg/kg。

（四）听源诱发惊厥法（audiogenic seizure）

镇静催眠药依赖性小鼠戒断症状很多，选用典型症状惊厥为指标，便于观察。一般小白鼠对铃声刺激不敏感，为天然听源阴性鼠。但小白鼠形成耐受、依赖后，其中枢兴奋性提高，听中枢敏感，再听到同样的铃声刺激，则可产生惊厥。在小白鼠用药后的第 2、4、6 周末停药，于停药后 24h 用铃声诱发，统计惊厥发生率，用卡方检验比较给药组与对照组的显著性。通常饮液法和药物掺食法形成依赖较快，参比药物 2 周诱发结果即可有显著性，惊厥发生率约 25% ±10%；给药 4、6 周的惊厥发生率分别可达到 50% 和 80% 以上。统计结果有极显著性。灌胃和腹腔给药诱发结果不如饮水和药掺食法的结果，第 4 周时才有显著性差异。

（五）戊四唑诱发惊厥法

中枢兴奋药物如印防己毒素、戊四唑等小剂量使动物活动增加，大剂量则引起中枢兴奋性惊厥。低于引起惊厥的剂量为阈下剂量。依实验室条件，一般多用戊四唑诱发惊厥，戊四唑腹腔注射使小鼠全部惊厥的剂量为 85mg/kg，阈下剂量为 35mg/kg。正常小鼠阈下剂量腹腔注射不会出现惊厥，但当小白鼠形成依赖时，阈下剂量的戊四唑即可使这种小白鼠产生惊厥。在给小鼠用药第 2、4、6 周后分别于停药 24h，给予戊四唑 35mg/kg 腹腔注射观察 15min，统计惊厥发生率，同样用卡方检验，比较给药组与对照组的结果。通常 PTZ 诱发效果比听源诱发效果好，方法敏感。第 2 周后戊四唑诱发惊厥阳性率达 40% 以上，与对照有显著性差异。第 4、6 周惊厥阳性率分别达 70% 以上甚至 100%。有些听源诱发惊厥阴性鼠，再用戊四唑诱发，也能出现惊厥。说明戊四唑诱发法比听源诱发法更敏感。

三、大鼠实验方法

大白鼠实验法与小白鼠类似，但大白鼠不像小白鼠那样容易死亡，开始实验时可用未成年鼠，实验期可长达半年之久，不仅能进行诱导、催促实验，还可进行自然戒断和替代实验。

（一）饮水法或药掺食法

药物浓度的计算、递增原则及观察记录方式与用小白鼠时相同，大白鼠单笼饲养，常用参比药液起始浓度：苯巴比妥钠 2mg/ml，掺食起始浓度：苯巴比妥 2mg/g，地西泮 0.5～1.0mg/g。一般开始实验 1 周内，巴比妥类的日剂量为 100mg/kg，4～5 周约 400mg/kg，10 周或更长时间，日剂量可达 600mg/kg 以上。地西泮 1～4 周日剂量范围 60～150mg/kg。

（二）灌胃或腹腔注射法

原则与小白鼠相似，参比药起始剂量：苯巴比妥 30～50mg/kg，地西泮 5～8mg/kg，灌胃或腹腔注射，实验周期 4～6 周。

（三）听源诱发惊厥法

正常大白鼠天然听源惊厥率约 15%（8%～25%，作者实验室资料），凡用于本实验的大白鼠，给药前连续 3d 每天一次铃声刺激，挑选 3 次均听源诱发惊厥阴性鼠进行实验。其他与用小白鼠时相同。

（四）戊四唑诱发惊厥法

方法及结果分析与用小白鼠时相似。戊四唑阈下剂量为 30mg/kg（腹腔注射）。

（五）自然戒断和替代实验

通常大白鼠以饮液法和药物掺食法用药 10 周以上，其依赖性的形成可达到产生严重的自然戒断症状的程度。给药时间越长依赖性形成程度越重，产生的戒断反应也就越剧烈，甚至死亡。一般在用药期满 10 或 12 周后，用正常（无药）料粉或水替代，自然戒断症状多在停药后 15h 出现，24～48h 最重，持续 1～2d，72～96h 后逐渐恢复。大白鼠的镇静催眠药类戒断症状很多，表现在运动损伤、自主神经功能紊乱及行为异常等方面。主要症状有：兴奋不安、嘶叫、食量减少、流涎、流泪、稀便、竖毛、颤抖、惊厥、体重下降、呼吸困难和死亡。有时为定量比较药物依赖性潜力，还将戒断症状分级、评分。有时为简便，只取典型症状如体重下降进行比较。

替代实验有两种方式：一是阳性药物给药期满后，用等效量实验药物替代 3～5d，观察替代期间是否产生戒断症状；二是给药期满后停药约 24h，待戒断症状明显时，单次给予等效量实验药物，观察它是否能抑制或减轻戒断症状，并与阳性对照、阴性对照比较。

四、猴实验方法

选用健康恒河猴，如我国云南猴、广西猴均属恒河猴亚种。体重范围 2～5kg，雌雄各半。经卫生检疫合格驱虫治疗后进入实验室，分笼饲养。按常规给小剂量抗结核药两周，以预防结核，然后休息 2 周，再正常观察 1 周，确保正常开始实验。通常给药方式为灌胃，实验期 12～16 周，一次实验用猴 20 只左右。正常及阳性对照组各 3～5 只，两实验药物剂量组 6～8 只，替代实验组 4～6。

（一）灌胃法

将猴固定在猴椅上，使其仰头开口，小心地插入胃管，用注射器通过胃管注入药物和溶剂。起始剂量的确定：一是通过条件实验取中枢抑制作用如引起步态蹒跚、嗜睡的剂量作为起始剂量；二是参考阳性对照药物剂量，取其等效剂量。每天灌胃两次，灌胃后观察 1~2h，常规填写实验记录，依中枢抑制程度调整剂量。如上午给药后，猴症状重，下午第 2 次给药前仍步态不稳，则减半量。每周称体重 1 次，递增剂量 1 次。若猴耐受形成慢，也可再维持原剂量 1 周。阳性药物，巴比妥类用苯巴比妥，起始剂量25~35mg/kg，每周递增5mg/kg；苯二氮䓬类用地西泮，剂量为5mg/kg，每周递增 1~2mg/kg。

（二）自然戒断

猴镇静催眠药依赖自然戒断症状与大白鼠相似，但较复杂。镇静催眠药类戒断症状观察表要注明药物、剂量、给药途径、动物、末次给药时间及观察时间等。观察项目包括体温、体重、瞳孔、表情、兴奋性、毛发、肌张力、食欲、尿便异常、运动状态、痉挛、惊厥、对光反射、眼球震颤、瘫痪、死亡等项，观察完后评定戒断等级，必要时评分，并签名负责。为防止实验人员主观因素的影响，按单盲法要求由非给药操作的人员受过专门训练后定时观察猴停药后的表现，并按戒断症状观察表详细记录。一般猴的戒断症状于停药后第 2d 出现，第 3~5d 症状明显，严重时会出现死亡，体重下降可持续 2 周，其后则慢慢恢复。戒断症状的观察至少每天 1 次，连续 2 周。猴的戒断症状通常分 3 级，轻度：过敏表情，兴奋不安，轻度震颤，竖毛，肌紧张，食欲不振；中度：恶心，呕吐，流涎，流泪，颤抖，肌僵直，体重下降（10%），极度不安，运动损伤；重度：阵挛或强直性惊厥，反应迟钝，呼吸困难，衰竭，死亡。猴的戒断症状的评分亦较复杂，一般参考阿片类依赖猴戒断分值表（见上节）进行评分比较。

（三）替代实验

用实验药物替代阳性参比药，一是阳性给药期满后，用等效量实验药物替代 10~14d，仔细观察动物的表现，按戒断症状观察表的要求详细记录；二是阳性药停药 3~5d，待自然戒断症状明显时，给单次等效量实验药物，看它能否抑制戒断症状，若不明显可加大剂量或重复一次，同样按戒断症状观察表的要求记录，并与对照比较。

（郑继旺）

第三节 药物的精神依赖性评价方法

一、自身给药实验方法

自身给药实验方法是一种操作式行为药理学实验，人们可以应用行为分析的原理依据自身给药实验结果研究药物对行为的影响。动物的自身给药行为与药物滥用者追求用药的行为有良好的相关性，由此人们可依据一个药物的动物自身给药实验结果来预测该药对人的精神依赖性潜力。

（一）基本原理

具有依赖特性的药物与食物和水一样具有强化效应，可以作为强化剂使动物形成稳定的操作式条件反射性行为。一种本身无强化作用的刺激（如光）或行为（如压杆）以一定的方式有规律的与给予该种药物相联系，那么这种刺激或行为也会使动物产生药物的强化作用。在动物（如猴或大鼠）自身给药实验中，通常在绿色讯号灯亮时，训练动物踏板（压杆），接着给予药物注射，这种动物就会把本无强化作用的灯光，踏板与得到药物强化联系起来，一旦形成稳定的条件反射，动物就会在绿灯亮时主动踏板，以求得到药物，它的踏板行为是由与之相联系的药物注射所决定的。若踏板后没有药物强化相伴，则踏板这一行为不能维持，踏板后的药物注射不仅影响到踏板的发生与否，还影响踏板的频率和模式等。

（二）一般介绍

自身给药实验是 20 世纪60 年代逐渐发展起来的行为药理学实验方法，我国 80 年代中期开始研究，目前方法已日趋完善。自身给药实验技术要求高，除装置系统外，尚与动物，药物剂量选择，给药途径，强化程序的应用及整个过程对系统各部的精心维护等因素有关。

1. 自身给药装置 自身给药装置包括自身给药系统和控制系统两大基本组成部分，条件许可时还可设辅助视频监视系统。

（1）自身给药系统 主要是依实验动物大小而设计的不同型号的自身给药箱（或笼），分封闭式和开放式两种。各种动物的自身给药实验箱（或笼）除大小尺寸不同外，基本结构相同，故仅介绍大鼠和猴自身给药箱（或笼）。

1）大鼠封闭式自身给药箱 木质、铝合金或不锈钢材料做成的，一般内腔大小为长50cm，宽30cm，高40cm，壁厚5cm左右，由隔音避光材料组成，顶部有照明灯，后壁上部有红、绿色信号灯，后壁中间离底部15cm处有踏板，也可设平行的两个板，踏板外侧可有食物强化装置，侧壁有恒定通风换气装置。大鼠静脉插管后放在特制的饲养笼中，大小约长30cm，宽25cm，高30cm，笼顶部有转轴与静脉保护管相连，后壁与踏板相接处留有供踏板伸进笼内的孔和食物强化装置出口。实验时将鼠笼放入自身给药箱内，实验期结束放回饲养室。恒速输液泵放在箱或笼顶，通过转轴与保护管相连。在封闭式自身给药箱，大鼠自身给药行为不受外界因素干扰，实验人员可以自由出入。

2）大鼠开放式自身给药实验笼 开放式自身给药实验笼的样式，大小与封闭式实验笼中的饲养笼相似，后壁和顶壁为板式。后壁装有信号灯、踏板，侧壁有饮水管、食槽。大鼠静脉插管后，即放如此笼，直至实验结束。开放式装置对实验环境要求较高，实验人员不能进入，不能有异光、噪音等干扰因素。

3）猴封闭式自身给药实验箱 猴封闭式自身给药实验箱的基本结构与大鼠封闭箱相似，一般用铝合金或不锈钢制成，长75cm，宽60cm，高90cm，后壁踏板高度约60cm。实验时猴固定在猴椅上，放入箱内，面向后壁踏板侧，静脉插管与恒速输液泵相接，猴足趾部还可连电击装置（供训练踏板用）。现代实验箱顶部均安装监视装置。实验结束后猴放回饲养笼。

4）猴开放式自身给药实验箱 猴开放式自身给药实验箱的基本结构与封闭式箱近似，不用隔音避光材料，一般由不锈钢或由硬塑板做成，长约90cm，宽75cm，高90cm。前壁开放，或有开关门，后壁除信号灯、踏板外，靠边有饮水管和食槽。猴静脉插管后即放入笼内，静脉插管通过保护管与笼后壁外侧的恒速输液泵相连。饲养、实验均在笼内，直至实验结束。其结构示意图见图18-8-1。

（2）控制系统 现代自身给药实验均由计算机自动控制，一般由IBM-PC主机和工控机组成。主机运行主控程序，控制实验进行，实时观察进行情况，接受工控机数据，进行统计处理，制成表格，既可直接显示，又可存入数据库。工控机内含时钟电路，通过控制程序处理分析各自身给药笼的信息，及时作出反应，实现每天24h对实验笼的连续监控，将所有的数据存入数据区待主机接受。

（3）辅助视频监视系统 自身给药实验应尽可能避免外界干扰因素，所以均配备自动监控系统，在实验笼有监控器，遥控摄录机，信号经视频线返回控制室，能对实验全过程进行监视和记录。

2．药物 具有依赖特性的药物，如麻醉药品、精神药品以及烟酒的有效成分尼古丁、酒精都能形成并维持自身给药行为。以中枢兴奋剂（可卡因、甲基苯丙胺等）最容易形成，阿片类和镇静催眠药次之。一般在简单的强化程序如固定比率、（fixed ratio，FR）、固定间隔（fixed interval，FI）控制下，

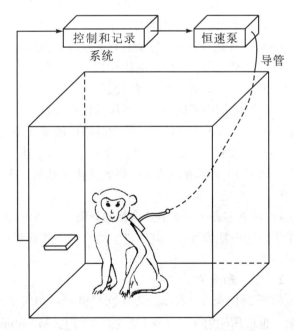

图18-8-1 猴开放式自身给药实验装置示意图

药物剂量与自身给药行为的反应速率曲线呈倒U字形。药物剂量较小时，难于形成自身给药行为，在一定剂量范围内，自身给药反应率随剂量增加而增加，达到一定程度，反应率却随剂量增加而下降。因此每次实验都要注意剂量的选择，剂量太小，强化作用不明显；剂量太大，又抑制行为反应，均不能形成自身给药行为。通常可依文献介绍的参比药物剂量推导，如阿片类药物吗啡、中枢类兴奋剂可卡因、苯

丙胺，镇静催眠药戊巴比妥钠，地西泮等，其常用剂量报道较多。无参考药物剂量时，需参考一般药效学资料，选几种剂量进行初试，找出合适的剂量进行实验。

在自身给药实验中，可供选择的给药途径有多种，如腹腔、肌肉、脑内核团、脑室注射或静脉腹腔、皮下插管以及吸入、口服等，最常用的是静脉插管给药，这样药量准确、药物起效快、容易形成自身给药行为，但这种方法需手术、插管引出需一套固定的、保护系统，插管容易脱落、感染，维护难度大。口服（饮液、药物掺食）和吸入途径也可应用，相对静脉途径这种方法较简单，不需手术和特殊设备，维护较容易，便于做周期长的实验，特别是当一个动物在静脉自身给药实验完后，无静脉再可选择，仍可进行吸入或口服途径自身给药实验。

3. 实验动物　许多动物可做自身给药实验，如大、小白鼠，鸽，猫，猪，狗，狒狒和猴等。猴种属特性与人接近，实验结果可靠。一般是用恒河猴（Rhesus monkey），我国云南、广西等地的猴为恒河猴亚种，捕捉后经驯养、卫生检疫、驱虫和预防结核等治疗后，选用4kg左右体重的猴进行自身给药实验。大白鼠使用经济、便于做大样本实验或初步筛选评价工作。

4. 强化程序　在自身给药实验中，操作行为（压杆或踏板）与给药时间的关系由强化程序控制。常用的有固定比率、固定间隔、不定间隔（varible interval，VI），累进比率（progressive ratio，PR）和续发程序（second order schedule）。一般自身给药开始选用最简单的程序，随着自身给药行为的形成和稳定，逐渐增加得到药物的难度。

（1）固定比率程序　动物完成固定数目的踏板，即可得到药物，如开始 FR = 1，压杆 1 次则可得到药物 1 次；FR = 5，压杆 5 次才能得到药物，随着实验的进展，FR 可达 100 以上。在 FR 程序下，可进行连续自身给药实验，一天 24h，从不间断；也可人为设定一定时间自身给药；在标准药物自身给药行为稳定后，也可进行自身给药的替代实验或交叉自身给药实验。

（2）固定间隔程序　实验时规定一定时间间隔过后，压杆行为才有效，在设定时间间隔范围内，只记录压杆数目。一般间隔期间压杆数目逐渐增加。

（3）不定间隔或可变间隔程序　在此程序控制下，时间间隔在一定的范围内变动，而压杆次数较多且稳定。由于增设了时间间隔，可以减少药物的直接药理作用对压杆行为的影响。

（4）累进比率程序　在此程序控制下动物为获得下一次药物都必须逐渐增加压杆次数。通常按一定公式计算逐渐逐渐获得药物的压杆数。一个简单、极端的例子是倍比递增；即下一次获得药物需要的压杆数为前一次的 2 倍，压杆数依次为 1，2，4，8，16，32，64……若下一次给药需要的压杆数太高，动物在一定间隔期内难以完成，则认为比率不能再增，上次给药时的比率即为终点值（break point）。人们可依药物的终点值来定量比较药物的精神依赖性潜力。

（5）续发程序　这是一种复合程序，是上述 FR 和 FI 简单程序的结合应用。动物踏板，先完成 FR 程序，再按 FI 要求完成后才能得到强化（药物注射）。

（三）实验步骤

1. 动物准备　实验前选合格的猴戴上金属背心，连接保护板，或大鼠戴上马甲背心。放于自身给药笼中进行适应性训练，使其适应生活环境，并观察动物自发压杆次数，凡每个实验周期自发压杆数超过 5 次者不入选。

2. 手术和维护

（1）动物麻醉　有动物吸入麻醉机者可用吸氟烷麻醉，该法麻醉时间可随手术时间而定，恢复快，安全。也可用注射法如大鼠和猴皮下或肌注 35~40mg 戊巴比妥钠，可达全麻程度。戊巴比妥钠剂量大时可抑制呼吸，手术时间长时需适当追加用量。

（2）手术插管　插管用的静脉通常选颈和股静脉，颈内外静脉为首选，然后再用股静脉。以猴颈内静脉为例，手术插管过程如下：麻醉状态下，将猴仰卧固定于手术台，备皮消毒后沿锁骨上缘正中线处切口。分离肌层，暴露颈内静脉，结扎其远心端。在近心端处做 V 字切口。将内径 0.8mm，外径 1.5mm 的硅胶管从切口处缓缓插入静脉至右心房入口处见回血顺利后，固定硅胶管，缝合切口。硅胶管游离端经肩胛骨上方从背后中部穿出。经保护管、单向阀、空气过滤与恒速输液泵相连，猴戴上金属背心，连接保护管，固定在自身给药笼后壁。

（3）维护

1）手术后抗感染，定时静脉注射青霉素，至少连续 3d。

2）定时注射生理盐水，以保证管通畅。在自身给药实验进行过程中，每 2 周注射 1 次速效麻醉剂依托咪酯（etomidate）检查管是否在静脉内。

3）常规检查，经常观察手术部位及背心摩擦部位有无感染，并注意观察猴一般状态，饮食及体重。

3. 实验过程　以猴静脉自身给药为例，在静脉插管后经 6～7d 恢复，一般状态良好，可开始实验，一般选基本的固定比率程序训练压杆，自身给药行为形成后，再逐渐增加难度。

（1）踏板训练　开始人为诱导猴在信号灯亮时踩踏板（压杆），压杆时即可获得药物注射，每天大约 10 余次，经过大约 5～7d，猴便可建立在信号灯亮时踏板，可获得药物的条件反射，药物的强化作用就可使猴主动的踏板，踏板行为反映了它的觅药行为，经过一段时间其日踏板数和药物注入量（日平均摄入量：total daily dose，TDD）趋于平衡。

（2）稳定自身给药行为的判断

1）每天主动踏板次数趋于稳定。由于药物、药物剂量的不同、踏板多少各异。但当一只动物连续一周每日主动踏板数接近，标准差不超过 10。

2）换用训练药物的不同剂量后，踏板数随剂量减少而增加、剂量加大踏板数减少，而相应的 TDD 变化不大。以吗啡为例，通常每次注射训练剂量为 0.25mg/kg，1 周左右可主动踏板，3～4 周形成稳定的自身给药行为，其平均踏板数为 12.0±1.6；换 0.125mg/kg 剂量，其平均踏板数为 25.2±4.1；用 0.5mg/kg 替换，其平均踏板数为 9.5±1.4。

3）用生理盐水替代训练药后有熄灭效应。以吗啡猴为例，用生理盐水替代后，第一天猴踏板数急剧增加，因原来建立起来的条件反射仍起作用，它为得到药而拼命踏板，其后随着踏板无药物注射而渐渐"失望"，第 2、3d 后踏板数渐少，直至完全停止踏板，这就是典型阿片类吗啡猴自身给药行为的熄灭效应。

（3）替代实验　用标准药物训练动物形成自身给药行为后，踏板数和 TDD 趋于稳定，则可用药理作用相似的药物的不同剂量进行交叉替代实验，在替代后观察动物的自身给药行为变化，找出维持相近踏板行为的剂量，可比较其精神依赖性潜力的强弱。也可观察药理作用不同的药物对自身给药行为的影响。如用丁丙诺啡替代可卡因，观察到丁丙诺啡不仅能替代可卡因，还可使可卡因依赖动物的自身给药行为逐渐减弱，从而推测丁丙诺啡有可能治疗可卡因依赖。

（4）程序变换　在用基本的 FR=1 的程序训练动物形成自身给药行为后，可逐渐增加其获得药物的难度，如 FR 依次升为 2、3、4、5……100，以观察比较踏板行为。也可依次换用不定间隔、累进比率甚至续发程序进行比较研究。

（四）应用及注意事项

1. 应用

（1）评价药物的精神依赖性潜力　自身给药实验近年来广泛用于评价药物的精神依赖性潜力，特别是中枢兴奋剂、阿片类药物及镇静催眠药。一般能使动物形成自身给药行为的药物多在人群中有滥用潜力。应用不同的程序进行研究，可以判断该药有无精神依赖性及相对依赖性强度，用累进比率程序得出的实验结果还可定量比较药物的精神依赖性强度。

（2）评价药物的替代疗效　当一个药物使动物形成稳定的自身给药行为后，可用药理作用相似或者各异的药物去替代，比较其自身给药行为的变化，进而可分析其替代治疗的可能性。

（3）研究精神依赖性的机制　当自身给药行为形成后，可用各种工具药、不同给药方式（包括核团定位）分析其对自身给药行为的影响，还可在动物形成稳定自身给药行为后的不同时间，观测其主要关键脑区或核团内递质、信使物质或基因表达方面的改变。自身给药实验是研究精神依赖的可靠模型。

2. 注意事项

（1）自身给药实验是行为药理学和计算机自动控制科学结合而实现的现代实验技术，在从事本项研究之前，应派有一定药理学和计算机基础的中级研究人员去有条件的地方学习，以求全面掌握。

（2）自身给药实验的成败涉及因素很多，应把好各环节，重要的是日常的精心维护，实验条件的控制，特别是排除环境干扰等影响因素。

二、药物辨别实验

药物辨别实验（drug discrimination，DD）是一种研究药物的辨别刺激性质的行为药理学实验方法。它可以判断一种药物在控制行为方面是否具有辨别刺激功能，即能否使动物辨别或区分两种或两种以上的药物情形，继而产生不同的行为反应。

药物辨别实验方法经过数十年的发展已日趋完善。主要是利用辨别实验箱（discrimination chambers）和各种训练程序（training procedures）训练动物区分不同的药物情形（如药物、溶剂等），并产生稳定的与之相应的行为反应（如给药物时压左侧杆，无药物时压右侧杆），进而观察给予不同药物或药物不同剂量的行为变化。

（一）基本原理

药物辨别实验与自身给药实验一样，属操作式行为药理学实验方法，依据的原理也相同。实验的区别是，自身给药实验中操作行为在先，即压杆后得到的药物；辨别实验中先注射药物，后与相应的压杆行为相连。具有依赖性的药物多具有药物刺激功能，不同的药物或药物的不同剂量其辨别刺激性也有区别，因而动物能明显的将其区分开。若训练动物在给药后压一侧杆（伴药杆），给药物溶剂或生理盐水时压另一侧杆（非药物杆），经过一段训练后，动物就会形成稳定的辨别行为——给训练药或与之药理作用相似的药物，动物就主动压药物杆，反之则压非药物杆，以其选择性压杆来反映药物的辨别特性。

（二）药物辨别实验装置

辨别实验箱种类各异，依据操作行为的种类、行为动作后的奖、惩装置及其适用的动物来决定。目前辨别实验常用动物为大白鼠，也有用猴、鸽等其他动物。操作行为方式多采用压杆，辨别实验箱侧壁装有 2~3 个压杆供动物选择，一个杆可设置一种情形。双杆即可设置一侧为药物杆（drug lever. D），另一侧为非药物杆（nodrug lever N，包括给盐水、溶剂或不注射等情形）。也可用两种不同药物或同一药的两种剂量（D1 & D2）。三杆式可设置 3 种情形，如：两种药物和一种非药物，（D1. D2 & N）或 3 种药物（D1. D2 & D3），也可用一种药的两种剂量和溶剂（Dosel，Dose2 & N）等变化因素。动物压杆正确通常可得到奖赏，如食物，称食物强化型，压杆错误则得不到食物，此种装置较复杂，食物要求定型，定量化，但训练动物较容易，周期也短。另一种，动物压杆错误受到电击惩罚，称电击回避型，这种装置较简单，但动物训练周期长。药物辨别实验箱即依据其用途、踏板多少、奖惩设施等命名，如双杆式食物强化型大鼠辨别实验箱，三杆式电击回避型辨别实验箱等。多数箱同时具有食物强化和电击惩罚装置。大鼠辨别实验的基本结构见示意图 18-8-2。实验时将辨别实验箱放于有通风、避光、隔音功能的外箱中。

（三）方法简介

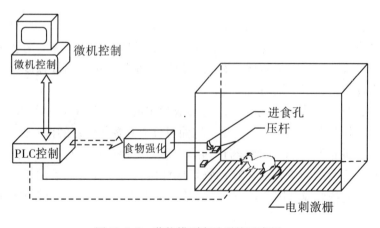

图 18-8-2 药物辨别实验系统示意图

药物辨别实验通常由计算机按设置的程序自动控制进行，一般一个完整的实验要完成启动训练（initial training），辨别训练（discrimination training）和替代实验（substitution test）三部分工作。现以大鼠电击回避型双杠式辨别实验箱为例来说明。

1. 启动训练　一般每天一个实验期（session），最长30min，在此期内应完成20次训练（trials）。程序设置是：只要完成20次训练或者没完成但时间已到30min，均终止实验期。在开始训练阶段，动物先学习压杆。箱子侧壁左右有两个杆，中间有隔板，箱底格栅层每隔4s发送1s、1.0mA的电刺激，若大鼠不压杆，它就会连续受到电击，压杆一次即能终止电击，完成一次训练。间歇45s后再开始下一次训练，依次重复。渐渐地，大鼠就学会了一遇到电击，即去压杆，且能在实验期内完成20次训练。然后训练大鼠选择性压杆，设置压一侧杆为正确（有的设右侧，有的设左侧），这时压错杆和不压杆一样受到电击，直到压正确杆一次终止电击，完成一次训练。同样以完成20次训练为合格。由于大鼠的学习能力存在个体差异，所需时间长短不一。也有省略开始训练，直接进入辨别训练的。

2. 辨别训练　通常大鼠在药物（D）和非药物（N）的两种情形下进行辨别学习（discrimination learning）训练。在阿片类辨别实验中，一般以吗啡作为训练药物，常用剂量为3、5、6和10mg/kg，由于吗啡不用特殊溶剂溶解，非药物情形用盐水。在一组大鼠中若一只设给药后压左侧杆，则左侧杆为药杆，右侧就为非药物杆；另一只则给药后压右侧杆，左侧就为非药物杆；依次交替安排。训练时每周六天，两天给药物，两天非药物，依次循环。两周训练日程如下：D，D；N，N；D，D；N，N；D，D；N，N；……

辨别训练所采用的程序类似自身给药实验中的固定比率程序，开始时选用最简单的程序，如FR=1，即压正确杆1次，终止电击，完成一次训练，以大鼠在一个实验期内完成20次训练为合格。若大鼠连续4个实验期合格，则FR增加1，直到FR=5。若FR增加，大鼠训练效果不好，可多训练几期或FR再降回去重新训练。在FR=5情形下，大鼠不仅要训练其压杆正确率达90%以上，且每期第一次训练中错误压杆数低于5。若连续8次达到上述要求，这说明大鼠具备了稳定地辨别药物和非药物情形的能力，可以进行替代实验。一般大鼠经过2~3个月训练，都能达到标准。

3. 替代实验　主要是用训练药物的不同剂量和其他药物进行替代实验，此时称实验期（test session，T）。为巩固动物在辨别训练阶段学得的辨别能力，保证实验的准确性，大鼠在每次实验前仍继续在药物和非药物情形下训练，通常训练和实验交替进行，一周安排如下：D、N、T；N、D，T……训练中，不管是药物还是非药物情形，若达不到合格要求，则不能进行替代实验，继续训练，直至结果满意，才安排替代实验。实验阶段与FR=5的训练情形相比，最大的区别是实验期程序设置：压双侧杆都视为正确，即压任何杆5次均可终止电击。这样动物可自由选择压杆（即表示它的行为倾向），实验者可以更客观地做出判断。实验时，首先用训练药物剂量和盐水进行训练结果检验（acquisition test），以训练达到替代实验的标准判断，若不合格，大鼠需再进行训练，若合格，则继续给以训练药物的其他剂量（大于或小于训练剂量），观察压杆正确率与剂量间的关系，及压杆速率变化曲线，然后用受试药物替代。由于压任何杆均可停止电击，可以依大鼠选择性压杆情况判断受试药物的辨别性质。

（四）应用与注意事项

1. 应用　药物辨别实验的应用范围与自身给药实验类似，主要用于药物精神依赖性的评价和机制研究。由于药物辨别实验中动物不需手术插管，维护较易，可长时间进行实验，所以应用较宽。另外药物辨别实验是新型的研究药物辨别刺激特性的实验方法，依据辨别实验的结果又可重新对实验药物进行分类，如乙醇和镇静催眠药、苯环利定（phencyclidine）与阿片类部分激动剂环佐辛（cyclazocine）分别具有相似的辨别刺激特性，这与它们在人群中的相似依赖特性结果一致。

2. 注意事项　药物辨别实验受多种因素影响，如药物、实验程序、动物状态及环境等，因此要严格控制实验条件。每天设置的条件都应反复核对，一旦设置错误，将会损害已形成的辨别行为。另外有些非依赖性药物如非麻醉性镇痛药，氯丙嗪等也具有辨别刺激特性，因此在用辨别实验结果预测药物依赖性潜力时应结合其他药理特性综合分析。

三、条件性位置偏爱实验

条件性位置偏爱实验（conditioned place preference，CPP）是1979年建立并逐渐完善的一种非操作式行为药理学实验方法。方法简单，近年来应用广泛。

（一）原理

对于能引起行为效应的刺激来说，根据受试者表现出接近或远离反应而将其分为奖赏性刺激与惩罚性刺激两种。根据巴甫洛夫的条件反射学说，如果把奖赏刺激与某个特定的非奖赏性中性刺激（例如某特定环境）反复相联系之后，后者便可获得奖赏特性，即这一特定环境便可以诱发最初与非条件性奖赏联系在一起的那种非条件性行为效应。这一现象为"反应性强化"（respondent reinforcement）。条件性位置偏爱实验便是建立在这一理论基础上的判定物质奖赏效应的新方法。

能够在人群中引起滥用的药物往往具有奖赏性质。在条件性位置偏爱实验中，有奖赏效应的药物作为一个非条件性刺激，给动物注射药物后，放于一个相应的环境（如白盒）中，反复几次，也就是在经过一定时间的药物与环境相联系的训练之后，在不给药的情况下动物依旧在曾给药的环境中停留较长时间。这种时间的增加是由于那个特定环境能够吸引动物，具有条件性强化作用而造成的。

（二）条件性位置偏爱实验装置

条件性位置偏爱装置主要由一个具有通风，隔音功能的外箱及放于外箱内的偏爱盒组成，并配备计算机自动控制系统。位置偏爱盒一般采用具有两个或3个空间的长方形的盒子。两空间构成两个同等大小的近似正方体小盒，两盒的颜色不同，大多采用黑色与白色，也有部分采用灰色与白色。两盒的四壁光滑，地板面分别采用粗糙面和光滑面，两盒之间留有通道，顶部加盖。偏爱盒的大小依实验动物而定，一般两空间的大鼠位置偏爱盒大约长 50cm、宽 25cm、高 25cm，中间有一活动隔板，隔板放下时两盒分开，通道关闭；隔板提起，通道开放。其基本结构见条件性位置偏爱实验装置示意图（图 18-8-3）。

（三）实验方法

将受试药物给予动物后，放置动物于某一侧盒中，并封闭两盒间通道，数十分钟后将动物取出。同天间隔 4~8h 或第 2d 同一时间给动物以药物溶剂（如生理盐水），并将其放入另一侧盒子，时间相同。如此循环往复数次后，一般 5~7d 对动物进行测试。在不给药的条件下将动物放入两盒中部，并使两盒间通道处于开放位置，观察动物于一规定时间内在两盒中分别停留多少时间。停留时间长的一侧被视为偏爱侧（preference side），停留时间短的一侧为非偏爱侧。对结果的统计可与进行条件训练之前预实验的结果进行自身对照，也可以与设置的对照组进行比较。由于偏爱盒与监控系统相连，由计算机控制自动记录、分析、打印实验结果，实验简便，省时省力。

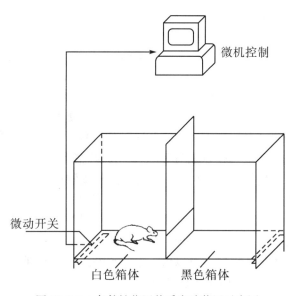

图 18-8-3 条件性位置偏爱实验装置示意图

在使用黑白盒式偏爱装置时，由于大鼠本性喜爱在暗的环境，自然在黑盒中的时间长，所以严格的实验设计均将白盒为伴药侧，经过训练后，测试时大鼠在白盒中的时间明显长于黑盒中的时间，则其偏爱效应更可靠。

（四）应用及注意事项

1. 应用 位置偏爱实验的应用范围与自身给药实验相似，唯其简便应用范围更广，特别是大量筛选评价化合物的精神依赖性潜力均先选用位置偏爱实验，证明有偏爱效应后再做药物辨别和自身给药实验。

2. 注意事项 位置偏爱实验受多种因素影响，如环境因素，应注意实验过程中无噪音、灯光干扰，偏爱盒应无特殊气味影响。如用同一盒，前一只动物的气味也会对后一只动物的偏爱效应产生影响。动物的种属、状态也会有影响，应尽可能保持实验条件的一致性。

（郑继旺）

参 考 文 献

1. 陶青，郑继旺. 条件性位置偏爱实验. 中国药物依赖性通报，1995，5（2）：68 – 73
2. 王卫平，哈鹰，蔡志基. 计算机实时监控自身给药模型的建立. 中国药物依赖性通报，1994，3（2）：93 – 98
3. 王卫平，谢潞，郑继旺，等. 大鼠固定比率连续自身给药实验模型的建立. 中国药物依赖性通报，1994，3（4）：214 – 217
4. 王卫平，哈鹰，郑继旺，等. 恒河猴固定比率连续自身给药实验模型的建立. 中国药物依赖性通报，1995，4（2）：96 – 100
5. 郑继旺. 药物依赖性的临床前研究. 中国药物依赖性通报，1996，5（3）：133 – 136
6. 郑继旺，蔡志基. 镇静催眠药的身体依赖性评价方法. 中国药理学通报，1993，9（3）：224 – 227
7. 郑继旺，蔡志基. 药物辨别实验方法简介. 中国药理学通报，1992，12（6）：485 – 487
8. 柳田知司，ラットヘフ鎮痛藥短效頻回注入はけろ身體依存つの形成，實中研前臨床驗究報 1979，5：139 – 143
9. Adler MW & Cowan A ed. Testing & Evaluation of Drugs of Abuse. New York：Wiley-liss，1990，19 – 80，165 – 210
10. Brady JV & Lukas SE. Testing drugs for physical dependence potential & abuse liability. NIDA Res Monogr，1984，52：15 – 63
11. Brent PG，Chahl LA，Cantarella PA. The opioid agonist U-50488H induces acute physical dependence in guinea-pigs. Eur J Pharmacol，1993，241：149 – 156
12. Chahl LA. Effects of putative neurotranstmitters and related drugs on withdrawal contractures of guinea-pig isolated ileum following brief contrat with ［met5］enkephalin. Br J Pharmacol，1990，101：908 – 912
13. Collier HOJ，Cuthbert NJ，Francis DL. Model of opiate dependence in the guinea-pig isolated ileum. Br J Pharmacol，1981，73：921 – 932
14. File SE. Aversive and appetitive properties of anxiogenic and anxiolytic agents. Behav Brain Rescarch，1986，21：189 – 194
15. Lujan M，RodriguezR. Pharmacological characterization of opiate physical dependence inisolated ileum of guinea-pig. Br J Pharmacol，1981，73：895 – 866
16. Martin WR and Jasinski DR. Assessment of Abuse Potential of narcotic analgesics in animals. in Martin，WR：Drug addiction Ⅰ. Springer Verlag Berlag Heidelberg，New York，1977，159 – 196
17. Morrine LA，RomanelliL，AmicoMC. Withdrawal contractures of guineapig isolated ileum after actute activation of κ-opioid receptors. Br J Pharmacol，1993，109：48 – 52
18. Sheehan MJ，Hayes AG，Tyers MB. Pharmacology of δ-opioid receptors in the hamster vas deferens. Eur J Pharmacol，1986a，130：57 – 64
19. Sheehan MJ，Hayes AG，Tyers MB. Irreversible selective blockade of κ-opioid receptors in the guinea-pig ileum. Eur J Pharmacol，1986b，129：19 – 24
20. Sheehan MJ，Hayes AG，Tyers MB. Lack of evidence for ε-opioid receptors in the rat vas deferens. Eur J Pharmacol，1988，154：237 – 245
21. Tao Pao-Luh，Hwang Chyi-Lin，Chen Chin-Yuan. U-50488 blocks the development of morphine lolerance and dependence at averylow dose in guinea pigs. Eur J Pharmacol，1994，256：281 – 286
22. Valen P，Romanelli LA，Morrone VIC. Mu and Kappa opioid system interactions in the expression of acute opioid dependence in isolated guinea-pig ileum. Neuropharmacology，1995，35：377 – 384
23. Valerj P，MorroneLA，RomanelliL. Manifestion of acute opiate withdrawal contracture in rabbit jejumu after μ and κ agonist exposure. Br J Pharmacol，1992，106：39 – 43

第四节　化学分析方法在阿片类滥用诊断中的应用

一、概论

（一）背景

　　滥用药物指的是某些具有成瘾性的化学物质，其具有一些非成瘾性药物所不具备的特性，如：生理性依赖，药物耐受，重复使用，精神心理变态等等。生理性依赖指的是机体对某种药物在一个较长的时期里以一定量存在而形成的反应，当这种药物不再存在时，机体则呈现出一些紊乱症状，这也是人们所熟悉的药物戒断症状。缓解这种症状可以通过给予同类或类似的能抑制戒断反应的药物。

分析毒理是贯穿于药物滥用诊断和治疗整个过程中的一个非常重要而又最基本的环节。多种方法可以被用于诊断药物滥用，如调查用药历史，医学检查，精神心理分析等等，但是最可靠的诊断方法则是对人体体液的实验分析测定（Richard and Schwartiz，1988）。因此，测定体液，尤其是尿样中滥用药物的分析技术近年来得到了很快的发展。

滥用药物的测定方法包括两大步骤：筛选（screening assays）和鉴定（verification assays）。常用的筛选方法之一是免疫分析测定，其中包括酶的递增免疫技术（enzyme multipled immuno-technique，EMIT），荧光偏振免疫分析（fluorescence polarization immunoassay，FPIA）和微粒子液相动力作用（kinetic interaction of microparticles in solution，KIMS）等，免疫分析测定是基于某一抗体和某一种或一类药物及其代谢产物之间的结合反应。免疫分析测定的特点是简单且快速，但无法区别某些类似的化合物，因为抗体的特异性有限。所以，相似的药物及其代谢产物与抗体的结合反应会出现交叉重叠。尽管如此，近来用于尿样检测多种滥用药物的免疫筛选系统已经面市推广。

由于干扰物质的交叉反应，筛选中的阳性反应有可能是假阳性。事实上，现有的筛选方法无一能做到准确无误，因此，用特殊的分析技术来鉴定筛选结果便有其科学和法律上的必要（McBay，1987）。用于鉴定分析的方法通常包括气相色谱（gas chromatography，GC），高效液相色谱（high-performance liquid chromatography，HPLC）及气质联用（gas chromatography-mass spectrometry，GC-MS），等（Peat，1988）。GC 和 HPLC 通常用于滥用药物的定量分析，因为它对大多数滥用药物具有高度选择性和专一性。

GC 和 HPLC 方法的缺点之一是对一些色谱峰保留时间相同的化合物缺乏充足的鉴定。相反，GC-MS 可以依据各种化合物的离子特性进行特殊的离子检测，因此，它被认为是测定药物及其代谢产物最特异的方法之一。

（二）阿片类药物

吗啡，可待因（codeine）及半合成产物如海洛因等属于阿片类成瘾药物。吗啡和可待因是由阿片罂粟中提取出的天然产品，二者均为医用处方药，通常用于镇痛，可待因还可治疗咳嗽，但由于其成瘾性，这二者均属控制药物。海洛因（二乙酰吗啡）因比吗啡更具成瘾性，滥用广泛，是危害最广的毒品。

1. 代谢产物和药代动力学 口服可待因可以被人体迅速吸收，最大血药浓度出现在服药后 1h 左右。大部分可待因在人体中经 6 位上葡萄糖醛酸化而被代谢为可待因-6-葡萄糖醛酸 codeine-6-glucuronide（C-6-G）（Oberst，1941），小量则在 O 位和 N 位上去甲基形成吗啡和去甲可待因（norcodeine），它们再由尿嘧啶二磷酸葡萄糖醛酸转移酶（uracil diphosphate-glucuronosyltranslerase）催化而形成葡萄糖醛酸产物（Adler，et al，1955）。因此，服用可待因后，可以在尿中和血样中测到游离型和结合型的吗啡，可待因和去甲可待因。

吗啡可以通过多种途径给予，且都被机体完全地吸收，其主要在 3 位葡萄糖醛酸化而代谢为吗啡-3-葡萄糖醛酸（morphine-3-glucuronide，M-3-G），小量的被代谢为吗啡-6-葡萄糖醛酸（morphine-6-glucuronide，M-6-G）（Yeh，et al. 1977，Yeh，1975）。85% 以上的吗啡以这两种结合形式及少量的原形（10%）在胆汁及尿中排出，很少一部分吗啡则通过去甲基化而被代谢（Yeh，et al，1977）。

海洛因很快被机体吸收而分布到全身（Way and Adler，1960），无论从何种途径给药，它首先是在肝和大多数组织中通过去乙酰化而代谢成为一个中间产物 6-单酰吗啡（6-monoacetylmorphine），然后转变成游离型或结合型的吗啡。海洛因几乎全部以吗啡和吗啡代谢物的形式从机体内排除，尽管在服用单剂量的海洛因后尿中可检测出少量的海洛因（0.13%）（Elliott，et al，1971）。在体外海洛因很快被水解（Nakamura，et al，1975）。基于以上原因，受检样品中吗啡的存在通常被作为服用海洛因的指标（Cone，et al，1991）。

关于可待因的药代动力学研究已有大量的报道（Yue，et al，1991；Quiding，et al，1986；Persson，et al，1992；Vree and Verwey-van Wissen，1992；Dutt，et al，1983；Cone，et al，1991），但只有少量涉及其在滥用药物检测中的重要性（Dutt，et al，1983；Cone，et al，1991）。业已存在的报道已经表明，吗啡及

其葡萄糖醛酸结合物在血中的清除率低于可待因及其葡萄糖醛酸结合物的清除率，因此，尿中吗啡与可待因的比率便将随着时间而变化。

2. 分析 尿样分析提供了一个可靠的途径来鉴定药物滥用（Marshall，1988），适用临床使用的实验室分析方法需要高的分析质量（McBay，1987），应用例子之一是检测海洛因的服用。

阿片类检测的主要问题在于鉴定分析，其主要困难在于鉴定所服用的是吗啡还是可待因。由于服用的可待因只有 10% 转化为吗啡（Adler，et al，1955；Quiding，et al，1986；Yue，et al，1989，Shah and Mason，1990；Bodd，et al，1987），人们自然期望可待因的定量分析结果能保持恒定。然而，由于尿中结合型可待因和吗啡的消除率不同（Yue，et al，1991），可待因与吗啡的比值也因时而变，这样，有时用这个比值来决定是服用的何种药物就变得困难了。

可待因和吗啡在尿中主要是以硫酸化和葡萄糖醛酸化的结合型存在（Misra，1978），因此测定可待因和吗啡在尿中的浓度就必然要包括结合型产物的水解这一步骤（Dutt，et al，1983；Combie，et al，1981；Posey and Kimble，1984；Paul，et al，1985；Chen，et al，1989）。欲正确地判断滥用与否，就必须准确地和精确地测定总的可待因和吗啡的含量，然而近来的报道已经证明，我们对水解过程的了解尚甚浅微，这里面有很大的发展潜力。

二、材料

Codeine phosphate 和 morphine hydrochloride 购自 Apoteksbolaget AB（Stockholrn，Sweden）。

Morphine-3-glucuronide，morphine-6-glucuronide，norcodeine hydrochloride trihydrate 和 nalorphine 购自 Sigma Chemical Co.（St. Louis，USA）。

N-Methyl-N-trimethylsilyltrifluoroacetamide（MSTFA）购自 Fluka Chemie AG（Buchs，Switzerland）。

Codeine-6-glucuronide 由 J-O Svensson，Huddinge Hospital（Stockholm，Sweden）提供。

所有溶剂（HPLC 级以上）均外购。

Bond Elut Certify™ cartridges，Analytichem International Inc.（Harbor City，CA，USA）。

Sep-Pak Light cartridges，Waters，division of Millipore（Milford，MA，USA）。

0.1mol/L 醋酸缓冲液配制：将 80ml 去离子水，570μl 冰醋酸和 1.6ml 1.0mol/L KOH 相继加入 100ml 容量瓶中，调 pH 到 4.0，加去离子水至刻度，混匀，此溶液可存放 3 个月。

三、方法建立

限于篇幅，本文仅以可待因为例介绍其各种分析方法的建立过程。

（一）志愿者和病人样品

没有药物滥用史的健康志愿者（男女均有，年龄 22~61 岁，体重 54~93kg）被随机分成两组，一组口服可待因 25mg，另一组服用可待因 50mg，间隔一定时间后，转换服药剂量。病人样品来自斯德哥尔摩市 Methadone Program。

（二）样品收集

志愿者的空白尿样和血样在服药前收集，服药后 0.5，1，2，4，6，8 和 24h 各取血样 1 次，血样由静脉穿刺收集于肝素化的试管中。血样 1000g 离心 10min 制得血清。血清在取样后 30min 内制得并贮存于 -20℃或 -70℃。

志愿者的尿样在服药后共收取 96h，每次取得的尿样分别贮存于 10ml 的塑料试管中，但前 12 个 h 是每 4h 内的尿样混为一个样品。所有尿样贮存于 -20℃或 -70℃。

病人尿样经初筛为阿片滥用阳性。

（三）筛选方法

尿样的筛选分析使用 Monarch 2000 系统（Instrumentation Laboratory，Lexington，MA）和 EMIT 试剂盒（Syva Co，Palo Alto，CA，USA），方法依据于仪器手册。

（四）样品准备

1. 尿样 尿样分析主要用于测定总的可待因和吗啡的含量，二者之比值可以用于确定服用的药物。其准备过程主要包括水解、提取和衍生 3 个步骤。2ml 样品中加入 50μl Nalophine（内标），50μl 39%

NaHSO$_3$ 和 2.5ml 37% HCl，混合后于 100℃加热 30min 以使结合型吗啡和可待因完全水解。再加入 50μl 39% NaHSO$_3$ 和 2.8ml 10mol/L NaOH，用 1mol/L NaOH 或 1mol/L HCl 调 pH 到 5~6。固相提取使用 Bond Elut Certify™ 提取柱（cartridge），首先加入 2ml 甲醇和 2ml 水使柱子活化，然后慢慢加入水解后的样品（流速小于 2ml/min），柱子相继用 2ml 水，1ml 0.1mol/L 醋酸缓冲液（pH4.0）和 2ml 甲醇冲洗杂物，最后用二氯甲烷：异丙醇 +2% 氢氧化铵溶液提取，提取液在氮气下蒸干（40℃），残渣用 50μl 正己烷 + 50μl MSTFA 在 60℃衍生 20min（方法详见 Lin，1995）。

2. 血样 血样可以用来测定 C-6-G，吗啡，M-5-G 和 M-6-G 的含量。血样由 Sep-Pak Light 提取柱固相提取，先用 3ml 甲醇和 3ml 水活化柱子，然后慢慢加入混合了 1.0ml 0.5mol/L K$_2$CO$_3$ 的血清（1ml），流速大约 1.5ml/min，随后用 5.0ml 5.0mmol/L K$_2$CO$_3$，0.25ml 水冲洗柱子，最后用含 16% 甲氰的 30mmol/L KH$_2$PO$_4$ 0.8ml（pH =2）流动相洗脱（前 0.2ml 丢弃，后 0.6ml 作为洗脱液，注意不能有气泡混入洗脱液），提取液收集于塑料管中加盖以用于随后的分析。

（五）仪器分析

1. 气相色谱（GC） 使用 Shimadzu GC 9AM 色谱仪（产地：Shimadzu Corp，Kyoto，Japan），该仪器配备了一个火焰离子化检测器，一个 Shimadzu C-R3A 数据处理仪，一个分流进样器和一个 0.25μm 的 0070V-1701 高效毛细管柱（25m×0.32mm id，Quadrex Co，New Haven，Connecticut，USA）操作条件为：进样器压力保持在 14psi（氦气作为载气），分流比例为 38:1，柱温、进样器温度和检测器温度分别设置于 230℃，285℃和 335℃。

2. 高效液相色谱（HPLC） HPLC 系统由一个 LDC Constametric 3000 泵，一个 CMA/200 自动进样器（温度保持在 8℃），两个检测器（一为紫外检测器，使用 210nm 测定可待因，C-6-G，和 M-3-G，另一为电化学检测器，使用电压 0.18V 和 0.30V 测定吗啡和 M-6-G）（方法详见 Svensson，et al，1982；Svensson，1986）。

3. 气质联用（GC-MS） GC-MS 使用 A200S 自动进样器和 ITS40 Witness 系统（产地：Finnigan MAT Co，San Jose，CA，USA），以测定尿样中可待因，吗啡和去甲可待因的浓度。1μl 最终的尿样提取液通过分流进样系统加到一个 0.25μm DB-5 毛细管柱上（30m × 0.25mm id，J & W Scientific，Folsom，CA，USA）。操作条件为：载气（氦气）保持压力为 10psi，其通过柱子的流速为 1ml/min，进样器温度和 GC 和 MS 的连接温度设置在 200℃和 220℃。柱温采用程序升温，初始温度为 100℃，保持 1min，然后每分钟增加 25℃，直到 275℃，总的分析时间设定 15min，定量分析中可待因、吗啡和去甲可待因使用的分子离子分别为 371，429 和 455。

四、方法验证

（一）灵敏度

检测限值（limit of detection，LOD）是某一分析方法所能测定到的某物质的最低浓度。在此最低浓度，该物质的峰高应等于背景噪音值的均效 +3 倍标准差（International Union of Pure and Applied Chemistry 推荐）。为确定背景噪音值，需要检测 10 个不同的空白样品。

定量限值是标准曲线中可被准确测量的最小浓度，该浓度应具有一定的准确性、精密度和变异性，并应该明显地高于检测限值。定量分析至少需要测定 5 个独立的样品，且变异系数应小于 15%。

（二）日间及日内的变异

在一日内每个质量控制样品重复测定 5 次，若变异系数（标准偏差/平均值）小于 15%，则日内变异可以被接受。

每个质量控制样品在 5 个连续的工作日内重复测定 2 次，若变异系数小于 15%，则日间变异可被接受。

（三）专一性

分析 6 个不同的空白尿样或血样，如测得的浓度低于检测限值，则说明这一方法具有专一性。

（四）稳定性

若质量控制样品经以下四种方法处理后重复测定二次，如变异系数小于 15%，则说明此分析方法稳定性好。

1. 样品置冰箱（4℃）中3天。

2. 样品置冻箱（−20℃）后解冻2次。

3. 提取好的质量控制样品在不同的工作日内用不同的标准曲线重复进样测定2次。

4. 样品从冻箱取出后置室温至少4h。

（五）回收率

回收率通过比较经提取和未经提取的样品对内标峰高或峰面积的比值来确定，内标在仪器分析前加入。

五、数据分析及统计

从所有样品中得到的浓度—时间关系数据经由 Siphar software（Siphar software 用户指南，Gomeni and Gomeni，1987）处理，该程序可以计算出 0～7h 内血药浓度曲线下面积（$AUC_{0\sim7}$）以及消除半衰期（$t_{1/2}$）。$AUC_{0\sim7}$ 计算依据于线性梯度原则（linear trapezoidal rule），最大血药浓度（Cmax）和最大血药峰时（Tmax）可从实验数据中得出。

标准曲线经由已知浓度的标准样品和线性回归分析建立，样品浓度经以下公式计算求得：

$$浓度 = （峰面积比值 - 截距）/斜率$$

两样品间差异的显著性由 Student's 配对 t-检验（双尾）检测。统计分析由 Stat View 程序（Abacus Concepts Inc，Berkeley，CA）完成。

（林 珍 Olof Beck）

参 考 文 献

1. Adler T K, Fujimoto J M, Way E L, et al. The metabolic fate of codeine in man. J Pharmacol, Exp, Ther, 1995, 114：251 −262

2. Bertholf R L, Sapp L M and Pittman D L. Failure of beta − glucuronidases to hydrolyze exogenous morphine glucuronide. Clin Chem, 1991, 37：759 −760

3. Bodd E, Beylich K M, Christophersen A S, et al. Oral administration of codeine in the presence of ethanol：A pharmacokinetic study in man. Pharmacol Toxicol, 1987, 61：297 −300

4. Chen Z R, Reynolds G, Bochner F, et al. Direct determination of codeine-6-glucuronide in plasma and urine using solid-phase extraction and high-performance liquid chromatography with fluorescence detection. J chromatogr, 1989, 493：313 −324

5. Combie J, Blake J W, Ramey B E, et al. Pharmacology of narcotic analgesics in the horse：quantitative detection of morphine in equine blood and urine and logit-log transformations of this data. Am J Vet Res, 1981, 42：1523 −1530

6. Cone E J, Welch P, Mitchell J M, et al. Forensic drug testing for opiates：Ⅰ. Detection of 6-acetylmorphine in urine as an indicator of recent heroin exposure；drug and assay considerations and detection times. J Anal Toxicol, 1991, 15：1 −7

7. Cone E J, Welch P, Paul B D, et al. Forensic drug testing for opiates, Ⅲ. Urinary excretion rates of morphine and codeine following codeine administration. J Anal Toxicol, 1991, 15：161 −166

8. Dutt M C, Lo D S, Ng D L K, et al. Gas chromatographic study of the urinary codeine-to-morphine ratios in controlled codeine consumption and in mass screening for opiate drugs. J Chromatogr, 1983, 267：117 −124

9. Elliott H W, Parker K D, Wright J A, et al. Actions and metabolism of heroin administered by continuous intravenous infusion to man. Clin, Pharmacol 1971, Ther, 12：806 −814

10. Lin Z., Lafolie P and Beck O. Evaluation of analytical procedure for urinary codeine and morphine measurements. J Anal Toxicol, 1994, 18：129 −133

11. Marshall E. Testing urine for drugs. Science, 1988, 241：150 −152

12. McBay A J. Drug-analysis technology-pitfalls and problems of drug testing. Clin Chem, 1987, 33：33B-40B

13. Nakamura G R, Thornton J I and Noguchi T T. Kinetics of heroin deacetylation in aqueous alkaline solution and in human serum and whole blood. J Chromatogr, 1975, 110：81 −89

14. Oberst F W. Relationship of the chemical structure of morphine derivatives to their urinary excretion in free and bound forms. J Pharmacol Exp Ther, 1941, 73：401 – 404

15. Paul B D, Mell L D J, Mitchell J M, et al. Simultaneous identification and quantitation of codeine and morphine in urine by capillary gas chromatography and mass spectroscopy. J Anal Toxicol, 1985, 9：222 – 226

16. Peat M A. Analytical and technical aspects of testing for drug abuse：comfirmatory procedures. Clin Chem, 1988, 34：471 – 473

17. Persson K, Hammarlund-Udenaes M, Mortimer O, et al. The postoperative pharmacokinetics of codeine. Eur J Clin Pharmacol, 1992, 42：663 – 666

18. Posey B L and Kimble S N. High-performance liquid chromatographic study of codeine, norcodeine, and morphine as indicators of codeine ingestion. J Anal Toxicol, 1984, 8：68 – 74

19. Quiding H, Andersson P, Boréus L O, et al. Plasma concentrations of codeine and its metabolite, morphine, after single and repeated oral administration. Eur J Clin Pharmacol, 1986, 30：673 – 677

20. Richard H and Schwartz M D. Urine testing in the detection of drugs of abuse. Arch Intern Med, 1988, 148：2407 – 2412

21. Shah J C and Mason W D. Plasma codeine and morphine concentrations after a single oral dose of codeine phosphate, 1990, 30：764 – 766

22. Svensson J O. Determination of morphine morphine-6-glucuronide and normorphine in plasma and urine with high-performance liquid chromatography and electrochemical detection. J Chromatogr, 1986, 375：174 – 178

23. Svensson J O, Rane A, Sawe J, et al. Determination of morphine, morphine-3-glucuronide and (tentatively) morphine-6-glucuronide in plasma and urine using ion-pair high-performed liquid chromatography. J Chromatogr, 1982, 230：427 – 432

24. Vree T B and Verwey-van Wissen C P W G M. Pharmacokinetics and metabolism of codeine in humans. Biopharmac Drug Disp, 1992, 13：445 – 460

25. Way E L and Adler T K. The pharmacologic implications of the fate of morphine and its surrogates. Pharmacol Rev, 1960, 12：383 – 446

26. Yeh S Y. Urinary excretion of morphine and its metabolites in morphine-dependent subjects. J Pharmacol Exp Ther, 1975, 192：210 – 210

27. Yeh S Y, Gorodetsky C W and Krebs H A. Isolation and identification of morphine 3-and 6-glucuronides, morphine 3, 6-diglucuronide, morphine 3-ethereal sulphate, normorphine, and normorphine 6-glucuronide as morphine metabolites in human. J Pharm Sci, 1977, 66：1288 – 1293

28. Yue Q Y, Hasselstrom J, Svensson J O, et al. Pharmacokinetics of codeine and its metabolites in Caucasian healthy volunteers：comparisons between extensive and poor hydroxylators of debrisoquine. Br J Clin Pharmacol, 1991, 31：635 – 642

29. Yue Q Y, Svensson J O, Alm C, et al. Interindividual and interethnic differences in the demethylation and glucuronidation of codeine. Br J Clin Pharmacol, 1989, 28：629 – 637

第十九篇 抗帕金森病实验方法与技术

1817 年英国医师 James Parkinson 详细描述了一种被称为"震颤麻痹"的疾病,此后研究证明它是多发生在中老年、渐进性的神经退行性疾病。60 岁以上人群中发病率为 100/万,临床上主要表现为静止性震颤(resting tremor)、肌强直(rigidity)、运动迟缓(bradykiness)和姿势步态异常、部分病人尚可出现焦虑、抑郁、自主神经系统功能紊乱和痴呆等。

一、病因

(一)年龄因素

研究表明,随年龄的增加,脑内黑质中多巴胺(DA)能神经元和纹状体多巴胺水平逐年减少。正常老年人 DA 神经元的减少主要发生在黑质致密区背根部位,并与年龄的增长呈线性相关。PD 病人 DA 神经元的减少则发生在致密区腹侧部分。

(二)遗传因素

PD 中约有 20%~30% 有复杂的阳性家族史,其近亲比他人患病率高 2~14 倍,年青的 PD 患者遗传性因素起较大作用。目前发现与 PD 有关的基因有 10 种,即 PARK1-PARK10,其中 PARK1 与隐性遗传有关,属年轻型病患。已知 PARK1 与泛素结合,而 PARK1-泛素的底物是 α-synuclein,其基因定位在 4 号染色体 4q21-q22 上,编码的 α-synuclein 的基因有突变,第 209 位上的 G 变成 A,该基因突变有 85% 出现 PD 症状。另一家族性 PD 中第 36 位上的丙氨酸转变为脯氨酸,可能使 α-synuclein 的蛋白三级结构发生变化,由原来的 α-螺旋变成 β 片状结构进而影响功能或造成不正常堆积。α-synuclein 是由 140 个氨基酸组成的疏水性蛋白,广泛存在于多种膜结构,在脑神经和突触前膜神经末梢内含量丰富。PD 患者神经元的标志物是 Lewy 小体及 Lewy 神经突起,它们是一种褶叠状或丝状的 α-synuclein 蛋白质组成的。不过,多个研究单位对不同国家包括中国的 PD 病人的 α-synuclein 基因进行分析,未发现任何突变,提示该基因突变可能与极少数家族性 PD 有关。

除 α-synuclein 外,日本学者发现常染色体遗传性 PD 有 parkin 基因外显子大片段缺失,其后相继发现 parkin 基因突变也与 PD 尤其是早发性 PD 的发病有关。

(三)环境因素

除草剂与其他化学物质接触可能与 PD 发生有关。1-甲基-4-苯基-1,2,3,6-四氢吡啶(MPTP)是一麻醉性镇痛药哌替啶(pethidine)合成过程中的中间产物。20 世纪 80 年代初,美国一些吸毒者吸食自制的哌替啶产生了与 PD 十分相似的症状。经分析哌替啶中混有 MPTP,随后证明 MPTP 容易通过血脑屏障,在神经胶质中 MAO-B 的作用下生成活性离子 MPP^-,然后被 DA 神经元摄取,导致线粒体复合酶 I 被抑制而产生毒性。

鱼藤酮(rotenone)是一种高选择性、高亲和性的线粒体复合物I的抑制剂,长期低剂量给予,能引起大鼠黑质纹状体 DA 神经元损伤并伴随颤抖等类似 PD 的症状,PD 神经元胞质中出现有纤维状包涵物,与 PD 中的 Lewy 体非常相似,以上是外源性毒物引起 PD 的重要证据,也是 MPTP 和鱼藤酮造成 PD 模型的主要证据。

二、发病机制

帕金森病有特征性临床表现也有特征性病理改变,如 DA 神经元变性、嗜酸性颗粒 Lewy 体的形成。其中主要成分有 α-synuclein,神经纤维丝蛋白、泛素蛋白、蛋白酶体、CaMK II,细胞周期性激酶-5 等,为解释 PD 的发病及其病理特征,有以下几种学说。

1. 自由基学说 该学说的主要依据是 DA 可自氧化生成醌类物质,在 MAO-A 和 MAO-B 的作用下氧化脱氢，产生过氧化氢，黑质致密区有大量亚铁离子可促进过氧化氢产生羟基自由基，另外，6-羟基多巴和MPTP对DA神经元的毒性也与它们产生自由基有关。该学说根据PD病人脑组织有明显的脂质过氧化和DNA及蛋白质受损的表现，认为自由基是造成DA神经元退行性病变的主要因素。

2. 线粒体功能障碍　线粒体是机体的主要产能机构，大脑虽然只有体重的5%，但脑功能活动所需的能量占30%，线粒体能量代谢障碍会导致脑功能异常和细胞死亡。MPTP可导致PD样症状，其临床表现和病理改变与真正的PD酷似，MPTP在神经胶质中MAO-B的作用下转变成MPP^-进而抑制线粒体复合物Ⅰ，自由基生成增加，ATP水平减低，ATP的减少可导致细胞去极化，释放兴奋性氨基酸和NO/$ONOO^-$生成增加等可引起普遍的线粒体复合物Ⅰ的抑制，已如上述。环境中还可能有类似MPTP和鱼藤酮的化学物质，这为遗传和环境相互作用假说提供了理论依据。

3. 兴奋性氨基酸毒性学说　Novelli首先提出了兴奋性氨基酸参与帕金森病神经元变性死亡的证据，他们发现当存在线粒体氧化磷酸化或细胞膜Na^+-K^+泵受抑制时，正常细胞外正常浓度的谷氨酸可导致NMDA受体的过度兴奋而引起细胞毒性，为维持静息期正常膜电位，ATP起十分重要的作用。当膜电位由-90mV降至-30mV~-60mV时膜上NMDA受体周围的电压依赖性Mg^{2+}阻断被解除引起受体的持续兴奋。

NO是一种自由基，它与超氧化物反应形成过亚硝酸和过氧氢离子，研究发现NOs的抑制剂以及可清除NO的calmodulin阻断剂和还原性血红蛋白均可阻断兴奋性氨基酸毒性，NOs剔除小鼠也对NMDA受体激动剂所致兴奋性毒性有阻断作用，处于兴奋状态下的NMDA受体可使细胞内钙超载，可激活NOs和释放兴奋性氨基酸，共同导致膜脂质过氧化，蛋白质和DNA损伤，最终导致细胞死亡。但为证实这一学说尚需更多的直接证据。

三、帕金森病体内外模型

理想的PD模型应该能够体现PD的临床症状及病理特征，现已建立的模型尚不够完美，但能部分模拟症状或病理特征，明智之举是选用多种各具特点的模型以弥补这一缺陷。

（一）动物模型

1. 生物毒性物质模型　MPTP模型：已如上述MPTP是化学合成麻醉镇痛药哌替啶的副产物，具有海洛因样作用，动物给药后MPTP能够通过血脑屏障，在星形细胞中MAO-B的作用下转变为它的活性形式MPP^-，通过与多巴胺转运体的亲和作用，MPP^-被选择性摄入多巴胺能神经元从而特异性地对多巴胺神经元产生毒性作用，能产生与PD十分相似的症状，其机制被认为是抑制线粒体复合酶Ⅰ的活性，产生氧应激，ROS是引起多巴胺神经元凋亡的原因之一。

MPTP损毁模型是研究PD作用的最普遍的动物模型，但存在动物种属差异和动物自身的敏感性的不同以及存在临床症状的可逆性。数种动物暴露于MPTP会引起黑质纹状体多巴胺神经元的退行性病变，包括小鼠、猫、灵长类及蛙以及水蛭和蜗虫等，大鼠对MPTP有一定抵抗，不适合用作模型。MPTP通常经皮下、腹腔、静脉或肌内注射给药，双侧损毁动物特别是灵长类动物必须依赖于L-DOPA及其他多巴胺类药物，以维持摄食和饮水的能力，因而很难存活。单侧颈动脉注射MPTP是另一给药方法，在这种模型中，症状只出现在一侧，动物可维持正常的摄食饮水因而能维持正常营养和能量，无需补充多巴胺药物。不同剂量MPTP和不同的给药方法（急性或慢性）被应用于不同目的实验。

（1）猴MPTP模型

1）双侧不对称模型　用成年短尾猴，先隔离48~72h，实验前称重，用氯胺酮（10mg/kg）和噻拉嗪（1mg/kg）从隐静脉注入进行麻醉，用1.5%异氟烷维持麻醉，从颈内动脉注入MPTP，3min内注完。其用量：一般3~3.5kg用MPTP 2~2.5mg，6~10kg用3~3.5mg，大于10kg用4mg，全身用药后一周参照附表进行评估，同时评估阳性对照药左旋多巴的替代反应和活力，以检验模型的可靠性。

0阶段：0~5分，正常；

1阶段：5~12分，半球帕金森征猴尚未出现轴突损伤；

2阶段：12~20分，轻至中度的双侧症状；

3阶段：21~30分，中度至重度的双侧症状但无主要系统症状；

4阶段：30分，损伤严重 由于饲养困难和运动不能的并发症需要用DA替代治疗。

附表 灵长类帕金森症的运动功能评分方法

症 状	计 分	分 级
震颤	0	没有
（右臂/左臂）	1	偶尔或很难觉察，活动时发生（老年时为正常）
	2	经常或很容易发觉，活动或静止时都有
	3	连续或剧烈，活动或静止时都有
木僵	0	没有
	1	偶尔有较短暂的发作（短于 5s）
	2	偶尔较长时间的发作（6~10s）
	3	频繁或长时间的发作
运动	0	四肢运动轻松对称
	1	步行速度减慢（老年时为正常），明显跛行
	2	步行非常慢，费力，拖着肢体或拒绝承重
	3	无法行走
精细运动	0	正常，能抓住和找回小的物体，目标准确
（左臂/运动）	1	抓住和找回小的物体能力下降，可能目标准确性降低
	2	很少能抓住小物体，除了得到帮助或非常费力下才能够
	3	不能抓住和找回小的物体
运动徐缓	0	快，移动精确
（左臂/运动）	1	移动轻微缓慢（老年时为正常）
	2	有意识的运动，由于启动运动明显受损而减慢
	3	无运动
运动减弱	0	活动自如，警觉，有反应
	1	活动减少（老年时为正常），没有挑衅情况下移动频率降低
	2	活动减至最少，只有挑衅情况下移动，面部表情可能已经减少
	3	基本不动
平衡	0	维持自然姿势
	1	站立需要帮助
	2	行走或坐下需要帮助
	3	面朝下或不能维持正常姿势
姿势	0	保持正常姿势，直立
	1	放松姿势（老年时为正常），站立时腿分开，膝弯曲
	2	弯腰曲背，膝盖弯曲
	3	不能维持正常姿势，斜躺
吃惊反应	0	对挑衅反应迅速强烈
	1	反应略微降低或减慢，有张口反应
	2	反应很小很慢，没有张口反应
	3	对挑衅没有反应
运动的基本技能	0	功能正常，能准确抓住和找回大的物体
（右臂/左臂）	1	抓住和找回大的物体能力下降
	2	抓住和找回大的物体很困难，很少做
	3	不能抓住和找回大的物体

本表引自吴俊芳，刘忞主编。现代神经科学研究方法。2005，941。

2）全身用药模型　这一模型的优点是比较接近 PD 患者的行为症状，但需用较长时间才会形成稳定的均衡的损伤，因为损伤强烈死亡率高，根据药物反应调整剂量不易掌握，药物剂量为 0.33mg/kg 肌内或皮下注射 1 周内注射 2 次效果更好，当动物出现运动不能和呼吸困难需停止给药。

（2）小鼠 MPTP 模型　小鼠对 MPTP 的敏感性存在种属和年龄的差异，一般选 10～12 周龄，体重25～30g 成年 C57/Bl 褐鼠，与猴相比，所需剂量大许多，引起行为学改变不如灵长类典型和持久，如进行慢性实验，每天单次腹腔注射 4mg/kg，连续 20 天，这种模型与特发性 PD 极其相似，如欲制备快速模型，腹腔注射 MPTP 20mg/kg 每 2h 1 次，共 4 次。可造成 DA 神经元快速死亡。亚急性 PD 模型，腹腔注射 MPTP 20mg/kg，每天 1～3 次，连续 5 天，在这一模型 DA 神经元凋亡时间出现较晚。

行为学改变，主要检测小鼠肢体运动协调情况，可采用爬杆实验、悬挂实验、游泳实验、最后计算得分情况，并进行统计分析。

（3）鱼藤酮模型　Bertarbet 等发现慢性皮下给予杀虫剂鱼藤酮，能够特异的引起大鼠黑质纹状体 DA能神经系统退变，引发大鼠产生类似与 PD 的行为学症状。更为重要的是鱼藤酮能够导致类似 Lewy 小体的纤维缠结物的产生，因而鱼藤酮成为近年来新发展起来的新的动物模型的工具药。

鱼藤酮是一种除草剂，具有亲脂性，可透过血脑屏障，能有效抑制线粒体复合酶 I，尽管有复合酶 I 的广泛抑制，都选择性地引起黑质纹状体 DA 通路的变性和纹状体氧应激损伤，引发 DA 系统神经元的损伤，使大鼠表现与 PD 相似的屈曲姿势和运动障碍，甚至严重的强直。

鱼藤酮是一个使复合物 I 受到广泛性抑制，黑质纹状体多巴胺通路慢性渐进性退行性变的良好模型，与人类 PD 相似，这一模型能同时复制出 PD 多巴胺神经细胞中的包涵体和氧应激损伤，使用这个模型进行神经保护性药物实验，比其他急性 PD 模型效果更好，这一模型的缺陷，一是制备难度与效果有差异性，二是双侧损伤动物很难存活，因而目前该模型仍处于研究研究阶段，而且对鱼藤酮最敏感的动物是Lewis 鼠，主要的给药方法如下：

1）静脉给药　主要是将微渗透泵埋入背部皮下，静脉插管，并将插管与微泵相连，按照 2～3mg/kg 每日灌注，持续 5 周，这种方式能够诱导大鼠出现 PD 症状和体征，但手术复杂，成为不稳定因素。

2）皮下给药　皮下埋植微透析泵，每日灌注 2～3.5mg/kg，灌注 21 天，诱导大鼠出现症状。或者直接皮下注射鱼藤酮，但死亡率较高。

3）腹腔注射　SD 大鼠或 Wistar 大鼠连续腹腔注射 2.5mg/kg，连续给药 48 天，大鼠自发活动减少，僵住症状加重，纹状体 DA 含量下降，出现类似 PD 患者的改变。

与 6-OHDA 和 MPTP 相比，鱼藤酮诱导的模型更接近人类 PD 症状，产生类似与 LB 的包涵体，引起全身复合体 I 活性不足，与人类 PD 相同，并且鱼藤酮是天然化合物，被长期应用为农药，有助于解释PD 发病与农药接触史有关的现象，成为真正与 PD 病因相关的化合物。

2. 化学药物模型

（1）氧化震颤素模型　氧化震颤素是 M 受体激动剂，小鼠静脉注射可表观明显的震颤。用序贯法求出动物口服给药后静脉注射氧化震颤素引起小鼠震颤的致颤 ED_{50} 值，将小鼠分成若干组，每组 11～15只，称重，口服生理盐水或待测药物 60min 后，静脉注射准确量的氧化震颤素，初始剂量 50μg/kg，选择合适的相邻浓度比，记录 5min 内有无出现肌肉震颤、竖尾、全身抖动、流涎现象同时记录氧化震颤素后小鼠震颤的潜伏期及震颤持续时间，求出 ED50 值。

槟榔碱同为 M 胆碱受体激动剂，可进行同样实验。

（2）6-羟基多巴胺模型　6-羟基多巴胺（6-OHDA）是第一个被发现具有特异性儿茶酚胺能神经通路神经毒性的化学试剂，它与多巴胺和去甲肾上腺素使用相同的儿茶酚胺转运系统，引起特异性儿茶酚胺能神经元退行性变，将 6-OHPA 定点注射于黑质、黑质纹状体通路或纹状体内，可特异性定位损毁黑质纹状体多巴胺传导通路，定点注射后 24 小时内多巴胺能神经元开始出现退行性变，纹状体内多巴胺在 2～3天后出现明显减少，6-OHDA 注入纹状体，将引起为期数周的黑质纹状体系统缓慢的退行性变，损伤程度取决于剂量、注射部位和不同品系动物对 6-OHDA 神经毒的敏感性，多数研究指出，6-OHDA 引起纹状体多巴胺的明显减少（80%～90%）以及特异性行为学改变。

6-OHDA 模型未能模拟出 PD 所有临床表现和病理特征，也没有出现 PD 中细胞质 LBs 的形成，但这是目前唯一可以对模型行为学变化进行定量化研究的模型，可用于评价细胞移植和神经营养因子的治疗效果。

（3）大鼠 6-OHDA 模型

1）完全损伤模型 单侧中脑束或单侧 SNc 注射可造成动物对抗帕金森病药物的反应呈典型的不对称运动，给予对多巴胺有间接作用的药物如安非他明，使动物产生向患侧的旋转，用释放多巴胺受体激动剂（如阿扑吗啡和金刚烷胺）则使动物向健侧旋转，6-OHDA 使用量：用含 0.1% VitC 的生理盐水配成 4μg/μl。6-OHDA 定位坐标为：前囟 A/P -5.4mm，M/L 2.2mm，硬脑膜 V/D -7.5mm，用 26G 针头注射速度 $0.5 \sim 1\mu l/min$，注射完后留针 5min，再慢慢退针，以免药液回流。

2）部分损伤模型 单侧中脑束或 SNc 小剂量注射，注射体积为 2μl，保留该区域的一些神经细胞是研究病理生理和神经再生的模型。

（4）纹状体损伤模型 纹状体注射引起 SNc 多巴胺能神经元进行性神经退行性变，用含 0.2% VitC 的生理盐水配成 2μg/μl 6-OHDA 注射体积为 20μl 定位坐标：前囟 A/P $+0.5$mm，M/L 2.8mm，V/D -4.5mm。

（5）大鼠纹状体损伤后的旋转行为实验

1）原理 用 6-羟基多巴胺（6-OHDA）损伤单侧大鼠黑质纹状体中的多巴胺神经通路，可导致损伤侧纹状体突触后多巴胺受体的高敏性，给予多巴胺有间接作用的化合物如安非他命时，大鼠表现为向损伤侧（同侧）旋转，而给予对多巴胺神经有直接作用的多巴胺受体激动剂如阿扑吗啡或多巴胺前体 L-多巴，大鼠则向对侧旋转，故本实验可用来研究中枢多巴胺功能和评价多巴胺拮抗剂和激动剂以及探索新型抗帕金森氏综合征的药物活性。

2）操作步骤 雄性 Wistar 大鼠，体重 $200 \sim 250$g，单笼饲养，自由进食。

大鼠用戊巴比妥麻醉后，头部固定立体定位仪上，在颅骨上钻一直径 2mm 的孔，用 30 号不锈钢管连接一注射器插至黑质致密区（位置在前 4.1、侧 1.0、背腹相对位置在 -2.5），6-OHDA 用盐水配制，浓度为 4g/L，总量为 8μg，注射速度 1g/（L·min），记录旋转圈数（向损伤侧或对侧）在 1 或 2h 内记录每 15min 内的旋转次数。

测定对照组同侧旋转行为时，每只动物给 d-安非他命 2.5mg/kg 后，立即放入旋转测试室中，共 2h。测定对侧旋转的对照组数据时，可 sc 阿扑吗啡 1mg/kg，记录 1h 内旋转次数。

受试药物腹腔注射（ip）或皮下注射（sc）给予动物，置旋转测试室内记录 1h 以上时间内的旋转次数，计算药物处理后动物旋转变化的百分数和 ED_{50} 值。

Herra-Marschit 等采用牛和人黑质内注射 β-casomorphius 引起旋转行为，Vernier 和 Unma 进行了由电刺激引起下丘脑或中脑网状结构区损伤导致震颤行为的药物对抗实验。

（6）高铁模型 活性小胶质、少突胶质、星形胶质和含黑色素多巴胺能神经元都含有与黑色素结合的铁。铁在帕金森病人 SNpc 的含量很高，6-OHDA 和 MPTP 引起的帕金森病模型上的情况也相同，活性的游离的具有螯合作用的组织铁在产生氧自由基方面起重要作用，产生 ROS。这一过渡期的氧化还原金属可通过 Fenton 反应与过氧化氢反应，使膜脂质发生过氧化。大鼠黑质注射铁引起黑质的多巴胺能神经元的选择性损伤，产生帕金森样运动障碍。由铁、MPTP 和 6-OHDA 产生的啮齿类动物模型中，可以用铁螯合剂、VitE 和硫辛酸进行保护。体外实验表明，在充足的过氧化氢和铁存在下，多巴胺会变成 6-OHDA 或 5-OHDA。这些过多的铁堆积在 PD 脑内 SNpc 内，加上多巴胺的存在，又缺乏充裕的 GSH，就会导致内源性神经毒性的增强。

Ben-Shachar、Arendash 和 Westmann 等给大鼠 SN 内注射 Fe^{3+} $50 \sim 70\mu g$ 可出现明显的运动行为改变，如僵住症、自发性同侧旋转、DA 含量明显减少等改变，提示大鼠 SN 内注射 Fe^{3+} 可造成 DA 能神经元系统的慢性、进展性发病过程。

动物采用 SD 大鼠，体重 $200 \sim 300$g，10% 水合氯醛麻醉，在立体定位仪上向 SN 内注射 $FeCl_3$ 40μg，注射速度 0.5μg/min，留针 10min 缓慢撤出。

3. 遗传性 PD 模型 PD 病例大多是散发性的，即无遗传缺陷。部分病例属家族性 PD，目前发现家族性 PD 发病与 α-synuclein、parkin、泛素碳末端水解酶及 tau 等基因突变有关。

研究最多的是 α-synuclein 在 PD 发病中的作用。现制备的动物和细胞模型主要使用转基因技术，使野生型及突变型 α-synuclein 在转基因小鼠和果蝇中过度表达。已观察到转基因小鼠过度表达人 α-synuclein 能产生 PD 的一些特征性变化。整合野生型 α-synuclein 的过度表达与线粒体呼吸链功能减弱相关，整合突变型 G209A 或 G88C 型 α-synuclein 的表达与氧化应激相关，G88C 型 α-synuclein 表达也可导致泛素蛋白系统的功能减弱及细胞凋亡。在转基因细胞中野生型和突变型 G209Aα-synuclein 的表达与氧化应激及线粒体呼吸链功能无明显相关。但 G209A 突变体 α-synuclein 的表达提高了与 DA 相关的氧化应激，也可观察到对 DA 的敏感性增加。目前已在体外证实 α-synuclein、parkin、synphilin（α-synuclein 作用蛋白）的相关性，这 3 种蛋白表达都导致了 Lewy 小体高度类似的包涵体形成。转基因果蝇因实验周期短，加之长期以来对果蝇的基因分析有相当的了解，有重要应用价值。

（二）体外细胞实验模型

体外培养可以在细胞水平上精细检测 PD 的病理和生理变化，其中包括细胞凋亡、线粒体功能失调等。目前体外 PD 模型主要有基因转染细胞模型和化合物诱导细胞损伤模型。

1. α-synuclein 基因转染细胞模型 因为多巴胺神经元中 Lewy 小体的形成是其标志性病理特征，而 Lewy 小体的主要成分为 α-synuclein。α-synuclein 在高浓度情况下发生聚集产生神经毒性作用，并且在家族型 PD 人群中发现 α-synuclein 发生突变，突变的 α-synuclein 更容易聚集，从而损伤 DA 能神经元。研究以 α-synuclein 过表达建立的细胞模型发现，DA 的释放与合成均明显下降。所以体外构建 α-synuclein 野生型和突变型基因质粒，并将其转染到 SH-SY5Y、PC12 或 MN9D 细胞中，用于 PD 发病机制及药物研究。

2. MPP⁺ 诱导损伤的 PD 模型 MPP⁺ 是 MPTP 在体内代谢产物，可被多巴胺转运体（DA）选择性摄入黑质 DA 能神经元内，抑制线粒体呼吸链复合体 I 的活性，对细胞产生损伤作用。如同 MPTP 一样，MPP⁺ 对细胞的损伤也具有细胞特异性，对 MPP⁺ 最敏感的是 MN9D 细胞，需 $10 \sim 100 \mu mol/L$ 的浓度，而损伤 PC12 细胞则需 $100 \mu mol/L \sim 1 mmol/L$ 的 MPP⁺。因此根据研究细胞的不同，应选用不同浓度的 MPP⁺ 制造 PD 体外模型。

3. 鱼藤酮诱导损伤的 PD 模型 鱼藤酮长期作用细胞后能够导致细胞路易小体（Lewy body）的出现，该变化与动物体内变化一致，因此鱼藤酮损伤的细胞是研究 PD 发病机制和药物研究很好的体外模型。具体方法：接种不同细胞（PC12、SH-SY-5Y 或 MN9D）后，加入不同浓度的鱼藤酮，作用时将可以根据研究目的的不同而调整（1 天 ~7 周），浓度范围在 $5 nmol/L \sim 100 \mu mol/L$。检测方法可以通过细胞存活率或胞浆内 α-synuclein 的变化进行评价。

4. 6-OHDA 诱导损伤的 PD 模型 6-OHDA 是一种强氧化剂，对 DA 神经元产生毒性作用，因而被广泛用于 PD 的研究与相关药物的研发，体外应用 6-OHDA 造成的损伤模型，根据研究目的的不同，6-OHDA 的浓度范围大约在 $10 \mu mol/L \sim 100 \mu mol/L$ 之间，可根据细胞存活率以及相关信号通路的变化进行评价。

四、帕金森病生化测定

PD 有多方面生化改变，读者可根据实验需要选择一些指标进行测定。

1. DA 受体、MAO-B、AChE 等测定。

2. 细胞凋亡检测。

3. 氧化应激指数（MDA、羟基化蛋白、还原和氧化 GSH、酪氨酸羟化酶 mRNA）测定。

4. NO、NOS 测定。

5. α-synuclein 基因突变（序列分析结合酶切法）测定。

6. 黑质纹状体 DA 及其代谢产物的测定。

上述指标测定可参照本书有关章节的专门介绍。

（苑玉和　张均田）

参 考 文 献

1. 刘建文主编. 药理实验方法学. 北京：科学工业出版社，2008，408
2. 吴俊芳，刘忞主编. 现代神经科学研究方法. 北京：中国协和医科大学出版社. 2005，941
3. 张均田. 现代药理实验方法学. 北京：北京医科大学中国协和医科大学联合出版社，1998
4. 盛树力主编. 老年性痴呆及相关疾病. 北京：科学技术文献出版社，2006，480－495，507－513
5. 盛树力主编. 临床神经科学前沿. 北京大学医学出版社中，2003，20－29
6. 杜冠华，李学军. 张永祥等译. 药理学实验指南——新药发现和药理学评价. 北京：科学出版社，2001，414－420
7. 张均田，张庆柱. 神经药理学研究技术与方法. 北京：人民卫生出版社，2005，328－351
8. 张均田，张庆柱，张永祥主编. 神经药理学. 北京：人民卫生出版社，2008，636－652
9. Perier C, et al, The rotenone model of Parkinson's disease. Trends Neurosci, 2003, 26 (7): 345－6
10. Hoglinger GU, et al, Chronic systemic complex Ⅰ inhibition induces a hypokinetic multisystem degeneration in rats. J Neurochem, 2003, 84 (3): 491－502
11. 吴少云，等. 6-羟多巴胺诱导的 Parkinson's 病模型. 广州解剖学通报，1997，19，1：57－58
12. 姚庆和，等. 帕金森病小鼠模型行为学检测方法的比较研究. 中国实验动物学报，2006，14 (4): 264－270
13. Meredith GE, et al, Modeling PD pathogenesis in mice: Advantages of a chronic MPTP protocol. Parkinsonism and Related Disorders, 2008, 14: S112－S115
14. Beyer K, et al, Protein aggregation mechanisms in synucleinopathies: commonalities and differences. J Neuropathol Exp Neurol, 2007; 66 (11): 965－74
15. Maries E, et al, The role of alpha-synuclein in Parkinson's disease: Insights from animal models. Nat Rev Neurosci, 2003, 4 (9): 727－38
16. Choi, HK, et al. Immortalization of embryonic mesencephalic dopaminergic neurons by somatic cell fusion. Brain Res, 1991, 552 (1): 67－76

第二十篇 抗衰老及阿尔茨海默病的药物研究方法

第一章 阿尔茨海默病药理学研究方法

第一节 阿尔茨海默病的发病机制

本章主要介绍当代阿尔茨海默病（AD）药理研究方法，但研究药物应熟悉 AD 发病机制，所以在介绍方法之前，简单介绍 AD 发病机制研究的最新成果。

一、神经原纤维缠结形成

神经原纤维缠结（NFT）是 AD 神经病理的特征之一，一向认为 NFT 形成是引起神经元退行性变和死亡的原因之一。但最近研究提示，NFT 如同 Aβ 沉积一样并不是引起认知功能下降的原因，而是可溶性 Tau 可能与神经元丢失和记忆功能损害有关。但 AD 的严重程度与 NFT 沉积相关，而与 Aβ 沉积无关。Pick 病家族 Tau 突变虽无 Aβ 病理，但显示类似 AD 的其他神经病理改变，所以 Tau 结构或功能或二者改变足以引起神经元退行性变。Tau 突变的小鼠，Aβ 可促进 NFT 形成，提示 AD 是由 Aβ 增加启动 Aβ 级联反应，Aβ 本身的毒性和可能引起 Tau 蛋白改变最终导致神经元退行性变。但是也存在另一种可能性，在 Huntington 病，蛋白 Huntington 的核包涵体可能具有保护神经元死亡的作用。毒性成分积聚呈胞内或胞外聚集物形式如 NFT 甚至也可能具有神经保护作用。即毒性成分聚集而丢失毒性。在 Tau 蛋白 P301L 突变的 Tg 小鼠（rTg4510），出现 AD 相关的 Tau 病和进行性认知功能下降，有意思的是当关闭突变的 Tau 表达时可阻止神经元退行性变和改善认知功能，虽然 NFT 仍在继续形成和积聚。这一研究说明 NFT 形成之前可能与存在多种可溶性 tau 寡聚体有关。在齿状回出现 NFT 之前已有神经元丢失，而在纹状体虽有大量 NFT 却无大量神经元丢失，说明这种模型的 NFT 不足以引起认知功能下降或神经元死亡。在高度表达 Tau 的 Tg 小鼠的毒性可能由于细胞器和小泡顺向转运的抑制，远离神经元胞体部分如轴突终末易受损。线粒体的轴突转运障碍，启动局部能量丢失、损害突触功能、认知功能下降。根据这种新的认识，减少可溶性 Tau 聚集，稳定轴突转运，通过 Tau 激酶或可能通过有利于 Tau 积聚成保护性聚集物以减少 Tau 毒性，可能是一个药物作用靶位。

二、Aβ 级联反应

β-APP 经 β-和 γ-分泌酶相继水解后产生 $Aβ_{1-42}$，但是在特定条件下，在胞外聚集沉积形成老年斑。过去一直认为聚集的 Aβ 具有神经毒性，但是这一观点多来自应用超高剂量的聚集的 Aβ 的体外实验。

但这一认识近几年受到挑战：①老年斑与痴呆缺乏相关性，老年斑邻近的神经元损伤并不明显；②转基因小鼠在出现 Aβ 沉积前早已出现行为学的异常，突触丢失与可溶性 Aβ 增加有关；③AD 脑的某些脑区如小脑存在大量老年斑，但无 Tau 病理改变和神经元丢失。因此，有作者认为老年斑只不过是 APP 代谢过程中产生的垃圾。

近 10 年对 Aβ 的研究论文可能接近 1 万篇，过去争论的焦点是什么形式的 Aβ 具有毒性。目前科学家的观察已渐趋一致，转基因小鼠研究表明，多数转基因小鼠株出现神经元损伤的是缺乏 Aβ 沉积的株，但所有转基因小鼠均有突触终末的丢失，与可溶性 Aβ 水平有关。实际上，可溶性和不可溶性 Aβ 的主要成分是 N 端截断的多肽，而且所有 sAβ 属于 42 型 Aβ，而没有 $sAβ_{x-40}$。但 Aβ 单体是无毒的，只有自身聚集成可溶性寡聚体（oligomers）（甚至形成可溶性小的 Protofibril）才有毒性。

细胞代谢产生的 Aβ 小的寡聚体较为稳定，如培养细胞在介质中可发现寡聚体，而无 protofibril 和 Aβ 纤丝。Protofibril 溶液中的毒性寡聚体是稳定的，此与转基因小鼠无斑块病理结果相一致。非纤丝状 Aβ 具有毒性的最早依据是 $Aβ_{1-42}$ 与星形细胞分泌的 APOJ 混合，APOJ 可抑制纤丝状 Aβ 形成，但不能抑制 Aβ 的神经毒。没有 APOJ，Aβ 也可形成寡聚体，这种寡聚体被称为 ADDL（Aβ-derived diffusible ligands），它可与树突支（dendritic arbors）上的敏感位点（hotspots）结合。这种结合是选择性，不是任意的结合，从而使寡聚体具有配体性质。超过 90% 的 hotspot 与 PSD-95 共定位，这表明 ADDLs 是特异的靶突触的配体，体外培养海马神经元仅 25%～50% 存在这种位点。ADDLs 与 hotspot 结合后能阻断 LTP 的维持和防止 LDP 被 Tetanic 刺激所逆转，所以记忆丢失是可溶性 Aβ 寡聚体引起突触无功能（突触可塑性丧失）的结果。另一种解释是寡聚体竞争性结合到 NMDA 受体，谷氨酸能突触后神经元的突触结合 ADDLs 后，使突触结构蛋白发生改变，影响突触后信号转导。谷氨酸受体水平明显下调，actin 调节蛋白 drebrin 下调，而 actin 相关蛋白 ARC（activity-regulated cytoskeletal-assosiated protein）高表达，损害 LTM，明显促进记忆丢失。总之，Aβ 级联反应是神经元胞内 Aβ 聚集成可溶性寡聚体，并可释放和结合到特殊位点，影响突触的结构和功能蛋白的改变，影响信号转导，而使突触丧失可塑性，造成记忆丢失。ADDL 主要含 3～6 聚体，但可大到 24 聚体，其中以 Aβ56（56kD 寡聚体）最重要。ADDL 的神经毒性作用具有部位选择性，选择性伤害海马 CA1 区和内嗅皮层的神经元，而不损伤小脑神经元，此与 AD 神经元退行性变的部位相一致。

因为 Aβ 是正常代谢产物，$Aβ_{1-42}$ 短暂的生理性升高，可被生理机制控制。当增加较高和（或）时间过长，寡聚体从生理上转变为 AD 致病分子。研究发现，AD 病情的严重度与可溶性 Aβ 成分明确相关。AD 的突触丢失与可溶性 Aβ 有关，而与 Aβ 沉积无关。在 AD 的内嗅皮层和上额回可溶性 $Aβ_{1-42}$ 和 $Aβ_{1-40}$ 与突触密度呈反比。在认知正常的老年人，可溶性 Aβ 有所增加，但 AD 脑增加超过 30 倍。已有 5 个研究组发现 AD 脑含有寡聚体 Aβ。在 AD 人脑皮层，已发现 SDS-稳定的 Aβ 寡聚体（Mr～8000 和～12 000）。用 γ 分泌酶抑制剂可减少寡聚体而保持适当量的单体，不阻断 LTP。寡聚体的这种破坏突触可塑性的作用可能是 Aβ 毒性的关键。二聚体可通过小胶质细胞间接杀死神经元，虽然二聚体在脑内含量很少。CSF 中含 Aβ 聚集物，可能是 protofibril。

三、神经营养因子缺乏

科学家们在 20 多年前发现基底前脑胆碱能神经元（BFCN）明显丢失，导致乙酰胆碱（ACh）减少，ACh 减少可引起认知功能减退，即所谓 ACh 缺乏症。但 BFCN 的表型需要其突触后神经元合成的神经生长因子（NGF）的支持，通过 BFCN 表达的 TrkA 受体结合后逆向转运至胞核，使基因表达胆碱乙酰转移酶（ChAT），合成 ACh。抗 NGF 受体的转基因小鼠可出现类似于人 AD 脑的神经病理改变。但在 AD 病人的皮层和海马的 NGF 并不减少，说明 NGF 在 BFCN 存在逆向转运障碍，可能与 TrkA 表达减少有关。

许多实验研究证明 NGF 功能缺失，小鼠生后早期即死亡，所以不能研究成年动物 NGF 的功能，而成年杂合子 NGF 基因敲除（ngf +／−）小鼠仅显示微弱的胆碱能表型而无其他缺陷。

2000 年意大利 Ruberti 博士为首的一组科学家报道了应用神经细胞抗体分泌技术。研究成功能表达中和 NGF 的重组抗体的转基因小鼠（AD11 小鼠），从而解决了研究 NGF 对成年神经元的作用。成年小鼠的抗体水平比新生小鼠高 2000 倍以上。在生后不久，基底前脑和海马胆碱能神经元未显示任何异常，但到成年，它们分别减少 55% 和 62%。抗 NGF 小鼠的一般运动与对照鼠无明显差别。但在成年后水迷宫实验物体识别实验明显不如对照鼠。所以，抗 NGF 小鼠可能全面复制人类 AD 的病理改变。

成年小鼠失去功能，从而导致低月龄小鼠出现 AD 样神经化学改变，在成年出现 AD 样病理改变，伴学习记忆功能障碍。虽然 NGF 无功能引起神经化学改变的机制并不清楚，但我们有理由推测 NGF 功能缺乏、缺失是引起神经病理的可能途径，它的前提是 NGF 功能长期缺失。

由于 NGF 的信号不能到达胆碱能神经元，关键是 NGF 信号转导通路障碍，致使胆碱能神经元由于缺乏 NGF 的支持而失去功能和神经元凋亡而丢失。我们十余年来的研究证明，小分子神经营养肽不仅改善模型动物的学习记忆功能、改善海马神经元超微结构的完整性，而且能改善以神经元存活信号转导和突触传导相关的几十种蛋白表达的异常，降低 Aβ 和 Tau 蛋白过度磷酸化。这些研究结果表明神经营养肽明显改善神经元退行性变，其关键在于激活神经元存活信号转导通路，逆转神经元退行性变。

四、3 型糖尿病假设

胰岛素（Ins）是维持生命进行正常生理活动所必需的一种激素，由于脑组织存在胰岛素及其受体（InsR）和受体后信号转导分子，所以近些年来胰岛素对 CNS 的作用备受关注。现在科学家们公认：①胰岛素是一种多功能的生物活性（pleiotropic effects）物质，不仅仅是调节葡萄糖/能量代谢的激素；②胰岛素的每一种生理功能都需要通过其受体，将信号分化为不同的信号转导通路来完成；③对胰岛素抵抗（IR）应赋予新的认识和内涵。越来越多的研究表明，脑内胰岛素功能复杂，其中支持成熟神经元存活、控制凋亡级联反应是胰岛素的重要作用之一。由于 IR 可能涉及 CNS 许多疾病，特别是肥胖、糖尿病（DM）脑病、阿尔茨海默病，胰岛素至少调节超过 150 个基因的表达，这就是胰岛素多种作用的分子学基础。被调节基因至少存在 8 个不同的、保守的胰岛素反应序列（insulin response sequence），胰岛素因此可调节（刺激和抑制）基因转录。包括血清反应成分、激动蛋白1（AP-1）成分、Ets 成分、E-盒成分和甲状腺转录因子 2（TTF2）成分等。

在老化过程，血糖和血胰岛素浓度随年龄增加，AD 病人的口服葡萄糖耐量实验类似于 2 型糖尿病，在维持空腹血糖情况下，胰岛素可能增加正常人或改善 AD 病人的认知功能。与认知功能相关的海马，对 Ins 敏感，并存在 IRS-1 到 IRS-4。所以 Ins 可促进葡萄糖转运入细胞，保证正常的认知功能，因此，许多学者认为认知功能依赖于 Ins 信号转导的激活。在脑老化过程，脑内胰岛素含量，胰岛素最大结合容量和酪氨酸激酶活性随年龄增加而减少，说明在正常脑老化过程，逐渐出现脑内胰岛素抵抗或胰岛素信号转导通路障碍，由于与认知功能相关的结构如海马，内嗅区，大脑皮层都存在高密度的 InsR，所以出现胰岛素信号转导障碍就必然出现认知功能障碍。

研究表明，SAD 的海马和颞叶皮质的 Ins 和 IRS，IGF-1 和 IGF-1R 的 mRNA 减少，并存在某些信号转导蛋白表达的异常，因此 SAD 与认知功能相关的神经元的胰岛素及其受体表达减少。它既有 1 型糖尿病胰岛素减少和 2 型糖尿病 IR 的特征，所以有作者认为 SAD 就是 3 型糖尿病。图 20-1-1 示脑内胰岛素信号转导障碍引起 SAD 发生的可能机制，供参考。

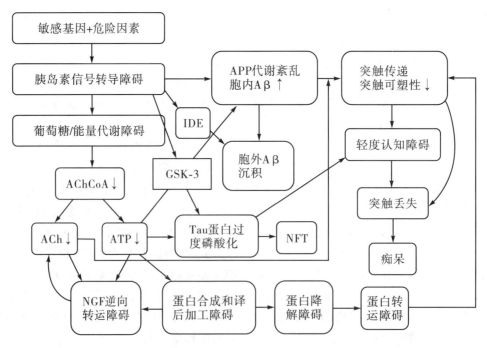

图 20-1-1　脑内胰岛素信号转导障碍引起 SAD 发病的可能机制

五、Apo E4 线粒体代谢假设

线粒体是机体主要产能机构，也是产生自由基的主要场所，存在于线粒体内的某些基因会产生突变，故线粒体损伤是引起老年痴呆的重要原因。ApoE4 线粒体代谢假设就是 ApoE4 降解改变线粒体的代谢和

功能，造成能量代谢障碍，限于篇幅，在此不赘。

六、表观遗传学假说

现在处于后基因组学的表现遗传学时代，SAD 可能是一种表观遗传学疾病，限于篇幅，不作详述。

第二节　动物模型的制作和选择

由于 AD 的病因与发病机制非常复杂，是环境因素与遗传因素共同作用的结果，是以渐进性认知功能损害为特征的多病因疾病或临床综合征，有其特征性的神经病理改变和神经递质变化，所以目前还没有一个完全具备 AD 特征的理想动物模型，这大大制约了 AD 治疗药物的研究。那么什么样的 AD 模型才算是理想的 AD 模型呢？根据 AD 的特征，笔者认为，理想的 AD 动物模型应满足以下 3 个条件：①具有 AD 的主要神经病理学特征——SP 和 NFT；②出现大脑神经元死亡、突触丢失和反应性胶质细胞增生等 AD 的其他重要病理变化；③出现认知和记忆功能障碍。如果哪一种模型能同时符合以上条件，那将是一种很好的 AD 模型。目前的动物模型种类很多，但大多只模拟出 AD 的部分特征，达不到理想动物模型的所有条件，难以完全模拟出 AD 的全部特征。近年来出现的转基因动物模型是一大热点，但也不能完整复制出 AD 的所有特征。在这里主要介绍一些有代表性的动物模型制作方法。

一、以衰老为基础的 AD 动物模型

此类模型是以衰老作为 AD 发病的基础，通过各种方法促使动物衰老（包括自然衰老）以达到制作 AD 动物模型的目的。

D-半乳糖诱导的亚急性衰老模型　D-半乳糖损害模型是由我国学者首先提出的，动物表现出学习记忆力减退，行动迟缓，毛发稀疏等老化征象。皮质神经元中细胞器减少，线粒体膨胀呈空泡样变性，粗面内质网脱颗粒，蛋白质合成减少，神经元丢失，这与老年动物的表现一致。

实验：D-半乳糖诱导的大鼠衰老模型的建立

目的：建立 D-半乳糖诱导的大鼠衰老模型并证明该衰老模型形成的机制与氧自由基介导的过氧化效应有关。同时为药物筛选提供一个合适的动物模型。

原理：脂褐素（Lip）沉积是脑老化的重要特征，丙二醛（MDA）是脂褐素形成过程的中间产物，它能间接反映机体内的脂质过氧化水平，SOD 能使 O_2^- 进一步生成 H_2O_2，而谷胱甘肽过氧化物酶（GSH-Px）则能使 H_2O_2 迅速清除，衰老时 MDA 和 Lip 水平显著升高而 SOD 和 GSH-Px 活力明显下降。

材料：Wistar 大鼠。D-半乳糖，DTNB，TBA，SOD。WDD-1 型生物发光仪，低温高速离心机，UV-160A 可见紫外分光光度计，HITACHI-850 荧光分光光度计。

方法与步骤：

1. 选用健康 50d 的 Wistar 大鼠 20 只。随机分成模型与空白对照两组，每组 10 只。选用健康 25mon 的 Wistar 大鼠 10 只，作为老年组。

2. 空白对照组，生理盐水 0.2ml/（kg·d），皮下注射 6w；模型组，D-半乳糖 50mg/（kg·d），皮下注射 6w；老年组，生理盐水 0.4ml/（kg·d），皮下注射 6w。

3. 待给药期满后，眼球采血，并将动物同时处死，迅速取脑组织制成匀浆，测定各项指标。

4. 生化指标测定　SOD（ng/mg·pr）采用化学发光法，MDA（nm/g）采用 TBA 微量检测法，Lipo（μg/g·po）采用自发荧光法，GSH-Px 采用 DTNB 比色法测定。

5. 统计学处理　数据用 $\bar{x} \pm s$ 表示，采用两样本均数 t 检验和方差分析法进行统计学分析。

结果分析：

D-半乳糖使大鼠脑中 SOD 含量显著下降，MDA 和 Lipo 水平均显著升高，大鼠全血 GSH-Px 水平显著降低，而且变化趋势分别与老年对照和 O_2^- 自由基的作用结果相似，提示在 D-半乳糖代谢过程中确实伴有 O_2^- 等自由基产生并发生了脂质过氧化反应。

方法评价：

1. 优点　衰老动物模型是研究衰老和脑老化的表现、机制以及筛选延缓衰老药物的主要手段，此模

型多用于中药治疗 AD 的筛选和疗效评价以及研究 AD 的病理生理学特征等方面，将此模型与其他损伤模型结合更能体现老年性痴呆的特点。

2. 缺点 衰老动物模型所出现的神经行为学障碍与 AD 的特征性改变有一定差别，不能真正代替 AD 模型。

二、以胆碱能学说为基础的 AD 动物模型

根据 AD 发病的胆碱能损伤学说，AD 的发生是由于内侧隔核与基底前脑胆碱能系统功能降低引起的，该类模型通过定位注射神经毒或手术来损毁此区域，以制备基底前脑胆碱能系统损伤的 AD 模型。该类模型模拟出了 AD 的认知功能缺陷和基底前脑胆碱能系统广泛的功能损害。将兴奋性氨基酸如鹅膏蕈氨酸（ibotenic acid，IBO）、海仁酸（kainic acid，KA）、使君子酸（quisqualic acid，QA）和 N-甲基-D-天冬氨酸（NMDA）等注入动物的基底大细胞核可建立该类 AD 模型。

实验：鹅膏蕈氨酸诱导的老年痴呆大鼠模型的建立

目的：建立鹅膏蕈氨酸诱导的老年痴呆大鼠模型，用于筛选治疗 AD 的胆碱能药物。

原理：鹅膏蕈氨酸（ibotenic acid，IBO）为兴奋性神经毒素，将其进行脑室或核团内注射，可引起胆碱能系统损害。

材料：Wistar 大鼠 40 只，体重 $250 \sim 300g$，鼠龄 $3 \sim 5$ 个月。鹅膏蕈氨酸（IBO），脑立体定位仪，微量注射器。

方法与步骤：

1. 动物模型制备 3% 戊巴比妥钠 40mg/kg 腹腔注射，麻醉大鼠，于一侧内嗅皮质区注入 IBO $20nmol/\mu l$。

2. 在 3、6、9、12 个月后，做全脑切片，免疫组化染色，光学显微镜下观察。

结果分析：免疫组化分析发现海马特别是 CA_3 区神经元数目减少，突触减少，乙酰胆碱酯酶（acetylcholinesterase，AChE）活性明显降低。

方法评价：

1. 优点 兴奋性神经毒素特异性损伤胆碱能神经，可为研究学习记忆障碍的胆碱能系统特殊作用提供信息。此模型多用于研究胆碱能神经元选择性损害与 AD 认知障碍的关系及拟胆碱药物治疗 AD 的疗效研究等方面。

2. 缺点 仅模拟了与学习记忆有关的胆碱能神经系统损害有关的信息，且这种损害是可逆的。这类物质诱导的基底核损害只能部分模拟 AD 大脑皮质突触前胆碱能缺陷，具有一定局限性。

三、以 AD 发病的遗传学为基础的转基因模型

β 淀粉样蛋白前体（amyloid beta-protein precursor，APP）基因的错义突变会导致常染色体显性遗传的家族性 AD（FAD）的发生，这些突变发生在 APP 的 Aβ 编码区。随后又发现与 AD 发病有关的其他 3 个基因，分别是 14 号、1 号和 19 号染色体上的早老素 1（prsenilin-1，PS1）基因、早老素 2（prsenilin-2，PS2）基因和载脂蛋白 E_4（apolipoprotein E_4，ApoE$_4$）基因，它们的突变或多态型会使 AD 发病的危险性增加。APP、PS1 和 PS2 基因主要与 FAD 有关，FAD 病人至少有其中之一的异常，大约 10% 的 FAD 和 2% 散发性 AD 存在 APP 基因突变，而 PS 基因突变的患者则高达 40% ~ 50%。ApoE 与 FAD 和散发性 AD 都有关。人们发现 AD 以上基因突变的同时，便开始借助新出现的转基因技术，将已发现的人类的 4 个突变的外源性基因转入细胞和动物体内来制备转基因模型。

实验：Aβ$_{42}$ 过度表达细胞模型的建立

目的：构建 APP$_{751}$ 和 PS-1（M$_{146}$L）双重基因稳定转染的中国仓鼠卵巢（CHO）细胞系，建立 Aβ$_{42}$ 过度表达的细胞模型，以用于 β-分泌酶或 γ-分泌酶抑制剂的研究和相关药物的筛选。

原理：Aβ 为 APP 的代谢产物。APP 有两条降解途径：①在 α-分泌酶（α-scretase）的作用下，在 APP 氨基酸序列第 687 位，即 Aβ 第 16 位和第 17 位之间进行裂解，并产生可溶性的 α-APPs 和 C$_{83}$ 片段多肽。C$_{83}$ 如再经 γ-分泌酶（γ-scretase）作用可生成 P$_3$（Aβ$_{17-40}$ 和 Aβ$_{17-42}$）；②β-分泌酶（β-scretase）对 APP 的作用，其作用点位于 APP 氨基酸序列的第 671 位上，可生成 β-APPs 和 C$_{99}$ 片段多肽，C$_{99}$ 如再经 γ-

分泌酶的作用可生成 Aβ（80%～90% Aβ$_{40}$和 10%～20% Aβ$_{42}$）。而突变型 PS1 基因可增强转染 APP 基因的 CHO 细胞过度表达 Aβ$_{42}$。

材料：含有人 PS-1 编码的 cDNA，APP$_{751}$ 转染 CHO 细胞系，PCI-neo 质粒，脂质体 Lipofect Amine，OptiMEM 培养基，胎牛血清，0.25% 胰酶，DPBS，抗生素 G418，嘌呤霉素，抗转铁蛋白受体单克隆抗体，PS-1 多克隆抗体 J27 和 4627，单克隆抗体 3D6，266，2G3 和 21F12。CO$_2$ 培养箱，离心机，电泳仪，PCR 仪，凝胶成像仪，酶标仪。

方法与步骤：

1. PS-1 表达载体的构建　含有人 PS-1 编码的 cDNA 通过将人胎盘基因文库（clontech）进行聚合酶链反应而获得。突变型 PS-1（M146L）cDNA 也通过聚合酶链反应从野生型 PS-1 cDNA 产生。然后将野生型和突变型 PS-1 基因亚克隆到哺乳类表达载体 PCI-neo，该载体中的新霉素基因被 SV40 启动子驱动的转铁蛋白受体基因所取代。

2. 细胞转染　采用脂质体转染法，将含野生型和突变型（M$_{146}$L）PS-1 基因的 PCI-neo 质粒在 Lipofect Amine 作用下共转染至 APP$_{751}$ 表达细胞。主要步骤如下：预备转染的细胞生长在 60mm 平皿中直到 60%～70% 融合。将 10μl Lipofect Amine 与 90μl OptiMEM 培养基在一只聚丙乙烯试管中混合。在另一只聚丙乙烯试管中将 3μg 质粒 DNA 与 100μl OptiMEM 混匀。然后将 Lipofect Amine 溶液加到 DNA 溶液中，温和地混匀，室温孵育 15～30min，使形成脂质体/DNA 复合物。将培养细胞中的培养基彻底倒掉，加入 DNA/脂质体复合物溶液后接着加入 1.5ml OptiMEM 于 60mm 培养皿中。将该细胞在 37℃ 孵育 3h，然后换正常培养基（60mm 培养皿加入 1.8ml）培养 24h。用 1.5ml EDTA 去贴壁溶液室温作用 5min，将转染细胞从培养皿壁上脱离出来并用 DPBS 溶液洗 2 次。

3. 稳定表达细胞的筛选　低速离心以后，细胞被重悬于 1ml 抗转铁蛋白受体单克隆抗体溶液（1：100 溶于 DPBS 中，含有 2% FCⅡ）。细胞在旋转台上低温孵育 1h。用 DPBS 溶液温和地洗 3 次。洗后细胞重悬于 100μl 第二抗体溶液（80μl DPBS 和 20μl 羊抗鼠磁性液）。在冷室中孵育 30min 以后，细胞用 DPBS 洗 3 次，重悬于 500ml 层析柱缓冲液。准备 MiniMac 层析柱，用 500μl 层析柱缓冲液平衡后加入已备好的细胞悬液。表达转铁蛋白受体的细胞被吸附在磁性柱上。用 1ml 层析柱缓冲液洗柱以后，层析柱与磁铁脱离，用 1ml 层析柱缓冲液洗脱转铁蛋白表达细胞，在 50% 条件培养液 50% 常规培养液中培养过夜。让细胞在含有 2.5mg/L puromycine 和 200mg/L G418 普通培养液中生长到成集落。然后以每孔 0.7 个细胞的浓度将细胞分装到 96 孔板中。在含有选择性抗生素的培养液中生长。

4. 免疫沉淀　筛选出培养的细胞在裂解缓冲液中裂解。然后样品用 J27 或 4627 抗体以及蛋白 A 葡聚糖室温下免疫沉淀 1h。免疫沉淀样品用含 500mmol/L NaCl 的裂解液 4℃ 洗 20min，然后用含 0.1% SDS 的裂解液洗。样品用裂解液再洗 1 次，并用 Laemmli 样品缓冲液洗脱下来，用 10%～20% 的 Tris-Tricine 胶电泳分离。比率信号用 Phosphor Imager 400 AlmageQuant 软件进行分析定量。

5. 蛋白印迹（Western blotting）　条件培养液中的 Aβ 用 3D6 单克隆抗体和蛋白 G 加 A 琼脂糖于 4℃ 免疫沉淀过夜。免疫沉淀物用 NaCl 的裂解液于 4℃ 洗 20min，然后用含 0.1% SDS 的裂解液洗。样品用裂解液再洗 1 遍并用 Laemmli 样品缓冲液洗脱，用 16% SDS-PAGE 分离并转移到硝酸纤维素膜上。将纤维素膜置 PBS 缓冲液中于 98℃ 加热 5min，然后用 3D6 抗体孵育结合，再用超信号试剂盒检测。

6. 免疫酶标实验　释放到条件培养液中的 Aβ 采用 ELISA 双抗体夹心法检测，单克隆抗体 266 用于检测全长 Aβ，而抗体 2G3 和 21F12 分别用于检测 Aβ$_{1-40}$ 和 Aβ$_{1-42}$，单抗 3D6 作为第二抗体。

结果分析：

1. 用 J27 或 4627 抗体免疫沉淀 PS-1 转染细胞的主要产物是一条全长 45ku 的 PS-1。

2. 转染 CHO 细胞分泌 Aβ 的 Western blotting 分析表明，大约 4kD 的 Aβ 在未转染和转染 PS-1 野生型和 M$_{146}$L 突变型 APP 细胞中检测到。未转染的 CHO 细胞没有检测出 Aβ。用免疫沉淀和 Western blotting 方法发现释放到条件培养液中 Aβ 的量，在野生型和突变型 PS-1（M$_{146}$L）转染的 APP-CHO 细胞株之间没有明显差别。

3. 用单克隆抗体 3D6 和 266 做 ELISA，对释放到培养液中的总 Aβ 做定量分析，结果显示与 Western

blotting 结果相一致，未转染的 CHO 细胞没有检测出 Aβ，而在野生型和突变型 PS-1（M_{146}L）加 APP 双转染的细胞以及单纯 APP 转染的 CHO 细胞之间释放到条件培养液中 Aβ 的量差别无显著性。

4. Aβ 亚片段（$Aβ_{1-42}$）的 ELISA 定量结果表明 M_{146}L 突变型 PS-1 转染的 APP 细胞比未转染的或野生型 PS-1 转染的 APP 细胞，Aβ 的产生接近 2 倍。在未转染 PS-1 的 APP 细胞、野生型以及突变型 PS-1 转染但低水平表达的 APP 细胞之间，Aβ 的释放没有明显的不同。

5. 突变型 PS-1 转染的 APP 细胞的 $Aβ_{1-42}$/Total Aβ 比率都明显增高，是野生型 PS-1 及未转染 PS-1 的 APP 细胞的 1.5 至 1.6 倍。

方法评价：

1. 优点 M_{146}L 细胞株基本含有 APP 的整个代谢过程，Aβ 产量大，易于检测和分析，适用于 β-分泌酶或 γ-分泌酶抑制剂的研究。可用于大规模快速药物筛选。

2. 缺点 技术要求相对较高，制作成本也相对较高。不能完全等同于脑内的 APP 代谢过程。

实验二、阿尔茨海默症的 $PDAPP_{695}$ 转基因小鼠模型的建立

目的：建立阿尔茨海默病 $PDAPP_{695}$ 转基因小鼠模型，为病因研究和药物筛选提供合适的动物模型。

原理：APP 基因的错义突变会导致常染色体显性遗传的家族性 AD（FAD）的发生，这些突变发生在 APP 的 Aβ 编码区。PDGF 启动子具有神经组织特异性，调控目的基因在转基因鼠的大脑皮层、海马、下丘脑、小脑广泛表达与 AD 的病变部位一致。因此，选择 PDGF 启动子调控全长突变 APP cDNA。借助转基因技术，将 APP_{695} 突变的外源性基因转入鼠体内来制备转基因鼠模型。达到在动物体内模拟人类 FAD 遗传特征的目的，并以此来筛选针对 Aβ 靶点的 AD 治疗药物。

材料：含有全长突变的人 $PDAPP_{695}$ 基因，限制性内切酶及 Taq DNA 聚合酶。乳酸，透明质酸酶，矿物油，BSA。孕马血清（PMS），人绒毛膜促性腺激素（HCG）。种公鼠 BDF1，供卵鼠 KM，结扎公鼠 KM/ICR，受体鼠（假孕鼠）KM/ICR。倒置显微镜，显微操作系统，解剖镜，钟表镊，CO_2 孵箱，DNA 合成仪。

方法与步骤：

1. 超排卵和取卵 供卵鼠于明暗循环的明循环中点从腹腔注射 PMS 10U，46h 后注射 HCG 10U，并与公鼠合笼，次日晨将有阴栓的母鼠处死。取输卵管在膨大部划出卵团，加透明质酸酶消化，挑出受精卵于 M_{16} 继续培养 4h。

2. 显微注射 GD-1 管在水平拉针仪（MODELPN-30，NARISHIGE JAPAN）上拉成注射针。拉针条件：HEATER LEVE1：70.4，MAGNET SUB：22.1，MAGNET MAIN：59.6。注射针末端虹吸 DNA 溶液后，于 400 倍镜下注入受精卵雄性原核。注射浓度 2mg/L。

3. 移卵 受精卵注射后在 M_{16} 继续培养 2~4h，挑选生长状态较好的卵进行移卵。每只假孕鼠输卵管单侧移卵约 30 枚。

4. 提取鼠尾 DNA 代理母鼠手术后恢复并怀孕至产仔，在断奶期，仔鼠乙醚麻醉后，剪 1.0~1.5cm 鼠尾，在裂解溶液中剪碎后，加蛋白酶 K 消化过夜。酚、氯仿抽提，乙醇沉淀、漂洗、晾干后加 150μl TF 溶解。

5. 鼠尾 DNA 的 PCR 检测 取 1~2μl 鼠尾 DNA 进行 PCR 反应。

6. PCR Southern 进一步检测。

7. 转基因鼠建系 首建鼠与 C 57BL 交配，产生 F1 代。F1 代阳性鼠同窝互交，在 F2 代检测纯合子。

结果分析：回收的转基因片段凝胶电泳，PCR 初筛，PCR Southern 进一步检测确定首建鼠。F1 代的阳性率分别为 24.0%，42.9%，7.1%。免疫组织化学检查结果，在转基因阳性鼠的大脑皮层、小脑及海马区神经细胞有 Aβ 产生。免疫组织化学显示神经细胞胞浆及间质呈黄棕色染色。对照鼠免疫组织化学染色呈阴性。

注意事项：采集受精卵的数量及质量很重要，3 周龄雌鼠对激素非常敏感，超排卵数量多，但卵膜脆性大，易碎。5 周龄以上雌鼠，超排卵数量减少，但卵较成熟. 卵膜有韧性。一般选择 4~5 周鼠作供体。PMS 的用量为 7~10U/只，HCG 的用量为 5~7U/只。PMS 的质量及纯度很关键。过多的杂蛋白会影响吸

收。控制采卵时间与注射 HCG 间隔 20h，此时受精卵正好停留在输卵管的膨大部。尽量减少受精卵在体外的培养时间，特别是显微操作的时间。注射完成后，尽早移回母鼠体内。注射针拉制后，不经磨针仪处理直接使用，保证尖端的锐利、平滑。注射针始终保持一定压力，进针后不再调整压力。观察到原核膨大后迅速退针。

方法评价：

1. **优点** 该模型最明显的特征是其神经病理与 AD 非常相似，包括细胞外 Aβ 沉积，可模拟 AD 的年龄依赖性老年斑的形成，并表现出与 AD 临床相似的行为学障碍。可为淀粉样蛋白变性疾病和认知功能障碍的 AD 病提供动物模型，主要用于研究 APP 过度表达与 AD 病理改变的关系及其分子机制，也可用于实验新的治疗药物，作为一个评价临床前药物的有效模型。

2. **缺点** 缺乏 Tau 蛋白病理改变，如 NFT 的形成和同 AD 相似的神经元变性，而且制作复杂，费用昂贵，一般实验室不具备制作该模型的条件。

四、以 AD 发病的环境因素为基础的动物模型

并不是所有的 AD 患者都具有阳性家族史，真正发生以上基因改变的患者所占的比例并不高，相当一部分患者从遗传学上找不到任何线索，因此外界环境危险因素在 AD 发病中也占有重要的地位。目前人们已发现一些环境因素能引起 AD 患者发病率升高。大体上包括生物因素（如病毒感染、高血压、糖尿病等）、物理因素（如脑外伤等）和化学因素（如铝元素含量过高）。目前只有铝元素与 AD 发病的关系研究得比较多，并以此建立了铝元素慢性中毒的 AD 动物模型。

实验：三氯化铝诱导大鼠产生类阿尔茨海默病变的动物模型

目的：建立三氯化铝诱导大鼠产生类阿尔茨海默病变的动物模型，并探究该模型的建立与 Aβ 表达的关系。

原理：铝对中枢神经系统能够产生毒性损害，铝的毒性可引起神经原纤维变性，铝还可引起神经元变性，铝具有神经毒素样的作用。

材料：健康 4 月龄的 SD 成年大鼠。$AlCl_3$，乌拉坦，多聚甲醛，SABC 免疫组化染色试剂盒，反射箱。

方法与步骤：

1. 选用健康 4 月龄的 SD 成年大鼠 20 只。随机分成痴呆（AD）模型与空白对照两组，每组 10 只。

2. 所有大鼠均采用反射箱先做一次避暗回避实验。实验时将鼠面部背向洞口放入明室，同时开始计时，大鼠穿过洞口进入暗室时接通电源，电击鼠 1s，记录大鼠从放入明室至进入暗室被电击的时间为潜伏期。每次鼠受电击后重新将鼠按上述方法放入明室，记录 10min 内大鼠受电击次数及每次潜伏期。

3. 模型组 ig $AlCl_3$ 500mg/（kg·d）（双蒸水配制），连续 75d，空白对照组 ig 等量的双蒸水。

4. 给药 75d 后，采用避暗回避实验进行行为测验。即 10min 内电击次数大于对照值 2 倍，平均潜伏期小于对照值 20% 者，为成功 AD 模型。

5. 行为学实验结束后，大鼠取全脑，制成 10% 脑匀浆，分别用于乙酰胆碱（Ach）和胆碱乙酰转移酶（AchE）检测。采用羟胺比色法测定全脑 Ach 含量，DTNB 法测定 AchE 活性。

6. 做全脑切片，Aβ 免疫组化染色，光学显微镜下观察。

结果分析：给铝盐后痴呆模型组和对照组间的避暗回避实验有统计学差异，Ach 含量和 AchE 活性没有显著差异。Aβ 免疫组化染色显示，空白对照组在海马的下托、齿状回、CA1 区偶见 Aβ 样免疫反应阳性神经元，说明 Aβ 在正常状态下几乎不表达或表达量极微。而模型组在海马较多见 Aβ 样免疫反应阳性神经元，阳性产物主要位于神经元核周质和突起及其分支，细胞核为阴性反应。

方法评价：

1. **优点** 模拟了 AD 的部分行为学和认知功能障碍，在病理方面也表现出 Aβ 样免疫反应阳性神经元。在研究老年性痴呆脑内金属离子失衡关系时多用此模型。

2. **缺点** 铝中毒模型不能反映年龄依赖型 Aβ 沉积的老年斑形成，且中枢胆碱能活性也正常。

五、多重复制 AD 模型

多重复制 AD 模型是在现有模型的基础上，综合两种或两种以上模型制作方法获得的一种复合模型。

这类模型兼具多种已有模型的特点，符合 AD 的多因素发病机制。把两种或两种以上制作单一模型的方法加以组合来模拟 AD 复杂的病因，是制备 AD 模型一种较实际而有效的方法。

实验一、D-半乳糖和三氯化铝诱导小鼠产生类阿尔茨海默病变的动物模型

目的：制备更加贴近人类 AD 的动物模型，以适合大规模药物筛选。

原理：铝元素可诱导动物脑内发生病理变化。在一定时间内，连续给动物注射大剂量的 D-半乳糖，使机体细胞内半乳糖浓度增高，在醛糖还原酶的催化下，还原成半乳糖醇，这种物质不能被细胞进一步代谢而堆积在细胞内，影响正常渗透压，导致细胞肿胀，代谢紊乱，体内活性氧增多，细胞膜脂质受损，以致机体多器官、多系统功能衰退，这些现象均与老龄变化非常相似。D-半乳糖还引起脑神经元的一系列退行性改变。

材料：雌性昆明种小鼠。AchE 测定试剂盒，D-半乳糖，$AlCl_3$，兔抗小鼠 β 淀粉样蛋白 1-40（amyloid β-protein1-40，$Aβ_{1-40}$）抗体，SABC 免疫组化染色试剂盒，焦碳酸二乙酯（DEPC），TRIZOL，一步法反转录聚合酶链反应（RT-PCR）试剂盒，DNA Marker。冷冻高速离心机、核酸蛋白分析仪，水平电泳槽，PCR 仪，凝胶成像分析系统。

方法与步骤：

1. 小鼠适应性饲养 1 周后，随机分为空白对照组和给药组，每组 20 只。

2. 给药组 ip D-半乳糖 60mg/（kg·d）（生理盐水配制）和 ig $AlCl_3$ 5mg/（kg·d）（双蒸水配制），连续 90 d，空白对照组 ip 等量的生理盐水和 ig 等量的双蒸水。

3. 给药 90 d 后，采用 Morris 水迷宫法测试学习记忆能力。

4. 行为学实验结束后，小鼠取全脑，制成 10% 脑匀浆。羟胺比色法测定全脑 Ach 含量，DTNB 法测定 AchE 活性，蛋白测定采用考马斯亮蓝法。

5. 常规方法提取全脑 RNA，应用半定量 RT-PCR 技术检测 APP、PS1 和 BACE mRNA 的含量。

6. 做全脑切片，HE 染色和 $Aβ_{1-40}$ 免疫组化染色，光学显微镜下观察。

结果分析：Morris 水迷宫测试结果表明，给药组学习记忆能力下降。常规 HE 染色显示，各组没有明显病理改变和差异。$Aβ_{1-40}$ 免疫组化染色显示，空白对照组反应阴性，说明 $Aβ_{1-40}$ 在正常状态下几乎不表达或表达量极微。而给药组在海马及皮质均可见较多 β 淀粉样蛋白（Aβ）沉积形成的老年斑，其周围可见肿胀变形的神经元。另见少量 Aβ 样免疫反应阳性神经元，阳性产物主要位于神经元核周及突起。此外，Ach 含量、AchE 活性及 APP、PS1 和 BACE mRNA 含量均发生相应改变。

方法评价：

1. 优点　既可复制整体衰老过程、学习记忆力减退、脑内 ACh 含量降低、AChE 活性升高，也可复制脑组织 APP，PS1，BACE 基因表达增强和脑组织 Aβ 沉积、老年斑形成等特征。造模简单，造价低廉，适合大规模药物筛选。

2. 缺点　造模所需时间较长。

实验二、采用 β-淀粉样蛋白（Aβ）及转移生长因子 β1（TGFβ1）制作实验性 AD 大鼠模型

目的：建立符合 AD 临床及病理特征的实验性 AD 动物模型，为 AD 药物机制研究及新药筛选提供具有较高实用价值的动物模型。

原理：由于 $Aβ_{1-40}$ 是体内淀粉样肽的主要形式之一，其可溶性较 $Aβ_{1-42}$ 强，是啮齿类动物 SP 的主要成分，同时因动物体内存在着 Aβ 的清除机制，而后者往往是啮齿类动物造模包括。

转基因动物模型缺少 Aβ 沉积的原因之一，而使用 TGFβ1 可抑制 Aβ 的清除。

材料：Wistar 雄性大鼠，体重 250~300g。$Aβ_{1-40}$，兔抗 $Aβ_{1-40}$ 单克隆抗体，抗生物素蛋白 – 生物素 – 过氧化物酶标准试剂盒（ABC 标准试剂盒），抗生物素化抗体（二抗，羊抗兔），二氨基联苯胺（DAB），TGFβ1。微量注射器，恒冷箱切片机，高速台式离心机，721 分光光度计，Nikon E800 显微图像分析系统，江湾 I-C 型立体定位仪。

方法与步骤：

1. 动物分组　Wistar 大鼠，随机分为正常组、假注射组、模型组。每组 10 只。

2. 动物模型制备 3%戊巴比妥钠40mg/kg腹腔注射，麻醉大鼠，将鼠头固定于江湾I-C型立体定位仪上保持前后囟在同一水平，剪开头发，暴露前囟，按大鼠脑立体定位图谱进行定位，在前囟点后方1.2mm，中线旁开2.0mm，用PK500牙科钻钻一小孔，垂直插入一小塑料管（PE-10，美国），深度为4mm（达侧脑室），将小管固定于大鼠头顶骨，局部撒复方新诺明药粉防止感染，缝合头皮，术后肌肉注射青霉素每只8万U/d。模型组每只侧脑室内给予Aβ 2μg/d，连续14d，同时，于首次实验时在大鼠背侧丘脑前方（－2.1mmAP，＋1.4mmML，和－4.6mmDV），用微量进样器显微注射TGFβ1 10ng/次，注射5min，留针3min。假注射组给予等体积的人工脑脊液。

3. 行为学测验 在Aβ末次注射7d后，分别采用避暗法和水迷路法，观察大鼠学习记忆能力，以大鼠在明室停留时间超过300s为判定标准，观察大鼠在有灯的明室内的停留率，每天训练10次，连续5d，第6天测试。水迷路实验，大鼠训练以90s为限，若在此时限内动物不能到达平台，则训练停止并记录成绩为90s，每天2次，连续5d。以大鼠自放入水中至找到平台时间作潜伏期，灌胃28d后，重复上述方法进行复测。

4. 全脑切片，Aβ$_{1-40}$免疫组化染色，沉积斑定量分析 将大鼠称重麻醉，剪开胸腔，暴露心脏，主动脉灌流，先以0.9%生理盐水100ml快冲，继之以4%多聚甲醛（pH7.4）灌流30min，至动物尸体展开，肢体变硬为止。取出大脑，置4%多聚甲醛/0.1mol/L PB中后，固定6h，再分别移至10%、20%、30%蔗糖/0.1mol/L PB中，每步均以沉淀为准；恒冷箱连续切片，片厚20μm，3张取1张。开始作免疫组化，在脑片上滴加0.3% H$_2$O$_2$ 30min；5%小牛血清白蛋白（BSA）、1%大鼠血清及1%山羊血清，共同孵育20min；滴加按1：100稀释的兔抗人Aβ$_{1-40}$单克隆抗体，每次均取2张脑片作阴性对照，4℃过夜；滴加生物素标记的二抗（山羊抗兔IgG 1：250）孵育切片1h；加ABC复合物（1：100，10μg/ml 抗生物素蛋白＋2.5μg/ml 生物素－过氧化物酶）45min；DAB/H$_2$O$_2$/CoCl$_2$/NH$_4$ NiSO$_4$（除H$_2$O$_2$按1：100配制外，余则按1：50配制）室温显色为黑色，边加样边观察，镜下出现黑色，入水终止反应，超出30min，即染不出。在光镜下进行脑片观察，按包新民等主编的大鼠脑立体定位图谱，对选取的大脑顶部皮层、海马CA1区进行定位，随机选取相同张数的脑片在光镜下观察形态，并在Nikon E800显微图像分析系统下对大脑皮层、海马CA1区Aβ沉积斑作定量分析，计算每平方毫米Aβ沉积斑数目和截面积（μm^2）。

5. 统计学方法 做方差分析和两两检验。

结果分析：水迷路测试表明，Aβ侧脑室注射可造成大鼠明显空间辨别学习记忆的障碍。避暗法观察所得结果表明，Aβ侧脑室注射已造成大鼠学习记忆能力下降。模型组在大脑皮层、海马等处出现有明显的Aβ沉积斑等特征性病理变化，而正常组和假注射组大鼠免疫组化染色未见明显Aβ阳性斑块。模型组在大脑皮层、海马CA1区可见许多散在Ⅱ～Ⅲ型淀粉样蛋白沉着（其分型标准为：Ⅰ型为碎片样沉着；Ⅱ型为均质的淀粉样蛋白沉着斑；Ⅲ型为中心有核，核周围有晕的蛋白沉着斑），偶可见呈梭形和锥形Aβ阳性反应神经元。

注意事项：手术中注意动物呼吸（以免呼吸道阻塞）、体温（用动物体温维持仪保持动物体温）。自切片后做免疫组化开始，每步之后均用PBS洗涤，系列乙醇脱水，二甲苯透明封片。同一区域切片组织块三维定位应相同。

方法评价

1. 优点 该模型既有大鼠行为学变化，又有脑内Aβ沉积的神经病理学改变。与临床较为接近，且稳定性良好、成功率较高和制作周期较短，从机能和形态两方面为AD药物机理研究及新药筛选提供具有较高实用价值的动物模型。

2. 缺点 缺乏Tau蛋白病理改变，无明显的NFT形成。

目前尚没有一个理想的AD动物模型。AD实验动物模型的滞后在很大程度上制约了AD治疗药物的筛选。随着AD病因和发病机制研究的不断深入，更完善的AD动物模型也在陆续出现，使我们利用这些模型能够筛选得到具有良好开发前景的AD治疗药物，并经临床前客观评价后可顺利进入临床实验。已有的AD动物模型，包括非转基因模型和转基因模型两大类。在非转基因模型中，大部分AD模型只针对疾病某一方面来制作，种类比较多，都表现有学习记忆功能的减退，但相比AD错综复杂的病理过程来说有一定的距离。更重要的是缺乏 AD 脑内特征性变化，即 AD 病理改变中的 SP 和 NFT。非转基因模型的优点是制备方法相对简单，重复性和稳定性较好，适合大规模药物筛选。

AD 转基因动物模型的出现无疑是个亮点，在该病动物模型研究方面前进了一大步。转基因小鼠在遗传学上模拟了 AD 的发病，出现了许多 AD 病理学特征，包括细胞外 Aβ 沉积、SP 和细胞内 NFT 等，部分转基因小鼠还出现了炎性反应等改变。在这些转基因小鼠模型中，Aβ 的含量和 Aβ 沉积的多少能进行定量分析，并且这些指标能在一定程度上反映出"痴呆"的严重程度。大脑 Aβ 水平的免疫学分析能被用来监测治疗药物的效果，并能进一步分析其作用机制，是干扰了 APP 到 Aβ 的代谢还是阻止了 Aβ 的变性。使用 AD 转基因小鼠模型可以用于新药筛选和发现，单一转基因小鼠通过杂交能产生转多基因的小鼠，这些小鼠与转单基因的小鼠相比能较早地出现 Aβ 沉积，可以加速实验的进程。因此，转基因小鼠对于评价一些针对 Aβ 和/或 SP 的产生、清除及对抗炎性反应的药物是有用的。

尽管疾病的一些重要标志物，如 Aβ 沉积和 SP 已在 AD 小鼠脑内出现，但转基因小鼠也不能完全模拟出人类 AD 所观察到的所有特征。现在仍有争论是这些小鼠能否显示出 AD 其他的一些明显而重要的特征，包括突触数量的减少、神经元死亡或缺失等。这是由于 AD 发展进程中可能包括各种不同病理途径的复杂的相互作用。APP 本身过度表达产生的作用可能在转基因鼠中是双向的，因为在一些 APP 基因过度表达的小鼠中缺乏神经元丧失的特征，其原因可能是由于增加的 APP，同样导致潜在神经营养性 APPs 片段的增加。而产生的 APPs-α，能阻止细胞的死亡。

大多数 AD 患者是散发性的，并没有出现遗传学上的基因突变，只有不到 10% 的 AD 患者具有家族性，而其中的多数也未能发现基因突变，因此转基因动物模型能模拟出 AD 发病的遗传学因素，但不能代表人类其他的 AD 发病类型，特别是晚期发病的 AD 形式。

开发有效治疗 AD 药物的前提条件是要有一个可靠的、能最大限度模拟 AD 的动物模型。遗传学研究提供了确切的和假设的 AD 致病基因，使人们能设计和制备出新的同时转入多个基因的小鼠。将两种转基因动物进行杂交制备一种既有 SP 又有 NFT 的动物模型，或在转基因动物的基础上用药物的方法加强或产生某一方面的病理变化，这也是制备 AD 模型的一个方向。除了使用转多基因的小鼠来加速和加剧模型小鼠的病理改变外，其他制备 AD 转基因动物模型的策略是使用药物或特殊的神经解剖损伤加重或削弱某个神经病理特征。或许将一些非转基因模型中使用的干扰因素加入到转基因模型中，可能会改进转基因动物模型。在更可靠、更准确的理想动物模型出现以前，就现有的 AD 动物模型而言，用两种比较贴近 AD 的动物模型同时进行药物筛选或许比用单一模型来筛选药物更有说服力，这样能更快将药物推向临床。不同的单一模型虽只模拟部分病理改变，但可以根据模型发生的病理变化，针对不同作用靶点和机制进行药物筛选。另一种方法是把多种制作单一模型的方法合理相加来模拟 AD 复杂的病因，用这种多重复制的方法制作 AD 模型可能也是一个未来发展的方向。

另一个需要关注的问题是如何评价 AD 模型出现的行为学改变？怎样反映在 AD 病人所观察到的认知障碍？对于人类这种具有语言的高级生物，使用的是第二信号系统，不仅仅是空间记忆的丧失，还包括推理、抽象化和语言等方面能力的缺陷，而现有的迷宫记忆测试是无法模拟出 AD 诸多方面认知缺陷的，这需要人们寻找更有效的认知测试方法来最大限度地检测出 AD 动物模型的各种认知障碍。

总之，理想的 AD 动物模型最终将使 AD 的研究进入一个崭新的时代，它将大大地加速 AD 治疗药物筛选的进程。由于人和动物之间存在着差异，即便某个 AD 动物模型完全具备了人类 AD 的所有特征，通过该 AD 模型筛选到的"有效药物"也未必对 AD 病人一定有效。最终还要通过 AD 病人的临床实验予以确认，这才是最有说服力的实验，才能最终解决问题。

第三节 形态学实验方法

一、形态学实验方法

形态学的研究方法可以发现病变，验证诊断的正确性和治疗效果。形态学对疾病的研究由宏观（解剖学的方法，肉眼观察病变）发展到微观（组织细胞学的方法，光学显微镜、电子显微镜观察病变）。随着科学技术的不断发展，新技术、新方法的不断出现，组织化学和免疫组织化学、原位多聚酶链式反应、显微切割、流式细胞、图像分析、生物芯片等技术都可以用于形态学研究。

AD 形态学变化，主要表现为脑萎缩、老年斑（SP）和神经原纤维缠结（NFT，neurofibrillary tangles）。AD 大脑半球轻度萎缩（8% ~ 15%），但这并不比非阿尔茨海默病的老年个体发生得严重。AD 组织学观察，可见海马、杏仁体、额叶、颞叶及顶叶皮质等部位神经元丢失、NFT、β 淀粉样物质沉积形成 SP、营养障碍性神经炎。SP 呈球形，Aβ 纤维沉积在胞外，周围被溃变的轴突与树突、激活的小胶质细胞和星形细胞包围着。许多 SP 所在的脑区还可见到"弥散"斑块。在这些无定形、Aβ 免疫反应呈阳性的小斑块中通常缺乏 Aβ 纤维，几乎不含或仅含有极少的溃变突起或异常的胶质细胞。在大多数的 AD 患者中，弥散斑明显地超过 SP，且发生先于 SP。皮质中的弥散斑与 SP 存在着形态学上的连续性，不应当划分为界限清楚的两类病理损害。另一个诊断 AD 病理损害的指标是 NFT。NFT 为双螺旋丝结构，通常与直线丝混杂在一起，位于边缘系与皮质神经元细胞核周围的胞浆内。这些异常丝可以发生在许多 SP 中溃变的神经元内，也有一些发生在 SP 之外；NFT 也能在皮质下核团，如内侧隔核和基底前脑 Meynert 核（NBM）胆碱能神经元中观察到。这些核团发出纤维广泛投射到 Aβ 沉积物丰富的边缘系和联合皮质。值得注意的是 SP 也见于一些没有或仅轻度认知功能障碍的个体。几乎所有正常老年脑组织内 SP 的类型均为弥散斑，这些斑缺乏与 Aβ 沉积相联系的神经元和胶质细胞病理改变，同时在相应脑区没有或很少 NFT，因此人们推测弥散斑是"临床前"损害。

（一）大体和组织形态学

普通形态学检查主要包括肉眼和显微镜下观察两个方面，尤其是显微镜下观察。一张好的切片与取材和固定都有密切的关系。如免疫组织化学观察，不仅要求组织细胞形态完整，还要求最大程度地保存组织细胞的抗原性。

1. 大体观察 主要运用肉眼或辅以放大镜、量尺和磅秤等工具，对脑标本的形状、大小、重量、色泽、质地、表面及切面形态、与周围组织的关系进行观察、记录取材、必要时摄影。

2. 脑组织形态学观察 肉眼取材后固定、染色光学显微镜下观察。

（1）脑组织取材 取材是样品制备的第一步，取材是否科学，符合要求，直接关系到实验结果。

1）脑组织取材的注意事项 首先要防止人为因素的影响，适当大小尽快取材，注意包埋方向。取材完毕，要核对无误，准确记录。

2）冷冻切片取材的注意事项 速冻包埋剂要适当，新鲜脑组织含水分多，不能直接放入 – 10℃ 冰箱，否则脑组织中的水分会析出冰晶造成脑组织结构破坏。

（2）脑组织固定 为防止脑组织自溶，保护脑组织免受微生物侵袭，保存脑组织成分不被破坏丢失，维持脑组织结构。

1）脑组织固定的注意事项 根据不同的研究目的分别选取不同的固定剂。固定液能迅速、均匀渗透脑组织。固定液要足量，一般要为脑组织总体积的 4 ~ 5 倍，也可达 15 ~ 20 倍。固定液能保持脑组织细胞的正常形态。特殊要求的脑组织固定要特别注意温度、时间、脑组织块的大小和固定液的穿透性等，如某些酶的脑组织化学染色的固定应在冰箱总进行。

2）常用的固定方法 较小而薄的脑组织采用锇酸或甲醛蒸汽固定；较难进入内部的采用灌注或注射固定；培养细胞采用浸入或滴加法固定；另外应用微波固定脑组织核清晰，脑组织结构收缩少，但要严格控制温度。

（二）电子显微镜技术

电镜的分辨率可以达到 100 多万倍，为阐明组织细胞的结构和功能起了巨大的作用，已成为医学科学研究和临床疾病诊断的重要工具。由于电镜电子束穿透能力的限制，必须把标本切成厚度小于 0.1μm 以下的薄片才适用，这种薄片称为超薄切片。常用的超薄切片厚度为 50 ~ 70nm。电镜标本制备的基本过程与光镜相似，比光镜更加精细和复杂。

1. 取材 应注意的事项：

（1）动作迅速，组织从活体取下后应在最短时间内投入固定液。

（2）所取组织的体积要小，一般不超过 1mm×1mm×1mm，因为固定剂的渗透能力较弱，组织块如果太大，组织内部将不能得到良好地固定。为便于定向，可将组织修成 1mm×1mm×2mm 大小。

（3）机械损伤要小，解剖器械应锋利，操作宜轻，避免牵拉、挫伤与挤压。

（4）操作最好在低温下（0~4℃）进行，以降低酶的活性，防止细胞自溶。

2. 固定　固定的方法有物理的和化学的两大类。物理的方法系采用冷冻、干燥等手段来保持细胞结构；化学的方法是用一定的化学试剂来固定细胞结构。现通常使用化学方法对细胞或组织进行固定。

大多数组织采用浸泡法固定，即体外固定。若在动物取材，尤其是比较娇嫩的组织，如脑，脊髓等，最好采用灌注法固定。

3. 脱水　为了保证包埋介质完全渗入组织内部，必须实现将组织内的水分驱除干净，即用一种和水及包埋剂均能相混溶的液体来取代水，常用的脱水剂有乙醇和丙酮。脱水操作中应注意，脱水要彻底，尤其是乙醇或丙酮中不能含有水分，为此可以在其中加些脱水剂，如无水硫酸铜等。另外，更换液体时动作要迅速，不要使样品干了，否则，样品内产生小气泡会使包埋剂难以浸透。

4. 浸透和包埋　包埋剂的选用非常重要，需具备以下条件：黏度低，容易渗入组织；聚合均匀而充分；有良好的切割性能；能耐受电子束轰击，高温下不变形；对细胞成分抽提少，微细成分保存良好等，最常用的包埋剂为 Epon812 包埋剂，包埋操作中应注意以下几点：①所有试剂要防潮，最好放在干燥器中；②所有器皿应烘干；③配包埋剂时，每加入一种试剂要搅拌均匀；④包埋时动作要轻巧，防止产生气泡；⑤皮肤尽量不要接触包埋剂，以免引起皮炎；⑥盛放过包埋剂的容器要及时用丙酮清洗干净。

5. 超薄切片　在行超薄切片前必须先切厚片（0.5~2μm），并进行光学显微镜观察，其目的是：①定位，对于超薄切片而言，包埋块中的组织面积太大，还要修小，如果盲目地修小，就有可能把要观察的部分修掉，因此要切厚片用光学显微镜观察，以便准确定位；②便于对同一组织的同一部位进行光镜和电镜的对比观察。

通常经包埋块修成金字塔形，顶面修成梯形或长方形。

6. 超薄切片的染色　常用的染色剂有醋酸铀和柠檬酸铅。

注意铅具有放射性，使用时要注意防护，染液应装在棕色试剂瓶中避光保存。

（三）神经系统一般染色和组织化学染色技术

1. 神经细胞的染色方法　显示神经细胞成分。碱性染料甲苯胺蓝可以显示神经细胞的尼氏小体，Gomori 铬酸苏木精可显示神经分泌物，Golgi-Cox 法对细胞胞体染色效果好，Bielschowsky 法染神经纤维。

（1）尼氏小体染色方法　适合石蜡、冷冻、火棉胶切片、各种固定液均可。焦油紫染色法结果尼氏小体呈紫色，胶质细胞淡紫色，背景无色；甲苯胺蓝染色法结果尼氏小体呈深蓝色，细胞核淡蓝色，背景无色。

（2）神经分泌物质染色方法　神经分泌物质在温度变化时特别敏感。Gomori 铬酸苏木精染色法结果神经分泌物呈黑紫色，其他组织红－浅红色。

（3）Golgi-Cox 法　最好脑组织新鲜，用重铬酸盐或铬酸及重铬酸钾混合液固定为佳。神经细胞及纤维呈黑色，神经胶质有时呈蓝色，背景呈黄色。

（4）Cajal 神经细胞及纤维染色方法　神经细胞及纤维、普肯耶细胞及小脑蓝状细胞均呈黑色。

2. 神经纤维的染色方法

（1）Holmes 神经纤维染色方法　该法亦适用周围神经。组织用升汞固定能增进染色。

神经纤维呈黑色，背景呈灰紫色。

（2）Pearson 和 Oneill 胚胎神经纤维染色方法　神经纤维呈黑色，背景呈淡紫色。

（3）Bielschowsky 神经纤维染色方法　石蜡切片不如冷冻切片效果好，封固特别不能用 DPX 封固剂，因在短时内即见有显著褪色。渡银显示更为清楚，其浴金的时间对结果的好坏有很大的影响。如果浸银或还原不良，调色则不能改正之。有的方法中建议调色须延续到轴索肉眼可见，但长时间的调色不能补偿浸银的不妥，调色的好坏系依正确的浸银而定。神经纤维呈黑色，背景呈紫色。

（4）Von Braunmubl 神经纤维、扣结、老年斑染色方法　该法使用的试剂配制简单，易储存。神经纤维和扣结呈黑色，老年斑呈黑色，背景呈浅灰色。

（5）Eager 退变神经纤维的染色方法　人和动物组织该染色均能得到优良的结果。浸润时间要求准确，正常轴索更应确保时间不能过长。退变神经纤维呈黑色，背景呈浅棕色。

（6）Guillery shirra 及 Webster 退变神经纤维的染色方法　该法不能用于冰冻切片。吡啶的作用系抑制正常纤维深染。退变神经纤维呈棕黑－黑色，正常神经纤维呈淡棕色。

3．髓鞘的染色方法

（1）Weigert-Pal 髓鞘染色方法　髓鞘呈黑蓝色，背景呈淡灰色。

（2）Loyez 髓鞘染色方法　髓鞘呈黑色，神经胶质呈黑色，灰质呈浅灰褐色。

（3）Weil 髓鞘染色方法　髓鞘呈黑蓝色，背景呈淡灰色。

（4）Kullshitzky 髓鞘染色方法　石蜡、冷冻或硝化纤维切片均能用，此法快速而可靠。

髓鞘呈蓝黑色，背景呈淡黄色。

（5）Luxol fast blue 髓鞘染色方法　用冰醋酸配焦油紫作对比染色可增进髓鞘由绿色变为蓝色。髓鞘呈蓝色，核仁呈紫色，尼氏染色呈紫色。

（6）变色酸 2R-亮绿髓鞘染色方法　变色酸 2R 染液浓度在 0.3%～0.6% 为好，可根据质量不同而增减。染色液置 4℃ 冰箱内保存，可反复使用，用前回温。神经髓鞘呈深红色；轴索和间质呈绿色，脱髓鞘纤维不着色。

（7）固绿髓鞘染色方法　神经髓鞘呈深绿色；细胞核呈红色，脱髓鞘纤维不着色。

（8）甲基紫－维多利亚蓝髓鞘染色方法　神经髓鞘呈紫红色，神经纤维胶质呈蓝绿色、细胞核呈蓝色。

4．变性髓鞘染色方法　变性髓鞘主要由于神经系统受到损伤及出血等以后的一种神经纤维脱髓鞘病变，髓鞘退变很快引起神经细胞及纤维的严重伤害和病变。脱鞘过程包含脂质崩解成单纯的脂质，终于被小胶质细胞所吞噬，最后髓鞘完全消失。

（1）Marchi 退变髓鞘染色方法　退变的髓鞘含有油脂酸，这类油脂酸不被铬盐氧化，因此组织用铬盐处理后，能被锇酸染成黑色。而正常髓鞘经铬盐处理后则不能被锇酸还原。退变髓鞘呈黑色，背景呈淡棕色。

（2）锇酸-α 萘胺（alpha-Naphthylamine）染色方法　变性髓鞘及脂肪呈黑色，正常髓鞘呈红色，红细胞呈淡红色，结缔组织呈蓝色。

5．神经胶质纤维及胶质细胞染色方法　神经胶质纤维是神经系统的特殊结缔组织，主要对神经元起支持、营养、保护作用。神经胶质包括室管膜细胞和大小胶质细胞。这些细胞与纤维的染色有金属浸润法及非金属浸润法。这两类染色，均需要取材新鲜，固定及时，自溶的组织对染色能力有显著的影响。做好神经胶质及细胞的染色，需要掌握好多种技术方法以及会正确地识别染色结果。

（1）Holzer 神经胶质纤维染色方法　该法为证实神经胶样变性纤维的一个好方法，正常胶质不染色，其缺点是其他组织稍有污染。退变神经胶质纤维呈蓝色，背景呈淡紫色。

（2）Cajal 星形细胞染色方法（冷冻切片法）　原浆性及纤维性星形细胞呈紫黑色。

（3）Naoumenke 和 Feigin 改良的 Cajal 染色方法（石蜡切片法）　该法能获得和 Cajal 冷冻切片同样的结果，这样对已用石蜡包埋的组织，可复切作星形细胞染色，宜于病理诊断。白质内纤维星形细胞较灰质内原浆性星形细胞染色为佳，病理状态的星形细胞比正常的染色深。星形细胞呈黑紫色，背景呈粉红色。

（4）Hortega 星形细胞二重浸银方法　该法可得出良好的结果，神经纤维同时亦能显示，但不是神经纤维的特殊染色法。星形细胞呈黑至灰黑色，神经纤维呈黑色，背景呈灰色。

（5）Weil 及 Davenport 小胶质细胞及少突胶质细胞染色方法　神经胶质细胞及少突胶质细胞呈黑色，背景呈黄棕色。

（6）Hortega 小胶质细胞及少突胶质细胞染色方法　神经胶质细胞及少突胶质细胞呈黑色，背景呈灰色。

（7）Penfield 改良的 Hortega 小胶质细胞及少突胶质细胞染色方法　神经胶质细胞及少突胶质细胞呈黑色，背景呈淡灰色。

（8）Naoumenko 及 Feigin 小胶质细胞石蜡切片染色方法　适用于常规石蜡切片，方法快速简单，结果优良。小胶质细胞呈黑色，背景呈灰色。

（9）神经胶质细胞及肌胶质染色法——马洛里（Mallory）磷钨酸苏木紫染色方法　组织需经秦克液固定。福尔马林固定的组织切片，可经秦克液处理数小时，否则效果欠佳。神经胶质、肌胶质、纤维胶质、纤维蛋白、横纹肌的横纹等呈蓝色。胶原、网状纤维、骨基质等呈黄色至砖红色。粗弹性纤维呈紫蓝色。

（四）免疫组织化学和免疫荧光技术

免疫组织化学技术是用标记物或显色物标记的抗体检测细胞和组织内的抗原表达的一种实验方法，在药理学实验中也占有不可或缺的地位。抗原的准确显示和定位与制备的细胞和组织标本质量的好坏有着密切的联系。由于各种抗原的生化、物理性质不同，如温度高低、酸碱度强弱及各种化学试剂的作用均可影响抗原的免疫学活性，良好的细胞和组织学结构将有助于抗原的准确定位。因此，细胞和组织标本的采集制备在免疫组织化学技术中占有十分重要的位置。而在中枢神经系统中，由于神经组织的特殊性，又有一些特殊的注意事项。

1. 标本的取材和固定　培养的神经细胞株的取材方法与其他系统细胞株没有区别，根据培养的细胞特性分别采取不同的方法。某些细胞有贴壁生长的特性，只需将载玻片或盖玻片插入培养液内即可收集到理想的细胞标本。某些细胞只能在培养液中生长，可用体液沉淀离心涂片法处理。

组织标本主要取之于活组织检查标本、手术切除标本、动物模型标本以及尸体解剖标本等。对于中枢神经系统而言，主要方法为后两种。机体死亡 6h 以上的组织，可能有不同程度的自溶，其抗原可能有变性消失，严重弥散现象，因此，尸检组织应尽快固定处理，以免影响免疫组化标记效果。对于模型动物标本，也必须先进行固定处理。固定的作用不仅是为了更好的保持细胞和组织原有的形态结构，防止组织自溶，使细胞内蛋白质凝固，终止或抑制外源性和内源性酶活性，更重要的是最大限度的保存细胞和组织的抗原性，使水溶性抗原转变为非水溶性抗原，防止抗原弥散。另外，固定后，组织可显示不同的折光率，有利于染色观察，同时也可促成组织对某种染料或试剂的亲和性。

常用的固定方法有蒸气固定法，注射、灌注固定法，微波固定法等，脑组织由于其本身的特点，在动物实验中一般采取灌注固定法进行固定。动物麻醉后，经左心室 – 升主动脉插管灌注，压力为 85～90cm 高水柱。先快速灌注生理盐水 200～250ml，室温；再灌注固定液，光镜免疫组化常用 4% 多聚甲醛 0.1mol/L 磷酸缓冲液（PB）250～300ml，4℃，其中前 1/3 量快速灌注，后 2/3 量慢灌注，半小时内灌完。取出脑组织或其他组织。置同一固定剂（冷冻切片时加入 20%～30% 蔗糖）中浸入 1～3h，然后修整组织块。应该强调，保持组织新鲜是很重要的，据报告，肽类抗原活性在断绝血液供应后 24h 几乎完全丧失。

2. 组织切片技术　应用于光镜的免疫组织化学染色的切片厚度一般要求 5μm 左右，神经组织的研究要求切片厚度在 20～100μm，有利于追踪神经纤维的走行。

切片方法：

（1）冷冻切片　是免疫组织化学染色中最常用的一种切片方法。其最突出的优点是能够较完好地保存多种抗原的免疫活性，观察神经元突起效果较好。

（2）石蜡切片　其优点是组织结构保存良好，能切连续薄片，组织结构清晰，抗原定位准确。用于免疫组化技术的石蜡切片制备与常规制片略有不同：①脱水、透明等过程应在 4℃ 下进行，以尽量减少组织抗原的损失；②组织块大小应限于 2cm×1.5cm×0.2cm，使组织充分脱水、透明、浸蜡；③浸蜡、包埋过程中，石蜡应保持在 60℃ 以下，以熔点低的软蜡最好（即低温石蜡包埋）。

（3）振动切片　用振动切片机（Vibratotme），可以把新鲜组织（不固定不冰冻）切成厚片 20～100μm，以漂浮法在反应板进行免疫组织化学染色。由于组织不冷冻，无冰晶形成和组织抗原破坏，在免疫组化染色前避免了组织脱水、透明、包埋等步骤对抗原的损害，能较好地保留组织内脂溶性物质和细胞膜抗原，主要用于显示神经系统抗原分布研究。

3．免疫化学组织染色　不同的抗体应先根据厂家提供的抗体效价将其分装、密封，放入 -20℃ ～ -40℃冰箱中保存备用，一般可保存 1 ~ 2 年，使用时避免反复冻融以免降低效价，无论是一抗、二抗或各种标记抗体，用前都必须按不同免疫染色方法和抗原性强弱与抗原的多少，稀释使用的各种抗体原液，以便找出最适稀释浓度，即高信号低噪音的浓度，获得最佳的免疫染色结果。显色反应时间的控制也很重要。

另外，为了证明和肯定阳性结果的特异性，对照的设置必不可少，主要方法包括：①阳性对照；②阴性对照；③阻断实验；④替代对照；⑤空白对照；⑥吸收实验等。

（五）逆向束路追踪

神经元内轴浆运输有顺向和逆向两种方式，物质从末梢向胞体运输称为逆向轴浆运输，这是逆向束路追踪的基础。将辣根过氧化物酶（HRP）、荧光染料（如核黄、固蓝）、植物凝集素、霍乱毒素、单纯疱疹病毒Ⅰ等追踪剂通过一定方式注射到末梢区域，经过一段合适的存活期后制成切片，使用相应的呈色方式进行显色，观察投射神经元胞体的分布情况。

（六）原位杂交

组织原位杂交简称原位杂交，是在细胞保持基本形态的情况下将探针注入细胞内与 RNA 或 DNA 杂交，杂交反应在载物片上的细胞内进行。原位杂交可以用来确定探针的互补序列在细胞内的空间位置，用标记的探针与细胞分裂中期染色体 DNA 杂交以研究染色质中特定核酸序列，在与细胞 RNA 的杂交可精确分析任何一种 RNA 在细胞和组织中的分布和特定基因表达水平。其基本程序是：适当处理使细胞通透性增加，探针进入细胞内与 DNA 或 RNA 杂交，冲洗等步骤，用放射自显影或免疫酶法显示杂交结果。

二、Western 印迹法

为了检测药物对某些蛋白质表达的影响，蛋白质检测的方法在药理学实验中也有举足轻重的作用。检测蛋白质的方法很多，可用与检测 DNA 和 RNA 类似的吸印方法，称为 Western 印迹法，该法通过电泳区分不同的组分，并转移至固相支持物，通过特异性试剂（抗体）作为探针，对靶物质进行检测，蛋白质的 Western 印迹技术结合了凝胶电泳的高分辨率和固相免疫测定的特异敏感等多种特点，可检测到低至 1 ~ 5ng（最低可到 10 ~ 100pg）中等大小的靶蛋白。

（一）样品的制备

许多溶解蛋白质的方法特别是那些包括机械破碎细胞步骤的方法，可释放出细胞内的蛋白酶从而使靶蛋白降解。不同蛋白对蛋白酶的敏感程度差别很大，细胞表面蛋白和分泌性蛋白通常比细胞内蛋白具有更好地抵抗力，变性蛋白比天然蛋白更容易被降解。因此应当采取措施尽可能降低细胞提出物中的蛋白酶活性，在使用剧烈的提取条件时尤应如此。在提取时保持低温也十分重要（即在 0℃ 或 0℃ 以下，这取决于靶蛋白对冻融的敏感程度）。此外，裂解液中一般应含有蛋白酶抑制剂，如：Leupeptin，PMSF（苯甲基磺酰氟）等，这些蛋白酶抑制剂往往不稳定，一般需要配置储存液，在裂解前现加于裂解缓冲液中。

（二）SDS-聚丙烯酰胺凝胶电泳（SDS-PAGE）

注意事项及常遇到的问题

1．分离胶不要倒得太满，需要有一定的浓缩胶空间，否则起不到浓缩效果。

2．上样蛋白量不应超过 $30\mu g/mm^2$（载荷面即：如果胶槽是 5mm×1mm，则载荷面为：1mm×5mm =5mm^2）。

3．凝胶通常在 0.5 ~ 1h 内凝集最好，过快表示 TEMED、APS 用量过多，此时胶太硬易龟裂，太慢则说明两种试剂用量不够或者系统实际不纯或失效。

4．混合搅拌速度太快产生气泡影响聚合，导致电泳带畸形。太慢不均匀，特别是甘油。

5．电泳中常出现的一些现象

（1）条带向上弯曲　原因：凝胶不均匀冷却，中间冷却不好。

（2）条带向下弯曲　可能是由于装置不合适，特别可能是凝胶和玻璃挡板底部有气泡，或者两边聚合不完全。

（3）拖尾　样品溶解不好。

（4）纹理（纵向条纹） 样品中含有不溶性颗粒。

（5）条带偏斜 电极不平衡或者加样位置偏斜。

（6）条带两边扩散 加样量过多。

（三）转移

在电流的作用下，使蛋白质从胶转移至固相载体（膜）上。印迹中常用的固相材料有 NC 膜、DBM、DDT、尼龙膜、PVDF 等。

注意事项及常遇到的问题

1. 滤纸、胶、膜之间的大小，一般是滤纸≥膜≥胶。

2. 滤纸、胶、膜之间千万不能有气泡，气泡会造成短路。

3. 因为膜的疏水性，膜必须首先在甲醇中完全浸湿。而且在以后的操作中，膜也必须随时保持湿润（干膜法除外）。

4. 滤纸可以重复利用，上层滤纸（靠膜）内吸附有很多转移透过的蛋白质，所以上下滤纸一定不能弄混，在不能分辨的情况下，可以将贴近凝胶的滤纸换新的。

5. 转移时间一般为 1.5 小时，（1mA～2mA/cm^2，10% gel），可根据分子量大小调整转移时间和电流大小。

（四）封闭

封闭是为了使我们的抗体仅仅只能跟特异的蛋白质结合而不是和膜结合。

常用的封闭液有胎牛血清（BSA），无脂奶粉，casein，gelatin，tween-20 等，我们一般用无脂奶粉。

在转移结束前配好 5% 的奶粉（TBST 溶解）。转移结束后将膜放入 5% 的奶粉中，注意一定要放在干净的容器里，避免污染而且要足以覆盖膜。

（五）孵育一抗

1. 先将需要检测的抗体准备好，并决定好它们的稀释度。

2. 配好 5% 的无脂奶粉（TBST 溶解），按要求稀释好抗体。注意，如需高比例稀释，最好采用梯度稀释。

3. 将稀释好的抗体和膜一起孵育。一般采用 RT 1 小时，可根据抗体量和膜上抗原量适当延长或缩短时间。

注意：为了便于后面分析结果，一般会用已确定分子量大小而且纯度高的抗体作为 marker 与一抗同时孵育。

（六）洗涤

用 TBST 先快速洗 3 次，把奶粉尽快地冲洗掉。洗涤是为了洗去一抗与抗原的非特异性结合，洗涤的效果直接影响结果背景的深浅。

（七）孵育二抗

二抗的稀释比例不能太低，否则容易导致非特异性的结合。

注意二抗的选择有多种，要根据一抗来选择抗兔、抗鼠或者抗羊的二抗，以及根据后面的显色条件来选择 HRP、AP 的二抗。

（八）显色（HRP 酶）

1. 增强化学发光法（ECL） ECL 显色原理：氨基苯二酰肼类主要是鲁米诺及异鲁米诺衍生物，是最常用的一类化学发光剂。

鲁米诺在免疫测定中既可用作标记物，也可用作过氧化物酶的底物。在 ECL 底物中，含有 H_2O_2 和鲁米诺，在 HRP（辣根过氧化物酶）的作用下，发出荧光来。注意：荧光在一段时间后会越来越弱。

2. DAB 显色 DAB（3,3 二氨基联苯胺）和 HRP 反应产生棕色的不溶终产物。这种棕色沉淀不溶于乙醇和其他有机溶剂，对于必需使用传统复染和封固介质的免疫组化染色应用特别理想。

对于 AP 标记的二抗我们选用 BCIP 和 NBT 显色，它们在碱性磷酸酶（AP）作用下反应可生成一种不溶性黑紫色沉淀的强信号。

另外，为了证明阳性结果的可靠性，除其他如分子量 marker，阳性对照，阴性对照外，必须加入内参照。Western blotting 是用来比较不同条件下或不同组织中目的蛋白质表达量的相对多少，因此前提条件必须是加入等量的上样量，这样才有比较的基础。尤其是目的蛋白含量较少时。常用的内参照蛋白有 GAP-DH，β-actin 或 β-tublin 等，这些蛋白质是由管家基因编码的蛋白质，在细胞和组织中的表达比较恒定，所以可用来恒量上样量是否一致，减少实验误差，保证实验结果的准确性。

第四节　阿尔茨海默病的蛋白质组学相关技术方法

阿尔茨海默病（Alzheimer's disease，AD）是一种最常见的老年痴呆。人们对于这种脑部疾病的起病机制及其伴随的病理改变知之甚少。研究 AD 的起病和其发展进程，或许会对此病的诊断和治疗有所帮助。生命科学毕竟是实验科学，生命科学的发展在很大程度上依赖于实验技术的发展。在蛋白质组研究中，二维电泳和质谱技术的黄金组合又为科学家掌握蛋白质表达规律提供了再铸辉煌的机遇。蛋白质组学（proteomics）就是指研究蛋白质组的技术及这些研究所得到的结果，它的出现将为 AD 的深入研究提供了很好的契机。

随着多种生物的基因组计划的实施和完成，蛋白质研究技术的发展和突破，以及生物信息学的发展，人们开展了大规模的蛋白质分析，蛋白质组学随之产生。我们认为，蛋白质组学的一个很重要的内容应该是筛选出参与一个生命过程（生理过程或病理过程）的全部蛋白质种类及其后的修饰和相互作用。为此，我们需要借助一些快速，准确的蛋白质组学技术和手段。蛋白组学的具体研究过程如图 20-1-2。

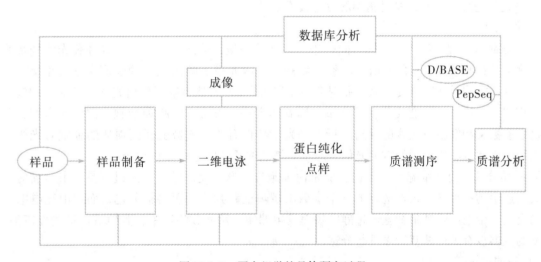

图 20-1-2　蛋白组学的具体研究过程

一、获取分离样品技术

（一）激光显微切割技术（laser microdissection，LMD）

我们知道，任何一种组织都含有不同类型的细胞，这些细胞其蛋白质的表达，修饰和相互作用不尽相同，利用匀浆技术获得的蛋白质样品的研究结果无法精确解释每种细胞的具体情况，即无法建立细胞类型特异性的蛋白质表达，修饰和相互作用的数据库。解决该问题的策略之一是利用 LMD。LMD 技术可以从组织切片中将不同类型的细胞精确分离。从不同类型细胞中分别制备蛋白质样品才能有助于建立细胞类型特异性的蛋白质数据信息。目前国际上很多重要的研究，其材料的获取都利用了 LMD 技术。激光捕获显微切割技术可以将单个细胞切割下来，为此，可以对单个细胞或同类细胞进行检测和研究。对于蛋白组研究，显微切割技术和二维电泳、质谱技术连用，可以比较正常和病变细胞中蛋白表达的变化，同时可以避免基质细胞的干扰。

操作步骤：

1. 铺片　将待分离的样本按常规制备方法，铺在一张附有薄膜的载玻片上。

2. 放置收集管 将一个 0.2ml 的离心管放置在显微切割仪的专有管架上。

3. 选择切割目标 通过 CCD 摄像头,在计算机屏幕上实时监控待分离的样本,使用鼠标勾画选择目标细胞或组织,也可将不同类型的细胞分几组同时勾画出来。软件可以自动计算出每个区域的面积,所有的区域都可以以文件的形式储存在电脑中。

4. 全自动激光显微切割 完成样本选择后,只需点击切割键,软件即自动控制载物台依此完成显微切割;若使用分组切割功能,只需在每组分离之间更换收集管。

5. 收集切割样品 切割完成后,取下收集管,由于管盖具有黏性,切割下来的膜和样本即被黏附在管盖上,至此完成了显微分离的操作;还可将管盖放置在样片空白处,再次观察分离下来的样本的原位形态,为研究提供良好的质控。

6. 样品后续实验 将收集管进行离心,把黏在管盖的切割样品甩入管底,然后进行蛋白质的提取。

(二) 流式细胞筛选方法

流式细胞术(flow cytometry,FCM)是一种可以对细胞或亚细胞结构进行快速测量的分析技术和分选技术。

1. 特点

(1) 测量速度快,最快可在 1 秒内检测数万个细胞。

(2) 可进行多参数测量,可以对同一个细胞做有关物理、化学特性的多参数测量,并具有明显的统计学意义。

(3) 它是一门综合性的高科技方法,综合了激光技术、计算机技术、流体力学、细胞化学、图像技术等多领域的知识和成果。

(4) 既是细胞分析技术,又是精确的分选技术。

2. 工作原理

(1) 参数测量原理 流式细胞计可同时进行多参数测量,信息主要来自特异性荧光信号及非荧光散射信号。测量是在测量区进行的,所谓测量区就是照射激光束和喷出喷孔的液流束垂直相交点。液流中央的单个细胞通过测量区时,受到激光照射会向立体角为 2π 的整个空间散射光线,散射光的波长和入射光的波长相同。散射光的强度及其空间分布与细胞的大小、形态、质膜和细胞内部结构密切相关,因为这些生物学参数又和细胞对光线的反射、折射等光学特性有关。未遭受任何损坏的细胞对光线都具有特征性的散射,因此可利用不同的散射光信号对不经染色的活细胞进行分析和分选。

(2) 样品分选 流式细胞计的分选功能是由细胞分选器来完成的。总的过程是:由喷嘴射出的液柱被分割成一连串的小水滴,根据选定的某个参数由逻辑电路判明是否将被分选,而后由充电电路对选定细胞液滴充电,带电液滴携带细胞通过静电场而发生偏转,落入收集器中;其他液体被当作废液抽吸掉,某些类型的仪器也有采用捕获管来进行分选的。

(三) 双向电泳

双向凝胶电泳(two dimensional electrophoresis,2-DE)是目前蛋白质组实验分离蛋白组分最有效的技术之一。典型的 2-DE 实验包括前期的样品制备、一向等电聚焦分离、二向 SDS-PAGE、显色以及成像等流程。蛋白样品制备是双向电泳实验的关键。超声是目前破碎细胞或组织,释放蛋白内容物的最佳方法。细胞破裂后需离心去除细胞碎片、核酸等电泳干扰物质。依据蛋白质分子等电点不同在固相 pH 梯度(IPG)胶条进行分离的过程称为等电聚焦。聚焦结束后的 IPG 胶条可封口在聚丙烯酰胺凝胶上方进行 SDS-PAGE 电泳,根据相对分子质量的差异进行二向分离,获取高分辨率的双向凝胶电泳图谱。电泳完毕的凝胶可通过银染、考马斯亮蓝染色、荧光染料染色等方法显色,显色后的凝胶可通过扫描仪扫描成数字图像导入凝胶差异分析软件寻找蛋白表达谱的变化。

(四) 二维高效液相色谱 – 质谱

二维高效液相色谱 – 质谱(2 dimension high performance liquid chromatography-mass spectrometry 简称 2D HPLC/MS),是二维质谱与高效液相色谱技术的在线联用,在分析复杂混合物时很有优势,可以先分离再分析。质谱从其最基本的功能上而言,主要是一种定性分析工具。采用 LC 与 MS 联机的操作方式,可充分发挥高效液相色谱的分离功能和二维质谱仪的高灵敏度及高选择性(如单离子检测、中性丢失等），来获取一些混合物中单一组分的结构信息。高效液相色谱质谱联仪分析肽混合物鉴定蛋白质时，可以对每一个肽段进行序列分析，综合所有 MS 和 MS/MS 数据鉴定蛋白质，大大提高了鉴定准确度。

二维高效液相色谱质谱与一维液相色谱质谱相比较，具有很多独特的优势。

1. 蛋白质鉴定的可靠性更高。

2. 灵敏度极高，适合于分析低拷贝蛋白质。

3. 质量分析范围超宽，可大于 $400\,000\,m/z$，适用于所有蛋白质，特别适用于研究蛋白质和蛋白质相互作用。

4. 分析通量目前提高 10 倍，每小时可分析 $400 \sim 1000$ 样品。

5. 数据采集速度是目前世界上最快的，每秒可达 200Hz。

6. 应用广泛，既可测定蛋白质的相对分子质量，又可测定序列，是蛋白质组大规模筛选的首选工具。下图 20-1-3 （Yuki Hashi，Shimadzu TOF-MS User Meeting Beijing，Xangsan）是二维高效液相色谱质谱和一维液相色谱质谱的波谱，可明显看到二维高效液相色谱质谱的优点。

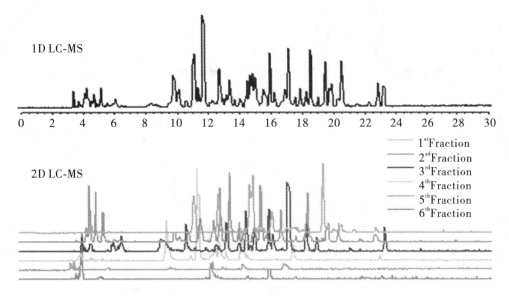

图 20-1-3　一维高效液相色谱质谱和二维液相色谱质谱的波谱

一维高效液相色谱质谱与二维液相色谱质谱的分析条件也有差异，如下表 20-1-1 （Yuki Hashi，Shimadzu TOF-MS User Meeting Beijing，Xangsan）所示。

表 20-1-1　一维高效液相色谱质谱与二维液相色谱质谱的分析条件

	1D LC-MS	2D LC-MS
Column	Poly LC PolySulfoethyl A 50 × 1mm, 5μm, 20nm	Keystone BetaBasic C-18 0.3mm × 100mm, 5μm, 15nm
Mobile Phase	A：10mmol/L Ammonium formate buffer （HCO_2NH_4/ HCO_2H）pH3.8 B：A + 100mmol/L Ammonium Sulfate ［$(NH_4)_2SO_4$］	A：Water/Acetonitrile/Formic acid = 95/5/0.1 （V/V） B：Water/Acetonitrile/Formic acid = 20/80/0.1 （V/V）
Gradient	Stepwise gradient 1%, 10%, 20%, 30%, 50%, 99% （each 5min, 10 bed volumes）	Linear gradient 10% of B （0 to 3min）, 10% to 60% of B （3 to 33min）60% to 80% （33 to 38min）, 80% of B （38 to 43min）
Mixer volume	10μl	2μl
Flow rate	80μl/min	10μl/min
Temperature	40 ℃	40 ℃
Trap column		Peptide Capillary Trap （0.5 × 2mm）0.5μl
Desalt solvent		Water/Formic acid = 100/0.1 （V/V）80μl/min, 3min
Detector		LCQ ESI LC/MS （triple-play and big-5 scanning sequences）

（五）纳升级液相色谱质谱联仪（Nano LC/MS/MS）

纳升级高效液相色谱质谱（Nano-HPLC/MS/MS）在现代实验室扩展传统高效液相色谱（HPLC）质谱应用范围中扮演着至关重要的角色。它以其消耗样品量少、电离效率高、灵敏度高等特点而得到广泛应用，特别适合用于微量样品的质谱分析，并可测定蛋白质的序列。图20-1-4（Yuki Hashi，Shimadzu TOF-MS User Meeting Beijing，Xangsan）是纳升级液相色谱质谱与微升级液相色谱质谱质谱联仪的波谱的比较。可明显看出纳升级液相色谱质谱质谱具有极高的灵敏度。

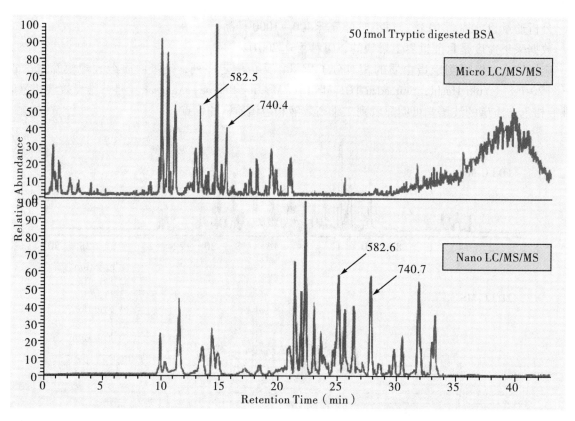

图20-1-4　纳升级液相色谱质谱质谱与微升级液相色谱质谱质谱联仪的波谱比较

纳升级液相色谱质谱质谱与微升级液相色谱质谱质谱的分析条件相比较（Yuki Hashi，Shimadzu TOF-MS User Meeting Beijing），存在以下差异（表20-1-2）：

表20-1-2　纳升级液相色谱质谱质谱与微升级液相色谱质谱质谱的分析条件

	Micro LC conditions	Nano LC conditions
Column	Thermo Hypersil-Keystone BetaBasic18：0.3mm × 100mm，5μm，15nm	New Objective PicoFrit nanobore column（Thermo Hypersil-Keystone BetaBasic 18）：75μm×100mm，5μm，15nm
Mobile Phase	A：Water/Acetonitrile/Formic acid＝95/5/0.1（V/V） B：Water/Acetonitrile/Formic acid＝20/80/0.1（V/V）	A：Water/Acetonitrile/Formic acid＝95/5/0.1（V/V） B：Water/Acetonitrile/Formic acid＝20/80/0.1（V/V）
Gradient	Linear gradient 10%～60% of B（0 to 40min）60%～80%（40 to 50min）	Linear gradient 10%～60% of B（0 to 40min）60%～80%（40 to 50min）
Gradient Mixer	2μl static mixer	10μl static mixer
Flow rate	10μl/min	400nl/min（LC-20A：50μl/min）
Injection volume	500nl（75μm×115mm＝508nl/min）	500nl（75μm×115mm＝508nl/min）
Sample	BSA standard tryptic digested 100 fmol/μl，10 fmol/μl（each 500n injection）	BSA standard tryptic digested 100 fmol/μl，10 fmol/μl，1 fmol/μl（each 500nl injection）

二、样品的浓缩、干燥及保存方法

(一)样品的浓缩

生物大分子在制备过程中由于过度纯化而使样品变得很稀,为了保存和鉴定,往往需要浓缩。

1. 减压加温蒸发浓缩 通过降低液面压力使液体沸点降低,减压的真空度越高,液体沸点降的越低,蒸发越快。减压加温蒸发浓缩把适用于不耐热的生物大分子浓缩。

2. 空气流动蒸发浓缩 空气的流动可使液体加速蒸发。将铺成薄层的溶液表面不断通过空气流或者将生物大分子溶液装入透析袋内置于冷室,用电扇对其吹风,使通过膜外的溶剂不断蒸发,而达到浓缩目的。

3. 冷冻法 蛋白质的盐溶液用冷冻法浓缩时,不含蛋白质的纯冰结晶浮于液面,蛋白质则集中于下层溶液中,移去上层冰块,可得蛋白质的浓缩液。

4. 吸收法 吸收法是通过吸收剂直接吸收,除去溶液分子使之浓缩。所用吸收剂必须不与溶液起化学反应,对生物大分子不吸附,易与溶液分开。

5. 超滤法 使用特别的滤膜对溶液中各种溶质分子进行选择性过滤。当液体在一定压力下通过滤膜时,溶剂和小分子透过,大分子受阻保留。通过超滤法,蛋白质的稀溶液一般可浓缩到含量的 10% ~ 50%,回收率高达 90%。

(二)样品的干燥

生物大分子的制备得到所需产品后,为了防止其变质,易于保存和运输、常常要干燥处理,最常用的方法是真空干燥和冷冻干燥。

1. 真空干燥 适用于不耐高温、易于氧化的物质的干燥和保存,真空度越高,蒸发越快。

2. 冷冻真空干燥 除了利用真空干燥原理外,同时增加了温度因素。在相同压力下,水蒸气压力随着温度的下降而下降,在低温低压下,冰很容易升华为气体。操作时,一般先将带干燥的液体冷冻至冰点以下使之变成固体,然后在低温低压下将溶剂变成气体而除去。

(三)样品的保存

保存方法与生物大分子的稳定性以及保持活性的关系很大。对生物大分子的保存可以分为干粉和液态两种。

1. 干粉保存 干燥制品一般比较稳定,储存方法也很简单,只要将干燥后的样品置于内装干燥剂的干燥器内密封,在 -20℃ 冰箱内保存即可。

2. 液态保存 只在一些特殊情况下采用,蛋白质常用的稳定剂有硫酸铵、蔗糖、甘油等。

三、质谱分析前样品制备

(一)脑组织质谱分析样品制备

脑实质的 Aβ 分离纯化:剥离软脑膜,取大约 13g 的脑灰质,将其分成两等份,用于两种不同的 Aβ 纯化方法。具体方法如下:

方法1:

1. 将样品灰质和 10 体积的 TBS 缓冲液(0.1mol/L Tris-HCl,2mmol/L EDTA,pH7.5,1% SDS)制成匀浆,每 100ml TBS 缓冲液加入一片剂酶抑制剂,再加入同种缓冲液中制成的 4% SDS,使其最终浓度达到 2.5%。

2. 轻晃 4 小时,用 100μm 尼龙网过滤匀浆液以清除大部分大血管。

3. 在 20℃,以 135 000r/min 离心 2 小时,生成的颗粒状物质悬浮在 100ml 的 TBS 缓冲液,再用 50μm 的尼龙网过滤;滤过液以 1000r/min 离心 10 分钟(此时颗粒物中含有大量的小血管和 NFT)。

4. 取上清液以 275 000r/min 离心 2 小时,再用 37μm 尼龙网过滤,颗粒物悬浮,用 10ml 蒸馏水洗涤,275 000r/min 离心 30 分钟,将最后的颗粒物溶解在 10ml 的 90% GDFA,分装成 500ul 样品,以 480 000r/min 离心 15 分钟。

5. 上清液在 85℃ 储存,在室温进行色谱层析,用 FPLC Superose 12 尺寸的分离柱,此时 GDFA 是 80%,流速是 15ml/h,光波控制在 280nm。

6. 收集 2.5 ~ 9kD 质量范围相关的分数,随后加入 5μl 的 2% 水成三甲铵乙内酯。FPLC 柱已经实现使用转录 A 氨基酸序列校对。

方法 2：

1. 称取 13g 脑实质，置于玻璃匀浆器中，加入 66ml 的 90% GDFA，低温匀浆。再将匀浆液转移至 6 个聚异质同晶体管中，在 10℃ 以 275 000r/min 离心 1 小时。

2. 小心避免浮在管上方厚厚的脂肪层和管底部的颗粒物，用吸引法移走上清液。将上清液分装成 500μl 的整分，加入到方法 1 所述的 FPLC 中。

3. 收集分子质量介于 2.5~9.0kD 的部分，通过真空离心将体积减少到 50ul，储存在 85℃。

（二）血浆质谱分析样品制备

血浆样品的制备：取病人静脉血溶于 EDTA 中，使其终浓度达到 0.15%，200r/min 离心 25 分钟，即得到血浆样品。

（三）脑脊液质谱分析样品制备

1. 用氨基末端选择性鼠单克隆抗体 1E8 非共价键结合 M280-Dynal-Beads，通过 IP 分析前 CSF 浓度（Wiltfang et al，2002）。

2. 切离凝胶片在 4℃ 存放过夜，置于 5 倍浓度的 RIPA 清洁缓冲液（RIPA5：2.5% Nonidet P-40，1.25% sodium desoxycholate，0.25% SDS，750mmol/L NaCl，250mmol/L HEPES，一片剂蛋白酶抑制剂 Cocktail Complete Mini per 2ml of RIPA5，用 NaOH 调整 pH 到 7.4），160ml H_2Odd 和 20ml 1E8-M280-Dynal-Beads20ml 的混合液中。

3. 磁性珠在磁性架子上被捕获，并用 PBS/0.1% 牛血清白蛋白（BSA）冲洗 2 次，再用 10mmol/L Tris-HCl（pH7.4）冲洗 1 次。

4. 在 37℃ 持续搅动 1 小时，另加 2 分钟超声洗浴，最终使结合蛋白质洗脱在 10ml 的洗脱缓冲液中（Bruker Immunocapturing Kit #233794）。

四、质谱分析鉴定具体方法及举例结果说明

（一）时间飞行质谱方法一

含有 3% H_2O 和 10nmol/L $NH_4H_2PO_4$ 丙酮中一薄层饱和 α-氰化 – 羟基乙酸放置在一个铁质靶上。0.5ml 样品直接以点状加入到基质并且晾干。随后，加入 5ml 10mmol/L $NH_4H_2PO_4$/0.1% TFA 并且在 10 秒后洗掉，如此 2 次，晾干并且使用 autoflex Ⅱ TOF/TOF 质谱仪在 positive reflectron 模式下进行测量。使用 ClinProt 标准进行校对（Bruker Daltonics，Germany）。

（二）时间飞行质谱方法二

含淀粉样变的物质（0.5μl）与氰-4-羟基苯乙烯酸混合到 50% 乙氰和 0.1 三氟乙酸中，空气风干，使用微分子量 Tof Spec-2E（MALDI-TOF）质谱仪在线形模式下通过标准仪器进行分析。使用合成 Aβ1-42（平均分子量是 4513.1D），进行内部和/或外部校对。

（三）使用两种不同的质谱技术来确定 HPLC 分离出肽段的 Mr

一些 HPLC 分离部分使用 Vestec Lasetec 质谱仪，配有可以产生重复速度为 7Hz，时程 3ns 的 337nm 脉冲的氮激光。在阳离子模式得到质谱。HPLC 纯化肽段样品与同等体积的饱和氰-4-羟基苯乙烯酸溶液混合，氰-4-羟基苯乙烯酸溶液是溶于 0.1% 三氟乙酸和乙腈的 1：1 混合物中的，混合物被晾干在不锈钢样品别针上。每个质谱都是平均的 128 激光点击。使用两个合成肽进行校对（质子化平均分子量是 568.696 和 1980.238）作为 AD APP 突变产生的长的 5830 抗体肽外部标准。通过这个过程得到单一同位素的分子量在可以检测到的分子量范围内精确到 1Da 以内。

以 Aβ56 的质谱分析为例

最近的研究发现，Aβ56 具有损伤记忆，导致 AD 的作用。研究中 Aβ56 可通过液相色谱串联质谱分析鉴定。实验首先通过电泳分离出 Aβ56，为了进一步鉴定 Aβ56，可用 40% 甲醛加胰岛素水解 Aβ 达到特异免疫分离的目的。酶促反应后，将 Aβ56 的胰岛素水解肽注射到纳升级流量色谱系统，之后串联 LTQ 直线离子质谱分析。已知 Aβ1-42 可产生 4 种胰岛素水解肽，包括：Aβ1-5（DAEFR）、Aβ6-16（HDSGYEVHHQK）、Aβ17-28（LVFFAEDVGSNK）和 Aβ29-42（GAⅡGLMVGGVVIA）。Aβ56 经胰岛素水解得到的肽

段，Aβ17-28 可用结合了免疫逻辑研究的 MS/MS 频谱分析进行氨基酸序列测序。图 20-1-5（Nature. 2006，440：352 – 357）是用 ESI-LC-MS/MS 分析的波谱，分析结果证实是 Aβ17-28，说明 Aβ 肽段是 Aβ56 肽的核心组合。

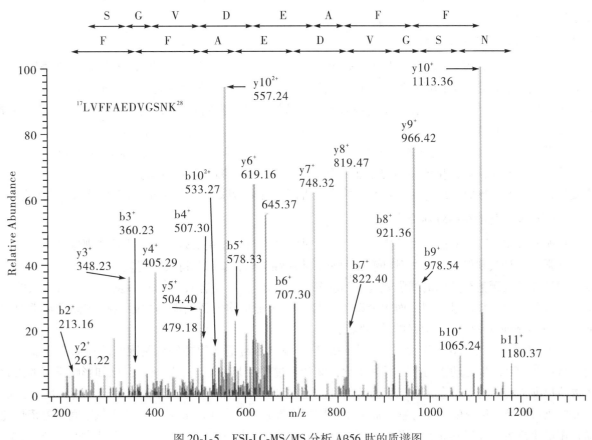

图 20-1-5　ESI-LC-MS/MS 分析 Aβ56 肽的质谱图
（Nature，2006，440：352 – 357）。

第五节　阿尔茨海默病与 Aβ 对长时程增强的影响研究

Alzheimer 病（AD）是一种神经退行性疾病，早期就可导致进行性的认知功能下降（Francis et al, 1999 and Selkoe，2002）。认知过程被认为依赖于特定关键脑区的突触效率改变（包括海马），这些区域对 AD 具有敏感性。长时程增强（long term potentiation，LTP）是一种活动依赖性的突触反应增强，常用于做学习与记忆的细胞模型（Bliss and Cllingridge，1993），因为 LTP 的抑制能使某种形式的记忆衰退，而 LTP 的增强能够强化学习和记忆的能力。转基因和基因打靶小鼠模型已经显示 Aβ 过表达与学习和记忆功能的缺陷有紧密相关性。向活体脑室内给予 Aβ 多肽，无论是急性（Cullen et al，1997；Freir et al，2003）还是慢性（Itoh et al，1999）给药都会影响 LTP。最近有报道，向海马脑片低流量灌注 Aβ 1-42/Aβ 1-40 会影响 LTP（Chen et al，2000）。向麻醉大鼠脑室内注射小量的 Aβ 分泌型细胞也会抑制 LTP，体外清除 Aβ 会阻止这种抑制。近几年的研究表明，LTP 现象是目前研究学习和记忆细胞机制极为理想的细胞模型和电生理指标。

一、LTP 现象及其特征

先用高频电刺激几秒钟后，再用单个电刺激，记录到的部分场电位幅度大大超过原先记录的对照值，并可持续几小时，甚至几天。这一现象称为长时程增强效应（LTP）——即给突触前纤维一个短暂的高频刺激后，突触传递效率和强度增加几倍且能持续数小时至几天（保持这种增强）的现象。LTP 有 3 个基本特征：

1. 协同性（cooperativity）　诱导 LTP 需要很多纤维同时被激活。

2. 联合性（associativity）　有关的纤维和突触后神经元需要以联合的形式一起活动。

3. 特异性（input-specificity）　所诱导的 LTP 对被激活的通路是特异的，即在其他通路上不产生 LTP。LTP 在不同的实验条件下可以表现为不同的形式；可以是场电位，群体兴奋性突触后电位，群体锋电位，兴奋性突触后电位或电流。

二、LTP 的早时相与晚时相

以下介绍的机制以海马部位的 schaffer collateral/CA1 锥体细胞的研究为依据。LTP 可分为诱导和维持两个时相。诱导期是指强直刺激后诱发反应逐渐增大直至到达最大值的发展过程，而维持期是指诱发反应到达最大值之后的持续过程。由于不同脑区的 LTP 或同一部位不同刺激参数引起的 LTP，它们的诱导期与维持期的时间长短并不相同，所以一般又将 LTP 形成早期（半小时左右）称为早时相 LTP（early phase LTP，ELTP），将其后的阶段称为晚时相 LTP（late phase LTP，LLTP）。ELTP 和 LLTP 在时间的划分上并不十分严格，这与不同研究单位使用的标准不完全相同或在不同脑区获得的研究结果并非完全一致有关。研究发现，LTP 的诱导期与维持期有着不同的形成机制，且突触联系部位不同，LTP 的形成机制也不同。

三、LTP 与记忆的相关性研究

LTP 现象自发现以来就被认为可能与学习记忆过程密切相关，主要是因为：①LTP 现象是突触部位传递效能增强的一种表现形式，是突触可塑性的一个功能性指标；②LTP 持续时间较长，在慢性动物实验中可以观察到长达几天甚至几周的增强效应。这是在为记忆信息寻找客观指标时所发现的最为诱人的一个特征；③首先在海马部位被发现，而无论动物实验或临床观察均已证明海马损毁或损伤会导致学习记忆的障碍（海马是哺乳动物学习记忆的重要脑区）。

但 LTP 仅仅是人为诱导的实验现象，它到底是否是学习与记忆的神经机制呢？此项研究主要从三个方面进行：①LTP 产生后动物的学习行为变化；②学习过程对 LTP 形成的影响；③已知影响学习的因素对 LTP 诱导和维持的影响。至今，此三方面的研究均已取得了相当的进展：用电生理的方法在齿状回诱导 LTP 可加速瞬膜条件反射的建立过程，而人工基因突变导致的海马 LTP 诱导缺陷的小鼠空间学习记忆能力受损；用电生理方法在经典条件反射的建立过程中记录到 LTP 样反应，且其幅度与训练结果成正相关；影响学习记忆的因素如年龄、环境刺激均已被实验证实可以影响 LTP 的诱导与维持。目前，直接在活体上结合动物行为观测探察突触传递在学习记忆中的可塑性变化已成为新的趋势，国内也已经开展了此类研究。

四、海马 LTP 的诱导方法

1. 仪器设备　示波器，高阻抗微电极放大器，电子刺激器，生物电信号采集与分析系统，灌流盒自动恒温控制仪，体视显微镜，微操纵器，微电极拉制仪，振动切片机，水浴恒温箱。

2. 药品　人工脑脊液（artificial cerebral spinal fluid，ACSF）成分（mmol/L）：氯化钠 124，氯化钾 3.3，磷酸二氢钠 1.24，硫酸镁 2.4，碳酸氢钠 25.7，氯化钙 2.4，葡萄糖 10.0；pH7.35～7.45。蒸馏水配制。

3. 大鼠海马脑片制备　选用 Wistar 大鼠，体重 80～120g，雌雄不限。用乙醚麻醉后，使用断头器迅速将大鼠断头，取出全脑，置于 4℃ 人工脑脊液中，洗净血液，冷却 30s，并充以 95%O_2（含 5%CO_2）。然后取一侧大脑，于大脑半球腹内侧分离出海马，切断海马伞部，仔细割断海马与大脑皮层的联系。将剥离出的海马头部切平，平齐放在预先修整好槽沟的琼脂块上，用滤纸吸干 ACSF，在海马平齐的头部与琼脂块底部涂上少许瞬间黏合剂（502 胶），然后一起垂直粘贴于振动切片机的标本托上。在 4℃ 和供氧气（95%O_2 并含 5%CO_2）条件下，用振动切片机将海马沿长轴顺横向的纤维走向切成厚度为 400μm 的薄片。将全部脑片置于恒水浴温箱（约 32℃）里的 ACSF 中，并继续充以 95%O_2（含 5%CO_2）孵育 1 小时左右。然后将孵育的脑片固定于灌流盒内，恒速灌流（约 3～4ml/min）ACSF，控制灌流盒内温度在 28℃ 左右。脑片的供氧是以界面式（液面高出脑片 2mm）进行，避免脑片上下翻动。

4. LTP 的诱导过程　在解剖显微镜下将刺激电极（双极金属电极，双极尖端距离 0.5μm）插入 CA3

区锥体细胞 schaffer 侧支上，记录电极（玻璃微电极，内灌充 3mol/L 的 NaCl，阻抗为 3～8MΩ）置于 CA1 区的放射层中（用微电极推进器控制电极尖端在脑片表面下 120μm），打开放大记录装置，记录 Schaffer 侧支——CA1 区锥体细胞的场兴奋性突触后电位（field excitatory post-synaptic potentials，fEPSPs）。记录时，首先给予每分钟 1 次的测试刺激（test stimulation，TS，波宽 0.2ms，强度为 2 倍阈强度刺激），观察 fEPSPs 是否稳定。待其稳定后，连续记录 30min，取其平均值作为基础对照值；之后再给予高频强直性条件刺激（conditioning stimulation，CS）。诱导 LTP 的高频强直性条件刺激的参数为：频率 100Hz，串长 40ms，串间隔 200ms，3 串为 1 组，共 5 组，组间隔依次为 1s、5s、30s、10min，脉冲总数 60，波宽及强度同 TS。在条件刺激 10min 后，重新给予 TS，连续记录 fEPSPs，将 fEPSPs 幅值的增加超过基础对照值（control）的 20%，持续时间超过 1 小时，规定为 LTP 诱导形成的标准。

五、Aβ 对 LTP 的影响

使用高频电刺激诱导 LTP 进一步研究 Aβ 灌注对海马 CA1 区 Schaffer 侧支突触的长期可塑性的影响。在条件性刺激稳定之前，监测 EPSPs 20～30min，取它们的平均值作为基线。如图 20-1-6 所示，强直刺激（100 脉冲，100HZ，0.19mA，80% of STS）显示对照组和 Aβ 灌流组的脑片产生 LTP 的能力有明显不同。对照组 EPSP 产生明显增强［（159±12.2）%，n＝12slices/10rats］并持续 60min［（128±7.2）%］，值得

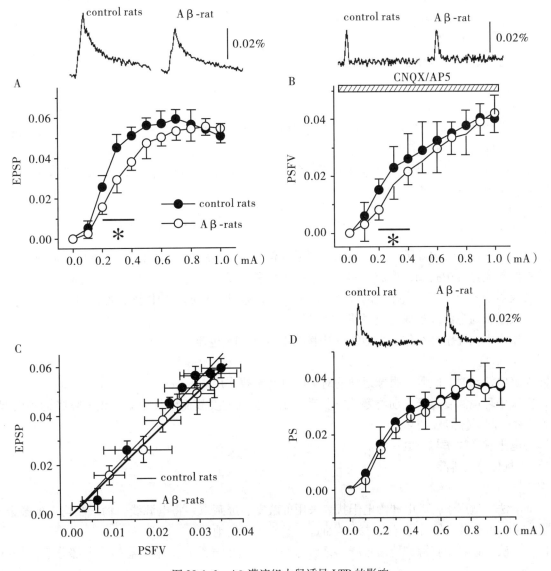

图 20-1-6 Aβ 灌流组大鼠诱导 LTP 的影响

A/B：诱导 LTP 通过 PSFV 及 PS 测定。

注意的是，同样条件下，Aβ 灌流组大鼠在强直刺激后瞬间 ［（113 ± 8.2）%］ 及 60min 后 ［（101 ± 5.87）%］ 不能产生与对照组相当的 EPSP 增强 （$n = 9$slices/8 rats，$P < 0.001$；图 20-1-6A）。类似地，图 20-1-6B 通过记录 PS 结果显示，与对照组大鼠 ［（163 ± 8.4）% 和 （133 ± 5.4）%，$P < 0.001$］ 相比，Aβ 灌流组大鼠 LTP 缺失 ［强直刺激后瞬间及刺激后 60min 分别为 （108 ± 7.7）% 和 （100 ± 6.5）%］。我们同时使用场电位记录技术记录了同条件下的 EPSP，与对照组 ［（178 ± 5.5）% 和 （134 ± 8.8）%，$n = 5$slices/5rats］ 相比，Aβ 灌流组大鼠 ［强直后 5 and 和 60min 分别为 （123 ± 9.5）% 和 （103 ± 10.8）%，$n = 4$slices/4 rats，$P < 0.001$，图 20-1-6C］ 的 EPSP 增强明显降低。有人认为，也许是因为强直刺激的强度不够，只能引起 Aβ 灌流组大鼠较小的 EPSP 而不能诱导出 LTP。为此，我们采用了更强的刺激强度，40% 最小刺激强度，这个强度曾经在 Aβ 灌流组大鼠诱导出饱和的 EPSP 并与对照组的 EPSP 相当。结果，刺激后瞬间的 EPSP 相对于基线为 （158.33 ± 9.45）%，刺激后 10 ~ 15min 又回到基线水平，表明刺激强度与 Aβ 灌流组大鼠的 LTP 的诱导缺失无关。

把 EPSP 和 PS 的幅度与刺激前基线的百分比变化根据时间绘图，Aβ 灌流组大鼠 LTP 诱导在两种指标下都被抑制 ［分别为 $F_{(1,50)} = 87.79$，$F_{(1,44)} = 93.86$，$* P < 0.001$］。以上都是 Aβ 灌流组大鼠与对照组大鼠在刺激前 5min 和刺激后 60min 的典型记录。C：对照组大鼠和 Aβ 灌流组大鼠通过记录 f-EPSPs 测定 LTP，实验按照与 （A） 的同等条件进行。D：对 Aβ 灌流组大鼠应用 30mA 的较强的强直刺激 （100 脉冲，100Hz；↑所指） 诱导出较大的暂时性的 EPSP，衰减很快，20min 内回到基线。（引自 Neuropharmacology，2006，50：254 – 268。）

六、电生理实验中噪声和干扰的形成与排除

（一）干扰的来源

1. 物理性干扰

（1）静电和电磁干扰 实验室附近的电源高压电线、室内日光灯等照明设备均可产生 50Hz 的静电干扰。其特点是幅度大，波形规则。

（2）噪声干扰 电子元件本身产生杂乱无章的电流、电压成分的变化，称为 "噪声"（noise），一般与放大器内部元件的质量与性能有关。

2. 接地不良

（1）地线本身电阻大。

（2）电线中有漏电的电流流过，在地线上形成电位降，使地线与大地间并非等电位，形成交流干扰。

（3）地线行走过程中打圈，形成线圈，易接受电场和磁场的干扰。

（4）各仪器设备应采用一点接地的方式，若采用多点接地，形成大地回路，也会引起干扰。

（5）地线过长与电源线形成交流环路。

（6）误用市电三孔中性线作为大地线 （中性线上有 4 ~ 5A 电流）。

3. 生理性干扰

（1）大脑电活动时，眨眼、眼球运动均对脑电具有干扰作用。

（2）实验中环境温度过低，动物寒战、抖动，引起肌电的发放而干扰记录，或因呼吸运动引起记录部位机械位移引起干扰信号。

（3）心电干扰，频率与心电一致。

（二）干扰信号的排除

1. 物理性干扰

（1）屏蔽法 适用于低频电和静电干扰。采用屏蔽室、屏蔽罩，将电源线、输入线均用屏蔽金属线，或将仪器放在金属盒内，最后将屏蔽材料（如盒、罩、线）接地。

（2）远离法 远离干扰源，使信号线与地线远离带电流的导线；记录仪器的输入部分远离静电场或电磁场。

（3）反磁场对抗法 依电流方向相反，产生反向磁场的原理，将仪器电源线、进出仪器的导线，采用两股电线编辫子似的绞合方法，使流过导线各自产生的磁场相互抵消，以减少干扰。改变各个仪器的

位置或放大器输入的方位，也会使干扰磁场抵消。微电极放大器探头阻抗高，易引入干扰，实验前可反复调整其方向和位置。

2. 仪器质量　尽量改进。

3. 接地不良　地线应尽量短粗，不能与电源线平行或打圈，不要接在电源线的中性线上，地线单独埋设，埋置处应较潮湿，附近无大型变压电动机，并在坑内加些食盐。

4. 检查各仪器是否漏电。

5. 慢生物电变化时用乏极化电极，实验对象宜安静，勿受振动。

（三）刺激伪迹过大及防止

1. 尽量减少刺激脉冲的波宽和强度。

2. 在动物体或标本上，尽量延长刺激部位与记录部位间的距离，在刺激电极和引导电极之间加一接地电极，此电极距离引导电极愈近，刺激伪迹就越小；采用变换刺激极性，结合叠加处理，可抵消伪迹。

3. 加接刺激隔离器　此法可减弱刺激伪迹而不引起刺激脉冲的波形和参数的改变。

4. 微电极中高浓度充灌液易蒸发，造成电极回路的开路，因此常在微电极中插入 Ag-AgCl 丝或铂金丝后，再在微电极尾部开口处涂上一层凡士林，防止水分蒸发。

5. 动物麻醉和制动下，体温会下降，故应保温调节，加温维持肛温 36～38℃。记录脑神经元应在表面用温热石蜡制成一油槽，防止血管搏动和呼吸运动的影响。

第六节　几种重要活性物质的检测方法及意义

一、Tau 蛋白的检测方法

Tau 蛋白是一种低分子量的含磷糖蛋白，也是一种微管相关蛋白，广泛分布于中枢和外周神经系统。它可以与神经轴突内的微管结合，并且具有诱导与促进微管蛋白聚合成微管、防止微管解聚和维持微管功能和稳定的作用。当 tau 蛋白发生异常过度磷酸化、异常糖基化以及泛素化时，tau 蛋白失去对微管的稳定作用，导致神经纤维退行性变。在 Alzheimer 病患者的脑中，tau 蛋白被异常修饰，包括异常过度磷酸化、异常糖基化和泛素化等，从而丧失了正常的生理功能并聚积形成神经原纤维缠结（neurofibrillary tangle，NFT）。通常被磷酸化的氨基酸是丝氨酸和苏氨酸；异常糖基化的氨基酸包括丝氨酸和苏氨酸（O-连接）以及天门冬氨酸（N-连接）；泛素则通过共价键结合到 tau 蛋白的赖氨酸上。从 AD 患者大脑中可以分离出 3 种 tau 蛋白：AD tau，没有异常过度磷酸化但有异常糖基化；AD P-tau，有异常过度磷酸化也有异常糖基化，可溶于 2% SDS；PHF-tau，异常过度磷酸化和异常糖基化，存在于 PHFs 中，不溶于 2% SDS。在 NFTs 的病理演变过程中，这些异常修饰的先后顺序及其相互之间的关系尚未完全明了。

（一）tau 蛋白糖基化的检测

tau 蛋白可被 O-GlcNAc 糖基化修饰，在发生 O-GlcNAc 糖基化时，β-N-乙酰氨基葡萄糖可以连接在蛋白质的丝氨酸/苏氨酸的残基上通过 O-糖苷键对蛋白进行异常修饰。这种糖基化修饰方式与传统的 N-或 O-糖苷键链接的糖基化不同，它可动力性的修饰细胞核和细胞质的蛋白，与蛋白质的磷酸化相类似。在全细胞蛋白水平及特殊蛋白质的特殊位点上都观察到 O-GlcNAc 糖基化与磷酸化之间有相反的作用关系。根据这些发现人们推测 tau 蛋白 O-GlcNAc 糖基化修饰可能调节 tau 蛋白的磷酸化。Tau 蛋白的糖基化可以通过蛋白印迹（Western blotting），免疫组织化学法（immunohistochemistry）和免疫沉淀（immunoprecipitate）进行检测。在实验中应用凝集素 sWGA 与 O-GlcNAc 特异性的糖基化抗体 RL2 和 CTD110.6 对蛋白的 O-GlcNAc 糖基化进行检测。sWGA 可识别所有的 β-GlcNAc 残基末端，抗体 RL2 和 CTD110.6 具有肽特异性，只识别 O-GlcNAc 修饰的蛋白质亚群。

（二）tau 蛋白磷酸化的检测

异常过度磷酸化的 tau 蛋白是 PHFs 的主要成分，包括可溶性的 AD P-tau 和不可溶的 PHF-tau。正在发育中大脑的 tau 蛋白有 12 个磷酸化位点，成年大脑有 5 个，而到目前为止，AD 病人的 AD p-tau 共发现有 21 个磷酸化位点，这些位点主要位于两个与微管结合的重复序列 181～235 和 396～422。AD p-tau 位于神经元的细胞体能形成 NFT；位于神经突起则形成失营养神经炎或神经痛。

  有多种蛋白激酶可以磷酸化 tau 蛋白，这些激酶都是丝氨酸/苏氨酸蛋白激酶。依据催化底物是否需要脯氨酸作为指导，可将它们分为脯氨酸指导激酶（proline-directed kinase，PDPK）和非脯氨酸指导激酶（non-proline directed kinase，NPDPK）。PDPK 包括有丝分裂原-激活蛋白激酶（mitogen-activated protein kinase，MAPK）、细胞分裂周期激酶 2（cell division cycle kinase 2，CDC2）、细胞周期素依赖性激酶 2（cyclin-dependent kinase 2，CDK2）和细胞周期素依赖性激酶 5（cyclin-dependent kinase 5，CDK5）等。虽然糖原合酶激酶-3（glycogen synthase kinase-3，GSK-3）磷酸化 tau 蛋白并不严格需要脯氨酸，但是脯氨酸的存在可以提高 GSK-3 磷酸化 tau 蛋白的效率。NPDPK 包括 cAMP 依赖的蛋白激酶（cyclin AMP-dependent protein kinase，PKA）、蛋白激酶 C（protein kinase C，PKC）、钙/钙调蛋白倚赖的蛋白激酶 II（calcium/calmodulin-dependent protein kinase II，CaMK II）、酪蛋白激酶 I 和 II（casein kinase I／II）和 p^{110MARK} 等。

  这些蛋白激酶都能在试管中直接磷酸化纯化的 tau 蛋白，但是，每个单一的激酶都只能磷酸化有限的 tau 蛋白位点，目前还没有发现能同时磷酸化所有 21 个 AD 样位点的激酶（表 20-1-3）。如果要最终确定某种激酶在 AD 中 tau 蛋白过度磷酸化的作用，同时应该有这种激酶在试管中，组织水平和动物水平对 tau 蛋白磷酸化的资料，以及这种激酶在 AD 患者脑中的表达和分布，确认是否与 NFTs 共存。目前，能够给出这些完备资料的激酶不多，基本上集中在 PKA，MAPK，GSK-3 和 CDK5 等。

  蛋白磷酸酯酶（protein phosphatase，PP）2A、PP1、PP2B 可以使磷酸化 tau 蛋白发生去磷酸化，其中 PP2A 的去磷酸化作用最强。

  通常用位点特异性的抗体（表 20-1-4）结合蛋白印迹、免疫组织/细胞化学方法检测 tau 蛋白的磷酸化水平以及分布。

表 20-1-3　诱导 tau 蛋白磷酸化的激酶及其磷酸化位点

Kinase	Signal	Sites on human tau-(1-441)	Microtubule-associated?
No proline-directed kinases			
PKA	cAMP	Ser-214,Ser-262,Ser-324,Ser-356,Ser-409,Ser-416	Yes
PKC	Ca^{2+}/lipid	Ser-324	No
CaM kinase II	Ca^{2+}/CaM	Ser-409,Ser-416	Yes
p110^{mapk}	?	Ser-262	Yes
Casein kinase I	?	Ser-396,Ser-404,Alz-50,SMI-34	Yes
Casein kinase II	?	Ser-396,Ser-404,SMI-34	?
Proline-directed kinases			
MAPK(p42,p44,p40,p49)	TKRs	Ser-46,Ser-199,Ser-202,Ser-235,Ser-396,Ser-404,Ser-422	Yes
CDK5	p35,p25	Ser-195,Ser-202,Thr-205,Thr-231,Ser-235,Ser-396,Ser-404	Yes
CDC2	?	Ser-195,Ser-202,Thr-205,Thr-231,Ser-235,Ser-396,Ser-404	No
GSK3	?	Ser-199,Ser-202,Thr-212,Thr-231,Ser-235,Ser-262,Ser-324,Ser-356,Ser-396,Ser-404	Yes
GSK3	?	Ser-199,Thr-231,Ser-396,Ser-413	Yes

Abbreviations：TKR，tyrosine kinase receptor；ds，double-stranded。

表20-1-4　tau 蛋白位点特异性的抗体

称	识别位点 a	类型 b	特性 c	免疫印迹	免疫组化
R134d	Total tau	Poly-	N + P	1∶3000	1∶1500
Tau-5	Total tau	Mono-	N + P	1∶1000	
92e	Total tau	Poly-	N + P	1∶2500	
111e	Total tau	Poly-	N + P	1∶1000	
Tau-1	Ser-198/Ser-199/Ser-202	Mono-	NP	1∶30000	1∶15 000
PHF-1	Ser-396/Ser-404	Mono-	P	1∶500	1∶250
PS199	Ser199	Poly-	P	1∶1000	
PS208	Ser208	Poly-	P	1∶1000	
PS235	Ser235	Poly-	P	1∶1000	
PS262	Ser262	Poly-	P	1∶1000	
PS356	Ser356	Poly-	P	1∶1000	
PS396	Ser396	Poly-	P	1∶1000	1∶500
PS214	Ser214	Poly-	P	1∶1000	
PS400	Ser400	Poly-	P	1∶1000	
PS404	Ser404	Poly-	P	1∶1000	
PS409	Ser409	Poly-	P	1∶1000	
PS422	Ser422	Poly-	P	1∶1000	
R145d	Ser422	Poly-	P	1∶1000	
PS199/202	Ser199/Ser202	Poly-	P	1∶1000	
PT181	Thr181	Poly-	P	1∶1000	
PT205	Thr205	Poly-	P	1∶1000	
PT212	Thr212	Poly-	P	1∶1000	
PT217	Thr217	Poly-	P	1∶1000	
PT231	Thr231	Poly-	P	1∶1000	
12E8	Ser-262 in KXGS motif of the 4th repeat	Poly-	P	1∶1000	
M4	Thr231/Ser235	Poly-	P	1∶1000	
AT8	Ser202	Mono-	P	1∶1000	
AT100	Ser212/Thr214	Mono-	P	1∶1000	
AT180	Thr231	Mono-	P	1∶1000	
AT270	Thr181	Mono-	P	1∶1000	

注：①Mono-，monoclonal（单抗）；poly-，polyclonal（多抗）；②NP，非磷酸化；P，磷酸化；③所用抗体稀释液为含 0.05% NaN$_3$ 的 3% BSA。

（三）tau 蛋白泛素化的检测

泛素-依赖的蛋白降解系统（ubiquitin-dependent proteolytic system）参与了几乎所有类型细胞中结构和功能蛋白的降解。AD 患者大脑皮质可溶性泛素的含量高于正常人群，并且泛素的含量与 NFTs 的程度和神经原纤维退化程度呈强烈的正相关。AD 患者小脑的泛素含量没有改变，白质部分变化的程度没有灰质明显；AD 患者的 PHF-tau 被高度的泛素化；在 AD 患者的大脑中存在突变的泛素，这种突变的泛素在正常人群中并不表达。tau 蛋白与泛素结合的区域主要位于微管结合区。tau 蛋白的泛素化可通过免疫沉淀结合免疫印迹的方法进行检测。

（四）tau 蛋白硝基化的检测

最新研究发现从 AD 病人脑内分离出来的 PHF-tau 还发生了硝基化修饰，并且硝基化的 tau 与异常磷酸化修饰的 tau 蛋白所形成的 NFT 共定位。tau 蛋白的硝基化可通过免疫沉淀结合免疫印迹的方法进行检测。

（五）tau 蛋白微管结合能力的检测

生理情况下 tau 蛋白有促进微管组装、维持微管稳定、连接其他细胞骨架蛋白等功能。发生异常修饰的 tau 蛋白会丧失了上述生理功能。用紫杉醇（taxol）稳定微管后将微管从细胞中分离，用蛋白印迹法检测沉淀中的 tau 蛋白（与微管结合部分的 tau）和上清部分的 tau 蛋白（可溶性的 tau）的量，并与相同部位的管蛋白（tubulin）显色比较，判断 tau 蛋白微管结合能力的改变。

紫杉醇稳定的微管的方法制备：不含微管相关蛋白的微管（2mg/ml）和 1mmol/L MgSO$_4$，1mmol/L GTP 和 5% DMSO 在 37℃ 孵育 45 分钟，然后在反应混合物中加入 60μmol/L 的紫杉醇，在 37° 继续反应 10 分钟，将反应混合物在 22℃，96 000×g 离心 20 分钟，收集沉淀。tau 蛋白与微管的结合活性方法测定：将 tau 蛋白（50μg/ml）与紫杉醇稳定的微管（0.5mg/ml）加入反应缓冲液（80mmol/L pipes，pH6.9，1mmol/L EGTA，1mmol/L MgSO$_4$ 和 1mmol/L GTP）中，37℃ 反应 30 分钟。22℃，50 000×g 离心 20 分钟，结合蛋白印迹技术检测上清（未与微管结合的 tau 蛋白）、沉淀（与微管结合的 tau 蛋白）中 tau 蛋白的含量。

（六）tau 蛋白溶解性的检测

用含 2% SDS 的蛋白匀浆液抽提蛋白，离心，结合蛋白印迹技术检测上清（可溶性）、沉淀（难溶性）中 tau 蛋白的含量。

（七）异常修饰 tau 蛋白的分布与 NFTs 的演变

结合敏感的 Gallyas 银染技术和免疫组织化学技术，Braak 等人对 NFT 的演变做了详细的描述和分级。目前，国际上通常采用的是 Braak 分级标准：一级：没有缠结也没有 tau 蛋白的过度磷酸化，脑组织不能被抗过度磷酸化 tau 蛋白的抗体所标记，也不能被 Gallyas 银染法所标记；二级：tau 蛋白过度磷酸化，脑组织能被抗过度磷酸化 tau 蛋白的抗体所标记，但不能被 Gallyas 银染法所标记；三级：tau 蛋白过度磷酸化，能被抗过度磷酸化 tau 蛋白的抗体所强烈染色，Gallyas 银染呈阳性反应，有神经毯产生；四级：受累神经元被过度磷酸化 tau 蛋白的抗体所强烈染色，Gallyas 银染呈阳性反应，细胞的突起消失，仅仅只有胞体存在，受累神经元呈现的 NFT 形态，NFT 充满整个神经元细胞质，因此这个阶段被称为"经典缠结（classical NFT）"；第五级：受累神经元不能被过度磷酸化 tau 蛋白的抗体染色，但是，能被泛素所标记，Gallyas 银染呈阳性反应，大多数的 NFT 受累的神经元可能只有部分功能，细胞死后仅仅剩下异常纤维堆积形成的缠结，即所谓的"鬼影缠结（ghost tangles）"；第六级：与第五级相同的是，受累神经元不能被过度磷酸化 tau 蛋白的抗体染色，但是，能被泛素所标记，Gallyas 银染呈阳性反应。然而，缠结转移到细胞外，形成所谓的"墓碑缠结"。

二、阿尔茨海默病与 Aβ 检测方法

老年人的认知功能障碍以阿尔茨海默病（Alzheimer disease，AD）最为多见。1995 年，崔德华（DH Chui）所在的实验室在世界上首次发现了 FAD 患者的 S182 突变基因（现在称为 PS1-H163R）。此后对 PS1 突变引发 AD 的研究引起研究者的极大关注。1999 年，Chui 在用表达人类 PS1 基因的动物模型首次证实其提出的细胞内蓄积 Aβ1-42 可以引发 AD 的假说，并且 PS1 基因突变的细胞内蓄积的 Aβ1-42 增高，影响细胞内骨架蛋白，促进神经细胞变性的理论，此结果发表于当年的 Nature Medicine 杂志。最近 Oyagi 和 Chui 又发现细胞内 Aβ1-42 激活 p53 启动因子导致细胞凋亡。AD 的病理改变主要发生在脑，我们选择与脑细胞外间隙直接接触的 CSF 作为研究的载体。诊断性标记物应当反映主要的致病过程，CSF 中生物标记物有 Aβ 和 Tau。在这里主要叙述 Aβ 的生成途径及其检测方法。

（一）Aβ 的生成途径及相关泌肽酶的检测方法

Aβ 泛指一组由 39~43 个氨基酸残基组成的多肽，其中以 40 个氨基酸的 Aβ（Aβ1-40）为主，其次

是 Aβ1-42。这些多肽是构成老年斑核心和血管壁沉积物的主要成分。Aβ 来自于淀粉样前体蛋白（amyloid precursor protein，APP）。APP 基因（190kb）位于 21 号染色体长臂，至少由 18 个外显子组成。APP 在细胞中以跨膜受体的结构形式存在，包括一条较长的细胞外 N 端和一较短的细胞内 C 端，KPI 和某些糖基存在于长节段上。APP 一般可通过轴浆转运方式向突触端转运并可与细胞外基质相互作用，提示可能对神经元的可塑性有关。此外，APP 还可能促进损伤组织的修复。Aβ 由 APP 分子的跨膜区 N-端 28 个氨基酸及其相邻的跨膜区 11 ~ 15 个氨基酸残基组成，其序列为：

Asp-Ala-Glu-Phe-Arg-His-Asp-Ser-Gly-Tyr-Glu-Val-His-His-Gln-Lys-Leu-Val-Phe-Phe-Ala-Glu-Asp-Val-Gly-Ser-Asn-Lys-Gly-Ala-Ile-Ile-Gly-Leu-Met-Val-Gly-Gly-Val-Val-Ile-Ala-Thr。APP 主要通过泌肽酶（secretase）途经裂解（图 20-1-7）

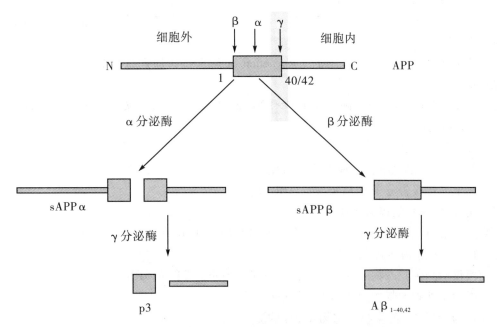

图 20-1-7　APP 主要通过分泌酶（secretase）途经裂解

　　Aβ 主要由大的前体蛋白 APP 被两种蛋白水解酶 β-secretase 和 γ-secretase 相继水解产生。另外一种蛋白水解酶 α-secretase 可以与 β-secretase 竞争，以将 Aβ 水解的方式减少 Aβ 的产生，相关特异抗体见表 20-1-5。

表 20-1-5　APP 及 Aβ 的特异抗体

抗体名	识别范围	WB 稀释倍数	IHC 稀释倍数	厂家名
Anti-APP	KPI domain	1∶250 ~ 1∶1000	–	Chemicon
Anti-APP	C-terminus	1∶500 ~ 1∶2000	1∶100 ~ 400	Chemicon
Anti-APP	C-terminus 681 – 695	1∶5000	–	Merck-Calbiochem
Anti-APP	C-terminus 751 – 770	1∶5000 ~ 1∶20 000	1∶1000	Merck-Calbiochem
Anti-APP	N-terminus 44 – 63	–	1∶100	Merck-Calbiochem
6E10	1 ~ 17	1∶100 ~ 1∶1000	–	Chemicon
6F/3D	8 ~ 17	1∶2000	1∶1500	Dako
4G8	17 ~ 24	1∶100 ~ 1∶1000	1∶500	Chemicon
BA27	1 ~ 40	1∶1000	–	Takeda
BC05	1 ~ 42	1∶1000	1∶500	Takeda

1. α-secretase 检测方法

（1）用 R&D system 的试剂盒来检测 α-secretase 的活性。

（2）皮质用 15 倍体积的提取缓冲液进行匀浆。

（3）匀浆产物置于冰上 30 分钟，10 000×g，4℃离心 1 分钟。

（4）上清（50μl，含有 75μg 蛋白）在 37℃黑暗条件下与 5μl 底物共孵育 2 小时。

（5）在底物 YEVHHQKLV 上连接 EDANS 和 DABCYL。

（6）用读板仪检测荧光产物的荧光强度，激发光 345nm，发射光 510nm。

（7）以没有细胞匀浆物的孔作为对照组进行统计。

2. β-secretase 检测方法：

（1）选用 β-分泌酶测定试剂盒，β-secretase activity kit（R&D）。

（2）培养细胞，移去培养液，用冰浴的 PBS 洗涤 3 次，加入试剂盒中的裂解液 1ml，冰上裂解 30 分钟，收集裂解液，10 000×g 离心。

（3）取上清液 50μl，加入试剂盒中的 2×reaction buffer50μl，加入试剂盒中的底物 5μl，轻轻混匀，于 37℃避光反应 120min。

（4）用 CARY Eclipse 微板光学测定仪于 E×320nm，EM405nm 处测荧光，BACE1 活性以与不加上清液的对照孔的荧光值比值表示。

3. γ-secretase 检测方法

（1）用 R&D system 的试剂盒来检测酶的活性。

（2）在底物上连接报告分子 EDANS 和 DABCYL。

（3）皮质用 15 倍体积的提取缓冲液进行匀浆。

（4）匀浆产物置于冰上 30 分钟，10 000×g，4℃离心 1 分钟。上清（50μl，含有 75μg 蛋白）在 37℃黑暗条件下与 5ml 底物共孵育 2 小时。

（5）用读板仪检测荧光产物的荧光强度，激发光 345nm，发射光 510nm。

（6）结果以没有细胞匀浆物的孔作为对照进行统计。

（二）Aβ 作为诊断 AD 的生物标志物及 Aβ 的测定方法

淀粉样斑块在 AD 脑中的沉积主要有 Aβ 肽的沉积物和从一个大的跨膜淀粉样前体物质水解过程中获得的一个 4kD 肽。存在两种形式的 Aβ 肽，Aβ1-40 和 Aβ1-42，其中 Aβ1-42 被认为更有毒性，是构成淀粉样斑块的主要成分。大量的被切去 N 端和 C 端的方式同样用于鉴别 AD 病人中的临床模型。在组织提取物和生物体液中这些不同种类的 Aβ 肽模式的精确测绘，会给诊断性生物标志物提供一个经典的实例，并且最终对我们理解 AD 发病机制很有帮助。最近提出以 CSF 中 Aβ1-42 肽和 tau 蛋白质的联合增高作为 AD 的诊断指示。然而，CSF 的这个特征缺少作为临床常规诊断方法中所必须达到的敏感性和特异性。如前面讨论的，AD 的确定性诊断还只能是死后对于脑部神经病理的确定性诊断。使用 CSF Aβ 浓度比率（Aβ1-42/Aβ1-40）作为诊断性方法区别患有 AD 者和正常对照组受试者，以及与患有非 AD 形式痴呆的方法的诊断特异性是 88%，敏感性是 59%。SELDI-MS 蛋白质芯片技术比 2D 电泳优越的地方是：快速、敏感、高流通量。使用 SELDI 技术进行蛋白轮廓的描述，对于鉴定和最终监测 AD 临床痴呆的起始和发展提供了一个新的方法（详见阿尔茨海默病蛋白质组学主要技术方法）。在此介绍常用的 ELISA 测定 Aβ 的方法。

1. ELISA 测定 Aβ 的样品制备

（1）脑组织样品　①皮质样品用 TBS 和阴离子去污剂的裂解液处理；②在得到的不溶于阴离子去污剂的沉淀中加入 8 倍体积的 5mol/L 的 guanidine（胍），50mmol/L 的 Tris-HCl，超声后室温搅拌 3~4 小时；③溶于胍的提取物用含有 5% BSA 和蛋白酶抑制剂混合物（5μg/ml Leupeptin，5μg/ml aprotinin，2μg/ml pepstatin，2mmol/L，10-phenanthroline）的 TBS 稀释后用于 ELISA 测定。

（2）脑脊液样品　在得到病人的知情同意后，以腰椎穿刺法取 3~10ml 脑脊液置于聚丙酸管中。1000g/4℃离心 10 分钟。得到的脑脊液样品在 12 小时内使用或者存于 -80℃冰箱中。

2. ELISA 试剂盒测定 Aβ 的方法

（1）将包被有 capture antibody 的 plate 放置于室温中平衡 10 分钟。

（2）用 standard diluent buffer 以适当比例稀释样品和不同浓度的 Aβ 标准品。

（3）wash buffer 稀释 1∶25。

（4）每孔加入 50μl 样品或者标准品。然后加入 50μl detection Abeta antibody solution。

（5）在摇床上，室温孵育 3 小时。

（6）用 working wash buffer 洗 plate 4 次。

（7）每孔加入 avidin-horseradish peroxidase（Vector Laboratories）稀释到 1∶4000 标记的二抗 100μl，放置于摇床上室温孵育 30 分钟。

（8）用 working wash buffer 洗 plate 4 次。

（9）每孔加入 100μl stabilized chromogen。

（10）室温避光 30 分钟后用 ELISA 测试仪检测吸光值。

（盛树力　王　蓉　孟　艳　王宏娟　邵志敏　翁　文　罗焕敏　陈贵海　周江宁
庄　俊　王蓬文　崔德华　刘新英　韩鸿宾　樊东升　于　艳　刘　毅　肖　远
于　佳　邢国刚　李　谧　刘婷婷　田　青　魏　伟　王建枝）

参 考 文 献

1. 林华型，盛树力. 阿尔采末病发病机制与表观遗传学进展. 中国药理学通报，2010，26∶570-573

2. Crews D. Epigentics, brain. behavior and environment. Hormones, 2010, 9∶41－50

3. Grillari j, Grillari-Voglauer R. Novel modulators of senescence, aging and longevity. Small non-coding RNA senter the stage. Exp. Gerontol, 2010, 45∶302－311

4. Guan J S, Haggarty A J, Giacometti E, et al. HDAC2 negatively regulates memory formation and synaptic plasticity. Nature, 2009, 459∶55－60

5. Jellinger KA. Basic mechanisms of neurodegeneration: acritical update. Cell Mol Med, 2010, 14∶457－487

6. Jones A, Kulozik P, Ostertag A, et al. Common pathological processes and trnscriptional pathways in Alzheimer′s disease and type 2 diabetes. Alzheimer′s Dis, 2009, 16∶787－808

7. Tomiyama T, Matsuyma S, Iso H, et al. A mouse model of amyloid beta oligomers their contribution to synaptic alteration, abnormal tau phospholation, glial activation, and neuronal loss in vivo, Neurosci, 2010, 30∶4845－4856

8. 盛树力. 老年性痴呆及相关疾病. 北京：科学技术文献出版社. 2006

9. Plaschke K, Kopitz, Siegelin M, et al. Insulin-resistant brain state after intracerebroventricular streptozotozin injection exacerbates Alzheimer-like changes in Tg2576 Abeta PP-overexpressing mice. Alzheimer′s Dis, 2010, 16∶691－704

10. 常洋，秦川，尹红星等. 建立阿尔茨海默症的转基因动物模型. 解剖学报，2000，31∶144－147

11. 罗焕敏，肖飞. D－半乳糖和三氯化铝诱导小鼠产生类阿尔茨海默病变. 中国药理学与毒理学杂志，2004，18∶22－26

12. Steen E, Terry BM, Rivera EJ, et al. Impaired insulin and insulin-like growth factor expression and signaling mechanisms in Atheimer′s diseaser-is this type 3diabetes? AD, 2005, 7∶63－80

13. 张李群，陈贵海，周江宁. 昆明小鼠完成辐射状水迷宫和嗅觉辨别任务是年龄和性别的差异. 安徽医科大学学报，2003，38∶336－339

14. Rosenzweig ES, Branes CA. Impact of aging on hippocampal function; plasticity, network dynamics, and cognition. Prog Neurobiol, 2003, 69∶143－179

15. 赵亚力，等. 分子生物学基本实验技术. 北京：清华大学出版社，2006

16. Gloeckner S F, Meyne F, Wagner F, et al. Quantitative analysis of transthyretin, tau and amyloid-beta in patients with dementia. J Alzheimers Dis. 2008, 14∶17－25

17. Lacor PN, Buniel MC, Furlow PW, et al. Abeta oligomer-inducedaberrations in synapse composition, shape, and density provide a molecular basis for loss of connectivity in Alzheimer′s disease. Neurosci, 2007, 27∶796－807

18. Wang JZ, Liu F. Microtubule-associated protein tau in development, degeneration ond protection of neurons. Prog Neurobiol, 2008, 85∶148－175

19. 王伯云等. 病理学技术. 北京：人民卫生出版社，2000

20. Valerie AM, Vincent JR, Jason J, et al: Analysis of neuronal gene expression with laser capture Microdis Section Neurosci Res. 2002, 69:578-586

21. Araki W, Takahashi-Sasaki N, De-Hua Chui, et al. A family of membrane proteins associated with presenilin expression and secretase function. The FASEB Journal, 2008, 22:819-827

22. Duran MC, Mas S, Martin Ventura JL, et al. Proteomic analysis of human vessels: application to atherosclerotic plaques. Proteomics. 2003, 3:973-978

23. Reddy G, Dalmas E A. SELDI Protein Chip® Array Technology: Protein-Based Predictive Medicine and Drug Discovery Applications. J Biomed Biotechnol, 2003, 29:237-241

第二章 阿尔茨海默病淀粉样变蛋白前体转基因模型

第一节 动物模型和转基因模型的基本概念

一、动物模型的定义和分类

动物模型是用生物医学或生物工程手段在动物身上造成或模拟的疾病状态。它既可以全面系统地反映疾病的发生、发展全过程，也可以体现某个系统或局部的特征性变化。依模型体现疾病的深度和范围，可分为病因模型和病征模型。病因模型是在分析性的病因研究的基础上，验证病因的综合性的措施，也是病因学研究的决定性步骤。它既明确认定病因，又充分地体现了疾病的形态和功能变化，可以说是一个完整的，反映疾病本质的模型。病征性模型，主要是体现了疾病的某些形态或功能上的特征性变化，而不一定全面、系统地反映疾病的本质。这类模型常用于评价药物的疗效。

二、转基因动物模型的特点

用分子遗传学的理论和技术，将病原目的基因克隆，重组于动物的受精卵，在个体发育过程中表达出致病因子，并使新生的个体携带病原目的基因并有效地表达，产生致病因子，引起病理变化。它是深刻反映疾病本质的模型，也是最理想的疾病模型，体现了分子遗传学在病因研究中的运用。但是转基因模型的应用范围只限于致病因子已明确的 cDNA 的表达，加上技术难度大，经费消耗高等条件的限制，转基因模型不能广泛应用。

三、阿尔茨海默病模型

阿尔茨海默病（AD）模型的研究始终是脑老化和痴呆研究领域的重要课题，成为人们关注的焦点。建立 AD 模型的指导原则一是病因学的研究进展提供的理论导向；二是 AD 的临床表现。因此，依病因学研究进展，不同时期的 AD 模型的实验方案各异。如根据 AD 脑中老年斑的病理形态学改变只见于灵长类和某些哺乳动物，有部分研究人员主张老龄的猴、狗和熊的脑形态学变化和认知功能的改变是最好的 AD 模型。但是，这些动物稀有、昂贵，加之寿命长带来的实验周期长等情况，限制了老龄动物作为 AD 模型的广泛应用。因此，以小动物转基因成为主要研究目标；又如，某些研究人员针对认知障碍，学习记忆减退，在动物实验中，着重探讨学习记忆减退的机制及其形成的条件与途径。这一类实验也是 AD 模型的重要组成部分，常用手术或兴奋性氨基酸损毁前脑或隔区的投射通路的实验方案模拟 AD 的病理学改变或认知功能变化。这也是流行较为广泛的 AD 实验模型。

20 世纪 80 年代中期 AD 的病因研究形成新的热潮，即 AD 是 β 淀粉样蛋白（βamyloid protein，Aβ）分子病的观点日益巩固和发展。因此，Aβ 的代谢，病理生理意义成为 AD 病因研究的重要领域，尤其是 1987 年以来，Aβ 的前体蛋白（βamyloid protein precursor，APP）的基因及其在体内表达与调控逐渐成为 AD 病因研究中的优势领域。这些研究的成果已经作为 AD 模型研究的理论导向和技术路线的指导原则与运行方案。

20 世纪 90 年代以来 APP 的转基因研究逐渐成为 AD 模型研究新的热点，有关 APP 与 Aβ 研究的新进展迅速地运用到 AD 转基因模型的研究中，推动 AD 病因学研究转入新阶段，近年来的进展表明，APP 转基因实验开辟的 AD 模型，是最富有生命力的模型，它的成功意味着 AD 病因学的重大突破，因此这项课题也是 AD 病因学研究的重要组成部分。这方面已经取得进展，形势喜人。

成功的 APP 基因及其片段转基因 AD 模型应该而且必须解答一系列重要 AD 病理生理变化的发生原因：①大脑，尤其是皮层和海马的病理变化，老年斑和神经原纤维缠结以及神经元死灭、突起的异常和神经递质等系统的特异性变化；②脑内各神经核包括缝隙核、蓝斑和无名质巨神经元的变化；③受累脑区之间神经通路受累的程度；④患者的随机散发型发病与家族型发病；⑤病程的缓慢的进行性变化；⑥某些 AD 的病理变化也见于正常老化的大脑但临床上并无痴呆表现。

成功的 AD 模型必须阐明上述问题的发生机制，这也是判断模型成功与否的标准，也是衡量转基因模型是否成功的条件。实际上，只有个别研究进展卓著，相当多的 APP 转基因模型研究还不能充分阐明这些问题，甚至有的人对 AD 转基因模型流露出观望和消极的态度。本文旨在扼要总结 APP 转基因模型的研究现状，包括它的理论基础、已取得的成就和存在的问题。

第二节　APP 转基因模型的理论基础

一、AD 基本病理生理特征

从 1904 年 Alois Alzheimer 首次在认知功能衰退的老年前期女性患者的大脑中发现神经原纤维缠结和老年斑的病变以来，人们对 AD 的认识逐渐深入，表 20-2-1 列举的内容体现了 AD 的基本生物医学特征，在这些基本的病理和功能的异常变化中，始终把神经原纤维缠结（neurofibrillary tangles，NFT）和老年斑（senile plaque，SP）作为确诊 AD 的依据，而这两种病变也是病因学研究的对象和评价致病因素的指标。

表 20-2-1　AD 的基本生物医学特征

项　目	主 要 表 现
发病类型：	
家族型	约占全部病例的 10%，发病年龄 < 65 岁
散发型	占 AD 的绝大部分病例，发病年龄 > 65 岁
病　程：	8 ~ 12 年
染色体定位：早发家族型	21#，14#
晚发家族型	19#
晚发散在型	不明
基　因：早发家族型（部分）	APP，21#
晚发家族型（部分）	Apo-E4，19#
主要受累神经元：	皮层、海马及前脑胆碱能神经元
细 胞 骨 架：	NFT、轴突和神经纤维网的缠绕
淀 粉 样 变：	脑实质、血管和软膜的 Aβ 沉积
神经元死亡	严重，有区域选择性

二、APP 代谢和 Aβ 形成

Aβ 蛋白及其前体 APP 的表达、代谢的研究，首先证明，脑血管淀粉样变蛋白是 39 个氨基酸残基多肽（Glenner，1984），此后不久，科隆大学的 Beyreutyer 和西澳大利亚的 Masters 又指出老年斑的淀粉样蛋白为 42 个氨基酸组成的肽，名为 β 淀粉样蛋白（Aβ）。无论是血管来源的或脑老年斑来源的 Aβ 为同一种物质。Aβ 是一种更大的分子叫做淀粉样变前体蛋白（APP）的降解产物。

APP 有多种异形物（isoform），最先报道的 APP 为 695 氨基酸多肽，以 APP695 表示之。现在已查明至少有 6 种 APP 异形物，即：APP365，APP563，APP695，APP714，APP751 和 APP770，分别标明各异形物的氨基酸数目。APP695、APP751 和 APP770 是 3 种主要异形体，其中只有 APP695 分布在中枢神经系统，而 APP751 和 APP770 的分子内还有 Kunitz 蛋白酶抑制剂序列（图 20-2-1，20-2-2）。神经元和胶质细胞都能产生 APP。

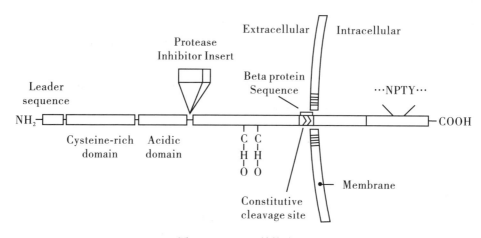

图 20-2-1　APP 结构略图

APP 是跨膜蛋白，Aβ 有 39～42 个氨基酸，其中 1～28 为膜外部分，29～42 嵌入膜内。正常条件下，APP 受一种叫做 alpha 分解酶（alpha secretase）的作用，在 Aβ 的 15～17 位氨基酸处断裂，此种断裂不产生 Aβ 蛋白（图 20-2-3）。另一种酶叫做 beta 或 Gaba 分解酶，使 APP 断裂于的第一位氨基酸前端，产生 Aβ。这是产生淀粉样变蛋白的关键步骤。

因此，从 1984 年 Glenner 课题组首次从沉积的淀粉样变中分离出 Aβ 以来，这

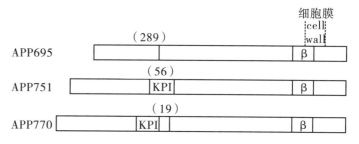

图 20-2-2　APP 分子结构模型图

注：图中为三种最常见的 APP 异形体，其中 β 为 Aβ 序列；KPI 为 Kunitz 蛋白酶抑制剂序列，（ ）内的数字为氨基酸数；Cell wall 为 APP 跨膜状态。

一领域的研究已经成为探讨 AD 病因的焦点和前沿，也是 AD 转基因模型的理论基础。基因的克隆、重组

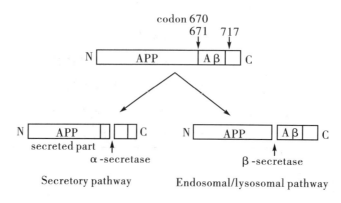

图 20-2-3　APP 代谢途径

1. 生理条件下，受 α 分解酶的作用，Aβ 序列内断裂；2. 病理条件下，受 β 分解酶的作用由核内体与溶酶体参与，在 Aβ 序列外断裂，形成可溶性 Aβ，进一步沉积发生淀粉样变。

和转染细胞的分子生物学方法学的成就是实现 APP 转基因的技术保证。

三、AD 转基因模型常用的 3 种 APPcDNA

从目前捕捉到的信息，以下几个重要的 APPcDNA 核苷酸序列特征是表达及其产物的代谢和形成 Aβ 的关键性因素，也是设计转基因技术路线的依据：

（一）APP 基因突变

APP 基因突变导致 Aβ 大量产生和沉积，发挥毒性效应并形成 AD 病变。

已知 APP 定位于 21 号染色体的 21q21，有些早发性家族型 AD 可鉴定出突变的 APP 基因，现在已经发现 12 个家族的 APP770 的 717 位点突变（图 20-2-4），它编码的缬氨酸可被异亮氨基酸（isoleucine），甘氨酸（glycine）和苯丙氨酸（phenylalanine）取代。最近又发现一个突变点 692（glycine）取代（ana-line）（图 20-2-4），此例为老年前期痴呆，大脑皮层出血，有 Aβ 沉积，刚果红染色阳性并有分散的老年斑，但没有 NFT。另一类突变是在两个瑞典的大家族发现的 670 和 671 双位点突变（图 20-2-4），aspara-gine-leucine 取代 lycine-methionine，也是早发性 AD，其中一个家族脑中有 NFT 和丰富的早期淀粉样变沉积，老年斑以及刚果红染色阳性。这些患者的脑脊液中可溶性 Aβ 增加 2~3 倍，用它的突变基因转染细胞可分泌出大量的 Aβ，其水平大大超过野生型 APP 基因。

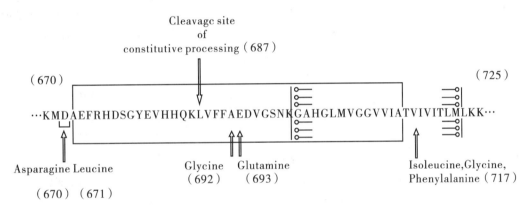

图 20-2-4 APP 基因突变示意图

1. 717 Valine-isoleucine, Glycine, phenylalanine; 2. 692 Alanine-Glycine; 3. 693 Glutamic acid-Glutamine; 4. 670 Lycine-Asparagine; 671 Methionine-Leucine。

现在只发现部分早发家族型 AD 的 APP 基因突变与发病有关系，这个领域还在不断的发展中，最近还证明 14 号染色体远端（14q124.3）与早发 AD 有关；19 号染色体的 APO E4 与晚发型的 AD 相关，这些都是追踪基因突变与 AD 相关的线索，应密切注视此领域的研究动向。

（二）提高基因剂量

APP 基因的过度表达，产物高于正常水平，提供了更多的 Aβ 前体，在代谢过程中形成过量的 Aβ 而发挥致病作用。

最典型的例证是 21 号染色体的三倍体变异，其 APP 基因表达大于正常人。这是先天愚型（Downs syndrome）的基本病因改变。这种染色体异常将提前发生脑的 Aβ 沉积，30 岁甚至更小的年龄即可发生 Aβ 沉积产生老年斑和淀粉样变，使 AD 提前大约 30 年发病。Down 症患者的 APP 表达上调 4~5 倍是 Aβ 淀粉样变的危险因素。

（三）APP 异形体比例失衡

APPmRNA 异形体比例失衡，APP751 比例升高是 Aβ 形成的另一种危险因素。

以氨基酸序数命名，人的 APP 有多种异形体，最常见的有 APP751，APP770 和 APP695（图 20-2-2）。神经元中 APPmRNA 约占总 mRNA 的 0.2%。推算神经元中 APP 的分子数超过百万。

Aβ 为 39~43 个氨基酸组成的多肽，它在细胞外的部分为 1~28 残基，膜内为 29~42 残基（图 20-2-4）。胎儿脑中的 APP695mRNA 超过 90%，而 APP770mRNA 和 APP751mRNA 分别为 9% 和 1%。成年人大脑高度分化，APP751mRNA 的相对量增加到 50% 或更多，而 APP695mRNA 的相对量下降到 40% 或更少。APP770 和 APP751 的序列中有一个蛋白酶抑制剂区段，而 APP695 则缺少此区段（图 20-2-2）。APP751 mRNA 比例的升高表明蛋白酶抑制剂的比分增加。由于蛋白酶和蛋白酶抑制剂参与组织修复和内环境稳定过程，APP 也会起到相应的作用则含蛋白酶抑制剂区段的 APP 增加将直接地改变 APP 的活力水平，提高 Aβ 形成沉积的危险因素。

第三节 APP 转基因小鼠 AD 模型研究

1991 年首次报道 APP 转基因小鼠 AD 模型以来，取得了令人瞩目的进展。表 20-2-2 是研究的概况，从中可以看出，APP 转基因 AD 模型的研究，各家的实验方案不同，进展也不完全一致，其中 Games 等的工作实现了转基因的目的。

表 20-2-2 APP 转基因小鼠 AD 模型研究概况

作 者	基 因	启 动 子	mRNA 水 平	产物水平	病理改变
Quon D 等	APP751	NSE	-	-	皮层、海马、胞外沉积
WiraK DO 等	APP	1.8kb 人 APP	1/50 内源性 APP	未测	对照与转基因动物 Aβ 多抗阳性
Kawatatas S 等	C-100	Thy-1	-	未测	NFT，神经突和 Aβ 沉积，不能重复
Kammesheidt A 等	C-100	Dystrophin	-	未测	Aβ 沉积，血管 Trioflavin 阳性
Sandhu FA 等	C-100	JC-visus（早区）			未描述
FaKuchi	C-99	β-actin（msv 增强子）	+++	14kD 2 倍增加	13 个月无病变
Lamb Martin BT 等	APP（400kb）	APP	内源	内源	3 个月无病变
Games D 等	APP717 突变	PDGF-β	+++	+++	Aβ 沉积，老年斑
Peasson	APP	YAC	+	+	未报道
Mucke	APP	NSE	+	+	突触营养效应，未见 Aβ 蛋白沉积
Higgins	APP751	NSE	+	+	Aβ 沉积

NSE Neural-specific enolase；Msv murine sarcoma virus；PDGF-β platelet-derived growth factor-β' chain。

Games 等 1995 年的报告提供了 APP 转基因 AD 模型成功的范例。1991～1995 年的 APP 转基因模型研究存在的主要问题是没有产生全面的 AD 神经病理学变化，而 Games 等的工作证明 APP717 突变转基因小鼠高水平表达了人 APP 并发生了多种 AD 的病理变化，包括 Thioflavin 染色显示的细胞外 Aβ 沉积、神经突斑、突触丢失、胶质细胞增生。图 20-2-5 是 Games 等的 APP 转基因小鼠实验模式。还有报告指出，APP 转基因小鼠产生学习记忆障碍。APP 转基因小鼠证明 APP 和 Aβ 在 AD 发病中的作用；AD 转基因的成功为临床前评选治疗药物实验提供了 AD 病变的模型。

已经完成的大量工作，取得四个方面的进展：第一，APP 转基因方法学方面进行了比较广泛的探索，如选用的目的基因有野型 APP，APP C 末端，APP717 点突变等 cDNA，又如，用 NSE，Thy-1，PDGF-β 和 YAC 等启动子诱导 APPcDNA 的表达。虽然目前还不能确定最佳的 APP 转基因 AD 模型的实验方案，但现有的结果为进一步提高转基因模型的水平提供了可借鉴的经验，如突变基因可以过度表达 APP，PDGF 启动子驱动表达的效果好。第二，已经从不同的方案实现了 APP 基因的表达，证明转基因小鼠的组织和器

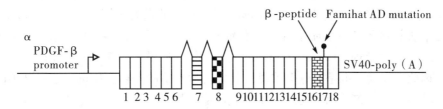

图 20-2-5 人 APP 和血小板生长因子 β 链启动子重组

PDGF-β promoter，血小板生长因子 β 链启动子，platelet derived growth factor-β Chain promoter；Familial AD mutation 家族型 AD 突变，人 APP，717 突变，Valine phenylalanine。

官有 APPmRNA 和表达的 APP 产物，完成了转基因的最基本目标。只要实现 APP 基因的在体表达，就为进一步探讨 Aβ 形成及其代谢与毒性提供了基本条件。第三，在体表达 APP 的同时，还见到了某种程度的拟 AD 病理改变，主要是 Aβ 检测阳性甚至形成沉积的淀粉样变。拟 AD 病变的出现提示转基因的实质性进展，APP 转基因模型比较全面地体现这类痴呆的实质，指出了今后解决 AD 模型的途径。第四，在拟 AD 病变的同时，转基因小鼠还产生 AD 样行为异常，上述四点是 APP 转基因 AD 模型进展的主流。但是，也不能否认，相当一部分实验没有达到预期的目标。下一节将扼要地讨论这个问题。

第四节 APP 转基因小鼠 AD 模型存在的问题

AD 转基因模型的主要目标是表达 APP 基因。APP 不是致 AD 的直接病源性蛋白，而是致病因子 Aβ 的前体。cDNA 在体内转录之后形成多种异形体，主要有 APP695，APP751 和 APP770。这些蛋白质都含有 Aβ 氨基酸序列。APP 的生理功能不明，有资料说明它有神经营养作用，还有的认为起支持、细胞间黏和或可塑性效应。正常 APP 的降解部位在 Aβ 区段之内不会产生 Aβ，另一种代谢途径在 β 分解酶的作用下降解，产生 Aβ 蛋白相当于 APP695 的 596~638/639 残基。初始 Aβ 蛋白是可溶的，而后变为不可溶性的聚集、沉淀状态，发挥其致病的毒性作用。从上述的 APP 代谢产生 Aβ 及其发挥毒性作用的过程来看，APP 转基因只是为建立病理模型奠定了基础，而形成的 APP 产物到降解形成 Aβ 还要经过复杂的生物转化。这是本模型的根本性病理生理特征，而不同于其他类型的单一致病基因的转基因的动物模型。因此，APP 体内的转化是一个复杂的病理生理过程，机体的状态决定 Aβ 的产生和发挥致病毒性作用。完成了 APP 的表达只是建立 AD 转基因模型阶段性步骤；后续 APP 演变为 Aβ 的反应及调控仍是重要的课题，它决定 APP 转基因模型的成败。除表 20-2-2 收集到的 11 份研究报告外，加上 1994 年 7 月 29 日~8 月 3 日在 Minneapol 召开的第四次国际 Alzheimer 病和相关疾病的学术会议上，收集的 10 篇 APP 转基因小鼠 AD 模型的论文摘要，反应的进展情况进一步说明 APP 转基因 AD 模型是有可能实现的有进展的研究领域，但是也存在有待解决的问题。这里仅就 APP 转基因小鼠 AD 模型存在的使实验失败的问题和可能解决的途径简述如下：

一、非 APP 基因相关的因素使小鼠不能建立 AD 模型

到目前为止，在小鼠上没有见到任何一种 AD 病理变化，可能啮齿类不能产生像淀粉样变这类病理变化。但是这一论点似乎不能成立，实际上，已经有成功的实例。

二、与 APP 基因分子结构相关的原因不能建立小鼠 AD 转基因模型

这种说法也似乎难成立，因为与人比较小鼠的 β 淀粉样蛋白的序列只差三个氨基酸并且从有限的资料提示不同种属的 APP 代谢极其相似。但是，也不能排除鼠类的序列能够防止 Aβ 淀粉样变的沉积。如果是最后这种情况，只有小鼠的天然序列被封锁，才可产生 Aβ 沉积，使之更适合于 APP 转基因的调控研究。

三、APP 转基因表达的调节

AD 病理形态学变化不是 APP 表达的直接后果，揭示淀粉样变的发生发展规律是一项很难的课题；尽

管 APP 在许多种细胞表达，而过度表达 APP，提供过量的前体，是促使 Aβ 的形成很重要的途径。但是，许多因素影响其表达水平，其中，启动子可能是影响表达水平的重要因素之一。许多转基因 APP 的序列中都连接着启动子，如神经元专一性烯醇酶启动子和 Thy-1 启动子。这些条件下表达的水平也是很低的，尤其是表达的组织分布不尽合理和缺乏组织损伤的表达背景。如果表达确实发生在产生 Aβ 沉积的细胞则会产生 AD 病变。因此，启动子也是很值得重视的改善表达水平的条件。Games 等用 PDGF-β 启动子，效果颇好，不仅表达出 APP，还产生 Aβ 沉积，其成功的因素之一是启动子（图 20-2-5）。

四、调整 APP 序列是表达水平的重要条件

相当多的实验是用 APP 的 C 末端或名为 C-100（或 C-99，C-104 等），而不是 APP 的全长的序列进行转基因实验；另有一批实验用突变的 APP 基因；还有人认为 APP 异形体和种类对产生病理变化也很重要。但是，APP695，APP751 或 APP770 何者是产生 β 淀粉样变的主要异形体有不同意见。APP695 主要分布在脑组织，但还不能证明它是最佳的异形体，而 APP695，APP751 和 APP770 之比似乎是过度表达和产生 Aβ 与病变的重要条件。因此，选用 APP751 导致比例变化也许是可行之路；而 APP 基因突变可能是最佳的选择。

综上所述，为建立 AD 转基因模型提出了一系列值得考虑的问题。这些问题的解决有待进一步的实验研究，积累经验，从中总结出规律。

第五节 总结与展望

转基因模型是近年来出现的一种全新式的研究领域。基因工程技术是实现转基因模型的基础，体现了分子遗传学在病因研究中的运用。

从总体上看，当前兴起的 APP 转基因 AD 模型只是转基因模型的一种。由于 AD 病因不明，环境因素与基因异常仍然是 AD 病因研究的基本内容，基因异常学说的多基因缺陷观点日益受重视，已经认定的 AD 相关基因定位于 21 号，14 号，19 号和 1 号等。染色体上述各个异常基因都在一定程度上和 AD 病因相关，而 APP 转基因只是各类异常基因的一种，再加上 APP 有明显的生理效应，起病因作用的是它的异常处理产物 Aβ。Aβ 的产生条件和起毒性作用的条件也是 AD 病因研究的焦点问题。因此，APP 转基因成功只是实现了 AD 模型的基本条件，其产物 APP 如何加工演变成致病因子 Aβ 是此模型的后续研究内容。这里特别值得注意的是 APP 的表达、加工、代谢，Aβ 产生及其聚集的每一个环节都与脑老化有密切的关系。这一点是现有 APP 转基因模型研究没有注意到的问题；AD 的转基因模型不能单纯地认为表达出 APP 就是大功告成，模型决不意味着把复杂的机体看作是单纯地 APP 基因表达的分子反应过程。从这个意义上讲，APP 转基因模型已经获得一定的成就，后续的工作更艰巨。

转基因疾病动物模型是在一定的病因学研究进展的基础上向分子生物学方向的延伸，其成功与否和转基因前的基础研究有密切的关系。AD 的病因研究经历近百年的探索，近 10 年来 Aβ 蛋白的研究取得令人瞩目的进展，这是 APP 转基因 AD 模型的理论导向。已经取得的 APP 转基因成绩补充和发展了先期的工作，也是 Aβ 学说的重要组成部分。毫无疑问，这是 AD 病因研究方面的重大突破性进展。

但是，我们也不能不看到，Aβ 学说侧重于阐明淀粉样变和老年斑的形成机制。神经原纤维缠结和选择性的神经元死灭也是 AD 的重要病理变化。这类变化的原因和机制也是转基因 AD 模型待解决的具体问题，其中也涉及 Aβ 与神经原纤维或双螺旋纤维或 Tau 蛋白异常磷酸化的关系。本文介绍的 APP 转基因 AD 模型不能证明神经原纤维缠结和 Aβ 蛋白的关系及其来源。毫无疑问这也是今后待解决的问题。

（李文彬 崔 旭）

参 考 文 献

1. Price D L and Sosodia S S. Cellular and molecular biology of Alzheimer's disease and animal models. Ann Rev Med 1994，45：435－446

2. Games D，Adams D，Alessandril R，et al. Alzheimer type neuropathology in transgenic mice overexpressing V717F beta amyloid precursor. Nature，1995，373：523－527

3. Lamour Y. Alzheimer's disease：a review of recent finding. Biomed and Pharmacother，1994，48：312－318

4. 李文彬 张红红. Aβ 蛋白在 Alzheimer 型痴呆发病学中的作用. 基础医学与临床，1995，15（6）：9－13

5. La Annfelt L，Folkesson R，Mohammed A H，et al. Alzheimer's disease：molecular genetics and transgenic animal models. Behavioural Brain Research，1993，57：207－213

6. Quon D，Wang Y Catalano R et al. Formation of Beta-amyloid protein deposits in brains of transgenic mice. Nature，1991，352：239－241

7. Wirak DO，Bayney R，Rambhadran TV，et，al. Deposits of amyloid Beta protein in the central nervous system of transgenic mice. Science，1991，253：323－325

8. Kammesheidt A，Boyce FM，Spanoyannis AF，et al. Deposition of Beta A4 immunoreactivity and neuronal pathology in transgenic mice expressing the carboxy-terminal fragment of the Alzheimer amyloid precursor in the brain. Proc Natl Acad Sci USA，1992，89：10857－10861

9. Kawabata S，Higgins GA，Gordon JW. Amyloid plaques neurofibrillary tangles and neuronal loss in brain of transgenic mice over c-terminal fragement of human amyloid precursor protein. Nature，1991，354：476－478

10. Sandhu FA，Salim M，Zain SB. Expression of the human Beta-amyloid protein of Alzheimer disease specifically in the brains of transgenic mice j Biol Chem，1991，266：21331－21334

11. Fuduchi K，Kunkells DD，Eriksen N，et al. Transgenic mice that overproduce a C-terminal region of Betaamyloid precursor protein. Neurobiol Aging，1994，15：S 30

12. Lamb BT，Call LM，Slunt HH，et al. Introduction of yeast artificial chromosomes containing normal and mutant amyloid precursor protein genes into transgenic mice. Neurobiol Aging，1994，15：SS12

13. Pearson BE，Choi TK. Expression of human Beta amyloid precursor protein gene from a yeast artificial mice. Proc Natl Acad Sci USA，1993，90：10578－10582

14. Mucke L，Maslian E，Johson WB，et al. Synaptotrophic effects of human amyloid Beta protein precursors in the cortex of transgenic mice. Brain Res，1994，666：151－167

15. Higgins LS，Holtzman DM，Rabm J，et al. Transgenic mouse brain histology resemble early Alzheimer's disease. Ann Neuronal，1994，35：598－607

第三章　寿命实验方法

第一节　概　述

老年医学研究的最终目的是企求人们的健康长寿，一切抗老措施的根本作用必须尽可能地延长寿命。寿命是衡量衰老过程的最确切指标，因此寿命实验是抗衰老药物研究中最有说服力的方法。

寿命实验又称生存实验，是通过观察统计生物的平均寿命（mean life span）和最高寿命（maximum life span）及其变化来研究生命衰老规律及抗衰老措施的效果。

一、寿命实验的基本要求

1. 所选择的实验生物要具有实验周期短、饲养管理简便、重复性好等优点。

2. 实验生物保持其原有的正常生存条件，不能片面追求缩短时间，否则生长发育不正常，难以得出可靠的结果。

3. 整个寿命实验中必须统计动物进食量，实验组的食量不能低于对照组，尽量使各组食量保持一致。因为，已经证明限食能延长一些动物的寿命，这一现象早在20世纪30年代就由McCay发现，称作McCay效应。寿命实验中忽视这一效应往往影响结果的判断。最近有人提出控制饮水量也很重要。

4. 实验环境保持在一定的温度范围内。变温动物随温度降低而寿命延长，例如果蝇在26℃时存活35～50d，18℃时存活100d，10℃时存活200d。即使恒温动物的寿命也与环境温度有关，例如大鼠在

25℃时平均寿命为700d，在9℃时平均寿命减少到450d。

5．为了缩短实验周期，可选用老年动物，或根据部分动物死亡时间来估计实验结果（一般要求标本数大），可选用20%、25%、30%、40%、50%动物死亡时间来估计。

二、寿命实验的生物模型

寿命实验多以哺乳动物为实验对象，因为此类动物比较接近于人，但由于哺乳动物寿命较长，如大鼠、小鼠寿命2～3年，实验周期较长。目前除哺乳类外，还选用果蝇、家蝇、鹌鹑、家蚕、轮虫、线虫、真菌、蝌蚪、孑孓等较低等的生物做生物模型。它们的优点是寿命较短，在短期内可得结果，实验条件也容易控制。另外，人二倍体培养细胞也常作为实验模型。

三、寿命实验观察指标

需观察体重、外貌、进食量和每天自然死亡数，常统计半数动物死亡天数，各期动物存活率（作生存曲线）、平均寿命、最高寿命。有条件可定期测定与衰老有关的生理生化指标。

1．存活曲线　以给药开始后的月数或天数为横坐标，以存活动物的百分数为纵坐标，画出存活曲线。由图可显示被实验药物对寿命有无影响，若给药组存活曲线越位于对照组存活曲线的右侧，则延长寿命作用越明显；若给药组全部死亡的时间（即曲线与横坐标的交点）位于对照组相应点的右侧，则说明被实验药物尚能延长最高寿命。

2．半数存活时间　（median survival time）　可由存活曲线求出，再计算给药组半数存活时间比对照组超过的百分数。

3．平均存活时间（mean survival time）　求各组个别小鼠的存活时间的$\overline{X} \pm SD$，再计算给药组平均存活时间比对照组超过的百分数以及两组差别的统计学意义。

4．最高寿命（maximum life span）　给药组与对照组存活曲线与横坐标相交的点即分别代表它们的最高寿命。

第二节　果蝇实验

果蝇不但用于老化遗传因素的研究，近年来在衰老药物研究方面，亦是广泛应用的实验动物。果蝇用作研究抗衰老药物的模型动物，具有下列优点：高度纯种；生存期短，在正常情况下的平均寿命为60d左右；繁殖快，12d左右即完成一个世代，且每个受精的雌蝇可产卵400～500个，因此在短时间内就可获得大量实验动物；饲养管理简便，在常温下以玉米粉、蔗糖等作饲料就可生长繁殖，且占地面积小；具有与人类相似的生长、发育、繁殖、衰老等阶段；判断药效的观察指标明确可靠。

果蝇（fruitfly）是双翅目（Diptera）果蝇属（Drosophila）的昆虫，有900多个种。通常用作生物实验模型的是黑腹果蝇（Drosophila melanogaster），整个生命周期包括卵—幼虫—蛹—成虫4个阶段。

一、果蝇的生活史

果蝇的生活周期长短与温度关系很密切，30℃以上的温度能使果蝇不育和死亡，低温则使它生活周期延长，同时生活力也减低，果蝇培养的最适温度20～25℃，25℃时从卵到成虫为9.2d，在此温度下，成虫的寿命约为53.5d（♂）和60.1d（♀）。

	10℃	15℃	20℃	25℃	
卵→幼虫				8d	5d
幼虫→成虫		57d	18d	6.3d	4.2d

二、果蝇的性别区分标志

果蝇有雌雄之分，幼虫期区别较难，成虫区别容易（表20-3-1）。

表 20-3-1　果蝇成虫性别区分主要标志

方 法	雄 性	雌 性
肉眼 鉴别	1. 形体较小 2. 腹部背面有 5 条环纹 3. 腹部末端较圆而且颜色深	1. 形体较大 2. 腹部背面有 7 条环纹 3. 腹部末端较尖而且颜色浅
解剖 镜下 观察	1. 腹部腹面可见 4 个腹片 2. 腹部腹面尾端可见生殖拱和阴茎 3. 第一对脚的跗节第一节内有一排梳状黑毛，称"性梳"（sex combs）	1. 腹部腹面可见 6 个腹片 2. 腹部腹面尾端可见阴通板 3. 无"性梳"

一般情况下，根据腹部末端颜色即可较准确地区分年轻果蝇的性别，如果区分有困难，可观察腹部环节。用性梳作为检测标志，可使性别区分更为准确。

三、果蝇的繁育

（一）饲料

自然界中的果蝇喜食腐烂水果上的活酵母。而在实验室中常用的果蝇人工饲料主要有以活酵母为主和不含活酵母两类。以活酵母作饲料喂养果蝇，其生长，发育和衰老速度更类似于在自然界的生活。但由于以活酵母作饲料有许多不便和麻烦之处，近年来，广泛采用以酵母粉代替活酵母的饲料。目前果蝇饲料较好的配方为：玉米粉 10%，红糖 5%，酵母粉 2%，琼脂 1.5%，苯甲酸 0.15%~0.4%，其他成分为水。配制方法：①取应加水量的一半，加入琼脂，煮沸，使充分溶解，加入糖和苯甲酸，煮沸溶解；②取另一半水混合玉米粉，加热调成糊状；③将两者混合，煮沸，稍冷后加入酵母粉充分调匀。

除了上述的玉米粉饲料外，常用的还有米粉饲料和香蕉饲料，米粉饲料以 8% 的米粉和 8% 的麸皮（或粗糠）代替玉米粉饲料中的玉米粉。配制方法也与玉米粉饲料类似，以米粉和麸皮（或粗糠）代替玉米粉。

香蕉饲料的配方为：香蕉浆 50%，酵母粉 2%，琼脂 1.5%，苯甲酸 0.15%~0.4%，其他成分为水。配制方法：①将熟透的香蕉捣碎，制成香蕉浆；②将琼脂加到水中煮沸，使充分溶解；③将琼脂溶液与苯甲酸加入香蕉浆中，搅匀煮沸，稍冷后加入酵母粉充分调匀。

（二）培养容器

培养果蝇的饲养瓶，常用的有牛奶瓶，大中型指管。用纱布包裹的棉花球或泡沫塑料作瓶塞。饲养瓶使用时先消毒，再倒入约 2cm 厚的饲料，待冷却后，用脱脂棉擦干瓶壁即可饲养果蝇。

（三）培养条件

果蝇生长繁殖的最适温度为 20~25℃，适宜的空气相对湿度为 60%~65%。

（四）繁殖

指管在应用前 2~3d 往培养基中插入毛边纸。将一只雄蝇与五只雌蝇放入同一指管，每一受精的雌蝇可产卵 400~500 个，产卵后将亲本移去。当卵变成蛹，由于蛹喜爱干燥，即栖居纸上，再羽化为成虫。成虫孵出后 12h 内不会交配，此时间内可把果蝇全部倒出，分出雌雄，单独饲养。

四、果蝇处理

（一）麻醉及分组方法

对果蝇进行检查，分管培养或分组时，常用乙醚麻醉，使它保持静止状态。因为果蝇对乙醚很敏感，极易麻醉，其麻醉深度依实验要求而定。如果数目较多，操作时间较长，可深度麻醉。但注意不要麻醉过度，以免造成死亡。

1. 指管乙醚麻醉法　把蘸有乙醚的脱脂棉球放入带有内径 1mm 针头的 10ml 注射器内，来回抽动，将乙醚蒸气打入盛有果蝇的空容器中，严防液态乙醚打入。待果蝇完全麻醉后，根据需要维持一定时间，然后倒在白纸或白瓷盘上，用鹅毛或鸡毛分组。移入培养管时，需将培养管平放，然后轻轻将果蝇挑入，以防果蝇黏在饲料上。

2. 冷冻分组法　乙醚麻醉的主要缺点是麻醉程度较难掌握，麻醉过度会导致死亡，特别是衰老果蝇，常常经不起乙醚处理。可以利用果蝇在低温下麻痹的现象进行分组。例如，在－10℃下，约经4min，1日龄果蝇即麻痹，这时继续冷冻3～5min，取出置18℃室温下，3min以后才开始苏醒。如果标本较少，苏醒前完全可以操作完毕。在标本较多的情况下，为了延长室温下麻痹时间，可以适当延长冷冻时间。1日龄果蝇在－10℃下经历60min，一般不会冻死。也可以在室温下把已经麻痹的果蝇倒在已结冰的光滑塑料或金属容器平面上操作，这时应随时擦掉操作面上的水珠。在冷室操作效果更好。

（二）转管方法

利用果蝇的趋光性，配合敲打及转动原培养管，即可将果蝇转入另一培养管中。

五、影响实验结果的几个因素及处理

（一）成虫个体大小

新羽化的成虫，个体越大，平均寿命与最高寿命越长。个体大小的差别主要由遗传因素与营养因素造成。在寿命实验中，为了得到理想的结果，分组时要尽可能选择大小均一的样本。用肉眼选择即可得到较理想结果。

（二）培养容器放置

果蝇吃饱后喜爱运动或在棉塞上静止不动。由于培养管壁光滑，竖放指管中的果蝇，垂直往上爬行有一定困难。已经爬到或飞落在棉塞上的果蝇，经常被挤下去，管中标本数较多尤其是这样。疲劳及衰老的果蝇掉落在基质表面，翅膀一旦被粘住就很难脱开，1～2d后即死亡。竖管中果蝇平均生存时间为25.3d（♀）和28.2d（♂），分别是平放（♀61.8d，♂54.5d）的40.9%和51.7%。

（三）培养管封口

果蝇生存环境中空气相对湿度和空气新鲜程度对其寿命有较大影响。采用白棉布、报纸或医疗用纸封口，可以保持各管通气和相对湿度一致。

（四）偶然因素

1. 蝇翅有时黏在排泄于培养管壁的粪便上。及时更换培养管或用蘸有无菌水的棉球擦内壁，可以减少这类事件的发生。

2. 如果培养管装饲料前未烤干，装入的饲料冷却后，饲料与管壁间常出现较多积水，敲打培养管时积水易被挤出，转入管中的果蝇很易被粘上。如果吸去积水，饲料与管壁间常出现缝隙。因此，未烤干的培养管不能使用。

3. 室温较低时，从温箱中取出观察的培养管内壁易凝结小珠，果蝇翅膀很易黏在管壁上。因此，在室温下观察时，应尽量使室温与温箱温度保持一致。

4. 果蝇黏在饲料或管壁上的处理　如果黏上的果蝇尚未死亡，可伸进一根表面经磨制的玻璃棒或其他物件，使其端部与蝇腿接触，一般情况下，果蝇可沿棒爬出。

5. 饲料失水后，体积缩小，因而与管壁之间形成缝隙，饲料块本身有时也会形成裂口。果蝇误入其中后，有的被粘上。所以，应该保持培养环境有一定相对湿度，以减慢饲料中水分的蒸发。如发现有裂缝，应及时更换培养基。

6. 有的老蝇腿容易勾挂在另一活的或死的蝇腿上脱不下来，因而加速其死亡。因此，及时消除死蝇是必要的。

7. 在棉塞上活动的果蝇，有时腿挂在棉花纤维上脱不下来，用表面平整的棉布封口，可减少这种事件的发生。

8. 夏天时饲料表面易染菌。为了防止微生物蔓延，培养容器和培养基的消毒是重要的，必要时可采用高压灭菌。此外，各步操作应尽量在无菌条件下进行，培养环境应定期用杀菌剂处理。夏天使用的饲料，将苯甲酸含量提高到0.4%防腐效果较好，对果蝇寿命影响也较小，还可在饲料中加入抗生素等杀菌剂。

第三节　鹌　鹑　实　验

鹌鹑（quail）属鸟纲鸡形目，寿命为 1.5～2 年，寿命较短，选用一年或一年以上的老年鹌鹑更可缩短寿命实验的周期。鹌鹑采血容易，通过右颈静脉取血，一次可采集 2ml，一周后又可采血，便于测定多种衰老指标。

一、鹌鹑的饲养

目前常采用的基础饲料为：玉米粉 50%，豆饼粉 22%，鱼粉 14%，麸皮 4%，叶粉 4%，贝粉和骨粉各 3%，多种维生素 140mg/kg，硫酸锰 240mg/kg，硫酸锌 120mg/kg，硫酸铁 90mg/kg，食盐 400mg/kg。饲养室的温度为 25℃左右，相对湿度为 40%～60%，自然光照，通风良好。

二、用鹌鹑作抗衰老药物研究模型时的注意点

1. 雌性鹌鹑且产卵能被长期饲养至老年，雄性鹌鹑则不易得到，故常选用雌性。
2. 鹌鹑编号可用铝轧，上用废铅字打号后套在足上，每只动物足上的铝轧上下方向一致，松紧合适（不使脱落，也不影响活动为宜）。
3. 发现好斗鹌鹑，单居一笼喂饲，以免影响动物死亡数。
4. 如发现给药组动物摄食量低于对照组，一定要控制对照组的摄食量，防止由于限食引起寿命延长的 McCay 效应的干扰。
5. 体重与血脂都应在动物禁食 12h 以上后测定。
6. 取血用注射器和针头在取血前一天肝素化（用注射器抽取 1% 肝素生理盐水液，然后推出肝素液），避免抽血过程中血液凝固堵塞针眼。
7. 鹌鹑右颈静脉较粗，取血容易，如不慎失败，也可从较细的左颈静脉抽血。取血前用酒精棉球消毒颈部可充分暴露静脉（不用拔毛），取血后用干棉球压迫止血 20s，以防止皮下血肿的形成。

第四节　小　鼠　实　验

小鼠属哺乳纲（Mammalia）啮齿目（Rodentia）鼠科（Muridae），寿命 2～3 年。它具有成熟早、繁殖周期短、繁殖力强、生长速度快的特点。还由于小鼠体型小、性情温顺、饲料消耗少、易于饲养管理，使之成为抗衰老研究中常用的动物模型。

一、动物要求

1. 一般主张，进行抗衰老药物初筛实验时，最好采用杂交小鼠或老年小鼠，因为这样对药物的反应就会更加全面。研究衰老机制时，则以采用纯种小鼠为宜。国外常用的纯种小鼠有 $C_{57}BL/6J$、C_3H/He、LAF 等，国内常用昆明种小鼠。最好能选用长寿命的小鼠种株为实验对象，因为这种长寿命种株的寿命延长主要是由于直接影响衰老过程；如只使短寿命种株的寿命延长很可能是由于延缓致命性疾病的出现而已。目前，臭氧老化小鼠及 SAM 老化小鼠的快速老化模型在进行抗衰老研究中也得到一定使用。
2. 寿命实验必须雌雄动物分别进行，或单独以雄性动物为实验对象。
3. 对每只动物的年龄均要有记载，一批实验动物的年龄差别尽可能要小，而且在分组时尽可能使年龄匹配。

二、饲养条件

通常用近交系的小鼠饲养和繁殖的常备饲料为基础饲料，基础饲料可因地制宜，但要保证其营养要素，以维持正常生长和繁殖。Miquel 的饲料配方为：蛋白质 20%，脂肪 5%，VA31,002U/kg，VE2200 U/kg；Oeriu 的配方为：面粉 31%，牛奶 31%，麦子 31%，葵花籽 7%。国内常用的小鼠饲料配方为：麦粉、面粉、黄豆粉、玉米粉、米粉各 18%，鱼粉 8%，骨粉 1%，酵母粉 1%。

饲养室温度以 21～25℃、湿度以 50%～60% 为宜，采用荧光灯照明 9～12h 或自然光源照射，经常通

风换气。每只饲养笼根据其大小，容纳 4～6 或 7～8 只小鼠，以不使太拥挤为原则，整个实验过程不要中途合并饲养笼，即一直维持原有的搭配。饲养笼与饮水瓶至少每周消毒 1 次，垫料（木屑）应 1 周换 3 次。

三、给药方法

由于寿命实验给药往往要较长时间，故常采用口服给药，药物可溶于饮水中或掺入饲料块中，有的也可采用灌胃法。开始给药的鼠龄因要求不同也不一致，一般可从中年动物或老年前期动物开始，如 8～12 个月或 1 年半鼠龄。

第五节　大 鼠 实 验

大鼠属哺乳纲啮齿目鼠科，寿命 2.5～3 年，具有繁殖快，抗病力强，容易饲养等特点。在各种杂食动物中，大鼠不仅食性及代谢过程与人类相近，而且也具备较其他哺乳动物（如犬、猪、猴等）寿命短、体形小，便于管理的优点。目前常用远交系的 Wistar 白化大鼠作抗衰老实验，该种具有产仔数多、性周期稳定、早熟、繁殖力强和性格温顺的特点。对传染病的抵抗力较强，自发性肿瘤发病率也较低。

一、饲料要求

我国常用的基础饲料的营养比例为蛋白质 20%～40%，脂肪 4%～6%，糖 40%～50%，粗纤维 10%～15%，钙 1.5%，磷 0.75%。常用的配方为：小米粉 20%，机米粉 24%，麦麸 5%，鱼粉 8%，黄豆粉 5.5%，蛋黄粉 3%，绿豆粉 5%，酵母粉 2%，小米 0.5%，鱼肝油 2%，麻油 3%，骨粉 1%，食盐 1%。每天给一定量洗净的青饲料，并供给清洁水随时饮用。

二、饲养管理

大鼠饲养笼需用不锈钢或硬质的合成树脂制成的平底笼。每笼 5 只，雌雄分开。大鼠白天休息，夜间活动量大，吃食多，要求饲养室安静、通风、干燥、室温 18～25℃，湿度 35%～50%。每天给予自然光源，并配有通风设备。

大鼠一般情况下侵袭性不强，不会咬人。在激怒、袭击抓捕时易咬手，尤其哺乳期的母鼠更凶，在实验时要予以注意。

大鼠选用的年龄和给药方法与小鼠相同。血样采集用眼眶静脉取血、尾静脉取血、心脏取血或断头取血。

第六节　家 蚕 实 验

家蚕（Bombyxmori）属于昆虫纲（Insecta）鳞翅目（Lepidoptera）。它作为抗衰老药物研究，有寿命短、繁殖力强、高度纯种、操作简单等优点。它的生活史分为幼虫、蛹和蛾三个阶段，幼虫阶段又分为 5 个龄期。5 个龄期约 23d 左右，蛹期 12d 左右，成虫期（不交配）约 6～7d。

一、饲养条件

家蚕的品种各地均不相同，将同一批蚁蚕饲养至进入四龄后即可以随机分组进行药物处理，采用新鲜的清洁桑叶喂饲，如有小滴需擦干或晾干。饲养温度控制在 20～30℃，小蚕要求较高湿度，大蚕要求较低湿度。相对湿度：1 龄 80%～90%，以后逐渐降低 5%～6%，4 龄为 60%～70%。小蚕期照明，大蚕期黑暗。

二、给药方法

给药的方法主要有浸叶（将洗净桑叶浸泡于一定浓度药液中，取出后晾干或吸干），喷叶（将药液或不溶于水的药粉喷洒在湿叶片上），涂叶（主要用于不溶于水的药物，经适当处理后，均匀地涂在叶片上）和直接喷洒等方法。每次食桑量应准确称重，并称重残食量，以计算实际进食量。

三、观察指标

1. 寿命 分别记录幼虫期（自孵化成蚁蚕到上簇结茧）寿命，蛹期（结茧到出蛾）寿命，成虫期（出蛾到蛾死亡）寿命及各期寿命相加的总寿命。

2. 体重与身长 自幼虫开始给药以后每2d测量1次，比较不同日龄的差异。

3. 食桑量 分组喂饲药桑时，另称取和各组等量的桑叶一份以小浸泡后晾干或直接（由给药方法而定）放置蚕室内相同条件下作为"空白桑"。以此份"空白桑"重量减去各组残桑量即为食桑量（g/100条·次）。食桑量更为精确的统计方法为：每日定时采叶，用水冲洗后存入冰箱，喂前取出。用吸水纸吸干表层水，剪去主脉并挫桑。称取上述处理的桑叶10g，在80℃干燥箱中烘干，称至衡量，以此作对照，各组残叶每天作上述处理并换算成鲜叶量以确定其食入量。

4. 蚕茧色泽、皮硬与重量。

四、家蚕作为寿命实验动物模型时的注意点

虽然家蚕与人在生物学特点上有某些相似性，但生活史中也有显著差异，如家蚕成熟后就不再进食，而消耗储存在体内的能量以维持代谢需要，而人类及哺乳类动物整个一生都不断从外界取得能量。因此，幼虫期的合成代谢及老熟后的分解代谢程度，均可能是影响家蚕寿命的因素。对家蚕寿命具有不同影响的药物，有的可能通过增强或减弱合成代谢，也有的可能通过减弱或加强老熟后某阶段的分解代谢过程，亦有的在合成及分解代谢两方面均具有作用，从而使家蚕寿命延长或缩短。

第七节 隆腺蚤实验

隆腺蚤（Daphnia Carinata King）属节肢动物门，蚤科。其个体较大，体长可达3mm左右，栖息地广泛，除淡水外，咸水中也能生活，喜富营养水体，实验用的隆腺蚤须经鉴定后进行室内培养，待其繁殖1～2代后，再利用产出的仔蚤进行正式实验。

隆腺蚤具有容易培养；在性成熟前死亡率低；生活周期短，便于研究观察整个生命过程；在同一环境下，易得到遗传性基本相同的个体等特点，是一种较理想的抗衰老实验动物模型。

一、培养液的配制

自来水放置1d，在每升水中加入新鲜牛粪1.5g，稻草2g（先切碎，加水煮沸，放冷）和沃土20g，搅拌后静置2d，取上层清液作水蚤培养液。

二、实验方法

（一）半数存活寿命实验

实验时用统一型式的广口瓶，放培养液60ml。每一瓶中放养隆腺蚤30个（体长1.5mm左右，相当于幼龄期刚结束时的体长），在恒温（或常温）条件下与对照组同时饲养，观察并记录半数存活寿命时间。每日定时更换培养液1次，更换时将存活蚤从原来培养液中取出放入新培养液中（药物组加药），孤雌繁殖出来的仔蚤和成年蚤尸弃去，直至瓶中存活数达到50%为止。

（二）个体存活寿命实验

每只广口瓶中放入培养液30ml，每只瓶中放入蚤1只，每天更换培养液和重新加药。记录放养蚤的存活寿命时间，如有繁殖出来的仔蚤则在每天更换培养液时弃去。

（三）个体生活史实验

从培养的隆腺蚤中取出幼蚤作为亲蚤。用亲蚤所产仔蚤进行分组实验，选择亲蚤1个，将所产幼蚤分为给药组与对照组。在20℃恒温水浴条件下，将幼蚤分别培养于每只盛有200ml培养液的不同广口瓶中。自实验开始直至个体死亡不再适加培养液。在培养过程中逐日记录每个个体的体长、产仔量及蜕皮次数，并分别记录个体存活时间。

（四）群体种量变动实验

在个体生活史实验的基础上，可进一步探索药物对隆腺蚤种群数量变动的影响。选择1个亲蚤产下的仔

蚤分为几个给药组与 1 个对照组，每组 6 个仔蚤。不同种群均培养于不同的盛有 300ml 培养液的广口瓶中。在 20℃ 恒温水浴中进行培养，分别逐日记录各组蚤数、体长、产仔蚤量以及雄性个体的出现时间、数量。

三、注意事项

1. 在食物充足的情况下，水温对隆腺蚤寿命长短的影响较大。隆腺蚤最适宜的生存温度为 10 ~ 20℃，一般选择 20℃ 进行培养。

2. 隆腺蚤既能进行孤雌生殖又能两性生殖，两种生殖方式交替进行。一般情况下进行孤雌生殖，只有当环境不良时才出现两性生殖。因此，雄性个体的出现，标志着环境条件的恶化。

第八节　二倍体细胞寿命实验

二倍体细胞（diploid cell）具有有限的增殖能力，此增殖能力决定于供体的物种与年龄，如小鼠细胞分裂约 12 次，鸡细胞分裂约 25 次，成年人成纤维细胞体外能倍增 20 代，胚胎成纤维细胞能倍增 50 代，故可采用分离的二倍体细胞观察药物对寿命的影响，由于体外细胞的衰老与体内的衰老有一定相关性，可预测此药物有无抗衰老作用。

现在使用的二倍体细胞主要来自人的 3 个月左右的胎胚肺组织。这种细胞株在体外能连续传代培养，具有一定的生命期限，在细胞进入衰老死亡之前的任何一代，始终保持着原正常组织的染色体组型，完全反映了这种细胞株的"正常"生物学性质。这种细胞在连续培养中，经过旺盛繁殖期后，一般不超过 1 年时间，就会出现增殖缓慢，有丝分裂停止，随后死亡。它的 1:2 分裂传代的寿命为 50±10 代。

Hayflick 把细胞株的生命过程分为三相，即细胞株适应体外的人工培养条件为 I 相（原代培养）；进入活跃繁殖阶段为 II 相；至衰老期为 III 相。细胞株的寿命取决于 II 相，III 相是细胞水平上的衰老表现。

一、细胞株

常用的人胚胎肺成纤维细胞有 SL_7，WI_{38}、G_6HL 等株。世界标准株为：MRC-5（来自男性胎儿肺）和 MRC-9（来自女性胎儿肺），是由英国雅格布（Jacobs）建立的；国内使用的是人胚肺二倍体成纤维细胞 ZBS 由北京天坛生物制品有限公司建株，对该细胞株的形态及特征已进行了详细的描述，在国际上已得到认可。

二、培养基

以 Eagle's，TC199 或 RPMI-1640 作为基础培养基，内含 10% 小牛血清与适量抗生素（50μg/ml 金霉素，50U/ml 硫酸庆大霉素或青霉素 100U/ml 加链霉素 100μg/ml），用 5.6% $NaHCO_3$ 调 pH 至 7.2 ~ 7.4。

三、实验方法

1. 将人胚肺成纤维细胞置培养液中，37℃ 恒温箱培养，待细胞生长成致密单层时进行传代，分装 29 或 45 代细胞若干瓶，其中 2 瓶不加药物作为对照，其他瓶的培养基中加不同浓度的药物。

2. 根据细胞生长成致密单层所需时间决定传代时间（2 ~ 7d），先弃去培养液，加入 0.2% 胰酶消化约 5min。弃去消化液，漂洗 1 ~ 2 次。按 1:2 的比例将细胞进行传代培养。

3. 各组培养细胞采用倒置显微镜观察细胞密度与形态学变化。若接种传代后 3 周内不再长成融合的单层细胞，则上一代即为细胞的寿命。

4. 若药物组细胞寿命比对照组细胞寿命延长，药物组每代细胞计数高于对照组，药物组细胞延迟出现衰老的形态改变，则说明该药有增强细胞活力和延长培养细胞寿命的作用。

四、注意事项

1. 生长旺盛细胞的形态学特点　平均培养 2d 即呈致密单层，细胞呈梭形，并排列成束状；折光度好，清晰透亮，主体感强；细胞膜表面有微小的泡状突起。

2. 衰老细胞的形态学特点　培养 4 ~ 5d 才呈致密单层；细胞体积增大，呈圆缩蜕变；部分细胞失去贴壁能力；折光度低下，立体感差；细胞膜表面有较多的大小不等圆球状突起。

（宋　旭　李电东）

参 考 文 献

1. W Gibson Wood and Randy sfaong. Geriatric Clinical Pharmacology. Raven Press，New York，1987
2. 徐叔云，卞如濂，陈修，等. 药理实验方法学. 第二版，北京：人民卫生出版社，1994，1476
3. 陈奇. 中药药理研究方法学. 北京：人民卫生出版社，1994，924
4. Li J，Zhang Z，Tong T. The proliferative response and anti – oncogene expression in old ZBS Cells after growth factor stimulation. Mech Agemg Dev，1995，80，80：25 – 34.
5. Liang Yuexin，Zhang Wei，Li Diandoug，et al. The effects of Lycium Barbarum polysaccharide and Achyranthes Bidentata polysaccharide on cellwhor senescence of ZBS induced by H_2O_2，The proceedings of the China association for science and Technology，2006，V2（2）：677 – 681

第四章　衰老对代谢及相关酶影响的实验方法

　　衰老是生命过程中正常而又十分复杂的生理现象，是机体内各种生化反应的综合过程。随着年龄的增长，机体的功能会发生一些变化，造成机体对环境适应性下降，病理状态增加等。随着科学水平和测试手段的不断提高，国内外学者从细胞及分子水平探索生物衰老机制，提出了种种学说，但由于个体或脏器在形态和功能的老化过程极端复杂，且由于遗传因素及个体衰老进程的差异性，在生理性老化及病理性老化之间多有交叉，即使在同一个体，不同器官的老化完全可以不同步，加之衰老机制的复杂性，迄今尚无一种公认的衰老机制学说，因此目前并无单一简便的又实用的衰老指标可供应用。

　　选择衰老指标应注意综合性，并尽可能具体化，客观化和定量化，实验设计分组应有少龄、老龄对照组、老龄给药组、阳性药老龄组。给药组最少设两个剂量组。生化药理实验结果需经数理统计学处理。

第一节　血清总抗氧化活性测定

一、意义

　　自由基（free radical，FR）是游离存在的，具有奇数电子的分子、原子或离子，其化学性质很活泼。在生物体内不断产生也不断被清除。体内普遍存在的自由基反应是由酶促和非酶促反应在细胞和组织中不断启动的。同时，体内抗氧化系统不断清除自由基。在正常情况下，体内自由基的产生与清除保持平衡。而在病理状态下，自由基产生与清除失衡。总抗氧化活性降低，说明机体消除自由基的能力减弱。

二、原理

　　红细胞膜被紫外线照射时，膜上的多不饱和脂肪酸会发生过氧化。其过氧化物分解时产生的丙二醛可与硫代巴比妥酸（TBA）反应，生成红色化合物。通过被测样品对紫外线诱导的红细胞膜自由基氧化的抑制作用，可计算出所测样品的血清总抗氧化活性（total antioxidation of serum）。

三、测定方法

（一）试剂

1. $CaCl_2$　0.025mol/L。
2. 磷酸盐缓冲液　0.01mol/L。
3. 28%三氯醋酸（TCA）溶液。
4. 0.8%硫代巴比妥酸溶液（TBA）。

（二）制备红细胞膜悬浮液

取全血100ml，去血浆后加入0.025mol/L CaCl₂ 2000ml，混匀，4℃，30min、1800g离心30min，沉淀用0.01mol/L磷酸盐缓冲液洗3次，并悬浮于其中，容积为100ml。

（三）操作方法

1ml红细胞膜悬浮液加到塑料杯中，加0.02ml待测血清，对照加生理盐水，30W杀菌灯下照射40min（距灯管12cm）。照射后将杯内液体移至直径1.0cm，长9.0cm的试管内。每管加28% TCA 1.0ml，6000r/min 10min。上清移至带塞玻璃管内，每管加0.8% TBA 2ml，盖塞，沸水中15min，冰浴冷却。532nm测定实验管和对照管对水的吸光度，按下式计算：

$$总抗氧化活性 = (100 - \frac{实验管吸光度}{对照管吸光度} \times 100)\%$$

第二节　过氧化脂质测定

一、意义

自由基可使脂质发生过氧化作用而形成过氧化脂质（lipoperoxides，LPO）。它一方面使脂质含量较高的生物膜酶受到损伤（或激活），引起溶酶体颗粒崩溃，造成细胞死亡；另一方面使膜失去作为区域化的功能，导致按功能需要排列的酶紊乱，由于这种自由基导致脂质过氧化反应的非组织特异性，使体内重要脏器都有受害可能。因此，维持体内自由基的稳态平衡，对于延缓衰老、防御疾病十分重要。LPO测定已成为一项新的生化指标，受到许多学科的共同关注。

二、测定方法

LPO测定方法主要有硫代巴比妥酸（thiobarbituric acid，TBA）比色法和TBA荧光法。比色法虽灵敏度较好，但反应选择性差。本节介绍TBA荧光法。

（一）原理

LPO随蛋白沉淀后，沉淀物在酸性环境下膜脂质过氧化产物丙二醛（malondialdehyde，MDA）与TBA缩合成复合物，它具有高灵敏荧光特性。

（二）测定方法

1. TBA荧光法

（1）试剂与仪器

1）TEP标准溶液　准确吸取四乙氧基丙烷100ml，加甲醇至50ml，含量为8mmol/L，为贮存液，4℃，保存期为1个月。临用前以双蒸水稀释成8μmol/L TEP标准应用液。

2）20mmol/L TBA溶液　称取576.6mg TBA溶于80ml水中，60℃以下加热助溶，25℃用水稀释至100ml，再与冰醋酸等量混合。

3）甲醇。

4）实验用水均为双蒸水。

5）日产Hitachi，650-60型荧光分光光度计及057型X-Y记录仪。

（2）操作方法　取3支10ml具塞玻璃试管，分别为测定管、标准管和空白管，测定管加血清20μl，标准管加TEP标准应用液20μl，空白管加水20μl，各管依次加水2ml，TBA溶液1ml，混匀，100℃加热60min，冷水冷却，各加甲醇1ml，充分混匀，3000r/min，10min。上清以λex=515nm，λem=550nm测定各管荧光强度（F），按下式计算出LPO含量，（以MDA表示）：

$$血清LPO含量 1\mu mol/L = \frac{F_{测定} - F_{空白管}}{F_{标准} - F_{空白}} \times 8$$

（3）评价　本法具有灵敏度高，特异性好、方法快速等优点；对实验用水的纯度和玻璃仪器的清洁度要求较高，实验用水需为双蒸水，玻璃仪器需经50%的硝酸除荧光，否则，空白值较高，干扰测定。

2. 反相高效液相色谱荧光法测定血清中 LPO

（1）试剂与仪器

1）TEP 标准贮备液（0.01mol/L） 称取 0.1102g 四乙氧基乙烷，以水稀释至 50ml，4℃保存，工作液（150nmol/L）用其稀释而成。

2）TBA 溶液（0.5%）（硫代巴比妥酸） 称取 0.5g TBA，加入约 60ml 水以低于 60℃加热溶解，冷却至 20℃，以水配至 100ml。

3）H_3PO_4 溶液（0.15mol/L） 取 1ml H_3PO_4（含量 85%）以水稀释至 100ml。

实验中所用试剂除注明外，均为分析纯，水均为双蒸水。

4）WGP-6 型微量高压平流泵（杭州之江科学仪器厂）；HP1046A 荧光检测器（中国惠普公司）；恒温水浴槽；旋涡混合器；台式自动平衡记录仪（上海大华仪表厂），K501 平面六道进样阀（上海生物工程科学仪器厂）。

（2）色谱条件 色谱柱：直径 4.6mm×200mm 7μNacleosil C_{13} 柱（大连色谱研究中心）；流动相：甲醇 + 磷酸盐缓冲液（0.025mol/L，pH6.5）+ 四丁基溴化铵（0.5mol/L）= 68∶32∶2（V/V）使用前以 0.45μm 滤膜真空抽滤；激发波长 526nm，检测波长 553nm；流量：1.0ml/min；进样管体积：30ml。

（3）操作方法 取血清 50ml，加入 0.25ml TBA 溶液，0.70ml H_3PO_4 溶液，混匀后置 95℃水浴中 35min。水流冷却至室温，再移出 0.50ml 至另一试管内，加入 0.50ml 甲醇，混合 30s 后离心（4000r/min，10min），取上清进样测定。

（4）评价 本法为外标法定量，样品与标准品应用时处理为好。此外，为减少误差，以采用峰面积定量为好。

第三节 脂褐素测定

一、意义

脂褐素（lipofuscin）的沉积是衰老的一种标志，其沉积程度与脂质过氧化反应呈正相关。

二、原理

丙二醛与含游离氨基的物质，如磷脂酰乙醇胺、蛋白质及核酸交联而生成的脂褐素，可用氯仿与甲醇酸混合液作萃取剂，将其从组织中提取出来测定。

三、试剂

1. 氯仿：甲醇混合液 按体积比 V/V = 2∶1 混合。
2. 硫酸奎宁标准液 1μg/ml，以 0.05mol/L（0.1N）H_2SO_4 配制。

四、操作方法

将 200mg 左右的组织，按体积重量比为 20∶1 加入氯仿：甲醇（V/V = 2∶1）混合液，制成匀浆，3000r/min 离心 8min，取上清测其荧光强度（激发光波长 360nm，发射光波长 420nm）。以新配制的硫酸奎宁标准液（1μg/ml）荧光强度为 50，再测样品荧光强度。计算出每克组织中所含相当于标准液荧光强度的荧光物质微克数。

第四节 超氧化物歧化酶活性测定

一、意义

超氧化物歧化酶（superoxide dismutase，SOD）催化氧自由基（·O_2^-）的歧化反应，是机体清除氧自由基的重要酶。衰老可使氧自由基产生增加，同时组织中清除氧自由基的 SOD 活性降低，导致氧自由基堆积，结果使膜脂质过氧化而致组织损伤。因此，测定 SOD 活力的高低可作为观察氧自由基和检测衰老的间接指标。

二、测定方法

SOD 测定方法有多种。现将国内较常用的联苯三酚法和联大茴香胺法介绍如下。

（一）联苯三酚自氧化法

1. 原理　联苯三酚在碱性条件下能发生自氧化，生成有色中间物和氧自由基（·O_2^-），·O_2^- 对自氧化起催化作用，SOD 能清除氧自由基，从而抑制联苯三酚自氧化，根据联苯三酚的速率变化，推算出 SOD 活力。

2. 试剂和仪器

（1）联苯三酚（pyrogallol）　分析纯。用 10mmol/L HCl 配制成 50mmol/L 的溶液。

（2）pH8.30、50mmol/L 的 K_2HPO_4-KH_2PO_4 缓冲液。

（3）仪器　UV-754 紫外分光光度计（上海第三分析仪器厂）及 pH 数字显示酸度计（上海雷磷仪器厂）。

3. 测定方法

（1）联苯三酚自氧化速率的测定　在 25℃，45ml 50mmol/L，pH8.30 K_2HPO_4-KH_2PO_4 缓冲液中加入 10μl 50mmol 的联苯三酚，迅速摇匀，倒入光径 1cm 的比色杯内，在 325nm 下每隔 30s 测 A 值 1 次，要求自氧化速率控制在 0.070 OD/min 左右。

（2）红细胞中 SOD 的抽提　采集肝素抗凝的外周血 50μl，冲入盛有 2～4ml 生理盐水的刻度离心管中，2000r/min 离心 3min。用玻璃吸管小心吸净上清液。加入冰双蒸水 0.2ml 混匀，使红细胞溶解。加入 95% 乙醇 0.1ml 振荡 30s。加入三氯甲烷 0.1ml，置旋涡混匀器抽提 1min，3000r/min 离心 3min。此时液体分为三层，上层为 SOD 抽提液，中层为血红蛋白沉淀物，下层为三氯甲烷。

（3）组织匀浆制备　用冰冷蒸馏水在内切式匀浆器上制成 10%（g/ml）匀浆，0℃，45 000g 离心 20min，离心上清液作 SOD 测定用。

（4）酶活性测定　测定方法与测联苯三酚自氧化速率相同，在加入联苯三酚前加入待测 SOD 样液，测得数据按下式计算酶活性：

$$酶活性（\mu/ml）= \frac{\dfrac{0.070 - A_{325}/min}{0.070} \times 100\%}{50\%} \times 反应液总体积 \times \frac{样液稀释倍数}{样液体积}$$

（二）联大茴香胺法

1. 原理　在核黄素和光照条件下，联大茴香胺（O-dianisidine）发生光氧化反应，生成超氧阴离子·O_2^- 和联大茴香胺的自由基中间产物，·O_2^- 能阻止有色产物生成。SOD 能特异性地清除·O_2^-，从而促进有色产物的生成，颜色深浅在一定范围内与 SOD 活性成正比。测定消光度，即可计算 SOD 活性。

2. 试剂

（1）0.01mol/L pH7.5 磷酸缓冲液。

（2）2×10^{-4} mol/L 联大茴香胺液，先用无水乙醇配制成 2×10^{-3} mol/L 的贮备液，应用时，用 0.01mol/L 的磷酸缓冲液稀释 10 倍。

（3）1.1×10^{-5} mol/L 维生素 B_2 溶液　用磷酸缓冲液新鲜配制。

（4）SOD 标准液　373.5U/mg，以双蒸水稀释成 373.5U/ml，冷藏备用。

3. 操作方法

（1）红细胞抽提液制备及匀浆制备　见联苯三酚自氧化法测定项下。

（2）操作程序　见表 20-4-1。

以上各管用液闪瓶代替，便于照光，混匀后，光照（放入长 65cm × 宽 30cm × 高 20cm 的带盖内壁贴敷锡纸的长方形木箱中，各液闪瓶均放入日光灯管下等距处），8min 后，取出以蒸馏水作空白，在波长 460nm 处，测定吸光度，结果从 SOD 标准曲线上求得。

表 20-4-1　联大茴香胺法测定程序（单位：ml）

试剂（ml）	空白（B）	标准（S）	测定（U）
SOD 标准液（373.5U/ml）	-	0.1（或适量）	-
标本液（抽提或匀浆液）	-	-	0.1（或适量）
磷酸缓冲液（pH7.5）	1	0.9	0.9
联大茴香胺液	1	1	1
核黄素液	1	1	1

（3）结果计算

$$\text{SOD}（\mu g/ml）= \frac{A_U - A_B}{A_S - A_B} \times 10 \div 0.1$$

$$= \frac{A_U - A_B}{A_S - A_B} \times 100$$

三、方法评价

1. 联苯三酚法可观察自氧化速率变化的动力学过程，不受匀浆制备颜色影响，变异系数小，但 pH、时间、温度需严格控制，操作略复杂。联大茴香胺法操作简便，但对照以水作空白，易受组织匀浆颜色的影响，变异系数较大，另外操作应在 20min 内完成。

2. 联苯三酚法较稳定，重现性较好，不需特殊仪器，为目前国内测定 SOD 活力的主要方法。联大茴香胺法试剂低廉，一次可操作多管，但灵敏度及精确度不及联苯三酚法。

第五节　单胺氧化酶活性测定

一、意义

单胺氧化酶（monoamine oxidase，MAO）广泛分布在动物组织，主要位于细胞线粒体部分。它是含 Fe^{2+}、Cu^{2+} 和磷脂的结合酶，主要作用于 -CH$_2$、-NH$_2$ 基团，它可催化各种单胺类使其脱氨生成相应的醛，进一步氧化成酸或使醛转化为醇再进行下一步代谢。MAO 与衰老关系密切。已知单胺氧化酶有 MAO-A 和 MAO-B 两种，神经元中的 MAO-A 活性随龄下降，神经元外胶质细胞中的 MAO-B 活性随龄上升。

二、测定原理

MAO 活性的测定依据如下原理进行：MAO 催化各种单胺类化合物的氧化脱氨作用，生成醛、氨和 H_2O_2：

$$RCH_2NH_2 + O_2 + H_2O \xrightarrow{\text{MAO}} RCHO + NH_3 + H_2O_2$$

在上述反应中底物的消耗包括单胺的减少和氧的吸收；产物的生成包括醛、氨、过氧化氢的产生，确定其中任何一种产物的生成量，即可测知酶的活性。

三、测定方法

测定 MAO 活性可采用分光光度计法或同位素法。前者预处理较麻烦，同位素法则灵敏、准确，且可测 MAO-A 及 MAO-B，目前较常用。

（一）试剂

1. 50mmol/L NaH_2PO_4/Na_2HPO_4 缓冲液（pH7.4）。

2. 6mol/L HCl。

3. MAO-A

（1）2-^{14}C-5-羟色胺双草酸盐（50mCi/mmol）即^{14}C-5-HT。

（2）10^{-3}mol/L5-HT。

（3）苯-乙酸乙酯（V/V=1:1）。

4．MAO-B

（1）β-［乙基-1-^{14}C］-苯乙胺盐酸盐（^{14}C-PEA）50mG/mmol。

（2）10^{-4}mol/L PEA。

（3）甲苯。

5．闪烁液 2g PPO，0.2g POPOP 溶于500ml 甲苯中，混匀，1个月后使用。

（二）操作方法

以大鼠脑中 MAO 活性测定为例，步骤如下

1．大鼠断头处死，迅速取出全脑置于冰中，取测定部位（如皮质）一定量加入 50mol/L 磷酸钠缓冲液 40 倍体积后于冰浴中匀浆化。采用 Lowry 法测定其蛋白量。

2．MAO-A 测定 在 10^{-3}mol/L 5-HT 的工作液中，添加适量^{14}C-5-HT，使 0.1ml 的此混合液计数约为 50 000cpm。

MAO-B 测定 10^{-4}mol/L PEA 工作液中，添加适量的^{14}C-PEA，使 0.1ml 的此混合液计数约为 50 000cpm。

3．冰浴中，在有盖的试管内按表20-4-2 加入试剂，底物及含酶匀浆。

4．混合均匀，在37℃水浴，20min。

5．每管加 6mol/L HCl 0.1ml 终止反应。

6．分别用苯-乙酸乙酯（1:1）或甲苯（每管分别各加6ml）萃取反应产物（剧烈振摇半分钟）。苯-乙酸乙酯用于 MAO-A，甲苯用于 MAO-B 测定。

7．离心（2000r/min，10min）

表20-4-2 测定 MAO-A 和 MAO-B 工作溶液添加示范表（单位：ml）

管 号	MAO-A				MAO-B			
	1	2	3	4	5	6	7	8
	空 白 管		样 品 管		空 白 管		样 品 管	
磷酸缓冲液	0.9	0.9	0.5	0.5	0.9	0.9	0.8	0.8
皮质匀浆	0	0	0.4	0.4	0	0	0.1	0.1
含同位素的底物^{14}C-5-HT+5-1+T	0.1	0.1	0.1	0.1	–	–	–	–
^{14}C-PEA+PEA	–	–	–	–	0.1	0.1	0.1	0.1

8．吸上清4ml 于计数瓶，加入闪烁液5ml，计数。

9．计算 以 MAO-A 为例，每1nmol 产物的放射计数：

$$MAO\text{-}A\ 活性 = \frac{\dfrac{\overline{X}_{样品} - \overline{X}_{空}}{总的射计数/样品量（nmol/ml）} \times \dfrac{6}{4}}{皮质 0.4ml 的蛋白量}$$

写作：Xnmol ^{14}C-5-HT 氧化产物/（20min·mg 蛋白）

第六节 全血胆碱酯酶活性测定

一、意义

神经生理学研究揭示，乙酰胆碱酯酶（AChE）水解中枢神经系统和副交感神经节后纤维和自主神经

节前纤维冲动时所释放的乙酰胆碱（ACh），以保证神经兴奋与抑制的协调统一。ACh 亦是记忆形成的必需神经递质和长期记忆的生理基础。ACh 通过脑干网状结构上行激动系统维持大脑觉醒状态，增加 ACh 合成或减少 ACh 的分解，可影响学习记忆功能。人类随增龄而记忆功能退变，与中枢胆碱能系统功能下降平行，用 ACh 激动剂胆碱酯酶可改善记忆。测定胆碱酯酶活性可作为检测记忆功能变化的指标，作为评价胆碱酯酶抑制剂或激动剂药效的指标。

二、原理

血液中胆碱酯酶（acetylcholinesterase）催化乙酰胆碱水解。一定温度和一定 pH 的条件下作用一定时间，水解的乙酰胆碱量与酶的活性有关，加入一定量的乙酰胆碱后，测定剩余的乙酰胆碱量即可计算出水解的乙酰胆碱量，从而得知胆碱酯酶活性。

将剩余的乙酰胆碱与羟胺作用生成羟肟酸，再于酸性环境中与三氯化铁作用生成红棕色羟肟酸铁络合物，其颜色深浅与剩余乙酰胆碱量成正比，用比色法可进行定量。

三、测定方法

（一）试剂

1. 磷酸盐缓冲液 取磷酸氢二钠（3级品）16.72g 和磷酸二氢钾（3级）2.7g，加蒸馏水溶解，稀释至 1000ml，其 pH 为 7.2，室温较高时可保存于冰箱内。

2. 基质 称取 1.2716g 氯化乙酰胆碱，加蒸馏水至 100ml，配成 0.07mol/L 乙酰胆碱贮备液，保存于冰箱内，临用前再将此溶液稀释至 0.007mol/L。

3. 1mol/L 盐酸羟胺（$NH_2OH \cdot HCl$）溶液 称取盐酸羟胺 13.9g，加蒸馏水稀释至 200ml，室温过高时（30℃以上）应保存于冰箱内。

4. 3.5mol/L 氢氧化钠溶液 称取氢氧化钠（3级）14.0g，加蒸馏水稀释至 100ml。

5. 1:2 盐醛溶液 量取比重为 1.18 的浓盐酸（3级）100ml，加蒸馏水 200ml。

6. 10% 三氯化铁溶液 称取三氯化铁（3级）10.0g 加蒸馏水 10ml 左右，然后加浓盐酸 0.84ml，在加温溶解后，再加蒸馏水至 100ml。

（二）操作步骤

1. 样品管

（1）取 0.98ml 磷酸盐缓冲液和 0.02ml 全血于试管内，置 37℃ 水浴中预热 3～5min。

（2）按样品编号次序迅速正确地加入 1.0ml 0.007mol/L 乙酰胆碱溶液，置于 37℃ 温水浴中。

（3）反应 30min 后内即按同样次序迅速加入碱性羟胺溶液（由 1mol/L 羟胺溶液与 3.5mol/L 氢氧化钠溶液在临用前 20min 等体积混合而成）4.0ml，并充分振荡 2min。

（4）继续加入 1:2 盐酸溶液 2.0ml，充分振荡约 2min 后，再加 10% 三氯化铁溶液 2.0ml，充分振荡。

（5）用普通滤纸将上述溶液（共 10ml）过滤，滤去蛋白的滤液盛入比色杯中用绿色滤光片（530nm 波长）。以蒸馏水调零进行比色。

2. 对照管

（1）对照管 1 反应液由 1.0ml 缓冲液与 1.0ml 蒸馏水代替。其他操作与样品管相同，该管为无血无乙酰胆碱的试剂空白对照。

（2）对照管 2 反应液由 0.98ml 缓冲液、0.02ml 全血及 1.0ml 蒸馏水代替。其他操作与样品管相同，该管为血与试剂的空白对照。

（3）对照管 3 反应液由 1.0ml 缓冲液及 1.0ml 0.007mol/L 乙酰胆碱液配成，其他操作与样品管相同，该管为未水解的全量乙酰胆碱的对照。

上述 3 种对照管在每批实验时都应与样品管同时配制（作一管或二管即可）。

（三）计算

1. 酶活性单位的计算 全血胆碱酯酶活性值以水解 μmol/L 乙酰胆碱/0.02ml 血·30min 表示。

$$\frac{\text{对照管 3 吸光度} + （\text{对照管 2 吸光度} - \text{对照管 1 吸光度}）- \text{样品管吸光度}}{\text{对照管 3 吸光度} - \text{对照管 1 吸光度}} \times 7$$

2. 酶活性值百分数的计算

$$\frac{样品管活性值}{正常人全血胆碱酯酶活性均值} \times 100$$

（四）注意事项

1. 操作中加血量和乙酰胆碱液量要准确，前者可用校正的血色素吸管，后者可用1.0ml吸管。

2. 乙酰胆碱不太稳定，在冰箱中一般只能保存2周，如果乙酰胆碱有明显水解（5%以上），则不能再用。为检验其是否水解可将保存的乙酰胆碱液与新配制的同时进行比色测定，比较其吸光度。

3. 反应最终形成的络合物不甚稳定，温度愈高褪色愈快（室温10℃以下褪色不明显），如在反应终不能立即比色，可在加碱性羟胺液后低温保存，比色前再加酸和三氯化铁，这样基本上可不褪色。

第七节　血清中铜蓝蛋白氧化酶活性测定

一、原理

铜蓝蛋白氧化酶（ceruloplasmin oxidase）活性测定是利用联大茴香胺二盐酸盐作为底物，在pH为5且有氧存在下被铜蓝蛋白（cp）氧化；形成的产物溶解在硫酸中（浓度9mol/L）转化为淡黄棕色的反应产物，加酸停止酶活性，并且形成紫红色溶液，在540nm处进行比色测定。

二、测量方法

（一）试剂

1. 醋酸盐缓冲液（pH5，离子强度0.1）　取醋酸钠（含三分子结晶水）13.608g溶于蒸馏水并按常规转入1L量瓶中，使量瓶中液体约为990ml，加入冰醋酸2.6ml，使用pH计，用0.1mol/L氢氧化钠或冰醋酸校正pH至5，然后加水至1L。4℃保存。

2. 9mol/L硫酸　取浓硫酸与等体积蒸馏水混合而成。

3. 联大茴香胺二盐酸盐基质液（7.88mmol/L）　将250mg联大茴香胺二盐酸盐溶于蒸馏水中，于100ml容量瓶中定容。贮存于棕色瓶中在4℃下保存。

（二）方法

取血清0.05ml及醋酸盐缓冲液0.75ml分别加入二支试管中，一管注明5min，另一管注明15min，置于30℃水浴中5min使温度平衡，各管加入基质液0.2ml（预先放于30℃水浴中使温度平衡）立即开始计时，在准确5min时，加2ml 9mol/L硫酸于5min管并立即混匀，在准确15min时，加2ml 9mol/L硫酸于15min管，立即混匀，用1cm厚的比色皿，以蒸馏水作空白，540nm处测定其光密度。

cp活性以国际单位IU表示，计算公式如下：

$$IU/L = (A_{15} - A_5) \times 6.34 \times 10^2$$

其中：$A_{15} = 15$分钟管光密度；$A_5 = 5$分钟管光密度。

第八节　脑细胞 Na^+-K^+-ATP 酶活性测定

一、意义

Na^+-K^+-ATP酶（Na^+-K^+ adenosine triphosphatase）是生物体内广泛存在的一种极为重要的膜酶。该酶在维持生理活动、体温及细胞正常代谢和细胞内外离子平衡中起着重要的作用。

脑细胞在衰老过程中，它的功能发生很大变化，这可能与脑细胞能量代谢的降低有关。神经细胞氧化分解代谢产生的能量主要以ATP形式储存，ATP分解释放出能量供脑细胞进行各种生理活动。ATP分解是在 Na^+-K^+-ATP 酶催化下进行的，因此，研究生物衰老时有必要了解脑细胞能量代谢的改变是否与

Na^+-K^+-ATP 酶活性的改变有关。

二、原理

在含 Na^+、K^+ 和 Mg^{2+} 的缓冲液中，加入 ATP 与酶进行温育后，ATP 被酶分解为 ADP 和无机磷（Pi），以每毫克蛋白每小时新产生的 Pi 量为酶活性单位，即 μmol Pi/mg protein·h。可以测出总 ATP 酶活性。在缓冲液中加入 Na^+-K^+-ATP 酶的特异抑制剂哇巴因或无 Na^+、K^+ 而只有 Mg^{2+} 时，所得结果为 Mg^{2+}-ATP 酶活性。两者之差即为 Na^+-K^+-ATP 酶活性。

三、实验方法

（一）试剂配制

1. 40mmol/L ATP 称 22mg Na_2ATP，用 1ml 水溶解。新鲜配制。

2. 250mmol/L Tris-HCl 缓冲液 250mmol/L Tris，5mmol/L EDTA，浓 HCl 调 pH 至 7.5（37℃）。

3. Na^+、K^+ 和 Mg^{2+} 溶液 分别配制 1000mmol/L NaCl，150mmol/L KCl 和 50mmol/L $MgCl_2$ 溶液。

4. 10mmol/L 哇巴因 称取哇巴因 728mg，用 50%~80% 乙醇溶解，加水至 10ml。

5. 15% 三氯醋酸（TCA）。

6. 标准磷溶液 称取 13.6mg 恒重无水 K_2HPO_4，加双蒸水溶解配成 100ml 1mmol/L 标准磷溶液。

7. 显色液 称 1g 铝酸铵溶于约 85ml 水中，加 3.3ml 浓硫酸。混合后，加 4g 硫酸亚铁。溶解后加水至 100ml。临用前配制。

（二）大脑细胞匀浆的制备

将动物断头处死，立即开颅取出大脑组织，放入预冷的 10mmol/L Tris-HCl 缓冲液中，迅速进行匀浆。用 Lowry 法测定匀浆的蛋白质含量。用 10mmol/L Tris-HCl 缓冲液稀释匀浆，使蛋白含量低于 0.01mg/ml。

（三）酶反应操作步骤

取三组试管分别作为空白对照管，总酶管和 Mg^{2+}-ATP 酶管进行测量，（见下表）。

试剂（ml）	空 白	总 酶	Mg^{2+}-ATP 酶	终浓度（mmol/L）
250mmol/L Tris-HCl	0.2	0.2	0.2	50
50mmol/L $MgCl_2$	0.1	0.1	0.1	5
1000mmol/L NaCl	0	0.1	0	100
150mmol/L KCl	0	0.1	0	15
10mmol/L 哇巴因	0	0	0.1	1.0
脑匀浆	0.1（煮沸）	0.1	0.1	
H_2O	0.5	0.3	0.4	
37℃（预温 10min）				
40mmol/L Na_2 ATP	0.1	0.1	0.1	4
37℃温育 10min				
15% TCA	1.0	1.0	1.0	
置冰浴 10mm，离心（3000r/min，10min），取 1ml 上清液测 Pi				

（四）测磷反应操作步骤

将标准磷溶液按适当比例稀释制备 8 种不同浓度梯度的磷溶液。将 1ml 不同浓度梯度的磷溶液与 1ml 显色液混匀，在 700nm 处比色。用双蒸水作为空白。

以 OD 值为纵坐标，磷含量为横坐标制出磷的标准曲线。

将 1ml 样品液也分别与 1ml 显色液混匀，在 700nm 处比色。在磷标准曲线上找出相对应的磷含量，以 μmol Pi/mg protein·h 为单位算出 Na^+-K^+-ATP 酶活性。

Na^+-K^+-ATP 酶活性 = 总酶活性 − Mg^{2+} − ATP 酶活性。

第九节 羟脯氨酸测定

一、意义

羟脯氨酸（hydroxyproline）是胶原蛋白特有的氨基酸，占胶原全部氨基酸残基的 12% ~ 14%，胶原是动物皮肤、尾腱、骨骼等重要器官的组成成分。在抗衰老机制的研究中发现动物胶原蛋白的含量随着年龄增长而发生变化。通过测定组织中羟脯氨酸含量可以得知衰老过程中胶原含量的变化。

二、原理

羟脯氨酸氧化产物的结构类似吡咯，能与对－二甲基氨基苯甲醛缩合生成红色产物，在 561nm 处有最大吸收，根据吸光度可测得羟脯氨酸含量。

三、测定方法

取动物背部皮肤，去毛、去脂肪或将动物的尾腱用丙酮：乙醚（1∶1）脱脂处理后，于 105℃烘箱烘干。取 10mg 样品置于烧瓶内，加 6mol/L HCl 15ml，140℃水解 6h，用 NaOH 调 pH 至 6。取 2ml 水解液，加 1ml 氯胺试液（即氯胺试剂 1.41g，溶于 20ml 水中，加甲基溶纤剂 30ml，柠檬酸缓冲液 50ml 配制而成）振摇混匀，室温放置 20min，加高氯酸 1ml（3.15N）混合，以破坏氯胺试液，放置 5min，最后加 1ml 对－二甲基氨基苯甲醛溶液（对－二甲基氨基苯甲醛 20g 加水至 100ml，放于 60℃水浴上使颜色产生），用力振摇至未见 Schlieren 现象。在 60℃水浴上再加热 20min，待冷却后，在 561nm 处测其吸光度。利用羟脯氨酸溶液制备标准曲线，根据曲线读出组织中羟脯氨酸含量。

第十节 红细胞膜唾液酸含量测定

一、意义

大多数哺乳动物的细胞膜（包括红细胞膜）含有糖蛋白。唾液酸（sialic acid）是糖蛋白末端糖的残基，位于细胞的外表面，参加细胞的识别，黏着和接触抑制等过程。唾液酸也是循环系统中红细胞存活的主要决定因素，它在正常红细胞的衰老以及衰老细胞被清除中起着关键作用。

二、原理

红细胞表面的唾液酸一般为 N-乙酰神经氨酸，它与 Bialsche 试剂 [0.1g 地衣酚于 50ml 容量瓶中加入 40.7ml 浓 HCl（12mol/L），加 1ml 1% $FeCl_3$ 溶液，再加蒸馏水至 50ml] 反应，在一定条件下生成紫红色反应产物，颜色强度与唾液酸量成正比。

三、方法

（一）红细胞影泡制备

取 5ml 全血于 3000r/min 离心 10min，用 1∶3 生理盐水洗涤 2 次，再 1∶1 悬浮于生理盐水。再按 1∶30 的比例加入 5mol/L pH8.4 磷酸缓冲液，于 4℃溶血 1h。将红细胞溶血液于 4℃，2000g 离心 40min，用 5mmol/L pH8.4 磷酸缓冲液洗涤 3 次，最后悬浮于 5mmol/L pH8.4 磷酸缓冲液中。

（二）制作标准曲线

在 8 支试管中分别加入 1ml 蒸馏水和 5、10、20、30、40、50、80μg/ml 的 N-乙酰神经氨酸。各管均加入 1ml Bialsche 试剂，水浴煮沸 12min，冰水冷却 3min。再分别加入 5ml 正戊醇，充分摇匀后于 1000g 离心 10min，取正戊醇相于 569nm 波长比色，制出标准曲线。

（三）膜上唾液酸含量测定

用 Lowry 法测定影泡悬液的蛋白质含量，用磷酸缓冲液进行稀释，使蛋白浓度达到 0.6mg/ml。在悬液中加入 Bialsche 试剂，按制标准曲线方法测定唾液酸含量。

四、注意事项

1. Bialsche 试剂与唾液酸显色反应时需 100℃ 加热 12min，加热程度与显色程度有关。为了测定结果有良好重复性，必须严格控制加热时间。

2. 待测膜样品需保持新鲜并充分混匀。

3. 本法不适宜测定完整红细胞表面唾液酸含量。因 Hb 对比色有干扰。

第十一节　核酸代谢测定

一、意义

核酸（nucleic acid）是生命的物质基础，在老化过程中，它的合成与分解活力会发生改变，这些变化与和老化有关的许多生理变化密切相关。因此，测定核酸的代谢活力对评价抗衰老药物的功效有重要意义。

二、原理

给动物注射适量的放射性核素标记的核酸前体物质如 ^{3}H-尿嘧啶核苷、^{3}H-胸腺嘧啶脱氧核苷。一定时间后，提取待测组织的核蛋白，经适当处理，通过测得的放射性强，可反映该组织合成核酸的速度。

三、方法

实验前先让动物禁食 12h，称体重，分别腹腔或皮下注射 ^{3}H-TdR，^{3}H-UR（4μCi/10g 体重）。4h 后断头处死小鼠，迅速取出待测组织，用滤纸吸去组织上所附血液。称取 100mg 左右组织，用生理盐水制成 50mg/ml 的匀浆。

取 0.2ml 组织匀浆置于试管中，加入 4ml 10% 三氯醋酸。将沉淀分别用三氯醋酸和 1：1 醇醚混合液各洗涤一次，以除去未掺入的前体和脂质。每次洗涤时，先用玻璃棒将沉淀物搅起，3000r/min 离心 10min，弃去上清液。最后，在沉淀中加 88% 甲酸 0.5ml，置 90℃ 水浴中消化 20min。用加样器取 0.1ml 消化液加入含 6ml 闪烁液的闪烁瓶中。次日用液体闪烁计数仪测样品中的放射性。以 cpm/10g 组织为单位计算出 ^{3}H-TdR、^{3}H-UR 掺入组织 DNA 与 RNA 的放射性强度。

（孙一伟　宋　旭　李电东）

参 考 文 献

1. W Gibson Wood and Randy staong. Geriatric clinical pharmacology. Raven pross, New York, 1987
2. 徐叔云、卞如濂、陈修主编. 药理实验方法学. 第二版. 北京：人民卫生出版社，1994，502－508，499
3. 王婷、桂冠、毛根祥等. 天麻素，对小鼠腹腔巨噬细胞诱导密度脂蛋白氧化修饰的抑制作用，中国新药杂志，2009，18：1549－1553

第五章　衰老免疫学方法

第一节　衰老免疫学一般概念

一、概述

Walford 教授在 20 世纪 60 年代提出衰老的免疫学理论，认为免疫系统从根本参与正常脊椎动物的老化，是老化过程中的调节装置，生物体依赖于免疫系统防御疾病。免疫系统不仅增强宿主抵抗力，防御病原体入侵，还能识别体内突变细胞，起免疫监护作用。免疫系统的功能随年龄增长而减退，老年时不能识别体内细胞或分子的细微变化；即使能识别，也不能调动免疫反应有效地加以清除，因此恶变细胞的发生率增高。此外，老年时血清中自身抗体增高血清中天然抗体则随年龄增长而降低。老人冠心病、肥胖、糖尿病与自身抗体关系的研究发现，凡自身抗体高者，死亡率也显著升高。由于老年时免疫功能的衰退，老人易患免疫缺陷病，如感染，自身免疫病，癌症，脑、心、肾等重要器官的动脉硬化及神经细胞变性引起的痴呆，帕金森病等，因此有人称衰老是一种流行性免疫病。

近年来，很多学者已注意到免疫与衰老的关系，他们发现，免疫系统不仅是机体对内外环境变化的适应和反应系统，而且它在基因、分子和细胞水平上还与细胞分化、癌变和发育过程关系密切。衰老与免疫功能的降低程度平行，死亡率与免疫功能成负相关。因为免疫系统在细胞和分子水平上的调控是可行的，所以应用免疫调节方法延缓衰老和防治老年病是很有吸引力的研究课题。

二、衰老时免疫功能的变化

（一）衰老与免疫器官

免疫器官分两类：一类为中枢性的，有胸腺和骨髓，另一类是外周性的，有脾脏和淋巴结。实验表明，骨髓干细胞在胸腺中成熟，分化为不同功能的 T 细胞，起免疫调节和监护作用。新生儿因胸腺发育不全，故患病率高；成年后，胸腺开始退化，其重量随年龄增加而减轻，免疫功能也随之下降。现已发现，衰老过程中，脾脏、骨髓、淋巴结等都发生不同程度的改变。在影响免疫衰老的 3 个主要因素（胸腺、骨髓和体液环境）中，胸腺起决定性作用，因有人实验将年轻动物的胸腺和骨髓移植到同系老年动物体内，可使衰老的免疫功能恢复活力，延长生命。反之，如将老年小鼠胸腺移植到同系年轻小鼠的肾囊内，可见到已退化的胸腺组织内又出现许多旺盛的胸腺细胞，说明体液环境也起了一定的作用。

（二）免疫衰老的细胞基础

已有实验表明，机体衰老时免疫功能的降低，主要决定于免疫活性细胞功能的减退，这其中包括免疫活性细胞数目的减少，细胞功能或效率的降低以及各类细胞亚型比例的变化。目前看来，干细胞和 T 细胞在衰老时变化明显，B 细胞和巨噬细胞的变化相对较小。骨髓干细胞的数量虽然在老年时变化不大，但其分化为 T 细胞和 B 细胞的能力以及 DNA 受损后的修复能力都有所减弱。人在 60 岁后，体内循环的 T 淋巴细胞只有青年时的 70%，其中辅助性 T 细胞的数量减少和功能减退；导致老年性体液免疫功能和细胞免疫功能减退；抑制性 T 细胞的减少，使机体自身抗体失去约束，导致自身免疫疾病增多。B 细胞在机体衰老时，数目并不减少，只是功能明显减弱。巨噬细胞的数量和活力也无变化，但抑制性巨噬细胞比例增高。

（三）衰老与 T 细胞因子表达

T 细胞因子随增龄逐渐减少，有人认为老年机体内可能产生对 T 细胞的有害因子，或由于缺乏了维持 T 细胞功能的物质；有人认为老年机体利用 T 细胞因子的可能性增加；还有人认为由于自身免疫功能增强，使具有免疫活性的 T 细胞功能减低。本文作者研究证明，衰老过程中 T 细胞依赖性免疫功能的缺损与老化的 T 细胞合成细胞因子水平能力降低有关。为了研究衰老过程中的免疫学机制，作者等将聚合酶链反应技术和有丝分裂原诱导 T 细胞因子倍增技术相结合，进行老化和不同条件的 T 细胞因子基因转录、活性及表达动力学的研究，建立了一套较为系统的分子生物学检测方法。研究结果证明，在衰老过程中激活的 T 淋巴细胞分泌白介素-2（IL-2）、白介素-3（IL-3）、粒细胞巨噬细胞集落刺激因子（GM-CSF）和神经白细胞素（NLK）的产生和活力浓度下降，即不是由于这些因子的利用增加，也不是由于加速了这些因子的分解破坏。以胞质印迹杂交法测定这些因子的 mRNA 含量，以 Northern 印迹杂交分析这 4 种因子的 mRNA 碱基对，结果表明，不同年龄 T 淋巴细胞中 IL-2、IL-3、GM-CSF 和 NLK 的 mRNA 是一样的，其分子杂交电泳图谱也出现单一区带，这说明衰老过程中并不加快 T 细胞因子 mRNA 的降解。这些因子的产生随老化而下降，部分是由于它们的基因表达能力随着年龄的增加而下降所引起的，因此，本文作者及其同事们在基因表达水平上提出，T 细胞因子下降应是衰老过程中免疫功能改变的关键因素的论点。应用人体 IL-2 质粒探针及 IL-2 受体质粒探针，分析 40 岁以下年轻人与 60 岁以上老年人外周血白细胞 IL-2 和 IL-2 受体 mRNA 水平，同时测定淋巴细胞增殖作用与膜上 IL-2 受体的浓度和密度，结果表明，老年人的 IL-2 与 IL-2 受体 mRNA 水平明显下降，并与 IL-2 活力、IL-2 受体量、膜上 IL-2 受体密度以及 T 淋巴细胞增殖数目的下降相平行，从而进一步证明了衰老与 T 细胞因子表达的关系。作者认为在衰老发生免疫学方面深入研究其机制，不仅有重要的学术意义，同时也为抗衰老中药学的研究提供理论依据及新药筛选思路。

第二节　IL-1～IL-4 的检测方法

白介素（interleukin，IL）是当代免疫学研究中一个十分活跃的领域，它们在整个免疫系统的分子调节中起着重要的作用，在淋巴细胞间传递信息、调节淋巴细胞或其他前体细胞的生长和分化、影响造血功能和免疫功能、维持机体的稳定。科学家对白细胞介素类的特性和生物学活性进行了广泛的研究，并已制备了相应的 cDNA 质粒探针，重组的白介素已大批涌上市场，促进了免疫药理学的发展。实验已证明，在人类和实验性啮齿类动物，随着年龄增加免疫功能逐渐下降，其中以外源凝集素、促分裂素和外源抗原刺激 T 细胞引起的增殖反应下降最大。这种降低首先是影响老年动物 T 细胞的克隆增殖能力，其次影响淋巴因子如白介素的产生等免疫功能的表达。广泛深入地研究白细胞介素类的免疫药理及筛选调节免疫功能的药物，首先必须研究简便、灵敏、重复性的检测方法。

一、淋巴细胞转化实验

一般在体外测定机体免疫状况的方法是用促分裂素诱导淋巴细胞的增殖，从预先给药或不给药的动物脾脏或血液中分离淋巴细胞，然后和促分裂素一起培养。

方法：取出动物的脾脏，轻轻地在无菌的不锈钢网上摩擦，破坏脾膜，用 PBS 缓冲液清洗淋巴细胞，然后在含有 10% 血清的 RPMI1640 培养基中加促分裂素与清洗后的淋巴细胞一起计数，取不同时间的培养液加入 ^{3}H-胸腺嘧啶，再培养 4h，胸腺嘧啶参入 DNA 合成。4h 后收集细胞，测定参入 DNA 的放射活性量用以测定细胞的增殖，DNA 的放射活性越大，增殖指数越高。用不同的促分裂素诱导不同的淋巴细胞增殖，是细胞增殖实验的好方法。促分裂素主要有植物凝集素（PHA）、刀豆素（ConA）、脂多糖（LPS）及美洲商陆（PWM）等。前两者能促进 T 细胞转化，后两者可促进 B 细胞的转化。

^{3}H-TdR 参入法比较简单，重复性好，能客观地反映淋巴细胞转化的情况，目前多用此法测定老化动物的 T 细胞和 B 细胞的功能活性。

二、白介素-Ⅰ（IL-1）的活性测定

测定 IL-1 的活性，一般多用小鼠胸腺细胞法。

方法：取 6～10 周龄小鼠的胸腺，用剪刀剪碎，置 PBS 缓冲液中，用滴管吹打 40～50 次，用 RPMI1640 培养液洗两次，280 目尼龙纱网过滤，细胞计数，每个试管加 1.5×10^7 细胞 1ml、5% FCS、2.5×10^{-5} mol/L 2-巯基乙醇、1.5μg/ml ConA，不同稀释浓度的预测样品，37℃ 培养 48h，后 16h 加 ^{3}H-TdR 测定胸苷对 DNA 的参入率。

小鼠胸腺细胞法的缺点是缺乏特异性，一般小鼠胸腺细胞对 IL-1 诱导物如 LPS、佛波醇酯（PMA）等以及某些致分裂的胸腺抽提物均有反应，因此在检测时必须附加这些制品的对照。如有条件最好用对 LPS、PMA 无反应的 C_3H/HeJ 小鼠的胸腺细胞。该法的另一缺点为待测样品中不得混有 IL-2，因为 IL-2 在一定条件下也可刺激胸腺生长。这时可改用成纤维细胞法，成纤维细胞培养所需时间比胸腺细胞长。

也可用间接法测定 IL-1 的活性。IL-1 能刺激小鼠 EL-4 细胞或 LBRM-33-1-As 细胞分泌 IL-2，IL-2 诱导其依赖性细胞株 CTLL 增殖，IL-1 的含量与 IL-2 的产生及细胞株的增殖均成正比，通过测定 IL-2 的含量间接检测样品中 IL-1 的活性。间接法的敏感度比直接法高数倍，但间接法较复杂。

测定 IL-1 的另一生物学方法是利用它的一个重要体内效应，即使动物体温升高。给兔或小鼠注射 IL-1 样品，60min 内体温可升高 0.6～0.9℃。此法不够敏感，且缺乏特异性，容易受其他热源物质干扰。

三、白介素-2（IL-2）的检测方法

（一）ConA 母细胞实验和 IL-2 依赖的细胞毒淋巴细胞实验

方法：用 ConA（1μg/ml）刺激培养的淋巴细胞，20h 后离心，收集上清液。用上清液刺激 IL-2 依赖

性细胞株 CTLL-2 或 CTLL-20 （细胞毒 T 细胞株），浓度为 $1 \times (10^3 \sim 10^5)$ 细胞/ml，培养 24h，加 ^{3}H-TdR，再培养 6h。细胞株的增殖力与培养上清液中 IL-2 的含量成正比，通过测定参入细胞 DNA 合成的 ^{3}H-TdR 含量，确定细胞的增殖能力，以重组 IL-2 标准品作标准曲线，计算培养上清液中 IL-2 的活力单位。在培养 CTLL 细胞株时，必须加入重组 IL-2 样品或 ConA 刺激大鼠的 T 淋巴细胞产生的上清液以维持细胞的生长。

若没有 IL-2 的依赖性细胞株，可用 8 ~ 12 周龄的纯系小鼠脾细胞代替，浓度为 1×10^7 细胞/ml，加入 ConA 5μg/ml，作用 48h，使其出现 IL-2 受体。再用含有 2-甲基甘露糖苷 10mg/ml 的培养液充分洗净，以阻断残存的 ConA 的活性。将细胞调整为 5×10^5 细胞/ml，取 0.1ml，再加入等量的被检培养上清液或标准 IL-2 培养 48h，加 ^{3}H-TdR，测其参入量。IL-2 敏感性的表示法可用被测淋巴细胞最大的 ^{3}H-TdR 参入率（cpm）表示，或是用刺激指数（SI）表示；取其与 Y 轴的交点，即为 IL-2 的敏感性。到目前为止，检测 IL-2 的首选方法自然是通过 IL-2 在体外促进 T 细胞的生长来定量其活性。虽然这一方法极为敏感以至可测出 200ng/ml 的 IL-2 含量，但它对许多干扰因素也很敏感，如细胞毒药物可掩盖 IL-2 的活性，其他物质如 PMA 也效仿或协同 IL-2 作用于某些靶细胞。用此法检测临床标本中 IL-2 时，更因为正常人血清中一些抑制物质的存在而变得复杂化。

（二）IL-2 的 ELISA 测定法

纯化的 IL-2 根据其肽键上第三位置的糖苷化作用不同而分成 3 种类型，IL-2 抗体分别来自一个鼠单克隆抗体和一个兔多克隆抗体，这两个抗体可识别不同糖苷化类型的 IL-2。用直接 ELSA 法证明单克隆抗体和多克隆抗体对每种类型的 IL-2 的反应几乎相同。应用夹心 ELISA 法，多孔板加单克隆抗体、加 IL-2、加多克隆抗体与碱性磷酸酶偶联的羊抗兔 Ig，对不同糖苷化类型的 IL-2 进行检测。所得到的几乎是几条重合的标准曲线，说明夹心 ELISA 法的敏感度不受 IL-2 糖苷化类型的影响。用等量纯化的 IL-2 与粗制 PBS 上清液进行检测可获得相似反应，说明此法不受其他淋巴因子的影响。利用已知 IL-2 制成标准曲线，可精确定量提取淋巴因子制剂中 IL-2 的含量，其测定范围在 10μg/ml 到 100μg/ml 之间。夹心 ELISA 对血清中抑制物质不敏感，对 PHA 和 PMA 也不敏感，因此用此法检测 IL-2 时，对促分裂素激活的粗制细胞培养液不需作去除这些因子的处理。用生物活性检测和夹心 ELISA 两种方法比较，实验结果均值仅差 5%，标准差也相似。夹心 ELISA 法 6h 可出结果，而生物学活性检测法需 24 ~ 48h，所以尽管 ELISA 法敏感度较生物活性检测法低，但在提纯 IL-2 过程中用作检测它的含量时，此法可取代生物活性检测法。

（三）IL-2 蛋白质测定法

这种测定法包含有和 IL-2 相关的单克隆抗体。用促分裂素激活老化动物的脾淋巴细胞培养的上清液加到十二磺酸钠聚丙烯酰胺凝胶电泳（SDS-PAGE）上，上清液中的蛋白质即按分子量的大小被分开，将蛋白质转移到硝酸纤维素膜上，将膜洗涤后用结合了过氧化酶的第二抗体测定 IL-2 单克隆抗体的存在，过氧化酶染色证明了 IL-2 的存在和含量。或将单克隆抗体标上 ^{125}I 或 ^{131}I，膜上的 IL-2 蛋白与 IL-2 单克隆抗体结合，作放射自显影。

如上所述，IL-2 的检测方法常用的有 ConA 母细胞实验和 IL-2 依赖的细胞毒淋巴细胞的实验。前者是非特异性实验，后者需 CTLL 细胞，也不够特异。制备小鼠的依赖 IL-2 细胞比较容易，人的依赖 IL-2 的细胞则很少有报道，好在可以用小鼠的 CTLL 细胞系测定人的 IL-2。也有用促分裂素诱导的 IL-2 反应细胞和短期培养的 IL-2 反应细胞作靶细胞测定 IL-2 的。用 IL-2 的单克隆和多克隆抗体结合的双向免疫电泳检测 IL-2 的方法，显然特异性高，但敏感性比用细胞培养 ^{3}H-TdR 参入法低 100 倍，所以尚未普遍采用。

四、白介素-3 （IL-3）的活性测定

测定 IL-3 的活性一般用克隆化的 IL-3 依赖性细胞株 FDC-P₁，方法与用 CTLL 依赖细胞株测定 IL-2 的活性相同。培养 FDC-P₁ 细胞时，必须加入重组 IL-3 样品或用小鼠髓性粒细胞白血病细胞系 WEH1-3 制备的上清液以维持细胞的生长。

IL-3 的活性也可用 20α-羟基类固醇脱氢酶的诱导方法检测，此酶以还原型辅酶 Ⅱ（NADPH）为辅酶，催化黄体酮分解为 20α-二氢黄体酮。IL-3 能特异性增加 T 淋巴细胞和某些细胞系统酶的水平。通常用裸鼠细胞作为检测细胞较好，因为它的 20α-羟基类固醇脱氢酶的活性很低，所以本底也较低。

IL-3 还能用集落刺激因子的方法测定，即用软琼脂培养小鼠胎肝或骨髓计数集落的方法。这个方法的缺点是不特异，难以精确定量，并且费时较长。用严格依赖 IL-3 的细胞系作靶细胞可以提高其特异性。

此外，也有报道用前嗜碱粒细胞系和前淋巴细胞可测定 IL-3。将这些细胞与被测标本培养 18 ~ 24h，然后加 ^{3}H-TdR，再培养 3 ~ 6h 进行测定。

五、白介素-4（IL-4）的生物学活性检测方法

IL-4 是 B 细胞生长分化的淋巴因子，检测其活性需首先分离 B 淋巴细胞。取 8 ~ 10 周龄的 C_{57}小鼠或 BALB/c 小鼠，无菌条件下取出脾脏，制备脾细胞。一种方法将脾细胞用塑料表面上吸附法去除单核细胞，用羊的细胞玫瑰花结法去除 T 细胞，洗涤 B 细胞，离心沉淀；另一种方法是将制备的脾细胞过分子筛 G-10 柱，去除黏附细胞，调整细胞浓度至 5×10^7 细胞/ml，加入 1/100 稀释度的抗 Thy-1、2 单克隆抗体，4℃培育 20min，再用 1/4 稀释度的豚鼠血清，于 37℃条件下处理 30min，以除去 T 细胞。用含 10% FCS 的 RPMI1640 配成 5×10^5 细胞/ml 的浓度，用促分裂素刺激培养细胞。人的 B 细胞用抗 IgM 血清的 F（ab′）$_2$组分或用金黄色葡萄球菌死菌体刺激；小鼠 B 细胞可用抗 IgM 血清或 LPS 刺激。可有两种作法，将 IL-4 样品与刺激物同时加，培养 72h，再加 ^{3}H-TdR，测参入率；或将 B 细胞培养 72h，细胞洗涤后加待测样品，经 24 ~ 72h 培养再加 ^{3}H-TdR，测参入率。

IL-4 除具有刺激 B 细胞增殖作用外，还有与 IL-2 相类似的生物学活性，即刺激 T 细胞增殖，故迄今沿用 T 细胞系（如 HT-2 细胞系）测定 IL-2 活性的方法是缺乏特异性的。为此有人选用了对 IL-2 和 IL-4 反应不同的细胞系，以鉴别待测样品中的 IL-2 和 IL-4。实验选用 HT-2 及 CT6 两个细胞系，两者测定 IL-2 和 IL-4 的方法基本相同。待测样品经二倍系列稀释后，加至每孔含 10^4 指示细胞的微孔培养板中，于 37℃孵育 18h 后加入 ^{3}H-TdR，6h 后收集细胞，液闪计数测定放射活性。培养液有含血清及不含血清两种。结果表明，重组 IL-2 和 IL-4 对 HT-2 细胞均具有刺激增殖作用，培养基不含血清时作用更为明显；而 CH6 细胞仅对 IL-2 起反应，且不因加入 IL-4 而增强，说明两者没有协同作用。为验证上述方法及其实用性，还分别测定了两株能分泌 IL-2 和 IL-4 的鼠 T 细胞系的上清液：用 PMA 等刺激克隆 T 细胞系，取上清液分别以 HT-2 及 CT6 细胞测定，结果 HT-2 增殖作用明显而 CH6 则无，说明此细胞系仅产生 IL-4，与 Northern 印迹杂交结果一致，另一株鼠 T 细胞淋巴瘤细胞系 LBRM-33，以 RNA 分析表明只产生 IL-2，经 HT-2 和 CH6 细胞测定，证明其对两株细胞系均具刺激增殖作用。这说明应用 HT-2 和 CH6 两细胞系确可分别鉴别 IL-2 和 IL-4。但当待测样品同时含有 IL-2 和 IL-4 时，此法并不适用。

六、白介素类 mRNA 的测定

（一）胞质制剂的制备

用促分裂素刺激腹腔细胞或胸腺细胞或脾脏淋巴细胞，在 37℃培养，不同时间收集 1×10^8 细胞在 200μl TE 缓冲溶液中，用 PBS 溶液洗涤，细胞加蛋白酶 K（0.2mg/ml）在 37℃保温 30min，加 10μl 10% Noniolet P-40，5min 后离心去沉淀，取 100μl 上清液，加 60μl 含 0.15mol/L NaCl 和 0.015mol/L 柠檬酸钠溶液及 40μl 37% 的福尔马林，混合物在 60℃保温 15min，制成供分析细胞因子 mRNA 水平的胞浆制剂，将胞浆制剂印迹在硝酸纤维素膜上。

（二）总 RNA 的制备

细胞总 RNA 的分离按 Maniatis 等的胍/氯化铯方法进行：在组织块或沉淀的细胞内加入 5 倍量的 4mol/L 异硫氰酸胍，5mmol/L 乙酸钠（pH7.0），0.1mol/Lβ-巯基乙醇，0.5% 十二烷基肌氨酸钠，用组织匀浆器破碎组织或细胞，每 2.5ml 匀浆加 1g 氯化铯。于 Bekman SW 50.1 转头的 PA 离心管中，加 1.2ml 含 5.7mol/L 氯化铯的 0.1mol/L EDTA（pH7.5）溶液垫底，上层加匀浆样品，可 20℃以 35 000r/min 离心 12h。弃去上清液，探净管壁，然后将含 RNA 的沉淀物溶于等量的 10mmol/L Tris-HCl（pH7.4）、5mmol/L EDTA 和 1%SDS 配制的溶液中，用氯仿和 1-T 醇（4∶1）抽提 1 次，移水相至另一管中，用等量的 10mmol/L Tris-HCl（pH7.4）、5mmol/L EDTA 和 1%SDS 溶液再抽提其原组织相，并将两次水相合并，加 1/10 量 3mol/L 乙酸钠（pH5.2）和 2.2 倍量乙醇，置 -20℃至少 2h，离心沉淀其 RNA。用 1ml 水溶解沉淀物，再用乙醇重新沉淀，把 RNA 置于 70% 乙醇中 -70℃贮存。提取的细胞总 RNA 用琼脂糖凝胶电泳将不同分子量的 RNA 分开，然后将 RNA 转移到硝酸纤维素膜上。

（三）mRNA 的测定

将含有胞质制剂或总 RNA 硝酸纤维素膜与用缺口转移实验标记上^{32}P-白介素类的 cDNA 质粒探针杂交，洗涤硝酸纤维素膜，然后用 X 线胶片曝光，胞质印迹杂交胶片测定白介素类 mRNA 的含量，用 Northern 印迹杂交胶片分析细胞因子 mRNA 在胶片上移动的距离与大肠杆菌得到的核糖体 mRNA 标准品的距离进行比较，测定细胞因子 mRNA 的碱基数可以定性。

近年由于重组细胞因子已大批涌入市场，促进了临床应用的迅猛发展，免疫活性细胞的 cDNA 片段不但可用于生产重组产品，也为探讨细胞因子的结构功能、表达调控等创造了条件。利用克隆的 cDNA 制备的特异性探针可用于老年组和不同条件下的细胞因子基因的转录活性及表达动力学。而胞质 RNA 的印迹杂交法灵敏快速，所需标本少，是研究细胞因子基因表达调控与老化关系的有力武器，也是确认细胞因子来源的有效工具。

总之，白介素类目前常用的检测系统的绝对值重复性较差，没有一个确定单位，这种缺点可用非生物学的检测系统来解决。目前只有 IL-2 已有较好的免疫化学检测法，但是该方法的敏感性远不如细胞培养的测定方法。

（李电东）

第三节　IL-6 表达的测定方法

白介素-6（IL-6）是淋巴类及非淋巴类细胞产生的一种多功能细胞因子。IL-6 在机体免疫应答、骨髓造血及炎症反应中均起重要作用，在类风湿关节炎、多发性骨髓瘤及系统性红斑狼疮的病人体内均发现 IL-6 水平上升。IL-6 的异常表达和失调是某些疾病的典型特征，从而使 IL-6 成为可能与发病机制直接相关的第一个细胞因子。鉴于 IL-6 在机体的免疫生理及免疫病理过程中均起重要作用，对 IL-6 的深入研究必将为揭示机体的免疫调节机制和老化机制，特别是揭示机体在免疫调节过程和衰老进程中细胞因子网络的功能意义奠定基础。以下我们将介绍在各个不同水平测定 IL-6 表达的方法。

一、生物活性测定法

（一）IL-6 依赖株细胞增殖反应测定法

采用^{3}H-TdR 参入法、MTT 法或 NAG 微量酶反应比色法等方法测定常用的 IL-6 依赖株细胞如 7TD1、MH60·BSF2 和 B9 等细胞增殖来判定 IL-6 的生物学活性。此为测定 IL-6 最为敏感和特异的方法，被广泛应用于 IL-6 的检测，不足之处是测定周期较长，依赖株细胞传代培养较困难。

1. 方法　取生长状态良好的 MH60·BSF2 细胞，用不含 IL-6 的培养液洗 3 遍后，调成 2×10^{5}/ml。将待测样品按不同稀释度加入 96 孔板，每孔 100μl，设三复孔，并设培液对照。再加入 MH60·BSF2 细胞悬液（2×10^{5}/ml）每孔 100μl。置 37℃，5% CO_2 孵箱培养 44h，加入 MTT（5mg/ml）每孔 20μl。继续培养 4h 后，培养板离心（2000r/min，20min），弃上清液，每孔加入 200μl 的 0.04mol/L 的酸化异丙醇。用加样器吹打使颗粒溶解，用酶标仪测定 OD 值。

2. IL-6 活性单位的确定　将待测上清和 IL-6 标准品均稀释成不同倍数后检测 MH60·BSF2 细胞的增殖。求出 IL-6 标准品组中反应细胞的最高增殖数 50% 时的稀释倍数，同时求出待测样本相应的稀释度，二个稀释度倒数之比，乘以 IL-6 标准品的活性单位，即为待测样本 IL-6 的活性单位。若无 IL-6 标准品，则可确定实验室相对标准品 IL-6 活性单位。实验室相对标准品 IL-6 活性单位（1U/ml）定义的使细胞增殖达最大增殖数 50% 时的 IL-6 含量。

3. 注意事项

（1）测定时要将 MH60·BSF2 细胞洗干净，否则结合在细胞膜上的 IL-6 会影响结果。

（2）除 MTT 法外，^{3}H-TdR 参入法和 NAG 微量酶反应比色法也是常用的方法。

（3）若无标准品，亦可用 OD 值代表 IL-6 活性。

（4）酶标仪测定时，OD 值用 $OD_{570} \sim OD_{630}$ 表示。

（二）B 细胞协同刺激分化反应 Ig 测定法

IL-6 使 SAC 活化的 B 细胞进一步分化成免疫球蛋白分泌细胞并分泌 Ig,用 ELISA 法测定产生的 IgG 或 IgM 含量代表 IL-6 活性。

1. 方法

(1) 分离小鼠脾 B 淋巴细胞

1) 脾细胞悬液的制备 取 BALB/c 或 C57 BL/6J 正常小鼠,体重 25g 左右。无菌取脾制备单细胞悬液。用红细胞裂解液(0.017mol/L Tris-0.18mol/L NH$_4$Cl)或淋巴细胞分层液去除红细胞,收获淋巴细胞,清洗细胞 2 次,取含 10% FCS 的 RPMI1640 培养液调细胞浓度为(1~2)×10^7/ml。

2) 用黏壁方法去除黏附细胞 脾细胞悬液中的吞噬细胞通过其黏附特性予以清除。把上述脾细胞悬液置 24 孔培养板内,每孔 1~1.5ml。37℃、5% CO$_2$ 孵箱内孵育 1h;把细胞悬液移至另外培养孔内继续孵育 1h 后,收集非黏附的脾细胞。

3) 用补体依赖细胞毒方法去除 T 细胞 将非黏附的脾细胞悬液按 1:40(V/V)加入抗 Q 血清,置 4℃、30min 后,按 1:15(V/V)加入新鲜的豚鼠混合血清,充分混合后置 37℃、5% CO$_2$ 孵箱中孵育 1h,离心弃上清,用无血清培液将细胞悬浮。此悬液中的 T 细胞已经死亡或破碎。通过淋巴细胞分层液,低速离心去除。

4) 相对纯化的 B 细胞悬液 把上述细胞悬液置淋巴细胞分层液上面,500~800r/min 离心 6~8min,收集分层液界面处的淋巴细胞,再将细胞洗涤 1~2 次,调整细胞浓度至(1~2)×10^6/ml,即为相对纯化的 B 细胞悬液。

(2) 金黄色葡萄球菌 Cowan I 株(SAC)协同刺激 B 细胞分化反应 将不同稀释度的待测样品加入到 96 孔板,每孔 100μl。再加入 B 淋巴细胞悬液每孔(4×10^6/ml)50μl,最后加入 SAC 菌体悬液,经 PBS 悬浮后用福尔马林固定,然后用 PBS 反复洗涤(4000r/min,20min5 次),高压灭菌后分装,4℃ 保存,每孔 50μl,终浓度为 0.02%。在 CO$_2$ 孵箱中放置 4~5d。培养液离心后收集细胞上清。

(3) ELISA 法测定细胞上清 IgG 含量

1) 将稀释成工作浓度的兔抗鼠 IgG 抗体加入到处理过的 96 孔酶标板,每孔 100μl,4℃ 过夜。

2) 甩去酶标板液体,加入含吐温 20 的 PBS 洗 3 次,每次约 5min。

3) 加入 5% 的 BSA 进行封闭,37℃ 放置 2h。

4) 重复步骤 2)。

5) 加入不同稀释度的细胞上清,每孔 100μl,并设相应对照,37℃ 放置 2h。

6) 重复步骤 2)。

7) 加入稀释成工作浓度的酶标兔抗鼠 IgG 抗体,每孔 100μl,37℃ 放置 2h。

8) 重复步骤 2)。

9) 加入新配制的邻苯二胺酶底物溶液,每孔 100μl。

10) 最后用 2mol/L H$_2$SO$_4$ 终止反应,用酶标测定仪测 OD 值。

2. 注意事项

(1) 分离的 B 细胞质量直接影响实验结果,应做台盼蓝染色计数活细胞。

(2) 由于 SAC 来源,批次不同,测定 IL-6 前应做 SAC 刺激 B 淋巴细胞增殖反应曲线,选择最适的 SAC 浓度。

(3) 亦有实验将 SAC 和 B 淋巴细胞反应 2d 后,洗去 SAC,加入 IL-6 待测样品继续培养 5d,然后测定细胞上清中 IgG 含量。

(4) IL-6 活性以 ELISA 法测定的 OD 值表示,亦有用 Ig 浓度(ng/ml)表示。

(5) 测定人 IL-6 时,亦可从摘取的扁桃体分离人 B 淋巴细胞用于测定 IL-6。

(三) B 淋巴细胞株分化反应测定法

CESS 和 SKW6-CL4 为 EBV 转化的 B 淋巴母细胞样细胞株。在 IL-6 作用下,CESS 细胞分泌 IgG,SKW6-CL4 细胞分泌 IgM。以测定 IgG 或 IgM 的产量做指标,亦可用葡萄球菌,A 蛋白溶血空斑法检测免疫球蛋白分泌细胞的数量来表示。

1. **CESS 细胞分化反应测定法** CESS 细胞在 IL-6 作用下分化成免疫球蛋白分泌细胞。通过用 SPA 溶血空斑法测定 CESS 细胞分化成免疫球蛋白分泌细胞的数量，即可间接测定 IL-6 含量。该法是依据 SPA 能与人及多数哺乳动物 IgG 的 Fc 段呈非特异性结合，将其连接在 SRBC 上进行溶血空斑测定。在测试系统中，加入抗人 IgG 抗体，使之与 CESS 细胞产生的 IgG 结合成复合物，复合物上的 Fc 段与连接在 SRBC 上的 SPA 结合，同时结合补体使 SRBC 溶解形成空斑。

（1）方法

1）SPA-SRBC 的交联，取 1 份生理盐水稀释的 SPA（0.5mg/ml），10 份氯化铬溶液（2.5×10^{-4} mol/L）及 1 份压积的经过 0.9% 氯化钠溶液洗涤 3 次的 SRBC，迅速混匀，置 30℃ 水溶液中温育 1h，并不时轻轻摇动。温育毕，用 0.9% NaCl 洗 1 次，再用平衡盐溶液洗 2 次，最后将交联的 SPA-SRBC 放置于 4℃，可保存 3d。

2）将不同稀释度的待测上清加入到 96 孔板，每孔 100μl。加入 CESS 细胞每孔 1×10^4/100μl。在 CO_2 孵箱中培养 3d 后，CESS 细胞洗 3 遍用于测定。

3）保存的 SPA-SRBC 用平衡盐溶液洗 1 次后，稀释成 30% 的 SPA-SRBC，取 20μl 并加入 CESS 细胞悬液 100μl，稀释成最适浓度的抗人 IgG 抗体 20μl 和 1∶4 稀释的豚鼠血清 20μl。将 4 种反应物混匀后迅速加到经 45℃ 预温的 0.5% 琼脂（内含 DEAE-葡萄糖 0.75mg/ml）300μl 中，摇匀后快速浇入培养皿或玻片上，移置水平台上待凝固后置湿盒 37℃ 温育 4~6h，直接在解剖镜下计数空斑。

（2）注意事项

1）抗人 IgG 抗体应选择其最适浓度，浓度过高或过低均可影响空斑形成。

2）兔抗人 IgG 抗体优于羊抗人 Ig 抗体，因前者与 SPA 结合更有效。

3）豚鼠血清应用羊红细胞吸收，否则血清中的某些抗体与红细胞起反应，造成红细胞的全部崩解。

4）CESS 细胞几乎不产生 IgM，故本实验为间接溶血空斑实验。

5）实验结果以 PFC 数/10^4CESS 细胞 ± SD 表示。PFC：空斑形成细胞（即抗体形成细胞）。

2. **SKW6-CL4 细胞分化反应检测法** 用 ELISA 法检测 SKW6-CL4 细胞在 IL-6 作用下分泌的 IgM 含量。

方法：将不同稀释度的待测上清加入 96 孔细胞培养板，每孔 100μl。再加入 SKW6-CL4 细胞每孔 4×10^3/100μl。培养 3d 后收集细胞上清。ELISA 法测定细胞上清中 IgM 含量。

（四）α_1-抗糜蛋白酶（α_1-ACT assay）测定法

该法依据 IL-6 具有肝细胞刺激因子活性而测定其刺激肝细胞瘤 Hep3BZ 细胞产生的 α_1-抗糜蛋白酶含量，反映 IL-6 活性。用 Hep3B2 细胞检测 IL-6 时加入 ^{35}S-蛋氨酸，使新合成的 α_1-ACT 标记有 ^{35}S-蛋氨酸，经免疫沉淀，SDS-PAGE 电泳后，做放射自显影以及 X 线片激光密度扫描分析。以产生的 α_1-ACT 含量代表 IL-6 活性。

方法 将 Hep3BZ 细胞悬浮于 Eagle's MEM 培养液（加入丙酮酸盐，1μmol/L 地塞米松，8μg/ml 牛胰岛素和氨基酸等），加入到 24 孔细胞培养板，每孔 0.5ml，培养 4h 后，弃去上清液，加入上述培养液稀释的待测上清继续培养 24h，PBS 洗细胞 2 次，加入无蛋氨酸的培液和 ^{35}S-Met（100μCi/ml），培养 24h，收集上清。用兔抗人 α_1-ACT 血清沉淀 α_1-ACT，做 SDS-PAGE，放射自显影后进行 X 线底片密度激光扫描分析激光吸收值与 IL-6 量呈线性关系。

二、免疫分析法

将抗 IL-6 单克隆抗体标记上酶或核素，用 ELISA 法，Western blotting 法或放射免疫分析法测定 IL-6 含量。本法快速、简便、特异，但不如生物活性测定方法敏感，并且不能确定所测 IL-6 的生物学活性。

（一）酶联免疫吸附实验（ELISA）

ELISA 法是根据酶免疫测定原理发展的一种固相免疫酶技术，目前广泛应用于各种抗原和抗体的检测。检测 IL-6 常用双抗体夹心法。

1. 方法

（1）用包被液将抗 IL-6 单抗稀释后，包被聚乙烯板，4℃ 过夜。

（2）用 PBS-Tween20 洗 3 次，每次 3min，再以含 10% 小牛血清的 PBS-Tween20 封闭 37℃ 孵育 2h。

（3）洗涤后加待测 IL-6 样品，37℃ 孵育 2h。

（4）洗涤 3 次后，加酶标 IL-6 多抗，37℃ 孵育 2h。

（5）洗涤后加入酶作用底物，产生显色反应，并用酶标仪检测。

2. 注意事项　此法特异性强，敏感性高，但易受抗体纯度、抗体对包被固相的吸附能力以及酶标抗体质量等因素影响。

（二）印迹技术（Western blotting）

蛋白印迹技术是由十二烷基磺酸钠 - 聚丙烯酰胺凝胶电泳（SDS-PAGE）、蛋白质转印和固相免疫测定 3 项技术结合而成。该方法包括 3 个主要部分：

1. SDS-PAGE　分离检测品的蛋白多肽。

2. 转移电泳　将已分离的蛋白多肽转移至固相介质上。

3. 免疫学检测　应用抗原抗体反应对检品进行特异性分析鉴定。

由于此项技术具有 SDS-PAGE 的高分辨率和固相免疫测定的高度特异性和敏感性，方法简便易行，标本可以长期保存和便于比较等优点。因此，问世十多年来经不断改进，已广泛应用于分子生物学和医学领域，成为免疫学、微生物学及其他生命科学常用的一种重要研究方法。

（三）放射免疫测定法（RIA）

该法是一种将核素分析的灵敏性和抗原抗体反应的特异性结合起来的免疫标记测定技术。其优点是灵敏度高，特异性好，精确性强，样品用量少，测定方法易规范化和自动化。缺点是需要特殊的仪器设备和一定的防护条件，而且某些核素标记物的半衰期较短以及实验废物难以处理，对环境造成放射性污染。RIA 灵敏度高，可测出 ng 到 pg 含量的物质，这是其他生物测定法所无法比拟的。因此本技术无论在理论研究或临床诊断中均被广泛应用，可以测定多种抗原和抗体。

1. 基本方法　要成功地进行 RIA，必须解决好以下 3 个关键性技术问题：①制备高质量的抗体；②抗原的纯化和标记；③选择一种满意的分离技术，以保证结合相（B）与游离相（F）的分离。目前常用的分离技术有双抗体法、固相法及聚乙二醇沉淀法。

2. RIA 的操作程序

（1）取一系列反应管，首先分别加入不同浓度的标准抗原或待测样品。

（2）每管中加入等量的放射性标记抗原。

（3）每管中加入一定量的抗体。

（4）反应平衡后采取适当的方法将 B 和 F 分离，测量放射性强度，绘制出标准曲线，从标准曲线中查出待测样品中的抗原含量。

详细方法参见文献 4。

三、分子生物学检测法

分子生物学检测法包括斑点杂交（dot blotting）和 Northern blotting。原理是利用特异性 IL-6 的 cDNA 作为探针，检测细胞内特异 mRNA 的表达。该法的特点是敏感性极高（最小检出量可达 pg 水平），特异性强；缺点是不能反映被检物之生物学功能，且方法复杂，费用较贵。

方法详见文献 4，可概括为 6 个步骤：①脾淋巴细胞总 RNA 的提取；②RNA 点膜或印迹转移；③探针标记；④RNA-DNA 分子杂交；⑤洗膜、曝光及显影；⑥将放射自显影的 X 线片斑点用激光密度扫描仪进行定量分析。

（陈　巍　李电东）

第四节　神经白细胞素的检测方法

近年来国际上很重视神经系统和免疫系统在分子水平上的联系，研究了免疫应答产生的细胞因子白介素-1，γ-干扰素能作用于神经元。美国芝加哥大学 Gurney 教授发现了神经白细胞素（neuroleukin,

NLK)。NLK 是一种作用于神经系统和免疫系统的可溶性蛋白调节剂，是神经元芽生所必需，能维持脊神经元的神经营养因子，还能作用于感觉神经元，NLK 是用促分裂素活化 T 细胞产生的一种淋巴因子。作者用聚合酶链反应（PCR）技术与促分裂素诱导 T 细胞因子倍增技术相结合，研究了老化对激活的小鼠脾淋巴细胞产生神经白细胞素基因表达的影响。用 C_{57}BL/6J 小鼠分 5、14、27 个月 3 个年龄组（中国医学科学院实验动物研究所供给），按 Li DD 等方法进行，取出动物脾脏，轻轻地在无菌不锈钢网上摩擦，破坏脾膜，用 PBS 缓冲液清洗淋巴细胞，然后在含有 10% 血清的 RPMI1640 培养基中加Con A（1μg/ml）刺激培养的淋巴细胞 42h，取样加入 ^{3}H-TdR，48h 测定增殖指数。取上清或细胞分别用生物学活性法，代谢标记法、Western 印迹法和 Northern 印迹法检测 NLK。

一、生物学活性测定法

根据 NLK 神经生物营养作用的特性，在单层神经细胞培养液中，加入待测样品，观察一定时间内维持存活的神经细胞数目和神经元突起数量和长度来反应 NLK 的活性。

（一）单层神经细胞的制备

NLK 检测一般采用 5d 龄鸡胚脊髓神经元或 10d 龄鸡胚脊髓背根神经节（DRG）细胞。

1. 脊髓神经元单层培养细胞制备　取 5 日龄鸡胚，以无钙镁 Hanks 液冲洗后，再以 0.025% 胰酶消化 30min，37℃。用含 10% 小牛血清的 Hanks 液冲洗 2 遍，加入脱氧核糖核酸酶Ⅰ（30mg/ml）片刻，再以含 10% 小牛血清 Hanks 液冲洗 2 遍，吹打制成单细胞悬液，每个鸡胚约可得（0.8~1）×10^6 个细胞。

2. 单层 DRG 培养细胞制备　取 10d 龄鸡胚，分出脊髓背根神经节，无钙、镁 Hanks 液冲洗，在上述液体中孵育 20min，37℃。加入 0.1% 胰酶消化 20 分钟，37℃。无钙、镁 Hanks 液洗 2 遍，吹打制成单细胞悬液，接种到 6 孔培养板上，37℃ 孵育 3h，收集非吸附细胞。

（二）结果判定

将 NLK cDNA 片段 C_{19} 转染到猴肾 COS-1 细胞，培养 24h 后，观察重组 NLK 无血清培养上清中重组NLK 表达活性。上清从 1:25 对倍稀释到 1:800，检测对 DRG 单层培养细胞（培养 48h）存活力的影响，用 10% 戊二醛液固定培养细胞，用 100 倍普通光学显微镜记数存活细胞数，每孔取 2~3 个视野记数的平均值。结果 1:50 倍稀释时，活性最强，细胞存活力率达 55%。阳性对照细胞存活率仅 12%。

二、代谢标记法

用放射性核素 ^{35}S-蛋氨酸标记分裂原刺激的小鼠脾细胞，收集细胞培养上清，与 NLK 特异性抗血清作免疫沉淀，沉淀物经 SDS-PAGE 分析后通过放射自显影即可确定 NLK 的存在。

（一）标记上清准备

常规分离小鼠脾淋巴细胞，Hanks 液洗 2 遍，以含 10% 小牛血清的 1MDM 调细胞浓度为 $1×10^7$/ml，接种到微孔培养板上，每孔 0.1ml，二氧化碳孵箱培养 72h，培养结束前加入 ^{35}S-蛋氨酸（200μCi/ml）0.1ml，继续培养 6h，收集上清。

（二）免疫沉淀

在免疫沉淀缓冲液中进行。^{35}S-蛋氨酸标记细胞培养上清 0.1ml，与不溶性甲醛固定的蛋白 A 在小离心管中反应数分钟，然后加入 2ml NLK 多克隆抗血清，4℃ 过夜，次日加入不溶性蛋白 A，离心分离出NLK 抗原抗体复合物。

（三）SDS-PAGE 分析

1. 将 25ml 30% 的丙烯酰胺/双丙烯酰胺溶液与 15ml 分离胶缓冲液及 10μl 过硫酸铵混合。加水至60ml，得到交联度为 12.5% 的胶。

2. 将两片干净玻璃板并在一起，以琼脂糖封闭。

3. 加 30μl TEMED 催化胶的聚合。将 60ml 胶倒入准备好的板中，轻轻在顶层加数毫升小孔胶缓冲液，使胶聚合时形成一平滑的表面。

4. 1h 后，倒去表面未聚合的液体，制备上层大孔胶。将 1ml 30% 丙烯酰胺/双丙烯胺（29:1）溶液、4ml H_2O、5ml 大孔胶缓冲液，10μl 过硫酸铵以及 5μl TEMED 混合。将足够量的这种大孔胶充于小孔胶上端，约 3cm。插入梳子，而后使大孔胶聚合。

5. 将胶板放入电泳槽，固定。上、下槽中各加 500ml 电泳缓冲液（Tris-HCl 缓冲液 pH8.3）检查是否泄漏。

6. 以样品缓冲液（Tris-HCl 缓冲液 pH6.8，含 10% SDS，1ml 甘油，20mg 溴酚蓝，0.4ml β-巯基乙醇）溶解抗原抗体复合物，加热至 95℃，3min，取 10μl（约 1~100μg）上样。

7. 进行电泳，至溴酚蓝到胶下缘。一般采用 100V，电泳 4~6h。

（四）放射自显影

1. 将胶从板上取下，右下角切去一小块作为定位标志。将胶放在容器中，用缓冲液反复冲洗 2 次，每次 1h 左右。

2. 弃去冲洗液，加 300ml 10% 甘油，静止 1~2h。

3. 弃去甘油，将胶置于干燥器中 80℃ 真空干燥 2h，停止加热，继在干燥器中放 30 分钟。

4. 与 X 线胶片感光 1~3d。

结果判定：根据电泳迁移率可判定是否有 NLK 存在。

三、Western 印迹法

样品经 SDS-PAGE 电泳后，转移到与 NLK 抗血清温育过的硝酸纤维素（NC）膜上，则样品中 NLK 可与其抗体特异结合，加入 ^{125}I 标记的蛋白 A，洗去非特异结合，放射自显影可鉴定 NLK 的存在。

（一）SDS-PAGE 分析

1. 常规制备不连续 SDS-PAGE 凝胶。

2. 100μl 组织匀浆上清，加入等体积样品缓冲液，煮沸 3min 后上样。

3. 电泳。

（二）将丙烯酰胺上的蛋白质经电泳转移到 NC 膜上

1. 用转移电泳缓冲液（12g Tris，57.65g 甘氨酸，溶于 4L 水中，加入 1L 甲醇，用 HCl 调 pH 到 8.3）冲洗胶和 NC 膜，将 NC 膜置于胶的底面上。用一个 5ml 玻璃吸管在膜上滚动，排除气泡，展平 NC 膜。

2. 用一张 3mm 滤纸（预先用转移缓冲液浸湿）包绕胶/NC 膜，形成夹心状（注意保持湿润并避免出现气泡）。

3. 夹心状的滤纸/胶/NC 膜/滤纸放在电泳转移装置中，操作见厂商手册，胶面对阴极。

4. 装好缓冲液槽，注入转移缓冲液，使之没过胶。

5. 接通电源，进行电泳。

6. 转移结束后，取出 NC 膜。

（三）抗原抗体结合反应

1. 转印完毕的 NC 膜，在 PBS 中 37℃ 温育 1h。

2. 室温下用 PBS-Tween-20 缓冲液洗 1h。

3. 将 NC 膜封在塑料袋中，将 NC 膜封得越紧越好，尽量缩小袋内体积。切下袋的一角作为缓冲液注入口，用透析钳夹住。

4. 加入 NLK 特异性抗血清，1:1000 稀释（用 0.01mol/L PBS），室温下反应 2h。

5. 用 PBS-Tween-20 缓冲液洗膜 4 次，至少 30min，约用缓冲液 300ml。

6. 加入 ^{125}I-蛋白 A，室温下摇动 1h。

7. 洗涤同 5。

（四）放射自显影

干燥后，进行放射自显影。

结果判定：出现显影带即可确定 NLK 的存在。

四、Northern 印迹法

将提取的组织总 RNA 电泳后转移到硝酸纤维素膜上，与特异性 ^{32}P-NLK cDNA 探针杂交，自显影后可定量组织中 NLK mRNA。

（一）胶的配制

1. 将下列组分加在一起：3g 琼脂糖（1% 胶）、300ml MOPS 缓冲液（pH5.5~7.0，0.2mol/L MOPS；0.05mol/L 醋酸钠，0.01mol/L EDTA）、225ml H_2O。

2. 放在沸水中 5min 使之溶解，并使琼脂糖混合物灭菌。

3. 冷却到 50℃，在通风橱里加 16.2ml 37% 甲醛，旋转混合。

4. 加 20μl 溴化乙锭，混匀。

5. 让混合物在通风橱里冷却 15 分钟，使甲醛气体达到最小量。

6. 把琼脂糖倾倒电泳板上以形成凝胶。

（二）电泳

1. 用异硫氰酸胍法从组织中提取总 RNA，25mg，真空离心干燥，加 20μl 载样缓冲液（0.72ml 甲酰胺，0.16ml MOPS 缓冲液、0.26ml 甲醛、0.18ml H_2O，0.1ml 80% 甘油，0.08ml 溴酚蓝）到每个干燥样品中，加热到 95℃2 分钟，使 RNA 变性。

2. 将胶平放进电泳槽中，并用 MOPS 作为电泳缓冲液。每孔用 20μl RAN 样品点样，标准物可加在另外孔内。

3. 在 300V 下电泳 2~3h，或直到溴酚蓝染料移至下缘 3/4 处。

（三）吸印胶、放射自显影。

结果判定：出现显影 RNA 条带，可确定有 NLK mRNA 的存在。

第五节 粒细胞－巨噬细胞集落刺激因子的测定方法

一、概况

集落刺激因子（colony-stimulating factor，CSF）是一组造血生长因子，为含糖基的蛋白质，控制着由骨髓祖细胞（myelopoietic progenitor cell）发育形成血液细胞的过程。CSF 依其作用于骨髓祖细胞后发育形成的成熟细胞种类分为：CSF-1/M-CSF 巨噬细胞集落刺激因子，CSF-2/GM-CSF 粒细胞－巨噬细胞集落刺激因子，CSF-3/G-CSF 粒细胞集落刺激因子，multi-CSF/IL-3 多功能集落刺激因子。其中 IL-3 和 GM-CSF 作用于造血干细胞，为Ⅰ类因子，其余的作用于更为成熟的造血祖细胞及其分化形成的特殊系列细胞，为Ⅱ类因子。最近两年的研究表明，IL-4，IL-5，IL-6 和 IL-11 也具有集落刺激因子的活性。GH-CSF 能刺激巨噬细胞和粒细胞的增殖与分化，还对成熟血细胞有广泛效应，是成熟的嗜酸粒细胞，中性粒细胞的刺激因子，增加氧化代谢和中性粒细胞对细菌的吞噬作用，刺激外周血单抗细胞抗肿瘤活性，增加 TNF-α 和 IFN 的产生，T 细胞产生的 GM-CSF 还能增加 B 细胞产生抗体。鉴于在衰老过程中激活的 T 淋巴细胞分泌粒细胞巨噬细胞集落刺激因子的活性下降，是它的基因表达能力随着年龄的增加而下降所引起的，所以研究药物对 GM-CSF 在衰老过程中的作用很有意义。GM-CSF 在正常状态下，机体内合成量较少，而在诱生信号刺激下细胞合成，分泌迅速增加，因此采用自身特性进行检测。

（一）生物活性检测法

如骨髓细胞集落增殖法，依赖株检测法（FDC-PL 依赖于 GM-CSF，IL-3 但不依赖于 M-CSF）和 ^{3}H-半乳糖参入法等，该法特点灵敏、方便，但不能明确因子的特性。

（二）分子生物学检测法

如斑点杂交法，该法利用特异的 GM-CSF cDNA 探针，检测细胞内特异的 mRNA 表达，特点是敏感性更高，缺点是不能证明是否有功能性蛋白产物合成。

（三）免疫学检测法

如利用双抗体夹心 ELISA 法，用 LMM 11 来自于小鼠 BALB/c 的抗 rh-GM-CSF 单克隆抗体，该法特异而灵敏，而不能证明是否具有完整生物活性结构的蛋白质。因此将三种方法结合即能明确 GM-CSF 的特性。

二、生物活性检测法

小鼠肌肉条件培养液（murine muscle conditioned medium，MMCM）中有大量的 GM-CSF，因此许津教

授等曾用半乳糖参入法及经典的半固体克隆培养法测定不同剂量的小鼠肌肉条件培养液的 GM-CSF，以确定 ^{3}H-半乳糖的可行性。

（一）小鼠肌肉条件培养液制备

将 3 只昆明小鼠（雄性，18～22g）断头处死，70% 酒精浸泡，置于超净台上洁净瓷盘内，去腿部皮肤，取大腿肌肉，置于 RPMI1640 培养液，用眼科剪成直径约 0.3cm 小块，浸泡在培养液内 2h 以上，在50ml 培养瓶内分别加入 14ml 培养液，4ml 失活胎牛血清及经过浸泡过的肌肉组织块 2g（湿重），在 37℃，5% CO$_2$ 的培养箱中培养 7～11d，用吸管收集清亮的淡黄色上清液，混匀后，试管分装，低温冰箱内保存备用，作为阳性样品。

（二）LPS 激活的小鼠腹腔巨噬细胞培养液的制备

1. 腹腔细胞的制备　断头处死昆明小鼠（18～22g），70% 酒精浸泡，将小鼠腹部朝上放于超净工作台内解剖台上，在腹股沟区做一横切口，撕裂皮肤以完全暴露腹腔壁，用镊子提取腹腔壁，向腹腔内小心注射约 3ml 含肝素（100μl/ml）的 RPMI 1640 培养液，轻轻揉压腹壁 1min，然后小心地抽取腹腔，混合得到的腹腔液，800r/min，4℃ 离心 5min，去上清，细胞沉淀用 RPMI 1640 稀释，0.1% 台盼蓝染色计数活细胞，用 RPMI 1640 稀释成 2×10^6 个细胞/ml，以上操作均在低温无菌条件下进行。

2. LPS 激活的腹腔巨噬细胞培养液的制备　消毒过的 24 孔培养板，每孔中加入 2×10^6/ml 的巨噬细胞悬液 0.5ml，失活胎牛血清 0.1ml，含 100U/ml 肝素的 RPMI 1640 培养液 0.4ml，37℃ 5% CO$_2$ 培养 2h，去培养液，用不含肝素的 RPMI 1640 培养液洗四遍，以去除不贴壁细胞和肝素，每孔中加入不含肝素的 RPMI 1640 培养液 510μl，失活胎牛血清 60μl，生理盐水配制的 200μg/ml LPS 30μl，37℃，5% CO$_2$ 培养24h，取上清 3000r/min，4℃ 离心 30min 去沉淀，上清过滤，-20℃ 低温水箱保存备用。

（三）骨髓细胞悬液的制备

用预脱法处死 C$_{57}$ 小鼠，腹部做一长切口，剥开皮肤，露出臀部及后腿，从髋关节处将腿与身体分离，去腿，取胫骨、股骨、尽可能清除骨上肌肉，剪去内髁，用装好 4 号针头和注射器向骨中心推入 RPMI 1640 培养液，压出骨髓用针头和注射器推拉几次，到单个细胞悬液，800r/min 4℃ 离心 5min，去上清，沉淀用 RPMI 1640 洗一次，800r/min 4℃ 离心 5min，细胞沉淀用适量 RPMI 1640 稀释，200 目尼龙网过滤，0.1% 台盼蓝染色计数活细胞，用 RPMI 1640 稀释成所需浓度。

（四）^{3}H-半乳糖参入法

将骨髓细胞配成 2.5×10^7/ml 细胞悬液，用玻璃管培养骨髓细胞，每管中加入 2.5×10^7/ml 细胞悬液200μl，失活血清 134μl，RPMI 1640 稀释的样品 333μl（对照加生理盐水），37℃ 7.5% CO$_2$ 的湿润培养箱中培养 4h，每管加入 33μl 400μmol/L 的半乳糖（含 1.65μCi 的 D-1-^{3}H 半乳糖），阴性对照管中加入33μl 不含 D-1-^{3}H 半乳糖的 400μmol/L 半乳糖，继续在 37℃ 7.5% CO$_2$ 培养箱中培养 20h，停止培养，每管加入 1ml 85% NaCl-15% KH$_2$PO$_4$ 缓冲液，振荡，洗涤 1 次，3000r/min，离心 10min，去上清，沉淀中再加 85% NaCl-15% KH$_2$PO$_4$ 缓冲液 1ml 振荡洗涤 1 次，3000r/min，离心 10min，去上清，加 1ml 0.44N高氯酸破细胞，3000r/min，离心 10min，去上清，沉淀中加 1ml 蒸馏水，振荡，3000r/min，离心 10min，去上清，沉淀中加 1ml 0.25mol/L NaOH 振荡溶解，取 0.4ml 溶解液，加入 2.5ml 闪烁液，振荡使溶液澄清，β 计数器计数。

（五）半固体克隆计数法

骨髓细胞制成 1.0×10^6/ml 细胞悬液，每个消毒好的青霉素小瓶中加入细胞悬液 10ml，失活胎牛血清0.5ml，用 RPMI 1640 稀释的样品 1.0ml，将青霉素小瓶放入 37℃ 5% CO$_2$ 培养箱中孵育 15～20min，每瓶中加入 0.3ml 消毒过的煮沸的 3% 琼脂糖（冷却至 50～60℃ 加入）振荡均匀，倒入 35mm 消毒过的平皿中，37℃ 5% CO$_2$ 培养箱中培养 7～10d，倒置显微镜下计数形成克隆的数目，>40 个细胞者为一个克隆。

（六）依赖细胞株法

细胞株有 FDC-PL 和 DA3.15（髓性细胞系）是 GM-CSF 因子依赖细胞株，操作步骤参见本章第二节IL-2 检测法，可采用 ^{3}H-TdR，MTT 参入法，观察依赖细胞株在加入样品后的参入量，用以代表 GM-CSF生物活性强度。

三、分子生物学检测技术

斑点杂交法（参见白介素类 mRNA 测定），是利用特异 GM-CSF CDNA 探针，检测特定的 mRNA 表达。该法所需标本少，灵敏且特异，其最小检出可达 pg 水平。

四、免疫学检测技术

用双抗体夹心 ELISA 法，首先用 LMM 11 包被 ELISA 板，20℃ 16h，洗 1 次，再经 1% BSA 封板，20℃ 6h，加入待测样本，4℃，16h，以 PBS 洗 3 次，加入 EDB（内含 0.1% BSA 的 PBS 液）稀释的兔抗 CSF，20℃ 3h，洗 3 次，加入亲和素过氧化物酶复合物，37℃，15min，加入底物液，450nm 读取 OD 值。通过酶联免疫测定仪，读取样品孔 OD 值，根据标准曲线，求出标本内 GM-CSF 含量。

（李电东）

参 考 文 献

1. Dian-dong Li, Yu-Kun Chien, Mao-Zhi Gu, et al. The age-related decline in interleukin-3 expression in mice. Life Sciences, 1988, 43：1215 – 1222

2. 李电东、蔡年生. 白细胞介素类的检测方法及评价. 中国抗生素杂志, 1989, 14 (4)：292 – 296

3. 杨贵贞. 免疫生物工程纲要与技术, 第一版. 长春：吉林科学技术出版社, 1991

4. Nian-sheng Cai, Dian-dong Li, Tak H Cheung, et al, The expression of granulocyte/macrophage-stunulating factor in activated mouse lymphacytes declines with age. Cellular Immunology, 1990, 130：311 – 319

5. 刘红强、李电东. 老化对神经白细胞素 mRNA 表达的影响. 中华老年心脑血管病杂志, 2000, 2：51 – 53

6. Gen – Xiang MAO, Hong – Bin Deng, Dian – Dong Li, et al. Protective Role of Salidroside against aging in a mouse model induced by D – galactose Biomedical and enwionmental Sciences, 2010, 23, 161 – 166

第二十一篇　脑卒中的实验方法与技术

第一章　脑缺血模型

脑缺血是严重危害人类健康的主要疾病之一，在我国居民中脑卒中死亡率仅次于癌症居第二位；随着人口老龄化的出现，其发病率日益升高，已构成一个严重的社会问题。为了系统地研究脑缺血的病理生理及观察药物的治疗作用，必须有一个较接近临床的，重现性好，可控的脑缺血动物模型。近20年来，大量文献报道用大鼠制备脑缺血模型，其主要原因在于大鼠脑血管解剖结构，神经元接近高等动物，重现性好，价廉，而且由于其脑组织小，便于冷冻后进行生化检测，在进行组织检测（病理或免疫组化）时所花费用也随动物小而降低。小鼠脑缺血模型制备较大鼠难度大，但在国外，正常小鼠和转基因小鼠是主要的实验动物，因此小鼠脑缺血模型也应用的越来越为广泛。此外大动物如狗，猫，兔和灵长类动物也可进行脑缺血研究。

根据脑血管的解剖特点，脑缺血模型通常可分为局部脑缺血和全脑缺血两大类。考虑到要进行少量药物筛选及减少药物筛选的费用和工作量，可用培养神经细胞进行体外筛选。本章将重点介绍大鼠脑缺血模型的制备，并对小鼠脑缺血模型的制备做一简要概括。

第一节　动物模型

一、局部脑缺血模型

在临床上，大脑中动脉（middle cerebral artery，MCA）供血区梗死造成的脑卒中约占缺血性脑卒中的25%；还有资料显示，80%的脑卒中的发生与MCA区域的缺血性损伤有关。因此，为模拟临床上脑缺血病人，许多暂时性或永久性脑缺血的模型的制备多采用阻断大脑中动脉。

（一）血管内线栓法大脑中动脉阻断（middle cerebral artery occlusion，MCAO）

在早期，大多数局部脑缺血模型需要切除颅骨，暴露MCA及其分支。在这些模型中，MCA被电凝、永久结扎、或者钳夹一段时间后再灌注。这些模型通常伴随广泛的创伤性手术过程，有时甚至引起创伤性脑损伤，而且当去除硬脑膜时，对颅内压有一定影响，此外，该模型形成的脑梗死体积较小。

1989年，Zea Longa等报道了一种创伤性小，可靠的大鼠暂时性局部脑缺血模型——血管内线栓法MCAO模型。MCA在起始处被阻断，因此产生的脑梗死区域包括皮层和皮层下。目前，此模型已被广泛用于抗脑缺血药物的研究。在正式实验前，应先借助于图谱熟悉大鼠颈部血管的解剖结构，并利用一些大鼠练习手术显微镜下分离颈动脉的各种分支。

1. 实验材料　雄性大鼠270～300g；异氟烷（isoflurane）；30% O_2/70% N_2O；麻醉剂雾化及流量控制器（VMC Anesthesia Machine VIP3000-Influrane，Matrx Medical INC.）；手术显微镜（Steremaster Zoom microscope，Fisher Scientific）；手术恒温加热系统（Harvard Homeothermic Temperature Control Unit，Harvard Apparatus）；手术电凝器（Vetroson V-10 BI-Polar Electrosurgical Unit，Summit Hill Laboratories）；激光多普勒血流监测仪（Perimed Periflux 5000，Perimed AB）；股动脉套管；心率血压监测仪（Advanced NIBP Auto Inflate Blood Pressure Monitor，Harvard Apparatus）；血气及血糖测定仪（i-STAT Portable Analyzer，Harvard Apparatus）；0.28mm尼龙栓线；5-0丝线；各种手术器械等。

2. 手术前准备

（1）动物手术前夜禁食，自由饮水。

（2）栓线的制备 手术的成功需要有好的栓线。通常选择 0.28mm 直径的尼龙线。将尼龙线切成 40mm 的小段，检查切口是否平滑。将栓线头在硅化树脂中浸泡，使其变圆钝。待干后，在显微镜下检查，保证栓线头直径在 0.37~0.4mm。

3．手术步骤

（1）使用 3% 异氟烷在 30% O_2/70% N_2O 引导下通过麻醉剂雾化及流量控制器麻醉大鼠。

（2）将大鼠仰卧位置于恒温板上，保持体温 37℃。

（3）将大鼠置右侧卧位，在同侧颞肌中部，做一个长 10~15mm 的切口。分离肌肉，暴露眼、耳之间的颅骨，用棉签将颅骨表面擦干。将激光多普勒血流监测仪的探头座用胶水（cyanoacrylate glue）固定于颅骨表面，待胶水粘牢后，探头插入探头座中。为避免损伤血管和神经，所有手术过程应尽可能在手术显微镜下完成。

（4）大鼠置于仰卧位，股动脉穿刺插管，并连接到心率血压监测仪上。在实验过程中，持续监测心率和血压。取动脉血进行血气和血糖分析。

（5）颈部正中切口约 25mm，在右侧的肩胛舌骨和胸锁乳突肌形成的三角处暴露颈总动脉（common carotid artery，CCA）及其分支颈外动脉（external carotid artery，ECA）和颈内动脉（internal carotid artery，ICA）。

（6）结扎 ECA 的分支枕动脉、甲状腺上动脉及 ECA 终末支，分离 ICA 的颅外分支翼腭动脉。

（7）将 ECA 结扎并剪断，把 ECA 远心端拉直与 ICA 成直线，并在分叉处松松地结扎一根 5-0 丝线。

（8）用动脉夹夹闭 CCA，ICA，在 ECA 上剪一个小切口。将一根直径为 0.28mm 的尼龙线由 ECA 插入 ICA，扎紧分叉处的丝线，移去 ICA 上动脉夹，缓慢地将尼龙线插入 ICA 约 20mm，进颅至大脑中动脉起始处。移去 CCA 上的动脉夹。激光多普勒血流监测仪显示血流明显降低。插线时，动作要轻柔，避免穿破血管（图 21-1-1）。

（9）关闭颈部的手术切口。大鼠苏醒后，观察其行为学变化，以判断 MCA 是否阻断成功。

（10）根据实验需要，如果 MCA 暂时性阻断，在预定时间拔出尼龙线，结扎 ECA 开口处。暂时性脑缺血通常阻断 MCA 2h。如果实验要求永久性阻断 MCA，则把栓线留在原处，手术结束。

动物实验常规装置见图 21-1-2。

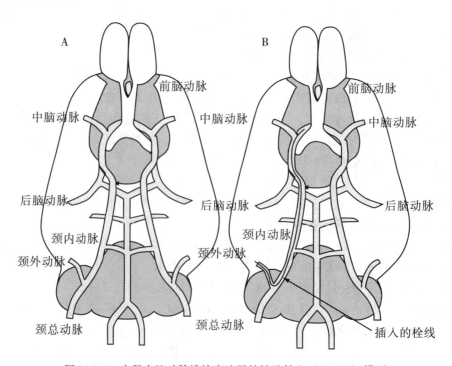

图 21-1-1 大鼠中脑动脉线栓塞法局灶性脑缺血（MACO）模型

A．插线前，B．插线后。

4. 神经行为学评分法　MCAO 大鼠麻醉清醒后，进行行为学检测。参照 Bederson 的方法提鼠尾离地面约 1 尺，观察两前肢情况；将大鼠置平滑地板上，分别推左（或右）肩向对侧移动，检查抵抗推动的阻力；观察大鼠的行走情况。按以下标准进行评分。分数越高，说明动物的行为障碍越严重。评分最好用单盲法。

0 分：两前肢有力，对称地伸向地面；双肩抵抗力一致；行走正常；

1 分：手术对侧肩内旋，前肢内收；双肩抵抗力一致；行走正常；

2 分：手术对侧肩内旋，前肢内收；推动双肩时，手术对侧抵抗力下降；行走正常；

3 分：手术对侧肩内旋，前肢内收；推动双肩时，手术对侧抵抗力下降；行走绕圈；

4 分：手术对侧肩内旋，前肢内收；无自发活动；

5. TTC 染色测定脑梗死体积　根据实验需要，缺血损伤一定时间后，大鼠经戊巴比妥（40mg/kg）麻醉，断头取脑并用切片槽（PA001 Rat Brain Blocker，David KOPF Instruments）切成 7 片 2mm 厚的冠状切片。

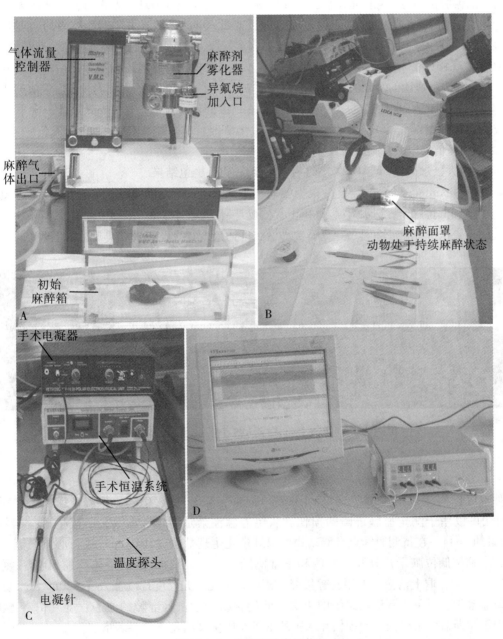

图 21-1-2　动物实验常规装置

A. 麻醉剂雾化及流量控制器、初始麻醉箱；B. 手术显微镜及手术器械；C. 手术恒温加热系统及电凝器；D. 激光多普勒血流监测仪。

然后迅速将脑片置1.2% TTC（2, 3, 5-triphenyltetrazolium chloride）和0.1mmol/L K₂HPO₄的水溶液中，避光，37℃孵育30min，期间每隔7~8min翻动1次。经染色后，正常脑组织呈玫瑰红色，而梗死组织呈白色，且界线分明。温孵完毕后，将每组脑片排列整齐，用数码相机将脑片正反面拍摄保存。每张脑片采用图像分析软件计算脑梗死面积（SPOT 3.5），每张脑片的梗死面积取正反面梗死面积的平均值。梗死面积之和乘以脑片厚度得出梗死体积。梗死体积以所占大脑半球的百分率来表示，以消除脑水肿的影响。具体计算公式为：

脑梗死体积（%）=（手术对侧半球的体积 – 手术侧未梗死部分的体积）/手术对侧半球的体积

6. 局部脑血流（regional cerebral blood flow，rCBF）的测定　激光多普勒血流监测仪测定的基本原理和技术方法可以参见文献9描述。如果脑血流的测定仅仅是为了监测模型成功与否，则可以按照手术步骤中的方法固定探头，测定缺血前后以及再灌注后的血流值的变化，若血流值在缺血后立即下降到基础值的30%以下，可以认为模型成功。如果需要把rCBF作为一项测定指标，或观察药物对脑血流是否有影响，则需要对rCBF进行连续测定，方法如下：

大鼠麻醉后俯卧位固定于立体定位仪上，开颅窗并用3%双氧水清理手术视野，以前囟为坐标原点，选取前囟后2mm，右侧3mm为测定点，用牙科钻打薄直径2~3mm区域（并随时用冰冷的生理盐水湿润此区域），保持硬脑膜的完整并避开较大的血管，定位并固定好探头座，之后插入探头。动物仰卧位于手术台上，进行MCAO手术（详见手术步骤），线插入ICA后先不插入颅内，待脑血流读数稳定后，记录10min内血流值，以其平均值作为脑血流的基础值（100%）。完成MCAO手术，把线插入颅内，当血流值突然下降至基础值的20%~30%左右时，说明中脑动脉血流已被阻断。持续测定血流值，每10min累计一次平均。缺血一定时间后，拔线再灌，继续记录再灌注后血流值的变化情况。以每组MCAO前的血流值为本组的基础值（100%），之后血流值均以此基础值的百分率表示。

图21-1-3为大鼠永久性MCAO 24小时后，脑组织TTC染色结果。

7. 脑水肿（brain edema）的测定　根据实验需要，缺血或缺血再灌注一定时间后，即刻断头取脑，去除嗅束、小脑和低位脑干，分开手术侧和正常侧脑半球，分别称重（湿重）。置于烤箱中95℃烘烤24小时至恒重后，再次称取脑重（干重）。脑含水量按下述公式计算，以便估算脑水肿程度。

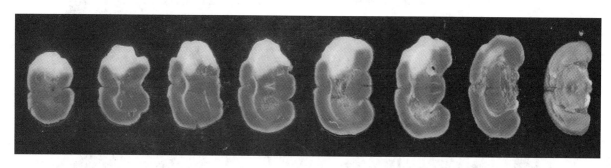

图21-1-3　大鼠永久性MCAO 24小时后，脑组织TTC染色

脑含水量（%）=（湿重 – 干重）/湿重 × 100%

脑水肿也可以间接以血脑屏障（blood brain barrier，BBB）破坏的程度来表示。伊文斯蓝（evans blue）溢出法可以用于测定血脑屏障的损伤。从尾静脉注射适量的4%伊文斯蓝生理盐溶液（小鼠约0.1ml，大鼠约1ml）。在待测时间点麻醉动物，以肝素化生理盐水（10U/ml）进行心脏灌流。断头取脑，去除嗅束、小脑和低位脑干，分开手术侧和正常侧脑半球，分别加入10倍体积的50%三氯乙酸匀浆，1000g离心30分钟，取上清液，并用乙醇稀释4倍后，荧光分光光度计（激发光620nm，发射光680nm）测定伊文斯蓝含量。以单位重量脑组织中伊文斯蓝的含量表示血脑屏障的通透程度（μg/g脑组织）。正常脑组织中伊文斯蓝含量极低，而损伤和水肿的脑组织中伊文斯蓝含量显著增加。

随着基因功能研究的不断深入以及基因技术的不断完善，越来越多的转基因动物被应用于药理学研究中。由于目前转基因小鼠在转基因动物领域占有绝对主导地位，因而小鼠线栓法MCAO模型已成为脑缺血研究的必备手段。

8. 小鼠线栓法 MCAO　其操作过程与大鼠模型基本一致，只是手术难度略有增加。需要特别指出的是所用栓线直径与小鼠体重要相互匹配。根据我们的经验，当选用小鼠为 20～25g 体重大小时，栓线应该选用 7-0 尼龙线。栓线头端经钝化处理并包被硅化树脂后，直径大约在 0.18～0.22mm。栓线插入 ICA 深度大约为 10mm。

不同种系的小鼠后交通动脉的开放程度变化很大，即使同种系的不同动物间也变化各异，所以此模型个体差异偏大。尤其使用转基因小鼠时，对照组应尽量选用同一种系。

9. 特点　①不需要开颅，避免手术对脑组织的创伤和刺激作用；②可缺血再灌以利对脑缺血的病理生理研究；③方法简便，重现性好，易掌握；④通常选用 Wistar 或 Sprague-Dawley（SD）大鼠，Fischer-344 大鼠因为 ICA 易痉挛，不适于制备线栓法 MCAO 模型。

（二）电凝法永久性 MCAO

1970 年首次用大鼠进行 MCAO 实验后，Taumura 于 1981 年发表了 SD 大鼠 MCAO 方法，此法为切除后 1/2 颅骨，暴露卵圆窗，在其前、后侧开一小颅窗，在走向鼻皮层和外侧纹状体分支之间电凝阻断 MCA，引起尾核外侧和前脑皮层梗死。直至 20 世纪 90 年代中期，此模型一直被视为检测脑保护药物的"金标准"。后来 Bederson 详细研究了 MCA 的精确阻断部位，观察了神经症状与神经病理改变，发现用 SD 大鼠结扎较长一段 MCA，即从 MCA 的始端延伸至大脑下静脉，或从嗅束近端 2mm 至大脑下静脉处予以阻断，所有大鼠均产生严重神经学损伤及基底节和皮层梗死。相反，若靠近嗅束阻断较窄一段 MCA，只有 2/3 动物出现梗死。在颈内动脉出口处阻断窄段 MCA，梗死范围很小。而在大脑下静脉外侧阻断很窄一段 MCA，则不产生梗死。我们用 Wistar 大鼠（250～300g），MCAO 部位在嗅束近端至大脑下静脉一长段，梗死范围包括基底节和皮层，术后 24 小时全部动物均出现脑梗死和神经学损伤，且重复性好。

1. 实验材料　雄性大鼠 270～300g；异氟烷；30% O_2/70% N_2O；麻醉剂雾化及流量控制器；手术显微镜；恒温板；激光多普勒血流监测仪；高频电刀；各种手术器械。

2. 手术步骤

（1）使用 3% 异氟烷在 30% O_2/70% N_2O 引导下通过麻醉剂雾化及流量控制器麻醉大鼠。

（2）将大鼠置于恒温板上，保持体温 37℃。

（3）大鼠置于仰卧位，股动脉穿刺插管，并连接到心率、血压监测仪上。在实验过程中，持续监测心率和血压。取动脉血进行血气和血糖分析。

（4）将大鼠置侧卧，沿右外耳道与右眼外眦连线的中点，垂直于连线切开皮肤约 2cm，然后在手术显微镜下沿颞肌中线，依次切断颞肌和咬肌，将这些肌肉向两侧分开，暴露出颧弓。操作时注意保护面神经和腮腺。

（5）用咬骨钳除去颧弓，并沿颅骨剪开筋膜，从而暴露出颞前窝。

（6）用小牵张器将颧弓和下颌骨的距离撑大，暴露鳞状骨的大部分，然后在颧骨和鳞状骨前联合的前下方约 2mm 处钻孔，开一直径约 2mm 的小颅窗，此时透过硬脑膜就可见一条较直且少分支的小血管，即为 MCA。它几乎垂直路过嗅束向上而行。

（7）在显微镜下用细针刺破硬脑膜，分离血管周围的软脑膜和蛛网膜组织，使之游离。

（8）用细分针在嗅束与 MCA 交界处轻挑起 MCA，将电刀置双极电凝位置，选择 3～4 档电凝开关，电凝烧灼嗅束内 1mm 至大脑下静脉之间的一段 MCA。电凝时，为避免电凝不完全所致的出血，尽量将 MCA 挑起，使血管内血量减少。另外为保护周围组织免受灼伤，可用湿棉球保护。

（9）阻断 MCA 后，用小块肌肉组织轻敷于颅窗上，然后逐层缝合伤口，手术后回笼饲养。为预防感染，在手术前一天及术后，可给予抗生素。

3. 特点　此模型获得的梗死较一致，手术成功率为 99%。根据每批动物 MCA 的侧支丰富程度不同，产生的梗死面积约在 15%～24%。在 Wistar 大鼠引起的梗死最小（62mm³），并且个体间差异最大；SD 和 Fisher344 大鼠则产生较大的梗死，梗死体积分别为 99mm³ 和 106mm³；SHRsp 大鼠显示最大和最稳定的梗死（172mm³）。但手术较大，并且血流的阻断是永久性的，不能模拟临床上缺血再灌注损伤的病理生理过程。因此，目前应用并不广泛。

（三）光化学引起的 MCAO

本法是给动物注射光敏染料，在所选的特定部位用特定波长光束照射，引起血管内皮损伤，出现血小板聚集，使血栓形成（图 21-1-4）。

1. 实验材料　雄性大鼠 270～300g；异氟烷；30% O₂/70% N₂O；麻醉剂雾化及流量控制器；手术显微镜；恒温板；股动脉套管；心率血压监测仪；立体定位仪；光敏染料 Rose Bengal；氙灯。

2. 手术步骤

（1）使用 3% 异氟烷在 30% O_2/70% N_2O 引导下通过麻醉剂雾化及流量控制器麻醉大鼠。

（2）将大鼠置于恒温板上，保持体温 37℃。

（3）股动脉穿刺插管，并连接到心率血压监测仪上。监测脑血流（方法同上）及血气等其他生理指标。

（4）切开头皮暴露颅骨（或在 MCA 部位）。用立体定位仪确定照射部位的坐标，用氙灯照射 2min（或 20min）。波长为 560nm（接近 Rose Bengal 最大吸收）。

（5）光敏染料 Rose Bengal 的分子量为 1018，溶解在生理盐水中，浓度为 7.5mg/ml，按大鼠 100g 体重静脉注射 0.133ml，在 1.5min 内注射完毕。

（6）为防止灯光热度，在非照射的其他部位采取冷却措施，如用白色反光物品遮盖住不受照射部位。其栓塞程度（如大小或位置）取决于照射光的波长，强度及照射时间。

3. 特点：①可任意选定栓塞部位，如 MCA 或皮层区域；②较接近临床脑血栓形成；③栓塞大小及部位的重现性好；④自发性高血压大鼠（spontaneously hypertensive rats，SHR）比一般大鼠栓塞体积大（SHR 为 84.8±17.4mm³，而 SD 大鼠为 11.6±2.2mm³）。

（四）多发性局部栓塞

脑血栓的形成，一般可以分成原发性血栓和栓子两种。原发性血栓是指血栓直接在脑血管中形成并阻断原位血流，不发生迁移。而栓子则可以在脑部之外临近部位形成，随血流迁移到脑血管中，造成血流阻断。多发性局部栓塞模型，模拟了人体中栓子的形成，移动以及最终形成脑血管栓塞的过程。适用于血栓形成过程的研究和溶栓治疗的观察。

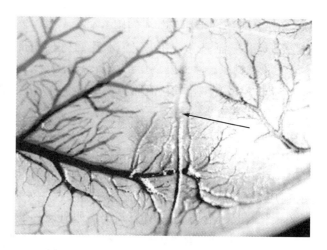

图 21-1-4　光化学法引起的血栓（箭头所示）

引自 Yao et al. Stroke, 1996, 27：333－336。

方法：将聚乙烯塑料管（PE-20）逆向插入左侧 ECA，其尖端固定在颈动脉体部位的分叉处，以动脉夹暂时夹闭 CCA 和 ICA 的颅外分支翼颚动脉，然后注射 PVA（polyvinyl acetate，35μm，3% W/V），经左 ECA 流入 ICA，整个过程为 30s，然后除去动脉夹并拔出 PE-20 管，结扎 ECA 的开口。24 小时后可以观察行为、梗死体积和其他生化指标。

按同法，也可将相同大小的其他栓子注入 ICA 引起脑血栓。可用作栓塞法的栓子种类很多，例如自体血栓、微球、炭素颗粒或淀粉微滴等。此种模型的共同特点是，栓子由 ICA 进入 MCA 后，直接导致同侧大脑皮层、海马、深层灰质结构的梗死。

血栓性栓子制备方法：取 100μl 血，室温放置 48 小时，使形成血凝块。分离血清后，用 26 号针头吸血块注入生理盐水中成分散的小血凝块，用针头再重复 3 次，使形成的血凝块颗粒小于 100μm，最终制成血凝块栓子悬液，用作注入 ICA 的血栓。

除了利用不同类型栓子直接造成血管栓塞之外，也可以将一些生物活性试剂，如花生四烯酸钠、月桂酸钠等，注入 ICA 内，诱发血管内皮损伤并间接引起血栓形成。以月桂酸钠诱导脑栓塞为例说明月桂酸钠是一种可以导致组织和细胞坏死的化学损伤剂，被注入血管后，可以造成血管内皮细胞的急性损伤，进而激活血小板的聚集和黏附作用，形成含有纤维蛋白的血栓。在大动脉和细动脉之间存在血流动力学差异，即细动脉中的血流速度明显低于大动脉，因而，损伤剂注入后在细动脉中停留时间显著延长，造成损伤和栓塞的部位多为一些细小动脉，如穿动脉，诱发的梗死则多为腔隙性脑梗死。

此模型比较接近于人体内的血栓形成的真实过程，缺点是由于栓子和栓塞剂移动的随机性，造成栓塞部位及栓塞大小很难预知，不利于实验结果的定量分析。

（五）蒙古沙鼠单侧颈总动脉结扎

单侧颈总动脉结扎只有 30%~40% 的动物产生严重的神经学症状，并在 2 天内死亡。经组织学检查证明这些动物无后交通支，血管结扎后 4~24h 病理学检查发现，患侧半球肿胀，苍白，软化。在翻正反射消失的动物，栓塞扩展至整个半球。用超微结构和免疫学电镜法可见海马下脚 CA1 区在缺血 5min 后即出现肿胀和变性改变。这些动物神经学症状表现为反应低下，对侧偏瘫，阵挛抽搐和滚动发作。

该模型优点：①手术简便，可得到 1/3 动物半球梗死；②可用作筛选脑保护药。但也必须考虑它的缺点：①体重小，对测定生理指标（动，静脉和气管插管较难）不便；②只有 1/3 动物出现缺血，因此只有待动物清醒后才能鉴别其神经症状，并确定是否缺血；③本模型特点是动物常出现惊厥，为避免与缺血引起的病理改变混淆，所以凡出现惊厥者舍去不用。

局部脑缺血模型很多，但应用最为广泛的是大鼠暂时性和永久性 MCAO 模型。其原因是重复性好，梗死面积较大，适合药效学和病理生理机制的研究。目前小鼠的 MCAO 模型也在国外普遍应用，虽然手术难度增加，但转基因模型的应用更有利于脑缺血机制的研究。其他局部脑缺血模型则根据特定情况酌情使用。

二、全脑缺血模型

（一）蒙古沙鼠两血管阻断模型

蒙古沙鼠约有 1/3 缺乏后交通支，因此双侧颈总动脉结扎即可产生全脑缺血。此模型被广泛用于研究全脑缺血的病理改变及评价脑保护药物的治疗效果。并且此模型还可用于缺血耐受的研究。

1. 实验材料　雄性蒙古沙鼠 60~80g；异氟烷；恒温板；各种手术器械等。

2. 手术步骤

（1）使用异氟烷持续麻醉蒙古沙鼠。

（2）将沙鼠腹侧位颈正中切口，仔细分离双侧颈总动脉，避免损伤周围的血管及迷走神经。

（3）将丝线置于双侧颈总动脉下，使其游离。抬高双侧颈总动脉，引起全脑缺血。通常缺血 5min，然后放松颈总动脉，使其血流恢复。关闭手术切口。

缺血 5min，可产生迟发性海马 CA1 区锥体神经元损伤或死亡。缺血时间延长神经元损伤更为严重。单或双侧动脉阻断不仅引起选择性易损区的缺血性细胞改变，而且产生另一种病理学过程，如在深部皮层、CA1 区及海马近中线区引起选择性的尼氏体分解。这种变化是一种反应性的变化，它与缺血时间无关，而与缺血诱发癫痫发作有关。

3. 特点　方法简便，应用较广。但可诱发癫痫，在实验室要剔除惊厥动物。

（二）大鼠四血管阻断（4-VO）前脑缺血模型

4-VO 是指阻断双侧椎动脉和双侧颈总动脉。此模型广泛用于研究缺血诱导的神经细胞死亡的机制，及检测神经保护药物的作用。

1. 实验材料：雄性 Wistar 大鼠 270~300g；异氟烷；30% O_2/70% N_2O；麻醉剂雾化及流量控制器；立体定位仪；手术显微镜；恒温板；电凝装置；无创伤性颈动脉套扣；各种手术器械等。

2. 手术步骤：

（1）使用 3% 异氟烷在 30% O_2/70% N_2O 引导下通过麻醉剂雾化及流量控制器麻醉大鼠。

（2）将动物固定在立体定位仪的耳杆上，将头向下 30°。尾部用橡皮带绑扎，给予一定拉力，使动物颈部脊髓伸展，使椎板处于水平位置，便于观察和电凝翼状孔下的椎动脉。

（3）大鼠背侧枕骨下正中切口，分离椎旁肌，暴露第一颈椎翼状孔。

（4）通过两侧翼状孔插入 0.5mm 直径的电凝针，电凝双侧椎动脉，致永久性阻断。进针约 1~3mm，电凝 2～5s，至针尖变红。关闭手术切口。

（5）将大鼠从立体定位仪上移开，但仍保持麻醉状态。腹侧位颈正中切口，仔细分离双侧颈总动脉，避免损伤周围的血管及迷走神经。

（6）将无创伤性颈动脉套扣置于双侧颈总动脉上，套扣不拉紧，不影响脑血流。将套扣的末端外置，关闭手术切口。

（7）将大鼠放回笼子，恢复 24h，在此阶段，它们的行为无异常。

（8）24h 后，在大鼠清醒状态下，操纵套扣，夹闭双侧颈总动脉形成全脑缺血。在此期间观察动物的意识情况。大鼠应表现为意识丧失，无反应，翻正放射消失。2～3min 内 EEG 成等电位，直到再灌后才恢复。只有这样的动物才被认为是全脑缺血。该动物仍有自主呼吸及角膜反射，说明脑干无明显缺血。如果大鼠有翻正反射，对刺激有反应，提示椎动脉电凝不完全或颈动脉的血流未完全阻断。

（9）缺血 10～30min 后，放开套扣，恢复颈动脉的血流。动物缺血后，血压上升 2.67～4.0 kPa，伴换气量增加，体重下降，缺血 10、20 和 30min，大鼠发生惊厥的比例分别为 0%，8% 和 20%（在 24h 内）或 40%（72h 内）。为便于分析结果，一般将惊厥的动物剔除。

此模型中，缺血诱导的神经细胞死亡是延迟性的。缺血时间的变化对再灌后不同时间神经细胞的死亡情况及不同部位脑区神经细胞死亡的影响有所不同。如缺血 10～15min，海马 CA1 区的神经元发生中等程度的死亡，并继续发展，一周后，神经元死亡达峰。但缺血 30min，CA1 区神经元在 72h，即可观察到最大死亡。缺血 10～15min，能引起广泛的海马 CA1 区神经元死亡，但对纹状体的损伤并不稳定，有些动物几乎没有纹状体损伤；缺血 20～30min，纹状体损伤明显，并且伴有皮层神经元死亡。所以根据实验目的决定缺血及再灌的时间至关重要。

3．本法优点　①简便易掌握；②可在清醒状态下应用；③可产生严重的前脑缺血并可进行再灌注实验。

4．本法缺点　①成功率较低，一般为 50% 左右；②由于椎动脉与脊髓前动脉间可能有交通支，所以少数动物缺血深度不够；③可能由于急性脑干缺血，少数动物在脑缺血后骤然死亡；④个体差异大，模型稳定性差。

（三）大脑三动脉阻断（3-VO）前脑缺血模型

3-VO 是指基底动脉及双侧颈总动脉阻断。具体方法：麻醉下颈正中切口，分离双侧颈总动脉备用。咬去枕骨腹侧面部分颅骨，暴露延髓腹侧面，用丝线结扎基底动脉，然后用动脉夹夹闭双侧颈总动脉一定时间后，松开动脉夹进行再灌。或在基底动脉结扎后，待动物清醒后再进行颈总动脉阻断。三动脉阻断后 EEG 及行为改变与四动脉阻断模型相似。

本法优点是成功率高，稳定。其缺点是需开颅，暴露基底动脉，手术创伤大，易损延髓。

小鼠也可阻断双侧颈总动脉和基底动脉形成全脑缺血。此模型在保证脑干供血的同时暂时性的减少纹状体、海马和皮层的血流。但在手术过程中，容易牵拉气管增加呼吸衰竭的危险，加大了手术的难度。小鼠对于手术较大鼠的耐受力差，长期存活率低。因此在手术中生理指标的监测尤为重要。

（四）大鼠两血管阻断模型

是指双侧颈总动脉阻断伴低血压（一般为 6.67kPa）。该模型在 20 年前用于脑能量代谢的研究，近年来曾作为全脑缺血的模型之一，但现已很少应用。具体方法：先将双侧颈总动脉阻断，而后使动脉压降到 6.67kPa（放血或用咪塞酚/酚妥拉明保持低血压）。要求骤然产生低血压及骤然使血压恢复。在 5～15min 的低血压期间，新皮层 CBF 降到正常值的 15%，丘脑及间脑下降程度更轻些，组织病理学改变与四血管阻断模型接近。

优点：只需一次手术，能控制通气量，保证正常供氧，失败率低，出现缺血深度不够或早期死亡率比四血管阻断模型低。该模型对研究再灌后磷脂和能量代谢，神经递质代谢，组织病理及观察脑温下降对缺血的影响等指标较为有利。

缺点：必须在麻醉动物上进行，麻醉药及降压药会给分析结果带来复杂因素，长时间缺血也可出现惊厥。

大鼠全脑缺血模型的观察指标，最常用的是在全脑缺血 10~30min 后，进行再灌注，然后在第 7 天观察缺血易损区海马 CA1 和纹状体的病理改变。缺血时间与病理学改变成正相关。缺血 10min，第 3 天易损区海马细胞 40% 出现缺血性改变，但纹状体无损害。缺血 20min，海马 CA1 区有 85%，纹状体 35%，新皮层 35%~45% 的细胞出现损害。若缺血 30min，动物死亡率高，全部海马受损，特别在 CA1 区。纹状体在缺血 24h 损伤最严重，而海马和新皮层最严重的损伤时间可延长到 72h。一般缺血以 10min 为宜，然后进行再灌。本法可观察药物的治疗作用（病理变化）及病理生理和生化改变。

（五）断头缺血模型

大鼠或小鼠断头产生不可逆的全脑缺血。断头后需保持 37℃，经过一定时间，取脑经高氯酸匀浆或冷冻供各种生化测定。该方法可研究缺血后能量代谢，自由基及内源性抗氧化物 VitE 等，从而反映脂质过氧化及磷酸肌醇代谢。

全脑缺血模型以蒙古沙鼠两血管阻断和大鼠四血管阻断应用最为广泛。一般观察药物对其前脑缺血再灌后病理改变的影响及生化检测。而三血管和两血管合并降压应用较少。原因是前者损伤较大，后者有降压因素的参与，使脑缺血模型复杂化。

三、脑缺血模型注意事项

1. 麻醉方法及操作要点　麻醉剂雾化器中事前加入适量异氟烷。打开 O_2 和 N_2O 钢瓶出气阀门；调节气体流量控制器使 O_2 与 N_2O 的比例为 3:7；打开麻醉剂雾化器开关并调节异氟烷汽化后的比例为 3%（麻醉气体可以直接导入初始麻醉箱和麻醉面罩中，麻醉面罩可用 50ml 试管改制）。把动物放入初始麻醉箱中进行初步麻醉，待麻醉完全后，把动物拿出并放置在手术台上，戴上麻醉面罩使动物在手术操作过程中处于持续和平稳的麻醉状态。

吸入麻醉药作用于脑是其麻醉效应的根本，但均导致不同程度的脑血管扩张、脑血流量增加和颅内压增高，降低脑代谢率和氧耗量。因此，在选择麻醉药时应综合考虑药物的作用，最大程度的降低麻醉对脑缺血实验的影响。目前常用的吸入麻醉药物主要有氟烷（halothane）和异氟烷两种。由于氟烷有更强的血管扩张作用，降低了神经组织对缺血的易感性，因此异氟烷应用更为广泛。

2. 生理指标的检测　手术过程中，除了要监测局部脑血流的变化之外，还要对一些基本生理指标进行定时检测，主要包括血压/心率、血气、血 pH 值、血糖和颅温等数据。

手术时仔细分离右侧股动脉并插管，另一端连接血压测定仪，同时测定平均动脉压（MABP）和心率（HR）。可以在插管中接一个三通，以备实验中取血测定血气（PaO_2，$PaCO_2$）、血 pH 值、血糖和血细胞比容等相关数据（此部分数据可以应用血气测定仪一次得到，所需血量与仪器要求有关，一般来说，可以用毛细吸管采血，50~100μl 即可）。这些生理常数分别在 MCAO 手术即缺血前、缺血期间和再灌注后进行测定。

生理指标测定的意义在于监测手术和造模是否会引起动物生理状态的改变，生理指标变化较大的动物应剔除。如为药物实验，则可以观察到药物对生理常数的影响。

3. 保持脑温恒定　在缺血期间，一般脑温可逐渐下降 5~6℃。脑温的变化并不依赖于肛温的改变，也就是说直肠温度保持在 37℃，而脑温不一定不变，因此不能用直肠温度代表脑温。在实验中如不严格控制头温，就会影响缺血后对组织病理学的评价及某些生化指标的检测，也影响了对药物的评价。如在脑缺血期间，脑温在 36℃ 时，有 2~3 级组织学损伤改变的海马 CA1 区锥体神经元达 100%；脑温在 34℃ 时，仅有 20% 受损；在 33℃ 或 30℃ 时，则损伤降低至 0%。同样对背外侧纹状体的缺血损伤，脑温在 33~34℃ 损伤降低约为 80%，在 30℃ 时，则完全被阻断（损伤为 0%）。因此在急性实验时要保持头温恒定；在慢性实验时要保持室温恒定。否则实验数据波动，结果难以评价。检测脑温可用大鼠颞肌温度代之。

4. 葡萄糖水平的影响　如缺血前给葡萄糖，明显加重全脑或局部脑缺血的脑损伤程度。反之，禁食动物脑损伤症状反而减轻。原因是，在缺血期间，尤其是不完全缺血时，厌氧代谢导致组织中乳酸堆积，产生乳酸酸中毒，因此实验动物的食物供给要相似。

第二节 体外模型

在啮齿类动物暂时性脑缺血模型中，海马是最易损伤的脑区之一。海马神经元通过体外培养能够发育成熟，表达神经元的抗原，并具有成熟神经元的形态，包括轴突，树突和突触。因此，此模型可用于研究药物对神经元的生长、发育、分化，神经突触的形成，突触可塑性及损伤后的影响。目前，离体培养的海马脑片也被广泛用于研究脑缺血的损伤。在培养液暂时去除氧气和葡萄糖（oxygen-glucose deprivation，OGD）诱导的海马神经元和脑片损伤，是模拟脑缺血的一种体外模型，已被用于病理、电生理和药理学的研究。

一、海马神经细胞的原代培养

1. 实验材料 Wistar 孕鼠，孕期 17～20 天；DMEM/F12 培养基，Neurobasal™ Media 培养基，B27，0.25% Trypsin-EDTA，HBSS 液，胎牛血清，超净工作台，CO_2 培养箱，倒置显微镜，细胞培养板，多聚赖氨酸，200 目金属细胞筛，培养皿，0.2% 台盘蓝，各种手术器械等。

2. 溶液配制

（1）解剖液 葡萄糖 1.5g，蔗糖 3.75g，Hepes 1.1732g，D-1 盐溶液 25ml，加水至 500ml，用 NaOH 调 pH 至 7.3～7.4。

（2）D-1 盐溶液 NaCl 180g，KCl 8g，$Na_2HPO_4 \cdot 7H_2O$ 3.6g，KH_2PO_4 0.6g，酚红 0.024g，加蒸馏水至 1000ml，4℃备用。

（3）种植液 高糖 DMEM，10% 胎牛血清，5% 马血清，2mmol/L 谷氨酰胺。

（4）培养液 Neurobasal™ Media 培养基 50ml，B27 1ml，0.5mmol/L 谷氨酰胺。

3. 海马细胞分离及培养步骤

（1）CO_2 麻醉孕鼠，通过颈椎离断法将大鼠处死。

（2）大鼠腹部用 70% 的乙醇消毒，切开皮肤，暴露子宫，小心剖开子宫，取出胎鼠放于解剖液中。平均每只孕鼠有 10～12 只胎鼠，E17-E20 胎鼠长度大约为 20～35mm，理想的胎龄为 E18，胎鼠身长为 25mm。

（3）分离胎鼠的头部，用镊子固定头部，剪开颅骨，小心取出胎鼠的全脑，放到装有新鲜解剖液的培养皿中。

（4）在镜下分离海马组织，去除周围的血管。剪碎海马组织之后，将其移入 15ml 离心管中，4℃离心 200g 5min，小心吸去上清液。

（5）加入 0.25% 的 trypsin 3ml，在 37℃温育 15min，在温育过程中海马组织逐渐沉于管底。小心吸出胰蛋白酶消化液，加入 3ml 种植液，4℃离心（200g，5min），再加入 3ml 种植液，轻柔地振动混匀，静置 5min 让组织下沉。

（6）吸除上清，再重复 1 次，将胰蛋白酶彻底去除。最后加入 3ml 种植液，吹打分散组织制成细胞悬液。过 200 目金属筛。

（7）计数细胞。将 15μl 细胞悬液与 15μl 0.2% 台盘蓝混匀，显微镜下计数。活细胞不被染色。

（8）按 1×10^5 接种于多聚赖氨酸包被的培养板中。细胞培养于 37℃含 5% CO_2 的培养箱中，第二天全部换用 Neurobasal™ Media 培养基，常规每 3 天换半量培养基。2 周后可开始用于实验研究。

二、海马组织切片培养 （organotypic hippocampal slice cultures，OHCs）

相比较神经细胞培养和整体动物模型，组织切片培养介于两者之间，虽是体外模型，但保存了内在的突触联系和解剖关系，可用于研究神经元死亡的细胞和分子机制，同时也是研究神经损伤、神经保护、神经修复及突触可塑性的良好模型。组织切片最常用的是大鼠和小鼠的脑组织，也曾有文献报道使用兔、猪和胎儿的脑组织进行培养。脑切片一般取自生后 6～7 天的动物，切片的脑区通常为海马或海马及皮层。培养时间根据实验需要可从 1 周到 2 个月。近年来，越来越多的海马组织切片培养用于神经系统疾病的研究，如脑缺血、癫痫和阿尔茨海默病等，探索其发病机制和可能的治疗靶点。

1. 实验材料 6~7 天 Wistar 大鼠，MEM 培养基，胎牛血清，超净工作台，CO_2 培养箱，厌氧培养箱（COY Laboratory Products Inc. Grass Lake，Michigan），倒置显微镜，细胞培养板，培养皿，McIllwain 组织切片刀（51350），Millicell 插入式细胞培养皿，各种手术器械等。

2. 溶液配制

（1）解剖液 50% MEM，10mmol/L Tris，2mmol/L NaHCO$_3$，12.5mmol/L Hepes，15mmol/L glucose，25% Hanks 平衡盐溶液（HBSS），100U/ml 青霉素，100μg/ml 链霉素，pH7.3。

（2）培养液 50% MEM，25% 马血清，25% HBSS，5mmol/L Tris，2mmol/L NaHCO$_3$，12.5mmol/L Hepes，15mmol/L glucose，100U/ml 青霉素，100μg/ml 链霉素，pH7.2

（3）无血清无糖的脱氧培养基（GSFM） 0.1mol/L PBS，20mmol/L Hepes，15mmol/L sucrose 蔗糖

3. 海马组织切片培养步骤

（1）大鼠断头，脑组织被快速取出并置于冰冷的解剖液中。注意无菌操作。

（2）快速分离海马，并使用 McIllwain 组织切片刀横向将海马切成 350~400μm 厚的切片。

（3）将海马切片转移至 Millicell 的多孔插入式细胞培养皿，并放入含 1ml 培养液的 6 孔细胞培养板。在 35℃ 含 5% CO_2 的培养箱中培养 12~14 天。

（4）第二天更换培养液，以后每周更换 2 次。

4. 低氧低糖条件下的海马组织切片及神经元培养 在培养 12~14 天后，用脱氧的无血清无糖的培养基冲洗培养的海马脑片或神经细胞，然后换用 1ml 此培养基。将培养的组织移至恒温控制的小室中，迅速将空气换成 95% N_2/5% CO_2，根据实验需要决定 OGD 时间（如海马细胞暴露 20min，海马切片暴露 10min）。之后，用正常的培养基冲洗组织，并放回正常条件的培养箱。一定时间后进行各种指标的检测分析。

上述方法除培养海马神经元外，还可用于培养胎鼠的皮层，嗅球，纹状体和脊髓的神经细胞。细胞外兴奋性毒性氨基酸增多、钙超载、线粒体功能障碍和氧化应激，导致细胞能量衰竭，是脑缺血引起急性和延迟神经元死亡可能的机制。低氧低糖模型模拟整体动物的缺氧缺血状态，是最常用的脑缺血损伤的体外模型。此外，还有多种因素可引起神经损伤，采用这些体外模型不仅能用于筛选神经保护剂，同时也阐述了药物的作用机制。例如：①兴奋性毒性氨基酸损伤：兴奋性氨基酸通过作用于突触后神经元的相应受体，激活受体门控性钙通道引起细胞内钙超载，继而引起线粒体功能障碍，能量代谢衰竭，内源性兴奋性氨基酸释放，加重神经元损伤。常用的有 N-甲基-D-门冬氨酸（NMDA）和谷氨酸（glutamate）；②氧化损伤：过氧化氢（H_2O_2）明显降低神经元的存活和抗氧化酶的活性，增加脂质过氧化物的生成，同时引起 Bax 和 p53 高表达，抑制 bcl-2 的表达，诱导神经元凋亡；③高 K^+ 损伤（20mmol/L）：过量氯化钾可使细胞去极化，开放电压依赖性钙通道引起细胞内钙超载。

三、少突胶质细胞的培养（oligodendrocytes culture，OLs）

具有抗脑缺血作用的神经保护剂的研究在实验室取得了显著效果，但临床实验几乎全部失败，究其原因，可能实验室研究只局限于神经元，而忽视了对白质的保护。白质约占人类大脑体积的 50% 以上，由轴突、胶质细胞（少突胶质细胞、星型胶质细胞和小胶质细胞）、神经纤维和血管组成。在各种胶质细胞中，OLs 对缺血性损伤有更为敏感，具有选择易损性。在某些脑区，对缺血性损伤的敏感性甚至超过神经元。给予谷氨酸或 OGD 诱导 OLs 损伤，是模拟脑缺血白质损伤的良好体外模型。OLs 在发育过程中大体经历了祖细胞、前少突胶质细胞、未成熟少突胶质细胞和成熟少突胶质细胞几个阶段，每个阶段的少突胶质细胞都具有特征性的形态，能通过特定的抗体识别。

1. 实验材料 普通级 SD 大鼠（P1-P2）、HBSS 液、Trypsin、DNase、DMEM 培养基、FBS、小鼠抗大鼠 A_2B_5、O_4、O_1 和髓鞘碱性蛋白（MBP）单克隆抗体、各种荧光二抗、恒温摇床、超净工作台、CO_2 培养箱、倒置显微镜、细胞培养板、培养瓶、70 和 15μm 筛子、各种手术器械等。

2. 溶液配制

（1）混合培养基 高糖 DMEM 培养基，含 20% 胎牛血清，100U/ml 青霉素，100U/ml 链霉素。

（2）条件培养基 高糖 DMEM 培养基，含 0.1% BSA、50μg/ml 转铁蛋白、50μg/ml 胰岛素、30nmol

亚硒酸钠、10nmol D-生物素、10nmol 氢化可的松、200μmol L-胱氨酸、10nmol/ml 重组人血小板衍生生长因子（PDGF）、10nmol/ml 碱性成纤维细胞生长因子（bFGF）。

3. 少突胶质细胞分离、培养及纯化鉴定

（1）取新生 48h 之内的 SD 大鼠，消毒后切开头皮，剪开颅骨及硬脑膜，取出脑组织，剥除软脑膜，剪碎脑组织。将脑组织将放入含有 0.01% Trypsin 和 10μg/ml DNase 的 HBSS 液的离心管中，37℃消化 15min。离心后，组织重悬于混合培养基中，吹打组织，并过 70μm 筛子过滤。将细胞种植于多聚赖氨酸处理的 75cm² 培养瓶中，每个培养瓶种植一个新生鼠的脑组织细胞。细胞置于 5% CO₂ 培养箱中 37℃培养 10 ~ 11 天，隔天换液。

（2）混合细胞培养 10 ~ 11 天后，恒温摇床 37℃ 200 rpm 振荡 1h，去除小胶质细胞/巨噬细胞。培养基吸出后，换用新鲜的混合培养基，恒温摇床 37℃ 200 rpm 振荡 18 ~ 22h，分离少突胶质细胞和星型胶质细胞。收集细胞悬液置于未包被的有盖培养皿中，37℃培养 1h，去除残留的小胶质细胞和星型胶质细胞（黏附于培养皿上）。

（3）收集细胞悬液，过 15μm 筛子过滤去除细胞团块，并离心 800rpm。用条件培养基重悬纯化的少突胶质细胞，种植于多鸟氨酸包被的培养板上，每 2 ~ 3 天换液，培养 7 ~ 9 天后用于实验。

（4）用特异性的抗体做免疫荧光鉴定。OLs 主要为祖细胞和前少突胶质细胞（A₂B₅⁺/O₄⁺O₁⁻/MBP⁻），纯度约为 95%。

四、体外模型的特点

神经细胞培养是现代医学和生物科学研究中广泛应用的一种技术。其优点是：①能长时间直接观察活细胞的形态结构和生命活动，可用于细胞学、遗传学、免疫学、实验医学和肿瘤学的研究；②便于使用各种不同的技术方法和记录方法（如相差显微镜、荧光显微镜、电子显微镜、放射性核素标记、组织化学和摄像）观察和研究细胞；③易于施用物理、化学和生物等实验条件；④可用于药物筛选，用药量少耗资少，出结果快。缺点是：神经细胞离体后，独立生存在培养环境中，尽管当前模拟体内技术发展很快，但与真正的体内条件相比，仍存在一定差异。例如，脑能量消耗很大，缺血几分钟即陷入"能量饥饿"状态，但培养的神经元能量消耗低，可能需 0.5 ~ 2 小时，才会发生"能量饥饿"。因此，在利用培养神经细胞、组织切片做实验对象时，不要与体内细胞真正等同起来，而且要重视进行整体动物的研究。

第二章　脑出血模型

脑卒中包括出血性和缺血性两大类。在出血性脑卒中，血管破裂，血液渗入脑组织，同时引起脑血流下降。因此，脑出血模型除了研究脑出血的机制及脑保护药的作用外，也可用于脑缺血模型的补充，从不同模型，多个角度衡量抗脑缺血药物的作用。下面将此类模型进行简要的总结。

一、脑卒中型自发性高血压动物模型

（一）脑卒中型自发性高血压大鼠（SHRsp）盐水诱发卒中模型

SHRsp 有重度高血压、脑血流下降、脑内小动脉坏死、血管壁严重损伤，易引起血栓形成或脑出血而导致脑卒中，病理显示蛛网膜下腔出血、脑出血及脑软化等改变。SHRsp 可作为脑出血模型，用于评价脑血管病药物。

用 6 周龄 SHRsp 大鼠进行实验。每天每只动物进盐量为 0.8 ~ 0.9g。至 10 周龄，每只动物每天进盐量增加为 0.9 ~ 1.3g。具体方法可将食盐拌入饲料中或饮用 1% NaCl，使每只动物摄入的盐量相同。由于高盐的摄入加速了脑卒中的发生。自 12 周龄开始，动物相继出现脑卒中发作。表现为激惹、阵发性抽搐、瘫痪、头大、进食少、尿失禁、竖毛、消瘦等症状。评定脑卒中发作的标准可规定如下：①单肢或前双肢或全身抽动；②出现偏瘫或全身瘫痪，腹部贴地，不能站立；③较重者为全身细小震颤，最后爬伏，软瘫，甚至死亡。以上各项中有些动物伴有激惹现象（跳或蹿）。凡出现以上一项症状者，评定为脑卒中发作。记录每只动物脑卒中的发作时间，一般自第6周开始慢性给药或给溶剂，观察脑卒中发作时间有否延缓，以评价药物有否预防作用。

于脑卒中发作后，可立即进行给药治疗，根据症状的评分和死亡率的高低，评价药物作用。本项实验要监测血压，以排除降压药对其影响。

动物自脑卒中发作后的神经症状评分标准（摘自本实验室）可规定为：

本法的优点是较接近高血压危象所致的脑卒中病人。其缺点是：①由于SHRsp脑卒中时的脑出血或栓塞无固定部位，不能用病理作为评价指标；②有降压作用的药物会影响其评价；③SHRsp大鼠价格昂贵，饲养条件要求严格，观察周期长，因而不利于作为筛选模型。

级别（分）	症状
0	正常
1	少动或轻度激惹
2	一侧前肢或头抽动或钻笼角不动，或激惹性亢进（跳或蹿）
3	单侧前、后肢或单侧前肢瘫痪，身躯歪斜，行走困难
4	腹部贴地，不能站立，四肢瘫痪，全身细小震颤

（二）脑卒中型自发性高血压小鼠高盐及 Nω-硝基-L-精氨酸甲基酯诱发卒中模型

含人肾素（renin）和血管紧张素肽原（angiotensinogen）这两种基因的转基因小鼠（R⁺/A⁺）是一种慢性高血压模型，其血浆血管紧张素Ⅱ的含量比正常小鼠高4倍，平均动脉压（mean arterial pressure，MAP）为150~160mmHg。4~5月龄的转基因小鼠给予8%高盐饲料和每天100~120mg/mg Nω-硝基-L-精氨酸甲基酯（Nω-nitro-L-arginine methyl ester，L-NMDA）加到饮水中，增加动脉血压。全部高盐饲料和L-NMDA喂养的R⁺/A⁺小鼠在10周内死亡，病理显示脑干、小脑和基底节多处急性出血，出血面积分别为22、47和110μm²。收缩压（systolic blood pressure，SBP）和MAP显著升高。体重及心脏重量/体重与对照组相比都显著升高。单独给予高盐饲料或L-NMDA饮水的转基因小鼠也显示中度的病理和血压改变，24周内的死亡率分别为25%和37.5%。对照组小鼠在L-NMDA和/或高盐喂养的24周内无死亡，无脑内出血的病理改变，SBP有中度升高，但MAP无异常。此模型是目前唯一的一种能形成自发性出血性脑卒中的高血压小鼠模型。

二、蛛网膜下腔出血模型（subarachnoid hemorrhage，SAH）

蛛网膜下腔出血引起血管痉挛和继发性脑血流下降，通常选择此模型考察药物对脑血管痉挛和脑血流的改善作用，如比较前脑动脉（anterior cerebral artery，ACA）、中脑动脉（middle cerebral artery，MCA）和基底动脉（basilar artery，BA）直径的变化；血脑屏障的通透性和脑水肿的程度。

动物自身血脑内注射和插线法是最常用的两种模型。大鼠或小鼠可股动脉取血，大鼠注射入侧脑室350μl，小鼠注射到cisterna magna 60μl。在插线法中，大鼠或小鼠经麻醉后，颈正中切口，暴露一侧CCA、ECA和ICA，尼龙线由ECA插入ICA，至ACA和MCA的分叉处时，有抵抗感，再继续插入3mm，穿破ACA。立即拔出尼龙线，对照组插线至分叉处后拔出。缝合皮肤。

目前已有一些转基因小鼠的模型用于研究SAH的病理机制。如应用细胞外超氧化物歧化酶（extracellular superoxide dismutase，EC-SOD）的转基因小鼠发现EC-SOD能减轻SAH引起的血管痉挛和氧化损伤。

三、脑内出血模型（intracerebral hemorrhage，ICH）

大鼠：280~360g大鼠经麻醉后，置于立体定位仪上。切开头部皮肤，暴露颅骨。在纹状体部位钻一个小孔（前囟前0.7mm，侧3.8mm）。插入26号针头的微量注射器6mm，缓慢注入含1.4U胶原酶Ⅳ的1.4μl无菌盐水，持续5分钟，继续将针头留在原处5分钟，然后拔出注射器，缝合皮肤。也可选择胶原酶Ⅶ 0.5U注射。

小鼠：25~35g小鼠经麻醉后，置立体定位仪上。切开皮肤，暴露颅骨。在尾状核部位打孔（前囟后0.5mm，侧3mm）。插入微量注射器4mm，缓慢注入含0.1U胶原酶的无菌盐水500nl，持续5分钟，继续将针头留在原处 5 分钟。然后拔出注射器，缝合皮肤。此模型小鼠的死亡率低于 2%。

胶原酶是一种蛋白水解酶，以失活的形式存在于细胞内，并通过单核细胞分泌到炎症部位。脑组织在血管的基底层含有胶原，直接注入胶原酶导致局部血管的损伤。一系列的病理改变，例如在脑实质中白细胞浸润、囊泡形成和红细胞的出现都可被复制，以模拟脑出血患者的表现。此外，还有报道用小鼠自身血（5μl）注射到纹状体作为脑出血模型，可引起纹状体较大的出血性损伤，并延及周围的白质。

第三章　作用机制研究

脑血管突发性栓塞或出血引起脑卒中，其病理机制相当复杂，涉及脑神经元、胶质细胞和脑血管。当血流突然停止仅只 1 分钟，神经元的功能就受到损伤，一种复杂的像瀑布的病理级联应发生了，在脑卒中发作后几小时就形成了不可逆损伤。血流如能在几小时内恢复，大多数脑功能可以被挽救过来，但在 6 小时后很多损伤是不可逆的。如果在适当的时间窗阻断多种病理环节，导致永久性脑损伤的复杂的级联反应有可能被停止。通常治疗方法为改善脑血流和改善脑功能，但治疗效果还不甚满意。

近数十年来，有关脑卒中病理已取得长足进展，也建立了小动物的局部脑缺血模型，数以百计的研究证明抗兴奋性氨基酸、降低细胞内钙、抑制自由基和 NO 的增加、抑制蛋白水解酶可减小梗死体积。现在的观点认为：脑卒中病理机制复杂，涉及多个病理环节，若一个药物只阻断一个病理环节可能难以达到好的治疗效果。自 20 世纪 80 年代以来，临床实践已经证明：除了溶栓药 t-PA（3 小时内用药）有效外，其他神经保护剂在临床上还未得到公认有效。如抗兴奋毒、清除自由基、降低细胞内钙等作用的药物。于是有人建议治疗缺血性脑卒中用改善脑血流和保护脑功能药合并治疗，可能会收到好的疗效。因此，在选择或建立动物模型时要考虑到临床上疾病的复杂性和多样性，尽可能模拟脑卒中病人的病理状况，以利了解脑卒中发病后的生物学特征及研制开发药物。根据临床资料报道，合并用药能扩大治疗窗，而有利于对病人的治疗，所以实验室要用筛选多靶点药物的一些模型，也就是说不能用一种模型来评价药物的药效学，希望药物能靶向多个病理环节，这样也可进一步阐明脑卒中发病机理及药物作用机制。此外，还可应用现代基因组学和蛋白组学方法以洞察脑卒中后引起的损伤和死亡的细胞机制。

对从事脑卒中研究的药理工作者来说，开发新的抗脑缺血药物，除了选用本章介绍的这些模型，评价药物对动物脑梗死体积、脑血流、脑水肿程度及行为学改变等基本指标外，还应根据脑卒中病理机制的复杂性，多角度的探讨药物作用机制。可考虑对以下一些指标进行研究。

脑缺血的急性期，神经元坏死与凋亡并存，细胞凋亡主要发生在缺血的半暗带，而脑缺血的迟发性神经元死亡期，主要是细胞凋亡所致，凋亡对梗死体积有决定性影响。因此，要建立研究凋亡的分子和细胞机制的指标，以利寻找抗凋亡药和抑制激活的蛋白水解酶的药物。常用的方法有 DNA 片段化、TUNEL 染色、流式细胞仪测定早期凋亡（AnnexinV-PI）和电镜观察等。如深入研究对凋亡的影响，可进一步比较药物对 bcl-2、bax 和 p53 mRNA 及蛋白的表达的影响；胞质和线粒体前凋亡因子细胞色素 C 分布的变化；是否抑制蛋白水解酶的生成（caspase-3、caspase-2、caspase-8、caspase-9）等。

多年来一直认为线粒体只是细胞中产能的一种细胞器，而近年来大量文献证明它是与细胞生死存亡攸关的关键因素，特别在细胞凋亡中起重要作用，如钙在线粒体中的隐退、与氧自由基和细胞色素酶 c 等有关。所以在进行脑卒中病理机制、药效学和作用机制研究时要进行这些指标的观察。可以进行线粒体的膜功能，如膜流动性、膜电位、呼吸链电子传递复合酶的研究以及线粒体内钙、线粒体氧自由基、ATP 酶、细胞色素 C 等的研究。

脑缺血的研究在过去几十年中一直集中在神经元、脑血流和脑血管方面，近年的研究发现，星形细胞、少突胶质和小胶质在缺血后的脑组织死亡方面发挥了明显的作用。如在脑缺血时，星形细胞自身肿胀，引起血管阻断；另外，还可加重梗死区周围去极化，导致细胞外高钾和酸中毒；最终引起迟发性神经元死亡。而小胶质细胞活化后，释放基质金属蛋白酶，破坏血脑屏障；并产生大量细胞因子和自由基，引起炎症反应。因此，研究药物在脑缺血时对胶质细胞的调节作用也是目前的一个热点。整体动物观察胶质细胞的活化可选用以下指标，如 GFAP（星形细胞）和 CD45、CD11b、CD68、F4/80 和 Iba1（小胶质细胞）等。

氧化应激是脑缺血损伤的一个主要因素，活性氧分子（reactive oxygen species，ROS）和活性氮分子（reactive nitrogen species，RNS）可引起脂质过氧化、蛋白氧化和 DNA 损伤。并且活性氧自由基所致的氧化损伤还与兴奋性毒性反应、凋亡和炎症密切相关。研究氧化损伤，可测定氧化酶的活性，如一氧化氮合成酶（NOS）、环氧化物酶-2（COX-2）、NADPH 氧化酶和髓过氧化物酶（MPO）等；测定抗氧化酶的活性，如超氧化物歧化酶（SOD）、谷胱甘肽过氧化物酶（GSH-Px）和过氧化氢酶（CAT）；检测生成的脂质过氧化物，如丙二醛（MDA）、4-hydroxynoenal（HNE）和丙烯醛（acrolein）；观察一氧化氮（NO）和 ROS 的产量。此外，JNK、p53 和 NF-κB 信号转导通路也参与了氧化损伤。

在脑缺血时，炎症反应，在脑卒中迟发性损伤中起很主要作用，这是因为血液中白细胞在脑微血管内聚集，在脑缺血区趋化因子（chemokine）影响下，通过粘连分子作用，穿越血管壁，浸润脑组织，同时激活了小胶质细胞和内皮细胞，由此产生很多细胞因子和炎性介质而产生炎症反应。在动物模型发现，几种炎症基因的表达在缺血后几小时内开始增加，并持续数天，如细胞因子 IL-1α、IL-1β、IL-6 和 TNFα 等；趋化因子 MIP1α、MCP1 和 CC-趋化因子等；黏附分子 ICAM1、E-选择素和 P-选择素；及补体蛋白 CC3 和 CC4 等。许多这些基因的蛋白产物有促进缺血后的神经元损伤作用。此外，在脑缺血时，一些前炎症基因和抗炎症基因的上游转录因子也被诱导，如 Egr1、C/EBPβ、HIF1、STAT3、c-fos、c-jun、PjunB、NF-Kb、CREB 和 CREM 等。因此，研究药物对脑缺血时炎症反应的影响，可用上述指标作为观察对象，此外还可观察一些相关的指标如白细胞游移和浸润、小胶质细胞激活反应，以及 COX-2 等酶活性。

另外，脑卒中后的脑白质损伤也应关注。因为白质损伤如不加治疗就会发展成为血管性痴呆。氧化应激、炎症反应和凋亡与缺血后白质损伤关系密切。大鼠永久性双侧颈总动脉结扎模型可引起慢性脑低灌注和胶质细胞活化，最终导致白质稀薄。最严重的白质稀薄发生在视束，其次是胼胝体中间区、前联合、内囊和尾核。小胶质细胞活化后，释放细胞因子和细胞毒素，在白质损伤中也起重要作用。此模型的建立可用于筛选保护白质损伤的药物。Klüver-Barrera 染色反映白质稀薄程度；Bielschowsky silver 染色用于评价轴突的完整性；主要基质蛋白（main basic protein，MBP）也反映白质的损伤情况，可用作观察的指标。

由于脑卒中后神经元、胶质细胞和脑血管均受到损伤，所以除了观察受损的神经元和胶质细胞指标外，还要观察脑血管内皮细胞（如 NO、PGI$_2$ 等生物活性物质和 NOS 等）和血脑屏障等指标。

还应建立基因敲除和转基因的小鼠卒中模型，以研究这些特定基因的功能以及与脑卒中的相关性。既可探讨脑缺血的作用机制，又能明确药物的作用靶点，如铜-锌 SOD 转基因鼠对局部或全脑缺血再灌注损伤有明显的耐受性，提示自由基损伤在脑缺血发病机制中的作用；又如缺乏 IL-1β 转化酶、ICAM1 和前炎症因子 IRF-1 的基因敲除小鼠形成的缺血性脑梗死体积较对照组明显减小，提示炎症调节因子在脑缺血中的作用。

由于脑血栓形成与血小板功能关系密切，一些抗血小板聚集药和抗血栓药可预防或治疗脑卒中，因此还应关注药物对血小板功能的影响。

总之，通过这些研究，希望能找到一个多靶点药物并对药物作用机制作深入的探讨以利对脑卒中病人的治疗。

（彭　英　张　毅　冯亦璞　王晓良）

参 考 文 献

1. Adibhatla RM，Hatcher JF．Phospholipase A2，reactive oxygen species，and lipid peroxidation in cerebral ischemia．Free Radic Biol Med，2006，40：376－387

2. Bederson JB，Pitts LH，Tsuji M，et al．Rat middle cerebral artery occlusion：evaluation of model and development of a neuro-

logic examination. Stroke, 1986, 17：472－476

3. Berry K, Wisniewski HM, Svarzbein L, et al. On the relationship of brain vasculature to production of neurological deficit and morphological changes following acute unilateral common carotid artery ligation in gerbils. J Neurol Sci, 1975, 25：75－92

4. Bowen KK, Naylor M, Vemugati R. Prevention of inflammation is a mechanism of preconditioning-induced neuroprotection against focal cerebral ischemia. Neurochem Int, 2006, 49：127－135

5. Busto R, Dietrich WD, Globus MY, et al. Small differences in intraischemic brain temperature critically determine the extent of ischemic neuronal injury. J Cereb Blood Flow Metab, 1987, 7：729－738

6. Cahill J, Calvert JW, Solaroglu I, et al. Vasospasm and p53-Induced Apoptosis in an Experimental Model of Subarachnoid Hemorrhage. Stroke, 2006, 37：1868－1874

7. Chan PH, Kawase M, Murakami K, et al. Overexpression of SOD1 in transgenic rats protects vulnerable neurons against ischemia damage after global cerebral ischemia and reperfusion. J Neursci, 1998, 18：8292－8299

8. Cho KO, La HO, Cho YJ, et al. Minocycline attenuates white matter damage in a rat model of chronic cerebral hypoperfusion. J Neurosci Res, 2006, 83：285－291

9. Dirnagl U, Kaplan B, Jacewicz, et al. Continuous measure of cerebral cortical blood flow by laser-Doppler flowmetry in a rat stroke model. J Cereb Blood Flow Metab, 1989, 9：589－596

10. Dittmar MS, vatankhah B, Fehm NP, et al. Fischer-344 rats are unsuitable for MCAO filament model due to their cerebrovascular anatomy. J Neurosci Methods, 2006, 156：50－54

11. Duverger D, Mackenzie E. The quantification of cerebral infarction following focal ischemia in the rat: influence of strain, arterial pressure, blood glucose concentration and age. J Cereb Blood Flow Metab, 1988, 8：449－461

12. Furuya K, Kawahara N, Kawai K, et al. Proximal occlusion of the middle cerebral artery in C57Black6 mice: relationship of patency of the posterior communicating artery, infarct evolution, and animal survival. J Neurosurg, 2004, 100：97－105

13. Hara R, Maeda K, Hermann D, et al. Evolution of brain infarction after transient focal cerebral ischemia in mice. J Cereb Blood Flow Metab, 2000, 20：937－946

14. Holopainen IE. Organotypic hippocampal slice Cultures: a model system to study basic cellular and molecular mechanisms of neuronal cell death, neuroprotection and synaptic plasticity. Neurochem Res, 2005, 30：1521－1528

15. Hoyte L, Kaur J, Buchan AM. Lost in translation: Taking neuroprotection from animal models to clinical trials. Exp Neurol, 2004, 188：200－204

16. Iida S, Baumbach GL, Lavoie JL, et al. Spontaneous stroke in a genetic model of hypertension in mice. Stroke, 2005, 36：1253－1258

17. Kameyama M, Suzuki J, Shirane R, et al. A new model of bilateral hemispheric ischemia in the rat-three vessel occlusion model. Stroke, 1985, 16：489－493

18. Kogure K, Busto R, Scheinberg P, et al. Energy metabolites and water content in rat brain during the early stage of development of cerebral infarction. Brian, 1974, 97：103－114

19. Kudo M, Aoyama A, Ichimori, et al. An animal model of cerebral infarction. Homologous blood clot emboli in rats. Stroke, 1982, 13：505－508

20. Lee JC, Cho GS, Choi BO, et al. Intracerebral hemorrhage-induced brain injury is aggravated in senescence-accelerated prone mice. Stroke, 2006, 37：216－222

21. Lin CL, Calisaneller T, Ukita N, et al. A murine model of subarachnoid hemorrhage-induced cerebral vasospasm. J Neurosci Methods, 2003, 123：89－97

22. Longa EZ, Weinstein PR, Carlson S, et al. Reversible middle cerebral artery occlusion without craniectomy in rats. Stroke, 1989, 20：84－91

23. MacLellan CL, Grams J, Adams K, et al. Combined use of a cytoprotectant and rehabilitation therapy after severe intracerebral hemorrhage in rats. Brain Res, 2005, 1063：40－47

24. McGirt MJ, Parra A, Sheng H, et al. Attenuation of cerebral vasospasm after subarachnoid hemorrhage in mice overexpressing extracellular superoxide dismutase. Stroke, 2002, 33：2317－2323

25. Morh JP, Gautier JC, Hier D, et al. Middle cerebral artery. In: HJM Barnett, BM Stein, JP Morhr, et al (eds). Stroke. Vol. 1, Pathophysiology, Diagnosis and Management. Churchill Livingstone, New York, 1986, 377－450

26. Nedergaard M, Dirnagl U. Role of glial cells in cerebral ischemia. Glia, 2005, 50：281－286

27. O'Neill MJ, Clemens JA. Rat models of focal cerebral ischemia. Current protocols in neuroscience. (2002) 9.6.1－9.6.32

28. Pulsinelli WA, Brierley JB. A new model of bilateral hemispheric ischemia in the unanesthetized rat. Stroke, 1979, 10:267 - 272

29. Skibo GG, Lushnikova IV, Voronin KY, et al. A synthetic NCAM-deprived peptide, FGL, protects hippocampal neurons from ischemia insult both in vitro and in vivo. Eur J Neurosci, 2005, 22:1589 - 1596

30. Smith ML, Bendek G, Dahlgren N, et al. Models for studying long-term recovery following forebrain ischemia in the rat. 2. A 2-vessel occlusion model. Acta Neurol Scand, 1984, 69:385 - 401

31. Stoppini L, Buchs PA, Muller D. A simple method for organotypic cultures of nervous tissue. J Neurosci Methods, 1991, 37: 173 - 182

32. Szymanska A, Biernaskie J, Laidley D, et al. Minocycline and intracerebral hemorrhage: influence of injury severity and delay to treatment. Exp Neurol, 2006, 197:189 - 196

33. Tamura A, Graham DI, McCulloch J, et al. Focal cerebral ischaemia in the rat: 1. Description of technique and early neuro-pathological consequences following middle cerebral artery occlusion. J Cereb Blood Flow Metab, 1981, 1:53 - 60

34. Toshima Y, Satoh S, Ikegaki I, et al. A new model of cerebral microthrombosis in rats and the neuroprotective effect of a rho-kinase inhibitor. Stroke, 2000, 31:2245 - 2250

35. Wang J, Tsirka SE. Neuroprotection by inhibition of matrix metalloproteinases in a mouse model of intracerebral haemorrhage. Brain, 2005, 128:1622 - 1633

36. Warner DS, Sheng HX, Batinic-Haberle I. Oxidants, antioxidants and the ischemic brain. J Exp Bio, 2004, 207:3221 - 3231

37. Watanabe T, Zhang N, Liu MZ, et al. Cilostazol protects against brain white matter damage and cognitive impairment in a rat model of chronic cerebral hypoperfusion. Stroke, 2006, 37:1539 - 1545

38. Xing CH, Yin YL, He X, et al. Effects of insulin-like growth factor 1 on voltage-gated ion channels in cultured rat hippocampal neurons. Brain Res, 2006, 1072:30 - 35

39. Yang G, Chan PH, Chen J, et al. Human copper-zinc superoxide dismutase transgenic mice are highly resistant to reperfusion injury after focal cerebral ischemia. Stroke, 1994, 25:165 - 170

40. Yao H, Ibayashi S, Sugimori H, et al. Simplified medel of krypton laser induced thrombotic distal middle cerebral artery occlusion in spontaneously hypertensive rats. Stroke, 1996, 27:333 - 336

41. Yonekura I, Kawahara N, Nakatomi H, et al. A model of global cerebral ischemia in C57 BL/6 mice. J Cereb Blood Flow Metab, 2004, 24:151 - 158

42. Zanelli SA, Trimmer PA, Solenski NJ. Nitric oxide impairs mitochondrial movement in cortical neurons during hypoxia. J Neurochem, 2006, 97:724 - 736

第四章 脑卒中治疗新靶点
——神经血管单元及其研究方法

神经血管单元是在总结长期脑缺血治疗药物研究结果的基础上，经过全面分析后提出的一个治疗脑卒中的动态功能模型的概念。这一概念认为，神经血管单元的结构基础是神经元、BBB（包括内皮细胞、基底膜、星形细胞的足突和周细胞）、小胶质细胞以及维持脑组织完整性的细胞外基质的综合，因此可以认为，神经血管单元是神经系统的结构和功能单位。神经血管单元这一概念将脑卒中置于一个整合的组织反应的关联之中，所有的细胞及基质成分参与组织损伤的过程，这一概念为中风治疗带来了新的机遇。

第一节 "神经血管单元"概念提出的背景和意义

正常情况下，血液通过复杂的血管系统进入大脑，维持大脑正常的生理功能。当其中的一个血管被阻塞或破裂时，影响某些脑区的血液供应，神经细胞死亡，身体某些部位的功能衰退，表现出相应的行为学症状，即称为脑卒中。

脑卒中包括缺血性脑卒中、大脑内出血、蛛网膜下腔出血3种类型。缺血性脑卒中是最常见的一种，全球统计约占中风病例的88%。在国内，这个比例小一些，也要在80%以上。多是由于大脑动脉硬化，或者血凝块阻塞脑部血管所致。中风是致残率最高的疾病，致死率在全球位居第三。目前还没有有效治疗药物。因此寻找有效治疗中风的药物具有重要意义。

缺血性中风的治疗策略有两种，血管方案和细胞方案。目前血管方案主要是通过溶栓剂实现的，在缺血后早期应用，使缺血区尽快恢复供血；TPA是目前唯一一种被FDA批准用于治疗中风的药物，中风发生后3小时应用有效。由于用药时间窗的限制，仅有1%的病人得到TPA的有效治疗。另一种策略是通过干预半暗带细胞的死亡通路，抑制半暗带细胞的死亡，即神经保护。

十多年来，神经保护剂的研究以动物实验有效、临床实验无效而告终。究其原因，神经保护剂的单一疗法即针对细胞死亡的一条通路或针对单一的细胞类型即神经元的治疗策略，与缺血级联反应的复杂性是相悖的，有效的治疗策略必须超越单一的细胞而倾向于找到一个脑缺血损伤后整合的作用靶点。神经血管单元（NVU）的概念由此被提出，并确定为中风基础和临床研究的方向和靶点。

神经血管单元是美国国立神经病学与卒中研究所（National Institute of Neurological Disorders and Stroke，NINDS）提出的一个中风治疗的动态功能复合体模型，它的结构基础是神经元、BBB（包括内皮细胞、基底膜、星形细胞的足突和周细胞）、小胶质细胞以及维持脑组织完整性的细胞外基质。因此NVU也可以说是神经系统的结构和功能单位。

脑缺血后NVU的完整性及功能受损，引发一系列损伤级联：上游信号比如氧化应激、中性粒细胞与内皮细胞的相互作用，导致基质金属蛋白酶、纤溶酶原激活剂及其他蛋白酶的表达上调，从而降解细胞外基质和基底膜，致使BBB损伤、内皮细胞紧密联结破坏。炎性细胞通过损伤的BBB侵入脑组织，加重脑组织损伤。另外，细胞–基质之间动态平衡的破坏还可以导致血管系统及脑实质细胞的巢式凋亡（anoikis-like cell death）。星形细胞和神经元释放大量谷氨酸，过多的谷氨酸结合到离子型NMDA和AMPA受体上，导致离子平衡紊乱，Ca^{2+}及Na^+内流增加，伴随细胞肿胀和组织水肿等变化。因此，脑缺血会促使血管系统与神经组织之间的损伤相互作用，NVU的完整性和功能全面破坏，中风治疗药物应是针对NVU的全面保护策略而非单纯针对神经元的保护。

本章试图结合国内外NVU研究现状，突破原有的以神经元为核心的研究框架，构建一个研究脑缺血后神经血管单元损伤的方法体系，包括体内和体外研究方法两部分。

第二节　神经血管单元的在体研究方法

一、脑缺血后血脑屏障损伤的研究方法

脑缺血后组织损伤是由一系列发生在血液—微血管—实质细胞之间的事件引起，最终导致了神经元的损伤。脑部动脉缺血导致微血管灌流量急剧下降，引发一系列病理反应：各种炎症细胞激活、细胞外基质的崩解、毛细血管通透性增加，并且产生多种损害性物质，如炎症细胞产生的多种细胞因子、蛋白酶和自由基都参与到实质细胞损害的过程中来。所有这些反应的中心都是微血管，所以BBB在脑缺血发生发展过程中的作用至关重要。

伊文斯蓝（EB）和荧光素钠（NF）是常用的两种水溶性极强的BBB示踪剂，荧光素钠（NF）是一种小分子量（MW 376Da）示踪剂，而EB进入血液后快速与血浆蛋白结合形成伊文斯蓝–白蛋白复合物（ESA），分子量 > 67 000Da。正常情况下，NF和ESA不能通过BBB，但颅脑损伤后BBB完整性受到破坏，NF和ESA能进入脑组织间隙，可采用分光光度计法和荧光法，分别检测渗入脑组织中的EB和NF的含量，定量评价脑损伤后BBB通透性的变化，精确反映BBB的破坏程度。

动物模型采用经典的MCAO模型，制备方法见本篇第一章。

（一）脑水肿及脑组织中伊文斯蓝（EB）/荧光素钠（NF）含量的测定

脑组织中EB/NF含量测定的方法：参照文献2，并作改进。动物手术后即刻尾静脉注射EB/NF混合液0.25ml（0.5%，溶于生理盐水）。在待测时间点麻醉动物，用生理盐水进行心脏灌流，以除去未结合

的染料，断头处死，迅速取脑，分成缺血半球和非缺血半球，分别称重后，以 7.5%（W/V）三氯乙酸（TCA）匀浆（3ml/g 脑湿重）。匀浆液分成 2 份，其中 1ml 匀浆液以 52μl 5mol/L NaOH 调 pH 值至中性，取 200μl 于微孔板测定荧光强度（excitation 485nm，emission 535nm），以 NF 系列浓度溶液制作标准曲线，进行 NF 定量。另一份匀浆液于 12 000g，4℃，离心 20min，取 200μl 上清液于微孔板中，于 620nm 处测定吸光度，以 EB 系列浓度溶液制作标准曲线，进行 EB 定量。匀浆液以考马斯亮蓝法定蛋白。结果以 μg EB 或 NF/g Pr 表示。

（二）脑组织中 EB/NF 分布的荧光镜检

手术结束后，在待测时间点麻醉动物，并行心脏灌流。先以生理盐水灌注 15～20min（200～300ml），至流出液变清，再换用 4% 多聚甲醛 PBS 液继续灌注 15～20min（150～200ml），至动物全身僵硬，肝脏发白为止，然后断头取脑，在 4% 多聚甲醛继续固定 24h，移至 30% 蔗糖/4% 多聚甲醛溶液中 24h 以上，直至组织块下沉。将组织置于液氮中保存，待冷冻切片。冷冻切片机预冷至 -20℃，在额顶叶缺血部位切 10μm 冠状薄片于明胶包被的玻片上，荧光正置显微镜观察染料的分布，并拍照。假手术组动物极少观察到脑毛细血管周围及脑实质的荧光染色，而缺血模型组可以观察到脑毛细血管周围及脑实质的广泛的荧光染色。

二、神经血管单元损伤的超微分析

（一）透射电镜观察神经血管单元结构成分的形态学改变

动物行 MCAO 手术 24h 后，4% 多聚甲醛灌注固定，断头取脑，取右侧顶叶皮质脑组织修成 1mm³ 小块；2% 多聚甲醛 - 戊二醛 4℃ 固定 2h；磷酸缓冲液（pH7.2）冲洗 3 次（每次 10min）；1% 锇酸 4℃ 固定 2h；双蒸水冲洗 3 次（每次 10min）；梯度乙醇脱水，500g/L、700g/L、900g/L 各 10min，1000g/L 2 次各 15min；环氧丙烷置换 2 次各 15min（环氧丙烷∶树脂∶1∶1，室温 1h；环氧丙烷∶树脂∶1∶4，室温 1h；纯树脂浸透，室温 2h），纯树脂包埋，聚合，35℃ 16h，45℃ 8h，55℃ 14h，60℃48h；修块后半薄切片，天青 - 亚甲蓝染色，光镜下定位；超薄切片醋酸双氧铀、枸橼酸铅染色，电镜观察。假手术组可见基本正常的神经元、微血管、胶质细胞（神经血管单元），而模型组动物的神经毡肿胀，高度空泡化，神经元固缩和凋亡多见，星形细胞足突高度肿胀，微血管狭窄或闭缩，内皮细胞核反应性增大，内皮细胞紧密连接有开放，血管周围足突肿胀、与基膜分离。神经纤维脱髓鞘，胞质中肿胀的线粒体多见。给予活性化合物后可见到改善的神经血管单元超微结构。

（二）硝酸镧示踪的电镜分析法

镧是电子密度很高的重金属盐类，其颗粒平均大小约 4nm，一般不能通过细胞间的紧密连接，因此，在电镜技术中，可用作示踪剂以显示细胞外间隙及细胞连接结构，并作为一种标记物来探测某些生物屏障通透性的改变。正常脑血管内皮细胞膜结构为致密的脂质双分子结构，膜上有 1.4～1.8nm 的微孔，分子直径大于 1.8nm 的物质不易透过 BBB 入脑。脑缺血后，血脑屏障损伤，内皮细胞紧密连接受损，通透性增加，使得镧颗粒可以通过细胞膜、线粒体膜、内质网膜以及核膜等膜系统，导致细胞亚微结构的改变及功能障碍，因此，硝酸镧示踪法可用以研究脑损伤所致血脑屏障及生物膜通透性改变。

首先配制硝酸镧灌注液。称取 40g 硝酸镧，溶于 1000ml 双蒸水中，用 0.1mol/L NaOH 调 pH 至 7.2；量取 25% 戊二醛 240ml、双蒸水 260ml、0.2mol/L 二甲砷酸钠缓冲液（pH 值 7.2）1500ml、4% 硝酸镧 1000ml 混匀待用。

用 10% 水合氯醛麻醉小鼠，迅速开胸，行左心室插管术，先用生理盐水 50ml 灌注冲洗，然后再用硝酸镧固定液 100～150ml 灌注。灌注 15min 后开颅，切取左侧大脑顶叶皮质组织，立即浸入 4℃ 硝酸镧固定液中，并随即剪切成 1mm³ 大小的组织块，继续固定 2h 以上。然后用含硝酸镧的二甲砷酸钠缓冲液漂洗 3 次，每次约 10min，再于 1% 锇酸中后固定 2h。最后用 0.1mol/L 二甲砷酸钠缓冲液漂洗 2 次，每次 10min。经乙醇和丙酮逐级脱水、环氧树脂原位包埋、超薄切片、铀铅染色后，置透射电镜下观察、拍照。可见正常组动物脑微血管内皮细胞形态完整，镧颗粒均匀附着于血管腔内。损伤组动物脑内皮细胞紧密连接开放，镧颗粒通过紧密连接透过到基底膜外，通过胞饮进入内皮细胞，并渗入到血管外，进入组织间隙。

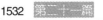

三、神经血管单元损伤的免疫组化分析方法

（一）研究神经血管单元的常用抗体

脑缺血后神经血管单元的损伤可导致各种构成成分的形态及蛋白表达量的变化，因此，针对各构成成分的特异表达抗体进行免疫组化染色，可以直观地体现神经血管单元的损伤性变化。

常用的抗体有：

内皮屏障抗原（endothelial barrier antigen，EBA）：EBA 是一种定位于血管内皮细胞的，由分子量分别为 30，25 和 23.5kD 的 3 个亚基组成的三聚体。其免疫反应性与血脑屏障的完整性相关。

Ⅳ型水通道蛋白（aquaporin-4，AQP4）：Ⅳ型水通道蛋白（AQP4）是定位于星形细胞足突胞膜的水分子通道，被认为在水分子的快速跨血脑屏障运输以及脑水肿形成过程中有重要作用。

胶质纤维酸性蛋白（glial fibrillary acidic protein，GFAP）：用于标记星形胶质细胞。

层粘连蛋白（laminin）：层粘连蛋白是细胞外基质的主要成分之一，用于标记血管基底膜，有助于研究不同的病变过程中基底膜所发生的变化。

内皮细胞紧密连接相关抗体：ZO-1、oclludin、F-actin 抗体。

通过对以上抗体的免疫组化染色可以直观地评价神经血管单元的损伤情况及药物作用。

（二）免疫荧光化学法构建神经血管单元

于冷冻切片机将大鼠脑组织切成 $20\mu m$ 薄片，0.01mol/L PBS（pH7.4）洗涤 5min×3 次；置于新鲜配制的 3%H_2O_2 溶液中，室温 10min，PBS 洗 3min×3 次；5% 山羊/兔血清封闭，室温 20min，弃去多余液体；分别滴加稀释为 1∶200 的 MAP-1、GFAP、CD34 抗体，4℃过夜；PBS 洗 5min×3 次；依次滴加荧光标记的二抗工作液（三种二抗分别用 Cy5、罗丹明、FITC 标记为红色、橙红色、绿色荧光），37℃分别孵育 60min，PBS 洗 10min×3 次，经脱水、透明、封片，于激光共聚焦显微镜下观察、立体投射拍照。对于神经血管单元的组成成分的变化我们进行了量化，每例样本镜下随机选取 10 个视野，通过 Image Pro Plus 软件分别计算微血管密度、神经细胞与星形细胞的阳性细胞数及损伤后变化的百分比。

如图 21-4-1 所示，通过三重荧光标记方法可以在同一张脑片上进行神经细胞、星形胶质细胞及微血管内皮细胞的定位，显示了大脑皮层微血管、神经细胞及胶质细胞的空间构筑，即微血管在大脑皮层内呈连续分布，星形细胞分布在其周围，神经细胞填充于二者之间。通过 Image Pro Plus 软件，可以对单个微血管荧光强度、星形细胞及神经细胞的荧光强度分别进行了统计分析。在假手术组，微血管内皮细胞之间连接紧密，内皮细胞荧光显色呈现连续性，星形细胞在微血管周边散在分布，胞体较小，突起较短，神经细胞分布于胶质细胞和微血管之间。损伤组神经血管单元的结构发生明显变化，微血管内皮细胞连接松散，微血管管腔狭窄，呈开放状态，其荧光强度明显降低；星形细胞表达明显增加，突起增大增粗，在微血管周边呈扩散性的分布，相应的，其荧光强度明显增加；神经细胞明显缺失，荧光强度显著下降。在活性化合物各组，神经血管单元的结构得到了不同程度的改善。

（三）免疫荧光化学法检测微血管内皮细胞ZO-1及F-actin的表达变化

ZO-1 和 F-actin 是脑微血管内皮细胞紧密连接的重要结构蛋白，在维系微血管内皮细胞功能方面有重要作用。可以采用以上相同的方法通过二重荧光标记方法对脑切片上 ZO-1 和 F-actin 进行原位标记，并可通过 Image Pro Plus 软件计算荧光强度，以反映 occludin 及 F-actin 的表达变化。

如图 21-4-2，在假手术组大脑皮层的微血管中，occludin 及 F-actin 都有较高水平的表达；损伤组 ZO-1 和 F-actin 表达明显降低，活性化合物能够提高 ZO-1 的表达。

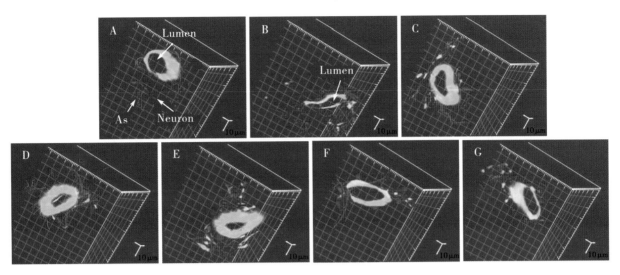

图 21-4-1　活性化合物对损伤皮层神经血管单元空间架构的影响

A，假手术组；B，损伤组；C～G，不同活性化合物给药组。

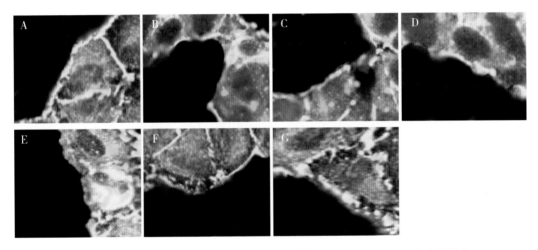

图 21-4-2　活性化合物对损伤皮层神经血管单元中 ZO-1 和 F-actin 表达的影响

A，假手术组；B，损伤组；C～G，不同活性化合物给药组。

第三节　神经血管单元体外模型的建立与评价

根据神经血管单元的概念及组成，以 transwell 培养小室为媒介，结合原代神经细胞及脑微血管内皮细胞培养技术，可以建立体外神经血管单元模型。其中，培养小室的供池侧代表血管系统，培养微血管内皮细胞；受池侧代表脑实质，培养原代神经细胞及胶质细胞。三类细胞共培养体系成熟后，分别在倒置相差显微镜及共聚焦显微镜下，从形态学方面应用特异性抗体验证了三者共存的体系，又分别从生理和病理两个方面进行了评价。①从形态学上讲，紧密连接的形成是血脑屏障形成的"金标准"；②对无机离子是否有阻抗作用，是血脑屏障物理屏障形成的指标，实验结果提示，神经血管单元的 TEER 明显高于单层培养的微血管内皮细胞，提示物理屏障已经形成；③血脑屏障是否能限制一定物质透过，采用小分子的荧光素钠及大分子的 FITC 标记牛血清白蛋白作为示踪剂进行通透性评价；④血脑屏障中存在一系列独特的酶系统，可以阻止某些物质从血液进入脑，这种作用称作酶屏障。通过检测 γ-GT 和 ALP 的活性来观察酶屏障是否形成。实验方法如下。

一、体外神经血管单元模型构建

（一）大鼠原代皮层实质细胞培养及比例鉴定

取 24h 内新生 Wistar 大鼠 10 只，75％乙醇皮肤消毒后，剥离皮肤及颅骨，暴露出完整的脑组织，分离出双侧大脑皮层，用 D-Hank's 液反复漂洗，去除血管及脑膜。将皮层剪碎成 1mm^3 的组织块，加入

0.125%胰蛋白酶，37℃孵育25min，期间每隔5~6min摇动1次。DMEM/F12完全培养基（含10%胎牛血清，青霉素100U/ml，链霉素100U/ml）终止消化，1000r/min，10min，4℃离心，弃上清，加入DMEM/F12完全培养液5ml。轻柔吹打，经200目金属细胞网过滤，计数。以1×10^5/ml密度接种于预先用0.01%多聚赖氨酸铺被的transwell培养小室的受池侧（每孔10 000μl），置CO_2培养箱中，37℃、5%CO_2、无菌、饱和湿度条件下培养。24h后，将transwell培养小室翻转于12孔培养板中，并换以新鲜完全培养基，之后每隔3~4d换半液，培养至第7天用于神经血管单元构建。

　　将大鼠皮层实质细胞培养在96孔板上，于培养第14天进行细胞种类及比例的鉴定。过程如下：将培养液弃去，以0.01%的PBS（pH7.4，37℃）洗涤3次，4%的多聚甲醛固定20min，0.1% Triton X-100作用15min将细胞穿孔，再由PBS孵育3×3min，甩去PBS，加入50μl非免疫性动物血清（采用的是普通马血清），孵育10min后弃去，分别滴加羊抗大鼠MAP-2抗体、鼠抗GFAP抗体、兔抗OX-42抗体（1:200），4℃过夜，次日PBS冲洗后（3×10min），加入50μl第二抗体——FITC标记的羊抗兔抗体（1:200）常温孵育2h，PBS冲洗4×10min，吹干后立即由缓冲甘油封固，置荧光显微镜下观察表达阳性细胞，对每种标记的细胞随机取10个视野，计算阳性细胞数。

　　如图21-4-3，MAP-2、GFAP、OX-42分别为神经细胞、星形细胞、小胶质细胞的特异性标志。对培养至14天的大鼠皮层实质细胞进行了免疫细胞化学检测并对镜下阳性细胞拍照计数，三者所占比例分别为神经细胞34.39%、星形细胞62.61%、小胶质细胞2.95%。

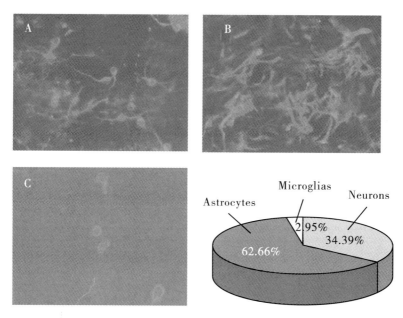

图21-4-3　受池侧神经元、星形细胞、小胶质细胞的免疫鉴定及组成比例

A，神经元的MAP-2免疫染色；B，星形细胞的GFAP免疫染色；C，小胶质细胞的OX-42免疫染色。（400×）。

　　（二）大鼠脑微血管内皮细胞的分离、培养与鉴定

　　3~4周龄大鼠颈椎脱臼处死后浸泡于75%乙醇中消毒3~5min，于超净台中打开颅腔，取出全脑，并置于冷的D-Hanks液中；去除小脑、间脑、海马，随后将大脑半球在干滤纸上缓慢滚动以吸除软脑膜及脑膜大血管，置于新的含冷D-Hanks液的玻璃培养皿中，用眼科镊去除大脑白质、残余大血管和软脑膜，保留大脑皮质；用D-Hanks液漂洗3次后，加入1ml DMEM/F12不完全培养液，用虹膜剪将其剪碎成$1mm^3$大小。

　　将大脑皮层移入玻璃匀浆器中，匀浆3次，每次抽动3下。匀浆后，用D-Hanks液清洗脑组织，并于4℃，1800r/min，离心6min；将匀浆后的组织移入20%BSA中，1000g，4℃，20min，进行梯度离心；弃上清及神经组织和大血管，保留底部红色的"微血管层"，同时将底部"微血管层"周边的白色杂质吸除干净；加入3~5倍体积的1mg/ml Ⅱ型胶原酶，混匀后37℃水浴消化1.5h，待观察到微血管段成"串珠样"改变时，终止消化，加入5倍体积的完全培养基，1000r/min，4℃，离心5min；离心完毕，加入完全培养基，轻柔吹打，接种于提前包被过1%明胶的$75cm^2$培养瓶中。

接种后，静置一周，待微血管段充分生长后，换以 DMEM/F12 完全培养基（含 10% FBS，100μg/ml 肝素，1ng/ml bFGF，青霉素 100U/ml，链霉素 100U/ml），此后隔天换液，每次换半液；待微血管内皮细胞生长完全融合后，以 0.125% 的胰酶消化传代；待微血管内皮细胞生长传至第Ⅲ代，通过Ⅷ因子相关抗原免疫细胞化学进行微血管细胞特性及纯度鉴定。

鉴定方法：细胞培养于 96 孔板中，待细胞融合后，弃去培养液，以 0.01mol/L 的 PBS（pH7.4，37℃）洗涤 3 次，4% 多聚甲醛室温固定 20min，0.3% Triton X-100 作用 15min 将细胞穿孔，再由 PBS 孵育 3×3min，甩去 PBS，滴加一滴 10% 非免疫性动物血清（采用的是羊血清），孵育 10min 后弃去，各孔加入 50μl 兔抗大鼠Ⅷ因子相关抗原抗体（1∶400），4℃过夜，次日 PBS 冲洗后（3×10min），加入 50μl 第二抗体—FITC 标记的羊抗兔抗体（1∶200），常温孵育 2h，PBS 冲洗 4×10min，吹干后立即由缓冲甘油封固，置荧光显微镜下观察表达阳性的细胞，对标记的细胞随机取 10 个视野，计算阳性细胞数。

如图 21-4-4，接种时，可见大脑皮层微血管段呈单枝状或分枝状的"串珠样"改变，并可见散在的单细胞及组织碎片；培养 72h 后可见培养的细胞从贴壁的微血管段周围长出，细胞呈梭形或多极形，区域性单层生长。换液后，微血管段的残余部分不断减少；随着培养时间的延长，内皮细胞不断增殖，可见"旋涡状"分布。大约 10~14 天细胞达到融合状态，经连续传代，微血管内皮细胞呈现"铺路石"征象，纯度达 96.76%。

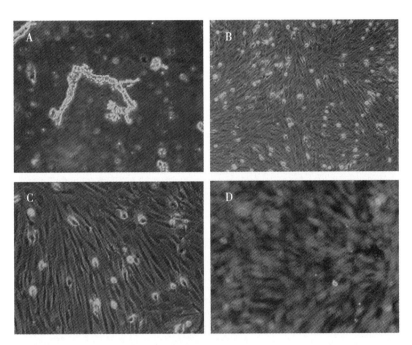

图 21-4-4 供池侧脑微血管内皮细胞（CMECs）的形态学鉴定

A，毛细血管的串珠样改变（100×）；B，脑微血管内皮细胞（CMECs）的漩涡状形态（100×）；C，CMECs 的铺路石样征象（200×）；D，CMECs 的Ⅷ因子免疫染色（400×）。

（三）体外神经血管单元模型的形态及功能学评价

皮层实质细胞接种于滤膜的受池侧，培养至第 7 天时，换以 1140μl DMEM/F12 完全培养基；同时调整皮层微血管内皮细胞的浓度约 0.5×10⁴ 个/ml，接种 460μl 于供池侧，继续共同孵育 7 天后可进行形态及功能学评价。

1. 一般形态学观察 三种细胞成熟后，于倒置相差显微镜下观察验证其基本形态。

如图 21-4-5 所示，在倒置相差显微镜的同一视野下，A 为 Transwell 供池侧的微血管内皮细胞（×200），可见大鼠脑微血管内皮细胞呈梭形及三角形生长；B 为受池侧的神经元及胶质细胞（×200），可见二者胞体呈圆形或多极形，突起交织、密集；C 为上述二者图像叠加后三种细胞的共存体系（×200）。通过镜下形态学验证，证明三种细胞生长形态均饱满正常，共存于同一培养体系。

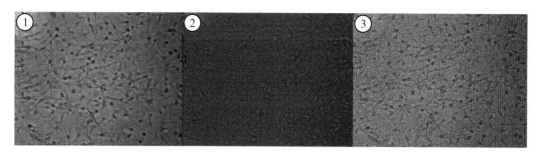

图 21-4-5 共培养体系中神经元、星形细胞、脑微血管内皮细胞的形态学
①神经元和星形细胞（×200）；②脑微血管内皮细胞（×200）；③同一视野下三种细胞的叠加（×200）。

2. 特异性免疫细胞化学染色 应用特异性抗体（MAP-2、胶质原纤维酸性蛋白、Ⅷ因子）分别对神经细胞、胶质细胞、内皮细胞进行染色，免疫细胞化学技术同前，于共聚焦显微镜下验证这个三者共存的体系。

如图 21-4-6 所示，红色荧光（A）为神经元 MAP-2 的特异性显色，证明了神经元的存在；蓝色荧光（B）为胶质原纤维酸性蛋白特异性显色，证明了神经胶质细胞的存在；绿色荧光（C）为内皮细胞Ⅷ因子特异性显色，证明了微血管内皮细胞的存在。D 为以上三种图片同一视野下的叠加，证实了神经元 – 胶质细胞 – 微血管内皮细胞三者共存，形成了神经血管单元体外模型。

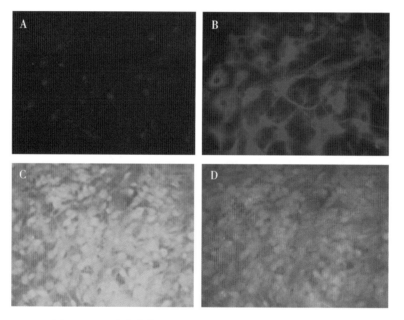

图 21-4-6 共培养体系中三种细胞的特异性鉴定（×400）
A，神经元；B，星形细胞；C，脑微血管内皮细胞；D，同一视野下三种细胞的免疫荧光叠加。

3. 透射电镜观察共存体系的组成 共培养体系建立后，用 0.01mol/L PBS 清洗 2 次，2% – 多聚甲醛 – 2.5% 戊二醛固定 60min 后，轻轻取下 Transwell 滤膜，标记脑实质侧及内皮细胞侧。0.01mol/L PBS 漂洗 2 次，每次 5min，2% 锇酸 4℃固定过夜，丙酮梯度脱水，3min/次。经置换、浸透、环氧树脂 618 包埋、半薄切片定位、超薄切片定位、铅染后，于飞利浦 EM208s 透射电镜下观察，并采集摄像。

如图 21-4-7 所示，电镜下可见共培养体系中，神经元 – 胶质细胞、Transwell 滤膜及微血管内皮细胞形成了三层结构图 A，脑微血管内皮细胞之间形成了紧密连接（图 B、C，箭头指示）。

4. 跨内皮细胞电阻抗（TEER）的测定 大鼠神经细胞、胶质细胞及微血管内皮细胞在同一体系中

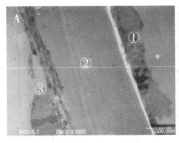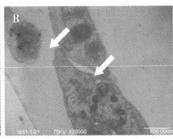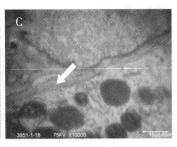

图 21-4-7 共培养体系的电镜观察

（A）①供池侧的脑微血管内皮细胞；②Transwell™滤膜；③受池侧的皮层神经元–胶质细胞；（B）（C）内皮细胞紧密连接。

培养成熟后，于供池侧给予 100μmol/L H₂O₂ 损伤 24h，然后进行相关指标的检测。

应用 Millicell-ERS 系统检测测定 TEER 值，测量过程在恒定温度 37℃下进行。Transwell 顶端腔内加入 100μl 培养液，基侧腔加入 600μl 培养液，使两侧静水压相等。Transwell 周边有 3 个孔，每例均应在 3 个孔中测量，取 3 孔测量值的均值为实测 TEER 值。每次实验需平行设定不接种细胞或仅接种脑实质细胞的空白孔，内皮细胞 TEER =（实测 TEER-空白孔 TEER）×Transwell 有效膜面积，用 Ω∗cm² 表示。神经血管单元的 TEER 值明显高于单纯培养的 CMECs，损伤组的 TEER 明显降低。

5. 免疫细胞化学检测微血管内皮细胞间紧密连接 occludin 及 ZO-1 的表达 待体外神经血管单元损伤模型建立后，以 0.01mol/L 的 PBS（pH7.4，37℃）洗涤 3 次，4% 多聚甲醛室温固定 20min，0.3% Triton X-100 作用 20min 将细胞穿孔，再由 PBS 孵育 3×3min，甩去 PBS，加入 50μl 10% 羊血清，孵育 10min 后弃去，各孔加入 500μl 兔抗大鼠 ZO-1 及 occludin 抗体（1:100），4℃过夜，次日 PBS 冲洗后（3×10min），加入 500μl 第二抗体—FITC 标记的羊抗兔抗体（1:200），常温孵育 2h，PBS 冲洗 4×10min，吹干后立即由缓冲甘油封固，置荧光显微镜下观察表达阳性的细胞。在正常培养的 NVU 中，occludin 和 ZO-1 均具有较高的荧光强度，表明二者蛋白表达较高；损伤后，occludin、ZO-1 荧光强度降低甚至缺失。

6. 血脑屏障通透性实验 采用小分子荧光素钠及 FITC 标记的牛血清白蛋白进行检测。将荧光素钠及 FITC-BSA 溶解于无酚红 DMEM/F12 培养基中，使二者终浓度均为 500μmol/L。供池侧分别加入 460μl 终浓度为 500μmol/L 的无酚红 DMEM/F12 培养基，受池侧加入 1140μl 无酚红 DMEM/F12 培养基，使 transwell 内外液面相平，以消除液面差产生的静压力对通透性的影响。实验过程在恒定温度 37℃下进行，并在不同的时间点从受池侧中取样 50μl（同时向受池内补充 50μl 原培养基），放置于 96 孔板内于 Spectra Max M5 酶标仪中读取荧光值。

体外建立的神经血管单元对小分子物质荧光素钠有一定的通透性，并随着培养时间延长通透性增高。BSA 的相对分子量为 66 000，正常培养的神经血管单元对 BSA 几乎没有通透，表现出良好的屏障功能，损伤后，屏障对荧光物质的通透性明显增强，在 5min 时对荧光素钠即有明显通透性，30～45min 时对 FITC-BSA 有明显通透作用，且两种物质在各时间点的荧光值均明显高于正常对照组。

7. γ-谷胺酰转肽酶及碱性磷酸酶活性测定 0.125% 胰酶消化细胞，1000r/min，4℃，离心 5min，弃上清。加入预冷的细胞裂解液，冰上裂解 30min。4℃离心，12 000r/min，20min，收集上清。取少量上清，BCA 法定蛋白。实验操作按照 γ-GT 试剂盒说明书，每 50μl 样品加入 1ml γ-GT 反应液，经漩涡混匀器混匀。室温静置 30s，于 Spectra Max M5 酶标仪中分别于 0.5min、1min、1.5min 和 2min 读取 405nm 吸光值。γ-GT 的活性计算式为 [（OD₂ₘᵢₙ – OD₁ₘᵢₙ）+（OD₁.₅ₘᵢₙ – OD₀.₅ₘᵢₙ）/2]×2210。为了消除样品制备时由于蛋白量的差异而造成误差，样品中的蛋白浓度确定后，以每 mg 蛋白的形式表示 γ-GT 的活性。

碱性磷酸酶活性测定参照试剂盒说明书，根据无色的对硝基苯磷酸二钠在碱性磷酸酶的作用下，生成在 405nm 处有特异吸收的淡黄色对硝基苯酚。通过测定在 405nm 处吸光度的变化速率来计算 ALP 的活性。将 1ml 反应液 R1 加到比色杯中，37℃孵育 3min 后加入 20μl 待测样品，搅匀并保温 30s；继续加入 250μl 反应液 R2 到比色杯中，搅匀并保温 30s；然后用 Spectra Max M5 酶标仪测定 405nm 处 2min 内的吸光值变化。样品中的蛋白浓度确定后，以每 mg 蛋白的形式表示 ALP 的活性。

综上所述，应用 Transwell 可以成功建立神经血管单元体外模型，较好地模拟在体神经血管单元结构 – 功能的病理变化。该模型可以用于初步评价活性化合物的神经血管单元保护作用并初步确定作用途径。

第四节　神经血管单元研究展望

针对中风治疗的神经保护剂研究从动物实验到临床实践过渡的失败，归因于缺血后脑损伤机制的复杂性及药物治疗靶点的单一性和局限性。缺血应激不仅对神经细胞有直接的损伤作用，同时启动炎症级联反应，增加毛细血管的通透性（引发组织水肿），引起局部出血。缺血性中风归根结底是一种血管性疾病。

神经元只占大脑灰质的 5%，因此，缺血不仅损伤神经元而且会累及对神经元起支持作用的星形细胞及其他胶质细胞，以及起信号中继作用的神经元轴突和为神经组织供能的微血管。神经元和微血管对缺血发生同等迅速的反应。这些事实使人们从只关注神经元到关注神经元、微血管和支持细胞（星形胶质细胞，其他胶质细胞，常驻的炎性细胞）的相互作用和影响，即功能上的神经血管单元。

神经血管单元是一个动态的功能性复合概念模型，在构成和功能上会因为在脑的不同位置以及不同的病程而不同，是一个缺血损伤的更现实的靶点。对于神经血管单元的任何结构成分的损伤都会影响到其他的成分。当缺血发生时，血管炎性细胞和蛋白能够穿透受损的 BBB，从而损伤神经元。在脑缺血实验模型中，减少微血管血栓形成和抑制炎症反应的药物能够减轻脑损伤的程度，而且，抗栓治疗也是目前最成功的脑卒中治疗策略。这就表明，在缺血性中风过程中，神经血管单元的微血管组分损伤导致了神经元的损伤。这也可以解释单独针对神经元的保护剂却不能实现临床上抗脑卒中的作用。因此，对神经血管单元具有多重作用的单一保护剂或者联合治疗策略将会为脑卒中治疗带来新的机遇。

本章内容是本实验室初步建立的神经血管单元的体内外研究体系，所有实验照片均为本实验室结果。该方法通过多种技术的整合，旨在体现"神经血管单元"概念的系统观、整体观，但技术方法尚需进一步修正和完善。

神经血管单元概念的提出是神经科学研究从宏观到微观，又从微观到宏观、到整体，发展的必然，是解决重大疾病问题的必需。也可以说是伴随系统生物学研究的兴起而产生的应用于脑血管疾病研究的系统功能单位。

越来越多的研究表明，这一概念不仅适用于中风的研究，多种神经退行性疾病的发生发展过程中均涉及神经血管单元中多种构成成分之间的对话。因此，神经血管单元概念只不过是对"大脑"这一物质存在的概括，是大脑的功能单位，提示对神经系统疾病的研究不只是对神经元的研究，而是对神经血管单元网络的研究。当这一概念所阐述的观点深入人心、成为人们研究神经科学问题的根本出发点的时候，也许神经血管单元的概念就会消失了。但是伴随神经血管单元概念的提出，国际上已经对神经网络、对脑功能机制的物质基础有了更多新的发现，这一概念的提出使得脑研究变得更加复杂，但也正是这种复杂性才还原了神经系统的本来面目。"神经血管单元"正在探索神经科学研究以及神经系统疾病药物研究的新途径。

（高　梅　刘　睿　杜冠华）

参　考　文　献

1. Lo EH, Turgay D, Moskowitz MA. Mechanisms, challenges, and opportunities in stroke. Nat Rev Neurosci, 2003, 4: 399 – 416

2. Hawkins BT, Egleton RD. Fluorescence imaging of blood-brain barrier disruption. J Neurosci Method, 2006, 151: 262 – 267

3. Rapôso C, Zago GM, da Silva GH, et al. Acute blood-brain barrier permeabilization in rats after systemic Phoneutria nigriventer venom. Brain Res, 2007, 1149: 18 – 29

4. Sheikov N, McDannold N, Sharma S, et al. Effect of focused ultrasound applied with an ultrasound contrast agent on the tight

junctional integrity of the brain microvascular endothelium. Ultrasound Med Biol, 2008, 34:1093 – 1104

5. Lei Chen, Bela Kis, Hirofumi Hashimoto, et al. Adrenomedullin 2 protects rat cerebral endothelial cells from oxidative damage in vitro. Brain Res, 2006, 1086:42 – 49

6. Cecchelli R, Dehouck B, Descamps L, et al. In vitro model for evaluating drug transport across the blood-brain barrier. Adv Drug Deliv Rev, 1999, 36:165 – 178

7. del Zoppo GJ. Stroke and Neurovascular Protection. N Engl J Med, 2006, 354 (6):553 – 5

8. Grotta JC, Jacobs TP, Koroshetz WJ, et al. Stroke program review group: An interim report. Stroke, 2008, 39:1364 – 1370

9. Lo EH. Experimental models, neurovascular mechanisms and translational issues in stroke research. Br J Pharmacol, 2008, 153 (Suppl 1):S396 – 405

10. Hawkins BT, Davis TP. The blood-brain barrier/neurovascular unit in health and disease. Pharmacol Rev, 2005, 57 (2):173 – 85

11. Benarroch EE. Neurovascular unit dysfunction: a vascular component of Alzheimer disease? Neurology, 2007, 68 (20):1730 – 2

12. Lok J, Gupta P, Guo S, et al. Cell-cell signaling in the neurovascular unit. Neurochem Res, 2007, 32 (12):2032 – 45

13. Salmina AB. Neuron-glia interactions as therapeutic targets in neurodegeneration. J Alzheimers Dis, 2009, 16 (3):485 – 502

14. Koehler RC, Roman RJ, Harder DR. Astrocytes and the regulation of cerebral blood flow. Trends Neurosci, 2009, 32 (3):160 – 9

15. Fisher M. Pericyte signaling in the neurovascular unit. Stroke, 2009, 40 (3 Suppl):S13 – 5

16. Guo S, Lo EH. Dysfunctional cell-cell signaling in the neurovascular unit as a paradigm for central nervous system disease. Stroke, 2009, 40 (3 Suppl):S4 – 7

第五章　血脑屏障体外筛选模型的建立

血脑屏障（BBB）因其构成成分的结构特殊性，对维持中枢神经系统内环境稳定具有重要意义，BBB通透性的调控是神经系统疾病预防和治疗的重要策略。因此，建立 BBB 的体外模型，探讨 BBB 的发生、维持、调节、破坏和修复机制，最终可为临床预防和治疗各种病理环境下发生的 BBB 结构和功能破坏奠定理论和实验基础。

血脑屏障（BBB）能阻止体液中激素、药物以及其他具有神经活性和神经毒性的物质进入脑内，即维持中枢神经系统的生理平衡状态（Goldmann，1913；Oldendorf，1971；Takasato，1984）。一般而言，血脑屏障由连接脑微血管的脑内皮细胞（BECs）组成。脑内皮细胞与紧密相联的星形细胞共同形成了选择性的非通透性屏障，防止血液中的细胞成分和其他物质进入脑内（Bradbury，1993）。脑内皮细胞是血脑界面离子和分子限制性运动的基础，目前这一观点已被人们认可。在特定条件下，例如，脑水肿，缺血性病变，感染性疾病，多发性硬化及某些有毒物（Kermode et al.，1990）导致血脑屏障通透性增强，使脑组织受到侵袭。因此，是否破坏血脑屏障的完整性已被作为判断神经毒性的重要依据（WHO，1989）。另一方面，血脑屏障也能防止某些药物如化疗和精神类药物进入脑内（Pardridge et al.，1990；Donelli et al.，1992；Chesne et al.，1993）。

体内直接观察脑微血管，存在拓扑图形学障碍，因此人们利用离体的脑微血管和大脑微血管内皮细胞（CMECs）（Joo，1993c；Gordon，1991；Janigro，1994b；Tontsch，1991；Dallaier，1991）对血脑屏障结构及生理学性质进行了广泛的研究。血脑屏障体外模型更便于对血脑屏障进行药理学、生理学和病理学等的选择性研究。血脑屏障体外模型的有效性表明它是替代实验动物模型的有效方法，并且具有体外系统的所有优点。另外，此系统还具有灵活性、可重复性强和容易获得的特点，在功能上表现为特异性细胞类型和特异性血脑屏障性质功能表达的特点。由于血脑屏障在毒物学、药理学和病理学上的重要性，人们进行了很多尝试，试图建立血脑屏障模型，以进行生理和病理条件下血脑屏障的通透性的研究（Laterra，1993；Joo，1985）。一些用于建立血脑屏障体外模型的方法在文献中已有详细表述（de Boer，1997）。这些血脑屏障体外模型在分离方法、培养条件和模型制备方面有差异。另外，来自于人、灵长类、牛、猪、啮齿类和鼠类的脑毛细血管、大动脉、脐静脉内皮细胞（ECs）和上皮细胞系已实现了原代培养、传代培养和永生化培养，这使培养系统极为丰富多样。人们早就知道在脐静脉内皮细胞中星形细胞能够诱导出并维持血脑屏障特性（Arthur, 1987；Janzer, 1987），这些细胞与鼠星形细胞和鼠或人神经胶质瘤细胞系进行了共培养，同时用星形胶质细胞培养基和外周细胞也进行了研究（Dehouck, 1990；Rubin, 1991；Meyer, 1990, 1991）。显然，目前使用的血脑屏障体外系统的多样性，使各系统具有不同的特点，也使得研究结果的分析变得比较困难。本节内容将讨论用于药理学研究的血脑屏障体外模型，也介绍不同的体外模型以及如何利用分子的物化特征进行血脑屏障性质的预测。另外，本文对不同的血脑屏障体外模型进行比较，介绍它们在药物筛选上的应用，也涉及体外血脑屏障模型中表达的星形胶质细胞来源的因子的内容。

一、体外血脑屏障模型的建立

（一）用大脑微血管内皮细胞建立体外血脑屏障模型

脑微血管内皮细胞层并不是一种绝对的非渗透性屏障，而是一种高渗透性屏障。这种选择性是由于它的特殊性质决定的，而其他组织的毛细血管内皮细胞并未发现这种特征（Brightman MW, 1969；Reese TS, 1967；Audus KL, 1990；Milton, 1990）。由于大脑微血管内皮细胞紧密连接并且缺乏孔道和胞饮囊泡，形成了解剖学上的屏障。由于药物代谢酶的存在又形成了一种酶的屏障（Minn A et al., 1991；Audus KL, 1990；Meresse S, 1989；Djuricic BM, 1977；Williams SK, 1980），例如单胺氧化酶，还原酶和其他水解酶。另外，大脑微血管内皮细胞表达磷酸化型糖蛋白输出系统（Schinkel AH, 1994；Saeki T, 1993；Jette L, 1993；Cordon-Cardo C, 1989），又由于磺化糖蛋白的存在形成了一种静电屏障（Brightman MW, 1996）。这些体内特性已在原代培养的脑内皮细胞（PCECs）中得以证明（Audus, KL et al., 1990）。

CMECs 已经从人，牛，猪，猴，大鼠及其他鼠科和犬科动物脑中分离得到（Spatz M., 1980；Audus, KL, 1990；Williams SK, 1980；Tonsch U, 1989；Rubin LL, 1991；Diglio CA, 1982；Betz AL, 1981）。它们主要来自牛和猪。虽然 CMECs 在培养时有去分化倾向，但是 CMECs 的原代和传代培养细胞仍能保持 BBB 的一些功能性特征（Audus, KL, 1990；Meresse S, 1989；Williams SK, 1980），因此建立这些模型对研究运输机制和体内外的联系以及可能的结构与渗透性的关系具有重要意义。

自从 Panula 等人 1978 年首次报道了 CMECs 可以在培养基中培养以来，已有多种分离和培养单层 CMECs 方法的报道（Joo, 1992）。在 Panula (1978) 和 De Bault (1979) 的实验中，脑组织被机械剪碎，过滤，得到毛细血管的片段，然后将这些片段直接接种形成混杂的细胞群。形态学观察发现，脑内皮细胞中混有星形细胞和外周细胞。Bowman 等人 (1981；1983) 运用大鼠和牛脑克服了非内皮细胞的污染。他们利用 collagenase/dispase 酶水解的方法分离去除内皮细胞中的神经组织，接着通过 Percoll 密度梯度离心法进一步纯化内皮细胞。培养板用 fibronectin 包被，细胞种植在含有血浆来源的血清，以去除其他的非内皮细胞污染（Bowman PD, 1982）。通过这种方法可以获得大量的细胞，得到 CMECs 的纯系培养，且培养效率可达 90%。由这种方法分离得到的细胞在培养基中能够形成紧密连接。

为了便于检测跨内皮转运，须将细胞种植在覆盖有尼龙网膜的胶原上（Bowman PD et al., 1983）。尼龙网网孔太大，细胞不能形成一个连续的单层结构，因而无法建立一个好的屏障。Audus Borchardt (1987)，Shah (1989) 和 Miller (1992) 等人通过在表面经过 collagen/fibronectin 预处理的滤膜上培养细胞，克服了这一困难。聚碳酸酯滤膜是具有良好屏障性能的单层培养的最理想的支持物（Shah MV, 1989）。已经证明，在形态学和生物化学性质方面，这种体外原代牛 CMECs 系统与体内血脑屏障相一致（Audus KL, 1990）。这一 CMECs 系统已被应用于血脑屏障代谢和转运方面的研究。

另一种培养 CMECs 的方法是克隆来自体外种植的毛细血管的内皮细胞岛（Méresse S, 1989）。Cecchelli R 等人 1999 年以来已应用这种方法获得牛 CMECs，而不需要任何酶的消化。通过机械均质化方法从大脑半球分离后，微脉管组织主要含有混杂少量细动脉和小静脉丛的毛细血管，将其种植在涂有 bovine corneal ensothelial cells（BCECs）分泌的细胞外基质的培养皿上。因为只有毛细血管黏附在细胞外基质上，细动脉和小静脉很容易去除。种植几天后，ECs 开始从毛细血管组织中移出并形成微克隆。将足够量的克隆用胰酶消化并种植在涂有白明胶的培养皿上，用含有 BBB 模型所需因子的 DMEM 培养基培养。应用从毛细血管分离出的 ECs 的克隆一个显著的优点是不易被来源于小动脉和小静脉的 ECs 污染。而且，外周细胞和 ECs 可通过 microtrypsinisation 分离。

（二）用内皮细胞系建立血脑屏障体外模型

一种具有 BBB 特征的永久内皮细胞系可能是研究 BBB 内皮细胞分化和体外预测药物通透性的有用的工具。应用已建立的细胞系比应用原代培养更便利，因为原代培养耗时长且需要繁琐的分离步骤。而且，传代内皮细胞系传到 50 代仍可利用（Dehouck MP，1992）。迄今为止，已有大量的内皮细胞系通过永生化培养和克隆方法得以建立。一般来说，培养时间过长，内皮细胞系将丧失 BBB 的特征。然而，将这些细胞系与星形细胞或星形细胞因子共培养有利于保持 BBB 特征。

通过 viral or non-viral 方法可建立细胞系。从包括人（Dhawan，1995）在内的一些动物种类建立的 CMECs 细胞系正在研究之中，但是这些细胞系的形态和功能特点仍未完全清楚。Soric 于 1988 年报道了大鼠永久性细胞系（RCE-T1）的建立。尽管此细胞系保留一些生化特点，但是其形态和功能特性仍未能描述。Veronesi 及同事于 1996 年应用了来源于肾的 Madin-Darby Canine Kidney（MDCK）细胞系。但是建立的 MDCK 单层培养的屏障性质只在跨内皮电阻（TEER）方面与 BBB 相当，可能在某些标记如 γ-glutamyl-transpeptidase（GTP）方面类似。

另一个建立的细胞系是 RBE4 细胞系。它是由 Durieu-Trautmann O（1993）和 Roux F（1994）等人建立的大鼠脑微血管内皮细胞永久细胞系。这一细胞系具有未转变的表型，且有内皮典型的形态特征。1995 年 Roux 报道，在这一细胞系中，某些与 BBB 相关的蛋白质，例如 γ-GTP，碱性磷酸酶，GLUT1 葡萄糖转运者及 P-gp 均有表达。

Lechardeur 等人于 1995 年也报道了大鼠皮层毛细血管内皮细胞系—CR，在人房肽素启动子作用下把基因导入 SV40 T 基因中。CR3 细胞系表现出内皮细胞的形态和生化特征，可一直延续到 30 代。此细胞系不能自然地表达特异的 BBB 标记物 γ-GT 和 P-gp。然而，当此细胞用细胞分化剂全反式 retinoic acid 处理时，BBB 标记物（大约新鲜微脉管-GTP25%，以及 P-gp）便产生了。

Muruganandam A 等人于 1997 年建立了另一种典型的永久性细胞系，通过转染编码 SV40 大 T 抗原和新霉素基因的质粒 pSV3-neo 基因，人 CMECs 在体外形成 BBB。此细胞系保持了 ECs 和 BBB 的表型特性，其中包括Ⅷ因子相关抗原的表达，乙酰化低密度脂蛋白的摄取，结合标记凝集素的荧光素，转铁蛋白受体的表达和转铁蛋白受体介导的胞饮作用。此类细胞也具有 BBB 特异酶——碱性磷酸化酶和 γ-GTP 的高活性。SV-HCEC 单层细胞放射性标记蔗糖的扩散比人肺微脉管 ECs 低 5 倍。因此，这种新建的表达特异的 BBB 内皮表型的人细胞系可作为一种研究人 BBB 的实用的体内模型。近来从携带温度敏感性类人猿病毒 40（ts SV40）大 T-抗原（Takahashi et al，1999；Terasaki et al，2001）的转基因大鼠（Tg rat）和转基因小鼠（Tg mouse）建立了条件性永久性脑毛细血管内皮细胞系。小鼠脑（TM-BBB）和大鼠脑（TR-BBB）毛细血管内皮细胞系在形态上呈现纺锤形，并显示典型的内皮细胞标志，例如 von Willebrand facto 和乙酰化低密度脂蛋白的摄取。小鼠和大鼠的毛细血管内皮细胞系具有纺锤体状的形态，并表现出典型的内皮细胞的特征，例如 γ 和乙酰化的低密度脂蛋白的摄取。这些细胞系体内表达内流和外流的转运体，例如 P-gp 和 GLUT1。TM-BBB 细胞能承担环孢菌素 A 外流的转运，它是 P-gp 转运活性的一种底物。它们还表达器官的阴离子转运的多肽 2（oatp2）和表雄（甾）酮硫酸盐以及地高辛摄取活性。TR-BBB cells 表达多抗药性相关蛋白 1（MRP1）和大量中性氨基酸转运体，它由 L-型氨基酸转运体（LAT1）和 4F2 重链（4F2hc）组成。TR-iBRB 细胞显示出 pH-依赖的 L-乳酸转运活性和表达单羧基转运体 1 和 2。TR-CSFB 细胞也显示出氨基酸转运活性，这已在体内观察到。考虑到这些从 Tg 大鼠和小鼠建立的屏障细胞系在体内具有转运功能，在体外是药物转运到脑部的好模型，因此可以用作运送到脑部的药物的筛选。

（三）与内皮细胞和星形细胞共培养的 BBB 体外模型

既然已知星形细胞能保持 ECs BBB 特性（Arthur et al.，1987；Janzer et al.，1987），那么这些细胞可以与原代的或传代的大鼠星形细胞及大鼠或人的神经胶质瘤细胞系共培养，而且细胞生存的培养基和外周细胞已被使用（Dehouck，1990；Rubin，1991；Meyer，1990，1991）。Dehouck 等人于 1990 年发现非脑组织 ECs 与星形细胞共培养能形成紧密连接。Hurwitz 等人于 1993 年报道非神经 ECs 与星形细胞共培养时仍保留了因子Ⅷ和 γ-GTP 和脑型 GLUT-1 的表达。根据这些研究工作（Maxwell，1987；Meyer，1991；Tao-Cheng，1987；Tout，1993；Wolburg，1994），证明星形细胞能诱导 BBB 表达本身具有的一些信号和/或因子的特性。用于共培养的体外 BBB 模型的几种不同的方法已作了详细描述（de Boer，1997）。当 ECs 种植到培养板孔中的多气孔膜上时，共培养模型在孔的底部长出星形细胞（Roux，1994；Raub，1992）。培养基由细胞共用，细胞没有直接接触，而通过体液相互交换物质。为了使星形细胞与 ECs 直接接触，星形细胞种植在多孔渗水膜的反面（Dehouck，1990；Wolburg，1994），这使得膜两侧的单层细胞——星形细胞和 ECs 通过膜孔底部接触。

考虑到体内 ECs 不断受到血流流经他们光滑表面时产生的切应力，Stanness（Stanness，1996a，b；Stanness，1997）建立了一个系统性 BBB 体外模型，用来进行广泛的毒理学，药理学和生理学实验。在培养器官中空纤维中 BBB 特征的诱导可以通过在模拟管内血流的情况下对牛主动脉内皮细胞系（或者大鼠的 CMECs）和大鼠脑星形细胞共培养来验证。细胞的生长可以通过测量糖的消耗和乳汁产生的时间来监测。这些实验表明中空纤维细胞培养系统能够使培养的细胞存活时间延长（大于 1 个月）。在这种情况下，Ecs 形成了与 situ 中内皮表型极为相似的形态。操作步骤表明主动脉内皮细胞（AECs）与星形细胞（或者 C6 细胞）形成了选择性屏障，估计具有很高的跨内皮电阻。他们还报道，BBB 的特异性表型的诱导包括对管腔内钾的低通透性，蛋白质的微量外渗和糖类转运体的表达（Janigro，1996；Janigro，1995；Stanness，1996）。另外，电生理学研究表明，星形细胞能诱导非 BBB 内皮细胞中 BBB 特异性电子通道蛋白的表达。

Stanness 等在 BBB 存在的情况下对分化的含血清素的神经元进行共培养的基础上建立了 DIV-BBB。这些神经元展示了荧光敏感的 5-羟色胺（5-HT）的摄取和³H -5-HT 的去极化释放。在类似生理微环境和高阻抗、立体选择性 BBB 存在的情况下，这种已经建立的 DIV-BBB 可能是培养神经元的理想模型。

Duport 等利用了一种 BBB 模型：把来源于中枢神经系统的器官切片覆盖在内皮单层细胞的表面进行培养，这些单层细胞生长在可通透细胞膜上。此系统允许利用三维神经组织同时进行一种以上共培养简单而快速的准备。而且，此系统不用破坏 BBB 就能对透析探针作准确定位，另外，电生理记录能够很快的提供药物通透性和神经毒性方面的信息。再者，服用少量药物并准确控制此体系环境与体内这种方法相比显示很大的优越性，而且来源于多品种或反基因动物的不同中枢神经系统可与不同起源或不同培养状态的 ECs 共培养。

二、血脑屏障体外模型的特征

为了设计一个有力的 BBB 模型，关于屏障的功能和代谢方面的特征尤为注意。BBB 体外模型可能具有多种方面的特征，包括特异性内皮细胞标记物，特异屏障标记物和屏障功能。

在特定情况下，ECs 可通过对其培养时的形态特征来描绘，如卵圆形（成簇生长时）和纺锤形（汇合生长时），中间有一个卵形的核。ECs 也可通过相应的特征来描绘，如抗球蛋白内皮细胞特异性分化簇（CD），抗球蛋白Ⅷ相关因子，非血栓性静脉炎，低白细胞聚集，血管活性物质的释放（一氧化氮，内皮素和前列腺素），Dil 标记的乙酰化低密度脂蛋白（Dil-Ac-LDL），结合血凝素和血管紧张素转换酶，碱性磷酸酶，单胺氧化酶的表达。一些典型的屏障标记物，如紧密连接的形成，紧密连接相关蛋白（cadherin，ZO1，ZO₂，p120）（Dolman DEM，1997）γ-GTP 的表达，糖转运体，转铁蛋白受体，边缘 F-肌动蛋白的定位和高密度线粒体都可以被采用，尽管他们并不完全具有 BBB 内皮细胞的特异性。星形细胞可以通过有原纤维的酸性蛋白（GFAP）的表达来识别，也可通过对其进行培养时特异形态来识别。当体外 BBB 系统在分开的两个体系中培养时，BBB 的功能可以通过标记物限制性跨细胞转运，TEER 和分析 BBB 表达的转运体的底物的转运来描绘。最后，与 BBB 表型无关，但与研究所用的特异细胞系有关的分子的表达，决定于组成体外 BBB 的细胞物质。

（一）Dil-Ac-LDL

Dil-Ac-LDL 是一个方便的 ECs 标记物（Voyta，1984）。ECs 和巨噬细胞更适合通过受体介导途径吸收 Ac-LDL，因此荧光探针，Dil 在溶酶体膜上聚集。1999 年 Sobue 报道，与 Dil-Ac-LDL 一起孵育 1 小时后，

BBECs 和 t-BBEC-117 呈现明显的荧光缩微复制。在牛主动脉内皮细胞和 t-BBEC-117 细胞中，这种荧光很明显地分散在细胞核的周围。

（二）可渗透性

应用组成单层内皮细胞的 BBB 体外模型，Pardridge 等于 1990 年阐述了药物在体内的转运与通过体外单层内皮细胞的相关性。在他们的实验中体外 BBB 的渗透性系数（Pe）平均比体内相应的 Pe 高 150 倍。这种过高的估计可能是由于星形细胞营养因子缺失的原因，这种因子是体内 CEMCs 上的星形细胞紧密连接所必需的（DeBault LE，1980）。为了估计药物对 BBB 的渗透性，Cecchelli 等于 1999 年把用 Oldendor 方法（Oldendorf WH，1970）从体内制得的脑抽提物与 CMECs 和星形细胞共培养时的通透性（Dehouck MP，1992），以及 CMECs 单独培养时的通透性（Dehouck MP，1993）进行了比较。他们根据被动扩散转运和液体溶解性的不同，选择了几种不同的物质。在这些研究中，在体内和体外通透性方面发现了很大的相关性。把 CMECs 单独培养和 CMECs 与星形细胞共培养时分别得到的体内抽提率 Et 和体外 Pe 进行比较，结果显示 CMECs 单独原代培养时的通透性比 CMECs 与星形细胞共培养时的通透性要高。这种高通透性可以通过 CMECs 培养时的分化现象来解释。这种分化现象可能是由于缺乏星形细胞所特有的星形细胞因子而引起的。

另一种实验也显示，薄膜底部星形细胞的自然出现，如果不考虑他们对紧密连接形成的影响，它们改变了荧光素钠（FLU）和 FITC 标记的右旋糖酐（FD4）的表观通透性（Papp），因为 FLU 和 FD4 可能在星形细胞上或者星形细胞和膜之间被捕获。

在动态状态下，与神经胶质（C6 神经胶质瘤或原代星形细胞）一起培养的 BAECs 形成一种屏障，阻碍管腔内的药物的进入，这与体内 BBB 的通透性酷似。

尽管有几种体外模型从所获得的体内体外相关性方面能很好地预测体内 BBB 的通透性，但是还不能定量预测，因为体内 BBB 远比体外系统复杂得多。然而，把化合物作为 BBB 低通透性物质进行任意分类，可以对化合物的 BBB 通透性作定量预测。

（三）电阻

在体外最难建立的一种 BBB 特征是穿过微脉管 ECs 的高电阻。腹膜内的 ECs 在缺少星形细胞时不能形成高 TEER。一些文献报道，具有相对高的细胞间电阻并具有单层内皮细胞特征的细胞模型，只有通过牛 ECs 才能获得（Meresse S，1989；Dehouck MP，1990）。这些实验表明，当 BAEC 与星形细胞共培养时，TEER 增加。例如，Stanness 等报道，ECs 第一次被种植在腹膜腔内，并允许生长 4 天，这期间没有发现 TEER 的明显增加。星形细胞加到培养基中后，TEER 显著增加。星形细胞与 BAEC 共培养 3~4 天后，TEER 稳定在一个很高的水平。

与细胞内高 TEER 的形成相比，他们又进一步研究了腹膜腔内钾离子通透性的改变。最后，监测钾离子从细胞外间隙流出时，细胞面临着腹膜内高钾的威胁。事先暴露在高钾的环境下，便可以读出毛细血管间的阻力。含有神经胶质细胞，但不含有 ECs 的培养基中，钾离子对内腔的通透性是非常高的。同时还需指出的是，TEER 低于 $100\Omega/cm^2$。腹膜内的 ECs 经过接种和生长，钾离子的通透性和 TEER 都发生了很大的变化。TEER 显著的增长到大于 $1000\Omega/cm^2$ 的水平，而钾离子的通透性则明显下降。

（四）γ-谷氨酰转酞酶（γ-GTP）

1997 年 Hayashi 等首次报道，星形细胞能提高编码 γ-GTP、转铁蛋白受体、P-gp 和 GLUT-1 的 mRNA 水平。诱导 γ-GTP 和 GLUT-1 基因所得结果与 Hurwitz 的观察结果相似，他认为，人星形细胞只有与人脐带静脉 ECs 直接接触才能增加其中 γ-GTP 和 GLUT-1 的免疫活性。正如 γ-GTP 基因一样，ECs 中转铁蛋白受体、P-gp 和 GLUT-1 基因的表达主要通过与星形细胞的接触而升高。因此可合理推测，ECs 中 γ-GTP 和前面提到的基因诱导共同遵循依赖星形细胞进行调节的机制。应用星形细胞和 ECs 共培养体系，Hayashi 等于 1997 年也报道，星形细胞能通过增加相应的 mRNA 的水平而诱导 ECs 中 γ-GTP 的水平。星形细胞对 γ-GTP 的诱导需要时间和密度，而且需要与 ECs 底部相互接触。

已有报道，在 Gaillard 的实验中，培养 12 天后，脑毛细血管内皮细胞（BCECs）中 γ-GTP 酶的活性与文献报道的牛 BCECs 中酶的活性相比仍可保持很高的水平（>200U/mg 蛋白）。1995 年 Lechardeur 报道说：培养 5～7 天后，脑毛细血管中 γ-GTP 酶的活性（200nmol/min 每毫克蛋白）降低到 BCECs 中此酶的活性水平（10nmol/min 每毫克蛋白），Vries 等也报道了培养 10 天后，BCECs 中低 γ-GTP 酶活性。另外，Gaillard 和他的同事们证明，retinoic 酸，一种 RBE4 细胞系列中 γ-GTP 诱导剂，能够进一步增加 BCECs 中 γ-GTP 酶的活性，从而表明，γ-GTP 酶的活性已经被诱导到了最高水平。

（五）P-糖蛋白，多重药物阻抗蛋白

从药理学和毒理学的角度来看，体外 P-gp 基因的表达是至关重要的。许多实验室已经对这个组织进行了报道，如 Barrand et al，1995；Lechardeur et al，1995；Tatsuta et al，1992。BCECs 与星形细胞共培养，与 BCECs 单层细胞相比，P-gp 有更高水平的表达。P-gp 抑制剂可使 BCECs 单层细胞和 BCECs 与星形胶质细胞共培养细胞中 P-gp 底物在细胞间的累积（Gaillard P J et al，1997），并增加长春碱介导的对体外 BBB 破坏的敏感性。这种破坏作用，BCECs 单层细胞比 BCECs 与星形细胞共培养细胞更为敏感。

在共培养实验中，环孢菌素 A 和在体内一样，也不能通过体外 BBB（Fenart L，1998）。研究表明，脑内对环孢菌素 A 这种亲油性物质的低通透性是由于 P-gp 的存在，他能很快地把环孢菌素 A 运送到 ECs 外。的确，研究表明，P-gp 在共培养体系中被表达（Fenart L，1998）。而且，长春新碱，一种 P-gp 依赖性药物，通过大脑毛细血管单层内皮细胞转运时，优先发生从基本点到顶点的转运。观察 P-gp 介导的流出细胞外的流量所得的结果与此一致。应用维拉帕米或 S9788P-gp 抑制剂可导致细胞摄取长春新碱的量增加 4 倍。而且，还观察到 BBB 对长春新碱的通透性增加（Fenart，1998）。这些结果显示，P-gp 不仅在共培养中表达，而且具有活性。已有报道，mdr 鼠使建立新的内皮细胞系成为可能，从而能够观察被 P-gp 识别的药物结构。

（六）1 型糖转运体（GLUT-1）

GLUT-1 是负责从 BBB 到脑组织的特异糖转运体，在 BECs 中高表达，与之相比较，在分离的脑毛细血管的 RBEC 和 RBE4 细胞中表达水平较低。用星形细胞条件培养基对 ECs 进行比较，GLUT 的表达没什么变化。然而，利用葡萄糖缺陷型星形细胞条件培养基，将使内皮 GLUT-1 的表达和葡萄糖的摄取增加，从而表明，低糖环境下星形细胞将释放因子，使葡萄糖通过 BBB 的摄取增加。

虽然细胞培养是研究糖转运体表达和脑细胞调节的主要工具，但脑毛细血管内皮细胞在组织中培养时，GLUT-1 的 mRNA 水平仍显著减少（Farrell CR，1992）。应用 BMECs 研究表明脑源性因子能够调节 BBB-GKUT-1 基因的表达。

（七）紧密连接

1987 年 Tao-Cheng 提出鼠脑毛细血管内皮细胞中，星形细胞层相互靠近形成紧密连接，而在星形细胞条件培养基上培养的内皮细胞却没有这种现象。Rubin1991 年描述了一种获得高电阻单层内皮细胞的方法。他们发现用星形细胞条件培养基预处理过的脑 ECs 中的 cAMP 水平的升高，将导致紧密连接电阻的显著提高和结构的重大变化，这与高电阻连接的复杂性相一致。从那以后，好几个实验室都作了同样的观察（Deli et al 1995；Raub 1996；Rist et al 1997）。例如，电子显微镜观察结果显示，在单一培养的 t-BBEC-117 和双亲培养的 BBECs 细胞间隙中，有相当数量的具有高电密度、类似紧密连接的结构。而且，跟 Rubin（1991）和 Hurst、Clark（1998）相一致，Gaillard 2001 年阐述，用 CPT-cAMP 和 RO-20-1724 刺激，即使在星形细胞存在的情况下，也将增加紧密连接的功能性。没有 CPT-cAMP 和 RO-20-1724 的培养基，不能增加紧密连接的功能性。

（八）其他

2001 年 Gaillard 阐述，BCECs 上全功能转铁蛋白受体的存在，显示一种选择性（BSA 呈阴性）和主动（温度依赖性）摄取，退化（内吞作用）和转铁蛋白的转运（transcytosis）。

1999 年 Sobue K 使用碱性磷酸酶作为 BBB 显型标记物。这种酶的高特异活性是在 BMECs 中的定位，并反映脑发育过程中 BBB 内皮细胞的成熟程度。

三、几种血脑屏障体外模型的比较

人们已经作了对照尝试（Concerted Acton，1993），这种方法对于理解应用各种 BBB 体系的多种特性很有意义，而且还可以改进一些实验室 BBB 体系培养条件、重现性、高电阻的质量。然而，目前要对

BBB 体系作功能方面的比较还有一定困难。在质量上这可能是可行的，而在数量上还存在好多可变性因素。

尽管在细胞培养体系中应用从脑毛细血管分离得到的原代 ECs 与已知的体内 BBB 显型尽量保持一致，但这种体系还可能依赖于分离过程的区别。另一方面，Ecs 传代所必需的细胞培养系统更多地依赖于细胞间和膜上物质的缺失和改变。这使培养的 BEECs，非脑-ECs 或内皮细胞系很难诱导并维持 BBB 特性（Reinhardt，1997；Hurst，1996；Lechardeur，1995；Wolburg，1994）。因为没有星形细胞的单层内皮细胞可能去极化，因而还可能影响药物的转运，包括转运类型，如穿刺术、亲脂性扩散还包括转运载体。另外，经常被选择性用作原代培养的永久性细胞和癌细胞，被认为反映疾病特征，因此可能不能用来建立 BBB 模型。然而，采用原代培养经常遭到非议，因为这是一个费时费力方案，并且分离过程中存在着多种变异性（Hurst，1996；Deangelis）。

为了重新发现一些特征，Rubin 于 1991 年研究了星形细胞条件培养基对 TEER 单层内皮细胞的影响。此时，TEER 增加。然而，cAMP 加到条件培养基中后，可观察到 TEER 显著性增加。因此，作者得出结论，cAMP 可能是一种第二信使，从而表明紧密连接相关性蛋白的磷酸化对 BBB 的通透性起着重要作用。尽管条件培养基加到单层内皮细胞中后，BBB 的某些特征能够重新出现，但像特异性蛋白这类特征并不是总存在或者在生长过程中丢失。而且，所有原代培养系统都需要不断地从脑微血管内皮细胞分离，这是一项单调的工作。现在已建立了其他体外模型，包括：在来源于不同物种的星形细胞存在的情况下，对人、鼠或牛的内皮细胞进行培养。例如，已经用牛、鼠、甚至人的脑微血管内皮细胞建立了许多模型（Durien-Trautmann O，1991；Roux F，1994；Muruganandam A，1997）。然后，对这些永久性细胞进行单独培养，或者与星形细胞条件培养基或原代星形细胞或 gllioma 细胞（C6）共培养。其他模型，如 BAECs 与鼠星形细胞共培养的模型，其他实验室已建立（Stanness 1996）。所有这些模型都呈现内皮特征，如因子Ⅲ相关抗原，一些特异性酶，如碱性磷酸酶、γ-GTP，特异性物质如葡萄糖转运体，或马 redish 过氧化物酶，都体现了体内 BBB 特征。另外，共培养细胞比单层培养细胞对类似脂多糖的强烈刺激物更有抵抗力。而且显示 P-gp 功能提高（Galliard，2000），这表明星形细胞在调节 BBB 功能方面起着至关重要的作用。然而，共培养也有其局限性，因为两种不同类型的细胞必需同步培养，这样虽然不需要额外工作，但导致变异性增加。如果 BBB 被看作是包含脑毛细血管内皮细胞、pericytes 和星形细胞的三细胞体系，这种现象会变得更加复杂。此体系甚至可以提高体外 BBB 的多样性。

2001 年 Ghaznfari 用几种方法培养 BBB 细胞。用几种特异性细胞标记物对 BBB 培养细胞进行比较，他们用的重要的标记物包括 anti-GFAP 和 anti-PAX-2（MiH，1999），这些标记物已被用作特异性标记物；葡萄糖反转运体（GLUT1）和抗多药耐药性 P-gp，已被用作区别 BBB 内皮细胞。他们阐述，陈式方法学采用同样类型和年龄的鼠（出生后一天 57BL/6），证明是非常有价值的。

在孔的底层而非膜底面培养的星形细胞有相当大的距离，能明显地减少它对 TEER 影响的功效性。1996 年 Isobe 在 BBB 体外模型对 BAECs 和 BBECs 进行了比较。他们强调，BAECs 和 BBECs 都有典型的细胞形状，混合时，BAECs 呈鹅卵石状，BBECs 呈纺锤状。然而，连续培养后 BBECs 改变他们的表型，从纺锤形变为鹅卵石形。

利用从 ECs 分离的星形细胞建立的 BBB 模型，Isobe 也观察了 BBB 的一些特征。他们的实验表明：BAECs 与星形细胞共培养时，其通透性不是降低，而是增高。相反地，BAECs 与星形细胞在胶原质覆盖膜上连续培养（系统 2）显示，其对 L-葡萄糖的通透性明显减小。这种表观分裂法可以这样解释，BAECs 对与星形细胞直接接触敏感，或者在很小的范围内对星形细胞功能因子敏感。换言之：BAECs 由邻近的星形细胞决定，然后才需要独特的与 BBB 功能相关的表型。

对于 BBECs，星形细胞对 L-葡萄糖通透性的影响已经得到证实。已发现系统 1 中的星形细胞能减少 BBECs 的通透性，从而支持以前的报道（Kasa，1991；Pardridge，1990；Raub，1992）。然而，在 BAECs 中则发现通透性增加，表明原代培养的 BBECs，对 L-葡萄糖的通透性以前由体内星形细胞来决定，可能能保持对星形可溶性因子引起的一定的 BBB 显型的敏感性。另外，他们对获得的原代培养的第四代 BBECs 在系统 1 中进行转运实验。BBEC-p4 单层细胞的通透性比原代 BBECs（BBEC-p1）要高一个数量级。星形细胞通透性的减少率对于 BBEC-p4 和 BBEC-p1 分别为 65%，37%。这些数据表明 BBECs-p4 仍然保留了对星形细胞因子作出反应，使其通透性减少的显型，尽管 BBEC-p1 中不再表现如纺锤形形态的显型。

为了确定原代 BAECs 中星形细胞紧密连接的形成，用电子显微镜观察体系 2 中单层 BAEC 的精确结构。尽管细胞器官间的一般细胞形状或结构存在明显的变化，但与星形细胞共培养的 BAECs 呈现明显的类似紧密连接的结构，从而表明星形细胞在通透性的减小方面起一定作用。如所报道的 BBECs 和星形细胞共培养一样（Arthur，1987；Tao-Cheung，1987；Wolburg，1994），系统 1 和系统 2 中都能看到类似的紧密连接，但在系统 1 的 BBEC-p4 中看不到此结构。

另外，已有报道：鼠动脉内皮细胞（RAECs）与鼠脑毛细血管内皮细胞相比，对细胞毒素刺激物的反应不同，甚至当动脉内皮细胞在星形细胞条件培养基上培养时也是如此。

2000 年 Hurst RD 的实验表明：星形细胞的诱导取决于细胞生长的细胞外矩阵。生长在聚碳酸酯膜上的细胞与生长在胶原质插入物和 Kuchler-Bopp 所用的胶原质覆盖的聚酯膜上的细胞相比，显示较低的 TEER。他们的实验还表明，ECV304 细胞中屏障增加的诱导取决于细胞的来源。抛开 Dolman 的研究结果，与那些来源与 ATCC 的细胞相比，在欧洲内皮细胞中，没有发现 P-gp 或多药耐药性相关蛋白，但是欧洲细胞表明星形细胞能诱导 TEER 增高，减少蔗糖的通透性，并且防止细胞变干。但是不像这些人——Hurst RD 1996a；Dobbie MS，1999；Hurst RD，1996b；Hurst RD，1998，还有 Chishty，1997；Dolman，1997；Scism JL，1999 和 Kuhler-Bopp 对欧洲细胞应用的研究所阐述的那样，美国 ECV304 细胞系对屏障特征没有诱导作用。

1997 年 Stanness KA 在中空纤维中培养了多种细胞，包括人的内皮细胞，啮齿动物和牛来源的细胞。把神经胶质加到意识以外的间隔中，并进行 intraluminal 搅动，在这种条件下，非脑和脑微脉管内皮细胞形成了细胞间高电阻，钾离子的一种 intraluminal 屏障（而不是 extraluminal），并且对各种不同亲水性物质具有不同的选择性。对这些结果最吝啬的解释是，在神经胶质存在的情况下，外围内皮细胞被诱导表达 BBB 特征。他们的数据还表明，这些特征能在原来的体内 BBB 内皮细胞临近的神经胶质上保存（但不能在体外保存）。Stanness KA1997 年也报道说，现有的数据不能说明，神经胶质和内皮细胞的任意组合足够重新诱导 BBB。例如，人脐带内皮细胞与意识以外的 C6 细胞共培养时，不能形成 BBB 特征。而且，他们最近证明，来源于GFAP 缺陷型鼠的星形细胞在 BAECs 中不能诱导 BBB 特征（Pekny，Stanness 和 Janigro）。因此，当体外外围及中枢神经系统内皮细胞中，BBB 特征被诱导时，这种现象被限定在一定的 ECs 分组内，并要求星形细胞表达星形细胞特异性中间细丝 GFAP。

1999 年 e Boer AG 等认为：在 BBB 模型中空纤维流体系统中，交叉部分可看见一个以上的内皮细胞，而在毛细血管的交叉部分基本上只能看到一个内皮细胞，因此前者比后者更像大血管。另外，与毛细血管相比，流体更是大血管中一个重要组织，因此不能过高的估计 BBB 功能性。他强调说：既然毛细血管的压力为 17mmHg，并且不连续，因此体内毛细血管血流是很慢的。

目前也存在对应用神经胶质瘤细胞的批评意见。这些细胞具有类似肿瘤细胞的显型，而且，如果与 BBB 功能相关，BBB 显型在这方面的研究将被提出质疑，或者类似健康的 BBB 或者瘤样 BBB？另外，应用永久性 RBECs-RBE4 或人脐带静脉内皮细胞和 C6 鼠神经胶质瘤细胞时，问题会应运而生（Hurst and Fritz，1996），狗肾内皮细胞系（MDCK）与胶质细胞瘤细胞共培养体系与体内 BBB 相差甚远，因此，关于 BBB 的转运和功能有着很窄的可预性。

四、体外 BBB 模型在药物筛选中的应用

采用体外系统比采用体内系统最大的优点是需要化合物的量相对较少，而且容易进行机制研究。另外，还可以利用体外 BBB 模型进行转运机制研究，且采取体内方法有时存在一定困难。应用 BBB 体外模型，包括单层内皮细胞，Pardridge 和 Eddy EP 于 1997 年阐述了体内药物转运与体外药物通过单层内皮细胞的相关性。在他们的实验中，体外 BBB Pe 是一个平均值，比体内相应的 Pe 高 150 倍。这种过高估计是因为考虑到缺少星形细胞因子，它是体内 BCECs 中星形细胞紧密排列所必需的（DeBault LE，1980）。因此，1999 年 Cecchelli R 对脑抽提物及原代脑毛细血管内皮细胞（BCECs）和星形细胞共培养体系的通透

性进行了比较（Dehouck MP，1992）。通过被动扩散和相应的广泛的亲脂性，他们选择不同的化合物，观察体内和体外通透性系数的密切相关性。1992 年 Dehouck MP 对 11 种化合物通过 BBB 进行了估计，这种 BBB 是用生长在滤器一面的 BCECs 与生长在另一面的星形细胞共培养形成的。他们的实验显示，对胰岛素和蔗糖、oxicam 相关的非类固醇类药物和 diclofenac 的通透性较低，对普萘洛尔和地西泮通透性较高。体内和体外最大的脑抽提物在实验开始时（E0）显示很强的相关性。另一种实验则显示相反的结果，即使在星形细胞和 BCECs 共培养体系中也是如此，作为紧密连接非渗透性标记物的蔗糖体外 PS 值，大约是体内相应值的 200 倍（Pardridge，1990；Dehouck，1992）。

1997 年 Eddy EP 公布了化合物的通透值范围是 0.1～0.6cm/h，表明体外系统对化合物的通透性这一特征的反应不同。某些标准物质，如对非 BBB 有较低通透性的蔗糖、长春碱和 senktide（Suc-Asp-Phe-MePhe-Gly-Leu-Met-NH$_2$），在体外 BMECs 中也有较低的通透性，而能通过脑的普萘洛尔、去甲羟基西泮、SKF34427（可乐定），在体外 BMECs 中有较高的通透性。

1997 年 Stanness KA 报道，当把 DIV-BBB 暴露在管腔内不易通过体内 BBB 的物质（如吗啡，蔗糖，甘露醇）时，计算所得的细胞间的通透值与来自体内的研究报道一致。例如，已有报道，体内茶碱和蔗糖间的通透率大于 100，DIV-BBB 中也得到同样的结果。（P$_{theo}$ = 1.88 × 10^{-6}cm/s；P$_{sucrose}$ = 8.8 × 10^{-8}cm/s）。当与利用立体特异性载体通过 BBB 的通透性氨基酸的非 BBB 通透性进行比较时，发现体内和体外 BBB 模型对于选择性药物的通透性有着进一步的相似性。他们发现，具有生物活性的 L-天冬氨酸通过 DIV-BBB 的速率（100）比 D-天冬氨酸要高，从而表明，BBB 体外模型可能适合于那些通过 BBB-特异载体在中枢神经系统蓄积的药物的通透性研究。

某些 BBB 体外模型已被应用于 P-gp 流出系统底物的研究。1997 年 Eddy EP 应用 BMECs 系统阐述，长春碱管腔间 3 倍高的通透性表明有顶点流体系统的存在。L-leucine 的研究也显示氨基酸载体的存在。辛醇-水的分配系数与 28 种化合物脑血管的通透性之间的相关性表明，长春碱和长春新碱，作为 P-gp 流出系统的底物，其脑通透性比从他们的亲油性推测的要低。因此，P-gp 底物的通透性可以从 BMECs 系统进行预测。

共培养体系的应用表明，环孢菌素 A 不能像体内一样，穿过体外 BBB（Dehouck MP）。尽管具有亲油性，但环孢菌素 A 脑的低通透性是由于 P-gp 的存在，他能把环孢菌素 A 转运到 ECs 的另一面。已有研究表明，P-gp 在共培养体系中表达（Fenart L，1998）。而且，P-gp 依赖性药物——长春新碱穿过脑毛细血管单层内皮细胞时，优先的从基底层到顶层。此结果与观察 P-gp 介导的流出系统从顶层到细胞外所得的结果一致。用 P-gp 抑制剂，如维拉帕米或 S9788 导致细胞摄取长春新碱的量增加 4 倍。而且还观察到长春新碱的 BBB 通透性增加（Fenart L，1998）。这些结果表明 P-gp 不仅能在共培养体系中表达，而且还具有功能活性。

1997 年 Stanness KA 试图找出辛醇的体外 BBB 通透性系数：水分配系数。把要检验的化合物注入管腔内，在放射性量化标记（L-and-D-^{3}H-Asp；^{14}C-sucrose；^{14}C-mannitol；^{3}H-morphine）或 HPLC 分析之前，在管腔外取样。这些实验结果表明：油水分配系数和药物在细胞外蓄积的倾向之间有很大的相关性。对研究结果唯一的期望是：当生物活性底物 L-Asp 迅速在毛细血管外聚集时，D-异构体没有任何迹象通过内腔，从而比较 L-Asp 和 D-As 两个天冬氨酸立体异构物的通透性。

五、体外 BBB 模型中星形细胞型因子诱导转运和屏障功能

各种类型的细胞，如星形细胞、外膜细胞，或者神经元对指导体内紧密 BBB 形成的信号机制均有贡献。尽管诱导的分子因素还不清楚，但星形细胞在重新诱导培养体系中 BECs 的某些特征时的作用已经确定（Hurwitz AA，1993；Risau W，1990；Tontsch U，1991），如 γ-GTP 的表达。从星形细胞释放的扩散因子能够调节 ECs 中 LDL 受体的表达（Dehouck B，1994）。几项研究表明：ECs 间紧密连接的存在，在很大程度上取决于与星形细胞共培养条件和细胞外矩阵内皮辅助因子（Arthur FE，1987；Brightman WM，1993；Tao-Cheng JH，1987）。

运用 BBB 体外模型（Janigro D，1995；Stanness KA，1996a，1997），Pekny M 于 1998 年研究了神经胶质纤维酸性蛋白缺陷型（GFAP-/-）星形细胞诱导体外培养 BAECs 产生 BBB 特征的能力。他们报道

说：共培养 3~4 星期后，野生型鼠星形细胞诱导 BAECs 产生 BBB 特征。这样，ECs 就可以阻止 K^+ 离子进入毛细血管外，并有选择性的排出亲水性分子，如 8-SPT 和 ^{14}C-sucrose。GFAP −/− 星形细胞不能有利地阻止钾离子和亲水性药物（蔗糖、8-SPT）的通过，与可控共培养体系相比，同样不能诱导内皮间电阻值，但是能够诱导 ECs 清除 Evans blue，从而表明 GFAP 可能在诱导非 BBB 内皮细胞的 BBB 特征中发挥作用。

1999 年，Sobue K 对星形细胞因子进行了鉴别。在已知的星形细胞因子中，只有纤维原细胞生长基本因子（bFGF）能模仿星形细胞的活动，这些活动通过 L-葡萄糖的通透性和 ALP 活性来测量。而且，抗-bFGF 抗体能通过星形细胞条件培养基取消 ALP 90% 的活性。然而，基本 FGF 不能诱导其他 BBB 表型，例如 mdr 和 GLUT-1 基因的表达。有数据表明，与一些星形细胞条件培养基上的未知因子一起，bFGF 是诱导永久性 BECs BBB 特征的最合理的星形细胞因子之一。

1999 年，Igarashi Y 检查了 BBB 中神经胶质细胞系来源的神经营养因子的相关性。在他们的实验中，对从猪脑皮质分离的毛细血管内皮细胞进行培养，然后加入 GDNF，观察内皮细胞紧密连接功能在 TEER 和通透性方面的改变。0.1 和 1ng/ml 的 GDNF 在 cAMP 存在的情况下，能有效地激活内皮细胞的屏障功能，从而表明，GDNF 能增加 BBB 紧密连接的屏障功能。

六、结论

BBB 体外模型已经广泛地应用于 BBB 功能、治疗学和脑内危险分子的研究。目前，可利用的 BBB 体外模型与体内高度复杂多样性相比还不够完美。而且，体外细胞培养系统许多差异的存在，使得关于 BBB 功能性和药物转运的对比和解释变得很困难。为了改进体外模型，还需要有关体内负责血脑屏障的诱导和维持的分子事件和信号传导方面的知识。有了这些知识，再加上前面所提到的已经积累的知识，便能建立理想的模型，并用来研究药物流出系统和药物毒物学。

（车建途）

第六章　缺血性脑卒中治疗药物的非临床有效性研究

在非临床研究中，已经建立了不同动物种属的多种缺血模型用于脑卒中治疗药物的有效性评价。但是，从目前的研究结果看，基本上所有进入临床研究的药物均以失败告终（表 21-6-1）。对于拟用于治疗急性缺血性脑卒中的药物，非临床研究应如何进行，目前尚未建立科学合理的技术指南。长时间以来，人们对此进行着不断地探索，并提出了一些很多建议。参考国内外研究结果，对神经保护剂治疗急性缺血性脑卒中非临床研究的一些问题进行分析总结，并提出该类药物有效性研究的一些总体建议。

表 21-6-1　近期临床研究失败的治疗急性缺血性脑卒中的化合物

化合物	作用机制	时间窗（h）	临床（期）结果	原因
塞福太 （selfotel）	N-甲基-D-天冬氨酸（NMDA）受体拮抗剂	6	否定（Ⅲ）	不良反应
cervene	阿片肽受体拮抗剂	6	否定（Ⅲ）	无效
芦贝鲁唑 （lubeluzole）	一氧化氮合酶（NOS）抑制剂与 Na^+ 通道阻滞剂	8	否定（Ⅲ）	无效
加维斯替奈 （gavestinel）	NMDA 受体甘氨酸位点阻断剂	6	否定（Ⅲ）	无效
恩莫单抗 （enlimomab）	抗细胞间黏附分子（ICAM）抗体	6	否定（Ⅲ）	无效 不良反应

续　表

化合物	作用机制	时间窗（h）	临床（期）结果	原因
胞二磷胆碱 （citicoline）	细胞膜稳定剂	24	否定（Ⅲ）	无效
Ca^{2+}拮抗剂	Ca^{2+}通道阻滞剂	6～24	否定（荟萃分析）	无效
阿替加奈 （aptiganel）	NMDA受体拮抗剂	6	否定（Ⅲ）	无效
氯美噻 （clomethiazole）	γ-氨基丁酸（GABA）A受体调剂剂	12	否定（Ⅲ）	无效
BMS204352	K^+通道阻滞剂	6	否定（Ⅲ）	无效

注：此表引自文献1。

第一节　新药研究中的非临床有效性研究

有效性研究评价即药效学研究评价，是通过适当模型的体外、体内实验以合理的观察指标等研究药物的作用，并对获得的实验结果能否预测在人体中的有效性，即非临床研究结果与临床研究的相关性进行判断分析，回答药物是否有效以及何种条件下有效等问题。有效性研究评价可提高药物开发的合理性和成功率，并根据有效剂量和相关毒理学研究的毒性剂量来推测药物的安全范围，为临床研究剂量设计的安全性观察提供参考。

非临床有效性研究的主要内容包括体外药效学研究、体内药效学研究、适当的作用机制研究以及动物模型研究等。非临床有效性研究应采用与人相关性、重现性好的、公认的模型，尽量采用客观的观察指标。当采用新技术新方法时，应结合现有的临床适应证发病机制、模型与人体的相关性等方面说明其合理性。通常，体外研究模型是药物有效性筛选的廉价而高效的方式，但最终应以相关性好的在体模型进行研究。在非临床有效性研究中应进行量效关系评价，以提示药物的作用规律。作用机制研究不仅是有效性评价的一部分，对于安全性评价也是十分重要的。但机制研究的时间安排可灵活掌握，比如，很多药物在临床研究期间甚至上市后仍在进行机制研究。

非临床有效性研究中，动物模型的选择是关键的，也是最困难的。由于种属差异、病理生理状态、发病机制等的差异，动物模型与人类疾病的相关性往往是有限的，也就是说采用非人模型来预测人体有效性情况具有局限性。因此，在有效性研究中，进行适当的模型调研或模型研究，采用与人相关性高的模型，对于提高药物开发的成功率是十分重要的。此外，采用多种模型进行研究，从多方面提示有效性，可以克服一种模型的局限性，也是提高成功率的措施之一。

动物模型研究固然重要，但不能成为阻止药物继续临床开发的唯一决定因素。如抗丙型肝炎的药物，动物模型十分缺乏，且与人的相关性较差，因此干扰素类药物在临床前有时可采用替代性指标进行活性观察，如公认的抗肿瘤活性；这一点，临床研究已经证实了其有效性。另外，国际上目前十分关注生物标志物的研究，FDA已经发表了数个安全性评价的生物标志物，这可能是将来有效性与安全性评价的一个热点。

在有效性研究中，阳性药物的作用主要是提示所采用的模型是否成功，而非活性强弱的比较。然而，当有同类药物上市时，设置同类药物作为阳性对照，可以进行适当的活性比较，以初步了解开发的新药是否具有优势和市场前景。但是，作用强弱比较最终应以临床研究为主，通常情况下非临床研究结果不能成为确定药效作用强弱和决定一个药物能否上市的主要依据。阳性药物可以选择对某一模型特异性的工具药物，也可选择已知的同类药物。阳性药物的选择是富有挑战性的，比如对于急性缺血性脑卒中模型，大多数研究选择了尼莫地平，但对以往研究的回顾性分析显示，其成功与失败的几率相当，且临床研究已经说明尼莫地平对急性缺血性脑卒中治疗无益。

第二节　缺血性脑卒中治疗药物的非临床有效性研究

一、非临床研究与临床研究结果差异的可能原因

有关局灶性脑缺血损伤病理生理的动物研究很多，但临床成功率很低，其原因可能是多方面的。总体认为现有的模型均不能良好模拟临床实际情况，通常使用年轻、健康的动物，而患者多为年龄较大并可能伴有一种或多种疾病，如糖尿病、高血压、心律失常等。其次，动物与人体的相关性是导致临床实验失败的重要原因，这可能包括动物与人体解剖生理结构、中风时的病理生理状态、药物作用靶点等方面存在的差异。临床实验失败的另一原因可能是临床实验未充分参考非临床研究结果进行设计（如给药的时间、缺血的时间、药物剂量等）。

二、非临床研究的一般考虑

（一）动物

在急性缺血性脑卒中的非临床研究中采用了多种动物，不同的模型采用的动物可能不同，表21-6-2中为不同的模型中采用的动物及模拟的临床表现。目前，啮齿类动物模型依然是研究神经保护和神经功能恢复的基本动物模型。从对已发表的相关文献进行分析发现，绝大多数研究采用了啮齿类动物，采用非人灵长类动物进行的研究较少。在啮齿类动物中，绝大多数为雄性大鼠。通常认为大鼠的血管结构更接近于人，而脑回结构与人差别较大，但易于获得、背景数据较多，模型制作简单；猴等高等动物的脑回结构更接近于人，但考虑经济等原因通常大动物很少用。小鼠不太常用，而转基因小鼠模型可用于机制研究。

从1999年脑卒中治疗圆桌会议（STAIR）的讨论结果看，其建议应首先在大鼠中完成永久性和短暂性结扎模型研究，在大规模人体实验开始前可能还需要在猫或灵长类动物中进一步研究。此外，建议不宜采用沙土鼠单侧结扎制备局灶性缺血模型，许多药物在沙土鼠中有保护作用，而在其他种属中可能无效。但从现有的研究状况看，沙土鼠由于其特殊的脑血管结构特点，是双侧结扎制作全脑缺血的优良模型。

此外不同的动物种属与品系各有其特点，如对缺血措施的敏感性、检测指标的可重复性等，这些方面参见后续模型评价部分。

表21-6-2　缺血性脑卒中使用的动物模型

模　型	使用的动物种属	动物模拟的临床表现
脑动脉结扎、电凝或腔内阻断	非人灵长类、犬、猫、家兔、沙土鼠、豚鼠、大鼠、小鼠	• 偏瘫 • 上肢熟练运动缺陷 • 躯体感觉损害
注射血栓形成剂	非人灵长类、家兔、犬、猫、大鼠	
血管光致血栓损伤	家兔、大鼠、小鼠	• 空间感障碍 • 触觉消失 • 学习记忆缺陷
脑内局部注射内皮素	大鼠	

注：此表引自文献3。

（二）模型

脑缺血模型可分为全脑缺血模型、局灶性缺血模型或多灶性缺血模型。全脑缺血指大多数脑组织或全脑血流量降低，局灶性脑缺血指某个脑区血流量降低，而多灶性脑缺血至多个区域血流量降低。在局灶性缺血中，缺血区域的核心可能会达到完全缺血，但通常会有一些血流通过侧支循环到达缺血部位。在临床上，卒中时血流永久停止的情况是十分罕见的，卒中早期有15%～18.8%的血块溶解以及存在侧支

循环，人体卒中时可能伴有相当的再灌注，最常见的为局灶性脑缺血，因此可逆性局灶性缺血模型比永久性模型可能与临床的相关性更高。神经保护剂通常在再灌注模型中更有效，可能是由于药物能通过损伤的血脑屏障随血流到达损伤部位。虽然暂时性缺血模型可能与人的相关性更高一些，但由于脑卒中患者自发性再灌的发生较为滞后，仅对暂时性大脑中动脉结扎（MCAO）有效或仅在再灌注模型中的有效剂量下才有效的药物，在临床上也有效的可能性不大。自由基清除剂 tirilazad 仅对暂时性 MCAO 模型有效，而临床实验中对再灌注和非再灌注患者均无效。从 STAIR 的建议看，通常需要完成暂时性及永久性缺血模型的研究。

（三）观察指标

1. 生理监测指标　动物实验时，进行适当的生理指标监测维持动物适当状态是重要的，并可减少梗死面积的变异。实验中应尽可能监测血压、血气、血红蛋白、葡萄糖和脑血流量等指标。脑温是一个需要监测的关键指标，在整个实验过程中应尽可能维持恒定。小动物通常采用激光多普勒流量计监测脑血流量，信号的降低应达到≥60% 以保证缺血达到合适的程度。

2. 评价指标　评价指标可包括梗死面积、神经行为学、局部脑血流量、脑水肿、免疫组化、神经病理学、躯体感觉诱发电位、脑电图等。对结果的评价必须对急性期（1～3d）进行监测，如果要观察药物的长期作用，应进行长期监测（7～30d）。在永久性和暂时性结扎模型中，必须对急性期结果（通常为梗死面积）进行评估，并观察药物治疗的改善作用。目前研究显示有必要对动物跟踪观察更长的时间（＞24h），确定药效是否随时间延长而消失。

（四）时间窗

缺血事件发生后多长时间内开始给药，即时机窗或治疗时间窗是一个十分关键的问题。动物模型中的治疗时间窗不一定能预测人体情况，但测定相对时间窗是有用的，人体的时间窗可能不会明显长于小动物。先前研究发现，NMDA 拮抗剂 cerestat 与 selfotel 在动物模型中的时间窗很短，它们在临床上无效可能与此有关。应在动物中确定最佳给药时间窗和治疗持续时间，以指导临床给药。

在动物模型中，通常是在缺血开始前或在再灌注时给药，而较少地关注在再灌注后不同的时间给药。但是对于人体来说，通常是在缺血发生数小时后才给药。这样，如果临床前动物实验显示，药物仅在动脉阻塞、再灌注时或其稍后给药才有效，这样的药物可能不太适合进行临床实验。因此，应评估缺血或再灌注开始后给药有效的时间窗，以确定在缺血发生后何时给药才可能有临床效果。

（五）量效关系

不同动物种属间药代动力学和药效动力学可能差别很大，因此，无论在小动物还是在大动物中获得剂量反应曲线是很关键的，应在几种动物中测定多种指标的剂量反应曲线。血脑屏障、脑血流量较低、血浆蛋白结合可能会影响人体剂量方案的确定。但是，在人体给药时应有一个目标浓度以提示临床实验中能否获得神经保护作用，该浓度是在动物实验中确定的有效组织浓度，或是一些替代指标。

（六）总体建议

急性缺血性脑卒中是临床上十分危重的疾病，如果药物无效或给药时机不当，可能会给患者带来严重后果。因此，对于拟用于急性缺血性脑卒中的药物，临床前应进行较为充分的有效性研究，为临床实验方案的设计提供重要参考。

1. 动物　建议首先采用啮齿类动物；通常采用双性别进行研究。大鼠是较为常用的动物种属，通常认为 SD 大鼠优于 Wistar 大鼠。可采用正常动物或高血压动物。为了减少临床开发的风险，在大规模人体实验开始前可能还需要在猫或灵长类动物中进一步研究，此类研究的时间安排可灵活考虑。可采用转基因小鼠模型进行机制研究。避免使用沙土鼠制作单侧结扎局灶性缺血模型。

2. 模型　通常需要进行暂时性及永久性缺血模型的研究，MCAO 模型较为常用。通常需要进行局灶性缺血和全脑缺血模型研究。

3. 观察指标　动物实验时，应进行生理指标监测，在整个实验过程中应尽可能维持恒定。评价指标可包括梗死面积、神经行为学、局部脑血流量、脑水肿、免疫组化、神经病理学、躯体感觉诱发电位、脑电图等。此外，还应根据具体药物作用特点设计相应的其他观察指标。通常需要进行急性期监测和长期观察。

4. 时间窗　应评估缺血或再灌注开始后给药有效的时间窗和治疗持续时间，以指导临床用药。

5. 量效关系　建议在所用动物模型中进行量效关系研究，并在动物实验中确定有效组织浓度，或是一些替代指标。

第三节　常见动物模型评价

一、动物大小

（一）大动物模型

如家兔、猫、犬、猪、羊、非人灵长类动物等。优势：易于采用较为复杂、先进的仪器进行复杂的生理功能监测。在同一动物上可同时进行多种指标、多时间点监测。生理指标的监测可同时伴随神经学、神经行为学、神经化学、神经病理学检查。在大动物上易于进行区域脑血流量和代谢检测。大动物为多脑回动物，在结构和功能上与人较为接近。缺点：通常需要采用侵害性手术进行监测和诱导缺血，在局灶性模型通常需要打开脑膜。在大动物中损伤较大，梗死体积与生理指标变异较大，动物死亡率较高。大动物可能需要与小动物完全不同的麻醉方式而影响缺血的结果。

（二）小动物模型

如小鼠、大鼠、沙土鼠等。优势：小鼠与大鼠可采用感觉神经和运动行为指标作为缺血后果的评价指标。小鼠与大鼠脑相对较小，可采用快速冷冻以进行生化、神经化学检查。缺点：小动物为缺脑回动物，在解剖上与功能上可能与人相差较远。对小动物的生理功能监测相对更为困难。

二、局灶性脑缺血模型

在小动物和大动物的局灶性脑缺血模型中，通常为一个主要脑血管阻断，如大脑中动脉（MCA）。MCAO 会导致纹状体和皮层血流量降低，但血流量降低的程度和分布决定于 MCAO 的时间、MCA 阻断的位点、MCA 周围侧支血流量。MCAO 被认为与人血栓栓塞性脑卒中有相关性，因此被广泛使用。目前已经建立了多种 MCAO 模型，分为永久性和暂时性 MCAO，而暂时性 MCAO 即缺血再灌注模型更为接近临床人体的实际情况。

（一）永久性 MCAO 模型

MCA 远端/近端结扎法。研究发现，在大鼠永久性 MCAO 模型中，缺血损伤的部位与血流量明显降低的区域具有一致性。通过大鼠 MCA 远端阻断的永久性 MCAO 模型研究不同品系大鼠的情况，结果发现，自发高血压大鼠（SHR）与易卒中 SHR（SHRSP）大鼠的梗死面积约为 Wistar 大鼠的 1.5 倍，SD 大鼠梗死面积更大，一致性更高。在正常血压大鼠中，Fischer-344 的梗死面积大于 Wistar 与 SD 大鼠。

MCA 电凝法。产生的血流量降低区域与神经病理学损伤的区域十分接近。

光化学 MCAO 模型。采用激光照射结合光敏感染料玫瑰红制备。该模型中，与 Wistar 大鼠比较，SD 大鼠的梗死面积较大，一致性较高。

大鼠同源血凝块栓塞模型。将同源血凝血直接注入颈总动脉。该模型易于操作，但梗死的区域不一致。该模型研究可有助于了解与溶栓药物合并用药的作用。

（二）暂时性 MCAO 模型（缺血再灌注模型）

线栓法。自颈动脉插入缝合线并延伸以阻断 MCA。该方法可用于研究细胞损伤与神经保护的机制。该方法易于观察 MCAO 相关的血流速度降低。研究发现在缝合线上包被聚-L-赖氨酸后，缝合线对周围内皮组织的附着力增加，产生较为一致的梗死面积。采用线栓法，可使皮层血流量降低 80%，并在 MCAO 期间保持此血流水平，可达 180min。撤出缝合线后较容易地获得再灌注，动物可存活数天、数周、数月，这样利于功能监测。

（三）全脑缺血模型

全脑缺血过程中，各脑区均无血流量，导致易感脑区神经元损伤。如果持续全脑缺血，无疑所有神经元将死亡，因此全脑缺血的持续时间对模型的成功、动物的存活、可检测的指标具有重要的影响。

1. 四血管阻断（four-vessel occlusion, 4-VO）模型 该方法可制备清醒自由活动的大鼠可逆性前脑缺血模型，首先电凝结扎双侧椎动脉，第二天结扎双层颈总动脉，成功率为50%~75%。但不同大鼠品系间缺血影响的变异较大，可能是由于不同品系大鼠的侧支循环变异较大引起的。该模型中血流量的降低与缺血引起神经元损伤的分布与进展具有相关性。采用该模型，如果新皮质、纹状体、海马血流量降低至对照组的3%，则在再灌注后5~15min即可出现明显的充血，然后出现快速的低灌注，一些脑区可持续至24h。在模型中也可出现相当广泛的病理学改变，在缺血后30min纹状体神经元损伤，再灌注后3~6h海马损伤，缺血后1~3d新皮质损伤。目前许多研究者采用该方法进行研究，方法比较成熟，较难操作，不同实验室的结果差别较大。

2. 三血管阻断（three-vessel occlusion, 3-VO）模型 该方法通过结扎大鼠基底动脉和颈总动脉制作全脑缺血模型。首先结扎基底动脉，约有20%~30%动物产生神经缺损。第二天在确定神经缺损症状消失后结扎双侧颈总动脉。该模型中脑血流量恒定，损伤较为严重。比较研究显示，该模型中缺血的变异程度远小于4-VO模型。

3. 小鼠全脑缺血模型 通常在小鼠死亡率较高，并发症较多，制作小鼠全脑缺血模型较为困难，目前小鼠模型尚不多见。

4. 沙土鼠全脑缺血模型 沙土鼠血管结构比较简单，是广泛使用的全脑缺血模型动物。沙土鼠无连接颈动脉和基底动脉的后交通动脉，通过双侧颈总动脉结扎即可获得全脑缺血，血流量几乎可达到0，缺血5min即可诱导海马CA1神经元损伤与死亡。单侧颈总动脉结扎可获得严重的神经症状，数日内死亡。该模型动物的优点在于易于操作，缺点是一些动物不发生中风，模型的变异较大；易发生癫痫而使得结果评价较为困难；动物较小，同时监测的指标较少。

（王庆利 杜冠华）

参 考 文 献

1. Richard Green A, Odergren T, Ashwood T. Animal models of stroke: do they have value for discovering neuroprotective agents? Trends Pharmacol Sci, 2003, 24 (8): 402-408

2. Traystman RJ. Animal models of focal and global cerebral ischemia. ILAR J, 2003, 44 (2): 85-95

3. Cenci MA, Whishaw IQ, Schallert T. Animal models of neurological deficits: How relevant is the rat? Nat Rev Neurosci, 2002, 3 (7): 574-579

4. Carmichael ST. Rodent models of focal stroke: size, mechanism, and purpose. NeuroRx, 2005, 2 (3): 396-409

5. van der Worp HB, de Haan P, Morrema E, et al. Methodological quality of animal studies on neuroprotection in focal cerebral ischaemia. J Neurol, 2005, 252 (9): 1108-1114

6. Recommendations for standards regarding preclinical neuroprotective and restorative drug development. Stroke, 1999, 30 (12): 2752-2758

7. Ginsberg MD, Busto R. Rodent models of cerebral ischemia. Stroke, 1989, 20 (12): 1627-1642

8. Gupta YK, Briyal S. Animal models of cerebral ischemia for evaluation of drugs. Indian J Physiol Pharmacol, 2004, 48 (4): 379-394

9. Tirilazad mesylate in acute ischemic stroke: A systematic review. Tirilazad International Steering Committee. Stroke, 2000, 31 (9): 2257-2265

10. Ginsberg MD, Busto R. Combating hyperthermia in acute stroke: A significant clinical concern. Stroke, 1998, 29 (2): 529-534

11. Valtysson J, Hillered L, Andine P, et al. Neuropathological endpoints in experimental stroke pharmacotherapy: The importance of both early and late evaluation. Acta Neurochir (Wien), 1994, 129 (1-2): 58-63

12. Baron JC, von Kummer R, del Zoppo GJ. Treatment of acute ischemic stroke. Challenging the concept of a rigid and universal time window. Stroke, 1995, 26 (12): 2219-2221

13. Bolander HG, Persson L, Hillered L, et al. Regional cerebral blood flow and histopathologic changes after middle cerebral artery occlusion in rats. Stroke, 1989, 20 (7): 930-937

14. Duverger D, MacKenzie ET. The quantification of cerebral infarction following focal ischemia in the rat: Influence of strain, ar-

terial pressure, blood glucose concentration, and age. J Cereb Blood Flow Metab, 1988, 8 (4):449 –461

15. Takagi K, Zhao W, Busto R, et al. Local hemodynamic changes during transient middle cerebral artery occlusion and recirculation in the rat: A ^{14}C-iodoantipyrine autoradiographic study. Brain Res, 1995, 691 (1-2):160 –168

16. Markgraf CG, Kraydieh S, Prado R, et al. Comparative histopathologic consequences of photothrombotic occlusion of the distal middle cerebral artery in Sprague-Dawley and Wistar rats. Stroke, 1993, 24 (2):286 –292; discussion 292 –293

17. Kaneko D, Nakamura N, Ogawa T. Cerebral infarction in rats using homologous blood emboli: development of a new experimental model. Stroke, 1985, 16 (1):76 –84

18. Memezawa H, Minamisawa H, Smith ML, et al. Ischemic penumbra in a model of reversible middle cerebral artery occlusion in the rat. Exp Brain Res, 1992, 89 (1):67 –78

19. DeVries AC, Nelson RJ, Traystman RJ, et al. Cognitive and behavioral assessment in experimental stroke research: Will it prove useful?. Neurosci Biobehav Rev, 2001, 25 (4):325 –342

20. Pulsinelli WA, Buchan AM. The four-vessel occlusion rat model: method for complete occlusion of vertebral arteries and control of collateral circulation. Stroke, 1988, 19 (7):913 –914

21. Kameyama M, Suzuki J, Shirane R, et al. A new model of bilateral hemispheric ischemia in the rat-three vessel occlusion model. Stroke, 1985, 16 (3):489 –493

22. Kirino T. Delayed neuronal death in the gerbil hippocampus following ischemia. Brain Res, 1982, 239 (1):57 –69

第二十二篇　抗血栓形成及相关研究方法与技术

第一章　血管内皮细胞

血管内皮细胞（endothelial cell，EC）为覆盖在血管内表面的单层扁平细胞，细胞长 25 ~ 50μm，宽 10 ~ 15μm，厚度为0. 1 ~ 1μm。细胞排列紧密，在血管腔表面，内皮细胞长轴的排列与血流方向一致，内皮细胞具有极性，即细胞管腔面与基底膜的结构与生化组成不完全相同，一些蛋白的分泌也有明显的方向性。EC 除对血管平滑肌起机械保护作用外，还具有代谢功能，能产生多种血管活性物质，如组胺、内皮源松弛因子（EDRF）、前列腺素（PG）、内皮素（ET）等，对血管舒缩功能的调节、凝血及抗凝血具有重要的作用。血管内皮细胞功能的异常与血栓形成、动脉粥样硬化，高血压等心血管疾病及肿瘤扩散，免疫疾病等都有密切的关系。近年来，随着细胞生物学和分子生物学技术的广泛应用，对内皮细胞的研究也越来越深入，而内皮细胞的研究进展在很大程度上应归功于内皮细胞体外培养技术的建立。

第一节　血管内皮细胞培养

一、概述

血管内皮细胞生长在血管内表面，其所处的独特位置不利于观察和研究，所以体外培养内皮细胞显得特别重要。1963 年 Maruyama 首次报道了人脐带静脉内皮细胞的培养，1973 年 Jaffe 等使用胶原酶对人脐带静脉内皮细胞进行分离、培养及鉴定，此后内皮细胞培养技术不断改进，已有多种种属（人、牛、猪、兔、大鼠等）、多种组织（脐带动脉、静脉、肺动脉、主动脉、脑毛细血管、心脏毛细血管等）的内皮细胞能在体外培养成功。培养的技术也越来越先进，将培养皿预先用明胶或纤连蛋白或胶原等黏附蛋白包被后，形成人工的内皮下基质层，可促进内皮细胞的黏附与生长。使用带负电荷的聚苯乙烯小球作为微载体，可在悬浮液中大量培养内皮细胞，采用微孔滤膜培养成的内皮细胞单层可用于研究内皮细胞的通透性及基底膜与管腔面不同的结构与功能。

二、原理

用酶消化法或机械刮脱法等，将血管内皮细胞与平滑肌细胞分离，分离的内皮细胞在适宜的条件下可贴壁并长成致密的单层。

三、方法

（一）内皮细胞的分离

1. 大血管内皮细胞的分离

（1）酶消化法

1）人脐带动静脉或其他大血管　取新生儿脐带（25cm 左右），放入含 100U/ml 的青、链霉素的灭菌的磷酸盐缓冲液（PBS）中，在脐静脉或脐动脉的两端插入磨平的注射器针头，用止血钳夹住脐带以防针头滑出，用注射器从一端针头注入 PBS 冲洗血管，直到流出的 PBS 无明显血迹，然后注入0. 1%的胶原酶（Ⅰ型）溶液，待血管内残留的 PBS 流尽后，用注射器封住另一端针头，继续注入胶原酶，使血管充盈，于室温下消化30min，将消化液注入无菌的离心管中，加盖，离心（110 × g，8min），轻轻吸出上清液，加 10ml 左右的培养液于离心管中悬浮细胞。其他大血管如牛主动脉、猪主动脉等，可在无菌条件下分离，然后用线结扎血管各分支，再依上述步骤分离内皮细胞。

2）小动物的主动脉 如兔主动脉，因血管较小，分支极细，不能采用上述方法消化。可将兔主动脉取出放入盛有 PBS 的平皿中，将血管外的脂肪组织分离干净，用细丝线扎住一端血管，用镊子轻轻夹住扎住的血管末端，用一铁丝将扎住的末端捅进血管，即可将血管翻过来，使内皮细胞面朝外。用镊子将另一端血管的末端也塞进血管内，然后用细丝线扎住，使整根翻过来的主动脉无内皮细胞以外的组织暴露在外面。最后，把血管放入盛有 5ml 0.2% 胶原酶的平皿中，37℃温箱中消化 10～15min，并不时摇晃平皿，以使内皮细胞脱落。消化快结束时可在倒置显微镜下观察，若大部分内皮细胞已经脱落，则将消化液移入离心管中，离心（110×g，8min）弃上清液，再加入 5ml PBS 悬浮，离心去上清液，加入 5ml 左右的培养液悬浮细胞。

（2）机械刮脱法 取长度为 20cm 的大血管，无菌条件下沿纵轴剪开，用 PBS 洗净残血使血管内皮细胞暴露，将其固定在标本板上，内皮朝上，再用 PBS 冲洗 2 次，然后用刮刀轻轻刮取内膜表面的内皮细胞，刮取时，动作应轻柔均匀，刮刀与表面的角度约为 60°，每处只能刮 1 次，不可刮血管的边缘，刮下的细胞悬浮于培养液中，离心（110×g，8min）弃上清液，再加入 15ml 左右培养液，用滴管轻轻吹打以分散细胞团，再离心 1 次即可。

（3）贴块法 同上法，剪开血管，洗净残血，用手术刀将血管切成面积约为 $1mm^2$ 的小块，用小镊子将血管块夹出，内膜朝下贴于平皿上，血管块之间留一些空隙，全部贴完后，放 37℃温箱，等水分蒸发后，血管块则与平皿贴牢，此时加入培养液培养。

2. 微血管内皮细胞的分离

（1）心脏微血管内皮细胞 大鼠处死前一小时先肝素化（静脉注射 200U 肝素/100g 体重），然后麻醉、处死，取出心脏，放入台氏液中冲净血迹，用改良 Langendorff 装置灌流。用通入 95% O_2 和 5% CO_2 的台氏液通过主动脉逆行灌流，心脏表面用 70% 乙醇固定。灌流 5min 后，灌入含有 0.1% 胶原酶及 2% BSA 的台氏液。35min 后收集灌流液，离心（670×g，10min），细胞用培养液悬浮，放入培养皿中，37℃，CO_2 孵育箱中培养 2～3h 后换液（此时内皮细胞已大部分贴壁，而其他细胞如平滑肌细胞则尚未贴壁）用 PBS 轻轻洗细胞一次，再加入培养液培养。

（2）肺微血管内皮细胞 将动物或人肺切成 $1cm^3$ 大小的小块，用 PBS 冲洗干净，剪去胸膜，以除去间质细胞的污染，然后再去除所有的大血管（可见的血管），用匀浆机匀浆，然后放在孔径为 $20\mu m$ 的尼龙网筛上冲洗，以去除红细胞及碎片，留在筛子上的组织悬浮于含 2U/ml（3mg/ml）中性蛋白酶的培养液中，于 37℃摇床孵育 16h，消化液装入离心管，离心（1150×g，10min），沉淀物悬浮于含 1mmol/L EDTA 的 0.25% 胰蛋白酶液中，37℃孵育 15min，加入完全培养液中和胰蛋白酶，通过 $100\mu m$ 网筛以去除具有"黏附"性质的结缔组织碎片。滤过液（内皮细胞）离心（1150×g，10min），并悬浮于培养液中。

（3）脑微血管内皮细胞 大鼠或其他动物的大脑放入 PBS 液中，去除表面血管及脑膜，皮层灰质用匀浆机匀浆至泥浆状，用 $10\mu g/ml$ DNase I 及 1mg/ml 的胶原酶/Dispase 溶液于 37℃消化 1h，沉淀悬浮于含 250g/L BSA 的 PBS 液中，离心（2500×g，10min），去除悬浮的脂肪细胞碎片及髓磷脂，沉淀重新悬浮于上述消化液中，37℃消化 1～3h，消化产物先过 $230\mu m$ 尼龙筛，然后再通过 $150\mu m$ 尼龙筛以去除大血管、细胞碎片及红细胞。最后滤过液通过 $60\mu m$ 尼龙筛以收集微血管，将筛子倒转，用培养液将微血管冲洗至平皿中。

（二）培养

1. 平皿或培养瓶培养 在平皿或培养瓶上铺上纤连蛋白或明胶，纤连蛋白的浓度为 0.1%，铺均匀后，放置片刻，吸出剩余液体即可。明胶的浓度为 1%，铺上后应静置 30min。将细胞密度调整到 $3×10^5$ 个/ml，直径 10cm 平皿接种 10ml，25ml 瓶接种 5ml，置 CO_2 孵育箱中培养，24h 换液 1 次，以后每 48h 换液 1 次，6 天左右细胞可融合成单层内皮细胞。

2. 微载体培养 常用的微载体为 cytodex 3 microcarriors（pharmacia）。取 600mg 微载体用 PBS 浸泡过夜，使其膨胀及水合，然后高压灭菌。将微载体装入转瓶，加入培养液，在 CO_2 孵箱中平衡。转瓶转速为 30r/min。然后加入 10^7 个人脐带内皮细胞或其他内皮细胞（经平皿培养成单层的细胞及刚分离的细胞均可）。细胞加入后，再将瓶内的总体积补足到 100ml，然后将转瓶放入培养箱中，最初 6h 间隔转动（每隔 30min 转动 3min，转速为 30r/min），以利于细胞黏附到微载体上，24h 后，将总体积增加到 200ml。以后每隔 24h，更换 10% 的培养液，6d 左右微载体上即可长满细胞，数个微载体珠可结成一团。其他微载体如丹麦产的聚苯乙烯珠（Biosilion）、R C Biological 公司产的 Gelibeads 用法基本相同，可参考各自的产品说明书。

3. 微孔滤膜上培养 常用的微孔滤膜为聚碳酸酯纤维膜（polycarbonate filter）。膜上有 3μm 的孔隙，可将滤膜贴在塑料环上，放入 24 孔板中培养。中间带有滤膜的小培养皿也有商品供应（Transwell）。使用前，滤膜先用 30μl 2% 的明胶包被 30min，去除多余液体，空气中晾干，然后以 30μl 的纤连蛋白（0.1μg/ml）覆盖。每个滤膜可接种（1.5~2）$\times 10^4$ 个内皮细胞，将滤膜放入含有培养液的 24 孔板中培养。带有滤膜的小培养皿可在其上下室加入培养液培养。内皮细胞贴附于滤膜上大约需要 4h。4h 后，吸去滤膜上的培养液，以去除未贴附的细胞，这对形成致密的内皮细胞单层至关重要，因未贴附的细胞裂解后会破坏单层细胞的完整性，以后每隔二天换液一次，注意滤膜上、下培养液都要更换。5~6d 可形成致密的单层。

（三）传代

当培养皿或培养瓶内的内皮细胞形成致密的单层时，应进行传代，否则不利于细胞的生长。传代时，先用 PBS 冲洗细胞 2 次，加入 0.05% 胰蛋白酶（含 0.02% EDTA 2Na）0.5~1ml 消化单层细胞，镜下可观察到细胞立即收缩，变圆。当观察到大部分细胞脱落或漂浮起来时即可加入培养液，以终止胰酶的作用。用滴管吹打壁上的细胞使其完全脱落及分离，按 1:2 的比例接种于培养皿或培养瓶中。

（四）冻存及复苏

内皮细胞生长至一定数量时，可冻存于液氮内备用。将胰蛋白酶消化下来的细胞，加入少量培养液后，离心（110×g，8min）弃上清液，加入细胞冻存液（含 10% 二甲基亚砜的培养液），细胞密度约为 100 万个/ml。将其分装于细胞冻存管中，每管 1ml，把管塞入泡沫塑料内（以减缓降温速度），放入 -70℃ 冰箱过夜，然后去除冻存管外的泡沫塑料放入液氮中冻存。复苏时，迅速投入 37℃ 水浴中不断振摇，使之融化，离心（110×g，8min），弃上清液，以去除 DMSO，加入培养液，使细胞数稀释到 20 万~30 万/ml。

（五）内皮细胞的鉴定

1. 光镜 倒置相差显微镜下可观察到内皮细胞呈棱形或多角形，融合成片后，可形成鹅卵石状镶嵌排列。

2. 电镜

（1）扫描电镜 刚贴壁的细胞呈长多角形向四周伸出细长突起，融合成片后，细胞呈多角形。细胞之间存在间隙，伸出突起相连。细胞表面有微绒毛，也有的质膜凹陷。核呈椭圆形，个别稍凹陷，核仁明显。位于边缘的细胞处于收缩状态，胞体中央微绒毛收缩成小泡状。

（2）透射电镜 细胞呈多角形，核显卵圆形或肾形，染色质细密，核周的胞质比较丰富，含有高尔基复合体、中心体、溶酶体等，线粒体比较小且形状不规则。还可见到核糖体及粗面内质网，人、牛、小鼠的部分内皮细胞可见到一种长约 1~4μm，直径约 0.1μm 的细胞器，此细胞器被称为 Weibel-Palade 小体。它是由一束与小体长轴平行的小管组成，小体外面包有一层质膜，里面充满致密的基质。兔及猪的内皮细胞则无此小体。

3. 因子Ⅷ相关抗原免疫荧光检测 内皮细胞用 PBS 冲洗干净，放入乙醇和丙酮（1:1）的混合液中固定 10min，空气晾干，加入因子Ⅷ相关抗原抗血清（如兔抗人Ⅷ因子相关抗原抗血清），37℃ 孵育 60min。用 PBS 冲洗干净，晾干后加抗第一动物 IgG 荧光抗体（如羊抗兔 IgG 荧光抗体），37℃ 孵育 30min。PBS 冲洗，晾干，最后用缓冲甘油封片，置荧光显微镜下观察，内皮细胞的胞浆呈较强的黄绿色荧光，细胞核周围尤其明显，其他细胞不出现荧光，因子Ⅷ只存在于内皮细胞、巨核细胞和血小板中，故因子Ⅷ相关抗原是鉴定体外培养内皮细胞最可靠的标志，但培养的猪主动脉内皮细胞无因子Ⅷ。

（六）注意事项

1. 内皮细胞培养时条件要求比较严格，培养液的 pH、温度、抗生素的种类和含量、血清质量、内皮细胞生长因子的质量和含量，内皮细胞分离时所受的创伤、孵育箱的 CO_2 浓度等，都对内皮细胞的生长有重要的影响。

2. 胶原酶消化的时间不宜过长，否则会损伤内皮细胞或将结缔组织消化下来，影响内皮细胞的纯度，消化人脐带内皮细胞胶原酶浓度为 0.1%，消化兔主动脉内皮细胞的浓度为 0.2%～0.4%。温度低时可适当延长作用时间，相反，温度高时应适当缩短消化时间。

3. 培养皿或培养瓶可铺上纤连蛋白、明胶或胶原，以利于内皮细胞的贴壁生长。应首选纤连蛋白，因它对蛋白和 DNA 的测定没有显著影响。

4. 小牛或胎牛血清的质量对内皮细胞的生长影响很大。最好用质量好的胎牛血清。为利于细胞生长，应加入内皮细胞生长因子（ECGF），特别是人内皮细胞必须加入 ECGF 方可传代生长。

5. 操作过程应严格无菌，并根据情况加入青、链霉素及两性霉素。

（七）方法评价

1. 酶消化法分离的内皮细胞纯度较高，应用最为广泛。但酶消化可影响细胞膜上酶的活性，研究细胞膜酶活性时不宜采用。机械刮脱法可避免细胞膜表面酶活性的化学损伤，适用于研究细胞膜表面酶活性。但机械刮脱会损伤部分内皮细胞，影响细胞的存活，还可能将底层其他细胞一起刮下，影响细胞纯度。贴块法成活率高，但培养出的细胞成分比较复杂，应采用抗非内皮细胞生长的培养条件，抑制非内皮细胞的生长。

2. 平皿及培养瓶培养是最常用的培养方法，微载体培养可大量培养内皮细胞，用于 DNA 及 RNA 的提取，还可以很容易地从一个实验系统转移至另一个系统而不必用胰酶消化。微孔滤膜培养可用于研究内皮细胞的通透性及内皮细胞基底膜与管腔面的不同结构与功能及对刺激因子的不同反应。

第二节 内皮细胞分泌的活性物质测定

一、纤溶酶原激活物测定

组织型纤溶酶原激活物（t-PA）和尿激酶型纤溶酶原激活物（u-PA）通过转化纤维蛋白依赖性酶原—纤溶酶原为活性蛋白酶——纤溶酶，在纤维蛋白溶解中起重要作用，循环血中的 t-PA 和 u-PA 主要来自内皮细胞。t-PA 的分泌方式有两种，一种是基本途径；一种是激活途径，后者又称 t-PA 的急性释放，它对调节局部 t-PA 浓度、加速血栓溶解具有重要意义。

（一）t-PA（或 u-PA）抗原的测定

1. 原理　以抗 t-PA 单克隆抗体包被 96 孔板，样品中的 t-PA 结合于 96 孔板孔中，加入生物素标记的抗 t-PA 多克隆抗体，再加入过氧化物酶标记的抗生物素蛋白，最后加入底物，显色后在酶标仪上测 OD 值，计算 t-PA 含量。同样，用抗 u-PA 单克隆抗体，即可测定 u-PA 含量。

2. 标本制备

（1）内皮细胞培养液，静止状态或加入激动剂（如凝血酶）激活后不同时间，取出培养液 100μl 测定。

（2）枸橼酸钠抗凝的血浆。

3. 测定步骤　96 孔板用抗 t-PA 单克隆抗体包被，并用含 0.05% 吐温 20 的 PBS 洗 3 次，标本中加入 0.01mol/L 的 EDTA 及 0.25% 酪蛋白（终浓度），取 100μl 样本加入多孔板中，25℃孵育 4h。用上述 PBS 洗 3 次，然后加入 100μl 生物素标记的羊抗 t-PA 多克隆抗体，25℃孵育 2h，用含吐温的 PBS 洗 3 次，加入 100μl 1∶10 000 过氧化物酶标记的抗生物素蛋白，25℃孵育 1h。洗 4 次，加入 100μl 四甲联苯胺底物缓冲液，25℃反应 30min，加入 50μl 2mol/L 硫酸终止反应，于酶标仪上 450nm 处测 OD 值。

4. 标准曲线的制备　标准品 t-PA 浓度 0～250pg/ml，同样加入 0.01mol/L 的 EDTA 及 0.25% 酪蛋白，每个浓度做 3 孔，取平均值。

5. 方法应用　此方法可用于测定血浆，内皮细胞培养液及内皮细胞提取物中的 t-PA。t-PA 水平降低可见于动脉血栓形成、缺血性脑卒中、心肌梗死及 DIC 等；t-PA 水平增高可见于静脉滞留、剧烈运动、应激反应及先天性 t-PA 含量增高症。

6. 注意事项　①抽血时应避免挤压，以免 t-PA 进入血液；②要严格控制各项实验条件。

7. 方法评价　此法测 t-PA 灵敏度高，可达 10pg/ml，而放免法的灵敏度为 1ng/ml。迄今为止，仅此方法可用于测定体外培养内皮细胞 t-PA 的急性释放，此方法日内测定的相对偏差为 3.4%，日间测定的相对偏差为 7%。

（二）t-PA（u-PA）活性的测定

1. 原理　因为血浆中含有抑制物，所以直接用血浆测不出 t-PA 的活性，通过分离血浆优球蛋白部分，可去除大部分的抑制物。血浆优球蛋白部分除 t-PA 外，还有其他纤溶酶原激活剂（如 u-PA，因子Ⅻ依赖性 PA）及蛋白水解酶，这些物质会干扰 t-PA 的测定，因此，t-PA 的活性只能通过测定在过量抗 t-PA IgG 存在下（不含 t-PA 活性，即表 22-1-1 中的空白管）与抗 t-PA IgG 不存在条件下（含 t-PA 活性，即表 12-1-1 中的反应管）的纤溶活性差值来特异性地反映。反应体系中加入可溶性的纤维蛋白（原）片段，可增加 t-PA 的活性，缩短测定时间。同样，用抗 u-PA IgG，即可测定 u-PA 的活性。

2. 标本制备

（1）内皮细胞培养液。

（2）枸橼酸钠抗凝血浆 0.2ml，加入 1.8ml 蒸馏水稀释，在缓慢振摇下，加入 0.1ml 0.25%（V/V）的醋酸，使 pH 值在 5.7~6.2 之间，以上操作均在 0℃下进行，并将样品在 0℃下放置 30min，离心（2000×g，10min，4℃），去上清液并将离心管倒扣过来以去除残余的上清液。沉淀用 0.2ml Tris-Tween ［0.1mol/L Tris-HCl，0.1%（V/V）吐温 80，pH7.5］ 溶解。所得优球蛋白部分可立即用于以下测定或在 -70℃保存数天。

3. 测定步骤　见表 22-1-1。

表 22-1-1　t-PA（u-PA）活性测定步骤（按下表顺序将各反应液加入 96 孔板孔中）

反应液	反应管（孔）	空白管（孔）
样品（优球蛋白部分）	Xμl *	xμl
Tris-Tween 缓冲液	120-Xμl	120-x-yμl
加速剂［3mg/ml 纤维蛋白（原）片段］	10μl	10μl
抗 t-PA IgG	-	yμl *
发色底物（0.7mmol/L）（H-D-Val-Leu-Lys-PNA）	100μl	100μl
纤溶酶原（1.3μmol/L）	20μl	20μl

* Xμl 及 Yμl 一般用 10μl，可根据样品浓度作适当调整。

充分混匀后，立即在酶标仪上，测定波长 405nm 处的 OD 值，96 孔板加盖，37℃孵育 4h，混匀，再次测定 OD 值。制备标准曲线，每孔含标准 t-PA 0~60mIU（毫单位）。结果按下式计算（每个样品测 3 孔，取平均值）：

$$\Delta OD_{反应管} = OD^t_{反应管} - OD^0_{反应管}$$

$$\Delta OD_{空白管} = ODD^t_{空白管} - OD^0_{空白管}$$

$$\Delta OD = \Delta OD_{反应管} - \Delta OD_{空白管}$$

注：OD^0 为孵育前的 OD 值，OD^t 为孵育 t 小时后的 OD 值。

以 ΔOD 对 t-PA 浓度作图，得标准曲线。如图样品中 t-PA 活性很低，可将反应时间延长到 24h 或更长，不同反应时间的活性可用 $\Delta OD/t^2$ 进行比较，即以 $\Delta OD/t^2$ 为纵坐标，t-PA 浓度为横坐标绘制标准曲线。

4. 方法应用　同 t-PA 抗原的测定。

5. 注意事项

（1）由于 t-PA 活性的不稳定及血液中的抑制物的存在，优球蛋白部分的提取需在低温下进行。

（2）纤溶酶抑制剂（如抑肽酶）及高盐浓度（终浓度 >0.2mol/L）可使 t-PA 的测定值偏低，在这种情况下，可通过减少样品体积，增加反应时间的方法来减少干扰。

6. 方法评价　此法测定 t-PA 活性的灵敏度高，特异性强，可测定生理状态下极低的 t-PA 活性，并可常规操作。

二、纤溶酶原激活物抑制剂（PAI）及其 mRNA 的测定

PAI 是一个由 379 个氨基酸组成的单链糖蛋白，分子量为 5 万左右，它能与 t-PA（u-PA）结合成紧密的复合物，从而抑制 t-PA 及 u-PA 的活性，血管内皮细胞不但分泌 t-PA、u-PA，而且分泌 PAI，以拮抗 t-PA，u-PA 的纤溶作用，这对维护纤溶系统的平衡具有重要意义。

（一）PAI 活性的测定

1. 原理　样品中的 PAI 与加入定量的纤溶酶原激活物（t-PA 或 u-PA）形成无活性的复合物，未与 PAI 结合的 PA 可使纤溶酶原转变成纤溶酶，纤溶酶作用于发色底物 S-2251，使其分解后释放出 PNA（对硝基苯胺），PNA 呈黄色，通过测定光密度，即可计算出样本中纤溶酶的含量，而纤溶酶含量与 PAI 活性呈负相关，由此间接测定 PAI 水平。

2. 方法之一

（1）标本制备　枸橼酸钠抗凝血浆或内皮细胞培养液。

（2）测定步骤　枸橼酸钠抗凝血浆或内皮细胞培养液 20μl，加入 20μl 2.5U/ml u-PA 混匀，37℃孵育 5min，加入 20μl 15U/ml 纤溶酶，20μl 8mmol/L 氯胺 T 溶液混匀，37℃孵育 5min，加入 50μl 0.6mmol/L 发色底物 S-2251（H-D-Val-Leu-Lys-PNA）混匀，孵育 5min，加入 20μl 20% 醋酸终止反应。于波长 405nm 测 OD 值，同一块板上制备标准曲线，标准 PAI 浓度为（0~4U/ml）。

（3）方法应用　PAI 含量增高可见于高凝状态或血栓栓塞性疾病，临床上可用于这些疾病的辅助诊断。

（4）注意事项　血浆与 u-PA 温育时间必须准确。

（5）方法评价　此方法是通过测定 u-PA 的活性间接反映 PAI 含量，故除用于测定 PAI 外，还可用于测定 u-PA 活性。

3. 方法之二

（1）标本制备　同上。

（2）测定步骤　按表 22-1-2，在 96 孔板的第 1、2 列加入样品管反应液，第 3、4 列加入对照管反应液。

表 22-1-2　PAI 活性测定步骤（按下表顺序将各反应液加入 96 孔板孔中）

反应液	样品管（孔）	对照管（孔）
样品	Yμl *	-
加速剂〔3mg/ml 纤维蛋白（原）片段〕	10μl	10μl
Tris-Tween 缓冲液	(120-X-Y) μl	(120-X) μl
标准 t-PA（6U/ml）	Xμl *	Xμl
发色底物（0.7mmol/L）	100μl	100μl
(H-D-Val-Leu-Lys-PNA)纤溶酶原（1.3μmol/L）	20μl	20μl

* Yμl 一般用 10μl，X=0，5，10，15，20，30，40，50μl。

充分混匀后，立即在酶标仪上，测定波长 405nm 处的 OD 值，96 孔板加盖，25℃孵育 4h。再次测定 OD 值，结果按下式计算。

$$\Delta OD_{样品管} = OD^t_{样品管} - OD^0_{样品管}$$

$$\Delta OD_{对照管} = OD^t_{对照管} - OD^0_{对照管}$$

注：OD^0 为孵育前的 OD 值，OD^t 为孵育 t 小时后的 OD 值。

分别以 ΔOD 样品管/t^2 及 ΔOD 对照管/t^2 对加入 t-PA 量作图，可得两条如图 22-1-1 所示的曲线，样品管曲线的直线部分应与对照管直线平行。将样品管曲线的直线部分延长至与 X 轴相交处，即为样品管中的 PAI 活性，例如图上的 PAI 活性为 86mIU/10μl 血浆。

（3）方法应用　同方法之一。

（4）注意事项　PAI 不稳定，25℃测定比 37℃测定更可靠，但孵育时间要比 37℃时长 4 倍。

（5）方法评价　此方法较方法一精确，即使存在高浓度的纤溶酶抑制剂（如 α_2 抗纤溶酶）也不影响结果，可能是纤维蛋白原片段对纤溶酶及 t-PA 的保护作用所致。

（二）PAI mRNA 的测定

1. 原理　同源性的两条核酸单链，在一定条件下，按碱基互补原则，特异性结合形成双链，用 ^{32}P 标记的 PAI cDNA 探针，与内皮细胞 RNA 杂交，剪下杂交带，测放射活性，即可测出 PAI mRNA 的量。

2. 标本制备　见上述内皮细胞培养。

3. 测定步骤　内皮细胞用 PBS 洗两遍，用 RNA 分离液 RNAzolB（Tel-Test Inc）溶解，

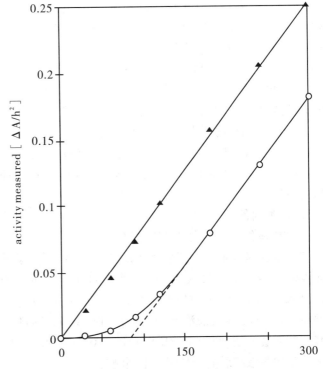

图 22-1-1　血浆中 PAI 活性测定

注：不同量的 t-PA 加入缓冲液（▲）或加入含 10μl 血浆的缓冲液（O）中，以 t-PA 活性对加入的 t-PA 量作图，将含 t-PA 血浆缓冲液直线部分用虚线延长至与 X 轴相交；即可求得 PAI 活性。本图所示 PAI 活性为 86mIU/10μl 血浆或 8.6U/ml 血浆。

混匀，加入氯仿（200μl/ml），混合后离心（12 000×g，15min）。吸出水相，加入等体积的异丙醇沉淀 RNA，离心（12 000×g，15min），收集 RNA 沉淀，用 70% 乙醇洗 1 次，短暂干燥，悬浮于甲酰胺饱和的缓冲液中，于波长 260nm 测定 RNA 的纯度及浓度，取 10μg 的总 RNA，于 1% 琼脂糖、2.0mol/L 甲醛凝胶中电泳，然后在 10×SSPE（1.49mol/L NaCl，0.1mol/L 磷酸钠，0.01mol/L EDTA）中转移到 Nytran 膜上，与 ^{32}P 标记的 PAI-1 cDNA 探针杂交，42℃过夜。杂交反应液含 50% 甲酰胺、5×SSPE、5×Denhandt 液、0.1% SDS、100μg/ml 鲑鱼精子 DNA。探针的放射活性为 10^6 cpm/ml，杂交结束后去除杂交反应液，膜用 65℃的 0.1×SSPE、0.1% SDS 冲洗，然后剪下杂交带，测定 cpm。标准曲线用 $10^{-7} \sim 10^{-4}$ μg 的 PAI-1mRNA 进行上述实验，测定 cpm，制备标准曲线。

4. 方法应用　可用于比较研究不同种属不同组织来源的内皮细胞的 PAI-1 水平以及药物对它们表达的影响。

5. 注意事项　RNA 提取过程应严格避免外源性 RNase 的污染，整个操作应戴口罩、手套。玻璃器皿应用 DEPC（二乙基焦碳酸盐）浸泡、高温处理。

6. 方法评价　此方法可定量地测定 PAI mRNA，而杂交后放射自显影法，只能半定量测定 mRNA。

三、血栓调节蛋白的测定

血栓调节蛋白（thrombomodulin，TM）是内皮细胞膜表面的糖蛋白，分子量约为 7.5 万道尔顿，由内

皮细胞和巨核细胞合成，存在于内皮细胞和血小板膜表面。凝血酶与 TM 形成复合物后，可激活蛋白 C，活化的蛋白 C 能灭活凝血因子 Va 和Ⅷa，从而抑制凝血反应。

（一）TM 抗原的测定（ELISA）法

1. 原理 以抗 TM 单克隆抗体包被酶标板，样品中的 TM 结合于包被的酶标板孔中，加入联有过氧化酶的另一株抗 TM 单克隆抗体，再加底物显色，根据光吸收值计算样品中 TM 的含量。

2. 标本制备 内皮细胞培养液或枸橼酸钠抗凝的血浆。

3. 测定步骤 抗 TM 单克隆抗体 3E2 的 F（ab′）$_2$ 片段溶于 PBS 中（50mmol/L 磷酸、0.1mol/L NaCl，pH7.5），浓度为 20μg/ml 包板，室温放置 48h，溶液蒸发干后用含 1% BSA 的 PBS（50mmol/L 磷酸钠，50mmol/L NaCl，pH7.5）封闭，溶于 PBS-BSA-Tween 中的标准 TM 溶液（1～100ng/ml）加入酶标板中，室温放置 2h，用 PBS-Tween 洗 1 次，加入 5μg/ml 连有过氧化酶的抗 TM 单克隆抗体 24FM，室温反应 2h，用 PBS-Tween 再洗 1 次，加入底物，反应 8min 后，加入 50μl 3mol/L 的 H_2SO_4 终止反应，于波长 490nm 处测 OD 值，制备标准曲线。待测样品测定方法同上。

（二）TM 活性的测定

1. 原理 TM 与凝血酶形成复合物后可激活蛋白 C，蛋白 C 的活性与 TM 浓度成正比，在反应体系中加入特殊的底物，经蛋白 C 作用，释放出 PNA，PNA 呈黄色，可通过测定波长 405nm 处的 OD 值来计算 TM 的活性。

2. 标本制备

（1）内皮细胞 见内皮细胞的培养。

（2）血浆及尿液 由于血浆及尿液中的 TM 含量很低，测定其活性前需先用亲和层析浓缩样品。血浆或尿液装入透析袋，放入 500ml 平衡缓冲液（20mmol/L Tris-HCl，0.15mol/L NaCl，1mmol/L 苯甲脒，0.2% NP40，pH7.4）中于 4℃透析 4h，然后上样，层析柱为抗 TM IgG-Sepharose 4B 柱，上样后用平衡液冲洗 20min，然后用洗脱液（20mmol/L Tris-HCl，2mol/L NaSCN，0.2% NP40，pH7.4）洗脱，得 TM 洗脱峰，放入缓冲液（50mmol/L Tris-HCl，0.1mol/L NaCl，3mmol/L $CaCl_2$，0.1% BSA，pH7.5）中，透析 8h，共 2 次，浓缩后的样品用于下列测定。

3. 测定步骤

（1）内皮细胞 培养在 24 孔板上的内皮细胞用 PBS 洗 3 次，然后加入 100μl 的 PBS 和 100μl 的单克隆抗体，1h 后，去掉上清液，再加入 100μl PBS、10μl 凝血酶，30s 后，加入 20μl 蛋白 C，（凝血酶的终浓度为 3nmol/L，蛋白 C 的终浓度为 750nmol/L），培养板加盖，于 37℃缓慢振荡下孵育 90min，加入 5ml 70nmol/L 的水蛭素终止蛋白 C 的激活，取 40μl 上清液，加 100μl 3.75nmol/L 的蛋白 C 底物 S2366，37℃显色 10min，加入 200μl 冰醋酸终止反应，405nm 处测光吸收。

（2）血浆（尿液）中 TM 测定及标准曲线制备 在 24 孔板中，分别加入 100μl 血液（尿液）或不同浓度的 TM 标准品，每孔中标准品含量为 0～600ng，再加入 10μl 凝血酶，30s 后，加入 20μl 蛋白 C，其余步骤同上法，显色后于波长 405nm 处测定 OD 值，以 TM 浓度为横坐标，OD 值为纵坐标制备标准曲线。

4. 方法应用 TM 增高可见于糖尿病、DIC、急性心肌梗死、脑血栓等，临床上可用于这些疾病的辅助诊断。培养内皮细胞表面的 TM 活性测定主要用于基础研究。

5. 注意事项 样品采集后，若当天不测定，应加 1mmol/L 苯甲胺，置－20℃冰箱保存。复溶时应在 37℃水中快速解冻，缓慢解冻将导致 TM 沉淀。

6. 方法评价 ELISA 法及活性测定法均可用于血浆及尿液的 TM 的测定，但 TM 活性测定前，血、尿样本需先浓缩，不如 ELISA 法简便，故活性测定法更适合于测定培养内皮细胞表面的 TM 活性。

四、6-酮－前列腺素 F$_{1α}$（6-酮-PGF$_{1α}$）测定

6-酮-PGF$_{1α}$为前列环素（PGI$_2$）的无活性代谢产物，PGI$_2$ 是迄今所知最强的血管扩张剂和血小板聚集抑制剂，血管内皮细胞是 PGI$_2$ 的主要合成场所，一些能活化磷脂酶的血管活性物质（如缓激肽、血管紧张素Ⅱ等）能刺激内皮细胞合成 PGI$_2$。PGI$_2$ 通过扩张血管，抑制血小板聚集及升高 cAMP 水平起到抗血栓形成的作用，PGI$_2$ 在体内很不稳定，半衰期只有 2～3min，因而无法直接进行测定，只能通过测定其稳定代谢物 6-酮-PGF$_{1\alpha}$ 来间接反映 PGI$_2$ 的含量。

原理：抗 6-酮-PG$_{1\alpha}$ 抗体与 6-酮-PG$_{1\alpha}$ 结合形成特异性的抗原 – 抗体复合物，反应体中加入一定量的放射性核素标记的 6-酮-PG$_{1\alpha}$ 作为示踪剂，当抗体量不足时，示踪剂与样品中的 6-酮-PGF$_{1\alpha}$ 竞争抗体。加入第二抗体或活性炭将抗原抗体复合物和游离抗原分开，测定抗原抗体复合物放射活性，即可算出样品中 6-酮-PGF$_{1\alpha}$ 的含量。

标本制备：内皮细胞培养液或血浆。

（一）用 ^{3}H-6-酮-PGF$_{1\alpha}$ 作示踪剂

1. 测定步骤　100μl 样品，加入含 0.1% 明胶的 PBS 100μl、^{3}H-6-酮-PGF$_{1\alpha}$100μl（约 5000cpm）、1：2000 兔抗血清 100μl，混匀后 4℃ 保温 4h，然后加入 200μl γ 球蛋白 – 活性炭吸附剂（每毫升含活性炭 50mg，γ 球蛋白 10mg），充分混匀，以分离抗原抗体复合物和游离的抗原，室温静置 5min 后，离心（1500×g，20min），取含抗原抗体复合物的上清液，加液体闪烁液，β 计数仪上测定放射活性。同时制备标准曲线（浓度为 20～800pg/ml），从曲线上查得样本中 6-酮-PGF$_{1\alpha}$ 的含量。

2. 方法应用　血浆中 6-酮-PGF$_{1\alpha}$ 的测定可用于动脉粥样硬化、急性心肌梗死、脑血管病变、肿瘤转移等辅助诊断。内皮细胞培养液中 6-酮-PGF$_{1\alpha}$ 的测定可用于研究内皮细胞的功能。

3. 注意事项　内皮细胞培养液的 6-酮-PGF$_{1\alpha}$ 含量比血浆高许多倍，测定时可适当稀释。

4. 方法评价　本方法灵敏度为 10pg/ml，日内测定的相对偏差为 5.7%。

（二）用 ^{125}I-6-酮-PGF$_{1\alpha}$ 作示踪剂

1. 测定步骤　放免管内加入 100μl 样品，200μl Tris 缓冲液，100μl ^{125}I-6-酮-PGF$_{1\alpha}$-TME（约 1 万 cpm）混匀后，37℃ 育 1h，加入 1ml 蒸馏水，200μl γ 球蛋白 – 活性炭吸附剂，充分混匀，以分离抗原抗体复合物和游离抗原。室温静置 5min，离心（1500×g，20min），取含抗原抗体复合物的上清液，置 γ 计数器测 cpm。同时制备标准曲线（浓度为 20～800pg/ml），从曲线上查得样品中 6-酮-PGF$_{1\alpha}$ 的含量。

2. 方法应用　同上。

3. 注意事项　同上。

4. 方法评价

（1）此方法比用 ^{3}H-6-酮-PGF$_{1\alpha}$ 作示踪剂经济，用 γ 计数仪测定，无需闪烁杯及闪烁液。^{125}I-6-酮-PGF$_{1\alpha}$ 可自行标记，而 ^{3}H-6-酮-PGF$_{1\alpha}$ 必须用进口产品。

（2）用碘标记抗原进行实验只需孵育 1h，出结果快，可节省时间。

五、血管性血友病因子（vWF）测定

vWF 由内皮细胞和骨髓巨核细胞合成，内皮细胞中的 vWF 贮存在 Weibel Palade 小体中。当内皮细胞受到刺激时，vWF 能够从 Weibel Palade 小体分泌到血浆或血管内皮下，vWF 的主要生理功能是促进血小板在内皮下的黏附及保护血浆因子Ⅷ不被降解。

（一）ELISA 法

1. 原理　固相化的抗 vWF 单克隆抗体与 vWF 结合，然后加入辣根过氧化酶标记的另一株单抗与固相化的 vWF 结合，加入底物，显色后测定光吸收，由标准曲线计算样品中的 vWF 含量。

2. 标本制备　内皮细胞培养液或血浆。

3. 测定步骤　用兔抗人 vWF 单抗包被微孔板，每孔 200μl，25μg/ml，37℃ 温浴 3h，置 4℃ 冰箱过夜。第 2 天吸去孔内液体，用含 0.05% Tween20 的 PBS（pH7.4）洗 4 次后，将样品用含 0.2% 牛血清白蛋白（BSA）的 PBS 稀释 100 倍后加入孔中，每孔 200μl，同时作标准曲线，（以 20～50 个正常人混合的血浆做标准品，用含 0.2% BSA 的 PBS 将混合血浆稀释成 1：50，1：100，1：200，1：500，1：1000 五个浓度）。37℃ 温育 1h，去上清液，洗 3 次。每孔加入 200μl 辣根过氧化酶（HRP）标记的兔抗人 vWF 单克隆抗体，37℃ 孵育 1h。去上清，洗板 3 次，加入 200μl 底物（底物为溶于 0.1mol/L pH4.6 的枸橼酸钠缓冲液中的 0.1% 的邻苯二胺，临用前每 10ml 底物中加入 50μl 3% 的 H$_2$O$_2$），37℃ 避光反应 15min，各孔滴加 50μl 浓硫酸终止反应，于 492nm 波长测 OD 值。

4. 方法应用　用于研究内皮细胞的功能，并可作心肌梗死、心绞痛、脑血管病变等的辅助诊断。应

注意不同血型的人 vWF：Ag 正常值相差很大，有人报道，AB 型者最高，平均为 123.3，其次为 B 型及 A 型。O 型者最低，为 74.8。

5. 注意事项

(1) 因以稀释的正常人血浆为标准品，故待测样品应稀释 100 倍后测定。

(2) 血样采集后，应尽快测定，或置 −20℃ 冰箱保存于 1 周内测定。

6. 方法评价　此方法比较简便易行，重现性好。

(二) 火箭电泳法

1. 原理　样品在含有抗 vWF：Ag 抗体的琼脂糖电泳板中电泳时，由于电场的作用及抗原抗体反应，vWF 在琼脂板中会形成特异的火箭样免疫沉淀，沉淀线的高度与 vWF 抗原量成正比。

2. 标本制备　内皮细胞培养液或抗凝血浆。

3. 测定步骤　取琼脂糖 0.9g，加 Tris 巴比妥缓冲液（pH8.8）100ml，混合后加热至沸点，完全溶解成透明溶液后，稍加冷却，然后放入 55℃ 水浴中，待琼脂糖温度为 55℃ 左右时，取出 10ml，加入 20μl 兔抗人 vWF：Ag 抗血清，迅速混匀后，倒入内径 8cm×8cm 的玻璃槽内。凝胶凝固后，除去一片玻璃板，用孔径 2.5mm 的打孔器在琼脂板上离边缘 1.5cm 处打孔，每孔间隔 5mm，根据样品数量的多少，可打 8～12 个孔。然后将琼脂板放入电泳槽，孔朝阴极，用双层纱布做桥。接通电源，通以 50V 左右的电压。将健康供血者的混合血浆用 Tris 巴比妥缓冲液稀释成 1：2，1：4，1：8，1：16，1：32。分别取 10μl 加入琼脂板孔中，同样，将待测样品适当稀释后加入剩余的孔中。电泳槽加盖后，将电压加至 120V，电泳 16h。取出凝胶板，浸入 1% 的磷钼酸溶液中染色半小时，取出，放入生理盐水中，用分规测量火箭峰高度。以加样孔上缘为起点，火箭峰顶为终点。以混合血浆的读数对稀释倍数作标准曲线，从曲线上即可找出待测样本的 vWF：Ag 水平。

4. 方法应用　同 ELISA 法。

5. 注意事项

(1) 琼脂糖溶解后应待温度降至 60℃ 以下时，方可加入 vWF：Ag 抗血清，温度过高，抗体会失活。

(2) 电泳槽温度应维持在 10～15℃ 左右，可将电泳槽放入盛有冰块的容器内。

(3) 正常人 vWF 火箭电泳的峰高以 2cm 为宜。

6. 方法评价　本方法出结果较慢，但除电泳仪外无需其他设备，很适合基层医院开展。

第三节　白细胞与内皮细胞的黏附

白细胞与内皮细胞的相互作用在许多生理和病理过程中起重要作用，如淋巴细胞循环、炎症反应、血栓及动脉粥样斑块形成等。白细胞与内皮细胞的黏附通过细胞膜上黏附蛋白介导，这些黏附蛋白分别属于结合素（integrin）家族、免疫球蛋白超家族及选择素（selectin）家族，不同的黏附分子介导不同细胞、不同因素引起的细胞相互作用。

一、放射性核素标记白细胞法

(一) 原理　^{51}Cr 标记的白细胞与培养的内皮细胞孵育，然后洗掉未黏附的白细胞，加入 NaOH 溶解与内皮细胞黏附的白细胞。通过测定放射活性即可算出与内皮细胞黏附的白细胞数量。

(二) 标本制备

1. 白细胞的分离　EDTA 抗凝全血中按 9：1 的比例加入 6% 的右旋糖酐，于 37℃ 静置 30min，使红细胞沉淀，吸出上层液体于 3ml 淋巴细胞分离液上，离心（670×g，45min），二层液面交界处为单个核细胞，离心管底部为中性粒细胞，分别吸出两种白细胞，用 PBS 洗 1 次，离心（110×g，8min），去上清液，加入 1ml 双蒸水，低渗溶解混杂的红细胞，30s 后，加入 1ml 2×PBS 以使白细胞恢复等渗，离心（110×g，8min），收集白细胞（可根据实验需要选取单核细胞或中性粒细胞）。

2. 白细胞的标记　将白细胞悬浮于无钙的 Hanks 液中，计数调到 $5×10^6$ 个/ml，加入 ^{51}Cr 20μCi/ml，37℃ 孵育 1h，用 Flanks 液洗 3 次备用。

3. 内皮细胞培养 见第一节。

（三）测定步骤

将内皮细胞传入直径35mm的平皿培养成单层融合细胞。然后根据实验目的，可预先经缺氧处理，用细胞因子刺激或与药物孵育等等。再加入11ml ^{51}Cr标记的白细胞（5×10^6 个细胞/ml），37℃，5% CO_2 中孵育5min，平皿用0.5ml Hanks液洗3次以去除未吸附的白细胞，加入0.5ml NaOH（1mol/L）溶解白细胞，用γ计数仪测量放射活性，即可求出与内皮细胞黏附的白细胞的百分率。

（四）方法应用

可用于研究白介素1（IL-1），肿瘤坏死因子（TNF）、凝血酶、血小板激活因子（PAF）等激活内皮细胞后，与白细胞黏附作用的改变及药物和抗各种黏附分子单克隆抗体对黏附的影响。也可以用于研究心肌梗死、炎症反应等病理条件下白细胞与内与皮细胞的相互关系。

（五）注意事项

用双蒸水低渗溶解红细胞时间不能过长，否则白细胞也会受损，若1次破膜不能完全去掉红细胞污染，可再进行1次。

（六）方法评价

此方法灵敏度高，重现性好，是测定白细胞与内皮细胞黏附的最常用方法。

二、白细胞髓过氧化酶法

（一）原理

单核细胞及中性粒细胞内含有丰富的髓过氧化酶，将黏附在内皮细胞上的白细胞用HTAB（十二烷基三甲基溴化铵）溶解后，髓过氧化酶即可释放出来，然后加入 H_2O_2 及底物，经显色反应后，用酶标仪测OD值，即可求出黏附的白细胞量。

（二）标本制备

白细胞的分离及内皮细胞培养同上。

（三）测定步骤

将内皮细胞传入96孔板培养成单层融合细胞，根据实验目的进行预处理。然后加入100μl白细胞（5×10^6 个细胞/ml），于37℃5% CO_2 中孵育30min，用PBS洗3次以去除未黏附白细胞，加入50μl溶于PBS（pH6.0）中的0.5% HTAB，使白细胞溶解，再加入200μl 0.63mmol/L的二盐酸邻联茴香胺（含0.4mmol/L H_2O_2，pH6.0），37℃显色5min，于450nm波长测OD值。同一块板上制备标准曲线，白细胞量为（0~5）$\times 10^5$ 个/孔，以OD值为横坐标，白细胞数为纵坐标作标准曲线。

（四）方法应用

同上。

（五）注意事项

1. 含 H_2O_2 二盐酸邻联茴香胺应在实验前临时配制。

2. 显色时间不能过长，否则光吸收值差别不明显。

（六）方法评价

此方法所需内皮细胞及白细胞量少，简便易行，且无放射性污染，但日间变异系数较大，不是同一块板上的内皮细胞、不同批白细胞不能直接比较，应换算成黏附百分率进行比较，若要比较黏附的白细胞绝对数则应在每块板上制备标准曲线。

（林 勇 汪 钟）

参 考 文 献

1. Frist ST, Taylor Jr HA, Kirk KA, et al. Expression of PAI-1, t-PA and u-PA in cultured human umbilical vein endothelial cells derived from racial groups. Thrombosis Res, 1995, 77:279－290

2. Arnould T, Michiels C, Remacle J. Increased PMN adherence on endothelial cells after hypoxia: involvement of PAF, CD18/

CD11b, and ICAM-1. Am J Physiol, 1993, 264：C1102 - C1110

3. Dawson S, Henney A. The status of PAI-1 as a risk factor for arterial and thrombotic disease. Atherosclerosis, 1992, 95：105 - 117

4. 盛民立. 血管内皮细胞的培养. 见：盛民立主编. 血管内皮细胞与疾病. 上海：上海医科大学出版社, 1993, 170 - 214

5. 王鸿利, 奚晓东, 徐静山, 等. 内皮细胞功能实验. 见：王鸿利, 包乘鑫, 阮长耿等主编. 血栓与止血检验技术. 上海, 上海科学技术出版, 1992, 5 - 14

6. Bockenstedt PL. Laboratory methods in hemostasis. In：Loscalzo J, Schafer AI eds. Thrombosis and Hemorrhage. Ist ed. Bostom：Blackwell Scientific Publications. 1994, 455 - 513

7. Montgomery RR and Coller BS. Von Willebrand Disease. In：Colman RW, Hirsh J, Marder VJ et al eds. Hemostasis and Thrombosis：Basic principles and clinical practice 3rd ed. J B Lippincott Company Philadelphia, 1994, 134 - 168

8. Hassall DG, Bath PMW, Gladwin A-M, et al. CD11/CD18 Cell Surface adhesion glycoproteins；discordance of monocyte function and expression in response to stimulation. Exp Cell Res, 1991, 196：300 - 352

9. Davies PF, Ganz P, Diehl PS. Reversible microcarrier-mediated junctional communication between endothelial and smooth muscle cell monolayers：an in vitro model of vascular cell interactions. Laboratory investigation, 1985, 85：710 - 718

10. Digho CA, Grammar P, Giacomelli F, et, al. Rat cerebral microvascular smooth muscle cell in culture. J Celular Physiology, 1986, 129：131 - 141

11. Digho CA, Grammas P, Giacoomelli F, et, al. Rat heart-derived endothelial and smooth muscle cell cultures：isolation, cloning and characterization, Tissue & Cell, 1988, 20：477 - 492

12. Bath PMW, Booth RFG, Hassall DG. Monocyte-lymphocyte discrimination in a new microtitre-based adhesion assay, J Immunol Methods, 1989, 118：59 - 65

13. Killackey J, Johnston M, Movat H. Increased permeability of microcarrier-cultured endothelial monolayers in response to histamine and thrombin：a model for the m vitro study of increased vasopermeability. Am J pathol, 1986, 122：50 - 61

14. 汪钟、程锦轩、朱国强, 等. 前列腺素及其代谢产物放射免疫测定法. 见：徐叔方等主编. 药理实验方法学（第二版）. 北京：人民卫生出版社, 1991, 402 - 415

15. 白建平、汪钟. 内皮细胞促凝与抗凝作用机制的研究进展. 中国药理学通报, 1993, 9：1 - 3

16. 李福刚、汪钟. 白细胞与内皮细胞、血小板黏附的分子机制及意义. 中国病理生理杂志, 1994, 10：333 - 336

第二章　有关血小板研究的实验方法

在正常条件下，血小板以分散状态在血管内运行，但当血管损伤、血流改变或受到化学物质刺激时，血小板则发生4种彼此关联的变化，即形态改变、黏附、聚集和释放。调节血小板功能的因素很多，主要有花生四烯酸系统［arachidonic acid（AA）system］、环核苷酸系统，包括环磷酸腺苷（cyclic adenosine monophosphate cAMP）和环磷酸鸟苷（cyclic guanosine monophosphate, cGMP）系统、肌醇磷脂系统［phosphatidyl-inositol（PI）system］和Ca^{2+}。随着生物科学、医学、特别是分子生物学的发展，人们对血小板的生理功能及在病理状态下的作用进行了深入的探讨，研究血小板的方法也得到相应的迅速发展，认识到血小板是一种多功能细胞，在血栓形成中起着重要作用。

第一节　血小板的制备方法

一、富含血小板血浆（platelet rich plasma, PRP）的制备

取两周内未服用过阿司匹林等抑制血小板功能药物的新鲜血，用枸橼酸钠抗凝，抗凝剂与血的比例为1：9。离心（200×g, 10min），上层即为富含血小板血浆。

二、洗涤血小板的制备

制备洗涤血小板的目的是将血小板与血浆蛋白分开。取两周内未服用过阿司匹林等抑制血小板功能

药物的新鲜血，EDTA-2Na（2% EDTA-2Na + 0.7% NaCl）抗凝，抗凝剂与血的比例为1:9，离心（200 × g，10min）分离PRP，取PRP离心（1200 × g，10min），得血小板块，用含EGTA 0.2mmol/L的无Ca^{2+}台氏液（NaCl 137mmol/L，KCl 2.68mmol/L，$MgSO_4 \cdot 7H_2O$ 0.2mmol/L，$NaH_2PO_4 \cdot 2H_2O$ 0.42mmol/L，$NaHCO_3$ 11.9mmol/L，葡萄糖5.05mmol/L，pH6.5）洗2次，然后再用含0.35%牛血清白蛋白的台氏液（NaCl 137mmol/L，KCl 2.68mmol/L，$MgSO_4 \cdot 7H_2O$ 1.05mmol/L，$NaH_2PO_4 \cdot 2H_2O$ 0.42mmol/L，$NaHCO_3$ 11.9mmol/L，葡萄糖5.05mmol/L，$CaCl_2$ 1.8mmol/L，pH7.35）悬浮血小板，制成血小板悬液，并将计数调至2.5×10^6/ml。

三、凝胶过滤血小板（gel filtered platelet，GFP）的制备

（一）原理

GFP能更好地将血小板与血浆蛋白分开。对血小板来说，这种分离方法是被动的，因为血小板不进入凝胶颗粒，而从外相中被洗脱。

（二）分离步骤　具体分离方法与一般柱层析分离其他物质类似。主要可归纳为以下数点：

1. 首先按上述方法分离PRP。

2. 柱子的大小决定于分离的PRP量。一般来说，直径2.0cm、长10cm的柱子可以分离4ml的PRP。如果增加柱子的直径和长度，则可适当地增加分离PRP量。柱子的底部先放置一块与直径相适应的尼龙网纱。

3. Sepharose 2B为常用的凝胶，商品制剂为糊状（盐水制剂），内含防腐剂，贮存于4℃，临用前必须使其温度回升到室温，然后用含白蛋白和葡萄糖的台氏洗脱液适度稀释。柱装好后，至少用两倍柱容积的洗脱液平衡，注意经常保持凝胶面湿润，切勿干燥。

4. 洗脱液具体配方

A液：NaCl 2.74mol/L，KCl 0.05mol/L，$NaHCO_3$ 0.24mol/L，NaH_2PO_4 0.006mol/L。

B液：$MgCl_2 \cdot 6H_2O$ 0.1mol/L

临用前取5ml A液再加2ml B液再加0.35g牛血清清蛋白及0.1g葡萄糖，加水至100ml，pH7.4~7.6。洗脱液中加白蛋白是防止核苷酸从血小板中溢出。加葡萄糖使GFP的代谢功能更为稳定。

5. 加样前放置一块与柱直径相符的滤纸（Whatman 1号）于凝胶面上，并用缓冲液湿润，然后将PRP轻轻铺放于滤纸上，待PRP完全渗入凝胶后，先加数毫升缓冲液轻轻冲洗PRP，再继续用洗脱液洗脱。与此同时，用硅化小管收集滤出液。当滤出液从清亮变混浊，表明血小板开始溢出，滤出液从混浊再逐渐变清亮，表明血小板基本滤完。此时可以停止收集，而改用3倍柱容积的盐水冲洗柱子。以后相继滤出的黄色液体为血浆蛋白。将最混浊的几管滤出液合并，即为GFP，加盖备用。

一般而言，可利用的GFP量与加样的PRP量基本相同。这种较浓的GFP大约可以回收65%~70%的血小板。如GFP收集过多，血小板则被过度稀释，计数必然减低而影响实验结果。只要PRP内含有足够量的血小板，GFP计数可达150×10^9/L左右。

6. 层析柱用盐水冲洗后，再放回冷室贮存备用。有人在盐水中加少量防腐剂以防细菌生长。也有人主张柱子不要多次应用。在下次实验前最好重新装柱，而凝胶只要洗净，可以再次使用。理由是反复多次应用同一柱子，细菌可能在洗脱液中生长，流速将逐渐减慢，容易造成实验结果不一致。为了保证GFP的反应良好，每次实验重新装柱为宜。

（三）评价

凝胶过滤血小板较其他方法从血浆分离血小板对血小板损伤减少，能更多地保留血小板在血浆中的形态和功能，血小板通过凝胶过滤与血浆蛋白分开后，可以比较单纯地研究药物对血小板的作用而减少血浆中其他因子，包括某些抑制因子、抗体、补体等对药物的干扰。例如，在研究丹参注射液对血小板聚集和释放的影响时，GFP较PRP对丹参更敏感。丹参抑制ADP诱导PRP聚集的ID_{50}为900μg/ml而抑制GFP聚集的ID_{50}却只有30μg/ml，说明血浆中可能含有某种因子对抗丹参抑制血小板聚集的作用。GFP的主要问题是较大的血浆蛋白分子例如第Ⅷ因子及乳糜微粒仍然不能与血小板分开；过滤洗脱时，血小板必然被稀释，所以血小板计数较低的样品不适于作凝胶过滤。此外，操作较分离PRP和洗过的血小板稍麻烦。

第二节 血小板生存时间检测

血小板生存时间检测可用核素方法，也可用非核素方法。

一、核素测定法

可用 ^{51}Cr、^{14}C 或 ^{111}In 标记血小板进行实验，以下以 ^{51}Cr 为例进行介绍。

（一）原理

血小板由骨髓巨核细胞生长。在体内被脾脏、肝脏和骨髓中网状内皮细胞所破坏。检测血小板生存时间，可以反应血小板生存与破坏之间的动态平衡。将 ^{51}Cr 标记的血小板输入体内，从不同时间所取血标本的剩余放射量和注入放射量之比，即可计算出血小板生存时间。

（二）操作步骤

1. 静脉取血，ACD 抗凝，血与 ACD 之比为 6:1，按常规制备 PRP 和 PPP。

2. 取 PRP，并用 0.15mol/L 枸橼酸调节 pH 至 6.5，离心（$1200 \times g$，20min），得血小板沉淀块，加 10ml PPP 混匀，再加 $300\mu Ci$ ^{51}Cr 铬酸钠，在室温孵育 20min，离心后用 PPP 洗涤 1 次，再用 PPP 悬浮血小板。

3. 将标记的血小板静脉输入动物或人体内，注射后 3d 内每日 2 次，第 4~8d 每日 1 次取血，用 γ 计数仪测定放射性。

4. 计算按下例公式计算

$$存留的标记血小板比例 = \frac{血小板放射性/ml \times 血容量}{注入的血小板 ^{51}Cr 放射性}$$

（三）注意事项

1. 一切操作过程均在无菌条件下进行。

2. 必须去除混杂在血小板中的红细胞，否则将影响结果。

（四）方法应用和评价

血小板生成时间缩短见于血小板消耗过多性疾病，如高凝状态或血栓栓塞性疾病、糖尿病伴血管病变、高脂血症等，也见于血小板破坏增多性疾病。另外，此实验也可作为观察抗血小板药疗效的指标。本法简便易行，但需用核素。

二、非核素测定法

包括血栓素 B_2（TXB_2）法和丙二醛（MDA）法。以 TXB_2 为例进行介绍。

（一）原理

TXA_2 是花生四烯酸（AA）环氧化酶途径的主要代谢产物，阿司匹林不可逆地抑制血小板环氧化酶活性阻断 TXA_2 生成，直到骨髓生成新的血小板才能恢复对 TXA_2 的产生。因此，观察服用阿司匹林后血小板生成 TXA_2 的恢复曲线可以推断血小板的生存时间。但由于 TXA_2 半衰期短，极不稳定，因而测定其较稳定的代谢产物 TXB_2 以反应 TXA_2 的含量。

（二）操作步骤

1. 一次性服用阿司匹林 0.6g。

2. 服药前和服药后 2、4、6、8、10、12d 取血（0.05mol/L EDTA-2Na 抗凝），按常规制备洗涤的血小板，并将血小板计数调至 10^{11}/L。

3. 取血小板悬液 0.2ml，加 AA（终浓度 0.33mmol/L），37℃孵育 10min，离心（$1200 \times g$，10min），取上清液置 -20℃待测。

4. TXB_2 放射免疫测定（RIA）见第四节。

（三）注意事项

必须去除混杂在血小板中的红细胞，否则影响测定结果。

（四）方法应用和评价

应用范围核素测定法。方法简易可行，由于核素不必注入体内，污染程度小。

第三节　血小板功能实验

一、血小板黏附实验

血小板能黏附于损伤血管表面或异物表面，这种特性称为血小板黏附性。已知糖蛋白Ib（GPIb）是血小板表面主要的唾液酸糖蛋白，一般认为是血管性血友病因子（vWF）的受体，参与血小板与内皮下的黏附。测定血小板黏附性的方法很多，但其基本原理均相似。国外主张用灌注小室法，即将血液泵入盛有去除内皮层的兔主动脉壁的小室中，根据血小板与内皮黏附的多少，判断血小板的黏附性。优点是接近体内的生理或病理条件，但每次用血需50ml之多，操作又较复杂。国内常用的方法有旋转玻球法、玻璃纤维法、玻璃滤器法以及玻璃珠法等。下面主要介绍两种改良的旋转玻球法。

（一）基本原理

血液与一定表面积的异物接触适当时间后，由于血小板具有黏附于异物表面的特性，血液中血小板数目减少，测定接触异物前后血液中血小板数目之差，即为黏附于异物表面的血小板数，由此可计算出血小板黏附率。

（二）操作步骤

1. A法　取静脉血2.7ml置于0.3ml 3.8%枸橼酸钠离心管中，混匀。随后取1.5ml抗凝血加入容量12ml的玻球内，玻球在黏附仪上以3r/min旋转15min，旋转后从玻球中及分离管中各取出1ml血液分别加入到装有19ml 3.13%枸橼酸钠的硅化试管中，混匀，在室温下静置1h，待红细胞部分下沉后，取试管上层液作血小板计数，测得黏附前后的血小板数，从中可求得血小板黏附率。

2. B法　用硅化注射器取静脉血1.8ml，加入含有0.2ml 3.8%枸橼酸钠的硅化刻度试管中混匀。从试管中取血1ml加入容量为8ml的长颈圆球瓶中，置于XSN-R$_1$型体外血栓及血小板黏附两用仪转盘上，恒温37℃，以3.7r/min转速旋转15min，分别测定转动前后血小板数，计数两次，取平均值，按下式计算血小板黏附率：

$$血小板黏附率（\%）=\frac{圆球黏附前血小板数-圆球黏附后血小板数}{圆球黏附前血小板数}\times100\%$$

（三）方法应用

血小板黏附率增高见于高凝状态或血栓栓塞性疾病。血小板黏附率降低见于血小板无力症、血管性血友病（vWD）、贮存池病及低（无）纤维蛋白原血症等。

（四）注意事项

取血过程中不应有气泡或血凝块；血小板计数要力求准确。

（五）方法评价

以上方法操作简单，用血量不多，但血小板计数不易准确，影响结果。

二、血小板聚集实验

血小板与血小板之间相互黏附、聚集成团，即为血小板聚集。一般认为血小板聚集的模式为：血小板膜受体-连接蛋白（调节蛋白）-血小板膜受体。其中血小板膜受体为糖蛋白IIb/IIIa（GPIIb/IIIa）复合物，连接蛋白为纤维蛋白原（Fg），调节蛋白为血小板反应素（TSP）或纤连蛋白（FN）或血管性血友病因子（vWF）。血小板在静息条件下，90%的GPIIb和IIIa以复合形式存在，但当血小板被激活时，GPIIa/IIIb受体位点暴露并与Fg结合，导致血小板聚集。此外，GPIIa/IIIb也能与含RGD的黏附蛋白如FN，vWF结合。在体外，血小板一般需在诱导剂刺激下才发生聚集，已知可诱导血小板聚集的诱导剂有许多，如ADP、胶原、凝血酶、肾上腺素及花生四烯酸等。但若血小板活化程度增高，也可能发生自发性聚集。血小板聚集有两种时相，第一相聚集代表血小板聚集物的形成，第二相聚集代表释放反应。

测定血小板聚集性的方法有多种，如比浊法、比值法和血栓法等。Born 等的比浊法最常用，现介绍如下。

（一）基本原理

PRP 具有一定的浊度，其浊度高低与所含血小板数目相关。当 PRP 中加入诱导剂后，在搅拌的条件下，部分血小板聚集成聚集物，PRP 浊度下降，透光度增加，因此可以 PRP 的浊度变化来表示血小板的聚集程度。同时，利用血小板聚集仪中的光电系统将 PRP 的浊度变化转换为电讯号变化，并用记录仪进行描记。通过描记的曲线可求出血小板聚集的程度。

（二）标本制备

用硅化注射器取血，根据实验要求，按第一节介绍的方法制备血小板。

（三）测定步骤 （以 PRP 为例）

1. 制备少含血小板血浆（platelet poor plasma，PPP） 将吸出 PRP 后余下的血浆离心（4000r/min，10min）取上清即为 PPP。

2. 计 PRP 中血小板数目 如血小板计数过高，可用 PPP 稀释。

3. 实验开始前，聚集仪预热 15min。分别取一定量的 PRP 和 PPP 于比浊管中，将含 PPP 比浊管放入聚集仪的测定孔中，使透光度调节到 100，然后将含 PRP 比浊管放入聚集仪的测定孔中，使透光度调节到 10，反复调节几次，直至基线稳定（如作体外药物实验，先将药物或对照液于 37℃ 与 PRP 孵育一定时间，如体内给药或观察疾病状态下血小板聚集性的改变，则可直接进行实验）。注意在 PRP 管中应加入搅拌棒，否则血小板不会聚集。描记一段基线后，加诱导剂于 PRP 管中，观察 PRP 在 5min 内的最大聚集程度，计算聚集百分率或药物抑制聚集的百分率。如作药物的体外实验，应作量效关系。求出半数抑制浓度（ID_{50}）。体内实验应作时效关系，如条件许可，最好也作量效关系。此外，在药物影响下，诱导剂引起聚集的潜伏期以及 5min 内的解聚程度也可作为观察的参考指标。

4. 计算

$$最大聚集百分率 = \frac{PRP\ 最大聚集时与基线之间的距离}{90} \times 100\%$$

$$血小板聚集抑制率 = \frac{对照管血小板聚集\% - 给药管血小板聚集\%}{对照管血小板聚集\%} \times 100\%$$

（四）注意事项

1. 取血 受试者在取血前两周内避免服用阿司匹林等血小板功能抑制剂，取血当天应禁饮牛奶、豆浆等可能影响 PRP 透光度的食物。取血要迅速准确，避免反复穿刺，以免激活血小板。取血与实验的时间间隔不宜过长，以穿刺后 1~2h 为宜，不应超过 4h，否则将影响血小板的反应性。此外，所有与血液接触的玻璃器皿均需硅化，包括注射器、试管、比浊管及搅拌棒等。

2. 抗凝剂 常用抗凝剂有枸橼酸钠、肝素和 EDTA，但不同抗凝剂对血小板聚集影响不同。例如，与枸橼酸钠抗凝相比，肝素抗凝分离的 PRP 对 ADP 或肾上腺素诱导聚集的第一相反应较大。相反，肝素化 PRP 对肾上腺素诱导的第二相反应和胶原诱导的聚集却较枸橼酸化 PRP 弱，这可能是肝素抑制了释放机制。EDTA 由于具有较强的螯合作用，如达到抗凝浓度则将结合血浆中所有的钙和镁离子，除瑞斯托霉素（ristocetin）可引起 EDTA 化 PRP 聚集外，如不另加钙，其他诱导剂均不能引起血小板聚集。

3. 温度 制备的血小板应置于室温，血小板在低温下将会发生自发性聚集，但在测定聚集时，聚集仪的温度应严格控制在 37±0.1℃，若低于 30℃，ADP 或肾上腺素都不能引起第二相聚集，即释放反应。

4. pH 值 一般以 7.5 左右为宜，在 6.8~8.5 之间反应较好。以 ADP 为例，若 pH 低于 6.4，高于 10.0，虽有形态改变，但不能引起聚集，因此，在检测药物对血小板聚集影响时，应注意药物是否对 pH 值有改变。

5. 血小板计数 血小板计数的高低影响聚集性，血小板计数愈低，聚集速率愈慢，最大聚集程度也愈低，以 PRP 为例，人、兔和大鼠的血小板计数范围分别以 20~25，40~45 和 60~75 万/μl 为宜。GFP

计数若低于150×10^9/L，聚集反应的程度和速度减低，或聚集后很快解聚。

（五）方法应用和评价

血小板聚集性是血小板的重要功能，许多遗传性疾病都伴有血小板聚集性异常（表22-2-1）。血小板聚集性增高也可作为诊断高凝状态的参考指标。操作不复杂。但该法为体外实验方法，不能完全反应机体内血小板的聚集状态。而且影响因素较多，特别是"正常人群"中对诱导剂的反应程度存在很大的差异。一般而言，血小板聚集率减低对诊断某些疾病有意义，但血小板聚集性增高仅有临床参考价值。

表22-2-1　遗传性疾病的血小板功能

疾　病	血小板聚集				凝血酶诱导的 5-HT/ADP 释放
	ADP	胶原	花生四烯酸	瑞斯托霉素	
血小板功能不全	无	无	无	（1）	正常
巨血小板综合征	正常	正常	正常	无	无或↓
Hermansky-Soulier 综合征	（1）	↓	正常	（1）	↓
贮存池疾病	（1）	↓	正常	（1）	↓
Wiskott-Aldrich 综合征		↓			↓
Chediak-Higashi 综合征	（1）	↓			↓
环氧化酶缺乏	（1）	↓	↓		↓
血栓素合成酶缺乏	（1）	↓	↓		↓
灰血小板综合征	↓	↓	正常	正常	↓

（1）：只有第一相聚集；ADP：二磷酸腺苷；5-HT：5-羟色胺；↓：下降。

三、血小板释放实验

血小板释放与聚集密切相关，如前所述，例如 ADP、肾上腺素等引起的第二相聚集就代表了释放反应。胶原诱导的聚集则是通过释放血小板内 ADP 等物质所引起的，在这种条件下，血小板聚集实际上是释放反应的结果。药物抑制 ADP 等诱导的第二相聚集或胶原诱导的聚集就是对血小板释放的抑制。

当血小板被激活时，将其颗粒内容物释放到血浆。在电镜下最初观察到颗粒向中央区集中，脱颗粒后细胞中央留下纤维网的致密团块，因此释放反应是血小板收缩蛋白系统激活的结果。血小板释放的物质很多，首先为 α 颗粒内容物，包括血小板因子4（PF$_4$）和 β-血小板球蛋白（β-TG）等，其次为致密颗粒内容物释放，例如 ADP、5-羟色胺、血栓素 A$_2$ 和 Ca^{2+} 等。血小板释放的这些物质又可作用于其膜上的相应受体，使血小板进一步激活。下面介绍几种释放物质的测定方法。

（一）β-血小板球蛋白（β-TG）和血小板因子4（PF$_4$）

1. 核素测定法

（1）原理　抗 β-TG 或抗 PF$_4$ 抗体与 β-TG 或 PF$_4$ 发生特异性结合反应，形成抗原 - 抗体复合物。在抗体量不足的情况下，一定量的放射性标记抗原与待测样本中的同一抗原竞争性地与抗体结合。根据结合到抗体上的标记抗原量的多少，即可推算出待测样品中相应抗原的含量。

（2）样品制备　①静脉取血，5% EDTA-0.27% 茶碱混合液抗凝，抗凝剂与血液之比为 1∶9。取血时弃去最初 2ml 血液，拔去针筒，使血液由针头内自然滴入塑料抗凝试管内至 2.5ml 刻度处（一般需 20s），轻轻混合以免血液凝固，立即置冰浴中，在 4℃ 下离心（1200×g，30min），吸取上层血浆 0.5ml，置 -20℃ 备用，即为待测样品；②配制 7 个浓度的标准品（0，5，10，20，40，80，160μg/L）。

（3）操作步骤　按表22-2-2程序加样后，用旋涡器充分混合，于 37℃ 水浴孵育 1h，加 75% 饱和硫酸铵作分离剂，离心（1200×g，20min），弃上清液，测各标准管和样品管沉淀物的脉冲数（均作双管）。

表 22-2-2　RIA 法测定 β-TG 或 PF₄

加样（μl）	零标准管	标准品管	样品管	非特异管
标准品液	/	50	/	/
Tri 缓冲液	200	150	150	300
样品液	/	/	50	/
抗体（β-TG 或 PF₄）	100	100	100	/
¹²⁵I-β-TG 或 ¹²⁵I-PF₄	100	100	100	100
充分混合于 37° 水浴孵育 1h				
75% 饱和硫酸铵	400	400	400	400

计算　①先计算各标准管双管的平均值，减去非特异管值，求出各标准管的 B/T（总计数），在半对数坐标纸上，以标准管 B/T 为纵坐标，标准管的含量（ng）为横坐标，制作标准曲线；②计算各待测样品双管的平均值，减去非特异管值，求出各样品管的 B/T，再从标准曲线上读出其 β-TG 或 PF₄ 的含量。

（4）注意事项　取血必须符合要求，否则可使测定值增高。此外，所用各种器皿均须硅化。

（5）方法应用和评价　RIA 法比较敏感，但需核素设备。如 β-TG 或 PF₄ 含量增高提示血小板被激活，释放反应亢进。常见于高凝状态或血栓栓塞性疾病。

2. ELISA 测定法

（1）原理　用抗 β-TG 或 PF₄ 抗体包被酶标板，样品中的 β-TG 或 PF₄ 结合于酶标板上，加 OPD 发色基质显色。显色的深浅与样品中的 β-TG 或 PF₄ 含量成正相关。

（2）标本制备　同 RIA 法。

（3）操作步骤　目前国内多采用上海第二医科大学提供的 β-TG 和 PF₄ ELISA 药盒。该药盒包括板洗涤液、样品缓冲液、基质稀释液、标准抗原、酶标抗体、OPD 发色基质、已经包被并冻干处理的 96 孔 ELISA 塑料板。具体操作步骤如下：

1）在 96 孔板第 1、2 列作标准品测定，即从上至下（从"A"，到"H"）依次分别加 8 个不同浓度（200、100、50、25、12.5、6.25、3.125、0）的标准品稀释液 100μl，从第 3、4 列起作样品测定（注意均作双管），各孔加入样品（预先作适当稀释）稀释液 100μl。于室温加盖静置 2h。

2）用板洗涤液将上述孵育后的 96 孔板洗涤 4 次，并在吸水纸上拍干。

3）将已经适当稀释的酶标抗体 100μl 依次加入各孔，然后在室温静置 1h。再洗涤 4 次吸干。

4）按上述顺序依次加发色基质稀释液于各孔，待发色反应有明显梯度变色后（大约 5～8min），立即按原来顺序加入 3mol/L H₂SO₄ 50μl 于各孔终止反应，在酶标仪上测 OD 值，波长为 492nm。

5）计算　以标准品浓度作横坐标，标准品测定的 OD 值均数作纵坐标，绘制标准曲线，然后从标准曲线上直接读出样品测定的数值。

（4）注意事项　洗涤时必须将孔内剩余液吸干；发色基质稀释液和酶标抗体都要在临用前新鲜配制。

（5）方法应用和评价　同 RIA 法，但 ELISA 法不需核素设备，也不必考虑核素污染等问题。

（二）5-羟色胺（5-HT）测定

1. 核素测定法　可用 ¹⁴C-5-HT 或 ³H-5-HT 标记血小板。灵敏度相似，以 ¹⁴C-5-HT 为例介绍。

（1）基本原理　¹⁴C-5-HT 与血小板孵育后，大部分可被血小板摄取并储存于致密体。加诱导剂后，摄取的核素标记的 5-HT 又可释放到血浆中。测定血浆（PPP）中的放射活性可计算出释放百分率。

（2）测定步骤

1）按常规制备 PRP。每毫升 PRP 中加 ¹⁴C-5-HT 生理盐水溶液 0.1μl，于 37℃孵育 30min，血小板对 ¹⁴C-5-HT 的摄取率为 80% 左右。

2）取一定量的含 ¹⁴C-5-HT 的 PRP 与对照液或药液进行适当时间的孵育后，加诱导剂，于 37℃聚集仪中搅拌 5min，描记聚集曲线即聚集实验，5min 后，立即将样品从聚集仪中取出，置冰浴中并加 5% EDTA

10μl 终止反应，离心（1200×g，10min），取 0.1ml 上清液（即 PPP）加 10ml 甲苯闪烁液计数为对照或药物计数，即血小板释放的 ^{14}C-5-HT。

　　3）取一定量含 ^{14}C-5-HT 的对照 PRP，不加诱导剂直接离心（120×g，10min），取 0.1ml 上清液（即 PPP）加 10ml 甲苯闪烁液计数为上清计数，即未被血小板摄取的 ^{14}C-5-HT。

　　4）取 0.1ml 含 ^{14}C-5-HT PRP，加 10ml 甲苯闪烁液计数即血小板含 ^{14}C-5-HT 的总计数。

　　5）如需测定药物抑制血小板 ^{14}C-5-HT 的释放，可按下列公式计算：

$$^{14}C\text{-5-HT 摄取}\% = \frac{\text{总计数} - \text{上清计数}}{\text{总计数}} \times 100\%$$

$$^{14}C\text{-5-HT 释放}\% = \frac{\text{样品（对照或药物）计数} - \text{上清计数}}{\text{总计数}}$$

$$^{14}C\text{-5-HT 抑制}\% = \frac{\text{对照释放}\% - \text{样品释放}\%}{\text{对照释放}\%}$$

　　（3）方法应用　可作为血小板功能遗传性疾病诊断的参考指标（表 22-2-1）。例如各种贮存池病和某些花生四烯酸代谢障碍性疾病血小板中 5-HT 含量减低，该实验为确诊贮存池病最方便的检查法。也可用来研究血小板功能抑制剂的作用。

　　（4）注意事项　加诱导剂后需严格控制时间，5min 后必须停止反应。取血应迅速，避免反复穿刺可能引起血小板在体外继续发生释放反应。

　　（5）方法评价　简便易行，可同时观察聚集和释放结果。但核素较贵，需核素操作设备。

　　2. 荧光光度测定法

　　（1）基本原理　5-HT 在强酸中与邻苯二甲醛（OPT）发生缩合反应，产生荧光发色团，可用荧光分光光度计进行测定。

　　（2）操作步骤

　　1）按常规法制备 PRP 和 PPP。将盛 PRP 的比浊管放置聚集仪中，加诱导剂作用 5min 后离心（1200 ×g，10min），取上清即聚集后 PPP。

　　2）分别取 0.4ml PRP，PPP 和聚集后 PPP 与 0.1ml 0.5% Triton X-100 混合，然后加入 3ml 酸化正丁醇，振荡摇匀。离心（1200×g，5min）。

　　3）取有机相 2.5ml，加入正庚烷 5ml，0.1% 半胱氨酸 1ml，振荡混匀，离心（1200×g，5min）。

　　4）弃去有机相，取水相 0.5ml，加入 0.004% OPT 溶液 3ml，置沸水浴 15min，冷却后以荧光光度计测定荧光强度（激发光 365nm，发射光 480nm）。测定结果以 5-HT 释放率表示。

　　5）血小板中 5-HT 含量可用 5-HT 标准荧光强度折算。即每次测定时带标准管，如测血浆或人血小板5-HT 含量时，5-HT 标准液浓度为 0.12μg/0.4ml。

　　从第三步起标准管与样品管同时进行。

$$5\text{-HT 释放率（}\%\text{）} = \frac{\text{聚集后 PPP 荧光值} - \text{PPP 荧光值}}{\text{PRP 荧光值} - \text{PPP 荧光值}} \times 100\%$$

$$\text{血浆中 5-HT 含量} = \frac{\text{PPP 荧光值}}{\text{标准管荧光值}} \times \text{样品量} \times \frac{1}{0.9}$$

$$\text{血小板中 5-HT 含量} = \frac{\text{PRP 荧光值} - \text{PPP 荧光值}}{\text{标准管荧光值}} \times \frac{1}{\text{PRP 血小板数}}$$

　　（3）注意事项　同核素法。

　　（4）方法应用和评价　应用与核素测定法相同。操作较核素法稍麻烦，但如无核素操作条件，可采用本法。

（三）α 颗粒膜蛋白-140（GMP-140）测定法

GMP-140 是血小板 α 颗粒膜蛋白，分子量为 140kD。在病理情况下，血小板被激活，发生聚集和释放反应，α 颗粒膜与血小板膜融合，GMP-140 表达在血小板膜表面，并有部分 GMP-140 蛋白颗粒释放于血液中，使血液中 GMP-140 的含量大幅度上升。因此，测定血浆中 GMP-140 的水平，可反映血小板的活化程度，为临床上检测血栓性疾病的发病倾向提供一个新的辅助性指标。

1. 血浆 GMP-140 测定

（1）基本原理 本实验采用双抗体夹心法，将一种抗 GMP-140 单克隆抗体固定于平板上，以固定血浆中的 GMP-140，用 ^{125}I 标记的另一种抗 GMP-140 单克隆抗体检测固定于平板上的 GMP-140 的数量，以测定从血小板释放到血浆中的 GMP-140 含量。

（2）操作步骤

1）以 4μg/ml 的 XH-3 抗体包板（每孔 100μl），4℃过夜，次日洗涤 3 次后备用。

2）以 2% EDTA-2Na 抗凝全血（血∶抗凝剂为 9∶1），离心（$1200 \times g$，15min），分离血浆。

3）标准品（含 GMP-140 600ng/ml）中加入 PBS 缓冲液（NaCl 8g，KCl 0.3g，Glucose 2g，$Na_2HPO_4 \cdot 12H_2O$ 0.186g，$NaH_2PO_4 \cdot 2H_2O$ 0.02g，双蒸水 1000ml，pH7.4），倍比稀释 7 个浓度（300，150，75，37.5，18.75，9.375，4.688ng/ml）。

4）^{125}I-S-12 稀释至计数 10 000~20 000cpm 之间。

5）根据表 22-2-3 程序操作。

表 22-2-3　测定血浆 GMP-140 操作程序

	总放射管	NSB 管	标准管	样品管
试管号	1，2	3，4	5~18	19~
PBS（μl）	100	100		
标准品（μl）			100	
样品（μl）				100
37℃孵育 2h，PBS（含 Tween-20）洗 3 次，200μl（管·次）				
^{125}I 标记抗体（μl）	100	100	100	100
4℃过夜或 37℃孵育 2h，PBS（含 2% Tween-20）洗 5~6 次，200μl（管·次），测放射性				

6）计算　以放射计数作为纵坐标，以标准品浓度作为横坐标，作标准曲线。计算标准曲线的回归直线方程。再根据方程和样品放射计数得出样品中 GMP-140 的含量。

（3）注意事项 血浆分离后，如不能立刻检测，可放 -20℃保存 1 个月；洗涤一定要彻底。

（4）方法应用和评价 可作为临床及基础研究中检测血小板活化程度的指标。血栓栓塞性疾病的病人血浆 GMP-140 水平可能增高。方法简便，易于推广，但需核素设备。

2. 血小板表面 GMP-140 测定

（1）放射免疫法

1）基本原理 本实验利用抗原抗体的免疫反应，结合单克隆抗体的特异性及核素的敏感性，用单位点免疫放射法直接定量测定活化血小板膜表面 GMM-140 的分子数。

2）操作步骤 2% EDTA-2Na 抗凝全血（血∶抗凝剂为 9∶1），以 1% 草酸铵溶液溶红细胞后计数血小板；全血与固定剂（0.2% 戊二醛-PBS-0.02% 叠氮钠）等量混合，室温作用 30min，取含 2.5×16^6/ml 血小板的固定全血，以洗涤液［0.35% BSA-台氏液（NaCl 138mmol/L，KCl 29mmol/L，$NaHCO_3$ 12mmol/L Glucose 5mmol/L，NaH_2PO_4 0.36mmol/L，用 1mol/L HCl 调 pH 至 7.4）］洗 1 次后，离心（$1000 \times g$，10min），弃上清，加入 $50\mu l$ ^{125}I-S-12，充分混匀后置 4℃过夜，再以洗涤液洗 3 次，每次 1ml，离心（$1200 \times g$，15min），

沉淀物在 γ 计数仪上测 cpm，然后按下列公式计算。

$$GMP\text{-}140 \text{ 分子数/血小板} = \frac{\dfrac{\text{特异结合 cpm}}{\text{总放 cpm}} \times \text{加入抗体量} \times \text{阿佛伽德罗常数}}{\text{抗体分子量} \times \text{血小板数}}$$

3）注意事项 ①血小板计数要准确；②标本应尽早固定，固定好后，最好在 24h 内检测。

4）方法应用和评价同上

（2）流式细胞仪法

1）基本原理 用流式细胞术测定荧光标记标本，选择亚离子激光灯，激发波长为 488nm，在测试样品前，先用荧光微球调整荧光检测变异系数（CV）在 2% 以下，并根据标记细胞荧光染料不同，选择不同波长的滤光片。标记标本呈单细胞悬液，逐个通过喷嘴，在光源的激发下产生荧光，通过光电倍增管的作用，将荧光信号进行处理并分析。计数 10 000 个，测出标本的平均荧光强度值和阳性百分数。

2）操作步骤 ①按常规制备 PRP，1% 多聚甲醛固定 30min，用 Tyrodes 缓冲液洗 2 遍，取 100μl PRP 加入荧光素（PE）标记-CD62 10μl，以 100μl PRP 加入 PE-MsIgG 10μl 作为对照，室温下孵育 20min，Tyrodes 缓冲液洗 2 次，调整血小板数为 1×10^9/ml；②流式细胞仪检测：流式细胞仪调试：用荧光微球调整荧光检测 CV 值在 2% 以下，用带有不同异硫氰酸荧光黄（FITC）分子的混合型标准微球，可测试仪器的灵敏度及线性。

测定血小板光散射阈值：在收集血小板前根据血小板前向角散射（FSC）与侧向角散射（SSC）特点，经对数放大后设定阈值，避免了其他细胞或噪声干扰。

收集分析血小板：荧光检测经对数放大，收集 10 000 个以上血小板，测试完后用 ELITE 软件进行结果分析。

3）注意事项 PRP 分离后应立即用 1% 多聚甲醛固定；荧光抗体标记过程中应避光；血小板标记后应在当日尽早测定。

4）方法应用和评价 应用同上。用流式细胞术测定血小板 GMP-140 表达具有快速、灵敏、用血量少等特点。

第四节 影响血小板功能的几种途径检测

一、花生四烯酸代谢系统

当血小板激活时，膜磷脂释放花生四烯酸（AA），AA 经环氧化酶代谢为前列腺素内过氧化物，在血小板中前列腺素内过氧化物经血栓素 A_2（TXA_2）合成酶作用转变为 TXA_2，TXA_2 的生物活性为诱导血小板聚集，降低血小板 cAMP 水平和收缩血管。但 TXA_2 在 37℃ 下性质不稳定，很快水解为稳定的代谢产物 TXB_2。用放射免疫分析（RIA）或夹心式酶免疫法（ELISA）测定 TXB_2 水平以反映血小板释放 TXA_2 的含量。

（一）血栓素 B_2（TXB_2）测定

1. RIA 法

（1）基本原理 用标记抗原（$^3H\text{-}TXB_2$ 或 $^{125}I\text{-}TXB_2$）和非标记抗原（TXB_2 标准品）与 TXB_2 特异性抗体结合进行放射免疫分析，测定血小板聚集时所释放的 TXA_2 含量。

（2）标本制备 按上法取 PRP 作血小板聚集实验，加诱导剂 5min 后，立即加入 10μmol/L 吲哚美辛终止反应。同时，取一定量的 PRP 不加诱导剂，直接加入相同量的吲哚美辛终止反应，以了解血小板自发性释放 TXB_2 含量，然后聚集的 PRP 与未加诱导剂的对照 PRP 同时离心（$1200 \times g$，5min），取上清于 $-20℃$ 保存待测 TXB_2 含量。

（3）操作步骤 总计数（T）管加入 PBS 0.3ml，非特异结合管（NSB）加入 PBS 0.2ml，0 标准管（B_0）加入 PBS 0.1ml，各标准管依次分别加入含 TXB_2 标准品 6.25、12.5、25、50、100、200、400pg 的

PBS 0.1ml，样品管加入上述待测的标本液 0.1ml，除 T 和 NSB 管外，其他各标准管或样品管再加入 TXB_2 抗血清 0.1ml，上述各管全部加入 ^3H-TXB_2 0.1ml，充分混匀，置 4℃ 孵育 24h，然后除 T 管外，各管均加入含 2mg 牛血清白蛋白和 5mg 活性炭的 PBS 0.1ml，静止平衡 15min，常速冷冻离心（$1500 \times g$，20min，4℃），将上清液倾于含有 4ml 无水乙醇和 7ml 甲苯闪烁杯中，摇匀至清凉，静置 12h，用液体闪烁计数仪计数。结果按下列公式计算。血小板生成 TXB_2 含量以 $ng/10^9$ 血小板表示。

$$B_0\% \ (B/T) = \frac{标准管或样品管计数 - 非特异结合管计数}{总计数管计数 - 本底计数}$$

$$B/B_0 = \frac{标准管或样品管计数 - 非特异结合管计数}{0 标准管计数 - 非特异结合管计数}$$

$$Logit \ B/B_0 = \ln\left(\frac{B/B_0}{1 - B/B_0}\right)$$

（4）注意事项 凡接触血小板的容器均需硅化，避免血小板黏附于管壁；血小板 TXB_2 标本制备后，如不立即进行测定，应置 -20℃ 保存，放射免疫测定宜在一个月内进行。

（5）方法应用和评价 血栓栓塞性疾病、动脉粥样硬化、糖尿病等体内血小板易被激活，血浆 TXB_2 含量常升高，而阿司匹林等血小板功能抑制剂则使 TXB_2 生成减少。此外，在先天性花生四烯酸代谢障碍性疾病（环氧化酶缺陷、TXA_2 合成酶缺陷）血小板生成 TXA_2 能力明显减弱，因而，可用于观察上述这些疾病时的血小板激活情况，也可作为研究血小板功能抑制剂的指标。本法测定灵敏度高，样品用量少，便于推广。但需同位素操作条件。

2. ELISA 法

（1）原理 抗原（TXB_2-BSA）包被固相载体，与游离抗原（标准品或代测样品）竞争性地与一定量的抗体结合，洗涤后加过量酶标第二抗体，再加底物显色。根据显色程度（OD 值）即可从标准曲线上推算出待测样品的 TXB_2 含量。

（2）标本制备 同上

（3）操作步骤 用碳酸盐缓冲液将 TXB_2-BSA 作一定稀释后包被 96 孔酶标板，用 0.3% 明胶封闭。加入适量的标准品（倍比稀释浓度为 12.5～1600ng/L）或待测样品，零标准孔和非特异孔则加同量的缓冲液，除非特异孔加缓冲液代替抗体外，其他各孔均加抗 TXB_2IgG，于 37℃ 孵育 2h。洗涤后全部各孔再加酶标第二抗体在 37℃ 反应 2h。然后各孔加 OPD-过氧化氢发色基质液显色，根据颜色变化（大约在 10min 内，一般不超过 20min）加 $3mol/L \ H_2SO_4$ 终止反应，于酶标检测仪测定 OD 值。波长 490nm。

$$计算 \ B/B_0 \ (\%) = \frac{标准品孔或样品孔 \ OD - 非特异孔 \ OD}{零标准孔 \ OD - 非特异孔 \ OD} \times 100$$

以标准品含量为横坐标，B/B_0（%）为纵坐标，在半对数纸上绘制标准曲线，根据样品孔 B/B_0（%）值即可在标准曲线上推算出待测样品的 TXB_2 含量。

样品 TXB_2 浓度（pg/ml）= 测定值 $\times 10 \times$ 样品稀释倍数。

（4）注意事项

1）凡接触血小板的容器均需硅化，避免血小板黏附于管壁。

2）血小板 TXB_2 标本制备后，如不立即进行测定，应置 -20℃ 保存，放射免疫测定宜在一个月内进行。

3）洗涤时必须将孔内剩余液吸干。

4）发色基质稀释液和酶标抗体都要在临用前新鲜配制。

（5）方法应用与评价 同 RIA 法，本法不宜测定兔血标本，但可测定人和其他动物的血标本。

（二）环氧化酶、血栓素（TX）合成酶和 PGI_2 合成酶活性测定

1. 基本原理 分别以 AA 或前列腺素内过氧化物为底物，在猪肺微粒体酶系统中进行反应，用 RIA

法测定 TXB_2 和 6-酮-$PGF_{1\alpha}$，根据 TXB_2 和 6-酮-$PGF_{1\alpha}$ 含量的变化，可以了解药物对不同酶活性的影响。

2. 标本制备 猪肺微粒体酶制备：取液氮冷冻的新鲜猪肺，称重，切碎，加入适量的 Tris-HCl（pH7.5，50mmol/L）于冰浴中，用 Polytron 匀浆。匀浆液离心（$800 \times g$，10min，4℃），多层纱布过滤，滤液离心（$105\,000 \times g$，60min，4℃），沉淀用 Tris-HCl 缓冲液悬浮，再离心（$105\,000 \times g$，60min，4℃），沉淀用适量 Tris-HCl 悬浮，即为猪肺微粒体，于 -80℃ 保存备用。

3. 操作步骤 分两步进行：

（1）在 Tris-HCl 670μl，人血红蛋白 20μl（3.2mg/ml）和异丙肾上腺素 100μl（2.5mg/ml）的混合液中加入适量浓度的猪肺微粒体和药液各 100μl，于 37℃ 孵育 2min，立即于反应管中加入底物 AA 10μl（1mg/ml），再继续孵育 8min，然后用 HCl 40μl（1mol/L）终止反应。稍待片刻，用 Tris-base（1mol/L）调节反应液的 pH 为中性，取上述反应液适当稀释后，用 RIA 法分别测定 TXB_2 和 6-酮-$PGF_{1\alpha}$ 含量。

（2）取 Tris-HCl 790μl，适当浓度的猪肺微粒体 100μl，与药液 100μl 在 37℃ 孵育 2min 后，立即加入底物前列腺素内过氧化物 10μl（5μg/ml），于 37℃ 继续孵育 8min，其余步骤同（1）。

4. 注意事项 前列腺素内过氧化物和猪肺微粒体酶必须质量好，活性高。

5. 方法应用和评价 本法比较简易可行，可用来研究药物对 AA 代谢途径中何种酶的影响。例如：

（1）环氧化酶活性抑制 以 AA 为底物，猪肺微粒体供给酶，TXB_2 和 6-酮-$PGF_{1\alpha}$ 含量均被抑制，若以前列腺素内过氧化物为底物，猪肺微粒体供给酶，对 TXB_2 和 6-酮-$PGF_{1\alpha}$，含量均无影响。

（2）血栓素（TX）合成酶活性抑制 不论以 AA 为底物，或以前列腺素内过氧化物为底物，TXB_2 含量均明显被抑制，而 6-酮-$PGF_{1\alpha}$ 含量或无影响或稍增加。

（3）PGI_2 合成酶活性兴奋 不论以 AA 为底物，或以前列腺素内过氧化物为底物，TXB_2 含量或无影响或被抑制，而 6-酮-$PGF_{1\alpha}$ 含量则明显增加。

二、环核苷酸代谢系统

环核苷酸代谢系统包括环磷酸腺苷（cAMP）和环磷酸鸟苷（cGMP），二者均为信使物质。已知 ATP 在腺苷酸环化酶（AC）作用下，代谢为 cAMP，cAMP 在磷酸二酯酶（PDE）作用下分解为 5′-AMP。当 AC 活性被抑制或 PDE 活性被兴奋时，cAMP 水平降低，血小板发生聚集。相反，当 AC 活性被兴奋或 PDE 活性被抑制时，cAMP 水平升高，抑制血小板聚集。

cGMP 代谢与 cAMP 类似，在鸟苷酸环化酶（GC）作用下，GTP 转变为 cGMP，cGMP 在 PDE 作用下，转变为 5′-GMP。过去认为 cGMP 的作用与 cAMP 相反，当其水平升高时，诱导血小板聚集。但近来文献报道，cGMP 也可能是一种抑制性物质，抑制血小板激活。下面以 cAMP 系统为例进行介绍。

（一）PRP cAMP 含量测定

1. 基本原理 PRP 中的血小板易通过邻苯二甲酸二丁酯溶液，而血液中的其他有形成分不能通过，利用这种方法将血小板在三氯醋酸-蔗糖液中沉淀下来，然后用饱和乙醚提取血小板 cAMP。通过加入一定量的 ^{3}H-cAMP，用蛋白激酶竞争性结合方法将标记和非标记 cAMP 分开，以结合的 cAMP 放射强度计算出每毫升 PRP 中所含的 cAMP 含量。

2. 操作步骤

（1）PRP 制备同前。

（2）PRP 中 cAMP 提取在带盖尖底塑料离心管中（Eppendorf），依次加入 5% TCA-14% 蔗糖 0.2ml，邻苯二甲酸二丁酯 0.3ml，PRP 1ml 后，离心（$15\,000 \times g$，15min），弃上层 PPP，再加入 5% TCA（不含蔗糖），在液体振荡混匀器上混匀后，离心（$15\,000 \times g$，15min），取上层即为血小板 cAMP 提取液，用水饱和乙醚萃取 3 次，从中吸 300μl 在 52℃ 水浴上用氮气吹干或自然蒸干，-20℃ 保存，待测 cAMP 含量。结果以 cAMP pmol/mlPRP 表示。

（3）cAMP 含量用蛋白激酶结合法测定。

3. 注意事项 加样时动作要轻，保证加样时液面分层清晰；每次离心后要保证血小板完全均匀分布，以保证提取完全。

4. 方法评价 方法易掌握，无需特殊设备。但由于有血浆存在可能对结果有所影响。

（二）洗涤血小板 cAMP 含量测定（RIA）

1. 基本原理　本实验以蒸馏水破坏血小板膜，使血小板内 cAMP 释放于血小板悬液中，通过测定悬液的 cAMP 数来反映血小板 cAMP 含量。cAMP 的放射免疫测定是基于 ^{3}H 标记和非标记 cAMP 与具有高度特异性亲合力的抗体之间的竞争结合。在抗原抗体反应平衡后，用微孔滤膜分离游离的和与抗体结合的 ^{3}H-cAMP，在液体闪烁计数仪上测定与抗体结合部分的放射性强度。

2. 操作步骤

（1）cAMP 样品制备

1）以常规方法分离 PRP，进行血小板计数。取 3ml PRP 离心（1800×g，15min），然后将上清液再一次进行血小板计数，从二者血小板的差数即可计算得沉淀中血小板的含量，单位为 10^9 血小板。

2）沉淀中加 0.5ml 生理盐水，再加 1ml 蒸馏水溶沉淀中的红细胞，2min 后加入 4.5% NaCl 0.25ml，使其恢复到等渗溶液。离心（1800×g，10min）弃去上清液。

3）沉淀中加入 0.5ml 蒸馏水，充分搅匀，破坏血小板。

4）于冰浴中加入 0.25ml 2mol/L 过氯酸，10min 后离心（1800×g，100min）取上清 0.5ml，加入 0.16ml 2mol/L KOH，调 pH 为 7.5。

（2）cAMP 含量测定　全部试剂用 pH4.75 的醋酸缓冲液配制，离子强度 50mmol，含 EDTA 钠盐 4mmol/L。配制 2∶1 的三乙胺 – 醋酸作为样品的乙酰化试剂。

根据表 22-2-4 自左向右的顺序加各种试剂，4℃ 或冰浴中保存 4～18h。每一试管中加入冰冷磷酸缓冲液（pH6.0，0.05mmol/L）1ml，立即滴加在湿膜片上抽滤分离结合部分，用 2×5ml 同一磷酸缓冲液冲洗试管及膜片，80～90℃ 烘烤 30min，干后投入闪烁液作固相测量。测得的 cpm 数换算成 Co/Cx（Co 为不加标准 cAMP 时的 cpm，Cx 为各标准管或样品管的 cpm 数）。

表 22-2-4　血小板 cAMP 放射免疫测定的加样顺序表（μl）

管号	醋酸缓冲液	样品	标准 cAMP（pmol/100μl）	酰化剂	乙酰化的 ^{3}H-cAMP	抗血清 1∶200 000
1,2（空白）	200	0	0	4	100	0
3,4（Co）	100	0	0	4	100	100
5,6（Cx）	90	0	10	4	100	100
7,8（Cx）	80	0	20	4	100	100
9,10（Cx）	50	0	50	4	100	100
11,12（Cx）	0	0	100	4	100	100
13～（样品）	50	50	0	4	100	100

3. 注意事项　血小板计数应准确；血小板破膜应完全，破膜后于冰浴中操作，避免 cAMP 的破坏。

4. 方法应用和评价　疾病状态下（血栓栓塞症等）血小板被激活，cAMP 水平降低，可用于探讨疾病时血小板的功能，也可用于抗血小板药物机制的探讨。本法直接测定血小板内 cAMP，特异性和灵敏性均高于 PRP 内 cAMP 含量测定。

（三）血小板内环磷酸鸟苷（cGMP）测定法

除标准品为 cGMP、标记物为 ^{3}H-cGMP 外，原理、操作和注意事项均与 cAMP 测定法类似。

（四）血小板腺苷酸环化酶活性测定

1. 基本原理　三磷酸腺苷（ATP）在血小板膜腺苷酸环化酶的作用下生成 cAMP，用茶碱抑制 cAMP 再水解，以非标记 ATP 为底物，加入 ^{3}H-cAMP 后，利用标记和非标记的 cAMP 与蛋白酶竞争性结合的方法，把结合的 cAMP 与游离的 cAMP 分开，用活性炭将游离的 cAMP 吸附，然后测定结合的 cAMP 放射性，从结合的 cAMP 的放射强度计算出样品中的 cAMP 含量，以反映腺苷酸环化酶活性。

2. 操作步骤

（1）血小板腺苷酸环化酶制备 取动物血（如家兔），以 0.077mol/L EDTA 抗凝，离心（200×g，10min），分离 PRP，然后将 PRP 在室温继续离心（1200×g，10min），沉淀部分即为血小板，用含 0.15mol/L NaCl、0.15mol/L Tris-HCl，0.077mol/L EDTA 的溶液洗涤血小板 2 次，洗过的血小板悬浮于适量的无钙 Kreb's 液中，并加入少量苏来醇溶液，于液氮快速冷冻融 3 次后，4℃离心（2500×g，20min），沉淀部分悬浮于适量的 Tris 缓冲液中，为血小板环化酶溶液。上清部分即为血小板磷酸二酯酶溶液，置 -20℃保存，蛋白质含量按 Lowry 法测定。

（2）血小板腺苷酸环化酶活性测定 于血小板腺苷酸环化酶反应体系中加入 250mmol/L 甘氨酰甘氨酸 100μl，12.5mmol/L 茶碱 200μl，盐水或药物 50μl，40mmol/L ATP 25μl，80mmol/L MgSO₄ 25μl，环化酶制备液或死酶 50μl，缓冲液 50μl，总体积为 500μl，加入 ATP 后，立即将试管置入 30℃水浴，保温 15min（加入 NaF 管）或 20min（未加 NaF 管），然后转入水中 3min，终止反应。冷却后，离心（1000×g，5min），取上清 50μl 测定 cAMP 含量。cAMP 含量以蛋白激酶结合法（PKB）测定。

（3）死酶制备方法 将环化酶制备液在沸水中煮 3min 即得死酶，以代替环化酶制备液作为反应空白对照。环化酶的活性以每 15min 每 mg 蛋白质产生多少 pmol cAMP 来计算，即以 pmol cAMP/（mg 蛋白质·15min）表示。

3. 注意事项 酶反应中加入 ATP 后，应立即将试管置于 30℃水浴中，力争每管反应时间控制准确，以减少操作误差。

4. 方法应用和评价 可作为探讨 cAMP 水平升高或降低机制的方法。使用非标记底物 ATP 测定环化酶含量，比较经济，便于推广。结果也较稳定。

（五）血小板磷酸二酯酶活性测定

1. 基本原理 ³H-cAMP 在血小板磷酸二酯酶的作用下，水解生成 5'AMP，在过量蛇毒核酸酶的作用下，5'-AMP 再水解为 ³H-腺苷，根据加入一定量的 ³H-cAMP 和腺苷，测得所产生的 ³H-腺苷的多少，计算磷酸二酯酶活性的高低。

2. 操作步骤

（1）血小板磷酸二酯酶活性制备 见血小板腺苷酸环化酶制备方法。

（2）磷酸二酯酶活性测定 各试管内依次加入 50mmol/L Tris、5mmol/L MgSO₄ 溶液 100μl，50mmol/L Tris 缓冲液（或药液）50μl，纯化的 ³H-cAMP 50μl（100 000cpm），再加入磷酸二酯酶溶液（空白管加 Tris 50mmol/L）50μl，混匀，置 30℃水浴温孵 15min，立即放入 100℃水浴 2min，冷却后再加蛇毒 10μl，30℃温孵 10min 后，再加 740μl 2.5mmol/L 腺苷溶液混匀后，将上述试管中的 1ml 溶液加于 2cm×0.7cm 的 QEA Sephadex A-25 柱，待样品全部进入柱体滴完后，再加 20mmol/L 甲酸铵溶液 4ml，此时收集液共计 5ml（总计数管直接取 ³H-cAMP 50μl，加 20mmol/L 甲酸铵溶液 5ml），摇匀，各取其中 1.5ml，分别加入甲苯-Triton（2:1）闪烁液 10ml，用 Beckman LS 5800 系列液闪仪测定各管的脉冲数，每个样品均作双管测定，以 ³H-cAMP 转换率（即 ³H-腺苷的%）表示磷酸二酯酶的活性。

$$^3\text{H-cAMP 转换率} = \frac{（样品管脉冲数 - 空白管脉冲数）}{总计数管脉冲数} \times 100$$

3. 注意事项 凡接触血小板的玻璃器皿均需 1% 甲苯硅油处理；³H-cAMP 需纯化；制备的磷酸二酯酶样品一般可低温保存 2 周内进行测定。

4. 方法应用和评价 此方法在国内外应用较广，结果稳定，灵敏度高。可作为探讨血小板激活或抑制机制的方法。

三、磷脂酰肌醇代谢系统

血小板磷脂酰肌醇-4,5-二磷酸与磷脂酸测定。已知许多激动剂如凝血酶、胶原等对血小板的激活首先都是与血小板膜上受体结合，通过 G 蛋白的偶联作用，激活磷脂酰肌醇特异性磷脂酶 C（PI-PLC），引起磷脂酰肌醇-4,5-二磷酸（PIP₂）水解产生三磷酸肌醇（IP₃）和甘油二酯（DG），前者可明显增加胞浆

内游离 Ca^{2+} 浓度，后者除激活蛋白激酶 C（PKC）外，还可通过 DG 激酶产生磷脂酸（PA）IP_3 和 DG 都是重要的信使物质。通过检测血小板 PIP_2 和 PA 的变化可以反映 PI-PLC 的活性，间接反映 IP_3 和 DG 的生成。

（一）基本原理

采用薄层层析及放射自显影技术分离、提取 PIP_2 和 PA，通过与标准品比较对样品进行定位和定量测定。

（二）操作步骤

1. 洗涤血小板制备　取健康成人新鲜血，两周内未服用过阿司匹林等抑制血小板功能的药物，ACD 抗凝（ACD：血为 1:4），按常规方法分离 PRP，然后在 PRP 中加入 PGE_1（100ng/ml），室温孵育 15min，离心（1200×g，15min）去除 PPP。将血小板块悬浮于适量的 Tyorode-Hepes 缓冲液中（NaCl 134mmol/L，$NaHCO_3$ 12mmol/L，KCl 2.9mmol/L，NaH_2PO_4 0.36mmol/L，$MgCl_2$ 1mmol/L，Hepes 5mmol/L，EGTA 1mmol/L，pH >7.4），然后在上述血小板悬液中加 ^{32}P（100μCi/ml），于 37℃ 温育 90min，离心（1200×g，25min），再将血小板悬浮于 Tyorode-Hepes 缓冲液中，将血小板数调至 $1×10^9$/ml 左右。

2. PIP_2 和 PA 的提取、分离和测定　取上述 ^{32}P 标记的血小板 0.5ml，置 37℃ 并在搅拌情况下，分别加入适量的凝血酶（如做药物实验则先加药液），反应一定时间，用 1.8ml 氯仿：甲醇：浓盐酸（1:2:0.02 V/V）终止反应，再加入 0.6ml 2mol/L KCl 混匀，离心（1200×g，25min），收集下相，上相再加入 2ml 氯仿洗 1 次，合并两次下相，氮气吹干，然后将上述样品点于硅胶 G 板上，展层系统为氯仿：甲醇：氢氧化铵（4mol/L）（45:35:10，V/V）。层析完毕进行放射自显影。根据放射自显影和与之同时移动的 PIP_2 和 PA 标准品的位置对 PIP_2 和 PA 定位。分别刮下硅胶 G 板上含 PIP_2 和 PA 的带，加入甲苯闪烁液分别测定 PIP 和 PA 的 cmp。

（三）注意事项

在硅胶板上点样时，应使样品尽量集中，便于分离。

（四）方法应用及评价

本法具有灵敏度高、操作简单等优点，但需核素设备，需防止污染。可作为探讨血小板激活或抑制的机制方法。

四、血小板胞质游离钙 $[Ca^{2+}]_i$ 浓度测定

（一）荧光分光光度计测定

1. 基本原理　细胞内 Ca^{2+} 浓度的测定被广泛地用于研究细胞对刺激剂的反应。血小板内 Ca^{2+} 大部分储存于致密管道系统，当血小板受诱导剂刺激时，可引起血小板外 Ca^{2+} 内流和细胞内储存 Ca^{2+} 的释放，使血小板胞质 $[Ca^{2+}]_i$ 浓度升高。荧光指示剂 Fura-2/AM 可穿过细胞膜进入血小板，被水解为 Fura-2 后与胞质游离 Ca^{2+} 结合并可被特定波长的紫外线激发而产生荧光，其特点是当 Fura-2 未与 Ca^{2+} 结合时，其激发峰波长为 380nm，Fura-2 与 Ca^{2+} 结合后，激发波长向短波方向移至 340nm，故采用激发比值荧光测量，即用 380nm 和 340nm 双波长激发，根据其双波长激发产生的荧光强度比率可测出血小板 $[Ca^{2+}]_i$ 浓度及其变化。

2. 操作步骤

（1）取正常人全血，ACD 抗凝（ACD：血为 1:4），分离 PRP。

（2）用 Hepes 缓冲液（NaCl 145mmol/L，KCl 5mmol/L，$MgSO_4$ 1mmol/L，Hepes101mmol/L，Apyrase 1U/L，pH7.4）将血小板洗 3 次，加入 Fura-2/AM 1μmol/L，在 37℃ 温育 30min，再用 Hepes 缓冲液洗 3 次，将血小板数调至 $1×10^8$/ml，然后进行荧光测定。

（3）荧光测定　取负载血小板悬液 2ml，在 Shimadzu RF-5000 型荧光双波长分光光度计上作荧光测定，固定发射（Em）波长于 490nm，扫描激发（Ex）波长如 Ex 波峰由 380nm 移至 340nm，则表明 Fura-2/AM 已负载酯解进入细胞内，采用改变波长的时间扫描，Ex 分别固定在 340nm 和 380nm（波宽 5nm），波长变换间隔为 2s，Em 固定在 490nm（波宽 10nm），记录 Fura-2 在 Ex340 和 380nm 处测得的荧光强度比值（F340/F380），根据 Grynkiewicz 等比值法公式计算出血小板内 $[Ca^{2+}]_i$ 浓度。

$$[Ca^{2+}]_i = Kd \times \frac{R - (Rmin)}{(Rmax) - R} \times \frac{sf2}{sb2}$$

公式中 Kd 为 Ca^{2+} 结合 Fura-2 的解离常数，为 224nmol/L（37℃），R 为各测定点 F340 对 F380 荧光强度的比值。Rmax 与 Rmin 分别为最大和最小比值即 Rmax 为 $[Ca^{2+}]_i$ 大于 1mmol/L 时，当加入 Triton X-100 使得 Fura-2 与 $[Ca^{2+}]_i$ 的结合达到饱和时所测得的 F340/F380，Rmin 为加入高于 Ca^{2+} 浓度 2~3 倍的 EGTA（pH > 8.5），使 Fura-2 游离，测得 F340/F380。sf_2 和 sh_2 分别代表 Ca^{2+} 为 0 及饱和时，在 Ex380nm 测得 fura-2 的荧光强度。

测定血小板胞质静息钙和诱导剂对血小板 $[Ca^{2+}]_i$ 影响时，先在载有 Fura-2 的血小板悬液中加入 1mmol/L $CaCl_2$，37℃ 温育 10min。若测定有无细胞内储存 Ca^{2+} 的动员，则先在悬液中加入 1mmol/L EGTA 螯合细胞外 Ca^{2+}，再加入不同的诱导剂。用双激发波长（340nm/380nm）荧光分光光度计测定。

3. 注意事项

（1）血小板功能是直接影响 Fura-2 负载及测定的关键因素，实验时间过长将影响血小板功能，而且 Fura-2 的漏出随负载时间的延长而增加，因此建议应尽快制备洗涤的血小板，并宜于 Fura-2 负载后 40min 内完成实验。

（2）加入 Fura-2/AM 后，应在 37℃ 温育 30min，使 Fura-2/AM 充分进入血小板内，然后将游离的 Fura-2/AM 冲洗干净。

4. 方法应用和评价 本法可作为探讨血小板激活或抑制的机制方法。其特点是：

（1）Fura-2/AM 是在 Quin-2 基础上发展的一种新型 Ca^{2+} 荧光指示剂，利用比值法测定 $[Ca^{2+}]_i$ 的优点在于使酯解进入细胞内的 Fura-2 与 Ca^{2+} 结合后的 Ex 波峰从游离态（380nm）到结合态（340nm）的移动特性，使测定结果不受荧光指示剂的浓度及细胞密度的影响。此外，Fura-2 与 Ca^{2+} 结合后，F340 增加，F380 减少，两者比值的变换较测定单波长荧光强度变化更为明显，因而提高测定的精确性。

（2）Fura-2/AM 的荧光强度高，故用量少，检测灵敏度高。

（3）对 Ca^{2+} 的选择性（相对 Mg^{2+}，Mn^{2+} 和 Zn^{2+}）比 Quin-2 高。

（二）流式细胞术测定

1. 基本原理 Ca^{2+} 敏感荧光探针 Fluo-3 可被 488nm 激光激发，随着与 Ca^{2+} 的结合其荧光强度增加（呈绿色），使用 Fluo-3 可为流式细胞术测量 $[Ca^{2+}]_i$ 提供低噪音、高敏感度的指示剂。

2. 操作步骤

（1）ACD 抗凝全血（血：ACD 之比为 4：1），按常规方法分离 PRP，用 Hepes 缓冲液（成分同上）将血小板洗 2 次；在悬液中加入 Fluo-3/AM 3μmol/L 和 pluronic F-127（可促进 Fluo-3/AM 进入细胞内）1.5mg/ml，室温下孵育 20min（暗处）。用 Hepes 缓冲液再洗 2 次，将血小板数调至 1×10^6/ml，37℃ 孵育 5min 后以流式细胞仪测定。

（2）流式细胞仪检测方法同血小板膜表面 GMP-140 测定法。

3. 注意事项 荧光抗体标记过程中应避光；血小板标记后，应于当日尽早测定。

4. 方法应用和评价 本法具有快速、灵敏，对低浓度凝血酶敏感等特点，同时还可进行多参数分析。应用同上。

（三）血小板离子钙聚集仪（PICA）测定

1. 基本原理 水母素（aequorin）是从水母发光细胞提取并对 Ca^{2+} 敏感的光蛋白，其分子量为 20 000，由一分子载蛋白和一分子生色团组成。光蛋白被 Ca^{2+} 激活后，蛋白肽链发生构象改变，生色团发生化学变化并释出光子。可用于测定血小板胞质 $[Ca^{2+}]_i$ 浓度变化。

2. 操作步骤

（1）载有 aequorin 血小板悬液的制备 取新鲜全血 10ml，ACD 抗凝分离 PRP（方法同上），用 Hepes 缓冲液（含 5.6mmol/L 葡萄糖，PGE_1 0.1μmol/L，5mmol/L EGTA 和 0.1% 牛血清白蛋白）将血小板洗 2 次；在血小板悬液中加入 aequorin（终浓度为 30μg/L），然后再逐步加入二甲基亚砜（DMSO）至浓度为 6%（V/V）；2min 后加入 10 倍体积的 Hepes 缓冲液稀释，离心（10 000×g，90s），将血小板洗 2 次，重悬浮于 Tyrode's 缓冲液（含 0.35% 牛血清白蛋白和 0.03U/ml Apyrase）中。然后再将血小板数调至（3 ~ 4）×10^8/ml，加入 1mmol/L CaCl$_2$ 和 1mmol/L MgCl$_2$ 备用。

（2）血小板 $[Ca^{2+}]_i$ 和聚集的测定　用美国 Chronolog 公司生产的 PICA 测定血小板 $[Ca^{2+}]_i$ 变化和聚集。取血小板悬液 1ml 加入测定管，搅拌速度为 1100r/min。用 0.1% Triton X-100 溶解血小板，记录输出信号代表总的血小板 aequorin 最大程度发光（Lmax）；不加入任何诱导剂描记的信号代表血小板静止状态的 $[Ca^{2+}]_i$；在载有 aequorin 的血小板悬液中加入不同的血小板诱导剂后所描记的信号，代表不同活化状态下的血小板 $[Ca^{2+}]_i$。若测定诱导剂引起的血小板内储存钙的动员，应先在悬液中加入 3mmol/L EGTA，然后加入诱导剂。

3 水母素输出信号的标定

$$L/Lmax = Peak\ Reading \times \frac{Gain\ (Lysing)}{Gain} \times \frac{K}{Lmax}$$

Lmax 为最大输出信号，L 为血小板静止状态或活化状态描记的信号，K = 1.3（常数），Gain 为增益，Peak Reading 为输出信号。

以 Log（L/Lmax）为仪器已给定的水母发光蛋白标准曲线纵坐标，相对应的横坐标为血小板 $[Ca^{2+}]_i$ 的对数值，由此可计算血小板 $[Ca^{2+}]_i$。

3. 注意事项

（1）血小板测定应在 aequorin 载入后 60 至 90min 内完成。

（2）由于水母素分子量大，不易穿过细胞膜，需采用低温或逐步加入 DMSO 使细胞膜通透性增高，才能使水母素导入细胞。

4. 方法应用和评价　水母素对于测定激活血小板 $[Ca^{2+}]_i$ 变化优于 Quin2，因为 Quin2 在 0.1 ~ 10μmol/L Ca^{2+} 的生理范围内的荧光强度变化只有 2 倍，因而不能检测胞浆局部 $[Ca^{2+}]_i$ 的升高。应用同上。

第五节　血小板膜糖蛋白测定

一、血小板膜糖蛋白Ⅱb/Ⅲa 复合物（以下简称 GPⅡb/Ⅲa）测定

GPⅡb/Ⅲa 是由 GPⅡb 和 GPⅢa 在 Ca^{2+} 参与下以 1:1 的比例构成。GPⅡb 分子量为 13.5 万道尔顿，是一种双链膜蛋白；GPⅢa 则是分子量为 9.5 万道尔顿的单链多肽。当血小板活化时，GPⅡba 链构型改变，与 GPⅢa 形成 Ca^{2+} 依赖性异质二聚体（GPⅡb/Ⅲa 复合物）。其中部分复合物暴露于血小板膜上，其余以隐蔽状态分布于与细胞膜表面相连的小管系统及血小板颗粒内，血小板被活化后，处于隐蔽状态的 GPⅡb/Ⅲa 即在膜表面暴露（GPⅡb/Ⅲa 表化），并产生纤维蛋白原受体活性。

（一）放射免疫法

1. 基本原理　本实验利用抗原抗体的免疫反应，结合单克隆抗体的特异性及核素的敏感性，用单位点免疫放射法可直接定量测定活化血小板膜表面 GPⅡb/Ⅲa 的分子数。

2. 操作步骤　2% EDTA-Na$_2$ 抗凝全血（血与抗凝剂之比为 9:1），以 1% 草酸铵溶液溶红细胞后作血小板计数；全血与固定剂（0.2% 戊二醛-PBS-0.02% 叠氮钠）等量混合，室温孵育 30min，取含 2.5 × 10^6/ml 个血小板的固定全血，以洗涤液 [0.35% BSA 台氏液（NaCl 138mmol/L，KCl 29mmol/L，NaHCO$_3$ 12mmol/L，Glucose 5mmol/L，NaH$_2$PO$_4$ 0.36mmol/L，用 1N HCl 调 pH 至 7.4）] 洗 1 次后，离心（1000×g，10min），弃上清，加入 50μl ^{125}I 标记的抗 GPⅡb/Ⅲa 单克隆抗体 A$_2$A$_9$ 或 PAC-1，充分混匀后置 4℃ 过夜，再以洗涤液洗 3 次，每次 1ml，离心（1200×g，15min），沉淀物在 γ 计数仪上测 cpm，然后按下列公式计算。

$$GPⅡb/Ⅲa\ 分子数/血小板 = \frac{\dfrac{特异结合\ cpm}{总放\ cpm} \times 加入抗体量 \times 阿佛伽德罗常数}{抗体分子量 \times 血小板数}$$

3. 注意事项 血小板计数要准确；标本应尽早固定，固定好后，最好在24h内检测。

4. 方法应用和评价 本法所提到的两株抗GPⅡb/Ⅲa单克隆抗体 A_2A_9 和 PAC-1 各具特点，A_2A_9 对静止血小板膜表面的 GPⅡb/Ⅲa 及血小板活化后释放并表达于血小板膜表面的 GPⅡb/Ⅲa 均有作用，而 PAC-1 则特异性地结合血小板活化后释放并表达于血小板膜表面的 GPⅡb/Ⅲa，因此，如观察血小板活化前后 GPⅡb/Ⅲa 的变化时，后者优于前者。

本实验对探讨血栓性疾病的发病机制和药物的作用机制提供了一个新的参考指标，有应用价值。本法具有灵敏、方便等特点。

（二）流式细胞仪法

1. 静止血小板膜 GPⅡb/Ⅲa 的检测

（1）基本原理 以荧光标记 GPⅡb/Ⅲa 单克隆抗体，用流式细胞仪测定血小板膜表面 GPⅡb/Ⅲa 荧光强度。荧光强度与 GPⅡb/Ⅲa 的分子数呈比例关系。

（2）操作步骤 取静脉全血 2ml，用 ACD 抗凝（血∶ACD 之比为 4∶1），按常规分离 PRP，用 1% 多聚甲醛（PFA）固定 15min，用 PBS/EDTA（0.01mmol/L PBS，5mmol/L EDTA，pH7.4）洗两次，然后再悬浮于 PBS/EDTA 缓冲液中。

1）间接法 取 100μl 血小板悬液，加入抗血小板 GPⅡb/Ⅲa 单抗（HIP8）10μl（对照管加入 PBS10μl），37℃孵育 30min；PBS 洗 2 次，加入 FITC 标记羊抗鼠 IgG10μl，室温（暗处）孵育 20min，PBS 洗 2 次，调整血小板数为 1×10^6/ml。

取 1ml 标记的血小板悬液，加入 12×75mm 塑料试管中，用对照管将流式细胞仪荧光阳性率调至 1%，然后测定实验管，得出标记血小板的阳性百分数。

2）直接法 ①单色标记：取多聚甲醛（PFA）固定血小板悬液 100μl，加入 FITC 标记抗 GPⅡb/Ⅲa 单克隆抗体 10μl（对照组加入 FITC 标记鼠 IgG 10μl），在室温（暗处）孵育 30min，用 PBS/EDTA 洗两次，调整血小板数为 1×10^6/ml，用流式细胞仪分析，方法同间接法；②双色标记：在血小板悬液中分别加入 FITC 标记 CD61（结合位点在 GPⅢa）和 PE 标记 CD41（结合位点在 GPⅡb）（用 FITC 和 PE 标记鼠 IgG 作对照），37℃孵育 20min（暗处），PBS 洗二次，以流式细胞仪分析，方法同间接法。

3）末梢血法 取末梢血 50μl，用 PBS 按 1∶40 稀释，取 300μl 稀释血，用 FITC 标记 CD61 或 PE 标记 CD41 在暗处孵育 20min；取 20μl 标记样品，再用 PBS 稀释 20 倍以终止反应，调血小板数为 1×10^6/ml，用流式细胞仪分析，方法同间接法。

（3）注意事项 PRP 分离后应立即用 1% 多聚甲醛（PFA）固定；标本标记后应在当日尽早测定。若在荧光标记后用 PFA 固定，可在一周内进行流式细胞术测定。

（4）方法应用和评价 应用同放射免疫法。本法具有快速、灵敏、用血量少等特点，同时还可对血小板表面膜蛋白进行多参数分析。

2. 活化型血小板 GPⅡb/Ⅲa 的检测

（1）基本原理 当血小板活化时，血小板膜 GPⅡb/Ⅲa 暴露出活化位点，能被单克隆抗体 PAC-1 识别；还暴露出受体诱导性结合位点（RIBS），即 GPⅡb/Ⅲa 与纤维蛋白原结合时所表达的抗原决定簇，能被抗此位点的单抗 9F9 所识别，并可通过流式细胞仪进行测定。

（2）操作步骤 按常规以 ACD 抗凝全血（血与抗凝剂之比为 4∶1）分离 PRP，1% 多聚甲醛固定 30min，用 Tyrodes 缓冲液洗二次，加入荧光标记抗活化型 GPⅡb/Ⅲa 单抗 PAC-1 或抗-RIBS 单抗 9F9（用荧光标记 MsIgG 作对照），室温下孵育 20min；用 Tyrodes 缓冲液再洗二次，调血小板数为 1×10^6/ml。用流式细胞仪进行测定，方法同间接法测静止血小板膜 GPⅡb/Ⅲa。

（3）方法应用同放射免疫法。注意事项、方法评价同静止血小板膜 GPⅡb/Ⅲa 检测法。

二、血小板膜糖蛋白 GPⅠb 的测定

血小板功能与血小板膜糖蛋白组成相关。GPⅠb 是 vWF 受体，在巨大血小板综合征时 GPⅠb 缺陷；用抗血小板膜 GPⅠb 单克隆抗体（CD42b）标记血小板，用流式细胞术可测定血小板膜糖蛋白 GPⅠb 的含量。

（一）基本原理

以荧光标记 GP I b 单克隆抗体，用流式细胞仪测定血小板膜表面 GP I b 荧光强度。

（二）操作步骤、注意事项、方法评价

同静止血小板膜 GP II b/ III a 检测的直接法和间接法。

（三）方法应用

临床用于检测巨大血小板综合征。

第六节　血小板相关抗体检测

一、血小板相关抗体（PAIgG、PAIgA、PAIgM）测定

（一）基本原理

免疫性血小板减少性紫癜（ITP）病人血浆可产生血小板自身抗体，自身抗体可结合在血小板表面，称血小板相关抗体，后者的分子可以是 IgG、IgA 或 IgM，分别称为 PAIgG、PAIgA、PAIgM，用羊抗人 IgG、IgA、IgM 荧光抗体标记被测血小板，流式细胞术可测定血小板相关抗体含量。直接法可测定血小板表面的相关抗体，间接法可测血清中的相关抗体。

（二）操作步骤

1. 直接法

（1）洗涤血小板的制备　3.8% 枸橼酸钠抗凝（抗凝剂：血为 1 : 9），按常规方法制备 PRP，离心（1200 ×g，10min）沉淀血小板，用 PBS-EDTA 缓冲液（含 9mmol/L EDTA-2Na，26.4mmol/L $Na_2HPO_4 \cdot 2H_2O$，140mmol/L NaCl，200μg/ml apyrase，pH7.2）悬浮血小板并洗涤 3 次。

（2）多聚甲醛（PFA）固定血小板的制备　洗涤血小板用 1% PFA 室温固定 5min，悬浮于 PBS-EDTA 缓冲液中并洗 2 次，然后悬浮于 PBS-EDTA 储存液（含 9mmol/L EDTA-2Na，26.4mmol/L $Na_2HPO_4 \cdot 2H_2O$，140mmol/L NaCl，0.1% NaN_3，2% 小牛血清，pH7.2）中，储存于 4℃ 待用。

（3）流式细胞术（FMC）分析　PFA 固定后的血小板与 FITC 标记羊抗人 IgG，IgA 或 IgM 在室温孵育 30min（阴性对照用血小板与 FITC 标记羊抗鼠抗体），用 PBS-EDTA 缓冲液洗 2 次。用 FMC 进行分析时先用阳性对照将荧光阳性率调至 1%，然后测定实验组荧光强度，用 SIGMA 参数确定荧光强度，即：

SIGMA =（阳性区平均通道数 × 阳性区总血小板计数）/10^3

2. 间接法　正常血小板取自 O 型血志愿者（非妊娠期，未接受过输血），EDTA 抗凝，离心（800 × g，10min）分离血小板，用 PBS-EDTA 洗 2 次，调血小板数为 500×10^9/L。100μl 血小板悬液加入 100μl 待测血清，室温孵育 1h，然后用 PBS-EDTA 缓冲液洗两次，在分别加入 100μl FITC 连接羊抗人 IgG，IgA，IgM［二抗，用 PBS-EDTA（含 1% BSA）1 : 50 稀释］孵育 30min（暗处），血小板用 PBS-EDTA 洗两遍，重悬浮于 1ml PBS-EDTA 缓冲液中，立即用 FMC 分析。每个测定用 4 个正常人血清与二抗作对照。平均荧光强度（MFI）高于这四个对照 MFI ± 3SD 考虑为阳性结果。

（三）注意事项

固定后的血小板以含 0.1% NaN_3 的 PBS 洗涤后，可于 4℃ 保存 2~3d 测定。

（四）方法应用和评价

本法主要应用于免疫性血小板减少性紫癜的诊断及治疗监测，具有检测速度快、灵敏度高的优点。

二、血小板膜糖蛋白 II b/ III a（GP II b/ III a）自身抗体检测

（一）基本原理

ITP 病人血浆中可出现抗血小板 GP III b/ II a 自身抗体，这些自身抗体不但可与 GP II b/ III a 复合物结合，还可抑制抗 GP II b/ III a 单克隆抗体的反应性，因为这些单克隆抗体的结合位点与自身抗体的结合位点接近。直接法可测定血小板表面的相关抗体，间接法可测血清中的相关抗体。

（二）操作步骤

1. 血小板悬液的制备和固定　同血小板相关抗体的（PAIgG、PAIgA、PAIgM）测定。

2．血小板标记

（1）直接法（血小板表面 GPⅡb/Ⅲa 自身抗体测定）　多聚甲醛固定血小板 100μl 与 FITC 连接的抗 GPⅡb/Ⅲa 单抗 10μl 在室温孵育 30min，用 PBS-EDTA 洗涤 3 次，以正常人的血小板作为对照，用 FMC 分析。

（2）间接法（血清中 GPⅡb/Ⅲa 自身抗体测定）　正常人（O 型）血小板 100μl 与待测血清 100μl 室温孵育 1h，然后用 FITC 连接的抗人 IgG 抗体在室温孵育 30min，PBS-EDTA 缓冲液洗 3 次，以正常人血清为对照，用 FMC 分析。

3．FMC 分析　同静止血小板膜 GPⅡb/Ⅲa 的流式细胞仪检测。

（三）注意事项

同静止血小板膜 GPⅡb/Ⅲa 的流式细胞仪检测。

（四）方法应用和评价

本法主要应用于免疫性血小板减少性紫癜的诊断及治疗监测，具有检测速度快、灵敏度高的优点。

（汪　钟　王美健　翁　进）

参 考 文 献

1. Kaplan KL. Laboratory markers of platelet activation. In：Colman RW, Hirsh J, Marder VJ, et al. eds. Hemostasis and thrombosis：Basic principles and clinical practice. 3rd ed. JB Lippincott company，Philadelphia，1994，1180－1196

2. 王鸿利. 血栓与止血实验室诊断方法与评价. 见：汪钟，郑植荃主编. 现代血栓病学. 北京：北京医科大学中国协和医科大学联合出版社，1997，456－473

3. 阮长耿，王鸿利，王兆钺，等　血小板数量和功能的检测. 见：王鸿利，包承鑫，阮长耿等主编. 血栓与止血检验技术. 上海科学技术出版社，1992，15－55

4. 汪钟. 抗血小板药. 见：汪钟，郑植荃主编. 现代血栓病学. 北京：北京医科大学中国协和医科大学联合出版社，1997，508－518

5. Kroll MH. Mechanisms of platelet activation. In：Loscalzo J，Schafer AI eds. Thrombosis and Hemorrhage. 1st ed. Boston：Blackwell Scientific Publications，1994，247－464

6. Stockelberg D，Hou M，Jacobsson S，et al. Detection of platelet antibodies in chronic idiopathic thrombocytopenic purpura（ITP）. A comparative study using flow cytometry, a whole platelet ELISA and an antigen capture ELISA. Eur J Haematol，1996，56：72－77

7. Ozaki Y，Yatorni Y，kume S. Evaluation of platelet intracellular calcium ion concentrations with flow cytometry. Rinsho Byori，1992，40：282－286

8. Abrams CS，Ellison N，Budzynski AZ，et al. Direct detection of activated platelets and platelet-derived microparticles in humans. Blood，1990，75：128－138

9. Lecompte T，Potevin F，Champeix P，et al. Aequorin-detected calcium changes in stimulated thrombasthenic platelets. Aggregation-dependent calcium movement in response to ADP. Thromb Res，1990，58：561－570

第三章　有关凝血因子及凝血机制的实验

在生理状态下，血液在血管中循环流动，既不溢出血管之外导致出血，也不会在血管中凝固形成血栓，这主要是由于体内存在着复杂的凝血系统和抗凝系统，而且二者维持动态平衡。一旦这种平衡遭到破坏，则可能发生出血性或血栓性疾患。

血液由流动状态转变为凝胶状态称为血液凝固，参与凝血过程的有关因子统称为凝血因子。按国际凝血因子命名委员会规定，依其发现年代从罗马字码顺编，除已编号的 12 个凝血因子外，还有高分子量激肽原（HMWKG），前激肽释放酶（PK）也参与凝血反应。根据血液凝固的瀑布学说，认为血液凝固过程是由内源性途径（这样命名是因为所有参与成分都存在于血液之中）、外源性途径（因为除了血中成分以外，还要有内皮下细胞膜蛋白即组织因子参与）和共同途径组成，通过多种酶被相继激活而得到加强和放大的一种连锁反应。在内源性途径中，首先是血浆中的接触因子，即因子ⅩⅡ、前激肽释放酶和高子分量激肽原暴露在带负电荷的表面，使因子ⅩⅡ活化为因子ⅩⅡa，因子ⅩⅡa又导致因子ⅩⅠ活化。然后因子ⅩⅠa激活因子Ⅸ，因子Ⅸa又在辅因子Ⅷa、磷脂和钙存在下，组成Ⅹ酶复合物，激活因子Ⅹ。而外源性途径则从血浆因子Ⅶ暴露于组织因子开始，二者形成复合物后直接激活因子Ⅸ和因子Ⅹ。当凝血过程通过这两种途径发展到因子Ⅹ被激活的阶段时，两种途径就合二为一，进入共同途径。随后因子Ⅹa与辅因子Ⅴa、磷脂和钙一起组成凝血酶原酶复合物，使凝血酶原活化为凝血酶，最终导致纤维蛋白的形成。

有关凝血功能的检查方法很多，目前可采用手工、机械及光电仪器进行自动或半自动测定。本文主要介绍手工测定方法，自动测定方法请参照仪器说明书进行。由于凝血实验正常值取决于测定方法、温度、pH 值、样品采集、抗凝剂种类及标本储存方法和时间等因素，不同实验室所测结果可能不同，因而每个实验室应确定自己的正常参考范围。

第一节 内源性凝血途径实验

有关内源性凝血途径实验主要用于检测因子Ⅷ、Ⅸ、Ⅺ和Ⅻ的活性或含量，现将常用实验方法介绍如下。

一、全血凝血时间（CT）测定（试管法）

血液自体内取出到完全凝固所需要的时间，为全血凝血时间，用以测定血液的凝固能力。它是反映内源性凝血途径因子活性的实验。

（一）基本原理

血液与异物（如玻璃）表面接触后，启动了内源性凝血途径，通过系列酶促反应，最终使纤维蛋白原转变为纤维蛋白，导致血液凝固。

（二）操作步骤

1. 取 3 支内径为 8mm 的洁净小试管。

2. 取静脉血 3.0ml，自血流入针头开始计时，沿管壁每管缓慢注入血液 1.0ml，试管置 37℃水浴。

3. 3min 后，每隔 30s 将第一管倾斜 1 次，直至将试管缓慢倒置血流不动为止，同时以同样方法观察第二管，第二管凝固后，再观察第三管。即以第三管的凝固时间为凝血时间。

（三）注意事项

1. 静脉采血时要迅速、准确，尽量减少组织液和气泡混入。

2. 在倾斜试管时，动作要轻，倾斜度尽量小（<30℃），以减少血液与管壁的接触。

3. 温度要恒定，过高或过低均可使凝固时间延长。

4. 注射器及试管应保持干燥、洁净，否则会加速凝血和发生溶血。

5. 试管口径大小均应适当，正常人在小口径试管中凝血时间短，管径大，凝血时间长。若血液迅速凝固，可能是由于混入组织液或高凝状态，应结合病情及采血情况加以分析。

（四）方法应用和评价

1. 延长见于 ①较显著的因子Ⅷ、Ⅸ、Ⅺ减少，如甲、乙、丙型血友病；②严重的凝血酶原减少，如肝病、阻塞性黄疸、新生儿出血病等；③严重的纤维蛋白原减少，如低（无）纤维蛋白原血症、严重肝脏病等；④应用抗凝药物如肝素等；⑤纤溶亢进，如弥散性血管内凝血（DIC）的后期及原发性纤溶或有大量纤维蛋白降解产物（FDP）存在时。

2. 缩短见于 ①血液呈高凝状态，如 DIC 早期；②高血糖及高脂血症。

3. 该实验在判断结果时，如存在低（无）纤维蛋白原血症或 DIC，因形成的纤维蛋白量较少，或因患者纤溶系统功能亢进，纤维蛋白降解加速，或因血沉加快，血液有形成分流动等，给观察结果带来困难，应注意。

二、活化凝血时间测定（ACT）

（一）基本原理

同试管法凝血时间测定。试管中加入白陶土－脑磷脂的混悬液以充分激活因子ⅩⅡ、ⅩⅠ，并为凝血反应提供丰富的催化表面，以提高本实验的敏感性。

（二）操作步骤

1. 在含4%白陶土－脑磷脂的混悬液0.2ml的小试管中注入受检全血0.5ml，轻轻混匀。

2. 同试管法凝血时间测定方法一样观察凝血时间。

（三）注意事项

同试管法凝血时间测定。

（四）方法应用和评价

同试管法凝血时间测定，但本实验可检出因子Ⅷ活性水平低于50%的亚临床型血友病甲的患者，故较试管法凝血时间敏感。

三、血浆复钙时间（RT）

抗凝剂与血浆中的钙结合后，凝血过程中断，在这种血浆中加入适量的钙以后，血液的凝固过程即继续进行。

（一）基本原理

在去钙抗凝血血浆中重新加入适量的钙后，血浆又可凝固，其所需时间即为复钙时间。

（二）操作步骤

1. 用3.2%枸橼酸钠抗凝全血，血液与试剂之比为9：1，离心（800×g，10min），分离富血小板血浆（PRP）待用。

2. 取血浆0.1ml，加入0.025mol/L CaCl$_2$溶液0.1ml，混合，立即开动秒表。

3. 记录血浆中出现弥漫的白色颗粒所需的时间。重复测定2~3次，取平均值。

（三）注意事项

1. 血标本若有轻度溶血，可缩短再钙化时间，应重新取血。

2. 氯化钙溶液应新鲜配制。

3. 取血后测定时间应固定，一般在1h以内较好，避免由于凝血因子消耗而影响结果。

4. 不能用EDTA作为抗凝剂，否则会影响本实验的结果。

5. 分离血浆以1200×g以下为宜，高速离心可使血小板大量下沉而致使复钙时间延长。

6. 按操作步骤做正常人对照。

（四）方法应用和评价

同凝血时间测定，但更敏感。

四、血清凝血酶原时间测定（SPT）

（一）基本原理

正常血液凝固1h后，大部分凝血酶原转变为凝血酶而被消耗。当因子Ⅷ、Ⅸ、ⅩⅠ、ⅩⅡ或血小板第三因子（PF$_3$）有缺陷时，凝血活酶生成不良，血清凝血酶原转变的速度减慢，因而血清中含有较多的凝血酶原，体外供给兔脑浸出液（因子Ⅲ）、氯化钙液后，凝血酶原时间缩短。正常人由于凝血酶原消耗完全，血清中留下来的较少，故显示延长。本实验主要用于检查内源性凝血途径第一阶段有无异常，也可作为PF$_3$有无缺乏的筛选实验。

（二）操作步骤

1. 制备正常硫酸钡吸附血浆　按每毫升血浆加硫酸钡100mg的比例，将枸橼酸盐血浆与硫酸钡混合，在37℃水浴中不断搅拌，15min后自水浴中取出，离心（2500×g，15min），分离上清血浆，即为硫酸钡吸附血浆。

2. 于小试管内加入正常硫酸钡吸附血浆0.1ml，兔脑浸出液0.1ml，及0.025mol/L CaCl$_2$溶液0.1ml，混匀，置37℃水浴中1min。

3. 于上述混合液中加37℃孵育的受检者血清（取受检者全血1ml，置37℃水浴1h）0.1ml，同时开动秒表，记录凝固时间。

4. 重复2~3次，取平均值，并做正常对照。

（三）注意事项

1. 取血时，不能混入组织液并避免溶血，否则可增加凝血酶原的消耗。

2. 硫酸钡吸附血浆的凝血酶原时间必须大于3min，否则会造成假阳性；若吸附血浆不新鲜，则可造成假阴性结果。

3. 血清分离的时间必须固定，且必须立即进行检查，否则可出现假阳性（保温时间不够）或假阴性（保温时间过长）。

（四）方法应用和评价

凝血酶原消耗不佳（<20s）见于：内源性凝血活酶生成障碍，如因子Ⅷ、Ⅸ，Ⅺ减少以及严重因子Ⅴ缺乏、血小板减少及PF$_3$缺乏、血小板无力症等；血循环中有抗凝物质存在。

五、活化部分凝血活酶时间测定（APTT）

该实验用于检测内源性凝血途径的功能，涉及因子Ⅱ、Ⅴ、Ⅷ、Ⅹ、Ⅺ、Ⅻ，前血管舒张素及高分子量激肽原。此实验也用于监测肝素治疗及发现狼疮抗凝物质。

（一）基本原理

白陶土可激活因子Ⅻ及Ⅺ。部分凝血活酶即脑磷脂可代替PF$_3$，亦可加速因子Ⅹ的活化。白陶土活化的部分凝血活酶时间，即在加入足够的白陶土及部分凝血活酶和钙离子条件下，测定血浆凝固所需时间。本实验亦为内源性凝血途径常用的且较敏感的过筛实验。

（二）操作步骤

1. 制备贫血小板血浆 用3.2%枸橼酸钠抗凝全血，血液与抗凝剂之比为9:1，离心（2500×g，10min），分离贫血小板血浆。

2. 取贫血小板血浆0.1ml，加白陶土部分凝血活酶悬液（取1.2g干燥兔脑粉加25ml丙酮，瓶口加盖，连续振荡2h，以滤纸过滤。取此淡黄色滤出液置烧杯中，室温蒸发成黄色蜡状物，刮入玻璃研钵中，加12ml生理盐水，研磨成均匀乳剂，每安瓿0.25ml分装。使用时用巴比妥缓冲液作1:50稀释，再加入等量的40g/L白陶土悬液混合制成白陶土部分凝血活酶悬液，该液在4℃冰箱中可保存1周）0.1ml，摇匀，置37℃水浴中孵育3min，其间轻轻振摇。

3. 加入0.025mol/L CaCl$_2$ 0.1ml，同时开动秒表，置水浴中不断振摇，约30s时，取出试管，观察出现纤维蛋白丝时，记录时间。每份标本测定两次，取平均值报告。

（三）注意事项

标本应及时检查，最迟不超过2h，血浆加白陶土部分凝血活酶后被激活的时间不少于3min，应保证温育时间为准确的3min。

（四）方法应用和评价

1. APTT较正常对照延长10s以上有意义。见于：因子Ⅷ、Ⅸ、Ⅺ和Ⅻ缺乏症，严重因子Ⅴ、Ⅹ凝血酶原和纤维蛋白原缺乏，血循环中有抗凝物质存在时也可延长。

2. APTT缩短见于因子Ⅷ和Ⅴ活性增高、DIC高凝期、血栓性疾病、血小板增多症等。

3. 活化剂白陶土因规格不一，致活能力均不同。若正常对照延长，提示白陶土部分凝血活酶悬液质量不佳。

4. 如标本存在溶血、脂血或黄疸均会影响仪器的测定结果，应注意。

六、简易凝血活酶生成实验（STGT）

（一）基本原理

以稀释的患者全血作为血浆凝血活酶生成实验中所需全部凝血因子的来源，用患者自身红细胞溶解产物中的磷脂代替PF$_3$，将此稀释的全血重新钙化孵育一定时间后，即应生成凝血活酶，定时取此孵育液

（溶血液）并加于正常基质血浆中，再加过量的钙溶液后，观察基质血浆的凝固时间，借以测定该孵育液中凝血活酶的生成情况，以了解因子Ⅷ、Ⅸ，Ⅺ和Ⅻ等的活性。

（二）操作步骤

1. 取受检者全血（用 3.2% 枸橼酸钠按 1:9 抗凝）0.04ml，注入 0.5ml 蒸馏水内，混匀，使其溶解。

2. 再加 18g/L 氯化钠溶液 0.5ml 混匀。

3. 置 37℃ 水浴中 2min。

4. 将 0.025mol/L CaCl$_2$ 溶液 0.25ml（已加温至 37℃）加到上液中，开动秒表，随即把一竹签插入试管中，待纤维形成时挑出（此为孵育混合液）。

5. 分别加入 0.025mol/L CaCl$_2$ 0.1ml 于 6 支同样大小的试管内，置 37℃ 水浴中。

6. 在 1min 45s 时，吸出 0.1ml 孵育混合液，注入第一支含有 CaCl$_2$ 溶液的小试管内。在 2min 时，将正常基质血浆（凝血酶原时间正常的新鲜正常人血浆）0.1ml（已加温至 37℃）加入同一试管内，开动第 2 只秒表。记录凝固时间。

7. 每隔 2min 重复"6"步骤 1 次，共 6 次。以最短凝固时间作为本实验的结果。

（三）方法应用和评价

本实验结果大于 15s 为异常，见于：因子Ⅷ、Ⅸ、Ⅺ和Ⅻ缺乏症、肝脏疾病、DIC、口服抗凝药及血循环中有抗凝物质。

七、Bigg's 凝血活酶生成实验（TGT）

（一）基本原理

在血浆凝血因子、血小板第三因子及钙离子的共同作用下，可形成凝血活酶。根据这一原理，将正常人和病人的吸附血浆、血清和血小板悬液（或人脑浸出液）进行各种组合以形成混合液，其使正常基质血浆凝固所需的时间即反映混合液中凝血活酶的活性。若血浆中缺乏某一种因子，即可影响凝血活酶的形成，从而可了解受检者血浆中所缺乏的凝血因子。

（二）试剂、标本制备

1. 正常人稀释硫酸钡吸附血浆（正常人吸附血浆） 制法同血清凝血酶原时间测定，用生理盐水作 1:5 稀释，该血浆含纤维蛋白原、因子Ⅷ、Ⅸ、Ⅺ和Ⅻ等。

2. 受检硫酸钡吸附血浆（患者吸附血浆） 制法同上。

3. 正常人稀释血清（正常血清） 制法同血清凝血酶原时间测定，用生理盐水作 1:10 稀释。该血清中含因子Ⅷ、Ⅸ、Ⅺ和Ⅻ。

4. 受检者稀释血清（患者血清） 制法同上。

5. 正常血小板悬液制备

（1）取涂硅试管或塑料试管 2 支，各管放 3.2% 枸橼酸钠溶液 1.0ml。

（2）用涂硅针筒或一次性注射器取正常人血液 18ml，分别置于上述 2 支试管内，离心（800×g，10min），吸取富血小板血浆，再离心（2500×g，10min），此时血小板沉于管底，上层血浆作基质血浆用。

（3）用生理盐水将血小板洗涤 3 次，然后将沉淀血小板轻轻捣散。

（4）将洗涤后血小板用相当于原来血浆的 1/3 容积的生理盐水稀释均匀，即成血小板悬液。调节血小板在（10～20）×10^9/L。

（5）受检血小板悬液 制法同上，也调整血小板在（10～20）×10^9/L。

（6）基质血浆 即在制备正常人血小板悬液过程中，经离心的上层血浆提供纤维蛋白原及凝血酶原。

（三）操作步骤

1. 取口径一致的小试管 6 支，每管加上 0.025mol/L CaCl$_2$ 溶液 0.1ml，置 37℃ 水浴内。

2. 另取一支试管，依次加 1:5 稀释的硫酸钡吸附血浆 0.3ml，1:10 稀释的血清 0.3ml，血小板悬液 0.3ml。混匀，放 37℃ 的水浴内 2min，再加入预温到 37℃ 的 0.025mol/L CaCl$_2$ 溶液 0.3ml，混匀，立即开动秒表，记录时间。

3. 于 45s 时，取上述混合液 0.1ml，加到已准备好的第一支含 CaCl$_2$ 的试管内，于 60s 时加入基质血浆（已预温37℃）0.1ml，立即开动第三只秒表，观察凝固时间。

4. 每隔1min重复1次，分别计时。

5. 各种交叉配组试管，见表22-3-1，并按上述操作1~4进行。

6. 上述所用的一切血浆和血清制品（除血小板悬液）均应保持在冰浴内，随用随取，以免变质，影响结果。

7. 凝血活酶标准曲线的制备

（1）制备好冰水浴，取小试管8支，第2管至第8管各加生理盐水0.5ml，在第一管内加1:5稀释正常人吸附血浆0.3ml，再加1:10稀释正常人血清0.3ml及正常人血小板悬液0.3ml，置37℃水浴内1~2min，加0.025mol/L CaCl$_2$溶液0.3ml（即为凝血活酶混合液），立即开动秒表并混匀，6min后，移入冰水浴中，吸取0.5ml置第2管内，然后从第2管连续稀释至第8管。

（2）另取8支小试管，各加0.025mol/L CaCl$_2$溶液0.1ml，然后从低浓度到高浓度的凝血活酶混合液分别加0.1ml立即计时，按次序记录各管的凝固时间，共8次，得出相当于凝血活酶活动度100%（未稀释的混合液）、50%、25%、12.5%、6.25%、3.125%、1.56%、0.78%的结果。以基质血浆凝固时间作纵坐标，以凝血活酶的活动度作横坐标，绘成凝血活酶标准曲线。

（3）将受检者所得结果，同正常曲线比较，便可查出活动度（%）。

表22-3-1 凝血活酶生成实验交叉配组

	血清	吸附血浆	血小板悬液	因子Ⅷ缺乏	因子Ⅸ缺乏	因子Ⅹ缺乏	PF$_3$缺乏	抗凝物质
1	正常	正常	正常	正常	正常	正常	正常	正常
2	患者	患者	患者	异常	异常	异常	异常	异常
3	患者	正常	正常	正常	异常	正常	正常	异常
4	正常	患者	正常	异常	正常	正常	正常	异常
5	正常	正常	患者	正常	正常	正常	异常	异常

（四）注意事项

1. 用人脑浸出液或红细胞素可代替血小板。

2. 血清需孵育2~4h以上。

3. 吸附血浆不超过5h。

4. 每次均应作正常对照，第一组正常人要求6~11s。

5. 血清稀释后要求放1h后应用。

6. 标本均放入冰水浴中。

7. 混合悬液内出现纤维蛋白丝时，用竹签立即挑出，否则会阻塞吸管。

（五）方法应用和评价

本实验对血友病类出血性疾病的诊断和鉴别诊断很有价值，即使是轻型患者也可以作出诊断，常在APTT延长，STGT正常时选用。

八、内源性凝血因子活性测定（Ⅷ:C、Ⅸ:C、Ⅺ:C或Ⅻ:C）

人体内至少有11种凝血因子是正常血液凝固所需要的。因子Ⅰ、Ⅱ、Ⅴ、Ⅶ、Ⅷ、Ⅸ、Ⅹ和Ⅺ的缺乏可以导致临床上严重的出血倾向，并与缺乏的严重程度成正比。因子的缺乏可能是先天性的，也可能是后天获得的。先天性缺乏常常是单个因子的缺乏；而后天获得性缺乏常累及多种因子。

（一）基本原理

稀释的正常或被检血浆与乏因子Ⅷ、Ⅸ、Ⅺ、Ⅻ的基质血浆混合，作APTT测定。将受检者血浆测定的结果与正常血浆作比较，分别计算受检血浆中所含某因子相当于正常人的百分率。

（二）试剂制备

1. 咪唑工作液（pH7.3）

甲液：1.36g/L 咪唑，2.34g/L NaCl 溶于 200ml 蒸馏水中，再加 74.4ml 0.1mol/L HC 溶液，最后加蒸馏水至 400ml。

乙液：3.2% 枸橼酸钠溶液。

工作液为 5 份甲液加 1 份乙液混合而成。

2. 乏因子Ⅷ、Ⅸ、Ⅺ或Ⅻ基质血浆的制备　可用先天性或人工制备的各种乏因子血浆，低温下分装，-40℃可保存 1 年。

3. 脑磷脂悬液　采用兔脑部分凝血活酶悬液，用时需调节浓度 1:100，要求使空白管测定时间为 240s。

（三）操作步骤

1. 标准曲线绘制　取 20 人以上正常人新鲜混合血浆，用咪唑工作液作 1:10、1:20、1:100 及 1:200 稀释，将各稀释样品分别与乏因子Ⅷ基质血浆、脑磷脂悬液及 5g/L 白陶土生理盐水悬液各 0.1ml 混合，置 37℃ 水浴中预热 2min，加 0.025mol/L CaCl$_2$ 溶液 0.1ml，立即计时。由此所得凝固时间的对数和浓度（1:10 作为 100%）的对数计算回归方程，或以稀释度为横坐标，凝固时间为纵坐标，在双对数曲线上绘制因子Ⅷ活性标准曲线。用同样方法将因子Ⅸ、Ⅺ或Ⅻ代替乏因子Ⅷ基质血浆，可以得到相应因子活性的标准曲线。

2. 空白管测定　取基质血浆、咪唑工作液、脑磷脂悬液及 5g/L 白陶土生理盐水悬液各 0.1ml，混匀，测定方法同上，要求空白管测定时间在 240~250s 左右。凝固时间长短可用脑磷脂液的浓度调节。

3. 受检标本测定　取受检者血浆（制备同 APTT）置于冰浴中。用咪唑工作液作 1:20 稀释，测定方法同空白管测定。但以受检血浆代替咪唑工作液，然后将其凝固时间代入双对数计算回归方程，或查相应的标准曲线，得出Ⅷ:C、Ⅸ:C、Ⅺ:C、Ⅻ:C 活性百分率，其结果 ×2。若凝固时间延长，应减少稀释倍数，以使凝固时间处于标准曲线的范围内。

（四）注意事项

1. 乏因子基质血浆的因子水平应 <1%，而其他因子的水平必须正常，置 -40~-80℃ 冰箱保存。

2. 标本采集后应立即分离，如不马上测定应立即放入冰箱中，操作时作一管取一管，以免影响结果。

3. 操作最好由二人进行，一人加样，一人判断结果。操作方法、振摇试管次数及时间均会影响结果，因此必须统一操作手法。

4. 实验应在 2h 内完成，试管、器皿要求干净，酸、碱等均影响结果。

（五）方法应用和评价

1. 血浆中凝血因子Ⅷ:C、Ⅸ:C、Ⅺ:C 或Ⅻ:C 的水平增高　主要见于高凝状态和血栓性疾病，如深静脉血栓形成、肺栓塞、肾病综合征、口服避孕药、妊娠期高血压疾病、恶性肿瘤等。

2. 因子Ⅷ:C 水平减低见于血友病甲，按其程度可将血友病分为重型（<2%）、中型（2%~5%）、轻型（5%~25%）及亚临床型（25%~45%）；其次见于血管性血友病、循环中有抗因子Ⅷ:C 抗体存在和 DIC 等。因子Ⅸ:C 水平减低见于血友病乙，其临床分型与血友病甲相同；其次见于肝脏病、维生素 K 缺乏症和 DIC 等。因子Ⅺ:C 减低见于因子Ⅺ缺乏症、肝脏疾病和 DIC 等。因子Ⅻ:C 减少见于先天性因子Ⅻ缺乏症（Hageman 特征）、DIC 和肝脏疾病等。

3. 该测定方法基于改良的 APTT 实验，只限于测定因子的活性。

4. 如采用自动化仪器进行测定，必须根据仪器说明操作，如果仪器方法与手工方法相差甚远时，应特别注意。

第二节　外源性凝血途径实验

外源性凝血途径实验主要用于检测因子Ⅱ、Ⅴ、Ⅶ、Ⅹ 的活性或含量，以下介绍几种常用的测定方法。

一、血浆凝血酶原时间测定（PT）

血浆凝血酶原时间实验是凝血基本筛选实验，用于诊断先天性及后天性因子Ⅱ、Ⅴ、Ⅶ和Ⅹ缺乏。口服抗凝药可抑制上述几种维生素K依赖因子在肝脏的合成。PT实验对其中的三个因子敏感，因此可用它来监测口服抗凝药的治疗。

（一）基本原理

组织凝血活酶在钙离子及因子Ⅶ的存在下，能激活外源性凝血途径。当组织凝血活酶与钙离子混合物加到正常抗凝血浆时，凝血机制即被启动，在一定时间内形成凝块。如果外源性凝血途径有缺陷，凝结时间即延长，并与单因子缺乏程度成正比。也与外源性凝血途径所需因子的累积缺乏成正比。

（二）操作步骤

1. 方法1　取小试管一支，加贫血小板血浆（制备同APTT实验）及兔脑粉浸出液（取150mg干燥兔脑粉，置于试管内，加入生理盐水2.5ml，放入37℃水浴中，充分搅拌10min，然后置于37℃水浴中备用）各0.1ml，37℃预温30s，然后加入已预热的0.025mol/L CaCl₂溶液0.1ml。开动秒表，不断倾斜观察，至液体停止流动时，立即记录时间，即为凝血酶原时间。每份标本需重复测定，取平均值报告。

2. 方法2（一步法）

（1）按试剂盒说明稀释组织凝血活酶试剂（内含钙离子），预热至37℃（至少10min）。

（2）试管中加入待测血浆0.1ml，37℃预热2~3min。

（3）加入0.2ml上述试剂至血浆中，同时计时，记录凝块形成所需要的时间。

（三）注意事项

1. 由于每次制作的组织浸液的种类（兔脑、人脑、胎盘）活性不同，每次测定均要有正常对照。市售的PT试剂应注明其组织凝血活酶的国际敏感指数（ISI），ISI越接近于1.0，表明其灵敏度越高。

2. 对血细胞比容（HCT）<20%或>55%时，抗凝剂与血液的比例应按下式相应调整：抗凝剂量（ml）=（100 − HCT）×血液（ml）×0.00185

3. 采血后宜在2h内完成，置冰箱保存不应超过4h。

4. 抽血要顺利，抗凝要充分，决不可有小凝块，否则凝血时间常延长。

5. 当结果严重异常延长时，应首先考虑是否有肝素污染标本的可能性。

（四）方法应用和评价

1. 如果PT测定结果以秒报告，应注明正常对照血浆的测定结果。近些年来WHO推荐使用国际标准化比值（INR）作为PT报告的一种方式，其计算公式如下：

$$INR = [受检血浆 PT（秒）/正常对照血浆 PT（秒）]^{ISI}$$

选用INR值报告结果可以将实验条件与试剂活性对实验结果的影响减少到最小。

2. PT延长或INR增加　见于①先天性凝血酶原、因子Ⅴ、Ⅶ及Ⅹ缺乏症，获得性凝血因子缺乏多见于肝脏病、阻塞性黄疸、DIC、口服抗凝药物等；②低（无）纤维蛋白原血症；③血循环中有抗凝物质存在。

3. PT缩短　见于DIC早期血液呈高凝状态时。

4. 有些药物可以影响PT结果，如激素、阿司匹林、红霉素和抗凝药均可使PT延长。组胺、口服避孕药和降压药等可使PT缩短。

5. 溶血、脂血或胆红素过高的标本对结果也有影响。

二、血浆凝血酶原时间纠正实验

（一）基本原理

凝血酶原时间延长提示凝血酶原、因子Ⅴ、Ⅶ及Ⅹ缺乏，纠正实验则是区别缺乏何种因子。

（二）操作步骤

1. 实验前按下述方法制备血浆或血清

（1）贮存血浆　正常人血浆置4℃冰箱贮存2~3周，此血浆中仅含有凝血酶原、因子Ⅶ、Ⅹ，无因子Ⅴ。

（2）贮存血清　正常血清于4℃冰箱贮存7d，此血清中含因子Ⅶ、Ⅹ，无凝血酶原及因子Ⅴ。

（3）硫酸钡吸附血浆　制备同血清凝血酶原时间测定，此血浆中含因子Ⅴ和纤维蛋白原，无凝血酶原、因子Ⅶ和Ⅹ。

（4）正常新鲜血浆　含全部凝血因子，但无抗凝物质。

2．按表22-3-2进行组合，并作凝血酶原时间测定。

表22-3-2　凝血酶原延长的纠正实验

	凝血酶原缺乏	因子Ⅶ，Ⅹ缺乏	因子Ⅴ缺乏	有抗凝物质
受检血浆0.1ml	延长	延长	延长	延长
受检血浆0.05ml+正常血浆0.05ml	正常	正常	正常	延长
受检血浆0.5ml+贮存血清0.05ml	延长	正常	延长	延长
受检血浆0.05ml+吸附血浆0.05ml	延长	延长	正常	延长
受检血浆0.05ml+贮存血浆0.05ml	正常	正常或延长	延长	延长

（三）注意事项

同PT实验。

（四）方法应用及评价

根据实验结果，可判断导致PT结果延长的原因，初步确定缺乏的凝血因子种类。

三、肝促凝血活酶实验（HPT）

（一）基本原理

因硫酸钡吸附血浆中缺少因子Ⅱ、Ⅶ、Ⅹ，即使在凝血活酶和钙离子的存在下，亦不会凝固，当从被检血浆标本中获得这些因子时即可发生凝固。凝血时间的长短与被检血标本中的因子Ⅱ、Ⅶ、Ⅹ等含量呈一定的比例关系。

（二）试剂制备

1．兔脑组织凝血活酶　取新鲜兔脑，去净血管及软脑膜，置研钵中研磨，加入丙酮（浸泡兔脑）再研磨，用粗滤纸过滤后，再加入丙酮研磨，如此反复3～4次，直至兔脑为灰白色颗粒，然后置37℃温箱中过夜，即成干粉末。兔脑粉可分装密封于试管内，置冰箱保存。每次使用前称取0.2g于离心管内，离心（$500 \times g$，10min），其上层乳白色液含凝血活酶。该试剂测定的正常人凝血酶原时间应在12～14s，范围内。

2．牛吸附血浆　取牛抗凝血（13.4g/L草酸钠1份加牛血9份）离心，吸上清血浆，按每ml牛血浆加硫酸钡100mg的比例加入硫酸钡，在37℃水浴中不断搅拌，15min后取出，离心沉淀，即可得硫酸钡吸附血浆，该血浆的凝血酶原时间应长于3min。

3．磷脂　取1.2g兔脑粉加氯仿25ml，置小三角烧杯中连续振2h，将氯仿滤在平皿内，置室温蒸发至干，取出磷脂溶于12ml生理盐水内研磨，取0.1ml加pH7.4巴比妥缓冲液4.9ml混匀备用。

4．"合一试剂"配制　取兔脑组织凝血活酶、牛吸附血浆及0.025mol/L氯化钙，等量混匀，酌加脑磷脂少许混合一起配制为"合一试剂"，"合一试剂"液分装于小试管内，每管0.25ml，可冰冻保存数周，如冷冻干燥可保存时间更长。

（三）操作步骤

1．把盛有上述"合一试剂"0.25ml试管置37℃水浴中预热3min。

2．深刺手指或耳垂，用微量吸管吸取第一滴血至25μl处，擦去管外血迹，加入试管内，立即启动秒表，计时，观察其凝固时间，重复两次，取其平均值。

3．按标准曲线查阅凝固时间相应的活动度%。

4．除用毛细血管法外，亦可采用抗凝静脉血测定。取0.3ml贫血小板血浆（制备同APTT实验），再加生理盐水 0.2ml 稀释，以此作为被检样品，血浆不宜放置过久，应在取血后 6h 内测定完毕。

5. 标准曲线制备

（1）取正常人贫血小板血浆（制备同 APTT 实验）3 份，生理盐水 2 份稀释。

（2）取 20 名 3.2% 枸橼酸钠抗凝的正常人混合硫酸钡吸附血浆（制备同血清凝血酶原时间），以倍比稀释血浆成为不同浓度。

（3）按测定方法分别测定其凝固时间（s）。

（4）用双半对数坐标纸画标准曲线，纵坐标为时间，横坐标为活动度%。

（四）注意事项

由于兔脑组织凝血活酶、牛吸附血浆、脑磷脂均各有异，每次配制效价可有不同，故每次配制试剂后均需绘制正常标准活动度曲线。

（五）方法应用和评价

HPT 能较正确反映血浆因子Ⅱ、Ⅶ、Ⅹ的活性变化，活动度降低见于急性肝功能衰竭早期、慢性肝损害、阻塞性黄疸，其严重程度与这些因子减少呈正相关。

四、外源性凝血因子活性测定（Ⅱ:C，Ⅴ:C，Ⅶ:C，Ⅹ:C）

血液凝固需要血液中多种凝血因子的参与。一种或多种凝血因子缺乏会导致临床上严重的出血倾向，并与缺乏的严重程度成正比。因子缺乏可能是先天性的，也可能是后天获得性的。先天性缺乏常常是单个因子的缺乏；而后天获得性缺乏常累及多种因子。

（一）基本原理

稀释的正常或被检血浆与乏因子Ⅱ、Ⅴ、Ⅶ或Ⅹ的基质血浆混合，作凝血酶原时间测定。将受检者血浆测定的结果与正常血浆作比较，分别计算受检血浆中所含因子Ⅱ、Ⅴ、Ⅶ或Ⅹ相当于正常人的百分率。

（二）操作步骤

1. 分别将缺乏因子的基质血浆、稀释 20 倍后的受检血浆和兔脑或人脑浸出液各 0.1ml，相加混匀。

2. 温育（37℃）30s，加入 0.025mol/L CaCl₂ 溶液 0.1ml，在 37℃ 水浴中摇动，记录凝固时间。

3. 标准曲线绘制

（1）取正常的新鲜混合血浆（至少 20 人份），以 10 倍稀释作为 100%，然后进行倍比稀释成 50%、25%、12.5%、6.25%。

（2）按上述操作，分别测定各稀释度的凝固时间（s）。

（3）将所测凝固时间（s）为纵坐标，把标准血浆的因子活性（%）作为横坐标，得出标准曲线或回归方程。

4. 计算 受检血浆所测凝固时间，在标准曲线上或代入回归方程，得出相当正常人因子活性的百分比，将该值乘 2，即为受检血浆凝血因子活性的水平（%）。

（三）注意事项

1. 同凝血因子Ⅷ:C、Ⅸ:C、Ⅺ:C 或Ⅻ:C 测定。

2. 同血浆凝血酶原时间测定。

（四）方法应用和评价

1. 血浆中凝血因子Ⅱ:C、Ⅴ:C、Ⅶ:C 或Ⅹ:C 的水平升高 同凝血因子Ⅷ:C、Ⅸ:C、Ⅺ:C 或Ⅻ:C 测定，但肝脏病除外。

2. 血浆中凝血因子Ⅱ:C、Ⅴ:C、Ⅶ:C 或Ⅹ:C 的水平减低 见于先天性因子Ⅱ、Ⅴ、Ⅶ、Ⅹ 缺乏症，但较少见。获得性减低者见于维生素 K 缺乏症、肝脏疾病（最多和最先减少的是因子Ⅶ，其次和中度减少的是因子Ⅱ和Ⅹ，最后和最少减少的是因子Ⅴ）、DIC 和口服抗凝剂等。在血循环中有上述凝血因子的抑制物时，这些因子的血浆水平也减低。

3. 同 PT 测定。

五、蝰蛇蛇毒时间测定（RVVT）

（一）基本原理

蝰蛇蛇毒是一种强烈的因子 X 激活剂。在无因子Ⅶ的参与下，它可与因子 V、X 及磷脂 PF$_3$ 形成一复合物，进而使血液凝固。蛇毒时间是蛇毒和富血小板血浆的复钙时间。此时间的长短与血小板的数量和功能、凝血酶原、因子 V、X、纤维蛋白原有关。本实验主要用于鉴别因子Ⅶ或 X 的缺乏。

（二）操作步骤

取富含血小板的草酸盐血浆 0.1ml，加 0.1ml 1:10000 倍稀释的蝰蛇毒溶液（0.05mg/ml。此液不十分稳定，若不加石苯酚酸应保存在 -20℃下，加石苯酚酸则可在 4℃保存约 10d），混合后置 37℃水浴中 30s，再加 0.025mol/L CaCl$_2$ 0.1ml，记录其凝固时间。

（三）方法应用和评价

1. 延长见于

（1）因子 V、X，凝血酶原及纤维蛋白原减少。

（2）血小板减少或血小板功能缺陷性疾病如血小板无力症等。

（3）循环血液中有抗凝物质如肝素、纤维蛋白降解产物，若蝰蛇毒时间正常而凝血酶原时间延长，表示因子Ⅶ缺乏，蛇毒时间及凝血酶原时间均延长，则提示因子 X 缺乏。

2. 缩短见于　血小板增多症及血脂过高等高凝状态或血栓形成性疾病。

第三节　凝血第三阶段实验

凝血第三阶段即纤维蛋白形成阶段，前已提及，凝血酶原酶复合物使凝血酶原转化为凝血酶，后者使纤维蛋白原释放出纤维蛋白 A 肽和 B 肽，转变为纤维蛋白单体，单体之间互相聚合成为尿素可溶性纤维蛋白凝块，再经因子ⅩⅢ作用而变为尿素不溶性纤维蛋白凝块，完成凝血过程。

这一阶段的实验包括血浆纤维蛋白原测定，因子ⅩⅢ测定及纤维蛋白肽 A 测定等。

一、血浆纤维蛋白原定量（FIB）

纤维蛋白原是一种由肝脏合成的高分子量糖蛋白，它在凝血过程中起着重要作用。凝血酶可使纤维蛋白原最终转变为不可溶的交联纤维蛋白多聚体，完成凝血过程。血浆中纤维蛋白原必须达到一定的浓度以保证在组织损伤时发挥正常的止血功能。血浆纤维蛋白原定量测定方法很多，如双缩脲法、免疫扩散法、血浆凝固法及热沉淀比浊法等，现将常用的两种方法介绍如下。

（一）双缩脲比色法

1. 基本原理　凡分子中含有两个氨基甲酰基（-CONH$_2$）的化合物都能与碱性铜溶液作用，形成紫色复合物，这一反应称双缩脲反应。蛋白分子中有许多肽腱（-CONH-）都能有此反应，而且各种血浆蛋白显色程度基本相同，因此在严格控制条件下，双缩脲反应可作为血浆蛋白总量测定的理想方法，从测定的吸光度值计算出蛋白质含量。

本实验是向稀释的血浆中加入钙离子，使纤维蛋白原形成纤维蛋白凝块，取出并洗涤后，用双缩脲法测定蛋白含量。

2. 操作步骤

（1）先按下述方法配制试剂

1）6mol/L 氢氧化钠　溶解 240g 优质纯氢氧化钠于新鲜制备的蒸馏水或刚煮沸冷却的去离子水中，稀释至 1L。

2）双缩脲试剂　称取未风化没丢失结晶水的硫酸铜（CuSO$_4$·5H$_2$O）3g，溶于 500ml 新鲜制备的蒸馏水或刚煮沸冷却的去离子水中，加酒石酸钾钠 9g，碘化钾 5g，待完全溶解后，加入 6mol/L 氢氧化钠 100ml，并用蒸馏水稀释至 1L。置聚乙烯瓶内盖紧保存。

3）双缩脲空白试剂　溶解酒石酸钾钠 9g，碘化钾 5g 于新鲜制备的蒸馏水中，加 6mol/L 氢氧化钠 100ml，再加蒸馏水稀释至 1L。

4）标准血清蛋白液 收集混合血清，用凯氏定氮法测定蛋白含量，也可用商业定值参比血清或标准白蛋白作标准。

（2）于25～30ml小烧杯内，加入血浆0.5ml，154mmol/L氯化钠溶液10ml，225.2mmol/L氯化钙溶液0.5ml，混匀。置于37℃温箱中保温，直至凝块形成（通常约需半小时）。如纤维蛋白原含量过低，需延长保温时间，对无纤维凝块形成的标本，需保温过夜后方可作出结论。凝血酶原含量过低但纤维蛋白原含量正常的标本，往往不形成凝块，此时可于0.5ml血浆中加入凝血酶（500U/ml）0.1ml和154mmol/L氯化钠10ml，数分钟内则可出现凝块。

（3）用一小玻璃棒将凝块小心卷起，并转动玻璃棒在杯壁挤压，使凝块紧裹玻璃棒上，取出后用滤纸吸干，然后再用蒸馏水小心冲洗数次。

（4）于盛有154mmol/L氯化钠溶液0.1ml及双缩脲试剂5ml的试管（测定管）中，放入裹有凝块的小玻棒，置于37℃水浴中保温，并搅动直至纤维蛋白凝块完全溶解。

（5）于另一只试管（标准管）中加入用154mmol/L氯化钠作1∶10稀释的标准血清0.1ml，双缩脲试剂5ml。

（6）空白管中加入蒸馏水0.1ml，双缩脲空白试剂5ml。混匀，置25℃30min（或37℃10min）。在波长540nm，以试剂空白调零，读取各管的吸光度。

（7）高脂血症患者、高胆红素血症及溶血标本应作"标本空白管"血清0.1ml加双缩脲空白试剂5ml，以测定管吸光度减去标本空白管吸光度为测定管的校正吸光度。

（8）计算

$$血浆纤维蛋白原（g/L）= \frac{测定管吸光度}{标准管吸光度} \times \frac{标准血清蛋白（g/L）}{10} \times \frac{100}{0.5}$$

3. 方法应用及评价

（1）纤维蛋白原减少 见于DIC、原发性纤溶症、重症肝炎和肝硬化、重度贫血、低（无）纤维蛋白原血症等。

（2）纤维蛋白原增加 见于高凝状态、急性传染病、急性感染、肾小球疾病活动期、放疗后、烧伤、休克、大手术后、恶性肿瘤、多发性骨髓瘤等。

（二）血浆凝固法

1. 基本原理 凝血酶使血浆纤维蛋白原（可溶性的）转变成纤维蛋白（不溶性的多聚体），稀释血浆的凝血酶时间与血浆中纤维蛋白原的含量成反比。利用这一原理，可以稀释血浆中加入过量的凝血酶（>30NIH U/ml），通过测定其凝固时间来定量纤维蛋白原。在定标血浆的双对数曲线上，凝血酶时间与纤维蛋白原的含量成线性关系，根据凝血酶时间的长短可查出纤维蛋白原的含量。

2. 试剂、标本制备

（1）配好下列试剂后置于室温（15～30℃）下平衡。

凝血酶试剂：一般为高浓度牛凝血酶（大约为100NIH U/ml）的冻干试剂，使用前按试剂说明加入稀释液，混匀至完全溶解。

纤维蛋白原标准物：已知纤维蛋白原含量的正常人冻干血浆，使用前按要求用蒸馏水溶解，混匀可得到所标定已知的纤维蛋白原浓度。冻干试剂在其有效期内储存于2～6℃，溶解后在2～6℃仅能稳定4h。

Owren's Veronal缓冲液：含有28.4mmol/L巴比妥、0.125mol/L氯化钠、0.05%叠氮钠。

（2）用Owren's Veronal缓冲液配制各浓度的纤维蛋白原标定液

浓 度	1∶5	1∶10	1∶20	1∶30	1∶40
缓冲液（ml）	0.8	0.9	1.9	2.9	3.9
纤维蛋白原标准液（ml）	0.2	0.1	0.1	0.1	0.1

（3）将第一浓度的纤维蛋白原标定液按以下步骤处理

1）于反应管内加入标定液 0.2ml，37℃孵育 2min（不能超过 5min）。

2）加入凝血酶试剂 0.1ml，开始计时到凝固终点。

3）重复测定，取均值为该标准液的血凝固时间。

（4）根据所用纤维蛋白原标定物具体的纤维蛋白原浓度值（mg/dl）作为 1∶10 稀释的标定液的浓度值，换算出不同稀释度的标定液表示的纤维蛋白原浓度值，其对数值与对应的血凝固时间的对数值呈线性关系，在双对数坐标纸上画出标准曲线。

（5）将待测标本和质控物用缓冲液作 1∶10 稀释后，按下列步骤处理：

1）于反应管内加入被稀释的待测标本或质控物 0.2ml，37℃孵育 2min（不能超过 5min）。

2）加入凝血酶试剂 0.1ml，开始计时到凝固终点。

3）重复测定，取均值为该待测标本或质控物的血浆凝固时间。

（6）从标准曲线上查出待测标本和质控物血浆凝固时间所对应的纤维蛋白原浓度。若所得浓度值超出标准曲线的线性范围，则应稀释所测标本，所得结果再乘以稀释倍数（如以 1∶10 稀释为原浓度，则 1∶5、1∶20 稀释结果分别乘以 0.5、2）。若以 1∶2 稀释的待测血液不凝固则表明该液的纤维蛋白原浓度小于 15mg/dl。

3. 注意事项

（1）所用试剂应按要求储存，使用时应观察是否有沉淀等，若有弃之。

（2）每次检测标本都应作标准曲线，各实验室可根据所检测的人群建立本实验室的正常参考范围。

（3）标本中存在大量肝素或纤溶功能亢进时，测定时间会延长，得到低的纤维蛋白原定量结果。但如果肝素浓度小于 0.6USP U/ml、纤溶降解产物低于 100μg/ml，所用凝血酶浓度较高对纤维蛋白原的测定值无大影响。

4. 方法应用与评价 同双缩脲法。

二、血浆因子ⅩⅢ筛选实验

（一）基本原理

因子ⅩⅢ在 Ca^{2+} 作用下，能使溶于尿素或单氯乙酸的纤维蛋白聚合物转变为不溶性的纤维蛋白聚合物（纤维蛋白凝块），因此，含因子ⅩⅢ的血浆凝固后不再溶于尿素或单氯乙酸溶液。如受检血浆中缺乏因子ⅩⅢ，则聚合物可再行溶解。

（二）操作步骤

1. 受检血浆 0.1ml，加入 0.025mol/L $CaCl_2$ 溶液 0.1ml，混合后置 37℃水浴中 30min。

2. 将此凝块移入 5mol/L 尿素溶液（尿素 30g，蒸馏水加至 100ml）或 10g/L 单氯醋酸溶液 3ml 内。

3. 先每 15min 观察 1 次，共 2h。以后每 2~4h 观察 1 次，共 24h。

（三）方法应用和评价

若血浆凝块在 24h 内，尤其在 2h 内完全溶解，表示因子ⅩⅢ有先天性或获得性严重缺乏。获得性缺乏可见于肝脏病、DIC、淋巴瘤和转移性肝癌等。

三、因子ⅩⅢα 亚基和ⅩⅢβ 亚基的抗原性测定

（一）基本原理

从人血小板和血浆中分别提纯因子ⅩⅢα 亚基和ⅩⅢβ 亚基，用以免疫家兔，产生抗血清（抗体）。在含因子ⅩⅢ抗 α 和抗 β 亚基的抗血清琼脂凝胶中，加入受检样品，分别作免疫火箭电泳，测量电泳峰的高值，并作计算，求得样品中因子ⅩⅢα∶Ag 和ⅩⅢβ∶Ag 的水平。

（二）试剂、标本制备

1. Tris 巴比妥缓冲液 巴比妥钠 4.88g，巴比妥 1.235g，Tris 2.890g，加蒸馏水至 1000ml（pH8.8）。

2. 10g/L 磷钼酸溶液。

3. 10g/L 琼脂糖溶液。

4. 因子ⅩⅢα 和 β 亚基。

（三）操作步骤 根据抗体效价，选择抗体与抗原结合良好的稀释倍数，打洞、加样、电泳、染色后观察结果，并计算受检样品中因子ⅩⅢa 和因子ⅩⅢb 相当于正常人的百分含量。

（四）方法应用和评价

1. 先天性因子ⅩⅢ缺乏症 纯合子型者，因子ⅩⅢα：Ag 为 0% 或 <1%，因子ⅩⅢβ：Ag 正常或降低；杂合子型者，因子ⅩⅢa：Ag 常 <50%，因子ⅩⅢβ：Ag 正常。

2. 获得性因子ⅩⅢ缺乏症 见于重症肝炎、肝硬化和转移性肝癌、DIC 和原发性纤溶亢进、急性心肌梗死和缺血性中风等。

（孙 苈 王厚芳 汪 钟）

参 考 文 献

1. Bockenstedt PL. Laboratory methods in Hemostasis. In：Colman RW, Hirsbi J, Marder VJ, et al. eds. Hemostasis and thrombosis：Basic Principles and Clinical Practice. 3rd ed. JB Lippincott Company, Philadelphia, 1994, 455 – 500

2. 程峰，朱忠永. 凝血酶原时间测定标准化及其在抗凝治疗中的应用. 中华医学检验杂志，1995，18：111 – 113

3. DeMott WR. Coagulation. In：Jacobs DS, DeMott WR, Grady HJ, et al. eds. Laboratory Test Handbook. 4th ed. Lexi-Comp Inc. Hudson, 1996, 225 – 271

4. International Committee Communications. ICSH/ICTH Recommendations for reporting Prothrombine time in Oral anticagulant control, Thromb Haemost, 1985, 53：155 – 156

5. 李家增. 血液凝固机制. 见：王振义主编. 血栓与止血基础与临床. 上海科学技术出版社，1988，38 – 50

6. Ttiplett DA. Coagulation. In：Kenneth D McClatchey ed. Clinical Laboratory Medicine. Williams & Wilkins. Baltimore, 1994, 1045 – 1107

7. 王鸿利. 血栓与止血实验室诊断方法与评价. 见：汪钟、郑植荃主编. 现代血栓病学. 北京医科大学中国协和医科大学联合出版社，1997

第四章 抗凝物质检查

机体抗凝系统的主要功能是保证血液循环正常运行，防止血管内凝血形成血栓，因为即使在正常情况下，不可避免地会有极少量的凝血因子被激活，或促凝物质进入血液循环，最后形成凝血酶，使纤维蛋白原转变为纤维蛋白。凝血过程需要有抗凝功能来对抗，已形成的纤维蛋白需要通过纤溶系统使其溶解。正常的抗凝功能是由细胞及体液两方面的作用来完成的，本章着重介绍体液抗凝物质的检测。

第一节 生理性抗凝物质检测

在生理状况下，体液抗凝机制中起比较重要作用的抗凝物质有以下几种：抗凝血酶Ⅲ、α_2 巨球蛋白、α_1 抗胰蛋白酶、肝素和蛋白 C 系统。以下介绍这些物质的测定方法。

一、抗凝血酶Ⅲ测定（AT-Ⅲ）

AT-Ⅲ能中和凝血酶及其他一些激活的凝血因子，是主要的抗凝剂之一，在止血稳定中起着主要的调节作用，AT-Ⅲ缺乏使血栓形成的危险性增加。测定 AT-Ⅲ的方法很多，包括测定活性和抗原含量。如果两者均减低，提示 AT-Ⅲ减低；如果抗原正常而活性减低，则提示 AT-Ⅲ结构异常。

（一）抗凝血酶Ⅲ抗原含量测定（AT-Ⅲ：Ag，火箭电泳法）

1. 基本原理 人血浆或血清中的 AT-Ⅲ抗原在含有 AT-Ⅲ抗血清的琼脂糖凝胶中电泳时，抗原和抗体会形成特异的火箭样免疫沉淀峰。沉淀峰的高度与受检血浆中 AT-Ⅲ的抗原含量成正比，可计算出 AT-Ⅲ：Ag 的含量。

2．操作步骤

（1）用电泳缓冲液（称取巴比妥钠7.55g，溶于约800ml 蒸馏水中，加1mol/L HCl 约10ml，用 pH 计以 1mol/L 的 HCl 调节至 pH8.2，再加蒸馏水至1000ml），将兔抗人 AT-Ⅲ血清按瓶签注示稀释倍数的一半进行稀释，与已配好的20g/L 琼脂糖溶液在56℃等量混合，然后倾入夹有 70×75×1.5（mm）"U"形模框的两块玻璃板中，待凝胶凝固后，于板的一侧打一排加样孔，孔径2mm，孔距3mm。

（2）将溶解后的参考标准血浆的一部分用生理盐水作倍比稀释（1∶2、1∶4、1∶8、1∶16），检品亦用生理盐水作 1∶5 稀释，然后用微量加样器分别定量加入加样孔，每孔加5μl，于 15V/cm 电势梯度下，电泳 6h（注意加样孔应置负极侧）。

（3）电泳完毕，将凝胶板置 10g/L 磷钼酸溶液中固定 15min，量取各火箭峰自加样中心至峰尖的高度（mm）。

（4）以不同稀释度参考标准血浆的峰高（X）对相应的 AT-Ⅲ抗原含量（Y）在正坐标纸上制作标准曲线。再将检品的峰高在标准曲线上直接读出 AT-Ⅲ抗原含量，亦可按统计学法将 x 值与 y 值作直线回归运算，得回归公式 y = bx + a，将检品的峰高代入式中 x 即得 AT-Ⅲ抗原含量 y。

（5）亦可将凝胶按一般常规方法漂洗干燥，然后染色，凝胶干膜可以长期保存。

3．方法应用和评价

（1）AT-Ⅲ∶Ag 降低　见于：DIC、肝脏病、败血症、血栓形成性疾病以及口服避孕药等。

（2）AT-Ⅲ∶Ag 增高　见于：血友病及再生障碍性贫血出血时、心瓣膜病、尿毒症、肾脏移植后以及口服抗凝药等。

（二）抗凝血酶Ⅲ活性测定（AT-Ⅲ∶C，凝血酶凝胶空斑法）

1．基本原理　在肝素作用下，受检血浆中的 AT-Ⅲ被扩散到琼脂糖凝胶中，并立即与凝血酶形成无活性的复合物反应环。反应结束后，在凝血酶–琼脂糖凝胶板的表面覆盖一层纤维蛋白原凝胶，凝胶板本底即出现乳白色的反应环。而复合物反应环因无凝血活性而呈大小不等的圆形空斑，空斑直径的大小和 AT-Ⅲ活性的对数成比例。

2．操作步骤

（1）将 2ml 肝素溶液（试剂 D，试剂盒由上海生物制品研究所提供）与 2ml 凝血酶溶液（试剂 B）混合。另将已用生理盐水配制的 16g/L 琼脂糖溶液，在 45℃与肝素凝血酶混合液等量均匀混合，倾入夹有 70×75×1.5（mm）"U"，模框的两块玻板中，待凝胶凝固后，于板上打5排加样孔，每排5孔，孔径3mm，孔距14mm。

（2）将参考标准血浆用生理盐水作倍比稀释（包括原倍、1∶2、1∶4 及 1∶8，可用火箭电泳中稀释好的样品），检品作 1∶2 稀释，然后用微量加样器分别定量加入加样孔，每孔加 8μl，然后置湿盒中，于 37℃孵育扩散 4h。

（3）取出凝血酶凝胶板，置水平位置。将用蒸馏水配制的 16g/L 琼脂糖溶液 2ml，与纤维蛋白原溶液（试剂 C）于 45℃等量混合，然后覆盖于凝血酶胶板上，凝固后置 37℃放置 15min，观察结果，可见半透明空斑形成。

（4）取标准血浆的空斑直径（X）作为横坐标，相应的 AT-Ⅲ活性（Y）的对数值为纵坐标，在半对数坐标纸上作图得出标准曲线。检品的空斑直径可直接在标准曲线上读出 AT-Ⅲ活性的高低。亦可按统计学方法将 logy 对 x 作直线回归运算，得出回归公式 logy = bx + a，将检品空斑直径代入式中 x，即可求得 y 值。

（5）如不急于获得结果，亦可将凝胶板用生理盐水漂洗过夜（换水2次），滤纸压干，用染色液（含 50g/L 乙酸的 45% 乙醇溶液）染色 5min，脱色，剥离玻片，用玻璃纸包好晾干保存待测。

3．注意事项

（1）血液检品应采用枸橼酸盐或草酸盐抗凝，不宜用肝素作抗凝剂。肝素为实验中的试剂，有精确的用量，用它作抗凝剂后影响实验结果。

（2）血浆检品应及时于 −30℃以下冷藏，待收集 20 份检品后同时检测，以保证结果的一致性，但检品不应反复冻融，以免影响活性。

4. 方法应用和评价　对遗传性 AT-Ⅲ 缺陷患者，除检查 AT-Ⅲ∶Ag 外，还应作 AT-Ⅲ∶C 测定。二者皆减低，提示 AT-Ⅲ 含量不足；AT-Ⅲ∶Ag 正常，AT-Ⅲ∶C 减低，提示 AT-Ⅲ 结构异常。

（三）抗凝血酶Ⅲ活性测定（血凝法）

1. 基本原理　在标准血浆和待测标本中加入凝血酶（以蛇毒代替），待凝固后去纤维。将已去纤维的血浆用加有肝素的巴比妥缓冲液稀释到不同浓度（肝素增强 AT-Ⅲ 活性），各稀释血浆中定量加入纯化的凝血酶，温育后（使 AT-Ⅲ 对凝血酶产生抑制作用），再加入纯化的纤维蛋白原，记录血液凝固时间。不同稀释度的标准血浆代表不同浓度的 AT-Ⅲ∶C，它同对应的血液凝固时间呈半对数关系，作出标准曲线。待测标本可通过查标准曲线得出 AT-Ⅲ 活性百分比。

2. 测定步骤

（1）试剂制备

1）牛凝血酶　一般为冻干试剂。使用前加蒸馏水，待完全溶解后再加入 0.9% 的氯化钠，配制凝血酶浓度为 40U/ml。

2）加肝素（3U/ml）的巴比妥缓冲盐　储存于 2～8℃ 备用。

3）人 AT-Ⅲ 参考血浆。

4）蛇毒毒素　一般为冻干试剂，可按提供的说明书用蒸馏水溶解。

5）人纤维蛋白原（2.0g/1）。

（2）方法

1）参考血浆和人待测血浆各 0.5ml，分别加入蛇毒毒素 0.01ml，混合后于 37℃ 孵育 20min，高速离心（3000g，10min）或以小木条搅拌，脱去纤维备用。

2）将已脱纤维的参考血浆按下表进行稀释：

稀释比例	1∶24	1∶30	1∶40	1∶60
加肝素缓冲液（ml）	2.3	2.9	3.9	5.9
脱纤维血浆	0.1	0.1	0.1	0.1
AT-Ⅲ活性（%）	125	100	75	50

注：人为规定 AT-Ⅲ 活性（%）以 1∶30 倍稀释的结果为 100%，其他根据此换算。

3）将稀释后的脱纤维血浆各取 0.5ml，在 37℃ 温育 3～5min。

4）分别加入 0.1ml 凝血酶（40U/ml），混匀，在 37℃ 准确孵育 30s。

5）再将 4 步中脱纤维血浆 – 凝血酶混合物 0.1ml 各加入 0.2ml 纤维蛋白原（在 37℃ 预热 3～5min），记录血液凝固时间。重复测定 1 次取均值为测定结果。

6）以活性为横坐标，血凝固时间为纵坐标，在半对数坐标纸上画出标准曲线。

7）将已脱纤维的待测标本进行稀释（因人为规定参考血浆 1∶30 稀释液 AT-Ⅲ 活性为 100%，待测标本也按 1∶30 稀释）后按 3～5 步操作，得到待测标本的血液凝固时间，从标准曲线上查出活性结果。若参考血浆的 AT-Ⅲ 活性不是 100%，从标准曲线查得的测定结果应当乘以适当的校正系数。

3. 注意事项

（1）此法测定不同于其他的凝血实验，它不受肝素（<16U/ml）和纤维蛋白降解产物的影响。但不能用草酸钠作为抗凝剂。

（2）药物可影响结果　例如，口服避孕药使 AT-Ⅲ 活性降低，维生素 K 拮抗剂使活性增高。

（3）注意血浆试剂应当同标本一样处理，避免污染。

（4）人纤维蛋白原试剂用前混匀，不能离心。

4. 方法应用与评价　同 AT-Ⅲ 活性测定（凝血酶凝胶空斑法）。

（四）抗凝血酶Ⅲ活性测定（显色法）

1. 基本原理 血浆中加入过量的凝血酶后，凝血酶即与血浆中的抗凝血酶Ⅲ形成等分子的复合物，并使凝血酶灭活。肝素可使这一反应过程加速。剩余的凝血酶的作用于显色底物 S-2238，裂解出显色基团对硝基苯胺（PNA）。显色的程度与剩余的凝血酶及血浆 AT-Ⅲ活性呈正相关。

2. 试剂、标本制备

（1）底物 2 份 S-2238 溶液（25mg 加 53ml 蒸馏水，其浓度为 7.5×10^{-2} mol/L）加 1 份 1g/L 聚凝胶溶液混合而成。

（2）凝血酶溶液 牛凝血酶加生理盐水配成 10U/ml 溶液，每 10ml 加入聚乙二醇 0.5g，混合，最佳工作液浓度为 7.5~7.7U/ml。

（3）Tris 肝素缓冲液 Tris 碱 5×10^{-2} mol/L，EDTA-Na·$2H_2O$ 7.5×10^{-3} mol/L，Na-Cl 1.75×10^{-1} mol/L，用 1mol/L HCl 调 pH 为 8.4。每 1000ml 缓冲液加入肝素 30 000U。

（4）标准血浆 为 20~30 名正常健康人的贫血小板血浆（制备方法同 APTT 实验）。

（5）受检血浆 贫血小板血浆（制备方法同 APTT 实验）。

3. 测定步骤

（1）取 0.6ml 标准血浆和 0.05ml 受检血浆，分别加 5.5ml 和 3.0ml Tris-肝素缓冲液作初步稀释，再按下表稀释。

试管号	1	2	3	4	5	受检管
初稀释标准血浆（μl）	50	100	150	200	250	-
初稀释受检血浆（μl）	-	-	-	-	-	200
Tris 肝素缓冲液（μl）	1150	1110	1050	1000	950	1000
稀释度	1:244	2:244	3:244	4:244	5:244	4:244
AT-Ⅲ:C（%）	25	50	75	100	125	?

注：因稀释度较高，可省去标准和受检空白管，而以蒸馏水代替。

（2）取上述稀释血浆 200μl，置 37℃孵育 2~6min，加入凝血酶工作液 50μl，混匀，37℃孵育 30s。然后加底物 150μl，混合，同时计时，37℃精确孵育 30min。最后加入 50% 醋酸 150μl，以终止反应。

（3）用酶标比色计在 405nm 波长下测定吸光度，以吸光度为纵坐标，AT-Ⅲ活性（AT-Ⅲ:C）为横坐标，根据系列稀释标准血浆的吸光度在坐标纸上绘制标准曲线。受检血浆的 AT-Ⅲ活性可根据其吸光度在标准曲线上读出。

4. 方法应用和评价 方法应用同 AT-Ⅲ活性测定（凝血酶凝胶空斑法）。但较空斑法敏感。

二、血浆 α_1 抗胰蛋白酶抗原测定（α_1-AT，Laurell 免疫火箭电泳法）

α_1 抗胰蛋白酶抗凝谱较广，可抑制凝血酶、因子Ⅻa、因子Ⅺa、激肽释放酶等，同时对纤溶酶也有抑制作用。其抗凝血酶作用约占或相当血浆总抗凝血酶活性的 25%，但作用较慢。

（一）基本原理

在含有 α_1-AT 抗血清（抗体）的琼脂板上，加入一定量的被检血浆（抗原），在电场作用下，定量的抗原在含抗体的琼脂上泳动。在一定的时间内出现抗原抗体反应形成的火箭样沉淀线，此线的高度与抗原浓度成正比，并可根据沉淀线的高度计算出血浆中 α_1-AT 的含量。

（二）操作步骤

1. 琼脂糖凝胶的制备 取琼脂糖 0.9g，加 Tris 巴比妥缓冲液（pH8.8）100ml，加热至沸点，待琼脂完全溶解后置 50~56℃水浴。

2. 浇板 取人 α_1-AT 抗血清 16.5μl 于烧杯中，置 50~56℃水浴。取 50~56℃琼脂糖凝胶 10ml 加入烧杯中（稀释 600 倍），充分混合后迅速倒入 8cm×8cm 内径的玻璃槽内。

3. 标准样品制备 用 Tris 巴比妥缓冲液稀释正常混合血浆，分别为原倍、1:2、1:4、1:8、1:16，于 1、2、3、4、5 各孔中各加样 10μl。

4. 受检血浆用 Tris 巴比妥缓冲液作 1:2 稀释，按编号，依次加到 6、7……孔中。

5. 于每侧电泳槽内加 Tris 巴比妥缓冲液 1000ml。在加抗原之前，先将打好小孔的琼脂板置于电泳槽内，孔朝阴极，火箭方向为阳极。用 8cm 宽的双层滤纸作桥，接通电源，电压 50V 左右。然后按次序进行加标准品和受检样品。关闭电泳槽盖，调节电压至 110~115V，电流为 10~14mA，电泳 18h，电泳槽温度以 <15℃ 为宜。

6. 电泳完毕后，取出凝胶板置生理盐水中，然后再浸入 1% 磷钼酸溶液中（1g 磷钼酸加蒸馏水 100ml，过滤后用）20~60min，可见火箭样沉淀线，也可用氨基黑染色保存。

7. 从加样上缘到峰顶，测量火箭峰的高度。用标准血浆的 5 个读数通过回归得出标准曲线。

8. 用同样的方法测量受检样品火箭峰高度，由标准曲线可以求得 α_1-AT 的含量，再乘以 2（稀释倍数），读数为%。

（三）方法应用和评价

1. α_1-AT 增高　见于恶性肿瘤、肝病、组织损伤或坏死、局部炎症、全身性感染等。

2. α_1-AT 减低　见于肾病综合征、冠心病、高血压等。

三、α_2 巨球蛋白测定（α_2-M）

α_2 巨球蛋白广泛地分布于体液中，并与凝血酶结合后形成一种复合物，然后在血浆中较快地被清除。α_2-M 的抗凝血酶活性约占血浆中总活性的 25%。

（一）基本原理

在含有 α_2-M 抗血清（抗体）的琼脂板上，加入一定量的被检血清（抗原），在一定温度下作用，抗原向凝胶层中扩散，形成抗原抗体反应的沉淀圈。此圈的大小与抗原浓度成正比，以此算出 α_2-M 的含量。

（二）操作步骤

1. 将抗 α_2-M 血清按单向免疫扩散效价混匀并融化，冷至 56℃ 的巴比妥盐酸缓冲液（巴比妥钠 22.2g，1mol/L 盐酸 32ml，校正 pH 至 8.2，蒸馏水加至 2000ml）配制的 20g/L 琼脂中，浇注 6cm×8cm 板，凝固后打孔，孔径 3mm。

2. 被检血清用生理盐水作 1:5 稀释，用微量加样器加样，每孔 10μl。

3. 加样后，免疫反应板置湿盒，于 37℃ 24h 后观测扩散环直径，根据标准曲线算出样品中 α_2-G 含量。

4. 用正常人标准血清制作标准曲线。

（三）方法应用和评价

1. α_2-M 增高　见于慢性肾炎、肝脏疾病、糖尿病、自身免疫性疾病等。

2. α_2-M 减低　见于 DIC、急性胰腺炎等。

四、蛋白 C 活性测定（PC）

蛋白 C 是一种维生素 K 依赖性的抗凝蛋白，以无活性的酶原形式存在于正常血循环中。它被激活后，可使因子 V、因子Ⅷ 失活从而引起血液凝固时间延长。在体内，蛋白 C 能被凝血酶缓慢激活，但在这种条件下，蛋白 C 抑制性蛋白又以相同的速度使蛋白 C 失活。

（一）基本原理

来源于蝰蛇毒素的 protac 可使蛋白 C 迅速激活，在 5min 内将其转化为有活性的蛋白酶。

在这一实验中，将 protac 与 APTT 试剂一起冻干后得到一种既能使蛋白 C 活化又能使内源性凝血途径中的相关因子活化的试剂。用这种试剂测试正常血浆得到的凝血时间较长（>100s），而测定乏蛋白 C 血浆得到的凝血时间必定与其 APTT（大约 30~40s）是一样的。当把乏蛋白 C 血浆混入待测病人血浆，所测凝血时间延长的部分与病人血浆中蛋白 C 含量呈比例关系。

（二）测定步骤

1. 标本制备　同 APTT。一旦采集，冰浴保存，并尽快地离心分离，离心（2500×g，15min，4℃）。

离心后迅速用塑料移液管吸取血浆，置于塑料试管中。

2．试剂制备

（1）蛋白C活化试剂 含有1.5单位 protac 与活化部分凝血活酶时间（APTT）试剂一起冻干，按要求加入蒸馏水溶解。

（2）乏蛋白C血浆 用含有对蛋白C特异的抗体进行免疫吸附去除蛋白C的冻干人血浆，按要求加入蒸馏水，在室温下放置20min以完全溶解。

（3）蛋白C质控血浆 含有已知蛋白C抗原和活性的正常人冻干血浆，按要求加入蒸馏水，在室温下放置20min以完全溶解。在进行测试时作质控试剂用。

（4）稀释缓冲液 一般原液为高浓度，按说明书进行稀释后，缓冲液中要求 NaCl 为 0.12mol/L，咪唑 0.03mol/L，pH7.35。此外还含有硫酸鱼精蛋白来中和血浆标本中每毫升1USP的肝素。

（5）0.025mol/L CaCl$_2$。

3．方法

（1）准备蛋白C标准定标血浆和病人血浆 标准血浆至少用10个正常供血者混合后制备，以同样的方式收集，得到的混合血浆用以作蛋白C标准用。也可用商业的蛋白C质控血浆，在这种情况下应当用不同批号的蛋白C质控血浆来做测试的质量控制血浆。按以下方法准备：

100%标准	100μl 混合血浆 +400μl 稀释缓冲液
50%标准	250μl 100%标准 +250μl 稀释缓冲液
25%标准	250μl 50%标准 +250μl 稀释缓冲液
12.5%标准	250μl 25%标准 +250μl 稀释缓冲液
病人标本	50μl 病人血浆 +450μl 稀释缓冲液

上述制备好的各标准液储存于冰浴中或准备好后立即使用。

（2）每份标准液按以下步骤加样到测定槽中

1）加0.1ml乏蛋白C血浆和0.1ml标准液。

2）37℃孵育2min。

3）加0.1ml蛋白C活化试剂。

4）37℃孵育5min。

5）加0.1ml CaCl$_2$（0.025mol/L）。

6）记录血凝固时间。

7）对每份标准液重复测定。

（3）按（2）标准液操作步骤对病人血浆测定两次。

（4）在双对数坐标纸上以标准液中蛋白C活性的百分比作X坐标，对应的血液凝固时间作Y坐标标出各点。得出最佳拟合直线即为标准曲线。将查找标准曲线的结果乘以2以校正稀释度，即为病人血浆蛋白C的百分活性。对于有狼疮性抗凝物质或异常高蛋白C活性的病人可进行多倍稀释来校正稀释液中蛋白C水平。

（三）注意事项

1．活化试剂在结冰和解冻后可发生血凝固时间变短，但这并不影响蛋白C的测定。

2．测定前和测定中样品应放在冰浴中，以保证被测因子的稳定性。如不能在2h内测定，应将样品迅速冷冻，存于-70℃，测定前于37℃快速解冻。不宜反复冻融。

（四）方法应用及评价

1．蛋白C活性降低 见于先天性蛋白C缺陷和获得性蛋白C缺陷如DIC、呼吸窘迫综合征、肝功能不全、手术后及口服双香豆素抗凝剂等。蛋白C活性升高见于糖尿病、肾病综合征及妊娠后期等。

2．对肝素大于1SUP U/瓶，有狼疮性抗凝物质或对因子Ⅴ、Ⅷ的自身抗体抑制物存在时可引起血凝固时间延长因而干扰分析结果而得到假高蛋白C值。

3．在病人血浆中高因子Ⅷ水平可使血液凝固时间缩短而干扰分析，得到假低蛋白C值。

五、蛋白 S 活性测定（PS）

蛋白 S 是一种维生素 K 依赖性的抗凝蛋白、蛋白 C 的辅因子。蛋白 S 缺乏的病人，血栓形成的危险性增加。

（一）基本原理

采用血凝法测定蛋白 S 与标准因子分析方法相似。将正常的血浆溶液与已除去蛋白 S 的血浆混合，然后用含有因子 Xa、已激活的蛋白 C 和磷脂的试剂激活 5min，加入 $CaCl_2$ 启动凝血程序，所测凝血时间的延长部分直接与病人血浆中的蛋白 S 呈比例关系。在活化因子试剂中含有的因子 Xa 是为尽量减低某些病人血浆中高因子Ⅷ水平带来的潜在干扰。

（二）测定步骤

1. 标本制备同蛋白 C 测定。

2. 试剂

（1）蛋白 S 活化试剂 一般为冻干试剂，包含有人血浆活化蛋白 C、牛血浆因子 Xa、兔脑磷脂及用于防腐的叠氮钠，在有效期内储存于 2~8℃，性质稳定。使用前加入蒸馏水溶解。

（2）去蛋白 S 血浆 用对蛋白 S 特异的抗体进行免疫吸附去除蛋白 S 的冻干人血浆，使用时用蒸馏水完全溶解。

（3）稀释缓冲液 NaCl 0.2mol/L，HEPES 0.03mol/L，叠氮钠 0.015mol/L，pH7.35，在有效期内储存于 2~8℃性质稳定。

（4）0.025mol/L $CaCl_2$ 溶液。

（5）标准物制备

用至少从 10 个正常供血者得到的混合血浆作为蛋白 S 标准血浆。也可用商业性的蛋白 S 质控血浆稀释液作测试标准。

按照以下方法制备蛋白 S 标准液和病人的血浆标本：

100% 标准	100μl 混合血浆 +900μl 稀释缓冲液
50% 标准	500μl 100% 标准 +500μl 稀释缓冲液
25% 标准	500μl 50% 标准 +501μl 稀释缓冲液
0% 标准	+1000μl 稀释缓冲液
病人标本	50μl 病人血浆 +450μl 稀释缓冲液

上述制备好的各标准液储存在冰浴中或准备好后立即使用。

3. 方法 准备标准液和病人血浆后，按以下步骤加样测定：

（1）向试管内加 0.1ml 乏蛋白 S 血浆和 0.1ml 测定液，37℃孵育 2min。

（2）加 0.1ml 蛋白 S 活化因子试剂（预孵育到 37℃），37℃孵育 5min。

（3）加 0.1ml $CaCl_2$（0.025mol/L，预孵育到 37℃），立刻计时，记录血凝固时间。

（4）对每份标准液重复测定

（5）绘制标准曲线 在线性图纸上以蛋白 S 标准液活性百分比作 X 坐标，对应的血液凝固时间作 Y 坐标，标出各点。在所得各点间绘出最适合的直线。查对标准曲线得到病人血浆蛋白 S 活性的百分比。对于有狼疮性抗凝物质或异常高蛋白 S 活性的病人可进行多倍稀释以校正稀释液中蛋白 S 水平。

（6）结果报告 蛋白 S 结果用与标准或混合血浆的相对百分比来表示。

（三）注意事项

同蛋白 C 活性测定注意事项中的第 2 条。

（四）方法应用及评价

1. 临床意义 蛋白 S 降低同血栓形成发生率增高有关。

蛋白 S 活性降低并不一定表示血浆中蛋白 S 的浓度降低。总蛋白 S 在血浆中以游离形式和与 C4b 结合蛋白（C4bBP）结合的形式存在，而只有游离蛋白 S 才发挥活化蛋白 C 辅因子作用。当蛋白 S 活性降低时，测定血浆中游离蛋白 S 和与 C4bBP 结合的蛋白 S 水平具有重要意义。

先天性蛋白 S 缺乏的 3 种类型总结于下表：

类　型	总蛋白 S	游离蛋白 S	蛋白 S 活性
Ⅰ 型	降低	降低	降低
Ⅱa 型	正常	降低	降低
Ⅱb 型	正常	正常	降低

蛋白 S 水平也可因肝脏疾病和抗凝治疗而降低，此外蛋白 S 活性与游离蛋白 S 抗原可在 C4bBP 水平增高的炎性疾病中降低。

2. 肝素、狼疮性抗凝物的存在可引起血液凝固时间延长而干扰分析结果，得到假的高蛋白 S 值。

六、狼疮性抗凝物测定（LA）

狼疮性抗凝物是一种抵抗蛋白质和负电荷磷脂复合物的自身抗磷脂抗体。这些蛋白包括凝血酶原、B2 糖蛋白等。LA 是自身抗体的一种亚型，能被凝血酶实验所识别，临床常伴有自身免疫性疾病、多发性流产及无法解释的静脉及动脉血栓形成。在常用的实验中如 APTT 和蝰蛇蛇毒实验（DRVV T），可见凝血时间延长。如将正常血浆与病人血浆混合后仍不能纠正，提示循环中有抗凝物存在。但是以上测定是非特异性的，不能区分因子Ⅷ抑制剂、肝素污染及真正的 LA 抗体。LA 的显著特点是它对磷脂的依赖性，使用高浓度磷脂试剂可纠正凝血时间的延长。DRVV T 是简单一步法凝血时间实验，如恰当采用低及高浓度的磷脂试剂，可发现 LA，而最大限度地减少其他循环抗凝物的干扰。

（一）基本原理

蝰蛇毒能够直接激活因子Ⅹ，而无需因子Ⅶ的参与。激活的因子Ⅹ与因子Ⅴ、Ⅱ、钙离子以及磷脂一起激活凝血酶原，产生凝血酶，继之将纤维蛋白原转化为纤维蛋白，产生凝块，由于 DRVV T 不涉及到内源性凝血途径中的任何因子，因此它对接触因子缺乏、血友病 A、B 及因子Ⅷ的抑制剂是不敏感的。

LA 筛选实验用于发现凝血时间的延长，而 LA 确证实验是高浓度磷脂试剂，它能中和 LA，纠正凝血时间至正常，从而抵消了 LA 的存在。LA 筛选实验对因子Ⅱ，Ⅴ 及Ⅹ的缺乏敏感，因此将病人血浆与正常血浆 1:1 混合后，再进行测定可以鉴别是否存在因子缺乏或存在抑制剂。前者通过此实验凝血时间可以得到纠正，而后者凝血时间不能纠正。

（二）测定步骤

1. 标本制备　同蛋白 C 活性测定。但血小板数必须小于 $10 \times 10^9/L$。为制备无血小板血浆，推荐使用膜孔直径为 0.22mm 的注射式过滤器过滤血浆。特别是在测定前要冷冻的血浆更应过滤处理。

2. 试剂　LA 筛选试剂、LA 确定试剂：商品化试剂为含有 Russel 蝰蛇毒素（<8μg/kg）、磷脂（确定试剂中含量较大）、抗肝素物（polybrene）、钙、缓冲液及稳定剂、防腐剂的冻干物。使用前按要求用蒸馏水溶解，20~25℃下可稳定 24h，-20℃下可稳定一个月，试剂可冷冻但只能复溶 1 次。

3. 方法

（1）将 LA 筛选试剂和确定试剂置 37℃备用。

（2）在反应槽内加入 200μl 待测标本，置 37℃预热 1min。

（3）加入 200μl 已预热的 LA 筛选试剂或确定试剂于待测标本的试管中。

（4）记录血凝固时间，重复测定，取均值作为结果。

（三）注意事项

1. 当病人的血细胞比容（HCT）<0.20 或 >0.60 时，LA 筛选实验和 LA 确定实验的结果可能不准确。

2. 对黄疸、脂血及溶血标本可能得到错误的结果。血浆冷冻后释放出的残余血小板可使 LA 筛选实验的凝血时间缩短。

3. 在测定前和实验中样品应置 4℃，在低温下可稳定 4h。另外，血浆冷冻于 -20℃ 或更低温可存放

1 个月。血浆应按上述过程制备后才能冷冻，任何残余的血小板在冷冻及融化过程中将会破裂，由于膜上磷脂的暴露，会中和 LA。使用前 37℃ 快速解冻。

（四）方法应用及评价

1. 如在筛选实验中，血凝固时间延长超过正常血浆的 20%，应进行 LAC 确定实验。最终结果通过 LA 筛选实验的凝血时间/LA 确定实验的凝血时间来评价。

计算方法：

$$R = \dfrac{\dfrac{\text{病人筛选时间}}{\text{对照筛选时间}}}{\dfrac{\text{病人确定时间}}{\text{对照确定时间}}}$$

R 比值正常应在 0.8 ~ 1.2 之间，R > 2.0 表示 LA 强阳性；R 在 1.5 ~ 2.0 之间表示 LA 中度阳性；R 在 1.2 ~ 1.5 之间表示 LA 弱阳性。

如果 R < 1.2、且 LA 筛选实验和确定实验凝血时间均延长，应结合其他方法来观察有无因子 Ⅱ、Ⅴ、Ⅹ 的缺乏和抑制物的存在，若这些实验仍然延长，则表明测定血浆中还有其他抗凝物的存在（如抗因子 Ⅴ 抗体）或正在接受口服抗凝剂治疗。

2. 临床意义 狼疮性抗凝物可存在于各种临床疾病中尤其是自身免疫性疾病。目前认为它是一些不能解释的血栓形成病人中存在的有意义的危险因子，在系统性红斑狼疮病人中作抗心脂抗体，同血栓形成密切相联系。另外在经常性流产的病人血浆中也可出现。

3. LA 测定血浆中血小板必须 $< 10 \times 10^9$/L。最好是无血小板血浆，冷冻样品前必须测定。以免得到假正常结果。

七、C1-抑制物抗原测定 （C1-INH：Ag，Laurell 免疫火箭电泳法）

C1-抑制物（补体酯酶抑制物）是一种在肝脏内合成的单链多肽，它能灭活已被它激活的补体 Cl_q，C15、因子 ⅩⅡa、因子 Ⅺa、纤溶酶及激肽释放酶。其作用机制是按 1:1 的比例与这些物质混合而使之灭活。

（一）基本原理

在含有 C1-INH 抗血清（抗体）的琼脂板上，加入一定量的被检血浆（抗原），在电场作用下，定量的抗原在含抗体的琼脂上泳动。在一定的时间内出现抗原抗体反应形成的火箭样沉淀线，此线的高度与抗原浓度成正比，并可根据沉淀线的高度计算出血浆中 C1-INH 的含量。

（二）操作步骤

同 α_1-AT 测定。

（三）方法应用和评价

1. C1-INH 增高 见于原发性血小板减少性紫癜（ITP）、急性白血病、恶性肿瘤（脑肿瘤、胃癌、直肠癌、肺癌等）、慢性肾炎等。

2. C1-INH 降低 见于肝脏疾病、系统性红斑狼疮（SLE）、风湿性心脏病、自身免疫性疾病等。

八、活化蛋白 C 抵抗性测定 （APCR）

前已提及，蛋白 C 是一种维生素 K 依赖性的抗凝血蛋白，以无活性的酶原形式存在于正常血循环中。当它被激活时转化为活化蛋白 C（简称 APC），在蛋白 S 的辅助下可使因子 Ⅴ、Ⅷ 降解失活引起血液凝固时间延长。活化蛋白 C 抵抗性（简称 APCR）是指 APC 降解因子 Ⅴ 的能力被削弱，使凝血酶生成增多，血凝固时间缩短。目前认为这与因子 Ⅴ 的基因突变有关。

（一）基本原理

本实验利用两次 APTT 测定来检测标本对纯化 APC 的抵抗性。第一次按常规 APTT 测定记录血凝固时间 T1，第二次加入定量的纯化 APC 来测定 APTT 记录血凝固时间 T2。对于正常血浆标本 APCR 应为阴性，加入定量的纯化 APC 进行测定，APTT（T2）值延长，而 APCR 为阳性的 T2 值则不延长或延长不多。用两次血凝固时间的比值（T2/Tl）作为 APCR 的比值，根据所建立的参考范围来判定 APCR 的阴性或阳性。

（二）测定步骤

1. 标本制备 同蛋白 C 测定。

2. 试剂

（1）4% 白陶土脑磷脂混悬液。

（2）纯化的 APC 试剂 一般用巴比妥缓冲液将 APC 浓度调为 $1\mu g/ml$，使正常血浆的 APTT 延长到其初始的 3 倍。若 APC 活性降低可适当加大浓度。

3. 方法

（1）将前述试剂预热到 37℃。

（2）在已预热（37℃）的试管中加入 0.1ml 纯化的 APC 溶液，再加入 0.1ml 待测血浆，混匀，37℃预热 1min。

（3）加入 4% 白陶土脑磷脂混悬液 0.1ml，混匀，37℃孵育 3min，其间轻轻振荡数次。

（4）加入已预热的 0.025mol/L $CaCl_2$ 0.1ml，同时开动秒表，置水浴中不断振摇，约 30s 时，取出试管，如出现纤维蛋白丝立即记录时间。作两次，取平均值求出 T2（APTT + APC）值。

（5）与（2）同时进行，在另一已预热（37℃）的试管中加入 0.1ml 巴比妥缓冲液替代 APC 溶液，按（2）~（4）操作，求得无 APC 的 APTT（T1）。

（6）将上述结果按公式 T2/T1 即（APTT + APO）/APTT 计算求得 APCR 比值。

（7）健康群体的 APCR 比值在 2.0~5.0 之间，低于此范围表明 APCR 阳性。

（三）注意事项

1. 标本应及时测定，最迟不超过取样后 2h，孵育时间不宜小于 3min。应使用贫血小板血浆，以免激活因子 V、Ⅷ，干扰结果。

2. 对待测标本要求未加纯化 APC 的初始 APTT 应在正常范围内。对于内源性凝血因子缺乏、有狼疮性抗凝物及口服抗凝药的病人初始 APTT 值延长，则不适合做 APCR 测定。

3. 当待测标本中蛋白 S 水平低于 20% 时，虽对未加纯化 APC 的 APTT 不影响，但对加了纯化 APC 的 APTT 则有影响，不适合做 APCR 测定。

4. 低浓度的凝血因子如因子 Ⅱ、X、Ⅸ 和Ⅷ都影响 APCR 测定。

（四）方法应用与评价

本测定可用于有静脉血栓形成、肺栓塞的病人及怀疑有因子 V 突变或其他遗传性血栓形成疾病家族史的成员，另外对于不明原因的 APTT 缩短的病人，口服避孕药前高凝状态的筛查，外科术前筛查均可选用此测定。目前认为大多数已诊断为蛋白 S 缺乏 Ⅱ 型的病人，其 APCR 是阳性。

本法对于由因子 V 基因突变引起的 APCR 既特异又敏感，而对于非因子 V 基因突变引起的 APCR 阳性病人只作为附加实验。

由于 APCR 比值可受仪器或其他因素影响，为了减少误差，建议使用标准化 APCR 比值（NAPCR），按公式（病人的 APCR 比值）/（参比血浆 APCR 比值）计算，若得到的 NAPCR 比值小于 0.84 则为 APCR 阳性。

第二节 病理性抗凝物质检测

在一些疾病情况下，血浆中可以出现病理性抗凝物质，如肝素、类肝素物质和因子Ⅷ、Ⅸ抑制物等，如果其含量明显增加可导致出血倾向。所以对于病理性抗凝物质的检测也是十分重要的。

一、交叉复钙时间实验

（一）基本原理

延长的复钙时间如果能被 1/10 量的正常血浆所纠正，表示受检血浆中缺乏凝血因子；如果不能被等量的正常血浆所纠正，表示受检血浆中有抗凝物质。本实验属循环抗凝物的过筛实验。

（二）操作步骤

按下表进行操作测定：

管　号	1	2	3	4	5
受检查血浆		0.01	0.05	0.09	0.1
正常人血浆	0.1	0.09	0.05	0.01	
正常人	2′30″	2′30″	2′30″	2′30″	2′30″
结果　抗凝物质	2′30″	6′46″	14′37″	16′	24′45″
因子缺乏	2′30″	2′45″	3′15″	4′35″	9′44″

注：′代表分钟，″代表秒。

（三）注意事项

1. 按上表另组合一组，置37℃水浴中孵育2h，再进行测定一次，以观察慢反应的抗凝物质。

2. 同血浆复钙时间。

（四）方法应用和评价

结果判断方法见上表。对无凝血因子缺陷而有出血倾向的患者，必要时应作循环抗凝物质检查。

二、血浆抗凝血酶Ⅲ-肝素复合物测定（ATⅢ-HC，发色底物法）

（一）基本原理

凝血酶可专一地水解发色底物131450，裂解发色基团对硝基苯胺（PNA）。测定第一步是血浆ATⅢ-肝素与过量凝血酶的作用，第二步是剩余凝血酶与底物作用，生成发色基团对硝基苯胺（PNA）。显色的程度与剩余凝血酶浓度呈正相关，与血浆中ATⅢ-HC呈负相关。

（二）试剂、标本制备

1. 发色底物溶液的配制　发色底物131450，用pH3～4的稀酸溶解，浓度为1.5mg/ml，置沸水中使其颗粒完全溶解而呈透明状，用时新鲜配制。

2. 抑肽缓冲液　0.2mol/L Tris-0.07mol/L NaCl缓冲液，pH7.5，以20U/ml加入抑肽酶，充分溶解后，置4℃冰箱备用。

3. 凝血酶溶液　凝血酶用抑肽酶缓冲液配成4U/ml，取后者2ml加入18ml抑肽酶缓冲液（使终浓度为0.4U/ml），充分混合，用时新鲜配制。

4. 肝素溶液　用双蒸馏水稀释成0.005、0.01、0.015、0.02、0.03、0.04、0.05、0.06/ml等8个浓度，置4℃冰箱备用。

5. 50%醋酸溶液。

6. 标准去纤维蛋白原（Fg）血浆　取30名正常人静脉血，取其血浆，混合，置56℃水浴中3min，离心（2500×g，5min），此即标准去纤维蛋白原血浆。分装，置－30℃保存。临用时迅速置37℃水浴中融化。

7. 待测去纤维蛋白原血浆　分离好的贫血小板血浆置56℃水浴中3min，离心（2500×g，5min），取上清液。

（三）操作步骤

1. 按下表步骤进行操作。

	对照Ⅰ管	对照Ⅱ管	标准管								测定管
			1	2	3	4	5	6	7	8	
肝素（ml）	1 (0.1U/ml)	–	–	–	–	–	–	–	–	–	–
正常去 Fg 血浆（μl）	50	50	50	50	50	50	50	50	50	50	–
待测去 Fg 血浆（μl）	–	–	–	–	–	–	–	–	–	–	50
生理盐水（ml）	2	2	2	2	2	2	2	2	2	2	2
	37℃水浴中，3min，取出立即放冰浴中										
发色底物（ml）	–	1	1	1	1	1	1	1	1	1	1
	37℃水浴中，20min，取出立即放冰浴中										
50% 醋酸（ml）	0.5	0.5	0.5	0.5	0.5	0.5	0.5	0.5	0.5	0.5	

2. 选用分光光度计，波长 405nm，用对照Ⅰ管调零，然后顺管进行测定。

3. 剩余凝血酶活力计算 剩余凝血酶活力% = 测得的 OD 读数/OD 对照Ⅱ。

4. 标准曲线

（1）以肝素-ATⅢ复合物活力单位（加入的肝素量表示）为横坐标，残余凝血酶活力为纵坐标绘制标准曲线。

（2）也可用直线回归方程 y = a + bx。

5. 计算 待测标本的 OD 值在标准曲线上或代入回归方程得出，即为所测 AT Ⅲ-HC 含量。

（四）注意事项

1. 本实验的显色底物 131450 在 pH3.3～5.3 的溶液中最稳定，溶于水中的底物在 4℃冰箱中可稳定 6 个月以上，在室温（25℃）中仅稳定数周，所以配制底物时应注意溶液 pH、温度和存放时间。

2. 因为凝血酶可直接作用于纤维蛋白原形成纤维蛋白而消耗凝血酶，所以要用去纤维蛋白原血浆。

3. 肝素的作用机制是使 AT-Ⅲ构象改变并与凝血酶等因子结合，制备标准曲线时，加入正常人去纤维蛋原血浆来代替外加 AT-Ⅲ，因正常人血浆中肝素含量极低（约为 0.009U/ml），故不会影响测试结果。

4. 在某些疾病中（如肾病综合征）AT-Ⅲ活性降低，因此在检测系统中必须加入少量正常去纤维蛋白血浆（50μl）作为 AT-Ⅲ来源，这样才可获得满意结果。

5. 类肝素物质，如肝炎患者体内产生类肝素物质（能被甲苯胺蓝中和），但不具有与 AT-Ⅲ结合的作用，测定剩余凝血酶活力在正常范围内。

6. 保温时间明显影响结果，力求每管保温时间必须相同，以求可靠正确的实验结果。

（五）方法应用和评价 肝素在临床上已广泛应用，若用量超过生理需要会产生副作用。为了监测肝素的用量，本实验有一定作用。

三、游离肝素时间测定（甲苯胺蓝纠正实验）

（一）基本原理

甲苯胺蓝可中和肝素的抗凝作用。当凝血酶时间延长时，于受检者血浆中加入甲苯胺蓝，若延长的凝血酶时间恢复正常或接近正常，则提示肝素增多，否则为其他种抗凝血酶类物质存在。

（二）操作步骤

1. 受检血浆 0.1ml 与 1g/L 甲苯胺蓝溶液 0.01ml 混匀，置 37℃水浴中。

2. 加入标准化的凝血酶 0.1ml，记录凝固时间，重复 2～3 次，取平均值。

结果判断：在同一病例，如有凝血酶时间延长，但加入甲苯胺蓝后，凝血酶时间明显缩短，两者相差大于 5s，则表示有肝素增多，如延长的凝血酶时间并不因加入甲苯胺蓝而缩短，表示有非肝素类抗凝物质或低（无）纤维蛋白原血症。

（三）方法应用和评价

在过敏性休克、使用氮芥、放疗后、严重肝脏病、DIC 时均可见肝素增多。

（孙 苈 游 朵 汪 钟）

参 考 文 献

1. Bockenstedt PL. Laboratory methods in Hemostasis. In：Colman RW, Hirshi J, Marder VJ, et al eds. Hemostasis and thrombosis：Basic Principles and Clinical Practice. 3rd ed. J B Lippincott Company, Philadelphia, 1994, 455 - 500

2. DeMott WR. Coagulation. In：Jacobs DS, DeMott WR, Grady HJ, et al eds. Laboratory Test Handbook. 4th ed. Lexi-Comp Inc. Hudson, 1996, 225 - 271

3. Triplett DA. Coagulation. In：Kenneth D. McClatchey. eds. Clinical Laboratory Medicine. Williams & Wilkins. Baltimore, 1994, 1045 - 1107

4. Koster T, et al. Venous Thrombosis due to poor anticoagulant response to activated protein C：Leiden Thrombophila Study. Lancet, 1993, 342：1503

5. Kotter T, et al. Protein C deficiency：An infrequent but clear risk factor for Venous Thrombosis. N Engl J Med, 1995, 85 (10)：2756 - 2761

6. Triplett DA, et al. Laboratory identification of the lupus anticoagulant. Br J Haemoatol, 1991, 73：139 - 142

7. 邵慧珍. 抗凝物质检测. 见：王鸿利, 包乘鑫, 阮长耿等主编. 血栓与止血检验技术. 上海科学技术出版社, 1992, 96 - 117

8. 王鸿利. 血栓与止血实验室诊断方法与评价. 见：汪钟, 郑植荃主编. 现代血栓病学. 北京医科大学中国协和医科大学联合出版社, 1997

第五章　纤维蛋白溶解系统检测

纤维蛋白溶解系统简称为纤溶系统，其主要作用是将沉积在血管内外的纤维蛋白溶解，起到修复、去除和防止血管内由于纤维蛋白沉着引起的阻塞作用。血液中存在无活性的纤溶酶原，当它被纤溶酶原激活物激活后变成有活性的纤溶酶，纤溶酶将纤维蛋白原、纤维蛋白分解为纤维蛋白降解产物（FDP），此外还可水解因子Ⅴ、Ⅶ、Ⅷ等。除以上促纤溶物质外，血液中还存在对抗激活纤溶的物质，如纤溶酶原激活物抑制剂、抗纤溶酶等。在正常情况下，机体内二者处于动态平衡。

纤溶系统实验包括血液中纤溶系统的活性测定及纤维蛋白降解产物含量测定。

第一节　纤溶活性检测

纤溶活性测定包括对促进纤溶系统功能有关物质活性及纤溶抑制物活性的测定。促纤溶功能的实验包括纤溶酶原激活物测定、纤溶酶原及纤溶酶活性测定。纤溶酶抑制物是蛋白水解酶的非特异性抑制物，广泛地存在于机体组织和体液之中，按其作用可分为两类：一是纤溶酶原激活物抑制剂，一是纤溶酶的抑制剂。前者中最重要为组织型纤溶酶原激活物抑制剂；而后者主要有 α_2 纤溶酶抑制物。由于组织纤溶酶原激活物和纤溶酶原激活抑制物的测定方法已在前面章节中论述，本章将不再进行介绍。

一、优球蛋白溶解时间测定（ELT）

该实验用于检测纤溶系统活性。

（一）基本原理

血浆加入硼酸或醋酸后，各种蛋白质包括优球蛋白沉淀，经过离心或稀释以除去纤溶抑制物，故其中含有纤维蛋白原、纤溶酶原及其活化素，而无纤溶抑制物。将此沉淀溶解于缓冲液中，再加氯化钙或凝血酶，使其凝固。在37℃条件下，观察凝块完全溶解时间即为其终点。本实验为纤溶实验的筛选实验。

（二）操作步骤

1. 加钙法

（1）取一尖底离心管，加蒸馏水 7.5ml，加 0.17mol/L 乙酸 0.12ml，使 pH 约为 4.5，置冰水浴中。

（2）加入 0.5ml 贫血小板血浆（制备同 APTT 实验），混匀，继续置冰浴中 10min，离心（2500g，5min）。

（3）倾去上清液，倒置离心管于滤纸上，吸去残存液体。

（4）加硼酸缓冲液（氯化钠 9g，硼酸钠 1g，蒸馏水加至 1000ml，pH9.0）0.5ml，轻轻搅拌约 1min，使沉淀溶解。

（5）加 0.025mol/L CaCl$_2$ 0.5ml，记录凝固时间。

（6）置 37℃ 水浴中，观察凝块完全溶解，并记录时间。

2. 加酶法

（1）第（1）至第（4）步操作步骤同加钙法。

（2）第（5）步骤用巴比妥乙酸钠应用液（原液：巴比妥 14.714g，乙酸钠 9.714g，无 CO$_2$ 的新鲜蒸馏水加至 500ml。取原液 5ml，加 0.1mol/L HCl 5ml，再加生理盐水 90ml 配成应用液，pH7.4）0.5ml 代替硼酸缓冲液。

（3）第（6）步骤以凝血酶（2U/ml）0.5ml 代替 0.25mol/L CaCl$_2$ 溶液。

（三）注意事项

1. 第（2）、（3）步骤要在 15min 内完成。

2. 观察溶解标本以不见絮状物为标准。

3. 当纤溶极度亢进，纤溶酶原基本被耗尽时，本实验可呈假阴性。

（四）方法应用和评价

1. 原发性或继发性纤溶亢进（DIC）时，溶解时间缩短。

2. 此实验干扰因素较多，如果纤维蛋白原过低（<0.8g/L），溶解时间缩短，而纤维蛋白原增加可延长溶解时间。

3. 此实验为非特异性的，只能用于初筛。

二、纤溶酶原活性测定（PLG，发色底物法）

（一）基本原理

受检血浆中加入激活物尿激酶（UK），生成纤溶酶原 - 尿激酶（PLG-UK）复合物，后者水解底物 140450，释出产色三肽底物中的副硝基苯胺（PNA）而显色。PLG-UK 复合物对底物的水解活性与纤溶酶原活性成正比。

（二）操作步骤

1. 纤溶酶原的激活　标准管：正常混合血浆（至少 10 名正常人，血浆制备方法同 APTT 测定）150μl + 50% 甘油（用蒸馏水配制）3ml + 尿激酶（尿激酶原液 2500U，用 0.02mol/L pH7.4 的 Tris-HCl 缓冲液配制成 4U/μl。）60μl，37℃ 温育 1h，此为标准纤溶酶原尿激酶复合物（简称标准复合物）。

测定管：待测血浆 50μl + 50% 甘油 1ml + 尿激酶 20μl，37℃ 水浴温育 1h，此为测定纤溶酶原尿激酶复合物（简称测定复合物）。

2. 各管按表 22-5-1 步骤进行测定。

用分光光度计测定，波长 405nm，蒸馏水调整零，读取各管吸光度，以吸光度为纵坐标，纤溶酶原活性为横坐标，作图，测定管纤溶酶原活性由标准曲线上查得。

（三）方法应用和评价

1. 纤溶酶原含量减低时　表明纤溶活性亢进　见于：原发性纤溶亢进，如肝硬化、肝叶切除术、门脉高压手术、肺叶切除术、肝移植等手术。

继发性纤溶亢进，如前置胎盘、胎盘早期剥离、羊水栓塞、癌肿播散、严重感染及 DIC 等。

2. 纤溶酶原浓度增高　见于高凝状态及血栓栓塞性疾病。

表 22-5-1　纤溶酶原活性测定（发色底物法）操作步骤

加入物	标　准　管						测定管
	1	2	3	4	5	6	
50% 甘油（ml）	0.5	0.6	0.7	0.8	0.9	1.0	0.6
0.01mol/L Tris-HCl	0.5	0.5	0.5	0.5	0.5	0.5	0.5
标准复合物（ml）	0.6	0.5	0.4	0.3	0.2	0.1	
测定复合物（ml）							0.5
发色底物 140450（ml）	0.1	0.1	0.1	0.1	0.1	0.1	0.1
37℃水浴温育 30min							
3.2% 枸橼酸钠（ml）	1.0	1.0	1.0	1.0	1.0	1.0	1.0
纤溶酶原活性（%）	120	100	80	60	40	20	

三、纤溶酶活性测定（PL：A，刚果红显色法）

（一）基本原理

纤维蛋白与刚果红结合成不溶于水的复合物，在纤溶酶的作用下，分解纤维蛋白后释放出刚果红。在酸性条件下，呈现蓝色反应，其蓝色的深浅与酶活性成正比。

（二）操作步骤

1. 基质制备　将贫血小板血浆、生理盐水、5% $CaCl_2$ 按 10：100：5 混匀，放 37℃水浴温育 60min，用玻棒将纤维蛋白卷出，用生理盐水洗两次后挤干，置 56℃温箱中烘干备用。取 10g 纤维蛋白粉加入 0.1% 刚果红液 100ml，置 37℃水浴中不断搅拌，保温 30min。离心（2500×g，10min），弃去上清液。用 pH7.8 硼酸缓冲液（取硼酸 6.184g，KOH7.456g，加蒸馏水 500ml，0.1mol/L NaOH 53ml，加水至 1000ml）反复漂洗上清液为无色止，将结合刚果红的纤维蛋白，放入 56℃温箱中烘干备用。

2. 按表 22-5-2 进行操作。

表 22-5-2　纤溶酶活性测定操作方法（单位：ml）

	测定管	空白管
基质粉（mg）	50	50
硼酸缓冲液（pH7.8）（置 37℃温育 10min）	0.5	0.5
受检血浆（置 37℃温育 30min）	0.1	-
蒸馏水	1.4	1.4
受检血浆	-	0.1
1mol/L HCl	1.0	1.0

3. 离心（2500g，10min），取上清液，用波长 600nm 空白调零，读光密度，然后查标准曲线得到纤溶酶单位（U）。

标准曲线：标准液 1ml = 10mg，准确称取基质粉 20mg，加入 0.2mol/L NaOH 2ml，置 56℃水浴中 2h，待基质完全溶解后按表 22-5-3 进行。用波长 600nm 空白调零，读光密度制成标准曲线。

（三）注意事项

在体外，血浆中纤溶酶可继续发挥作用，并随之消耗。因此采血后应立即测定或置 -40℃保存但不超过 1 周。

（四）方法应用及评价

表 22-5-3 纤溶酶活性测定标准曲线的制备法（单位：ml）

	1	2	3	4	5	6	空白管
标准液	0.1	0.2	0.4	0.6	0.8	1.0	-
硼酸缓冲液（pH7.8）	0.5	0.5	0.5	0.5	0.5	0.5	
蒸馏水	1.4	1.3	1.1	0.9	0.7	0.5	1.5
1mol/L HCl	1.0	1.0	1.0	1.0	1.0	1.0	1.0
纤溶酶单位（U）	10	20	40	60	80	100	0

注：纤溶酶单位定义　每 ml 血浆中所含纤溶酶在 37℃ 水浴中与基质作用 30min，分解 0.1mg 基质释放出来的刚果红量为一个单位。

1. 纤溶酶活性增高见于原发性和继发性纤溶症。
2. 纤溶酶活性减低见于高凝状态和血栓形成性疾病。

四、α_2 纤溶酶抑制物测定（α_2-PI）

（一）活性测定（α_2-PI：A，发色底物法）

1. 基本原理　在血浆中加入过量的纤溶酶，后者即可与 α_2-PI 形成复合物。然后加入发色底物，在剩余纤溶酶的作用下，底物被水解释出 PNA 而显色，显色的深浅与血浆中剩余纤溶酶呈正相关。从而可以计算出血浆中 α_2-PI 的含量。

2. 试剂制备

（1）发色底物　3mmol/L。

（2）甘油 – 盐酸溶液　50% 甘油 -2mmol/L HCl。

（3）纤溶酶　5ml 甘油 – 盐酸溶液含纤溶酶 0.27 抑制 U/ml。

（4）混合试剂　发色底物 0.4ml 加入 1.6ml Tris-HCl 缓冲液，以 1∶5 稀释。

3. 操作步骤　按表 22-5-4 进行。

表 22-5-4 α_2-PI 活性测定（发色底物法）

	空 白	标 本	标 准
生理盐水（μl）	20	/	/
标本血浆（μl）	/	20	/
标准血浆（μl）	/	/	20
混合试剂（μl）	200	200	200
混匀后，温育 1min			
纤溶酶（μl）	200	200	200
混匀，温育 1min 后，于室温 405nm 比色。			

计算方法：

$$血浆\ PI\ 含量 = \frac{空白管读数 - 测定管读数}{空白管读数 - 标准管读数} \times 0.27\ 抑制\ U/ml$$

4. 注意事项

（1）在一定的温度下，要保证比色物容积的精确性。在分析之前，最好先将混合试剂预温，纤溶酶应保持在 15~25℃。

（2）底物在反应时释放的对硝基苯胺为有毒物质，应避免与皮肤接触或吸入。如果溶液接触到皮肤或黏膜，应立即用大量水冲洗。

5. 方法应用和评价　在静脉和动脉血栓形成、恶性肿瘤或分娩后等情况下 α_2-PI 可能增高，在肝病、

DIC、手术后以及先天性 α_2-PI 缺乏症等疾患，α_2-PI 可减低。

（二）抗原测定（α_2-PI：Ag，ELISA 法）

1. 基本原理　本法采用 ELISA 双抗体夹心法测定 α_2-抗纤溶酶。将抗 α_2-抗纤溶酶单抗包被于塑料酶标板孔内，将受检血浆加入孔中温育，血浆中相应抗原与抗体形成复合物结合在孔上。洗尽血浆中其他成分，加上以过氧化酶（POD）联结的抗 α_2-抗纤溶酶抗体，预温中标记抗体与上述抗原抗体复合物结合形成抗体 – 抗原 – 抗体夹心复合物。加上基质溶液后显色。显色的程度与 α_2-抗纤溶酶含量成正相关。

2. 试剂、标本制备

（1）α_2-抗纤溶酶单克隆抗体　使用时作 1：100～200 稀释。

（2）α_2-抗纤溶酶抗体 – 酶结合物　用时作 1：100～150 稀释。

（3）基质

1）磷酸盐 – 枸橼酸盐缓冲液　0.1mol/L 枸橼酸盐溶液 24.3ml，0.2mol/L Na_2HPO_4 溶液 25.7ml，蒸馏水 50ml 混合，pH5.0。

2）基质液　上述缓冲液 5ml，邻苯二胺 20mg，30% H_2O_2 0.075ml。

（4）包被液　0.05mol/L 碳酸钠溶液 pH9.6。

（5）稀释液　PBS-吐温 20（NaCl 8g，KH_2PO_4 0.2g，$Na_2HPO_4 \cdot 12H_2O$ 0.29g，KCl 0.2g，吐温-20 0.5ml 加水至 1000ml，pH7.4）。

洗涤液：同稀释液。

（6）标准参考血浆　3IU/ml（IU：抑制单位）。

（7）标本制备同前。

3. 操作步骤

（1）标本处理　用稀释缓冲液将血浆作 1：10 和 1：20 稀释，参考血浆作 1：10、1：20、1：40、1：80 稀释。

（2）方法　用稀释抗体包被酶标板，每孔 200μl，37℃放置 2h。然后倾尽液体，每孔用 200μl 洗涤缓冲液清洗两次。将酶标板水分甩干，加受检标本或标准每孔 200μl，37℃放置 2h，倾尽液体，洗涤 2 次（方法同上）。加入酶联抗体每孔 200μl，37℃放置 1h，倾尽液体，洗涤 3 次。然后加入新鲜配制的基质溶液每孔 200μl，室温避光放置 10～15min 后，再加入 3mol/L 硫酸溶液每孔 50μl。2h 内以稀释缓冲液作空白管，于 492nm 波长比色。

（3）标准曲线　以各稀释度 PI 含量为横坐标，以相应光密度为纵坐标，在双对数或半对数纸上作标准曲线，受检样品 PI 的含量可通过标准曲线查得，也可作对数回归处理，若为 1：20 稀释的样品，结果应乘 2。

4. 注意事项

（1）基质有毒，避免与皮肤接触，并设专人妥善保管。

（2）基质应在临用前配制。

（3）最高含量的标准光密度达 1.0 为宜，不得超过 1.5，否则样品应作适当稀释。

（4）其他同 PI 活性测定。

5. 方法应用和评价　同 α_2-PI 活性测定。

第二节　纤维蛋白单体检测

在继发性纤溶时（如 DIC），凝血酶使纤维蛋白原释放出纤维蛋白肽 A 和肽 B，并生成纤维蛋白单体；纤溶酶能使纤维蛋白降解生成纤维蛋白降解产物，纤维蛋白单体与纤维蛋白降解产物形成可溶性复合物。鱼精蛋白或乙醇胶可使这一复合物分离，纤维蛋白单体自行聚合，形成肉眼可见的絮状或胶冻状纤维蛋白丝。

一、血浆硫酸鱼精蛋白副凝实验（3P）

（一）基本原理

鱼精蛋白能解离纤维蛋白降解产物（FDP），与纤维蛋白单体（FM）结合，使纤维蛋白单体游离出来，自行聚合成纤维丝条。

（二）操作步骤

1. 取贫血小板血浆（制备方法同 APTT 实验）0.5ml，放入试管中。

2. 放 37℃ 水浴温育 3min。

3. 加 10g/L 硫酸鱼精蛋白溶液（pH6.5）0.05ml，轻轻混匀，置 37℃ 水浴中。

4. 15min 后，立即观察有无白色纤维蛋白丝形成。阴性时血浆清晰不变，无不溶解物产生；阳性时，有纤维丝（条）形成。

（三）注意事项

1. 本实验不能用草酸盐、肝素和 EDTA 盐等作为抗凝剂。

2. 抽血不顺利，抗凝不匀，导管内抽血，标本放入冰箱，未能立即观察结果，贫血、抗凝剂不足等，均会导致假阳性结果。

3. 若水浴温度太低，或纤维蛋白原含量过低都会造成假阴性结果。

（四）方法应用和评价

1. 阳性见于继发性纤溶，阴性见于原发性纤溶、DIC 及正常人。

2. 本实验假阳性率较高，已逐渐被测定 D-二聚体所取代。

二、乙醇胶实验（EGT）

（一）基本原理

在室温下，50% 乙醇胶溶液能解离纤维蛋白单体（FM）与纤维蛋白的早期降解产物（FDP），而致 FM 自行聚集形成纤维丝条。

（二）操作步骤

1. 取贫血小板血浆（制备方法以同 APTT 测定）0.5ml，置 20℃ 水浴或室温中 3min。

2. 加 50% 乙醇胶溶液 0.15ml，轻轻摇匀。

3. 置室温或 20℃ 水浴中，每隔 1 分钟观察 1 次。阴性时无变化或仅见微小颗粒；阳性时或可见胶冻形成或纤维蛋白丝形成。

（三）注意事项

1. 掌握温度于 20℃ 为宜。

2. 乙醇终浓度为 10%~15% 时，凝胶形成最好。

（四）方法应用和评价

DIC 有继发性纤维蛋白的早期降解产物时，本实验呈阳性；晚期降解产物时，本实验呈阴性。原发性纤溶亢进时，本实验呈阴性；若局部发生纤溶现象时，本实验也可呈假阳性。EGT 敏感性低，特异性高。

第三节　纤维蛋白（原）降解产物检测

纤溶系统被激活后，纤溶酶可以把纤维蛋白和纤维蛋白原分解为纤维蛋白降解产物，这一过程是逐步进行的，首先它们被水解释放出小分子多肽 A、B、C，留下尚具有凝血作用的片段 X，后者继续被纤溶酶水解而生成片段 Y 和片段 D，片段 Y 在纤溶酶作用下最后分解为片段 D 和 E。当血浆标本中纤维蛋白降解产物增多时，提示该病人处于纤溶亢进状态。

一、凝血酶时间测定（TT）

（一）基本原理

在凝血酶作用下，纤维蛋白原转变成纤维蛋白，于血浆中加入标准化的凝血酶溶液后，血浆凝固所需的时间称为凝血酶时间。

（二）操作步骤

1. 取贫血小板血浆（制备方法同 APTT 测定）0.1ml，置 37℃ 水浴中。

2. 加入凝血酶溶液（浓凝血酶液加生理盐水稀释，直致使正常对照血浆的凝固时间为 16~18s）0.1ml，记录凝固时间，重复 2~3 次，取平均值。

3. 正常血浆对照方法同上。

（三）注意事项

1. 血浆在室温下放置不要超过 3h。

2. EDTA 盐和肝素抗凝血不宜作本实验。

3. 凝血酶时间的终点以出现浑浊的初期凝固为准。

（四）方法应用和评价

1. 凝血酶时间延长见于肝素增多或类肝素抗凝物质存在、低（无）纤维蛋白原血症、纤维蛋白原降解产物增多以及 DIC 等。该实验也是肝素治疗和溶栓治疗的实验室监测指标之一。

2. 凝血酶时间缩短见于有钙离子存在及 pH 呈酸性时。

二、纤维蛋白降解产物测定（FDP）

（一）乳胶凝集法

1. 基本原理 在受检血浆或血清（含 FDP 抗体）中，加入经 FDP 单克隆抗体包被的乳胶颗粒后，抗原 - 抗体形成肉眼可见的凝集反应。

2. 操作步骤

（1）将贫血小板血浆（制备同 APTT 实验）作 1：2 稀释（50μl 血浆加 50μl 甘氨酸缓冲液）和 1：8 稀释（50μl 血浆加 350μl 甘氨酸缓冲液）。

（2）取 1：2 稀释的受检血浆 20μl 放于实验卡片的测试区，再取 1：8 稀释的受检血浆 20μl 放于实验卡片的另一测试区；另分别取阴性和阳性对照血浆各 20μl 分别放于实验卡片的不同测试区。然后将乳胶颗粒充分摇匀，分别在各测试点区中加 20μl，再分别用搅拌棒将其混匀，然后轻轻摇动实验卡片 3min。观察结果，有凝集出现为阳性。

3. 注意事项

（1）标本抗凝不全或有高效价的类风湿因子时会出现假阳性。

（2）因为本法所用试剂的检测域值为 2.5μg/ml，故正常人血浆作 1：2 和 1：8 稀释均为阴性，相当于未稀释血浆 FDP 浓度 <5μg/ml。

4. 方法应用及评价

（1）原发性纤溶（纤维蛋白原降解产物）增强和继发纤溶（纤维蛋白降解产物）增强时，本实验均出现阳性，即 FDP >5μg/ml。

（2）本实验特异性和敏感性高，因为仅与 FDP 发生特异反应，不与纤维蛋白原发生反应。

（3）重复性好。

（4）血浆和血清标本检测符合率为 97%，故临床上可采用血浆或血清进行检测。

（二）间接血凝法

1. 基本原理 FDP 与纤维蛋白原具有相同的抗原决定簇，故以纤维蛋白原免疫家兔所得的抗血清可与被检血清中 FDP（抗原）结合，在有效致敏红细胞作指示剂的条件下，能够灵敏地测定出标本中 FDP 含量。

2. 操作步骤

（1）取血清或尿液及参考人血浆，分别用生理盐水作倍比稀释到所需浓度。

（2）用滴管（相当于 25μl）吸取各稀释度血清 1 滴，加于专用血凝板小孔内。

（3）在已加稀释标本的小孔内，各加诊断红细胞 1 滴（相当于 25μl），然后于微量搅拌器上振摇 30s 左右，置 37℃温箱内 30～50min，取出冷却 10min 后观察结果。

（4）结果判断

血凝反应按红细胞凝集程度分为 6 级。

（-）：红细胞沉于孔底，呈紧密圆点状。

（±）：在圆点周围有极少数呈松散红细胞。

（+）：轻度血球凝集。

（2+）～（4+）：半数以上红细胞凝集，呈中等以上面积均匀薄膜图谱。FDP 含量计算：每 ml 样品

FDP 含量为样品稀释倍数乘以诊断红细胞所测标准纤维蛋白原最小含量,如样品稀释倍数为 1:4,所测标准纤维蛋白原最小含量为 1.25μg/ml,则 FDP 含量为 4×1.25μg/ml=5μg/ml。

3. 注意事项

(1) 所用血凝板应选用专用配套 V 型血凝板,滴管、稀释板均需十分清洁,否则易造成假阳性。

(2) 待检血和尿样品以及实验用各种溶液,均需避免沾污或生长杂菌,否则会影响结果。

(3) 检测中,应用生理盐水作空白对照,若对照孔发生自凝时,则需重做。

4. 方法应用和评价 正常人血清中 FDP 甚微,在纤溶亢进病人如 DIC、肝硬化、肺栓塞等 FDP 含量增高。

(三) 酶联免疫吸附法(ELISA)

1. 基本原理 将纯的兔抗人纤维蛋白原 IgG 通过物理作用结合于固相载体上,然后加入受检标本,标本中的相应抗原(FDP)与固相载体上的抗体形成复合物。此复合物与辣根过氧化物酶(HRP)标记的兔抗人纤维蛋白原 IgG 发生抗原抗体结合反应,后者可使邻苯二胺基质显示棕红色反应,其颜色的深浅与样本中 FDP 含量呈正比关系。

2. 试剂、标本制备

(1) 固相载体 聚苯乙烯塑料反应板 4×10 孔。

(2) 包被液 0.5mol/L 碳酸盐缓冲液(Na$_2$CO$_3$ 1.59g,NaHCO$_3$ 2.93g,加水至 1000ml,pH9.6)。

(3) 稀释液 PBS-吐温 20(NaCl 8g,KH$_2$PO$_4$ 0.2g,Na$_2$HPO$_4$·12H$_2$O 0.29g,KCl 0.2g,吐温-20 0.5ml 加水至 1000ml,pH7.4)。

洗涤液 同稀释液。

(4) 基质

1) 磷酸盐-枸橼酸盐缓冲液 0.1mol/L 枸橼酸盐溶液 24.3ml,0.2mol/L Na$_2$HPO$_4$ 溶液 25.7ml,蒸馏水 50ml 混合,pH5.0。

2) 基质液 上述缓冲液 5ml,邻苯二胺 20mg,30% H$_2$O$_2$ 0.075ml。

(5) 抗人纤维蛋白原血清。

(6) 纤维蛋白原。

(7) 抗人纤维蛋白原 IgG。

(8) 标记 IgG。

(9) 血标本 1ml 静脉血置于含 10% 6-氨基己酸 0.05ml(内含凝血酶 10u)的试管中,放 37℃ 2h 后,收集血清待查。

(10) 尿标本 收集清晨中段尿约 3ml,离心(2500×g,10~15min),取上清液待查。

3. 操作步骤

(1) 用包被缓冲液将纯兔抗人纤维蛋白原 IgG 作适当稀释,加入微量聚苯乙烯反应孔(下称反应板)中,每孔 0.1ml,37℃温育 6h。

(2) 次日倒空反应板,加洗涤液充满各孔,静置 3min,然后倾尽,重复洗涤 3 次。

(3) 稀释液将标本作不同浓度的稀释(尿液为 1:2,1:5,1:10 稀释;血清一般须作 1:100 以上稀释),每孔加 0.1ml,每个稀释度作两份。

(4) 置 37℃,2h 后,倾尽稀释液,同上法洗涤 3 次,再用稀释液将酶联兔抗人纤维蛋白原 IgG 作适度稀释后,每孔加 0.1ml,然后置 37℃温育 2h 后,取出倾尽,洗涤 3 次。

(5) 每孔加入新鲜配制的基质液 0.1ml,室温放置 30min,立即于每孔加入 2mol/L H$_2$SO$_4$ 0.04ml,终止反应。

(6) 比色 波长 492nm,读出每份标本的 OD 值,从标准曲线查得标本 FDP 含量。

标准曲线绘制:将 1g/L 纤维蛋白原溶液用稀释液稀释成 10、20、40、80、160、320ng/ml,然后分别将稀释的纤维蛋白原液 0.1ml 加入已包被抗体的反应板各孔内,重复标本测定操作步骤。以各稀释度所得 OD 值为纵坐标,以各稀释度纤维蛋白原含量为横坐标,制得标准曲线。

4. 方法应用和评价 尿液中 FDP 增高见于：急性肾炎、慢性肾炎、尿毒症、肾移植术后排斥反应、妊娠毒血症以及 DIC 等。

血清中 FDP 增高见于：原发性或继发性纤维蛋白溶解亢进，心肌梗死、脑血栓形成、脑出血、急性肾炎、狼疮性肾炎、肾功能不全、肝硬化、晚期肿瘤、白血病化疗后、恶性组织细胞病、类风湿性关节炎、SLE、肺心病、心脏病等，溶栓治疗后。

三、D-二聚体测定（D-D）

D-二聚体是纤溶酶降解纤维蛋白的产物之一，由两个 D 碎片在因子Ⅷa 的交联下形成。由于 FDP 中有些成分来自纤维蛋白原的降解，在原发性或继发性纤维蛋白溶解亢进时都见增多。D-二聚体则是反映纤维蛋白被纤溶酶降解后的产物，其含量增加代表体内存在着继发性纤溶亢进。

（一）乳胶凝集法

1. 基本原理 以抗 D-二聚体单克隆抗体标记固相载体乳胶颗粒，向此乳胶颗粒抗体结合物中加入受检血浆，如血浆中含 >0.5μg/ml 的 D-二聚体，乳胶颗粒则发生凝集反应。

2. 操作步骤 在黑色反应板上加 20μl 乳胶悬液（以抗 D-二聚体抗体标记的乳胶颗粒），然后加等量的血浆标本，用搅拌棒混匀，在 3min 内看结果，同时作阳性对照。

3. 注意事项

（1）类风湿因子可致本实验呈假阳性反应。

（2）采血要迅速，分离血浆后 1h 内测定完毕或置 -20℃保存不要超过 1 周。

4. 方法应用

（1）高凝状态、血栓性疾病和 DIC 时，血浆 D-二聚体明显升高，是诊断 DIC 的重要依据。

（2）D-二聚体在继发性纤溶症为阳性，在原发性纤溶症为阴性，是鉴别二者的重要指标。

（二）NycoCard 胶体金法（半定量）

1. 基本原理 将抗 D-二聚体单克隆抗体包被于固相载体上，当加入的受检标本中有 D-二聚体时，即结合到单抗上，再向其中加入标记有微小金颗粒的抗 D-二聚体单克隆抗体（结合物），已经结合到固相载体上的 D-二聚体则与结合物以三明治（双抗体夹心）的方式结合，过量的结合物用洗涤液洗去。结合物显色的深浅与受检标本中 D-二聚体的含量成正比。

2. 操作步骤

（1）NycoCard 测试孔（已包被好抗 D-二聚体单克隆抗体）中加 50μl 洗涤液（含有 BSA 和去污剂的缓冲液，pH8.0），让洗涤液渗入卡中。注意不要让加样器碰到测试孔中的膜上。

（2）把 50μl 待测贫血小板血浆（制备同 APTT）或质控液（含有 BSA 和稳定剂的纤维蛋白降解产物的缓冲液）加到预湿的测试孔内。样本应在 45s 内渗入卡内。

（3）把 50μl 结合物（标记有微小金颗粒的抗 D-二聚体单克隆抗体）加到测试孔中。结合物应在 45s 内渗入卡内。

（4）把 50μl 洗涤液加到测试孔中，待洗涤液完全渗入卡内后，在 2min 内同标准比色卡（测试范围为 0.5~8.0mg/L）相比以判断结果。当标本结果超过 8mg/L 时，须用洗涤液稀释后再测定。

3. 注意事项

（1）如果标本在 45s 内没有渗入卡内，则会出现假强阳性结果。此时应重新离心标本或用滤纸（0.22mm）过滤。

（2）温度影响结果。试剂和标本应在 22~27℃测试。

4. 方法应用和评价 同"乳胶凝集法"。

（三）ELISA 法（定量测定）

1. 基本原理 包被在固相载体上的 D-二聚体抗体与相应抗原反应再加上酶标记的特异性抗体，底物所显颜色的深度与抗原含量成正比。

2. 试剂、标本制备

（1）抗体 抗 D-二聚体单抗纯品。

（2）抗原　D-二聚体标准品。

（3）缓冲液

1）包被液　0.05mol/L $NaCO_3$/$NaHCO_3$，pH9.6（$NaCO_3$ 1.59g，$NaHCO_3$ 2.93g，加蒸馏水至1000ml）。

2）洗涤缓冲液（PBST）　0.15mol/L Na_2HPO_4/KH_2PO_4，pH7.2，0.05%，Tween-20（NaCl 18.5g，Na_2HPO_4 1.15g，KH_2PO_4 0.2g，Tween-20 0.5ml，加蒸馏水至1000ml）。

3）稀释缓冲液　在PBST中加0.2%的白明胶。

4）底物缓冲液（pH5.4）　枸橼酸盐/磷酸盐缓冲液（0.1mol/L枸橼酸24.3ml，0.2mol/L Na_2HPO_4 25.7ml，加蒸馏水至1000ml）。

5）底物　四甲基联苯胺（TMB）。

3. 操作步骤

（1）标准曲线测定

1）包被　用包被液稀释抗D-二聚体单抗至10ng/ml，以每孔100μl加入96孔酶标板孔中，4℃下反应18h。

2）封闭　将包被液弃尽，加稀释缓冲液100μl/孔，置37℃ 2h封闭。洗涤缓冲液洗3次，每次3min。

3）稀释抗原　D-二聚体标准品用稀释缓冲液稀释成5000、2500、1250、625、312.5、156.3、78.2ng/ml，每孔加100μl，加100μl稀释缓冲液作空白对照，37℃温育1h，洗涤液洗涤3次。

4）加酶标抗体　将酶标记抗D-二聚体单抗原液作1:4000稀释，每孔100μl，37℃温育1h，洗涤液洗涤3次。

5）加底物液体　用无水乙醇0.5ml溶解TMB 1mg（4℃下可保存1周）。临用时取200μl，加底物缓冲液4ml，0.5% H_2O_2 20μl，混匀后每孔加100μl，室温15min，1mol/L硫酸终止反应。450nm波长测定光密度（OD值）。

6）以OD值为纵坐标，D-二聚体含量的对数为横坐标作标准曲线，用最小二乘法求出曲线方程。OD = blogC + a（C为D-二聚体浓度）。

（2）分离后的血浆标本测定方法同标准品。

（3）将待测血浆OD值代入公式：

$$lgC = \frac{OD-a}{b}$$，查对数表求出C值。

4. 方法应用和评价　同"乳胶凝集法"。

（孙　芾　王厚芳　汪　钟）

参 考 文 献

1. Bockenstedt PL. Laboratory methods in Hemostasis. In：Colman RW, Hirshi J, Marder VJ, et al. eds. Hemostasis and thrombosis：Basic Principles and Clinical Practice. 3rd ed. J B Lippincott Company, Philadelphia, 1994, 455－500

2. DeMott WR. Coagulation. In：Jacobs DS, DeMott WR, Grady HJ, et al. eds. Laboratory Test Handbook. 4th ed. Lexi-Comp Inc, Hudson, 1996, 225－271

3. Triplett DA. Coagulation. In：Kenneth D. McClatchey, eds. Clinical Laboratory Medicine. Williams & Wilkins, Baltimore, 1994, 1045－1107

4. 王鸿利. 纤溶系统检查. 见：王鸿利，包乘鑫，阮长耿等主编. 血栓与止血检验技术. 上海科学技术出版社，1992，118－151

5. 王鸿利. 血栓与止血实验室诊断方法与评价. 见：汪钟，郑植荃主编. 现代血栓病学. 北京医科大学中国协和医科大学联合出版社，1997

第六章 血栓形成相关的流变学测定方法及有关在体实验

血栓形成及血液凝固时伴有黏弹性的明显升高。据此，凝血过程可采用流变学方法来测定。本章介绍其中的3种测定方法，即血栓弹力图法、凝血的旋转剪应力测定法、体外血栓仪法。血栓形成在体实验对于药效评价有重要价值，本章简介几种常用的在体血栓形成动物模型，包括电刺激动脉血栓形成法、动-静脉旁路血栓形成法、光化学诱导脑梗死模型和中医血瘀证动物模型的概况。

第一节 血栓弹力图法

血栓弹力图（thromboelastogram）是德国学者 Hartert 于 1949 年首创的，简称此方法为 TEG。

一、测定原理

仪器构造与同轴圆筒式黏度计类似，要求的血量仅为 0.5ml，测定时外圆筒以 4°45′ 的角度往复振荡，振荡的周期为 9s。当血液为液态时，外筒的振荡对内筒影响极小；当血液逐渐凝固时，内筒受力逐渐加大，并往复振荡。内筒受力可由仪器转化为电信号，并记录于恒速走动（2mm/min）的纸上，血栓弹力图（图 22-6-1）的有关指标如下：

（一）反应时间（r）

反应时间定义为从时间的零点至图形幅宽达 1mm 所需的时间。在图中即从零至②处的时间。对于正常人的全血，r 约为 12min；正常人全血的复钙 r 则约为 4min。

（二）凝固时间（K）

从 r 值终点（即②处）到图形幅度达幅宽 20mm 处即③处所需的时间，定义为凝固时

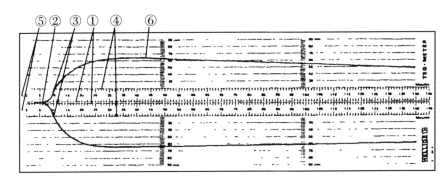

图 22-6-1 血栓弹力图所记录的图形

间 K。有些血样的凝固弹力度不足，达不到 20mm；也可选幅度 10mm 为标准，并测定出 K（10）。正常人的全血凝固，K 约为 6min；复钙实验 K 则约为 2min。

（三）血栓最大幅度（ma）

血栓最大幅度可由图形中幅度最宽处（图中⑥处）测出，它被定义为从一侧曲线内缘到另一侧曲线外缘的距离，单位为 mm。

（四）血栓最大弹力度（m∈）

根据计算公式，m∈ 定义为 $(100 \times ma)/(100 - ma)$。正常人全血凝固的 m∈ 约为 100；全血复钙实验的 m∈ 约为 100 至 160。

二、样本制备与测定步骤

血栓弹力图可采用自然全血、抗凝血再复钙及抗凝血浆复钙 3 种方式来测定。

（一）自然全血

仪器的测定容器先预热 5min，按标准方式采自然全血后，立即注入测定容器，并同时开始测定血栓弹力图，完成测定一般需时 1.5 至 2h。

（二）抗凝血复钙法

采集用3.8%枸橼酸钠抗凝血样，容器需用塑料试管或硅化了的玻璃试管，将0.3ml血样注入已预热的测定容器，再将0.06ml 1.29%的$CaCl_2$用微量注射器或加样器加入并迅速混合均匀，随即开始测定血栓弹力图。

（三）抗凝血浆复钙法

采集用3.8%枸橼酸钠抗凝血样，用离心法制备抗凝血浆，其后，用$CaCl_2$复钙与测定过程同抗凝血复钙法。

3种方法所得图形相似，但数据有所不同。自然全血法的r、K、ma值均较高。血浆复钙法的ma与m∈值较大。

三、方法应用

国内外临床与药物研究均有采用。

四、注意事项

抗凝血液标本的存放时间可影响结果，宜在采血后2～3h内测定。如用复钙实验，$CaCl_2$与血样混合的均匀程度对结果影响较大。

五、方法评价

血栓弹力图法已由德国HELLIGE公司生产相应的血栓弹力图仪，并在血液病等临床领域应用。近年来，Hartert对原有方法改进，研究出共振式血栓弹力图。国内有采用血栓弹力图法的临床单位，但由于测定耗时，不易普及。

第二节　体外血栓仪法

一、测定原理

1958年，Chandler首先研究血液在体外塑料环中的凝固情况。根据流体力学预计，他把装有少于半管的血液的塑料管弯成圆环，在电动机带动下，圆环以17r/min的转速旋转。转动几分钟后，血液在转环的低液面一端出现血小板聚集和所谓"雪暴"（snow storm）现象。随后出现有纤维蛋白丝形成的血栓，低液面角度下降。此时称为特异血栓形成时间（CTFT）。当低液面偏转的角度达到最大值时，称为纤维蛋白血栓形成时间（TFT）。这种在转环中形成的血栓与体内形成的血栓有类似的组织结构。它可分为头、体、尾3个部位。头部含有大量血小板及白细胞聚集体，间有纤维蛋白原和红细胞，并呈白色，称之为"白血栓"或"混合血栓"。体部主要是纤维蛋白与红细胞聚集体，称之为"红血栓"，体部也有少部分"混合血栓"。尾部为"红色血栓"。

二、测定步骤

体外血栓形成仪是国内常用的凝血测定方法之一。一般需采血1.8ml，并利用自然血测定血栓形成，测出的指标包括CTFT、TFT、血栓长度、血栓重量、血栓干重等项目。

三、方法应用

体外血栓形成仪法在国内达到普及程度，在临床与药物疗效观察中都有不少报道。

四、方法评价

体外血栓形成仪结构简单，易于实现，在国内广为应用。该方法的血栓长度与湿重等指标与观测者的操作技术有关，使其客观性受到一定影响。尽管Chandler在50年代进行了这种观测，但其后未被国际血液流变学界采用为测定方法。

第三节　凝血的旋转剪应力测定法

一、测定原理

血液凝固与血栓形成一般是在单向剪切血流中进行，并伴有黏弹性上升现象；而且凝血或血栓生成物也可被剪应力破坏，因此，该方法的基本思路是：在单向剪切流中监测凝血的发生、发展与破坏过程。为此，选用旋转式低剪切率测凝血，当血液开始凝固时，血液剪切应力开始上升，是凝血时间的标志。凝血发生后，血液由液态逐渐变为胶冻状态，并伴有剪切应力的大幅度上升。应力上升率可作为凝血的速率来看待。凝血发生后，凝血快与内圆筒壁面及外圆筒内壁之间的黏附更为密切。然而，由于旋转的测定方式，剪应力可破坏凝血生成物。因此，这种测定方式与材料力学中给试料加负载，观测试料变形以至破坏的情况相仿。不过，凝血块这一试料的力学性质不是静态的，它的黏弹性随时间而变化。

二、操作步骤

（一）抗凝全血与血浆复钙实验

1. 血样准备　采集常规枸橼酸钠抗凝血，如测定涉及血小板聚集评价，则进一步用离心法制取富血小板血浆（PRP）和贫血小板血浆（PPP）。

2. 置被测样品于黏度计测定头（外圆筒）内，于37℃恒温3min。

3. 用1.29% $CaCl_2$按常规比例用加样器给血样复钙，并迅速使$CaCl_2$与血样充分混匀后，立即在恒定低剪切率下开始监测凝血剪应力（τ）-时间（t）曲线。

4. 血样凝固时间、速率与强度的测定　凝血τ-t曲线如图22-6-2所示。

从图中可得3项凝血指标：凝血时间 tr，即剪应力从恒定水平开始上升处所对应的时间，动态凝血速率，或剪应力上升率$d\tau/dt$，从图中上升段中的线性段计算得出，凝血生成物所能承受的最大剪应力τ_m，图中应力峰值与基线应力水平之差。

（二）自然全血凝血实验

采血后立即置样品于黏度计测定头（外圆筒）内，随即开始测定。

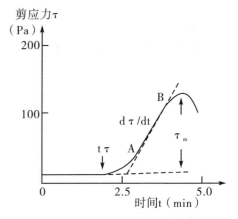

图 22-6-2　凝血的剪应力测定法

（三）抗血小板药与抗凝血药的评价方法

制取富血小板血浆（PRP）和贫血小板血浆（PPP），PRP或PPP分别与被研究的药物（D）或对照物（一般为生理盐水，NS）温育数分钟，形成4个样品，即 PRP + NS（对照）；PRP + D（给药）；PPP + NS（对照）及 PPP + D（给药），随后，分别监测上述4个样品的τ-t复钙凝血曲线，血小板参与抑制率（IPI）和血浆凝固抑制率（IPC）分别由4条曲线中计算得出，由于有3项凝血指标（tr、$d\tau/dt$、τ_m），又有血小板参与和血浆凝固两个监测方面，因此，可以得到六项指标，此方法可用于评价抗血小板药与抗凝血药的药效。

三、方法应用

这一方法建立之后，已用于活血化瘀药物的评价、血瘀证的观测、血瘀证动物模型的研究以及凝血过程活化能的测定等方面。

最近这一方法已用于评价抗凝血药物和抗血小板药的评价，分别测定药物对富血小板血浆（PRP）和贫血小板血浆（PPP）影响，对已知药效的肝素，阿司匹林，己酮可可碱等药物的测定证明了这6项指标的合理性，剪应力法评价血小板聚集是有钙离子参与的凝血，因此它的意义有别于常规的 Born 光密度法。从这一点上讲，该方法可能更接近体内实际过程。

四、注意事项

1. 采用的旋转式黏度计应同时满足下列要求：

（1）剪切率范围应包括低剪切率0.1 L/S。

（2）可测较大剪应力（>300Pa）。

（3）测定时样品的温度可恒定。

（4）所需样品量小（0.5ml 左右为佳），可选用德国 HAAKE RV100/CV100 和 RV20/CV100 黏度计，

也可采用国产专用凝血仪。

2. 采血技术要标准化，在室温保存的抗凝血样最好在 2h 之内测定，复钙时应与血样快速充分混合。

五、方法评价

旋转剪应力法采用剪切破坏凝血产物的测定方式，与采用非破坏性测定的血栓弹力图相比，同体内凝血多发生于剪切流动条件下的实际较为一致，这在测定思路上是创新的，且有关指标含义明确，测定快速省时（一般仅为数分钟），是一种行之有效的凝血测定方法。

第四节　电刺激动脉血栓形成法

一、测定原理

用直流电刺激血管，可引起局部血管损伤，从而激活内源性凝血系统，并可释放组织凝血活素而激活外源性凝血系统。血小板也被损伤的血管所激活。因而，在血管损伤部位生成混合血栓。当形成的血栓阻塞血管减慢血流时，血流下游的温度有所降低。用温度传感器测定温度改变即可反映血栓形成的过程。为方便用户，实用仪器多设定温度降低的幅度（例如 0.3℃），温降达到这一预定值时，仪器就报告出"血管阻塞时间"——从电刺激开始到温降达预定幅度的时间。

二、操作步骤

用戊巴比妥钠麻醉大白鼠后，在手术台上分离一侧长约 15mm 的颈总动脉。用塑料布遮盖附近组织，以免组织温度对血管温度的影响。用一对不锈钢电极将该段动脉轻轻架起。电极直径 1.3mm，两电极间约 1.5 ~ 1.7mm。

用半导体点温度计测定颈总动脉电极下游（远心端）某一位置的表面温度，然后给电极加 1.5mA 直流电，刺激 7.5min。在刺激后的 1h 内，每 2min 测定血管远心端该处的温度，直到出现温度明显下降为止。从电刺激开始至温度明显下降的时间即为血管阻塞时间。

如用国产体内血栓形成测定仪，操纵步骤参照其说明进行，仪器可自动报告血管阻塞时间。

三、注意事项

1. 如自制电极，应把两个电极固定在一个电极架上，以确保其相对位置的一致。

2. 刺激电极与血管的接触情况要良好，但又不可钩紧；每只动物的接触情况要尽可能一致。

3. 室温波动对血管壁温度有一定影响。应在温度比较恒定无风的环境下实验；另一方面，室温不可接近动物体温。

四、方法应用

据包头医学院心血管研究室报道，该方法可反映肝素和阿司匹林的药效。对照组阻塞时间为 16.2 ± 2.7min，阿司匹林组在 1mg/kg 及 10mg/kg 两剂量下分别为 19.1 ± 2.7min 和 19.7 ± 1.9min（$P < 0.05$）；肝素组（1.5mg/kg）为 20.6 ± 2.7min（$P < 0.01$）。

五、方法评价

该方法可以反映血管损伤后的血栓形成，可表现抗血小板药与抗凝药的作用。方法对环境温度、测温精度及操作的要求较高，否则结果的变差较大。

第五节　动-静脉旁路血栓形成法

一、基本原理

血流中的血小板当接触丝线的粗糙面时可黏附于线上，并发生聚集，环绕线的表面形成血小板血栓。血小板的黏附聚集功能受到抑制时，血栓量较轻。因此，从血栓重量可反映血小板黏附聚集功能。

二、操作步骤

先将大白鼠麻醉（戊巴比妥钠 30～40mg/kg，ip），仰卧位固定，分离气管，插入一塑料套管（气管分泌物多时可通过此套管吸出），并分离右颈总动脉及左颈外静脉。在聚乙烯管中段放入一根长 6cm 已称重的丝线。以肝素生理盐水溶液（50U/ml）充满聚乙烯管。聚乙烯管的一端插入左颈外静脉后，由聚乙烯管准确地注入肝素（50U/kg）抗凝，然后再将聚乙烯管的另一端插入右颈总动脉。如图 22-6-3 所示。

打开动脉夹，血流从右颈总动脉至聚乙烯管内，返回左颈外静脉。开放血流 15min 后中断血流，迅速取出丝线称重，总重量减去丝线重量即得血栓湿重。

三、注意事项

1. 手术过程要求迅速，技术操作熟练。
2. 聚乙烯管经拉细后才能插入血管，管端口径大小应严格控制。注意聚乙烯管插入血管后勿使血管扭曲。
3. 注意及时吸出气管分泌物，保持呼吸通畅。
4. 对照组和给药组动物体重应严格配对。

四、方法评价

本法反映整体动脉血流中血小板的黏附聚集功能，血栓结构类似动脉中的白色血栓。方法简便，适用于多种动物（大白鼠、家兔等），本法所测定的血小板血栓的形成和血流速度、血小板数密切有关，在分析药物作用时应注意。此外，本方法所形成的血栓为混合血栓，故可反映抗血小板药及抗凝药的药效。

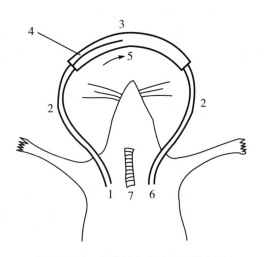

图 22-6-3　大白鼠实验性血栓模式图
1. 插入颈总动脉；2. 聚乙烯管（外径 1.3mm）；3 聚乙烯管（外径 1.6mm）；4. 丝线（长 6cm）；5. 血流方向；6. 插入颈外静脉；7. 气管。

第六节　光化学诱导脑梗死模型

一、概述

脑血管病是威胁人类健康的主要疾病，为此，脑梗死动物模型对于研究脑卒中的演变过程和药物疗效评价都十分必要，大鼠的大脑中动脉闭塞（MCAO）已成为局灶性脑梗死的常用模型，开颅法 MCAO 模型实验条件稳定，缺血效果可靠，模拟了永久栓塞性卒中。但开颅较为不便，阻断大脑中动脉又需要外科技术，本节介绍由 Watson 建立的光学诱导脑皮质梗死动物模型，该模型不需开颅。

二、测定原理

光敏物质（例如荧光素、荧光素二钠、四碘四氯荧光素二钠）注入动物血管后，以特定波长的冷光照射动物颅部，可发生光化学反应，生成氧自由基，引起血管内皮细胞损伤，血小板聚集，在照射区内血栓形成，局部皮层缺血坏死。

三、模型制备

多采用大鼠，水合氯醛（0.35g/kg）腹腔注射麻醉后，固定头部，常规皮肤消毒后，切开头皮暴露颅骨，尾静脉注入荧光染料（例如玫瑰红 B，25mg/kg）。

以 400W 金属卤素灯为光源，用风冷或循环水冷装置降温，光线经聚光与滤光，得到会聚的 560nm 左右的光束。

光束照射在颅部选择的区域一定时间（例如 10min）后，缝合头皮，造模完成。

四、测定步骤

在造模后的某一时间处死动物，处死前 1h 经尾静脉注入 1% 伊文斯蓝染料 1ml，处死后取脑（半脑或全脑），制为匀浆，并以比色法测定单位脑组织的光密度，梗死严重者染色深，光密度大，染色显著的时相多出现在光化学诱导后 24～48h。

除用染色法评定脑梗死程度外，也可采用脑电图、光学显微镜或电子显微镜等方法评定梗死的情况。

五、方法应用

该方法已在国内开始采用，并已用于药效评价。

六、注意事项

该方法采用荧光染料，其体内代谢速率会影响结果，因此，最好在注入染料同一时刻进行光照。光照时间、强度、位置和染料用量对实验结果均有影响，需要加以控制。

七、方法评价

光化学诱导法与人类脑血栓形成过程较为一致，适用于抗血小板药、抗血栓药和抗氧自由基药物的疗效评价，该法不需开颅，较为简易，且皮层梗死区可以人为选择，通过照射强度、时间、范围和光敏染料量的控制，可以制成不同梗死程度的模型，该模型是微血管损伤病变，与临床的缺血性卒中存在差异，因而不宜用于反映扩血管药的疗效。

第七节　微血栓形成的观测与分析

一、概述

微血栓形成是药理学和血液流变学关注的问题。常采用光学显微镜与图像采集装置观察与记录，并采用计算机图像处理方法分析血流状况及血栓形成过程。

二、模型原理

微血栓形成过程可在显微镜下用计算机控制的 CCD 记录，微血管中的血流与血栓形成动态过程均可以用图像处理方式来分析。

幼年大鼠（体重 100g 左右）是本研究的适用动物。上节介绍的光化学诱导梗死方法也常用来诱导微循环血栓。光敏物质（例如荧光素二钠或血卟啉）注入麻醉动物的血液循环系统后，以特定波长的光照射所观察的微循环部位（一般选肠系膜）。在光化学作用下，血管内皮细胞损伤，血栓逐渐形成，最终可能将微血管完全阻塞。

三、实验步骤

大鼠麻醉后，开腹并置肠系膜于生理盐水恒温槽中，通过显微镜 10 倍物镜与照像目镜用 CCD 与计算机图像软件观察选定的微血管（一般选直径 40～50μm 的微静脉）。

光敏物质的注入可在动物麻醉后进行，也可在光照开始后再注射入动物的静脉（例如股静脉，舌静脉等）。血栓形成的诱导起始点则以光照与光敏物质同时存在的时刻为准。光照的光源波长与所采用的光敏物质是需要对应的，例如采用玫瑰红 B 时用波长 560nm 的光源，采用血卟啉时则用紫外光源。文献中采用的有激光光源、卤素光源和汞灯的紫外光等。

微血管血栓形成过程可用 CCD 与计算机记录。血栓形成图像分析：在光照诱导的血管局部选择一个监测区域（图 22-6-4 中明亮线标出的区域），观察这个区域中的光密度随时间的变化。在光照开始时，由于监测区中是红色血流，其灰度数值较低；随着血小板白色血栓的形成与增长，灰度值逐渐增加。当血管完全被血栓阻塞时，血流停止，灰度值达到稳定数值。以此稳定灰度与红色血流灰度的差值为 100% 血栓形成的相应面积，我们可以绘出血栓形成的增长曲线。

四、应用举例

文献表明，采用光化学诱导大鼠肠系膜微血栓形成，血栓面积评价标明阿司匹林具有明显抗血栓作用，一周给药的药效比单次给药更突出。川芎嗪和其他中药成分也表现了明确的抗血小板血栓作用。

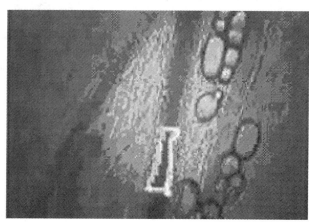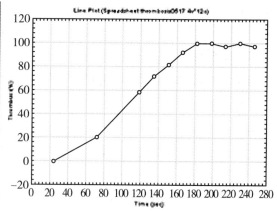

图 22-6-4 光化学诱导微循环血栓的光密度动态测量

左图标示血管中的小区是光密度监测区域；右图是光密度变化相应的血栓形成曲线，时间坐标 0～260s（此例的 0 时刻是光化学诱导后的 9 分 15 秒）。

五、注意事项

光照微血管时，应照射局部单支血管，可以用聚光与光栏等装置把光照限定在直径 100μm 左右的光斑内。不限定照射区域的全视野照射，可能带来多支血管内血栓形成，并可能出现相互干扰与影响。

选择微动脉诱导微血栓形成，由于血流速度较高，可能出现血栓脱落情况。

诱导微血栓形成的最简单装置是直接使用显微镜的卤素灯，把光源亮度调至高亮度，可诱导玫瑰红 B 等光敏物质发生光化学反应。需要在 CCD 前用减光滤光片等手段降低亮度，以便采集图像。

（廖福龙）

参 考 文 献

1. Hartert H. Blutgerinnungsstudren mit der thrombelastographre, emem neuen untersuchungsverfahren. Klm wschr, 1949, 27：789

2. Liao F, Li w and Huang S. Hemorheological investigation of cloting by rotational viscometer. Clinical Hemorheology, 1987, 7：671－677

3. Liao F, Li w and Yin X. A new hemorheological approach for evaluation of antiplatelet and anticoagulative drugs——rotational viscometry. Clinical Hemorheology, 1992, 12：831－839

4. 李麟仙，等．去纤酶对大鼠实验性血栓形成的预防效应．中华医学杂志, 1982, 62（6）：328－329

5. 徐叔云，卞如濂，陈修 主编．药理实验方法学（第三版）．北京：人民卫生出版社, 2002, 1283－1284

6. Markgraf CG, Kraydieh S, Prado R, et al. Comparative histopathologic consequences of photothrombotic occlusion of the distal middle cerebral artery in Sprague-Dawley and Wistar rats. Stroke, 1993, 24（2）：286－292

7. 胡常林，等．光化学诱导鼠局灶性脑梗塞及其病理学观察．中华医学杂志, 1991, 71（11）：627－629

8. 徐蕾，连杰，郑筱祥．应用光化学法血栓生成模型研究急慢性疗法下阿司匹林的抗血栓作用．微循环学杂志, 1998, 8（2）：14－15

9. 赵秀梅，刘育英，尹玲．微血管内血栓形成实验模型的建立与应用．微循环学杂志, 2002, 12（2）：29－30

10. Liao F, Peng J and Li W. Microthrombogenesis induced by rose bengal under ordinary microscopic illumination, In：6th World Congress for Microcirculation, Monduzzi Editore, Bologna（Italy）, 1997, 479－482

第二十三篇 动脉粥样硬化与心肌缺血预适应研究方法

第一章 动脉粥样硬化实验模型

第一节 动脉粥样硬化模型的复制

动脉粥样硬化（atherosclerosis，AS）严重危害人类健康，但其发病的原因和机制尚未完全明确，以致对该病的防治还存在许多问题。在研究解决这些问题过程中离不开动物实验，需要各种适合实验目的的动物模型。随着 AS 研究的深入和发展，已经积累了比较丰富的有关 AS 的动物模型。特别是近年随着生物化学、分子生物学、基因工程和细胞学技术的进步，AS 动物模型的制作和研究有了质的飞跃，出现了一些新的更为合理的实验模型。

AS 不仅存在于人类，许多动物也可出现自发性 AS，如家猪、小型猪、豹、狼、大象、鲸鱼、狒狒、大猩猩、松鼠猴、恒河猴、鹅、野鸡、鹤、秃鹰、鸡、火鸡及某些敏感种属的鸽，鲨鱼、金枪鱼等。动物自发性 AS 呈散在发病，且发病率不高，病程不一，条件难以控制，所以仍然迫切需要复制人类 AS 的动物模型，以供 AS 实验研究之用。

复制人类 AS 的动物模型所选用的实验动物应具有以下特性：容易饲养繁殖，对传染病有一定抵抗力，价廉易得，个体大小适合于实验要求；食物组成和营养条件与人类接近，且应具有与人类 AS 病变相似的主要特征；能在主动脉、冠状动脉、脑动脉和肢体动脉出现 AS 病变，并引起相应器官梗死等表现。

事实上，任何一种动物都不可能完全满足上述所有要求，只能根据特定实验的性质和目的选择较为合理的动物。必要时可同时选用几种实验动物，利用某种动物的特点，达到某种特殊的目的，最后加以综合研究。

一、食物性动脉粥样硬化模型

（一）原理

大量的动物实验已证明富含胆固醇（cholesterol，Ch）的饲料可以导致 AS。一般认为饲料中 Ch 含量愈多，则血浆中 Ch 升高和 AS 发生也愈快。脂肪的摄入量和脂肪酸的性质也影响 AS 的形成。如果饲料中有 Ch 和大量的饱和脂肪酸，即使小量的 Ch 也会引起极严重的 AS。与此相反，多价不饱和脂肪酸则有抗 AS 的作用。碳水化合物摄入量增加会引起高三酰甘油（甘油三酯，triglyceride，TG）血症，血中过量的 TG 能增加血液凝固性、抑制纤维蛋白溶解、妨碍组织对氧的利用、使红细胞凝集、血流减慢，对 AS 形成有一定的促进作用。尤其蔗糖可促进血清 Ch 水平升高，加速病变形成。饲料中蛋白质的含量对 AS 的形成也有一定影响。

（二）动物选择

猴的 AS 病变与人非常近似，是最理想的选择；新西兰白兔或日本大耳白家兔为最常用；C57BL/6J 小鼠、Wistar 或 SD 大鼠的应用也较多；除灵长类动物以外，小型猪是较为理想的哺乳动物；狗、鹌鹑、鸡和鸽子也偶尔被选用；雌雄选择视实验目的而定。

（三）饲料和喂饲时间

常用饲料是在各种动物的相应基础饲料中添加 Ch 0.5%～4%、猪油 5%～10%、胆盐 1%、甲基硫氧嘧啶 0.2%、蛋黄粉 10% 等。一般实验过程中都必须添加 Ch，但因实验目的和喂饲时间不同，Ch 的浓度选择可视情节而定，而猪油、胆盐、甲基硫氧嘧啶、蛋黄粉可以选择其中一种或几种。为复制早期 AS 病变，家兔一般喂饲 6~8 周，小鼠喂饲 8~12 周，小型猪喂饲 6~12 月，猕猴喂饲 1~3 月，鹌鹑喂饲 6~8 周，狗则喂饲 1 年。若要复制进展型粥样斑块、纤维斑块，则喂饲时间要适当延长。

（四）特点

家兔对外源性 Ch 的吸收率很高，对血脂的清除能力较低，所以家兔对高脂饲料非常敏感，而且病变发生快、范围广。而大鼠则因主动脉细小且不易产生 AS 病变，单用高脂饲料虽然可以提高大鼠血清 Ch 水平，但不易出现 AS 病变，如果抑制甲状腺功能或用放射性碘破坏其甲状腺，可加速诱发 AS 病变。在高脂饲料喂饲开始时一次性腹腔注射维生素 D 60 万 U/kg，4 周后即可出现 AS 病变；若按 70 万 U/kg 的总剂量给予维生素 D 灌胃，分 3 天用，同时予以高脂饲料喂养，21 天后也能见到 AS 病变；灌胃给药 L-蛋氨酸每只 230mg，8 周时主动脉弓内膜下可见少量泡沫细胞浸润。一般小鼠不易形成 AS 模型，但是 C57BL/6J 为易感性品系小鼠。小型猪复制 AS 反应良好，其病变分布和形态等均近似于人。猕猴经高脂饲料喂饲，不但出现 AS 病变，而且可产生心肌梗死，其特征与人非常近似。鹌鹑的冠状动脉和主动脉均可出现 AS 病变。鸡和鸽子为杂食动物，食物品种接近于人，仅在普通饲料中加入 Ch 就可形成 AS 斑块，但它们血清脂蛋白和冠状动脉解剖与人类差别较大。狗很少出现自发性 AS，对高 Ch 饲料诱导 AS 有抵抗性，很难复制成功食物性 AS 模型。不过有人用含 5% Ch 和 16% 氢化椰子油的饲料喂养一年，可引起狗冠状动脉、腹主动脉、髂动脉等处严重 AS 病变。

（五）注意事项

对于慢性实验，必须定期监测血清 Ch，一般血清 Ch 控制在 400mg/dl 左右最为适宜。Ch 浓度越大，喂饲时间相对可以缩短，但 Ch 浓度太高（如超过 800mg/dl），应适当减少饲料中 Ch 含量。即使是同一种动物，根据实验目的的不同，选取的 Ch 浓度和喂饲时间也可不同。

二、人工培育的自然缺陷动物模型

高脂血症和动脉粥样硬化研究中常选用一些自然缺陷动物，这些具有某种基因自然缺陷的动物经过人工选种培育，形成了具有特定病理特性或疾病倾向的实验动物。AS 研究中常被选用的有以下几种。

（一）WHHL 兔和 STH 兔

WHHL 兔是 1974 年发现的自发性高脂血症的日本白兔，经过 5 年的筛选传代于 1979 年培育成功，被命名为 "Watanble heritable hyperlipidemic rabbit，WHHLR"。WHHLR 的 LDL 受体为先天性缺陷，其皮肤、肝、肾上腺等器官组织的细胞缺乏 LDL 受体，出生时就表现为高 Ch 血症，TC、TG 和磷脂异常升高，幼龄时即自发形成 AS、心肌梗死、黄色瘤等，与人类家族性高 Ch 血症患者极为相似。因此，WHHLR 是脂质代谢、AS 研究中不可多得的动物模型。但有繁殖力低和抵抗力小，对球虫病敏感等缺点。

1987 年 Ville 发现一种遗传性脂代谢紊乱的新西兰白兔，命名为 "St. Thomas's Hospital rabbit，STHR"。STHR 肝脏合成极低密度脂蛋白（VLDL）功能亢进，喂饲正常饲料就可造成血中 LDL、中间密度脂蛋白（IDL）、VLDL 浓度升高，具有自发性高 Ch 血症和高 TG 血症，其表现类似于人的高 TG 血症和复合型高脂血症，出现的 AS 病变也与人非常相似。

（二）自发性高血压大鼠（SHR）

此种鼠为 1963 年从 Wistar 大鼠筛选培育而成。已从 SHR 中选种培育出两个亚型：一种是有动脉脂质沉积倾向的 SHR-ALR（arteriolipidos-prone rats），它对高 Ch 血症反应较强，饲喂高脂饲料一周后血清 Ch 可升高至 5~8g/L，几周后在脑动脉、肠系膜动脉可见明显的 AS 斑块，主要用于研究脑动脉硬化；另一种是缺血性心脏病发生率高的 MIR（myocardial-ischemic rats），可自发充血性心力衰竭及广泛的心肌缺血性病变，饲喂高脂饲料后 HDL 水平下降，LDL/HDL 比值升高，短期内发生 AS 病变，并可引发冠状动脉狭窄和血栓形成。

（三）天然突变猪

该种猪出现与 Apo B 相关的 3 个等位基因突变（Lpb5，Lpr1，Lpu1），在低脂无 Ch 饲料条件下可发生明显的高 Ch 血症和 AS 病变。7 月龄时即可见冠状动脉、髂动脉和股动脉等处出现脂质条纹，2 年可呈现进展型病变，包括细胞外 Ch 结晶、泡沫细胞、坏死性脂核和纤维帽等病理变化等。有趣的是这种突变猪与家族性高 Ch 血症病人不同，它的 LDL 受体活性正常。

（四）家族性 LDL 受体缺陷恒河猴

其 LDL-C 和 Lp（a）水平增高，主动脉发生进展型 AS 病变，而冠状动脉的病变范围较小。

三、生物工程性动脉粥样硬化动物模型

随着生物化学、分子生物学、基因工程和细胞学技术的进步，动物模型的制作和研究水平有了质的飞跃。近年利用生物技术研制成功了许多可供 AS 研究的新型动物模型。生物工程性动物模型是指利用动物卵细胞或胚胎移植、胚胎嵌合、细胞核移植、转基因和克隆等生物技术制作的人类疾病动物模型。目前常用于 AS 研究的有以下数种。

（一）基因敲除小鼠和转基因小鼠

这种小鼠是研究遗传与环境因素在 AS 中相互作用的极好模型。第一个成功的是 ApoE 基因敲除鼠，之后又相继出现 LDL 受体基因敲除鼠、肝脂酶基因敲除鼠、人 $ApoB_{100}$ 转基因鼠和人 CETP 转基因鼠等。研究结果表明这些小鼠都可引发动脉发生明显的 AS 病变，且具有人类粥样斑块的特征。

1. ApoE 基因敲除小鼠　ApoE 是血液中最主要的载脂蛋白，是 LDL、VLDL、乳糜微粒（CM）和 CM 残基受体的配基，与很多脂蛋白代谢密切相关。ApoE 基因敲除鼠因 ApoE 失效，使得 LDL、VLDL/IDL 等不能与相关受体识别结合，以致这些脂蛋白清除延缓而出现高脂血症，喂饲低 Ch 低脂饲料，血浆 Ch 水平即可高达 400～600mg/dl。血脂过高诱发脂蛋白的氧化修饰，促使 AS 病变形成，5～6 周龄小鼠即可见单核细胞在血管内皮上黏附，并穿跨内皮细胞向内皮下迁移，10 周后可见脂质条纹，20 周后即可出现类似人类 AS 的纤维斑块。ApoE 基因敲除鼠的 AS 病变广泛，全身大中动脉如主动脉根部、胸主动脉、颈动脉、肾动脉、冠状动脉、股动脉等均可发生。若进食高脂和高 Ch 饲料，血浆 Ch 水平升高和 AS 病变形成更快更严重。

ApoE 基因敲除小鼠是能在正常饮食条件下自发性发生 AS 的第一个小鼠模型，是目前在 AS 研究领域中应用最为广泛的理想动物模型。

2. LDL-R 基因敲除小鼠　LDL-R 主要识别 LDL 颗粒表面的 ApoB 和 IDL 颗粒表面的 ApoE，介导相关脂蛋白内化，并在细胞内进一步代谢。因此 LDL-R 基因敲除小鼠血浆中这些致 AS 的脂蛋白增多，血浆 Ch 水平升高两倍，其中 VLDL、IDL 和 LDL-C 显著升高，HDL-C 含量减少。若饲以含胆酸的高 Ch 饲料，血浆 Ch 水平可超过 1500mg/dl，并形成大量脂质条纹等 AS 病变，但纤维斑块病变少见。

3. 人 $Apo B_{100}$ 转基因小鼠　LDL 表面的载脂蛋白 ApoB 是 LDL 受体的配基。$ApoB_{100}$ 转基因小鼠饲以高 Ch 饲料 18 周后，血浆 Ch 升高达 300～500mg/dl，出现高 Ch 血症和严重的 AS 病变，6 个月后形成进展型病变，可见较大的坏死脂质核和纤维帽。

4. 突变型 ApoE 转基因小鼠　ApoE 基因发生突变可干扰乳糜微粒和 VLDL 残粒的正常清除，在人类可形成显性遗传性 III 型高脂蛋白血症。突变型 ApoE 基因包括 E3Leiden（ApoE 氨基酸 120～126 串联重复）及 E4 Arg142Cys（142 位 Arg 变为 Cys）的突变型 ApoE 基因。导入突变型 ApoE 基因可产生类似显性遗传性 III 型高脂蛋白血症的转基因小鼠，表现为 VLDL 及 IDL 组分中 Ch 和 TG 增多。ApoE3Leiden 转基因小鼠对饲料中 Ch 含量反应敏感，很容易引发食物性 AS 病变，饲以含胆酸的高 Ch 饲料后血浆 Ch 水平可高达 1600～2000mg/dl，并形成脂质条纹和纤维斑块病变。ApoE3Leiden 和 ApoE4Arg142Cys 转基因小鼠可有人的 III 型高脂蛋白血症的典型表现，是研究遗传因素与环境因素对该病作用的理想动物模型。

5. 人清道夫受体 AI（hSR-AI）转基因小鼠　人清道夫受体 AI 转基因小鼠的主动脉、肾、肝等组织中均有人清道夫受体 AI 表达，并且主要集中在血管的内皮细胞上。转基因小鼠血浆 TG 水平明显高于对照鼠，血管出现 AS 早期病理改变。人清道夫受体 AI 转基因小鼠对 AS 敏感性提高，饲喂高脂饲料 14 周后，小鼠在主动脉窦至主动脉弓、冠状动脉和肾动脉出现明显 AS 病变，并有自发性 AS 病变的倾向。

（二）转基因兔

尽管在转基因动物中应用最广泛的是转基因小鼠，但近年已有应用转基因兔研究 AS 和脂代谢的报道。

1. Apo（a）转基因兔　有人建立了表达人类 Apo（a）的转基因兔模型。研究显示，这些表达人类 Apo

（a）的转基因兔能够形成类似人类的 Lp（a）样颗粒，提示这样的转基因兔是研究 Lp（a）有用的模型。为了确定 Apo（a）与 AS 的关系，给转基因兔喂饲正常和高 Ch 饲料，发现喂饲正常饲料的转基因兔没有发生AS 病变，显示了低水平的 Apo（a），不出现 AS 病变形成。用含有 0.3% Ch 的饲料喂饲家兔 16 周后，转基因兔和非转基因兔血浆 Ch 含量相似，但转基因兔 AS 病变较后者严重得多。

2. ApoE2 转基因兔 高浓度表达人类 ApoE2（Cys112，Cys158）的转基因兔已培育成功。用正常饲料喂饲这些家兔 11 个月，在主动脉弓和腹主动脉自发形成 AS 病变，而且雄兔比雌兔病变部位更为广泛。显示了转基因兔过度表达人类 ApoE2 有促进自发形成 AS 作用。

3. 脂蛋白酯酶转基因兔 将带有鸡 β-actin 启动子的人类 LPLcDNA 注射到家兔受精卵中，获得了表达人 LPL 的转基因兔。当给转基因兔喂饲高 Ch 饲料时，转基因兔明显抑制 AS 病变的形成和发展。提示过度表达的 LPL 对饲料诱导的 AS 有抑制作用。

四、动脉粥样硬化模型的辅助方法

为加速 AS 病变形成，或为某些实验目的的需要，复制 AS 动物模型时可采用一些辅助措施以达到实验要求，使得 AS 传统实验模型的复制方法更加多样化。常用的辅助方法介绍如下。

（一）免疫学方法

以静脉注射异种血清蛋白最常用。具体方法有：

1. 给兔耳缘静脉缓慢注射健康马血清，每次 10ml/kg，间隔 2～4 周，连续 3～4 次。第二、第三次注射前 40h，注射 1ml 马血清加等量生理盐水以脱敏。此法致动脉内膜损伤率达 88%，冠状动脉也有 AS 病变；同时给予高 Ch 饲料，病变更加明显。除马血清外，亦可用牛血清清蛋白（250mg/kg）。

2. 静脉注射大鼠主动脉匀浆或同种异体的主动脉匀浆加弗氏佐剂，每次 2ml/kg，每周 2 次，连续 5周，可引起主动脉及其大分支广泛的坏死性病变。

3. 全麻下分离出一侧颈总动脉，两端用动脉夹夹住，其间注入 0.2ml 淋巴细胞毒阳性的人血清，并让血清在局部停留 3min，然后抽出恢复血流。每周 1 次，共 4 次，也可产生实验性 AS。

4. 以卵清蛋白皮下注射使大鼠致敏，再腹腔注射卵清蛋白（2.5mg/kg），一周内 5 次，无需高 Ch 饲料也可诱发主动脉 AS 病变。

（二）球囊导管损伤法

用球囊导管损伤主动脉、冠状动脉、股动脉或颈总动脉内膜，以定位加速局部 AS 病变形成，也常用此法以复制动脉狭窄的动物模型。

兔、大鼠、小型猪等动物均可选用。按常规方法在麻醉下分离一侧股动脉或颈总动脉。插入 Fogarty 导管并向前推进至主动脉弓，其导管头部附一直径 1mm，长 18mm 的囊。向导管内注入空气 3ml，气囊充气，压力约在 73.3～127kPa（550～950mmHg），并迅速向下拉到横膈处，排除空气，拔出导管，结扎动脉，缝合切口（充气至排气时间不要超过 1s）。或在麻醉状态下，将 Fogarty 导管从股动脉逆行插入达膈水平，球囊内充以 0.5～0.7ml 生理盐水，缓慢地回拉导管至股动脉切口处，重复 3 次移出导管，结扎股动脉，继续喂养 30 天。如要造成冠状动脉内皮细胞剥脱，可用猪在无菌条件下，由颈总动脉插入 2 号Fogarty 充气导管，在 X 线荧光屏下，将导管插入冠状动脉主支（左或右冠状动脉），注入空气 0.4ml，并迅速将导管退出。除兔和猪外，狗、大鼠、小鼠等均可选用，导管大小和充压的高低视选定的血管大小而定，基本操作大致相似。也有报告用球囊导管损伤大鼠的胸主动脉，喂饲高 Ch 饲料 8 周即可出现明显AS 病变。

（三）血管空气干燥法

也可利用血管空气干燥术，促进诱发大鼠和兔 AS 模型。先分离右侧颈总动脉约 2.5cm，两端以动脉夹阻断血流，4.5 号头皮针尽可能与血管纵轴方向平行穿刺，生理盐水冲洗置换管腔内的血液后，接上流量为 250ml/min 的气流，历时 5min，造成内皮干燥，然后注入生理盐水，放开动脉夹，恢复血流。同时给以高 Ch 饲料喂养，数周后可出现较典型的 AS 病变，包括内皮细胞再生、内膜增厚、平滑肌细胞移行增殖、泡沫细胞形成、脂质沉积、弹力纤维和胶原基质增生等。

球囊导管损伤法和血管空气干燥法所致 AS 病变的机制不同，前者引起内皮细胞的即刻剥脱，且造成较严重的弹力板和中膜损伤；后者并不立即造成内膜剥脱和弹力板及中膜损伤，而是通过内皮细胞功能障碍和变性导致内皮在 24~48h 内脱落。

（四）颈总动脉套环法

选用 ApoE 基因敲除小鼠，进行颈总动脉套环，造成管腔狭窄，从而促进 AS 斑块快速形成。腹腔注射 1% 戊巴比妥钠（0.05mg/kg），待小鼠麻醉后，分离一侧颈总动脉，在颈总动脉下引三根浸润生理盐水的 0 号线备用，将纵向剪开的 0.3mm 内径的硅胶管套在颈总动脉上，并用 3 根备用的 0 号线结扎硅胶管的上、中、下端，导致管腔狭窄，缝合颈部皮肤，继续予以 pH2.8 的饮水及高脂高胆固醇饲料（15% 猪油 +0.25% 胆固醇）喂养，4 周后颈总动脉内膜可见典型的 AS 斑块。该模型具有快速、定点地诱导斑块形成的优点。

（五）电刺激损伤神经法

用电流刺激下丘脑外侧区，即使喂饲基础饲料也可诱发大鼠主动脉及冠状动脉的损伤，诱发出 AS 斑块样病变。有人认为下丘脑受损可使肝脏清除 Ch 速度减慢，胆酸的形成及排出减少，血 Ch 升高；刺激下丘脑还可引起冠状动脉痉挛，血流速度加快，损伤内皮细胞。

（六）电刺激血管外膜法

利用血栓形成仪刺激血管外膜造成日本大耳白兔颈动脉内膜损伤，和/或受电刺激段血管内血栓形成，并加喂饲高脂饲料的条件造成动物高脂血症的形成，经过以上实验条件和 4~6 周的饲养，动脉内膜损伤、受损段血管血栓形成加高脂血症三者综合作用，形成电刺激血管段特有的局限性 AS 斑块，并随实验时间的延长，斑块发展至管腔狭窄。

具体方法为先将动物适应性喂养 1 周，制作时用氯胺酮 0.11ml/kg、速眠新 0.15ml/kg，混合肌注麻醉动物，仰卧固定，颈部备皮、消毒，沿气管正中切开皮肤，剥离颈总动脉，开启电刺激血栓形成仪，稳定电流，将刺激电极上垫一自体脂肪组织（约 0.3cm×0.3cm×0.2cm 大小）放在近心端，温度电极放在远心端，两电极托住血管并尽量使血管保持原状和原位置。调整电流为 12~15mA，打开刺激开关，刺激 10~15min。刺激后局部血管外膜可见轻微灼痕，近心端轻度水肿，血管搏动良好。刺激完毕后手术部位敷洒青霉素粉，缝合肌层和皮肤，术后肌注青霉素 80 万单位 3 天。术后第 2 天开始喂饲高脂饲料。

本实验方法建立的 AS 狭窄模型模拟了人类 AS 的形成过程；造模时间短，电刺激后 6 周即可成型，所形成的狭窄范围局限，且狭窄程度一致；这种造模方法没有血管切口，避免了球囊损伤血管术式因血管结扎而产生的血管盲端，不影响正常的血运，因此该模型具有明显的优点。

五、特殊动脉粥样硬化模型

（一）斑块破裂和附壁血栓形成模型

采用球囊损伤新西兰大白兔股动脉至主动脉瓣段后，高 Ch 饲料喂养 8 个月，建立 AS 模型，再用鲁塞尔蝰蛇蛇毒腹腔注射，30min 后静脉注射组胺，触发兔 AS 斑块破裂和血栓形成。曾在高脂喂养 14 个月 ApoE 基因缺陷小鼠的头臂动脉发现了斑块破裂和附壁血栓，破裂处有特征性纤维帽弹性蛋白丧失。小鼠体内自然发生的斑块破裂和血栓的发现，使我们拥有了研究 AS 晚期损害的工具，但该模型斑块破裂的发生率不一。

（二）高脂蛋白血症实验模型

雄性日本大耳白兔一次性静脉注射牛血清清蛋白（250mg/kg），即日开始灌胃高脂饲料，配方为：Ch30%，猪油 10%，脱氧胆酸钠 2%，丙基硫氧嘧啶 2%，共饲喂 6 周。高脂饲养 3 周后，兔血清中总胆固醇（TC），低密度脂蛋白（LDL）显著升高，分别升高约 26.8 倍、58.3 倍，表明高脂蛋白血症的兔实验模型（IIa 型）已成功建立。6 周后，肉眼观察动脉壁呈明显可见大小不等黄色粥样斑块。本法所用高脂饲料配方中的脱氧胆酸钠能促进脂类消化吸收，丙基硫氧嘧啶抑制甲状腺素的合成，从而降低兔的新陈代谢，减少脂类消耗，与目前常用高脂饲料配方（仅含 Ch、脂肪）比较，该配方更能增高血脂含量。高脂饲料灌胃喂养方法与常用喂养方法（高脂饲料与普通饲料混合喂养）比较，吸收更可靠，更完全。同时注射异体蛋白质（牛血清白蛋白）可缩短造模时间，并使家兔高脂血症模型和 AS 斑块类似于人类病变。因此，采用本方法，造模所需时间短、病理变化典型、可靠实用。

（三）糖尿病并发 AS 动物模型

雄性新西兰兔给予 10% 猪油、36% 白蔗糖混合饲料喂养 24 周，结果发现，致糖尿病饲料使新西兰兔血浆葡萄糖、胰岛素、TG、TC、LDL-C 显著升高，并在整个实验中呈持续增高趋势；其主动脉均有典型 AS 早期病变——脂纹发生，主要分布于腹主动脉，类似于人类的 AS 好发部位。

（四）"心气亏虚"和"痰凝心脉"动物模型

就 AS 而言，临床多见于中老年，气血皆亏虚，硬化斑块阻于血脉，心失所养。因此，放血法更贴近本病病机。雄性兔喂饲 Ch8 周，第 3 周第 1 天耳静脉 1 次注射牛血清清蛋白 250mg/kg，注射后第 3 天耳动脉放血，每周 2 次，每次 10ml/只，首次 20ml，复制出"心气亏虚"动物模型。可见主动脉脂质斑块面积占 6.3%，内膜泡沫细胞堆积。宋剑南认为血 Ch、TG、LDL 升高、HDL 降低是高脂血症痰浊的物质基础。因此 AS 模型制备用高脂饲料喂饲法，3 周后即产生高脂血症，成为 AS "痰凝心脉"动物模型。用化痰利湿的泽泻治疗实验性 AS 大鼠、兔显示有明显的降脂作用，且斑块的生成得以抑制。由此反证高脂血症即 AS "痰凝心脉"证候模型。

（杨永宗　唐雅玲）

参 考 文 献

1. 刘兆平，吴葆杰. 动脉粥样硬化实验模型. 见：张钧田主编. 现代药理实验方法. 北京医科大学中国协和医科大学联合出版社，1998，1259 – 1263

2. 杨永宗. 动脉粥样硬化实验模型. 见：杨永宗主编. 动脉粥样硬化性心血管病基础与临床. 北京：科学出版社，2004，139 – 163

3. 杨永宗. 中国动脉粥样硬化病理生理学研究近况. 中国动脉硬化杂志，2004，12（4）：481 – 489

4. 唐雅玲，王双，杨永宗，等. Compoud 48/80 对 apoE 基因敲除小鼠颈总动脉套环诱导斑块的影响. 中国动脉硬化杂志，2006，14（2）：103 – 106

5. 杨鹏远，芮耀诚，焦亚斌. 动脉粥样硬化大鼠实验模型的建立. 第二军医大学学报，2003，24（7）：802 – 804

6. 温进坤，韩梅，杜玮南，等. 一种快速建立大鼠动脉粥样硬化模型的实验方法. 中国老年学杂志，2001，21（1）：50 – 52

7. 王禄增，张梅英，季勇，等. Wistar 大鼠实验性动脉粥样硬化的研究. 中国实验动物学报，2002，10（2）：113 – 115

8. 杨小毅，杨永宗，谭健苗，等. 一种纯系小鼠动脉粥样硬化病理模型的建立. 中国动脉硬化杂志，1996，4（1）：54 – 57

9. Thorngate FE, Rudel LL, Walzem RL, et al. Low levels of extrahepatic nonmacrophage apoE inhibit atherosclerosis without correcting hypercholesterolemia in apoE deficient mice. Arterioscler Thromb Vasc Biol, 2000, 20：1939 – 1945

10. TsimikAS S, Palinski W, and Witztum JL. Circulating autoantibodies to oxidized LDL correlate with arterial accumulation and depletion of oxidized LDL in LDL receptor deficient mice. Arterioscler Thromb Vasc Biol, 2001, 21：95 – 100

11. Rouy D, Duverger N, Lin SD, et al. Apolipoprotein (a) yeast artificial chromosome transgenic rabbits. J Biol Chem, 1998, 273：1247 – 1251

12. 万腊香，陈修，Chung SK，等. 清道夫受体 A I 转基因小鼠对动脉粥样硬化具有易感性. 中国动脉硬化杂志. 2002，10（3）：185 – 189

13. Fan J, Shimoyamada H, Sun H, et al. Transgenic rabbits expressing human apolipoprotein (a) develop more extensive atherosclerotic lesions in response to a cholesterol-rich diet. Arterioscler Thromb Vasc Biol, 2001, 21：88 – 94

14. 张磊，陈国荣，郑荣远，等. 高脂饲料加空气干燥术建立兔颈动脉粥样硬化模型. 中国动脉硬化杂志，2002，9（2）：155 – 158

15. Von der Thusen Jan H, Van Berkel Theo JC, Biessen Erik AL. Induction of rapid atherogenesis by perivascular carotid collar placement in apolipoprotein E-deficient and low-density lipoprotein receptor-deficient mice. Circulation, 2001, 103（8）：1164 – 1170

16. 李秋梅，王硕仁，赵明镜，等. 家兔新型动脉粥样硬化狭窄模型的建立及其动态观察. 中国实验动物学报，2004，12（1）：25 – 28

17. Rekhter MD, Hicks GW, Brammer DW, et al. Minimal model that mimics atherosclerotic plaque rupture. Circ Res, 1998, 83：705 – 713

18. 刘录山，杨永宗，冯大明，等. 动脉粥样硬化小型猪斑块稳定性模型研究. 生物化学与生物物理进展，2006，33（2）：196－200

19. 张勇，娄桂予，钱民章. 建立兔高脂血症模型及动脉粥样硬化斑块的方法. 遵义医学院学报，2001，24（4）：304－306

20. 尹卫东，杨保堂，张善春，等. 诱发糖尿病饲料致新西兰兔动脉粥样硬化作用. 中国动脉硬化杂志，2001，9（2）：100－103

21. 邹移，黄韧，连至诚，等. 中医实验动物学. 广州：暨南大学出版社，1999，174

22. 宋剑南. 高脂血症与中医痰浊关系的实验研究. 中国中医基础医学杂志，1995，1（1）：49

23. 周瑕青，宋剑南，王宇辉，等. 痰瘀同治对实验性高脂血症大鼠血管内皮的保护作用. 中国中医基础医学杂志，1997，3（4）：26－28

24. 陶晋舆，吕环，张秋菊，等. 泽泻抗动脉粥样硬化作用系列研究（二）. 北京中医学院学报，1999，14（6）：51

第二节　动脉粥样硬化模型的病理形态学

动脉粥样硬化（AS）模型的建立，除测定血脂变化和其他生化及有关指标外，病理形态学变化的观察也是确定模型病变的性质、程度和评价药物效应的重要部分。

一、病理形态学的定性观察

（一）病变标本的处理

将形成 AS 的动物（兔、家鸽、鹌鹑、小型猪及大鼠等）处死后，将心脏连同主动脉及有关病变部位取下，用 10% 福尔马林固定。主动脉固定后用苏丹Ⅳ饱和溶液作大体染色，以进一步显示病变。

从主动脉根部病变和其他不同病变部位切取组织块，以便观察主动脉部位 AS 不同发展阶段的病理变化。心脏标本经一般外表观察后，从心室的基底部，按大约 0.3～0.5cm 厚度作冠状切面观察后，分别包埋。每个心脏有 3～4 片组织块。

主动脉和心脏组织块均用石蜡包埋，苏木素伊红（HE）染色。部分组织作连续切片，分别用 HE、Weigert-Vongieson 法及 Orcien 法染色，少数病变组织用冷冻切片，做苏丹Ⅳ染色和 Schulty 反应，以显示脂质特点，并可分别制备透射电镜及扫描电镜切片样品。

（二）大体观察

兔、鸽、鹌鹑等动物主动脉形态观察病变，最初发生在主动脉根部、升主动脉以及主动脉弓部的分支血管开口处，随后累及胸主动脉，多位于肋间动脉开口处及其附近内膜。最后则向腹主动脉发展，累及肾动脉开口处以下的腹主动脉部分，甚至累及髂动脉分支。病变由上向下发展，一般主动脉近端病变较远端为重，胸主动脉病变较腹主动脉的病变更重。

主动脉内膜的肉眼观察，病变主要有两种：一种是线点状脂质病灶，另一种是脂质斑块。后者是由前者发展而来。早期在主动脉内膜面、特别是在主动脉根部以及分支血管开口处，形成灰黄色帽针头大小的圆形或椭圆形点状病灶，稍隆起于内膜表面。病变进一步发展，点状病灶扩大融合，呈现纵形线状病灶，继续扩大融合则形成灰黄色脂质斑块。斑块形状大小不一，常呈不规则的椭圆形，境界清楚，表面粗糙呈颗粒状，常与主动脉的纵轴平行，稍隆起于内膜表面。病变严重者，大部分主动脉内膜面几乎全为融合的脂质斑块覆盖。苏丹Ⅳ大体染色，上述病变均显鲜红色。

部分动物的主动脉内膜面可能没有可见的点状病灶和脂质斑块，但整个主动脉内膜失去正常的光泽，外观呈灰黄色或灰白色混浊。苏丹Ⅳ染色呈淡红色。

（三）显微镜观察

1. 主动脉的改变　早期在肉眼观察病变尚未形成前，主动脉内膜就已开始发生变化，主要表现为内皮细胞增生、肿胀、内皮下层（或称内皮下间隙）增大和脂质沉着。增生的内皮细胞体积肿大，较深染，胞体大而圆，胞质增多，可见圆形空泡，且内皮下层间隙扩大，可见红染的蛋白物质或蓝染的黏液样物质浸润，有时可见少数核深染的梭形细胞散在其间，内弹力膜尚完整或断续。冷冻切片、苏丹Ⅳ染色，在内膜表面及个别内皮细胞原浆内和内皮下层可见红色小圆形滴状嗜苏丹物质沉积。

在线点状病灶，内皮下层间隙明显增大，梭形细胞成分增多，并出现泡沫细胞；在细胞间可见红染的蛋白物质浸润。梭形细胞的胞核常呈不规则细长形或椭圆形，染色质粗大，颗粒状深染，胞浆细长红染，移行于红染的蛋白物质内。有的梭形细胞原浆内有空泡形成。这种梭形细胞常呈不规则纵向排列分布，内弹力膜断裂或消失，有的分裂成层。在病灶底部有时可见红染的蛋白物质浸润。

中膜浅层结构紊乱，肌纤维分离。有时在肌纤维间可见红染的蛋白物质浸润，肌细胞常呈不规则纵向排列，似向病灶内生长。

脂质斑块主要由泡沫细胞所构成，表面常为一层或多层扁平细胞覆盖。泡沫细胞常为圆形、椭圆形或多边形，泡沫丰富，空泡状，核多位于胞体的中央，圆形、椭圆形或稍不规则的深染；有的染色较淡。泡沫细胞呈多层镶嵌式排列，梭形细胞和红染色的纤维穿插其间，有时可见少量淋巴细胞及中性粒细胞浸润。少数脂质斑块的深部泡沫细胞变性，坏死崩解，形成红染细颗粒状粥样病灶，且可见针形裂隙。有的斑块深部可见红染的蛋白物质浸润，其中梭形细胞呈栅栏状或不规则纵向排列，移行于表层泡沫细胞之间，在斑块底部可见断续成层的弹力纤维。

中膜浅层肌纤维分离断裂，有的可见灶性泡沫细胞或红染的蛋白物质或蓝染的黏液样物质浸润。平滑肌细胞常呈不规则纵向排列，向梭形细胞移行。

冷冻切片，苏丹Ⅳ染色可见大量滴状嗜苏丹物质沉积于内皮下层和泡沫细胞内。而在斑块邻近肉眼观察"正常"的内膜表面和内皮下层也可见到少量嗜苏丹物质沉积。Schulty 反应上述病变部位均为阳性，显亮绿色。中膜浅层亦可见少量嗜苏丹物质沉积。

2. 冠状动脉和心肌病变　家兔冠状动脉的病变主要发生于心肌内的冠状动脉分支。家鸽及鹌鹑的冠状动脉病变也主要发生于心肌内的中、小分支，而小型猪或贵州香猪的病变则主要发生于冠状动脉的主支，其病变性质与人类的近似，并无大量泡沫细胞浸润。家兔冠状动脉分支的病变主要是内皮下有大量蛋白物质浸润，从而使管壁明显变厚，呈均质红染玻变样外观；在浸润的蛋白物质内可见少数梭形细胞和泡沫细胞。泡沫细胞的数目多少不一，反映不同程度的脂质沉着。一般在较大的分支内泡沫细胞较多，与梭形细胞、淋巴细胞以及细胞外结缔组织成分共同构成粥样硬化斑块。在较小的分支内泡沫细胞甚少，主要由浸润的蛋白物质和少量梭形细胞构成硬化斑块。斑块的厚度和范围不一，有的斑块局限于管壁的一侧，呈半月形突出于管腔内，多数斑块累及整个血管壁，呈不规则环状向管腔内突出，从而使管腔狭窄，甚至闭塞。内弹力膜断裂或消失。中膜肌层明显萎缩，变薄或消失。冷冻切片，苏丹Ⅳ染色有的斑块内可见少量嗜苏丹物质沉着。

家兔心肌内的病变主要发生在心内膜下心室壁内层乳头肌的部分，表现为不同程度的脂变和嗜酸性变，以脂变为主。多数心肌有灶性坏死，坏死区肌纤维呈红染颗粒状，核碎裂溶解消失，有少量中性粒细胞浸润。此外，在心肌间质中可见散在灶性出血，脂肪组织浸润以及血管周围组织增生等改变。冷冻切片，苏丹Ⅳ染色，部分心肌纤维可见脂滴。

（四）动脉壁超微结构观察

1. 主动脉扫描电镜样品制备——恒压银染法

（1）原理　对已取得的 AS 血管用硝酸银染色血管腔面，衬出内皮细胞的轮廓，以生理压在体固定主动脉，能较好地保持内膜完整，便于内皮间隙部位的观察，也有利于准确地评价药物对内膜完整性的影响。

（2）材料和试剂　家兔或大鼠，3% 戊巴比妥钠溶液，5% 葡萄糖-Krebs-Ringer-碳酸氢盐缓冲液（0.154mol/L，pH7.4），4% 甲醛磷酸缓冲液（0.1mol/L，pH7.4），0.25% 硝酸银溶液。

（3）操作步骤

1）手术　以 3% 戊巴比妥钠溶液过量麻醉处死实验动物后，打开胸腹腔，经左心室向主动脉弓部插入导管 A，另从髂总动脉分支处向腹主动脉插入导管 B，结扎两导管之间所有主动脉分支，然后输注 5% 葡萄糖-KrebS-Ringer-碳酸氢盐缓冲液，使灌注液从 A 导管输入，经 B 导管流出。

2）银染与固定　用 0.25% 硝酸银溶液加压灌注 1min 后，输入上述缓冲液，冲洗剩余的银溶液；再以 10.7～13.3kPa（80～100mmHg）压力向主动脉内输入 4% 甲醛磷酸缓冲液，固定 12h 后可用输液泵恒压。

3）样品的清洗、脱水和包埋 ①小心取出主动脉，纵向剪开，内膜面向上平辅在光滑的木板上，用蒸馏水洗涤2~3次，然后取出置于装有蒸馏水的容器中，搅拌2h时，除去甲醛；②样品用系列乙醇（30%、50%、70%、80%、90%、95%和100%）脱水，然后浸入丙酮20min，最后放置在空气中干燥；③按常规方法镀膜。

（4）样品观察 正常家兔主动脉内皮表面光滑、平整、银染线描出内皮细胞的轮廓，银线细小（宽度约为1μm以下），均匀且连续，有些微齿状弯曲。内皮细胞呈长棱形或椭圆形，互相连接沿血流方向排列，长约50μm，最大宽度约为9.6μm，细胞交接处可见小孔。主动脉内膜通透性增高者可见银染线增宽或不连续，有双银染线现象。细胞交接部位圆形孔洞增大，数目增多等。

（5）方法的应用与评价 本方法为在体固定主动脉，能使主动脉保持原有的长度，以生理压向主动脉内灌注固定液，可使主动脉管腔大小保持正常，防止弹力纤维皱缩，内膜及内皮细胞的完整性得以较好地保存；另外还能在一个视野下观察较大面积的内皮。所以，本方法制备的样品适于作如下几方面的应用：

1）评价内皮细胞的完整性。

2）测量观察沉淀在细胞连接部位的银线（形态、宽度与洞孔等），分析内皮细胞间隙的改变。

2. 主动脉透射电镜标本制备 在4℃2.5%戊二醛液（用0.2mol/L磷酸缓冲液配制，pH7.2）固定2h后取出，经PBS冲洗3次，用1%锇酸液（用同样磷酸缓冲液配制）后固定2h，再PBS冲洗3次，丙酮逐级脱水，50%、70%、90%、100%共4次，Epon812环氧树脂全埋，分别在45℃和60℃聚合24h，制成厚约50nm的超薄切片，经醋酸铀、硝酸铅双重染色后，透射电镜下观察。

电镜下可观察到发生病变的血管内膜出现脂肪条纹，单核细胞附着于内皮细胞或向腔内伸出，是通过内皮细胞的间隙游入或游出；也可见内膜的泡沫细胞通过间隙向血管腔内移动。内皮细胞肿胀融合，火山口样凹陷，呈泡沫隆起和"虫蛀状"结构。平滑肌细胞内质网增多、扩张、线粒体增生、肿胀、嵴减少或消失，甚至透亮而空泡化。平滑肌细胞内出现数量大小不等的脂滴。部分脂滴的外层有高电子密度物质围绕，胞质内因充满脂滴而使胞核移位和变形，而被挤向细胞的边缘部。病变内可见由平滑肌细胞逐渐向泡沫细胞演变的过渡型细胞，其胞质内脂滴较明显。部分平滑肌细胞质发生变性，局部胞质密度降低或浓缩，肌丝模糊不清，甚至消失，可见大量胶原纤维、弹力纤维，弹力板密集，间质疏松或大量无定型坏死物质。

在电镜观察下，小型猪发生病变的主动脉可见内皮细胞肿胀，核的一侧出现大空泡，内皮细胞间紧密连接断开，内皮下间隙扩大，有多数颗粒样物质沉积。病变严重者除内皮细胞的变性和坏死形态外，可见有平滑肌细胞增生及肌源性泡沫细胞和单核细胞源性泡沫细胞并存。扫描电镜下可见内膜正常的皱襞消失，有虫蚀样缺损。在小型猪很少见到如家兔主AS病变时所见的火山口样改变或大量泡沫细胞在表面堆积。

（五）免疫组织化学观察

免疫组织化学又称免疫细胞化学，是指带显色剂标记的特异性抗体，在组织细胞原位通过抗原抗体反应和组织化学的呈色反应，对相应抗原进行定性、定位、定量测定的一项新技术。它把免疫反应的特异性、组织化学的可见性巧妙地结合起来，借助显微镜（包括荧光显微镜、电子显微镜）的显像和放大作用，在细胞、亚细胞水平检测各种抗原物质（如蛋白质、多肽、酶、激素、病原体以及受体等）。

处死动物，快速取出主动脉弓，用0.9%生理盐水冲洗并吸干水分，10%中性福尔马林缓冲液固定48h，常规行石蜡包埋，横断连续切片，厚3~4μm，按SABC法（或S-P法）进行操作，DAB染色，苏木素复染，胞膜或胞浆出现棕黄色颗粒为阳性；以PBS代替一抗作阴性对照。

二、病变定量分级的标准和方法

（一）大体主动脉斑块的分级

将已形成AS的动物（大鼠、鸽、鹌鹑等）处死后，自心脏至髂动脉分叉处取出主动脉，在背侧面纵行切开，直接以肉眼观察主动脉斑块的情况，或将动脉上的脂肪组织剔除，用苏丹Ⅳ染色后，斑块呈现红色再观察。病变的分级如下：

0 级：内膜表面光滑，无奶油色变化，即无斑块；

0.5 级：内膜有广泛的奶油色或乳白色变化，但无凸出于表面的斑块；

1 级：有明显的奶油色凸起斑块，面积小于 $3mm^2$；

2 级：斑块面积大于 $3mm^2$；

3 级：有许多大小不等的斑块，有的融合成片，大斑块的面积超过 $3mm^2$；

4 级：动脉内膜的表面几乎全为融合的斑块所覆盖。

为了便于比较和分析病变的分布，也可将主动脉分为主动脉弓、胸主动脉上段（第 3~6 肋间）、胸主动脉下段（第 6~10 肋间）及腹主动脉，进行切片染色，进一步用显微镜观察比较。

（二）光镜下主动脉病变及分级

将固定好的主动脉，脱水，石蜡包埋，制成切片，HE 染色，光镜观察，分级如下：

0 级（正常）：内膜表面为单层排列的扁平内皮细胞，并紧贴于内弹力膜上，中层由波浪状弹力纤维与平滑肌细胞相间平行排列组成，外膜为疏松结缔组织；

Ⅰ级（轻度）：内皮细胞肿胀、直立，部分失去连续性或脱落，胞浆有空泡，内皮结构疏松，内弹力膜增生，中膜无明显变化；

Ⅱ级（中度）：内膜出现泡沫细胞，并出现早期小斑块，小斑块由 2~4 层泡沫细胞组成，中膜平滑肌细胞增生；

Ⅲ级（重度）：内膜层出现大量泡沫细胞，5 层或 5 层以上的椭圆形或圆形泡沫细胞组成较大较厚的斑块，内弹力膜分裂，中膜平滑肌细胞增生活跃，并移至内膜层。

（三）冠状动脉病变的分级

将已形成 AS 的动物处死后，取出心脏用 10% 福尔马林固定，再将心脏横切成 3 块，每块冷冻切片至少两片，用苏丹Ⅲ及苏木素染色，每张切片一般都观察 10 个动脉断面，并以下列标准分级：

0 级：动脉内膜无脂质浸润；

0.5 级：内膜有轻度脂质浸润；

1 级：内膜斑块占血管腔面积的 1/4；

2 级：内膜斑块占血管腔面积的 1/2；

3 级：内膜斑块占血管腔面积的 1/2 以上；

4 级：斑块几乎堵塞整个管腔。

以上也可将左心室、右心室及室中隔三部分心肌分别固定后，各横切成 3 块，切片染色后检查计算其有斑块的小动脉及等级。

（四）根据动脉管腔狭窄程度分级

AS 导致动脉狭窄，其狭窄程度与其危害性成正比，主要表现为血流量减小。动脉狭窄的分级有两种：

1. 按病变动脉腔直径与原动脉腔直径的比值分级 可将病变动脉分为 4 级，见表 23-1-1。

2. 按动脉腔面积减少的百分比 也可将病变动脉分为 4 级，见表 23-1-2，此种分级方法常用于冠状动脉狭窄的分级。

表 23-1-1 按病变管腔与原正常管腔直径比值分级的标准

分 级	与原正常管腔直径的比值
1	>9/10
2	>3/4
3	>1/2
4	<1/2

表 23-1-2 按病变管腔面积减少的百分比分级标准

分级	血管腔面积减少（%）
Ⅰ	<25
Ⅱ	26~50
Ⅲ	51~75
Ⅳ	>76

（四）斑块面积的测定

1. 标本制备　将已形成 AS 动物的整条主动脉或其他分支动脉取出，清除血管外组织，洗去残血，纵向剪开，即可行病变面积测量。但是由于脂质条纹和脂质斑点病变浅薄无明显隆起，加之浅黄色外观与正常区域色差不大，边缘不清，因而容易漏测。为此，可用苏丹Ⅳ染色，使病变区呈现红色醒目。即将动脉标本在 70% 乙醇中短暂漂洗后，用 Herx-heimer's 液（Sudan Ⅳ 5g、70% 乙醇 500ml、丙酮 500ml 混合配制），进行大体苏Ⅳ染色。标本在 Herxheimer's 液中浸泡 20min 左右，取出后用 80% 乙醇分色约 20min，自来水冲洗 1h。经此处理的血管标本，其病变区呈深红色。数码相机对标本拍照。

2. 测定方法　用形态图像分析软件测量斑块面积，主动脉总面积，计算斑块面积占主动脉面积的百分比。

（五）斑块厚度的测定

自动物主动脉弓部取材，做石蜡切片及冷冻切片，进行 HE、Weigert-VG、Pollak、AB-PAS、Von-Kossa 及油红 O 染色，在光学显微镜下观察主动脉壁形态，并用测微尺测量斑块厚度及主动脉壁厚度。

（六）主动脉内膜及中膜改变的测定

将已形成 AS 的鹑（或家兔、鸽等）断头处死，取出主动脉、用 10% 福尔马林固定，以主动脉分叉处开始取材 3～4mm，常规石蜡包埋，间断连续切片，HE 染色，光镜下单盲法定量观察。

1. 内膜与中膜厚度的比值　在 10×10 倍放大条件下，用 1/10mm 目镜测微尺测量动脉内膜厚度及中膜厚度。以内膜最厚处为中心，测量该点的内膜及中膜厚度，算出其比值，然后将动脉等距分成 5 点（包括中心点），分别测其内膜及中膜厚度，算出比值，以该动物动脉标本全部切片中所测比值的平均值，作为该动物的内膜厚度与中膜厚度的比值。

2. 动脉内膜单位面积内泡沫细胞数　即内膜泡沫细胞密度。在 40×10 倍放大条件下，用目镜测微尺及手控计数器分别计算上述 5 个点，25 个小格内的泡沫细胞数，取该动物全部切片的平均值，算出每 mm^2 内的泡沫细胞数，即为该动脉内膜单位面积内的泡沫细胞数。

3. 中膜完整平滑肌层数　在上述 5 个点，测其完整的平滑肌层数，该动脉切片的平均值即为该动物动脉中膜完整平滑肌的层数。用单因素方差分析及 Student-Newman-Keuls 方差分析法检验上述各组指标之间的差异。

（七）斑块面积及主动脉管腔面积的测定

将已经形成 AS 的小鼠处死，用生理盐水及 4% 多聚甲醛，经左心室主动脉灌注固定，取心脏及主动脉根部，常规脱水，石蜡包埋，连续切片，片厚 5μm，40 张/只小鼠，HE 染色。用病理图像分析软件测量主动脉根部的斑块面积和管腔面积，计算二者的比值。

（八）斑块内毛细血管密度的测定

用 2% 多聚甲醛原位灌流，取主动脉（勿损伤血管外壁），置含有 1% 牛血清清蛋白和 0.1% Triton X-100 的 0.1mol/LPBS 过夜，新配制的 0.01% 过氧化氢 1h 封闭过氧化氢酶活性。0.5mg/L 抗 CD31 单抗（大鼠抗小鼠）、1∶500 生物素标记的山羊抗大鼠二抗、ABC 试剂盒，以上 3 种抗体均需过夜，浸入含 0.05% DAB 的 50mmol/L Tris（pH7.4），5min 后加入过氧化氢（终浓度为 0.01%），于避光处启动成色反应，5min 后用流水冲洗，去除外周脂肪组织，纵向剪开主动脉，体视显微镜拍照。HMIAS2000 软件分析斑块内毛细血管面积与斑块面积之比。

三、内皮细胞糖萼的测定

糖萼（glycocalyx）是在内皮细胞表面与细胞间连接的一层富含糖蛋白的外衣，它与内皮细胞的通透性、离子交换、细胞间的黏着以及血小板 - 内皮细胞间的相互作用都有密切关系，它对血浆的大分子物质有屏障作用。当内皮糖萼减少变薄时可招致大量脂蛋白渗入动脉壁，在 AS 发生上具有重要意义。所以通过动物实验观察内皮细胞糖等变化，是病变形态观察的组成部分。李丽珠等曾以家鸽进行实验方法如下：

（一）模型制备

选取 5 周龄幼家鸽若干只，雌雄不限，每日饲以豆类、谷物等饲料外，再每只每日分别口服胆固醇

0.5g，并灌猪油2ml，分别在实验2、3、4、8、16周处死，剖开体腔，在生理常压下经左心室灌注6%右旋糖酐，并剪开下腔静脉，冲洗循环血液，继用3%戊二醛灌注固定，直至鸽全身僵硬为止，取出心脏、主动脉及其主要分支。

（二）观察方法

立体显微镜下，在主动脉弓处切取小块组织。用2.5%戊二醛-二甲胂酸钠缓冲液固定（pH7.2，4.2℃，1h）。缓冲液洗涤3次，置入伴刀豆球蛋白A（ConA）-二甲胂酸钠缓冲液孵育（浓度为0.5mg/ml，pH7.2，20℃，2h）。缓冲液洗涤3次。置于1mg/ml辣根过氧化物酶-二甲胂酸钠缓冲液孵育（pH7.2，20℃，30~60min）。缓冲液洗涤数次。置入3，3'-二氨基联苯胺（DAB）溶液（DAB溶解于10ml 0.05mol/L Tris-HCl缓冲液，pH7.4，并加0.1ml 1% H_2O_2），20℃，15~30min，缓冲液洗涤3次，2%锇酸后固定1h。梯度乙醇脱水，Epon-812包埋，超薄切片用醋酸双氧铀及柠檬酸铅双重染色。电镜观察。

应用ConA染色的主动脉内皮细胞表面的糖萼，在电镜下呈一层高度电子致密、菲薄的外衣。在JCD-11读数显微镜下，测量主动脉内皮细胞表面糖萼的厚度。一般AS鸽的主动脉内皮细胞表面糖萼于实验第2周即开始变薄，于4~8周到顶点，约为对照组的1/2~1/3。如此可同时设计抗AS药，观测对此种病变的防治效应。

四、外周AS病变的观测

（一）兔耳AS模型的观测

1. 模型制备　选取雄性健康新西兰兔，体重3.5~4.0kg，按Banai法以氯胺酮（44mg/kg）肌内注射麻醉，并以利多卡因阻断双侧耳根神经，用血管钳夹住双侧耳中央动脉持续30min，创伤范围以聚乙烯板定为直径10mm。术后动物均单独喂养，14d后处死，取下兔耳以10%福尔马林固定72h，将致伤处切成宽约1mm长条。常规石蜡包埋，进行连续切片（5~6μm厚），以Movat法染色。双盲法观察每个致伤处动脉的连续切片，选出平滑肌细胞增殖最显著的切面进行图像分析。

2. 观测方法　在olympus BH-2显微镜下观察切片，将图像投射于CUE-2图像分析仪。测量的指标有：

（1）外弹力膜所围的腔面积（EEL）。

（2）内弹力膜所围的腔面积（IEL）。

（3）动脉管腔面积，即内皮细胞所围的腔面积（lumen）。

3. 计算

（1）动脉中膜面积 M = EEL-IEL。

（2）新内膜面积 N = IEL-Lumen。

（3）横切面上动脉管腔狭窄百分率 =（Lumen/IEL）100%。

所有结果均以平均数±标准差表示，并进行统计学分析。

4. 方法的应用与评价　本模型通过给新西兰兔耳中央动脉以物理压力造成实验性动脉狭窄，其病理变化主要有平滑肌细胞增殖、迁移、形成新内膜。物理压迫（钳类）兔耳中央动脉后14d，光镜下可见动脉平滑肌细胞增殖显著，致使内皮细胞与内弹力膜之间的距离增大而形成新内膜。新内膜主要由于平滑肌细胞组成，可见到内弹力膜断裂及平滑肌细胞跨越内弹力膜呈迁移现象，偶尔见到"空泡状结构"，并在管腔中有血栓形成。血栓附着于由增殖的平滑肌细胞形成的新内膜上，发生机化、再通。这种血管损伤诱发平滑肌细胞增殖的兔耳模型可以在进行初步的经皮冠状动脉腔内成形术（percutaneous transluminal coronary angioplasty，PTCA）后动脉再狭窄机制和药物治疗的研究。

（二）兔右髂AS模型观测

1. 模型制备　选用雄性日本大耳白兔，体重2.5~3.0kg，喂饲造型饲料50g/d含胆固醇0.5g，大油1.5g，蛋白5g，7d后经右股浅动脉，将3.5F球囊扩张导管逆行至腹主动脉20cm，球囊充液膨胀至2个大气压，缓慢拉出，反复3次。继续喂饲造型饲料9周，即可形成右髂动脉粥样硬化狭窄模型，用于经皮动脉成形术（percutaneous transluminal angioplasty，PTA），观察管腔形状和管壁的病理变化。

2. 观测方法 将上述模型兔在 $10.5 \sim 13.5$ kPa（1 kPa $= 7.5$ mmHg）压力下，活体原位恒压血管持续灌注 1% 多聚甲醛 -1.25% 戊二醛混合液 60 min，进行光镜、电镜检查。观察兔狭窄处管壁和管腔的形态以及斑块的形状和性质。镜下可见模型兔动脉内膜均一或不均一增厚，使管腔向心或偏心性狭窄，内膜下平滑肌细胞、弹力和胶原纤维增生，大量脂质和泡沫细胞堆积。

（魏欣冰 吴葆杰）

参 考 文 献

1. 梁效海，韩毅，朱天申，等. 维生素 B_6 对家兔实验性动脉粥样硬化的影响. 中国动脉硬化杂志，1995，3（1）：53

2. 杨和平，杨爱莲，王小平，等. 精氨酸抗家兔动脉粥样硬化内皮损伤. 中国动脉硬化杂志，1995，3（1）：40

3. 邓仲端. 家兔实验性动脉硬化中内皮细胞的超微结构改变. 武汉医学院学报，1985，3：189

4. 吴葆杰. 调血脂药及抗动脉粥样硬化药实验法. 见：徐叔云，卞如镰，陈修主编. 药理实验方法学（第三版）. 北京：人民卫生出版社，1998，1031

5. 石玉林，范盘生，方几希，等. 丹皮酚对兔实验性动脉粥样硬化及血小板聚集的抑制作用. 中国药理学报，1988，9（6）：555

6. 李柱虎，曹东铉，金艺兰，等. 月见草油复方制剂对实验性动脉粥样硬化家兔及主动脉的影响. 中国动脉硬化杂志，1994，2（2-3）：105

7. 闵娄勇，叶怀莲，李昌棣. 胱氨酸致家兔动脉粥样硬化的实验研究. 中国循环杂志，1994，9（6）：350

8. 孙栘，金在洙，曹东铉，等. 月见草油脂肪酸钠盐影响家兔实验性动脉粥样硬化的病理形态学观察. 中国动脉硬化杂志，1995，3（1）：62

9. 魏欣冰，张岫美，吴葆杰. 鹌鹑动脉粥样硬化动脉形态改变的初步定量观察. 山东医药，1994，34（7）：10

10. 李丽珠、邓仲端、徐曾绶，等. 家鸽实验性动脉粥样硬化中内皮细胞糖萼的形态变化——电镜组织化学研究. 中华心血管病杂志，1989，17（6）：369

11. 苗华金，崔瑞耀，Israel Vlodavskz，等. 血管损伤致平滑肌细胞增殖的兔耳动脉狭窄模型及应用. 中国动脉硬化杂志，1995，3（1）：45

12. Banai S，Shou M，Correa R，et al. Rabbit ear model injury-induced arterial smooth muscle cell proliferation：Kinetics，reproducibility and impoliications. Circ Res，1991，69（3）：748

13. 孙宝贵，黄永麟，傅世英，等. 实验性动脉粥样硬化狭窄及球囊腔内成形术的形态学变化. 中华心血管病杂志，1992，20（2）：126

14. Movat H. Determination of all connective tissued elements in a single section. Arch Path lab Med，1955，60（2）：289

15. 朱向明，赵振东，柯永胜，等. 茶多酚防治鹌鹑动脉粥样硬化的实验研究. 中药药理与临床，1997，13（3）：20-22

16. 戴敏，范明霞，余莉，等. 兔动脉粥样硬化的动物模型. 公共卫生与预防医学，2004，15（6）：52-53

17. 陈斌，邓玉莲，郭薇，钟丽. 阿托伐他汀抗家兔内膜损伤后动脉粥样硬化的实验研究. 中国药物与临床，2005，5（5）：339-342

18. 方微，张慧信，王绿娅，等. 何首乌总甙抑制动脉粥样硬化病变形成. 中国动脉硬化杂志，2005，13（2）：175-178

19. 吴贤仁. 基质蛋白酶在大鼠动脉粥样硬化中的表达. 广东医学，2004，25（6）：638-639

20. 王双，杨永宗，唐雅玲，等. 血小板活化因子受体拮抗剂 WEB2080 抑制载脂蛋白 E 基因敲除鼠主动脉粥样硬化斑块内血管新生. 中国动脉硬化杂志，2005，13（2）：143-145

21. 颜彦，王翔飞，张庆勇，等. 来氟米特对家兔动脉硬化形成的影响. 中国动脉硬化杂志，2005，13（4）：432-434

22. 郭远林，陈纪林，李建军，等. 塞来昔布与小剂量阿司匹林合用对动脉粥样硬化的影响. 中国动脉硬化杂志，2005，13（2）：167-170

23. Moulton KS，Vakili K，Zurakowski D，et al. Inhibition of plaque neovascularisation reduces macrophage accumulation and progression of advanced atherosclerosis. Proc Natl Acad Sci USA，2003，100（8）：4736-4741

第二章 动脉粥样硬化的生化测定

第一节 血脂测定

血脂即血浆或血清中所含的脂质，其中包括胆固醇（cholesterol，Ch）、三酰甘油（triglyceride，TG）、磷脂（phospholipid，PL）和游离脂肪酸（free fatty acids，FFA）等。Ch 又有游离胆固醇（free cholesterol，FC）和胆固醇酯（cholesterol ester，CE）两种形式，两者之和称总胆固醇（total cholesterol，TC）。这些脂质在血液中各有一定的浓度范围，呈动态平衡而存在。当部分脂质浓度超出正常时，即为脂质代谢紊乱。脂质代谢紊乱是动脉粥样硬化的重要致病因素，因此，血脂测定是药理学研究和临床检验中的常用指标，成为研究抗动脉粥样硬化药物以及临床了解病情和判断药物疗效的重要手段。

一、血清胆固醇的测定

Ch 是导致动脉粥样硬化病变的主要血脂。在血清中 FC 约占 25%～30%，CE 为 70%～75%。一般多为测定血清 TC，必要时分别测定 FC 和 CE。测定血清 Ch 的方法很多，过去多用化学分离显色法，即先用化学试剂将 Ch 分离提取，再用特殊的试剂显色，然后进行比色测定。由于化学法特异性较差，干扰因素较多，结果准确性较低，现已少用。近 30 年来出现的光比色酶试剂系统，具有专一性强、反应条件温和、标本用量小、操作简便、有试剂盒供应等优越性，已成为 Ch 测定的常用方法，广泛应用于临床医学生化检验及与 Ch 代谢相关的基础研究。高效液相色谱（HPLC）法被推荐为我国 Ch 测定的参考方法。

（一）酶法测定血清 TC

此法首先由 Richmond 等于 1973 年提出，1974 年 Allain 等进一步完善为完全酶法，以后的方法均在此基础上修改而成。

1. 原理 先用胆固醇酯酶（CEH）将血清中的 CE 水解为 FC 和脂肪酸，再以胆固醇氧化酶（COD）将 FC 氧化生成 Ch-4-烯-3-酮及 H_2O_2；后者与 4-氨基安替比林（4-AAP）和苯酚在过氧化物酶（POD）的作用下缩合生成红色的醌亚胺，可在 500 或 520nm 波长比色测定。

2. 仪器 分光光度计或自动生化分析仪、加样器、试管等。

3. 试剂

（1）测定试剂 磷酸缓冲液，pH7.7，0.3mol/L，用于复溶其他试剂；CEH（来源于假单胞菌）≥ 800U/L；COD（来源于诺卡菌）≥400U/L；POD（来源于辣根）≥1000U/L；胆酸钠 3mmol/L；4-AAP 0.5mmol/L；苯酚 3.5mmol/L；Triton X-100（不含过氧化物）3g/L。

酶与显色剂可分装为两管或为单一管，可为水溶液，冻干品或干粉。磷酸缓冲液也可用 100mmol/L PH7.7 的 Tris 缓冲液代替。

（2）标准液 以准确定值的血清作为 Ch 标准参考物质（SRM）。常规 TC 酶法测定中所用的定值血清为商品 TC 试剂盒所带的次级标准，可称定标物。

4. 操作步骤 按下表进行：

加入物	空白管	标准管	样品管
待测血清（μl）			10
标准液（μl）		10	
蒸馏水（μl）	10		
酶试剂（ml）	1.0	1.0	1.0

将各管充分混匀后，置于37℃水浴5min，在波长500nm或520nm比色。显色后至少稳定60min。

5．计算结果

$$TC（mmol/L）= \frac{样品管 OD}{标准管 OD} × 标准液浓度（mmol/L）$$

6．特点和注意　血清或血浆标本均适用于血脂测定，现主张用血清。所取血标本应在试管内自行凝固，3小时内离心。血清标本应及时测定，如24小时内不能完成测定，可密封置于4℃保存1周，－20℃可保存数月，－70℃至少可保存半年，应避免标本反复冻融。

本法的批内CV<1.5%，批间CV<2.5%，若以ALBK法定值的血清为标准液，所得结果与ALBK法基本一致。所测TC的线性范围为0～12.9mmol/L。若血红蛋白>2g/L会引起正干扰，胆红素>0.1g/L有明显负干扰，可在520nm比色。抗坏血酸与甲基多巴血浓度高于治疗水平时也会使结果偏低。高TG血症（血清混浊）对此法无明显影响。

（二）高效液相色谱分析法测定血清TC

1．原理　取定量血清与内标溶液混合，加KOH使CE充分水解，再用正己烷提取，使Ch及内标物与其他同Ch测定无关的成分分离，将提出的甾醇与异氰酸苯酯反应生成苯氨基甲酸酯，以提高色谱分析的有效性和特异性，在Ch及内标与血清其他甾醇分离的同时，提供Ch和内标的比例信息，以待测样本的峰面积与内标物峰面积的比值作为定量指标来计算待测样本中TC的含量。

2．仪器　高效液相色谱仪，包括高压输液泵、色谱柱、检测器和记录仪等。色谱柱可用大连化学物理研究所/国家色谱分析中心填装的Novapak C18柱（4μm，4mm，150mm），或其他同样规格和填料性质的色谱柱。精密移液管等。

3．试剂

（1）Ch纯度标准物质　国家一级标准物（GBW09203a），纯度为99.8±0.1%。用于配制Ch标准液。

（2）血清Ch标准物质　国家一级标准物（GBW09138），Ch浓度为3.82mmol/L，用作测定血清Ch浓度时的质控物质。

（3）内标物　6-氯豆甾醇，纯度>99%。

以上三试剂均为卫生部北京老年医学研究所生物化学研究室制备。

（4）衍生剂　异氰酸苯酯，纯度>98%，可选用Aldrich化学公司产品，密封，避光保存。

（5）衍生催化剂　吡啶（CP），用前加入固体NaOH回馏2h后蒸馏，收集115～116℃的馏分密封备用。

（6）其他　无水乙醇、正己烷、乙腈、氢氧化钾等，均为CP。另有干燥剂。

4．溶液配制

（1）标准溶液配制

1）Ch纯度标准物质的干燥　取Ch纯度标准物质2.5g置培养皿中摊平，罩滤纸后置于装有干燥剂的真空干燥器中，抽气后小心充入氨气，再尽量抽出其中气体，将干燥器置50℃烤箱过夜，取出冷至室温，打开抽气开关，取出Ch。

2）标准溶液配制　取干燥过的Ch纯度标准物2g，加无水乙醇约150ml，温热溶解后冷至室温，加无水乙醇至200ml，摇匀后分别精取5、10、20、30、40和50ml 6份，各加无水乙醇至100ml，摇匀后得浓度分别为1.30、2.60、5.20、7.80、10.40和13mmol/L的Ch工作标准液。然后迅速分别分装和密封于5ml小瓶或安瓿中，每支装2ml，保存于4℃备用。

（2）内标溶液的配制　取6-氯豆甾醇115mg，溶于500ml无水乙醇中得23mg/dl的内标溶液，密封保存于4℃备用。

（3）KOH水溶液的配制　取KOH（CP，82%）61g加水至100ml，搅拌溶解后放冷至室温，再加水至100ml，搅匀放塑料容器内，密封保存备用。

5．操作步骤

（1）样品制备

1）不同浓度的标准和样品及质控血清均处理双份，按浓度由高到低排序，取分析所需数目的 30ml 试管一架（用于皂化和提取）、5ml 试管两架（分别用于衍生和衍生物重组），按上述顺序编号。取出所需标准液、内标液、质控血清和样品，使恢复至室温，混匀。

2）用移液管精密吸取血清或标准液 0.5ml，分别贴壁加入 30ml 试管中，然后在血清管中加水 100μl、标准液管中加无水乙醇 100μl。

3）精密吸取内标液 5ml，贴壁加入以上各试管中。

4）向各管中加入 8.9mol/L KOH 溶液 0.5ml，加塞，在旋涡式混合器上慢速混匀，置于 37℃ 水浴加温 10min，取出混匀，此时皂化液应无明显蛋白颗粒，再将试管温浴 3h。

5）自水浴取出试管放冷至室温，各加入水 5ml 和正己烷 10ml，加塞后在旋涡式混合器上快速混匀 3 次，每次 10s，静置后使液体分层。

6）取正己烷提取液 0.5ml 置 5ml 试管中，37℃ 下用氮气吹干，加入吡啶和异氰酸苯酯各 20μl，加塞后混匀，室温放置 10min，再加无水乙醇和正己烷各 1ml，混匀后加水 1ml，在旋涡式混合器加速混合 3 次，每次 10s，静置使分层。

7）取正己烷层 0.5ml 置另一架 5ml 试管中，在 37℃ 下用氮气吹干备色谱分析用。也可加塞后保存于 4℃ 下，24h 内供色谱分析用。

（2）色谱分析

1）流动相配制和色谱分析前准备　以正己烷饱和的乙腈水作流动相。乙腈与水的比例为 92:8（一般水为 5%~10%），以 Ch 的容量因子为 6~8 时为宜。取适当比例的乙腈和水混合，放置恢复到室温，每 100ml 中加正己烷 15ml，振摇，用 0.4μm 滤膜或 G6 垂熔漏斗过滤，滤液置分液漏斗中，待两相分层后取出下层作流动相，将选定的色谱柱连接在色谱仪上，先用约 10 倍柱体积的纯乙腈冲洗，后换流动相，调流速为 1ml/min。开启检验器和积分仪，设检测波长为 235nm，满量程吸收度为 0.5，调节积分仪衰减使满记录纸宽的吸收度约为 0.1，设定合适的参数。待基线稳定后进行色谱分析。

2）进行色谱分析　取制备好的标准品和样品用 1ml 乙腈重组，取重组液 10μl 进样，每个标准或样品的进样次数视色谱仪的重现性而定。若峰面积不重现性 0.2% 左右，两峰面积比值的不重现性不 >0.4%，只需进样一次即可；否则应进 2 次或更多。

6. 结果计算　计算标准液、样品和质控血清的 Ch 峰面积和内标峰面积比值，将标准液的峰面积比对相应的 Ch 浓度进行线性回归，求出回归方程，将样品和质控血清的峰面积比代人回归方程，计算样品和质控血清的 Ch 浓度。如果所得结果中质控血清 Ch 浓度的测定值与标本值的相对偏差及两份平行样品的变异系数均 <1%，则表明结果有效，否则查找原因，重新进行分析。

7. 特点及注意　本法为中华医学会检验学会推荐的血清 TC 测定的参考方法，它比国际公认的 ALBK 法较为复杂，但能消除血清其他甾醇对 Ch 测定的干扰，精密度较高。唯本法四步液体转移的准确性及提取过程的完全程度和显色条件的一致性，都可影响结果的准确性，故取样及加内标须选用精密移液器具，并严格操作。如取样用 0.5ml 移液管，取量不精密度 <0.2%；不同液间用同一移液管，应严格洗涤及干燥；若用不同的移液管，要严格检验和校准其准确度。

（三）硫磷铁法测血清 TC

1. 原理　先用无水乙醇沉淀蛋白，提取 Ch，在浓硫酸和 Fe^{3+} 的作用下，Ch 生成较稳定的紫红色磺酸化合物，呈色度与 Ch 含量成正比，可用比色法定量测定。

2. 试剂

（1）Ch 标准贮液（1mg/ml）　精取干燥重结晶 Ch100mg，加适量无水乙醇稍加温溶解，冷却后移入容量瓶中，以无水乙醇定容至 100ml，置棕色瓶中。

（2）Ch 标准应用液（0.04mg/ml）　取 Ch 标准贮液 4ml 加无水乙醇至 100ml，再加水 2ml，混匀存于棕色瓶中备用。

（3）铁-磷酸贮液　取硫酸高铁铵〔$FeNH_4(SO_4)_2 \cdot 12H_2O$〕4.5g 溶于 100ml 浓磷酸中，可长期保

存备用。

（4）显色剂 取以上铁－磷酸贮液 4ml，加浓硫酸 96ml，混匀，塞紧密闭保存，可用 2 个月。

3. 操作步骤

（1）取血清 0.1ml 于干燥离心管中，先加无水乙醇 0.4ml 摇匀后，再加无水乙醇 2.0ml（无水乙醇分两次加入的目的是使蛋白质以分散而微细的沉淀析出），加盖后用力振摇 10s，放置 10min，以 3000r/min 离心 5min，取上清液加入另一洁净干燥的试管内备用。

（2）另取干燥试管，按下表分别加入样本和试剂

	样品管	标准管	空白管
上清液（ml）	2.0	–	–
Ch 标准液（ml）	–	2.0	–
无水乙醇（ml）	–	–	2.0
显色剂（ml）	2.0	2.0	2.0

显色剂须沿管壁缓慢加入，加毕后立即振摇 20 次，室温冷却 10min，用 560nm 波长比色，以空白管调零，读取各管吸光度。

4. 结果计算

$$TC（mg/100ml）= \frac{样品管\ OD}{标准管\ OD} \times 100$$

或

$$TC（mmol/L）= TCmg/100ml \times 38.67$$

5. 特点和注意事项 本法涉及浓硫酸、磷酸，操作时必须注意安全，也要避免损坏仪器。胆固醇的显色反应受水分影响大，标准液所用 Ch 必须用乙醇重结晶，所用试管、比色杯必须干燥。当室温低于 10℃时，显色前应将抽提液在 37℃预温数分钟；当血清 Ch 浓度过高时，应先用生理盐水稀释，计算结果时乘以稀释倍数即得。

6. 方法评价 本法较经济、简便，受溶血和胆色素的干扰较少，不宜用酶法的情况下可采用。

（四）血清游离胆固醇（FC）及胆固醇酯（CE）的测定

测定原理、所需仪器、试剂及操作步骤等基本同酶法测定血清 TC，唯酶试剂中保留胆固醇氧化酶（COD）和过氧化物酶（POD），而缺少胆固醇酯酶（CEH），因不需要水解 CH，只测血清中已存在的 FC 即可。由 TC 中减去 FC 即得 CE。

计算结果的方法：

$$FC（mmol/L）= \frac{样品管\ OD}{标准管\ OD} \times 标准液浓度（mmol/L）$$

$$CE（mmol/L）= TC 浓度 - FC 浓度$$

二、血清三酰甘油的测定

血清三酰甘油（TG）是一项重要的血脂指标，随着对动脉粥样硬化研究的深入，TG 作为一项独立危险因素日益受到重视。测定血清 TG 的方法很多，一般可分为化学法、酶法和色谱法 3 类。化学法是用有机溶剂抽提标本中的 TG，去除抽提液中磷脂等干扰物后，用碱水解（皂化）TG，以过碘酸氧化甘油生成甲醛，再用显色反应测甲醛。二氯甲烷－硅酸－变色酸（Van Handel-Caslson）法是较准确的方法，至今仍是美国疾病控制与预防中心的内部参考方法。但化学法操作繁琐，技术要求高，不便推广应用。目前大多数实验室都采用酶法检测血清 TG，具有简便快速、微量、精密度高、特异性强、易于自动化检测的优点。用一步酶法测定的是血清总甘油（包括 TG 和游离甘油及少量一酰甘油、二酰

甘油之和）。为了消除游离甘油的干扰，中华医学会检验学分会曾推荐甘油磷酸氧化酶－过氧化物酶-4-氨基安替比林（GPO-PAP）法的二步酶法作为血清 TG 测定的常规方法，但对此法能否去净游离甘油尚有质疑。近来建议一般临床实验室可采用一步 GPO-PAP 法，有条件的实验室应考虑开展游离甘油的测定或采用两步酶法。卫生部北京老年医学研究所建立的高效液相色谱法可测定总甘油和游离甘油，拟推荐作为我国 TG 测定的参考方法。

（一）甘油磷酸氧化酶（GPO-PAP）法测定血清 TG

1. 原理　血清中 TG 先经脂蛋白酯酶（LPL）水解为甘油及脂肪酸，在 ATP 的存在下加甘油激酶使甘油生成 3-磷酸甘油；经甘油磷酸氧化酶（GPO）的作用，使 3-磷酸甘油氧化生成 H_2O_2 及磷酸二羟丙酮；H_2O_2 与 4-氨基安替比林（4-AAP）和 4-氯酚（4-CP）经辣根过氧化物酶（POD）的作用缩合生成红色的苯醌亚胺。可在 500nm 波长比色测定，其颜色深浅与血清中 TG 含量成正比。

2. 仪器　分光光度计、半自动分析仪和自动分析仪均可。微量加样器、试管等。

3. 试剂

（1）Tris-HCl 缓冲液　pH7.6，150mmol/L。

（2）酶试剂　在每 1000ml Tris-HCl 缓冲液中配入 LPL 3000U、GK 250U、ATP 0.5mmol、GPO 3000U、POD 10 000U、胆酸钠 3.5mmol、$MgSO_4$ 17.5mmol、4-氨基安替林 1mmol、4-氯酚 3.5mmol、Triton X-100 0.1g。

（3）TG 标准液　甘油三油酸酯 200mg/dl（2.26mmol）。

3. 手工操作方法　按下表进行：

加入物	空白管	标准管	样品管
血清（μl）	-	-	10
TG 标准液（μl）	-	10	-
蒸馏水（μl）	10	-	-
酶试剂（ml）	1.0	1.0	1.0

将各管充分混匀后置 37℃水浴温育 10min，在 500nm 波长下，以空白管调零进行比色测吸光度（A）。

4. 计算结果

$$TG（mmol/L）= \frac{测定管 A}{标准管 A} \times 标准液浓度（mmol/L）$$

5. 自动生化分析仪操作方法　按仪器及试剂的具体要求进行。

6. 特点及注意　TG 检测应在禁食 12h 后采血。血清标本存放条件及时间同 TC。一般认为血清 TG 浓度在 22mmol/L 以下时线性关系良好，回收率为 98.6%，批内 CV 为 0.75%、批间为 1.7%~2.6%，血红蛋白、维生素 C 及胆红素对其无明显干扰。但是血清 TG 含量 >11mmol/L 时，血清呈现浑浊，应用生理盐水稀释后再行测定。若血清 TG 含量 <0.27mmol/L 应增加血清用量。

7. 方法评价　本法为一步酶法，操作简便，适于大批量标本测定。

（二）二步酶法测血清 TG

1. 原理　多数酶法测定的是总甘油，为排除血清中原有 FG 的干扰，测定真正意义上的 TG，发展了两步酶法。将酶试剂分成两部分，LPL 和 4-AAP 组成试剂Ⅱ，其余组成试剂Ⅰ。血清中先加入试剂Ⅰ，在无 LPL 水解 TG 的情况下，FG 经 GK 和 GPO 的作用释放出 H_2O_2，并经 POD 使 H_2O_2 转化为 H_2O 而消除。然后再加入试剂Ⅱ，使 TG 依次分解转化，最后在 POD 的作用下与 4-AAP 和 4-CP 经辣根过氧化物酶（POD）的作用缩合生成苯醌亚胺呈红色。

2. 仪器　同 GPO-PAP 法。

3．试剂

（1）Tris-HCl 缓冲液　0.15mol/L，pH7.6。4-CP 2.5mmol/L，硫酸镁 10mmol/L，胆酸钠 3.5mmol/L，Triton X-100 0.1g/L，ATP1.0mmol/L。

（2）酶溶液 I　GK 500U，GPO 3000U，POD 1000U，溶于 50ml Tris-HCl 缓冲液中。

（3）酶溶液 II　LPL 3000U，4-AAP 1mmol/L 溶于 50ml Tris-HCl 缓冲液中。

（4）应用试剂　于使用前配制，据操作设备的不同而异。

1）手工操作　①应用试剂 I：酶溶液 I 5ml 加 Tris-HCl 缓冲液 45ml 混匀；②应用试剂 II：酶溶液 II 5ml 加 Tris-HCl 缓冲液 45ml 混匀。

2）自动分析　根据分析仪试剂 I 和 II 的用量调整缓冲液与酶溶液的比例，但缓冲液与酶溶液 I 和酶溶液 II 的最终比例为 9:0.5:0.5 不变。一般分析仪试剂 I 和试剂 II 的用量为 3:1，但应用 Monarch 1000 或 2000 时，试剂 I 和试剂 II 的用量以 1:3 为宜。

（5）TG 标准液　2mmol/L 的三油酸甘油酯水溶液。配法为用三油酸甘油酯 177mg，加 Triton X-100 5ml，在 56℃ 水浴加热 10min，澄清后加蒸馏水 90ml，冷却至室温后加水至 100ml。分装于 2ml 的安瓿中，置 4℃ 保存备用，可稳定 2 年，切勿冷冻。

4．操作步骤

（1）手工操作　按下表加入血清及试剂。

加入物	空白管	标准管	样品管
血清（μl）	-	-	10
TG 标准液（μl）	-	10	-
蒸馏水（μl）	10	-	-
酶试剂 I（ml）	0.5	0.5	0.5
先将各管混匀，37℃ 水浴加温 5min，然后加酶试剂 II			
酶试剂 II（ml）	0.5	0.5	0.5

混匀后再置 37℃ 水浴加温 10min。于波长 500nm 比色，空白管校零。

（2）计算结果

$$TG（mmol/L）= \frac{样品管 A}{标准管 A} × 标准液浓度（mmol/L）$$

（3）自动分析参数　自动生化分析仪操作方法按仪器及试剂的具体要求进行。

5．注意事项　由于试剂分成两部分加入，对正确设置测定参数的要求较高，适于在条件较好的实验室开展。胆红素 >100μmol/L 或抗坏血酸 >170μmol/L 时出现负干扰；有明显溶血的标本不宜作 TG 测定。

6．方法评价　一般认为，本法能清除 FG 的干扰，准确性高于一步酶法，而且不增加试剂成本和工作量，适合自动化分析。本法测定 TG 的线性范围为 0~11.3mmol/L（1000mg/dl）；所用试剂的空白吸光度应 ≤0.05；TG 反应到达终点时间 ≤8min（37℃）；显色后的稳定性 ≥30min；灵敏度应 ≥0.2；精密度批内 CV≤3.0%。批间 CV≤5.0%。

（三）高效液相色谱测定血清三酰甘油

1．原理　本法可分别测定总甘油和游离甘油。测定总甘油的原理是用氢氧化钠异丙醇溶液水解 TG 为游离甘油和脂肪酸，用钨酸钠-硫酸试剂沉淀蛋白质，将溶液中的甘油和内标在氢氧化钠水溶液中苯甲酰化，用正己烷提取苯甲酸酯，用液相色谱分离和检测；测定游离甘油的原理是用钨酸钠-硫酸试剂沉淀血清蛋白，以脂蛋白形式存在的 TG 同时沉淀，将甘油和内标衍生后进行色谱分析。

2．仪器　高效液相色谱仪：由 HP1100 系列单元泵、自动进样器、紫外检测器和化学工作站组成。

色谱柱为 Spherisorb 苯基柱 5μm，4.6mm（150mm）（大连依利特科学仪器公司填装）。

3. 试剂 标准物质甘油（标示纯度 99.9%）；内标为 1，2，4-丁三醇；苯甲酰氯和辛基硫酸钠；正己烷和异丙醇；乙腈；氢氧化钠、硫酸和钨酸钠。

（1）标准溶液配制 精密称取甘油适量，用含 20% 异丙醇的水溶解和稀释，制备浓度为 0.565、1.129、2.259、3.388 和 4.517mmol/L（50～400mg/dl 三油酸甘油酯）的标准溶液，用于总甘油测定；制备浓度为 0.028、0.056、0.113、0.226 和 0.339mmol/L（2.5～30mg/dl 三油酸甘油酯）的标准溶液，用于游离甘油测定。

（2）内标溶液配制 称取 1，2，4-丁三醇适量，用水溶解和稀释，制备 2.5mmol/L 的内标液用于总甘油测定，制备 0.25mmol/L 的内标液用于游离甘油测定。

4. 操作步骤

（1）制备样品

1）总甘油测定 精密取血清或标准溶液 0.1ml，加内标溶液 0.1ml、1mol/L 氢氧化钠 0.2ml 和异丙醇 0.6ml，混匀，置 50℃ 水浴中温育 30min，加 0.33mol/L 硫酸 0.6ml、0.3mol/L 钨酸钠 0.3ml，充分混合后离心。取上清液 0.2ml，加 8mol/L 氢氧化钠 0.2ml，置沸水浴中加热 15min。加 1% 辛基硫酸钠 0.1ml、苯甲酰氯 80μl 和正己烷 0.5ml，在旋涡式混合器上快速混合 15min。取正己烷层用于色谱分析。

2）游离甘油测定 精密取血清或标准溶液 0.1ml，加内标溶液 0.1ml，混匀，加 0.33mol/L 硫酸 0.1ml、0.3mol/L 钨酸钠 0.1ml，充分混合后离心。取上清液 0.2ml，按上述过程进行衍生。

（2）色谱分析：采用由 HP1100 系列单元泵、自动进样器、紫外检测器和化学工作站组成的高效液相色谱仪（Hewlett Packard，Waldbronn，德国）进行色谱分析。色谱柱为 Spherisorb 苯基柱 5μm，4.6mm（150mm）（大连依利特科学仪器公司填装），流动相为含 1% 异丙醇和 0.5% 乙腈的正己烷，流速 1.2ml/min，检测波长 230nm。取样品制备中的正己烷层直接进样，测定总甘油时进样体积 5μl，测定游离甘油时 10μl。

5. 计算结果 将标准溶液的浓度对甘油/内标峰面积比进行线性回归，得回归方程，用于样品甘油浓度计算。

6. 方法评价 本法样品制备简单，可准确测定血清游离甘油和总甘油，其应用范围、精密度和易操作性均优于化学法。测定总甘油的总变异系数（CV）小于 2%，测定游离甘油的总 CV 小于 4%。总甘油和游离甘油的平均回收率分别为 100.0% 和 99.7%。

（丁 华 吴葆杰）

参 考 文 献

1. 陈文祥，董军，李建斋，等. 高效液相色谱测定血清甘油三酯的研究. 中华医学检验杂志，2000，23（2）：87
2. 鄢盛恺，夏良裕. 血清甘油三酯的测定方法与标准化研究最新进展. 中华医学检验杂志，2005，28（4）：454
3. 关于临床血脂测定的建议. 中华医学检验杂志，2003，26（3）：182
4. 萧能庚，余瑞元，袁明秀等合编. 生物化学实验原理和方法. 北京：北京大学出版社，2005，434
5. 徐叔云，卞如濂，陈修主编. 药理实验方法学（第三版），北京：人民卫生出版社，2002，1189

第二节 脂蛋白的分离和测定

脂蛋白是脂质在血液中存在的形式，由各种脂质和载脂蛋白结合而成。由于其中脂类及蛋白质的组成比例及含量不同，脂蛋白的颗粒大小及密度各异。根据各种物质在一定密度的介质中离心旋转运动时的漂浮率不同的原理，利用超速离心技术将脂蛋白分为高密度脂蛋白（high density lipoprotein，HDL）、低密度脂蛋白（low density lipoprotein，LDL）、极低密度脂蛋白（very low density lipoprotein，VLDL）和乳糜微粒（chylomicron，CM）4 型。其中 HDL 还可再分为 HDL_2 和 HDL_3。根据脂蛋白在电场中迁移率不同，也可利用电泳法将血浆脂蛋白分为 α-脂蛋白、前 β-脂蛋白、β-脂蛋白和乳糜微粒。

与上述的按密度分型基本相当。脂蛋白与动脉粥样硬化关系密切，LDL 能促动脉粥样硬化，而 HDL 则有抗动脉粥样硬化作用。因此，脂蛋白测定是动脉粥样硬化研究中的一项重要指标。近年来又肯定了在血浆中还存在一种脂蛋白（a）〔lipoprotein（a），LP（a）〕，它具有与 LDL 类似的结构和性质，是动脉粥样硬化的独立危险因素。

分离和测定脂蛋白的方法很多，较常用者为化学沉淀法和密度梯度超速离心法。近年又发展了直接测定法，又称匀相测定法（homogeneous methods），标本不需预处理，可用自动分析仪检测，适合于工作量大的实验室使用。超速离心法作为脂蛋白测定的参考方法，主要用于校准物靶值的确立和常规方法准确性的鉴定。实验室常规使用的方法为化学沉淀法和匀相测定法。

一、化学沉淀法

由于脂蛋白的组成及理化性质不同，在不同的聚阴离子和不同的 2 价金属离子（Mn^{2+}、Mg^{2+}、Ca^{2+}、Ni^{2+}、Co^{2+}）以及不同的 pH 值条件下，使某些脂蛋白与聚阴离子结合形成复合物沉淀，可以达到分离特定脂蛋白的目的。因脂蛋白是蛋白质、胆固醇、和磷脂的复合体，尚无理想的方法进行定量，故以测定脂蛋白中胆固醇总量的方法作为脂蛋白的定量依据。

（一）血清 LDL-C 测定

聚乙烯硫酸（PVS）沉淀法

（1）原理　先用 PVS 将血清中 LDL 沉淀，VLDL 及 HDL 仍存留在上清液中，用酶法分别测定血清 TC 和上清液中 Ch 的含量，从 TC 中减去上清液 Ch 即得 LDL-C。在沉淀剂中加适量聚乙二醇独甲醚（PEGME）可以加速 LDL 沉淀；加入乙二胺四乙酸二钠（EDTA-2Na）除去二价阳离子，可以避免 VLDL 共同沉淀。

（2）仪器　离心机、分光光度计、37℃恒温水浴、各类加样器、试管等。

加入物	空白管	标准管	样品管
上清液（μl）	–	–	30
标准液（μl）	–	30	–
水（μl）	30	–	–
酶试剂（ml）	2.0	2.0	2.0

（3）试剂　沉淀剂：聚乙烯硫酸钾（PVS-K）盐 0.7g/L，PEGME 170g/L，EDTA-2Na 5mmol/L，混匀，在 4～25℃避光保存可稳定 1 年；Ch 标准液：低 Ch 定值血清；Ch 测定试剂：同 TC 测定的酶试剂。

（4）操作步骤　取禁食 12h 静脉血，离心分离血清。取血清 200μl 加入小离心管中，与 PVS 沉淀剂 100μl 充分混合，室温下放置 15min，再以 3000r/min 离心 15min，取上清液按下表所示加入样品及试剂。

混匀后置 37℃水浴 6min，以空白管调零，500nm 比色。

（5）计算结果

$$上清液\ Ch\ (mmol/L) = \frac{样品管\ A}{标准管\ A} \times 标准液\ Ch\ 浓度\ (mmol/L)$$

$$LDL\text{-}C\ (mmol/L) = TC\ (mmol/L) - 上清液\ Ch\ (mmol/L) \times 1.5$$

（6）注意事项　本法所测得的 LDL-C 包括少量 Lp（a）；一般用血清测定，最好在样品取出后 24h 内完成，若用 EDTA 抗凝血浆，应将测定结果乘 1.03；标本沉淀过程严格按照要求进行，精取上清液，勿搅动沉淀。

（7）方法评价　本测定法操作简便，结果准确，其精密度在中等 LDL-C 水平时，批内 CV < 2.0%；批间 CV < 3.0%；测定上限为 12.9mmol/L；当 TG > 4.5mmol/L 时可出现结果偏低；本法样品与沉淀剂之比为 2:1，若改变比例或沉淀剂的浓度可导致 LDL 沉淀不完全，使结果偏低。

（二）血清 HDL-C 的测定

1. 磷钨酸 – 镁沉淀法

（1）原理　磷钨酸 – 镁能使血清中所有含 Apo B 的脂蛋白（LDL，VLDL）沉淀，只剩不含 Apo B 的 HDL 保留于上清液中，然后用酶法测定上清液的 Ch 含量，即为 HDL-C。

（2）仪器 离心机、分光光度计、恒温水浴、各类加样器、试管等。

（3）试剂 磷钨酸-氯化镁溶液：磷钨酸 4.4g/L，氯化镁 11.0g/L，用 1mol/L 氢氧化钠校正 pH 至 6.1±0.1，在 4~25℃至少稳定 1 年；Ch 标准液：低 Ch 定值血清；Ch 测定酶试剂：同 TC 测定。

（4）操作步骤 取空腹 12h 静脉血，离心取血清。向小离心管中加被测血清 200μl，磷钨酸氯化镁溶液 200μl，充分混匀，室温放置 15min，3000r/min 离心 15min，取上清液按下表所示操作。

加入物	空白管	标准管	样品管
上清液（μl）	–	–	50
标准液（μl）	–	50	–
水（μl）	50	–	–
酶试剂（ml）	2.0	2.0	2.0

混匀后置 37℃水浴 6min，以空白管调零，500nm 比色。

（5）计算结果

$$HDL\text{-}C（mmol/L）=\frac{样品管 A}{标准管 A}×标准液 Ch 浓度（mmol/L）×2$$

（6）注意事项 当样品的 TG 浓度≥5mmol/L 时，上清液可出现混浊或部分脂蛋白的沉淀浮于液体表面，此时应将血清用等量盐水稀释后重新测定，确保上层液体清晰，稀释后所测值应乘以稀释倍数。所采血液应在凝固后 3h 内分离血清，12h 内测定。

（7）方法评价 此法所测结果与 Warnick 推荐的硫酸葡聚糖沉淀法基本一致，本法测定范围为 HDL-C 在 3.88mmol/L（150mg/dl）以下；在中等水平 HDL-C，测定的精密度批内为 CV<2.5%，批间 CV<3.5%；标本与沉淀剂之比为 1:1，能使 HDL 之外所有含 Apo B 的脂蛋白沉淀，改变比例或沉淀剂的浓度均可导致沉淀不完全或部分 HDL 被沉淀

2. 硫酸葡聚糖-氯化镁（DS-MgCl$_2$）法

（1）原理 以硫酸葡聚糖-氯化镁沉淀血清中 LDL 和 VLDL，测上清液中 Ch 含量，即为 HDL-C。

（2）试剂 ①沉淀剂为硫酸葡聚糖（DS）和氯化镁（MgCl$_2$）的混合液：取 DS（MW50000）2.0g 溶于 80ml 无离子水，用 HCl 调 pH 至 7.0，再加水至 100ml，于 4℃保存备用；取 MgCl$_2$·6H$_2$O 20.3g 溶于 80ml 无离子水中，用 NaOH 调 pH 至 7.0，后加水至 100ml，成 1mol/L MgCl$_2$溶液，于 4℃保存备用；用时取等容积的 DS 溶液和 MgCl$_2$溶液混合即成工作液，此液于 4℃贮存，4 个月内稳定；②Ch 标准液：低 Ch 定值血清；③Ch 测定酶试剂：同 TC 测定。

（3）操作步骤 取血清 1.0ml 置离心管中，加入工作液 100μl，充分混匀，室温下放置 10min，再于 4℃，1500g 离心 30min，取上清液进行 Ch 测定，结果即为 HDL-C。

（4）注意事项 高 TG 血症可影响本测定的结果。

（5）方法评价 本法所得上清液可以用酶法测定 Ch，也适用于 HDL 亚组分的分离。

3. 聚乙二醇 6000 法

（1）原理 聚乙二醇是非离子多聚体，也可沉淀血清中的 LDL 和 VLDL。

（2）试剂 20% 聚乙二醇 6000（PEG 6000）水溶液（若分离大鼠血清 HDL 则用 14% 的浓度）。

（3）操作步骤 取血清 0.5ml 加 PEG 6000 溶液 0.5ml，振荡 1min，使之充分混匀，放置 20min，然后 3000r/min 离心 20min，取上清液进行 HDL-C 测定。

（4）注意事项 注意 PEG 6000 的纯度、分子量、溶液浓度及其与血清混合的比例。

（5）方法评价 本法适用于 Ch 的酶法测定，不易受高 TG 血症的影响。

（三）血清 HDL 亚组分的分离测定

血清 HDL 主要有 HDL$_2$ 和 HDL$_3$ 两种亚组分，其中 HDL$_3$ 比较稳定，HDL$_2$ 则常因心血管病症而改变，其降低与动脉粥样硬化病变的发生有密切关系，分离 HDL 亚组分并测定其 Ch 含量亦具有一定的意义。HDL 亚组分的分离方法颇多，较为实用的为分级化学沉淀法，即先沉淀含 ApoB 的脂蛋白，取部分上清液

测 HDL-C 后，再在另一部分上清液中加另一沉淀剂使 HDL$_2$ 沉淀，所得上清液中含有 HDL$_3$，用其测定 Ch 则为 HDL$_3$-C。最后由 HDL-C 减去 HDL$_3$-C 即为 HDL$_2$-C。

1. 硫酸葡聚糖－氯化镁（DS-MgCl$_2$）法

（1）原理　不同浓度的 DS-MgCl$_2$ 可将 HDL 亚组分分离，高浓度的可沉淀血清中的 LDL 和 VLDL，离心后上清液中只含 HDL；低浓度的可将 HDL$_2$ 沉淀，离心后上清液中只含 HDL$_3$，以酶试剂测定各上清液中 Ch 含量，经计算，可得出各亚组分含量。

（2）试剂

1）DS 液　20g/L 和 40g/L 两种。

2）MgCl$_2$ 液　1.0mol/L 和 2.0mol/L 两种。

3）混合试剂 A　等容积 DS 20g/L 液和 MgCl$_2$ 1.0mol/L 液混合，于 4℃ 保存备用。

4）混合试剂 B　DS 40g/L 液和 MgCl$_2$ 2.0mol/L 液以 1:3 容积混合，于 4℃ 保存备用。

（3）操作步骤

1）取血清 2.0ml 加混合试剂 A 200μl，混匀（避免气泡），室温下放置 10min，于 4℃，1500g 离心 30min，取 100μl 上清液测 HDL-C。

2）取其余上清液 1.0ml 加混合试剂 B 100μl，充分混匀，室温放置 15min，再于 4℃，1500g 离心 30min，取上清液测 HDL$_3$-C。

所测 HDL-C 乘以系数 1.10，HDL$_3$-C 乘以系数 1.21，以修正所加样品对血清的稀释。最后由 HDL-C 减去 HDL$_3$-C 即为 HDL$_2$-C。

（4）方法评价　本法已有现成的国产试剂，价格低廉，操作方便，对酶法测定 Ch 无干扰，并有良好的重复性及稳定性。与超速离心法所得的结果基本一致。

二、直接测定法

近年来，脂蛋白的测定方法已从化学沉淀法发展为更为简便适用的直接测定法，即匀相测定法（homogeneous methods）。本法标本用量少，不需预先沉淀处理，便于直接使用自动生化分析仪测定，而且准确度和精密度良好，已被中华医学会检验分会建议作为临床实验室测定血清 LDL-C 和 HDL-C 的常规方法，应用越来越广泛。

（一）LDL-C 的测定

此类方法主要是用一些表面活性剂、多聚物或抗体等将非 LDL 颗粒遮蔽或将非 LDL 颗粒胆固醇预先反应除去，然后再测定 LDL-C。相关方法有多种，现将国内已有试剂盒供应的保护性试剂法（protecting reagent LDL-C assay PRO）介绍如下：

1. 原理　试剂 1 中含有聚阴离子，可与 LDL 形成复合物而遮蔽 LDL-C，血清中 HDL、VLDL 及 CM 在表面活性剂作用下与酶试剂产生不完整的 Trinder 反应，反应中产生的 H$_2$O$_2$ 在缺乏偶联剂时被消耗而不显色。当加入试剂 2 时，其中所含对 LDL 有特异作用的表面活性剂能水解 LDL，释放出的胆固醇参与完整的 Trinder 反应而生成红色化合物，显色反应与 LDL-C 含量成正比。

2. 仪器　具有双试剂功能的自动生化分析仪。

3. 试剂

（1）试剂 1　由 4-氨基安替比林、聚阴离子、过氧化物酶、表面活性剂 I、胆固醇氧化酶、胆固醇酯酶组成。

（2）试剂 2　由 ESPAS 与表面活性剂 II 组成。

（3）LDL-C 标准品。

4. 操作步骤　取空腹静脉血，离心分离血清，然后按下表操作：

加入物	空白管	标准管	测定管
试剂1（μl）	300	300	300
蒸馏水（μl）	4	–	–
标准液（μl）	–	4	–
血清（μl）	–	–	4
以上混合，置37℃孵育3~5min，在主波长546nm/辅助波长660nm读取各管吸光度 A_1。后加入试剂2			
试剂2（μl）	100	100	100
充分混匀，置37℃孵育3~5min，在主波长546nm/辅助波长660nm读取各管吸光度 A_2。两者相差为进一步 ΔA。 $\Delta A = A_2 - A_1$			

5. 计算结果

$$\text{LDL-C 含量（mmol/L）} = \frac{\Delta A\ \text{测定}}{\Delta A\ \text{标准}} \times \text{LDL-C 标准}$$

6. 注意事项　本法适用于双试剂操作，不宜用单试剂操作。实验所用试剂与样品的用量可按比例放大或缩小，计算公式不变。

7. 方法评价　本法测定LDL-C的范围为 $0 \sim 11.6\text{mmol/L}$（$0 \sim 450\text{mg/dl}$）。精确度，批内 $CV \leqslant 5\%$，批间 $CV \leqslant 10\%$。血红蛋白 $< 500\text{mg/dl}$，胆红素 $< 40\text{mg/dl}$ 不影响测定结果。

（二）HDL-C测定

国内常用的是选择性抑制法（polyanion polymer detergent HDL-C assay PPD）

1. 原理　本方法以液体双试剂形式反应，试剂1中含有聚阴离子和表面活性剂，使聚阴离子选择性的与VLDL和LDL结合，并抑制试剂2中胆固醇酯酶（CEH）和胆固醇氧化酶（COD）及过氧化物酶（POD）对VLDL-C、LDL-C起作用，从而使上述酶选择性与HDL-C反应，达到仅测定HDL-C的目的。

2. 仪器　具有双试剂功能的自动生化分析仪。

3. 试剂

（1）试剂1　由4-氨基安替比林、聚阴离子、ESPAS、表面活性剂Ⅰ组成。

（2）试剂2　由胆固醇氧化酶、胆固醇酯酶及过氧化物酶与表面活性剂Ⅱ组成。

（3）LDL-C标准品

4. 操作步骤　取空腹静脉血，离心分离血清，然后按下表操作：

加入物	空白管	标准管	测定管
试剂1（μl）	300	300	300
蒸馏水（μl）	3	–	–
标准液（μl）	–	3	–
血清（μl）	–	–	3

以上先充分混合，置37℃孵育3~5min，在主波长546nm/辅助波长660nm读取各管吸光度 A_1。再加入试剂2。

试剂2（μl）	100	100	100
充分混匀，置37℃孵育3~5min，在主波长546nm/辅助波长660nm读取各管吸光度 A_2，进一步计算：$\Delta A = A_2 - A_1$。			

5. 计算结果

$$HDL\text{-}C\ 含量\ (mmol/L) = \frac{\triangle A\ 测定管}{\triangle A\ 标准管} \times 标准液浓度$$

6. **方法评价** 本法测定 HDL-C 的范围为 $0 \sim 2.6$ mmol/L（$0 \sim 100$mg/dl）。精确度，批内 $CV \leqslant 5\%$，批间极差 $\leqslant 6\%$。对 TG 超过 6mmol/L 的标本，可用生理盐水稀释后测定。其余同 LDL-C 测定方法。

三、FriedeWald 公式计算 LDL-C

1972 年 FriedeWald 等提出以公式推算 LDL-C 的方法：LDL-C = TC-HDL-C-TG/5。其 TG/5 为按 mg/dl 计算，若以 mmol/L 计算则改为 TG/2.2。本计算必须在 TC、TG、HDL-C 3 项结果具备而且都准确的情况下始能运用，适用于 TG 在中和低水平时。但在血清中存在乳糜微粒（CM）、血清 TG > 4.52mmol/L（400mg/dl）、血清中存在异常 β 脂蛋白（如Ⅲ型高脂血症）时，不宜采用公式法。

四、SDS 聚合法测定 LDL-C 及 VLDL-C

（一）原理

一定浓度的十二烷基硫酸钠（SDS）可与血清中的 VLDL 形成聚合物，经高速离心，它漂浮于血清顶部，而 LDL 和 HDL 则留存于清液中，测其清液中的 Ch 含量，即为 LDL-C 和 HDL-C，从中减去用前述方法测得的 HDL-C，即得 LDL-C。由已测得的 TC 中减去本法测得的 LDL-C 和 HDL-C，则得 VLDL-C。

（二）试剂

10% SDS 溶液：先将 SDS 用 95% 乙醇重结晶，然后取 1.0g 溶于少量蒸馏水中，用 NaOH 调 pH 至 9.0，加水至 10.0ml，用时在 25℃ 加温 10min。

（三）操作步骤

取血清 0.4ml，加 10% SDS 溶液 30μl，充分振荡摇匀 1min，37℃ 保温 2h，放置 10min 后，于 4℃，10 000r/min 离心 10min，用长针头取其清液 50μl 用酶法测 Ch 含量。

（四）计算结果

1. LDL-C + HDL-C = 标准液 Ch 含量 $\times \dfrac{样品管\ A}{标准管\ A} \times (0.4 + 0.03) / 0.05 \times 0.4 \times 100$（mg/dl）

2. LDL-C =（LDL-C + HDL-C）－ HDL-C

3. VLDL-C = TC －（LDL-C + HDL-C）

（五）注意事项

1. 离心后应轻取轻放，及时取出下清液，以防聚集物散开。

2. 吸取下清液时应将针头切面紧贴管壁，轻轻插入管底，以防将聚集物带入下清液。

五、超速离心法分离脂蛋白

超速离心法是根据各型脂蛋白沉降系数、质量、浮力因子的不同，应用强大的离心力将其分离、浓缩和提纯的方法。根据所用介质及其密度的不同，可分为序列漂浮超速离心法和密度梯度离心法两大类。前者可分离较大的样品，但需时间较长，离心机寿命耗损较大；后者需时较短，能同时快速分离几种组分，对离心机寿命耗损较小，为一般脂蛋白分离所采用；为了克服其每次分离的样品量小的缺点，我国王淳本等结合两类方法改进出两步超速离心的快速法。

（一）密度梯度超速离心法

1. NaBr 梯度液的配制

第 1 液：各密度液中含 EDTA-2Na 350μmol/L：称取 NaBr 557g 溶解于 1000ml 含 350μmol/L EDTA-2Na 的溶液中，其密度即等于 1.4g/ml。

第 2 液：取第 1 液 625ml 加 350μmol/L EDTA-2Na 溶液，则得密度为 1.3g/ml 的溶液。

第 3 液：取第 2 液 500ml 加 350μmol/L EDTA-2Na 溶液，则得密度为 1.2g/ml 的溶液。

第 4 液：取第 3 液 200ml 加 350μmol/L EDTA-2Na 溶液，则得密度为 1.1g/ml 的溶液。

2. **样品处理** 用固体 NaBr 将样品密度调至 1.3g/ml，供分离 LDL 和 VLDL 用，或调至 1.4g/ml 供分离 HDL 用。

3. 脂蛋白分离测定

（1）LDL 和 VLDL 的分离　将转头检查后，放入离心机，令其转速达 3000r/min，按密度递增的顺序，从边缘孔逐一加入一定量的下列溶液样品：

H_2O（含 350μmol/L EDTA-2Na）	125ml
NaBr D = 1.1	140ml
NaBr D = 1.2	220ml
NaBr D = 1.3	150ml
NaBr D = 1.4	25ml
样品 D = 1.4	25ml
垫液 D = 1.4	25ml

样品加完后取下加样头，升速到 41 000r/min，离心 140min 后，转速降至 3000r/min，由边缘孔加入 D = 1.4g/ml NaBr 溶液（约 660ml），由中心孔取样，每管收集 10ml，共收集 66 管。然后测各管的 A_{280nm} 的折光系数，并在坐标纸上划出相应的 A_{280nm} 图和溶液密度分布曲线。

为了对样品进行分析鉴定，按需要分别将各管合并、透析、浓缩，再进行纯度鉴定和脂质的分析。

（2）VLDL、LDL、HDL_2、HDL_3 和无脂血清的分离　此法的操作程序与上述 LDL 和 VLDL 的分离相同，唯密度液、样品体积及离心条件有所不同：

H_2O（含 0.01% EDTA）	100ml
NaBr D = 1.1	100ml
NaBr D = 1.2	100ml
NaBr D = 1.3	100ml
NaBr D = 1.4	100ml
样品 D = 1.4	50ml
垫液 D = 1.4	20ml

离心条件：47 000r/min（160 000×g），18℃，22 小时。

离心机及转头：Beckman L8-80 超速离心机，Ti-14 区带离心头。

（二）两步超速离心快速法

1. 仪器及试剂　日本 TOMY RS-2OⅢ 冷冻高速离心机，美国 Beckman L8-8 OM 超速离心机，Type70Ti 转头。试剂均为国产分析纯。

2. 操作步骤

（1）制备血浆　用正常人新鲜全血，加终浓度为 0.5% 的 EDTA-2Na 抗凝。4℃，7000r/min 离心 15min 后取出血浆，再加入终浓度为 1mmol/L 的 NaN_3，然后 4℃，12 000r/min 离心 30min，去除上层乳糜微粒（CM）后备用。

（2）调整血浆密度及配制密度梯度液　按照 Mills 法，用固体 NaBr 调整血浆密度至 1.20g/ml。用含 0.01% EDTA-2Na 的重蒸水加 NaBr 配成密度为 1.063g/ml 的梯度液；加 NaCl 配成 1.006g/ml 梯度液。在电子天平上校正密度。

（3）分离 LDL 及 VLDL

1）脂蛋白浓缩超速离心　按 Griffith 法铺梯度，将 8 个离心管分别装有 31ml 密度为 1.200g/ml 的血浆，上面覆盖 4.5ml 原血浆样品（此为避免离心后 VLDL 附壁），共装样品 280ml。离心条件为 10℃，60 000r/min，2h，$\omega^2 t = 2.84 \times 10^{11}$。为防止扰动梯度界面，采用慢加速程序启动，慢减速程序停机。离心结束后小心从每管上部吸取 7ml 液体，即为富集浓缩的 LDL 和 VLDL。

2）分离纯化的 LDL 及 VLDL 梯度离心　所得浓缩脂蛋白用固体 NaBr 调密度为 1.200g/ml。按上述同样方法铺梯度，每离心管装 7ml 浓缩液，其上分别覆盖有 12.5ml 密度为 1.063g/ml 及 14ml 密度为 1.006g/ml 的梯度液。按前次相同的条件离心 3h，$\omega^2 t = 4.26 \times 10^{11}$。因脂蛋白浓度很高，肉眼即可分辨各种脂蛋白在离心管中的位置。用部分收集器按 1ml/管取出，也可直接用带长针头的蠕动泵抽取各脂蛋白带。用 PBS 液充分透析，除去 NaBr 经 0.45μm 微孔滤膜过滤后 4℃保存备用。

（4）其他测定 蛋白质测定按 Lowry 法，脂蛋白比色前加氯仿 1ml 去脂。TC 测定用酶法。

3. 可能出现的结果 据报道本法经第一次超速离心后即把血浆中 LDL 和 VLDL 几乎全部富集在收集液中，将下层剩余的血浆按 Havel 法再次漂浮超速离心，取上层液作琼脂糖电泳及 PAGE，均测不到 LDL 和 VLDL。本法亦可用于猪、兔及高脂血动物血浆的 LDL 和 VLDL 的分离。

六、血清 LP（a）的测定

LP（a）是近年来确认的另一致动脉粥样硬化的脂蛋白，为是心脑血管病的独立危险因素。LP（a）的组成和性质类似 LDL，但又含有其特异的载脂蛋白（a）［Apo（a）］，在常规测定或用 FriedeWald 公式推算 LDL-C 时，常将 Lp（a）包括在内，从而干扰 LDL 的测定。现在已发现猕猴、狒狒、绿色猴、犾、猪和刺猬等动物的血清中也有 LP（a），是药理实验研究的有利条件。早期测定 LP（a）曾用电泳法，近年来开始应用各种免疫技术，如酶联免疫吸附测定（enzyme-linked immunosorbent assay，ELISA）法和免疫浊度法（包括免疫散射比浊法和免疫透射比浊法）。目前国内多推荐免疫浊度法作为临床实验室测定 Lp（a）的常规方法，首选免疫透射比浊法（immune transmitted assays）。

（一）酶联免疫吸附法

1. 原理 先用超速离心法结合层析分离 LP（a），然后用 LP（a）免疫动物得到抗血清，再经免疫亲和层析法除去 LDL 抗体及其他杂抗体，得到对 LP（a）专一反应的高效价抗血清，再用 ELISA 法测定 LP（a）。以固相载体吸附抗体，加待测抗原，再与相应的酶标记抗体进行抗体抗原特异性免疫反应，生成抗体 - 待测抗原 - 酶标抗体复合物，最后再与酶底物反应生成有色产物。待测抗原的量与有色产物成正比。因此，可借助吸光度值计算待测抗原的含量。

2. 测定前的准备

（1）Lp（a）的分离制备 取空腹血清加入经烘干的 KBr，调整密度至 1.055g/ml。48 000r/min，15℃，超速离心 24h。弃去顶层 < 1.055/ml 部分。再调密度至 1.110g/ml，50 000r/min，15℃超速离心 22h，取顶层液对 30% 聚乙二醇（MW20 000，含 1mg/ml EDTA - 2Na，1mg/ml NaN₃）浓缩，用 Sepharose 6B 柱层析，使 Lp（a）与 LDL 及 HDL 分离。平衡及洗脱用 0.15mol/L NaCl（含 1mg/ml EDTA - 2Na，1mg/ml NaN₃），以 NH₄OH 调 pH 至 8.5，洗脱Ⅰ峰对 30% 聚乙二醇液浓缩至 1mg 蛋白/ml 左右，再用 0.1mol/L 甘氨酸-NaCl 缓冲液（pH10）透析 24h，离心除去沉淀，即为 Lp（a）提取液。

（2）Lp（a）抗血清的制备 将提取的 Lp（a）1mg 与等体积完全佐剂充分研磨成油色水状，在 4 月给绵羊四肢悬蹄及背两侧多点皮下注射，以后每两周用不完全佐剂加强免疫 1 次，每次注射 Lp（a）1mg，于免疫 6 次后的第 7d 先取少量血，用免疫双扩散法测定抗血清效价，达所需效价后即放血收集血清，加入硫柳汞 0.01%，4℃保存。

为了纯化 Lp（a）抗血清，用超速离心制备的 LDL 和用硫酸葡聚糖-Mn²⁺沉淀法获得的无 ApoB 血清，制成 Sepharose 4B 免疫亲和层析柱，以除去 ApoB 抗体和其他杂抗体。

3. 仪器 聚苯乙二烯微量反应板（40 孔或 96 孔），微量吸液器，37℃恒温箱，酶联免疫测定仪。

4. 试剂 除上述已备 Lp（a）抗血清外，尚有：

（1）酶标抗体 抗 LP（a）与辣根过氧化物酶用过碘酸钠法交联而成。

（2）包被液 0.05mol/L，pH9.6 碳酸盐缓冲液。

（3）洗涤液 0.01mol/L 磷酸盐-NaCl 缓冲液（PBS），pH7.4，内含 0.05% 吐温 20。

（4）封闭液 用洗涤液配制的 12% 小牛血清。

（5）稀释液 用洗涤液配制的 5% 小牛血清。

（6）底物液 邻苯二胺 4mg 加入 pH5.0 磷酸盐 - 柠檬酸缓冲液 10ml，临用前再加入 3% H₂O₂150μl。

（7）定值血清 Lp（a）浓度 524mg/L。

（8）终止液 2mol/L H₂SO₄。

5. 操作步骤

（1）包被抗原 将（NH₄）₂SO₄ 盐析处理的抗 Lp（a）IgG 用包被液稀释成 24μg/ml，在聚苯乙烯反应板每孔中加入 0.1ml，于 37℃放 2h。后置冰箱过夜。倒弃溶液，并用洗涤液洗 3 次。

（2）封闭 各孔加入封闭液 0.12ml，置 37℃，2h 后，再用洗涤液洗 3 次。

（3）加血清 将被检血清（含抗体）和定值血清按适当倍数用稀释液进行倍比稀释（1：100，1：200 等），共 6 管，空白管为稀释液，分别在每孔中加入 0.1ml，37℃放置 2h 后，用洗涤液洗 3 次。

（4）加酶标抗体 各孔加入 1：6000 稀释的酶标抗体 0.1ml，37℃放置 2h 后，用洗涤液洗 4 次。

（5）终止反应 各孔加入底物液 0.1ml，37℃避光放置 20min 后，各加终止液 0.1ml。

（6）检测吸光度 用空白对照管调零，在 490mm 处测吸光度值。

（7）计算 用半对数坐标纸作图，先画出标准曲线，然后用图解法根据各样品的吸光度求出相应的 Lp（a）浓度值。

6. 注意事项

（1）聚苯乙烯微量反应板应选用高质量、非特异性吸附小的产品。包被物应具有较高的纯度，其浓度一般在 1～100μg/ml 之间，在偏碱性条件下易吸附于反应板的凹孔中，4℃放置过夜较理想。若暂时不用，可加入终浓度为 0.02% NaN$_3$，4℃贮存；也可倾去包被液，干燥后置硅胶干燥器内，室温存放 3 个月以上不影响测定结果。

（2）反应各步均应充分洗涤，以除去残留物，减少非特异性吸附。为使结果稳定并可重复，应固定洗涤次数及放置时间，切忌振荡或相互污染。

（3）显色后置暗处的时间应一致，终止反应 3～5min 后应立即比色，必要时可设立阳性对照，以固定染色及终止时间。

7. 特点及评价

（1）本法灵敏度高，检测下限为 0.4ng/孔，标本稀释 2000 倍，可测出 8～1000mg/L 血清 LP（a）水平；特异性强，不受其他 Apo 和纤溶酶原的干扰；精密度好，批内 CV 5.2%、批间 CV7.7%。与国外的资料基本相同，可供临床药物学观察药物对 Lp（a）的影响时采用。但是动物实验能否应用，尚有一系列问题有待研究。

（2）本法的缺点是操作复杂和费时，为此陆炜等提出了一种抗体包被于固相载体、样本、酶标抗体同时加入后的快速 ELISA 测定法，可加快速度节约时间，并降低样本的稀释倍数，减少了误差。

（3）为了提高本法的特异性，蒋雷等应用杂交瘤技术制备抗 Apo（a）单克隆抗体取代多克隆抗体，结果样品稀释后测定范围为 0.05～1.60mg/L，批内 CV 4.2%，批间 CV 8.7%，对高浓度的其他 Apo、纤溶酶原及白蛋白均无阳性反应，与原多克隆抗体 ELISA 法相关性良好。

（4）关于 Lp（a）标准，尚无统一的规定，有的用纯化的 Lp（a）为标准，以蛋白定量计。为避免标准品和检品中介质的不同，可在纯化的 Lp（a）中加入无脂血清，也有的测定 LP（a）中的 Ch 量乘以 3.3 来定标，因为 Lp（a）中含 Ch 29.8%。

（二）免疫透射比浊法

1. 原理 试剂中含抗 Lp（a）多克隆抗体致敏颗粒，当血清中的 Lp（a）抗原与其接触时，可形成抗原抗体复合物，引起浊度改变，其浊度高低与抗原含量成正比。

2. 仪器 全自动生化分析仪。

3. 试剂 试剂 1：Tris 缓冲液，表面活性剂；试剂 2：抗 Lp（a）抗体致敏颗粒；标准血清。

4. 操作步骤

（1）制备标准曲线 采用 5 点定标法，将标准血清 100mg/L、300mg/L、500mg/L、800mg/L 放于仪器的定标位置，0mg/L 点用蒸馏水代替，由仪器自动进样。按要求控制测定条件，编入测定程序，上机测定，经数学方程进行曲线拟合，建立剂量 - 反应标准曲线。

（2）分离血清 取空腹 12h 血，尽快分离血清。标本于 2～4℃可存放 1 周。

（3）样品测定 用二点终点法，调整好检测参数，按下表加入待测样品或试剂。

加入物	标准管	测定管
试剂 1（μl）	280	280
标准液（μl）	3	–
血清（μl）	–	3
先混合均匀，置 37℃ 孵育 3～5min，在 600nm 波长读取各管吸光度 A_1。然后加试剂 2		
试剂 2（μl）	70	70

混匀，置 37℃ 孵育 5min，读取各管吸光度 A_2，计算 $\Delta A = A_2 - A_1$。

5. 计算结果　以测定管 ΔA，由标准曲线求得 Lp（a）含量。

6. 注意事项　由于受抗原决定簇、抗原分子多态性和抗体纯度等因素的影响，抗原抗体反应不是一条直线，为保证测定的准确性，校准时应至少备有 5 种不同浓度的校正血清，采用多点定标，建立标准曲线。试剂与样品用量可根据仪器不同按比例调整。标本浓度超出测定的线性范围时，可用生理盐水稀释后重新测定，结果乘以相应的稀释倍数。试剂不宜冷冻，避免暴露于光线中。胆红素 ≤20mg/dl，血红蛋白 ≤500mg/dl 对测定无影响。

7. 方法评价　本法操作简便，重复性好。测定 Lp（a）含量的线性范围为 0～100mg/dl；灵敏度，Lp（a）在 20mg/dl，吸光度变化值 ≥0.005，80mg/dl 时吸光度变化值 ≥0.100；精密度，批内 CV≤10%，批间 CV≤15%。

七、血浆氧化 LDL 的测定

氧化低密度脂蛋白（oxidized LDL，oxLDL），是 LDL 被自由基氧化修饰而成。巨噬细胞通过清道夫受体大量摄取 oxLDL，形成泡沫细胞，导致动脉粥样硬化的形成。测定血浆 oxLDL 水平也是判断病情和观察抗氧化性抗动脉粥样硬化药效应的重要指标。目前国内主要应用 ELISA 双夹心法。

（一）原理

先分离提取 LDL，将其修饰成 oxLDL，用其制备单克隆抗体（McAb）和多克隆抗体（PcAb），将过量 McAb 包被于固相载体表面，加入待测抗原（oxLDL），再加入酶标抗体，最后加入底物，生成有色产物。

（二）试剂和仪器

1640 培养基（日本产）、Hepes［N-（2-hydroxyethyl）piperazine-N′-2-ethanesulfonic acid］、苯甲酰磺酰氟（PMSF）为德国产品、胰蛋白酶抑制剂（trypsin in-hibitor）sigma 产品、丙丁酚（probucol）、羟丁甲苯（BHT）、$CuSO_4$（分析纯），pH7.4，0.01mol/L 磷酸盐缓冲液（PBS）。超速低温离心机、酶标仪等。

（三）操作步骤

1. 标本采集　取禁食 12h 后的静脉血，以 EDTA 抗凝，加入足量保护剂（胰蛋白酶抑制剂及丙丁酚等），制取血浆备用。

2. 抗原制备　非连续密度梯度超速离心提取血浆 LDL，用亲和层析法除去白蛋白，用改良 Lowry 法测蛋白浓度，以 SDS-PAGE 鉴定其纯度，采用 $CuSO_4$ 修饰法制备 oxLDL。

3. 抗体制备　以新西兰大白兔为免疫动物，经典法免疫制备 PcAb。McAb 则采用首次脾内注射、尾静脉注射加强的方法免疫 BALB/c 小鼠，融合采用 SP2/0 小鼠骨髓瘤细胞，经 3 次克隆后筛选出阳性细胞株。

4. ELISA 双抗夹心法　McAb 以腹水包被，最佳浓度为 1：3000。经封闭、洗涤后加入抗原（ox-LDL），加盖或封板，置 37℃ 1～2h，使抗原抗体进行特异性结合，反复洗涤后，再加入 PcAb 酶标抗体，最后加入底物，生成有色产物。终止反应测吸光度（A）。

（四）注意事项

注意事项参见 Lp（a）的酶联免疫测定法。

（五）方法评价

本法有良好的特异性，与正常 LDL 无反应，与 Lp（a）、ApoB、白蛋白等均无交叉反应。检测时作双份测定，检测范围为 0.10～1.50mg/L，重复性良好，批内 CV 分别为 4.7% 和 6.4%，批间 CV 为 6.5%。

（丁　华　吴葆杰）

参 考 文 献

1. 中华医学会检验学会血脂测定推荐方法：五、血清低密度脂蛋白胆固醇测定法（草案）. 中华医学检验杂志，1995，18（6）：311

2. 中华医学会检验学会血脂测定推荐方法：四、血清高密度脂蛋白胆固醇测定法（草案）. 中华医学检验杂志，1995，18（5）：311

3. 关于临床血脂测定的建议. 中华医学检验杂志，2003，26（3）：182

4. 鄢盛恺. 高、低密度脂蛋白胆固醇的匀相测定法及技术要求. 临床检验杂志，2002，20（6）：325

5. Huang YC，Kao JT，Tsai KS. Evaluation of two homogeneous methods for measuring high-density lipoprotein cholesterol. Clin Chem，1997，43：1084

6. 萧能庚，余瑞元，袁明秀等合编. 生物化学实验原理和方法. 北京：北京大学出版社，2005，434

7. Warnick GR，Nguyea T，Albers AA. Comparison of improved precipitation methods for quantitation of LDL-C. Clin Chem，1985，31：217

8. 周新主编 动脉粥样硬化与生物化学检验. 武汉：湖北科学技术出版社，1997，208

9. 徐叔云，卞如濂，陈修主编. 药理实验方法学，北京：人民卫生出版社，2002，1189

10. 王抒，李红霞，李健斋. 血清 LDL-C 直接测定与 Friedewald 公式计算结果比较. 中华检验学杂志. 1995，18（1）：16

11. Rafai N，Warnick GR，McNamara JR，et al. Mesuremention of LDL-C in serum：a status report. Clin Chem，1992，38：150

12. Li KM，Wilcken DEL，Dudman NPB. Effect of serum Lp（a）on estimation of low density lipoprotein cholesterol by Friedewald formula，Clin Chem，1994，40：571

13. 庄一义. 脂蛋白（a）测定的标准化及存在问题. 医学检验杂志. 2003，21（2）：119

14. 许平，庄一义，汪俊军. 人血清脂蛋白（a）的分离纯化及其抗血清制备. 中华医学检验杂志，1991，14（4）：194

15. 董军，李健斋. 血清脂蛋白（a）测定方法研究进展. 中华医学检验杂志，1997，20（1）：52

16. 陆炜，汪俊军，庄一义. 脂蛋白（a）的快速 ELISA 测定法 临床检验杂志. 1994，12（4）：182

17. 蒋雷、国汉邦，赵满仓，等. 抗脂蛋白（a）单克隆抗体的制备及其应用. 中华医学检验杂志，1995，18（3）：136

18. 王华梁，陈思聪，张国元，等. 双抗夹心法检测血浆氧化修饰型低密度脂蛋白. 上海医学检验杂志，1994，9（3）：133

19. 王克勤主编. 脂蛋白与动脉粥样硬化. 北京：人民卫生出版社. 1995，29

20. Wilcox HG and Heimberg M. Isolation of Plasma lipoproteins by zonal ultracentrifugation in the B14 and B15 titanium roters. J Lipid Res，1970，11：7

21. Patsch JR，Aune KC，Gotto AM，et al. Isolation，chemical characterization and biophysical properties of three different abnormal lipoproteins：LP-X1，LP-X2 andLP-X3. J Biol Chem，1977，252：2113

22. 王淳本，宋义强，吴万生，等. 两步超速离心法快速分离大量血浆极低密度脂蛋白及低密度脂蛋白. 同济医科大学学报，1995，24（3）：169－171

23. Mills GL，Lane PA. A guidebook to lipoprotein technique. In：Burdon PH ed. Laboratory techniques in bio-chemistry and molecular biology. New York：ELSEVIER，1984，27－43

24. Griffith OH. Techniques of preparative，zonal and continuous flow ultracentrifugation 4[th]od，California：Book-man Instruments，1983，10－11

25. Lowry OH，Rosebrough NJ，Farr AL，et al. Protein measurement with the folin phenol reagent. J Biol Chem，1951，193：265

26. 张艳君，李明润. 血清低密度与高密度脂蛋白胆固醇含量测定方法比较. 中华医学研究杂志，2003 3（7）：604－606

27. 陈涛，丁进芳. 高密度脂蛋白胆固醇 PEG-修饰酶直接测定法与 DS-镁法比较. 中国检验医学与临床，2002，3（3）：121－122

第三节　载脂蛋白的测定

脂蛋白主要由载脂蛋白（apolipoprotein，Apo）和脂质组成，不同脂蛋白所含 Apo 种类和数量不相同。

现已分离出的 Apo 包括：Apo A、Apo B、Apo C、Apo E、Apo（a）、Apo H、Apo J、Apo M，每类中又分若干亚型。Apo 在脂蛋白代谢中具有重要的生理功能，可构成脂蛋白并稳定其结构，激活或抑制脂蛋白代谢的有关酶活性，作为脂蛋白受体的配体，参与脂蛋白与细胞表面受体的结合及其代谢过程；在抗动脉粥样硬化药物的研究中，既可作为效应的标志，又可作为有力的中介工具。因此 Apo 成为目前脂蛋白研究的重要领域，Apo 的测定具有非常重要的意义。但需要指出的是，Apo 的测定并不能代替脂质其他各项指标的测定。Apo 的测定方法主要包括：①以层析分离技术为基础的一般性测定蛋白质方法；②光密度计扫描的定量方法；③免疫测定法。免疫测定法特异性好、灵敏度高，是目前实验室和临床测定 Apo 的主要方法。免疫测定法包括：单向免疫扩散法（radial immunodiffusion，RID，亦称圆周免疫扩散法）、免疫电泳法（immunoelectrophoresis，IE，亦称火箭电泳法）、放射免疫法（radioimmunoassay，RIA）、酶联免疫吸附法（enzyme-linked immunosorbent assay，ELISA）、免疫比浊法（包括免疫透射比浊法 immunoturbidimetric assay，ITA，免疫散射比浊法 immunonephelometric assay，INA）、荧光标记及化学发光免疫分析法等。

一、免疫测定前的制备

测定血清 Apo 前应先准备抗原（Apo）、抗体及标准品。这些工作要求严格而复杂，如有现成商品试剂盒可直接利用，否则自行制备。

制备可按前一章脂蛋白的分离和测定制取所需要的脂蛋白，然后按下列方法分离制备各种 Apo。

（一）几种 Apo 的分离制备

1. Apo AI 的分离纯化　将脱脂后的 HDL 溶于 6mol/L 尿素，10mmol/L Tris-HCl（pH8.0），10mmol/L 二硫苏糖醇 100ml 混合溶液中，4℃ 过夜。将上述 HDL 溶液用 6mol/L 尿素，10mmol/L Tris-HCl（pH8.0），1mmol/L EDTA（pH8.0）混合溶液进行透析。除去其中的有机溶剂之后，用 500g/L 的聚乙二醇（PEG）6000 浓缩至 2～3ml，以提高 HDL 溶液的浓度。柱床体积 1.5cm×40.0cm，DEAE Sepharose CL-6B，装柱后用 0.03mol/L Tris，6mol/L 尿素（pH8.0）混合溶液平衡，取约 10ml 样品上柱后，先用相当于 2 倍床体积的 0.03mol/L Tris，6mol/L 尿素混合液洗柱，然后用 0～0.5mol/L NaCl 进行梯度洗脱，洗速 1ml/min，每管收集 6ml。梯度液成分：A 液：0.03mol/L Tris-HCl，6mol/L 尿素（pH8.0）混合液 500ml；B 液：0.03mol/L Tris-HCl，6mol/L 尿素 20.5mol/L NaCl（pH8.0）混合液 500ml。280nm 紫外检测仪检测，合并各峰顶附近几管，用蔗糖进行浓缩后，－20℃冰箱贮存。

2. Apo Cs 的分离纯化　将脱脂后的 VLDL 溶于 30mmol/L Tris-HCl 6mol/L 尿素（pH8.0）溶液中，Sephadex G-75 凝胶过滤。柱床体积 1.6cm×180cm，洗脱液为 30mmol/L Tris-HCl 6mol/L 尿素，流速 30ml/h。收集载脂蛋白 Cs 峰，透析，冷冻干燥。冻干的载脂蛋白 Cs 溶解于 10mmol/L Tris-HCl 6mol/L 尿素（pH8.0）溶液中，HPLC 分离。色谱柱为 protein pak DEAE 5 pw（10μmol/L，7.5cm×10cm）进样量 1ml。样品蛋白浓度为 2g/L。进样后先以 10mmol/L Tris-HCl 6mol/L 尿素（pH8.0）溶液洗脱，待第一峰出现后，再用 0～0.15mol/L NaCl 连续梯度洗脱（含 10mmol/L Tris-HCl 6mol/L 尿素溶液）。流速 1ml/min，收集各洗脱峰，依次为 Apo CI、Apo CⅡ、Apo CⅢ，用 0.01mol/L NH₄HCO₃ 透析。

3. Apo E 的分离纯化　将脱脂后的 VLDL 溶于 10mmol/L Tris-HCl 6mol/L 尿素，50mmol/L NaCl（pH7.5）溶液中。Heparin-Sepharose CL-6B 经 10mmol/L Tris-HCl 6mol/L 尿素，50mmol/L NaCl（pH7.5）缓冲液溶胀处理后装入 1.2cm×15cm 层析柱，将 VLDL 溶液上柱，用平衡溶液洗脱。待出现完整的第一次洗脱峰后，换用含 600mmol/L NaCl 的上述缓冲液洗脱。出现很尖的第二次洗脱峰，即为 Apo E。

（二）Apo 抗体的制备

Apo 在体液中含量不同以及分离纯化有难易差别，其抗体制备可分别采用多克隆抗体制备法或单克隆抗体制备法。

1. 多克隆抗体的制备　动物的选择：实验室小规模制备多克隆抗体一般选用兔。若商品化批量生产，多采用体型较大的动物，如山羊、绵羊或马。因动物个体差异的关系，即使是用一批次的同种 Apo 免疫不同动物，所得抗血清特异性也会有很大的差别。因此，为了得到比较一致的抗血清，常用能产生大量抗血清的羊或马为免疫动物。

免疫部位可分别选用皮内、皮下或淋巴结。取福氏完全佐剂（Freund's complete adjuvant，FCA）3 份加入含抗原的缓冲液 1 份，混匀，振摇或研磨，使其成为乳化状态。抗原用量视抗原分子量不同及免疫原性及免疫动物不同而有一定差异，无统一标准和固定模式，需要通过预实验确定。一般是兔（2kg 左右）或羊（20kg 左右）第 1 次注射抗原 1mg，以后逐次增加抗原量，最多每次不超过 3mg。第 1 次免疫采用皮内结合皮下多点注射，常注射在背部或腿部。整个免疫过程以 2～3 个月为宜。一般是第 1 次免疫后的 3～4 周再进行第 2 次免疫，不完全佐剂为乳化剂。2 周后加强 1 次（不完全佐剂），2 周后又加强 1 次（不完全佐剂或完全佐剂），1 周后再免疫 1 次。待最后一次免疫后的 7～10 天，取静脉血测试抗体效价，效价达到要求后即可一次性放血（颈动脉放血），所有用具均严格消毒，并按无菌操作进行。抗血清的防腐剂以 0.05% 叠氮钠为宜；也可采用加入 20%～30% 无菌甘油保存的方法。若时间较长可采用 −20℃ 低温保存。一般在 0～8℃ 保存 1 年，抗体效价几乎无改变，保存 2 年，其效价稍有降低。抗体切忌反复冻融，否则抗体效价迅速降低。

2. 单克隆抗体的制备　以 Apo H 为例介绍单克隆抗体的制备方法如下。

（1）免疫用抗原　在 150ml 血清中加入 3.84ml 70.0% 的过氯酸搅拌放置于室温 15min，100g 离心 15min，上清部分用 Na_2CO_3 调 pH 至 8.0，在 0.3mol/L NaCl，pH8.0，4℃ 透析，透析液过肝素-Sepharose 4B 亲和层析，吸附的蛋白用 pH8.0 的 0.03mol/L，0.15mol/L 和 0.35mol/L NaCl 各 200ml 洗脱收集 0.35mol/L NaCl 洗脱部分为 ApoH。

（2）杂交瘤细胞的制备　用 Apo H 免疫 BALB/c 小鼠，一般 1 次接种 5～10 只小鼠。每次间隔 10d，每次每鼠 200μg。免疫第 3 次后 10d 尾静脉取血测定效价，大于 1：1000 以上。融合前 3d 腹腔注入 Apo H 抗原加强免疫。取免疫小鼠脾细胞与 SP2/0 骨髓瘤细胞在 50.0% 1000PEG 作用下融合，HAT 培养液选择性培养融合细胞。

（3）特异性抗体杂交瘤系的建立　细胞融合后，待克隆生长面积至 1/3～1/2 培养孔大小时，取培养液用多克隆抗体建立的 Apo H Sandwich ELISA 试剂盒检测筛选，阳性克隆进一步用结合抑制实验（binding inhibition assay）筛选，并进行有限稀释克隆化，获得成株杂交瘤细胞。

（4）腹水制备　将杂交瘤细胞 5×10^6 接种于 BALB/c 小鼠腹腔中制备腹水，测定抗体效价。

（5）细胞株的保存　于保存管中加入 0.5～1.0ml 保存液（含 10% 二甲基亚砜的小牛血清），10^6 杂交瘤细胞株，置聚乙烯塑料盒。置 4℃ 1 小时，−20℃ 2 小时，然后直接放入液氮中或置液氮蒸汽上过夜后浸入液氮中。

二、Apo 的测定

血清 Apo 检测已属常规检测项目。血清中 Apo 均结合于脂蛋白中，测定时要加用解链剂，使脂蛋白中 Apo 暴露再进行测定。

（一）基本原理

目前测定血清中 Apo 的含量的方法是利用相应特异抗体试剂进行测定。测定原理是将某一特异抗体加到待测人血清中，即与血清中相应抗原形成抗原抗体复合物，根据复合物的量，与已知浓度的标准品进行比较，即可测出血清中某一 Apo 含量。

（二）几种主要 Apo 免疫测定法及评价

1. 单向免疫扩散法

（1）原理　先制备含 Apo 抗体的琼脂糖凝胶，间隔等距离打孔，加入待测人血清，水平置于温箱（37℃）保温 24 或 48h，抗原从孔中间向周围扩散，因凝胶板中有相应抗体，经一定时间扩散后，最后在凝胶孔周围形成一圆形沉淀圈，测量其直径，以圆的面积大小计算血清中 Apo 含量，测定下限值为 10μg/ml。

（2）试剂

1）缓冲液　0.02% mol/L Tris-HCl，0.15mol/L NaCl，0.05% EDTA，0.05% NaN_3，pH 调至 8.0。

2）标准血清　用上述缓冲液稀释已定量的载脂蛋白，形成一定的浓度梯度，比如 Apo A I 可稀释成 100、80、60、40 和 20mg/dl 系列，Apo A II 稀释成 6、5、4、3、2、1mg/dl 系列。

3）待测标本和质控血清制备 50μl 标本或质控血清中加入 50μl 四甲基尿素混合，室温振荡 10～30min，再加入 400μl 8mol 尿素（用 pH8.0 的 10mmol/L Tris-HCl 配制），再振荡 10min。

（3）测定步骤 于锥形瓶内将 1%～2% 琼脂糖凝胶 12ml 沸水溶解后放冷至 50～55℃，加入按一定效价稀释的抗血清载脂蛋白抗血清 12ml。轻摇锥形瓶使其充分混合，混合后倒入水平位的扩散盘内，凝固后打孔，内径 1.8～2mm，孔距 1.5cm 备用。每孔按预先排列顺序分别加入待测标本，标准溶液及 5μl 质控血清，密封后 37℃保温 48～72h，最后测定各孔沉淀环的长短径，取平均值。

（4）结果计算 以标准溶液沉淀环的直径为纵坐标，以 Apo 浓度为横坐标，绘制标准曲线，可以查出待测血清 Apo 的含量。

（5）注意事项

1）含抗血清的琼脂糖凝胶厚度要均匀；加入小孔的稀释抗原（血清）量要准确。

2）扩散过程中，凝胶板一定要水平，否则易使扩散环呈现椭圆形，难以准确测量直径。

3）一般使沉淀环以 3.5～10.0mm 为宜，应在两个方向测量直径，其精度要求达到 0.1mm。

4）采用 5 种不同浓度参考值，测定沉淀环面积对相应浓度关系以曲线回归方程作图。

（6）方法评价 该法较简单，可适用于所有 Apo 的测定，一般实验室均可进行。但是消耗的抗血清较多，且易受多种因素的影响，准确度较差，有淘汰的趋势。

2. 免疫电泳法

（1）原理 先制备含某一 Apo 抗体的琼脂糖凝胶，靠近阴极端打孔，加入待测血清，进行电泳。血清中 Apo 抗原往正极移动，一定时间（约 3h）后，即可形成类似火箭的沉淀峰，根据火箭峰高度或面积的大小计算血清中 Apo 含量。

（2）试剂

1）1% 琼脂糖 用 0.05mol/L 巴比妥缓冲液配制。

2）电泳缓冲液 0.05mol/L（pH8.6）巴比妥缓冲液。

3）洗涤液 0.1mol/L NaCl。

4）脱色液 5% 冰乙酸 - 10% 甘油液。

5）待测标本、质控血清、标准血清。

（3）测定步骤 将 1%～1.2% 琼脂糖凝胶 10ml 沸水溶解后放冷至 50～55℃，加入载脂蛋白抗血清 20～100μl，玻璃棒搅匀后铺在水平的 10cm×7.5cm 玻璃板上。待凝固后用金属打孔器在距凝胶板一侧 2.5cm 处打孔，孔直径 2.5～4mm，孔间距为 5～7mm。各孔内分别加入 3～5μl 适宜稀释度的待测标本、标准血清和质控血清。将琼脂糖凝胶直接放入电泳缓冲液中或者用滤纸搭桥方法进行电泳。低压（4～10V/cm）电泳 3～24h，期间用自来水循环冷却保持凝胶温度为 15～20℃。电泳完毕后将琼脂糖凝胶浸泡在洗涤液中 24h，期间换液数次，充分洗去未结合的抗原与抗体。干燥（自然干燥或吹风器吹干或 50～60℃烘箱内烘干），0.25% 考马斯亮蓝 R-250 染色 1h，脱色液脱色至背景无色，自然晾干。

（4）结果计算 用已知蛋白质含量的 Apo 标准孔峰高为纵坐标，蛋白质浓度为横坐标作曲线，根据待测样本的火箭峰高从标准曲线上计算出 Apo 的含量。

（5）注意事项 在严格掌握电泳条件下进行，火箭峰高以 1～4cm 为宜，火箭峰的测量可以计算面积或峰高，峰高从中心量起。测量精度最好能在 0.1mm，灵敏度约 2μg/ml。

（6）方法评价 本法较为简便、抗血清用量少，如琼脂糖缓冲液中加入聚乙二醇及甘氨酸，其电泳时间可缩短 1 倍。但是灵敏度较低、重复性较差、较难实现自动化。

3. 免疫比浊法

（1）原理 免疫比浊法有两种：一是测定光散射，又名免疫散射比浊法（INA），需用特殊的激光浊度仪；另一种是利用光度计测定通过混浊溶液后的透光强度，称为免疫透射比浊法（ITA），其灵敏度低于 INA。比浊法可以终点法和速率法测定。速率法是根据散射光强度与时间的关系，以微机处理计算出抗原抗体复合物形成的最大反应速度。后者与溶液中抗原量成正比，常可在 1min 内完成测定过程，可自动扣除空白。

（2）试剂

1）4% PEG 抗体稀释液　称取聚乙二醇（PEG 6000）40.0g，NaCl 8.5g，蒸馏水溶解至 1000ml，中速滤纸过滤，室温可保存数月。

2）PEG 抗体试剂　分别用 4% PEG 抗体稀释液按测定指标进行不同比例的稀释载脂蛋白抗体。

（3）测定步骤　取待测样本和标准血清各 20μl 于 0.5ml 塑料小离心管中，加 380μl 生理盐水，充分混匀后作为各项指标测定的共用稀释血清（1:20）。各项测定指标用 10×100 玻璃试管按下表操作。

	测定管	空白管	空白管
1:20 稀释待测样本	10μl	–	10μl
各自相应 PEG 抗体	3ml	3ml	–

注：每项指标均带 3 只标准管，标准管稀释倍数和 PEG 加液量均与该指标测定管相同，计算时取 3 管测定均值。

室温放置 45min，荧光光度计入射光 400nm，发射光 420nm 散射比浊。

（4）结果计算

$$蛋白浓度（g/L）= \frac{测定管读数 - 空白管读数}{标准管读数 - 空白管读数} \times 标准品浓度$$

（5）注意事项

1）预制标准曲线图，确定线性范围，在线性测定范围内，使抗体相对抗原保持略过量。

2）加样量要精确，减少相对误差，实验用品要保持清洁，防止灰尘颗粒进入反应液产生光散射造成仪器读数漂移。

3）标本要进行预稀释，取样量要合适，即保证抗原量在一个适当范围内，以减少误差。

4）免疫比浊法所用抗体应是单价、特异并且高效价的，特别应该指出的是抗体若非单一而混有少量其他蛋白抗体，在血清中形成的复合物将是一种大杂烩，非单一蛋白的复合物，测出结果偏高而不准确。

（6）方法评价　该法简便快速，在自动分析仪进行操作并能批量检测，是目前临床使用最多的方法之一，有诸多生产厂家的相关试剂盒可供选择。

4. 酶联免疫吸附法

（1）原理　ELISA 的基础是抗原或抗体的固相化及抗原或抗体的酶标记。结合在固相载体表面的抗原或抗体仍保持其免疫学活性，酶标记的抗原或抗体既保留其免疫学活性，又保留酶的活性。在测定时，受检标本（测定其中的抗体或抗原）与固相载体表面的抗原或抗体起反应。用洗涤的方法使固相载体上形成的抗原抗体复合物与液体中的其他物质分开。再加入酶标记的抗原或抗体，也通过反应而结合在固相载体上。此时固相上的酶量与标本中受检物质的量呈一定的比例。加入酶反应的底物后，底物被酶催化成为有色产物，产物的量与标本中受检物质的量直接相关，故可根据所呈色的深浅进行定性或定量分析。

（2）试剂

1）标准血清　omiga 质控血清。

2）兔抗人 Apo E 抗体及辣根过氧化物酶标记的鼠抗人 Apo E 单克隆抗体的制备　用分离纯化的人血浆 Apo E 作为抗原，常规免疫新西兰兔，获得兔抗人 Apo E 的抗体血清。抗体血清经 Protein A-Sepharose CL-4B 亲和层析分离，获得纯化的兔抗人 Apo E 抗体，测定效价，−20℃ 保存备用。

利用杂交瘤技术建立分泌抗人 Apo E 单克隆抗体的细胞株，常规方法制备小鼠腹水。利用 protein A-Sepharose CL-4B 亲和层析分离纯化抗人 Apo E 单克隆抗体，用改良的过碘酸法与辣根过氧化物酶交联，并作为测定反应的酶标抗体。

（3）测定步骤　酶标板首先用 100μl 兔抗人 Apo E 抗体包被，抗体浓度为 4mg/L，4℃ 过夜，经洗涤后每孔加入150μl含1%牛血清白蛋白的封闭液封闭，37℃保温1h。洗涤后分别加入稀释的系列标准血清和待测样品血清各100μl，37℃保温2h。洗涤后每孔加入稀释的酶标抗体100μl，37℃保温2h。充分洗涤后每孔加入含0.04%邻苯二胺、0.1%过氧化氢的底物液100μl，保温20～30min后适时加入2mol/L的硫酸50μl终止反应。酶标仪用空白孔调零，测定系列标准孔和样品孔在492nm的光吸收（A_{492}）。

（4）结果计算　以系列标准血清的Apo E浓度（μg/L）为横坐标，以其相应的A_{492}为纵坐标绘制浓度－光吸收标准曲线。根据待测样品血清的光吸收和标准曲线可得到样品的Apo E浓度，再乘以稀释倍数即为样品血清的Apo E浓度。

（5）方法评价　由于酶的催化效率很高，间接地放大了免疫反应的结果，使测定方法达到很高的灵敏度。该技术已广泛应用于极微量蛋白的定量测定，可测出ng级水平的抗原或抗体含量，该法可用于Apo E、CⅡ、CⅢ等含量较少的载脂蛋白的定量测定。有诸多生产厂家的相关试剂盒可供选择。

5. 放射免疫法　该法灵敏，抗血清用量少，所需设备较多，一般用^{125}I标记抗原作为示踪物，除Apo CⅠ（不含酪氨酸）以外，都可以作碘标记（氯胺T法），以双抗体法测定RIA法的检测限可达3～5ng。放射免疫法灵敏度高，但要用同位素又需特殊设备，不适合推广使用。具体实验方法本文不做详细叙述。

三、注意的事项

（一）选用优质抗血清

要求效价与亲和力高，特异性与稳定性好，与其他Apo没有交叉反应。例如抗Apo AⅠ血清不应与Apo AⅡ有交叉反应，所以作为免疫源的Apo AⅠ应达到色谱纯与免疫纯。用纯化的抗体有利于减少基质效应。

（二）合理的测定方法设计

1. 最好采用国际通用的试剂配方与操作程序。

2. 最好用双试剂法。

3. 手工及半自动操作时必须设血清空白管，自动分析中应在加入试剂后自动减去空白读数。

4. 剂量反应曲线往往不通过零点或不成直线，应做4～5点定标。单点标准只能在特定条件下采用。

5. 血清用量要小，如Apo AⅠ测定一般0.5～2ml，不预稀释难于准确加样。血清预稀释还有利于充分暴露抗原位点，减少基质效应。直接用较多的血清还可能出现抗原过剩。

（三）测定结果要符合标准化要求

需要有正确定值的校准血清。目前国际上已有WHO-IFCC的Apo AⅠ及Apo B参考血清。SP1-01为冻干的混合人血清，其Apo AⅠ定值为1.50±0.08g/L。SP3-07为液态混合人血清，其Apo B定值为1.22±0.02g/L。

（杨永宗　刘录山　吴葆杰）

参 考 文 献

1. 王英杰 吴葆杰. 载脂蛋白的测定. 见：张均田主编. 现代药理实验方法. 北京医科大学中国协和医科大学联合出版社. 1998，1290－1298

2. 李浩棠，张彩英，曹华斌，等. 鸡血清载脂蛋白AⅠ的分离纯化及其抗血清的制备. 中国兽医科技，2005，35（7）：551－554

3. 苏涛，石柯. 载脂蛋白H单克隆抗体的制备与鉴定. 中国现代医学杂志，2004，14（22）：55－56

4. 王世平. 微量免疫比浊法测定血清免疫球蛋白、转铁蛋白和载脂蛋白含量. 中国运动医学杂志，2001，20（4）：392－394

5. 谢松业，陆元善，吴文俊. 微波免疫透射比浊法快速检测载脂蛋白AI及B. 中国动脉硬化杂志，2000，8（3）：266

6. 庄一义，汪俊军. 应用单克隆抗体的脂蛋白（a）免疫比浊测定. 中华医学检验杂志，1997，20（5）：281－284

7. 郭刚，刘欣，郭善一，等. 人血清载脂蛋白E酶联免疫吸附测定方法的建立. 中国动脉硬化杂志，1996，4（3）：217－220

8. 黎健，蒋雷，赵满仓，等. 人血清载脂蛋白CⅠ和CⅡ的分离提纯及其单克隆抗体的制备. 中国动脉硬化杂志，1995，

3 (4): 325 - 329

9. 汪俊军，庄一义，张春妮，等. 单克隆多克隆抗体酶联免疫吸附法测定血清脂蛋白（a）的比较. 中国动脉硬化杂志，1995, 3 (3): 244 - 246

10. 蒋雷，国汉邦，赵满仓，等. 抗载脂蛋白（a）单克隆抗体的制备及其应用. 中华医学检验杂志，1995, 18 (3): 136 - 139

11. 杨昌国，李清华，许叶. 载脂蛋白 A I 和 B 的免疫浊度自动分析法. 临床检验杂志. 1995, 13 (6): 287 - 290

12. 李培瑛，王抒. 载脂蛋白免疫比浊法有关问题解答. 临床检验杂志. 1995, 13 (3): 158 - 159

13. 赵晓和，赵满仓，朱雨岚，等. 脑动脉硬化患者血清载脂蛋白 E 和 B$_{100}$ 含量变化. 中国动脉硬化杂志，1994, 2 (4): 167

14. 解用虹，徐秀双，郭刚，等. 人血浆载脂蛋白 E 的分离提纯. 生物化学与生物物理进展，1992, 19 (2): 140 - 143

15. 罗静聪，张祖辉，刘宇，等. 人血清载脂蛋白 AII 免疫圆周扩散测定法研究. 华西医科大学学报，1990, 21 (1): 96 - 99

16. 范萍，刘秉文，傅明德，等. 人血清载脂蛋白 CIII 单向免疫扩散测定法的研究. 中华医学检验杂志，1989, 12 (6): 332 - 334

17. 李松泉，赵满仓，周景林，等. 应用单克隆抗体 ELISA 法测定人血清载脂蛋白 A I. 中华医学检验杂志，1989, 12 (4): 194 - 197

18. 范萍，刘秉文，傅明德，等. 人血清载脂蛋白 CII 单向免疫扩散测定法. 华西医科大学学报，1989, 20 (4): 352 - 355

19. 王抒，黎健，蒋雷，等. 火箭免疫电泳法测定人血清载脂蛋白 AII. 中华医学检验杂志，1988, 11 (3): 193 - 196

20. 李健斋. 血清载脂蛋白测定方法. 中华医学检验杂志，1988, 11 (2): 114 - 119

21. 王嘉瑾，李健斋，李培瑛，等. 光散射及透射比浊法测定人血清载脂蛋白 A I 及 B. 中华医学检验杂志，1988, 11 (1): 2 - 7

22. 傅明德，刘秉文，张荣爵，等. 人血清载脂蛋白 CIII 酶联免疫测定法的研究. 生物化学杂志，1987, (2): 119 - 123

23. 傅明德，刘秉文，张荣爵，等. 人血清载脂蛋白 C I 酶联免疫测定法的研究. 中华医学检验杂志，1986, 9 (3): 156 - 158

24. 汪渊，庄庆祺，梅美珍. 单向火箭免疫电泳测定大鼠血清载脂蛋白 AI 浓度. 上海医科大学学报，1986, 13 (1): 39 - 42

25. 徐松德，王明运，吴湘云，等. 糖尿病患者的血清脂类与载脂蛋白 B 和 C. 山东医科大学学报，1986, 24 (2): 23 - 26

26. 傅明德，刘秉文，张荣爵，等. 酶联免疫定量检测人血清载脂蛋白 B100 的研究. 四川医学院学报，1985, 16 (3): 212 - 215

27. Porsch - Ozcurumez M, Westphal S, Luley C. Measurement of low apolipoprotein concentrations by optimized immunoturbidimetric applications. Clin Chem, 2001, 47 (3): 594 - 597

28. Labeur C, Shepherd J, Rosseneu M. Immunological assays of apolipoproteins in plasma: methods and instrumentation. Clin Chem, 1990, 36: 591 - 597

29. Curry MD, Gustafson A, Alaupovic P, et al. Electroimmunoassay, radioimmunoassay, and radial immunodiffusion assay evaluated for quantification of human apolipoprotein B. Clin Chem, 1978, 24: 280 - 286

第四节 脂质和脂蛋白代谢有关酶活性的测定

血浆中的各种脂质和脂蛋白在不断地处于合成、转运、转化和分解的代谢过程，从而维持相对的动力平衡。参与脂质代谢的酶有脂蛋白脂酶（LPL）、肝脂酶（HL）、卵磷脂胆固醇酰基转移酶（LCAT）、酰基辅酶 A 胆固醇酰基转移酶（ACAT）、羟甲基戊二酰辅酶 A 还原酶（HMGCoAR）等。还有几种特殊蛋白质，如血浆胆固醇酯转移蛋白（CETP）等。各种酶的活性异常可导致脂质和脂蛋白代谢的紊乱，有些调血脂药可通过影响此类酶的活性而发挥作用。所以，测定有关脂质和脂蛋白代谢酶的活性，是研究脂质代谢异常病理生理机制和调血脂药作用机制的重要内容。

一、脂蛋白脂酶（LPL）与肝脂酶（HL）的测定

LPL 和 HL 的基因同属一组基因族。LPL 是脂肪细胞、血管内皮细胞等实质细胞合成和分泌的一种糖蛋白，分子量为 60kD。活性 LPL 以同源二聚体形式存在，通过静电引力与毛细血管内皮细胞表面的多聚糖结合。LPL 对肝素有高度亲和性，肝素可以促进此结合形式的 LPL 释放入血。所以测定血浆 LPL 活性时先静脉注射肝素。

LPL 是清除血浆脂蛋白中所含三酰甘油的限速酶，主要水解血浆乳糜微粒和 VLDL 的三酰甘油，使三酰甘油 1 位和 3 位酯键断裂。Apo C Ⅱ 为 LPL 必备的辅因子，LPL 本身仅表现基本的酶活性，其最大活性的表达依赖 Apo C Ⅱ 的激活。高浓度氯化钠或鱼精蛋白可抑制此酶的活性。一般静脉注射肝素后血浆总脂酶活性有 1/3 属 LPL，其余几乎属 HL。LPL 活性测定方法与 HL 相似，故两者一并介绍。

肝脂酶属于与血液循环中内源性 TG 代谢有关的酶之一，与 LPL 在功能上有相似处，然而却是两种不同性质的酶。其由肝实质细胞合成，位于肝窦状隙内皮细胞表面，肝素化后，可释放到血浆。经人及鼠 cDNA 克隆的 DNA 序列表明，HL 是共有 2 个 N 连接多聚糖链的糖蛋白，含有 499 个氨基酸残基，分子量 53kD。HL 主要作用于小颗粒脂蛋白，如 VLDL、残粒残余 CM 及 HDL，同时又调节胆固醇从周围组织转运到肝，使肝内的 VLDL 转化为 LDL。在 HDL_3 转化为 HDL_2 的过程中 HL 起重要作用。

HL 活性不需要 ApoC Ⅱ 作为激活剂；HL 活性可被十二烷基硫酸钠（SDS）抑制，而不受高盐浓度及鱼精蛋白的抑制。

LPL 和 HL 活性测定的基本原理一致，常用的测定法有滴定法、比色法、放射性核素标记法等。可以测定总脂酶的活性；也可以利用二者的不同性质，如利用高浓度 NaCl 或鱼精蛋白抑制 LPL 的活性，单独测定 HL 的活性；或利用 SDS 抑制 HL 的活性，单独测定 LPL 的活性。测定的方法尚有琼脂糖亲和层析法、特异性抗血清免疫法等，这些方法大都操作繁琐、耗时较长、试剂昂贵或需特殊仪器等。

（一）滴定法测定 HL 活性

1. 原理　先用肝素释放 HL 和 LPL，再在 0.8mol/L NaCl，pH8.8 抑制 LPL 活性条件下，测定 HL 分解 TG 放出 FFA 的量表示 HL 的活性。

2. 试剂

（1）TG 乳剂储备液　取阿拉伯胶 1g 溶于 2ml 蒸馏水中，再加 TG 0.818ml 研磨成匀浆，加蒸馏水至 10ml，用超声波打成乳剂。

（2）TG 乳剂应用液　取以上贮备液 1ml 加牛血清白蛋白 0.057g，用含 0.8mol/L NaCl 0.2mol/L pH8.8 Tris-HCl 缓冲液稀释至 10ml。

（3）肝素溶液　取肝素用生理盐水溶解配成 150U/ml 的溶液。

（4）百里酚酞指示液　10mg/100ml 的百里酚酞丙酮溶液。

（5）萃取混合液　用重蒸馏的异丙醇、正庚烷及 0.5mol/L（1.0N）H_2SO_4 以 40∶10∶1（V/V/V）的比例混合。

（6）四丁基氢氧化铵（TBAH）滴定液　取 1.0N TBAH 甲醇溶液用异丙醇稀释至 0.01N。

3. 操作步骤

（1）取样　用大鼠在乙醚浅麻醉下由下腔静脉取血 3ml，以肝素抗凝，用肝素前血浆（肝素含量 4U/ml），作空白对照，注入 3ml 生理盐水以补充血量。再注入肝素 150U/kg，5min 后再取血 3ml（含肝素浓度达 2U/ml），同样用肝素抗凝，得肝素后血浆。

（2）活性测定　取肝素后血浆及用肝素前血浆各 1ml，分别加入 TG 乳剂应用液 10ml。在 37℃ 振荡培养 1h。取培养液 1ml，加萃取混合液 3ml、正庚烷 0.6ml、蒸馏水 2ml，振摇抽提，然后静止分层。取上清液 1ml，加百里酚酞指示液 0.1ml，用 TBAH 滴定液滴定，未肝素化血浆作空白对照。

（3）HL 活性计算　HL 活性（μmol FFA/ml 血浆/h）= TBAH ml × TBAH 当量数 × 1000 × 11 × 1.2。

4. 方法评价　滴定法虽然简便易行，但其灵敏度差，终点不易把握，误差大，且产物中有酮酸的干扰，测定结果常偏高。

（二）比色法测定脂酶活性

比色法基本原理是通过脂酶的产物游离脂肪酸生成脂肪酸铜盐，利用显色剂可以与脂肪酸铜盐呈显色反应，如二苯卡巴肼与脂肪酸铜盐显红色反应，二乙基二硫代氨基甲酸钠与铜作用生成黄棕色络合物，分别于 550nm 和 440nm 比色，通过与标准物比较，得出样品中游离脂肪酸的含量以反应脂酶的活性。

1. 大鼠血浆 HL 活性的测定

（1）原理　先用肝素将 HL 和 LPL 释放入血浆，再以鱼精蛋白抑制 LPL 活性，保留 HL 活性，其分解

TG 放出的 FFA 能与 Cu^{2+} 结合形成脂肪酸铜盐，溶于氯仿，其量与 FFA 含量成正比，测定铜试剂中的 Cu^{2+}，可推算出 HL 的活性。

（2）试剂

1）椰子油乳剂　取聚乙烯醇 3g，加蒸馏水 150ml，加热溶解后，加入橄榄油 50ml，用高速组织捣碎机搅动 3~4 次，每次 10s，即成乳白色聚乙烯醇橄榄油乳剂。

2）0.2mol/L，pH8.14 Tris-HCl 缓冲液　0.2mol/L Tris 溶液 50ml 加 0.1mol/L HCl 50ml。

3）3% 鱼精蛋白溶液　取鱼精蛋白 3g 用上述 Tris-HCl 缓冲液溶解，然后稀释至 100ml。

4）1/30mol/L 磷酸缓冲液（pH6.4）　即 1/30mol/L KH_2PO_4 溶液 73.3ml 加 1/30mol/L Na_2HPO_4 溶液 26.7ml 混合而成。

5）显色剂　取二乙基二硫代氨基甲酸钠 100mg 溶于正丁醇 100ml 中。在冰箱保存 1~2 周。

6）铜试剂　用 1mol/L 三乙醇氨溶液 9 份，1N 醋酸溶液 1 份及 6.45% 硝酸铜溶液 10 份混合而成。置 4℃ 可保存 3 周。

7）棕榈酸标准液（1mmol/L）　精取棕榈酸 25.6mg，用氯仿溶解后稀释至 100ml。

8）0.2% 肝素溶液　用 0.2ml 肝素注射液加生理盐水配成 100ml。

（3）操作步骤

1）取样　在乙醚浅麻醉下给大鼠下腔静脉注入肝素 150U/kg，15min 后取血 3ml 并以肝素抗凝制备肝素后血浆；

试剂及血样	空白管	测定管	标准管
标准液（ml）			0.1
肝素后血浆（ml）		0.05	
鱼精蛋白溶液（ml）		0.05	
椰子油乳液（ml）	0.1	0.1	
Tris 缓冲液（ml）	0.05		0.05
H_2O（ml）	0.05		0.05

2）活性测定　按上表将各试剂及肝素后血浆分别加入各管中，充分混匀，振荡 37℃ 孵育 1h，然后每管各加铜试剂 2ml，氯仿 6ml，剧烈振荡 2min，离心沉淀 5min，吸弃上部液体，取下层氯仿抽提液 2.5ml，各加显色剂 0.2ml，混匀后在 440nm 处比色，以空白管液调 0 点，读其各管液的 OD 值。

3）计算

$$HL\ 活性（\mu mol/L）= \frac{测定管\ OD}{标准管\ OD} \times 1000$$

2. 兔血浆 HL 和 LPL 活性的比色测定

（1）原理　基本同上述的大鼠肝素后血浆 HL 活性测定，唯本法利用肝素后兔血浆，先在不加抑制剂的条件下测出血浆脂酶（HL + LPL）总活性，同时在抑制 LPL 活性的情况下测出 HL 的活性，前者与后者的差即为 LPL 的活性。

（2）试剂

1）脂肪乳剂（intralipid）　购自华瑞制药有限公司。

2）FFA 提取液　氯仿、正庚烷、甲醇按 49：49：2（V/V/V）混合。

3）pH8.3，0.1mol/L Tris-HCl 缓冲液　取三羟甲基氨基甲烷 6.057g，以重蒸馏水溶解并稀释至 500ml，用 2mol/L HCl 调 pH 至 8.3。

4）铜试剂　取 0.5mol/L 硝酸铜溶液 10ml，加 2mol/L 三乙醇胺溶液 5ml，用饱和氯化钠溶液稀释至

100ml，再用 10% NaOH 溶液调 pH 至 8.1。

5）显色剂　取二苯卡巴肼 40mg，溶于无水乙醇 10ml 中，临用前加 0.1mol/L 三乙醇胺溶液 0.2ml。

6）棕榈酸应用标准液（500μmol/L）　精取棕榈酸 51.3mg 溶于 100ml 提取液中（此为贮备液），临用前以提取稀释液稀释 4 倍。

7）2mol/L NaCl 溶液　取 NaCl 11.688g 溶于重蒸馏水至 200ml。

（3）操作步骤

1）取血浆　用健康成年家兔，静脉取血适量，制备用肝素前血浆，再静脉注射肝素 150U/kg，15min 后再次静脉取血，制备肝素后血浆。

2）活性测定　按下表将各试剂及血浆分别加入各管，混匀后在 37℃ 水浴保温 60min 后，分别加入提取液 5.0ml，振摇后离心，取下层液 5.0ml，加入铜试剂 2.0ml，再次振摇后离心，取上层液 2.0ml，加入显色剂 0.4ml，混匀后放置 15min，于 30min 内在 550nm 处比色，用空白管调 0，读其他 3 管的 OD。

试剂及血样	测定管	抑制管	标准管	空白管
标准液（ml）			0.1	
肝素后血浆（ml）	0.1	0.1		
肝素前血浆（ml）				0.1
NaCl 溶液（ml）		0.89		
脂肪乳剂（ml）	0.01	0.01	0.01	0.01
Tris-HCl 缓冲液（ml）	1.0	1.0	1.0	1.0
H₂O（ml）	0.89		0.89	0.89

3）酶活性（FFAμEq/ml 血浆/h）计算

$$脂酶总活性 = \frac{测定管\ OD}{标准管\ OD} \times 标准管\ FFA\ 浓度 \times 血浆体积 \times 2$$

$$HL\ 活性 = \frac{抑制管\ OD}{标准管\ OD} \times 标准管\ FFA\ 浓度 \times 血浆体积 \times 2$$

$$LPL\ 活性：脂酶总活性 - HL\ 活性$$

（4）方法评价　比色法测定脂酶活性有灵敏度高、操作简便、不需特殊设备、重复性好的特点，据认为其测 HL 活性的 CV 为 1.9%~4.8%，LPL 活性的 CV 为 4.5%~6.4%。但是易受某些其他二价金属离子如铅、铁、汞、铬等的影响，故试剂的纯度和应用的玻璃器皿等应严格要求，避免上述金属离子的污染和干扰。

（三）放射性核素标记法测定脂酶活性

本法采用放射性核素标记法检测了基因体外表达的脂蛋白脂酶，以及摄食条件下 C57 小鼠肝素后血浆、心肌、脂肪和肝脏组织中的脂蛋白脂酶的活性。

1. 原理　测定使用含 ³H 标记三油酸甘油酯的甘油乳剂为底物。标本与底物在 37℃ 孵育反应后，通过抽提将甘油酯与游离脂肪酸分开。脂解所产生游离脂肪酸的放射活性与标本中脂酶的活性成正比。

2. 材料

（1）无水乳剂　取 200g/L 三油酸甘油酯 3.0ml，5Ci/L ³H-TO 0.2ml，20g/L 卵磷脂 1.8ml，混匀，用氮气吹干。加入 10ml（12.5g）甘油，匀浆器 20 000r/min 匀浆 5min。避光，室温保存。

（2）牛血清白蛋白 - 肝素液　取牛血清清蛋白 3.0g，肝素 0.5mg，氯化钠 195mg，溶于0.3mol/L、pH8.5 的 Tris - HCl 100ml 中，分装，-20℃保存。

（3）抽提剂　①取甲醇 1410ml、氯仿 1250ml 和正庚烷 1000ml 混匀；②配制 50mmol/L 碳酸 - 硼酸缓冲液（pH10.5）：取碳酸钾（分析纯）6.910g，硼酸（分析纯）3.092g，溶于 900ml 水中，5mol 氢氧化钠调 pH 至 10.5，加水至 1000ml。

（4）闪烁液　POPOP［1，4-双-2-（5-苯基噁唑）-苯］0.16g，PPO（2,5-2 苯基噁唑）3.0g，萘 45g，乙二醇 10ml，溶于 500ml 二氧六环中。

3．供试品处理

（1）感染后细胞培养液标本制备　带有人 LPL 基因的重组腺病毒感染 293A 细胞，24h 后吸弃 60mm 培养皿中的培养液，加入预冷的含 10kU/L 肝素的 5% DMEM 1ml，4℃放置 10min。吸出培养液，4℃离心，上清 -20℃冻存。

（2）细胞抽提液标本制备　用 PBS 洗下上述培养皿中感染后 24h 的细胞，4℃离心。细胞沉淀重悬于 1ml 抽提液（25mmol/L 氨水盐酸缓冲液，pH8.2，含 5mmol/L EDTA。另外取 8g/L TritonX - 100、0.4mg SDS、32.5μg 肝素）中，反复吹打混匀，4℃离心，取上清液，-20℃保存。同样，用未感染的细胞制备对照细胞培养液标本和对照细胞抽提液标本。

（3）肝素后血浆标本制备　C57 小鼠尾静脉注射肝素 100～200U/kg 体重，10min 后摘眼球取血。立即在 4℃、12 000r/min 离心 5min，分离上层血浆，-20℃冻存。

（4）组织匀浆标本制备　C57 小鼠 5 只，处死后立即分离心脏、肝脏和脂肪组织。按 10ml/g 加入抽提液，冰浴条件下用匀浆器制成匀浆。心脏和肝脏每次 5s，匀浆两次；脂肪组织每次 10s，匀浆两次。匀浆后，立即离心取上清。-20℃冻存。

4．检测方法　操作流程可以简单归纳为 3 步：孵育反应、抽提游离脂肪酸和液体闪烁计数仪计数。具体方法如下：首先将一定量的无水乳剂、牛血清清蛋白 - 肝素液和禁食后大鼠血清按一定比例混合，得到应用底物液。三者混合的比例是 1.6：7.4：1.0（V/V/V）。取 100μl 应用底物液，加一定量标本液（培养液标本和细胞抽提液标本各 75μl，其他标本各 10μl，PBS 补足体积至 100μl），漩涡混匀器混匀 3 次，每次 15s。37℃孵育 60min。加抽提剂 3.25ml，加 50mmol/L 碳酸 - 硼酸缓冲液（pH10.5）1.05ml，同样用漩涡混匀器制成混匀。室温，3000r/min 离心 15min。吸取 1ml 上层液体至标记好的液闪杯中，加闪烁液 10ml，液体闪烁计数仪中进行每分钟计数（cpm）。将 37℃反应条件下产生 1nmol/min 油酸时的脂酶活性定义为 1mU。

脂酶活性可以通过下式计算：脂肪酶活性（mU）= 净 cpm×（1/孵育 min 数）×（1/nmol 底物 cpm）×3×2.45×（1/0.76）。

LPL 活性可以被 1mol/L 氯化钠冰浴预处理 30min 而抑制，而 HL 活性不被抑制。由总脂肪酶（TL）活性减去肝脂酶活性即可得到脂蛋白脂酶的活性（用于肝素后血浆标本）。

5．方法评价　测定灵敏度高，稳定性好，结果准确，是目前国外普遍采用的经典的和可靠的测定方法。虽然需要液体闪烁计数仪等仪器，也是现代生物医学研究中最常用的方法。

二、卵磷脂胆固醇酰基转移酶（LCAT）的活性测定

LCAT 主由肝脏分泌，在血浆中大部与含 Apo A I 的脂蛋白结合，参与体内脂质代谢，催化游离胆固醇转变成胆固醇酯，参与 HDL 的成熟过程。对胆固醇从外周组织向肝脏转移起关键作用。LCAT 催化胆固醇酯化后引起广泛的生理效应，包括新生 HDL 的成熟，由体积较小的 HDL（HDL$_3$）转化为体积较大的 HDL（HDL$_2$），对清除 LDL、VLDL 和乳糜微粒中过剩的胆固醇和磷脂，使细胞膜上的胆固醇流出至 HDL 等。

测定 LCAT 酶促反应可采用天然的或人工的底物，基于底物的性质和来源，LCAT 活性测定方法分为内源性自身底物法和外源性通用底物法。内源性自身底物法现已基本不用，本文主要介绍通用底物法，利用加热血浆或人工脂质体、脂蛋白体等作为通用底物，测定酶的活性。

（一）加热血浆底物法

1. 原理　血浆加热灭活酶的活性，作为通用底物，在血浆中加入已标记的微量未酯化胆固醇后，LCAT 催化其形成有效放射活性的胆固醇酯，分离胆固醇酯和未酯化的胆固醇，通过放射性测定，根据胆固醇酯和未酯化胆固醇的放射性比，和血浆中游离胆固醇含量，求出 LCAT 的活性。

2. 材料

（1）放射标记的胆固醇 - 清蛋白乳剂的制备　用 0.2mol/L 磷酸钠缓冲液（pH7.4）制备 5% 人血清清蛋白溶液，于 56℃ 加热 30 分钟以破坏内源性 LCAT 活性，溶液离心（500×g，15min），将上层清液移入一干净试管，称量试管及内容物，按每 1ml 人血清清蛋白溶液加 $2\mu Ci^{14}C$ 或 $5\mu Ci^3H$-未酯化胆固醇的比例，将标记的未酯化胆固醇放入一只干净试管中，用 N_2 吹干溶剂。将标记的未酯化胆固醇再溶入 100μl 丙酮。用吸管吸出，然后边旋转混合，边逐滴加到人血清白蛋白溶液中。试管置于 20℃ 水浴，小心将 N_2 流导入到人血清白蛋白溶液表面吹干丙酮，10~20min 后旋混试管。30min 后，当所有丙酮都被清除时，再称量试管和内容物，计算水的丢失量。通过 0.22μm 滤膜逐滴加入丢失的水量，同时涡旋混合。所制备的乳剂即可使用，或于 4℃ 下保存 4 天。

（2）制备标记底物　热灭活的血浆混合制备方法：新鲜血清 57℃ 加热 50min，2000r/min 20min 离心去除沉淀蛋白，每 1ml 透明上层清液与 0.125ml 放射标记的游离胆固醇 - 清蛋白乳剂相混合，37℃ 孵育 8h，然后 4℃ 孵育过夜。这一底物可在 4℃ 下保存 1 周，-20℃ 或更低温度下可存放数月（但不宜反复冻融）。

3. 操作步骤

（1）将 0.18ml 标记底物加入带螺旋帽的试管中，冰浴中冷却。每份受试血浆各取 20μl 加入双份试管中，空白管中加 20μl 盐溶液。将各管分别混匀，置 37℃ 孵育 4 小时。将所有试管移至冰浴中，快速加入 4ml 氯仿/甲醇（2:1），混匀。每管中加 1ml H_2O，混合，500×g 离心 15min，使氯仿及水相分离并澄清。

（2）未酯化胆固醇和胆固醇酯的层析分离及放射活性测定

1）在每块层析板上相距 2cm 划一道平行线，将其分为 10 条。在使用前约 1h 准备玻璃冲洗槽，在槽内用 Whatman 3mm 纸内衬并加入 100ml 冲洗溶剂（正己烷/二乙醚/醋酸，90:20:1 体积比），在准备过程中让纸浸湿。在槽顶盖上加重物使其密封。

2）上述离心后样品用吸管移去上层相及界面上的变性蛋白。每份样本用一干净的吸管将下层氯仿相移至含有数滴甲醇（确保一个溶剂相）的 50mm×12mm 玻璃管中。

3）将试管置于 30~35℃ 的加热块上，N_2 下将溶剂基本蒸干。用微量注射器吸取每个样本，从每道的底端开始加样，形成宽 1.5cm、长约 2.0cm 的窄线。每次加样后将微量注射器用氯仿 - 甲醇（2:1）洗涤数次。在槽内放 1~2 块板，加盖让其冲洗到距顶部 1cm 内。

4）取出层析板，空气干燥 5 分钟，立即放入含有一些 I_2 结晶的密封玻璃槽内。被分离的类脂会很快染成黄/棕色。将各带的位置与可靠的标准（RF 值分别为 0.5 及 0.8 左右）比较。在通风橱内让 I_2 蒸发。

5）用剪刀剪下各带，移入闪烁管中，加入 10ml 以甲苯为基质的闪烁液，涡旋混合，用适合的放射性核素测定方法对每管的放射活性进行计数。

（3）酶的活性计算　LCAT 活性用每小时每毫升实验血浆被酯化的游离胆固醇的 nmol 数表示，测定受试血浆和标记底物的游离胆固醇含量（采用酶法等）。计算每 10ml 孵育混合物（等于 1ml 实验血浆）的游离胆固醇总量（nmol）。将其与游离胆固醇酯化百分比相乘，再除以 4h，就得知 LCAT 的活性 [nmol/（ml·h）]。

LCAT 摩尔活性 = LCAT 比活性（每小时 ^{14}C 胆固醇转化百分率）× 未酯化胆固醇 nmol 数/ml 加热血浆底物。

4. 方法评价　虽然通过加热血浆作为通用底物可以使供者的血浆底物在 LCAT 活性测定中影响最小化，但该方法仍不理想，加热血浆是 LCAT 的比较弱的底物，导致酶的活性低。由于底物来源不同使结果差异很大，不能建立标准值。底物制备的加热步骤可导致脂蛋白反应朝 LCAT 方面改变。内源性脂蛋白的影响并不能完全排除。

（二）人工脂质体法

1. 原理　以卵磷脂和游离胆固醇制备人工脂质体，作为酶的通用底物，加待测血清保温一定时间后，再用胆固醇氧化酶使胆固醇氧化，并产生 H_2O_2，后者与 4-氨基安替比林和苯酚在辣根过氧化物酶的作用下，生成红色醌亚胺，并经比色测定游离胆固醇的含量，以游离胆固醇的减少量推算胆固醇酯的生成量，表示 LCAT 的活性。

2. 材料

（1）脂质体的制备　将卵磷脂和胆固醇以克分子比（3:1）溶入适量氯仿中，用旋转式薄膜蒸发器蒸干，加适量生理盐水剧烈振摇，使干燥的薄膜膨胀脱落混匀于液体，用磁力搅拌器搅拌 15min，放置 1h，再用超声波发生器（钛头，功率 60W）超声处理 4 次，每次 15s，通过 Sepharose 6B 柱（直径 1cm，高 20cm），用 pH7.4，0.02mol/L 磷酸缓冲液，以每分钟 2 滴的速度洗脱，收集洗脱液，充氮气于 4℃ 保存，可用 3 周。

（2）基质液　取胆酸钠 129mg、4-氨基安替比林 16mg、苯酚 132mg、Triton X-100、0.2ml 溶于用 pH6.7，0.1mol/L 磷酸缓冲液中，置冰箱备用。最好用前配制，不可久存。

（3）酶试剂　取胆固醇氧化酶 1mg，加微量（约 10μg 以内）辣根过氧化物酶，溶于 1ml 基质中，保存于冰箱，可用 1 周。临用前 1ml 加于 30ml 基质液中。

（4）标准胆固醇溶液（1mg/ml）　先精取胆固醇 100mg 在 100ml 容量瓶中加适量无水乙醇溶解（可稍加温助溶），后稀释至刻度作为贮备液，应用时取出所需量用无水乙醇稀释 4 倍。

3. 操作步骤　设测定（A）、对照（B）和标准（S）3 管，A 及 B 管各加待测血清 0.2ml，S 管加胆固醇标准液 0.2ml，B 及 S 管置冰浴中，3 管各加脂质体 0.5ml，A 管置 37℃ 水浴保温 40min，然后立即置冰浴中终止反应。3 管各加入酶试剂 3ml，混匀，在 37℃ 水浴保温 15min，取出后于 520nm 波长处比色，读取各管 OD。

4. 酶的活性计算

$$LCAT\ 活性 = \frac{对照管\ OD - 测定管\ OD}{50\mu g\ 标准\ ChOD \times Ch\ 分子量} \times 0.05 \times 10^7 \times \frac{3}{2}$$

LCAT 活性单位为每小时胆固醇脂化量（nmol/ml 血清）

本操作也可以各种浓度的胆固醇溶液加酶试剂进行比色作出标准曲线，再按上法只设 A 和 B 两管，分别测出两管的 OD，查标准曲线即可算出 LCAT 的活性。

5. 方法评价　人工脂质体可以克服加热血浆底物的固有缺陷，方法易于标准化，结果准确。比色法测定简单易行，不需要放射性同位素及相关仪器。

（三）含 Apo A I 脂质体法

1. 原理　含有 ApoA I、蛋黄卵磷脂、4-^{14}C-胆固醇的脂蛋白体作为底物，LCAT 催化 4-^{14}C-胆固醇形成有放射活性的胆固醇酯，分离胆固醇酯和未酯化的胆固醇，放射性测定求出转化率，结合脂蛋白体中胆固醇含量，求出 LCAT 的活性。既可测定新鲜血浆中酶的活性，也可纯化酶后测定。

2. 材料

（1）试剂　蛋黄卵磷脂（50mg/ml 乙醇溶液），4-^{14}C-胆固醇（54.0 mCi/mmol），羧基-^{14}C-胆酸（52.0 mCi/mmol），胆固醇，胆固醇油酸，NaCl、三羟甲基氨基甲烷，胆盐，人血清清蛋白（无脂肪酸），依地酸，牛血清白蛋白（BSA），琼脂糖 CL-4B。

（2）Tris-HCl 缓冲液　含有 10mmol/L Tris-HCl，140mmol/L NaCl，1mmol/L EDTA，pH7.4，本实验中所有试剂，即蛋白质没有特殊说明均以该缓冲液配制。

（3）血浆　作为 LCAT 活性测定酶来源的血浆样本来自成年志愿者，夜间禁食 12～16h，用 EDTA（1mg/ml）抗凝，4℃ 离心，收集血浆。

（4）ApoA I　从新鲜人血浆中分离 ApoA I，溶于含 140mmol/L NaCl、1mmol/L EDTA，pH7.4 的 10mmol/L Tris-HCl 缓冲液中。

（5）人工脂蛋白体底物的制备　采用胆酸透析技术制备，经证实的可以作为 LCAT 理想底物的典型的脂蛋白体（ApoA1：卵磷脂：胆固醇摩尔比为 0.8：250：12.5）。制备方法如下：每 40 份，吸取 0.154ml 50mg/ml 鸡蛋卵磷脂乙醇溶液，0.116ml 1mg/ml 未标记胆固醇乙醇溶液，0.108ml 4-^{14}C-胆固醇（1.8mg/2.5ml 苯酚，0.25 mCi/2.5ml 苯酚）加入玻璃瓶中，脂质混合物在室温下通氮气脱水干燥，然后加入 2.50ml pH7.4 的 Tris-HCl 缓冲液，0.8ml 1.10mg/ml 的 ApoA I（溶于 Tris-HCl 缓冲液），0.3ml 725mmol/L 溶于 Tris-HCl 缓冲液的胆酸钠溶液，室温下漩涡混匀 1min，24℃ 水浴摇床 20min，4℃ pH7.4 Tris-HCl 缓冲液透析 20h 去除胆酸，透析液加 Tris-HCl 缓冲液至 4ml，用 ^{14}C-标记胆酸盐证实在 10h 和 18h 时胆盐去除率可达 99.4% 和 99.9%。

3. 操作步骤　实验在螺旋盖试管（16mm × 125mm）中进行。加入 0.230ml Tris-HCl 缓冲液，0.125ml 2% HAS，0.1ml 脂蛋白体，上述底物混合物 37℃ 孵育 20min，加入 0.025ml 100mmol/L 巯基乙醇，然后加入 0.015ml 血浆或纯化酶。分析体系中含 250nmol 卵磷脂、7.5nmol 未标记胆固醇、5nmol 4-^{14}C-胆固醇、0.8nmol（22μg）Apo A I、0.5% HSA、5mmol/L 巯基乙醇、0.015ml 血浆或纯化酶，总体积 0.5ml，立即漩涡混匀，37℃ 水浴 30min。然后结束反应，分离胆固醇和胆固醇酯，测定放射性。

4-^{14}C-胆固醇转化为标记的胆固醇酯量表示酶的活性。同时进行不含酶的对照管以校正非酶反应的偏差。酶的活性分别用比活性（每 30min 胆固醇酯化百分比）和摩尔活性（每 h 胆固醇酯化的 nmol 数/ml 血浆或 mg 纯化酶）。摩尔活性由比活性与脂蛋白体中胆固醇浓度乘积计算。

4. 注意事项　反应体系中含 0.5% HSP 有利于酶的最大活性。血浆中本身的 HSP 达不到促进酶活性的浓度，需要外加 HSP。

5. 方法评价　采用透析技术，可以制备大量的脂蛋白体，脂蛋白体稳定，高效，均质，易于标准化，效率是不含 ApoA I 脂质体法的 6～10 倍。适用于测定低水平的酶活性和大量的样本测定。

（四）二肉豆蔻酰磷脂酰胆碱-胆固醇脂质体法

1. 原理　基本原理同实验（二）人工脂质体法。

2. 材料

（1）试剂　磷酸卵磷脂，棕榈酰（十六酰）溶血磷脂胆碱，胆固醇，谷胱甘肽，肝素，牛血清清蛋白（BSA，无脂肪酸），羟磷灰石，二乙氨基乙基纤维素（DEAE 纤维素），Triton X-100（聚乙二醇辛基苯基醚），N，N-二乙基-m-甲苯胺，邻苯二甲酸氢钾，尿酸，葡萄糖，抗坏血酸，N-己基顺丁烯二酰亚胺，除肝素外的抗凝剂，胆固醇氧化酶（203U/ml），过氧物酶（238U/mg），Tris，EDTA 钠盐，4-氨基-安替比林，胆红素。

（2）样本　病人和健康志愿者禁食一夜后取血，制备血清，溶血标本制备通过在血清中添加溶血的红细胞液（10mmol/L 磷酸盐缓冲液中，pH7.4），血红蛋白用氰化高铁血红蛋白法定量。

（3）脂质体制备　采用的脂质体含卵磷脂-胆固醇摩尔比为 2.63：1 以避免脂质体与血清载脂蛋白和/或蛋白质如 BSA 相互作用，含 108μmol 磷酸卵磷脂 41μmol 胆固醇的氯仿-甲醇（V/V 2：1）溶液氮气吹干，然后在干燥的脂质中加入 pH10.5 的 62.5mmol/L 的 Tris 液 10ml，37℃ 60min 等脂质泡胀，漩涡振荡制备包含所有脂质的混悬液，该混悬液用 62.5mmol/L 的 Tris 液（含 50μmol 棕榈酰溶血磷脂酰胆碱）稀释至 80ml，30～40℃ 超声（300W 超声粉碎机）处理 40min，得到的小囊泡用 62.5mmol/L 的 Tris 液透析，用 0.22μm 微孔滤膜过滤，通过光子相关光谱技术测定粒度。

（4）底物溶液的制备　3g BSA 溶解于 80ml 脂质体溶液中，脂质体-BSA 液在 -20℃ 可保存至少 3 个月，使用前，加入 1.75g 依地酸钠并用去离子水稀释至 100ml，调节 pH 为 7.3。底物在实验过程中冰浴，在 10℃ 可保存 4 天。

3. 操作过程　200μl 血清加入 500μl 底物溶液中，在有塞试管中混匀，取 200μl 混合物加入装有 50μl 的 50g/L Triton X-100 溶液（作为 LCAT 反应的抑制剂）的试管中（S0min），37℃ 孵育 40min，剩余混合物 37℃ 孵育 40min，取 200μl 加入装有上述 Triton X-100 溶液的另一试管中（S40min），随后 S0min 和 S40min 分别加入 3ml 胆固醇测试液（100ml 中含：100μl 胆固醇氧化酶，0.13mg 过氧物酶，20μl N，N-二乙基-m-甲苯胺，5.2mg 4-氨基安替比林，0.2g Triton X-100，50mmol/L 邻苯二甲酸氢钾，pH6.1），37℃ 反应 10min，显色后在 545nm 用分光光度计检测。同时测定空白和标准。对于光度法测定胆固醇，胆固醇结晶用异丙醇配成 500nmol/L 作为标准。

4. 酶活性计算

$$摩尔活性（nmol/h/ml）= \frac{A（0min）- A（40min）}{A\,标准 - A\,空白} \times 500 \times 3.5 \times （60/40）$$

$$比活性（\%/h）= \frac{A（0min）- A（40min）}{A\,标准 - A\,空白} \times （60/40）$$

注：A（0min）= LCAT 催化反应前的吸光度，A（40min）= LCAT 催化反应后的吸光度，A 标准 = 标准溶液吸光度，A 空白 = 空白管吸光度，3.5 = 样本稀释倍数，500 = 胆固醇标准品浓度 nmol/ml，40 = LCAT 反应时间 min。

5. 方法评价 该方法具有快速、灵敏、可再生的优点。与上述方法比较不需要纯化的 ApoAⅠ，不需要放射性分析技术。

三、HMG-CoA 还原酶（HMGCoAR）活性的测定

人体内胆固醇（Ch）包括外源性和内源性两部分，其中 70% 为内源性。内源性 Ch 合成来源于甲羟戊酸代谢过程，即由乙酸盐开始生成甲羟戊酸最终合成胆固醇。在上述过程中，HMG-CoAR 可将 3-羟3-甲-戊二酰-辅酶 A（HMG-CoA）不可逆地转变成甲羟戊酸（MVA）。它是胆固醇合成过程中的限速酶，调控着胆固醇的合成速率。HMG-CoAR 抑制剂目前已经是心血管系统最常用药，可以有效地降低冠心病的发生率和死亡率。中药红曲及其提取物中也含有 HMG-CoAR 抑制剂。测定 HMG-CoAR 活性是筛选调血脂药，研究及其机制的重要手段。

HMG-CoAR 活性测定的基本原理都是通过测定 MVA 的形成，传统方法即放射化学法和分光光度法，近年来已发展为气-质、液-质、高效液相等现代化仪器检测法，但气-质、液-质等为大型贵重仪器，且仍需要放射性核素。本文主要介绍了传统的方法和新近出现的高效液相色谱法。

（一）传统的 HMGCoAR 活性测定

1. 样本准备 HMG-CoA 还原酶活性的测定包括动物组织、培养细胞以及分离细胞等的测定。最常见的是动物（大鼠）肝组织中 HMG-CoAR 活性的测定。此过程可以通过肝微粒体的制备测定微粒体酶活性，也可通过酶的增溶测定可溶酶的活性，还包括酶的纯化等过程，不同文献中方法略有不同。其他组织和培养细胞也可用相似的方法，只需略加改动。

（1）从鼠肝中制备微粒体

1）动物处理 HMG-CoAR 的活性具有昼夜节律性（午夜最高，中午最低），不同文献报道所采用的处死动物时间不一致，可能是通过人工调整光照时间改变大鼠的昼夜节律变化所致。①雄性 SD 大鼠，200~300g，单笼饲养，4am~4pm 不光照，动物处死前 3 日，颗粒饲料中添加 5% 消胆胺，于 10am 处死；②雄性 SDR 和 SHR 大鼠，7：00am~5：00pm 光照，5：00pm~7：00am 黑暗，持续 1 周后，于 0：00am 左右断头处死，取适量肝脏；③雄性大鼠，体重 180~200g，饲养于控制光照的房间内，12：00~24：00 黑暗，动物自由进食 2% 消胆胺的饲料，至少 4 天，于 18：00 断头处死动物，取肝脏。

2）微粒体制备 动物处死后，在 0~4℃下，取出肝脏，在冰上剪成细小块，用匀浆缓冲液 A（缓冲液 A 组成：0.1mol/L 蔗糖，0.05mol/L KCl，0.04mol/L 磷酸氢二钾，0.03mol/L EDTA 钾，pH7.2）快速洗涤。将组织悬浮于匀浆缓冲液中（5ml/g 肝脏），用匀浆器进行匀浆。16 000×g 离心 15min。取上清，16 000×g 再离心上层清液 15min。小心移出上层 3/4 的清液，100 000×g 离心 1h。弃去上层清液，将沉淀物悬浮于匀浆缓冲液 A 中（2.5ml/g 原肝组织），100 000×g 离心已悬浮的沉淀物 1 小时。弃去上层清液；沥干管内残存的液体，微粒体沉淀物用液氮冷冻并在 -70℃下存放。可以采用放射化学法测定酶的活性（微粒体酶）。

3）酶的增溶 通过冻融等技术以及进一步处理，使膜结合的酶溶解，增溶后，与微粒体部分酶的活性比较，可使酶的活性增加 30%~114%（Heller and Gould），190%（Peter A. Edwards）。

微粒体用缓冲液 A 重新悬浮，调节蛋白质浓度约为 82mg/ml，加入固体 DTT 至终浓度 10mmol/L，用

玻璃匀浆器手动匀浆，于 -20℃（每分钟降温 6~8℃）冻存（最多可保存 2 个月）。为达到最好的增溶效果，冻存 2h 以上的微粒体在室温或在 37℃ 融化，然后加入预热到 37℃ 的同体积的含 50% 甘油的缓冲液 B（缓冲液 B 组成：缓冲液 A，加 10mmol/L DTT），混悬液重新匀浆（玻璃匀浆器，手动，10 次），37℃ 孵育 60min。然后混悬液用预热到 37℃ 的缓冲液 B 稀释 3 倍，最终甘油浓度为 8.3%，重新匀浆化（手动，10 次）。25℃，100 000×g，离心 60min。上清中含有增溶的 HMG-CoA 还原酶，分离上清后直接用于光谱测定可溶性 HMG-CoA 还原酶或进一步提纯。

4）酶的纯化 上述方法分离的 HMG-CoA 还原酶混有无活性成分以及含有抑制剂（可能是胆固醇）等原因，影响酶的活性测定，可按下述方法纯化。

微粒体酶经增溶后，分离的上清（含增溶酶）经 35%~50% 的 $(NH_4)_2SO_4$ 处理后，可使酶纯化 2~3 倍。蛋白沉淀物用特定缓冲液〔50mmol/L 磷酸氢二钾（pH7.0），3mmol/L 二硫苏糖醇，30%（V/V）甘油，1.0mol/L KCl〕溶解至浓度 6~8mg/ml，65℃ 加热 6min，使蛋白变性，100 000×g 离心 30min 分离变性蛋白，上清中含有原来酶活性的 70%~80%，酶的特异性增加 3~4 倍。上述热提取物经浓缩后，用缓冲液 B 1:1 稀释，用半饱和 $(NH_4)_2SO_4$ 沉淀蛋白质。蛋白沉淀物用少量的溶媒〔50mmol/L 磷酸氢二钾（pH7.0），2mmol/L 二硫苏糖醇，30mmol/L EDTA，50mmol/L KCl，10% 蔗糖〕溶解。

上述溶解物上柱（生物胶 A-0.5m 凝胶过滤柱，2cm×44cm），通过洗脱液出峰时间纯化，可以使酶纯化 8 倍，回收 38% 酶蛋白。洗脱纯化的酶浓缩后，用火棉胶袋透析，透析后蛋白再通过硫酯连接的琼脂糖/乙烷/辅酶 A 柱，通过亲和结合和洗脱，酶蛋白回收率为 95%~100%，酶的活性可达每分钟生成甲羟戊酸 9000~10 000nmol/mg 蛋白。

（2）培养细胞 HMG-CoAR 样本制备 培养细胞的 HMG-CoAR 活性用去垢剂增溶的全细胞提取物测定，也可用微粒体。包括两个步骤：①实验后收集细胞并冻存；②在测定前准备去垢剂提取物。应注意只有细胞在缺乏脂蛋白的血清中孵育大约 18h 后才会呈现明显活性。

对悬浮生长细胞，室温下 900×g 离心 3min，悬浮于 50mmol/L Tris-HCl，pH7.4 及 150mmol/L NaCl（1ml/2×10⁶ 个细胞）中，再离心。用同样方式洗涤沉淀物 1 次。沉淀物用液氮冷冻；用前 -70℃ 存放。

对贴壁细胞，将 Petri 培皿（35mm 或 60mm）中的培养基弃去。用细胞刮子将细胞刮入 1ml 50mmol/L Tris-HCl pH7.4/150mmol/L NaCl 溶液中。室温下 900×g 离心 3min，以同样方式洗涤沉淀物一次，按悬浮细胞一样将沉淀物冷冻和贮存。

举例：人皮肤成纤维细胞体外培养，在含 10% 胎牛血清（FCS）、100μg/ml 青霉素、100μg/ml 链霉素、24mmol/L 碳酸氢钠的 MEM 培养基中生长至汇合，然后在含 5% FCS 或 5% 脱脂蛋白牛血清（LPDS）MEM 培养集中于 37℃ 培养 24h。细胞用 Puck's saline 洗涤，用橡皮刮刀从培养瓶中刮下，置于下列液体中〔0.88mol/L 蔗糖，50mmol/L Tris，0.5% 牛血清清蛋白（第五组分），pH7.4〕，手动匀浆 8~10 次，细胞核和未破碎细胞 500×g 10min 离心去除，上清液 20 000×g 离心 20min 去除线粒体，去除线粒体后上清液用 2.5 倍缓冲液 A 稀释，105 000×g 离心 2h，微粒体沉淀用缓冲液 A 洗涤（105 000×g 离心 90min），然后用缓冲液 A 悬浮，终浓度蛋白含量 1~2mg/ml。

（二）放射化学分析法

1. 原理 放射化学法是测定 HMG-CoAR 活性最常用的方法，是基于从 3-¹⁴C-HMG-CoA 形成 3-¹⁴C-甲基二羟戊酸。通过测定 3-¹⁴C-甲基二羟戊酸形成的量，表示 HMG-CoA 还原酶的活性。采用（R，S）-3-¹⁴C-HMG-CoA 作用为底物。（S）-异构体被还原为甲基二羟戊酸时伴随 2 分子 NADPH 氧化为 NADP⁺。反应过程中，通过葡萄糖-6-磷酸脱氢酶使葡萄糖-6-磷酸氧化（辅酶为 NADP⁺）而维持 NADPH 浓度恒定。

2. 测定法 分析用总的反应体积是 100μl，其中含有 100mmol/L 磷酸钾（pH7.4）、20mmol/L 葡萄糖-6-磷酸、2.5mmol/L NADP、1 单位葡萄糖-6-磷酸脱氢酶、5mmol/L 二硫基化合物和 1mmol/L EDTA。

（1）样本制备

1）解冻肝微粒体沉淀物，用 200mmol/L 磷酸缓冲液 C（含 200mmol/L K_2HPO_4、2mmol/L EDTA 和 10mmol/L 二硫基化合物，pH7.4）经口径渐细的注射器针使沉淀物分散（细胞游离提取物制备：解冻成纤维细胞沉淀物，并用 200μl 磷酸缓冲液 D（含 50mmol/L K_2HPO_4、5mmol/L 二硫基化合物和 1mmol/L

EDTA，pH7.4）溶解。

2）测定酶制备物中的蛋白浓度。

3）将 1.5ml 微量离心管放置冰上，加入含 25mmol/L NADP 和含 200mmol/L 葡萄糖-6-磷酸溶液 10μl；相当于 60~240μg 蛋白的量的微粒体加入磷酸缓冲液中，总体积为 50μl（如为细胞游离提取物：取 40μl，含蛋白量 50~100μg，并加入 40μl 200mmol/L 磷酸缓冲液）；1 单位葡萄糖-6-磷酸脱氢酶；加水至体积为 95μl。

4）在 37℃下孵育 15 分钟。

5）加入 5μl 底物溶液，即（R、S）-3-^{14}C-HMG-CoA（8Ci/mol，10mmol/L），使其最终浓度为 50mmol/L。[底物溶液含 200μl（3-^{14}C-）HMG-CoA（20μCi）、46μl HMG-CoA（10mg/ml）和 254μl H$_2$O]。

6）在 37℃孵育 5~120min，依还原酶的活性而定。

7）可用下列溶液终止反应 ①如果产物是用薄层层析或纸层析进行分析，则加入 10μl 5mol/L HCl；②若产物用柱层析，则加入 10μl 33% KOH。

8）加入 5-^{3}H-甲基二羟戊酸内酯（0.01μCi）和未标记的甲基二羟戊酸内酯（1mg），以作为内标和随后纯化步骤中的载体。将样本在 37℃再孵育 30 分钟，并用 HCl 处理样本使其内酯化。

9）对于第 7）步中用 KOH 终止反应的样本进行酸化处理，先加入 5μl 0.05% 溴酚蓝，再加入 5mol/L HCl 使其颜色变成黄色（约需 20~25μl），孵育 30 分钟使甲基二羟戊酸完全转化为甲基二羟戊酸内酯。

（2）产物分离及测定 有效地将前体 HMG-CoA 与反应产物甲基二羟戊酸分离是至关重要的。下述 3 种方法均可用于这种分离：

1）薄层层析法 薄层层析可有效地将 HMG-CoA 与甲基二羟戊酸分离，仍然是一种最常采用的方法。分析前，用微量离心机离心变性蛋白沉淀。将 75μl 溶液放置在 2.0cm 宽的道条上，使用活化硅胶 G 薄层层析板 M（750μm 厚）在丙酮/苯（1:1）混合液中冲洗。使层析板干燥，用放射色谱扫描仪定位甲基二羟戊酸（RF=0.7），也可用碘蒸气扫描。将含有甲基二羟戊酸部分从板上刮下，并放入计数瓶中。加入 10ml 闪烁液，漩涡振摇分散硅胶，使甲基二羟戊酸溶解，用闪烁计数器测定放射活性量。在校正计数效率和甲基二羟戊酸从硅胶中的回收率后，计算出酶的比活性。

2）纸层析法 对于样本数量大的实验来说，该方法较为适合。它基于甲基二羟戊酸内酯易溶于甲苯，使酶产物易被下倾式层析法分离。需要一个大的层析箱（250mm×400mm×250mm）附有两个蓄水槽和一个能容纳 4 排（每排 14 个）闪烁瓶（20ml），并固定在架子上。将酸化的反应混合液倒入每一纸梳的中心部位。在 60℃下使纸完全干燥（约 15min）。用甲苯闪烁液 {2,5-diphenyloxazole 4g/L，1,4-bis [2-(4-甲基-5-phenyloxazolyl)] 苯} 直接将甲基二羟戊酸丙酯洗脱入闪烁瓶中。用 10ml 洗脱液可萃取 70% 的产物，大约需用 3h。洗脱液增加至 20ml，可使回收率达 77%。

3）柱层析法 该法可替代薄层层析且更为快速。用 KOH 中止反应（见前述）并水解未反应的 ^{14}C-HMG-CoA。当使用柱层析时，可使背景计数明显减少。内酯化的样本在微量离心机中离心 5min，弃掉沉淀的蛋白。在水中制备 AGL-X8 甲酸酯（200~400 孔，Bio-Rad）柱（7mm×100mm）。将上层清液加入柱中，用水洗脱。弃掉开始的 1.8ml 洗脱液，甲基二羟戊酸内酯收集到随后的 5ml 部分中。其中 4ml 与 15ml Aquasol（Beckman）混合，并进行计数。在校正了计数效率和甲基二羟戊酯内酯从柱中的回收率后，计算酶的比活性。

3. 方法评价 本法较敏感，可用于测定浆膜结合的 HMG-CoA 还原酶。在反应过程中，应将前体和产物分开，以便定量测定所形成的产物，但分析过程很费时间。为了达到这种分离，可采用薄层层析、柱层析或纸层析等。层析前应加入用 ^{3}H 标记的甲基二羟戊酸，以校正操作过程中的丢失。

（三）分光光度分析法

1. 原理 该方法是测定 HMG-CoAR 依赖性 NADPH 氧化成 NADP$^+$。通过监测由于 NADPH 的氧化而使 350nm 的吸收峰下降来测定可溶性酶的活性。在无 HMG-CoA 的情况下，先测定 NADPH 的氧化速率，然后测定有两种底物情况下的速率，并减掉空白管值。一个酶活性单位的定义是，一分钟内合成 1nmol 甲基二羟戊酸所需的量。在进行分光光度分析时，这相当于使 2nmol NADPH 转化为 NADP$^+$。

2. 测定法 下述的条件是适合用于 1ml 的比色杯和 1cm 长光道：

反应混合物含：600μl 磷酸缓冲液（300mmol/L KCl，240mmol/L 磷酸钾、6mmol/L EDTA 和 15mmol/L 二硫苏糖醇，pH6.8），100μl 2mmol/L NADPH，100μl 1mmol/L（R，S）-HMG-CoA，100μl 已溶解的酶，100μl 水、抑制物或激活物等。

上述方法不同文献略有不同，也有文献认为在下述条件能测得最大酶活性：

0.5ml 总体积，光路 1cm，缓冲液 C（0.2mol/L KCl，0.16mol/L 葡萄糖酸钾，0.004mol/L EDTA，0.01mol/L DTT，pH6.8），含有 0.2mmol/L NADPH、0.1mmol/L（R，S）-HMG-CoA。

3. 方法评价 它只适用于测定还原酶可溶性催化域制备物，而不适用于微粒体。因为该方法的背景反应明显，且有光散射性。这种分析方法的优点是快速（不必分离反应产物）和不必使用有放射活性的物质。

（四）HMG-CoAR 抑制剂的检测

HMG-CoA 还原酶抑制剂的检测方法同上，只是在测定系统中加入药物干预，如将肝微粒体与药物提前在 37℃ 孵育 10min，然后再按上述方法测定酶的活性。如测定普伐他汀对酶的影响，调整药物浓度分别为 0.02、0.10、0.50、2.50g/L，将肝微粒体/普伐他汀（3:1）混合液在 37℃ 孵育 10min，然后依法测定酶的活性，根据不同浓度普伐他汀对肝 HMG-CoA 还原酶抑制率，采用半对数直线回归拟合计算，求出药物的（IC$_{50}$）。

（五）高效液相色谱法

1. 原理 HPLC 法测定 HMG-CoAR 活性方法是基于从 HMG-CoA 形成甲基二羟戊酸。利用 HPLC 测定甲基二羟戊酸内酯形成的量，表示 HMG-CoAR 的活性。

2. 材料

（1）HMG-CoA，NADPH，甲羟戊酸内酯等。

（2）高效液相色谱仪（Beckman） 用于甲羟戊酸内酯检测，仪器含 2 个 Model 126 泵，1 个 Model 168 二极管阵列检测器，色谱分离柱为 Supelcogel Ca 柱（30cm×7.8mm），保护柱为 Supelguard Ca/C611（5cm×4.6mm），通过 32 Karat Gold 软件积分。

（3）来源于真菌 T. borchii Vittad HMG-CoAR 样本的制备 菌丝体在右旋糖马铃薯琼脂（PDA）固体培养基的培养皿 23±1℃ 黑暗培养 20 天，取培养皿中真菌培养物边缘的琼脂碎片，接入装有 70ml pH6.5 改良 MMN 培养基的培养瓶中培养。培养 30 天后，取真菌菌丝体（干重 0.5g），用水洗 2 次，去除残留培养基，加适量提取缓冲液（至少 500μl），用匀浆器匀浆，缓冲液组成：20mmol/L 磷酸钠缓冲液，pH7.5，10μmol/L β-巯基乙醇（β-MSH），0.25%（V/V）吐温 20，10μmol/L 苯基二甲亚砜氟化物（PMSF）。得到混悬液在 4℃，18 000×g，离心 10min，上清液作为酶测定的粗提物。Lowry 法测定蛋白含量。

（4）来源于鼠肝组织 HMG-CoA 还原酶样本的制备 实验用 CD1 雌性小鼠，饲养于 23±1℃，12h 光照/黑暗循环，（60±5）% 湿度，每小时换气 12 次。样品制备过程基本相同，只是肝组织用提取缓冲液冲洗 2 次而不是用水，1~2mg 提取蛋白用于酶活性检测。

3. 检测法 测定 HMG-CoAR 时，200μg 菌丝蛋白与 200mmol/L pH7.5 的磷酸钠缓冲液 10μmol/L β-巯基乙醇（β-MSH）在 37℃ 预孵育 5min，然后加入 0.24mmol/L NADPH 和 40μmol/L HMG-CoA 启动反应。全部反应混合物（总体积 1ml）在 37℃ 孵育，然后加 10μl 6mol/L HCl 终止反应（分别于 5，10，15，20，30，35 和 40min 等不同时间）。同时以只加辅因子、底物和盐酸作为对照（反应时间为 0）。

加入盐酸后，反应混合液在 37℃ 继续孵育 40min，促进甲羟戊酸内酯的生成。18 000×g，离心 2min，去除蛋白沉淀，上清液用 pH10.5 的 0.1mol/L 碳酸钠缓冲液中和。

每个样本进样 HPLC 200μl，流动相为色谱纯的水，在 37℃ 洗脱，速度为 1ml/min，检测波长为 200nm。样本中酶活性通过标准曲线计算甲羟戊酸内酯的浓度来测定。

标准曲线和质控：标准品原液为 1ml HPLC 液溶解 20mg 甲羟戊酸内酯，用于标准曲线、质控的系列浓度是用反应混合液稀释标准品原液制备。分别制备 2.5，5，7.5，15 和 30μg 甲羟戊酸内酯标准品溶液，进样200μl，回归求出标准曲线。配制5，10和20μg甲羟戊酸内酯标准品溶液，用于精密度和准确度的质控。同时进行日内和3日间的差异性评价。

4. 方法评价 该方法与前述方法比较具有显著的优越性，不需要放射性核素，不需要质谱仪等昂贵的仪器，实验时间短，可用于各种生物组织，对于HMG-CoAR抑制剂的筛选、研究胆固醇代谢、细胞生长、分化等具有重要意义。

四、胆固醇酯转运蛋白（CETP）的分离纯化和活性测定

CETP调节脂蛋白之间中性脂肪和磷脂的转运。人CETP的主要功能是介导高密度脂蛋白（HDL）、胆固醇酯（CE）与低密度脂蛋白（LDL）、极低密度脂蛋白（VLDL）、三酰甘油（TG）之间的交换，决定HDL和LDL质和量的变化，在胆固醇逆向转运中起关键作用，与动脉粥样硬化（AS）的发生和发展密切相关。

（一）原理

用三步柱层析法从血清中分离、纯化CETP，经SDS-PAGE、特异性单克隆抗体免疫反应和活性测定等检定证实是纯化CETP，为制备CETP单抗和血清CETP浓度测定提供了物质基础，为AS实验和临床研究提供了新的途径。

（二）材料及试剂

1. 柱层析材料 Butyl-Sepharose 4FF、CM-Sepharose FF、Sephacryl S-200均为Pharmacia产品。

2. Bio-Red层析仪 Biologic Lp具自动梯度洗脱、部分收集和280nm检测记录装置。

3. CETP活性测定试剂

（1）^{14}C-胆固醇油酸酯，比活性50Ci/mol（Amersham）。

（2）蛋卵磷脂（Sigma产品）。

（3）5，5-dithiobis（2-nitrobenzoic acid，DTNB，Fluka）。

（4）LDL［d:(1.025~1.045) g/ml］、HDL［d:(1.070~1.100) g/ml］：用硫酸葡聚糖（DS，分子量500 000，Sigma产品）和Ca^{2+}沉淀结合超速离心法制备，不含脂蛋白Lp（a）。

（三）CETP的分离纯化

1. 无脂血清制备 2L新鲜献血员血清，加DS 6g（溶于200ml 1mol/L CaCl$_2$中），2h后4000r/min离心20min。倾出上清，加16g草酸钾粉末，混均溶解，4h后4000r/min离心20min。倾出上清，加入240g NaCl调至2mol/L浓度，过夜。4000r/min离心20min，倾出上清即为无脂血清，约2100ml待上第一柱层析。

2. Butyl-Sepharose 4FF柱层析 柱4cm×30cm，用50mmol/L、pH7.4 Tris-HCl（含2mol/L NaCl、0.1mmol/L EDTA）平衡，无脂血清上柱，5ml/min。上柱完毕后用500ml、50mmol/L、pH7.4 Tris-HCl流洗。用50mmol/L和3mmol/L、pH7.4 Tris-HCl（含0.1mmol/L EDTA）各500ml作递减梯度洗脱，流速5ml/min，梯度洗脱完毕后再用3mmol/L、pH7.4 Tris-HCl和蒸馏水各500ml洗脱，收集10ml/管。根据280nm吸收峰和CETP活性测定收集90~125管共350ml。另备1cm×10cm Butyl-sepharose浓缩柱，按上述操作使CETP吸附、洗脱、浓缩成40ml，用0.1mol/L pH5.5枸橼酸-枸橼酸钠缓冲液透析、平衡，待上第二柱层析。

3. CM-Sepharose FF柱层析 柱2cm×20cm，0.1mol/L pH5.5枸橼酸缓冲液平衡，0.1mol/L pH5.5枸橼酸缓冲液100ml和含1mol/L NaCl、0.1mol/L pH5.5枸橼酸缓冲液100ml作递增梯度洗脱，流速5ml/10min，收集5ml/管，根据280nm吸收峰和CETP活性取26~35管共50ml，置透析袋中4℃吹干至10ml。用50mmol/L、pH7.4 PB（含0.15mol/L NaCl、0.1mmol/L EDTA）透析平衡，待上第三柱层析。

4. Sephacryl S-200柱层析 柱2.5cm×38cm，用50mmol/L、pH7.4 PB（含0.15mol/L NaCl、0.1mmol/L EDTA）平衡，上样，并用同样缓冲液洗脱，1ml/min，3ml/管。根据280nm吸收峰和CETP活性取13~21管共27ml，置透析袋4℃吹干至4ml，用以上PB缓冲液透析，加入4mg NaN$_3$待测定。

（四）CETP活性测定

以^{14}C-胆固醇油酸酯标记LDL作为CE供体，HDL为受体，检样与LDL、HDL孵育37℃、16h后用

DS-Mg^{2+}沉淀 LDL，测定上清液 HDL 放射性计算 CETP 活性、活性单位每小时 nmol/ml，加入 DTNB 抑制卵磷脂胆固醇酰基移转酶活性的干扰。

（祝清芬　吴葆杰）

参 考 文 献

1. 张蓉，刘宇，刘秉文. 血浆脂蛋白脂肪酶及肝脂肪酶的比色测定法. 华西医科大学学报，1996，27（1）：106 – 110
2. 张爱宏，刘国庆. 放射性同位素标记法检测脂蛋白脂肪酶活性及其应用. 中国动脉硬化杂志，2003，11（6）：573 – 576
3. Chen C-h and Albers JJ. Characterization of proteoliposomes containing apoprotein A-I: a new substrate for the measurement of lecithin: Cholesterol acyltransf erase activity. J Lipid Res, 1982, 23：680 – 691
4. Manabe M, Abe T, Nozawa M. New substrate for determination of serum lecithin: cholesterol acyltransferase. J Lipid Res, 1987, 28：1206 – 1215
5. Davis PJ and Poznasky MJ. Modulation of 3-hydroxy-3-methylglutaryl-CoA reductase by changes in microsomal cholesterol content or phospholipid composition. Proc Natl Acad Sci USA, 1987, 84：118 – 121
6. Kleinsek D, Ranbanathan S and Plrter J. Purification of 3-hydroxy-3-methylglutaryl-coenzymeAreductase from rat liver. Proc Nati Acad Sci USA, 1977, 74（4）：1431 – 1435
7. Edwards PA, Lemongello D and Fogelmad AM. Improved methods for the solubilization and assay of hepatic 3-hydroxy-3-methyl-glutaryl coenzyme a reductase. J Lipid Res, 1979, 20：40 – 46
8. Buffalini M, Pierleoni R, Guidi C, et al. Novel and simple high-performance liquid chromatographic method for determination of 3-hydroxy-3-methylglutarylcoenzyme A reductase activity. J Chromatography B, 2005, 819：307 – 313
9. 罗伟波，孙发能，王逸平. 普伐他汀、依那普利和维拉帕米对 SDR 和 SHR 肝脏 HMG-CoA 还原酶抑制作用的比较. 中国药理学通报，2001，17（4）：386 – 388
10. 庄一义，汪俊军，李勇. 胆固醇酯转运蛋白的提纯和鉴定. 中华医学检验杂志，1999，22：101 – 103

第五节　脂质过氧化物及其有关酶活性的测定

动脉粥样硬化（AS）是多种危险因素引发的一种慢性、进行性疾病。而氧化损伤是 AS 发生和发展的重要机制之一。大量研究显示，高胆固醇血症时自由基释放系统激活，生成大量氧自由基（oxygen free radical，OFR）引起局部脂质过氧化损伤、局部炎症反应和细胞增殖，从多方面促使 AS 发展。另有研究表明，氧化低密度脂蛋白（oxLDL）在 AS 的发生和发展过程中也起着重要的作用，它对内皮细胞及血管平滑肌细胞均有较强的毒性，并促进平滑肌细胞的迁移增殖，增强与炎症有关的基因产物的表达，增加血小板的黏附聚集，从而加速 AS 的形成。AS 与氧化性损伤有相辅相成的关系，氧化性损伤可作为 AS 的始动因素，而 AS 又可进一步加剧氧化性损伤。因此，测定机体内 OFR 水平及抗氧化系统的能力，抑制氧化性损伤对 AS 的防治具有积极意义。

OFR 的性质活泼，极易消散，难以直接检测。脂质过氧化物（LPO）是 OFR 与生物膜的不饱和脂肪酸产生脂质过氧化反应的产物，它的含量与 OFR 生成呈正相关，故常检测 LPO 水平以反映 OFR 的水平。超氧化物歧化酶（SOD）、GSH-Px、过氧化氢酶（CAT）是体内天然存在的自由基清除酶，是机体抗脂质过氧化作用酶性保护系统，其中 SOD 的作用最为重要。在实验设计中，可将所实验动物分别设置为对照组和用药组，经观察后，采取有关标本，选用下述方法，测定氧化或抗氧化的情况。

一、LPO 的测定

（一）硫代巴比妥酸荧光法

1. 原理　LPO 的分解产物丙二醛（malonaldehyde，MDA），在酸性情况下能与硫代巴比妥酸（thiobarbituric acid，TBA）反应生成红色物质。此产物具有荧光，经正丁醇提出，通过测定其荧光强度得以间接反映 LPO 的含量。1, 1, 3, 3-四甲氧基丙烷（1, 1, 3, 3-tetramethoxypropae，TMP）与 TBA 在同样条件下反应也可生成有荧光的红色物质，可作为标准品。

2. 试剂和仪器

（1）TBA 试剂 0.67%TBA 与冰醋酸的等量混合液。

（2）TMP 标准应用液（Fluka AG Buchs）。

（3）10%磷钨酸。

（4）1/6mol/L H_2SO_4。

（5）8.1%SDS。

（6）20%醋酸溶液（pH3.5）。

（7）0.8%TBA 试剂。

（8）正丁醇∶吡啶（15∶1）混合液。

（9）荧光分光光度计。

3. 操作步骤

（1）血清 MDA 的测定

1）取血清 20μl 加 1/6mol/L H_2SO_4 4.0ml 混匀，再加 10%磷钨酸 0.5ml 混匀，于室温放置 5min。

2）以 2000r/min 离心 10min，弃去上清液，向沉淀中加入 1/6mol/L H_2SO_4 2.0ml，10%磷钨酸 0.3ml，摇匀，再以 2000r/min 离心 10min。

3）弃去上清液，于沉淀中加双蒸水 4.0ml，TBA 试剂 1.0ml，摇匀。

4）试管加塞，于 95℃水浴加热 1h。

5）流水冷却至室温后，加正丁醇 5ml，剧烈振荡混匀，以 3500r/min 离心 15min。

6）取上层正丁醇相进行荧光测定，激发波长（Ex）=515nm，发射波长（Em）=553nm，荧光强度以 Fu 表示。

7）另取 0.5nmol 标准品 TMP，按步骤 3）~6）进行操作，此标准液的荧光强度以 Fs 表示。也可设置空白管亦按步骤 3）~6）操作，荧光强度以 Fo 表示。

8）计算 样品的 LPO 以 MDA nmol/ml 表示，其计算公式如下：

$$LPO（nmol/ml）=0.5nmol \times \frac{Fu}{Fs} \times \frac{1.0}{0.02ml} = 25 \times \frac{Fu}{Fs}（nmol/ml）= MDA（nmol/ml）$$

注：血浆 MDA 的测定可参照血清 MDA 的测定步骤进行，只是所取血浆样品为 50μl，LPO 的计算公式为：

$$LPO（nmol/ml）=0.5nmol \times \frac{Fu}{Fs} \times \frac{1.0}{0.05ml} = 10 \times \frac{Fu}{Fs}（nmol/ml）= MDA（nmol/ml）$$

（2）细胞 MDA 的测定

1）将培养的细胞制成细胞悬液。

2）以 3000r/min 离心 10min，用生理盐水洗 1~2 次。

3）进行细胞计数或测定细胞的蛋白浓度。

4）按血清 MDA 测定的操作步骤进行测定。

5）计算

$$LPO = 0.5nmol \times \frac{Fu}{Fs} \times \frac{1.0}{百万细胞数} = MDAnmol/百万细胞数$$

或

$$LPO = 0.5nmol \times \frac{Fu}{Fs} \times \frac{1.0}{mg 蛋白质} = MDAnmol/mg 蛋白$$

（3）组织 MDA 的测定

1）取组织按 1∶9（W/V）的比例加双蒸水制成匀浆。

2) 取组织匀浆 10μl，加入 8.1% SDS 20μl，20% 醋酸 1.5ml（pH3.5），0.8% TBA 试剂 1.5ml，加双蒸水至 4ml，充分摇匀。

3) 试管加塞，于 95℃ 水浴加热 1h。

4) 流水冷却至室温后，加正丁醇：吡啶（15：1）混合液 5ml，充分摇匀，以 3500r/min 离心 15min。

5) 取上层液，测定荧光值，Ex = 515nm，Em = 553nm，荧光强度以 Fu 表示。

6) 另取标准品 TMP10nmol，加 8.1% SDS 20μl，0.8% TBA 1.5ml，20% 醋酸 1.5ml，蒸馏水加至 4.0ml，充分摇匀，按 3)~5) 进行操作，测得的标准液荧光强度以 Fs 表示。另外也可设置空白管，荧光强度以 Fs 表示。

7) 计算

$$LPO = 10.0nmol \times \frac{Fu}{Fs} \times \frac{1}{10mg} = \frac{Fu}{Fs} \ (nmol/mg) \ = MDA \ (nmol/mg)$$

注：10mg 为 10μl 1：9 匀浆的组织量。

4. 注意事项

(1) 应以双蒸水配制试剂、对器皿进行最后冲洗，严格控制加热时间及温度，并注意避光。

(2) TBA 试剂应临用现配。

(3) 加正丁醇后，应充分振荡，最好反复颠倒几次，使抽提完全。取正丁醇提取液时，应吸取各管的同一层面，因各层面的荧光值不尽相同，一般在近醇、水交界面处荧光值高。

(4) 组织样品应取材新鲜，匀浆后不宜久放。血清或血浆样品以 24h 内测定为准。

(5) 标准品浓度应与样品浓度的测定值接近，所得结果才较准确可靠。因此，每次实验时最好同时做一标准品曲线（一般取 5 个剂量），使实验值落在曲线范围内。

5. 方法评价　本法为测定特定波长下的光吸收速率，较快速而简便。

(二) 改良硫代巴比妥酸荧光法

1. 原理　对传统的 TBA 荧光测定法进行改进，使血清样本、TBA 在冰醋酸存在的条件下，于 100℃ 水解 1h，然后用甲醇沉淀血清蛋白质以减少非特异性干扰。TEP 与 TBA 在同样条件下反应也可生成具有荧光的红色物质，故以它作为标准品

2. 试剂和仪器

(1) 8μmol/L TEP 标准应用液　吸取 10μl TEP，加乙醇至 50ml，制成 8mmol/L 的贮存液（4℃ 冰箱可保存 1 个月），临用前用双蒸水稀释。

(2) TBA 试剂　20mmol/L TBA 与冰醋酸的等量混合液。

(3) 甲醇。

(4) 荧光分光光度计。

3. 操作步骤

(1) 取 3 套带塞试管，分别标明测定管、标准管和空白管。

(2) 测定管加 20μl 待测血清，标准管加 20μl TEP 标准应用液，空白管加 20μl 双蒸水。

(3) 各管依次加双蒸水 2ml、TBA 试剂 1ml，混匀后于 100℃ 加热 1h，冷水冷却。

(4) 各管加甲醇 1ml，充分混匀，3000r/min 离心 10min。

(5) 取上清液以 Ex = 515nm，Em = 550nm 测定各管荧光强度（F）。

4. 计算　用下式计算 LPO 含量（以 MDA 表示）：

$$血清 LPO 含量（μmol/L）= \frac{F（测定管荧光强度）- F（空白管荧光强度）}{F（标准管荧光强度）} \times 8$$

5. 注意事项　玻璃仪器须用 50% 的硝酸浸泡除荧光，否则空白测定值高而干扰测定。

6. 方法评价　本法克服了原荧光法操作复杂，预处理时间长，所用正丁醇的刺激性气味有害健康的缺点，且操作简便，快速，荧光稳定，干扰因素少，结果准确。

（三）硫代巴比妥酸比色法

1. 原理 LPO 在稀酸中加热水解生成的 MDA 可与 TBA 反应，生成红色产物，在 532nm 处有一吸收峰，可用比色法进行测定。

2. 试剂和仪器

（1）10μmol/L TEP 标准应用液 先以甲醇配成 10mmol/L TEP 标准贮存液，用时稀释。

（2）1.0% TBA 试剂 以蒸馏水配制，50℃加热助溶。

（3）1/6mol/L H_2SO_4。

（4）10% 钨酸钠。

（5）0.05mol/L HCl。

3. 操作步骤

（1）取待测血清 0.3ml，与 1/6mol/L H_2SO_4 2.4ml 混匀，加入 10% 钨酸钠 0.3ml 混匀。

（2）放置 10min 后离心去上清（将试管倒置在滤纸上沥净水分）。

（3）于沉淀中加入蒸馏水 0.5ml，搅匀，再加入 0.05mol/L HCl 3.0ml，边加边摇。

（4）滴加 1% TBA 溶液 1.0ml，混匀后 95℃加热 1h。

（5）流水冷却至室温，3500r/min 离心 10min，取上清液于分光光度计 535nm 波长处测吸光度值（Au）。

（6）标准管加入 0.3ml TEP 标准应用液、0.5ml 蒸馏水、0.05mol/L HCl 以及 1% TBA 试剂，同上进行操作，其吸光度以 As 表示。

4. 计算

$$血清 LPO 浓度（nmol/L）= \frac{Au}{As} \times 10$$

5. 注意事项

（1）反应体系中生成的红色物质，经日光照射呈黄色而影响测试结果，故应避免日光直接照射，并及时测定。

（2）血清加 TBA 后反应温度与时间应控制好，以 30min 达到最大显色强度。

6. 方法评价 本法不用正丁醇或其他有机溶媒，避免接触有毒、有异味的有机物，所得结果一致，具有实际应用价值。且实验条件要求不高，只需可见光分光光度计即可，一般实验室均可开展。

（四）改进碘量法

1. 原理 LPO 可将 I^- 氧化成 I_2，并进一步生成 I_3^-，后者于 365nm 处有特征性吸收峰。由于空气中 O_2 亦可氧化 I^- 而造成干扰，故可通过加入催化剂钼酸铵及抗干扰剂得以避免。

2. 试剂和仪器

（1）丁羟甲苯（BTH）。

（2）CHO-iodide 溶液（0.2mol/L 磷酸盐缓冲液，0.12mol/L 碘化钾，0.15mmol/L 叠氮钠，0.1g/L 氯化苯甲烃胺，10ml 钼酸铵，2g/L 分子量为 6000 的聚乙二醇）。

（3）分光光度计。

3. 操作步骤 取待测样品加入抗氧化剂 BTH 20ml，再加入 1ml CHO-iodide 溶液，混匀密闭后置室温暗处 30min，12 000r/min 离心 10min。然后，以 CHO-iodide 溶液调零，于 365nm 波长比色。空白管加入 1ml 0.9% 生理盐水。以 H_2O_2 为标准品绘制标准曲线。LPO 含量以 OD 差值（测定管 OD-空白管 OD）根据标准曲线计算出来，以 μmol/（mg·prot）表示。

4. 方法评价 本法对传统的碘量法进行了改进，灵敏度高、重复性好，加入了催化剂及抗干扰剂，避免了空气的氧化干扰，简化了检测程序，在常规实验条件下即可完成。

二、超氧化物歧化酶（SOD）的活性测定

SOD 是一种酸性蛋白，根据其活性中心所含金属离子的不同分为 3 类：Cu/Zn-SOD，Mn-SOD 及 Fe-

SOD，都能催化 OFR 产生歧化反应，其活性高低可反映机体抗自由基的能力，间接影响着 AS 的发生和发展。因此，测定 SOD 活性是了解 AS 病情和探讨药物作用及作用机制的手段之一。测定 SOD 活性的方法有直接法与间接法两类。前者是指直接测定超氧阴离子的消耗速率，但由于超氧阴离子半衰期很短，操作繁杂，且需专用仪器，实验成本高，故此法应用受到限制。目前多采用间接法。

（一）黄嘌呤氧化酶 – 细胞色素 C 法（McCord 法）

1. 原理 黄嘌呤氧化酶（XO）在 O_2 存在下催化次黄嘌呤产生尿酸的同时，能产生 OFR，后者能还原高铁细胞色素 C（cytC），其还原速率以 λ = 550nm 处的吸收率检测。加入 SOD 后，由于 OFR 的清除使 cytC 的还原率降低，根据还原率的抑制程度即可计算 SOD 的活力。

2. 试剂及仪器

（1）1.7×10^{-3} U/mg prot 的黄嘌呤氧化酶（XO）。

（2）0.3mmol/L 黄嘌呤（HX）。

（3）6×10^{-5} mol/L 的氧化型细胞色素 C（cyt C）。

（4）Tris-HCl 缓冲液（pH7.8）。

（5）300mmol/L 磷酸钾缓冲液（pH7.8，内含 0.6mmol/L 的 EDTA）。

（6）分光光度计等。

3. 样品制备

（1）组织液 取新鲜组织，以冷冻的 Tris-HCl 缓冲液（pH7.8）制成 5%（W/V）的匀浆，15 000r/min 离心 1h，吸取上清，根据组织的 SOD 活性加适量 PBS 稀释，然后测定。

（2）溶血液 取静脉血 20μl，加双蒸水 480μl，制成溶血液待测（样品应尽快测完）。也可用抗凝血离心所得的红细胞，经生理盐水洗涤，再加等体积双蒸水制成溶血液（此液可于低温保存），测前稀释 25 倍备用。

4. 操作步骤

（1）取 300mmol/L 磷酸钾缓冲液 0.5ml（pH7.8，内含 0.6mmol/L 的 EDTA）。

（2）加入 6×10^{-5} mol/L 的氧化型 cytC 溶液 0.5ml。

（3）加入 0.3mmol/L HX 溶液 0.5ml 及双蒸水 1.3ml。

（4）在 25℃预保温 10min，最后加入 1.7×10^{-3} U/mg prot 的 XO 溶液 0.2ml，立即计时。

5. 计算

$$ SOD\ 活性（U/ml）= \frac{\dfrac{0.025 - 加酶后的还原速率}{0.025}}{50\%} \times \frac{\overline{V}\ 总}{\overline{v}\ 定义体积} \times \frac{稀释倍数}{取酶体积} $$

注：公式中 $\overline{V}$ 总 : $\overline{V}$ 定义体积 = 3 : 3 = 1

6. 注意事项

（1）其速率变化在 2min 内有效，控制 XO 浓度，使氧化型 cytC 还原率在 550nm 波长处的吸光度值（A）变化在 0.025/min。

（2）测定样品 SOD 活性时，加入样品 0.3ml，并减少同容积的双蒸水。控制所测 SOD 的浓度，使氧化型 cytC 还原率的 A 值变化降为 0.0125/min 左右。

7. 方法评价 本法快速简便，国外常用。

（二）Marklund 邻苯三酚自氧化法（420nm 法）

1. 原理 邻苯三酚在碱性条件下能迅速自氧化，释放出超氧阴离子，生成有色中间产物。此产物在 420nm 可产生强烈光吸收。但有 SOD 存在时，它能催化超氧阴离子与 H^+ 结合生成 O_2 和 H_2O，从而阻止中间产物的积聚。通过计算可确定 SOD 活性。

2. 试剂及仪器

（1）6 ~ 7mmol/L 邻苯三酚（以 10mmol/L 的 HCl 配制）。

（2）54mmol/L Tris-HCl 缓冲液（pH8.2，内含 54mmol/L 的二甲砷酸钠，1.07mmol/L 的二乙三胺五

乙酸)。

（3）分光光度计等。

3．样品制备 同前。

4．操作步骤

（1）取 54mmol/L Tris-HCl 缓冲液（pH8.2，内含 54mmol/L 的二甲砷酸钠，1.07mmol/L 的二乙三胺五乙酸）2.8ml，加双蒸水 0.1ml。

（2）加入邻苯三酚（配制于 10mmol/L 的 HCl 中），使反应总体积保持 3ml，计时。

（3）计算 按下式计算样本的 SOD 活性：

$$SOD 活性（U/ml）= \frac{\frac{0.020 - 加酶后的还原速率}{0.020}}{50\%} \times \frac{\overline{V} 总}{\overline{V} 定义体积} \times \frac{稀释倍数}{取酶体积}$$

注：公式中 $\overline{V}$ 总∶$\overline{V}$ 定义体积 = 3∶1。

5．注意事项

（1）其自氧化速率在 3min 内有效，控制邻苯三酚的量，使其自氧化速率在 420nm 波长处的自我氧化速率的 A 值变化在 0.020/min。

（2）测定样品 SOD 活性时，使邻苯三酚自氧化速率 A 值变化降为 0.010/min 左右。

（三）改进邻苯三酚自氧化法（325nm 法）

1．原理 同上法，唯反应中控制邻苯三酚自氧化速率的波长不同。

2．试剂及仪器

（1）50mmol/L 邻苯三酚（以 10mmol/L 的 HCl 配制）。

（2）5mmol/L Tris-HCl 缓冲液（pH8.2，内含 1mmol/L 的 EDTA-2Na）。

（3）分光光度计等。

3．样品制备 同上。

4．操作步骤 取 5mmol/L Tris-HCl 缓冲液（pH8.2，内含 1mmol/L 的 EDTA-2Na）2.99ml，在 25℃ 预保温 10min，最后加入 50mmol/L 的邻苯三酚（配制于 10mmol/L 的 HCl 中）10μl，使反应总体积为 3ml，计时。

5．计算

$$SOD 活性（U/ml）= \frac{\frac{0.07 - 加酶后还原速率}{0.07}}{50\%} \times \frac{\overline{v} 总}{\overline{v} 定义体积} \times \frac{稀释倍数}{取酶体积}$$

注：公式中 $\overline{V}$ 总∶$\overline{V}$ 定义体积 = 3∶1

6．注意事项

（1）自氧化速率变化在 4min 内有效，控制邻苯三酚的量，使其自氧化速率在 325nm 波长处的 A 值变化在 0.070/min。

（2）测定样品 SOD 活性时，加入样品 40μl，将缓冲液相应减至 2.95ml，并控制样品 SOD 浓度，使邻苯三酚自氧化速率 A 值变化降为 0.035/min 左右。

（3）样本中若含有还原剂如 VitC、GSH 或 SOD 以外的蛋白质等，可干扰测定结果，故应尽量使所测样本纯化。

7．方法评价 本法试剂简单，操作简便，在测定较纯的 SOD 样品时重复性较好。

（四）黄嘌呤氧化酶 - 羟胺法

1．原理 黄嘌呤氧化酶作用于底物黄嘌呤产生超氧阴离子，氧化羟胺得到亚硝酸盐。亚硝酸盐在对氨基苯磺酸及甲萘胺作用下呈紫红色。SOD 可抑制此反应，根据抑制率高低可计算出 SOD 活力。由于 Cu-Zn-SOD 在 KCN 存在下易失活，而 Mn-SOD 的活力不受影响，因此可分别测出总 SOD（T-SOD）和 Mn-

SOD 的活力，从而间接算出 Cu-Zn-SOD 的活力。

2. 试剂及仪器

(1) 0.023U/ml 的黄嘌呤氧化酶（以冰双蒸水稀释）。

(2) 7.5mmol/L 黄嘌呤（若配制 10ml，则以 0.1mol/L NaOH 2.5ml 促溶）。

(3) 10mmol/L 盐酸羟胺。

(4) 10g/L 甲萘胺（于沸水中溶解冷却后，加入冰醋酸混匀，然后再补水至总体积，冰醋酸与水的体积比为 1∶3，配好后避光保存）。

(5) 3.3g/L 对氨基苯磺酸（于沸水中溶解冷却后，加入冰醋酸混匀，水与冰醋酸的体积比为 3∶1，配好后避光保存）。

(6) 15U/ml 的 SOD。

(7) 65mmol/L 磷酸缓冲液（pH7.8）。

(8) 离心机、高速匀浆器、超声波发生器、恒温水浴、分光光度计。

3. 样品制备

(1) 红细胞中 SOD 的抽提 将肝素抗凝血液 50μl 加入盛有 5ml 生理盐水的刻度离心管中，2000r/min 离心 3min，去上清，加入 0.2ml 冷双蒸水混匀，溶血 5min。加入预冷的 95% 乙醇 0.1ml，振荡后加预冷氯仿 0.1ml 抽提，4000r/min 离心 3min 后液体分三层，上层即为 SOD 抽提液。

(2) 组织匀浆的制备 剪取一定量组织置匀浆器，加入冷生理盐水，以 20 000r/min 匀浆 10s，间歇 30s，反复 3 次，制成 10% 匀浆液。用超声波发生器破碎线粒体，4000×g 离心 5min 后，取上清待测。

4. 操作步骤 加入磷酸缓冲液 1.0ml→加入待测样品→加入双蒸水→加入盐酸羟胺 0.1ml→加入黄嘌呤 0.1ml→加入黄嘌呤氧化酶 0.1ml→将上述试剂混匀，置于 37℃ 水浴 30min→加入对氨基苯磺酸 2ml→加入甲萘胺 2ml→将上述试剂混匀，15min 后，于 530nm 波长比色测定。

注：①样品用量：红细胞抽提液 5~10μl，组织匀浆 5~10μl，血清或血浆 20μl，线粒体及微粒体匀浆 10~15μl；②双蒸水的用量：保证反应液总体积为 6.0ml；③对照管不加样品，双蒸水用量是 0.7ml；④测 Mn-SOD 时，用 8mmol/L 的 KCN 替代双蒸水。

5. 计算 每 ml 反应液中 SOD 抑制率达 50% 时所对应的 SOD 量为一个亚硝酸盐单位（Nu）。结果可用 Nu/ml 或 Nu/mg 等表示。公式如下：

$$SOD\ 活性（Nu/ml\ 或\ Nu/mg）=\left(A_1-\frac{A_2}{A_1}\right)\times2\times\frac{反应液总量（6ml）}{取液量}\times样品稀释倍数$$

注：A_1 为对照管吸光度，A_2 为测定管吸光度。

6. 方法评价 本方法简单快速，用量少，灵敏度高，重复性好，且能分别测定 Cu-Zn-SOD、Mn-SOD 及 T-SOD 的活力。

（张 斌 吴葆杰 张岫美）

参 考 文 献

1. Liao F, Andalibi A, Qiao JH, et al. Genetic evidence for a common pathway mediating oxidative stress, inflammatory gene induction, and aortic fatty streak formation in mice. J Clin Invest, 1994；94（2）：877－884

2. Cathcart MK. Regulation of superoxide anion production by NADPH oxides in monocytes/macrophages contributions to atherosclerosis. Arterioscler Thromb Vasc Biol, 2004，24（1）：23－28

3. Marco N Diaz, Balz Frei, Joseph A Vita, et al. Antioxidants and atherosclerotic heart disease, New England Journal of Medicine, 1997，337：408－416

4. Maziere C, Auclair M, Maziere JC, et al. Oxidized low density lipoprotein induces activation of the transcriptional factor NF kappaB in fibroblasts, endothelial and smooth muscle cells. Biochem Mol Biol Int, 1996，39（6）：1201－1207

5. 吴葆杰. 脂质过氧化物及其有关酶活性的测定. 见：张均田主编，现代药理实验方法. 北京医科大学中国协和医科大

学联合出版社，1998，1305－1308

6. 徐叔云，卞如濂，陈修主编. 药理实验方法学（第三版）. 北京：人民卫生出版社，2002，403－561

7. 杨志梅，王玉芳，邓峰美. 改进碘量法测定生物体系中的脂质过氧化程度. 四川生理科学杂志，2001，23（4）：169－171

8. 张宏，谭竹钧. 四种邻苯三酚自氧化法测定超氧化物歧化酶活性方法的比较. 内蒙古大学学报（自然科学版），2002，33（6）：677－681

第六节　脂蛋白受体功能的测定

脂蛋白受体（lipoprotein receptor）是一类细胞膜上的糖蛋白，它们能与脂蛋白高亲和性的结合，介导细胞对脂蛋白的摄取和代谢，从而关系着各种血浆脂蛋白的代谢去路和调节血浆脂蛋白的水平。研究抗动脉粥样硬化药物对脂蛋白受体的影响，是探讨其作用机制和发展调血脂性抗动脉粥样硬化药的途径之一。能够结合脂蛋白的细胞膜蛋白有很多种，目前对脂蛋白受体的认识仍在探讨发展中，这里仅对已经明确和较为明确的几种脂蛋白受体的功能检测定方法进行介绍。

在各种脂蛋白受体中，发现最早和研究最详尽的脂蛋白受体为低密度脂蛋白受体（LDL-R），其他脂蛋白受体如高密度脂蛋白受体（HDL-R）、极低密度脂蛋白受体（VLDL-R）和清道夫受体等的检测方法相继问世，各有特点，有的尚不够成熟。

一、LDL-R 的活性测定

LDL-R 能特异性地识别配体 ApoB100 和 ApoE，在清除血浆中间密度脂蛋白（IDL）、限制 LDL 的合成和增加 LDL 的降解与维持血浆 LDL 的正常水平上，发挥关键性的作用。已经应用于临床的许多调血脂药是通过影响它的活性发挥效应。测定 LDL-R 活性过去多采用 ^{125}I 标记的配体或 ^{3}H－TdR 参入法等放射性核素法，因其有一定的放射污染，且价格昂贵，近年来已逐步被改进的方法取代。

（一）放射配基法检测 LDL-R 活性

1. 原理　本法为将处于生长活跃期的细胞在无脂环境下培养 24～48h，诱发其合成最大数目的 LDL-R，此时加入放射性核素标记的 ^{125}I-LDL，与细胞表面的 LDL-R 结合，并移入细胞内降解，将分布在各部分的放射脉冲数分别测出，再根据脂蛋白的放射比活性推断出结合于细胞表面、蓄积于细胞内和被降解释放于培养液的 LDL 量，以了解 LDL-R 的功能。在实验中可根据需要设计对照组和加入被测试药品的实验组，进行对照观察，以确定对 LDL-R 活性的影响。

2. 材料和试剂

（1）细胞　可应用上述的爪蟾卵母细胞建立的人类 LDL-R 基因表达系统，也可应用培养 5～10 代的人皮肤成纤维细胞，凡具有 LDL-R 贴壁细胞或悬浮细胞均可采用。以 0.125% 的胰酶消化，以（1～2）×10^5/cm^2 的密度接种于细胞培养瓶或培养板，待细胞生长接近会合状态时，即可进行实验。若用悬浮细胞则以（5～10）×10^4/ml 培养液的密度接种于细胞培养瓶或培养板，2～3d 换液 1 次，待细胞密度达（1～2）×10^6/ml 培养液时，即可进行实验。实验时首先以含 10% 去脂蛋白血清（LPDS）的培养液代替原培养液，其终浓度为 2.5mg/ml，在 37℃孵育 24h 以诱发 LDL-R 的形成。

（2）细胞培养液　人成纤维细胞用 199 培养液。若用其他类细胞可用 RPMI-1640 或其他培养液。

（3）^{125}I-LDL　以正常人空腹血清超速离心制备 LDL（1.019＜d＜1.063），以 ICI 法标记即为 ^{125}I-LDL，其比活性应达 100～300cpm、mg 蛋白，游离 ^{125}I 含量应小于 4%。

（4）LPDS　正常人血清经分次超速离心提取各脂蛋白后，所余 d＞1.210 的部分即为 LPDS，其 Ch 含量应小于 5mg/dl。

（5）其他试剂　0.1mol/L PBS（pH1.4），牛血清清蛋白，肝素钠溶液（5mg/ml），三氯乙酸（50%），0.1mol/L NaCl，KI（10%），H_2O_2，氯仿，2:1（V:V）氯仿/甲醇抽提液。

3. 操作步骤

（1）测结合量

1）在已用 10% LPDS 处理过的细胞中加入 ^{125}I-LDL（10mg/ml），置 37℃孵育 4h。

2）置冰水浴中终止已与受体结合的 ^{125}I-LDL 进入细胞，20～30min 后吸出培养液，待测降解量。

3）将细胞分别用含 0.2% 牛血清清蛋白的 PBS 和不含牛血清白蛋白的 PBS 清洗 3 次和 6 次。

4）待洗涤液控干后加入肝素钠溶液 2.5ml，置 4℃ 1h。

5）将肝素钠溶液全部吸出测放射性，其结果经换算即为细胞与 ^{125}I-LDL 的总结合量。（以 ng/mg 细胞蛋白为单位）。细胞与 ^{125}I-LDL 的非特异相结合量可采用同时加入过量（20～50 倍）未标记 LDL 的方法测定。从总结合量中减去非特异相结合量，即为经受体的特异性结合量。以下计算特异性内移量及特异性降解量的方法与此相同。

（2）测内移量

1）经肝素钠处理后的细胞以 0.1mol/L PBS 再清洗 1 次。

2）加入 NaOH 溶液 2ml，置 37℃ 孵育 1h，使细胞溶解。

3）吸出 0.5ml 以 Lowry 法测定细胞蛋白量。其余 1.5ml 加入 50% 三氯乙酸 0.5ml，充分混匀，室温静置 10min，3000r/min 离心 10min。

4）弃去上清液，将沉淀控干后加入 2ml 氯仿、甲醇抽提，室温静置 20min，3000r/min 离心 10min。

5）弃去上清液，测沉淀的放射性即为细胞对 ^{125}I-LDL 的内移量。

（3）测降解量

1）将吸出的细胞培养液取 1ml，加入 0.5ml 0.1% 牛血清清蛋白，充分混匀。再加入 0.5ml 三氯乙酸，混匀后置 4℃，1h。

2）3500r/min 离心 15min。

3）吸取上清液 1ml 加入 40% 的 KI 10μl，H_2O_2 50μl，充分混匀，室温静置 20min。

4）加入氯仿 2ml，充分混匀，在室温静置 20min，分相。

5）吸取水相测放射性即为细胞对 ^{125}I-LDL 的降解值。

4. 注意　正常细胞的 LDL-R 可因 Ch 来源被阻断程度和细胞生长速率的不同而相差很大，因此，在实验中各设计组间的一致性，并注意所加被试药物对受体的间接影响。

5. 方法评价　本法曾为经典的方法，灵敏度较高，但是费用较大，且有一定程度的放射性污染。

（二）直接荧光法检测 LDL-R 活性

1. 原理　本法为将处于生长活跃期的细胞在无脂环境下培养 24～48h，诱发其合成最大数目的 LDL 受体，此时加入 1,1′二（十八烷基）-3,3,3′,3′-四甲基吲哚羰基花青高氯酸盐（1,1′-dioctadecy1-3,3,3′,3′-tetramethylindocarbocyanine perchlorate，DiI；分子探针）标记的 LDL。用有机溶剂提取细胞膜受体结合 DiI 标记的脂蛋白或用 NaOH-SDS 裂解细胞后直接进行荧光分析，可以定量检测脂蛋白受体活性。可根据实验的目的，在实验设计中设实验组和对照组，实验组可用不同的被测试的药品剂量，以观察对 LDL 受体活性的影响。

2. 材料和试剂

（1）仪器　超速离心机，二氧化碳培养箱，荧光显微镜，荧光分光光度计，超净工作台，可见光 - 紫外光分光光度计。

（2）试剂　DiI（1,1′-dioctadecy1-3,3,3′,3′-tetramethylindocarbocyanine perchlorate；分子探针），ED-TA-2Na，叠氮钠（NaN₃）和苯甲基磺酸氟（PMSF），二甲亚砜（DMSO），0.1mol/L PBS（pH7.4），牛血清清蛋白（BSA）等。

（3）细胞　可定量检测附着的或非附着的各种类型的培养细胞。如应用培养 5～10 代的人皮肤成纤维细胞。将贴壁细胞以 0.125% 的胰酶进行消化，以 (1～2)×10⁵/cm² 的密度接种于细胞培养瓶或培养板，待细胞生长接近会合状态时，即可进行实验。若用悬浮细胞则以 (5～10)×10⁴/ml 培养液的密度接种于细胞培养瓶或培养板，2～3d 换液 1 次，待细胞密度达 (1～2)×10⁶/ml 培养液时，即可进行实验。

（4）细胞培养液　人成纤维细胞用含 10% 新生小牛血清（NCS）、100kU/L 青霉素和 100kU/L 链霉素的 DMEM 培养液。若用其他类型细胞可用 RPMI-1640 或其他培养液。

（5）细胞裂解液　SDS 溶于 0.1mol/L NaOH，浓度为 1g/L。

3. 操作步骤

（1）脂蛋白分离　正常人全血 EDTA-2Na（2g/L）抗凝，4℃，8000r/min 离心 15min，分离血浆。加 NaN₃ 1mmol/L、PMSF 1μmol/L 谷胱甘肽，4℃下 12 000r/min 离心 30min，除去顶层乳糜微粒。加入 NaBr 将血浆密度调至 d = 1.100kg/L，上铺密度 d = 1.063kg/L 及 1.006kg/L 梯度液，4℃，55 000r/min 离心 4h。取中层 LDL 和底层的血清，用 PBS 透析 24h。所得 LDL 聚乙二醇浓缩，Lowry 法测定蛋白含量。

（2）配制 DiI 贮液　称取 15mg DiI 溶于 1ml 二甲亚砜（DMSO）。

（3）脂蛋白的 DiI 标记　用无菌的 PBS 将 LDL 和血清的蛋白含量分别稀释至 1g/L 和 4g/L。调好后的脂蛋白溶液与底层血清溶液按 1：4 体积比混合后，加 DiI 贮液，比例为 150μg DiI：1mg 脂蛋白，混匀，0.45μm 过滤除菌，37℃避光孵育 15h。用 NaBr 将血浆密度调至 d = 1.100kg/L，4℃，55 000r/min 离心 2.5h，吸取上层 DiI-LDL，经 PBS 透析 15h，用 0.45μm 过滤除菌。测定溶液荧光强度和蛋白浓度，计算标记率。

（4）DiI-LDL 结合实验　结合开始时，弃细胞培养液，用 PBS 洗 3 次，加入含 DiI-LDL 的 DMEM，4℃孵育 4h。用含 0.4%BSA 的 PBS 洗 2 次，再用 PBS 洗 3 次，以除去未结合的 DiI 标记的脂蛋白。加细胞裂解液 1ml，置室温轻轻振摇 1h，取 50μl 测蛋白，500μl 测荧光。结果以 DiI 标记脂蛋白/细胞蛋白（mg/g），即 DiI-LDL/Cell protein（mg/g）表示。

4. 注意事项　正常细胞的 LDL 受体活性可因 Ch 来源的被阻断程度和细胞生长速率的不同而相差很大，因此，在实验中注意设计组间的一致性，并注意所加被试药物对受体的间接影响。如果应用上述爪蟾卵母细胞建立的人类 LDL-R 基因表达系统，可能好些。

5. 方法评价　本法简便、快速、灵敏，可用于脂蛋白受体活性的定量和定性分析。

（三）酶联免疫法测定肝细胞膜 LDL-R 的活性

1. 原理　按照酶联免疫法的原理，使 LDL 与吸附在酶标板上的肝细胞膜 LDL-R 发生生物学结合后，再与 HRP（辣根过氧化物酶）-抗载脂蛋白 B100 IgG 发生免疫性结合反应，最后通过固相上的受体 - 配体 - 抗配体抗体 - 酶复合物中酶催化的显色反应检测出 LDL-R 的活性。

2. 材料与试剂　实验动物兔；正常人血浆；96 孔聚苯乙烯酶标板；兔抗人载脂蛋白 B100 IgG、HRP-兔抗人载脂蛋白 B100 IgG；肝细胞膜及抗载脂蛋白 B100 IgG 包被缓冲液（pH9.6，50mmol/L Na₂CO₃ 缓冲液）；洗涤及稀释缓冲液（pH7.4，含 0.25% Tween 20 的 20mmol/L PBS）；酶反应基质液（pH6.5 含 0.04% 邻苯二胺、0.15% H₂O₂ 的 0.1mol/L 柠檬酸-Na₂HPO₄ 缓冲液，临用前配制）。

3. 脂蛋白的配制　按一次性密度梯度超速离心法分离人血浆及兔血浆脂蛋白。收集 d = 1.030 ~ 1.050g/ml 的 LDL 组分，及 d = 1.120 ~ 1.175g/ml 的 HDL₃ 组分，对 10mmol/L Tris-HCl、1mmol/L EDTA、50mmol/L NaCl，pH7.4 的缓冲液透洗脱盐，4℃保存备用。

4. 兔肝细胞膜的制备　按蔗糖密度梯度超速离心法纯化兔肝细胞膜。收集 37% ~ 41% 蔗糖密度成分，用缓冲液（50mmol/L Tris-HCl，100mmol/L NaCl，0.5mmol/L CaCl₂，pH7.5）稀释后，于 27 000g 离心 20min。收集沉淀，加少量缓冲液，用 MSE-150 型超声波仪于冰浴中处理 2×10S，震荡 14 ~ 16min。将制备的肝细胞膜分装，放 -70℃保存。

脂蛋白及膜蛋白均按 Markwell 等的方法测定蛋白质含量。

5. 结合实验步骤

（1）LDL 受体结合实验　按抗配体抗体酶免疫直接测定法的程序进行：

1）肝细胞膜包被（200μl，4℃过夜），洗涤（3 次，每次 3min）。

2）LDL（200μl，37℃，2h），洗涤（同上）。

3）HRP-抗载脂蛋白 B100 IgG（200μl，37℃，2h），洗涤（同上）。

4）基质液（200μl，37℃，30min），2mol/L H₂SO₄ 终止反应（50μl）。

于 492nm 测光密度值（以未加 LDL 孔作空白对照）。

（2）膜蛋白吸附量的确定　先将上述经 4℃包被过夜的酶板各孔中的膜蛋白液全部吸出，然后分别测定各孔吸出液及包被原液的蛋白含量，其差值即为酶标板各孔内吸附的膜蛋白量。当包被浓度为 0.25g/L

时，孔内吸附的膜蛋白量为每孔 0.550 ± 0.034μg（每板测定 10 孔，5 板测定的平均值 ± 标准差）。

（3）膜蛋白包被及酶联抗体稀释度的确定　选择双倍稀释的膜蛋白（62.5，125，250，500mg/L）及 HRP-抗载脂蛋白 B100 IgG（1∶125，1∶250，1∶500，1∶1000 稀释）进行棋盘滴定，确定膜蛋白及 HRP-抗载脂蛋白 B100 IgG 的工作浓度。

（4）制作 LDL 结合量的标准曲线　采用双抗体夹心法，首先以上述棋盘滴定确定的 HRP-抗载脂蛋白 B100 IgG 的工作浓度，选择抗载脂蛋白 B100 IgG 的饱和包被浓度。然后在此条件下绘制人血浆 LDL 结合量（3.125，6.25，12.5，25.5，100ng）的标准曲线。

（5）LDL 受体结合性测定　按受体棋盘滴定确定条件进行。其中非特异相结合通过同时加入与抗载脂蛋白 B100 IgG 同种动物（兔）血浆 LDL（过量 25 倍）平行实验确定。结合到膜上的 LDL 量由测定的 492nm 处光密度值查 LDL 结合量标准曲线确定。标准曲线与受体活性测定在同一酶标板内完成。

6．注意事项

（1）LDL-R 棋盘滴定中，在 492nm 处的光密度值随膜蛋白及酶联抗体浓度增加呈可饱和的矩形双曲线。当膜蛋白浓度为 0.25g/L，HRP-抗载脂蛋白 B100 IgG 稀释度为 1∶250 时，光密度达最大值，应选择此条件进行受体活性测定。

（2）LDL 结合量的标准曲线在 0～50ng 范围内可呈直线。

（3）LDL 的特异性结合可随 Ca^{2+} 浓度的增大而加大，但是到 6mmol/L 时为极限。

7．方法评价　本法既无放射性污染，又避免了因交联剂的使用造成 LDL 生物学活性的改变，能反应受体的结合特性。有广泛的应用价值。

（四）LDL-R 基因表达实验法

1．原理　为进一步研究调血脂药对 LDL-R 受体的作用，需要选择适当的组织或建立可供实验用的 LDL-R 基因表达系统。最近研究证明，爪蟾卵母细胞注入外源性人类 LDL-R 基因能在其 Ⅴ、Ⅵ 期卵母细胞中表达，以建立人类 LDL-R 受体基因表达系统。可供测定 LDL-R 活性的实验平台，已经开始推广应用。

2．材料和试剂　成年雌性非洲爪蟾、人 LDL-R 受体基因 p3.7LDL 质粒、胶原酶、胰蛋白酶、透明质酸酶、超级新生牛血清、1640 培养基、羊抗兔 IgG-FTTC、兔抗牛 LDL-R 抗体、MBS 培养液 [A 液配制为 NaCl 1.76mol/L，KCl 20mmol/L，NaHCO₃ 47mmol/L，MgSO₄·7H₂O 16.4mmol/L，MOPS 100mmol/L；B 液配制为 Ca（NO₃）₂·4H₂O 6.6mmol/L，CaCl₂·7H₂O 0.5mmol/L。A 液、B 液各分别稀释 10 倍，以 1∶1 混合，用 Tris 调节 pH 至 7.4，每 1000ml 加庆大霉素 70mg]。

3．实验步骤

（1）培养爪蟾卵母细胞　用冰块麻醉爪蟾，酒精消毒后做约 1cm 的切口，取卵母细胞放培养皿中，用 MBS 清洗 5 次，加入 1g/L 胶原酶，置 20℃生化培养箱微微震荡，消化过夜后，倒去酶解液，用无钙 MBS 培养液清洗 3 次，以去除细胞间的粘连，再用 MBS 培养液清洗 5 次，然后加入 MBS 培养液在 20℃生化培养箱中培养 1h 左右，选择 Ⅴ、Ⅵ 期正常发育的卵母细胞。每 12h 更换 1 次 MBS 培养液，连续培养 3d。通过孕酮成熟实验以产生核成熟发生泡破裂（GVBD），以判断细胞的存活。

（2）LDL 的分离纯化和 Dil 标记 LDL 的制备　取人血浆经序列超速离心后得密度 1.060 的部分，进一步用 Sepharose 6B 凝胶柱纯化获得 LDL，取 LDL 2mg 与 25mg 不溶性马铃薯淀粉置试管中涡旋震荡后，迅速用液氮冷冻，经真空干燥器冷冻干燥后储存于 4℃ P₂O₅ 中。用时加入 -20℃ 的正庚烷 5ml，-20℃ 孵育，每 10min 涡旋震荡 1 次。1.5h 后 2000r/min、4℃ 离心 10min，弃去沉淀。重复上述操作 1 次，在上清液中加入 4.5mg Dil，-20℃ 孵育 2h 后，加入 20℃ 的正庚烷 0.4ml，在冰浴中用高纯氮气吹干。加入 10mmol/L Tricine 和 0.01% 叠氮钠 1ml，4℃ 冰箱中孵育 41h，每隔一定时间取出混匀 1 次。4℃、2000r/min 离心 15min，取上清液 12 000r/min 离心 20min，重复 1 次，所得上清含 Dil-LDL，于 4℃ 保存，用 Lowry 法测定蛋白质浓度。

（3）人 LDL-R 的基因表达　为了证明外源性人类 LDL-R 基因能在爪蟾 Ⅴ、Ⅵ 期卵母细胞的表达，可取 Ⅴ、Ⅵ 卵母细胞若干个，分实验组和对照组，实验组每卵注入 1g/L p3.7LDL 质粒，对照组每卵注入 20nl 无菌水。放 20℃生化培养箱培养，每 12h 更换 1 次 MBS 培养液，2d 后取卵细胞以 1g/L 的透明质酸酶20℃消化10min，用MBS清洗3次。进一步进行以下3组实验：

1）取实验组和对照组各20个卵置24孔板，每孔加0.2ml含0.5%牛血清清蛋白的MBS培养液培育1h，用MBS清洗3次。每孔加1∶500稀释的兔抗牛LDL-R抗血清0.2ml，37℃孵育1h，MBS洗3次，用4%甲醛溶液固定，10min，MBS洗3次，每孔加1∶1000稀释的羊抗兔IgG-FITC 0.2ml，37℃孵育1.5h。用MBS洗3次后，将卵母细胞压碎涂片，在荧光显微镜下观察。

2）取实验组和对照组各20个卵，在1ml含2mg/L Dil-LDL的MBS培养液中20℃生化培养箱孵育5h，用4%甲醛溶液固定10min，用MBS洗3次后将卵母细胞压碎涂片，在荧光显微镜下观察。

3）取实验组和对照组各10个卵，置24孔板，每孔加0.2ml含0.5%牛血清清蛋白的MBS培养液培养1h，用MBS清洗3次，每孔加1∶500稀释的兔抗牛LDL-R抗血清0.2ml，20℃孵育2h，MBS洗3次，每孔加1∶1000稀释的胶体金标记羊抗兔IgG，20℃孵育2h，用MBS洗3次，后用5%戊二醛固定液固定，用透射电镜观察。

4. 结果　用Dil标记的LDL荧光配体测定可见膜上发出红色荧光，用抗LDL-R的抗体经免疫荧光测定可见膜上有绿色荧光，免疫胶体金标记透射电镜检测可见膜上有内吞的胶体金颗粒。说明外源性人类LDL-R基因能在爪蟾Ⅴ、Ⅵ期卵母细胞中表达，根据其表达的性质和程度，可用于调血脂性抗动脉粥样硬化药的筛选和作用机制的研究。

5. 注意事项　将LDL-R导入卵母细胞的细胞核，是本实验成败的关键，要注意注射用的针头不宜过大或过小，过大对细胞的损失大，过小容易造成堵塞。注射的容量不应超过20nl。

6. 方法评价　本法利用爪蟾Ⅴ、Ⅵ期卵母细胞具有转录、修饰和胞内运输等功能，细胞体积大、膜面积的大易于操作，本身无内源性LDL-R，经核注入的外源性人LDL-R基因成活率很高、可以表达的特点，是个较理想的实验平台。可用于调血脂性抗动脉粥样硬化药的研究，只是当前用其作为调血脂性抗动脉粥样硬化药的经验不多，有待进一步充实和完善。

二、HDL-R 的活性测定

近年来发现归类于清道夫受体BI（scavenger receptor BI，SR-BI）的为高密度脂蛋白脂蛋白受体（HDL-R），参与机体胆固醇逆向转运，可将周围组织细胞（包括动脉壁细胞）的胆固醇移出和转运至肝脏，并转化清除，在清除血管壁细胞及血循环中浓度过高的胆固醇过程中发挥重要的作用，具有抗动脉粥样硬化病变的形成和发展效应，因而对HDL-R受体活性的测定，引起人们的密切关注，对其认识尚在发展中。

（一）原理

目前测定HDL-R活性多应用酶联免疫检测法，其原理与前述"酶联免疫法测定肝细胞膜LDL-R的活性"基本相同。

（二）材料及试剂

人血HDL制剂；羊抗人载脂蛋白AI IgG；HRP-抗ApoA I IgG；纯化兔肝纤维膜；人LDL和VLDL；96孔聚苯乙烯酶标板；包被缓冲液（pH9.6，50mmol/L Na$_2$CO$_3$-NaHCO$_3$缓冲液）；洗涤及稀释缓冲液（pH7.4，含0.05%吐温20的20mmol/PBS）；酶反应基质液（pH5.6，含0.04%邻苯二胺、0.05% H$_2$O$_2$的0.1mol/L柠檬酸-Na$_2$HPO$_4$缓冲液），于用前配制。

（三）HDL参考品的制备

以人血HDL制品为原料，用固体NaBr调密度至1.210g/ml，于L8-55超速离心机50 000r/min、10℃离心24h。取上层密度≤1.210g/ml组分，透析，除菌分装，置4℃备用。

（四）HDL生物活性检测

1. 先绘制标准曲线　将膜蛋白的包被浓度及HRP-抗ApoA I IgG的稀释度按棋盘滴定法确定，分别为25μg膜蛋白/ml及1∶250。以制备的HDL参考品为标准，按每1μg ApoA I为一个HDL活性单位，将HDL参考品用稀释液稀释成80、40、20、10及5U/ml，再按上述步骤测定，绘出光吸收值与HDL生物活性标准曲线，并求出相应的双对数回归方程。

2. 样品测定　待测样品稀释后，在制作标准曲线的同一酶标板内测定其光吸收值，最后以标准曲线的回归方程，及样品稀释倍数计算 HDL 制剂的活性单位。

（五）注意事项

1. HDL 参考品应选择 ApoAⅠ高，尽量不含 ApoAⅡ及其他 Apo 成分者。

2. 在 490nm 处光吸收值与 HDL 活性单位的对数，在 1～16 个活性单位范围内使成直线关系。

（六）方法评价

本法操作简便，重复性好，不受 HDL 以外的其他脂蛋白干扰；由于是利用 HDL 与吸附在酶标板上的肝细胞膜 HDL-R 发生生物学结合，故其活性能代表 HDL-R 的活性。

三、清道夫受体与氧化 LDL-R 的生物学性测定

清道夫受体（scavenger receptor，SR）广泛分布于巨噬细胞、血管平滑肌细胞和内皮细胞等。原本是20 世纪 70 年代末 Brown 和 Goldstein 等发现，当 LDL 被化学修饰后（主要是乙酰化 LDL），则改变特性，不能与 LDL-R 结合，转而通过乙酰化 LDL-R 进入细胞，导致脂质在细胞内积蓄，形成泡沫细胞。但是由于体内并无乙酰化 LDL，从而引起对生理性修饰 LDL 的深入研究，结果发现 LDL 可被自由基诱导的氧化修饰反应，并证明氧化 LDL 受体（oxLDL-R）也是清道夫受体的配体。1990 年 Kreiger 等成功的克隆出 A类清道夫受体Ⅰ型和Ⅱ型（SR-AⅠ和 SR-AⅡ）后，又根据其序列的同源型和结构的相似性发现了多类清道夫受体，目前已阐明一级结构的 SR 至少有 5 类 12 个亚型，呈现了多功能多性，已超出原清道夫的含义。不过多数能与 oxLDL 结合。此处仍介绍有代表性的 oxLDL-R 生物活性测定。

（一）LDL 的氧化修饰和清道夫受体的活性测定

1. LDL 的氧化修饰

（1）原理 LDL 在 Fe^{2+}、Cu^{2+} 等二价金属离子的存在下发生脂质过氧化反应，生成脂质过氧化物（lipid peroxide）；后者又可进一步裂解形成多种具有活性的中短链醛类物质如丙二醛（MDA）等。这些醛类物质又能与 LDL 结构中的 ApoB 发生反应，改变 LDL 的构象而成为氧化修饰 LDL（oxidized LDL，ox-LDL）和轻度氧化 LDL（mildly modified LDL，mm LDL）。前者硫代巴比妥酸（thiobarbituric acid，TBA）反应物质含量大于 10nmol/mg 蛋白，后者则小于 5nmol/mg 蛋白。两者相比，不仅氧化修饰的程度不同，且两者的生物活性以及致动脉粥样硬化的作用也有很大差异。

（2）材料

1）正常 LDL 正常人空腹所取新鲜全血，分离血清，经超速离心分离 LDL（1.019＜d＜1.063）。

2）试剂 0.01mol/L PBS（pH7.4），$CuCl_2$，$FeSO_4$，EDTA。

（3）操作步骤

1）oxLDL 的制备 ①将正常 LDL 以 0.01mol/L PBS 3000～4000ml 透析，去除离心制备过程中所加的抗氧化物质；②用 PBS 溶液将 LDL 稀释至蛋白浓度为 0.5mg/ml；③加入新鲜配制的 $CuCl_2$ 溶液，使$CuCl_2$ 的终浓度为 40～60mmol/L，充分混匀，置 37℃孵育 18～24h；④加入 EDTA，使 EDTA 终浓度为100mmol/L，并将反应样品置 4℃，放置 2h，以终止氧化修饰反应；⑤测定 TBA 反应物质含量，鉴定其氧化修饰的程度；⑥将制备好的 oxLDL 以 0.22μm 的滤膜过滤除菌，置 4℃保存备用。

2）mmLDL 的制备

方法一：①将正常 LDL 以 PBS 透析，除去混有的抗氧化物质；②将 LDL 以 0.22μm 的滤膜过滤除菌后，置 4℃贮存可达 2 个月以上；③测定 TBA 反应物质含量，以鉴定其氧化修饰的程度；④置 4℃保存备用；方法二：①将正常 LDL 以 PBS 透析，除去所混有的抗氧化物质；②以 0.01mol/L PBS（pH7.4）将LDL 稀释至蛋白浓度为 1mg/ml；③加入新鲜配制的 $FeSO_4$ 溶液，使 $FeSO_4$ 的终浓度为 10mmol/L，充分混匀，置 37℃孵育 18h；④加入 EDTA 溶液，使 EDTA 终浓度为 100mmol/L，以终止氧化修饰反应；⑤测定TBA 反应物质含量，鉴定其氧化修饰的程度；⑥将 mmLDL 过滤除菌，置 4℃保存备用。

（4）注意事项

1）正常的 LDL 自身极易发生氧化反应，因此在制备过程中以及贮存时都应加入抗氧化物质如 EDTA等，并充氮气以防氧化反应的发生。

2）在 LDL 氧化修饰过程中应保持充足的氧气供应，因此，进行氧化修饰的容器体积应足够大，至少

为反应物质体积的 30 倍。

2. 清道夫受体的活性测定 清道夫受体（scavenger receptor，SR）主要位于巨噬细胞表面，是摄取被修饰 LDL 的特异受体，在大量 oxLDL 存在的情况下，能大量摄取 oxLDL，使巨噬细胞转化为泡沫细胞，是动脉粥样硬化病变早期的表现，SR 的活性也是研究抗动脉粥样硬化药中值得注意的问题。应用放射性核素标记的 oxLDL 可作为测定 SR 活性的配基，其原理和操作步骤与检测 LDL 受体活性基本相同。所不同处如下：

（1）先以放射性核素标记正常 LDL，再氧化修饰所制的 ^{125}I-LDL，即可得相应的 SR 放射性配基。

（2）SR 的细胞可来自于小鼠的肝或脾，也可来自于腹膜巨噬细胞。

（3）SR 受体的活性不受 Ch 浓度反馈调节的影响。故在测定前不需用无脂蛋白血清预先孵育。

（二）用 RT-PCR 检测 LOX-1mRNA 的表达

1. 原理 LOX-1 即血凝素样氧化型低密度脂蛋白受体-1（lectin-like oxLDL-1），最初曾首先发现是在血管内皮表面的一种特异性 oxLDL 受体，为 II 型膜蛋白，在结构上属于 C 型血凝素家族，与已发现的 ox-LDL 清道夫受体无结构上的同源性，但能与 oxLDL 特异性结合，使 oxLDL 进入血管内皮细胞，导致血管内皮细胞功能紊乱，促进白细胞募集于血管壁，同时 oxLDL 又能上调血管内皮细胞 LOX-1mRNA 及蛋白受体的表达，形成恶性循环，促进动脉粥样硬化的发生和发展。最近更发现血管平滑肌细胞、巨噬细胞、血小板和成纤维细胞均有表达，并可生理性转化为可溶形式的受体分子。从多方面促进动脉粥样硬化病变的进展。因而受到病理研究和药理学研究的高度重视。

2. 主要试剂和仪器 柠檬酸缓冲液；Trizol 试剂（CIBCO）；焦碳酸二乙酯（diethyl pyrocarbonate，DECP）；Access RT-OCR 试剂盒。液氮容器；组织匀浆器；超低温冰箱；高速离心机；水平电泳仪；紫外分光光度计；DNA 扩增仪；Floruo-SMulti Image 全自动图像分析议。

3. 操作步骤

（1）标本制备 若实验观察药物的作用，可事先取一定数量的大鼠分组处理，一定时间后，分别各取双肾，除包膜后取肾皮质备用。

（2）总 RNA 的抽提 取液氮中保存的肾组织 100mg、用 Trizol 试剂一步法提取组织总 RNA，以 1.5% 琼脂凝胶甲醛变性电泳检测 RNA 的完整性。紫外分光光度计鉴定 RNA 纯度和定性，所用 RNA 的 A260/A280 在 1.5～1.8 之间。

（3）反转录合成 cDNA 取总 RNA 6μg 加入 OlipodT 3μl。无 RNA 酶的水（ddH$_2$O）27μl，5×缓冲液 10μl，dNTP 1μl（终浓度为 10μmol/L）。RNA 酶抑制剂 1μl，M-MLV 反转录酶 0.2μl。整个反应体系为 50μl。加样完毕后，放置 42℃水浴 2h，取出煮沸 2min，放至 4℃冰箱保存。

（4）引物设计与合成

LOX-1：上游：5′-AAA AAG TCG GGA GAA TTC CCT ATC-3′；

下游：5′-CCGGGT TTT TGC TTC TGG TCT T-3′，扩增长度为 489bp。

β-actin：上游 5′-CCT CTA TGC CAA CAC AGT GC-3′；

下游：5′-GTC CTC CTG CTT GCT GAT CC-3′，扩增长度为 200bp。

（5）PCR 扩增 每个反转录产物均分别进行 LOX-1 和 β-actin 扩增，扩增条件为：ddH$_2$O 84.5μl，10×缓冲液 10μl。dNTP0.8μl（终浓度为 250μmol/L），β-actin 的上、下游引物各 0.25μl（0.5μl）（终浓度为 20μmol/L），LOX-1 的上下游引物各 2μl（终浓度为 20μmol/L），Taq 酶 0.2μl，分装成 25μl 体系/管，加入模版 1μl，进入扩增仪扩增。反应条件为：首轮变性 94℃ 3min，次轮 94℃ 20s，退火 59℃ 40s。首轮延长 72℃ 40s，次轮 72℃ 5min。共 33 次循环，同时用不加 RNA 的反应体系进行 PCR 扩增作为空白对照。

（6）琼脂糖凝胶电泳和半定量分析 每一 PCR 反应管在扩增后取 10μl 样品在含 1.5% 琼脂糖的凝胶中进行电泳。电泳后的凝胶由全自动图像分析仪扫描打印成像。每一个 PCR 产物摄影后行灰度扫描，以 LOX-1 与 β-actin 的 PCR 产物 DNA 条带灰度值之比作为反映 LOX-1mRNA 水平的相对指标。

4. 结果判断 如果事先对各组动物进行过不对 LOX-1mRNA 表达有不同效应的药物或病情处理，对各组 LOX-1mRNA 的相对含量进行相关分析，并进行统计分析，所得数据均以（平均值±标准差）表示，组间比较采用 t 检验（Staple 软件），统计学显著水平为 < 0.05，可以得出对 LOX-1 影响的结论。

5. 注意事项 本法为利用大鼠肾皮质作为检测的标本，因为这部分肾小球，其毛细血管基膜，肾系膜细胞和血管平滑肌细胞的发生均来自中胚层，形态和功能相似，高脂血症引起肾小球硬化的病理特征与动脉粥样硬化极其相似，有一定的代表性。同样，许多实验采用培养的人脐静脉内皮。

6. 方法评价 这类方法比较简单易行，目前大都采用。

（于学慧 孙 玉 刘兆平）

<h2 align="center">参 考 文 献</h2>

1. 刘秉文、洪瑛、傅明德. 高甘油三酯血症大鼠肝非实质细胞 LDL 受体功能的研究. 华西医科大学学报，1995，26（3）：252

2. 吴翠贞，薛隆翠，戚晓红. 化学发光法测定正常人皮肤纤维母细胞高密度脂蛋白（HDL）受体功能. 生物化学杂志，1992，8（5）：614－618

3. Teupser D, Thiery J, Walli AK, et al. Determination of LDL-and scavenger-receptor activity in adherent and non-adherent cultured cells with a new single-step fluorometric assay. Biochim Biophys Acta. 1996, 1303：193－198

4. 纪延，傅明德，吴新伟，等. 兔肝细胞膜高密度脂蛋白受体酶联免疫检测法的研究. 生物化学与生物物理进展，1999，26（5）：461－464

5. Wolf G, Wenzel U, Jablonski K, et al. Angiotensin Ⅱ down-regulates the SR-BI HDL receptor in proximal tubular cells. Nephrol Dial Transplant, 2005, 20（6）：1222－1227

6. 覃丽，秦旭平，王佐，等. 普伐他汀对泡沫细胞内胆固醇酯的影响及与小凹蛋白-1 的关系. 生理学报，2006，58（1）：47－52

7. 王建波，王淳本，刘志国，等. DiI 标记脂蛋白改良法的建立. 中国动脉硬化杂志. 2002，10（1）：65－68

8. 屈伸，王剑波，刘志国，等. 中国人极低密度脂蛋白受体基因的克隆及其在中国仓鼠卵巢细胞中的表达. 中国动脉硬化杂志 2000，8（3）：189－195

9. 沃兴德，范春雷，罗艳，等. 利用爪蟾卵母细胞建立人类低密度脂蛋白受体基因表达系统. 中国动脉硬化杂志，2005，13（2）：139－142

10. 吴新伟，付明德，刘秉文，等. 肝细胞膜低密度脂蛋白受体酶免疫测定法的建立. 中国动脉硬化杂志，1997，5（1）：67－70

11. Karen M, Kraemer FB, Chen J, et al. ELISA measurement of LDL receptor. J lip Res, 1990, 31：1693－1690

12. 金艳. 清道夫受体研究进展. 中国动脉硬化杂志，1999，7（2）：177－179

13. Rauch BH, Millette E, Kenagy RD, et al. Thrombin and factor Xa-induced DNA synthesis is mediated by transactivation of fibroblast growth factor receptor-1 in human vascular smooth cells. Circ Res, 2004, 94：340－345

14. Li L, Sawamura T, Renier G. Glucose enhances human macrophage LOX-1 in glucose-induced macrophage foam cell formation. Circ Res, 2004, 94：892－901

15. 孙雪林. 血凝素样氧化低密度脂蛋白受体 1 与动脉粥样硬化. 心血管病进展，2006，27（2）：201－204

16. 苏琳，苗懿德，孙立新，等. 凝血酶及凝血因子 Xa 诱导血管平滑肌细胞中植物凝集素样氧化型低密度脂蛋白受体-1 表达的实验研究. 中华心血管病杂志，2006，34（3）：262－266

17. Chen M, Masaki T, Sawamura T. LOX-1, the receptor for oxidized low density lipoprotein identified from endothelial cells; implications in endothelial dysfunction and atherosclerosis. Phamacol Ther, 2002, 95：89－100

18. Kume N, Kita T. Apoptosis of vascular cells by oxidized LDL：involvement of caspases and LOX-1 and its implication in atherosclerotic plaque. Circ Res, 2004, 94：269－270

19. 郭郁郁，胡钧培，杨裕国，等. 糖尿病大鼠肾皮质内氧化低密度脂蛋白受体 LOX-1 基因表达的研究. 中国今日医学杂志，2003，3（18）：1－3

20. 薛莉，单江，徐耕，等. 高糖诱导内皮细胞氧化型低密度脂蛋白受体表达. 中国病理生理杂志，2004，20（6）：1092－1095

21. 徐雅琴，张钧华，张春丽，等. 氧化低密度脂蛋白受体在人血管内皮细胞上的表达及其调控. 基础医学与临床，2001，212（1）：32－35

第三章 抗动脉粥样硬化研究的细胞培养实验

细胞培养是当代生物科学研究常用的实验技术，在动脉粥样硬化（atherosclerosis，AS）病变形成和抗动脉粥样硬化药物的研究中，特别是药物作用机制的探讨中已经广泛地采用。由于在体外培养只要条件适宜，其行为的基本规律与在体内大体一致。但是在体外培养的条件下，人们可以有目的和有选择地控制细胞的生长环境，研究在某些特殊条件或药物的作用下细胞的生物学行为，在一定程度上较整体或在体动物实验有其独特的优越性。

近年来种种有关 AS 发病机制的学说，逐步深入和涉及血细胞、血管内皮细胞、血管平滑肌细胞、泡沫细胞等的变异或功能，并联系到其受体和许多活性因子的关系，为了阐明药物抗动脉粥样硬化的作用环节和机制，细胞培养实验技术已成为必不可少的部分。由于前面已有细胞培养技术的全面介绍，此处仅列举有关的代表性实验。

第一节 几种有关细胞的培养实验

一、药物保护血管内皮细胞的实验

血管内皮细胞（vascular endothelial cells，VEC）是覆盖于血管内表面的单层细胞，直接与血液中的各种成分相接触，除维持血液的流动和作为膜屏障调节血管内外物质交换外，近来还发现 VEC 有十分活跃的代谢及内分泌功能，能合成、释放、转化和灭活许多活性物质。在调节血液循环、维护内环经稳定和生命活动的正常进行中，具有非常重要的意义。在许多致动脉粥样硬化危险因子，如机械、化学、病毒、免疫复合物、特别是氧化型低密度脂蛋白等的激发下，VEC 可发生结构和功能的改变，成为动脉粥样硬化病变发生的重要环节。因此，对 VEC 的体外培养是近年来研究 AS 发病机制的重要手段。

目前，研究动脉粥样硬化所用内皮细胞培养的标本主要有人脐静脉，家兔、牛、大鼠和猪等的主动脉，以人脐静脉内皮细胞最为常用。分离血管内皮的方法有多种，如①酶消化法：适用于大血管（脐静脉、隐静脉）；②切碎和酶消化法：适用于微小血管；③机械刮取法：适用于大血管（如牛、猪主动脉）；④植块培养法：用于小动物的大血管（如大鼠主动脉）。因为脐静脉和家兔来源充足，取材容易，在此主要介绍脐静脉内皮细胞和兔主动脉内皮细胞的培养。

（一）血管内皮细胞培养方法

目前，研究 AS 所用内皮细胞培养的标本主要有人脐静脉，家兔、牛、大鼠和猪等的主动脉，以人脐静脉内皮细胞最为常用。因为脐静脉来源充足，取材容易，操作比较简单。

1. 仪器及试剂　净化工作台、CO_2 孵箱、倒置显微镜、荧光显微镜、胰蛋白酶、胎牛血清或小牛血清、培养基（DMEM 或 M199，RPMI1640 等），青霉素、链霉素、内皮生长因子和肝素等。

2. 方法

（1）人脐静脉内皮细胞培养

1）原代培养　取足月妊娠分娩后的新生儿脐带（约 20cm），放入灭菌的 D-Hanks 液（每 1000ml 含 NaCl 8.0g，KCl 0.4g，$Na_2HPO_4 \cdot 7H_2O$ 0.06g，KH_2PO_4 0.08g，$NaHCO_3$ 0.35g，pH7.2）中。在脐静脉的一端插入一枚注射针头，用止血钳固定，用 37℃ 的 D-Hanks 液灌洗，直到脐静脉内的残血全部洗净。然后把脐静脉放置于一个灭菌的烧杯中。从注射针头一端向脐静脉内注入 1.25g/L 胰蛋白酶消化液，灌满后在 37℃ 培养箱中孵育 15～30min，取出脐带，把消化液收集于无菌烧杯中，加入 2.0ml 胎牛血清以终止消化，再用 DMEM 培养基（含 20% 胎牛血清、100mg/L 内皮生长因子、肝素 100mg/L、青霉素 100U/L、链霉素 100mg/L）冲洗脐静脉管腔，将冲洗液一并收集于无菌烧杯中，以 1000r/min 离心 10min，加入 DMEM，用吸管轻轻吹打，制成细胞悬液，按 1×10^5/ml 接种于培养瓶中。置 37℃、5% CO_2 的培养箱中培养，24h 第一次换液，以后每隔 2d 换液一次，一般 4d 左右细胞融合成单层细胞。

2）传代培养 待细胞融合成单层后，弃去培养液，D-Hanks 液洗涤瓶壁，加入 1.25g/L 胰蛋白酶消化液，作用 1～3min，待细胞皱缩，彼此分离或单层细胞出现网孔状即可终止消化，加入培养液，吸管吹打，制成细胞悬液，按 1:2 比例将细胞悬液接种于培养瓶中，置 37℃、5%CO₂ 的培养箱中培养，大约 3d 长满单层，用同法继续传代培养。

（2）脑微血管内皮细胞培养 由于不同器官、组织起源的血管内皮细胞在形态、基因、表型和功能方面存有差别，这些差别与细胞所起源的器官和组织的功能性密切相关。因此，研究发生在某一器官组织的血管病变是不适合用大血管的内皮细胞来替代，故而微血管内皮细胞的培养技术越来越受到人们的重视。

脑微血管内皮细胞培养常用新生小牛、大鼠、小鼠的脑皮质，或出生 3 周左右大鼠脑皮质的微血管进行原代和传代培养。在此以牛脑微血管内皮细胞的培养方法为代表作一简单介绍。

无菌条件下取新生小牛大脑皮层的灰质，去软脑膜，用冷 D-Hanks 液洗涤干净，置玻璃匀浆器中，加入 2 倍组织体积的 MEM 培养基，电动匀浆 20 次，先通过 149μm 尼龙网，用 MEM 培养基洗涤 4 次，再将滤过的匀浆液通过 74μm 尼龙网，再次用 MEM 培养基洗涤 4 次。收集 74μm 尼龙网上的微血管，置灭菌的离心管中，1500r/min，离心 10min。将其沉淀悬浮于 0.1% 胶原酶Ⅱ中，漩涡振荡 15s，置 37℃ 水浴中振荡孵育 30min，然后再次漩涡振荡 15s，离心去上清，其沉淀用 3ml MEM 培养基（含 20% 小牛血清），接种于明胶覆盖的培养瓶中，37℃、5%CO₂ 的培养箱中静置 5～7d 后，可见少量内皮细胞生长。然后用含 20% 小牛血清的 MEM 培养基换液，每 2～3d 换液 1 次，当细胞生长成致密单层后可传代培养。

原代细胞培养常常容易混有其他的一些杂细胞如成纤维细胞、平滑肌细胞等等，不仅影响其细胞的纯度，而且还影响实验结果的准确性，因此在正式实验开始前，必须做细胞鉴定。常用的内皮细胞鉴定方法是：①形态学观察：倒置相差显微镜下，细胞为多角形，核圆，居中，偶见双核，细胞边界清晰，单层细胞呈铺路石状排列，或短梭形细胞呈鱼贯样排列。透射电镜下细胞表面有微绒毛，胞浆内有脂滴、空泡、内质网、线粒体和 W-P 小体。脑微血管原代培养的内皮细胞呈鹅卵石样、长梭形、多角形，这可能与来源的血管不同有关。传代后的细胞形态差别不如原代明显，主要呈长梭形生长。透射电镜下观察胞质内大量粗面内质网和线粒体，质膜表面见吞饮小泡，核染色质丰富，相连细胞间接触平直且紧密，局部融合，未见 W-P 小体；②免疫荧光法检测Ⅷ因子相关抗原，在荧光显微镜下，内皮细胞的胞浆内有黄绿色荧光。

（二）实验设计

将原代或传代的细胞制成细胞悬液，按 125×（10⁵～10⁶）/ml 的浓度接种于不同孔径的培养板或培养瓶中内，待细胞汇合即可实验。通常分正常对照组（不加药物和损伤剂）、损伤组（不加药物，只加损伤剂）和若干给药组（加入不同剂量的药物，也加损伤剂），每组设 3～4 个复孔。给药组的细胞首先用含药的培养液培养数小时（一般 6～24h），使细胞与药物充分作用，然后弃上清并用 D-Hanks 液反复冲洗几次，以洗去全部药液。再加损伤剂如：①多聚阳离子损伤——加入含多聚赖氨酸的培养液 200μl，终浓度 200nmol/L，37℃ 孵育数小时（以实验要求而定），观察结果；②氧自由基损伤——加入含过氧化氢的培养液 100～200μl，终浓度 200μmol/L，37℃ 孵育 0.5～4h；③同型半胱氨酸损伤——加入含同型半胱氨酸（终浓度 5nmol/L）的培养液 200μl，37℃ 孵育数小时；④缺氧缺糖损伤——先将培养液换成无糖或低糖（糖含量 <1%）的培养液，然后将其放入充满氮气（含 >90%）的缺氧仪中，或在细胞的表面加入液状石蜡，数小时后观察结果。

另外，也可在损伤的同时或损伤后加入药物，以观察细胞被损伤剂损伤后药物的保护作用。

（三）结果观察

1. 形态观察 正常生长的内皮细胞镜下呈梭形或多角形，镶嵌排列成铺路石状，相互融合，单层致密排列。损伤组细胞形态细长如柳叶、大小不均、分布不均，间隙很大。也可以将细胞染色后细胞计数进行定量分析。

2. MTT 比色法测定 活细胞线粒体中的琥珀酸脱氢酶能将 MTT [3-（4,5-dimethylthiazol-2-yl）-2,5-

diphenyl tetrazolium bromide，溴化四氮杂茂］的黄色溶液还原为不可溶性的蓝紫色结晶物并沉积在细胞中，而死细胞无此功能。酸性的 DMSO 或异丙醇可溶解其结晶物，用酶联免疫检测仪测定其（490、或570nm 波长下）光吸收值，由此可判断细胞的代谢水平。

经药物保护的内皮细胞被损伤剂损伤数小时后，向 96 孔板内加入 5g/L 的 MTT 10～20μl，继续培养 3～4h，然后吸去培养液，加入与培养液相同量的异丙醇溶液或 DMSO，振荡 10min，使结晶充分溶解，最后在酶标仪上测定光吸收值，测定波长多为 490、或 570nm，以对照组作为空白对照。根据下列公式计算细胞存活率。

$$细胞存活率 = \frac{实验组光吸收值}{对照组光吸收值} \times 100\%$$

3. ^{3}H-TdR 参入测定 经药物保护的内皮细胞被损伤剂损伤 2h 后，吸去上清液，加入含 ^{3}H-TdR 培养液（3.7×10^4Bq/孔，终体积 200μl），在孵育 24h 后，用冷 PBS（每 1000ml 含 NaCl 18g，KCl 0.2g，Na$_2$HPO$_4$·12H$_2$O 2.86g，KH$_2$PO$_4$ 0.2g）200μl 清洗 3 次，然后加入 4℃的 10% 三氯乙酸 200μl，放入 4℃冰箱 30min 后取出，吸去三氯乙酸，加入乙醚：乙醇（1：2）混合液 200μl 漂洗，吸去液体，晾干。加 0.4mol/L NaOH 溶液 200μl/孔溶解细胞，在 56℃恒温箱中放置 2h，吸出全部液体，注入含 5ml 闪烁液的闪烁瓶中，加盖、摇匀，放置 2h，以液闪计数仪测定。设正常组为 100%，计算各组 ^{3}H-TdR 参入率。损伤越重，DNA 合成减少，^{3}H-TdR 参入率越低。

4. 细胞培养液中乳酸脱氢酶（LDH）测定

细胞因损伤可使其内含物渗出到培养液中，随着损伤的加重，渗出物增多。操作步骤如下：

	标准管	标准空白管	测定管	测定空白管
2μmol/ml 丙酮酸标准液（ml）	A			
蒸馏水（ml）	0.05	0.05 + a		0.05
细胞培养的上清液（ml）			a	A
乳酸钠缓冲液（ml）	0.25	0.25	0.25	0.25
辅酶Ⅰ溶液（ml）			0.05	
混匀，37℃水浴孵育 15min				
2,4-二硝基苯肼溶液（ml）	0.25	0.25	0.25	0.25
混匀，37 水浴孵育 15min				
0.4mol/L NaOH 溶液（ml）	2.5	2.5	2.5	2.5

混匀，室温下放置 3min，440nm，蒸馏水调零，1cm 光径，测各管的吸光度。a 为取样量。一般细胞上清的取样量多在 50μl，若样本中 LDH 活力太大，可减少取样量或将样本用生理盐水稀释后再测。

根据测定的吸光度，按下列公式计算出 LDH 的活力。细胞损伤越重，酶活力越高。

$$LHD\ 活力（U/g\ prot） = \frac{测定管\ OD\ 值 - 测定空白管\ OD\ 值}{标准管\ OD\ 值 - 标准空白管\ OD\ 值} \times \frac{标准管浓度（2μmol/ml）}{蛋白浓度（g\ prot/ml）}$$

5. 丙二醛（malondialdelyde，MDA）测定 MDA 的多少反映自由基损伤的指标。自由基对机体的损伤是由于分子中含有不配对的电子，其性质活泼，易与脂类、蛋白质和核酸发生反应，引起一系列过氧化损伤。它对内皮细胞的损害作用是引起生物膜上不饱和脂肪酸脂质过氧化反应，生成大量的髓过氧化物（myeloperoxidase，MPO），MPO 的代谢产物 MDA 可使磷脂、蛋白质发生交联、变性，同时其含量的变化间接反映了组织中自由基含量的变化。由于 MDA 为 MPO 的稳定代谢产物，因此常用来反映脂质过氧化损伤的程度。

取已经处理好的细胞上清100μl，按照 MDA 测定试剂盒说明，用比色法检测各组 MDA 的水平。

6. 超氧化物歧化酶（superoxide dismutase，SOD）测定　SOD 是主要存在于细胞质和线粒体内的一种金属蛋白酶，催化歧化反应，清除引发自由基连锁反应的起始基——超氧阴离子，通过一系列化学反应缓冲及清除自由基而具有抗自由基损伤作用，是机体内抗氧化系统的重要组成部分，因此其活性的高低可间接反映组织自由基的含量和脂质过氧化程度。取已经处理好细胞上清50μl，按照 SOD 测定试剂盒说明，用比色法检测各组 SOD 的水平。

7. 血栓素 B_2（TXB_2）和 6-酮基 – 前列腺素 $F_{1\alpha}$（6-K-$PGF_{1\alpha}$）测定　血栓素 A_2（TXA_2）、前列环素（PGI_2）均为花生四烯酸的代谢产物，血管内皮细胞中的前列腺素合成酶将前列腺素内过氧化物（PGH_2）转化为 PGI_2；而血小板中 PGH_2 在血栓素合成酶作用下生成 TXA_2，TXA_2 和 PGI_2 又可分别转化为 TXB_2 和 6-K-$PGF_{1\alpha}$。由于 TXA_2 和 PGI_2 在体内极不稳定，通常以测定 TXA_2 和 PGI_2 的稳定代谢产物 TXB_2 和 6-K-$PGF_{1\alpha}$ 的含量来反映血浆或组织中的 TXA_2 和 PGI_2 的含量。

取 3～5 代细胞，以（1～2）×10^4 个细胞/cm^2 接种于培养瓶中，37℃、5% CO_2 条件下培养。待细胞长成亚汇合状态时，换成无血清培养基培养12h。正常组和损伤组细胞换成正常培养基，给药组换成含不同剂量药物的培养基孵育20h，然后损伤组和给药组在分别加入 H_2O_2（终浓度200μmol/L）作用4h，吸取细胞上清液100μl，按照 TXB_2 测定试剂盒说明，放射性免疫方法检测 TXA_2 的稳定代谢产物 TXB_2 的水平。细胞处理过程同上，吸取细胞培养上清液200μl，按照 6-K-$PGF_{1\alpha2}$ 测定试剂盒说明，放射性免疫方法检测 PGI_2 的稳定代谢产物 6-K-$PGF_{1\alpha2}$ 的水平，并进行计算。

8. 黏附分子-1 表达的测定

（1）免疫酶标法　生长良好的内皮细胞经消化后，以 5×10^4 个/ml 接种于放有盖玻片的 12 孔培养板中，待细胞贴壁，弃去旧培养液，用无血清培养液冲洗 2 遍，加入各种实验用液，继续培养相应时间后，弃去上清，取出附着有细胞的盖玻片，PBS 冲洗 3 次，40g/L 多聚甲醛固定，按 SABC 免疫酶标法进行，细胞中呈现棕褐色或棕黑色颗粒者为阳性细胞，每张切片选取 5 个视野，计算 200 个细胞中的阳性细胞数，并取其均值。

（2）RT-PCR 法　收集经药物和损伤剂处理的细胞提取 RNA。先检测 ICAM-1mRNA 的表达，引物序列如下：①ICAM-1：上游：5′到3′：CTGGCAAAAAGATCAAATGG，下游：5′到3′AATGCAAACAGACAA，扩增片断长度为 290bp；②GAPDH（内参）：上游：5′到3′：CCACCCATGGCAATTCCATGGCA，下游：5′到3′：TCTAGACGGCAGGTCAGGTCCACC，扩增片断长度为 593bp。再作目的基因 ICAM-1 扩增；③体系组成：10 Buffer（2.5μl），$MgCl_2$（25mmol/L，1.5μl），dNTP（1μl），cDNA（2μl），上游引物下游引物（20pmol，2μl），TaqDNA 酶（0.3μl，0.15U），补足水到25μl，混匀离心，进行 PCR 扩增反应；④反应条件：95℃预变性 5min，94℃变性30s，60℃退火30s，72℃延伸30s，28 个循环，72℃延伸5min，反应结束，于 –70℃保存 PCR 产物。内参与目的基因的条件相同。最后用凝胶成像系统作半定量分析，取 PCR 产物 10μl 用 2% 的琼脂糖凝胶，80V，30min 电泳，凝胶成像系统半定量分析，用 ICAM-1mRNA 与 GAPDH 灰度比值表示 ICAM-1mRNA 的相对表达水平。ICAM-1 在正常状态下表达较少，而在内皮激活状态下表达增加。

二、药物抑制血管平滑肌细胞增殖的实验

（一）血管平滑肌细胞培养

血管平滑肌细胞（vascular smooth muscle cell，VSMC）的异常增殖迁移和表型改变是动脉粥样硬化和血管成形术后再狭窄的关键环节，也是高血压等心血管疾病的主要病理学基础。随着基础研究的深入，人们认识到 VSMC 成为心血管疾病药物治疗作用的靶细胞之一，因此，以 VSMC 为细胞模型筛选出有效抑制其生长增殖而毒副作用低的药物并研究其作用机制，是近年来医学研究的难点和热点之一。

常以家兔、大鼠、牛、猪、羊及引产胎儿的主动脉、脐动脉的中膜进行分离，在合适的环境下进行 VSMC 的原代和传代培养。以组织贴块培养法最为常用。

1. 仪器及试剂　净化工作台、CO_2 孵箱、倒置显微镜、荧光显微镜、胰蛋白酶、小牛血清或胎牛血清、培养基（DMEM 或 M199，RPMI1640 等），青霉素、链霉素等。

2. 方法 无菌条件下取出所需的血管，置于盛有 D-Hanks 液的培养皿中，反复冲洗并剥离外膜，纵行剪开血管，剥去内膜，剪去血管两端被钳夹过的组织，以锋利的眼科剪将中膜剪成 0.5 ~ 2.0mm^2 的小块。将组织块以 1.0 ~ 2.0mm 的间距均匀排列在培养瓶的底部，用吸管将 D-Hanks 液吸出，翻转培养瓶并置于 37℃、5% CO$_2$ 的培养箱中，3 ~ 6h 后加入含 20% 小牛血清的培养液，轻轻翻转培养瓶，使组织块浸于培养基中。继续置于 37℃、5% CO$_2$ 的培养箱中静止培养 1 周左右，可见细胞从组织块边缘呈放射状长出。待细胞生长至 80% 汇合时可进行传代培养，传代所用的培养基含 10% 小牛血清。

VSMC 的培养与 VEC 相同，在实验正式开始前也需要做细胞鉴定。常用方法主要有：①形态学观察：倒置相差显微镜下，单个平滑肌细胞呈梭形，有多个细胞突起，胞质丰富，胞质密度高，不透明，核卵圆形居中，有多个核仁。细胞长成致密时平行排列成束，部分重叠，密集与稀疏交叉呈"峰"与"谷"状。峰处细胞密集、多层，谷处细胞稀疏甚至没有细胞。电镜下观察，可把 VSMC 分"合成型"与"收缩型"二型。前者胞质充满粗面内质网，但粗或细肌丝很少，肌动蛋白的抗体荧光染色阴性，细胞无收缩功能。后者是 VSMC 的典型表现，主要特征为胞质内有束状肌丝，细胞有收缩功能。原代培养最初一周内的细胞以"收缩型"为主，以后逐渐向"合成型"转化且大量繁殖。传代培养最初从"收缩型"转化为"合成型"很快，约 6 ~ 10d 又复原，但已无收缩功能；②免疫细胞化学检测：α-actin 免疫细胞化学染色后，胞质着色，高倍镜下可见胞质内有大量棕色的、与细胞长轴平行的纤维细丝，即平滑肌 α 肌动蛋白丝。

（二）实验设计

一般细胞传至 3 ~ 8 代，以一定的密度接种于不同孔径的培养板中，将细胞分为对照组和不同剂量的给药组，12h 后换成无血清培养基（血清饥饿处理）培养 48h（或含 0.5% 小牛血清的培养基培养 56h），使 90% 细胞静止于 G$_0$/G$_1$ 期，对照组加入含 10% 小牛血清（或含 10μmol/L 的 H$_2$O$_2$）的培养基，给药组加入既含药物又含 10% 小牛血清（或 H$_2$O$_2$）的培养基培养 72h，每组 3 ~ 4 复孔，即可观察药物抑制平滑肌细胞增殖的作用。

（三）结果观察

1. 透射电镜观察 经血清饥饿处理后，细胞内细胞器含量较少，而肌丝含量较丰富，经 10% 小牛血清作用 72h 后，对照组可见细胞内细胞器含量明显增加，肌丝含量减少。

2. 结晶紫染色法 将细胞以（3 ~ 4）×10^4/ml 接种于 24 孔培养板，根据实验进行处理，实验终止时吸出细胞上清，以 1% 戊二醛（溶于 D-Hanks 液）1ml/孔固定 15min，吸出固定液。以 0.1% 结晶紫（溶于三蒸水中）1ml/孔染色 30min，吸出染液，以去离子水轻轻洗涤 15min，吸出液体，并自然晾干，在倒置显微镜下进行形态和数目的观察，拍照后用形态分析软件进行定量分析。然后每孔加入 0.2% Triton X-100 1ml，使其结晶紫溶解，于 595nm 波长处比色，进行吸光度测定。

3. MTT 比色法测定 将 VSMC 接种于 96 孔板内，按上述进行处理，每孔加入 5g/L 的 MTT 10 ~ 20μl，继续培养 3 ~ 4h，然后吸去培养液，加入与培养液相同量的异丙醇溶液或 DMSO，振荡 10min，使结晶充分溶解，最后在酶标仪上于 570，630 双波长测定光吸收值。

4. ^{3}H-TdR 参入测定 将 VSMC 接种于 96 孔板内，按上述进行处理，然后按内皮细胞的 ^{3}H-TdR 参入测定方法进行。

5. MDA 测定 将 VSMC 接种于 24 孔板内，按上述进行处理，取细胞上清 100μl，按照 MDA 测定试剂盒说明，用比色法检测各组 MDA 的水平。

6. SOD 测定 将 VSMC 接种于 24 孔板内，按上述进行处理，取细胞上清 50μl，按照 SOD 测定试剂盒说明，用比色法检测各组 SOD 的水平。

7. 细胞周期分析 取生长良好，基本汇合的 3 ~ 8 代细胞若干瓶，换成无血清的培养基培养 48h，取其中 1 瓶，用胰蛋白酶消化收集细胞，1000r/min 离心 5min，弃上清，用 75% 的乙醇固定细胞，4℃保存。剩余细胞分为对照组、给药组。以无血清培养基作用终点为 0 时刻，对照组加入含 10% 小牛血清（或 10μmol/L 的 H$_2$O$_2$）培养基，给药组加入既含不同剂量药物物又含 10% 小牛血清（或 H$_2$O$_2$）的培养基培养 18h 后，胰蛋白酶消化收集细胞。将已经处理好的各组细胞用 PBS 洗涤细胞后，加入碘化丙锭（PI）

染液，室温下避光 15min，用流式细胞仪进行细胞周期分析。

8. ^{3}H-脯氨酸（^{3}H-Pro）参入实验　取 2～5 代 VSMC 经胰蛋白酶消化制成细胞悬液，调整细胞密度为每孔 $5 \times 10^6/0.2L$，接种于 96 孔培养板中，37℃、5% CO_2 的培养箱中孵育 24h，加入无血清培养基，再培养 48h 后去掉无血清培养基，分别按实验分组加入：①含 10% 血清培养基（空白对照）；②去甲肾上腺素（NE）10μmol/L；③NE + 各剂量药物孵育 72h，弃上清，再加入 ^{3}H-Pro 1Ci/20L 继续培养 16h，然后用 PBS 洗脱 2 次，加入 0.25% 胰蛋白酶消化，制成细胞悬液。用 9999 型玻璃纤维滤纸经 ZT-Ⅱ 型微量细胞收集仪收集细胞，滤膜经 37℃ 烘箱烘干后置入闪烁杯中，加入 PPO/POPOP/二甲苯闪烁液，用液体闪烁计数仪进行放射强度（cpm）的测定。并根据其放射强度值计算平滑肌细胞胶原蛋白合成的抑制率，计算公式为：

$$抑制率 = \left(1 - \frac{实验组放射强度值}{对照组放射强度值}\right) \times 100\%$$

细胞增殖并合成胶原蛋白时，标记的 ^{3}H-Pro 随之参入合成的胶原蛋白中，^{3}H-Pro 的参入量可间接反映细胞胶原蛋白的合成程度。

（魏欣冰　吴葆杰）

参　考　文　献

1. Ross R. Atherosclerosis-an inflammatory disease. N Engl J Med, 1999, 340（2）：115 – 126
2. 彭夫松，王本荣. 血管内皮功能障碍与冠状动脉硬化的关系. 中国临床康复，2003，7（24）：3366 – 3368
3. 林哲绚，罗文鸿，李慧. 鼠主动脉内皮细胞培养. 汕头大学医学院学报. 2004，17（3）：182 – 184
4. 王争光，俞颂东. 兔血管内皮细胞的培养. 中国养兔杂志，2004，（2）：34 – 35
5. 钱志远，黄强，周丽英，等. 脑微血管内皮细胞的分离与长期培养. 细胞生物学杂志，1999，21（1）：42 – 45
6. 周娟，杨予白，奥沛源，等. 脱氢表雄酮对内皮细胞 NO，ET-1 生成及 ICAM-1 表达的影响. 第四军医大学学报，2004，25（20）：1843 – 1845
7. 庞文跃，姜立清，胡大一. 阿托伐他汀对人内皮细胞间黏附分子-1 表达的影响. 中国医药导刊，2005，7（4）：295 – 297
8. 顾江涛，吴宗贵，沈茜，等. 普罗布考对过氧化氢有道平滑肌细胞增殖的影响. 第二军医大学学报；2000，21（4）：362 – 365
9. 陈维，章茂顺，胡春玲，等. 槲皮素及异鼠李素对人血管平滑肌细胞胶原合成的影响. 中国动脉硬化杂志，2005，13（3）：320 – 324

第二节　有关细胞的功能性实验

动脉粥样硬化（AS）病变过程中涉及的细胞种类很多，其中最关键的是血管内皮细胞（vascular endothelial cells，VEC）、血管平滑肌细胞（vascular smooth muscle cell，VSMC）和单核细胞（monoclear macrophage）。在一般生理情况下各有其正常的生理功能，在病理情况下功能异常，研究抗 AS 的药物常将其功能表现作为衡量药物疗效和作用机制的指标。现将目前常用的有关细胞功能性实验介绍如下。

一、血管内皮细胞释放一氧化氮的测定

（一）原理

血管内皮细胞的功能很多，能合成和释放多种活性物质，也能转化和灭活多种活性物质，其中最重要的活性物质之一就是内皮型 NO 合成酶（eNOS）合成的一氧化氮（nitricoxide，NO）。NO 具有舒张血管、抑制血小板聚集和血栓形成、抑制单核巨噬细胞黏附游走和黏附、抑制血管平滑肌细胞移行和增殖等作用，故能阻滞动脉粥样硬化（AS）病变的发展。可应用实验的方法观测 VEC 合成或释放 NO 的功能，以判断药物抗 AS 的作用及其机制，有重要的参考价值。

（二）操作步骤

1. 实验设计与条件培养液的收集　实验设计依观测药物对 VEC 分泌 NO 的量效关系或时效关系的不同而异。前者可设立：①正常对照组，所用条件培养液（conditional medium，CM）为无血清无酚红的 M199；②M199 + 药物组，根据情况将药物的浓度分为 5 种；③M199 + 药物 + EDTA 组，其中药物的浓度固定一种最大有效者，EDTA 的最终浓度为 0.2g/L。以上每组为 6 孔，每孔加入的 CM 为 0.5ml。在 5% CO_2、37℃培养箱中培养 24h，然后收集各组 CM 待测 NO 的含量。

观测时效关系者亦设立上述 3 组，唯后两组中所试药物的浓度为一种肯定有效者。每孔加入的 CM 为 0.5ml，在 5% CO_2、37℃中培养 0.5、1、2、4、6h 后，分别收集 CM 待测 NO 量。

2. NO 浓度的测定　测定 NO 的方法有多种，有直接测定 NO 的含量或间接测定 NO^{2-} 与 NO^{3-} 的含量来代表 NO 的浓度。NO^{2-} 与 NO^{3-} 是 NO 的稳定代谢产物，因此测定 NO^{2-}/NO^{3-} 含量是目前最常用的测定 NO 含量的方法。硝酸还原酶法测定 NO^{2-}/NO^{3-} 含量是比较成熟的方法。将上述采集的 CM 按试剂盒说明书操作，在 550nm 的波长处测样品吸收值，其 NO 浓度的所测得的吸光度值根据下列公式计算得出。浓度以表示。

$$NO\ 含量（\mu mol/L）= \frac{测定管吸光度 - 空白管吸光度}{标准管吸光度 - 空白管吸光度} \times$$

$$标准管浓度（100\mu mol/L）\times 样品测试前稀释倍数$$

3. 统计学分析　将所得数据用两样本均数比较的 t 检验进行统计学处理而判断结果。

（三）可能出现的结果

一般有促 NO 合成和释放的药物，在适当的浓度下可使量效实验的②组 CM 中 NO 浓度升高，并呈量效关系；③组 CM 的 NO 浓度可能不变，此由于其中有 EDTA，螯合了钙离子，影响了其 NO 合成酶的激活所致。在时效关系的实验中；②组可呈现时效关系的曲线，①及③组基本不变。形态学观察可见猪主动脉 EC 呈鹅卵石状形态，在 CM 中培养 24h 后，①及③组的呈现边缘皱缩、细胞间隙增大、细胞质中有大小不等的颗粒状空泡，而有促 NO 合成和释放的药物使②组 VEC 仍呈汇合状态，变化不明显。

二、oxLDL 介导单核细胞黏附实验

（一）原理

根据 Ross 的炎症学说，AS 最早期的病变为各种危险因子损伤 VEC，导致一系活性成分的释放，促使单核细胞（monocyte，MC）黏附于 VEC，并移行进入内膜下，在局部摄取大量脂质，形成泡沫细胞，进一步发展为 AS 斑块。据报道 oxLDL 亦有促 MC 黏附作用，本实验以 oxLDL 为例，观察其对 MC 与 VEC 间的黏附的影响。同时还可观察药物对这种黏附的效应。本实验先分离和修饰 LDL，再制备 MC 和 VEC，进行分组处理，以测定 MC 黏附的情况。

（二）实验步骤

1. LDL 的分离和修饰　采用超高速密度梯度离心法（超高速离心机60 000r/min，10℃，离心 24h）从健康人新鲜血液中分离出 LDL，经 Sephadex G25 滤柱移去 EDTA，测定蛋白含量，并将蛋白浓度调整为 500μg/ml，加入终浓度为 10μmol/ml 的 $CuCl_2$ 中，37℃氧化 24h，0.01mol/L 的 PBS 中透析 24h，测定丙二醛浓度作为硫代巴比妥酸反应物质（TBARS）的浓度。

2. 细胞的制备　取健康人静脉血，采用 Percoll 密度梯度离心法，分离收集单个核细胞。所用分离液（华美公司进口分装，比重 1.077），以等体积比徐徐加入血液后，2000r/min 离心 30min，吸取白膜层，Hanks 液洗涤 2 次，然后混悬于 RPMI 1640 培养液（内含青霉素 100U/L，链霉素 100mg/L，10mmol/L Hepes 缓冲液），置细胞悬液于玻璃平皿中，37℃孵育 30min，倾去未黏附的淋巴细胞，加入相同培养液振摇，并用毛细吸管吹打，可得纯度达 90% 以上的 MC 悬液。调整细胞数约为 $1 \times 10^6/ml$，置4℃保存备用。

取正常人新鲜血用 Percoll 密度梯度离心法分离收集中性粒细胞（PMN），用同 MC 一样的条件混悬保存备用。

用传代良好的人脐静脉 VEC，接种于细胞微管吸吮系统的样品腔（此腔已用硅胶黏于薄型载玻片

上），于 5% CO_2、37℃ 条件下传代培养，待细胞长满腔底面时，即可加入待测细胞，上机测定该细胞与 EC 的黏附能力。

3. 细胞的分组处理

（1）对照组

1）未施加条件的正常 MC + 未施加条件的正常 VEC。

2）未施加条件的正常 PMN + 未施加条件的正常 EC。

（2）实验组

1）培养的 MC 中加入 oxLDL，使其终浓度为 50mg TG/L，在 5% CO_2、37℃ 分别温孵 0.5、1、3、6、12 及 24h 后，收集细胞待测；

2）用以上同条件处理 PMN。传代接种于样品腔中的 VEC 长满腔底面时，加入 oxLDL 使终浓度为 50mg TG/L，5% CO_2、37℃ 下分别孵育 0.5、1、3、6、12 及 24h，随后加入待测细胞上机检测。

4. 细胞黏附性的测量 采用细胞微管吸吮实验系统。本系统由微管控制系统、三维进针系统、压力控制系统和图像采集分析系统组成。用时先拉制微管，控制口径在 2 ~ 3μm，拉好后先预灌悬浮待测细胞的溶液，然后置微管于进针器上，油镜下找到针尖并置于视野中央，调节针位使针尖口刚刚接触黏附于 VEC 表面的待测细胞，从低压力开始加负压并操推进器，观察此负压下能否拉离该细胞，否则继续加大负压，直至找到能拉离黏附细胞所需的最小负压阈值，同此过程连续测定 10 个以上细胞，取均值作为结果。细胞黏附性以临界分离应力反表示，其公式为：

$$Sc = (Rp/Ri)^2 \cdot Pc$$

其中 Pc 为最小负压阈值，Rp 为微管口半径，Ri 为两细胞接触面半径。

5. 统计学处理 采用两组间均值 t 检验法。

（三）可能出现的结果

一般 MC 和 PMN 与 VEC 间即有一定的黏附力，且 PMN 的黏附力稍大于 MC。经 oxLDL 处理的 VEC 可提高对 MC 的黏附力，表现为 1h 开始增加，3 ~ 6h 达高峰，约增强 4 ~ 5 倍，一直持续 24h。而经 oxLDL 处理的 VEC 对 PMN 的黏附力基本无影响。可是经以 oxLDL 处理的 MC 和 PMN，其黏附力均有增强，且增强较快，1h 即达高峰，持续 24h。以上规律的发生与各细胞黏附分子及其受 oxLDL 影响的不同所致。在抗 AS 药物的研究中，可经药物处理以观察其变化，进一步推测或确定药对黏附力的影响。

三、平滑肌细胞源趋化因子致单核细胞的迁移实验

（一）原理

血流中的单核细胞（MC）受多种趋化因子的影响，促其向血管内皮下间隙迁移，是 AS 的早期病理变化之一。通过实验观测血管平滑肌细胞（VSMC）在条件培养基的作用下释放出趋化因子，导致 MC 迁移，可以此为基础研究药物对其迁移的效应。

（二）迁移实验

1. MC 迁移装置 用改良的 Boyden 小室，下室加满各种实验液（含或不含趋化物质），上室加 MC 悬液，两室间隔以硝酸纤维素微孔滤液（德国 hleicher & Schuoli 公司），将小室置于 37℃，5% CO_2 孵育 90min。然后取出滤膜，放人染色铜网中，Harris 苏木素染色。

2. 移动距离的检测 在显微镜下（物镜 ×40，目镜 ×10）将微调旋钮调至焦点对准膜表面（可见膜结构和大量 MC）作为起点，向下转动微调旋钮，可见 MC 数逐渐减少，至只有 2 ~ 3 个时为止，即为 MC 移动的终点。从微调手轮的刻度读出起止点的微米数，即为 MC 移动的距离。如此每膜随机取 5 个视野，每组两张膜，共 10 个视野，实验共进行 3 次，共得 30 个数据，算出 $\bar{X} \pm SD$。

3. VSMC 条件培养基对 MC 趋化性及药物的作用实验 可分 5 组：

（1）随机移动组即阴性对照组 上下室均为非条件培养基，以观察 MC 的随机移动。

（2）化学促动组 上下室均为条件培养基，以观察上下室无趋化因子浓度梯度时 MC 的移动。

（3）趋化运动组 上室加 VSMC 条件培养基，以观察其对 MC 的移动是否有趋化活性。

（4）阳性对照组 下室加活化血清，即正常兔血清经酵母提取物激活而成，其中含 Ca^{2+} 对 MC 有很强的趋化活性。

（5）药物组 上室 MC 悬液中，使到达适当浓度（亦可设数个浓度），以观察其对 MC 移动的影响。

（四）可能出现的结果

随机移动组与化学促动组的 MC 移动距离应无明显差别，而趋化运动组和阳性对照组应该对 MC 移动有明显趋化活性，使其移动距离明显加大；如果药物组使 MC 移动的距离明显小于趋化运动组和阳性对照组，则说明其有抗 VSMC 源性趋化因子的作用。

四、流式细胞术的应用

流式细胞术（flow cytometry，FCM）也称荧光激活细胞分类术，是一项可以对细胞或亚细胞结构进行快速测量的新型分析技术和分选技术，已广泛应用于生物学、免疫学、遗传学、药理学、肿瘤学、血液学、病理学、临床检验等领域。它具有检测速度快、测量指标多、采集数据量大、分析全面、方法灵活等特点，可通过荧光染色对单细胞的某些成分如 DNA 含量、抗原或受体表达量、Ca^{2+} 浓度、酶活性、细胞的功能等，进行单细胞水平的定性或定量分析。近年来也常用于动脉粥样硬化的研究，如平滑肌细胞的增殖周期、细胞凋亡及相关基因表达（bcl-2 等）、细胞 DNA 的变化、VCAM-1、CD40、CD40L、CD3、Ca^{2+} 浓度等的检测，使得动脉粥样硬化的研究水平不断提高，更加多样化，更加深入。

（一）原理

流式细胞仪的工作原理是将待测细胞经特异性荧光染料染色后放入样品管中，在气体的压力下进入充满鞘液的流动室。在鞘液的约束下细胞排成单列由流动室的喷嘴喷出，形成细胞柱，后者与入射的激光束垂直相交，液柱中的细胞被激光激发产生荧光。仪器中一系列光学系统（透镜、光栅、滤片和检测器等）收集荧光、光散射、光吸收或细胞电阻抗等信号，计算机系统进行收集、储存、显示并分析被测定的各种信号，对各种指标做出统计分析。

（二）单细胞悬液的制备

1. 整体组织单细胞悬液的制备 取已经制备好的 AS 主动脉标本 0.3g，采用网搓方法制备细胞悬液，用剪刀将标本剪碎，200 目铜网上轻搓，边搓边用 PBS 液冲洗，收集细胞悬液，1000r/min 离心 5～10min，弃上清液，调整细胞数为（1～2）×10^6/ml，备用。

2. 人工培养细胞的单细胞悬液的制备 用 0.25% 胰蛋白酶消化并收集各组细胞，待细胞收缩和变圆时，加入含 1% 血清的培养基，以等体积中和，1000r/min 离心 5～10min，弃去上清。然后再用 PBS 以同样的转速离心洗涤 2 次，调整细胞密度为（1～2）×10^6/ml，以 70% 乙醇固定备用。

（三）流式细胞仪检测

流式细胞仪的检测功能非常之多，实验者可根据实验所测指标进行染色方法的选择，在此仅介绍两种最基本的检测方法。

1. 检测细胞增殖周期 将 VSMC 以每瓶 1×10^6 细胞接种于培养瓶中孵育 24h 后，弃去原有培养液，PBS 洗 3 遍，用含 0.5% FBS 的培养基作用 48h。分别将加入：①原培养基；②同型半胱氨酸（Hcy，终浓度 5×10^{-4}mol/L）；③不同浓度的药物 + Hcy，作用 24h，用 0.125% 胰蛋白酶将细胞消化下来，PBS 洗 2 次，70% 冷乙醇固定，-20℃ 放置 24h。再将已固定的细胞悬液，离心 PBS 洗 2 次，加含 RNase 的 PI 染色液室温放置 1～2h 上机检测。数据和图形输入计算机，应用 DNA 细胞周期软件，计算出 G_0/G_1 期、S 期、G_2/M 期各时相的分布百分比，以增殖指数（proliferation index，PI）表示细胞的增殖活性。

$$PI = \frac{S + G_2M}{G_0/G_2 + S + G_2M} \times 100\%$$

2. 检测细胞凋亡及相关基因表达 将培养的内皮细胞分别加入：①培养基；②培养基；③不同浓度的药物分别作用 30min，然后②③再加入 H_2O_2，各组细胞均继续培养 4h，0.125% 胰蛋白酶消化并制成单细胞悬液，分别用 PBS 洗涤 2 次，按试剂盒说明书进行 AnnexinV/PI 染色，检测每个样本中的 10 000 个细胞，用计算软件进行分析（细胞经 AnnexinV/PI 染色后可区分 4 种亚群：AnnexinV-/PI-为活细胞；Annex-

inV + /PI – 为凋亡细胞；AnnexinV + /PI + 为死亡细胞；AnnexinV – /PI + 为机械损伤的细胞），并计算凋亡率。

$$细胞凋亡率 = \frac{细胞凋亡数}{细胞总数} \times 100\%$$

上述处理的细胞制成单细胞悬液，洗涤离心弃上清后加入 E-selectin 单克隆抗体 ES3 终浓度 10mg/L，4℃ 放置 30min，以 0.5% BSA-PBS 洗涤后加入 FITC 标记的羊抗鼠 IgG 抗体，4℃ 避光孵育 30min，洗涤同前，重悬细胞，流式细胞仪测 E-selectin 表达阳性细胞百分数，每个样本读取 5000 个细胞。

（魏欣冰 吴葆杰）

参 考 文 献

1. 尹小川，刘建康，周序珑，等. 三七总甙对培养的猪主动脉内皮细胞释放一氢化氮的影响. 中国动脉化杂志，1996，4（1）：20 – 23

2. Termin A, Hoffmann M, Bing GJ. A simplified method for the determination of nitric oxide in biological solution. Life Science，1992, 51：1621 – 1629

3. Green LC, Wagner DA, Glogowski J, et al. Analysis of nitrate, nitrite, and^{15}N nitrate in biological fluids. Anal Biochem，1979, 95：351 – 358

4. Cox DA, Cohen ML. Effects of oxidized low density lipoprotein on vascular contraction and relaxation：clinical and pharmacological implication in atherosclerosis. Pharmacological Reviews，1996, 48（1）：3 – 19

5. 江头健辅，北本史朗. 内皮细胞由来血管弛缓因子———酸窒素とリモデリンク血管. 医学のあゆみ，2000, 193（5）：313 – 317

6. 周向东，黄勇. 氧化型低密度脂蛋白介导单核细胞与血管内皮细胞黏附的单细胞定量研究. 中国动脉硬化杂志. 1996，4（1）：32 – 34

7. 罗育坤，梁春，黄东，等. 氧化修饰低密度脂蛋白促进人单核细胞源树突状细胞的成熟及活化. 复旦学报（医学版）2005, 31（50）：441 – 444

8. Kuzuya M, Yokyama M, Chojkier X. Oxidation of low density lipoprotein by copper and iron in phosphate buffer. Biochim Biophys Acta, 1991, 1084：198

9. Sung P, Kuhlman P. Maldonado F. Force contribution the LFA/ICAM-1 complex to T cell adhesion. J Cell Sci, 1992, 103：259

10. 王国平、邓仲端、李丽珠，等. 平滑肌细胞源性趋化因子所致单核细胞迁移的钙依赖性研究. 中国动脉硬化杂志，1994, 2（1）：1 – 5

11. 邓仲端，邱红明，瞿智玲，等，巨噬细胞源性趋化因子所致平滑肌细胞迁移. 中华病理学杂志，1993, 22（3）：163

12. 朱闽宏、王衍、邓仲端，等. 培养的动脉粥样硬化兔主动脉平滑肌细胞产生单核细胞趋化因子. 中国循环杂志，1991，6：216 – 218

14. 林阳，赵秀丽，温绍君，等. 缬沙坦对人脐静脉平滑肌细胞凋亡的影响. 中国新药杂志，2005, 14（10）：1202 – 1205

14. 罗璨，郭莲军. 牛磺酸对大鼠急性脑缺血神经元凋亡的影响. 中国药理学通报，2005, 21（9）：1057 – 1061

15. 沈静，肖忠海，钱令嘉. 同型半胱氨酸诱导血管平滑肌细胞的增殖作用. 临床心血管病杂志，2004, 20（10）：603 – 605

16. 赵益明，王晓岚，胡晓慧，等. 阿魏酸对活化内皮细胞黏附分子表达的抑制作用. 中国药理学通报，2003, 19（12）：1378 – 1381

第三节 泡沫细胞模型的建立

动脉粥样硬化（AS）的基本病变是在多因素作用下，动脉内膜形成大小不一的粥样斑块，斑块破裂促使粥样血栓形成，阻断相应组织器官的血液供应而引发临床症状。泡沫细胞（foam cell）的出现是动脉粥样斑块病变早期的细胞学特征，它是由单核 – 巨噬细胞或增殖迁徙到内膜的动脉中膜平滑肌细胞

（SMC）摄取大量脂质而形成。利用巨噬细胞或 SMC 复制泡沫细胞模型，是动脉粥样硬化实验研究中常用的重要方法，也可作为研究抗 AS 药物的实验方法之一。

一、原理

泡沫细胞是由单核巨噬细胞和动脉中膜增殖移行的 SMC 通过其表面存在的清道夫受体（scavenger receptor）介导大量脂质入胞而成。清道夫受体可介导摄取修饰变性的 LDL，特别是 oxLDL，使细胞内胆固醇酯（CE）大量积聚，形成脂滴，在电镜或光镜下呈泡沫状，故称泡沫细胞。泡沫细胞内所含 CE 的量一般超过胆固醇总量（TC）的 50%。泡沫细胞内的脂滴经油红 O 染色后呈红色颗粒状。用一定量的 oxLDL 与巨噬细胞或血管 SMC 等细胞孵育，可诱导细胞泡沫化，促使泡沫细胞的形成。

二、操作步骤

（一）LDL 的制备和鉴定

取新鲜全血 200ml，不加抗凝剂分离出血清 120ml，加入 NaN_3 24mg，EDTA（100mg/L）0.6ml 以防腐和防氧化。以密度 1.019，4℃，30 000r/min，超速离心 18h。吸出上薄层乳白色液体（VLDL）及次层淡黄色液体（IDL）；再以密度 1.063，4℃，40 000r/min，超速离心 24h，上层黄色液体即为 LDL。经聚丙烯酰胺凝胺电泳鉴定为同一区带，在 4℃，含 10mg/L EDTA 的磷酸缓冲液（PBS）中透析 72h，过滤除菌，4℃ 保存备用。

（二）oxLDL 的制备和鉴定

将 LDL 在含 10μmol/L $CuSO_4$ 的 PBS 中，37℃，氧化 12h，然后于 4℃，在含 100mg/L EDTA 的 PBS 中透析，每 8h 换液 1 次，透析 24h。

用硫代巴比妥酸反应物质（thiobarbituric acid reactive substance，TBARS）的含量鉴定 oxLDL，即将样品或丙二醛标准品 0.1ml 加于 2.9ml 复合液（含 CCl_3COOH 0.9mol/L，$C_4H_4N_2O_2S$ 0.026mol/L，HCl 0.25mol/L）中，于 100℃ 水浴 30min，冷却后测定其在 532nm 的 OD 值，计算 TBARS 含量，再以 TC 试剂药盒测 LDL-C 含量。LDL 的氧化修饰程度以每克 Ch 的 TBARSR 含量表示。

（三）细胞的收集和培养

1. 腹腔巨噬细胞的收集与培养　取 30 只 C57BL/6J 雄性、10 周龄、体重 23.9 ± 2.5g 小鼠，腹腔注射无血清培养基 RPMI1640 2ml，4 天后注射 RPMI1640 4ml 收集腹膜巨噬细胞，以 $10^9/L$ 的密度种植于培养瓶 12h，弃培养液，用 PBS 冲洗掉未贴壁的细胞组分，重复 3 次。分别加入空白对照培养液（含 10% 胎牛血清的 RPMI1640），含 oxLDL 10mg/L 的培养液 4ml，继续培养 96h。豚鼠或家兔腹腔巨噬细胞的取得，需在数日前于腹腔注射石蜡油诱发巨噬细胞在腹腔聚集。

2. 肺泡巨噬细胞的收集与培养　颈总动脉放血将兔处死，用血管钳夹住气管后，插入带橡胶管插头，用 Hanks 液灌洗下呼吸道，收集灌洗液，低速离心（1000r/min，10min），弃上清液，用 RPMI1640 培养液重新悬浮细胞，调整细胞数为 $(1 \sim 2) \times 10^6/ml$。收集过程中尽量无菌操作。也可用同法收集其他动物的肺泡巨噬细胞。

巨噬细胞是终末细胞，不能长期传代培养。

3. 平滑肌细胞的培养　常用猪、大鼠、小鼠等动物的动脉获取血管 SMC。

（1）原代培养　无菌状态下取胸主动脉，用含青霉素（100μg/ml）和链霉素（100μg/ml）的 D-Hanks 平衡盐溶液将动脉洗涤数次，洗掉取材时黏在组织上的血块和破损细胞。剪去外膜脂肪，纵行剖开血管，细心刮去内膜，用培养液清洗 1 次后，将留下的中膜剪碎成 $1mm^3$ 左右的组织块。之后选用酶消化法或组织块种植法进行原代培养。

1）酶消化法　将剪下的组织块置于 0.1% 的胶原酶中，在 37℃ 放置 1 小时后倒掉消化液，再加入 0.25% 的胰蛋白酶进行消化。每消化 10min，就将含有细胞的消化液吸去，换入新鲜的胰蛋白酶重新分散细胞。如此反复数次，收集所有含细胞的消化液。前两次含细胞的消化液常被弃去，后几次的含细胞的消化液被吸出后立即加入等量的 D-Hanks 液，也可在含细胞的消化液中加入 10% 小牛血清。将收集的含细胞消化液离心沉淀（800 ~ 1000r/min，10min），弃去上清液，收集细胞，加入 2ml 培养液，制成细胞悬液，计数后定量移入培养瓶。置于 37℃ 恒温培养箱 1 ~ 2 天后，细胞将自然贴壁。

2）组织块种植法　将剪下的组织块用眼科镊置于培养瓶底部，用牙科探针或弯头吸管将组织块在瓶壁上均匀摆置，每小块间距0.5cm左右。组织块放置好后，轻轻将培养瓶翻转，让瓶底朝上，向瓶内注入适量培养液，盖好瓶盖，将培养瓶倾斜放置在37℃培养箱内。放置4～6小时，待组织块贴壁后，将培养瓶慢慢翻转平放，静置培养。此过程操作要轻巧，让液体缓缓覆盖组织块，忌动作过快液体产生冲力使粘贴的组织块漂起而造成原代培养失败。组织块培养也可不用翻转法，即在摆放组织块后，向培养瓶内仅加入少量培养液，以能保持组织块湿润即可。盖好瓶盖，放入培养箱培养24h再补加培养液。

有报道用Ⅱ型胶原酶/弹性蛋白酶消化法培养大鼠血管平滑肌细胞，可明显缩短消化及培养时间，具备收获细胞多，细胞纯度高等优点。方法如下：①取材：将150～200g雄性SD大鼠脱颈使其死亡，颈动脉放血，迅速取出胸主动脉，浸泡入装有无菌Hanks的培养皿中，并转移到无菌操作台；②消化：分两次消化，首先将动脉用Hanks液漂洗2～3次，并剪去血管外脂肪及结缔组织，放入2g/L胶原酶Ⅱ（1ml/动脉）消化液中消化20～30min。然后，用5号镊子夹住外膜，向相反方向柔和拉扯除掉外膜。将动脉置于含10%NCS的DMEM中孵育24h。然后取出动脉，再放入含2g/L胶原酶Ⅱ以及0.25g/L弹性蛋白酶的复合消化液中（1.5ml/动脉），在5%CO_2、37℃培养箱中孵育2h左右；③培养：血管被完全溶解后，加入含20%NCS的DMEM终止消化，150g离心5min，弃上清液，用计数板计数细胞，以（1～3）×10^7/L活细胞接种在含20%NCS的DMEM25ml培养瓶中。置于5%CO_2、37℃培养箱中培养。24h后可看到少量贴壁平滑肌细胞，2～3天后更换新鲜培养液。5天左右，细胞达到70%～80%汇合时即可按常规方法传代。

（2）传代培养　原代培养细胞生长汇合后，用胰蛋白酶和机械分散方法消化分散细胞，将细胞计数定量移入新的培养瓶中，细胞仍可继续分裂，不断生长。通过传代，可以逐步剔除原始组织块中的其他细胞成分，从而获得较纯的细胞株。

传到3～5代的SMC，待细胞铺满培养瓶后，换液，培养基中加入oxLDL10μg/ml再培养72h，分别观察细胞形态的改变及测定细胞内Ch的含量。

研究表明，在泡沫细胞模型的建立过程中，加入oxLDL的量和孵育时间随着细胞的种类及oxLDL的修饰程度不同而有所差异，可通过观察时量关系和量效关系来确定。例如，U937细胞与80mg/L oxLDL孵育48h可成功复制出U937泡沫细胞；用佛波醇酯（10^{-7}mol/L）诱导人单核细胞性THP-1细胞分化为巨噬细胞（72h），再以oxLDL 50mg/L刺激巨噬细胞，48h可形成泡沫细胞；C57 BL/6J小鼠腹膜巨噬细胞加入10mg/L oxLDL，培养72～96h可促成泡沫细胞；猪主动脉平滑肌细胞与15mg/L oxLDL培养72h可形成平滑肌细胞源性泡沫细胞；也有人用大鼠主动脉平滑肌细胞与50mg/L oxLDL培养72h，亦可形成平滑肌细胞源性泡沫细胞。

建立的泡沫细胞模型要经过细胞形态显微观察和细胞内胆固醇酯含量的测定予以鉴定、证实。

三、结果分析

（一）细胞形态学观察

将贴有巨噬细胞或SMC的盖玻片取出，以PBS冲洗3次，于4℃，10%甲醛中固定24h，用油红O方法染色。方法为：

1. 水洗5min。

2. 在60%异丙醇中放置5min。

3. 用新过滤的油红O（储备液含0.5%油红O、98%异丙醇，用前以水稀释到40%；24h后过滤）染色10min。

4. 用60%异丙醇分化5min。

5. 水洗5min。

6. 用Mayer苏木精明矾液染色5min。该染液含苏木精0.1%、碘化钠0.02%、钾矾5%、水合氯醛5%、枸橼酸0.1%。

7. 水洗30min。

8. 干燥后用10%聚乙烯吡咯酮封片。

在Nikon Microphot-FXA倒置显微镜下观察，并以10×100作彩色照像。在光学显微镜下观察，脂滴染成红色，胞核为蓝色。

（二）细胞内 CE 的测定

1. 酶法　用 0.25% 胰酶消化 1min，收集细胞，以 1000r/min 离心 10min，弃去上清液，用 PBS 冲洗 1 次，加入异丙醇 0.5ml，在 CQ205 超声波清洗器上震动 10s/min×3 次，再以 1000r/min 离心 15min。吸取上清液用 TC 试剂药盒分别测定其 TC 和游离胆固醇（FC），并将其离心沉淀物用 0.1mol/L NaOH 0.5ml 裂解，用 Lowry 法测定细胞蛋白含量。细胞内胆固醇 Ch 含量以 TC/g 细胞蛋白和 FC/g 细胞蛋白表示，两者之差即为 CE/g 细胞蛋白含量。

2. 高效液相色谱法

（1）胆固醇标准配制　称 1.5g 标准胆固醇先溶解于少许乙醇中，逐渐升温到 20℃，并把乙醇体积补满到 150ml，标准胆固醇液的工作浓度分别为 0.129（50）、0.258（100）、0.516（200）、1.032（400）、2.064（800）mmol/L（mg/L），4℃ 下储存备用。

（2）细胞内胆固醇及胆固醇酯的提取　将每 10ml 细胞收集入带盖的 10ml 的塑料管中，在 1500r/min、4℃ 离心 15min，去上清后，用 1ml 0.9% NaCl 溶液重新稀释细胞，冰浴中超声破碎细胞。工作条件为 600W，工作时间为 4s，间歇时间为 8s，定时次数为 6 次。用 Lowry 法测定蛋白含量。在细胞溶解产物中加入等体积的新鲜配制的 15% 的醇溶性 KOH（－20℃），涡旋至细胞溶解产物清亮，加入 6% 的三氯乙酸去蛋白，再加入等体积的正己烷：异丙醇 4∶1 溶液（V/V），将混合物涡旋 5min，然后在 1500r/min、15℃ 下离心 5min，收集上层有机相，将下层水相按上述方法重复抽提 2 次，将混合的有机相转移到一个带盖的试管，再在真空冷冻干燥机中 65℃ 干燥，在室温中冷却后，加入 100μl 异丙醇：正庚烷：乙腈 35∶12∶52（V/V），将样品溶解，用活性炭去色素，超声除气 5min，在 1500r/min 离心 5min 后，收集上清液，取 10μl 进样，进行高效液相色谱分析。

（3）分析细胞内胆固醇　采用 Waters991 型色谱系统，其中包括 510 泵，U-6K 进样器，991 型光电二极管矩阵检测器，TCM 色谱柱恒温盒，采用 Waters 公司生产的 Gen-PAK FAX 柱，以正庚烷：异丙醇：乙腈为流动相进行非梯度洗脱，流速 1ml/min，柱温保持 4℃（加冰块），紫外检测时间 12min，226nm 检测。Gen-PAK FAX 柱子在使用之前用去离子水冲洗 10min（流速 0.5ml/min）以除去柱中的醇类物质。

细胞内胆固醇及胆固醇酯定量：胆固醇的定量参考王佐等的方法进行，以峰面积定量，以 mg/g 细胞蛋白为单位。胆固醇酯的定量参考周新等的方法，以胆固醇酯酶水解，以 HPLC 测定总胆固醇量，以总胆固醇量减去游离胆固醇量代表胆固醇酯的量，以 mg/g 细胞蛋白为单位。

国外有报道采用荧光标记的 oxLDL [1,1'-dioctadecyl-3,3,3',3'-tetramethylindocarbocyanine perchlorate（DiI）-OxLDL] 与细胞共孵育，通过图像分析评价细胞摄取 oxLDL 的量。此法简便、直观，尽管细胞泡沫化程度仍需用油红 O 染色等方法来确定，但随着技术的不断进步，可望为泡沫细胞的鉴定提供新的手段。

四、方法评价

在众多的小鼠品系中并非所有的品系的小鼠都能在一定条件下形成特征性 AS 斑块，本方法所采用的 $C_{57}BL/6J$ 小鼠较易形成典型病变，其巨噬细胞在 oxLDL 环境中易形成泡沫细胞。

动脉中膜具有较强的摄取脂质能力及良好的传代性，可作为复制泡沫细胞实验材料，且以猪主动脉中膜 SMC 较为适宜，但由于采用常规组织贴块法培养，需等原代长出 SMC 后方可传代，再进行泡沫细胞模型的复制，故所需时间较长。

五、注意事项

1. 所有试剂均应在 AR 级以上。

2. 收取血清样品应从速，最好使用新鲜血清。

3. 超速离心的上样和取样时均应细心操作，尽量减少机械搅动。

4. 血清密度调节的公式为：

$$Vn = \frac{Vo\ (d_m - d_o)}{d_n - d_m}$$

式中 Vn 为需加入的高密度液体积（ml）；d_n 为需加入的高密度液的密度（G/ml）；d_o 为密度调节前血清的密度（g/ml）d_m 为需调节的密度（g/ml）；Vo 为密度调节前血清的体积（ml）。

（杨永宗 姜志胜）

参 考 文 献

1. Ball RY, Stowers EC, Burton JH, et al. Evidence that the death of macrophage-derived foam cell contributes to the lipid core of atheroma. Atheroscl, 1995, 114 (1):45－54

2. 王佐，李全忠，杨向东，等. 高效液相色谱分析氧化型低密度脂蛋白处理的 U937 细胞胞内胆固醇及胆固醇酯，中国动脉硬化杂志，1998, 6 (4):317－320

3. Fogelman AM, Shechter I, Seager J, et al. Malondiade alteration of LDL leads to cholesteryl ester accumulation in human monocyte-macrophages. Proc Natl Acad Sci USA, 1980, 77 (4):2214－2218

4. 袁中华，杨永宗，杨小毅. 平滑肌源性泡沫细胞模型的制备. 临床与实验病理学杂志，1998, 14 (1):70－73

5. 金俊飞，杨永宗. 肺炎衣原体对 C57 BL/6J 小鼠腹膜巨噬细胞泡沫化的影响. 中国病理生理杂志，2000, 16 (8):730－733

6. 张国兵，陈灏珠，江智文，等. 巨噬细胞源性泡沫细胞形成过程中载脂蛋白 E 基因表达的变化. 中国动脉硬化杂志，2001, 9 (5):441－442

7. Kritharides L, Jessup W, Mander EL, et al. Apolipoprotein A I-mediated efflux of sterols from oxidized LDL-loaded macrophages. Arterioscler Thromb Vasc Biol, 1995, 15 (2):276－289

8. Smirnova IV, Kajstura M, Sawamura T, et al. Asymmetric dimethylarginine upregulates LOX-1 in activated macrophages：role in foam cell formation. Am J Physiol Heart Circ Physiol, 2004, 287 (2):H782－790

第四节 动脉粥样硬化有关细胞因子及基因表达实验

Ross 在原有的"损伤反应学说"（response to injury hypothesis）的基础上，20 世纪 90 年代又撰文"动脉粥样硬化（AS）发病机制的研究进展与方向"，将 AS 理解为一种慢性炎症病理过程。特别强调了细胞因子、生长因子等在 AS 发病中的重要作用和意义。在此过程中内皮细胞、巨噬细胞和平滑肌细胞构成病灶的三要素，三者通过细胞因子、生长因子等相互作用形成复杂的网络关系，控制动脉粥样硬化的发生发展。因此，对抗动脉粥样硬化药物的研究，自然地进入这个新颖而复杂的阵地，开始研究药物对这些因子的影响，以阐明药物的作用、效应和机制，从而深挖有效的抗动脉粥样硬化药。这方面的研究技术和方法发展很快，这里仅举部分实验以供参考。

一、药物对血小板衍生生长因子（PDGF）蛋白与 mRNA 表达影响的实验

在 AS 病变过程中血管平滑肌细胞（VSMC）的增殖和迁移是关键的一步，许多细胞因子、生长因子及原癌基因对其具有重要的作用，特别是 PDGF 对其促进作用更为突出。激活的血管内皮细胞（VEC）、VSMC 及单核巨噬细胞等均可合成与表达 PDGF，故实验观测药物对 PDGF 表达的影响，是阐明其抗动脉粥样硬化作用机制的方式之一。

（一）药物对 EC 源性 PDGF-B 蛋白表达影响实验

1. 原理 应用人脐静脉内皮细胞（HUVEC）在体外培养的条件下，加入 oxLDL 或 oxVLDL 可促使其 PDGF-B 蛋白的表达，同时加入所试药物，并以免疫细胞染色法的方法观测其表达的强度，以确定药物的效应。

2. 试剂及仪器 M199 培养基，胎牛血清（FCS），小牛血清（NCS），PDGF-B 单克隆抗体（鼠抗人），胰蛋白酶，Ⅷ因子抗血清（兔抗人），荧光标记羊抗兔 IgG，生物素标记羊抗 IgG，HRP 标记 SP。CO_2 培养箱，超净工作台，倒置显微镜，荧光显微镜，TJT-300 计算机辅助显微图像处理系统等。

3. 操作步骤

（1）HUVEC 的培养及鉴定

1）HUVEC 的培养　将分娩后 4h 内的健康新生儿脐带两端固定，用 D-Hanks 液洗净脐静脉内的血液，注入 0.25% 的胰蛋白酶，于 37℃ 消化 15~20min。再用含 10% NCS 的 M199 培养基终止反应并冲洗，收集消化液及冲洗液，以 1500r/min 离心 10min，弃去上清液，加入含 10% FCS 的 M199 培养液，制成细胞悬液，分种于培养瓶内，置 5% CO_2、37℃ 培养箱内培养，隔天换液。

2）HUVEC 的鉴定　接种后 7d 左右基本汇合，于倒置显微镜下细胞呈铺路石状，生长呈接触抑制、单层汇合特征。间接免疫荧光测定Ⅷ因子相关抗原阳性。

（2）LDL、VLDL 的分离与氧化修饰　按密度梯度超速离心法制备 LDL 和 VLDL，其密度分别为 1.020~1.063，0.950~1.006g/ml。加入 GSH 0.56mmol/L，EDTA 1mmol/L，青霉素 500kU/L，链霉素 50mg/L，充 N_2，4℃ 避光保存。临用前在充 N_2 环境下用 0.154mol/L NaCl 缓冲液在 4℃ 透析 24h，再加入 10μmol/L Cu^{2+} 4℃ 孵育 24h 后用含 1mmol/L EDTA、0.154mol/L NaCl 缓冲液于 4℃ 透析 24h，用 0.45μm 滤膜过滤备用。按改良 Lowry 法进行蛋白定量。以 TBARS 值表示其氧化修饰程度。此生成的 oxLDL 及 oxVLDL 的 TBARS 值应为 6.3~7.5μmol/g 蛋白。

（3）实验设计与分组　取生长良好达亚汇合的第二代 HUVEC，弃去原培养基，用 D-Hanks 液洗 2 次，加入 0.125% 的胰蛋白酶消化，于倒置显微镜下见 60%~70% 细胞回缩时，立即以 10% NCS 的 MI99 培养基终止消化。弃去消化液，以 10% FCS 的 M199 培养基吹打制成细胞悬液，调整细胞密度为 4×10^4/ml。接种至 5 组，放有盖玻片的培养瓶内，置 5% CO_2、37℃ 培养箱中培养 48h。然后弃去原培养液，用 D-Hanks 液冲洗，加入无血清 M199 培养基培养 24h。再分别加入终浓度为 25μg/ml oxLDL 或 oxVLDL（含或不含所试药物）。另设对照组，不加脂蛋白和所试药物。培养 2h，弃去培养基，用 D-Hanks 洗涤，加无血清 M199 培养基继续培养 24h。终止培养后取出盖玻片，用 0.01mol/L PBS（pH7.4）轻洗，4℃ 预冷丙酮与无水乙醇等体积饱和液固定，用于免疫细胞化学染色。

（4）免疫细胞化学染色　参考 LSAB 法。先将标本用 0.01mol/L PBS（pH7.4）洗涤，加牛血清白蛋白 15min，加 PDGF-B 抗体（1:1000）。在 4℃ 过夜，用 0.01mol/L PBS（pH7.4）洗，加生物素标记羊抗鼠 IgG（1:100），37℃ 温孵 30min，0.01mol/L PBS 洗涤，加 HRP 标记 SP（1:100），37℃ 温孵 20min，用 0.01mol/L PBS（pH7.4）洗涤，经 DAB/H_2O_2 显色。阴性对照组用 PBS 取代第一和第二抗体。显色结果经 TJTY-300 型显微图像处理系统测定平均光密度，组间比较应用 t 检验。

（5）可能出现的结果　免疫细胞化学染色可见，阴性对照者染色阴性，对照组 HUVEC PDGF-B 蛋白染色阳性，位于胞质、核周着色稍深。加入 oxLDL 或 oxVLDL 者染色呈强阳性，尤以核周为甚。若同时应用抑制 oxLDL 或 oxVLDL 诱导培养 HUVEC PDGF-B 蛋白表达的药物，则染色深度明显减弱。

（二）药物对实验性动脉粥样硬化家兔 PDGF-B mRNA 表达影响实验

1. 原理　实验性动脉粥样硬化家兔的 VSMC 由主动脉中膜向内膜下迁移增殖，由收缩型向合成型表型转变，导致内膜明显增厚。可用 Slot blotting 杂交印迹法证实 PDGF-B mRNA 表达增加，也可应用抗动脉粥样硬化药于实验性动脉粥样硬化家兔，观察其对 PDGF-B mRNA 表达的影响。

2. 主要试剂　v-sis 探针 1.4kb，β-actin 探针 0.8kb，随机引物标记 Kit，焦碳酸二乙酯（DEPC），异硫氰酸胍，十二烷基肌氨酸钠，β-巯基乙醇，〔α-^{32}P〕dCTP（放射性活度 370mBq/ml，放射化学纯度 >95%），鲑精 DNA（Ⅲ型，钠盐），牛血清白蛋白（BSA，组分 V），聚蔗糖（Ficoll 400），聚乙烯吡咯烷酮（PVP），硝酸纤维素膜，十二烷基硫酸钠（SDS），杂交袋等。

3. 实验步骤

（1）实验动物模型复制与标本制备　参照本篇第六章第一节复制动脉粥样硬化家兔模型，并设立对照组（C），模型组（M）及用药组（D）。实验完成后将家兔处死，以主动脉弓部开始取 1cm 标本置液氮中保存，用于 RNA 的提取。

（2）总 RNA 的提取　按 Chomezynski 等的 AGPC 一步法提取，步骤如下：

1）取组织约 100mg，液氮状态下研碎，转入匀浆管内。

2）加入 D 溶液（4mol/L 异硫氰酸胍，25mmol/L 柠檬酸钠，0.5% 十二烷基硫酸钠，0.1mol/L β-巯基乙醇）1ml，匀浆。

3）转置于另一离心管中，加入 0.1ml 2mol/L 乙酸钠（pH4.0），翻转数次混匀。

4）加入 1ml 水饱和酚，混匀。

5）加入 0.2ml 氯仿：异丙醇（49：1），充分混匀，用力摔离心管 10s，置冰浴中 15min。

6）4℃，12 000r/min 离心 15min。

7）取上层水相液于另一离心管中，加入等体积异丙醇，置 −20℃ 至少 1h。

8）4℃，12 000r/min 离心 15min，弃去上清液。

9）加入 D 溶液 0.3ml，用力振荡。

10）加入异丙醇 0.3ml 混匀，置 20℃ 1h。

11）4℃，12 000r/min 离心 10min，弃去上清液。

12）加 1ml 75% 乙醇洗涤沉淀，漩涡振荡混匀。

13）4℃，7500r/min 离心 5min，弃去上清液。

14）真空干燥 10min。

15）用 DEPC 处理水（无 RNase）溶解 RNA，保存于 −70℃。

（3）Slot blotting 印迹杂交　先将样本总 RNA 在紫外分光光度计比色测定 OD_{260nm} 和 OD_{280nm} 值。样本 OD_{260nm}：OD_{280nm} 比值均在 1.8～2.0 之间。按 OD_{260nm} 值用下列公式计算 RNA 含量：

总 RNA 量（μg）= OD_{260nm} ×40（μg/ml）× 体积（ml）

1）RNA 电泳鉴定

A. 将琼脂糖加入 1×甲醛凝胶电泳缓冲液（含 0.02mol/L MOPS，8mmol/L 乙酸钠，1mmol/L EDTA，pH7.0）至终浓度为 1%。

B. 煮沸溶解琼脂糖，冷却至 50～60℃。

C. 将 37% 甲醛溶液（12.33mol/L）加入凝胶溶液（终浓度为 2.2mol/L），倒入已用胶带封住边缘的制胶盘中，放好梳子，使凝胶凝固 1h。

D. 将下列成分依次加入 Eppendorf 离心管中。

样品 RNA（20μg）	4.5μl
5×甲醛电泳缓冲液	2.0μl
甲醛	3.5μl
甲酰胺	10.0μl

置 65℃ 温育 15min，迅速转冰浴中。

E. 加入 2μl 加样缓冲液（含 50% 蔗糖，1mmol/L pH8.0 EDTA，0.25% 溴酚蓝，0.25% 二甲苯青），稍加离心。

F. 加样前将凝胶预电泳 5min，电压 5V/cm，然后将样品加至凝胶加样乳，并 18s 和 28s rRNA 加入另一加样孔，作为分子量标准参照物。

G. 在 1×甲醛凝胶电泳缓冲液中电泳，电压 3～4V/cm，2～3h，至溴酚蓝迁出约 8cm。

H. 电泳结束后，切下分子量标准参照物条带，EB（0.5μg/ml）染色，紫外线灯下观察电泳情况及照像。

2）点样

A. 将一张硝酸纤维素膜（孔径 0.45μm）在水中浸泡片刻，再用 20×SSC（1×SSC 为 0.15mol/L NaCl，0.15mol/L 枸橼酸钠）室温浸泡 1h。

B. 用 0.1mol/L NaOH 溶液冲洗抽提加样器，再用灭菌水彻底清洗。

C. 将两张用 20×SSC 浸湿的厚滤纸放在多孔抽滤加样器的抽真空板上面，并在其上放一张已经浸湿的硝酸纤维素滤膜，除掉气泡，将加样器上下两部分夹紧，并连接于抽真空装置。

D. 在夹槽内装满 10×SSC，轻缓抽吸使液体滤过硝酸纤维素滤膜，并重复 1 次。

E. 将 10μl RNA 水溶液（含 10μg RNA）与下述溶液混合：

甲醛（37%）	7μl

甲酰胺（100）   20μl

20×SSC   20μl

在68℃温育15min后冰浴冷却样品。

F. 每份样品加2倍体积20×SSC。

G. 用负压抽吸，使夹槽内10×SSC溶液滤过硝酸纤维素膜，后关闭真空装置。

H. 将样品液加入夹槽，负压抽吸。待所有样品液滤过纤维素膜后，每夹槽内加入10×SSC进行抽滤情况，并重复1次。

I. 待上述溶液滤过纤维素膜后，继续抽吸9min，以干燥硝酸纤维素膜。

J. 取出纤维素膜，在室温下彻底晾干，再置干燥箱内80℃干烤2h。

3）预杂交

A. 将干燥膜漂浮于6×SSC中，由下而上完全润湿后，于液体内浸泡2min。

B. 将膜装入杂交袋，加入预杂交液（0.2ml/cm²），赶尽袋内气泡，用封口机将杂交袋口封住，在68℃水浴振荡3~4h。

预杂交液的组成为：6×SSC；5×Denhardts（1×Denhardts为0.02% PVP，0.02% BSA及0.02% Ficoll 400）；0.5% SDS；100μg/ml变性鲑精DNA。

4）探针标记 探针用〔$\alpha-^{32}$p〕dCTP按随机引物标记法（按Promega kit说明书操作）标记，用手提式自动γ计数器测其放射比活性为5×10^8cpm/μg。

5）杂交 将标记探针置沸水煮5min，然后置冰上迅速冷却。将变性探针直接加入另一未污染的塑料袋中，置38℃水浴振荡18~24h。

6）洗膜与放射自显影 取出滤液，用1×SSC，0.1% SDS，室温洗20min；再换0.2×SSC、0.1% SDS 68℃洗20min，重复3次。用0.1×SSC短暂漂洗，将其置滤纸上，除去液体。用塑料膜包好滤液，压上X线片，于-70℃曝光7d。常规冲洗X线片。用TJTY-300型图像处理系统进行相对定量。

4. 可能出现的结果 经AGPC一步法提得的总RNA，经测定OD_{260nm}/OD_{280nm}比值应达1.8~2.0。1%琼脂糖甲醛凝胶电泳鉴定可见总RNA分离后呈清晰的28S和18S区带。Slot blotting结果M组PDGF-B mRNA表达明显增强，可较C组强数倍。D组如果药物确有抑制PDGF-B mRNA表达的作用，则明显减弱，说明其对VSMC的增殖有对抗效应。

5. 方法评价 slot blotting杂交是将DNA或RNA样品经变性后直接点样于尼龙膜上，然后进行杂交和检测。其优点是简单、迅速，可同时做多个样品；缺点是特异性不好，有一定比例的假阳性，此外，靶核酸的分子大小难于判断。

二、药物抑制巨噬细胞源性生长因子刺激平滑肌细胞 c-myc 基因表达实验

（一）原理

原癌基因c-myc在AS病变过程中的表达明显增强，其表达产物为DNA结合蛋白，此蛋白结合于染色体上DNA的特定增强子或启动子，直接参与细胞分裂增殖密切相关的基因表达调控。影响动脉粥样硬化发生的多种因素可调节c-myc基因表达，其中巨噬细胞源性生长因子（macrophage-derived growth factor，MDGF）对于VSMC c-myc基因表达起着十分重要的作用，为此可观测药物对MDGF促进VSMC c-myc基因表达的影响。本实验用核酸原位杂交法。

（二）材料制备

1. 正常兔VSMC的培养 取4~6周龄家兔的主动脉平滑肌细胞，采用组织贴块法原代培养。再经0.125%胰蛋白酶消化、清洗、接种等步骤代培养，传代密度为5×10^4~5×10^5个。常规培养用含20%胎牛血清的DMEM培养基，培养后的VSMC在倒置相差显微镜下呈典型的"峰谷"状结构，并经透射电镜观察鉴定。

2. 巨噬细胞培养及条件培养基的制备 参照邱红明等的方法制备兔巨噬细胞（macrophage，MP）及贫血小板血清（poor platelet serum，PPS）。将收集的兔腹腔MP进行细胞计数，Giemsa染色，MP纯度大于80%，台盼蓝拒染试活细胞>90%，调整细胞浓度为4×10^5/L，按1.4×10^5/cm²的密度接种于25cm²

培养瓶中，加入含20%小牛血清的DMEM，37℃孵育2h，使其附壁，弃去培养基，用温PBS轻洗细胞2次后，更换含5%PPS的DMEM，再37℃孵育24h，收集培养液，于3000r/min离心30min，经0.22μm微孔滤膜过滤，即为含MDGF的条件培养液（conditioned-medium，CM），在30℃保存备用。

3. 分组实验培养基的制备

（1）正常对照组培养基 为含5%PPS的DMEM，不含生长因子。

（2）阳性刺激组培养基 即MP-CM，含MDGF。

（3）药物实验组培养基 在MP-CM中加入适当浓度的所试药物，然后以5%NaHCO$_3$调pH为7.2即得。

（三）实验步骤

1. 杂交样品制备 先将第四代VSMC接种于用10mg/L polylysine处理过的飞片上，每5d换液1次，培养15d后，分别加入3种实验培养基，48h后用含4%（W/V）多聚甲醛、0.1%戊二醛和4%蔗糖的PBS（pH7.4）洗3次，每次10min，用DEPC处理的双蒸馏水漂洗1次，然后浸入70%乙醇中4℃保存备用。

2. cDNA探针的标记 采用随机引物法制备生物素标记的c-myc基因cDNA探针。

3. 细胞内原位杂交 取保存于70%、4℃乙醇中的培养细胞飞片，用PBS洗3次，每次5min；含0.05% Triton×-100的PBS处理5min，PBS洗2次，每次5min；含100mmol/L glycine的PBS处理10min；2×SSC中37℃平衡10min；用不含探针的杂交液预杂交，37℃ 1h，然后与变性的cDNA探针于37℃杂交16h（杂交液：50%甲酰胺，2×SSC，1%BSA，1×Denhart's，100mg/L鲑精DNA，1mg/L biotin-c-myc-cDNA）；用含50%甲酰胺的2×SSC，1×SSC，0.1×SSC于37℃依次各洗2~3次，每次10min；PBS过滤洗涤2次，每次5min，用含3%BSA，0.05% Triton X-100，2mmol/L MgCl$_2$的PBS于30℃封闭30min，加入含1%BSA和0.05% Triton X-100的PBS和1∶500稀释的streptavidin-FITC室温反应1h，PBS清洗4次，每次10min，重蒸馏水冲洗2次，用含50%甘油的PBS封片，荧光显微镜观察并照相。

（四）观察方法

1. 观察阳性细胞率 在荧光显微镜下计数200个细胞，观察其胞质内的荧光反应，有反应者为阳性细胞，无反应者为阴性细胞；再按下式计算阳性细胞百分率：阳性细胞百分率＝阳性细胞数/200×100%

2. 观察全片反应强度 将阳性细胞的反应强度分为以下4级

Ⅰ级为阳性反应占胞质面积的1/4；

Ⅱ级为阳性反应占胞质面积的1/2；

Ⅲ级为阳性反应占胞质面积的3/4；

Ⅳ级为阳性反应占胞质面积的4/4；

全片反应强度积分＝（Ⅰ级细胞百分率×100）+（Ⅱ级细胞的百分率×200）+（Ⅲ级细胞的百分率×300）+（Ⅳ级细胞的百分率×400）。

（五）可能出现的结果

经以上实验可见在巨噬细胞条件培养基中，表达c-myc基因的VSMC数显著增加，如果所加的实验药有抑制VSMC增殖的作用，可能降低VSMC增殖相关基因c-myc的表达。

三、药物对单核细胞趋化蛋白-1（MCP-1）蛋白与mRNA表达影响的实验

单核细胞首先黏附于内皮，随之迁入内皮下间隙，是AS发病中的一个关键性早期事件。单核细胞趋化蛋白-1（monocyte chemoattractant protein-1，MCP-1）在该过程中发挥重要作用，MCP-1是新近被确认的对单核细胞和巨噬细胞具有趋化、激活双重作用的细胞因子，故实验观测药物对MCP-1表达的影响，是阐明其抗AS作用机制的方式之一。

（一）药物对EC源MCP-1蛋白表达影响实验

1. 原理 近年来的研究显示，构成AS病变的主要细胞平滑肌细胞、内皮细胞、单核细胞和巨噬细胞均能表达MCP-1，它特异性地作用于外周血中的MC，招引其迁移至内皮下，构成了AS发生和发展的重要机制。可应用HUVEC在体外培养的条件下，加入oxLDL或oxVLDL促使其MCP-1蛋白表达，同时加

入所试药物，并以 ELISA 法观察其表达的强度，以确定药物的影响。

2. 试剂及仪器　M199 培养基，胎牛血清（FCS），小牛血清（NCS），胰蛋白酶，兔抗人Ⅷ因子抗血清，MCP-1 单克隆抗体（小鼠抗人），HRP 标记羊抗鼠 IgG，邻苯二胺（OPD）。CO₂ 培养箱，超净工作台，倒置显微镜，酶联免疫测定仪等。

3. 操作步骤

（1）HUVEC 的培养及鉴定　同 PDGF-B 蛋白表达影响实验。

（2）实验设计及分组　将 HUVEC 以 0.125% 胰蛋白酶消化细胞，按 2×10^8 个细胞/L 接种于 96 孔板中（每孔 200μL）。待细胞完全汇合后，弃上清，用 D-Hanks 液冲洗，加入无血清 M199 培养基培养 24h。再分别加入终浓度为 25μg/ml oxLDL 或 oxVLDL（含或不含所试药物），另设对照组，不加脂蛋白和所试药物。于 37℃、5% CO₂ 培养箱内培养 16h。然后用细胞夹心 ELISA 法进行测定。

（3）细胞夹心 ELISA 法　依次加入下列试剂：0.25g/L 戊二醛固定、30ml/L 过氧化氢、0.3ml/L Tritonx-100、30g/L 小牛血清白蛋白、小鼠抗人 MCP-1 单抗（1:500，4℃过夜）及 HRP 标记的羊抗鼠 IgG（1:3000，37℃ 1h），每孔加入液体量为 100μL。每次加液前，用 0.01mol/L PBS 漂洗 3 次，每次 5min，用磷酸枸橼酸钠缓冲液、0.04g/L 邻苯二胺（OPD）和 0.15g/L H₂O₂ 显色（37℃、5min），以 2mol/L 硫酸终止反应，在酶联免疫测定仪上读取 492nm 处的吸光度（A）值。用 PBS 代替一抗孵育细胞，测定背景染色，用实验组的 A 值减去背景的 A 值，表示 HUVEC MCP-1 的表达。

4. 可能出现的结果　HUVEC 经 oxLDL 或 oxVLDL 刺激后，用细胞 ELISA 检测 MCP-1 表达的 A 值明显升高，即 MCP-1 的表达有显著增强。若同时应用抑制 oxLDL 或 oxVLDL 诱导培养 HUVEC MCP-1 蛋白表达的药物，则 A 值明显降低。

5. 注意事项

（1）聚苯乙烯微量反应板应选择高质量、非特异性吸附小的产品。

（2）反应各步均应充分洗涤，以除去残留物，减少非特异性吸附。为使结果重复，应固定洗涤次数及放置时间，切忌震荡或相互污染。

（3）为使显色反应便于比较，显色后置室温暗处的时间应一致，终止反应 3~5min 后应立即比色，必要时可设阳性比照，以固定显色及终止时间。

6. 方法评价　夹心 ELISA 是十分特异的，原因在于其中的抗体对有针对性地抗 2 个（或多个）相区别的表位。因此，夹心 ELISA 可鉴别不同的细胞因子，即使它们可能具有相重叠的生物学功能，这是其他生物学实验手段可能是无法做到的。虽然夹心 ELISA 在细胞因子的检测中十分有用，但是对 ELISA 数据的解释和分析仍有一些局限性应引起注意。例如，实验的标本常来源于组织培养上清液或生物体液，是由混合细胞群体产生的细胞因子。ELISA 的数据不能显示出单个细胞产生细胞因子的同一性和频率性的直接信息。此外，通过 ELISA 实验只能检测到具有免疫反应性的细胞因子蛋白的含量，而这并不能完全代表细胞因子的生物活性的水平。

（二）药物对实验性动脉粥样硬化家兔 MCP-1mRNA 表达影响实验

1. 原理　实验性动脉粥样硬化家兔 AS 血管管壁 MCP-1mRNA 表达可用原位杂交技术检出。也可应用抗 AS 药于实验性动脉粥样硬化家兔，观察其对 MCP-1mRNA 表达的影响。

2. 实验步骤

（1）实验动物模型复制与标本制备　参照本篇第六章第一节复制动脉粥样硬化家兔模型，并设立对照组（C），模型组（M）及用药组（D）。实验完成后将家兔处死，以主动脉弓部开始取 1cm 标本，投入液氮中速冻 15s，取出用冷冻切片机切成 20μm 厚的切片，附于涂有 1mg/ml 的多聚赖氨酸的载片上，自然晾干，4% 多聚甲醛（pH7.4）固定 15min。再用 PBS 清洗 5min；重复 2 次，加入 30%、60%、80%、95%、100% 乙醇梯度脱水。

（2）探针标记　使用地高辛标记的 cDNA 寡核苷酸探针与主动脉组织切片的 MCP-1mRNA 杂交。

（3）原位杂交流程　将处理好的切片至于适当器皿中，然后按下列程序处理：0.2mol/L HCl 浸泡 10min，TBS 浸泡 3min，乙酸酐溶液浸泡 20min，TBS 浸泡 3min（以上每次浸泡试剂用量均约 20ml），取出切片，仰置，加适量蛋白酶 K 溶液，覆盖过切片为宜，37℃温育 30min 后移置湿盒中。以 2.5mg/L 的比例向杂交缓冲液加入新变性的探针，取此杂交液约 50μl，取代切片上的蛋白酶 K 溶液，加盖 Parafilm（石蜡封口膜），42℃杂交 16h，以 4 × SSC 及 2 × SSC 洗片后，加 200μg/ml RNase A（溶于 0.5mol/L NaCl，10mmol/L Tris-HCl，pH8.0）溶液中，37℃消化 30min。用不含 RNase A 的上述溶液于 37℃下洗 30min，再用 0.1 × SSC 50℃下洗 10min，还用 0.1 × SSC 室温下洗 10min，经 70% 和 95% 乙醇两度脱水 5min 后，空气晾干。加 30g/L BSA 于 37℃封闭 30min，加羊抗人地高辛抗体-碱性磷酸酶复合物（1∶2000 稀释），室温孵育 1h，加氯化硝基四唑氮蓝（NBT）0.4g/L/5-溴-4-氯-3-吲哚-膦酸盐（BCIP）0.2g/L，在暗盒内显色 5h 后终止，以重蒸水洗切片 2 次，再用 TE 浸泡 10min 以上，晾干，树胶封片，照像。实验中以不加探针的杂交液杂交的标本作为阴性对照。

3. 可能出现的结果　原位杂交结果显示 C 组主动脉组织没有 MCP-1mRNA 表达，M 组主动脉组织 MCP-1mRNA 表达呈强阳性，内皮细胞、平滑肌细胞等胞质内可见大量紫蓝色颗粒；D 组如果药物确有抑制 MCP-1mRNA 表达的作用，则血管组织的表达信号可显著减弱。

4. 注意事项

（1）原位杂交都在载片上进行，因此，载片的清洗至关重要。具体操作是：载片置洗衣粉溶液中浸泡过夜，水冲洗净，酸泡 4~8h，烘烤干燥。用前经 1.304 × 10⁵Pa 高温灭菌 20min。

（2）为防止组织切片从载片上脱落，选用多聚赖氨酸作黏附剂，将多聚赖氨酸溶于经消毒的去离子水中，配制成 1mg/ml 的浓度，涂于载片上，备用。一定要用新鲜配制的，因为放置时间过久，多聚赖氨酸会解聚失效。

（3）切片在进入固定液之前，必须在空气中干燥至表面没有水分，否则容易脱落。

（4）所有做杂交的器皿和试剂瓶都需于 250℃ 干烤 2h；配好的试剂要消毒，不能消毒的试剂需用无菌蒸馏水配制。

（5）所有操作过程必须戴手套，尽可能是用镊子，避免手上 RNase 污染切片。

5. 方法评价　核酸原位杂交的优点是特异性高，可精确定位；能在成分复杂的组织中进行单一细胞的研究而不受同一组织中其他成分的影响；不需要从组织中提取核酸，对于组织中含量极低的靶序列有极高的敏感性；并可完整地保持组织与细胞的形态。和其他非放射性标记物一样，地高辛较放射性标记系统安全，方便、省时间。同时在敏感性和质量控制方面比生物素标记技术要优越，可以检测出人基因组 DNA 中的单拷贝基因。地高辛标记法显示的颜色为紫蓝色（标记碱性磷酸酶 – 抗碱性磷酸酶显色系统），有较好的反差背景。

四、凝胶电泳迁移率实验（EMSA）检测药物对 NF-κB DNA 结合活性的影响

（一）原理

核转录因子（NF-κB）是调节基因转录的关键因子之一，它参与许多基因、特别是与机体防御功能及炎症反应有关的早期应答基因的表达调控。业已证实，NF-κB 对多种促炎症细胞因子、黏附分子、趋化因子和生长因子等的表达起着关键的调控作用。在 AS 形成过程中，血管壁的炎症为其主要特征，而 NF-κB 参与炎症过程中的多种信号传导途径，并且在 AS 晚期参与平滑肌细胞增殖的生长因子亦可有 NF-κB 调控，因而认为 NF-κB 的激活是 AS 发生发展的始动机制之一。

NF-κB 的主要形式是 P50 和 P65 二个亚单位组成的双聚体，在未受刺激的细胞，NF-κB 受抑制蛋白 IκBα 影响，以无活性的胞质复合物形式存在，细胞受到刺激后，IκBα 快速磷酸化及降解，游离的 NF-κB 双聚体易位到胞核，激活靶基因。

凝胶电泳迁移率改变分析（EMSA）又称凝胶阻滞实验，是一种使用标记探针来研究蛋白与 DNA 调控区序列结合的技术。其基本原理是，DNA 结合蛋白与相应的 DNA 片段或寡核苷酸结合而形成 DNA-蛋白质复合物后，DNA 片段的分子量及电荷发生改变，因而在聚丙烯酰胺凝胶电泳体系中其电泳迁移率发生改变，通常较游离 DNA 片段的泳动速率慢得多，形成一较游离 DNA 片段滞后的带型，可根据滞后条带的强弱对核蛋白样品中转录因子活性进行定性和半定量分析。采用此方法可以鉴定特定基因调控序列中是否存在特定 DNA 结合蛋白的结合位点，也可以用来鉴定特定细胞核蛋白中是否存在某种基因的 DNA 结合蛋白，常作为基因转录调控因子的初步筛选，是研究序列特异性 DNA 结合蛋白的最常用方法。

（二）试剂及仪器

四甲基乙二胺（TEMED），PMSF，DTT，HEPES，NP40，EDTA，RIPA 蛋白裂解液，带正电荷尼龙膜，显影及定影液，凝胶电泳迁移率改变分析试剂盒（LightShift™ Chemilminescent EMSA kit.），5'-生物素标记的 NF-κB 寡核苷酸探针。Western blotting 电泳槽、转移槽，Alphalmager™ 2002 凝胶图像扫描仪。

1. 核蛋白提取液

（1）裂解缓冲液 A（20ml）

成分	加样量	终浓度
0.1mol/L Hepes-KOH（pH7.9）	2ml	10mmol/L
1mol/L NaCl	3ml	0.15mol/L
0.5mol/L EDTA	0.04ml	1mmol/L
10mmol/L PMSF	1ml	0.5mmol/L
NP40	0.12ml	0.6%
超纯水	13.84ml	

（2）裂解缓冲液 B（10ml）

成分	加样量	终浓度
1mol/L Hepes-KOH（pH7.9）	2ml	20mmol/L
1mol/L NaCl	4.2ml	0.42mol/L
0.5mol/L EDTA	0.004ml	0.2mmol/L
0.1mol/L $MgCl_2$	0.12ml	1.2mmol/L
10mmol/L PMSF	0.5ml	0.5mmol/L
Glycerol	2.5ml	25%
1mol/L DTT	0.005ml	0.5mmol/L
1μg/μl aprotinin	0.005ml	0.5μg/ml

注：DTT、PMSF 及 aprotinin 均为临用前加入。

（三）操作步骤

1. 大鼠主动脉组织核提取物制备　以下各步骤均严格在冰上操作，所用液体、器皿均需预冷至4℃以下，整个提取过程约在2h内完成。

（1）取主动脉组织约100mg，眼科剪将其剪成小块，尽可能地剪碎。

（2）加入约0.5ml预冷的裂解缓冲液 A，匀浆器（手动匀浆）研磨，直至无组织块残留，注意尽量避免产生过多泡沫。

（3）将匀浆液转移入预冷的1.5ml Eppendorf 管中，再加0.5ml冰冷的裂解缓冲液 A 冲洗匀浆器，并将冲洗液一并倾入 Eppendorf 管内。

（4）4℃离心，2000r/min，1min。

（5）上清移入另一冷 Eppendorf 管内，冰上孵育5min。

（6）4℃离心，5000r/min，10min。

（7）上清移入另一冷 Eppendorf 管内，为胞浆蛋白，沉淀物中加入50μl冰冷的裂解缓冲液 B，混匀。冰浴30min，每间隔10min振荡混匀1次。

（8）4℃离心，14 000r/min，15min。

（9）上清部分含核蛋白，Bradford 法测定蛋白浓度。分装后 -80℃保存备用。

2. NF-κB 寡核苷酸探针的退火 5′-生物素标记的 NF-κB 上下游探针等量混合后，在 PCR 仪上95℃，加热 3min，然后自然冷却至室温，即结合成双链探针。

3. 5%聚丙烯酰胺凝胶配制 在一无菌试管中依次加入下列成分：30% Acr/Bis 1ml，5×TBE 0.6ml，DDW 4.4ml，10% APS 30μl，TEMED 4μl，总体积6ml。混匀后迅速灌胶，插入梳子，避免气泡。约2h左右聚丙烯酰胺凝胶完全聚合，小心拔出梳子，以 0.5×TBE buffer 做电泳缓冲液，100V 预电泳60min。

4. 凝胶电泳迁移率改变分析

（1）NA-蛋白结合反应 反应体系：

Ultrapure water	—
10×Binding buffer	2μl
50% glycerol	1μl
100mmol/L MgCl$_2$	1μl
1μg/μl poly（dI·dC）	1μl
1% NP40	1μl
Nuclear extract	10μg
Biotin end-labeled NF-κB Oligo	20fmol
Total volume	20μl

短暂离心混匀，室温反应20min。加入 5μl 5×loading buffer，轻轻混匀后上样。

（2）电泳 换以新的 0.5×TBE，每孔上样量为20μl，100V 恒压电泳约1h，直至溴酚蓝到达距凝胶底部约 1/4 处。

（3）转膜 采用电转法。转移液为预冷的 0.5×TBE，4℃ 100V 转移45min，转移结束后可见溴酚蓝转移到带正电荷的尼龙膜上。

（4）紫外交联 将尼龙膜正面向下，置于凝胶扫描仪的暗箱中，开启紫外灯（波长为302nm），照射20min 后将膜取出。

（5）显色 将 Lightshift™ blocking buffer 及 4×Lightshift™ washing buffer 置于37℃~50℃水浴中，至其中的沉淀全部溶解，同时将 Lightshift™ substrate equilibration buffer 平衡至室温。将尼龙膜置入约10ml Lightshift™ blocking buffer 中，摇床上封闭15min。配制 3ml conjugate/blocking buffer（10μl Lightshift™ stabilized streptavidin-horseradish peroxidase conjugate +2.99ml Lightshift™ blocking buffer）。将尼龙膜放入上面配好的3ml conjugate/blocking buffer 中，摇床孵育15min。用 1×Lightshift™ washing buffer（4×Lightshift™ washing buffer 用超纯水按1∶3稀释）洗膜4次，每次5min。将尼龙膜转移至一新平皿中，加入10ml Lightshift™ substrate equilibration buffer，摇床孵育5min。配制 Lightshift™ substrate working solution 3ml（1.5ml Lightshift™ luminol/enhancer solution +1.5ml Lightshift™ stable peroxide solution）。将 Lightshift™ substrate working solution 用枪头加在膜的正面使其浸过膜，静置反应5min，进入暗室，将膜放入带有增感屏的 X 线片盒中，X 线胶片放置于膜的正上方，曝光 2~5min，显影，定影。

显影后可见密度强度不一的显影条带。将胶片上的图像输入 Alphalmager™ 2002 图像分析系统，应用 ID Image Analysis Software 进行表达强度测定，结果以 IOD（integral optical density）值表示，保存结果并进行半定量分析。

每次实验均设以下反应组：①阴性对照即游离探针组：为仅有生物素标记的 NF-κB 寡核苷酸双链 DNA 探针，作为探针位置的标志；②特异性竞争组：样品组织核蛋白 + 标记探针 + 过量非标记该探针，用以说明 NF-κB 寡核苷酸探针与核蛋白结合的特异性。

（四）可能出现的结果

EMSA 检测结果发现，M 组主动脉组织胞核中 NF-κB DNA 结合活性较 C 组显著升高，D 组如果药物确有抑制 NF-κB DNA 结合活性的作用，则电泳滞后带可显著减弱。

（五）方法评价

凝胶电泳迁移率改变分析亦称为凝胶阻滞实验（gel retardation assay），是检测转录因子结合 DNA 活性的常用方法。经典的方法为放射性核素标记法，存在着有放射性污染等缺点。本方法采用稳定的非核素（生物素末端标记）DNA 标记，去除了核素放射性的危险和处理废物的麻烦，而且操作时间短，一天完成整个实验，从标记探针到 EMSA 结果分析只需一天的时间。灵敏度较高，方法简单，可以检测出亚飞克级的蛋白。

（刘慧青 张岫美 吴葆杰）

参 考 文 献

1. Pillarisetti S, Alexander CW, Saxena U. Atherosclerosis—new targets and therapeutics. Curr Med Chem Cardiovasc Hematol Agents, 2004, 2 (4): 327 - 334

2. 程翔, 廖玉华. 炎症与动脉粥样硬化. 中华心血管病杂志, 2004, 32 (5): 475 - 477

3. Boucher P, Gotthardt M. LRP and PDGF signaling: A pathway to atherosclerosis. Trends Cardiovasc Med, 2004, 14 (2): 55 - 60

4. 王淳本, 宗义强, 吴万生, 等. 两步超速离心法快速分离大量血浆极低密度脂蛋白及低密度脂蛋白. 同济医科大学学报, 1995, 24 (3): 169 - 171

5. Misiakos EP, Kouraklis G, Agapitos E, et al. Expression of PDGF-A, TGFb and VCAM-1 during the developmental stages of experimental atherosclerosis. Eur Surg Res, 2001, 33 (4): 264 - 269

6. Joe Sambrook, David Russell 著, 黄培堂 等译. 分子克隆实验指南（第三版）. 北京: 科学出版社, 2002

7. 卢圣栋. 现代分子生物学实验技术. 第二版. 北京: 中国协和医科大学出版社, 1999

8. 张文军, 包晓峰, 王秀凤, 等. 丹参酮 II a 磺酸钠抑制巨噬细胞源性生长因子刺激平滑肌细 c-myc 基因表达. 中国动脉硬化杂志, 1996, 4 (1): 45 - 47

9. 徐淑云, 卞如濂, 陈修. 药理实验方法学. 第三版. 北京: 人民卫生出版社, 2002

10. Chen YL, Chang YJ, Jiang MJ. Monocyte chemotactic protein-1 gene and protein expression in atherogenesis of hypercholesterolemic rabbits. Atherosclerosis, 1999, 143 (1): 115 - 123

11. Feng AN, Chen YL, Chen YT, et al. Red wine inhibits monocyte chemotactic protein-1 expression and modestly reduces neointimal hyperplasia after balloon injury in cholesterol-Fed rabbits. Circulation, 1999, 100 (22): 2254 - 2259

12. Xie QY, Ming Sun, Yang TL, et al. Losartan reduces monocyte chemoattractant protein-1 expression in aortic tissues of 2K1C hypertensive rats. Int J Cardiol, 2006, 110 (1): 60 - 66

13. 石翠格, 胡刚, 汪海. NF-κB 在动脉粥样硬化中的始动作用. 中国药理学通报, 2004, 20 (4): 382 - 385

14. Ruscher K, Reuter M, Kupper D, et al. A fluorescence based non-radioactive electrophoretic mobility shift assay. J Biotechnol, 2000, 78 (2): 163 - 170

15. Onizuka T, Endo S, Hirano M, et al. Design of a fluorescent electrophoretic mobility shift assay improved for the quantitative and multiple analysis of protein-DNA complexes. Biosci Biotechnol Biochem, 2002, 66 (12): 2732 - 2734

16. Gupta SV, McGowen RM, Callewaert DM, et al. Quantitative chemiluminescent immunoassay for NF-kappaB-DNA binding activity. J Immunoassay Immunochem, 2005, 26 (2): 125 - 143

第四章 缺血性预适应的机制及药理学研究

缺血性预适应（ischemic preconditioning）的最初概念是指心脏对缺血性损伤的短暂的适应，这种适应性反应表现在随后的长时间持续性缺血中细胞死亡的减轻。最初的报道源于反复短暂阻断冠状动脉可减小随后长时间缺血所致的心肌梗死体积，但随着对缺血性预适应研究的深入，预适应已被认为是一广泛存在于人体内的保护机制，其概念已被扩展至更广阔的领域。随着我国人民生活水平的提高，心脑血管已成为影响人民健康的重要因素。因而，研究缺血性预适应的机制有着重要的临床应用价值，深入了解其机制对缺血性疾病所致的损伤，尤其对缺血心脑血管病的治疗具有重要的意义。本章将详细讨论缺血性预适应这一广泛存在的保护现象的概念，发生机制以及基于此的药理学研究。

第一节　预适应的概念

　　1985 年 Murry 和他的同事首次报道，结扎狗冠状动脉 5min，继而再灌注 5min，如此反复 4 次，再持续结扎冠状动脉 40min 造成心脏的局灶性缺血，而后松开结扎造成再灌注，在持续再灌注 96h 后将心脏摘除做组织学染色，结果发现，经 5 次反复缺血再灌注处理的狗心脏，其缺血所致的梗死体积明显小于未经处理，单纯经历 40min 缺血可减轻心肌缺血性损伤。进一步研究发现，这种保护作用不是通过改善冠状血流实现的，而是源于提高心肌对缺血性损伤的耐受性。这种由多次短暂的缺血所致的心肌保护现象被称为缺血性预适应（ischemic preconditioning）。在 Murry 首次报道的关于缺血性预适应的实验后，人们在兔、鼠、猪的在体缺血模型上也观察到了这种缺血所致的心肌保护现象。而且在临床血管成型手术中也观察到，反复多次短暂阻断病人的冠状动脉也可减少随后长时间缺血所致的心肌梗死体积。目前，预适应定义的外延已扩大，主要表现在以下 4 个方面。

　　1. 诱发因素不单限于缺血，也包括非缺血性因素，如热休克，药物，机械刺激等。

　　2. 其保护也不仅限于最初定义的梗死体积减小，也包括心律失常的改善，心功能，心自主神经的传导及血管运动能力的恢复。

　　3. 缺血性预适应的概念已被扩展至更广泛的领域。脑，骨骼肌，肠等许多器官都存在有反复多次短暂性缺血可减小随后长时间缺血所致损伤的现象。

　　4. 缺血性预适应的时间窗（window）不仅仅在预适应后 96h，也包括一迅速发生于缺血性预适应后数分钟至 2~3h 的保护性反应窗，这一时相的保护性反应称为第一时间窗（first window）或早期时相（early phase），也称急性时窗（acute window）或急性预适应（acute preconditioning），与之相对应的另一保护时段发生于预适应后数小时持续到数周，这一时相称为第二时间窗（second window）或晚期时相（delayed phase），也称延迟时窗（delayed window）。

　　尽管诱发缺血性预适应的方法（反复阻断冠状动脉血流）很难应用于临床治疗，但缺血性预适应的发生机制却蕴含着非常重要的临床意义。如能研究并发现引发缺血性预适应的某种关键性因素，如某种因子，然后外源型的给予这种因素（因子）来诱发缺血性预适应，从而抵抗缺血性损伤，对缺血性疾病的防治无疑有重要的作用。因此，人们对缺血性预适应机制的研究投入了越来越多的资金与精力。众所周知的美国心脏联合会（American Heart Association，AHA）年会，已成为世界级的关于心脏疾病研究的会议，以收入美国心脏联合会年会的论文量为例，在 1985 年，Murry 和他的同事报道诱发缺血性预适应的文章（1986）仅有 9 篇，而随后的几年已增加了几十倍。

第二节　预适应的形成机制

　　心肌缺血所引起的代谢改变主要表现为高能磷酸肌酸（CrP）及三磷酸腺苷（ATP）的裂解，由此引起其代谢产物无机磷酸盐、脂肪酸、乳酸、H^+ 及 NADH 的蓄积。随着缺血性进程的加深，细胞内游离钙因贮存钙的漏出增加或通过 Ca^{2+} ATPases 再摄入的减少而增高。如冠状血流能在 15~20min 内再通，缺血所致的损伤为可逆性损伤，通常只表现为心功能持续数小时减低。这种心功能持续数小时减低的现象称为功能丧失（stunning）。缺血时间如超过 20min，常会引发磷脂酶（phospholipases）及蛋白水解酶（protease）的激活，由此产生不可逆性心肌损伤。缺血性预适应不仅能改善心脏功能的丧失，也能抵抗缺血再灌注造成的不可逆性心肌损伤。临床上功能丧失最常见于冠状动脉旁路移植手术血管再通、溶栓治疗、心脏移植或心绞痛的病人，而不可逆性心肌损伤则见于急性心肌梗死的患者。缺血性预适应的形成机制中包含着对这些疾病的重要防治意义。经多年的研究认为，预适应的形成是由多因素，多个基因表达产物共同参与介导的一个复杂过程。这些因素包括腺苷（adenosine），蛋白激酶 C（protein kinase C，PKC），

ATP 敏感性钾通道, 活性氧自由基 (reactive oxygen species), 一氧化氮 (nitric oxide), 一氧化氮合酶 (nitric oxide synthase), NF-κB, 阿片肽, 丁醛醇还原酶 (aldose reductase), 抗氧化酶, cyclooxygenade-2-antioxide enzymes protein tyrosine kinases, mitogenactivated protein kinases, heat stress protein 等。

第三节　缺血性预适应模型

取新生大鼠 (2d 龄 SD 幼龄) 将皮层取出, 置于细胞分离液 [Hanks 平衡盐溶液, 0.36% (W/V) 葡萄糖, 0.75% 蔗糖, 28mmol/L Hepes, pH7.3, 渗透压为 320mOsm/kg] 中切成小块, 加入 0.25% 胰蛋白酶, 37℃ 温孵 90min, 将其悬浮于 DMEM 培养基中, 同时用吸管轻轻吹打 90 次, 1000r/min 离心, 将细胞悬液置于神经元培养基 [mearobasal-A (Gibco), 4500g/L 葡萄糖, 2% B27 附加物, 1mmol/L L-谷氨酸, 0.2% 马血清] 中, 24 孔培养板每孔中加入 500μl 细胞悬液, 置二氧化碳培养箱培养。

神经元培养 4d 后, 每孔中吸除 250μl 培养基, 将培养的神经元置于密封的孵育箱中, 密封后, 充以 5% CO_2, 95% N_2 混合气, 室温孵育 20min, 用测氧仪测定氧浓度, 在此浓度下, 到孵育末期, 氧浓度可降至 8%, 将细胞自密封箱中取出, 每孔中加入 250μl 含 2 倍浓度的 B27 附加物和马血清的培养基, 恢复培养基容积, 置二氧化碳培养, 缺氧适应可减轻 50% 的损伤结果。

第四节　针对心脏预适应的药理学实验

缺血性预适应产生的保护作用, 在临床及药理学的研究中具有重要的价值。尽管预适应性缺血是非致命损伤, 但利用预适应性缺血来诱导的保护作用在临床的应用仍十分有限。自 Murry 发现预适应这一有趣的现象以来, 人们对缺血性预适应机制的研究进行的研究, 旨在阐明其机制的基础上采用外源性介入的方法诱发缺血预适应, 从而将其应用与临床的缺血性再灌注疾病的防治中, 药理学工作者则更关心发现或开发一种对机体无毒或低毒的药物来诱发缺血性预适应, 达到防病治病的作用。实际上在近几十年关于缺血性预适应机制的研究中, 已逐渐认识到应激、缺血、缺氧等刺激诱导的预适应性保护作用也可用外源性的药物来诱导, 这些药物包括与缺血性预适应产生相关的 K_{ATP} 受体的激动剂、腺苷受体的激动剂、NO 供体、乙酰胆碱等。这些物质的作用我们在前面关于缺血性预适应机制的研究中已涉及。而且实践中证明, 这些药物在临床的应用性研究中也发现一些问题。在此不做赘述。另外, 在缺血性预适应机制的研究中人们发现, 一些与缺血性预适应无关的物质甚或至毒物, 也能通过激发与缺血性预适应形成相关的因素来诱导缺血性预适应的形成, 从而对心脏起保护作用。这里主要介绍 MLA (monophosphoryl lipid A, MLA) 及 3-NPA (3-nitripripiinicacid, 3-NPA) 的研究, 前者已用于临床, 后者的发现和应用已有多年, 但近几年研究其有诱导预适应的作用, 是目前研究较多的药物。

一、MLA

1990 年, Berg 等报道内毒素能够抵抗肺纤维化和高压氧对小鼠的损伤, 几乎在同一时期 Brown 等在离体灌流的大鼠 Langendorff 模型上发现, 内毒素具有心脏保护作用, 证明其作用与过氧化氢酶的诱导有关。自此, 人们认为内毒素可能具有诱导机体抗氧化能力, 从而在缺血再灌注损伤中具有保护用。MLA 是一种内毒素的衍生物, 其结构中含有内毒素的有效结构。研究表明, MLA 具有较强的心脏保护用。研究表明, MLA 有很强的心脏保护用, 在狗的心脏缺血模型上, 缺血前静脉注入 30～100μg/kg 剂量的 MLA 就能使缺血造成的心梗死体积减小 40%～60%, 而在兔的心脏缺血模型上, 缺血前静静脉注入 35μg/kg 剂量的 MLA 就能使缺血造成的心梗死体积减小 70%。MLA 的心脏保护作用产生于注射后的 12～24h, 这种保护作用可被 K_{ATP} 的阻断剂 clibenclamd 阻断。MLA 还可以使心脏的单相动用电位时程缩短, 而这种作用又可被 clibenclamd 阻断。因此说明, MLA 可以诱导第二时相的预适应形成, 其作用机制可能与 K_{ATP} 通道的开放有关, 但其详细机制正在进一步研究之中, 临床上已将 MLA 用于脓毒血症的防治。

二、3-NPA

3-NPA 是一种由自然界植物和菌类产生的天然毒物, 最早用于制造选择性的神经性退化模型。其毒性作用主要是因为不可逆性地抑制了三羧环中的丁二酸盐脱氢酶,使线粒体的电子传递产生障碍。3-NPA有很强的降低心率的作用,其机制主要是抑制了线粒体的呼吸使ATP的产生减少。最近的研究表明,3-NPA不仅能诱导心脏的预适应的形成,也能诱导脑的预适应的形成。Ockaili等报道,在给兔静脉注入3-NPA能诱导心脏的第二时相的预适应形成,这种作用可被K_{ATP}通道阻断剂消除,说明3-MLA诱导第二时相预适应形成的作用,可能是通过K_{ATP}通道的开放而介导的。在抗缺血性脑损伤的研究中,Wiegand等发现,3d前给大鼠给予3-NPA(20mg/kg)能诱导大鼠对局灶性脑缺血的抵抗,能使永久性缺血和短暂性缺血的脑梗死体积分别减小70%和35%。而该剂量的3-NPA并未对脑组织造成任何坏死或凋亡。但3-NPA在注入后可引起脑内很长时间的自由基的产生。用自由基清除剂或蛋白合成抑制剂能有效地抑制3-NPA诱导的预适应的形成,说明3-NPA诱导的预适应的形成与自由基的产生及蛋白合成有关。而Aketa等在离体的脑片上发现,3-NPA诱导的抗脑缺血作用与通过腺苷受体的作用有关。另外,Brambrink等报道,3-NPA与抗凋亡基因bcl-2(antiapoptotic bcl-2)的增高有关。由此可见,3-NPA诱导的预适应的形成的药理机制尚在进一步研究之中。

本章对缺血性处理的产生机制及涉及的药理学范畴的研究作了简要综述。缺血性预适应的概念虽然才提出几十年,但研究却非常之广,它涉及近几十年生物研究的许多热点,如一氧化氮,氧自由基在缺血性预适应中的作用研究。近年来分子生物学的发展,给缺血性预适应的研究带来了有力的手段,转基因和特殊基因敲除的动物模型,使我们对某一基因在缺血性预适应中的作用有一整体水平的认识,对蛋白表达的研究使研究者不仅着眼于对现存蛋白的研究,而更多的着眼于预适应的刺激诱导了那些新蛋白的形成,这些蛋白的表达又是如何被调节的呢?这样一些更深层次的问题的研究。另一方面,缺氧所诱导的保护现象其许多年前就被观察到了,而且历来认为,缺血缺氧所诱导的保护作用在机制上是没有明显的区别,缺血性预适应研究的许多离体实验实质上是缺氧性预适应,这些本来大家认同,无所争议的概念目前在某些学者认为有可能是不同的。尤其是在近年来对缺血缺氧因子的研究进展,有人提出缺血与缺氧性预适应的形成在机制上可能有所不同。缺血性预适应的研究已有几十年,对缺血性预适应的研究虽然已非常之广深,而且仍方兴未艾,但从整体上来说,缺血性预适应的机制至今尚不完全清楚,目前认为,它是由多种基因表达产物共同参与介导完成的,而从祖国传统医学的思维来看,缺血性预适应实际上是一种"以毒攻毒"而引起的对组织的保护机制。这种机制实际上非常广泛存在于机体内。借助于这种思维不仅助于我们对缺血性预适应的机制从分子到整体的认识,而且有助于人们对诱导缺血性预适应药物的开发研究(如本章所介绍的MLA及3-NPA)。总之,自Murry首次报道缺血性预适应现象以来,研究和发现一种能诱发缺血性预适应的药物是全世界许多科学梦寐以求,充分利用博大精深的祖国传统医学思维和现代科学所提供的先进手段,无疑会给我们的研究带来契机。

(卫 国 张均田)

参 考 文 献

1. Murry C E, Jennings R B, Reimer K A. Circulation, 1986, 74:1124-1136

2. Murry C E, Jennings R B, Reimer K A. Circulation, 1991, 84:442-445

3. Murry C E, Richard V J, Jennings R B, et al. Am J Physiol, 1991, 260:796-804

4. Reimer K A, Murry C E, Jennings R B. Circulation, 1990, 82:2266-2268

5. Robert M, Mentzer J, Lasley RD. Developments in Cardiovascular Medicine, 1994, 148:3-16

6. Sommerschild HT, Kirkeboen KA. Acta Anaesthesiol Scand, 2000, 44:1038-1055

7. Downey JM, Liu Y, Ytrehus K. Developments in Cardiovascular Medicine, 1994, 148:137-151

8. Liu G S, Thornton J, Van Winkle D M, et al. Circulation, 1991, 84:350-356

9. Ishida T, Yarimizu K, Gute D C, et al. Shock, 1997, 8:86-94

10. Noma A. Nature, 1983, 305:147-148

11. Gross GJ, Schultz J E. Developments in cardiovascular Medicine, 1997, 194:125-131

12. Standen NB. Developments in Cardiovascular Medicine, 1995, 197：1－30
13. Gross G J, Yellow D M. Developments in Cardiovascular Medicine, 1995, 99－116
14. Weinbrinner C, Downey J M. Developments in Cardiovascular Medicine, 1994, 148：73－91
15. Liu Y, Ytrehus K, Downey J M. J Mol Cell Cardiol, 1994, 26：661－668
16. Ytrehus K, Liu Y, Downey J M. Am J Physiol, 1994, 266：1145－1152
17. Ping P, Takano H, Zhang J, et al. Circ Res, 1999, 84：587－604
18. Bolli R. Circ Res, 2000, 87：972－983
19. Murry C E, Richaed VJ, Jennings RB. Circulation, 1988, 78（suppl I）：11－77
20. Sun JZ, Tang XL, Park SW, et al. J Clin Invest, 1996, 97：562－576
21. Qiu Y, Rizvi A, Tang XL, et al. Am J Physiol, 1997, 273：2931－2936
22. Wei G, Wang P, Zweier J. Circulation, 1999, 100（suppl）：836－837
23. Sasaki H, Galang N, Maulik N. Antioxid Redox Signal, 1999, 1：317－324
24. Sasaki H, Ray P S, Zhu L, et al. J Mol Cell Cardiol, 2001, 33：283－294
25. Zhu H, Bunn HF. Science, 2001, 292：449－451
26. Semenza G L, Agani F, Booth G, et al. Kidney Int, 1997, 51：553－555
27. Huang L E, Willmore WG, Gu J, et al. J Biol Chem, 1999, 274：9038－9044
28. Sogawa K, Numayama Tsuruta K, Ema M, et al. Proc Natl Acad Sci USA, 1998, 95：7368－7373
29. Sandau KB, Fandrey J, Brune B. Blood, 2001, 97：1009－1015
30. Kukreja R C. Ann N Y Acad Sci, 1999, 874：211－221
31. Johnson R S, Her G R, Grabardk J, et al. J Biol Chem, 1990, 265：8108－8116
32. Stambagh K, Elliott GT, Jacobson KA, et al. Circulation, 1999, 99：3300－3307
33. Ockaili RA, Bhargava P, Kukreja RC. Am J Physiol Heart Circ Physiol, 2001, 280：2406－2411
34. Wiegand F, Liao W, Busch C, et al. Cereb Blood Flow Metab, 1999, 19：1229－1237
35. Aketa S, Nakase H, Nishi N, et al. Sakaki, 2001, 53：264－269
36. Aketa S, Nakase H, Kamada Y, et al. Exp Neurol, 2000, 166：385－391
37. Brambrink AM, Schneider A, Noga H, et al. J Cereb Blood Flow Metab, 2000, 20：1425－1436

第二十四篇 治疗糖尿病药物药理实验方法与技术

第一章 糖尿病及有关并发症的动物模型

在探讨糖尿病的遗传、病因、病理生理、并发症以及防治医学中，利用糖尿病动物模型很有必要，因为人类糖尿病属多基因遗传疾病，诱发疾病的因素很复杂，在大量人群中研究分析这些因素十分困难，例如对患者的世代家系就很不容易查清－糖尿病是慢性病，常有多种并发症，要研究后者，应对疾病各时期的代谢、免疫学及组织学等有较全面的了解，单从患者获取上述确切数据更是困难重重。相反，在动物群体中查清动物的系谱及某些类型糖尿病的基因，是可能在相对短的时期内办到的，因此，研究某些动物种系发展糖尿病的百分率及环境因素（感染、毒素、饮食及药物等）对诱发动物糖尿病及某些并发症的影响，均可为防治人类糖尿病提供重要线索。此外，研究抗糖尿病新药，也必须先试用于糖尿病动物，以评价药物的疗效及安全性。

人类糖尿病分型主要有：①1型糖尿病（type 1 diabetes mellitus，T1DM），由于胰岛 β 细胞破坏，胰岛素分泌减少（绝对缺乏胰岛素）所致体内糖、脂肪、蛋白质、水盐等代谢紊乱；②2型糖尿病（type 2 diabetes mellitus，T2DM），由于机体对胰岛素反应低下（相对缺乏胰岛素）导致体内代谢紊乱；③其他类型。1型糖尿病和2型糖尿病都是由遗传因素与环境因素共同作用而发病。

动物的糖尿病虽不能与人类糖尿病等同，但仍可按1或2型大致归类，前面冠以"类似"则更为恰当。动物模型中，应用啮齿类小实验动物较为合适，这类动物的生命周期短，易于人为控制遗传及环境各种条件，来源方便。

第一节 类似1型糖尿病的动物模型

一、胰腺切除法

胰腺切除是最早的糖尿病动物模型复制方法。一般选用较大的实验动物，如狗和家兔等，其次用大鼠。全部切除胰腺，可制成无胰性糖尿病动物模型，需补充外源性胰酶。如果希望动物保持良好的健康状况，需保留部分胰腺组织。目前这种方法几乎不用。

二、化学物质特异破坏胰岛 β 细胞

（一）链脲霉素（streptozotocin，STZ）

1. 原理 链脲霉素化学名称为 2-deoxy-2-（3-methyl-3-nitrosoureido）-D-glucopyranose，结构中的亚硝基脲是细胞毒，去氧葡萄糖部分使之易于进入细胞。STZ 的 α 异构体有较高的毒性，可能与细胞膜上的葡萄糖受体有较高亲和力。如果移去葡萄糖部分，则对细胞的特异毒性明显减少。STZ 通过自由基损伤细胞，使细胞内胰岛素合成受损，造成胰岛素缺乏。一次注射 STZ 可致 β 细胞坏死而无胰岛炎，若以小剂量 STZ 连续给动物注射，可产生胰岛炎及相关的糖尿病，后者涉及 T 细胞参与的自身免疫机制，这是 STZ 与四氧嘧啶作用的重要不同点。

2. 方法 将 STZ 溶于 0.1mol/L 柠檬酸缓冲液（pH4.0～4.5）中，临用前配制，不同动物种属剂量差异大。大鼠常用量为 60～80mg/kg（iv 或 ip），小鼠为 100～200mg/kg（iv 或 ip）。

3. 结果 注射 STZ 后 72h，血糖可稳定升高，动物有三多症状（多食、多饮、多尿），此时预测血糖

（葡萄糖氧化酶法）在 11.1mmol/L 以上即可选用。给小鼠连续 5d 注射小剂量 STZ（35 ~ 40mg/kg），1 ~ 2 周后可引起胰岛炎，雄性更敏感。

4. 注意事项　小鼠或大鼠注射 STZ 形成高血糖 30d 以后，少数动物的高血糖有所缓解，这是由于动物的胰腺腺泡细胞有增殖并转化为 β 细胞所致。剂量大小与试剂保存环境有关。

（二）四氧嘧啶（alloxan）

1. 原理　四氧嘧啶化学名称为 2, 4, 5, 6-tetraoxypyrimidine，是胰岛 β 细胞毒剂，通过产生超氧自由基而破坏 β 细胞，使细胞内 DNA 损伤，并激活多聚 ADP 核糖体合成酶（polyADP-ribose synthetase）活性，从而使辅酶 I（nicotinamide adenine dinucleotide, NAD）含量下降，导致 mRNA 功能受损，β 细胞合成前胰岛素减少，导致胰岛素缺乏。但四氧嘧啶对豚鼠无毒性作用，后者 β 细胞内缺乏锌，因此有人设想，四氧嘧啶的作用与干扰锌的代谢有关。四氧嘧啶引起的血糖反应分 3 个时相，开始血糖升高，持续约 2h，可能由于肝糖原分解，继而因 β 细胞残存的胰岛素释出引起低血糖约 6h，注射 12h 后，开始持续的高血糖状态。

2. 方法　四氧嘧啶易溶于水，但不稳定，对光敏感，应在临用前用生理盐水配制，最好置于棕色容器内。根据动物的敏感性及给药途径的不同，剂量各异。可参考表 24-1-1。

3. 结果　注射四氧嘧啶 72h 后，血糖可稳定升高，动物有三多症状，预测血糖在 11.1mmol/L 以上者可选用。

4. 注意事项

（1）动物禁食，对四氧嘧啶诱发高血糖较为敏感。

（2）静脉注射四氧嘧啶几小时内，有些动物（家兔易发生）有低血糖反应，甚至死亡，必要时静脉注射或腹腔注射葡萄糖急救。

（3）动物注射四氧嘧啶形成高血糖 30d 以后，少数动物的高血糖有所缓解，是由于动物的胰腺腺泡细胞有增殖并转化为 β 细胞所致。

（4）四氧嘧啶与链脲霉素特性的比较见表 24-1-2。

表 24-1-1　四氧嘧啶参考剂量

动物	剂量（mg/kg）	途径
犬	50 ~ 75	iv
兔	90 ~ 100	iv
大鼠	150 ~ 200	ip
大鼠	40 ~ 60	iv
小鼠	200	ip
小鼠	75 ~ 100	iv

表 24-1-2　四氧嘧啶与链脲霉素特性的比较

	四氧嘧啶	链脲霉素
最有效途径	iv	iv 或 ip
半衰期（min）	1.0	15.0
空腹时升血糖	敏感性加强	很少影响
加强升血糖效应	低血糖	未知
抗升血糖物质		
葡萄糖	+++	+
烟酸	++	-
烟酰胺	+++	+++
3-氧-甲基葡萄糖	++++	++++
2-脱氧葡萄糖	-	++
谷胱甘肽	++++	-
超氧歧化酶	≥ +	≥ +
D-甘露糖	+	-

三、自发性1型糖尿病动物

这种动物有自身免疫等病因参与，胰岛β细胞受损，因而胰岛素缺乏，动物不肥胖，常用于研究1型糖尿病病因、病理生理等。

兹扼要介绍几种常用模型特点，供实验者参考。

（一）中国仓鼠（chinese hamster，cricetulus griseus）

中国仓鼠近亲交配的子代，2～3个月龄时就可发生糖尿病，首先出现贪食，此时动物体内尚可维持正常热量，故不肥胖。国外发现有6个（L、XA、AC、AH、X、Z）近亲交配系，糖尿病发生率高达85%。动物发病时有血糖及血胰高血糖素升高，血中胰岛素正常或下降，胰脏的胰岛素含量较低。发病严重的动物空腹血糖高达27.8mmol/L（500mg/dl）糖异生增加。随着病情的发展，胰岛病理逐渐明显，体积变小，β细胞减少并脱颗粒及糖原沉积，胰岛素分泌明显减少。发病晚期，有些动物出现脑、肾小球毛细血管基底膜肥厚，神经传导减弱及自主神经病变引起的胃肠道功能紊乱等并发症。50%的动物寿命为14个月，而正常中国仓鼠为2年。糖尿病地鼠曾用磺脲及二甲双胍类药物治疗，有不同程度的改善，一般对轻症有效，空腹血糖高于11.1mmol/L无效。我国山西医科大学自1980年将野生的中国仓鼠在实验室驯养，通过近亲繁殖达10余代，形成一个庞大的仓鼠群体。糖尿病发病率为25%，多发生在第2～6代，发病动物的血糖一般在6.67～7.78mmol/L，少数动物血糖在7.8mmol/L以上。

（二）BB大鼠

是Wistar大鼠自发性变异种。培育中约有30%的BB大鼠表现为糖耐量异常；30%为明显的酮症酸中毒，如不用胰岛素治疗，后者在1～2周内死亡。动物发展成糖尿病，一般在2～4月龄。近亲交配的发病率增加。动物为瘦型。BB大鼠的代谢异常，如血胰岛素低下，胰高血糖素及生长抑制激素增加，血糖及血游离脂肪酸含量升高。给予精氨酸或磺脲类药不引起胰岛素分泌。组织学观察，可见动物胰脏有明显的胰岛炎。发病早期，胰岛变小，β细胞数减少，胰岛有淋巴及巨噬细胞浸润；发病末期，胰岛很小，仅含A、D及pp细胞。以兔抗大鼠淋巴细胞抗血清（ALS）治疗，可使BB糖尿病大鼠的高血糖转为正常。此外，将新生鼠的胸腺切除，或给予环孢菌素（cyclosporin）也可防止BB大鼠糖尿病的发展，说明BB大鼠发病有自身免疫病因参与。

（三）NOD小鼠

也称Tochino小鼠，是日本发现的一种1型糖尿病动物，为瘦型。有酮症倾向及胰岛炎。患病小鼠80%为雌性。烟酰胺可以缓解症状，可能为多种免疫系统异常。18周龄以后发生肾病。

第二节　类似2型糖尿病的动物模型

一、实验性肥胖及糖尿病大鼠模型

（一）原理

给大鼠注射小剂量链脲霉素（STZ），造成胰岛β细胞轻度损伤，使多数动物产生糖耐量异常，在此基础上，给动物喂高热量饲料，引起动物肥胖，同时伴有高血脂、高胰岛素血症及胰岛素抵抗。

（二）方法

选用雄或雌性Wistar大鼠，体重在250g左右，注射STZ 25～30mg/kg（iv或ip，配制方法同前），2～3周后测定葡萄糖耐量，挑选糖耐量异常者，喂以高热量饲料（基础饲料加蔗糖，炼猪油，鲜鸡蛋等混合而成，含蛋白质15%～18%，碳水化合物51%～54%，脂肪22%～25%，热量为20.08kJ/g），动物单个喂养，以保证每个动物进食量，喂10～18周。

实验中定期记录动物体重，测定葡萄糖耐量，实验结束时，禁食4～6h后处死动物，收集血液测定血胰岛素水平，血脂（甘油三酯、胆固醇及游离脂肪酸等）；测定红细胞或肝细胞胰岛素受体及亲和力；称体内脂肪重量（肾周围及腹膜后脂肪）并计算脂肪与体重的比值。对肝、肾及胰岛进行病理切片观察。实验开始时设同批动物的正常对照组，以便在实验全过程中进行实验组与对照组的对比观察。

（三）结果

实验组（STZ+高热量饲料，以下同）的体重明显高于正常对照组，实验组无论在实验早期（3周），中期（7周）或后期（13周），都表现明显的糖耐量异常，见表24-1-3。

表 24-1-3 高热量食物对 STZ 大鼠糖耐量的影响（n=5，$\bar{X} \pm SD$）

时间（week）	组别	血糖（mmol/L）			
		0	30	60	120（min）
3	对照组	4.9±0.6	7.8±1.8	7.0±2.6	5.5±1.9
	实验组	5.5±0.4	16.1±4.4★★★	15.8±3.0★★★	12.5±4.0★★
7	对照组	5.0±1.5	9.4±3.9	7.8±4.1	6.4±3.3
	实验组	5.7±1.2	18.4±4.4★★★	17.6±4.5★★★	13.6±4.9★★
13	对照组	5.1±0.5	9.8±2.1	8.3±2.4	6.6±1.7
	实验组	5.6±0.9	15.1±4.2★★★	14.6±3.4★★★	13.2±3.1★★

与对照组比★★ $P<0.01$，★★★ $P<0.001$。

实验结束时，处死动物后，测定血清胰岛素、血糖、血脂、肝脂及体内脂肪指数等，结果见表24-1-4。

表 24-1-4 高热量食物对 STZ 大鼠血脂、肝脂及体内脂肪的影响（n=5，$\bar{X} \pm SD$）

	实验组	对照组
体重（g）	304.4±23.6★★	260.4±16.6
血糖（mmol/L）	5.0±1.0	4.2±0.6
血清胰岛素（μU/ml）	64.7±34.8	29.5±7.0
血清甘油三酯（mmol/L）	2.2±0.7★	1.1±0.4
血清胆固醇（mmol/L）	12.7±3.4★★	5.8±1.0
血游离脂肪酸（μEq/L）	240.0±60.0	210.0±30.0
脂肪组织		
湿重（g）	16.8±2.4★★	5.7±2.0
湿重（g）/100g 体重	5.5±0.5★★	2.2±0.7
肝脏		
甘油三酯（mg/g组织）	113.5±25.0★★	14.0±5.1

与对照组比★ $P<0.05$，★★ $P<0.01$。

肾脏形态学观察：实验组部分肾小球毛细血管基底膜明显增厚，管腔狭窄，说明动物已出现糖尿病肾小球硬化。胰岛的形态学观察显示，实验组动物有大量胰腺外分泌腺泡上皮化生成β细胞的现象，此外还有β细胞肥大及脱颗粒，这种变化与自发性糖尿病 KK 小鼠的胰岛所见相似。

（四）注意事项

用小量 STZ 引起大鼠糖耐量异常时，如喂正常饲料，则 STZ 大鼠的体重增长比同批大鼠慢。不给大鼠注射 STZ，只喂高热量饲料，饲养6周后，大鼠的体重及体内脂肪虽然明显增加，但糖耐量仍正常。若加大 STZ 用量在 50mg/kg 以上，大鼠产生高血糖，此时喂高热量饲料，动物病情加重迅速死亡。因此小量 STZ 及高热量喂养是形成本实验大鼠模型的必需条件。

二、肥胖性胰岛素抵抗 MSG 动物模型

给出生 2d 的新生小鼠或大鼠皮下注射大剂量 L-谷氨酸钠（MSG）4g/（kg·d），连续 6～7d，以损伤下丘脑，引起肥胖，诱发高血脂、高胰岛素血症及胰岛素抵抗。正常组注射等量生理盐水。第 21d 后断乳，MSG 组及正常组均按雌雄分笼饲养。定期记录体重，观察体型变化。约 8 周开始出现肥胖（表 24-1-5），并逐步表现出脂代谢异常、胰岛素抵抗等特征（表 24-1-6、24-1-7）。

在形成 MSG 模型动物中，可能因为种属差异，远交系昆明种小鼠尽管肥胖，但无胰岛素抵抗特征出现；此外，值得注意的是该模型动物抵抗力差，要控制好饲养条件，精心饲养；注射乳鼠时用镊子固定动物，勿用手抓。

表 24-1-5 注射 MSG 后不同时间大鼠体重、体长及 Lee 指数的变化

组别		体重（g）			体长（cm） 17 周	Lee index
		4 周	9 周	17 周		
正常组	♀	130 ± 2	195 ± 5	226 ± 12	20.4 ± 0.9	293.9 ± 15.7
	♂	143 ± 12	238 ± 15	312 ± 20	21.7 ± 0.7	307.0 ± 9.6
模型组	♀	137 ± 12	221 ± 18**	265 ± 20***	18.4 ± 1.0***	343.0 ± 21.1***
	♂	151 ± 12	264 ± 18**	328 ± 20	20.2 ± 0.6***	335.6 ± 6.6***

与正常组比 **$P < 0.01$，***$P < 0.001$；$n = 12$；Lee index = BW（g）$^{0.33}$/BL（cm）$\times 10^3$；BW：体重；BL：体长（鼻尖至尾根）长度。

表 24-1-6 注射 MSG17 周大鼠血脂和胰岛素抵抗指标的变化

指 标	正常组	MSG 模型组
血甘油三酯（mmol/L）	1.53 ± 0.64	9.28 ± 2.23***
血总胆固醇（mmol/L）	1.77 ± 0.12	2.49 ± 0.20***
血游离脂肪酸（mmol/L）	0.9 ± 0.3	3.9 ± 2.0***
血糖（mmol/L）	5.11 ± 0.48	6.03 ± 0.88**
血胰岛素（mu/L）	45.7 ± 13.1	108.3 ± 22.3***
胰岛素敏感指数（$\times 10^{-4}$）	2.6 ± 0.9	0.9 ± 0.2***

与正常组比 **$P < 0.01$，***$P < 0.001$。

表 24-1-7 肥胖性胰岛素抵抗性 MSG 大鼠葡萄糖输注速率（n=6）

组 别	稳态血糖（mmol/L）	胰岛素输注速率（mu/kg·min）	葡萄糖输注速率（mg/kg·min）
正常组	5.0 ± 0.1	4.0	12.0 ± 2.0
MSG 模型组	5.0 ± 0.1	4.0	5.5 ± 1.3*

与正常组比，*$P < 0.001$。

三、自发性乙型糖尿病动物

这类动物多数肥胖，有高胰岛素血症及胰岛素抗性，因此类似人类 2 型糖尿病的特点。我国虽有引进，但饲养条件要求高，动物价格贵，尚难被广泛应用。但在探讨糖尿病病因，病理生理学，分子生物学等及抗糖尿病新药的进一步评价时，选用这类动物是有意义的。

（一）肥胖小鼠（obese mouse，ob/ob mouse）

这种动物属常染色体隐性遗传（autosomal recessive inheritance），纯合体（homozygotes）动物表现为

肥胖、高血糖及高胰岛素血症。症状的轻重取决于遗传背景，ob/ob 与 C57BL/KsJ 交配的子代症状严重，而 ob/ob 与 C57BL/6J 交配的子代则症状较轻，后者是杂合体（heterozygotes）。动物在 10~14d 时，体内脂肪组织增加，脂肪细胞变大，数目也增加，体重约为 30g，成年动物体重可达 90g，超重中 90% 为脂肪。肥胖动物有胰岛素抗性，肾、肝、脂肪及淋巴细胞膜的胰岛素受体数减少，但体内的胰岛素分子的生化性质正常。ob/ob 小鼠出生后 2 周就表现活动少，即使减少其进食量使体重相应下降后，仍很少活动。

（二）糖尿病小鼠（diabetic mouse，db/db）

db/db 小鼠发生于 C57BL/KsJ 近亲交配株中，是常染色体隐性遗传，但已完全外现。动物在 1 个月时已开始贪食及发胖，继而产生高血糖，血胰岛素及胰高血糖素也升高，发展至严重糖尿病时，血糖很高，一般在 10 个月内死亡。动物发病早期，胰岛组织学观察，有渐进性 β 细胞脱颗粒，DNA 合成增加，随后 β 细胞消失，但 α 细胞数增加。早期若以等量食物同时喂养 db/db 小鼠及非肥胖对照小鼠共 6 周，db/db 小鼠比对照小鼠重 42%，超重部分均为脂肪。晚期可并发肾病。

（三）KK 小鼠

KK 小鼠是由日本学者培育的一种轻度肥胖型糖尿病动物，后来与 C57BL/6J 小鼠杂交，并进行近亲繁殖，称为 Toronto-（即 T-KK）小鼠。如将肥胖 KK 基因，［即 Yellow-KK（A）基因］转至 KK 小鼠即产生黄-KK（Yellow-KK，KKay）。研究指出，KKay 小鼠的显性基因受隐性基因阻碍，显性率仅 25%。KKay 及 T-KK 小鼠在 2 月龄时即出现葡萄糖耐量异常和贪食，4~9 个月时，有明显的高血糖及胰岛素抵抗，有的动物血中胰岛素水平可高达 400μU/ml 以上，这些动物血中肾上腺皮质激素也增高，并有肾上腺增生等。KK 小鼠给予高热量食物后，才出现上述异常症状。KK 与 KKay 3 月龄以上可能并发肾病。中国医学科学院动物研究所曾于 1983 年引进日本 KK 小鼠，采用亲兄妹交配繁殖，并修饰单线保种，通过遗传监测，证明小鼠在 Es-1、Es-2、Hbb、1dh、Mod-1 和 Trf6 个生化位点已有分型，与文献报告一致，说明 KK 小鼠在我国的生长是良好的。近年也引进 Kkay 小鼠。

（四）NZO 小鼠（new Zealand obese mouse）

这种动物可能为多基因遗传，表现超体重，轻度高血糖及高胰岛素水平，早期有胰岛素抵抗，其中雄性动物的高血糖比雌性明显，随着月龄的增长，肥胖及糖耐量异常可能缓解。长期以磺酰脲类药物治疗 NZO 小鼠，使血糖下降，因此这种动物对于研究某些降血糖药的药效学等比较适宜。这种小鼠肥胖时体重高达 100g，体内脂肪细胞增生。NZO 小鼠 6 月龄以后可并发肾病变。

（五）Zucker fa/fa 大鼠

这种动物常染色体隐性基因的名称为 fa，纯合体大鼠从 4 周时即有贪食，肥胖，皮下及腹腔脂肪堆积，同时伴有轻度高血糖，糖耐量异常，高胰岛素血症，胰岛素抵抗，但无酮症表现。该鼠胰岛细胞肥大，增生，β 细胞分泌胰岛素增加，但胰岛无损害。雌及雄性鼠均存在生育力低下，后者注射睾酮或肾上腺切除可以缓解。瘦型杂合子 fa/+ 大鼠子代 25% 发展为肥胖。

第三节 糖尿病动物的并发症

上述自发性糖尿病动物模型在病程后期都会发生糖尿病并发症，尤以肾病多见。但在糖尿病动物群体中，并发症出现的早晚及轻重程度，往往差异很大。因此，在实验中常利用特定条件诱发某种并发症，选择相应的生理生化测定方法及病理形态观察，以研究与比较某种并发症的病理生理过程，或评价药物的药效学。以下简要介绍糖尿病的神经病变，白内障及肾病等模型。

一、糖尿病神经病变

（一）原理

以链脲霉素（STZ）诱发大鼠高血糖，继而并发神经病变。

（二）方法

Wistar 大鼠 8~12 周龄，体重 250~300g，禁食过夜，注射 STZ（配制同前）50~80mg/kg（iv 或 ip），72h 后，预测血糖，选用血糖在 16mmol/L 以上者，2、4、8 周测量运动神经传导（motor nerve conduction，MNCV）及感觉神经传导（sensory nerve conduction，SNCV），测定神经中果糖、山梨醇、肌醇、谷胱甘肽的含量等，同时进行病理形态观察。

（三）结果

大鼠形成高血糖 2 周后，神经传导开始下降；8 周后测量 MNCV 下降 20% 左右，SNCV 下降 12% 左右。神经组织中的生化测定与对照组比较，也有明显改变，见表 24-1-8。形成高血糖 30 天肾功能及血液生化改变见表 24-1-9。神经组织的病理改变见本篇第三章第九节。

表 24-1-8　STZ 大鼠形成高血糖 8 周后神经组织生化测定结果（n＝10，$\bar{X} \pm SD$）

含量（μmol/g）	高血糖组	对照组
山梨醇	1.49 ± 0.20 ***	0.16 ± 0.01
果糖	4.63 ± 0.27 ***	0.46 ± 0.04
肌醇	1.80 ± 0.66	2.30 ± 0.12
谷胱甘肽（nmol/mg 蛋白）	4.80 ± 0.20 ***	7.80 ± 0.60

与对照组比，*** $P < 0.001$。

二、糖性白内障

（一）原理

糖尿病白内障与老年白内障相比，从形态观察区别不大。设想前者一方面由于高血糖状态，激活晶体内的醛糖还原酶，使多元醇聚集；另一方面也涉及氧化损伤机制。常用糖性白内障模型，选用半乳糖，后者也是醛糖还原酶的底物，从而形成大量半乳糖醇积聚于晶体内。以高浓度半乳糖饲料喂养大鼠即可形成模型。

（二）方法

Wistar 或 Sprague-Dawley（SD）大鼠，5～6 周龄，以 30%～50% 半乳糖饲料喂养。第 10、20、40d 用裂隙灯观察晶体混浊度，同时断头处死部分动物，取出晶体称重，然后研成匀浆，测定晶体的半乳糖醇、谷胱甘肽、肌醇及醛糖还原酶等。

（三）结果

裂隙灯观察，第 10d 白内障形成率为 10%，第 20d 为 95%。白内障形成后，晶体增重 20% 以上，半乳糖醇含量较正常高数倍，谷胱甘肽含量近于零（正常晶体含量 5～6nmol/mg 蛋白），此时醛糖还原酶的活性变化尚不明显。

三、糖尿病肾病模型

（一）化学物质诱发糖尿病早期肾病

1. 原理　用链脲霉素等诱发动物高血糖，动物处于持续性高血糖状态下，肾功能及组织形态逐渐发生相应病变。

2. 方法　Wistar 或 SD 大鼠，5～6 周龄，体重 200～300g，注射 STZ 60～80mg/kg（iv 或 ip）72h 后预测血糖，选择血糖值在 13.8～25mmol/L 者进行实验，于 10、20、30d 观察肾功能及组织形态变化，包括肌酐或菊粉清除率，尿素氮，肾重与体重的比值，肾小球直径及超微结构变化等。

3. 结果　大鼠注射 STZ 30d 后，除血糖明显升高外，体重减轻，肾脏增加，因此肾重/体重比值明显高于对照组。菊粉清除率增加，说明有肾小球高滤过现象，预示高血糖大鼠已出现早期肾病变。其他变化见表 24-1-9。

（二）高糖饲料诱发 SHR/N-cp 大鼠肾病

1. 原理　自发性高血压（SHR/N-cp）大鼠，有肥胖、轻度高血压、高胰岛素血症及糖耐量异常等，类似人类 2 型糖尿病，以含高蔗糖饲料喂养这种大鼠，可以诱发肾病变。

表 24-1-9　STZ 大鼠形成高血糖 30 天肾功能及血液生化改变（n=10，X±SD）

指标	STZ 组	对照组
体重（g）	182.0±37.3**	252.5±25.9
肾重（g）	1.35±0.23**	0.84±0.09
肾重/体重（×10⁻¹）	7.21±1.30**	3.33±0.21
尿量（ml/24h/只）	50.40±24.40**	10.30±2.90
菊粉清除率（ml/min）	3.30±0.94**	1.67±0.22
血糖（mmol/L）	20.03±0.67**	6.63±0.84
肌酐（μmol/L）	64.4±9.2	47.2±5.3
尿素氮（mmol/L）	8.70±2.14**	6.31±1.12

与对照组比，**$P<0.01$。

2. 方法　SHR/N-cp 大鼠，5 周龄，按身长及体型选择肥胖鼠，以含 54% 蔗糖饲料喂养，对照组以含 54% 的淀粉等碳水化合物饲料喂养，每周称体重 1 次，12 周后处死动物，取血、尿及肾组织进行肾功能生化指标及组织形态观察。

3. 结果　以高蔗糖饲料喂养 SHR/N-cp 大鼠，12 周后，尿糖及尿蛋白含量明显高于对照组，而肌酐清除率低于对照组，说明高蔗糖喂养可以促进该大鼠的肾病发展，见表 24-1-10。

表 24-1-10　高糖诱发 SHR/N-cp 大鼠肾病的肾功能变化（n=12，X±SD）

指标	高糖组	对照组
体重（g）	612.0±14.0*	565.0±9.0
肾功能		
尿量（ml/17h）	21.6±2.4***	13.0±1.5
尿糖（mg/17h）	140.0±16.0**	85.7±5.7
尿蛋白（mg/17h）	125.0±11.0***	36.6±2.9
肌酐清除率（ml/min）	1.17±0.09	1.35±0.11
或 ml/（min·kg）	1.95±0.17	2.40±0.20

与对照组比*$P<0.05$，**$P<0.01$，***$P<0.001$。

（宋光明　申竹芳　谢明智）

第二章　糖尿病离体实验

第一节　糖代谢实验

一、原代脂肪细胞对放射性葡萄糖的转运

（一）原理

葡萄糖在细胞的转运系统涉及细胞膜、胰岛素受体及葡萄糖运载体等。胰岛素及某些降血糖药物对此系统有激活作用，促进葡萄糖的转运，进而调节糖代谢。常用离体脂肪细胞与 2-脱氧-³H-葡萄糖（2-deoxy-D-G-³H-glucose）或 3-O-³H-甲基葡萄糖（3-O-³H-methylglucose）共同孵育，检测进入细胞的放射性

葡萄糖的放射强度，从而标定脂肪细胞对葡萄糖的摄取，观察待测药物对它的影响。

（二）方法

1. 脂肪细胞的分离

（1）材料 140～200g Wistar 或 SD 雄性大鼠 1 只，自由饮水；30 或 50ml 塑料烧杯，300μm 尼龙筛；圆底塑料试管；胶原酶（type Ⅱ）；牛血清清蛋白（fraction V）；Hepes；各种无机盐（分析纯）；37℃水浴；电磁搅拌器及由塑料包裹且光滑的搅拌棒等。

（2）缓冲液

1）混合盐贮存液 NaCl 76.74g，KCl 3.51g，MgSO$_4$ · 7H$_2$O 3.63g，CaCl · 2H$_2$O 3.63g，溶于 1000ml 蒸馏水中，调 pH 值至 7.6（20℃），相当于 37℃时 pH 值 7.4，4℃可存放 2 周。

2）Hepes 贮存液 Hepes 23.8g，NaH$_2$PO$_4$ · H$_2$O 3.42g，溶于 1000ml 蒸馏水中，调 pH 值至 7.6（20℃），相当于 37℃时 pH 值 7.4，4℃可存放 2 周。

3）10%（W/V）清蛋白贮存液 称 100g 清蛋白，用蒸馏水溶至 500ml，放置过夜，倒入用蒸馏水浸泡过的透析袋中，在 5L 蒸馏水中（换两次水）透析约 12h（4℃），然后倒出并加水至 1000ml。先用滤纸过滤 1 次，再用 0.8μm 微滤孔器过滤第 2 次，所有过程应使溶液保持低温。调 pH 值至 7.4，分装，在 -20℃可存 1 年以上。

4）缓冲液 其中含 10% 混合盐贮存液，10% Hepes 贮存液，0.5%～5% 的清蛋白贮存液，补足蒸馏水至终体积。

5）胶原酶缓冲液 用含有 0.5mmol/L 葡萄糖，3.5%（W/V）牛血清清蛋白缓冲液配制胶原酶至 0.5mg/ml，调 pH 值至 7.4（37℃），该溶液用塑料容器在 -20℃可保存 4 周。

（3）实验步骤

1）断头处死大鼠，打开腹腔，轻取附睾脂肪垫，不要挤压组织。

2）两个脂肪垫先用剪刀略剪一下（1～2mm），置于含有 3ml 胶原酶缓冲液的烧杯中，确保缓冲液温度不低于 25℃。

3）将烧杯置于 37℃水浴，温孵 45min 左右，低速搅拌 1～2min，直至 90% 组织分散。每批胶原酶所需温孵时间有所不同。

4）将 300μm 尼龙筛折成漏斗状，置于圆底试管上（14ml），倒入细胞，用少量缓冲液冲洗，每个试管可容纳 2g 细胞。

5）静置细胞约 1～2min，用长针头吸取管底部的细胞碎片等，加 10ml 缓冲液，轻轻转动试管，除去下沉物，反复 3～4 次。

6）量取浓缩的脂肪细胞悬液体积，用缓冲液稀释至所需浓度。

7）检查制备好的脂肪细胞，肉眼观察经尼龙网过滤的细胞，在洗杂质碎片时，应很容易漂浮，不沾管壁，细胞悬液表面不应有大油滴。显微镜检查可取 5μl 脂肪细胞悬液，稀释 25～50 倍，进行细胞计数。

2. 葡萄糖转运的测定 取脂肪细胞 800μl，约含（2～4）×10^6 细胞，置于塑料培养管中，在 37℃水浴温孵。将胰岛素及待测药物溶于生理盐水中，配成不同的浓度。按 4～8μl 加到上述细胞悬液中，温孵 30～60min，然后加入 80μl 2-deoxy-D-G-^{3}H-glucose（比活性 3.3μCi/μmol）使终浓度为 100μmol/L。温孵 3min 后，取 200μl 悬液加入 100μl 邻苯二甲酸二辛酯（dioctylphthalate），8500g 离心 20s，分离油相细胞层，溶入 5ml 闪烁液中，计数（^{3}H）。

细胞外放射性沾染的排除：以 L-^{14}C-葡萄糖加入上述脂肪细胞悬液中，置 4℃，3min，操作同上，离心，取油层细胞，计数。校正后，即为脂肪细胞对 2-deoxy-D-G-^{3}H-glucose 的摄取值。

二、脂肪组织和脂肪细胞对葡萄糖的转化

葡萄糖氧化生成的 CO$_2$ 是脂肪组织代谢葡萄糖的主要途径之一，通过测定脂肪组织将葡萄糖氧化生成 CO$_2$ 的量可以了解脂肪组织转化葡萄糖的能力。

（一）脂肪组织转化 ^{14}C-葡萄糖为 ^{14}CO$_2$ 的测定

1. 试剂配制

（1）温孵液 NaCl 6.19g，NaHCO$_3$ 3.36g，KCl 0.37g，CaCl$_2$ 0.11g，MgCl$_2$ 0.1g，加水至1000ml，调pH值至7.4；100ml以上液体加入明胶20mg，D-葡萄糖316mg，通95% O$_2$ +5% CO$_2$ 的混合气体。

（2）5mol/L H$_2$SO$_4$。

（3）1.8mol/L NaOH。

（4）U-^{14}C-glucose用蒸馏水配成4μCi/ml。

（5）20% Triton PPO-POPOP甲苯闪烁液 称PPO（2,5-二甲基噁唑）5g，POPOP［1,4-双（5-苯基噁唑基-2）苯］0.5g，加到800ml甲苯和200ml Triton X-100的混合液中。

2．标本制备 正常雄性Wistar大鼠，禁食12h，断头处死，取附睾脂肪垫远端部分（约100~200mg），称重后，剪碎，称取相同重量的组织块分别加入到测定瓶及对照瓶内。

3．测定步骤 按表24-2-1加入样品和试剂（使用已硅化的25ml烧瓶，带中心玻璃小瓶的橡皮塞）。

表24-2-1 脂肪组织对葡萄糖转化的测定

样品和试剂	对照管（ml）	测定管（ml）
温孵液	1.9	1.9
组织样品（mg）	100~200	100~200
U-^{14}C-glucose	0.1	0.1
5mol/L H$_2$SO$_4$	0.25	0.25
混匀后，37℃水浴振荡120min		
1.8mol/L NaOH	0.2	0.2
（加入烧瓶中央小瓶）		
37℃水浴振荡120min，各取出0.1ml，加入闪烁液瓶中		
20% Triton 闪烁液	10	10

放置过夜，用液体闪烁计数仪计数。

组织转化葡萄糖能力计算：（测定管计数值 – 对照管计数值）cpm/组织重量（g）/2h

（二）脂肪细胞转化^{14}C-葡萄糖为^{14}CO$_2$的测定

1．试剂配制 见脂肪细胞分离及本小节（一）。

2．测定步骤 按表24-2-2加入样品和试剂（使用已硅化的25ml烧瓶，带中心玻璃小瓶的橡皮塞）。

表24-2-2 脂肪细胞对葡萄糖转化的测定

样品和试剂	对照管（ml）	测定管（ml）
细胞样品（4×10^{4}cell/ml）	1.9	1.9
U-^{14}C-glucose	0.1	0.1
5mol/L H$_2$SO$_4$	0.25	0.25
混匀后，37℃水浴振荡120min		
1.8mol/L NaOH	0.2	0.2
（加入烧瓶中央小瓶）		
37℃水浴振荡120min，各取出0.1ml，加入闪烁液瓶中		
20% Triton 闪烁液	10	10

放置过夜，用液体闪烁仪计数。

3．计算 细胞氧化葡萄糖能力：由测定管计数值减去对照管计数值和已知的U-^{14}C-glucose的比活性可以计算出氧化为$^{14}CO_2$的U-^{14}C-glucose的量（μmol）/2×10^5cell/2h。

三、3T3-L1 前脂肪细胞分化为脂肪细胞及对放射性葡萄糖的转运

除原代细胞之外，一些细胞系也可以作为实验研究的对象，相对于原代细胞而言，细胞系培养步骤简单，生长稳定，且绝大部分可以无限传代，十分有利于实验操作。缺点是细胞系长期生长在体外环境，因此对于药物的生理反应同体内细胞可能有所不同。3T3-L1 来源于小鼠胚胎成纤维细胞，经克隆扩增而成为前脂肪细胞系，在体外研究脂肪细胞的功能中被广泛应用。

（一）试剂配制

1. DMEM 高糖完全培养基 将培养基干粉（参照说明书，一般是 1L 包装）溶于 900ml 高压灭菌的双蒸水中，用 NaHCO$_3$ 调节 pH 值约 7.0~7.2，0.22μm 微孔滤膜负压过滤。加入 100ml 胎牛血清，4℃保存。

2. 磷酸盐缓冲液（PBS） NaCl 8g，KCl 0.2g，Na$_2$HPO$_4$·12H$_2$O 3.5g，KH$_2$PO$_4$ 0.2g，加双蒸水至 1000ml，高压灭菌，4℃保存。无需调节 pH 值。

3. KRP 缓冲液 131.2mmol/L NaCl，4.71mmol/L KCl，2.47mmol/L CaCl$_2$，1.24mmol/L MgSO$_4$，2.48mmol/L Na$_3$PO$_4$，10mmol/L HEPES，调节 pH7.4。

4. 细胞消化液 称取胰酶 0.25g，EDTA-2Na 20mg，溶于 100ml PBS。静置使其慢慢溶解，0.22μm 微孔滤器过滤分装后，-20℃冻存。

5. 异丁基-甲基-黄嘌呤贮存液（0.5mmol/ml） 干粉以二甲基亚砜（DMSO）溶解至相应浓度。

6. 地塞米松贮存液（0.25nmol/ml） 干粉以无水乙醇溶解至相应浓度。

7. 胰岛素贮存液（1mg/ml） 干粉以酸化的蒸馏水（以盐酸调 pH 至 2.0）溶解至相应浓度。

8. 2-deoxy-D-G-^{3}H-glucose（0.5μCi/ml）。

9. NaOH（0.1mol/L）。

（二）细胞培养及诱导分化

1. 将 3T3-L1 前脂肪细胞接种于培养板，用含 10% 胎牛血清的高糖 DMEM 培养基培养，待细胞生长融合，继续培养 2d。

2. 更换含有终浓度为 0.5mmol/L 的异丁基-甲基-黄嘌呤、0.25nmol/L 的地塞米松和 1mg/L 的胰岛素的 DMEM 完全培养基培养 2d。

3. 更换含有终浓度为 1mg/L 的胰岛素的 DMEM 完全培养基再培养 2d。

4. 以完全培养基继续培养，每 2d 更换 1 次培养基，诱导分化 8~12d 的 3T3-L1 细胞 90% 多呈成熟的脂肪细胞表型，内含大小不等的脂滴，在显微镜下由于折光不同，与细胞反差很大，清晰可见。

（三）实验步骤

1. 将培养板中已分化为成熟脂肪细胞的 3T3-L1 细胞与含有待测药物的 DMEM 完全培养基共同孵育 24h。

2. 吸净旧培养基，以 KRP 缓冲液洗 3 次，再以 KRP 缓冲液 37℃孵育 30min。

3. 加入 1ml 含 0.5μCi/ml 2-deoxy-D-G-^{3}H-glucose 的 KRP 缓冲液 37℃孵育 10min。

4. 以预冷含 10mmol/L 葡萄糖的 PBS 洗 3 次，加 1ml 0.1mol/L NaOH 作用 2h，裂解细胞。

5. 取细胞裂解液，用液闪仪计数每分钟衰变数，此数值越强，说明某种药物处理后的 3T3-L1 细胞对于葡萄糖的转运作用增强。

四、3T3-L1 前脂肪细胞分化为脂肪细胞及对荧光葡萄糖的转运

放射性葡萄糖转运实验灵敏度很高，但有放射性危害，难于成为用于药物筛选的日常操作方法。非放射性的荧光葡萄糖 2-NBDG {2-[N-(7-nitrobenz-2-oxa-1,3-diazol-4-yl)amino]-2-deoxy-D-glucose} 能够与天然葡萄糖共同竞争进入细胞的途径，同样能够反映细胞转运葡萄糖能力的大小。同时使用碘化丙锭（PI）检测细胞膜是否完整，如果短时间内检测的 PI 强度异常，则表示细胞膜受损，这可能是药物产生较强毒性使细胞死亡，或者实验操作过于剧烈造成的细胞机械损伤。进入细胞的 2-NBDG 和 PI 所发射的荧光，可被流式细胞仪在相应的检测波长下测定。

（一）试剂配制

1. PI 贮存液（1mg/ml） 称取碘化丙锭干粉 1mg，溶于 1ml 蒸馏水。

2. 2-NBDG 贮存液（1μmol/ml） 称取 2-NBDG 干粉 0.342mg，溶于 1ml 蒸馏水。

3. 其他试剂配制同本节三。

（二）3T3-L1 细胞培养及诱导分化

同本节三。

（三）实验步骤

1. 细胞加药孵育（以 96 孔板为例） 用移液器吸头吸净每孔中所有的旧培养基，然后直接加入 100μl 事先稀释好，含有终浓度为 10μmol/L 2-NBDG 和实验要求药物浓度的 DMEM 完全培养基的以只含有 2-NBDG 的完全培养基作为空白对照。放入细胞培养箱孵育实验要求的时间，药物筛选实验一般为 1h，平行双孔。

2. 制备流式细胞仪样品 孵育结束后，吸出每孔中的培养基，加入事先预冷至 4℃ 的 PBS 洗两次，加入胰酶至刚刚可以覆盖培养孔的底面，待显微镜下观察到细胞变圆脱落后，再直接加入 200μl（96 孔板）事先预冷至 4℃ 细胞完全培养基，轻轻吹吸成细胞悬液，转入事先加好 1μl 浓度为 1mg/ml PI 的 1.5ml 离心管中，轻柔颠倒几次混匀后在冰浴中保存，并尽量在 1h 内完成流式细胞仪上机检测。

3. 流式细胞仪上机检测 通过流式细胞仪得到位置恰当的二维细胞点图，以 2-NBDG 荧光强度为横坐标，以 PI 荧光强度为纵坐标。每个培养孔为一个样本，获取 1000 个细胞的数据，需大约 10s 左右。每个样本由流式细胞仪附带的计算机程序生成一个 Listmode 文件，可复制后脱机进行后续数据处理。

4. 获取流式细胞仪数据 WinMDI 2.9 版是由美国 Scripps Research Institute 研发的一个完全免费软件，可以从该研究所站点或国内的一些提供分子生物学软件的专业站点下载。打开 WinMDI，选择菜单 Display→Dot→plot→选择要打开的 Listmode 文件所在的目录，然后打开该文件。在弹出的对话窗口中有 X 和 Y 两个下拉菜单，分别选择 FL1-H 和 FL3-H，即横坐标是 2-NBDG 荧光强度，纵坐标是 PI 荧光强度，然后点击 OK 按钮。重复以上操作，将所有样本的 Listmode 文件打开，显示出若干点图。点中要转换的点图，然后菜单 File→Saveas，在弹出的对话窗口中 Save file format 下拉菜单选择 Tabbed text，改文件名后缀为 ".TXT"，点击 Save 按钮。生成的新 ".TXT" 文件可以用数据处理软件如 SPSS、EXCEL 直接打开，可以看到两列数据，左边一列是每个细胞 2-NBDG 荧光强度的数值，右边一列是 PI 的数值。

5. 统计学分析 一般只取前 50~100 个数据进行统计学分析。数量过少，不易判定阳性结果，数量太多，会导致抽样误差太小而引起平行管之间产生无实际意义的统计学差异。选择合适的样本数大小的依据是应保证所有平行管之间无统计学差异，不同样品之间如果产生统计学差异即可判定为阳性结果。包括增加葡萄糖转运和抑制葡萄糖转运两种情况。PI 的值如果明显偏高则表明待测化合物对于细胞有明显的杀伤作用，或操作过程中造成细胞机械损伤太大。

五、3T3-L1 前脂肪细胞分化为脂肪细胞及对培养基葡萄糖的消耗

葡萄糖转运反映某个时间点葡萄糖 "瞬时" 进入胞内的指标，在短时间内就可以确定（1h 以内）。葡萄糖消耗则反映了一段正常的生理活动时间内（比如十几小时或者更长的时间）细胞总体将葡萄糖转化为其他物质的能力。葡萄糖消耗可以通过测定一段时间内细胞培养基中葡萄糖含量的减少来间接得到。此外，本方法可以和测定细胞活力的试剂盒 Cell Counting Kit-8（CCK-8）进行联用，在测定葡萄糖消耗之后继续测定药物对于细胞的毒性大小。

（一）试剂配制

1. 葡萄糖氧化酶试剂盒。

2. CCK-8 试剂盒。

3. 其他试剂配制同本节三。

（二）3T3-L1 细胞培养及诱导分化

同本节三。

（三）实验步骤

1. 细胞加药孵育（以 96 孔板为例） 用移液器吸头吸净每孔中所有的旧培养基，然后直接加入 100μl 事先稀释好，含有实验要求药物浓度的 DMEM 完全培养基，不含药物的作为空白对照，平行 5 孔，孵育过夜。

2. 葡萄糖消耗量测定 孵育过夜完毕后，培养板放 37℃ 空气浴摇床以 80r/min 5min。每孔取 5μl 培养基加入另一酶标板的相应孔中（剩余的留待继续进行 CCK-8 实验）。按葡萄糖氧化酶法依据标准曲线测定葡萄糖浓度。同时测定不含细胞原始培养基中葡萄糖的浓度，二者的差值就是葡萄糖消耗的浓度。

3. CCK-8 测定细胞的活力 先将细胞培养板在酶标仪上测定本底 OD 值，然后将 CCK-8 直接加入培养基中，每孔 5μl。37℃ 空气浴 80r/min 5min 后放入细胞培养箱中，1h 后取出，轻摇 5min 后再放入细胞培养箱 1h，随后取出测定 OD 值，注意测定之前仍需空气浴摇床摇匀。OD 值测定波长 450nm，参比波长 650nm。

4. 统计学检验 计算平行 5 孔的平均值和方差，进行统计学检验，有统计学显著性差异的即为阳性结果，包括增加葡萄糖消耗和抑制葡萄糖消耗两种情况。CCK-8 的值如果明显低于对照则表明待测化合物对于细胞有明显的毒性作用。

（邹晨辉 申竹芳）

第二节 醛糖还原酶及多元醇途径

多元醇途径有两步反应组成（图 24-2-1）。第一步反应：在还原型辅酶Ⅱ（NADPH）的存在下，醛糖还原酶（AR）使葡萄糖还原为山梨醇（多元醇）。山梨醇不能自由出入细胞而导致在细胞内大量堆积。醛糖还原酶是这一途径的限速酶，该酶对葡萄糖的 Km 值较高（70mmol/L），故血糖正常时，这一途径的活性非常低，但在糖尿病血糖异常升高时，一些不依赖于胰岛素进行糖摄取的组织中，醛糖还原酶活性被激活，以增加葡萄糖的处置。第二步反应：在辅酶Ⅰ（NAD⁺）的存在下，山梨醇脱氢酶（SDH）使山梨醇氧化为果糖。

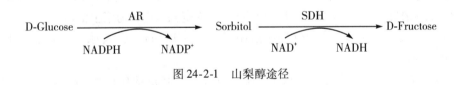

图 24-2-1 山梨醇途径

多年的研究认为，醛糖还原酶活性增高和多元醇途径活跃在糖尿病慢性并发症的发生和发展过程中起了非常重要的作用。因此，对醛糖还原酶抑制剂（ARI）的研究，在糖尿病慢性并发症的防治中有其重要意义。

一、大鼠晶状体醛糖还原酶活性测定

（一）紫外测定法

1. 试剂及溶液配制

（1）0.1mol/L 磷酸缓冲液 内含 0.4mol/L (NH₄)₂SO₄，pH6.2。

（2）NADPH 溶液 准确称取一定量的 NADPH，用上述缓冲液配制成 0.08mmol/L NADPH 溶液。

（3）NADPH-甘油醛（底物）溶液 称取一定量的 DL-甘油醛，用 NADPH 溶液配成 5mmol/L 甘油醛的 NADPH-甘油醛溶液。

2. 酶提取 大鼠断头或拉断颈椎处死，取眼晶体，用预冷的双蒸水冲洗后，加适量冷双蒸水研成匀浆，使每只晶体最终体积为 0.5ml，然后以高速冷冻离心机，10 000×g 离心 15min，上清液供实验用。

3. 实验步骤

（1）加样（反应体积为 1ml）见表 24-2-3。

表 24-2-3　加样步骤

	空白管（ml）	测定管（ml）
酶上清液	0.1	0.1
NADPH 液	0.9	
NADPH-甘油醛溶液	-	0.9

（2）温孵与终止反应　摇匀，置 30℃ 恒温振荡水浴中温孵 5 ~ 10min，放入冰浴中，同时各管加入 1ml 冰浴中预冷的缓冲液终止反应。

（3）测定　用缓冲液调零，在紫外 340nm 处测定空白管中 NADPH 的量和测定管中 NADPH 的剩余量，从而得知酶的活性。

（4）醛糖还原酶活性单位表达及计算　醛糖还原酶活性 1 单位为每 mg 匀浆蛋白每分钟消耗 1μmol NADPH。测定酶上清液的蛋白含量；从空白管 NADPH 量中减去测定管剩余的 NADPH，算出 NADPH 的消耗量，然后按反应时间长短，计算出醛糖还原酶的活性单位。

4．注意事项

（1）酶提取、加样的实验步骤均在冰浴中进行。

（2）温孵时间要算准确。

（二）荧光测定法

1．试剂　NADPH，DL-甘油醛，KH_2PO_4，Na_2HPO_4，Li_2SO_4，咪唑，蒸馏水。

2．酶提取　大鼠断头处死，取出眼晶体，用冷生理盐水冲洗后，加适量 135mmol/L KH_2PO_4-Na_2HPO_4 缓冲液（pH7.0），在 0 ~ 4℃ 下制成匀浆，使每只晶体最终体积为 1.5ml，然后经冷冻高速离心（4℃，19 000 × g，15min），所得上清液即可用于 AR 活性测定。

3．活性测定

（1）反应体系（总体积 1ml）　135mmol/L KH_2PO_4-Na_2HPO_4 缓冲液（pH7.0）；100mmol/L Li_2SO_4，6μmol/L NADPH（终浓度）；1.0mmol/L DL-甘油醛（终浓度）；20μl 匀浆上清液。

（2）温孵及终止反应　摇匀，于 37℃ 水浴中温孵 5 ~ 10min，放入冰水浴中，并加入 0.3mmol/L NaOH 2.0ml 终止反应。

（3）终止反应后的处理　充分混匀，60℃ 加热 15min，破坏反应中产生的 $NADP^+$；用流水冷却后加入 11.8mmol/L NaOH（内含 10mmol/L 咪唑和 0.01% H_2O_2）3ml 充分混匀，经 37℃ 保温 60min 后测定荧光强度。

（4）测定及计算　用荧光分光光度计，在 367/455nm 条件下测定相对荧光强度，再从事先绘制的 NADPH 荧光测定工作曲线上读出 NADPH 含量。用含量为 6μmol/L NADPH 作为标准管（荧光强度为 100%）减去测定管的读数，所得的差就是各管中 NADPH 的消耗量。

4．注意事项

（1）加样（反应体系）应在冰水浴中进行。

（2）测定应设双管或 3 管（平行管），以减少误差。

（3）产生的荧光物质在 4℃、避光放置 72h 不会发生熄灭。

二、组织细胞中山梨醇含量测定

（一）化学法测定

1．试剂配制

（1）山梨醇标准液　准确称取山梨醇 100mg，用双蒸水溶至 100ml（用定量瓶），作为贮存液。取少量贮存液，用水稀释 10 倍（0.1mg/ml）作为应用标准液。

（2）0.025mol/L 过碘酸溶液　置棕色瓶中，冰箱保存。

（3）0.025mol/L 亚砷酸钠溶液　2.25g NaOH，5.0g 亚砷酸，加蒸馏水至 100ml。

（4）0.2%变色酸溶液 1.0g变色酸加水溶解，过滤后加水至100ml，再加70%硫酸至500ml。

（5）8%三氯醋酸。

2. 组织、红细胞样品的处理

（1）组织样品处理 动物断头或拉断颈椎处死，取眼晶体或坐骨神经，称重后分别用4%三氯醋酸匀浆（坐骨神经体积为1.5ml，晶体体积为1ml）。3000r/min离心15min后，取上清测定。

（2）红细胞样品处理 动物血液肝素抗凝，离心弃血浆，细胞用生理盐水1:5体积洗3次，压积红细胞用生理盐水1:3稀释，取0.5ml红细胞稀释液，加等量双蒸水破膜，后加2ml冷8%过氯酸沉淀蛋白，离心，取上清测定。

3. 测定步骤 见表24-2-4。

表24-2-4 山梨醇测定步骤

	空白管	标准管	测定管
蒸馏水（ml）	1	0.9	0.5
标准应用液（ml）	–	0.1	–
样品上清液（ml）	–	–	0.5
0.025mol/L过碘酸（μl）	50	50	50
	混匀，暗处放置10min		
0.025mol/L亚砷酸钠（μl）	50	50	50
	混匀，静置10min		
0.2%变色酸（ml）	2	2	2
混匀，沸水浴30min，水冷却后，用721比色计，波长570nm比色，空白管调零			

4. 计算及表示方法 根据所测测定管与标准管OD值，组织重量，匀浆体积换算，红细胞需测Hb。结果以μmol/g组织，μmol/g Hb表示。

（二）酶法测定

1. 试剂 山梨醇，NAD^+，山梨酸脱氢酶（SDH），甘氨酸，K_2CO_3。

2. 样品处理 同方法（一），无蛋白上清液用K_2CO_3中性化处理。

3. 测定步骤 取样品上清液0.5ml，加入0.05mol/L甘氨酸缓冲液（pH9.4）1.0ml，内含0.3mmol/L NAD^+、0.8U SDH（空白管不加NAD^+，标准管不加样品上清液）。37℃温孵45min后用荧光分光光度计，在波长338/460nm条件下测定由反应产物NADH发出的荧光强度。然后在预先绘制的山梨醇标准曲线（0.75～15nmol/ml）上换算成山梨醇含量。结果表示同方法（一）。

（申竹芳）

第三节 胰岛细胞培养

一、概述

胰腺横位于腹后壁，为一长条形腺体，分头、体、尾三部分。胰头在右侧，被十二指肠环绕，胰尾向左上方，接触脾门。胰腺实质内有胰管，起自胰尾，与胰体长轴平行，最后穿入十二指肠壁，与胆总管汇合，共同开口于十二指肠乳头。胰腺由外分泌部的胰腺腺泡和内分泌部的胰岛两部分组成。外分泌部分分泌多种消化酶，经胰管直接进入十二指肠降部。内分泌部为散在外分泌部之间的形状各异、大小不等的细胞团，称胰岛。胰岛主要由α、β、δ、PP等内分泌细胞组成。α细胞约占胰岛细胞总数的20%，主要分泌胰高血糖素；β细胞约占胰岛细胞总数的70%，主要分泌胰岛素；δ细胞约占胰岛细胞总数的5%，主要分泌生长抑素，对α、β细胞的分泌起调节作用；很少量的PP细胞主要分泌胰岛淀粉样多肽；

胰岛细胞分泌的激素直接进入血液。

早在1964年人们就已分离出胰岛。之后，很快就可分离出胰岛细胞，从而延长了胰岛细胞在体外的存活期，增强了其生物活性，为人们进一步深入研究胰岛的超微结构、胰岛移植、β细胞合成分泌胰岛素的能力、胰岛素等激素的释放机制等等有关胰岛的问题奠定了基础。

从成年小鼠、大鼠或新生大鼠胰腺分离的胰岛或β细胞，或建立分泌胰岛素的细胞株，以研究促胰岛素分泌作用的新型化合物及已有促胰岛素分泌药物的作用机制。如比较磺酰脲类及非磺酰脲类药物及胰高血糖素样多肽-1（GLP-1）促胰岛素分泌的实验。HIT-T15细胞用于磺酰脲类和非磺酰脲类的受体结合实验，βTC3胰岛瘤细胞用于细胞内Ca^{2+}的测定。

二、胰岛的培养

（一）大鼠胰岛的分离培养

1. 动物及主要试剂

（1）动物 SD大鼠，雌雄不限，体重约200g。

（2）主要试剂

1）Hanks液。

2）组织培养液 含115mmol/L NaCl，5mmol/L KCl，1mmol/L $CaCl_2$，1mol/L $MgCl_2 \cdot 6H_2O$，24mol/L $NaHCO_3$，0.5mg/ml牛血清清蛋白。

3）胶原酶 Clostridium histolyticum collagenase 活性约0.15U/mg（Boehringer，Mannheim，FRG）。

2. 操作过程

（1）胰岛的分离 大鼠断头处死，打开腹腔，结扎胆总管十二指肠端，作胆总管向肝脏方向插管。经插管注入10ml Hanks液，使之经胰管逆行进入胰腺外分泌部。游离已胀大的胰腺。

取2～3只胰腺置一烧杯中，剪碎。将碎组织块（约4ml体积）移入10ml试管中加入胶原酶（每只胰腺加7mg胶原酶），混匀，通入氧气，于37℃保温10min。剧烈振荡试管5min（每分钟200～250次），离心（50×g，1min）。弃上清液，如此，用Hanks液洗细胞2～3次，于解剖显微镜下小心收集胰岛。

（2）胰岛的培养 每8个胰岛置一小烧杯中，加入1ml组织培养液。将小烧杯放进一个可密封的容器内，先给容器内通氧气5min，然后密封容器，于37℃保温90min。取出小烧杯，弃培养液，将胰岛用于实验，或于-20℃保存待用。

可通过测定胰岛素释放的胰岛素量检测所分离的胰岛的质量。

3. 方法评价及应用 此方法操作简单、省时，无需特殊仪器；所得胰岛损伤小、活性高；且可冷冻保存，一次所得，供多次实验使用。可用于研究胰岛的结构和功能，适合于环境因素对整个胰岛的直接作用的研究工作。

（二）大鼠胰岛细胞的分离培养

1. 动物及主要试剂

（1）动物 SD大鼠，雄性，体重125～175g。

（2）主要试剂

1）Hanks液。

2）Krebs-Ringer bicarbonate缓冲液（pH7.4） 含16mmol/L Hepes，1mmol/L $CaCl_2$，5mmol/L $NaHCO_3$，2.8mmol/L葡萄糖，5mg/ml牛血清清蛋白。

3）细胞培养液 RPMI 1640液：含10%胎牛血清，100U/ml青霉素，100μg/ml链霉素，10mmol/L Hepes，2mmol/L谷氨酸，11.1mmol/L葡萄糖。

4）胶原酶 0.1% V型胶原酶（sigma）。

2. 操作过程

（1）胰岛细胞的分离 大鼠断头处死，打开腹腔，结扎胆总管十二指肠端，做胆总管向肝脏方向插管。经插管注入10ml Hanks液，使之经胰管逆行进入胰腺外分泌部。游离已胀大的胰腺，迅速分离，收集于4℃的Hanks液中。待全部取完后，将胰腺放于盛有Hanks液并置于冰上的平皿中，去除周围脂肪组织及血管，并用眼科剪将其剪碎。随后将碎组织块移入预冷的离心管中，4℃，800r/min，离心 3min，再次用 4℃的 Hanks 液洗涤组织块 1 次，弃上清液。加入 20ml 预热至 37℃的 0.1% Ⅴ型胶原酶，于 37℃用磁力搅拌器轻轻搅拌 15min，静置 2min，吸取含细胞的上清液，置于 3ml 预冷的 Hanks 液中，余下的组织块用吸管轻轻吹打几次直至胰腺充分酶解分散，收集所有上清液，离心（4℃，800r/min，3min），弃上清，用 4℃的 Hanks 液低温洗涤 3 次。然后用适量的细胞培养液悬浮细胞团，经 150 目尼龙筛网过滤以除去未被消化的组织块，计数细胞浓度，取少量做双硫腙染色鉴定，并用台盼蓝法检测细胞成活率。

（2）大鼠胰岛细胞的培养　将适量的细胞悬液转移至培养瓶中，置于 37℃二氧化碳培养箱中培养过夜（16~20h），此时大部分成纤维细胞已贴壁。轻轻振荡培养瓶，收集未贴壁细胞悬液，离心，重悬于新鲜的细胞培养液，接种至新的细胞培养瓶或培养板，继续培养 2~3d，这时胰腺腺泡细胞已死亡，附壁生长的主要是胰岛细胞及成纤维细胞。

如果成纤维细胞生长旺盛可用碘乙酸去除。弃细胞培养液，加入含 2.5μg/ml 碘乙酸的细胞培养液，于 37℃二氧化碳培养箱中孵育，3h 后，每隔 30min 在倒置显微镜下检查一次成纤维细胞的死亡情况。一般 3~5h 后，成纤维细胞出现膜皱缩等细胞死亡的表现，而胰岛细胞不受影响。轻轻吹打，其细胞培养液及其中的死亡细胞。加入新鲜的培养液，继续培养 2d，待胰岛细胞贴壁、生长良好时，可用于以后的实验。

3. 注意事项

（1）整个实验过程均须无菌操作。

（2）实验中所用血清最好是胎牛血清。

（3）刚刚分散的胰岛细胞较整个胰岛有更高的激素释放功能，但对各种刺激均不敏感。经过培养后，胰岛细胞的激素释放功能大大下降，但对多种刺激因素非常敏感。

（三）人胎胰岛分离与培养

1. 标本及主要试剂

（1）标本　终止妊娠或早产的胎儿，胎龄 18~38 周。

（2）主要试剂

1）Hanks 液。

2）胶原酶液　500U/ml Ⅳ型胶原酶（sigma）。

3）RPMI 1640 液。

4）Ficoll 400 密度梯度分离层液　梯度为 1.085、1.075、1.045、1.035（Pharmacia）。

2. 操作过程　胎儿先置 0.1% 苯扎溴铵液中灭菌 10min，然后用碘酒、酒精局部消毒腹部。解剖取胰腺，剥去胰腺外膜，用 Hanks 液冲洗掉血细胞，称重，剪碎，每克胰腺组织加胶原酶液 6ml，混匀，于 37℃快速振荡 15min，使碎组织完全酶解。每克胰腺组织再加 RPMI1640 液 2ml，以中止酶解反应。离心（1500r/min，10min），弃上清液。用 Hanks 液洗已酶解的组织 2 次。用适量 Hanks 液悬浮组织。

将悬浮液沿离心管壁小心注在 Ficoll 400 梯度分离层的上层。离心（3000r/min，10min）。可见 4 个清晰的界面层：最上层（1.035）为乳白色匀浆及少量细胞；第 2 层（1.045）为白色微粒胰岛层，胰岛为圆形或椭圆形。一般一只胰腺可收集 300~400 个胰岛；第 3 层（1.075）为细小组织碎块及少量的胰岛；底层（1.085）为未消化好的胰腺组织块和絮状结缔组织。小心取出第 2 层，用 Hanks 液和 RPIM 1640 液各洗 2 次，即得分离的胰岛。

于培养瓶内滴入 2 滴小牛血清，显微镜下均匀接种胰岛 150~200 个置 37℃ CO$_2$ 培养箱中 2~3h，再加 RPMI 1640 液 5ml。继续培养，第四天开始，每 2~3d 换液 1 次。

培养 3~4d 的胰岛，已附壁，边缘出现分生细胞；5~6d 形成生长晕，有些细胞散落在远离胰岛的周围。胰岛细胞呈棱形或三角形，胞质内含物充实，结构紧密。8~9d 细胞生长最好，密布瓶壁，可用于传代，或用于实验。此时胰岛素分泌量最高。14d 以后，原代细胞逐渐老化，内含物减少，出现空泡；细胞成片脱落，或凝集成团。

3. 注意事项

（1）整个实验过程均需无菌操作。

（2）细胞接种不可过密 培养 10d 后，细胞分泌胰岛素的作用减弱，可在培养液中加入适量葡萄糖等刺激因子，促进胰岛素的合成与释放。

4. 方法评价及应用 从人胎儿分离纯化原代和培养胰岛细胞，方法简单，所得细胞纯度高，可用于对糖尿病患者进行原代细胞的移植治疗，消除了种属差异，减弱或消除受体对移植物的免疫排斥反应。有一定的临床意义。但是，标本来源困难，且在培养过程中，原代细胞的老化现象和多次传代后细胞的退化现象，使方法的应用受到一定的限制。

（四）胰岛细胞系的培养研究

理想的 β 细胞系应该具有分离出的成熟 β 细胞的所有特征。除了高胰岛素含量，还应该在一系列不同的生理刺激下控制胰岛素基因的表达，胰岛素的生成和释放。常见的动物胰岛 β 细胞瘤起源的细胞系有源于可供移植的胰岛 β 细胞瘤 RIN 细胞系、源于辐射诱导的胰岛 β 细胞瘤 INS-1 细胞系、HIT 细胞系、βTC 细胞系、MIN 细胞系、NIT-1 细胞系和 βHC 细胞系等。这些细胞系在研究胰岛细胞功能的各个方面可作为有价值的研究模型，但在每个研究中都必须重视所选用的细胞系在多大程度上与原代胰岛相似，最后结果应在原代胰岛中得到证实。

三、胰岛细胞生物学活性鉴定

1. 定时收集培养液上清以检测胰岛素释放量。

2. 测定细胞内胰岛素含量以评价胰岛细胞的胰岛素生物合成能力。弃培养上清，用预冷至 4℃ 的 PBS 清洗两次，以酸化乙醇（15mmol/L HCl，75% ethanol）4℃ 抽提 16h，经 15 000×g，4℃ 离心后取上清待测胰岛素含量。

3. 葡萄糖刺激的胰岛素释放实验，以评价胰岛细胞对葡萄糖刺激的应答能力。胰岛细胞培养 3~4 天后，弃细胞培养液，用预热至 37℃ 的 Krebs-Ringer Hepes 缓冲液清洗细胞 2 次，37℃ 预孵育 30min 后，分别加入含 2.8mmol/L 和 16.8mmol/L 葡萄糖的 Krebs-Ringer Hepes 缓冲液，37℃ 孵育 30min，收集培养上清，置 -20℃ 保存。检测上清液中胰岛素的含量，以细胞总蛋白量作为内对照。

（刘 泉 叶 菲 申竹芳）

参 考 文 献

1. Yasuhisa hara, Hiroshi Tranguchi, Kenzo Ishihara, et al. Simple and easy method for harvesting of a large number of isolated islets and their function. Transplant Proc, 1989, 21 (1): 2632 - 2634

2. Hans EHohmeier, Christopher BNewgard, Cell lines derived from pancreatic islets. Molecular and Cellular Endocrinology, 2004, 228: 121 - 128

第四节 α-葡萄糖苷酶活性抑制剂

α-葡萄糖苷酶存在于小肠黏膜绒毛的刷状缘。碳水化合物进入小肠后，必须在该酶的作用下水解为单糖才能被吸收，表现为餐后血糖快速升高，这种现象对糖尿病患者是不利的。自 20 世纪 60 年代起，不少学者根据糖尿病控制饮食的治疗原则，研究碳水化合物消化酶的抑制剂，以延缓碳水化合物的吸收，使餐后血糖峰值降低并后移。长期用药，可阻断糖代谢紊乱的恶性循环，进而使空腹血糖和糖化血红蛋白值下降。目前已有 α-葡萄糖苷酶抑制剂如拜唐苹在临床上得到广泛应用。

通常用大鼠或猪上段小肠黏膜制备 α-葡萄糖苷酶，作用于不同底物，在 37℃ 温育后，通过测定反应体系中葡萄糖的生成量，可判断受试药对该酶活性的抑制作用。

一、试剂

1. 0.5mol/L NaCl-KCl 缓冲液（内含 5mmol/L EDTA，pH7.0）。

2. 0.1mol/L 磷酸缓冲液（pH6.0）。

3．100mg/ml 蔗糖溶液。

4．100mg/ml 麦芽糖溶液。

二、α-葡萄糖苷酶提取

正常雄性大鼠，禁食 3～5h，断头处死取小肠上段（自十二指肠约 10cm），用预冷的生理盐水冲洗两次，取黏膜层，按 1∶10 比例用 0.5mol/L NaCl-KCl 缓冲液稀释后匀浆，20 000×g 离心 30min（4℃），沉淀用预冷的生理盐水洗两次，均在 20 000×g 离心 30min，最后沉淀按 1∶5 用生理盐水稀释，500×g 离心 10min（4℃），上清液分装供实验用，−20℃ 保存。

三、α-葡萄糖苷酶抑制活性测定

以 0.1mol/L PBS（pH6.0）为缓冲液，200μl 反应体系包括 100μl 酶提取液，100mg/ml 底物（蔗糖或麦芽糖）溶液 20μl，80μl 相应浓度的待测样品，37℃ 温孵 30min，置 80～85℃ 3min 以终止反应。取其中 5μl 加入 195μl 葡萄糖氧化酶（GOD）测定酶液，37℃ 温孵 40min，于酶标仪上测定 505nm 处的吸光度，以葡萄糖的生成量计算 α-葡萄糖苷酶的活性；同时设定空白管、反应管和样品管。酶活性抑制率（%）计算：（反应管−样品管）/（反应管−空白管）×100%，根据不同浓度下的抑制率计算半数有效抑制浓度 IC_{50}，评价药物作用的强弱。

四、注意事项

注意酶提取、加样应在冰浴中进行；测定应设双管，以减少误差；不同底物可用不同浓度；或用同浓度底物，而调整酶的浓度；中药粗提物的终浓度一般选 4mg/ml 生药；由于受试药对酶抑制动力学不同，离体作用强度与整体实验结果可能不完全一致。

（刘　泉　申竹芳）

参 考 文 献

1. Dahlqvist A. Method for assay of intestinal disaccharidases. Anal Biochem, 1964, 7:18-25
2. Matsuo T, Odaka H, Ikeda H. Effect of an intestinal disaccharidase inhibitor（AO-128）on obesity and diabetes. Am J Clin Nutr, 1992, 55（Suppl1）:314S-317S

第五节　DPP-Ⅳ抑制剂

肠促胰岛素（incretins）是由消化道细胞应答营养物质摄取而分泌的内源性激素，具有增强葡萄糖刺激的胰岛素分泌作用。这种消化道和胰脏胰岛之间的联系被称之为"肠–胰岛轴"（enteroinsular axis），据认为餐后胰岛素释放的 50% 与之有关，其中的一种肠促胰岛素：胰高血糖素样肽 1（glucagon-like peptide 1，GLP-1）起着重要作用。

GLP-1 由肠道 L-细胞产生，其可通过促进葡萄糖依赖的胰岛素分泌、抑制胰高血糖素分泌、减缓胃排空以及降低食物摄入等综合作用而调节血糖水平。GLP-1 还具有促进胰脏 β-细胞增生和抑制凋亡的作用。由于它只在血液中葡萄糖浓度大约超过 5mmol/L 时才会刺激胰岛素分泌，所以不会像磺酰脲类抗糖尿病药物那样引起血糖过低。此外，GLP-1 对促进神经细胞增生、神经保护和提高学习记忆等也有一定作用。然而，GLP-1 在体内的半衰期很短，有实验表明：活性 GLP-1 在啮齿类动物、正常人群和 2 型糖尿病患者中的半衰期不足 2min，人和哺乳动物体内广泛存在一种称为 DPP-Ⅳ（dipeptidyl peptidase-Ⅳ，EC 3.4.14.5）的丝氨酸蛋白酶。人 DPP-Ⅳ 由 766 个氨基酸组成，是一种多功能的 Ⅱ 型膜蛋白。胞内部分（N-端）为 6 个氨基酸，蛋白的主要部分为胞外区，含有二肽外切酶活性位点，其作用底物是 N-端第二个氨基酸为 Pro 或 Ala 的多肽。GLP-1 的 N-端第 2 个氨基酸残基为 Ala，在被 DPP-Ⅳ 从 N 端除去二肽后即失去活性，据报道其 95% 以上（有的文献称 80% 以上）的降解失活与 DPP-Ⅳ 有关。另有文献报道，血管内皮细胞的 DPP-Ⅳ 的 mRNA 表达水平可因血糖浓度的提高而增加，进而使 DPP-Ⅳ 活性增加，认为这可能与 2 型糖尿病人体内 GLP-1 的相对不足有关。上述发现促使 DPP-Ⅳ 成为治疗 2 型糖尿病的一个重要靶标。

使用 DPP-Ⅳ 的抑制剂，可延长 GLP-1 在体内的半衰期，刺激葡萄糖依赖的胰岛素分泌，改善糖耐量。目前，国外一些大制药公司已发现一些具选择性、可口服的小分子的 DPP-Ⅳ 抑制剂并正在开发中，发现其具有增加血浆 GLP-1 等水平进而提高胰岛素分泌能力和改善糖耐量等作用。因此，尽管没有已上市的针对这一分子靶点的抗糖尿病新药，但是这类药物已经显示出良好的临床应用前景。

一、DPP-Ⅳ蛋白的制备

（一）猪 DPP-Ⅳ 蛋白的制备

1. 材料与试剂

（1）取刚屠宰新鲜猪肝适量剪成小条，液氮冷冻后，储存于 -70℃ 备用。

（2）0.25mol/L 蔗糖溶液　85.6g 蔗糖溶于 1L 蒸馏水中，过滤除菌，4℃ 保存。

（3）0.1mol/L Tris-马来酸缓冲液（pH6.0）的配制。

溶液 A：

Tris base	30.3g
马来酸（顺丁烯二酸）	29.0g
木炭	2g
蒸馏水	加至 500ml

混匀后静置 10min，过滤。

溶液 B：4% NaOH

向 220ml A 液中加入 25ml B 液，之后以 B 液精确调节 pH 值至 6.0。

（4）0.1mol/L Tris-HCl 缓冲液（pH8.0）

2. 实验步骤

（1）取 20g 冷冻于 -70℃ 的猪肝，加入 9 倍体积的 0.25mol/L 的蔗糖溶液后匀浆。匀浆液离心（700g，10min）后弃去沉淀。上清液 4℃ 下 5000×g 离心 10min，取上清，再进行 100 000×g 超速离心 60min，保留沉淀。

（2）沉淀以 0.1mol/L Tris-马来酸缓冲液（pH6.0）悬浮，37℃ 搅拌 8h。

（3）悬浮液 4℃ 下 11 000×g 离心 15min 后取上清，进行硫酸铵沉淀分离，将其分为 0~40% 和 40%~80% 两个组分。将 40%~80% 组分 4℃ 下透析过夜，透析液为 0.1mol/L Tris-HCl 缓冲液（pH8.0）。

（4）透析后所得溶液定容于 10ml，可进行进一步的纯化或适当稀释后作为蛋白工作液。

（二）毕赤酵母系统异源表达的人源 DPP-Ⅳ 蛋白的制备

1. 材料　9K-rdpp-3（可表达人源 DPP-Ⅳ 蛋白的重组毕赤酵母转化子）。

来源：通过基因克隆、电转化等将目的基因 human dpp-iv 转化并整合至毕赤酵母（Pichia pastoris）GS115 菌株的基因组中，并筛选出表达活性最高的菌种 9K-rdpp-3。

2. 发酵条件　采用 YPM 培养基，每日添加 2% methanol，30℃，250r/min，发酵 6d。

3. 制备方法

（1）100ml 发酵液经离心（4000×g）除去菌体，上清液冷冻干燥后以 50mmol/L Tris-HCl（pH8.0）buffer 溶解、透析，定容至终体积 30ml，13 000r/min 离心 20min，取上清液，经 45μm 滤器过滤后得到粗酶液。

（2）粗酶液进行硫酸铵沉淀分离，将其分为 0~40% 和 40%~80% 两个组分。40%~80% 组分 4℃ 下透析过夜，透析液为 50mol/L Tris-HCl 缓冲液（pH8.0）。

（3）透析后所得溶液定容于 10ml，可进行进一步的纯化或适当稀释后作为蛋白工作液，用于酶活性检测与模型建立。

二、活性测定及筛选体系的建立

1. 试剂

（1）2×Hepes 缓冲盐溶液（0.042mol/L）。

（2）0.26mmol/L Gly-Pro p-NA 溶液　8.55mg Gly-Pro p-nitroanilide hydrochlorid（Sigma 公司）溶于

100ml 2×Hepes 缓冲盐溶液中，0.22μm 滤器过滤除菌，4℃遮光保存。

（3）1×DPP-Ⅳ蛋白液 将上述的猪 DPP-Ⅳ蛋白工作液或重组的人源 DPP-Ⅳ蛋白工作液均稀释 4 倍。

2. 方法 检测用的底物为上述的 Gly-Pro-*p*-NA 溶液（无色），该底物的二肽被 DPP-Ⅳ切除后生成浅黄色的产物 p-NA，在 405nm 有吸收峰。反应于 37℃、100r/min 的培养箱孵育。反应前后取出置酶标仪检测。

3. 筛选体系

底物：0.26mmol/L，140μl。

待筛药物：起始浓度 10^{-5}mol/L，10μl。

酶液（1×DPP-Ⅳ蛋白液）：50μl。

总体积：200μl。

操作：冰上加样，以酶液加等量 2×Hepes 缓冲盐溶液为本底，设置阴性和阳性对照。放入 37℃、100r/min 振荡培养箱反应 40min，终点法考察 OD_{405}，计算 IC_{50}。

（胡晨曦 申竹芳）

第六节 PPAR 激动剂

一、概述

过氧化物酶体增殖激活受体（PPAR），属于Ⅱ型核激素受体超家族。与许多生理和病理过程如能量平衡、细胞分化、脂质代谢、糖尿病、动脉粥样硬化、肿瘤抑制等相关。在人类，3 个独立的基因分别编码了 3 种亚型的 PPAR：α、β 和 γ。噻唑烷二酮类（TZD）药物与 PPARγ 作用后可激活该受体。一方面激活的 PPARγ 受体可以促进脂肪组织中某些与葡萄糖转运和利用相关基因的表达，如胰岛素受体和葡萄糖运载体等；另一方面可以抑制体内肿瘤坏死因子和肥胖蛋白的分泌，减轻这种蛋白质产生的胰岛素抵抗。可见 PPARγ 的激活与胰岛素抵抗、2 型糖尿病有着密切的关系，PPAR 配体作用机制的研究及其配体的筛选更成为研究的热点。

随着分子生物学以及生物物理化学的发展，PPARγ 激动剂的鉴定和筛选方法也逐渐成熟，这大大推进了 PPARγ 激动剂的发现，在 PPARγ 被发现的十几年间，已经有数百个 PPARγ 激动剂被分离和合成出来。并有 10 多个作为治疗 2 型糖尿病药物的 PPARγ 激动剂已经上市或进入临床实验阶段。目前，PPARγ 激动剂的筛选方法主要分为细胞水平的筛选和基于溶液的生物物理化学方法。基于细胞水平的筛选方法主要分为两大类：转录激活实验方法（transactivation assay）和嵌合受体激活实验方法（chimeric receptor transactivation assay）。转录激活实验方法是最经典的配体筛选法，TZD 药物即由此方法确定为 PPAR 配体，其原理为将 PPAR 表达载体和含受 PPRE 驱动的报告基因的载体共同转染至原来不表达 PPAR 的细胞中，如 U-937、COS-7、HepG2 中，反式激活报告基因方法是基于待筛选靶标的特性而设计的，非常适合于以核受体为靶标的药物筛选。几乎所有种类的核受体都要通过结合到靶基因的 PPAR 的反应元件（PPRE）上，从而调控下游基因的转录和表达。利用基因工程的方法构建核受体如 PPARγ 的表达质粒，将报告基因构建到 PPRE 的下游。然后将 PPARγ 的表达基因和报告基因同时转染到细胞中；再将测定的化合物加入到转染细胞的培养液中，通过检测报告基因的表达产物的量来确定该分子是否能激活 PPARγ。常见的报告基因包括氯霉素乙酰基转移酶、分泌胎盘碱性磷酸酯酶和荧光素酶，图 24-2-2 以报告基因为荧光素酶为例。嵌合蛋白报告基因方法其实是反式激活报道基因方法的变种，因为 PPAR 的配体结合结构域（LBD）和 DNA 结合结构域（DBD）各自具有独立的功能，它们分别与其他核受体的 DNA 结构域或配体结构域形成嵌合体依旧具有本身的配体结合和与目标 DNA 序列结合功能。经常使用的嵌合系统是 PPAR-GAL4 系统，它是把 PPARγ 的 LBD 与酵母转录因子 GAL4 蛋白的 DBD 融合成嵌合蛋白，然后使用包含 GAL4 特异的反应元件的报告基因。因为哺乳动物细胞没有 GAL4 蛋白，只有转染入细胞的 PPAR-GAL4 嵌合体蛋白才能激活报告基因，这样消除了内源性核受体的干扰。但嵌合蛋白只是利用部分 PPAR，不能很好地模拟体内的情况。总之，利用 PPAR-GAL4 嵌合系统和全长的核受体的报告基因筛选系统各有利弊，相互补充。大量的筛选实例证明，这两种系统都不失为筛选PPARγ激动剂的有效方法。另外，基于溶液的生物物理化学筛选法主要包括放射性配体竞争结合实验和接近发光测试方法（scintillation proximity assay，SPA）和基于结构的计算机虚拟筛选方法（virtual screening）也用于筛选PPARγ激动剂。

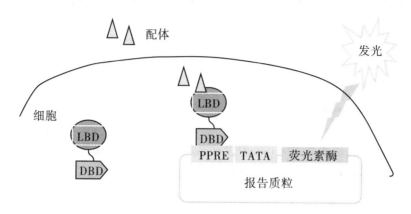

图24-2-2　PPARγ激动剂的细胞筛选模型

配体与PPARγ的配体结合域结合后，激活的PPARγ与视黄素X受体（RXR）
形成异二聚体，结合到目的基因的PPRE，从而促进荧光素酶基因的表达。

二、实验步骤

构建PPARα/β/γ表达质粒，RXRα表达质粒，PPRE报告质粒（含荧光素酶基因），绿色荧光蛋白GFP质粒。

1. 细胞铺板　融合度为70%～80%。

2. 转染　利用转染试剂（lipofectamine 2000或者Fugen 6）按照说明书进行操作。

3. 加药　转染24h后，加上一定浓度的待测化合物，以WY14643、rosiglitazone和L-165041分别作为PPARα、γ、β的阳性药。

4. 检测　加药24h后，细胞裂解液裂解细胞，吸取部分至荧光板中，酶标仪测定；加入荧光素酶的反应底物，测定化学发光（Luci），以Luci/GFP作为受试物的相对激活强度。

（李平平　申竹芳）

参 考 文 献

1. Yasuhisa hara, Hiroshi Tranguchi, Kenzo Ishihara, et al. Simple and easy method for harvesting of a large number of isolated islets and their function. Transplant Proc, 1989, 21（1）：2632 – 2634

2. Hans E, Hohmeier, Christopher BNewgard. Cell lines derived from pancreatic islets. Molecular and Cellular Endocrinology, 2004, 228：121 – 128

3. Dahlqvist A. Method for assay of intestinal disaccharidases. Anal Biochem, 1964, 7：18 – 25

4. Matsuo T, Odaka H, Ikeda H. Effect of an intestinal disaccharidase inhibitor（AO-128）on obesity and diabetes. Am J Clin Nutr, 1992, 55（Suppl1）：314S – 317S

5. Berger Moller DE. The mechanisms of action of PPARs. Anna Rev Med, 2002, 53：409

6. Lehmamr JM, Moore LB, Smith-Olive TA, et al. An antidiabetic thiazolidinediones is a high afinity ligand for peroxisome proliferator-activated receptor gamma（PPAR gamma）. J Biol Chem, 1995, 270（22）：12953

7. Berger J, Leibowitz MD, Doebber TW, et al. Novel peroxisome proliferator-activated receptor（PPAR）gamma and PPARdelta ligands produce distinct biological effects. J Biol Chem, 1999, 274（10）：6718

8. Henke BR, Blanchard SG, Brackeen MF, et al. N-（2-Benzoylphenyl）-L-tyrosine PPARgamma agonists. 1. Discovery of a novel series of potent antihyperglycemic and antihyperlipidemic agents. J Med Chem, 1998, 41（25）：5020 – 5036

第三章 生化测定及病理检查

第一节 血糖与血脂测定

一、血糖测定法

（一）概述

患者血糖升高是糖尿病的一个主要特征，测定血糖含量是了解患者病情和观察药物对血糖影响的重要手段。常用的测定血糖的方法有葡萄糖氧化酶法，磷钼酸比色法，邻甲苯胺法，碱性碘化铜法，铁氰化钾法等。下面介绍葡萄糖氧化酶法，其他方法略。

（二）原理

葡萄糖氧化酶是需氧脱氢酶，能催化葡萄糖生成葡萄糖酸和过氧化氢，后者在过氧化物酶的作用下放出氧，与4-氨基安替比林和酚氧化缩合，生成红色醌类化合物，在波长505nm处有特定的吸收峰。

$$葡萄糖 \xrightarrow{葡萄糖氧化酶} 葡萄糖酸 + 过氧化氢$$

$$过氧化氢 + 酚 + 4 - 氨基安替比林 \xrightarrow{过氧化物酶} 红色醌类化合物$$

（三）试剂配制

1. 磷酸盐缓冲液　0.2mol/L 磷酸氢二钠（Na_2HPO_4）61ml，0.2mol/L 磷酸二氢钾（KH_2PO_4）39ml 混匀。调 pH 值至7.0。

2. 酶试剂　葡萄糖氧化酶（GOD）400U，过氧化物酶（POD）0.6mg，4-氨基安替比林 20mg，叠氮化钠 100mg，加磷酸盐缓冲液 100ml，pH 值调至7.0。冰箱存放可稳定2个月。

3. 酚试剂　称100mg 4,6-二氯-O-甲酚溶于100ml 蒸馏水中。

4. 显色试剂　取等量酶试剂和酚试剂混合。

5. 葡萄糖标准液　200mg/dl。

6. 蛋白沉淀液　称10g 磷酸氢二钠，10g 钨酸钠和9g 氯化钠溶解于800ml 蒸馏水中，加入1mol/L盐酸125ml，并用蒸馏水稀释至1000ml。

（四）操作步骤

取分离血清，然后按表24-3-1 和24-3-2 加入样品和试剂。

1. 直接法　混匀，37℃水浴温孵25min，冷却后在505nm波长处比色，以空白管调零。

计算方法：

$$血清葡萄糖含量（mg/dl）= \frac{测定管}{标准管} \times 200$$

表24-3-1 直接法测定血糖的操作步骤

样品及试剂	测定管	标准管	空白管
血清（ml）	0.02	–	–
葡萄糖标准液（ml）	–	0.02	–
显色试剂（ml）	4	4	4

2. 无蛋白血滤液法　将血浆（或血清）0.05ml 加到蛋白沉淀剂 1ml 中混匀，室温放置 8min，离心，取上清液（无蛋白滤液）测定，葡萄糖标准液也进行同样处理。

表 24-3-2　用无蛋白滤液测定血糖操作步骤

样品及试剂（ml）	测定管	标准管	空白管
无蛋白血滤液	0.5	–	–
处理后的葡萄糖标准液	–	0.5	–
蛋白沉淀剂	–	–	0.5
显色试剂	4.0	4.0	4.0

混匀，37℃水浴温孵 25min，冷却后在 505nm 波长处比色，以空白管调零。计算方法同上。目前市场上有此类试剂盒出售。

（五）注意事项

1. 试剂需现配。

2. 用血清样品测定时，应在取血后 30min 内分离血清，分离后的血清葡萄糖含量在 6h 内不变，由血清制备的无蛋白滤液可保存 48h 以上。

3. 高浓度的还原性物质如维生素 C 亦能与色素原竞争游离氧，干扰反应，使结果偏低，血红蛋白能使过氧化氢过早分解，亦干扰反应，致使测得的血糖值偏低故对已溶血的全血或血清需制备无蛋白滤液后进行测定。

（六）方法评价

该法特异性高、准确性好、操作简便。

二、血脂

无论是 1 型还是 2 型糖尿病患者，若病情控制不良，大都有高脂血症和脂代谢异常，因此测定血脂含量对了解病情，分析和判断药物的治疗作用有重要意义。以下介绍常用的血清甘油三酯，总胆固醇以及游离胆固醇的测定方法。

（一）甘油三酯

1. 原理　先将血清甘油三酯经脂蛋白脂肪酶水解放出甘油和脂肪酸，甘油在 ATP 和 Mg^{2+} 的存在下经甘油激酶作用，生成 3-磷酸甘油，然后在磷酸甘油氧化酶（GPO）作用下，生成磷酸二羟丙酮和过氧化氢，后者在过氧化物酶的作用下，使 4-氨基安替比林和酚生成红色醌类化合物，在 505nm 波长下比色测定。

2. 试剂配制

（1）显色试剂　将脂蛋白脂酶（LPL）12U、甘油激酶 150U、过氧化物酶 POD 1500U 和磷酸甘油氧化酶（GPO）200U 加于 50mmol/L 的三羟甲基甲烷（Tris）缓冲液 1L 中，并加入 4-氨基安替比林和 4,6-二氯-O-甲酚，使分别成 0.75mmol/L 和 5mmol/L。

（2）标准液为甘油酸甘油酯（triolen）200mg/dl。

（3）操作步骤　取血分离血清后按表 24-3-3 加入样品及试剂。

表 24-3-3　酶法测定血清甘油三酯的操作步骤

样品及试剂（ml）	测定管	标准管	空白管
血清	0.02	–	–
标准液	–	0.02	–
蒸馏水	–	–	0.02
显色试剂	2.0	2.0	2.0

充分混匀，37℃水浴温孵10min，505nm波长处比色，以空白管调零。

（4）计算结果

$$血清甘油三酯含量（mg/dl）= \frac{测定管\ OD}{标准管\ OD} \times 200$$

（5）注意事项　血清离出后应尽快进行测定，若需保存应该冷冻。

（6）方法评价　此法简便、快速、精确、而且特异性好。

目前市场上有此类试剂盒出售。

（二）总胆固醇

1. 原理　血清中总胆固醇包括游离胆固醇和胆固醇酯，胆固醇酯在胆固醇酯水解酶的作用下，氧化水解成游离胆固醇和脂肪酸，游离胆固醇再经胆固醇氧化酶氧化生成胆固醇-4-稀-3-酮，并产生过氧化氢，后者与4-氨基安替比林和苯酚在过氧化物酶作用下缩合成红色的醌类化合物，在505nm波长处有一特定的吸收峰。

2. 试剂配制

（1）Ⅰ液　将胆酸钠0.129g，4-氨基安替比林0.016g，苯酚1ml（=0.132g），Triton X-100 0.2ml加入0.1mmol/L磷酸盐缓冲液（pH6.7）100ml中。

（2）Ⅱ液　将过氧化物酶1mg，胆固醇氧化酶0.3ml（20U/ml），胆固醇酯水解酶80mg（40U/g）加入0.1mmol/L磷酸盐缓冲液（pH7.1）1ml中。

（3）胆固醇标准液　200mg/dl（需冷冻保存）。

以上试剂市场上均有药盒出售。

3. 测定步骤　取血分离血清，然后按表24-3-4加入样品和试剂。

表24-3-4　酶法测定血清胆固醇的操作步骤

样品及试剂（ml）	测定管	标准管	空白管
血清	0.02	–	–
蒸馏水	–	–	0.02
标准液	–	0.02	–
显色试剂（Ⅰ+Ⅱ，30∶1）	2.0	2.0	2.0

混匀，37℃水浴温孵10min，冷却后在505nm比色，空白管调零。

4. 计算

$$血清总胆固醇（TC mg/dl）= \frac{测定管\ OD}{标准管\ OD} \times 200$$

5. 方法评价　本法用血量少，快速、简便，准确性、精密度及稳定性好。

（三）游离胆固醇（free cholesterol, FC）及胆固醇酯（cholesterolester, CE）的测定

测定血清FC的方法与测TC基本相同，只是将在血清中加入胆固醇酯酶水解胆固醇酯的步骤省去。

从上述测得的血清TC含量减去测得的血清FC含量，即是CE含量。

（四）游离脂肪酸

原理：游离脂肪酸是由油酸、软脂酸、亚油酸等组成，大部分游离脂肪酸与清蛋白结合，存在于血液中。在辅酶A（CoA）与腺苷三磷酸（ATP）的存在下，血清中的游离脂肪酸经酰基辅酶A合成酶（ACS）的作用生成酰基辅酶A。酰基辅酶A被酰基辅酶A氧化酶（ACD）氧化后，生成过氧化氢。在过氧化物酶（POD）存在下，过氧化氢使4-氨基安替匹林与DSBmT氧化缩合生成紫红色色素。通过测定紫红色色素的吸光度而求出游离脂肪酸的含量。

$$游离脂肪酸 + CoA + ATP \xrightarrow[Mg^{2+}]{ACS} 酰基辅酶 A + AMP + 焦磷酸$$

$$酰基辅酶 A + O_2 \xrightarrow{ACD} 2,3\text{-}Trans\text{-}烯酰基辅酶 A + H_2O_2$$

$$H_2O_2 + DSBmT + 4\text{-}氨基安替匹林 \xrightarrow{POD} 紫红色色素$$

市场上现有试剂盒出售。

第二节 糖基化蛋白测定

蛋白质在高糖环境中发生非酶促糖基化，继而引起一系列病理改变，这是糖尿病慢性并发症发生、发展的关键环节之一，蛋白质的非酶促糖基化是机体蛋白质普遍存在的现象。糖化血浆蛋白的主要成分是糖化清蛋白，其含量和血糖浓度成正比。清蛋白的半衰期为 17~20d，因此，糖化血浆蛋白含量可反映近 2~3 周内血糖水平。果糖胺是血中葡萄糖与蛋白质形成的酮胺物，测定血中果糖胺含量可以反映血中糖化血浆蛋白的水平。糖化血红蛋白的形成在红细胞生存的 120d 内自始至终都在进行，其生成速度与血糖浓度成正比。因此，糖化血红蛋白的含量反映了测定前 1~2 个月中血糖的水平，和果糖胺含量一样，不受血糖暂时波动的影响。

一、果糖胺

（一）原理

果糖胺在碱性溶液中，能还原硝基四氮唑蓝生成为有色的甲䐶，在 530nm 处有一吸收高峰。

（二）试剂配制

1. NBT 试剂 称无水碳酸钠（Na_2CO_3）1.91g，碳酸氢钠（$NaHCO_3$）0.168g，加蒸馏水 200ml，调 pH 值为 10.8，再称 20mg 氯化硝基四氮唑蓝（NBT）加入其中。

2. 冰乙酸溶液 冰乙酸 10ml 加水至 100ml。

3. 标准液 称一定量的 1-脱氧-1-吗啉-果糖溶入血清清蛋白溶液中（含血清清蛋白 40g/L），配成浓度为 4mmol/L 的标准液。

（三）测定步骤

将血清和 NBT 试剂分别于 37℃预温 5min，然后按表 24-3-5 加入样品和试剂。

表 24-3-5 血清果糖胺测定的操作步骤

样品及试剂（ml）	测定管	标准管	空白管
血清	0.05	–	–
蒸馏水	–	–	0.05
果糖胺标准液	–	0.05	–
NBT 试剂	2.0	2.0	2.0

混匀，37℃水浴温孵 15min，各管均加乙酸溶液 0.1ml 终止反应，冷却后在 530nm 波长处比色，以空白管调零，测定吸光度。

（四）计算

$$果糖胺（mmol/L）= \frac{测定管 OD}{标准管 OD} \times 标准液浓度$$

（五）方法评价

此法操作简单、结果准确。

二、糖化血红蛋白测定

测定糖化血红蛋白的方法有比色法、亲和层析法、离子交换层析法、电泳法和高效液相色谱法等。下面介绍应用较多的离子交换层析法和亲和层析法。

（一）离子交换层析法

1. 原理 在近中性的缓冲液中阳离子交换树脂（Bio-Rex 70）解离后带阴电荷（R-COO⁻），血红蛋白解离后带阳电荷，二者可形成离子键。由于各种血红蛋白组分所带的阳电荷不同，与树脂的结合能力亦不同，故可采用提高洗脱液离子强度的方法来洗脱其不同组分。

2. 试剂配制

（1）缓冲试剂Ⅰ 称磷酸氢二钠（$Na_2HPO_4 \cdot 12H_2O$）2.97g，磷酸二氢钠（$NaH_2PO_4 \cdot 2H_2O$）5.12g，氯化钾（KCl）0.65g加水1000ml，调pH值至6.8±0.02。

（2）缓冲试剂Ⅱ 称磷酸氢二钠（$Na_2HPO_4 \cdot 12H_2O$）13.0g，磷酸二氢钠（$NaH_2PO_4 \cdot 2H_2O$）17.0g，加水至1000ml，调pH值至6.4±0.02。

（3）缓冲试剂Ⅲ 称磷酸氢二钠（$Na_2HPO_4 \cdot 12H_2O$）20.45g，磷酸二氢钠（$NaH_2PO_4 \cdot 2H_2O$）13.37g，加水至1000ml，调pH值至6.75±0.02。

（4）溶血试剂 称白皂素0.3g，氯化钾0.5g，溶于1000ml缓冲液Ⅰ中，放冰箱备用。

（5）溶血液制备 取血0.04ml加入盛有4ml生理盐水的试管中，4000r/min离心5min，去上清，管中再加入溶血液0.2ml，振荡后，放置冰箱（4℃）备用。

3. 操作步骤

（1）装柱 玻璃层析柱，上端容量为15ml，下端柱管直径0.85cm，取Bio-Rex70（钠型200～400目）适量，先后用三倍体积的0.1mol/L NaOH、缓冲试剂Ⅲ、缓冲试剂Ⅰ冲洗后，用浓盐酸滴定到pH值在6.75左右，再用缓冲试剂Ⅰ冲洗3次。处理后将泥浆状的树脂注入底部垫有单层等量滤纸的层析柱中，用30ml缓冲试剂Ⅰ正向流洗以压实平衡柱体。

（2）吸取0.05ml溶血液加入柱内树脂上，加入缓冲试剂Ⅰ5ml，收集此5ml滤液为第Ⅰ滤液；再加入缓冲试剂Ⅱ5ml，收集此5ml滤液为第Ⅱ液；在波长410nm初测定吸光度。

（3）用过的柱子用缓冲试剂Ⅲ洗脱其他血红蛋白成分后，经缓冲试剂Ⅰ平衡后可重复使用。

（4）计算

$$糖化血红蛋白测定 = \frac{第Ⅰ液OD值}{第Ⅰ液OD值 + 第Ⅱ液OD值} \times 100$$

（5）方法评价 此法简单、可靠、测定时间短，但受温度影响，最好控制在恒温条件下（20～22℃）测定。

（二）亲和层析法

1. 原理 分离糖化血红蛋白的亲和材料是一种硼酸化的琼脂糖凝胶，当糖化蛋白通过此种材料时，分子中含糖部分可以与固定相上的硼酸化基团配位性结合，从而附着在固定相上，其他非糖化的蛋白成分则随流动相流出，然后再用另一种含糖或多羟化合物的流动相将糖化蛋白洗脱下来，血红蛋白则利用糖化和非糖化这两部分本身颜色的不同，在波长415nm测定吸收值，计算糖化血红蛋白的百分比。

2. 试剂配制

（1）溶血试剂 去离子水。

（2）平衡液 称乙酸铵19.265g，氯化镁4.762g，叠氮钠0.2g，加双蒸水1L，调pH值至8.0。

（3）第一洗脱液 同平衡液。

（4）第二洗脱液 称山梨醇36.43g，三羟甲基氨基甲烷12.11g，叠氮钠0.2g、加双蒸水至1L，调pH值至8.5。

（5）再生液 0.1mol/L盐酸。

（6）保存液 1mmol/L 盐酸。

以上试剂市场上有药盒出售。

3. 测定步骤

（1）取样 取血 0.05ml，用氟化钠、乙二胺－四乙酸二钠（EDTA）或肝素钠抗凝，加入溶血液 0.4ml，振荡后放置 10min。

（2）微柱的准备 微柱内装入其中固定有 m-氨基苯硼酸的交联的泡沫状琼脂 1ml。琼脂上下各放置一个多孔玻璃滤片，使得柱内液体流至琼脂上玻璃滤片平面时自动停止。将微柱上盖打开，将柱内上层滤片轻压至载体面，摘去下帽，使保存液自动流出，当液面降至上滤片，且无液体滴出时，即准备完毕。

（3）平衡载体 加入平衡液，滴液停止时即可。

（4）加样 用微量吸液器将制备血样 0.05ml 滴于柱内上滤片。

（5）洗脱非糖化血红蛋白 将微柱插置于 15mm×150mm 的大试管中，加第一洗脱液 0.1ml 于上滤片，滴出液收集于该试管中，放置 10min，使血清与载体充分结合；取 2.9ml 第一洗脱液加入微柱，同试管收集滴液，试管内液体共 3ml；移出微柱，加入蒸馏水 7ml 稀释，试管内液体共 10ml。

（6）洗脱糖化血红蛋白 将微柱插置于 10mm×75mm 的小试管中，加第二洗脱液 2ml，滴出液收集于该试管。

（7）比色测定 以蒸馏水作空白 415nm 波长处分别测定糖化血红蛋白和非糖化血红蛋白的吸光度（G 和 N）。

（8）微柱的再生与存放 加再生液 2ml，滴尽后加保存液 3ml，滴出大约 2ml 后再加保存液 1ml，在 6 号液滴出时，将滴出液滴入下帽内 2~3 滴，立即将下帽套上，以防气泡进入。盖好上帽。避光、室温保存，可重复使用 10 次。

4. 计算

$$糖化血红蛋白百分比 = \frac{G}{G+5N} \times 100\%$$

5. 方法评价

（1）测定步骤简单、快速。

（2）不受测定环境温度和不稳定的糖化血红蛋白及非糖化血红蛋白的影响。

（3）用血量少，标本可在 4℃保存 4~10d。

（宋光明 乔凤霞）

第三节 糖原合成测定方法

糖原是葡萄糖的高分子聚合物。体内葡萄糖除氧化供能和转化成其他化合物以满足机体的正常需要外，多余的葡萄糖首先聚合成糖原，储存于肝脏、肌肉及其他组织。当血糖下降时，机体将动用糖原来维持血糖的相对稳定。实验中多采用较为经典的蒽酮法测定糖原的含量、以放射性核素标记葡萄糖的参入量评价糖原的合成状态。近年来，也有应用核磁共振测定 ^{13}C 标记葡萄糖的参入量，以及以糖原合成酶的活性等方法反应机体的糖原合成情况。

一、蒽酮法测定肝糖原的含量

（一）原理

蒽酮与游离糖或多糖反应后溶液呈蓝绿色，于 620nm 处有最大吸收。

（二）试剂配制

1. 72%（V：V）H_2SO_4 溶液 烧杯中加入 280ml 蒸馏水，再逐滴加入浓硫酸 720ml，边加边混匀。自然降温至室温。

2. 蒽酮试剂 取蒽酮 50mg，硫脲 1g，溶于 72%（V：V）H_2SO_4 100ml。临用前新鲜配制。

3. 4mg/ml 葡萄糖标准储存液　临用前倍比稀释成不同浓度的葡萄糖标准应用液。

4. 生理盐水。

5. 4%磺基水杨酸。

（三）实验操作

1. 糖原提取液的制备　断头处死动物，取肝脏，尽量冲掉血液，精确称重，按重量∶体积＝20mg∶1ml 的比例，用生理盐水制成匀浆。按 V∶V＝1∶1 的比例，将4%磺基水杨酸逐滴加入匀浆中，混匀，离心（1200×g，20min），取上清待用。

2. 糖原含量的测定　按每 200μl 提取液加 4ml 蒽酮试剂，混匀，沸水浴 15min，移至冷水浴，冷却至室温，于波长为 620nm 处测定样品的吸光度 OD 样品。同时，在相同的反应体系中，以 200μl 蒸馏水代替提取液，作为试剂空白管调零；以不同浓度的 200μl 葡萄糖标准应用液代替提取液，测定各标准管之吸光度 OD 标准。

（四）计算

根据各标准管之吸光度 OD 标准及其相应的葡萄糖标准应用液的葡萄糖浓度，应用 Excel 等计算机统计软件，拟合一条线性回归线，取其直线区作为标准曲线。并应用该标准曲线，对样品的吸光度 OD 样品返回一个预测值，作为该提取液之总糖含量。

根据所称取的肝脏重量换算成肝糖原含量：

$$肝糖原（mg/g 肝重）＝糖原提取液总糖含量×100×0.9$$

其中，系数 100 为提取液制备过程中，每克肝组织的稀释倍数。系数 0.9 为将葡萄糖换算成糖原的系数。

（五）注意事项

1. 本方法为经典的测定糖原方法，操作简单，重复性好，但精确度不高。所测定的值为非蛋白糖的总和。

2. 本方法也可用于肌肉、脂肪等组织的糖原测定。

二、肝细胞糖原合成的测定

（一）原理

在培养的肝细胞培养液中加入 ^{14}C-葡萄糖，经过一段时间的培养，细胞经糖原合成作用将 ^{14}C-葡萄糖参入糖原，测定糖原的放射性，即可推算出细胞的糖原合成量，以 cpm/$1×10^6$ 个细胞/1h 表示。

（二）试剂配制

1. 培养的肝细胞株 BRL。

2. MEM、RPMI 1640 细胞培养液（Gibco）。

3. 小牛血清。

4. 闪烁液 PPO、POPOP（Sigma）。

5. PBS 缓冲液。

6. 30% KOH。

7. 66% 乙醇。

8. 层析滤纸。

（三）实验操作

1. 肝细胞培养及处理　正常大鼠肝细胞株 BRL，以含 10% 小牛血清、1% 双抗（青霉素、链霉素）的 RPMI1640 培养液，于 75cm 培养瓶中，在 5% 的 CO_2，37℃ 于 CO_2 培养箱中进行培养。每 2d 换液 1 次，培养 3~4d 进行传代。进行实验前 48h 胰酶消化细胞，制成细胞悬液，调整细胞数，在 24 孔培养板中每孔传入的细胞数约 $5×10^5$，继续培养 24h。于检测前 24h 将培养液更换为 MEM 培养液。

2. 检测方法　以冷的 PBS 液洗培养于 24 孔板的细胞，两次后，再加入 1ml MEM 培养液，同时加 D-U-^{14}C-葡萄糖（放射性比活性为 248mCi/mmol）0.5μCi/ml，于 37℃ 继续培养 90min。

细胞以冷 PBS 溶液冲洗 2 次，每孔加入 30% KOH 0.1ml，于 95℃水浴中加热 30min，充分溶解细胞。将所有溶液点样层析滤纸上，烘干。将层析滤纸置 66% 冰冷乙醇中，4℃过夜。再以 66% 冰冷乙醇冲洗 2 次。

层析滤纸干燥后，置闪烁杯中，加入闪烁液，液体闪烁计数器检测放射活性。

（四）计算

根据 D-U-^{14}C-葡萄糖的放射性比活度及所测得的 dpm 值换算，以每小时每 10^6 细胞糖原合成的 nmol 数表示。

（五）注意事项

本方法测定范围广，精确度高，操作简单，特异性强，可用于研究肝细胞株、原代培养的肝细胞之糖原合成。

（叶　菲）

第四节　糖异生的测定方法

糖异生是指从非己糖前体生成葡萄糖的生化过程。在机体的代谢网中，糖异生可以很好利用体内蛋白质、脂肪等代谢生产的氨基酸、乳酸、甘油等。当血糖下降时，机体除了动用糖原外，还可进行糖异生来维持血糖的相对稳定。实验中多采用较为经典的丙氨酸等非己糖前体诱导的血液中葡萄糖水平的变化评价机体或细胞的糖异生能力。近年来，有应用放射性核素标记的方法，在原代培养的肝细胞上测定并计算细胞的糖异生等葡萄糖代谢的动力学指标。也有应用质谱的方法，测定来源于重水的 ^{2}H 参入葡萄糖的量，以评价机体的糖异生能力。

一、小鼠糖异生能力的测定方法

（一）原理

给动物摄入氨基酸、乳酸、甘油等物质，经糖异生的作用，动物的血糖将升高。通过测定其血糖的波动，可观察机体对糖异生作用的强弱。

（二）实验操作

昆明小鼠，雄性，体重 20～24g，禁食 12h。腹腔注射 L-α-丙氨酸 2g/kg 体重。分别于注射前和注射后 60min 取血，以葡萄糖氧化酶法测定血糖。以注射 L-α-丙氨酸 60min 后血糖的上升百分数，评价机体的糖异生能力。

二、大鼠糖异生能力的测定方法

（一）原理

在糖异生过程中，水中的 ［H］ 转换到丙酮酸 C3 位上，然后结合至合成的葡萄糖的 C6 和 C5 位上。因此可以使用 ^{2}H$_2$O，通过检测血中 C6 和（或）C5 位上 ^{2}H 葡萄糖，衡量机体的糖异生水平。

（二）实验操作

Wistar 大鼠，雄性，体重 172～194g，禁食 24h。腹腔注射重水（5ml/kg 体重，大约占总体重的 70%）。动物禁食，自由饮水（水中含有 0.7% 的重水）。6h 后以戊巴比妥钠麻醉大鼠，导管从右颈静脉插入右心房，输注 L-α-丙氨酸，灌流速度为 48mol/min/kg 体重。从左颈动脉插管用于采血。在分别在 L-α-丙氨酸输注 0、100、120min 取血。以葡萄糖氧化酶法测定血清中的葡萄糖。以气质联用（gas chromatography mass spectrometry analysis）的方法测定 C6 和（或）C5 位上 ^{2}H 葡萄糖的含量。计算 ^{2}H 葡萄糖占血总葡萄糖中的百分比，以评价机体的糖异生能力。

（叶　菲）

第五节 胰岛素的测定

一、放免法测定胰岛素

（一）原理

测定血清或血浆中胰岛素含量有助于确定糖尿病的类型及判断胰岛 β 细胞的分泌功能。一般采用竞争放射免疫分析法。以放射性标记物^{125}I-胰岛素和血样品（或标准品）中的胰岛素与有限量的胰岛素抗体竞争反应。温育后，竞争反应达到一定的平衡。加入分离试剂，再温育一定时间，使分离试剂与抗体结合的胰岛素形成沉淀。离心后弃上清液，以沉淀物计数。求出非特异结合率（NSB%），最大结合率（Bo%），以不同浓度的胰岛素标准品求出 B/Bo% 的标准曲线（用半对数纸）。血样品中胰岛素含量可用其 B/Bo 值，从标准曲线上查得。

（二）方法

市售胰岛素放免分析试剂盒已广泛用于定量测定血样中胰岛素含量。实验者可参考各试剂盒说明书的操作步骤进行测定。

二、酶免法测定胰岛素

（一）原理

酶联免疫测定试剂盒的原理为：未标记的鼠胰岛素与标记了乙酰胆碱酯酶（AChE）的

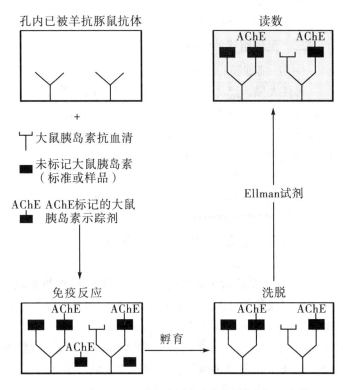

图 24-3-1 酶免法测定胰岛素原理图

鼠胰岛素，竞争性结合到特定的豚鼠抗鼠胰岛素抗体位点上，所形成的混合物再结合到孔内羊抗豚鼠的抗体上。结合后洗涤、加入 Ellman 试剂（含有 AChE 的底物和生色团），Ellman 试剂与 AChE 反应生成黄色复合物。用分光光度法测定生成色的强度，生成色的强度越大说明标记的胰岛素越多，进而未标记的（待测）胰岛素含量越低。具体过程图 24-3-1 所示。

（二）方法

具体的操作过程参照胰岛素酶联免疫试剂盒说明书。

第六节 胰岛素受体测定

一、原理

胰岛素是胰脏胰岛 β 细胞合成、贮存和分泌的具有两个肽链（A 链 21 个氨基酸，B 链 30 个氨基酸）的多肽。胰岛素受体是位于靶细胞表面、由两条重链（α 亚基，分子量约为 135kD）及两条轻链（β 亚基，分子量约为 90kD）组成的一种糖蛋白。胰岛素分子与胰岛素受体的特异结合及相互作用形成胰岛素－受体复合物，激活细胞膜，通过信使系统调节细胞内各种酶活性，继而产生一系列的生物效应。这些受体的数目与其接触的胰岛素浓度而有相反的改变。研究发现，某些 2 型糖尿病患者中，胰岛素分泌过多，机体对胰岛素产生抗性（受体数目减少）；某些抗糖尿病药物，能使细胞受体数目增加，而改善机体的胰岛素抗性。

二、试剂配制

1. 1% BSA-Kreb Ringer 液（pH7.4）。

2. 单碘标记的胰岛素（A_{14}-^{125}I-insulin 或 A_{19}-^{125}I-insulin），按比活度用 1% BSA-Kreb Ringer 液配成所需浓度。

3. 未标记的胰岛素 准确称取一定量的胰岛素，先用少量生理盐水（pH2.5）溶解，再用缓冲液稀释至所需浓度。

4. 不同浓度的蔗糖溶液

三、受体组织的制备

（一）细胞膜的制备

雄性大鼠，禁食 6~8h 后断头处死，取肝脏，去除肝门处的结缔组织，称重，用预冷的生理盐水洗 2~3 次，剪碎后再用冷生理盐水洗 2 次，再用预冷的 1.0mmol/L NaHCO$_3$ 缓冲液（pH7.5，内含 0.5mmol/L CaCl$_2$）洗 2 次，加缓冲液（4ml/g 组织），制备匀浆，匀浆加缓冲液至 100ml/g 组织，离心（500×g，10min）去核，上清液离心（1500×g，20min），取沉淀。沉淀用 70% 蔗糖调至 50% 浓度，取 5ml 于离心管，然后依次慢慢加入 45%、41%、37% 蔗糖液各 5ml，离心（4℃，1000×g，1.5h）。取 37%~41% 界面沉淀，用 Tris-HCl（50mmol/L）缓冲液适当稀释分装，-20℃贮存备用。蛋白用 Lowry 法测定。

（二）脂肪细胞的制备

参考第二章第一节中"脂肪细胞分离"。

（三）胰岛素受体结合实验

1. 每个反应管中加入固定量的膜蛋白或脂肪细胞（膜蛋白 50μg，脂肪细胞 10^5/ml）和不同浓度的单碘标记胰岛素（A_{14}-^{125}I-insulin 或 A_{19}-^{125}I-insulin），非特异结合管中加入未标记胰岛素 20μg，补充 1% BSA-Kreb Ringer 缓冲液至总体积 0.4ml。

2. 反应条件 膜受体测定为 4℃温孵 20h，脂肪细胞受体测定为 15℃温孵 2h，用 2ml 预冷的 1% BSA-Kreb Ringer 缓冲液终止反应，用玻璃纤维滤膜（孔径 5μm）分离游离与结合的标记胰岛素。滤片用 γ 计数仪测定放射量。

3. 特异结合等于结合管的放射量减去非特异结合管放射量。以标记胰岛素量为横坐标，相应的标记胰岛素结合量为纵坐标，画出结合曲线。

（四）计算

按 Scatchard 方法对数据进行分析，求出标记胰岛素与受体结合的平衡解离常数 Kd 值和最大结合值（Bmax），而得知受体亲和力的大小及单位膜蛋白或细胞膜蛋白或细胞胰岛素受体的密度。

（五）注意事项

膜蛋白提取应在低温下进行；非特异结合应在 7% 左右；游离与结合的标记胰岛素分离还可以用沉淀离心法，如加入 0.1ml 4% γ-球蛋白和 0.5ml 20% 聚乙二醇 6000，在 4℃离心（1500×g，20min），或加入 1.6ml 96% 预冷的乙醇，在 4℃离心（1500×g，30min），测定沉淀物的放射活性。

（黄 卉 申竹芳）

第七节 神经传导速度测定

糖尿病慢性并发症中，外周神经损伤发生最早而且多见，测量运动神经传导速度（MNCV）及感觉神经传导速度（SNCV）可以早期发现外周神经损伤。对糖尿病大鼠离体坐骨神经传导速度的测定和在体尾部神经传导速度的测定对研究外周神经病变的情况及观察药物对神经损伤的影响均有重要意义。

一、离体坐骨神经传导速度的测定

利用 STZ 形成的大鼠糖尿病模型，自第 2、4、8 至 16 周均可用其坐骨神经测量其 MNCV。将大鼠用 20% 乌拉坦（氨基甲酸乙酯）5mg/kg 麻醉后，将背部及后肢的皮毛剪去，切开皮肤分离双坐骨神经，分离过程中，动作要轻而细，并用甘油保护坐骨神经以免受伤，用玻璃针将坐骨神经轻轻拉起，剪去其分支，分离的坐骨神经应尽量长（5~6cm），分离后立即测定。用生理盐水作为导电介质，用JL-B电刺激器作为兴奋刺激，并用SR-46型二线示波器测定神经传导速度。

二、大鼠尾神经传导速度的测定

将大鼠用20%乌拉坦（氨基甲酸乙酯）5mg/kg麻醉后，将大鼠尾部置于37℃的恒温器表面。在大鼠尾部置放两个刺激电极，两个输出电极。刺激电极的另一端与能传出刺激电流的药理生理实验多用仪相连接，输出电极的另一端与记录仪相连接。测定大鼠尾神经兴奋传导时间。根据所测得的兴奋传导时间及刺激电极与输出电极间距离计算出尾神经传导速度。

神经传导速度以m/s表示，计量资料以平均数±标准误表示，各配伍组样本均数比较采用方差分析。

（张 宁 赵德育）

第八节 血清中NAG活性测定方法

N-乙酰-β-D-氨基葡萄糖苷酶（N-acetyl-β-D-glucosaminidase，NAG）是广泛存在于肾实质的一种溶酶体酶，主要水解糖蛋白和脂蛋白等分子内的N-乙酰-β-D-氨基葡萄糖（1-4）糖苷键。肾实质的损伤可导致血、尿中NAG活性升高，是反映微血管病变的敏感指标之一。随着糖尿病肾病的加重，机体血、尿中NAG活性逐渐增高，可用于糖尿病肾病等并发症发生发展的监控。

一、原理

NAG酶可将对硝基苯-N-乙酰-β-D-氨基葡萄糖苷（p-nitrophenyl N-acetyl-β-D-gluco-saminide）水解为N-乙酰-β-D-氨基葡萄糖苷和对硝基苯酚。后者在碱性条件下显黄色，在波长400nm处有吸收峰。

肌酐与碱性苦味酸盐作用，生成橙红色的苦味酸肌酐络合物，在波长510nm处有吸收峰。与同样处理的标准管比较，可求得肌酐含量。

二、试剂

1. 50mmol/L柠檬酸缓冲液（pH4.6）。

2. 底物10mmol/L对硝基苯-N-乙酰-β-D-氨基葡萄糖苷，用柠檬酸缓冲液配制，4℃避光保存2周。

3. 终止液，50mmol/L硼酸缓冲液，pH9.8。

4. 3.0mmol/L对硝基苯酚标准储存液 临用前用水倍比稀释成不同浓度的对硝基苯酚标准应用液。

5. 0.4mol/L NaOH与0.05mol/L硼砂溶液等量混合（pH12.7~12.8）。

6. 2%十六烷基磺酸钠溶液（V:V）。

7. 1.25%苦味酸饱和液，加热溶解后取其上清，用1mol/L NaOH滴定，酚酞作指示剂，每毫升1mol/L NaOH相当于苦味酸229.2mg，计算饱和苦味酸溶液浓度。

8. 碱性苦味酸试剂，临用前按2:2:1（V:V:V）的比例将试剂5、6、7混合。

9. 10mg/L肌酐标准储存液，用0.1mol/L HCl配制。临用前用0.1mol/L HCl倍比稀释成不同浓度的肌酐标准应用液。

三、实验操作

1. 血清样品的制备 收集血液，离心（3500r/min，5min），取上清待用。

2. NAG酶活性的测定 按每40μl血清加1ml底物的比例混匀，37℃反应15min后，加4ml终止液终止反应。混匀后于波长为400nm处测定样品的吸光度OD样品A。同时，在相同的反应体系中，以40μl双蒸水代替血清，作为试剂空白管调零；以不同浓度的40μl标准应用液代替血清，测定各标准管之吸光度OD标准A。

3. 肌酐含量的测定 按每250μl血清加碱性苦味酸试剂3ml的比例混匀，在15min内于波长510nm处测定吸光度OD样品B。同时，在相同的反应体系中，以250μl双蒸水代替血清，作为试剂空白管调零；以不同浓度的250μl肌酐标准应用液代替血清，测定各标准管之吸光度OD标准B。

四、计算

根据 NAG 酶活性测定中各标准管之吸光度 OD 标准 A 及其相应的对硝基苯酚标准应用液的对硝基苯酚浓度，应用 Excel 等计算机统计软件，拟合一条线性回归线，取其直线区作为标准曲线。并应用该标准曲线，对样品的吸光度 OD 样品 A 返回一个预测值，作为该血清样品之 NAG 酶的活性，以 1L 血清 1min 在 37℃ 水解生成 1μmol 对硝基苯酚为 1 单位 （U/L）。

根据肌酐含量测定中各标准管之吸光度 OD 标准 B 及其相应的肌酐标准应用液的肌酐浓度，应用 Excel 等计算机统计软件，拟合一条线性回归线，取其直线区作为标准曲线。并应用该标准曲线，对样品的吸光度 OD 样品 B 返回一个预测值，作为该血清样品之肌酐的浓度 （g/L）。

NAG 指数 （U/g） 为 NAG 酶活性 （U/L） 与肌酐浓度 （g/L） 的比值。

五、注意事项

1. 苦味酸应储存于蒸馏水中，以防止爆炸。

2. 本方法为经典的测定 NAG 酶活性的方法，操作简单，重复性好，但精确度不高。NAG 酶在室温下容易失活，样品需新鲜，所有测定须在 7h 内完成。本反应底物易分解，应避光保存。本方法也可用于尿 NAG 酶活性的测定。

参 考 文 献

1. Laurence Baillet-Blanco1, Marie-Christine Beauvieux1, 2, Henri Gin1, Vincent Rigalleau1, 2 and Jean-Louis Gallis. Insulin induces a positive relationship between the rates of ATP and glycogen changes in isolated rat liver in presence of glucose; a 31P and 13C NMR study. Nutrition & Metabolism, 2005, 2:32

2. 曹筱佩，明文玉，程桦等. 瘦素对培养肝细胞的糖原合成及糖原合成酶 mRNA 表达的影响. 中华内分泌代谢杂志，2002，18 （1）:68 - 69

3. Marin S, Lee WN, Bassilian S, et al. Dynamic profiling of the glucose metabolic network in fasted rat hepatocytes using $[1, 2{-}^{13}C_2]$ glucose. Biochem J, 2004, 381 （Pt 1）:287 - 294

4. Saadatian M, Peroni O, Diraison F, et al. In vivo measurement of gluconeogenesis in animals and humans with deuterated water: a simplified method. Diabetes Metab, 2000, 26 （3）:202 - 209

5. Landau BR, Wahren J, Chandramouli V, et al. Use of ^2H_2O for estimating rates of gluconeogenesis application to the fasted state. J Clin Invest, 1995, 95 （1）:172 - 178

6. Michael P bosomworthSamuel R Aparicio, and Alastair WM Hay. Urine N-acetyl-β-D-glucosaminidase-a marker of tubular damage? Nephrol Dial Transplant, 1999, 14:620 - 626

7. Reeko Sato, Satoshi Soeta, Bunei Syuto, et al. Urinary excretion of N-acetyl-β-D-glucosaminidase and its isoenzymes in cats with urinary disease. J Vet Med Sci, 2002, 64 （4）:367 - 371

8. 徐叔云，卞如濂，陈修. 药理实验方法学（第三版）. 北京：人民卫生出版社，2002，1222

（叶 菲）

第九节 胰岛、肾、神经、视网膜及晶体病理变化的光镜及电镜观察

糖尿病的动物模型中，体内除发生各种代谢改变外，各有关脏器也发生各种病理变化，研究这些病变对了解糖尿病的病因，发病机制，疾病发生发展以及药物的疗效都有重要的意义。为研究各脏器的病变，需将有关脏器制出标本，才能进行相应的观察。常用的方法如下：

常规病理切片法 新鲜脏器取材，10% 福尔马林固定，石蜡包埋，常规切片，苏木 - 伊红染色，光镜观察，用于一般病理观察。

醛复红染色 （aldehyde fuchsin） 用以观察胰岛 β 细胞变化。

磷钨酸苏木素 （PAS） 染色 用以观察肾小球毛细血管基底膜以及其他脏器毛细血管基底膜的变化。

髓鞘染色　用以观察外周神经髓鞘改变。

超薄切片法　取材以 2.5% 戊二醛固定，二甲砷酸钠缓冲液缓冲 2h 再以 1% 锇酸固定，系列丙酮脱水，环氧树脂 618 包埋，先切厚度为 1μm 的半薄切片，甲苯胺蓝染色，光镜观察用以确定外周神经髓鞘改变以及病变定位，再切 60nm 的超薄切片，醋酸铀枸橼酸铅染色，透射电镜观察各脏器超微结构变化。

免疫病理检查　糖尿病发生发展过程中，常与免疫反应有关，病变中可有不同的免疫复合物沉积，其数量及分布有明显差异。可利用专用免疫试剂（如各种标记的单克隆 IgA，IgM 及 IgG）和补体抗血清作直接免疫荧光观察。

以上方法可参考有关病理技术专著。

各种形态学观察过程中，除病变定性观察外，定量观察非常重要，可利用医学图像分析系统进行观察，并用软件统计包进行统计分析，则结果更准确可靠。如无此种仪器，对病变进行半定量分析，亦较单纯的定性描述有意义。

各脏器病理形态改变如下。

一、胰岛

在各种糖尿病的病理模型中，胰岛的改变不同，可有以下几种。

1. 胰岛 β 细胞变性，脱颗粒，及坏死，β 细胞减少，胰岛萎缩，数目减少如四氧嘧啶引起的糖尿病大鼠模型及一次大剂量链脲霉素（STZ）后 4h 后可见到 β 细胞坏死。电镜观察可见早期 β 细胞无破坏偶见细胞内有空泡形成及部分脱颗粒。以后则可见部分细胞破坏，吞噬细胞内有崩解的细胞碎片，内质网扩张。中国仓鼠亦可见同样改变。有些模型如 db/db 小鼠 β 细胞消失后，胰岛内 A 细胞增加。某些自发性糖尿病大鼠，病程 40 周后，可见胰岛数量减少，形状不规则，失去胰岛结构，完全萎缩与周围组织混合，难以识别。

2. 胰岛炎，胰岛内及胰岛周围有炎症细胞如淋巴细胞及吞噬细胞浸润。小鼠多次注射小剂量 STZ 后则可发生胰岛炎，最后也发生 β 细胞坏死。

3. 胰岛肥大（体积增大），β 细胞增生数目增多，见于胰岛素抵抗性自发或诱发的糖尿病动物。

4. 胰岛损伤后，胰腺的导管上皮细胞及部分腺泡上皮细胞增生并化生为胰岛 β 细胞，见于实验性肥胖及糖尿病大鼠模型，为一种代偿性修复现象。

二、肾

可见以下几种改变：

1. 结节性或弥漫性肾小球硬化，肾小球毛细血管基底膜增厚，管腔狭窄，开始为节段性，以后逐渐加重成为弥漫性，PAS 染色增厚的基底膜染色成红色，电镜观察可见增厚的基底膜由纤细的糖蛋白微纤维构成。此种改变见于多种糖尿病动物模型。

2. 肾小球系膜增宽，电镜可见胶原纤维及细胞外纤维样沉积物在基底膜与内皮细胞之间，内皮细胞内可见脂滴。系膜细胞内有不同程度的增生。此种改变与四氧嘧啶引起糖尿病大鼠，中国仓鼠，KK 小鼠以及人的改变相似。

3. 肾小管，主要是近曲，远曲小管及亨利（Henle）袢上皮细胞增大，胞膜清晰，胞质内大量糖原在制片过程中被溶解，电镜下可见细胞膜完整，细胞膜内折消失，胞质内细胞器减少，仅残留少数线粒体，胞质内存有大糖原颗粒（25~30nm）。此种病变称为糖原性肾病（glycogen nephrosis），为一种可逆性病变，可能是尿中葡萄糖再吸收所致。

4. 肾间质纤维化，STZ 糖尿病大鼠 4 个月后可见明显的肾小管病变，6~9 个月持续性高血糖后可出现轻度肾间质纤维化。

三、外周神经

外周神经病变在糖尿病患者及糖尿病动物模型中都比较多见，主要表现为脱髓鞘（demylination），在髓鞘染色及电镜观察均可见髓鞘减少，早期为节段性，轴索保留尚好，以后成为弥漫性，轴突变性，有髓球形成，神经鞘细胞基底膜增厚，并有脂肪性包涵体形成，神经内衣，束衣及外衣的纤维增生。有时可见神经滋养血管内皮细胞增生，管腔狭窄，中外膜增厚。STZ 糖尿病大鼠的坐骨神经常见到此种改变。

四、视网膜及晶体

1. 视网膜病变 在糖尿病大鼠模型形成后一年内即可见到，微小动脉瘤（microaneurysms）则在 1 ~ 2 年后才能见到，四氧嘧啶大鼠的视网膜可见毛细血管内皮细胞及血管周细胞消失，即无细胞性毛细血管形成（strand formation），但没有微小动脉瘤形成。

2. 晶体 糖尿病性白内障病变的研究常用半乳糖饲养大白鼠引起的白内障模型。早期病变由晶体的周边赤道部开始并向前后极部及核心部扩展，浅表纤维水肿纤维间有小空泡形成，逐渐由小空泡形成较大的囊泡，纤维密度由外向内逐渐增大，中央部纤维形成致密而均匀的硬块，继而崩解为无形态结构的物质，其间散布着许多大小不等的球形小体。

（赵德育）

参 考 文 献

1. Shafrir E. Diabetes in animals. In: Riflkin H, Porter Jr D. eds. Diabetes mellitus. 4th ed. New York: Elsevier, 1990, 299 - 340

2. Pascoe WS, Storlien LH. Inducement by fat feeding of basal hyperglycemia in rats with abnormal β-cell function model for study of etiology and pathogenesis of NIDDM. Diabetes, 1990, 39:226 - 233

3. Tomlinson DR. The pharmacology of diabetic neuropathy. Diabetes/Metabolism Review, 1992, 8 (1):67 - 84

4. Engerman RL, Kerm TS. Retinopathy in animal models of diabetes. Diabetes/Metabolism Review, 1995, 11 (2):109 - 120

5. Soulis-Liparota T, Cooper ME, Jerums DG. The relative roles of advanced glycation, oxidation and aldose reductase inhibition in the development of experimental diabetic nephro-pathy in the Sprague-Dewley rat. Diabetologia, 1995, 38:387 - 394

第二十五篇 肿瘤药理实验方法与技术

第一章 细胞毒类药物

恶性肿瘤是一类严重威胁人类健康和生命的疾病，近年来对它的发病机制及防治研究虽已取得较大进展，但仍有许多难点有待解决。目前对恶性肿瘤的治疗常采用手术、放疗和化疗相结合的综合措施。化疗是一种全身性治疗，并可消灭远距离转移的癌细胞，因此在综合治疗中占有很重要的地位。占化疗药物绝大多数的是细胞毒类药物，它通过干扰与细胞的生长、死亡、分化及功能等相关的机制，抑制细胞的生长甚至杀死细胞。自从20世纪40年代发现第一个细胞毒药物以来，肿瘤的化疗不断取得重要的进展，其中不但包括了大量有效化疗药物的发现，也包括了许多新理论的进展。但在临床上化疗药仍存在疗效、副作用以及肿瘤细胞的耐药等问题，使化疗的临床应用受到一定的限制。因此，从不同的途径寻找高效低毒的抗肿瘤药仍是当务之急。

第一节 体外实验方法

抗肿瘤药物的筛选方法繁多，大体上分为体内与体外方法二类。每种方法各有其优点及局限性，用某一种简单方法难以肯定药物的抗癌作用，一般应根据实际情况决定先采用哪些方法，当样品数量极少时，可先以药物对体外培养的肿瘤细胞生长的抑制作用作为初筛。

由于癌细胞生长具有相对的自主性，故可在体外建立具有无限增殖能力的细胞系。用体外细胞作抗癌药筛选具有用药量少（5~10mg），周期短，费用省等优点。与非瘤性筛选体系相比，体外筛选结果与体内实验的相关性好，因此已被一些研究机构作为常规的抗癌药初筛手段。体外筛选的最大缺点是无法获得药物对组织选择性方面的信息。此外，有些药物须通过体内代谢活化（如环磷酰胺）或通过机体反应（如生物调节剂）才能对癌细胞起作用，当然也不能通过体外筛选寻找。

目前世界上已建立的体外癌细胞系不可胜数。药物筛选应选用生长特性稳定，增殖快，对已知抗癌药敏感的细胞系。小鼠与人的细胞系对药物的反应大致相同，前者具有在体内外均可进行实验的优点，故较常用。现根据国内外经验及我国条件，推荐下列4个细胞系：

小鼠淋巴白血病L1210细胞系 起源于甲基胆蒽诱发的DBA小鼠，在含10%马血清（或小牛血清）的Fisher（或RPMI 1640）培养液中呈悬浮生长，倍增时间约12h，对各种类型的抗癌药均敏感。

小鼠黑色素瘤B16细胞系 起源于C57BL小鼠自发性瘤。体外传代的细胞可在含10%小牛血清的McCoy's 5A（或199）培养液中贴壁生长。体外细胞给C57BL小鼠作皮下接种，可形成实体瘤。在体外的倍增时间约20h，对抗癌药敏感，也可用来筛选分化诱导剂。

人口腔癌KB细胞系 起源于上皮性口腔癌病人，在含10%小牛血清的RPMI 1640培养液中贴壁生长，倍增时间约18h。用它筛选药物与体内实验的相关性较好，被美国国家癌症研究所选为天然药物预筛的常规模型。

人早幼粒白血病HL-60细胞系 起源于白血病人，在含10%小牛血清的RPMI 1640培养液中呈悬浮生长，倍增时间约20h。它对分化诱导剂及各种化疗药均十分敏感。

一、用噻唑蓝实验方法（MTT法）测定药物的抗癌作用

（一）基本原理

四氮唑〔MTT，3-（4,5-dimethylthiazol-2-yl）-2,5-diphenyltetrazolium bromide〕是一种能接受氢原子的染料。活细胞线粒体中与NADP相关的脱氢酶在细胞内可将黄色的MTT转化成不溶性的蓝紫色的甲臜

(formazan)，而死的细胞则无此功能。用二甲基亚砜（DMSO）溶解甲臜后，在一定波长下用酶标仪测定光密度值，即可定量测出细胞的存活率。

（二）操作步骤

1. 选用对数生长期的贴壁肿瘤细胞，用胰酶消化后，用含10%小牛血清的 RPMI 1640 培养基配成5000 个/ml 的细胞悬液，接种在96孔培养板中，每孔接种200μl，37℃，5% CO_2 培养24h。

2. 实验组换新的含不同浓度被测样品的培养基，对照组则换含等体积溶剂的培养基，每组设 3 ~ 5 平行孔，37℃，5% CO_2 培养 4 ~ 5d。

3. 弃去上清液，每孔加入200μl 新鲜配制的含 0.2mg/ml MTT 的无血清培养基，37℃继续培养 4h。小心弃上清，并加入200μl DMSO 溶解 MTT 甲臜沉淀，用微型超声振荡器混匀后，在酶标仪上以实验波长为570nm，参比波长为450nm测定光密度值。

（三）结果评定

按下式计算药物对肿瘤细胞生长的抑制率。

$$肿瘤细胞生长抑制率\% = \left(1 - \frac{实验组光密度值}{对照组光密度值}\right) \times 100\%$$

以同一样品的不同浓度对肿瘤细胞生长抑制率作图可得到剂量反应曲线，从中求出样品的半数杀伤浓度 IC_{50}。合成化合物或植物提取纯品的 $IC_{50} < 10\mu g/ml$ 或植物粗提物的 $IC_{50} < 20\mu g/ml$ 时，则判断样品在体外对肿瘤细胞有杀伤作用。

（四）注意事项

1. 酶标仪滤光片的选择 甲臜的吸收峰受一些因素的影响如溶解甲臜的溶剂，pH 等，因此首先应对对照组的结果用较好的分光光度计测定其最大的吸收峰，在此基础上选择合适的滤光片。

2. 细胞系的选择及接种适量的细胞数 由于实验应设计在活细胞与光密度值呈线性关系部分进行，所以应选用在 4 ~ 7d 生长速度适合作此项分析的细胞系，生长太慢者细胞数太少，生长太快者则由于细胞数太多时，所测"OD"值与细胞数不再成比例，而得不到正确的结果。

3. 甲臜的生成不仅与活细胞数成正比例，也受加 MTT 后作用时间的影响。因此，当样品较多时测定的"OD"值可能随时间而变。

二、用染料排斥实验测定药物的抗癌作用

（一）基本原理

活细胞有排斥某些染料如伊红、台盼蓝、苯胺黑等的能力，而死细胞由于膜完整性的破坏，可被着色。

（二）操作步骤

1. 选用对数生长期的肿瘤细胞，用含10%小牛血清的 RPMI 1640 培养基配成 5×10^4 个/ml 的细胞悬液，分装在培养瓶中，实验组加入不同浓度的被测样品，对照组加入等体积的溶剂，在含 5% CO_2 的37℃温箱中培养 3 ~ 4d。

2. 取细胞悬液（贴壁细胞先用胰蛋白酶消化）0.4ml，加0.4%台盼蓝液 0.1ml，在室温作用5min，在15min 内用血细胞计数板计数 200 个细胞。未染色的是活细胞，死细胞呈蓝色。

（三）结果评定

1. 活细胞率$\% = \frac{未染色细胞数}{细胞总数} \times 100\%$，对照组活细胞率应在90%以上。

2. 将活细胞率与药物浓度的对数作图，画出剂量反应曲线，计算半数杀伤浓度（LC_{50}），当 $LC_{50} < 10\mu g/ml$ 并能重复时，提示药物应作进一步实验。

（四）注意事项

由于下列原因，药物的杀细胞作用可能被低估：①受致死损伤的细胞的膜完整性的破坏可以在药物作用后 3 ~ 4d 后才表现出来，在此期间存活细胞可能继续增殖，使活细胞数增多；②某些受致死损伤的细胞可能过早崩解，做细胞计数时已不存在，使着色细胞比例下降。因此，这一方法不太适用于仅抑制细胞分裂造成细胞增殖死亡的药物。比较适用于可使细胞间期死亡的治疗法，如血卟啉衍生物加光照引起的光动力学杀伤作用，高温对癌细胞的破坏作用等。

三、用生长曲线法测定药物对肿瘤细胞生长的抑制作用

（一）基本原理

在最适条件下，肿瘤细胞在培养液中呈指数生长，如取细胞数的对数与培养时间作图可得一条直线，故称此时为对数生长期。随着细胞密度不断增高，由于代谢产物的积聚及营养物的消耗，细胞生长逐渐减慢以致停止，此时称高坪期或稳定期。因此药物对细胞生长的影响可通过生长曲线反映出来。

（二）操作步骤

以悬浮生长细胞为例。

1. 选用对数生长期的肿瘤细胞，用含 10% 小牛血清的 RPMI 1640 培养基配成 1×10^4 个/ml 的细胞悬液，分装在培养瓶中，实验组加入不同浓度的被测样品，对照组加入等体积的溶剂。

2. 细胞置含 5% CO_2 37℃温箱中培养，在培养后即刻及 1、2、3、4、5、7d 各取样 40μl，加 0.4% 台盼蓝液 10μl，置血细胞计数板中计数。以每毫升细胞数的对数与时间作图。

（三）结果评定

1. 药物对细胞的杀伤率　将对照组及实验组生长曲线的线性部分外推至 Y 轴，可分别得到截距 no，no'。它们代表接种后具增殖力的细胞数。药物对增殖细胞的杀伤率% =（no-no'/no）×100%。

2. 药物对细胞倍增时（TD）的影响　以 T 代表培养时间，no 及 Nt 代表接种后及 t 小时后的细胞数，则 TD = 0.301 t/logNt - logno。倍增时间延长表明药物使细胞增殖能力减弱。

3. 药物对细胞生长饱和密度（ns）的影响　Ns 可取高坪期每毫升细胞数的均数。ns 下降也代表细胞增殖活性的减弱。

（四）注意事项

采用悬浮生长的细胞做实验时同一培养物可连续取样，但贴壁生长的细胞每个培养瓶只能作一次计数，因此事先应计算好所需的瓶数。

四、用集落形成法测定药物对肿瘤克隆原细胞（clonogenic cells）的抑制作用

（一）基本原理

克隆原细胞具有持续增殖能力，当单个细胞分裂 6 代或 6 代以上时，其后代所组成的群体（集落）便含 50 个以上细胞。通过集落计数可对克隆原细胞做定量分析。它反映了单个细胞的增殖潜力，故能较灵敏地测定抗癌药的活性，目前被认为是一种较理想的检测方法。常用的集落形成法可分为贴壁法及半固体培养法两种。

（二）操作步骤

1. 贴壁法　适用于 KB、B16 等贴壁细胞。

（1）取对数生长期贴壁细胞一瓶，经胰蛋白酶消化后，用含 10% 小牛血清的 RPMI 1640 培养液配成单个分散的细胞悬液，做活细胞计数，用培养液稀释成每毫升 500 个细胞的细胞悬液。

（2）取 35mm 培养皿（或培养瓶）每 3 个为一组，实验组各加入不同浓度的被测样品，对照组加入等体积的溶剂，然后加入稀释后的细胞悬液 2ml，摇匀后在含 5% CO_2 的 37℃温箱中静置 7d。

（3）弃去培养液，用瑞氏 - 姬姆萨染色后在 20×解剖镜下计数含 50 个细胞以上的细胞集落。

2. 半固体软琼脂集落培养法　L1210、HL-60、B16、KB 细胞均适用。

（1）取对数生长期细胞 1 瓶，做活细胞计数，用含 15% 小牛血清的 RPMI 1640 培养液配成每毫升 1000 个细胞的悬液，置 37℃预温。

（2）取 30～35mm 培养皿若干，3 个为一组，实验组各加入不同浓度的被测样品，对照组加入等体积的溶剂。

（3）取在沸水浴中融化的 50% 琼脂液 1 份，加入到 9 份 37℃含 15% 小牛血清的新鲜 RPMI 1640 培养液中，摇匀后迅速加入到平皿中，每个 1ml，混匀后，置室温使琼脂凝固。

（4）取预温的细胞悬液按每9.4ml加5%琼脂0.6ml的比例混匀，加到已铺底层琼脂的平皿中，每个1ml，置室温使软琼脂凝固。

（5）将平皿置密闭培养盒中，通入含5% CO_2，5% O_2及90% N_2的混合气体。在37℃培养7d。

（6）在16×解剖镜下计数直径大于75μm（50个细胞以上）的集落。

（三）结果评定

1. 剂量反应曲线　以集落形成抑制百分率与剂量对数作图，可以得到一条S形曲线并求出药物的半数抑制浓度 IC_{50}。

2. 克隆原细胞存活曲线　以集落的存活分数的对数与剂量作图。药物对细胞的杀伤作用大都遵循一级动力学，即一定剂量的药物杀死一定百分比的细胞，故存活曲线是一条带肩区的斜率向下的直线，其方程为 $S = 1 - (1 - e^{-D/D_0})^n$，S为存活分数，D为剂量，$D_0$是存活分数每下降1/e（e为自然对数之底，1/e=0.37）所需的剂量，n是曲线指数部分外推至Y轴的截距，称外推值。D_0（也称D_{37}）代表细胞对药物的敏感性，D_0越小，对药物越敏感。n代表细胞对药物引起损伤的修复能力，n越大，表示杀死细胞所需的阈剂量越大。

3. 受试药物的 IC_{50} 或 $D_0 < 10 \mu g/ml$（或 $10^{-5} mol/L$）时可考虑作进一步实验。

（四）注意事项

1. 各种对照细胞的集落形成率应在40%~60%范围内。

2. 将受试药加在底层琼脂中作持续处理时假阳性率较高，故初筛有效药物应测试对细胞作用1h，24h的影响。方法是先将细胞悬液用药物处理，洗后再作集落培养。

3. B16细胞在软琼脂培养时必须加入少量大鼠红细胞。

五、用SRB法测定药物对癌细胞杀伤作用的选择性

（一）基本原理

常规的药物筛选通常采用少数几种体外培养癌细胞作为实验模型，发现具有抗癌活性的化合物后再扩大瘤谱进行复筛。这种方法有可能使一些只对某种特定肿瘤有效的化合物漏筛。因此，美国国立癌症研究所自20世纪80年代起就致力于寻找一种针对某种肿瘤病（disease-oriented）而不是以肿瘤总体为对象（tumor-oriented）的筛选方法。这种方法用60种人体肿瘤细胞系作为筛选用模型，组成一个"板块"（panel）。此板块按肿瘤病种类再分成白血病、黑色素瘤、肺癌、结肠癌、肾癌、卵巢癌及中枢神经系统癌等7个亚板块（subpanel）。每个亚板块由6~13种细胞系组成。筛选时采用96孔平板作微培养，用MTT，SRB（sulforhodamine B）等方法观察细胞的杀伤。如果某种受试药物的细胞毒作用具有亚板块特异性或细胞系特异性，则有可能发现对某类或某种肿瘤具有选择性的抗肿瘤药。

SRB是一种蛋白质结合染料，粉红色，可溶于水。SRB可与生物大分子中的碱性氨基酸结合，其在515nm波长的OD读数与细胞数呈良好的线性关系，故可用作细胞数的定量。MTT法的一个缺点是OD值可随放置时间而变，而SRB法无此现象，因此更适用于进行大规模的实验。

（二）操作步骤

1. 细胞系　本法采用60种人体肿瘤细胞系，其名称及接种细胞的浓度见表25-1-1。细胞的接种、培养、加药及药物作用时间等同MTT实验（见本节一）。

2. SRB（Sigma Chemical Co）用1%醋酸配成0.4%溶液。细胞在加药培养结束后用三氯醋酸（TCA）固定。贴壁细胞每个小孔加预冷的50% TCA液50μl（TCA最终浓度为10%）固定，悬浮细胞每个小孔加预冷的80% TCA液50μl（TCA最终浓度为16%）固定，加TCA时必须轻轻地加在培养液表面，静止5min之后再将平板移至4℃放置1h，这样可使悬浮细胞固定在培养孔的底部。

3. 倒掉固定液，小孔用去离子水洗5遍，甩干，空气干燥。

4. 每孔加入100μl SRB液，在室温放置10min。未与蛋白结合的SRB用1%醋酸洗5次，空气干燥。

5. 结合的SRB用150μl 10mmol/L非缓冲Tris碱液（pH10.5）溶解。

6. 用自动化分光光度平板读数仪在515nm波长处测定每个小孔的OD值。

表 25-1-1 针对肿瘤的体外实验用人类细胞系及接种浓度

细胞系	细胞/孔 ($\times 10^5$)	细胞系	细胞/孔 ($\times 10^5$)	细胞系	细胞/孔 ($\times 10^5$)	细胞系	细胞/孔 ($\times 10^5$)
肺癌		A498	20	黑色素瘤		SF 539	15
NCI-H23	20	CAKI-1	10	LOX1MV1	5	XF-498	20
NCI-H226	20	RXF393	20	MALME-3M	20		
NCI-H322M	20	RXF631	10	SK-MEL-2	20	卵巢癌	
NCI-H460	5	ACHN	15	SK-MEL-5	10	OVCAR-3	10
NCI-H522	15	786-0	10	SK-MEL-28	10	OVCAR-4	10
A549/ATCC	10	TK-10	15	M19-MEL	10	OVCAR-5	20
EKVX	20			UACC-62	10	OVCAR-8	10
HOP-18	20	结肠癌		UACC-257	20	IGR-OV-1	10
HOP-62	15	HT-29	5	M14	15	SK-OV-3	20
HOP-92	20	HCC2998	10				
LXFL529	10	HCT-116	5	CNS 肿瘤		白血病	
DMS114	20	SW-620	10	SNB-19	15	CCRF-CEM	40
DMS273	5	COLO205	15	SNB-79	20	K562	5
		DLD-1	5	SNB-78	20	MOLT-14	30
肾癌		HCT-15	10	U251	7.5	HL-60	20
UO-31	20	KM-12	15	SF-268	15	RPMI8826	20
SN12C	15	KM20L2	10	SF-295	10	SR	30

（三）结果评定

1. 除了测定对照组细胞（C）及加药组细胞（T）的 OD 值外，用另外的对照平板测定加药时细胞的 OD 值（T_0）。在加药前即刻将平板中接种的细胞用 TCA 固定。

2. 如果加药组最终的 OD 值大与 T_0，说明细胞在加药后仍然生长：

$$生长率(\%) = [(T-T_0)/(C-T_0)] \times 100$$

此式以对照组生长率为100%，计算加药组生长率相当于对照的百分率。

3. 如果加药组最终的 OD 值小于 T_0，说明加药后细胞被杀伤：

$$杀伤率（\%） = [(T-T_0)/T] \times 100$$

4. 50%生长抑制所需的药物浓度（GI_{50}）：在此药物浓度下，细胞数的增长降低为对照组的一半：即公式$[(T-T_0)/(C-T_0)] \times 100 = 50$时的药物浓度。

5. 完全生长抑制（total growth inhibition，TGI）在此药物浓度下，细胞数不再增长，即 $T = T_0$ 时的药物浓度。

6. 杀死50%细胞所需的药物浓度（LC_{50}）即$[(T-T_0)/T_0] \times 100 = -50$时的药物浓度。

Monks 等用 20 种已知抗癌药对 6 种细胞系进行了 SRB 分析，发现药物作用 4 天时有88.4% 药次达到 GI_{50}，75.9% 药次达到 TGI，59.8% 药次达到 LC_{50}。

（四）注意事项

1. 本法用 TCA 固定细胞后，可随时用 SRB 作蛋白含量测定，不受测定时间影响。SRB 用 Tris 溶解后也可稳定一个较长的时期。

2. OD 与 SRB 浓度作图时，在 OD 单位 1.5~2.0 间为线性。当超出线性范围时，必须稀释后重新读数，或者用一个亚适（suboptimal）的波长以降低 OD 值。后一方法较方便，缺点为分辨率有所下降。

第二节 动物肿瘤体内筛选法

动物移植性肿瘤实验法

大多数肿瘤化疗药物都是经过动物移植性肿瘤实验而被发现的，因此动物移植性肿瘤实验法是筛选新药中最通用的方法。其优点是接种一定量瘤细胞或无细胞滤液（病毒性肿瘤）后，可使一群动物生长出相当均匀个体差异小的肿瘤，接种成功率可达 100%。对宿主的影响也类似，易于客观判断疗效，通过动物一般的观察，体重变化及死亡率，即可以判断在动物耐受剂量下，药物是否有明显的抑制肿瘤生长的作用，这是任何体外实验所不能代替的，其结果可为抗癌药物临床疗效提供有意义的根据，且动物移植性肿瘤可在同种或同品系动物中连续移植，长期保留，以供实验用，实验周期也一般较短。因此，它比自发性及诱发性动物肿瘤更易于实行。但由于动物瘤株恶性度高，生长迅速，对药物的敏感性比人类自发的癌瘤高得多，且动物肿瘤的生物学特点与人癌有较大的差距，因此对动物肿瘤生长有抑制作用的药物对人癌不一定有效，一种药物未必对各种类型的动物移植性肿瘤都有效，选择某一瘤株供筛选都可能漏筛药物。即使动物移植性肿瘤有这些缺点，动物移植性肿瘤实验法仍是一种较好的体内筛选法，各种实体瘤、腹水瘤和白血病等移植瘤均被广泛运用于抗癌药筛选中。现举例介绍几种常用的动物移植性肿瘤。

一、小鼠白血病 L1210

白血病 L1210 是在 1948 年用甲基胆蒽对 DBA/2 小鼠诱发所得，它是一种能在 DBA/2 小鼠及其杂交一代 BDF1 和 CDF1 小鼠上生长的淋巴细胞性白血病，是动物实验治疗中最为常用的一种肿瘤模型。在小鼠白血病 L1210 的实验治疗中，将 1×10^5 个腹腔积液细胞接种在 BDF1 或 CDF1 小鼠腹腔内。在接种后 24h 开始给药治疗，实验结束后比较对照组与实验组的小鼠平均存活时间，即可判断药物的疗效。

（一）操作步骤

1. 取接种于 DBA/2 小鼠第 6d 或 7d 的 L1210 腹水，配制成瘤细胞悬液，活细胞数为 10^6 个/ml，接种于 BDF1（C57BL/6 × DBA/2）或 CDF1（BALB/c × DBA/2）小鼠腹腔内，雄性 18~22g；雌性 17~21g，每次实验均用同一性别，每只小鼠接种 0.1ml（含 L1210 细胞 10^5 个）。一般实验可用 6 只或 6 只以上动物为一组。

2. 实验之 0d，接种动物，瘤株进行细菌培养，第 1d，检查培养情况，如无污染，则将动物称体重及随机分组并开始给药，包括实验用药，阴性对照（相关溶剂）及阳性对照药，初筛时均用腹腔注射（方案可有多种：仅给 1 次；每日 1 次；于第 1、5d 或第 1、5、9d 每隔 4d 给药 1 次）。第 2d 再检查培养情况，如有污染，则实验报废。第 5d，将动物称体重并记录。第 20d，如除用阳性对照药及实验用药进行治疗的动物外，再没有其他动物存活，则对实验进行评价。第 30d，处死全部动物，并评价实验。

（二）结果评定

计算第 1，5d 体重的平均值及平均存活时间（天）的 T/C 值，T/C 大于或等于 125%，则认为有活性；重复实验 T/C 仍大于或等于 125%，就认为有进一步研究的价值。T/C 大于或等于 150%，并可重复者才认为有显著性活性。

（三）注意事项

1. 瘤株培养如证明污染则实验作废需重新接种动物。

2. 对照组平均存活时间应为 8~11d，对照动物从第 6d 开始死亡。如对照动物在第 18d 仍未死亡，则认为肿瘤未长，接种失败。阳性对照组的 T/C 要大于或等于 135%。

3. 给药组第 5d 动物存活数应大于 65%，否则表示药物剂量过大或药物有毒性。

二、大鼠 Walker-256 瘤

Walker-256 瘤是 1928 年在一个妊娠大白鼠的乳腺部位自发产生。接种在皮下或肌肉内成为实体瘤，接种在腹腔则成为腹水瘤。在接种后第 3d 开始给药治疗，实验结束后比较对照组与实验组的瘤重或大鼠平均存活时间，即可判断药物的疗效。

（一）操作步骤

1. 取接种于大白鼠大腿肌肉或腹腔第 7d 或接种于皮下 11~13d 的 Walker-256 瘤，配制成瘤细胞悬液。取体重 55~65g 大白鼠，不限品系，雌雄均可，每次实验均用同一性别。每鼠接种含 10^6 个瘤细胞的细胞悬液 0.2ml，接种于大腿肌肉（亦可接种于皮下），一般实验每组用 6~10 只动物。

2. 第 0d，接种动物，瘤株进行细菌培养，准备治疗用药及阳性对照药。第 1、2d 检查培养情况。第 3d，动物称体重，随机分组并开始给药，均用腹腔注射，每天 1 次，至第 6d，并记录动物生存情况。第 7d，处死动物，将双侧后肢从髋关节外剪下，分别称重，荷瘤肢重减去正常肢重即为瘤重。如作皮下接种则直接摘出肿瘤称重。

（二）结果评定

计算动物的体重平均值及无毒性实验组的瘤重（g）的 T/C 值，重复实验 T/C 均小于或等于 42%，则认为有活性。

（三）注意事项

1. 对照组平均瘤重为 3~12g。

2. 第 7d 给药组动物存活率应大于 65%，否则剂量过大。

3. 此瘤对烷化剂敏感，对植物来源的药物也有一定敏感性。但肿瘤的生长易受进食及某些植物非特异成分的影响，进行疗效评价时需慎重。

三、Lewis 肺癌

Lewis 肺癌是 1951 年在一个 C57BL/6 小鼠上发现的自发性肺内的未分化的上皮样癌。该瘤在传代中生长迅速，很快见有出血，并在同系小鼠移植时有很高的成活率（约 98%），且恶性程度较高，皮下、肌肉接种对药物的敏感性较低，但可向肺转移，特别是静脉接种时，可在肺形成瘤集落，此模型也可用于抗转移的实验研究。在接种后第 1 天开始给药治疗，实验结束后比较对照组与实验组的瘤重，即可判断药物的疗效。

（一）操作步骤

1. 取接种于 C57BL/6 小鼠大腿肌肉或腋窝皮下 13~15d 的 Lewis 肺癌，配制成瘤细胞悬液。接种于 BDF1（C57BL/6×DBA/2）小鼠腹腔内，雄性 18~22g，雌性 17~21g，每次实验均用同一性别，每只小鼠接种 0.2ml（瘤细胞 2×10^6 个）。一般实验可用 10 只动物为一组。

2. 第 0d，接种动物，瘤株进行细菌培养，准备治疗用药及阳性对照药。第 1d，检查培养情况，如无污染，则将动物称体重及随机分组并开始给药，均用腹腔注射，每天 1 次，共 11d。第 3d，再检查培养情况，如有污染，则实验报废。第 5d，将动物称体重并记录。第 12d，处死动物，将双侧后肢从髋关节处剪下，分别称重，荷瘤肢重减去正常肢重即为瘤重。如作皮下接种则直接摘出肿瘤称重。

（二）结果评定

计算动物的体重平均值及无毒性实验组的瘤重（g）的 T/C 值，重复实验 T/C 均小于或等于 42%，则认为有活性。

（三）注意事项

1. 第 12d 对照组平均瘤重应为 500~2500mg。

2. 第 7d 给药组动物存活率应大于 65%，否则剂量过大。

3. Lewis 肺癌对环磷酰胺及亚硝脲敏感，对氟尿嘧啶及博莱霉素的敏感性稍差。

4. 本模型亦可应用于筛选增强自然杀伤活性的物质。

第三节　抗癌药作用机制研究方法

细胞毒类药物抗癌作用的机制主要是干扰与细胞的生长、死亡、分化及功能等相关的机制，尤其是对于细胞几种生物大分子的作用。例如，作用于核酸合成过程中的不同环节影响核酸的合成，引起 DNA 单链或双链断裂或抑制 DNA 拓扑异构酶（DNA topoisomerase）的活性，与 DNA 发生交联或嵌入 DNA 碱基对间干扰转录等功能，干扰核糖体功能及氨基酸供应，抑制蛋白质的合成，干扰细胞膜功能及微管的形成等影响细胞的生长。近年来随着对细胞自主死亡过程——细胞程序性死亡或凋亡（programmed cell death or apoptosis）的深入研究，抗癌药的发展又上了一个新台阶。许多研究表明，多种细胞毒药物都能诱导肿瘤细胞发生细胞程序性死亡，从而为寻找新抗癌药打开新的路子。现举例介绍研究抗癌药作用机制的主要方法。

一、研究药物作用细胞周期特异性的方法

细胞周期是指从母代细胞有丝分裂的结束到一个或二个子代细胞有丝分裂结束之间的间隔。细胞经过一个细胞周期所需要的时间称为细胞周期时间。细胞周期分为 4 个时相，即 DNA 合成前期或有丝分裂后期（G_1）；DNA 合成期（S）；DNA 合成后期或有丝分裂前期（G_2）和有丝分裂期（M）。细胞周期时相特异性药物是指能选择性杀死细胞周期中有限部分细胞或使细胞暂时聚集在细胞周期某处的药物，或两者兼有的药物。研究药物对某些特异细胞周期时相的细胞的杀伤，必须先获得同步化的细胞。体外培养细胞的同步化方法有：机械振荡法，脱氧胸腺嘧啶核苷（TdR）双阻断法，异亮氨酸饥饿法，离心淘洗同步法和流式细胞分选术等。研究细胞周期阻断的方法有：^{3}H-TdR 脉冲标记指数法，有丝分裂指数法和流式细胞光度术等。现举例介绍几种方法。

（一）体外培养细胞的同步化方法

1. 基本原理　同步化培养是根据细胞周期各时相细胞的物理学、生物学特征加以挑选或阻拦而使细胞群体同步化分裂。根据同步化技术的特点，可将其分为物理与化学方法两大类。利用周期各时相细胞的物理或生化特征，采用离心淘洗，冷冻休克，机械振荡，流式细胞分选术等物理方法可得到一定程度同步化的细胞。化学方法则是利用 DNA 合成抑制剂处理非同步化细胞一段时间，暂时阻断 DNA 合成后，再去除阻断剂，使原被阻断于 S 期以前的细胞同步地开始 S 期 DNA 的复制，从而也可得到一定程度同步化的细胞。

2. 操作步骤

（1）机械振荡法

1）取对数生长期的贴壁细胞，做活细胞计数，用含 10% 小牛血清的 RPMI 1640 培养基配成 1×10^5 个/ml 的细胞悬液，分装在培养瓶中，置含 5% CO_2 的 37℃温箱，培养 10 ~ 14h。

2）在培养瓶壁上形成单一细胞层时，将培养瓶在摇床上轻轻振摇，以便培养液在细胞上往返流动，从而将贴附能力差的 M 期细胞洗入培养液中，收集上清液，离心，将所得细胞继续培养 10 ~ 14h 后，再次在摇床上轻轻振摇，收集上清液，离心，便可得到较纯的 M 期细胞。

（2）TdR-BrdU 同步法

1）取对数生长期的肿瘤细胞，用含 10% 小牛血清的 RPMI 1640 培养基配成 1×10^5 个/ml 的细胞悬液，分装在培养瓶中，加入 TdR（终浓度为 0.3 ~ 0.5mg/ml）置含 5% CO_2 的 37℃温箱，培养 15 ~ 17h。

2）离心，细胞用 37℃无血清的 RPMI 1640 培养液洗两次，将细胞转入含 BrdU（终浓度为 10^{-6}mg/ml）的培养液中，在 37℃，5% CO_2 中继续培养 5 ~ 6h。

3）离心，细胞用 37℃无血清的 RPMI 1640 培养液洗两次，便可得到较纯的同步化的细胞。

（3）双同步化方法

1）取对数生长期的肿瘤细胞，用含 10% 小牛血清的 RPMI 1640 培养基配成 1×10^5 个/ml 的细胞悬液，分装在培养瓶中。

2）第一步同步化　加入甲氨蝶呤（MTX）（终浓度为 10^{-6}mol/L），在含 5% CO_2 的 37℃温箱中避光

培养 18h。

3）再加入甲酰四氢叶酸（LV）（终浓度为 0.3mg/ml）以解除 MTX 对 DNA 合成的组断，在含 5% CO_2 的 37℃温箱中继续培养 7h。

4）第二步同步化 加入氟尿嘧啶（5-FU）（终浓度为 10^{-6} mol/L），在含 5% CO_2 的 37℃温箱中继续避光培养 18h。

5）再加入 BrdU（终浓度为 10^{-4} mol/L），继续培养 5～6h。

6）离心，细胞用 37℃无血清的 RPMI 1640 培养液洗两次，便可得到较纯的同步化的细胞。

3. 注意事项

（1）在以上的同步化方法中，所用药物的种类、剂量、处理时间的长短等可因细胞不同而有差异，实验时需反复实验才能取得好效果。

（2）在实际应用中，可根据不同的需要、不同的细胞和实验室的具体条件而选择不同的同步化方法。

（3）采用代谢抑制剂使细胞暂停于周期某一时相的同步化方法可影响细胞的生理功能，在解释研究结果时应排除药物干扰的可能。

（二）流式细胞光度术

流式细胞光度计（FCM）是将流体喷射技术、激光技术、空气计数、射线能谱术及电子计算机等技术与显微荧光分光光度计密切结合的高度精密仪器，在电子计算机操作程序控制下能灵敏而快速地对大量单细胞样品进行多信息分析与测定。

1. 基本原理 经荧光染色的单细胞悬液被高压压入流动室内，在 PBS 或生理盐水等鞘液（sheath fluid）的包裹和推动下形成单细胞束流状态，并以每分钟 5000～10 000 个细胞的高速度从流动室内喷出。在与细胞束呈 90°角的方向，受到来自氩离子激光器的激光束照射而激发荧光。通过各种物镜及滤光片将不同角度收集的荧光投射到光电倍增管并转换为各种强弱不等的电脉冲信号显示出来。将这些信号输入到电子计算机中贮存，经处理和分析便可得到多种信息参数。进行细胞分类时，根据需要对含细胞的水滴选择性充电，在带有高电压的偏转板作用下，带正电荷的水滴落入左方收集管，带负电荷的水滴落入右方收集管，不带电荷的水滴落入中间的收集管。分类主要根据细胞的荧光强度，即单细胞 DNA 含量。

2. 操作步骤

（1）取对数生长期细胞，作活细胞计数，用含 10% 小牛血清的 RPMI 1640 培养基配成 1×10^5 个/ml 的细胞悬液，分装在培养瓶中。在实验组中加入一定体积的药物，对照组加入等体积的溶剂，置含 5% CO_2 的 37℃温箱中培养一定时间。

（2）离心收集细胞，PBS 洗 1 次，离心弃 PBS，用剩余的 PBS 充分混匀细胞，加入冰冷的 70% 乙醇，混匀，用封口膜封口，4℃过夜。

（3）弃去 70% 乙醇，PBS 洗 2 次，用剩余的约 0.5ml PBS 混匀固定的细胞，加入 RNase A（终浓度为 50μg/ml），37℃消化 1h。

（4）加入 PI（propidium iodide，终浓度为 50μg/ml），4℃染色 1h。

（5）上机。在 FACS 420 流式细胞计上测定；氩离子激光器 488nm 或 514nm 波长光激发；阻断滤片为 620nm 长波通滤片。

3. 结果评定 以直方图（横坐标为 DNA 相对含量，纵坐标为细胞数）表示测定结果。比较对照组和实验组各期细胞群体的比例，即可判断药物对细胞周期的影响。

4. 注意事项

（1）在样品制备过程中要尽量减少离心次数，以避免产生细胞团块和丢失。

（2）要避免过长时间的固定并把细胞外的染料洗净，以减小荧光本底。

（3）在进行细胞周期分析时，如 CV 值过大将导致非特异的胞质染色。

二、抗微管药物实验方法

微管（microtubule）是构成真核细胞骨架的主要成分，由管蛋白（tubulin）和相关蛋白组成。前者由 α 和 β 亚单位（MW 55 000）构成。微管在细胞形态维持、细胞分裂、运动、神经传导功能等活动中起着重要作用。微管对物理条件（如温度）的变化及化学物质（如钙离子）和药物作用等很敏感。现有的抗癌药如秋水仙碱，长春新碱可使微管解聚，抑制其体外聚合。紫杉醇则抑制微管解聚，促进微管体外聚合。因此，微管是寻找新抗癌药和研究抗癌药作用机制的重要靶点之一。

（一）微管蛋白的制备

1. 基本原理　1972年Weisenberg等报道，动物脑组织匀浆的上清在体外可以聚合为微管。Shelanski等证明微管有在高温下聚合、低温下解聚的特点。并且甘油或蔗糖对微管有稳定作用。因此，在GTP（或ATP）、EGTA存在下，经过微管体外解聚–聚合的循环过程，可以制备出较纯的微管蛋白。

2. 操作步骤

（1）取材　微管普遍存在于真核细胞中，但以动物脑组织中含量最高。一般因来源方便及价格便宜而选用猪脑、牛脑。

（2）操作

1）取新鲜动物脑组织，剥去脑膜和大血管，剪碎。用冷MES缓冲液 ｛MES〔2N-（morpholino）ethanesulfonic acid〕0.1mol/L，EGTA 1.0mmol/L，MgCl₂ 0.5mmol/L，pH6.5，临用前加GTP或ATP至1.0mmol/L｝洗涤1~2次。以每克脑组织0.5~1ml的比例加入MES缓冲液。在4℃条件下，用带有碾槌的电动（或手动）玻璃匀浆器制成匀浆。

2）4℃，105 000×g离心1h，取上清，加入等体积的微管聚合缓冲液（MES 0.1mol/L，EGTA 1.0mmol/L，MgCl₂ 0.5mmol/L，Glycerin 8mol/L，pH 6.5，临用前加GTP或ATP至1.0mmol/L）37℃水浴保温30min（同时振摇或中途轻轻搅动数次）。

3）26℃，105 000×g离心1h，取沉淀，加入约1/10匀浆体积的冷MES缓冲液，轻轻搅拌或用匀浆器将沉淀碾碎。将悬液放冰浴0.5h，使沉淀完全溶解。再重复低温和高温离心各一次。经过这样两个循环制得到的微管蛋白含管蛋白85%~95%，其余为微管相关蛋白。

4）用Lowry法测定蛋白含量。用MES缓冲液稀释至4~5mg/ml，置液氮中保存或再进一步纯化。

（二）微管蛋白聚合活性的测定

1. 基本原理　微管蛋白溶液在0~4℃时是无色透明溶液，当温度升高或37℃保温时，管蛋白聚合生成微管，随之溶液的浊度增加，即吸光值（OD值）上升，这可用分光光度计在一定波长处测得，以所测得的OD值对保温时间作图，绘出"S"型聚合曲线。相反，将已聚合的微管溶液放冰浴，亦可测定其解聚曲线。

2. 操作步骤

（1）取冷冻的微管蛋白溶液，快速用常温水冲其瓶壁，使之融化，放入冰浴，用MES缓冲液稀释到所需要浓度（2~3mg/ml），加入ATP或GTP至1mmol/L。

（2）以从冰浴中马上取出的微管蛋白溶液在分光光度计350nm处调定为"0"点。然后将比色杯在37℃保温，于不同时间测其OD值。在开始时最好每1~2min测1次，5min后可间隔较长时间测定。直至20~30min为止。

（3）将比色杯放入冰浴中，这时已聚合的微管又解聚，可随时测其OD值，直到OD值不再下降为止。

3. 结果评定　以所测得的OD值对保温时间作图可得到一个正"S"型的聚合曲线，和倒"S"型的解聚曲线。从图25-1-1中可看到，37℃保温开始1~2min，是一短暂的潜伏期，然后曲线呈指数上升，5min后达坪值。当将温度变为0℃时，曲线迅速下降，但解聚曲线末端比起始端的位置稍高，可能与聚合时形成的少量不能解聚的聚合物有关，这种聚合曲线表明微管蛋白有较好的活性，而坪值的高低与管蛋白浓度成正比（图25-1-2）。上述测定方法如在连有高低温水浴和自动扫描记录仪的分光光度计上完成，就更简便，快速，准确。

（三）抗微管药物的筛选

1. 基本原理　在一定条件下，微管蛋白的聚合—解聚曲线是特征性的"S"及倒"S"型。而且在蛋白浓度相同和实验条件相同的情况下，曲线的形状和坪高是可重复的。因此，不同的干扰微管的药物对上述曲线有不同的影响，可以抑制其聚合，也可以是促进聚合、抑制解聚。从而使这一特征性曲线发生改变，坪值也随之改变。

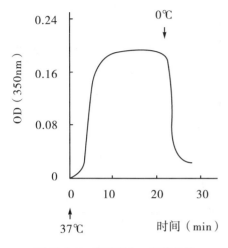

图 25-1-1 微管聚合 – 解聚曲线

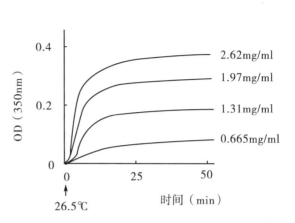

图 25-1-2 微管蛋白浓度对聚合的影响

2. 操作步骤 药物或化合物能溶于水的，用 MES 缓冲液配成 10mmol/L 的溶液，如不溶于水的可用乙醇、DMSO 等溶解，放冰箱备用。

一般从 0.1mmol/L 浓度开始测定药物对微管的影响，如发现有明显的作用，可以进一步稀释 3~5 个浓度进行测量。如果 0.1mmol/L 时没有看到明显作用，则认为该药对微管作用不强，不必作进一步的测定。

具体实验方法、步骤同前（微管蛋白聚合活性的测定）。

3. 结果评定

（1）抑制微管聚合作用的药物以秋水仙碱为例（图 25-1-3）。抑制率计算，取 37℃保温 20min 时，各管的 OD 值按下式计算：

$$抑制率（\%） = （1 - \frac{实验管\ OD\ 值}{对照管\ OD\ 值}）×100\%$$

（2）促进聚合、抑制微管解聚作用的药物则以紫杉醇（Taxol）为例（图 25-1-4）。从图中可看到，加药后，微管蛋白的聚合—解聚曲线发生明显的改变：①潜伏期缩短，甚至消失；②聚合曲线的形状较对照有明显的改变；③在改变温度至 0~4℃时，微管不能完全解聚。由上变化可判断该药对微管有明显的影响。

3. 注意事项

（1）在微管蛋白的制备中，取材一定要新鲜，争取在处死动物后 1h 内开始实验。不能用低温冷冻后的脑组织，否则不但收率不高，活性也低。

（2）所有器皿都要清洁，以免钙离子污染。

（3）组织匀浆时要尽量避免产生过多的泡沫，以减少蛋白变性。

（4）pH 对微管体外聚合影响较大。在药物筛选时，注意药液的 pH 值不能太高或太低，尽量使加入药液后，微管蛋白溶液的 pH 值不发生明显的改变。

三、检测药物与 DNA 结合及引起 DNA 的损伤的方法

许多抗癌药物如烷化剂，丝裂霉素，博莱霉素等能与 DNA 直接结合或嵌入到 DNA 中，从而引起 DNA 的单、双链断裂或与 DNA 形成交叉联结。根据 DNA 与药物结合后，理化特性的改变，可用各种光谱，圆二色谱，核磁共振，极谱和 X 线衍射等技术来检测。检测 DNA 损伤的方法也有许多，如蔗糖密度梯度离心法，碱洗脱法，羟基磷灰石柱层析法，DNA 解旋的荧光检测法，Comet（彗星）微凝胶单细胞电

泳法及脉冲电场凝胶电泳法等。现举例介绍几种常用方法。

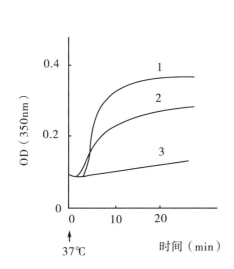

图 25-1-3 秋水仙碱对微管聚合的影响

1. 对照；2. 秋水仙碱 0.38μmol/L；3. 秋水仙碱 2.6μmol/L。

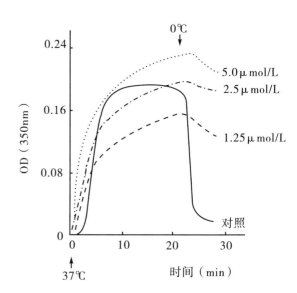

图 25-1-4 Taxol 对微管聚合的影响

——对照； …… Taxol 1.25μmol/L； —·— Taxol 2.5μmol/L；……Taxol 5.0μmol/L。

（一）吸收光谱移动法

1. 基本原理　已知与DNA直接结合的药物能迅速与天然或热变性DNA形成药物-DNA复合物，从而改变药物的吸收光谱，使其吸收峰发生位移，且位移波长数随DNA/药物的量比例增高而增加，直至全部药物分子被结合。而不与DNA直接结合的药物的吸收光谱则不会发生改变。

2. 操作步骤

（1）取试管若干，在其中加入4ml pH7.0的磷酸缓冲液，然后再加入被测样品（50μg/ml），天然或热变性DNA（50~200μg/ml）。在室温下放置不同时间并经常振摇。DNA对照管、药物对照管、空白对照管除分别不含药物、DNA及二者外，余同上。

（2）反应完毕后，在紫外分光光度计上进行紫外吸收光谱扫描，观察DNA对样品吸收光谱的影响。

3. 结果评定　如样品的吸收峰没有发生位移，吸收光谱没有发生改变，认为样品不与DNA直接结合；反之则认为样品与DNA直接结合。

4. 注意事项　反应过程注意避光，药物浓度及DNA浓度可根据药物特性而定。

（二）荧光光谱移动法：

1. 基本原理　在一定激发光的激发下，能与DNA直接结合的药物与DNA所形成复合物的荧光发射光谱与其原来的发射光谱相比，发生了显著改变，谱峰明显向短波方向移动，荧光强度大大改变，而且在一定发射波长下，其激发光谱亦发生明显的改变，而不与DNA直接结合的药物的荧光发射光谱和激发光谱则不会发生改变。

2. 操作步骤

（1）取试管若干，在其中加入4ml pH7.05的磷酸缓冲液，然后再加入被测样品（2μg/ml），天然或热变性DNA（10~80μg/ml）。22℃水浴振荡保温1h和24h。对照组除不含DNA外，其余条件同上。

（2）在荧光分光光度计上分别测定荧光激发光谱和发射光谱。

3. 结果评定　如样品的荧光激发光谱和发射光谱没有发生改变，认为样品不与DNA直接结合，反之亦然。

4. 注意事项　反应过程注意避光，药物浓度及DNA浓度可根据药物特性而定。

（三）Comet（彗星）微凝胶单细胞电泳法检测药物对肿瘤细胞DNA的损伤

1. 基本原理　正常的 DNA 为负超螺旋结构，且在不同的 pH 条件下以不同形式存在。在中性或弱碱性（pH < 9.0）条件下，DNA 以双链形式存在，若 pH > 12.0，则双链 DNA 完全解链。当药物引起细胞 DNA 损伤，DNA 链断裂时，DNA 成为一种松散的结构，在电场的作用下，松散的 DNA 会离开细胞核向正极泳动，形成彗星似的拖尾，损伤愈重、拖尾愈长，通过测定尾巴的长短就可知 DNA 损伤的程度。因此，采用不同 pH 缓冲液即可检测 DNA 单链断裂或双链断裂。

2. 操作步骤

（1）细胞培养　取对数生长期的肿瘤细胞，用含 10% 小牛血清 RPMI 1640 培养液配成浓度为 1×10^6 个/ml 的细胞悬液，分装在培养瓶中，在实验组中加入一定体积的药物，对照组加入等体积的溶剂，于 37℃，5% CO_2 中培养一定时间。

（2）冰浴终止反应，收集细胞，用冷 PBS 洗涤 2 次，细胞沉淀用 0.5ml 冰冷的 PBS 悬起。

（3）吸取 1% 琼脂 200μl 均匀涂于载玻片上，于冰上成胶，再将细胞悬液与 1% 低熔点琼脂在 37℃ 条件下按 1:3 混匀，迅速涂布于已成胶的底层琼脂上，再次于冰上成胶。

（4）将固定好的细胞凝胶玻片浸于细胞溶解液〔1% sodium sarcosinate，2.5mol/L NaCl，100mmol/L EDTA，10mmol/L Tris，pH10，1% Triton X-100（临用前加入）〕中 40min，取出用双蒸水慢慢冲洗，沥干，再浸入解旋液（0.3mol/L NaOH，1mmol/L EDTA）中 8min，取出用双蒸水冲洗。

（5）将玻片水平放入电泳槽中，于 45V 电压下电泳 13min，用 EB 染色 10min，在反射式荧光显微镜下观察照相。

3. 结果评定　在反射式荧光显微镜下如见到细胞为一明亮的荧光圆点，则为无 DNA 损伤的细胞，而如细胞朝向阳极有一类似彗星的拖尾，则判断该细胞存在 DNA 损伤，拖尾的亮度则决定于细胞 DNA 的损伤程度。对照组细胞均应为无 DNA 损伤的细胞。

4. 注意事项　实验过程中应注意避光。药物浓度及作用时间可根据药物特性而定。

（四）碱洗脱法检测 DNA 单链断裂或双链断裂

1. 基本原理　多种抗肿瘤药物可引起肿瘤细胞 DNA 单、双链断裂和 DNA 蛋白质交联等损伤。将细胞收集于滤膜上，经细胞溶解液处理，使细胞裂解、暴露 DNA 分子，而其 RNA 和蛋白质则随裂解液经滤膜洗去，在滤膜不吸附 DNA 的条件下，DNA 单链通过滤膜的速度取决于它的长度。于是若 DNA 发生链断裂，则易被缓冲液经滤膜而洗脱。而且 DNA 在不同的 pH 条件下以不同形式存在。在中性或弱碱性（pH < 9.0）条件下，DNA 以双链形式存在，若 pH > 12.0，则双链 DNA 完全解链。因此，采用不同 pH 的缓冲液即可检测 DNA 单链断裂或双链断裂。此外，若发生链交联或 DNA-蛋白交联，则链断裂引起的洗脱速度的增加将受阻，在此情况下，通过蛋白酶的处理，其降低的洗脱速度则有所恢复。可用荧光法或放射性核素液闪法测定滤膜上及洗脱液中 DNA 单链含量，显示 DNA 单、双链断裂以及 DNA 蛋白质交联的程度。

2. 操作步骤

（1）取对数生长期细胞，用含 10% 小牛血清 RPMI 1640 培养液配成浓度为 3×10^5 个/ml 的细胞悬液，每皿 2ml，于接种细胞同时加入 ^{3}H-TdR，每皿 5μCi，标记 24h 后，除去含 ^{3}H-TdR 的培养液，再加入新鲜培养液继续培养 12h。

（2）实验组换新的含不同浓度被测样品的培养液，对照组则换含等体积溶剂的培养液，药物处理时间根据其特性而定，作用快者处理时间短，反之亦然。

（3）用冷 PBS 洗涤细胞 2 次，收集细胞于 2ml 冷 PBS 中，冰中保存备用。

（4）将滤膜（孔径为 1.2μm）以 0.02mol/L EDTA（pH10.0）湿润后装入滤头。于柱中加入 20ml 冷 PBS，真空抽，使液体通过滤膜以除去膜中的空气。

（5）小心将上述细胞装入柱中，注意滤膜上不可有气泡。真空抽去液体后再加入 20ml 冷 PBS 进一步洗涤细胞。然后加入 2ml 细胞溶解液（0.2% sodium dodecyl sulfate，0.02mol/L EDTA）。

（6）待细胞溶解液自然流出后（大约 1h），加入 20ml 冷 PBS 进一步洗涤细胞，再加入 25ml 碱洗脱液（0.02mol/L EDTA，加 NaOH 调至 pH12.00）洗脱 10~15h，分部收集洗脱液，1h 1 次，每份约 1.5~

2ml。最后加入闪烁液，测定分部收集的碱洗脱液和滤膜的 cpm 值。

3. 结果评定　以每小时滤膜上放射性存留量对时间作图，即得洗脱曲线。

$$Fi = 1 - \frac{\sum_{1}^{i}(Ai - b)}{T} \quad (i = 1, 2, 3, 4 \cdots\cdots 15)$$

式中：F_i：为第 i 小时滤膜上放射性存留量；A_i：为第 i 样品实测放射性（cpm 或 dpm）；b：为本底；
T：为总放射性：即各样品净放射性之和再加上洗脱终了时滤膜上的放射性。

膜上存留量越低，表明 DNA 单链断裂越多。比较对照组细胞与给药组细胞的洗脱曲线，即可判断药物引起细胞 DNA 损伤的程度。

4. 注意事项

（1）洗脱时各管道的流速应一致，以避免因流速不同而引起误差。

（2）洗脱过程中请注意避光，以免光线引起 DNA 的损伤。

（3）洗脱装置应安置在平稳、牢固的桌子上，防止因振动造成 DNA 的机械损伤，室温应保持在 22℃ 范围内。

（4）同一批实验最好选择重量相差 <1mg 的滤膜，以消除可能产生的误差。

四、研究药物对细胞 DNA 拓扑异构酶 II 活性的影响

DNA 拓扑异构酶（DNA topoisomerase）为调节 DNA 空间构型动态变化的关键性核酶，在 DNA 复制、重组、转录、切割与再连接、细胞染色质的组织化、有丝分裂中都起重要作用。在现有的抗癌药物如烷化剂及非烷化剂中，有许多都是拓扑异构酶的抑制剂，可以引起 DNA 的单链断裂及双链断裂，从而引起 DNA 的损伤，干扰 DNA 的复制、重组及基因表达。因而 DNA 拓扑异构酶已成为肿瘤化疗的重要靶点之一。DNA 拓扑异构酶有 I 型及 II 型两种，其中 II 型酶研究较多。目前研究药物对细胞 DNA 拓扑异构酶活性的影响的方法一般有细胞内法、细胞外法等。

（一）药物对肿瘤细胞内 DNA 拓扑异构酶 II 的影响

1. 肿瘤细胞 DNA 拓扑异构酶 II 的提取

（1）基本原理　DNA 拓扑异构酶 II 存在于细胞核中。本方法采用溶解细胞后，经梯度离心去除杂蛋白，收集较纯净的细胞核，再以较特异的缓冲液溶解酶蛋白，经高速离心后去除 DNA 及核碎片。

（2）操作步骤

1）选用对数生长期的肿瘤细胞，用含 10% 血清的 RPMI 1640 培养基配成 5×10^5 个/ml 的细胞悬液，分装在培养瓶中，实验组加入不同浓度的被测样品，对照组加入等体积的溶剂，在含 5% CO$_2$ 的 37℃ 温箱中培养所需时间。

2）4℃ 离心收集细胞，用冷的 PBS 洗两次。

3）取洗涤后的细胞（1×10^7 个）加入 10ml TMN 缓冲液（10mmol/L Tris-HCl pH7.5，1.5mmol/L MgCl$_2$，10mmol/L NaCl）。0℃ 放置 10min。加入 1ml 3% 的 sarkosyl，混匀后，冰浴放置 15min，并时常轻轻振摇。

4）2500×g 离心 20min，小心去上清。将沉淀混匀于 2ml 缓冲液 A（50mmol/L Tris-HCl pH7.5，25mmol/L KCl，3mmol/L MgCl$_2$，2mmol/L CaCl$_2$，0.25mol/L sucrose）中，轻轻振摇并放置 1min 后加入 0.6ml 缓冲液 B（50mmol/L Tris-HCl pH7.5，25mmol/L KCl，3mmol/L MgCl$_2$，2mmol/L CaCl$_2$，0.6mol/L sucrose），混匀后于 5500×g 离心 10min。

5）将沉淀悬于 2ml 缓冲液 C（50mmol/L Tris-HCl pH7.5，25mmol/L KCl，5mmol/L MgCl$_2$，0.25mol/L sucrose）中，5500×g 离心 10min。

6）上述沉淀悬于 2ml 缓冲液 D（50mmol/L Tris-HCl pH7.5，25mmol/L KCl，5mmol/L MgCl$_2$），20μl 0.25mol/L EDTA（pH8.0），0.66ml 缓冲液 E（80mmol/L Tris pH7.5，2mmol/L EDTA，1mmol/L DTT，0.53mol/L NaCl，20% glycerol）中，混匀后在 0~4℃ 放置 30min，40 000×g 离心 20min。

7）保留上清液体（含 DNA 拓扑异构酶），用考马斯亮蓝法测定蛋白浓度。

8）在酶溶液中加入等体积的甘油及 BSA 和 PMSF（终浓度分别为 1mg/ml 和 0.5mmol/L）。－20℃保存备用，酶活性维持约 3 周。

（3）注意事项 所有步骤均需在冰浴中进行。

2. 拓扑异构酶Ⅱ介导的 pBR322DNA 的松弛断裂反应的检测及酶活性的测定

（1）基本原理 pBR322DNA 是一种质粒 DNA，其主要有 3 种形式，即超螺旋，缺口环状和线性 DNA，在琼脂糖电泳上可显示 3 条带。由于 DNA 拓扑异构酶可以使超螺旋 DNA 解旋、断裂，因此当它与 pBR322DNA（底物）作用时，则使超螺旋 DNA 解旋、断裂，进而在电泳图上超螺旋带减弱或消失，相应地缺口环状或线性 DNA 增加。因此可用这种方法观察拓扑异构酶介导的 DNA 解旋或断裂反应并测定酶的活性。

（2）操作步骤

1）1μg PBR322DNA 加入 4μl 断裂缓冲液（50mmol/L Tris-HCl pH7.5，10mmol/L MgCl$_2$，85mmol/L KCl，5mmol/L DTT，5mmol/L EDTA，30μg/ml BSA，1mmol/L ATP），混匀后加入不同浓度的酶液，空白管不加酶液，加水补至 20μl。

2）充分混匀后 37℃温育 30min。

3）反应 30min 后加入 2μl 10% SDS 及 1μl 10mg/ml 的蛋白酶 K。

4）混匀后继续 37℃温育 30min 后，加入 2μl 10×凝胶加样缓冲液（6×缓冲液：0.25% 溴酚蓝，0.25% 二甲基苯青 FF，30% 甘油水溶液）。

5）点样于 0.8% 的软琼脂凝胶上，在 60V 电压下电泳 2h。

6）电泳结束后以 EB（1μg/ml）染色至少 30min 后，在 260nm 紫外灯下观察结果并照相记录。

（3）结果评定 比较同浓度的对照组与实验组酶的活性，如果实验组酶的活性低于对照组的活性，则判断药物能抑制肿瘤细胞内 DNA 拓扑异构酶Ⅱ的活性，反之亦然。

（二）药物在细胞外对 DNA 拓扑异构酶Ⅱ的影响

1. 基本原理 药物对拓扑异构酶介导的 DNA 断裂反应有两种类型：即促进或抑制酶介导的 DNA 断裂反应。在观察促进断裂作用时，选用不能使 1μg DNA 完全断裂的酶量（一般取 1/5～1/3 单位酶量的对照组肿瘤细胞的酶），在此条件下，能明显看到超螺旋 DNA 带。然后再加入不同浓度的药物，若药物能抑制 DNA 再连接（促进断裂），则与对照相比，超螺旋带减弱或消失，对于抑制 DNA 断裂的药物，则加入全活性的对照组肿瘤细胞的酶，在此条件下，超螺旋 DNA 完全消失。此时再加入不同浓度的药物。若药物对酶介导的 DNA 断裂反应有抑制的话，则可见超螺旋 DNA 带。

2. 操作步骤 1μg PBR322DNA 加入 4μl 断裂缓冲液（50mmol/L Tris-HCl pH7.5 10mmol/L MgCl$_2$，85mmol/L KCl，5mmol/L DTT，5mmol/L EDTA，30μg/ml BSA，1mmol/L ATP），混匀后，根据实验目的再加入不同浓度的对照组肿瘤细胞的酶液，然后再加入不同浓度的药物（设空白对照及加酶不加药物的对照）。反应条件及步骤均同上。

3. 结果评定 见基本原理。

五、研究药物对细胞核酸代谢影响的方法

许多抗癌药物都是通过影响肿瘤细胞核酸的合成而起作用的，如烷化剂等可直接损伤 DNA 模板，阻止 DNA 的复制。甲氨蝶呤（MTX），阿糖胞苷（Ara-C）等则主要影响肿瘤细胞核酸合成过程中的酶系，使 DNA 和 RNA 的前体物合成受阻，影响细胞 DNA 和 RNA 的合成。另些药物如阿霉素和柔红霉素等则可嵌入到 DNA 中，影响细胞 DNA 的转录，抑制肿瘤细胞的生长和增殖，导致细胞的死亡。

（一）基本原理 DNA 和 RNA 合成均需要特殊的核苷酸，因而核素标记的前体物（如^{3}H-TdR，^{3}H-UR）可分别参入细胞的 DNA 和 RNA 中，用液闪法测其放射性核素活性可反映细胞 DNA 和 RNA 的合成情况。

（二）操作方法

1. ^{3}H-标记前体参入实验

（1）取对数生长期的体外培养细胞，用 RPMI 1640 培养液配成 1×10^6 个/ml 的细胞悬液。

（2）实验组在试管中加入 1ml 细胞悬液及 20μl 药物，对照组加入等体积的溶剂。每组设三个平行管，于 37℃ 水浴温育一定时间，反应终止前半小时每管分别加入标记前体物（^{3}H-TdR，^{3}H-UR）1μCi，37℃ 保温 30min 后，置入冰浴终止反应。

（3）用抽滤法将细胞转移至玻璃纤维膜上。依次用 10% 三氯醋酸、蒸馏水及 95% 乙醇洗涤，将纤维素膜于红外烤箱中烘干，加闪烁液，进行放射性测量。

（4）结果评定　比较实验组及对照组细胞的 ^{3}H-标记前体物参入情况，即可判断药物对细胞的 DNA 及 RNA 合成的影响。

2. ^{3}H-TdR 连续标记实验

（1）基本原理　药物抑制 DNA 合成的方式有两种：一类为直接损伤 DNA 模板，当解除药物作用后 ^{3}H-TdR 的参入抑制为不可逆性，参入曲线呈递降型；另一类则干扰 DNA 的代谢过程，当解除药物作用后，细胞的 ^{3}H-TdR 参入抑制为可逆性，参入曲线呈递增型。

（2）操作步骤

1）取对数生长期的体外培养细胞，用 RPMI 1640 培养液配成 1×10^6 个/ml 的细胞悬液。

2）在试管中加入 1ml 细胞悬液，分成 8 组，每组 3 个平行管，4 个给药组各加入一定体积的被测样品，4 个对照组加入等体积的溶剂，于 37℃ 温育 1h。

3）置冰浴终止反应，以冷 SSC 液（0.15mol/L NaCl，0.015mol/L 柠檬酸三钠）5ml 洗涤，离心，弃上清，细胞重复洗涤 1 次，再将细胞悬浮于 1ml 新鲜的 RPMI 1640 培养液中，于 37℃ 温育，依次于 0、0.5、1.0 及 1.5h 时各管加入 1μCi ^{3}H-TdR，保温 0.5h。

4）置冰浴终止反应，按上法转移洗涤细胞，滤膜烘干，加闪烁液，进行放射性测量。

（3）结果评定　如解除药物的作用后，细胞 ^{3}H-TdR 的参入曲线呈递降型，则认为该药物对细胞 DNA 合成的抑制作用是不可逆的，反之亦然。

六、研究药物诱导细胞程序性死亡的方法

在多细胞有机体中存在两种不同机制的死亡。细胞坏死（necrosis）和细胞程序性死亡或凋亡（programmed cell death or apoptosis）。前者是细胞处于剧烈损伤条件下发生的细胞死亡。细胞凋亡则是一种受基因调控的自主过程，在胚胎发育、激素依赖性萎缩、肿瘤的发生及发展中都起重要作用，可被多种因素诱导。凋亡细胞的典型特征是：细胞体积缩小、核固缩、核小体间断裂、形成"DNA 梯子"、产生凋亡小体（apoptosis body）、细胞膜保持完整性等。大量研究报道表明，大多数抗癌药物，如拓扑异构酶抑制剂、烷化剂、抗代谢剂和激素阻断剂，都可在不同类型的敏感肿瘤细胞中诱导细胞程序性死亡，而且抗癌药物的疗效不仅取决于这些药物与各自靶点的相互作用，也取决于这些药物诱导细胞发生程序性死亡的能力，因此，诱导肿瘤细胞发生程序性死亡，可能成为寻找抗癌药物的新标准。

（一）程序性死亡细胞的形态学检测

用荧光显微镜鉴定程序性死亡细胞、坏死细胞及正常细胞。

1. 基本原理　程序性死亡细胞从形态上来说，存在染色质凝集，并保持细胞质膜的完整性。而坏死细胞则在药物作用的早期就丧失膜的完整性。因此，用 Hoechst33342（DNA 活体染料）及 PI（坏死细胞 DNA 染料）对细胞进行联合染色，就可从形态上区别程序性死亡细胞，坏死细胞及正常细胞。被 PI 着色细胞为坏死细胞，不被 PI 着色但可被 Hoechst 染色，细胞核染色质均匀分布的细胞为正常细胞，不被 PI 着色但染色质发生凝集的细胞为程序性死亡细胞。

2. 操作步骤

（1）取对数生长期细胞，用含 10% 小牛血清的 RPMI 1640 培养基配成 1×10^5 个/ml 的细胞悬液，分装在培养瓶中。在实验组中加入一定体积的药物，对照组加入同等体积的溶剂，置含 5% CO_2 的 37℃ 温箱，培养一定时间。

（2）每样取出少量（约 200μl），加入 2mmol/L Hoechst 33342 2μl 和 PI 染色液 20μl，37℃ 下染色 15min，每样取出约 40μl，迅速滴在用双面胶封在载玻片上的小室内，盖上盖玻片，在荧光显微镜下用紫外光激发，40×荧光物镜观察，随机计数 100 个细胞，分别得三类细胞的比例，并选取一个形态典型的视野拍照。

3. 结果评定　染上红色荧光的细胞为坏死细胞，染色质凝集的发蓝色荧光细胞为程序性死亡细胞；而染色质分布均匀的蓝色细胞为正常细胞。

（二）程序性死亡细胞的 FCM 检测

1. 基本原理　在程序性死亡细胞内，核酸内切酶被活化，使程序性死亡细胞的 DNA 被降解为 180bp 的片段，一旦细胞被固定而失去膜通透性，这些降解 DNA 将释放，表现为细胞内总 DNA 含量的减少，因此在流式细胞仪得出的细胞周期分布图上，DNA 含量少于 G1 峰的细胞群体是程序性死亡细胞。

2. 操作步骤

（1）取对数生长期细胞，用含 10% 小牛血清的 RPMI 1640 培养基配成 1×10^5 个/ml 的细胞悬液，分装在培养瓶中。在实验组中加入一定体积的药物，对照组加入同等体积的溶剂，置含 5% CO_2 的 37℃ 温箱，培养一定时间。

（2）离心收集细胞，PBS 洗 1 次，用倒去 PBS 后剩余的液体充分混匀细胞，加入冰冷的 70% 乙醇，混匀，用封口膜封口，4℃ 过夜。

（3）弃去 70% 乙醇，PBS 洗 2 次，用剩余的约 0.5ml PBS 混匀固定的细胞，加入 RNaseA（终浓度为 50μg/ml），37℃ 消化 1h 后加入 PI（终浓度为 50μg/ml），4℃ 染色 1h。

（4）上机　在 FACS 420 流式细胞计上测定；氩离子激光器 488 或 514nm 波长光激发；阻断滤片为 620nm 长波通滤片。

3. 结果评定　以直方图（横坐标为 DNA 相对含量，纵坐标为细胞数）表示测定结果。低于 G_1 期细胞 DNA 含量的峰为凋亡细胞群体峰。

4. 注意事项

（1）在样品制备过程中要尽量减少离心次数，以避免产生细胞团块和丢失。

（2）要避免过长时间的固定并把细胞外的染料洗净，以减小荧光本底。

（3）在进行细胞周期分析时，如 CV 值过大将导致非特异的胞质染色。

（三）细胞 DNA 的提取及琼脂糖凝胶电泳

1. 基本原理　在程序性死亡细胞内，核酸内切酶被激活而使染色体 DNA 双链降解、断裂，断裂的部位又恰在核小体间区（internucleosome），形成寡聚核小体（oligonucleosomes），从而在 DNA 琼脂糖凝胶电泳上显示核小体大小（以 180~200 碱基对为基数）的条带 "DNA ladder"。

2. 操作步骤

（1）取对数生长期细胞，用含 10% 小牛血清的 RPMI 1640 培养基配成 1×10^5 个/ml 的细胞悬液，分装在培养瓶中。在实验组中加入一定体积的药物，对照组加入同等体积的溶剂，置含 5% CO_2 的 37℃ 温箱，培养一定时间。

（2）离心收集 3×10^6 个肿瘤细胞，用含 2mmol/L EDTA 的 PBS 洗 2 次。

（3）在细胞沉淀中加入 0.3ml TBE 缓冲液（45mmol/L Tris-HCl pH8.0，含 1mmol/L EDTA），加入 0.25% NP-40 及 RNase A（终浓度为 10mg/ml）混匀，37℃ 保温 30min。

（4）再加入 proteinase K（终浓度为 1mg/ml），37℃ 保温 30min。

（5）取上清 45μl 加 5μl 上样缓冲液，在 1.5% 琼脂糖凝胶上电泳（7V/cm），4h。

（6）EB 染色，紫外光下观察并摄影。

3. 结果评定　如细胞 DNA 在琼脂糖凝胶电泳上显示以 180~200 碱基对为基数的 "梯子" 样条带，即可认为该细胞为程序性死亡细胞。

（叶玉梅　徐承熊）

第二章 生物反应调节剂

科学技术的进步促进了肿瘤病因学和治疗学研究的进程。近十余年来，伴随细胞生物学，分子肿瘤学，遗传学等学科研究工作的进展，揭示了许多肿瘤在发生发展过程中既往不为人知的重要环节。与之相应的是新治疗药物和治疗方法的涌现，使肿瘤的治愈率升高，死亡率下降。美国三大肿瘤研究和治疗的权威机构乐观地预测，在2025年肿瘤发生率将下降25%，死亡率将下降50%。此预测若能实现，药物治疗的贡献将是当之无愧的。

基础医学研究投入的增加，肿瘤发生发展中重要环节的发现，为抗肿瘤新药的寻找提供了理论依据，作用机制不同的抗肿瘤药和辅助治疗药不断问世。临床治疗中，对肿瘤发展规律认识的提高，可用药物的增多，使肿瘤治疗方案不断演进。由单纯药物治疗发展至综合治疗，从单药物治疗到多药的序贯性联合用药，由规范性的群体治疗方案到治疗的个体化，从追求生存率的提高到与关注病人的生活质量并重。镇痛药的适量应用，止吐药作用的增强，减少了病人化疗的痛苦。集落刺激因子的应用对病人顺利完成药物治疗起到促进作用。生物反应调节剂对细胞毒类药物有增效减毒作用。特别寄予厚望的是进入21世纪后发展迅速的肿瘤靶向治疗，它克服了对正常细胞和肿瘤细胞分辨率低的缺欠，使肿瘤治疗理念发生了革命性变化，具有里程碑的意义。在临床治疗中，已显示出明显疗效。这一理念为抗肿瘤新药的寻找开辟了广阔途径。随着肿瘤细胞新靶点的不断发现，靶向治疗会与时俱进地在肿瘤治疗中发挥重要作用。

尽管恶性肿瘤药物治疗已取得很大成绩，但抗肿瘤药物在治疗过程中仍显示有不同程度的毒副作用，限制了用药剂量的提高，有碍于治疗计划的完成，使肿瘤化疗水平的发展受到影响。

近20年来，出现了一些能单独或与化疗药物同时应用，且有助于提高化疗效果，减低化疗药毒副反应的药物。这类药物来源广泛，但主要出自植物和生物类，因为它们的作用机制多通过机体免疫功能的调节，所以被命名为生物反应调节剂（biological response modifiers，BRM），在抗癌药物新分类中位居第三位。BRM类药物的出现，可以改善机体的免疫功能，提高化疗疗效，降低药物的毒副反应，提高肿瘤患者的治疗水平提高，有助于病人生活质量的明显改善。

生物反应调节剂作用强度不一，反映到治疗上表现为用药时间较长，显效缓慢等。但生物反应调节剂类药物在改善病人生活质量方面有自己的特点，随着对其研究的不断深入，品种会不断增多。由于BRM类药物独特的免疫调节作用，其应用价值将会有广阔前景。

生物反应调节剂动物实验用药与一般药物实验一样，有共性也有个性。

生物反应调节剂以口服和注射剂型为主。实验中凡经口服给药者，服药期一般为15~20d，注射给药也需10~15d（均视药物作用强度而定），长于多数抗肿瘤药物动物的用药时间。对实验动物的要求也较高，多推荐使用近交系小鼠，如 BALB/c，C57BL/6J，DBA，NIH，615 和 739 等纯系小鼠。在给药剂量方面，因本类药物毒性大多较低，LD_{50}常不能准确求出，选用 MTD 并参考临床用量为给药剂量的依据是常用的方法。BRM类药的剂量—效应关系，多表现在经初试探索时确定的高剂量以下，超过此剂量范围，即使再增大给药量，也不能显示疗效的提高。因此，剂量，特别是高剂量的确定正确与否是很重要的。

实验动物多选用生长期为6~8周龄，体重18~22g的小鼠或体重为50~70g的大鼠（但同一实验中体重变化需小于10g），每组小鼠至少10只。每批实验设5组，即对照组，阳性药对照组和受试药物的低、中、高3个剂量组。动物性别依药物性质或实验要求而定。

第一节 体内抗癌实验方法

生物反应调节剂用于体内抗癌实验的方法，与国家药品监督管理局新药审评办公室2006年5月18日发布执行的"抗肿瘤药物药效学指导原则"基本一致，但根据本类药物的特点，又小有区别，需强调指出的有以下几点：

1. 给药时间　细胞毒类药物一般在肿瘤接种后 24h 开始给药，而本类药物开始给药的时间和结束时间可以有多种设计，根据目的不同较为灵活。

（1）肿瘤接种前 5 ~ 7d 开始给药，肿瘤接种后停止给药。观察 BRM 类药物对机体免疫的促进作用能否抑制移植性肿瘤的接种成功或延缓瘤结出现时间。

（2）给小鼠接种少量瘤细胞（如 1×10^3），次日给予治疗量的 BRM 类药物，连续 7 ~ 14d，对照组不给药，观察接种成功率。如两组中都有未成功者，再用较大数量的瘤细胞攻击（如 1×10^5）这些小鼠，观察给药组小鼠的接种成功率或瘤结出现时间是否低于对照组。

（3）肿瘤接种前后都给药，与只在接种后给药的对照组比较，疗效是否有提高，并比较肝脾重量。

（4）抗转移作用　选 Lewis'LC，L795，或 FC 等易发生肺转移的瘤株，各接种于 C57BL/6J，NIH 或 615 品系小鼠的尾尖部，待肿瘤生长到可触出时，剪去带瘤的尾尖，比较肺转移发生率。

（5）处死经 BRM 类药物长期处理的小鼠，取出其胸腺，脾脏，淋巴结，制成匀浆，与肿瘤细胞按一定比例混合后，接种于小鼠，观察接种成功率。

（6）常规方法接种肿瘤，但瘤细胞量较筛选细胞毒类药物的接种量少一个级数，观察给药组的肿瘤生长率抑制率或生命延长率。

（7）与化疗药合并应用，观察有无增效或减毒作用。

（8）观察肿瘤抑制率或生命延长率的同时，对体重，进食，毛发，尿便，活动等进行记录或测试（如在光电装置中记录每分钟活动量），借以观察药物对带瘤动物的生存质量是否有所裨益。

2. 肿瘤细胞接种量　前已述及，一般用于筛选 BRM 类药物的瘤细胞接种量比细胞毒类药物低一个数量级，多在 1×10^4 ~ 1×10^5 个瘤细胞。

3. 疗程　给药期比细胞毒类药物长，但多数带瘤动物生存期最多 2 周，所以一般给药 15d 左右，或根据实验动物死亡情况而定。瘤细胞接种量少，有助于延长给药时间，对观察药效有重要意义，应探索两者之间的优选设计。

4. 一些有抑瘤作用的 BRM 类药物，除作肿瘤疗效的筛选外，还需作数项免疫功能测定指标，以明确其抑瘤作用是否与免疫功能增加有关或是否具有免疫调节作用。测定免疫功能常用的指标有淋巴细胞转化，单核-巨噬细胞吞噬功能，迟发性超敏反应，NK 细胞活性，溶血素生成等。

BRM 类药物的疗效评定标准与细胞毒类药物相同，即：

$$肿瘤抑制率 = \frac{对照组瘤重 - 治疗组瘤重}{对照组瘤重} \times 100\%$$

动物移植性肿瘤抑制率 ≥40%，P < 0.05，为有效

$$生命延长率 = \frac{治疗组生存天数 - 对照组生存天数}{对照组生存天数} \times 100\%$$

生命延长率 ≥75%，P < 0.05，为有效

如果人癌细胞株进行实验，至少要用 6 株，且 1/3 达到抑瘤标准才提示该药有必要进入临床试用。肿瘤增殖率 T/C（%）≤40%，P < 0.05，为有效。

其他涉及药效的有关因素与细胞毒类药物规定相似，如转移灶数量，免疫功能升降，动物外观等。

（王德昌）

第二节　免疫功能的研究方法

生物反应调节剂类药物不断出现，这类新药对机体免疫功能的调节作用强度如何，效果优劣，需要有系列的检测方法：生物反应调节剂中的抗肿瘤药物，除少数品种本身具抗增殖作用外，大多是通过增强机体的免疫功能达到抑制癌细胞生长杀灭癌细胞的。因此，本类药物在进行体内抗癌实验的同时，对

抑癌活性呈明确疗效的药物，还需通过某些特定的免疫指标测定，以验证其免疫调节作用的存在及强弱程度，助于作用机制的研究。

测定机体免疫功能有多种指标，每种指标的检测方法常不止一种。篇幅所限，下面仅就目前几种常用的免疫指标及其测试方法作简要介绍。

一、巨噬细胞功能

巨噬细胞功能是细胞免疫功能的组成部分，在调节机体免疫状态中起着重要作用。一只小鼠的腹腔内可驻有 $(2 \sim 5) \times 10^6$ 个巨噬细胞。巨噬细胞主司对异物的吞噬作用，因而可以通过测定其吞噬功能的强弱，借以了解机体免疫机能状况，病情动态或药物疗效等（表 25-2-1，25-2-2）。

表 25-2-1 201 例巨噬细胞吞噬功能检查结果

组别	例数	吞噬活性	
		吞噬百分比（平均数 ± 标准误）	吞噬指数（平均数 ± 标准误）
1. 正常人	57	62.77 ± 1.38	1.058 + 0.049
2. 非恶性肿瘤病人	39	67.46 ± 1.32	1.276 + 0.062
3. 癌症病人	105	38.76 ± 1.94 *	0.618 + 0.034 *

＊．与 1、2 组比较，$P < 0.001$（据张友会，等. 肿瘤防治研究，1974，3.38）。

表 25-2-2 扶正中药对巨噬细胞吞噬功能的影响（协作研究资料）

研究组	例数	巨噬细胞吞噬率（均值）		P 值
		治前	治后	
对照组	21	55.0	48.0	< 0.001 *
医科院肿瘤医院	50	44.9	50.2	< 0.001 * *
北京中医医院	40	43.6	56.7	< 0.001 * *
上海中医医院	93	40.2	51.1	< 0.001 * *

＊．对照组显示病人在无治疗条件下有一定下降趋势；＊＊．此差异为与治疗前及与对照组的对比〔据：孙燕. 中西医结合杂志，1984，4（6）：368〕。

判断巨噬细胞功能的指标，在动物实验中常用的方法是吞噬鸡红细胞法和外周血流炭末廓清法。

（一）小鼠腹腔巨噬细胞吞噬鸡红细胞实验

1. 原理 将巨噬细胞与鸡红细胞共同温育一定时间后，作 Giemsa 染色，在显微镜下计数巨噬细胞吞噬鸡红细胞的吞噬率（%）和吞噬指数，并根据吞噬后鸡红细胞形态的变化，判断巨噬细胞的吞噬功能和消化能力。

选择鸡红细胞作吞噬的对象，除有关生物学因素外，还因鸡红细胞的核在多种动物红细胞中最大，被巨噬细胞吞噬后易于观察计数。

2. 实验材料与鸡红细胞悬液的制备 本实验需用：鸡红细胞，生理盐水，载玻片，丙酮，甲醇，Giemsa 染色液，显微镜。

制备鸡红细胞悬液：无菌操作下抽取鸡翅下静脉血，置于放有 4 ~ 5 个玻璃珠的带塞锥形瓶中，顺或逆时针朝一个方向转动锥形瓶 15 ~ 20min，除去血中纤维素。用生理盐水洗涤去纤维素后的鸡血，2000r/min×3min，共 3 次。末次离心弃上清液后，以生理盐水配成 20%（V：V）的鸡红细胞悬液。

3. 实验步骤 给实验用的每只小鼠腹腔注射制备好的 20% 鸡红细胞悬液 1ml。30min 后，拉断颈椎处死小鼠，取仰卧位用大头针固定小鼠 4 掌于蜡板上，纵向剪开腹壁正中部皮肤（勿剖开腹腔），向腹腔内注射生理盐水 2ml，然后轻揉小鼠腹部或充分转动蜡板改变小鼠体位。用注射器从仰卧位小鼠的左腹下方吸出腹腔洗液 1ml，分滴于 2 块载玻片上，置玻片于 37℃ 的孵箱内温育 30min，之后取出玻片并用生理盐水漂洗去未贴片之细胞，立放玻片使风干，再以 1:1 丙酮甲醇液固定细胞，4%（V:V）Giemsa-磷酸缓冲液染色 3min，最后用蒸馏水冲洗玻片，晾干后于镜下计数。

　　4. 实验结果评估　用油镜观察巨噬细胞吞噬鸡红细胞的情况，每张玻片至少计数 100 个巨噬细胞，按下列公式分别计算巨噬细胞的吞噬率（%）和吞噬指数：

$$吞噬率 = \frac{吞噬鸡红细胞的巨噬细胞数}{计数的巨噬细胞总数} \times 100\%$$

$$吞噬指数 = \frac{被吞噬的鸡红细胞总数}{计数的巨噬细胞总数}$$

　　受试药物组与对照组所得数值作方差分析，如 P 值小于 0.05，则说明两组间有显著差异，实验为阳性结果。

　　除吞噬率与吞噬指数外，在计数的同时，尚可观察鸡红细胞被消化的程度，借以判断巨噬细胞的消化功能。一般以被消化的鸡红细胞形态变化为判断依据，分为 4 级：

　　（1）级　未消化：鸡红细胞完整，胞质胞核清晰，颜色与被吞噬前比较相近，只是似隔雾相望。

　　（2）级　轻度消化：鸡红细胞胞质颜色变浅，显淡黄绿色，胞核成淡紫色。

　　（3）级　重度消化：鸡红细胞轮廓尚清晰，但胞质核呈淡灰色。

　　（4）级　完全消化：在巨噬细胞内只隐约可见鸡红细胞被消化后形成的空泡，红细胞轮廓尚存，胞核略微可见。

　　5. 注意事项

　　（1）依本法所述制备之鸡红细胞生理盐水悬液，最好用前新鲜采制，不宜保存备用。如欲较长时间保留，在采血并去除纤维素后，将鸡血注入含 5 倍鸡血容积的阿氏液（Alsever）带塞锥形瓶中，摇匀后置 4℃ 冰箱保存，一般 2 周内可以使用。用前取适量鸡红细胞液用生理盐水洗涤 3 次（前两次 1000r/min×3min，第三次 2000r/min×5mm），再以生理盐水稀释至所需浓度。

　　（2）给小鼠腹腔注射鸡红细胞生理盐水悬液前，注意摇匀红细胞悬液后再抽取。

　　（3）注射鸡红细胞液的针头刺入小鼠腹腔后，应边注射边在腹腔内缓慢移动针头位置，使红细胞悬液能较均匀地分布在腹腔内。

　　（4）腹腔抽取液滴在载玻片上后，应置玻片于铺垫有温纱布的搪瓷盘内温育，这样既可防止玻片上的液体溢出，也可避免污染孵箱。

　　（5）测定人巨噬细胞吞噬鸡红细胞功能时，需用 10% 乙醇斑蝥泡出液在前臂掌侧皮肤发泡，由泡内抽取组织液，内含大量人体巨噬细胞。取得巨噬细胞后的实验步骤与小鼠巨噬细胞吞噬鸡红细胞的实验方法相似。人体巨噬细胞吞噬功能的强弱，可作为良恶性肿瘤诊断的辅助指标，亦可反映肿瘤病情的动态变化及治疗效果。

　　（二）小鼠炭末廓清实验

　　吞噬颗粒状异物是巨噬细胞的重要功能。肝脏和脾脏中的巨噬细胞是上述吞噬异物功能的主要器官，其中肝库普弗细胞（Kupffer）占吞噬量的 90%、脾脏摄取 1% 左右。动物实验结果早已发现，单核 - 巨噬细胞系统活跃的小鼠，恶性肿瘤发生率低。机体单核 - 巨噬细胞系统功能的增强或减弱，将影响抵御外界病因侵袭的能力。因而，测定体内该系统的功能，有助于观察其健康状况，亦可用于判断某些生物反应调节剂的强度（表 25-2-3）。

　　向小鼠血流注射一定量的炭颗粒悬液，观察其自血流中消除的速率，即可以反映本系统细胞吞噬功能的状态。炭粒被清除的速率，在一定范围内与其剂量呈函数关系，也就是吞噬速度与所注射的炭颗粒量（血炭浓度）呈正相关，而与已吞噬的炭颗粒量呈负相关。如以血炭浓度为纵坐标，时间为横坐标绘制曲线，两者间呈直线关系，其斜率（K 值）就表示吞噬速率。

表25-2-3　斑蝥酸钠对小鼠吞噬细胞功能的影响

组别	剂量（mg/kg）	给药途径、次数	K 值（×10^{-2}）	脾重（mg）	肝重（g）
对照组	—	—	5.210	315.7	1.38
斑蝥酸钠	0.5	ip×8	4.790 *	156.3 ☆	1.37
斑蝥酸钠	0.5	ip×8	2.455 * *	142.3 ☆☆	1.06

＊$P > 0.5$；＊＊$P < 0.02$；☆$P < 0.01$；☆☆$P < 0.001$〔据傅乃武，等. 中华肿瘤杂志，1980，2（2）98〕。

1. 材料与试剂配制　印度墨汁，秒表，Na_2CO_3，尖头玻璃毛细管，肝素，加样器，721 型分光光度计。

小鼠注射用墨汁的配制：对外购之印度墨汁有一定质量上的要求，炭颗粒大小应相近，分散程度均匀。笔者所用过的墨汁经电镜测得炭颗粒直径为 0.0272 ± 0.0057μm，分散程度亦好。购入的墨汁在配制前先用超声波破碎仪处理 3min，或用热水温化降低黏稠度，摇匀。用蒸馏水将所需量原浓度墨汁稀释 3 倍。

0.1% Na_2CO_3 液的配制：称取 0.1g Na_2CO_3，加蒸馏水至 100ml。

2. 实验步骤

（1）每只小鼠尾静脉注射经稀释的印度墨汁液 0.1ml/10g 体重，注毕即刻计时。

（2）在注射墨汁后 3min 和 13min，分别以预先用肝素处理过的尖头玻璃毛细管刺入小鼠眼内眦取血，每次用血 0.025ml，将所取血液加至含 0.1% Na_2CO_3 2ml 的试管中，摇动试管使均匀混合后比色测定。

（3）比色测定　721 型分光光度计，开机预热光源，选波长 600nm 处测定每个样品的光密度值（OD），用 0.1% Na_2CO_3 液作空白对照。

（4）称重肝脾　末次取血后，立即颈椎脱臼处死小鼠，剖腹取出肝脏和脾脏，剪去连带的脂肪和结缔组织，并用滤纸吸拭肝脾表面，分别称重记录。

（5）实验结果评估　两次取血间隔为 10min，计算出每分钟炭粒自血中被清除的速度，按下式计算出清除速度的 K 值。

$$K = \frac{1gOD1 - 1gOD2}{t_2 - t_1}$$

本实验以吞噬指数高低表示小鼠廓清血流中炭粒的能力，按经校正的吞噬指数测定公式，求出吞噬指数 α。

$$\alpha = \frac{体重}{肝重 + 脾重} \times 3\sqrt{K}$$

α 表示每克组织重量的吞噬活性。经方差分析，受试药品的 α 值如明显高于对照组吞噬指数，即可判定实验为阳性结果。

3. 注意事项

（1）在给小鼠静脉注射墨汁时，不能有些许墨汁液遗漏于静脉外，如漏出则废弃此鼠。

（2）取血的时间和取血量一定做到准确无误，否则会直接影响实验结果的判断。

（3）稀释后的墨汁黏度下降，炭颗粒易下沉，所以每次抽取前都要摇匀。

（4）最好选用同一品牌的墨汁进行实验。如换用其他品牌墨汁或圆形颗粒异物，在使用前应探索最适剂量。最适剂量的标准是小鼠注射后，在 30min 内，对照组小鼠的廓清率要明显低于被阳性药激活的小鼠廓清率。

（5）受试小鼠组平均体重相差不能超过 1g，否则会因脾脏大小相差较多而影响 K 值。

二、天然杀伤细胞（NK 细胞）

NK 细胞介导的天然细胞毒性在宿主抗肿瘤和其他病原感染的疾病防御机制中起重要的作用。NK 细胞主要是大颗粒淋巴细胞（LGLs）。LGLs 只占人周血淋巴细胞（PBLs）的 5%~8%，其中 70% 以上具有 NK 活性。一般认为，NK 活性不受 NHC 限制。在体外实验中，NK 能溶解同种异体肿瘤细胞系和病毒感染的细胞。NK 细胞能杀伤胎儿骨髓和胸腺中未成熟的细胞。IFN 或 IL-2 活化的 NK 细胞能杀伤人大单核细胞（monocytes）。

流式细胞仪分析表明：NK 细胞表达的表面抗原簇（CD），许多是与 T 细胞亚群共有的，主要表型是 CD16/CD56。95% 以上的人 PBLs 表达低密度的 CD56。CD56 以其特异性识别同种异体抗原的特性而参与 NK 细胞的细胞毒作用过程。大多数表达 CD56 的 PBLs 表面也表达 CD16。不足 2% PBLs 表达 CD16⁻-CD56⁺。CD16 是一种与 IgG 的 FC 部分接合的受体，但亲和力低。过去曾将 CD57 作为 NK 细胞的特异标志。然而，后来发现，只有大约 30%~70% NK 细胞表达 CD57，并且一些 T 细胞也表达这个抗原。况且发现 CD57 与 NK 细胞细胞毒性无关。NK 细胞表达的另一些标志有 CD11/CD18，CD25，CD71 以及 HLA-DR，这些标志都在活化和增殖期出现。CD2，CD7，CD8，CD11a，CD11b，CD45 和 CD69 与成熟 NK 细胞有密切相关。

一些研究者证明，NK 细胞来源于骨髓前体细胞。体外能使原始 CD34⁺ 骨髓子代发育成 NK 细胞。过去认为胸腺与 NK 细胞分化无关。但后来有人发现胎儿胸腺中有 NK 前体存在。NK 细胞进入循环后，主要居于脾红髓中和外周血中。健康人淋巴结，胸导管和胸腺中很少见 NK 细胞。

NK 细胞数和活性随年龄而变。新生儿 NK 细胞活性低。成年人，男性高于女性。NK 活性随年龄而增加。中年人比初生儿增加 2 倍。

NK 活性与血型 Rh 及 HLA 无关。干扰素，酒精，吸烟，紧张，各种药物及特殊营养可能对 NK 活性有调理作用。

NK 细胞是机体抵御转化细胞和癌细胞的主要成员，故被称为机体免疫监视的第一道防线；同时还有抗感染作用；通过释放细胞因子调节免疫应答，调节血细胞生成及抗移植物作用等。因此 NK 细胞活性测定是一项重要的细胞免疫学指标。

虽然 NK 细胞被认为在体外对相适细胞具有天然杀伤能力，但体外培养的细胞系大多已改变了对 NK 细胞的敏感性，故现今常用的人 NK 细胞的敏感靶细胞系是 K256——人慢性髓性细胞白血病细胞系。小鼠 NK 的敏感靶细胞是 YAC-1。

NK 活性测定方法：测定 NK 活性方法有几种，但最常见的方法是标准 $4h^{51}Cr$-释放实验，简述如下：$10^6 \sim 10^7$ 靶细胞用 $200\mu Ci\ Na_2CrO_4$，在 37℃，5% CO_2 孵箱中温育 60min（或 120min），此即标记靶细胞。温育结束后，用培养液洗两次，清除多余 $Na_2^{51}CrO_4$。用培养液悬起细胞，再温育 30min，让一定的自发释放排出。洗 1 次细胞。用新鲜培养液制成相适浓度的悬液。按 1 或 2×10^4 细胞/100μl/孔加入圆底 96 孔板。然后，每孔加入含不同数目的效应细胞 100μl。另设只有靶细胞孔，分两组。一组加 100μl 培养液，为自发释放；一组加 100μl 2% TritonX100，为最大释放组。每组 3 个平行孔。培养板置 37℃，5% CO_2 孵箱育 4h。离心培养板，每孔收取 100μl 上清。用 γ 计数仪计数 cpm。按下式计算特异性细胞溶解活性：

$$特异性细胞溶解百分数 = \frac{cpm\ 实验组 - cpm\ 自发释放组}{cpm\ 最大释放组 - cpm\ 自发释放组} \times 100$$

表 25-2-4 说明，一些多糖类药物和中药方剂可以明显增强 NK 细胞杀伤靶细胞的活性。

三、淋巴细胞转化

淋巴细胞转化实验是测定机体 T 淋巴细胞免疫功能的重要指标之一。其原理是淋巴细胞在有丝分裂原或特异性抗原刺激后发生母细胞增殖反应的能力。前者如 Con A，PHA 等，后者如肿瘤抗原，同种异体淋巴细胞等。增殖反应的强弱可以反映淋巴细胞活力的高低。本法可以用于测定生物反应调节剂的药效，也可用于测定临床肿瘤患者机体的免疫功能变化。药物可以直接促进淋巴细胞转化反应，但更多的是药物通过加强有丝分裂原的作用而促进增殖反应。

表 25-2-4　一些中药或方剂提取物对小鼠 NK 细胞活性的影响

药物	组别	动物数（只）	剂量 （ml 或 g/kg×7，po）	靶细胞溶解百分数	
				100.1	200.1
黄芪多糖（AM）	对照	10	H_2O　20ml	14.1±3.1	25.5±4.0
	AM_1	10	20ml	21.6±5.2^d	33.4±6.6^b
	AM_2	10	40ml	45.5±10.6^c	52.8±9.7^c
增生平片（ZSP）	对照	10	H_2O　20ml	15.8±4.0	29.1±8.2
	ZSP_1	10	1.5ml	30.7±5.1^6	38.2±9.4^c
	ZSP_2	10	3.0ml	41.5±10.6^c	56.1±12.7^d
超亚营养液（CYL）	对照	10	H_2O　20ml	10.5±4.1	16.6±3.8
	CYL_1	10	10ml	20.0±3.3^d	31.5±8.5^b
	CYL_2	10	20ml	27.9±6.4$_b$	42.0±10.1^c
生灵抗癌液（SLL）	对照	10	H_2O　20ml	20.5±6.2	35.2±8.8
	SLL_1	10	10ml	31.6±7.4	42.1±9.9^a
	SLL_2	10	20ml	39.1±9.1^c	55.4±12.4^c

与对照组比较：a：$P>0.05$；b：$P<0.05$；c：$P<0.01$；d：$P<0.001$。

常用的淋巴细胞转化实验方法有两种，即 MTT 法和传统的 ^{3}H-TdR 参入法。

（一）MTT 法

1. 原理　MTT 是四氮唑盐（tetrazolium salt）的一种可以接受氢原子的染料，活细胞线粒体中的水解酶在细胞内可以将黄色的 MTT 分解为不溶性的蓝紫色的甲臜（formazan），死亡细胞则无此功能。此法曾被 Alley 和 Boyd 等人用于抗肿瘤药对人癌细胞疗效的筛选。因为细胞增殖越旺盛，蓝紫色的甲臜结晶产生越多，所以本法已不仅限于细胞毒类抗癌药的筛选，也可用于生物反应调节剂类抗肿瘤药或免疫调节剂的药效检测。

2. 器材和试剂配制　RPMI1640 细胞培养液，小牛血清，青霉素，链霉素，谷氨酰胺，2-巯基乙醇（2-ME），刀豆蛋白（Con A），植物血凝素（PHA）盐酸，异丙醇，MTT，Hanks 液，PBS 缓冲液（pH7.2~7.4）；刀剪，镊子，100 目不锈钢筛网，超净工作台，96 孔平底培养板，CO_2 培养箱，酶联免疫检测仪，除菌滤器等。

完全培养液：RPMI1640 细胞培养液，10% 小牛血清，青霉素（100U/ml），链霉素（100U/ml），1% 谷氨酰胺（200mmol/L）和 $5×10^{-5}$mol/L 的 2-ME，溶液配成后用 1mol/L 之 HCl 或 1mol/L 的 NaOH 液调 pH 至 7.0~7.2，最后过滤除菌。

Con A 液（刀豆素 A，concanavallin A）：用双蒸水配成 100μg/ml 的浓度，并过滤除菌，视每次实验用量分装于小瓶中，保存在 -20℃ 冰箱备用。

PHA 液（植物血凝素，phytohemagglutinin）：用双蒸水配制成 40μg/ml 浓度，过滤除菌。

无菌 Hanks 液：用 3.5% 的 $NaHCO_3$ 调 Hanks 液至 pH7.4，除菌过滤，用前配制。

MTT 液：取 5mg MTT 溶于 1ml pH7.2 的磷酸缓冲液（PBS）中，并用不含小牛血清的 RPMI1640 培养液以 1:10（V:V）稀释备用。MTT 液必须于用前新鲜配制。每次按实验设计中 MTT 液的用量备足。

酸性异丙醇液：每 96ml 异丙醇中加入 1mol/L 的 HCl 4ml，用前配制。

3. 制备脾细胞悬液　无菌操作下取出小鼠脾脏，置于 100 目不锈钢网上剪碎，用注射器针芯研磨，使成单个脾细胞透过筛网落入盛有适量 Hanks 液的培养皿中。倾注脾细胞至离心管中，用 Hanks 液洗涤 2~3 次（1000r/min），镜下计数经台盼蓝染色的活细胞数（活细胞应占 95% 以上）。用完全培养液调整脾细胞液使成 $2×10^6$/ml。

4. 淋巴细胞增殖反应　在超净工作台内，将脾细胞悬液加入到 96 孔板孔中，每孔 200μl，（约 $4×10^5$ 脾细胞），每种处理至少设 3 个平行孔，按实验要求，除空白对照孔外，分别加入 Con A 10μg/50μl，PHA

40μg/50μl 和受试药液 20μl，合计 0.32ml。加液毕，原地水平轻轻摇动培养板。移 96 孔板至 37℃ 5% CO_2 培养箱，温孵 72h。培养结束前 4h，轻轻吸取上清液 0.2ml，补加经以不含小牛血清 RPMI1640 液稀释的 MTT 液 100μg/0.2ml·孔，继续培养 4h。届时，每孔加入 0.4ml 酸性异丙醇，吹打混匀，令紫色结晶全部溶解。置 96 孔板于酶联免疫检测仪上，在波长 570nm 处测定光密度值（OD 值）。

5. 实验结果评估 用加有受试药品，Con A 孔的 OD 值，减去未加药的 Con A 孔 OD 值，其差代表受试药品对淋巴细胞增殖活力。PHA 孔的计算方法同 Con A。经方差处理后，如药物组 OD 值明显高于不加药组，则判定为阳性实验结果。

如果没有酶联免疫检测仪设备，本实验亦可采用 24 孔板增殖淋巴细胞，操作步骤基本相同，因细胞多，培养液容积大，最后测定 OD 值可用 721 型分光光度计完成，波长定在 570nm 处。

6. 注意事项

（1）加入 MTT 培养后形成的蓝紫色结晶，在滴入酸性异丙醇后，一定吹打至结晶完全溶解，否则会直接影响实验结果。

（2）待结晶溶解后，要在 30min 内完成 OD 值测定，防止久置退色。

（3）MTT 液和酸性异丙醇液每次用前新鲜配制。每次实验后如有剩余液，须弃去，不可留用。

（4）MTT 法若用于培养肿瘤细胞，则可用作细胞毒类抗癌药或生物反应调节剂类抗肿瘤作用的筛选。用于后者的肿瘤细胞要选择对数生长期长者，实验中不需用 Con A 等刺激因子。

（二）^{3}H-TdR 参入法——动物实验

1. 原理 在有丝分裂原 Con A 等刺激下，淋巴细胞在增殖反应过程中代谢增强，表现为细胞内 DNA、RNA、蛋白质合成增加。如在细胞培养过程中加入一定量的 ^{3}H-TdR（^{3}H-Thymidine，^{3}H-胸腺嘧啶核苷），则可被摄入到增殖细胞新合成的 DNA 中，通过测定淋巴细胞的放射强度，可以定量比较组间 ^{3}H-TdR 的相对参入量，从中判断受试药物对淋巴细胞的增殖程度。

2. 小鼠脾淋巴细胞悬液制备 与 MTT 法中所述制备过程相同。

3. 淋巴细胞增殖反应 在超净台内，将细胞悬液用加样器注入 96 孔培养板孔中，每孔 200μl（4×10^5 个细胞）。按实验设计除对照孔外，分别加入 Con A、PHA 和受试药液（体外法），半体外法可不加药液。每种处理至少设 3 个平行孔。37℃、5% CO_2 培养箱中温孵 72h。培养结束前 6h 向每孔加入 ^{3}H-TdR 液 1μl（最终浓度为 1μCi/ml）。用多头细胞收集器将细胞抽集于 49 型玻璃纤维滤纸上，纸片经 80℃、30min 烘干后放入加有 7ml 闪烁液的测量瓶中，用液闪仪测定每个样品的 cpm 数。

4. 实验结果评估 将液闪测定结果按方差分析进行统计学处理，依下式判定受试药物对淋巴细胞的增殖效果，以刺激指数 SI（stimulation index）表示增殖强度：

$$SI = \frac{实验孔 CPM}{对照孔 CPM}$$

如受试药品 SI 值明显高于对照组，则实验结果为阳性。

5. 注意事项 ^{3}H-TdR 的比放射强度要准确，将 ^{3}H-TdR 加入培养细胞中的时间和加入量要力求准确一致。

（三）^{3}H-TdR 参入法——人血淋巴细胞转化测定

1. 原理 同前述动物实验 ^{3}H-TdR 法。人血淋巴细胞转化功能的测定，用放射性核素法和 MTT 法均可完成，现仅就 ^{3}H-TdR 参入法叙述如下。

2. 人血淋巴细胞的分离和计数 抽取外周静脉血，肝素抗凝，用完全培养液按 3:1（V:V）稀释血液。移稀释后的血液沿管壁缓缓加入已盛有蔗聚糖 – 泛影葡胺（ficoll-hypaque）混合液的具塞离心管中，注意保持界面清晰。置离心管 1350r/min 离心 40min。取出离心管可以发现在管内液体中间位置出现了一个乳白色液层即单核细胞层。移出乳白色液层至 2 倍容积的完全培养液中，1400r/min 离心 20min，以洗去 ficoll-hypaque 混合液。离心后去上清液，计算余液中的细胞总数并稀释成 1×10^6/ml 浓度。正常人外周血每 30ml 可以分离出（4~5）×10^7 个单核细胞。

3. 淋巴细胞的增殖反应　向 96 孔板每孔内加入完全培养液 0.1ml，淋巴细胞液 0.1ml（1×10^5），Con A 或 PHA 液 0.05ml，受试药液 0.02ml（药物浓度以孔内最终浓度计算）。根据实验设计各种处理都应设相应对照孔。包括对照孔在内的各种处理都要设 3 个平行孔。37℃，5% CO_2 培养箱温孵培养 72h，终止培养前 6h，每孔加入 ^{3}H-TdR 液 1μl（最终浓度为 1μl Ci/ml）。培养结束后，用多孔道细胞自动收集器将每孔内细胞抽集于 49 型玻璃纤维滤纸上，放入烘箱内 80℃、30min 烘干纸片。将干燥后的滤纸片依次放入盛有闪烁液的测试瓶中，用液闪仪测出每孔滤纸片的脉冲数 cpm。

4. 结果的计算与评估　用方差分析处理所得数据，以 cpm 表示增殖强度。按下式计算出刺激指数 SI：

$$SI = \frac{实验孔 cpm}{对照孔 cpm}$$

如受试药品组 SI 值显著高于对照组，判定受试药品为阳性结果。

5. 注意事项　抽血时不要出现溶血或血凝块。表 25-2-5 结果显示，黄芪多糖可以明显促进正常人与肿瘤病人淋巴细胞体外增殖功能。

表 25-2-5　黄芪多糖 F_B 对正常人与肿瘤病人淋巴细胞体外增殖的影响

组别	对照	Con A（1:40）	PHA（1:20）	PWM（1:60）
正常人（10 例）：				
对照	310.2 ±106.7	3681.9 ±1598.3	8329.7 ±1909.3	4719.5 ±1208.4
F_B（10μg/ml）	910.9 ±422.6[2]	11133.6 ±3223.0[2]	61674.3 ±12907.7[2]	46952.8 ±9634.3[2]
RPI	2.9 ±0.7	35.9 ±21.9	198.8 ±118.0	151.4 ±72.6
肿瘤病人（6 例）：				
对照	248.5 ±79.8	1087.5 ±288.9	5096.5 ±1659.9	3764.3 ±1523.0
F_B（10μg/ml）	642.2 ±245.5[3]	3146.2 ±1400.4[4]	16627.7 ±6837.5[2]	21707.5 ±8739.9[2]
RPI	2.6 ±0.4	12.6 ±3.6	66.9 ±13.6	87.4 ±18.9

（1）实验数据为平均数 ±标准误（cpm）；（2）与对照组比较 $P < 0.001$；（3）与对照组比较 $P < 0.05$，（4）与对照组比较，$P < 0.01$〔据王德昌，等. 中华肿瘤杂志，1989，11（3）:180〕。

四、淋巴因子活化的杀伤细胞（LAK 细胞）

1980 年，Ynon 等用 $4h^{51}$Cr 释放法实验发现，正常小鼠脾细胞经用 TCGF 培养后，产生一种能溶解新鲜或培养的同系无免疫原性的瘤细胞的细胞。此类细胞同时溶解培养的正常同系肺成纤维细胞，但对正常脾细胞无溶解活性。Rosenbeg 等在小鼠的研究中，用 IL-2（TCGF 新名称）做诱导剂，确认了 Ynon 的结果，并将该实验扩展于人体系统。进而首先将此类细胞进行人癌治疗实验，并获得明显疗效，此即过继细胞方法。一经报道，立即引起世界各国肿瘤学会的兴趣并迅速予以引用。从此开创了一个以过继细胞治疗为主体的癌生物治疗的新时代。根据此类细胞产生的条件只需经 IL-2 的诱导，故取名 lymphokine-activated killer cells（简称 LAK 细胞）。

LAK 细胞前体在人类淋巴样组织中普遍存在。通常外周血、胸腺、脾、淋巴结、骨髓及胸导管淋巴细胞均可被诱导出 LAK 活性。LAK 细胞与 NK 细胞的主要区别在于，前者杀伤瘤谱更广，能杀伤后者不能杀伤（拮抗）的肿瘤细胞。其靶细胞范围包括：自体、同种异体、异种的瘤细胞，以及正常被培养的组织细胞，如成纤维细胞，丝裂原活化的淋巴母细胞。新鲜正常组织细胞是抗 LAK 细胞溶解的。

具 LAK 活性的淋巴细胞的特点。IL-2 活化的鼠和人淋巴细胞群（LAK 活性细胞）含有多种类型细胞，其中有 T、B 和 null 细胞。经用流式细胞仪分析，证明鼠 LAK 活性细胞前体主要是 null 细胞，其缺 Thy-1.2 抗原，表面 Ig 和 Ⅰa 抗原。经 IL-2 诱导后，表型为 Thy-1.2$^+$，Ⅰa$^-$，FCR$^+$。人外周血单核细胞

（PBLs）中 LAK 前体表面标志是 NK 细胞的特征（CD116，CD16，CD56，CD57）。经 IL-2 诱导后，早期检测认为主要表型是 CD3$^-$/CD56$^+$；后用流式细胞仪分析发现，其主要表型是 CD8$^+$ 或 CD8$^-$（CD4$^+$），至今各家结果尚不一致。

人 LAK 细胞诱导。各种来源的淋巴细胞，原则上均可以 $5 \times 10^5 \sim 2 \times 10^6$ 细胞/ml 悬于含有 200 ~ 1000U/ml IL-2 的完全培养液中，置于 37℃，5% CO_2 和 95% ~ 100% 湿度的孵箱中，培养 3 ~ 5d，被培养的细胞即可显现被杀伤活性。但操作必须注意，培养中影响细胞杀伤活性表达的因素很多。例如，IL-2 的活性，因各厂家产品常有差异，故用前必须核对商品标定的活性单位。IL-2 产品质量往往是培养成功与否的关键因素。为此，最好对所选用的 IL-2 进行预实验，待确定了最适剂量后再进入正式实验。

测定 LAK 活性的方法很多，最常用的仍是 4h^{51}Cr 释放实验。此法可见 NK 细胞测定法。在此介绍另一种测定法，LDH（乳酸脱氢酶）释放法。

细胞受损或死亡后，细胞质中的 LDH 释放到上清中。LDH 作用底物产生颜色反应。颜色反应强弱即代表受损或死亡细胞的数量。

LDH 释放法主要操作程序：①用含 30% 新生小牛血清的 RPMI1640 培养液制备靶细胞悬液，浓度为 5×10^4 细胞/ml；②按 100μl/孔接种靶细胞悬液于 96 孔圆底培养板中。根据设定的效靶比，实验孔加入 100μl LAK 细胞悬液。最大释放孔加入 1% NP40。空白对照孔为单纯培养液 200μl。另设单纯 LAK 细胞孔，此为 100μl LAK 细胞悬液，100μl 培养液。每组均设 3 个平行孔；③将培养板置 37℃，5% CO_2 孵箱中 4 ~ 6h；④取出培养板，离心（1000r/min，10min）；⑤每孔取出 150μl 上清置入 96 孔酶标板中，依次加入 20μl 乳酸溶液，20μl 2-P-碘苯酯-3-P 氯化硝基苯四唑，20μl 含硫辛酰氨脱氢酶，氧化型辅酶，0.03% 牛血清白蛋白，1.2% 蔗糖的 PBS。室温 20min；⑥用酶标仪，波长 492nm（参考波长 650nm）测 OD 值；⑦用下列公式计算 LAK 活性：

$$LAK\ 活性 = \frac{实验孔\ OD\ 值 - 自然释放孔\ OD\ 值}{最大释放孔\ OD\ 值 - 自然释放孔\ OD\ 值} \times 100$$

该法优点是免用核素。但值得注意的问题是，小牛血清或培养体系中具有 LDH。被损伤的效应细胞也释放 LDH。为了排除这些影响结果的因素，实验中必须设相应的对照组，以校正最后的实验结果。

五、迟发型超敏反应

原理：T 抑制细胞（suppressor-T cell，Ts）具有抑制机体迟发型超敏反应（delayed type hypersensitivity，DTH）的诱导或表达而显示其功能的性质。因此，可以用测定生物反应调节剂对机体迟发型超敏反应的影响作为指标，从另一角度观察机体的免疫功能强弱或药物疗效。

二硝基氯苯（dinitrochlorobenzene，DNCB）和二硝基氟苯（dinitrofluorobenzene，DNFB）是生活中少有机会与机体接触的化学物质。其本身具有半抗原性质，与机体皮肤接触后，可以和皮肤内蛋白结合成完全抗原，后者可刺激淋巴细胞增殖为致敏性淋巴细胞。经过 4 ~ 5d 的增殖后，若上述 DNCB 或 DNFB 再次与皮肤接触，可使局部发生迟发型变态反应，表现为局部水肿发痒，在抗原攻击后 24 ~ 48h 反应达高峰，甚至可形成水疱。此时为本项实验指标的最佳检测期。

材料：本法所用器材和试剂较少，是一项不需多种仪器设备和试剂的检测方法。实验前备好 DNCB 或 DNFB，丙酮，麻油，硫化钡，打孔器，天平。

本实验的致敏和检敏剂可以 DNCB 与 DNFB 中任选一种。检测对象可以是动物，也可在人体进行。此处动物实验以 DNFB 为例，人体检测以 DNCB 为例加以介绍。

（一）动物实验

1. 1% DNFB 液的配制　按每次实验用量，现用现配为最好。称取 DNFB 50mg，置于清洁具橡皮盖的小瓶中，向瓶内注入已预先配制好的丙酮麻油溶液（V:V = 1:1）5ml，立即加盖，并用胶布缠绕瓶、盖接口，防止丙酮液挥发。用时以针头刺入瓶盖抽取试液。如 DNFB 系溶液，可将清洁小瓶置于天平载物盘上，吸取试液滴入瓶中。称毕在对试液适当稀释后，同法密封备用。

2. 实验步骤

（1）致敏　先用硫化钡液涂于鼠腹部脱毛，清水洗净脱毛部位之皮肤，要求无毛皮肤 3cm×3cm。待拭去或皮肤表面水分晾干后，用 0.25ml 注射器吸取 50μl 1% DNFB 液，均匀涂于皮肤表面致敏。

（2）检敏　致敏后 5d，用 1% DNFB 液 10μl 涂于鼠左耳两侧进行攻击，同时右耳两侧涂以同量的丙酮麻油溶剂作为对照。24h 后拉断颈椎处死实验动物，剪下左右耳壳，分列排放或现场用打孔器戳取直径 8mm 的耳壳片，天平称重。

（3）实验结果评估　用两组动物左右耳壳组平均重量之差作差异显著性分析，如受试药物组与对照组耳壳重量比较有明显增加，则为阳性结果。

（4）注意事项　实验操作者勿使 DNFB 液接触自身皮肤。

（二）人体实验

1. DNCB 液配制　用丙酮为溶剂配制 DNCB 溶液，使每 0.1ml 含有 1mg 和 100，50，10 和 2μg 共 5 种浓度，密封，4℃冰箱保存，配制量适宜，保存期不能超过两周。

2. 实验步骤

（1）致敏　在受试者上臂内侧准确滴加 DNCB 液 1mg/0.1ml，为防试液流淌，预先用直径 2cm 的不锈钢环压紧皮肤，小心吹干，纱布覆盖 24h，48～72h 后观察皮肤反应。

（2）检敏　致敏后 10～14d，在致敏同侧前臂掌侧由上至下纵向均距放置同样直径的 4 个不锈钢环，依次滴加 100，50，10 和 2μg 的 DNCB 液，容积均为 0.1ml，吹干后覆盖 24h，观察 48～72h 皮肤反应。如需重复检测，勿与前次位置重叠。检敏时在右前臂掌侧给予同量的丙酮液作为对照。

（3）实验结果评估　皮肤反应程度分为 5 级，其中（＋），（＋＋），（＋＋＋）为阳性反应，（±）和（－）为阴性反应。分级标准见表 25-2-6。

用本法为 88 例正常人，34 例非肿瘤病人和 291 例肿瘤病人作了机体免疫功能状态检测，如表 25-2-7 所示，检测点的检敏阳性率 100μg 分别为 85.7%，79.4% 和 48.2%，说明本法能较好地反映机体健康状况。

表 25-2-6　皮肤反应分级的判断标准

	DNC 反应
+++	肿结直径大于 31mm，或虽不足 31mm，但形成大疱，破溃，或全身反应
++	肿结直径 16～30mm，或虽小于 16mm 但形成多个小疱
+	肿结直径 8～15mm，或虽小于 8mm，但形成极少数小疱
±	只红不肿或肿结直径小于 7mm
－	无反应

表 25-2-7　DNCB 法测定正常人，非肿瘤病人及肿瘤病人的皮肤反应

组别	性别	总年龄/总例数	例数	DNCB 皮试							
				致敏（100μg）（%）			检敏阳性率（%）			
				自发过敏	局部刺激	无反应	100μg	50μg	10μg	2μg
正常人（平均 28 岁）	男	/43	35	57.1 (20/35)	42.9 (15/35)	0 (0/35)	86.7 (26/30)	52.9 (18/34)	14.7 (5/34)	0 (0/33)
	女	/55	53	62.3 (33/35)	37.7 (20/53)	0 (0/53)	85.1 (40/47)	57.7 (30/52)	17.3 (9/52)	2.0 (1/50)
	合计	2799/98	88	60.2 (53/88)	39.8 (35/88)	0 (0/88)	85.7 (66/77)	55.8 (48/86)	16.2 (14/86)	1.2 (1/83)

续　表

组别	性别	总年龄/总例数	例数	DNCB 皮试						
				致敏（100μg）（%）			检敏阳性率（%）			
				自发过敏	局部刺激	无反应	100μg	50μg	10μg	2μg
非肿瘤病人（平均39岁）	男	/25	19	31.5 (6/19)	68.5 (13/19)	0 (0/19)	79.0 (15/19)	63.1 (12/19)	0 (0/19)	0 (0/2)
	女	/21	15	40.0 (6/15)	60.0 (9/15)	0 (0/15)	80.0 (12/15)	60.0 (9/15)	13.3 (2/15)	
	合计	1809/46	34	35.3 (12/34)	64.7 (22/34)	0 (0/34)	79.4 (27/34)	61.8 (21/34)	5.9 (2/34)	0 (0/2)
肿瘤病人（平均48岁）	男	/204	168	11.3 (19/168)	79.8 (134/168)	8.9 (15/161)	52.2 (84/168)	32.7 (55/168)	2.4 (4/168)	0 (0/56)
	女	/138	123	15.4 (19/123)	69.2 (85/123)	15.4 (19/123)	42.8 (51/119)	21.9 (27/123)	3.3 (4/123)	0 (0/78)
	合计	16525/342	291	13.1 (38/291)	75.3 (219/291)	11.6 (34/291)	48.2 (135/280)	28.1 (82/291)	2.7 (8/291)	0 (0/134)

六、细胞因子（cytokine）

1975 年，Bigajji 等正式将早已发现和研究的多肽调节因子（干扰素，集落刺激因子，多肽生长因子等）叫做细胞因子（cytokine）。从现象上看，大多数细胞因子是由彼此无关的细胞产生的，而且其生物学活性也似乎毫不相干。仅以对细胞增殖及分化的作用为例，有的是促进的，有的是抑制的。但是，近年来随着分子生物学和免疫生物学进展，越来越多的证据表明，产生细胞因子的细胞和细胞因子之间的互相作用是显而易见的。实际上，这些细胞因子的产生、分泌和效应之间是相互依托、互为启动和关闭的，从而形成一个完整的网络调节机制，并在免疫应答中起到重要的作用（图 25-2-1）。因此，细胞因子水平的测定已成为基础和临床研究中一个十分重要的工具。

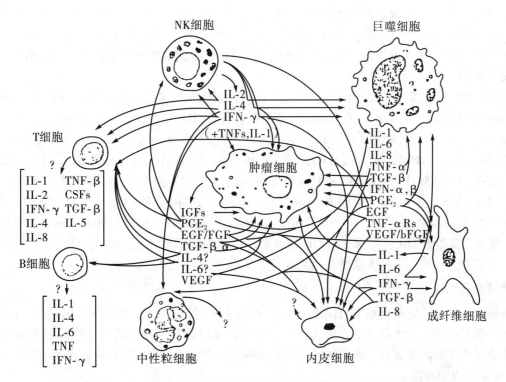

图 25-2-1　肿瘤免疫中可能存在的细胞和细胞因子间网络调节机制

细胞因子测定方法很多。并在不断的改进和更新。在此仅介绍两种。

白介素-2（IL-2）测定的方法：人类白介素-2 是一个由 133 个氨基酸组成的糖蛋白，分子量约 17kD 左右。机体 IL-2 水平常为一般免疫状态的重要参考指标之一。并且 IL-2 的发现和人工制备的实现，才使过继免疫细胞治疗成为现实。IL-2 测定主要有生物学和免疫学方法。现仅介绍生物学测定法。

首先选择一种 IL-2 依赖细胞系。最常用的是 LTLL-2 细胞系。取对数生长期的培养细胞，用完全培养液制成 1×10^5 细胞悬液。按 100μl/孔剂量加入 96 孔板。对照组加入不同剂量的 IL-2 标准品 100μl。实验组加入不同稀释度的样品 100μl。同时设空白对照组。每组设 3 个平行孔。培养板置 37℃，5% CO_2 孵箱培养 24h。每孔加入 20μl（7.4kBq）^{3}H-TdR。继续培养 6h。收获细胞。用液闪仪测定放射性参入值。以 IL-2 标准品和待测样品稀释度为横坐标，以受检细胞^{3}H-TdR 参入值（cpm）为纵坐标作图。对照标准品 IL-2 促细胞的增殖线和样品促细胞的增殖曲线估算样品中含 IL-2 的活性。

脾细胞产生 IL-2 的能力可以受药物的影响，使其增强或减弱。图 25-2-2 显示，中药制剂增生平使小鼠脾细胞产生 IL-2 的能力明显高于对照组。

七、ELISA 测定细胞因子

De Groote 等建立了 ELISA 测定法。该方法可用全血，一步完成细胞因子产生的检测实验。

首先用无热源抗凝剂采血。制备相应的抗细胞因子的单克隆抗体。制备用辣根过氧化物酶（HRP）标记的单克隆抗体。

ELISA 检测法：4μg/200μl·孔特异性抗-细胞因子单抗溶液包被微

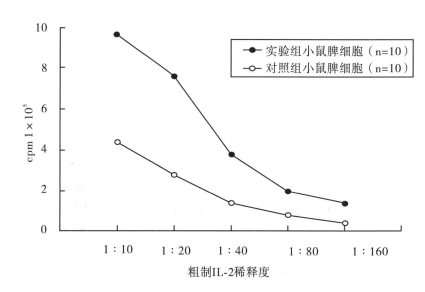

图 25-2-2 增生平对小鼠脾细胞产生 IL-2 的影响

孔板。4℃，48h。洗板孔 3 次。每孔加 300μl 封闭液（0.5% BSAPBS）进行封闭。4℃，24h 用 0.1% Tween-20 蒸馏水洗板孔 3 次。37℃，20min 晾干、加盖。4℃贮存备用，制作标准曲线的板孔，每孔加入 25ml 系列稀释的细胞因子标准溶液。实验组待测组每孔加入 25μl LPS（225μg 1ml）和 PHA（45μg/ml）混合液。晾干，4℃贮存备用。

其他试剂：40 倍浓缩的 HRP 标记的/未标记的抗细胞因子单抗的混合物。RPMI 1640。洗液 A（0.1% Tween 20 蒸馏水），洗液 B（0.05mol/L 磷酸缓冲液，pH7.5），100 倍浓缩的色源溶液（四甲基联苯胺二甲基甲酰胺溶液），底物缓冲液（H_2O_2 醋酸盐/柠檬酸盐溶液），0.9mol/L H_2SO_4 终止液。

实验程序：制备 RPMI1640 稀释（1/40）的浓缩标记物。标准孔，每孔加 25μl 蒸馏水。实验孔每加 25μl 全血。各孔加入 200μl RPMI 1640 稀释的浓缩标记物。置 37℃温育 2，4，8，24，48 和 72h。400μl 洗液 A 洗 3 次，洗液 B 洗 1 次。再用洗液 A 洗 3 次。每孔加 200μl 底物溶液（1/100 TMB），室温 15mm（振荡）。加 50μlH_2SO_4 终止反应。用分光光度计，450nm（与 630nm 比较）和 490nm（与 630nm 比较）测 OD 值。结果以实验组 OD 值与标准组 OD 值对照，评估细胞因子产生的状况。用此方法测定 TNF-2，IL-6 及 IFN-γ 的结果，经与其他方法所获结果比较是一致的。

八、体液免疫功能测定

用于体液免疫功能测定的溶血空斑法是 1963 年始由 Jerne 等建立的。自该法应用以来，已几经改进，这些基于同一原理而测定技术各异的方法大致属于两类，即以计算空斑形成数为指标的溶血空斑法和以测定溶血素含量为主的溶血素法。常用的方法有琼脂溶血空斑法，溶血素法和分光光度法等。

（一）琼脂溶血空斑法

1. 原理　经绵羊红细胞免疫的小鼠，其淋巴细胞能形成可以释放溶血素抗体的溶血空斑细胞（he-

molysis plaque forming cell，HPFC)，若将经 SRBC 免疫的小鼠淋巴细胞与 SRBC 混入一定浓度琼脂中，37℃水浴共同温育，形成 HPFC 的淋巴细胞则可释放溶血素抗体，在补体参与下，致 SRBC 溶解，在琼脂平板上于 HPFC 周围形成可目视的溶血斑。

2. 实验材料

(1) 动物 615 纯种小鼠、豚鼠、绵羊。

(2) 琼脂培养板 以 Hanks 液和琼脂制成 1.4% 和 0.7% 的琼脂液，前者铺平板底层，后者与脾细胞和 SRBC 混匀用于铺设顶层。

(3) 配制 1% DEAE-右旋糖酐液（分子量 50 万），Alsever 液和 Hanks 液。

(4) SRBC 悬液的制备 无菌技术抽取羊静脉血，除去血中纤维素，用 2 倍羊血容积的 Alsever 液与羊血混匀，4℃冰箱保存备用。用前，将上述羊血以 Hanks 液洗涤 3 次除去阿氏液，每次 2000r/min 离心 5min。弃上清，用 Hanks 液悬浮 SRBC (1:5，V:V)，计数 SRBC，最终以 Hanks 液稀释至 20 亿/ml。

3. 实验方法

(1) 免疫动物 每只小鼠尾静脉或腹腔注射 SRBC 悬液 0.2ml（4 亿细胞），免疫后第 4d 作溶血空斑测定。

(2) 给药 用药时间、途径因药而异，免疫前后均可给药，如经腹腔免疫动物，则给药不宜选用同一途径。

(3) 脾细胞悬液的制备 取免疫后 4d 的小鼠脾脏研碎，用 Hanks 液制成脾细胞悬液，冰浴 10min，令沉淀下降。计算上层悬液脾细胞浓度最终使成 1×10^8/ml。

(4) 溶血空斑形成 向置于 45~48℃水浴中的试管内依次加入 0.7% 琼脂液 1ml，1% DEAE-右旋糖酐液 0.05ml，SRBC 0.1ml（2 亿）和脾细胞 0.1ml（1×10^7），摇匀后迅速倾入已铺有 1.4% 琼脂底层的平血中，待凝后移至 37℃温箱 1h。届时每平皿再加入用 Hanks 液以 1:30 稀释的豚鼠血清 1ml，继续温孵 30min，即可在顶层形成可目视的溶血斑。

(5) 结果评估 分别计数对照组和给药组每百万脾细胞形成空斑数的平均值。给药组平均值高于或低于对照组，说明药物有提高或降低 HPFC 形成的能力，亦即药物有改变机体体液免疫功能的作用。计算两组 t 值判断差异显著性。

4. 注意事项 为得到准确的结果，应注意下述各点。

(1) 选用新鲜 SRBC。采血后使用 1 周为宜，如镜检 SRBC 形态无异常改变，可延用至 10d。SRBC 洗涤限至 3 次，离心时间不超过 5min，防止细胞因脆性增加而破裂。

(2) 脾细胞计数力求准确，减少误差。

(3) 琼脂液铺底层和顶层时，要迅速水平方向摇动平皿，以使琼脂层厚度均匀，尤以顶层为甚，有利于计数。铺毕应置平皿于水平台面上。

(4) 顶层琼脂的浓度，夏天可用 0.7%，冬天可用 0.6%。

(5) 如果没有 DEAE-右旋糖酐，用原浓度豚鼠血清代替亦可得到满意结果。

(6) 关于实验动物，国外多采用 DBA/2 和 C57BL/6 纯种小鼠，国内多采用 615 纯种小鼠。如换用非纯种鼠，则每组动物数至少增加 1 倍，以降低非纯种鼠个体间较大的差异。

(二) 溶血素测定法

本法原理同溶血空斑法。两法的不同点是溶血空斑法采用淋巴结或脾脏的淋巴细胞，而溶血素法用外周血淋巴细胞，后者不以空斑数为指标，而是测定被溶血素溶解的 SRBC 释放出的血红蛋白量。

1. 材料 本法不需含 DEAE-右旋糖酐的 Hanks 液，但需配制测定血红蛋白用的都氏液（碳酸氢钠 1.4g，氰化钾 0.05g，高铁氰化钾 0.2g，蒸馏水 1000ml）。

2. 方法 SRBC 的制备，免疫动物，给药等诸项均同空斑法。

(1) 血清的分离和稀释 摘取小鼠眼球，用细小试管收集血液，待血完全凝固后，2000r/min 离心 10min 分离出血清，用生理盐水将血清按一定比例（V:V）稀释，稀释度依药物作用强度而定（可先稀释 400~500 倍预试）。

（2）溶血反应 吸取稀释后的小鼠血清1ml，SRBC液0.5ml（10亿细胞）至试管，移试管于冰浴中再加入经生理盐水1∶10（V∶V）稀释的豚鼠血清（补体）1ml，空白对照管则以生理盐水1ml代替小鼠血清液。置试管于37℃水浴10min。准时取出试管放回冰浴以终止反应。冷却后离心2000r/min 10min。

（3）比色计算 取离心后的上清液1ml，加都氏液3ml，至同一试管中，摇匀静置10min，由于溶血后产生的全部血红蛋白氧化成氰化血红蛋白，呈现出稳定的棕红色。分光光度计波长540mm测定吸收度值。先测出SRBC半数溶血时的吸收度值〔即试管中只加0.25ml SRBC液（5亿）和都氏液3.75ml〕。实验样品半数溶血值HC_{50}按以下公式算出：

$$每鼠样品\ HC_{50} = \frac{样品吸收度值}{SRBC\ 半数溶血时的吸收度值} \times 小鼠血清稀释倍数$$

（4）给药组小鼠HC_{50}的平均值与对照组小鼠HC_{50}平均值作t测定比较，根据实验用药目的判断是否为阳性结果，见表25-2-8和表25-2-9所示。

表25-2-8 增生平片对615小鼠溶血素含量的影响

实验序号	组别	动物数（只）	体重（$\overline{X} \pm SD$, g）	剂量、途径	HC_{50}（$\overline{X} \pm SD$）	P
一	对照组	10	22.55 ± 1.57	H_2O 0.4ml/只×10，po	107.54 ± 26.50	
	增生平片组	10	22.95 ± 1.62	3.0g/kg×10，po	253.68 ± 57.64	<0.001
二	对照组	9	21.44 ± 2.05	H_2O 0.4ml/只×10，po	277.78 ± 63.66	
	增生平片组	9	20.11 ± 2.33	3.0g/kg×10，po	368.85 ± 47.32	<0.01

〔据王德昌，等. 中华肿瘤杂志，1994，16（6）：419－423〕。

表25-2-9 贞芪扶正注射液对小鼠血清溶血素形成的影响

组别	动物数（只）	剂量（g/kg）	HC_{50}	P*
正常对照组	10		339 ± 76	
环磷酰胺组	10	0.01	130 ± 39	
贞芪扶正注射液组	10	6.0	490 ± 121	<0.01
贞芪扶正注射液组	10	3.0	461 ± 138	<0.05
贞芪扶正注射液组	10	1.5	367 ± 74	<0.05
贞芪扶正注射液组	10	3.0	415 ± 74	<0.05

* 与环磷酰胺组比较（据刘焕龙，等. 中药药理与临床，2008，24（4）：50－52）。

本法的优点是操作比空斑法简便，标准误明显减小。空斑法常见有数个溶血空斑形成细胞聚在一起只形成一个大而形状不规则的空斑，致使空斑计数的标准误增大，而本法不以单细胞的活力计数，故可弥补空斑法之不足。

（王德昌 王德斌）

参 考 文 献

1. 潘启超，胥彬主编. 肿瘤药理学及化学治疗学. 广州：广东高等教育的出版社，1989，432－437
2. Stites，DP. Clinical laboratory methods of detection of cellular immune function. In Basic and clinical Immunology，6th Ed. DP Stites，JD Stobo，and J. V. Wells（Eds）. Appleton and Lange，1987，285
3. 中国医学科学院肿瘤研究所免疫室，等. 肿瘤防治研究，1974，（3）：38
4. 孙燕，等. 中华医学杂志，1981，61（2）：97

5. Eceles S A, et al. Nature, 1974, 250 – 667

6. Pross H F, et al, J Immunological Methods, 1984, 68：235 – 249

7. Brittender J, et al Cancer, 1996, 77：1226 – 1243

8. Nelson DL. Cell – Mediated cytotoxicity, in：cellular Functions in Immunity and Inflammation. JJ oppenteim, et al. （Eds）. Elsevier North Hulland, Inc, 1981, 187 – 205

9. 王德昌，等. 中华肿瘤杂志, 1989, 11（3）：180

10. 刘焕龙，等. 中药药理与临床, 2008, 24（4）：50 – 52

11. Trincheri G, et al. Adv Immunology, 1989, 47：187 – 375

12. Suzuki N, et al. J Exp Med, 1991, 173：1451 – 1461

13. Black HS, et al. Photochem Photobiol, 1995, 62（6）：946 – 969

14. Wang GL, et al. Yao Hsuch Hsuch Pao, 1996, 31（2）：86 – 90

15. Maguire HC Jr. J Immunotherapy, 1994, 16（3）：240

16. 曹广文，等. 现代癌症生物治疗学. 北京：人民军医出版社，1995

17. De Groote D, et al. J Immunological Methods, 1993, 157：259 – 267

18. Jerne N K, et al. Plaque formation in agar by single antibody-producing cells. Science, 1963, 140：405

19. 孙燕，等. 临床肿瘤内科手册（第五版）. 北京：人民卫生出版社，2007

第三章　分化诱导剂

目前认为，肿瘤是一种分化阻止或分化缺陷病，采用某种手段克服这种分化缺陷就可使分化受阻的恶性细胞向正常分化。癌分化诱导疗法是 20 世纪 80 年代兴起的肿瘤治疗学的领域。其主要优点是使恶性肿瘤细胞分化成较成熟的细胞，使之自然死亡，而不是通过杀伤的作用治疗恶性肿瘤，因而对正常细胞尤其是造血细胞不起损伤抑制作用，或作用甚小，有利于恶性肿瘤的治愈。

恶性肿瘤细胞的主要特点是丧失了其原来源细胞的形态与功能，失去了细胞间的接触抑制，具有无限增殖转移及致瘤性等能力。因此，分化诱导的研究方法主要是依据肿瘤细胞的特点，从增殖能力，细胞形态，功能变化及致瘤性等几方面进行，由于不同来源细胞的形态、功能有所不同，分化诱导的研究方法也依细胞种类的不同而不同。下面介绍几种常用细胞系分化诱导研究方法。

第一节　细胞形态学及组织化学研究方法

一、人急性髓样白血病 HL-60 细胞及人急性早幼粒白血病 NB₄ 细胞

HL-60 细胞是 1977 年由 Collins 等建株的人急性髓性白血病（FAB-M₂）细胞株，具有多种分化潜能，依据分化诱导剂的不同，可向粒系、巨噬系及嗜酸性粒细胞方向分化，是分化诱导研究的经典模型。NB₄ 细胞是 Lanotte 等于 1991 年建株的人急性早幼粒白血病（APL）（FAB-M₃）细胞株，与 HL-60 细胞相似，可被多种分化诱导剂诱导分化。但其主要特点为具有 APL 的典型染色体改变：t（15；17）易位，有 PML-RAR$_d$ 融合基因等改变，这为研究 APL 中染色体及基因改变提供了良好模型。

（一）HL-60/NB₄ 细胞的光镜形态学观察

1. 细胞培养　将体外传代的 HL-60 细胞/NB₄ 细胞按（0.5 ~ 1）× 10⁵ 浓度接种于含 10% 小牛血清（NB₄ 细胞需胎牛血清）及青霉素 100U/ml，链霉素 10μg/ml 的 RPMI1640 培养基中，置 24 孔板中，每孔 2ml。

2. 加药　将不同浓度的药物加入接种有细胞的 24 孔板中，对照加相应溶剂，混匀，每组平行 3 孔。将 24 孔板置具有一定湿度，含 5% CO_2 的 37℃ 温箱中培养一定时间。

3. 细胞形态片制备　取出药物作用一定时间的细胞及对照组细胞，转入离心管中，4℃，1000r/min

离心 10min，弃上清，取细胞沉淀约 0.2ml 涂片，冷风机快速吹干，瑞氏染液染 1min，Giemsa 染液染 10min，冲洗，风干，油镜下观察。

4. 结果评定 每片观察 200 个细胞，计数各类细胞的百分数。成熟细胞所占比例越高，说明分化效果越好。各类细胞的形态特点如下：

早幼粒细胞：胞质少，呈蓝色或深蓝色，有非特异嗜天青颗粒，呈紫红色。核大而圆或椭圆，几乎充满整个细胞，核仁明显，有 2～3 个。

中幼粒细胞：胞质较多，呈粉红色，布满细小紫红色颗粒（中性特异颗粒），核缩小，呈圆形或椭圆形，有时偏向一侧，核染色质粗糙浓集，无核仁。

晚幼粒细胞：胞体较小，胞质呈淡红色，含有中性特异颗粒，核呈肾核，豆形或黄瓜型。

中性杆状核粒细胞：胞质量多，呈淡红色，含有许多中性特异颗粒，核弯曲呈带状，S 型或 U 型或 W 型。

中性分叶核粒细胞：胞质量多，核分叶呈 2～5 叶。

5. 注意事项 对照组的早幼粒细胞数应在 90% 以上。血清种类，培养箱 CO_2 浓度及细胞密度偏高均可影响细胞形态，应避免。

（二）HL-60/NB₄ 细胞的电镜形态学观察

1. 细胞培养及药物处理 同光镜样品处理。

2. 电镜样品制备 收集药物作用一定时间的细胞及对照组细胞、在 4℃ 条件下 1000r/min 离心 15min，弃上清，细胞沉淀用 2.5% 的戊二醛固定 1h，PBS 洗 2 次，四氧化锇及 15% 亚铁氰化钾混合液固定 2h，环氧树脂 812 浸泡、包埋，聚合后，组织块经超薄切片，电镜下观察。

3. 结果评定 对照组细胞核大，核仁明显，胞质很少，有丰富的线粒体，分化的细胞，胞质增多，出现特异性颗粒，核缩小，具有肾形，马蹄形等分化不同时期的核形态，核仁消失。

二、小鼠黑色素瘤 B₁₆ 细胞

B₁₆ 黑色素瘤是 1954 年 Jackson 研究所饲养的 C57BL/6J 系小鼠耳部皮肤自发的黑色素瘤，具有生成黑色素和转移能力。体外培养时细胞贴壁生长，低密度时为梭形，高密度时卵圆形重叠生长。可被许多分化诱导剂诱导分化为成熟的上皮样细胞。

1. 将 $(1～5)×10^4$/ml 细胞接种于培养瓶中，在含 10% 小牛血清的 RPMI1640 培养液中培养，12～24h 后加药，对照组加相应溶剂，置 5% CO_2，37℃ 温箱孵育，于药物作用后不同时间取出培养瓶直接置于倒置相差显微镜下观察细胞的形态变化。

2. 结果评定 对照组 B₁₆ 细胞呈椭圆形或棱形，分化后体积变大，变长，胞体伸出许多树突（dendrite）样结构。每瓶观察 200 个细胞结果以分化细胞占的百分数表示。

3. 注意事项 B₁₆ 细胞在酸性条件下可自然分化。因此培养 B₁₆ 细胞对 CO_2 浓度应密切注意，并勤传代。长期传代细胞其黑色素生成能力丧失。

三、人神经母细胞瘤 LA-N-1 细胞

LA-N-1 细胞是从Ⅳ期神经母细胞瘤患者的骨髓细胞中分离建株的细胞系。体外培养时细胞呈泪珠状，部分细胞有短树突样结构。分化诱导剂诱导后可形成神经细胞的树突样结构。

1. 将 $1×10^5$/ml 细胞接种于含 10% 小牛血清的 RPMI1640 培养基中培养 12～24h 后加药，于药物作用不同时间取出培养瓶，置倒置相差显微镜下观察。

2. 结果评定 对照组 LA-N-1 细胞成簇状生长，大部分细胞呈泪珠状，少数细胞是有短树突样结构，分化的细胞具有比胞体直径长的树突样结构。每瓶观察 150～200 个细胞，计算分化细胞百分比。

四、人结肠癌 HT-29 细胞

HT-29 细胞是 1964 年 Fogh 等建株的人结肠腺癌细胞。诱导分化时可形成黏液及出现特殊结构。

1. 细胞培养 将 $1×10^5$/ml HT-29 细胞接种于含 10% 小牛血清的 RPMI1640 培养基中，在含 5% CO_2 的 37℃ 温箱中孵育，0.25% 胰酶消化传代。

2. 黏液分泌 将 1×10^5/ml TH-29 细胞接种于培养瓶中，24h 后加药，对照组加相应溶剂。药物作用一定时间后将细胞用 PBS 洗 2 次，Carnoy 固定液（冰醋酸:甲醇 = 1:3）固定 2 次，每次 30min，弃去固定液，将培养瓶在 60℃ 中干燥过夜，用光异色性染色（metachromatic staining），干燥后置倒置镜下观察，计算黏液分泌细胞百分比。

3. 形态观察 将药物作用一定时间后的细胞置于倒置镜下观察，计数分化细胞的百分比。

4. 结果评价 分化的细胞应具有分泌黏液的功能，黏液分泌细胞应占 50% 以上。形态上形成平坦灶（flat foci）及圆顶样结构（dome formation）。

五、人肝癌 Bel 7402 细胞

Bel 7402 细胞是 1974 年陈瑞铭教授用人肝癌患者手术标本建立的上皮样癌细胞株。

1. 将（0.5 ~ 1）$\times 10^5$/ml 细胞接种于带盖玻片的 31mm 平皿上，置含 10% 小牛血清的 RPMI1640 培养基中培养 24h，加药，对照组加相应溶剂，在 5% CO_2，37℃ 温箱及一定湿度的条件下，用冰醋酸:甲醇（1:3）固定 10min，Giemsa 染色，显微镜下观察。

2. 结果评定 对照组细胞核大，核仁明显，胞质少，核浆比例大，分化的细胞核缩小，核质比例变小，并有空泡出现。

第二节 细胞功能的研究方法

一、吞噬功能测定

（一）原理

成熟白细胞（中粒细胞、单核/巨噬细胞等）具有吞噬功能，可吞噬外部异物，如微生物、合成树脂等，为人体清除有害物质，未成熟的幼稚细胞则无吞噬功能。

（二）实验方法〔吞噬聚苯乙烯（polystyrene）颗粒法〕

1. 取生长良好的 HL-60/NB$_4$ 细胞制成（0.5 ~ 1）$\times 10^5$/ml 细胞悬液，分装于培养瓶中，5ml/瓶。分组。每组平行 3 瓶。

2. 加入不同浓度的被测药物，阳性对照加 10^{-6} mol/L 全反式维 A 酸（RA），阴性对照加相应溶剂，置 5% CO_2，37℃ 温箱孵育一定时间。

3. 取出药物作用后的细胞转入离心管，4℃，1000r/min，离心 5min，弃上清，向细胞沉淀中加入聚苯乙烯颗粒，每 ml 沉淀加 2ml，振荡混匀，将离心管横放，置 CO_2 温箱中保温 4h。

4. 加 PBS 5ml 振荡混匀，4℃，1000r/min，离心 5min，以洗去细胞外未吞噬的颗粒。反复洗 3 ~ 4 次。

5. 取细胞沉淀 1 滴于载玻片上，再加 1 滴 0.5% 伊红 PBS 溶液，加盖玻片，显微镜下观察。

（三）结果评价

伊红着色者为死细胞。检查 200 个活细胞，每个细胞中吞噬颗粒 5 个或 5 个以上者视为吞噬阳性。计数吞噬阳性细胞数。吞噬活性以吞噬百分数表示。阴性对照吞噬活性小于 5%，有效癌分化诱导剂的吞噬活性应大于 50%。

$$吞噬百分数 = \frac{吞噬阳性细胞数}{200 \ 个活细胞} \times 100\%$$

（四）方法评价

此方法简便易行，重复性好，可用于原代培养细胞及建株细胞中粒系及巨噬系分化的细胞研究。可用于癌分化诱导剂的筛选。

二、硝基蓝四氮唑（NBT）还原实验

（一）原理

中性粒细胞及单核细胞具有过氧化物酶可接受 NADPH 来的氢，将硝基蓝四氮唑（NBT）还原变成难溶性蓝紫色甲䐶颗粒沉着于有酶活性的部位，未成熟的白细胞则缺乏这种能力。

（二）实验步骤

1. 取生长良好的 HL-60/NB$_4$ 细胞制成 1×10^5/ml 细胞悬液，接种于 24 孔板内。2ml/孔。

2. 将不同浓度的药液加入孔内。阳性对照：10^{-6}mol/L RA，阴性对照加入相应溶剂，置 5% CO_2，37℃温孵一定时间，一般为 4d。

3. 收集细胞于离心管中，4℃，1000r/min，离心 5min，弃上清，细胞沉淀每管加入含 0.1% NBT、200ng/ml TPA 的生理盐水 0.5ml，置 37℃，温箱 1h。

4. 4℃下 1000r/min，离心 5min，弃上清，细胞沉淀涂片，冷风快速吹干，Wright-Giemsa 染色 10min，显微镜下观察。

（三）结果评价

检查 200 个细胞，胞质中有蓝紫色甲䐶沉淀者为阳性细胞，计算 NBT 阳性反应百分数。阴性对照 NBT 还原能力不应超过 10%，阳性对照 10^{-6}mol/L RA NBT 还原能力大于 90%，有效分化诱导剂的 NBT 还原能力应大于 50%。

（四）方法评价

此方法简便易行，准确率高，可用于癌分化诱导剂的大量筛选。

（五）注意事项

1. TPA-DMSO 溶液 TPA 易氧化、失活，配成 200μg/ml 溶液后分装成小管 -80℃避光保存。TPA 为促癌剂，操作小心，并戴手套。

2. NBT 溶液 用 DMSO 助溶，小乳钵中研细，生理盐水稀释，临用时配制。

三、血红蛋白（Hb）含量测定

（一）原理

未成熟的红细胞不能合成血红蛋白，只有成熟的红细胞才有血红蛋白。人髓样红白血病 K562 细胞中血红蛋白含量甚少，诱导分化后 Hb 含量可升高。

（二）实验方法

1. 将生长良好的 K562 细胞制成 1×10^5/ml 细胞悬液，接种于 24 孔板中，每孔 2ml。每组平行 2 孔。

2. 加入不同浓度的药物，对照加入相应溶剂，37℃，5% CO_2 培养 4~5d。

3. 每组收集 3ml 细胞用于测血红蛋白含量，余细胞按台盼蓝排斥法计细胞数。

4. Hb 含量测定 将收获的 3ml 细胞于 4℃，1000r/min，离心 8min，弃上清，细胞沉淀中加 50μl 联苯胺（benzidine）及 50μl 1% 过氧化氢，混匀，置暗处 30min，加 10% 醋酸溶液 0.5ml，混匀，将上述混合液加入 96 孔板，每孔 200μl，在 MR700 型酶标仪上测定 490nm 处的光密度值。

（三）结果评价

将测得的 A_{490} 值换成 $A_{490}/10^6$ 细胞，以 $A_{490}/10^6$ 细胞大小与对照相比判断 Hb 含量高低。

（四）方法评价

此方法简便、快速、灵敏，可用于快速筛选诱导向红系分化的诱导剂。

四、黑色素含量测定

（一）原理

黑色素瘤细胞可合成黑色素，诱导分化的细胞，生成黑色素的能力明显降低，利用黑色素的吸光性质，测定黑色素含量，判断细胞的分化程度。

（二）实验方法

1. 将 1×10^5/ml 的细胞接种于含 10% 小牛血清的 RPMI1640 培养基的 10ml 培养瓶中，每组平行 3 瓶，24h 后更换含 2% 血清的培养基。

2. 加入不同浓度的药物，对照组加相应溶剂，继续培养 96h。

3. 用 0.25% 胰酶消化，收集细胞，用 pH7.0 磷酸缓冲液（PBS）洗涤 2 次，取少量细胞用台盼蓝排斥法计细胞数。

4. 黑色素含量测定　收获的细胞，4℃，1000r/min，离心 8min，弃上清，细胞溶解在 1ml 1mol/L NaOH 和 10% DMSO 中，放置 30min，在 470nm 波长处测吸光度。

（三）结果评价

结果以每 10^6 个细胞吸光度值表示或根据黑色素标准曲线求出黑色素量，与对照组细胞吸光度值进行比较。

五、甲胎蛋白（AFP）和清蛋白（Alb）分泌量的测定

（一）原理

甲胎蛋白（AFP）是肝癌的标志蛋白，正常肝细胞中无此蛋白。清蛋白（Alb）是正常肝细胞合成分泌的蛋白，癌细胞中含量下降。因此测定这两种蛋白的含量，可判断细胞的分化程度。

（二）实验方法

1. 取对数生长期肝癌细胞，计数，制成 1×10^5/ml 细胞悬液，接种于大培养瓶中，次日加药，培养 4~6d 后收集 80ml 细胞上清冷冻干燥，备用。

2. 细胞用 0.1% 胰酶消化后按台盼蓝排斥法计数活细胞数。

3. 冷冻干燥样品溶于 PBS，采用 ^{125}I 标记放射免疫法按 AFP，Alb 放免测定试剂盒说明测定 AFP 及 Alb 含量。

（三）结果评价

结果以 ng/10^7 细胞表示。

（四）方法评价

此方法灵敏，可靠，可用于研究诱导实体瘤分化的诱导剂。缺点是易受放射性核素辐射及污染，应在有放射性核素防护的实验室进行。

六、γ-GT 及 TAT 活性测定

（一）原理

γ-GT 是肝细胞增殖的标志酶，在肝癌中活性升高。TAT 是肝细胞的一种标志酶，在肝癌发生过程中活力下降。测定这两种酶活性，可用于判断细胞的分化程度。

（二）实验方法

1. 将生长良好的细胞制成 1×10^5/ml 细胞悬液，接种于 20ml 培养瓶中，每组平行 3 瓶，培养 24h。

2. 加入不同浓度药物，对照组加入相应溶剂，继续培养 4~8d。

3. 弃培基。细胞用 PBS 洗 2 次后用 policeman 刮下，4℃，1000r/min，离心 10min，弃上清，细胞沉淀悬在 0.05mol/L Tris-HCl 缓冲液中，在冰浴下超声粉碎制成匀浆。4℃，10 000×g 离心 5min，取上清测 γ-GT 活力。

4. γ-GT 活力测定　取制好的细胞上清 50μl 加入到 37℃ 预热的 0.25ml 基质缓冲液中（10μmol/ml γ-谷氨酰-α-萘胺硼酸缓冲液 pH9.0），37℃温育 1h，加入 5ml 重氮试剂（0.2% 氨基苯磺酸：0.1% 亚硝酸钠 24:1）混匀，对照管加 50μl 细胞上清、重氮试剂 5ml，基质缓冲液 0.25ml，室温放置 10min。以对照管调零，在 520nm 波长下测光密度值。

5. TAT 含量测定　依次在试管中加入 0.7mmol/L 的 L-酪氨酸（溶于 0.125mol/L 磷酸缓冲液，pH7.6）2.6ml，4.05mmol/L 磷酸吡哆醛 0.04ml，100mmol/L EDTA 0.03ml，100mmol/L DTT 0.03ml，细胞匀浆 0.2ml，37℃水浴预温 10 分钟后加入 3.24mmol/L α-酮戊二酸 0.1ml，继续在 37℃保温 10min，加入 10mol/L KOH 0.2ml，剧烈振荡，终止反应，37℃保温 30min，使产物对羟基苯丙酮酸形成对羟基苯甲醛。对照管在加入氢氧化钾终止反应后加入细胞匀浆，以对照管调零，在 331nm 波长处测吸光度。

6. 制备 α-萘胺标准曲线及对羟基苯甲醛标准曲线。

7. 蛋白含量测定　考马斯亮蓝法。以牛血清清蛋白为标准，用考马斯亮蓝染色，用紫外-可见分光光度计在 595nm 处测定光密度值，作出标准曲线，根据标准曲线，求出被测溶液的蛋白含量。

（三）结果评价

γ-GT 活力：根据 α-萘胺标准曲线算出 α-萘胺释放量，并换算为每小时每 mg 蛋白释放 α-萘胺的 nmol 数。TAT 活力：从对羟基苯甲醛的吸光度标准曲线上求出对羟基苯甲醛量，从而得出酶反应产物对羟基苯丙酮酸量，每毫克蛋白每分钟所形成的对羟基苯丙酮酸的 μmol 数即为 TAT 的比活性。

七、细胞增殖能力测定

（一）原理

恶性肿瘤细胞具有无限增殖能力，可在软琼脂中形成克隆，在裸鼠中有致瘤性。分化成熟的细胞在软琼脂中及裸鼠体内均不生长。

（二）实验方法和结果评价

1. 软琼脂克隆形成实验

（1）取生长良好的细胞制成 1×10^5/ml 细胞悬液，加入不同浓度药液，对照加相应溶剂，培养 6d。

（2）加含 0.5% 琼脂及 20% 小牛血清的 RPMI 1640 底层培养基 1ml 于 31mm 平皿底层。

（3）上层加含 0.3% 琼脂及 1000 个活细胞的 RPMI1640 培养基 1ml，置 37℃，5% CO_2 及一定湿度的温箱中培养 10~14d。

（4）结果 在 16× 解剖镜下计数集落数，与对照组相比，求出克隆形成率。

2. 人肿瘤细胞小鼠肾囊膜下移植实验

（1）取对数生长期细胞，1000r/min 离心 8mm，用 PBS 洗 2 次，弃上清。

（2）细胞沉淀中加入纤维蛋白原（20mg/ml）和凝血酶（2:1）总量不超过总体积的 10%，37℃ 温育 5~10min，将细胞变成纤维蛋白凝块。在 RPMI1640 中把细胞凝块切成 $1mm^3$ 的小块。

（3）用水合氯醛将小鼠麻醉，放于无菌台上，用酒精碘酒消毒小鼠左肾区。切开约 1cm 小口，用手挤出左肾，用 16 号穿刺针将肿瘤块接种于肾囊膜下，立即于解剖镜下测量瘤块的长短径，把肾放回腹腔，缝合切口。

（4）将接种瘤块的小鼠随机分组，每组 5~7 只，次日给药，对照组给等量相应溶剂，6d 后处死动物，称重，取出左肾，在解剖镜下测量肿瘤的长短径，按下式计算肿瘤体积：长径 × 短径 × 短径 ÷ 2。

（5）将荷瘤肾在 10% 甲醛中固定，石蜡包埋，切片，HE 染色，显微镜下观察形态变化。

结果评价：根据肿瘤的体积及形态变化判断细胞是否分化。可在整体水平观察分化诱导结果。

3. 人癌细胞裸鼠移植实验

（1）取对数生长期细胞 1×10^7，或裸鼠传代人癌肿块（$1mm^3$），用无菌套管针接种于裸鼠腋下，等肿瘤长至黄豆大小时随机分组，每组 5 只。

（2）无菌下给不同浓度的药物，对照组给相应等体积溶剂。

（3）20d 后处理动物。剥瘤称重，并固定、包埋、切片做形态学检查。

结果评价：根据瘤重观察肿瘤增殖能力并结合形态判断肿瘤分化情况。

方法评价：裸鼠实验代价较高，但实验可靠，可在整体水平观察分化诱导结果，全面反映分化疗法是否成功。

第三节 与分化有关的基因及其表达的研究方法

细胞的增殖分化受到许多因素的严密控制，其中癌基因是一类主要的增殖分化调控因素。myc 蛋白是一种核蛋白，具有转录调控作用，与 DNA 的复制及细胞增殖密切相关。几乎所有增殖旺盛的细胞均有 myc 表达。ras 蛋白是位于细胞膜上的 GTP 结合蛋白，是信号转录系统的中间环节，调节生物大分子的合成。c-fos 是细胞核内的另一癌基因，当 HL-60 等细胞被诱导分化时，c-fos 表达升高，而 myc 表达下降，提示 c-fos 可能是一种分化标志。Rb 基因是一个已知的细胞周期早期抑制基因，其磷酸化产物之一 p^{105Rb} 被认为是 $G_1 \to S$ 限制位点控制的关键环节。另外，p53，p16 等抑癌基因也控制着细胞的增殖分化。这些基因的改变往往在诱导分化发生功能，形态改变之前。

基因表达的研究方法 Northern 印迹杂交及 Dot blotting 斑点杂交实验。

1. 细胞培养 将生长良好的细胞制成 1×10^5/ml 细胞悬液，接种于 50ml 大瓶中，加药处理 6~24h。

2. 总 RNA 提取 采用 AGPC（acid guanidinium thiocyante、phenol-chloroform extraction）一步法。

（1）收集 1×10^7 细胞，用 PBS 洗 2 次，加 solution 甲（4mol/L 异硫氰酸胍，2.5mmol/L 乙酸钠，0.1mol/L 2-巯基乙醇，0.5% 十二烷基硫酸钠）2ml，混匀。

（2）加 1/10 体积 2mol/L 乙酸钠（pH4.0），等体积水饱和酚，1/5 体积氯仿/异戊醇（49:1）振荡 10s，冰浴 15min。

（3）10 000 × g，4℃离心 20min。

（4）取上层液体加等体积异丙醇，混匀，-20℃ 2h。

（5）4℃ 10 000 × g 离心 20min。

（6）弃上清，沉淀用 0.3ml solution 甲溶解，加等体积异丙醇，混匀，-20℃ 2h。

（7）4℃ 10 000 × g 离心 20min，沉淀用 75% 乙醇洗 1 次，真空干燥，溶于 0.5% SDS 中，-20℃存备用。

3. RNA 甲醛凝胶电泳 电泳缓冲液：20mmol/L MOPS pH7.0，5mmol/L NaOAc，1mmol/L EDTA pH8.0。电泳胶：1.2% 琼脂糖 1 × 电泳缓冲液，0.66mol/L 甲醛。RNA 样品准备：30μg RNA（11.25μl），甲醛 8.75μl，5 × 电泳缓冲液 5μl，甲酰胺 25μl，65℃水浴 15min。加上样缓冲液（50% Glycerol，1mmol/L EDTA pH8.0，0.25% 溴酚蓝 0.25% xylene cyanol FF），电泳 4~6h。

4. 转膜 利用虹吸原理，将胶原铺于硝酸纤维素膜上，上压 4~5 叠卫生纸及 500g 重物，用虹吸法将 RNA 转移至硝酸纤维素膜上。80℃干烤 2h，避光保存。

Dot blotting 制样：RNA 样品加 20μl 37% 甲醛，30μl 20 × SSC（20 × SSC：3mol/L NaCl，0.3mol/L 柠檬酸钠，pH7.0），用水补充体积至 100μl，混匀，68℃水浴 15min，速置冰浴冷却，加 10 × SSC 100μl 混匀，点膜，抽干，80℃干烤 2h，避光保存。

5. 探针标记 采用随机引物法。取 DNA 探针 50ng 加水至 30μl，95℃变性 2min，冰浴。依次加入：dNTP 2μl，BSA2μl，5 × 反应缓冲液 10μl，α-^{32}P-dCTP 5μl（50μg）Klenow 酶 5U（1μl），混匀，室温标记 1h 或过夜，加 20mmol/L EDTA 终止反应，95~100℃，5min，置冰浴中。用 Sephadex G-50 一次性 Bio-Rad 柱纯化探针。

6. 杂交 将制好的膜封入杂交袋中，加杂交液（6 × SSPE，7% SDS，0.5% blotto，1% dextran sulphate）。68℃水浴预杂交 1~2h，加入标记纯化好的探针，继续杂交 16~20h。

7. 洗膜 用 6 × SSC 37℃洗膜 10min，6 × SSC，0.5% SDS 溶液，37℃洗膜 10min，×2 次。

8. 压片，放射自显影 将洗好的膜用滤纸吸干，保鲜膜包好，在暗室中与 X 线片一起放入暗盒，-70℃放置，自显影 6h 至 1 周内冲洗观察。（时间长短依放射性核素强度而定）。

9. 结果评价 根据杂交印迹的深浅判断基因表达的强弱。也可用扫描对印迹进行定量分析。

10. 方法评价 此方法可先用形态、功能变化观察到分化作用引起的基因改变，并可从分子水平上探讨药物作用的机制。

11. 注意事项

（1）RNA 提取、制备、电泳、转膜时均应创造一个无 RNase 的环境：避免外源 RNase 的污染和尽力抑制内源性 RNase 的活力。①整个操作过程戴手套；②所有玻璃器皿 250℃干燥 4h；③塑料器材最好用灭菌的一次性制品；④所有溶液加 DEPC 0.1% 室温处理过夜，高压灭菌处理；⑤所用化学试剂应为新包装，称量时用干烤处理的称量勺。

（2）DEPC 有毒，酚有强烈腐蚀性，使用时应小心。

（3）杂交、洗膜过程中带放射性核素操作时间较长，应注意放射性核素辐射及放射性核素污染。

（何小庆）

第四章 化学预防药

癌研究的根本目的是降低死亡率及发病率。降低死亡率主要靠治疗，降低发病率则要靠预防。肿瘤是一种特殊的疾病，不仅治疗离不开药物，其预防也离不开药物，而且是最有希望的手段之一。这是因为由正常组织转变成癌，一般都经历癌前阶段，癌前疾病的治疗是癌的药物预防的理想靶点。因此，癌的预防药物的研究及开发已成为一个有前景的研究领域。

癌的化学预防是指用化学药物预防肿瘤的发生，或使癌分化逆转，从而达到预防恶性肿瘤的目的。近年来，随着肿瘤流行病学的深入研究和对肿瘤发生机制的进一步探讨，特别是发现不少食物来源的化合物和食物微量成分可影响肿瘤的发生与发展，对癌的化学预防研究起了积极的推动作用。癌的化学预防主要基于对癌变过程的深入认识。公认癌的发生和发展是一个多阶段过程，一般要经历始发突变、促癌和演变三个阶段。根据癌变的多阶段理论及预防药物作用的时间顺序，化学预防药物可分为3类：抗始发剂（antiinitiator）、抗促癌剂（antipromotor）和抗演进剂（antiprogressor）。

1. 抗始发剂 始发突变涉及致癌物的代谢活化，活化致癌物与 DNA 形成加成物以及 DNA 的损伤与修复。该过程经历的时间短，常常在数小时或数日发生。在始发阶段，有几个环节可被阻断以预防癌症的发生。最有效的方法是消除或避免接触可能的致癌物如戒烟、减少职业暴露、消除汽车发动机尾气等。但有些癌症的化学病因并不清楚，如乳腺癌、结肠、胰腺和肾癌等，加之有些危险性物质无法避免，因此这种办法的实施存在许多困难。化学预防药进行干预的主要环节是抑制致癌物的代谢活化或提高机体解毒酶系活性以减少活性致癌物的生成，抑制活性致癌物到达靶组织与 DNA 结合，减少 DNA 加成物的形成。另一理论上可抑制始发的措施是提高 DNA 修复能力，增加无误性修复，减少"易误性"修复，以便在细胞增殖以前使损伤的 DNA 得以恢复正常。

2. 抗促癌剂 经始发过程的个别突变细胞可被促癌剂刺激而生长成为结节、乳头状瘤或息肉——癌前细胞。在促癌阶段，这些个别突变细胞通过增殖扩增为良性肿瘤病灶，其去路至少有二：或分化为正常组织，或逐渐演变为癌。与始发突变过程相比，促癌过程要经历一个漫长的渐变过程，在这过程的任何时间进行干预都可能延缓癌症的发生。干预促癌过程，目前涉及促癌机制的一个主要学说——活性氧自由基学说。许多研究表明，凡能保护组织免遭自由基攻击的物质都表现出一定的抗促癌活性。因此，抗氧化已成为抗促癌研究的一个重要组成部分。另外，细胞内信号传导通路和促癌过程密切相关，故对细胞信号传递的关键调节通路如肌醇磷脂、环核苷酸和多胺代谢等的修饰可在细胞分子水平上达到预防癌变的目的，这些调控虽很复杂，但都可能成为化学预防药物作用的重要靶点。

佛波酯类化合物如 TPA 是很强的促癌剂。研究表明，蛋白激酶 C（PKC）是 TPA 的受体，因此设计出特异性 PKC 抑制剂可能具有抗促癌活性。另一方面由于 PKC 修饰的关键酶之一是多胺合成通路的限速酶——鸟氨酸脱羧酶（ODC）。多胺与细胞增殖和癌变有重要关系，故 ODC 已成为研究抗促癌药物的重要靶点之一。研究表明，维 A 酸衍生物维胺酸是 ODC 的抑制剂，在动物致癌模型上，已被证明有化学预防作用，在临床治疗口腔黏膜白斑、胃不典型增生有较好疗效。另一类与促癌相关的介质是前列腺素类物质，研究表明，前列腺素类物质是许多组织中细胞增殖的主要刺激剂。许多非甾体类抗炎药可以抑制前列腺素的合成，其中吡罗昔康（炎痛喜康）、吲哚美辛等已在大鼠结肠肿瘤模型上证实有癌化学预防作用。最近，许多文献报道，姜黄素及其衍生物可抑制花生四烯酸代谢，在小鼠前胃癌及结肠癌模型上证明有癌化学预防作用。

3. 抗演进剂 组织细胞的癌前病变进一步转化就会变成癌，该阶段和促癌阶段一样，持续时间较长，在促癌过程中形成的癌变一般有两种变化，先是癌前病变到恶性肿瘤的缓慢的细胞学演变，然后是恶性细胞的自主生长、浸润和转移。在该顺序变化的前一阶段，由于尚未见到恶性肿瘤的生物学表达，故该阶段是化学预防药可阻断的环节。迄今为止，抑制演进是消除致癌物以外最成功的防癌途径。目前在临床，对宫颈癌预防研究中宫颈癌前病变（不典型增生）的有效干预就是一很好的例子。

癌化学预防药研究首先要解决的是方法学问题。癌化学预防研究是一个较新的研究领域，不像化疗药物的研究已有大量的经验积累和较成熟的方法，多年来，其研究进展缓慢。因此，只能根据已有的癌变理论，不断寻找和建立能证实癌化学预防药作用和作用机制的方法。下面介绍一些目前在化学预防研究中较常用的方法。

第一节 体外诱导细胞转化的方法

人工体外诱导培养细胞的转化，是研究癌变机制的重要方法。其优点是可用于研究各种可疑致癌因素的作用和各种受试药物对致癌过程的影响。细胞发生转化后，能够进行直接观察和做各种分析。癌变，即细胞恶性转化，是一个发生在体内的过程，但在细胞培养条件下，可以用化学、物理和生物等各种致癌物人为的诱发细胞发生恶性转化，而且重复性好，从而构成体外癌变模型。它不仅具有理论意义，而且有实用价值，这一技术当前在国内外已普遍应用。

一、细胞转化实验

细胞转化是细胞发生遗传性改变的一种变化，即涉及 DNA 或基因的改变。细胞发生转化后的性状可以代代相传，能够长期维持和存在。但转化和基因突变不一定就是癌变，因此细胞的转化应分为一般转化和恶性转化两种。近年研究证明，癌变的演变是多阶段的，癌变的诱因是多因素的一种过程。一般转化和恶性转化可能是癌变过程中不同阶段的表现，癌的形成是细胞已完成了癌变的所有阶段，而一般转化仅完成了开始一两阶段，这已在实验中得到了证实。

（一）原理

在细胞培养条件下，用化学、物理和生物等各种致癌物可人为地诱发细胞发生恶性转化。条件是要让细胞直接受到致癌物的作用，从细胞受到打击后到发生恶性转化一般需要两周到 3 个月的时间。细胞从正常到转化大致经过以下几个阶段。①诱发：也称启动，是致癌或诱变剂诱发 DNA 损伤的过程；②DNA 的损伤与修复，DNA 损伤后可进行自我修复。修复是一复杂的过程，存在着不同修复机制和产生不同的结果。无误性修复使 DNA 复原，错误性修复引起 DNA 结构发生改变。DNA 损伤后并发生了错误性修复，当这种变化被固定下来即形成不可逆的结局时，标志着 DNA 发生了突变；③发展和表现：细胞 DNA 受损和被固定后，通过细胞的反复增殖，使损伤进一步得到发展和表现。受一定剂量致癌物处理后的细胞群，并非所有的细胞都必定受到了损伤。受到打击发生启动并进入转化发展阶段的细胞仅有一小部分，这些细胞称为癌前细胞。这些癌前细胞，随转化不断的进展，细胞汇合接触后却不发生接触抑制，细胞仍能继续分裂增殖并由于数量的增多而堆积，形成明显可见的转化灶。

（二）标本制备

细胞：进行转化实验需选用合适的细胞。首先要求所用细胞具有适当的转化率，如细胞过于稳定，则转化成功率低；实验难以成功；相反细胞对外界环境过于敏感，易发生自发转化，影响实验的可信性，这些都不利于实验。用于体外转化实验的细胞主要分为以下两类：

1. 原代培养细胞 原代培养的二倍体细胞易于制备，细胞发生转化以后容易识别，动物和人的原代培养细胞皆可应用。动物原代培养细胞以叙利亚地鼠胚胎成纤维细胞较好，至今仍为常用对象；癌细胞源于上皮组织，用上皮细胞作为恶性转化实验对象更好，但不如成纤维细胞好培养；人成纤维细胞来源方便，取自胚胎、小儿包皮及人真皮等。

2. 传代细胞系 近年，人们建立了很多传代细胞系，这些细胞系主要来源于动物，有一系列特点，可弥补原代细胞的不足，常用有以下几种：BALB 3T3、NIH3T3、C3H/10T1/2、V79、CHL 等，这些细胞共同的特点是，都已获得无限生长能力，变成了传代细胞系，也失去了二倍体核型，说明这些细胞系都已发生了一定程度的遗传变化，但却保持着接触抑制，而且同源动物体内接种无致瘤性，即尚未发生恶性转化。

（三）实验步骤

1. 细胞培养 细胞呈单层生长，接种于 $75cm^2$ 玻璃培养瓶（1×10^4 细胞）中，培养液为含 10% 小牛血清的 RPMI1640 或 DMEM，37℃，5% CO_2 的孵育箱中培养，每 3d 换液一次。

2. 致癌物处理 将细胞接种于 $25cm^2$ 的培养瓶中，每瓶含细胞 $1 \times 10^4 \sim 5 \times 10^4$ 细胞。待细胞生长进入指数增生期时，向培养瓶中加入致癌剂。致癌剂常用 DMBA〔二甲基苯蒽，7, 12-dimethyl benz（α）anthracene〕、MNNG（N-methyl-N'-nitro-N-nitrosoquanidine）或 B（α）P〔苯并芘，benzo（α）pyvene〕，剂量 $1 \sim 10\mu g/ml$ 培养液。在 37℃ 温箱中培养 $12 \sim 48h$。

3. 弃掉致癌物培养液，用温的 PBS 洗 3 遍，加入含 20% 小牛血清的新鲜培养液，继续置温箱中培养 $2 \sim 3$ 周（如用人细胞则需 $1 \sim 3$ 个月），然后更换培养液，用含 5% 血清培养液培养，低血清培养液不利于正常细胞生长，但已转化了的细胞仍可增殖，易形成转化灶。

4. 转化灶的形成和分离 用含 5% 血清培养液培养 $1 \sim 2$ 周后，弃掉培养液，用冰冷的 PBS 洗 3 次，然后行 Wright-Giemsa 染色，显微镜下观察并计数每瓶细胞的转化灶数。在成功情况下，用致癌物处理过的细胞于 10d 后，在正常细胞之间可产生数量不等的转化灶。转化灶为形态改变，失去接触抑制，无限分裂增殖，呈重叠、堆积生长的细胞群体；灶的大小不等，小者由几十或几百个细胞构成，大者肉眼可见。

高倍镜下观察，转化细胞与正常细胞不同，如成纤维型细胞发生转化后，胞体变大成类多角形，生长无方向性，失去接触抑制，向三度空间伸延，细胞相互重叠。在转化灶的边缘，转化细胞与正常细胞界限分明，形态区别非常明显。上皮细胞转化后，形态上不如成纤维细胞差别大，需仔细辨认。

（四）注意事项

1. 接种细胞，应选择生长状态良好且生长旺盛的细胞。

2. 实验用致癌物有毒，有时注意防止污染环境，避光阴凉处保存，实验用液现用现配。

3. B（α）P 属间接致癌物，用时需同时加入 S9 $20\mu l/ml$ 培养基。

4. 转化出现后，为获得纯的转化细胞群，应把转化灶分离出来，可用两种方法：①刮除法：先在转化灶处瓶壁上用记号笔圈出记号，再用胶皮刮刮未转化的正常细胞，向瓶内加入 PBS 冲洗掉刮除细胞后，加 0.25% 胰蛋白酶少许置 37℃ 温箱中消化 $5 \sim 10min$，待细胞松散后，弃掉消化液，加入新鲜含 10% $\sim$ 20% 小牛血清培养液，用吸管反复吹打转化灶，使之脱离瓶壁成细胞悬液，再置 37℃、含 5% CO_2 的孵育箱；②消化法：先在瓶壁上用记号笔圈出转化灶，弃掉瓶中培养液，选生长状态良好的转化灶，用不锈钢环或无毒硅橡胶圈沾少许无菌明胶（不用亦可）套在转化灶上，向圈中滴 0.25% 胰蛋白酶充分消化后，用弯头吸管把胰酶与细胞一同吸出接种入新培养瓶中，再补加培养液，置孵育箱中继续培养。

（五）转化细胞的检测

用诱变剂或致癌物诱发细胞转化，获得转化细胞群后，需进一步做一系列实验分析，以确定转化细胞的性状，一般应做如下检测：

1. 细胞生物学一般性状 包括细胞形态，生长速度，倍增时间等。

2. 细胞遗传学特征 核型分析，染色体组型畸变和标记染色体的有无。

3. 恶性测试 浸润性实验，软琼脂培养，裸鼠体内接种致瘤实验，凝集实验。

以上测试中最主要的为第 3 项，说明发生转化的细胞是否为恶性转化。

二、软琼脂集落形成实验

软琼脂培养，特别是双层软琼脂培养，是当前检测转化细胞和肿瘤细胞最为常用的方法，与细胞恶性程度有着密切的关系和很高的符合率。

（一）原理

除某些造血细胞外，正常细胞以及无限细胞系均不能在软琼脂培养中生长，只有恶性转化了的细胞和肿瘤细胞才能在软琼脂培养中生长并增殖，并且在软琼脂培养中的集落形成率与细胞的恶性程度呈正相关。因此，用来观察转化细胞的恶性程度、受试药物对肿瘤细胞恶性程度、侵袭能力的影响。

（二）标本制备及测定步骤

1. 琼脂制备 用双蒸馏水分别制备出 1.2% 和 0.6% 两个浓度的琼脂液，高压灭菌后，维持在 40℃ 中。

2. 无菌制备出 2×RPMI1640 或 DMEM 培养基（含有 2 倍双抗和 20% 的小牛血清），保存在 37℃ 中。

3. 制备底层琼脂 按 1:1 混合 1.2% 的琼脂和 2×RPMI1640 或 DMEM 培养基。取 3ml 注入直径 6cm 平皿中（10cm 平皿则加 7~10ml），冷却凝固，置 37℃，5% CO_2 的孵育箱中备用。

4. 消化细胞，用培养基制成细胞悬液，计数。

5. 制备顶层琼脂 按 1:1 比例将 0.6% 琼脂与 2×RPMI1640 或 DMEM 在无菌试管中混合，再向管中加入 0.2ml 的细胞悬液及受试药物，并充分混合后注入含有 1.2% 底琼脂的平皿中（直径 6cm 平皿加 3ml，10cm 平皿加 7~10ml），遂形成双琼脂层。待上层琼脂凝固后，置入 37℃，5% CO_2 的孵育箱中，培养 10d。

6. 显微镜下计数 ≥50 个细胞的克隆数，并计算克隆形成率。

（三）方法应用

1. 检测转化细胞。

2. 检测新建株肿瘤细胞的恶性程度。

3. 研究受试物对肿瘤细胞恶性程度的影响。

（四）注意事项

1. 琼脂与细胞混合时，温度不宜超过 40℃，以免烫伤细胞。

2. 对于肿瘤细胞接种密度每平方厘米最好不超过 35 个，在直径 6cm 的平皿应接种细胞 1000 个。

3. 对于转化细胞，在直径 6cm 的平皿中可接种 2500 个细胞。

（五）方法评价

此方法简便、快速、经济，是目前检测转化细胞和肿瘤细胞的最常用方法。

三、染色体核型观察

染色质和染色体是细胞中同一遗传物质的不同表现形式。间期细胞核中染色质在细胞进入分裂时变成染色体；在分裂中期时染色体呈标准形态，是研究染色体形态结构最好的阶段。人体体细胞具有二倍体核型，在组织培养中呈二倍体的细胞群称二倍体细胞（diploid），染色体数目为 46（2n）。初代培养细胞多呈二倍体，通过传代成细胞系后，在培养条件良好条件下，细胞可持续保持二倍体状态。但体外细胞培养环境的稳定性是相对的，细胞经过长期传代后，会发生偏离二倍体现象，即染色体数多于或少于 46，但只要具有二倍体核型细胞数在这一细胞群居于优势，占 75% 以上时，这样的细胞系或细胞株仍可视为二倍体。当细胞发生恶性转化或原来即为肿瘤细胞的情况下，大多失去二倍体核型，成为多倍体或异倍体（heteroploid），其中以异倍体居多。因此，已转化的细胞应检测核型特点、染色体数量，以及标记染色体的有无等。

（一）原理

细胞分裂处于中期时，染色体的长短和大小恰到好处，是研究染色体的最好阶段。所以，显示染色体首先要获得多量的中期分裂象。人类染色体有 46 条，密集在细胞中，必须把它们分散开，才能看清楚。为满足这些基本要求，可以采取以下措施：①阻抑中期分裂：主要用秋水仙素，也常用它的衍生物秋水仙胺，秋水仙胺作用比前者强 10 倍。秋水仙素有特异的破坏纺锤丝阻抑分裂中期的作用。它对 DNA 合成并无干扰，因此随作用时间延长可截获很多中期分裂象，产生类似提高分裂指数的效应；②低温处理：把对数生长期细胞放置到室温或 4℃ 条件中 4~12h，因温度降低时 DNA 合成受抑制，细胞不进入分裂期。恢复用 37℃ 温箱培养后，会出现代偿性分裂高潮；③低张处理：应用低张盐溶液处理，可使细胞体积胀大，染色体松散。目前最多用的是 KCl，在 37℃ 水浴中作用 20~40min；④固定：固定细胞的同时要使其体积不缩小才好，醋酸有膨胀作用，和醇类混合固定效果最佳。现多应用醋酸:甲醇（1:3）混合液。

（二）标本制备及测定步骤

1. 取指数生长期用较大平皿培养的单层培养细胞，生长旺盛，细胞健康，并可见多量分裂象者。

2. 加秋水仙素，使最终浓度为 0.04~0.8μg/ml 培养液，温箱继续培养 6~10h。或用低温封闭法：把培养细胞置于 4℃ 条件下 6~12h 后，再于 37℃ 温箱中继续培养 6~10h（亦可并用秋水仙素）。

3. 收集分裂细胞，可利用分裂状态细胞变圆的特点，此时手持培养瓶，左右反复摇动，令培养液在培养细胞表面反复冲刷，但勿用力过猛，以防混入多量非分裂细胞影响观察。

4. 收入离心管中，1000r/min 离心 10min。

5. 低张处理，吸除上清液，加入预温到 37℃ 的 0.075mol/L KCl 溶液，在温箱中静置 10 ~ 20min。

6. 预固定，向悬液中加新鲜醋酸、甲醇固定液 1ml，用吸管吹打调匀，可先使细胞表面轻微固定，能防止固定后细胞粘连成块。

7. 1000r/min 离心 10min，吸除上清液，加新鲜固定液 5 ~ 10ml，轻轻吹打均匀，静置 15 ~ 20min。

8. 重复 7。

9. 制片，1000r/min 离心 10min，仔细吸除上清液，据细胞多少余下固定液 0.5 ~ 1ml。按如下步骤制片：彻底洗净载物片，勿留任何油脂，置冰箱中贮存备用。取出冷载物片 1 张，向片的一端滴 1 ~ 2 滴细胞悬液，与此同时可猛吹一口气以助细胞分散，然后置于室温中令其自然干燥，或待固定液散开后，立即用吹风机热风吹干。制好的标本可贮存备用或直接染色观察。

10. 染色，一般常用 Giemsa 染色，取母液 Giemsa 1 份加 pH6.8 磷酸缓冲液 9ml，染色 10min。

11. 封片，染色后，水洗，晾干，可直接观察。如标本需要保存或做长时间观察，则可过二甲苯两次后，用中性树胶封片或先迅速过丙酮两次（每次 30s），再过二甲苯，然后封片。

（三）方法应用

1. 转化细胞检测。

2. 新建株细胞以及长期传代培养细胞的检测。

3. 受试药物对细胞染色体的影响。

（四）注意事项

1. 秋水仙素、秋水仙胺有强烈的毒性，用量过大或作用时间过长，可使染色体缩短和发生异常分裂现象。一般用量：秋水仙素 0.04 ~ 0.8μg/ml 培养液，秋水仙胺 0.004 ~ 0.08μg/ml 培养液，作用时间 2 ~ 6h。

2. 醋酸：甲醇（1:3）混合液，用时宜现用现配。

3. 低张处理不宜时间过长，以免细胞破裂，染色体太分散，难以计数和配对。

四、转化细胞在裸鼠体内的生长

经转化的细胞是否发生了恶性转化，除了软琼脂集落形成实验以外，最好的检测方法是向裸鼠体内（皮下）接种转化细胞悬液，观察是否成瘤。

（一）原理

裸鼠是来自小鼠的一种变异品种，无毛和缺乏胸腺，有先天性免疫缺陷，接种肿瘤细胞后易生长成瘤。其特点：①先天性胸腺缺损；②胸腺依赖性免疫功能缺乏，其 T 细胞功能接近于零，但 B 细胞功能大致正常；③异种移植时无排斥反应，所以可进行异种动物组织和细胞移植及人体肿瘤异种移植，异种移植后的人体肿瘤及恶性转化细胞在无胸腺小鼠上仍保持其原有的组织形态及免疫学特点以及特有的染色体核型和对抗肿瘤药物的原有敏感性；④因皮肤无毛，操作方便，容易观察肿瘤生长。

（二）标本制备及测定步骤

1. 无菌条件下，向每只裸鼠腋背交界处皮下接种 10^7 个经转化的细胞。

2. 待肿瘤体积直径达 1cm 以上时进行观察（需两周或更长时间），并做组织学检查。

（三）方法应用

1. 鉴别转化细胞是否发生恶性转化。

2. 异种动物组织和细胞及人体肿瘤异种移植。

3. 观察受试药物对人体肿瘤生长的影响。

（四）注意事项

接种细胞后一周左右，有时可见到直径为 3 ~ 4mm 结节，大多是由于接种后引起一定的炎症反应，加上细胞接种密度大，即使切片酷似瘤组织，仍有形成假肿瘤结节的可能。

（五）方法评价

此方法简便，与其他异种动物体内接种相比，无需射线照射，但裸鼠要求的饲养条件较高。

第二节 体内诱癌实验

在实验研究中癌化学预防作用的最可靠指标是化学致癌的抑制，尤其是在体内对致癌物诱发肿瘤的抑制。以下介绍两种比较成熟的化学致癌模型，现常用于癌的化学预防药研究。

一、苯并芘诱导的小鼠肺腺瘤

（一）目的及原理

随着对化学致癌物的深入研究，特别是大量动物诱癌实验及人群流行病学调查发现，很多化学致癌物在一定条件下只能诱发某几个甚至单个器官的肿瘤，表现出一定的器官亲和性。人及动物肺是苯并芘诱癌的靶器官，可能与苯并芘的吸收、分布、排泄途径有关，特别是苯并芘的代谢活化以及活化产物与DNA分子作用引起DNA损伤及损伤修复是苯并芘对肺亲和性高的关键。有人比较了小鼠肺及肝微粒体中芳烃羟化酶（AHH）对芳烃的代谢作用，发现肺中此酶的活性是肝中的10倍。肺中AHH活性高，可能是肺组织对苯并芘敏感的原因。因此，苯并芘诱发肺肿瘤，但基本上不诱发肝肿瘤。

（二）实验步骤

1. 取A/J小鼠，体重16～18g，每组20只，雌雄各半。

2. 一次量腹腔注射苯并芘100mg/kg（溶解在玉米油或香油中）。

3. 苯并芘处理后6个月处死动物，取出肺用Bouin液固定，24～48h后观察结果，肺组织呈黄色，生瘤灶呈白色表面隆起，肉眼可见瘤灶大小及数目。

4. 计数肺表面的瘤结节数，作病理学检查，确定肿瘤性质。

5. 结果评价，统计学处理判断肿瘤发生率及每只小鼠荷瘤数，被试药物有否降低肿瘤发生率及每只小鼠荷瘤数之作用。

（三）注意事项

1. 被试药物可在诱发肿瘤全过程给药，亦可预先给药，也可以苯并芘处理后连续给药一个月。

2. 本模型采用A/J小鼠，A/J小鼠属于苯并芘诱发肺腺瘤的敏感株，亦可用其他品系。

3. 本方法诱发的肺部肿瘤，实验为6个月时，诱发率达90%以上。

（四）方法评价

此模型周期较短，诱发率高，操作简单，是目前研究肺腺瘤发生、发展机制和寻找抑制肺癌发生药物的较理想模型之一。

二、DMBA/巴豆油诱发的皮肤乳头状瘤

（一）目的及原理

小鼠皮肤乳头状瘤形成实验是由致癌物DMBA启动，巴豆油或TPA促癌的二阶段致癌模型。小鼠二阶段皮肤乳头状瘤诱发模型为研究发生或癌变机制的最常用的经典模型之一。其优点在于致癌过程清楚，皮肤乳头状瘤能肉眼定量，容易描述；再加上对皮肤致癌机制了解得比较多，因此，此模型目前已广泛用于肿瘤发生抑制剂的研究，为寻找癌化学预防药的常用动物致癌模型。

（二）实验步骤

1. 实验开始前3d用脱毛剂小心脱去小鼠背部毛发，将雌、雄昆明种小鼠分别随机分组，每组20只，雌雄各半。

2. 于实验第1、第7和第14d，将二甲基苯蒽（DMBA）丙酮液（150μg/200μl）涂于小鼠背部脱毛处皮肤，共3次。

3. 第5周起，于相同部位涂巴豆油丙酮液（0.25%），每次200μl/只，每周2次（周二和周五），直至实验结束。

4. 实验共12周，在此期间，每周六记录乳头状瘤数目和荷瘤小鼠数。

（三）注意事项

1. 被试物可在致癌全过程给予（抗化学致癌作用），也可仅在启动或促癌不同阶段给予（抗始发突变或抗促癌作用）。

2. 可用 TPA 丙酮液代替巴豆油作为促癌剂，用量为 5nmol（200μl）。

3. 本法诱发昆明小鼠皮肤瘤，一般在实验第 5 周就开始有皮肤乳头状瘤出现，12 周时荷瘤小鼠达 80% 以上。

4. 本法也适用于其他品系小鼠。

（四）结果评价

统计学处理判断被试物是否具有降低小鼠皮肤乳头状瘤发生率及每只小鼠荷瘤数的作用。

第三节　化学预防剂作用机制的研究

癌的化学预防剂研究主要基于目前人类对癌变过程的认识，公认癌的发生和发展是一多阶段过程，一般要经历始发突变或启动、促癌和演变三个阶段。致癌物被代谢活化变成活性产物再与细胞内生物大分子反应发生在机体接触致癌物后数小时内。许多组织在数日或数周的时间内都有能力修复这种化学损伤。但个别未被修复的这种损伤或发生修复错误，在 DNA 复制过程中就会被转变成一种稳定的生物学病变。由于始发突变过程涉及致癌物的代谢活化、DNA 加成物形成和 DNA 损伤修复等过程，故若化合物能抑制致癌物活化、减少活性致癌物生成；或阻止活性致癌物到达靶组织与 DNA 结合，减少 DNA 加成物生成即可达到抗始发突变目的。突变细胞受促癌物刺激转变为癌前细胞在人类则是一个持续数十年的漫长过程，在这一过程的任何时间内进行干预都可延缓癌症的发生。由于促癌过程与个别突变细胞的增殖有密切关系，故与细胞增殖有关的重要调节环节及与调节这些环节有关的一些关键酶如鸟氨酸脱羧酶（ODC）和自由基等就成为研究抗促癌物作用的重要靶点。癌前细胞进一步演变就转变为癌细胞，这是癌发生的恶性转化阶段。也是化学预防剂实施干预的最后环节。实际上，目前癌化学预防剂的研究主要集中在抗始发突变和抗促癌作用的研究。

一、抗微核形成实验

微核实验是 20 世纪 70 年代初发展的检测环境致癌物、化学诱变剂引起染色体损伤的一种快速、简便的方法。微核是间期细胞观察到的特定类型染色体畸变的遗留产物，它有规律地存在于癌症患者周围血淋巴细胞胞质中，并能用化学诱变剂诱发，使实验动物或胚胎在出现恶性体征之前在骨髓嗜多染细胞或其他细胞中出现微核。经典测定是由环磷酰胺诱发的小鼠骨髓嗜多染红细胞微核形成实验。该法为整体哺乳动物实验，可以很好地反映化合物对抗化学诱变剂引起染色体损伤的情况。

（一）原理

遗传毒物或化学诱变剂作用于间期细胞染色质或有丝分裂染色体和纺锤体时，能导致染色体断裂、断片或整条染色体从纺锤体脱落，继而在分裂末期及以后的间期细胞中形成与主核脱离的微核。

（二）标本制备及测定步骤

1. 小鼠骨髓嗜多染红细胞微核实验

（1）动物　昆明种小鼠（或其他品系小鼠），18 ~ 22g，每剂量组至少 5 只。

（2）给药　先给小鼠口服或静脉注射被试药物，然后在 1h 或 0.5h 后给小鼠腹腔注射化学致癌物或诱变剂环磷酰胺（100mg/kg），在第 24h 或其他不同时间点处死动物进行制片。

（3）制片　颈椎脱臼处死动物，立即取出股骨。除去股骨上肌肉、血、剪掉股骨两头，将装有小牛血清的注射器针头插入股骨腔，轻推注射器流出一滴小牛血清于载玻片上。然后直接推片，空气干燥后，立即用甲醇固定。

（4）染色　把固定好的片子直接放入 1 : 10 Giemsa 磷酸缓冲液（pH6.8），染色 10 ~ 20min，再用水冲洗、晾干。

（5）读片　油镜下计数 1000 个嗜多染红细胞的微核率，用双侧 t 检验比较被试药物组与对照组之间有无显著性差异，当 $P < 0.05$ 时，说明被试物有抑制微核形成作用。

嗜多染红细胞的胞质为灰蓝色，与成熟红细胞的红黄胞质有明显区别，嗜多染红细胞应无核，若出现与细胞核相同颜色的小核即为含微核细胞。胞质内出现 2 个或 2 个以上微核时，计数仍为 1 个。

2. 小鼠外周血淋巴细胞微核实验

（1）动物　昆明种小鼠（或其他品系小鼠），18～22g，每剂量组至少 5 只。

（2）给药　预先给小鼠口服或静脉注射被试药物，然后 1h 或 0.5h 后给小鼠腹腔注射化学致癌物或诱变剂如环磷酰胺 100mg/kg。在第 24h 或其他不同时间点处死动物进行制片。

（3）制片　摘动物眼球取血（约 1ml）于小试管中（枸橼酸钠抗凝），加入等体积低渗甲基纤维素液，混匀，置 37℃水浴中自然分离 30min，将上层液全部移入离心管中，1500r/min 离心 10min，弃去上清液，混匀沉淀物，推片，用冷风吹干（或待片子干燥后于甲醇中固定 5～10min）。

（4）染色　用 Giemsa-Wright 混染 3～5min，蒸馏水冲洗、晾干。

（5）读片　油镜下计数 1000 个淋巴细胞的微核形成率。通过统计学检验，说明被试物有否抑制微核形成作用。

（三）方法应用

1. 用于环境致癌物、化学诱变剂的检测。

2. 受试化合物对抗化学诱变剂引起染色体损伤的作用。

（四）注意事项

推片不宜太薄或太厚，以免造成读片困难。

（五）方法评价

该方法简便易行，周期短，但读片时工作量较大，并要注意读片的客观性。

二、抗 Ames 实验

Ames 实验或称鼠伤寒沙门菌回复突变实验是国内外应用最广泛、经济和敏感的检测原核生物基因突变的方法，在当前被普遍用于抗致突变研究。

（一）原理

沙门菌回复突变实验是美国 Ames 教授等在 20 世纪 70 年代正式发表和完善起来的生物学短期实验。经过大范围的验证，目前已在国际上广泛应用，并已逐步开始操作标准化。回复突变指由营养缺陷型回变到原养型，是利用沙门菌（S. typhimurium）的遗传基因突变性质，以组氨酸要求性的变异（$his^- \rightarrow his^+$）为指标，当这些菌株欠缺 DNA 损伤的修复功能时，对多种致突变物质具有很高的敏感性。一般通用的菌株是 TA97、TA98、TA100 和 TA102。实验时可选择已知的阳性致癌物或致突变剂及其相应的敏感菌株，采用平板参入法研究被试物的抗致突变作用。

（二）标本制备及测定步骤

1. 将测试菌接种在 Oxoid 营养肉汤中，37℃培养过夜，达（1～2）×10^9/ml 细菌浓度。

2. 制备琼脂平板　在 Vogel-Bonner 培养基中加入 1.5% Bacto-Difco 琼脂和 2% 葡萄糖的含有最低葡萄糖琼脂培养基 30ml。

3. 制备顶层琼脂　内含 0.6% Difco 琼脂和 0.5% NaCl，经高压灭菌，待冷却至 50℃左右时加入 10ml 含 0.5mmol/L L-盐酸组氨酸/0.5mmol/L 生物素的无菌溶液，振荡充分混匀，并维持在 45℃待用。

4. 测试系统含 50μl 被试物，50μl 致突变物，0.1ml 新鲜过夜培养测试菌液，0.5ml S9 混合液（或不加 S9 混合液），37℃预培养（或不预培养）20min，再加入 2.0ml 顶层琼脂，混匀后立即倾入低限葡萄糖琼脂平板上使其均匀分布。

5. 37℃温箱中培养 48h，计数回复突变菌落数。

6. 结果判定　被试物的抗致突变效果即抑制回复突变作用按下式计算：

$$回复突变抑制率（\%） = \frac{对照组菌落数 - 测定组菌落数}{对照组菌落数} \times 100$$

（三）方法应用

1. 环境致癌物或致突变剂及可疑化学物质的检测。

2. 受试物抗致突变作用的研究。

（四）注意事项

1. 所用被试物（抗致突变物）剂量应不出现细菌毒性即抑制或杀死细菌生长，实验时应设立平行毒性测定组。

2. 顶层琼脂加热熔化后，应稍冷却再加组氨酸/生物素溶液，然后保持在45℃左右，过热会影响测试菌生长，过凉会出现凝固。

（五）方法评价

此方法是检测受试物对原核细胞的基因突变实验。目前已在国际上广泛应用，但是必须指出，回复突变实验有一定的局限性，还需进一步观察受试物对真核细胞染色体损伤的影响实验。

三、非程序 DNA 合成抑制实验

非程序 DNA 合成（UDS）是指发生在 S 期以外的与 DNA 损伤有关的一种 DNA 合成。它可以通过放射性核素标记的特异前体（常用 ^{3}H-胸腺嘧啶核苷）参入 DNA 而显示。UDS 是目前公认的检测真核细胞基因突变或损伤修复的有效而经济的一种方法，被用于研究受试物质的抗始发突变作用。

（一）原理

主要是依据体细胞突变学说，即化学致癌物通过对 DNA 的攻击而导致细胞癌变的理论。化学致癌物中除少数直接致癌物外，绝大多数为间接致癌物，后者需经代谢活化为亲电子的终致癌物后才能与生物大分子核酸、蛋白质等作用，特别是与 DNA 分子上的亲核基团结合形成致癌物——DNA 加成物，从而引起各种类型的 DNA 损伤。化学致癌物造成的 DNA 损伤有 3 种主要类型：碱基损伤、链断裂和交链形成。这 3 种损伤均可引起细胞启动其修复过程而进行 DNA 修复。细胞具有一系列酶性 DNA 修复机制，可使损伤的 DNA 分子重建为连续的双链结构，在哺乳类细胞中 DNA 的主要修复机制为：①切除修复：当损伤处于未进行复制的 DNA 链中或远离 DNA 复制叉时，可由此种机制修复，包括：a. 核苷酸切除修复；b. 碱基切除修复；c. DNA-DNA 交叉联接切除修复。首先发生损伤区核苷酸或碱基的切除，然后发生被切除之核苷酸顺序的再合成。在这个过程中，需要有多种内、外切酶及 DNA 聚合酶、连结酶参加；②复制后修复：此种修复不是针对原发的 DNA 损伤，而是针对复制过程中子链上所形成的继发损伤——空隙（gap）。这种修复易引起碱基错误配对或其他变化，从而导致基因突变和癌变。DNA 损伤的修复过程十分复杂，对不同的阶段有不同的检测方法。一般习惯上把放射性自显影及液体闪烁计数法显示的非半保留复制的抑制称为非程序 DNA 合成抑制实验。

（二）标本制备及测定步骤

1. 放射自显影法（autoradiography，ARG） 该方法是利用放射性核素标记物所释放的射线，使紧贴在被检物体表面的照像材料中的溴化银晶体感光，以确定标记化合物的参入部位和水平。DNA 修复合成过程中 ^{3}H-TdR 参入的细胞（程序外 DNA 合成细胞，简称 UDS 细胞）核标记轻，核上银粒少；DNA 复制合成的细胞（S 期细胞）核标记重，核上银粒非常密集。根据两者的显著区别很容易将 S 期细胞排除，计数放射自显影样品中 DNA 细胞的标记率和核上平均银粒数就可测量修复合成的水平。

（1）人或鼠二倍体成纤维细胞培养在带小盖片的培养瓶中，培养液为含 10% 小牛血清的 RPMI1640。

（2）细胞增殖汇成单层后，换含 10^{-4} mol/L 羟基脲、含 5% 小牛血清的 RPMI 1640 液作用 2h，进一步抑制细胞 S 期 DNA 半保留复制。

（3）然后加入致癌物、受试药物、$5\mu Ci/ml$ 的 ^{3}H-TdR，继续培养 24h。

（4）按制备放射自显影标本方法将细胞固定、涂胶、曝光、显影和染色。

（5）在油镜下计数，扣除本底，每例计数 30~50 个细胞，结果以银粒数/核的均值或含 10 个银粒左右细胞的百分率表示。

2. 液体闪烁计数法（liquid scintillation counting，LSC） 该法是将细胞的 DNA 提取后测量其中放射性核素标记前体的参入水平，通常以一定标记时间内单位重量或单位数目细胞的 DNA 组分中标记前体的参入量作为指标。

（1）人或鼠二倍体成纤维细胞单层生长至对数生长期时，培养基中加入羟基脲（10mmol/L）。

（2）1h 后加入 ^{3}H-TdR（1μCi/ml）、致癌物、受试物和/或 S9，继续培养 18h。

（3）然后用冰冷的磷酸缓冲液洗 3 次。

（4）按 Althaus 等人的方法分离细胞核，再从细胞核中进一步分离纯化 DNA。

（5）将纯化的 DNA 溶解在 TE 缓冲液（pH8.0）。

（6）测定溶解液中 DNA 含量及放射比活性，程序外 DNA 合成以 dpm/μg 表示。

（三）注意事项

1. 两种方法各自的优缺点 放射自显影法至今仍然是最常用的方法之一，它有许多优点：①除了需要暗室外，不需其他特殊设备；②可直接在光镜下观察结果，鉴别 S 期细胞与 UDS 细胞。避免了 S 期细胞对结果的干扰；③在不能用物理方法分离的混合细胞体系中，此法有特殊的应用价值；④灵敏度高，即使是非常低水平的切除修复，通过使用高比活性的 ^{3}H-TdR 和延长曝光时间也能检测出来。

此法的缺点是：①实验周期长，不同化学致癌物的 UDS 强度差异大，其曝光时间长短不一；②由于本底的干扰，确定 UDS 细胞的标准无法统一规定，造成一定程度的假阴性和假阳性；③有的受试物可能抑制正常的 DNA 合成，因而对于一些标记较重但仍可计数的银粒难以确定其究竟是 UDS 增加，还是 S 期合成减少。如果样品中 S 期细胞数较少，此中影响并不重要。

液体闪烁计数法的主要优点是：①检测简单、快速，可同时作大量筛选；②在定量上比放射自显影法快。

其缺点是：①需要液闪计数器这样的专用设备；②必须将 DNA 提取和纯化，因为 ^{3}H-TdR 能非特异地与细胞的蛋白质结合；③由于 DNA 定量测定灵敏度的限制，需要的实验样品比放射自显影法多；④UDS 细胞与 S 期细胞在测量时无法区别，易受 S 期细胞干扰而增大误差。

2. 如何减少 S 期细胞 S 期细胞对 LSC 法测量结果的判定有很大的干扰，尤其是在增殖细胞群体的实验中。UDS 充其量只有 S 期合成水平的 1%～5%，所以 S 期合成会掩盖反映 UDS 的标记前体参入，为此必需采取措施使细胞不进入 S 期。常用的方法：

（1）将细胞在缺乏精氨酸的培养液中进行同步培养，使细胞半保留复制的始动受阻，而同步于 G_1 期。

（2）用羟基脲抑制核糖二磷酸还原酶，减少细胞的脱氧核苷酸库，从而使细胞从 G_1 期至 S 期的进行受到抑制，阻断半保留复制。

（3）用低浓度血清培养，剥夺或部分剥夺细胞的营养物。

（4）选用对接触抑制敏感的细胞，不增殖或增殖速度极慢的细胞，以克服 S 期合成对 UDS 的掩盖作用。

（四）方法评价

UDS 反映致突变物或致癌物对细胞损伤及 DNA 修复，UDS 的抑制反映受试物对致突变物或致癌物损伤细胞 DNA 的保护作用和程度，提示受试物是否具有抗始发突变作用。

四、鸟氨酸脱羧酶（ODC）活性测定

鸟氨酸脱羧酶（ODC）与许多增生性疾病尤其是某些肿瘤密切相关，运用 ODC 的抑制剂就有可能去治疗，而且 ODC 有可能作为某些疾病的生化标志和疾病治疗的指标。所以，ODC 无论在肿瘤的基础研究还是临床应用方面均具有十分重要的意义。

（一）原理

鸟氨酸脱羧酶是多胺生物合成过程中的限速酶，多胺与细胞的增殖和癌变有密切关系。ODC 以它半衰期短和可诱导性为特性，它很容易受到各种刺激因素的诱导，TPA 等促癌物可引起细胞发生多种生化改变，但对 ODC 的诱导则是其引起的最早且最主要的细胞内反应之一。它们的促癌强度与其诱导 ODC 的能力密切相关。ODC 被认为在控制细胞的生长、细胞增殖和分化以及促癌等方面具有重要作用。目前 ODC 已成为抗促癌物作用不可缺少的一个指标。

（二）标本制备及测定步骤

1. 表皮组织提取液的制备

（1）小鼠于实验前 1~2d 用外科剪小心剪去背部毛。

（2）将溶于丙酮溶液的被测药物涂于小鼠剪毛处，0.5h 后于同一部位涂巴豆油丙酮液或 TPA 丙酮液。于第 5h 颈椎脱臼处死动物。

（3）然后将脱毛剂用于小鼠背部剪毛处。约 1min 后用自来水冲洗脱毛剂，切下药物处理部分的皮肤。将切下的皮肤先浸入冰水中 30s，立即浸入 55℃ 热水中 30s，然后再浸入冰水中至少 30s。此时将皮肤平铺在玻璃板上（真皮朝上），用手术刀刮去真皮部分。

（4）将各组表皮组织剪碎后，加入适量（1:2）含 0.2mol/L 蔗糖、1mmol/L 二硫苏糖醇、0.1mol/L EDTA 的 25mmol/L Tris-HCl 缓冲液（pH7.5）。

（5）用匀浆机在冰浴中高速匀浆约 30s，然后离心（30 000×g 30min）。

（6）所得上清液用 Bradford 法测蛋白含量。

2. 鸟氨酸脱羧酶活性测定

（1）在小瓶中加入反应液，分别含 0.1ml 0.1mol/L Tris-HCl 缓冲液（pH7.4）；0.05ml 0.5mmol/L 磷酸吡哆醛；0.05ml 125mmol/L 二硫苏糖醇；0.2ml 表皮组织和 0.5ml 含 2.5μCi/ml L-^{14}C-鸟氨酸的 L-鸟氨酸底物液（10mmol/L）。

（2）空白对照组加 0.1mol/L Tris-HCl 缓冲液替代表皮组织液。

（3）在盛有反应液的小瓶中放入一个 0.5ml 体积的塑料离心管，离心管中放入浸透 10% KOH 溶液的 3 片滤纸条，当加入含有放射性核素的底物液启动反应后，立即旋紧瓶盖，并用封口膜封严，于 37℃ 振荡水浴中反应 60min。

（4）通过瓶盖橡皮处插入针头，注入 1ml 6mol/L HCl 溶液终止反应，然后用胶布贴上针眼，以免气体外泄。

（5）继续置 37℃ 水浴中振荡 60min，然后在通风橱中将放在离心管中的滤纸条小心取出，放入加有甲苯闪烁液的反应瓶中进行液闪测定，酶活性以 nmol^{14}CO$_2$/（60min·mg）蛋白表示。

（三）注意事项

1. 当 TPA 或巴豆油涂于小鼠皮肤时，小鼠皮肤 ODC 活性在 5h 左右达最高，抗促癌剂应预先给予。

2. 表皮组织提取液制备过程均应在 0~4℃ 进行，否则酶活性将受到影响。

3. 为获得足量的小鼠皮肤组织，通常将 5 只小鼠的表皮组织放到一起组成一个测定样品。

4. 磷酸吡哆醛、二硫苏糖醇、L-鸟氨酸应现用现配。

（四）方法评价

统计学处理判断被试物是否有抑制 ODC 活性的作用。

五、ESR 捕捉自由基测定方法

自由基学说以氧代谢的毒性产物——自由基及其对核酸、蛋白质、脂质等生物大分子的损伤为依据，不仅为深入研究电离辐射、紫外线、大气臭氧、致癌物污染等外界因素的致癌机制提供了线索，也说明可能引起细胞自发性癌变的内在原因，还为开发各种自由基清除剂的抗癌应用及为癌症的预防和治疗开辟新途径。

（一）原理

电子自旋共振（ESR）法是通过电子自旋共振参数与波谱的变化探测生物大分子中的电子转移及空间构象的改变。由于自由基反应普遍涉及电子转移过程，利用自旋捕捉剂如二甲吡咯氧化物（DMPO）捕捉 O$_2^-$ 形成 DMPO-OOH 自旋加合物，捕捉 OH· 形成 DMPO-OH 加成物，从而在水相中这类物质半衰期可延长到十几分钟，可以利用自旋共振仪记录的自旋捕捉技术是晚近发展起来的有效、灵敏直接的检测人工合成自由基二苯苦基偕腙肼（DPPH）、超氧阴离子（O$_2^-$）和羟自由基（OH·）等的常用方法。

（二）标本制备及测定步骤

1. DPPH 自由基分析　将含有 60μmol/L DPPH 和不同浓度的受试物混匀后，装入石英毛细管内，放入 ESR 谐振腔内测定分析 60s。

2. 超氧阴离子自由基分析 将含有 0.42mmol/L 次黄嘌呤，1.25mmol/L 二乙三胺五乙酸，80mmol/L DMPO 和新鲜配制的 0.07U 黄嘌呤氧化酶及不同浓度的受试物混匀后，吸入石英毛细管内，放入 ESR 谐振腔内测定分析 60s。

3. 羟自由基分析 将含有 0.3mmol/L FeSO$_4$、0.3mol/L H$_2$O$_2$、80mmol/L DMPO 和 15μl 不同浓度的受试物混匀，吸入毛细管内，测 ESR 波谱 60s。

ESR 测试条件：微波功率 4.9mW，X 波段调制频率 100kHz，调制幅度 1.25G，中心磁场 3400G，扫描宽度 500G，增益 2.5×10^4，扫描时间 200s，温度 25℃。

（三）注意事项

1. DMPO 使用前需经活性炭处理，ESR 检测无杂质信号出现。

2. DPPH、黄嘌呤氧化酶需现用现配。

（四）方法评价

通过波谱分析得出超精细分裂常数，对于超氧阴离子为 A$_N$/G、A$_β^H$/G 和 A$_γ^H$/G，故用波谱信号第一峰的峰对峰高度 h（mm）表示 ESR 信号的相对强度；对于羟自由基为 A$_N$/G 和 A$_H$/G，用波谱第二峰的峰对峰高度 h（mm）表示 ESR 信号的相对强度；对于 DPPH 自由基则以波谱最高峰的峰对峰高度 h（mm）表示 ESR 信号的相对强度，分别计算出清除率。

（陈晓光）

附：胃癌变动物模型

一、N-亚硝酰胺诱导大鼠腺胃黏膜非整倍体（aneuploid）细胞形成模型

（一）概述

虽然随着经济的发展胃癌发病率呈下降趋势，但下降的速度相当缓慢，在我国胃癌死亡率仍居于各种恶性肿瘤之首，在当今经济高度发达的日本胃癌仍然是死亡率最高的恶性肿瘤。胃癌发病具有易感人群散在的特点，加上我国地域广阔，经济发展不平衡，在今后相当长一段时间内，胃癌将仍然是对我国居民健康构成严重威胁的主要恶性肿瘤，必须开展预防研究。

使用实验动物诱癌模型来研究受试物预防肿瘤的作用费用昂贵，实验周期至少需要 2 年，因此在应用诱癌模型进行防癌研究之前，最好进行短期筛选实验。非整倍体细胞出现的时间大大短于肿瘤的潜伏期，满月龄的青年大鼠在受 N-甲基-N′-硝基-N-亚硝基胍（N-methyl-N′-nitro-N-nitrosoguandine，MNNG）灌胃处理 3 个月后，在胃黏膜中即可检出大量的非整倍体细胞，而大鼠胃腺癌得经过将近 1 年的潜伏期后才能观察到，进行病理切片和诊断又还需要 0.5～1 年时间。本快速筛选动物模型采用流式细胞计技术测定细胞 DNA 含量，一般仅需要 2 周时间即可完成非整倍体细胞的测定工作。

（二）原理

正常动物体细胞含有两套染色体（n=2），属于二倍体（diploid）细胞。细胞的染色体数目发生变化后即变成了非整倍体细胞，如果这种细胞继续增殖分裂，则将形成流式细胞计能检出的非整倍体细胞亚群。大多数致癌物都是通过损伤靶细胞 DNA 而发挥致癌作用，其主要表现方式之一就是导致细胞 DNA 倍体性的异常，是细胞癌变过程中的一种早期变化。

化学预防药物可通过多种途径来预防致癌物的作用，从而抑制非整倍体细胞的形成。例如，大蒜中的蒜氨酸及其衍生物能加速 N-亚硝基化合物的灭活降解，胡萝卜素、维生素 E、维生素 C 等抗氧化剂能清除由前致癌物活化而来的游离基，丁酸钠能加速人成纤维细胞 DNA 修复，加热等可使细胞内的 O^6-烷基转移酶含量升高，维甲类化合物能使某些分化异常细胞恢复正常。大部分防癌作用都可以通过阻断非整倍体细胞的形成而反映出来。

（三）标本制备

1. 实验动物 满 4 周龄已断奶的雄性 Wistar 大鼠，常规块状或粉末饲料喂养，自由摄食、饮水，12h 昼夜节律光照，最好在室温条件下层流架环境中饲养。每周称 1 次体重。每组有效动物数 10 只左右。

2. **动物染毒** 致癌物：MNNG 为有效期内的进口试剂，例如美国 Sigma 化学试剂公司生产的 MNNG（M-7629）。MNNG 试剂最好根据需要灌胃的次数和每次用量多少 1 次分装好，密封后 0℃以下保存备用。使用前先用二甲基亚砜助溶，配成 10~20mg/ml 的溶液，再用生理盐水稀释 10 倍即可用于灌胃，每日配制。每次每只大鼠的灌胃量为 20ml/kg 体重。1 次/d，连续 10d。每只大鼠 MNNG 的总暴露量为 200~400mg/kg 体重。日光和日光灯中含有能破坏 MNNG 的光线，因此溶质称量和溶液配制以及灌胃操作最好在白炽灯照明下进行。MNNG 为强致癌物，万一接触到皮肤上应立即用自来水冲洗。剩余溶液和其他被污染物品上的 MNNG 使用 2%硫代硫酸钠的磷酸盐缓冲液（pH8~9）处理约 1h 即可完全破坏。2%硫代硫酸钠磷酸盐缓冲液（pH8~9）1000ml 的配制方法如下：称取磷酸氢二钠（$Na_2HPO_4 \cdot 12H_2O$）22.68g、磷酸二氢钾（KH_2PO_4）0.45g、硫代硫酸钠（$Na_2S_2O_3 \cdot 5H_2O$）31.4g，依次溶解于 900ml 蒸馏水中，再加水至刻度即可。使用前配制。

如果需要研究受试物降低机体对致癌物损伤敏感性的能力，可以在致癌物灌胃前 1 周就开始给予；如果是检测受试物的二级预防即发病学预防作用，则应在致癌物灌胃结束后再给予；检测受试物是否具有破坏致癌物的能力，即一级预防或病因学预防作用，则可使用更加经济和快捷的致癌物化学分析手段来研究。

3. **动物处死与胃脏处理** 在诱癌物灌胃处理 15 周后即可在乙醚麻醉下剖腹取胃脏：游离胃脏，用细线在距离贲门和幽门约 1cm 处扎食管和十二指肠，剪断结扎处食管和十二指肠远离胃脏端，取出两端已经结扎的胃脏，立即用注射器从十二指肠残端向胃腔注射 5~10ml 左右的中性福尔马林固定液，然后将整个胃脏随动物标号牌（纸质，用铅笔书写）一起浸入固定液中固定约 3h。

4. **胃黏膜上皮细胞悬液的制备** 用组织剪沿胃大弯剪开胃脏，弃去胃内容物，蒸馏水冲洗，用眼科镊将胃窦部黏膜剥离，将剥离下的黏膜置于 15~20ml 蒸馏水中浸泡 15h，中间应换水一次以充分洗去固定液；弃去蒸馏水，将黏膜组织置于青霉素小瓶中，用眼科手术剪将黏膜剪成为大小约 1mm³ 的小块，加入 0.25%的胰蛋白酶 0.02% EDTA 消化液 3~5ml，置 37℃恒温震荡（150r/min）消化 1h，静置 5min，用巴氏吸管转移上层细胞悬液至 5ml 或 10ml 刻度离心管内，冰浴终止胰酶消化；用胰蛋白酶再消化残留组织 2 次。对合并的细胞悬液在 500r/min 离心 5min，弃上清，将沉淀的细胞再悬浮于 4ml 蒸馏水中，再离心 1 次，弃上清；将细胞再悬浮于 1ml 蒸馏水中，缓慢加入无水乙醇数滴，每加入 1 滴就用吸管轻轻吹打几次，然后加入无水乙醇 3ml（乙醇的终浓度为 75%），混匀后置 4℃固定至少 12h，保存备用，1 周内分析细胞 DNA 含量。在用胰蛋白酶消化前若用 0.25%透明质酸酶消化 1h 以除去黏膜上的黏液可增加收获细胞数。用血细胞计数板进行细胞密度计数，从每个胃脏收获来的胃窦部黏膜细胞总数不得少有 100 万。吸管吹打和混匀操作必须轻柔以防细胞碎片形成，影响流式细胞计对细胞 DNA 含量分析的准确性。

（四）流式细胞计测量细胞 DNA 的含量

200r/min 离心去除乙醇，将细胞再悬浮于 5ml 生理盐水中，离心去上清，必要时将细胞悬浮于 125μg/ml 的 RNA 酶中 37℃消化 30min 以去除 RNA，离心去上清，将细胞再悬浮于 1ml 生理盐水中，用 300 目的尼龙网过滤，加入碘化丙啶（propidium iodide，PI）荧光染料进行 DNA 染色后即可用于测定细胞 DNA 含量分布，每个样品至少测定 1 万个细胞。分析每个样品中是否含有非整倍体细胞亚群和各个细胞群的周期分布情况。

（五）结果分析

正常阴性对照组的样品仅出现以 G_0 期为主的二倍体细胞群（图 25-4-1），而每个受致癌物处理组大鼠的样品则会同时出现明显的非整倍体细胞亚群（图 25-4-2），阳性率可达 100%。分别计算各组动物胃窦部黏膜样品非整倍体细胞的阳性率，利用卡方检验检测各组阳性率差异的统计学意义。如果化学药物预防非整倍体细胞形成的作用存在剂效关系，同时至少有一个剂量组的阳性率降低有统计学意义（$P < 0.05$），则认为该受试物具有预防非整倍体细胞形成的作用。

（六）方法评价

本方法具有灵敏快速的特点，在用流式细胞计已能观察测定到大量非整倍体细胞时，胃黏膜在常规的病理切片上尚观察不到明显的形态改变。与一般的 MNNG 灌胃诱发成年大鼠腺胃癌实验相比较，不仅实验周期大大缩短（2 年→4 个月），而且致癌物的总暴露量也大大减少（1/15），更有利于显示出化学药物的防癌作用。

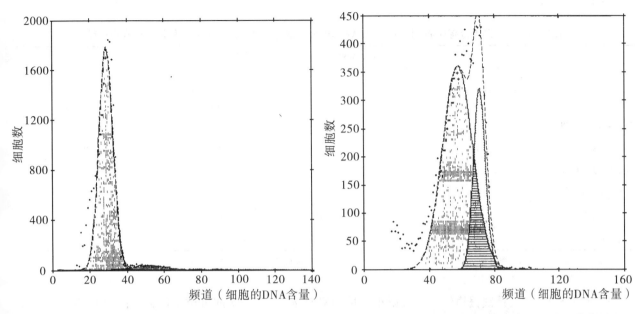

图 25-4-1 流式细胞计测量的细胞 DNA 含量分布图
图示正常对照大鼠的胃窦部黏膜细胞主要为二倍体细胞群。

图 25-4-2 流式细胞计测量的细胞 DNA 含量分布图
受致癌物处理的大鼠胃窦部黏膜细胞出现 DNA 含量大于二倍体的非整倍体细胞亚群。

　　理论上每个处于 G_0/G_1 期的二倍体细胞核中的 DNA 含量应该相同，然而用流式细胞计测定细胞 DNA 的含量时，细胞 DNA 的含量是通过测定经 DNA/RNA 荧光染料 PI 染色处理细胞后所能产生的荧光强度来反映，虽然细胞在经 RNA 酶处理后荧光强度不再受到 RNA 的影响，仍然有许多因素会影响测定值。例如，线粒体 DNA、黏附在被测定细胞表面的细胞碎片、细胞的几何形状、所制备的细胞悬液中的荧光淬灭因素等，这些影响在经各种化学因素处理过的细胞中尤其明显，以致受过处理的细胞虽然属于同一种二倍体细胞，与未经处理者相比其 DNA 含量测定值不尽相同，这是利用流式细胞计技术测定细胞 DNA 含量的固有缺陷。因此，当样品中测定到 2~3 个 DNA 含量不同的亚群时，只能定性地确定存在非整倍体细胞亚群（D. I 值 >1.1 或 <0.9），不能确定哪一亚群属于正常的二倍体细胞，哪一亚群为非整倍体细胞，因而无法进行非整倍体细胞与正常细胞比值的定量分析。另外，细胞凋亡过程中，DNA 含量将减少，若在致癌物处理后几天（急性胃炎期）测定细胞 DNA 含量分布，能测定出一在流式细胞计上与非整倍体亚群很难区别的凋亡细胞亚群。当受试化学预防药物的剂量较大时，也可能会诱发药物暴露部位细胞的中毒死亡（凋亡），影响其预防效果的观察。此时在形态上能观察到核固缩现象，借助生化等其他手段，也能作出鉴别。

　　我们使用该模型来研究普通大蒜、亚硒酸钠和富硒大蒜对不同剂量 MNNG 诱发非整倍体细胞形成的阻断作用，发现富硒大蒜的阻断能力最强，阻断率可达 90%，亚硒酸钠其次，普通大蒜最弱（表 25-4-1）。

二、N-亚硝酰胺诱导新生大鼠腺胃黏膜癌变模型

（一）概述

　　大鼠自发性胃腺癌极其罕见。在 1967 年日本学者 Suginiurah 和 Fujiniura 建立长期饮水摄入 MNNG 诱发大鼠腺胃腺癌的方法之前，一直缺乏有效的诱发实验动物胃腺癌的手段。用 MNNG 诱发胃癌具有诱癌率较高、器官特异性较强、与人类胃癌的发病特征极为相似的特点。除大鼠外，目前人们已经建立了以 MNNG 为主的化学致癌物诱发小鼠、兔、狗等多种实验动物胃腺癌的方法。这些方法的建立对推动胃癌病因和胃癌发病机制的研究作出了重要的贡献，在胃癌的预防研究上也起到了一定的作用。然而，这些诱

癌方法一般都需要动物长期大剂量摄入（饮水或灌胃）致癌物，具有致癌物消耗量大、给药时间长（平均 1 年）、易污染环境等缺点，而且在进行二级预防研究时常存在致癌物与测试物在胃内直接结合或起化学反应等问题。

表 25-4-1　富硒大蒜等阻断 MNNG 诱发 Wistar 大鼠腺胃胃窦黏膜上皮细胞异倍体形成率比较

组别	不同 MNNG 剂量组（mg/kg）异倍体形成率（%）			
	0	10	20	40
A 阴性对照	0/5（0%）[x]	8/8（100%）[dy]	9/9（100%）[ty]	8/8（100%）[t]
B 普通大蒜 5/88g/kg		6/7（86%）		
C11/7g/kg	1/7（14%）		5/7（71%）	6/7（86%）
D 亚硒酸钠 1.5mg/kg		7/10（70%）		
E 3.0mg/kg	1/6（16%）		5/9（56%）[b]	5/8（63%）
F 富硒大蒜（B+D）		5/10（50%）[b]		
G（C+E）	1/5（20%）		1/10（10%）	4/9（44%）[b]

d、b、c，表示在 MNNG 剂量相同时不同饲料组间有差异；x、y，表示相同饲料不同 MNNG 组间有差异。

1978 年 Sumi 等人首次报道给新生大鼠小剂量 MNNG 灌胃 1~3 次即可诱发胃腺癌；1980 年 Weisburger 等人发现给新生大鼠亚硝化鱼肉匀浆灌胃也能诱发腺胃腺癌；作者也曾报道（1991）胃癌高发区居民食用的鱼露亚硝化后能诱发新生大鼠腺胃癌。对处于增殖状态的细胞来说，不仅 DNA 在复制时容易受到遗传毒性物质的损伤，而且细胞用于修复 DNA 损伤的时间也短，DNA 损伤容易固化为基因突变，突变或癌变的细胞也容易增殖成肿瘤。新生期动物体内的细胞大部分处于增殖状态，因此对致癌物的敏感性比成年动物高得多。作者曾使用不同剂量的 MNNG 连续给 3 日龄的新生 Wistar 大鼠灌胃 10 次，50 周后成功地诱发出大鼠胃腺癌和各种癌前病变，诱癌率与致癌物剂量成正比，腺癌好发于胃窦部小弯侧，在低剂量的条件下存在性别差异，与人胃癌的发病特征极为一致。该方法完全克服了上述给动物长期摄入致癌物诱癌的种种缺陷，在给动物诱癌物短期灌胃后不需要进行其他处理，动物正常饲养近 1 年后即可发生腺胃癌前病变和腺癌，特别适用于胃癌的化学预防药物研究，具有简单、经济、便利的优点。

（二）实验动物及其饲养

第 2~3 次妊娠的母大鼠既有喂养子鼠的经验，所产子鼠的体质也较好，故实验所用新生大鼠为第 2~3 次妊娠的 Wistar 母大鼠的生产的雄性子鼠，母乳喂养，为保证子鼠有足够的营养，每只母鼠喂养的子鼠数最好不要超过 5 只。考虑到在染毒过程中可能会因误伤等原因导致减员，刚出生时每只母鼠喂养的子鼠数目可放宽到 8 只；若个别母鼠产子较多，应将体质差的子鼠剔除，必要时可将体质尚可的子鼠转移给产子数不足的母鼠喂养，在灌胃结束后再准确控制在限定的数目内。在接触子鼠前实验者勿用有气味的化妆品，并且用肥皂洗手，戴无气味的一次性塑料手套，以防子鼠身带异味而被母鼠吃掉。另外，首次妊娠鼠没有喂养子鼠经验，首次或多次妊娠母鼠所产子鼠的体质一般也较差，不宜使用。子鼠满 3~4 周龄时与母鼠分离，常规块状或粉末饲料喂养，自由摄食、饮水，12h 昼夜节律光照，最好在室温条件下层流架环境中饲养。每周称 1 次体重。如果使用了两种性别的动物应注意雌雄分笼隔离，并且使各组的性别构成比相同。在进行实验分组时应尽量使每组平均体重接近，例如先进行体重分层，然后再对各层随机分组；另外，还应尽量使同一母鼠所产的子鼠平均分配到各组中（0~1 只/组）。

化学预防药物可在正常饲养期间通过各种途径给予。有的化学物质在受试剂量水平对动物有毒性作用，常使动物的摄食量减少，而减少摄食量本身也会影响肿瘤的发生。动物摄食减少既可通过直接称量动物的每日摄食量来监测，也可通过称量动物体重来反映。因此，如果在预实验中受试物会明显影响动物的体重，则必须采取对饲措施。对饲的方法是：首先称量计算每组动物的日平均饲料消耗量（g/只·d），以前 1 日消耗量最少那组动物的饲料消耗数为标准给其他各组动物添加定量的饲料。对消耗量最少的组应添加过量的饲料，以适应动物生长变化的需要。各组的摄食量常常是由受试物的最高剂量组决定的，因此在设定最高剂量的大小时，必须参考比较准确的受试物毒性实验资料，并且进行预实验。

（三）动物染毒

致癌物：先将MNNG配成40～80mg/ml的二甲基亚砜溶液，再用生理盐水稀释100倍即可用于灌胃。其他注意事项同前。

灌胃用注射器：选用1ml的注射器，接7～8号注射针1枚，注射针上再连接1根外径为1mm的聚乙烯软管，长约5cm，末端用酒精灯烤钝以减少其对动物食管黏膜的损伤作用。

灌胃：灌胃前将3日龄新生鼠与母鼠分离2h，将连接在吸有MNNG溶液注射器上的塑料软管经口腔沿食管后壁缓缓插入，插入的长度约2～3cm，然后注入MNNG溶液0.1ml/次，1次/d，连续10次。灌胃1h后将新生鼠与母鼠合笼。

（四）动物处死与胃脏处理

在经过约50周的正常饲养后，已经有肉眼可见的胃腺癌出现，此时可处死动物，进行解剖检查和病理诊断。具体处死时间可根据致癌物的剂量大小和动物的体质情况进行调整；由于动物在死亡后胃腺上皮会迅速自溶，在邻近处死期如有少数动物短期内出现明显消瘦、皮毛松弛、活动减少等濒死体征，则应尽快处理，以防有效动物数减少。动物处死及胃脏处理方法：乙醚麻醉后打开腹腔，游离胃脏，用细线在距离贲门和幽门约1cm处结扎食管和十二指肠，剪断结扎处食管和十二指肠远离胃脏端，取出两端已经结扎的胃脏，立即用注射器从十二指肠残端向胃腔注射5～10ml左右10%的福尔马林等固定液，然后将整个胃脏随动物标号牌（纸质，用铅笔书写）一起浸入固定液中预固定约3h，用组织剪沿胃大弯剪开，弃去胃内容物，用大头针沿胃组织的周边将其展开并固定在盛有固定液的蜡盘中继续固定至少12h。对怀疑有转移病灶的周围淋巴结和邻近脏器可以根据需要取材固定。

（五）切片与染色

首先画图记录胃组织的大小、形状和肉眼所见病理改变，如果不研究前胃（相当于人食管的下段）可在距离腺胃边缘（即胃嵴或贲门部）约1cm处剪去前胃，然后用锋利的手术刀片或一次性切片刀，与胃小弯侧贲门和幽门之间的连线平行，将胃组织由黏膜面向浆膜面连续切成约3mm宽的组织条，对较大的肿块可根据其形状单独切成块，给每片组织顺序编号，作图记录每条的取材位置，标明各条所含的肉眼所见病理改变；将每条组织展直，用大头针在两侧末端将组织固定于富有一定弹性的硬质纸片上，进行常规的乙醇脱水、二甲苯透明、石蜡包埋、由黏膜面向浆膜面将组织切成3～5μm厚的白片。对标明含有病变的蜡块在切片前修整蜡块时应特别注意，以防修去病灶组织；最后进行苏木精-伊红或黏液（PAS）染色。

（六）肉眼和镜下诊断

大鼠腺胃可分为嵴侧或贲门区、嵴侧胃底、窦侧胃底和胃窦幽门部4个区域。根据前述画图记录，可对大鼠腺胃和前胃黏膜的水肿、出血、溃疡、隆起或肿块等肉眼可见病变的位置、数量、形状、质地进行初步判断；结合显微镜下所见，对这些病灶的性质进行确定。镜下所见的病理改变在腺胃中的部位应结合每条组织的取材位置记录来确定。虽然人胃黏膜癌变和癌前病变已经有统一的诊断标准（见卫生部医政司编《中国常见恶性肿瘤诊治规范，第四分册：胃癌》，1991年版），但是对实验性胃癌的诊断国内外尚无统一的标准。1953年Stewart曾经提出实验动物的诱发性恶性肿瘤应满足下列两个条件：第一肿瘤组织已经浸润至浆膜层；第二浆膜中有肿瘤结节形成。这一标准对当时使用黏膜下注射或包埋致癌物（如：甲基胆蒽、多环芳烃）诱癌比较适用。从1967年Sugimurah和Fujimura建立了口服MNNG等的诱癌方法后，发现某些病变即使并未侵犯到胃壁各层，根据组织学上的特征也能诊断为腺癌；相反，某些良性肿瘤和肿瘤样病灶也可侵犯到胃壁各层。细胞异型性和组织结构异型性应同时作为诊断恶性肿瘤的关键性依据。一般来说对实验性胃腺癌的诊断标准比人胃癌更严格。对大鼠的腺胃诱发性肿瘤等病变，我们推荐使用下列分类和诊断标准。

1. 浅表性胃炎 黏膜中有炎症细胞浸润，固有腺体无破坏，是一种可逆性病变。

2. 慢性萎缩性胃炎 镜下主要表现为固有腺体萎缩，主细胞和壁细胞数目大量减少至消失，黏膜层变薄，同时可伴有黏液上皮的增生，根据腺体的萎缩程度可进一步分为轻、中、重3度：损失小于1/3

者为轻度，损失为 1/3～2/3 之间时为中度，损失大于 2/3 时为重度。根据病灶面积的大小还可分为局灶性、大灶性和广泛性 3 种：局灶性病变是指病灶局限在某一点上，病灶的宽度不大于深度的 3 倍，往往为多发性，在正常大鼠中也能见到；大灶性病变是指病灶较大，但是不超出半个区域的宽度；广泛性病变是指病灶连续累及 1 个以上区域者。

3. 肠上皮化生　指胃黏膜中出现肠型上皮——能分泌黏液的杯状细胞。利用黏液组织化学染色，可将杯状细胞分泌的黏液区分为唾液酸黏液和硫酸黏液，它们分别表示小肠上皮化生和结肠上皮化生，后者与胃腺癌的发生的关系被认为比前者密切。

4. 异型增生　是一种重要的癌前病变，系指细胞和腺体存在一定程度的异型性，但是细胞没有侵入性生长行为，黏膜肌完整，增生细胞仅局限在黏膜内，无转移灶。多数异型增生是在慢性萎缩性胃炎的基础上发展而来。根据需要可进一步分为重度、中度和轻度 3 级（表 25-4-2）。

表 25-4-2　胃黏膜异型增生分度标准

	轻度异型增生	中度异型增生	重度异型增生
病灶分布	主要在黏膜浅层，偶尔达深层	灶性分布，界限明显、达黏膜深层	常分布于黏膜全层
腺管结构	形状不规则、排列有些紊乱，疏密不均	大小不一、形状不规则，呈分支状，排列较密，病灶深部常见囊性扩张	结构紊乱、大小不一、形状不规则
细胞情况	高柱状；核呈卵圆形或杆状、体积稍大、深染	柱状；核呈长圆形或杆状、体积增大、浓染，排列密集、稍显紊乱	柱状或立方状；核呈卵圆形或杆状、核浆比例增大、浓染或疏松网状，排列紊乱

5. 肿瘤

（1）腺胃上皮性肿瘤

1）腺瘤（adenoma）　肉眼下，腺瘤既可是一种表面光滑的规则性小息肉，也可是一种病变部位变厚和界限明显的囊性憩室样病变。镜下腺瘤组织有良好的腺体结构，仅有轻度的细胞异型性，无浸润性生长现象，与周围正常组织分界明显，可分为 I 型和 II 型腺瘤。I 型腺瘤又称为囊性腺瘤（adenomatous diverticulum），肿瘤细胞突破黏膜肌层向黏膜下层方向呈压逼状生长，较大的病灶周围有少量纤维包膜，肿瘤间质中含有纤维结缔组织；II 型腺瘤的肿瘤组织局限于黏膜内，向胃腔内突出生长，又称为腺瘤性息肉（adenomatous polyp）。

2）腺癌（adenocarcinoma）：　在异型增生的基础上发展而来，肉眼可见到多种变化。在很多情况下病变部位黏膜凹凸不平，肿瘤向胃腔内呈不规则状突起，可伴有中心性溃疡或空洞。在晚期腺癌，病变部位的浆膜会变得不光滑，与邻近组织有粘连，黏膜下有浸润性癌结节形成。如肿瘤发生在幽门附近，可见到由于幽门狭窄引起的腺胃扩张。镜下可见细胞和腺管有明显的异型性，癌组织突破黏膜肌层向下浸润性生长，与周围组织无明显界限。可分为高分化型腺癌、低分化型腺癌和黏液细胞或印戒细胞癌。高分化型腺癌是最常见的诱发性腺癌，镜下病变组织还保留有比较完整的腺体结构，但是形状不规则，大小也不均一，至少已经浸润至肌层。如腺腔中有大量黏液并呈囊性扩张，称之为黏液样囊性腺癌（mucoid cystic adenocarcinoma），如充满黏液的肿瘤细胞聚集形成结节，则称为黏液性结节状腺癌（muconodular adenocarcinoma）。低分化腺癌为病变细胞已不能构成明显的腺管结构的癌组织，但是在某些局部还有形成腺管结构的倾向。印戒细胞癌的特征是丧失了腺管结构和癌细胞质内含有大量黏液，细胞核位于细胞的一侧呈印戒状。

（2）腺胃非上皮性肿瘤　腺胃的这类肿瘤不论是在肉眼下还是在镜下并无胃部的特征，与其他脏器的非上皮性肿瘤所见相同。由于肿瘤组织在黏膜下或胃壁内生长，肉眼下受累处黏膜可呈扁平状隆起，在良性肿瘤极少伴发黏膜溃疡，在恶性肿瘤溃疡则很常见；在使用 MNNG 等 N-亚硝基化合物作为诱癌剂诱癌时，肉瘤是最主要的非上皮性肿瘤，包括纤维肉瘤、平滑肌肉瘤和血管肉瘤，有时由于其分化程度低难以分辨而称之为未分化肉瘤。一般来说，肉瘤比腺癌生长的更迅速，扩散很快，溃疡面的形状也很不规则。平滑肌瘤是主要的非上皮性良性肿瘤。

确定每只动物腺胃不同病变的部位分布和肿瘤数目的最后一步是将同一胃脏不同组织条块的病理变化综合在一起。在某一条块上诊断为异型增生或 I 型肿瘤的黏膜病变，在其相邻条块的相同位置上可能诊断为腺癌，前者可能是后者的一个部分；在相邻几条组织相同位置上均诊断为肿瘤的病灶，可能是同一肿瘤的不同局部。因此，对某一部位病灶的最后诊断必须对各条组织的病理所见进行综合判断后才能做出。腺癌大部分从异型增生的基础上发展而来，异型增生和肠上皮化生则多继发于慢性萎缩性胃炎。

（七）结果分析

根据实验要求，可比较每组动物各种腺胃黏膜病变的发生率，使用卡方检验进行统计学处理，同时还可计算各组荷瘤动物的平均荷瘤数目，并且进行 t 检验。如果预防作用存在剂量效应关系，预防组与对照组诱癌率的差异有统计学意义（$P < 0.05$），则可认为受试药物有阻断预防实验性胃癌发生和发展的作用。如果实验没有采取对饲措施，则同时还必须考虑动物的体重因素的影响。如预防组的平均体重与对照组相近甚至更高，说明预防作用是真实的；如明显低于对照组，则不能排除发病率降低是由于动物摄食量减少所致。

表 25-4-3 是受不同剂量 MNNG 处理的新生 Wistar 大鼠在第 55 周龄时腺胃肿瘤的发病率。腺癌的发病率与 MNNG 剂量成正比，在 0.4 ~ 0.8mg 只剂量范围内雄性大鼠腺癌的发生率明显高于雌性大鼠；胃窦幽门区、胃底部和贲门区腺癌总检出数分别为 23、7 和 3。慢性萎缩性胃炎和胃黏膜异型增生的发病率为 100%。

表 25-4-3 不同剂量 MNNG 灌胃后 Wistar 大鼠腺胃黏膜肿瘤的诱发率

MNNG 总剂量（mg/只）	动物性别	有效动物数	诱发率（%）		腺瘤
			腺瘤		腺瘤
			II 型	I 型	
0.4	雄性	11	45	9	55
0.4	雌性	7	29	14	14
0.8[a]	雄性	11		36	82
0.8	雌性	7			29
0.8[ab]	雄性	7	14	29	57
0.8[ab]	雌性	3		33	100

a：只有 1 只大鼠在处死前已经死亡，尸解发现腺胃内有大块肿物多个，由于缺乏镜检资料，未计入有效动物数中；b：在第 27 周龄时给每只动物追加 53mg/kg 的 MNNG 灌胃，分 3 次，1 次/2 日。

（邓大君）

第五章 逆转肿瘤耐药性药物研究方法

化疗是当前治疗恶性肿瘤的主要手段，而肿瘤耐药却是限制化疗疗效的重要因素，并已成为导致临床肿瘤化疗失败最常见和最难克服的问题之一。目前，国内外肿瘤临床上已经涌现出许多新的化疗方案（包括一些耐药逆转方案）和抗肿瘤新药，但在使用时仍然发现一些患者在化疗过程中对其中一些药物（包括一些新药）产生耐药性，因此，全面了解肿瘤细胞耐药发生机制，掌握和熟练运用肿瘤耐药基因的常规检测、监测和综合分析等研究方法，研制新型克服耐药药物，就已成为当前肿瘤临床制定合理的逆转肿瘤耐药治疗方案的重要前提之一。

纵观肿瘤治疗研究历程，我们不难发现化疗和肿瘤抗化疗这种矛与盾的关系一直贯穿于其全过程，有资料显示：早在 1945 年，肿瘤耐药现象在第一例白血病化疗过程中就已被揭示，只是由于当时的研究水平和条件的限制未能进行进一步的耐药机制的研究。在随后的二十多年中，由于细胞生物学和分子生物学相关技术的飞速发展，上述化疗和肿瘤抗化疗这种矛与盾的关系一方面促进了一些抗癌新药的研制，另一方面也使得肿瘤抗药性的研究逐渐深入，并在 20 世纪六七十年代取得突破性进展，即首先在 1968 年，Kessel 等在耐长春花碱的小鼠 P388 白血病细胞系上发现该细胞同时与更生霉素、长春新碱及正定霉素有交叉耐药现象，接着 Biedler 和 Riehm 在中国仓鼠卵巢耐药细胞中也发现了类似现象，并且首先提出了"多药耐药"的概念，最后，在 1976 年 Juliano 与 Ling 等在耐秋水仙碱的中国仓鼠卵巢细胞中，发现多药耐药的产生是由于一分子量约为 170kD 细胞膜蛋白 P-糖蛋白（P-glycoprotein，Pgp）过度表达导致。Pgp 的发现奠定了肿瘤多药耐药性研究的生物学基础，也成为肿瘤耐药研究过程中的一个里程碑，并使得该领域的研究由细胞水平向基因水平深入，同时，该研究中所建立的通过差示比较来分析体外耐药细胞株和亲代细胞株的基因表达技术路线，也成为以后一种经典的寻找和鉴定肿瘤细胞耐药基因的研究方法，极大地促进了包括多药耐药在内的肿瘤耐药机制研究的发展，并从此揭开了肿瘤耐药研究的新篇章。

至今，已得到实验证实的肿瘤细胞耐药相关基因不下几十种，它们的表达产物广泛分布在细胞膜、胞质、核膜以及细胞核内，并通过不同或相似的机制赋予肿瘤细胞耐药特征。目前，业内认可的肿瘤耐药机制分类有两种，一种是按耐药性来源来分，可分为内在耐药（intrinsic drug resistance）和获得性耐药（acquired drug resistance）；一种是按耐药表型（即对一种或多种结构和作用机制不同的药物发生耐药）来分，可分为原药性耐药（primary drug resistance，PDR）和多药耐药（multidrug resistance，MDR）。PDR 和 MDR 是目前常采用的耐药分类方法，我们将在第一节中详细阐述它们产生的复杂机制；通过建立体外肿瘤耐药细胞株来建立和优化各种耐药基因的检测方法，已经为各实验室逐渐认同和采用，我们将在第二和第三节中重点阐述；基于耐药细胞株，建立体外和动物体内移植瘤耐药模型，并在上述模型上研究新型克服耐药的药物和策略，目前，运用上述药物研发战略研制出的克服肿瘤耐药的药物和策略越来越多，我们将在本章第四节中加以概括和举例说明。

第一节　肿瘤细胞耐药表型和机制

前面已经提到肿瘤耐药机制分类有两种，一种是按耐药性来源来分，可分为内在耐药（intrinsic drug resistance）和获得性耐药（acquired drug resistance）；一种是按耐药表型（即对一种或同时对多种结构和作用机制不同的药物发生耐药）来分，可分为原药性耐药（primary drug resistance，PDR）和多药耐药（multidrug resistance，MDR）。

内在耐药性：产生的原因尚未完全阐明，可能与多种动力学因素有关，如一些肿瘤细胞处于 Go 期药物难以进入细胞，及（或）药物进入细胞后难以活化为活性药物等。内在耐药细胞在肿瘤细胞群体中出现的频率约为 $10^{-7} \sim 10^{-5}$，这意味着现代诊断技术所能检测到的 10^9 癌细胞中，就有 $10^2 \sim 10^4$ 耐药细胞的存在。容易出现该类耐药性的肿瘤有消化器官的胃癌，肠癌，肝癌等，呼吸系统的肺癌，泌尿系统的肾癌以及大脑和中枢神经系统肿瘤等，它们对所用药物一开始就没有反应，这是这些肿瘤耐药的特征，也是它们成为难治性的主要原因。

获得性耐药性：产生的主要原因是肿瘤细胞在放疗或化疗过程中产生耐药相关基因突变和（或）基因表达异常和（或）基因功能异常，这包括药物作用靶、肿瘤细胞的膜转运功能和对药物的解毒功能等方面的异常，最终导致获得性耐药性的形成。容易出现该类耐药性的肿瘤有皮肤癌，乳腺癌，生殖器癌，内分泌肿瘤，白血病和淋巴瘤等，它们对于原来敏感的药物，治疗一段时间后才产生耐药性，这是这类肿瘤耐药的基本特征。

原药耐药性：是指肿瘤细胞克服某一药物所破坏的代谢途径而对该药产生耐药。但一般不对结构不同、作用机制不同的其他药物产生耐药，即没有交叉耐药，这类药又称非 MDR 药。抗癌药产生 PDR 的特点是它们大部分是合成的抗代谢药物，如甲氨蝶呤（MTX）、阿糖胞苷（Ara-C）、氟尿嘧啶（5-FU）、6-硫鸟嘌呤（6-TG）、伊马替尼（gleevec）和部分烷化试剂等，它们的分子量小，水溶性大。

多药耐药性：肿瘤细胞一旦对某种化疗药物产生耐药性，同时对其他结构上无关、作用靶点不同、作用机制亦各异的药物也产生交叉耐药性，这是一种独特的广谱耐药现象。MDR 药物多数是分子量较大、脂溶性较大的天然抗肿瘤药物。这类药物包括长春碱类、秋水仙碱、高三尖杉酯碱、蒽环类抗生素、更生霉素、米托蒽醌、依托泊苷、丝裂霉素、胺吖啶、紫杉醇及一些合成药等，这类药又称 MDR 药。

PDR 和 MDR 是目前常采用的耐药分类方法，下面我们将分别详细阐述。

一、原药耐药性（primary drug resistance，PDR）

原药耐药性是肿瘤细胞克服某一药物所破坏的代谢途径，而对该药产生耐药。但一般不对结构不同、作用机制不同的其他药物产生耐药，即没有交叉耐药，这类药又称非 MDR 药。产生 PDR 的机制可能有下列几种：

（一）药物转运或摄取过程障碍

核苷类似药物主要通过两种途径进入肿瘤细胞。一种是被动扩散，如 MTX，在高浓度时可通过单纯扩散进入肿瘤细胞；另一种是主动转运，如 5-FU，6-TG 和 Ara-C。Ara-C 经主动转运进入肿瘤细胞时需核苷载体，转运能力依赖于核苷载体数量。在原始粒细胞白血病细胞中这种核苷载体数量多于原始淋巴细胞白血病细胞，所以前者对 Ara-C 更敏感。但在耐药肿瘤细胞中常可发现核苷药物转运受阻，细胞内药物浓度降低，肿瘤细胞表现为对 Ara-C 耐受，此时可通过调节细胞外液核苷药物补充，促进药物被动扩散，从而提高细胞内药物浓度。

（二）药物活化的障碍或失活

环磷酰胺（CTX）、Ara-C 等都是以代谢活化型药物起作用。CTX 经过肝细胞微粒体的混合功能氧化酶 P450 催化、氧化、裂环，先变成醛环磷酰胺，分解释放出抗癌活性物质氯乙基磷酰胺，微粒体酶的功能状态直接影响到药物的作用。已知许多条件及药物可诱导或抑制微粒体酶而影响 CTX 的疗效及毒性。Ara-C 以活化型 Ara-CTP 起作用，其中第一步通过 CdR 激酶使 Ara-C 转变为阿糖胞苷-磷酸（Ara-CMP）是磷酸化过程的限制反应。CdR 激酶活性降低，Ara-CTP 生成就少，可导致耐药性的出现。Ara-C 在体内通过脱氨作用而灭活，通常主要是在肝脏中进行。Ara-C 在 CdR 脱氨酶作用下变成 Ara-U 而失效。细胞内的脱氨作用很弱，但在耐药 AL 细胞内，CdR 脱氨酶活性可比敏感细胞高 100 倍以上，造成细胞内 Ara-C 浓度明显降低而产生耐药性。

（三）靶酶改变

耐药细胞中的靶酶也可发生量和活性上的改变。实验肿瘤接触 MTX 产生的耐药细胞中，靶酶 DHFA 量比敏感细胞减少。此外，MTX 与 DHFA 亲和力降低也是产生耐药性的原因之一。在部分耐 6-巯基嘌呤（6-MP）与 6-TG 的 ALL 和 ANLL 患者，特别是非活化障碍者，可见一些耐药性细胞中与膜结合的碱性磷酸酶活性升高。此酶可使已活化生成的 6-MP 核苷酸降解为无效的 6-巯基肌苷。又发现耐性细胞中，此酶在理化特性与免疫学性质上不同于敏感细胞的碱性磷酸酶，提示这种酶是新基因产物的表达。

（四）受体改变

在抗皮质激素的细胞中，由于变异，受体蛋白减少，甚至可以完全测不到，所以皮质激素无从起作用。临床上，对皮质激素联合治疗有效的患者，其细胞中，可测出激素受体；耐药性产生，临床失效时，细胞中测不出受体蛋白。这表明激素受体数目的降低是细胞产生对激素耐药性的主要原因。维 A 酸（RA）的受体蛋白（RAR-α）在发生耐药时，可能发生 RAR 基因突变而造成受体与 RA 亲和力减弱，失去对 RA 或 ATRA 的敏感性，这与早幼粒细胞白血病（PML）细胞中的特异染色体易位 t（15：17），使得与 17 号染色体上的 RAR-α 基因和 PML 基因并置，产生的融合基因 PML/RAR-α 表达的改变有关。

（五）DNA 损伤的修复

烷化剂耐药性主要原因是耐药细胞比敏感细胞具有更强而有效的 DNA 修复系统。其机制是识别已受烷化而发生改变的 DNA 部分，并在其侧旁由核酸内切酶作一切口，再从此切口将一股受损的单股片段除去，在另一端由核酸外切酶作一切口，切除整个损伤区。以未受损的一股 DNA 链为模板，由多聚酶催化合成新的片段，以代替切去的部分，再通过连接酶作用，封闭 DNA 破裂口完成修复过程。O6-烷基鸟嘌呤 DNA 烷基转移酶是修复烷基化 DNA 修复特异酶。在许多体内体外移植肿瘤和肿瘤细胞系中，对亚硝脲这类烷化剂耐药程度与该酶活性明显相关。在临床由于大部分对亚硝脲类耐药肿瘤细胞该酶活性都在中等至高度水平，此酶可能在亚硝脲类耐药中起主要作用。但是直接将烷化剂耐药性归之于 DNA 切除、修复系统功能的提高，仍缺乏直接证据。

（六）基因突变和扩增

二氢叶酸还原酶（DHFR）基因变异亦是耐药原因之一。在抗 MTX 的 DHFA 在 28 位的 Leu 被 Arg 取代，从而降低 DHFA 与 MTX 的结合力，但却仍能催化正常的二氢叶酸（FH）还原。同时用 DNA 探针可测出 DHFA 基因复本数增加。甚至在临床抗 MTX 的 AL 细胞也发现该基因复本增加。因此认为基因扩增是 MTX 耐药性的重要原因。慢性髓细胞白血病是一种骨髓增生性疾病。它的发病与一种分子量为 210kD 的癌蛋白 BCR/ABL 有关。被 Science 称之为肿瘤靶标药物里程碑的 gleevec（imatinib），化学名为 2-phenylamino pyrimidine，是一种酪氨酸激酶抑制剂，可以特异性地作用于 BCR/ABL 融合蛋白的激酶区，阻止其功能。临床资料显示 gleevec 可以使慢性期和急变期的患者获得缓解。然而，经过数月的治疗之后，一些患者复发，对 gleevec 的治疗不再敏感，产生临床耐药性。目前的大量研究结果显示：上述耐药性多来源于 gleevec 的靶蛋白的基因突变，通常是与耐药相关的 ABL 活性区氨基酸突变，多发生在 Thr315 和 Gly255，使得 gleevec 不能抑制 BCR/ABL 融合蛋白的激酶活性。

二、多药耐药（multidrug resistance，MDR）

多药耐药是指肿瘤细胞一旦对某种化疗药物产生耐药性，同时对其他结构上无关、作用靶点不同、作用机制亦各异的药物也产生交叉耐药性，这是一种独特的广谱耐药现象。有关 MDR 形成机制近 10 年来一直是国内外学者研究的热点之一，目前认为肿瘤 MDR 形成机制主要有以下 4 类：

药理耐药（pharmacological resistance）：是指由机体对药物的影响所导致的耐药，如药物进入机体后，代谢增强或活化障碍、肿瘤血供不足，药物组织穿透力差等，导致肿瘤细胞外药物有效浓度降低。

生化耐药（biochemical resistance）：是指肿瘤细胞的遗传性及生化特性发生复杂的变化，致使细胞通过不同途径对药物产生耐药性，主要有①：细胞膜/核膜蛋白，即药物输出泵，如 P-糖蛋白（P-glycoprotein，Pgp），多药耐药相关蛋白（multidrug resistance-associated protein，MRP），肺耐药蛋白（lung resistance-related protein，LRP），乳腺癌耐药蛋白（breast cancer resistance protein，BCRP），能够使细胞内药物外排增加或囊泡隔离，导致细胞内药物浓度降低或药物分布改变；②细胞质/核内蛋白，即药物靶酶活性改变，如 DNA 拓扑异构酶 II 是蒽环类和鬼臼毒素类药物的靶酶，它的含量及活性降低也能导致耐药；GST（谷胱甘肽转移酶）活性代谢及结合能力增强，催化 GSH 与药物及其代谢产物结合；细胞内 PKC 活性改变加速 Pgp 磷酸化；O^6-甲基鸟嘌呤-DNA 甲基转移酶活性增强，导致 DNA 修复功能增强等。但不管是以什么耐药机制起作用，它是以肿瘤细胞内有效药物浓度降低为其特征。

凋亡耐药（apoptosis resistance）：大部分抗肿瘤药物引起细胞死亡是通过细胞凋亡，而促凋亡基因的缺失（如：Fas、半胱氨酸天冬氨酸蛋白酶 caspases 等）或抗凋亡基因的过度表达（如：bcl-2、突变的 p53 等）都将相应地导致肿瘤细胞对化疗药物产生耐药性。

微环境耐药（microenvironment resistance）：肿瘤细胞的存活和生长有赖于器官微环境，而器官微环境可以通过调节不同耐药基因表达来影响一些肿瘤细胞对化疗药物的敏感性。微环境耐药的一个重要特点是具有可逆性，即当去除肿瘤细胞与微环境的接触后能够恢复其对化疗药物的敏感性。

肿瘤细胞多药耐药性的产生机制是比较复杂的，往往是多基因、多机制共同作用的结果，在此，我们将只着重介绍 4 组与肿瘤耐药相关的基因及其介导的肿瘤耐药机制。

（一）细胞膜/核膜蛋白——"外排泵"（efflux pump）

1. P-糖蛋白与 MDR　1968 年 Kessel 等最早通过逐渐增加药物浓度筛选出耐长春花碱的小鼠 P388 白血病细胞系，该细胞同时与更生霉素、长春新碱及正定霉素均有交叉耐药。随后 Biedler 和 Riehm 在中国仓鼠卵巢耐药细胞中也发现了类似现象，并且首先提出了"多药耐药"的概念，从此揭开了 MDR 研究的序幕。

1976 年 Juliano 与 V. Ling 等在耐秋水仙碱的中国仓鼠卵巢细胞中，发现 MDR 的产生是由于细胞内药物积聚发生障碍，此后的进一步研究证实细胞内药物积聚降低的同时，有一分子量约为 170kD 细胞膜蛋白过度表达，称之为 P-糖蛋白（P-glycoprotein，Pgp），而亲代细胞无细胞内药物积聚减少，亦无 Pgp 过度表达，虽然后来的研究证明 Pgp 并非是简单的减弱细胞膜的通透性，但 Pgp 的发现却奠定了肿瘤多药耐药性的生物学基础。

Pgp 是一种浆膜大分子，由 1280 个氨基酸残基组成，分子量约 140kD，翻译后修饰加上去的糖链约 30kD，两者分子量为 170kD，在不同的 MDR 细胞中，Pgp 的 N 段与 C 段形成几乎对称的两部分结构，氨基酸序列也高度同源，共有 12 个疏水区在膜内排成 6 对，使 Pgp 镶嵌于膜内，在膜外侧的部分连接糖基，而膜内侧亲水区有两个核苷酸结合位点，表明 Pgp 是 ATP 结合盒蛋白超家族成员，属于 ABCB1 亚类。〔至今，50 个人类 ATP 结合盒蛋白超家族成员（ATP-binding cassettes superfamily，或 ABC-transporter family）已被鉴定，并被分为 7 个亚类，有关它们的详细内容可在以下网址中搜到：http://www. gene. ucl. ac. uk/nomenclature/genefamily/abc. html 或 http://www. nutrigene. 4t. com/humanabc. html。〕

一系列的研究表明：许多肿瘤细胞耐药程度、胞内药物聚集程度与 Pgp 表达密切相关，用钙离子通道阻断剂维拉帕米封闭 Pgp 可显著地抑制药物的外排作用，增加药物在胞内的聚集，同时可以极大地逆转细胞的耐药性，提高细胞对药物的敏感性，表明 Pgp 是一种能量依赖性药物排出泵，既可以与一些抗肿瘤药物及其他药物结合，又有 ATP 结合位点，Pgp 一旦与抗肿瘤药物结合，通过 ATP 提供能量，将药物从细胞内泵出细胞外，药物在细胞内浓度就不断下降；其细胞毒作用因而减弱或完全丧失，出现耐药现象。

在明确了多药耐药与 Pgp 的关系以后，人们的兴趣转向了 MDR 基因的基础研究，1983 年 Grund 等对 MDR 细胞的细胞遗传学研究发现，高度表达 Pgp 的 MDR 细胞中常有双微体（double minute chromosome，DM）和同源染色区（homogeneous staining region，HSR），这个染色体异常是基因扩增的遗传学特征，提示 MDR 可能和基因扩增有关，促进了耐药基因分子水平的研究。1984 年 Roninson 等首先用凝胶内 DNA 复性技术，在两个不同来源的仓鼠 MDR 细胞中发现一 150kb 的 DNA 扩增序列，进而从扩增序列中克隆出 1.1kb 的 DNA 片段，此片段的扩增水平和细胞耐药程度有关。此后（1986 年）用仓鼠 MDR 细胞系扩增序列作探针，从人 MDR 细胞中克隆出与之同源的基因组 DNA 序列，称之为 mdr1 基因。几乎与此同时，Ling 等从仓鼠 MDR 细胞系的 cDNA 文库中分离出 600bp 编码 Pgp 的 cDNA 序列，用此 cDNA 作探针进行分子杂交证明，Pgp 基因属于 MDR 基因家族。

迄今为止已经证明：人类 MDR 基因家族包括 mdr1 和 mdr2，其中 mdr1 位于第七染色体 q21.1，为有功能耐药基因，mdr1 由 28 个外显子组成，含有一个开读码框架（第 179～3840bP 之间），起始密码为 ATG，mdr1 的转录产物为 4.5kb 的 mRNA，在 MDR 细胞中高度表达；而 mdr2 其染色体位置与 mdr1 相邻，为无功能耐药基因，但它常与 mdr1 基因一起扩增，与 mdr1 具有高度同源性，其表达水平和细胞的耐药性无关。不同种属的 mdr 基因序列具有高度同源性，反映了 MDR 在进化过程中高度的保守性，提示该基因可能具有重要的生理功能。

用克隆的 mdr1 基因 cDNA 转染研究为明确 mdr 基因与 MDR 的关系提供了可靠的证据。1986 年 Shen 等将从人 MDR 细胞提取的 DNA 转染药物敏感的小鼠细胞可使其转变成 MDR 细胞，而如果接受来自药物敏感细胞的 DNA 则小鼠细胞仍为药物敏感型，这些研究虽然提示 mdr 基因的转染与 MDR 表型有关，但是不能确定哪一类 mdr 基因赋予细胞 MDR 表型。Gros（1986 年）等用小鼠 mdr1 cDNA 转染药物敏感细胞，可获得 MDR 转染细胞系，表明是 mdr1 基因本身而不是相关基因起着 MDR 作用，同样 Ueda 等的研究也证实了这一点。

通常，Pgp 主要分布在有分泌功能的肠上皮细胞、肾近曲小管细胞和肝胆管细胞膜，提示其通过外排泵参与机体内外源性毒物的清除，此外，发现在脑、睾丸和胎盘血管上皮细胞也有 Pgp 表达，可能与各种保护屏障有关，在肾上腺的 Pgp 可能参与内源性代谢物的转运。

近年来人们对 mdr1/Pgp 表达的临床意义也进行了深入研究，结果表明其在许多人体肿瘤组织均有不同程度的表达，根据肿瘤组织 mdr1 表达水平将肿瘤分为 4 类：①经常为高表达的未治肿瘤，如结肠癌、肾癌、肝癌、肾上腺癌等，这些肿瘤一半以上可以检测到 mdr1 的表达，一般对化疗不敏感；②偶尔为高表达的未治肿瘤，如急性淋巴细胞白血病、非霍奇金淋巴瘤、神经母细胞瘤，它们一般对化疗是敏感的；③很少有 mdr1 表达，即使有其水平也是很低的未治肿瘤，如乳腺癌、慢性粒细胞白血病，绝大多数对药物是很敏感，但非小细胞肺癌是耐药的；④经化疗后 mdr1 明显增高的复发肿瘤，如非霍奇金淋巴瘤、神经母细胞瘤、乳腺癌等，提示肿瘤化疗过程中获得性耐药和 mdr1 表达水平提高有关。目前，以 mdr1/Pgp 基因过表达为主的肿瘤细胞多药耐药机制是国际上唯一一种已被多临床中心证明的肿瘤多药耐药分子机制，常与肿瘤临床上的化疗不缓解、复发以及预后较差有着高度相关性。

我们对 200 例白血病患者检测结果显示，Pgp^- 的患者 90% 对化疗敏感，完全缓解率达 90%，而 Pgp^+ 的复发患者则 90% 发生耐药，因此 Pgp^+/Pgp^- 可作为预测白血病化疗效果的指标。对 110 例肺癌患者检测结果显示，Pgp^- 的患者的生存率显著高于 Pgp^+ 的患者。对 31 例乳腺癌患者检测结果显示，Pgp^- 的患者的无病生存期或总生存期都显著地比 Pgp^+ 的患者长。因此 mdr1/Pgp 过度表达是有临床意义的。

2. 多药耐药相关蛋白与 MDR   随着研究的不断深入，人们发现许多肿瘤的 MDR 并不总是伴随着 mdr1 基因表型的存在。1988 年 McGrath 等用阿霉素（ADR）诱导白血病细胞 HL60，建立了一个多药耐药细胞系 HL60/ADR，发现该细胞系无 Pgp 表达，但对 ADR 的耐受性比敏感细胞高出 80 倍，且对长春新碱（VCR）和更生霉素（ACD）具有交叉耐药，表现为细胞内药物浓度下降，维拉帕米可使细胞内药物积蓄增加，最先提出了在 MDR 细胞中上存在非 Pgp 介导的耐药机制。

1992 年 Cole 等在用阿霉素诱导的多药耐药细胞系中发现，具有 MDR 表型的 H69/AR 和 HeLa/ADR 细胞，既没有 mdr1 基因扩增及表达增加，也没有 Pgp 过度表达，从 H69/AR 的 RNA 构建 cDNA 文库，用差异杂交和 Northern 印迹法检测到 2.8kb 的 cDNA，能与 H69/AR 细胞中 7.8～8.2kb 大小的 mRNA 杂交，这种 mRNA 在耐药细胞 H69/AR 比非耐药细胞 H69 高 100～200 倍，通过 Southern 印迹检测发现 DNA 水平也有扩增，且在没有 Pgp 表达的耐药细胞 HeLa/ADR 中，这种 mRNA 表达也高出 12～15 倍，表明在这两种耐药细胞中存在另一种耐药基因，此基因被称为多药耐药相关蛋白基因（multidrug resistance-associated protein gene，MRP），该基因编码的蛋白为多药耐药相关蛋白（MRP）。1993 年 Zaman 等在另一个非 Pgp 介导的小细胞肺癌耐药细胞系 GLC₄/ADR 中，用 RNA 酶保护法也发现 MRP mRNA 水平比亲代敏感细胞 GLC₄ 高 25 倍，同时还有基因拷贝数的增加，从而证明 MRP 是与原有的 Pgp 所不同的新型耐药机制。

多药耐药相关蛋白也是一种糖蛋白，从其 cDNA 序列分析发现 MRP 由 1531 个氨基酸残基组成，蛋白质部分分子量为 170kD，加上糖基部分分子量约为 190kD。MRP 和 Pgp 在一级结构上有 15% 的同源性，也有 2 个 ATP 结合位点，同属 ATP 结合盒膜转运蛋白超家族成员之一（ABCC1 和 ABCC2），也具有能量依赖的药物外输出泵功能。近年的研究证明，其编码基因 mrp 定位于第 16 号染色体 p13.1，在其附近（16p11.2）还有一个与 MDR 有关的基因，即编码 PKC-β 的基因，PKC-β 可以通过磷酸化水平来调节 Pgp（也许还有 MRP）的转运活性；近年来还发现，另外一种与 MDR 有关的耐药蛋白——肺耐药相关蛋白（LRP）亦位于 p16 染色体上。

同样基因转染实验为 MRP 导致耐药提供了证据：1994 年 Kruh 等将 HL60/ADR 细胞中获得的 MRP cDNA 转染 NIH/3T3 细胞，结果使该细胞也获得了 MDR 表型，对阿霉素耐受程度比敏感细胞提高了 27 倍。此后不久，Grant 等用 MRP cDNA 转染 HeLa 细胞，被转染的细胞表现出对 ADR、VCR 和 VP-16 的多药耐药性，进一步证实了 mrp 基因具有赋予 MDR 表型的能力。

虽然有了这些肯定的证据，但 MRP 的过度表达引起 MDR 的确切机制仍然不明确。Cole 等报道在 MRP 转染细胞抑制 ATP 的合成，可使细胞内的药物浓度明显升高，说明其 MDR 机制是依赖 ATP 的。然而，在 H69/AR 细胞系与敏感细胞 H69 相比，并无药物浓度积聚下降。同时也有研究发现阿霉素和长春新碱的光亲和类似物（photoaffinity analogue）不与细胞膜的 MRP 结合，两者的转运与 MRP 无关，表明 MRP 并非是一种简单的药物输出泵。1993 年 Jedlistscbky 等发现在有 MRP 过度表达的 HL60/ADR 细胞膜囊泡中，对内源性谷胱甘肽偶合物白三烯 C4 的转运比敏感细胞提高了 25 倍，与另一底物 S-（2，4-二硝基苯酚）谷胱甘肽的结果相似，说明 MRP 是一种能紧密结合谷胱甘肽 S-偶合物的膜蛋白，并证实这种结合是依赖 ATP 的。因此，已有众多研究表明 MRP 既是一种能量泵，同时也是一种谷胱甘肽偶合泵（GS-

X)，能够清除包括化疗药物在内与谷胱甘肽结合的亲脂性复合物以及阴离子残基，从而减弱其细胞毒作用产生耐药性。此外 MRP 的另一耐药机制可能是参与细胞质内囊泡的运输，引起药物亚细胞分布的改变，使药物在其靶点的有效浓度降低。

一系列研究表明 MRP 广泛分布于人体正常组织，其分布特点为：①MRP 在上皮、内分泌及肌肉组织中表达水平较高；②MRP 在粒细胞和 T-淋巴细胞中含量尤高；③MRP 在上皮和内分泌组织主要分布于管腔面的顶端胞质内；④MRP 几乎完全分布于胞质内膜系统。因此，MRP 除具 GS-X 的转运泵外，也能将进入细胞内的化疗药物或在细胞内产生的有害物质排出胞外，起到保护作用。

同样根据 MRP 表达情况，可将肿瘤分成 3 类：①MRP 经常为高表达的肿瘤，如慢性淋巴细胞白血病；②MRP 偶尔为高表达的肿瘤，如食管鳞癌、非小细胞肺癌和急性髓性白血病；③MRP 表达显著低的肿瘤，如其他血液系统肿瘤、软组织肉瘤、黑色素瘤、前列腺癌、乳腺癌、肾癌、膀胱癌、睾丸癌、卵巢癌和大肠癌。由于 MRP 发现较晚，目前有关 MRP 与 MDR 的研究大多局限于体外肿瘤细胞系，有报道显示 MRP 在非小细胞肺癌的 MDR 中占有重要地位，其在临床肿瘤耐药性的意义有待于进一步研究。

3. 乳腺癌耐药蛋白与 MDR 近年来人们一直在探索非 Pgp 介导的耐药机制，1998 年，来自美国 3 个不同的实验小组相继报道了乳腺癌耐药细胞系存在一种新的肿瘤耐药相关蛋白，称之为乳腺癌耐药蛋白（breast cancer resistance protein，BCRP），也有人称之为米托蒽醌耐药蛋白（mitoxantrone resistance protein，MXRP）或 ABCP（ATP-binding cassette protein），属于 ABCG2 亚类。1990 年 Chen 等用 Pgp 抑制剂维拉帕米（VRP）筛选乳腺癌 MCF-7 对阿霉素的耐药，建立耐药细胞系 MCF-7/AdrVp，表现出明显地与其他蒽环类和米托蒽醌交叉耐药，但对长春碱、紫杉醇和顺铂敏感。同时研究还发现，MCF-7/AdrVP 细胞并无 Pgp 和 MRP 过度表达，但与亲代细胞相比细胞内蒽环类柔红霉素和荧光染料罗丹明蓄积明显减少，同时耐药细胞 MCF-7/AdrVP 亦未显示药物在细胞内分布的变化。进一步研究发现柔红霉素细胞内蓄积减少并不能被经典 Pgp 抑制剂环胞素 A 所逆转，但 ATP 缺乏则能完全阻断柔红霉素和罗丹明的外排增加，提示在 MCF-7/AdrVP 耐药细胞中存在一种新的 ATP 依赖的药物排出泵。

1998 年 Doyle 等用 RNA 指纹分析（RNA fingerprinting）研究比较肿瘤耐药细胞 MCF-7/AdrVP 和亲代细胞 MCF-7 的 mRNA 表达的差异，结果发现在 MCF-7/AdrVP 中有一 2.4kb mRNA 过度表达，其翻译一个 633 氨基酸残基的跨膜蛋白，即乳腺癌耐药蛋白。随后用全长 BCRP 的 cDNA 转染 MCF-7 细胞，结果同样导致对米托蒽醌、阿霉素和柔红霉素耐药，降低细胞内柔红霉素蓄积和滞留，在转染的克隆细胞中引起 ATP 依赖的罗丹明外排增加，进一步证实了 BCRP 能够在乳腺癌细胞中导致多药耐药。

从 MCF-7/AdrVP 耐药细胞 mRNA 构建的 cDNA 文库序列分析发现，它含有一个开放读框（ORF），编码一个 633 氨基酸的蛋白，至少与 50 个 ATP 结合盒膜转运蛋白具有同源性，尤其是与果蝇 w 基因同源的人 PIR：GO2068 蛋白，它含有 638 个氨基酸，同源性高达 29.3%，主要负责细胞内视黄素前体鸟嘌呤和色氨酸的转运。BCRP 结构的最主要特点是只有一个 ATP 结合结构域和一个疏水性的跨膜结构域，这与典型的 ABC 转运蛋白明显不同，后者往往由两个同源部分组成，每个部分含有一个 ATP 结合结构域和一个跨膜的疏水区域，因此称 BCRP 为"半转运蛋白"（half transporter），推测其可能本身或其他转运分子形成二聚体或多聚体而发挥功能。

BCRP 高表达的正常组织包括胎盘、脑、前列腺、小肠、睾丸、卵巢、结肠和肝脏等。1999 年 Ross 和 Hazlehurs 等利用 Northern 和 Southern 印迹方法研究不同来源的肿瘤 MDR 细胞系，进行 BCRP 基因表达水平测定，结果发现：在乳腺癌 MCF-7/Mitox，胃癌 EPG85-257RNDV，结肠癌 $S_1M_1-3.2$，纤维肉瘤 EPF86-079RNDV 和多发性骨髓瘤 8226/MR20 等耐药细胞中均有 BCRP 过度表达，同时发现 BCRP 高表达与 Pgp 和/或 MRP 表达无关。非常有趣的是所有这些耐药细胞系绝大多数都是由米托蒽醌诱导的，最近也有人用抗肿瘤新药拓扑特肯（topotecan，TPT）诱导卵巢癌细胞 IGROV1 获得 BCRP 表型的耐药细胞，因此对拓扑特肯的耐药也引起人们的重视。

BCRP 是继 Pgp、MRP 和 LRP 之后 MDR 研究中又一热门的耐药相关蛋白，已经引起人们的普遍关注，不过 BCRP 的认识才刚刚开始，还有许多重要问题没有解决：BCRP 的基因定位与调控；BCRP 的正常生理功能；BCRP 在正常及肿瘤组织的表达；BCRP 引起肿瘤耐药的机制；BCRP 表达的临床意义及其逆转；

BCRP 表达与肿瘤干细胞之间的关系等。因此，BCRP 的研究有待深入。

4. 肺耐药相关蛋白与 MDR 继 1992 年发现 MRP 之后不久，1993 年 Scheper 等发现了一种新的肿瘤耐药相关蛋白，他们用阿霉素筛选人非小细胞肺癌细胞株 SW_{1573} 得到 MDR 细胞 SW_{15732}/R120，对阿霉素、Vp-16、VCR、短杆菌肽交叉耐药，但该细胞无 Pgp 表达，随后用其免疫 BALB/c 小鼠成功地制备出单克隆抗体 LRP-56，它能与 SW_{15732}/R120 发生强阳性反应，而与亲代细胞 SW_{15732} 不发生反应。进一步研究将 LRP-56 与另外 4 种 Pgp 阴性的 MDR 细胞：小细胞肺癌 GLC4/ADR、乳腺癌 MCF/Mitox、纤维肉瘤 HT1810/DR4 和多发性骨髓瘤 8226/MR40 作用，发现该单抗能与这些细胞中一种分子量为 110kD 蛋白质发生特异性免疫反应，因该蛋白最初在非小细胞肺癌中发现，故称之为肺耐药相关蛋白（lung resistant-related protein，LRP）。

1995 年 Scheffer 等从纤维肉瘤 HT1810/DR4 耐药细胞的 cDNA 文库中分离出 lrp 基因 cDNA，经 cDNA 测序分析显示 lrp 基因的开放阅读框由 2688bp 组成，推测其编码的蛋白质 LRP 分子量为 100kD，有 896 个氨基酸组成。同年 Slovak 等用 2.8kb 的全长 cDNA 探针，将 lrp 基因定位于 16 号染色体短臂上 16p13.1 ~ 16p11.2 区，进一步用双荧光原位杂交显示其精确定位于 16p11.2，距 mrp 基因约 27nM，但两者极少同时扩增。从 lrp 基因推测其氨基酸组成分析，LRP 与膜转运蛋白 Pgp 和 MRP 无相似性，不属于 ATP 结合盒膜转运蛋白超家族成员。LRP 基因与黏菌和褐鼠中编码穹窿体主蛋白（major vault protein，MVP）的基因高度同源，并由此推断 LRP 是人的 MVP。

MVP 是穹窿体的主要成分，而穹窿体是一种近年来才发现的一种新的细胞器，它是一种多亚基的核糖核蛋白颗粒，由分子量不同的 4 种蛋白质和多个拷贝的一段长 140bp 的 RNA 组成，其中 MVP 含量为最高，其分子量为 104kD。穹窿体广泛存在于从黏菌直至人的多个物种中，含量丰富且高度保守，说明其在细胞生理过程中起重要作用：大部分位于胞质中的囊泡上，似与囊泡/溶酶体系统物质转运有关；少部分（5%）位于核孔复合物处，可能是核孔复合物的中心塞子或物质转运载体，在调控细胞核和细胞质物质的双向转运中起作用。

人们在研究中有趣的发现 LRP 能够介导对顺铂、卡铂、烷化剂等一些 Pgp 和 MRP 不能介导药物的耐受，这些药物的一个共同特点是均以 DNA 为靶点，提示 LRP 可能通过核靶点屏蔽机制引起 MDR。目前认为 LRP 可能通过两种机制引起 MDR，一是它可使以胞核为靶点的药物不能通过核孔进入胞核，即使进入也在发生药效前被泵出核外；二是它可使胞质中药物进入囊泡呈房室性分布，并通过胞吐作用排出细胞外。上述推测已被一些观察所证实，在 LRP 表达的 MDR 细胞中，药物核质分布比率明显低于亲代敏感细胞，且有胞吐作用发生，并在胞吐囊泡中分离到化疗药物。但是 Scheffer 等用全长的 LRP cDNA 转染卵巢癌细胞获得 LRP 表达的细胞，对 VCR、ADR 和 VP-16 的敏感性并没有明显变化，这可能是由于仅 LRP 一种基因转染不足以引起 MDR，因为穹窿体含有多种组分，LRP 引起 MDR 还需要其他组分的协助，也即 LRP 是以穹窿体完整的结构和功能为基础引起 MDR 的。

LRP 在正常组织中分布具组织特异性，在那些经常接触外界毒物的组织中表达水平较高，尤其是在那些具有分泌或排泄功能的复层上皮或移行上皮中，如支气管上皮、肠道上皮及肾小管上皮等。与 Pgp 不同的是 LRP 在胆小管上皮没有分布，其分布特点提示 LRP 与 Pgp 一样亦具有保护功能。

LRP 也广泛存在于多种肿瘤组织中，其在不同肿瘤中的表达水平客观地反映了不同肿瘤对化疗的敏感性，LRP 在鼻咽癌、神经母细胞瘤、急性粒细胞白血病中为低度表达，在卵巢癌为中度表达，在大肠癌、肾癌中为高度表达，可见其表达水平与肿瘤细胞化疗耐药有关。最近有人研究 LRP 与体外化疗药物耐受的关系，发现在 61 种未经药物筛选的肿瘤细胞系中，LRP 在体外预测 MDR 比 Pgp 和 MRP 都好，而且 LRP 还可延伸至非 MDR 相关药物铂类化合物的耐药。此外，也有资料表明 LRP 在初治急性髓性白血病和卵巢癌是一个影响化疗敏感性和预后的独立因子。

（二）细胞质/核内蛋白——"靶酶"

1. 拓扑异构酶（topo）Ⅱ与 MDR 近年来研究发现，一些对鬼臼毒素及其人工半合成衍生物 VP-I6、VM-26、丝裂蒽醌、19-羟基玫瑰树碱及胺苯丫啶（m-AMSA）产生耐药性的细胞株，呈现一些非典型的多药耐药性现象，主要表现为：①对多种天然来源的抗肿瘤药物呈现耐药性，但对长春碱类生物碱则不产生交叉耐药性；②维拉帕米等膜活性物质并不能纠正其耐药性，因而维拉帕米等钙离子通道阻断剂不能逆转这种类型的多药耐药性；③抗肿瘤药物在胞内的积聚及滞留没有变化，其胞内浓度未见下降；④mdrl基因及 Pgp 的表达未见增加；⑤拓扑异构酶 topoⅡ酶的量及活性均有下降。因为与拓扑异构酶 topoⅡ有关的 MDR 同典型的由 Pgp 介导的 MDR 有诸多不同点，把这类 MDR 称为非典型性 MDR（atypical MDR，at-MDR）。

拓扑异构酶是存在于真核细胞中的一种核酶，它可引起 DNA 的二维及三维结构改变，在 DNA 复制、转录、染色体分离及 DNA 重组中起重要作用。DNA 拓扑异构酶有两种同工酶：TopoⅠ使 DNA 单链断裂并瞬间连接，无需 ATP 提供能量；topoⅡ可使双链断裂并瞬间连接，需 ATP 提供能量。二者在维持核酸的正常结构及功能中起重要作用。许多抗肿瘤药物能与 topo 结合后，形成永久性易裂性药物 - 酶-DNA 复合物，从而阻止 topo 的 DNA 断裂 - 再连结反应，导致 DNA 链断裂，进而影响蛋白质形成促使肿瘤细胞死亡，或诱导基因的变化引起细胞凋亡，这亦是上述抗肿瘤药物的主要抗肿瘤作用机制。在目前常用的抗肿瘤药物中，喜树碱及其新的衍生物拓扑特肯和 CPT-11 是 topoⅠ抑制剂，鬼臼毒素类衍生物 VP-16 和 VM-26 是 topoⅡ抑制剂，胺苯丫啶和典型的蒽环类抗癌药（ADR 和 DNR）则为 DNA 嵌入剂，而长春碱类不作用于 DNA。

目前有关拓扑异构酶与肿瘤 MDR 的研究主要集中在 topoⅡ，而其改变导致 MDR 的主要机制为：①细胞内 topoⅡ含量下降：人小细胞肺癌耐药细胞 GLC4/ADR 中未见 Pgp 过度表达，维拉帕米亦不能逆转其对阿霉素的耐药性，该细胞对 VP-16、VM-26、mAMSA 及米托蒽醌有交叉耐药，从该细胞系中提取 topoⅡ发现，DNA 双链断裂活性较敏感细胞下降 2～3 倍，但 topoⅡ活性则未见明显改变；②topoⅡ基因点突变：某些 topoⅡ抑制剂如胺苯丫啶和 VP-16 本身为致突变剂，药物引起编码 topoⅡ的 DNA 发生点突变，导致 topoⅡ相应氨基酸序列改变，酶活性下降，从而改变了酶对抗癌药物的敏感性；③topoⅡ的磷酸化：研究发现 topoⅡ的磷酸化堆砌活性具有重要调节作用，可直接影响对抗癌药物的敏感性，Ritke 等（1994 年）发现耐 VP-16 的 K562 耐药细胞 topoⅡ磷酸化水平比亲代敏感细胞低 2.6 倍，VP-16 诱导的 DNA 损伤减少，topoⅡ共价结合复合物解离加速，提示该细胞耐药性与 topoⅡ磷酸化水平下降有关；④topo 亚型的转换：最近研究发现 topoⅡ有两种亚型 topoⅡα 和 topoⅡβ，二者具有不同的生物学特性、结构、功能和调节机制及对化疗药物的敏感性，如耐 mAMSA 的 P388 细胞耐药性与 topoⅡα 减少有关，而耐米托蒽醌的 HL60 细胞则主要与 topoⅡβ 表达下降有关。

关于 topoⅡ含量和活性的改变在临床耐药性方面的意义，目前尚不清楚，仅在一部分病人中观察到酶水平与药物敏感性有明确的关系。此外，近年来 topoⅠ与 MDR 的关系也越来越引起人们的重视。

2. 细胞内解毒系统与 MDR　细胞内解毒系统包括谷胱甘肽（glutathione，GSH）及相关酶，即谷胱甘肽 - 硫转移酶（glutathione-S-transferase，GST）和谷胱甘肽过氧化物酶（glutathione peroxidase，GSH-pX）及超氧化物歧化酶（superoxide dismutase，SOD）。

GSH 是细胞内主要的非蛋白质巯基化合物，有还原型和氧化型两种，其主要功能是保护氧化剂对巯基的破坏，保护细胞膜中含巯基蛋白质和巯基酶不被氧化。抗肿瘤药物多属亲电子化合物，在 GST 等相关酶催化下与 GSH 结合形成 GS-X 复合物，然后被转运到胞外。GST 属Ⅱ相药物代谢酶，是一种多功能酶，根据其等电位不同可分为 GSTα、μ、π 3 种亚型，GST 不仅可催化亲电子化合物与 GSH 结合，而且 GST 自身可与亲脂性细胞毒药物结合，增加其水溶性，促进其排泄，从而可保护细胞免受细胞毒药物的伤害，同时抗肿瘤作用亦因之下降。

人们在研究肿瘤 MDR 是发现细胞内 GSH 和/或 GST 表达往往增加，提示 GSH/GST 与肿瘤 MDR 有一定关系，进一步研究发现：①GST 可代谢苯丙氨酸氮芥、卡氮芥及丝裂蒽醌等抗肿瘤药物；对苯丁酸氮芥呈耐药性的 CHO 细胞，对卡氮芥呈耐药性的大鼠胶质瘤细胞以及对顺铂呈耐药性的细胞株，均呈现 GST 高表达；②采用免疫组化研究显示，结肠癌、非小细胞肺癌组织中 GSTπ 表达较小细胞肺癌为高，提示 GSTπ 可能是耐药性标志之一；③用谷酰胺半胱氨酸合成酶抑制剂丁硫氨酸亚砜胺（BSO）使细胞内 GSH 水平下降，肿瘤细胞的敏感性也随之恢复；④GST 抑制剂如利尿酸（ethacrynic acid）和 PGI 抑制剂，也可明显增加一部分 MDR 细胞对化疗药物敏感性；⑤GST 基因或 GST 的 cDNA 转移到敏感细胞后，对特异性药物的耐药性可能提高。

虽然体外药物选择性耐药细胞系证实 GSH/GST，特别是与 GSTπ 增加有关，但由于 GSH/GST 解毒系统广泛存在于人体各种器官中，故治疗前 GSH/GST 增加尚不能完全肯定为原发性耐药，但作为 MDR 家族的一员可能参与 MDR 的形成，有研究显示 mdr1 和 GSTπ 共表达与耐药之间存在明显相关性，提示 mdr1 为其主要耐药机制，GST 解毒机制可能作为辅助因素参与 MDR；而 GSTπ 与 mdr1 表达不一致者，可能与肿瘤类型不同有关，因此 GST 可能为某些肿瘤的标志物。最近研究表明，MRP 是一种 GS-X 泵，除能转运 GSH 偶联复合物，亦能调控某些天然来源的抗肿瘤药物，如长春碱类、鬼臼毒素类和蒽环类抗癌药物，这可能是 GSH/GST 导致 MDR 的另一耐药机制。目前有关 GSH/GST 临床表达与耐药、疗效及预后关系的研究尚不多见。

此外，MDR 的产生可能与谷胱甘肽过氧化物酶活性升高也有关，GSH 也可在 GSH-PX 的催化下，促使 H_2O_2 及氧自由基还原为 H_2O，清除自由基和超氧化物，而有些抗肿瘤药物能提供氧自由基、H_2O_2 及 ·OH 活性氧直接损伤 DNA 而产生细胞毒作用。

3. 蛋白激酶 C 与 MDR　蛋白激酶 C（protein kinase C，PKC）是一种磷脂依赖性丝氨酸/苏氨酸蛋白激酶家族，明确已发现至少有 12 个同工酶亚型，广泛分布于不同组织及其不同的细胞区域。其结构主要含有两个功能单位，即与磷脂、二酯酰甘油（DAG）及佛波酯（TPA）结合的疏水性调节单位和与 ATP 及底物结合的催化单位。

PKC 活化在机体对外界刺激产生的信号传导通路中起着十分重要的作用，它把许多胞外信号，如生长因子、激素、细胞脂多糖及神经递质等在细胞膜上经受体介导的第二信使传递入核，从而使细胞对外界产生一系列反应，调节着细胞的基因表达、代谢、增殖、分化和凋亡，是细胞信号通路的中心分子。

近年来的研究表明肿瘤 MDR 的形成也与 PKC 活化有关，其证据主要有：①在耐药细胞中的 PKC 活性远远高于敏感细胞；②肿瘤细胞暴露于 PKC 激动剂 TPA，可激活 Pgp 的磷酸化，导致细胞对药物的耐受；③许多 MDR 逆转剂如吩噻嗪、三氟拉嗪、三苯氧胺等，能够降低 PKC 活性，恢复对化疗药物的敏感性。

PKC 有多种亚型，哪一个 PKC 亚型与 MDR 有关？有人比较了敏感细胞系和 MDR 细胞系中 PKC 的亚型分布，发现 PKC-γ 仅存在于 HL60/ADR 耐药细胞系中，与敏感细胞相比，MDR 细胞中 PKC-β 含量略低，PKC-α 含量则无某些差别，提示 PKC-γ 可能与 MDR 有关。但在 P388/ADR 耐药细胞系中，PKC-α 和 PKC-β 活性均较相应的敏感细胞为高。将编码 PKC-α 及 PKC-β 亚型的 cDNA 转染敏感细胞后，亦可获得 MDR 细胞，亦直接证明了 PKC-α 和 PKC-β 在 MDR 产生中的启动作用，可见 PKC 各亚型在产生 MDR 中的作用尚存在着异议，有待进一步研究。

目前，PKC 在 MDR 发生发展中的作用机制尚未完全阐明，但普遍认为 PKC 是通过诱导 mdr1 基因过度表达和加速 Pgp 的磷酸化而导致 MDR 的发生与发展的。值得一提的是，PKC 活性增高并不能增加非 MDR 药物 Ara-C 的细胞毒作用，相反用 PKC 激动剂使 PKC 活性提高 4~5 倍后，耐药细胞对顺铂的敏感性提高 9 倍，进一步说明非 MDR 药物的耐药性与 mdr1 基因及 Pgp 无关。

4. 可溶性耐药相关钙结合蛋白 sorcin　可溶性耐药相关钙结合蛋白 sorcin 是 20 世纪 80 年代从中国仓鼠耐药细胞发现的胞质蛋白。人与仓鼠 sorcin 基因的同源物与编码 P-糖蛋白基因（MDR1，；MDR3，）. 相似，位于 7 号染色体。在一株人卵巢癌细胞株中发现 class4，5 和 6 的基因与 MDR1 和 MDR3 一起扩增表明人的 MDR 辖区（domain）的全部结构与仓鼠和小鼠由扩增而引起 MDR 辖区的结构是相似的。它不仅包括编码 P-糖蛋白的基因，而且编码至少 5 个其他不相关的基因，其中之一，由 class 4 基因编码钙结合蛋白 sorcin 是一种小的胞质蛋白，它在许多 MDR 细胞中过度表达。它有与钙蛋白酶调节性轻链相似的序列，包括在钙调蛋白中钙结合类型的环。由于用 sorcin 基因转染细胞没有获得耐药性，加之 sorcin 在耐药细胞株的表达会随选择时间延长而消失故又称"旅客基因"（passenger gene），所以 sorcin 与耐药关系就没有得到进一步的研究。最近，我们用 c-DNA 微阵列芯片检测 1176 个人类基因，比较敏感 K562 细胞和它的耐药细胞 K562/A02 的基因表达发现，在 K562/A02 细胞过度表达的基因中，最强的就是 sorcin。这表明它与 mdr1 在 K562/A02 细胞共同表达，并且它的表达强而稳定并非"旅客基因"。这就促使我们进一步研究它与 mdr1 在白血病 MDR 中的意义。我们在临床用 RT-PCR 方法检测 95 例急性白血病患者和 27 例非白血病患者和健康人的 sorcin 基因表达水平。研究结果发现，白血病患者 sorcin 基因表达高于正常对照组，差异有高度统计学意义；急性髓性白血病（AML）复发难治组高于初诊组和完全缓解组；临床耐药组 sorcin 基因阳性表达显著高于非临床耐药组，差异有显著统计学意义；sorcin 与 mdr1 表达高度相关，它们在耐药患者的共表达达 92%。因此，sorcin 既可作为检测 AML 临床耐药和判断预后的独立指标又可作为与mdr1 共表达指标，这是我们首次发现 sorcin 的临床意义。随后的基因转染和 RNA 干扰实验结果再次证明：sorcin 基因的过度表达可以导致肿瘤细胞多药耐药性的产生。

（三）细胞凋亡与耐药

传统的肿瘤治疗观念是化疗药物直接作用于核酸、微管蛋白和其他靶点杀伤治疗细胞。随着凋亡研究的逐步深入，这种观点不断被补充和修正，人们认识到化疗药物通过除同各自的靶点直接作用外，也可以通过诱导细胞凋亡而杀伤肿瘤细胞，因此对肿瘤细胞凋亡的抑制，可导致对多种化疗药物产生耐药性。

细胞凋亡是细胞在各种死亡信号刺激后发生的一系列瀑布式激活的主动死亡过程，而细胞凋亡的启动和传导需要多种基因及其产物的参与，在 20 世纪 80 年代发现了 3 个细胞凋亡调节基因：p53，bcl-2 和 c-myc。近年来研究显示，半胱氨酸蛋白水解酶（caspase）在细胞凋亡的发生中起重要作用。线粒体是介导细胞死亡的中心环节，肿瘤坏死因子受体超家族活化是细胞内级联反应的导火索，细胞内存在 caspase 依赖和非 caspase 依赖的两条信号传导通路，绝大多数凋亡刺激如 Fas L，肿瘤坏死因子（TNF），紫外照射和化疗药物都是依赖 caspase 介导细胞凋亡，而颗粒酶 B 和 BAX 则同时存在两种凋亡途径。

肿瘤细胞对凋亡的耐受是 MDR 的一个新机制，不同肿瘤细胞对化疗的敏感性差异，主要是因各种肿瘤细胞对凋亡的阈值不同，肿瘤细胞对化疗耐药的实质是药物不能活化其凋亡途径：①p53 基因：p53 是肿瘤中最易发生突变的抑癌基因，野生型 p53 蛋白是细胞内的"分子警察"，其主要功能是细胞 G_1 阻滞和和诱导细胞凋亡，当细胞受到某种药物如 VP-16、顺铂、MMC 等药物或放疗作用后，造成细胞 DNA 的损伤，受损细胞启动共济失调毛细血管扩张突变基因（gene mutated in ataxia-telangiectasia，ATM）使 p53 表达增加，引起细胞 G_1 阻滞以完成修复或进入凋亡以清除肿瘤细胞，这是化疗诱导细胞凋亡的最常见机制。因此，p53 的突变导致其功能丧失引起肿瘤耐药。尽管许多研究表明 p53 突变与肿瘤耐药有关，但也有报道在某些肿瘤细胞系中，p53 突变能增加对顺铂的敏感性，这可能是由于顺铂是强偶联剂，p53 突变增加了 DNA 损伤的不可修复性而使其敏感性增加；②bcl-2 基因：bcl-2 蛋白家族是细胞凋亡的重要调节因子，在人类已发现 16 个成员，可分为促凋亡和抗凋亡两大类，bcl-2 具有抗凋亡功能，过度表达可抑制正常细胞及肿瘤细胞凋亡，是一种新的耐药因素。体外研究表明 bcl-2 过度表达导致对多种化疗药物耐受，最近临床研究显示 bcl-2 表达与白血病、淋巴瘤和前列腺癌的耐药及预后相关，然而在大肠癌、乳腺癌和非小细胞肺癌却有相反报道，这是否与未研究 bcl-2 磷酸化状况及其他 bcl-2 相关蛋白有待于进一步证实；③Fas/Fas L 和耐药：Fas 是 TNF 超家族成员之一，Fas 与 Fas L 的结合可引起细胞凋亡途径的激活杀死肿瘤细胞。某些化疗药物如阿霉素作用于肿瘤细胞导致 Fas L 表达增加，是损伤肿瘤细胞的作用机制之一，但并非所有肿瘤均有 Fas 高表达；缺乏 Fas 受体表达的肿瘤细胞则阻断 Fas/Fas L 系统的传导，导致对凋亡的耐受；④caspase 和耐药：最近研究发现在 Pgp 表达白血病耐药细胞系对各种 caspase 依赖的凋亡刺激（Fas L、TNF、化疗和放疗）产生耐受，而对颗粒酶 B 等非 caspase 依赖的凋亡刺激敏感，同时 Pgp 逆转剂能够恢复对 caspase 依赖凋亡的耐受，表明 Pgp 除经典的药物排除泵功能外，尚具有对 caspase 依赖的凋亡途径保护的作用。总之，大部分抗肿瘤药物引起细胞死亡是通过细胞凋亡，而促凋亡基因的缺失或抗凋亡基因的过度表达都将导致肿瘤细胞对化疗药物产生耐药性。

（四）器官微环境与耐药

恶性肿瘤的转移灶和治疗后残留灶的复发是肿瘤病人的主要死因，也是肿瘤治疗所面临的主要困难和挑战。造成这种困难的原因主要有两方面：①恶性肿瘤具有生物异质性，是由具有不同生物特性的细胞亚群组成的生物异质体；②不同的宿主因素及体内条件的存在。以往的研究及肿瘤治疗手段更多的聚焦于前者，而往往容易忽略了宿主因素，特别是肿瘤细胞所处的特殊微环境的作用。而实际上正是特殊的宿主微环境提供了肿瘤细胞生存，增殖的土壤，特别是肿瘤细胞外基质（ECM）细胞（主要包括巨噬细胞、内皮细胞、成纤维细胞）及其分泌的多种因子的作用日益受到重视。肿瘤细胞其所处的宿主微环境之间相互作用，形成内稳态，通过多种途径影响着肿瘤细胞的生物学特性，宿主微环境对肿瘤细胞的耐药表型及血管新生的影响是其中最为重要的途径。通过研究它们之间的相互作用机制可能为攻克恶性肿瘤特别是耐药的难治性肿瘤提供新的诊断治疗手段。

1. 宿主微环境与肿瘤细胞多药耐药的关系　在所有正常人类组织中均可检测到 Pgp 及 mdr-1 基因的 mRNA，但是不同器官中的 Pgp 及 mdr-1 基因 mRNA 的水平相差很大，在肾脏、肝、消化道、肺等器官 Pgp 及 mdr-1 基因 mRNA 的水平较高，而在睾丸、卵巢、子宫、皮肤等器官处于较低水平。即使在同一器官的不同细胞，Pgp 及 mdr-1 基因 mRNA 的水平也有很大差异，而且 Pgp 在细胞膜的分布并不均一。例如，在肝脏，肝细胞的 Pgp 及 mdr-1 基因 mRNA 的水平远低于胆管上皮细胞。Pgp 在肝细胞的分布则集中于胆小管一侧。这些差异表明在不同的器官组织中存在着特定机制调控 mdr-1 基因的表达。

正常情况下即有 Pgp 高表达的器官、组织所发生的恶性肿瘤常常在接触化疗前即对多种化疗药产生耐药（即内在性的多药耐药）。在这类肿瘤中 Pgp 及 mdr-1 基因 mRNA 的水平不仅与肿瘤耐药的程度密切相关，而且与肿瘤的侵袭、转移等生物学特性相关。而恶性肿瘤在这些器官形成的转移灶也易产生与 Pgp 相关的多药耐药现象。值得引起重视的是，这种耐药的恶性肿瘤无论是原发灶还是转移灶一旦离开特定的器官微环境后，肿瘤细胞 Pgp 的表达水平及其对化疗药物的敏感性均会发生变化。提示特定的器官微环境通过与肿瘤细胞间的相互作用调节 mdr-1 基因的表达，进而影响肿瘤细胞对化疗药物的反应。

下面以敏感细胞 KB-3-1 为例研究了 mdr-1 基因在胃癌、结肠癌的表达。大多数的结肠癌和半数胃癌细胞 mdr-1 基因 mRNA 的水平高于敏感细胞 KB-3-1，而且 Pgp 的表达水平与肿瘤细胞的分化程度相关（分化程度越高则 mdr-1 基因 mRNA 的水平越高）。肿瘤周围的正常组织细胞中 mdr-1 基因 mRNA 的水平也较高（与肿瘤细胞之间并没有明显差异）。但是当这种结肠癌或胃癌细胞作为异种移植物移植于裸鼠体内后 mdr-1 基因 mRNA 的水平明显低于敏感细胞 KB-3-1，且与细胞的分化程度不再相关。而肿瘤的基质细胞，例如鼠成纤维细胞 mdr-1 基因的 mRNA 的水平极低。由此可见 mdr-1 基因的表达是暂时的，一旦离开了特定的器官微环境，mdr-1 基因的表达会随之下降，进而使肿瘤细胞对化疗药物的敏感性发生改变。

利用乳清酸诱发的小鼠肝癌模型进行研究，可发现 Pgp 的表达水平与肝癌的恶性进展过程相关，由此可将肝癌的进展过程分为 4 个时期：显微性损伤、增生的肝结节、肝细胞癌、肺转移。Pgp 增生的肝结节及肝细胞癌的表达水平明显高于显微性损伤期。在肺转移灶，Pgp 的表达水平也较高，这可能存在着两方面的原因：①Pgp 的表达水平与肝癌细胞的转移特性密切相关；②肺部的微环境诱导转移灶肝癌细胞 mdr-1 基因的表达。有的研究也发现在许多侵袭性肿瘤的边缘 Pgp 的高表达，提示 Pgp 与肿瘤的侵袭转移的生物学特性相关。

用鼠 CT-26 结肠癌细胞，分别建立了肺及皮下转移灶，可以观察到皮下转移灶对阿霉素敏感，而阿霉素对肺转移灶的作用极小。CT-26 结肠癌细胞对阿霉素的敏感性与 mdr-1 基因 mRNA 的水平直接相关。与原代或来源于皮下转移灶的 CT-26 相比，来源于肺部转移灶的 CT-26 细胞对 DOX 耐药，且有较高水平的 mdr-1 基因的表达。这种耐药性可被维拉帕米所逆转。将来源于肺部转移灶的 CT-26 细胞植入裸鼠皮下后，原来耐药的 CT-26 对阿霉素的敏感性明显提高，mdr-1 基因 mRNA 及 Pgp 的水平也同时下降。而来源于皮下的 CT-26 细胞经静脉接种在肺实质形成转移灶后，原来敏感的 CT-26 细胞对阿霉素耐药，mdr-1 基因 mRNA 及 Pgp 的水平也同时上升。这就排除了 mdr-1 基因表达水平不同的细胞亚群对实验的影响，进一步证明了肺部特定的器官微环境是提高 CT-26 结肠癌细胞 mdr-1 基因表达水平的原因。一旦离开这一微环境（体外培养 7 天后），CT-26 细胞 mdr-1 基因的表达水平及对阿霉素的敏感性基本与原代敏感细胞相同。利用鼠 UV-2237 纤维瘤、人 KM-12 结肠癌细胞及鼠 B-16 黑色素瘤细胞进行的一系列实验均得到了类似的实验结果，即皮下转移灶的肿瘤细胞对阿霉素的敏感性高，而肺或肝转移灶的肿瘤细胞对阿霉素的敏感性低。而且肿瘤细胞的耐药程度直接与 mdr-1 基因及其 Pgp 的水平相关。Pgp 的表达是暂时的，离开特定的器官微环境后，耐药肿瘤细胞 mdr-1 基因 mRNA 和 Pgp 的水平及对阿霉素的敏感性与原代敏感细胞相同。这些实验证明特定的器官微环境可以诱导肿瘤细胞产生与 Pgp 相关的多药耐药现象。

在体外实验中，通过与某些化疗药物的接触可改变肿瘤细胞 mdr-1 基因的表达，使肿瘤细胞产生与 Pgp 相关的多药耐药现象。而以上临床及实验结果证明特定器官微环境可以影响恶性肿瘤细胞（原发灶或转移灶）的耐药表型，提示在体内，调节正常组织 mdr-1 基因表达的器官特异性因子可能为肿瘤细胞（原发灶或转移灶）mdr-1 基因表达水平的决定因素。

白血病细胞对药物的敏感性同样受到微环境的影响，我所在残瘤白血病耐药再生长的实验研究中发现，在骨髓基质细胞黏附层形成前 50ng/ml 的柔红霉素即可将培养的白血病细胞全部杀死。而当骨髓基质细胞黏附层形成后，加入 50~100ng/ml 的柔红霉素均不能杀死全部白血病细胞。药物摄取实验结果显示黏附层中的白血病细胞比悬浮的白血病细胞摄取的柔红霉素少。说明一部分白血病细胞在基质层中获得了耐药能力。正常骨髓中造血干细胞的生存和增殖分化严格受控于以基质细胞为核心的造血微环境的调节。白血病细胞虽然是失控的恶性细胞群，但体外培养实验证明它们的增殖依然需要细胞因子的刺激，骨髓基质细胞可通过细胞间直接接触和分泌因子为白血病细胞提供生长刺激信号。骨髓基质细胞可能通过相似的机制调节白血细胞对化疗药物的敏感性。

2. 宿主微环境与获得性的多药耐药　在体外实验中，某些肿瘤细胞与化疗药物接触一段时间后，不仅对该药耐药，对其他结构及作用机制不同的化疗药物也产生耐受（获得性的多药耐药）。临床肿瘤病人及荷瘤实验动物在接受化疗后会产生相似的多药耐药现象。值得引起重视的是，放疗，热疗等肿瘤治疗手段同样会造成多药耐药现象的产生。实验发现经热疗后，某些耐热的肿瘤细胞同时对秋水仙碱、嘌呤霉素、阿霉素等药物耐受，且有 mdr-1 基因的扩增和 Pgp 的过表达。这提示在复杂的体内环境中可能存在某种通用机制以使肿瘤细胞有效对抗这些来自体外的不利因素。目前认为肿瘤细胞所处的特殊的宿主微环境所诱导的压力反应是产生这种现象的重要机制之一，同时也是产生肿瘤残留灶发生耐药的原因之一。

由于肿瘤细胞的生长速度高于形成新生血管的内皮细胞的生长速度，且肿瘤的新生血管有被重新破坏的可能，所以大多数的实体瘤，特别是肿瘤内部存在着供血不足的现象，易于形成一个相对乏氧的区域。这一区域距离周围血管的距离大于氧及其他营养物的有效扩散距离，因而形成了低氧、低 PH 值的特殊微环境。处于这一区域中的肿瘤细胞往往在经过系统的联合治疗后仍能存活，其对抗常规治疗措施的原因主要有 3 方面：①由于距离血管较远，化疗药物很难到达这一区域；②这一特殊微环境中的大部分肿瘤细胞处于非增殖的休眠状态，而常规的肿瘤治疗措施一般只作用于分裂增殖较快的细胞；③这种低氧、低 pH 值、低葡萄糖的微环境可通过一定的信号传导途径诱导某些基因的扩增与表达，从而改变肿瘤细胞及基质细胞的生物学特性（包括对各种治疗措施的耐受）。

通过研究发现，与化疗药物的类似，缺氧的器官微环境也是染色体脆点的诱导剂，可以触发某些基因的扩增，相应的在细胞内观察到与基因扩增有关的双微区染色体（DMs）或同源染色区（HSRs）。在这些扩增基因中是否包括 mdr-1 尚无定论，但有实验表明 mdr-1 基因为压力基因，该基因的扩增及高表达是肿瘤细胞面临一定生存压力是所启动的生物级联反应之一，一些肿瘤细胞在特定的宿主微环境中可能通过 mdr-1 基因的扩增与高表达作为其生存的策略。同时在这种特殊微环境中，肿瘤及其周围的基质细胞，特别是成纤维细胞也有 mdr-1 基因的高表达。

1987 年有文献第一次报道了葡萄糖的压力反应和肿瘤耐药之间的关系。实验显示诱导 GRP 表达的宿主微环境可导致中国仓鼠（CHO）卵巢癌细胞对阿霉素的耐药，一旦脱离这种特殊的宿主微环境，肿瘤细胞的耐药现象消失，同时伴随着 GRP 表达的下降，从而得出低氧、低养的特殊宿主微环境可以通过葡萄糖压力反应（即诱导 GRP 的表达）导致肿瘤细胞耐药的结论。近年来的研究进一步的印证了这种结论。处于低氧、低 pH 值、低葡萄糖的宿主微环境中的 A431 细胞 GRP78 的表达量比原代细胞提高了 4 倍。高表达的 GRP 78 提高了非糖基化的表皮生长因子受体（EGFR）的稳定性（无活性），从而使非糖基化的表皮生长因子受体（EGFR）在内质网滞留，不能被正常的运输到细胞膜，导致了表皮生长因子（EGF）信号传递系统的降调节，依赖于该通路的细胞周期素 D 的表达量随之下降，最终使细胞周期停滞于 G_1 期，这也是肿瘤细胞的一种特殊的防御机制。有实验表明处于这种特殊的宿主微环境中的肿瘤细胞对鬼臼毒素，阿霉素等和 topoⅡ抑制剂耐药，可能于这种微环境中 topoⅡα 的表达下降有关。脱离这个特殊微环境后，topoⅡα 的表达水平将得以恢复，对 topoⅡ抑制剂的敏感性也随之上升。topoⅡ的表达量及活性对细胞周期极为敏感,该酶的表达下降与压力环境下大多数肿瘤细胞的细胞周期停滞于 G_1 期有关尚不十分清楚。

宿主微环境对肿瘤细胞耐药及血管新生的调节作用也具有十分重要的诊断及治疗意义。宿主微环境通过诱导与耐药和血管新生有关基因的表达,使肿瘤细胞具有了侵袭转移的特性。因此这些相关基因的蛋白即可作为肿瘤恶性进展的诊断标志。目前已有放射性核素标记的相关蛋白抗体应用于临床显像 MDR 的形成机制复杂,迄今为止并无一种机制可用来解释所有肿瘤细胞的多药耐药现象,而且体外实验的结果与体内实验之间也存在着很大差异,这就给肿瘤细胞 MDR 的逆转带来了困难。但是,如果将耐药的肿瘤细胞与其所处的特殊宿主微环境作为一个相互作用的整体加以研究,这些问题就会迎刃而解,而且针对宿主微环境的研究还将为攻克耐药的难治性肿瘤(包括转移灶、残留灶)提供诊断治疗的新途径。总之,宿主微环境通过特异性因子的作用影响着肿瘤细胞的生物学特性,也为难治性肿瘤的诊断治疗提供了新的途径。

第二节 肿瘤耐药细胞株的建立及鉴定

自 20 世纪六七十年代 Juliano 与 Ling 等在耐秋水仙碱的中国仓鼠卵巢细胞中,发现多药耐药的产生是由于 Pgp 过度表达导致,从而奠定了肿瘤多药耐药性研究的生物学基础。同时,也向同行们提供了一种基于体外耐药细胞株和亲代细胞株的基因表达差异来寻找和鉴定肿瘤细胞耐药基因的经典的研究方法,极大地促进了包括多药耐药在内的肿瘤耐药机制研究的发展。

通常用于体外耐药细胞系的建立的方法有两种:①体外逐步增加药物浓度诱导培养法;②耐药基因转染法。这两种方法我们在研究过程中都采用过,各有利弊,前者诱导出的耐药细胞株的耐药机制比较复杂,多基因多机制,比较接近于临床肿瘤患者耐药特点,但往往耐药倍数过高,与临床不符;后者转染出的耐药细胞株耐药倍数较低,耐药机制单一,易于体外对该耐药基因进行清晰研究,但不适于提示临床的实验研究。

肿瘤多药耐药的细胞株 K562/A02 是我们采用通过体外逐步增加药物(ADM)浓度诱导培养慢性粒细胞白血病细胞株 K562 的方法,在国内首先建立的一株以 mdr1/Pgp 基因过表达为主的肿瘤细胞多药耐药细胞株。下面以此为例,具体介绍一下体外耐药细胞株的建立和鉴定过程。

一、材料和方法

1. 试剂 RPMI-1640(日本),小牛血清(天津生化厂),柔红霉素(DNR)(意大利),高三尖杉酯碱(HHT)(中国医学科学院药物所),胺吖啶(AMSA)(军科院 307 医院),依托泊苷(VP-16)(北京制药厂), ^{3}H-TdR(北京原子能所),抗 P-170 单抗 JSB-1(荷兰),环孢菌素-A(Cy-A)(四川抗菌素所),维拉帕米(VPL)(山西汾河制药厂),反转录酶(M-MLV reverase transcriptase)(Gibco),Taq 酶(中国医学科学院基础所),mdr1 cDNA 质粒 pHaMDR1/A 和 topⅡ cDNA PC15 分别由美国 NIH Gottesman 博士和 John Hopkins 大学 Liu 教授惠赠,mdr2 cDNA 购自 ATCC。

2. 细胞培养和抗阿霉素 K562/A02 细胞系的建立方法 K562 细胞用含 10% 小牛血清的 RPMI-1640 培养基培养,通过逐渐增加培养基中 ADM 浓度的方法克隆筛选出 ADM 抗性细胞系 K562/A02。

3. 生长抑制实验 采用 ^{3}H-TdR 参入法分别测定 72 小时抑制 50% 细胞生长所需的 ADM、DNR、HHT、VCR、AMSA、VP16 及 Ara-C、5-FU、MTX 和 DDP 等的浓度(IC_{50}),耐药倍数为 K562/A02 与亲代 K562 的 IC50 之比。

4. 糖蛋白 P-170 的检测 采用活细胞间接免疫荧光法和免疫组织化学法。

5. 细胞内药物浓度测定 采用 HPLC 法。

6. mdr-1 和 mdr-2 基因扩增与转录的测定 mdr-1 和 mdr-2 的 cDNA 分别用 E.co RⅠ酶切片段作探针进行狭缝杂交。mdr1 mRNA 采用反转录 – 聚合酶链式反应(RT-PCR),循环数为 30。总 RNA 提取采用 AGPC 法。

7. TopⅡ基因表达检测 采用狭缝杂交。

二、结果

1. K562/A02 的耐药谱　分别测定 K562/A02 和 K562 对不同药物的 IC_{50}，以耐药细胞的 IC_{50} 与敏感细胞 IC_{50} 之比为耐药倍数，发现 K562/A02 细胞系的耐药谱：对 ADM 的耐药倍数为 160 倍，对与 ADM 的结构及药理特性相似（DNR）或不同的 MDR 药物（如 VCR，HHT，VP-16，AMSA 等）都有程度不同的较强的耐药性，而对非 MDR 药物（如 DDP，5-FU，MTX 和 Ara-C）则不耐药或轻度耐药，表现为典型的多药耐药表型。

2. K562/A02 细胞内药物浓度变化　K562/A02 在用药物孵育 60 分钟后，细胞内柔红霉素（DNR）浓度仅为 K562 的 1/3。3μmol/L 的 Cy-A 和 10μmol/L 的 VPL 均能显著增加耐药细胞 K562/A02 对 DNR 的积累，Cy-A 较 VPL 作用更强。它们分别增加 200% 和 138% 左右，但对 K562 细胞无作用。这表明肿瘤细胞耐药是以细胞内药物浓度降低为主要特征。

3. 膜糖蛋白 P-170 检测　用银染法检测发现 K562/A02 膜在 170KD 附近有一条带，表明 P-gp 表达阳性。而 K562 为阴性。这说明耐药肿瘤细胞内药物浓度的降低是由于 P-gp 的存在而引起的。

4. 耐药基因的表达　用点杂交检测 K562/A02 和 K562 细胞 mdr1 基因，发现 K562/A02 的 mdr-1 基因拷贝数不增加。

K562/A02　RT-PCR 扩增后电泳产生 114bp 作为内标的 β_2 微球蛋白基因扩增产物和 157bp 的 mdr-1 基因扩增产物与 mdr-1 cDNA 扩增产物相同，而 mdr-2 cDNA 为阴性，而 K562 细胞只产生 114bp 的 β_2 微球蛋白扩增产物。这表明它没有基因扩增而是 mdr-1 基因转录增加。

三、小结

对我们建立的 K562/A02 细胞系的研究发现，该细胞系不但对 ADM 具有耐药性，而且对与 ADM 结构及药理特性不同的其他抗癌药如 HHT、VCR、VP-16 和 AMSA 等具有交叉耐药性，对非 MDR 药物如 DDP、5-FU、MTX 和 Ara-C 基本无耐药性，表明该细胞系为典型的 MDR 细胞。MDR 主要是由于 P-170 介导的细胞内药物浓度降低产生的。P-170 是一种跨膜转运蛋白，它能将已进入细胞内的药物以主动转运方式泵出细胞外。我们从不同层次，即 mdr-1 基因水平，转录水平 mdr-1 mRNA 及其表达产物——蛋白水平 P-170 同时研究 mdr-1 机制，发现 K562/A02 细胞 mdr-1 基因不扩增，而是 mdr-1 mRNA 转录增加，同时 mdr-1 基因表达产物 P-170 表达也是阳性的。实验中还发现，钙离子通道阻断剂 VPL 能阻断药物与 P-170 结合，从而提高药物在细胞内的浓度。膜转运调节剂 Cy-A 也能显著提高 K562/A02 细胞内的药物浓度，作用比 VPL 强。本研究用特异性引物证实在 K562/A02 细胞中，mdr-1 基因表达与 MDR 密切相关。以上充分说明 mdr-1 基因表达在 K562/A02 细胞系多药耐药产生机制中起重要作用。

top Ⅱ 是 ADM、DNR 和 AMSA 的靶酶，在 K562/A02 细胞中 top Ⅱ mRNA 水平低于 K562 细胞。表明 top Ⅱ 靶酶降低对 K562/A02 细胞 MDR 的产生也有一定贡献。

GST 具有解除药物毒性的作用，K562/A02 细胞 GST 活性明显增加，可能是该细胞系产生 MDR 的另一机制。

总之，K562/A02 产生 MDR 是多种机制的结果：这包括：①mdr-1 基因转录水平增高，产生 mdr1 基因编码蛋白 P-170 为膜转运蛋白，使细胞内药物浓度降低是 MDR 的重要机制；②top Ⅱ 转录水平降低，使药物靶酶减少也会产生耐药；③GST 活性增加，使细胞解除药物毒性的能力增强等。以上结果表明 MDR 是以 mdr-1 基因机制为主，多机制并存的复杂状态，提示 MDR 产生机制的复杂性。

第三节　多药耐药基因及其表达产物的测定

一、多药耐药基因表达水平的检测

鉴于临床 MDR 的出现常与多药耐药基因（如 mdr-1）过度表达有关，而基因扩增导致 MDR 出现的不多见，因此，现在已建立的 Northern 印迹法、斑点和狭缝印迹法、RT-PCR 法、原位杂交法、实时定量 PCR（real-time PCR）和基因芯片法均是从 mRNA 水平对肿瘤患者进行测定。

（一）反转录聚合酶链反应（RT-PCR）测定方法

原理：先建立一含有模板 mRNA、随机引物 Oligo（dT)$_{15}$的反应体系，在依赖于 RNA 的 DNA 杂合酶催化下，体外合成 cDNA 第一链，然后，再以一反应合成的 cDNA 为模板，在 mdr-1 特异性引物存在的另一反应体系中，经依赖于 DNA 的 DNA 聚合酶的酶促合成反应。该反应经过变性、退火和延伸三步的多次循环，使模板上介于两个特异性引物之间的靶序列不断得到扩增，可在短时间内获得百万个特异 DNA 序列的拷贝。

整个测定过程包括细胞总 RNA 提取、反转录、PCR、凝胶电泳等过程，以检测 mdr-1 基因表达常用方法为例。

1. 提取总 RNA

（1）异硫氰酸胍一步法提取细胞或组织总 RNA

［主要试剂和仪器］

1）试剂 ①储备液 50ml（stock solution 50ml）：异硫氰酸胍 23.8g，溶于 30ml 水；0.75mol/L 柠檬酸钠 2.2ml，pH = 7；10% sarcosyl 3.3ml；加水调制溶液体积为 50ml，而后 10ml 分装，高温高压灭菌，定温可保存 3 个月；②溶液 D（solution D)：10ml stock solution 中加入 72μl 2-巯基乙醇，室温可放置 1 个月；③2mol/L 醋酸钠 pH = 4.0；④水饱和酚；⑤氯仿：异戊醇（49:1）。

2）仪器 高速低温离心机（贺利氏）。

［操作步骤］

1）离心沉淀细胞（约 5×10^6）于一个 1.5ml Eppendorf 管中，弃上清，而后依次加入：①solution D 0.4ml，剧烈摇匀细胞悬液；②2mol/L 醋酸钠 40μl，剧烈摇动；③水饱和酚 0.4ml，剧烈摇动；④氯仿异戊醇（49:1）80μl 剧烈摇动。

如用小组织块，需先将其用液氮冻实，而后，取出用研钵碾成末，加入适当 solution D 后，转入匀浆器中低温匀浆 10 次，将匀浆液吸入一 Eppendorf 管中，依次加入 2mol/L 醋酸钠，水饱和酚，氯仿异戊醇（49:1），如上操作。

2）摇至溶液呈淡黄色乳糜状，冰中放置 15 分钟。

3）4℃ 15 000r/min 离心 20 分钟，移上层水相于一个新的 Eppendorf 管中，加入等量异丙醇（约 0.4ml），颠倒混匀，冰浴至少 1 小时。

4）4℃ 15 000r/min 离心 20 分钟，弃上清，向含有沉淀的 Eppendorf 管中加入 solution D 0.2ml 溶解沉淀，加入等量异丙醇，混匀，置冰浴至少 1 小时。

5）4℃ 15 000r/min 离心 20 分钟，弃上清。

6）向管中加入 75% 乙醇 0.5ml，吹洗沉淀，4℃ 15 000r/min 离心 10 分钟，弃上清；再重复洗 1 次，弃上清，空气中挥发尽管中乙醇。

7）向管中加入无 RNA 酶的去离子水溶解 RNA 沉淀，置 -20℃ 备用；如所提 RNA 不急用，可沉淀于 75% 乙醇中，置 -20℃ 至 -80℃ 保存。

8）测定上述溶液，OD260 值以确定 RNA 的浓度。

（2）Trizol 试剂盒提取细胞或组织总 RNA

［主要试剂和仪器］

1）Trizol RNA 提取试剂盒（Invitrogen 公司）。

2）高速低温离心机（贺利氏）。

［操作步骤］ 取对数生长期细胞（5~10)×10^6，采用 Trizol 试剂盒提取总 RNA，操作步骤如下：

1）向细胞中加入 1ml Trizol，用加样器反复冲击几次彻底混匀，15~30℃，静置 5min。

2）向每 ml Trizol 加入 0.2ml 氯仿，盖严，剧摇 15sec，15~30℃，静置 2~3min。

3）2~8℃，12 000r/min，离心 15min。

4）取上清，移至新的 EP 管中，约 0.6ml。

5）向每个 Eppendorf 管中加入 0.5ml 异丙醇，混匀，15~30℃，静置 10min。

6) 2~8℃，12 000r/min，离心 10min。

7) 弃上清，加入 1ml 75% 乙醇（DEPC 水配制）洗涤沉淀，-20℃保存或者 2~8℃，7500r/min，离心 5min。

8) 弃上清，空气中放置 10min，使 RNA 沉淀干燥。

9) 加适量 DEPC 水（10~30μl）溶解 RNA 沉淀，混匀后取 2μl 稀释至 100μl，紫外测定 OD_{260} 和 OD_{280}，计算 OD_{260}/OD_{280}，估算样品的浓度和纯度，OD_{260}/OD_{280}。

在 1.8~2.0 之间 RNA 的质量比较好。样品置于 -80℃ 冰箱保存或反转录成 cDNA。

［注意事项］

1) 整个过程中应绝对避免外源 RNA 酶的介入。塑料制品应用 0.1% DEPC 水处理过夜，玻璃制品应在 180℃ 干烤 12 小时，操作者应戴手套操作。

2) 第一步中每加一种溶液必须摇匀溶液，否则影响最终产率。

3) 离心机离心期间温度控制在 0~4℃ 之间。

4) 在从感染了 DNA 病毒或用 DNA 转染的细胞中制备 RNA 时，必须从总 RNA 中去除寡聚 DNA，否则，用这种 RNA 反转录时污染的模板 DNA 可能会与 RNA 杂交而充当引物，从而导致特定 mRNA 5′末端定位错误或产生非全长的 cDNA。

2. 反转录

［主要试剂及仪器］

（1）试剂 ①随机引物（Promeg）；②4×dNTP（上海生工公司）；③M-MLV 反转录酶（Invitrogen）；④RNasin（Promega）。

（2）仪器 恒温水浴槽。

［操作步骤］

（1）吸取 2μg RNA 于一个 0.5ml Eppendorf 管中，依次加入 100ng 随机引物，4×dNTP 各 10nmol，8μl 5×buffer 等，使 40μl 总体积中含有 Tris 50mmol/L（pH=8.3），KCl 75mmol/L，MgCl23mmol/L，DTT 10mmol/L，RNasin 20μl。

（2）混匀上述溶液后，将 Eppendorf 管置于 65℃ 水浴 5 分钟，而后 3 分钟。

（3）向溶液中加入 200μmol/L MLV 反转录酶，混匀，置于 37℃ 温育 1 小时。

（4）取出上述 Eppendorf 管置于 70℃ 水浴 10 分钟，而后，即可进行下一步实验，如不即用，可将反转录产物置于 -20℃~-80℃ 保存。

［注意事项］ 在反转录反应前，RNA 必须经 65℃ 变性处理，否则影响反应结果。

3. 聚合酶链反应（PCR） 可用于耐药检测的 PCR 技术主要有普通 RT-PCR、巢式 RT-PCR（nRT-PCR）和实时荧光定量 PCR（real-time PCR）。前两种方法虽然灵敏度较差，但有较高的特异度，尤其是 nRT-PCR，常用来鉴定一些低拷贝基因上的单碱基突变位点。而第三种具有灵敏度极高，特异性更强的特点，如 OPTICON2 实时荧光定量 PCR 仪可检测到低至单个拷贝的病毒基因。

（1）普通 RT-PCR 采用 RT-PCR 方法来测定肿瘤耐药相关基因（如 mdr-1）的表达早已在临床和科研领域得到广泛的应用，在实际检测过程中还以 β_2 微球蛋白、β 肌动蛋白等作为内参照物进行内标定量。PCR 扩增效率与模板 mRNA 有良好的线性关系。而在每次实验过程中，不同的 PCR 反应管之间靶基因与内参基因存在不同的扩增效率，扩增产物的量也不一样；但在不同实验条件下同一管中靶基因与内参基因的扩增产物的比值却是恒定的，具有临床指导意义，这也是目前已推广的 mdr-1 基因表达的半定量 RT-PCR 测定方法的理论基础。

［主要试剂及仪器］

1) 试剂 ①mdr1 引物：5′端引物 CCCATCATTGCAATAGCAGG（2596~2615）3′端引物 GTTCAAACTTCTGCTCCTCA（2733~2752）；②β_2 微球蛋白：5′端引物 ACCCCCACTGAAAAAGATGA（1543~1562）3′端引物 ATCTTCAAACCTCCATGATG（2253~2262，3508~3517）；③4×dNTP（上海生工公司）；④Taq 酶（NEB 公司）；⑤pBR/322/Hinf DNA Marker；⑥琼脂糖

2）仪器 ①台式高速离心机；②DNA 扩增仪（美国 PE 公司）；③光密度扫描仪。

［操作步骤］

1）往 200μl 薄壁 Eppendorf 管中吸取相当于 200ng RNA 来源的 cDNA 为模板（即 4μl 反转录产物），在 50μl 反应体系中加两对引物各 30pmol，4×dNTP 各 10nmol，10×buffer 缓冲液（含 Mg^{2+}）5μl 和适当双蒸水，高速离心 10 秒钟，混匀溶液。

2）95℃变性 5 分钟后立即冰浴 3 分钟。

3）向溶液中加入 2UTaq 高速离心 10 秒钟混匀溶液后，置于 DNA 扩增仪上扩增。扩增程序设 30 个循环即 94℃变性 40 秒，56℃退火 1 分钟，72℃延伸 1 分 10 秒，最后一个循环为 72℃延伸 10 分钟。

4）取 PCR 反应产物 10μl，在 2.5%琼脂糖凝胶上电泳，电压 70V，1 小时，以 0.5μg/ml 的溴乙锭染色，在紫外灯下照像。

5）照像底片经光密度扫描 mdr1 扩增带（157bp 处）与 β2m 扩增带（114bp 处）的比值来判断 mdr-1 基因的表达程度。

（2）巢式 RT-PCR（nRT-PCR） 内对照和靶基因分开扩增。方法基本同上，不同点在第 3 个步骤：扩增程序为：含有少量第一对外侧引物的 50μl 反应体系先 95℃变性 5 分钟，尔后进行 5～10 个扩增程序 94℃变性 40 秒，56℃退火 1 分钟，72℃延伸 1 分 10 秒；暂停，冰浴反应物，同时将含有内侧引物的等体积反应液 50μl（成分除不含模板和外侧引物外与起始反应液相同）加入到反应体系中继续反应 25 个循环，条件同上。

（3）实时荧光定量 PCR（real-time PCR） 日本科学家 Higuchi 最早是在 1992 年第一次报告了荧光实时定量 PCR 技术。该技术自产生以来不断完善，目前已经相当成熟了。该技术需采用多种全自动荧光定量 PCR 仪，如：ABI GeneAmp® 5700、ABI PRISM® 7700、7900HT、LightCycler® 和 iCycler 等，是一种在 PCR 反应体系中掺入荧光基团，并利用荧光信号积累，实时监测整个 PCR 进程，最后通过标准曲线对未知模板进行定量分析的方法。荧光定量 PCR 根据所使用的荧光化学可分为荧光探针和荧光染料两种。荧光实时定量 PCR 技术具有准确定量、操作方便、反应快速、检测灵敏度高的特点。现较常用的 TaqMan 荧光探针法和 SYBR® Green Ⅰ嵌合荧光法。

1）TaqMan 荧光探针法（试剂盒方法详见 http://www.hgbiochip.com/cservices-3.html） PCR 扩增时在加入一对引物的同时加入一个特异性的荧光探针，该探针为一寡核苷酸，两端分别标记一个报告荧光基团（reporter）和一个淬灭荧光基团（quencher）。探针完整时，报告基团发射的荧光信号被淬灭基团吸收；PCR 扩增时，Taq 酶的 5′→3′外切酶活性将探针酶切降解，使报告荧光基团和淬灭荧光基团分离，从而荧光监测系统可接收到荧光信号，即每扩增一条 DNA 链，就有一个荧光分子形成，实现了荧光信号的累积与 PCR 产物形成完全同步。

2）SYBR® Green Ⅰ嵌合荧光法（方法详见 http://www.takara.com.cn/newproducts/016.htm） 在反应体系中加入与双链 DNA 结合就可发出荧光的荧光染料 SYBR® Green Ⅰ，在全自动荧光定量 PCR 仪通过检测 PCR 反应液中的荧光信号强度，并可对目的基因进行准确定量，同时，还可以测定扩增的目的 DNA 片段的解链温度。

［注意事项］

1）整个操作过程需在洁净处进行，所用 Tip 枪头，Eppendorf 管为新鲜未用的，操作者需戴手套，以免引入外源性污染。

2）反应体系 Mg^{2+} 的浓度应在 1.5～2.0mmol/L 之间，否则会影响反应结果。

3）引物和 Taq 酶不能加多，否则会出现非特异性扩增带。

4）实验中应设置阳性，阴性对照，以检验 PCR 反应体系的特异性。

5）注意 DNA 扩增仪的说明以判断是否需求加石蜡油覆盖防止蒸发。

6）反应体系中不能引入高浓度的螯合剂，如，EDTA；也不能含有高浓度的带负电荷离子集团，如磷酸根，它们直接影响 Mg^{2+} 浓度。

7）实时荧光定量 PCR 操作注意事项详见各种试剂盒说明书。

［评价］ RT-PCR 检测与其他方法相比具有敏感度较高，定量较可靠，重复性较好，方法简单易于推广等优点。实时荧光定量 PCR 法具有准确定量的特点，但实验试剂和仪器价格昂贵。

（二）核酸分子杂交

原理：在一定的条件下，具有一定同源性的两条核酸单链可按碱基互补原则退火形成双链。杂交双方可以是 DNA-DNA、DNA-RNA、RNA-RNA。现常用的方法既有将核酸从细胞中分离纯化后结合到一定的固相支持物上，然后与存在于液相中已标记的核酸探针杂交的印迹技术，又有直接在细胞内进行的细胞原位杂交。核酸分子杂交的特异性较好，灵敏度较高，因而被广泛运用于生物学领域，尤其在某些疾病的诊断方面起着重要作用。

1. Northern 杂交法

原理：从细胞或组织中提取的 RNA 经电泳变性分离后，将其转移到硝酸纤维素膜上，且保持各 RNA 组分的相对位置不变，而后用放射性标记的 mdr-1 cDNA 探针杂交和放射自显影，以鉴定膜上待测 mdr-1 mRNA 分子的大小，丰度。该方法包括 RNA 的提取，RNA 变性电泳，Northern 印迹，探针杂交，放射自显影等过程。

（1）异硫氰酸胍一步法提取细胞和组织总 RNA 方法见本节一（一）1（1）小节。

（2）甲醛胶电泳

［试剂及仪器］

1）试剂 ①1.5×甲醛胶电泳缓冲液：0.1mol/L MOPS（pH7.0），40mmol/L 乙酸钠，5mmol/L EDTA（pH8.0）。制备方法：20.6g MOPS（3-［morpholino］propanesulfonic acid）溶于 800ml 用 DEPC 预处理过的 50mmol/L 乙酸钠液中。用 2mol/L NaOH 调节 pH 至 7.0，然后加入 10ml 0.5mol/L EDTA，用 DEPC 预处理过的蒸馏水调节体积至 1000ml，通过 0.2μm 的微孔滤膜过滤，室温下避光保存；②37% 甲醛（约为 12.3mol/L）；③甲酰胺；④琼脂糖；⑤6×载体缓冲液：0.25% 溴酚蓝 + 40%（W/V）蔗糖水溶液；⑥分子量标准参照物。

仪器 ①稳压、稳流电泳仪；②电泳槽。

［操作步骤］

1）将琼脂糖在适量的水中溶化，冷却至 65℃后，加入适量的 5×甲醛胶电泳缓冲液和甲醛，使其终浓度分别为 1× 和 2.2mol/L，而后，灌注电泳胶。

2）在一 Eppendorf 管中混匀下列试剂：

RNA（约 30μg）	4.5μl
5×甲醛胶电泳缓冲液	2.0μl
37% 甲醛	3.5μl
甲酰胺	10.0μl

置 65℃温育 15 分钟，而后，迅速置冰浴中 3 分钟，最后高速离心 10 秒钟，富集溶液。

3）加入 2μl 载样缓冲液于上述 RNA 混合液中。

4）凝胶在上样前预电泳 5 分钟，而后将上述 RNA 混合液样品点样于凝胶加样孔中，同时在另一点样孔中加入分子量标准参照物。

5）在 1×甲醛胺电泳缓冲液中电泳，恒压 3~4V/cm。电泳液不需进行连续循环，电泳 1~2 小时后，将阴阳极电泳液混合 1 次。

6）电泳结束后（溴酚蓝迁移出约 8cm），切下分子量标准参照物条，0.5μg/ml 溴乙锭染色，紫外灯下照像。

7）测量照片每个 RNA 条带至加样孔的距离，以 RNA 片段大小的 Ig 对数值对 RNA 条带的迁移距离作标准曲线，用它可计算从凝胶转移至硝酸纤维膜上后通过杂交所检出的 RNA 分子的大小。

8）凝胶可用于 Northern 印迹。

［注意事项］

1）电泳槽必须用去污剂洗净，蒸馏水冲洗，乙醇干燥，然后用 3% 双氧水处理 10 分钟，最后用

DEPC 处理过的蒸馏水彻底冲洗。

2）5×甲醛电泳液经光照和高压后逐渐变黄，淡黄色的缓冲液可正常使用，而深黄色缓冲液则不能使用。

3）甲酰胺一般不需特殊处理，但如溶液呈现黄色，则必须经混合床阴阳离子交换树脂（AG501-×8 Bio-Rad）处理后才能使用。

4）含甲醛的凝胶转为脆弱，故应小心操作。

（3）Northern 印迹

[主要试剂及仪器]

1）试剂 ① 20×SSC；②DEPC 水；③ 0.05mol/L NaOH。

2）仪器 ①真空烤箱；②毛细管转移系统。

[操作步骤]

1）甲醛胶电泳后的凝胶，可用 DEPC 水漂洗去除所含的甲醛。如果凝胶较厚（如大于 0.5cm）或待测 RNA 片段较大（大于 2.5kb），可预先将凝胶置 0.05mol/L NaOH 溶液中浸泡 20 分钟，而后用 DEPC 水漂洗，最后置于一搪瓷盘中，用 20×SSC 浸泡 45 分钟。

2）将凝胶的无用部分切除，并将凝胶的右上角切除以定位。

3）用一块长和宽均大于凝胶的有机玻璃（如电泳槽反扣）作为平台，将其放入另一搪瓷盘中，上面放一张新华 2 号滤纸（已用 2×SSC 浸泡 20 分钟），倒入 2×SSC，溶液面略低于平台表面，并用玻棒赶出滤纸与平台之间的气泡。

4）剪下一块与凝胶大小相同的硝酸纤维素膜，用 2×SSC 浸泡 20 分钟。

5）将上述处理的凝胶翻转后铺在润湿的滤纸平台中央，赶走胶与滤纸之间所有的气泡。

6）在凝胶四周用 parafilm 封严，以阻止转移缓冲液直接吸至凝胶上方的纸巾层中，导致转移效率降低。

7）将已浸湿的硝酸纤维素膜小心覆盖在凝胶上，赶走两者之间的气泡，并与凝胶相应剪去右上角以定位。

8）将两张预先用 2×SSC 浸湿过的与硝酸纤维素膜大小相同的新华 2 号滤纸覆盖在硝酸纤维素膜上，驱除交界面中所有的气泡。

9）把已裁剪好的与硝酸纤维素膜大小相同或稍小的面巾纸整齐置于上述滤纸上，高约 5~8cm，而后在面巾纸上盖一玻璃板，其上加压一 500g 的重物（如砝码）。转移液将在面巾纸的虹吸作用下从搪瓷盘中转移至吸水纸中，从而带动 RNA 从凝胶中转移到硝酸纤维素膜上。

10）静置转移 6~18 小时，中途注意换面巾纸 1~2 次。

11）移去面巾纸和滤纸，将凝胶与硝酸纤维素膜置于干燥新华 2 号滤纸上，用软铅笔标明加样孔的位置。

12）硝酸纤维素膜揭下后浸泡在 6×SSC 溶液中 5 分钟，以去除琼脂糖碎块，而凝胶可用 0.5μg/ml 溴乙锭染色后紫外灯下检查转移的效率。

13）用滤纸吸干硝酸纤维素膜后将膜置于两层干燥的滤纸中，真空下 80℃烘烤 2 小时。

14）如该硝酸纤维素膜不马上用于下一步的杂交反应，可用铝箔包好，真空中室温保存。

[注意事项]

1）整个过程中严格注意 RNA 酶的污染。

2）操作时要戴手套，不可用手触摸硝酸纤维素膜，否则带印渍的膜不能被浸湿，也不能结合 RNA。

3）凝胶与硝酸纤维素膜接触即开始转移后，就不能移动两者的相对位置，否则将影响 RNA 最后的定量和分子量大小的测定。

4）所裁剪的面巾纸要大小均一，堆放整齐平整，以免在转移过程中倒塌，使转移失败。

（4）探针杂交及放射自显影

[主要试剂及仪器]

1）试剂 ①预杂交液：5×SSC，5×Denhardt 溶液，50mmol/L 磷酸缓冲液，0.2% SDS，500μg/ml 剪切变性的鲑鱼精 DNA 片段，50% 甲酰胺；②杂交液：5×SSC，5×Denhardt 溶液，20mmol/L 磷酸缓冲液，10% 硫酸葡聚糖，100μg/ml 剪切变性的鲑鱼精 DNA 片段，50% 甲酰胺；③32P 标记的 mdr-1 cDNA 探针；④ 20×SSC；⑤1% BSA（pentex fraction V）；⑥1% polyvinylpyrrolidone（聚乙烯吡咯烷酮，PVP）。⑤、⑥项溶液过滤灭菌后，置 −20℃ 保存；⑦^{32}P 标记的 β-actin 探针。

2）仪器 ①水浴摇床或水浴槽；②洗脱振荡器；③盖革计数器；④塑料封口机；⑤光密度扫描仪。

[操作步骤]

1）将结合了 RNA 的硝酸纤维素膜浸泡于 6×SSC 溶液中，充分润湿，而后转入一塑料袋中，加入适量的预杂交液（约 0.2ml/cm² 膜），尽量排出气泡，用塑料封口机将口封牢。

2）将上述塑料袋浸入 42℃ 恒温水浴槽中，轻轻振荡 2～4 小时。

3）放射性标记的 mdr-1 cDNA 探针在沸水浴中变性 5 分钟，然后迅速置于冰浴中 3 分钟。

4）将上述处理的探针适量加入到杂交液中（约 200～500ng/10ml）。

5）从水浴中取出塑料袋，剪下一角，去除预杂交液，加入上述含有探针的杂交液，排除气泡后，重新封口。为防止放射性污染，应用另一塑料袋套在杂交袋外。

6）在 42℃ 水浴保温 12～16 小时。

7）杂交完毕后，取出滤膜，并迅速浸泡于 200ml 2×SSC 和 0.5% SDS 溶液中，室温振荡洗涤 10 分钟。

8）将滤膜移至含有 200ml 2×SSC 和 0.1% SDS 溶液的搪瓷盘中，室温洗 20 分钟。

9）将滤膜移至含有 200ml 2×SSC 和 0.1% SDS 溶液的搪瓷盘中，42℃ 振荡漂洗 30 小时。

10）再将滤膜移至含有 200ml 2×SSC 和 0.1% SDS 溶液的搪瓷盘中，65℃ 水浴振荡漂洗 30～60 分钟。直至用盖革计数器在滤纸非杂交区无放射信号为止。

11）滤膜用 0.1×SSC 室温漂洗 5 分钟，而后将其取出，用滤纸吸去多余的液体。

12）用保鲜膜包好滤膜，在暗室中将其放入带有增感屏的暗盒，滤膜上下各压一张 X 线片，盖上暗盒。置 −70℃ 曝光一定的时间。

13）适当时间后，在暗室中取出一张 X 线片，显影、定影、风干，如曝光不足或过强，可再压片，重新曝光。

14）用光密度扫描仪分别分析上述风干后的 X 线片上的影像，定量 mdr-1 mRNA 的表达和分子量大小。

[注意事项]

1）在整个过程中不能用手触摸硝酸纤维素膜，以免留下印渍，影响杂交反应。

2）杂交袋中的气泡沫尽量除去，以防杂交不均匀。

3）探针使用前一定要变性，否则将导致实验失败。

4）漂洗滤膜一定要充分，以洗去非特异性吸附的探针。

5）该实验所用的 mdr-1 cDNA 探针是用 pHa MDR1/A 质粒经 Eco RL 酶切，低熔点琼脂糖回收片段，随机引物法标记^{32}P-CTP。β-actin 探针从华美公司购买，两者的标记活性达 108cpm/μg DNA 以上。

6）杂交后已压片的滤膜和 X 线片的相对位置要固定，以免使底片曝光失真。

7）甲醛胶电泳上样时要每个样品做 2 个孔，这样以后可将转移到硝酸纤维素膜上的样品剪成两个完全相同的部分，分别跟已标记的 mdr-1 cDNA 探针和 β-actin 探针杂交，最后分析时以 β-actin 杂交强度为内对照，比较各样品中 mdr-1 cDNA 表达强度。

2. 斑点或狭缝杂交法

原理：核酸分子变性后点于硝酸纤维素膜上，用放射性核素标记的 mdr-1 cDNA 探针与固定在膜上的核酸分子杂交，经放射自显影后，用光密度仪扫描放射自显影影像，以对基因组中 mdr-1 基因及其表达进行定性及定量测定。该方法包括 RNA 的提取，斑点或狭缝印迹，探针杂交，放射自显影，光密度扫描。

（1）提取细胞或组织总 RNA 方法见本节一（一）1（2）小节。

（2）斑点或狭缝杂交

［主要试剂及仪器］

1）试剂 ①20×SSC；②甲酰胺；③37%甲醛；④硝酸纤维素膜；⑤新华2号滤纸。

2）仪器 ①抽滤加样器（斑点或狭缝型）；②真空泵；③真空烤箱。

［操作步骤］

1）抽滤加样器用0.1mol/L NaOH浸泡一天，然后用DEPC处理过的双蒸水浸泡洗净。硝酸纤维素置2×SSC中温润后，置20×SSC中浸泡30分钟。

2）预先用20×SSC浸湿两张滤纸，并将它们重叠铺在抽滤加样器的下部分上，而后将湿润的硝酸纤维素膜小心铺在滤纸上，硝酸纤维素膜覆盖不到的夹层空间垫以parafilm。

封闭。紧螺母，固定好加样器各部分，接通真空泵。

3）往加样孔中加满10×SSC，真空抽滤至孔中液体将近抽干，关闭真空泵，再往加样孔中加满10×SSC。

4）在一个Eppendorf管中混合以下试剂：RNA 10μl（20μg），甲酰胺20μl，37%甲醛7μl，20×SSC 2μl；混匀溶液后，将Eppendorf管在65℃保温10分钟，而后迅速置冰浴中，最后往样品中加入2倍体积的20×SSC。

5）将样品孔中的10×SSC抽至将干，关闭真空泵，立即迅速将样品上样于加样孔中，真空抽滤至全部样品均被抽干，接着用10×SSC补加各加样孔抽滤洗净两次，继续真空抽滤5～10分钟使硝酸纤维素膜干燥。

6）小心拆取硝酸纤维素膜，室温下充分干燥，而后在真空80℃烘烤2小时。

7）如该硝酸纤维素膜不马上用于下一步的杂交反应，可用铝箔包好，真空室温保存。

［注意事项］

1）～3）项与Northern杂交的注意事项相同。

4）上样前的抽滤均不能抽滤过头，否则将导致滤膜在加样孔处产生气泡或受损。

5）未上样的孔需用20×SSC装满，或用parafilm封住，不能干抽。

6）每种样品需做两张膜，一张用已标记的mdr-1 cDNA探针杂交，另一张用已标记的β-actin探针杂交，后者作为内对照，以定量mdr-1 mRNA的表达。

（3）探针杂交和放射自显影 方法见本节"探针杂交及放射自显影"小节。

3. 原位杂交

原理：非射性生物素或发光生物素或荧光标记的探针与细胞涂片或组织切片中含量极低的靶序列杂交，以测定细胞内某种基因的表达水平或靶序列在染色体中的精确定位等。运用该技术检测既可完整地保持细胞与组织的形态，又可精确定位，因而，被广泛地应用于医学分子生物学的研究。该技术包括探针标记、原位杂交、显色或放射自显影或荧光镜检和照像等。

Ⅰ. 非射性生物素标记的探针（mdr-1 cDNA）的原位杂交

（1）探针标记（非射性生物素标记探针）

［主要试剂及仪器］

1）试剂 ①缺口平移标记试剂盒（Gibco BRL）；②3mol/L醋酸钠；③95%乙醇。

2）仪器 ①台式高速离心机；②恒温水浴槽。

［操作步骤］

1）冰浴条件下，在一个1.5ml Eppendorf管中混匀以下溶液：5μl 10×DNTP mix，10μl（1μg）mdr-1 cDNA探针，30μl distilled H_2O，5μl 10×enzyme mix。

2）15 000r/min离心5秒钟混匀。

3）恒温水浴16℃，保温1小时后，加5μl终止液。

4）加1/10体积的3mol/L醋酸钠于上述Eppendorf管中，再加2体积冷95%乙醇于Eppendorf管中，颠倒混匀，置−70℃ 15分钟或−20℃ 2小时。

5）15 000r/min 离心 10 分钟，小心移走上清，风干沉淀。

6）向 Eppendorf 管中加入 50μl 灭菌双蒸水溶解沉淀，再重复 4）~5）步骤一次。

7）向 Eppendorf 管中加入 20μl TE 溶液溶解沉淀，而后，置于 -20℃ 冻存，至少可保存 1 年。

［注意事项］

1）用低熔点琼脂糖回收的 mdr-1 cDNA 片段一定不含有诸如琼脂糖和有机溶剂这类杂质，否则，将影响 biotin-14-dATP 的参入率。

2）该标记反应体系一次至多标记 1μl DNA，不能加多，否则将影响以后杂交反应的灵敏度。

（2）原位杂交

［主要试剂及仪器］

1）试剂　①原位杂交和检测试剂盒（Gibco-BRL）；②20×SSC；③PBS；④proteinase K（40μg/ml）；⑤4% 多聚甲醛：称取 4g 多聚甲醛加入到 100ml PBS 中，65℃ 搅拌至固体溶解，冷却至室温，用 0.45μm 滤纸过滤后置于 4℃ 保存，至多放置一个星期；⑥TBS；⑦碱性底物溶液（1L）：Tris 碱 12.1g，NaCl 8.77g，$MgCl_2$ 10.2g，上述溶液用 1mol/L HCl 调 PH9.5；⑧2% AES：用丙酮作为溶剂配制；⑨橡皮泥；⑩无水乙醇。

2）仪器①烤箱；②孵箱；③振荡洗脱器；④无菌操作台；⑤离心涂片机。

［操作步骤］

1）玻片的预处理（防止脱片）　①用肥皂水洗净；②用蒸馏水洗净；③浸入洗液泡过夜；④用蒸馏水洗净洗液；⑤在 DEPC 处理的水中浸 1 分钟；⑥空气干燥；⑦在室温下浸入 2% AES 液中 5 分钟；⑧用 DEPC 水冲洗 2 次；⑨空气干燥过夜；⑩保存于室温备用。

2）制备细胞涂片　①贴壁细胞用 EDTA 消化后离心。悬浮培养细胞可直接离心后用 RPMI 1640 冲洗 2 次，细胞计数后用上述培养基重悬细胞至其浓度为 10^6 个/ml；②细胞离心涂片机离心涂细胞于已处理的载片上，或取 10μl 细胞液滴于载片上，室温下空气干燥 5 分钟；③将涂有细胞的玻片于 4℃4% 多聚甲醛中固定 3~5 分钟；④用 PBS 洗 2 次，每次 5 分钟，2×SSC 洗 1 次，5 分钟；⑤65℃ 烤 30 分钟；⑥用蛋白酶 K 浓度为 10μg/ml 在 37℃ 消化 10 分钟；⑦PBS 洗 1 次，2 分钟；⑧4% 多聚甲醛后固定 1 分钟；⑨PBS 洗 2 次，每次 5 分钟；⑩乙醇梯度脱水 50%-70%-90%-100%；⑪空气干燥 5~10 分钟后，置 70% 乙醇中待杂交或 -20℃ 保存备用。

3）探针杂交　①探针浓度用 2×杂交缓冲液调至 100~500ng/ml，需在 100℃ 沸水中变性 5 分钟，迅速置冰上冷却；②混合 25μl 探针溶液和 20% 硫酸葡聚糖 31μl，再加 6μl 200mmol/L Vanadyl ribonucleoside complex，而后将以上 50μl 混合液加在细胞涂片上，盖上玻片，用橡皮泥封边，晾干后，将其放在湿盒中，置于 42℃ 保温 4~14 小时；③用镊子去除橡皮泥，小心拿掉盖玻片；④用 0.2×SSC 冲洗 3 次，每次至少 10ml/每个玻片；⑤室温下用 0.2×SSC 浸洗 2 次，每次 15 分钟，每次至少 10ml/每个玻片并准备用于显色。

［注意事项］

1）实验所用器皿应严格去除 RNA 酶的污染，载玻片需特别处理，涂加粘片剂，以防细胞脱片。

2）贴壁细胞不能用胰酶消化，以防引入胰酶中 RNA 酶的污染。

3）蛋白酶 K 在使用前需自消化 37℃，30 分钟，在实验前需做预实验，找出最佳条件。

4）加盖玻片时，注意不要产生气泡。

5）去除盖玻片时，不要滑动，以免刮掉细胞。

（3）显色

［试剂及仪器］

1）试剂　①原位杂交和检测试剂盒（Gibco BRL）；②TBS；③碱性底物溶液（1L）：Tris 碱 12.1g，NaCl 8.77g，$MgCl_2$ 10.2g；用 1mol/L HCl 调至 pH9.5；④0.5% 核固红；⑤60% 甘油。

2）仪器：　①光学显微镜；②振荡洗脱器；③恒温孵箱。

［操作步骤］

1）每玻片上加 100～300μl 封闭液，放置于湿盒中，室温保持 15 分钟。

2）准备连接工作液　将 90μl 连接缓冲液与 10μl 链霉素亲和碱性磷酸酶混合。

3）用吸水纸吸去涂片边沿封闭液。

4）向每玻片加 100μl 连接工作液并将其在湿盒中室温保留 15～20 分钟。

5）TBS 浸洗 2 次，每次 15 分钟，每个玻片至少用 10 分钟 TBS。

6）37℃预热 50ml 碱性底物溶液，加入 200μl NBT 和 166μl BCIP 混合后，将涂片插入，37℃保温 10 分钟至 3 小时。

7）光学显微镜下检测涂片上细胞内的沉淀反应颜色深浅，以决定是否中止反应。

8）显色反应结束后，用去离子水洗几次，0.5% 核固红复染，60% 甘油封片，镜检观察细胞胞质中的紫蓝色颗粒查絮状物沉淀。

［注意事项］

1）在整个酶联反应过程中不能干片。

2）显色时，要动态观察显色情况，不宜过深。

3）反应中应设置阴阳性对照。

Ⅱ. 荧光标记的染色体原位杂交（fluorescence in situ chromosomal hybrization，FISH）法　采用双色荧光染色体原位杂交法分析 bcr/abl 拷贝数，探针标记方法见试剂盒（Vysis 公司），杂交方法作如下修改：

在 25℃，50% 饱和湿度条件下，固定后的细胞滴片、空气干燥，接着乙醇梯度脱水各 2min，室温过夜。而后，标本置于 72℃预热的变性液（70% 甲酰胺/2×SSC）中变性 2min，乙醇梯度脱水各 1min；取 1μl 探针混合 2μl 双蒸水、7μl 杂交缓冲液（共 10μl），混匀，73℃变性 5min，然后加于上述样本上，敷盖玻片，以橡皮泥封四周，37℃湿盒放置 18～20h 后揭去封胶和盖玻片，将标本片依次置于 73±1℃ 的 0.4×SSC/0.3% NP-40 液中 2min，室温 2×SSC/0.1% NP-40 液中 30s，气干。再以 10μl DAPI Ⅱ、抗衰变剂混合液滴加于杂交区域，敷盖玻片并挤出多余的显色液。OlympusBX51 荧光显微镜（Olympus，日本）1000 倍下分析 500 个间期细胞并观察分裂中期细胞的荧光信号，PM30 全自动照相系统（Olympus，日本）照像。

4. 基因芯片法

基因芯片是 20 世纪 90 年代中期发展起来的一项尖端技术。由于用该技术可以将极其大量的探针同时固定于支持物上，所以一次可以对大量的 DNA 分子或 RNA 分子进行群体杂交检测分析。基因芯片因具有无可比拟的信息量、高通量、快速、准确地分析基因的优点，在基因功能研究、临床诊断及新药开发等方面已经显示出巨大的应用前景。国内外已有采用该方法进行肿瘤耐药基因研究的报道。我们也采用基因芯片（Human 1.2 Ⅱ Atlas Microarray 由 1,176 个 cDNA 组成，包括癌基因、肿瘤抑制基因、凋亡相关基因、DNA 损伤、转录因子、受体、细胞间连接、细胞骨架等多个方面，但缺乏多药耐药相关基因 mdr-1、MRP 基因、BCRP 基因等）来比较来源于 K562、K562/A02 这一对敏感和耐药细胞株中的基因差示表达，实验结果显示：有 12 个基因的密度值差别达两倍以上，其中 7 个基因在 K562 中表达高，5 个基因在 K562/A02 中表达高。目前，sorcin 基因已被随后的一系列实验结果证明与肿瘤细胞耐药相关，其他表达异常的基因（如 Ergic-53、NF-H 等）与耐药之间的关系的研究正在进行中。

二、多药耐药基因表达产物（如 P-糖蛋白）的检测

目前已建立多种检测 P-糖蛋白表达的方法，如免疫荧光法，免疫组化法，Western 印迹等，可从蛋白水平对 MDR 的产生进行测定，具有快速、简便、准确的优点。

（一）免疫荧光法测定 P-糖蛋白的表达

原理：免疫荧光技术是根据抗体与抗原能形成特异反应复合物的特性，以荧光素标记的已知抗体（或抗原）作为试剂，在特定的条件下检测未知的相应的抗原（或抗体），借助荧光显微镜或荧光活化细胞分检器（FACS）来观察抗体进行定性、定位或定量测定。

1. 荧光显微镜法　荧光显微镜法有两种：①直接荧光标记法；②间接荧光法标记法。其中间接荧光检测能引起放大作用，提示具有较高的灵敏度，是运用较广的一种方法，以下以间接免疫荧光法为例说明。

[试剂及仪器]

1) 试剂 单克隆抗体，荧光标记抗鼠免疫球蛋白，PSS（pH7.2~7.4），甘油，NaN_3 等。

2) 仪器 40孔塑料板，振荡器，荧光显微镜等。

[操作步骤]

1) 将分离好的粒细胞用 PSS 洗2次，1000r/min，每次10分钟，用0.1% NaN_3 PBS 调浓度在0.5~$1×10^8$/ml（5000万~1亿/ml）。加在40孔塑料板上，每孔 10μl，含（5~10）×10^5 细胞。然后，加入抗 P-糖蛋白的单克隆抗体，如 JSB-1（称第一抗体）10μl；振荡混匀，置4℃，至少30分钟。

2) 用含0.1% NaN_3 的 PBS 在振荡器上振荡洗涤一次，1000r/min，离心3~5分钟弃去上清。

3) 加选择好的稀释度的荧光素标记兔抗鼠抗体（称第二抗体）20μl，振荡混匀，置4℃，至少30分钟。

4) 用含0.1% NaN_3 的 PBS 在振荡器上振荡洗涤两次，弃去上清，加含60%甘油的 PBS 5~10μl（依据所加细胞量而定），振荡均匀，点片。

5) 在荧光镜下计数荧光阳性细胞，注意动作要快，先计数荧光阳性细胞，后在普通光下计数同一视野的白细胞数。

6) 判定标准 膜荧光有三种类型：①完整的膜荧光为一与细胞膜吻合的翠绿圆圈；②帽状荧光；③点状荧光。呈现以上3种荧光的细胞均为荧光阳性细胞。

荧光强度根据以下标准判定。（－）：无荧光；（±）：极弱的可疑荧光；（＋）：荧光较弱，但清晰可见；（＋＋）：荧光明亮；（＋＋＋~＋＋＋＋）：荧光闪亮。

[注意事项]

1) 每次荧光实验中均应配有阳性对照和阴性对照。

2) 每次加入抗体时，需振荡混匀。

2. 荧光活化细胞分检器法（fluorescence activated cell screening，FACS）

原理：抗原与抗体复合物通过流式细胞仪时，标记在抗体，或抗原上的荧光素（如 FITC）在一定波长、功率的激光作用下产生荧光，根据观察比较单个细胞的荧光强度来判断细胞的耐药性。

[主要试剂及仪器]

1) 试剂 ①抗 P-糖蛋白单抗（如 JSB-1）；②FITC 标记的兔抗鼠抗体（二抗）；③PBS。

2) 仪器 ①水平转头离心机；②振荡器；③40孔塑料平板；④流式细胞仪（EPICS，SC）。

[操作步骤]

1) ~3) 步骤同于间接免疫荧光镜法。

4) 用含0.1% NaN_3 的 PBS 洗2次，方法同上。弃去上清，沉淀悬浮于 PBS 中。

5) 1小时内用流式细胞仪计数5000个细胞，激光功率260mW，激光波长488nm，经550nm 短通道滤光片检测绿色荧光。

[注意事项] 整个反应过程中应设置阴、阳性细胞为对照来测试。

（二）免疫组化法

原理：通过某种酶分子标记抗体作为检测试剂，用它与固相支持物上相应抗原、抗体或抗原抗体复合物反应，形成酶抗原抗体复合物，加入酶底物后，在复合物上将形成有色沉淀。根据颜色深浅可在原位鉴定细胞或组织成分中抗原或抗体的量。现常用两种方法：①APAAP 法；②ABC 法。

1. APAAP 法

[主要试剂及仪器]

1) 试剂 ①APAAP 免疫酶标试剂盒；②TBS 缓冲液（0.05mol/L pH7.6）：A 液：Tris base 30g，HCl 17ml，加蒸馏水至500ml，pH 调至7.6。B 液：NaCl 45g，加蒸馏水至500ml；③工作液：A 液 20ml + B 液 20ml，加水至200ml。

2) 仪器 ①振荡洗脱器；②湿盒。

［操作步骤］

1）骨髓涂片或血片或细胞离心涂片在室温下干燥 2 小时，若是组织块冷冻切片，需用丙酮固定 6 分钟，空气干燥 2 小时。

2）95％乙醇固定涂片 5 分钟，充分干燥涂片，如不立即使用，可用锡箔纸包好，保存于 -20℃，下次使用时取出，30 分钟后拆开。

3）10％马血清封闭 10 分钟，用吸水纸小心吸去多余血清。

4）向涂片上加 10μl 抗 P-糖蛋白单抗（如 JSB-1），保留至少 1 小时。

5）TBS 振荡漂洗 3 次，每次 2 分钟，擦去多余 TBS。

6）向涂片上加 20μl 第二抗体，保留至少 30 分钟。

7）重复步骤 5）。

8）向涂片上加 20μl 第三抗体，保留至少 30 分钟。

9）重复步骤 5）。注意以上 3）~8）步需在湿盒中进行。

10）显色 将 1ml 底物液加 1mg 坚固红，溶解后直接过滤到涂片上，显色 10~20 分钟。

11）轻轻地用自来水冲洗涂片 3 次。

12）涂片用 Mayer 苏木素复染 1~5 分钟，水洗后自然晾干。

13）明胶甘油封片。

14）光学显微镜下观察 阳性细胞上有玫瑰红色沉淀。计数 200 个细胞，观察细胞阳性反应强度，定为：细胞上无红色沉淀为"-"，如有浅红色沉淀为"+"，如有红色沉淀为"++"，如有深红色沉淀为"+++"。

［注意事项］

1）各抗体必须在湿盒内孵育，不能干片。

2）各抗体工作液浓度需做预实验，定浓度。

3）每次洗涤后应及时吸干多余洗液，以免其稀释抗体。

4）每次反应要设阴、阳性对照，以掌握显色时间。

5）抗体分装保存在 -20℃。勿反复冻融使用抗体。

2. ABC 法

［主要试剂及仪器］

1）试剂 ①FAB 固定液（pH6.6~6.8）：$Na_2HPO_4 \cdot 12H_2O$ 20mg，KH_2PO_4 100mg，40％甲醛 25ml，丙酮 45ml，蒸馏水 30ml，调 pH 为 6.6；②PBS 液（pH7.6~7.8）：A 液：$Na_2HPO_4 \cdot 12H_2O$ 23.88g，蒸馏水 1000ml。B 液：KH_2PO_4 9.08 g，蒸馏水 1000ml。取 A 液 86ml + B 液 14ml，调 pH 至 7.6~7.8，加入 0.87g NaCl 即可；③ABC 免疫酶标试剂盒。

2）仪器 ①湿盒；②光学显微镜；③振荡洗脱器。

［操作步骤］

1）制备全血和骨髓涂片或细胞离心涂片，空气干燥 2 小时。

2）用 FAB 液 60 秒，PBS 液洗 3 次，每次 2 分钟。

3）涂片用 10％马血清封闭 1 分钟。

4）吸去多余血清，加抗 P-糖蛋白单抗（如 JSB-1）10μl，至少保留 60 分钟，PBS 液洗涤，洗法同 2）。

5）加第二抗体，至少保留 30 分钟，PBS 液洗，洗法同 2）。

6）消除内源性过氧化酶。将上述涂片浸入装有 2％过氧化氢的染缸浸泡 30 分钟，水洗后速入 PBS 液如 2）法洗涤。

7）加入 ABC 复合物 30 分钟，用 PBS 液，如 2）法洗涤。

8）DAB 显色，10mg DAB 溶于 20ml PBS 液，过滤，显色前加一小滴 2％ H_2O_2 溶液，避光显色 8~10 分钟，水洗。

9）苏木素复染 1~2 分钟，水洗。

10）80%-95%-100% 乙醇脱水，二甲苯透明，中性树脂胶封片，每步 5 分钟。

11）光学显微镜观察结果，抗原存在部位呈现棕色或棕黑色反应，胞核定蓝色。

［注意事项］

1）各抗体必须在湿盒内孵育，不能干片。

2）每次洗涤后应及时吸干多余洗液，以免其稀释抗体。

3）每次反应要设阴、阳性对照，以掌握显色时间。

4）嗜酸性粒细胞的内源性过氧化酶不能完全清除，胞质嗜酸性颗粒出现假阳性反应。

（三）Western 印迹法

原理：通过电泳分离的各组分从凝胶转移至硝酸纤维素膜上，然后用未标记的特异抗体与膜上的靶蛋白反应，而后，再用多种二级免疫学试剂（如^{125}I 标记的 A 蛋白或抗免疫球蛋白与辣根过氧化合物酶或碱性磷酸酶偶联的 A 蛋白或抗免疫球蛋白）与结合在膜上的抗体反应来检测。该方法可测出 1~5ng 大小的待测蛋白。Chemicon 公司（www. chemicon. com）研制的一种试剂盒（Be-Blot Western Blot Recycling Kit）可将已经与靶蛋白结合的抗体从杂交膜上洗下，而后可进行第二中抗体的杂交检测。该种试剂盒最多可以使一张膜进行 5 次杂交，这非常适用于一种样品多基因检测的研究。下面以膜蛋白 P-170 的检测为例说明。

1. 膜蛋白的提取

［主要试剂及仪器］

1）试剂　①50mmol/L PMSF 原液：PMSF 溶于异丙醇中，－20℃ 保存备用；②PBS（pH7.4）：150mmol/L NaCl，16.2mmol/L Na$_2$HPO$_4$，0.5mmol/L PMSF；③L 缓冲液（pH7.4）：10mmol/L Tris-HCl（pH7.4），10mmol/L NaCl，1.5mmol/L MgCl$_2$，1mmol/L DTT，0.5mmol/L PMSF；④S 缓冲液（pH8.0）：0.14mol/L NaCl，0.02mol/L Tris-HCl（pH8.0），0.5% 脱氧胆酸钠 0.5mmol/L PMSF。

2）仪器　①低温超速离心机；②低温台式高速离心机；③匀浆器（玻璃）。

［操作步骤］

1）4℃，1000r/min 离心收集细胞，用 4℃ 预冷的 PBS 洗 3 次；如是冻存于 －20℃ 的细胞需在 37℃ 解冻 1 分钟，而后用预冷的 PBS 洗 3 次，4℃，1000r/min 离心沉淀细胞。

2）将上述细胞（每管约 5×10^7）悬浮于 L 缓冲液中，转移匀浆器中，冰水浴 20 分钟。

3）用匀浆器匀浆数次裂解细胞，镜检细胞破碎率为 60%~70% 即可。

4）4℃，400×g 离心 10 分钟去除细胞核，而后，4000×g 离心去除线粒体。

5）弃沉淀，将上清液于 150 000×g 超速离心 1 小时，得到细胞质膜，沉淀。

6）弃上清，加入 500μl S 缓冲液溶解沉淀 30 分钟。

7）4℃，22 000×g 离心 30 分钟，取上清冻存于 －80℃ 或液氮中保存。

［注意事项］

1）所有的操作过程均于 4℃ 以下进行。

2）匀浆破碎细胞一定要适度，不宜破碎过度，但要至少 60%~70% 的细胞破碎率才能保证膜的产率。

2. SDS-聚丙烯酰胺凝胶电泳

［主要试剂及仪器］

1）试剂　①30% 凝胶贮备液：含 29%（M/V）丙烯酰胺，1%（M/V）N, N-亚甲双丙烯酰胺，用去离子水配制，避光保存；②10% SDS；③TEMED（N, N, N′, N′-四甲基乙烯二胺）；④10% 过硫酸铵：用去离子水配制少量，4℃ 可贮存一周；⑤Tris-甘氨酸电泳缓冲液：25mmol/L Tris，250mmol/L 甘氨酸（pH8.3），0.1% SDS，1.5mol/L Tris-HCl（pH8.8），1.0mol/L Tris-HCl（pH6.8）；⑥蛋白质分子量标准参照物（高分子量）。

2）仪器　①竖直电泳槽；②稳压电泳仪；③微量加样器。

［操作步骤］

1）电泳槽中玻璃板需酸泡，双蒸水冲洗，干燥。

2）装好电泳槽，并用1%琼脂封好槽周边缝隙。

3）配制6%凝胶30ml 配方如下：H_2O 15.9ml，30%丙烯酰胺溶液6ml，1.5mol/L Tris（pH8.8）7.5ml，10% SDS 0.3ml，10%过硫酸铵溶液0.4ml TEMED 0.024ml。

4）小心将凝胶顺着玻璃板壁加入到已准备好的槽玻璃板间隙中，直至灌满模具顶部，插入已用去离子水冲洗过的电泳梳，小心避免产生气泡。

5）胶凝结后（大约需1小时），小口取出梳子，立即用冲洗梳孔，将点样槽孔底部的胶带吸去，并用微量加样器针头将加样槽之间的齿弄直。

6）向已固定好的电泳装置上、下槽各加入适量Tris-甘氨酸电泳液。

7）用微量加样器顺序加样，每孔加15～50μl于样品孔底，同时在不使用的样品孔中加上等体积的1×SDS凝胶加样缓冲液。注意每加完一个样品应在下槽缓冲液中洗涤加样器。

8）将电泳装置与电泳相接（负极应接上槽），电泳6～7小时，恒流8mA/槽孔，而后关闭电源。

9）从电泳装置上拆下玻璃板，用扁嘴镊子撬开玻璃板，并将凝胶右下角（紧靠第一槽孔），切去一角以示方位。如果该胶用于Western印迹，则可不要切角，直接用。

10）凝胶如不用于Western印迹，则进行下一步银染。

＊SDS-PAGE的蛋白质的银染法

［试剂］ ①固定液：250ml乙醇，50ml冰乙酸，200ml蒸馏水；②浸泡液：乙醇30ml，醋酸钠6.8g，戊二醛（50% W/V）1.0ml，$Na_2S_2O_3 \cdot 5H_2O$ 0.2g，用蒸馏水溶解后加至100ml；③银溶液：硝酸银0.1g，甲醛20μl，用蒸馏水加至100ml；④显色液：碳酸钠2.5g，甲醛10μl，用蒸馏水加至100ml；⑤终止液：EDTA-2Na·$2H_2O$ 3.84g，用蒸馏水加至250ml；⑥保存液：甘油25ml，用蒸馏水加至250ml。

［方法］

1）电泳后的凝胶立即浸泡于固定液中至少4小时，必要时过夜，以使蛋白质沉淀，并使SDS从胶中扩散出去。

2）凝胶放入浸泡液中30min。

3）用双蒸水洗3次，每次5min。

4）凝胶在银溶液中放置20min。

5）将凝胶在显色液中放置2～10min，至蛋白质显示深棕色带为止。

6）立即放入终止液中10min。

7）用蒸馏水洗3次，每次5～10分钟。

8）如欲保存将凝胶放入保存液中20～30min，然后，放在玻璃板上，用保存液浸湿的玻璃纸包住凝胶于室温下自然晾干。

［注意事项］

1）银染法比较灵敏。显色液应新配，显色时应严格控制时间，至出现深棕色带时应立即终止反应。凝胶保存时不可加湿，以免使银染色漂白。

2）电泳凝胶灌制过程中不能带入气泡，切忌出现胶聚合不均一，以免电泳带形变化，不准确。

3. Western印迹

［主要试剂与仪器］

1）试剂 ①转移缓冲液：48mmol/L Tris-HCl，39mmol/L甘氨酸，0.037% SDS，配制1000ml转移缓冲液（pH8.3）：取2.9g甘氨酸，5.8g Tris，0.37g SDS，加水至1000ml；②硝酸纤维素膜；③氨基黑染液；④10%醋酸。

2）仪器 ①Bio-Rad电泳转移槽；②振荡洗脱摇床；③转移电泳仪。

［主要步骤］

1）裁剪4块新华2号滤纸和一块硝酸纤维素膜，其大小与SDS-聚丙烯酰胺大小相同，将它们放入转移缓冲液中浸泡5分钟。

2）将塑料架平放在含有转移缓冲液的搪瓷盘中，在塑料架下层放一块已用转移缓冲液浸泡过的海绵，再将2块湿新华2号滤纸对齐放在海绵上，顺序齐放硝酸纤维素膜，凝胶及另2张新华2号滤纸及另一块浸泡过的海绵。注意排出每个交界面中的气泡。

3）用夹子夹紧上述各层，接通电源，电压40mV，电流0.17~0.2A，转移6小时。

4）转移完毕后，小心拆掉各层，用铅笔在膜上作好记号，切下用于对照的高分子蛋白质的分子量参照物电泳条带，用氨基黑染色30秒，10%乙酸脱色，检查转移是否完全和以此作为分子量标准。

5）剩余的硝酸纤维素膜放在一张新华2号滤纸上，室温下干燥30~60分钟。而后，可用于免疫反应检测。

[注意事项]

1）电泳仪为专用转移电泳仪，不能用一般电泳仪，否则将被破坏。

2）装有硝酸纤维素膜一侧靠正极，凝胶一侧靠负极。

3）各交界面不能有气泡残留，否则影响转移效果。

4. 免疫沉淀及显色

[主要试剂及仪器]

1）试剂 ①封闭液：1%（W/V）血清蛋白，溶于PBS中，0.01% antifoam A，0.02%叠氮钠，0.02% Tween 20；②抗P-糖蛋白单抗：PHMA02为我们制备、克隆的抗Pgp单抗（IgG1）用封闭液稀释，稀释度由预实验来定；③兔抗鼠抗体为酶标二抗，用辣根过氧化物酶标记，第二抗体稀释液为1%（W/V）血清白蛋白，150mmol/L NaCl，50mmol/L Tris-HCl（pH7.5），稀释度要由预实验来定；④PBS；⑤显色液：将6mg diaminobenzidine tetrahydrochloride溶于9ml 0.01mol/L Tris-HCl（pH7.6）中，加1ml 0.3%（W/V）的$NiCl_2$或$CoCl_2$，过滤除去沉淀。此液必须新鲜配制；⑥10% H_2O_2。

2）仪器 ①振荡洗脱摇床；②塑料封口机。

[操作步骤]

1）将硝酸纤维素膜放在一搪瓷盘中，加封闭液适量，室温下轻轻振荡2~3小时。

2）然后，将硝酸纤维素放入一塑料袋中，加入抗P-糖蛋白单抗稀释液（如PHMA02，$0.1ml/cm^2$），尽量排尽气泡沫，封上口，室温下轻摇2小时。

3）剪开塑料袋，取出膜在PBS中洗3次，每次200ml，10分钟。

4）将膜从PBS中转入150mmol/L NaCl，50mmol/L Tris-HCl（pH7.5）的溶液中，室温振荡10分钟。

5）将膜放入另一塑料袋中，加二抗稀释（$0.1ml/cm^2$）。封口，在室温下轻摇1小时。

6）剪开塑料袋，取出膜如第4步洗膜3次。

7）将显色液中加10μl 30% H_2O_2混匀，把膜浸入该混合液中，室温轻摇，并观察显色反应，当反应带达适当深度时，立即用水洗膜，然后照像。

[注意事项]

1）每次洗膜需用大量洗液，多次强烈振荡洗脱非特异性吸附的抗体，以免出现较深本底反应。

2）辣根过氧化物酶显色的反应带在阳光下褪色，需避光保存并及时照像。

（四）蛋白质组学法

蛋白质组学（proteomics）是1994年由澳大利亚Macquarie大学的Wilkins和Williams首先提出的概念，它源于蛋白质（protein）与基因组（genome）两个词，其代表在一种细胞内存在的全部蛋白质。蛋白质组研究中主要应用的技术包括：双相电泳（2-DE）、质谱（MS）技术、数据库设置与检索系统等。研究过程包括：样品处理、蛋白质的分离、蛋白质丰度分析、蛋白质鉴定等步骤。当前，蛋白质组分析和发展仍然以双相电泳为其技术基础。双向凝胶电泳的原理是第一向基于蛋白质的等电点不同用等电聚焦分离，第二向则按分子量的不同用SDS-PAGE分离，把复杂蛋白混合物中的蛋白质在二维平面上分开。双向凝胶电泳近年来经过多方面改进，如已成为研究蛋白质组的最有使用价值的核心方法。分辨率和可重复性是分离蛋白质组所有蛋白的两个关键参数。双向凝胶电泳的一块胶板（16cm×20cm）可分出

3000～4000 个，甚至 1 万个可检测的蛋白斑点；可分离 10～100kD 分子量的蛋白质；灵敏度较高的银染色法可检测到 4ng 蛋白，最灵敏的还是用放射性核素标记，20ppm 的标记蛋白就可通过其荧光或磷光的强度而测定。随着该项技术的发展，目前，一块胶板可允许上到高达毫克数量级的样品，因此，每个分离的蛋白斑点可能有微克数量的蛋白，这使得本来不能分析的微量的蛋白也可能被鉴定。蛋白质组重叠群和双向电泳矢量图是当前发展出的新技术，前者是 Humphery-Smith 等创建的用以提高双向电泳的分辨率。其原理是利用多块在不同 pH 梯度和/或分子量上相互重叠的双向电泳图谱，结合图像分析技术拼接成一张完整的双向电泳图谱，使每一块凝胶在较窄的 pH 梯度和分子量范围内分离蛋白，以提高分辨率；后者是用以研究蛋白质各种翻译后修饰。其过程是运用图像分析软件，在双向电泳数据库的参考图上，将蛋白质实际位置与该蛋白的理论预测位置之间连一直线，即为该蛋白的"矢量"，这样的图谱称为双向电泳矢量图。在矢量图上，有的蛋白质具有一个失量，有的具有两个或多个矢量，表明可能存在多种翻译后修饰。如果对不同翻译后修饰与蛋白质双向电泳迁移位置效应关系进行大量研究，可能建立 一个矢量库，从而有利于蛋白质翻译后修饰种类和程度等预测，为实验研究提供信息。

我们也采用双向凝胶电泳方法对多药耐药细胞株 K562/A02 和其亲代细胞株 K562 进行了对比分析，结果我们又一次从蛋白表达水平验证了 Sorcin 基因在耐药细胞株中高表达。

三、RNA 干扰法沉默耐药相关基因

1998 年 2 月，Andrew 和 Craig 通过实验证实双链 siRNA 能够特异性地抑制序列与之相同基因的表达，并把这种现象被称为 RNA 干扰（RNAi）。随后的研究结果揭示这是正常生物体内抑制基因表达的一种自我调节方式，是为了对抗外源基因的侵害的一种自我保护功能。RNA 干扰使 mRNA 发生降解而导致靶基因表达沉默的现象发生在转录后水平，所以又称为转录后基因沉默。RNAi 具有高度的特异性，因此，该技术已经成为基因功能研究的重要手段，并已在肿瘤临床和基础研究中发挥了重要作用。目前，RNA 干扰技术也已被用于耐药基因功能的鉴定方面的研究。

sorcin 基因与白血病多药耐药的具有相关性，我们以其为靶基因，采用 RNA 干扰试剂盒（Silencer™ siRNA Constuction Kit，Ambion 公司）进行了 RNA 干扰实验，详细实验过程如下：

（一）siRNA 的设计

根据 GenBank 中 sorcin 基因序列（No. BC011025）和 siRNA 设计原则，应用 Ambion 生物公司（http://www.ambiom.com）的设计软件（*siRNA Target Finder and Design Tools*），自 sorcin mRNA 的起始密码子开始，寻找"AA"二连序列，记下其 3′端的 19 个碱基序列作为候选的 siRNA 靶序列。将候选序列在 GenBank 中用 Blast 软件进行同源序列搜索，排除那些和其他基因编码序列或 EST 同源的候选序列。最终我们选择了两段 21 个碱基的 siRNA 序列（SⅠ，SⅡ），分别靶向 sorcin 基因的 435～455 和 240～260 区域。另外，设计与 SⅠ和 SⅡ序列含有同样核苷酸比例的随机对照 siRNA（SⅠc，SⅡc）作为阴性对照，用 Blast 验证随机序列与 GenBank 中其他已知人类基因序列没有同源性。利用针对三磷酸甘油醛脱氢酶（GAPDH）基因的正、反义寡核苷酸模板作为 RNA 干扰实验的阳性对照。设计的正反义寡核苷酸模板 3′端均加上 T7 启动子引物 5′CCTGTCTC3′，由上海生工生物工程技术服务有限公司合成。

体外合成双链 RNA 的方法详见 Silencer™ siRNA Constuction Kit 说明书。

（二）siRNA 的转染

1. 取对数生长期的细胞，用无血清和无抗生素的 IMDM 培养液洗涤两次，调整细胞浓度为 3.2×10^5/ml，每孔 400μl 加入 24 孔板。

2. 将不同浓度的 siRNA 稀释于 Opti-MEM Ⅰ 中（50μl/孔），轻轻混匀，另外将合适浓度的脂质体 lipofectamine 2000 稀释于 Opti-MEM Ⅰ 中（50μl/孔），混匀后室温放置 5min。5min 后将脂质体和 siRNA 两两混合，轻轻混匀后室温放置 20min。

3. 将 100μl 脂质体-siRNA 复合物加入细胞中，摇动培养板轻轻混匀。

4. 37℃ 培养 4～6h 后，每孔加入 500μl 含 20% FBS 的 IMDM。

5. 在转染后不同的时间点收集细胞，进行下一步的检测。

（三）半定量 RT-PCR 方法检测 RNA 干扰后 sorcin 表达

用半定量 RT-PCR 的方法检测 S I 和 S II siRNA 转染后细胞中 sorcin mRNA 表达水平的变化，采用 Tr-izol 试剂盒提取细胞总 RNA，用 2μg 总 RNA 进行 cDNA 的合成，β-actin 作为内对照。选取试剂盒提供的 GAPDH 的模板合成针对 GAPDH 的 siRNA，以此 siRNA 转染细胞后 GAPDH 的表达改变作为干扰效果的阳性对照。GAPDH 引物序列为 forward：5′TGA AGG TCG GAG TCA ACG GAT TTG G3′；reverse：5′CAT GTG GGC CAT GAG GTC CAC CAC3′，片段长 983bp。结果表明，在转染后 24～72h 内，与随机对照的 siRNA（S I c 和 S II c）相比，S I 和 S II siRNA 能够明显降低细胞内 sorcin 表达水平。

（四）siRNA 和脂质体的细胞毒性检测

细胞用无血清和无抗生素的培养液洗涤重悬，每孔 2×10⁴ 加入 96 孔板。分别加入用 Opti-MEM I 稀释的 siRNA（终浓度为 100nmol/L）或 lipofectamine2000（终浓度为 2ml/L），6h 后加入含 20% 血清的培养液补足血清，72h 后分别加入 5mg/ml 的 MTT，每孔 20μl，37℃ 置 4h，弃上清，每孔加入 100μl 二甲基亚砜，待甲瓒完全溶解后，测定其在 570nm 的吸光度，并计算细胞存活率。对照孔细胞中加入等量的 Opti-MEM I 代替脂质体或 siRNA，其余培养条件与处理组相同。

$$存活率 = \frac{处理孔\ OD570 - 空白孔\ OD570}{对照孔\ OD570 - 空白孔\ OD570} \times 100\%$$

（五）MTT 方法检测 RNA 干扰后细胞对阿霉素敏感性的改变

将 siRNA 转染 K562K562/S4 和 K562/A02 细胞，转染 4～6h 后加入含 20% FBS 的培养液，然后调整细胞浓度为 1×10⁵/ml，铺入 96 孔板，每孔 180μl，同时加入 20μl 不同浓度的阿霉素继续培养。转染 72h 后，每孔加入 20μl 浓度为 5mg/ml 的 MTT，继续培养 4h。2000r/min 离心 10min，弃去上清。每孔中加入 100μl DMSO，振荡器震荡 5min，于酶标仪上测定 546nm 处 OD 值。每个浓度做 3 个平行孔，重复 3 次。

RNA 干扰实验结果表明 S II siRNA 能够呈剂量依赖性的降低 sorcin 基因表达，同时增加细胞对化疗药物阿霉素的敏感性，在 40nmol/L 时能够使 K562/A02 和 K562/S4 细胞对阿霉素的敏感性分别增加 2.7 倍和 4.8 倍。该结果提示我们今后可以将该技术与基因转染技术联合使用，用来深入研究单个基因介导的肿瘤耐药机制，以便更加清晰的了解这些基因的基本功能。

四、FACS 测定肿瘤细胞外排泵功能

肿瘤细胞内药物外排泵功能增强，导致细胞内药物浓度降低，是肿瘤细胞对药物耐受的一个主要路径。目前主要以荧光染料 Rh123 和 Hoechst33342 作为指示剂来测定泵的功能。以肿瘤细胞株和荧光染料 Rh123 为例，FACS（激发波长 488nm，发射波长 530nm）检测肿瘤细胞内 Rh123 荧光浓度。

1. 收集对数生长期的各组细胞，用 PBS 洗 1 次。

2. 用无血清的 RMPI1640 调整细胞密度为 1×10⁶/ml，加入终浓度 200nmol/L 的 Rhodamine123（Rho123），37℃ 震荡水浴孵育 1h。

3. 收集细胞，预冷 PBS 洗 2 次。

4. 加入适量的冷 PBS，流式细胞仪检测细胞内荧光强度。

目前，该方法常用来测定 Pgp 的泵功能，并已用于白血病临床标本的测定。

第四节 肿瘤耐药逆转及其研究方法

大量实验研究证明，体外具有逆转多药耐药作用的药物很多，除最早发现并用于临床的肿瘤耐药逆转剂维拉帕米等钙离子通道阻断剂外，还有钙调蛋白抑制剂，激素类药物，环孢菌素类，抗生素类及抗疟药等，其中有些已试用于临床，但由于严重的毒副作用限制了其临床应用。随后发现其他逆转剂，特别是环孢菌素 A（CsA）在体内显示比 VPL 有更强作用，临床虽也显示一定效果，但很不理想，而且其肾脏和神经毒性特别是免疫抑制毒性限制其临床上的应用。近 20 年来，国内外诸多实验室通过对药物诱导的耐药细胞株或动物模型的耐药表型研究，对 MDR 有了深入了解，促进了对原有 MDR 逆转剂进行以提高逆转活性、降低不良反应的结构改造。与此同时，在寻找新的结构类别的 MDR 逆转剂方面也取得较大进展，发现了多种克服肿瘤临床耐药、提高化疗疗效的逆转剂，极大地丰富了该领域的研究内容。其中一些如SDZPSC833和S9788等，以其逆转的高效性、广谱性和相对低毒性，基本代表了第二代MDR逆转剂。

一、新的MDR逆转剂

（一）钙离子通道阻断剂

钙离子通道阻断剂维拉帕米（VRP）是最早用于逆转MDR的药物，但由于严重的心血管系统毒性而限制了其临床应用。研究表明，钙离子通道阻断剂的钙离子通道阻断活性与其MDR逆转作用无关，而与心血管系统毒性有关，因此研制其低钙活性衍生物可能会克服这一缺点。为了寻找毒性小的MDR逆转剂，对VRP进行了10个部位的结构改造，在众多的衍生物中，右旋维拉帕米（D-VRP）及去甲维拉帕米（nor-VRP）的钙离子通道阻断作用很小（D-VRP之钙离子通道阻断作用仅为VRP的1/10），同时又具较低的细胞毒性和较强的MDR逆转能力，最有希望用于临床，据初步临床实验，D-VRP取得了一定疗效。二氢吡啶类化合物，其（＋）构型比（－）构型异构体具有更低的钙离子通道亲和力和抑制能力，在此基础上合成并筛选出的化合物如S16317、S16324等，在体内外实验中表现出强效逆转作用，较高的生物利用度，而钙拮抗活性则远低于硝苯地平等。有研究报道，（－）niguldipine的钙离子通道阻断作用仅为其右旋体的1/45，但同样可与P-gp竞争，阻止药物的外排，逆转MDR；另两种二氢吡啶类化合物NIK250和PAK-104P，在体外不仅能逆转mdr1过度表达的细胞的耐药性，同时还可逆转由多药耐药性相关蛋白（MRP）介导的耐药，而VRP只能中度逆转MRP介导的MDR。这表明基于钙离子通道阻断剂空间异构体具有不同的钙离子通道阻断活性，而钙离子通道阻断活性很低的异构体仍具有强效MDR逆转活性，可能会研制出有应用价值的MDR逆转剂。

（二）环孢菌素A及其衍生物

环孢菌素A（cyclosporine A，CsA）是一强效细胞免疫抑制剂，它亦可与P-170结合，在体内外均可抑制药物从胞内外排，提高胞内药物浓度，从而对抗MDR。CsA的非免疫抑制作用的衍生物PSC833、SDZ280-446及SDZ14-103等对于Pgp介导的多药耐药亦有很好的逆转效果，低浓度的PSC833（8.2mmol/L）可使CHO-A3细胞对秋水仙碱的IC50值从500μg/L降到200μg/L以下，在高浓度（18.2mmol/L）时则低于100μg/L。在药物蓄积实验中，PSC833可使细胞内阿霉素浓度提高4倍，若要达到同样效果，CsA的药物浓度为PSC833的20倍，且PSC833没有肾毒性及血流动力学等方面的毒性反应，一次给药后抑制Pgp外排作用持续时间明显长于维拉帕米，合用依托泊苷及阿霉素可提高二者生物利用度2~3倍。体内可达有效逆转浓度，荷瘤小鼠体内表现出明显逆转作用。Ⅰ期临床实验仅出现口周麻木、一过性感觉异常及运动失调等较轻的不良反应，预示其潜在的临床应用价值。目前已进入Ⅲ期临床试用，在多发性骨髓瘤病人身上已初步看到临床MDR逆转效果。另一CsA半合成衍生物SDZ280-446也对P-gp介导的耐药性具有比CsA、VRP、奎尼丁等更强的逆转作用。FK-506是一新型的非CsA型的细胞免疫抑制剂，在体内外表现出很强的MDR逆转作用，它可抑制[3]H-azidopine及[3]H-长春新碱与P-gp的结合，阻止MDR细胞内抗肿瘤药物的外排，有待临床试用。

（三）激素类及抗激素类药物

他莫昔芬（tamoxifen，TAM）为抗雌激素类药物，它不仅可竞争性与雌激素受体结合，且可抑制PKC、CaM及磷酸二酯酶的活力，诱导TGF-β而抗肿瘤。此外，它还有抗氧化、抗病毒及抗真菌作用。TAM及其N-去甲基他莫昔芬于4~6μmol/L浓度下，可提高抗肿瘤药物在MDR细胞中浓度，使它们的细胞毒作用提高3~4倍，其MDR逆转作用与抗雌激素作用无关。TAM与P-gp结合抑制药物外排，以及它可降低MDR细胞膜流动性可能与其MDR逆转作用有关。TAM已试用于临床且获得一定疗效。国内在原化疗方案加用TAM治疗39例以肺癌为主耐药肿瘤使33.3%患者重新获得缓解，并用TAM和/或VEP使59例肺癌耐药患者明显延长了1~3年生存率，81例肺癌中>46%患者重新获得缓解。国外有一组18例呈耐药性的恶性肿瘤病人，采用VP-16与TAM并用的方案，其中1例获部分缓解，另有36例呈耐药性的肿瘤病人，采用上述方案，其中有6例达部分缓解，TAM的常用剂量为480mg/d，连用6天。由于TAM毒副作用小，剂量增加到550mg/d仍未见毒副作用。近年来有报道，采用TAM与VRP合用，于化疗前连用 3 天，化疗开始后继续应用 4 天，所用方案为 ADM + VCR + VP-16，治疗对象为小细胞肺癌。58 例中有 14 例达完全缓解，20 例为部分缓解，疗效远较应用单一逆转剂为高。也提示我们多药耐药性逆转剂的并用，可能是解决 MDR 途径之一。抗孕酮化合物 RU486 是孕酮的衍生物，它具有强于黄体酮 2 倍的逆转作用。它于低浓度（1μmol/L）时可抑制 P-gp 的药物外排，增加药物在胞内的浓度。

（四）谷胱甘肽耗竭剂

多药耐药蛋白减少药物在细胞内的聚集，主要是通过转运药物与谷胱甘肽的结合物，而非转运游离型药物，因此清除细胞内的谷胱甘肽（氧化型）可能会抑制 MDR。丁硫氨酸亚砜胺（BSO）是特异性 γ-谷氨酰胺 – 半胱氨酸合成酶抑制剂，该酶是合成 GSH 的关键酶。BSO 可明显降低 MDR 细胞内 GSH 含量，与左旋苯丙氨酸氮芥（L-PAM）合用，可使抗 L-PAM 的 L1210 细胞恢复其敏感性；在耐 L-PAM 的 OVCAR-3 细胞，BSO 可使 L-PAM 的细胞毒作用提高 2 ~ 4 倍。维生素 K_3 亦具有 MDR 细胞内 GSH 含量的耗竭作用，1mmol/L 维生素 K_3 与阿霉素合用可明显提高后者的细胞毒作用。以维生素 K_3 预处理 P388 及 P388/ADM 细胞，ADM 对 DNA 及 RNA 的生物合成抑制作用明显增强，细胞内 GSH 含量亦明显下降。维生素 K_3 还可使 ADM 在 P388/ADM 细胞内的浓度提高 35% ~ 50%，提示维生素 K_3 的 MDR 逆转作用与其耗竭胞内药物浓度有关。谷胱甘肽是细胞活动的一个重要的内源性物质，清除谷胱甘肽可能会引起细胞内环境的紊乱，因此谷胱甘肽清除剂作为逆转 MDR 的药物其发展受到限制。

（五）蛋白激酶 C 抑制剂

研究表明，P-gp 的磷酸化对于维持其药物外排泵功能起重要作用。在很多 MDR 肿瘤细胞系中，PKC 活性水平增高，而 PKC 抑制剂可使 P-gp 磷酸化水平降低，细胞内药物浓度升高，增加细胞对药物的敏感性，从而逆转耐药。^{3}H-azidopine 及 ^{3}H-长春新碱结合抑制实验表明，staurosporine 可通过与化疗药物竞争 P-gp 的结合位点而增加细胞内药物聚集。尽管它在体外可逆转耐药，但由于其严重的毒副作用而限制了它在临床的应用，新合成的 staurosporine 的衍生物在耐药逆转方面显示了巨大的潜力。NA-382 就是其中之一，它在选择性抑制 PKC 活性方面比抑制 PKA 高 10 倍，体内外实验都已证实，NA-382 可逆转多种 MDR 细胞系的耐药性，但对敏感细胞无作用。Staurosporine 的另一个衍生物，CGP41251，抑制 PKC 活性的功能只有 staurosporine 的 1/8，但其最大耐受剂量比 staurosporine 高 250 倍，它可有效地逆转 MDR，可使 3 种 MDR 细胞系对阿霉素和长春新碱的敏感性明显提高。CGP41251 可能是直接与 P-gp 竞争 ATP 或竞争 P-gp 上的药物结合位点，从而阻断 P-gp 的药泵功能，达到逆转 MDR 的作用。KT-5720 是另一具有 MDR 逆转作用的 PKC 抑制剂，在非毒性浓度下可有效地提高 MDR 细胞株对化疗药物的敏感性，其还具有抗增殖及抗肿瘤侵袭的能力，这可能增强其在未来肿瘤治疗中的效能。PKC 抑制剂 GF109203X，不仅可逆转 P-gp 介导的 MDR，而且可逆转 MRP 介导的多药耐药，在 1μmol/L 浓度时，GF109203X 即可逆转 HL60/ADR 细胞对长春新碱的耐药性，并呈剂量依赖方式减少长春新碱的耐药性。

我们从吩噻嗪类衍生物中发现了一个新的 PKC 抑制剂，即 PTZ11，在体外显著抑制鼠脑 PKC 活性并呈剂量依赖性，其 IC_{50} 113 ± 9.64μmol/L，当 PTZ11 作用于耐药细胞系 K562/AO_2 时，在 10mol/L 浓度作用 30min，即可引起 PKC 活性下降。更有意义的是，PTZ11 在低于其 IC_{50} 浓度（10mol/L）时，可使 K562/AO_2 细胞对阿霉素的耐药性产生逆转作用，逆转倍数为 75.78，而阳性对照维拉帕米逆转耐药的倍数仅为 40.87，提示 PTZ11 可低毒、高效地逆转肿瘤细胞耐药，可望成为一种潜在的耐药逆转剂并应用于临床。为进一步探讨 PTZ11 与 PKC 相互作用的机制，我们研究了在 PKC 激活剂 PMA 存在时 PTZ11 对 PKC 活性的影响，发现其抑制 PKC 活性的能力下降，而且与 PTZ11 的浓度呈正相关，提示 PTZ11 可能通过与 PMA 竞争 PKC 的结合位点而起作用。

文献报道表明，PKC 的 Cys2 功能区是激活剂的结合区域，可与 PMA 有效地结合。为阐明 PTZ11 抑制 PKC 活性的分子机制，我们从蛋白数据库（Brookhaven Protein Data Bank，PDB）中调出 PKC Cys2 功能区的原子坐标，应用 Alchemy-2000 计算机软件，显示 PKC Cys2 功能区的三维构象，进一步利用 SYBYL6.04 软件包的 DOCK 程序模拟出 PTZ6、PTZ11 与 PKC Cys2 功能区相互结合的分子图像，发现了 PTZ6 及 PTZ11 与 PKC Cys2 相互作用的模式，而且 PTZ11 与 PMA 的结合位点可能部分重叠，PMA 通过氢键与 PKC 结合，但 PTZ11 通过疏水力及静电作用与 PKC 结合，这就从三维分子构象水平上阐明了

PTZ11 抑制 PKC 活性的机制，即 PTZ11 可能是通过与 PMA 竞争 PKC 分子上的结合位点而抑制 PKC 活性的。由于 PTZ6 与 PTZ11 结构上的差异，使得二者在与 PKC 相互作用时产生不同强度的疏水作用，从而抑制 PKC 活性的程度有很大差别。本研究应用计算机辅助分子图像分析方法阐明了酶与抑制剂相互作用的构效关系，为设计有效的 PKC 抑制剂或多药耐药逆转剂提供了新的途径。

（六）其他

新的喹啉化合物 MS-209 亦具有 MDR 逆转作用，且毒副作用小，在体外实验中于 3mol/L 低浓度时，能够明显逆转长春新碱和阿霉素引起的 MDR 现象；且 MS-209 的逆转效果与 mdr-1 基因表达呈正相关，mdr-1 基因表达越高，其逆转效果越好。在接种 P388 肿瘤细胞的小鼠体内实验结果发现，MS-209 能够增强长春新碱和阿霉素的化疗效果。MS-209 已在日本进入 Ⅱ 期临床研究。

S-9788 是一个三唑哌啶氨基的衍生物，它抑制 MDR1 基因表达的作用比维拉帕米明显。体内和体外实验结果发现 S-9788 能够增强阿霉素的化疗作用，S-9788（0.5～10mol/L）增加阿霉素在 KB-AL 肿瘤细胞中的聚集具有剂量依赖性，此作用至少是维拉帕米的 2 倍。其逆转机制主要为直接抑制 P-gp 外排作用，但尚可能与改变细胞内 GSH 水平或引起细胞核改变等有关。该药与 CsA 等相似，可降低 MDR 细胞内化疗药物的 IC_{50}。其逆转程度明显依赖于合用化疗药物时，给药时间的先后顺序。S-9788 的 Ⅰ 期临床研究结果表明它具有明显的 MDR 逆转作用，但是同时发现它具有心血管毒性，这可能与其钙离子结合作用有关。为了克服 S-9788 的心血管毒性，Dhainaut 等设计了嘌呤类的 S-9788 类似物，其中主要是用嘌呤环取代 S-9788 结构中的三唑环的衍生物。

VX-710 是 2-甲基哌啶氨基酮类衍生物。在 0.5～1.0mol/L，VX-710 能恢复阿霉素在 MDR 细胞中的聚集；在 1.0～2.5mol/L，VX-710 能够完全逆转许多肿瘤细胞对阿霉素、依托泊苷、秋水仙碱、长春碱和长春新碱的耐药性。在 12.5mol/L 浓度以下，VX-710 没有细胞毒作用。与 P-170 的结合实验表明，VX-710（IC_{50} 0.2mol/L）对 P-gp 的结合作用比 MS-209（IC_{50} > 8mol/L）、环孢菌素 A（IC_{50} 1.5mol/L）和维拉帕米（IC_{50} > 10mol/L）的都强。

抗心律失常药普罗帕酮（propafenone）具有 MDR 逆转作用，对普罗帕酮的一系列衍生物研究，并根据构象限制原理环化普罗帕酮的侧链而设计了其苯并呋喃类类似物，其中有些类似物具有较强的 P-gp 抑制作用。

Hapalosin 是从百岁叶科软管藻属植物蓝藻菌中分离到的一种内酯/环肽类物质，能够抑制 P-170。对 hapalosin 的构效关系研究发现，其非 N-甲基类似物、顺式-4-羟脯胺酸类似物和三内酰胺衍生物都具有较强的逆转 MDR 的作用。对 hapalosin 的构象研究而设计的 D-葡糖型 hapalosin 模拟物也具有 P-170 抑制作用。

我们多年来一直致力于逆转肿瘤 MDR 的研究，已发现多种具有不同程度逆转活性的药物，如赛庚定、奎宁、咯萘啶、干扰素、补骨脂素、苦参碱和粉防己碱等，但逆转活性均不及已被用于临床逆转 MDR 的 CsA 和 VRP。最近我们又成功筛选出一种新的 MDR 逆转剂 PND，它是由我国自己研制合成的并已应用于临床治疗的非肿瘤药物，我们首先发现它具有广泛的体外抑瘤活性和明显的逆转 MDR 作用，K562/A02、MCF-7/ADR 和 KB/VCR200 细胞都是具有 MDR 表型的多药耐药细胞系，HL60/ADR 和 A549DDP 细胞是具有 MRP 表型的 MDR 细胞系，这提示即使临床病人因化疗已产生耐药性，仍可用 PND 来杀灭肿瘤细胞。PND 在 4.40、3.30、2.20 和 1.10μmol/L 下，逆转 K562/A02 和 MCF-7/ADR 倍数达 240.5、79.75、17.72、2.26 倍和 29.68、4.30、2.70、2.84 倍，而 VPL 10μmol/L 时，逆转倍数仅为 49.05 倍和 8.84 倍，药效维持时间也长达 12 小时以上，可见 PND 与现有阳性逆转剂 VPL 相比，逆转 MDR 作用更为显著，（$P < 0.05$）。在相同剂量下，PND 几乎不影响 ADR 对敏感细胞的毒性作用，说明 PND 对多药耐药细胞具有特异性的逆转 MDR 作用。相似结果在裸鼠体内抑制人 K562 和 K562/A02 移植瘤实验中得到证实。我们在每一只裸鼠左右两边同时接种敏感的 K562 和耐药的 K562/A02 细胞，ADM 对敏感的 K562 抑制瘤有明显的抑制作用但对耐药的 K562/A02 却没有作用，PND 对 K562/A02 的逆转效果明显地高于 VPL。用荧光分光光度法检测细胞内 ADR 浓度发现，PND 能增加 ADR 在 K562/A02 和 MCF-7/ADR 内的蓄积，2.20μmol/L 时，使 K562/A02 细胞内 ADR 浓度增加 13.24 倍；进一步研究发现，PND 增

强耐药细胞对 Rh123 的摄取，抑制其外排。Rh123 是 P-gp 泵功能指示剂，从我们的结果推测，PND 可能是作用于 P-gp 糖蛋白，使细胞内药物外排减少，从而发挥逆转 MDR 的作用；同时研究表明 PND 与 ADR 联合使用，能增强肿瘤细胞的凋亡，2.20μmol/L 剂量下，使 K562/A02 细胞凋亡百分率增加 16.60%。由此可见，增加耐药细胞凋亡也是 PND 逆转 MDR 的机制之一。因此，我们认为 PND 逆转 MDR 的作用机制，一方面可能与抑制 P-gp 表达或同化疗药物竞争 P-gp 的结合而抑制 P-gp 药物外排泵的功能有关；另一方面可能与增加肿瘤细胞凋亡有关。作为新一代 MDR 逆转剂，PND 具有独特的优越性：①最高血药浓度高于体外最大逆转剂量，保证了 LND 作为 MDR 逆转剂在临床上的可行性；②该药不良反应轻微，有利于 PND 临床的安全使用；③PND 逆转 MDR 作用强于维拉帕米，显示了 PND 的高效性。因此，我们认为 PND 可能会在临床肿瘤病人的化疗中发挥高效、安全的逆转 MDR 作用，是一种很有开发前途的 MDR 逆转剂。

（七）第三代逆转剂

作为第一代的逆转剂维拉帕米和环孢菌素 A 虽然有一定效力，但它们是 P-gp 的底物，是 P-gp 较弱的抑制剂（最大逆转 MDR 效应一半所需的浓度 ED_{50} 分别是 10 和 2μmol/L），而且显示出剂量限制的副作用严重地限制了它们的临床应用。第二代的逆转剂 VX-710，PSC833 和 XR9051 比第一代的逆转剂强 3～100 倍，在有效抑制 P-gp 所需的剂量并不产生明显的毒性。这类逆转剂常见的剂量限制毒性是共济失调和高胆红素血症，中止治疗毒性是可逆的。但该类逆转剂与大多数的 P-gp 抑制剂一样明显地改变同时应用的抗癌药的血浆药物动力学（PK），通过降低清除和/或代谢提高血液浓度。例如，有报道 PSC833 和 VX-710 与紫杉醇等抗癌药产生明显的药物动力学相互作用使到达靶点血药浓度明显地降低。虽然测定个别患者的代谢和 PK 相互作用实行个体化治疗技术上是办得到的，但实际上却不容易做到。第三代 P-gp 抑制剂显示 ED_{50} 在 nM 级，与阿霉素没有明显的 PK 相互作用（GF-120918）或对阿霉素，鬼臼毒素和紫杉醇血浆浓度没有明显的影响（LY120918 和 OC144-093）。GF-120918 是一个丫啶酰胺类衍生物，体外及体内实验都显示具有逆转 MDR 的作用。体外实验表明，GF-120918 在 0.05～0.1mol/L 的浓度能够完全逆转肿瘤细胞对阿霉素和长春新碱的耐药性。给小鼠静注 GF-120918 后，药物迅速分布于各组织中，组织中的药物浓度是血液中浓度的 10 倍。GF-120918 口服给药吸收较好。

OC144-093 是双芳基咪唑类化合物，它对多种人肿瘤细胞株的 ED_{50} 接近 1nmol/L，而完全逆转的浓度在 0.25～1.0μmol/L。对紫杉醇血浆浓度没有明显的影响，体内实验也有逆转耐药效果，现正进行 I 期临床实验。

二、研究肿瘤耐药性逆转剂的方法

（一）体外筛选

用肿瘤耐药细胞株在体外筛选新的逆转剂仍然是行之有效的方法，它包括对临床用药的筛选和为了降低毒性不同逆转剂的组合方案评价以及新逆转剂筛选和逆转机制研究等。

第一步应该测定被检测药物在敏感细胞株和耐药细胞株的细胞毒性，用无毒剂量或小于 IC_{10} 的剂量进行实验。一般在此剂量下设三个剂量，同时设一个阳性药对照组，对 MDR 阳性逆转药实验可用 VPL。

第二步是测定细胞存活率多采用 MTT 法。从各个实验组求出存活率（或抑制率）的直线回归方程，再从此方程求出 IC50，评价逆转效果用逆转倍数（fold reversal，FR）：

$$FR = \frac{IC_{50}（不加逆转剂）}{IC_{50}（加逆转剂）}$$

1. 新逆转剂的研究　咯萘啶（pyronaridine，PND）逆转人白血病多药耐药细胞系（K562/A02）耐药性的研究。

［材料和方法］

（1）材料

1）细胞系　K562 为本所常规培养，K562/A02 是我所经阿霉素（ADM）长期诱导建立的具有 MDR 表型的耐药细胞株。

2）药物及试剂 DNR（Farmitalia，意大利），咯萘啶，结构式为1,4-双［1-(7'-氯-4'-喹啉)-4-乙基-哌嗪基］哌嗪，我所药物室合成，MTT（Sigma），二甲基亚砜（DMSO）（分析纯，天津市化学试剂一厂）。

3）主要仪器 Hitachi 650~60紫外分光光度计，UV-3000荧光分光光度计，Titertek Multiscan酶标仪。

（2）方法

1）细胞毒实验 按文献略加修改：取对数生长期细胞，接种于96孔微培养板（K562及K562/A02细胞数均为2×10^4/孔，160μl/孔），在37℃，5% CO_2，全湿条件下孵箱培养24小时后，每孔加入10μl咯萘啶（终浓度为10μg/ml），孵箱培养1小时后按所设梯度加入不同浓度的30μl DNR，用1640培养液使终体积为200μl/孔，每个浓度设3孔。另设不加咯萘啶、不加DNR和不加细胞的对照组。孵箱培养48小时后，每孔加MTT 20μl（5mg/ml），又于孵箱培养4小时，离心（2000r/min，10分钟），弃上清，每孔加入DMSO150μl，振荡至沉淀完全溶解，在540nm下测每孔光密度（OD）值。存活率按以下公式计算：存活率=［（加药组OD值-不加细胞组OD值）/不加药物对照组OD值］×100%。IC_{50}指使细胞存活率减少50%时的药物剂量，根据线性回归方程得出。

2）柔红霉素（DNR）细胞内蓄积实验 取对数生长期细胞（5×10^4/孔）加入DNR 2μmol/L在37℃的水浴中振荡孵育，分别于加药后10'、30'、60'、90'、120'、150'、180'取样，于60'时将K562/A02另分一组与DNR2μmol/L和咯萘啶20μmol/L孵育，按上述时间取样，以不含DNR的细胞悬液作空白，按文献测定荧光强度及相应蛋白浓度，每个样本做平行两份，取其均值，与标准曲线比较，计算每毫克蛋白的DNR浓度。

3）体外逆转作用时间实验 采用常规MTT法测定PND体外逆转作用持续时间：取对数生长期的K562/A02细胞10^6/瓶×3，分别加入10μmol/L维拉帕米（VRP）和2μmol/L PND以及不加逆转剂处理，37℃，5% CO_2孵箱继续培养24小时后，加逆转剂的细胞用含有10%小牛血清的RPMI 1640培养基洗3次，然后将未经逆转剂作用过的细胞和10μmol/L VRP，2μmol/L PND作用24小时的细胞都用新鲜培养基重悬成5×10^4/ml，接种于4块96孔微培养板中（180μl/孔），每块板上同时接种3种细胞。在37℃，5% CO_2条件下培养，分别于洗去逆转剂后0小时，6小时，12小时，24小时加入2倍梯度浓度的ADM 20μl/孔，加药浓度视细胞生存情况加以调整，以测出细胞生长半数抑制浓度IC_{50}为宜，每个浓度设3个平行孔，治疗组加不同浓度的ADM各20μl，阴性对照加等体积的生理盐水，使终体积为200μl/孔，培养68小时后，每孔加MTT20μl（5mg/ml），37℃，5% CO_2孵箱继续培养4小时，离心（1000g×10分钟），弃上清，每孔加入DMSO 100μl，振荡至蓝紫色结晶完全溶解；在酶标仪上检测546nm光吸收值（A）。

肿瘤细胞生长抑制率按以下公式计算：

$$抑制率 IR（\%）=［1-（加药组 A 值/对照组 A 值）］×100\%$$

肿瘤细胞生长抑制率Y（%）与药物浓度的对数LgC作图可拟合一条直线，根据线性回归方程求出该药物的半数抑制浓度IC_{50}，即细胞存活率减少50%时的药物剂量，或者直接比较各组间的肿瘤细胞生长抑制率。

逆转效果评价指标采用逆转倍数：

$$逆转倍数=逆转前 IC_{50}值/逆转后 IC_{50}值$$

（3）统计学处理 细胞毒实验结果取3次实验的均值，所有数据的标准差均小于10%。组间显著性检验用医学统计软件POMS-17处理。

［结果］

（1）咯萘啶对DNR细胞毒的影响 咯萘啶对K562及K562/A02的细胞毒作用很小，10μg/ml咯萘啶对K562及K562/A02的抑制率分别为12.78%和14.83%。咯萘啶能显著增加DNR对K562/A02的细胞毒作用，逆转倍数（加咯萘啶组的IC_{50}与对照组IC_{50}之比）为11.11倍（$P = 0.0039$），而对K562的细胞毒作用增加不明显。

（2）咯萘啶对 DNR 蓄积的影响　咯萘啶显著增加 K562/A02 细胞内 DNR 的蓄积（$P = 0.0114$）。

（3）体外逆转作用时间实验　许多早期研究的肿瘤耐药逆转剂，如维拉帕米（VRP），环孢菌素 A，本身是 P-gp 的转运底物，通过与化疗药物竞争 P-gp 结合位点而阻止化疗药物外排，增加细胞内药物浓度，因此作用时间短暂，环孢菌素衍生物 PSC833 通过结构改造，被 P-gp 转运减少，作用时间相应延长。为了评价 PND 的逆转作用时间，同时间接考察 PND 是否为 P-gp 的转运底物，向 K562/A02 耐药细胞中加入 2μmol/L PND，孵育 24 小时后，洗去逆转剂，常规 MTT 法检测不同时间点 ADM 对该细胞的细胞毒作用，10μmol/L VRP 处理的细胞作为阳性对照，未经逆转剂处理的细胞作为阴性对照。结果表明，VRP 一旦从培养基中洗掉，逆转作用很快消失，而 PND 的 MDR 逆转作用至少可以持续 6 小时。高浓度 ADM 对 3 种细胞的抑制率差别不大，但在低浓度 ADM 作用下，ADM 对 3 种细胞的抑制率就有了明显差别，在把逆转剂从培养基中洗去后的不同时间点上，VRP 处理过的细胞对 ADM 的反应性与未经逆转剂处理过的对照细胞都很相似，也就是随着 VRP 被洗去，它与 ADM 竞争 P-gp 结合位点的作用就消失了，细胞重新变得对 ADM 耐受。而 PND 处理过的耐药细胞在洗去 PND 后不同时间点上，对 ADM 的敏感性都明显高于对照细胞，间接表明它的逆转作用并非主要来自同化疗药物竞争 P-gp 结合位点，阻止化疗药物外排，而是有其他逆转机制存在，PND 本身很可能不是或只是很弱的 P-gp 转运底物。

［小结］

咯萘啶系我国创制的长效抗疟药，其结构与奎宁相似，含有喹啉母核和碱性侧链，毒性较低，仅为氯喹的一半，现场实验表明，所有受试者均能耐受顿服 0.6g，无严重毒副作用。我们的结果提示，PND 具备第三代耐药逆转剂的特征，是一个高效、特异、作用时间较长的肿瘤耐药逆转剂，因此，咯萘啶可以用于今后临床逆转 MDR 研究。

2. 联合应用评价　CsA 和 VPL 均为体外实验有效的 MDR 逆转剂，但在有效剂量下，CsA 有肾脏毒性和免疫抑制作用，VPL 有较强的心脏毒性，从而影响在临床的应用。我们将 CsA 和 VPL 的剂量各减低一半，检测二者联合逆转 MDR 的效果，结果如下。

［材料和方法］　同上述。

［结果］

（1）CsA（1.5UM）+ VPL（5UM）对 DNR 细胞毒的影响　加入 CsA（3μmol/L），VPL（10μmol/L），CsA（1.5μmol/L）+ VPL（5μmol/L）后，DNR 对 K562/A02 的 IC50 抑制率分别为 1.16，1.47，1.32，与单加 DNR 的抑制率（23.86μmol/L）相比，能显著增加 DNR 对 K562/A02 的细胞毒作用，逆转倍数（加逆转剂组的 IC_{50} 与对照组 IC_{50} 之比）为 20.57，16.23 和 18.08 倍（$P = 0.002$，$P < 0.0001$，$P < 0.0001$）。

（2）对细胞内药物浓度的影响　FACS 法测得上述逆转剂均能增加 K562/AO2 细胞内 DNR 含量。

我们应用 CsA 和 VPL 联合逆转 MDR 表型的细胞，一方面，CsA 和 VPL 可与药物竞争结合 P170，提高细胞内药物浓度，另一方面，CsA 可改变细胞膜结构和流动性，使膜通透性增加，药物易于进入细胞内，从而起到显著的逆转 MDR 效果。以上结果提示：半量的 CsA 与 VPL 联合逆转 MDR，与单独使用 CsA 或 VPL 效果相同，我们认为，CsA 与 VPL 作为联合逆转剂，在临床使用是安全、有效和可行的，但两者限制剂量毒性不同。

（二）体内实验法

［材料与方法］

（1）药物　医用长春新碱（VCR）和阿霉素（ADM），购自日本大阪 Shionogi & Co. 有限公司和东京 yowa Hakko Kogyo 有限公司。所用下述钙离子通道阻断剂：硫氮䓬酮（diltiazem）购自日本大阪 Tanabe Seiyaku 有限公司；尼卡地平（nicardipine）购自日本东京 Yamanouchi 药制品有限公司；硝苯地平（nifedipine），尼鲁地平（niludipine），尼莫地平（nimodipine）购自德国 Bayer AG，Wuppertal-Elberfeld。

（2）动物和肿瘤细胞　成年雌性 BALB × DBA/2Cr F1（下称 CD2F1）小鼠，重 20 ~ 23g，购自日本东京 Charles River Japan 公司。P388 和 P388/VCR 细胞系由 National Cancer Institute，NIH，Bethesda，Md.

提供. P388/ADM 细胞系由 National Cancer Institute，NIH 建立，Dr. Inaba 提供。人髓性白血病 K562 细胞系由 Dr. Ezaki 提供，K562/VCR 细胞系由本室建立。

（3）抗肿瘤活性的评价　0.1ml 含 106P388 和 P388/VCR 细胞或 105P388/ADM 细胞的稀释腹水移植入 CD2F1 小鼠腹膜内。钙通道阻滞剂和 VCR 或 ADM 用 0.9% 的 NaCl 溶液溶解必要时，钙离子通道阻断剂悬浮于小体积的 2%（W/V）甲基纤维素 No.25（日本东京 Nakarai 化学品有限公司）并用 0.9% 的 NaCl 溶液稀释。甲基纤维素的终浓度小于 0.1%。该载体对 VCR 的抗肿瘤活性无影响，两种药物混合，从肿瘤植入当天开始腹膜内注射混合物，每天固定量 0.02ml/g 体重，共 10 天，钙离子通道阻断剂，VCR 和 ADM 的剂量分别为 30～125mg/kg，10～400μg/kg 和 0.5～1.0mg/kg，每个实验组使用五只小鼠。抗肿瘤活性用每组小鼠的平均存活时间来评价，并且也以 T/C（%）值表示。

［注意事项］

（1）耐药细胞株由于传代耐药性会不同变化，特别是在撤去药物后一般在几个月后耐药性会消失，因此，实验前必须对实验耐药细胞进行鉴定，甚至隔一段时间，耐药细胞必须克隆，以确保实验资料的可靠性。

（2）由于以上原因和临床耐药倍数一般很低，评价逆转效果最好跟一个或两个阳性药作对照，一般采用 VPL 和 CsA 比较好。

（3）体内建立耐药动物模型一般以移植耐药细胞株而不是用在荷瘤动物给药诱导耐药，用后者由于药物毒性高，剂量受限，耐药倍数很低，并且只能在动物身上传代，一旦移植体外培养即失去耐药性，但前者也存在问题，有文献报道，移植入动物体内后致瘤性和耐药性都会降低，这是应该仔细观察和考虑的问题。

（4）体内实验有效的药物，特别要考虑到在体内能否达到有效的血药浓度，特别是肿瘤组织的药物浓度，此外，该药的毒性也是评价的重要依据。

（5）在体外，测定逆转药物对细胞内抗癌药物浓度的影响是较好的指标，不管 mdr-1 基因和 P-gp 是否有变化。

（三）针对现有药物进行结构改造

1. 抗癌药结构改造　MRA-CN 是阿霉素的衍生物，在阿霉素氨基糖部分的氨基用 2-氰基吗啡啉取代，在体外实验比阿霉素强 100～1000 倍，在体内实验也比阿霉素强，但其心脏毒性与阿霉素相当，而且在细胞和体内实验与阿霉素不产生交叉耐药。

2. 逆转药结构改造

（1）R-VPL 临床使用　VPL 是消旋体，现研究竟发现其右旋 VPL（R-VPL）在同样逆转有效浓度下钙离子通道阻断作用仅为消旋体的 1/10，另一个衍生物为 N-去甲 VPL（N-VPL），逆转效果为 R-VPL > N-VPL > VPL。

（2）SDZ PSC 833　CsA 的肾和神经毒性和短期免疫抑制导致感染危险增加，SDZ PSC 833 是 CsA 的同系物而没有免疫抑制或肾毒性，现也正在临床实验。

（3）植物来源　原糖松草碱（thaliblastine，TBL），本身具有抗癌活性外，近年来还发现具有逆转耐药作用，在 P388/R-4 耐药株在剂量为 2μmol/L 时对阿霉素逆转倍数为 7.7。

（4）合成药　吡唑吖啶类（pyrazoloacridines），是一类新的有抗癌活性吖啶类化合物，其中编号 PD115，943，对耐阿霉素的 P388/ADR，B16/ADR 和 16C/ADR 和对其敏感细胞株细胞毒性几乎相同，几乎不呈耐药。

3. 反义核酸（antisense oligonucleotides）的修饰　反义寡核苷酸可以在体内、外水平上专一性抑制靶细胞的表达，已为大量实验所证实。反义 DNA 片段的长度越长，专一性越强，抑制能力越强。但寡核苷酸片段的入膜是片段大小的依赖性的，片段越大，入膜越困难。因此，大多数实验选取 12～20 个碱基。又由于反义片段的入膜是浓度依赖性的，且抑制作用也是随浓度增加而增强的，为了克服易被水解的缺点，现在一般都用硫代寡核苷酸，再用脂包裹或末端用 PEG 修饰以达到增加寡核苷酸进入细胞量。近几年发展起来的 RNA 干扰技术是反义核酸研究邻域的一大热点，它已被应用于肿瘤耐药研究，详见本章第三节。

（四）克服肿瘤细胞耐药的新策略——基于抗体的生物靶向疗法

肿瘤细胞发生耐药多源于细胞内药物浓度降低至起效浓度以下，或者细胞内药物靶发生变化（如基因表达升高或降低或发生基因突变）。若药物攻击点或靶点不在细胞内，而在细胞表面或甚至不在肿瘤细胞本身（如抑制肿瘤血管新生），从而避开上述细胞多种耐药机制。靶向细胞表面抗原的抗体无疑是符合上述理想药物的特点，因此，近十多年来抗体工程获得了大发展，并在全球引发了基因工程抗体药物研究的新高潮，涌现出多种形式的基因工程抗体。目前，抗体工程技术已经普及，抗体药物已经进入收获期，在美国已有近十个抗体产品被 FDA 批准上市使用。其中，在 1997 年获得美国 FDA 批准上市的罗氏公司的 Rituxan（美罗华），成为第一个被用于临床治疗肿瘤的抗体药物，这是抗体应用方面的一个里程碑。Herceptin 是另一个上市的抗 HER-2/neu 癌基因编码蛋白 p185 的单克隆抗体药物，它用于乳腺癌的治疗有效，当与化疗药物联合时疗效更加显著。现在，全世界正在开发的单抗治疗剂约有 80 多种，其中有 20 多种已进入临床实验，大多数单抗治疗剂是针对着癌细胞。现有的数据证实了单抗结合化疗、放疗、骨髓移植，甚至外科等较单用一种疗法的效果更佳，均有增强和协同作用，尤其是在一些复发性或难治性的耐药肿瘤病人中取得了较好的疗效。

目前，将抗体应用于临床治疗的方式有多种，在此以双功能抗体为例，简要介绍一下基因工程抗体药物活性鉴定过程。

1. 双功能抗体的简介 双功能抗体可同时与肿瘤相关抗原和免疫效应细胞表面分子标记结合，并能有效地使效应细胞靶向杀灭肿瘤细胞。通常使用的效应细胞主要有 T 细胞（CD2，CD3）、NK 细胞（CD16）、单核/巨噬细胞（CD64）、树突状细胞（CD64）和激活的髓系细胞（CD64，CD89）。双功能抗体用于肿瘤靶向治疗有如下优越性：①在较低浓度下能有效地促进瘤细胞的溶解或杀伤；②能对抗竞争性人免疫性球蛋白 IgG 的抑制；③相对低水平的肿瘤相关抗原（TAA）表达足以诱发对肿瘤细胞的溶解或杀伤；失去 TAA 表达的瘤细胞或不表达 TAA 的瘤细胞亦可被抑制或杀伤；④双功能抗体所诱导释放的 IFN-γ 可以相互诱生并活化其他抗肿瘤的效应细胞，如 CTL、NK 细胞、巨噬细胞等，并可产生一系列继发作用；⑤抗 T 细胞受体双功能抗体可作为丝裂原，诱导静止状态的 T 细胞增殖；双抗与 CTL 结合后可增强 IL-2 诱导的 T 细胞增殖、淋巴因子释放及 T 细胞毒性；⑥可用于耐药性肿瘤的治疗。目前已应用于临床实验治疗的恶性肿瘤有乳腺癌、卵巢癌、小细胞肺癌、胰岛细胞癌和白血病等，可使患者病情减轻，生命延长。Kontermann 构建了抗补体 C1q 和抗溶菌酶的 diabody。体外实验证明，可富集 C1q，导致溶菌酶包被的绵羊红细胞溶解。Holliger 等用抗免疫球蛋白的 diabody 聚集血浆中的免疫球蛋白，产生全抗体的效应因子功能，弥补了重组抗体缺乏恒定区的不足。这种 diabody 体外可聚集补体，引起单核吞噬细胞的呼吸爆发和溶解，并与 CD8$^+$ 的 T 淋巴细胞产生协同作用，导致大肠肉瘤细胞的裂解。

抗 CD3/抗肿瘤双特异抗体是近来报道的较多的一类双特异抗体，它们不但在临床前的实验中成功的抑制了肿瘤细胞的生长，而且，已在临床实验中用于治疗那些对常规治疗方案不起作用的晚期肿瘤患者以及清除患者体内微小肿瘤细胞转移灶，有的已产生了一定的预期效果，表现为患者体内抗体的 T/B 升高；瘤体部位的 NK 细胞活性升高；释放到血液中细胞因子（如 TNFα、INFγ、IL-6、IL-8、IL-10 和可溶性的 CD25 等）的浓度升高等，其中一些能吸引并活化一系列其他种类的杀伤细胞，如 NK 细胞、巨噬细胞及中性粒细胞，它们均可作用于瘤细胞。另一些细胞因子可以促进肿瘤细胞表面抗原决定簇的表达，例如 MHC 分子的表达，因此提高肿瘤细胞被 CTL 所辨认，有利于对肿瘤细胞的杀伤，进而不同程度地提高了患者的生存质量，延长了部分患者的生存期。双功能抗体分为杂交型双抗、结合体型双抗、基因型双抗 3 种。Diabody 就是研制最多的，通过基因工程技术产生的小分子的双价双特异性抗体片段，它具有较低的免疫原性，可以减少或避免重复应用双抗所引起的不良反应。Genetech 公司研制的抗 P^{185HER2}/抗 CD3 的双功能抗体最近被美国 FDA 批准进入临床实验用于乳腺癌的治疗。抗 P-gp/CD3 微型双功能抗体是我们设计和构建的一种靶向 P-gp 高表达的耐药肿瘤细胞的基因工程抗体，初步的实验结果显示：在体内外，该抗体能再导向效应细胞靶向杀灭 P-gp 高表达的耐药肿瘤细胞，有望今后成为一种克服肿瘤耐药的新疗法和新策略有望。

2. 抗 P-gp、抗 CD3 微型双功能抗体 白血病复发是白血病难于根治的主要原因，也是目前治疗的难题之一，而很大部分复发白血病都有 P-gp 高表达，一些实体瘤的原发灶就有 P-gp 高表达外（内在性耐药），其他一些肿瘤（如乳腺癌、卵巢癌、淋巴瘤、头颈肿瘤等）转移灶常有 P-gp 高表达。因此早期检测和消除有 P-gp 表达的微小残留白血病耐药细胞和原发灶和转移灶有 P-gp 高表达的肿瘤细胞将有助于根治白血病和转移实体瘤。消除肿瘤残留和微小转移的新策略之一就是应用抗 P-gp/CD3 微型双功能抗体。采用抗 P-gp/CD3 微型双功能抗体的优点是：①特异交叉连接 P-gp 表达的耐药肿瘤细胞和 CD3 表达的 T 淋巴细胞并同时激活 T 淋巴细胞而杀伤肿瘤细胞；②它是利用机体自身免疫机制抑制肿瘤从而避免了使用外源非特异细胞毒物质；③国外临床实验已经证明双功能抗体之安全性，并观察到初步疗效。下面以抗 P-gp/CD3 微型双功能抗体为例，简要介绍一下抗体药物活性鉴定的过程。

［方法］

（1）免疫荧光结合实验 方法和过程见第三节中荧光活化细胞分检器法（FACS 法）。

（2）免疫荧光竞争实验 将细胞 P-gp/CD3⁻ K562/A02 细胞或 CD3⁺/PGP⁻ Jurkat 细胞制成细胞悬液，加样于 40 孔细胞培养板，2×10^6/孔，加抗 P-gp 单抗 PHMA02 7.5μl（4.8μg/μl）/孔或抗 CD3 单抗 HIT3a 7.5μl（4.8μg/μl），4℃孵育 1 小时。PBS 洗 3 次，组加纯化后抗 P-gp/CD3 微型双功能抗体 50μg/孔，4℃孵育 1 小时。PBS 洗 3 次，加兔抗鼠荧光抗体，4℃孵育 40 分钟。PBS 洗去未结合的荧光抗体，流式细胞仪测定。

（3）抗体亲和力常数的测定 氯胺 T 法标记单抗，利用饱和分析法测定抗体的亲和力，具体方法参照文献。

（4）玫瑰花环形成实验

1）花环形成分离法分离 PBMC 中的 T 细胞 ①Ficoll-Hypaque 分层液密度梯度离心法从人外周血分离 PBMC（外周血单个核细胞）。具体方法参照《免疫学常用实验方法》，朱立平等主编；②花环形成分离法分离 PBMC 中的 T 细胞：A. AET 溶液配制：取 0.5g AET 溶于 12.5ml 蒸馏水中，用 4mol/L NaOH 调 PH 至 9.0，用 0.22μm 滤膜过滤除菌。用前临时配制。B. SRBC 悬液制备与洗涤：将保存于阿氏液中的 SRBC 悬液 15～20ml（每 5ml SRBC 悬液相当于 1ml 压积 SRBC）置于 50M 离心管中，加等量 HBSS，在 18～20℃下，以 2100r/min 离心 10min，吸弃上清（不要倾倒），重复洗涤 2～3 次，洗涤后的 SRBC 在用 AET 处理前可保存 2～3 天，尽可能去除其中的淋巴细胞。C. AET-SRBC 的制备：取 2ml 洗涤后的压积 SRBC 置于 50ml 离心管中，加入 8ml AET 溶液（SRBC：AET 为 1：4），充分混匀，置 37℃水浴 20min，每 5min 摇匀 1 次。1ml 压积 AET-SRBC 足够与 1×10^9 个淋巴细胞充分结合。D. 加入 HBSS，在 18～20℃下，以 1300r/min 离心 10min，弃上清，重复洗涤 2 次。E. 洗毕，弃上清，在 2m 压积 AET-SRBC 中加入 48ml 完全 RPMI 1640，使 SRBC 的终浓度为 4%（V/V），贮于 4℃冰箱中，可保存 5～7d。F. 将小于 4×10^7 单个核细胞悬液置于 15ml 或 50ml 圆底离心管中，在 18～20℃下，以 1300r/min 离心 10min，弃上清，用完全 RPMI 1640 调整细胞浓度至 1×10^7/ml。G. 每 1×10^7 个 PBMC（即 1ml 悬液）中加入 2ml 灭活的 NCS 和 1ml 4% 的 AET-SRBC 悬液，三者比例为 1：2：1。混匀后，置 37℃水浴 10min，在 4℃下，以 800r/min 离心 5min，置冰浴 1h，或室温下以 800r/min 离心 10min，置 4℃下 2h，可促使细胞聚集成团，促进花环形成。H. 将 3～5ml 分层液置于 15ml 锥底离心管中，可分离 10ml PBMC/NCS/SRBC 混合液。I. 在 4℃下以 2000r/min 离心 35min，或 18～20℃下以 1300r/min 离心 25min。J. 吸弃离心管中约 3/4 的上层液，吸弃界面云雾状的细胞层（主要是花环阴性细胞）。K. 吸弃剩下的分层液，用 0.83% NH₄Cl 低渗法（37℃，2min）裂解花环中的 SRBC，获得 T 细胞。L. 将 T 细胞悬浮洗涤后，计数细胞并调整至所需浓度。

2）玫瑰花环形成实验 将纯化的抗 P-gp/抗 CD3 双功能抗体（diabody）与 10^6 K562/A02 细胞，4℃ 共同孵育 2h 后，4℃离心（2000r/min 10min），弃上清，PBS 洗细胞 3 次，在加入 2×10^7 人外周血 T 细胞，4℃共同孵育 2h 后，用光学显微镜观察玫瑰花环的形成。

（5）抗体诱导的细胞毒性 T 细胞功能测定

1）靶细胞的标记 将 4×10^6 细胞和 200μCi ⁵¹Cr 加入 24 培养板孔中，置 37℃，5% CO₂ 温箱孵育 2h。收集放射性标记的靶细胞用 10ml 完全培养液洗 1 次，室温 1500r/min 离心 5min。用台盼蓝染色计数细胞活性后，用完全培养液调整细胞浓度至 $2 \times 10^5/ml$。

2）效应细胞的制备　采用花环形成分离法分离 PBMC 中的 T 细胞，用完全培养液调整 T 细胞浓度为 $3 \times 10^6/ml$，分别接种于 24 孔板上，然后用 IL-2（50U/ml）培养 3 天后，活细胞计数，再用完全培养液调整细胞浓度为 $2 \times 10^6/ml$。

3）在 96 孔培养板中分别加入制备好的不同比例的效应细胞，放射性核素标记的靶细胞和不同浓度抗体（反应体积为 200μl）。设仅含靶细胞（无效应细胞体）的自然释放对照孔，标记靶细胞和 150μl 浓 HCl 的最大释放对照孔。每份均为 3 复孔。

4）500~800r/min 离心 2min，置 37℃，5% CO_2 温箱中温育 4h。

5）1400r/min 离心 5min，用加样器从各孔收集 100μl 培养上清，用 γ 计数器测量每份上清的 cpm 值。

6）结果计算

$$特异性释放（\%）= \frac{实验孔\ cpm - 自然释放对照孔\ cpm}{最大释放对照孔\ cpm - 自然释放对照孔\ cpm} \times 100\%$$

（6）抗 P-gp/抗 CD3 微型（diabody）的体内分布，药代动力学及靶向杀伤活性的测定

1）裸鼠移植瘤模型的建立　①模型的建立：利用本室诱导建立的具有典型 MDR 表型的人慢性粒细胞白血病耐药细胞株 K562/A02 建立裸鼠耐药移植瘤模型，采用敏感和耐药细胞分别接种于不同裸鼠建立肿瘤敏感和耐药单侧模型。ALB/c nu/nu 裸鼠，雌性，周龄 7~8 周，体重 16~20g，以 4Gy/只剂量 γ-射线全身照射后 3 天，分别于右后肢根部背侧皮下（单侧模型）或分别于左、右后肢根部皮下（双侧模型）接种 K562 敏感细胞或/和 K562/A02 耐药细胞，每只小鼠接种细胞数为 2×10^7 细胞/0.2ml，大约 5~7 天肿瘤生长至 100~300mm³；②模型的鉴定：病理形态学检查：采用常规 HE 染色：A. 取材裸鼠移植瘤肿瘤组织块，10% 中性福尔马林固定后 24 小时，常规石蜡包埋，4μm 切片；B. 切片常规用二甲苯脱蜡，经梯度乙醇至水洗：二甲苯Ⅰ5 分钟→二甲苯Ⅱ5 分钟→100% 乙醇 2 分钟→95% 乙醇 2 分钟→80% 乙醇 2 分钟→75% 乙醇 2 分钟→蒸馏水水洗 2 分钟；C. 苏木素染色 5 分钟，自来水洗 5 分钟；D. 盐酸乙醇分化 30 秒，自来水洗 3 分钟；E. 弱碱性水溶液返蓝 60 秒，自来水洗 10 分钟；F. 伊红染色 2 分钟，蒸馏水洗 2 次；G. 常规脱水、透明、封片：75% 乙醇 2 分钟→80% 乙醇 2 分钟→95% 乙醇 2 分钟→100% 乙醇 2 分钟→二甲苯Ⅰ5 分钟→二甲苯Ⅱ5 分钟→中性树胶封片。

2）移植瘤细胞耐药倍数的测定　①采用常规 MTT 法测定阿霉素对肿瘤细胞生长抑制率：取裸鼠肿瘤组织无菌条件下制备肿瘤单细胞悬液，或取对数生长期肿瘤细胞，用含有 10% 小牛血清的 RMPI 1640 培养液配成 $1 \times 10^5/ml$，接种于 96 孔微培养板（细胞数为 2×10^4/孔，180μl/孔），在 37℃、5% CO_2 条件下培养 24 小时；分组加药，每个浓度设 3 个平行孔，治疗组加不同浓度的阿霉素，阴性对照加等体积的生理盐水，使终体积为 200μl/孔，培养 68 小时后，每孔加 MTT20μl（5mg/ml），37℃继续培养 4 小时，离心（1000r/min，10 分钟），弃上清，每孔加入 DMSO 150μl，振荡至沉淀完全溶解；在酶标仪上检测 546nm 光密度（OD）值。肿瘤细胞生长抑制率按以下公式计算：抑制率（%）=［对照组 OD 值 - 加药组 OD 值］/对照组 OD 值 × 100%。以同一药物的不同浓度对肿瘤细胞生长抑制率作图可得到剂量反应曲线，根据线性回归方程求出该药物的半数杀伤浓度 IC_{50}，即细胞存活率减少 50% 时的药物剂量；②耐药倍数 = 耐药细胞 IC_{50} 值/敏感细胞 IC_{50} 值。

3）抗 P-gp/抗 CD3 diabody 在荷瘤裸鼠的体内的分布研究　^{125}I 标记抗 P-gp/抗 CD3 diabody（4.14μCi/mg），自荷瘤裸鼠（肿瘤体积约为 9mm³），尾静脉注入 ^{125}I-diabody（5μg/只），分别于注药后 5min、1h、3h、6h、12h、18h、24h 处死裸鼠（每个时间点 3 只），取血、各组织脏器及肿瘤组织称重，用 γ 计数器进行放射性计数，计算各器官每克组织中放射性活度（cpm/g）占注射总量的百分比（ID%/g），及肿瘤组织与血及各组织脏器 ID%/g 的比值。

4）药代动力学的研究　①样品制备：正常昆明种小鼠尾静脉注射 ^{125}I-diabody（50μg/只），分别于注射后 5min、10min、15min、30min、1h、2hr、4hr、6h、8hr、10h、12h、18h、24h 不同时间点处死小鼠（每个时间点 6 只小鼠，雌、雄各半），摘眼球取血 0.2ml，移入含有肝素（25U/ml）离心管中，用 γ 计

数器进行放射性计数，计算血液放射性活度（cpm/g）占注射总量的百分比（ID%/g）；②标准曲线的绘制 同时将^{125}I-diabody加入0.5ml空白血浆中，分别配制成25、5、1、0.2、0.04和0.008μg/ml的标准溶液，按上述样品处理方法，以抗体与内标物的峰面积比对抗体浓度回归，计算回归方程。

5）双侧荷瘤裸鼠上耐药肿瘤的示踪实验 双侧荷瘤裸鼠模型的建立见本节二、（四）、2、（6）小节。采用氯胺T法用^{125}I标记抗P-gp/抗CD3微型双功能抗体（5μCi/mg），自裸鼠（肿瘤体积约为90mm^3）尾静脉注入^{125}I-diabody（5μg/只），分别于注药后6h、24h、48h、72h显像。

6）抗P-gp/抗CD3 diabody体内抗耐药肿瘤活性实验

①分组和剂量设置 实验共分5组，每组5只，见表25-5-1。

表25-5-1 裸鼠移植瘤治疗方案

K562 移植瘤	给药方案	K562/A02 移植瘤
PBS 组	PBS, q7d×3, iv	PBS 组
CTL* 组	5×10^6/只, q7d×3, iv	PBL* 组
Diabody 组	50μg/只, q7d×3, iv	diabody 组
PBL + Diabody 组	5×10^6 + 50μg/只, q7d×3, iv	PBL + diabody 组
ADM 组	ADM 4mg/kg, Q7d×3, iv	ADM 组

*CTL：采用花环形成分离法分离T细胞，用完全培养液调整T细胞浓度为3×10^6/ml，分别接种于24孔板上，尔后用IL-2（20U/ml）、抗CD3单克隆抗体HIT3a（1μg/ml）培养3天后，活细胞计数，再用完全培养液调整细胞浓度为1×10^7/ml。

②给药方法 接种肿瘤细胞4天后尾静脉开始给药，间隔7天用药1次，连续3次。

③评价标准 裸小鼠移植瘤模型使用游标卡尺测量肿瘤直径，动态观察药物的抗肿瘤效应，肿瘤直径的测量2天1次，肿瘤体积的计算公式为：

$$V = 1/2 \times a \times b^2$$

a 和 b 分别为肿瘤的长径和短径。

每次测量的相对肿瘤体积比（relative tumor volume，RTV）计算公式为：

$$RTV = V_t/V_0$$

V_0 为分组治疗开始时测量的体积，V_t 为每一次测量时的体积。

抗肿瘤活性评价指标为肿瘤抑制率（IR%），采用下面公式计算：

$$IR\% = (1 - T_{RTV}/C_{RTV}) \times 100\%$$

T_{RTV} 为治疗组 RTV，C_{RTV} 为对照组 RTV。

④毒性评估 观察小鼠体重变化和生存情况，同时记录具有明显生理意义的不良反应或毒性，如糠秕性皮屑、脱水、嗜睡、共济失调和呼吸急促等。每次测量时称鼠重，计算相对体重比（relative body weight，RBW）以评估药物的毒性反应。

$$RBW = W_t/W_0$$

W_t 为测试时体重，W_0 为实验开始时体重。

⑤生存曲线分析 以接种肿瘤细胞日为0天，记录各治疗组裸鼠的死亡时间，经Kaplan Meier生存曲线分析，并经Logrank检测，绘制生存曲线，计算平均生存时间。

［结果］

（1）体外活性的测定

1）间接免疫荧光结合实验 间接免疫荧光结合实验测定结果显示，抗 P-gp/抗 CD3 Diabody 能与 Jurket 细胞及 K562/A02 细胞特异性结合，结合阳性率分别为 86.25%，86.26%，表明抗 PGP/抗 CD3 Diabody 具有与 CD3 及 PGP 靶抗原特异结合的能力。

2）竞争性免疫荧光抑制实验 单抗 HIT3a 单独与 Jurket 细胞共同孵育，再与 FITC 标记的羊抗鼠 IgG 多抗共同孵育，结合的阳性率为 95.50%，而单抗 HIT3a 与抗 CD3/抗 PGP diabody 混合后与 Jurket 细胞共同孵育，再与 FITC 标记的羊抗鼠 IgG 多抗共同孵育，结合的阳性率仅为 25.20%。单抗 PHMA02 单独与 K562/A02 细胞共同孵育，再与 FITC 标记的羊抗鼠 IgG 多抗共同孵育，结合的阳性率为 94.56%，而单抗 PHMA02 与抗 CD3/抗 PGP diabody 混合后与 K562/A02 细胞共同孵育，再与 FITC 标记的羊抗鼠 IgG 多抗共同孵育，结合的阳性率仅为 30.68%。实验结果表明抗 CD3/抗 P-gp diabody 能与全抗竞争靶抗原的结合位点，但由于 diabody 为单价，而全抗为双价，所以尽管使用较高浓度的 diabody 也不能完全抑制全抗与靶抗原的结合。

3）抗 P-gp/抗 CD3 diabody 亲和常数的测定 以放射免疫分析法测定抗 PGP/抗 CD3 diabody、抗 CD3ScFv、抗 PGPScFv 及全抗 HIT3a、PHMA02 与 CD3 及 PGP 靶抗原的亲和力，并应用 Scatchard 作图法计算亲和力常数。抗 PGP/抗 CD3 diabody 的亲和常数与抗 CD3ScFv 及抗 PGPScFv 的亲和常数同处一个数量级，表明抗 PGP/抗 CD3 P diabody 与靶抗原的结合活性与 CD3ScFv 及抗 P-gp ScFv 相当，即抗 PGP/抗 CD3 diabody 能形成正确构象。

4）抗 PGP/抗 CD3 diabody 介导的 K562/A02 细胞与人外周血 T 细胞玫瑰花环的形成 在抗 PGP/抗 CD3 diabody 存在的情况下 K562/A02 细胞与人外周血 T 细胞间可形成玫瑰花环，而在只有 PBS 存在的情况下，二者之间不能形成玫瑰花环。在抗 PGP/抗 CD3 diabody 存在的情况下低 P-gp 表达的 K562 敏感细胞与人外周血 T 细胞间也不能形成玫瑰花环，表明抗 P-gp/抗 CD3 P diabody 具有同时与 K562/A02 细胞和人外周血 T 细胞特异性结合的活性，为进一步要进行的体外杀伤实验及体内实验奠定了实验基础。

5）抗 P-gp/抗 CD3 diabody 介导的细胞毒作用 利用 ^{51}Cr 释放实验检测在体外抗 PGP/抗 CD3 diabody 能否介导细胞毒性 T 细胞杀伤耐药细胞。结果表明，在抗 P-gp/抗 CD3 diabody 存在的情况下，激活的 T 淋巴细胞能够裂解耐药细胞 K562/A02，K562/A02 细胞裂解的百分率较抗 CD3ScFv 和抗 PGPScFv 的混合物为高，且随着效靶比的增高而增高，随着抗 PGP/抗 CD3 diabody 浓度的增高，激活的 T 淋巴细胞裂解 K562/A02 细胞的作用逐渐增强。而以 PGP 表达阴性的 K562 细胞作为靶细胞时，抗 PGP/抗 CD3 diabody 介导的细胞裂解的百分率与抗 CD3ScFv 和抗 PGPScFv 的混合物相比，没有统计学差异。揭示抗 PGP/抗 CD3 diabody 具有介导激活的 T 淋巴细胞杀伤 P-gp 表达阳性的耐药肿瘤细胞的作用，且杀伤作用的强弱显示出效靶比和剂量依赖关系。

同时通过本实验也观察在体外，一定浓度的细胞毒性 T 细胞本身即具有对耐药及敏感细胞的杀伤作用，对这两种细胞的杀伤作用没有统计学差异，且均与效靶比呈依赖关系。

（2）体内活性的测定

1）裸鼠移植瘤模型的鉴定 ①病理形态学观察：取材裸鼠移植瘤肿瘤组织块，10% 中性福尔马林固定后 24 小时，常规石蜡包埋，切片，常规 HE 染色光镜检查显示裸鼠敏感和耐药移植瘤肿瘤细胞病理形态学上无明显差异，肿瘤细胞大小和形态不均一，细胞核大小、形状及染色也不均一，偶见凋亡细胞。当肿瘤较大时各组均可于肿瘤中心区域出现局灶性坏死，表现为肿瘤细胞质内可见大量空泡、细胞核固缩、核碎裂甚至出现核溶解消失；②裸鼠移植瘤对 ADM 的耐药特性：为了明确 K562/A02 裸鼠移植瘤是否保持体外对阿霉素耐药的特性，取裸鼠肿瘤组织无菌条件下制备肿瘤单细胞悬液，与体外培养的原代细胞比较阿霉素的细胞毒作用，裸鼠移植瘤 K562 和 K562/A02 细胞的 IC_{50} 分别为 3.02μg/ml 和 159.13μg/ml，耐药倍数为 52.69 倍，虽较体外原代细胞的 62.12 倍耐药有所下降，但仍保持着的良好耐药特性。

2）抗 P-gp/抗 CD3 diabody 在荷瘤裸鼠体内分布的研究 荷瘤裸鼠在注入碘标记的抗 P-gp/抗 CD3 diabody 后，分别于注药后 5min、1h、3h、6h、12h、18h、24h 处死裸鼠（每个时间点 3 只），取血、各组织脏器及肿瘤组织称重，用 γ-计数器进行放射性计数，计算各器官每克组织中放射性活度（cpm/g）占注射总量的百分比（ID%/g），及肿瘤组织与血及各组织脏器 ID%/g 的比值。结果显示 6h 以前，耐药肿瘤部位的^{125}I的分布低于血液、心、肝、肾、脾等主要组织、器官。6h时耐药肿瘤肿瘤部位的^{125}I的分布高于心、肝、肾、脾等主要组织、器官，其中瘤肝比为7.48。12h时耐药肿瘤部位的^{125}I的分布是血液的2.69倍，24h时耐药肿瘤肿瘤部位的^{125}I的分布是血液的8.09倍。结果表明抗PGP/抗CD3 diabody具有在耐药肿瘤部位富集的能力，为抗CD3/抗PGP diabody的实验治疗奠定了基础。

3）抗P-gp/抗CD3 diabody的药代动力学研究 分别于注射后5min，10min，15min，30min，1h，2h，4h，6h，8h，10h，12h，14h，16h，24h取点，经3P87药代动力学软件模拟后，抗PGP/抗CD3 diabody在正常小鼠体内的代谢符合二房室模型。

4）双侧荷瘤裸鼠上耐药肿瘤的示踪实验 结果显示：^{125}I标记的抗PGP/抗CD3 diabody 6h时主要富集于肝脏处，其他器官和脏器也有分布，如脑、肠和心脏等；24h时主要富集于右侧耐药肿瘤处，其他器官和脏器未见明显分布；72h时全身器官和脏器未见明显分布。上述结果表明抗PGP/抗CD3 diabody在动物体内可以特异性富集于耐药肿瘤部位。

5）抗P-gp/抗CD3 diabody介导的体内杀伤活性 ①裸鼠耐药移植瘤：体外实验显示，抗P-gp/抗CD3 diabody具有介导激活T细胞靶向杀伤耐药肿瘤细胞K562/A02的活性。为测定抗P-gp/抗CD3 diabody体内杀伤活性，我们进行了抗PGP/抗CD3 diabody联合细胞毒性T细胞的实验治疗研究。以PBS，CTL，抗P-gp/抗CD3 P diabody及化疗药物ADM为对照，每隔7天尾静脉给药1次，共治疗3次。结果显示PBS组，CTL组，抗P-gp/抗CD3 diabody组及化疗药物ADM组对耐药肿瘤的杀伤作用没有统计学差异（$P > 0.05$）。而抗P-gp/抗CD3 diabody联合细胞毒性T细胞（diabody + CTL）的治疗组在第一次治疗后肿瘤体积逐渐减小，直至无法测量，最后一次治疗后8天，肿瘤体积逐渐增加。与另外4组相比，对耐药肿瘤的杀伤作用具有明显的统计学差异（$P < 0.05$）。实验结果揭示抗P-gp/抗CD3 diabody具有在体内介导细胞毒性T细胞靶向杀伤耐药肿瘤细胞的活性；②裸鼠敏感移植瘤：与裸鼠耐药移植瘤模型的分组及治疗剂量相同，但PBS组，CTL组，抗PGP/抗CD3 diabody组及抗P-gp/抗CD3 diabody联合细胞毒性T细胞（diabody + CTL）组对敏感肿瘤的杀伤作用没有统计学差异（$P > 0.05$）。而化疗药物ADM组对敏感肿瘤的杀伤作用与上述4组相比有明显的统计学差异（$P < 0.05$）。

6）抗体的体内毒性评估

在对裸鼠耐药移植瘤及敏感移植瘤进行治疗的过程中各实验组均未观察到具有明显生理意义的不良反应，如糠秕性皮屑、脱水、嗜睡、共济失调和呼吸急促等，在应用ADM治疗后的1~2天内裸鼠出现厌食现象。接受治疗后裸鼠体重变化能够间接反映药物的毒性作用，我们采用相对体重比衡量不同治疗组间裸鼠体重的变化情况。结果显示无论是裸鼠耐药移植瘤模型还是敏感移植瘤模型，PBS组，CTL组，抗PGP/抗CD3 diabody组及抗P-gp/抗CD3 diabody联合细胞毒性T细胞（diabody + CTL）组，小鼠体重均呈逐渐增长趋势（各组之间无显著性差异，$P > 0.05$）。而ADM组，裸鼠体重呈下降趋势，与其他组比较均有显著性差异（$P < 0.05$），但是是可以耐受的，停药后裸鼠体重不再继续下降，提示裸鼠体重下降与ADM药物治疗明显相关。实验结果显示，抗P-gp/抗CD3 diabody对裸鼠没有明显毒性，明显优于传统化疗药ADM。

7）生存曲线分析 各治疗组的平均生存时间的Logrank检测表明，在对裸鼠耐药移植瘤进行治疗时，抗P-gp/抗CD3 diabody联合细胞毒性T细胞（diabody + CTL）组的生存时间明显长于PBS组，CTL组，抗P-gp/抗CD3 diabody组，ADM组（$P < 0.05$），ADM组的生存时间短于抗PGP/抗CD3 diabody联合细胞毒性T细胞（diabody + CTL）组，PBS组，CTL组，抗P-gp/抗CD3 diabody组（$P < 0.05$）。而PBS组，CTL组，抗P-gp/抗CD3 diabody组间裸鼠生存时间差异无显著性（$P > 0.05$）。

在对裸鼠敏感移植瘤进行治疗时，ADM组的生存时间明显长于PBS组，CTL组，抗P-gp/抗CD3 diabody组，抗P-gp/抗CD3 diabody联合细胞毒性T细胞（diabody + CTL）组（$P < 0.05$），而PBS组、抗P-gp/抗CD3 diabody组，CTL组，抗P-gp/抗CD3 diabody联合细胞毒性T细胞（diabody + CTL）组间裸鼠生存时间差异无显著性（$P > 0.05$）。

3. 小结

肿瘤耐药的研究已取得了长足进步，相信通过国内外的共同努力寻找高效低毒且能用于临床的逆转剂，开发对 MDR 细胞无耐药性的新型抗癌药物，探索微型双功能抗体治疗残留和转移耐药肿瘤新策略的可行性，无疑会给耐药肿瘤治疗带来新的希望。

（杨纯正　许元富）

参 考 文 献

1. Michor F, Nowak MA, Iwasa Y. Evolution of resistance to cancer therapy. Curr Pharm Des, 2006, 12 (3):261 – 71

2. Gone ME, Mohammed M, Ellwod K, et al. Clinical resistance to STI-571cancer therapy caused by BCR-ABL gene mutation or amplification. Science, 2001, 293:876 – 880

3. 杨纯正，许元富，齐静. 应重视肿瘤耐药机制和耐药基因检测研究及应用. 中华检验医学杂志, 2005, 28 (12):1221 – 1224

4. Yuan Zhou, Yuanfu Xu, Yaohong Tan, et al. Sorcin, an important gene associated with multidrug-resistance in human leukemia cells. Leuk Res, 2006, 30 (4):469 – 476

5. Tsuruo T, Naito M, Tomida A, et al. Molecular targeting therapy of cancer: Drug resistance, apoptosis and survival signal. Cancer Sci, 2003, 94:15 – 21

6. Saeki T, Tsuruo T, Sato W, et al. Drug resistance in chemotherapy for breast cancer. Cancer Chemath Pharmacol, 2005, 5:1 – 6

7. Uede K, Yoshida A, Amachi T. Recent progress in P-glycoprotein research. Anticancer Drug Design, 1999, 14:115 – 121

8. Takara K, Sakaeda T, Okumura K. An update on overcoming MDR1-mediated multidrug resistance in cancer chemotherapy. Curr Pharm Des, 2006, 12 (3):273 – 286

9. Cole SP, Deeley RG. Muhidrug resistance mediated by the ATP-binding cassette transporter protein MRP. BioEssays, 1998, 20 :931 – 940

10. Izquierdo MA, Schefer GL, Flens MJ, et al. Major vault protein LRP-related multidrug resistance. Eur J Cancer, 1996, 32A :979 – 984

11. Ross DD. Gao Y, Yan g W, et al. The 95kd membrane glycoprotein overexpressed in novel multidrug-resistant breast cancer cell is NCA, the nonspecific cross-reacting antigen of carcinoembryonic antigen. Cancer Res, 1997, 57:5460 – 5464

12. Hazlehurst LA, Foley NE, Gleason—Guzman MC, et al. Multiple mechanisms confer drug resistance to mitoxantrone in the human 8226 myeloma cell line. Cancer Res, 1999, 59:1021 – 1028

13. Pommier Y. DNA topoisomerase I and II in cancer chemotherapy update and Perspectives. Cancer Chemother Pharmacol, 1993, 32 (2):103 – 108

14. Vicker N, Burgess L, Chuckowree IS, et al. Novel angular benzophenazines: Dual topoisomerase I and topoisomerase II inhibitors as potential anti-cancer agents. J Med Chem, 2002, 45:721 – 739

15. Moscow JA, Dixon KH. Glutathione-related enzymes, glutathione and multidrug resistance. Cytotechnology, 1993, 12:155 – 170

16. Cartee L, Kucera GL. Protein kinase C modulation an d anti-cancer drug response. Cancer Invest, 2000, 18:731 – 739

17. Chen JM, Zhang YP, Wang C, et al. O-methylguanine DNA methyltransferase activity in human tumors. Carcinogenesisis, 1992, 13:1503 – 1507

18. Lin X, Trang J, Okuda T, et al. DNA polymerase zeta accounts for the reduced cytotoxicity and enhanced mutagenicity of cisplatin in human colon carcinoma cells that have lost DNA mismatch repair. Clin Cancer Res, 2006, 12 (2):563 – 568

19. 许元富，杨纯正. 细胞凋亡的抑制和肿瘤细胞耐药. 中华血液学杂志, 1997, 18 (6):333 – 336

20. van de Donk NW, Bloem AC, van der Spek E, et al. New treatment strategies for multiple myeloma by targeting BCL-2 and the mevalonate pathway. Curr Pharm Des, 2006, 12 (3):327 – 340

21. Reed JC. Mechanisms of apoptosis avoidance in cancer. Curr Opin Oncol, 1999, 11:68 – 75

22. Shain KH, Landowski TH, Dalton WS. The tumor microenvironment as a determinant of cancer cell survival: a possible mechanism for de novo drug resistance. Curr Opin Oncol, 2000, 12:557 – 563

23. Tomida A, Tsumo T. Drug resistance mediated by cellular stress response to the microenvironment of solid tumors. Anticancer Drug Des, 1999, 14:169 – 177

24. 杨纯正，等. 阿霉素诱导的人白血病细胞系 K562/A02 多药耐药性. 中国药理学报, 1995, 16 (4):333

25. 许元富，杨纯正，熊冬生，等. 抗 Pgp 抗体 PHMA02 在肿瘤临床中的应用研究预后分析. 中国肿瘤临床, 1999, 26

（9）：645－649

26. Verschraagen M, Koks CH, Schelens JH, et al. P-glycoprotein system as a determinant of drug interactions: the case of digex-in verapamil. Pharmacol Res, 1999, 40:301－306

27. Yan g CZ, Luan FJ, Xiong DS, et al. Multidrug resistance in leukemia cel line K562/A02 induced by doxorubicin. Zhongguo Yao Li Xue Ban, 1995, 16:333－337

28. Schinkel AH. The physiological function of drug transporting P-glycoproteins. Semin Cancer Biol, 1997, 8:161－170

29. Branford S, Rudzki Z, Walsh S, et al. High frequency of point mutations clustered within the adenosine triphosphate-binding region of BCR/ABL in patients with chronic myeloid leukemia or Ph-positive acute lymphoblastic leukemia who develop imatinib (STI571) resistance. Blood, 2002, 99:3472－3475

30. 马跃霞, 等. 残留白血病细胞抗药再生长的实验研究. 中华血液学杂志, 1997, 18:231

31. 刘淑仪, 等. 115 例肺癌及肺转移癌^{99m}Tc-甲氧基乙丁基异氰功能检测 MDR1/P-gp 临床意义. 中国肿瘤临床, 1999, 26 (10):728

32. Hofmann WK, Jones LC, Letup NA, et al. Ph (＋) acute lymphoblastic leukemia resistant to the tyrosine kinase inhibitor STI571 has a unique BCR－ABL gene mutation. Blood, 2002, 99:1860－1862

33. Bubnof NV, Veach DR, KuipA HV, et al. A cell-based screen for resistance of Bcr-Abl positive leukemi a identifies the mutation paUern for PD166326, an alternative Abl kinase inhibitor. Blood, 2005, 105:1652－1659

34. Debouck C, Goodfelow PN. DNA microarrays in drug discovery and development. Nat Genet, 1999, 21 (1 suppl):48－50

35. Pam kh HK, Deng HB, Choudhary K, et al. Overexpression of sorcin, a calcium-binding protein. induces a low level of pacli-taxel resistance in human ovarian and breast cancer cells. Biochem Pharmacol, 2002, 63:1149－1158

36. Tan Y, Li G, Zhao C, et al. Expression of sorcin predicts poor outcome in acute myeloid leukemia. Leuk Res, 2003, 27:125－131

37. 李光耀, 谭耀红, 杨纯正, 等. 白血病患者可溶性耐药相关钙结合蛋白基因的表达及其临床意义. 中华血液学杂志, 2002, 23:293－296

38. Ohba H, Zhelev Z, Bakalova R, et al. Inhibition of bcr-abl and/or c-abl gene expression by small interfering, double-stranded RNAs: Cross-talk with cell proliferation factors and other oncogenes. Cancer, 2004. 101:1390－1403

39. 杨纯正. 肿瘤耐药研究进展及逆转对策. 中华血液学杂志, 1997, 18 (2):59

40. 薛艳萍, 等. 联合化疗加环孢菌素治疗多药耐药阳性的难治性急性非淋巴细胞白血病 10 例. 新医学, 2000, 31 (2):86

41. Qijing, et al. Function and mechanism of pyronaridine: A new inhibitor of P-glycoprotein-mediated multidrug resistance. Sina Acta Phar, 2002, 23 (6):544－550

42. 彭智, 肖志坚, 王一, 等. siRNA 逆转 K562/A02 多药耐药的研究. 中华血液学杂志, 2004, 25:5－7

43. Xu Yuanfu, Yang Chunzheng, Zhu Zhenping. Bispecific antibody and its clinical applications in cancer. Chinese Science Bulletin, 2001, 46 (5):353－357

44. Xiong D, Xu Y, Liu H, et al. Efficient inhibition of human B-cell lymphoma xenografts with an anti-CD20 × anti-CD3 bispecific diabody. Cancer Lett, 2002, 177 (1):29－39

45. Gao YD, Xiong DS, Yang M, et al. Efficient inhibition of multi-drug resistant human tumors with a recombinant bispecific anti-P-glycoprotein x anti-CD3 diabody. Leukemia, 2004, 18 (3):513－520

第六章 抗肿瘤侵袭、转移药物的实验方法

第一节 肿瘤侵袭、转移与实验方法概述

一、肿瘤侵袭、转移的概念与基本步骤

肿瘤侵袭（invasion）是指恶性肿瘤细胞，突破基底膜和细胞外基质构成的屏障，侵犯毗邻的正常组织。转移（metastasis）即恶性肿瘤细胞借助血道、淋巴道等途径，在远离肿瘤原发生长部位的器官内形

成继发瘤的过程。侵袭、转移行为是恶性肿瘤最本质的特性，是区分肿瘤良性或恶性的主要判别标准。对于快速增殖、多灶性分布、异质性生长的转移瘤，目前的手术、放疗和化疗等手段仍常遭失败，最终患者死亡。转移是恶性肿瘤致命性的症结所在，防治肿瘤的侵袭、转移是降低肿瘤死亡率的重要途径之一。

肿瘤转移是连续多步骤的，基本步骤可概括如下：①原发瘤增殖，肿瘤新血管生成；②肿瘤细胞侵袭毗邻的基底膜、基质和正常细胞；③瘤细胞穿入血管或淋巴管并在循环系统中存活；④瘤细胞栓塞、滞留于远隔靶器官的微血管中并增殖；⑤瘤细胞穿出血管或淋巴管，在靶器官内形成微转移灶；⑥肿瘤间质内新血管生成，转移瘤快速生长。

Liotta 等提出侵袭过程的："三步"假说，首先肿瘤细胞通过膜表面的黏附受体（Selectin 族、Integrin族等）与基底膜、基质成分层粘连蛋白（laminin，LN）、纤维粘连蛋白（fibronectin，FN）和胶原蛋白（collagen）等结合；然后肿瘤细胞分泌或利用细胞膜上的多种蛋白酶降解基底膜和基质；最后肿瘤细胞定向运动穿越破损的基底膜和基质部位。上述 3 个步骤重复进行，肿瘤细胞越来越向深层侵袭。

侵袭是贯穿肿瘤转移全过程的重要步骤。肿瘤转移始于恶性侵袭，此后瘤细胞穿入、穿出血管或淋巴管，侵入靶器官内都是侵袭行为的具体表现。高侵袭的肿瘤细胞通常有高转移潜能。侵袭行为是导致肿瘤转移的内因，成为人们研究的焦点。

二、抗侵袭、抗转移药物研究与实验方法

实验方法和实验模型是药物研究的基础。近年来在细胞及分子水平对肿瘤侵袭、转移机制的认识有了长足的进步，为防治侵袭、转移药物的设计提供了一些靶点，而针对这些靶点进行药物的筛选和研究则必须建立一系列的实验方法。肿瘤转移是多步骤的，涉及肿瘤细胞与机体多个组织成分和组织细胞之间的复杂的互相作用，转移过程是借助循环途径和跨器官的。转移是否成功不仅依赖于肿瘤细胞本身具有的内在转移潜能，而且也取决于机体抗转移因素的消长。所以肿瘤转移模型必然是体内的动物模型。干预转移的药物只有在动物模型上才能得出符合实际的结果。衡量肿瘤侵袭能力和药物的抑制作用，除了用侵袭的体内、外实验直接测定之外，还可以通过检测侵袭相关的生物学特性如癌细胞的黏附、运动和酶分泌的能力来评价。新血管生成为肿瘤生长提供必要的营养和氧气，也为肿瘤的血行播散建立了直接途径。由于认识到血管生成在肿瘤发展和转移发生中的重要作用，晚近阶段新血管生成抑制剂开发及血管生成模型的研究十分活跃。抗侵袭、转移药物研究的常用实验方法和模型归纳如表 25-6-1。

表 25-6-1 抗肿瘤侵袭、转移药物研究时的常用实验模型

研究目的	需建立的方法、模型	常用模型
抗转移药物研究	动物自发性转移或实验转移模型	Lewis 肺癌自发性肺转移，B16-F10 实验肺转移模型，U14 脾移植后肝转移模型
抗侵袭药物研究	体外侵袭模型 动物侵袭模型	重组基底膜侵袭，肿瘤侵袭鸡胚心肌 U14 癌肾侵袭，Walker256 癌骨侵袭
蛋白酶抑制剂	蛋白酶活性测定	明胶-SDS-PAGE 测定明胶酶
抗黏附药物研究	肿瘤细胞的黏附能力	肿瘤细胞与基底膜的黏附能力测定
抗运动药物研究	肿瘤细胞的运用能力	肿瘤细胞趋化性运动能力测定
血管生成抑制剂	体内、外新血管生成模型	动脉段培养微血管样结构测定，鸡胚尿囊膜血管生成，FGF 诱导小鼠腹壁新血管生成，培养的血管内皮细胞增殖实验

（施 波 刘玉琴）

第二节 肿瘤侵袭、转移的实验动物模型

一、小鼠子宫颈癌 U14 肾侵袭模型

小鼠子宫颈癌 U14 是中国医学科学院实验医学研究所于 1968 年用甲基胆蒽异位诱发的昆明种小鼠的子宫颈癌。此瘤株后被移植于 615 近交系小鼠，致瘤率近 100%，并呈现血道和淋巴道双重转移的特性。其淋巴道转移率为 95%，肺转移率为 80%。

将 U14 瘤块接种于 615 小鼠的肾包囊膜下，肿瘤生长并向肾实质内侵袭。荷瘤肾脏病理切片后，在光镜下观察，用组织学半定量分级标准判定肿瘤侵袭肾实质的程度。

（一）实验材料

1. 小鼠子宫颈癌 U14 瘤株。

2. 同性别 615 近交系小鼠，体重 18～22g。

3. 戊巴比妥钠。

4. 刀、剪、镊子、缝合针、线等手术器械。

5. Bouin's 固定液。

6. 解剖显微镜和光学显微镜。

（二）操作步骤

1. 剥离 U14 荷瘤 615 小鼠的瘤块。

2. 切取生长良好的瘤块，用剪刀剪成 1mm 直径的小块，PBS 冲洗 5 次。冰浴备用。

3. 用戊巴比妥钠 45mg/kg ip 麻醉 615 小鼠。

4. 615 小鼠右侧背部皮肤消毒，切开皮肤和肌肉，开 1cm 小口暴露腹腔。用镊子夹出右肾。骨穿刺针吸住瘤块，穿透肾包囊膜，把瘤块接种于肾包囊膜下。

5. 右肾放回腹腔，缝合切口。

6. 继续喂养 10d 后，颈椎脱臼法处死小鼠，取出右肾。

7. 称小鼠体重、左右肾重。

8. 解剖显微镜下测量右肾上肿瘤的长、短径。按公式计算肿瘤体积。

$$V = 长径 \times 短径^2 \div 2$$

9. 10% 甲醛固定右肾，病理组织学切片观察。

（三）结果评价

1. 肿瘤肾实质侵袭程度组织学分级参考标准：

Ⅰ级：癌组织增殖生长，癌组织内有大量核分裂象，癌细胞开始沿肾小管侵袭。

Ⅱ级：癌细胞向周围肾组织侵袭达 10～20 层细胞，或离原移植部位有 2～3 个肾小管的距离，周围有细胞浸润。被侵袭的肾小管尚未见明显的变性。

Ⅲ级：癌细胞侵袭面积增大，大量的肾小管已经变性、萎缩，有的肾小球已受侵犯。

Ⅳ级：癌细胞侵袭生长面积达肾组织的 50% 以上。大量的肾小管、肾小球萎缩，癌组织内出现坏死。

2. 利用计算机图像分析系统可计算荷瘤肾的总面积、侵袭肾实质的肿瘤面积以及两者之比值。

实验结果参考表 25-6-2。

表 25-6-2 小鼠子宫颈癌 U14 肾包囊膜下移植后肾侵袭的程度

组别	体重（g）	肿瘤体积（mm³）	肾实质侵袭
实验组	20.0 ± 0.33	134.4 ± 75.5	Ⅱ级 6 个，Ⅲ级 10 个，Ⅳ级 4 个
正常组	21.5 ± 0.54	0	0

（四）应用范围

1. 癌细胞的侵袭能力测定及侵袭机制探讨。

2. 抗癌侵袭药物的筛选及研究。

（五）注意事项

1. 肾包囊膜下移植肿瘤手术需无菌操作。

2. 手术后的麻醉小鼠在寒冷季节必要保暖，直至苏醒。否则极易死亡。

3. 穿透肾包囊膜时，需小心操作，以免包膜破裂。

4. 组织切片如未切到最大的侵袭部位，可产生很大的误差。连续切片观察的方法可减少误差。

二、Walker 256 癌骨侵袭大鼠模型

Walker256 癌是 1928 年在一只怀孕的大白鼠的乳腺部位发现的，为自发产生的癌肉瘤。

Walker256 癌移植于大鼠肌肉后，可侵袭邻近骨骼的骨膜、骨皮质甚至骨髓，导致癌的骨侵袭和骨转移。癌组织可释放一些促进破骨细胞活性的细胞因子，致使骨质吸收，产生溶骨性的骨质破坏，同时伴发高钙血症。该模型的主要特征是 Walker 癌造成的大鼠骨侵袭和骨质溶解。

（一）实验材料

1. Walker256 癌瘤株。

2. 同性别 Wistar 大鼠，100~120g。

3. 1ml 一次性注射器。

4. 生理盐水。

5. 光学显微镜。

（二）操作步骤

1. 抽取 Wistar 大鼠的 Walker 256 癌腹水瘤，计癌细胞数，以生理盐水稀释至每 ml 含 1×10^7 个活癌细胞。

2. 每只 Wistar 大鼠右后肢胫骨旁肌肉内接种 1×10^6 个癌细胞。

3. 种瘤后第 15 天以颈椎脱臼法处死动物。

4. 立刻拍摄大鼠骨骼 X 线照片，以左侧胫骨为对照，观察右侧胫骨的骨质溶解、骨膜增生等现象。

5. 称大鼠的体重、瘤重。剥离胫骨外肌肉等软组织，称左右胫骨重量。

6. 荷瘤侧胫骨以 10% 甲醛固定、脱钙、切片、HE 染色。

7. 光镜下观察 Walker 256 癌导致荷瘤大鼠骨侵袭、骨质溶解的程度。

（三）参考结果

1. X 线摄片观察 Walker 256 癌大鼠模型骨骼，发现 85% 的荷瘤侧胫骨有骨质溶解（表 25-6-3）。主要表现为近骨骺端骨密度不均匀，部分骨皮质缺损。

表 25-6-3　X 线照片观察 Walker256 癌对大鼠的骨溶解及骨膦的抑制作用

组　别	总剂量	动物数（只）	骨溶解动物数	百分率	骨膜反应动物数	百分率
空白		20	17	85%	10	50%
骨膦	300mg/kg	20	2	10%	1	5%

2. 荷瘤侧胫骨病理切片观察，75% 大鼠的皮质骨已有癌细胞侵袭并出现皮质骨的吸收现象，45% 的胫骨髓质已有癌灶存在，见表 25-6-4。

3. 荷瘤侧胫骨重量（527±11.4）明显大于非荷瘤侧胫骨重量（369±69.9）。

（四）应用范围

1. 抗癌侵袭药物筛选及药理学研究。

2. 抑制骨质溶解药物的筛选及研究。

表25-6-4 病理学观察Walker256癌导致大鼠骨侵袭、骨溶解及骨膦的抑制作用

组别	总剂量	肿瘤侵袭动物数				皮质骨吸收动物数		
		骨皮质	百分率	骨髓	百分率	轻度	重度	百分率
空白	-	15	75%	9	45%	10	7	85%
骨膦	300mg/kg	5	25%	2	10%	3	0	15%

（五）注意事项

Walker 256 癌反复以大鼠腹水瘤传代，易致瘤株特性改变。故腹水瘤传7~8代后需要用大鼠皮下移植瘤的方式传代1~2次，以保持瘤株的异质性和稳定性。

三、Lewis肺癌小鼠自发性肺转移模型

Lewis肺癌是Lewis于1951年在一只C57BL/6小鼠上发现的，为自发性肺内未分化上皮样癌。移植瘤主要通过血行播散在肺部形成转移灶。

Lewis肺癌移植于动物皮下、肌肉、爪垫等特定部位，移植瘤增殖后开始侵袭周围的正常组织和血管，继之癌细胞进入血液循环形成血行播散，黏附于靶器官——主要是肺脏的血管壁上并穿出血管，癌细胞在肺内增殖成为克隆，最终形成肺转移瘤。上述过程基本类似于人类肿瘤从生长到转移瘤形成所经历的一系列步骤，故称之为癌的自发性转移模型。可用于癌转移机制探讨和抗癌转移药物的筛选及研究。

（一）实验材料

1. Lewis肺癌瘤株。

2. 同性别C57BL/6小鼠，18~22g。

3. 1ml一次性注射器。

4. 玻璃匀浆器或100目/200目金属筛网。

5. 生理盐水。

6. 解剖显微镜。

（二）操作步骤

1. 从荷瘤小鼠上剥离Lewis肺癌，选取生长良好的瘤块，肿瘤（g）：生理盐水（ml）为1:3的比率匀浆。计数，调整浓度至$1 \times 10^7 \sim 5 \times 10^7/ml$。

2. C57BL/6小鼠腋窝皮下接种肿瘤匀浆液0.2ml/鼠。

3. 第21d颈椎脱臼处死动物，结束实验。

4. 若用爪垫接种方法，则在动物后肢爪垫部接种肿瘤匀浆液0.1ml/鼠，10~12天或移植瘤1cm²左右截除荷瘤下肢，此时肺脏癌微转移灶已形成。第30天结束实验，可用于观察药物对肺转移瘤或对荷瘤小鼠的延命作用。

5. 称小鼠体重、移植瘤重和肺重。肺转移瘤越多则肺重越大。

6. 解剖显微镜下记数肺部转移瘤灶，正、反面及肺叶间的瘤灶均应计数在内。

7. 镜下用测微尺测量每个瘤灶的直径，按公式 $V = 3/4\pi r^3$ 计算肺转移瘤体积。

8. Bouin液固定，病理学组织切片观察。

9. 用Mann Whitney U Test的方法检验肺转移瘤数的组间差异。

（三）参考结果

Lewis肺癌小鼠皮下移植21天后，肺转移率可达97.3%。平均肺转移瘤数13.0±7.8个，移植瘤重5.1±0.5g。

（四）应用范围

1. 癌转移机制研究。

2. 抗癌转移药物的筛选及研究。

（五）注意事项

1. 接种肿瘤需在无菌条件下操作。

2. 因实验周期较长，荷瘤 C57 小鼠易发生营养不良，应加喂鸡蛋糕和瓜子。

3. 使用不同周龄，不同繁育场来源的 C57BL/6 小鼠，肺转移率会有较大差别。

四、小鼠黑色素瘤 B16-F10 实验性肺转移模型

B16 是 1954 年在 C57BL/6 小鼠耳根部皮肤上发现的自发性黑色素瘤。20 世纪 70 年代初 Fidler 在该瘤株中筛选出肺部高转移的克隆株，命名为 B16-F10。B16-F10 对淋巴细胞敏感，小鼠静脉内移植后主要形成肺转移瘤，肺外转移极少。

B16-F10 实验性肺转移模型是将瘤细胞直接注射入小鼠的血液循环中，导致肿瘤的肺部转移。一次性把大量的癌细胞直接移植入血液循环，实质上是省略了癌转移过程中癌细胞局部侵袭和侵入血管的步骤，也会由于肿瘤细胞黏附成团或注射速度的快慢不同而影响肿瘤转移的程度。故称为"人工转移"（artificial metastasis）或实验性转移（experimental metastasis）模型以区别于癌的"自发性转移"（spontaneous metastasis）模型。实验性转移模型集中体现了肿瘤细胞进入血液循环以后癌转移的几个步骤，对于研究肿瘤细胞在循环系统中的生存能力，癌细胞附着、穿越靶器官血管的能力和探讨癌转移的器官特异性则有其独特的优势。

（一）实验材料

1. 小鼠黑色素瘤 B16-F10 细胞株。

2. 同性别 C57BL/6 小鼠，18～22g。

3. 1ml 一次性注射器。

4. PBS 液。

5. 0.25% 胰酶液。

6. 200 目筛网。

7. Bouin's 固定液。

8. 解剖显微镜。

（二）操作步骤

1. 胰酶消化体外培养的 B16-F10 细胞，以 PBS 冲洗 3 遍，过 200 目筛网得到单细胞。用 PBS 调整瘤细胞浓度为 1×10^6/ml。

2. 将 C57BL/6 小鼠尾巴浸泡于 45℃ 的温水中 2min，使尾静脉扩张。

3. 1ml 注射器吸取肿瘤细胞悬液每鼠尾静脉注射 0.2ml 瘤液。

4. 第 20d 以颈椎脱臼法处死小鼠，结束实验。

5. 称小鼠体重、肺重，解剖显微镜下计数肺转移瘤灶。转移瘤呈黑色或灰色，互相间很少融合。肺转移瘤灶数用 Mann Whitney U test 方法进行统计学检验。

6. Bouin 液固定后，病理组织学切片观察。

（三）参考结果

见表 25-6-5。

表 25-6-5　B16-F10 实验性肺转移模型

组　别	体重（g）	肺重（mg）	肺转移瘤数
实验组 n=10	21.1±0.9	323±61	98.3±72.2
正常组 n=10	22.1±0.7	220±35	0

（四）应用范围

1. 癌转移机制研究。

2. 抗癌转移药物的筛选及研究。

（五）注意事项

1. C57BL/6 小鼠尾静脉细小，更受黑色皮肤遮盖而难以辨认。用局部加温方法使尾静脉充分扩张，

以增加静脉注射的成功率。

3. B16-F10 细胞须分散成单个细胞，才可移植入静脉。否则黏附成团的瘤细胞会增加肺转移瘤数，导致组内误差增大。

五、小鼠子宫颈癌 U14 脾内移植后肝转移模型

将小鼠子宫颈癌 U14 细胞移植于 615 近交系小鼠脾脏的包膜下，肿瘤增殖后可侵入脾血窦、进入脾静脉，再进入门静脉到达肝脏，在肝脏内形成转移性瘤。将荷瘤肝脏组织学切片后，光学显微镜下观察，用半定量分级标准判定肿瘤肝转移的程度以及药物对转移的影响。

（一）实验材料

1. 腹水型小鼠子宫颈癌 U14 瘤株。

2. 同性别 615 近交系小鼠，18～22g。

3. RPMI1640 培养液。

4. 0.25ml 注射器。

5. 0.2% 戊巴比妥钠溶液。

6. 刀、剪、镊子、缝合针、缝合线等手术用具。

7. Bouin's 固定液。

8. 光学显微镜。

（二）操作步骤

1. 抽取 U14 腹水瘤，台盼蓝排除法计活细胞数。用无血清 RPMI1640 培养液稀释，调整癌细胞浓度至 1×10^8/ml，备用。

2. 0.25% 戊巴比妥钠 0.4～0.6ml/只 ip 麻醉小鼠。

3. 在小鼠的右侧腹部（脾区）消毒后，在右腹部切开约 1cm 小口。暴露脾脏并固定，用 425ml 注射器在脾包膜下缓慢地注入 0.01ml 癌细胞悬液。

4. 将脾脏放回腹腔，缝合切口。

5. 可于移植癌细胞后的不同天数结扎脾蒂，切除脾脏，研究癌生长时间与肝转移的关系。

6. 于第 14d 处死小鼠，取肝、脾、肺、肾等器官及腹腔内部分淋巴结，Bouin's 液固定，HE 染色，组织学观察是否有转移灶。

（三）结果评价

肝转移程度的组织学分级参考标准：

0 级：无转移。

Ⅰ级：肝内有 1～2 个 200～500μm 的小转移灶。

Ⅱ级：肝内有 3～5 个小转移灶或 1～2 个 500～1000μm 的较大转移灶。

Ⅲ级：肝内存在广泛转移瘤。

（四）参考结果

子宫颈癌 U14 移于在 615 小鼠脾包膜下后，第 14d 时肝转移率 73%，淋巴结转移率 29%，肺转移率 18%。

（五）应用范围

1. 癌细胞肝转移机制的研究。

2. 抗癌转移药物的筛选和机制研究。

（六）注意事项

1. 脾脏接种肿瘤时，要避免出血和癌细胞外溢。否则可形成腹水瘤或腹腔内瘤块生长。

2. 脾内接种的部位非常重要。若将癌细胞接种到脾包膜下，待癌细胞增殖后，再侵入脾血窦进入肝内，形成转移瘤，类似于自发性转移模型；若将癌细胞直接移植于脾实质内（脾血窦内），则类似于实验性转移模型，脾内移植的肝转移率高于脾包膜下移植。

（施 波 刘玉琴）

第三节 肿瘤侵袭的体外模型及侵袭相关的生物学特性研究

一、肿瘤细胞对重组基底膜的侵袭实验

基底膜是限制肿瘤侵袭的天然屏障。恶性肿瘤细胞侵袭时，首先通过膜表面受体与基底膜成分黏附，然后释放和激活多种蛋白酶降解基底膜，继之定向运动穿越基底膜的缺损部位。突破基底膜屏障是肿瘤侵袭周边正常组织的起始步骤和重要环节。本实验将含基质成分的 Matrigel 胶铺在有微孔的滤膜上，使在体外重组形成基底膜。在膜的下室面铺上趋化性物质纤维粘连蛋白。肿瘤细胞加入上室腔后，受到滤膜背面趋化剂的作用向下室运动，但只有通过侵袭降解覆盖膜孔的 Matrigel 后，才能运动到膜下室面。计数膜下室面的细胞可以定量地反映肿瘤细胞的侵袭能力。一些研究资料表明，本法与动物体内侵袭实验的相关性较好。本实验是一种操作简单、快速，可以定量测量肿瘤细胞侵袭能力的体外方法，目前常用于抗侵袭药物的筛选和研究中。

（一）实验材料

1. 小鼠黑色素瘤 B16-F10 细胞株。

2. Blind Well Chamber，侵袭小室，Neuro Prob 公司产品。或 Tanswell Chamber 24 孔培养板和侵袭小室，Costar 公司产品。

3. PVPF membrane filter，无聚乙烯吡咯烷酮的聚碳酸酯滤膜，8μm 孔径。Poretics 公司产品。

4. Matrigel，基底膜胶。从 EHS 小鼠肉瘤中抽提获得，主要成分依次为层粘连蛋白，IV 型胶原，肝素硫酸糖蛋白等，Collaborative Biomedical 公司产品。

5. fibronectin，纤维粘连蛋白，北京医科大学生物教研室制备。

6. DMEM 培养液，牛血清白蛋白。

7. 光学显微镜。

（二）操作步骤

1. 在 PVPF 滤膜下室面铺 fibronectin 10μg，风干。

2. 在 PVPF 滤膜上室面铺 Matrigel 25μg→空气干燥→12.5μg→干燥→12.5μg→干燥，反复 3 次铺膜以保证重组基底膜均匀。

3. Blind Well Chamber 下室腔加满含 0.1% BSA 的 DMEM 无血清培养液。

4. 将 PVPF 膜置于下室腔的培养液上，排空气泡，拧紧顶盖以固定滤膜。

5. 上室腔内加入 2×10^5 个肿瘤细胞，悬于 500μl 0.1% BSA-DMEM 培养液中。

6. 上室腔内加入各种受试药物。

7. 把 Chamber 置于 5% CO_2、37℃的细胞培养箱内孵育 18h。

8. 用棉签擦尽滤膜上室面之细胞，拧下顶盖，取出滤膜，甲醇固定 1min，HE 染色，封固。

9. 每滤膜于 400 倍光镜下计数 5 个视野的肿瘤细胞数，取均值。每组平行 3 个滤膜以上。

（三）结果评价

癌细胞侵袭抑制率（%）计算：

$$抑制率 = （空白组细胞数 - 用药组细胞数）\div 空白组细胞数 \times 100\%$$

药物处理后癌侵袭抑制率在 30% 以上，可以认为该药物有抗侵袭活性。

（四）应用范围

1. 肿瘤细胞侵袭能力测定。

2. 抗肿瘤侵袭药物的筛选及研究。

（五）注意事项

1. Matrigel 的重组基底膜要尽可能铺均匀，否则使每滤膜穿过膜孔的细胞数偏差太大。

2. 不同的肿瘤细胞，侵袭能力不等，在细胞培养箱内的孵育时间也需相应调整，以空白对照组的细

胞数每视野为 50~100 为宜。

二、体外肿瘤细胞球样聚集体的侵袭模型

通过旋转摇动培养系统将肿瘤细胞制成球样聚集体（spheroid aggregate，简称球体），在半固体琼脂培养基上与球形鸡胚心肌小块紧密接触，使两者成为复合体。复合体经过一定时间的旋转摇动培养后，组织学切片观察肿瘤细胞对心肌组织的侵袭程度。该侵袭模型具有下列特点：①经过旋转摇动培养后，心肌块的外围被成纤维细胞层包绕，使宿主组织表面形成类似浆膜样的结构；②心肌组织结构清楚，容易与肿瘤细胞相区别；③攻击细胞为球体形式，模拟了体内实体瘤结构，便于观察恶性细胞在接触宿主组织后，如何离开瘤母体而向宿主组织侵袭的过程。该模型是研究肿瘤侵袭的体外模型之一，可用于癌侵袭过程定量和侵袭形态学模式的研究。

（一）实验材料

1. 肿瘤细胞系、株。

2. 9d 胚龄的鸡胚。

3. RPMI1640 培养液，小牛血清或胎牛血清。

4. Hanks 液，0.25% 胰蛋白酶，1% 琼脂。

5. 24 孔细胞培养板，50ml 及 5ml 锥形瓶。

6. 旋转摇动培养仪（Gyrotory Shaker）。

7. 含 5% CO_2、45% N_2 及 50% O_2 的混合气。

9. Bouin 固定液。

10. 倒置显微镜及解剖显微镜。

11. 光学显微镜。

（二）操作步骤

1. 制备肿瘤细胞聚集体

（1）胰蛋白酶消化处于对数生长期的贴壁肿瘤细胞，调整活细胞终浓度至 $(1~5) \times 10^6/ml$。

（2）取肿瘤细胞悬液 6ml 放入 50ml 锥形瓶中，把瓶放在 37℃ 恒温箱内的旋转摇动培养仪上，通入 5% CO_2、45% N_2 及 50% O_2 的混合气。以 70r/min 连续培养 3d。

（3）解剖镜下选出直径 0.2mm 的瘤细胞球体，用 RPMI1640 培养液反复洗涤后备用。

2. 制备靶组织

（1）无菌条件下，取出 9d 胚龄的鸡胚心脏。

（2）剪除心脏的大血管和心房，保留心室部分，用 Hanks 液充分洗涤。

（3）将心室切成约 0.4mm 直径的小块。取 50~70 个心肌小块移入 50ml 锥形瓶中，在上述旋转摇动培养系统中以 120r/min 摇动培养 24h。

（4）选出圆形的 0.4mm 直径的预培养心肌块（preculture heart fragment，PHF），备用。

3. 制备半固体琼脂培养基　45℃ 水浴中融化 1% 的琼脂。取含 40% 小牛血清的 2 × RPMI1640 完全培养液 50ml，加入等量 1% 琼脂液，混匀后加入 24 孔培养板中，每孔 1ml。冷却后即成为 0.5% 半固体琼脂培养基。

4. 肿瘤细胞侵袭实验

（1）取直径 0.4mm 的 PHF 与直径 0.2mm 的瘤细胞球体各 1 个，置于 24 孔板中的半固体琼脂培养基上并使两者紧密接触。

（2）在 37℃、5% CO_2 孵育箱内培养 4~6h，使两者成为复合体。

（3）把复合体放入 5ml 锥形瓶中，每瓶 1 个，加入 1.5ml 完全培养液。在旋转摇动培养仪上以 120r/min 摇动培养，隔日换液 1 次。

（4）在培养后 1、3、7、14、21、28d 各取定量标本，Bouin 液固定 2~4h，组织学切片，HE 染色或免疫组化染色，光镜下观察肿瘤细胞侵袭心肌的程度。

（三）结果评价

肿瘤侵袭程度的组织学半定量分级标准：

0 级：为单纯的预培养的心肌块，心肌块呈圆形或椭圆形，心肌块外周被一层或几层扁平的成纤维细胞所包绕，中心为心肌组织。

Ⅰ级：肿瘤细胞包绕在成纤维细胞层的外围，尚未向内侵袭。

Ⅱ级：Ⅱa. 肿瘤细胞已占据成纤维细胞层；

　　　　Ⅱb. 肿瘤细胞被心肌组织所包绕，仅在小的区域互相接触。

Ⅲ级：肿瘤细胞取代心肌组织的面积少于 50%。

Ⅳ级：肿瘤细胞取代心肌组织的面积已大于 50%。

一般认为 Ⅰ～Ⅱ级为侵袭前阶段；Ⅲ级和Ⅳ级属真正的侵袭阶段，Ⅲ级～Ⅳ级侵袭的肿瘤细胞具有恶性性质。一般中等侵袭度的肿瘤细胞在培养后 7～14d 内可查见Ⅲ级侵袭；恶性度较大的瘤细胞在培养后 3～7d 内即有Ⅲ级以上的侵袭。

（四）应用范围

1. 肿瘤细胞侵袭程度的鉴定。

2. 肿瘤细胞侵袭机制的研究。

3. 抗侵袭治疗和抗侵袭药物的筛选及研究。

（五）注意事项

1. 并不是所有的肿瘤细胞皆能形成球样聚集体。

2. 在制备肿瘤细胞球体的过程中，通气量不应太大，否则可使瘤细胞贴壁生长。以 1s 内有 1～2 个气泡冒出为宜。

3. 靶组织大小不应超过 0.4mm，太大则因营养物质不能渗透到中心，靶组织中心出现坏死而影响实验结果。

4. 体外侵袭实验的环境不能完全代表体内侵袭的实际情况，故评价肿瘤侵袭能力时需要综合体内外实验的结果，才能下结论。

三、肿瘤细胞与基底膜成分的黏附能力测定

肿瘤细胞通过膜表面受体黏附于基底膜及细胞外基质的成分层粘连蛋白、纤维粘连蛋白和Ⅳ型胶原蛋白上。细胞的黏附性能在维持细胞外形、调节细胞分裂、运动等功能中起十分重要的作用。黏附是癌细胞侵袭的始动步骤。高侵袭的肿瘤细胞与基底膜成分的异质性黏附能力通常增高，而肿瘤细胞间的同质性黏附能力则会下降。上述特性有利于肿瘤细胞与肿瘤母体分离，并侵犯基底膜等正常组织。

本方法用于测定肿瘤细胞与基底膜成分黏附的能力。将 Matrigel（人工基底膜胶）、层粘连蛋白、纤维粘连蛋白铺于 96 孔细胞培养板中，然后加入肿瘤细胞，经过一定时间孵育后，冲洗掉未黏附的细胞。黏附于板上的细胞数量用 MTT 方法测定的吸光值来反映。此法与细胞计数法比较，有快速、敏感、客观等优点，适宜于药物的批量筛选。

（一）实验材料

1. 小鼠黑色素瘤 B16-F10 高转移细胞株。

2. Matrigel，人工基底膜胶，Collaborative Biomedical 公司产品。

3. 层粘连蛋白（LN）、纤维粘连蛋白（FN），北京医科大学生物教研室产品。

4. MTT，四氮唑，Fluka 产品。

5. 酶标定量仪 MR700。

6. 96 孔平底细胞培养板。

7. DMEM 无血清培养液，2% BSA 液，PBS。

8. 二甲基亚砜（DMSO）。

（二）操作步骤

1. 96 孔板每孔中分别铺上 LN 或 FN 或 Matrigel 各 2μg，室温下干燥。

2. 加入 2% BSA 20μl/孔，置 37℃细胞培养箱中孵育 1h，PBS 冲洗并弃去。

3. 以含 0.1%BSA 的 DMEM 无血清培养液悬浮 B16-F10 细胞。每孔加入 8×10^4 个细胞。孵箱内孵育 1h。

4. 弃去培养基，加入 200μl/孔 PBS，抽吸吹打 10 次，共冲洗 3 遍。以去除未黏附的细胞。

5. 弃去 PBS，加入 MTT40μg/孔，孵箱孵育 4h。

6. 弃去 MTT，纸巾吸尽痕量残留。加入 200μl DMSO。

7. 酶标定量仪 MR700 在 570nm 测定吸光值。

（三）参考结果

见图 25-6-1。

（四）应用范围

1. 肿瘤细胞黏附能力测定。

2. 抗黏附药物的筛选。

（五）注意事项

1. 不同的肿瘤细胞黏附能力不等，需选择各自的最适黏附时间。

2. 尽量除尽 MTT 的痕量残留，否则使吸光值偏大。

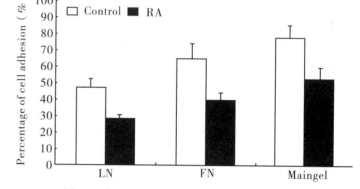

图 25-6-1 RA 对 B16-F10 细胞黏附能力的影响

四、肿瘤细胞趋化性运动能力的测定

肿瘤细胞与母体瘤分离，穿越血管壁，侵袭周边正常组织时，需要一定的运动能力。一些恶性肿瘤细胞可以分泌如自分泌运动因子（autocrine motility factor）、扩散因子（scatter factor）等运动刺激因子，形成自分泌的回路来提高自身的运动性能。抑制细胞运动的物质通常有抗侵袭的作用。细胞外基质成分层粘连蛋白（laminin）、纤维粘连蛋白（fibronectin，FN）和一些生长因子对肿瘤细胞有趋化作用，可使其发生定向运动。本方法即用 FN 作为趋化剂，诱导肿瘤细胞穿越带微孔的滤膜。计数穿过滤膜的细胞即可定量地反映肿瘤细胞的运动能力，以及评价药物对细胞运动性能的影响。

（一）实验材料

1. 肿瘤细胞株。如小鼠黑色素瘤 B16-F10 高转移细胞株。

2. Blind Well Chamber，Neuro Prob 公司产品。或 Transwell Chamber：Costar 公司产品。

3. fibronectin，北京医科大学生物教研室制备。

4. PVPP Membrane Filter，无聚乙烯吡咯烷酮的聚碳酸酯滤膜，12μm 孔径，Poretics 公司产品。

5. DMEM 或 RPMI1640 培养基，牛血清白蛋白。

6. HE 染色液。

7. 光学显微镜。

（二）操作步骤

1. 涂趋化剂 fibronectin 10μg 于膜的下室面，置超净台内风干。

2. Blinder Well 下室腔内装满 0.1% BSA-DMEM 无血清培养液。

3. 将 PVPF 膜置于下室腔的培养液上，排空气泡，拧紧顶盖固定滤膜。

4. 上室腔内加入 2×10^5 个肿瘤细胞，悬于 500μl 0.1% BSA-DMEM 培养液中。

5. 上室腔内加入各种受试药物。

6. 5% CO_2，37℃的细胞培养箱内孵育 4h。

7. 用棉签擦尽上室膜面之细胞，拧下顶盖，取出滤膜，用无水乙醇固定 1h，HE 染色，封固。

8. 每滤膜于 400 倍光镜下计数 5 个视野的肿瘤细胞数，取均值。

（三）结果评价

肿瘤细胞运动抑制率（%）计算：

抑制率＝（空白组细胞数－用药组细胞数）/空白组细胞数×100%

（四）应用范围

1. 肿瘤细胞运动能力测定。

2. 抗肿瘤细胞运动能力的药物筛选。

（五）注意事项

不同的肿瘤细胞，运动能力不等，在细胞培养箱内的孵育时间也需相应调整。空白对照组的细胞数每视野为 50～100 为宜。

五、瘤细胞球样聚集体的细胞移动性测定

采用旋转摇动培养系统将肿瘤细胞制成球样聚集体（spheroid aggregate），将上述肿瘤球样体放在 24 孔板中，经过一段时间的培养后，肿瘤细胞便会向离开球体的方向运动。在倒置显微镜下计量肿瘤细胞离开球体的距离和细胞数，来反应肿瘤细胞的运动性能。

（一）实验材料

1. 小鼠肺腺癌细胞系 LA795，或其他肿瘤细胞系、株。

2. RPMI1640 培养液，小牛血清或胎牛血清。

3. 0.25% 胰蛋白酶。

4. 24 孔细胞培养板，50ml 及 5ml 锥形瓶。

5. 旋转摇动培养仪（Gyrotory Shaker）。

6. 含 5% CO_2、45% N_2 及 50% O_2 的混合气。

7. 方格测微尺。

8. 倒置显微镜。

9. 照相机。

（二）操作步骤

1. 胰蛋白酶消化处于对数生长期的贴壁小鼠肺腺癌细胞系 LA795。

2. 用 RPMI1640 完全培养液调整 LA795 癌细胞浓度至 $5×10^6$/ml。

3. 取以上瘤细胞悬液 6ml 移入 50ml 锥形瓶中，把瓶放在 37℃ 恒温箱内的旋转摇动培养仪上，通入 5% CO_2、45% N_2 及 50% O_2 的混合气。以 70r/min 连续培养 3d。

4. 选出直径 0.2mm 的瘤细胞球体，用 RPMI1640 培养液多次洗涤。

5. 在 24 孔培养板中每孔放 1 个瘤细胞球体，置 37℃、5% CO_2 孵箱内培养。分别于 12、24、36h 在倒置显微镜观察并照像。

（三）结果评价

1. 倒置显微镜下用方格测微尺测量 8 个方向（上、下、左、右、左上、左下、右上、右下）瘤细胞离开瘤球体中心的最远距离，取均值（R）。以下列公式计算肿瘤细胞的平均运动速度（v）：

$$v（\mu m/h）＝（R-r）/h$$

注：R：瘤细胞离开瘤球体中心的最远距离之均值；r：瘤球体的基础半径；h：培养时间（即移动时间）。

2. 倒置显微镜下计从肿瘤球样体移出的细胞总数。

（四）适用范围

1. 肿瘤恶性程度细胞与瘤细胞移动性的关系研究。

2. 抑制肿瘤细胞运动的药物筛选及研究。

（五）注意事项

并非所有的肿瘤细胞都能制成球样聚集体

六、明胶-SDS-聚丙烯酰胺凝胶电泳检测明胶酶活性

明胶酶（gelatinase，或Ⅳ型胶原酶 type Ⅳ collagenase）在肿瘤细胞降解基质膜和细胞外基质的过程中

起着主要作用,往往用检测明胶酶活性的方法来评价药物对肿瘤细胞基质降解的活性和对侵袭转移能力的影响。用SDS-聚丙烯酰胺凝胶电泳可以将肿瘤细胞分泌到培养上清中的明胶酶和它们的活性形式按分子量大小分开,并使之浓缩在小的区带内;在适宜的反应条件下,经Triton X-100洗脱SDS而复性的明胶酶就能降解其电泳区带周围的掺入到凝胶中的明胶,蛋白降解区不能被考马斯亮蓝染色,在明胶酶的活性区域附近就能出现一条负染带;肿瘤细胞分泌的明胶酶越多,带的亮度和宽度也就越大,用这种方法可以方便地检测肿瘤细胞分泌的明胶酶活性和药物的影响。

(一)实验材料

1. 人纤维肉瘤HT-1080细胞系,或其他细胞系、株。

2. 无血清培养液 在DMEM培养基中加入下列物质并使终浓度为20μmol/L:乙醇胺,2mmol/L谷氨酰胺,非必需氨基酸(Sigma)以及5μg/ml胰岛素、5μg/ml转铁蛋白、5ng/ml硒酸盐的混合液(Sigma)。

3. 1%明胶溶液。

4. 2×电泳载样缓冲液 5%SDS,2%蔗糖,0.2%溴酚蓝。

5. 电泳缓冲液 25mmol/L Tris,250mmol/L甘氨酸(pH8.3),0.1%SDS。

6. 聚丙烯酰胺凝胶电泳贮液 ①30%丙烯酰胺溶液(丙烯酰胺:甲叉双丙烯酰胺-29:1);②1.0mmol/L Tris-HCl(pH6.8);③1.5mol/L Tris-HCl(pH8.8);④10%SDS;⑤10%过硫酸铵;⑥TEMED。

7. 2.5%Triton X-100溶液。

8. 明胶酶缓冲液 50mmol/L Tris,10mmol/L CaCl$_2$,200mmol/L NaCl,1μmol/L ZnCl$_2$(pH7.5)。

9. 染色液 0.1%考马斯亮蓝R-250,以甲醇:水:冰醋酸-45:45:1。

10. 脱色液 甲醇·水·冰醋酸=45:45:10。

(二)操作步骤

1. 细胞培养至对数期,用0.25%胰酶消化,以1×10^5/孔的密度接种于24孔培养板中,培养过夜。弃去培养上清,用PBS洗2次后,换无血清培养液培养1h;去培养基后,以PBS洗2次,加300μl无血清培养液培养12~24h。

2. 收集细胞无血清培养上清,低速离心(200g)去除细胞碎片后,上清液于-20℃贮存备用。同时,将培养板中的细胞用胰酶消化,进行活细胞计数。按照活细胞数换算成无血清培养上清的体积。

3. 根据胶板大小配制一定体积的10%分离胶和5%浓缩胶,分离胶中加入明胶溶液使明胶终浓度为0.1%(配制分离胶和浓缩胶见表25-6-6),灌胶及电泳操作与普通SDS聚丙烯凝胶电泳相同。

表25-6-6 配制分离胶和浓缩胶所需各成分的体积(ml)

	10%分离胶体积				5%浓缩胶体积		
	5	10	20	30	2	5	10
H$_2$O	1.4	3	5.9	8.9	1.4	3.4	6.8
1%明胶	0.5	1	2	3			
30%丙烯酰胺溶液	1.7	3.3	6.7	10	0.33	0.83	1.7
1.5mol/L Tris-HCl(pH8.8)	1.3	2.5	5	7.5			
1.0mol/L Tris-HCl(pH6.8)				0.25	0.63	1.25	
10%SDS	0.05	0.1	0.2	0.3	0.02	0.05	0.1
10%过硫酸铵	0.05	0.1	0.2	0.3	0.02	0.05	0.1
TEMED	0.002	0.004	0.008	0.012	0.002	0.005	0.01

4. 凝胶制好后,按等细胞数取所对应体积的培养上清(约80~100μl),与1/2体积的样品缓冲液混

合均匀。上样。以8V/cm电泳至溴酚蓝前沿进入分离胶，然后将电压加至10V/cm，继续电泳至溴酚蓝前沿离凝胶前端约2cm时，停止电泳（约3~4h）。

5. 取下凝胶，移入2.5%Triton X-100溶液中，在摇床上低速摇动以洗脱SDS（室温）。半小时更换Triton X-100溶液，共2次。加入明胶酶缓冲液，在37℃恒温摇床中温育12~16h。

6. 凝胶用染色液染色4h；在脱色液中脱色1~2h，至对照出现明显、清晰的负染酶带。用蒸馏水漂洗后，观察，摄像。

（三）结果评价

肿瘤细胞的无血清培养上清中通常含有72kD和92kD两种明胶酶，有时候还可检测到86kD和68kD的激活形式。HT1080细胞分泌明胶酶较多，约10^4细胞的培养上清中所含的酶活性就足以用这种方法检测出来。电泳后负染酶带的强弱反映出明胶酶的活性大小，负染带越大，表明明胶酶的活性越强；负染带弱，则反映明胶酶的活性小。可以用激光光密度计（laser densitometry）在633nm处对负带扫描积分，进行半定量分析。

（四）应用范围

1. 分析药物对肿瘤细胞明胶酶分泌量和活性的影响。

2. 分析明胶酶活性抑制因子的作用。

3. 不同侵袭转移能力细胞系（株）之间基质降解活性的比较研究。

（五）注意事项

1. 无血清培养时间不宜超过24h。

2. 有些肿瘤细胞分泌到培养上清中的明胶酶量较少，可用蛋白浓缩方法〔如超滤、PEG吸附、$(NH_4)_2SO_4$沉淀〕将培养上清浓缩10~50倍后再进行电泳分离。

3. 样品与样品缓冲液混合后，不需要煮沸3min，而是直接上样。

4. 为使蛋白染色均匀，染色和脱色操作应在低速摇床上进行。

（施 波 高 进 刘玉琴 颜春洪）

第四节 促血管新生实验方法

机体血管系统的生长可分为血管发生（vasculogenesis）与血管新生（angiogenesis）两种不同的过程。血管发生是指中胚层来源的血管干细胞分化形成的心脏、大血管与毛细血管。血管新生是血管的内皮细胞增殖与迁移，形成新血管的过程。血管新生的过程包括：血管内皮细胞（EC）和周细胞的激活，血管基底膜及细胞外基质（ECM）蛋白的消化溶解，EC的游走增殖和分化，管腔形成，以及血管成熟和稳定。血管新生是一个复杂的过程，受众多的正性与负性调节因子的控制，两者的平衡使血管新生维持在生理范围。

血管新生不仅是机体正常发育、生殖和组织修复等生理过程的基础，也参与了多种病理过程。在正常生理状态下，机体内的血管一经生成即保持高度的稳定性，受到许多具有正负向调节性质的关键分子的调控，血管新生的启动仅随刺激信号的出现短暂开启，随即关闭，从而使血管的生长与退缩维持在动态的平衡状态。如果体内血管的生成与抑制状态的平衡被打破，就会导致许多疾病的发生。如：肿瘤的生长与转移具有血管依赖性，负性血管新生因子通过抑制血管新生，可抑制肿瘤的生长，这已成为肿瘤研究的热点。一些炎症与免疫性疾病，如类风湿性关节炎与血管性视网膜病，也存在异常的血管新生。另一方面，在动脉粥样硬化时，心脏与外周动脉狭窄导致局部供血不足，利用促血管新生因子刺激局部血管新生，形成有效的侧支循环，将有助于改善组织的血液供应与功能。

血管新生的调控因子主要包括血管新生诱导因子和抑制因子。近年来研究比较多的诱导因子包括：血管内皮细胞生长因子（VEGF）、促血管生成素（Ang）、angiogenin、成纤维细胞生长因子（FGF）、胎盘衍生生长因子（PLGF）等。具有血管新生抑制作用的因子包括：arresten、endostatin、fibulin、angiostatin、色素上皮衍生生长因子（PEDF）、血小板凝血酶敏感蛋白（TSP）、基质金属蛋白酶（MMPs）等。

几乎所有血管新生诱导因子与抑制因子及相关基因的研究都是基于各种体外与体内的模型来实现的。血管新生过程中的主要事件，如：基质膜破裂，细胞迁移，细胞增殖以及微管形成等都可作为干预的对象，并用于建立体外检测的模型。但该领域研究的关键技术问题在于如何准确地解释和分析目前常用检测所得到的各种各样的结果。为了得到全面的评价，一些在体模型也被逐渐发展起来用以补充体外实验，以便更真实的评价血管新生的反应。

一、体外评价体系（in vitro assay）

（一）细胞增殖

评价细胞增殖的方法有很多，其中放射性胸苷（^{3}H-thymidine）参入法最为常用。该实验的研究对象是内皮细胞，所选择的内皮细胞既要排除自身增殖对实验的影响又要具有一定的可增殖性。体外培养内皮细胞可能获得或丧失其在体内的特征，因此选择合适来源和性质的内皮细胞作为实验对象是尤为重要的。以人脐静脉内皮细胞（HUVEC）为例简单介绍细胞增殖研究方法。

1. HUVEC 细胞培养

（1）主要实验材料

1）培养器具 玻璃插管与输液胶管，培养瓶或培养皿、手术刀、剪、镊子等。

2）培养用液 M199 培养液（含 20% 小牛血清）、D-Hanks 液、0.1% 胶原酶溶液、100U/ml 青霉素和 100μg/ml 链霉素。

3）材料来源 新生儿脐带。

（2）操作程序

1）在无菌条件下，取健康产妇分娩后新鲜的婴儿脐带（长度 20cm 以上，6h 内）立即浸泡在无菌的 D-Hanks 液中。

2）取出脐带，在止血钳内侧用碘酒和酒精棉球消毒后，用无菌剪刀将两端脐带剪除。

3）在脐带一端找到静脉，插入脐带静脉插管，用 2 根粗丝线扎牢，注入 D-Hanks 液反复洗净静脉内血液。

4）注入 0.1% 胶原酶，使血管灌满充盈，放入到有 D-Hanks 液的容器，在 37℃ 的水浴中保温 15min。

5）取出后用注射器收集酶液，同时注入 M199 培养液冲洗静脉，合并于同一离心管内离心（1000r/min，7min）。

6）弃上清，加入含 20% 小牛血清的 M199 培养液（pH7.2），使细胞重悬，并调整细胞数达（1.5～2.0）×10^5/ml 时，然后接种在培养瓶或培养皿中。置入 37℃ 的 5% CO$_2$ 培养箱内孵育。

7）第 2 天弃培养液，用 D-Hanks 液轻轻洗 1 次，可去除已死亡的细胞或不贴壁的细胞。换入新鲜含 20% 小牛血清、100U/ml 青霉素和 100μg/ml 链霉素的 M199 培养液（pH7.2），继续在 37℃ 的 5% CO$_2$ 培养箱孵育。以后每 2～3 天换液 1 次，换液时弃掉原培养液的 1/2 或 2/3，以新鲜的上述培养液补足至原来的量。大约 1 周后细胞长至融合状态后方可传代。

（3）注意事项

1）严格无菌操作，防止在分离、培养和传代内皮细胞过程中发生污染。

2）胶原酶消化时所需浓度，要进行预试。如胶原酶浓度过高，内皮细胞容易死亡；浓度过低，则细胞收获量低。

3）内皮细胞应进行鉴定，以防将成纤维细胞误认为是内皮细胞。

4）挑选优质血清，使用塑料培养皿，培养液 pH7.2 和适宜的消化时间以及合适的酶浓度都有利于内皮细胞贴壁和生长。

（4）鉴定

1）光镜下内皮细胞为多角形或梭形，可见 1～2 个清晰的细胞核。

2）电子显微镜下可发现 Weibel-Palade 小体。该小体是血管内皮细胞又一特异性的标志。电子显微镜下，呈现 0.1～0.3μm、长 0.5～5μm 的椭圆形棒状结构。

3）人第Ⅷ因子关联抗原（von Willebrand factor，vWF）。此抗原由 Weibel-Palade 小体产生。检测这一

因子主要用相应抗体。免疫荧光间接法测定该因子，阳性细胞出现细长的荧光颗粒，在核周围的颗粒较密，细胞边缘颗粒较少。

2. 放射性胸苷（^{3}H-thymidine）参入法检测细胞增殖 人脐静脉内皮细胞（6000～8000/0.2ml）接种于0.1%明胶包被的96孔培养板，每孔含15mmol/L Hepes，20%胎牛血清，以及抗生素的M199培养基，于37℃，5%CO_2培养箱培养12小时。细胞用新鲜培养基洗涤两次并与含药培养基于37℃，5%CO_2培养箱共培养24小时。培养基以及VEGF可作为阴性和阳性对照。加入^{3}H-thymidine（1μCi/孔）标记24小时后，细胞经PBS洗涤，甲醇固定，5%TCA沉淀，0.1%NaOH破膜，然后移入液闪瓶进行液闪计数。

此外，经典的MTT法也可用于血管新生的细胞增殖研究。

（二）细胞迁移

内皮细胞迁移活性的评价主要应用二维单层的trans-well分析。经典的细胞迁移研究方法是Boyden chamber法，即将内皮细胞接种于细胞可透过性滤膜上层，由于受试的血管新生诱导因子的影响，细胞可迁移至滤膜下层的培养基中。内皮细胞的迁移活性由化学趋化指数表示，即受试诱导物诱导的细胞迁移数量与空白对照组细胞迁移数量的比值。blind-well chemotaxis chamber法是由Boyden chamber法改进而来的，也是一种二维的tans-well分析。

另外，目前也常用一种基于96孔板的二维细胞迁移实验，如图25-6-2，1μm单层beads沉淀于96孔板底部，再将内皮细胞（100个/孔）接种于含有培养基的96孔板。细胞移动轨迹就会在培养24小时后显示在培养板底部，可用计算机软件对结果进行定量。

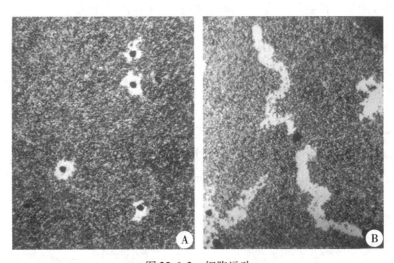

图25-6-2 细胞运动

A. Eoma细胞在低浓度（10ml/L）牛血清培养24小时；B. Eoma细胞在50ml/L胎牛血清中培养24小时。（引自参考文献4）。

（三）微管形成

血管新生研究的一个重要方向是考察内皮细胞形成三维微管结构的功能，因此三维细胞外基质培养系统得以发展，以模拟不同类型细胞之间以及细胞与细胞外环境之间的相互作用。内皮细胞在二维单层培养系统的行为远远不同于三维系统。体内血管新生中一个重要特点是毛细管和微管结构的形成。在体外把内皮细胞接种于三维的胶原、纤维蛋白或Matrigel凝胶可以在体外模拟这种现象。用显微镜和免疫组化方法就可以观察内皮细胞生长入凝胶的方式以及管状结构的形成。下面以Matrigel为例简述微管形成的三维培养方法。

96孔板预涂布50ml不含生长因子的Matrigel基质溶液（BD Biosciences），于37℃放置1小时使凝胶固化。然后接种内皮细胞于各孔（8000个/孔），并与受试的血管新生诱导剂于37℃，5%CO_2培养箱共培养18小时。空白的培养基与VEGF可分别作为阴性和阳性对照。用倒置相差显微镜观察微管形成的三维结构（图25-6-3），并用计算机图像分析软件测量形成毛细管网络的拓扑参数（网孔面积，血管长度，网络分支点）。

二、器官培养评价体系（Organ culture assay）

在体血管新生机制不仅包括内皮细胞的增殖，迁移以及微管化，还包括其周围环境中的其他细胞的作用，因此体内血管新生过程具有一定的复杂性。而离体实验中血管新生的细胞行为与在体时是有差异的，这就促进了离体器官培养实验的发展。以下主要以大鼠主动脉环实验和鸡胚主动脉弓实验为例介绍血管新生体外器官培养体系。

（一）大鼠主动脉环实验

本方法是将大鼠主动脉段包埋于基质胶（如：纤维蛋白胶基质，Matrigel 等）中，用 M199 无血清培养液进行体外培养，内皮细胞从动脉段切口处向外生长，形成

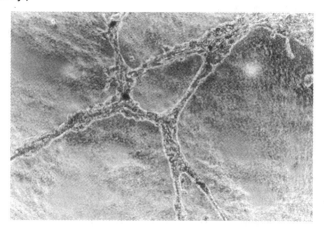

图 25-6-3 微管在 Matrigel 中的形成

鼠类心肌来源的内皮细胞接种于 Matrigel 胶，微管形成在 24 小时内可观察到。（引自参考文献 4）。

具有分支的微血管样结构。于不同天数在倒置显微镜下计数微血管样结构的数量，即能动态、定量地反映血管生成情况。此方法具有下列优点：①采用无血清培基培养，可排除血清中存在的刺激或抑制血管生成因子的干扰；②可定量的计数新生成的微血管结构，并绘制生长曲线。

1. 实验材料

（1）SD 大鼠，雄性，六周龄（100～120g）。

（2）戊巴比妥钠。

（3）刀、剪、镊子等手术器械。

（4）M199 培养液。

（5）1.5% 琼脂。

（6）epsilon aminocaproic acid，纤维蛋白水解抑制剂，Sigma 产品。

（7）纤维蛋白原（fibrinogen），牛凝血酶（thrombin）。

（8）培养皿。

（9）解剖显微镜。

（10）倒置显微镜，光学显微镜。

2. 操作步骤

（1）制备琼脂培养圈

1）灭菌的 1.5% 的琼脂液倒入培养皿，使琼脂液的高度达到 5mm 左右，凝成胶。

2）用打孔器切取内径 10mm、外径 17mm、厚 7mm 的琼脂圈，备用。

（2）制备纤维蛋白胶

1）纤维蛋白原溶解于 M199 无血清培养液中，终浓度 3mg/ml。

2）在 1ml 上述溶液中加入 50 NIH units/ml 的牛凝血酶溶液 20μl，室温下 30s 内即形成纤维蛋白胶。

（3）主动脉段培养

1）腹腔注射过剂量戊巴比妥钠处死大鼠。

2）切取主动脉，立即放入 M199 无血清培养液中清洗，在解剖显微镜下，用眼科手术剪及镊子小心去除脉管外纤维性和脂肪性组织。

3）切取 1mm 长的动脉环，用 M199 无血清培养液冲洗 10 遍。

4）将琼脂培养圈放入 100mm 大小的培养皿中，每皿 3 个，使之与平皿的底部紧贴。

5）琼脂圈内加入正在凝结的纤维蛋白溶液 4 滴，使凝成纤维蛋白胶。

6）在琼脂圈内加满正在凝结的纤维蛋白溶液，立即放入动脉环，使之沉淀于底部正中部位。

7）待凝成胶后，培养皿中加入 30ml M199 无血清培养液。干预血管新生过程的待测物可加入培养液中。

8）在培养基中加入抑制纤维水解的 epsilon aminocaproic acid，前 3d 加入 300μl/ml，以后每天加入 50μg/ml。

9）隔日换培养液 1 次。

10）培养后 3～14d 每天在倒置显微镜下计数动脉环周围的微血管样结构的数量，并绘制生长曲线。

（4）可将动脉培养物做组织学切片，光学显微镜下观察结果（图 25-6-4）。

3．参考结果　培养后第 5 天血管芽开始从动脉壁长出，第 7～14 天进入生长期。第 10 天新生微血管样结构为 75 条左右，第 13 天可达 105 条左右。第 14 天后新生血管数量不再增多。

4．应用范围

（1）血管新生机制研究。

（2）血管生成诱导剂或抑制剂筛选及研究。

5．注意事项

（1）严格无菌操作。

（2）切取大鼠主动脉段时，避免损伤动脉内外壁。

大鼠主动脉环实验被认为是最接近于体内环境的体外实验，其原因有二：①体外主动脉环培养包含了周围环境中的非内皮细胞；②内皮细胞未经过传代预处理，在移植到体外培养系统时是不具有增殖特性的，因此更加可以代表内皮细胞真实生存状态。其缺点是：血管新生是一种微血管事件，使用主动脉作为实验对象可能与真实情况仍然存在一定的差异。

（二）鸡胚主动脉弓实验

鸡胚主动脉弓实验可作为大鼠主动脉环实验的主要补充实验。此实验耗时短，且可用于无血清培养排除血清中对血管新生的干扰因素。所用主动脉弓从 12～14 日龄的鸡胚中分离，并参照大鼠主动脉环实

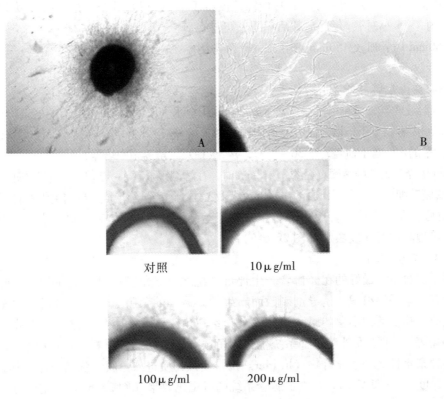

对照　　　　　　10μg/ml

100μg/ml　　　　200μg/ml

图 25-6-4　大鼠主动脉弓实验

图 AB，移植主动脉弓内皮细胞向外生长（引自参考文献 4）；下图，给药后血管内皮细胞向外生长程度被抑制（引自参考文献 9）。

验剪切成小段。鸡胚主动脉弓小段入 Matrigel 中后两天即可发生细胞向外生长，形成血管样结构。如果血管段在植入 Matrigel 前向外翻转，细胞向外生长的时间可缩减到 24 小时。诱导和抑制血管新生的受试品均可加入培养基，其效果很容易检测。

在大鼠主动脉环和鸡胚主动脉弓实验中，内皮细胞向外生长的定量均可以通过荧光素（BSL-I和 BSL-B4）标记或用 CD31 的抗体标记染色实现。这些显色技术可用于定量内皮细胞以及描绘总的生长面积。

鸡胚主动脉弓不同于成熟主动脉，其各种特性都类似于微血管内皮细胞。但是，鸡胚主动脉弓内皮细胞处于胚胎生长阶段，其在移植前或暴露于血管新生调节剂时具有快速分化的缺点。

三、体内评价体系（in vivo assay）

体内实验对于评价血管新生影响因素来说永远是最好的模型，这一点是毋庸置疑的。很多体内实验得到发展，使体系更容易操作，且结果可得到更好的量化。常用的体内模型包括：鸡胚绒毛尿囊膜实验、在体的 Matrigel plug 实验以及其他一些需要植入含药海绵体植入子的模型，以下逐一进行阐述。

（一）鸡胚尿囊膜实验（CAM assay）

鸡胚绒毛尿囊膜（chick embryo chorioallantoic membrane，CAM）法是研究血管新生较好的模型，也是最为常用于评价血管新生的模型。该法最先由 Folkman 在 1975 年建立。鸡胚正常血管会自然生长，同时在鸡胚绒毛尿囊膜的血管生成早期，机体免疫系统尚未完全建立，因此对各种异物几乎不发生排斥反应，以便于将含药载体置于其表面，因此目前仍被认为是比较理想的药物筛选模型。

1. 实验材料

（1）受精鸡胚。

（2）甲醛水溶液（1∶4000）或 70% 酒精表面消毒用。

（3）EMEM 或 Fisher's 培养基，含 100~200U/ml 庆大霉素和制霉菌素。

（4）0.5%（W/V）甲基纤维素溶液高温灭菌后，于 4℃ 搅拌 48 小时，备用。

（5）药物缓释薄片制备用具。

（6）药物-甲基纤维素薄片制备，药物按所需浓度溶于 0.5% 甲基纤维素溶液中，以 10μl 滴于制备用具顶部，吹干（约 3~5 小时），形成薄片后揭下，可储存 2~3 天。

（7）直径 100mm 培养皿及 150mm 培养皿，灭菌备用。

2. 方法

（1）受精鸡卵在正常孵育条件下孵化 3 天。

（2）以甲醛水溶液或 70% 酒精清洗卵壳，于超净台吹干。水平放置几分钟后，在直径 100mm 的培养皿边缘小心将卵壳敲碎，卵内容物置于该培养皿中（皿中预先加入培养液）。将培养皿放入直径 150mm 的培养皿，在大培养皿中加入少量的水，盖上皿盖，于 36~37℃，含 3%CO$_2$ 的培养箱中培养 3 天。

（3）鸡胚体外培养 3 天，尿囊膜直径约 8~12mm 时，在解剖镜下（7~10 倍）将准备好的药物－甲基纤维素薄片放置于尿囊膜毛细血管新生区，通常在靠近边缘 1/3 处，远离已经形成的致密毛细血管网。

（4）48 小时后，在解剖镜下（10~15 倍）观察甲基纤维素薄片周围毛细血管生长情况，为更加清楚地观察微血管，可静脉注射印度墨水（图 25-6-5）。

（二）角膜血管新生实验

角膜血管新生实验也是最好的在体血管新生评价系统之一。角膜本身并无血管，因此在角膜所新生的血管均为由血管新生诱导组织或诱导剂刺激而新生的。最早的角膜血管新生材料来源于兔眼，目前也渐渐应用最常见的实验室动物小鼠的眼角膜。该实验室在角膜制作一个袋状结构，当放入可诱导血管新生的组织（如肿瘤等），可引发外源脉管系统生长入角膜。也可用缓释材料，如：ELVAX（ethylene vinyl copolymer）或一种亲水性高分子化合物（hydron）携带受试物质进入角膜袋状结构评价其促血管新生的作用。可通过注射印度墨水（India ink）增加脉管系统的可视化效果（图 25-6-6）。定量方法包括：测量血管渗入面积、观测促血管新生物质诱导的血管生成随时间变化的过程、荧光染色定量方法（直方图分析或像素分析法）。

该法优点是：①可监测血管新生的过程；②可排除角膜背景脉络系统的干扰；③可使用实验室最常

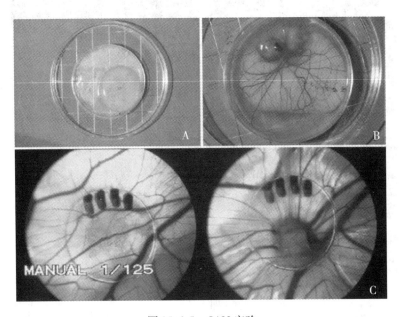

图 25-6-5　CAM 实验

AB，鸡胚培养 72 小时和 1 周的情况；C，FGF-2（b-FGF）含药薄片放置于鸡胚新生
血管处（左：0h；右：72h）。（引自参考文献 4）。

见的实验动物。缺点是：手术技术较复杂；使
用眼角膜作为实验部位，因此引入受试物质的
空间有限；难以避免炎症反应；实验部位虽然
有利于可视化，但由于角膜本身无血管系统，
此实验中血管新生过程属非典型性。

　　类似的模型还有小鼠背侧皮肤褶皱小室模
型，该模型是在背侧皮肤褶皱手术制作一个小
室，使小室内携带促血管新生的诱导剂，诱导
新生血管生长进入小室。

　　（三）Matrigel plug assay

　　相比于角膜血管新生系统实验手术操作的
复杂性，在体的 Matrigel plug 实验则较为容易
实施。将含有待测细胞或物质的 Matrigel 注射
入动物皮下，其将固化形成一个栓状物。将该
栓状物于植入后 7～21 天从动物体内取出，从

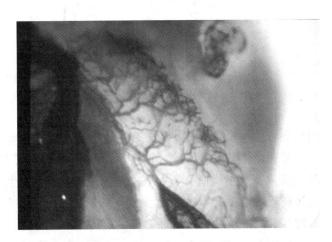

图 25-6-6　小鼠角膜血管新生实验
注射印度墨水显像。（引自参考文献 4）。

组织学上检测进入栓状物血管的形态和数量。组织学切片的血管定量方法很复杂，但很精确。血浆容量
的荧光定量可使用异硫氰酸荧光素（FITC）标记的葡聚糖 150。另外，也可通过定量栓状物内血红蛋白的
含量来量化血管新生的程度，但栓状物中可能滞留有血液池，定量血红蛋白法可能产生误导。另有根据
Matrigel plug 法改进的植入子方法，如：在 Matrigel plug 中再植入海绵体（sponge）或用泵替换生成的栓
状物，都各其特点。

　　（四）啮齿动物肠系膜系统

　　Norrby 实验室于 1986 年提出了大鼠肠系膜窗血管新生实验，近年来得到了很好的发展。啮齿类动物
的肠系膜外置于腹腔较为容易实现，而且其薄膜"窗"状结构具有很好的通透性，可使用活体显微镜显
示微循环的形成，因此被认为是理想的研究模型。肠系膜微循环在小鼠、大鼠、豚鼠、兔、猫及狗等动
物之间是没有显著差异的。

　　以 SD 大鼠为例，在其小肠部位存在 40～50 个被脂肪组织包围的肠系膜薄膜"窗"状结构，其中包

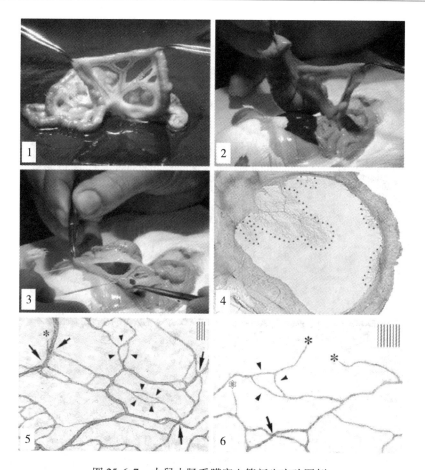

图 25-6-7　大鼠小肠系膜窗血管新生实验图例

1. 肠系膜"窗"状结构；2~3. "窗"内部分肠系膜薄（5~10μm 厚）且完整，连接小肠，
可铺展于载玻片；4~6. 抗体染色显示二维微血管网络。（引自参考文献 17）。

含肝门动静脉，这样的结构也存在于其他小型啮齿类动物。将"窗"状结构铺展于载玻片可用显微镜观察并对细胞和血管组成进行详细的分析。"窗"结构中很大一部分中心位置是无血管的，而边缘存在微血管。肠系膜"窗"结构血管新生是一个血管新生缓慢发生的类型。在血管数量上，雄性大鼠"窗"结构边缘的微血管数量在 15 周龄的大鼠较 5.5 周龄的大鼠明显增多，在雌性大鼠也出现年龄依赖性增加。但是正常雄性大鼠的肠系膜远端的"窗"结构在 2~3 周内血管新生数量是无显著性差异的，因此可选择 2~3 周作为实验周期。图 25-6-7 为大鼠小肠系膜窗血管新生实验图例。

该体系优点是：①虽然血管数量稀少，但其性质最接近正常的成熟组织；②该部位无生理性的血管新生，这与其他正常成熟组织类似；③微小的创伤可能引起血管新生，该体系无需手术，引起创伤性血管新生的机会大大降低。缺点是：小鼠不适合做定量血管新生分析，由于其肠系膜很多"窗"结构缺乏启动血管新生的微血管系统。

（五）斑马鱼系统

近年来，斑马鱼模型系统以其独特的优点越来越多的应用与血管新生的研究领域。斑马鱼模型系统作为血管新生研究模型的优点在于：①繁殖周期短（3 个月），因此实验周期相对较短，饲养容易；②体型小，需要的受试品量较小；③斑马鱼胚胎在外界发育，它们是光学可见的；④胚胎很小，氧气和外部营养可以被动的从培养基扩散到组织中；⑤胚胎在发育的第一周可在无功能性血管系统或无心跳的情况下存活，提供了在具有严重心血管缺陷动物进行详细研究的可能，而鸟类和哺乳动物胚胎在缺乏功能性心血管系统时可迅速死亡。转基因种系斑马鱼可以满足特定器官、组织和单个细胞的可视化，以及内皮细胞分化，心血管组织的形态功能形成过程的在体研究要求。基因改造手段的应用使斑马鱼可以作为从生理到分子水平研究的理想模型。斑马鱼模型系统中新生血管的成像可利用传统的方法，如：注射染料

（如 India ink 或 Berlin-blue dye）或塑料树脂包被。共聚焦血管造影术使用不同尺寸的荧光微球注射入活的胚胎开放血管系统使之可见。一种转基因斑马鱼在特定基因启动子的作用下表达荧光蛋白（如绿色荧光蛋白），可使在体的器官和细胞结构成像。因此，转基因成像和微血管造影术可作为斑马鱼三维血管结构重构的分析手段。

此外，爪蟾胚胎以其类似斑马鱼胚胎的特点也可用于血管新生的研究体系，此外，爪蟾胚胎还可用于淋巴管新生的分子机制研究。

（朱海波）

参 考 文 献

1. 张均田. 现代药理实验方法（上册）. 北京：北京医科大学中国协和医科大学联合出版社，1998，940 – 943

2. 司书毅，张月琴. 药物筛选方法与实践. 北京：化学工业出版社，2007，274 – 276

3. Guidolin D, Vacca A, Nussdorfer GG, et al. A new image analysis method based on topological and fractal parameters to evaluate the angiostatic activity of docetaxel by using the Matrigel assay in vitro. Microvascular Research, 2004, 67：117 – 124

4. Auerbach R, Lewis R, Shinners B, et al. Angiogenesis assays：a critical overview. Clinical Chemistry, 2003, 49（1）：32 – 40

5. Neels JG, Thinnes T, Loskutoff D. Angiogenesis in an in vivo model of adipose tissue development. The FASEB Journal, 2004 (published online).

6. Levi-schaffer F, Garbuzenko E, Rubin A, et al. Human eosinophils regulate human lung-and skin-derived fibroblast properties in vitro：A role for transforming growth factor β（TGF-β）. Cell Biology, 1999, 96：9660 – 9665

7. Goldbrunner RH, Wagner S, Roosen K, et al. Models for assessment of angiogenesis in gliomas. Journal of Neuro-Oncology, 2000, 50：53 – 62

8. Mousa SA, O'Connor L, Davis FB, et al. Proangiogenesis action of the thyroid hormone analog 3,5-diiodothyropropionic acid（DITPA）is initiated at the cell surface and is integrin mediated. Endocrinology, 2006, 147（4）：1602 – 1607

9. Ma J, Xin X, Meng L, et al. The Marine-derived oligosaccharide sulfate（MdOS）, a novel multiple tyrosine kinase inhibitor, combats tumor angiogenesis both in vitro and in vivo. PLoS ONE, 2008, 3（11）：1 – 11

10. 许扬，潘瑞乐，常琪，等. 龙葵抑制鸡胚绒毛尿囊膜血管新生的研究. 中国中药杂志，2008，33（5）：549 – 552

11. 王兆钺. 血管新生的研究进展. 中华医学杂志，2004，84（13）：1137 – 1139

12. 杭瑛，方炜. 血管新生及其相关因子研究进展. 老年医学与保健，2008，14（1）：59 – 61

13. Deryugina EI, Quigley JP. Chick embryo chorioallantoic membrane model systems to study and visualize human tumor cell metastasis. Histochem Cell Biol, 2008, 130：1119 – 1130

14. 李明焕，田铧，梁翠宏，等. ECV304 细胞株用于体外血管新生的实验研究. 解剖学杂志；2005，28（6）：702 – 703

15. Baldessari D, Mione M. How to create the vascular tree?（Latest）help from the zebrafish. Pharmacology & Therapeutics, 2008, 118：206 – 230

16. Wang Z, Yang P, Xu H, et al. Inhibitory effects of a gradient static magnetic field on normal angiogenesis. Bioelectromagnetics, 2009 (published online).

17. Norrby K. In vivo models of angiogenesis. Journal of Cellular and Molecular Medicine, 2006, 10（3）：588 – 612

18. Polus A, Kiec-Wilk B, Hartwich J, et al. The chemotactic activity of beta-carotene in endothelial cell progenitors and human umbilical vein endothelial cells：A microarray analysis. Exp Clin Cardiol, 2006, 11（2）：117 – 122

19. Sckell A, Leunig M. The dorsal skinfold chamber：studying angiogenesis by intravital microscopy. Methods Mol Biol, 2009, 467：305 – 317

20. Puxeddu Ι, Berkman N, Davies DE, et al. The role of eosinophil major basic protein in angiogenesis. Allergy, 2009, 64：368 – 374

21. 施森，何延政，刘勇，等. 外周血来源内皮祖细胞三维血管新生模型的建立及其特性分析. 中国普外基础与临床杂志，2009，16（2）：119 – 123

22. 李宗金，韩忠朝. 血管发生和血管新生的体外模型. 中国微循环，2003，7（1）：52 – 55

23. 张玉英，范维琥. 血管新生的病理生理与缺血性心脏病. 临床心血管病杂志. 2006，22（5）：318 – 320

24. 张均克. 血管新生研究进展. 江汉大学学报，2005，33（2）：90 – 96

第七章　放疗及化疗增敏剂

利用放射线治疗肿瘤已有一百年的历史，但直到20世纪50年代中期才有人开始放射增敏剂的研究。到60年代的中、后期，放射增敏剂开始有一定的理论基础和研究系统，在这30年中有关放射增敏剂的理论和药物研究发展很快，队伍也日益壮大；经几十年的实践和改进已建立起一系列根据肿瘤放射生物学特点，反映放射治疗效应的实验方法。这些方法中，有些也可用于化疗增敏剂的检验。本章将介绍研究增敏剂或放射修饰剂被普遍公认的、最常用的方法。

第一节　放射增敏剂的正名、定义及其研究特点

辐射与放射在外文中没有明显的区别，"radiation"泛指各种不同波长光线的辐射。用于肿瘤治疗的电离辐射线（ionizing radiation）其波长范围明显较窄。而且随着辐射生物作用研究的不断深入，已认识到各种辐射线对生物体的影响及其反应，从分子水平开始就各自有所不同，为了弥补外文表达的贫乏，在中文的表达方式上，将用于治疗肿瘤的电离辐射线简称为放射线。因此，作为加强放射线对肿瘤杀伤作用的药物，就称之为放射增敏剂（radiosensitizer），用电离辐射线治疗肿瘤为放射治疗，保护放疗中的正常组织损伤的药物为放射防护剂。

在研究放射增敏剂的早期Adams曾提出著名的放射增敏剂的定义为："放射增敏剂必须是该药物本身对肿瘤细胞没有任何毒性作用，而只有在与放射线合并作用于肿瘤细胞时才能发挥其加强杀伤肿瘤细胞的作用。"这观点在20世纪60~70年代，甚至80年代早期在放射增敏剂领域占统治地位。随着研究的不断深入，当时认为最有希望的乏氧细胞放射增敏剂 MISO（2-硝基咪唑，misonidazole）在大量的实验研究后被证实其本身也有乏氧细胞毒作用，从而推翻了上述论点。现在的认识是：有肿瘤细胞毒作用的药物也可以起放射增敏作用，但应该用小于药物的有效剂量或毒性剂量做放射增敏实验。推荐用剂量是：ID_{50}（50%抑制率剂量，50% inhibition dose）或 LD50（半致死剂量，50% lethal dose）的1/10到1/5。临床应用时，作为放射增敏作用的药物，所用剂量一般均小于该药单独应用时的治疗剂量。

在检测任何能修饰放射治疗的药物或措施时，放射生物方面还有一个很明显的特点，即是所有的定量性参数都和放射线的剂量有关。如衡量效应的程度以该措施达到某特定效应所需的剂量与单纯照射达到同样效应所需剂量之比。

鉴于放射线对生物体作用的特点，肿瘤对放射治疗的反应性也和其他的肿瘤治疗手段有较多的不同。因此，对放射增敏剂效价的评定和药理作用的研究除一般药物的普遍规律外，还需采用放射生物学特有的方法及标准做出最后的评定。目前，国际上至今仍被普遍应用的主要有：细胞水平的反映细胞增殖性死亡的克隆形成分析法所得的细胞存活曲线，以及实验肿瘤的肿瘤再生长延缓（或生长延缓）时间；此外，还有将在本章介绍的其他方法。在实验肿瘤的实验中，没有人用抗癌药物最常用的抑瘤率。这主要是因为本章所介绍的方法能反映放疗临床的客观规律，必须经过这些方法（或至少实验动物的一个方法）验证有效的药物或措施，才能得到放射治疗学家认可，并被接纳作放疗临床试用，待有效后列入可应用于临床放射治疗的行列。

第二节　离体细胞培养实验技术

一、细胞"存活"的定义

不同的学科根据所研究的内容对细胞存活与死亡赋予不同的定义。临床放射治疗的目的是抑制肿瘤继续生长，阻止癌细胞繁殖传代，所以放射生物学规定，鉴别细胞存活的唯一标准是照射后的细胞有否

保留无限增殖的能力。

凡是失去无限增殖能力，不能产生大量子代细胞称为非存活细胞，即细胞增殖性死亡（cell death）；而保留繁殖能力（reproductive integrity），能无限地产生子代的细胞为细胞存活（cell survive）。离体培养的细胞，由单个存活细胞分裂繁殖而成的一个群体称为克隆（clone）也有人称它为集落（colony），但集落也可以是有多个细胞的子代所形成。具有生成克隆能力的原代存活细胞，也称为致克隆源性细胞（clonogenic cell）。在放射治疗中，细胞存活的这一定义具有重要的临床实用价值，是鉴定放疗疗效较好的指标。放射增敏剂的目的就是要增加这些细胞对放射线的敏感性，也即是使放射线能更容易杀灭它们。到目前为止，细胞存活曲线仍是表达照射后离体细胞增殖性死亡的最好形式。

二、离体细胞存活曲线的制作方法

可应用任何已建立好的哺乳动物（含人体）细胞系（即在离体培养的，具有无限制繁殖传代能力的细胞）。现在较多应用的是各种人体肿瘤细胞系。

（一）测定细胞系单个细胞的集落形成率（plating efficiency，PE）

如能肯定是种植后单个细胞形成克隆，则称克隆形成率（clone forming efficiency）。测定的方法：用胰酶将细胞从培养瓶壁上消化下来，使细胞呈单个悬浮于培养液中，计数细胞数后用梯度稀释法将细胞稀释至所需的浓度，取已知细胞数悬液，接种到 60mm 直径的平皿内，使细胞均匀分散分布，再补入适量的培养液；于 37℃，5% CO_2 恒湿恒温培养箱内培养，定期更新培养液；一定时间（一般约 2~3 周）内单个细胞贴壁、分裂、繁殖、长成克隆。取出平皿弃去培养液，固定、Giemsa 染色，计含 50 个细胞以上的克隆数（一般肉眼可见）。算出接种细胞形成克隆的百分数。一般，每种细胞系单个细胞克隆形成率在 50%~90% 之间，即为 PE。

$$PE = \frac{对照组集落数}{细胞接种数} \times 100\% \qquad\qquad 7\text{-}1$$

（二）测定照射后细胞的存活率

可用不同剂量照射群体细胞后再制成单细胞液种植，或于细胞种植到平皿内后再照射。照射后再培养一定时间后可见到下列几种情况：

1. 一些细胞依然以单细胞形式存在，不分裂。

2. 一些细胞可完成一、二次分裂，形成很小的、发育不全的集落。最终将走向死亡。

3. 一些细胞仍能生长成较大的、含 50 个细胞以上的克隆。这些是照射后的存活细胞，仍保存无限增殖能力。

计数仍保存无限增殖能力的克隆数，计算存活率（survival fraction，SF）。

$$SF = \frac{实验组克隆数}{细胞种植数 \times PE} \qquad\qquad 7\text{-}2$$

离体培养中国仓鼠细胞形成的克隆见图 25-7-1，细胞离体培养技术示意图见图 25-7-2。

（三）实验结果

根据实验所得各组细胞的存活率，以剂量为横坐标（线性标度），存活率为纵坐标（对数标度）作图，所得曲线均为半对数坐标的细胞存活曲线（图 25-7-3），实际即离体剂量效应曲线。

照射后的哺乳动物细胞存活曲线：对于致密型电离辐射（低能中子、α 粒子等）的细胞存活曲线是一条直线，其特点是只有一个生物学参数，即斜率或 Do 值（斜率的倒数）。对稀疏型电离辐射（X，γ 射线等）而言，根据所得数据的情况可用不同的数学模式进行拟合。有关的放射生物学参数及其生物学意义将在本章后面讨论。

三、离体培养细胞的乏氧照射技术

在放射增敏研究中，通常用氧增比（oxygen enhancement ratio，OER）和增敏比（sensitization enhancement ratio，SER）来表示氧和放射增敏剂对放射效应的增强作用，如图 25-7-4。OER 是指生命物质

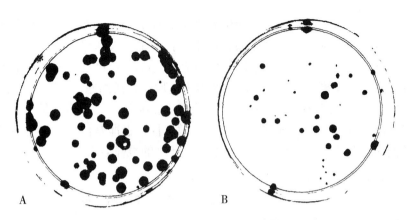

图 25-7-1　离体培养中国仓鼠细胞形成的克隆

A. 对照，未照射，生长 7d，PE70%；B.8GyX 线照射，种 2000 个细胞，存活率 0.023。

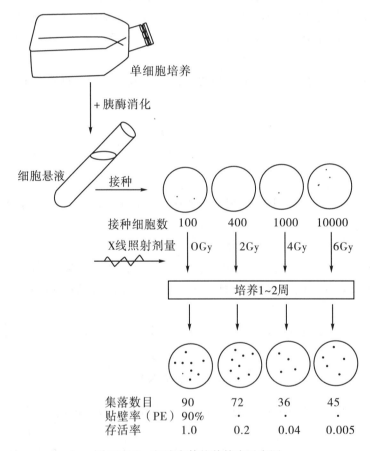

图 25-7-2　细胞离体培养技术示意图

在有氧和乏氧状态下照射并得到相同生物效应所需剂量之比。若以细胞存活曲线研究氧效应或乏氧细胞增敏剂效果，则可从乏氧和有氧状态下两条细胞存活曲线的 Do 值之比表示，并通过公式计算。

$$OER = \frac{乏氧状态下照射所得存活曲线的\ Do}{有氧状态下照射所得存活曲线的\ Do} \qquad 7\text{-}3$$

$$SER = \frac{单纯乏氧状态下照射的对照组\ Do}{增敏剂 + 乏氧状态下照射的实验组\ Do} \qquad 7\text{-}4$$

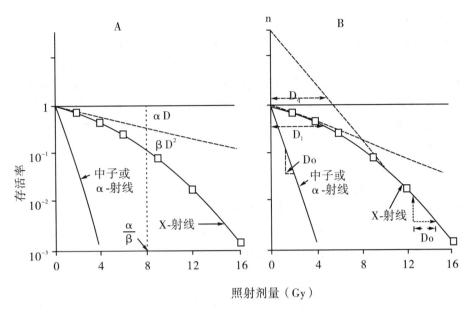

图 25-7-3 受照射哺乳动物细胞的细胞存活曲线

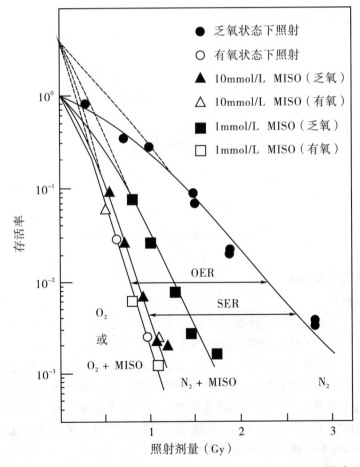

图 25-7-4 有氧、乏氧和不同浓度 MISO 对 V79-379A 细胞作用的细胞存活曲线

不难看出，离体培养细胞乏氧状态对测定 OER 和乏氧细胞放射增敏剂的 SER 关系是十分密切的。离体培养细胞乏氧技术可根据各实验室的条件设计乏氧装置，并测定其 OER，一般要求 OER 值为 2.5 ~

3.0，即认为达到乏氧条件，下面介绍两种离体培养细胞乏氧装置。

（一）贴壁细胞乏氧装置

为了在乏氧状态下进行照射，设计了一种用不锈钢——铝合金制成的乏氧照射盒，它分底盒和上盖两部分，底盒有两个控制气体进出的针阀门。实验时将已贴壁的细胞（培养皿内）放入其中，拧紧上盖的固定螺丝使整个乏氧照射盒密闭，由一侧针阀门通入99.99%高纯氮，1h后关闭两侧针阀门即可进行乏氧状态下的照射，这种乏氧装置密闭性好，照射时使用方便，但成本较高。用普通培养群体的细胞瓶塞插入两根较粗的针头，使气体在瓶内液面以上空间流动。通20min左右即可达到乏氧要求。封闭气体出入口，进行照射。OER为3.0左右。

（二）细胞悬液的乏氧方法

细胞悬液的乏氧照射装置如图25-7-5所示。此装置的特点是可以使进出的气体在细胞表面充分交换，照射时，通过悬液表面流动的氮气来除掉原来空气中的氧气，20ml的悬液细胞置于5cm直径的中性玻璃乏氧瓶内，以200r/min进行搅拌，500ml/min速率通30min高纯氮即可使细胞处于乏氧状态，照射后经出气口取出细胞，按实验设计接种，经培养后测定细胞存活率。

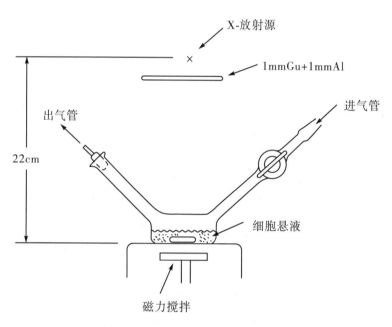

图25-7-5 细胞悬液的乏氧照射装置

四、离体细胞球体的存活曲线

（一）球体细胞的特性

球体细胞是一种多细胞聚集体。某些细胞系在特定的培养条件下可以聚集成小细胞团，经旋转培养后能形成多细胞球体，这种三维结构的多细胞球体无论在形态学还是在生物学上都与动物和人体实体瘤相似。显微镜下观察，球体的外层由分裂旺盛的细胞紧密相依，随着球体积的逐渐增大，中央部分由于乏氧和营养不足形成坏死区域及乏氧细胞层。将^{3}H-胸腺嘧啶标记的球体横切片进行放射自显影观察，可以看到在直径大于$250\mu m$的球体内开始出现静止细胞。由于以上特征，离体培养的球体为放射和药物研究提供了一个简便的类似实体瘤模型。经实验处理后，可将球体用胰蛋白酶消化或机械振摇制成单细胞悬液，而后用克隆分析技术测定球体细胞的存活率。

（二）球体细胞的存活曲线

球体细胞基本上是乏氧细胞和有氧细胞的混合群体，照射后的细胞存活曲线呈双相曲线：曲线开始部分与有氧单细胞存活曲线相一致，反映出球体内的有氧细胞在射线作用后存活率下降。曲线的第二部分代表球体中对放射有抗性的乏氧细胞的反应，它只是在大部分有氧细胞被杀死后才显示出来。图25-7-6

为 V79-171B 细胞在空气中单层和球体细胞照射后的存活曲线。

五、放射增敏剂的离体毒性测定

离体实验是评价放射增敏剂的第一步。然而，在测定化合物的放射增敏效应之前，必须首先测定该化合物的毒性（急性乏氧时的毒性和慢性有氧毒性），以便为放射增敏实验选择适当浓度提供依据。放射增敏剂的毒性常用 Cc 或 ID_{50} 表示，其定义为使存活单细胞的集落形成能力减少50%所需的化合物浓度（mol/L）。由于放射增敏剂对离体培养细胞的毒性受某些因素的影响，因此在实验时应注意各种条件，特别是下列三方面：

（一）氧对增敏剂毒性的影响

亲电子放射增敏剂对乏氧细胞都具有专一的毒性作用，MISO 在37℃时的细胞毒性实验表明，它对乏氧细胞的杀灭作用大于有氧细胞的作用，5mmol/L MISO 在乏氧条件下使细胞存活下降至 10^{-3} 只需作用4h，在有氧条件下则需要4d，因此常用急性乏氧和慢性有氧毒性来反映化合物的毒性。

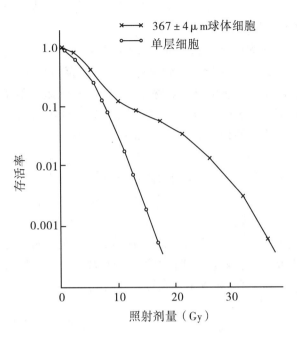

图 25-7-6　离体细胞球体存活曲线

（二）温度对增敏剂毒性的影响

温度可影响放射增敏剂的毒性作用，一般情况下毒性随温度升高而增加，如细胞在0.5、1、2mmol/L 的3种不同浓度的 MISO 作用时，温度从37℃提高至41℃，其毒性均增加2倍。由此可以推测，中度加热可增加增敏剂的抗肿瘤效应。若将温度降至37℃以下，则毒性也随之下降。这一现象可以解释为什么在增敏剂发展过程中，毒性作用发现较晚，因为起初所有的实验都在室温下进行的缘故。

（三）pH 对增敏剂毒性的影响

pH 的改变对乏氧细胞本身的存活没有影响，但在放射增敏剂如 MISO 存在时，则能影响乏氧细胞的毒性。2mmol/L MISO 在不同 pH（7.4，6.8，6.6，6.35）的培养液中对乏氧细胞的毒性随 pH 值的降低而增加，当 pH=6.35 时，作用5h 后的细胞存活率下降至 10^{-5}，而 pH=7.4 时，存活率仅降至 10^{-2}。

六、放射增敏剂的增敏比（SER）测定

用单细胞克隆技术测定放射增敏剂作用后不同照射剂量时的细胞存活率，可选细胞存活曲线的下列不同数学模式进行拟合，并求出表示其特性的放射生物学参数，然后按照公式7-3、7-4计算得 OER 和 SER。

目前常用的为下列公式：

$$S = 1 - (1 - e^{-D/D_o})^n \tag{7-5}$$

$$S = e^{-D/_1 DO_o} [1 - (1 - e^{-D/D_o})^n] \tag{7-6}$$

$$S = e^{-(\alpha D + \beta D^2)} \tag{7-7}$$

公式7-5为单靶多击（single-target multi-hit model）或多靶单击模式（multi-target single-hit model）；公式7-6为带初斜率的单靶多击模式；公式7-7为线性——二次模式（linear quadratic model，L-Q model）。用哪个数学模式拟合，取决于该模式拟合的曲线和该细胞在不同剂量照射后的数据最接近；或在需要用几条曲线比较时，能较好地反映大多数曲线的数学模式。

为较好的理解细胞存活曲线，现就常用的几个参数的放射生物学意义作简单地说明。

（一）多靶单击（或单靶多击）模式的细胞存活曲线

所形成的曲线有两部分，起始部分是曲线（肩区），到一定剂量的照射后就呈直线，有下列生物学参数（图 25-7-3，B）：

平均致死剂量（mean lethal dose Do）：Do 值是 e^{-1}，约为 0.37；因此，Do 是在细胞存活曲线直线部分杀死 63% 细胞（达到只有 37% 细胞存活）所需的剂量；而直线部分的斜率在半对数坐标时是 1/Do。它反映不同细胞的放射敏感性，或同一种细胞放射敏感性的变化。哺乳动物细胞在放射增敏剂作用后，Do 值减小，表明该增敏剂增加了细胞对射线的敏感性；反之，则意味增加了细胞对放射的抗性。

准阈剂量（quasi-threshold dose，Dq）：它是曲线的直线部分向上延伸，与存活率为 1.0 处横轴的平行线相交处所示剂量（图 25-7-3，B）。它反映曲线的肩区大小，表示亚致死损伤修复能力。增敏剂作用后，若 Dq 值变小，说明细胞修复亚致死损伤的能力变弱。由于肩区剂量范围与临床分次放射治疗的剂量接近，所以 Dq 在临床放疗中的意义更受到重视。

外推数 N（extrapolation number）：由曲线的直线部分延长与纵轴相交点的值。长期以来，认为 N 值代表细胞内的"靶"数或打击次数，但任何一种细胞存活曲线的 N 值都是游移不定的，而且大多不是整数，因此很难理解它是细胞内固有的靶数或外来的打击数。现在仅把它作为一个一般的参数。

Do，Dq 和 N 值三参数之间的关系为：

$$Ln\ N = Dq/Do \quad 或 \quad \log_e N = Dq/Do \qquad 7\text{-}8$$

SF_2（照射 2Gy 时的细胞存活率）：这并不是简单地从一次照射 2Gy 求得的，而是从细胞存活曲线经画出后，从曲线上得到的。这是目前最常用来反映细胞放射敏感性的参数。其值的高低也可以反映增敏化合物对细胞的敏感性。

（二）L-Q 模式的两个参数

α 和 β。此模式是以 DNA 双链断裂时造成细胞死亡的假设而建立的。α，β 分别代表一次打击（αD）和两次打击（βD^2）所造成 DNA 双链断裂的有关参数。根据这两个参数的变化，可以判断被试的放射增敏化合物是 α 型或 β 型，前者与总剂量有关而与分次数无关；后者则与总剂量、分次剂量和分次数都有关（图 25-7-3，A）。α/β 是指两个杀灭部分相等时的剂量。

计算 SER 的原则是：在单纯照射和用放射增敏剂处理后照射，对生物体达到同样生物效应所需的照射剂量之比。因此，在同一实验中可以得到用不同水平生物效应比较的 SER 值。例如，用两条曲线的 Dq 值、Do 值、α 斜率或 β 斜率相比而得的 SER 值。可根据各个参数的不同放射生物学意义，对该放射增敏剂的作用有更进一步的分析。

七、离体细胞存活曲线方法应注意的问题

1. 在把细胞种植于平皿时要尽量使其分布均匀并呈单个细胞状态，曾有人用扩散盒代替平皿，其主要问题是面积太小，细胞分布过密，不易分辨单个细胞的克隆，影响克隆计数的准确性。

2. 为了获得可靠的实验结果，每批实验一般均应重复 3 次。接种的细胞数应视实验内容而定，即需要调整不同剂量组接种的细胞数，使实验结果在平皿内形成的克隆数适宜，一般在一个 60mm 直径的平皿上，生长 100～200 个克隆为宜，克隆数过多而连成片时，计数困难，准确性差；克隆数太少，又降低了统计的正确性。

3. 要根据细胞对射线的敏感性随时调整照射剂量，做到每条存活曲线的存活率至少达到两个数量级（0.01）以下，最好到 3 个数量级（0.001）以下。这样得到的参数才真正的反映某个细胞系的存活情况。否则，当用任何数学模式拟合时，虽然也可能形成一个完整的曲线形状及得出各种参数值，但有些数据实际是计算机在少数数据基础上的延伸，而不一定符合真正的实际情况，从而影响了实验结果的准确性。

4. 使用哪个数学模式拟合，主要以能得到最适反映实际数据分布情况的曲线形状为依据。但当需要比较两条曲线的数据时，必须注意，只能在具有同样参数的曲线之间作比较。因为各种数学模式的参数所反映的意义不同，不能两者混同比较。如必须比较，则只能选用适合于拟合双方数据的数学模式进行拟合后，再作比较。

八、对离体存活曲线的评价

这方法虽建立于 20 世纪 60 年代，但在技术和数据处理方面都不断地有改进，至今仍被认为是反映照射后离体细胞存活情况的最好手段。曾有人尝试用 MTT 法替代。经试用，认为 MTT 法可用于对化疗药物的效应检测和放射增敏作用的初筛，但最后还得用本法做出效价的评定。主要原因是 MTT 法判定细胞增殖性死亡的准确性不够。然而，这并不排斥 MTT 法在检测化疗药物或化疗增敏剂中的应用。

第三节 整体动物实验技术

离体培养细胞实验方法具有快速、稳定、定量和经济等优点，是进行放射增敏剂筛选和研究其作用机制的重要实验手段。但是离体实验结果不能直接过渡到临床，就是说离体实验有效的放射增敏剂有时在整体实验中并不一定都有效。因此，用动物实体瘤的整体实验是系统研究放射增敏的重要环节，可以提供更接近临床实际的实验资料。这主要表现在以下几方面：首先可以用相同肿瘤和正常组织来比较增敏剂和其他治疗措施的潜在优越性；第二可比较增敏剂对肿瘤的增敏效应和它的副作用；第三可以结合放疗制定使用放射增敏剂的最佳方案；最后还可以为设计和检验新的放射增敏剂提供信息和手段。据此，肿瘤放疗专家对肿瘤放射生物学研究中的整体实验结果往往更感兴趣。

放射增敏及化疗增敏的临床应用，将遇到和放、化疗单独应用时间样的问题，即正常组织的耐受性。因此，在评价任何增敏剂的临床应用可能性时，必须对肿瘤和正常组织的反应都作出定量性的评价，从而能将对肿瘤的增效和对正常组织的增效作定量性的比较，以得到治疗增益系数（therapeutic gain factor, TGF）即：

$$TGF = \frac{对肿瘤的\ DMF}{对正常组织的\ DMF} \qquad\qquad 7\text{-}9$$

DMF 即剂量修饰系数（dose modifying factor），是反映任何能改变肿瘤或正常组织放、化疗反应性的定量参数的统称，如氧效应的 OER、增敏剂的 SER、防护剂的 PF（protecting factor，防护系数）等。

任何新的治疗措施其 TGF 必须大于 1，才能承认该措施有效。放疗时要注意的正常组织是那些处于照射野内的组织；而在化疗时则往往是那些增殖最快的组织。

一、可移植性实体瘤整体实验技术

（一）实验肿瘤的选择

1. 可移植性实体瘤的应用　目前，已经建立了各种不同组织类型的实体瘤模型，包括人癌裸小鼠异种移植瘤模型（xenograft），可供肿瘤放射生物学及其他学科的研究中应用。为了获得大量生物学特性相同的实验肿瘤，在进行实体瘤移植时，必须使用纯种动物的自发肿瘤，并且必须严格保持在同一品系纯种动物体内移植传代，只有这样才能保证所建立的实验肿瘤体系不会因免疫反应而消失或改变其生物学特性。由强致癌物或病毒等因素诱发的肿瘤，或者不是在同一品系动物身上移植传代的肿瘤往往会出现免疫反应，因此都不能用于肿瘤放射生物学研究（表 25-7-1）。同样也不能用作放射增敏剂的研究。在应用实体瘤的整体实验验证放射增敏化合物的效应时，除一般重复实验外，还应该采用多种肿瘤模型（至少 2~3 个）进行验证。

表 25-7-1　实验肿瘤致免疫性和人为因素的关系

材料来源	致免疫性		肿瘤来源
Hewitt 等	无	0/27	所有肿瘤均自发于低癌系，并严格限制在原发品系内传代
Hewitt 等引自部分文献	阳性	18/18	在此 18 种致免疫性阳性的实验肿瘤中，有 2 种为同种异品系移植，4 种为病毒诱发，13 种为化学诱发，没有 1 种为自发性肿瘤

假如一个实验室能有几个不同的肿瘤（两种肉瘤、两种癌，各自为一个长得快、一个长得慢），则实验研究将能进行得更快。

（二）实体瘤接种部位

肿瘤移植接种部位对其生长状态、远地转移、实验时的处置以及各种效应的评价等均有影响。通常，实体瘤移植部位的选择主要根据压迫肿瘤影响血液供应的程度来确定。可以粗略地把接种部位分成3类：一是不受压迫的皮下部位，如胸部、背部和两肋的皮下；二是受压的皮下部位，如头、尾和足的皮下；三是体内较深的部位，其中包括肺、肌肉和肾包膜等（图25-7-7）。此外，不同的实验，其影响因素也各不相同，如放射反应的敏感性依赖于氧的供应；化学药物敏感性则取决于营养供应和药物的浓度；而热敏感性又与热的利用和代谢产物的消除能力有关。然而，在诸多的影响因素中，血液供应的变化对大多数实验肿瘤模型都具有重大的影响。总之，除少数特殊肿瘤，如脑瘤需要选择特定的脑部之外，均应根据实体瘤生长特征、实验要求和目的、实验室和照射设备条件等，选择最适宜的接种部位。

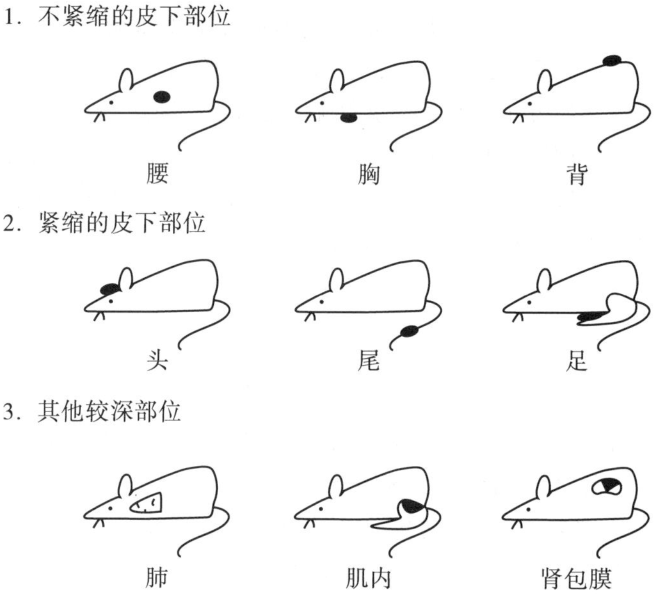

1. 不紧缩的皮下部位

腰　　　　　胸　　　　　背

2. 紧缩的皮下部位

头　　　　　尾　　　　　足

3. 其他较深部位

肺　　　　　肌内　　　　肾包膜

图25-7-7 实验肿瘤种植的主要部位示意图

注：部位可影响血供从而影响治疗的效应。

（三）实体瘤接种方法

1. 细胞悬液接种　在无菌条件下取出荷瘤动物肿瘤，经酶消化或机械匀浆制备成单细胞悬液，选择同一品系动物的适当部位，接种 $10^5 \sim 10^6$ 个细胞，一般在接种后 1～2 周即可触及肿瘤。

2. 组织块移植接种　有不少肿瘤难以获得良好的单细胞悬液，特别是人癌异种移植瘤，多数不能用单细胞悬液接种方法获得实验用肿瘤。因此需采用肿瘤组织块直接进行移植。从荷瘤动物取出肿瘤，以生理盐水或 PBS 洗去血污物，去掉包膜及坏死组织，然后将组织切成 1～2mm^3 的小块，用套管针或眼科镊子直接植入同一品系动物的皮下，就可进行移植传代或取得实验用肿瘤模型。

用上述两种方法接种所得的肿瘤，一般在种植后几天或几周（根据肿瘤类型而异）内可出现大小相近、组织类型相同、性质均一的可触及的肿瘤。

（四）实验用实体瘤的选择和实验要求

在观察治疗效应或生长动力学的研究中，肿瘤大小是一个非常重要的因素。由于肿瘤内的血运情况，小于1mm 的肿瘤氧合很好而且也放射敏感。大于 2～3mm 的肿瘤就已因乏氧而变得放射抗拒。在这个肿瘤体积范围，化疗的敏感性也出现类似的改变。因此，应选择在不超过 5d 的时间内长至计划规定的、大小基本一致（差别不大于 ±0.5mm）的肿瘤，将荷瘤动物按实验设计进行分组使用，以保证实验结果的可靠性，以及不同批实验之间的可比性。

其他可能影响肿瘤反应性的因素有：接种肿瘤的方法（细胞悬液、组织块或组织条）、受体型别、小鼠群体的变异或来自不同实验室的肿瘤和固定动物的方式以及照射时是否麻醉等。最理想的是在同一个实验计划中尽可能把这些变异因素都予以控制、统一，并且使需要相互比较的治疗措施，用同一批小鼠。在小鼠实验中，用过去的对照，就如同在临床用过去的病例作对照一样会出现误差。

（五）实体瘤的整体实验方法与评价指标

1. 实体瘤照射方法

（1）一般应该照射肿瘤局部，因为全身照射时肿瘤的反应性和局部照射不一样，而且剂量也上不去。最好是在小鼠清醒状态下照射，以避免麻醉对肿瘤反应的干扰。现在有各种不同形式的固定盒可以让动物不紧张地在清醒状态下接受照射。为此，就必须根据各实验室的条件选择受照射肿瘤的接种部位。

（2）肿瘤的乏氧照射　在观察放射增敏剂在整体对肿瘤乏氧细胞的效应时，可用阻断肿瘤局部血流的方法造成肿瘤急性乏氧后照射。可用夹子夹住肿瘤根部的血管或其他能把肿瘤血供阻断的手段，使肿瘤缺血十分钟，肿瘤内的氧就被耗尽；整个肿瘤处于乏氧状态下照射。待照射结束后再恢复血供。

2. 实体瘤效应的评价指标　图25-7-8为一些可用于观察肿瘤反应性的手段。左侧是可用于整体的手段，对临床和小鼠都适用。右侧则是将被检测肿瘤取出，制成单细胞悬液后，将细胞种植于平皿中或注入新的受体，以观察细胞的集落形成能力的一些更为严格的细胞存活定量性的分析。并非所有的肿瘤都能进行平皿内的克隆分析，只有经过训练和选择在整体和离体都能生长的、并有较高贴瓶率的肿瘤细胞才能应用此方法。

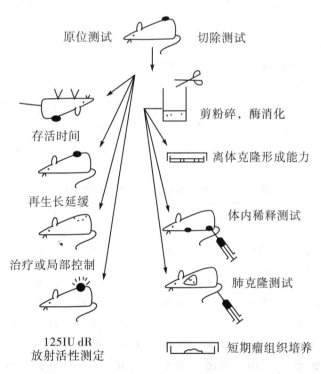

图25-7-8　可用于分析肿瘤反应性的手段

不论用任何分析系统测量肿瘤的反应性，特别重要的是必须能得出一条剂量效应曲线（有剂量效应关系），即较大的治疗剂量能产生较大的效应。用再生长或生长延缓、肿瘤局部控制率和放射活性的结合力都能很容易地得出剂量效应曲线（图25-7-11、12）。

（1）实体瘤整体原位分析（in situ assay）

1）肿瘤生长测定　肿瘤生长测定是最简单最基本的整体实验方法，适用于任何无扩散边缘的实体瘤模型。按照实体瘤接种方法，准备充分数量的荷瘤动物，当肿瘤生长到计划要求大小即可按实验设计分组，进行增敏实验。然后，每天或每周两到三次测量各实验组的所有肿瘤。随时将达到计划活杀要求的动物断颈活杀，直到所有肿瘤都已完成观察计划。

肿瘤的测定常用方法有：①用卡尺测量肿瘤的三维直径（最大径和与之垂直的横径以及厚度），然后以三个值相乘再开三方，即 R = $\sqrt[3]{axbxc}$；②用卡尺测量肿瘤的三维直径（最大径和与之垂直的横径），按椭圆形面积或体积的方法计算肿瘤体积；③位于尾部或后肢大腿皮下或肌肉的肿瘤，亦可直接测量其最大径。

取每实验组每只小鼠照后不同时间（天）测得的瘤径，由计算机用特定软件算出该实验组肿瘤大小和生长天数的关系。

以照射当天为零天，以照后的时间（天数）为横坐标，肿瘤大小为纵坐标绘制肿瘤生长曲线（growth curve）（图25-7-9）。

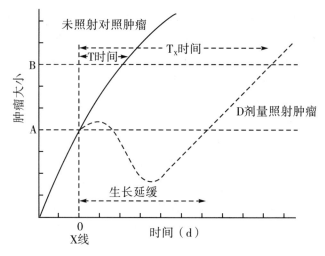

图 25-7-9　肿瘤在一次照射后的生长曲线示意图

分析评价肿瘤生长反应两种不同指标：再生长延缓和生长延缓。①再生长延缓（regrowth delay）：适用于那些受照射后有明显缩小的肿瘤。计算肿瘤在受照射后再生长到照射前即刻的大小所需的时间（天数）；②生长延缓（growth delay）：指受照射的肿瘤，从特定的接受照射时的大小（A）生长到某一特定大小（B）所需的时间（Tx）。表25-7-2是接种于 T-739 小鼠后肢肌内的 LA-795 实验肿瘤（为 T-739 自发的本品系可移植性肿瘤），受某特定剂量一次照射后的实验肿瘤在定期测量肿瘤的大小后，反映其生长情况的数据及其均值样表。所有数据已经特定的计算机程序处理。这是绘制不同处理条件下实验肿瘤剂量－效应曲线的依据。表内（1）列为该组 12 只小鼠的编号；（2）列为接受照射时肿瘤的大小（本实验所用测量方法是直接测肿瘤的直径 R，单位为 mm）；（3）列为活杀前肿瘤的最大直径；（4）列为小鼠存活天数（以照射当天为"0"天）；（5）列"R+"为肿瘤长到比原来的肿瘤大不同直径（即在"R+"下一行的"2.0，3.0，4.0"等）时所需的天数。表的最下两行为全组小鼠各参数，即该组小鼠照射时的平均大小以及长到不同大小时的平均天数。

表 25-7-2　某剂量点的肿瘤生长延缓数据

| NO (1) | Size | | Sur (days) (4) | R + (5) | | | | | | | | |
	Min (2)	Max (3)		2.0	3.0	4.0	5.0	6.0	7.0	8.0	9.0	10.0
1	8.00	20.00	21.00	2.00	3.00	4.00	5.20	6.40	12.50	13.50	17.00	18.00
2	8.00	20.00	19.00	4.38	5.13	5.88	6.63	10.40	11.20	15.00	16.00	17.00
3	8.00	19.50	21.00	7.43	8.29	9.14	10.00	11.33	14.00	17.00	18.33	19.50
4	8.00	19.50	27.00	5.00	7.00	7.86	8.71	9.57	15.50	16.50	18.00	26.00
5	8.00	18.00	25.00	7.00	9.00	10.50	11.50	14.00	15.20	16.40	18.00	19.67
6	3.00	19.50	19.00	6.00	7.75	9.25	10.25	10.75	11.25	11.75	17.75	18.25
7	8.00	19.50	25.00	7.00	7.75	8.50	9.25	10.00	14.60	15.80	17.00	18.33
8	8.00	20.00	17.00	4.00	7.00	8.20	9.40	10.40	11.20	12.00	13.00	14.00
9	8.00	18.50	27.00	7.00	7.86	8.71	9.57	10.50	11.50	12.67	14.00	18.00
10	8.00	19.50	27.00	3.20	7.50	8.50	9.50	10.40	11.20	16.25	23.00	25.00
11	8.00	20.00	25.00	6.00	7.50	8.50	9.50	12.00	14.60	15.80	17.00	18.00
12	8.00	17.00	21.00	7.00	10.00	11.00	14.00	15.00	16.00	17.00		
Mean	8.00	19.25	22.83	5.50	7.31	8.34	9.46	10.90	13.23	14.97	17.19	19.25
SE	0.00	0.90	3.41	1.70	1.72	1.79	2.09	2.07	1.85	1.88	2.45	3.28

根据表内数据可画出不同处理下各个剂量组的生长曲线，并根据拟统计的特定大小（一般为长到 R + 5 或照射时体积的 4 倍），各个剂量组所需的时间，画出不同条件或处理后的实验肿瘤剂量 - 效应曲线（图 25-7-10）。

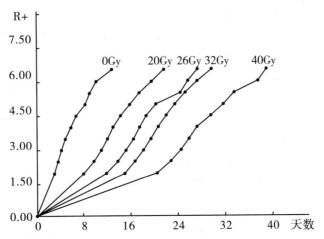

（A）对照组乏氧肿瘤各照射剂量组生长曲线
（虚线示实验设计的特定大小水平）

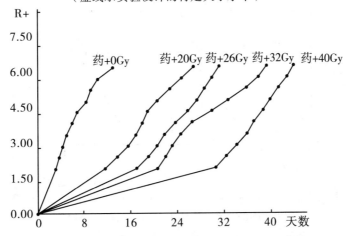

（B）用放射增敏剂后乏氧肿瘤各照射剂量组生长曲线
（虚线示实验设计的特定大小水平）

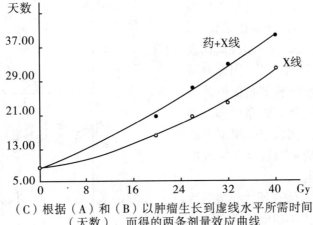

（C）根据（A）和（B）以肿瘤生长到虚线水平所需时间
（天数），而得的两条剂量效应曲线

图 25-7-10　用 T-739 小鼠的可移植性自发肺腺癌 LA-795 做 S-8932 和 S-8933 联合应用的整体增敏实验

　　A. 不同剂量照射乏氧肿瘤的生长曲线；B. 用增敏剂后不同剂量照射乏氧肿瘤的生长曲线；C. 根据 A 及 B 图内虚线所示的延缓时间水平，绘出的剂量效应曲线。

做肿瘤生长延缓实验时，每个剂量组各有一条生长曲线。根据实验目标设定要求达到的肿瘤大小，从横坐标上得到不同剂量组肿瘤生长达到设定的肿瘤大小水平所延缓的天数，以这些生长延缓数据（纵坐标）对照射剂量（横坐标）绘制出剂量效应曲线（dose-response curve）（图25-7-10）。从两条曲线上取得同一延缓时间所需的两个剂量之比，即可得某增敏剂在整体实验中的 SER。

上述测试分析方法的主要优点是照射的剂量范围大（从几个 Gy 到几十 Gy 均可），但是每个剂量点需要 8~10 只动物，实验周期较长，从肿瘤接种到实验结束大约需要 2 个月左右，而且要求实验动物在实验期间不能因肿瘤转移等非实验因素而造成死亡。

2）50% 肿瘤控制剂量（50% tumor control dose，TCD$_{50}$）测试　TCD$_{50}$ 是指 50% 荷瘤动物的肿瘤得到控制或治愈所需要的照射剂量。实验是将荷瘤动物分成若干实验组，用大剂量照射肿瘤局部，连续观察肿瘤复发或局部控制情况，然后以肿瘤局部控制率或治愈率（纵坐标）对照射剂量（横坐标）作图，经过统计分析，推算出 TCD$_{50}$。图 25-7-11 为小鼠乳腺癌在单纯 X 线照射和照前 30min 分别给予放射增敏剂 MISO 0.1、0.3 和 1.0mg 的剂量后照射不同剂量的几条剂量效应曲线，从中得出各自的 TCD$_{50}$ 参数。以用不同剂量 MISO 后的和单 X 线照射的 TCD$_{50}$ 所需剂量之比得各自的 SER。

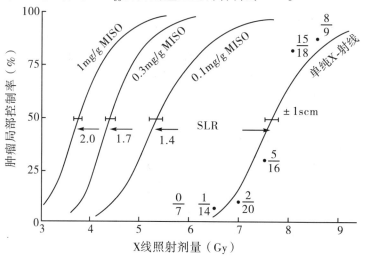

图 25-7-11　小鼠乳腺癌在单纯 X 线照射和照前分别给予 MISO 后，照射剂量与局部控制率之间的关系（横线为 TCD$_{50}$，数字为 SER）

此实验方法在同品系动物时重复性较好，标准误差一般不超过 5%，它可给临床放疗提供极为有价值的资料。但是，实验所需的动物数量较多，每个剂量组一般需用动物 10~20 只，实验周期也较长（短者 3 个月，长至 4~5 个月），因此有可能在实验观察期内动物因肿瘤转移等其他原因而死亡，得不到可靠的结果。此外，肿瘤局部控制率的照射剂量可提供分析的范围较窄。根据上述情况可知，肿瘤类型和照射剂量的选择对实验的结果与成败起着较重要的作用。

3）核素活性丢失的测试　细胞死亡和溶解后将丢失细胞内与 DNA 结合的 ^{125}I-UDR。测定肿瘤在照射后不同时间内核素活性丢失的情况，可反映肿瘤受损伤的程度（图 25-7-12）。

此测试用时较短（~10 天），用动物也少，只用几只。但其敏感性仅限于低剂量的一到两个数

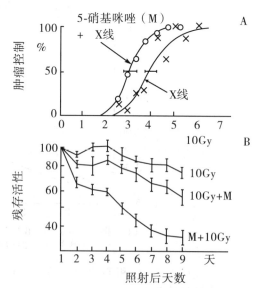

图 25-7-12　用 50% 肿瘤控制剂量测定法（A）和核素（^{125}I-UDR）活性丢失法（B）测定 5-硝基咪唑放疗增敏作用的比较

量级的细胞杀灭（SF = 10% ~ 1%），如肿瘤有免疫反应性还会受肿瘤内的非肿瘤细胞的干扰。

（2）集落形成分析（cloning assay）

1）稀释分析技术 Hewitt 和 Wilson（1959）首先采用稀释分析技术绘制成第一条在体存活曲线。从荷瘤小鼠内取出肿瘤组织后制成单细胞悬液。按实验设计进行梯度稀释成不同浓度的单细胞悬液后皮下接种于本品系的小鼠皮下，然后计算出使 50% 受体动物产生肿瘤所需要的细胞数，即 TD_{50}。用对照组的 TD_{50} 与各实验组的 TD_{50} 相比即得到各组的存活率，再用存活率对照射剂量作图就可获得整体内存活曲线（图 25-7-13）。

2）肺克隆分析（lung colony assay） Hill 和 Buch（1969）设计了这种整体内克隆源性分析实验（图 25-7-14）。在荷瘤小鼠原位局部照射以后，取出肿瘤并用酶消化或机械匀浆制成单细胞悬液，从小鼠尾静脉注入一定量的癌细胞至受体动物体内，经 2 ~ 3 周后处死受体动物，计数肺内形成的集落数，与对照组相比即可算出细胞的存活率。这样用细胞存活率与剂量绘图则可得到体内的细胞存活曲线。肺克隆技术不仅适用于小鼠 KHT 肉瘤，其他肿瘤如 Lewis 肺癌也可用此法进行研究。

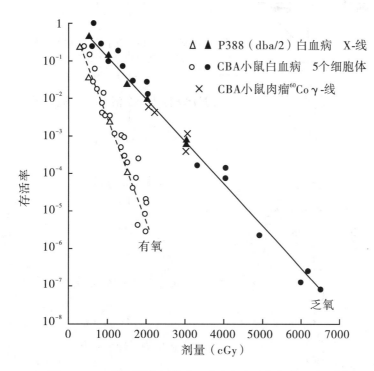

图 25-7-13 用稀释分析技术，在有氧和乏氧条件下，不同啮齿动物肿瘤的整体存活曲线

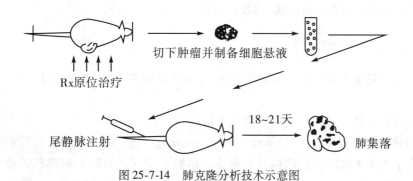

图 25-7-14 肺克隆分析技术示意图

3）整体实验离体分析技术（in vivo/in vitro） 某些细胞系或肿瘤既可在动物体内生长成实体瘤，又可进行离体单细胞集落培养，也就是说可进行体内外迅速转换并继续生长。目前可供体内外联合实验的

实体瘤模型有大鼠横纹肌肉瘤、小鼠纤维肉瘤、小鼠乳腺肉瘤 SCC Ⅶ以及乳腺癌 EMT-6，国内孙集容等也建立了小鼠肺癌的体内、外联合实验体系。

体内实验离体分析技术，可按图 25-7-15 所示步骤进行操作：荷瘤小鼠原位照射或给药后取出肿瘤，制成单细胞悬液后按实验设计把一定数量的细胞接种到新鲜的培养液内，2 周左右终止培养，固定后染色（方法同离体培养细胞），绘制细胞存活曲线。这种实验技术集中了整体和离体实验的优点，使实验肿瘤在体内生理环境和外加的实验条件下生长，然后进行离体分析，以发挥它的快速、准确、定量的优势，两者结合起来使这个方法比较经济，每一剂量点只需 2～4 只小鼠，2～3 周即可得出结果。应注意的是必须掌握好照射与取摘肿瘤之间的时间，一般以 4～16h 左右为好，否则所得结果会受到细胞增殖、修复等因素的影响。

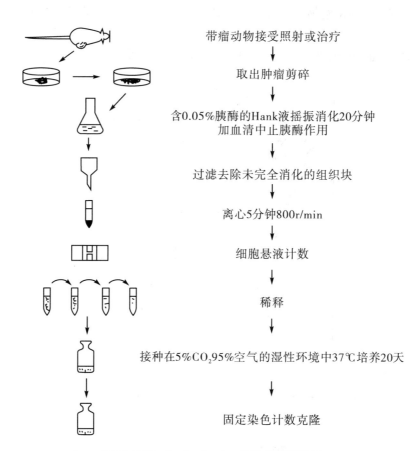

图 25-7-15　In vivo/in vitro 实验技术示意图

在用自然慢性乏氧实体瘤作放射增敏实验时，可用下列模式进行拟合：

$$y = \pi 1 - (1 - e^{-aDK})^n + (1 - \pi)[1 - (1 - e^{-\lambda KD})^n]$$

y：存活因子；π：乏氧系数；K：存活曲线斜率；n：外推数；D：照射剂量；λ：氧增比；α：增敏比（即 SER）。

K、n、λ 和 π 可从离体实验所得的存活曲线中得到。

（3）人体肿瘤异体移植实验技术（human tumor xenograft）　近 10 多年来，通过利用裸鼠（大鼠或小鼠）的特点已培植了不少人体肿瘤的瘤株或细胞系。结肠、支气管的肿瘤和黑色素瘤较易建成瘤株而乳腺和卵巢癌则建株较困难。其实验方法基本和 In vivo/in vitro 实验技术相同。人异体移植瘤（xenograft）在传代中保持人体的核型以及该个体肿瘤的反应特点。但其缺点是：①仍有肿瘤被排斥的趋势，如用肿瘤控制率作指标可能会被误导，生长延缓和细胞存活研究也可能不太有效；②在 xenograft 中人体肿瘤细胞的动力学有改变，其倍增时间一般为原来在人体的 1/5，应考虑到用增殖依赖性的化疗药时其反应会增加；③保持源于人体肿瘤的组织形态，但间质组织则源于小鼠，因此其乏氧细胞比例则更像小鼠肿瘤。表 25-7-3 为人体肿瘤异体移植的优缺点。

Steel 等认为 xenograft 能保持原来肿瘤的化疗反应性特点。虽然有上述的不足之处，但根据有关实验结果，认为 xenograft 用生长延缓指标观察化疗药物的研究和临床结果基本相符。图 25-7-16 是以临床常用化疗药在 3～10 个人体移植瘤株中应用，取其对 xenograft 最有效的结果，和临床完全消退率比较相关性。

在放射治疗的研究中也曾有类似情况，如睾丸畸胎瘤 xenograft 的放射反应性比胰腺癌大，而膀胱癌最差。

表 25-7-3　人体肿瘤异体移植瘤优缺点

优　点	缺　点
保持原来组织形态和生化特性	增殖行为不同，在小鼠内生长的倍增时为原来的 1/5
人体肿瘤细胞可能有一些对特殊药物特定的生化反应性	由于间质来自小鼠，可能影响氧和药物的传输
有助于筛选最适合于每一种肿瘤类型的药剂	并非所有肿瘤在异体移植后都能成功地生长
有助于为个体病人筛选合适药物	存在剩余的免疫性，或者再出现免疫性或自然杀伤细胞（natural killer cells）等问题
	技术上有困难
对临床医生有吸引力	用裸鼠很费钱
	为个体病人筛选合适药物时间上太慢

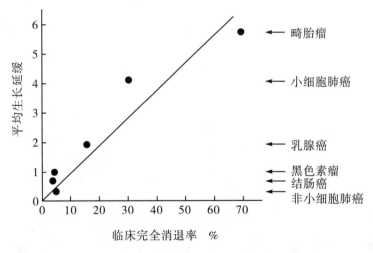

图 25-7-16　化疗中人体肿瘤和临床完全消退率的相关性

3．实体瘤各实验方法优缺点的比较

（1）实体瘤各种原位分析方法的比较　见表 25-7-4。

（2）原位分析方法和克隆分析方法的比较　毫无疑问，克隆分析方法的定量性强，而且更客观。但经过较多的实验比较后，发现两类方法结果的一致性并不理想（表 25-7-5）。因为原位分析所反映的，不像将肿瘤取离整体后的分析那样，仅能简单地反映细胞本身的克隆形成能力。

两者优、缺点的比较见表 25-7-6。

总之，上述几种整体实验方法，肿瘤均在原位和自然生理条件下进行照射、给药及各种实验处理，这可使实验条件更接近临床实际情况，更能说明问题。然而，实验方法的选择应根据研究的目的和各单位所具备的条件来确定。

4. 实验实体肿瘤的保存和传代　获得一个好的实验肿瘤不易，而要保持肿瘤特性的一致性也不容易，必须注意防止肿瘤由于保存或传代不妥而造成变异，以免影响实验结果的可重复性。

任何肿瘤，即使是自发肿瘤传代时间过长也不能保证永远不变。一般一个肿瘤如传代超过 20 代就很难保证其特性无变化。具体办法有以下两条：

表 25-7-4　原位分析的优缺点

分析方法	优　点	缺　点
存活时间	容易进行	不够确切，因为可能死因不明
丢失^{125}I-UDR 活性	快速（10d） 只需几只动物	装配复杂 只能用于很小的低剂量范围 有非肿瘤细胞的参入
再生长延缓或生长延缓	可用于很宽的剂量范围 分析所用时间尚短（30～50d） 易于设计实验	肿瘤必须单个、外形清楚、可触及、可测量不能用于需要时间较长的实验
局部控制	易于判断 接近于临床	实验慢（90～180d） 成本高 转移将限制其应用 必须用高剂量照射

表 25-7-5　原位和克隆分析结果一致性的比较

参　数	结果一致	结果不同
用存活比例预测肿瘤治愈	横纹肌肉瘤*	
测种瘤治愈	横纹肌肉瘤 RI	
		MT*
		EMT6
乏氧细胞比例		EMT6
		KHT
		RIB5C
		SAF
		MT
氧增敏比（OER）		RIB5
增敏剂 MISO SER	SAF	RIB5C
	WHFIB	
		MT
中子相对生物效应（RSE）		RIB5C
		横纹肌肉瘤 R1
		EMT6
修复能力		WHFIB

*各种实验肿瘤名称。

（1）如图 25-7-17 所示，至少可做到在相当一段时期内在本实验室中保持某个肿瘤特性的一致性。当引进一新的瘤株时，立即接种于 3~4 只同品系的小鼠身上，可多种几处。待瘤长大，取下，将所有瘤组织研磨、过滤制成细胞悬液和/或切成 1mm 大小组织块，分装于无数冷冻小管内冻存，作为本室第一代，并设专人负责，注意于保存瘤株快用完前冻存第二代。实验前取出一管，37℃复苏，先接种于同品系小鼠，是为实验一代（E_1），将长出的肿瘤根据实验要求制成悬液或组织块混合（最多不超过 3 个）接种于实验部位是为 E_2。可直接传代为 E_3、E_4 等供实验用。但要注意，如实验指标是生长延缓则最多用到 E_3。因传到 E_4 有些肿瘤的生长速度已开始变慢，将影响实验结果。此工作如做得好，一个瘤株约可用 10~15 年甚至 20 年之久。

人体瘤株的保存可用裸鼠，并参照此做法。

表 25-7-6 原位和克隆分析优、缺点的比较

分析方法	优 点	缺 点
原位效应	接近临床	慢
	容易用于绝大部分肿瘤	可能分辨能力不好
	对肿瘤没有干扰	小鼠、人力、动物设备耗费大
		在免疫源性的肿瘤中有宿主效应
克隆分析法	速度快	人为因素可能导致：
	定量性好	没有潜在致死损伤修复
	经济	机械或酶所致细胞损伤
		可能挽救了在原位注定要死亡的细胞
		细胞样本没有代表性
		存在非肿瘤细胞（如：巨噬细胞）

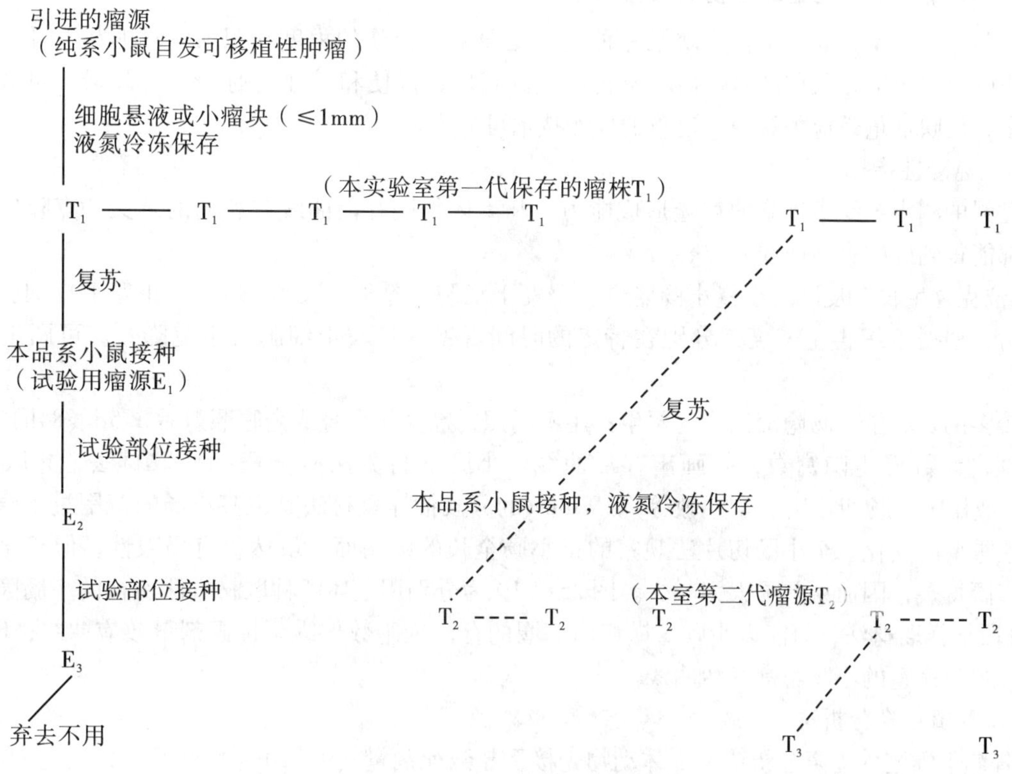

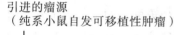

图 25-7-17 肿瘤保存、传代示意图

（2）要有专人兼管，随时注意发现新的自发肿瘤，为实验室瘤谱的除旧更新之用。

5. 肿瘤-宿主致免疫性检测 近交系动物在不同动物室长时期饲养后，会发生基因表型的变异，产生不同的亚系。引进瘤株后，如用已在本单位长期饲养的同品系名的动物作宿主，有时会出现肿瘤消退现象，严重地影响实验结果。为此，应注意亚系命名的异同。鉴于目前亚系命名尚不严格，对没有把握或出现问题时，可作肿瘤－宿主致免疫性检测。具体步骤如下：

（1）取瘤株细胞悬液（计细胞数）作100Gy单次致死性照射后备用（计每毫升细胞数）。

（2）将1或3×10^6个死细胞作小鼠腹腔注射1次。过一到两周后再重复1次（照射新鲜细胞、对同一批小鼠再注射1次）。

（3）在第二次死细胞腹腔注射后一到两周，将经死细胞致免疫的小鼠分组，对每组于一定部位，接种不同细胞浓度的活肿瘤细胞。

（4）经足够时间的观察后，画出经致免疫小鼠和对照组小鼠的"出瘤率"对"细胞浓度"的"出瘤率曲线"，求得两者的TD_{50}（使50%小鼠有肿瘤生长的细胞数）。如TD_{50}所需的细胞浓度升高，即"出瘤率曲线"右移，说明该瘤株对此品系小鼠有致免疫性（图25-7-18）。这一对"肿瘤－宿主"就不适宜用生长延缓或TCD_{50}的指标，就是用别的指标也要小心，最好不用。

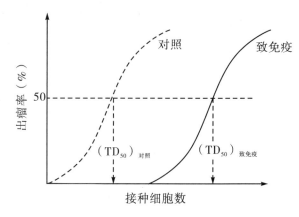

图 25-7-18 出瘤率曲线示意图

作者单位曾有自国外引入的、可用于整体及离体分析的EMT6瘤株兼细胞系，因接种于和原宿主同系名的BALB/c小鼠后出现肿瘤自然消退而做此检测；结果发现所收集的本市四家动物饲养室的BALB/c小鼠形成的出瘤率曲线均右移，有的甚至根本不出瘤。因未能找到合适的宿主，现该EMT6仅能当细胞系使用。

二、检测增敏剂对正常组织损伤的实验技术

任何实验检测技术只要能定量反映某一种组织受照射后损伤的程度和照射剂量的相关性，就能用于检测该组织的放射效应以及用增敏剂后其损伤改变的程度，以便和对肿瘤的SER作比较。可观察的组织和方法很多，反映剂量效应关系的、定量的检测技术可分为两大类：

（一）致克隆性指标

定量性强的测定组织干细胞的克隆形成能力。和离体细胞存活曲线有相同的意义。克隆生长的方法有两种，都能得到好的存活曲线。

1. 原位克隆生长 皮肤、小鼠小肠隐窝、睾丸干细胞（精原上皮细胞）、肾小管上皮细胞。用不同剂量照射后，根据组织再生速度，分别在特定的时间观察并计数干细胞再生克隆数。可画出在体存活曲线。

用得较多的是小鼠小肠隐窝细胞的再生；用不同照射剂量作全身或全腹照射后3.5d（84h）活杀，取小肠作病理，计数再生隐窝数，并画出存活曲线。小肠取材方法有分段抽样取材法，共取5个样本（Wither）；或用全小肠切片法（李元敏等）。Wither的分段抽样取材法其观察小肠的范围过于窄小，可能会遗漏一些重要的变化。全小肠切片法观察的是小肠全长的纵切面，虽然仍有局限性，但相比之下观察的范围要广阔得多，因而误差可大为减少。图25-7-19为分别用上述两种取材方法所得的小肠隐窝存活曲线，A. 分段抽样取材法，只能以小肠每横切面一圈的存活细胞数作纵坐标画剂量效应曲线；B. 用全小肠切片法可得到完整的小肠隐窝存活曲线。

2. 异位移植克隆分析法

（1）骨髓干细胞脾克隆分析法 受体动物先接受超致死剂量（9～10Gy）的照射以使它们的脾绝育，然后把受不同剂量照射的同种动物的骨髓取出，将同组动物的骨髓混匀、计数，由尾静脉注入一定数量

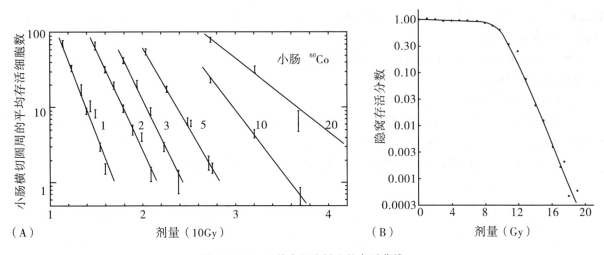

图 25-7-19 两种小肠取材法的存活曲线
A. 分段抽样取材法；B. 全小肠切片法。

的骨髓细胞。先做好预实验，得到形成一个脾克隆所需的细胞数（PE）（一般为 10^4 个细胞）。10～11d 后处死受体，取脾固定后计数脾上克隆数（图 25-7-20）。

计算一个剂量点的 SF：

$$SF = \frac{克隆数}{种入细胞数 \times PE}$$

用 SF 与照射剂量作图，可得脾克隆存活曲线（图 25-7-21）。

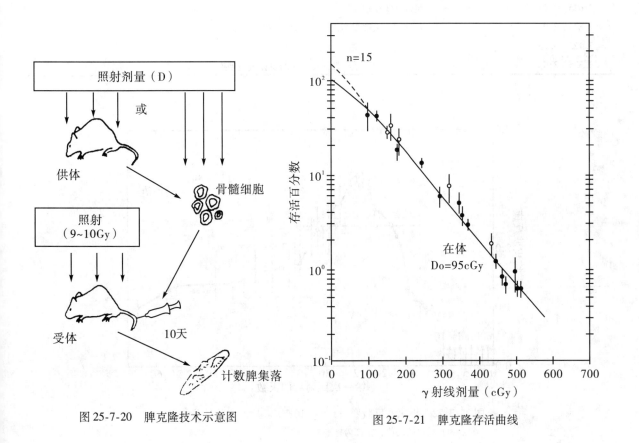

图 25-7-20 脾克隆技术示意图

图 25-7-21 脾克隆存活曲线

（2）乳腺和甲状腺细胞　两者做法相同。取出已于体内受照射的组织，制成细胞悬液，将一定数量的细胞注入受体腹股沟或肩胛骨间的脂肪垫内。三周半后取出作病理计数有乳汁的腺泡单位（乳腺）或甲状腺囊泡单位（甲状腺）。

无论是在位或异体种植的克隆技术，只要能求得每个剂量点的克隆形成数，就能画出剂量效应曲线。以上仅择重点示意供参考。

（二）剂量效应的功能性指标

1. 皮肤反应　已有人对猪皮肤或小鼠后肢照射部位皮肤变化的不同程度做出细致的描述，并订出计分标准（表25-7-7）。可参考合适的标准（也可通过自己的预实验订出需要的标准），于照射后定期观察记分。图25-7-22为小鼠后肢的皮肤记分曲线，图25-7-23为剂量效应曲线。

表25-7-7　小鼠后肢皮肤记分标准

分　级		标　准
0.0		正常
0.125	0.25	可疑
0.375	0.5	轻度脱毛或很轻的皮肤发红
0.625	0.75	肯定轻度的皮肤发红±脱毛
0.875	1.0	严重皮肤发红，时常伴有血管肿胀或轻度水肿
1.125	1.25	皮肤严重红肿及白色脱鳞屑和/或严重水肿，消退时呈红样皮
1,375	1.5	小区域湿性皮损及脱鳞屑（通常在第一足趾）
1,625	1.75	一个以上区域或一个较大区域的湿性脱皮（愈后足趾顶部粘连无其他皮损）
1.85	2.0	大面积皮损和/或足趾粘连，可有数处渗出
2.125	2.25	足部1/3皮损
2.375	2.5	足部1/2皮损
2.625	2.75	足部2/3皮损
2.875	3.0	足部皮肤大部损坏，可能伴有轻微湿性渗出
3.125	3.25	全是皮损伴轻度渗出
3.375	3.5	全是皮损及严重湿性渗出，可与身体发生粘连

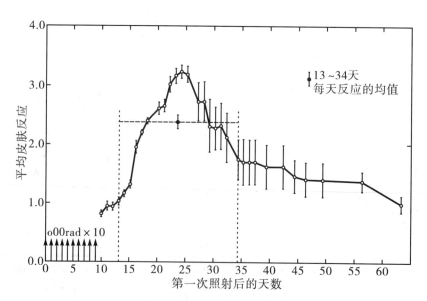

图25-7-22　小鼠右后肢照射60Gy/10F/10d后的皮肤计分曲线
注：每点为6只鼠的均值，竖杠为标准误。

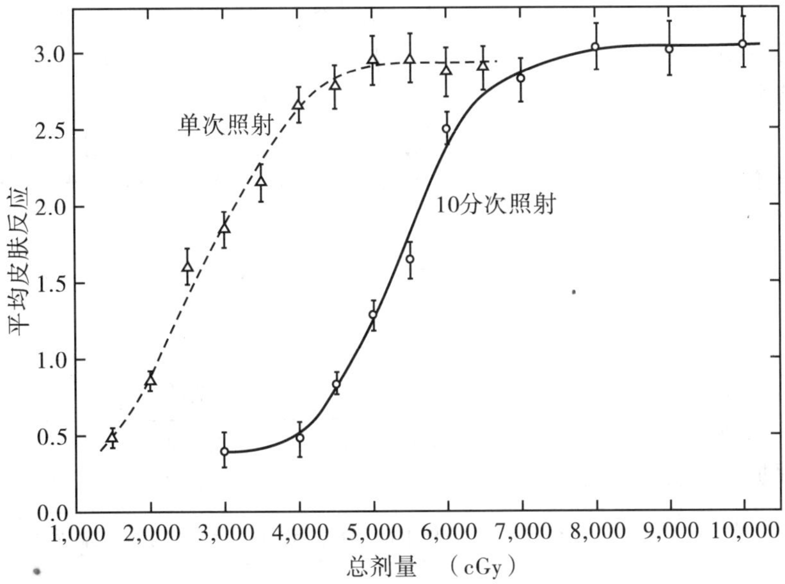

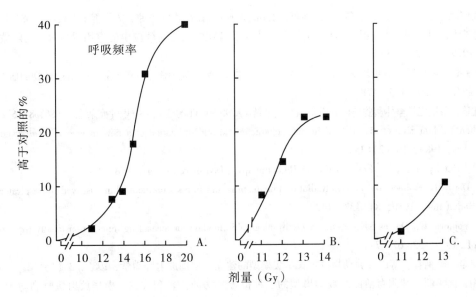

图 25-7-23　小鼠足单次和 10 分次照射皮肤反应的剂量效应曲线

　　要注意采取措施将主、客观干扰因素减至最低，如每次观察时对小鼠要轻拿轻放减少足部机械损伤、计分时不要先查看以前记录、小鼠分组力争双盲等。

　　单次照射的剂量点值是每剂量点皮肤计分曲线峰值段（第 8 ~ 29d）的均值；10 分次照射则为开始第一次照射的第 13 ~ 34d（图 25-7-22）。

　　2. 肺呼吸频率测定　动物受照射后，定时测量每只动物的呼吸频率，可画出各剂量组动物的肺呼吸频率与时间关系的曲线，算得曲线峰值段的均值（类似皮肤反应，图 25-7-22）可得肺呼吸频率的剂量效应曲线。一般肺呼吸频率曲线在照射后不同时间有两个峰值分别反映肺的早、晚期反应；因此如观察时间够长可得早、晚反应两条剂量效应曲线。如单纯要看照后不同时间的剂量效应关系，也可取设计要求的各个时间的数据作图，如图 25-7-24。这不失为一个简单而又高度定量、重复性好的指标。当然，在操

图 25-7-24　肺呼吸频率的剂量效应曲线

A. 照后 16 周；B. 照后 36 周；C. 照后 52 周。纵坐标是与对照组同龄鼠肺呼吸频率相比的百分数。

作中仍要注意减少各种可能的干扰因素。

3. 放射性脊髓损伤　每天观察动物后肢活动情况，记录每只动物出现活动异常的时间（照后天数）。以不同剂量组照射后出现截瘫的平均时间为纵坐标照射剂量为横坐标，得剂量效应曲线（图 25-7-25）。

任何指标只要有剂量效应关系都可用作正常组织放射损伤的实验研究。可根据实验目的和实验室条件采用或推出新的指标。

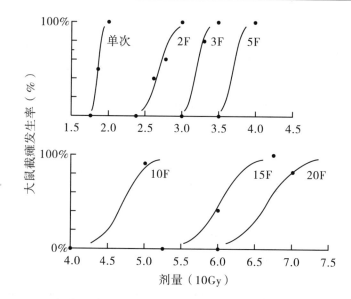

图 25-7-25　各种不同剂量 – 时间 – 分次照射的大鼠后肢瘫痪剂量效应曲线

（沈　瑜）

参 考 文 献

1. Denekamp J. Experimental tumor system standardization of end points. Int J Radiat Oncol Biol Phys, 1979, 5：1175 – 1184

2. Douglas BG, Fowler JF. The effect of multiple small doses of X-ray on skin reaction in the mouse and a basic interpretation. Radiat Res, 1976, 66：401 – 426

3. Hall EJ ed. Radiobiology for Radiologists. 4th ed. JB Lippincott Company, 1994

4. Hewitt HB, Blake ER, Wolder AS. A critique of the evidence for active host defence against cancer, based on personal studies of 27 murine tumors of spontaneous origin. Br J Cancer, 1976, 33：241 – 259

5. 黄懿容，李政，沈瑜. 多细胞球体的培养及其对辐射的效应. 中国放射肿瘤学，1987，1（1）：53 – 55

6. 李冬华，李育华，刘超，等. HeLa 细胞系辐射剂量 – 细胞存活曲线和数学模型. 中华放射医学和防护杂志，1982，2（6）：5 – 9

7. 李洁徇. 细胞存活曲线. 谷铣之，刘泰福，潘国英，主编. 肿瘤放射治疗学. 北京：人民卫生出版社，1983，201 – 219

8. 李元敏，胡凤华，刘雪桐. 小白鼠全小肠切片的制作方法及其在电离辐射效应中的应用. 中国人民解放军军事医学科学院院刊，1979，1：127 – 130

9. 糜福顺，金一尊，孟祥顺. 放射增敏剂的生物效应. 郑秀龙，金一尊主编. 肿瘤放射治疗增敏药物的研究与应用. 上海医科大学出版社，1990，135 – 178

10. 孙集容，沈瑜，谷铣之. 整体实验离体分析实验肿瘤系统 LA795 Vv-Vt 的建立　中华肿瘤杂志，1986，8（6）：401 – 404

11. Sun JR, Shen Y, Luo SR, et al. Establishment, characteristic and utilization of a new in vivo-in vitro system. Int J Radiat Oncol Biol Phys, 1989, 16（2）：353 – 356

12. Thames HD, Hendry JH, eds. Fractionation in Radiotherapy. Taylor & Francis, 1987

13. Travis EL, Down D, Hojmes SJ, et al. Radiation pneumonitis and fibrosis on mouse lung assayed by respiratory frequency and histology. Radiat Res, 1980, 84：133 – 142

14. Travis EL, Vojnovic B, Davies EE, et al. A plethysmographic method for measuring function on locally irradiated mouse lung. Brit J Radiol, 1979, 52：67 – 74

15. 汪俊，柳保全，李艳春，等. 实验动物再生长延缓模型的建立. 中国放射肿瘤学，1989，3（1）：139 – 140

16. 汪俊，沈瑜，糜福顺. 细胞存活曲线数学模型的三种拟合方法的比较和改进. 中华放射医学和防护杂志，1988，8（2）：117 – 119

17. 汪俊，糜福顺，沈瑜. 计算机在放射生物中的应用——再生长延缓的数据处理. 中华放射医学和防护杂志，1989，9（2）：132 – 134

第二十六篇　抗炎、抗过敏及肝损伤实验方法与技术

第一章　抗炎及抗过敏实验方法与技术

炎症，包括以血管通透性为主要改变的急性炎症和以肉芽组织增生为指标的亚急性炎症、免疫性炎症，如类风湿性关节炎、骨关节炎、银屑病、过敏性哮喘等。目前已建立了多种反映炎症病变的动物模型，由于炎症过程极为复杂，且动物模型与人体的实际状况毕竟不全相同，在评价抗炎免疫药物药效时，需以多种类型的模型进行实验观察，才能得出准确的结果。

第一节　急性炎症

一、小鼠耳部炎症模型

化学物质，如巴豆油、二甲苯等，以及炎症介质，如花生四烯酸、白三烯 B_4 等，可引起急性炎症，表现为局部充血、水肿等炎症反应。若将这些物质涂于小鼠耳部，可诱导其耳部肿胀，抗炎药使肿胀减轻甚至消除。这一模型已成为筛选抗炎药的常规模型之一。此法简便、重复性好，取得结果快。

（一）操作步骤

正常昆明种小鼠，体重 18～22g，分为两组，每组 8 只，给药组给以待试药液，对照组以相同途径给溶剂，给药后小鼠左耳耳郭涂巴豆油溶液（巴豆油 2 份，乙醇 20 份，乙醚 78 份）50μl 致炎，4h 后拉颈处死，剪下双耳，用直径为 8mm 不锈钢冲子冲下左、右两耳耳片，称重，以左右两耳片重量之差作为衡量肿胀程度的指标，抗炎作用强度以抑制率（%）表示。

（二）注意事项

冲耳片时沿耳郭边缘冲下，冲的部位应保持一致。冲子应锋利，一次冲下耳片。

文献报道，小鼠耳部炎症模型除以巴豆油、二甲苯造型外，尚有用花生四烯酸、白三烯 B_4、佛波酯等致肿胀模型，反映药物对不同炎症介质的作用及对不同时相的影响。

二、大鼠角叉菜胶性关节肿

（一）操作步骤

正常 wistar 大鼠，体重 180～220g，分为两组，每组 8 只，给药组给待测药液，对照组给溶剂，给药液一定时间自大鼠右后足跖皮内注射 1% 角叉菜胶生理盐溶液 0.1ml 致炎，于致炎后 1、2、3、4、5h，分别测量右后足踝关节圆周，以左后踝关节圆周为空白对照，左右踝关节圆周差作为肿胀程度的指标，以抑制率（%）反映药物抗炎作用强度。

除用角叉菜胶致炎外，还可用 1% 花生四烯酸 0.1ml、0.5% 酵母悬液 0.1ml，或 10% 琼脂 0.1ml 诱导踝关节肿胀，取得近似的效果。

（二）注意事项

测量足踝关节圆周时应由同一实验者操作，避免因不同的实验者持尺松紧程度不一而产生测量误差。

该模型的特点是致炎局部 PG 合成增加，并与血管活性物质和激肽类一起诱发水肿，用于观察药物对急性炎症过程的影响。

三、大鼠腹腔白细胞游走实验

（一）操作步骤

体重 180~220g Wistar 大鼠随机分为两组，每组 6 只，给药组给以待试药液，对照组给以溶剂，一定时间后腹腔注射 1% 羧甲基纤维素钠溶液 4ml，3h 后将动物拉颈处死，腹腔注射生理盐水 5ml 洗腹腔内容物，洗出液于显微镜下计白细胞总数。与对照组白细胞总数比较，计算给药组抑制白细胞游走的百分率。

Boyden 技术是考察药物对白细胞游走的影响的一种好方法，利用 48 孔趋化板和硝酸纤维素膜检测通过膜的白细胞数。省事省时，更可节省较大量动物，但需备一台价格较高的 Boyden 趋化装置方能完成实验过程。

（二）注意事项

动物个体的差异对本实验重复性的影响较大，使一些趋化抑制作用缓和的药物存在漏筛的可能性。

第二节 亚急性和慢性炎症

一、大鼠佐剂型关节炎

（一）操作步骤

正常 Wistar 大鼠，雄性，体重 150~180g，分为两组，每组 10 只，致炎前 30~60min 给药，每只大鼠右后足跖皮内注射结核杆菌混悬液 0.1ml 致炎，注射后每 2h 测量一次左、右踝关节圆周，至 24h，以左、右踝关节圆周差为衡量关节初级损伤的指标。造型后第 13d 开始观察并记录全身关节病变严重程度，如左右足爪肿胀度，前肢、耳、尾部病变发生率及严重度，体重变化等，全身病变按 5 级评分法评价严重程度及药物对多发性关节炎原发病变的影响，即：0 分，无红肿；1 分，小趾关节稍肿；2 分，趾关节和足跖肿胀；3 分，踝关节以下的足爪肿胀；4 分，包括踝关节在内的全部足爪肿胀。

观察药物对多发性关节炎的预防作用，于佐剂注射后一周开始给药，每天一次，连续 7d，如观察治疗作用，于佐剂注射后第 19d 开始给药，每日一次，连续 7d。

（二）药效评价

比较用药组与对照组足踝关节肿胀度，全身病变情况，进行统计学处理。

本模型的成败关键是皮内注射技术。

佐剂型多发性关节炎模型是一免疫性炎症模型，是研究治疗风湿与类风湿关节炎药物的理想病理模型。大鼠踝关节皮内（或尾部）注射灭活的结核菌后，第 10d 左右，产生全身性多发性关节炎，累及尾、四肢各个关节，耳部出现红斑，发病机制和病理特征与人类风湿性关节炎类似，常用于筛选抗炎免疫药物。本模型稳定，较可靠，假阳性少。

二、大鼠棉球肉芽肿

棉球植入大鼠体内引起结缔组织增生，这种肉芽增生与临床上某些炎症后期病理改变相似。

（一）操作步骤

正常 Wistar 大鼠，雄性，体重 150±10g，每组 8~10 只，大鼠以乙醚浅麻醉，在左、右鼠蹊部各剪一小口，每侧埋入一灭菌脱脂棉球（重量 10±1mg，直径 6.5~8.5mm），而后缝合。术前或术后当天开始给药，每天 1 次，连续 7d，第 8d 脱白动物，取出棉球，60℃ 下烤干，减去棉球重，即为肉芽肿重量。比较对照组肉芽肿重量，计算抑制率。

（二）注意事项

棉球表面积对实验结果影响较大，应使棉球形状、松紧度和植入的部位、深度保持一致。

肉芽肿重量以 mg（肉芽肿）/100g（体重）表示。

第三节 过敏性炎症

一、大鼠同种被动皮肤过敏实验（PCA）

（一）基本原理

致敏大鼠血清皮内注射于正常大鼠背部，与皮肤肥大细胞的 Fc 受体结合，使之被动致敏，当抗原攻击时，局部肥大细胞释放过敏介质，导致局部血管通透性增大，注入伊文思蓝后可渗出于皮丘内，形成一个蓝斑，根据蓝斑范围或深浅程度，判定血管通透性的变化，以反映皮肤过敏的程度及药物的抑制作用。本法是筛选抗 I 型变态反应的常用方法，筛选结果与临床效果基本吻合。

（二）操作步骤

1. 抗天花粉抗血清制备　将天花粉溶于 6% 氢氧化铝凝胶中（2.5mg/ml），给大鼠皮下注射 0.4ml（即 1mg/只），同时腹腔注射百日咳杆菌 10^{10}，10d 后断头取血，分离血清，$-20℃$ 保存备用。

2. 被动皮肤致敏及抗原攻击　取体重 120～150g 雄性 Wistar 大鼠，剪去背部的毛，皮内注射稀释的抗血清（稀释度 1∶30～1∶60），0.1ml/点，两点，48h 后尾静脉注射天花粉 10mg/kg（每 10mg 天花粉溶于含 1% 伊文斯蓝生理盐水 10ml），20min 后断头处死，翻转背部皮肤，将蓝色斑片剪下，用 5ml 丙酮生理盐水（3∶7，V/V）浸泡过夜，离心，取上清液，620nm 处测定光密度。计算药物对 PCA 抑制百分率。

二、大鼠腹腔肥大细胞脱颗粒反应

抗血清吸附在肥大细胞表面，并使其致敏，将致敏肥大细胞与相应的变应原作用时，由于抗原抗体反应，释放过敏介质，称为肥大细胞脱颗粒现象。此模型亦可作抗 I 型变态反应药物的筛选手段。

方法：大鼠腹腔注射抗天花粉抗血清（稀释度 1∶30），1ml/只，24h 后断头处死，腹腔注入磷酸缓冲液（mmol/L：NaCl 150；KCl 2.7；$CaCl_2$ 0.9；Na_2HPO_4 3；KH_2PO_4 3.5；glucose 5.6，pH7.2）10ml，轻轻按摩腹部 2min，打开腹腔，吸出液体（置冰水浴中冷却），离心 800r/min，10min，去上清液，细胞沉淀加磷酸缓冲液混悬，镜下计数，调整细胞浓度为 10^6/ml。

取磷酸缓冲液 0.8ml，细胞液 0.1ml，37℃温育 3min，加药物溶液 0.1ml，温育 10min，加天花粉（1mg/ml）20μl，继续温育 10min，放置数分钟后，吸出肥大细胞液 1～2 滴于中性红染色玻片上，显微镜下观察肥大细胞脱颗粒的程度。以不加天花粉和药物的管为空白管，只加天花粉管为对照管。将等量细胞液加入 2.9ml 磷酸缓冲液中，沸水浴反应 8min，冷却后离心，取上清液，视为全脱颗粒管。比较药物管与对照管的肥大细胞脱颗粒程度，以抑制率为指标，评价药物对肥大细胞脱颗粒的抑制作用。

如果药物能抑制肥大细胞脱颗粒，则示药物具有抗变态反应的作用。

反映过敏性炎症的 I～IV 型变态反应见本书有关章节，本篇不再赘述。

第四节 炎症介质测定方法

一、花生四烯酸测定方法

白细胞在炎性物质刺激下，磷脂酶 A_2（PLA_2）活化，使与膜磷脂结合的花生四烯酸（AA）释放成为游离 AA，后者是免疫性炎症中重要的炎症介质，抑制 PLA_2，减少 AA 的生成，从而也防止 AA 进一步氧化为白三烯（LT）和前列腺素（PG）等炎症介质。研究 PLA_2 抑制剂是寻找抗炎免疫药的重要方向之一。

白细胞以 ^{14}C（或 ^3H）-AA 标记，在炎性刺激剂作用下，标记在白细胞上的 AA 释放，根据 AA 的释放量评价药物对 AA 释放的影响，也可作为衡量药物对 PLA_2 活性影响的指标。

（一）操作步骤

1. 大鼠（Wistar，180～220g）胸腔注射 1% 角叉菜胶 0.2ml 致炎，4h 后取胸腔炎性渗出液，以 Tris-HCl 缓冲液（17mmol/L，pH7.4，含 0.75% NH_4Cl）去除混杂的红细胞，用 Hanks 液制备白细胞悬液，浓

度为 1.1×10^7 个细胞/ml。

2. 取细胞悬液 0.9ml，加 ^{14}C-AA 0.1ml（0.1μCi），37℃温育 2h，得到 ^{14}C-AA 标记白细胞，Hanks 液洗去游离的 ^{14}C-AA。

3. 加待试物 1μl（终浓度 10^{-15}mol/L，下同），温育 30min。

4. 加 A_{23187}（1μmol/L）活化 10min。

5. 沸水浴 1min，终止反应，离心，分出上清液。

6. 取上清液 0.1ml，加无水乙醇 2ml，闪烁液（PPO 5g，POPOP 100mg，二甲苯 1000ml）7ml，测量放射性强度。

（二）结果评价

根据测出的放射性强度，与对照管（不加药物管）比较，计算药物对 AA 释放的抑制率。

（三）应用范围

1. 筛选影响 AA 释放抑制剂，也用于检测药物对 PLA_2 活性的效应。

2. 研究抗炎免疫药作用环节。

（四）注意事项

1. 在反应系统中，有机溶剂浓度必须 <0.5%。许多待测物不溶于水，需用有机溶剂，如乙醇、二甲亚砜、二甲基甲酰胺等溶解，这些有机溶剂具有对酶的抑制作用，其浓度应控制在 0.5% 以下，以免产生不良影响。

2. 从国外购进的 ^{14}C-AA 为甲苯溶液，在与白细胞温育前须在氮气下减压抽去甲苯。少量甲苯的存在将使白细胞聚集失活。

二、过敏性慢反应物质的生物检测法

过敏性慢反应物质（SRS-A）为白三烯 C_4（LTC_4）、LTD_4 和 LTE_4 的混合物，强平滑肌收缩剂，可引起肺实质、血管条、胃肠平滑肌、气管条的强烈收缩，其作用较组胺强、但缓慢而持久。SRS-A 生成抑制剂和受体阻断剂的研究已成为寻找新型抗炎免疫药的重要方向。以离体致敏豚鼠回肠纵肌为标本的生物检测法为筛选 SRS-A 生成抑制剂和受体阻断剂提供一种有效的灵敏度高的实验手段。

（一）SRS-A 的制备

豚鼠，雄性，体重 250～350g，ip 及 im 各注射 5% 卵清蛋白生理盐水 1ml 致敏，每周 im 加强 1 次，18d 后供实验用。断头处死致敏豚鼠，取近盲端回肠置于台氏液中备用。打开胸腔暴露心脏和肺，经右心室用台氏液冲洗肺中血液，剪下肺，吸去水分，称重，剪成 $1mm^3$ 小块，每 g 组织加台氏液 6ml，吲哚美辛 1μg/ml，37℃水浴温育 40min，加 L-半胱氨酸 10mmol/L，15min 后加入 A_{23187} 10μmol/L 和 5% 卵清蛋白 1mg/ml，继续温育 1h，过滤，滤液中含 SRS-A。

（二）SRS-A 的检测

取致敏豚鼠近盲端回肠 2～3cm，剥离纵肌，置含 10ml 台氏液的浴槽中，通以 95% O_2 和 5% CO_2 混合气体，前负荷 0.5g，37℃下平衡 1h，加入阿托品（7.2×10^{-7}mol/L）、氯苯那敏（1.18×10^{-5}mol/L），分别阻断乙酰胆碱、组胺受体，5min 后加入 SRS-A 液，约 1.5U/ml，观察 SRS-A 所引起的特征性收缩，并以此收缩为最大值。

（三）SRS-A 生成抑制剂的筛选

取致敏豚鼠肺 0.2g，加药物温育，条件同 SRS-A 制备，滤液作生物检测，以来源相同不加药物的 SRS-A 滤液为对照，比较加药管与对照管滤液对收缩的差异，以对照管收缩高度作 100%，加药管收缩高度降低百分率表示药物对 SRS-A 生成抑制作用。

（四）SRS-A 受体阻断剂的筛选

回肠纵肌与药物温育，10min 后加入相同浓度的阿托品和氯苯那敏以阻断乙酰胆碱和组胺受体，5min 后加入 SRS-A，观察药物对 SRS-A 受体的拮抗作用，以收缩高度降低百分率表示拮抗作用强度。

（五）注意事项

剥离回肠纵肌时手法要轻，避免损伤肠体。在第 1 次药物检测后，回肠纵肌以台氏液冲洗 3 次，俟平衡后加第二次药物。

三、白三烯测定方法

白三烯（leukotriene，LT）是花生四烯酸（arachidonic acid，AA）经 5-脂氧酶的代谢产物。它包括 LTA_4、LTB_4、LTC_4、LTD_4、LTE_4、LTF_4 等，均为含有 3 个双键的不饱和脂肪酸。它们在体内分布广、具有高度生物活性及广泛的药理作用。大量研究资料表明，LT 在多种疾病的病理过程中起重要作用，尤其与下列疾病关系更为密切，如哮喘、类风湿性关节炎、脑血管缺血性水肿、肝损伤、胃溃疡、急性肺损伤、各种炎症性疾病等。白三烯与生命现象的关系如此密切，因而成为生物学界研究的热点之一。

白三烯虽分布广，但含量甚微且不稳定，给定量测定带来困难。目前国外虽有各种白三烯测定试剂盒（Kits）出售，但价格昂贵。作者实验室参考文献资料建立了用反相 HPLC 方法 LTB_4、5-HETE（5-羟基-二十碳四烯酸、一种 AA 中间代谢物）同时分离测定多种 LT（包括 LTB_4、LTC_4、及 LTD_4）方法。还采用豚鼠脾细胞膜建立了 LTB_4 放射受体测定法及采用豚鼠回肠纵肌和肺组织细胞膜建立了 LTC_4 及 LTD_4 生物检测法和放射受体测定法。

（一）白细胞来源 LTB_4 及 5-HETE 的 RP-HPLC 测定方法

1. 白细胞悬浮液制备　取正常大鼠（180～200g）乙醚麻醉后，于右胸腔注入 1% Carrageenan 0.2ml，5h 后将大鼠断头处死，取出胸腔渗出液，离心（200×g，10min，4℃），沉淀用 17mmol/L Tris-HCl 缓冲液（内含 0.75% NH_4Cl，pH7.2）悬浮后离心（200×g，5min，4℃），沉淀用无钙、镁 Dulbecco's 缓冲液（pH7.4），见后，悬浮，配制成 $1×10^7$ 细胞/ml 白细胞悬浮液。

2. 温孵与产物提取　取上述白细胞悬浮液，在 37℃ 水浴中振荡温孵 10min，加入下列物质，使其最终浓度分别为：花生四烯酸 50μmol/L，Calcium ionophore A_{23187} 1μmol/L，Ca^{2+} 2.0mmol/L，Mg^{2+} 0.5mmol/L，继续温孵 4min 后，加入 2 倍体积无水乙醇终止反应，加入 200ng PGB_2 作为内标，再加水使乙醇浓度为 15%，离心（5000×g，10min，4℃）上清用 1mol/L HCl 调至 pH3 后，通过一个反相小柱（SEP-PAK C_{18} cartridge，Waters Associates，Milford MA），依次用 15% 乙醇 20ml、蒸馏水 20ml、石油醚 20ml 洗柱，甲酸甲酯 10ml 洗脱，收集甲酸甲酯组分，氮气吹干后用甲醇 100μl 溶解，取 10μl 行 RP-HPLC 分析。

3. RP-HPLC 分离及定量　分析型色谱柱（0.46mm×150mm），固定相 $YWG-C_{18}$，10μm；流动相：甲醇：水：乙酸（70：25：0.01 V/V）；流速：0.8ml/min（0～10min），1.2ml/min（10～30min）；检测波长：280nm（0～14min），235nm（14～30min）；根据 PGB_2 和 LTB_4 峰面积比求 LTB_4 含量。

4. LTB_4 在 RP-HPLC 图谱中的确认　大鼠胸腔白细胞在 Calcium ionophore A_{23187} 作用下，可产生 5-脂氧酶代谢物，在 RP-HPLC 色谱曲线中有两个主要峰，其中峰 I 与 LTB_4 标准品保留时间一致，将峰 I 对应组分收集，进行甲酯化反应，经正相高效液相色谱纯化后，测该组分紫外吸收曲线在 260，270，281nm 处有三个吸收峰；在温孵时加入花生四烯酸，可见 RP-HPLC 中，峰 I 和峰 II 的面积均明显增加，这些与文献报告结果一致。由此可知峰 I 为 LTB_4。进一步用光谱等方法证明峰 II 为 5-HETE，见图 26-1-1。

5. 氟灭酸对 LTB_4 生物合成的影响　先将氟灭酸与白细胞悬浮液一起温孵 10min，再加入 Calcium ionophore A_{23187} 等。氟灭酸在 $10^{-5.5}$～10^{-4}mol/L 剂量范围内，对外源性 AA 转变成 LTB_4 的抑制作用有量效关系。对由内源性 AA 来源的 LTB_4 有相似的作用，两条曲线中相同剂量点间数值经统计学处理无显著差异（$P>0.05$），见图 26-1-2。

（二）RP-HPLC 同时分离测定 LTB_4、LTC_4、LTD_4 的方法

1. 大鼠腹腔白细胞悬液的制备　将大鼠乙醚麻醉后腹腔注射生理盐水（NS）10ml/只，用手轻轻按摩腹部，断头放血将大鼠处死，打开腹腔吸出腹腔全部洗液，于 4℃ 离心 200×g，10min，取沉淀加入少量低渗盐水（0.2% NaCl）破坏红细胞后再调回等渗，于 4℃ 离心 200×g，10min，取沉淀悬浮于无钙镁的 Dulbecoo's 缓冲液（NaCl 8.0g，KCl 0.2g，$NaH_2PO_4 \cdot 12H_2O$ 2.9g，KH_2PO_4 0.2g，加水至 1000ml，pH7.4），在光学显微镜下进行白细胞计数，并配制成 $1×10^7$ 细胞/ml 的白细胞悬液。

2. LT 的生成与提取　将上述白细胞悬液（1ml/管）置于 37℃ 恒温振荡水浴中温孵 10min，随即加入 AA 100μmol/L（终浓度），A_{23187} 5μmol/L（终浓度），继续温孵 30min，每管加入 2ml 无水乙醇终止反应，加入内标 PGB_2 50ng，加蒸馏水 10.5ml 使乙醇浓度稀释至 15%，于 4℃ 离心 4000r/min，15min，取上清用

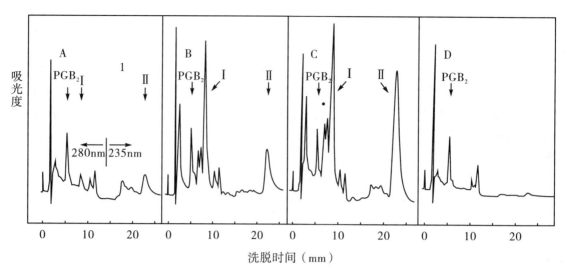

图 26-1-1　大鼠胸腔中性粒细胞与下述化合物温孵后的 RP-HPLC 层析图谱

（A）AA（50μmol/L），（B）A_{23187}（1μmol/L），（C）AA（50μmol/L）及 A_{23187}（1μmol/L），（D）仅加内标 PGB_2。0～14min 检测波长为 280nm，14～30min 检测波长为 235nm.（见正文解释）。

1mol/L HCl 调 pH 值至 3.0，通过 SepPak C_{18} 反相小柱富样集品，并依次用 0.1% EDTA，蒸馏水，15% 乙醇，石油醚各 10ml 洗柱，甲醇 10ml 洗脱，收集甲醇组分，氮气吹干后甲醇复溶，取一定量进行 RP-HPLC 分析。

3. RP-HPLC 层析条件　流动相组成为甲醇：水：乙酸（75：22：0.1），内含 0.5mmol/L 草酸。用 NH_4OH 将 pH 值调至 5.8，流速 0.8ml/min，检测波长为 280nm，首先用标准 LT_s 根据保留时间进行定性，并用内标法根据峰高比进行定量并绘制标准曲线，生物样品中 LT_s 的含量测定根据其峰高比代入标准曲线求算。

4. 生物样品中 LTs 的鉴定　如图 26-1-3。

5. 黄芩苷（baicalin，BCL）等对 LTB_4 及 LTC_4 生物合成的抑制作用　将大鼠腹腔白细胞悬液配制成 10^7 个/ml，分别加入待筛选的药物，混匀后于 37℃ 预温孵 15min，

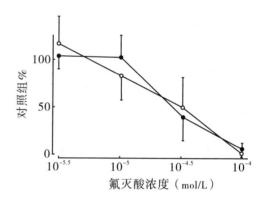

图 26-1-2　氟灭酸对外源性及内源性 AA 转变成 LTB_4 的抑制作用

·—· 内源性 AA，○—○ 外源性 AA。

然后加入 AA（100μmol/L），A_{23187}（5μmol/L），继续温孵 30min，加入无水乙醇终止反应，经提取纯化后用 RP-HPLC 分离定量，观察药物对 LTB_4 及 LTC_4 生成量的影响，结果显示，黄芩苷、秦皮素乙、GL-2（自小叶买麻藤分出的成分）以及棉酚对 LT 生成有显著的影响（以 ID_{50} 表示），见表 26-1-1。

表 26-1-1　黄芩苷、秦皮素乙、GL-2 及（±），（+）（−）-棉酚对 LTs 合成抑制的 IC_{50}

化合物	IC_{50}（μmol/L）	
	LTB_4	LTC_4
黄芩苷	0.48	3.15
秦皮素－乙	1.05	27.98
GL-2	2.90	14.50
（±）-棉酚	3.61	38.60
（+）-棉酚	6.50	361.50
（−）-棉酚	2.92	4.81

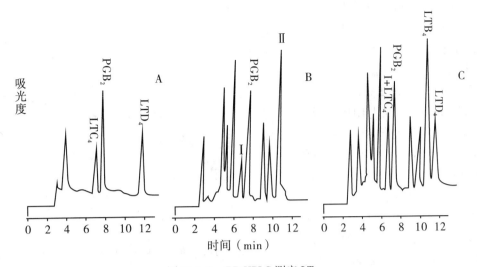

图 26-1-3　RP-HPLC 测定 LTs

（A）标准品，（B）大鼠腹腔白细胞悬液，（C）白细胞悬液中加入标准品. I：LTC$_4$，

III：LTB$_4$。

6. 对上述 RP-HPLC 分离测定 LT 方法的评价及注意事项　在上述 LTB$_4$ 及 5-HETE 测定方法中，只要在保留时间 14min 后将监测波长由 280nm 转换成 235nm，则另一活性物质 5-HETE 可同时监测。

用 RP-HPLC 方法同时分离、测定 LTB$_4$、LTC$_4$ 及 LTD$_4$ 的方法中，不仅上述化合物与内标 PGB$_2$ 可以得到满意的分离，而且测定一个样品所需时间仅在 15min 内。为满足某些药理机制的研究及有效 LTs 合成抑制剂的筛选，朱秀媛实验室采用以白细胞为实验材料的体外 LTs 生物合成体系，考察了影响 LTs 生物合成的多种因素，结果表明 A$_{23187}$ 的浓度是影响 LTB$_4$ 合成的主要因素，而 LTC$_4$ 的合成主要受 AA 浓度的影响。选择适宜的 A$_{23187}$ 浓度（5μmol/L）及 AA 浓度（100μmol/L）可满足在同一样品中同时观察 LTB$_4$ 及 LTC$_4$ 生物合成变化的需要。

生物合成体系中 LTs 的生成量于温孵 20～30min 达高峰。上述方法灵敏度高、特异性强。

（三）LTB$_4$ 放射受体分析法

1. 脾细胞膜受体制备　健康雌性豚鼠，体重 180～220g，断头后取出脾脏，在冰冷的生理盐水中洗净并剪去结缔组织，称重后加入 10 倍体积（W/V）的 Tris-HCl 缓冲液（50mmol/L，20℃时 pH7.0，下同），冰浴冷却下制备组织匀浆（Polytron 匀浆器，3 次×10s），得到 10% 的膜受体粗提液。将该粗提液于 4℃1000×g 15min 离心，取上清，沉淀加入适量 Tris-HCl 缓冲液，用滴管轻轻抽吸混匀后，于上述同等条件下离心。合并两次离心的上清液，再于 4℃离心 40 000×g 10min，弃上清液，取沉淀加入 Tris-HCl 缓冲液，用吸管轻轻抽吸混匀，以 BSA 为标准，依 Lowry 法测定蛋白含量，并将蛋白浓度调至 3.0mg/ml。

2. ^{3}H-LTB$_4$ 受体结合实验　在总体积为 150μl 冰浴反应液中，总结合管加入 75mmol/L MgCl$_2$ 20μl（终浓度为 10mmol/L），甲醇 15μl（终浓度为 10%，V/V），3.0mg/ml 膜蛋白 50μl（终浓度为 1.0mg/ml），不同浓度的 ^{3}H-LTB$_4$ 20μl（终浓度为 0.1～5.0nmol/L），Tris-HCl 缓冲液 45μl；非特异管另加 16.5μmol/L LTB$_4$ 20μl（终浓度为 2.2μmol/L）及 Tris-HCl 缓冲液 25μl。混匀后于 25℃水浴中温孵 60min。反应毕，迅速抽滤并加入 4μl 冰冷的 50mmol/L Tris-HCl 缓冲液洗三次，以除去反应管中的游离标记配体。将滤膜烘干后加 5ml 闪烁液（POPOP 100mg，PPO 5g，加二甲苯至 1000ml），用液体闪烁计数器测定滤膜上的放射性强度（dpm）。

3. ^{3}H-LTB$_4$ 放射受体结合的饱和实验及受体特征的分析　1.0mg/ml 膜蛋白与不同浓度（$1.0×10^{-9}$～$5.0×10^{-9}$mol/L）^{3}H-LTB$_4$、$2.2×10^{-6}$mol/L LTB$_4$、10% 甲醇、$7.5×10^{-8}$mol/L MgCl$_2$ 于 25℃温孵 60min 时所得饱和曲线（图 26-1-4）经 Scatchard 作图分析（图 26-1-5）和 Hill 分析（图 26-1-6）可知 ^{3}H-LTB$_4$ 与豚鼠脾细胞相应受体结合呈现特异、饱和、可逆的特点，并为单一位点。其 Kd 值为 $1.55×10^{-9}$mol/L，Bmax 值为 $2.59×10^{-13}$mol/mg 蛋白。

4. LTB$_4$受体结合抑制剂的寻找（竞争结合实验） 对照管加入甲醇、^{3}H-LTB$_4$、MgCl$_2$、LTB$_4$、膜蛋白（体积和终浓度与饱和实验同）并补充体积至150μl。测定管以20μl 浓度为 7.5×10^{-5} mol/L 的待测样品（终浓度为 1×10^{-5} mol/L）取代LTB$_4$。反应条件、处理过程及测定均与饱和实验相同。以 1×10^{-5} mol/L 的 NGDA（去甲二氢愈创木酸）为阳性对照。

结果表明，在所试样品中，从小叶买麻藤提取的 GL 类化合物 GL-1、GL-15、GL-16 对^{3}H-LTB$_4$与受体的结合具有一定的抑制作用，抑制程度与 NGDA 相似（表26-1-2）。

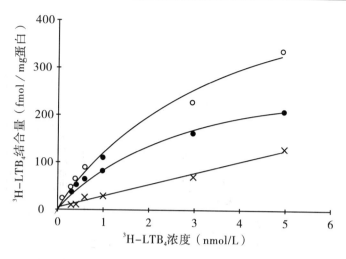

图 26-1-4 豚鼠脾细胞膜与^{3}H-LTB$_4$ 结合的饱和曲线
（加入或不加入 LTB$_4$，以观察非特异性结合）·—· 总结合 ○—○ 特异性结合，x—x 非特异性结合。

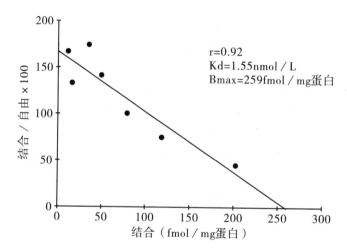

r=0.92
Kd=1.55nmol／L
Bmax=259fmol／mg蛋白

图 26-1-5 ^{3}H-LTB$_4$ 与豚鼠脾细胞膜受体结合的 Scatchard 分析

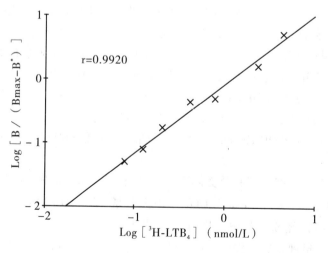

r=0.9920

图 26-1-6 ^{3}H-LTB$_4$ 与豚鼠脾细胞膜受体结合的 Hill 分析

表26-1-2　自小叶买麻藤中提取的 GL 类化合物对^{3}H-LTB$_4$与豚鼠脾细胞膜受体结合的抑制作用

化合物	抑制率（%）
GL-1	44.3
GL-15	46.8
GL-16	45.7
NGDA	44.7

（四）LTC$_4$、LTD$_4$放射受体分析法

1. 肺膜受体制备　健康豚鼠，体重 200~250g，断头处死，取出肺脏，剪去肺门外的大血管和较粗的支气管后将肺组织剪成细小碎块，称重后加入适量（1∶10，W∶V）50mmol/L Tris-HCl（pH7.4），冰水浴下制备组织匀浆（Polytron 匀浆器，30s），经纱布过滤后于 4℃离心 1000×g，10min，取上清再于 4℃离心 45 000×g，10min，取沉淀加入含 50mmol/L 丝氨酸的 Tris-HCl 缓冲液，混匀后用于^{3}H-LTC$_4$放射受体结合实验，取沉淀加入含 10mmol/L 半胱氨酸的 Tris-HCl 缓冲液用于^{3}H-LTD$_4$放射受体结合实验。

2. 蛋白浓度测定　采用 Lowry 法测定肺膜制备液中蛋白质浓度，并将蛋白质浓度调整至 1.5mg/ml。

3. ^{3}H-LTC$_4$及^{3}H-LTD$_4$受体结合实验　饱和实验：每个反应管加入固定量膜蛋白 50μl（75μg），再分别加入不同浓度的^{3}H-LTC$_4$或^{3}H-LTD$_4$（0.02~0.5μmol/L），最后用含 20mmol/L CaCl$_2$ Tris-HCl 缓冲液（内含 20mmol/L 丝氨酸用于^{3}H-LTC$_4$放射受体结合实验，内含 10mmol/L 半胱氨酸用于^{3}H-LTD$_4$放射受体结合实验）补充总反应容积至 250μl，将不同浓度的放射配体（^{3}H-LTC$_4$或^{3}H-LTD$_4$）分别做滴膜（测总放射活性）、总结合管和非特异结合管（加入 1μmol/L 相应非标记配体 LTC$_4$ 或 LTD$_4$）；混匀后 30℃水浴温孵 30min（^{3}H-LTD$_4$）或 40min（^{3}H-LTC$_4$），终止反应后迅速抽滤并加冰冷 Tris-HCl 缓冲液 5ml 洗三次除去总结合管和非特异结合管中游离的标记配体。将滤膜烤干后放置闪烁瓶内，加入 5ml 闪烁液（POPOP 100mg，PPO 5g，加二甲苯至 1000ml），用液体闪烁计数器测定滤膜上的放射性强度。将测定的 dpm 值输入计算机采用 PGIP 程序作图并求算出有关参数 Bmax 和 Kd 值。

4. ^{3}H-LTC$_4$及^{3}H-LTD$_4$的饱和曲线及受体特征　图 26-1-7，26-1-8 分别为^{3}H-LTC$_4$及^{3}H-LTD$_4$的饱和曲线和 Scatchard 作图，计算机数据处理和曲线拟合结果表明，^{3}H-LTC$_4$及^{3}H-LTD$_4$与豚鼠肺膜相应受体的结合分别呈单一位点，并呈现出特异、饱和及可逆的特点。在 30℃条件下，^{3}H-LTC$_4$的 Kd 及 Bmax 值分别为 27.0×10^{-11}mol/L 和 355.1fmol/mg 蛋白；^{3}H-LTD$_4$的 Kd 及 Bmax 值分别为 19.9×10^{-11}mol/L 和

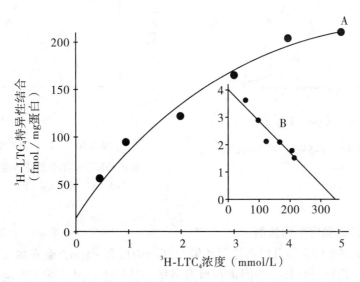

图 26-1-7　^{3}H-LTC$_4$与豚鼠肺膜受体特异性结合的饱和曲线（A）及 Scatchard 分析（B）

232.9fmol/mg 蛋白。

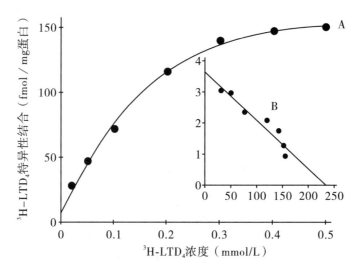

图 26-1-8 ³H-LTD₄ 与豚鼠肺膜受体特异性结合的饱和曲线（A）及 Scatchard 分析（B）

5. 不同化合物对³H-LTC₄ 及³H-LTD₄ 与受体结合的抑制作用（竞争结合实验）各试管加入固定量膜蛋白（75μg）及放射配体（³H-LTC₄ 或³H-LTD₄）再分别加入一定量（10^{-5}mol/L）的不同受试药物，反应条件及处理过程同前，实验结果显示，Se9001，Se9005，Se9006（含 Se 化合物）及 GL-3 能明显阻断³H-LTC₄ 及³H-LTD₄ 与相应受体的结合。并进一步观察它们的竞争结合实验，绘制竞争结合曲线（以阳性药 FPL₅₅₇₁₂ 作对照），现以 GL-3 为例，结果如图 26-1-9 及图 26-1-10，其作用强度以 IC₅₀ 及 ki 表示。结果见表 26-1-3。此外，我们还用离体器官生物检测法（见后）证实上述 4 个化合物为 LTC₄ 及 LTD₄ 受体阻断剂。

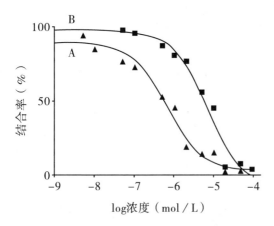

图 26-1-9 GL-3 和 FPL-55712 对³H-LTC₄ 与豚鼠肺膜受体结合的竞争曲线
GL-3（A），FPL₅₅₇₁₂（B）。

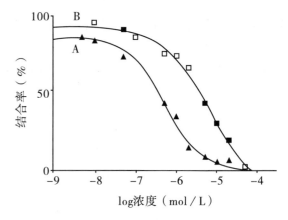

图 26-1-10 GL-3 和 FPL-55712 对³H-LTD₄ 与豚鼠肺膜受体结合的竞争曲线
GL-3（A），FPL₅₅₇₁₂（B）。

（五）LTC₄，LTD₄ 离体器官生物检测

取致敏豚鼠（用 5% 卵蛋白腹腔及肌肉注射致敏）回肠中段 2 ~ 3cm，套在固定的玻璃棒上，用棉球横向轻轻剥离回肠纵肌，用丝线将其一端固定在恒温浴槽的挂钩上，另一端与换能器相连，浴槽内加入 Tyrode 液（NaCl 137mmol/L，KCl 2.7mmol/L，MgCl₂ 1.05mmol/L，NaH₂PO₄ 32mmol/L，CaCl₂ 7.2mmol/L，Na₂CO₃ 12mmol/L，Glucose 5.05mmol/L，pH7.4）10ml，并通以 95% O₂ 及 5% CO₂ 的混合气体，于 0.5g

张力下37℃平衡1h，首先加入阿托品（7.2×10^{-7}mol/L），氯苯那敏（1.0×1.0^{-5}mol/L）以阻断乙酰胆碱和组胺的作用。5min后在浴槽内分别加入标准LTC_4或LTD_4（10ng/ml），记录它们各自引起回肠纵肌收缩的高度（作为100%）换液并洗去浴槽中的LTC_4或LTD_4，平衡0.5h后，先加入一定浓度的受试药物，再加入阿托品及氯苯那敏，10min后再用上述浓度的LTC_4或LTD_4刺激回肠纵肌，观察记录收缩高度，以此定性受试药为阻断剂还是激动剂。

表26-1-3 GL-3及FPL-55712对^{3}H-LTC$_4$及^{3}H-LTD$_4$与其相应受体结合抑制的IC$_{50}$及ki值（mol/L）

化合物	^{3}H-LTC$_4$		^{3}H-LTD$_4$	
	IC$_{50}$	Ki	IC$_{50}$	Ki
FPL-55712	8.23×10^{-6}	4.27×10^{-6}	5.58×10^{-6}	2.48×10^{-6}
GL-3	6.39×10^{-7}	3.32×10^{-7}	5.71×10^{-7}	2.54×10^{-7}
Se9001	2.93×10^{-6}	1.52×10^{-6}	4.38×10^{-6}	1.95×10^{-6}
Se9005	2.15×10^{-6}	1.18×10^{-6}	7.63×10^{-6}	3.39×10^{-6}
Se9006	3.25×10^{-6}	1.69×10^{-6}	2.09×10^{-6}	9.29×10^{-7}

（六）上述放射受体分析法及生物检测法的评价

放射受体分析法检测LTB_4、LTC_4及LTD_4，灵敏度高，特异性较强，用于筛选其阻断剂，快速，简便，但要确定他们是否是阻断剂，还要结合生物检测法确证之。生物检测法虽特异性差，但能反映其药效学本质。本文介绍的致敏豚鼠回肠法，灵敏度高，方法简单易行。

四、血小板活化因子受体分析法

血小板活化因子（PAF）为一种内源性磷脂，具有广泛的生物活性，是一强炎症介质，PAF的生物效应是通过其受体产生的。PAF与中性粒细胞上PAF受体结合后，可引起中性粒细胞脱颗粒，释放溶酶体酶，包括β-葡糖苷酸酶。PAF受体阻断剂可阻断部分PAF的作用，使β-葡糖苷酸酶释放减少，从而发挥抗炎作用。本实验采用β-葡糖苷酸酶与其底物酚酞葡糖醛酸呈色反应，可知β-葡糖苷酸酶释放量及药物对PAF受体的阻断作用强度。

（一）操作步骤

1. 大鼠胸腔注射1%角叉菜胶0.2ml致炎，分离炎性渗出液中的粒细胞，以Hepes缓冲的Dubeccos液配成浓度为2.5×10^6细胞/ml的细胞悬液。

2. 取细胞悬液250µl，加待测物，37℃培育15min。

3. 加细胞松弛素B（终浓度10^{-5}mol/L），温育5min。

4. 加PAF（终浓度10^{-6}mol/L）温育5min。

5. 冰浴内终止反应，4000r/min离心5min。

6. 取上清液25µl，加至96孔板内，加酚酞葡糖醛酸（2.5mmol/L）25µl，醋酸缓冲液（100m/mol/L，pH4.6）100µl，37℃ CO_2培养箱温育18h，加0.3mol/L NaOH 200µl终止反应，550nm处比色。

（二）结果评价

以给药组对酶释放抑制率为指标评价药物对PAF受体阻断作用。

（三）应用范围

PAF受体阻断剂的筛选；中性粒细胞PAF受体功能的研究。

（四）注意事项

1. 制备的中性粒细胞的活细胞率>95%，无聚集现象。

2. 加细胞松弛素B后的预温育时间要多于或等于5min。

3. 准确调节酶反应的pH。

五、组胺测定方法

依"大鼠腹腔肥大细胞脱颗粒反应"一节中所述制备肥大细胞悬液及抗原攻击反应，利用观察肥大细胞脱颗粒后的各管上清液测定组织胺含量。

方法：取上清液 2ml，加 5mol/L NaOH 0.25ml，NaCl 0.8g，正丁醇 5ml，振荡 5min，离心 3000×g，10min，吸取正丁醇层 5ml，加 0.1mol/L HCl 3.5ml，振荡 5min，离心 3000×g，10min，取 HCl 层 3ml，加 1mol/L NaOH 0.9ml，0.2% 邻苯二甲醛甲醇溶液 0.15ml，冰水浴中反应 40min，取出，加 2mol/L 柠檬酸 0.45ml，采用荧光分光光度法测定组胺含量，λ_{EX}355nm，λ_{EX}440nm，计算药物对致敏大鼠腹腔肥大细胞释放组胺量占全脱颗粒管释放量的百分率，并与对照管比较，进行统计学处理。

如给药组组胺释放减少，则示药物具有抗变态作用。

（朱秀媛　程桂芳）

参 考 文 献

1. 朱秀媛，徐桂芳，张祖济. 麝香的药理研究 I，麝香对巴豆油引起小鼠耳部炎症的抗炎作用. 药学学报，1979，14（11）：685 – 686

2. 朱秀媛，王文杰，徐桂芳，等. 麝香的药理研究 II. 麝香及其有效成分的抗炎作用. 药学学报，1988，23（6）：406 – 410

3. 中华人民共和国卫生部药政局编. 新药（西药）临床前研究指导原则汇编（药学药理学毒理学）1993，117 – 118

4. 孙曼霁，郗宏钊，秦康泰. 皮下渗出物中 5-羟色胺及组织胺含量荧光测定法. 军事医学科学院院刊，1984，5：539

5. 杨东旭，何克勤，程桂芳. 特里杨甙对过敏性慢反应物质及组胺的拮抗作用. 药学学报，1995，30（4）：254 – 257

6. 中华人民共和国卫生部药政局编. 新药（西药）临床前研究指导原则汇编. 1993，124 – 125

7. 李宁元，朱秀媛. 几种抗炎药对白三烯 B_4 生物合成的影响. 药学学报，1988，23：104

8. 侯艳宁，程桂芳，朱秀媛. 白三烯合成抑制剂及受体拮抗剂的药理研究. 博士毕业论文，1994

9. 赵宁、朱秀媛、程桂芳. 白三烯 B_4 放射受体结合测定方法的建立及其受体特性的分析. 药学学报，1996，31（11）：875 – 877

10. 赵宁、朱秀媛、程桂芳. 小叶卖麻藤提取成分 GL 类化合物对白三烯 B_4 的生物合成及受体结合的抑制作用. 中草药现代研究. 第三卷. 1996，169 – 171

11. 侯艳宁、程桂芳、朱秀媛. 小叶卖麻藤提取成分 GL-3 对白三烯 C_4、D_4 的受体拮抗作用. 中草药现代研究. 第三卷. 1996，169 – 171

12. Dahlen SE, Bjorck T, Hedevist P. Bioassay of leukotrienes. In: Samuelsson B, Paolett; R, Ramwell PW. eds. Aduances in Prostaglandin Thromboxane and Leukotriene Research. Vol. 17. New York: Raven Press, 1987, 615 – 621

13. 程桂芳、李宁元、刘大培，等. 麝香的药理研究 IV. 麝香对大鼠炎性渗出液白细胞花生四烯酸代谢的影响. 中国医学科学院学报，1992，14：346 – 350

14. G F Cheng. DP Liu, Dx Yang, et al. Antiinflammatory effects of tremulacin, a salicin-related substance isolated from populus tomentosa Carr. Leaves. Phytomedicine, 1994, 1（3）：209 – 211

15. TY Shen, San-Bao Hwang, Michael N Chang, et al. Characterization of a platelet-activating factor receptor antagonist isolated from haifenteng（piper futokadsura）：Specific inhibition of in vitro and in vivo platelet-activating factor-induced effects. Proc Natl Acad Sci USA, 1985, 82：672 – 676

第二章　抗肝炎、肝功能衰竭、肝纤维化、脂肪肝药理实验方法

第一节　抗肝炎药药效学实验模型

一、抗肝炎病毒模型

含义：系指对肝炎病毒有抑制或杀灭作用的药效学模型。国外有旱獭（WOOCHUCK）肝炎模型、乙

肝病毒转基因小鼠、2.2.15 细胞株和耐药乙肝病毒株（体外）可用于抗乙肝病毒药的评价。WOOCHUK 模型的特点是肝脏有病理变化，最终可自然发展为肝癌，这是与人类乙肝发展规律相似，但中国无此种动物，乙肝病毒转基因小鼠模型国内尚不成熟，应当加强模型的建立。目前国内可用于评价抗乙型肝炎病毒药者有 2.2.15 细胞株体外及体内方法，不过国外学者认为鸭肝炎模型不是一种合适的肝炎模型。

（一）细胞株

美国学者将人乙肝病毒转染入人肝癌 HepG2 细胞株，能在体外培养中复制人肝病毒标志如 HBsAg、HBeAg，故可用测定人乙肝病毒标志试剂盒检测有关指标。实验时所试药物浓度 3 ~ 4 个，每个浓度要有 4 ~ 5 个标本，首先要测定所试药物对细胞的毒性（50%），然后检测样品抑制病毒 50% 的有效剂量，再计算二者的比值，比值大表示抗病毒活性较强，而非毒性所致，比值至少 >2 方有意义。

（二）鸭肝炎模型

为我国学者创建，系将感染鸭肝炎病毒血清静脉注射入刚孵化出 3 ~ 5 天的北京鸭或麻鸭绍鸭，数天后，检查鸭血清肝炎病毒（HDVDNA）水平，取阳性者分组给药，治疗适当天数（10 ~ 15 天），其间测定血清乙肝病毒水平 2 ~ 3 次，停药数天后，再测定血清乙肝病毒。实验中除设不治疗对照组外，要设立阳性抗病毒药对照组，3 个试药剂量组。本模型肝脏无明显病变，故只是观察药物对鸭肝病毒复制的抑制作用。

二、保肝药药效学实验模型

含义：系指用于不具抗肝炎病毒活性而有抗肝细胞坏死和促进损伤肝细胞修复的药物筛选。

（一）小鼠急性四氯化碳模型

CCl_4 经肝脏药酶细胞色素 P450 代谢活化后生成三氯甲基自由基（$\cdot CCl_3$）自由基，与分子氧（O_2）反应生成 $\cdot OCCl_3$ 自由基，与生物大分子如膜蛋白和脂质共价结合，引起肝细胞结构和功能的损伤，实验动物常用小鼠，大鼠相对不敏感。CCl_4 溶于橄榄油或植物油，一般而言，急性实验时，腹腔注射 CCl_4 用量 0.1% 10ml/kg。口服 CCl_4 用量 0.1% ~ 0.2% 10ml/kg 为宜。皮下注射用量 0.5% 10ml/kg。以上任选一种途径即可。如 CCl_4 用量过大，转氨酶升的太高，不容易看出药物的效果，转氨酶测定也不太准确。

（二）小鼠或大鼠 D-氨基半乳糖模型

D-氨基半乳糖损伤肝细胞的机制与 CCl_4 和对乙酰氨基酚不同，不是通过自由基的作用，而是损伤细胞核 DNA 影响核酸代谢所致，大鼠比小鼠敏感，但一般用小鼠。D-氨基半乳糖溶于蒸馏水，供腹腔注射用，小鼠用量 800mg/kg。大鼠用量 400 ~ 500mg/kg。

（三）对乙酰氨基酚模型

大剂量对乙酰氨基酚损伤肝脏的机制是该药物进入肝脏后，大约 90% 以上被细胞色素 P450 代谢而解毒，5% ~ 10% 被代谢转化为 N-乙酰 - 对 - 苯醌亚胺，此代谢中间物具有自由基性质，能与 GSH 结合而解毒，如果对乙酰氨基酚剂量过大，形成的 N-乙酰 - 对 - 苯醌亚胺相应增多，肝内 GSH 被大量耗竭，便与肝细胞蛋白质的游离巯基（-SH）结合，造成肝细胞蛋白的结构和功能的损伤，出现肝坏死，实验动物常用小鼠。对乙酰氨基酚溶于水，一般剂量 120 ~ 200mg/kg，腹腔注射，夏天剂量稍低，冬天剂量稍高。实验者应于正式实验前摸索一个合适的剂量（120 ~ 200mg/kg），然后才开始正式实验。

（四）小鼠免疫性肝损伤模型

微生物毒素（例如细菌超抗原、葡萄球菌肠毒素 SEB），某些药物，T 细胞激活抗 CD3 单克隆抗体，或者 T 细胞丝裂原例如 concanavalin A（Con A），通过造成免疫抑制或者造成免疫激活而诱导肝损伤。这些物质在体内外均会激起很强的细胞因子的释放。以这些物质造成的实验性肝损伤模型，类似于自身免疫性肝炎、病毒性肝炎或者肝移植排斥的急性发作阶段。Con A 是一种植物凝集素，静脉注射 Con A 会导致肝脏的特异性损害。给动物注射 Con A 后会导致转氨酶升高，肝细胞核 DNA 碎片的生成，电泳检测可见 DNA-梯状条带，组织化学检测可见凋亡小体的形成和 $CD4^+$，$CD8^+$ T 细胞浸润。亦可选用卡介苗（BCG）加脂多糖（LPS）诱导免疫性肝损伤。

1. 刀豆球蛋白 A（Con A）　Con-A 为 T 淋巴细胞刺激剂，通过活化 T 细胞，活化 T 细胞与 T 淋巴细胞间 Fas/FasL 的反应，启动细胞凋亡和坏死的有关信号转道通路，造成肝细胞损伤，是一种 T 淋巴细胞介导的免疫性肝细胞损伤。适当剂量造成肝损伤，大剂量则致动物死亡，实验动物常用小鼠。一般剂量 > 20mg/kg，iv。实验者应于正式实验前摸索一个合适的剂量（120 ~ 200mg/kg），然后才开始正式实验。

2. 卡介苗（BCG）加脂多糖（LPS） 给小鼠尾静脉注射 BCG 或冻干粉 2mg/0.2ml/只（液用生理盐水悬浮）以致敏肝 Kupffer 细胞及聚集于肝脏的血中单核细胞，10 天后，由尾静脉注射 LPS 7 ~ 10μg/0.2ml/只 1 次，以活化处于致敏状态的肝 Kupffer 细胞及单核细胞，使其释放一些细胞因子如 TNF、NO、氧自由基，等等，这些细胞因子作用于正常肝实质细胞，引起炎症、坏死。实验者应于正式实验前进行预实验，摸索一个合适的剂量，然后才开始正式实验。

进行上述实验时，选用体重 20 ~ 25g 小鼠或 120 ~ 150g 大鼠，随机分组，小鼠每组 10 只，大鼠每组 8 ~ 10 只。设高，中，低 3 个剂量组，急性实验提前 0.5 ~ 1 小时给药 1 次或提前 24 小时给药多次，正常对照组及损伤对照组给予相应的溶剂，阳性对照组给予相当剂量的已知药。各种治疗实验中，给药途径必须与临床用药的途径相同，静脉给药者可用腹腔注射代替，一般不要求每种动物模型均做两种给药途径，但应在上述肝损伤动物模型中选择药物疗效最敏感的模型做两种给药途径（口服或注射）。

溶于水的药物，用生理盐水或蒸馏水溶液配制，可任何途径给药但必须与临床给药途径一致。不溶于水的药物可用少许吐温 - 80 配制成含 2% 吐温 - 80 的悬液，或用 0.5% 羧甲基纤维素钠等制成混悬液，可口服或皮下注射，另设相同容积的溶剂对照组。

在观察药物疗效前，一般应首先观察待试药物的急性毒性。测定出半数致死剂量（LD_{50}）。一般而言，可取 1/5，1/10 及 1/15 ~ 20 作为治疗剂量，对测不出 LD_{50} 的药物，应求出最大浓度和最大允许容积，以便选择合适剂量。一般最大剂量以 200 ~ 500mg/kg 为限，在此剂量范围设立 3 个剂量组。

中草药粗制剂，应按原生药换算剂量（生药 g/kg），对测不出致死剂量的制剂，可取最大浓度和最大允许容积进行口服或注射，小鼠口服或腹腔注射最大容积每只每次不宜超过 0.8 ~ 1ml，大鼠口服或腹腔注射最大容积每只每次不应超过 1.0ml，可相隔适当时间，多次给药。

于注射肝脏毒物后，动物禁食 18 ~ 24 小时，断头法处死动物，收集血液，分离血清，测谷丙转氨酶（ALT）和谷草转氨酶（AST）。每只动物取同一叶肝脏部位大致相同的一小块肝组织，固定于 10% 福尔马林或 Boin 液，做病理切片检查。

疗效判断标准应与对照组比较，转氨酶显著降低，肝脏病理损伤减轻为有效。如有效，实验均应重复。

（五）大鼠肝细胞的分离体外原代培养肝细胞模型

大鼠以 ip 戊巴比妥钠 50mg/（10ml/kg）麻醉，背位固定，用 75% 酒精消毒皮毛后打开腹腔，从门静脉插管，切断下腔静脉，用无钙灌流液（1000ml 溶液中含 0.0372g EDTA-Na$_2$，8.3g NaCl，0.5g KCl，2.4g Hepes，6ml 1mol/L NaOH，pH 7.5，37℃，95% 氧气饱和）以 17ml/min 的流速灌洗肝脏 10min。与此同时，游离肝脏以膈肌悬挂于支架上。立即换用含 0.2% Ⅳ型胶原酶的灌流液（100ml 溶液中含 0.4g NaCl，0.05g KCl，2.4g Hepes，0.07g CaCl$_2$ · 2H$_2$O，6.6ml 1mol/L NaOH，pH7.6，37℃，95% 氧气饱和）以 22ml/min 的流速持续循环灌流肝脏 8 ~ 10min。待灌流至肝脏表面膨胀，出现裂纹皱襞，将肝脏取下置于含 10ml 清洗液（1000ml 溶液中含 8.3g NaCl，0.5g KCl，2.4g Hepes，0.1764g CaCl$_2$ · 2H$_2$O，6ml 1mol/L NaOH，10% 小牛血清，pH7.5）的烧杯中，撕去肝包膜，抖落肝细胞，用 120 目不锈钢筛网过滤得肝细胞悬液。用清洗液于 4℃ 300r/min 离心 6min，弃上清，洗 3 次，得肝细胞悬液。肝细胞用台盼蓝拒染实验法检测存活率大于 85% ~ 90%。

（六）肝再生模型

小鼠或大鼠在乙醚麻醉下，用酒精棉球消毒腹部皮肤，用手术剪正中剪开皮肤，约 2 ~ 3cm，暴露肝脏，两手指挤压肝使其露出切口外，用丝线结扎 3 大叶肝根部血管，切除大约 70% 的肝脏，缝合切。手术前或手术后灌 50% 葡萄糖液每鼠 0.5ml，以防止术后休克死亡，一般手术及术后死亡率约 30%。手术当日，3 ~ 4 小时后，分组并开始给药，每组 12 ~ 13 只小鼠，第 2 天和第 3 天，每日上、下午各给药 1 次，第 4 天上午再给药 1 次，下午拉断颈椎处死小鼠，称体重，取出肝，剪去结扎部位坏死的肝组织，称重，计算肝指数（g/100g 体重）。一般常以肝指数作为评定促肝再生指标，肝脏亦可留作测 DNA、RNA 之用，亦可做肝切片，HE 染色，观察核分裂指数。

第二节 抗暴发性肝功能衰竭药效学实验模型

暴发性肝功能衰竭发病率不高，但病死率极高，首要原因是病毒性肝炎引起的，其次是药物和毒物。治疗不可能单一药物，必须综合治疗及时抢救。临床治疗的原则有 4：①让病人肝脏有再生的机会；②去除药物或毒物（如果是药物或毒物所致）；③可能的话给予刺激肝再生药物；④肝移植。欲评价这些治疗措施的效果和寻找治疗药物需要有合适的动物模型，合适的动物模型需要 6 项要求：可逆转性，可重复性，因肝衰竭而死亡，有一个治疗窗，一个大的动物模型（一般用大鼠和家兔），对实验研究人员危害最小。为寻找治疗人的各种肝衰竭药物，需要不同的动物模型，目前可利用的动物模型包括：外科手术切除肝脏和截断肝脏血流，利用肝脏毒物造成肝衰竭，例如四氯化碳，对乙酰氨基酚或 D-氨基半乳糖，免疫性肝衰竭如注射刀豆蛋白 A（ConA）和卡介苗（或丙酸杆菌）加脂多糖。

各种动物模型各有优缺点，目前尚无一种动物模型可满足上述的 6 项要求。①外科手术模型：手术全部切除肝脏，动物可存活 15h，偶然有个别的动物存活 26h，存活时间长短看来与血糖浓度有关。当血糖>200mg/100ml，动物肝切除后存活时间较短。此模型的优点是可重复，最大缺点是不可逆，其次血生化没有与肝衰竭有关指标变化；②去血管模型：完全阻断肝脏血流方法有二：阻断肝门脉血流和结扎肝动脉，动物于 6~12h 内死亡。此模型缺点是不可逆和存在肝切除模型所有的不足。第 2 种方法是一时性夹住肝动脉和阻断门脉血流，有人用猪做此模型获得成功，比完全切除肝脏要好一些。

一、致死性小鼠或大鼠 D-氨基半乳糖加脂多糖模型

有人给家兔静脉注射 D-氨基半乳糖盐酸盐，动物于 21~44h 死亡前 2~3h 有昏迷，在此模型所做各项检查，与人暴发性肝衰竭所见相类似。问题是不同品种家兔反应不一样，选择一种合适的家兔不容易；另外，动物较大，增加实验操作上的困难；另外较多的人用大鼠做此模型，问题是不容易产生肝性脑病。

给大鼠 1 次 ip D-氨基半乳糖 600~800mg/kg 和 LPS 100~200μg/只，或给小鼠 1 次 ip D-氨基半乳糖 500~700mg/kg 加 LPS 10~20mg/kg，以引起暴发性肝坏死，动态观察死亡率（4h、8h、12h、24h、48h、72h）。一般于 24~72h 内死亡，对照组死亡率应不少于 80%。

二、致死性小鼠扑热息痛模型

足够大剂量对乙酰氨基酚在人可引起暴发性肝衰竭，国外有人服大剂量对乙酰氨基酚以自杀，故可用对乙酰氨基酚造成动物急性肝坏死。缺点是重复性较差，有人 24 小时内给 Beagle 犬皮下注射 3 次对乙酰氨基酚（0、9、24h）引起暴发性肝衰竭。

亦可用小鼠，1 次 ip 对乙酰氨基酚 400~500mg/kg 以引起暴发性肝坏死，动态观察死亡率（4h、8h、12h、24h、48h、72h），一般于 24 小时内死亡，对照组死亡率应不少于 80%。

三、致死性小鼠 ConA 模型

给小鼠 1 次 iv ConA 40mg/kg 以上可造成暴发性肝坏死。观察死亡率，一般于 24~48h 内死亡，对照组死亡率应不少于 80%。

四、四氯化碳模型

有动脉、静脉或腹腔注射较大剂量 CCl4，亦可口服 CCl4，此模型的缺点是可重复性差，动物波动较大，动物不会出现 4 级肝性昏迷，肝组织学损伤主要是围绕中央静脉，不像人肝衰竭时出现的大片肝坏死。

上述一~三 3 种动物模型应做预实验，摸索各种毒物致死剂量，对照组死亡率应介于 80%~100%，然后正式实验。死亡动物肝脏可留着做病理学检查，观察药物抗肝衰竭作用的指标为死亡率及死亡时间，有效药物可降低死亡率及延缓死亡时间。

所试药物给药方式一般均预防给药，于给肝毒物前多次给药或提前 1~2h 给药一次，如有效，可与肝

毒物同时给药（但途径不要相同），或给肝毒物后 0.5～1h 给药 1 次或多次。

如所试样品有效，则应扩大观察对肝性昏迷模型（注射氯化铵）的作用，并研究其作用机制。

五、其他毒物模型

二甲基亚硝胺（DMN）对实验者有一定危险性，因为 DMN 为化学致癌物。还有用硫代乙酰胺。亦有人给动物注射热灭活的革兰阳性细菌，随后注射脂多糖造成暴发性肝坏死。还有小鼠病毒性肝炎用于检测抗病毒治疗。上述各种造模毒物存在的问题是不能在大动物进行。

六、外科手术和药物结合模型

国外有人用猪做实验，外科手术阻断肝动脉血流，造成肝缺血与经口给予四氯化碳 0.5ml/kg 相结合的方法，动物于 15～52h 内死亡，死前 6～36h 出现深度的肝昏迷，检查发现肝中心叶有严重坏死，此模型满足了前面所述肝衰竭模型要求的 6 项指标，虽然可逆性还有待充分证实，用前列腺素 $F_{2\alpha}$（$PGF_{2\alpha}$）治疗可使 40% 动物存活 10 天以上，然而，猪做实验又太大。

综上所述，目前，各种肝衰竭动物模型与人肝衰竭状态尚有较大差距，在选用何种动物模型做实验时，应多加思考，笔者自己的体会还是以肝毒性药物模型较为可取，关键是动物品种和选择合适的致死剂量。

第三节　退黄疸药动物模型

含义：系指能使病人黄疸消退或减弱的药物。

异硫氰酸-1-奈酯黄疸模型　动物要求同保肝药。大鼠体重以 120～150g 为宜。每组动物至少 8 只，鼠小亦可，但体重以 25～30g 为宜，因测定胆红素时血清用量较多。药物配制，给药途径及剂量同保肝药。异硫氰酸-1-萘酯溶于植物油，50～70mg/kg 口服。

药物于口服毒物前 0.5～1 小时服用，或提前 24 小时服药多次，给药途径与临床应用一致，口服毒物 24～48 小时后，断头法处死大鼠，留血，分离血清。测血清总胆红质，结合胆红质，ALT，AST，肝脏作病理切片检查。

以上各类动物模型应根据药物的具体情况可能有交叉选择，例如，保肝药亦可做抗肝炎病毒实验，抗肝炎病毒药亦可选择 2～3 种保肝药动物模型进行实验。

第四节　抗肝纤维化药效学实验模型

肝纤维化（HF）动物模型的基本要求是可靠、可重复、与人的 HF 形成有相似性。以往常用的动物 HF 模型各有优缺点，近年来，随着分子生物学的发展，已建立小鼠转基因 HF 模型、微型猪和豚鼠 HF 模型。不同类型的肝细胞体外培养的发展，有助于了解在 HF 发生发展过程中不同肝细胞的特殊功用及病理作用。新模型的联合应用、方法的改进，以及对 HF 形成机制的新认识，使得 HF 的研究成为一个十分活跃的领域。

一般而言，HF 模型按其病因学可分为下列数类：①毒物性；②营养性；③免疫性；④胆汁性；⑤酒精性；⑥遗传性；⑦代谢性；⑧转基因性。所用动物品种依其使用频率为：大鼠、小鼠、兔、犬、豚鼠、微型猪、猴及猩猩。不同 HF 模型或肝硬化模型的病理发生的本质各有特点，这也许更适合于不同的研究目的（表 26-2-1）。

CCl_4：为复制动物 HF 和肝硬化的最常用毒物，该模型早期肝细胞出现明显的损伤和炎症。中毒 6～9 周后，除肝细胞坏死外，主要病变为变性和炎症浸润、肝细胞再生、Ito 细胞增生、结缔组织沉积、小静脉和门脉周围出现明显的纤维浸润、结缔组织桥状沉积。长期中毒则出现微小结节状肝硬化。CCl_4 模型肝外脏器损伤甚少，CCl_4 引起肝毒性和结缔组织生成的机制是经肝细胞色素 P450 代谢活化生成三氯甲基自由基（$\cdot CCl_3$），刺激活性氧中间产物（ROI）的生成和引起脂质过氧化。某些能诱导肝微粒体 P450 活性的物质，如苯巴比妥、磷脂酶 D、丙酮及乙醇都能促进 CCl_4 的代谢转化及加速 HF 和肝硬化的形成。然而，联合应用这类物质会使动物死亡率增加，CCl_4 引起动物 HF 或肝硬化在形态学和病理生理学方面与人肝硬化相似。例如，在动物和人肝坏死后都有肝细胞再生，在肝硬化的进展期纤维化浸润几乎均是不可逆的。

表 26-2-1　肝纤维化、肝硬化实验动物模型一览表

类型	动物	方法	病理变化	出现纤维化时间	出现肝硬化时间
1. 肝脏毒物					
CCl_4	大鼠 150~250g	皮下注射 50% CCl_4，1~2ml/kg，每周2次，或灌胃、吸入，每周2次，加饮用含苯巴比妥饮水	中心叶或门脉区	>6 周 >1~2 周	>12 周 >4 周
二甲基亚硝胺（DMNS）	大鼠 150~200g	一周腹腔注射3次	中央门脉区	>4 周	>13 周
	犬 10~30kg	口服每周2次	中央门脉区	3~4 周	>13 周
硫代乙酰胺（TAA）	大鼠 200g	TAA 溶于饮水中 300mg/L	门脉-门脉，门脉-中央	2~3 周	>3 个月
D-半乳糖胺	大鼠 200g	腹腔注射 500mg/kg，每周3次	门脉扩张，胆管上皮细胞增生	7~13 周	3~4 个月
2. 营养性	大鼠/小鼠 100~150/20g	高脂、高胆碱、低蛋白饲料	中央叶	>6 周	12~24 周
	大鼠 100~150g	低蛋白、低蛋氨酸、加乙硫氨酸饲料	中央叶	>4 周	12~24 周
3. 免疫性					
异种血清	大鼠 150~200g	腹腔注射猪血清，每周2次	中央-门脉扩散	>5 周	>10 周
异种清蛋白	大鼠 150g	静脉注射人清蛋白 4mg，30 天内每周3次	门脉周围，门脉中央门脉周围	5~11 周	未知
微生物细胞壁产物	大鼠 150~200g	一次静脉注射链球菌细胞壁提取物 20mg/kg	门脉周围	>6 周	>10 周
鼠血吸虫	小鼠 20g	皮下注射50条血吸虫尾蚴	肉芽肿	>6 周	未知
内毒素	兔 2.5~3kg	从总胆管注射大肠杆菌内毒素 0.02mg，24h 后从耳沿静脉注射 0.1mg	门脉周围，肉芽肿	>9 天	未知
4. 胆汁淤滞性	大鼠 150~300g	结扎胆总管	门脉周围，门脉-门脉，	>4 周	未知
	犬 10~25kg	结扎胆总管	门脉周围-中央叶	>4 周	未知

续 表

类型	动物	方法	病理变化	出现纤维化时间	出现肝硬化时间
	猴 3~6kg	结扎总胆管	门脉周围	>2 个月	>24 个月
5. 酒精性	猩猩	含酒精液体饲料	门脉周围	>6 个月	>24 个月
	大鼠	连续灌胃酒精和饲喂高脂饲料	中央叶	>3 个月	未知
	微型猪	40% 乙醇和饲喂高脂饲料	门脉 – 门脉，门脉 – 中央	12~24 周	未知
6. 遗传性	Rhino 小鼠	有自体接受基因突变	中央叶	>6 个月	未知
7. 代谢性	大鼠	饲喂含 2.5%（W/W）羰基铁饲料	门脉周围，小静脉周围	>16 周	未知

在 CCl_4 模型纤维化肝脏有各种细胞外基质（ECM）成分的异常积蓄，Ito 细胞在其中起了重要作用。可从此模型分离肝脏不同细胞研究其在 ECM 生成调控机制和纤维化发生中的作用，亦可用于抗 HF 药物的筛选，验证 HF 肝脏的病理组织学情况和纤维化血清标志物的相关性。CCl_4 模型之所以广泛应用原因是：①给此毒物的方式可多样化；②便于重复；③肝组织变化相对比较一致。然而，在不同动物用同样的方式肝细胞坏死和纤维浸润程度可有某些差异，从而引起组织学和病理生理学上发现结果不一致。再者，CCl_4 模型毕竟不是人肝炎后和酒精性 HF/硬化真实的模型，与肝细胞肝癌的发生亦无多大的关系。

DMNS 和 TAA：为最常用的两种肝脏致癌物，二者由肝微粒体代谢为活性中间产物，与肝细胞重要的大分子物质如核酸和蛋白质共价结合而损伤肝细胞功能，DMNS 代谢亦有甲基化分子的产生，引起核酸和蛋白质甲基化，导致肝细胞坏死。不像 CCl_4 模型，DMNS 不引起肝细胞胆汁淤滞，但 DMNS 模型的另一个特点是 HF 和肝硬化比较稳定，停止染毒后仍能持续数月。此模型可用于研究体内各种 ECM 的表达，检测血清中标志物与肝纤维化的关系，曾用于评价马洛替酯（malotilate）抗肝纤维化作用。

TAA：是用以诱发肝硬化的一个经典的肝脏毒物，近来亦用以诱发大鼠 HF。在其诱发 HF 过程中狄氏腔肝窦内皮细胞穿孔的量和基底膜样结构的形成量均减少。

GalN：是另一种肝脏毒物，它引起的肝损伤与人病毒性肝炎有相似之处，其作用的机制乃是引起肝内三磷酸尿嘧啶核苷和其他尿嘧啶核苷类降低，进而引起 RNA 和质膜蛋白的合成减少。该毒物一般用于造成急性肝损伤模型，然而反复多次腹腔注射 20~40 次（7~13 周内）可造成 HF，注射 80~120 次（每周 3 次）可造成肝硬化，所造成的肝病变与人胆汁性肝硬化有某些相似性。

营养性 HF：一般或是用高脂、低胆碱、低蛋白饲料或低蛋白、低蛋氨酸加乙硫氨酸以诱发 HF 和肝硬化。该模型存在的问题是不同种属动物的反应性变异很大，对胆碱缺乏的敏感性又有明显的差别，实验周期长，以及难以研究肝纤维化发生的病理学过程。

免疫性肝纤维化：常用者有给大鼠或小鼠静脉注射异源性血清或人清蛋白，或腹腔注射细菌细胞壁。给大鼠注射人清蛋白后，免疫复合物引起的 HF 的分子生物学与 CCl_4 诱发的 HF 在前胶原类型和 TGF-β1 方面二者有所差别，前种模型细微桥状胶原成分主要是 III 型和 IV 型胶原，CCl_4 模型 TGF-β1 的表达比免疫性 HF 模型较多。在注射猪血清所致的大鼠 HF 模型，免疫组化发现中央静脉和门脉区 Ito 细胞和纤维母细胞及包膜结缔组织增生，并在肝纤维化发生中起作用，免疫性因素在此大鼠 HF 模型中起了作用。

胆汁淤滞型 HF：结扎总胆管会引起大鼠胆汁淤滞型 HF 或肝硬化。该模型门脉区有明显的结缔组织浸润，胆管上皮细胞和肝细胞增生，常用于研究在胆汁淤滞过程中 ECM 的表达及其调控，细胞相互间的作用及肝细胞增生的情况。

酒精性 HF 和肝硬化：控制实验动物乙醇的摄入量特别是啮齿类动物如大鼠、小鼠，建立 HF 在技术上很不容易。Tsukamoto-French 建立的大鼠 HF 模型，解决了控制乙醇摄入量的技术问题。肝细胞中央叶缺氧是诱发 HF 的主要原因。TGF-β1 参与 Ito 细胞的活化。

转基因模型：将特殊的基因转入小鼠的卵子胚芽（germ），随后该小鼠及其后代有转移基因的表达。转基因小鼠模型在分子病理学和生物学方面很有价值，应用广泛。已建立转基因 TGF-β1 小鼠模型，在各种转基因小鼠模型均有明显的肝纤维增生和肝细胞凋亡。γ-干扰素转基因小鼠模型肝脏出现慢性炎症，随年龄老化血清转氨酶进行性地升高，肝脏出现明显的炎症反应，26 周出现轻度的 HF，37 周胆小管增生，免疫组化分析此转基因鼠肝细胞表面有主要组织相容性复合物 II 型分子存在，这一发现支持自身免疫参与了肝损伤，而且提供了一个了解各个细胞因子在自身免疫性肝炎机制的线索，了解各个细胞因子的作用以及 HF 的其他机制。

总而言之，动物模型对研究 HF 和肝硬化发生的机制及寻找有效的治疗药物必不可少。然而，人从肝脏炎症起始到发展为 HF 和肝硬化的时间过程比任何动物模型要长得多。再者，肝脏毒物在人和各种动物的代谢是不完全相同的，肝组织修复过程亦因动物种属不同而异，所以，至今没有一种 HF 和肝硬化动物模型能准确地反映人的病情。但是，这些动物模型对人们了解 HF 的发病机制及寻找治疗新药还是十分有用的。在这些模型中，CCl₄ 慢性中毒所致的大鼠或小鼠 HF 有其特点，容易形成，与肝损伤的严重性和结缔组织沉积的程度比较一致，特别是 CCl₄HF 大鼠的 Kupffer 细胞和 Ito 细胞据认为在体内被激活，将这些细胞分离出来在体外可研究其细胞因子的释放，ECM 的产生及细胞间的通讯。然而，至今尚无一种简便的酒精性大鼠 HF 模型。免疫性 HF 模型与中毒性 HF 模型相比较，肝细胞坏死较少，但适合于研究 ECM 的代谢。转基因小鼠过度表达某种特异的基因，如 TGF-β1 可显示单个细胞因子在 HF 中的调节作用，对研究结缔组织代谢大有前景，分离肝脏各种细胞在体外进行分子生物学研究可克服动物模型上研究的某些限制。

选择什么 HF 动物模型取决于研究目的、技术熟练程度及经费开支。新建 HF 模型和改进现有 HF 模型将会促进人们对肝纤维化发生机制的了解和抗 HF 新药的研制。

免疫性大鼠 HF 模型，皮下注射人清蛋白每次 4mg，每次相隔 10 天，共 3 次。人清蛋白稀释液 2 份与 3 份不完全弗氏佐剂混匀乳化，多点注射，免疫或致敏大鼠。随后尾静脉注射用生理盐水稀释的人清蛋白 6mg，每周 2 次，连续 5~11 周。以实验需要于第 5、8、11 周分别处死大鼠，血清和肝脏做各项 HF 指标检查。肝组织检查 75% 以上出现 HF，肝细胞有中等程度变性和坏死，一些胆小管增生，Kupffer 氏细胞无明显增生，炎症反应较轻。I 型胶原 mRNA 表达及 TGF-β1 表达不如 CCl₄ 模型明显，但 III 型和 IV 型前胶原 mRNA 表达明显。应当注意者，部分致敏大鼠于尾静脉注射人清蛋白后可出现过敏反应而死亡。故实验开始时，每组动物数应在 15 只以上。大鼠腹腔注射猪血清 0.5ml，每周 2 次，连续 10 周，一般可形成肝纤维化。

一、大鼠四氯化碳肝纤维化模型

将大鼠依体重随机分组，实验开始时，除正常对照组（10 只）外，其余每组不得少于 15 只，模型对照组、阳性药对照组、给药 3 个剂量组，剂量大小可参考急性实验中有效剂量而定。实验结束时，每组动物应有 8~10 只。

四氯化碳溶于橄榄油，由皮下注射 10%~20% 5ml/kg，每周两次，连续 3 个月。大鼠饲料应以高碳水化合物、高脂、低蛋白为妥，有时还可饮用含 5%~10% 酒精的自来水，以加速肝硬化的形成。但动物死亡率较高，故实验开始时每组动物不得少于 15 只，以保证实验结束时每组应有的动物数。

给药途径应首选口服，每日 1 次，连续 1~3 个月。药物治疗于 CCl₄ 中毒开始或第 2 个月起开始。注射给药途径不可取，因为临床治肝硬化需要长期用药。

实验结束时，断头处死大鼠，留血液，分离血清，测定 ALT、AST、总蛋白、清蛋白，计算清蛋白/球蛋白（A/G）比例，并测定肝纤维化标志物如透明质酸、羟脯氨酸、III 型前胶原肽、脯氨酸酶等。每只大鼠肝脏取一部分测定羟脯氨酸含量。另外，每只大鼠取同一叶同一部位小块肝脏做病理切片检查，作 HE 和胶原纤维染色，观察肝形态损伤及胶原纤维形成的程度。本模型多次皮下注射 CCl₄ 油溶液，结果有不少油未被吸收，此点应予注意。

疗效判定标准则是比较治疗组与损伤对照组间各项测定指标间差异的显著性，重点是判定对肝纤维化有关的各项标志指标的疗效，如有效则应研究其作用的机制。

二、小鼠四氯化碳加苯巴比妥钠模型

小鼠提前 1 周饮用含苯巴比妥钠（350mg/L）自来水，除正常对照组外，其余各组小鼠由 ip 注射 CCl_4 橄榄油，每周 2 次，CCl_4 浓度为 5% 2 周，10% 2 周，15% 4 周，共 8 周，亦可延长 2 周。届时处死小鼠，留血清和肝脏，测定有关肝纤维化指标，肝脏做病理切片观察。各项观察指标同大鼠，饮用含苯巴比妥钠。

三、大鼠或小鼠二甲基亚硝胺模型

一般常用大鼠，实际上用小鼠亦可，省钱又省药。此模型形成肝纤维化较快，但实验过程中死亡率较多，故实验开始时每组动物数 15 只为妥。

四、免疫性肝纤维化模型

大鼠：除正常对照外，以 9mg/ml 牛血清白蛋白（BSA）+弗氏不完全佐剂乳剂每次每鼠 0.5ml，足垫注射以致敏动物，共 5 次。第 1，2 次间隔 2 周，其余间隔 1 周。末次致敏注射后 1 周，球后静脉丛采血，采用琼脂平板双向扩散法测大鼠血清中抗 BSA 抗体。取抗体阳性者尾静脉攻击注射 18mg/ml BSA 生理盐水溶液的不同浓度的稀释液，每周 2 次，剂量从每次每鼠 2mg（0.4ml）递增至每次每鼠 3mg（0.4ml），共 10 次。药物治疗组可从第二次攻击注射后开始灌胃，模型组和对照组灌胃同剂量蒸馏水，停止攻击后再给药 2 周，直至实验结束。

第五节 抗脂肪肝药效学模型

一、急性酒精性小鼠脂肪肝模型

22～24g 的雄性小鼠，禁食 12 小时，口服 40% 乙醇 20ml/kg，6 小时后处死动物，取肝脏制备 5% 肝匀浆，测定肝脏内甘油三酯、谷胱甘肽（GSH）及丙二醛（MDA）含量。

所试样品一般采取口服 1 次，亦可采用给药 3 次的方法，即首日下午、次日上、下午分别口服所试样品 1 次。正常对照及模型对照组口服同体积蒸馏水。末次服药 2h 后，口服 40% 乙醇 20ml/kg［将无水乙醇（分析纯）用蒸馏水稀释至 40%（V/V）］。一般模型组甘油三酯比正常组升高 1.3 倍左右，GSH 含量降低，MDA 含量升高。

二、高脂肪饲料引起的小鼠营养性脂肪肝模型

高脂饲料配方：79% 基础饲料、10% 猪油、10% 蛋黄粉、1% 胆固醇。昆明种或 ICR 雄小鼠，20～22g，随机分组。正常对照组饲喂正常鼠饲料。其余各组每天饲喂高脂饲料，同时每日下午给小鼠分别口服所试样品，模型组口服同体积蒸馏水，每 3 天记录体重 1 次，第 21 天处死小鼠，取肝，测定肝脏甘油三酯含量。模型组小鼠肝脏甘油三酯比正常组小鼠升高数倍。

三、乙硫氨酸（Dl-ethionine）引起的小鼠脂肪肝模型

采用昆明种或 ICR 雄性小鼠 21～24g，随机分组、每组 10 只。除正常对照组外，模型对照组及受试药物组于第一日上午口服乙硫氨酸 300～350mg/kg，每日 1 次，连续 3 次。口服乙硫氨酸 1 小时后，口服药物 1 次，6 小时后再给药 1 次，第 2 日和第 3 日上、下午分别给药 1 次。模型对照口服同体积水。于末次口服乙硫氨酸 24h 后处死动物，取肝脏，用生理盐水制备 5% 肝匀浆，测定肝脏内甘油三酯含量。乙硫氨酸纯度很重要。一般而言，模型组肝脏甘油三酯比正常组升高 3 倍左右。

以上介绍的各种模型，实验者应根据具体情况选用，而且应先做预实验。

（魏怀玲　刘耕陶）

参 考 文 献

1. Terblanche J, Hickman R. Animal models of fulminant hepatic failure. Dig Dis Sci, 1991, 36 (6): 770－774

2. Wu Jian, Norton PA. Animal models of liver fibrosis. Scand J Gastroenterol, 1996, 31：1137 - 1143

3. Sun Miao, Wang Bao-En, Giorgio A, et al. Two rat models of hepatic fibrosis. A morphologic and molecular comparison. Lab Invest, 1990, 63 (4)：467 - 475

4. 朱起贵，方步武，吴贺算，等. 牛血清白蛋白致免疫损伤性肝纤维化动物模型的研究. 中华病理学杂志，1993，22 (2)：121 - 122

第三章 肝纤维化的体外模型及肝纤维化有关的肝间质细胞培养

一、贮脂细胞的分离及培养

大鼠贮脂细胞（fat-storing cell）又称 Ito 细胞、lipocyte 和星状细胞（stellate cell）。该细胞因胞浆中富含脂滴，体外培养时外形呈星状而得上述名称。贮脂细胞目前被公认为在肝纤维化时及正常情况下，肝脏中胶原的主要细胞来源（合成分泌 I、III、IV型胶原），以及其他细胞外基质（extracellular matrix）的来源之一。有学者认为：贮脂细胞在体内的活化、增殖及胶原产生的增加，是肝纤维化发生发展的中心环节。除了具有胶原代谢的功能之外，贮脂细胞还有贮存和代谢视黄醇（VitA）的功能和收缩功能。贮脂细胞的收缩能影响和调节肝血窦的血流和压力，进而影响肝脏的血流动力学。因此，分离和培养肝脏贮脂细胞对于在细胞生物学和分子生物学水平上研究肝纤维化是极为重要的。

下面介绍贮脂细胞分离和培养的方法。

（一）Nycodenz®密度梯度离心分离法

此方法为目前文献报道中应用较多的方法，笔者亦用此方法成功地分离出大鼠贮脂细胞。具体方法如下：Sprague-Dawdey 大鼠或 Wistar 大鼠，体重400g 以上为宜。用戊巴比妥钠腹腔麻醉（30mg/kg）或乙醚麻醉后，用5%碘酒和75%酒精消毒皮毛。在洁净台中剪开腹部皮肤和肌肉，行门静脉插管输入 D-Hanks 液，pH7.3，同时剪断下腔静脉，并将肝脏游离取下，在体外灌洗肝脏直至洗清肝脏中血液。注意在游离剪下肝脏时勿剪破胃和肠壁以致造成污染。当肝脏中血液洗清后，从门脉循环灌注含酶的 Hanks 液，37℃，pH 7.4～7.5。灌注液中含 IV 型胶原酶（Sigma）0.05%（W/V）、蛋白酶 E0.1%（W/V）、Hepes 10mmol/L、青霉素 100U/ml、链霉素 100μg/ml，灌流速度为 20～30ml/min，共消化肝脏约 20～30min。停止灌注后用镊子撕开肝包膜，轻柔地钝性粉碎肝脏后再第二次消化肝脏，消化液为：Hanks 液中含 IV 型胶原酶 0.05%、蛋白酶 E 0.02%，Hepes 10mmol/L，37℃，pH 7.4，振荡消化20min，其间补充少量无菌的 5% $NaHCO_3$，以免 pH 下降过低影响消化效果。第二次消化结束后，分别用80目和120目尼龙网过滤细胞悬液。滤液离心 $450 \times g$，7min，细胞沉淀在 Hanks 液中悬浮，体积 10ml，与 20ml 18%（W/V）的 Nycodenz®（商品名，Sigma）即〔5-(N-2, 3-dihydroxypropylacetamido) -2, 4, 6-tri-iodo-N, N'bis (2, 3-dihydroxypropyl) isophthalamide〕混匀。Nycodenz® 溶于无 NaCl 的 Gey's 缓冲液，超滤除菌后使用。此时将 30ml 与 Nycodenz 混合的细胞悬液分置数个离心管中，上覆 Hanks 液，进行密度梯度离心 $1450 \times g$，17min。离心后取界面细胞，在 Dulbecco's modified Eagle's medium（DMEM）培养基中悬浮，再次离心 $450 \times g$，7min，洗去 Nycodenz®。将细胞沉淀重悬浮于含胎牛血清 20%（GIBCO-BRL 产品）的 DMEM 和 Iscove's modified Dulbecco's medium（IMDM）的混合培养基中（V/V = 1∶1）。可用台盼蓝染色判断细胞的存活率并计算产率。一般体重400g 以上的大鼠其贮脂细胞产率约（1～10）$\times 10^7$ 个细胞，存活率 >95%。

无 NaCl 的 Gey's 缓冲液成分为：每 1000ml 中含 KCl 0.37g，KH_2PO_4 0.024g，$Na_2HPO_4 \cdot 12H_2O$ 0.3g，$MgCl_2 \cdot 6H_2O$ 0.021g，$MgSO_4 \cdot 7H_2O$ 0.007g，$CaCl_2$ 0.017g，$NaHCO_3$ 0.113g。

（二）Stractan（阿拉伯半聚乳糖 arabinogalactan）密度梯度离心分离法

美国学者 Friedman 用 Stractan 为介质，进行非连续密度梯度离心分离贮脂细胞及肝脏中的 Kupffer 细胞和血窦内皮细胞（sinusoidal endothelial cell）。具体方法是先制备 Stractan 溶液，将 450g 粗制的 Stractan

粉剂（Sigma）溶于 400ml 蒸馏水。在 4℃ 下分别将上述溶液用各 900g 的 Amberlite 1R-120 阳离交换树脂和 1RA-410 阴离子交换树脂（Sigma）搅拌 30min 以去除离子。然后经过滤漏斗除去溶液中的离子交换树脂。Stractan 溶液与 BSG 缓冲液（每 1000ml 含 NaCl 8.1g，Na_2HPO_4 1.22g，$NaH_2PO_4 \cdot H_2O$ 1.19g；葡萄糖 1.0g，pH 7.4）2∶1 混合，最终经添加固体 NaCl 将溶液的渗透压调至 290~295mmol/L；pH 为 7.4，Stractan 的贮存液在 35%~40% 的浓度范围，于 -20℃ 保存。使用时用 BSG 将其稀释。贮脂细胞分离过程原则上与前面所述相似，用 75ml L-15 盐溶液原位灌洗肝脏，10ml/min，37℃，然后用 100ml Hanks 改良的 DMEM（H/DMEM）其中含 0.2% 蛋白酶 E 灌注，再循环灌注含 0.015% 的胶原酶（Cooper Biomedical，USA）的 H/DMEM 约 25min。第二次消化肝脏时省去了胶原酶，用 100ml H/DMEM 含 0.02% 蛋白酶 E 和 10μg/ml DNase（Calbiochem，La Jolla，USA）37℃ 下振荡消化 30min 左右。细胞悬液用纱布过滤，离心 500g，7min 总共 3 次以洗涤细胞。洗液为无 Ca^{2+}、Mg^{2+} 的 MEM-E。最终细胞悬浮在 25ml MEM-E 中，分别加样到 Stractan 梯度上。Stractan 由经超滤消毒的 4 个浓度梯度组成：6、8、12 和 20%，每一浓度有 1.5ml，密度分别为 1.053、1.058、1.080 和 1.111。加有细胞悬液的梯度用 Beckman SW40 转头于 25℃ 离心 20 000r/min，30min。离心后贮脂细胞在悬液（MEM-E）和 6% Stractan 之间的界面收集，在 MEM-E 中离心 500g，7min 洗涤。最终悬浮于各含 10% 的牛与马血清的 M199 培养基中，并用该培养基培养细胞。该法分离的贮脂细胞产率为（12.2±1.7）×10^6，存活率 >96%，纯度 >99%。

（三）Metrizamide 密度梯度离心分离法

该方法与 Nycodenz® 密度梯度离心分离法酷似，不同之处是在密度梯度离心时，分离介质由 Nycodenz 换成 3 层 Metrizamide（8、13 和 18%），Metrizamide 溶于无 NaCl 的 Gey's 缓冲液。离心速度为 700g，17min。贮脂细胞在最上层收集，与适量的 Hanks 液混合，离心洗去 Metrizamide。

贮脂细胞的培养一般无特殊需求：在 37℃ 含 5% CO_2、95% 空气的培养箱中培养。培养液为 DMEM/IMDM（V/V=1∶1）或 M199 均可，pH 7.2~7.4。笔者也曾用 DMEM/RPMI 1640（V/V=1∶1）作为培养基，同样效果良好。原代培养时，血清浓度要求较高，为 20%，最好是进口胎牛血清，如 Sigma 或 GIBCO-BRL 公司的产品。单独使用国产血清往往细胞生长不佳。细胞经传代后，培养液中的胎牛血清可减至 10%。贮脂细胞培养时，第一次换液为细胞接种后 48h，以后视生长情况 48~72h 换一次液。细胞接种密度为（1~2）×10^5/cm^2。当细胞基本长满时，用 0.125% 胰酶加 0.01% EDTA-2Na 消化细胞传代。传代的细胞可按常规冷冻复苏，冻存液可用两种配方：①90% 胎牛血清和 10% 二甲基亚砜（DMSO）V/V；②70% 所用的培养基（DMEM/IMDM）、20% 胎牛血清和 10% DMSO，V/V。根据笔者的实际经验上述两种冻存液均效果良好，而后者能节省昂贵的进口胎牛血清。

贮脂细胞在未经包被的塑料培养瓶中培养或在包被有 I 型胶原的培养瓶或皿中培养，会被活化增殖。若想研究处于静止期的原代贮脂细胞，需在细胞接种前用基底膜中的基质成分，即 IV 型胶原、层粘连蛋白（laminin，Ln）或纤维连接蛋白（fibronectin，Fn）包被培养瓶或培养皿。包被方法：用 0.1mol/L 乙酸溶解 IV 型胶原，浓度为 50μg/ml，另外可加入 Fn 10μg/ml。用该包被溶液 1.5ml 可处理 10cm^2 的培养皿，即加入该溶液后 4℃ 过夜，次日在超净台中的流动空气中蒸发吹干，然后用 Hanks 液，pH 7.4，漂洗一下已包被的培养皿，整个包被过程注意无菌操作。

贮脂细胞鉴定：

形态学：在光镜下，培养的原代贮脂细胞呈星形或多边形，有数个突起，胞质丰富，内含脂滴。随培养天数增加，细胞活化并增殖，胞内脂滴逐渐减少，有的细胞变为梭形，如同成纤维细胞。透射电镜观察：原代早期的贮脂细胞或新分离的贮脂细胞胞质内含大量脂滴，传代后胞质中脂滴明显减少，有较多的微丝出现，粗面内质网发达。

VitA 自发荧光：用荧光显微镜，在 328nm 波长的紫外光激发下，新分离或早期原代培养的贮脂细胞能发出蓝绿色的自发荧光，并在数秒内迅速减退。此荧光系胞内的脂滴中含 VitA 在紫外光激发下所产生的。

胞质中 desmin（结蛋白）染色阳性：这是鉴定贮脂细胞最可靠最重要的方法。一般多用常规的免疫荧光染色来判明细胞中有无此蛋白存在。具体方法：在培养皿中放入洗净消毒的小玻片，将贮脂细胞接种到平皿内。待细胞在小玻片上贴附后，取出玻片，用缓冲液 PBS 冲洗，室温下空气干燥 1～2h，用丙酮/氯仿（1∶1 V/V）固定 20min，再空气干燥。于湿润的环境中和室温下，玻片与抗 desmin 抗体或抗血清培育 30min。用 PBS 洗涤 3 次，每次 5min。玻片再与荧光标记（如 FITC 连接标记的抗体）的第二抗体在室温下培育 30min。最后用 PBS 洗 3 次，用 50% 甘油的 PBS 封片，在荧光显微镜下观察。阴性对照用与抗体稀释度一致的正常大鼠血清或兔血清代替抗 desmin 抗体或抗血清。

　　用上述 3 种密度梯度离心纯化分离大鼠贮脂细胞，在产率和存活率上基本一致，纯度上 Stractan 和 Metrizamide 法均报道纯度 >90% 甚至 >99%，但用 Nycodenz® 法则报道的纯度各不相同，有的 >90% 也有的认为纯度仅为 74%。作者用 Nycodenz® 法纯化贮脂细胞，原代培养时纯度为 70%～80% 左右，但传代后经过 desmin 免疫荧光染色证实细胞纯度 >90%，原因是传代后去除了 Kupffer 细胞，这与有的文献报道一致。由于在大多数的实验中多用传 1 至 2 代的贮脂细胞，故作者个人认为用 Nycodenz® 分离纯化细胞在纯度上已能达到要求，且易于掌握。用 Stractan 法虽然成本低些，但制备 Stractan 溶液的步骤过于繁琐。

　　当使用体重稍小的大鼠（<350g）分离贮脂细胞时，有人给予大鼠皮下注射 VitA 油剂，总量 500～750kU。其目的有两个：一是增加贮脂细胞中的脂滴，使细胞密度更低，有利于与其他非实质细胞分开，从而提高纯度；二是细胞中 VitA 量的增加便于自发荧光的观察及拍摄。

　　分离大鼠贮脂细胞时的技术关键在于门脉插管的技术熟练和肝脏消化程度的判断，这直接影响细胞分离的质量和数量。这些技术的掌握需实际操作的经验积累。

二、库普弗细胞（Kupffer cells）的分离及培养

　　肝脏中的 Kupffer 细胞实际上是肝组织中的巨噬细胞。它不仅具有吞噬功能、清除内毒素及介导免疫反应功能，还在肝纤维化的发生过程中起重要作用，如合成非胶原的基质蛋白以及分泌一些细胞因子促使静止的贮脂细胞活化增殖和胶原分泌增加。此外，Kupffer 细胞还能分泌胶原酶，在降解胶原的环节上影响肝纤维化的发生发展。

　　Kupffer 细胞的分离方法与贮脂细胞相似，主要是用密度梯度离心分离，胶原酶消化肝脏。前文已介绍过 Friedman 用 Stractan 为介质分离贮脂细胞，其梯度为 6、8、12 和 20% 的 Stractan。经密度梯度离心 20 000r/min，30min 后，在 8%～12% Stractan 的界面收集 Kupffer 细胞，用 MEM-E 洗涤细胞，离心 500 ×g，7min。最后细胞悬浮于 Medium199 中，其中含 20% 血清。将细胞接种于 60mm 未经包被的塑料培养皿中，37℃下 20min 后吸去未吸附贴壁的细胞，并用 L-15 盐溶液（Hanks 液也可）轻柔漂洗一下已贴壁的细胞，随后平皿中加入新的含 20% 血清的 M199 培基。24h 后，用 0.5% 胰蛋白酶加 0.02% EDTA 于 37℃消化细胞 3min，轻轻吸去已消化下来的细胞，其余贴壁的细胞即 Kupffer 细胞重新用 M199 含 20% 血清培养，每 24h 换液。

　　Friedman 用此方法得到 Kupffer 细胞的产率为（7.2～22）×10⁶ 细胞大鼠，纯度 95.4% ±2.7%，存活率 96.9% ±5.4%。在此方法中，细胞的纯化不仅单靠密度梯度离心，而且利用不同的细胞贴壁能力进一步纯化细胞，例如上面所述的，细胞培养 24h 后用胰酶处理，即主要是除去混杂在 Kupffer 细胞中的血窦内皮细胞。细胞接种培养皿中 20min 就吸去未贴壁细胞是为了除去可能存在的少量贮脂细胞，贮脂细胞因胞浆中含脂滴，细胞浮力大，贴壁远比 Kupffer 细胞慢，因此细胞接种仅 20min，贮脂细胞是不太可能贴壁的。这种结合密度梯度离心和细胞不同贴壁能力纯化细胞的方法较简便实用，免除了以往费时费力且需特殊设备的细胞淘洗法。

　　另有一种以 Percoll 为介质，密度梯度离心分离 Kupffer 细胞的方法，该法也较为简便，介绍如下：大鼠经麻醉后，门脉灌注 D-Hanks 液 4min，流速 40ml/min。随后用含 0.05% 的 I 型胶原酶（Sigma）的 L-15 培养基灌注肝脏 8min，流速 25ml/min。将肝脏剪开并用镊子将肝脏的细胞分离。细胞悬液离心 40 ×g，3min，将上清液收集备以密度梯度离心。将细胞悬液与 Percoll（Pharmacia）混合，离心 2800 ×g，5min。在密度为 1.06 的层中收集细胞。细胞接种于培养皿中（60mm），密度为 2×10⁶/平皿，培基为 L-15medium，含 10% 胎牛血清。该方法分离得到的大鼠 Kupffer 细胞纯度 >95%，存活率 >95%。

　　用 Metrizamide 不仅可以分离大鼠贮脂细胞，同样也能作为密度梯度离心的介质分离大鼠 Kupffer 细胞。国内学者刘平等曾用该方法分离了 Kupffer 细胞并进行了原代培养。具体做法是：如同制备贮脂细胞

一样，用Ⅳ型胶原酶0.05%和链霉蛋白酶0.05%消化肝脏（经门脉灌注）将细胞悬液在37℃中振荡第二次消化20min。消化液同前即Hanks液中含0.05%胶原酶和0.05%链霉蛋白酶。消化结束后过滤除去未消化的肝组织，滤液离心400r/min，2min去除肝实质细胞。将上清液再离心1200r/min，10min。细胞沉淀在Hanks液重新悬浮，这样反复3次洗涤细胞。将细胞悬液与Metrizamide溶液（溶于无NaCl的Gey's平衡液，pH 7.0）混匀，Metrizamide的终浓度为17.5%（W/V），离心2650r/min，10min。在最上层收集细胞即为Kupffer细胞。细胞在Hanks液中离心洗涤3次，最后悬浮于RPMI1640培养基中内含20%的小牛血清，并接种平皿内，18~24h后换液。细胞在37℃、5% CO_2、95%空气的条件下培养。

Kupffer细胞的鉴定：主要是两个指标，一是观察Kupffer细胞的吞噬功能，另一是细胞的过氧化物酶染色。鉴定其吞噬功能的方法为：将培养的Kupffer细胞用平衡盐缓冲液如：L-15漂洗2次，加入含10%胎牛血清和0.25%牛血清白蛋白（BSA）的M199，37℃培育10min。然后在相同条件下将金黄色葡萄球菌加入，孵育5min，加入量为40μg干菌/ml培养液。金葡菌预先经福尔马林固定，用异硫氰酸荧光素（FITC）标记。细胞用培基彻底漂洗后，在荧光显微镜下观察胞质内吞噬的颗粒。另外有一种方法观察Kupffer细胞吞噬功能是用相差显微镜观察并计数细胞吞噬的聚苯乙烯微珠。具体操作如下：培养的Kupffer在L-15培养基中培养，基中含10%胎牛血清和0.0042%聚苯乙烯微珠，该珠直径为1μm（Polyscience Inc，Warrington，Pennsylvania，USA）。培育60min，37℃。用上述培养基洗涤细胞3次，然后在倒置相差显微镜下计数并观察细胞内吞噬的塑料珠。此两种鉴定Kupffer细胞吞噬功能的方法中，后者较前者略简便些（不必用FITC标记金葡菌），且后一方法仅通过简单的显微镜下计数就能对细胞的吞噬能力进行定量，也不需相对昂贵的荧光显微镜。

鉴定Kupffer细胞另一常用方法是过氧化物酶染色：将细胞在含二氨基联苯胺和H_2O_2的培养基中培育，细胞中的过氧化物酶能分解双氧水产生氧，与二氨基联苯胺反应显色。

此外，Kupffer细胞也能用相差显微镜进行初步的形态观察加以识别：细胞呈多角形，大小约10~15μm，胞核呈特有的肾形。

三、血窦内皮细胞（sinusoidal endothelial cells）的分离及培养

肝脏中的血窦内皮细胞具有多种功能，包括合成Ⅳ型胶原、蛋白多糖等细胞外基质，但量远少于贮脂细胞。它还有一个重要的功能是通过细胞上的窗（fenestrae）和筛孔（sieve）对血窦中血浆的成分进行过滤后使之进入Disse腔与肝实质细胞进行物质交换，即调节血窦和肝细胞之间的物质转运和交换。此外，血窦内皮细胞还有内吞和胞饮作用及脂蛋白代谢作用。

血窦内皮细胞可在用Stractan为介质密度梯度纯化分离Kupffer细胞的同时得到分离。如前文所述，用Stractan密度梯度离心分离大鼠贮脂细胞和Kupffer细胞时，在12%~20% Stractan的界面处得到血窦内皮细胞。但此时获得的细胞虽大部分为内皮细胞，还有少量Kupffer细胞和红细胞及白细胞。去除这些细胞可用如下方法：细胞在含血清的MEM-E培养基中接种培养37℃，5% CO_2，经24h后换液，即可除去不贴壁的红细胞和白细胞，再过24h后，贴壁的细胞用L-15溶液或PBS洗涤2次，用0.125%胰酶和0.005% EDTA消化3min。消化下来的细胞即为血窦内皮细胞，重新在含20%血清的培养基中悬浮，接种到新的培养瓶培养。未被胰酶消化的细胞为Kupffer细胞。

另外，可用离心淘洗的方法分离血窦内皮细胞，简介如下：肝脏经胶原酶消化得到细胞悬液后，将细胞上样至JE-6淘洗转头的分离室中，离心机为Beckman J2-21型，上样时转速为2500r/min，流速7ml/min。然后用300ml淘洗液（含0.5% BSA的Gey's平衡液）于12.5ml/min的流速冲洗上样的细胞。再以23ml/min的流速下收集200ml淘洗的流出液，其中可得到较多的内皮细胞。将这些悬液（200ml）离心500×g，10min，沉淀所得的细胞为血窦内皮细胞。

内皮细胞可在含20%胎牛血清的MEM-E培养基中培养并可传代，也可在含10%胎牛血清的DMEM培养基中，密度$1×10^5/cm^2$，接种培养。此外，血窦内皮细胞也可像培养脐静脉内皮细胞一样在M199培养基中（含10%牛血清和10%马血清）37℃，5% CO_2培养。

值得注意的一点是，体内不同部位的血管内皮细胞如动脉、静脉内皮细胞与肝血窦内皮细胞虽有不少相同之处，但有些细胞生物功能不尽相同，故不能用其他部位的内皮细胞取代肝血窦内皮细胞进行有

关实验。

可用Ⅷ因子免疫荧光染色鉴定血窦内皮细胞。方法与 desmin 免疫荧光染色鉴定贮脂细胞极为相似，仅一抗由抗 desmin 抗血清改为兔抗人第Ⅷ因子多克隆抗体。Ⅷ因子染色阳性者可认为是内皮细胞。有报道用 Metrizamide 作为密度梯度离心的介质分离大鼠肝血窦内皮细胞并用离心淘洗再次纯化内皮细胞，所得到的细胞Ⅷ因子染色阳性率为 85.9% ±8.7%，而同时分离得到的 Kupffer 细胞染色阳性率为零，贮脂细胞染色阳性率为 2.3% ±0.6%。

四、贮脂细胞与其他肝脏细胞的联合培养

将贮脂细胞和其他肝脏细胞联合培养的目的是为了观察研究细胞间的相互作用和影响。从狭义上讲联合培养仅是指两种细胞在同一培养容器中培养，它们之间的培养液是相通的，见图 26-3-1，从广义上讲两种细胞虽在独自的培养容器中单独培养，但将其中的一种细胞培养液（已与细胞培养了一段时间）加入到另一细胞培养液中，从而观察前者细胞分泌产生的物质（主要是细胞因子）对后者细胞的功能及增殖有何影响。

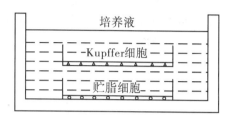

图 26-3-1　在同一培养皿中贮脂细胞与 Kupffer 细胞联合培养

（此时细胞之间无直接接触，但通过培养液互相影响）。

贮脂细胞与其他肝脏细胞的联合培养从方法上来讲比较简单，而在实验设计上却需根据不同实验者的目的有较大差异并有一定复杂性。下面以贮脂细胞和 Kupffer 细胞的联合培养为例，对这种细胞培养方式作一介绍。

（一）贮脂细胞与 Kupffer 细胞直接接触

将两种细胞按一定比例混合 4:1~32:1（贮脂细胞:Kupffer 细胞），在同一培养容器中用同一培基进行培养。另外设置对照组，即贮脂细胞单独培养。在这一培养体系中，二者细胞的代谢产物和分泌的细胞因子互相作用，同时胞体之间也互相接触。

（二）贮脂细胞与 Kupffer 细胞间接接触

如图 26-3-1 所示，二者细胞的胞体没有直接接触，仅通过培养液二者细胞相互影响。在培养中，二者细胞数和细胞比例依实验者所需而定，但一般情况下，大多数的实验目的是主要观察 Kupffer 细胞对贮脂细胞的活化以及增殖尤其是贮脂细胞胶原代谢的影响，因此，贮脂细胞的比例总是高于 Kupffer 细胞，如 4:1 或 8:1。

（三）Kupffer 细胞的培养液对贮脂细胞的影响

将已和 Kupffer 细胞培养了一定时间的培养基吸出，离心 300g，10min，将上清根据实验者需要以一定的比例加入到贮脂细胞的培养液中。如想观察 Kupffer 细胞分泌的某些细胞因子对贮脂细胞的影响，可将离心后的 Kupffer 细胞培养基进行透析，去除小分子的 Kupffer 细胞代谢产物或分子量小于所感兴趣细胞因子的别的细胞因子，从而将实验条件更严格地控制。在该培养体系中，只是单向地观察 Kupffer 细胞对贮脂细胞的作用，而不是二者的相互作用。当然，也可以将贮脂细胞的培养液加至 Kupffer 细胞的培养液中来观察前者细胞对后者的影响，但在研究肝纤维化时，后一种实验很少采用。

在上述的贮脂细胞和 Kupffer 细胞共培养的体系中，许多实验条件是可变的，条件的设计依实验者的需要而定，或需一些预实验进行摸索。例如，在其培养的方法（一）、（二）中，贮脂细胞和 Kupffer 细胞之间的比例是可变的；贮脂细胞是原代还是传代也是根据实验者要求而定；贮脂细胞与 Kupffer 细胞是来源于同一只大鼠还是不同大鼠；有的学者在实验中所用的贮脂细胞和 Kupffer 细胞分别来自正常或肝纤维化模型的大鼠；在方法（三）中，除了 Kupffer 细胞既可来自正常大鼠也可来自病理模型的大鼠之外，在培养 Kupffer 细胞时可向其培养液中加入某些刺激或抑制 Kupffer 细胞释放细胞因子的物质，使 Kupffer 细胞在培养时先受到一些外部因素的影响，然后再用 Kupffer 细胞的培养液去作用贮脂细胞。这种实验不仅观察了某些因素对 Kupffer 细胞的直接作用，同时观察了该因素对贮脂细胞的间接作用。

在肝脏细胞的共同培养中，除 Kupffer 细胞与贮脂细胞联合培养外，还有其他组合方式：Kupffer 细胞与血窦内皮细胞共培养；肝实质细胞与贮脂细胞共培养等，组合方式的选择完全取决于实验者的兴趣和目的。

　　肝脏非实质细胞（间质细胞）在肝纤维化的发病过程中起很重要作用，其中以贮脂细胞的作用更为关键。建立这些细胞的体外培养，有助于研究肝纤维化的发病机制和影响因素，也可作为体外细胞模型观察药物对肝纤维化的影响。

　　肝脏间质细胞的分离培养，在方法和原理上基本相同：胶原酶灌注肝脏消化组织得到分散的细胞，根据不同的细胞具有不同的密度，利用密度梯度离心将不同的间质细胞分开，以获得较纯的细胞；在细胞分离的过程中，需要实际操作经验的积累。细胞的培养所需的培养基并非很严格，许多常用的培基均适用于肝间质细胞培养，然而胎牛血清的质量一定要好。

　　在能够成功分离并培养每一种肝间质细胞的基础上，肝脏细胞的联合培养并非难题，关键是如何设计联合培养的条件。

（陈原稼　马雪梅）

参 考 文 献

1. Friedman S L, F Joseph Roll, Janet Boyles et al. Hepatic lipocytes: the principal collagen-producing cells of normal rat liver. Proc Natl Acad Sci USA, 1985, 82: 8681 – 8685

2. Minoto Y, Hasumura Y, Takeuchi J. The role of fatstoring cells in disse space fibrogenesis in alcoholic liver disease. Hepatology, 1983, 3: 559 – 566

3. Schafer S, Zerbe O, Gressner AM. The synthesis of proteoglycans in fat-toring cells of rat liver. Hepatology, 1987, 7: 680 – 687

4. Friedman S L. Cellular sources of collagen and regulation of collagen production in liver. Semin Liver Ds, 1990, 10: 20 – 29

5. 徐列明. 曾民德. 贮脂细胞体外培养及其生物功能的研究进展. 中华消化杂志, 1992, 12: 112 – 114

6. Shiraton Y, Tananka M, Kawase T, et al. Quantification of sinusoidal cell function i vivo. Semin Liver Dis, 1993, 13: 39 – 49

7. Moshage H, Casini A and Lieber C S. Acetaldehyde selectively stimulates collagen production in cultured rat liver fat-storing cells but not in hepatocytes. Hepatology, 1990, 12: 511 – 518

8. Geerts A, Vrijsen R, Rauterberg J, Burt A, Schellinck P. and Wisse E. In vitro differentiation of fat-storing cells parallels marked increase of collagen synthesis and secretion. J Hepatol, 1989, 9: 59 – 68

9. 陈原稼、王宝恩、马雪梅等. 大鼠贮脂细胞的分离及培养. 肝脏病杂志, 1993, 1: 17 – 20

10. Friedman S L, F Joseph Roll. Isolation and culture of hepatic lipocytes, Kupffer cells and sinusoidal endothelial cells by density gradient centrifugation with Stractan. Anal Biochem, 1987, 161: 207 – 218

11. Tsutsumi M, Takada A, Takase S. Characterization of desmin-positive rat liver sinusoidal cells. Hepatology, 1987, 7: 277 – 284

12. Pinzani M, Gentilini P, Abboud H E. Phenotypical modulation of liver fat-storing cells by retinoida. J Hepatol, 1992, 14: 211 – 220

13. Gressner A M, Bachem M G. Cellular sources of noncollagenous matrix proteins: role of fat-storing cells in fibrogenesis. Semin Liver Dis, 1990, 10: 30 – 46

14. Arthur M JP. Matrix degradation in the liver. Semin Liver Dis, 1990, 10: 47 – 55

15. Hendriks H F J, Verhoofstad W A M M, Brouwer A, et al. Perisinusoidal fat-storing cells are the main Vitamin A storage site in rat liver. Exp Cell Res, 1985, 160: 138 – 149

16. Watanabe S, Hirose M, Miyazaki A, et al. Calmodulin antagonists inhibit the phagocync activity of cultured kupffer cells. Lab Invest, 1988, 59: 214 – 218

17. Shiratori Y, Geerts A, Ichida T, et al. Kupffer cells from C Cl_4-induced fibrotic livers stimulate proliferation of fat-storing cells. J Hepatol, 1986, 3: 294 – 303

18. 杨景山主编. 医学细胞化学与细胞生物技术. 第1版. 北京：北京医科大学中国协和医科大学联合出版社, 1990, 168 – 169

19. Meszaros K, Bojta J, Bautista A P, et al. Glucose utilization by kupffer cells, endothelial cells, and granulocytes in endotoxemic rat liver. Am J Physiol, 1991, 260: G7 – G12

第二十七篇 组织器官纤维化的研究方法与技术

第一章 概 述

第一节 什么是组织纤维化

组织纤维化（tissue fibrosis）是内外致病原引起的组织损伤的共同后果，也是多种感染和非感染性炎症疾病的基本病理改变。事实上，组织纤维化累及人体几乎所有器官和系统，是许多疾病致残、致死的主要原因，严重威胁人类健康和生命。据美国有关统计资料证明，该国因各种疾病而致死的病人中，接近45%可以归于组织纤维增生疾病。的确，组织纤维化在人体各主要器官疾病的发生和发展过程中起着重要作用（见表27-1-1和本篇其他各章）。例如，以肺纤维化为主要病理改变的疾病就包括特发性肺纤维化（IPF）、结节病、肺尘埃沉着病、过敏性肺炎、药物或者放射线导致的纤维化、胶原血管疾病有关的纤维化肺泡炎等。肺组织损伤导致的肺组织纤维化严重威胁人类健康。例如，特发性肺纤维化常常发生在50岁以上的男性，发病率约0.67‰~0.81‰，其临床诊断明确后的3年死亡率达到50%，5年死亡率65%。心血管组织纤维化和肥厚是以高血压和动脉粥样硬化为基础病变的心脑血管病的核心病理改变，主要体现为左心室纤维化和肥厚以及血管纤维化和肥厚。高血压引起的心血管组织肥厚主要是由于压力负荷和容积负荷增加所致，表现为血管平滑肌细胞肥大和增生、血管内皮功能异常、心室腔扩大和室壁肥厚等。高血压引起心肌纤维化是指心肌间质中胶原浓度显著升高或胶原容积分数（CVF）显著高于正常值，心肌细胞间隙及心肌内血管壁、血管外膜外胶原的异常堆积，增加心肌的硬度并损害舒张及收缩功能。随高血压进程心肌僵硬度增加、限制心肌活动、降低心室顺应性以及影响心脏收缩及舒张功能等功能障碍，是引起心力衰竭的重要原因。多种内外源致病原可以引起肝纤维化并且最终决定疾病的预后，如乙型和丙型病毒性肝炎、血吸虫肝病等。慢性酒精性肝病和非酒精性脂肪肝也已经成为世界性的肝纤维化原因。许多急慢性肾脏疾病都与组织纤维化发生发展密切相关，特别是糖尿病肾病和高血压引起的肾纤维化改变；多种免疫和自身免疫疾病例如关节炎、全身硬化症和系统性红斑狼疮也有组织纤维化的改变。至于恶性肿瘤与纤维化的关系，一方面，肺和骨髓组织纤维化病变是恶性肿瘤化学治疗或放射治疗后的重要并发症，甚至是肿瘤病人致死的主要原因；另一方面，最近的研究发现不仅多种恶性肿瘤的生长、侵入和转移依赖局部组织适合组织纤维化发生的微环境改变，而且组织纤维化是恶性肿瘤如胰腺癌的重要病理特征。各种慢性胰腺炎的共同临床表现也是因为胰腺纤维化引起胰腺组织结构改变而导致显著的胰腺外分泌和内分泌功能受损所致。目前，组织纤维增生性疾病仍然没有有效的治疗方案。因此，利用各种器官组织纤维化动物模型和细胞模型，深入研究组织纤维增生性疾病的发病机制，从多种主要纤维化疾病发病机制中寻找并鉴定到抗组织纤维化的药靶显得迫在眉睫。

表 27-1-1 常见器官纤维增生性疾病和综合征

主要器官和系统	典型疾病	纤维增生疾病或综合征
肺脏	IPF、慢性间质性肺炎、结节病、肺尘埃沉着病、过敏性肺炎、类肉状瘤、哮喘、病肺结核	全身和局限性硬皮病
心血管系统	高血压、慢性心衰、心肌梗死后、动脉粥样硬化、胸和腹主动脉瘤、血管成形术后血管再狭窄	瘢痕疙瘩和肥厚性瘢痕病；胸腹部外科手术后器官粘连
肝脏	乙型和丙型病毒性肝炎，血吸虫肝病、原发性胆道肝硬化、酒精肝、非酒精脂肪肝	肿瘤化学治疗并发症 肿瘤放射治疗并发症
胰腺	各种原因引起的慢性胰腺炎，包括酒精性、遗传性、阻塞性、自身免疫性、代谢性和特发性慢性胰腺炎	
肾脏	各种慢性肾小管、肾小球疾病、阻塞性肾病、糖尿病肾病	意外伤害
脾脏	脾纤维增生疾病	烧伤
眼睛	眼外伤和手术后，糖尿病视网膜纤维增生	恶性肿瘤：肿瘤侵入和转移
神经系统	脊髓外伤后、脑卒中瘢痕形成、阿尔茨海默病	器官移植后的慢性排斥
骨髓	特发性和药物引起的骨髓纤维化、真性红细胞增多症、慢性髓细胞性白血病、霍奇金淋巴瘤	

第二节 器官组织纤维化的细胞生物学过程及机制

由于组织纤维化是内外致病原引起的组织损伤的后果，我们有必要了解组织损伤引起的一系列修复反应过程和机制，这是理解组织纤维化发生和发展机制的基础。组织损伤后的组织修复是一种正常的宿主反应。研究表明，组织损伤后的愈合过程可以分为急性炎症期、组织再生期和组织纤维化期 3 个阶段。急性炎症期是组织对组织损伤的即时反应，与随后的组织再生期在时间上很难区分。因此，组织损伤引起的炎症反应如果导致正常组织再生，受损组织愈合、功能恢复则称为炎症的消退（resolution）。组织纤维增生期则主要是由于受损局部组织各种免疫炎症细胞以及它们分泌的生物活性因子引起的结缔组织过度增生的瘢痕化过程。图 27-1-1 显示了组织损伤后修复反应的过程。首先，上皮细胞或者内皮细胞受损后，释放出炎性介质，造成抗纤维蛋白溶解-凝集链式反应，引发血细胞的凝集。之后，上皮细胞和内皮细胞分泌出生长因子及趋化因子，刺激增殖反应、白细胞聚集，产生诸如转化生长因子 TGF-β、IL-13 等促纤维化细胞因子。活化后的成肌纤维细胞和内皮、上皮细胞产生表达基质金属蛋白酶 MMPs，导致细胞基底膜的破坏，使炎症期的损伤部位募集到足够的细胞。迁移阶段完成后，激活的巨噬细胞和白细胞对损伤部位的细胞碎片和死细胞产生清除作用，同时产生的细胞因子和趋化因子激活 T 细胞。活化的 T 细胞分泌促纤维化细胞因子如 IL-13，促进形成肉芽组织。随后，来源包括局部的间叶组织和骨髓的纤维原细胞被激活；上皮细胞经历上皮细胞-间叶细胞转变阶段，成为纤维原细胞的一个重要的可再生性的来源。损伤部位的血管再生也发生在这个阶段。血管再生开始后，成肌纤维纤维细胞导致伤口的向心性收缩。最后，上皮细胞、内皮细胞分离，迁移到基底层形成再生的上皮层和内皮层，完成了组织损伤的修复过程。然而，如果损伤的外因持续存在，就会造成反复性损伤，引起对慢性炎症的修复可以导致大量细胞外基质形成，例如由纤维细胞形成的胶原，从而形成永久性纤维瘢痕（图 27-1-1）。促纤维化细胞因子 IL-13 和 TGF-β 放大、增强这个过程。

由上可知，各种内外致病原，包括化学的、机械的和生物的，引起的组织损伤都促发了炎症反应和组织修补反应。人们对组织和免疫系统严格调控的炎症反应，无论是参与的各种炎症细胞、细胞分泌的炎症介导因子，还是反应过程及其调节机制都了解得比较清楚。这是因为，从进化的角度看，组织损伤引发的炎症反应具有明显的保守性质，机体免疫-炎症反应系统对各种内、外源致病原引起的组织损伤都

组织损伤愈合阶段　　　　　　　　　　　细胞参与

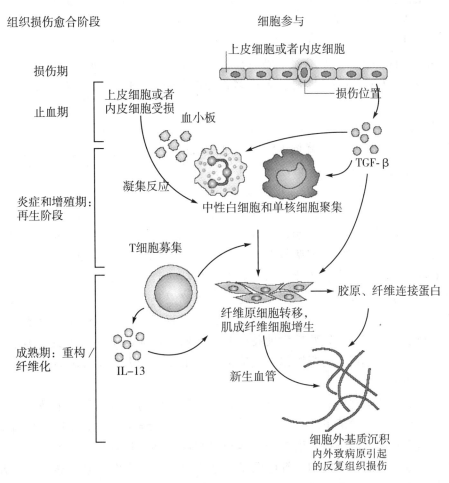

图 27-1-1　组织损伤后组织修复过程和组织纤维化形成

组织损伤激活组织修复（伤口愈合）反应，组织修复反应的不同阶段有不同细胞和细胞
因子参与反应（本图修改自文献1）。

产生相似的炎症反应，主要的差别在于受到损伤的组织不同和损伤的程度不同，因而引起不同程度的、组织特异性的炎症反应。最近，有关先天和获得免疫系统以及它们介导的免疫反应的研究进展提供了炎症反应进化保守性的证据。先天性免疫系统效应器细胞通过所谓模式识别受体（pattern-recognition receptor，PRR）识别各种保守的病原相关模式分子（pathogen-associated molecular pattern，PAMP），一方面分泌促炎症细胞因子引发炎症反应；另一方面，诱导抗原呈递细胞例如树突状细胞（DC）成熟和活化，成熟活化的抗原呈递细胞决定 B 和 T 淋巴细胞的发育极化方向和获得性免疫反应的性质及强度。目前发现的模式识别受体只有很少几种，它们包括 Toll 样受体（Toll-like receptor，TLR）和非 Toll 样受体。TLR 和非 TLR 的发现及其信号传导机制的阐明，为深入理解炎症反应的免疫生物学机制提供了全新的机会。TLR主要表达于先天免疫细胞和上皮细胞，是沟通先天免疫和获得免疫的重要桥梁，也是引发组织损伤、感染以及组织重构的多种内、外源致病原的识别受体。目前发现人类细胞表达的 TLR 亚型有 11 种，鼠类有13 种。TLRs 及其信号传导通道已经基本阐明：它们分别或共同利用 4 种接头蛋白、两种蛋白激酶和其他几个蛋白辅因子分别激活核转录因子 NF-κB 和 STAT1，介导先天免疫反应并调节获得性免疫反应。各种TLR 的特异性配基也陆续被发现。例如，TLR2 可与 TLR1 或 TLR6 形成二聚体，识别许多种病原相关模式分子，包括细菌脂多糖、肽聚糖、胞壁酸和结核杆菌的细胞壁成分；TLR3 是识别双链 RNA 的细胞内受体；TLR5 是识别细菌鞭毛蛋白的受体；TLR7 和 TLR8 是识别单链 RNA 的细胞内受体；TLR9 是识别细菌DNA（含 CpG 的寡核苷酸序列，CpG-ODN）的细胞内受体；而 TLR4 是免疫细胞膜受体，识别革兰阴性杆菌细胞壁脂多糖（LPS）和多种其他病原相关模式分子。研究证明，产生于人体自身细胞的热休克蛋

白、细胞膜成分硫酸肝素和透明质酸也激活 TLR4 信号通道，产生炎症反应和调节获得免疫反应。TLR 在抗原呈递细胞如 DC 调节获得性免疫反应过程中发挥中心作用，激活不同 TLR 可诱导幼稚型 T 细胞向Th1、Th2 或 Tr 等不同方向极化。的确，最近的研究表明，TLR 介导的 Toll/Th 平衡失调，在各种组织纤维增生疾病如哮喘、急性呼吸窘迫综合征、特发性肺纤维化、动脉粥样硬化、银屑病、结肠炎、风湿性关节炎、肿瘤、结核、AIDS，以及全身硬化等许多感染性和非感染性疾病的发生和发展过程中均发挥了关键作用。

相对组织损伤引起的炎症反应而言，人们对组织损伤后引起的宿主反应参与组织修复的过程和机制则仍然了解不多。除了炎症反应本身就是组织修复过程的早期反应，它在受损组织引起炎症细胞释放大量免疫细胞因子、化学趋化因子、生长因子和二十烷酸等。这些能够促进细胞生长和分化、血管新生的炎症介导物一方面放大炎症反应，一方面促进受损组织的愈合。也许更重要的是，先天免疫反应调节、决定获得免疫反应的性质对炎症反应过后仍然活化的组织修复过程有重要调节作用（见下文）。组织损伤后，组织修复过程与炎症反应几乎同时启动，并在炎症过后一直存在相当一段时间。组织修复过程，特别是组织保护和再生的过程，需要严密调节组织局部细胞的生存和死亡（或凋亡）、细胞生长和分化、细胞外基质的重构和降解、血管新生和氧化应激反应等反应或过程的平衡。组织修复过程如此复杂，参与的细胞、因子和生物化学通道如此之多，想要确定对组织修复具有关键意义的细胞、因子和生物化学反应通道是极为困难的。另一方面，组织损伤在特定的宿主引起特定的组织修复反应还与宿主的年龄、遗传易感性、性别和环境因素相关。这些因素使得分析组织修复反应的最终结果更加困难。尽管如此，有一点可以肯定，组织损伤引起宿主的组织修复反应最终结果取决于炎症反应和组织修复反应之间复杂的调节作用和相互作用的平衡。

大量基础和临床研究的证据提示，炎症反应是各种组织损伤的必有过程，也是组织损伤是否导致组织纤维化疾病的重要启动因素，但组织损伤是否最终导致组织纤维化则与炎症反应与组织修复反应之间的调节障碍或调节丧失有关。由于损伤引起的炎症与组织修复是受到时间、组织相关性严格调节的自限过程，参与这些过程或反应的任何细胞、细胞因子、基质分子和细胞内信号传导分子都处在一个复杂生物系统内，都在复杂生物反应过程的某一或某些环节发挥作用。如果它们在特定的时间产生了应该产生的作用，那么炎症反应会逐渐消退，组织修复过程导致组织再生以代替损伤的组织，组织（器官）功能恢复正常。例如，核转录因子 NF-κB 在组织损伤引起的炎症反应早期，被 TLR 介导的炎症反应激活，诱导产生大量促炎症细胞因子，参与炎症反应；但是在组织修复阶段，NF-κB 的作用主要是增加介导炎症细胞凋亡的基因表达而促使炎症反应消退（resolution）。又如，TGF-β1 在组织损伤的炎症早期就被释放，主要通过其强大的白细胞趋化因子作用发挥促炎症作用，而到了组织修复期，TGFβ1 的主要功能是促进炎症消退并参与组织修复。因此，细胞、细胞因子和信号分子在炎症期或组织修复期的功能失调，特别是在不适当的时候"关闭"或"打开"这些因子的功能就可能导致病理后果：组织修复失调，组织纤维化发生。的确，在博来霉素所致动物肺纤维化模型上观察发现炎症过程和纤维化过程呈现"负相关"关系：博来霉素引起强烈的炎症反应基本上消退以后，肺组织纤维过程才刚刚开始，当肺组织纤维化发展到高峰时，肺组织（和全身）炎症反应已经基本消退。最近的研究提示，组织纤维化实际上是组织损伤后组织修复过程失调节的后果。而多种免疫细胞因子如 IL-13、TGF-β 可以放大这个过程，因此被称为促纤维化细胞因子。

第三节　组织微环境改变决定组织纤维化发生和发展

近年的研究表明，尽管引起组织纤维化的原因众多，发生组织纤维化的器官组织分布各异，发生在不同器官系统的组织纤维增生疾病临床表现各不相同（包括病因、病程、预后），但是，组织纤维化病变本身却有许多共同的发病学特征。这意味着组织纤维化不论是发生在肺实质组织还是在呼吸道，肾脏的肾小管还是肾间质，肝实质组织还是胆管系统，心血管系统的心肌组织还是血管组织，皮肤还是胃肠道等，它们的发生和发展都是因为组织损伤后组织修复过程失调或更直接地说是组织修复反应过度的结果。

而引起组织修复失调或组织修复过度的原因是组织损伤引起的炎症反应和宿主的组织修复反应导致局部组织微环境改变所致。无论何种系统或器官发生组织纤维化病变，其发病机制是因为内、外致病原引起反复组织损伤，激活局部组织炎症反应过程中导致了受损器官组织的微环境改变（图27-1-2）。这些改变包括促组织纤维化免疫细胞因子表达增加，抑组织纤维化免疫细胞因子表达减少；金属基质蛋白酶/金属基质蛋白酶组织抑制剂（MMP/TIMP）表达失衡；化学趋化因子及其受体表达增加；氧化应激反应被激活；脂代谢产物廿烷酸产生失衡和纤溶系统活性受损等（图27-1-2）。组织微环境改变的结果是组织损伤修复（伤口愈合）过程失调，导致器官实质组织损失，而细胞外基质成分，主要是成纤维细胞或肌成纤维细胞堆积，也就是组织纤维化。因此，组织纤维化就是组织损伤后修复失调的结果（图27-1-2）。

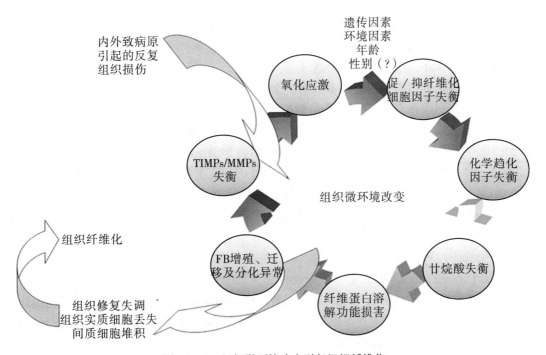

图27-1-2　组织微环境改变引起组织纤维化

内外致病原引起反复组织损伤和炎症反应，在遗传易感性、环境因子、病人年龄和性别等因素参与下，改变了器官组织微环境，导致损伤组织修复失调，从而引起进行性组织纤维化。FB，成纤维细胞。

需要指出的是，遗传易感因子、环境因子、病人的年龄和性别等因素也通过不同机制参与了组织微环境改变和组织纤维化过程（图27-1-2）。例如，组织纤维化的疾病过程和严重程度在不同个体表现出极大差别，提示病人的遗传特性、年龄、性别和其他环境因素如病人是否有其他疾病如合并感染或酗酒等参与了组织纤维化的发生和发展。其中，宿主的遗传因素在组织纤维化发生发展过程，特别是组织纤维化的病程和病变程度方面发挥了特别重要的作用。动物实验和临床病例对照研究表明并确认了影响不同纤维增生疾病组织纤维化过程的多种遗传多态性改变。许多编码免疫调节蛋白分子、促炎症细胞因子和抑炎症细胞因子基因的变异决定了动物或病人在感染、药物、自身免疫因素和其他引起组织损伤因素作用时是否发生组织纤维化病变。尽管这些研究的结果还存在相互矛盾，只是某些特定的基因获得比较肯定的结论，但是，随着一些设计更加仔细，使用更加科学统一的标准和多中心临床研究的完成，遗传多态性相关研究会为组织纤维化的个体发生发展机制研究提供更多有价值的信息。另一方面，在组织纤维化实验模型动物上进行的基于基因组范围的筛选研究，可能帮助发现和鉴定未知的基因位点，这些基因位点可能决定动物和人类的组织纤维化遗传易感性。总之，遗传相关性（genetic association）研究在发现和鉴定组织纤维化相关基因方面具有极大的潜力。病人的年龄和性别与组织纤维化发生发展的关系也开始为研究人员所关注。例如，临床上早就发现特发性肺纤维化常见于年龄超过60岁男性；最近有研究表明，雌性动物比雄性动物对博来霉素的反应更加敏感，博来霉素既增加雌性动物的死亡率，也引起更加显著的肺纤维化。手术切除卵巢、降低循环雌激素显著改变这种由性别引起的不同反应。现在知道，雌激素是重要的 Th2 免疫反应调节物，药理浓度的雌激素明显促进组织纤维化的发生。

第四节　器官组织纤维化的免疫学机制

先天免疫系统是人体对内外源致病原产生免疫应答和急性炎症反应的第一道防线。先天免疫系统主要由补体、多中性粒细胞、单核-巨噬细胞、肥大细胞、自然杀伤（NK）细胞和 DC 等组成。获得免疫系统主要由白细胞和淋巴细胞介导，包括体液免疫反应和细胞免疫反应。体液免疫反应由 B 淋巴细胞分泌的抗体介导，细胞免疫由 T 淋巴细胞分泌的细胞因子介导。T 细胞包括细胞毒 T（Tc）、辅助 T（Th）和调节 T（Treg）细胞。根据识别抗原呈递细胞表面 I 型或 II 型 MHC 分子结合抗原的不同，T 细胞可以分为 CD8$^+$ 和 CD4$^+$ 两种亚型。根据产生不同细胞因子，CD4$^+$ T 细胞可以再分 Th1、Th2 和 Treg。先天免疫系统的几个成分通过不同的机制促使抗原提呈细胞特别是 DC 成熟，决定了获得免疫系统中 B 淋巴细胞发育和 T 淋巴细胞分泌的 Th1、Th2 和 Treg 细胞因子极化方向。获得性免疫反应的 Th1、Th2 或 Treg 细胞因子极化方向是组织纤维化和组织重构的关键因素。例如，研究证明，刺激大部分抗原呈递细胞 TLR 受体亚型的病原模式分子都引起相应 TLR-P38 蛋白激酶-NFκB 信号传导通道激活，刺激产生强烈的促 Th1 免疫炎症反应；而刺激抗原呈递细胞另一个 TLR 受体亚型 TLR2 的病原模式分子，虽然也在较小程度上活化 P38 蛋白激酶-NFκB 信号传导通道，但是，刺激 TLR2 主要是激活 MAP 蛋白激酶-AP1 信号传导通道，刺激产生强烈的促 Th2 免疫炎症反应。重要的是，包含刺激 TLR2 的病原模式分子的病原微生物感染常常更倾向引起感染组织发生组织纤维化改变。的确，我们最近发现，常常用于制备肺纤维化动物模型的抗肿瘤药博莱霉素是强大的 TLR2 激动剂，它在局部肺组织引起促组织纤维化发生的微环境改变：活化氧化应激反应，增加促纤维化因子如 IL-4、IL-5、IL-13 和 TGF-β1 表达，抑制抗纤维化因子如 IFN-γ 表达，最终导致肺组织纤维化发生。再比如，组织损伤后，先天免疫系统的重要成分 NK 细胞被激活。活化的 NK 细胞分泌 IFN-γ 促进抗原提呈细胞 DC 发育，使获得性免疫反应朝 Th1 方向发展。这种 Th1 极化方向有利于组织损伤的修复和再生；反之，如果局部组织免疫微环境朝向 Th2/Treg 方向发展，则促进组织纤维化和组织重构的发生。的确，临床应用 IFN-γ 治疗几种组织纤维增生性疾病已经获得了令人鼓舞的初步结果。因此，通过改变改变组织局部免疫微环境，特别是改变 Th1/Th2/Treg 免疫极化方向是治疗纤维化的新途径。

一、慢性感染、先天免疫反应与纤维增生性疾病

多种类型的细菌、病毒、真菌以及多细胞寄生虫都可造成慢性炎症，引发多种器官的纤维增生性疾病。这些外源性病原微生物引发的持续性感染，改变了肌成纤维细胞及 M2 巨噬细胞的特性，而后者是引发组织纤维化疾病的重要细胞类型。外源性病原微生物通过其所含的所谓病原相关分子模式（PAMP），包括脂多糖、细菌 DNA、dsRNA 等，与模式识别受体相互作用，使成纤维细胞以及其他结构细胞保持高度激活状态。因此，PAMP 与模式识别受体的相互作用是宿主对抗外源性病原微生物的第一道防线，持续激活先天免疫反应，产生大量的促炎性细胞因子和化学趋化因子。

TLR 和非 TLR 如 C 型凝集素受体（DC-sign）、β 葡聚糖受体（dectin-1）及 NOD1/2 受体是重要的模式识别受体，是先天免疫（innate immunity）系统沟通获得免疫（adaptive immunity）系统的重要桥梁（图 27-1-1）。TLR 普遍存在于巨噬细胞、NK 细胞和 DC，作为各种致病微生物的模式识别受体启动宿主防卫反应。的确，TLR 是引发组织损伤、感染以及组织重构的各种内源性和外源性分子的受体。目前发现人细胞表达 10 种 TLR（TLR1-TLR10）亚型，鼠类表达 13 种 TLR 亚型。TLR 及其信号传导通道已经基本阐明：这 10 种受体亚型分别或共同利用 4 个转换器、两种蛋白激酶和其他几个蛋白辅因子分别激活核转录因子 NF-κB 和 STAT1。不同的 TLR 亚型是不同致病原分子的受体，例如 TLR2 是结核杆菌和幽门螺旋杆菌成分的受体；TLR3 是双链 RNA（dsRNA）的受体；而 TLR9 是细菌 DNA（CpG 序列）的受体。TLR4 是革兰阴性杆菌细胞壁脂多糖（LPS）的受体。TLR4 也是内源性透明质酸和硫酸肝素（来自被破坏的细胞膜）以及热休克蛋白的受体。随着 TLR 的分子结构、识别方式、信号传导途径及基因缺陷型动物模型等研究的深入，TLRs 及其信号传导通道在许多疾病中的重要作用已经受到广泛的关注。例如，革兰阴性

杆菌正是通过 LPS 激活 TLR4，引起死亡率极高的脓毒血症和败血性休克。

虽然目前未见 TLR 与纤维增生性疾病发生、发展的直接临床证据，但最近的表明发现 TLR 与多种纤维化疾病的发生有密切的联系。例如，TLR2$^{-/-}$ 降低冠脉结扎引起心室重构；TLR4$^{-/-}$ 小鼠降低四氯化碳所致肝纤维化、降低腹主动脉狭窄引起的心肌重构；成纤维细胞 TLR9 表达增加，促进具有促纤维化活性的 Th2 型细胞因子及化学趋化因子 CCL2 产生。先天免疫系统通过激活 TLR 及其信号传导通道促使抗原呈递细胞成熟，对于决定获得免疫系统 T 淋巴细胞分泌的 Th1、Th2 和 Treg 细胞因子极化方向具有重要意义。研究表明，获得免疫反应的 Th1 或 Th2 和 Treg 细胞因子极化方向是纤维增生性疾病的关键因素。各种原因引起的组织损伤可以激活 TLR2 或 TLR4 从而激活获得性免疫反应。如果持续的激活 TLR4 使获得性免疫反应朝 Th1 方向发展可能导致炎症消退、组织修复和器官功能恢复。反之，如果激活 TLR2 介导的先天免疫反应或通过其他我们目前还不了解的机制使 Th 细胞朝向 Th2 和 Treg 方向发展，则可能促进组织纤维化的发生。我们最近的研究表明也证实了这一假说，抗-TLR2 抗体能够显著降低博来霉素所致肺纤维化，而抗-TLR4 抗体则显著加重博来霉素引起的肺纤维化。这不仅提示 TLR 在纤维增生性疾病发病过程中发挥重要作用，同时也进一步证实 Th1/Th2 免疫极化方向的改变对于组织损伤后转归或纤维化的形成具有决定意义。

二、T 细胞极化与纤维增生性疾病

细胞因子在维持内环境稳定以及疾病的病理生理过程发挥重要的作用。纤维增生性疾病发生发展过程主要参与的有早期的促炎症细胞因子及 Th1 型、Th2 型、Treg 型细胞因子。对于 T 细胞极化，Th2 型免疫反应通常被认为是 Th1 型免疫反应反向调节反应。目前主要的观点包括 Th1 型、Th2 型细胞因子分别介导细胞免疫和体液免疫反应；Th1 型免疫反应（IFN-γ）主要介导促炎反应，Th2 型免疫反应（IL-13/TGF-β）主要介导抗炎反应。需要强调的是，这些描述中均忽略 Th2 型免疫反应对 ECM 重构具有重要调节作用，即 Th2 型免疫反应激活引起胶原沉积；Th1 型免疫反应能够抑制这种胶原沉积的作用。因此，获得性免疫反应的 Th1/Th2/Treg 免疫极化方向是组织损伤后修复的关键，增强 Th1 的免疫极化方向是目前治疗肺纤维化最有效的手段之一（图 27-1-3）。

组织损伤后，机体为对抗各种内外源性致病原主要产生 Th1 型免疫反应。如果病原很快被清除或被控制，那么 Th1 型免疫反应降低仅形成轻微组织损伤。然而，如果病原持续存在，那么机体势必产生免疫抑制反应对抗过度免疫反应，防止对机体组织产生过度损害。Treg 细胞及 Th2 型细胞因子不仅具有抑制 Th1 型免疫反应的作用，更为重要的是它们还同时强烈促进组织愈合反应。然而，如果形成持续的慢性炎症反应，对于宿主而言最重要的问题是生存，即保留及修复受损组织。尽管过度修复的结果往往是纤维组织重构甚至形成纤维增生性疾病，但在大多数情况下这是宿主为维持生存唯一可供选择的途径。基于以上观点，Th2 型免疫反应是一种自适应性组织修复机制，而不仅仅只是产生对抗 Th1 型免疫反应的作用。Th2 型免疫反应具有双重作用，不仅促进组织愈合反应（wound healing），但同时促进纤维组织重构反应（fibrosis）。因此，如何维持 Th2 型免疫反应组织损伤愈合反应，抑制甚至逆转过度的 Th2 型免疫反应引起的纤维化是目前研究热点之一。

（一）Th1 型细胞因子

主要包括 IFN-γ、IL-12、IL-18 等，在纤维增生性疾病发生发展过程中表达相对降低。

1. T 细胞、NK 细胞以及 II 型肺泡上皮细胞是 IFN-γ 的主要来源。研究表明，Th1 型细胞因子 IFN-γ 可能通过阻断 TGF-β1 信号传导通路抑制肌成纤维细胞的激活，也有可能通过调节化学趋化因子 ITAC/CXCL11、ENA78 及 IP-10/CXCL10、MIG/CXCL9 活性而产生抗纤维化的作用。博莱霉素在 IFN-γ$^{-/-}$ 小鼠引起的炎症反应降低，但体重下降、死亡率增高并且肺纤维化程度增加；而 IFN-γ^{TG} 的动物出现类似 COPD 的症状，进行性形成肺气肿，潮气量增加，形成明显的巨噬细胞和中性粒细胞浸润。IFN-γ 能够抑制多器官纤维组织增生性疾病，包括博来霉素或二氧化硅所致肺纤维化、血吸虫所致肝纤维化以及肾大部切除所致肾纤维化等。IFN-γ1b 治疗 IPF 的临床实验正在进行，虽然目前还不能肯定其疗效，而且还需要更大规模和更为严格的临床实验证明 IFN-γ1b 能否用于治疗 IPF，但这不妨碍 IFN-γ1b 成为目前最有前景治疗肺纤维化的新药之一。

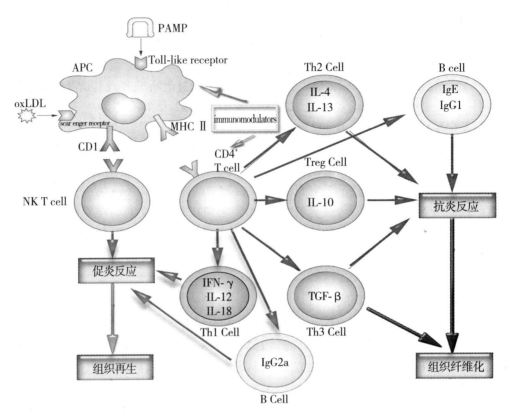

图 27-1-3　纤维增生性疾病中 Th1、Th2 型细胞因子的对立作用

组织损伤后，各种内外源性致病原（PAMPs）作用于抗原呈递细胞（APCs）模式识别受体 TLRs，调节 NK 细胞以及幼稚 T 细胞的发育。如果 CD4⁺ T 细胞向 Th1 方向发育，产生的 Th1 型细胞因子 IFNγ、IL-12、IL-18，与 B 细胞产生的 IgG2a 及 NK 细胞引起，形成促炎性反应，促进损伤后炎症转归。如果 CD4⁺ T 细胞向 Th2/Treg 方向发育，产生 Th2 型细胞因子 IL-4、IL-13、TGF-β 及 Treg 型细胞因子 IL-10，与 B 细胞产生 IgE、IgG1，形成慢性炎性反应，促进纤维化的形成。

2. IL-12、IL-18 促进 Th 细胞向 Th1 方向发育，IL-12 也是维持 Th1 细胞生长所必需的细胞因子。IL-12、IL-18 通过 p38 MAPK 信号传导通路增加 IFN-γ 的表达。IL-12 诱导 Th1 细胞 IL-18 受体上调，IL-18 诱导产生 TNF-α、FAS 配基、黏附分子以及 PGE2，IL-12、18 协同增强 MT-1-MMP 和 MMP-2 的产生。IL-12 参与肺纤维化的作用机制复杂，BIPF 动物模型研究表明注射 IL-12 可以通过促进 IFN-γ 降低肺纤维化，而中和性抗 IL-12 抗体也能降低肺纤维化。ELISA 结果表明博莱霉素可引起肺组织 IL-12p40 的大量增多，但 IL-12p70 并不增多，过多的 IL-12p40 会产生一个倾向 Th2 的免疫反应，抗-IL-12 体有可能通过这条通路抑制肺纤维化。在 IL-12p40⁻/⁻ 小鼠上博莱霉素引起肺炎症反应降低，但纤维化程度增高，这说明 IL-12 在 BIPF 模型早期参与炎症反应，而抑制后期形成的肺纤维化。

（二）Th2 型细胞因子

主要包括 IL-4、IL-5、IL-9 及 IL-13 等，纤维增生性疾病发生过程中表达相对增强。这些 Th2 型细胞因子调节组织重构和纤维化的发生过程中都具有各自独特的作用。

1. 淋巴细胞、单核细胞、成纤维细胞是 IL-4 主要细胞来源。IL-4 促进幼稚 T 细胞向 Th2 方向发育，诱导抗原呈递 B 细胞 MHC Ⅱ 上调，产生 IgE 和 IgG1 抗体并促进 B 细胞大量增殖。多种人源及鼠源的成纤维细胞均表达 IL-4 受体，研究表明 IL-4 能够促进成纤维细胞合成 ECM 蛋白、Ⅰ 和 Ⅲ 型胶原以及纤维结合素。此外，IL-4 还通过增加成纤维细胞黏附和分化能力、促进释放 Th2 型细胞因子、促进化学趋化活性，最终引起 ECM 的大量积聚。IPF 患者和 BIPF 动物肺组织 IL-4 表达增强，主要是在活跃的巨噬细胞和 T 淋巴细胞浸润区域以及纤维化区域。研究表明，IL-4⁻/⁻ 的 BIPF 小鼠上 IFN-γ 表达增加、肺纤维化程度降低，但同时死亡率增加；但也有研究表明博莱霉素可以在 IL-4⁻/⁻ 动物形成明显的纤维化，而在 IL-4ᵀᶜ 小鼠纤维化程度降低。造成这种差异的原因有可能是后者使用的博莱霉素剂量过大的缘故，也有可能是与 IFN-γ、TNF-α 类似的细胞因子特殊的"剂量效应"有关，例如"低剂量"TNF-α 促进纤维化，而 TNF-α^{TC} 产生抑制纤维化的作用。这些研究结果提示，IL-4 在早期通过限制 T 淋巴细胞募集产生抗炎症反应，而在后期阶段促进大量的胶原沉积导致肺纤维化，在促使纤维化发生的过程中发挥但不是最关键的作用。

2. IL-13 是与纤维增生性疾病发生关系最为密切的 Th2 型细胞因子。激活的 Th2 淋巴细胞、肥大细胞、肺泡巨噬细胞产生 IL-13，促进 B 细胞的增殖以及单核细胞分化。IL-13 与 IL-4 具有多种类似的生物学功能，这与二者共用 IL-4Rα-STAT6 信号传导通路有关。目前的研究认为，Th2 型细胞因子 IL-13 在纤维增生性疾病发病过程中起着主导作用。这不仅表现在 IL-13 转基因动物、IL-13 拮抗剂都能毫无争议的证明 IL-13 和 IL-4 介导宿主的 Th2 型免疫反应，而且在多项纤维增生性疾病发病机制研究中得以证实。Wynn 研究血吸虫所致肝纤维化发现，阻断 IL-13 能够显著降低虫卵引起肝组织胶原沉积，而 IL-4 的表达水平并没有降低。肺纤维化研究中也存在类似现象，IL-13^{TC} 可引起明显的上皮下气道纤维化，IL-13 特异性单克隆抗体能够显著降低烟曲菌分生孢子（aspergillus fumigatus conidia）或博来霉素所致肺纤维化。与此对比，IL-4 过表达不仅没有发现明显的上皮下气道纤维化，而且在肺组织能够形成强烈炎性反应。正常人巨噬细胞的 IL-13 表达仅停留在 mRNA 水平，而肺纤维化患者巨噬细胞内的 IL-13mRNA 被翻译成 IL-13 蛋白并参与肺部炎症及纤维化过程。IL-13 通过 STAT-6 信号传导通道促进成纤维细胞增殖和分化、Ⅰ 和 Ⅱ 型前胶原表达增加，同时抑制 MMP1、MMP3 的产生，增强 TIMP1 的表达。IL-13 增强 CD40L 的表达，经 CD40-CD40L 信号通路促进肺成纤维细胞的增殖。最近的研究阐明 IL-13 在巨噬细胞上促进 TGFβ 表达的机制：IL-13 经 STAT6 信号传导通路激活 IL-13α1 受体，与 TNFα 激活 TNFR1 受体经 NF-κB 信号传导通道共同激活 IL-13α2 基因的表达；IL-13 激活 IL-13α2 受体经 AP-1 信号传导通路促进 TGFβ1 基因转录和翻译。阻断 IL-13α2 有可能抑制 TGFβ 依赖和非依赖纤维化的形成。

3. IL-5 调节嗜酸性粒细胞的分化、迁移、激活以及化学趋化作用。IL-5^{TC} 或者腺病毒转移 IL-5 都可以加重博莱霉素所致肺损伤和肺纤维化，并且出现嗜曙红细胞增多。抗 IL-5 抗体可以降低 BIPF 动物纤维化形成的程度。然而，博莱霉素也能引起 IL-5$^{-/-}$ 转基因动物形成明显的肺纤维化，肺组织浸润的炎症细胞主要是 T 淋巴细胞而不是嗜曙红细胞。嗜曙红细胞和 T 淋巴细胞通过不同通路影响 Th1/Th2 极化方向，调节组织修复的过程。目前的研究认为，IL-5 和嗜曙红细胞促进多种促纤维化因子包括 IL-13 和 TGF-β 的产生。因此，IL-5 和/或嗜曙红细胞在纤维增生性疾病发生过程中主要起到放大效应，而不是主导纤维化形成的主要因素。

4. 激活的 T 细胞和肥大细胞释放细胞因子 IL-9，而幼稚 T 细胞不受 IL-9 的影响。不同免疫反应促进不同的免疫球蛋白的生成，Th1 免疫反应促进 IgG2a 的生成，Th2 免疫反应促进 IgE 和 IgG1 的生成。IL-9^{TC} 小鼠降低二氧化硅引起的矽肺纤维化与 B 细胞免疫极化方向有关。IL-9^{TC} 和野生型动物 CD4$^+$T 和 CD8$^+$T 细胞群没有明显的差异，也就是说 IL-9 单基因高表达并不改变 Th1/Th2 极化方向；IL-9^{TC} 动物 B 细胞尤其是 B1 细胞数目增多，IL-9^{TC} 动物在二氧化硅所致肺纤维化过程中 IgG1 降低，而 IgG2a 明显增加，Th1/Th2 免疫极化方向的改变正是 IL-9^{TC} 对抗肺纤维化的原因之一。

（三）Treg 型细胞因子

主要包括 IL-10 和 TGF-β，纤维增生性疾病发生过程中表达相对增强。

1. IL-10 通过下调促炎症细胞因子的表达，诱导激活的中性粒细胞凋亡，抑制炎症反应。腺病毒转移 IL-10 的动物加重二氧化硅所致肺纤维化，这与增强 Th2 细胞因子 IL-4、IL-13 以及 IgG2a 有关。抗 CD4 抗体能降低 IL-10$^{-/-}$ 和 IL-10$^{+/+}$ 动物因二氧化硅所导致的肺纤维化，提示 IL-10$^{-/-}$ 动物能降低二氧化硅引起的肺纤维化有可能不通过 CD4$^+$ 依赖的途径。其机制可能是 IL-10 一方面促进巨噬细胞表达促纤维化因子 TGF-β1，而同时也降低巨噬细胞和成纤维细胞抗纤维化因子 PGE2 的表达，二者的合效应产生上述现象。IL-10 在 BIPF 动物模型上能够抑制炎症发生，但并不降低纤维化。IPF 患者肺组织和血清中 IL-10、TGF-β1 表达增高，而继发性肺纤维化患者血清 IL-10 水平并不增高。这说明 IL-10 在不同原因所导致的肺纤维产生的作用有所不同。

2. TGF-β 在纤维化的发展过程中具有重要作用，可促使激活的炎性细胞聚集、上皮细胞向间叶细胞转化和成纤维细胞细胞外基质沉积。这种作用通过跨膜丝氨酸/苏氨酸激酶激活 Smad 蛋白后调节靶基因的转录。共有 3 种 TGF-β 受体，其中 Ⅰ 和 Ⅱ 型受体对 TGF-β1 亲和力超过 TGF-β2。肺组织 TGF-β 来源于 AMs、嗜酸性粒细胞、成纤维细胞、内皮细胞以及上皮细胞。TGF-β 激活单核细胞和巨噬细胞产生强大的化学趋化作用，同时可以激活这些细胞产生 IL-1β、TNF、PDGF 和 TGF-β。TGF-β 通过诱导 PDGF 表达促进成纤维细胞增殖。另外，TGF-β 诱导成纤维细胞分化为肌成纤维细胞，而后者是肺组织内部胶原、TGF-β 和 MCP-1 的主要来源。TGF-β 是 ECM 产生的强大诱导剂，同时 TGF-β 通过抑制血浆酶原激活体、MMP、弹性蛋白酶表达，增强 TIMPs、PAI-1/2 的表达，从而降低胶原和其他基质蛋白的降解水平。此外，TGF-β 也能募集巨噬细胞并增强血管新生能力，这说明 TGF-β 组织具有多重调节作用。研究表明，IPF 患者纤维化区域尤其是肺泡壁附近 TGF-β 表达明显增多；多种实验性肺纤维化动物模型肺组织 TGF-β 表达增高；TGF-β 的阻断剂和抗体都能降低 BIPF 动物模型的纤维化程度；经腺病毒载体干预后高表达的活性 TGF-β1 可以诱导纤维化抵抗的 TNF-α$^{-/-}$ 动物形成肺纤维化。因此，阻断 TGF-β 信号通路可能是治疗纤维增生性疾病潜在的途径之一。

最近的研究表明，幼稚 T 细胞可以在 IL-23、TGF-β、IL-6 的作用下向 Th17 型 T 细胞发育。Th17 型 T 细胞分泌释放特异的 IL-17 细胞因子，其中 IL-17A、IL-17F 具有募集嗜中性粒细胞的作用。间接的实验证据表明 Th17 参与到纤维化的形成过程：IL-17A、IL-17F 及 IL-17R 通过调节气管上皮细胞癌基因和 GCSF 参与囊肿性纤维化发生和发展；IL-17 促进血吸虫所致肝纤维化的发展。因此，明确 Th17 细胞及 IL-17、IL-23、IL-27 等细胞因子在纤维增生性疾病发生发展过程中的作用机制，可能为抗纤维化治疗提供新的药靶。

三、B 细胞与纤维增生性疾病

在获得免疫参与纤维增生性疾病发病机制的研究中，T 淋巴细胞一直占据主要地位。最近的研究表明，B 淋巴细胞在纤维增生性疾病发病过程中绝不是"隔岸观火"，而是参与了多种纤维增生性疾病的发生、发展过程。

B 淋巴细胞（B lymphocyte）是由鸟类法氏囊或哺乳动物骨髓淋巴样中前体细胞分化成熟而来。成熟 B 细胞主要定居于脾脏红髓及白髓的淋巴小结内和淋巴结皮质浅层的淋巴小结。外周血中的 B 细胞占到淋巴细胞总数的 10%~20%。一般认为，B 细胞作为体内唯一能产生免疫球蛋白（抗体）的细胞，利用其细胞膜表面特征性标志即膜表面免疫球蛋白（mIg），作为特异性抗原受体（BCR），通过识别不同抗原表位而激活 B 细胞，分化至浆细胞，从而产生特异性抗体发挥体液免疫功能。根据是否表达 CD5（即小鼠 LY-1 抗原），B 细胞可以分为 B1（CD5$^+$）细胞和 B2（CD5$^-$）细胞两个亚群。B1 细胞是由胚胎期或出生后早期的前体细胞分化而来，多分布于腹腔、肠腔以及肠壁的固有层。B1 细胞的发生不依赖骨髓细胞，产生后具有自我更新能力。B2 细胞是通常参与体液免疫应答的 B 细胞，由骨髓中多能造血干细胞分化而来。B2 细胞能够产生高亲和力抗体，行使体液免疫功能。自发免疫疾病病原性自身抗体也是通过 B2 淋巴细胞产生。更为重要的是，B2 细胞还具有抗原提呈和促进多种细胞因子产生的免疫调节功能。

最近的研究表明，B 细胞在四氯化碳所致肝纤维化发生发展过程中，能够通过"抗体—"以及"T 细胞—"非依赖途径发挥作用。四氯化碳引起炎症反应能够诱导 TGF-β 促进 Ⅰ 型胶原产生，而 B 细胞缺失后能够显著降低四氯化碳引起的肝纤维化。该项研究首先发现，肝内浸润的淋巴细胞半数是由功能性 B 细胞组成。随着认识到 B 细胞缺失的动物比野生型动物更能有效地清除凋亡细胞。推测 B 细胞缺失后，巨噬细胞清除无功能肝脏细胞能力增强。由于四氯化碳在 T 细胞缺失小鼠与野生型小鼠引起肝纤维化程度类似，具有正常 B 细胞数目的野生型动物无论是缺少 Ig 或低水平 Ig 形成四氯化碳引起肝纤维化程度类似，因此不仅 T 细胞并不是四氯化碳形成肝纤维化所必需的，而且提示 B 细胞调节纤维化的发生不需要 Ig 产生，提示 B 细胞缺失后降低肝纤维化的发生是一种 T 细胞以及抗体非依赖的机制。目前对 B 细胞参与肝纤维化的机制仍然不明确，推测其可能的机制如下：B 细胞产生促纤维化细胞因子 IL-6，通过诱导 HSCs 成为肌成纤维细胞促进肝脏纤维化的发生；B 细胞缺失小鼠改变 T 细胞功能，如降低 IL-4 表达而增加 IFN-γ 表达；B 细胞缺失后小鼠产生自身抗体的能力下降，影响具有促纤维化活性的细胞因子产生。

B1 淋巴细胞在二氧化硅所致肺纤维化发生过程中发挥积极作用。研究表明，IL-9^{TG} 动物能够显著降低二氧化硅所致肺纤维化，这与其促进大量的 B1 淋巴细胞细胞产生有着密切的关系。这些诱导生成 B1 淋巴细胞在胸膜腔、腹膜腔所有 B 淋巴细胞占据多数。B1 淋巴细胞在先天免疫发挥重要作用，同时产生天然免疫球蛋白包括 IgM、IgA，成为抵御外援侵害的第一道防线。然而，B1 淋巴细胞在IL-9^{TG}动物不能产生这类抗体，提示其具有不同的生物学功能。结果表明，B 淋巴细胞在 IL-9^{TG}动物通过增加巨噬细胞产生 PGE2，显著降低二氧化硅所致肺纤维化。

B 细胞与肾间质损伤以及肾纤维化的发生也有密切的关系。局部组织浸润的 B 细胞在组织纤维化、肾移植过程中发挥重要作用。研究发现，急慢性间质肾炎、慢性 IgA 肾病引起的肾间质损伤后，间质浸润细胞有一大类是 CD20$^+$B 细胞。这些细胞与 CD3$^+$T 细胞一起形成更大的结节样结构。这些 B 细胞中，CD10$^+$的前 B 细胞非常少见，大部分是成熟 CD27$^+$B 细胞。这些 B 细胞不仅呈结节状浸润，而且还大量增殖。研究同时表明，化学趋化因子 CXCL13 mRNA 增加水平与肾小管间质 CD20 mRNA 相一致，而且 CXCL13 蛋白主要集中在浸润的结节状组织中，同时也与 CXCR5$^+$B 细胞共定位。不仅间质性肾疾病而且 IgA 引起的肾病发生过程中，B 淋巴细胞都是间质浸润细胞重要组成部分，在肾内形成淋巴样滤泡样结构，这有可能在肾内免疫系统发挥重要作用。

四、化学趋化因子与纤维增生性疾病

化学趋化细胞因子（chemokines）除维持炎症反应化学趋化活性外，还具有调节血管生成、血细胞生成、器官发生的作用。根据其半胱氨酸残基的位置不同主要分为两个家族即：CC 和 CXC 化学趋化因子。CC 化学趋化因子对除中性白细胞外的白细胞产生化学趋化作用，包括 MCP-1/2/3/4、MIP-1、eotaxin 和 RANTES 等。CXC 家族的化学趋化因子对中性白细胞产生趋化作用，包括 IL-8、MIP-2 和 IP-10 等。

（一）CC 化学趋化因子

MCP-1、MIP-1、RNATES 参与纤维增生性疾病的发生。

1. MCP-1 对单核细胞产生强大的化学趋化作用并激活 T、NK 和未成熟的 DC 细胞，亦可激活成纤维细胞增殖活性，并与 TGF-β1 协同刺激胶原产生。MCP-1 激活大鼠成纤维细胞前胶原 I 的表达并呈剂量和时间依赖性。IPF 患者和 BIPF 动物模型 MCP-1 和 MIP-1 的表达增高，而抗 MCP-1 或者MIP-1 的抗体可以明显抑制博莱霉素引起的炎症和纤维化。

2. RANTES 是单核细胞、T 淋巴细胞和嗜酸性粒细胞强大的化学趋化因子，在慢性肺炎症和纤维化疾病中发挥着重要作用。IPF 患者 RANTES 表达明显增高，BIPF 模型研究发现 RANTES 和其受体 CCR1 表达也明显增加。

3. CC 化学趋化反应通过可溶性化学趋化蛋白配基（CCLs）和相应受体（CCRs）相互作用产生。MCP-1/2/3/4/5 结合 CCR2，而 MIP-1 和 RANTES 结合 CCR1。CCR2 在单核细胞和激活的 T 细胞表面表达。CCR1 特异性抗体抑制 BIPF 小鼠形成肺纤维化。博莱霉素在 CCR2$^{-/-}$小鼠引起的纤维化程度明显降低，但急性炎症阶段炎性细胞浸润程度没有改变，这提示 CCR2 可通过不依赖白细胞募集途径调节肺纤维化的发生。

（二）CXC 化学趋化因子

IL-8、IP-10 等 CXC 趋化因子与纤维增生性疾病发生关系密切。TNF-α 可刺激多种细胞产生 IL-8。

1. IL-8 通过结合特异性受体 CXCR1 激活中性白细胞、T 淋巴细胞并增强炎症反应级联效应。IPF 患肺组织 IL-8 主要来源于 AMs，并且 IL-8 表达水平与 IPF 病情恶化密切正相关。

2. IP-10 可对单核细胞产生强大的化学趋化作用，同时抑制血管新生。IPF 患者 IP-10 表达降低，IL-8/IP-10 的失衡增强血管新生活性。抗 IL-8 抗体阻断 IPF 患者肺组织内血管新生活性，抗 IP-10 可增加 IPF 患者和正常人肺组织内血管新生活性。这些研究提示，降低促血管新生活性（IL-8）或者增强抑血管新生抑制活性（IP-10）的 CXC 化学趋化因子可能是治疗 IPF 的新途径。

3. 最近的研究表明，化学趋化因子受体 CXCR3/CCR4 的失衡也是导致肺纤维化形成的机制之一。CXCR3 主要表达在 Th1 和 NK 细胞上。CXCR3 配基如 CXCL9、CXCL10、CXCL11 在 Th1 细胞因子介导的免疫反应中发挥重要作用，可募集 Th1 细胞到局部组织促进产生内源性 IFN-γ 降低纤维增生性疾病的发生。而 CCR4 的配基 CCL22 以及化学趋化因子 CCL1/2/3/5、CCL17 都增强 Th2 型细胞因子介导的免疫反

应，促进纤维增生性疾病的发生。

此外，PDGF、IGF1、bFGF、TGFα等多种生长因子促进成纤维细胞增殖并参与ECM形成，阻断这些生长因子可明显降低实验性纤维增生性疾病的发生。

五、成纤维细胞、肌成纤维细胞与纤维增生性疾病

最近的研究发现，肌成纤维细胞不仅来源于驻留于间质组织的成纤维细胞，而且上皮细胞通过"上皮-间叶细胞转变"（epithelial-msenchymal transition，EMT）、骨髓干细胞来源 Fibrocyte（α-SMA$^+$CD34$^+$CD45$^+$Type I collagen$^+$）都是肌成纤维细胞重要来源。此外，肝脏星形细胞、肺泡II型上皮细胞都是肌成纤维细胞重要的来源。

成纤维细胞、肌成纤维细胞多来源于间叶细胞组织并位于间质组织的孔隙，是胶原的主要细胞来源。二者根据形态学、收缩蛋白组分的不同加以区分。肌成纤维细胞表达α-SMA，其表型介于成纤维细胞和平滑肌细胞之间。这些细胞在慢性炎症和纤维化疾病中的作用具有多相性。成纤维细胞受多种生长因子和细胞因子调节其迁移、增殖、ECM合成和降解过程。成纤维细胞的主要功能是完成肺损伤后的组织修复，整个修复过程成纤维细胞和肌成纤维细胞数目都会明显增加。成纤维细胞本身可合成释放包括TGF-β、MCP-1以及TNF-α等多种促纤维化的细胞因子，并且细胞表面表达多种细胞因子、生长因子的受体，因此可以作为潜在的效应器细胞参与炎症反应。无论是正常组织修复或是组织纤维化都会在损伤部位出现大量肌成纤维细胞，而且纤维化过程往往伴随ECM大量增加形成广泛的组织重构。在IPF患者和BIPF动物模型的肺组织都发现大量的肌成纤维细胞。肌成纤维细胞具有收缩性强的特性，一方面促进伤口愈合过程，但另一方面这也是IPF患者肺组织顺应性下降、机械特性改变的重要原因。在肺损伤后的炎症阶段，成纤维细胞表达高水平的CD40。T淋巴细胞以及肥大细胞募集到损伤部位后，通过CD40L与成纤维细胞相互作用，促进成纤维细胞增殖分化，产生大量细胞因子以及ECM组分，最终导致肺纤维化的发生。研究发现，皮下注射抗-CD40L抗体可降低纤维化动物肺组织炎症和肺纤维化程度，提示阻断CD40-CD40L通路是治疗肺纤维化的潜在有效途径。多种细胞因子调节肌成纤维细胞的增殖活性，这些因子包括增加α-SMA表达的促纤维化细胞因子TGFβ、PDGF、GM-CSF、FGF、TNF-α、IL-4和IL-13，以及降低α-SMA表达的促炎症细胞因子IFN-γ、IL-1β。MAPK通路是细胞外刺激传递到细胞内的主要信号通路，而MAPK信号通路在启动分子信号调节成纤维细胞增殖方面是非常关键的。研究表明增加JNK-、p38-以及ERK-MAPK通路中胞外信号调节激酶的磷酸化水平，具有促进肌成纤维细胞分化的作用，并且这一过程可被特异的激酶抑制剂阻断。研究发现，FR-167653抑制p38-MAPK信号传导通路，显著降低博莱霉素所致肺纤维化。综上所述，成纤维细胞是组织修复以及肺纤维化过程中胶原的主要来源，作为免疫反应的效应器细胞又受到多种因素的调控。生长因子、促纤维化细胞因子、黏附分子等抑制剂及阻断MAPK信号传导通路有可能通过抑制成纤维达细胞增殖活性达到控制肺纤维发生的目的。

六、基质金属蛋白酶与纤维增生性疾病

细胞外基质（extracellular matrix，ECM）主要由胶原（I和III型胶原）、弹性蛋白、蛋白聚糖、粘连蛋白等成分组成。MMP/TIMP失衡引起ECM积聚是纤维增生性疾病发生的重要机制之一。25种金属基质蛋白酶（matrix metalloproteinase，MMP）活性受4种TIMP调节。在炎症早期多种MMP活性增强与基底膜的破坏有关，胶原酶1（MMP1）、明胶酶A（MMP2）、明胶酶B（MMP9）、基质裂解素（MMP7）和TIMPs都参与损伤后肺组织的重新上皮化的过程。研究发现，各种肺纤维化动物模型和IPF患者的肺组织中MMPs/TIMPs比例明显降低，同时说明ECM中存在非降解胶原。例如IPF患者中肌成纤维细胞TIMP2表达增高；百枯草和高氧诱导的肺纤维化大鼠肺组织mRNA检查发现MMP8、MMP13表达降低，TIMP2表达增高。

组织修复过程中MMPs不仅仅局限于调节ECM生成和降解，同时参与调解炎症反应和先天免疫反应。利用底物结合结构域亲和法、蛋白质组学等方法发现大量的非ECM的内源性底物。例如，CCL7、CX-CL12是MMP2的底物；CCL2/8/13是MMP1、3、13、14的底物；CXCL11是MMP1、2、3、9、13、14的底物；无活性的TGF-β1是MMP3/9的底物。研究证明，MMPs参与先天免疫和组织修复的过程主要与上皮细胞修复以及杀灭外源性细菌有关。MMP参与炎症发生的整个过程与化学趋化因子密切相关，MMP不

仅具有已经认识到的促炎症反应的活性，而且还具有抑制炎症反应的活性。MMP9 可降解 α1 抗蛋白酶，强烈抑制中性粒细胞弹性蛋白酶的作用。MMP 可直接增强或抑制化学趋化因子的作用，如 MMP9 可导致 CXCL5、CXCL6 失活，能增加 IL-8 的化学趋化作用。MMP 直接或间接调节多种细胞因子表达，如 MMP3/9/14 可提高总 TGF-β1 的比例、MMP7/12 激活巨噬细胞释放组成性 TNF 等。此外，MMP 可激活具有抗原呈递功能的巨噬细胞，可通过不同的途径影响 Th2 细胞因子 IL-13 引起的炎症反应。

七、激素、免疫系统与纤维增生性疾病

雌激素、应激激素包括糖皮质激素以及肾上腺素等通过调节全身和局部的促/抗炎性因子的平衡，参与调节免疫反应，与纤维增生性疾病的发生发展有密切的关系。

通常，女性体内生理浓度的雌激素促进 Th1 型细胞因子 IL-12、TNF-α 的释放和表达，表现为增强免疫反应。孕期妇女体内分泌雌激素量显著增加，这种药理浓度的雌激素显著促进 Th2 型细胞因子 IL-4、IL-10 的释放。此时增加 Th2 型免疫反应、抑制 Th1 型免疫反应有利于受精卵的子宫着床和正常妊娠。更年期妇女雌激素分泌显著降低，如果使用替代疗法服用外源性雌激素达到药理浓度，则这种药理浓度的雌激素引起的 Th2 型免疫反应增强会促使乳腺增生、子宫内膜增生，造成这部分人群更易患纤维增生性疾病（图 27-1-4）。

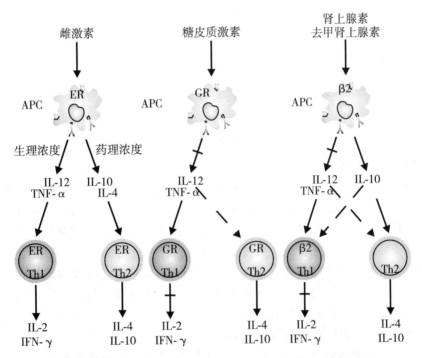

图 27-1-4　激素对 Th1、Th2 型细胞因子的调节作用
雌激素和应激激素通过其调节 Th1/Th2 免疫反应平衡，可能参与组织纤维增生性疾病的发生和发展。

糖皮质激素抑制抗原提呈细胞（APC）和 Th1 细胞产生 IL-12、IFN-γ、IFN-α 和 TNF-α，而相对上调 Th2 细胞产生 IL-4、IL-10 和 IL-13。因此，糖皮质激素具有强大的抗炎作用。然而，对于类似特发性肺纤维化等慢性纤维化疾病，使用糖皮质激素间接地促进了 Th2 型免疫反应。不但不能拮抗纤维化，甚至引起急性纤维化或加重器官纤维化的程度（图 27-1-4）。

广义上讲应激激素包括儿茶酚胺类激素、糖皮质激素、血管紧张素 Ⅱ、神经肽等，狭义上讲应激激素主要指的是儿茶酚胺类激素尤其是肾上腺素和去甲肾上腺素。长期焦虑使得血管和神经末梢释放大量儿茶酚胺类激素，而最新的研究表明儿茶酚胺类激素抑制 IL-12、TNF-α、IFN-γ 等 Th1 型细胞因子的分泌，刺激产生 IL-10、IL-4、TGF-β 等 Th2 型细胞因子。因此，应激激素形成对免疫系统的负反馈，保护机体免受促炎性因子过度激活以及激活肥大细胞造成的组织损伤作用，产生免疫抑制作用。然而，

也正是由于促进 Th2 型免疫反应，使得长期处于紧张、焦虑状态的人群更容易患纤维增生性疾病（图 27-1-4）。

Marshall 等从应激后 48 小时的医学生采得血样，体外通过分裂素激活外周血单核细胞（PBMC），发现 IFN-γ：IL-10 的比值下降，这与晨起后升高的可的松水平不存在正相关。虽然没有测定儿茶酚胺的水平，其他的实验结果提示儿茶酚胺和/或可的松参与了应激的过程。对 PBMC 的体外研究发现，地塞米松、肾上腺素、去甲肾上腺素、特布他林通过 APC 降低 IL-12 导致 IFN-γ 的生成减少，IL-4、IL-10 的生成增多。这些研究表明儿茶酚胺、β2AR 激动剂、可的松诱导 IL-12 生成减少，阻断 Th1 细胞分化，导致免疫平衡偏向 Th2 方向。大部分的实验结果表明儿茶酚胺导致 β2AR 激动，调节免疫系统向 Th2 细胞因子占主导效应的方向发展。动物实验表明多巴胺 β 羟化酶缺陷的小鼠不能产生去甲肾上腺素，比较形成 Th2 细胞因子的能力表现出 Th1 细胞因子的形成缺陷，同时提示去甲肾上腺素有促进 Th1 细胞因子分泌的倾向。其他的动物实验也表明，NE 激活 β2AR 抑制 Th1 驱动的效应如迟发型超敏反应、B 细胞介导的 IgG2a 的产生。去甲肾上腺素耗竭的小鼠脾脏 T 细胞，体外对 ConA 的反应表现出 IL-2、IFN-γ 的生成减少，而淋巴结 T 细胞产生更多的 IFN-γ，IL-2 生成没有影响，提示 Th1 细胞因子的一些变化具有器官特异性。在啮齿类和人身上，β2 肾上腺素受体激动剂抑制 Th1 产生 IFN-γ，但是不影响 Th2 产生 IL-4，而且 Th1 经间羟叔丁肾上腺素 cAMP 水平上升，在 Th2 细胞上没有观察到 cAMP 水平上升。Th1 细胞产生的 IFN-γ 诱导 B 细胞产生 IgG2a，然而 Th2 细胞产生的 IL-4 诱导 B 细胞产生 IgE 和 IgG1。因此，Sanders 等在 1997 年发现 β2 肾上腺素受体激动剂间羟叔丁肾上腺素抑制 Th1 细胞产生 IFN-γ 伴随着小鼠 B 细胞 IgG2a 产生的减少。另外有报道异丙肾上腺素抑制 T 细胞产生 IL-2。

第五节 器官组织纤维化是可逆的吗

长期以来，临床医学和基础研究人员对于组织纤维化疾病是否可以治疗，组织纤维化改变是否可以为药物或其他治疗学干预所逆转一直持非常悲观的观点。例如，由于观察到炎症反应在各种组织纤维增生性疾病的发生和发展过程发挥了重要的作用，因此认为消除炎症有可能是对抗组织纤维化的一种有效手段。令人遗憾的是，几十年的临床实践证明，各种抗炎药物都不能阻止组织纤维化的发展，更不能降低组织纤维化疾病如特发性肺纤维化的病死率。最近发现，糖皮质激素治疗肺纤维化不仅副作用大，治疗效果不确切，而且长期使用可能加重肺纤维化的发展。随后的研究发现并确认了大量促炎性细胞因子、生长因子、趋化因子和各种细胞外基质成分等参与了组织纤维化的发生与发展。因此，人们希望，针对这些不同的细胞因子、生长因子、趋化因子和各种细胞外基质成分等开发的特异性拮抗剂和各种治疗性单克隆抗体，肯定会对组织纤维化和组织纤维增生疾病的治疗带来新的希望。但十几年过去了，大规模的临床研究没有证明这些所谓靶向药物能降低组织纤维增生疾病的病死率。

有关组织纤维化分子细胞生物学的基础研究，特别是发现组织纤维化的发生发展是组织损伤后修复过度的结果，以及通过改变组织微环境的干预可以改变组织纤维化程度的相关基础研究提示，组织纤维化进程是可以被改变的，组织纤维增生疾病是可以治疗的疾病。尽管仍然有不同意见，但药物治疗改变组织纤维化的效果可分别定义为可逆转（reversal）、消退（regression）和停滞（stasis）。令人振奋的是，曾经被认为是"不可逆"的纤维化病变在多个脏器如肝纤维化、肾纤维化和肺纤维化都已经在临床大规模实验过程被发现是可逆的。这些研究结果为大量复杂性、难治性疾病病人打开了康复的大门。

虽然使用经典的促炎症细胞因子干扰素 γ 治疗原发性肺纤维化已经在动物实验获得良好的治疗效果，目前正在进行临床二期实验，但是，类似干扰素 γ 这样的药物用于需要长期治疗的慢性疾病肺纤维化，仍然具有使用不方便、价格昂贵和难以耐受的副作用等缺点。基因组学和蛋白质组学研究不断进展使我们了解到，肺纤维增生性疾病病因众多，机制复杂，属于典型的多基因、多表型疾病。只有能够干预多通道、多靶点的药物才会获得满意的治疗效果。这是目前临床使用的各种抗纤维化药物效果不佳的主要原因。近年来，正是因为认识到使用针对单纯药靶的单分子药物治疗复杂疾病很难获得最佳治疗效果，新药研发者开始转向复方药的开发。虽然这里提到的复方与我们常识的中医药复方药不完全相同，而是相对于纯的、针对单分子药靶药物（pure drugs）而言，被西方学者称之为不纯药（dirty drugs）。但是，临床经验和科学研究结果证明，应该广义地理解复方药，它们可以是一种中药（或天然药物）、多种中药（天然药）的组方、一个作用于多靶点的单分子药和多个针对单分子药靶的组合药等。中国人几千年来开发复方药所具有的经验，以及形成的中医药哲学、科学和文化思想是开发复方药的巨大资源。中医"重在治本或者标本兼治，作用于多靶点，通过多靶向调节达到调整机体平衡的目的"以及"异病同治，同病异治"的哲学思想是开发多靶点、多通道治疗复杂疾病复方药的重要治疗学理论基础。现代医学和生命科学的最新发展再一次证明我国古代医药学的科学性和先进性，具有强大的生命力，值得我们后人肃然起敬并应该努力挖掘，使之发扬光大，为人类造福。

作为本书全新一篇的组织者和作者，我们希望"器官组织纤维化研究方法"能够获得尽可能多的读者的使用和批评，无论他们是从事器官组织纤维化机制研究的专家和学生，还是从事器官组织纤维化疾病防治的临床工作者。我们认为只有深入研究器官纤维增生疾病的发病机制，才能为器官纤维化的防治打下坚实的理论基础。

（胡卓伟　崔　冰　杨红振）

参 考 文 献

1. Wynn TA. Fibrotic disease and the T (H) 1/T (H) 2 paradigm. Nat Rev Immunol, 2004, 4 (8): 583－594

2. ThannickalVJ, ToewsGB, WhiteES et al. Mechanisms of pulmonary fibrosis. Annu Rev Med, 2004, 55: 395－417

3. BatallerR, BrennerDA. Liver fibrosis. J Clin Invest, 2005, 115 (2): 209－218

4. ChapmanHA. Disorders of lung matrix remodeling. J Clin Invest, 2004, 113 (2): 148－157

5. RaghuG, ChangJ. Idiopathic pulmonary fibrosis: current trends in management. Clin Chest Med, 2004, 25 (4): 621－636

6. BrownKK, RaghuG. Medical treatment for pulmonary fibrosis: Current trends, concepts, and prospects. Clin Chest Med, 2004, 25 (4): 759－772

7. FrancisGS, TangWH. Pathophysiology of congestive heart failure. Rev Cardiovasc Med, 2003, 4 Suppl 2: S14－20

8. MayetJ, HughesA. Cardiac and vascular pathophysiology in hypertension. Heart, 2003, 89 (9): 1104－1109

9. NegriAL. Prevention of progressive fibrosis in chronic renal diseases: Antifibrotic agents. J Nephrol, 2004, 17 (4): 496－503

10. CarrollMC. A protective role for innate immunity in systemic lupus erythematosus. Nat Rev Immunol, 2004, 4 (10): 825－831

11. AhoU, ZhaoX, LohrM, et al. Molecular mechanisms of pancreatic cancer and potential targets of treatment. Scand J Gastroenterol, 2007, 42 (3): 279－296

12. WittH, ApteMV, KeimV, et al. Chronic pancreatitis: Challenges and advances in pathogenesis, genetics, diagnosis, and therapy. Gastroenterology, 2007, 132 (4): 1557－1573

13. StrieterRM, KeaneMP. Innate immunity dictates cytokine polarization relevant to the development of pulmonary fibrosis. J Clin Invest, 2004, 114 (2): 165－168

14. JiangD, LiangJ, HodgeJ, et al. Regulation of pulmonary fibrosis by chemokine receptor CXCR3. J Clin Invest, 2004, 114 (2): 291－299

15. HoebeK, JanssenE, BeutlerB. The interface between innate and adaptive immunity. Nat Immunol, 2004, 5 (10): 971－974

16. KodairaY, NairSK, WrenshallLE, et al. Phenotypic and functional maturation of dendritic cells mediated by heparan sulfate. J Immunol, 2000, 165 (3): 1599－1604

17. CookDN, PisetskyDS, SchwartzDA. Toll-like receptors in the pathogenesis of human disease. Nat Immunol, 2004, 5 (10): 975－979

18. Gharaee-KermaniM, HatanoK, NozakiY, et al. Gender-based differences in bleomycin-induced pulmonary fibrosis. Am J Pathol, 2005, 166 (6): 1593－1606

19. SalemML. Estrogen, a double-edged sword: Modulation of TH1-and TH2-mediated inflammations by differential regulation of TH1/TH2 cytokine production. Curr Drug Targets Inflamm Allergy, 2004, 3 (1): 97－104

20. DillonS, AgrawalA, Van DykeT, et al. A Toll-like receptor 2 ligand stimulates Th2 responses in vivo, via induction of extracellular signal-regulated kinase mitogen-activated protein kinase and c-Fos in dendritic cells. J Immunol, 2004, 172 (8): 4733－4743

21. ShishidoT, NozakiN, YamaguchiS, et al. Toll-like receptor-2 modulates ventricular remodeling after myocardial infarction. Circulation, 2003, 108 (23): 2905 – 2910

22. WynnTA. Common and unique mechanisms regulate fibrosis in various fibroproliferative diseases. J Clin Invest, 2007, 117 (3): 524 – 529

23. BrownG. Dectin-1: A signalling non-TLR pattern-recognition receptor. Nat Rev Immunol, 2006, 6 (1): 33 – 43

24. StroberW, MurrayP, KitaniA, et al. Signalling pathways and molecular interactions of NOD1 and NOD2. Nat Rev Immunol, 2006, 6 (1): 9 – 20

25. JohnsonGB, BrunnGJ, TangAH, et al. Evolutionary clues to the functions of the Toll-like family as surveillance receptors. Trends Immunol, 2003, 24 (1): 19 – 24

26. NovobrantsevaTI, MajeauGR, AmatucciA, et al. Attenuated liver fibrosis in the absence of B cells. J Clin Invest, 2005, 115 (11): 3072 – 3082

27. CoelhoAL, HogaboamCM, KunkelSL. Chemokines provide the sustained inflammatory bridge between innate and acquired immunity. Cytokine Growth Factor Rev, 2005, 16 (6): 553 – 560

28. ColeAM, GanzT, LieseAM, et al. Cutting edge: IFN-inducible ELR-CXC chemokines display defensin-like antimicrobial activity. J Immunol, 2001, 167 (2): 623 – 627

29. OldroydSD, ThomasGL, GabbianiG, et al. Interferon-gamma inhibits experimental renal fibrosis. Kidney Int, 1999, 56 (6): 2116 – 2127

30. WengH, CaiW, LiuR. Animal experiment and clinical study of effect of gamma-interferon on hepatic fibrosis. World J Gastroenterol, 2001, 7 (1): 42 – 48

31. Binkley CE, Zhang L, Greenson JK, et al. The molecular basis of pancreatic fibrosis: Common stromal gene expression in chronic pancreatitis and pancreatic adenocarcinoma. Pancreas, 2004, 29 (4): 254 – 263

32. BajwaEK, AyasNT, SchulzerM, et al. Interferon- {gamma} 1b Therapy in Idiopathic Pulmonary Fibrosis: A Metaanalysis. Chest, 2005, 128 (1): 203 – 206

33. BerensonLS, OtaN, MurphyKM. Issues in T-helper 1 development-resolved and unresolved. Immuno Rev, 2004, 202 (1): 157 – 174

34. SwainSL. Interleukin 18: Tipping the balance towards a T helper Cell 1 response. J Exp Med, 2001, 194 (3): 11F – 14

35. Abraham M, ShapiroS, LahatN, et al. The role of IL-18 and IL-12 in the modulation of matrix metalloproteinases and their tissue inhibitors in monocytic cells. Int Immunol, 2002, 14 (12): 1449 – 1457

36. MaeyamaT, KuwanoK, KawasakiM, et al. Attenuation of bleomycin-induced pneumopathy in mice by monoclonal antibody to interleukin-12. Am J Physiol Lung Cell Mol Physiol, 2001, 280 (6): L1128 – 1137

37. Hino, A, KweonMN, FujihashiK, et al. Pathological role of large intestinal IL-12p40 for the induction of Th2-type allergic diarrhea. Am J Pathol, 2004, 164 (4): 1327 – 1335

38. SakamotoH, ZhaoLH, JainF, et al. IL-12p40 – / – mice treated with intratracheal bleomycin exhibit decreased pulmonary inflammation and increased fibrosis. Exp Mol Path, 2002, 72 (1): 1 – 9

39. MowenKA, GlimcherLH. Signaling pathways in Th2 development. Immunological Reviews, 2004, 202 (1): 203 – 222

40. ArrasM, LouahedJ, SimoenV, et al. B lymphocytes are critical for lung fibrosis control and prostaglandin E2 regulation in IL-9 transgenic mice. Am J Respir Cell Mol. Biol., 2006, 34 (5): 573 – 580

41. IzbickiG, OrR, Christensen, TG, et al. Bleomycin-induced lung fibrosis in IL-4-overexpressing and knockout mice. Am J Physiol Lung Cell Mol Physiol, 2002, 283 (5): L1110 – 1116

42. FujitaM, ShannonJM, MorikawaO, et al. Overexpression of tumor necrosis factor- {alpha} diminishes pulmonary fibrosis induced by bleomycin or transforming growth factor- {beta}. Am J Respir Cell Mol Biol, 2003, 29 (6): 669 – 676

43. KaufmanJ, SimePJ, PhippsRP. Expression of CD154 (CD40 ligand) by human lung fibroblasts: Differential regulation by IFN- {gamma} and IL-13, and Implications for fibrosis. J Immunol, 2004, 172 (3): 1862 – 1871

44. MacDonaldT. Decoy receptor springs to life and eases fibrosis. Nat Med., 2006, 12 (1): 13 – 14

45. ArrasM, HuauxF, VinkA, et al. Interleukin-9 reduces lung fibrosis and type 2 immune polarization induced by silica particles in a murine model. Am J Respir Cell Mol Biol, 2001, 24 (4): 368 – 375

46. HoyleGW, BrodyAR. IL-9 and lung fibrosis. A Th2 good guy? Am J Respir Cell Mol Biol, 2001, 24 (4): 365 – 367

47. BarbarinV, ArrasM, Misson P, et al. Characterization of the effect of interleukin-10 on silica-induced lung fibrosis in mice. Am J Respir Cell Mol Biol, 2004, 31 (1): 78 – 85

48. KradinRL, SakamotoH, JainF, et al. IL-10 inhibits inflammation but does not affect fibrosis in the pulmonary response to bleomycin. Exp Mol Pathol, 2004, 76 (3): 205 – 211

49. TsoutsouPG, GourgoulianisKI. Role of interleukin-10 in idiopathic pulmonary fibrosis. Eur Respir J, 2004, 23 (1): 179 – a – 180

50. LeaskA, AbrahamDJ. TGF- {beta} signaling and the fibrotic response. FASEB J, 2004, 18 (7): 816 – 827

51. FlandersKC. Smad3 as a mediator of the fibrotic response. Int J Exp Pathol, 2004, 85 (2): 47 – 64

52. TatozCM, O'SheaJJ. Immunology: What does it mean to be just 17? Nature, 2006, 441 (7090): 166 – 168

53. McAllisterF, HenryA, KreindlerJL, et al. Role of IL-17A, IL-17F, and the IL-17 receptor in regulating growth-related oncogene-alpha and granulocyte colony-stimulating factor in bronchial epithelium: implications for airway inflammation in cystic fibrosis. J Immunol, 2005, 175 (1): 404 – 412

54. RutitzkyLI, Lopes da RosaJR, StadeckerMJ. Severe CD4 T cell-mediated immunopathology in murine schistosomiasis is dependent on IL-12p40 and correlates with high levels of IL-17. J Immunol, 2005, 175 (6): 3920 – 3926

55. 龚非力. 医学免疫学. 北京: 科学出版社, 2004, 154 – 163

56. BhogalRK, BonaCA. B cells: No longer bystanders in liver fibrosis. J Clin Invest, 2005, 115 (11): 2962 – 2965

57. HellerF, LindenmeyerMT, CohenCD, et al. The contribution of B cells to renal interstitial inflammation. Am J Pathol, 2007, 170 (2): 457 – 468

58. TokudaA, ItakuraM, OnaiN, et al. Pivotal role of CCR1-positive leukocytes in bleomycin-induced lung fibrosis in mice. J Immunol, 2000, 164 (5): 2745 – 2751

59. PignattiP, BrunettiG, MorettoD, et al. Role of the chemokine receptors CXCR3 and CCR4 in human pulmonary fibrosis. Am J Respir Crit Care Med, 2006, 173 (3): 310 – 317

60. LagenteV, ManouryB, NenanS, et al. Role of matrix metalloproteinases in the development of airway inflammation and remodeling. Braz J Med Biol Res, 2005, 38 (10): 1521 – 1530

61. SelmanM, RuizV, Cabrera, S, et al. TIMP-1, -2, -3, and-4 in idiopathic pulmonary fibrosis. A prevailing nondegradative lung microenvironment? Am J Physiol Lung Cell Mol Physiol, 2000, 279 (3): L562 – 1574

62. RuizV, OrdonezRM, BerumenJ, et al. Unbalanced collagenases/TIMP-1 expression and epithelial apoptosis in experimental lung fibrosis. Am J Physiol Lung Cell Mol Physiol, 2003, 285 (5): L1026 – 1036

63. ParksW, WilsonC, Lopez-BoadoY. Matrix metalloproteinases as modulators of inflammation and innate immunity. Nat Rev Immunol, 2004, 4 (8): 617 – 629

64. LanoneS, ZhengT, ZhuZ, et al. Overlapping and enzyme-specific contributions of matrix metalloproteinases-9 and-12 in IL-13-induced inflammation and remodeling. J Clin Invest, 2002, 110 (4): 463 – 474

65. CalcagniE, ElenkovI. Stress system activity, innate and T helper cytokines, and susceptibility to immune-related diseases. Ann N Y Acad Sci, 2006, 1069: 62 – 76

66. AgarwalSK, MarshallGD. Beta-adrenergic modulation of human type-1/type- 2 cytokine balance. J Allergy Clin Immunol., 2000, 105: 91 – 98

67. Alaniz, RC, Thomas, SA, Perez-MelgosaM, et al. Dopamine beta-hydroxylase deficiency impairs cellular immunity. PNAS, 1999, 96 (5): 2274 – 2278

68. SandersVM, BakerRA, Ramer-QuinnDS, et al. Differential expression of the beta2-adrenergic receptor by Th1 and Th2 clones: implications for cytokine production and B cell help. J Immunol, 1997, 158 (9): 4200 – 4210

69. Lynch JP, 3rd, WhiteE, FlahertyK. Corticosteroids in idiopathic pulmonary fibrosis. Curr Opin Pulm Med, 2001, 7 (5): 298 – 308

70. SelmanM. From anti-inflammatory drugs through antifibrotic agents to lung transplantation: a long road of research, clinical attempts, and failures in the treatment of idiopathic pulmonary fibrosis. Chest, 2002, 122 (3): 759 – 761

71. SelmanM, KingTE, PardoA. Idiopathic pulmonary fibrosis: prevailing and evolving hypotheses about its pathogenesis and implications for therapy. Ann Intern Med, 2001, 134 (2): 136 – 151

72. LuppiF, CerriS, BegheB, et al. Corticosteroid and immunomodulatory agents in idiopathic pulmonary fibrosis. Respir Med, 2004, 98 (11): 1035 – 1044

73. BonisPA, FriedmanSL, KaplanMM. Is liver fibrosis reversible? N Engl J Med, 2001, 344 (6): 452 – 454

74. FallowfieldJA, KendallTJ, IredaleJP. Reversal of fibrosis: No longer a pipe dream? Clin Liver Dis, 2006, 10 (3): 481 – 497

75. FriedmanSL, BansalMB. Reversal of hepatic fibrosis – fact or fantasy? Hepatology, 2006, 43 (2 Suppl 1): S82 – 88

76. BledsoeG, ShenB, YaoY, et al. Reversal of renal fibrosis, inflammation, and glomerular hypertrophy by kallikrein gene delivery. Hum Gene Ther, 2006, 17 (5): 545-555

77. PlacierS, BoffaJJ, DussauleJC, et al. Reversal of renal lesions following interruption of nitric oxide synthesis inhibition in transgenic mice. Nephrol Dial Transplant, 2006, 21 (4): 881-888

78. NathanSD, BarnettSD, MoranB, et al. Interferon gamma-1b as therapy for idiopathic pulmonary fibrosis. An intrapatient analysis. Respiration, 2004, 71 (1): 77-82

79. WallaceWA, FitchPM, SimpsonAJ, et al. Inflammation-associated remodelling and fibrosis in the lung-a process and an end point. Int J Exp Pathol, 2007, 88 (2): 103-110

80. BajwaEK, AyasNT, SchulzerM, et al. Interferon-gamma1b therapy in idiopathic pulmonary fibrosis: a metaanalysis. Chest, 2005, 128 (1): 203-206

81. FrantzS. Drug discovery: playing dirty. Nature, 2005, 437 (7061): 942-943

82. KeithCT, BorisyAA, StockwellBR. Multicomponent therapeutics for networked systems. Nat Rev Drug Discov, 2005, 4 (1): 71-78

第二章　基因组学、蛋白质组学在器官纤维化中的应用

第一节　概　　述

1990 年启动的人类基因组计划是自然科学史上最伟大、最具影响的一项科学研究计划。这个计划的一个重要目标是希望解决许多人类疾病的分子遗传学问题。因此，疾病相关基因的定位、克隆和鉴定在人类基因组计划中处于核心地位。随着多种生物全基因组序列的公布，阐释基因产物——蛋白质结构与功能的后基因组时代也到来了。从基因组计划启动至今，许多新的技术和方法得到了飞速发展，为我们揭示人类的遗传进化、生长发育、分化衰老等生命的奥秘；深入了解疾病的发病机制；寻找影响疾病发生、发展的因素进而开发新的诊疗手段提供了可能。

在过去的几十年中，对符合孟德尔遗传规律的那些单基因遗传病的研究取得了显著的进展，这些成绩的取得与基因定位技术以及强大的统计学方法的支持密不可分。许多遗传病已经明确定位于某一个或某一组特定的基因上。现在，有了人类基因组工作图谱的支持，加上高通量的基因分型技术、大量的遗传标记以及新的分析方法的发展，科学家们开始转而关注那些常见的复杂性疾病的遗传基础，例如：肥胖、糖尿病、精神分裂症、癌症，自然也包括本篇的核心问题——纤维化疾病。这类疾病发病大多数在家族中有聚集的倾向，但基本不遵循经典的孟德尔遗传模式。多数研究者认为复杂性疾病是多基因性状，它由多个遗传变异引起，但每一个在其中只产生很小的效应；也有另外一部分研究者认为复杂性状疾病是由一个或多个遗传变异与环境或非遗传的疾病风险因素相互作用的结果。对复杂性疾病的研究不仅可以揭示疾病的发病机制，而且还能为更有效地治疗、筛查和预防疾病提供潜在的靶点，也能增进我们对现有疑惑的理解，比如为何有的患者对现有的治疗很敏感，而有一些却不是这样。

对纤维化疾病来说，这类疑惑也同样是显而易见的。以肝纤维化来说，很多人都暴露于导致慢性肝病直至肝纤维化的环境因素中，例如乙肝或丙肝病毒的感染、酒精、毒物等，但是并非所有的人都发展为肝纤维化，或者他们纤维化的严重程度有所不同。因此，研究影响复杂性疾病的遗传因素要比研究单基因疾病复杂得多。研究者所面临的挑战是如何将基因组科学的丰富信息与基于群体分析的流行病学研究有机地结合在一起。纤维化是由于结缔组织异常修复导致的一种病理状态，它是大多数慢性疾病或损伤的重要特征。纤维化导致组织的正常结构丧失，随之出现功能紊乱，直至最终的器官功能衰竭。由于缺少有效的治疗方法，纤维化疾病往往都具有较高的致残率和致死率。目前，越来越多的研究开始从分子、细胞以及遗传学的角度来关注并探询纤维化的发生发展机制，期望能以此为基础发展更有效的诊疗手段。

但是对于很多复杂性疾病来说，传统的一次只能研究少量基因的方法已显不足，由此催生了一种新的、革命性的技术——微阵列技术。这种技术在一小片固相基质上储存大量生物信息，基于分子杂交并通过荧光染料获取信号，实现了基因分析的大规模和自动化。微阵列技术能对基因的表达、功能进行分析，甚至还可用于遗传图的连锁研究、基因测序和多态性分析。不过，对于研究者来说，更为有意义的研究结果不仅只是知道哪些基因的表达是上调还是下调，而是进一步鉴定出这其中哪些基因与疾病的形成和发展是密切相关的，这样才能使微阵列的应用一步步从研究走向临床。

尽管微阵列技术对细胞或组织中总的 mRNA 表达水平提供了宝贵的信息资料，但是在很多时候，mRNA 水平并不直接与蛋白的表达水平相关。我们也知道蛋白质负责细胞内功能的多样性，行使大多数的生物学功能，许多调节过程、疾病的发生过程都是在蛋白水平进行的，不少药物所针对的药靶也是蛋白质，因此，蛋白水平的研究可获得更加直接的、反映机体客观状态的数据和信息。蛋白质组学研究能从定量和功能方面提供相关的数据，对基因组的研究结果进行补充。

上述的研究方法是在不同的层面进行的，它们各有优劣，但不能互相取代，只有把这些方法充分、有效地结合应用才能更加全面地阐释疾病发生发展的奥秘。

第二节 DNA 微阵列分析及其在纤维化研究中的应用

DNA 微阵列技术，也可称为基因芯片技术，能够同时检测成千上万种基因的表达，对生理或病理情况下基因的转录状态提供一种快照似的研究方法，开启了功能基因组研究的大门。基于微阵列的表达谱研究非常适合研究复杂疾病的分子机制，例如纤维化疾病、肥胖等等。随着微阵列技术的进一步发展，尤其是数据库的完善，对转录状态的分析将对疾病的诊治提供十分有用的信息。

一、概述

在人类基因组计划中，在基因组范围对基因进行绘图和测序的研究被称为结构基因组学，这对基因的功能研究提供了先决条件。DNA 微阵列技术，也可称为基因芯片技术，能够同时检测成千上万种基因的表达，开启了功能基因组研究的大门。DNA 微阵列利用单链 DNA 能与其互补的 DNA 序列发生杂交反应的特性，能对 DNA 进行序列特异性的识别。与其他的核酸杂交技术，例如 Southern 杂交、Northern 杂交，甚至是聚合酶链反应相比，它们之间在本质上是没有区别的，利用的都是核酸的这种功能特性。所不同的是，那些技术一次只能检测一种或几种基因，而基因芯片能够在一个杂交实验中完成对整个基因表达谱的检测。每一个 DNA 微阵列实验都包含 5 个基本步骤：①DNA 微阵列制作；②制备生物样品；③用标记了的核酸样品与微阵列杂交；④信号检测以及数据的可视化；⑤数据加工和分析，见图 27-2-1。

二、DNA 微阵列操作技术

（一）微阵列的制作

DNA 微阵列制作的第一步是将"探针"在支持物表面以阵列方式排列。最早的支持物使用的是尼龙膜，后来逐步为玻璃所替代。常用的探针有两类，cDNA 探针和寡核苷酸探针。cDNA 探针将 cDNA 克隆的插入片段点在硅烷包被的表面，通过紫外线照射，在 DNA 的胸苷和硅烷表面带正电荷的氨基之间形成共价键而得以固定。寡核苷酸通常为 20～25 个碱基对，通过机械方法点接或原位合成，原位合成采用的技术称为光微影技术，也就是用于制造计算机芯片的技术。一般来说，cDNA 微阵列通常是在研究机构的实验室制备，而寡核苷酸微阵列通常有商业化的产品提供。不管是哪一种微阵列，要想达到高通量，在制作时都需要相应的机械设备来完成。

（二）制备生物样品和杂交

我们以 Affymetrix GeneChips® （寡核苷酸阵列；Santa Clara，CA）商业化基因芯片与生物素标记的 cRNA （代表用于分析的初始 mRNA 数量）进行杂交为例讲述生物样品的制备。

［实验材料］

1. RNA 分离和定量 Polytron 匀浆器 （Power Gene 700，Fisher）、Trizol 试剂 （Invitrogen）、无 RNA 酶的去离子水。

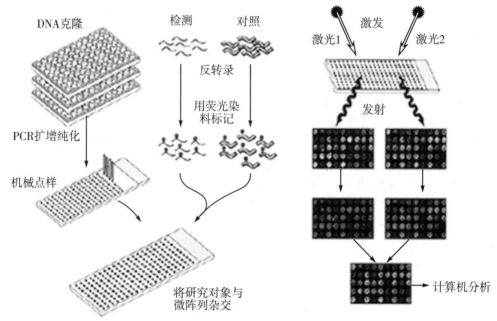

图 27-2-1　DNA 微阵列实验流程概图
引自参考文献 11。

2．cRNA 的制备

（1）从总 RNA 合成第一链 cDNA　（参见注意事项 1）SuperScript Ⅱ 反转录酶（Invitrogen）、含有 T$_7$ 多聚酶启动子的 Oligo（dT）24 引物（50μmol/L）、5×第一链缓冲液、0.1mol/L 二硫苏糖醇（DTT）、10mmol/L dNTP 混合物（dATP，dCTP，dGTP，dTTP）。

（2）第二链合成　5×第二链缓冲液、10mmol/L dNTP 混合物、E coli DNA 连接酶、Ecoli DNA 聚合酶 Ⅰ、RNA 酶 H、T$_4$ DNA 聚合酶、0.5mol/L 己二胺四乙酸（EDTA）。

（3）清除双链 cDNA　PLG（Eppendorf）、酚/氯仿（pH7.9）。

（4）cRNA 制备　Enzo® BioArray™ HighYield™ RNA 转录标记试剂盒（Enzo Diagnostics）。

（5）生物素标记的 cRNA 的清除　RNeasy Mini Kit（Qiagen）。

3．打断 cRNA

5×缓冲液：200mmol/L Tris-acetate，pH8.1，500mmol/L KOAc，150mmol/L MgOAc。

（1）杂交　①DNA 阵列：从 Affymetrix（Santa Clara，CA）购买。基于不同基因组数据库制备的阵列芯片有现成的（人、小鼠、大鼠或酵母）。欲知详情，请查询 Affymetrix 公司的网站（www. affymetrix. com）；②12×2（N-吗啉）乙磺酸（MES）贮存液：1L 溶液中加入 70.4g 不含 MES 的酸液（带 1 个水分子）（Sigma），193.3g MES 的钠盐（Sigma）。pH 在 6.5~6.7 之间。0.2μm 的滤膜过滤，避光 4℃ 保存；③2×杂交缓冲液：8.3ml 12×MES 贮存液，17.7ml NaCl（5mol/L），4ml EDTA（0.5mol/L），0.1ml Tween-20（10%），19.9ml H$_2$O，避光 4℃ 保存；④以寡核苷酸 B2（3nmol/L）为对照（Affymetrix，cat. no. 900301）；⑤乙酰化的牛血清白蛋白（BSA）溶液（50mg/ml）；⑥基因芯片真核杂交对照试剂盒（Affymetrix，cat. no. 900299）；⑦鲑鱼精 DNA（10mg/ml）。

（2）杂交洗涤和染色　①Fluidics Station 400（Affymetrix）；②20×的氯化钠-磷酸钠-EDTA（SSPE）（BioWhittaker Molecular Applications/Cambrex，cat. no. 51214）；③洗涤缓冲液 A：6×SSPE，0.01% Tween-20，0.2μm 的滤膜过滤；④洗涤缓冲液 B：100mmol/L MES，0.1mol/L（Na$^+$），0.01% Tween-20。0.2μm 的滤膜过滤，避光 4℃ 保存；⑤2×染色缓冲液：200mmol/L MES，2mol/L（Na$^+$），0.1% Tween-20。0.2μm 的滤膜过滤。避光 4℃ 保存；⑥链亲和素-R-藻红素（SAPE）（Molecular Probe）；⑦10mg/ml 山羊 IgG 贮存液（Sigma）：用 5ml PBS 重悬 50mg 的 IgG。4℃ 保存。抗亲和素抗体（山羊），以生物素标记（Vector Laboratories）；⑧SAPE 溶液（1200μl 溶液，足够一个阵列使用）：600μl 2×染色缓冲液，48μl 乙酰化 BSA（50mg/ml），12μl SAPE（1mg/ml），540μl 水。避光 4℃ 保存（参见注意事项3）；⑨抗体溶液（600μl 溶液/阵列）：

300μl 的 2×染色缓冲液，266.4μl 的水，24μl 乙酰化 BSA（50mg/ml），6μl 正常山羊 IgG（10mg/ml），3.6μl 生物素标记的抗体（0.5mg/ml）。

[方法] 1. RNA 分离和定量　RNA 的分离方法按照 Trizol 试剂（Invitrogen）的说明书进行。对于培养的细胞，收获细胞之前，用预冷的 PBS 洗涤组织培养皿中的已伸展但未汇合的细胞，吸出 PBS 后，直接用 Trizol 试剂收获培养瓶或培养皿中的细胞。对于组织样品，称取 50～100mg 组织，加入 1ml Trizol 试剂，用 Polytron 进行匀浆。

（1）Trizol 试剂重悬细胞（1ml/10cm² 培养皿面积），用细胞刮子收获细胞，并转移到无 RNA 酶试管中。室温孵育 5 分钟。

（2）加入 0.2 倍体积的氯仿（0.2ml/1ml TRI 试剂），剧烈振荡 15 秒。样品室温放置 15 分钟。

（3）12 000g 离心 15 分钟，4℃。将水相转移到新管中。

（4）0.5 倍体积的异丙醇沉淀，混匀。样品室温放置 10 分钟。

（5）12 000g 离心 10 分钟，4℃。

（6）去除上清，用 1 倍体积的 75% 乙醇洗涤 RNA。离心，7500g×5 分钟。

（7）空气干燥 5 分钟。

（8）20μl（10cm² 培养瓶面积）的 DEPC 水溶解 RNA。

（9）用分光光度计定量 RNA，选用波长 260 和 280nm。RNA 量（μg/ml）为 A260×稀释倍数×40。纯的 RNA 其 OD260/OD280 的比值应当接近 2.0。

（10）－80℃ 保存 RNA，甲酰胺琼脂糖凝胶电泳确定 RNA 的完整性。

2. 标记 RNA　制备 cRNA 的程序基本上遵从 Affymetrix 的实验方案（www. affymetrix. com）。

（1）从总 RNA 合成第一链 cDNA

1）准备 RT 反应体系　4μl 5×第一链缓冲液，2μl DTT（100mmol/L），1μl dNTP 混合液（10mmol/L），3μl SuperScript Ⅱ RT（200U/μl），DEPC 水定容为 20μl。终体积包括 RNA 的体积（参见下述步骤 2）。轻旋并混匀（参见注意事项 5）。

2）试管中加入下列试剂　30μg 总 RNA 和含有 T₇ 多聚酶启动子的 Oligo（dT）₂₄引物 1μl（100pmol/μl）。

3）70℃ 孵育 10min，变性 RNA。

4）冰浴 2 分钟。

5）每管中加入 RT 反应体系。

6）轻旋，混匀，42℃ 孵育 60 分钟。

（2）第二链的合成

1）第一链合成反应试管中加入下列试剂（终体积为 150μl）：91μl DEPC 水，30μl 5×第二链缓冲液，3μl dNTP 混合物（10mmol/L），1μl Ecoli DNA 连接酶（10 U/μl），4μl Ecoli DNA 聚合酶Ⅰ（10 U/μl），1μl RNA 酶 H（2 U/μl）。

2）轻旋，混匀，16℃ 孵育 120 分钟。

3）加入 2μl T4 DNA 聚合酶（5U/μl），混匀。

4）16℃ 孵育 5 分钟。

5）加入 10μl 的 EDTA（0.5 M）。

6）继续下一步实验，或将样品保存在 －20℃。

（3）清除双链 cDNA

1）根据说明书 PLG-苯酚/氯仿抽提（参见注意事项 6）。

2）加入 0.5 倍体积的 7.5mol/L NH₄Ac 和 2.5 倍体积的无水乙醇，混匀，沉淀。

3）－20℃ 过夜。

4）4℃ 离心，12 000g 离心 30 分钟。

5）用 0.5ml 的 80% 乙醇洗涤沉淀。

6）4℃离心，12 000g 离心 10 分钟。

7）空气干燥。继续实验前检查 RNA 干燥情况。

8）用 12μl 无 RNA 酶的水重悬。

（4）生物素标记 cRNA 的制备 所有试剂来自 Enzo ® BioArray™ HighYield™ RNA 转录标记试剂盒。

1）室温下，无 RNA 酶的试管（终体积 40μl）中加入：12μl 模板 cDNA，10μl DEPC 水，4μl 10×HY 反应缓冲液（Vial 1），4μl 10×生物素标记的核糖核酸（Vial 2），4μl DTT（Vial 3），4μl RNA 酶抑制剂混合物（Vial 4），2μl 20×T$_7$ RNA 聚合酶（Vial 5）（参见注意事项 7）。

2）轻旋，混匀，37℃孵育 4~5 小时，每隔 30~45 分钟，轻柔混合反应物。

（5）生物素标记 cRNA 的清除 用 Qiagen 的 RNeasy 离心柱纯化。

1）DEPC 水调整体积为 100μl。

2）加入 350 μl 的 RLT 缓冲液，完全混匀。

3）加入 250 μl 的乙醇（96%~100%）吹打混匀。

4）将样品放入位于收集管上的小型 RNeasy 离心柱中。

5）≥8000g（≥10 000r/min）离心 15 秒。弃流出液，将离心柱转入新的 2ml 收集管中。

6）加入 500μl 的 RPE 缓冲液。重复离心，弃流出液。

7）加入 500μl 的 RPE 缓冲液，以最大转速离心 2 分钟。

8）将离心柱转入 1.5ml 收集管中，直接将 30μl 无 RNA 酶的水加到 RNeasy 膜。室温孵育 1 分钟，≥8000g（≥10 000r/min）离心 1 分钟。

9）用甲酰胺凝胶电泳和 OD 值检测来确认 RNA 的浓度和纯度。

3．cRNA 片段

（1）孵育 1~32μl 的 cRNA（20~30μg）和 8μl 的 5 倍片段缓冲液 35 分钟，94℃，终体积为 40μl。

（2）冰浴。样品在 -20℃存放或处理。

4．DNA 阵列杂交

（1）杂交

1）标准阵列 制备杂交混合体系：20~30μg cRNA 片段，5μl 对照寡核苷酸 B2（5nmol/L），15μl 20×的杂交对照（bioB、bioC、bioD、cre），3μl 鲱鱼精 DNA（10mg/ml），3μl 乙酰化的 BSA（50mg/ml），150μl 2×的杂交缓冲液，加水至终体积 300μl。

2）使用之前将阵列温度调节到室温。

3）将杂交混合体系加热到 99℃，持续 5 分钟，然后置于 45℃水浴 5 分钟。以最大转速离心 5 分钟，保证芯片中没有不溶性物质。

4）加 200μl 1×的杂交缓冲液于芯片，在 45℃旋转孵育 10 分钟。

5）从阵列探针室去掉缓冲液，注入 200μl 澄清的杂交混合液。

6）在 45℃杂交反应 16 小时，同时保持 60r/min 的旋转速度（见注意事项 8）。

（2）杂交洗涤和着色 洗涤和着色时，我们使用 Affymetrix Fluidics Station 400 推荐的配置：

1）25℃下，杂交 10 个循环，每个循环混合 2 次，以 A 缓冲液洗涤。

2）50℃下，杂交 4 个循环，每个循环混合 15 次，以 B 缓冲液洗涤。

3）25℃下，在 SAPE 液中阵列着色 10 分钟。

4）25℃下，杂交 10 个循环，每个循环混合 4 次，以 A 缓冲液洗涤。

5）25℃下，在含抗体溶液中阵列着色 10 分钟。

6）25℃下，在 SAPE 液中阵列着色 10 分钟。

7）30℃下，杂交 15 个循环，每个循环混合 4 次，以 A 缓冲液洗涤。此为终末洗涤。温度保持在 25℃。

8）检查阵列窗口是否有大气泡。若有气泡存在，返回 Fluidics Station 的阵列支架，注入新鲜体积的最后一次使用的缓冲液，并再次检查气泡。

[信号检测] 使用 Hewlett-Packard G2500A 基因阵列扫描仪对 SAPE 染色的基因阵列进行扫描，波长

570nm。扫描之前，激光仪先预热 15 分钟。如果阵列芯片贮藏在 4℃，扫描前应当升至室温。

［微阵列数据的分析］ 微阵列的数据量相当大，分析起来十分复杂，要求合适的计算能力和相应的软件包。合适的软件包通常由生产商业用途阵列芯片的公司提供，互联网上也可以找到免费的软件包。表 27-2-1 和表 27-2-2 分别列出了常见的商业化的软件包和互联网上免费的软件包（引自文献 13）。

表 27-2-1 商业化的综合性软件包

公司	网址	分析	可视化	注解	数据存储
Silicon Genetics	http://www.silicangenetics.com/cgi/siG/cgi/index.smf	X	X	X	X
Spotfire	http://www.spotfire.com/	X	X	X	X
Biodiscovery	http://www.biodiscovery.com/	X	X	X	X
Iobion	http://www.jobion.com/products/products_GENE-TRAFFIC.html	X	X	X	X
Partek	http://www.partek.com/index.html	X	X		X
Genesifter	http://www.genesifter.net/	X	X	X	
Ocimum Biosolutions	http://www.ocimumbio.com/web/default.asp	X	X	X	X
Rosetta Biosoftware	http://www.rosettabio.com/	X	X	X	
Strand Genomics	http://avadis.stradgenomics.com/	X	X	X	

表 27-2-2 免费的综合性软件包

实验室/机构	名称	网址(http://)	分析	可视化	注解	数据存储
生物信息学/Gratz 大学	Genesis	www.genome.turgaz.at/Software	X	X	X	
TIGR/基因组研究院	TM4	www.tigr.org/software/tm4/mev.html	X	X	X	X
开源	Microarray Explorer	www.maexplorer.sourceforge.net/	X	X	X	
计算机科学/斯坦福大学	GeneXpress	www.genexpress.stanford.edu/	X	X	X	
生物信息学/西班牙肿瘤中心	GEPAS	www.gepas.bioinfo.cnio.es/	X	X	X	
匹兹堡大学肿瘤中心	GEDA	www.bioinformatics.upmc.edu/GE2/GEDA.html	X	X		
NCI/生物计量研究分部	BRB Array Tools	www.linus.nci.nih.gov/BRB-Array Tools.html	X	X	X	
生物信息学/Dana Farden 学院/哈佛	Bioconductor	www.bioconductor.org/	X	X	X	
基因组研究中心/麻省理工学院	GeneCluster	www.broad.mit.edu/cancer/software/software.html	X	X		

微阵列数据分析方法包括成对比较分析和聚类分析。如果是想直接明确两种不同处理方案之间的效果差异，那么，对于两个相关样本中特定基因表达水平差异的成对比较是最直接且信息量丰富的分析微阵列实验的方法。成对比较分析可用于比较病理状态和正常状态的组织，并明确某一细胞种群经过特定处理后的效果，如病毒、细菌感染，基因转染，或暴露于感兴趣的生化物质。结果可以代表每一个基因的相关性差异。

对许多样本不同基因的表达进行同步比较，聚类分析有重要意义。有许多种类的所谓聚类分析算法，包括 Self Organizing Maps。在体内或体外分化或发育期间的一系列时间点，或者用药物、生物化学物质处理一段时间后的基因表达差异，此类分析很有价值。最后，因为微阵列分析的敏感度和精确度有一定的局限性，有必要用其他的技术方法对不同的基因表达进行验证（如定量 PCR，Northern blotting，或 RNA 酶保护实验）。

［注意事项］

1. 用 poly（A）或 5′ cap-dependent 纯化法纯化 mRNA，可以降低背景噪音。

2. 用高效液相色谱纯化引物很重要。

3. SAPE 应当存放在 4℃暗室中，要么用锡箔包裹，要么存放在棕褐色试管中。制备染色液之前，把 SAPE 从冰箱中取出来，拍打试管使之混匀。不要冻结或稀释 SAPE 液。SAPE 染色液的制备应当现配现用。

4. 为了达到更好地溶解，RNA 可以在 70℃加热 10 分钟。

5. 根据 RNA 的总量调整 SuperScript Ⅱ（200U/L）的量：$5 \sim 8\mu g$ 用 $1\mu l$，$8.1 \sim 16\mu g$ 用 $2\mu l$，$16\mu g$ 以上至 $40\mu g$ 用 $3\mu l$。

6. 标准的酚/氯仿抽提可以代替 PLG 步骤。

7. 根据总 RNA 量调整模板 cDNA 的量：$10\mu l$：$5 \sim 8\mu g$，$5\mu l$：$8.1 \sim 16\mu g$，$3.3\mu l$：$40\mu g$（cDNA：总 RNA）。

8. 杂交后 16 小时，从阵列上去除杂交混合液将其放在离心管中。操作过程中放冰上或放 $-20℃$长期保存。加合适体积的洗涤缓冲液 A 至阵列上（每个阵列 $200\mu l$）。在此条件下阵列可在 4℃保存至进一步的洗涤和染色。

（三）DNA 微阵列在纤维化研究中的应用

目前，DNA 微阵列技术在许多纤维化疾病的研究中得到了广泛的应用。慢性肝脏疾病的主要特征是慢性的肝内炎症、细胞损伤、再生以及组织纤维化。不论这些疾病最初的起因是什么，肝纤维化是大多数慢性肝病的主要并发症。Shao 等用 DNA 微阵列对感染丙型肝炎病毒后发展为肝纤维化和肝癌的患者的肝脏组织样本进行了基因表达谱的分析，对肝纤维化和肝癌发生相关的基因进行了初步的研究；Chung 等则对四氯化碳造成的大鼠肝纤维化模型进行了微阵列分析，获得了慢性肝脏毒物暴露引起的肝脏脂肪变性、肝纤维化、硬化多步过程中基因表达谱的改变。Renzoni 等用微阵列对 TGF-β 刺激原代培养的肺纤维母细胞引起的基因表达改变进行了研究，这些原代培养的细胞来自于不同种类的肺纤维化患者。通过微阵列分析新发现了多个受 TGF-β 调控的基因，比如血管紧张素受体Ⅰ型，为肺纤维化的治疗提供了新的思路。系统性硬化是一种慢性的自身免疫疾病，主要损害结缔组织。由于胞外基质的异常沉淀造成皮肤增厚，以及内脏器官纤维化。硬皮病的诊断主要依赖判断是否发生组织纤维化以及一系列的临床表征，常常造成诊治的延误。因此，有效治疗硬皮病的挑战在于找到早期诊断的标志性分子。Zhou 等在小鼠模型上利用 DNA 微阵列研究了不同阶段基因表达情况，发现不同的时间点基因表达具有明显差异，基因表达的动力学与疾病进程一致，这类基因为硬皮病的早期诊断提供了有用的筛选靶点。关于微阵列在纤维化研究中的应用的例子还有很多，对于研究者来说，更为主要的是在这些表达变化中寻找出对疾病的发生发展起关键作用的基因，对疾病的诊治提供依据，这在微阵列技术的帮助下还会有很长的路要走。

第三节 肝脏星形细胞的蛋白质组研究及蛋白质组学方法

星形细胞是肝脏细胞外基质蛋白的主要制造者，并且在肝纤维化发展过程中起重要作用。因此过去 10 年对这种细胞激活的分子机制做了大量研究。研究星形细胞的总蛋白合成，尤其是激活后表达以及活性的变化能够更客观、深入地理解相关的分子机制。蛋白质组学的方法无疑是完成这类工作的强有力工具。通过蛋白质组技术现已成功地分析了 300 多种星形细胞的蛋白，其中一些与活性变化相关，某些蛋白表达水平的改变已在肝组织水平得以证实。

一、概述

（一）星形细胞在肝纤维化中的主导作用

肝纤维化是大多数由不同病因引起的慢性肝病的共同转归，可最终导致肝硬化以及相关的并发症。

大多数肝硬化的患者都患有慢性病毒性肝炎或酒精性肝病。在美国，肝硬化是肝胆、消化系统疾病中除了肿瘤性的因素以外最主要的死亡原因。这对于乙型肝炎感染相对偏高的中国来说，问题就显得更加突出了。

正常的肝脏由上皮组分（肝细胞）、内皮层、组织巨噬细胞（Kupffer 细胞）以及血管周围的星形细胞组成。在肝窦中，内皮层下的 Disse 间隙将肝细胞和窦状内皮细胞隔开，在间隙中含有低密度的膜样的基质，形成网格状网络为细胞提供支持并允许溶质和生长因子不受阻碍地通过。在纤维化的发生过程中，肝脏星形细胞的"活化"发挥了主导性的作用。活化指的是肝脏星形细胞由静息状态的维生素 A 的贮存细胞转变为具有增殖活性、收缩能力和促纤维化能力的肌成纤维细胞，这是一个复杂而又高度程序化的过程。活化的早期，又称为前炎症期，基因表达和细胞的表型发生快速的改变，细胞能对细胞因子和局部的刺激产生应答。这主要是由炎症细胞、受损的肝细胞或胆管细胞的旁分泌作用以及早期的细胞外基质组分改变介导的。接下来细胞进入永生期，细胞因子、生长因子的表达水平增高，细胞对它们的应答能力也增强，从而使得星形细胞活化的表型进一步放大：DNA 高度合成、细胞增殖、细胞外基质生成增多，最终出现纤维化。

目前动物实验的证据和临床观察结果都表明肝纤维化是可逆的。如果能重建肝脏正常的微环境，肝脏的功能可以恢复，相应的临床症状也可逐渐消退。因此，分析肝脏星形细胞激活原因的分子机制被认为是预防和治疗肝纤维化不可或缺的方面。对星形细胞激活过程中相关分子变化的全面研究是深入研究这一领域的先决条件。

（二）蛋白质组学

传统的蛋白质组学是指对给定的细胞或生物体的所有蛋白表达进行的详细描绘。这个领域早期的研究主要局限在对蛋白表达丰度的批量鉴定和分析上，针对这个目的来说最为有效和便捷的方法是双向电泳技术和质谱的联合应用（2DE-MS，见图 27-2-2）。随后许多新的技术，如多维液相色谱、差异凝胶电泳（differential gel electrophoresis，DIGE）、放射性核素标记亲和标签（isotope-coded affinity tagging，ICAT）以及基于活性的小分子标签（activity-based probe）得到了快速的发展和应用，极大程度地提高了蛋白质组学分析的规模和深度。经典蛋白质组学研究的主体可归结为表达水平的变化，主要利用凝胶或色谱技术对蛋白混合物进行分离然后再进行质谱鉴定。双向电泳依然是十分常用且有效的分离手段，它能同时分离很多蛋白，包括翻译后修饰的蛋白（这些修饰往往会引起电荷或分子量的改变）。2D-MS 的策略主要用于建立参考胶（reference gel）和进行蛋白表达谱（protein expression profiling）的研究。参考胶是指尽可能多的鉴定和定位出某种生物（如某种病原微生物）或正常组织样品（如正常人的血清）表达的所有蛋白质，将其作为相关研究的参照或索引，目前在 Expasy Proteomics Sever 上已有很多这样的参考胶提供（http://www.expasy.org）。蛋白表达谱主要用于研究生物体在暴露于某种刺激前后或两种不同状态之间蛋白表达的变化。这种改变能在一定程度上提供功能研究的线

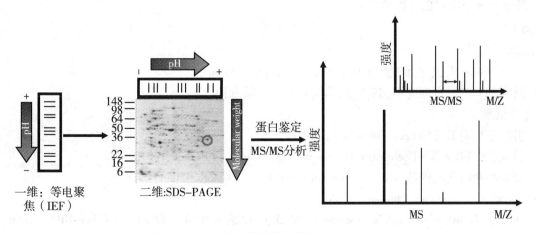

图 27-2-2　经典的蛋白质组学方法——2DE-MS

引自参考文献 22。

索。这两种策略可用图27-2-3进行概括。下面的部分主要着重介绍用经典的2D-MS方法研究肝脏星形细胞活化前后的蛋白表达谱的改变，并对蛋白质组新的技术作简略介绍。

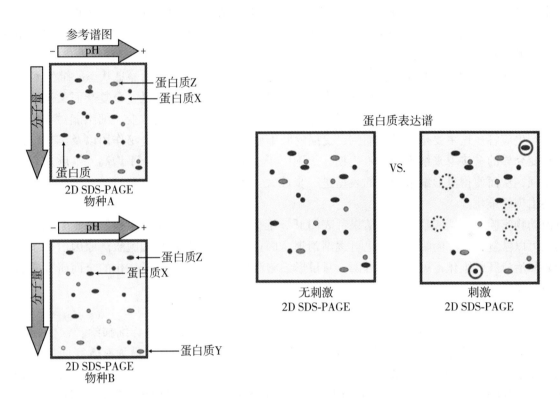

图 27-2-3　参考胶和蛋白表达谱

左侧示参考胶图，参考图谱对2D胶能分离的所有蛋白进行鉴定，获得包括蛋白身份和在2D凝胶中定位的信息，参考图可作为研究蛋白表达谱的基础。右侧示蛋白表达谱用于比较不同刺激下蛋白表达的改变，可以同时观察到不同条件下蛋白表达上调和下调的状况。引自参考文献22。

蛋白质利用等电聚焦方法根据静电荷进行第一向分离，然后再根据分子量在标准的SDS-PAGE凝胶上进行第二向的分离。凝胶进行染色识别分离的蛋白点，单个蛋白点从凝胶上切取下来进行酶解以及进一步的串联质谱鉴定。在第一次的质谱分析中肽片段粒子化并根据质荷比进行分离。从所得的质谱中，选出母离子（标为红色）进行串联质谱分析，MS/MS谱中碎片粒子的质量差异（见双向箭头）可用于确定靶蛋白的肽段序列，通过数据库搜索与预测的肽段进行匹配。

二、肝脏星形细胞蛋白质组学研究

［材料］

1. 动物

（1）雄性 Wistar 大鼠（体重约300g，SLC，Shizuoka，Japan）。

（2）动物饲养于恒定温度，实验室固体饲料喂养，随意饮水。

2. 化学试剂

（1）链霉蛋白酶 E（Merck，Darmstadt，FRG）。

（2）脱氧核糖核酸酶（Boehringer Mannheim，Mannheim，FRG）。

（3）胶原酶和硫代乙酰胺（Wako Pure Chemical Co.，Osaka，Japan）。

（4）Nycodenz（Nycomed Pharmas，Oslo，Norway）。

（5）Dulbecco's modified Eagle's medium（DMEM）和胎牛血清（FBS）（Gibco-BRL，Gaithersburg，MD）。

（6）其他试剂主要来自 Sigma。

3．星形细胞的分离　星形细胞的分离步骤见本篇相关章节。

（1）从肝脏中消化和纯化星形细胞

1）在37℃下以无 Ca^{2+}/Mg^{2+} 的缓冲液［8g/L NaCl，400mg/L KCl，88.17mg/L $NaH_2PO_4 \cdot 2H_2O$，120.45mg/L Na_2HPO_4，2380mg/L N-2 羟乙基哌嗪-N'-2-乙硫磺酸（Hepes），350mg/L $NaHCO_3$，190mg/L 乙二醇-双-（2-氨基乙醚）-N-N-N'-N'-四乙酸（EGTA），900mg/L 葡萄糖，pH7.3］灌注普通大鼠肝脏 10 分钟。

2）以缓冲液（8g/L NaCl，400mg/L KCl，88.17mg/L $NaH_2PO_4 \cdot 2H_2O$，120.45mg/L Na_2HPO_4，2380mg/L Hepes，350mg/L $NaHCO_3$，560mg/L $CaCl_2 \cdot 2H_2O$，pH7.3）含有 0.1% 链霉蛋白酶和 0.04% 胶原酶，在37℃下灌注-消化肝脏 40 分钟。

3）以同样的缓冲液含有 0.08% 链霉蛋白酶 E，0.08% 胶原酶，20μg/ml DNase，在37℃孵育和消化离体肝脏 30 分钟。

4）用 150 目筛网过滤消化产物。

5）在 8.2% Nycodenz 胶垫上离心分离，使星形细胞的片断浓缩于它的白色上层。

（2）星形细胞的培养基　细胞培养基质：DMEM，10% FBS，10^5 U/L青霉素 G，100mg/L 链霉素。

（3）接种分离的星形细胞

1）将分离出的星形细胞以 5×10^6 密度接种于未包被的塑料平皿内（Falcon 3003，Beckton Dickinson，Franklin Lakes，NJ）。

2）细胞纯度（需高于95%）可通过细胞的典型星状结构和维生素 A 自身荧光探测进行估计。

4．制备静息和活化的星形细胞

（1）让星形细胞接触培养平皿孵育 24 小时，以去除接种过程中产生的死细胞和细胞碎片。

（2）每两天更换 1 次培养基。

（3）孵育 1 天的星形细胞为静息的星形细胞。

（4）孵育 7 天的星形细胞为活化的星形细胞。

5．星形细胞的裂解　细胞裂解缓冲液：7mol/L 尿素，2mol/L 硫脲，4%（W/V）（CHAPS），2%（V/V）IPG buffer，pH3~10（Amershampharmacia），1% DTT。

［方法］

1．样本制备

（1）细胞裂解

1）用冰冷的磷酸缓冲液（PBS）冲洗黏附有细胞的平皿至少 4 次，以去除培养基、血清和悬浮细胞。

2）将裂解缓冲液加到培养皿中（例如：1ml 缓冲液加入 10cm 平板），并用细胞刮混匀细胞。

3）将细胞裂解产物置于 Eppendorf 管中。

4）测定蛋白浓度。

（2）储存样品　裂解的样品在电泳前可置于-80℃保存。

2．2D-PAGE 电泳

（1）电泳

1）将蛋白样品（总共100μg）加到 IPGphor 干胶条（pH4.0~7.0，18cm，Amershampharmacia）过夜，使其进行胶内重泡胀。

2）第一向的 IEF 电泳，重泡胀的胶条在 Amershampharmacia 的 IPGphor 电泳仪或其他公司的相应产品中进行等电聚焦电泳。

3）第二向 SDS-PAGE 电泳，配制 12% 的聚丙烯酰胺凝胶或使用多个公司商业化提供的预制胶进行。

（2）蛋白的着色与蛋白质斑点的鉴定

1）银染。

2）用扫描仪扫描胶图。

3）图像分析、蛋白质定量、2D 凝胶蛋白质组数据管理可应用 Amershampharmacia 的 Image Master 2D

Platinum 软件进行。

4）软件通过斑点区域光密度的积分计算 2D 胶上的斑点亮度（例如：斑点"容积"）。

5）扫描过后，将凝胶置于两张玻璃纸间干燥，保存于室温以供进一步参考。

3. 胶内胰酶消化

（1）胶内消化 2D 胶分离的蛋白质

1）从 2D 胶上切取感兴趣的蛋白点，用 100mmol/L 碳酸铵水化。

2）在 MilliQ 水中清洗胶块 2 次。

3）在 15mmol/L 铁氰化钾及 50mmol/L 硫代硫酸钠中孵育使胶块脱色。

4）于 MilliQ 水中漂洗两次，并用 100mmol/L 碳酸氢铵漂洗 1 次，而后用乙腈脱水至其变成不透明的白色。

5）用离心蒸发器干燥。

6）用含有胰蛋白酶的消化缓冲液再水化胶块，于 37℃ 消化过夜。

7）消化后，加入 5% 三氟乙酸（TFA）来终止反应。用含 5% 三氟乙酸（TFA）的 50% 乙腈抽提肽段，抽提 3 次。

8）用离心蒸发器将抽提物浓集，重悬于含 1% 甲酸的 4% 甲醇溶液中。

9）把溶液上于 OLIGO R3 柱上（PerSeptive Biosystems，Framingham，MA），用 1% 甲酸清洗柱子。肽段可用含 1% 甲酸的 70% 甲醇洗脱。

4. ESI 质谱和蛋白质鉴定

（1）鉴定肽段的氨基酸序列

1）将洗脱的肽段放入 AU/PD 包被的纳喷毛细管中，将它们放进四级杆 – 飞行时间质谱（Q-TOF）的纳米级流速 Z 电喷源中（Micromass，Manchester，England）。

2）在 WINDOWS NT 服务器上使用 MassLynx/BioLynx 3.2 软件完成 Q-TOF 操作、数据采集和分析。

3）采用 MS 模式对可检测到的肽段进行扫描。然后用 MS/MS 模式分离肽片段。

4）将获得蛋白质的氨基酸序列与 SwissProt 和 GenBank 数据库数据匹配来鉴定蛋白质。

5. 星形细胞蛋白质组学的研究近况 已有的研究分析了星形细胞中在 2D 凝胶上所获得的 308 点的蛋白质。其中 225 个蛋白质来自星形细胞裂解产物，83 个为分泌蛋白质。已经确认的蛋白质包括 Cu/Zn 超氧化物歧化酶，血纤维蛋白溶酶原激活蛋白抑制因子（PAI-1），泛素，波形蛋白和几个热休克蛋白。在星形细胞活化过程中，许多蛋白质的表达发生上调或下调。尤其是肝脏组织中 galectin-1、calcyclin 和 calgizzarin 表达的上调与其 mRNA 在星形细胞激活的过程中的表达变化是一致的。最近，进一步研究表明 galectin-1 通过增强 MAPK 信号通路而可作为新的星形细胞的促有丝分裂原。

三、蛋白质组学方法技术进展

上面所讲述的研究肝脏星形细胞的方法属于基于双向电泳技术的蛋白表达谱（protein profiling）的研究。但是我们都知道这类基于双向电泳的蛋白质组学研究方法都有其技术上的瓶颈，下面的篇幅将对蛋白质组学领域新发展的一些技术进行简略介绍，这些技术从不同的方面对传统的 2D/MS 策略进行了补充，必将在关于纤维化的蛋白质组研究中发挥重要的作用。

（一）差异凝胶电泳（differential gel electrophoresis，DIGE）

对于传统的双向电泳来说，一个固有的问题是在胶图的分析过程中如何确定蛋白点的边界，如何对两块凝胶的背景进行标化以及如何在凝胶之间进行匹配。这个过程即使是借助软件，依然需要使用者的干预，这必然会导致重复性降低。DIGE 技术能在一定程度上克服这些缺点。DIGE 使用荧光染料（Cy2、Cy3 或者 Cy5）对蛋白的赖氨酸残基进行标记，这种标记是化学计量的，并不影响后续的胶内酶切和质谱鉴定。这些染料的激发和发射光谱都不互相重叠，因此标记的样品可以混合后在同一块凝胶中进行电泳，然后在不同的波长下进行图像扫描。当多个样品在凝胶之间比较时，每一个样品都与相同的凝胶内（internal standard）相比较（一般用 Cy2 标记），每一个样品都相对于此标准而被测量，从而减少了凝胶之间变化引起的效应并且增加了统计学上的可信度。这不仅解决了蛋白电泳是胶和胶之间的重复性问题，而且使得蛋白点的匹配更为客观。DIGE 的灵敏度与银染、Sypro Ruby 相当，能染出 100～200pg 的蛋白，并且染色程度具有良好的线性关系。DIGE 流程见图 27-2-4。基本实验过程如下：

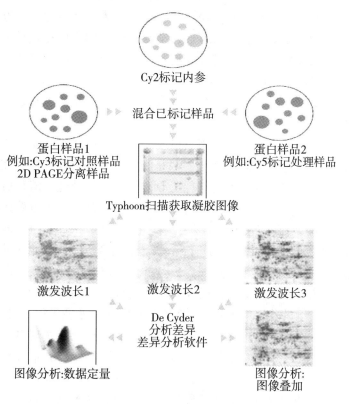

图 27-2-4　DIGE 流程图示

图片来源于 Amersham 产品介绍 "Nothing Matches Ettan DIGE for Accuracy"。http://www. pst. fraunhofer. de/ngfn/aktuell/kb/amersham/DI-GEbrochure. pdf.

（1）用裂解缓冲液［5mmol/L 乙酸镁、7mol/L 尿素、2mol/L 硫脲、4%（W/V）CHAPS、30mmol/L Tris，pH8.0］裂解细胞，并准确测定蛋白浓度。

（2）内标是混合等量的每一种样品所得，一般用 Cy2 标记。假定所检测的样品为两种，每种样品分别取 25μg 蛋白质裂解物混合，作为内标。充足量的标准样品使用最小限度的 CyDye DIGE Fluor Cy™ 2 染料大批标记，以便包括应用于每一张凝胶的标准。来自正常和实验组的细胞裂解物的蛋白质（50μg）分别使用 Cy3 或 Cy5 染料标记。

（3）7mol/L 尿素、2mol/L 硫脲、4%（W/V）CHAPS、30mmol/L Tris、pH8.5 溶液中 50μg 的蛋白裂解物在黑暗环境下使用 400pmol 最小限度的 CyDye DIGE Fluor 染料在冰上最小限度地被标记 30 分钟。与染料等体积的赖氨酸（10mmol/L）被加到反应液中，黑暗环境下进一步冰上孵育 10 分钟。标记反应通过往每一个被标记蛋白质样品加入等体积的包含 7mol/L 尿素、2mol/L 硫脲、4%（W/V）CHAPS、2mg/ml DTT、2%（V/V）Pharmalyte™ 3-10 的 2×样品缓冲液而终止。

（4）标记好的样品混合后使用 Ettan IPGphor Manifold 仪器在 Ettan IPGphor™电泳系统进行。第二向电泳使用 Ettan DALT twelve 电泳系统而实现，需要在低荧光玻璃板制备的凝胶上进行。

（5）当 SDS-PAGE 完成后，凝胶仍然在玻板内部时被扫描，凝胶成像可用 Typhoon™ 9410 Variable Mode Imager 在 100μm 分辨率下进行。

（6）图像分析使用 DeCyder 差异分析软件完成。

（二）LC/MS/MS 和 MuDPIT

前面提到的经典的双向电泳方法和 DIGE 都是基于凝胶（gel based）的方法，这种方法有其固有的缺陷：首先，双向电泳不能有效分离某些类别的蛋白，例如分子量很大和很小的蛋白、膜蛋白、强疏水性的蛋白、酸性或碱性的蛋白以及细胞中低丰度的蛋白。不管是更加敏感的荧光染料增加了检测的灵敏度，或者是使用特定 pH 值范围的胶条提高了分辨率，还是裂解液成分改进提高了膜蛋白的溶解度，这些缺陷并不能得到全面的改观。尤其对于疏水蛋白来说，最主要的困难是溶解性，一方面由于疏水蛋白在没有去污剂的等电聚焦样品缓冲液中不溶解，另一方面，即使是溶解的蛋白在接近其等电点时容易沉淀，所以尽管在样品的制备方法上已经有了很多改进以促进膜组分的溶解，但是溶解的蛋白在接近其等电点时发生沉淀的问题依然存在。其次，双向电泳-质谱不能适应蛋白质组学高通量的分析要求。因为分别对每一个蛋白点进行消化、肽抽提和分析是一项十分耗费人力和时间的工作，难以实现自动化，并且重复性也是一个令人头疼的问题。

不需要凝胶的分离技术——色谱或多维液相色谱应用到了蛋白质组的研究中，从一定程度上克服了基于凝胶的缺陷。混合的蛋白组分先用蛋白酶（一般是胰酶）消化为肽片段，在溶液中进行蛋白的酶解相对于胶内酶解来说更为彻底，并且也更方便进行还原和烷基化的处理。消化后的肽片段依据其化学性质在色谱步骤进行分离，在质谱中根据质荷比分离并鉴定。由于避开了等电聚焦电泳，对疏水性蛋白和碱性蛋白的分离得到了明显的改善。多维蛋白鉴定技术（multidimentional protein identification technology，MudPIT）利用二维高效液相色谱进行蛋白分离再与串联质谱结合进一步提高了分辨率，并且这种方法均衡没有偏见，低丰度的蛋白、具有极端等电点和分子量的蛋白以及完整的膜蛋白都以能与其他蛋白同样的敏感性得到鉴定。液相色谱与串联质谱能在线（online）兼容，样品一旦进入色谱进行分离后即可与电喷雾电离串联质谱连接进行后续的鉴定，中间不再需要任何的样品处理步骤，与计算机技术（SEQUEST）结合在一起能够实时的、在短时间内获取大量数据。这种高效率和能够实现自动化的特点为蛋白质组的高通量研究提供了方法学的支持。多维液相色谱在一个两阶段柱中整合了强阳离子交换树脂（strong cation-exchange，SCX）和反相（reverse phase）树脂。酶解消化后的肽片段先进入 SCX 柱根据电荷性质进行分离，通过增加离子强度进行洗脱；洗脱的肽片段进入 C18 反相柱根据其疏水性质进行分离，通过增加乙腈的浓度进行洗脱。虽然基于 LC 方法分离功能更为强大，但它也有一些缺陷，首先这类方法需要高级的仪器设备，这在大多数实验室都没有条件直接获得，此外它不能检测蛋白的差异性剪接或翻译后修饰。

（三）定量蛋白质组——ICAT

双向电泳-质谱也可用于蛋白质组的定性和定量研究，但是很难获得直接和准确的定量信息，因为用双向电泳分离的蛋白的直接定量分析需要高度的重复性，但由于双向电泳平行性本身的问题，很难达到这一点；此外只有当蛋白的丰度与染色方法呈线性关系时才可能进行蛋白的定量，而普通的考马斯亮蓝染色和硝酸银染色都不符这一要求。1999 年 Gygi 等提出了进行定量蛋白质组研究的新方法：利用放射性核素编码亲和标签（isotope-coded affinity tagging，ICAT）进行蛋白标记。ICAT 指的是一类化学试剂，含有 3 个功能元件：特异针对巯基的化学反应基团、放射性核素编码的连接子（linker）和亲和标签（一般是生物素）（图 27-2-5）。ICAT 方法克服了基于凝胶方法的一些不足，它提高了对膜相关蛋白和低丰度蛋白的检测能力。利用 ICAT 方法比较正常状态和用佛波酯处理后的白血病细胞系 HL-60 中微粒体组分，检测到了 491 种蛋白，其中许多是膜相关蛋白和相对低丰度的蛋白，并且在佛波酯诱导分化后的细胞中发现了以前未知的蛋白激酶 C 异构体特异的改变。用 ICAT 方法进行的蛋白定量分析是通过对比分别用轻型和重型的 ICAT 试剂标记的，具有同样序列的肽离子对的相对信号强度来进行的。

实验基本步骤如下：①代表一种细胞状态的还原蛋白样品中半胱氨酸残基侧链用轻型放射性核素的 ICAT 试剂标记；对等的另外一种细胞状态的蛋白样品用重型的 ICAT 试剂标记；②两种蛋白样品进行混合，酶解产生肽片段，这些片段有的是被标记的；③被标记的肽段（含有半胱氨酸的片段）用亲和素亲和色谱进行纯化分离；④分离的肽段用 LC-MS/MS 进行分析（图 27-2-6）。具体的蛋白标记方法可参考 Systems Biology 西雅图蛋白质组中心所提供的 ICAT 方法（http://www.proteomecenter.org/protocols/Acid%20Cleavable%20ICAT%20Labelling%20Protocol.pdf）

（四）化学蛋白质组学-蛋白活性和功能的研究

从广义来说，化学蛋白质组学可以泛指利用化学策略进行有机合成以获得新的工具进行的关于蛋白

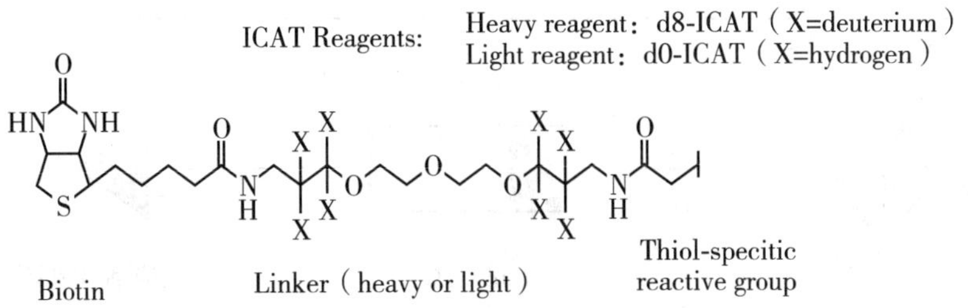

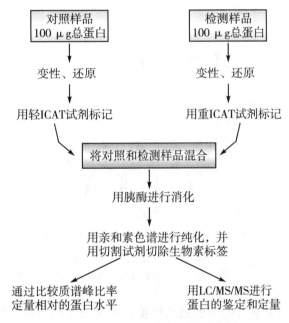

图 27-2-5　ICAT 试剂结构

3 个功能元件：亲和标签（生物素），用于分离 ICAT 标记的肽段；连接子区带有稳定核素；特异针对巯基（半胱氨酸）的活性基团。有两种形式：重型（带有 8 个氘原子）和轻型（带有 8 个氢原子）（引自文献 38）。

图 27-2-6　ICAT 流程图

质的研究。包括了对蛋白丰度的研究，例如前面讲述的 ICAT 方法；以及对蛋白活性的研究。在这一小节我们着重讲述进行系统的蛋白质功能研究化学方法。许多的研究已经表明相当一部分的蛋白质在行使其功能时是基于活性而不是表达丰度，尤其是酶，它们介导了体内生物化学的变化，受翻译后修饰的高度调控。它们中的大多数以酶原的方式合成，受酶活性激活的严格调控。因此，需要建立直接检测蛋白的活性而不是单纯了解其表达丰度的方法，以揭示蛋白在病理或生理状态下的功能。利用化学合成的探针进行蛋白活性的检测就是针对这个目的进行的探索，这个研究领域被称为化学蛋白质组学或基于活性的蛋白质组学。

　　1. ABPs 的设计　化学合成的探针直接用于检测一大类酶家族成员的活性状态，被称为基于活性的探针（activity-based probe，ABP），通常需要满足下列标准：①能与复杂蛋白质组中某一特定类别的大多数酶发生反应；②与这些酶的反应是以一种与催化活性相关的方式来进行的；③与其他的蛋白类别交叉反应很小；④有一个标签进行反应活性酶的快速检测和分离。因此，ABP 的基本结构与前面讲述的 ICAT 探针的结构是一样的，都由 3 个部分组成：反应活性的功能基团，能共价结合到酶的活性位点；标签用于鉴定和纯化经探针修饰的酶；中间是 Linker 区，提供与酶的选择性相互作用，也可防止探针在空间结构上的拥堵（图 27-2-7）。

　　反应活性基团是 ABPs 中最关键的部分，大多数 ABPs 的反应活性基团都使用亲电子基团，通常由酶

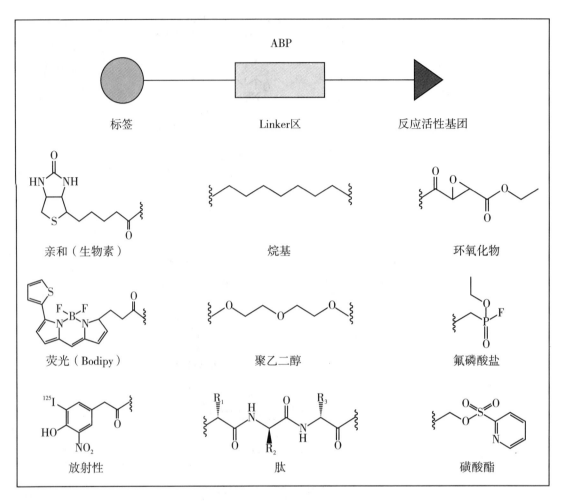

图 27-2-7　化学探针的结构

根据参考文献 42 插图改编。

的不可逆的抑制剂衍生而来，能够与位于酶的活性位点的亲核基团形成共价键。位于中间的 Linker 区，除了作为标签和反应活性基团之间的连接部分以外，还会影响 ABP 的特异性。多肽常被用来作为 Linkker 区，首先它容易制备，并能与固相化学兼容；其次，许多酶的底物为蛋白质，可基于肽的特性结合到探针上；再者，酶的底物特异性信息可用于设计选择性针对某类酶靶标的探针。长链的烷基或聚乙二醇也可作为 Linker 区，主要是提供足够的空间间隔，并能调节蛋白的疏水性质。标签部分便于检测凝胶电泳中被探针标记的靶标：放射性标签的 ABP 敏感性高，背景低；荧光标签敏感性与放射性标签相当，但分析更为方便，可用激光扫描成像系统直接扫描凝胶进行分析，用荧光显微镜进行观测，这些探针还能用于体内成像，Joyce 等用荧光 ABPs 研究了胰腺癌转基因小鼠模型中组织蛋白酶的活性；生物素标签的 ABPs 既可用于检测又可用于纯化目的蛋白。

2. ABP 的应用

（1）化学方法检测蛋白磷酸化　蛋白的磷酸化在细胞的生理和病理过程中中发挥了十分重要的作用，许多信号的传导和调节都是通过蛋白的磷酸化和去磷酸化来实现的。这在组织器官的纤维化过程中也不例外。因此，从蛋白质组的水平了解磷酸化的改变对研究纤维化也是十分有用的手段。经典的检测蛋白磷酸化的方法有：用 ^{32}P 进行代谢放射标记、固相金属亲和色谱（immobilized metal affinity chromatography，IMAC）和磷酸化特异性抗体等方法，但这几种方法都不适于定量蛋白质组学分析。代谢性标记必须在或细胞内进行，不适于研究人的组织样品，而 IMAC 和磷酸化特异的抗体背景都比较高。目前有两种化学标记策略可用于定量蛋白质组分析。一种方法是顺序碱催化去除 β 磷酸基团，然后在产生的脱氢丙氨酸残基上通过亲核作用加上亲和标签对原来的磷酸化蛋白进行纯化并作进一步的质谱分析，从而可以识别磷酸化的蛋白以及这些蛋白上的磷酸化位点。同磷酸化特异的同位素标记亲和标签（phosphoprotein-specific isotope-coded affinity tags，PhIATs）一起可以进行定量磷酸化蛋白质组分析。上述方法需要消除 β 磷酸基团以暴露亲和标记位点，不适合研究酪氨酸的磷酸化状态。可逆性氨基膦酸酯修饰法可对磷酸化的丝氨酸、苏氨酸和酪氨酸进行分析，但这种方法包括了多步衍生反应，并导致未经修饰的磷酸基团的回收，这些基团在进行串联质谱分析时得以分离，但却对磷酸化位点的确定造成了影响。总体上说，这两种方法都能降低样品复杂程度，对磷酸化蛋白进行富集，因此可用于低丰度的磷酸化蛋白质组的研究。此外，通过同位素标签，这些方法可对磷酸化蛋白质组的改变进行定量，有助于研究与特定生理或病理过程相关的信号转导级联中的分子改变。

（2）化学方法确定蛋白活性 传统的蛋白质组方法记录蛋白丰度的变化，仅能间接地反映蛋白活性的改变。化学策略利用针对活性位点的探针发展了基于活性的蛋白谱（activity-based protein profiling，ABPP）分析，可用于确定复杂的蛋白质组中酶的功能状态。用于 ABPP 的探针至少含有两个分子元件：①反应基团，用于结合和共价修饰某一类酶的活性位点；②化学标签，用于快速检测和分离有活性的酶。探针通常含有适度的亲电子基团，可选择性修饰酶的活性位点，这类位点通常含有对于催化功能十分重要的亲电子氨基酸残基。ABPP 的研究主要有两类方法，一种称为直接法，一种称为间接法。

直接法主要是利用许多酶家族的选择性抑制剂设计合成直接的活性标签。目前已经发展了一系列的直接活性标签，用于丝氨酸水解酶、半胱氨酸蛋白酶、金属蛋白酶、磷酸酶、泛素特异的蛋白酶等的酶活性研究（详见文献 49~58）。这些酶在细胞的生理和病理过程中都有十分重要的作用，金属蛋白酶中的基质金属蛋白酶（matrix metalloproteases，MMPs）与纤维化的发生发展就有着密切的关系。

对于有的酶来说，针对活性位点的亲和标签并不存在或尚不为人们所知，因此不适于进行直接的 ABPP 研究。为了扩大 ABPP 研究酶的种类，Adam 及其同事创建了间接或称为组合策略，在这种策略中，合成候选探针文库并对复杂的蛋白质组进行筛选以确定活性依赖的蛋白反应。用这种方法 Adam 等发现了几种机制不同的酶家族：环氧化酶水解酶、乙醛脱氢酶、硫解酶、NAD/NADP 依赖的氧化还原酶以及 enoyal 辅酶 A 水合酶，这些酶用直接活性标签方法没有发现过[60]。

（五）蛋白质相互作用的研究

对于蛋白质来说，丰度和酶的活性并不能体现所有蛋白的功能，有的蛋白在发挥功能时需要与其他的物质发生相互作用，比如蛋白质、核酸以及某些化学物质。

1. 酵母双杂交 酵母双杂交是研究蛋白质-蛋白质相互作用最为常用的方法之一。酵母双杂交实验的一般原理是基于许多真核细胞转录因子都由两个独立的部分组成：DNA 结合结构域（DNA-BD）和转录激活结构域（AD）。酵母转录因子 GAL4 就具有这样的特点，其 DNA 结合结构域（DNA-BD）结合 GAL4 调控基因的上游序列（UAS），而其转录激活结构域（AD）与其他转录蛋白结合，从而起始转录。这两个结构域必须同时存在才能激活转录。如果用重组 DNA 技术将两个相互作用的蛋白分别融合于 GAL4-DNA-BD 和 GAL4-AD 结构域之后共转化酵母，那么这两个蛋白通过相互作用在空间上足够靠近，从而激活上游具有 GAL4 结合位点的基因转录，如图 27-2-8。酵母双杂交筛选的基本流程如图 27-2-9 所示。

现在，由于大量的基因组序列信息已经可以获得，研究者们开始利用酵母双杂交进行大规模的蛋白-蛋白相互作用的研究。大规模筛选主要是利用酵母结合技术（yeast mating），最初由 Bendixen 等介绍。在酵母的有性生殖过程中涉及两种配合类型：a 接合型和 α 接合型，这两种单倍体之间接合（mating）能形成二倍体，但 a 接合型细胞之间或 α 接合型细胞之间不能接合形成二倍体。根据酵母有性生殖的这一特点，将文库质粒转化 α 接合型酵母细胞，"诱饵"表达载体转化 a 接合型细胞。然后，分别铺筛选平板使细胞长成菌苔（lawn），再将两种菌苔复印到同一个三重筛选平板上，原则上只有诱饵和靶蛋白发生了相互作用的二倍体细胞才能在此平板上生长。单倍体细胞或虽然是二倍体细胞，但 DB 融合蛋白和 AD 融合蛋白不相互作用的都被淘汰。长出来的克隆进一步通过 β-半乳糖苷酶活力进行鉴定。这项改进不仅简化了实验操作，而且也提高了双杂交的筛选效率。从蛋白质组水平来讲，主要有两种方法：阵列法（array method）和文库筛选法（library screening method）。在阵列法中，表达诱饵感兴趣诱饵蛋白的酵母单倍体菌株分别与带有不同猎物蛋白的另一种酵母单倍体菌株进行接合，相互作用通过位于 96 孔板上的选择性

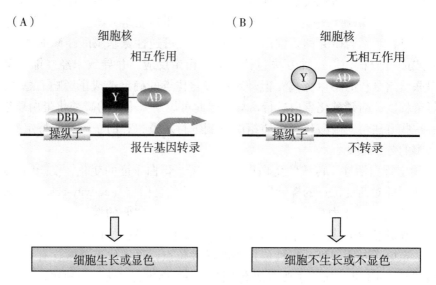

图 27-2-8 酵母双杂交原理简图

诱饵蛋白（X）与 DNA 结合结构域（DBD）融合，猎物蛋白（Y）与激活结构域（AD）融合，它们共表达于带有报告基因系统的酵母细胞的细胞核中。A. 当诱饵蛋白与猎物蛋白之间有相互作用时，DBD 和 AD 拉近形成整体，启动报告基因转录，产生显色反应或者在营养缺陷的培养基上生长；B. 当诱饵蛋白与猎物蛋白之间不存在相互作用时，DBD 和 AD 不能形成整体，报告基因不表达，则不会出现显色反应或者不能在营养缺陷的培养基上生长（引自参考文献 59）。

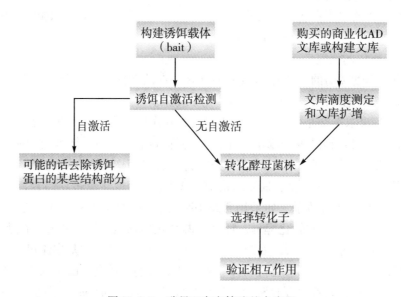

图 27-2-9 酵母双杂交筛选基本流程

培养基进行筛选，见图 27-2-10A。而文库筛选法是将许多带有猎物蛋白的酵母菌株汇合形成一个文库，与一系列诱饵菌株进行接合筛选见图 27-2-10B。

（1）阵列法 表达感兴趣诱饵蛋白的酵母单倍体菌株分别与带有不同猎物蛋白的另一种酵母单倍体菌株进行接合，相互作用通过位于 96 孔板上的选择性培养基进行筛选。猎物基因根据其在阵列上的位置进行判断。

（2）文库筛选法 许多带有猎物蛋白的酵母菌株汇合形成一个文库，与一系列诱饵菌株进行接合筛选。从在选择性培养基上生长的阳性克隆中提取猎物载体质粒进行测序。

大规模的酵母双杂交筛选已经成功应用到多种生物的蛋白相互作用研究中，包括对模式生物和对人

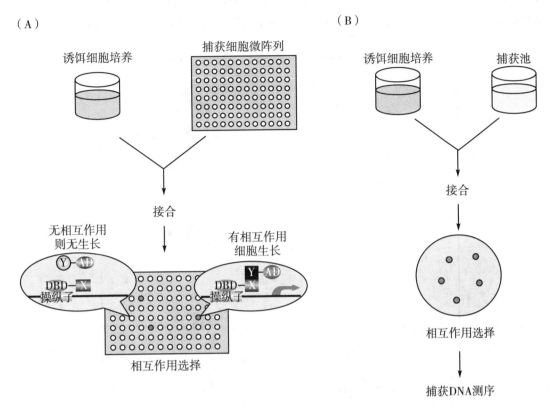

图 27-2-10　大规模酵母双杂交策略

引自参考文献 59。

类的研究。这种方法是一种体内的研究方法，可以在基因组规模实现自动化筛选，但这种方法也有一些不足之处：首先是酵母双杂交方法不可避免的假阳性和假阴性问题，需要额外的分析实验来进行判断；其次有的相互作用需要蛋白的特殊修饰或者是正确折叠，这可能可能在酵母中无法完成，从而检测不到相互作用。

2. 蛋白微阵列技术　微阵列技术是将生物分子高密度地点在固相表面，使得研究者可以同时对成千上万的目标进行研究。最早出现的是 DNA 微阵列技术，它将 DNA 分子或寡核苷酸序列点在固相表面，从而对某种生物样品的转录状态提供"快照"般的影像。DNA 微阵列对基因表达的研究为人类认识许多疾病提供了有用的信息，但对于蛋白丰度和功能却很难进行有价值的预测。因此，对蛋白的丰度及其功能进行高通量的研究需要新的方法。基于蛋白质的微阵列适应了这一要求。

由于蛋白质的特性，蛋白微阵列比 DNA 微阵列要面对更多的挑战。首先，比起简单的核酸化学杂交来说，蛋白质的化学特性、亲和力和特异性都千变万化；其次对于蛋白来说，没有像 PCR 那样的简单高效的方法可用来扩增以获取足够量的蛋白；再者，蛋白质的表达和纯化都是十分艰巨的工作，并且不能完全保证其功能的完整性；最后，许多蛋白不稳定，因此蛋白微阵列的寿命也是值得担忧的。不过虽说如此，蛋白微阵列技术还是得到了发展，并有了一些成功的应用。

对于蛋白微阵列技术，有两种基本的策略，一种是基于丰度的微阵列，通过特定的分析试剂（analyte-specific reagent，ASR）衡量蛋白的丰度；另外一种是基于功能的微阵列，主要用于检测蛋白的相互作用及生物活性。

（1）基于丰度的蛋白微阵列　基于丰度的蛋白微阵列也可以称为定量蛋白微阵列，可分为捕获微阵列（capture microarray）和反相蛋白印迹（reverse-phase protein blot，RPP）。前者是将特定的捕获分子（如抗体、aptamers、photoaptamers、affibodies）点接在微阵列表面，与样品杂交后所得的谱与对照样本谱比较获得相应的信息。有直接标记和三明治免疫检测两种方法。而反相蛋白印迹是将未知的蛋白样品点接在微阵列表面，然后用 ASR 进行标记检测。对这两种方法来说 ASR 都十分重要，抗体是最为常用的

ASR。这3种方法各有其优劣，在图27-2-11中进行了简要的讲解。捕获型微阵列已用于多项研究中：检测结肠癌细胞暴露于电离辐射后蛋白丰度的变化；在血清中鉴定前列腺癌可能的生物标志性分子。

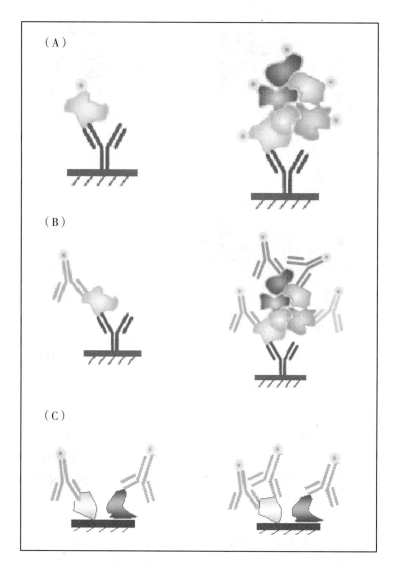

图 27-2-11　定量蛋白微阵列方法

（A）直接标记法：优点在于可同时检测多个样品，可用不同的颜色标记对两种状态进行比较；缺点在于需要对样品进行修饰，ASR 可能会有交叉反应导致误读，也可能由于蛋白间的相互作用导致信号放大；（B）三明治免疫检测法：优点在于不用标记样品，用两种 ASR 增加了特异性，缺点在于每一种靶标都需要两种 ASRs，难以实现多元化，同样存在由于蛋白的相互作用使信号放大的情况；（C）反相蛋白印迹：其优点在于可快速扫描多个样品，缺点在于 ASR 的交叉反应可导致误读，动力学范围窄，丰度低的蛋白可能捕获不到。本图根据参考文献 68，69 改编。

（2）基于功能的蛋白微阵列　基于功能的蛋白微阵列可用于研究蛋白质与其他生物分子的相互作用，包括蛋白、核酸、脂类以及小分子物质。其潜在的应用范围是十分广泛的。比如，可将某一类酶如激酶点接在微阵列上，筛选候选的抑制因子以检测结合的选择性；可用一候选的药物作为探针来标记一大类酶，寻找潜在的结合靶点，从而发现有可能存在的毒性作用；病原微生物表达的蛋白可用康复期患者的血清进行筛选以寻找免疫显性的抗原，可将其作为疫苗的候选物；蛋白相互作用网络，可用于研究生化途径和网络；高密度的微阵列甚至还可以作为 MALDI 源进行质谱鉴定。

目前，功能蛋白微阵列主要有两种：点位微阵列（spotting microarray）和自装配微阵列（self-assembling microarray）。前者起始于表达和纯化多种蛋白然后利用化学联接法或肽融合标签将其点在微阵列表面。有时候表达和纯化得到足够蛋白用于存在很多困难，因此发展了一种新的方法对其加以补充，这种方法就称为自装配蛋白微阵列。这种策略避免了事先对蛋白的表达和纯化，而是利用不需要细胞的转录和翻译试剂在微阵列表面产生蛋白。近年发展起来的核酸程序化蛋白微阵列（nucleic acid programmable protein array，NAPPA）就属于这种类型。图 27-2-12 显示了这 3 种方法的示意图。它们各有其优缺点：化学联接法将事先表达和纯化好的蛋白直接通过一些功能性的基团例如醛基、活化的酯以及环氧基团直接固定在微阵列表面。该方法的优点在于蛋白以随机的方向固定在微阵列表面，这样蛋白的不同结构域都有机会得以充分展示，缺点在于化学联接可能会影响蛋白的折叠，再者蛋白离表面太近会限制样品的接近。肽融合标签法是将标签融合在目的蛋白的 N 端或者是 C 端，融合蛋白通过肽标签得以固定。这种方法的优点在于蛋白以一个方向均一定位，并且蛋白远离表面，有利于样品的充分接近，缺点在于如果蛋白的活性需要游离的 N 端或 C 端，标签的位置可能会对此产生影响。NAPAA 是将全长的 cDNA 分子固定在微阵列表面，并在原位进行体外表达，表达出的蛋白也带有融合的肽标签，可被排列在芯片表面的捕获分子识别，并将其固定形成微阵列。其优点在于蛋白实时产生不需要表达和纯化，芯片本身十分稳定，不足之处同肽融合标签法。

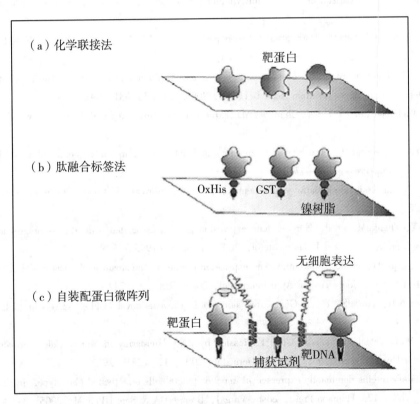

图 27-2-12　功能性蛋白微阵列

引自参考文献 69。

四、结语

蛋白质组从了解蛋白的表达丰度到研究蛋白的功能，研究方法层出不穷，这些方法相互补充，为科学研究提供了有力的工具。从对纤维化的研究来讲，科研人员只要确定了研究的目的，明确了要解决的科学问题，这种种的方法就会像一把把利器帮助我们探寻未知的区域，取得认识人类自身的进步。

（花　芳　林　珩　王子艳　胡卓伟）

参 考 文 献

1. MayeuxR. Mapping the new frontier: complex genetic disorders. J Clin Invest, 2005, 115 (6):1404 – 1407

2. De SmetF, PochetNL, EngelenK, et al. Predicting the clinical behavior of ovarian cancer from gene expression profiles. Int J Gynecol Cancer, 2006, 16 Suppl 1 : 147 – 151

3. OnoK, TanakaT, TsunodaT, et al. Identification by cDNA microarray of genes involved in ovarian carcinogenesis. Cancer Res, 2000, 60 (18):5007 – 5011

4. IyerVR, EisenMB, RossDT, et al. The transcriptional program in the response of human fibroblasts to serum. Science, 1999, 283 (5398):83 – 87

5. KruglyakL. The use of a genetic map of biallelic markers in linkage studies. Nat Genet, 1997, 17 (1):21 – 24

6. HaciaJG, WoskiSA, FidanzaJ, et al. Enhanced high density oligonucleotide array-based sequence analysis using modified nucleoside triphosphates. Nucleic Acids Res, 1998, 26 (21):4975 – 4982

7. HaciaJG, BrodyLC, CheeMS, et al. Detection of heterozygous mutations in BRCA1 using high density oligonucleotide arrays and two-colour fluorescence analysis. Nat Genet, 1996, 14 (4):441 – 447

8. AndersonL, SeilhamerJ. A comparison of selected mRNA and protein abundances in human liver. Electrophoresis, 1997, 18 (3-4):533 – 537

9. GygiSP, RochonY, FranzaBR, et al. Correlation between protein and mRNA abundance in yeast. Mol Cell Biol, 1999, 19 (3):1720 – 1230

10. SellheyerK, BelbinTJ. DNA microarrays: From structural genomics to functional genomics. The applications of gene chips in dermatology and dermatopathology. J. Amm Acad Dermatol, 2004, 51 (5):681 – 692

11. David J Duggan, Michael Bittner, Yidong Chen, et al. Expression profiling using cDNA microarrays. Nat Genet, 1999, 21 : 10 – 14

12. SchnablB, ChoiYH, HagedornCH, et al. DNA microarrays and data mining to study hepatic fibrosis. in Fibrosis Research. Vol. 117, 2005, Humana Press, 359 – 370

13. DaveNB, KaminskiN. analysis of microarray experiments for pulmonary fibrosis. in fibrosis research. Vol. 117, 2005, Humana press, 333 – 358

14. ShaoRX, HoshidaY, OtsukaM, et al. Hepatic gene expression profiles associated with fibrosis progression and hepatocarcinogenesis in hepatitis C patients. World J Gastroenterol, 2005, 11 (13):1995 – 1999

15. ChungH, HongDP, KimHJ, et al. Differential gene expression profiles in the steatosis/fibrosis model of rat liver by chronic administration of carbon tetrachloride. Toxicol Appl Pharmacol, 2005, 208 (3):242 – 254

16. RenzoniEA, AbrahamDJ, HowatS, et al. Gene expression profiling reveals novel TGFbeta targets in adult lung fibroblasts. Respir Res, 2004, 5 : 24

17. ZhouL, AskewD, WuC, et al. Cutaneous Gene Expression by DNA Microarray in Murine Sclerodermatous Graft-Versus-Host Disease, a Model for Human Scleroderma. J Invest Dermatol, 2007, 127 : 281 – 292

18. KawadaN. Analysis of proteins dominantly expressed in hepatic stellate cells of activated phenotype. in Fibrosis Research Methods and Protocols, Vol. 117. Humana Press, edsby VargaJ, BrennerDA & Sem HPhanM, 2005, 371 – 380

19. FriedmanSL. Liver fibrosis – from bench to bedside. J Hepatol, 2003, 38 Suppl 1 : S38 – 53

20. ShiratoriY, ImazekiF, MoriyamaM, et al. Histologic improvement of fibrosis in patients with hepatitis C who have sustained response to interferon therapy. Ann Intern Med, 2000, 132 (7):517 – 524

21. IredaleJP. Hepatic stellate cell behavior during resolution of liver injury. Semin Liver Dis, 2001, 21 (3):427 – 436

22. PhillipsCI, BogyoM. Proteomics meets microbiology: technical advances in the global mapping of protein expression and function. Cell Microbiol, 2005, 7 (8):1061 – 1076

23. Dan Bach KristensenNK, Kunihiko Imamura, Yuka Miyamoto, et al. Proteome analysis of rat hepatic stellate cells. Hepatology, 2000, 32 (2):268 – 277

24. MaedaN, KawadaN, SekiS, et al. Stimulation of proliferation of rat Hepatic stellate cells by galectin-1 and galectin-3 through different intracellular signaling pathways. J Biol Chem, 2003, 278 (21):18938 – 18944

25. GorgA, ObermaierC, BoguthG, et al. The current state of two-dimensional electrophoresis with immobilized pH gradients. Electrophoresis, 2000, 21 (6):1037 – 1053

26. GygiSP, CorthalsG. L, ZhangY, et al. Evaluation of two-dimensional gel electrophoresis-based proteome analysis technology. Proc Natl Acad Sci USA, 2000, 97 (17): 9390 – 9395

27. GravesPR, HaysteadTA. Molecular biologist's guide to proteomics. Microbiol Mol Biol Rev, 2002, 66 (1): 39 – 63

28. LilleyKS, RazzaqA, DupreeP. Two-dimensional gel electrophoresis: recent advances in sample preparation, detection and quantitation. Curr Opin Chem Biol, 2002, 6 (1): 46 – 50

29. YanJX, DevenishAT, WaitR, et al. Fluorescence two-dimensional difference gel electrophoresis and mass spectrometry based proteomic analysis of Escherichia coli. Proteomics, 2002, 2 (12): 1682 – 1698

30. Ettan DIGE User Manual, (Amersham Biosciences, 2002)

31. Christine CWu, John RYates Ⅲ. The application of mass spectrometry to membrane proteomics. Nat Biotechnol. 2003, 21: 262 – 267

32. Washburn, MP, WoltersD, YatesJR. Large-scale analysis of the yeast proteome by multidimensional protein identification technology. Nat Biotechnol. 2001, 19 (3): 242 – 247

33. Yu-Kyong ShinHJL, Joon Seok Lee, Young-Ki Paik. Proteomic analysis of mammalian basic proteins by liquid-based two-dimensional column chromatography. Proteomics, 2006, 6 (4): 1143 – 1150

34. WoltersDA, WashburnMP, YatesJR. An Automated multidimensional protein identification technology for shotgun proteomics. Anal Chem, 2001, 73 (23): 5683 – 5690

35. McCormackAL, SchieltzDM, GoodeB, et al. Direct analysis and identification of proteins in mixtures by LC/MS/MS and database searching at the low-femtomole level. Anal Chem, 1997, 69 (4): 767 – 776

36. AdamGC, SorensenEJ, CravattBF. Chemical strategies for functional proteomics. Mol Cell Proteomics, 2002, 1 (10): 781 – 790

37. Wayne FPatton. A thousand points of light: The application of fluorescence detection technologies to two-dimensional gel electrophoresis and proteomics. Electrophoresis, 2000, 21 (6): 1123 – 1144

38. Steven PGygi, Beate Rist, Scott A. Gerber, et al. Quantitative analysis of complex protein mixtures using isotope-coded affinity tags. Nat Botechnol, 1999, 17: 994 – 999

39. HanDK, EngJ, ZhouH, et al. Quantitative profiling of differentiation-induced microsomal proteins using isotope-coded affinity tags and mass spectrometry. Nat Biotechnol, 2001, 19: 946 – 951

40. CravattBF, SorensenEJ. Chemical strategies for the global analysis of protein function. Curr Opin Chem Biol, 2000, 4 (6): 663 – 668

41. PowersJC, AsgianJL, EkiciOD, et al. Irreversible Inhibitors of Serine, Cysteine, and Threonine Proteases. Chem. Rev., 2002, 102 (12): 4639 – 4750

42. JefferyDA, BogyoM. Chemical proteomics and its application to drug discovery. Curr Opin Biotechnol, 2003, 14 (1): 87 – 95

43. JoyceJA, BaruchA, ChehadeK, et al. Cathepsin cysteine proteases are effectors of invasive growth and angiogenesis during multistage tumorigenesis. Cancer Cell, 2004, 5 (5): 443 – 453

44. Steven HL Verhelst, BogyoM. Chemical proteomics applied in target identification and drug discovery. Biotechniques, 2005, 38 (2): 1 – 3

45. GosheMB, ConradsTP, PaniskoEA, et al. Phosphoprotein isotope-coded affinity tag approach for isolating and quantitating phosphopeptides in proteome-wide analyses. Anal Chem, 2001, 73 (11): 2578 – 2586

46. ZhouH, WattsJD, AebersoldR. A systematic approach to the analysis of protein phosphorylation. Nat Biotechnol, 2001, 19 (4): 375 – 378

47. LiuY, PatricelliMP, CravattBF. Activity-based protein profiling: the serine hydrolases. Proc Natl Acad Sci USA, 1999, 96 (26): 14694 – 14699

48. KiddD, LiuY, CravattBF. Profiling serine hydrolase activities in complex proteomes. Biochemistry, 2001, 40 (13): 4005 – 4015

49. ThornberryNA, PetersonEP, ZhaoJJ, et al. Inactivation of interleukin-1 beta converting enzyme by peptide (acyloxy) methyl ketones. Biochemistry, 1994, 33 (13): 3934 – 3940

50. GreenbaumD, MedzihradszkyKF, BurlingameA, et al. Epoxide electrophiles as activity-dependent cysteine protease profiling and discovery tools. Chem Biol, 2000, 7 (8): 569 – 581

51. ChanEW, ChattopadhayaS, PanickerRC, et al. Developing photoactive affinity probes for proteomic profiling: hydroxamate-based probes for metalloproteases. J Am Chem Soc, 2004, 126 (44): 14435 – 14446

52. SaghatelianA, JessaniN, JosephA, et al. Activity-based probes for the proteomic profiling of metalloproteases. Proc Natl Acad Sci USA, 2004, 101 (27): 10000 – 10005

53. Sieber, SA, NiessenS, HooverHS, et al. Proteomic profiling of metalloprotease activities with cocktails of active-site probes. Nat Chem Biol, 2006, 2 (5): 274 – 281

54. LoLC, PangTL, KuoCH, et al. Design and synthesis of class-selective activity probes for protein tyrosine phosphatases. J Proteome Res, 2002, 1 (1): 35 – 40

55. BorodovskyA, OvaaH, KolliN, et al. Chemistry-based functional proteomics reveals novel members of the deubiquitinating enzyme family. Chem Biol, 2002, 9 (10): 1149 – 1159

56. BorodovskyA, OvaaH, MeesterWJ, et al. Small-molecule inhibitors and probes for ubiquitin-and ubiquitin-like-specific proteases. Chembiochem, 2005, 6 (2): 287 – 291

57. AdamGC, CravattBF, SorensenEJ. Profiling the specific reactivity of the proteome with non-directed activity-based probes. Chem Biol, 2001, 8 (1): 81 – 95

58. AdamGC, SorensenEJ, CravattBF. Proteomic profiling of mechanistically distinct enzyme classes using a common chemotype. Nat Biotechnol, 2002, 20 (8): 805 – 809

59. ChoS, ParkSG, Lee doH, et al. Protein-protein interaction networks: from interactions to networks. J Biochem Mol Biol, 2004, 37 (1): 45 – 52

60. BendixenC, GangloffS, RothsteinR. A yeast mating-selection scheme for detection of protein-protein interactions. Nucleic Acids Res, 1994, 22 (9): 1778 – 1779

61. LaCountDJ, VignaliM, ChettierR, et al. A protein interaction network of the malaria parasite Plasmodium falciparum Natare. 2005, 438 (7064): 103 – 107

62. RualJF, VenkatesanK, HaoT, et al. Towards a proteome-scale map of the human protein-protein interaction network. Nature, 2005, 437 (7062): 1173 – 1178

63. SchenaM, ShalonD, DavisRW, et al. Quantitative monitoring of gene expression patterns with a complementary DNA microarray. Science, 1995, 270 (5235): 467 – 470

64. BrownPO, BotsteinD. Exploring the new world of the genome with DNA microarrays. Nat Genet, 1999, 21 (1 Suppl): 33 – 37

65. SreekumarA, NyatiMK, VaramballyS, et al. Profiling of cancer cells using protein microarrays: Discovery of novel radiation-regulated proteins. Cancer Res, 2001, 61 (20): 7585 – 7593

66. MillerJC, ZhouH, KwekelJ, et al. Antibody microarray profiling of human prostate cancer sera: antibody screening and identification of potential biomarkers. Proteomics, 2003, 3 (1): 56 – 63

67. NR, EH, BB, et al. Self-assembling protein microarrays. Science, 2004, 305 (5680): 86 – 90

68. MacBeathG. Protein microarrays and proteomics. Nat Genet, 2002, 32 Suppl: 526 – 532

69. LaBaerJ, RamachandranN. Protein microarrays as tools for functional proteomics. Curr Opin Chem Biol, 2005, 9 (1): 14 – 19

第三章 肺纤维化实验方法和技术

通常用于复杂疾病研究的动物模型包括两类，即自发性和实验性动物模型。迄今没有发现自发性肺纤维化的动物模型。因此，需要实验性动物模型，通过模拟人类肺纤维化发生的某些关键环节，达到研究肺纤维化的发病机制的目的。目前发现多种物质可以引起肺纤维化，包括药物（博莱霉素、胺碘酮）、化学物质（百草枯、异硫氰酸荧光素）、颗粒性物质（二氧化硅、石棉）以及放射性物质、高浓度氧等。本章综述建立各种常用于肺纤维化研究的动物模型的实验方法。

第一节 概　述

肺纤维化疾病是由于毒物、自身免疫疾病、药物副作用、感染、严重的外伤等150种以上不同原因引起肺部炎症，导致肺泡持续性损伤、细胞外基质反复破坏、修复、重建，最终肺泡腔以及间质组织形成

ECM 过度沉积、正常肺组织结构改变、功能丧失的一类疾病。肺纤维化疾病包括特发性肺纤维化（IPF）、结节病、肺尘埃沉着病、过敏性肺炎、药物或者放射线导致的纤维化、结缔组织病有关的致纤维化肺泡炎等。特发性肺纤维化临床诊断后，3 年病死率达到 50%，5 年病死率 65%。

目前，肺纤维化的发病机制并不明确。过去认为炎症反应在肺纤维化的发生过程中起着重要的作用，但令人遗憾的是抗炎药的治疗并不能达到降低死亡率、治疗肺纤维化的目的。研究表明内皮和上皮细胞损伤、Th1/Th2/Treg 免疫失衡、成纤维细胞增殖、成肌纤维细胞分化、ECM 调节失衡、氧化应激以及肺泡上皮细胞凋亡等共同参与肺纤维化的发生和发展。肺纤维化的病理机制研究多来自于对肺纤维化动物模型的研究。

实验动物模型为肺纤维化研究提供了包括生物化学以及分子细胞生物学特性、肺功能监测、药物治疗等方面大量的信息。在所有的肺纤维化动物模型中，博莱霉素（bleomycin）所致肺间质纤维化的发病机制、病理形态以及对肺功能的影响与人类 IPF 相似，因此这个经典的动物模型研究最多。博莱霉素在 1965 年首先被 Umezawa 等发现，由链霉菌属 13 种多肽成分组成，分为 A、B 两大类，其中 A2 占 50%。皮肤、肺和一些肿瘤组织缺乏特异性的水解酶，因此博莱霉素进入机体后主要集中这些部位，可导致 DNA 双链分裂引起细胞或组织损伤。博莱霉素 A2 的肺毒性强于 A5，气管注射后可迅速引发炎症反应，并在此 2~3 周开始形成纤维化，并在 3~4 周形成明显的肺组织纤维化。二氧化硅所致肺纤维化主要是因为机体无法吞噬二氧化硅颗粒，形成慢性炎症并导致肺纤维化。除了重点介绍这两种经典的肺纤维化模型，本章还将介绍包括药物（胺碘酮 amiodarone）、化学物质（百枯草 paraquat、异硫氰酸荧光素 FITC）、颗粒性物质（石棉 asbestos）以及放射性物质、高浓度氧等各种原因引起的肺纤维化动物模型。

第二节　肺纤维化动物模型

一、动物、饲养环境以及麻醉药

小鼠、大鼠、仓鼠、兔、狗、猴等多种动物都可以用于制作肺纤维化的动物模型。啮齿类动物具有转基因动物资源，并且体积小、价格低、易操作以及用药省等优势，因此目前大部分用于肺纤维化的研究主要使用啮齿类动物。

肺纤维化实验中通常选择 8 周龄左右无病原微生物小鼠（18~20g，CBA/J，C57BL/6，BALB/c）饲养于恒温恒湿 SPF 级屏障动物房（注意事项 1）；或选择 2 月龄左右无病原微生物大鼠（180~200g，Wistar，SD，Fisher 344）饲养于恒温恒湿 SPF 级屏障动物房（注意事项 2）。动物的麻醉方式通常选择腹腔注射，麻醉药有联用氯胺酮（50mg/kg）和甲苯噻嗪（20mg/kg）、戊巴比妥钠（40mg/kg）等。

二、诱发肺纤维化的化合物

（一）博莱霉素

博莱霉素所致肺纤维化的动物模型研究最广泛。盐酸博莱霉素（BLEOCIN™，Nippon Kayaku，Japan）或者硫酸博莱霉素（Blenoxane™，Mead Jackson，NJ）溶于无菌的生理盐水，可配制成 5U/ml 或者 1U/ml 母液储存于 -20℃，在气管注射当天使用（注意事项 4）。

（二）二氧化硅

所使用的二氧化硅（Sigma，S5631）要求游离二氧化硅浓度超过 99%，粒径范围 0.5~10μm，80% 以上粒径在 1~5μm。用无菌的生理盐水配制石英混悬液，120℃高压 30min 或者 200℃加热 2 小时去除内毒素，按照 20 000U/ml 的剂量补加青霉素，定容至 40mg/ml 的石英混悬液后，大鼠气管内注射石英混悬液 500ul。小鼠注射体积 50ul，石英混悬液的注射剂量 125mg/kg。

（三）异硫氰酸荧光素

异硫氰酸荧光素（fluoresceinisothiocyanate，FITC）为黄色或橙黄色结晶粉末，分子量为 389.4，易溶于水或乙醇等溶剂，是一种常用的荧光染料。制备混悬液方法如下：21mg FITC（F-7250；Sigma，St. Louis，MO）溶解于 10ml 无菌 PBS，充分涡旋混匀，超声 30s，转移至管装小瓶。

（四）胺碘酮

胺碘酮（乙胺碘酮、胺碘达隆）是一种苯并呋喃类的衍生物，属于第Ⅲ类抗心律失常制剂。临床用于治疗心绞痛和心律失常，可引起肺损伤导致肺纤维化。盐酸胺碘酮溶于60℃无菌双蒸水，冷却后4℃保存。胺碘酮配制成 3.125mg/ml 的母液，气管注射剂量为 6.25mg/kg。

（五）百草枯

百草枯是一种强烈的杀灭杂草的除莠剂，对人、畜有很强的毒性作用。大多数由于误服或自杀口服引起中毒，但也可经皮肤吸收中毒致死。百草枯口服后吸收快，主要蓄积在肺和肌肉中，排泄缓慢，因此毒性作用可持续存在。病变主要发生于肺，能产生过氧化物离子损害Ⅰ型和Ⅱ型肺泡上皮细胞，引起肿胀、变性和坏死，抑制肺表面活性物质的产生。基本病变为增殖性细支气管炎和肺泡炎。单次腹腔注射百草枯（Sigma）20mg/kg、每周 2 次腹腔注射百草枯（Sigma）2.5mg/kg 分别在 21 天和 2 个月形成明显的肺纤维化。

（六）石棉

石棉沉着症被认为是比硅沉着症等更为致命的呼吸系统疾病。研究显示，被吸入的石棉纤维能给患者造成不可逆的肺部纤维化，逐渐令患者的肺泡失去功能，致使呼吸系统衰竭；另外由于石棉细小纤维的长期刺激作用，还可能诱发肺癌等呼吸系统恶性肿瘤。这类患者往往最终因为呼吸困难或石棉引起的癌症而死亡。"石棉肺"已经被多个国家列为法定职业病，石棉的使用也被加以严格的限制或替代，人们期望以此能够降低"石棉肺"的死亡率。C57BL/6 小鼠气管注射 0.1mg 青石棉纤维 6 ~ 8 周，或者以约 $10mg/m^3$ 的浓度，每天 6 小时，每周 5 天，连续吸入 20 天后观察 30 天，可形成明显的肺纤维化。

（七）放射性物质

通常使用 $Co^{60}\gamma$ 线等放射性物质直接照射肺组织可造成纤维化。Wistar 大鼠全胸照射：照射面积 4.5 ×4.0cm，靶源距 3m，吸收剂量 25Gy。照射后 3 个月形成明显的肺纤维化。C57BL/6J 小鼠全胸照射：靶源距 3m，吸收剂量 20 ~ 30Gy。照射后 3 个月形成明显的肺纤维化。

三、实验材料和手术器械

实验材料和手术器械要求全部无菌，共包括手术剪、眼科镊、缝合线、手术操作台（倾斜角约70°）、手术刀片、1ml 无菌注射器（26-gage，注意事项 5）、50μl 微量注射器、透明胶带、手套、口罩、棉花、无菌生理盐水、冰等。

四、实验方法

（一）博莱霉素诱导啮齿类动物肺纤维化动物模型

目前博莱霉素所致肺纤维化（bleomycin induced pulmonary fibrosis，BIPF）模型多采用气管注射的方式。临床上博莱霉素的给要方式除胸膜内给药与此接近外，其他多有不同。早期的研究选择尽量模拟临床给药的方式包括静脉注射、腹腔注射、肌内注射等。通常，博莱霉素通过这些非气管注射的方式引起肺纤维化所需剂量大约 100 ~ 200mg/kg，而气管注射所使用的博莱霉素剂量约为 1.5 ~ 7.5mg/kg。气管内注射博莱霉素不仅可以形成程度类似的肺纤维化，而且具有用药省、形成肺纤维化时间短、造成肺损伤的时间均一等优势。目前，也有人采用经喉气管注射博莱霉素的方式，其优势在于避免直接气管注射引起的损伤。

C57BL/6（周龄 6 ~ 8 周）小鼠按照周龄、体重、性别随机分组。动物在腹腔注射麻醉剂，大约 10 分钟后动物被麻醉，可开始进行实验。四肢固定于手术台，尾部用透明胶带固定，行颈部去毛术。以尽量小的创伤（约 0.5cm）切开颈部皮肤，在弯头眼科镊的协助下，暴露气管，在直视气管的条件下使用微量进样器或者 1ml 无菌注射器（外径 26gauge）穿刺气管，向气管内注入适量博莱霉素（小鼠 1 ~ 10 U/kg 或者大鼠 5 ~ 7.5 U/kg），迅速地旋转并直立 5 分钟，以便使博莱霉素均匀地进入左右肺叶，缝合颈部皮肤。假手术组气管内注射等量的注射用生理盐水或者无菌 PBS。整个操作在约 60°左右的手术操作台进行。术后注意动物保温，监测动物状况直至动物清醒，此过程发生的死亡主要是手术原因引起的，而非博莱霉素损伤所致。博莱霉素气管注射后即可造成肺损伤，3 天左右肺炎症状况最为明显，7 天后肺组织炎症状况减轻，肺纤维化在此后 3 周时间进行性发展，并在 28 天左右形成明显的肺纤维化。腹主动脉取血后，进行气管灌注获取灌注液；或者直接开胸，取肺组织用于分离细胞、提取蛋白、提取 RNA 以及生物化学分析。用于病理分析的肺组织，迅速置于4%多聚甲醛或者10%福尔马林溶液中。

博莱霉素模型的优缺点：BIPF模型的优势在于单次注射博莱霉素即可形成纤维化，并且发展程度均一。虽然BIPF适宜肺纤维化发病机制研究，但是并不能复制人类因损伤后形成的慢性炎症引发特发性肺纤维化的整个过程。有研究者通过皮下埋植的传输渗透泵，缓慢的输注博莱霉素造成肺纤维化，虽然这种肺纤维化的动物模型与人类IPF的发病过程更为接近，但目前这种模型的应用程度并不广泛。

（二）二氧化硅所致肺纤维化动物模型

SPF级SD大鼠（180~200g），隔夜禁食，戊巴比妥钠麻醉，生理盐水配制石英混悬液40mg/ml，高压灭菌30min，加20000U/ml的青霉素。造模时，剪开大鼠颈部皮肤，暴露气管，使用1ml注射器穿刺气管，向气管内注入约500μl适量二氧化硅混悬液，迅速地旋转并直立5分钟，以便使混悬液均匀地进入左右肺叶。假手术组气管内注射等量的注射用生理盐水。二氧化硅引起肺纤维化伴随肉芽肿性炎症。与BIPF相比发展进程，二氧化硅大约需要2~3个月形成明显的肺纤维化。这种肺纤维化的产生与巨噬细胞以及其他单核细胞有着密切的联系。

（三）FITC所致肺纤维化动物模型

C57BL/6（周龄6~8周）小鼠按照周龄、体重、性别随机分组。麻醉后，四肢固定于手术台，尾部用透明胶带固定，行颈部去毛术。以尽量小的创伤（约0.5cm）切开颈部皮肤，在弯头眼科镊的协助下，暴露气管，在直视气管的条件下使用微量进样器或者1ml无菌注射器（外径26gauge），穿刺气管，向气管内注入50μl FITC混悬液，迅速地旋转并直立5分钟，以便使FITC均匀地进入左右肺叶，缝合颈部皮肤。假手术组气管内注射等量的注射用生理盐水或者无菌PBS。整个操作在约60°左右的手术操作台进行。3~4周后形成明显的纤维化。

（四）胺碘酮所致肺纤维化动物模型

雄性Fischer 344大鼠（200~225g），按照体重随机分组。麻醉后，四肢固定于手术台。用纱布固定舌后，使用20gauge规格的球顶注射器经喉插入气管，向气管内注入300μl胺碘酮，迅速地旋转并直立5分钟，以便使胺碘酮均匀地进入左右肺叶，并在两天后再次气管注入300μl胺碘酮。假手术组气管内注射等量的注射用生理盐水或者无菌PBS。整个操作在倾斜约60°左右的手术操作台进行。3~4周后形成明显的纤维化。

（五）百草枯所致肺纤维化动物模型

雄性Wistar大鼠（200~225g），按照体重随机分组。腹腔注射百草枯20mg/kg，假手术组气管内注射等量的注射用生理盐水或者无菌PBS。21天后形成明显的纤维化。

（六）石棉所致肺纤维化动物模型

雄性C57BL/6小鼠（18~20g），按照体重随机分组。腹腔注射0.1mg石棉，假手术组气管内注射等量的注射用生理盐水或者无菌PBS。6~8周形成明显的纤维化。

（七）放射所致肺纤维化动物模型

雄性Wistar大鼠全胸照射，其他部位用铅板遮挡。放射面积4.5cm×4.0cm，靶源距3m，吸收剂量25Gy。实验中需要注意每只动物距离放射源的距离保持一致，接受放射的强度和时间严格保持一致。照射后3个月形成明显的肺纤维化。

五、注意事项

1. 肺纤维化的实验中使用种属、周龄、性别、体重相匹配的动物进行实验，否则动物之间形成肺纤维化程度差别很大。所有的小鼠种系中，CBA/J对博莱霉素最敏感，C57Bl/6次之，BALB/c最差。博莱霉素在这3种动物上引起肺纤维化的敏感剂量分别为1、5、10U/kg。过高剂量的博莱霉素容易导致动物在形成明显纤维化之前死亡，而适宜量的博莱霉素引起死亡率不高但纤维化持续发展，二者的病理机制有可能不同。

2. 肺纤维化实验中雌雄不限，但是性别的差异对药物的敏感性产生很大差异，因此实验过程中建议选择单一性别的动物以减少差异。

3. 小鼠或者大鼠由于种属、年龄、性别的不同对麻醉剂的敏感性也不同，需要实验者在实验的过程中随时观察。

4. 将博莱霉素配制成母液保存在 -20℃，注射当天使用，避免反复冻融。

5. 所有的器械都需要高压灭菌，防止由于器械的原因引起感染。

第三节 肺成纤维细胞分离及培养

成纤维细胞是细胞外基质 ECM 重要的细胞来源，肺成纤维细胞增殖以及分化异常导致肺纤维化形成的原因之一。目前，ATCC 库中收录的肺成纤维细胞株包括人源的 CCL-134™、CCL-191™，鼠源的 CRL-2638™、CRL-2639™。成纤维细胞的分离方法如下：

1. 肺组织块置于无菌培养皿中，机械剪碎。在此过程中一定保持无菌操作。

2. 剪碎的肺组织贴壁于培养皿底部后，加入 RPMI 细胞培养液（青链霉素 1:100，庆大霉素 50μg/ml，20% 胎牛血清，非必需氨基酸 0.1mmol/L，丙酮酸钠 1mmol/L，L-谷氨酰胺 2mmol/L，Hepes 10mmol/L，β-巯基乙醇 50μmol/L）。培养于 37℃，5% CO_2 条件下。

3. 培养液每周更换 1~2 次，大约持续 2 周。

4. 在此过程中保持组织块的相对稳定是非常重要的，否则会丧失成纤维细胞的增殖活性。为了防止组织块的移动，可使用无菌的玻璃盖覆盖防止位置移动。

5. 在两个星期的培养周期内，大部分的非成纤维细胞（上皮细胞、内皮细胞等）死亡，而成纤维细胞不断增殖并成为主要的细胞表型。

6. 成纤维细胞已经完全满足需要后，去除剩余的组织块。这种单层细胞可经无菌 PBS 清洗后，0.05% 胰酶:0.1% EDTA（1:1）室温条件下消化。如果细胞很难被消化，可在 37℃ 条件下孵育，但是需要注意时间不能超过 5 分钟。

7. 细胞被消化之后，重新溶于完全培养液（MEM，加谷氨酰胺和 10% 胎牛血清），200g 离心 5 分钟。

8. 细胞培养于 $25cm^2$ 或者 $75cm^2$ 培养瓶中，培养液为 RPMI 或者 MEM。如果需要，成纤维细胞按照 10 000 细胞/cm^2 接种。

9. 每周换液两次，分离的成纤维细胞由于有限的生命力，一般只可传代 3~15 次。另外传代的细胞一般需要在培养瓶中长到 80%~100% 左右才能进行，按照 1:3 或者 1:4 的比例进行传代。

10. 一旦确定好细胞株后，成纤维细胞可维持或者传代培养于 MEM 培养液（加 10% 胎牛血清和谷氨酰胺）。如果需要可在培养早期冻存成纤维细胞于液氮中，以备后用。

11. 分离获得的成纤维细胞可用于肺纤维化的相关实验研究中。

（崔 冰 闫慧敏 胡卓伟）

参 考 文 献

1. ThannickalVJ, ToewsGB, WhiteES, et al. Mechanisms of pulmonary fibrosis. Annu Rev Med, 2004, 55:395-417

2. ChapmanHA. Disorders of lung matrix remodeling. J Clin Invest, 2004, 113:148-157

3. BrownKK & RaghuG. Medical treatment for pulmonary fibrosis: current trends, concepts, and prospects. Clin Chest Med, 2004, 25:259-272

4. GrossTJ & HunninghakeGW. Idiopathic pulmonary fibrosis. N Engl J Med, 2001, 345:517-525

5. Gharaee-KermaniM & PhanS. Molecular mechanisms of and possible treatment strategies for idiopathic pulmonary fibrosis. Curr Pharm Des, 2005, 11:3943-3971

6. FleischmanR, et al. Bleomycin-induced interstitial pneumonia in dogs. Thorax, 1971, 26:675-682

7. WynnTA. Fibrotic disease and the T (h) 1/T (h) 2 paradigm. Nat Rev Immunol, 2004, 4:583-594

8. ArrasM, et al. Interleukin-9 reduces lung fibrosis and type 2 immune polarization induced by silica particles in a murine model. Am J Respir Cell Mol Biol, 2001, 24:368-375

9. LeeCG, et al. Interleukin-13 induces tissue fibrosis by selectively stimulating and activating transforming growth factor beta（1）. J Exp Med, 2001, 194：809 – 821

10. Gharaee-KermaniM, NozakiY, HatanoK, et al. Lung interleukin-4 gene expression in a murine model of bleomucin-induced pulmonary fibrosis. Cytokine, 2001, 15：138 – 147

11. RuizV, et al. Unbalanced collagenases/TIMP-1 expression and epithelial apoptosis in experimental lung fibrosis. Am J Physiol Lung Cell Mol Physiol, 2003, 285：L1026 – 1036

12. AzumaA, et al. Interferon-｛beta｝ inhibits bleomycin-induced lung fibrosis by decreasing transforming growth factor-｛beta｝ and thrombospondin. Am J Respir Cell Mol Biol, 2005, 32：93 – 98

13. HuauxF, et al. Eosinophils and T lymphocytes possess distinct roles in bleomycin-induced lung injury and fibrosis. J Immunol, 2003, 171：5470 – 5481

14. JiangD, et al. Regulation of pulmonary fibrosis by chemokine receptor CXCR3. JClin Invest, 2004, 114：291 – 299

15. Wallach-DayanSB, et al. Bleomycin initiates apoptosis of lung epithelial cells by ROS but not by Fas/FasL pathway. Am J Physiol Lung Cell Mol Physiol, 2006, 290：L790 – 796

16. DouglasIS & NicollsMR. Chemokine-mediated angiogenesis：an essential link in the evolution of airway fibrosis? J Clin Invest, 2005, 115：1133 – 1136

17. KolodsickJE, et al. Protection from Fluorescein isothiocyanate-induced fibrosis in IL-13-deficient, but not IL-4-deficient, mice results from impaired collagen synthesis by fibroblasts. J Immunol, 2004, 172：4068 – 4076

18. MooreBB, et al. Bleomycin-Induced E Prostanoid receptor changes alter fibroblast responses to prostaglandin E2. J Immunol, 2005, 174：5644 – 5649

19. TanRJ, FattmanCL, WatkinsSC, et al. Redistribution of pulmonary EC-SOD after exposure to asbestos. J Appl Physiol, 2004, 97：2006 – 2013

20. AbdollahiA, et al. Inhibition of platelet – derived growth factor signaling attenuates pulmonary fibrosis. J Exp Med, 2005, 201：925 – 935

21. Mohammadi-KarakaniA, Ghazi-KhansariM & SotoudehM. Lisinopril ameliorates paraquat-induced lung fibrosis. Clin Chim Acta, 2006, 367：170 – 174

22. Gharaee-KermaniM, UllenbruchM & PhanS. Animal models of pulmonary fibrosis. Methods Mol Med, 2005, 117：251 – 259

23. UmezawaHBleomycin and other antitumor. antibiotics of high molecular weight. Antimicrob Agents Ch（Bethesda）, 1965, 5：1079 – 1085

24. PunithavathiD, VenkatesanN & BabuM. Protective effects of curcumin against amiodarone-induced pulmonary fibrosis in rats. Br J Pharmacol, 2003, 139：1342 – 1350

25. BarbarinV, XingZ, DelosM, et al. Pulmonary overexpression of IL-10 augments lung fibrosis and Th2 responses induced by silica particles. Am J Physiol Lung Cell Mol Physiol, 2005, 288：L841 – 848

26. ChenY, ChenJ, DongJ, et al. Antifibrotic effect of interferon gamma in silicosis model of rat. Toxicol Let, 2005, 155：353 – 360

27. MooreBB, et al. Protection from pulmonary fibrosis in the absence of CCR2 signaling. J Immunol, 2001, 167：4368 – 4372

28. TaylorMD, et al. A Characterization of amiodarone-induced pulmonary toxicity in F344 rats and identification of surfactant protein-D as a potential biomarker for the development of the toxicity. Toxicol App Pharm, 2000, 167：182 – 190

29. RuizV, et al. Unbalanced collagenases/TIMP-1 expression and epithelial apoptosis in experimental lung fibrosis. Am J Physiol Lung Cell Mol Physiol, 2003, 285：L1026 – 1036

30. RobledoRF, et al. Increased phosphorylated extracellular signal-regulated kinase immunoreactivity associated with proliferative and morphologic lung alterations after chrysotile asbestos inhalation in mice. Am J Pathol, 2000, 156：1307 – 1316

31. 黄山英, 宋良文, 张勇, 等. CTGF 表达在大鼠放射性肺纤维化中的作用. 中华放射医学与防护杂志, 2005, 25：213 – 216

32. 杜雪梅, 等. 放射性肺损伤小鼠动物模型的建立及其病变规律. 中国体视学与图像分析, 2003, 8：203 – 206

33. HarrisonJH, Jr & LazoJS. High dose continuous infusion of bleomycin in mice：A new model for drug-induced pulmonary fibrosis. J Pharmacol Exp Ther, 1987, 243：1185 – 1194

34. Baglole, C, et al. Isolation and phenotypic characterization of lung fibroblasts. Methods Mol Med, 2005, 117：115 – 127

第四章 心血管组织纤维化实验方法和技术

第一节 概 述

心血管疾病是现代人的第一大杀手,现在全球有近 1/4 人口为心血管及相关疾病所威胁,而且终其一生,可能有 1/3 人的人生为心血管疾病阴影所笼罩,最后有 1/5 的人口死于心血管相关疾病。因此,与心血管疾病的抗争不分区域、人种,已成为全人类的挑战之一。根据世界卫生组织预测,至 2020 年,非传染性疾病将占我国死亡原因的 79%,其中心血管疾病占首位。常见的心血管疾病包括高血压性心脏病、冠心病、高脂血症、心肌炎、心律失常、心肌病、先天性心脏病和慢性肺心病等。心血管病具有"发病率高、死亡率高、致残率高、复发率高"以及"并发症多"等特点。其病因主要是动脉硬化。动脉硬化即动脉血管内壁有脂肪、胆固醇等沉积,并伴随着纤维组织的形成与钙化等病变。这种病变发展至心脏冠状动脉时则形成冠心病(心绞痛、心肌梗死及急性死亡)。

高血压、动脉粥样硬化和心肌炎等是最常见的心血管疾病,其发病率也较高。高血压的直接并发症脑卒中、心肌梗死、心力衰竭和肾功能衰竭都是临床常见的死亡原因。心血管组织纤维化和肥厚是许多心血管疾病的核心病理改变,主要体现为心肌和大血管纤维化和肥厚。

心血管组织纤维化和肥厚与心血管疾病患者的临床预后直接相关。心肌纤维化是指心肌间质中胶原浓度显著升高或胶原容积分数(CVF)显著高于正常值,心肌细胞间隙及心肌内血管壁、血管外膜外胶原的异常堆积,增加心肌的硬度并损害舒张及收缩功能。随着病情加重,心肌僵硬度增加、心室顺应性降低、心脏收缩及舒张功能障碍,甚至引起心力衰竭。慢性心力衰竭引起的心血管组织重构机制则更为复杂,包括全身性神经 - 体液调节因素、重大的代谢变化、心肌细胞凋亡、胶原蛋白合成增加、心血管纤维组织增生、受体密度改变、细胞因子激活、细胞信息传递变化等许多因素。最近的研究表明,免疫反应在心血管组织纤维化的发生和发展过程中发挥了重要作用。

为进一步探讨心血管组织纤维化的机制和治疗方法,本章分别介绍高血压动物模型、动脉粥样硬化动物模型、心肌梗死动物模型、心肌炎动物模型以及心肌纤维化相关细胞模型的方法和技术。

第二节 激素和压力负荷所致心血管组织纤维化动物模型

组成心肌的细胞包括心肌细胞和非心肌细胞,如成纤维细胞、血管内皮细胞和血管平滑肌细胞。纤维性胶原交联的作用在于维持组织的结构和心脏腔的构型。生理情况下,成纤维细胞产生低水平的胶原,这些胶原散在组织间隙和血管周围。心脏既存在胶原的合成也存在胶原的降解,此平衡状态最终决定胶原的浓度。胶原合成增加或者降解减少导致的胶原的负性积聚都会引起心脏纤维化。纤维化有多方面的表现。就形态方面而言,包括反应性血管和或组织间隙的纤维化以及修复性纤维化即瘢痕形成。细胞凋亡不会导致纤维化。从生化角度看,纤维化表现为:组织羟脯氨酸浓度增高以及反应胶原的特异氨基酸浓度升高。纤维性组织主要包括 I 型胶原和 III 型胶原,其中 I 型胶原占 75%。

心脏纤维化导致组织产生异源性,损害室性功能,导致心律失常。现在,已应用不同的动物模型来研究纤维化对心脏功能的影响,以及调节纤维性组织形成的因素,包括纤维产生的细胞和分子生物学。目前,我们所应用的动物模型有:激素导致的纤维化(如醛固酮、血管紧张素 II 以及去甲肾上腺素)压力过负荷导致的纤维化模型、容量过负荷导致的纤维化模型,以及肾性高血压导致的纤维化模型。

一、醛固酮导致的心脏纤维化

(一)实验动物

8 周龄 SD 大鼠。

（二）实验材料

1% NaCl、0.4% KCl、2% 戊巴比妥钠。

（三）实验步骤

2% 戊巴比妥钠麻醉动物后，剔除左腹部皮毛。酒精消毒左腹部，打开腹腔，暴露左侧肾脏，分离肾动脉和肾静脉并将其结扎，剪断血管去除左肾，关闭腹腔。剪除背部皮肤的皮毛，酒精消毒后，剪开约 1cm 的切口，将携带醛固酮的渗透性微泵（Durect，Cupertino，CA）埋在皮下，缝合皮肤切口。溶解醛固酮的溶液配置方法如下：95% 乙醇 7%、双蒸水 5.5% 以及聚乙烯乙二醇 87.5%。手术后，大鼠给予常规食物，饮用水为 1% NaCl 和 0.4% KCl 的饮用水。

（四）实验评价

这种造模方法，即醛固酮/盐处理法，需要 4 周或者更多时间。第一周和第二周动物状态很好，与对照组相比体重增加。第三周以及更长时间，动物出现嗜睡和厌食症。4 周内致死率为 0，4~6 周致死率为 20%~30%。两周后血压逐渐升高，4 周左心室明显肥大，心脏出现纤维化。纤维化表现为：心脏内小冠状动脉周围出现纤维化以及微瘢痕形成（修复性纤维化）。术后 3 周无上述纤维化改变。第五周和第六周，出现进行性左心室和右心室广泛性纤维化。

二、血管紧张素Ⅱ（AngⅡ）导致的心脏纤维化

（一）实验动物

8 周龄雄性 SD 大鼠。

（二）实验步骤

2% 戊巴比妥钠麻醉动物后，剔除左腹部皮毛。酒精消毒左腹部，打开腹腔，暴露左侧肾脏，分离肾动脉和肾静脉并将其结扎，剪断血管去除左肾，关闭腹腔。剪除背部皮肤的皮毛，酒精消毒后，剪开约 1cm 的切口，将携带 AngⅡ 的渗透性微泵（Durect，Cupertino，CA）埋在皮下，缝合皮肤切口。微泵释放溶解 AngⅡ 的速度为 9g/h。配置 AngⅡ 的溶液为 0.9% 生理盐水。手术后，大鼠给予常规食物，饮用水为 0.4% KCl 的饮用水。

（三）实验评价

AngⅡ 给予后第一周，嗜睡和厌食症状出现。AngⅡ 给予后第二天出现血压升高。两周后，出现左心室肥大。术后 4 周内，死亡率是 10%~20%；4~6 周死亡率超过 50%。AngⅡ 给予后两周就出现心脏纤维化，左心室和右心室出现两种形式的纤维化，表现为：心脏内小冠状动脉周围出现纤维化以及微瘢痕形成（修复性纤维化）。持续给予 AngⅡ4~6 周，左右心房也出现纤维化。随给予 AngⅡ 时间的延长，心脏纤维化的程度和范围也进行性增强和扩大。

（四）注意事项

不同的微泵释放醛固酮和血管紧张素Ⅱ的速度不同，根据实验的需要可以分别选择适合于 1 周、2 周或者 4 周的微泵。微泵的总灌注体积是 210L，不同的微泵其平均流速是不同的：4 周的微泵其流速为 0.25L/h，2 周的微泵其流速为 0.5L/h，1 周的微泵其流速为 1L/h。因此，必须根据不同的微泵来调整醛固酮和 AngⅡ 的浓度。

三、去甲肾上腺素导致的心脏纤维化

（一）实验动物

8 周龄 SD 大鼠。

（二）实验步骤

大鼠皮下注射去甲肾上腺素氢氯化物（1mg/kg）每天 1 次，持续两天。实验评论：去甲肾上腺素是 α-肾上腺素受体激动剂，随纤维化程度的进展，去甲肾上腺素能够导致纤维化区域心肌细胞的坏死。在给予去甲肾上腺素两周内，大鼠没有出现嗜睡和厌食症状。去甲肾上腺素按 1mg/kg 量给予，大鼠死亡率为 20%。去甲肾上腺素给予后两周，在纤维化区域出现心肌细胞的坏死。左心室和右心室心肌内都发现了坏死的心肌细胞。

（三）注意事项

高剂量的去甲肾上腺素氢氯化物会引起动物的死亡率达到100%，因此去甲肾上腺素的剂量（1mg/kg）必须严格遵守。

四、压力过负荷导致的高血压动物模型——腹主动脉缩窄法

（一）实验动物

200~240g雄性SD大鼠。

（二）实验步骤

大鼠腹腔注射戊巴比妥钠（40~50mg/kg）麻醉后，仰位于鼠板固定。去除腹部皮毛，消毒后腹正中切口，切开皮肤及肌层，切口约1.5~2cm，暴露内脏后，用手指伸入腹腔，触及腹主动脉的搏动，以判断其位置，然后，用消毒过的棉球将大鼠的肠及肠系膜等推向右侧暴露手术视野，分离腹主动脉，在左肾动脉分支上方约1cm处放置结扎线，同时将7号注射器针头紧贴腹主动脉，平行放置，然后将二者一并结扎，抽出注射器针头，即可缩窄腹主动脉。术后每天用青霉素5万U/只腹腔注射1周，以免感染。假手术组分离腹主动脉但不结扎。

（三）实验评价

腹主动脉缩窄法导致的高血压，术后3天动物的死亡率高达30%以上。术后1天血压开始升高，术后14天血压升高较快，14天后血压缓慢升高，到28天趋于稳定。心脏纤维化术后14天出现，随造模时间延长，纤维化进行性加重。

五、压力过负荷导致的高血压动物模型——胸主动脉缩窄法

（一）实验动物

8周龄C57/BL6小鼠，体重18~22g。

（二）实验步骤

小鼠戊巴比妥钠（40~50mg/kg）麻醉后，仰位于鼠板固定。剪去颈部皮毛，消毒后沿颈部中线剪开皮肤层和肌肉层，暴露气管和颈动脉。气管插管后，将套管连接到呼吸机，呼吸机按0.2ml的体积定时补充氧气，呼吸频率为110次/分。从左上肋骨边缘起第二肋间隙切开一个小切口，分离胸主动脉，将4号针头（直径0.4mm）与胸主动脉一起用1号线结扎，抽出针头。狭窄后的胸主动脉直径缩窄65%~70%。将气管插管去掉，动物慢慢恢复。整个手术操作过程最好在显微镜下进行。实验评论：本模型能从麻醉中清醒的动物约90%，手术过程中死亡率约4%。术后首先表现为心脏收缩性增强，伴随交感神经活性增强。术后8周，进行性左心室扩大、功能失调，最终导致心力衰竭。

（三）注意事项

结扎部位越靠近心脏越容易出现心衰。

六、容量过负荷导致的高血压动物模型——腔静脉腹主动脉吻合术

（一）实验动物

C57/BL6小鼠，体重19~20g。

（二）实验步骤

乙醚麻醉小鼠，剪去腹部皮毛，酒精消毒后腹正中切口，打开腹腔，用消毒棉球小心将肠及肠系膜推到一边，暴露下腔静脉和腹主动脉，在肾动脉上方钝性分离下腔静脉和腹主动脉，在靠近肾动脉侧暂时夹住腹主动脉后，用直径0.6mm的针头朝向肾动脉的远侧端穿刺腹主动脉。然后，针头转刺向邻近的下腔静脉，由此将两根血管连接起来。抽回针头，腹主动脉穿刺点滴一滴氰基丙烯酸盐黏合剂封闭穿刺点。小心将动脉夹打开，可以看到下腔静脉膨胀并混有动脉血，表明动静脉吻合术是成功的。去除消毒棉球，将肠及肠系膜回归原位。用消毒缝合线关闭腹腔，缝合皮肤。再将皮肤和伤口消毒一次。假手术组进行同样手术，但不用针头穿刺腹主动脉和下腔静脉。

（三）实验评价

腔静脉腹主动脉吻合术术后1~3天动物的死亡率约40%，第4天后动物几乎无死亡。死亡动物尸检显示严重的肺水肿和腹水，表明是由心力衰竭所致的死亡。术后30天，约10%的动物出现吻合口闭合。

术后30天，手术组动物显示出心力衰竭的表现：中心静脉压、左心房压、右心房压力、左心室重量、右心室重量以及肺重量明显增加。

（四）注意事项

由容量过负荷导致的高血压及后期的心衰模型，可以采用大白兔作为实验动物。不同点：吻合的血管为左颈总动脉和左颈静脉。

七、肾血管性高血压模型

（一）实验动物

150～200g SD大鼠。

（二）实验步骤

大鼠腹腔注射戊巴比妥钠（40～50mg/kg）麻醉后，仰位于鼠板固定。去除腹部皮毛，消毒后腹正中切口，切开皮肤及肌层，切口约1.5～2.0cm，在后腹壁找到肾脏。也可俯卧位固定，自第10胸椎到第3腰椎处沿脊椎中线切开皮肤，从脊椎旁1cm处分开肌肉，暴露肾脏。然后钝性剥离分离出肾动脉，在近主动脉端用内径为0.20～0.25mm的银夹将肾动脉套住，最后缝合肌肉与皮肤创口，即达到使肾动脉狭窄的目的。

（三）实验评价

制造肾性高血压模型可以采取两肾一夹，即夹住一侧肾动脉，使其血流量减少50%以上；或采取一肾一夹，即夹住一侧肾动脉，并将对侧肾切除；还可以同时用银夹缩窄两侧肾动脉。手术后很快大鼠血压即逐渐升高，一般4周后可达峰值而趋于稳定。另外，也可用薄橡皮膜包裹两侧肾脏造成肾性高血压。在暴露肾脏后用双层乳胶薄膜将肾脏包裹住并扎紧，让肾门处肾动静脉及输尿管能顺利通过。由于肾外异物包扎，可诱发肾周围炎，术后1～2周即在肾表面与乳胶膜之间形成一厚层纤维性膜，压迫肾脏造成缺血。手术后1～2周血压开始升高，术后2个月达到峰值并持续不降。肾性高血压模型术后第一周，左心室出现明显间质性水肿，成纤维细胞开始增生；4周后间质性水肿消失，4～8周间质性纤维化逐渐明显。第12周，出现继发于散在性小灶状心肌细胞坏死后的修复性纤维化；第32周，修复性纤维化更为明显，胶原面积约占左心室总体积的18%。

第三节　心肌梗死相关心血管组织纤维化研究方法和技术

心室重塑是急性心肌梗死后的代偿性反应，由心室重构引起的心力衰竭是心肌梗死后死亡的主要原因之一。心室重构在细胞水平上表现为心肌细胞肥大、间质成纤维细胞增生及间质纤维化，后者使心肌硬度增加、顺应性下降。急性心肌梗死后心肌细胞大量坏死、凋亡，2～3天后梗死区内即出现胶原重塑征象：大量Ⅰ型和Ⅲ型胶原合成增加，数周后形成3层结构的瘢痕。为了更好的研究心肌梗死后心室重构发生的机制及长期发展下去引发心力衰竭的机制，并且为了研制出相应的治疗药物，均需要合适的整体动物模型作为基础，所以我们将在下文中对经常使用的模型作一说明。

一、心肌梗死引起的心血管组织纤维化模型

（一）大鼠模型　用大鼠制造心肌梗死方法，经Selye简化、Bajusz改进而趋于成熟，现在国内外已普遍使用。

1. 实验动物　体重200～300g大鼠。

2. 实验步骤

（1）在消毒条件下施行手术。多使用乙醚麻醉，使用气管插管，连接微型人工呼吸器，并用体表心电图监视，以保证手术的安全可靠。

（2）手术时大鼠仰卧位固定，剪毛、消毒后在胸骨左侧取与胸骨平行方向作一纵切口，切开皮肤及胸大肌，暴露肋骨。在距胸骨约0.5cm外剪断第5、6肋软骨，打开胸腔，剪开心包，暴露心脏，轻压胸廓即可将心脏挤出胸腔外。Bajusz介绍的方法为只剪断第6肋软骨，或者也可不切断肋软骨，只是把第5、6肋软骨间隙用镊子加以扩宽，也可将心脏挤出而不带来任何损害。

（3）大鼠冠状动脉自主动脉分出后即进入心肌，肉眼很难看见，需借助解剖标志确定其位置。如需结扎左冠状动脉，在心脏暴露后用左手的拇指和食指夹住鼠心，心尖指向头侧稍偏右。用小弯针穿 6-0 号丝线，从肺动脉圆锥左缘进入，从此进入点和左心耳根部假想连线的中间穿出，连同线穿过的心肌一并结扎后，将心脏放回胸腔。然后用切开胸腔时已预留的缝合线紧闭胸壁。上述结扎部位大约距左冠状动脉开口下 1mm。为了更清楚地辨认血管，还可用带有颜色的氧化铅溶胶悬液，从主动脉逆向注射，注射后可见心表面充盈的血管即为冠状动脉。设心电图监护时，可根据体表心电图 II 导 R 波高尖、ST 段抬高判断结扎的成功。通常术后成活率为 60% 或更高。

（4）根据不同的实验目的可在不同时期取心脏检查。通常结扎后第 4~7 天梗死灶周边即有活跃的肌成纤维细胞增生；第 2~3 周进入修复性纤维化阶段；到第 4 周可形成肉眼能观察出的瘢痕。

3. 注意事项　大鼠结扎冠脉法简单易行。由于大鼠心脏表面见到的是静脉，结扎后如未出现明显的心肌梗死心电图波形，应弃之不用。用橡皮球套住头颈部进行人工呼吸，可不必切开气管，减少了手术损伤。术后关胸可喂养较长时间。但大鼠冠脉侧支循环丰富且变异性较大，应注意掌握条件。

（二）家兔模型

1. 实验动物　选用体重 2kg 以上的健康兔。

2. 实验步骤　用 1g/kg 乌拉坦作为全身麻醉或用 1% 普鲁卡因局部麻醉，仰位固定，除毛。消毒，在无菌条件下，沿胸骨中线切开皮肤、暴露胸骨，沿胸骨左缘剪断 1~3 根肋软骨。小心勿破坏胸膜，可不用人工呼吸。用小开胸器轻轻撑开胸腔切口，可见心包及搏动之心脏。提起心包膜正中，用眼科剪将心包膜前部剪开，用止血钳将左心耳轻轻提起，用持针器持小圆弯针在冠状动脉前降支根部（较深部）穿一线，结扎之。为减少侧支循环，增大心肌梗死面积，可在结扎线下约 0.5cm 处再穿一线结扎之。另外，也可结扎左室支，造成心肌梗死，但结扎位置不宜过高，如进行急性实验即可进行给药观察。如进行亚急性实验，结扎后即关闭胸腔，每天注射青霉素、链霉素来预防感染。

3. 注意事项

（1）兔不破坏胸膜，结扎冠状动脉，方法简便。结扎前降支根部（应较深，上面覆盖薄层心肌），并双重结扎阻断，可减少侧支循环的形成。

（2）兔冠状动脉左旋支结扎法，宜选用 3.5kg 以上兔。手术步骤同前降支结扎法。暴露心脏后用手术刀柄翻转心脏暴露其左旋支并将其结扎。结扎兔左旋支中部，可增加梗死范围，但动物在结扎后易发生心室颤动，死亡率增高，类似于结扎左旋支。结扎部位降低，梗死范围缩小。

（3）如果兔的前降支变异大，长度不到 1.5cm，则此兔前降支结扎后造成的梗死范围过小，应弃之不用。

（三）狗模型

1. 实验动物　健康杂种狗

2. 实验步骤　戊巴比妥钠 30mg/kg 静脉麻醉。右侧位固定于手术台，去掉颈部和胸部毛，消毒。采用气管插管（或气管切开）进行人工呼吸。沿胸骨左缘第 4 或第 5 肋间开胸，用撑开器暴露心脏（可去掉一根肋骨）。提取心包膜剪开，缝合于胸壁，成一摇篮状。分离冠状动脉前降支主干中下 1/3 交界处，描记好对照的心外膜心电图后，结扎之，造成急性心肌梗死。记录心外膜心电图；或在前降支中下 1/3 处套上压迫环（或 Ameroid），然后缝合心包，在心包膜上缝 11~15 个电极或把电极固定于棉垫上盖在心外膜，将电极的导线分别穿过胸壁引出皮外，记录各点心电图。

二、心肌肥厚及心衰模型

慢性心力衰竭（CHF）是各种心脏疾病的终末阶段，不同原因的心肌损害引起心脏结构和功能的变化，表现为心腔扩大，心腔几何形状改变，心肌细胞肥大及细胞外基质的增多，最终导致心脏泵功能衰竭。研究显示，心力衰竭的病理生理改变十分复杂，如血流动力学改变，交感神经系统激活，肾素 - 血管紧张素 - 醛固酮系统及其他内分泌激素的改变、心肌肥大左室重构等等。心力衰竭是一种进行性病变，其自身不断发展，导致心力衰竭发生发展的基本机制包括：心肌收缩力下降，舒张顺应性减低，心脏构型改变，其核心是心室重塑，即心室结构的变化导致心室肌增重、心室容量增加和心室形状的改变。细胞外基质的增多和心肌细胞的肥大构成了心室重塑的细胞基础。心室重塑的过程实际上是心肌细胞肥厚，心脏成纤维细胞增殖、间质和血管纤维化的结果。

根据有无心肌细胞坏死和瘢痕出现，心肌纤维化可分为修复性心肌纤维化和反应性心肌纤维化。修复性心肌纤维化是心肌坏死后由纤维形成替代的瘢痕组织；反应性纤维化是多种促纤维化介质所诱导，包括血管紧张素Ⅱ（AngⅡ）、醛固酮（ALD）、内皮素（ET）等，血液循环中的介质作用于靶器官，使其发生反应性纤维化。许多动物实验已阐明了这些激素的作用。

近年来，随着对 CHF 研究的深入，充血性心力衰竭的动物模型得到了越来越广泛的应用。研究者已经认识到一个好的动物模型有利于对心衰发生机制的深入研究。因此，制作一个成功的 CHF 动物模型并不容易，已有许多研究者对此做了有益的尝试。本章就目前 CHF 动物模型的发生进程中伴有心室重塑的病理改变模型的制作情况作一简述。根据模型的制作原理，主要可分为压力超负荷模型、容量超负荷模型、减弱心肌收缩力模型、自发性坏死性心肌病模型及转基因与基因敲除这五类模型。上述模型为研究者们选择和建立 CHF 模型时提供参考，以利于更好的研究 CHF 的发生及不断发展的机制。

（一）压力超负荷心力衰竭模型

1. 腹主动脉缩窄　具体造模方法见高血压一节内腹主动脉缩窄法，按上述方法处理大鼠，正常喂养8 周后出现慢性心衰。其病理观察的结果为：无心肌细胞坏死，主要表现为心肌细胞肥大，肌纤维排列紊乱，小血管壁增厚，间质增生伴少量炎细胞浸润。

方法应用及评价：操作较简单、费用低，可以模拟压力负荷增高导致心脏肥厚直至心力衰竭的病理过程，自 Desjardins 等建立第一个狭窄模型以来，被广泛用于研究压力超负荷型 CHF 的病理生理学机制以及药物治疗效果，是常用的 CHF 动物模型之一，但该模型心肌细胞结构改变和钙转运与人有差异，研究 CHF 心肌细胞和/或亚细胞变化时该模型不应作为首选。

2. 高血压引发的心衰

（1）Dahl 盐敏感大鼠　这类大鼠宜于研究代偿性肥厚转为心衰的过程。饲以高盐饲料而发生高血压，8 周时左室发生同心圆性肥厚，随而在 15～20 周时出现左室扩张及临床明显心衰。心衰大鼠短期内死亡。

（2）SHR（自发性高血压大鼠）　这是一种早已肯定的遗传性高血压模型，一岁时仍保持其心脏泵功能。18～24 个月时发生心衰，心肌活动减弱，心肌纤维化增加，此模型虽然见到钙的循环发生改变，但从代偿性肥厚转为衰竭时未见到肌质网状结构（SR）钙泵的 mRNA 降低，提示转为心衰时编码细胞外基质的基因的表达明显改变。此外，还观察到凋亡细胞的数量增多，提示细胞凋亡可能参与由稳定代偿转为心衰时的心肌细胞体积的减少。与压力超负荷模型仅有轻度纤维化不同，心衰的 SHR 的血管周围及间质纤维化十分严重。

（3）SH-HF 大鼠　SH-HF 大鼠是指同种交配后得到的在 18 个月内就发生心衰的 SHR。有 facp（cor-pulent）基因的 SH-HF 大鼠心衰发生较早，且该基因编码一个有缺陷的 Leptin 受体（SH-HF/Mcc-facp）。这些动物的血浆肾素活性、ANP 和醛固酮水平随年龄逐渐增高，肾素血浆活性与心肌肥厚相关不是完全的。这些 SH-HF 大鼠的心脏的负性的力－频关系高于对照大鼠。值得注意的是，Gomez 等最近用 SH-HF 所得的实验结果提示 Ryanodine 受体功能和密度、钙电流密度和 SR 的 Ca^{2+} 摄取均正常，但钙电流密度与引起一个 Spark 的机遇降低，提示钙的内流使 SR 释放钙的功效减弱，推测这些改变可能与 L 型钙通道和 ryanodine 受体之间的空间重塑有关。另外，最近报告高血压 SH-HF 大鼠 Ca^{2+} 依赖的 NOS 活性和内皮 NOS 表达增高。

（二）慢性容量超负荷心力衰竭模型

容量超负荷是诱发心肌肥大和衰竭的常见原因之一，其动物模型的建立有助于了解心力衰竭时临床综合征的复杂机制，也为心力衰竭治疗方法的研究和新药的开发提供了基础平台，常采用大鼠腹主动脉－下腔静脉造瘘模型与二尖瓣关闭不全模型。

1. 腹主动脉－下腔静脉造瘘方法

（1）实验动物　SD 大鼠，体重 170～180g，随机分为造瘘组和假手术组。

（2）实验步骤 戊巴比妥钠（30mg/kg，ip）麻醉，大鼠固定于手术台，术前去毛，碘酒、乙醇消毒，铺无菌手术单。腹正中切口，推开腹内脏器，用两根棉签于脊柱两侧钝性分开后腹膜，暴露出腹主动脉和下腔静脉，用9/0无损缝线U型缝合腹主动脉表面壁腹膜；于左肾动脉下局部游离腹主动脉和腔静脉，动脉夹阻断腹主动脉；用弯成135°角的注射针（外径0.9mm，肝素生理盐水预冲洗）于U型缝合处向上刺入腹主动脉，继续向左上进针刺穿动-静脉联合壁，可见暗红色静脉血立即从穿刺针尾端流出，表明穿刺针尖进入腔静脉，且肉眼透过静脉壁可见穿刺针头位于静脉腔内，回退穿刺针于腹主动脉内，于第一次动-静脉联合壁瘘口下方同法再次穿刺，造成2个瘘口，退出针头，立即收紧腹主动脉外膜U型缝线并打结，开放动脉阻断夹，可见下腔静脉较前增粗，变红，证明动-静脉造瘘成功。腹腔内滴入青霉素，关腹。整个手术过程约15min。假手术组仅刺入腹主动脉，不刺穿动-静脉联合壁，其余过程与手术组完全相同。术后5个月，引起大鼠左右心室不同程度肥大和衰竭。

另外，最初采用270~300g的SD大鼠采用腹主动脉-下腔静脉造瘘的方法，在一个月内出现心肌肥大及心衰的病理改变。

（3）方法应用及评价 对大鼠及狗均可采用本模型，另外，Scheuermann-Freestone等在小鼠中也尝试使用了该模型。本方法采用腹主动脉外膜U型缝线针刺2口造瘘法，其优点是：①一个穿刺点造成二个瘘口，增加了动-静脉分流量，更易于形成心力衰竭；②不阻断腹腔动静脉远端，当针刺穿动-静脉联合壁时，暗红色静脉血可经穿刺针的尾端流出，即时证实了动-静脉瘘形成；③退出穿刺针后立即打紧U型缝合线，出血少，手术操作简单，时间短，死亡率低。

2. 二尖瓣关闭不全模型

（1）实验动物 健康杂种狗，年龄2~4岁，体重13~18kg，雌雄不限。

（2）实验步骤 将30g/L戊巴比妥钠按1.0ml/kg，iv，麻醉满意后将犬仰卧并固定手术台上，连接心电图至HP2500彩超仪。先用HP2500彩超仪经胸部行二维超声及彩色多普勒心脏超声检查，包括各项心功能指标，也包含左室质量。左室心肌背向散射积分（IRS）以及各瓣膜情况，以排除先、后天性心脏病。在无菌条件下解剖并游离左侧颈内静脉、动脉。在B超引导下先将Swawn-Ganz导管经颈内静脉插入，使之漂浮至肺动脉以检测肺动脉压、肺毛细血管嵌压，然后使其开口朝向二尖瓣前瓣下方。拔出导丝，将心肌活检钳送至二尖瓣瓣下腱索水平。在二维超声心动图准确定位下，钳夹二尖瓣前瓣缘上一条腱索的乳头肌止点处，并咬断之，造成二尖瓣反流。反流程度由二维超声心动图及彩色多普勒和漂浮导管共同评价：如果反流量>0.5ml，反流速率>200m/s，且肺毛细血管嵌压>1.2kPa，即可认为二尖瓣存在中、重度反流。退出导管，缝合颈部切口。经胸部再次行二维超声心动图及彩色多普勒检查，指标同术前。术后常规输注青霉素640万U/d预防感染并及时补充液体。术后早期，即1个月起，左心室心肌出现了离心性肥厚。晚期，即5~7个月，则表现为向心性肥厚趋势。

（3）方法应用及评价 因为此模型更接近人心脏病病理过程，故其是一种理想的容量超负荷动物模型，但不适用于小动物。应用心导管插管介入技术，在二维超声心动图和彩色多普勒引导下清晰辨认二尖瓣腱索和乳头肌方向，钳夹瓣下腱索，一旦出现二尖瓣反流，在彩超下即可发现，并可计算其反流程度，技术更为精确、简便和安全，完全可以取代创伤性技术，值得推广。但该方法对实验设备及操作人员的技术要求都较高。

（三）减弱心肌收缩力法

1. 冠脉结扎 具体方法见实验性心肌梗死的造模方法，按上述方法处理大鼠，正常喂养8周后出现慢性心衰的临床症状及病理改变。其病理改变如下：心脏增大，左室形成透壁性心肌梗死，累及游离壁大部，梗死区心肌为白色菲薄瘢痕组织代替，左室腔扩大，左室壁显著增厚。梗死区心肌细胞坏死，被纤维组织替代，纤维排列混乱夹杂大量增生小血管；部分心肌细胞增生肥大，被纤维组织包裹、分隔，伴大量炎性细胞浸润；非梗死区心肌细胞代偿性肥大，排列较紊乱。

方法应用及评价：这是所有模型中使用最为广泛的一种方法。该方法应用范围较广，可选择猪、狗及大鼠作为实验对象。但该方法死亡率较高，可能出现严重的室性心律失常致动物死亡。而且操作较复杂，心梗面积至少要>20%才能造成CHF，结扎部位过低会建模失败，过高又增加动物死亡率。但冠脉结扎术所建 CHF 模型能很好模拟心肌梗死后心肌肥大，并逐渐演变到心力衰竭的全部病理过程，模型呈现的心力衰竭和神经内分泌激活方式与人类心衰过程相似。尤其是模型梗死区周围凋亡细胞的增加、心肌细胞和亚细胞的改变包括 SR Ca^{2+} ATPase mRNA 及蛋白表达水平下降、SR Ca^{2+} ATPase 活性降低、L 型钙通道受体密度降低等与人类心衰相仿。

2. 快速心室起搏法

（1）实验动物 健康成年杂种犬。

（2）实验方法 3% 戊巴比妥钠 30mg/kg 腹腔内麻醉，颈外静脉切开，在 X 线引导下将心内膜起搏电极插至右室心尖，测定参数符合下列条件后固定：起搏阈值 1.5V 以下，R 波高度 4mV 以上，电极阻抗 1000Ω 以下。起搏器（起搏参数：频率 240bpm，输出电压 5.0V，刺激脉宽 0.5ms）植于颈背部皮下，电极通过皮下隧道与之连接。术后予以青霉素抗感染 1 周。假手术组植入电极和起搏器空合。研究表明，快速起搏 3 周后，心肌细胞数量减少 39%，并出现反应性的细胞肥大以及多灶性的心肌纤维化。

（3）方法应用及评价 此模型适用于用犬、猪及家兔造模。与其他心衰模型相比，其优势在于操作技术简单，而且显示出双心室心衰。其他模型一般导致右或左心室功能不全，而且要造成严重的左室功能不全非常困难，不是损伤太小就是损伤太广泛引起高的早期死亡率。此模型显示出的血流动力学、神经体液的异常非常类似人类心衰。

这一模型具有可控性的特点，如可通过改变起搏频率、起搏持续时间，能复制出心功能损害程度不同的模型，被用来研究慢性心衰不同阶段的病理生理和分子生物学特征。揭示了伴随快速心率而产生的心肌病过程大都是可逆的。而这可逆性势必导致造模后缺乏长期稳定性。

3. 药物及激素法 药物及激素法是使用具损害心肌或负性肌力作用的药物如肾上腺素能受体激动剂（异丙肾上腺素、去甲肾上腺素）、去氧皮质酮（DOCA）、阿霉素、戊巴比妥钠、乙醇等，造成心肌坏死，心肌收缩力下降。其给药方式有皮下注射、静脉输注、及皮下植入微量释放泵的方法。

（1）醛固酮 具体方法见高血压一节。给醛固酮 4 周后，出现左心室肥大及心肌纤维化的病理改变。

（2）DOCA 摘除雄性 Wistar 大鼠的一侧肾脏，于左下腹皮下置入醋酸去氧皮质酮（DOCA）硅胶管（含 100mg DOCA 药粉），术后 10 周大鼠即出现心衰症状。

（3）儿茶酚胺引起的心肌坏死 儿茶酚胺类包括肾上腺素、去甲肾上腺素、异丙肾上腺素（ISP），均可造成多发性灶状心肌坏死及随后的心肌纤维化。我们在实验中常给大鼠皮下注射 ISP 水溶液，每日 1 次，每次剂量为 1～10mg/kg，连续注射 2 日，末次注射后 48 小时取心脏，即可见到境界清晰的心肌坏死灶。

ISP 引起的心肌坏死灶小，成纤维细胞增生出现早，一般首次注射后第 3 天病灶内即可见成纤维细胞增生；第 7 天病灶内成纤维细胞明显增多，病灶外亦可见增生的成纤维细胞；第 3 周心肌胶原含量增高即极为明显。由于这类心肌损害模型方法简便，效果稳定可靠，且心肌纤维化发生机制中确有儿茶酚胺参与，故在心肌纤维化的研究中有一定应用价值。

（4）垂体后叶加压素引起的心肌坏死 神经垂体分泌的血管加压素（vasopressin, pitressin）可强烈收缩冠状血管，大剂量可引起心肌缺血缺氧性坏死。我们在实验中给大鼠肌内注射血管加压素注射液，每日 1 次，每次剂量 10～20 加压单位/kg，连续注射 2 日。末次注射后 48 小时取心脏可见多发性小灶状心肌坏死，有些动物在左心室或室间隔可形成大片状心肌梗死灶。

注射加压素后心肌出现坏死和纤维化的时间与 ISP 引起的大鼠心肌坏死大致相近。但加压素引起心肌坏死的范围及数量在不同的动物个体间差别较大，不如 ISP 引起的心肌损害稳定。

（四）自发性坏死性心肌病动物模型

自 1965 年以来，在叙利亚仓鼠发现一种遗传性心脏病。这种仓鼠在出生后 30～60 天内，心肌细胞出现变性、灶状坏死、钙盐沉着；随后出现心肌纤维化（生后 60～90 天）；心室扩张，心肌肥大（生后 90～150天）；最终出现充血性心力衰竭（生后 150 天以上）。这种仓鼠心肌病的心肌纤维化及心室重构，与人类扩张型心肌病颇相类似。针对这类自发性坏死性心肌病陆续育出了 BIO14.6、BIO50.54、BIO53.58、UM-X7.1 等品种，都是比较稳定的心肌病模型。

患遗传性心肌病的仓鼠生后 3 周心肌细胞钙通道数量明显增加；生后 40 天和 80 天，心肌线粒体内自由基浓度和心肌脂质过氧化产物增高；心肌广泛坏死前有细动脉痉挛表现，故这类模型适合于研究一些抗心肌纤维化药物（如钙拮抗剂、抗氧化剂等）的作用机制。

（五）转基因及基因敲除动物模型

最近的转基因技术及基因敲除技术大大提高了我们对心衰病理生理的了解。目前，已建立了较多的遗传性心衰模型，由这些模型所针对的基因可将其分为以下几类：细胞骨架或 sarcomeric 相关蛋白的基因、与神经体液受体相关的基因、与细胞信号转导蛋白相关的基因、与 Ca^{2+} 调节蛋白相关的基因，以及那些与 ECM（细胞外基质）蛋白相关的基因。研究者通过有针对性地对某一蛋白的基因进行敲除等操作，可以确认出与心衰有因果关系的基因，并可以通过这些转基因的动物模型探明导致心衰发生和发展的分子机制。

1. 细胞骨架相关蛋白的基因　阻断小鼠肌肉 LIM 蛋白（MLP）的基因表达的模型是一种新的扩张性心肌病和心衰模型。MLP 是肌肉组织分化的调节剂。敲除 MLP 的纯合子小鼠发生与心肌肥厚、间质细胞增殖及纤维化相关联的扩张性心肌病，成年小鼠有与人类心衰发生时近似的血液动力学和临床体征。两者间较多的相似性表明，造成 MLP 功能低下的分子机制可能参与人扩张性心肌病及慢性心衰的发生。

Sarcomeric 蛋白是心肌细胞得以执行收缩功能的主要蛋白质。Sarcomeric 蛋白的突变是与家族性心肌肥厚疾病（FHC）相联系的，它是一种常染色体显性遗传疾病。在表达编码 β-myosin 的重链，tropponin T 及 MyBP-C（myosin 结合蛋白 C）等不同的 Sarcomeric 蛋白的突变基因的转基因小鼠模型中，其表型与 FHC 相同，这些模型是研究收缩蛋白的缺陷与进一步引发的心肌肥厚及心衰的发展之间的联系的极有价值的工具。

2. 与神经体液受体相关的基因　起始的心脏损伤激活了神经体液系统，例如交感神经系统、RAS（肾素－血管紧张素系统）及细胞因子释放。这些系统的激活在适应环境变化而达到血液循环的稳态的过程中发挥了重要的作用，但长时间的激活会启动及加速心血管的病变。大多数的这类神经激素是通过激活跨膜的 GPCR（G 蛋白偶联受体）而起作用的。因此，GPCR 在心肌肥厚及心衰的发生中的作用得到了广泛的关注。

（1）交感神经系统　在心脏中，$β_1$-AR 是主要的受体亚型，占心脏中所有 β 受体的 70%～80%，但只有少量的 α-ARs。利用转基因小鼠可进一步说明各亚型的 α- 及 β-AR 的特异的功能。在心脏中，持续激活的 $α_{1B}$-AR 的突变体的表达引起心肌肥厚，并伴有 ANF（心房钠尿肽）表达的增加，说明了这一亚型受体的增多会促进心肌肥厚的发展。$β_1$-AR 的过表达会导致扩张性心肌病及心衰，而 $β_2$-AR 的过表达会加强心肌收缩而不引发 CHF。由此，清晰地说明了 $β_1$ 与 $β_2$-AR 在心肌细胞中具有不同的信号传导途径。

$α_{1B}$-肾上腺受体通路的慢性活化可造成过度表达 $α_{1B}$-肾上腺受体转基因小鼠的心肌肥厚，并伴随 ANF 表达增加。

（2）肾素－血管紧张素系统　RAS 是动脉血压及血容量达到稳态的主要决定因素，主要通过激活血管紧张素 I 受体（AT1）与血管紧张素 II（Ang II）起作用。在人类及动物模型中得到一致的结论，Ang II 在心脏肥厚及 CHF 的发展中起作用，如 ACE 的抑制剂或 AT1 的拮抗剂可以阻止或逆转心室肥大并改善血流动力学。在转基因小鼠中，心肌细胞特异性的过表达 AT1，其诱导了明显的心脏肥大及重塑，该过程伴有心室的 ANF 表达的增加以及间质中胶原的沉积，以至于在血压无变化时引起 CHF，由此说明 Ang II 在心机肥厚及 CHF 的发展中起直接作用。

（3）细胞因子　在患有 CHF 的患者体内，TNF-α 高表达。在长时间高表达 TNF-α 的小鼠模型中，发现心脏的功能明显下降，且伴有双室扩张、心肌肥厚、间质浸润、纤维化及对 β-激动剂刺激的反应性降低。

过度表达 IL-6 和 IL-6 受体连同 gp130 的活化亦引起转基因小鼠的心肌肥厚。研究提示，gp130 介导此模型的肥厚。

过度表达胰岛素样生长因子-1 基因和神经生长因子（NGF）基因的动物亦发生心肌细胞增生和扩张性心肌病。

3. 与细胞的信号转导蛋白相关的基因 利用基因工程得到的小鼠模型，可得到信号传导网络中不同组分的作用，可包括 G 蛋白异源三聚体的异构体，低分子量的 GTP_{ase}、PKA、PKC、钙调蛋白及 calcineurin。

（1）与 G 蛋白三聚体相关的基因 利用转基因小鼠发现过表达野生型的 $G_{\alpha q}$蛋白引起了 ANF 的增加，及对 β-AR 激动剂刺激的敏感性降低，并产生心肌肥厚（D'Angelo，1997），而 $G_{\alpha q}$的进一步高表达引起明显的 CHF。与上述相对的，心脏过表达可负调节 $G_{\alpha q}$的肽段时，可抵抗由压力超载引起的心肌肥厚（Akhter，1998）。更引人注意的是，在心肌特异性缺失 $G_{\alpha q}/G_{\alpha 11}$的小鼠中，即使在经腹主动脉缩窄后也不出现心肌肥厚（Wettschureck，2001），由此说明 $G_{\alpha q}/G_{\alpha 11}$介导的信号途径在由压力超负荷引起的心肌肥厚的过程中起关键作用。心肌中 Gsα 的表达可引起心肌损伤，主要表现为细胞的老化、死亡，及被纤维化取代，而在老年小鼠中出现代偿性的肥厚（Iwase，1996），其与长期经儿茶酚胺注射后引起的心肌病理改变相似。

（2）与蛋白激酶相关的基因 在小鼠中，心脏特异的过表达的 $PKC_{\beta 2}$可引起心脏扩张，心肌纤维化，并减弱了心肌（myocardial）的功能，与上述正相反，心脏中相似水平的 PKCε 的过表达仅引起中心性的肥厚，而心脏功能正常，无心肌纤维化。上述研究说明，PKC 的不同的异构体在心肌的肥厚及 CHF 的发生中具有不同的作用。

C 钙调蛋白是重要的细胞内 Ca^{2+} 受体，并且其是重要的信号转导分子。过表达钙调蛋白引起心肌肥厚，却没有 CHF 的迹象。而 calcineurin 在心脏的过表达会引起明显的心肌肥厚，并由此在 2 个月内发展为 CHF。

4. 与钙调蛋白相关的基因 Ca^{2+} 在心脏发挥功能中起到关键的作用。在膜去极化时，细胞外的 Ca^{2+} 流通过电压依赖的 L 型 Ca^{2+} 通道进入胞质，通过心脏的 SR（肌质网状组织）的 RyR2（ryanodine 受体）引起 Ca^{2+} 诱导的 Ca^{2+} 释放，使得细胞溶质的 Ca^{2+} 增加及细胞收缩。然后，心脏的舒张通过 Ca^{2+}-ATPase-2（SERCA2）启动，其使 Ca^{2+} 进入 SR 储存起来而与胞质相完全隔离，可启动下一次的通过 RyR2 的 Ca^{2+} 的释放。这种精确的 Ca^{2+} 循环对于维持正常的心脏收缩及舒张是起关键的作用的。另外，胞内的 Ca^{2+} 参与协调多种引起心肌肥厚的信号途径。尽管已经确定异常的 Ca^{2+} 储存及 Ca^{2+} 稳态的失衡是 CHF 的特点，但是其因果关系仍然是不清楚的，而转基因的动物模型在对这一机制的探讨中发挥了重要的作用。

心肌中 L 型 Ca^{2+} 通道的过表达产生了引起了基础的收缩能力的增强，在这些转基因小鼠中逐渐发展成心室的肥厚、凋亡及纤维化。在 8 个月时这些小鼠出现明显的 CHF，在 12 个月时大多数死亡这个结果说明长期的 Ca^{2+} 流的增加最终引起心脏的重塑及心脏功能的失调。

肌集钙蛋白（calsequestrin）是 SR 上的一种主要的 Ca^{2+} 结合蛋白，它使 Ca^{2+} 定位在末端的潴泡的连接体表面，以利于 Ca^{2+} 通过 RyR2 迅速的释放到胞质内。心脏中肌集钙蛋白的过表达通过增加 SR 内 Ca^{2+} 的储存及减少心肌收缩时 Ca^{2+} 的释放而引起心肌肥厚及 CHF。

Phospholamban（PLN）是一种跨膜的 SR 上的磷酸化蛋白，它调节与 Ca^{2+} 的结合活性。PLN 对 SERCA2 有抑制作用。过表达 PLN 的转基因小鼠增强了类似肾上腺素所引起的作用，在 3 个月时减少了心室的收缩能力。随着年龄的增长，这些小鼠发展成明显的心衰。与其相反的是 PLN 敲除的小鼠心肌收缩力增强。

RyR2 是心肌的 SR 上的 Ca^{2+} 释放通道，并且它为兴奋-收缩偶联过程中所需的 Ca^{2+} 提供了主要的来源。RyR2 由 4 种 RyR2 的多肽及 4 种 FK-506 结合蛋白（FKBP12.6）组成。FKBP12.6 的一个重要作用是在心舒期稳定 RyR2 的结构来阻止异常的 Ca^{2+} 释放。由于 FKBP12.6 局部的缺失会导致 RyR2 的异常的控制机制，引起 Ca^{2+} 的泄漏，从而发生 CHF。在雄性小鼠中，FKBP12.6 基因的敲除会引起心肌细胞中 Ca^{2+} 释放的失调而引起心肌肥厚。

5. 与 ECM 相关的基因 整联蛋白是一个膜受体家族，它参与细胞对 ECM 黏附，并且参与心肌细胞与心脏的成纤维细胞之间的双向的动力传导。心肌的选择性的去除 $β_1$-整联蛋白基因会导致心肌的纤维化及 CHF，这一现象说明通过 $β_1$-整联蛋白使 ECM 与细胞骨架蛋白进行正确的连接，对维持心脏的功能以及心肌细胞的完整性起关键的作用。

MMP（基质金属蛋白酶）是一种中性水解蛋白酶家族，其作用是用以维持 ECM 蛋白的相互转换。在正常条件下，ECM 蛋白的转换是由 MMP 与 TIMP 之间的精确平衡调节的。最近在冠脉结扎的转基因的小鼠中，MMP-2 基因敲除显著地减少了左心室扩张的程度，并改善了心脏的功能以及小鼠的存活率，由此说明了 MMP 在心脏重塑中的重要作用。在冠脉结扎后 MMP-9 缺失的小鼠中左心室扩张程度及胶原的积累都较少。相反的是，在心肌梗死的小鼠中，TIMP-1 敲除会引起左心室重塑加剧。

第四节 动脉粥样硬化研究技术和方法

一、血管再狭窄动物模型

冠心病的介入性治疗——经皮腔内冠状动脉血管成形术（PTCA），是心血管病治疗学上的一场革命，全世界每年大约有 1 000 000 例冠心病患者接受该介入治疗。PTCA 已成为一种广泛开展的重要治疗手段，成功率可达 95%。但是，人们普遍注意到，PTCA 术后再狭窄（restenosis，RS）的发生率高达 30%～50%，使 PTCA 的临床应用和发展受到了限制。因此，PTCA 术后再狭窄的防治已成为当今心血管病防治研究领域中备受关注的重要课题。

目前认为，PTCA 术后再狭窄是冠状动脉局部球囊损伤血管内皮后的一种修复过程，其发生机制主要是血管平滑肌细胞（VSMC）的转型（由收缩型向分化型转化）、增生、迁移及细胞外基质如胶原蛋白的聚集所构成的新生内膜和血管外膜成纤维细胞增殖，导致外膜纤维化反应等，以及在此基础上发生的血管重塑。实际上 RS 就是血管在受到损伤时所引起的一个血管纤维化的过程。人们基于探索再狭窄发生机制，制备再狭窄动物模型，以进行各种实验，评价防治措施。

（一）干燥空气损伤模型

1. 材料 戊巴比妥钠、4 号手术缝合线、磷酸盐缓冲溶液（PBS）（pH7.3～7.4）、30gauge 注射针头（直径约为 0.33mm）、明胶海绵、50ml 注射器。

2. 实验动物 SD 大鼠（250～350g）。

3. 实验步骤 将大鼠用戊巴比妥钠（40～50mg/kg）麻醉、固定于鼠板后，暴露其右颈总动脉（长度约为 2.5～3.0cm）。用 2 根 4 号手术缝合线分别将颈总动脉的近心端和远心端扎紧（两结扎点间的距离约为 1.5cm）。将注射器充满 PBS 后连于 30gauge 注射针头上，针头从结扎部位的近心端或远心端穿入血管后，缓缓推入少量 PBS，待血管轻度充盈后，针头沿管腔前移（应避免针头和管腔的接触）从另一端穿出后，迅速撤回至进针处。继续向血管内缓慢推注 PBS，待血管内的残血冲洗干净后，将装有干燥空气的注射器连于注射针头上，向血管内推入干燥空气（25ml/min），3 分钟后用 PBS 充满血管，撤除注射针头。将两端的结扎线用镊子解开，用明胶海绵压迫出血点止血 5～15 分钟。将颈部进行缝合，用医用消毒酒精清理手术创面后，将动物归笼饲养 30 天后，空气干燥的部位可出现血管内膜增生。

4. 注意事项 穿刺所用的注射针应该越小越好，以便于止血；因为近心端血压较高，松开结扎线时，应优先选择远心端，待出血点形成少量血栓后，再将近心端松开。

5. 评价 本方法并不立即造成内膜剥脱，也不造成弹力板及中膜损伤，而是通过造成内皮细胞功能障碍和变性来造成模型。

（二）球囊导管损伤模型

1. 大鼠胸主动脉球囊导管损伤模型

（1）材料 2F Forgaty 动脉取血栓球囊导管、戊巴比妥钠、显微止血夹、常规手术器械、4 号缝合线。

（2）实验动物 SD 或 Wistar 大鼠（450～500g）。

（3）实验步骤 戊巴比妥钠（50mg/kg）腹腔麻醉大鼠后，颈部皮肤用碘酒和酒精常规消毒，剪开皮肤约 2～3cm 长，依次分离皮下组织、肌肉并暴露气管，在气管左侧游离左颈总动脉 1～1.5cm，将远心端结扎，近心端用动脉夹钳夹后，于颈动脉远端做一切口，将 2F 球囊导管插入至腹主动脉，注入 0.1ml 生理盐水使球囊扩张，然后回拉球囊至左颈总动脉与胸主动脉交叉处，回抽生理盐水后重新送回导管，在 3 个相隔 120 度的方向各重复 3 次共 9 次，最后拔出导管，结扎左侧颈总动脉，缝合皮下脂肪及皮肤切口。

术后常规肌注青霉素80万U以预防感染。归笼饲养21~30天后可成模。

　　2. 大鼠颈总动脉球囊导管损伤模型

　　(1) 材料　2F Forgaty 动脉取血栓球囊导管、戊巴比妥钠、显微止血夹、常规手术器械、4号缝合线。

　　(2) 实验动物　SD 或 Wistar 大鼠 (450~500g)。

　　(3) 实验步骤　将大鼠用戊巴比妥钠 (40~50mg/kg) 麻醉后仰卧位固定，取颈部正中切口，在左侧气管旁寻找到左颈总动脉和颈外、颈内动脉分叉处，钝性分离。在左总颈动脉近心端用血管夹暂时阻断血流，从颈外动脉处行动脉切开术，将 2F Forgaty PTCA 球囊导管从切口插入至颈总动脉约1.5cm，向球囊内注射生理盐水0.1ml，随后将球囊抽出，将生理盐水吸出，反复操作3次以剥脱内膜。将导管撤出后结扎颈外动脉，恢复血流，缝合伤口，继续喂养21~30天后可成模。此模型在大鼠的胸主动脉及腹主动脉上也可复制成功。

　　(4) 注意事项　①在损伤动脉时，球囊导管一定要从不同的角度反复抽拉、剥脱3次，以保证血管壁损伤；②在实施球囊导管损伤术前，可给予动物抗凝血药，以防止术后血栓的大面积形成。

　　(5) 评价　球囊血管内膜剥脱法可造成内皮细胞的即刻剥脱，且造成较严重的弹力板及中膜损伤，具有以下特点：①血管成形术后内膜增生的病理形态与人类球囊血管成形术后再狭窄的病理过程相似，包括平滑肌细胞增殖、内膜下迁移和细胞外基质增生；②血管成形术后内膜撕裂、血小板聚积、夹层形成，类似临床冠脉成形术后的病理变化。但也有不足之处，如球囊导管价钱昂贵、球囊易被损伤、不利于进行大规模的动物实验。

　　(三) 血管内支架再狭窄动物模型

　　1964年，Dotter 及其同事提出了经皮腔内血管成形术的概念，并拟用硅橡胶或塑料来支撑血管以便保持血管内血流畅通。他们在1969年首次成功运用金属环在动物体内做血管支架。1983年 NiTi 合金也被用于制作血管支架的材料。1987年美国的 Sigwart 成功地实施了第一例冠脉支架手术。研究表明，冠脉支架可以显著降低介入治疗的急性并发症，但是在植入支架时，支架对血管壁的损伤、异物的炎性反应、支架对血管的长期牵拉作用可以导致血管内膜的增生进而引起血管平滑肌细胞的增殖和亚急性血栓反应，从而导致支架内再狭窄 (instent restenosis, ISR)，可见支架内再狭窄的问题是关系着支架是否可以长期使用的关键问题。建立 ISR 动物模型对于开发研制、评价新型的血管支架特别是药物涂层支架，防止再狭窄的出现具有重要意义，这里着重介绍两个 ISR 的动物模型。

　　1. 颈总动脉支架内再狭窄模型

　　(1) 材料　不锈钢血管支架 (图27-4-1)、充气球囊导管、xylazine (盐酸甲苯噻嗪或塞拉嗪)、ket-amine (盐酸氯胺酮)、常规手术器械、显微止血夹、4号缝合线、乙酰水杨酸、肝素。

　　(2) 实验动物　雄性 Wistar 大鼠 (450~550g)。

　　(3) 实验步骤

　　1) 采用 ketamine (100mg/kg)、xylazine (20mg/ml) 鸡尾酒麻醉法，采取腹腔注射的方式，将大鼠进行麻醉后，取其仰卧位固定于鼠板，并做常规的术前准备。

　　2) 沿大鼠颈部行切开术，暴露其左颈颈外动脉及右颈颈静脉。

　　3) 为防止支架植入过程中诱发血栓的形成，在植入支架前经由颈静脉给大鼠注射乙酰水杨酸 (5mg/kg) 及肝素 (100 U/kg)。

　　4) 用缝合线结扎颈外动脉远心端、并用显微止血夹封闭颈内动脉及颈总动脉近心端，用眼科剪在颈外动脉上剪一小口，用生理盐水将主动脉内的血液冲洗干净后，将挂有支架的充气导管送入颈总动脉。

　　5) 向充气导管内输入气体，使导管缓慢地扩张，当导管内压力到达6个扩张压力 (ATM) 时，停止

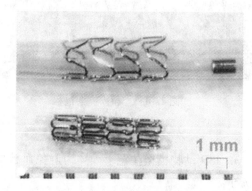

图 27-4-1　不锈钢血管支架
引自参考文献70。

打气，使支架扩开，此过程应在 15 秒内完成。

6）抽气后，撤出充气导管，颈总动脉形成如图 27-4-2 的状态。

7）用缝合线将颈外动脉彻底结扎，恢复撤去止血夹恢复血流。

2. 腹主动脉支架内再狭窄模型

（1）材料 解剖显微镜、不锈钢血管支架、充气球囊导管、xylazine、ketamine、常规手术器械、显微止血夹、4 号缝合线、乙酰水杨酸、肝素。

（2）实验动物 雄性 Wistar 大鼠（450～520g）。

（3）实验步骤

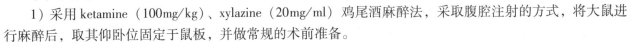

图 27-4-2 支架植入后
引自参考文献 70。

1）采用 ketamine（100mg/kg）、xylazine（20mg/ml）鸡尾酒麻醉法，采取腹腔注射的方式，将大鼠进行麻醉后，取其仰卧位固定于鼠板，并做常规的术前准备。

2）在大鼠腹部剑突下 1cm 做矢状切，开口大约 2.8cm，暴露其下腔静脉，在解剖镜下仔细地将腔静脉与腹主动脉（左肾静脉分支至髂动脉分支段）分离，长度约为 2.5cm；用显微止血夹将分离的腹主动脉的近心端与远心端夹住，其余小分支用缝合线结扎，以防止血液回流出血。

3）如图 27-4-3 所示，在腹主动脉远心端剪一小口，用生理盐水将主动脉内的血液冲洗干净后，将挂有支架的充气导管送入腹主动脉。

4）向充气导管内输入气体，使导管缓慢地扩张，当导管内压力到达 12 个扩张压力（ATM）时，停止打气。

5）抽气后，撤出充气导管，腹主动脉形成如图 27-4-4 的状态。

6）用缝合线将腹主动脉开口彻底结扎，撤去止血夹恢复血流。

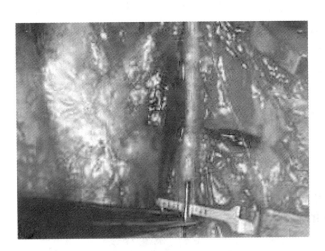

图 27-4-3 植入支架过程
引自参考文献 71。

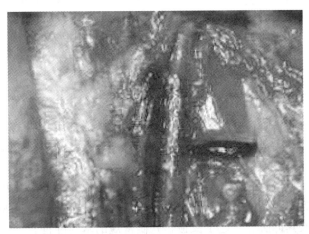

图 27-4-4 支架植入后
引自参考文献 71。

3. ISR 动物模型注意事项 为避免血栓的生成，在植入血管支架前，一定要生理盐水将血管内的残血洗净。

4. ISR 动物模型评价 ISR 几乎完全是组织增生的结果，它主要发生在支架与动脉血管壁相接触的地方，从组织学看，支架内再狭窄与球囊损伤引起的再狭窄是完全不同的，后者再狭窄机制包括血管壁的弹性回缩、血管壁的负面重构、损伤部位的血栓形成、平滑肌细胞的增殖、迁移和过量的细胞外基质的产生，后两个过程导致新生内膜的形成。血管内的超声波研究表明，血管支架的运用完全可以消除血管壁的回缩以及血管壁的负面重构，其再狭窄则完全是新生内膜的结果，而新生内膜主要是由增殖的平滑肌细胞和细胞外基质组成。

（四）血管再狭窄的组织学检测

将取材得到的血管段落经石蜡包埋、切片、苏木素－伊红染色（HE），光镜下观察内膜增生情况并照像。

1. 血管内膜增生的形态学测定　经 HE 染色的石蜡切片，由计算机图像分析仪分别测定内膜面积（IA）、中膜面积（MA）、内膜厚度（IT）、中膜厚度（MT）、内膜面积、厚度与中膜面积、厚度之比。

内膜厚度 =（内弹力膜周径 - 腔径）/2π

中膜厚度 =（外弹力膜周径 - 内弹力膜周径）/2π

2. 血管再狭窄的观察指标　采用以下指标评价血管再狭窄情况：腔面积（LA）、内弹力膜面积（IEL）、外弹力膜面积（EEL）、内膜面积与外弹力膜面积之比。

二、腹主动脉瘤模型

腹主动脉瘤（AAA）多发生于 55 岁以上的男性，是一种严重的血管外科疾病，一旦发生破裂，死亡率高达 50%~80%，是老年人主要致死原因之一。Steinmetz 等指出，AAA 是一种由腹主动脉管壁局部损伤开始，继而累及整个管壁的慢性退行性病变，并与年龄、环境和先天性因素有关。AAA 管壁病理变化的主要特征为慢性炎症、细胞外基质破坏性重塑和正常时处于管壁外层丰富的平滑肌细胞大幅度减少，从而导致管腔进行性扩张，使血管的几何形态改变，抗张力减弱，血流对管壁的应力重新分布，最终可能使管壁发生破裂。

现在研究人员应用各种技术手段，在小鼠身上成功地复制了 AAA 模型，这些模型的成功建立对于阐明 AAA 病理生理发生机制，开发抗 AAA 药物提供了较好的研究平台。AAA 模型大致可分为两大类：化学损伤模型、转基因及基因敲除动物模型。

（一）化学损伤模型

1. 弹性蛋白酶诱导法　对主动脉管壁结构的研究发现，从升主动脉到髂动脉，弹性蛋白的含量逐步减少，在肾动脉以下数厘米处弹性蛋白的减少特别明显。同时肾下段的弹性也显著低于其近侧段。此外还发现，老年人主动脉管壁中弹性蛋白的成分减少；在成人中，弹力纤维的合成也有所减退。本法将弹性蛋白酶作用动脉壁，使其弹性蛋白的量减少而导致 AAA 模型的形成。

（1）材料　注射泵、聚乙烯导管（PE-10；Baxter Healthcare Corp）、I 型胰蛋白酶（0.414U/ml）、标定刻度为 0.01mm 的眼科标尺。

（2）实验步骤

1）参考图 27-4-5，将小鼠麻醉、固定于鼠板后，在其腹部正中处行腹部切开术。暴露其腹主动脉左肾静脉分支至髂动脉分支段，用标定刻度为 0.01mm 的眼科标尺格量灌注前腹主动脉的直径（AD_1）。在腹主动脉的近心端及远心端过两根 0 号缝合线，先将腹主动脉近心端进行结扎，随后用 30gauge 的注射针头在髂动脉分叉处扎一个小孔，将连有注射泵的聚乙烯导管插入腹主动脉，用 0 号缝合线将其结扎固定；向腹主动脉内推注含有 I 型胰蛋白酶的生理盐水；持续 5 分钟的注射，待主动脉的直径扩张为正常状况下的 1.5~1.7 倍后，将的聚乙烯导管撤出，用缝合线将插管处进行结扎，以防止出血；将小鼠手术部位进行缝合，清创后，归笼饲养。14 天后对小鼠再次进行腹部切开术，暴露腹主动脉，测量其灌注后的腹主动脉的直径（AD_2）；处死小鼠，采集病理标本进行相关检测。

2）计算腹主动脉扩张率，按以下公式进行：

$$腹主动脉扩张率 = \frac{AD_2 - AD_1}{AD_1} \times 100\%$$

腹主动脉扩张率大于 100% 可认为造模成功。

2. 氯化钙诱导法

（1）材料　$CaCl_2$ 溶液、生理盐水、棉纱布（大小为 1cm×0.5cm）、xylazine、ketamine、常规手术器械、显微系结镊。

（2）实验动物　C57BL/6 小鼠（7~9 周龄）。

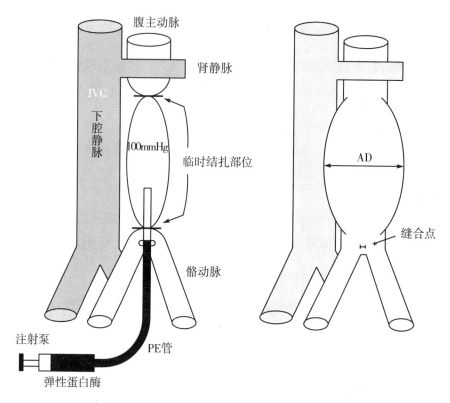

图 27-4-5 弹性蛋白酶诱导法示意图

引自参考文献 72。

（3）实验步骤

1）将棉纱布浸泡于 $CaCl_2$ 溶液中约 20 分钟。

2）采用 ketamine（100mg/kg）、xylazine（5mg/kg）鸡尾酒麻醉法，采取腹腔注射的方式，将小鼠进行麻醉后，取其仰卧位固定于鼠板，并做常规的术前准备。

3）用眼科剪剪开其腹部（约在剑突下 0.5cm 开口）皮肤层、肌肉层，暴露其下腔静脉（IVC），其腹主动脉与 IVC 伴行，取腹主动脉的左肾动脉分支至髂动脉分支段，小心地用显微系结镊分离动脉周围的脂肪组织，尽可能地游离其腹主动脉。

4）将预先准备好的浸泡后的棉纱布敷于暴露的腹主动脉上，并持续 10 分钟。

5）撤除纱布，将肌肉、皮肤缝合，做好相应的术后清创措施，归笼饲养 4 ~ 10 周。

（4）注意事项　实验时应尽可能地减少胃肠道的翻动；分离腹主动脉时，应避免损伤周围血管（特别是 IVC）及神经。

（5）评价　该方法早用于家兔 AAA 模型的制作，将 $CaCl_2$ 与硫鸟嘌呤合用，作用于喂饲高脂饲料家兔的腹主动脉，能促进 AAA 的形成。将该方法应用于小鼠也能成模，有的研究显示在造模后的两周内，腹主动脉的直径未发生明显的改变，在 3 周后腹主动脉直径将会有显著的增加。而在另一些研究中发现 4 周之后才会出现 AAA 典型的形态特点，腹主动脉直径可增大到正常水平的 1.48 ~ 2.10 倍。$CaCl_2$ 作用于血管外壁，可引发炎症破坏血管外膜及中膜的组织结构，最终导致血管纤维化的出现。与弹性蛋白酶诱导法相比，该方法是单纯地从化学损伤的角度来造成模型，而没有机械性损伤因素（如血管扩张）的参与。

3. 血管紧张素诱导法

（1）材料　微量渗透泵、xylazine、ketamine、血管紧张素Ⅱ（AngⅡ）溶液。

（2）实验动物　C57BL/6 小鼠、LDLr$^{-/-}$ 或 ApoE$^{-/-}$ 小鼠。

（3）实验步骤

1）将配制好的 Ang Ⅱ 溶液装入微量渗透泵，Ang Ⅱ 的释放速率调节为 500～1000ng/min/kg。

2）将小鼠用 ketamine/xylazine 麻醉后，取其俯卧位固定于鼠板，剪开其颈背部皮肤，将预先准备好的微量渗透泵植入皮下，用外科胶水将皮肤黏合后，归笼饲养 28 天。

（4）评价 Ang Ⅱ 介导的 AAA 有以下几个特点：①在造模过程中，注射 Ang Ⅱ 后不会导致小鼠血压的升高（无论是处于清醒或是麻醉状态），只有在大剂量时，Ang Ⅱ 才会使小鼠血压轻度升高约 25mmHg，所以血压升高不是导致 AAA 产生的主要原因；②雄性小鼠 AAA 的造模成功率约是雌性小鼠的两倍，故实验时最好选择雌性小鼠；③C57BL/6 小鼠与其他种系的小鼠相比，容易出现高脂血症，也有研究人员直接用 Ang Ⅱ 注射 C57BL/6 小鼠，AAA 形成的尺寸与基因敲除小鼠相似，但 AAA 的发生率要低于基因敲除小鼠；④Ang Ⅱ 介导的 AAA，其形成过程与炎症密切相关，在基因敲除小鼠的动脉瘤组织中 NF-κB 表达量显著提高。

（二）转基因及基因敲除动物模型

1. LOX 缺陷小鼠 赖氨酰氧化酶（LOX）是弹性蛋白或胶原蛋白发生交联形成细胞外基质（ECM）过程中重要的酶，其缺陷将直接导致妨碍 ECM 形成完整的结构。将小鼠的 lox 基因敲除后可形成典型的 AAA 病变，且雄性小鼠的形成率远远高于雌性小鼠，性别间的发病倾向与人类相似。但其 AAA 形成的部位主要在胸主动脉，腹主动脉形成的较少，这一缺点限制了该模型的广泛应用。

2. $LDL^{-/-}$ 及 $Apo\ E^{-/-}$ 小鼠模型 $LDL^{-/-}$ 及 $Apo\ E^{-/-}$ 缺陷的小鼠可导致体内脂质特别是低密度脂蛋白代谢紊乱。用含有饱和脂肪酸、胆固醇及胆盐喂饲 $LDL^{-/-}$ 或 $Apo\ E^{-/-}$ 小鼠 6～13 个月后，可出现 AAA 病变：血管管腔变窄、动脉中膜受损、血管外膜纤维层代偿性增生。

3. 基因联合缺陷高脂血症小鼠模型 先天性缺乏 ApoE 与一氧化氮合酶（NOS）的小鼠，断乳后喂饲高脂饲料 4～6 个月，约 25% 的雄性小鼠可形成 AAA（主要在肾脏以上的腹主动脉），其形成的主要特点是：在血管中膜周围区域有大量血栓及纤维的聚集。在该模型的雌性小鼠中尚未发现有 AAA 的形成。

4. 血管紧张素高表达的小鼠模型 Tsukuba 高血压小鼠是将人血管紧张素原转基因小鼠与人肾素转基因小鼠杂交后得到的模型，该小鼠的血压比正常小鼠相比高 20mmHg，给予 Tsukuba 小鼠正常的营养成分时，血管不会发生明显的病理变化，而给其饮水中加入 1% NaCl 后，10 天内小鼠的死亡率显著提高。病理解剖发现小鼠在主动脉胸段及腹段形成了动脉瘤病变，且小鼠大多死于主动脉瘤的破裂，破裂的部位主要在腹主动脉腹腔干分支与左肾动脉分支之间的段落。这一模型形成的特点是，血压的改变在其成模过程中作用不大，而由高盐引起的肾素－血管紧张素系统的激活是形成模型的主要原因。

第五节 病毒性心肌炎研究技术和方法

炎症是许多心血管疾病的病理基础。心肌炎不但是心衰的临床病因，也为炎症所致心肌纤维化和组织重构的机制研究提供了非常好的动物模型。可以利用病毒或肌质球蛋白感染小鼠诱导心肌炎，提供最好的研究平台。最近，基因敲除或基因过表达小鼠也为阐明心肌炎发生机制提供了最好的机会。结果表明，先天性免疫、获得性免疫以及病毒受体在心肌炎的发生和发展过程中均发挥重要作用。这些模型可用于评价临床候选的治疗策略。

柯萨奇 B 病毒（CB） CB 为心肌炎最常见的致病原，但临床上除暴发的心肌炎可能为病毒直接对心肌细胞的广泛破坏所致外，大多病例并非由于病毒的直接损害，而是免疫系统失常所致。以往认为该病过程有两个阶段：①第一阶段病毒复制期，该阶段是病毒经血液直接侵犯心肌，病毒直接作用，产生心肌细胞溶解作用；②第二阶段免疫变态反应期。对于大多数病毒性心肌炎（尤其是慢性期患者），病毒在该时期内可能已不存在，但心肌仍持续受损。目前认为该期发病机制是通过免疫变态反应，主要是 T 细胞免疫损伤致病。

日本科学家证明自体免疫为心肌炎持续存在的原因。心肌炎的发病多与遗传素质和免疫机制有关。人体感染 CB 后，最初出现一群对付病毒的特异性自然杀伤细胞，可裂解感染的心肌细胞，但如果缺乏自然杀伤细胞，可能产生更严重的心肌炎。第二群 T 淋巴细胞在感染后 6 天出现，它们非特异性裂解未感染心肌细胞。如缺少 T 细胞，则不引起心肌炎。这些杀伤细胞的力度和 T 细胞的效应程度决定于病毒的株型和感染者的遗传素质。

自然免疫学杂志上的一项研究表明，补体可能是自身免疫性心肌炎的关键诱发因素。美国约翰霍普金斯医学院的 Noel R．Rose 博士及其同事指出，病毒感染与自身免疫性心肌炎常常同时发生。因此，研究人员建立了一个不需要病毒诱导的心肌炎小鼠模型，在排除病毒感染的干扰下，对自身免疫过程单独进行研究。结果发现，在动物模型中，无论是消耗补体还是在受体水平上阻滞补体的作用，均可预防心肌炎的发生。另外，研究表明血清肌钙蛋白 I 升高也是病毒性心肌炎心肌损伤的客观标志。《心脏》杂志上的一项报告认为，对心肌炎患儿，短期免疫抑制治疗是安全的，而且病人的长期生存率很高。日本医生报告中表明，在暴发性心肌炎病人中，继续进展为心源性休克患者血清中白介素 10 （IL-10） 水平较高。Nishii 等人也认为，IL-10 水平可能是暴发性心肌炎预测死亡的有力因子，它也可能更早地预测需要 MCSS 的心源性休克。

CB 病毒引起的心肌炎 SCID 小鼠动物模型

1．病毒和细胞　CB3 病毒（购自 ATCC）在 VERO 细胞中增殖培养和繁殖。病毒生长至合适浓度后裂解细胞，离心获取病毒悬液，调整病毒滴度不小于 10^9 PFU （plaque-forming units） 每 0.1ml，于 −80℃ 长期保存。

2．动物　分别准备野生型 BALB/c 和 SCID BALB/c （H-2^d） 小鼠，4 ~ 5 周龄。

3．淋巴细胞分离和培养　无菌条件取出对照组和病毒感染组小鼠脾脏。通过碾磨和筛网过滤获得单淋巴细胞悬液：迅速加入 20 ~ 25ml 无菌 Hanks 平衡盐溶液 （HBSS），用尼龙筛过滤去除碎片，1500r/min 离心 5min，HBSS 洗 2 次。用 Ficoll 缓冲液 （Pharmacia，Piscataway，NJ） 密度梯度离心：把细胞悬液小心加入 4ml Ficoll 缓冲液的上层，然后 1800r/min 离心 15min。用低渗缓冲液 （如 Tris-NH$_4$Cl$_4$） 去除红细胞。用 1.2% 台盼蓝后进行计数，检测其中的活细胞比例。

取 5 ~ 7 周龄 BALB/c 小鼠，通过腹腔注射接种 CB3 病毒悬液，每鼠 100 ~ 300 PFU CB3 病毒/0.1ml/。在第 21 ~ 35 天处理动物，无菌取出心脏，切成 20 小块 （每块长度约为 2 ~ 3mm）；一块用于病理分析 （HE 染色），其他用于先天性免疫和获得性免疫参数分析。

4．组织切片　上述分离所得心脏固定于 4% 多聚甲醛中，系列切片成 5m 厚，然后进行 HE 染色，检测心肌细胞坏死和炎症细胞浸润情况。根据严重程度不同，给予 1$^+$ ~ 4$^+$ 等不同分数。0 分表明没有或只有不确定的损伤和纤维化；1$^+$ 表明心肌损伤和纤维化只集中发生于有限的部位；4$^+$ 表明心肌损伤和纤维化发生于心脏的多个部位；2$^+$ 和 3$^+$ 表明心肌损伤和纤维化的程度介于 1$^+$ 和 4$^+$ 之间。另外，心肌纤维化程度还可通过专业图片分析软件 Image pro Plus version 3 分析 Masson 染色中胶原的面积。

第六节　研究心血管组织纤维化的细胞模型

正常情况下，心肌成纤维细胞在维持细胞外基质平衡过程中起重要作用；在心脏损伤或心力衰竭时，心肌成纤维细胞是引起炎症和纤维增生性心肌重构的重要介质。无论是在正常还是在病理心脏功能中，心肌成纤维细胞生物学均具有独特的特点。心肌纤维化作为一个独立的危险因子在心衰的发生和发展过程中起关键作用。对心肌成纤维细胞活性有调节功能的药物可治疗心脏疾病。这些药物包括，血管紧张素 − 醛固酮系统抑制剂、内皮素受体阻断剂、细胞因子生成抑制剂、金属基质蛋白酶抑制剂和新型抗纤维化/抗炎试剂等。因此，心肌成纤维细胞被认为是心脏疾病，尤其是纤维增生性心脏疾病的重要治疗靶点。过去 20 年的研究表明，无论在正常还是病理状态的伤口愈合过程中，成纤维细胞向肌成纤维细胞表型的改变对于结缔组织重构过程都是至关重要的。血管平滑肌细胞在心血管组织纤维化和组织重构过程中也扮演着重要的角色，是研究血管疾病的重要细胞模型之一。

一、心肌成纤维细胞培养

大鼠心肌成纤维细胞培养可自胚胎鼠或新生鼠取材，也可从成年鼠取材。

1．胚鼠或新生鼠成纤维细胞培养　从胚胎鼠或新生鼠（生后 1 ~ 2 天内）取材，应在无菌条件下迅速取下 20~30 个心脏，Hanks 液冲洗，剪碎；置于胶原/胰酶消化液中消化；收集细胞悬液，经梯度离心，将非心肌细胞与心肌细胞分开（也可将细胞悬液经 100μm 筛网过滤、离心后，加入含 15% 小牛血清培养液，培养 4 小时，利用成纤维细胞能更早附着于培养皿表面的特性把两类细胞分开，将未附壁细胞去掉）；加 DMEM 培养基培养，培养液中补加青霉素（200U/ml）、链霉素（100μg/ml）及 10% 胎牛血清。细胞贴壁后铺展成梭形，也有部分呈规则的三角形或长条形，细胞间以细胞突起相连。培养 48~72 小时后细胞一般可汇集成单层，梭形的成纤维细胞呈平行或放射状排列。

2. 成年大鼠成纤维细胞培养　选取出生后 8 周的大鼠切取 3~5 个心脏，基本上按上述要点剪碎处理。或者给动物事先灌注肝素（200U/100g 体重）抗凝，心脏取出后经主动脉灌流冲洗；用一再循环灌流装置将含 0.1% 胶原酶和 2% 牛血清清蛋白（BSA）的灌流液，以 5ml/min 的流速灌流 35 分钟；取下心脏剪去心房和血管，将心室组织再置入含 0.05% 胶原酶和 1%BSA 灌注液中，然后将含有分离下来的平滑肌细胞和内皮细胞的灌注液弃去；使剩下的组织悬液沉淀 15 分钟，使心肌细胞沉降下来，取上清离心（25r/min，10 分钟），即可获得较多纤维细胞，加入前述 DMEM 培养液中培养。

二、心脏肌成纤维细胞培养

心脏的肌成纤维细胞（MFB），即瘢痕性 MFB，可从心肌瘢痕的边缘分离。将成年大鼠冠状动脉前降支结扎造成心肌梗死，约在 28 天后即有肉眼检查可见的心肌瘢痕。于无菌条件下在瘢痕的边缘区取得组织前剪碎，分别置于含 DMEM 培养液、20% 胎牛血清、两性霉素 B（amphotericin B）和庆大霉素的 6 孔培养板；6 小时后，再加入 10% 胎牛血清的培养液；24 小时后换洗并加入 10% 胎牛血清；随后每 2~3 天更换培养液。培养箱内控制温度为 37℃、95% 湿润空气和 5% CO2。两周后培养细胞即达到融合，可以传代。

三、血管平滑肌细胞的分离与培养

获取血管平滑肌的常用方法有贴块法（explant）和酶解法（enzyme disperse）。贴块法的优点是所获平滑肌细胞纯度较高、数量多、操作简便等；其缺点是易使平滑肌细胞细胞质内肌丝丧失，亚细胞器增加。相反，酶解离法，由于酶的作用使细胞间失去连接，细胞内肌丝含量丰富，保持收缩状态。用于培养的平滑肌细胞常取材于兔、猪、鼠和猴的胸腹主动脉。

（一）酶解法（分散细胞培养法）

酶解法适用于单细胞的实验研究。

1. 实验材料

（1）材料来源　动物血管或人胚胎血管。

（2）手术器械　手术刀、解剖剪、解剖镊、眼科剪和眼科镊。

（3）清洗液　PBS。

（4）消化液　0.1% 胶原酶和 0.125% 胰蛋白酶。

（5）培养液　DMEM，添加 10% 胎牛血清（FBS）、4mmol/L 谷氨酰胺、10 万 U/L 青霉素和 100mg/L 链霉素。

2. 操作程序

（1）在无菌条件下取颈总动脉、股动脉或胸腹主动脉，剥离结缔组织，用预冷的 PBS 洗涤 3 次。

（2）将动脉剪成长 2~3cm 的血管段，剥除外膜。

（3）将去外膜的血管段放入培养皿中，纵向剪开管壁，然后使内膜朝上，用小刀片轻轻刮除内膜。用 PBS 洗涤中膜后，将中膜剪成约 1mm³ 组织块。

（4）将组织块放入 0.1% 胶原酶溶液，37℃ 条件下消化 1~3h，至组织呈絮状为止。

（5）37℃ 水浴中搅拌消化 5~10min。然后，用含血清培养液终止消化。用吸管轻轻吹打，得到分散的平滑肌细胞。

（6）将细胞悬液离心（1000r/min，5min）。

（7）吸去上清液，用培养液混悬细胞，调整细胞浓度至 5×10^5 个/ml，将细胞接种在培养皿或培养板中，放 37℃ 培养箱中静置培养，每隔 2~3 天换液 1 次。

（8）待原代细胞生长至单层汇合时，用 0.125%～0.25% 胰蛋白酶消化，按 1：2 或 1：3 比例进行传代。

3．结果分析

（1）在原代培养中，平滑肌细胞呈长梭形，核呈椭圆形，可见 2 个或 2 个以上的核仁，在机械刺激或药物诱导下单个细胞可出现收缩。细胞平行生长，长满时呈束状排列，这与成纤维细胞"同心圆"生长方式形成对比。

（2）平滑肌细胞的鉴定 一般采用荧光抗体法将平滑肌细胞与内皮细胞和成纤维细胞鉴别。①肌球蛋白免疫荧光检测：荧光标记的肌球蛋白抗体主要与平滑肌细胞肌球蛋白分子的酶解肌球蛋白末端结合，以鉴别收缩型平滑肌细胞；②肌动蛋白免疫荧光检测：利用荧光标记的抗平滑肌源性肌动蛋白抗体进行免疫染色，可见沿细胞长轴散在分布的荧光；③原肌球蛋白免疫荧光检测：平滑肌细胞对荧光标记的抗平滑肌原肌球蛋白的着色区与肌动蛋白一致，但着色区与非着色区没细胞长轴间断分布。

4．注意事项

（1）剥离血管中膜时，尽可能将内膜和外膜剥除，细小血管可不剥，以提高平滑肌细胞的分离纯度。但是，要避免过度牵拉血管。

（2）对于兔动脉应加入高浓度的谷氨酰胺（0.2g/L）较佳。不同研究者在培养基、酶浓度以及消化时间等的选择都有很大的差异。

（3）在体外实验中，来自幼龄动物的血管平滑肌增殖生长早且快，可多次传代。相反，老龄动物则生长较慢。

（二）贴块法

此法可得到数量较多的平滑肌细胞，故适用于生化、药理或细胞等需要量较大的研究。

1．实验材料

（1）材料来源 动物血管或人胚胎血管。

（2）手术器械 手术刀、解剖剪、解剖镊、眼科剪和眼科镊。

（3）清洗液 PBS。

（4）消化液 0.1% 胶原酶和 0.125% 胰蛋白酶。

（5）培养液 DMEM，添加 10% 胎牛血清（FBS）、4mmol/L 谷氨酰胺、10 万 U/L 青霉素和 100mg/L 链霉素。

2．操作程序

（1）在无菌条件下取动脉，剥离结缔组织，用预冷的 PBS 洗涤 3 次。

（2）将动脉剪成长 2～3cm 的小段，然后在解剖显微镜下将中膜与外膜分离。

（3）将去外膜的血管放入培养皿中，纵向剪开管壁，然后用刀片轻轻刮除内膜。用 PBS 冲洗后，将中膜剪成约 1mm³ 组织块。

（4）将组织块以 1～3 块/cm² 的密度接种到培养瓶中，在 37℃ 条件下培养 2～4h，使组织块牢固贴壁。

（5）沿侧壁或上壁缓慢加入培养液，放入 CO_2 孵箱，37℃ 继续培养。每隔 3d 换液 1 次。至细胞呈单层汇合后进行传代。

3．结果分析 培养 4～7 天后，细胞从组织块边缘长出，2～3 周后出现致密的细胞层。

4．注意事项

（1）在分离中膜时，要彻底剥离内膜和外膜，以减少成纤维细胞的污染机会。

（2）不同动物血管结构有差异，猪和猴较易操作，但小动物如兔、鼠因其血管小，血管壁薄等特点，使之难以分离。另外，组织块太薄，不易黏附培养基，也使细胞较难生长。为了保证培养成功，应注意：

1）种植组织块数目，如 75cm² 的长颈瓶组织块不得少于 30 个。较细小的血管可直接剪切呈块进行培养，不必剥离内、外膜。

2）根据培养细胞的种属加入适量的新鲜小牛血清或胎牛血清，通常浓度为 10%～20%。

3）培养基的选择　常用的有 DMEM 和 M199 培养基。

（3）来自幼龄动物的血管平滑肌增殖生长早且快，适合传代培养。相反，老龄动物则生长缓慢，适合原代培养。

（杨红振　刘玉英　蔡文锋　刘含智　胡卓伟）

参 考 文 献

1. YusufS, ReddyS, OunpuuS, et al. Global burden of cardiovascular diseases：part Ⅰ：general considerations, the epidemiologic transition, risk factors, and impact of urbanization. Circulation, 2001, 104：2746－2753

2. GuyattGH & DevereauxPJ. A review of heart failure treatment. Mt Sinai J Med, 2004, 71：47－54

3. FrancisGS & TangWH. Pathophysiology of congestive heart failure. Rev Cardiovasc Med, 2003, 4（Supplz）：S14－20

4. MayetJ& HughesA. Cardiac and vascular pathophysiology in hypertension. Heart, 2003, 89：1104－1109

5. UdelsonJE, PattenRD & KonstamMA. New concepts in post-infarction ventricular remodeling. Rev Cardiovasc Med, 2003, 4（Suppl 3）：S3－12

6. WynnTA. Fibrotic disease and the T（h）1/T（h）2 paradigm. Nat Rev Immunol, 2004, 4：583－594

7. M YoungMF, R Dilley, and J Funder. Mineralocorticoids, hypertension, and cardiac fibrosis. J Clin Invest, 1994, 93：2578－2583

8. SunY, RatajskaA, ZhouG, et al. Angiotensin converting enzyme and myocardial fibrosis in the rat receiving angiotensin Ⅱ or aldosterone. J Lab Clin Med, 1993, 122：395－403

9. TanLB, JalilJE, PickR, Janicki, et al. Cardiac myocyte necrosis induced by angiotensin Ⅱ. Circ Res, 1991, 69：1185－1195

10. SunY, RatajskaA, and WeberKT. Inhibition of angiotensin-converting enzyme and attenuation of myocardial fibrosis by lisinopril in rats receiving agiotensin Ⅱ. J Lab Clin Med, 1995, 126：95－101

11. SunYaW, KT. Angiotensin-converting enzyme and wound healing in diverse tissues of the rat. J Lab Clin Med. (1996), 127, 94－101.

12. Kuwahara FKH, Tokuda KKai M, Takeshita A, et al. GF-function blocking prevents myocardial fibrosis and diastolic dysfunction in pressure-overloaded rats. Circulation, 2002, 106：130－135

13. RockmanHA, et al. Segregation of atrial-specific and inducible expression of an atrial natriuretic factor transgene in an in vivo murine model of cardiac hypertrophy. PNAS, 1991, 88：8277－8281

14. EspositoG, et al. Genetic alterations that inhibit in vivo pressure-overload hypertrophy prevent cardiac dysfunction despite increased wall stress. Circulation, 2002, 105：85－92

15. Scheuermann-FreestoneM, et al. A new model of congestive heart failure in the mouse due to chronic volume overload. European Journal of Heart Failure, 2001, 3：535－543

16. ZhangJ, et al. Relationships Between Myocardial Bioenergetic and Left ventricular function in hearts with volume-overload hypertrophy. Circulation, 1997, 96：334－343

17. 郭鹞. 人类疾病的动物模型. 北京：人民卫生出版社, 1982, 146－182, 337－343

18. 徐叔云, 卞如濂, 陈修主编. 药理实验方法学. 北京：人民卫生出版社, 1982, 630－643, 711－719

19. 朱愉, 多秀瀛主编. 实验动物的疾病模型. 天津：天津科技翻译出版公司, 1997, 158－162, 169－174

20. 李才. 器官纤维化-基础与临床. 北京：人民卫生出版社, 2003, 258－259

21. BajuszE & JasminG. Experimental pathology and histochemistry of heart muscle. Meth Achiev Exp Path, 1967, 2：172－233

22. 郭鹞. 人类疾病的动物模型, 北京：人民卫生出版社, 1982, 149－182, 337－342

23. 苗明三. 实验动物和动物实验技术. 北京：中国中医药出版社, 1997, 193－195, 202－206

24. 徐叔云, 卞如濂 & 陈修. 药理实验方法学. 北京：人民卫生出版社, 2002, 1052－1054

25. CohnJN. Structural Basis for Heart Failure：Ventricular remodeling and its pharmacological inhibition. Circulation, 1995, 91：2504－2507

26. WeberK& BrillaC. Pathological hypertrophy and cardiac interstitium. Fibrosis and renin-angiotensin-aldosterone system. Circulation, 1991, 83：1849－1865

27. WeberK, BrillaC & JanickiJ. Myocardial fibrosis：Functional significance and regulatory factors. Cardiovasc Res, 1993, 27：341－348

28. DesjardinsS, MuellerR& CauchyM. A pressure overload model of congestive heart failure in rats. Cardiovasc Res, 1988, 22：696 – 702

29. HasenfussG. Animal models of human cardiovascular disease, heart failure and hypertrophy. Cardiovas Res, 1998, 39：60 – 76

30. SmithH & NuttallA. Experimental models of heart failure. Cardiovasc Res, 1985, 19：181 – 186

31. InokoM, KiharaY, MoriiI, et al. Transition from compensatory hypertrophy to dilated, failing left ventricles in Dahl salt-sensitive rats. Am J Physiol Heart Circ Physiol, 1994, 267：2471 – 2482

32. BoluytM, et al. Alterations in cardiac gene expression during the transition from stable hypertrophy to heart failure. Marked up-regulation of genes encoding extracellular matrix components. Circ Res, 1994, 75：23 – 32

33. ChuaSJ, et al. Phenotypes of mouse diabetes and rat fatty due to mutations in the OB (leptin) receptor Science, 1996, 271：994 – 996

34. 董安平, 李晓峰 & 马爱群. 大鼠慢性容量超负荷心力衰竭模型的建立. 第四军医大学学报, 2003, 24：1682 – 1684

35. LiuZ, HilbelinkD, CrockettW, et al. Regional changes in hemodynamics and cardiac myocyte size in rats with aortocaval fistulas. 1. Developing and established hypertrophy. Circ Res. 1991, 61：52 – 58

36. SharovV, et al. Evidence of cardiocyte apoptosis in myocardium of dogs with chronic heart failure. Am J Pathol, 1996, 148：141 – 149

37. 王凡, 李广生. 实验性坏死性心肌病. 北京：人民卫生出版社, 1992, 373 – 386

38. 李保玉, 金毅, 孙波. AngⅡ对缺血缺氧性心肌胶原代谢的影响. 中国病理生理杂志, 1999, 15：100 – 102

39. DixonIMC, et al. Cardiac collagen remodeling in the cardiomyopathic syrian hamster and the effect of losartan. J Mol Cellular Cardiol, 1997, 29：1837 – 1850

40. 李隆贵. 现代心肌病学. 成都：四川科学技术出版社, 1998

41. ArberS, et al. MLP-deficient mice Exhibit a disruption of cardiac cytoarchitectural organization, dilated cardiomyopathy, and heart failure. Cell, 1997, 88：393 – 403

42. MarianAJ & RobertsR. The molecular genetic basis for hypertrophic cardiomyopathy. J Mol Cellular Cardiol, 2001, 33：655 – 670

43. EngelhardtS, HeinL, WiesmannF, et al. Progressive hypertrophy and heart failure in beta 1-adrenergic receptor transgenic mice. PNAS. 1999, 96：7059 – 7064

44. MilanoCA, et al. Myocardial expression of a constitutively active {alpha} 1B-adrenergic receptor in transgenic mice induces cardiac hypertrophy. PNAS, 1994, 91：10109 – 10113

45. ParadisP, Dali-YoucefN, ParadisFW, et al. Overexpression of angiotensin Ⅱ type Ⅰ receptor in cardiomyocytes induces cardiac hypertrophy and remodeling. PNAS, 2000, 97：931 – 936

46. LondonB, et al. Calcium-dependent arrhythmias in transgenic mice with heart failure. Am J Physiol Heart Circ Physiol, 2003, 284：H431 – 441

47. HirotaH, et al. Loss of a gp130 cardiac muscle cell survival pathway is a critical event in the onset of heart failure during biomechanical stress. Cell, 1999, 97：189 – 198

48. HirotaH, YoshidaK, KishimotoT, et al. Continuous activation of gp130, a signal-Transducing receptor component for interleukin 6-related cytokines, causes myocardial hypertrophy in mice. PNAS, 1995, 92：4862 – 4866

49. HassankhaniA, et al. Overexpression of NGF within the heart of transgenic mice causes hyperinnervation, cardiac enlargement, and hyperplasia of ectopic cells. Dev Bio, 1995, 169：309 – 321

50. ReissK, et al. Overexpression of insulin-like growth factor-1 in the heart is coupled with myocyte proliferation in transgenicmice. PNAS, 1996, 93：8630 – 8635

51. D'AngeloDD, et al. Transgenic Galpha q overexpression induces cardiac contractile failure in mice. PNAS, 1997, 94：8121 – 8126

52. AkhterSA, et al. Targeting the receptor-Gq interface to inhibit in vivo pressure overload myocardial hypertrophy. Science, 1998, 280：574 – 577

53. WettschureckN, et al. Absence of pressure overload induced myocardial hypertrophy after conditional inactivation of Galphaq/Galpha11 in cardiomyocytes. Nat Med, 2001, 7：1236 – 1240

54. IwaseM, et al. Adverse effects of chronic endogenous sympathetic drive induced by cardiac Gs {alpha} overexpression. Circ Res, 1996, 78：517 – 524

55. WakasakiH, et al. Targeted overexpression of protein kinase C beta 2 isoform in myocardium causescardiomyopathy. PNAS, 1997, 94:9320 – 9325

56. TakeishiY, et al. Transgenic overexpression of constitutively active protein kinase C｛epsilon｝ causes concentric cardiac hypertrophy. Circ Res, 2000, 86:1218 – 1223

57. GruverCL, DeMayoF, GoldsteinMA, et al. Targeted developmental overexpression of calmodulin induces proliferative and hypertrophic growth of cardiomyocytes in transgenic mice. Endocrinology, 1993, 133:376 – 388

58. MolkentinJD, et al. A calcineurin-dependent transcriptional pathway for cardiac hypertrophy. Cell, 1998, 93:215 – 228

59. MuthJ, BodiI, LewisW, et al. A Ca (2 +) -dependent transgenic model of cardiac hypertrophy: A role for protein kinase Calpha. Circulation, 2001, 103:104 – 107

60. JonesLR, et al. Regulation of Ca2 + signaling in transgenic mouse cardiac myocytes overexpressing calsequestrin. J Clin Invest. 1998, 101:1385 – 1393

61. DashR, et al. Interactions between phospholamban and ｛beta｝ -adrenergic drive may lead to cardiomyopathy and early mortality. Circulation, 2001, 108:889 – 896

62. Luo, W, et al. Targeted ablation of the phospholamban gene is associated with markedly enhanced myocardial contractility and loss of beta-agonist stimulation. Circ Res, 1994, 75:401 – 409

63. ShaiSY, et al. Cardiac myocyte-specific excision of the ｛beta｝ 1 integrin gene results in myocardial fibrosis and cardiac failure. Circ Res, 2002, 90:458 – 464

64. HayashidaniS, et al. Targeted deletion of MMP-2 attenuates early LV rupture and late remodeling after experimental myocardial infarction. Am J Physiol Heart Circ Physiol, 2003, 285:H1229 – 1235

65. DucharmeA, et al. Targeted deletion of matrix metalloproteinase-9 attenuates left ventricular enlargement and collagen accumulation after experimental myocardial infarction. J Clin Invest, 2000, 106:55 – 62

66. CreemersEEJM, et al. Deficiency of TIMP-1 exacerbates LV remodeling after myocardial infarction in mice. Am J Physiol Heart Circ Physiol, 2003, 284:H364 – 371

67. Fishman JARG, Karnovsky MJ. Endothelial regeneration in the rat carotid artery and the significance of endothelial denudation in the pathogenesis of myointimal thickening. Lab Invest, 1975, 32:339 – 351

68. Daemen MJLD, Bosman FT, Schwartz SM. Angiotensin Ⅱ induces smooth muscle cell proliferation in the normal and injured rat arterial wall. Circ Res, 1991, 68:450 – 456

69. Pozo MCV, Gutierrez C, de Nicolas R, et al. Ursolic acid inhibits neointima formation in the rat carotid artery injury model. Atherosclerosis, 2006, 184:53 – 62

70. Finn AVGH, Tang A, Weber DK, et al. A Novel rat Model of carotid artery stenting for the understanding of restenosis in metabolic diseases. J Vasc Res, 2002, 39:414 – 425

71. Langeveld BRA, Tio RA, van Boven AJ, et al. Rat abdominal aorta stenting: a new and reliable small animal model for in-stent restenosis. J Vasc Res, 2004, 41:377 – 386

72. PyoR, et al. Targeted gene disruption of matrix metalloproteinase-9 (gelatinase B) suppresses development of experimental abdominal aortic aneurysms. J Clin Invest, 2000, 105:1641 – 1649

73. ChiouAC, ChiuB & PearceWH. Murine aortic aneurysm produced by periarterial application of calcium chloride. J Surg Res, 2001, 99:371 – 376

74. LongoGM, et al. Matrix metalloproteinases 2 and 9 work in concert to produce aortic aneurysms. J Clin Invest, 2002, 110:625 – 632

75. DaughertyA, ManningMW & CassisLA. Angiotensin Ⅱ promotes atherosclerotic lesions and aneurysms in apolipoprotein E-deficient mice. J Clin. Invest, 2000, 105:1605 – 1612

76. BrophyCM, TilsonJE, BravermanIM, et al. Age of onset, pattern of distribution, and histology of aneurysm development in a genetically predisposed mouse model. Journal of Vascular Surgery, 1988, 8:45 – 48

77. Carmeliet PML, Lijnen R, Baes M, et al. Urokinase-generated plasmin activates matrix metalloproteinases during aneurysm formation. Na Genet, 1997, 17:439 – 444

78. Prescott MFSW, Von Linden-Reed J, Jeune M, et al. Effect of matrix metalloproteinase inhibition on progression of atherosclerosis and aneurysm in LDL receptor-deficient mice overexpressing MMP-3, MMP-12, and MMP-13 and on restenosis in rats after balloon injury. Ann NY Acad Sci, 1999, 878:179 – 190

79. KuhlencordtPJ, et al. Accelerated atherosclerosis, aortic aneurysm formation, and ischemic heart disease in apolipoprotein en-

dothelial nitric oxide synthase double-knockout mice. Circulation, 2001, 104：448 – 454

80. Nishijo NSF, Kimoto K, Taniguchi K, et al. Salt-sensitive aortic aneurysm and rupture in hypertensive transgenic mice that overproduce angiotensin Ⅱ. Lab Invest, 1998, 78：1059 – 1066

81. BrillaCG, ZhouG, MatsubaraL, et al. Collagen metabolism in cultured adult rat cardiac fibroblasts：Response to angiotensin Ⅱ and aldosterone. J Mol Cell Cardiol, 1994, 26：809 – 820

82. GagliardiMG, et al. Long term follow up of children with myocarditis treated by immunosuppression and of children with dilated cardiomyopathy. Heart, 2004, 90：1167 – 1171

83. UsuiE, et al. Upregulated production of IL-6, but not IL-10, by interferon-alpha induces SOCS3 expression and attenuates STAT1 phosphorylation in myeloma cells. Hematol J, 2004, 502：512

84. KishimotoC, et al. An in vivo model of autoimmune post-coxsackievirus B3 myocarditis in severe combined immunodeficiency mouse. Cardiovasc Res, 2003, 60：347 – 403

85. KishimotoC, MisakiT, CrumpackerCS, et al. Serial immunologic identification of lymphocyte subsets in murine coxsackievirus B3 myocarditis：different kinetics and significance of lymphocyte subsets in the heart and in peripheral blood. Circulation, 1988, 77：645 – 653

86. KishimotoC& AbelmannWH. In vivo significance of T cells in the development of Coxsackievirus B3 myocarditis in mice. Immature but antigen-specific T cells aggravate cardiac injury. Circ Res, 1990, 67：589 – 598

87. BrownRD, AmblerSK, MitchellMD, et al. The cardiac fibroblast：therapeutic target in myocardial remodeling and failure. Annu Rev Pharmacol Toxicol, 2005, 45：657 – 687

88. TomasekJJ, GabbianiG, HinzB, et al. Myofibroblasts and mechano-regulation of connective tissue remodelling. Nat Rev Mol Cell Biol, 2002, 3：349 – 363

89. WeberKT. Fibrosis and hypertensive heart disease. Curr Opin Cardiol, 2000, 15：264 – 272

90. VillarrealFJ, KimNN, UngabGD, et al. Identification of functional angiotensin Ⅱ receptors on rat cardiac fibroblasts. Circulation, 1993, 88：2849 – 2861

91. CampbellSE & KatwaLC. Angiotensin Ⅱ stimulated expression of transforming growth factor-beta1 in cardiac fibroblasts and myofibroblasts. J Mol Cell Cardiol, 1997, 29：1947 – 1958

第五章 肝纤维化实验方法和技术

第一节 引 言

肝纤维化（hepatic fibrosis）是肝细胞坏死或损伤后常见的反应，纤维化可以由多种因素引起，尤其是炎症、毒性损害、肝血流改变、肝脏感染（病毒、细菌、真菌、寄生虫），许多先天性代谢障碍引起物质在肝脏贮积也与肝纤维化有关。肝纤维化是指肝细胞发生坏死及炎症刺激时，肝脏中胶原等细胞外基质（ECM）的形成和降解失去平衡，进而导致肝内纤维组织过度沉积的病理过程。肝纤维化是慢性肝病重要的病理特征，也是向肝硬化发展的主要中间环节。肝星状细胞（hepatic stellate cell，HSC）的活化和ECM 的合成增多而降解不足是病理生理改变的中心环节。肝纤维化按其病因分类主要有以下几类：病毒性肝纤维化、血吸虫肝纤维化、酒精性肝纤维化、胆汁性肝纤维化、代谢性肝纤维化、中毒性肝纤维化、营养不良性肝纤维化和心源性肝纤维化。

传统观点认为肝硬化是不可逆的疾病，与之不同的是，最近有证据表明即使严重的肝纤维化也可逆转。在肝纤维化实验模型中，终止肝损伤导致纤维化恢复。肝纤维化的逆转是一个令人兴奋的课题，对其机制的深入研究可为临床治疗方法提供参考。为了探索肝纤维化的发病机制与逆转机制、筛选防治抗肝纤维化的有效药物，建立与各种原因所致人类慢性肝病相似的肝纤维化动物模型是极其重要的。理想的动物模型应当是：与人类疾病特征相似；病理改变呈阶段性进展，分期明显；模型制作的可重复性和低死亡率；造模方法简便易行。现就几种主要的肝纤维化动物模型的造模方法介绍如下。

第二节　肝纤维化的动物模型

一、四氯化碳引起的肝纤维化

（一）材料

1. 试剂　CCl_4 和橄榄油（olive oil），（Sigma-Aldrich）；对于大鼠，CCl_4 和橄榄油的混合比例为 1:1；对于小鼠，其混合比例为 1:7。

2. 无菌玻璃器具　一次性无菌注射针（Disposable Needle）。

（二）实验动物

Sprague-Dawley 大鼠，250～350g，雄性成年大鼠，（每组 6～8 只）；C57BL 黑色小鼠，雄性，6 周龄。

（三）实验步骤

1. CCl_4 的剂量和频率　对于大鼠，为 0.2ml/100g（CCl_4:olive oil，1:1），每周两次，间隔相等，例如周一和周四，共两周，之后改为 0.1ml/100g，间隔相同（如大鼠注射 CCl_4 橄榄油混合物 0.1ml/100g，共 2 周，随后改为 0.05ml/100g）。对于小鼠，每 5 天给予 CCl_4 橄榄油混合物 1L/g（CCl_4:olive oil，1:7），如 0.125ml/g。

2. 造模时间

（1）对于引起 HSC 活化和纤维化基因表达的自愈性损伤，大鼠按上述方法注射 CCl_4 两次；于最后一次注射后 24h 取材。

（2）对于已建立的早期纤维化（图 27-5-1）　大鼠按上述方法注射 CCl_4 4 周（共 8 次）；于最后一次注射后 3 天取材。

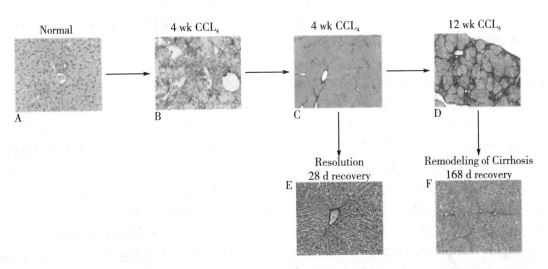

图 27-5-1　CCL_4 给予不同持续时间及恢复期间诱发 SD 大鼠肝损伤，同时显示不同的免疫组化染色

　　A：正常肝脏；B：活化的 HSC 细胞，通过免疫组化检测 α-SMA 显示 CCL_4 导致的炎症和损伤区域；C：CCL_4 给予 4 周后可诱发明显的纤维化；D：CCL_4 给予 12 周后可导致严重的肝硬化；E：损伤的自发恢复；F：更严重的纤维化，恢复可能有限（引自参考文献 5）。

（3）对于已建立但可逆转的纤维化　大鼠按上述方法注射 CCl_4 每周两次，共 6 周（共 12 次）；于最后一次注射后 3 天取材。这个模型还能用于研究纤维化自然恢复过程，将在停止注射 CCl_4 后的 28～56 天出现。

（4）对于已建立但可逆转的肝硬化　大鼠按上述方法注射 CCl_4，每周两次，共 8 周（共 16 次）；于第 8 周最后一次注射后 3 天取材。在随后的 84 天，这种肝硬化将会自发性消退（spontaneous regression）。对于结节性肝硬化（micronodular cirrhosis）：大鼠按上述方法注射 CCl_4 12 周（共 24 次）；于最后一次注射后 3 天取材。这个模型在随后的 84~168 天自然恢复过程中将出现纤维重构，并在 366 天之后出现持续的大结节（macronodular）。

（5）对于对照大鼠　对照组应注射相同体积的橄榄油（如 0.2ml/100g，2 周，之后为 0.1ml/100g）。

（6）对于小鼠（C57B），已建立的纤维化，注射 CCl$_4$ 橄榄油混合物（CCl$_4$：olive oil，1∶7）4 周。于最后一次注射后 3 天取材。早期肝硬化，注射 CCl$_4$ 橄榄油混合物（CCl$_4$：olive oil，1∶7）8 周。于最后一次注射后 3 天取材。

3. 取材

（1）动物脱颈椎处死。

（2）打开腹腔，取出肝脏保存。另外，取出脾脏称重，作为门静脉高压（portal hypertension）的间接指数，其他内脏也可取出保存。

（3）心脏穿刺取血，用于检测肝脏的酶和胆红素。另外，在进行性肝纤维化模型中，可用注射器和针头吸取腹水进行称量。

（四）注意事项

1. 应进行一次预实验（pilot study）以了解在各自实验中出现的情况和可能的结果以及所需要的动物数。

2. 不同的小鼠品系对 CCl$_4$ 的敏感性有很大的区别和不可预测性。例如，与 C57B 黑色小鼠相比，129SV 和 BALB/c 品系对 CCl$_4$ 的损伤相对不敏感。因此，无论原品系如何，涉及近交系（inbred）小鼠实验时，应当进行一次预实验（例如，基因敲除或转基因小鼠）。

3. 在注射大小鼠时，应列出一张大/小鼠体重与注射剂量对照表。这样可以减少抓动物时引起的应激以及不必要的操作。

4. 腹腔注射时，操作者一只手轻柔而牢固地抓住大鼠使其身体绷紧，并使其头部低于身体其他部位，这样可使内脏向隔膜（diaphragm）移动，另一只手拿注射器在腹部中下部位注射，避开膀胱和隔膜。

（五）方法应用和评价

四氯化碳引起的肝纤维化和肝硬化是最早和最广泛使用的毒素引起纤维化的实验模型。它的优点是特点清晰并且在许多方面能够模拟出人因毒素损伤引发纤维化和硬化时所表现出的疾病发展状况。另外，人们对于这个模型在组织学和生物化学上的改变以及与损伤、炎症和纤维化有关的改变已经有了相当丰富的经验。已经明确证实的是关键基质成分的分子来源，包括胶原-1，以及基质降解的金属蛋白酶类（基质金属蛋白酶 MMPs）和它们的抑制剂（基质金属蛋白酶组织抑制剂 TIMP）。对于经验丰富的研究者，甚至用远交系（outbred）大鼠或小鼠，都能够重复和预测纤维化改变，因此，它是一个很有价值的实验模型。通过使用基因改良的小鼠或者经药物或其他介质控制纤维化过程等方法使这个模型作为机制研究的基础，基于这些原因，有关四氯化碳引起的纤维化模型的文献非常丰富并不断增加。

当然，四氯化碳模型也存在劣势。作为一个模型，它缺少一个与之相对应的人类疾病。此外，与人肝纤维化不同的是，四氯化碳引起的肝纤维化发展中，具有更明显的小胆管细胞（cholangiolar cell）增生，并且在 CCl$_4$ 引起肝硬化大鼠中不存在肝细胞癌变的过程（然而，在 CCl$_4$ 损伤的小鼠中是有报道的）。

与其他的 halokanes 一样，四氯化碳被氧化酶激活，产生三氯甲烷自由基。这种自由基引起了脂质过氧化反应，并能够与蛋白质的巯基基团反应。四氯化碳给予啮齿类动物的方法是通过吸入、胃肠道、皮下或腹腔注射。由于具有生物活性，CCl$_4$ 损伤的严重性与饮食以及外源性物质（xenobiotics）的存在密切相关。尤其是微粒体细胞色素 P450 的诱导显著增强了 CCl$_4$ 介导的损伤。因此，能够激活微粒体细胞色素 P450 的食物或药物能够增强 CCl$_4$ 的毒性和纤维化发展速度。利用这个原理，在饮用水中加入巴比妥酸盐能够增强中毒引起纤维化的发展速度。相反，P450 的抑制剂能够降低的 CCl$_4$ 毒性和纤维化程度。

我们建立了一系列 CCl$_4$ 引起肝损伤和纤维化的实验模型。这些模型包括通过 CCl$_4$：引起以自愈性（self-limiting）肝星状细胞活化为特征的急性肝损伤，建立早期和已形成的纤维化（给予 CCl$_4$ 4~6 周），建立早期可逆型肝硬化（CCl$_4$ 中毒 8 周），建立部分可逆的肝硬化（CCl$_4$ 中毒 12 周）。为了避免外源性物质混淆实验结果，在注射 CCl$_4$ 时不要麻醉动物。

二、二甲基亚硝胺（dimethylnitrosamine，DMN）致大鼠肝纤维化

DMN 具有肝毒性、基因毒性和免疫毒性，其活性代谢产物使核酸、蛋白质等发生甲基化反应，随后导致肝内小叶炎性细胞浸润，肝细胞坏死，细胞外基质进行性增加。在肝内形成中心 - 中心纤维间隔或中心 - 门脉性纤维间隔。

（一）材料

DMN、生理盐水、一次性无菌注射器等。

（二）实验动物

雄性 SD 或 Wistar 大鼠，180～200g。

（三）实验步骤

SD 大鼠按 10mg/kg 体重的剂量，给予 10g/L 二甲基亚硝胺（DMN）生理盐水稀释液，腹腔注射共 10 次。第 1 周连续 3 次，第 2、3、4 周各 1 次，第 6、7 周各连续 2 次，共 8 周。主要表现为汇管区纤维化，见汇管区纤维增多增厚，炎症细胞浸润，周围肝细胞坏死，静脉周围纤维化，桥接纤维化。

（四）方法应用和评价

DMN 与 CCl$_4$ 造模相比，该模型中肝细胞无脂肪变性，肝纤维化形成相对稳定，造模周期短，多用于药物抗肝纤维化研究。DMN 所致肝内出血性病变与 CCl$_4$ 所致肝内凝固性病变不同，其肝损伤比较严重。因此，在评价药物对伴有凝血障碍、纤溶亢进的慢性肝病致纤维化的防治效果时，采用 DMN 肝纤维化模型较为合适。另外，该模型还用于研究不同细胞外基质的产生部位、评价肝纤维化血清标志物的可靠性等。

三、寄生虫引起的肝纤维化

血吸虫病是世界上危害最大的寄生虫病之一，其病理变化主要是宿主细胞免疫应答反应。肝脏的病理改变是一个动态过程，虫卵肉芽肿形成是宿主对致病因子的一种免疫应答。一方面通过肉芽肿反应将虫卵破坏清除，并能隔离和清除虫卵释放的抗原，减少血液循环中抗原抗体复合物的形成和对机体的损害；另一方面肉芽肿反应破坏了宿主正常组织，不断生成的虫卵肉芽肿形成相互连接的疤痕，最终导致肝纤维化。在肝脏和肝脏纤维化中，Th1 和 Th2 细胞因子起重要调控作用。成虫排卵后诱生 Th2 细胞因子，成虫即受到保护不被免疫攻击杀灭。Th2 型细胞因子的优势应答会抑制 Th1 细胞因子，促进肉芽肿性炎症和肝纤维化。

（一）材料

日本血吸虫（Schistosoma japonicum，S. japonicum）或曼氏血吸虫（Schistosoma mansoni，S.mansoni）尾蚴。

（二）实验动物

健康昆明小鼠，6～8 周龄，体重 20g 左右；或 C57BL/6、BALB/c、和 C3H/HeN 雌性小鼠，6～8 周龄；或 6～10 周龄的猪，雌雄兼用。

（三）实验步骤

1. 阳性钉螺常规方法逸出尾蚴。

2. 每只小鼠经腹部皮肤感染尾蚴（日本血吸虫中国大陆株）25±2 条（根据实验动物不同和血吸虫尾蚴不同，选用不同数目）。

3. 未治疗组，于感染后 8 周和 20 周时分别将 10 只小鼠断颈处死，取肝脏备检。

4. 治疗组（12 只），自感染后 12 周开始投药，治疗 1 周后，给予吡喹酮杀灭成虫，连续治疗，8 周后断颈处死，取肝脏备检。

5. 生理盐水对照组（12 只），自感染后 8 周开始灌服等量的生理盐水，治疗 1 周后，经吡喹酮杀虫，连续治疗 12 周，处死取肝脏备检。

6. 取材 眼眶取血，测定血液生化指标用；取肝组织部分置液氮中保存，用于免疫组化、生化、细胞因子水平检测；部分置于甲醛中固定，做常规石蜡切片，作病理形态学观察。

（四）注意事项

1. 小鼠不同的品系对血吸虫感染的反应也不同，如对 *Smansoni* 感染敏感的是 C3H，CBA 小鼠。

2. 用于实验的血吸虫尾蚴可感染人，应严格操作，注意防护。

（五）方法应用和评价

此模型可用于研究血吸虫病肝纤维化、肝硬化，用于血吸虫病肝纤维化的防治药物筛选研究。利用血吸虫动物模型可进行肉芽肿免疫反应机制和肝纤维化发生机制的研究，是研究肝纤维化与免疫反应问题的理想模型。

四、胆总管结扎肝纤维化动物模型

人为造成肝外胆道梗阻，从而引起梗阻部位以上胆管扩张、胆汁淤积、胆道内压力增高，引发肝内胆小管扩张破裂。由于肝内血管受到扩张胆道的压迫及胆汁外渗，外渗胆汁作为致炎物质会引发肝细胞发生缺血和坏死，纤维组织向胆管伸展，包围肝小叶并散布于肝细胞周围，形成肝纤维化并最终形成肝硬化。

（一）材料

手术器械；戊巴比妥钠、碘伏、75% 酒精、棉球、纱布等。

（二）实验动物

SD 大鼠，雄性，200 ± 20g。也可选用其他动物，如小鼠、狗、猴。

（三）实验步骤

1. 待手术动物禁食 12 小时。

2. 戊巴比妥（40mg/kg）麻醉大鼠后，腹部剃毛，用碘伏和 75% 酒精消毒。

3. 沿腹中线剪开一个 1cm 左右小口，用消毒的医用棉球向上推开肝脏，找到胆总管。

4. 用 4-0 丝线在胆总管上间隔 1cm 的两处环扎，并从中间剪断，关腹；假手术组动物，游离胆总管上段约 1cm，随即关腹。

5. 双层缝合，用 75% 酒精棉球将缝合处血迹擦净，腹腔注射青霉素每鼠 2.5×10^4U。

6. 取材　血清用于生化检测；肝脏等脏器，用于测定生化指标、进行病理检查。

（四）注意事项

1. 整个手术过程要注意无菌操作，所有器械、棉球、纱布、缝合针和线需消毒。

2. 动物腹部开口后，要尽快操作，避免在外时间过长。

3. 麻醉剂量要进行预试，避免麻醉过量导致动物死亡，有些动物因个体差异可能麻醉较浅，可少量补充麻药。

4. 手术后处于麻醉状态的动物注意保暖。

5. 所有动物术后立即给予常规饮水，但限制进食，第 3 天起可逐渐增加食量。

6. 所有动物术后每天给予一次青霉素，连续 5 ~ 7 天，以防止感染。

（五）方法应用和评价

胆总管结扎造成的肝纤维化动物模型，其肝纤维化进行性与人类小结节性肝硬化的生化及组织学变化相似，且纤维化形成较快（28 天左右），自发逆转率低，动物死亡率较低，被认为是一种能模拟人肝纤维化的较理想动物模型。但胆管结扎后造成胆汁过度淤积，部分动物产生腹水甚至死亡。病理上表现为小胆管增生区域内胶原纤维形成较多，且多为散状存在。

五、酒精（乙醇）致大鼠肝纤维化模型

在发达国家中，酗酒是引起肝纤维化和硬化的重要原因之一。由于乙醇代谢产生乙醛，可造成慢性进行性肝损害，引起肝炎、脂肪肝、肝纤维化、肝硬化，也可不经过脂肪肝而由慢性肝炎肝纤维化发展为肝硬化。特点为纤维由小叶内和门管区互相延伸，连接形成架桥现象，最后形成典型的小结性肝硬化。此模型可适用于酒精性肝纤维化的研究。

（一）材料

酒精、生理盐水等。

（二）实验动物

SD 或 Wistar 大鼠，200±20g。

（三）实验步骤

1. 乙醇加低脂饮食诱导大鼠肝纤维化动物 模型用 600ml/L 酒精按 1.5ml/kg 体重的剂量给大鼠灌胃，每日 2 次。低脂饮食，实验动物自由饮水。6 个月后处死动物，取肝活检组织标本待检。光镜和电镜显示在造模 6 个月的肝细胞脂肪样变加重，可见中央静脉周围和窦周纤维化。该模型复制方法简单，稳定可靠，肝纤维化进程具有可控制性。

2. 乙醇加高脂饮食诱导大鼠肝纤维化动物模型 用 600ml/L 酒精按 1.5ml/kg 体重的剂量给大鼠灌胃，每日 2 次。高脂饮食，实验动物自由饮水。6 个月后处死动物，取肝活检组织标本待检。光镜和电镜显示在造模 6 个月出现点片状肝细胞坏死，局部炎性细胞浸润，脂肪变加重，可见中央静脉周围和窦周纤维化。肝内脂肪和胶原含量以及肝纤维化程度均显著高于乙醇加低脂饮食诱导的大鼠肝纤维化动物模型。该模型复制方法简单，肝纤维化程度较高，稳定可靠。

3. Wistar 大鼠模型 Wistar 大鼠，9 周龄，单笼饲养于标准动物房。乙醇组大鼠，前 3 天以 2% 蔗糖作为唯一饮用液体，然后开始给予 5% 的乙醇（溶剂为 2% 蔗糖），乙醇浓度的增量为 5%，间隔 4 天后达到 15%。其后，乙醇每周增加达到 40%。每周提供 2 次新鲜的饮用水/乙醇。固体食物随时供应。

未配对实验，12 个雄性大鼠，206±25g，以 2% 蔗糖作为唯一饮用液体；13 个雌性大鼠，196±25g，在其饮用水中加入乙醇。第 16 周，对照组和乙醇组分别活杀 5 只大鼠；第 25 周分别活杀 4 只；剩余的在第 29 周活杀。

在配对实验中，使用了 9 个同窝大鼠，5 雌 4 雄。雄性大鼠，对照组和乙醇组的起始体重分别为 405±10g 和 398±7g；雌性大鼠，对照组和乙醇组的起始体重分别为 225±9g 和 224±7g。对照组动物每天按体重接受与固体食物热量相当的乙醇，固体食物粉碎并用葡萄糖按热量［kcal/（kg·d）］再造，替换配对实验大鼠的乙醇消耗（每周评估 2 次）。实验中大鼠总能量摄入是一致的。每日提供葡萄糖/固体食物。液体和食物消耗每周测定 2 次，摄取量每天计算。给予乙醇/蔗糖/水时，总溢出和蒸发通过空盒子来估计。第 23 周，大鼠经 85mg/kg 氯胺酮和 4mg/kg 甲苯噻嗪麻醉，取肝脏部分做病理检查、部分保存于液氮用于其他分析，通过动脉取血，取材动物不禁食。

（四）方法应用与评价

该模型可完全控制大鼠乙醇和营养物的摄入量。模型符合进行性酒精性肝损伤，从肝脂变、小叶中心坏死、炎症，到肝细胞周围、静脉周围肝纤维化。采用液体食物诱发大鼠肝纤维化的方法，已被用于研究酒精性肝纤维化。由于饮食可以控制，可通过改变食物成分观察对肝纤维化发生的影响。

六、异源血清诱导肝纤维化动物模型

异源血清诱导肝纤维化动物模型的形成机制，系白蛋白免疫复合物所致的 III 型变态反应。异源血清使模型动物肝小叶动脉有纤维素样坏死，中央静脉周围炎性细胞浸润，汇管、肝窦、血管壁均有免疫复合物沉着，低补体血症的存在。异源白蛋白激发了静止的贮脂细胞增生，向肌成纤维细胞转化，进而分泌胶原，形成肝纤维化。

（一）人血清白蛋白免疫性肝纤维化动物模型

将人血清白蛋白用生理盐水稀释，与等量的福氏不完全佐剂乳化，每只大鼠皮下多点注射，每次注射白蛋白 4mg，共 4 次。然后尾静脉攻击注射清蛋白。

光镜下，攻击早期肝组织结构大致正常。攻击后期则见：①网状纤维及胶原纤维于汇管区增生，向外延伸，于中央静脉周围增生，并沿肝窦散在分布，互相连结，纤维结缔组织包小叶，以后假小叶形成，呈典型肝硬化；②汇管区及中央静脉周围有淋巴细胞、单核细胞及嗜酸性粒细胞浸润，呈炎性反应；③沿界板及其他部位有肝细胞核浓染、溶解及小双核细胞。表明肝细胞轻度损伤及增生。电镜下，早期可见贮脂细胞增生活跃，后期见肌成纤维细胞形成，分布于汇管区。其周围有大量胶原沉积。沉积的胶原形成较宽的分隔，其中有功能静止的纤维细胞。

本动物模型肝细胞损伤较轻，无碎屑状或桥状坏死，该点有别于肝炎后肝硬化。目前，用肝炎病毒尚不能制成可供实验用的肝纤维化模型，本模型系免疫损伤所致，有利于从免疫学角度探讨发病机制及评价药物。

（二）牛血清清蛋白致免疫损伤性肝纤维化动物模型

用 8g/L 牛血清白蛋白生理盐水和等体积弗氏不完全佐剂的混悬液，每次每只 0.5ml，小剂量多部位皮下注射，共 5 次。然后尾静脉攻击注射白蛋白。

光镜下模型大鼠肝组织均可见界板区肝细胞变性坏死，炎性细胞浸润。肝小叶结构紊乱，汇管区及小叶纤维增生，纤维间隔内有单核细胞、淋巴细胞、嗜酸性粒细胞浸润，间质细胞增多。电镜下模型大鼠多数肝细胞结构模糊，核固缩，线粒体肿胀或髓样变，嵴模糊不清，粗面内质网脱颗粒，贮脂细胞或成纤维细胞增生，肝细胞之间有大量胶原纤维增生。

牛血清清蛋白免疫损伤所致的肝纤维化与临床上的慢性肝炎所致的肝纤维化在发病机制上更加接近。

（三）猪血清诱导大鼠肝纤维化模型

1. 材料　猪血清、一次性无菌注射器等。

2. 动物　5 周龄雄性 BN/Crj（BN）大鼠（90±10g）和 Crj：Wistar 大鼠（140±10g）。

3. 实验步骤

（1）每种大鼠随机分为相等的两组。

（2）处理组动物腹腔注射（ip）0.5ml/只的无菌猪血清，每周 2 次，共 8 周；对照组用等量生理盐水腹腔注射。

（3）在不同的时间点活杀动物取材，包括血液、肝脏组织等。

（4）病理检查等常规操作。

BN 大鼠在第 4 周即出现肝纤维化，而 Wistar 大鼠第 4 周出现炎性细胞浸润，未出现纤维化；第 8 周，两种动物均出现明显纤维化，假小叶形成。

七、转基因动物模型

包括 CCl_4 诱导在内的大量肝纤维化动物模型，很难反映肝脏疾病所致慢性纤维化的自然状态。基于此点，过表达细胞因子的转基因小鼠是一种可供选择的模型，这些细胞因子在纤维发生中具有明显作用。其中作用最强、分布最广泛的促纤维发生介导因子 TGF-β1 在纤维发生中起主要作用。在过去的几年中，已建立诸多转基因小鼠模型用于研究 TGF-β1 在肝纤维化中的作用。TGF-β1 的组成性表达在小鼠早期发育中并不影响纤维化进程，而往往发生于成年期。在 Kanzler 等人的诱导模型中，TGF-β1 的表达通过 C-反应蛋白的启动子来调控、通过注射脂多糖（lipopolysaccharides，LPS）来启动。LPS 启动了肝脏的急性期反应。其不足是：①LPS 的肝毒性特点；②动物的疼痛应激反应。此外，LPS 引起的耐受本身很可能通过 TGF-β1 来介导。

Ueberham 等描述了一种可使 TGFβ-1 在肝脏有条件特异表达的双转基因小鼠的产生方法。有条件的基因表达通过使用 Tet 调节系统来实现，这包括 2 个元件：四环素调控的反式作用子（tetracycline-controlled transactivator，tTA）和 tTA 响应的启动子 P_{tet}-1，它们控制靶基因仅在有四环素的衍生物强力霉素（doxycycline，Dox）存在时才表达。无 Dox，tTA 没有活性，靶基因即被沉默。通过启动子调控 tTA 的表达来保证组织的特异性。该模型中，双向启动子 P_{tet}-1 被用来调控 2 个蛋白-荧光素酶和 TGF-β1 的激活表达。通过对肝脏特异的 tTA 小鼠（TA^{LAP}-1，TA^{LAP}-2）进行繁殖获得功能性的双转基因小鼠，该转基因动物由双向启动子 P_{tet}-1 来调控 TGF-1 的表达（以后称为 P_{tet} TGF-β1 株）。由于双向启动子 P_{tet}-1 受到 Dox 的严紧调节，该模型允许 TGF-β1 表达的持续时间被精确控制，因此特定阶段的纤维化可被确立。

（一）材料

分子生物学常用试剂、质粒，PCR 仪等常用仪器，显微注射仪等。

（二）实验动物

C57BL/6 小鼠等。

（三）实验步骤

1. 转基因小鼠的产生

（1）TGF-1 表达载体的构建　使用突变的猪 TGF-1 最小 cDNA 序列和 pBI-5 载体。

（2）用标准的原核注射技术产生转基因小鼠株。

（3）阳性动物的鉴定 提取鼠尾 DNA，用 TGF-β1 特异引物和探针，通过 PCR 和 Southern 印迹鉴定。

（4）非转基因繁殖小鼠 动物饲养于标准条件，符合伦理规定。

（5）整合表达单位的调控检测 DNA 阳性候选小鼠，用 tTA 质粒（pUHD-15.1）转染其耳部原代成纤维细胞。

（6）荧光素酶的表达依赖于 Dox 的候选动物被选用，并与 C57BL6（C57BL/6NCRLBR）小鼠近交以建立确定的遗传背景。

（7）含有荧光素酶/TGF-β1 转录本并在肝细胞中表达 tTA 的双转基因动物的获得 用 P_{tet} TGF-β1 株小鼠与 2 反式作用子株 TA^{LAP}-1 或 TA^{LAP}-2 小鼠杂交。为防止 TGF-β1 在胚胎发育期表达，在小鼠孕期用含 50μg/ml Dox 的 5% 蔗糖溶液作为饮用水，每 2 天更换 1 次。更换为常规饮用水可诱导 TGF-β1 表达。为研究纤维化的可逆性，TA^{LAP}-2/P_{tet} TGF-β1 小鼠通过给予 Dox 来开关诱导-去诱导，共经历 10 个循环，分别于 24 小时、6 天和 21 天活杀动物。在这些实验的去诱导期，Dox 的浓度降低至 10μg/ml，可达到 TGF-β1 表达的更快失活。

2. Northern 印迹分析和 Real-Time RT-PCR 常规操作。

3. 病理学检查、生化检测、血清检测等常规操作。

4. 方法应用与评价 该模型能够用于分析进展期的纤维发生，并帮助揭示在 TGF-β1 高表达引起肝纤维化的发展和消退过程中的细胞学改变。转基因动物模型的技术要求高、时间长，如用于抗肝纤维化药物筛选将有很大的局限。

第三节 肝纤维化细胞模型——肝星状细胞的分离和培养

1876 年德国人 Kupffer 用氯化金的方法发现，在肝毛细血管的周围存在一种呈现暗色的、形态似星的细胞，被称为肝星状细胞。肝星状细胞又称为维生素 A 储存细胞，储脂细胞，脂肪细胞，间质细胞和 Ito 细胞。1996 年美国肝病会议命名这种细胞系为肝星状细胞（hepatic stellate cell，HSC）。研究发现，HSC 具有特定的病理生理学意义。肝损伤后 HSC 活化并合成大量细胞外基质，同时产生基质金属蛋白酶，是组织间质增生的细胞学基础。

一、肝星状细胞的分离

目前，HSC 的分离采用改良的 Friedman 方法，操作步骤如下：

1. 麻醉大鼠胸腹部皮肤消毒，移入超净工作台中。沿腹部正中线剪开腹腔，分离下腔静脉及门静脉，在门静脉距肝外 10mm 处用眼科剪斜形剪一小口，迅速插入血管插管，结扎固定。

2. 接通恒流蠕动泵，灌注预热 37℃ 的 D-Hanks 肝脏灌流液，剪开下腔静脉，此时可见灌流液自下腔静脉流出，肝脏逐渐饱满，由紫红色逐渐变成淡黄白色。

3. 游离肝脏，保留门静脉血管插管及下腔静脉的标志缝线。

4. 将游离肝脏置于平皿中，灌注预热 37℃ 的含酶 Hanks 液 I（含 0.05% 的胶原酶、0.1% 链霉蛋白酶溶液），并将灌注系统进液端放入平皿中，使流出的酶液可进行循环灌流，可见肝脏变软无弹性，肝包膜下出现小液泡。

5. 倒除灌流液，撕去肝脏外膜，撕碎或剪碎肝组织，加入预热 37℃ 的含酶 Hanks 液 II（含 0.05% 的胶原酶、0.02% 链霉蛋白酶、0.01% DNA 酶 I 溶液），再次消化 20 分钟。

6. 经 200 目滤网过滤，用磨锤轻轻研磨，并用 4℃ 的 Hanks 液冲洗。

7. 将烧杯内细胞悬液分装入 2 支 50ml 的刻度离心管，550r/min 离心 8 分钟；吸除上清入 2 只 50ml 的刻度离心管，1750r/min 离心 8 分钟。

8. 去上清，用 4℃ 的 Hanks 液冲洗重悬，2 管合一定容至 10ml。

9. 加入 20ml 的 18% Nycodenz，将细胞悬液分装入 6 支 10ml 带盖的刻度离心管中，每管液面覆盖 2 ~ 3ml 的 Hanks 液，3200r/min 离心 15 分钟。

10. 吸取中间细胞悬液层入 50ml 刻度离心管，加入无血清 DMEM 培养液至 50ml，550r/min 离心 8 分钟，取沉淀。

11. 加入预热 37℃ 的含血清的 DMEM 完全培养基至 10ml。

二、肝星状细胞的培养

（一）原代培养

1. 用含 20% 胎牛血清的 DMEM 完全培养基稀释细胞悬液，留取少量的细胞进行细胞纯度及活力鉴定。

2. 以 $1 \times 10^5 \sim 1 \times 10^6$ 个细胞/cm^2 的密度接种到 50ml 塑料培养瓶中，在 37℃、5% CO_2、95% 潮湿空气的 CO_2 恒温培养箱里培养。

3. 培养瓶内细胞 24 小时后首次换新鲜 DMEM 培养液，以后每 3 天换液 1 次，培养液改为含 10% 胎牛血清的 DMEM 完全培养基。

（二）传代培养

1. 原代培养星状细胞长满单层后，吸去培养基，0.25% 胰蛋白酶于 37℃ 消化 10~15 分钟。等细胞附着松动，显微镜下观察细胞质边缘卷起，间隔加大，便终止消化。

2. 吸去胰蛋白酶，用 Hanks 液清洗 1 次。加入 3ml DMEM，反复吹打培养瓶壁制成单个细胞悬液，收集细胞悬液，1500r/min 离心 10 分钟，离心 2 次后加入含 10% 胎牛血清的 DMEM 重悬，以 2×10^5 个细胞/cm^2 浓度接种。

（花　芳　陈志蓉　胡卓伟）

参　考　文　献

1. BatallerR，et al. Systemic infusion of angiotensin Ⅱ exacerbates liver fibrosis in bile duct-ligated rats. Hepatology，2005，41：1046 – 1055

2. ArthurMJ. Reversibility of liver fibrosis and cirrhosis following treatment for hepatitis C. Gastroenterology，2002，122：1525 – 1528

3. IssaR，et al. Spontaneous recovery from micronodular cirrhosis：Evidence for incomplete resolution associated with matrix cross-linking. Gastroenterology，2004，126：1795 – 1808

4. Constandinou CHN, Iredale JP. Modeling liver fibrosis in rodents. Methods Mol Med. 2005，117：237 – 250

5. IredaleJP. Cirrhosis：New research provides a basis for rational and targeted treatments. BMJ，2003，327：143 – 147

6. SakaidaI，HironakaK，TeraiS，et al. Gadolinium chloride reverses dimethylnitrosamine（DMN）-induced rat liver fibrosis with increased matrix metalloproteinases（MMPs）of Kupffer cells. Life Sci，2003，72：943：959

7. ChiaramonteMG，et al. Regulation and function of the interleukin 13 receptor｛alpha｝2 during a T helper cell type 2-dominant immune response. J Exp Med，2003，197：687 – 701

8. HurstMH，Willingham Al 3rd & LindbergR. Tissue responses in experimental schistosomiasis japonica in the pig：a histopathologic study of different stages of single low-or high-dose infections. Am J Trop Med Hyg，2000，62：45 – 56

9. StadeckerMJ，et al. The immunobiology of Th1 polarization in high-pathology schistosomiasis. Immunol Rev，2004，201：168 – 179

10. BieckerE，et al. Long-term treatment of bile duct-ligated rats with rapamycin（sirolimus）significantly attenuates liver fibrosis：analysis of the underlying mechanisms. J Pharmacol Exp Ther，2005，313：952 – 961

11. Siegmund SVDS，Brennera DA. Molecular mechanisms of alcohol-induced hepatic fibrosis. Digest Dis，2005，23：264 – 274

12. KeeganA，MartiniR& BateyR. Ethanol-related liver injury in the rat：a model of steatosis，inflammation and pericentral fibrosis. J Hepatol，1995，23：591 – 600

13. BabaY & DoiK. MHC class Ⅱ -related genes expression in porcine-serum-induced rat hepatic fibrosis. Exp Mol path，2004，77：214 – 221

14. Elke Ueberham，RLUUKSHBRG. Conditional tetracycline-regulated expression of TGF-β 1 in liver of transgenic mice leads to reversible intermediary fibrosis. Hepatology，2003，37：1067 – 1078

15. KanzlerS, et al. TGF-beta 1 in liver fibrosis: an inducible transgenic mouse model to study liver fibrogenesis. Am J Physiol Gastrointest Liver Physiol, 1999, 276: G1059 - 1068

16. GossenM & Bujard, H. Tight control of gene expression in mammalian cells by tetracycline-responsive promoters. Proc Natl Acad Sci U. S. A, 1992, 89: 5541 - 5551

17. Baron U & HB. Tet repressor-based system for regulated gene expression in eukaryotic cells: principles and advances. Methods Enzymol, 2000, 327

18. KistnerA, et al. Doxycycline-mediated quantitative and tissue-specific control of gene expression in transgenic mice. Proc Natl Acad Sci U. S. A, 1996, 93: 10933 - 10938

19. Weiskirchen RGA. Isolation and culture of hepatic stellate cells. Methods Mol Med, 2005, 117: 99 - 113

20. 吴婷, 滕皋军. 大鼠肝星状细胞的分离培养及鉴定. Modern Medical Journal, 2004, 32: 303 - 305

第六章　胰腺纤维化实验方法和技术

第一节　引　言

慢性胰腺炎以胰腺实质组织萎缩、慢性炎症及小叶间和腺泡周围组织的纤维化为特征，是一种进行性的炎症伴随纤维增生疾病。晚期出现胰腺实质组织的永久性丧失和功能不足，往往导致糖尿病或脂肪痢。钙化慢性胰腺炎是最为普遍的一种情况，另外还包括阻塞性和自身免疫性慢性胰腺炎。

慢性胰腺炎动物模型为胰腺纤维化的研究提供了良好的平台。目前慢性胰腺炎动物模型包括化学物质诱导，胆道阻塞，自发性慢性胰腺炎等。下面就常用的几种动物模型进行介绍。

第二节　胰腺纤维化动物模型

一、酒精依赖性慢性胰腺炎模型

长期酗酒是慢性胰腺炎的主要致病因素。体外实验证明，酒精及其代谢物能够直接激活胰腺星形细胞，增加 α-SMA、纤连蛋白等的合成。但是，只有 10% ~ 20% 酗酒者最终发展为慢性胰腺炎。单独过量酒精摄入并不致病。因此，目前普遍认同的假说是酒精增加了胰腺对感染、急性损伤的敏感性。也有学者提出酒精导致免疫耐受，在其他辅助因子共同作用下，如病毒感染、急性胰腺损伤等，引发慢性胰腺炎。

由于缺乏适当的动物模型，至今对于胰腺炎发病机制仍不明确。因此，许多学者致力于研究与临床病理特点接近的酒精依赖性慢性胰腺炎模型。下面分别介绍目前应用比较公认的酒精 - 雨蛙肽联合诱导法和酒精 - 高脂诱导法。

（一）酒精 - 雨蛙肽联合诱导法

1. 实验材料　流质饲料配制：对照组饲料由 16.8% 蛋白，17.9% 脂肪及 53% 淀粉（W/W）组成，用水溶解成液体，最终供热比例为蛋白质 180kcal/L，脂肪 350kcal/L，淀粉 470kcal/L。高浓度酒精饲料包括 28.4% 蛋白，30.3% 脂肪及 20.9% 淀粉（W/W），溶于 6.4% 酒精溶液，最终供热比例为蛋白质 180kcal/L，脂肪 350kcal/L，淀粉 115kcal/L，酒精 355kcal/L。将二者按不同比例混合可调整酒精的供热比，如对照组饲料与高浓度酒精饲料体积比 1:2 混合得到供热比为 12% 的酒精液体饲料。此外，也可以直接购买商业化产品。Dyets 生产一系列 Lieber-DeCarli 流质饲料，酒精供热比可达 36%，包括常规型（710260）、低脂型（710261）等。使用时注意选择相应的对照。

2. 实验动物　C3H 小鼠，雄性，八周龄。

3. 实验方法

（1）使用成对饲养方式（pair-feeding protocol）给食。小鼠单笼饲养，自由进水，每天 16:30 ~ 18:

00 投食，记录模型组的进食量，按照前一天模型组的平均进食量给予对照组。

（2）以对照组饲料适应性喂养 3 天后，模型组给予酒精供热比为 12% 的流质饲料 4 天，之后饲料的酒精供热比上调到 24% 继续喂养 8 周。对照组一直给予等量的无酒精对照饲料。

（3）模型组腹腔注射雨蛙肽诱导急性胰腺损伤，50μg/（kg·h）连续给药 7 次，每三日重复一次，连续 3 周。对照组注射等量的溶剂。给药期间仍然分别给予流质饲料，注意适量调整投放量。

结束注射雨蛙肽后 3 周，模型组胰腺组织 α-SMA、TGF-β1 表达量较对照组显著升高，HE 染色可见胰腺实质组织纤维化，天狼星红染色显示胶原纤维主要集中在腺泡周围组织。

4. 注意事项

（1）C3H、C57BL/6 小鼠均适用该方法，但 BALB/c 小鼠对于酒精饲料（酒精供热比大于 25%）不耐受。

（2）除雨蛙肽外，柯萨奇病毒 CVB-CO 特异性损伤胰腺，而对其他脏器的危害较小。Jerrells 等采用酒精诱导辅以低剂量病毒感染亦成功制备小鼠慢性胰腺炎模型。

（3）使用 Wistar 大鼠制备该模型可适当调整方法。流质饲料中酒精的供热比上调至 36%，酒精饲料给予 2 周后即可腹腔注射 20μg/（kg·h）雨蛙肽 4 次，每周给药 1 次，连续给药 3 周。给药结束 96 小时后取材。

5. 方法应用和评价　大鼠模型的病理学特点为胰腺实质组织的严重炎症，包括出血、微脓肿、腺泡细胞坏死、大量炎性细胞浸润、钙化及早期纤维化等。无酒精饲料喂养的对照组大鼠接受雨蛙肽反复损伤后 1 周胰腺发生明显病理改变，但 3 周时损伤部位已被迅速修复，炎性细胞消退，坏死的腺泡细胞被正常细胞代替，说明该模型造成的纤维化为酒精依赖性。

小鼠模型的病理学特点为胰腺胶原含量持续性的增加，腺泡周围胶原的沉积，但没有外分泌腺的萎缩，并且只在给予雨蛙肽后早期可观察到炎症反应。因此更适合作为纤维化的模型，而非慢性胰腺炎模型。

（二）酒精 - 高脂诱导法

Tsukamoto 等最早建立胃肠道喂养大鼠模型，以含酒精和高脂的流质饲料诱导大鼠慢性胰腺炎，表现为胰腺腺泡细胞的萎缩和凋亡，然而，慢性胰腺炎的另一重要病理特征局灶性坏死和纤维化的发生率只有 30%。所以，Hiroshi Kono 等通过对酒精浓度和脂肪类型的调整，获得了重复性好，具有显著胰腺纤维化特征的动物模型。

1. 实验动物　Wistar 大鼠，雌性，200~225g。

2. 实验材料　流质饲料配制：饲料热量按以下配方分配：不饱和脂肪（玉米油）37%，蛋白质 23%，碳水化合物 5%，酒精 35%~40%。对照组以等热量的葡萄糖（麦芽糖和糊精）替代酒精。喂养时逐渐增加饲料中酒精的比例。

聚乙烯胃插管及固定装置。

3. 实验方法

（1）胃切口插管手术　大鼠麻醉后行腹中线切口，自剑突向下到中腹部，再于腹中线右侧约 2cm 处做小切口。暴露胃贲门部，在贲门窦上 5mm 穿过浆膜层和肌肉层植入缝合线，缝合固定导管的一端。导管由腹壁切口引出，切口缝合的同时再次固定导管，最后外置于背部皮下，通过转轴使动物自由活动。

（2）术后动物单笼饲养，恢复 5 天，然后给予流质饮食 4 周。模型组饲料初始酒精含量为 16g/（kg·d），每 3 天增加 1g/kg 至第二周末。最后两周维持此剂量，即 20g/（kg·d）直到实验结束。对照组给予等热量的不含酒精的高脂流质饲料。

（3）尾静脉取血或留尿样监测动物血液中酒精浓度。

（4）第四周末取材，模型组相比于对照组血浆中淀粉酶含量无显著改变，无出血、炎性细胞浸润等现象，说明该模型炎症和坏死的程度很轻微。组织学染色显示模型组较对照组有显著的胶原沉积。模型组和对照组都发生轻度的腺泡脂肪变性。

4. 注意事项

（1）延长造模时间至8周，模型组血浆中淀粉酶、脂肪酶含量较对照组显著增加，炎性细胞浸润显著增加。

（2）雌性动物对酒精诱导的肝损伤更加敏感，虽然该方法使用雌性大鼠，但雄性动物也可以成模。性别差异不是造成胰腺炎的主要因素。

（3）使用不饱和脂肪是本方法的关键之一。不饱和脂肪的过氧化反应更强，促进更多的氧自由基形成，可能促进了胰腺组织的损伤。

5. 方法应用和评价　该模型的诱导因素简单，对临床研究有很大的指导意义。长期给予酒精和高脂饲料诱发的慢性胰腺炎具有外分泌腺萎缩，纤维化及炎症反应的特征，与临床症状更为接近。但是该模型需要复杂的手术操作，对实验者的技能要求较高。

二、反复急性损伤致慢性胰腺炎模型

雨蛙肽（cerulein）是胆囊收缩素（cholecystokinin，CCK）的类似物，生理浓度下能够促进胰腺腺泡细胞分泌消化酶。一次性大剂量注射将导致大鼠或小鼠急性胰腺炎，发生迅速，炎症反应具有均质性，其组织学和生化学改变与人类急性胰腺炎相近。一次性给予雨蛙肽后，胰腺的急性损伤能够被完全修复。在恢复期间反复给予雨蛙肽造成损伤，改变正常组织修复时基质生成和降解的比例，是最终导致纤维化的主要原因。

（一）实验材料

雨蛙肽溶液：溶于pH8.75，0.1mol/L NaHCO$_3$溶液制成0.1mmol/L储备液。使用前以无菌的0.15mol/L NaCl溶液稀释至7.5μmol/L备用。

（二）实验动物

C57BL/6，雌性，10~12周龄。

（三）实验方法

腹腔注射雨蛙肽50μg/（kg·h）×6h。每周3次，持续给药6周。对照组注射等量的溶剂。第7周取材。天狼星红染色显示胶原纤维含量显著增加，胰腺羟脯氨酸含量、层粘连蛋白含量、α-SMA阳性细胞数显著高于对照组。

（四）方法应用和评价

反复给予小鼠大剂量的雨蛙肽［50μg/（kg·h）×（6~7h）］可造成急性胰腺炎，这是目前应用最为普遍、受到广泛认可的急性胰腺炎动物模型。调整给予雨蛙肽的时间间隔和次数可以获得不同程度的纤维化模型。但该模型尚未达到外分泌腺完全萎缩的程度。

三、DBTC诱导慢性胰腺炎模型

氯化二丁基锡（dibutyltin chloride，DBTC）属于有机锡类化合物，该类化合物能够导致急性间质性胰腺炎。DBTC根据时间和剂量的调整可以诱导慢性胰腺炎的发生，该模型与临床生化改变和组织学改变极为相近。静脉注射DBTC在24小时内引发大鼠急性间质性胰腺炎，7天出现广泛的单核细胞浸润和血浆胰酶水平升高，但没有明显的胰腺萎缩或脂肪增多。随造模时间的延长可观察到慢性胰腺炎伴随胰腺纤维化，表现为胰外分泌腺实质组织的破坏和纤维变性，晚期胰内分泌腺的实质组织也受到破坏。一般成模时间为28天。

（一）实验动物

雄性Lewis大鼠，160~180g。

（二）实验方法

1. DBTC首先溶于2倍体积乙醇中，再与5倍体积的甘油混合。若溶解度不理想可加入适量DMSO助溶。

2. 乙醚麻醉，模型组右侧颈静脉注射DBTC 7mg/kg，对照组注射等体积的溶剂。

3. DBTC注射后早期（0~7天）为急性间质性胰腺炎，组织学检测可见胰腺水肿和炎性细胞浸润，动物出现食欲减退、全身性黄疸等症状，注意观察动物的体重和进食。3d胰腺脏器指数、血浆中淀粉酶和脂肪酶的含量变化最明显，之后趋于正常。DBTC注射后晚期（14~28d）出现明显的间质纤维变性，胰腺羟脯氨酸含量显著升高，28天胰腺管状复合物生成及小叶结构破坏最为严重，胰腺中蛋白和淀粉酶含量明显降低，胰腺脏器指数显著低于对照组。

（三）注意事项

1. DBTC也可通过尾静脉给药，一般采用8mg/kg的剂量。但该方法容易造成尾部坏死，且注射后3天死亡率接近30%。

2. 该模型早期为急性胰腺炎，7天后逐渐发展为胰腺纤维化，因此改善纤维化的药物应该在造模后7天开始给予。

（四）方法应用和评价

DBTC诱导慢性胰腺炎模型造模方法简单，成模时间短，与临床病理改变接近，是不可逆性胰腺纤维化动物模型，但是其毒性过强，对人体有一定危害，因此大大限制了该模型的应用。其致病机制并不十分明确，一种解释认为DBTC吸收后随胆汁排出，对胆管上皮细胞有较强的毒性，导致胰胆管阻塞而促进胰腺腺泡细胞的损伤。

四、胰管高压致慢性胰腺炎模型

临床研究发现，部分慢性胰腺炎患者在发病早期出现胰管蛋白阻塞现象，或是胰液黏稠度增加，胰管压力显著升高。因此除酒精之外，其他因素对慢性胰腺炎发生发展的影响成为研究热点，胰胆管高压致慢性胰腺炎模型应运而生。

（一）实验材料

手术器械，PE导管［内径0.002英寸（1英寸＝0.0254m＝2.54cm），外径0.037英寸］，蠕动泵。

（二）实验动物

雄性Wistar大鼠，270~300g。

（三）实验方法

1. 戊巴比妥麻醉（50mg/kg体重，腹腔注射），动物仰卧固定，消毒手术区，行腹中线切口。

2. 在肝脏附近靠近胰腺端结扎胆管，结扎处上端插管用来收集较纯的胆汁。第二个插管通过壶腹部插入胆胰管收集纯的胰液。第三个插管插入十二指肠以便回输胆胰液。这些插管从腹腔引出外置于靠近尾端的背部皮下。关闭大鼠腹腔，并预置颈静脉插管。动物置于Bollman式限制笼中。

3. 术后恢复期及实验中，动物自由进食进水，并通过一个自动控制装置将收集的胰液和胆汁持续回输到十二指肠。该装置包括一个收集管，插于液压测定仪中，并与蠕动泵相连。

4. 手术后第4天，诱导持续的胰管高压，通过将胰管插管的自由末端较胰腺垂直升高25cm，产生静水压。对照组大鼠采取相同的手术方案，仅胰管插管的自由端低于胰腺4~5cm。维持高压2周后成模，如图27-6-1所示。

5. 诱导胰管高压第一天，胰管轻微扩张，未见胰腺中炎症细胞浸润和纤维化发生。第七天胰腺纤维化在小叶内出现，特别是管周区域。第14天，可观察到小叶间或管周出现明显的胰腺纤维化，小叶间也可出现纤维化。同时伴随有胰外分泌腺功能降低。

（四）注意事项

既往研究显示慢性胰腺炎患者胰管内压为33.1cmH$_2$O，在大鼠压力达50cmH$_2$O时，胰管破裂。因此，胰管插管的自由端以每天5cm的高度，由25cm升至35cm。但不能超过35cm，以防发生急性胰腺炎。此外，为避免胰管完全阻塞时，由于胰管萎缩导致凋亡而非纤维化，对于胰管高压组动物产生胰液断流时可适当降低胰管插管的自由端的高度，以维持持续的胰液供应。

（五）方法应用和评价

胰管完全结扎数日到数周导致胰腺腺泡萎缩，继之凋亡，但没有明显的纤维化。Mitsuyoshi等的胰胆管高压模型除了显著降低胰腺外分泌功能外，能够导致弥散性小叶间和小叶内纤维化，纤连蛋白、Ⅰ型胶原、Ⅲ型胶原的表达显著增加，更适宜于慢性胰腺炎和胰腺纤维化的研究。虽然该模型成模率高，死亡率低（<5%），但对于手术和维护技术要求很高，设备昂贵。

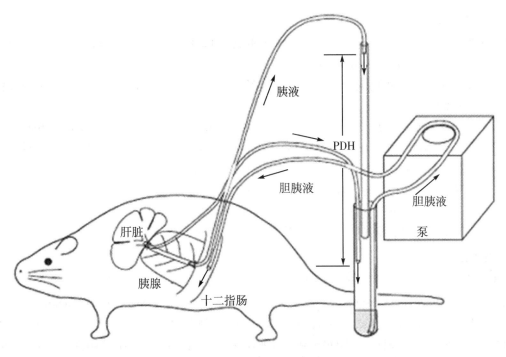

图 27-6-1　胰管高压装置示意图

通过胆管、胆胰管插管分别收集胆汁和胰液，再经由蠕动泵和十二指肠插管将胆汁、胰液回输以维持正常生理功能。提高胆胰管插管自由端可形成胰管高压（引自参考文献 17）。

第三节　胰腺纤维化体外模型

胰腺星状细胞（PaSC）是参与胰腺纤维化的主要效应细胞，因其形态及生化特征与肝星状细胞相似而得名。PaSC 表达多种中间丝状蛋白，如 desmin、vimentin、GFAP 等，可以作为鉴定的标志。在 TNF-α、TGF-β 等刺激下，星形细胞被激活而向成纤维细胞样细胞转变，合成大量细胞外基质成分。因此胰腺星状细胞的体外分离和培养对纤维化的研究具有重要意义。

一般采用 Nycodenz 密度梯度离心法分离大鼠胰腺星形细胞。该方法由 Apte MV 等参照肝脏星型细胞分离法于 1998 年提出，目前已被广泛采用。该方法可以分离获得的是静息状态的 PaSC，以 vimentin、GFAP 表达阳性，α-SMA 表达阴性，胞浆内富含脂滴为特征。体外培养后 PaSC 逐渐被活化，大量表达 α-SMA、纤连蛋白、Ⅰ 型及 Ⅲ 型胶原等。

一、实验材料

GBSS（Grey's balanced salt solution）平衡盐溶液：8000mg NaCl, 370mg KCl, 70mg MgSO$_4$ · 7H$_2$O, 150mg NaH$_2$PO$_4$ · 2H$_2$O, 220mg CaCl$_2$ · 2H$_2$O, 227mg NaHCO$_3$, 30mg KH$_2$PO$_4$, 210mg MgCl$_2$ · 6H$_2$O, 1000mg 葡萄糖，加蒸馏水定容至 1L，调节 PH7.4，消毒过滤后储存于 4℃。

Nycodenz 溶液：以不含 NaCl 的 GBSS 平衡盐溶液配成 28.7%（W/V）的储备液。

胶原酶 P，链霉蛋白酶，DNase，IMDM（Iscove's modified Dulbecco's medium）。

培养基：含 10% 胎牛血清、4mmol/L 谷氨酰胺、100U/ml 青霉素、100μg/ml 链霉素。

无菌手术器械。

二、实验动物

Wistar 大鼠或 SD 大鼠，雄性，250～300g。

三、实验方法

1. 大鼠麻醉后放血致死，经胰胆管输注 8ml GBSS 平衡盐溶液，其中含 0.05% 胶原酶 P，0.02% 链霉蛋白酶及 0.001% DNase。

2. 分离膨胀的胰腺，用消毒剪剪碎，置于预温的含 0.02% 链霉蛋白酶、0.05% 胶原酶 P 及 0.001% DNase 的 GBSS 平衡盐溶液 37℃ 振荡 20 分钟。

3. 用移液器反复吹打使细胞充分分散，离心，沉淀以含 3% 牛血清白蛋白的 GBSS 缓冲液悬浮，经孔径 100μm 尼龙网过滤。

4. 9.5ml 细胞悬液加 8ml 28.7% Nycodenz 储存液铺于 50ml 离心管底层，上层加入 6ml 含 3% 牛血清白蛋白的 GBSS 平衡盐溶液，1400g 离心 20 分钟。离心后，小心吸取 Nycodenz 层与 GBSS 层界面的细胞悬液条带，清洗细胞，重置于含 10% 胎牛血清、4mmol/L 谷氨酰胺、100U/ml 青霉素、100μg/ml 链霉素的 DMEM 培养基。注意所有操作保持低温。

5. 原代细胞接种后 24 小时、48 小时换液，去除非贴壁细胞。细胞铺满培养皿底部后以 0.25% 胰酶消化 5 分钟，1∶2 接入新的培养基中。一般传代 2~3 次后用于实验。

四、细胞鉴定

1. 台盼蓝染色检测细胞活力：该方法所得活细胞率 >80%。

2. 细胞涂片检测结蛋白（desmin）、神经胶质原纤维酸性蛋白（glial fibrillary acidic protein，GFAP）及 α-平滑肌动蛋白（α-smooth muscle actin，α-SMA）：采用免疫组化的方法，以 desmin 染色阳性作为新鲜分离的胰腺星状细胞标志。静息态胰腺星形细胞 GFAP 染色阳性，α-SMA 染色阴性。培养 48 小时后，α-SMA 表达增高，星状细胞处于激活状态。

五、注意事项

1. 在 Apte 等的基础上胰腺星状细胞的分离方法有多种改进。例如，Gisela Sparmann 等以蛋白酶Ⅸ取代链霉蛋白酶，以 HBSS 取代 GBSS 等。

2. 除 Nycodenz 密度梯度离心法外，胰腺星状细胞的分离还可以使用 Dectran 密度梯度离心法和 Percoll 密度梯度离心法。相比之下，Nycodenz 的细胞毒性最小，操作也最简便。

3. 密度梯度离心法可以获得静息态胰腺星状细胞，体外培养促使其自发活化，且活化标志明确，从而为体外研究胰腺纤维化的致病因素提供了细胞模型。Apte 等发现多种细胞因子，如 TGF-β、PDGF，能够促进胰腺星状细胞的增殖和胶原合成。高糖或高糖联合高胰岛素均可增强胰腺星状细胞的活化。通过反转录病毒转染的方式，将 SV40 的大 T 抗原区导入培养了 7 或 14 天的大鼠胰腺星状细胞，可获得永生化的大鼠胰腺星状细胞系，分别具有静息态和活化态的星状细胞的特征。利用相似的方法也能够获得永生化人类胰腺星状细胞系。

六、方法应用及评价

密度梯度离心法可以获得静息态胰腺星形细胞，体外培养促使其自发活化，且活化标志明确，从而为体外研究胰腺纤维化的致病因素提供了细胞模型。Apte 等发现多种细胞因子，如 TGF-β、PDGF，能够促进胰腺星状细胞的增殖和胶原合成。高糖或高糖联合高胰岛素均可增强胰腺星状细胞的活化。通过反转录病毒转染的方式，将 SV40 的大 T 抗原区导入培养了 7 或 14 天的大鼠胰腺星状细胞，可获得永生化的大鼠胰腺星状细胞系，分别具有静息态和活化态的星状细胞的特征。利用相似的方法也能够获得永生化人类胰腺星状细胞系。

（王晓星 辛冰牧 胡卓伟）

参 考 文 献

1. PeridesG，TaoX，WestN, et al. A mouse model of ethanol dependent pancreatic fibrosis. Gut, 2005, 54 (10):1461-1467

2. SibleyD，JerrellsT. Alcohol consumption by C57BL/6 mice is associated with depletion of lymphoid cells from the gut-associated lymphoid tissues and altered resistance to oral infections with Salmonella typhimurium. J Infect Dis, 2000, 182 (2):482-489

3. JerrellsTR，ChapmanN，ClemensDL. Animal model of alcoholic pancreatitis：Role of viral infections. Pancreas, 2003, 27 (4):301-304

4. JerrellsTR，VidlakD，StrachotaJM. Alcoholic pancreatitis：mechanisms of viral infections as cofactors in the development of acute

and chronic pancreatitis and fibrosis. J Leukoc Biol, 2007, 81 (2):430-439

5. DengX, WangL, ElmMS, et al. Chronic alcohol consumption accelerates fibrosis in response to cerulein-induced pancreatitis in rats. Am J Pathol, 2005, 166 (1):93-106

6. KonoH, NakagamiM, RusynI, et al. Development of an animal model of chronic alcohol-induced pancreatitis in the rat. Am J Physiol Gastrointest Liver Physiol, 2001, 280 (6):G1178-1186

7. UesugiT, FrohM, GabeleE, et al. Contribution of angiotensin Ⅱ to alcohol-induced pancreatic fibrosis in rats. J Pharmacol Exp Ther, 2004, 311 (3):921-928

8. TsukamotoH, ReidelbèrgerRD, FrenchSW, et al. Long-term cannulation model for blood sampling and intragastric infusion in the rat. Am J Physiol Regul Integr Comp Physiol, 1984, 247 (3):R595-599

9. van WesterlooDJ, FlorquinS, de BoerAM, et al. Therapeutic effects of troglitazone in experimental chronic pancreatitis in mice. Am J Pathol, 2005, 166 (3):721-728

10. Neuschwander-TetriBA, BurtonFR, PrestiME, et al. Repetitive self-Limited acute pancreatitis induces pancreatic fibrogenesis in the mouse. Digest Dis Sci, 2000, 45 (4):665-674

11. PandolSJ, GukovskyI, SatohA, et al. Animal and in vitro models of alcoholic pancreatitis: Role of cholecystokinin. Pancreas, 2003, 27 (4):297-300

12. SparmannG MerkordJ, JaschkeA, et al. Pancreatic fibrosis in experimental pancreatitis induced by dibutyltin dichloride. Gastroenterology, 1997, 112 (5):1664-1672

13. MerkordJ, WeberH, SparmannG, et al. The course of pancreatic fibrosis induced by dibutyltin dichloride (DBTC) Ann NY Acad Sci, 1999, 880 (1):231-237

14. GlaweC, EmmrichJ, SparmannG, et al. In vivo characterization of developing chronic pancreatitis in rats. Lab Invest, 2004, 85 (2):193-204

15. Masanobu Inoue, Yoshifumi Ino, Junya Gibo, et al. The role of monocyte chemoattractant protein-1 in experimental chronic pancreatitis model induced by dibutyltin dichloride in rats. Pancreas, 2002, 25 (4):62-70

16. GiboJ, ItoT, KawabeK, et al. Camostat mesilate attenuates pancreatic fibrosis via inhibition of monocytes and pancreatic stellate cells activity. Lab Invest, 2004, 85 (1):75-89

17. YamamotoM, OtaniM, OtsukiM. A new model of chronic pancreatitis in rats. Am J Physiol Gastrointest Liver Physiol, 2006, 291 (4):G700-708

18. ApteMV, HaberPS, ApplegateTL, et al. Periacinar stellate shaped cells in rat pancreas: identification, isolation, and culture. Gut, 1998, 43 (1):128-133

19. JasterR, SparmannG, EmmrichJ, et al. Extracellular signal regulated kinases are key mediators of mitogenic signals in rat pancreatic stellate cells. Gut, 2002, 51 (4):579-584

20. Oak-KeeH, Seang-HwanL, MarieR, et al. Hyperglycemia and hyperinsulinemia have additive effects on activation and proliferation of pancreatic stellate cells: Possible explanation of islet-specific fibrosis in type 2 diabetes mellitus. J cell Biochem, 2007, 101 (3):665-675

21. SparmannG, HohenadlC, Tornoe, J, et al. Generation and characterization of immortalized rat pancreatic stellate cells. Am J Physiol Gastrointest Liver Physiol, 2004, 287 (1):G211-219

22. ApteMV, HaberPS, DarbySJ, et al. Pancreatic stellate cells are activated by proinflammatory cytokines: Implications for pancreatic fibrogenesis. Gut, 1999, 44 (4):534-541

23. JesnowskiR, FurstD, RingelJ, et al. Immortalization of pancreatic stellate cells as an in vitro model of pancreatic fibrosis: Deactivation is induced by matrigel and N-acetylcysteine. Lab Invest, 2005, 85 (10):1276-1291

第七章 肾纤维化实验方法和技术

第一节 引 言

肾纤维化是多种肾脏疾病发展至终末期肾功能衰竭的共同通路,以过多的细胞外基质在肾间质积聚为特征。慢性肾脏疾病发生后，进行性纤维化和慢性肾衰的发生几乎不可避免。肾纤维化具有共同的病理特点，如细胞外基质增多，肾小管扩张、萎缩，细胞凋亡等，与其原发疾病（如糖尿病、高血压、感染、结石等）无关。研究显示，肾纤维化的发生受到基因及环境因素的多重影响，如炎症细胞的浸润，肾小球系膜细胞的表型转化，细胞因子的作用以及细胞外基质生成及降解的失衡等，但肾纤维化的发病机制尚不完全清楚，目前临床也缺乏治疗良策。

在探讨肾纤维化的病因、病理生理及防治中，合理使用纤维化模型是至关重要的。本章将详述用于肾纤维化研究的动物及离体实验模型，并对其应用加以介绍。

第二节 肾纤维化动物模型

理想的肾间质纤维化动物模型，对于研究肾间质纤维化发生机制以及探寻各种延缓和阻断肾纤维化进展的新方法，具有十分重要意义。目前应用广泛的肾纤维化动物模型主要有单侧输尿管结扎模型、肾毒血清肾病模型、基因缺陷动物及5/6肾切除模型。

一、动物模型

（一）单侧输尿管结扎模型（Unilateral ureteral obstruction，UUO）

1．实验动物 大鼠小鼠均可。

2．实验步骤

（1）2%戊巴比妥钠（40mg/kg）腹腔注射麻醉大鼠。

（2）局部剃毛，75%酒精消毒手术部位，腹正中线切口，依次切开皮肤至腹腔。

（3）在左后腹壁辨认左侧肾脏及输尿管，将左侧输尿管在上1/3部位用组织钳托起，4-0丝线两点结扎，两点间距离约5mm，剪断输尿管，然后连续缝合皮肤。

3．注意事项

（1）动物手术后要注意保温。

（2）动物苏醒后，可恢复饮水，12小时后恢复正常饮食。

（3）准确辨认输尿管是本模型关键。大鼠输尿管呈灰白色，半透明，较松懈，可沿肾门向下寻找。

4．方法应用及评价 单侧输尿管结扎模型，模拟临床梗阻性肾病，是一种非免疫损伤诱发肾纤维化模型。其特点是：

（1）结扎一侧输尿管，可以对侧肾作自身对照。

（2）若单侧输尿管结扎时不剪断输尿管，在结扎后3天内再通，则损伤可恢复。若继续阻塞输尿管，则2周即可形成较严重的间质纤维化。

（3）该模型所形成的纤维化，以间质纤维化为主，肾小球病变较轻。

（4）该模型较稳定，对多种遗传背景的动物均可在短时间内诱导纤维化。

（5）但该模型与人类疾病的相关性尚不十分清楚，因为人的输尿管梗阻很少导致纤维化。但该模型较好的，以较快的速度模拟了阻塞性肾病发展为纤维化的不同阶段：细胞滤过、管增殖及凋亡、表皮细胞向系膜细胞转化、纤维细胞积聚、细胞外间质沉积、管萎缩等。

（二）肾毒血清肾病模型（nephrotoxic serum nephritis，NTN）

1．实验动物 C57BL/6或CD-1小鼠。

2．实验步骤

（1）制作大鼠抗原 正常SD大鼠，体重200~250g，断头放血处死，取肾皮质用PBS缓冲液在冰浴中匀浆后通过200目网筛上剩余物为肾小球，收集肾小球。PBS漂洗3次（3000r/min，5min），然后经超声粉碎后以4000r/min离心10分钟，弃上清液，得富含GBM的沉积物，生理盐水调至10mg/ml，-20℃冰箱保存备用。

（2）制备肾毒血清（NTS） 取1ml GBM与等量的弗氏完全佐剂乳化，于新西兰大白兔（体重2.5±0.3kg），皮下注射，每2周1次，共10次，在最后一次注射后10天，用20%乌拉坦5ml/kg ip麻醉，颈动脉插管取血，离心（3000r/min，10min）获得血清为兔抗大鼠 GBM 抗体（NTS）。此血清用同等体积的大鼠红细胞 4℃吸附过夜，56℃水浴中灭活 30 分钟后备用。

（3）预免疫小鼠　以 200μg 正常兔 IgG 与等量弗氏完全佐剂乳化，一次性注射于小鼠皮下。

（4）免疫小鼠　预免疫后 3 天，尾静脉注射 NTS，连续 3 天。

3．注意事项

（1）含有弗氏完全佐剂的血清，应皮下注射，静脉注射可导致肺损伤。

（2）每个注射部位应不超过 50μl，并应消毒注射部位，防感染。

4．方法应用及评价　肾毒血清肾病模型以肾小球作为原发病灶，继而引起间质损伤，导致纤维化。类似临床抗基底膜或免疫复合物沉积肾小球肾炎。其特点是：

（1）肾毒血清肾病的进展表现为蛋白尿及肾脏分泌功能下降。小鼠注射 NTS 后 3 天，即可出现蛋白尿，血尿素氮水平在早期迅速升高，注射 NTS 后 10 天回到基线值。14 天后可出现间质及肾小球纤维化，血尿素氮水平进行性升高，直至死亡。

（2）该模型与人类以肾小球作为原发病灶，导致纤维化的疾病较相似，易于诱发，但疾病的进程有一定的变异。

（3）该模型已较好地用于药物疗效观察。

（三）基因缺陷动物

1．实验动物　COL4A3-缺陷小鼠。

2．方法应用及评价　该小鼠 COL4A3 基因缺陷，类似于临床 Alport 综合征。Col4a3 编码Ⅳ型胶原 α3 链，致使这种小鼠缺乏正常的Ⅳ型胶原 α3、α4、α5 在基底膜的沉积，导致进行性的肾脏疾病。以基底膜断裂为起点，随后形成新月型肾小球肾炎及严重的肾纤维化。129sv 基因背景的 COL4A3 缺陷小鼠，4 周龄时肾脏功能尚属正常，8 周龄可见明显的基底膜断裂，出现蛋白尿，说明肾小球滤过屏障异常，并可观察到广泛的间质纤维化。该模型是研究进行性肾纤维化的极好模型。

（四）5/6 肾切除模型

1．实验动物　SD 或 Wistar 大鼠。

2．实验步骤

（1）2% 戊巴比妥钠（40mg/kg）腹腔注射麻醉大鼠，俯卧位固定于鼠台上。

（2）局部剃毛，75% 酒精消毒手术部位，从距左脊肋骨 1.5cm 处斜向外方切口，暴露左侧肾脏，分离肾周围脂肪。

（3）用丝线分别在上下级 1/3 处结扎肾组织，并离断。出血明显的用明胶海绵压迫止血片刻，复位肾脏，缝合。

（4）1 周后切除整个右肾，2 次手术共切除 5/6 肾脏。

3．注意事项

（1）动物手术后要注意保温。

（2）动物苏醒后，可恢复饮水，12 小时后恢复正常饮食。

（3）由于手术切除每个大鼠的肾脏难以等同，手术尽量由一人操作，以减少手术误差。

（4）方法应用及评价　5/6 肾切除动物模型造模方法比较简便，模型稳定，成功率也较高；大鼠 5/6 肾切除后，有效肾单位减少，形成肾小球高灌注，肾动脉高压，引起肾小动脉壁逐渐增厚，肾小球系膜细胞增生，系膜基质增生，最终导致肾小球纤维化、硬化，肾小管萎缩、肾间质纤维化，比较符合人类肾纤维化的病理改变，是研究抗慢性肾衰竭、肾纤维化的理想动物模型。

二、生化测定

肾纤维化程度与肾脏功能不全成正相关。肾脏功能可通过血生化及尿生化指标反映。

（一）血清肌酐测定

肾小球滤过率（GFR）是评价肾脏功能的最佳指标，指单位时间内经肾小球滤过的血浆的量。最广泛的 GFR 指标是血清肌酐浓度。

肌酐是骨骼肌中肌酸或磷酸肌酸非酶转化的副产物，骨骼肌产生的肌酐量与肌肉量成正比并保持相对稳定。血清肌酐在肾小球的滤过率大约是肾脏的排出量，肾小管不重吸收，不分泌。血清肌酐的变化与 GFR 成反比。纤维化时，肾功能损伤，肾小球滤过功能障碍，血清肌酐水平升高。

肌酐速率法：

1. 原理　在碱性溶液中，苦味酸盐与肌酐作用生成黄红色的苦味酸盐肌酐混合物，拟一级反应动力学。

2. 试剂配制

（1）氢氧化钠　0.32mol/L。

（2）苦味酸　0.04mol/L。

（3）肌酐标准液　100μmol/L。

3. 操作步骤　将试剂 A、B 等比例混合作为工作液，37℃预温20min。取分离血清，按表加入样品及试剂。

分光光度计 510nm，1cm 光径，反应温度 25℃（或 30℃，37℃），按上述步骤混匀后准确 20s，读取吸光度 A1 测或 A1 标，待反应进行至准确 60s，读取吸光度 A2 测或 A2 标。

计算：肌酐 $\mu mol/L$ =（A2 测 － A1 测）× 100/A2 标 － A1 标

试　剂	空白管	标准管	样品管
工作液	1.0ml	1.0ml	1.0ml
蒸馏水	0.1ml	－	－
标　准	－	0.1ml	－
样　品	－	－	0.1ml

（二）血清尿素测定——脲酶比色法

1. 原理

$$尿素 + 2H_2O \xrightarrow{Urease} 2NH_3 + CO_2$$

$$2NH_3 + 2NaOCl \longrightarrow 2NH_2Cl + 2NaOH$$

$$2phenol + 2NH_2Cl \longrightarrow 2,4\text{-}aminophenol + 2Cl + 2H_2O$$

$$2,4\text{-}aminophenol + 2phenol + O_2 \longrightarrow 2indophenol + 2H_2O$$

蓝色 indophenol 的生成量与尿素含量呈正比。

2. 试剂配制

（1）酚显色液　苯酚 10g，亚硝基铁氰化钠（含2分子水）0.05g，溶于 1000ml 去氨蒸馏水中，4℃保存。

（2）次氯酸钠溶液　氢氧化钠 5g 溶于去氨蒸馏水中，加安替福民 8ml（相当于次氯酸钠 0.42g），加蒸馏水至 1000ml，棕色瓶 4℃保存。

（3）尿素酶贮存液　尿素酶（比活力 3000～4000U/g）0.2g 悬浮于 20ml 50%（V/V）甘油中，4℃保存。

（4）尿素酶应用液　尿素酶贮存液 1ml，加 10g/LEDTA-2Na 溶液（pH6.5）至 100ml，置冰箱保存可稳定 1 个月。

（5）尿素标准贮存液（100mmol/L）　称取干燥纯尿素 0.6g，溶于水定容至 100ml，加 0.1g 叠氮钠防腐，置冰箱内可稳定 6 个月。

（6）尿素标准应用液（5mmol/L）　取 5.0ml 标准贮存液，用去氨蒸馏水稀释至 100ml。

3. 操作步骤　将试剂 A、B 等比例混合作为工作液，37℃预温。取分离血清，按表加入样品及试剂。

分光光度计 560nm，1cm 光径，用空白管调零，读取各管吸光度。

计算：尿素（mmol/L）=测定管吸光度 × 5/标准管

试剂	样品管	标准管	空白管
尿素酶应用液	1.0ml	1.0ml	1.0ml
蒸馏水	10ul	－	－
标准	－	10ul	－
样品	－	－	10ul
	混匀，37℃水浴，15分钟		
酚显色液	5.0ml	5.0ml	5.0ml
次氯酸钠溶液	5.0ml	5.0ml	5.0ml
	混匀，37℃水浴，20分钟		

吸光度

（三）内生肌酐清除实验

肌酐清除实验是检测早期肾损害的标准实验方法。

操作步骤：

实验结束前一天，将动物放进代谢笼，收集24小时尿液。在此期间，代谢笼中动物禁食但不禁水。24小时后测量尿量；

混匀后取部分待分析；

留取尿液标本期间，抽空腹血，测血肌酐；

取尿 0.2ml，加蒸馏水至 100ml，稀释成 0.2ml/dl；

试剂（ml）	样品管	标准管	空白管
0.2ml/dl 尿液	3.0	–	–
20mg/L 肌酐标准液	–	0.3	–
蒸馏水	–	2.7	3.0
0.04mol/L 苦味酸	0.75	0.75	0.75
0.75mol/L 氢氧化钠	0.75	0.75	0.75

混匀，静置15分钟后，空白管调零，505nm测吸光度。尿肌酐（mg/24h）＝样品管吸光度×1000/标准管吸光度。肌酐清除率＝尿肌酐×24h尿量/血肌酐。

第三节 肾纤维化离体模型

纤维化形成过程中，组织中主要参与 ECM 产生的细胞就称为细胞外基质形成细胞（ECM producing cells）。细胞外基质产生细胞是一些间充质细胞，在组织纤维化形成中起重要作用。正常肾间质细胞成分主要有成纤维细胞、血管周细胞和单核巨噬细胞等。肾小球系膜细胞、肾间质成纤维细胞等是肾纤维化时 ECM 主要来源细胞，当这些细胞受到刺激被活化，可以从静息状态转化为增殖/分泌型，合成大量的 ECM 成分，而 ECM 产生细胞活化是纤维化形成的关键步骤和核心环节。

一、人肾间质成纤维细胞（human renal interstitial fibroblasts）

肾间质成纤维细胞具有多种生物学作用：合成多种 ECM 成分（Ⅰ型和Ⅲ型胶原、纤维连结蛋白、弹性蛋白、糖胺聚糖和蛋白聚糖）；分泌多种细胞因子，除具有刺激自身增殖和合成的功能外还可以对其他细胞产生影响等。肾间质成纤维细胞来源于细胞本身增殖，此外部分可由小管上皮细胞转化而来，有实验证实：应用 TGF-β 不仅成功诱导乳房上皮细胞转化为成纤维细胞样细胞，而且在多种上皮细胞系如肾上皮细胞系 MDCK（madin-darby canine kidney）等体外诱导获得成功。肾间质成纤维细胞培养方法的建立将对研究其体外增殖特性，外源性刺激对其生物学活性的影响以及肾间质纤维化的发生机制具有重要意义。

（一）细胞培养试剂

RPMI-1640 培养液	1000ml
左旋谷胺酰胺	300mg
丙酮酸钠	330mg
N-2-羟乙基哌嗪-N′-2-乙磺酸（Hepes）	2380mg
青霉素	10 万 U
链霉素	135mg

临用前加入 20% 胎牛血清

（二）培养步骤

1. 无菌条件下，严格切除突入肾盂的肾乳头组织，以排除肾小球细胞混合生长的可能。生理盐水反复冲洗后于平皿中剪碎，再用刀剁成糜状。

2. 加入胶原酶，于 37℃ 振荡水浴中消化 15～20 分钟，200g 离心 10 分钟，弃上清，RPMI1640 洗 1 次。

3. 收集组织碎块接种于含有培养液的培养瓶中，37℃、5% CO_2 孵育箱中培养。1 周后换液，此后每

3 天换液 1 次，细胞铺满皿底后转种。

4. 细胞消化液　0.5g/L 胰蛋白酶及 0.2g/LEDTA 混合液消化。

（三）形态学观察

1. 培养一周后倒置相差显微镜观察可见贴壁的组织块中有两种形态的细胞长出，即立方形或多边形细胞以及长梭形细胞，换液后成纤维细胞具有优势生长的特点，约 20 天左右则长梭形细胞为主的细胞铺满瓶底，细胞转种。转种两次后即可获得均匀生长的、含单个核的长梭形成纤维细胞。

2. 透射电镜，该细胞内有大的圆形或椭圆形核，胞质内可见明显的粗面内质网、高尔基复合体及微丝结构，线粒体数量不多，分布不均。

3. 间充质标志蛋白波形蛋白（vimentin）表达呈阳性。

二、肌成纤维细胞（myofibroblast，MFB）

正常情况下成纤维细胞处于静息状态，是一类低代谢，非激活状态的细胞。成纤维细胞受到刺激后，从静息型转化为增殖和过度产生基质的细胞，即发生成纤维细胞活化，活化的成纤维细胞发生功能和表型改变，转变为肌成纤维细胞。MFB 是一组平滑肌细胞样细胞，胞质内出现 α-SMA（α-平滑肌肌动蛋白），MFB 主要表达 α-SMA，是 MFB 活跃的标志性抗原。MFB 具有相似的形态和功能，核膜皱褶，胞质内含有大量排列成束的微丝、肌动蛋白和扩张的粗面内质网。MFB 兼有成纤维细胞和平滑肌细胞的功能和结构特征，既具有收缩功能，又能产生胶原和 ECM 成分，对许多药物的反应特点与平滑肌类似。关于 MFB 的来源目前仍有争议，可能源于肾间质成纤维细胞、血管平滑肌细胞等，而肾间质成纤维细胞是 MFB 的主要来源。MFB 也可有其他 ECM 产生细胞转化而来：一定条件下，肾小管上皮细胞可转化为肾间质 MFB，肾小球系膜细胞也可转化为 MFB。MFB 持续存在或凋亡过程缺陷可能导致纤维化进行性发展，MFB 是控制纤维化重要的靶细胞，研究 MFB 的病理表现特征及其关键细胞内信号转导途径和调控规律，对深入认知纤维化发生机制至关重要。以下简介一种常用的细胞系。

BHK-21/C13（baby hamster kidney fibroblast cell line）为一种贴壁的成纤维细胞型细胞，来源于 1 日龄仓鼠的肾组织。ATCC 代码：CCL-10™。

（一）培养试剂

Eagle 完全培养液。

L-谷胺酰胺	2.0mmol/L
丙酮酸钠	1.0mmol/L
胎牛血清	10%
非必需氨基酸	0.1mmol/L

（二）培养步骤

1. 细胞以 $1.6 \times 10^4/cm^2$ 密度接种于 9cm 直径的平皿中作常规培养，37℃，5% CO_2，2~3 天换液 1 次。

2. 去除培养液后，加入 0.25% 胰酶，0.03% EDTA 消化液，室温或 37℃ 放置 1~2min，细胞分离后，离心去除消化液，换新鲜培养基培养。

（三）形态学观察

1. 倒置显微镜观察，细胞呈星芒状，细胞核形状不规整。

2. 电镜观察含丰富的扩张的粗面内质网，胞质内含有大量排列成束的微丝。

3. 标志性抗原 α-SMA，波形蛋白（vimentin）及结蛋白（desmin）表达呈阳性。

三、肾小球系膜细胞（mesangial cells，MsC）

肾小球系膜位于肾小球毛细血管小叶的中央部分，由系膜细胞和系膜基质组成。系膜细胞呈星型或多边形，有多个突起，细胞核呈圆形、卵圆形或不规则形。系膜基质即 ECM 由系膜细胞产生，为充填于系膜细胞之间的基膜样物质。系膜细胞是平滑肌细胞样细胞，内含有肌动蛋白和肌球蛋白，具有收缩功能，可调节肾小球毛细血管的血流量；还可产生多种细胞因子，参与肾小球炎症反应；系膜细胞可产生多种 ECM，参与肾小球基膜的修复和更新；另外，系膜细胞上还有 Fc 和 C3b 受体，可参与免疫反应；同时系膜细胞又能接受细胞因子、生长因子、ECM 和整合素等的作用，是这些因子作用的靶细胞。

（一）细胞培养试剂

RPMI-1640 培养液、谷胺酰胺、青霉素、20% 胎牛血清、Hanks 液、Ⅳ型胶原酶等。

（二）培养步骤

1. 肾脏原位灌流　将 SD 大鼠麻醉后仰卧固定，腹部消毒，剪开腹腔，分离腹主动脉。在肠系膜上动脉上方的腹主动脉后置一结扎线。用血管钳阻断腹主动脉末端。血管钳上方的腹主动脉后置一结扎线。肾动脉下的腹主动脉处置一动脉夹。迅速将动脉夹与后一结扎线间的腹主动脉剪一小口，插入管流针并结扎固定，移去动脉夹，结扎前一结扎线，剪破肾静脉，用 Hanks 液进行肾脏灌洗。1～2min 后肾脏色泽变白。取出双肾，置不完全培养液冰浴保存。

2. 肾皮质分离　将灌流后的肾脏对半剖开，撕去包膜，用刀片切取肾皮质，并将其切成 1～2mm³，置不完全培养液冰浴保存。

3. 肾小球分离　将肾皮质小块用 Hanks 液洗涤 2～3 次，倒入 3 道重叠的不锈钢筛网（筛孔的直径由上至下分别为 250、150、75μm）在最上层筛网上用消毒针筒轻压肾皮质，并用 4℃ Hanks 液冲洗，使小球滤入下层筛网。移去最上层筛网，再用 Hanks 液冲洗第二道筛网，使小球完全滤入第三道筛网中，并用消毒吸管吸入离心管。

4. 肾小球的消化和培养　将肾小球悬液 1000r/min 离心 2～3min，弃上清，再加入 Hanks 液。加入Ⅳ型胶原酶 10ml（1g/L），37℃水浴，间隔振摇 30min，重复以上步骤洗小球两次。加入完全培养基（RP-MI1640、L-谷胺酰胺、青霉素及 20% 胎牛血清）。接种后，37℃、5% CO_2 孵育箱中培养 3～4 天后观察贴壁率。1 周后换液，此后常规培养，21～30 天后可传代。

5. MsC 传代　培养的 MsC 经 Hanks 液洗涤后，加入 0.5% 胰蛋白酶和 0.53mmol/LEDTA 混合液，置 37℃放置 1～2min，观察到细胞突起回缩，间隙增大，即吸去消化液，加入完全培养基终止消化。用吸管吹打瓶壁细胞，使之成为悬液。800r/min 离心后，弃上清，加入新鲜培养基分装入几个培养瓶后继续培养。

（三）形态学观察

相差显微镜下生长活跃的 MsC 体积大，为梭形，不规则星形或三角形、树枝状。当细胞密集时可重叠生长。胞浆多突起，可见大量微丝状结构。核居中央，呈圆形或椭圆形。

电镜下示 MsC 成星形，表面有多数长短不一的突起，并以此相互连接，突起表面可见大量微丝状结构。核常居于中央，核染色质分布甚为稀疏。

MsC 胞质内结蛋白、肌动蛋白表达呈阳性。

（辛冰牧　闫慧敏　胡卓伟）

参 考 文 献

1. KlahrS, MorrisseyJ. Obstructive nephropathy and renal fibrosis. Am J Physiol Renal Physiol, 2002, 283 (5): F861 - 875

2. BascandsJL, SchanstraJP. Obstructive nephropathy: insights from genetically engineered animals. Kidney Int, 2005, 68 (3): 925 - 937

3. InazakiK, KanamaruY, KojimaY, et al. Smad3 deficiency attenuates renal fibrosis, inflammation, and apoptosis after unilateral ureteral obstruction. Kidney Int, 2004, 66 (2): 597 - 604

4. GoncalvesRG, BiatoMA, ColosimoRD, et al. Effects of mycophenolate mofetil and lisinopril on collagen deposition in unilateral ureteral obstruction in rats. Am J Nephrol, 2004, 24 (5): 527 - 536

5. LloydCM. RANTES and monocyte chemoattractant protein-1 (MCP-1) play an important role in the inflammatory phase of crescentic nephritis, but only MCP-1 is involved in crescent formation and interstitial fibrosis. J Exp Med, 1997, 185: 1371 - 1380

6. Zeisberg. BMP-7 counteracts TGF-beta1-induced epithelial-to-mesenchymal transition and reverses chronic renal injury. Nat Med, 2003, 9: 964 - 968

7. ZeisbergM. Bone morphogenic protein-7 inhibits progression of chronic renal fibrosis associated with two genetic mouse models. Am J Physiol Renal Physiol, 2003, 285: F1060 - 7

8. ZhangB，LiangX，ShiW，et al. Role of impaired peritubular capillary and hypoxia in progressive interstitial fibrosis after 56 sub-total nephrectomy of rats. Nephrology（Carlton），2005，10（4）：351－357

9. 叶应妩，王毓三等，全国临床检验操作规程. 南京：东南大学出版社，1991

10. NicolasFJ，LehmannK. Epithelial to mesenchymal transition in Madin-Darby canine kidney cells is accompanied by down-regulation of Smad3 expression，leading to resistance to transforming growth factor-beta-induced growth arrest. . J Biol Chem，2003，278：3251－3256

11. LijingC，YipuC. Anti-Fas antibody induces apoptosis in cultured human renal interstitiall fibroblasts. Chinese Medical Journal，2001，114：162－166

12. 张明，郭慕依，陈琦，等. 大鼠肾小球系膜细胞培养. 上海医科大学学报，1995，22：207－209

第八章　骨髓纤维化实验方法和技术

第一节　引　言

　　骨髓纤维化病理表现为骨髓中胶原、纤维连接蛋白、层粘连蛋白等纤维组织的异常沉积，代替正常的骨髓造血组织，从而严重影响造血功能。临床表现为出现泪滴状红细胞、贫血、髓外造血、骨髓硬化等。骨髓纤维化属于慢性骨髓增生性疾病（chronic myeloproliferative disorder，CMPD）。文献中经常出现的骨髓纤维化伴髓样化生（myelofibrosis with myeloid metaplasia，MMM）主要指得就是原发性骨髓纤维化。

　　1879年，Hueck在2例骨髓性粒细胞性白血病的病例报告中首次提出骨髓纤维化（myelofibrosis，MF）这个病名。随后发现，许多疾病伴随骨髓纤维化的发生，如真性红细胞增多症（polycythemia vera，PV）、慢性髓细胞性白血病（chronic myelocytic leukemia，CML）、霍奇金淋巴瘤（Hodgkin lymphoma）等，肿瘤放疗、化疗以后也可能发生骨髓纤维化。虽然，骨髓纤维化相对于肺纤维化、肝纤维化而言发病率较低，原发性骨髓纤维化的发病率为每10万人0.5～1.5人，但是由于造血器官的功能严重受损，诊断后存活仅3.5～5年，是一类严重危害人类健康和生命的疾病。因此，建立适宜的骨髓纤维化动物模型对研究骨髓纤维化的发病机制以及骨髓纤维化疾病的防治具有重要的意义。

一、骨髓纤维化的病因和发病机制

　　骨髓纤维化与多种原因有关，包括：骨髓组织增生性疾病、其他血液学和非血液学恶性肿瘤、自身免疫性疾病、内分泌疾病等。根据发病原因，可将骨髓纤维化分为原发性和继发性两类。原发性骨髓纤维化即特发性骨髓纤维化（idiopathic myelofibrosis，IMF），其病因未明，指纤维组织无明显原因地进行性取代正常骨髓造血组织的疾病，属于血液系统恶性增殖性疾病。继发性骨髓纤维化是指各种不同原因引起的骨髓纤维组织增生而影响造血功能的疾病，可由下述多种因素引起：①化疗和接触化学溶剂及电离辐射损伤；②感染：尤其是结核、梅毒；③某些血液病：如多发性骨髓瘤、霍奇金淋巴瘤、慢性粒细胞白血病、毛细胞白血病、骨髓增生异常综合征、骨髓转移癌等；④其他：如系统性红斑狼疮、系统性硬化症、肾性骨发育不全、结节性多动脉炎、血管免疫母细胞淋巴腺病等。

　　骨髓纤维化发病机理较为复杂，并不能通过一个单独的模型来解释造血细胞的异常增殖、纤维化对正常骨髓细胞外结构的破坏和髓外造血等。但骨髓纤维化通常与幼红细胞、巨核细胞、粒细胞、单核细胞、或B、T淋巴细胞的克隆异常有关，这表明骨髓纤维化中异常克隆起源于多能造血祖细胞。克隆异常的多能造血祖细胞分化产生发育不良或坏死的巨核细胞和血小板等，释放TGF-β、PDGF、bFGF、VEGF、IL-1、IL-8等促纤维化因子，引起骨髓中成纤维细胞的增殖，产生骨髓纤维化。目前认为，骨髓纤维化是恶性克隆与成纤维细胞相互作用的继发性结果。

　　（一）骨髓纤维化起源于造血干细胞的克隆性异常和增生

　　骨髓纤维化中造血干细胞和祖细胞存在克隆性异常。研究者发现，外周血同源细胞遗传学异常的IMF病人其骨髓成纤维细胞的细胞遗传学构成一般无异常。Jacobson等检测本病女性黑人杂合子患者的骨髓造血细胞及纤维细胞，了解他们 G-6-PD 同工酶的类型，结果发现患者的红细胞、粒细胞及血小板等仅显示 A 或 B 型的其中一种同工酶，而皮肤纤维细胞的提取物及培养生长的成纤维细胞却能显示 A、B 两种不同的 G-6-PD 同工酶。将 MF 病人的成纤维细胞分离出来进行培养，其表型和生长特点均表现正常。IMF 病人同种基因干细胞移植后纤维化逆转，显示 IMF 中骨髓纤维化并不是不可逆的，是瘤样造血细胞增殖的副反应。因而认为本病造血细胞是克隆性增殖，成纤维细胞是非克隆性增生，骨髓纤维化起源于造血干细胞的克隆性异常。

　　CD34 抗原是造血干细胞和祖细胞（hematopoietic stem/progenitor cell，HSC/HPC）的表型标志，在 1%～3% 的人类骨髓细胞中和 0.05% 循环系统的有核细胞中表达。CD34$^+$ 细胞的组成性动员到外周血中是 IMF 的特征。在大量的 IMF 或从 ET、PV 发展成的骨髓纤维化病人中，外周血中 CD34$^+$ 细胞数的中位数比正常志愿者的高 300 多倍，是其他费城染色体阴性的慢性骨髓增生障碍（chronic Philadelphia chromosome negative myeloproliferative disorder，Ph-CMPD）病人的 18～30 倍。最近，Xu 等提供了直接的证据证明 IMF 起源于 CD34$^+$HSC 水平。用免疫缺陷小鼠作为人 HSC 移植的宿主，发现在 HSC 中存在初级可移植祖细胞体系，这种祖细胞在不同的但可预知的阶段可产生不同的细胞后代。将 IMF 病人的外周血 CD34$^+$ 细胞移植入非糖尿病（NOD）和严重联合免疫缺陷（SCID）小鼠，可产生骨髓再生细胞，且该骨髓再生细胞仅存在于移植于 IMF 病人的外周血 CD34$^+$ 细胞中。IMF 外周血 CD34$^+$ 细胞的分化程序与由 G-CSF 动员到外周血中的正常 CD34$^+$ 细胞的分化程序是不一样的，这些 IMF CD34$^+$ 细胞有独特的产生大量的 CD34$^+$、CD33$^+$ 和 CD41$^+$ 细胞的能力。这些研究显示，移植入小鼠中的人类 HSC 细胞与 IMF 外周血 CD34$^+$ 细胞在起源上是同源的，显示它们均来源于病人的不正常克隆。在 IMF 中，骨髓再生细胞及祖细胞组成性动员到外周血中，从而在骨髓纤维化后造血功能障碍时，产生髓外造血作用，它们的分化程序是异常的。

　　（二）细胞因子对骨髓纤维化的促进作用

　　骨髓纤维化是大量细胞因子产生的后果。巨核细胞是 IMF 中促纤维化因子的主要来源，在骨髓纤维化的发展中起主要作用。巨核细胞增生并伴有发育不良或坏死的巨核细胞是 IMF 的组织病理学标志。IMF 中 PDGF 和 TGF-β 水平比正常对照分别高 2～3 倍和 1.5～3 倍，从 IMF 病人分离得到的外周血单核细胞 TGF-β mRNA 表达水平增加，且局限于 IMF 病人的外周血巨核细胞中。TGF-β 增强纤维连接蛋白和Ⅰ、Ⅲ、Ⅳ型胶原，软骨素或硫酸软骨素和黏蛋白的基因表达，降低许多降解细胞外基质的基质金属蛋白酶（matrix metalloproteinase，MMPs）合成，同时刺激蛋白酶抑制剂如纤溶酶原激活物抑制剂 1 的合成。这些复杂的相互作用的净效应是细胞外基质的积累，促进骨髓纤维化的进一步发展。TPO（血小板生成素）和 GATA-1 分别是调控巨核细胞分化的外来和内在因子。TPO^{high} 小鼠和 GATA-1^{low} 小鼠均产生骨髓纤维化，并出现自发性骨髓纤维化样综合征。在两种模型中，小鼠骨髓和脾的细胞外液中均表达了高水平的 TGF-β1。其他的生长因子可能也参与了 IMF 中进行性纤维化的发展。IMF 病人的循环巨核细胞和血小板中有高水平的碱性成纤维细胞生长因子（bFGF）。bFGF 是一个潜在的促血管生成因子，也是人类骨髓基质细胞的促细胞分裂剂。进行性纤维化的 IMF 病人的血小板、巨核细胞和血清 bFGF 水平增高。bFGF 可能从发育异常和坏死的 IMF 巨核细胞或血小板中释放或渗漏，显示它可能参与 IMF 中经常发生的进行性骨髓纤维化和明显的新血管生成。

　　巨核细胞并不是唯一释放细胞因子促进骨髓纤维化的细胞。IMF 病人的单核细胞/巨噬细胞比正常对照产生更多的 TGF-β 和 IL-1。TGF-β 和 IL-1 是成纤维细胞促有丝分裂源，诱导细胞外基质蛋白产生。Rameshwar 等的研究显示，黏附分子介导单核细胞黏附到细胞外基质蛋白上，启动 NF-κB 向核内易位，导致 IMF 单核细胞过度产生 TGF-β 和 IL-1，参与骨髓纤维化的发生。

第二节　骨髓纤维化动物模型

　　因为骨髓纤维化伴有其他并发症，所选择的骨髓纤维化动物模型须能够为研究骨髓纤维化和骨样硬化的发病机制，以及找出潜在治疗靶点的特异分子缺陷提供有力的实验基础。在几种慢性骨髓增生性疾病小鼠模型中均可观察到髓外造血、离散骨髓纤维化，几乎均伴有红细胞增多和巨核细胞聚集，包括 TEL/PDGFβR 或 TEL/JAK2 融合基因小鼠、克隆自原发性人白血病表达 FLT-ITD 的造血细胞移植小鼠。然而，具有原发性骨髓纤维化几个特征的两种特异性动物模型——血小板生成素过表达小鼠模型（TPO^high 小鼠）和巨核细胞转录因子 GATA-1 缺失或突变小鼠模型（GATA-1^low 小鼠），近年来成为研究骨髓纤维化的主要动物模型。

一、PEG-rHuMGDF 诱导的巨核细胞增殖小鼠模型

（一）实验材料

重组人 MGDF（巨核细胞生长和发育因子），聚乙烯二醇。

（二）实验动物

BALB/c 小鼠，约 20g，8 周龄。

（三）实验方法

重组人 MGDF（1.1~2.1mg/ml，鲎溶解物测定 <2.5EU/ml）表达于 E.coli 并经聚乙烯二醇衍生化，形成 PEG-rHuMGDF。PEG-rHuMGDF（500μg/kg）溶于 1% 正常小鼠血清无菌盐水中，腹腔注射给予小鼠每天 1 次，连续给药 10 天。

（四）注意事项

PEG-rHuMGDF 停药以后，骨髓纤维化相关病理改变迅速逆转。

（五）方法应用和评价

小鼠腹腔注射 PEG-rHuMGDF10 天，出现血小板增多、巨核细胞增生、骨髓增生、红细胞和淋巴细胞减少以及网硬蛋白纤维沉积。脾大、脾中巨核细胞增多、髓外造血伴外周血和骨髓血液学改变，与临床骨髓纤维化和巨核细胞增生病人的病理表现相似。但是，停止给予 PEG-rHuMGDF 以后，所有血液病理学改变包括骨髓中网硬蛋白的增加均迅速、完全逆转。因此，短暂巨核细胞增殖不能导致组织的不可逆损伤。

二、AdTPO 致 TPO^high SCID 小鼠骨髓纤维化模型

（一）实验材料

表达人 TPO cDNA 的腺病毒载体（AdTPO）。

（二）实验动物

SCID BALB/c 小鼠（T 和 B 细胞缺陷、CTL 减弱、抗体产生降低或丧失），8~10 周龄，体重 >20g，雌雄兼用。

（三）实验步骤

小鼠腹腔给予 100 μl AdTPO（10^9 PFU）12 周，取脾、肝、骨髓进行组织学评价。

（四）注意事项

由于正常 BALB/c 小鼠的免疫反应产生抗人 TPO 抗体导致血小板先升后降，因此采用 SCID 免疫缺陷小鼠是该模型的关键。

（五）方法应用与评价

该模型小鼠脾脏和骨髓中血小板增多、白细胞增多和巨核细胞明显增生伴进程性骨髓纤维化和骨髓硬化发展迅速，有助于研究血小板生成的生理学机制和骨髓纤维化的病理生理学机制。

三、编码 MGDF 反转录病毒载体致小鼠骨髓纤维化模型

（一）实验材料

MGDF 反转录病毒。

（二）实验动物

（C57BL/6J×DBA/2J）F1（BDF1）小鼠，8~12 周龄，雌雄兼用。

（三）实验方法

1. 构建 MGDF 反转录病毒　以成年小鼠肝 RNA 为模板进行 RT-PCR，根据小鼠胚胎肝 cDNA 文库筛

选分离得到全长鼠 MGDF cDNA（编码 356 个氨基酸的初级翻译产物）。通过病毒 LTR 启动子将 1.5kb 片段克隆至 pMSCV2.2 的 EcoRI 位点，形成 pMGDF-MSCV 质粒。来自 MESV（鼠胚胎干细胞病毒）的 MSCV 载体（鼠干细胞病毒）含有由内在的小鼠磷酸甘油酸激酶（PGK）启动子驱动的新霉素磷酸转移酶基因。反转录病毒的构建，亲代 pMSCV2.2 质粒和 pMGDF-MSCV 质粒通过 AflⅢ消化成线性，并分别电穿孔转染至 GP＋E-86 细胞株中。自每种电穿孔细胞中筛选出 10～12 个 G418（0.75mg/ml，67% 活性）的抗性克隆，进行 NIH3T3 细胞感染测定。将 G418 抵抗性最高的克隆进行扩增后冷冻分装。

2. 骨髓感染和移植　5-氟尿嘧啶（5-FU，150mg/kg）处理雄性 BDF1 小鼠 4 天后，取其股骨和胫骨骨髓。骨髓细胞（6×10⁵/ml）置于 100mm 或 150mm 组织培养皿中培养，培养液含新鲜的病毒上清液、15% 的胎牛血清（FBS）、6μg/ml 聚凝胺（polybrene）、0.1% 牛血清蛋白（BSA）、2.5ng/ml 重组鼠白介素-3（rmIL-3）和重组人（rh）IL-6、rhIL-11、重组大鼠干细胞因子（rrSCF）各 100ng/ml。每 3～4 天以新鲜的含病毒的上清液和生长因子的培养液换液。37℃，含 10% FBS 的 IMDM 培养基中培养产病毒细胞。细胞密度达 50% 时，将温度调整为 33℃用于扩增病毒。每隔 24 小时收集一次病毒上清，收集 4 次后，产病毒细胞生长达 90%。感染结束时，收集全部细胞，洗涤、重新混悬于 1% BSA 的盐水中，移植到 γ 放射（9.5Gy，¹³⁷Cs）处理的雌性小鼠。

（四）注意事项

造模 3 周，TPO 水平显著升高，但随后下降。

（五）方法应用与评价

移植几天后，血小板数量显著升高，持续 1 个月，随后下降但仍高于基础水平。小鼠表现为中度贫血、白细胞显著增多、血液中祖细胞增多、脾大伴巨核细胞和粒细胞增生和髓外造血。移植 10 周后，骨髓腔被网硬蛋白纤维和新生骨小梁形成的致密网络阻塞，发展为骨髓纤维化。整个实验期间没有动物死亡。

四、携带鼠 TPO cDNA 反转录病毒致小鼠骨髓纤维化模型

（一）实验材料

MPZenTPO 反转录病毒。

（二）实验动物

无特异性抗原 C57BL/6J 小鼠，雌性，2～4 月龄。

（三）实验方法

1. MPZenTPO 反转录病毒的构建和产生　将表达鼠 TPO cDNA 的 1.07 kb XhoⅠ-XhoⅠ片段插入 MPZen2 质粒聚合接头位点构建 MPZenTPO 反转录病毒，位于聚合接头和 ClaⅠ位点的 0.5 kb 片段被切除。将编码新霉素磷酸转移酶（Neo）的 HindⅢ-EcoRI 片段插入 MPZen2 质粒 DNA 聚合接头位点构建 MPZen-Neo 载体。

转染 1 天前，2×10⁶ 个 GP＋E-86 包装细胞系培养于含 10% 胎牛血清的 10ml DMEM 的培养基中。通过磷酸钙沉淀法控制磷酸甘油酸酯激酶（PGK-1）基因启动子，将携带 Neo 基因的 pKJ-1 质粒 DNA（0.5μg）转染 MPZenTPO 质粒 DNA（15μg）。转染 1 天后，GP＋E-86 细胞置于含 400μg/ml G418 的 192 孔板中（8×24 孔板，每孔 1ml）。15 天后，分离、扩增表达 G418 抵抗克隆。选择最佳 TPO 培养条件和测试表达 TPO 最高的 10 个克隆的产病毒能力。

2. 骨髓细胞感染和移植　感染方法同模型 2，静脉注射 5-FU（150mg/kg）4 天后，取双腿股骨骨髓置于含 20% FCS、10% PWM-SCM、1×10⁵ 产生 MPZenTPO 病毒的 GP＋E-86 细胞的 20ml DMEN 培养基中培养。收集非黏附细胞，（1～5）×10⁶ 感染细胞注射给予致命放射（9.5 Gy，⁶⁰Co γ 线）的小鼠。

（四）注意事项

与模型 3 不同的是，该模型收集的培养细胞为非黏附细胞。

（五）方法应用与评价

小鼠移植后 2 个月内，血小板和白细胞数目显著增加，血液、脾脏和骨髓中骨髓祖细胞升高。8～10 周后，血小板、中性粒细胞和红细胞显著减少，髓外造血，脾脏和骨髓严重纤维化。值得注意地是，少量动

物死于与临床相似的白血病转化。因此，该模型模拟了人原发性骨髓纤维化的几个临床特征，可能有助于进一步阐明骨髓纤维化的生理和分子学发病机制。

五、IM CD34$^+$细胞致 NOD/SCID 小鼠急性白血病模型

（一）实验材料

来自原发性骨髓纤维化（IM）病人的外周血 CD34$^+$细胞。

（二）实验动物

非肥胖糖尿病/严重免疫缺陷小鼠（NOD/SCID），7~8 周龄，雌性。

（三）实验方法

将纯化的人外周 CD34$^+$细胞以 PBS 清洗两次，尾静脉注射给予 NOD/SCID 小鼠，3×10^6 个细胞/只小鼠。移植 9~16 周后，处死小鼠取材（脾脏、胫骨、腓骨）分析。

（四）注意事项

为优化人细胞移植效果，NOD/SCID 做以下预处理。NOD/SCID 小鼠经亚致死剂量全身放射（350 cGy，^{60}Co）处理 6~12 小时后，每只小鼠腹腔注射 200μg 抗鼠 IL-2Rβ 单克隆抗体 TM-β1 以去除残余自然杀伤细胞的活性。移植后 10 天内，隔天腹腔注射 10ng 重组人 rHu SCF，6μg rHu GM-CSF 和 6μg rHu L-3。

（五）方法应用与评价

来源于骨髓纤维化而发展为白血病患者外周 CD34$^+$细胞，移植至 NOD/SCID 小鼠后可发展成为急性白血病。NOD/SCID 小鼠模型可能有助于了解原发性骨髓纤维化过渡为急性白血病的机制和开发新的治疗 IM 的药物。

六、GATA-1^{low}突变小鼠

GATA-1^{low}突变小鼠出生 1 年后，逐渐表现为类似人原发性骨髓纤维化的血液学特征。在接下来的半年内，逐渐发展为骨髓纤维化。该模型可能成为人骨髓纤维化发病机制的适宜模型，与 TPO^{high}小鼠模型相比骨髓纤维化程度轻。

GATA-1^{low}突变小鼠以其较长的半衰期，有望成为鉴别靶向 IM 治疗药物的强有力工具。但是，也有学者认为导致原发性骨髓纤维化的根源是同源细胞的增殖，而 GATA-1 缺陷小鼠主要模拟了非同源性巨核细胞增殖的后遗症，不能完全揭示人骨髓纤维化的发病机制。

（严　君　何令帅　胡卓伟）

参 考 文 献

1. OdenikeO, TefferiA. Conventional and new treatment options for myelofibrosis with myeloid metaplasia. Semin Oncol, 2005, 32 (4):422-431

2. ReillyJT. Idiopathic myelofibrosis：Pathogenesis, natural history and management. Blood Rev, 1997, 11 (4):233-242

3. SmithRE, ChelmowskiMK, SzaboEJ. Myelofibrosis：a review of clinical and pathologic features and treatment. Crit Rev Oncol Hematol, 1990, 10 (4):305-314

4. BarosiG, HoffmanR. Idiopathic myelofibrosis. Semin Hematol, 2005, 42 (4):248-258

5. XuM, BrunoE, ChaoJ, et al. Constitutive mobilization of CD34 + cells into the peripheral blood in idiopathic myelofibrosis may be due to the action of a number of proteases. Blood, 2005, 105 (11):4508-415

6. RameshwarP, NarayananR, QianJ, et al. NF-kappa B as a central mediator in the induction of TGF-beta in monocytes from patients with idiopathic myelofibrosis: an inflammatory response beyond the realm of homeostasis. J Immunol, 2000, 165 (4):2271-2277

7. VannucchiAM, MigliaccioAR, PaolettiF, et al. Pathogenesis of myelofibrosis with myeloid metaplasia：lessons from mouse models of the disease. Semin Oncol, 2005, 32 (4):365-372

8. UlichTR, del CastilloJ, SenaldiG, et al. Systemic hematologic effects of PEG-rHuMGDF-induced megakaryocyte hyperplasia in mice. Blood, 1996, 87 (12):5006-515

9. FreyBM, RafiiS, TetersonM, et al. Adenovector-mediated expression of human thrombopoietin cDNA in immune-compromised mice: insights into the pathophysiology of osteomyelofibrosis. J Immunol, 1998, 160 (2):691-699

10. YanXQ, LaceyD, FletcherF, et al. Chronic exposure to retroviral vector encoded MGDF (mpl-ligand) induces lineage-specific growth and differentiation of megakaryocytes in mice. Blood, 1995, 86 (11):4025-4033

11. VillevalJL, Cohen-SolalK, TulliezM, et al. High thrombopoietin production by hematopoietic cells induces a fatal myeloproliferative syndrome in mice. Blood, 1997, 90 (11):4369-4383

12. XuM, BrunoE, ChaoJ, et al. The constitutive mobilization of bone marrow-repopulating cells into the peripheral blood in idiopathic myelofibrosis. Blood, 2005, 105 (4):1699-1705

13. VannucchiAM, BianchiL, CellaiC, et al. Development of myelofibrosis in mice genetically impaired for GATA-1 expression (GATA-1 (low) mice) Blood, 2002, 100 (4):1123-1132

14. VannucchiAM, BianchiL, PaolettiF, et al. A pathobiologic pathway linking thrombopoietin, GATA-1, and TGF-beta1 in the development of myelofibrosis. Blood, 2005, 105 (9):3493-3501

15. ShivdasaniR. An animal model for myelofibrosis. Blood, 2002, 100 (4):1109

第九章　皮肤纤维化实验方法和技术

第一节　引　言

皮肤是人体最大的器官，也是胶原及弹性蛋白纤维含量最丰富的器官。皮肤异常形态的形成与皮肤的过度纤维化有直接关系。

一、皮肤纤维化与皮肤纤维化疾病概述

皮肤由表皮、真皮、皮下组织构成。表皮属上皮组织，主要由角质化细胞、色素细胞和朗格汉斯细胞组成；真皮是致密的结缔组织，主要由成纤维细胞、树突状细胞、肥大细胞组成。此外，真皮还拥有皮肤附属器（毛囊、皮脂腺和汗腺）、血管、淋巴管、神经和肌肉；脂肪组织构成了皮下组织。真皮上接表皮，下与皮下组织相连，是皮肤最重要的层次。皮肤纤维化疾病的进程主要是真皮纤维化的结果。皮肤纤维化是指由于真皮成纤维细胞活动异常而导致以胶原蛋白纤维为主的细胞外基质（extracellular matrix, ECM）成分在皮肤组织中过度积聚，难以被机体吸收或重塑的异常增生过程及现象。皮肤纤维化疾病（dermal fibrotic disease）则是一类典型的以胶原蛋白纤维增生为主要病理特征的疾病。主要有以下几类。

（一）瘢痕疙瘩和肥厚性瘢痕

（二）硬皮病

1. 系统性硬皮病　进行性系统性硬化症；CREST 综合征。

2. 局限性硬皮病（硬斑病）　局限性硬斑病，线状硬斑病，点滴状硬斑病，泛发性硬斑病。

（三）胶原型结缔组织错构瘤

1. 遗传性　家族性皮肤胶原瘤，结节性硬化症的鲨鱼皮斑。

2. 获得性　孤立性胶原瘤，发疹性胶原瘤。

（四）系统性疾病的硬皮病样皮肤改变

1. 炎症性结缔组织病　混合性结缔组织病，红斑狼疮和皮肌炎的硬皮病特征，嗜酸性筋膜炎。

2. 代谢性和免疫性疾病　慢性移植物抗宿主病，卟啉症，苯丙酮尿症，具有异型蛋白血症的硬肿病，幼年型糖尿病，肢端肥大症。

3. 早老综合征　Werner's 综合征。

（五）化学物质诱发的真皮纤维化

1. 药物　争光霉素，镇痛新。

2. 化学物品　聚氯乙烯，硅酸盐，有机溶剂，污染的菜籽油（毒油综合征）。

二、皮肤纤维化的研究进展

真皮中的成纤维细胞是皮肤纤维化形成的直接缔造者，故皮肤纤维化也被更精确的称为真皮纤维化。成纤维细胞具有增殖、合成 ECM 成分、释放降解 ECM 的蛋白酶、与 ECM 相互作用等多种生物学功能，在结缔组织的形成和重塑（remodeling）方面起重要作用。研究发现，系统性硬皮病、硬斑病、Werner's 综合征、瘢痕疙瘩和肥厚性瘢痕等患处皮肤的成纤维细胞胶原合成增加，Ⅰ型胶原 mRNA 水平显著升高；系统性硬皮病和硬斑病皮损的成纤维细胞还有Ⅲ型胶原 mRNA 水平的升高；瘢痕疙瘩和嗜酸性筋膜炎皮损中Ⅵ型胶原以及肥厚性瘢痕中Ⅲ型胶原的基因表达也增强；系统性硬皮病和瘢痕疙瘩的成纤维细胞中与胶原合成有关的脯氨酸羟化酶和（或）半乳糖基赖氨酰葡萄糖基转移酶活性也有增高。另外，还有关于硬皮病、瘢痕疙瘩和肥厚性瘢痕成纤维细胞氨基聚糖与纤维粘连蛋白合成增加和瘢痕疙瘩成纤维细胞纤维粘连蛋白基因表达增强的报道。

在自身或外界病因（例如自身免疫、感染性或创伤性病因）的作用下，多种免疫细胞迁入（immigrant）皮肤损伤部位或直接造成皮肤损伤（如系统性硬皮病）。这些细胞包括 T 淋巴细胞、树突状细胞、巨噬细胞、肥大细胞和血小板等。这些细胞或通过直接接触、或通过细胞因子及其他一些趋化因子而相互作用，共同引发、诱导了成纤维细胞的增殖与胶原合成活性，因而决定了皮肤纤维化的发生和发展。

随着新近免疫与器官组织纤维化的关系的重大发现与阐明，免疫异常、血管内皮受损、成纤维细胞增生和胶原合成增多这些病理生理的过程之间的关系渐渐明晰。其进展内容可概括为以下过程：①皮肤受内、外界环境因素的刺激，发生血管损伤和免疫介质的释放；②免疫细胞迁入和活化，通过免疫因子和细胞间的接触导致成纤维细胞增生和胶原合成并加重血管再次损伤；③血管再损伤本身能使成纤维细胞增生，并诱导免疫介质的进一步释放（免疫介质的再释放完成了一个自身免疫的扩增）；④胶原沉积本身也能使免疫细胞活化，完成这个循环，使疾病进一步发展；⑤受免疫介质趋化而聚集的肥大细胞可能通过血管损伤、免疫介质释放参与此循环。

最近几年大量研究发现皮肤免疫微环境（immune network）中 T 细胞群的各亚群（Th1，Th2，Treg）的比例及活性构成了一种免疫格局，称之为 Th1/Th2/Treg 动态平衡。皮肤纤维化进程中免疫细胞间相互作用以及免疫细胞群与致病因素之间的不断对抗使得 Th1/Th2/Treg 动态平衡可能朝着不同方向极化（polaring）。肌体应对不同的致病因素（例如自身免疫、感染性或创伤性的不同病因）会形成不同的 Th1/Th2/Treg 动态平衡极化方向。如果极化方向错误就造成了皮肤损伤部位的免疫异常状态。例如，真菌的皮肤感染有赖于皮肤免疫微环境的动态平衡极化方向朝着 Th1 优势方向（Th1 反应型）发展，Th1 细胞主要分泌 IL-2、IL-18、IFN-γ 等能活化 Tc、NK 细胞和巨噬细胞的细胞因子，增强炎症反应，结果为组织正常修复不会引起纤维化；如果这个极化朝着 Th2 优势方向（Th2 反应型）发展，Th2 细胞主要分泌 IL-4、IL-5、IL-6、IL-10、IL-13 等促纤维化细胞因子能弱化 Th1 反应型，病原物不能有效被消除引起组织纤维化、硬化，疾病转为慢性；如果朝着 Treg（regulatory T cell）优势方向（Treg 反应型），Treg 细胞主要分泌 TGF-β 和 IL-10 导致免疫耐受并加速了纤维化的形成。又例如，硬皮病有赖于肌体免疫环境的动态平衡极化方向朝着 Treg 优势方向（Treg 反应型）发展，Treg 细胞导致免疫耐受，起抗炎作用，能削弱硬皮病的自身免疫反应，使症状和纤维化程度极大减轻；相反，如果肌体产生 Th1 反应型，则皮肤纤维化、硬化程度加重，并可能导致死亡。针对不同病因造成的免疫异常是个相对概念，是肌体在致病因素下错误的免疫应答格局。

正常皮肤中肥大细胞约为 7000 个/mm^3，主要见于乳头层真皮的血管周围，真皮深层较少见。肥大细胞能产生、贮存和释放许多具有不同调节活性的炎症介质。这些介质包括：①血管活性物质：组胺、前列腺素 D$_2$、白三烯 C$_4$、D$_4$ 及 E$_4$ 和血小板活化因子等；②趋化性介质：中性粒细胞趋化因子（NCF）和过敏反应嗜酸性粒细胞趋化因子（ECF-A）等。许多纤维化疾病或纤维化状态（如创伤愈合）均有肥大细胞数目及其脱颗粒增加。伴有肥大细胞数目增加的皮肤纤维化疾病有：硬皮病、毒油综合征、皮肤纤维瘤、瘢痕疙瘩、肥厚性瘢痕等。

三、皮肤纤维化的药物控制

目前，抗纤维化的实验研究和临床治疗常以成纤维细胞为直接对象。例如，维甲酸能影响结缔组织代谢，全反式维甲酸已用于瘢痕疙瘩和硬皮病的治疗。钙离子通道阻断剂维拉帕米（verapamil）在体外实验中能抑制真皮成纤维细胞的胶原合成，将其用于肥厚性瘢痕的局部治疗也有一定的效果。实验研究中，尽管多种药物在体外能抑制皮肤成纤维细胞的增殖或胶原合成，但在临床使用还牵涉到药物的药代动力学、毒理学和剂型特点等诸多问题，距实际应用尚有一定距离。

抑制免疫反应强度，如皮质激素药物去炎松是典型的抗炎药物，用于皮肤纤维化的治疗。

改变免疫格局，调节 Th1/Th2/Treg 动态平衡的极化方向则是近年来治疗皮肤纤维化的新观点和今后研究趋势。在体外实验的基础上，动物实验进一步证实了局部或系统使用 IFN-γ 在能抑制结缔组织形成。治疗剂量的干扰素 γ 可阻止胶原的聚集，改善硬皮病的组织硬化，减轻雷诺现象及食管功能紊乱等症状，这些效应可能与其调节细胞外基质蛋白代谢，诱导成纤维细胞凋亡有关。对瘢痕疙瘩、肥厚性瘢痕、Dpuytren's 病和系统性硬皮病的临床治疗实验也显示了 IFN-α 或 IFN-γ 的疗效。有报道，在肥厚性瘢痕裸鼠模型上的治疗实验表明，肿瘤坏死因子 α（TNF-α）可以抑制转化生长因子 β（TGF-β）诱导的结缔组织生长因子的表达而抑制胶原的合成，抑制了瘢痕的增生。除了前已述及用 IFN 和 TNF-α 这些细胞因子治疗真皮纤维化疾病外，在对抗 TGF-β 作用方面也已进行了一些有益的探索。在皮肤创伤愈合动物模型中，利用 TGF-β 的抗体能减少瘢痕形成（合用 β1 和 β2 的抗体比单用一种抗体的效果好），PDGF 的抗体也有一定抗瘢痕形成的作用。

对于恶性皮肤纤维化，如系统性硬皮病存在着免疫学异常和免疫细胞的活化，环孢菌素 A、泼尼松、环磷酰胺、硫唑嘌呤、5-氟尿嘧啶和 D-青霉胺（除有免疫抑制作用外，还可干扰胶原分子间的交叉联结）等免疫抑制药物已用于其临床治疗。国内用雷公藤多苷治疗系统性硬皮病也有一定的效果。但尚无确切证据表明免疫抑制药物能有效地改善已形成的纤维化。即使对纤维化发生的预防，这些药物的效果也不肯定。因此，目前对免疫抑制药物治疗系统性硬皮病的看法尚不一致。局部外用环孢菌素 A 治疗瘢痕疙瘩虽可减轻 T 淋巴细胞的浸润，但并不能改善临床情况。鉴于这些药物具有的毒副作用，将其用于真皮纤维化疾病的临床治疗似无绝对必要。

阻断肥大细胞及其介质发挥作用在皮肤纤维化形成过程中有一定的治疗意义。体外实验发现，应用抗组胺药物苯海拉明能部分拮抗组胺促成纤维细胞增殖的作用。有人将抗组胺药物作为系统性硬皮病（部分病人有严重的皮肤瘙痒）的辅助治疗。

临床应用改善微循环药物（低分子右旋糖酐、脉络宁注射液、丹参注射液和蝮蛇抗栓酶等）治疗系统性硬皮病的微血管改变及微循环障碍，已取得一定疗效，在疾病发生早期能阻止纤维化的发展。近来有报道，应用丹参注射液局部封闭也可治疗瘢痕疙瘩。这些药物可能通过改善微循环纠正组织的低氧状态，以阻止低氧参与的皮肤纤维化进程，但尚不清楚这些药物是否影响内皮细胞功能以及内皮细胞与单核细胞的相互作用。在临床上，对纤维化皮损处血液循环监测不但可协助判断病情进展情况，还有助于评价疗效。由于通过阻断血管因素参与成纤维细胞和单核细胞的活化，可能减轻或缓解纤维化，因而探讨影响内皮细胞、成纤维细胞和单核细胞之间相互作用的药物有潜在的治疗意义。

鉴于多种皮肤纤维化疾病的临床表现、皮损的范围（局部或系统）和受累程度不尽相同，在治疗上存在多种多样治疗措施或其组合。对于瘢痕疙瘩、肥厚性瘢痕等局限性皮损，系统用药显然难以获得部位选择性的治疗效果，通常采取局部治疗。在局部疗法中，有些对纤维化过程某一环节的针对性较强，如皮损内局部注射皮质类固醇制剂；有些则纯属非特异性作用，如冷冻疗法。近年发现局部外用硅凝胶可防治瘢痕增生，但治疗机理仍不清楚。一些局部疗法虽然有一定疗效，但并不一定适用于皮损范围较广的皮肤纤维化疾病。而系统用药也同样存在着疗效不满意或面临引起全身毒副作用等问题。此外，临床疗效的评价是一个非常复杂的问题，近年引起关注的 Th1 型细胞因子 IFN 和 TNF-α 等对真皮纤维化疾病的疗效，仍需通过大量临床观察予以评价。

第二节　皮肤纤维化动物模型

皮肤创伤愈合存在皮肤结缔组织纤维的修复过程，因而与皮肤纤维化形成过程具有相似性，故创伤愈合动物可以视为皮肤纤维化的模型；反之，皮肤纤维化可以看作失调、紊乱的创伤愈合过程。真皮内纤维组织形成在皮肤正常创伤愈合时属于生理反应，能够及时启动，又可适时终止，但在皮肤纤维化疾病中，这种正常生理过程的调节发生了变异。例如，瘢痕疙瘩和肥厚性瘢痕的发生反映了皮肤创伤愈合调节机制的异常，故被称为病理性瘢痕（pathological scar）或异常瘢痕（abnormal scar）。

啮齿类动物的创伤愈合过程可以概括如下：①创伤出血后的生理性止血过程。真皮破损后，纤溶蛋白先在伤口处聚合，随后血小板阻塞血管破损处，同时释放炎症因子，如血小板衍生生长因子（platelet-derived growth factor，PDGF）、转化生长因子（transforming growth factor，TGF-α and β），成纤维细胞生长因子（fibroblast growth factor，FGF），表皮生长因子（epidermal growth factor，EGF），胰岛素样生长因子（insulin-like growth factor，IGF），这些生长因子与趋化因子（chemokines）协同作用增加毛细血管通透性并招募单核细胞和中性粒细胞聚集于创伤处；②在创伤后 24～48 小时时间段内，中性粒细胞在创伤部位发挥主角作用；在创伤后 2～5 天时间段内，外周血的单核细胞被招募到创伤局部转化为巨噬细胞。中性粒细胞和巨噬细胞发挥着吞噬从伤口入侵的病原微生物和坏死组织碎片的功能同时释放多种趋化及免疫因子；③在创伤后 1 周内，抗原呈递细胞（APC）、T 淋巴细胞群及 B 细胞趋化到创伤部位维持炎症反应并指导成纤维细胞增殖、胶原分泌及类型转换。其中 Th 的亚群细胞分泌不同类型的细胞因子，调节伤口的纤维性愈合和炎症反应的强弱。例如，Th2 细胞分泌 IL-4、TGF-β 也称为纤维化因子，能促进伤口纤维化程度加深；④在创伤后 2 周内，成纤维细胞合成大量的细胞外基质（ECM），在 TGF-β 等淋巴因子诱导下，胶原逐渐成熟由 Ⅱ 型转为 Ⅰ 型。愈合处的胶原纤维变致密，弹性加强，形成瘢痕。

一、皮肤切开的小鼠（或大鼠）

（一）材料

手术刀、剪、镊子；电动剃头刀；70% 的乙醇及棉球；乙醚；15cm 刻度尺；无毒的记号笔；大玻璃烧杯或玻璃罐；800 万或以上像素数码相机。

（二）实验动物

小鼠：C57BL/6 或 BALB/c 小鼠 10～12 周龄，雄性，体重 20～25g。（或者大鼠：Wistar 大鼠 10～12 周龄，雄性，体重 180～250g）。

（三）方法步骤

1. 将小鼠（或大鼠）置于放有沾湿乙醚棉球的玻璃罩内，麻醉小鼠（或大鼠）。

2. 用电动剃头刀剃光背部，并用 70% 的乙醇消毒背部皮肤。

3. 对于小鼠，从枕骨底缘沿脊椎，量取 3cm 长度并做标记。在 3cm 标记处，垂直于脊椎方向的两侧分别再做标记，新标记应距 3cm 标记处各有 1cm 长度。

4. 对于大鼠，可以在从枕骨底缘沿脊椎，依次量取 5、6cm 长度和 8、9cm 并做标记。相似于小鼠在 5cm 标记处，垂直于脊椎方向的两侧分别再做标记，新标记应距 5cm 标记处各有 1cm 长度。切开方法同小鼠。最终，每只大鼠可以有 4 条 1cm 长的伤口。

5. 同 3，依次在 4cm 标记处的两侧也分别再做新标记。

6. 在 4 个新标记点中，分别在同侧的 2 个新标记点做一平行于脊椎平行线（图 27-9-1）。

7. 用食指和拇指均匀压紧鼠背部皮肤（注意用力不可太大），然后手术刀尖指向标记点垂直刺入皮肤，并沿平行线切开皮肤。改变刀头方向再沿平行线切开 1 次。切口深度应保证表皮、真皮及真皮下基底膜（panniculus carnosus）被切开，此时，可看到皮下肌层。

8. 同样方法，切开对侧平行线位置的皮肤。这样每个小鼠背部有两条 1cm 长切开式的伤口。

（四）取材

造模后 14 天后（或需要检测的时间点），断髓处死小鼠（或大鼠）。切下愈合部位的皮肤，切入深度

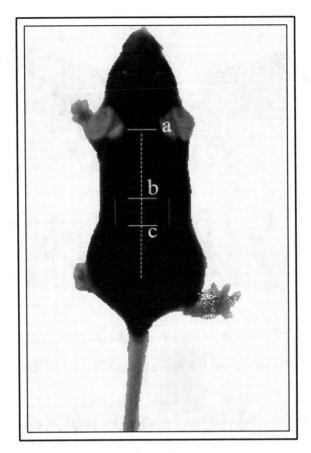

图 27-9-1　小鼠皮肤切开的位置
a 代表枕骨底缘；b 代表 3cm 处垂直于脊柱的水平线；
c 代表 4cm 处垂直于脊柱的水平线；红色线代表切口。

至可以看到皮下肌肉层。将切下的皮肤块快速展平照像后立即裁剪成几块，分别用 4% 的多聚甲醛固定或液氮中保存。

（五）检测指标

1. 免疫反应　在造模后 1 小时至 2 周的时间段内，进行免疫反应的检测。通常检测时间点为 1、6、12、24、48 小时和 3、5、7、10、14 天。

实时定量 PCR（real time RT-PCR）在 mRNA 水平检测细胞因子（或受体）的表达量；酶联免疫吸附实验（ELISA）在蛋白水平检测细胞因子（或受体）的合成，进一步确证 real time RT-PCR 的检测结果。

2. 皮肤纤维化病理及免疫组化

（1）病理　4% 多聚甲醛固定皮肤材料。石蜡包埋方法切片。

染料可选取：苏木精（Mayer's hematoxylin）、伊红（Eosin Y）、Masson 试剂（Masson's trichrome）、天狼星红（picro sirius red）。

常规组织切片的 HE 染色和 Masson 染色，可见真皮层胶原纤维明显增粗、膨大，数量增多，排列紧密但不规则，排列密集呈漩涡状的结节或板层状，结节部的胶原纤维不断硬化和玻璃样变。皮肤附属器消失。真皮层明显增厚，乳头层丰富，网织层增厚，真皮下层血管增粗增多，血管壁增厚，并扩张充血。大量的炎症细胞、成纤维细胞、肌成纤维细胞及免疫细胞呈灶状排列。脂肪层变薄、消失，并伴有炎性细胞浸润（图 27-9-2）。

天狼星红染色（picro sirius red）在偏振光显微镜下可清晰地观察到不同类型的胶原纤维具有不同的颜色和形态：Ⅰ型胶原纤维排列紧密，显示很强的双折光性，为黄色或红色的纤维；Ⅲ型胶原纤维呈疏网状，显示弱的双折光性，为绿色的细纤维。

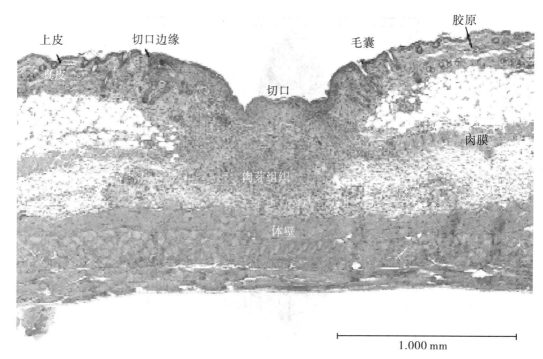

图 27-9-2　皮肤切开术愈合七天后马松染色的冠状切面
引自 John Varga.

（2）免疫组织化学　石蜡切片经脱蜡、复水、抗原修复等过程后，加入一抗、二抗及显色剂。最后，拍照记录。

病理切片可用医学彩色病理图像分析系统软件 Image pro-plus8.0 进行分析，测定真皮厚度，每张切片随机取 6 处测皮肤厚度，求得其均值作为一个样本，每个处理组至少测 5 个样本。该软件用于免疫组织化学定量分析方法测定组织化学染色皮肤组织切片图像（×10 倍），每张切片随机取 3 个视野，每个视野大小为 $8500\mu m^2$，以蓝紫色（TGF-β）为阳性，计算每一视野中阳性表达强度，并测定其表达的阳性面积，然后计算平均值。再计算出每份标本的 TGF-β 组织化学指数。TGF-β 组织化学指数 =（阳性面积值×阳性强度）。

3. 皮肤胶原含量分析　用紫外比色法测定皮肤中羟脯氨酸和蛋白的含量来推断胶原含量。6mm×6mm 小∕大鼠皮组织，剪碎后与 49 倍生理盐水研磨成 2% 组织匀浆，3000r/min，离心 10min，取上清液分别测定蛋白含量及羟脯氨酸量，羟脯氨酸测试盒和蛋白测试盒可购自南京建成生物工程研究所，严格按说明书要求操作。根据下列公式计算求得每管羟脯氨酸含量。

组织中羟脯氨酸量 =（测定管吸光度－空白管吸光度)/(标准管吸光度－空白管吸光度）÷标准管浓度（2μg/ml）/蛋白含量（mg 蛋白/ml）。

4. 血管生成检测　在造模后 1 天至 7 天时间段内的不同时间点，观测纤维化的肉芽组织中新生成血管。例如，免疫组化对 CD31 和 CD34 抗原染色，分别用于观测已经存在血管和新生成血管。

5. 瘢痕组织强度　小鼠在造模后 70 天（大鼠为 80 天）可以进行伤疤组织强度的检测。

传统的方法：剪下全厚度瘢痕皮肤，一端固定，另一端连接表面张力测定计（tensiometer），拉断瘢痕皮肤条所取得最大张力代表瘢痕强度。

改进的方法：麻醉小鼠（或大鼠）后，用氰基丙烯酸酯作为胶水，把一个 1cm 直径的塑料环黏在两个瘢痕之间。由于塑料环可以反射红外线，可以在塑料环一侧放置红外记录仪。向上均匀拉动塑料环，可以记录塑料环的位移。将瘢痕拉伤或再破裂时的位移作为瘢痕机械强度指标。

6. 注意事项

（1）为了消除雌激素对伤口的影响，该模型动物应选用雄性。同时为了防止动物之间的撕咬对造模伤口愈合指标的影响，所有动物应在造模之前一周分笼饲养，每只动物一只笼子。

（2）免疫组织化学的定量属于半定量方法，可以作为参考。统计学上由于不知道色彩面积与深度与检测分子间的函数关系，可以用秩和检验计算显著差异性。

（3）由于抗小鼠的抗体远多于抗大鼠的抗体，如果结果中需要较多的免疫组织化学指标，最好选小鼠做实验。

（4）细胞因子位于细胞内，还可沉积于细胞外基质中，或弥散于血管及其周围区域中。在细胞因子的检测方法中，仅用实时定量 PCR（real time RT-PCR）检测 mRNA 水平的表达量是不够精确的。应用酶联免疫吸附实验（ELISA）在蛋白水平检测细胞因子（或受体）的合成，进一步确证 real time RT-PCR 的检测结果增加说服力。

（六）方法应用和评价

1. 本模型方法广泛用于各种皮肤纤维化疾病的研究。

2. 纤维化皮损中细胞因子及其受体调节皮肤纤维化进程是至关重要的，它们的表达量与成纤维细胞的活化状态密切相关。在肥厚性瘢痕中发现 TNF-α 的表达降低、合成减少。在系统性硬皮病皮损中检出 PDGFβ 型受体表达增加，在肥厚性瘢痕中检出了 TGF-β 受体表达增加。体外细胞培养还发现系统性硬皮病成纤维细胞 IL-1 受体表达增加和 ETA 受体表达减少。在众多细胞因子中，TGF-β 与纤维化疾病的关系备受重视。迄今已鉴定出 5 种类型的 TGF-β，即 TGF-β1 至 β5，哺乳类动物只存在 3 种类型的 TGF-β，即 TGF-β1 至 β3。TGF-β 及其他一些细胞因子的协同作用在皮肤纤维化疾病中有重要意义。近年发展的 Th1/Th2/Treg 平衡理论来确定免疫反应类型的方法，对上述调节过程的理解产生了"质"的推进。实验中可以分别检测 Th1 免疫反应型细胞因子：IFN-γ、TNF、IL-12、IL-2、IL-18 等；Th2 免疫反应型细胞因子：IL-4、IL-5、IL-6、IL-10、IL-13、TGF-β 等；Treg 免疫反应型细胞因子：TGF-β、IL-10；促炎症因子：PDGF，TNF-α，MCP-1，IL-8，IL-1 等。

3. 因为啮齿类动物的皮肤与人的皮肤差异较大，如果有必要，则可以用猪（例如 Yucatan 猪）取代小鼠。猪的皮肤与人的皮肤很相似，药物实验结果会更可靠。每只实验猪可以类似小鼠制作很多伤口模型，不同的药物和剂量可以用在同一只猪上取得更好的对照效果。

二、皮肤切除的小鼠（或大鼠）

（一）材料

φ4mm 皮肤打孔器，其余同模型一。

（二）实验动物

同模型一。

（三）方法步骤

1. 与模型一相同方法麻醉小鼠（或大鼠）。

2. 用电动剃头刀剃光背部，并用 70% 乙醇消毒背部皮肤。

3. 对于小鼠，从枕骨底缘沿脊椎，量取 3.5cm 长度并做标记。在 3.5cm 标记处，垂直于脊椎方向的两侧分别再做标记，新标记应距 3cm 标记处各有 1cm 长度。

4. φ4mm 皮肤打孔器指向标记点垂直扎入皮肤，并左右旋转，保证扎入深度表皮、真皮及真皮下基底膜（panniculus carnosus）被旋切开，弃除打孔器钳下的皮肤。最后，可看到皮下肌层。

5. 同样方法，钳下对侧平行线位置的皮肤。这样每个小鼠背部有两个切除式的圆形伤口。圆形伤口的直径的大小可以根据实验目的而定。

6. 对于大鼠，可以在从枕骨底缘沿脊椎，依次量取 5.5cm 长度和 8.5cm 并做标记。相似于小鼠在 3.5cm 标记处，垂直于脊椎方向的两侧分别再做标记，新标记应距 3.5cm 标记处各有 1cm 长度。切除方法同小鼠。最终，每只大鼠可以有 4 个的切除式的圆形伤口。

（四）取材

同模型一。

（五）检测指标

同模型一。

（六）注意事项

同模型一。

（七）方法应用和评价

1. 皮肤切除的小鼠/大鼠模型可以视为皮肤切开小鼠（或大鼠）模型的补充。"切除"模型侧重于真皮组织的侧向增殖与合成胶原纤维的能力。"切开"模型侧重于真皮组织愈合胶原纤维重塑连接的能力。

2. 实验皮肤位置选取背部皮肤。切开和切除模型可以分开做也可以在同一个动物身上同时做。切开和切除的损伤尺寸依预实验结果和实验目的可以调整。

三、硬皮病动物模型

（一）材料

博来霉素（日本化药株式会社）。

8%硫化钠溶液。

一次性1ml医用注射器。

10%中性福尔马林溶液（含0.1%DEPC）。

（二）实验动物

选用SPF级，雌性，6周龄，体重大约20g的BALB/c小鼠（或C3H小鼠）。饲养温度保持在20～25℃之间。自由饮水摄食。

（三）方法步骤

1. 把C3H小鼠根据体重配成若干对，每笼2只。

2. 两组小鼠均剃去背部中央区被毛，并用8%硫化钠溶液脱去背部毛发，在其背部皮肤标记注射部位，以使每只小鼠及每次注射位置基本保持一致。

3. 一组以一次性1ml医用注射器于小鼠背部中央区，皮下注射200μg/ml BLM溶液（博莱霉素溶于磷酸盐缓冲液，并无菌过滤）0.1ml，1次/日，连续3周后造模结束；对照组每天在同一部位注射PBS 0.1ml，1次/日，连续3周。每笼的2只小鼠分别用磷酸缓冲液PBS、博莱霉素处置。

（四）取材

1. 最后一次给药后的24小时用眼球摘除法采得各组小鼠血液，静置半小时后汲取血清。

2. 切下小鼠背部注射部位皮肤，自然平铺于橡胶垫上，分为3部分，其中一部分用10%中性福尔马林溶液（含0.1%DEPC）固定保存，同时收集小鼠肺组织固定保存。其余部分立即投入液氮中，后转移至-80℃冰箱保存。

（五）检测指标

1. 血清自身抗体检测 抗核抗体（ANA）和可溶性核抗原（ENA）多肽抗体谱测定。

2. pro-COL1 A1的定量检测。

3. 其余同模型一。

（六）注意事项

同模型一。

（七）方法应用和评价

1. 由于博来霉素所致纤维化的性能可靠，本模型是研究硬皮病较为理想的模型。

2. 本模型非常稳定 经间接免疫荧光法检测，BLM模型小鼠ANA应均为阳性。静止期细胞可见细胞核呈粗或细的斑点状黄绿色荧光。分裂期细胞可见斑点状黄绿色荧光散布于核周，核中部无荧光。

第三节 皮肤纤维化细胞模型

真皮中的成纤维细胞合成胶原并将胶原单体聚合成胶原纤维。体外的皮肤成纤维原代细胞培养可以作为研究胶原蛋白合成调控的分子机制及聚合成胶原纤维过程的细胞模型。

目前，细胞模型有 3 种类型：①成纤维细胞的贴壁培养；②成纤维细胞在Ⅰ型胶原蛋白凝胶中培养模型；③皮肤类似物组织培养模型。

人真皮中的成纤维细胞合成胶原主要有Ⅰ、Ⅲ、Ⅴ、Ⅶ型。此外，合成的细胞外基质（ECM）还有弹性纤维（elastin）、蛋白聚糖（proteoglycan）、纤连蛋白（fibronectin）。人皮肤Ⅰ型胶原的半衰期超过一年。皮肤损伤后，伤口胶原合成大量增加，胶原纤维的重塑活动增加。硬皮病（scleroderma）患者的胶原合成超量，沉积在皮肤中。暴露于阳光或老龄化会降低胶原的合成。成纤维细胞能合成 ECM 降解酶类，主要是金属蛋白酶（matrix metalloproteinase，MMP）、纤维蛋白溶酶（plasmin）。胶原的合成与降解的平衡保证了内环境胶原的稳态。

成纤维细胞的增殖与胶原合成受培养液的 pH 值、维生素 C 含量、血清的来源和浓度的影响较大，贴壁培养的细胞还受接触抑制的影响。此外，供者（donor）的年龄对成纤维细胞的增殖与胶原合成影响很大。儿童皮肤成纤维细胞体外最多增殖 30～50 代。

在体内，成纤维细胞与Ⅰ型胶原以及其他的细胞外基质紧密接触，这种接触调节了成纤维细胞的活性。因而，在铺有胶原的培养皿或将成纤维细胞植入胶原凝胶中培养更近似皮肤成纤维细胞的微环境。胶原凝胶中培养的成纤维细胞能够重塑凝胶胶原的排列，使胶原排列更加紧密，凝胶尺寸收缩，这是研究成纤维细胞重塑胶原排列行为的很好的模型。皮肤类似物组织培养是一种更贴近活体皮肤的细胞模型，该模型包含适当比例的胶原、角质细胞、成纤维细胞更加接近活体皮肤构造，是活体皮肤的最大程度的模拟。

一、人皮肤成纤维细胞的原代培养

（一）材料

青年自愿者（donor）。

DMEM 培养基（Dulbecco's modified Eagle medium）。

胎牛血清（54℃灭活）。

青霉素 80 万 U、链霉素 100 万 U。

$75cm^2$ 培养皿。

φ4mm 皮肤打孔器。

HBSS 平衡盐溶液（Hank's balanced salt solution）。

利多卡因（1% lidocaine）。

70% 的医用乙醇。

（二）细胞的获取

1. 用肥皂水将青年自愿者（donor）臀部皮肤洗净。70% 乙醇擦拭预备活检部位皮肤。1% 利多卡因局部麻醉（sc，1% 利多卡因）。

2. 用示指和拇指沿皮肤纹理垂直方向轻轻绷紧预备活检部位皮肤。

3. 对准预备活检部位皮肤垂直并左右旋转的方式压下皮肤打孔器，确保打孔器最前端已经到达皮下组织，旋转挪出打孔器。

4. 用眼科剪取出活检部位皮肤，并立即放入含有 10% 胎牛血清的 DMEM 培养基中。

5. 碘酒消毒后，用云南白药对活检部位皮肤止血，包扎伤口。

（三）方法步骤

1. 皮肤组织的酶消化

（1）将取下的皮肤块放入 10ml 无血清含有 0.25% 胰酶的 DMEM 培养基中，5% CO_2 37℃培养箱中孵育 30min。

（2）用灭过菌的眼科剪刀剪碎皮肤块，再次放入 10ml 无血清含有 0.25% 胰酶的 DMEM 培养基中，37℃培养箱中孵育 3h。

（3）用 1ml 移液枪反复吹打消化液之后 120 筛目钢筛过滤。

（4）室温下 1200g 离心 10min。

（5）弃上清液，用 10ml 含 10% 胎牛血清的 DMEM 培养基重悬细胞，于 75cm² 培养皿中，5% CO_2 37℃培养箱中培养。

（6）24h 后，弃旧培养基，加入 HBSS 平衡盐溶液轻轻润洗两遍细胞层并弃去，目的是彻底除去未贴附的细胞。加入新培养基继续培养。

2. 成纤维细胞的传代培养

（1）从培养箱内取出细胞　注意取出细胞时要旋紧瓶盖，用酒精棉球擦拭显微镜的载物台面，再在镜下观察细胞。

（2）加入消化液　小心吸出旧培养液，用 PBS 清洗（润洗），加入 3ml 消化液（胰蛋白酶液），注意消化液的量以盖住细胞最好，最佳消化温度是 37℃。

（3）显微镜下观察细胞　倒置显微镜下观察消化细胞，若胞质回缩，细胞之间不再连接成片，表明此时细胞消化适度。

（4）吸弃消化液加入培养液　弃去胰蛋白酶液，注意更换吸管，加入新鲜的培养液。

（5）吹打制悬　用滴管将已经消化细胞吹打成细胞悬液，再将细胞悬液吸入 10ml 离心管中。

（6）平衡离心　平衡后将离心管放入台式离心机中，以 1000r/min 离心 6 ~ 8 分钟。

（7）弃上清液，加入新培养液　弃去上清液，加入 2ml 培养液，用滴管轻轻吹打细胞制成细胞悬液。

（8）分装　将细胞悬液吸出分装至 2 ~ 3 个培养瓶中，加入适量培养基旋紧瓶盖。显微镜下观察细胞：倒置显微镜下观察细胞量，必要时计数。注意密度过小会影响传代细胞的生长，传代细胞的密度应该不低于 5×10^5/ml。最后要做好标记。

（四）细胞形态观察

1. 倒置相差显微镜及光镜观察　自组织标本接种培养后，定期倒置相差显微镜观察其细胞萌出、生长增殖、活细胞形态及排列等。培养细胞传代前，放 1cm×5cm 盖玻片于培养瓶内，然后吸入细胞悬液温箱内培养。不同时间取出盖玻片，Hanks 液漂洗两次后晾干，99% 的甲醇液固定。盖玻片经甲醇固定晾干后，用滴管把 Giemsa 染色液滴满盖玻片上，染 15 ~ 20min 后自来水冲洗玻片上的染料，空气干燥后即可在光学显微镜下观察细胞的形态结构等。

2. 电子显微镜观察　生长于瓶壁的细胞经 0.5% 胰蛋白酶消化后移入锥形离心管中，经离心收集细胞后，立即用 3% 戊二醛固定，再经 1% 锇酸固定及双蒸水冲洗，用系列递增浓度的乙醇脱水，包埋，超薄切片机切片，醋酸铀和枸橼酸铅双染，然后在透射电镜下观察。

（五）注意事项

1. 成纤维细胞的增殖与胶原合成，受血清的来源和浓度、实验者的操作习惯、培养室的环境以及培养液的 pH 值等多种因素的影响较大，因此在实验中尽量规范操作并且每批实验均设置对照以减小实验误差。

2. 体外培养的成纤维细胞最多分裂 30 ~ 50 次，通常培养 3 周后，成纤维细胞的增殖速率急剧下降。

（六）方法应用和评价

1. 为探讨不同瘢痕在体外培养情况下其成纤维细胞生物学特性，可切取正常皮肤、增生性瘢痕和瘢痕疙瘩分别进行体外成纤维细胞原代和传代培养，观察成纤维细胞形态学和生长动力学变化。有报道发现，3 类细胞的形态学方面没有明显差异，但瘢痕疙瘩成纤维细胞排列更加紊乱，极性消失，有交叉重叠现象。

2. 体外培养环境与体内环境存在差别，因此为获得更有意义的数据还必须要有体内实验。

二、人皮肤成纤维细胞在Ⅰ型胶原胶中的培养模型

（一）材料

（1）Ⅰ型胶原蛋白溶液　Ⅰ型胶原蛋白购自 BD 公司，用 18mmol/L 无菌醋酸溶液稀释至 250g/L。

（2）φ35mm 无菌培养皿。

（3）2% 的牛血清白蛋白溶液：2g 牛血清白蛋白溶于 100ml PBS 溶液中，过滤除菌。

（4）胶原蛋白制胶液：0.70ml 2.5×DMEM 细胞培养基 + 0.26ml 去离子水 + 0.09ml 0.1mol/L NaOH

+0.20ml 胎牛血清 = 1.25ml 胶原蛋白制胶液。

（二）细胞的获取

细胞模型一中传代培养的细胞。

（三）方法步骤

1. 用Ⅰ型胶原蛋白包被培养皿

（1）在无菌 φ35mm 培养皿中加入Ⅰ型胶原蛋白溶液 500μl，并使溶液均匀铺满皿底。

（2）无菌条件下，在真空干燥仪中干燥过夜。

（3）用 2% 的牛血清白蛋白溶液封闭皿底未结合胶原蛋白的位点。

（4）用 500μl PBS 磷酸缓冲液润洗培养皿 3 次。

2. Ⅰ型胶原蛋白胶体制备

（1）每皿加 1.25ml 胶原蛋白制胶液后放置 37℃ 培养箱中待用。

（2）将传代培养的成纤维培养细胞离心收集后，用 1×DMEM 细胞培养基重新悬浮，制成浓度为 0.4×10^6 cells/ml 的细胞悬液。

（3）步骤 1 待用皿按每皿加 0.5ml 的量加入Ⅰ型胶原蛋白溶液。

（4）旋转摇匀培养皿，同时加入 1mol/L NaOH 使培养基保持血红色，培养基 pH 值大约为中性。

（5）将步骤 2 中的细胞悬液用移液枪吹打均匀。每皿加入 0.25ml 细胞悬液。再次旋转摇匀培养皿。同时，设置无细胞的空白对照皿。

（6）在室温下放置 15min，此时胶聚合，胶的边缘离开培养皿的边缘。

（7）将培养皿放入 5% CO_2、37 度培养箱中培养细胞。至少每周要换 1 次加有 10% 胎牛血清的 DMEM 细胞培养基。

（四）检测指标及形态观察

1. 测量胶的直径，沿相互垂直方向量两次胶的直径，取平均值。该值的大小反映了成纤维细胞将细胞外胶原单体聚合重塑成胶原纤维的能力。如果聚合重塑的能力高，则胶聚合程度大，胶的直径变小。反之，直径较大。

2. 测定胶原中羟脯氨酸的含量　将胶放入溶组织梭状芽胞杆菌（Clostridium histolyticum）胶原酶溶液 2ml 中，在 37℃ 下，充分消化，离心除去细胞。同时同样方法消化无细胞的空白对照皿。最后，测定消化液中胶原羟脯氨酸的含量。成纤维细胞合成胶原蛋白的量 = 处理组皿羟脯氨酸测定值 - 空白对照皿羟脯氨酸测定值。该值的大小反映了成纤维细胞合成胶原并分泌到细胞外的能力。

（五）注意事项

1. 如果没有真空干燥仪，可将高压灭菌的大烧杯倒扣在培养皿上，在培养箱中干燥。

2. 室温胶聚合一定要看到胶的边缘离开培养皿的边缘，否则可适当延长聚合时间。

（六）方法应用和评价

1. 在胶原蛋白胶中培养的成纤维细胞与普通贴壁培养的成纤维细胞在形态上有所不同。后者扁平、纺锤形、平行排列，前者截面较圆、细长并且有很多树突。

2. 在胶原蛋白胶中培养的成纤维细胞与普通贴壁培养的成纤维细胞在增殖与代谢活性上有显著不同。前者增殖速度显著比后者慢，胶原合成减少，MMP 分泌增加。

三、皮肤类似物（Skin Equivalent，SE）组织培养模型

皮肤类似物组织培养是在模型二的基础上，将分化后的角质细胞加入到成纤维细胞培养层的上层，这样能更好地观察角质细胞与成纤维细胞相互作用的现象，与皮肤组织的真实生理环境更加接近。

（一）材料

人角质细胞

人成纤维细胞

无血清表皮细胞培养基（美国 Gibco 公司）

SE 系列培养基

表27-9-1　皮肤类似物培养基成分

	储液（X）	储存温度	SE1	SE2	SE3
无 Ca^{2+} 的 DMEM		4℃	725ml/L	725ml/L	474ml/L
Ham-F12 培养基		4℃	240ml/L	240ml/L	474ml/L
抗生素	100	−20℃	10ml	10ml	10ml
L-谷氨酰胺	50	−20℃	4mmol/L	4mmol/L	4mmol/L
氢化可的松	100	−20℃	1.4μmol/L	1.4μmol/L	1.4μmol/L
ITS-G 添加物[a]	100	4℃	10ml	10ml	10ml
腺嘌呤	250	室温	0.18mmol/L	0.18mmol/L	0.18mmol/L
o-磷酸乙醇胺	500	−20℃	0.1mmol/L	0.1mmol/L	0.1mmol/L
$CaCl_2$	500	室温	—	1.8mmol/L	1.8mmol/L
孕酮	500	−20℃	4pmol/L	4pmol/L	4pmol/L
碘甲腺氨酸钠	1000	4℃	20pmol/L	20pmol/L	20pmol/L
乙醇胺	5000	−20℃	10mmol/L	10mmol/L	10mmol/L
螯合血清[b]		4℃	0.1%	—	—
血清		4℃	—	0.1%	2%

[a] ITS-G = 1g/L 胰岛素，0.67mg/ml 亚硒酸钠，0.55g/L 转铁蛋白（Invitrogen，San Diego，CA）。

[b] 将4g Chelex-100（Sigma）与40ml 血清混合，4℃搅拌3h后，4℃ 400g 离心10min，收集上清，微孔滤膜过滤去除细菌。

（二）细胞的获取

1. 人角质细胞　将外科手术切除下的包皮用剪刀剪去皮下脂肪组织及部分真皮，修剪成宽2mm的条状，用磷酸盐缓冲液 PBS 漂洗2次，浸于中性蛋白酶液中4度过夜；用两把眼科镊子将表皮与真皮分离开。将分离的表皮条用胰蛋白酶 - 二乙烯四乙酸二钠（EDTA）消化30min。经过滤、离心、计数后制成单细胞悬液，按 $3 \times 10^6/75cm^2$ 密度接种培养，无血清表皮细胞培养基，另加牛垂体提取物（PBE）25mg/L，重组人表皮生长因子（rEGF）5μg/L，在37℃、5% CO_2、饱和湿度的培养箱中培养，培养液3天换1次。当细胞达到70%密度融合时，经0.05%胰酶37℃消化10min，按1:3的比例传代培养。

2. 人成纤维细胞　将撕去表皮的真皮剪碎，用0.25%的胶原酶37℃消化2h，150目不锈钢滤网过滤，离心，弃去上清，用 PBS 洗3次，加入含10%胎牛血清 DMEM 10ml，台盼蓝染色计数。以 $2 \times 10^6/75cm^2$ 的细胞数量接种于培养皿中。传代方法见模型一。

（三）方法步骤

1. 将按照模型二方法培养的成纤维细胞培养7天后，去除原有培养基。用 SE1 培养基润洗3次，每遍2ml，间隔5min。

2. 准备用 SE1 培养基悬浮的浓度为 3×10^6 cells/ml 角质细胞的悬液。

3. 汲取弃去步骤（1）中的 SE1 培养基。

4. 吸取100μl 角质细胞悬液，垂直对准胶的中心位置缓慢滴下。

5. 水平端取培养皿，放回培养箱中培养。

6. 2h后角质层细胞已经贴紧并黏附在成纤维细胞胶层上。此时轻轻用移液管/枪加入大约5ml SE1 培养基，保证培养基刚好没过角质细胞层。将培养皿放回培养箱中培养。

7. 1周后，将 SE1 培养基汲尽，换成同体积 SE2 培养基继续培养。

8. 1周后，将 SE2 培养基弃去，加入1ml SE3 培养基继续培养。由于加入的 SE3 培养基较少，最上层的角质可以暴露在空气中，这样可以达到加速角质成形和分化的目的。

9. 继续培养 7 天，期间更换同体积 SE3 培养基 3 次。

10. 皮肤类似物组织已经成形，可以进行药物或皮肤光敏等处理的实验。处理时间应不超过 1 周，如果超过一周，角质细胞自然凋亡活动加速，会导致较大误差。

（四）取材

汲取培养基彻底弃去，PBS 洗 2 次，将每块皮肤类似物组织小心切几块分别用于不同检测。

（五）检测指标

1. 组织学及超微结构观察 于复合培养后固定时间留取标本，剪成两块，一块用 10% 中性福尔马林液固定，石蜡包埋，制成厚 4μm 的切片，作常规苏木素－伊红（HE）染色。另一小块组织用 2% 戊二醛、1% 锇酸固定，梯度乙醇逐级脱水，EPON 包埋后，行透射电镜观察。

2. 免疫组织化学 取在气-液界面共培养 3 周的标本，作石蜡切片。经脱蜡、水化后，置于湿盒中，5% 羊血清孵育 30min，然后滴加一抗，PBS 冲洗后加二抗孵育 30min，最后用 DAB 显色，苏木素衬染。

（六）注意事项

每次传代与换液的时间间隔应严格精确。

（七）方法应用和评价

1. 该模型是皮肤药效及光敏的最佳模型。

2. 在胶原随着细胞分离培养技术的发展和成熟，将皮肤细胞在体外大规模培养扩增，然后再以适当的方式回植到患者创面，为治疗皮肤缺损提供了崭新的手段。

（严 君 张晓伟 胡卓伟）

参 考 文 献

1. 高春芳，陆伦根. 纤维化疾病的基础和临床. 上海科学技术出版社，2004，474－500

2. 唐世杰，庞素芳，曹亚，等. 增生性瘢痕和瘢痕疙瘩组织中 TGF-β1 及 Ⅰ、Ⅲ型胶原基因表达的改变及意义. 中华整形烧伤外科杂志，1999，15（4）：283－285

3. SospedraM，MartinR. Immunology of multiple sclerosis. Annual Review of Immunology，2005，23（1）：683－747

4. Oliver，SJ. The Th1/Th2 Paradigm in the pathogenesis of scleroderma, and its modulation by thalidomide. Current Rheuma-tology Reports，2000，2：486－491

5. WynnTA. Fibrotic disease and the TH1/TH2 paradigm. Nature Rev. Immunol，2004，8（4）：583－594

6. BanfalviT，BoerA，RemenarE. Treatment of keloids. Orv Hetil，1996，137（34）：1861～1864

7. AlsterTS，TanziEL. Hypertrophic scars and keloids：Etiology and management. American Journal of Clinical Dermatology，2003，4（4）：235－243

8. ThomasAM，RodenyDC，MichaelHG. International clinical recommendations on scar management. Plast Reconstr Surg，2002，110：560－568

9. TayfunA，KaanG，MithatA. Combination of different techniques for the treatment of earlobe keloids. Aesth Plast Surg，2002，26：184－188

10. MustoTA. Scars and Keloids. BMJ，2004，328：1329－1330

11. WernerS，KriegT，SmolaH. Keratinocyte-fibroblast interactions in wound healing. J Invest Dermatol，2007，127（5）：998－1008

12. Charles DWKr，Perry LC，Fisher J，et al. An improved method of in vivo wound disruption and measurement. J Surg Res，1992，52（3）：214－218

13. FerreiraAM，TakagawaS，FrescoR，et al. Diminished induction of skin fibrosis in mice with MCP-1 Deficiency. J Invest Dermatol，2006，126（8）：1900－1908

14. SantiagoB，Gutierrez-CanasI，DotorJ，et al. Topical application of a peptide inhibitor of transforming growth factor-［beta］1 ameliorates bleomycin-induced skin fibrosis. J Investig Dermatol，2005，125（3）：450－455

15. 黄勇，林立新，赵伟，等. 瘢痕组织成纤维细胞培养及其超微结构观察. 现代康复，2001，5（7）：54－57

16. AumailleyM，KriegT，RazakaG，et al. Influence of cell density on collagen biosynthesis in fibroblast cultures. Biochem，1982，206：505－510

17. BellE, IvarssonB, MerrillC. Production of a tissue-like structure by contraction of collagen lattices by human fibroblasts of different proliferative potential in vitro. Proc Natl Acad SciUSA, 1979, 76：1274 – 1278

18. GrinnellF. Fibroblast biology in three-dimensional collagen matrices. Trends Cell Biol, 2003, 13：264 – 269

19. 王永胜, 侯奏林, 肖仕初, 等. 表皮细胞、成纤维细胞和几丁质—胶原蛋白复合人工皮的体外构建. 中华实验外科杂志, 2003, 20（6）：491 – 492

20. 杨松林, 何清濂. 瘢痕成纤维细胞三维培养的实验研究. 中华整形烧伤外科杂志, 1996, 12（1）：2 – 5

21. 杨光辉, 崔磊, 刘伟, 等. 利用聚羟基乙酸构建组织工程皮肤的实验研究. 中华实验外科杂志, 2003, 20（11）：984 – 987

第十章　其他器官纤维化实验方法和技术

第一节　中枢神经系统纤维化实验方法和技术

中枢神经系统是由神经细胞（神经元）和胶质细胞（神经胶质）组成的, 两者数量比约1∶10。神经元、神经胶质及细胞间隙体积各占50%、45%和5%。在中枢神经系统中, 成纤维细胞和胶原纤维等结缔组织相对缺乏。中枢神经系统的神经胶质细胞有少突胶质、小胶质和星形胶质（astrocytes）, 其中星形胶质形成网络, 支持和覆盖着神经细胞（突触除外）, 起到支持、填充、吞噬保护、营养运输、隔离绝缘、限制离子及递质浓度升高和扩散、使递质作用局限化等作用。

中枢神经系统纤维化是多种中枢神经系统疾病和基本病理改变, 能够引发神经元和神经胶质细胞的损伤甚至坏死。一般而言, 成年后神经细胞不能再生和增殖, 而胶质细胞则具有分裂生长的能力。在一些病理情况下, 神经细胞因各种致病原因如缺氧、低血糖、感染、中毒等引起损伤或死亡时, 神经胶质增殖填补修复, 形成胶质瘢痕, 引起中枢神经系统结构质地变硬、体积变小或萎缩, 发生硬化/纤维化。硬化是指组织质地变硬或硬结形成。对于中枢神经系统而言, 硬化主要指星形胶质增殖和肥大。反应性星形胶质增生原本是脑组织损伤的修补愈合反应, 主要表现为纤维型星形胶质增生。但是如果过度增殖, 最后成为胶质瘢痕, 使胶质纤维酸性蛋白（GFAP）染色呈强阳性。胶质瘢痕与纤维瘢痕不同之处在于星形胶质并不产生胶原纤维及相应的间质蛋白。胶质瘢痕是由星形胶质突起构成, 其机械强度不如胶原瘢痕。下面介绍几种中枢神经系统纤维化的动物模型。

一、机械性脑损伤动物模型

大鼠脑穿刺损伤模型。

（一）实验动物

SD（Sprague-Dawley）或 Wistar 大鼠, 180~200g, 雌雄不限。

（二）操作方法

1%戊巴比妥钠腹腔注射（30mg/kg）麻醉后, 固定于立体定位仪上, 剪毛, 常规消毒, 沿正中切开头皮, 分离骨膜, 暴露右侧顶骨, 电钻开颅（部位：前囟后4mm, 中线旁2.5mm）, 骨孔直径2mm, 将自制刀片（长70mm, 宽1.5mm, 厚0.3mm）固定于螺旋推进器上, 缓慢将刀片垂直刺入顶叶皮质下脑组织中5mm, 留针2min后退出刀片, 缝合头皮, 制成脑损伤模型。对照组仅开颅, 不致伤。

（三）方法评价

这个模型很好地模拟了伤口愈合以及中枢神经系统纤维化。另外, 还可将刀口渗透到侧脑室, 并注入受试混合物, 使其与脑室中的脑脊液融合。此模型建立后的14天引发了一系列细胞反应, 包括出血、炎症、三层胶原基质瘢痕以及神经元增生障碍。

二、缺氧缺血性脑损伤动物模型

（一）实验动物

选用出生后 7 天的 Wistar 大鼠，9 ~ 18g，雌雄不限。

（二）操作方法

大鼠经乙醚麻醉，无菌分离并用 0/3 号缝合线结扎右侧颈总动脉。大鼠苏醒后恢复 1h，然后将动物放在 35 ± 2℃ 温水孵育的容器内（湿度为 85% ~ 95%）1 ~ 2h。之后放入含有 5% O_2、95% N_2 密闭容器中（500 mm^3），进入气体的流速为 5 L/min，共 10min。经过缺氧后的动物再放入上述容器中 2h，并去除那些垂死和状态不好的动物。大鼠可以自由饮食饮水。依据不同实验目的可以分别于缺氧缺血后 0 ~ 28 天迅速断头取脑。脑剥离后用 4% 多聚甲醛/PBS 固定。

（三）方法评价

虽然脑重量仅为人体重的 2%，但其耗氧量占全身耗氧量的 20%，所需血供占心输出量的 15%。加之脑组织不能储存能量，也不能进行糖类的无氧酵解，因此对氧气和血供的要求很高。大鼠具有与人类相似的脑血管结构，是研究缺氧缺血性脑损伤的常用实验动物。研究表明脑组织在缺氧缺血数小时后，神经元出现中央性 Nissl 小体溶解和坏死，髓鞘和轴突崩解，星形胶质肿胀。1 ~ 2 天出现脑水肿，中性粒细胞和巨噬细胞浸润，并开始出现泡沫细胞。第 4 天星形胶质明显增生，出现修复反应。大约 30 天形成蜂窝状胶质瘢痕。

三、阿尔茨海默病（Alzheimer disease，AD）动物模型

阿尔茨海默病又称老年性痴呆，是以进行性痴呆为主要临床表现的脑变性疾病。AD 的脑病理表现为老年斑（senile plaque，SP）形成和神经原纤维缠结（neurofibrillary tangle，NFT）。老年斑的重要成分是 β-淀粉样肽（β-amyloid peptide，Aβ），它是由一较大的前体蛋白 APP（amyloid precursor protein）衍生而来。NFT 的结构由成对螺旋丝（PHF）组成，而 PHF 的主要成分是微管相关 tau 蛋白和泛蛋白（ubiquultin）。PHF-tau 的过度磷酸化使其与微管蛋白结合能力降低从而 tau 蛋白的微管结合区自我结合导致 PHF 的形成。

在中枢神经系统中，小胶质（microglia）是脑内的常驻单核细胞。AD 的病理研究发现，小胶质细胞成群出现在老年斑内及其附近，有突起伸进斑块中。在阿尔茨海默病早期，小胶质最先被淀粉样物质等异常物质激活，迁移到淀粉样物质斑块周围。同时在 AD 的脑组织中，还可见大量星形胶质增生，主要见于淀粉样斑块中，围绕在 NFT、变性神经元及类淀粉样物质闭塞的毛细血管周围。因此，有学者认为，在 AD 后期，小胶质不能有效地通过受体发挥吞噬功能，而逐渐增多的老年斑又导致小胶质持续激活，并分泌多种炎症分子，作用于邻近的星形胶质和神经元。导致暴发性地激活星形胶质。反应性星形胶质表达的 α_1-抗凝乳蛋白酶上调，该酶会促进淀粉样物质聚集成单纤维，从而抵制炎性蛋白酶的水解作用。星形胶质是斑块中蛋白多糖的来源。而蛋白多糖又会诱导淀粉样物质形成不溶性原纤维，使淀粉样物质也不被蛋白酶降解。还有研究表明，星形胶质产生的 α_1-抗凝乳蛋白酶、黏附因子等可促进神经元形成异常突起，与斑块中异常轴突有关。最终直接或间接地对神经元产生毒性作用。同时淀粉样物质也可激活星形胶质细胞，后者产生基质金属蛋白酶。该酶可破坏髓鞘并损伤血脑屏障。淀粉样物质还可刺激星形胶质产生 IL-1β，后者可使一些细胞毒性因子基因表达上调，而加剧这些细胞毒性因子对神经元的损害。

（一）Aβ 灌注模型动物模型

1. 实验动物 8 ~ 12 周 SD 大鼠，雄性，250 ~ 300g。

2. 实验材料 $A\beta_{1-40}$ 的孵育：用无菌生理盐水将 $A\beta_{1-40}$ 稀释成 10μg/μl，37℃ 孵育 1 周以上，使其变为聚集状态的 Aβ。

3. 操作方法 大鼠经 10% 水合氯醛腹腔麻醉后，固定于大鼠立体定位仪上，剪毛，常规消毒，切开皮肤，沿正中切开头皮，分离骨膜，参照《大鼠脑立体定向图谱》，选择右侧（或双侧）海马 CA_1 区为注射靶区，于前囟向后 3.0mm，中线右侧（或双侧）旁开 2.2mm 处，用牙科钻钻开颅骨，暴露硬脑膜，微量注射器自脑表面垂直进针 2.8mm，将 $A\beta_{1-40}$ 5μl 溶液缓慢注入（1μl/min），留针 5 ~ 10min 以保证溶液充分弥散，之后缓慢退出微量注射器，缝合切口。所有操作均在无菌条件下进行，皮肤切开处用庆大霉素点滴。动物自由饮食饮水。对照组注入等体积生理盐水，假手术组不注射任何溶液。

4. 方法评价 在脑的生理功能和病理反应研究中，常常需要脑内直接给药，脑室注射是目前常用的方法，但其最大的缺陷是药物作用范围广，定位性差且操作复杂。选用海马定位给药是较为理想的途径，而海马 CA₁ 区又与海马内部及海马外结构有广泛的纤维联络，是长时程增强（LTP）形成及学习记忆的重要部位。本方法选择海马 CA₁ 区进行 Aβ 微量注射建立局部病理模型，简便易行，且针对性强。

（二）转基因动物模型

研究表明 AD 与人体第 21 号、19 号和 14 号染色体有关。但目前研究最多并且用于制备动物模型的基因定位于第 21 号染色体上。自从 1991 年美国 3 个实验室几乎同时报道用转基因技术诱发鼠脑淀粉样病变获得成功，用转基因动物模型来研究 AD 获得极大发展。

1991 年 Higgins 小组用的基因为编码 APP C 端 100 个氨基酸序列（包括 Aβ 蛋白在内），在海马和皮层发现老年斑、神经原纤维缠结及变性神经元。同年 Wirak 等用来自人类 APP 基因 5′区域一个 4.2kb 片段（即编码 42 个氨基酸序列的 Aβ 基因片段）制备转基因小鼠，在 1 年龄时，一部分海马神经元的树突中出现 Aβ 沉积，并形成类似于淀粉样蛋白状纤维，这种纤维极其类似于 AD 患者大脑中的纤维。1995 年 Games 等报道了高度表达人类突变 APP（717 位的颉氨酸由苯丙氨酸代替）的转基因小鼠。这种小鼠逐渐出现了包括大量硫磺素染色阳性的 Aβ 沉积，神经炎斑块，突触丧失，星形胶质及小胶质增生等 AD 病理特征。Paula M. Moran 等制备了过度表达 β-APP-751 的转基因小鼠，结果显示学习和记忆能力下降，并且这种下降只在 12 月龄小鼠出现，提示这可能与鼠龄相关。秦川等人也建立了成熟的突变人 APP695、751V7171 转基因动物模型。

转基因动物的最明显的优点是模拟了 AD 样神经病理学特征，包括细胞外 Aβ 的沉积、营养不良性神经炎成分和神经胶质增生。能够用于分析 Aβ 沉积机制和验证 AD 治疗药物的作用。但目前该模型也存在许多不足，有待进一步研究。

四、新生大鼠大脑皮层星形胶质原代培养方法及相关技术

当中枢神经系统遭受损伤，如创伤、缺血、炎症、退行性病变时，其显著特点是神经胶质的激活，尤其是星形胶质（astrocyte，Ast）的激活。星形胶质的激活表现为增殖和肥大，其功能特性对于中枢神经系统在局部调控炎症反应和组织损伤方面起着极其重要的作用。

（一）实验动物

出生 2 天以内的新生 SD（Sprague-Dawley）大鼠。

（二）实验材料

1. DMEM/F12 培养基、胎牛血清和马血清。

2. 多聚 L-赖氨酸、胰蛋白酶和 EDTA。

3. 青霉素、链霉素。

4. 免疫细胞化学用 SP 试剂盒和 DAB 显色试剂盒。

5. 碘化丙啶（propidiumiodide，PI）。

（三）方法

1. 新生大鼠大脑皮层星形胶质原代培养 将出生 2 天以内的新生 SD 大白鼠 10 只，用 75% 的酒精浸泡消毒后，采用无菌方法迅速取出大脑，用冷的 D-Hanks 液清洗并剔除脑膜和血管，取大脑皮质，将组织剪碎为 1mm³，用 0.125% 胰蛋白酶，37℃ 消化 10min，过滤（200 目尼龙滤网），离心（1000r/min 10min），去上清，加入 DMEM/F12 完全培养基（其中含 10% 胎牛血清、10% 马血清、L-谷氨酰胺 2mmol/L、青霉素 100μ/ml、链霉素 100μg/ml）制成细胞悬液。计数后按 $5 \times 10^5/cm^2$ 接种于培养瓶。贴附 30min 后，转移细胞悬液至新瓶中，加入 DMEM/F12 完全培养基，在 37℃，5% CO_2 培养箱中培养 9 天（每 3 天更换培养液 1 次），第 9 天将培养瓶置于恒温旋转摇床上 37℃，240r/min，摇 18h，去掉悬浮的细胞，用 D-Hanks 液清洗 3 次，进行传代培养即得纯化的星形胶质。经免疫细胞化学法检测，98% 以上的细胞 GFAP 免疫反应为阳性。

2. 免疫细胞化学测定细胞增殖

（1）细胞爬片的制备 用于免疫细胞化学检测的纯化的星形胶质细胞以 4×10^4 个/cm^2 的密度接种于

24 孔板（孔内置有 10mm×10mm 的盖玻片），接种后加入 DMEM/F12 完全培养基，在 37℃，5% CO_2 环境下培养。

（2）细胞爬片经 PBS 充分洗涤后，置于 4% 多聚甲醛、固定 30min，0.3% H_2O_2-甲醇、30min，以阻断内源性过氧化物酶；再经 37℃正常羊血清孵育 30min，以封闭非特异性抗原，再用适当比例稀释的一抗室温过夜，生物素化的二抗 37℃孵育 1h，SA/HRP 复合物 37℃1h，DAB 显色 5~10min。中间各步之间均用 PBS 洗 3 次，每次 5min。最后脱水、透明、中性树胶封片。

（3）光镜下观察、摄片，并采用彩色病理图文分析系统分析，每组细胞爬片取 10 个视野，获得免疫阳性反应产物的平均光密度值。

注：用 PBS 代替一抗作为阴性对照染色。

3. 流式细胞仪检测细胞周期

（1）用于流式细胞术检测的细胞以 $5×10^5$ 个/ml 的密度接种于 $75cm^2$ 培养瓶中，接种后加入 DMEM/F12 完全培养基，在 37℃，5% CO_2 环境下培养。

（2）收集培养瓶中的星形胶质细胞，用预冷的 70% 乙醇固定、4℃过夜，PI 染色，采用流式细胞仪进行细胞周期的检测。每管检测 15 000 个细胞。由于处于细胞周期各时相的细胞，DNA 含量不同，流式细胞仪通过检测每个细胞的 DNA 含量来确定细胞的时相，然后通过计算机分析得出细胞在各时相分布的百分比数（本文以细胞指数，cell index，CI）表示。细胞指数＝各时相的细胞数/15 000×100

第二节 免疫和自身免疫病

自身免疫疾病（autoimmune disease）是指以自身免疫反应导致组织器官损伤和相应功能障碍为主要发病机制的一类疾病。换言之，就是自身免疫反应达到一定程度而导致的疾病。目前已发现自身免疫性疾病有 30 余种，根据涉及病变分三大类：第一类为器官特异性自身免疫疾病，其特点是呈器官局限性，即一种或多种抗原针对某一具体器官，其抗原一般局限于某个部位的病损，可通过实验诱发，如肾小球肾炎、白癜风、甲状腺自身免疫病、脑脊髓自身免疫病等；第二类为全身性（播散性）自身免疫疾病，其抗体一般是针对多种器官或组织，抗原多是分散的，在正常情况下，免疫系统对其有耐受性，如系统性红斑狼疮、类风湿性关节炎、某些获得性溶血性贫血，系统性脉管炎、硬皮病、重症肌无力；第三类为混合性自身免疫性疾病，此类虽然炎性病变可局限于少数器官，但抗体常针对多种组织，如干燥综合征、溃疡性结肠炎、天疱疮、混合结缔组织病等。其中混合结缔组织病，在临床表现为多种全身性自身免疫疾病（如系统性红斑狼疮、类风湿性关节炎、硬皮病、皮肌炎）的不同组合。按系统分类，可分为结缔组织疾病（包括类风湿性关节炎、系统性红斑狼疮、皮肌炎、硬皮病），神经肌肉疾病（包括多发性硬化症即硬皮症、重症肌无力、脱髓鞘疾病），内分泌疾病（包括原发性肾上腺皮质萎缩、甲状腺自身免疫病、青少年型糖尿病），消化系统疾病（包括慢性非特异性溃疡性结肠炎、慢性活动性肝炎、恶性贫血与萎缩性胃炎），泌尿生殖系统疾病（包括肾小球肾炎、肺肾出血性综合征、男性自发性不育症），血液系统疾病（包括自身免疫性溶血性贫血、特发性血小板减少性紫癜、特发性白细胞减少症）。

一、系统性红斑狼疮

系统性红斑狼疮（systemic lupus erythematosus，SLE）是一种难治性、反复发作性、致死率高的严重自身免疫病（autoimmune disease，AID），是免疫紊乱所致的结缔组织慢性炎症性疾病，可累及皮肤、关节、肾脏、心血管、神经和黏膜等多个系统器官的自身免疫病。其临床最重要特征是有标志性的致病性抗核抗体（anti-nuclear antibody，ANA），尤其是抗双链 DNA（dsDNA）抗体，可有免疫复合物型肾炎，B 淋巴细胞高度活化，以及多种细胞因子的异常，此外血浆一氧化氮（NO）可能参与了 SLE 的发病过程，并与 SLE 的活动性呈一致性。SLE 病因、发病机制不明，尤其是驱动 ANA 生成的免疫原尚未阐明，因而阻碍了药物治疗学的进展。在阐明药物作用机制，进行药物筛选中，建立与临床疾病相关的动物模型是解决问题的关键之一。有几种 SLE 样动物模型目前可作为体内实验之用，如（NZB/NZW）F1 代、（NZB/SWR）F1 代、MRL-lpr/lpr、MRL-gld/gld 及 BXSB 小鼠等，可自发产生类似人 SLE 的症状，此类自发型模型优点是阐明多位点基因与 SLE 发病学有关。但其缺点也是明显的，如：潜伏期长（6 个月以上），发病时间及发病率不一，属于从国外引进的难饲养的特殊品系，更重要的是与人类 SLE 发病学并不完全相同，即绝大多数 SLE 病人并无上述特殊遗传缺陷。新近已发现不同原因［抗原、伴刀豆球蛋白 A（ConA）、内毒素（LPS）、白介素 2（IL-2）］活化的淋巴细胞免疫同系动物时，均可诱导抗 dsDNA 抗体和免疫复合物生成。

（一）抗原活化的淋巴细胞诱发的 SLE 的小鼠模型

1. 脾淋巴细胞活化和染色质的提取　处死小鼠，无菌取脾脏，于 RPMI 1640-10% FCS 中制备细胞悬液，台盼蓝计数（存活率 >95%），加入培养瓶中，使终浓度为 ConA 3mg/L，细胞 2×10^9/L，每瓶 20ml，直立培养（$25cm^2$ 瓶），于 37℃，5% CO_2 培养箱中培养 48h 后取出，倒置显微镜下（×25）可见 ConA 活化瓶一个视野有 5 个以上大成团细胞，未活化（未加入 ConA）瓶基本无成团细胞，离心收集活化或未活化脾细胞，提取染色质。-20℃ 冻干备用。同时取一定量活化或未活化细胞尼龙网过滤，计数细胞，加入 96 孔 U 板培养，加入 MTT 终浓度 2g/L，继续培养 4h，800g，离心 10min，弃上清，每孔加入二甲亚砜（DMSO）15μl，待结晶溶解后于 492nm 比色，OD 活化/OD 未活化 >2。

2. 小鼠致敏　BALB/c 小鼠，6 周龄，雌性，小鼠随机分为 3 组，空白组、正常染色质组、活性染色质组，每组小鼠 12 只。活性染色质与正常染色质以 100μg（0.2ml），皮内注射，每 2 周 1 次，共计 3 次。空白组未做任何处理。首次免疫将染色质干粉加生理盐水及卡介苗（BCG）制备混悬液，将该悬液逐滴加入搅拌中的等体积福氏不完全佐剂（ICFA），4℃ 搅拌 12h 制成油包水乳剂，BCG 终浓度 10g/L。再次免疫为染色质和 ICFA 方法同前，但不含 BCG，第 3 次免疫为染色质混悬液。在制备和致敏的过程中注意免疫制剂 4℃ 保存。小鼠在 d18，d32，尾静脉采血 30μl，分离血清，在 d45，d60 放血处死小鼠，分离血清。血清均在 -70℃ 保存待测，并取腹腔巨噬细胞和肾脏进行其他项目检测。

（二）慢性移植物抗宿主病狼疮样肾炎小鼠模型

1. 实验动物　8~10 周龄雌性（C57BL/10 × DBA/2）F1 杂交鼠及 6~7 周龄雌性 DBA/2 小鼠。

2. 步骤　无菌分离 DBA/2 小鼠脾、胸腺、淋巴结淋巴细胞，剪碎，过 80 目筛，用淋巴细胞分离液分离细胞，D-Hanks 液制成单细胞悬液，其中脾、胸腺及淋巴细胞的比例为 6：4：2。第一次注射日设为 0d，于 0d，3d，7d，10d 尾静脉注射于（C57BL/10 × DBA/2）F1 杂交鼠，每次给予 50×10^6 个活细胞。

3. 评价　注射 12 周后病理以肾小球系膜增宽、基底膜节段性增厚、肾间质细胞浸润。

（三）先天性 SLE 模型

1. BXSB 小鼠　它是 SLE 小鼠模型之一，它是来自雌性 C57BL/6 和雄性 SB/LE 小鼠的近交系小鼠，自发地出现 SLE 样的自身免疫综合征，雄性 BXSB 小鼠发病早，在 6 月龄小鼠发病达高峰且严重，因此，6 月龄雄性 BXSB 小鼠是用于重型 SLE 研究的较好模型，是用来探索重型 SLE 新治疗方法的非常有力的工具。

2. MRL1pr/1pr 大鼠　其症状和人 SLE 酷似，可产生自身抗体、淋巴结炎和肾小球肾炎。其半数致死率为 20 个月，该动物模型以迟发的形式自然产生，相当耗时，且个体间变异大，实验难以控制。

二、类风湿性关节炎

类风湿性关节炎（RA）是一种慢性、进行性、对称性的自身免疫性疾病，80% 的病人迁延不愈，最终导致关节破坏、功能丧失。动物中缺乏自身性关节炎，使 RA 的实验研究遇到困难。现有的动物模型主要分为二大类：一类是佐剂性关节炎，另一类是关节源性自身抗原诱导的关节炎。Ⅱ 型胶原诱导的关节炎模型（CIA）是研究人类 RA 和其他自身免疫性的公认模型。该模型的发病率与动物的种类、体重、年龄，所用 Ⅱ 型胶原的剂量、来源等有关。不同来源的 Ⅱ 型胶原有不同的致病能力。不同剂量的 Ⅱ 型胶原在相同的动物身上的发病率也不一样。

（一）Ⅱ 型胶原诱导的关节炎模型（CIA）

1. 材料

（1）动物　5 周龄 Wistar 雄性大鼠适应性饲养 1 周后用于实验。

（2）试剂　冻干灭活结核菌素；牛 Ⅱ 型胶原（CⅡ）；醋酸；液状石蜡。

2．方法

（1）模型制备　将牛Ⅱ型胶原溶于 0.1mol/L 的醋酸中，浓度为 20mg/ml，在 4℃下搅拌使之充分溶解，放置 4℃冰箱中过夜。将灭活的减毒的卡介苗（BCG）置于高压灭菌的加热至 70℃液状石蜡中，浓度为 10mg/ml，充分搅拌至完全溶解，制成完全佐剂 CFA：按 CFA：石蜡＝1：2 制成不完全佐剂 IFA。造模前将 CⅡ和佐剂等体积混合、乳化。

1mg CⅡ/0.1mol/L 醋酸	0.05ml
IFA	0.05ml

（2）用药方法　0.1ml 乳化液分别于各组大鼠右后足跖底部皮内注射，7 天后鼠尾根部皮内加强注射。正常组在相同部位注射 0.1ml 的灭菌石蜡。

（3）病理学观察　6 周处死，非注射侧（左侧）踝关节 HE 染色及滑膜电镜观察正常滑膜衬里层呈 1～2 层细胞厚度。滑膜细胞排列规则，表面光滑，无血管增生及炎性细胞浸润，关节腔完整，关节软骨光滑无破坏。模型组滑膜细胞层增厚达 8～10 层，水肿存在，滑膜下层可见多处灶性淋巴细胞浸润，并形成"淋巴样小结或淋巴样滤泡"。滑膜内血管丰富，血管内膜增生，管腔狭窄或阻塞；淋巴细胞浸润的多集中在血管周围。部分标本可见滑膜和血管形成血管翳侵入并破坏软骨和骨组织，关节腔消失，关节强直。电镜观察模型组滑膜细胞水肿变圆，丝状伪足增多，细胞间接触减少并有大量纤维样物质渗出；核仁模糊，染色质致密或疏松；溶酶体数量增多，大量粗面内质网扩张，核糖体脱落；线粒体肿胀．嵴断裂；滑膜下层的血管内皮细胞肿胀，胞突伸向血管、腔内，部分标本可见血管腔闭塞。

（二）兔膝关节佐剂性关节炎模型

（1）实验材料

实验动物：大白兔，6～10 月龄，体重 2.3～2.6kg。饲养期间给家兔颗粒饲料。

实验试剂及药品：弗氏完全佐剂。

（2）造模　全部动物双膝关节用 8% 硫化钠溶液脱毛，两天后膝关节备皮，常规消毒后在无菌条件下，取膝关节外侧穿刺点，用弗氏完全佐剂（FCA）0.5% 分别注射于各组兔的双膝关节内，造成兔膝关节佐剂性关节炎。

第三节　内分泌器官的纤维化

糖尿病肾病（diabetic nephropathy，DN）是糖尿病常见的严重微血管并发症。至今为止，DN 的发病机制尚未完全明了。DN 的病理特征包括肾小球基底膜增厚和系膜区细胞外基质（ECM）积聚。Ⅳ型胶原（C-Ⅳ）是肾小球基底膜和 ECM 的主要成分，而参与 C-Ⅳ降解的主要蛋白水解酶是基质金属蛋白酶 2（MMP-2）和基质金属蛋白酶 9（MMP-9）。研究表明结缔组织生长因子（connective tissue growth factor，CTGF）对肾细胞的分化、增殖及 ECM 的合成和降解具有很强的调控作用，在肾纤维化进程中可能起重要作用。

一、材料

枸橼酸钠缓冲液，链脲霉素（STZ）。

动物 Wistar 大鼠。

二、步骤

大鼠尾静脉一次性注射用枸橼酸钠缓冲液（10mmol/L，pH4.4）配制的 STZ 溶液（60mg/kg）。72 小时后尾静脉采血，随机血糖≥16.7mmol/L 即为造模成功。12 周后处理动物，肾组织常规福尔马林固定、包埋作病理切片和免疫组织化学染色。

三、注意事项

STZ 水溶液在室温下极不稳定，需用 10mmol/L 柠檬酸缓冲液（pH4.0～4.5）临用前配制。注射不同剂量的动物表现症状不同，大鼠剂量一般在 60～80mg/kg（iv 或 ip）。一次注射大剂量 STZ 可致胰岛 β 细胞坏死而无胰腺炎，多次小剂量的 STZ 引起迟发型糖尿病。动物注射 STZ 前禁食时间的长短与 STZ 剂量、模型成模率有关，一般禁食过夜较为合适。

第四节 视觉系统的纤维化

眼组织纤维化在眼科疾病中较为常见，特别是手术和外伤造成血 - 眼屏障破坏，血管通透性增加，使纤维蛋白原、炎性细胞、成纤维细胞移行进入眼内，然后在凝血酶作用下转变为纤维蛋白导致瘢痕形成，常见于眼外伤、青光眼滤过性手术后、角膜激光手术后致结膜下瘢痕形成、角膜浑浊等；白内障形成；糖尿病性视网膜病变、视网膜纤维化、增生性玻璃体视网膜病变；先天性眼外肌广泛纤维化综合征以及视神经纤维变性造成的视神经萎缩等。

目前对预防眼组织纤维化、眼部瘢痕形成已经在发展新的治疗方法和改进旧的治疗方法方面取得了显著的进步。新技术的应用如核酶、基因治疗、RNA 干扰等开创了预防和治疗眼部纤维化的新纪元。控制眼部纤维化过程提供了许多令人向往的前景，包括预防角膜瘢痕形成导致的失明、人工晶状体移植后避免后房浑浊化、青光眼手术的完全成功眼内压维持在大约 10mmHg 以及成功进行视网膜脱离手术等。眼部纤维化模型对于新技术的研究以及观察药物对纤维化的治疗作用很重要，本节旨在介绍较常见的研究模型。

一、白内障模型

白内障是人类常见的眼病，也是致盲的主要原因之一，临床分为代谢性、外伤性、老年性、先天性等多种类型，如老年性白内障模型如过早老化的 OXYS 大鼠；Gja1、Gja3、Gja8、Lim2 等基因突变导致的先天性白内障动物模型；链脲霉素、四氧嘧啶可致糖尿病性白内障，具体实验方法见本章糖尿病视网膜病变动物模型；本节主要介绍除老年性、先天性、糖尿病性以外的常见白内障模型。

（一）大鼠 D-半乳糖性白内障模型

1. 材料　D-半乳糖，复方托品酰胺，裂隙灯。

2. 实验动物　Wistar 大鼠（3 周龄）或 Sprague-Dawley 大鼠（3 周龄），体重 200g 左右。

3. 实验步骤　30%~50% 半乳糖膳食喂养动物，复方托品酰胺散瞳后，用裂隙灯观察晶体的动态变化，连续 28~30 天。

4. 注意事项　半乳糖膳食喂养动物所致白内障模型存在剂量和时间依赖性，30% 半乳糖可出现快速空泡化并可在 44 天时发展成为核性白内障（Ⅳ级）。

5. 方法应用和评价　按下列标准对发生的白内障进行分级和比较：0 级：无空泡出现或晶状体无浑浊；Ⅰ级：晶状体轻度浑浊，周边出现空泡，空泡少于 1/3 晶状体半径；Ⅱ级：晶状体中度浑浊，周边空泡向中心扩展占据 1/3~2/3 晶状体半径；Ⅲ级：晶状体高度浑浊，周边空泡扩展超过 2/3 晶状体半径，可见中心核浑浊；Ⅳ级：空泡覆盖整个晶状体，白内障成熟。

（二）亚硒酸钠诱导的硒性核性白内障大鼠模型

1. 材料　亚硒酸钠，裂隙灯。

2. 实验动物　Sprague-Dawley 大鼠（10~15 日龄）。

3. 实验步骤　Sprague-Dawley 大鼠出生后第 10~14 天皮下注射 2mmol/L 的亚硒酸钠溶液 30nmol/g，第 21 天用裂隙灯观察晶体的动态变化。

4. 注意事项　亚硒酸钠为结晶粉末，临用前配制成 2mmol/L 的亚硒酸钠溶液，并经微孔滤器过滤；亚硒酸钠有显著毒性，大鼠静脉给药 LD_{50} 为 3mg/kg，而致白内障的剂量为 2.4mg/kg，需注意的是硒可与组织蛋白结合，另外可存在于尿液、粪便和呼气中，因此对动物尸体，排泄物等应进行适当处理，亚硒酸钠不能直接倒入下水道，必须由有资质的处置公司专门处理。

5. 方法应用和评价　大约 80% 的动物在应用亚硒酸钠 7~8 天后发展为核浑浊，硒性 SD 大鼠白内障模型类似于人老年性白内障，可以应用于对人老年性白内障的发生机制的研究。

（三）紫外线照射（ultraviolet radiation type B，UVR-B）致白内障

1. 材料　裂隙灯，高压汞灯（350W），水滤器，双式单色光镜。

2. 实验动物　C57BL/6 小鼠或 Sprague-Dawley 大鼠（6 周龄）。

3. 实验步骤　所有动物接受裂隙灯检查排除白内障动物。紫外线暴露前 10min 麻醉 C57BL/6 小鼠（或 Sprague-Dawley 大鼠），紫外线暴露前 5min 托品酰胺扩瞳。单侧暴露于 300nm 波长范围（UVR-B-300nm），剂量为 kJ/m²，持续 15 分钟，放射线输出半极大值处全宽度为 5nm；暴露时对侧眼用黑纸盖住，作为对照。暴露 1 周后记录肉眼检查及晶状体光散射结果。

4. 注意事项　紫外线照射诱导白内障的产生与照射的剂量及照射的时间有密切的关系；另实验过程需做好防护。

5. 方法应用和评价　小鼠紫外线照射致白内障模型的建立对研究晶状体对紫外线敏感基因调节具有显著的作用如使用基因敲除和转基因小鼠，除此以外，还有家兔、大鼠、豚鼠等多种动物的紫外线照射白内障模型，这些模型是不可替代的，因为晶状体周围组织参与白内障形成不能被排除。但同时需要指出的是建立的动物模型包括小鼠也有它们的局限性，因为某些物种是夜间活动的；另外，动物眼睛局部的解剖和人类是不同的，比如大鼠和小鼠的角膜比人的角膜要薄得多，由于紫外线透过角膜的高穿透性可能会导致这些动物的晶状体对紫外线的高敏感性。

（二）外伤性白内障动物模型

1. 材料　手术显微镜，注射器，裂隙灯。

2. 实验动物　Wistar 大鼠。

3. 实验步骤　手术前麻醉动物并用托品酰胺扩瞳，在手术显微镜下用一次性 1ml 注射器在角膜偏中央部位刺穿角膜，并用针头将晶状体前囊划开约 1mm×1.5mm 大小呈椭圆形，再用针头深达晶状体中央沿前囊创口长轴方向划开数次，术毕结膜囊涂抗生素眼膏。

4. 注意事项　外伤性白内障动物模型应选用大鼠，不宜选用兔、狗、猫等动物，因其不易形成外伤性白内障。

5. 方法应用和评价　外伤性白内障是眼科常见病症，由外伤致晶状体前囊破口而引起，此模型的建立有助于对其形成机制的研究和预防治疗。另外有报道用一定重量（20g）的小球，从 20cm 高度落下，每周 1 次，每次 100 下可较快造成典型、持续的白内障。

（三）家兔自身免疫性白内障动物模型

1. 材料　制备晶状体抗原，裂隙灯。

2. 实验动物　纯种新西兰家兔，体重 2.5～3kg。

3. 实验步骤　采用同种晶状体蛋白抗原 1mg/ml + 等量弗氏完全佐剂注射于后腿皮下，共 2 次，间隔 2 周；再过 2 周后采用同种晶状体蛋白抗原 1mg/ml + 等量弗氏不完全佐剂皮下注射，间隔 2 周。

4. 注意事项　抗原制作：取同种家兔的晶状体 4 只，放入 0.1N、pH7.2 的 PBS 缓冲液中经研磨、超声粉碎、匀浆，以 1500r/min 离心 5 分钟，取上清液，采用 752 型紫外分光光度计测定蛋白含量，分装后低温干燥，制成干粉封口备用。

5. 方法应用和评价　采用同种晶状体蛋白抗原免疫，制成自身免疫性白内障动物模型，进一步证明了针对晶状体组织的自身免疫性病理改变，在白内障病因学方面的重要作用。

二、视网膜病变动物模型

增殖性视网膜病变动物模型种类较多，有糖尿病视网膜病变动物模型、缺血性增殖性视网膜病动物模型、视网膜静脉阻塞动物模型及早产儿视网膜病变动物模型等。对于糖尿病视网膜病变，通过高精饲料饲养或注射 STZ 诱导的糖尿病视网膜病变动物模型较合理，但动物造模周期长，饲养过程中动物死亡率高，费用非常昂贵。激光光凝视网膜静脉血管造成的视网膜静脉阻塞模型，与视网膜静脉阻塞患者的疾病发展过程酷似，是静脉阻塞实验与临床研究的最佳动物模型，但需较大的动物才能施行激光光凝术，且术后需较长时间才能产生视网膜新生血管，实验费用大，不利于大范围实验研究的开展；另外，激光光凝的程度受很多因素的影响，很难完全保证一致，使实验个体间产生较大的差异。

（一）糖尿病视网膜病变动物模型

糖尿病视网膜病变动物模型是在糖尿病模型上建立起来的，包括啮齿类和灵长类等多种自发性遗传性动物模型、诱发性动物模型、转基因动物模型和半乳糖喂养诱导的 DR 动物模型。自发性遗传性动物模型如非肥胖性糖尿病小鼠（NOD mice）、db 鼠（diabetic mouse）、BB 大鼠（Biobreeding rat）、OLETF 大鼠（Otsuka Long-Evans Tokushima fatty rat）、GK 大鼠（Goto-Kakizaki rat）、肥胖 Zucker 大鼠（Obese Zucker rat）、STD 大鼠（STD rat）、中国仓鼠、犬、猫、猴等也有自发性糖尿病发生，遗传性动物模型的发病受环境或基因突变影响，与胰岛素缺乏有关，发病严重程度不易控制，可提供研究的数量有限。转基因动物的培育困难，糖尿病动物模型可反映人类糖尿病各个阶段的改变，但成模时间较长；诱发性动物模型是目前最常用的方法。

建立诱发性糖尿病动物模型的方法主要有：病毒感染、催肥、手术和药物诱导等。药物主要有：化学药物、生物制剂、缩氨酸、增效剂和类固醇。而使用化学药物四氧嘧啶（alloxan，ALX）或链脲霉素（streptozotocin，STZ）是目前最常用的方法。ALX 是胰岛 β 细胞毒剂，通过产生超氧自由基选择性破坏 β 细胞；STZ 结构中的亚硝基脲是细胞毒，去氧葡萄糖部分使之易于进入 β 细胞，造成 β 细胞损伤，导致血胰岛素下降和血糖升高，形成胰岛素依赖型糖尿病模型（IDDM）。ALX 和 STZ 诱导的动物模型都有血糖升高、血糖降低和持续高血糖 3 个时相的变化。

（二）缺血性增殖性视网膜病动物模型

1. 实验动物　生后 7 天的 C57BL/6J 小鼠或 Sprague-Dawley 大鼠。

2. 实验步骤　出生后 7 天的 C57BL/6J 小鼠与母鼠共同暴露于高氧环境（75% O_2），连续 5 天，诱导视网膜中央脉管系统血管闭塞。出生后 12 天，将小鼠放回普通环境，可见全部小鼠出现广泛的玻璃体新生血管形成，出生后 17 天，最为明显。

另外，Sprague-Dawley 大鼠从出生后 1 天到出生后 7 天，暴露于高氧环境（80% O_2，20.5h）和低氧环境（10% O_2，0.5h），从低氧环境大约需 3 小时向高氧环境需逐渐过渡。此后，大鼠转移到普通环境，并在出生后 12 天评价新生血管形成情况。

3. 方法应用和评价　缺血性增殖性视网膜病是致盲的非常重要原因，高浓度氧能短时间内有效诱导新生幼鼠视网膜新血管芽的生长，成功构建增殖性视网膜病变动物模型，模型的建立有助于对疾病的机制研究以及预防治疗。

三、增生性玻璃体视网膜病变动物模型

增生性玻璃体视网膜病变（proliferative vitreoretinopathy，PVR）是一个有多种因素参与的修复过程，是眼组织对创伤修复的一种过度增生的结果，由于成纤维细胞等移行至玻璃体腔，增生并形成收缩膜，造成了牵引性视网膜脱离的病变，这种修复损害了眼底组织的结构和功能，最终引起视力丧失。

多数 PVR 模型是往玻璃体内注射外源性细胞如视网膜色素上皮细胞或成纤维细胞，同时包括如晶状体切开摘出术和/或玻璃体切割术等其他操作，视网膜外膜形成和视网膜脱离的时间过程与注射入的细胞类型和数目有关；其他的模型还包括注入血小板等。非细胞注入的 PVR 模型包括注入 PDGF 和纤维结合素同时包括玻璃体挤出，另外的一个非细胞注入模型且没有晶状体切开摘出术和/或玻璃体切割术的是直接注射中性蛋白酶，这种酶的活性能够分裂局部组织和降解细胞外基质。

（一）外伤性 PVR 动物模型

1. 材料　手术显微镜，眼底照像机，显微手术器械，间接眼底镜，光学显微镜。

2. 实验动物　健康日本大耳白兔，体重 2kg 左右。

3. 实验步骤　家兔氯胺酮静脉麻醉后，复方托品酰胺散瞳，在 1～3 点钟位行巩膜撕裂术即将巩膜表面的结膜下组织清除干净，在角膜缘后 1.5～2mm 处用巩膜穿刺刀刺向玻璃体中心部，勿伤及晶状体及周边视网膜，用剪刀向两侧扩大切口，切口与角膜缘平行，达 8mm，轻压眼球，将脱出的玻璃体剪除，用 8-0 尼龙线间断缝合切口；然后从兔耳郭静脉取 0.4ml 血注入玻璃体腔内，或以 5ml 注射器抽取耳动脉血 5ml，离心 1500r/min 5min 制备富含血小板的血浆（血小板密度为 2.24×10^8 个/ml ～ 2.71×10^8 个/ml），用 1ml 注射器抽吸 0.4ml 注入玻璃体。伤口不缝合，滴抗生素眼液于结膜囊内。

4. 注意事项　巩膜撕裂术后需检查眼底，排除眼内出血及视网膜脱离。

5．方法应用和评价　玻璃体视网膜增殖改变参照 Fastenberg 的 PVR 分级标准进行，分为 5 个等级。Ⅰ级：眼底正常，玻璃体内可见增殖的条带；Ⅱ级：灶性牵拉，局限性血管改变，充血扩张等；Ⅲ级：髓线处的局限性视网膜脱离及视网膜皱褶；Ⅳ级：广泛的视网膜脱离，全部髓线脱离，视乳头周围视网膜脱离；Ⅴ级：视网膜全部脱离，视网膜对折及裂孔；Ⅲ、Ⅳ、Ⅴ统计为视网膜脱离的发生。

外伤性 PVR 动物模型，接近人眼外伤性 PVR 的实际情况，但向玻璃体内注血造成玻璃体混浊，影响临床观察。而向兔玻璃体内注入含血小板的自体血浆，可成功复制外伤性 PVR 动物模型，接近外伤的实际情况，同时克服了单纯注入人血小板引起的免疫反应的不足，避免了向玻璃体内注射培养细胞所致的玻璃体内增生细胞来源的问题，同时该模型还避免了注血模型的不足，在整个实验过程中始终可以观察到眼底。

（二）IL-1β/视网膜孔诱导家兔 PVR 模型

1．材料　手术显微镜，眼底照像机，显微手术器械，间接眼底镜，光学显微镜。

2．实验动物　健康日本大耳白兔，体重 2kg 左右。

3．实验步骤　家兔麻醉后扩瞳，用微量注射针刺大小为视神经乳头直径一半的视网膜裂洞，接着 250U 人 IL-1β 溶于 0.1ml 平衡盐溶液直接玻璃体内注射，对侧的眼作为对照仅注射 0.1ml 平衡盐溶液。PVR 形成监测每周 1 次，连续 4 周。

4．注意事项　视网膜裂洞太小，可能会发生视网膜自动复位。

5．方法应用和评价　视网膜裂洞和眼（球）内注射 IL-1β 可以触发一系列的改变包括视网膜色素上皮细胞增生、视网膜外膜形成和诱导基质金属酶最终导致 PVR。裂孔的存在为视网膜色素上皮细胞和胶质细胞的迁移提供了有利条件，用裂孔的方式制成的模型与人孔源性视网膜脱离伴严重的 PVR 相似。

（三）中性蛋白酶诱导的 PVR 模型

1．材料　手术显微镜，眼底照像机，显微手术器械，间接眼底镜，光学显微镜。

2．实验动物　C57BL/6J 小鼠、家兔。

3．实验步骤　动物麻醉后扩瞳，目测及检眼镜间接检查法排除眼睛异常。用 30-微量注射器直接从颞上缘后 2.5mm 注射蛋白水解酶中性蛋白酶（0.07U/0.1ml）进入玻璃体内，注射后观察 10 周，检眼镜观察注射后玻璃体内出血、斑点频率、视网膜皱、视网膜外层膜情况并评分。

4．注意事项　为降低眼内压，玻璃体内注射结束后立即用微量注射器轻拍前房。

5．方法应用和评价　中性蛋白酶注射经常表现较高的视网膜皱和视网膜外层膜出现频率，而且中性蛋白酶诱导的小鼠 PVR 与巨噬细胞和神经胶质衍生细胞有密切关系。

四、青光眼滤过术动物模型

导致青光眼滤过术长期失败的最常见的原因是局部损伤组织的瘢痕形成。为了解介导这一过程的因素以及研制和初步验证限制瘢痕形成的新治疗方法需使用恰当的动物模型。

（一）材料

手术显微镜，氯胺酮（50mg/kg），甲苯噻嗪（10mg/kg），0.5%（或 0.1%）丙对卡因。

（二）实验动物

Sprague-Dawley 大鼠（或新西兰兔）。

（三）实验步骤

动物麻醉后，丙对卡因实施眼睛表面麻醉，用 29-gauge 针行全层巩膜造口术，接着在角膜缘基底结膜瓣下通过穿通的巩膜通道介导 30-gauge 硅插管，缝合结膜（图 27-10-1）。

（四）注意事项

行全层巩膜造口术针插入前房时需特别仔细避免损伤虹膜血管，将眼前房出血的动物排除在外。

（五）方法应用和评价

标准的研究青光眼滤过术的动物模型是家兔，但新的研究生物体基因水平改变的方法促进了大鼠动物模型的发展。针行巩膜造口术在造瘘口形成结膜滤过性水泡，但在 2~3 天迅速消退；大鼠插管法青光眼滤过术形成隆起结膜滤过性水泡，8~13 天逐渐消退，提供较长和可预测的动物模型，有利于青光眼滤

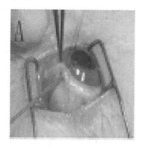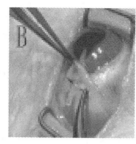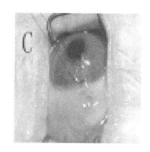

图 27-10-1　手术操作过程图

（A）插管进入（B）拔出管心针（C）水泡形成。

过术后伤口愈合以及诱导的基因水平改变的研究。

五、结膜下炎症和纤维化

（一）材料

手术显微镜，注射器，手术器械。

（二）实验动物

C57BL/6 小鼠或 BALB/c 小鼠，4 周龄。

（三）实验步骤

小鼠麻醉后，钝性分离结膜，将 25μl PBS 或 30μl PBS 加入乳胶微球（直径 1.053μm，300μg/ml）注射入小鼠一侧眼球颞侧结膜下，位置位于缘后 0.5mm 尽量靠近后眼角大约在角膜的 10-0 位置，形成肉眼可见的结膜下疱，对侧眼作为对照，观察 14 天。

（四）注意事项

仅注射 PBS，炎症反应在注射后第 1 天到第 3 天出现，胶原沉积在注射后第 14 天出现；而注射 PBS/微球后 2 天内，结膜下苏木素伊红染色可见圆而大的炎症细胞，而且注射 PBS/微球比仅注射 PBS 结膜上皮下每 2500μm² 区域炎症细胞的数目明显增多。

（五）方法应用和评价

结膜下注射导致显著和持续的愈合反应，是简单、可靠的结膜疤痕形成动物模型。小鼠是生物学特征良好的动物模型，便于广泛使用，具有潜在重要的使用价值。

第五节　泌尿系统纤维化

泌尿系统具有纤维化病变的疾病主要包括肾纤维化、膀胱颈纤维化以及良性前列腺增生（benign prostatic hyperplasia，BPH）等，其中对肾纤维化本书有专门的章节已作介绍；膀胱颈纤维化又称膀胱颈纤维性挛缩，常继发于炎症的病变，且临床表现与前列腺增生相似；本节主要介绍前列腺增生模型。

前列腺是一结构致密的腺体，随年龄的增加，大多数男性出现良性前列腺增生，主要表现前列腺增大导致尿道的梗阻。一直以来，研究者致力于使用不同的动物模型和细胞培养模型来阐明与之相关的收缩和增生机制。目前应用于治疗 BPH 药效学研究的两种药效学模型主要为丙酸睾酮引起的大鼠 BPH 及老龄家犬自发性 BPH 模型。

目前国内抗 BPH 药物的研究多采用激素来建立 BPH 模型，给予未去势的家兔、小鼠、大鼠丙酸睾酮建立 BPH 模型，或给予去势大鼠丙酸睾酮以建立 BPH 模型，也有利用尿生殖窦植入法建立小鼠 BPH 模型，或利用老年前列腺增生犬来筛选抗 BPH 药物。

一、丙酸睾酮 BPH 模型

1. 材料　丙酸睾酮。

2. 实验动物　SD 大鼠（5 月龄）或 Beagle 犬（2 年龄），雄性。

3. 实验步骤　去势大鼠：SD 大鼠戊巴比妥钠 40mg/kg 腹腔注射麻醉，经阴囊行无菌手术，摘除双侧睾丸。手术后 1 周，每只去势大鼠每天皮下注射丙酸睾酮（0.5mg/0.1ml），连续 14~21 天，末次给药后 24 小时处死动物。

去势 Beagle 犬：3% 戊巴比妥钠麻醉后，B 超腹部探测去势前犬前列腺体积，无菌操作条件下，行去势手术，切除犬双侧睾丸。去势 2 个月后，Beagle 犬轻度麻醉情况下，B 超探测前列腺体积，然后肌注丙酸睾酮 0.8，2.5，7.5mg/kg，对照组给予等体积的油溶剂。每日给药 1 次，连续给药 2 个月后。

4 注意事项　皮下注射的部位每天应略有更改，避免吸收不良。

5 方法应用和评价　大、小鼠注射丙酸睾酮引起外源性 BPH 的特点是简便迅速、适宜药物筛选，但与人类疾病的相关性较小；在哺乳动物中，迄今观察到的只有老龄犬和人有自发性前列腺增生现象，发病率均随年龄增加而增加，两者的发病机制相似，因此犬是研究人类 BPH 的合适动物模型，而自发性前列腺增生老年犬作为理想的动物模型来源困难，大批量应用于研究不切实际，通过给予去势 Beagle 犬 TP 建立一种规范的 BPH 模型可满足 BPH 研究需要。

二、老龄犬自发性 BPH 模型

1. 实验动物　雄性老龄犬（6~13 年龄）。

2. 实验步骤　首先通过直肠指检，选择前列腺体积明显增大的动物。适应饲养 1 周后，B 超测量前列腺体积，实验结束后实测前列腺体积及进行组织学检查。

3. 注意事项　B 超测量前列腺体积需有经验的专业人员，且每次测定需固定人员，以获得稳定结果。

4. 方法应用和评价　前列腺的增生与狗龄相关，5~10 岁龄狗前列腺增生者可达 88%；自发性前列腺增生老年犬是研究前列腺增生的理想动物模型。

三、尿生殖窦植入法建立小鼠 BPH 模型

1. 实验动物　昆明鼠，雄性（25~30g）。

2. 实验步骤　雄性小鼠戊巴比妥钠 60mg/kg 腹腔注射麻醉后，无菌操作剖开下腹，分离前列腺腹叶，选取正中、两侧 3 个位点，用微型注射器将 16d 胎龄小鼠的生殖窦组织 3 个注入前列腺组织内。术后 4 周认为前列腺增生模型建立。

3. 注意事项　正确取 16 天胚龄胎鼠的尿生殖窦是实验成功的关键；实验结束时应仔细检查去除植入不佳的，以避免假阳性。

4. 方法应用和评价　通过植入胎鼠促使成年动物前列腺尿道周围区域生长能力增强，很好的模拟人类良性前列腺增生。

（王青青　杨红振　金　文　胡卓伟）

参 考 文 献

1. 高春芳，陆伦根. 纤维化疾病的基础和临床. 上海科学技术出版社，2004，556-562
2. 黄其林，张可成，蔡文琴. 脑穿刺伤灶愈合过程中大胶质细胞的变化. 基础医学与临床，2001，21（2）：158-162
3. Logan AGJ, Hunter A, Jackson R, et al. Inhibition of glial scarring in the injured rat brain by a recombinant human monoclonal antibody to transforming growth factor-beta2. Eur J Neurosci, 1999, 11（7）：2367-2374
4. Guan JWC, Skinner SJ, Mallard EC, et al. The effects of insulin-like growth factor（IGF）-1, IGF-2, and des-IGF-1 on neuronal loss after hypoxic-ischemic brain injury in adult rats: evidence for a role for IGF binding proteins.. Endocrinology, 1996, 137（3）：893-898
5. 王华等. 外源性 bFGF 对新生大鼠脑 GFAP 蛋白表达影响的动态研究. J Chin Med Univ, 2004, 33（1）：14-17
6. 丁正明，宫斌，莫启忠. 老年痴呆动物模型研究进展. 浙江中西医结合杂志，2000，10（10）：638-641
7. 盛树立主编. 老年性痴呆：从分子生物学到临床诊治. 2000, 83-86
8. Giovannelli LCF, Scall C, et al. Differential effects of amyloid peptides β-（1-40）and β-（25-35）injection into the rat nucleus basalis. Neuroscience, 1995, 66：781-792

9. 包新民，舒斯云. 大鼠脑立体定位图谱. 北京：人民卫生出版社，1991：44 – 45

10. Prasad KNLRF, Prasad JE. Prostaglandins act as neurotoxin for differentiated neuroblastoma cells in culture and increase levels of ubiquitin and β-amyloid. In Vitro Cell Dev Biol Anim, 1998, 34：265 – 274

11. 李月奎. Alzheimer 病动物模型研究进展. 中国神经免疫学和神经病学杂志，1996，3（2）：119 – 123

12. DOWirakal, RBe. Deposit of amyloid β protein in the central nervous system of transgenic mice. Science, 1991, 19：323 – 325

13. GamesD, David Adams, et al. Alzheimer-type neuropathology in transgenic mice overexpressing V717F β-amyloid precursor protein. Nature, 1995, 373（9）：523 – 527

14. MPMoserMPC. Alzheimer Disease：From Molecular Biology to Therapy, 1996, 149 – 150

15. 常洋，秦川，尹红星. 阿尔茨海默病转基因动物模 型的建立. 解剖学报，2000，31（2）：144 – 146

16. 阮林，刘红刚，周洁萍. IL-1β 对星形胶质细胞的激活作用. 中国组织化学与细胞化学杂志，2005，14（4）：404 – 409

17. RidetJLM, Privat A, et al. Reactiveastrocytes：cellularandmolecularcuestobiologicalfunction. Trends Neurosci, 1997, 20：570 – 577

18. KenD McCarthyJ. Preparation of separatea stroglial and oligoden droglialceu cultures from rat cerebral tissue. J Cell Biol, 1980, 85：890 – 896

19. 力弘，章蕴毅. 小鼠系统性红斑狼疮样综合征的诱导及病变特征. 中国新药与临床杂志，2004，23（8）：480

20. 庞晓东. 用 Wistar 大鼠制备 Ⅱ 型胶原诱导的关节炎（CIA）模型. 中华综合临床医学杂志，2004，2（5）：34

21. 孟晓青，邓安国. 罗格列酮对糖尿病肾病大鼠肾脏结缔组织生长因子表达的影响. 郑州大学学报（医学版），2005，40（3）：491 – 493

22. Layton CJ, Chidlow G, Casson RJ, et al. Monocarboxylate transporter expression remains unchanged during the development of diabetic retinal neuropathy in the rat. Invest Ophthalmol Vis Sci, 2005, 46（8）：2878 – 2885

23. Dahlmann, Mireskandari, Cambrey, et al. Current and future prospects for the prevention of ocular fibrosis. Ophthalmology Clinics, 2005, 18（4）：539 – 559

24. Kolosova NGLP, Aidagulova SV, Morozkova TS. OXYS rats as a model of senile cataract. Bull Exp Biol Med, 2003, 136（4）：415 – 419

25. Graw J. Congenital hereditary cataracts. Int J Dev Biol, 2004, 48（8 – 9）：1031 – 1044

26. YoshidaM, HaradaY, KaidzuS, et al. New genetic model rat for congenital cataracts due to a connexin 46（Gja3）mutation. Pathology International, 2005, 55（11）：732 – 737

27. Suryanarayana PKK, Reddy GB. Effect of curcumin on galactose-induced cataractogenesis in rats. Mol Vis, 2003 9：223 – 230

28. Takamura YKE, Tsuzuki S, Akagi Y. Apoptotic cell death in the lens epithelium of rat sugar cataract. Exp Eye Res, 2003, 77（1）：51 – 57

29. Meydani MMA, Sastre J, Smith D, et al. Dose-response characteristics of galactose-induced cataract in the rat. Ophthalmic Res, 1994, 26（6）：368 – 374

30. Doganay SBM, Iraz M, Cigremis Y. The effect of resveratrol in experimental cataract model formed by sodium selenite. Curr Eye Res., 2006 31（2）：147 – 153

31. Shearer TRMH, Fukiage C, Azuma M. Selenite nuclear cataract：review of the model. Mol Vis, 1997, 3：8

32. Varma SDHK. Effect of alpha-ketoglutarate against selenite cataract formation. Exp Eye Res, 2004, 79（6）：913 – 918

33. Meyer LMSP, Dong X, Wegener A. UVR-B induced cataract development in C57 mice. Exp Eye Res, 2005, 81（4）：389 – 394

34. Dong XSP, Ayala M, Lofgren S. The effect of exposure time on maximum acceptable dose for avoidance of ultraviolet radiation-induced cataract. Ophthalmic Res, 2005, 37（4）：197 – 201

35. Hong MG, JS, Wang J. The dynamic changes in glutathione peroxidase activity and malondialdehyde level in experimental traumatic cataract in rabbit. Zhonghua Yan Ke Za Zhi, 1994, 30（5）：379 – 381

36. 杨瑶华，姚克，章征，等. 大鼠钝挫伤白内障模型的建立及其晶状体上皮细胞的超微结构观察. 眼科研究，2004，22（3）：247 – 250

37. 张舒，谭长强，张磷，等. 同种晶状体抗原免疫致兔白内障的实验研究. 眼视光学杂志，2001，3（1）：26 – 27

38. 李才锐，姜德咏. 糖尿病视网膜病变动物模型. 国外医学眼科学分册，2005，29（1）：44 – 48

39. Smith LE, WE, McLellan A, Kostyk SK, et al. Oxygen-induced retinopathy in the mouse. Invest Ophthalmol Vis Sci, 1994, 35（1）：101 – 111

40. SennlaubF, ValamaneshF, Vazquez-TelloA, et al. Cyclooxygenase-2 in human and experimental ischemic proliferative retinopa-

thy. Circulation, 2003, 108 (2):198 - 204

41. Holmes JMDL. The effect of postnatal growth retardation on abnormal neovascularization in the oxygen exposed neonatal rat. Curr Eye Res, 1996, 15 (4):403 - 409

42. Ryan SJ, Cleary PE. Experimental model of posterior penetrating injury. Trans New Orleans Acad Ophthalmol, 1983, 31:122 - 128

43. CardilloJA, FarahME, MitreJ, et al. An intravitreal biodegradable sustained release naproxen and 5-fluorouracil system for the treatment of experimental post-traumatic proliferative vitreoretinopathy. Br J Ophthalmol, 2004, 88 (9):1201 - 1205

44. 姜彩辉, 张卯年. 实验性外伤增生性玻璃体视网膜病变动物模型的改进. 眼科研究, 2003, 21 (6):579 - 581

45. Fastenberg DMDK, Sorgente N, Ryan SJ. A comparison of different cellular inocula in an experimental model of massive periretinal proliferation. Am J Ophthalmol, 1982, 93 (5):559 - 564

46. Kosnosky WLT, Pakalnis VA, Fox A, et al. Interleukin-1-beta changes the expression of metalloproteinases in the vitreous humor and induces membrane formation in eyes containing preexisting retinal holes. Invest Ophthalmol Vis Sci, 1994, 35 (13):4260 - 4267

47. Liou GI, PV, Matragoon S, et al. HGF regulation of RPE proliferation in an IL-1beta/retinal hole-induced rabbit model of PVR. Mol Vis, 2002 8:494 - 501

48. 高永峰, 张皙. 孔源性视网膜脱离和增生性玻璃体视网膜病变的动物模型. 眼科研究, 2000, 18 (1):92 - 93

49. Frenzel EM, NK, Walsh AW, et al. A new model of proliferative vitreoretinopathy. Invest Ophthalmol Vis Sci, 1998, 39 (11):2157 - 2164

50. Valeria Canto Soler M, GJ, Dodds RA, Suburo AM. A mouse model of proliferative vitreoretinopathy induced by dispase. Exp Eye Res, 2002, 75 (5):491 - 504

51. MandavaN, BlackburnP, PaulDB, et al. Ribozyme to proliferating cell nuclear antigen to treat proliferative vitreoretinopathy. Invest Ophthalmol. Vis Sci, 2002, 43 (10):3338 - 3348

52. Sherwood MB, ED, Neelakantan A, Samuelson DA. A new model of glaucoma filtering surgery in the rat. J Glaucoma, 2004, 13 (5):407 - 412

53. EssonDW, PoppMP, LiuL, et al. Microarray analysis of the failure of filtering blebs in a rat model of glaucoma filtering surgery. Invest Ophthalmol Vis Sci, 2004, 45 (12):4450 - 4462

54. EssonDW, NeelakantanA, LyerSA, et al. Expression of connective tissue growth factor after glaucoma filtration surgery in a rabbit model. Invest Ophthalmol Vis Sci, 2004, 45 (2):485 - 491

55. ReichelMB, CordeiroMF, AlexanderRA, et al. New model of conjunctival scarring in the mouse eye. Br J Ophthalmol, 1998, 82 (9):1072 - 1077

56. Nakamura HSS, Shen X, Malik AB, et al. RNA interference targeting transforming growth factor-beta type II receptor suppresses ocular inflammation and fibrosis. Mol Vis. , 2004, 10:703 - 711

57. HaynesJM, VenturaS. Current models of human prostate contractility. Clinical and Experimental Pharmacology and Physiology, 2005, 32 (10):797 - 804

58. 王希海, 夏申娥, 卢英民等. 滴泉胶囊对鼠类前列腺增生影响的实验研究. 中成药, 2003, 25 (3):213 - 216

59. 吴建辉, 孙祖越, 朱焰, 等. 去势 Beagle 犬前列腺增生模型的建立. 中华男科学, 2003, 9 (6):425 - 428

60. 蔡瑞芬, 崔毓桂, 华立新, 等. 老年犬自发性前列腺增生的实验研究. 中华男科学, 2003, 9 (9):651 - 657

61. ChungLW, AubleK. Characterization of fetal urogenital sinus-induced prostatic hyperplasia in the mouse: Time course, hormonal requirement, age dependency, and responsiveness of various adult organs to growth induction by fetal urogenital sinus tissues. Biol Reprod, 1988, 39 (1):50 - 57

第十一章 评价器官纤维化的形态学方法

胶原纤维是纤维化灶内的主要成分之一, 用常规 HE 染色很难从颜色上将其突显出来。这里介绍的胶原纤维特殊染色方法, 色泽分明, 能将胶原纤维与其他组织明显地区别开来, 以利于观察或用图像分析系统进行分析, 也可以得出胶原的相对含量, 计算出胶原容积分数。因此, 胶原纤维染色在器官纤维化研究中具有重要意义。

　　形态学方法是研究纤维化发病机制和评价干预作用的重要手段之一。适当的组织胶原染色方法提供了有效的空间信息，而且通过定量能够准确地评价组织中特定区域的纤维化程度。显然，恰当运用简单的形态学技术可以有效地获得其他方法很难得到的可重复的数据。应用免疫组化法还能进一步得到可靠的鉴定结果，这是因为免疫组化法能够鉴定胶原的亚型或组织中其他基质成分，还可以进行定量分析。另外，免疫组化法还能够评价与纤维化相关的介质的表达，从而将形式和功能有机的结合。同时利用原位杂交评价 mRNA 可以进一步了解介质的细胞表达和纤维化发展的关系。其他的形态学方法，如激光捕获显微切割（laser capture microdissection，LCM）技术，能便于对特定的组织区域进行功能评价，可以选择性收集反应细胞群做更深入分析，例如分子生物学和蛋白质组学技术。

第一节　胶原纤维的组织学方法

　　胶原纤维是器官纤维化灶内的主要成分之一，常规 HE 染色很难显示其全貌。采用一些特殊染色方法，可把胶原纤维与其他组织明显区分开来，色泽分明、鲜艳，以利于观察或进行分析定量。但应与常规的 HE 染色切片对应观察为宜。

一、Van Gieson 苦味酸 – 酸性品红法

　　该方法简称 VG 法，为显示胶原纤维的传统优良染色方法，其原理是利用酸性品红和苦味酸分别对胶原纤维和肌纤维具有较强亲和力，将二者染成不同颜色而区分开来。

　　（一）试剂配制

　　1. 天青石蓝染液　天青石蓝 B 2.5g，硫酸铁铵（铁明矾）25g，甘油 75ml，蒸馏水 500ml。将铁明矾溶于蒸馏水，室温下过夜，次日加入天青石蓝 B，加温煮沸 3 分钟，过滤后加入甘油，溶解后即可使用，此液可以保存数日。

　　2. Van Gieson 溶液　1% 酸性品红水溶液 10ml，苦味酸饱和水溶液（约 1.22%）90ml。两种溶液分别配制，临用时按 1∶9 混合均匀。如果组织含胶原纤维较少，则按 1∶7 的比例混合为宜。

　　3. Mayer 苏木素或明矾苏木素。

　　（二）操作步骤

　　1. 石蜡切片常规脱蜡至水。

　　2. 天青石蓝染液染色 3~5 分钟。

　　3. 蒸馏水（或自来水）冲洗，镜下观察胞核呈清晰暗蓝色，背景几乎无色为宜。

　　4. 用 Mayer 苏木素或常规使用的明矾苏木素染色 3~5 分钟。

　　5. 流水冲洗，返蓝，镜检。

　　6. 用 Van Gieson 溶液染色 1~5 分钟。

　　7. 倾去染液，直接用 95% 乙醇分化数秒钟。

　　8. 无水乙醇短时间脱水，二甲苯透明，中性树胶封片。

　　（三）结果

　　胶原纤维呈红色；肌纤维、胞质和红细胞呈黄色；细胞核呈蓝黑色。色彩鲜艳，对比鲜明，但容易褪色。

　　（四）注意事项

　　1. 酸性品红褪色较快，一般只能保存 3~6 个月，所以 Van Gieson 溶液应在临用时混合，防止放置时间过长后酸性品红不易着色。

　　2. 以往 VG 染色法多用铁苏木素染核，核被染成蓝黑色，效果很好。但缺点是配制的染色液很快失效，处理不当使背景易呈灰色，影响 VG 染色质量。近年发现，用天青石蓝-Mayer 苏木素代替铁苏木素，取得较好效果。本方法即是用天青石蓝-Mayer 苏木素代替铁苏木素进行 VG 染色。

　　3. 用含汞盐混合固定液固定的组织染色效果最佳。用甲醛短时间固定后，再用含汞盐混合固定液二

次固定或于染色前进行铬化处理，能取得同样效果。用甲醛固定较久的组织，染色前进行铬化处理，可在一定程度上改善染色效果。

二、Masson 三色法

（一）试剂配制

1. 丽春红酸性品红储存液 丽春红（ponceau 2R）1g，酸性品红0.5g，橙黄G1g，溶于150ml 0.2%冰醋酸中。此液能长时间保存。

2. 丽春红酸性品红工作液 丽春红酸性品红储存液10ml，溶于90ml 0.2%冰醋酸中。

3. 1%磷钼酸水溶液 磷钼酸（phosphomolybdic acid）1g，溶于100ml蒸馏水中。

4. 亮绿水溶液 亮绿（light green）1g，溶于100ml 0.2%冰醋酸中。

5. Harm 或 Weigert 苏木素。

（二）操作步骤

1. 石蜡切片常规脱蜡至水。

2. 用Harm's或Weigert苏木素染色5~10分钟。

3. 蒸馏水冲洗，1%盐酸乙醇分化，流水返蓝5分钟。

4. 0.2%冰醋酸溶液清洗，3×3分钟。

5. 丽春红酸性品红工作液染色5~10分钟。

6. 0.2%冰醋酸溶液清洗，3×3分钟。

7. 1%磷钼酸水溶液处理3~5分钟。

8. 0.2%冰醋酸溶液清洗，3×3分钟。

9. 1%亮绿水溶液复染5分钟。

10. 10.2%冰醋酸溶液清洗，3×3分钟。

11. 梯度乙醇脱水，二甲苯透明，中性树胶封片。

（三）结果

胶原纤维呈绿色（用亮绿复染），胞质、肌纤维和红细胞呈红色，胞核呈黑蓝色。

（四）注意事项

1. 组织用Bouin液或Zenker液固定为佳。如果已用10%甲醛液或4%多聚甲醛/PBS液固定，可在流水冲洗后再经过Zenker液二次固定，或者切片经脱蜡水洗后进行铬化处理，均能得到较好染色效果。

2. 苏木素可以不染。

3. 1%亮绿水溶液可以用2%苯胺蓝溶液代替，其配置方法是：苯胺蓝（aniline blue）2g，冰醋酸2ml，加蒸馏水至100ml。苯胺蓝溶液复染后的胶原纤维呈蓝色。

4. 如果没有丽春红，可把酸性品红加至1.5g配制。

5. 磷钼酸水溶液对丽春红及酸性品红有分化作用，见肌纤维呈鲜红色、胶原纤维呈淡粉红色即可。

三、Mallory 三色法

（一）试剂配制

1. 0.5%酸性复红水溶液 酸性复红0.5g，蒸馏水100ml。

2. 苯胺蓝桔黄G溶液 苯胺蓝0.5g，桔黄G 2g，磷钼酸或磷钨酸1g，溶于100ml蒸馏水。

（二）操作步骤

1. 石蜡切片常规脱蜡至水。

2. 除去汞盐沉淀或铬化处理。

3. 用0.5%酸性复红水溶液染色1~5分钟，蒸馏水清洗。

4. 用苯胺蓝桔黄G溶液染色20~40分钟，直接用95%乙醇分化数秒钟。

5. 无水乙醇短时间脱水，二甲苯透明，中性树胶封片。

（三）结果

胶原纤维呈蓝色；肌纤维呈粉红色，坏死心肌细胞胞质中的颗粒、团块或横带被酸性复红染成明亮红色或紫红色；红细胞呈橘黄色。

四、Gordon-Sweet 网状蛋白染色法

（一）试剂配制

1. Gordon-Sweet 二胺氢氧化银溶液 加 10% 硝酸银水溶液 5ml 于三角烧瓶内，一滴一滴地滴加氨水，随时振荡。硝酸银遇到氨水立即产生沉淀，当其沉淀物被溶解时，再加入 3% 氢氧化钠水溶液 5ml。溶液重新产生沉淀，此时再滴加氨水。至其沉淀被溶解（为了避免氨水过量，以能滤出一定沉淀颗粒为宜）后，用蒸馏水稀释至 50ml。过滤，储存于棕色瓶中备用。

2. 核固红（kernechtrot）染色液 核固红 0.1g，5% 硫酸铝液 100ml，加热溶解，冷却，过滤。

（二）操作步骤

1. 石蜡切片常规脱蜡至水。

2. 酸化高锰酸钾液中浸 3 分钟。

3. 蒸馏水洗 2 次。

4. 2% 草酸漂白 1 分钟。

5. 2.5% 铁明矾液染 5~20 分钟。

6. 蒸馏水洗多次。

7. 二氨银浸染 1 分钟，蒸馏水洗 3 次。

8. 10% 甲醛液还原 2 分钟。

9. 0.2% 氯化金液调色 1~2 分钟。

10. 硫代硫酸钠液固定 5 分钟。

11. 蒸馏水洗 2 次，核固红液染 10~12 分钟。

12. 梯度乙醇脱水，二甲苯透明，中性树胶封片。

（三）结果

网状纤维呈黑色，胶原纤维呈灰红色，胞核呈红色。

（四）方法评价

这种银浸渗法（silver impregnation）染网状蛋白对组织中早期纤维化的鉴定更加敏感（图 27-11-1C）。

五、苦味酸－天狼星红偏振光法（picrosirius-polarization，PSP）显示胶原类型

（一）基本原理

由于胶原分子含有丰富的碱性氨基酸和因胶原蛋白平行聚合排列而具有的双折光性质，并且天狼星红是一种阴离子强酸性染料，每个分子内含有 6 个磺酸基，它可与胶原起强烈反应，因而吸附稳定，不易褪色；同时，天狼星红染料分子呈长形展开，在长轴方向以彼此平行的方式附着于每个胶原分子，使胶原的双折光性明显增强，入射的正交偏光由于双折光而发生的光干涉更明显。因此，在偏振光显微镜下可以观察到不同类型的胶原能够产生不同折射率，从而表现出不同的干涉色和不同强度的双折光。

（二）试剂配制

1. 苦味酸饱和水溶液 将苦味酸溶于热蒸馏水中，浓度约为 1.22%，pH2。

2. 0.1% 苦味酸天狼星红溶液 将 0.5g 天狼星红（sirius red F3B，又称 direct red 80，CI 35780）溶于 500ml 苦味酸饱和水溶液中。

3. 改良 Harris 苏木素 将 100g 明矾 [potassium alum，$AlK(SO_4)_2 \cdot 12H_2O$] 溶于 1000ml 热蒸馏水中。将 5g 苏木素（CI 75290）溶于 50ml 无水乙醇中，然后加入到明矾溶液中，溶液迅速沸腾（注意：乙醇易燃。加热乙醇溶液时要遵守相应的注意事项）。加入 0.37g 碘酸钠（$NaIO_3$）并且冰浴迅速冷却。待冷却后加入 40ml 冰醋酸。使用前过滤。

4. Scott 蓝 将 3.5g 碳酸氢钠（$NaHCO_3$）和 20g 硫酸镁（$MgSO_4$）溶解于 1000ml 蒸馏水中。

（三）操作步骤

1. 石蜡切片常规脱蜡至水。

2. 于 0.1% 苦味酸－天狼星红溶液中染色 60 分钟。

3. 0.01mol/L HCl 清洗 2 分钟。

4. 蒸馏水洗净。

5. 可以用改良的 Harris 苏木素复染 1 分钟，Scott's 蓝清洗 30 秒，蒸馏水洗净；（见注意事项 2）。

6. 梯度乙醇脱水，二甲苯或其他透明剂透明，中性树胶封片。

（四）结果

在偏振光显微镜下或在配有偏振光滤片（即起偏镜和检偏镜）的光学显微镜下可见：

Ⅰ型胶原纤维：由多个原纤维粒合成，成熟、粗大、紧密排列，显示很强的双折光性，为亮黄、橙或红色粗纤维状；

Ⅱ型胶原纤维：显示弱的双折光，为各种不同颜色的疏松网状；

Ⅲ型胶原纤维：以原纤维形式存在，纤细、幼稚，折射率弱，显示为细长的绿色纤维；

Ⅳ型胶原纤维：显示为弱双折光的基膜，为浅黄色。

（五）注意事项

1. 在干燥的情况下，苦味酸会因振动、摩擦或着火而发生爆炸。它能与多种金属形成不稳定的盐。溶液配制时要遵守相应的注意事项，不能让溶液干燥。

2. 如果 Harris 苏木素溶液中有沉淀形成说明溶液的染色能力减退。

3. 常用的 Harris 苏木素及铁苏木素均为碱性染液，可使胶原部分溶解，致纤细的Ⅲ型胶原部分丢失，Ⅰ型胶原着色度减弱，双折光强度明显降低。用弱酸性的碘酸钠半氧化苏木素复染胞核不会对胶原发生溶解作用，能保证胶原纤维的显示效果。另外，如果使用铁苏木素，如 Weigert 铁苏木素染胞核，则应在天狼星红染色之前。但是如果使用铝苏木素如改良的 Harris 苏木素，由于苦味酸会将铝苏木素洗脱，所以应在天狼星红染色之后再染胞核。

4. 若用苏木素复染，应尽量缩短在氨水和自来水中处理的时间，防止引起苦味酸天狼星红染色褪色。

5. 切片用苦味酸 - 天狼星红染色后，在 0.01mol/L HCl 清洗 2 分钟，一方面能去除未结合的染料，另一方面可使天狼星红染料牢固结合在胶原上。原染色呈亮红色（图 27-11-1A）并且在偏振光下呈现双折射线（27-11-1B）。

六、Heidenhain "AZAN" 三色法

该方法可用于系膜、组织铺片和含胶原纤维的组织切片。

（一）试剂配制

1. 0.2% 偶氮卡红液（azocarmin B 或 G）　偶氮卡红 0.2g，蒸馏水 99ml，冰醋酸 1ml。将偶氮卡红加入蒸馏水中，渐渐加热煮沸 40~50min，室温冷却过滤后备用。临用前取该液 10ml 加蒸馏水 90ml，加冰醋酸 0.5~1ml 即可。

2. 苯胺蓝橘黄 G 混合液　苯胺蓝 0.5g，橘黄 G（orange G）2g，蒸馏水 92ml，冰醋酸 81ml。将苯胺蓝和桔黄 G 加入蒸馏水中混合，煮沸溶解，冷却后过滤，加入冰醋酸，染色前用蒸馏水稀释 1~3 倍使用。

3. 苯胺蓝乙醇溶液　苯胺蓝 0.1~1g，溶于 95% 乙醇 100ml。

4. 醋酸乙醇溶液　将冰醋酸 1ml 溶于无水乙醇 99ml 中。

5. 5% 磷钨酸溶液　磷钨酸 5g 溶于蒸馏水 100ml 中。

（二）操作步骤

1. 组织固定于 Zenker、Helly 或 Susa 固定液均可。经流水冲洗，石蜡切片，常规脱蜡至蒸馏水。

2. 除去汞盐沉淀（见标题 "一"）

3. 充分水洗 5 分钟，蒸馏水稍洗。

4. 偶氮卡红溶液颜色，于 50~60℃ 浸染 30~60 分钟；37℃ 染 4~8 小时。

5. 用苯胺蓝乙醇短时间分化，至切片无红色染液流下为止。

6. 用醋酸乙醇溶液去苯胺蓝 1~2 分钟。

7. 5% 磷钨酸液媒染 1~3 分钟后，蒸馏水稍洗。

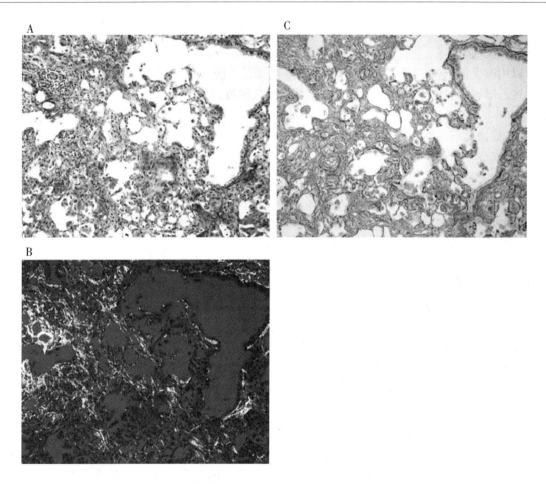

图 27-11-1　实验用量博莱霉素给予敏感品系小鼠后 3 周形成肺纤维化

A. 天狼星红染色显示胶原纤维的多元焦点（multiple foci）聚积；B. 偏振光下对相同区域检测更加敏感并显示更广泛的胶原聚积；C. Gordon Sweet 网状蛋白（reticulin）染色法对相同区域染色也证明了广泛的早期纤维化的存在。

8. 入苯胺蓝 – 橘黄 G 混合稀释液染色 1~3 小时蒸馏水稍洗，吸干。

9. 95% 乙醇和无水乙醇脱水，透明，封片。

（三）结果

胶原纤维呈蓝色或深蓝色，肌纤维、红细胞及弹性纤维为不同程度的深红色或红色，红细胞呈橘红色，核为红色。

七、改良 Gomori 显示法

（一）试剂配制

1. 变色酸 2R（chromotropic acid 2R）染液　先将 1g 磷钨酸溶于 100ml 蒸馏水中，再加入 0.5g 变色酸 2R。

2. 固绿或亮绿染液　固绿（fast green）或亮绿（light green）0.5g 溶于 100ml 蒸馏水。

3. 乙醇 100ml。

4. 0.2% 醋酸水溶液。

（二）操作步骤

1. 固定液无特殊要求，以含升汞、铬盐或苦味酸混合液效果最佳。

2. 常规石蜡切片、脱蜡至水。

3. 用天青石蓝和明矾苏木精（见标题"三"）先后重复染核，水洗，分化显蓝。

4. 自来水冲洗后再用蒸馏水洗片。

5. 用变色酸 2R 液染色 5~10 分钟。

6. 0.2%醋酸水溶液洗 2~3 次。

7. 固绿或亮绿液染 1 分钟左右。

8. 95%乙醇和无水乙醇快速脱水，二甲苯透明，中性树胶封固。

（三）结果

胶原纤维呈绿色，肌纤维呈粉红色，核为蓝黑色，红细胞为橘红色或红色。该种染色方法简便易行，色调鲜艳，保持时间长。

八、六胺银 PASM 染色（Grocott-jones PASM 复合法）显示基膜法

（一）试剂配制

1. 六胺银试剂现配制　3%六次甲基四胺（hexamine）溶液 30ml，5%硝酸银 3ml，5%四硼酸钠（硼砂）3ml。

2. 将 5%硝酸银加入到 3%六次甲基四胺溶液中出现乳白色，摇动即可消失，最后加入四硼酸钠。

3. 丽春红 – 酸性品红 – 偶氮红液配制　1%丽春红 2R 18ml，1%酸性品红 6ml，0.5%酸性偶氮红 6ml，冰醋酸 0.3ml，加蒸馏水加到 150ml 即可。

（二）操作步骤

1. 组织用 Bouin's 液固定，常规石蜡切片 2~3μm。

2. 常规脱蜡至水。

3. 1%过碘酸氧化 30 分钟。

4. 自来水洗后再用蒸馏水洗 3~4 次。

5. 将切片浸入新配制的六胺银染液 60℃ 1.5 小时。切片在染到 80 分钟时，取出一张切片经蒸馏水洗后，镜下观察，纤细的肌膜呈黑色线条，即终止染色，如色浅时将切片再放入染液继续染色。

6. 蒸馏水洗 5~6 次。

7. 入 0.2%氯化金溶液调色至组织呈银灰色时为止，约 1 分钟。

8. 经自来水洗后，再用蒸馏水洗 2 次。

9. 切片入 5%硫代硫酸钠（海波）液中固定 3 分钟。

10. 充分水洗后，再用蒸馏水洗 2 次。

11. 切片入丽春红 – 酸性品红 – 酸性偶氮红混合染液染色 30 分钟。

12. 1%醋酸洗 2 次，蒸馏水洗 2 次。

13. 2.5%磷钨酸 5 分钟。

14. 蒸馏水洗 2 次后，用 2%橘黄 G 染 10 秒。

15. 1%醋酸洗 2 次。

16. 常规脱水，透明，中性树胶封片，镜下观察。

（三）结果

基膜呈六胺银（PASM）阳性反应，其反应产物为棕黑色 – 黑褐色。

九、方法评价

Masson 三色染色和其他的三色染色如 picro-Mallory 或 Martius Scarlet Blue 染色的重现性非常好，但需要具备较好的技术水平并且应当在专门的组织学实验室进行。天狼星红染色操作简便、经济，胶原形态和分布显示清晰（图 27-11-1A），并且在偏振光下检测不仅能够增加敏感性，还能区分不同的胶原类型，颜色对比鲜明（图 27-11-1B），易于确定其比例和综合分析，结合图像分析技术还能进行定量研究，是目前显示胶原纤维和研究器官纤维化的较好方法。

十、用免疫组化法和免疫荧光法检测胶原蛋白

（一）免疫组化法

可以用 ABC 法或 PAP 法等免疫组化方法显示各型胶原。下面以 ABC 法免疫组化显示大鼠Ⅰ、Ⅲ和Ⅳ型胶原为例。

1. 操作步骤

（1）石蜡切片常规脱蜡至水。

（2）放入 0.3% H_2O_2 甲醇溶液，15~20 分钟，以抑制内源性过氧化物酶。

（3）0.1% 胰蛋白酶暴露抗原。

（4）1:50 正常羊血清封闭 20 分钟。

（5）滴加适当比例稀释的一抗（兔抗鼠 I、III 和 IV 型胶原抗体），4℃过夜。

（6）滴加适当比例稀释的二抗（马抗兔 IgG 抗体），37℃，20~30 分钟。

（7）滴加 1:50 ABC 试剂（卵白素过氧化物酶复合物）孵育，室温 20 分钟。

（8）DAB 显色，中性树胶封片。

2. 注意事项

（1）由于 DAB 显色液易褪色，应及时在显微镜下观察并用数码相机拍照保存，以便用图像分析软件计算阳信信号占视野面积的百分比，从而得出相应的胶原体积分数。

（2）应用抗纤连蛋白（fibronectin，FN）和抗层黏蛋白（laminin，LN）等相关蛋白的抗体，用免疫组化方法也可显示组织中的 FN 和 LN。

（二）免疫荧光法

用免疫荧光方法显示各型胶原，以肝组织 I、III 型胶原免疫荧光染色为例，操作步骤如下。

1. 石蜡切片常规脱蜡至水，蒸馏水冲洗 2 分钟×3 次，PBS 浸泡 5 分钟。

2. 0.4% 胃蛋白酶盐酸溶液（0.01mol/L HCl，pH=3），37℃抗原修复 30 分钟。

3. 蒸馏水冲洗 2 分钟×2 次，PBS 冲洗 2 分钟×2 次，擦去样品周围液体。

4. 10% 正常山羊血清（0.01mol/L PBS 稀释）封闭，室温孵育 30 分钟，倾去血清，勿洗。

5. 滴加混合的羊抗鼠 I 型胶原和兔抗鼠 III 型胶原的一抗（0.01mol/L PBS 稀释，最终稀释浓度为 1:100），4℃过夜。

6. PBS 冲洗 5 分钟×3 次。

7. 滴加混合好的相对应的异硫氰酸荧光素（FITC）标记的抗羊的二抗和四甲基异硫氰酸罗丹明（TRITC）标记的抗兔的二抗（上述二抗均用 0.01mol/L PBS 稀释，混合后最终稀释浓度为 1:100）。室温反应 2h。

8. PBS 冲洗 5 分钟×3 次。

9. 90% 甘油封片。

（三）结果

经 FITC 染色，III 型胶原阳性表达为绿色荧光；经 TRITC 染色，I 型胶原阳性表达为红色荧光。

（四）注意事项

用激光共聚焦（confocal）显微镜检测 I、III 型胶原的荧光定量表达。I、III 型胶原以红绿双色荧光通道扫描观察。绿色荧光的激发波长为 488nm，在 530nm 波长以上观察。红色荧光的激发波长为 543nm，在 560nm 波长以上观察。每张切片选取荧光表达最强的 10 个视野观察并由计算机自带扫描分析软件测定荧光强度与面积。I、III 型胶原的荧光值 = 平均荧光强度×平均荧光面积。

第二节 细胞外基质细胞组织学方法

一、成纤维细胞组织学方法

显示成纤维细胞的技术方法多种多样，HE 染色或组织化学显色或免疫组织化学显示均可采用，但目前仍无专一、特异的鉴定成纤维细胞的方法。多半采用形态学、免疫组化等方法进行综合判定。其中波形蛋白（vimentin，间充质细胞的标志）、成纤维细胞特异蛋白 1（fibroblast specific protein 1，FSPI）和成纤维细胞表面抗原均可作为成纤维细胞的标志性蛋白。

（一）波形蛋白免疫组化显示成纤维细胞

1. 石蜡切片，常规脱蜡到水。

2. 0.3% H_2O_2-甲醇溶液室温作用 30 分钟，阻断内源性过氧化物酶活性。

3. PBS 冲洗后，滴加非免疫动物血清，室温下孵育 10 分钟。克隆抗体（DaKo 公司产生），4℃过夜。

4. 加小鼠抗人波形蛋白单克隆抗体（Dako 公司生产），4℃过夜。

5. PBS 冲洗后，滴加生物素标记的羊抗小鼠 IgG，室温孵育 30 分钟。

6. PBS 冲洗后，滴加链霉素标记的抗生物素蛋白－过氧化物酶，室温孵育 10 分钟。

7. PBS 冲洗，滴加二氨基联苯胺（diminobenzidene，DAB）溶液显色。

8. 苏木精复染核，树胶封片。

（二）结果分析

波形蛋白表达阳性细胞呈棕黄色。如进行 FSPI 和成纤维细胞表面抗原的免疫组化显色时，以其相应抗体为第一抗体，其余操作步骤同上。

二、肌样成纤维细胞组织学方法

肌样成纤维细胞（myofibroblast，MFB）在电镜下因可见较多的肌动蛋白微丝而得以确认。还可用免疫组化标记 α 平滑肌肌动蛋白（α-smooth muscle actin，α-SMA）显示肌样成纤维细胞。

（一）操作步骤

1. 石蜡切片脱蜡至水。

2. 0.3% H_2O_2-甲醇溶液室温下作用 10 分钟。

3. PBS 冲洗后，在 1：30 稀释的抗 α-SMA 单抗（Dako 公司生产）室温下孵育 30 分钟。

4. PBS 冲洗后，滴加 1：30 抗小鼠 IgG 2α-过氧化物酶结合物（Boehringer-Mannheim 产品）反应 30 分钟。

5. PBS 冲洗后在 0.5mg/ml DAB +0.05% H_2O_2 中孵育 12 分钟。

6. 蒸馏水洗后，切片用苏木精、伊红复染。

（二）结果

MFB 阳性细胞显棕黄色，普通成纤维细胞为阴性。

三、循环纤维细胞组织学方法

器官纤维化是各器官细胞外基质效应细胞分泌器官硬化因子增加、细胞外基质（ECM）合成增多，降解减少而导致 ECM 过渡沉积，结缔组织增生异常，最终导致器官纤维化、硬化的病理过程。

1994 年 Richard 发现循环纤维细胞（circulating fibrocytes，CF），并对其进行了分离、纯化和鉴定。由于 CF 在组织损伤、修复、重建和基因治疗中的重要功能，近年来深受人们的关注。循环纤维细胞具有分泌 ECM 的功能，来源于骨髓，存在于外周血中，是一种过渡型细胞，可随血液迁移到各组织器官中，进一步分化、成熟为效应成纤维细胞，继之分化为肌成纤维细胞（myofibroblast，MF）[11-14]。

（一）分离、培养

1. 取成人外周血用生理盐水溶液 2：1 稀释肝素抗凝血。

2. 经 Ficoll（1.077g/L）密度梯度离心，分离出血液中主要含有白细胞的混合细胞群。

3. 5 倍体积生理盐水冲洗后重新用含有 20% 热灭活胎牛血清的 DMEM 培养液悬浮细胞。

4. 37℃，5% CO_2 进行培养（如用 fibronectin 包被培养皿表面可增加循环纤维细胞黏附数量，并能更好地维持其生长）。培养 2 天后吸除培养皿中多数未黏着的细胞，用磁珠吸附法去除 T 细胞和 B 细胞，继续培养 14 天，在此期间混入的单核细胞（CD_{14}^+）死亡，而循环纤维细胞则分化、生长为星形、拉长形或纺锤形的细胞群，有时可呈现一个长长的细胞队列。

5. 继续延长培养时间，循环纤维细胞开始转化为具有收缩特性的梭形肌成纤维细胞。

（二）鉴定

1. 流式细胞仪检测　外周血中的循环纤维细胞表达表面抗原 CD_{34}。它是一种膜整合糖蛋白，最初仅认定在造血干细胞上表达，现已证明胚胎成纤维细胞、血管内皮细胞和骨髓基质细胞也呈现 CD_{34} 表达。但 CD_{34} 仍可作为循环纤维细胞的鉴定标记。

2. Ⅰ型胶原蛋白是循环纤维细胞的第二个鉴定标志，表明细胞同时具有胶原生成和血源细胞标志。如能将 CD$_{34}$ 和Ⅰ型胶原蛋白双重标记在同一细胞上，就更加确证该细胞为循环纤维细胞。

注：此外用来识别循环纤维细胞的标志有：①白细胞抗原 CD45 和 HLA-DR；②结缔组织基质生成标记，如波型蛋白（vimentin）和脯氨酰-4-羟化酶（prolyl-4-hydroxylase）；③循环纤维细胞表面高表达 CX-CR$_4$。

（三）结果

1. 扫描电镜，分化早期的循环纤维细胞为圆形，并分化出薄而铺展的黏附层；后期则变成大而扁，伴有大量纤毛。

2. 透射电镜，循环纤维细胞有丰富的内质网、游离核糖体和大量发达的高尔基复合体及线粒体。

3. 流式细胞仪分析循环纤维细胞呈 ColⅠ型和 CD34 双阳性，培养 9 天后有 83% 的贴壁细胞分化为循环纤维细胞。

4. 免疫荧光法鉴定循环纤维细胞呈 ColⅠ型和 ColⅢ型阳性表达。

5. 循环纤维细胞分化成熟后表达少量 α-SMA 蛋白阳性。

四、细胞外基质产生细胞增生组织学方法

用免疫组化方法显示细胞增殖核抗原（proliferating cell nuclear antigen，PCNA）又称周期素（cyclin），是仅在增殖细胞中合成和表达，是与细胞周期有关的一个 36kD 的核蛋白，它是 DNA 聚合酶 δ 辅助蛋白，是细胞 DNA 合成的必须蛋白，是研究组织细胞增殖的重要技术方法。PCNA 在细胞周期的 G$_1$、S 和 G$_2$ 表达，在 S 期合成达到高峰。

（一）操作步骤

免疫组化采用 EnVision + fWorKshop/HRP 二步法。

1. Bouins 液固定，石蜡切片，常规脱蜡到蒸馏水。应有阳性对照和阴性对照。

2. 0.3% H$_2$O$_2$-甲醇溶液室温下作用 30 分钟，阻断内源性过氧化物酶活性。

3. 0.01mol/L PBS pH7.4 洗 3 次。抗原修复，在此步后进行。

4. 10% BSA 封闭 10 分钟。

5. PBS 洗后加一抗 1:40 PCNA 单克隆抗体（DaKo 公司生产）室温下反应 30 分钟。

6. 0.01mol/LPBS pH7.4 洗 3 次，每次 3 分钟。

7. 加 EnVision$^+$/HRP，37℃，30 分钟。

8. PBS 洗 3 次每次 3 分钟。

9. DAB 显色 3 分钟。

10. 自来水洗。

11. 苏木精衬染。

12. 常规脱水，封片，光镜观察。

（二）结果

PCNA 阳性细胞呈棕黄色。还可用双重免疫组化方法同时显示细胞 PDNA 和 α-SMA。

第三节 胶原纤维染色的图像分析方法

一、常用的检测指标

（一）灰度（grey level）

灰度指图像中各组分颜色的深浅程度。比较高级的图像分析系统可将灰度分成为 256 级，也有的只能将灰度分成 64 级，总之都是 2^n。胶原纤维染色标本上的染色深浅即可用灰度来表示。图像分析系统能将一张标本上不同染色深度区分为几十或更多的等级，这是人眼所不及的。因此，某些实验的结果，如果用光学显微镜作一般的观察，似乎实验组与对照组无明显差异，而用图像灰度法经统计学分析，则可反映出显著性差异，说明仅仅用显微镜观察是不够的，在某些情况下可能会辜负了制片过程中所花费的大量精力，而得不到应有的结果。

如果用彩色图像分析系统，除了能进行上述的灰度测量以外，还可以将不同的灰度编成不同的颜色，使图像更鲜明美丽，而且便于测量。彩色有两种情况：在屏幕上出现与标本一样的颜色称为真色（real color），如果将不同的灰度转换成不同的颜色则称为假色（pseudo color），应用假色的目的是增强对比度，来改善对细胞结构的视觉识别，同时可增强轮廓用来强调结构的细节。

有些图像分析系统中带有光密度计组件，光密度计能将扫描器视频信号变换成对数等值，然后数值化，就能用绝对光密度单位来校正。因此，光密度计把被测物的积分光密度作为主要输出，所谓积分光密度即各个单独探测的像素密度分布的总和。因为容易得到被测物的面积，也就很容易求出平均密度。光密度在细胞化学反应的定量领域内极为有用。灰度是一种相对值，因为你可将标本上的灰度分为64级、也可将其分为128级或者256组，而光密度是绝对值。在文献中光密度常用OD表示（optical density）。

（二）长度

形状不规则的线形组织结构，一般方法很难计算出其长度，如组织中的毛细血管、神经纤维、细胞超微结构中的各种膜性结构等，以往常用排列稀疏或密度集等词描述，图像分析系统则可测出各种图像周界线的长度。

（三）面积

在胶原纤维形态学评价中常常要涉及有关标本中某些结构的面积问题。即使是极不规整的结构，用图像分析系统也能算出其面积。在一定的放大倍数下，每μm^2中含多少像素可以测出，画出待测结构的轮廓，在所勾画的范围内含多少像素是立即可显示出来的，这样，很快可算出面积的数值。

曾有研究者在肝脏切片上进行图像分析，在一定范围内所有细胞核的总面积显示为51554像素，其中肝细胞核总面积为27431像素，可知肝细胞核占全部细胞核总面积的53%。

二、应用点分析法定量纤维化

点分析法（point counting）是纤维化定量的一个经典而有效的技术，是人们在没有计算机辅助图像分析系统时经常使用的方法，至今仍被采用。

（一）取样（fibrosis research）

样本取样的方法对于定量显微评价是十分重要的。系统取样应随机开始，以确保高水平的数据收集。对于被检测的每个样本而言，需要选择随机的区域和起始点，然后以一定的间隔选取检测区域，即首先调整至适当的放大倍数以便观察到感兴趣的特征，然后调整至适当间隔以便控制样本数目（比如10～20）。

（二）使用点计数栅（point counting grid）

关联点计数栅是由在一个正方形格子内的间隔相同的点组成的（图27-11-2A）。当计数栅被图像覆盖时，实际上每个点对应的面积相当于两点间隔所形成的正方形。比较落在感兴趣的组织成分上的点的数目（如天狼星红染色的胶原）和落在参照成分上的点的数目（如肾间质，肺实质），从而得到一个感兴趣成分相对于参照成分的面积分数，它还可以转化为体积分数。这种方法不需要标度。

实际应用时一个最简单的方法是利用一个与显微镜相匹配的影像摄影机。图像被投射到监视器上，将打印到透明片子上的计数栅覆盖在屏幕上。对每个区域进行点计数然后以体积分数对纤维化进行定量（图27-11-2B），从而使实验者迅速排除那些与评价无关的组织成分。应用透明覆盖法进行点计数同样可以用于其他需要影像摄影机的图像系列中，这比用计算机添加计数栅要容易得多。应注意的是，要想客观的得到不同实验组之间的差异比较，需要在处理样本时保持条件一致。当然，在获得感兴趣的面积值以及在此面积内的计数点总数后，还可以计算出密度值。

三、应用计算机辅助图像分析法定量纤维化

图像分析系统（image analysis system）主要用来解决如何客观地、较精确地用数字来表达存在于标本中的各种信息，可称为数学形态学。它已经成为一种公认的科学研究工具，并且逐渐展现出巨大的潜能。图像中包含着极其丰富的内容，是人们从客观世界中获得信息的重要手段。因此，正确地测量和处理图像已成为胶原纤维形态学评价工作中的重要课题。

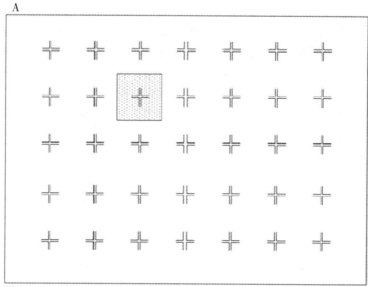

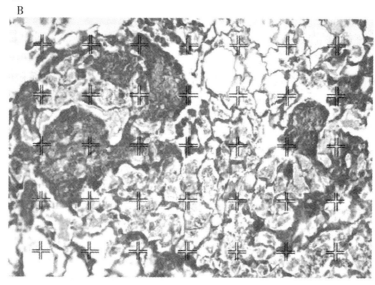

图 27-11-2 使用点计数栅

A. 许多点组成的正方形格子组成了一个关联网格；B. 点计数栅应用于二氧化硅引起实验性肺纤维化的 Masson 三色染色中。

我们在光学显微镜下看到的是光学图像，而在图像分析系统的屏幕上看到的是电子图像，因此在显微图像分析中，整个系统最重要最关键的工作就是要保证得到的电子图像能最精确地反映出光学图像，这个过程由摄像机（图像扫描器）、显像管和图像处理机（计算机）来完成。图像可通过光学显微镜、透射电镜或扫描电镜传到摄像机而产生电信号，照片或胶卷上的图像也可以通过摄像机反映到电视屏幕上进行分析。图像在计算机屏幕上是由许多像素（pixel）构成的，单位面积屏幕上像素愈多则图像愈清晰，即分辨率愈高。当图像显示时，每个像素含有两方面的信息，即此像素的灰度及其在标本中的位置，两种信息决定了图像的形状和颜色深浅。

目前，数字影像撷取（digital image capture）和计算机辅助形态测定分析法（computer-assisted morphometric analysis）已得到广泛应用。交互式计算机辅助图像分析法是对显微镜下区域长度和厚度进行定量的首选技术。这一技术需要适当的标度。

各种各样的软件包能够简化计算机辅助的形态学检测，但想要得到完全满意的结果则需要给显微镜匹配一个带有软件的影像摄影机。交互式的检测方法可以排除技术上令人不满意的区域。为了排除长度或厚度测量中的主观因素，应采用适当的取样方法。例如，在哮喘实验模型中，Rakesh K. Kumar 用计算机辅助测量法在每个区域选择3个预定取样点以固定的间隔定量上皮下纤维化，参见图27-11-3。

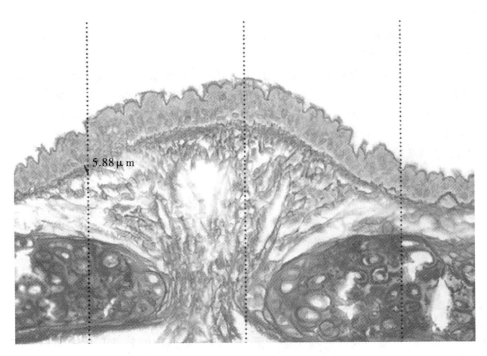

图27-11-3 计算机辅助技术检测小鼠实验性慢性哮喘上皮下纤维化

用Spot™冷彩色数码摄像机拍摄的图像。根据纤维化区域与屏幕上的线条形成的三个交点进行

检测。在右角的上皮表面用鼠标划出一条线定义区域的始末，使用Spot软件可以测量其厚度。

    计算机辅助的形态学检测能够准确而简便地应用于多种目的的实验中，但检测的有效性依赖于操作者选择技术是否恰当。例如，在面积测量中使用计算机辅助的形态学检测可以代替点计数法，但是这需要所有检测的样本均来自同一批染色的切片，并且要引入其他的变量如光源，仪器漂移（instrument drift），起点的选择应适当并保持一致等等。这种检测方法能够实现自动化并且这种交互的方法可以排除不相关的面积或技术上令人不满意的区域。但对于免疫染色的计算机辅助形态学检测仍然存在许多不足。例如定量免疫染色强度时，选择报告试剂和技术会影响到定量方法，而发射光的强度与组织中检测的抗原量直接相关。

（花 芳 胡卓伟）

参 考 文 献

1. 高春芳，陆伦根. 纤维化疾病的基础和临床. 上海科学技术出版社，2004，556－562
2. 张哲，陈辉. 实用病理组织染色技术. 沈阳. 沈阳：辽宁科学出版社，1988，43－76
3. 龚志锦，等. 病理组织制片和染色技术. 上海科学机械化出版社，1994，66－67
4. 龚志锦，等. 常用的特殊染色方法. 见：王伯纭，李玉松等主编. 病理学技术. 北京：人民卫生出版社. 2000，140－142
5. JunqueiraLCU，BignolasG，BretnaniRR. Picrosirius staining plus polarization microscopy, a specific method for collagen detection in tissue sections. HistochemJ，1979，11：447－455
6. Junqueira LCU，BG，Brentani RR. Picrosirius staining plus polarization microscopy, a specific method for collagen detection in tissue sections. Histolchem J，1979，11：447－455
7. John Varga，David AB，Sem H. Phan. Fibrosis Research——Methods and Protocols. Metnods In Molecular Medicine，Hamana Press Inc，Totowa，NJ，2005
8. 杜卓民主编. 实用组织学技术（第二版），北京：人民卫生出版社，1985，68－82
9. 李广才，王凡主编. 心肌病理学. 上海科学技术出版社，1985：276－292

10. 龚志锦，詹镕洲. 病理组织制片和染色技术. 上海科学技术出版社，1994，360

11. BucalaR，SpiegelL，ChesneyJ, et al. Circulating fibrocytes define a new leukocyte subpopulation that mediates tissue repair. Mol Med, 1994, 1 (1):71－81

12. AbeR，DonnellyS，PengT, et al. Peripheral blood fibrocytes：differentiation pathway and migration to wound sites. J Immunol, 2001, 166 (12):7556－7562

13. 王继峰，牛建昭. 外周血管中一种分泌胶原的新型细胞——循环成纤维细胞. 解剖学报，2005，36 (6):670－674

14. 李亚东，牛建昭，王继峰，等. 人循环纤维细胞的分离和鉴定. 解剖学报，2007，38 (2):170－174

15. GarciaRL，ColtreraMD，GownAM. Analysis of proliferative grade using anti-PCNA/cyclin monoclonal antibodies in fixed, embedded tissues. Comparison with flow cytometric analysis. Am J Pathol, 1989, 134 (4):733－739

16. 倪灿荣. 免疫组织化学实验新技术及应用. 北京科学技术出版社，1993，128－132

17. WeibelER. Stereological Methods. New York：Academic Press, 1979

第十二章　器官纤维化实验中羟脯氨酸、胶原的检测方法

器官纤维化疾病发展过程中胶原生成增多、降解减少，并形成细胞外基质中大量非降解性的胶原。测定在体脯氨酸羟基化水平以及胶原组织特异性组分羟脯氨酸的含量，是衡量胶原含量和代谢水平的重要指标。本章描述各种测定组织羟脯氨酸、在体测定胶原合成和降解的比例、新合成胶原的降解比例等方法。主要通过放射性标记、HPLC以及化学比色法等测定方法完成体内和体外实验中羟脯氨酸和胶原的测定。

第一节　概　　述

机体的各种组织和器官都含有大量的细胞外基质，用以维持基本结构，并在行使功能方面发挥重要作用。胶原蛋白是人体内分布最广泛、含量最丰富的细胞外蛋白质，约占蛋白质含量的30%。胶原蛋白大家族成员具有独特的性质，并且功能各异。家族中多种具有不同化学结构的高分子蛋白质能在体内形成超高分子聚合体。几乎所有的胶原蛋白分子由细胞分泌后，构成特征性纤维，具有维持组织功能完整性的作用。胶原构成各种脏器组织和血管组织的结构框架。相邻分子之间的交联是胶原纤维承受物理张力必须具有的先决条件。在生长、发育以及创伤修复过程等正常生理过程中，胶原的生成和降解协调地维持或者重塑细胞外结构，并维持气管功能。在纤维化过程中，胶原的生成增加和/或降解能力降低，导致细胞外基质大量增加，这种异常的组织修复严重限制了器官的功能。

胶原蛋白的定义是含有甘氨酸（Gly）-Xaa-Yaa 重复三肽的 ECM 结构蛋白，其分子中至少应有一个结构域具有 α 链组成的三螺旋构象（即胶原域）。约有 10 种胞内、胞膜型结构蛋白或血浆蛋白也含有胶原样超螺旋结构，如乙酰胆碱酯酶（AChE）、补体 1q（C1q），但它们并不参与 ECM 的构成，因此不属于胶原蛋白。Xaa、Yaa 可以为任何氨基酸，但常见的是脯氨酸（Pro）在 Xaa 或 Yaa 的位置，或者羟脯氨酸（Hyp）在 Yaa 的位置。因此，经典的胶原一般含有 33% 的 Gly、10%~13% 的 Hyp，10%~15% 的 Pro。这一独特的组成使得胶原可以形成严格的三螺旋，其中 3 个相同或相似的多肽链形成一个左手螺旋，以 Gly 残基为螺旋中心，Pro 残基限制单个蛋白链的旋转，并通过翻译后 Pro 在 Yaa 位点上羟化位 Hyp，形成的氢键进一步稳定结构。

胶原分子含碱性氨基酸，能与酸性染料结合，可用特殊染色方法显示胶质纤维在组织中的定位及其分布。可从复制、转录和翻译 3 个水平检测胶原的代谢。

（1）胶原基因的复制 在纤维化过程中 ECM 产生细胞大量增殖的同时其胶原基因得到大量复制，应用检测 DNA 的 cDNA 探针可了解胶原基因的复制情况，以便推测胶原产生的情况。

（2）胶原基因的转录 胶原合成的速度与细胞内 mRNA 的含量有关，可利用检测胶原 mRNA 的 cDNA 探针来了解细胞内胶原 mRNA 变化情况，从而推测胶原基因的表达水平，间接反映胶原合成的水平。

（3）蛋白质水平（翻译水平）检测胶原的代谢方法较多，列举如下：①羟脯氨酸（4-hydroxy-L-proline）：主要存在于胶原中，是胶原合成的原料，是器官纤维化 ECM 的主要成分，纤维化胶原中约含 13.4% 的羟脯氨酸量，故检测组织中羟脯氨酸含量就可反映出胶原的含量及器官纤维化的程度；②采用 ^{3}H 标记羟脯氨酸参入胶原的量可分析胶原合成的速度；③在胶原合成过程中，前胶原在细胞外必须切除两端的端肽，如 I 型前胶原羟基末端肽（PICP）和 Ⅲ 型前胶原氨基末端肽（P Ⅲ NP），用放射免疫方法分析组织液、血液和淋巴液中的 PICP 和 P Ⅲ NP 的含量，能分别反映 I 型、Ⅲ 型胶原的合成速度；④利用免疫组化技术和不同类型胶原抗体检测其表达情况；⑤应用不同类型胶原和 ECM 成分的抗体和 ELISA 技术检测相应成分的含量；⑥天狼星红染色后的切片用图像分析仪进行定量；⑦应用 SDS-PAGE 电泳技术分离胶原蛋白，以标准品作对照，也能鉴定胶原类型；⑧应用高效液相测定溴化氰降解各型胶原后产生的溴化氰肽，是鉴定各型胶原的可靠方法。

羟脯氨酸测定方法多样，通过放射标记测定能准确的衡量在体胶原合成和降解能力，而通过酸水解、碱水解法处理样本后经 HPLC 或化学比色法检测羟脯氨酸的相对含量目前最为常用。通过放射性标记的脯氨酸参入 Pre-procollgen 以及羟基化后修饰成的羟脯氨酸量，可以作为衡量胶原含量以及胶原合成、降解能力的指标。而羟脯氨酸的相对含量可作为衡量组织胶原含量的特异性指标。放射标记脯氨酸以羟脯氨酸形式参入蛋白组分的量可作为衡量胶原合成速率的指标。匀浆上清以及低分子量的组分中羟脯氨酸的含量可作为衡量特定时间内前胶原降解比例。此外，体外检测 I 型胶原的合成主要通过 Western 印迹检测胶原 α1（1）蛋白表达量、Realtime 或者 Northern 检测胶原 α1（1）的 mRNA 表达量。

第二节 检测羟脯氨酸及体内胶原合成和降解的方法

羟脯氨酸是胶原蛋白所特有的氨基酸，因此测定羟脯氨酸含量，可明确胶原总体水平，该方法是分析组织胶原水平的标准方法，有水解、衍生和检测等 3 个过程。组织中胶原蛋白含量是在高温下水解使结合状态的羟脯氨酸游离，用氯胺 T 将其氧化形成含吡咯环的氧化物，再用过氯酸终止氧化，其氧化物与对 - 二甲氨基苯甲酸（P-dimethylamino-benzaldehyde）反应生成红色化合物，560nm 条件下进行比色，计算组织胶原含量。组织中羟脯氨酸含量的检测方法基本相同。

样本的前处理中应用最广泛的是常压高温酸水解法。最近，有研究发现高温高压碱水解法也能达到类似的效果。测定方法中氯胺 T 法应用广泛，也有直接通过 HPLC 测定羟脯氨酸。

一、碱水解法测定羟脯氨酸

1. 配制实验储备液

（1）羟脯氨酸储备液（1mg/ml） 准确称取羟脯氨酸标准品（Promega）100mg，用双蒸水稀释至 100ml，置棕色瓶，4℃保存，可保存数月。

（2）醋酸 - 柠檬酸缓冲液 醋酸钠 120g，柠檬酸 46g，冰醋酸 12ml，氢氧化钠 34g，溶于双蒸水中至 1L，pH 调至 6.5。

（3）氯胺 T 试剂（0.056mol/L） 1.27g 氯胺 T 用 20ml 50% 正丙醇溶解，并用醋酸 - 柠檬酸缓冲液调至 100ml。

（4）对 - 二甲氨基苯甲醛试剂（Ehrlieh 试剂）（1mol/L） 15g 对 - 二甲氨基苯甲醛用正丙醇/过氯酸（2:1V/V）溶解并调至 100ml，临用前新鲜配制。

2. 组织置液氮中保存，取约 0.5cm × 0.2cm × 0.2cm 大小的组织块加 2ml 双蒸水，机械或超声制备组织匀浆（可选择在组织匀浆前使用低温真空冷冻干燥机冻干）。

3. 取 10μl 上述待测样本，与 NaOH 以 1:4 比例混合，总量 50μl 加入 2ml 螺旋帽冻存管中。

4. 使用自动高压锅 0.1kPa、120℃在 2.5mol/L 的 NaOH 中消化 20min。

5. 水解液中加入 450μl 的氯氨 T 试剂，混匀。

6. 37℃水浴内放置 10min。

7. 加入 Ehrlieh 试剂 500μl，混匀。

8. 置 80℃水浴显色 10min。

9. 冷却后 550nm 处读取吸光光度值。

10. 相对羟脯氨酸的含量可根据组织块的干重或者组织匀浆的总蛋白的含量校正计算。

二、酸水解法测定羟脯氨酸

（一）实验步骤

1. 组织块或者组织匀浆在 6mol/L HCl、110℃水解 16h。

2. 取水解样本 25μl，加入 1ml 1.4% 的氯胺 T（Sigma），10% 正丙醇，0.5mol/L 乙酸钠，pH6.0。室温 20 分钟。

3. 加入 1ml Erlich 溶液（1mol/L 对－二甲氨基苯甲醛，70% 正丙醇，20% 高氯酸），混匀。

4. 65℃孵育 15 分钟。

5. 冷却后 550nm 处读取吸光光度值。

（二）注意事项

1. 羟脯氨酸的定量可通过组织湿重、干重以及匀浆蛋白的含量进行校正计算。

2. 在进行氯胺 T 法测定的同时设立标准曲线。

3. 经过酸水解或者碱水解后的样本，可直接通过 HPLC 测定羟脯氨酸。

4. 液氮速冻，－70℃保存的肝组织经匀浆和稀释后，10% 中性福尔马林溶液固定的肝组织经乙醇和丙酮脱水、脱脂处理后，也可用羟脯氨酸含量的测定。

（三）示例——肝组织羟脯氨酸的检测

1. 试剂配制

（1）标准羟脯氨酸储存液（1mg/ml） 将羟脯氨酸标准品置于干燥器中使其恒重后，准确称量 50mg，加 0.01ml/L 盐酸 50ml。置于棕色瓶内于 4℃保存。

（2）标准羟脯氨酸被检液（10μg/ml） 取标准羟脯氨酸储存液（1mg/ml）1ml，用蒸馏水定容（应用液）至 100ml。

（3）0.1mol/L 柠檬酸缓冲液中（pH6.0） 将 0.1mol/L 柠檬酸钠液 400ml 和 1mol/L 柠檬酸溶液 30ml 混合，调 pH 值至 6.0。

（4）0.05mol/L 氯胺 T 溶液 氯胺 T 1.41g，用少量甲醇溶液溶解后，甲醇溶液定容到 100ml。

（5）15mol/L 过氯酸溶液 70% 过氯酸 27ml，加双蒸馏水至 100ml。

（6）10% 对－二甲基苯甲醛溶液：10g 对－二甲苯甲醛用少量甲醇溶液溶解后，再加甲醇溶液至 100ml。

（7）6mol/L 盐酸。

2. 操作步骤

（1）制备标准曲线

1）各标准管内分别加入 2ml 不同浓度的标准羟脯氨酸被检液（1~2μg）。

2）空白管加入 2ml 去离子水。

3）加入 0.1mol/L 柠檬酸缓冲液（pH6.0）0.5ml 和 0.05mol/L 氯胺 T 溶液 1ml。

4）混匀，于 37℃水浴 25min（氧化）。

5）加入 3.15mol/L 过氯酸溶液 1ml，混匀，37℃水浴 5min 终止氧化。

6）加入 10% 对－二甲氨基苯甲醛溶液 1ml，混匀，在 100℃沸水中 3min 显色。

7）水浴冷却，分光光度计将空白调零后，波长 650nm 测 A 值。

（2）样品测定

1）标准称量 0.5g 肝组织加入 2ml 蒸馏水匀浆，用双蒸馏水定容至 8ml。

2）移入 20ml 具塞磨口刻度管，再加入 12mol/L 盐酸 8ml。

3）置于 120℃烘箱内水解 28h。

4）水解液用 10mol/L NaOH 中和酸，再用 1mol/L NaOH 或 1mol/L 盐酸调 pH 值至 6 左右，再用双蒸馏水定容至 20ml，过滤。

5）取肝组织水解液 1ml，空白管为 1ml 蒸馏水，标准管为标准羟脯氨酸备用液 1ml，然后按上述标准曲线制备中各种 3）~6）步骤操作，测定 A 值。

6）计算　肝组织羟脯氨酸含量（mg/g 湿重） = ［样品管 A 560nm/标准管 A560nm］ $10\mu g/ml \times 20 \times 2 \times 10^{3}$。

（四）示例——心肌组织羟脯氨酸的检测

1. 试剂配制

（1）柠檬酸盐缓冲液（pH6.0）　醋酸钠（$3H_2O$）5.7g，柠檬酸三钠（$2H_2O$）3.75g。

（2）柠檬酸（H_2O）0.55g 溶于 38.5ml 异丙醇，加水至 100ml。

（3）氧化剂　2.8mmol/L（50mg/dl）（W/V）氯胺 T 溶液置棕色瓶中保存，1 个月内稳定，用前取本溶液 1 份加上述缓冲液 4 份。

（4）显色剂　0.5mmol/L（10mg/dl）（W/V）对 - 二甲氨基苯甲酸再加 40ml 异丙醇，加水至 50ml，用前现配。

2. 操作步骤

（1）取心组织，用生理盐水洗净。

（2）将组织置入丙酮 - 乙醚混合液（V/V 1:1）脱脂 2 次，每次均过夜。

（3）将组织取出晾干，置于 110℃烘箱干燥至恒重，精确称取干燥样品 5~10mg，置于安瓿内。

（4）水解　组织置入 6mol/L 1ml 盐酸中，在 105℃烘箱中水解 24h 后，用 4mol/L 氢氧化钠调 pH 值至 6.0。

（5）准确调整体积至 5ml，4000r/min，离心 10min 后，取上清液 0.5ml，用做羟脯氨酸含量测定。

（6）测定　空白管加 1ml 蒸馏水，标准管加 1ml 羟脯氨酸标准液，样品管加 1ml 心肌水解液，各管再加入 2ml 氧化剂于室温放置 10min 后，再加入 2ml 显色液，混匀，75~80℃水浴加热 20min，取出后用冷水冷却，分光光度计将空白管调零后，于波长 560nm 处测 OD 值。

（7）计算　标准测定液（μg/mg） - 样品管 OD/标准管 OD $\times 0.005 \times 2 \times 5 \div$ 样品质量，即为每 mg 心肌组织含羟脯氨酸的 μg 量。

（8）式中 0.005 表示标准品中羟脯氨酸的含量 5μg/ml；2 表示用做测定的上清液 0.5ml；5 表示稀释体积。

3. 注意事项

（1）丙酮 - 乙醚混合液脱脂 2 次，每次均应过夜。脱脂完全时，水解液颜色很淡，此时不需要用活性炭脱色处理。

（2）加样后在水浴 75~80℃20min，需控制好温度，以便反应完全。

（3）待样品干燥至恒重后准确称量，否则会影响测定结果。

（4）氧化剂氯胺（chloramine T）需稳定后使用。

（5）显色剂临用前现配制。

三、天狼星红比色法

天狼星红（siruis red，F3BA）能与胶原蛋白特异结合，经 NaOH 洗脱离心后获得红色复合物，在特定波长 540mm 测定吸光度可检测胶原蛋白含量。本方法适用于已提取的游离胶原的含量测定。

操作步骤如下：

1. 取胶原标准用 0.5mol/L 乙酸溶液，并稀释至每 100μl 含 1~200μg 胶原蛋白的标准液，加 138mg/L 天狼星红溶液 1ml，混匀，室温静止 30min。

2. 以 12 000r/min，离心 20min，取上清液①。

3. 沉淀物 1ml 用 0.5mol/L 乙酸洗涤，以 12 000r/min 离心 20min，取上清液②。

4. 将上清液①和②合并，于 540nm 测定吸光度。

5. 沉淀用 2ml 0.1mol/L NaOH 溶解，静止 30min 后于 540nm 测定吸光度，制备标准曲线。

6. 样品中胶原蛋白含量测定方法同标准曲线。

四、石蜡切片检测组织胶原含量

天狼星红（siruis red，F3BA）和固绿（fast green，FCF）能分别选择性地与胶原蛋白和非胶原蛋白结合。当切片经这两种染料染色后，容易被氢氧化钠 – 甲醇同时洗脱下来，分别在 540nm 和 605nm 获得最大吸收值，用以测定胶原和非胶原蛋白含量。

（一）试剂配制

1. 苦味酸饱和水溶液（约 1.22%）。

2. 0.04% 固绿饱和水溶液　固绿（fast green，FCF）0.04g，苦味酸饱和水溶液 100ml。

3. 0.1% 固绿-0.04% 天狼星红苦味酸饱和水溶液　固绿 0.1g，天狼星红（sirus red F3BA）0.04g，苦味酸饱和水溶液 100ml。

4. 洗脱液　0.1mol/L 氢氧化钠与甲醇 1:1（V/V）混合液。

（二）操作步骤

1. 组织固定于 10% 甲醛/0.1mol/L 磷酸盐缓冲液，含 0.15mol/L 氯化钠。

2. 常规石蜡包埋切片。切片厚 15μm。面积固定，如 50～100mm²。

3. 脱蜡　依次用二甲苯、二甲苯:乙醇（1:1）、乙醇:水（1:1）脱蜡。脱蜡后的切片置于蒸馏水中，1 周内使用。

4. 将单张切片置于试管内，加入 0.04% 固绿苦味酸饱和溶液使其浸过切片，铝铂密封试管口。室温下振摇预染色 15min。

5. 吸去染色液，用蒸馏水反复漂洗，直至上清液无色。

6. 加入 0.1% 固绿-0.04% 天狼星红苦味酸饱和水溶液，室温下振摇染色 30min。

7. 重复第 5 步。

8. 加入洗脱液 1ml，混匀，直至从切片中把染料（液）完全洗脱下来，一般只需几秒钟。

9. 在 721 型分光光度计用水调零后，洗脱下来的液体分别在波长 540nm 和 605nm 处测 A 值。

10. 计算

$$非胶原蛋白（mg）= \frac{A_{605nm}}{2.08}$$

$$胶原蛋白（\mu g）= \frac{A_{540} - 0.26 \times A_{605nm}}{38.4}$$

式中 2.08 和 38.4 分别是固绿和天狼星红的色等价（color equiralence）。固绿在波长 540nm 也有吸收峰，相当于在 605nm 吸收峰的 26%（0.26）。

$$胶原含量（\mu g/mg 蛋白）= \frac{胶原蛋白（\mu g）}{胶原蛋白（\mu g）+ 非胶原蛋白（mg）}$$

（三）注意事项

1. 本方法适用于甲醇固定的组织，并已在大鼠肝脏、肺脏、肾脏、心脏和脾脏等的胶原含量测定中应用过。用 Bouin's 液固定的组织也可取得较好效果。

2. 在本方法的条件下，切片上染料的结合量随着染色时间的延长而增加，但在 30s 已达到最大，继续延长至 2h 也不会再增加结合量。

3. 切片上的染料结合量，取决于切片厚度和组织类型。在切片厚度和面积增加时，可适当增加染色液的体积并延长染色时间。如组织中胶原含量较高时，洗脱液可增至 2~3ml。

4. 上述五种组织中固绿和天狼星红各自的色等价是相同的，且不受组织胶原含量的影响。

5. 切片用固绿苦味酸饱和溶液预染 15min，可防止非特异性成分与天狼星红结合。

五、细胞外基质成分 mRNA 表达

Ⅰ型和Ⅲ型胶原为间质性胶原，分布较广。在正常肝脏内Ⅰ、Ⅲ型胶原的含量不多，但在肝纤维化时肝内Ⅰ、Ⅲ型胶原明显增多，成为肝内 ECM 的主要成分，并导致肝内纤维间隔的形成。

GenPoint 是 DAKO 公司新产品，其中关键技术是生物素化酪氨酸，该技术使 ISH 信号放大大幅度提高，大大提高 ISH 的灵敏度，其灵敏度可与原位 PCR 相媲美，假阳性又少，可重复，比 PCR 好。

（一）操作步骤

1. 恒冷箱切片，4% 多聚甲醛固定 15min。

2. 入 DEPC 水洗（试剂盒配制好）。

3. 切片置入 95~98℃ 0.01mol/L pH6.0 柠檬酸缓冲液进行靶修复 40min，然后室温冷却 20min。

4. 置入 DEPC 水洗，3min×3 次。

5. 0.3% H_2O_2-甲醇溶液室温 30min，以灭活内源性过氧化物酶。

6. 置入 DEPC 水洗，3min。

7. 杂交 从 DEPC 水中取出切片，擦去周边多余的水或将切片在空气中干燥。

（1）阳性对照 加入阳性对照生物素化探针到阳性对照组织。

（2）阴性对照 加入 15μl 阴性对照生物素探针到阴性对照组织。

（3）被检组织 加入 15μl 实验用探针到被检组织。加盖盖片，封片。

8. 变性 将切片置于 95℃ 锡铂上变性 5min。

9. 湿盒内 37℃ 孵育，过夜。

10. 冲洗 将切片浸入 TBST，5min，然后入 55℃ 水洗 20min。

11. 放大信号 ①加第一个链霉卵白素-HRP（SA-HRP），15min；②TBST 洗，3min；③生物素化酪氨酸，15min；④TBST 洗，3min；⑤第二链霉卵白素-HRP（SA-HRP），15min；⑥TBST 洗，3min。

12. DAB 显色，3min。

13. 脱水，透明，封片。

（二）结果

Ⅰ型和Ⅲ型胶原均显棕褐色，呈现在细胞间质中和培育细胞的细胞间因纤维化程度及不同发展时间其显色有深有浅。

六、放射标记测定羟脯氨酸，评价体内胶原合成和降解比例

所述实验方法为 Robin J. McAnulty 报道的实验方法。

（一）放射性标记的脯氨酸的纯化

商业化 L-U-^{14}C 标记的脯氨酸（Amersham Biosciences）含有低水平的包括羟脯氨酸等物质的污染，需要在使用前纯化。

1. 阳离子交换柱（1cm×50cm Dowex 50W-X8，200~400 目树脂）流动相为 1.5mol/L HCl，流速 1ml/min。

2. 在上述条件下，进样放射性脯氨酸。

3. 收集 5ml 含放射标记脯氨酸洗脱液，取 10μl 进行液闪计数。获得 5ml 洗脱液需要进样的体积大约 180~240ml。

4. 真空浓缩并干燥，溶于水保存在 4℃。此条件下，纯化的脯氨酸能保存至少 1 个月。

（二）注射放射标记的脯氨酸，参入胶原合成及羟基化过程

1. 静脉或腹腔注射含有 L-U-^{14}C 标记的脯氨酸以及未标记的脯氨酸的 PBS。剂量分别为：大鼠每 100g 体重注射含有 1.85MBq 放射性标记的脯氨酸和 1.4mmol 未标记的脯氨酸；小鼠每 1g 体重注射含有 300KBq 标记的脯氨酸和 28μmol 未标记的脯氨酸。

2. 动物注射后 30min 后放血处死，严格控制时间。

3. 需要研究的组织在放血后，使用冰冷的 PBS 冲洗组织脉管系统，防止血液中放射标记物的影响，分离组织称重后迅速置于液氮保存。

4. 组织可长期保存在 -40℃ ~ -80℃ 条件下。

（三）制备用于测定脯氨酸、羟脯氨酸放射活性的组织样本

1. 1g 组织加 5ml 67% 预冷的乙醇溶液，机械匀浆。注射放射性标记脯氨酸的动物组织为测定的样品，用 3 个经注射未放射性标记的脯氨酸动物组织样本做空白对照以评价脯氨酸及羟脯氨酸的回收率。

2. 用 2.5ml 67% 的乙醇冲洗匀浆器上残余组织，与组织匀浆混合。

3. 4℃ 静置过夜，沉淀蛋白。

4. 4℃ 15 000g 离心 30min。

5. 取上清，用 2.5ml 67% 的乙醇重悬蛋白沉淀，如步骤 4 重复两次，并合并上清。

6. 在真空条件下干燥蛋白沉淀，密封条件下酸水解（110℃，6mol/L HCl）16 小时。

7. 步骤 5 获得的上清液经 0.65μm 的微孔滤膜过滤，真空干燥。

8. 干燥物溶于 1.5ml 水。转移 2/3 体积的该溶液（1ml）至试管，加入 HCl（终浓度为 6mol/L），密封后 110℃ 水解 16h。剩余 1/3 体积的该溶液（0.5ml）中加入 3.5ml 水，用于测定上清液中脯氨酸特异的放射性活性（样本 A）。

9. 酸水解产物脱色 每管样品中加入约 70mg 活性炭，混匀后 0.65μm 的微孔滤膜过滤。以 1ml H_2O 冲洗滤膜 3 次，将滤过的液体混合。蛋白沉淀酸水解产物转入测定管（样本 B），分离获得上清中羟脯氨酸通过化学色谱法进行测定。

（四）分离上清中的羟脯氨酸

1. 稀释上清水解过滤液中的 HCl 至 1.5mol/L。

2. 阴离子交换色谱法分离羟脯氨酸。收集 5ml 洗脱液（进样体积约为 90 ~ 120ml），取 100μl 液闪计数确定含有羟脯氨酸。

3. 真空离心收集器浓缩收集的洗脱液，干燥后溶于 4ml 水中，转入测定管（样本 C）。

（五）测定脯氨酸、羟脯氨酸及其特异性放射活性

测定方法包括脯氨酸、羟脯氨酸的氧化，以及产物甲苯抽提。具体方法操作详述如下（图 27-12-1）。

1. 脯氨酸、羟脯氨酸的氧化以及氧化物的抽提

（1）将样本 A（测定上清羟脯氨酸特异性放射活性）、样本 B（测定蛋白沉淀中羟脯氨酸特异性放射活性）以及样本 C（上清中羟脯氨酸特异性放射活性）进行放射性标记活性测定。

（2）配置反式-4-羟基-左旋-脯氨酸（1mg/ml，100μmol/L HCl）标准母液。配置含 0、5、10、20、40、60、80 及 100μg 测定液，建立标准曲线。

（3）在上清液（样本 C）和蛋白沉淀（样本 B）的测定中，需要 3 个未标记的样本作为对照计算脯氨酸和羟脯氨酸的回收效率。其中两管，加入已知量的 L-U-^{14}C 脯氨酸（60 000dpm，约 1kBq）或 L-羟基-2-^{14}C 脯氨酸（60 000dpm）（注意事项 6）。

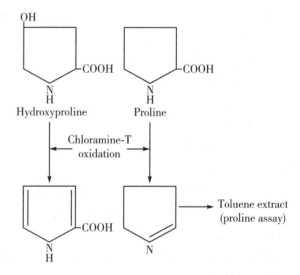
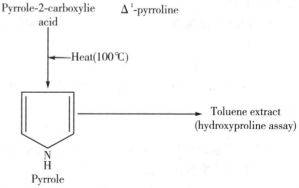

图 27-12-1 脯氨酸、羟脯氨酸的氧化以及氧化物的抽提

剩余的空白管样品用于测定放射背景。标准曲线前两个浓度管中也加入 L-羟基 2-^{14}C 脯氨酸。

（4）每管加入 50μl 酚酞指示剂。

（5）调整 pH 值至 8.3~8.9。可使用 1mol/L KOH、1mol/L HCl、0.3mol/L KOH、0.1mol/L HCl 调整 PH 值，直至出现浅粉色。

（6）补加适量水，调整每个测定管体积一致。

（7）加入 2ml 硼酸缓冲液，调 pH 值至 8.7。

（8）加入 1ml 丙氨酸，混合。

（9）氯胺 T 氧化：

1）4 个样品一组。

2）每组样本在 60s 的时间间隔中，加入 2ml 氯胺 T 溶液，剧烈涡旋混匀。

3）60s 后进行下一组样品，重复以上步骤，直至所有的样品都处理完。

4）20min 后，加入 6ml 3.6mol/L 的硫代硫酸钠终止反应，剧烈涡旋混匀。

5）重复直至所有样品的氧化反应都终止。

（10）加入 KCl，并使样品饱和。

（11）加入 10ml 甲苯。

（12）旋紧盖子在水平震器上剧烈震荡 10min。

（13）使水相与溶剂相分离。

（14）吸取上层溶剂相，注意不要吸取水相，留存用于氧化产物中脯氨酸的含量。样本 A（上清液），没有进行酸水解，样本不需要进一步处理。

（15）样本 C（上清液）和样本 B（蛋白沉淀）需要用甲苯再抽提 3 次，弃去有机相，以减少水相中 Δ^1 吡咯（脯氨酸氧化产物）的含量。

（16）旋紧盖子，100℃ 加热 30min 使羟脯氨酸氧化产物吡咯-2-羧酸转化为吡咯。

（17）30min 后，将样品迅速置于冰中冷却。

（18）根据情况，使用 KCl 再次将样品饱和。

（19）每管加入 12.5ml 甲苯，旋紧盖子在水平振荡器上剧烈震荡 10min。

（20）使两相分离，将甲苯溶剂相转到新的试管内，加入 800mg 硅酸并剧烈振摇，去除残存的 Δ^1 吡咯，重复两次，收集甲苯有机相用于测定羟脯氨酸。

2．脯氨酸测定

（1）化学比色法分析

1）取 1ml 的甲苯抽提液［本节标题"六（五）1"步骤（14）］，置于具盖玻璃试管中。

2）制备 0~0.1μmol L-脯氨酸的标准品 1ml（注意事项 8）。

3）标准管加 2ml 水，样品管加入 3ml 水。

4）各管加入 3ml 冰醋酸和 3ml（水合）茚三酮。

5）旋紧盖子，100℃ 加热 60min。

6）加入甲苯使每管终体积为 3.5ml，振摇使发色团进入有机相。

7）600g，10min 离心分离水相及有机相。

8）测定有机相 515nm 的吸收。

（2）放射性测定

1）取样本 A（上清液中未水解样本）8ml 甲苯抽提液［本节标题"六（五）1"步骤（14）］，及所有空白对照、同环境标记的样本［本节标题"六（五）1"步骤（3）］于 20ml 闪烁管中。

2）加入 4ml 含 1.2% PPO 的甲苯溶液。

3）通过液闪计数器中测定放射性活性的强度。

3．羟脯氨酸测定

测定的基本原理是吡咯在 4-二甲氨基苯甲醛条件下定量生成发色团。

（1）化学比色法分析

1）取适量各样本的甲苯抽提液［本节标题"六（五）1"步骤（20）］。其中包括 100uL 样本 B 水解物（蛋白沉淀），1ml 样本 C 水解物（上清）以及 1ml 羟脯氨酸标准品（注意事项 7）的甲苯抽提液。

2）加入甲苯，调整每管体积到 1ml。

3）加入 5ml Ehrlichs 试剂，混合，置室温 30min 使反应充分。

4）测定 560nm 处光吸收。

（2）放射性测定

1）取甲苯抽提液［本节标题"六（五）1"步骤（20）］10ml 于 20ml 闪烁管中。

2）加入 2ml 含 2.4%PPO 的甲苯溶液。

3）于液闪计数器中测定放射性活性的强度。

（六）计算

1. 脯氨酸的定量

（1）上清中的脯氨酸 可按照下述公式计算 脯氨酸（μmol）=样品的吸光度/1μmol 脯氨酸的吸光度×甲苯抽提液的体积/分析的甲苯抽提液的体积×100/样品的抽提率×3

1μmol 脯氨酸的吸光度可以从标准曲线获得。Robin J. McAnulty 实验室测定数值约在 3.81～4.50 的范围。样品的抽提率可以从已知放射性标记量的脯氨酸对照样品计算得到，Robin J. McAnulty 实验室回收率约在 50%～55% 的范围。数值乘以 3 是由于样品分成水解部分（2/3）及未水解部分（1/3）。

（2）脯氨酸放射性活性 可按照下述公式计算 脯氨酸（dpm）=（样品 dpm-空白 dpm）×甲苯抽提液总体积/甲苯抽提液测定体积×100/样品脯氨酸的抽提率×同位素损失校正系数×3

测定过程中，羧基碳在脯氨酸转化为 Δ^1 吡咯的过程中会丢失，即 5 个标记的碳原子会丢失其中之一。因此，放射性核素损失校正系数应为 1.25。脯氨酸特异放射性活性可以从计算放射性活性与脯氨酸量的比值获得，单位表示为 dpm/μmol。

2. 羟脯氨酸的定量

（1）化学比色法测定羟脯氨酸 计算公式如下：

羟脯氨酸（μg）=样品的吸光度/1μg 羟脯氨酸的吸光度×羟脯氨酸标准管体积/羟脯氨酸测定管体积×标准管羟脯氨酸抽提率/样品管羟脯氨酸抽提率

1μg 羟脯氨酸的吸收值由标准曲线得出。Robin J. McAnulty 实验室以相同操作测定样品，连续 10 次测定吸收值/μg 范围在 0.0029～0.0043 之间（0.0037±0.0004）。标准品及不同生物样本羟脯氨酸的提取率不同，因此每次实验及不同类型样本需用计算回收率，通过加入已知量的羟基-2-^{14}C 脯氨酸而得。Robin J. McAnulty 实验室连续 10 次分析样品组织，蛋白沉淀水解物羟脯氨酸回收率氨酸 20.9%±1.3%，标准品羟脯氨酸回收率为 37.0%±1.6%。上清液样本的羟脯氨酸回收率与标准品提取率相似。此外，考虑到上清样品分为水解（2/3）和不水解（1/3）的两部分，上清羟脯氨酸值应除以系数 2/3。

（2）放射测定羟脯氨酸活性 计算公式如下：羟脯氨酸（dpm）=（样品 dpm-空白 dpm）×甲苯抽提液总体积/甲苯抽提液测定体积（脯氨酸残余物氧化产物）×100/样品羟脯氨酸萃取率×放射性核素损失校正系数

在羟脯氨酸分析中，有必要校正进入吡咯抽提相中的脯氨酸氧化产物 Δ^1-吡咯啉残余物。可通过检测已知标记量的脯氨酸对照样品进行校正。羟脯氨酸抽提率由已知浓度羟基-2-^{14}C 标记空白样品计算。以 L-U-^{14} 脯氨酸标记组织，吡咯-2-羧酸转化为吡咯损失羧基的碳原子，需要进行同位素的损失量校正，计算值应乘以 1.25。考虑到样品分为水解（2/3）和不水解（1/3）的两部分，羟脯氨酸值应乘以系数 3/2。羟脯氨酸特异性放射活性由放射活性比羟脯氨酸摩尔数计算，以 dpm/μmol 表示。羟脯氨酸（μmol）摩尔量根据羟脯氨酸分子量（131.1）计算。

（七）计算体内胶原合成和降解

1. 胶原合成率 胶原合成率按下式计算：生成率（%/d）=蛋白特异性放射活性/前体特异性放射活性×100/时间。

蛋白特异性放射活性指所有样本的放射活性，包括样本 A（上清，未酸水解）、样本 B（蛋白沉淀）、样本 C（上清，酸水解）。脯氨酸特异性放射活性代表合成胶原的前体氨基酸的特异性放射活性。时间参数指注射标记的脯氨酸掺入蛋白合成的时间，在这里指从注射脯氨酸到处理动物的时间（天）。

2. 胶原降解率 胶原降解率可由胶原蛋白生成率和蛋白增长变化率的差异中得出。每天通过监测各个时期（动物生长期、纤维化形成期）特定组织或器官的胶原含量变化，计算内蛋白增长变化率。如果胶原增长无显著性差异，则认为蛋白增长率为零。

3. 评估新生原胶原降解百分率 新生原胶原降解百分率由组织上清液羟脯氨酸与组织蛋白羟脯氨酸放射活性相对值计算，公式如下：

新生原胶原降解百分率（%）＝组织上清液羟脯氨酸放射活性（dpm）/组织蛋白羟脯氨酸总放射活性（dpm）×100/1。

4. "成熟"胶原降解指数 成熟胶原降解指数与新生原胶原降解百分率计算相似，不同的是以组织上清液与总羟脯氨酸摩尔数比值表示。

（八）HPLC 法测定羟脯氨酸

通过检测水解产物衍生物 4-氯-7-硝基苯-2-氧杂-1,3-二唑（NBD-Cl）来测定羟脯氨酸。使用 RP-HPLC 分离该衍生物，柱后检测发色基团或放射活性（见注意事项11）。与其他衍生物相比，NBD-Cl 有诸多优点，能够迅速生成，且与原氨基酸显示不同的吸收光谱。这些特性使其易于反应、分离及检测，提高了检测灵敏度。适用于检测体外培养细胞以及动物组织种羟脯氨酸的含量。

1. 氨基酸衍生化

（1）样品用 2ml 6mol/L HCl 110℃水解 16h。样品可包括培养细胞蛋白提取物（见注意事项12）、前述组织样本、或用于检测组织样本羟脯氨酸总含量的组织样本（10~100mg，见注意事项13）。

（2）加入 30mg 活性炭，混匀，0.65μm 微孔滤膜过滤。

（3）加入适量水稀释，确保每 100μl 不少于 250pmol 羟脯氨酸。

（4）取上述 100μl 稀释样品置于 1.5ml Eppendorf 管中，真空干燥。

（5）加入 100μl 水溶解残余物。

（6）取 100μl 羟脯氨酸标准品（25μmol/L 对-4-羟基-L-脯氨酸）置 1.5ml Eppendorf 管中。

（7）加入 100μl 四硼酸钾（0.4mol/L，pH9.5）。

（8）加入 100μl NBD-Cl（36mmol/L 甲醇溶液）。

（9）避光 37℃孵育 20 分钟。

（10）加入 50μl 1.5mol/L HCl 终止反应。

（11）加入 150μl 167mmol/L 醋酸钠，pH6.4，于 26% 乙腈中。

（12）适量体积滤器（Millipore，GV 型，孔径 0.22μm）过滤。通入空气去除滤膜俘获的样品。

（13）100μl 衍生物上样（注意事项14）。

2. 色谱法 NBD-羟脯氨酸用反向柱分离，加预柱保护。分离条件：柱温40℃，流速1ml/min，流动相为梯度浓度的乙腈，在 495nm 连续检测信号。NBD-羟脯氨酸分离时间约在 5.5min 左右，在 3.5~7.5min 之间收集15s流出液，通过液闪仪计算标记后 NBD-羟脯氨酸放射活性。羟脯氨酸含量通过同一天同种条件下样品峰面积与标准峰面积比较求出。

（1）使用100%缓冲液 A（50mmol/L 醋酸钠 - 8% 乙腈溶液，pH6.4）平衡40分钟。

（2）100μl 衍生物上样。

（3）在 0~5min 时间段，缓冲液 B（75% 乙腈，25% 水）比例逐渐增高（0%~5%）。

（4）在 5~6min 时间段，缓冲液 B 比例逐渐增高（5%~80%）。

（5）在 12~12.5min 段，缓冲液 B 比例逐渐降低（80%~0%）（见注意事项15）。

（6）在 12.5~25min 段，以 100% 缓冲液 A 平衡柱，至加下一样品。

3. 计算 500μl 衍生物取 100μl 上柱，羟脯氨酸标准品浓度 50pmol，因而测定样品羟脯氨酸为：样品羟脯氨酸（pmol）＝样品峰面积×标准峰面积/50。计算值乘以 5 为 100μl 衍生物中羟脯氨酸量。通过校正稀释量及水解体积，可计算原样本中总羟脯氨酸量。因为衍生有效率超过95%，且样品和标准品相似，所以无需校正。

（九）注意事项

1. 计算胶原生成率的方法是通过假设标记前体物注射后，用于蛋白合成的前体氨基酸迅速达到并维持在平台期。平台期的维持是由于注射大量非标记脯氨酸。由于不同物种代谢率不同，需适当调整标记及非标记脯氨酸量。该方法同时假设标记的脯氨酸合成蛋白呈时间依赖关系，评价新生原胶原降解百分率的羟基-^{14}C-脯氨酸生成呈时间依赖性。用于检测胶原生成率的参数适用于小鼠、大鼠、兔和鸡的多种组织。检测胶原降解的方法适用于大鼠和兔，仅部分适用于小鼠。因此，测定过程中需要根据实际情况考虑不同作用时间、组织及种属。

2. 不同组织、不同种属脯氨酸代谢率、胶原含量、胶原代谢率及上清液中游离羟脯氨酸损失率不同。因此，需要进行预实验，确保测定组织有足够量的标记物，以供精确测定。标记及非标记脯氨酸量及反应时间适用于研究大鼠的肺、心、动脉、皮肤、骨骼肌、肝以及小鼠肺组织。一般来说，较小组织或胶原较低的组织，需要增加标记脯氨酸的量，反之亦然。小动物脯氨酸代谢率较高，因而要求提高标记及非标记脯氨酸量，以保证上清液脯氨酸特异放射活性与注射量相近。如果上清液脯氨酸特异放射活性与注射量不相近（如少于90%），需要根据具体情况调整。如果检测注射动物上清液脯氨酸浓度少于未注射动物的10倍，升高非标记脯氨酸量。然而，在某些组织上清液脯氨酸浓度为未注射动物的10倍，但特异性放射活性低于注射量的90%。这一现象经常发生在心肌和骨骼肌组织。能准确地评估胶原合成率的方法必须满足上清液脯氨酸浓度与注射量接近，同时在标记脯氨酸合成羟脯氨酸的线性阶段监测。

3. 大于1g的组织可在液氮中研磨成粉。

4. 为计算新生原胶原降解百分数，需检测上清液（包括低分子肽）羟脯氨酸放射活性。在这些样本中羟脯氨酸与脯氨酸的比例很小，而且脯氨酸及羟脯氨酸氧化产物提取率并非100%，致使脯氨酸氧化产物残余物 Δ^1-吡咯啉混进氧化的羟脯氨酸提取物中。因而，为避免误差，需用色谱柱先分离羟脯氨酸。

5. 用分离柱分离羟脯氨酸，防止大量脯氨酸影响测定。

6. 6 L-羟基-2-^{4}C 脯氨酸购自 Amersham Biosciences。

7. 甲苯抽提体积需适度调整，使测定值在标准曲线范围内。

8. 以脯氨酸为标准品，因为 Δ^1-吡咯啉和脯氨酸按化学剂量关系与茚三酮反应生成具有相同消光系数的发色基团。

9. 有时由于油包水导致溶剂相混浊，可加50μl乙醇消除。

10. 可用替代同位素 L-U-^{14}C 标记脯氨酸，但需校正同位素损失。这对于氚化脯氨酸非常重要，这种损失是实验中化学反应的结果，包括特定位点氚化比例不同，组织处理过程中同位素损失及体内标记及非标记组分代谢不同。

用这种方法测定组织羟脯氨酸特异性放射活性需两个 HPLC 柱。一个用于分析样品羟脯氨酸摩尔数，另一个精确测定羟脯氨酸相关放射活性。

12. 为增加回收体外培养的细胞蛋白，可将乙醇沉淀的蛋白过多孔真空过滤装置并在抗酸滤膜上富集（Millipore，HV 型，孔径 0.45μm）。滤膜及黏附蛋白可直接转移至水解管以降低损失。

13. 由于多数组织含有少于3%的羟脯氨酸以游离状态或存在于小肽中。这部分羟脯氨酸不预先沉淀蛋白也可测定。

14. NBD-Cl 和 NBD-氨基酸室温下对光敏感，发射集团迅速丢失。4℃产物稳定生成。因此建议 HPLC 配置预冷进样器及黑色样品管，进行样本的衍生化及自动分析。

15. 该分离条件可在最短时间分离羟脯氨酸，也可用于其他氨基酸包括脯氨酸的分离及定量。

（闫慧敏　崔　冰　辛冰牧　胡卓伟）

参 考 文 献

1. 高春芳，陆论根. 纤维化疾病的基础和临床，上海科学技术出版社，2004

2. RobinJM. Methods for measuring hydroxyproline and estimating in vivo rates of collagen synthesis and degradation. Methods Mol Med, 2005, 117:189-208

3. RishikofD, KuangP, SubramanianM, et al. Methods for measuring type I collagen synthesis in vitro. Methods Mol Med, 2005, 117:129-140

4. TianjuL, HongJ, MatthewU, et al. Regulation of found in inflammatory zone 1 expression in bleomycin-induced lung fibrosis: Role of IL-4/IL-13 and mediation via STAT-6. J Immunol, 2004, 173:3425-3431

5. AndrewMT, RichardLK, PeterL, et al. Inhibition of pulmonary fibrosis by the chemokine IP-10/CXCL10. A J Respir Cell Mol Biol, 2004, 31:395-404

6. 孔璐, 王继峰, 周子悦, 等. 碱解法测定组织羟脯氨酸的实验研究. 中国骨质疏松杂志, 2003, 9 (4):319-322

7. 李文才, 张锦生, 李华, 等. 肝组织羟脯氨酸含量测定方法的优化. 上海医科大学学报, 2000, 27:295-297

8. Lopez-DeLA, RojkindM. A simple micromethod for collagen and total protein determination formalin-fixed paraffin-embedded sections. J Histochem Cytochem, 1985, 33:737-743

9. Gascon-BarreM. Estimation of collagen content of liver specimens. Variat among animals and among hepatic labes in cirrhotic rats. J Histochem Cytochem, 1989, 37:377-381

10. ChapmanD, WeberK, EghbaliM. Regulation of fibrillar collagen types Ⅰ and Ⅲ and basement membrane type Ⅳ collagen gene expression in pressure overloaded rat myocardium. Circ Res., 1990, 67 (4):787-794

11. McAnultyR. Methods for measuring hydroxyproline and estimating in vivo rates of collagen synthesis and degradation. Methods Mol Med, 2005, 117:189-207

第十三章　重要的促纤维化因子和抑纤维化因子

第一节　TGF-β 在器官纤维化形成过程中的重要作用

转化生长因子-β（TGF-β）在高等生物体产前产后发育、分化和形态发生中有着十分重要的作用，也是迄今最为肯定的促进各种组织纤维化的细胞因子。量化 TGF-β 的合成、分泌和活性对深入了解 TGF-β 的作用及机制并最终通过调节 TGF-β 活性以治疗纤维化疾病至关重要。本章介绍几种在不同的实验条件下测定 TGF-β 活性的方法，包括体外实验和转基因小鼠体内实验。

TGF-β 超家族在胚胎和成年生物体的发育、细胞分化、组织形态形成中有着十分重要的作用。本节阐述测定 TGF-β 超家族成员 TGF-β1、TGF-β2、TGF-β3 的若干方法。

不像大多数细胞因子，TGF-β 以非成熟的形式分泌，必须经过细胞内活化成为成熟的形式然后才能发挥它的生物学功能。TGF-β 以同源二聚体前体蛋白（proTGF-β）形式被合成。由反高尔基体内 Furin 样蛋白酶在距前体蛋白的 N 末端大约 2/3 的氨基酸残基处进行切割，形成两个非共价结合的同源二聚体多肽，也称小休眠复合物（SLC）。这种切割不同于从休眠复合物中 TGF-β 的活化切割成熟。其中小肽是成熟的 TGF-β，而大的肽是前体肽，即为潜在性相关多肽（latency-associated peptide，LAP），它有双重功能：使 TGF-β 以非活性形式存在，同时使 SLC 能够与 TGF-β 结合蛋白 1, -3, -4（the latent TGF-β binding proteins，LTBP）结合。LAP 与单链 LTBP-1, -3, -4 以二硫键形式结合，导致形成 TGF-β、LAP 和 LTBP 的三聚体，此复合物称为大休眠复合物。大多数 TGF-β 以结合到 LTBP 上形成大休眠复合物的形式分泌。LTBP 能够将 TGF-β 靶向结合到细胞外基质，以便随后的释放和激活。将成熟的 TGF-β 从它的休眠复合物中释放出来，称之为活化，目前关于这一机制仍然不十分清楚。

前体 TGF-β 的活化被严格调控，同时这也是控制此细胞因子生物活性的关键。有多种活化机制被提出，参与激活的分子包括蛋白酶、整合素、凝血酶敏感蛋白和活性氧。TGF-β 从它的休眠复合物中释放来并被活化后，将结合到它的受体上，引发一系列的下游细胞内信号事件。TGF-β 信号转导通过其受体磷酸化 Smad 分子来实现，后者进入细胞核并调节靶基因的表达。测定 TGF-β 的活性对深入理解 TGF-β 活化的复杂调控过程十分关键。然而，量化 TGF-β 比较困难，有以下几个方面的原因：①在 TGF-β 作用位点，其浓度可能比较低；②TGF-β 以非可溶性的形式存在或其可溶性形式的半衰期不长；③TGF-β 有黏附性，容易结合到不同的表面和不同的细胞外蛋白上而丢失。在此提供的几种定量 TGF-β 方法具有可重复性、敏感、相对易于在实验室操作等特点。

一、活性 TGF-β 的检测

目前已经有多种检测活性形式 TGF-β 的方法，这些方法是基于对 TGF-β 基因表达、Smads 磷酸化状态的改变、对细胞行为影响的深入了解而发展起来的。TGF-β 在细胞外周产生的细胞反应类似于它对正常组织的影响，这为以细胞水平的分析提供了可能。量化 TGF-β 活化程度的测定方法包括对降低上皮细胞增殖、抑制内皮细胞的迁移、降低纤溶酶原激活物的活性、降低受体可利用性和提高纤溶酶原激活物抑制剂（PAI-1）表达的测定。虽然在体外量化 TGF-β 相对简单和精确，但对组织中 TGF-β 水平进行可靠的测定就显得比较困难。几种方法被发展用于测定组织中 TGF-β 的活性水平，这些方法包括采用针对 TGF-β 活性形式的抗体或者采用针对能够将 TGF-β 信号导入核内的磷酸化 Smad 2、3（pSmad 2/3）的抗体来进行测定；最后是采用转基因小鼠来进行体内 TGF-β 的活性水平的测定，转入的基因由绿色荧光蛋白（GFP）和 TGF-β 反应元件（CAGA）12 组成，生物体或组织内 TGF-β 水平可以通过测定 GFP 的表达来间接反映。尽管这些方法是半定量的，但当不得不对体内 TGF-β 活性进行测定时这些方法就显得很有裨益。

本节将提供几个实验室评估和测定 TGF-β 活性和分布的方法，这些方法包括：貂肺上皮细胞（MLEC）荧光素酶分析；活性 TGF-β 的免疫组织化学分析；pSmad 的免疫组织化学分析；GFP 转基因小鼠体内实验；酶联免疫吸附分析（ELISA）检测 TGF-β。

在 MLEC 荧光素酶分析和 GFP 转基因小鼠分析中，TGF-β 的活性被转换为独特的荧光素或 GFP 基因表达的升高或降低，而后者被纤溶酶原激活物抑制剂（PAI-1）的启动子元件所调控。这些启动子元件包括能被 TGF-β 信号正向调节的 DNA 反应序列。在各自的分析中，活化的启动子将促使荧光素酶（MLEC 分析）或绿色荧光蛋白的表达（GFP 转基因小鼠）。在体外的 MLEC 分析中，通过将 MLEC 细胞与不同量重组的活性 TGF-β 孵育来获得标准曲线，进而采用此标准曲线定量荧光素酶表达的增加量。然而，测定转基因小鼠 GFP 荧光强度需要通过实验组和对照组的比较来获得，这是一个半定量的方法。

测定细胞中的活性 TGF-β 时需要注意的是可检测的水平可能很低，因为活性 TGF-β 可能集中到细胞表面上，细胞表面是 TGF-β 激活或结合到受体和/或 ECM 上的位置。这些原因造成低水平的可溶性 TGF-β。MLEC 荧光素酶分析能够通过 MLEC 与靶细胞共同培养的方式部分规避测定固定化 TGF-β 所面临的难题。免疫组织化学分析 pSmad 和活性 TGF-β 产生，也仅能半定量组织和细胞中 TGF-β 的水平。在用抗活性 TGF-β 的抗体测定时，通过比较实验组和对照组的各个组织部分着色强弱的不同就可以进行评定。这种方法能够很好地评定 TGF-β 合成、分泌和激活中 TGF-β 较大的变化。一方面，不推荐这种方法使用于测定细胞涂片中的活性 TGF-β，因为它很难阻止 TGF-β 扩散。另一方面，抗 pSmad 抗体能够用于分析组织切片及细胞涂片，因为它们可以测定细胞内最后定位于核内的 pSmad，通过计算和比较实验组和对照组核染色的程度，可以反映活化的 TGF-β 激活其胞内信号的能力大小。

ELISA 分析是一个简单的检测 TGF-β 的方法。这一方法是基于一个量化的免疫夹心反应，即结合于酶标板的一抗与 TGF-β 反应使之固化，接着带有辣根过氧化物酶（horseradish peroxidase，HRP）的二抗与 TGF-β 反应，然后进行显色测定。

在上述这些测定方法中，设置适当的对照很重要。TGF-β 的测定方式必须是特别的。在这一系统中，有时是整个动物，TGF-β 的中和抗体必须被核实所测定的影响不是其他细胞因子的作用结果。TGF-β 的特异性同型中和抗体能够提供 TGF-β 成员各自的活性情况。同时，虽然测定到活性 TGF-β 的水平升高，但这可能是 TGF-β 表达增加、分泌增加和 TGF-β 活化的增加所造成的结果，同时也因为非活性的 TGF-β 能够被加热或介质酸化而激活。为了辨别这些可能情况，包括活性和非活性的总 TGF-β 应该都被测定。

（一）材料

1. 通用试剂

（1）磷酸盐缓冲液（PBS）pH7.3　　137mmol/L NaCl，2.7mmol/L KCl，4.3mmol/L Na_2HPO_4，

1.4mmol/L KH$_2$PO$_4$。过滤并4℃保存。

（2）100%和70%乙醇　用于组织的环境消毒和免疫组织化学。

（3）二甲苯。

2．组织试剂

（1）低限基本培养基（MEM），4℃保存。

（2）Dulbecco改良Eagle培养基（DMEM），4℃保存。

（3）胎牛血清（FCS），－20℃储存。融化后4℃保存。

（4）牛血清白蛋白（BSA），4℃保存。

（5）青霉素－链霉素-L-谷氨酰胺（PSG）的100倍储存液　20g/L链霉素，50×10^{6}U/L青霉素G，29.2g/L L-谷氨酰胺。过滤除菌，并密封－20℃储存。融化后4℃保存。

（6）胰蛋白酶溶液　0.25%胰蛋白酶，1mmol/L乙二胺四乙酸（EDTA）。过滤除菌，并密封－20℃储存。融化后4℃保存。

（7）重组TGF-β（R&D cat. no. 240-B-002）储存液　5mmol/L HCl，0.1% BSA，2mg/ml TGF-β，4℃保存。

（8）TGF-β中和抗体（R&D cat. no. mAb1835）和非免疫IgG密封－30℃储存。融化后4℃保存。

（9）对照培养基（无血清培养基）　为避免血清中成分的影响，大多数实验应该在无血清的情况下进行。无血清培养基包括aMEM或DMEM，这依靠要分析的细胞类型不同而选择使用不同的培养基、0.1% BSA和1×PSG。过滤除菌，4℃保存。

（10）准备测试细胞的条件培养液　①细胞在适合生长的培养基中培养至亚融合状态，接着在37℃贴壁生长2~4小时；②将细胞用PBS洗两次；③加入无血清培养基后，细胞在37℃孵育24小时；④收集培养液并离心除去细胞碎片，准备测定条件培养液中的活性TGF-β和总TGF-β的水平。

（11）酸或热活化的条件培养液　酸化：①用1mol/L HCl将条件培养液酸化至pH2.0；②室温孵育1小时；③然后采用1mol/L NaOH进行中和。立即进行有关的测定。热处理：①将条件培养液80℃处理10分钟；②随后冷却至37℃。立即进行有关的测定。[参见注意事项（5）~（6）]。

（12）转染构建的p800neoLUC获得MLEC永久表达系。

（13）G-418储存液（Invitrogen，Carlsbad，CA）　80mg/ml储存于PBS中。过滤除菌，－20℃保存。

（14）3×裂解缓冲液（analytical luminescence，San Diego）　使用时按1:3进行稀释。使用液必须新鲜配制。

（15）分析缓冲液　必须用储存液新鲜配制。5×荧光素缓冲液：1mol/L三羟甲基氨基甘氨酸（tricine），5.35mmol/L [MgCO$_3$]$_4$Mg[OH]$_2$，13.35mmol/L MgSO$_4$，0.5mmol/L EDTA，166.5mmol/L DTT；50×ATP（37.5mmol/L）；20X luciferin（16mmol/L）。保持虫荧光素在黑暗条件下（如果暴露于光下，虫荧光素将会被快速氧化），密封－30℃保存。

（16）荧光光度计。

注意事项

（1）细胞数目和孵育时间要求根据实验和可能的需要进行优化。

（2）依据细胞产生活性TGF-β的量，条件培养基可能需要浓缩或用新鲜的对照培养基稀释，以便最佳的读值处于分析范围内。以应该注意到样本的浓度能够导致成熟TGF-β的丢失或休眠TGF-β的激活。

（3）比较几个样本时，条件培养基的细胞数目或细胞抽取物浓度必须标准化。

（4）培养基应该立即使用或在4℃放置较短的时间。反复冻融能够导致潜在的TGF-β激活。

（5）被酸化或加热激活的条件培养基中TGF-β的数量可能很高，是细胞产生活性TGF-β的50~200倍。所以样本应该用新鲜无血清的培养基稀释，以便使待测浓度在最佳分析范围内。

（6）尽管热失活容易操作，但这一操作能够导致蛋白质沉淀。

3．免疫组织化学试剂

（1）组织固定　10%中性甲醛缓冲液在室温保存或4%多聚甲醛在4℃保存。

（2）冷冻切片 ①18% 蔗糖液；②选择合适的切片温度。

（3）用二甲苯脱蜡和脱水。

（4）TBS（Tris-buffered saline） pH7.4；10mmol/L Tris-HCl，0.85% NaCl。

（5）用于抗原修复的牛睾丸透明质酸酶（Sigma H-3884） −20℃保存。使用液需要新鲜配制：1mg/ml 溶于 100mmol/L 醋酸钠 pH5.5，0.85% NaCl 溶液。

（6）普通羊血清 −20℃分装保存。融化后 4℃保存。

（7）BSA（第 V 组分），4℃保存。

（8）30% 过氧化氢 用于灭活内源的过氧化物酶的活性。4℃保存。使用时用甲醇配制成 0.6%。

（9）抗 TGF-β 的抗体 LC-30，5～10mg/ml 储存于含 1% BSA 的 TBS 中。分装后 −20℃保存。

（10）多克隆兔抗 pSmad2/3 抗体（Santa Cruz Biotechnology）用 TBS 按 1∶100 至 1∶200 稀释，分装后 −20℃保存。

（11）多克隆兔抗 GFP 抗体（Invitrogen Life Biotechnology）。

（12）Vectastain Elite 生物素化羊抗兔试剂盒（Vector Laboratories），4℃保存。

（13）ABC 反应成分由 Vectastain Elite 生物素化羊抗兔试剂盒提供或自己单独购买。反应成分必须在反应前 30 分钟新鲜配制。

（14）过氧化物酶底物 DAB（3,3'-diaminobenzidine） DAB 使用液：0.05% DAB，0.1% 过氧化氢。使用时新鲜配制。

（15）Mayer's 苏木精。

注意事项

（1）依靠组织和抗体的来源，不同的固定剂可能获得更好的效果。

（2）抗体的最佳稀释度应该被滴定。

（3）其他抗体报道用于检测活性 TGF-β 的是 R&D Systems，产品目录号是 cat. no. AF-101-NA。

（4）其他复染试剂如姬姆萨、甲基绿或迈-格染色剂可以被使用。

（二）方法

1. MLEC 荧光素酶分析 这种分析方法是基于 TGF-β 能够上调 PAI-1 的表达。将截短型 PAI-1 启动子融合入虫荧光素酶报告基因中构建 p800neoLUC 表达质粒，并转入 MLEC 中形成永久表达系。这种分析方法所得结果实际上是 PAI-1 启动子对 TGF-β 信号最大反应。

MLEC 培养于 DMEM 中，此培养基中另外含 10% FCS，1×PSG，250μg/ml G-418（Invitrogen）。

（1）标准荧光素酶分析

1）用胰蛋白酶消化使 MLEC 脱壁，并用完全培养基重悬至浓度为 3×10^5 cells/ml。

2）以每孔 50μl（1.5×10^4 细胞）种植于 96 孔板中，每个样做 3 个复孔。

3）让细胞贴板 3～4 小时。

4）根据实验设计的不同，分别替换为 50μl 的下列培养基：①对照培养基：用于确定 MLEC 转染细胞的 TGF-β 基础水平；②包含不同浓度重组 TGF-β 的对照培养基：用于制作标准曲线，测定 TGF-β 的浓度范围为 0.2～30pmol/L；③实验组的条件培养基：用于测定活性 TGF-β；④酸化或热活化的条件培养基：用于测定总 TGF-β；⑤条件培养基加上 TGF-β 中和抗体或非免疫 IgG：用于测定 PAI-1-荧光素酶诱导的特异反应。

5）接着 37℃孵育 MLEC 16～20 小时。

6）用 PBS 洗细胞 2 次，并收集第二次的 PBS 洗液。

7）可以通过多种不同的方法来测定荧光素酶的活性。

8）这些方法的共同实验步骤：①裂解 MLEC 转染细胞以便释放报告荧光素酶。裂解细胞用 35μl 的 1×裂解缓冲液（analytical luminescence，San Diego，CA），室温裂解 20 分钟；②将 ATP 和荧光素加入 MLEC 转染细胞裂解产物，荧光素酶 ATP 依赖性氧化底物荧光素，并发出荧光，用荧光光度计进行测定。

9）转移 30μl 的细胞抽提物到不透明的 96 孔板中。

10）2 秒钟后注入 100μl 新鲜配制的含有 800mmol/L 荧光素和 750 μmol/LATP 的荧光素反应缓冲液，用荧光光度计测定发射荧光。

11）荧光素酶活性以 RLU（relative light units）表示，根据制作的 TGF-β 标准曲线将此 RLU 值换算为 TGF-β 活性（pg/ml）。

（2）共培养分析

1）用胰蛋白酶消化脱壁的 MLEC 和测试细胞分别用完全培养基重悬至 3×10^5 细胞/ml。

2）在 96 孔板中，每个样本接种 4～6 孔 50μl/孔（1.5×10^4 细胞/孔）的 MLEC。

3）然后再接种 50μl/孔（2.5×10^4 细胞/孔）的测试细胞。

4）加入 TGF-β 的中和抗体到每一个样本孔，为检测 PAI-1-荧光素酶诱导的特异反应。

5）37℃共孵育 16～20 小时。

6）用 PBS 洗细胞 2 次，并收集第二次的 PBS 洗液。

7）裂解细胞并测定 TGF-β 活性，操作方法如同上述的标准荧光素酶分析。

8）荧光素酶活性以 RLU（relative light units）记录，根据制作的 TGF-β 标准曲线将此 RLU 值换算为 TGF-β 活性（pg/ml）。共培养中 TGF-β 活性与 MLEC 单独培养的 TGF-β 活性可以进行比较。不同实验组的 TGF-β 活性也能够进行比较。

（3）注意事项

1）为便于统计，每个测定应该进行 3 次。

2）孵育时间应该保持在 20 小时以内，为避免使问题复杂化而要解释 TGF-β 会影响 MLEC 增殖导致这一结果。

3）测定时间和测定次数应该被优化。

4）测试细胞和 MLEC 的最佳比值应该在预实验中确定。

5）需要提前 24～48 小时接种细胞。

6）不同的待测细胞能够非特异性诱导或抑制 MLEC 荧光素酶的活性。

2. 免疫组织化学分析 免疫组织化学分析能够检测到鼠组织中活性或分泌形式的 TGF-β、与 TGF-β 受体的信号强度相关联的 pSmad 或被 TGF-β 诱导的 GFP 数量。第一类分析检测活性 TGF-β，实际上忽略了细胞对 TGF-β 的反应能力，因为不是所有的细胞都有启动适当的信号转导的 TGF-β 受体。检测 pSmad 和 GFP 将可以区别鉴定那些有 TGF-β 受体并且能够将信号成功转导入核内的细胞。所有这些分析都有相似性，因此它们的测定可以依据组织类型和来源、固定方式和抗体来源的不同而进行灵活操作。这里提供的实验方法仅供参考，同时可以根据实验特殊需要进行修改或优化。

因为检测活性 TGF-β、pSmad 和 GFP 的染色方法具有可比性，后面的实验操作适用于所有抗体。抗体 LC-30 被用于检测活性 TGF-β，针对 pSmad 的抗体可以从多个公司购买。所用抗体：兔抗 pSmad2/3 多克隆抗体（Santa Cruz，cat. no. sc-11769R），兔抗 GFP 多克隆抗体（Invitrogen，cat. no. R970-01）。

（1）组织固定

1）固定前用 PBS 洗除组织块上的血渍。

2）用 10% 的中性甲醛室温固定组织至少 24 小时或用 4% 多聚甲醛固定过夜。

3）用 70% 乙醇漂洗 2 次并储存于 70% 乙醇直到进一步的组织处理和石蜡包埋。

4）切成厚度为 5μm 超薄片，放在载玻片上。

（2）染色操作

1）脱蜡 将组织切片置于二甲苯中浸泡 10 分钟，更换二甲苯后再浸泡 10 分钟。

2）水化 将组织切片置于：①无水乙醇中浸泡 3 分钟；②95% 乙醇中浸泡 3 分钟；③80% 乙醇中浸泡 3 分钟；④70% 乙醇中浸泡 3 分钟；⑤蒸馏水中浸泡 3 分钟。

3）将组织切片置于用含 0.6% 过氧化氢的甲醇溶液中室温孵育 30 分钟，以封闭内源性的过氧化物酶。

4）用蒸馏水快速洗片四次，随后用 TBS/0.1% BSA 洗 3 次，每次 3 分钟。

5）尽可能的除去切片上的液体，并用耐水的油性记号笔进行标记。

6）抗原修复 将切片放在湿盒内并用牛睾丸透明质酸酶覆盖切片，37℃ 30 分钟。

7）用 TBS 洗切片 3 次。

8）除去多余的液体，在湿盒中用含 1.5% 正常羊血清的 TBS，37℃ 孵育 30 分钟。

9）除去切片上的封闭液，然后用含 5 ~ 10μg/ml 第一抗体的 TBS/0.1% BSA 溶液覆盖，在一个密封性很好的湿盒中 4℃ 过夜。对照组用正常的兔血清 IgG 孵育。

10）次日将切片移至室温，快速洗 4 次，然后再用 TBS 洗 4 次，每次 3 分钟。

11）除去切片上多余的液体，在湿盒中用第二抗体稀释液覆盖切片，室温孵育 1 小时。第二抗体稀释液的配制：将 75μl 正常羊血清和 25μl 生物素化的羊抗兔二抗 IgG 加入到 5ml 的 TBS 中，混匀。

12）配制 将 ABC-A、ABC-B 各 90μl 混合于 5ml TBS 配制成 ABC 反应液（可参见 ABC kit）。使用前，配制的反应液应至少室温平衡 30 分钟。

13）用 TBS 洗切片 3 次，每次 3 分钟。

14）除去切片上多余的液体，并将切片与配制好的 ABC 反应液在湿盒中室温孵育 1 小时。

15）用 TBS 洗切片 3 次，每次 3 分钟。

16）准备 DAB 反应液。

17）将切片与 DAB 反应液孵育 2 ~ 10 分钟。在显色过程中，应用显微镜进行显色监测，当颜色达到预期的深度时，将切片置于蒸馏水中终止反应。

18）用 Mayer's 苏木精复染 1 ~ 2 分钟。

19）将切片用流水冲洗 5 分钟。

20）脱水 依次为 70% 乙醇 2 分钟、80% 乙醇 2 分钟、95% 乙醇 2 分钟、100% 乙醇 2 分钟 2 次、二甲苯 2 分钟 2 次。用封片剂 Permount 进行封片。

（3）注意事项

1）其他复染试剂如姬姆萨、甲基绿或迈-格染色剂可以使用。

2）固定剂的选择能够影响染色的特异性。因此，如果其他染色剂需要，这一操作程序需要重新优化。

3）用甲醛缓冲液固定的时间延长或减短要根据组织类型和大小确定。

4）骨骼样品包埋前需要先进行脱钙处理。

5）这一步骤是使用生物素标记的第二抗体和 ABC 系统所必需的。

6）这一步骤是可选择性的，要依据抗体和抗原使用时的条件而定。

7）其他抗原修复的方法也可以使用，如在柠檬酸缓冲液中样本可以采用微波 10 分钟的方法进行修复。

8）正常兔血清 IgG 的浓度应该与 TGF-β 抗体浓度相同。

9）这一步能够按照 37℃1 小时进行，可能会伴随着染色背景上升。

10）这些切片不允许干燥，因为这可能会增加非特异性着色。

3. GFP 转基因小鼠分析 在 GFP 转基因小鼠，TGF-β 的激活和信号转导能够以形象的形式展现，并可被量化，因为此时 GFP 基因的表达受 TGF-β 敏感的启动子调节，而该启动子所表现的活性可以反映体内 TGF-β 的活性。同时因为 GFP 能够在该动物的全身表达，因而 GFP 的表达水平能够反映小鼠所有器官的潜在 TGF-β 的活性。

一些实验可以用 GFP 转基因小鼠模型来进行设计。最简单的是采用 TGF-β 中和抗体或能够影响 TGF-β 活化或分泌的化合物作用于 GFP 转基因小鼠，然后比较实验组和对照组的 GFP 荧光强度的变化。其次是饲养 GFP 转基因小鼠和还进行了其他基因修饰的 GFP 转基因小鼠以及被修饰基因的野生型、杂合子型和纯合子型的动物，它们都同时表达 GFP。这样的实验将提供不同基因的删除或表达升高对 TGF-β 活性的影响。这里提供一个制备组织以便直接观察 GFP 的简要实验方法。这一方法可以单独使用或与前面描述的免疫组织化学检测 GFP 的方法联合使用。

（1）处死小鼠，收集目标（准备研究的）组织。

（2）组织用4%多聚甲醛4℃固定过夜。

（3）随后将组织浸泡在18%蔗糖中2~3小时。

（4）将组织包埋于一个OCT复合物。

（5）进行切片，组织切片厚度为5μm。

（6）用Fluoromount G（Southern Biotechnology, cat. no. 0100-01）覆盖切片。

（7）用荧光显微镜进行观察，并进行摄影。所使用滤光片的最大吸收波长为395nm，最大发射波长为508nm。

（8）量化比较所得的信号可以采用肉眼观察或使用专业分析软件来进行。

注意事项

（1）除去多余的水能够影响到冷冻后组织切片的形状和质量。如果目标样本含水分少，可以省略步骤（3）。

（2）这个复合物具有抗退色特性，能够阻止GFP快速淬灭。

（3）样本应该尽快分析，因为GFP信号能够随时间的延长而减弱。

4. ELISA法测定TGF-β　ELISA法能够测定TGF-β的水平，并且具有高的敏感性和可重复性。这种方法能够测定培养基、血清、胞浆中低水平的TGF-β。几个公司的包被好的检测板可以使实验简化和具有重复性。当前，有多种ELISA试剂盒可供检测人、小鼠、猪和大鼠的同工型TGF-β。这种方法的不足之处在于它不能确定被检测到的TGF-β是否具有活性。这种分析方法采用量化夹心酶联免疫技术。微孔板采用TGF-β抗体或TGF-β的可溶性Ⅱ受体包被，样本中的TGF-β被包被在板上的抗体或其受体捕获，随后用酶标二抗与之反应，接着加入酶底物显色，通过测定颜色的强度来量化反应。各个公司提供的ELISA实验操作方法基本相同，这里提供实验操作方法基于美国R&D systems公司测定TGF-β1的方法，仅供参考。

（1）准备所有的试剂、样本和标准物以及TGF-β被酸化或加热活化的样本。

（2）向包被好的微孔板的各个反应孔中加入适当稀释的200μl的样本或标准物。用胶带密封后，室温孵育3小时。

（3）吸除每个孔内的液体，随后用400μl的洗涤缓冲液洗3次。最后1次洗涤后，完全除去洗涤缓冲液。

（4）向每个孔中加入适度稀释后的TGF-β酶标二抗200μl。重新用胶带封闭，室温孵育1.5小时。

（5）重复步骤（3）。

（6）向每个孔中加入200μl的酶底物反应液，避光、室温孵育20分钟。

（7）向每个孔中加入50μl的终止缓冲液。轻拍微孔板使样品混匀。

（8）用酶标仪450nm处读板。在540nm和570nm处校正读板，以补偿微孔板的缺陷，这些读值应该从450nm读值中扣除。如果没有校正读板，450nm处的读值将可能偏高而不够精确。

注意事项

（1）含高水平的潜在性TGF-β的条件培养基中如果含有血清，能够导致所读结果高于标准，使用稀释样本或用无血清的培养基可以克服这个问题。

（2）孵育时间的长短取决于所使用的不同系统。

5. Western blotting检测TGF-β蛋白含量　TGF-β₁是目前研究热点，与纤维化发生、发展密切相关，是促进器官纤维化发展的最主要的细胞因子之一。TGF-β₁的主要生物学功能有：①刺激器官内间质细胞增殖、蛋白多糖和FN的合成与分泌；②调节免疫细胞的生成、分化及功能，抑制T、B淋巴细胞的增殖和活性，抑制巨噬细胞的吞噬能力，使成纤维细胞和血中单核细胞发生趋化作用；③降低ECM蛋白酶和胶原酶的活性。总之，它既可促进胶原纤维的合成，又能抑制其降解。许多研究证实，阻断TGF-β₁的表达与活性，可以减轻器官纤维化的程度。

（1）操作步骤

1）以肝脏为例 取肝组织 5g 在液氮中研磨成粉状后加蛋白裂解液 RIPA（用前临时加入 1μg 蛋白酶抑制剂复合物），水浴裂解 30min，于 4℃ 12 000r/min，离心 15min。

2）取上清液 按 BCA 蛋白浓度测定试剂盒说明，测算待测样品的蛋白浓度。

3）定量后的蛋白样品加入 SDS 凝胶上样缓冲液，经 100℃ 煮沸变性 4min，每个加样孔加样品量为 30μg，进行 SDS-PAGF 电泳（浓缩胶 5%，分离胶 12%）。

4）电泳后用半干法恒定电压 100V，45min，将蛋白转移至 PVDF 膜上。

5）将 PVDF 膜浸泡在 5% 脱脂奶粉的 TBS 中（pH7.5），4℃ 封闭过夜。

6）将 PVDF 膜转入杂交袋中，加入一抗（1∶1000），用含 5% 脱脂奶粉的 TBS 稀释多克隆抗体（TGF-β₁），杂交袋置于暗盒内，在平板摇床上摇动 4h，室温。

7）用含有 20mmol/L Tris，200mol/L NaCl，0.1%Tween-20 的 TTBS 漂洗 PVDF 膜 4 次，每次 5min。

8）加入辣根过氧化物酶标记的通用型二抗（1∶3000，用含 5% 脱脂奶粉的 TBS 稀释），杂交袋置入暗盒中孵育 1h。

9）PVDF 膜用 PBS 漂洗 4 次，每次 5min。

10）暗环境下，在 PVDF 膜上滴加临时配制的 DAB 显色剂，反应 30min。

11）用吸水纸吸干膜表面水分。

12）用扫描仪将显色后的图像输入计算机，作图像分析。内参用 β-actin 抗体代替 TGF-β₁。

（2）结果

TGF-β₁ 在纤维化组织呈现高表达，提示 TGF-β₁ 的表达与纤维化的加剧相关。

第二节 重要的促纤维化 Th2 免疫细胞因子研究技术和方法

在纤维化的发病过程中，Th1/Th2 的平衡起着十分关键的作用。Th1、Th2 细胞均能分泌多种细胞因子，它们能够调节免疫反应，使机体达到稳态平衡。1995 年 Wallace 提出在纤维化中存在"Th2 优势"学说。2004 年 Thomas 等研究表明 Th2 型细胞因子（如 IL-4、IL-5、IL-13）的应答反应与纤维化的生成有着密不可分的联系。当 Th1 型细胞及其细胞因子占优势时，机体体现抗纤维化表现，但当 Th2 型细胞及其细胞因子占优势时，机体体现纤维化表现。

Th2 细胞主要分泌 IL-4、IL-5、IL-10、IL-13 等细胞因子。

一、IL-4 检测方法

IL-4 主要由 Th2 细胞分泌，它可以抑制细胞免疫，促进体液免疫，同时 IL-4 可以诱导 Th2 细胞产生、分泌 IL-4、IL-5、IL-10 等，抑制 Th1 细胞生成分泌 IL-2、IFN-γ 和 TGF-β 等细胞因子。Nelms 等研究表明，IL-4 通过 T 细胞信号转导因子和 STAT6 激活 Th2 特异性核转录因子。IL-4 可以使成纤维细胞活化成为具纤维化分泌活性的成纤维细胞，IL-4 和 IL-13 可共同促使成纤维细胞增殖。IL-4 作用于成纤维细胞，提高细胞外基质 mRNA 和蛋白的表达，增加胶原合成，促进纤维化。IL-4 还是一种重要的趋化因子，可诱导成纤维细胞分泌细胞因子。Izbick 等发现，IL-4 缺陷小鼠在受到博莱霉素刺激早期时，纤维化的程度明显高于正常小鼠，说明 IL-4 具有明显地抗纤维化作用。Huaus 等在应用博莱霉素所致小鼠肺纤维化模型的实验中发现，野生型小鼠在早期肺纤维化程度比 IL-4 缺陷的小鼠轻，而在纤维化晚期 IL-4 缺陷的小鼠纤维化比野生型小鼠轻。可以看出，在组织损伤早期，IL-4 可以限制 T 淋巴细胞募集，而在损伤后期则促进纤维化形成。

（一）CT.4S 细胞系增殖法

1. 基本原理 CT.4S 细胞系是 CTLL-2 的人工诱导突变株，对小鼠 IL-4 高反应性，样品中 IL-4 的浓度在 5~100U/ml 范围时，CT.4S 的增殖与 IL-4 的浓度呈线性关系。

2. 操作步骤

（1）CT.4S 的准备 CT.4S 细胞系维持在含 100U/ml 重组 IL-4 的 RPMI1640 培养基中。在最后一次换液至少 2d 后才可使用 CT.4S 细胞。CT.4S 为黏附生长，使用时先用 RPMI1640 洗 2 次，调整细胞浓度

为 5×10^4 细胞/ml。

（2）在 96 孔培养板上稀释样品，用 RPMI1640 作阴性对照，每个浓度设 3 个复孔。

（3）将 CT. 4S 细胞加入含样品的 96 孔板，每孔 100μl，置 37℃ 5% CO$_2$ 培养箱中孵育 48h。

（4）培养结束前 6h，加入 ^{3}H-TdR 或 MTT。

（二）ELISA 法

1. 基本原理　固相载体对蛋白质的物理吸附作用、抗原抗体的特异性结合及连接于抗体上的酶与相应底物的反应。

2. 操作步骤

（1）包被　包被抗体 1D11（检测人 IL-4 时为兔抗人抗 hIL-4 多克隆抗体或单抗 Helico）用包被液稀释后加入聚乙烯酶标板，每孔 100μl，置中湿盒中 37℃中 2h。用 PBS-Tween 20 洗 3 ~ 5 次。

（2）封闭　1% BSA 加入酶标板，每孔 100μl，4℃过夜，取出微量板洗涤 3 次。

（3）加样　加入不同稀释度的待测样品和标准 IL-4 100μl，放入湿盒，37℃ 2h，洗涤 3 次。

（4）加入抗小鼠 IL-4 单抗 24G2（检测人 IL-4 时为 D4 或 25D2），每孔 100μl，同时设无 IL-4 的阴性对照，37℃ 2h，洗涤 3 次。

（5）加入酶标抗体　加入辣根过氧化物酶 HRP 标记的羊抗小鼠 Ig 抗体，每孔 100μl，放入湿盒，37℃ 1h，洗涤 3 次。

（6）加底物显色　OPD 底物溶液，每孔 100μl，过氧化氢终浓度为 0.01% ~ 0.03%，37℃，30min。

（7）终止反应　加 2mol/L H$_2$SO$_4$，每孔 30μl。

（8）用酶标仪检测吸收度 OD 值，波长 490nm。

（9）绘制标准曲线，以 OD 值大于阴性对照孔一倍以上作为反应孔。从标准曲线上查出待测样品中 IL-4 的含量。

3. 其他　IL-4 可诱导 B 细胞表达 CD23 分子，并具有特异性，可通过检测 B 细胞表达 CD23 分子来测定 IL-4。另外，还可将 IL-4 受体基因转染到 IL-2 依赖株 CTLL-2 细胞系中，使这种细胞同时表达小鼠 IL-2 受体和人 IL-4 受体，故可常规维持在含 IL-2 的培养基中，并可用于检测重组人 IL-4 或封闭 IL-2 活性后的混合样品中人的 IL-4 活性。此外 IL-4 还可以应用分子杂交法进行检测。

二、IL-5 检测方法

IL-5 也是 Th2 型细胞产生的细胞因子，Gharaee-Kermani 等研究 IL-5 在肺纤维化中的作用，发现模型组肺组织中嗜酸性粒细胞增多，用抗 IL-5 抗体治疗后嗜酸性粒细胞减少，肺纤维化减轻。Reiman 等在慢性感染性肝纤维化实验中发现，IL-5 缺陷小鼠比正常小鼠肝纤维化程度轻，感染 16 周后 IL-5 缺陷小鼠肝纤维化减轻 40%。这说明 IL-5 也是重要的促进纤维化细胞因子。但 Huaus 等发现尽管高表达 IL-5 的小鼠在实验中纤维化很严重，但 IL-5 缺陷小鼠仍极易发生纤维化。这说明 IL-5 在纤维化的过程中并不起决定性的作用，而是将纤维化的信号放大。

（一）BCL1 细胞增殖法

1. 基本原理　BCL1 细胞是 B 淋巴细胞瘤细胞，在 IL-5 存在时增殖。虽然 BCL1 对 IL-4 和 CSF 也有较低的增殖，但抗 IL-5 的单克隆抗体能封闭 IL-5 的特异性增殖。BCL1 传代需在 BALB/c 体内进行，而检测 IL-5 是在体外进行的。

2. 操作步骤

（1）BCL1 的制备　将 BCL1 细胞 1×10^6/0. 2ml 静脉注射于 BALB/c 小鼠，4 ~ 8 周时取脾研磨成细胞悬液。用单抗 Thy. 1 和 CD3 加补体杀伤 T 细胞；用黏附贴壁法去除巨噬细胞；用淋巴细胞分层液（相对密度 1.090）去除红细胞，计数 B 细胞，用 RPMI 1640-Hepes 调整细胞浓度为 4×10^5 细胞/ml。

（2）在 96 孔培养板上加入 BCL1 细胞和不同稀释度的样品每孔 100μl，置 37℃，5% 培养箱中孵育 18h，加入 MTT 或 ^{3}H-TdR 继续孵育 6h。

（3）作 IL-5 标准曲线，一个活性单位即为最高增殖率一半的稀释度，算出 IL-5 标准活性单位，同时找出相应检测样品的活性单位。

3. 注意事项 BCL1 淋巴瘤除了对 IL-5 有反应，对 IL-4 及 GM-CSF 也有反应，加入抗 IL-4 抗体及抗 GM-CSF 抗体用以特异检测 IL-5 的生物活性。

（二）嗜酸性粒细胞集落形成法

嗜酸性粒细胞的集落形成有赖于 IL-5 的存在，且 IL-5 仅刺激嗜酸性粒细胞集落形成、集落刺激活性。每 10^5 个细胞有二集落活性，当重组 IL-5 为 1U/ml 时，集落刺激活性为 20 左右。

（三）ELISA 法

检测小鼠 IL-5 所用包被抗体为 TRFK-5（检测人 IL-5 时为 39D10），检测抗体为 TRFK-4（检测人 IL-4 时为 5A10）。

三、IL-10 检测方法

IL-10 主要由 Th2、Thr 细胞分泌，B 细胞、单核细胞、巨噬细胞也可产生。IL-10 是重要的抗炎因子，可以抑制多种细胞因子，如 IFN-γ、IL-1、TNF、IL-12 等。在组织损伤时，IL-10 能够上调 TGF-β 的表达，同时 IL-10 可以下调肺泡巨噬细胞和成纤维细胞 PEG2，从而发挥致纤维化作用。Vaillant 等在曼氏血吸虫感染小鼠的实验中发现 IL-10/IFN-γ 在具有联合抗纤维化作用，IL-10/IFN-γ 缺陷小鼠诱导显著的 Th2 型应答，MMP-2/MMP-9 含量增加，TIMP-1/TIMP-2m RNA 的表达水平降低，肝纤维化程度比单独的 IL-10 或 IFN-γ 缺陷小鼠都严重。

（一）细胞因子合成抑制实验法

1. 基本原理 IL-10 具有抑制抗原刺激 Th1 细胞产生干扰素 IFN-γ 的作用；IL-2 和 IL-4 能增强 IFN-γ 的产生；TGF-β 也抑制 IFN-γ 的产生。因此在检测混合有相关因子样品中 IL-i0 的活性时，采用抗 IL-4 和 TGF-β 单克隆抗体封闭其活性，加入重组 IL-2 使其饱和后观察 IL-10 的抑制活性。检测单一因子样品时不存在这些问题。

2. 操作步骤

（1）在 96 孔培养板上稀释样品，终体积是 50μl，同时设阴性对照。

（2）照射小鼠脾细胞，照射剂量为 25Gy。用 RPMI 1640 洗 2 次，调整浓度为 2×10^7 细胞/ml。

（3）洗 Th1 细胞，并重悬在含有抗原的培养基中，Th1 细胞浓度为 2×10^6 细胞/ml，即红细胞的终浓度 0.04%。

（4）等体积混合步骤（2）、（3）的细胞，每个检测板约需 3ml，混匀。

（5）加 50μl T 细胞/脾细胞/抗原混合体于 96 孔板中 37℃，5%CO_2 培养 24h。

（6）收集培养上清，每孔吸出 75μl，注意不要吸到细胞。或先将培养板离心，使细胞紧贴底部，避免将细胞吸出。

（7）检测上清中的 IFN-γ，画出标准曲线，计算待测样品 IL-10 的含量。

3. 注意事项

（1）如果样品中 IL-10 的含量较高，则需稀释多个梯度，如 11 ~ 15 个梯度。

（2）如用植物血凝素 lectin 刺激脾细胞进行检测，则可省去照射步骤。

（3）Th1 细胞在这种检测中，一定要处于静止状态，收获应在最后一次抗原刺激后 10d。

（4）如果样品中含有 IL-2、IL-4 和 TGF-β，则在步骤（4）加入微量体积的抗体，抗 IL-2、抗 IL-4 单抗终浓度为 5μl/ml，抗 TGF-β 终浓度为 10μl/ml，IL-2 的终浓度为 2ng/ml。

（5）加细胞时，排枪的 Tips 不要碰到原在 96 孔板中已稀释好的样品。

（6）IFN-γ 的产生水平在没有 IL-10 的情况下，一般在 100ng/ml 左右，在饱和 IL-10 的情况下降至 10%~30%。

（二）ELISA 法

检测小鼠 IL-10 所用包被抗体是 JES5-2A5（检测人 IL-10 时为 9D7），检测抗体为 31G6（检测人 IL-10 时为 12G8）。

（三）Elispot 法

（1）捕获抗体加样每孔 100μl，37℃孵育 1 小时。

（2）PBS 洗板 3 次，加入牛血清蛋白每孔 $100\mu l$，$37℃$ 孵育 1 小时，然后将细胞悬液用 RPMI 1640 培养液稀释为 $1×10^5/ml$，加入 $100\mu l$ 细胞悬液/孔。

（3）每孔加入 $10\mu g/ml$ MBP，$5\mu g/ml$ AChR 各 $10\mu l$，不加抗原的对照孔表示为"Ag（-）"。

（4）于 $37℃$、5% CO_2 孵箱孵育 24h 后倒出细胞悬液，PBS 洗板 3 次，加入链霉亲和素-碱性磷酸酶偶合物每孔 $100\mu l$，$37℃$ 孵育 1 小时，PBS 洗板 3 次。

（5）加底物液，待斑点形成后用流水终止反应，在解剖显微镜下读取斑点数。（具体按试剂盒说明书操作）

四、IL-13 检测方法

IL-13 主要由 Th2 细胞产生，NK 细胞也可产生，它与 IL-4 有相似的生物功能，二者的核苷酸序列有 30% 的同源性。IL-13 可以选择性刺激、激活 TGF-β1 的生成。Eilas 等还发现，在用过表达 IL-13 的转基因小鼠研究 IL-13 在肺免疫应答中作用的实验中发现，IL-13 可以通过化学趋化因子受体 2（CCR-2）促使纤维化发生。Chiaramonte 等用阻断 IL-13 的方法治疗曼氏血吸虫感染小鼠已形成的和进行中的肝纤维化，发现肝纤维化形成的整个过程都需要 IL-13 参与。IL-13 缺陷鼠 IL-4 的产生不受影响，但无论在损伤的急性还是慢性阶段都不能产生明显的纤维化，说明纤维化和高水平 IL-13 及低水平 IFN-γ/IL-10 mRNA 表达有关。Fallon 等用曼氏血吸虫感染的 IL-4、IL-13 和 IL-4/IL-13 缺陷鼠进行实验，证明了 IL-4 和 IL-13 均参与 Th2 细胞诱导的肉芽肿反应；IL-13 缺陷鼠在感染后的存活率增加，且肝纤维化明显减轻。

（一）ELISA 法

检测人 IL-13 所用包被抗体是 JES10-35G12，检测抗体为 JES10-2E10。

（二）生物测定法

1. 将 B9-1-3 细胞用 Hanks 液洗 2 次，用 RPMI 1640（含 10% FCS）重悬。

2. 细胞 $37℃$、5% CO_2 孵育 2h。再洗涤 2 次，重悬于 10% RPMI 1640 中，细胞浓度为 10^5 细胞/ml。

3. 将待测样品或标准 IL-13 倍比稀释后，加入平底 96 孔板，$100\mu l$ 孔，设 3 个复孔，并设对照。

4. B9-1-3 细胞悬液 10^5 细胞/ml 加入培养板中，每孔 $100\mu l$。

5. 将培养板置于 $37℃$、5% CO_2 孵育 68h。

6. 加入 MTT 贮存液每孔 $10\mu l$，继续培养 4h 后，离心去上清，加入 0.04mol/ml 盐酸异丙醇，每孔 $200\mu l$，吹打混匀后，在酶标仪上读取 OD 值。

第三节　重要的抑纤维化 Th1 免疫细胞因子研究技术和方法

Th0 细胞在局部微环境极化信号的影响下可分化为 Th1 细胞。Th1 细胞通过分泌 IL-2、IFN-γ、IL-12、IL-18 等 Ⅰ 型细胞因子，介导针对细胞内病原体（如病毒、细菌感染等）的细胞免疫应答，又称 Ⅰ 型应答，表现为激活巨噬细胞，促进 CTL 增殖，同时辅助 B 细胞分泌具有调理作用的抗体（如 IgG2a），参与组织修复，在炎症起始和激化阶段起重要作用。

一、IFN-γ

IFN-γ 是特征性 Th1 型细胞因子，由活化的 T 细胞（包括 Th0、Th1 细胞和几乎所有的 CD8$^+$T 细胞）和 NK 细胞产生。IFN-γ 能抑制促纤维化细胞因子 TGF-β 的表达，在体内外均可抑制成纤维细胞的增生和胶原蛋白的合成。博莱霉素诱导的鼠肺纤维化模型证明，外源性 IFN-γ 通过下调 TGF-β1、Ⅰ、Ⅲ 型胶原 mRNA 的表达减轻肺纤维化。其作用机制是：①通过 Jak 1/STAT 1 通路增加抑制性信号 Smad7 的表达，抑制 Smad3 磷酸化，使 TGF-β 的传递信号无法到达细胞核从而减少 TGF-β1 的表达，阻断合成胶原蛋白的信号传导；②激活细胞核上的转录蛋白 STAT-1α，与 TGF-β 信号通路发生竞争性抑制而减弱其作用；③ IFN-γ 促进 Th1 型细胞因子应答，抑制促纤维化的 Th2 型细胞因子 IL-4、IL-13 等的产生而抗纤维化。

（一）生物活性检测法——流式细胞术（FCM）免疫荧光法

1. 原理　人和小鼠的 IFN-γ 可诱导一些传代培养的细胞表达 MHC Ⅱ 类抗原，如人 IFN-γ 可诱导人上皮样细胞 Colo-205，小鼠 IFN-γ 可诱导小鼠巨噬细胞 WEHI-3 表达 MHC Ⅱ 类抗原，用特异性的荧光标记抗体经流式细胞分析仪进行定量测定。

2. 实验材料 Colo-205 细胞、培养基、PBS-10% NBS、生物素标记抗人 HlA-DR 单抗、FITC-亲和素、流式细胞仪。

3. 步骤

（1）稀释待测样品（以 1:10 的稀释度稀释，做 3 个梯度）和 IFN-γ 标准品（以 1:3 的稀释度稀释，从 1200U/ml 浓度开始）。

（2）把细胞浓度配成 8×10^5 细胞/ml。

（3）在 12 孔培养板中加入 12ml 完全培养基、1ml Colo-205 细胞的细胞悬液、1ml 人 IFN-γ 待测样品或标准品，同时设阴性对照。

（4）放入 37℃、5% CO_2 饱和湿度培养箱培养 48h。

（5）用塑料刮匙将细胞从培养板孔中刮下，5ml 吸管吹打 3 次，使细胞成为单个细胞悬液，移至离心管中。

（6）用 4℃ 的 PBS-10% NBS 洗细胞 2 次后，弃上清，加入 250μl PBS-10% NBS，4℃，30min。

（7）加入 100μl 生物素标记抗人 HLA-DR 单抗，抗 MHCⅡ类抗原，4℃，60min。抗体浓度需在实验前预试或按说明书进行。

（8）用无血清（血清中内源性生物素将影响生物素标记的抗体与 FITC-亲和素的结合）的 4℃ PBS 洗 2 次，重悬于 250μl PBS 中。

（9）加入 100μl FITC-亲和素，4℃，30min。

（10）用 4℃ 的 PBS 洗 2 次，重悬于 500μl PBS 中。如样品不能立即检测，则需在 PBS 中加入 1% 的多聚甲醛，同时保持细胞在 4℃ 及黑暗的环境中。

（11）用流式细胞仪分析细胞的荧光强度。

（12）无 IFN-γ 刺激的细胞组用 FITC 抗体染色组为阴性对照，观察其他组的荧光强度。用标准 IFN-γ 的荧光阳性细胞百分率作标准曲线，分析待测样品中 IFN-γ 的含量。

4. 注意事项

（1）检测人的 IFN-γ 用 Colo-205 细胞，此为非黏附人上皮样细胞克隆，相应抗体为抗人 HlA-DR 单抗。检测小鼠 IFN-γ 用 WEHI-3 细胞，相应抗体为抗 I-A^d 特异的单抗 MK-D6。

（2）小鼠 WEHI-3 细胞为疏松贴壁生长的小鼠巨噬细胞系，收获时先用培养基洗 1 次，后用 0.02% 的 EDTA 溶液消化细胞，收集细胞到离心管，洗 2 次，小部分用于传代，大部分用于检测。

（3）细胞培养时细胞浓度必须小于 1×10^6 细胞/ml，以 1×10^5 细胞/ml 为宜。

（二）生物活性检测法——细胞保护法

1. 原理 小鼠成纤维细胞系（L929）及人二倍体羊膜细胞系（WISH）为水疱性口炎病毒（VSV）敏感细胞，IFN-γ 具有抗病毒感染的作用，在 IFN-γ 存在下可以减小病毒对细胞的损伤。在一定范围内敏感细胞存活与 IFN-γ 的浓度呈线性关系。

2. 实验材料 96 孔培养板、加样器、酶标仪、WISH 细胞、水疱性口炎病毒（VSV）、RPMI 1640 培养基、0.25% 胰酶、溶于 20% 乙醇的 0.05% 结晶紫溶液、5% 甲醛。

3. 步骤

（1）传代于 RPMI 1640 完全培养基，37℃，5% CO_2 培养。

（2）以 0.25% 胰酶消化贴壁 WISH 细胞，RPMI 1640 洗 1 次，离心收集细胞，调整细胞浓度为 3.5×10^5 细胞 ml，96 孔板中每孔加入 100μl 该细胞悬液，37℃，5% CO_2 孵育 2h。IFN-γ 标准品倍比稀释，起始浓度为 400 或 800U/ml，待细胞贴壁后，每孔加入 100μl 稀释好的标准品及待测样品，设细胞对照组各 3 孔，37℃，5% CO_2 培养过夜。

（3）96 孔板离心弃上清，以 VSV 攻击过夜培养的 WISH 细胞，VSV 浓度为 100 TCID50/ml，每孔加入 100μl，37℃，5% CO_2 孵育 24h，待对照孔细胞病变大于 75% 时结束培养。

（4）弃上清，每孔以 100μl PBS 清洗 2 次，去除细胞碎片。每孔加入 5% 甲醛 100μl，室温固定

10min。弃去甲醛，每孔加入 100μl 结晶紫溶液，室温 10min。弃结晶紫，吸干液体。每孔加入甲醛 100μl，立即以酶标仪测定波长 595nm 处吸光值。

（5）以对照组细胞损伤率为 100%，50% 细胞损伤组的 IFN-γ 量设为 1 个活性单位并以此推算出待测样品的浓度。

4. 注意事项

（1）IFN-γ 在酸、热条件下易失活，采用抗 IFN-γ、α、β 的单抗可分别测定三者含量。

（2）测定前甲醇不可挥干。

（3）VSV 有致病活性，应采取适当防护措施。

5. 方法应用和评价　细胞保护法测定 IFN-γ 比较成熟。但周期较长，并且 VSV 有致病活性，操作时需适当防护。

（三）免疫学分析法——酶联免疫吸附法（ELISA）

1. 原理　采用双抗体夹心法检测 IFN-γ 的量，其优点是避免了对特异性抗体的直接标记，但增加了操作步骤和测定时间。方法是以抗人或鼠 IFN-γ 单抗包被板，以多价相应抗体作为二抗，然后加入酶标记物和底物显色。

2. 实验材料

96 孔酶标板。

DuoSet ELISA Development 人 IFN-γ 试剂盒。

捕获抗体　720μg/ml 的小鼠抗人 IFN-γ 抗体 1ml。

检测抗体　18μg/ml 生物素标记的山羊抗人 IFN-γ 抗体 1ml。

链霉亲和素-HRP　1ml 浓缩的酶联物。

标准品　0.5ml PBS 复溶后浓度为 30ng/ml 的重组人 IFN-γ。

包被溶液　0.1mol/L PBS 或者 TBS。

阻断溶液　含 3% BSA 的 TTBS。

标准品/标本稀释液　含 1% BSA 的 TTBS。

洗液　含 0.02% 吐温 20 的 0.002mol/L 咪唑盐溶液。

底物溶液　两组份或者一组分的 TMB 显色液。

终止液　1mol/L 硫酸或者 1% HCl 溶液。

3. 步骤

（1）在包被溶液中稀释纯化的抗细胞因子抗体（一般 0.5~4μg/ml），以每孔 100μl 加入到酶标板内。将板封好防止蒸发，在室温（或 4℃）孵育过夜。

（2）吸干每一板孔并每孔加洗液 400μl 彻底洗涤，重复 3 次，要求每步完全移出孔中的液体。最后一步将板中液体移出并将板子在干净的纸巾上吸附。

（3）每孔加 200~300μl 封闭液封板，室温至少孵育 1 小时。

（4）重复步骤（3），可利用真空泵干燥板子。加入干燥剂并封板，至少在 4~8℃ 可贮存 2 个月。

（5）每孔加 100μl 适当稀释的标准品和标本，轻轻敲打板子 1 分钟。贴上封板膜，室温孵育 2 小时。

（6）重复步骤（3）。

（7）每孔加 100μl 经过适当稀释的生物素化的检测抗体，贴上新的封板膜，室温孵育 2 小时。

（8）每孔加 100μl 经过适当稀释的 Avidin-HRP 或 Streptavidin-HRP，也可加其他种类预先优化过的酶结合物。

（9）重复步骤（3）。

（10）每孔加 100μl 底物溶液，避光，室温孵育 5~30 分钟进行显色反应。

（11）每孔加 50μl 终止液，轻轻振荡板子确保充分混匀，30 分钟内在酶标仪上 405nm 读取 OD 值。

4. 方法应用及评价　ELISA 简便迅速，特异性强，大多数受检细胞经刺激后产生 IFN-γ 量的范围为 1~1000ng/ml，最大灵敏度为 30~100pg/ml。但该方法不能显示 IFN-γ 是否具有活性。影响检测效果的因素主要有结合到固相载体上的一抗分子数量，一抗和二抗的亲和性以及二抗的特异性。

（四）免疫学分析法——酶联免疫斑点法（ELISPOT）

1．原理　类似于 ELISA，Elispot 也是采用酶学方法检测特异性抗体分泌细胞及特异性细胞因子分泌细胞。通过在孔板上预先包被抗原用于测定抗体分泌细胞，或预先包被捕获抗体用于测定特异的细胞因子分泌细胞，可从单细胞水平评价细胞或体液免疫功能。

2．实验材料　96 孔聚乙烯微量板，法国 Diaclone 试剂盒，鼠抗人 IFN-γ 单克隆抗体，BCIP，BSA，琼脂糖。

3．步骤

（1）96 孔微量板中加入 $10\mu g/ml$ 的鼠抗人 IFN-γ 单克隆抗体每孔 $100\mu l$，加盖，37℃孵育 1h。

（2）弃包被液，洗板 3 次，每孔加 20g/L BSA 200 μl，加盖，37℃孵育 1h，弃上清液将板置于密封袋中，4℃可保存数周。

（3）取上述 96 孔培养板，每孔加细胞悬液 $100\mu l$，并可加抗原刺激，如 AChR、MBP 或 ConA，使其终浓度均达到 $20\mu g/ml$，37℃，5% CO_2 孵育 36h，此期间勿移动微量板。

（4）弃培养上清液，洗板 3 次，加入 $200\mu l$ 蒸馏水与冰水混合物，放置 15min，洗板后甩干，每孔再加入检测抗体 $100\mu l$（以含 10g/L BSA 的 PBS 1000 倍稀释），37℃孵育 1h。

（5）洗板 3 次，每孔加入 PAP 复合物 $100\mu l$（以含 10g/L BSA 的 PBS1000 倍稀释），37℃孵育 1h。

（6）上述步骤之后 20min 内配制底物并做如下准备（以一块板为例）：称取 42mg 琼脂糖加入玻璃烧杯中，加入 5ml 蒸馏水，于微波炉中加热至琼脂糖完全溶解，然后放置于 42～45℃水浴中使其冷却至 43℃左右以防琼脂糖凝固，并将提前加温至 43℃的稳定剂 R1 和稳定剂 R2 各 1ml 加入到溶化的琼脂糖溶液中，当酶联反应结束时迅速向溶液内加入 $140\mu l$5-溴-4-氯-3-吲哚磷酸（BCIP）底物混匀。

（7）洗板后将板放置冰浴，迅速均匀加入上述配制的底物液每孔 $50\mu l$（注意勿产生气泡）。然后于冰浴中 20min 至琼脂糖凝固，再放入 37℃的温箱中 2～4h 使斑点充分形成，随后移至室温，在倒置显微镜下计数斑点。

4．注意事项

（1）每次洗板后均要求在无菌吸水纸上反复拍打，减少液体残留以除去过多及结合不牢固抗体。

（2）抗原或抗体浓度过高易形成不稳定的多层吸附，过低会残留未结合空间，均影响灵敏度和特异性。应预实验以确定最佳浓度。

（3）目前固相底板的种类有塑料板、硝酸纤维素（NC）膜底板和 PVDF 膜底板。其中聚乙烯塑料板具有价格低廉，透明度高，操作步骤简单等优点，虽然其对蛋白的吸附能力不如膜板，但应用在 ELISPOT 中已经可以取得较好的结果，尤其适合新手操作。

5．方法应用及评价　ELISPOT 结合了细胞培养技术与 ELISA 的长处，灵敏度极高，能够在单细胞水平检测细胞因子的分泌状况，并且操作简单经济。

IFN-γ 的检测还可以应用放射性受体检测法（radiorecepter assay，RRA）。分子生物学方法如原位杂交、RT-PCR 等亦可用于 IFN-γ 的检测，但是结果不能显示是否具有生物活性，所以多用于对基因表达与调控的研究。

二、IL-12

IL-12 主要由接受微生物刺激的巨噬细胞样细胞和树突状细胞产生，静息态 T 细胞检测不到其受体 IL-12R 的表达，而通过 TCR 活化的 Th0 细胞大大上调 IL-12R 的基因转录和表达。同时 NK 细胞也低水平表达 IL-12R。因此 IL-12 可直接促进 Th0 细胞和 NK 细胞增殖，并且诱导其产生 GM-CSF、TNF 等细胞因子，尤其在 TNF-α 的辅助下，IL-12 能有效地增加 IFN-γ 的产生并与其他一些活化信号，如 IL-2 等，有协同增效作用。通过 JAK/STAT 信号传导通路，IL-12 激活活化的 T 细胞和 NK 细胞内的 STAT4，增加 IFN-γ 的表达。动物实验表明，IL-12 可减轻博莱霉素所致小鼠肺纤维化，引起时间依赖性 IFN-γ 的增多，并且其抗纤维化作用能被抗 IFN-γ 抗体削弱，提示 IL-12 通过调节 IFN-γ 的产生来削弱博莱霉素所致肺纤维化。同时 IL-12 可抑制 Th2 细胞合成 IL-4、IL-5 等，但能促进 IL-10 生成。

最近的研究表明 IL-23、IL-27 也属于 IL-12 家族，具有与 IL-12 相似的生物活性。

测定方法：

（一）生物活性检测法——淋巴母细胞增殖法

1. 原理　小鼠 IL-12 和人 IL-12 都对人 PHA 活化淋巴母细胞有促进增殖作用，因此 PHA 活化人淋巴细胞可同时检测人和小鼠 IL-12。但其他一些细胞因子如 IL-2、IL-4 和 IL-7 也有同样作用，故此方法不宜检测混合有其他细胞因子的样品，除非有抗体能封闭其他细胞因子的活性和用抗 IL-12 单克隆抗体封闭由 IL-12 引起的促增殖作用。

2. 实验材料　PHA 活化人淋巴母细胞，液体闪烁计数仪，$10\mu Ci/ml$ ^{3}H-TdR。

3. 步骤

（1）PHA 活化人淋巴母细胞悬液制备　取人外周血，用淋巴细胞分层液分离单核细胞，细胞浓度为 $(1\sim5)\times10^6$ 细胞/ml，PHA 浓度 $100\mu g/ml$，置 $37℃$，$5\% CO_2$ 培养箱培养 72h。收集细胞，再次用分离液活化淋巴母细胞，去除死细胞，调整细胞浓度。

（2）稀释 IL-12（浓度 20pg/ml～2ng/ml）或待测样品，体积为 $50\mu l$，同时设阴性对照。

（3）加入 $50\mu l$ PHA 活化的人淋巴母细胞悬液（每孔 2×10^4 细胞）。

（4）置于 $37℃$，$5\% CO_2$ 培养箱培养 24h。

（5）加入 $10\mu Ci/ml$ ^{3}H-TdR $25\mu l$（每孔 $0.25\mu Ci$）后再继续培养 18h。

（6）用多头细胞收集器收集于玻璃纤维滤纸上（$69℃$），用冷蒸馏水淋洗 30 次，$80℃$ 烘干。

（7）置测量瓶中，加入 50ml 闪烁液，用液体闪烁计数仪测定每分钟脉冲数（cpm）。以 3 份复管平均 cpm ± SD 或校正每百万淋巴细胞的 cpm（$cpm/10^6$ 淋巴细胞 ± SD）表示结果。也可用刺激指数（stimulation index，SI）表示：

$$SI = 实验孔\,cpm/对照孔\,cpm$$

（二）生物活性检测法——抗体包被法

1. 原理　有些其他细胞因子也能促进活化 T 细胞的增殖，因而使用淋巴母细胞增殖法检测 IL-12 缺乏特异性。抗体包被法是特异性检测混合样品中 IL-12 生物活性的方法。

2. 步骤

（1）PHA 活化人淋巴母细胞悬液制备　取人外周血，用淋巴细胞分层液分离单核细胞，细胞浓度为 $(1\sim5)\times10^6$ 细胞/ml，PHA 浓度 $100\mu g/ml$，置 $37℃$，$5\% CO_2$ 培养箱培养 72h。收集细胞，再次用分离液活化淋巴母细胞，去除死细胞，将所得的淋巴母细胞调整浓度为每孔 2×10^5 细胞备用。

（2）将包被抗体——大鼠抗人 IL-12 单克隆抗体（2-4A10）用包被缓冲液稀释到 $15\mu l/ml$，加于 96 孔酶标板中，每孔 $100\mu l$，加盖，室温下过夜。

（3）将包被液倒出，用 PBS 冲洗板 3～5 次。每孔加入 $200\mu l$ 封闭液，$37℃$，1h。

（4）倒出封闭液，用水洗 3～5 次。

（5）加入稀释好的样品或标准品，每孔 $100\mu l$，同时设阴性对照，室温孵育 2.5～3h。

（6）将样品倒出，用水洗 5 次，加入 PHA 活化的人淋巴母细胞每孔 $100\mu l$，$37℃$，$5\% CO_2$ 培养箱培养 24h。

（7）加入 ^{3}H-TdR 或 MTT 后再继续培养 18h，其余步骤同淋巴母细胞增殖法。

（8）绘制标准曲线，计算样品中 IL-12 的含量。

3. 注意事项

（1）各步骤都需要严格无菌，所用溶液和试剂也要求无菌。

（2）不是所有的 IL-12 单克隆抗体都可用于本实验，如完全可中和 IL-12 的单克隆抗体 20C2，用在包被实验中不能起作用。

（3）标准品稀释应从 1ng/ml 开始，5 倍稀释至 8pg/ml。如样品中含有血清的浓度 >2%，将降低 IL-12 的促增殖作用，故在稀释标准品时，需加入正常人 AB 血 5%。

三、IL-18

IL-18 因与 IL-12 相比可以更有效地促进 IFN-γ 产生，IL-18 起初被命名为 IFN-γ 诱导因子。其后发现 IL-18 属于 IL-1 家族，其缺乏分泌蛋白所具有的信号肽，先以前体形式表达于一系列免疫及非免疫细胞表面，在 caspases-1 作用下产生生物活性。IL-18 是一种促炎症细胞因子，可以促进活化的 B 细胞产生 IFN-γ，并且抑制 IgE 的表达。IL-18 与 IL-12 协同作用能引起基因的转录以及转录因子与 STAT-4、AP-1 结合位点的结合，诱导 NK 细胞分泌 IFN-γ 产生杀菌作用。

测定方法：1997 年发展了人 IL-18 特异性的 ELISA，与其他细胞因子无交叉反应性，最低检测限为 10pg/ml。通过向 KG-1 细胞转染鼠 IL-18 受体的基因，也建立了灵敏的生物活性检测法。

第四节　基质金属蛋白酶及其抑制剂

金属基质蛋白酶（MMP）是一个锌依赖的基质降解蛋白酶，具有高度的同源性。目前共有 25 个成员被发现并被详细阐述，其活性受 4 种 TIMP 调节。根据结构和底物特异性不同，MMP 的家族成员主要包括胶原酶、明胶酶、基质裂解素、基质裂解蛋白以及膜锚定的 MMP（MT-MMP）。除了 MT-MMP 和基质裂解素 3，其他的 MMP 都以无活性酶原形成存在。MMP 在健康正常的组织不表达，而在炎症反应以及修复纤维化的过程中多种细胞都表达 MMP。MMP 参与肺组织正常结构的形成，促进分支形态以及气道的形成。中性粒细胞、AMs、气道上皮细胞和肌成纤维细胞都可以产生不同类型的 MMP 和 TIMP，正常情况下协调的与 ECM、整联蛋白、生长因子以及与实质细胞一起参与维持正常肺组织结构和功能。MMP 和 TIMP 的平衡调节是维持组织损伤后正常修复的关键。在炎症早期多种 MMP 活性增强与基底膜的破坏有关，胶原酶 1（MMP1）、明胶酶 A（MMP2）、明胶酶 B（MMP9）、基质裂解素（MMP7）和 TIMP 都参与损伤后肺组织的重新-上皮化的过程。TIMP/MMP 的比例增高说明 ECM 中存在非降解胶原。致纤维化细胞因子 TGF-β 抑制成纤维细胞 MMP1/2 并促进 TIMP 的表达，降低胶原的降解水平。IPF 患者中成肌纤维细胞 TIMP2 表达增高，TIMP/MMP 比例增高促进 ECM 的积聚。百枯草和高氧诱导的肺纤维化大鼠肺组织 mRNA 检查发现 MMP8、MMP13 表达降低，TIMP2 表达增高。研究发现，博莱霉素在 TIMP1$^{-/-}$ 小鼠引起中性粒细胞聚集明显增多，而 TIMP2$^{-/-}$ 小鼠并不出现这种现象，但是 TIMP1$^{-/-}$ 小鼠形成肺纤维化的程度并不减轻，这说明 TIMP1 在肺损伤阶段限制炎症发生和浸润程度发挥重要作用。最近的研究表明，组织修复过程中 MMP 不仅仅局限于调节 ECM 生成和降解，有充分的证据表明 MMP 参与调解炎症反应和先天免疫反应。

检测 MMP 的常用方法有：免疫组化、原位杂交、酶联免疫吸附分析（ELISA）、Northern 印迹法（从 RNA 水平）和 Western 印迹法（从蛋白质水平）、放射标记胶原底物降解分析和酶谱分析法等。这些方法各有优缺点：①免疫组化和原位杂交只能定位，不能定量；②ELISA、Northern 印迹法和 Western 印迹法可定量但不能定位，不受较少标本量和分子影响；③RT-PCR 是一种准确、敏感、简便的方法；④酶谱分析（zymography）是一种含酶作用底物的十二烷基硫酸钠（SDS），是一种利用聚丙烯酰胺（PAGE）凝胶电泳检测 MMP 的方法，能同时检测具有相同底物的一组 MMP，方法简便、敏感，但不能定位，此法适于检测 MMP-2 和 MMP-9（明胶酶）。可根据分子量的不同确定 MMP 的类型；不能区分酶原和酶活性两种形式；该方法简便、敏感，可测定 pg 级的酶活性。

酶谱分析与标准 SDS-PAGE 的区别有：①凝胶中含有酶底物，如明胶（getatin）；②样品中加入过量 SDS，但不含还原剂，样品不经加热煮沸处理，而是直接上样，此属于非还原条件下的 SDS-PAGE 电泳法。除了利用聚合酶链反应手段检测 MMP 和 TIMP 的 mRNA 表达水平，可通过明胶酶谱法 MMP2 和 MMP9 的表达活性。

一、基质金属蛋白酶活性的检测

在 SDS-PAGE 凝胶中加入明胶作为明胶酶底物，在电泳条件下，明胶酶与其抑制物分离，电泳后凝胶经复性处理，使酶充分发挥活性，再用考马斯亮蓝染色，凝胶中未着色的区域表示有明胶酶的存在，因而可检测明胶酶的酶原和酶活性形式。

（一）试剂配制

1. 30%凝胶储存液　丙烯酰胺 29.2g，BiS 0.8g，用去离子水溶解并加至 100ml，过滤，避光储存于棕褐色瓶内。

2. 明胶储存液　20mg 明胶液与 10ml 去离子水，加入 0.02% NaN$_3$。必要时加热至 60℃。

3. 4×分离胶缓冲液（1.5mol/L Tris，0.4% SDS）　Tris 碱 18.15g，加 50ml 去离子水使其溶解，用 1mol/L HCl 调 pH8.8，加去离子水 100ml，过滤，加 SDS 0.4g。

4. 4×积层胶缓冲液（0.5mol/L Tris，0.4% SDS）　Tris 碱 3.02g，SDS 0.2g，加 20ml 去离子水使其溶解，用 1mol/L HCl 调 pH6.8，去离子水加至 50ml，过滤，4℃可放置 1 个月。

5. 4×加样缓冲液　0.5mol/L Tris，25% 甘油，10% SDS，0.03% 溴酚蓝，pH6.8。

6. 5×电极缓冲液制备　Tris 15.1g，甘氨酸 72g，SDS 5g，溶于双蒸馏水 1000ml 中，稀释后 pH 约为 8.3，4℃存放。

7. 漂洗缓冲液　2.5% Tris X-100，50mmol/L Tris-HCl，200mmol/L NaCl，5mmol/L CaCl$_2$，1μmol/L ZuCl$_2$，0.02% NaN$_3$（pH7.6）。

8. 孵育缓冲液　除溶液中不含 2.5% Triton X-100 外，其余同漂洗缓冲液 pH7.6。

9. 染色液　考马斯亮蓝 R-250 0.5g，甲醇 30ml，乙酸 10ml，双蒸馏水 60ml，可重复使用。

10. 10%分离胶　30%凝胶储备液 4.66ml，4×分离胶缓冲液 3.5ml，明胶储存液（3mg/ml）4.66ml（终浓度为 1mg/ml），去离子蒸馏水 1.04ml，室温下抽气 15min，10% 过硫酸铵 50μl，TEMED 7μl（总体积为 13.9ml）。

11. 4%积层液　3% 丙烯酰胺 1.5ml，4×积层胶缓冲液 2.5ml，去离子水 6.1ml，10% 过硫酸铵 100μl，TEMED 5μl。

（二）操作步骤

1. 样品制作　取 30mg 样品加入 2ml 冷缓冲液（100mmol/L Tris-HCl，1mmol/L CaCl，pH7.4）匀浆，超声 20s 后室温离心 3000r/min，20min，收集上清液，加 1/10 体积 1% Triton X-100，-20℃冻存。

2. 在两玻璃板之间隙灌注 10%分离液，在分离胶上覆盖一层异丁醇，将凝胶垂直放置于室温下。待分离胶完全聚合后（约 1h），注入 4% 积层胶。

3. 积层胶聚合后，将样品按 3:1 的比例与 4×加样缓冲液混合，不加热直接上样，上样量为 20μl，以 15mA/gel 电泳，当样品前缘进入分离胶后，将电泳升至 20mA/gel，直到溴酚蓝前沿到达分离胶底部（约 4h）后停止电泳。

4. 电泳结束后，将底物胶置于漂洗缓冲液，室温缓慢摇摆 60min，换液 3 次，充分去除 SDS。

5. 底物胶用孵育液清洗 3 次，然后简化底物胶置于孵育缓冲液中，37℃缓慢摇摆 16h，使待测 MMP 充分作用于底物。

6. 孵育后置于考马斯亮蓝染色液 15h，脱水 A 液（30% 甲醇，10% 乙酸）30min，脱色 B 液（20% 甲醇，10% 乙酸）60min，脱色 C 液（10% 甲醇，5% 乙酸）120min。直至在蓝背景下可见无色清晰的透明条带。

7. 在单独的泳道，与样品平行加预染蛋白质分子量标准。

8. MMP 溶解条带是在蓝色背景上的无色带，用扫描仪或图像分析仪检测其灰度，并按下式计算酶解量表示 MMP 活性。

$$条带酶解量 = 条带面积 × (条带灰度 - 背景灰度)$$

（三）注意事项

1. 如在酶孵育液中加入 10mmol/L EDTA（MMP 的特异性抑制）抑制了明胶降解带的出现，而加入 PMSF（1mmol/L，丝氨酸蛋白酶抑制剂）并不影响明胶降解带的出现，则证实明胶降解带是 MMP 降解的结果。

2. 凝胶的底物可以是明胶或酪蛋白（casin），前者是 MMP-2 和 MMP-9（明胶酶）的底物，后者则是间质溶素（MMP-3、MMP-10）和基质溶素（MMP-7）的底物。

二、基质金属蛋白酶抑制物活性的检测

在 SDS-PAGE 凝胶中均匀混入明胶和前 MMP（Pro MMP）或成纤维细胞培养基（含 pro MMP）。若样品中含有活性基质金属蛋白酶组织型抑制物（TIMP）能抑制，pro MMP 转变为 MMP，使明胶不被 MMP 降解而保留下来，在 MMP 未被抑制的部位，明胶被降解，经考马斯亮蓝-R250 染色后，在白色背景下可显现出 MMP 存在的蓝色条带。操作步骤如下

1. 制胶和操作过程与一般酶谱分析相同。

2. 底物胶经漂洗缓冲液清洗及用 Triton X-100 去除 SDS。

3. 将凝胶再次置于 10ml 孵育缓冲液中，加 10 倍浓缩的成纤维细胞条件培养基 0.5ml，37℃，摇动 2h。底物胶中含有 TIMP 的区域，因 TIMP 的存在而使底物的降解受抑制，从而染色后现出清洗的条带。

4. 也可在分离胶中补充 pro MMP-2，浓度为 1.2μg/ml，SDS 可使之激活，以消化除去 TIMP 以外的条带。

5. 用上述酶谱分析中的方法计算出 TIMP 活性。

三、纤溶酶原激活物活性的检测

检测纤溶酶原激活物（plasminogen activator，PA）活性的方法很多，现仅介绍酶谱分析（zymography）检测 PA 活性技术。操作步骤如下

1. 含 20μg 蛋白的条件培养基样品，在非还原条件下进行 10%~20% SDS-PAGE 凝胶电泳（30mA，100min）。

2. 电泳后，将凝胶放入 40mmol/L Tris-HCl（pH7.5，含 2.5% Tris X-100）缓冲液漂洗 30~40min，双蒸馏水洗 5min，以去除 SDS。

3. 与此同时制备 1% 琼脂糖凝胶（含 40mmol/L Tris-HCl，pH7.5，人纤溶酶原 100μg，每 ml 含 20mg 酪蛋白或 20μg 脱脂奶粉），琼脂凝胶的形状和面积与 SDS-PAGE 凝胶相同。

4. 擦拭 SDS-PAGE 凝胶表面液体后，铺在上述已制备的琼脂糖凝胶表面，37℃湿盒中孵育 1~3h。

5. 琼脂糖凝胶出现清楚的溶解条带后，将琼脂糖凝胶置于 1% 氨基黑 10B（溶于 20% 甲醇和 10% 乙酸脱色）中，温室下摇动染色 30min，然后用脱色液脱色。

6. 用扫描仪或图像分析仪检测溶解条带的灰度，对 PA 活性进行定量分析。

7. 结果 在 PA 存在的部位，在黑色背景上可见透明溶解条带。

四、纤溶酶原激活物抑制物活性的检测

检测纤溶酶原激活物抑制物（PAI）的活性方法很多，现仅就反向酶谱分析检测 PAI 活性方法介绍如下。

1. 用含 20μg 蛋白的条件培养基样品在 10%~20% SDS-PAGF 凝胶中进行电泳 3mA，100min。

2. 电泳后将凝胶放入 40mmol/L Tris-HCl 缓冲液（pH7.5，含 2.5% Triton X-100）中漂洗 30~40min，双蒸馏水洗 5min。

3. 与此同时制备 1% 琼脂糖凝胶（含 40mmol/L Tris-HCl，pH7.5，人纤溶酶原 100μg，人尿激酶 10U，每 ml 含 20mg 酪蛋白或 20μg 脱脂奶粉），琼脂糖凝胶的形状和面积与 SDS-PAGF 凝胶相同。

4. 擦拭 SDS-PAGF 凝胶表面液体后，铺在预先制备琼脂糖凝胶上，37℃湿盒中孵育 1~3h。

5. 琼脂糖凝胶上出现清楚的乳白色溶解条带后，将琼脂凝胶置于 1% 氨基黑 10B（溶于 70% 甲醇和 10% 乙酸的脱色液）中，室温下摇动染色 30min，然后用脱色液脱色。

6. 结果 在 PAI 存在的部位，在透明背景上呈现出黑染色条带。

五、原位酶谱分析

组织切片中的明胶酶使参入感光乳胶中的明胶（gelatin）降解，酶活性所在的部位缺乏乳胶（含明胶）而显影后呈亮区，其他部位感光乳胶中的卤化银感光后还原成黑色银颗粒。由于本方法能确定组织中明胶酶的部位，故称为原位酶谱分析（in situ zymography）。

（一）操作步骤

1．制备掺有明胶的感光乳胶（Kodak 公司商品为 NTB-2）。

2．制备缓冲的 NTB-2（0.1mol/L Tris，pH7.6，5mmol/L CaCl$_2$，1μmol/L ZnCl$_2$，0.02% NaN$_3$ 33.3% NTB-2）。

3．将组织冷冻切片（8~10μm）置入缓冲液的 NTB-2。

4．将上述切片直立于湿盒中，37℃孵育 1~3 天或更长。

5．孵育后使乳胶干燥，显影，显微镜检查。

6．在乳胶中加入 20mmol/L EDTA（MMP 的抑制剂）、2mmol/L 苯甲基乙酰氟（PMSF，丝氨酸蛋白酶抑制剂）或锌离子螯合剂 1，10-phenanthroline 作为对照。

（二）结果

光学显微镜检查在黑色背景下，明胶酶所在的部位为半透明斑点。此外，可用荧光素交联的明胶或酪蛋白（casein）分别作为明胶酶和基质溶素的底物，按上述方法操作，用荧光显微镜检查，能得到更满意的结果。

（曹廷明　吕晓希　王晓星　杨红振　胡卓伟）

参 考 文 献

1. Massague J. The transforming growth factor-beta family. Ann Rev Cell Biol, 1990, 6（1）:597-641

2. Taipale J, Saharinen J, Keski-Oja J. Extracellular matrix-associated transforming growth factor-beta: role in cancer cell growth and invasion. Adv Cancer Res, 1998, 75:87-134

3. Derynck R, Jarret JA, Chen EY. Human transforming growth factor-beta complememtary DNA sequence and expression in normal and transformed cells. Nature, 1985, 381:701-705

4. de Martin R, H, B, HWR. Complementary DNA for human glioblastoma-derived T cell suppressor factor, a novel member of the transforming growth factor-beta gene family. EMBO J, 1987, 6:3673-3677

5. ten Dijke P, Hansen P, Iwata, KK, et al. Identification of another member of the transforming growth factor type beta gene family. Proc Natl Acad Sci USA, 1988, 85:4715-4719

6. Lawrence DA. Identification and activation of latent transforming growth factor beta.. Methods Enzymol, 1991, 198:327-336

7. Lawrence DA, Pircher R, Kryceve-Martinerie C, et al. Normal embryo fibroblasts release transforming growth factor in a latent form. J Cell Physiol, 1984, 121:184-188

8. Lawrence DA, Pircher R, Julien P. Conversion of high molecular weight latent beta-TGF from chicken embryo fibroblasts into low molecular weight active beta-TGF under acidic conditions. Biochem. Biophys Res Commun, 1985, 133:1026-1034

9. Gentry LE, Lioubin MN, Purchio AF, et al. Molecular events in processing of recombinant type 1 pre-transforming growth factor beta to mature polypeptide. Mol Cell Biol, 1988, 8:4162-4168

10. Miyazono K, Hellman U, Wernstedt C, et al. Latent high molecular weight complex of transforming growth factor beta 1. Purification from human platelets and structural characterization. J Biol Chem, 1988, 263:6407-6415

11. Kanzaki T, Olofsson A, Moren A, et al. TGF-［beta］1 binding protein: A component of the large latent complex of TGF-［beta］1 with multiple repeat sequences. Cell, 1990, 61（6）:1051-1061

12. Tsuji T, Okada F, Y, K, Nakamura T. Molecular cloning of the large subunit of transforming growth factor type beta masking protein and expression of the mRNA in various rat tissues. Proc Natl Acad Sci, 1990, 87:8835-8839

13. Yin W, Smiley E, G. J. Isolation of a novel latent transforming growth factor-beta binding protein gene（LTBP-3）. J Biol Chem, 1995, 270:10147-10160

14. Theodorescu D, Caltabiano M, Greig R, et al. Reduction of TGF-beta activity abrogates growth promoting tumor cell-cell interactions in vivo. J Cell Physiol, 1991, 148:380-390

15. Munger JS, Huang X, Kawakatsu H. The integrin alpha v beta 6 binds and activates latent TGF beta 1: a mechanism for regulating pulmonary inflammation and fibrosis. Cell, 1999, 96:319-328

16. Gleizes PE, Munger JS, Nunes I, et al. TGF-｛beta｝latency: Biological significance and mechanisms of activation. Stem Cells, 1997, 15（3）:190-197

17. Rifkin DB, Gleizes PE, Harpel J, et al. Plasminogen/plasminogen activator and growth factor activation. Ciba Found Symp,

1997，212：105 – 115

18. KawabataM，ImamuraT，InoueH，et al. Intracellular Signaling of the TGF- ｛beta｝ superfamily by smad proteins. Ann NY Acad Sci，1999，886（1）：73 – 82

19. KawabataM，InoueH，HanyuA，et al. Smad proteins exist as monomers in vivo and undergo homo-and hetero-oligomerizatian upon activation by serine/threanine kinase. EMBO J，1998，17：4056 – 4065

20. StroscheinSL，WangW，LuoK. Cooperative binding of smad proteins to two adjacent DNA elements in the plasminogen activator inhibitor-1 promoter mediates transforming growth factor beta-induced smad-dependent transcriptional activation. JBiol Chem，1999，274（14）：9431 – 9441

21. HeimarkRL，TwardzikDR，SchwartzSM. Inhibition of endothelial regeneration by type-beta transforming growth factor from plate-lets.. Science，1986，233：1078 – 1080

22. SatoY，RifkinDB. Autocrine activities of basic fibroblast growth factor：regulation of endothelial cell movement，plasminogen activator synthesis，and DNA synthesis. JCell Biol，1988，107（3）：1199 – 1205

23. DanielpourD，DartLL，FlandersKC，et al. Immunodetection and quantitation of the two forms of transforming growth factor-beta （TGF-beta 1 and TGF-beta 2）secreted by cells in culture. J Cell Physiol，1989，138：79 – 86

24. SakselaO，MoscatelliD，RifkinDB. The opposing effects of basic fibroblast growth factor and transforming growth factor beta on the regulation of plasminogen activator activity in capillary endothelial cells. J Cell Biol，1987，105：957 – 963

25. ThalackerFW，Nielsen-HamiltonM. Opposite and independentactions of cyclic AMP and transforming growth factor beta in the regulation of type 1 plasminogen activator inhibitor expression. Biochem J，1992，287：855 – 862

26. NeptuneER，FrischmeyerPA，ArkingDE. Dysregulation ofTGF-beta activation contributes to pathogenesis in Marfan syndrome. Nature Genet，2003，33，：405 – 411

27. KeetonMR，CurridenSA，van ZonneveldAJ，et al. Identification of regulatory sequences in the type 1 plasminogen activator in-hibitor gene responsive to transforming growth factor beta. J Biol Chem，1991，266：23048 – 23052

28. DennlerS，ItohS，VivienD，et al. Direct binding of Smad3 and Smad4 to critical TGF beta-inducible elements in the promoter of human plasminogen activator inhibitor-type 1 gene. EMBO J，1998，17：3091 – 3100

29. AbeM，HarpelJG，MetzCN，et al. An assay for transforming growth factor-beta using cells transfected with a plasminogen acti-vator inhibitor-1 promoter-luciferase construct. Anal Biochem Biophys Res Commun，1994，216：276 – 284

30. DennisPA，RifkinDB. Cellular activation of latent transforming growth factor ｛beta｝ requires binding to the cation-Independent mannose 6-phosphate/insulin-like growth factor type Ⅱ receptor. PNAS，1991，88（2）：580 – 584

31. SatoY，TsuboiR，LyonsR，et al. Characterization of the activation of latent TGF-beta by co-cultures of endothelial cells and pericytes or smooth muscle cells：A self-regulating system. J Cell Biol，1990，111（2）：757 – 763

32. BrownPD，WakefieldLM，LevinsonAD，et al. Physicochemical activation of recombinant latent transforming growth factor-beta's 1 2 and 3. Growth Factors，1990，3：35 – 43

33. EhrhartEJ，SegariniP，TsangML，et al. Latent transforming growth factor beta1 activation in situ：quantitative and functional evidence after low-dose gamma-irradiation. FASEB J，1997，11：991 – 1002

34. 尹红军，曹书颖. Th1/Th2 型细胞因子与肺纤维化. 国外医学呼吸系统分册，2005，25（5）：352 – 353

35. WallaceWA，RamageEA，LambD，et al. A type 2（Th2-like）pattern of immune response predominates in the pulmonary in-terstitium of patients with cryptogenic fibrosing alveolitis（CFA）. Clin Exp Immunol，1995，101（3）：436 – 441

36. ThomasA，Wynn. Fibrotic disease and the Th1/Th2 paradigm. Nat Rev Immunol，2004，4：583 – 594

37. 徐叔云，卞如濂，陈修. 药理实验方法学. 北京：人民卫生出版社，2002，1444 – 1445，1448 – 1451

38. NelmsK，KeeganAD，ZamoranoJ，et al. The IL-4 receptor：Signaling mechanisms and biologic functions. Ann Rev Immunol，1999，17（1）：701 – 738

39. IzbickiG，OrR，ChristensenTG，et al. Bleomycin-induced lung fibrosis in IL-4-overexpressing and knockout mice. Am J Physi-ol Lung Cell Mol Physiol，2002，283（5）：L1110 – 1116

40. HuauxF，LiuT，McGarryB，et al. Dual roles of IL-4 in lung injury and fibrosis. J Immunol，2003，170（4）：2083 – 2092

41. Gharaee-KermaniM，McGarryB，LukacsN，et al. The role of IL-5 in bleomycin-induced pulmonary fibrosis. J Leukoc Biol，1998，64（5）：657 – 666

42. HuauxF，LiuT，McGarryB，et al. Eosinophils and T lymphocytes possess distinct roles in bleomycin-Induced lung injury and fi-brosis. J Immunol，2003，171（10）：5470 – 5481

43. BarbarinV，ArrasM，MissonP，et al. Characterization of the effect of interleukin-10 on silica-induced lung fibrosis in mice. Am

J Respir Cell Mol Biol, 2004, 31 (1):78 - 85

44. VaillantB, ChiaramonteMG, CheeverAW, et al. Regulation of hepatic fibrosis and extracellular matrix genes by the Th response: New insight into the role of tissue inhibitors of matrix metalloproteinases. J Immunol, 2001, 167 (12):7017 - 7026

45. 李志平, 范士志, 沈诚. 重症肌无力患者胸腺 AChR 特异反应性 IL-4, IL-10 和 IFN-γ 分泌细胞数的检测. 中国现代医学杂志, 2002, 12 (19):53 - 55

46. EliasJA, ZhengT, LeeCG, et al. Transgenic modeling of interleukin-13 in the lung. Chest, 2003, 123 (90030):339S - a - 345

47. Chiaramonte MG, et al. Studies of murine schistosomiasis reveal interleukin-13 blockade as a treatment for established and progressive liver fibrosis. Hepatology, 2001, 34 (2):273 - 282

48. GurujeyalakshmiG, GiriS. Molecular mechanisms of antifibrotic effect of interferon gamma in bleomycin-mouse model of lung fibrosis: downregulation of TGF-beta and procollagen I and Ⅲ gene expression. Exp Lung Res, 1995, 21 (5):791 - 808

49. UlloaL, DoodyJ, MassagueJ. Inhibition of transforming growth factor- [beta] /SMAD signalling by the interferon- [gamma] / STAT pathway. Nature, 1999, 397 (6721):710 - 713

50. GhoshAK, YuanW, MoriY, et al. Antagonistic regulation of type I collagen gene expression by interferon-gamma and transforming growth factor-beta. Integration at the level OF p300/CBP transcriptional coactivators. J Biol Chem, 2001, 276 (14): 11041 - 11048

51. 徐叔云, 卞云濂, 陈修主编. 药理实验方法学 (第三版). 北京, 人民卫生出版社, 2002, 1454, 1450 - 1451

52. 张均田主编. 现代药理实验方法 (上册). 北京: 北京医科大学中国协和医科大学联合出版社, 1998, 729

53. 侯世芳, 许贤豪, 刘广志, 等. 酶联免疫斑点 (ELISPOT) 技术的应用 (讲座). 中国神经免疫学和神经病学杂志, 2002, 9 (4) :14 - 16

54. TrinchieriG. Interleukin-12 and the regulation of innate resistance and adaptive immunity. Nat Rev Immunol, 2003, 3:133

55. KeaneMP, BelperioJA, BurdickMD, et al. IL-12 attenuates bleomycin-induced pulmonary fibrosis. Am J Physiol Lung Cell Mol Physiol, 2001, 281 (1):L92 - 97

56. LagenteV, ManouryB, NenanS, et al. Role of matrix metalloproteinases in the development of airway inflammation and remodeling. Braz J Med Biol Res, 2005, 38 (10):1521 - 1530

57. ParksW, WilsonC, Lopez-BoadoY. Matrix metalloproteinases as modulators of inflammation and innate immunity. Nat Rev Immunol, 2004, 4 (8):617 - 629

58. SelmanM, RuizV, CabreraS, et al. TIMP-1, -2, -3, and-4 in idiopathic pulmonary fibrosis. A prevailing nondegradative lung microenvironment? Am J Physiol Lung Cell Mol Physiol, 2000, 279 (3):L562 - 574

59. RuizV, OrdonezRM, BerumenJ, et al. Unbalanced collagenases/TIMP-1 expression and epithelial apoptosis in experimental lung fibrosis. Am J Physiol Lung Cell Mol Physiol, 2003, 285 (5):L1026 - 1036

60. KimKH, BurkhartK, ChenP, et al. Tissue inhibitor of metalloproteinase-1 deficiency amplifies acute lung injury in bleomycin-exposed mice. Am J Respir Cell Mol Biol, 2005, 33 (3):271 - 279

第二十八篇 计划生育药物研究方法与技术

第一章 女用节育药研究方法和技术

第一节 抗着床、抗早孕和抗生育药筛选方法

药物干扰卵泡的生长发育或抑制排卵、影响孕卵运行、抑制孕卵着床或干扰黄体和胎盘的功能，以及引起宫颈黏液变为黏稠不利精子穿透等都将引起不育或中断胚胎发育。

根据药物作用环节不同，筛选避孕药可在雌鼠与雄鼠合笼之前给药；如为事后应急使用，可筛选抗着床药物；如果胚泡已经植入子宫内膜，就可筛选抗早孕作用的药物中止胚胎的发育；为了初筛不致漏筛，可筛选抗生育药物，即在雌鼠与雄鼠合笼前以及合笼交配期间给药，观察其抗生育作用。

一、抗着床实验

常用实验动物为小鼠和大鼠，小鼠体重28~35g，大鼠体重200~250g。将雌鼠与雄鼠合笼，2雌鼠配1雄鼠。每日晨检查雌小鼠有无阴栓，检查雌大鼠阴道涂片有无精子。发现有阴栓或精子的当天作为妊娠第1d。将妊娠鼠分组，一般每组10只。于妊娠第1~4d，每日给药1次，于妊娠第12d处理动物，记录胚胎数及怀孕动物的百分率。如出现阳性结果，可减少给药天数或采用3个剂量组重复实验，以确定量效关系或计算 ED_{50}。

二、抗早孕实验

同抗着床实验，但在着床后给药（小鼠胚泡植入时间在交配后4~5d，大鼠胚泡植入时间在交配后5~6d），一般小鼠在妊娠第6~9d连续给药4d，大鼠在妊娠第7~9d连续给药3d。第12d处理，检查胚胎数和死胎数。如出现阳性结果，可减少给药天数或采用3个剂量重复实验，以确定量效关系或计算 ED_{50}。

三、抗生育实验

取成年雌性小鼠或大鼠，每组10只。给药组动物预先给药3d，然后与雄鼠合笼，2只雌鼠配1只雄鼠，合笼12~14d，合笼期间继续给药，停药后检查动物胚胎数和死胎数。重复实验应注意动物有否交配行为。

筛选长效药物时，动物预先给药1次，3d后与雄鼠合笼，2雌鼠配1雄鼠，观察雌鼠的生育时间，记录仔鼠数。计算雌鼠自合笼到生育的时间，给药组与对照组动物生育时间之差即为有效避孕时间。

四、其他动物的抗生育实验

（一）金黄地鼠抗生育实验

具有雌激素样活性的药物，在小鼠和大鼠具有明显的抗着床作用，但在金黄地鼠无效，故常用来鉴别药物的抗着床作用是否是由雌激素活性引起的。

金黄地鼠在控制光照的条件下（光照14h黑暗10h）饲养，一般于8：00~11：00pm之间，在红灯下挑选雌鼠，方法如下：

1. 选择有接受交配行为的雌鼠　将8~10只成年雌鼠与1只雄鼠合笼，雄鼠开始追逐雌鼠并有跨骑行为。逃避的雌鼠挑出以后再试。有接受雄鼠跨骑行为而不逃逸的雌鼠选出。

2. 将选出的雌鼠与雄鼠合笼，1雌鼠配1雄鼠。第2d晨雌鼠作阴道涂片检查，发现精子的当天作为

妊娠第 1d。

抗着床实验于妊娠 1～3d 给药，抗早孕实验于妊娠 5～7d 给药，妊娠 14d 处理，检查动物子宫中的胚胎数、死胎数或着床点。

（二）家兔抗生育实验

成年雌性家兔与雄兔单笼饲养 2 周，将发情的雌兔（阴道口红肿充血）与雄兔合笼，交配后，雌兔阴道涂片发现精子作为妊娠第 1d。抗着床实验于妊娠 1～5d，抗早孕实验于妊娠 8～10d 给药。于妊娠 14d 处理，检查雌兔子宫胚胎数和死胎数。

第二节　药物抗排卵活性的测定

一、家兔抗排卵实验

将体重 2～3.5kg 的雌性家兔分笼饲养 3 周，然后用于实验，一般每组 5 只。实验开始第 1 和 2d，每日注射雌二醇油液每兔 100μg，共 2 次。第 3d 静脉注射 1% 醋酸铜溶液 0.4ml/kg 以诱发排卵。测试药物可于第 2、3d 连续给予 2 次。对照组只给以空白溶剂。注射醋酸铜后 24h，剖腹检查兔卵巢的排卵点。

排卵点为雌兔排卵后在卵巢滤泡上遗留有的小突起，顶端呈鲜红色，一只家兔一次排卵留有 4～10 个排卵点。

兔抗排卵实验亦可用与雄兔交配方法。交配前动物隔离 3 周。交配时将雌兔放在雄兔笼中，交配后检查雌兔阴道涂片，发现精子为交配成功。交配后 24h 剖腹检查卵巢排卵点或不剖腹观察雌兔生育率。

二、大鼠抗排卵实验

实验用 250～300g 的雌性大鼠，饲养于定时光照的环境中（光照和黑暗各 12h），每日晨进行阴道细胞学涂片检查，至少连续检查 2 个动情周期，选出周期规则，4d 为一个周期的大鼠用于实验。在第 3 个周期，阴道涂片检查发现大量角化上皮细胞的当天开始给药，连续给药 5d，每天给药 1 次或 2 次。末次给药的第 2d 剖腹取出双侧输卵管，置于载玻片上，滴上生理盐水防止干燥，加上盖玻片轻压，在低倍显微镜下观察输卵管中的卵细胞并计数。

（王乃功）

第二章　性激素和促性腺激素的生物活性测定

第一节　雌激素生物活性测定

一、阴道涂片法

雌激素可使去卵巢的小鼠或大鼠阴道上皮细胞增生变厚，表面细胞角化，白细胞不易透过角化层。阴道涂片检查可见大量角化上皮细胞，少见白细胞。

将体重 20～24g 的雌性小鼠在乙醚麻醉下切除双侧卵巢，2 周后每日作阴道涂片，连续 5d，淘汰出现动情期反应的个体。然后分组给药。对照组给以赋形剂。给药后每日做阴道涂片检查，如出现角化上皮细胞，白细胞基本消失，表示该药有雌激素活性。动情期反应持续的天数作为判断药物雌激素维持的时间。

以出现角化细胞阳性反应百分率表示，雌二醇剂量每鼠 0.005～0.05μg，分 3 次注射，可得到较好的剂量反应曲线。

二、子宫增重实验

雌激素可使子宫增生，重量增加，故可用于检验样品的雌激素活性。大剂量的雄激素和孕激素也可以使子宫增重，故本法特异性不高。

实验也用上述去卵巢的小鼠，2周后皮下注射测试样品，每天1次，连续7d，对照组只给以赋形剂。末次注射第2d，取出子宫，剔除脂肪，用滤纸吸去腔内液体，称子宫重量，以每10g体重子宫重量表示。

皮下注射雌二醇每鼠0.005~0.02μg，给药7d，具有良好的剂量反应关系。

实验也可用10~12g雌性小鼠，每组10只，每天注射测试药物1次，连续3d，对照组只给赋形剂。第4d取出子宫称重。

三、雏鸡输卵管重量法

雌激素可使雏鸡输卵管增重，可以用来检验雌激素活性。

16天龄白种莱克亨雏鸡，肌内注射测试药物，连续7d，对照组注射赋形剂，第8d取出输卵管（从漏斗部到泄殖腔整个生殖道）称重。结果以每百克体重输卵管重量表示。

肌内注射己烯雌酚剂量0.1~1.0mg/d，连续7d，可得到较好的剂量反应曲线。

第二节 孕激素生物活性测定

一、蜕膜瘤实验

大鼠子宫内膜在雌激素作用的基础上给以孕激素对局部刺激变得敏感而产生蜕膜反应。

大鼠去卵巢后1周，皮下注射1μg雌酮，连续5d，第6d开始注射孕酮1mg或测试药物，连续9d。在注射孕酮的第5d。在乙醚麻醉下开腹，一侧子宫角沿纵轴从宫腔内穿一丝线，丝线两端在宫外打结。缝合腹壁切口。继续给药4d。末次给药后24h取出子宫角，抽出丝线，分别称两侧子宫角的重量，两侧子宫角重量相减即为蜕膜瘤重量。结果以每百克体重蜕膜瘤的重量表示。该实验剂量反应关系不敏感。如给孕酮的同时给以药物，可观察药物抗孕激素的活性。

二、兔子宫内膜转化实验

幼年家兔未发育的子宫在雌激素的作用下内膜增厚，腺体也开始发育，再给以孕激素，子宫内膜的腺体就会明显发育。发育的程度和孕激素活性强弱相关。

幼年雌性家兔0.6~0.8kg，每组3~4只，每天皮下注射雌二醇5μg/0.1ml油溶液，连续6d。第7d开始给以不同剂量的测试药物，每日1次，连续5d。末次给药后24h取出子宫，Bouin液固定，作HE染色。按Mcphail法将反应分为0~4级，用以判断子宫内膜腺体增生程度（图28-2-1）。皮下或肌内注射孕酮每兔0.025~0.4mg，可以有较好的剂量反应关系。

三、妊娠维持实验

在许多哺乳类动物，卵巢的存在是维持妊娠的必要条件。妊娠前半期切除卵巢，妊娠中止，给以孕激素可使妊娠继续。

成年雌大鼠和雄鼠合笼，每日晨检查阴道涂片，发现精子的当天，作为妊娠0d。于妊娠第11d，切除两侧卵巢，皮下注射雌二醇0.1μg，注射孕酮0.5mg或测试药物。每日2次，8：00am和8：00pm，连续注射，第19d解剖母鼠，检查活胚胎数及着床点数，结果以存活胚胎的百分数表示。

$$胚胎存活率 = \frac{活胚胎数}{着床点数} \times 100\%$$

结果也可以净成功指数表示孕激素维持妊娠的活性。

$$净成功指数 = \frac{每组存活胎鼠}{每组母鼠数 \times 11} \times 100$$

某些孕激素合并应用雌激素才能维持去卵巢的母鼠妊娠。

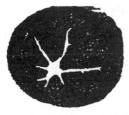 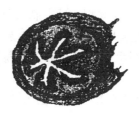 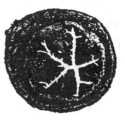

1. 未加处理　2. 雌二醇处理，0级反应　3. 1级孕激素反应　4. 2级孕激素反应

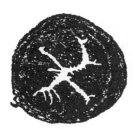 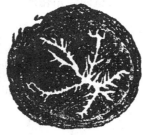

5. 3级孕激素反应　6. 4级孕激素反应

图 28-2-1　兔子宫内膜转化图

第三节　雄激素生物活性测定

一、雏鸡鸡冠实验

雄激素可以引起雄性动物第二性征，刺激小公鸡头部鸡冠生长，其对数剂量和反应之间存在线性关系。

实验用 2~3 日龄小公鸡，雄激素或测试药物溶于乙醚或溶剂中，涂于鸡冠的侧面，每次 0.2ml，连续涂抹 7d。药物也可溶于食用油中，肌内注射，第 8d 称取小鸡鸡冠重量，以每百克体重鸡冠的重量表示。睾酮配制成 5~20μg/ml，每次涂抹 0.2ml，连续 7d，可以得到较好的剂量反应曲线。

二、小鼠和大鼠前列腺和储精囊的测定

雄激素能使去势后的小鼠或大鼠前列腺和储精囊生长发育。

成年雄性小鼠或 80~100g 体重的大鼠，去势后 2 周开始皮下给药，连续 7d，同时设定不去势和去势后只给以空白剂的对照组。末次给药后 24h 摘取动物前列腺和精囊，称重。以每 10g 或 100g 体重的前列腺和精囊重量表示。

试药和丙酸睾酮合并应用，可以测定试药的抗雄激素活性。

去势小鼠皮下注射丙酸睾酮 0.1~2.5mg/只，可以得到较好的剂量反应曲线。

第四节　促性腺激素生物活性测定

一、滤泡刺激素（FSH）生物活性测定——卵巢重量法

FSH 可以刺激未成熟大鼠或小鼠卵巢增重，在给以 FSH 的同时给以 hCG，卵巢对 FSH 的敏感性可增加 2~10 倍。同时也降低了由于 FSH 样品污染促黄体激素（LH）而产生的误差。

实验应用 21~22 日龄的雌性大鼠。制备 FSH 测试样品 4.5ml，加入 hCG 20U。空白溶液 4.5ml 加 hCG 20U 作对照。每天皮下注射制备好的样品 3 次，每次 0.5ml，连续 3d，共注射 9 次，总体积 4.5ml，首次注射后 72h，处死动物，摘取卵巢称重。

用已知活性的 FSH 样品，按上法同时进行操作，可作为阳性对照。

二、LH 生物活性测定——大鼠前列腺重量法

LH 可促使去垂体幼大鼠睾丸分泌睾酮，后者刺激前列腺增重。

实验应用 21~22d 去垂体雄性大鼠，可获得最佳结果（正常幼大鼠也可用于该实验），术后 2d，给去垂体大鼠皮下注射测试物质，对照组仅注射赋形剂，每天 1 次，连续 4d，末次注射 24h 后，处死动物，摘取腹叶前列腺称重。

样品可作 3 点测定，每点至少 6 只动物。用已知活性的 LH 样品，按上法同时进行操作，可作为阳性对照。

三、hCG 生物活性测定——大鼠阴道角化法

hCG 可以引起未成熟大鼠卵巢滤泡分泌雌二醇，阴道涂片呈动情期的变化，有角化细胞出现。

实验应用 3~4 周龄幼雌大鼠。已知活性 hCG 样品至少作 3 点测定，其浓度按 50% 递增，每点至少用 6 只大鼠。

测试样品溶于蒸馏水内，皮下注射，每次 0.1ml，共注射 6 次，对照组仅注射蒸馏水，按下述时间注射：

第 1 天：
1：00pm　0.1ml
4：30pm　0.1ml
第 2 天：
9：00am　0.1ml
1：00pm　0.1ml
4：30pm　0.1ml
第 3 天：
9：00am　0.1ml
第 4 天：
9：00am，4：30pm 和第 5 天 9：00am 分别做阴道涂片检查。以动物阴道涂片出现角化细胞的阳性率为指标，hCG 大约在 0.25~1.0U 之间有剂量反应关系。

（王乃功）

第三章　影响卵巢黄体功能药物的研究方法

第一节　黄体细胞体外培养

一、试剂

1. M199 培基　含 0.1% 牛血清白蛋白（BSA）pH7.3，根据实验要求，也可采用其他培基。
2. M199 培基　含 2% 牛血清白蛋白 pH7.3。
3. 孕马血清促性腺激素（PMSG）　250U/ml 生理盐水。
4. 人绒毛膜促性腺激素（hCG）　125U/ml 生理盐水。
5. 胶原酶和 DNase 液　胶原酶 500U 和 DNase 4μg/ml M199 含 2% BSA 培基。

二、动物

Wistar 或 SD 种 24~26 日龄雌性大鼠。

三、假孕

大鼠皮下注射 PMSG 0.2ml（每鼠 50U），56h 后皮下注射 hCG 0.2ml（每鼠 25U）造成假孕。

四、黄体细胞培养

取出注射 hCG 后 6～7d 假孕大鼠黄体化的卵巢，称重，放在 M199 含 2% BSA 培基内，剪成 1mm³ 大小的碎块，转到 50ml 的三角烧瓶内，按 50mg/ml 的比例加入胶原酶和 DNase 液，37℃温孵 60min，在温孵 30 和 60min，用吸管轻轻吹打组织块各 30 次，以加速细胞的分散。消化 1h 后，细胞悬液通过 200μm 孔径的尼龙筛，收集滤液分装 10ml 的试管内，室温 800r/min 离心 5min，细胞沉淀用 M199 含 0.1% BSA 培基洗涤 2 次，最后细胞沉淀混悬在 M199 含 0.1% BSA 培基内，以血球计算盘计数细胞，调整细胞在 10^6/ml。活细胞用 Trypan blue 检查，细胞存活率应在 80%～95% 以上。

温孵管 12mm×75mm，投入细胞悬液 0.8ml，测试药物或/和 hCG，或空白培基，使终体积为 1ml。置 37℃水浴振荡（100～120 次/分）培养 3h，通以 95% O_2 和 5% CO_2 混合气，培养结束，2000r/min 离心 10min，分离出上清液，－20℃保存，用 RIA 法测定孕酮或 cAMP 水平。

第二节 腺苷酸环化酶活性测定

在哺乳动物细胞内，由腺苷酸环化酶（AC）水解 ATP 产生第二信使 cAMP，介导多种激素作用。cAMP 与 cANP 依赖蛋白激酶（PKA）结合，活化的激酶引起特异蛋白质磷酸化，从而调节细胞的许多生理活动。

一、原理

AC 水解 ATP 产生 cAMP，cAMP 可被磷酸二酯酶（PDE）降解为 5^1-cAMP 而失去活性。茶碱为 PDE 抑制剂，加入足量茶碱抑制 PDE 活性，测定 cAMP 的生成量可反映 AC 活性。

二、试剂

1. Tris 缓冲液　Tris 5mmol/L，NaCl 150mmol/L 蔗糖 75mmol/L，pH7.4。
2. 双甘氨肽（GG）　250mmol/L，以 1mol/L NaOH 调 pH7.4。
3. 二硫苏糖醇（DTT）　200mmol/L。
4. ATP　40mmol/L。
5. $MgSO_4$　80mmol/L。
6. NaF　100mmol/L。
7. 茶碱　12.5mmol/L。
8. 混合试剂
(1) GG 19 份，DTT 1 份混合。
(2) ATP 1 份，$MgSO_4$ 1 份混合。

三、AC 提取

大鼠黄体化卵巢 300mg 剪碎加冷 Tris 缓冲液 1ml，用 1ml 玻璃研磨器作匀浆，4℃，5000r/min 离心 15min，吸取上清液后，再加 1ml Tris 缓冲液将沉淀重悬，再离心 1 次，合并 2 次上清液备用。

四、方法

反应管内含：

AC 提取液	50μl
GG·DTT 混合液	100μl
茶碱	200μl
NaF	50μl
缓冲液或测试药液	50μl

混合后反应管置30℃水浴温孵1h，加ATP·MgSO$_4$混合液50μl，开始反应。温孵15min后，反应管置沸水3min中止反应。以水煮的AC提取液作空白反应管同时操作。反应管2000r/min离心10min，上清液按RIA或蛋白竞争结合法测cAMP水平。以Lowry法或考马斯蓝法测蛋白含量。结果以cAMP pmol/mg蛋白/分表示。

第三节 Δ^5-3β-羟甾脱氢酶活性测定

在妊娠期间，妊娠的维持需要孕激素，而孕酮的生成和转变受许多酶的调控。其中Δ^5-3β-羟甾脱氢酶（Δ^5-3β-HSD）是孕烯醇酮转变为孕酮的关键酶。Δ^5-3β-HSD存在于卵巢、胎盘、睾丸和肾上腺皮质等组织中。

一、原理

在NAD$^+$存在下，Δ^5-3β-HSD能将孕烯醇酮转化为孕酮，测定孕酮生成量可反映该酶的活性。

二、试剂

1. 基础培养介质

Tris 20mmol/L（pH7.5）。

NAD$^+$ 2.5mmol/L。

孕烯醇酮 4μg/ml。

（用10μl二甲基甲酰胺溶解）

牛血清白蛋白 400μg/ml。

2. 蔗糖溶液 0.25mol/L。

三、卵巢组织匀浆

大鼠黄体化的卵巢（见本章第一节）按每10mg组织加1ml蔗糖溶液计，以玻璃匀浆器在冰浴中制备匀浆，1500g冷冻离心10min，上清液用于酶活性测定。也可直接用匀浆作酶活性测定。

四、方法

反应管内含：

基础培养介质	900μl
试药或赋形剂	50μl
组织匀浆	50μl*

混匀后反应管置于37℃恒温水浴中，通以95% O$_2$和5% CO$_2$混合气，振荡（100~200r/min）温孵15min，取出置沸水10min，中止反应。2000r/min离心10min，上清液用双蒸水适当稀释后，取20μl用于孕酮的测定。组织匀浆蛋白以Lowry法测定。最后结果以孕酮生成量ng/(min·mg)蛋白表示。

*投入匀浆量，应调整在能使孕烯醇酮转化成孕酮的量少于孕烯醇酮的15%以下。

（王乃功）

第四章 影响宫颈成熟的药物研究方法

第一节 宫颈张力测定

宫颈熟化是分娩的主要环节之一。妊娠晚期部分病例宫颈熟化不全，宫颈胶原纤维含量较多，排列致密，宫颈坚硬，颈管狭长，张力较大，不易扩张，造成分娩困难。

促宫颈成熟药物可使宫颈张力下降，胶原纤维含量减少，宫颈变软，易于扩张。宫颈张力的测定可用于促宫颈成熟药物的研究。

一、原理

施加外力将宫颈管沿横轴方向拉长，随着拉力的增加，宫颈的张力也增加，拉长宫颈的长度和宫颈的张力可通过记录仪记录下来。

二、试剂

1. Krebs-Ringer 碳酸缓冲液（K-R 缓冲液）　NaCl 119mmol/L，KCl 4.7mmol/L，KH_2PO_4 1.2mmol/L，$MgSO_4$ 1.2mmol/L，$CaCl_2$ 2.5mmol/L，$NaHCO_3$ 24.9mmol/L，葡萄糖 11mmol/L，pH7.4。

2. 95%O_2 和 5%CO_2，混合气。

三、仪器

宫颈张力测定仪　该仪器由控制仪，宫颈张力测定仪及双道记录仪 3 个部分组成，附有 95%O_2 和 5%CO_2 通气和恒温水溶装置（图 28-4-1）。

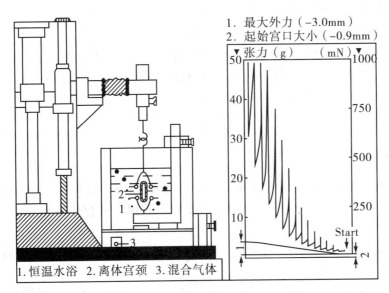

图 28-4-1　豚鼠离体宫颈张力测定仪及张力测定图示意

四、离体标本制备

脱颈处死雌大鼠或妊娠大鼠，将宫颈剪下，用眼科剪、镊子剔除宫颈外疏松组织，控制长度为 6mm，然后浸入 K-R 缓冲液中备用。

五、操作

用两根直径为 0.7mm 小钢丝棍贯穿新制备的子宫颈的颈管中，二根小棍分别固定在两个铜制的支架上，一端固定在浴槽的底座上，另一端与宫颈张力仪垂直挂钩相连，整个宫颈需浸在 K-R 缓冲液内，浴槽温度为 37℃，浴槽中通以 95%O_2 和 5%CO_2 混合气。

仪器控制向上牵引宫颈的速度为 0.2mm/min。开始宫颈处于松弛状态，无张力可描记，逐渐宫颈被拉直，刚开始承受外力时，微小的张力变化出现，可被仪器描记出，此点与基线的距离作为宫颈起始的开口大小。随着牵引力的增加，宫颈被拉长，宫颈的张力也逐渐增强，通过记录仪记录下的外力的变化和宫颈张力的波形，可以计算出不同外力下宫颈张力的变化。若以牵引的距离（mm）为横坐标，张力（牛顿 N）为纵坐标，可绘制出宫颈张力变化曲线。

第二节 宫颈胶原酶活性测定

胶原蛋白的分解是在酶（蛋白酶和肽酶）的作用完成的，妊娠期的宫颈内不存在这些酶，但出现在分娩期前的宫颈内。

这些蛋白酶和肽酶的作用是降低宫颈胶原蛋白，引起胶原纤维松散，更多地分离开。某些促宫颈成熟的药物可引起分娩期不成熟的宫颈胶原酶活性增强，胶原纤维蛋白减少，宫颈变软易于扩张，有利分娩。

一、原理

底物 DNP-Pro-Gln-Gly-Ile-Ala-Gly-Gln-D-Arg（二硝基苯酚－脯氨酸－谷氨酰胺－甘氨酸－异亮氨酸－丙氨酸－甘氨酸－谷氨酰胺-D-精氨酸）在胶原酶作用下，释放出 DNP-Pro-Gln-Gly 片段，后者经乙酸乙酯振摇提取，离心后，有机相在 365nm 下测紫外吸收。

二、试剂

1. 缓冲液 I　0.25% Triton X-100，0.01mol/L CaCl$_2$。

2. 缓冲液 II　50mmol/L Tris，0.1mol/L CaCl$_2$ pH7.4。

3. 透析液　40mmol/L Tris，0.15mol/L NaCl，pH7.6。

4. DNP-八肽溶液　DNP-八肽溶解在 Tris 缓冲液内（50mmol/L Tris，0.15mol/L NaCl，5mmol/L CaCl$_2$，0.02% BSA，pH7.6），浓度为 5×10^{-4}mol/L。

5. 1mol/L HCl。

6. 乙酸乙酯。

三、胶原酶样品制备

1. 家兔宫颈（妊娠晚期或假孕）200mg 加冰冷的缓冲液 I 2ml，以 polytron 10 ST 匀浆器作成匀浆，低温 6000g 离心 20min，分出上清液为第 I 部分。含复合型胶原酶（胶原酶与 α$_2$ 巨球蛋白结合的复合物）。

2. 沉淀物加缓冲液 II 2ml，混悬作匀浆 30s，10 000g 低温离心 20min，分出上清液为第 II 部分，含活性型胶原型。

3. 沉淀物加缓冲液 II 2ml，混悬后置不锈钢离心管内，60℃水浴 4min，冷却后，10 000g 2℃离心 20min，上清为第 III 部分，含无活性的潜在型胶原酶。

4. 将第 II 和第 III 部分分别放在透析袋内，在透析液内过夜，钙离子浓度降为 10mmol/L。如有沉淀出现，通过离心除去。

5. 第 III 部分胶原酶激活，共有 3 种方法。

（1）该部分溶液同 4-amino-phenylmercuric acetate（4-氨基苯乙酸汞，4-APMA）混合，4-APMA 终浓度为 1mmol/L，37℃温孵 60min。

（2）1ml 的酶溶液同 50μg 胰蛋白酶混合，37℃温孵 5min，然后加入 180μg 大豆胰蛋白酶抑制因子，混合后 37℃温孵 5min。

（3）样品在 3mol/L　NaSCN（硫代氰酸钠，溶于 40mmol/L Tris-HCl 缓冲液，含 10mmol/L CaCl$_2$，pH7.6）4℃孵育 6h，然后在同一缓冲液内透析，除去 NaSCN。

四、胶原酶活性的测定

取 0.1ml 酶提物加 0.1ml DNP-八肽溶液。混合后置 37℃温孵 2h，加 0.5ml 1mol/L HCl 中止反应。释放出的 DNP-Pro-Gln-Gly 三肽片段以 1ml 乙酸乙酯在室温下用旋转器旋转提取 2min，然后 1000g 离心 10min，分开二相，有机相在 365nm 处测紫外吸收。

胶原酶 1 单位活性定义为在上述条件下，酶作用底物每小时释放出 1 nmol 的 DNP-Pro-Gln-Gly 的片段。

第三节 宫颈羟脯氨酸含量测定

妊娠末期，宫颈胶原酶活性增强，胶原纤维蛋白减少。羟脯氨酸是组成胶原蛋白的重要氨基酸，在其他蛋白质中很少见到。宫颈羟脯氨酸含量的减少可反映胶原纤维蛋白含量的减少。

一、原理

胶原纤维经酸水解后释出羟脯氨酸，用氯胺 T 氧化羟脯氨酸形成含吡咯环的氧化物。再用过氯酸破坏多余的氯胺 T，中止氧化过程。同时使氧化物与对二甲氨基甲醛反应，生成红色化合物进行比色定量。

二、试剂

1. 浓盐酸及 0.01mol/L 盐酸。

2. 6mol/L 氢氧化钠和 0.6mol/L 氢氧化钠。

3. 柠檬酸缓冲液　柠檬酸 50g，冰醋酸 12ml，醋酸钠·3H$_2$O 120g，NaOH 34g，蒸馏水溶解至 1000ml，pH6.0。

4. 0.05mol/L 氯胺 T　称氯胺 T 1.41g 溶入 20ml 蒸馏水中，加入 30ml 乙二醇甲醚或乙二醇乙醚，再加入柠檬酸缓冲液 50ml（临用前配制，冰箱可保存 1 周）。

5. 3.15mol/L 过氯酸　27ml 70% 过氯酸加蒸馏水至 100ml。

6. 10% 对二甲氨基苯甲醛　称 10g 对二甲氨基苯甲醛用乙二醇甲醚溶解至 100ml，如不溶可 60℃ 加热。

7. 标准液　准确称量 100mg 羟脯氨酸，加到 100ml 容量瓶内，加 0.01mol/L 盐酸至刻度，1mg/ml 的浓度作为贮存液。取贮存液 1ml 到 100ml 容量瓶内，以柠檬酸缓冲液稀释至刻度，作成 10μg/ml 的应用液备用。

三、测定方法

1. 大鼠宫颈加 2ml 柠檬酸缓冲液，以 polytron 作成匀浆，取匀浆 1ml 和浓盐酸 1ml 加到 10ml 磨口刻度试管内，严密盖紧塞子，水浴煮沸 9h，或 110℃ 烘箱内加热过夜。冷却后取上清液 1ml 用 6mol/L NaOH 调 pH 接近 6，再用 0.6mol/L NaOH 调 pH 至 6（试纸测试），最后加柠檬酸缓冲液至 3ml。

2. 混匀后取 1ml，加柠檬酸的缓冲液 1ml 和 0.05mol/L 氯胺 T 1ml。混匀室温下放置 20min，其间可摇动试管 1~2 次。

3. 加 3.15mol/L 过氯酸 1ml，摇匀放置 5min。

4. 加 10% 对二甲氨基苯甲醛 1ml，充分摇匀，60℃ 水浴 20min，冷却后 560nm 比色。

四、标准曲线

按下表加羟脯氨酸工作液

编　号	0	1	2	3	4	5
标准液（ml）	0	0.2	0.4	0.6	0.8	1.0
柠檬酸缓冲液（ml）	2	1.8	1.6	1.4	1.2	1.0
羟脯氨酸浓度（g/ml）	0	2	4	6	8	10

加 0.05mol/L 氯胺 T 1ml，以下操作按上法进行。

五、计算

根据标准曲线，可算出样品管羟脯氨酸的含量。结果以每 10mg 宫颈组织羟脯氨酸量表示。

（王乃功）

参 考 文 献

1. Vies J and Viser J. Endocrinological studies with desogestrel. Drug Res, 1983, 33：231－236

2. 中国医学科学院药物研究所. 中草药有效成分的研究. 第 1 版, 北京：人民卫生出版社, 1972, 119－128

3. Menon M, et al, Evidence that danazol inhibits gonadotropin-induced ovarian steroidogenesis at a point distal to gonadotropin-receptor interaction and adenosine 3', 5' cyclic monophosphate formation. Am J Obstet Gynecol, 1980 136：525－530

4. 张德昌, 等. 北京鸭红细胞膜腺苷酸环化酶的测定. 科学通报. 1981, 26：1272

5. Marcal JM, et al. Δ^5, 3β-hydroxysteroid dehydrogenase activities in rat trophoblast and ovary during pregnancy. 1975, 96：1270

6. 施少清, 等. 动情周期和妊娠期豚鼠宫颈张力的变化与性激素水平的关系. 生殖与避孕, 1990, 10：10

7. Kitamura K, et al. The existing forms of collagenase in the human Uterine Cervix. J Biochem, 1980, 87：753－760

第五章　垂体卵泡刺激素（FSH）和黄体生成素（LH）含量测定

男性生殖活动的激素调控中存在下丘脑-垂体-睾丸轴系, 下丘脑通过释放促性腺激素释放激素（Gn-RH）, 经过门脉促进垂体合成 FSH 和 LH, 分别调节睾丸的生精和内分泌机能。FSH 主要促进生精上皮的发育和精子的生成, LH 主要刺激间质细胞的发育及分泌抑制素, 睾酮和有关的激素。这些激素对下丘脑及垂体可产生负反馈作用。睾丸支持细胞（sertoli）膜上有 FSH 受体, 而无 LH 受体。间质细胞（leydig）膜上有 LH 受体。欲了解药物对垂体 FSH 及 LH 含量的影响, 可采用放射受体法（RRA）或放射免疫法（RIA）。

第一节　FSH 和 LH 的碘标记法

标记方法有多种, 氯胺 T 法, 乳过氧化物酶法和 Iodogen 法等。本文采用 Iodogen（chloramine1, 3, 4, 6 tetrachloro-3, 6 di-phenylglycouril）法, 它是一个反应缓慢而温和的碘标记方法, 对蛋白质无明显的破坏作用。但不适于标记分子量小于 20 000 的蛋白质。此外, 包被 Iodogen 的标记小管不能长期储存。

一、试剂

1. 磷酸缓冲液储存液（PB）　0.1mol/L, pH7.4。

2. 标记液　PB 0.01mol/L, pH7.4。

3. 层析液　PB 0.01mol/L, pH7.4, 牛血清清蛋白（BSA）0.1%, 叠氮钠 0.1%。

4. 碘-125（Amersham）　浓度 100nCi/ml。

二、实验步骤

1. 碘标记的前一天准备

（1）Sephadex G-50 层析柱, 可采用 10ml 移液管做柱, 至少用 100ml 层析 PB 走柱胶过夜。

（2）用氯仿配制 Iodogen 液 1mg/ml, 再用氯仿稀释 1：25（40μl：1ml）, 取此液 50μl, 加入一洗净的 0.5ml 塑料离心管中, 吹干。Iodogen 呈无色薄膜, 留在管底, -20℃保存, 供次日使用。

2. 碘标记 FSH 或 LH

（1）用标记 PB 液 100μl 洗 Iodogen 小管 3 次。加 FSH 或 LH 5μg/25μl, Na^{125}I 100nCi/25μl, 轻轻摇匀, 反应进行 15min, 每 5min 拍动小管 1 次。

（2）加入 100μl 标记液, 混匀, 上柱；用层析液 100μl 洗反应小管两次, 上柱进行层析。共收集 20

管，每管 500μl。

（3）自各管取液 10μl，γ 计数器计数 10s 将 FSH 或 LH 标记物置于 –70℃保存。

（4）RRA 测定时 ^{125}I-FSH 和 ^{125}I-LH 分别于标记 2～3 周和 3～5 周内使用。

第二节 RRA 法测垂体 FSH 和 LH 含量

一、作用原理

采用大鼠或牛的睾丸，制备成匀浆；垂体中的 FSH 或 LH 与 ^{125}I-FSH 或 ^{125}I-LH 竞争睾丸 FSH 或 LH 受体。

二、睾丸匀浆制备（全程在冰中操作）

1. 制备 Tris-HCl 储存液 0.1mol/L，pH7.4 实验时配制下液：

缓冲液 A（简称 A 液）：Tris 0.01mol/L，pH7.4，蔗糖 0.1mol/L。

缓冲液 B（简称 B 液）：Tris 0.01mol/L，pH7.4，$MgCl_2$ 10mmol/L 约为（2%）。

2. 仪器 Polytron 匀浆器（Brinkman）PT-10 型，高速离心机（日立 PR-52D）。

3. 方法

（1）取大鼠或牛睾丸，去白膜后称重。加 A 液 7ml/g 睾丸重，polytron 匀浆器"10"速率研磨 5～10s 制成匀浆。

（2）纱布（4 层）过滤，A 液 3ml/g 冲洗，合并滤液，15 000r/min 离心 40min。沉淀按睾丸原重每 g 加 B 液 2ml，混悬，制成匀浆，–70℃贮存。

三、垂体匀浆制备（在冰中操作）

取大鼠腺垂体，每个用 Tris-HCl 0.01mol/L，pH7.4 冲洗 3 次，置于玻璃组织研磨器中，加 Tris 液 0.01mol/L 1ml 研磨，再用 1ml Tris 液冲洗研磨器，合并液 3000r/min 离心 15min，取上清液，分数管 –70℃保存。

四、测定方法

1. 每个样本作 3 个平行管，垂体匀浆 10μl^{125}I-FSH 或 ^{125}I-LH 每管计数为 8 或 6 万，睾丸匀浆量 50μl，总容积为 400μl。

2. 温育 37℃ 1.5h 或室温中过夜。加 1ml 冷磷酸缓冲液终止反应。离心 1500～2000r/min 30min，倾弃上清液。

3. 沉淀 γ 计数器计数，FSH 或 LH 含量以 μg/垂体表示。

五、方法评价

此方法的优点是 FSH 或 LH 的标记物不一定需要 rFSH 或 rLH，羊或人均可应用。此外操作简便、快速。

第三节 RIA 法测垂体 FSH 和 LH 含量

1. 垂体匀浆制备同上。

2. 必须使用 rFSH 或 oFSH 进行碘标。但每管标记物用量较低，一般为 1 万。

3. 本法需加用二抗，实验操作较繁琐，所需时间较长。

4. 实验方法

（1）试剂

1）磷酸盐缓冲液（PBS） 0.01mol/L pH7.0，NaCl 0.15mol/L，稀释二抗用。

2）明胶磷酸盐缓冲液 含明胶 0.1%，pH7.0，供样本和标记物稀释用。

3）0.05mol/L EDTA-PBS pH7.0，稀释一抗用。

4) 正常兔血清（NRS）-EDTA-PBS 1ml NRS+39ml EDTA-PBS，此为一抗。

5) 羊抗兔 γ 球蛋白 此为二抗，用时 2ml+38ml PBS。

6) 标记物 ^{125}I-rFSH 或 rLH 10 000cpm/min·100μl。

2. 步骤

1) 取 100μl 样本，100μl 标记物，100μl 一抗，置于塑料试管中；室温下放置过夜。

2) 加二抗 50μl，室温放置 12～20h 或 37℃8h。

3) 3000r/min 离心 20min，弃去上清液，沉淀 γ 计数。

（孙亦彬）

<h2 align="center">参 考 文 献</h2>

1. Sairum MR. Evaluation of bovine testicular radioreceptor assay for pituitary follicular-stimulating hormone. J Endocr, 1979, 82：253－262

2. Sun YB, Wu YW, Liu W, et al. Effect of（D-Trp^6, Pro^9-NEt）-GnRH on the function and ultrastructure of pituitary and testis in male rats. Contraception, 1987, 35：79－87

第六章 男性节育药物的研究方法和技术

第一节 抗雄性生育药的筛选方法

一、大鼠抗生育实验

选用雄性 Sprague Dawley 或 Wistar 大鼠（2～3 月龄），每组 7～10 只，分给药与对照组，连续给药 4～8 周，记录体重和生长情况。于给药结束当日或次日下午与动情前期雌性大鼠（月龄＞2）合笼（1：1），次日早检查鼠笼底盘，有阴栓则为妊娠第 1d（d1）。d12～d16 断头处死雌鼠，记录卵巢黄体数，子宫着床点，活胎，死胎数，计算妊娠率。空白对照组的妊娠率最好＞90%，如低于 75%，应重做实验。若交配实验采用雄：雌＝1：2，则应每日早给雌鼠阴道涂片，检出精子者为妊娠阳性。合笼前须选好雌鼠，每日做阴道涂片，有阴道性周期变化者，才能应用。

如果单独筛选作用于附睾及附睾精子的药物。可给药 8～15d。

雄鼠停药并进行交配实验后，处死动物并观察下列指标：

1. 取血，测血浆睾酮（T）含量。

2. 取出睾丸，附睾，前列腺，贮精囊，称其重量。

3. 睾丸，附睾形态观察——光镜或电镜。

4. 精子活率测定 按下述任一方法取精液：

（1）在一侧附睾尾部近输精管端，剪一小口，随即有小量精液涌出，取一载物片沾少量精液，用少量生理盐水稀释后，立即在显微镜下观察精子的活动，计算精子活动百分率，并观察精子形态有无头尾断裂和其他异常。

（2）摘取一侧附睾尾，在其近输精管端剪十字口，加含 0.1% 牛血清清蛋白的任氏液 2ml，置 37℃ 10min 使精子自由游出。取此液微量，观察活率如前。

5. 精子计数 按下述任一方法取精液：

（1）摘取一侧附睾尾，剪数剪，置于 2ml 生理盐水中，放置 30min，并轻轻振荡。再稀释适量，在血细胞计数板上计算精子数，以 ×10^6/附睾尾表示。

（2）在体附睾尾近输精管端切一小口，挤出精液，置于锡箔纸上，称重，按每 10mg 精液加生理盐水

$100\mu l$ 的比例混匀，再稀释适量，计数。以 $\times 10^8/g$ 精液重表示。

（3）在体附睾尾上剪一小口，插一细塑料套管，在近输精管侧附睾尾上同样做一插管，并接 1ml 注射器，其内有液体石蜡 0.20ml，推动注射器，逆向将此段附睾尾的内容物排到一小块锡箔纸上，称重并按上法计精子密度。

6. 全部实验结果，分给药组与对照组，应进行统计学处理，观察有无显著性差异。

二、小鼠抗生育实验

取雌性小鼠，体重 >25g，每日早作阴道涂片，证实确有动情周期后，以 2:1（雌:雄）与给药雄鼠（体重 28~35g）合笼，每日早检查雌鼠，发现有阴栓（交配后精液凝固而成白色栓塞）为妊娠第 1d，d12~d16 处死动物，记录卵巢黄体数，子宫着床点，活胎、死胎数。

雌性小鼠生育力不够稳定，常有假孕现象。

三、体外杀精子实验

精子对多种因素都很敏感，如 pH，渗透压等，因此实验时一定要有对照组，如药物作用强还应进行动物抗生育实验。

1. 精子最好取自健康有生育力的男子，取精液前禁欲 3~5d，手法取精液，按 WHO 精液常规分析法进行精液常规检查。用生理盐水稀释精液，使精子密度为 $10^7/ml$。于凹玻片上放稀释精液 $50\mu l$，不同稀释度药液 $50\mu l$，混匀，置显微镜下观察精子活动情况，记录 20s 和 3min 内使全部精子停止活动的药浓度。

2. 自大鼠或地鼠等动物的附睾尾取精子，用剪刀在附睾尾端剪十字形切口，加生理盐水稀释，在 37℃ 保温 10min，使精子自由游出，将精子液稀释为 $\times 10^7/ml$。观察方法同上。

第二节 精子穿卵实验

一、作用原理

已知新鲜射出的精子不能使卵子受精，而必须在雌性生殖道内运行几小时，才能使精子具有穿透卵子透明带的能力。这一过程称为获能过程。目前认为"获能"是将包在精子表面的糖蛋白溶解，使顶体素暴露在外，精子与卵子接触后，顶体素（酶）溶解透明带上的糖蛋白，使精子与卵子接触，融合。精子融合到卵子内发生了受精过程。由于受精过程是有种属特异性的，它决定于卵子表面的透明带。为了研究人精子受精能力，本实验采用去透明带的中国仓鼠卵子；在精子获能过程中，采用高渗的 BWW 工作液，加速顶体反应。利用此实验可了解药物对体外受精能力的影响。

二、实验材料

1. 雌性中国仓鼠 >2 月龄，体重 150~200g，饲养于 14:10h 明暗的环境下。
2. 仪器 倒置相差显微镜（日本 Nikon），渗透压仪，CO_2 孵箱（Napco）。
3. 试剂 孕马血清（PMSG），人绒毛膜促性腺激素（hCG），人血清清蛋白（HSA），乳酸钠糖浆（60%），透明质酸酶及胰蛋白酶，均为 Sigma 产品。Hepes 为 Flow 产。其他试剂为国产分析纯。

三、实验方法

（一）培养液的配制

1. BWW 储存液 每升含：

氯化钠	5.540g
氧化钾	0.356g
氯化钙·2H$_2$O	0.250g
磷酸二氢钾	0.162g
碳酸镁	0.294g
酚红	1.0ml

4℃保存

2. BWW 工作液　实验当日配制，BWW 储存液

碳酸钠	210mg
葡萄糖	100mg
乳酸钠糖浆	0.37ml
丙酮酸钠	3mg
HSA	300mg
Hepes	20mmol/L

置于 CO_2 孵箱中待用，渗透压为 350mmol/L。

3. 高渗 BWW 液　渗透压为 410 mmol/L，于 BWW 工作液中加 0.4% NaCl。

（二）精子的准备

精液由具有生殖能力的健康男性提供，禁欲 3～5d 后，手取精液，2h 内供用。精液液化后，采用上游法待精子游泳 1h 后，将精子置于高渗 BWW 液获能 90min，其后置于 CO_2 孵箱 37℃ 温育 3h 待用。

（三）卵子的准备

1. 超排卵　给动情前期的雌性中国仓鼠皮下注射 PMSG 40U/只，60h 后皮下注射 hCG30U/只，18h 后处死动物，取出输卵管。

2，去透明带　在解剖显微镜下，剔出周围带有较多卵丘细胞的卵子，用 0.1% 透明质酸酶去除卵丘细胞，BWW 液洗两次。用 0.1% 胰蛋白酶消化透明带，BWW 液洗两次。

（四）精卵体外相互作用——体外受精能力的观察

1. 经 3h 获能温育的精子液，600g 离心，弃去上清液（高渗 BWW 液对卵子有害），精子沉淀用 HSA-BWW 溶液均匀悬混，精子计数为 10^6/ml。

2. 用微量加样器取上述精子液数滴，分置于无菌培养皿中，每滴体积约 20μl，再以已预热至 37℃ 的无菌液体石蜡覆盖每滴精子液。

3. 将去透明带的卵子在 BWW 工作液中洗 2 次，用自制特细吸管取卵子，移入已准备好的精子小滴中，每滴精子液中可放 10～15 个卵子，将培养皿置于 CO_2 孵箱 37℃ 温育 3h，使卵子受精。

4. 吸出上述卵子，BWW 工作液洗 2 次，压卵，在相差显微镜下观察卵细胞，以膨大的精子头及其尾部存在，或出现雄性原核作为受精指标。

计算下列数值：

受精率：受精卵数/卵子数 ×100%；

受精指数：穿入卵内精子总数/卵子总数；

精子亲和率：卵外附着精子总数/卵子总数 ×100%；

原核形成率：雄性原核的卵数/卵子总数 ×100%。

5. 可将抗生育药配成不同的浓度，与获能的精子作用一定时间后，洗去药液再进行穿卵实验，以评价药物对受精能力的影响。

（五）也可采用 ICR 小鼠作本实验

ICR 雌性小鼠（体重 25～32g）皮下注射 PMSG 10U，48h 后注射 HCG 10U，18h 后得到卵子。以雄性 ICR 小鼠精子做穿卵实验。

第三节　间质细胞液和曲细精管液中睾酮的测定

雄激素在男性生育的调节和发育中起着重要的作用。睾丸间质细胞（leydig）的功能是合成和分泌雄激素，分泌入血的雄激素主要是睾酮（T）。合成的 T 可能部分在睾丸内与支持细胞（sertoli）分泌的雄激素结合蛋白（ABP）结合，转运到曲细精管，输出管及附睾；而大部分进入血循环。间质细胞液（TIF）中主要的雄激素是 T，曲细精管液（SNF）中 T 的含量与曲细精管的周期有关。因此，测定 TIF 和 SNF 中

T 的量能反映间质细胞的功能，并可了解抗生育药对 T 的生成是否有影响。

T 的测定采用放射免疫法，TIF 和 SNF 的收集有下列各种方法。

一、TIF 和 SNF 中 T 水平的测定

1. 收集 TIF 和 SNF 按 Turner 法

（1）在睾丸尾端避开血管将白膜剪一 "V" 字口，置于室温下收集渗出液，800r/min 离心 15min，上清液为 TIF。–70℃保存。

（2）将此睾丸去白膜，在睾网处结扎，冷生理盐水洗 4 次（去除 TIF），用滤纸吸干水分。

（3）将此曲细精管置于 3ml 注射器中，通过 7 号针头迫使管破裂，10 000r/min 离心 30min，上清液为 SNF。–70℃保存。

2. 可采用微穿刺法，直接抽取 SNF 和 TIF。

二、睾丸内 T 水平的测定

可不分别收集 TIF 及 SNF，而取整个睾丸，去白膜后，通过 3ml 注射器和 7 号针头制成匀浆，10 000r/min 离心 30min，取上清液备用。

三、用 RIA 法测 T 含量

一般用缓冲液稀释 100 倍，取 $50 \sim 100\mu l$ 检测，不必用乙醚提取。

第四节 促黄体生成素（LH）对睾丸功能的影响

睾丸间质细胞膜上有 LH/hCG 受体，LH/hCG 与此受体结合可刺激间质细胞合成及分泌 T。给动物 hCG 后，测血 T 含量，可反映睾丸间质细胞的功能。

一、整体实验方法

给大鼠皮下注射 LH $100\mu g/kg$，给药前及给药 1.5h 后，眼眶及断头取血，分离血浆，RIA 法测 T。

二、大鼠间质细胞培养法

1. 取一侧睾丸，去白膜，加 199 培养液（Flow）2.5ml，内含胶原酶（Sigma Ⅱ型）1mg/ml 和 BSA（Sigma V）1mg/ml，置于 34℃振荡水浴（100r/min），通 95% O_2-5% CO_2 10min。

2. 尼龙网过滤，离心 1500g 10min，4℃，弃上清液，沉淀用 199 培养液洗 1 次，细胞计数，调节每管含间质细胞 1.5×10^6。

3. 加不同量 LH，继续培养 3h，离心 1500g 10min，4℃取上清液，–20℃保存，供 RIA 测 T。

第五节 附睾微穿刺实验方法

一个理想的避孕药应安全性大，起效快，不影响性生活，停药后生育力恢复快。由于精子的成熟和贮存是在附睾，干扰附睾的功能可达到男性避孕的目的。但目前对附睾的生理功能还很不了解，因此必须对附睾管的内环境有所了解，采用微穿刺法取样，研究不同物质在附睾管不同部位的含量及其作用，是了解附睾生理功能的主要方法之一。同时，运用此方法以了解抗生育药对附睾的作用及对管内某些物质的影响。

一、动物

雄性大鼠，体重 350 ~ 500g；雄性中国仓鼠，体重 130 ~ 200g。

二、材料

毛细玻璃管外径 0.9mm，壁厚 0.2mm。

三、仪器

拉管仪（美国 W-P 仪器公司），磨管器（自制），微操纵仪，解剖显微镜，微型血溶离心机（英国

Hawksley)。

四、实验方法

1. 取毛细玻管，在拉管仪上拉细，管尖磨成斜面，直径约为 $80 \sim 150 \mu m$。用水，乙醇，乙醚洗净，再硅化。

2. 给动物腹腔注射乌拉坦（$1.0 \sim 1.2 g/kg$）麻醉，置于 $32 ℃$ 恒温动物台上，切开阴囊，将睾丸与附睾浸于 $32 ℃$ 液体石蜡中（保持温度和避免表面水分蒸发）。

3. 将磨好的毛细管针固定在微操纵仪上，并吸入适量液体石蜡，在解剖显微镜下穿入附睾小管，为得到足够量的附睾液可变更部位进行穿刺。

五、观察及检测指标

1. 精子活力和形态 取微量附睾尾穿刺液，用生理盐水稀释 $500 \sim 1000$ 倍，进行精子活动及形态观察。

2. 精子计数 按常规计数。

3. 精子比容测定 将吸有附睾尾液的穿刺玻管一端封闭，用微型血容离心机 $12\,000 r/min$ 离心 $20 min$，测精子比容。

4. 肉毒碱，α-糖苷酶，唾液酸等的测定 测精子比容离心所得上清液 $-20 ℃$ 保存，供测肉毒碱等用。

第六节 附睾管微灌流实验方法

如上节所述，采用微穿法了解附睾不同部位，附睾液中的各种物质有量和质的不同。欲了解其变化的过程，则需采用附睾灌流的方法。本实验多采用同位素化合物，观察化合物的转运和分泌。现以肉毒碱为例说明实验方法。

一、动物

雄性大鼠，体重 $300 \sim 400 g$。

二、材料

PVC 塑料管（内径 $0.5 mm$，外径 $0.8 mm$），PE 管（内径 $0.6 mm$，外径 $1.0 mm$，根据需要拉细）。

三、仪器

灌流泵（Harvard 975 型），注射泵（Sage 352 型），解剖显微镜。

四、实验方法

1. 大鼠乌拉坦麻醉（腹腔注射 $1 g/kg$），置于保温台上（肛温维持在 $35 \pm 2 ℃$），做左颈动脉，右颈静脉套管。

2. 单侧或双侧输精管近附睾尾端插一管，附睾尾另一端再插一管。将管内精液推出，并冲洗干净后，将附睾浸于 $33 \pm 1 ℃$ 矿物油浴槽中。

3. 用注射泵连续从颈静脉给 [3]H-肉毒碱 3h，同时以 $1.0 \sim 1.3 \mu l/min$ 的速度由远输精管端附睾尾进行灌流液灌流。

4. 静脉灌流 [3]H-肉毒碱 15min 开始，每 30min 从颈动脉取血 1 次，1h 收集附睾尾灌流流出液 1 次。

5. 用 β 计数仪测血浆和流出液中 [3]H-肉毒碱的含量（dpm），以转运指数（流出液 dpm/血浆 dpm × 流出液量 $\mu l/h$ 附睾尾管长度 cm）表示肉毒碱和转运。另用比色法测血浆和流出液中肉毒碱的含量，以表示附睾尾管腔中肉毒碱的分泌。

6. 灌流附睾尾管的长度为 10cm 左右，管过长精液不易推出，并易造成小管破损。

第七节 精浆肉毒碱含量的测定

哺乳类动物附睾中的肉毒碱（carnitine）浓度比其他组织中都高。有报告指出大鼠附睾尾管液中肉毒碱浓度，约比血中高 1600 倍。附睾组织本身不能合成肉毒碱，肉毒碱主要由肝脏合成，运送到血液，经附睾头部远端及体部的上皮摄取且浓缩。肉毒碱与精子的活动和成熟有关，它可形成乙酰肉毒碱，精子中存在肉毒碱乙酰转移酶，使之产生乙酰辅酶 A，参与精子细胞的三羧酸循环，产生 ATP 以供精子活动所需能量。精子在成熟过程中能利用脂肪酸作为能源，肉毒碱在脂肪酸 β 氧化过程中运转脂肪酰基穿过线粒体内膜，使脂肪氧化产能，以供精子运动。因此精浆中的肉毒碱可作为附睾的功能指标，或精子在附睾中成熟的指标。目前，男性学上以测精浆中肉毒碱的含量，作为附睾性不育症的诊断，也可用于附睾生理功能的机制研究。

大鼠附睾尾液肉毒碱的测定：按 Hinton 等和 Yeung 等方法，采用酶反应微量分光比色法。

一、测定原理

肉毒碱在乙酰辅酶 A 和肉毒碱乙酰转移酶作用下，产生乙酰肉毒碱和辅酶 A。辅酶 A 与 4-4′DTDP 作用产生 4-吡啶辅酶 A 与 4-吡啶二硫化物（4-pyridine disulphide，4-DPS）在 324nm 波长测 4-DPS 的含量以反映肉毒碱的量。但此反应是可逆的，因此要严格控制反应时间。

二、试剂

乙酰辅酶 A（15mmol/L 水溶液），肉毒碱乙酰转移酶悬混液，L-肉毒碱标准品，EGTA［ethylene glycol-bis（β-aminoethyl ether）N，N，N，N′-tetraacetic acid］和 4-4′DTDP（dithiodipyridine，二硫代二吡啶）均为 Sigma 产。

三、仪器

日本岛津 UV-360 型分光光度计。

四、实验方法

按 Yeung 等方法。

1. 配制缓冲液

（1）磷酸钾缓冲液（PB）贮存液 100mmol/L pH 7.2。

（2）PB 工作液 临实验时，取 PB 0.1mol/L 10ml，加 EGTA 3.8mg，待完全溶解后，加 50mmol/L 4-4′DTDP 无水乙醇液 25μl。

2. 大鼠附睾尾液去精子后，用 0.1mol/L PB 稀释 500 倍。

3. 取稀释附睾尾液 50μl，加 PB 工作液 400μl 混匀，加乙酰辅酶 A 5μl，混匀；0.5min 后加肉毒碱乙酰转移酶 1μl，混匀，20min 后 324nm 波长比色，肉毒碱浓度以 mmol/L 表示。DL 肉毒碱的作用为 L 肉毒碱的一半，按 L-计量。正常大鼠附睾尾液中肉毒碱的浓度为 50mmol/L 左右。

4. 测人精浆中的肉毒碱时，取 0.1ml 精浆加 0.3ml 无水乙醇去蛋白，10 000r/min 离心 10min，取上清液 50μl，吹干，加磷酸缓冲液工作液 0.8ml，按前述操作进行。

5. 加肉毒碱乙酰转移酶后的作用时间，要严格控制，因此加此试剂时每个样本要有一定的间隔时间。同时室温要在 20~25℃。

第八节 精浆 α 糖苷酶含量的测定

α 糖苷酶（α-1,4-glucosidase）又称 α 葡萄糖苷酶，作为附睾的特异性酶和标志酶，近年来越来越引起人们的重视。它主要由附睾尾合成及分泌。α-糖苷酶可作用于精浆中多糖分子内的 α-1,4 糖苷键，将葡萄糖分子降解，供给精子代谢和运动的能源。有资料证明哺乳动物活动的主要能源是糖；精子的成熟，获能和受精过程伴有较活跃的糖基转移反应。有人推测中性 α-糖苷酶可能与淀粉糖苷酶协同作用，催化精子的糖原降解。有报告提示 α 糖苷酶的活力受雄激素水平的影响，其活力也与精子数和精子活力有关。临床研究中发现输精管结扎后，此酶的含量剧烈下降，因而认为测定精浆此酶的活力，对于鉴别输精管阻塞性无精症有一定的意义。精浆中此酶活性在一定程度上也可反映附睾的功能状态。

α 糖苷酶的测定方法采用 Cooper 等方法。

一、测定原理

以对硝基酚 α-D-吡啶葡萄糖苷（PNPG）为底物，在精浆 α-糖苷酶作用下水解，释放出对硝基酚（PNP），在 405nm 波长比色。

二、试剂

PNPG，十二烷基硫酸钠（SDS）及 PNP 为 Sigma 产品，其他为国产分析纯。

1. 磷酸钾缓冲液 0.1mol/L，pH6.8，4℃储存。

2. 1% SDS 磷酸缓冲液 0.1ml/L，pH6.8，SDS 可抑制酸性 α-糖苷酶，实验时将 SDS 溶于磷酸缓冲液（0.1mol/L）中。

3. 0.5% PNPG 液 每次测定都需新配制，将适量 PNPG 用 1% SDS 磷酸缓冲液配制，在 50℃温热振荡促其溶解。

4. 碳酸钠溶液 0.01mol/L。

5. PNP 标准液 5mmol/L 在容量瓶中配制 100ml，避光 4℃贮存。可保存 3 个月。

三、实验方法

1. 取精浆 10μl，加入盛有 100μl 0.5% PNPG 的离心管中，旋转混匀。以蒸馏水作对照。

2. 37℃温育 4h（精确的温度和时间非常关键）。

3. 加 1ml 0.1mmol/L Na_2CO_3，以终止反应，并旋转混匀。在 405nm 波长比色。

4. 配制 PNP 标准曲线 用 0.1mol/L Na_2CO_3 稀释 5mmol/L PNP 标准液，作成 20，40，60，80 和 100μmol/L 的标准液。在 1h 内完成比色。

四、计算

α-糖苷酶的含量可以 μmol/ml 或 mU/ml 精液量表示。

IU α-糖苷酶 = 在 37℃时每分钟产生的 1μmol/L PNP；

标准曲线的斜率（S）= 吸光率单位/μmol/L；

样本的净吸光率（A）= 吸光率 - 空白管吸光率；

因子（F）= 总量/样本量·240min = 0.46；

样本中中性 α 糖苷酶的活性 = A/S × F mU/ml。

由于前列腺分泌 α 糖苷酶的酸性同工酶和精浆中某些非特异性物质，影响本测定方法的特异性和准确性。Cooper 等采用 Castano-spermine 作为精浆空白对照管，它是中性，酸性，α、β 糖苷酶的特异性抑制剂。

第九节 唾液酸含量的测定

唾液酸（sialic acid，SA）又称 N-乙酰神经氨酸（N-acetyl neuraminic acid），是一种带负电荷的多羧基酸性单糖，它广泛存在于动物体内，常与蛋白质和脂结合，形成糖蛋白和糖脂，构成细胞膜。附睾上皮能合成和分泌 SA，并能分泌 SA 转移酶和 SA 苷酶。精子膜 SA 对精子在附睾内的成熟具有重要作用。SA 带负电荷，可使精子之间相互排斥，不致凝集。精子膜表面有特异性抗原，SA 糖蛋白可遮盖这些抗原，使在附睾管道或阴道内，免遭免疫活性细胞的识别和吞噬。精子顶体富含 SA 糖蛋白可以影响顶体膜的稳定性。精子在附睾运行时 SA 量不断降低，精子相应的成熟，在受精过程中，表面呈低电荷的精子膜容易与卵子表面的负电荷相识别，从而加速受精作用。

唾液酸测定方法 采用改良 Warren 硫代巴比妥酸比色法。

一、动物

雄性大鼠。

二、试剂

SA，高碘酸，亚砷酸钠，硫代巴比妥酸（TBA），均为 Sigma 产。正丁醇等为国产分析纯。

三、测定原理

SA 糖蛋白经稀硫酸水解成游离 SA，用高碘酸氧化，以亚砷酸钠终止氧化，加 TBA 显色，用酸性正丁醇抽提，取正丁醇相，550nm 比色。

四、取材

断头处死大鼠，迅速取出睾丸及附睾，去除附睾周围的脂肪组织，用 0.01mol/L 磷酸缓冲液（PBS）漂洗去血液污染。附睾按统一标准分切成头，体，尾 3 段，分置于培养皿中，用刀片轻轻划破附睾，加 PBS1~2ml，置于 37℃ 振荡水浴 20min，3000r/min 离心 15min。上清液为已稀释的管腔液，待测。精子沉块用 PBS 液洗 3 次，配成（50~100）$\times 10^6$/ml 精子混悬液。

五、实验步骤

1. 取适量管腔液和精子混悬液，加 0.5mol/L H_2SO_4，充分混匀，80℃ 水解 1h，使唾液酸基游离。
2. 加 0.05mol/L 过碘酸（实验时用 0.125mol/L HCl 配制），37℃ 温育 30min。
3. 加 5% 亚砷酸钠（用 0.5mol/L HCl 配制）中和多余过碘酸，至黄色消失。
4. 加 1.62% TBA 液（用 1mol/L NaOH 调至 pH9.0）2ml，反应管加盖，煮沸 10min。冷却后加酸性正丁醇（含 5% HCl V/V）3ml 抽提，3000r/min 离心 20min。取正丁醇相，550nm 比色。
5. SA 含量以 μg/mg 蛋白或 μg/10^8 精子表示。

（孙亦彬）

参 考 文 献

1. 人类精液的采集和检验. 见：世界卫生组织编. 人类精液及精子-宫颈黏液相互作用实验检验手册. 第三版，北京：科学出版社，1994，3-10
2. 去透明带仓鼠卵母细胞实验方案. 同上，60-62
3. 王英，李伟，邱颈松，等. 释放戊烷脒宫内节育器的抗纤溶及抗生育作用的实验研究. 生殖医学杂志，1994，3（2）：98-101
4. 孙亦彬，朱建军. 棉酚对雄性大鼠睾酮生成的影响. 中国药理学与毒理学杂志，1987，1（2）：205-208
5. Wang Y, Zhu JJ, L$_i$ WJ, et al. Anantifertility dose of gossypol does not affect the hypothalamo-pituztary testisaxis of male rats. Chin Med J, 1985, 98（10）：713-716
6. 孙亦彬，邱毅，王志新，等. 微穿刺技术的应用——输精管结扎后对金黄地鼠附睾液肉毒碱和 α 糖苷酶的影响. 生殖与避孕，1991，11（4）：23-27
7. 孙亦彬，石心泉. 醋酸棉酚对灌流大鼠附睾尾肉毒碱转运和分泌的影响. 中国药理通讯，1985，2（1）：40-41
8. 谷栩群，陈振文，梁晓薇，等. 改良精浆中 α 糖苷酶测定法的效果观察. 生殖医学杂志，1992，1（2）：89-91
9. 周佩军，周性明，陈甸英，等. 大鼠、金黄地鼠附睾中精子及管腔液唾液酸含量变化. 生殖医学杂志，1994，3（4）：218-220

第十节 精子数量和质量测定

男性节育药的研究需了解该药物是否影响精子数量和质量，是否造成相反的作用，导致不育。西地那非是国际上开发的第一个 PDE5 抑制剂，引起阴茎勃起。最近英国学者报道，西地那非能引起精子顶体反应，即精子与卵子结合之前，提前破坏精子顶体，导致不育。类似的情况也出现在西地那非类似物衍生物之中。据官方统计全世界育龄夫妇中约有 15% 不能生育，其中 40% 归咎于男方，主要是精子质量存在问题。另据许多国家的研究报道，人类精子数量每年以 1% 的速度在下降，过去 50 年间，人类精子数量由 1.3 亿/ml 下降到 0.6 亿/ml，这种情况迫切需要有新的药物能制止人类精子数量的下滑，改变精子数量和质量，提高人类生育力。计划生育的目的是将生育率控制在一个适当范围，不使生育过多，也不能过少。当前由于环境污染，不良生活习惯和不适当用药造成人类精子数量的逐年减少，必须采取有力措施防止精子减少情况继续恶化，重点是改善精子数量和质量，下面介绍药理学实验中动物精子质量方法。

精子悬液的制备：精子悬液的制备是精子质量检测的前提和基础，直接决定着检测指标的真实性和可靠性，因此是精子质量检测过程中十分重要的环节，其中涉及精子的获取，悬液性质，孵育时间，孵育温度，以及悬液内精子密度等一系列细节问题。下面将对这些问题一一进行阐述。

一、精子的获取

动物实验精子的采集部位位于附睾尾部，原因有二：①精子细胞在睾丸内发育成熟后被输送至附睾尾，附睾尾是储存成熟精子的部位，且其分离简单，容易获得，因此是采集精子的首选部位；②由于采集动物射精时的精子难度较大，且诱导动物射精成功率偏低。输精管内亦有成熟精子细胞，但其精子数量不稳定，因此动物实验精子采集首选部位为附睾尾（图28-6-1）。

二、稀释液的选择

Seed 等通过多项实验研究，只要是具有中性 pH 值的钠盐缓冲液均可作为短期精子质量检测（0～1 小时）的稀释液，但对于长期的精子质量观察，则具有明显的差别。表28-6-1 列出了常见的 5 种精子稀释液组成以及 pH 值和渗透压。通过对比研究发现，精子在 DMEM，TYH 和 IVF-100 中孵育 30min 时精子活力最好，60 分钟时活力显著下降，其中下降最少的是 IVF-100，其次是 TYH。通过 IVF-100 与 PBS 组分对比发现，D-glucose 并没有增加精子活力的作用，Hepes 也没有增加精子存活的现象，因此 Seed 推测钙离子，镁离子以及葡萄糖都不具有短期内提高精子活力的作用。TYH 和 IVF-100 在精子活力维持中显著优于 DMEM，是由于其中的 BSA 对精子活力的保持发挥了促进作用。

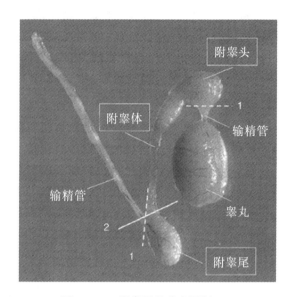

图 28-6-1　附睾尾的分离图例
1. 将附睾从睾丸及输精管上分离；2. 将附睾尾与附睾分离线。

表 28-6-1　精子稀释液的组成及性质

	DMEM	TYH	IVF-100	Ringer-solution	Physiological saline
D-glucose	100.0	100.0	251.8	–	–
D-Glutamine	58.4	–	–	–	–
$CaCl_2 \cdot 2H_2O$	–	25.1	–	33.0	–
$CaCl_2$（anhyd）	20.0	–	24.95	–	–
KCl	40.0	35.6	30.0	30.0	–
KH_2PO_4	–	16.2	–	–	–
$NaH_2PO_4 \cdot H_2O$	12.5	–	–	–	–
$NaH_2PO_4 \cdot 2H_2O$	–	–	12.95	–	–
NaCl	640.0	697.6	468.0	860.0	900.0
$NaHCO_3$	370.0	210.6	310.8	–	–
NaOH	–	–	30.0	–	–
$MgCl_2 \cdot 6H_2O$	–	–	10.57	–	–
$MgSO_4 \cdot 7H_2O$	–	29.3	–	–	–
$MgSO_4$（anhyd）	9.767	–	–	–	–

续 表

	DMEM	TYH	IVF-100	Ringer-solution	Physiological saline
Fe（NO$_3$）·9H$_2$O	0.01	–	–	–	–
HEPES	–	–	596.0	–	–
Sodium pyruvate	11.0	5.5	13.8	–	–
L-Cysteine	–	–	6.0	–	–
Gentamicin sulfate	–	–	1.0	–	–
Heparin sodium	–	–	0.75	–	–
Bovine serum albumin	–	400.0	500.0	–	–
Caffeine monohydrate	–	–	106.0	–	–
Phenol red	1.5	0.2	0.8	–	–
PH	7.1	7.3	7.4	5.9	5.8
Osmolality（mOsm/kg）	323	296	294	289	286

表中所示各组分单位为（mg/100ml）

三、精子悬液密度

在精子质量检测中，精子的活力与精子的密度在一定范围内存在线性关系，如果精子的密度过高（$>8.15\times10^6$ml），精子的活力检测会出现平台期，即无法反映精子活力的真实性。因此在精子质量中选择一个合适的稀释比是至关重要的，一般小鼠的精子密度为5×10^6/ml。

四、孵育温度

精子的孵育温度一般选用37℃模拟生理温度。研究发现温度降低可使精子活力减弱，因此，分离的附睾组织切忌置于冰上。

五、精子质量的检测

计算机辅助精子分析系统（computer assistant semen analyzer，CASA） 计算机辅助精子质量分析将现代化的计算机技术和先进的图像处理技术应用于精子质量的检测，通过对精子动（静）态图像中精子特性的全面分析，为临床提供有关精子质量各项指标的准确数据，检测过程迅速，见图28-6-2。

CASA设计包括对精子密度、活动精子百分率，以及精子头游动轨迹摆动的图形和力度参数，有些系统也能扩展到测定精子头的形态学。CASA精子密度的准确性和活动精子的百分率受精液中细胞成分和非精子颗粒物质的影响，因此，为取得准确的检测结果，必须将标本稀释。检测的静态图采集设置于倍镜下，精子形态、精液中各种细胞成分和非精子颗粒物质清晰可辨，提高了检测准确率，也有利于人机检测对照；轨迹图即精子动态特征图，设置于100倍镜下采集处理，既可避免颗粒物质和各种细胞成分的影响，又使一个视野中有足够多的精子及精子有足够大的运动空间，使轨迹图清晰，分析结果快捷、准确。

它特别价值在于对详细描述精子头运动的一系列运动参数进行计算机处理。经临床验证表明：CASA系统不但能够替代人工精液分析方法，而且能快速准确地测定精子密度、活率、活力等参数，重复性好，可比性强，为临床工作提供科学的诊断依据。它还可以提供描述精子运动状态的多种参数，图像输出更清晰直观地显示精子的运动轨迹情况，减少人工检测的误差，并且可以进行报告的打印、存储、查询，便于临床和科研的比较、分析。

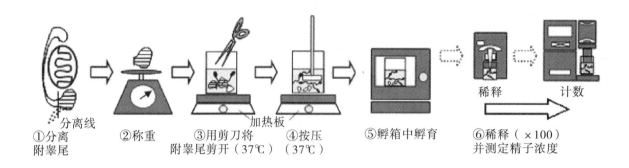

①分离 附睾尾
分离线

②称重

③用剪刀将 附睾尾剪开（37℃）

④按压 （37℃）
加热板

⑤孵箱中孵育

⑥稀释（×100） 并测定精子浓度
稀释　　　　计数

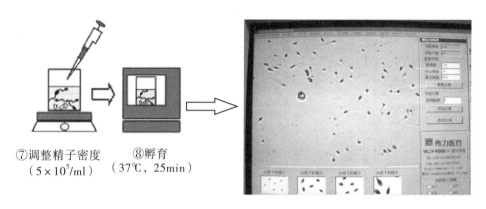

⑦调整精子密度 （5×10⁵/ml）

⑧孵育 （37℃，25min）

图 28-6-2　精子质量分析流程

（楚世峰　张均田）

参 考 文 献

1. Kuniaki Tayama, Hiroshi Fujita, Hiroshi Takahashi, et al. Measuring mouse sperm parameters using a particle counter and sperm quality analyzer: A simple and inexpensive method. Reproductive Toxicology, 2006, 22:92－101

2. 楚世峰，王玉珠，郑里翔，等. 棉酚造成大鼠精子质量下降与 NO 之间关系的研究. 中国药理学通报 2008，24（11）：1518－1521

第二十九篇　抗菌、抗病毒药物的实验方法与技术

第一章　抗菌药物的实验方法与技术

一个新的化合物或分离提取有效成分是否有抗菌作用，需要药理实验来证实，首先采用体外实验方法，观察实验物对细菌有无杀灭作用或抑制作用，体外实验的重要性在于方法简便，用药量少，短时间内能判断药物抗菌的广度和强度，为深入体外实验和体内药效研究提供数据。

第一节　体外抗菌实验

体外实验是筛选抗菌药物或测试新药抗菌性能的重要环节。药物对细菌代谢的影响，可以使细胞呼吸量降低，或酶系统受到抑制等，因而出现细菌不生长或部分抑制，可借以判断药物对细菌有无抗菌作用，或抗菌范围。体外实验是细菌与药物直接接触，没有机体诸因素参与，故体外和体内实验的结果不一定完全一致，需两方面综合分析进行评价。

一、实验的准备

（一）实验菌株的选择

一般使用实验室保存的典型菌株和临床分离菌株；典型菌株或质控菌株，可向菌种保藏单位索取，临床分离菌株，可由医院检验科从病人标本中分离，经鉴定后，作为主要实验菌株。各城市和各地区医院的病人用药不尽相同，分离菌株对药物敏感性有差别，因此，收集临床菌株时，要考虑上述城市和地区均要兼顾，实验结果才有普遍性。实验细菌种类多少，根据实验任务或药物的可能抗菌范围来决定。

（二）培养基的制备

培养基是细菌检测中一个重要部分，为了使细菌培养实验获得可靠结果，必须有适合细菌生长繁殖营养物质的氮源，碳源，无机盐类和某些生长因素等培养基成分。下面将常用的几种细菌培养基介绍如下：

1. 牛肉浸液

（1）成分

鲜牛肉	500g
蛋白胨	10g
氯化钠	5g
蒸馏水	1000ml

（2）制法

1）取新鲜牛肉除去肌腱，肌膜及脂肪，切成小块后绞碎或用刀剁碎，置搪瓷桶或铝制锅中，每500g碎肉加水1000ml，混合置冰箱中浸泡过夜。

2）次日将肉浸液取出，搅拌均匀，煮沸30min，并常搅拌，直至蛋白质已凝固，即停止加温，补足失去水分。

3）用纱布或绒布挤压过滤，在滤液中，按上述比例加入蛋白胨，氯化钠，再加热使其全部溶解，煮

沸 10min，经冷却后，调 pH 至 7.6~7.8。用滤纸过滤，分装于三角烧瓶中，瓶口用棉塞塞紧，再用厚纸或牛皮纸将瓶口扎好，经 15 磅 15~20min 高压灭菌，冷却后置阴凉处备用。

（3）用途　供一般细菌实验用培养基，营养价值比肉膏汤好。

2. 牛肉膏汤

（1）成分

牛肉膏	3~5g
蛋白胨	10g
氯化钠	5g
蒸馏水	1000ml

（2）制法

1）上述成分置三角烧瓶内，加入水 1000ml，混合加热溶解。

2）调 pH 至 7.4~7.6，煮沸 3~5min，冷却后用滤纸过滤。

3）按上述分装于适当容器内，高压灭菌后，置阴凉处备用。

（3）用途　供一般要求不高的细菌实验用。

3. Mueller-Hinton 肉汤（ME 肉汤）

（1）成分

牛肉粉	300g
水解酪蛋白	17.5g
可溶性淀粉	1.5g
蒸馏水	1000ml

（2）制法

1）上述成分置容器内，加入水 1000ml 混合加热，使溶解，调 pH 至 7.4，煮沸 3~5min，冷却后过滤。

2）分装于容器内，经高压灭菌 15~20min 备用。

（3）用途　MH 肉汤为目前国外和国内作一般细菌体外抗菌实验常用液体培养基。

（三）固体培养基

1. 琼脂培养基（营养琼脂）

（1）成分

牛肉膏（或牛肉浸液）	3~5g
蛋白胨	10g
氯化钠	5g
琼脂	20~25g
蒸馏水	1000ml

（2）制法

1）1000ml 蒸馏水，加入上述成分，加热煮沸促其溶解，并补足由于蒸发失去的水分。

2）调 pH 至 7.6，以绒布过滤，分装于烧瓶或试管内，经高压灭菌后备用（试管可制成培基斜面）。

2. 血琼脂培养基

（1）成分

营养琼脂培基	100ml
脱纤维羊血	8~10ml

（2）制法

1）将已灭菌的营养琼脂加热融化。

2）冷却至约 50℃，以无菌操作加入已预热 37℃脱纤维羊血 8~10ml，轻轻摇匀倾注于平皿内，每皿 10~15ml 或分装于试管内，制成斜面备用。

（3）用途　供营养要求较高的实验细菌用。

3．硫乙醇酸盐培养基（厌氧菌培养基）

（1）成分

胰酶水解酪蛋白	17g
葡萄糖	6g
植物胨或大豆胨	3g
硫乙醇酸钠	0.5g
琼脂	0.7g
半胱氨酸	0.25g
5g/L 氯化血红素溶液	1ml
亚硫酸钠	0.1g
10g/L 维生素 K_1 溶液	0.1g
蒸馏水	1000ml

（2）制法　将上述各成分混合置容器内，加热溶解，经煮沸 $1\sim2min$，冷却后调 pH 至 $7.2\sim7.4$，进行分装，经高压灭菌后备用。

3）用途　用于厌氧菌生长繁殖和抗厌氧菌实验用培养基。

（三）实验器皿的准备

抗菌实验的步骤需用无菌操作，应用的试管，平皿，吸管与细菌接触等器皿，均需经过高压灭菌后应用。

（四）药物的准备

由于药物与细菌接触，可能有严重污染或抗菌作用不强的中草药，可用玻璃除菌滤器过滤，对热稳定药物，可煮沸 10min。一般药物可不加任何处理，只要操作步骤严密，器皿灭菌彻底，很少出现染菌现象。实验时称取一定量的药物，按盐基折算成效价/mg，配成溶液或制成均匀的混悬液，pH 调至中性。

（五）菌液制备

抗菌药物实验是针对细菌的作用，实验菌株不能含其他杂菌，认为有可能污染时，对保存实验菌株应在平皿琼脂培养基上接种，经 37℃ 孵育后，分离典型单个菌落，转种于肉汤或琼脂培养基斜面，37℃ 孵育 $16\sim18h$ 作为实验菌液备用。

（六）细菌计数

为了接种菌量有数量概念，将制备菌液用生理盐水进行 10 倍顺序稀释为 10^{-1}，10^{-2}，10^{-3}……即 9ml 生理盐水加 1ml 菌悬液为 10^{-1}，依此类推。根据细菌繁殖数目而定，一般营养好的肉汤培养基细菌数目较多，稀释至 10^{-6} 或 10^{-7} 即可。然后，选取适当浓度的 0.1ml 菌液置平皿琼脂培基上，共做 $2\sim3$ 个平皿，用无菌的接种环或玻璃棒，轻轻将菌液摊开，切勿菌液碰到平皿的边缘，以免影响菌落计数，将平皿置 37℃ 孵箱培养，可先使平皿盖部分打开，使液体蒸发避免细菌繁殖在平皿培基上成片，或换用瓦盖吸收水分亦可。经孵育 $18\sim20h$，计算菌落数目。挑选平皿上生长 $30\sim300$ 个菌落作为计数，将 $2\sim3$ 个平皿均数进行计算，根据菌液稀释浓度计算每毫升菌液的活菌数。例如：10^{-6} 平皿上生长菌落数为 67，70，73 个，即平均为 70 个/0.1ml，每毫升有活菌数 700×10^6 即 7.0×10^8/ml（原菌液）。

二、体外抗菌实验

（一）试管稀释法

此种方法由于细菌与药液接触，比其他方法更为敏感，可作为新药或早期筛选新药或中草药抗菌作用的研究。一般应用临床分离的代表菌如金黄色葡萄球菌、肺炎链球菌，表皮葡萄球菌，大肠杆菌，绿脓杆菌，变形杆菌和标准质控菌株或根据药物的抗菌谱范围而决定实验菌株数量。本法需无菌操作，在试管内用上述肉汤培养基，将已配制药液作二倍递减浓度稀释，然后接种适量菌液，经孵育后，观察药物最低抑菌浓度（即 MIC）。

测定药物抗菌作用，常是测定一种药物对数种或数 10 种细菌的抗菌作用，与已知药物比较，所用培养基根据测定菌种而选定。为了简化操作手续，药液可在大试管中稀释，然后分装于小试管中进行实验。例如，测定一种药物（20μg/ml）对6种细菌的抗菌作用，可按图29-1-1稀释：

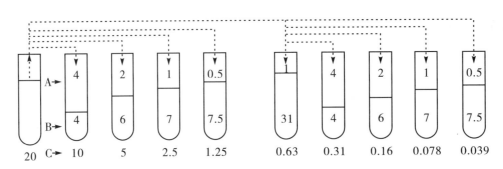

图 29-1-1　药液稀释示意

A. 药液；B. 肉汤培养基；C. 药物浓度（μg/ml）。

取上图的稀释药液各1ml分装入小试管内（从稀至浓可不换吸管），排成7排，然后取经孵育16～18h细菌培养液，稀释200倍，于上述6列不同浓度药液内，每列加入一种细菌稀释液，每管0.1ml，每小试管内总量为1.1ml，留1列作为药液对照管不加细菌，以便观察药液是否污染。另分装6个小试管，每管加肉汤培养基1ml，各加入上述不同的细菌稀释液0.1ml，作为细菌对照管，观察细菌是否生长。将实验管和对照管置37℃孵箱内培养16～18h检查结果，首先观察药物对照管和细菌对照管的情况；然后观察各实验管中细菌生长情况，与药液稀释液对照管比较，如加入细菌的药液管仍为澄清，即表示无细菌生长，则该管药物有抗菌作用；如为混浊，即表明细菌已生长，该药物无抗菌作用。以完全无细菌生长的最低药物浓度作为细菌对该药物的敏感度，即为该药物最小抑菌浓度。

此方法适用各种抗菌药物，抗生素和无深颜色中草药制剂的抗菌实验。

（二）微量稀释法

此种方法常用于测定细菌对药物敏感性或新药对细菌的抗菌活性实验。一般应用96孔微量稀释板，孔底呈U型，每孔容量为0.25～0.30ml。本法操作较便，用培养基量少，可作大批量药敏实验。

操作步骤与试管稀释法相似，一般常用MH培养基，将已配制药液在试管中作2倍递减浓度稀释，分装于微量稀释板孔内或用微量加液器直接在稀释板孔内作2倍稀释，然后接种稀释菌液，其中留一列孔作为药液对照，另一孔仅加培养基和菌液作为菌对照，实验完毕后，用微量搅拌器震荡混匀后，置37℃温孵18h。厌氧菌则置37℃厌氧箱或厌氧缸内孵育24～48h观察结果，在黑色背景下观察与试管稀释法结果判断相似，有细菌生长孔呈现混浊，未见混浊则为无细菌生长，即是药物最低抑菌浓度。

（三）琼脂稀释法

一般采用平皿2倍稀释法，先将药物配成适宜浓度，分别加入平皿内，与熔化琼脂培养基混匀待凝固，接种适量细菌，经孵育后，观察细菌对药物敏感性。例如，测定一种抗菌药物，其浓度为960μg/ml，吸取药液2ml，加入第一个平皿内，继之按2倍递减药量，分别加入第二，三平皿的药液为1ml和0.5ml……其他类推；吸取熔化琼脂培养基，13ml，14ml和14.5ml按顺序分别加入上述平皿内，立即与药液充分混匀，各平皿总容量均为15ml，最终药物浓度分别为128μg/ml，64μg/ml和32μg/ml，如需低浓度则按上述步骤继续稀释。将孵育16-18h细菌培养液，用多点接种仪，接种在上述平皿含药琼脂培养基上或用简易盖印法接种细菌，（即根据测定菌株数量制定几个或数十个大头针裹小棉球插在圆形大胶皮板上，棉球上分别滴上细菌培养液，如盖印一样按在含药物琼脂培养基上），另设药对照和菌对照，细菌接种后，置孵箱内孵育16～24h观察结果。首先检查药物对照和细菌对照平皿细菌生长的情况；然后按顺序检查含药物不同浓度的琼脂平皿上有否细菌生长，如果接种点仅有接种时的痕迹，未见生长菌落，该接种点即为阴性：药物对该菌株的最小抑菌浓度（即MIC），其他实验菌株接种点的检查类推。一种细菌的不同菌株对药物敏感性差别很大，其MIC可能差别几倍或几十倍，甚至百倍。根据这一批的结果可以计算出抑制50%（MIC_{50}）或90%（MIC_{90}）受试菌所需MIC。

（四）扩散法

此种方法包括纸片法，杯碟法，挖洞法等，它们的共同点均在平皿琼脂内加入适量测试细菌，按上述方法放置适量药液在菌层上，药物在琼脂四周扩散，经孵育后，细菌生长受抑制，出现抑菌圈，测定抑菌圈直径，能了解细菌对药物的敏感程度。其步骤如下：将熔化琼脂培养基冷却至50℃，加入适量测试菌悬液与琼脂培养基摇匀，吸取10~15ml置平皿内，待凝固后，根据测试需要，例如用纸片法，将含定量药物纸片，贴在平皿菌层上；用杯碟法者，将牛津杯放置平皿菌层上，定量药液加入杯内（药液与杯面平为准）；用挖洞法，将平皿菌层，用经灭菌不锈钢打洞器，将平皿菌层打成若干洞，定量药液，加入洞内（实际与杯碟法相似）。将上述方法测试平皿置37℃温箱中，孵育16~24h后，测定平皿内抑菌圈直径的大小。

上述方法，根据抑菌圈直径的大小确定细菌对药物敏感性，不能确定药物的最小抑菌浓度。临床上常用纸片法来判断检测细菌对药物敏感程度，检测结果采用三级划分制，即高度敏感，中度敏感，耐药等。纸片法在新药研究中，应用于早期新药抗菌实验，或测试抗生素发酵过程中测定效价单位，或检测体内的血药浓度或其他体液浓度；杯碟法和挖洞法用于抗菌药，抗生素，中药等新药研究，其中杯碟法常用于测定体液药物浓度或体内组织浓度。

三、体外最小杀菌浓度实验

（一）药物杀菌作用实验

测定药物最小杀菌浓度或抑菌浓度是评价新药重要组成部分，采用试管稀释法或平皿琼脂稀释法仅能测定药物的最小抑菌浓度，该药物是否杀菌作用需作深入一步实验才能判断药物杀菌情况。

步骤：按上述试管稀释法操作程序，将药物配成适宜浓度，作2倍递减系列浓度稀释，分装于小试管中，经接种菌液后，置37℃孵箱中培养约18h，观察药物最低抑菌浓度以上未见细菌生长的各实验管培养物，分别吸取0.1ml，移种至不含药的平皿琼脂培养基上，轻轻推开药液，置37℃培养过夜，观察有无细菌生长，按一般规定，平皿培养基中，细菌计数应少于5个菌落者作为该药物的最低杀菌浓度（MBC）；反之，无细菌生长各实验管培养物，经移种平皿培养基后，各浓度均有细菌生长，该药物为抑菌作用。

（二）药物杀菌曲线实验

各种抗菌药物对不同种或不同菌株的杀菌速度和强度不尽相同，一个新药在药效研究阶段，了解药物在不同时间内的杀菌程度对评价新药有理论意义和临床参考价值。

步骤：将测试菌株接种肉汤培养基中，置37℃培养箱中孵育18h作为实验菌液，吸取适宜菌液，分别接种于含不同药浓度的肉汤培养基中（另设一管仅接种菌的肉汤培养基作为对照），使实验管和对照管中细菌的最终浓度为 10^5 或 10^6 CFU/ml，实验管和对照管各吸取1ml作为零小时的细菌计数用，然后上述实验管和对照管置37℃培养箱中或水浴中震荡培养，分别在2、4、6、8、12和24h，分别吸取1ml培养液进行10倍稀释，即培养液1ml加9ml生理盐水或肉汤培养基中，一般从 10^{-1} 稀释至 10^{-7} 即可，或根据细菌繁殖快慢而决定稀释度。细菌计数（见第一章第一节中的细菌计数段）。根据不同时间点取样作菌落计数，可以绘制出杀菌曲线。例如，氟罗沙星和诺氟沙星对金黄色葡萄球菌杀菌曲线实验，根据MBC，分别设氟罗沙星浓度为0.19~1.56μg/ml共4个浓度，诺氟沙星浓度为0.39~3.12μg/ml；按上述步骤操作和不同时间点进行菌落计数。氟罗沙星和诺氟沙星绘制杀菌曲线（图29-1-2和图29-1-3）。

四、培养条件对药物抗菌活性的影响

试管内药物抗菌活性的影响因素主要有培养基酸碱度（pH），细菌接种量，药物与血清蛋白结合等影响。由于各种药物在体外条件影响差别较大，如氨基糖苷类抗生素，在偏碱性培养基条件下，其抗菌活性增强，反之在酸性培养基条件下，其抗菌活性减弱；又如青霉素类抗生素易与血清蛋白结合，减弱体外抗菌活性，此时如能加入磷酸缓冲液，使释放出游离药物，提高抗菌活性，在体内与血清蛋白结合后，能逐渐释放出游离青霉素，发挥抗菌作用。因此，新药作体外抗菌实验时，应考虑影响抗菌活性因素。

（一）培养基pH值的影响

一般作培养基pH值影响实验时，用不同浓度盐酸或氢氧化钠将MH肉汤培养基调整为pH5.0，7.0，9.0等或根据不同种类药物培养基pH值范围缩小或扩大，使适合该药物实验条件。经配制不同pH的MH

肉汤培养基，按试管二倍稀释法，将药物稀释成所需系列浓度，分装于小试管中，每管 1.0ml 或 2.0ml，实验细菌根据抗菌谱广度而定，一般应用有代表性临床分离细菌不少于 2 株，接种菌量 10^5 CFU/ml，每实验管接种 0.1ml，置 37℃孵育过夜，观察结果，记录未见细菌生长实验管即为该药 pH 值的 MIC，其他 pH 值观察类推。通过 pH 值影响观察，了解该药物影响程度。

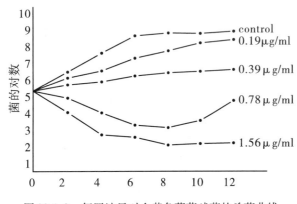

图 29-1-2 氟罗沙星对金黄色葡萄球菌的杀菌曲线

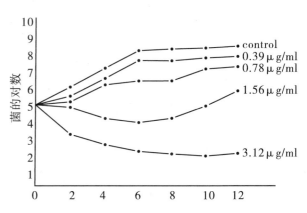

图 29-1-3 诺氟沙星对金黄色葡萄球菌的杀菌曲线

（二）细菌接种量的影响

接种菌量对药物抗菌活性的影响也是评价新药一部分。一般应用 MH 肉汤培养基，试管二倍稀释药物，稀释成 8 ~ 10 个浓度，分装于小试管中。细菌培养液用磷酸缓冲液或肉汤培养基稀释成 10^2 ~ 10^8 CFU/ml，每实验管分别接种 0.1ml，置 37℃温箱培养过液，观察各实验管接种菌量未见细菌生长的最小抑菌浓度。

一般抗菌药物在接种细菌量增至 10^8 CFU/ml，其抗菌活性受一定影响，其他较小接种菌量对药物抗菌活性影响不显著。

（三）血清对药物抗菌活性影响

一般应用马血清或人血清，由于血清含有各种抗体，需经 56℃灭活 30min 应用，用 MH 肉汤培养基，将灭活血清稀释成 25%，50% 和 75% 等不同血清浓度与不含血清 MH 培养基作为对比。各血清浓度，分别分装于小试管中，每管 1.0ml，接种细菌量按上述 10^5 CFU/ml，每实验管接种 0.1ml，置 37℃培养过液，观察结果与上述相同，未见细菌生长的实验管即为该血清浓度的药物的 MIC。

（四）阳离子的影响

有些阳离子，例如镁离子（Mg^{2+}）与药物结合，减弱药物的抗菌活性。影响抗菌活性与离子浓度有关。一般常用阳离子有氯化镁，经溶解后，用 MH 肉汤稀释成 0.3 ~ 12mmol/L，另设一列不加 Mg^{2+} 作为药对照，各浓度分别取 1.0ml 分装于小试管中，每实验管分别接种菌液（10^5 CFU/ml）0.1ml，置 37℃孵箱中培养过夜，观察不同 Mg^{2+} 浓度的细菌生长情况，未见细菌生长的实验管即为该药物最低抑菌浓度，与未加 Mg^{2+} 实验管的 MIC 作对比，分析 Mg^{2+} 影响药物抗菌活性差别。

第二节 全身感染模型

动物对细菌感染有较强耐受力，一般感染细菌量不易使动物发病，在实验室复制与临床一致的感染模型较为困难。复制动物感染模型前，事先挑选临床分离的细菌对动物有较强致病力，尽量达到感染菌量小，即能使动物发病，或临床分离细菌，经反复动物感染后，体内分离菌株能提高细菌毒力；另外使用某些保护剂保护感染细菌免受动物体内巨噬细胞吞噬，如胃膜素或干酵母均能在动物体内起到保护细菌作用；也可采用降低动物机体抵抗力，如动物感染前注射大剂量的环磷酰胺，使动物体内中性粒细胞生成受抑制，易使动物发病。目前常用的全身感染途径有腹腔感染和静脉内注射感染两种模型。

一、腹腔感染实验模型

腹腔感染（又称全身感染）是新药研究中经常采用的一种动物模型。常用动物有小白鼠，一般小鼠在动物实验室观察 2～3d 后使用。

（一）保护剂制备

称取胃膜素或干酵母粉 5g，用乳钵研磨成匀浆，补足生理盐水 100ml（5%），盛入三角烧瓶中密封，经 15 磅 15～30min 灭菌备用。

（二）感染细菌制备

挑选临床分离的致病力强，对动物毒力大而稳定的菌株，经动物预试，符合上述要求条件作为感染菌株，接种于试管琼脂培养基斜面上保存备用。

实验前选择适合该实验菌株的培养条件的培养基，例如肺炎链球菌或链球菌在 MH 肉汤培养基或鲜牛肉汤培养基中加 10% 血清或全血使用；金黄色葡萄球菌、大肠杆菌，绿脓杆菌等用 MH 肉汤培养基或鲜牛肉汤等均能使上述细菌生长良好。

将感染细菌从培养基斜面刮取菌苔少许，接种肉汤培养基中，置 37℃ 温箱中孵育 18h 作为感染原菌液，用经灭菌 5% 胃膜素或 5% 酵母配成匀浆，用 10 倍稀释法，将原菌液稀释成使小白鼠腹腔感染引起 100% 最小致死量（MLD）作为小白鼠感染量备用。

（三）药液配制

称取药物适量，根据给药途径而定，注射给药者，根据理化性质，加入少许助溶剂，使药物溶解后，按盐基比例折算成效价/mg，稀释成所需药物浓度；不溶于水的口服剂型，用 0.25%～0.5% 羧甲基纤维素钠溶液配成所需浓度混悬液备用。

（四）实验方法

将动物实验室观察小鼠挑选外观健康，随机分为若干剂量组，一般设置 4～6 个剂量组，同一批实验时，设已知药物对照作比较，每组小鼠 10 只，雌雄各半。将上述制备感染菌液，按药物剂量顺序，每鼠腹腔注射菌液 0.5ml；给药时间和次数，根据药物吸收和排泄速度以及体内半衰期长短而定，一般吸收良好，半衰期长的药物，小鼠感染后 1 次给药即能达到治疗效果或给药 2 次，极少数药物，动物感染后第 2d 仍需给药，尤其中药在动物体内发挥作用慢，需长期给药才能呈现效果。动物给药途径应与临床应用途径一致。治疗效果指标，一般小鼠腹腔感染后，经治疗的各剂量组死亡动物一般集中在 1～4d 内，因此观察 7～10d 动物生存数，作为判断药物治疗效果指标，根据各剂量组动物生存或死亡数，用 Bliss 计算机程序求出半数有效量（ED_{50}）和 95% 置信限或按公式计算半数有效量。也可以根据 ED_{50} 和半数致死剂量（LD_{50}），求出药物治疗指数（LD_{50}/ED_{50}）或安全系数（LD_5/ED_{95}）评价药物治疗效果和安全性，与已知药物比较分析。

为了进一步说明治疗效果，另设一批实验感染，在给药期间或停药时将各剂量组的生存动物或死亡动物，分别取出肾脏组织研磨成匀浆，按上述菌液制备有关细菌计数方法进行活菌计数，与已知药物疗效比较。

（五）注意事项

1. 感染菌株第一次实验治疗时应做活菌计数，此后，每次实验时条件一致，不必做活菌计数，用分光光度计进行比浊度控制菌液浓度即可。

2. 实验步骤每环节需无菌操作。

（六）方法评价

腹腔感染的实验治疗为国内外常用感染实验模型，方法简便，易操作，重复性好，可作为评价新药疗效的方法之一。

二、静脉内感染实验模型

静脉内细菌感染与腹腔感染不同，静脉注射细菌后，大量菌体直接进入血液循环系统，迅速分布全身各器官内，然后菌体随血流汇集在肾脏内大量繁殖，形成大小不等脓肿，引起肾组织广泛坏死，如不及时治疗，造成短期内动物死亡。因此，静脉内感染菌量不宜过大，使动物有较长发病过程，有利于药物治疗。一般常用动物小鼠，也有用兔作为静脉感染或根据实验任务选择合适动物。

（一）实验步骤

1. 感染菌液制备 从保存菌种斜面，用接种环刮取菌苔少许，移种于肉汤培养基中，置37℃培养箱中孵育16~18h作为感染原菌液，用生理盐水稀释原菌液为1:2，1:4，1:8等适当菌液浓度，用分光光度计测定菌液比浊度或用10倍稀释法进行活菌计数，决定感染细菌量范围。

2. 预试感染菌量 测试适合感染菌量，按上述稀释比例菌浓度，每鼠尾静脉内注射0.2ml，感染后观察小鼠死亡时间和动物数，要求延长至24h开始动物死亡，有利药物治疗，而且死亡动物数恰好100%最小致死量作为静脉感染菌浓度为宜。

3. 预试治疗 按上述100%最小动物死亡菌浓度，给小鼠尾静脉感染0.2ml菌液，共设3~4个剂量药物治疗组，给药途径与临床一致，给药时间及药程根据药物研究要求而决定，治疗结果应有80%~100%和20%~0%存活动物剂量。

4. 实验治疗 正式实验时按上述预实验感染菌浓度和治疗剂量范围死亡数，设计药物4~6个剂量组，已知药物对照组和感染不给药组进行正式实验治疗，根据各剂量组治疗结果的存活动物数或死动物数，用Bliss程序求出半数有效量（ED_{50}）和95%置信限或按计算公式求出ED_{50}，并与已知药物实验结果比较分析。分析时可根据ED_{50}和半数致死量（LD_{50}）计算各药物治疗指数$\left(\dfrac{LD_{50}}{ED_{50}}\right)$或安全有效指数（$LD_5$/$ED_{95}$）较全面了解各种药物的药效优缺点。

为了进一步说明治疗效果，另设一批实验治疗一定时期处死动物，取出肾组织，研磨成匀浆，做活菌计数或作肾组织病理组织检查作为药物治疗指标之一。

（二）注意事项

静脉感染前，小鼠固定在铁丝罩或木盒内，使尾露在外面，将尾部洗净，擦干，用碘酊和酒精分别消毒尾部，用4~5号针头刺入一侧静脉内注入菌液0.2ml。针头插入静脉内有困难时，可用酒精或热水敷，静脉充血后，针头易插入。

静脉内感染目前应用较少，可作为新药深入研究时评价的指标之一。

第三节　局部感染模型

抗感染新药不断被发现，仅用全身感染实验模型不能满足新药评价要求，需要有与临床感染近似的局部感染实验模型评价新药疗效的指标。

一、泌尿系统感染实验模型

临床上泌尿系统感染为常见和多发病，发病率高，病期长。实验室造成动物泌尿系统感染将菌液注入静脉后，细菌汇集肾脏引起炎症过程；另一种菌液直接注入膀胱内造成上行性肾组织感染；后者实验室常采用局部感染方法，其中一种方法小鼠麻醉后，以手术操作打开腹腔后，将感染菌液，用注射器直接注入膀胱内，另一种目前常用的方法，小鼠经麻醉后，用注射器钝针头从尿道口插入膀胱内注入感染菌液，引起上行性感染。

（一）腹腔内膀胱上行性肾感染

1. 感染菌液制备 用接种环刮取菌苔少许，接于肉汤培养基中，置37℃温箱内孵育16~18h作为感染菌液。

2. 实验准备 手术器械（剪刀、手术刀、镊子、缝线、缝针、手套），0.25ml注射器，5或6号针头，解剖板，碘酊，75%酒精，17~20g小白鼠，实验前1d禁喂水。

3. 预试感染 实验时将小鼠用乙醚吸入麻醉或用戊巴比妥钠溶液（30mg/kg）腹腔或皮下注射麻醉，在小鼠下腹部，用手加压，使膀胱内残留尿溢出排空；麻醉鼠仰卧于解剖板上，用剪刀或刀片将麻醉鼠下腹部长毛剪短或剔除后，用碘酊和酒精分别消毒；无菌操作下，在下腹膀胱位置，用刀切开腹壁0.6~1.0cm长的切口，暴露膀胱，手持镊子固定膀胱，用注射器吸取感染菌液0.02，0.03或0.04ml，分别注入膀胱内，小鼠感染后，进行腹壁缝合和缝合口消毒，小鼠放回笼内，继续禁喂水4h，有条件的实验室，用自制小铁夹夹住尿道口两侧皮肤，防止膀胱内感染菌液流出。

4. 预试感染结果　小鼠感染后第4d处死，无菌操作条件下，取出双侧肾脏，一只肾研磨成匀浆做活菌计数或肾纵切成两剖面，将剖面盖印于平皿琼脂培养基上，经37℃培养16～18h，检查肾脏活菌数量，另一只肾作病理组织切片镜检，观察肾脏感染后损伤程度。按上述感染菌液有一定活菌数和肾炎症损害即可作为本实验感染菌量。

5. 预试治疗　按上述选定感染菌液量进行小鼠膀胱感染，感染后，根据研究药物设3～4剂量组和感染不给药对照组，一般第一次给药时间为感染后4h，第2和第3d为1～2次/d。感染后第4d，按剂量组分别处死小鼠，解剖取出两侧肾脏，置无菌平皿内，按预试感染项，将肾纵切成剖面或研磨成匀浆进行活菌计数（病理组织切片根据药物研究而定）。实验结果根据药物剂量与细菌清除率作为实验治疗参考。

6. 实验治疗　根据预试治疗结果药物设计4个剂量组（按mg/kg计量），与已知药物对照同时进行感染治疗实验。给药后第4d处死动物，按预试治疗，解剖取出双侧肾脏，采用肾剖面盖印培养或肾研磨成匀浆进行活菌计数法，检查各药物剂量组的活菌数的清除细菌数量，计算ED_{50}或治疗指数。

7. 方法应用　膀胱细菌上行性肾感染可应用抗生素或抗菌药物的实验治疗，例如抗生素89-07对大肠杆菌[26]的小鼠膀胱上行性肾感染实验治疗，给药剂量为10，5.1和0.2mg/kg皮下注射，每剂量鼠10只，第1d感染后4h给药1次，第2和第3d 2次/d，并同时与庆大霉素（GM）或丁胺卡那霉素（AMK）进行比较，给药后第4d处死动物，取出肾脏，纵切成剖面，剖面盖印于平皿琼脂培基上，经培养后，按剂量统计活菌数，作为清除细菌数的疗效，GM，AMK按相同方法统计疗效（表29-1-1）。

表 29-1-1　抗生素 89-07 和对照药对小鼠膀胱上行性肾感染大肠
杆菌 26（5×10^4 cfu）的保护效果

药物	剂量 （mg/kg）	肾剖面清除 细菌数/总数	细菌清除率 （%）	ED_{50}（95% 置信限） （mg/kg）
89-07	10	18/20	90	1.2
	5.1	14/20	70	(0.55～2.26)
	0.2	4/20	20	
GM	3.5	18/20	90	8.10
	17	12/20	60	(4.44～14.48)
	1	2 20	10	
AMK	10	18/20	90	1.58
	5.1	13/20	65	(0.76～3.25)
	0.2	3/20	15	

8. 注意事项　感染菌株必须选择致病力强的临床分离菌株；腹腔内细菌上行性肾感染的各环节均需进行无菌操作；感染菌液不必稀释，感染后以肾脏有炎症反应和活菌数为准。

9. 方法评价　小鼠腹腔内膀胱上行性肾感染的方法较复杂，可作为新药深入研究方法之一，而此方法与临床上行性尿路感染一致。

（二）膀胱插管法上行性肾感染

本方法优点不用手术切开腹壁和暴露膀胱，而用插管通过尿道口插入膀胱内，将菌液直接注入膀胱内引起上行性肾感染。此方法简便易行，无需特殊设备即能达到感染目的。

1. 实验准备　带齿小镊子，0.25ml注射器，5～6号钝针头（作膀胱插管用），解剖板，碘酒，75% 酒精。17～20g 雌小鼠，禁喂水24h。

2. 实验步骤　本实验除不通过腹腔内膀胱感染外，其他基本相似。小鼠经乙醚吸入或戊巴比妥钠麻醉下，仰卧于解剖板上，尿道口周围用碘酒和酒精分别消毒。

3. 膀胱插管　用带齿小镊子将尿道口一侧皮肤呈45°~60°角提上，然后将0.25ml注射器配备5号钝针头插入尿道内，缓慢向内推进，直至针座接触尿道口为止，证明针头已插入膀胱内，此时注入适量菌液，感染后防止菌液溢出尿道口，可用小铁皮夹夹住尿道口皮肤2~4h，并继续禁喂水4h。

4. 实验治疗　小鼠感染后，根据药物实验要求，设计合适剂量组，疗程与已知药物同时比较。结果判断与腹腔内膀胱感染相一致。

5. 方法应用　本方法可应用于新抗生素或抗菌药物深入研究的实验治疗的疗效评价。

6. 注意事项　由于本方法用插管从尿道口插入膀胱内，小鼠麻醉深度适中，能使膀胱括约肌松弛，使插管能顺利进入膀胱内；插管进入尿道宜缓慢，呈45~60°向前推进，以免损伤尿道，推进有阻力时，稍改变方向，即能顺利进入膀胱内。

7. 方法评价　本方法避免手术，不损伤任何组织，符合临床感染情况；操作简便，快速，提高实验效率；本法由于尿道插管，在治疗期间，可以定期收集尿液作细菌学检查，了解不同时间内疗效情况。

二、呼吸系统感染实验模型

呼吸系统感染在临床上是一种常见细菌感染性疾病，病原菌有革兰阳性细菌和阴性细菌以及厌氧菌、真菌、病毒等均能引起呼吸系统感染，由于各种原因治疗不当或机体防御能力低，可能转变为慢性炎症。实验动物对上述各种细菌均有较强耐受力，即使应用临床分离致病菌也不易使动物发病，为了建立动物呼吸系统细菌感染（一般用肺部作为观察指标易判断）与临床较接近的肺部炎症发病过程，病理变化和细菌学指标，关键在于选用临床分离致病力强而毒力稳定的感染菌株；另一方面，由于某些药物研究需要某种细菌，经预试感染不易使动物发病或经动物反复感染后，促使细菌增强致病力，再经动物肺部感染后，仍未发病者，可在感染前，使用药物降低动物机体防御能力，一般常用药物有环磷酰胺（50~100mg/kg）在感染前4d注射给药1次，引起动物周围血液中白细胞数减少，感染当天再注射1次，在这种情况下，动物感染时使肺部发病；一般认为发病早期细菌在肺部增殖性炎症过程为局部充血，水肿，炎性渗出物，坏死，巨噬细胞和白细胞浸润，感染后24h细菌大量增殖，炎症继续扩散，病变可波及一侧肺或双侧肺的病理改变，细菌浸入血液循环系统，此时血液或其他器官作细菌培养有致病菌生长，如不及时治疗，引起动物死亡，应用肺炎杆菌DT-5株小鼠肺部感染后，未作药物治疗的感染动物；一般在2~4d内死亡。

常用感染方法：①小鼠感染箱法；②滴鼻法；③支气管插管法。后两种感染方法，动物需在麻醉下进行实验。

（一）小鼠感染箱法

感染箱为圆柱形，高45cm，宽50cm，感染箱左上侧连接喷雾器（内储存细菌悬液），作感染时使细菌悬液雾化后喷入感染箱内，感染箱右下方48cm处有小孔通入气箱内，与压力指示器和空气冲洗瓶连接，前者了解感染箱后的压力程度，后者残留雾化细菌悬液通过4只瓶盛有3%酚溶液（图29-1-4）作为残留感染细菌消毒用，依次连接第5瓶水和空瓶与吸气器连接使残留气排出。

本雾化感染箱装置一次可放入120只小鼠，同时进行雾化感染，操作感染时，启动压缩机，空气通过压力调节器，过滤器和喷雾器（其压力为1kg/cm²）将细菌悬液雾化喷入箱内（图29-1-4），喷雾感染时间，一般根据细菌毒力强弱，感染后动物死亡时间或肺部病理变化而定。采用肺炎杆菌DT-S株作为感染菌株，细菌浓度约10^9CFU/ml，操作压力为1kg/cm²，喷雾感染时间为40分钟。

（二）滴鼻法

用戊巴比妥钠按30mg/kg给小鼠腹腔注射或乙醚吸入麻醉下，将小鼠仰卧于实验台上或左手抓住鼠背部及颈部皮肤，右手持0.25ml注射器（用5号或6号针头），或微量注射器吸取感染细菌悬液，缓慢地将细菌悬液滴入麻醉鼠鼻孔内，利用鼠自然吸气时的动作，将菌液吸入气道至肺，每只鼠滴入菌液量应根据细菌致病力而定，一般感染菌悬液量为0.02~0.05ml，但不能用过量菌悬液滴入，以免麻醉鼠引起窒息死亡。适宜菌悬液量能使感染后肺部有炎症性病理变化或动物死亡指标。

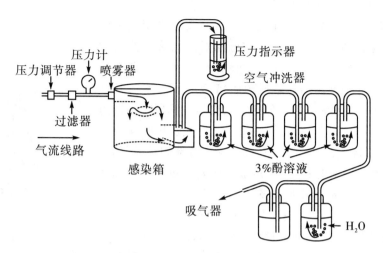

图 29-1-4　雾化感染装置示意图

（三）气管插管法

插管法常用动物有小白鼠，大白鼠，仓鼠或豚鼠等，实验时用巴比妥类药物按 30mg/kg 给动物口服或注射（皮下和腹腔均可）麻醉下，动物仰卧在实验台上呈 30 度角倾斜位置，用 1mm 软金属钝针管与粗细相似塑料管连接，用眼科镊子将麻醉动物嘴张开，用塑料管连接的钝针管经口腔咽喉缓慢插入气管，直至钝针管顶端有软骨感觉时证实套管进入气管内，连续插则接近支气管位置。用微量注射器或 0.25ml 注射器吸取感染菌液 0.02～0.05ml 注入套管内，此时感染的动物保持原来位置约 10min，使套管内菌液由于重力作用流入支气管和肺泡内达到肺部感染。

（四）预试感染菌量

实验时根据条件，三种方法中任选一种，实验动物作预试感染后 2～4d 的肺部应有病理改变和动物死亡情况，对存活动物和死亡动物均需检查肺部病理改变程度，而决定感染菌液量。

（五）预试治疗

动物经肺部感染后的给药时间及疗程，一般感染后 6～12h 开始给药，1～2 次/d，疗程 3～7d，根据预试治疗动物生存数和肺部病变好转程度决定治疗剂量范围。

（六）实验治疗

根据预试治疗结果，设计药物若干剂量组和已知药物对照组和感染不给药对照组进行实验治疗。判断结果根据各剂量组生存动物数，计算出 ED_{50} 或治疗指数与已知药物比较。同时对存活动物作肺组织解剖和细菌检查作为疗效指标之一。

（七）方法应用

动物呼吸系统感染模型作为抗生素或抗菌药临床前药效学判断指标之一，尤其适用于呼吸系统感染治疗的药物实验。

（八）注意事项

对呼吸系统感染模型需选用临床分离致病力强的菌株；动物肺部感染时呈 30 度角仰卧（头和前肢高，后肢低位置），使菌液流入支气管和肺泡内。

（九）方法评价

应用动物肺部细菌感染与临床较接近，发病过程相同，有典型肺部炎症病理变化，严重者造成菌血症和死亡，判断包括动物生存数，肺部炎症变化，细菌学和病理学检查等明确指标。

三、皮肤创伤感染模型

皮肤创伤在临床上易引起细菌感染，病原菌有革兰阳性细菌和阴性细菌，均能引起皮肤伤口感染。实验室则应用动物皮肤造成创伤细菌感染与临床相似的模型，作为评价药物疗效指标之一。

（一）实验步骤

实验室常用感染细菌有金黄色葡萄球菌，绿脓杆菌，大肠杆菌和变形杆菌或根据药物研究需要用其他细菌。实验菌株均用临床分离的致病菌，鉴别后保存备用。实验前测定菌株对药物敏感性及对皮肤伤口感染程度是否达到本实验要求。实验前1d，将保存菌株用接种环取菌苔少许，接种于肉汤培养基或琼脂培养基上，经37℃培养18h作为感染菌。实验动物常用的有家兔，大白鼠和豚鼠或根据药物研究需要应用其他动物。家兔体重约2~2.5kg，大鼠和豚鼠的体重分别约200g和400~500g。实验前1d在动物胸腹背部的长毛剪短，然后用脱毛剂涂于短毛区，做出18~25mm脱毛区若干块，并在脱毛区涂于适量甘油或液体石蜡防止皮肤干裂。次日实验时，用戊巴比妥钠麻醉下，以无菌操作程序在脱毛区剪下圆形皮肤一块，一般每只动物可做出3~4块创面，兔创面直径约15~18mm，大鼠和豚鼠约8~10mm。创面底部能见肌膜为准。若伤口有渗血，用无菌棉球

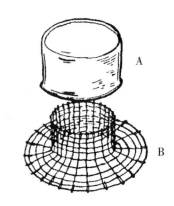

图29-1-5　保护伤口用小帽
A．玻璃盖；B．铁丝制小帽骨架，
外涂万能胶（直径18~25mm）。

加压止血。创面用特制小帽覆盖（图29-1-5）。用万能胶将小帽粘于创面四周的脱毛区上以保护创面防止干燥结痂。每一创面注入感染菌悬液0.1ml或琼脂斜面生长菌苔刮取少许涂于伤口进行感染，感染后用凡士林油纱布覆盖伤口，罩上玻璃盖。为了防止感染伤口的固定小帽免被动物撕掉，在家兔颈部戴上直径22cm轻质白铁皮枷一个；大鼠或豚鼠则在小帽底部周边上再用一圈白铁皮加固，以防止大鼠或豚鼠将小帽底部周边的铁纱撕掉。

（二）实验治疗

动物感染后，根据实验目的设计实验的药物和已知对照药物若干剂量组以及感染不给药对照组进行比较，给药次数间隔时间和疗程，根据具体药物而定。疗效指标包括伤口大小，炎症反应，分泌物性质，肉芽组织生长和伤口菌量以及创面的病理组织检查为判断疗效指标。

（三）方法应用

创伤感染模型可应用于新药或新剂型深入研究的药效指标。

（四）注意事项

由于动物皮肤对细菌有较强抵抗力。伤口感染细菌后不保持湿润，会很快结痂自愈。用特制保护创面的小帽是本实验模型关键，除用铁沙制作的保护伤口小帽（小帽周围用万能胶涂布密封）外，也可用轻型硬质塑料制作小帽代替，以达到小帽粘于伤口四周皮肤，密封牢固能保护伤口湿润为目的。疗程期间按判断疗效指标检查伤口，清洗及更换油纱布；定期作伤口菌数检查，一般用大头针头部或用粗细近似竹签在每个伤口取7个接触点，在平皿培基上划线接种，以各点细菌生长多少。了解各药物对伤口细菌清除程度。在实验过程中，随时注意保护伤口小帽是否牢固。

（五）方法评价

本模型虽然实验前准备工作较多，但方法较为客观，与已知药物比较，能客观判断各药物的优缺点。

（林赴田）

参　考　文　献

1. Wise R, Andrews JM, Brenwald N. In vitro activity of the tricyclic β-lactam GV104326. Antimicrob Agents Chemother, 1996, 40（5）:1248 - 1253

2. 西野武志、米田裕光、並上理緒他. 新規合成化學療法劑 grepafloxacin の in vitro および in vivo 抗菌力. 日本化學療法學會雜誌, 1995, 43（Suppl l）:50 - 69

3. Jones RN, Johnson DM, Erwin ME. In vitro antimicrobal activities and spectra of U-100592 and U-100766, two novel fluorinated oxazolidnones. Antimicrob Agents Chemother, 1996, 40（3）:720 - 726

4. Goldstein B, Candiani G, Arain TM, et al. Antimicrobial activity of MDL 63, 246, a new semisynthetic glycopeptide antibiotic. Antimicrob Agents Chemother, 1995, 39（7）:1580 - 1588

5. Baltch AL, Smith RP, Ritz W. Inhibitory and bactericidal activity and in combination against ligionella pneumophila. Antimicrob Agents Chemother, 1995, 39 (8):1661 – 1666

6. Kim H-Y, oh J-I, PaEk K-S, et al. In vitro and in vivo activities of LB 10522, a new catecholic Cephalosporin. Antimicrob A-gents Chemother, 1996, 40 (8):1825 – 1831

7. 西野武志、西田幸一、香本晃良、他. Tazobactam/piperacillin の in vitro および in vivo 抗菌作用. 日本化學療法學會雜誌, 1994, 42 (S-2):73 – 101

8. Tissi L, Humolstein C, Mosci P, et al. In vivo efficacy of azithromycin in treatment of sytemic infection and septic arthritis induced by type iv group B streptococcus strains in mice: comparative study with erythromycin and penicillin G. Antimicrob Agents Chemother, 1995, 39 (9):1938 – 1947

9. 今田拓磨、五島瑳智子、宮崎修一他. ニュ―キノロン系抗菌藥 grepafloxacin の in vitro, in vivo 抗菌作用. 日本化学療法學會雜誌, 1995, 43 (S-1):29 – 41

10. 小嶋佳奈、伊藤达也、宗村和子他. 新キノロン系抗菌药 balofloxacin の in vivo 抗菌作用. 日本化学疗法学会杂誌 1995, 43 (Suppl-5):77 – 83

11. Jsuji M, Ishii Y, Ohno A, et al. In vitro and in vivo antibacterial activity of S-1090, a new oral cephalosporin. Antimicrob A-gents Chemother, 1995, 39 (11):2544 – 2551

12. Girad AE, Cimochowshi CR, Gootz TD, et al. In vivo efficacy of trovafloxalin (CP-99, 219), a new quinolone with extended activities against gram-Positive pathogens, streptococcus pneumoniae, and bacteroides fragilis. Antimicrob Agents Chemother, 1995, 39 (10):2210 – 2216

13. Edelstein PH, Edelstein MAC, Ren J, et al. Activity of trovafloxacin (CP-99, 219) against legionella isolates: in vitro activity, intracelluar accumulation and killing in macrophapes, and pharmacokineties and treatment of guinea pig with L. Pneumophila Pneumonia. Antimicrob Agents Chemother, 1996, 40 (2):314 – 319

14. Kernodle DS, Kaiser AB. Efficacy of prophylaxis with β-Lactams and β-lactam β-lactamase inhibitor combinations against wound infection by methicillin-resistant and borderline-suceptible staphylococcus aureus in aguinea pig model. Antimicrob Agents Chemother, 1993, 37 (4):702 – 707

15. Kaiser AB, Kernodle DS, Parker RA. Low-inoculum model of surgical wound infection. J Infect Ds, 1992, 166 (2):393 – 399

第二章 抗病毒药物的实验方法与技术

第一节 体外实验法

一、组织培养法

理想的筛选方法需具有敏感、特异、简易、观察结果快、重复性好、用药量少及能满足筛选量的要求等特点。抗病毒化合物的筛选也不例外，只有体外实验法才能满足这些要求。病毒必须在机体或活细胞内生长、复制。由于病毒培养的困难，早期抗病毒药物实验只能在鸡胚或小鼠内进行，受到极大的限制。Harrison（1907）成功地将组织细胞在体外人工培养，Parker 和 Nye（1925）证明病毒能在人工培养的细胞内增殖。此后，抗生素的出现克服了污染问题。组织培养技术迅速发展，大大促进了新病毒的发现与分离、病毒性疾病的诊断、疫苗的发展、病毒分子生物学的研究及抗病毒活性物质的筛选。组织培养已成为病毒学最基本的技术。

广义的组织培养包括器官培养、组织块培养及细胞培养，目前一般指细胞培养。细胞培养根据细胞增殖和染色体特性可分原代细胞培养、二倍体细胞培养及传代细胞培养。培养方式包括静置培养（开口培养、闭口培养）、转管培养、悬浮培养、克隆培养及混合培养。

（一）培养液

以前常用天然培养液，现主要用合成培养液、后者主要成分为氨基酸、糖、维生素、无机盐等。合成培养液有很多种，适用于不同细胞、不同条件的培养需求。一般常用之培养液有 Eagle's MEM、199 及 RPMI 1640 等。供应培养液的厂商很多，如美国的 Gibco、Sigma、日本的 Nissui。供应的品种有粉剂及液体试剂，粉剂价廉，易于保存。配制可按照厂商说明，用去离子水或双蒸水配制，很方便。粉剂有耐高压消毒及不耐高压消毒两种，订购时需仔细了解产品说明。不耐高压消毒者需用无菌滤器过滤除菌。产品目录后常附有各种培养液组成及有关技术指标，必要时可参考。细胞培养液除上述培养液外，还包括以下必要成分：

1. 血清 血清是人工培养液内必需成分，它可提供各种生长因子，促进细胞生长，帮助细胞贴壁。有些细胞系已能在全是化学成分的培养液中生长，这种无血清培养液对制备单克隆抗体"杂交瘤"细胞的培养尤为适用，可确保培养液中全部的免疫球蛋白都是特异抗体。无血清培养液也有利于病毒分离、避免病毒被存在于血清中的抗体中和。常用血清为新生小牛血清，不同批号血清促进细胞生长能力不同，购买前需取小样试用，试用满意，再购买同批号血清。血清冻存于 $-20\,^{\circ}\mathrm{C}$，用前需用 $56\,^{\circ}\mathrm{C}$ 灭活 30min。有些转染细胞系，如 2.2.15 需用胎牛血清培养，国内有报道，2.2.15 细胞经适应后，亦可用新生小牛血清培养。细胞生长液加 10% 血清，维持液加 2%~5% 血清。

2. 谷氨酰胺溶液 可高压消毒的合成培养液内不含谷氨酰胺（必需氨基酸）需外加，配制方法如下：

（1）谷氨酰胺（国产、进口均可）12g 溶于 400ml 去离子水或双蒸水，配成 3% 溶液。

（2）加压过滤除菌（或过滤除菌）。

（3）分装，$-20\,^{\circ}\mathrm{C}$ 冻存。

（4）使用时按 1% 加入培养液内。

3. 碳酸氢钠溶液（$NaHCO_3$） 维持培养液的 pH 值是细胞生长重要条件，细胞生长最适 pH 范围为 7.0~7.4。碳酸氢钠/CO_2 为培养液内主要缓冲体系。常用配制浓度为 7.5%、5.6%、3.7% 3 种，用去离子水或双蒸水配制。碳酸氢钠溶解较慢，加橡皮塞放 $4\,^{\circ}\mathrm{C}$ 过夜，可完全溶解。过滤除菌后分装小管（需用橡皮塞塞紧），$4\,^{\circ}\mathrm{C}$ 保存。如碳酸氢钠溶液为 7.5%，使用时按 2% 比例加到培养液内。如为开口培养，需用 CO_2 孵箱，提供稳定的 5% CO_2，自动调节细胞代谢引起的 pH 改变。如无 CO_2 孵箱，可利用大干燥缸，在缸内放一盛有不定量的 10% 盐酸小烧杯，如干燥缸之体积为 8L，加 0.3g $NaHCO_3$，即刻有 CO_2 产生，根据计算，在此体积内的 CO_2 为 1%。笔者实验室，使用此法多年，测定病毒之细胞病变或病毒空斑，均行之有效。要注意加 $NaHCO_3$ 后需迅速加盖，尽可能避免过多 CO_2 逸出。10% 盐酸可反复应用，直到不能完全与 $NaHCO_2$ 反应，有沉淀遗留时，需重新更换。根据不同的细胞，可调节 CO_2 浓度，笔者实验室用 1% CO_2 培养 VERO 及 MDCK 细胞，均生长，维持很好。

4. Hepes（N-［2-Hydroxyethyl］piperazine-N'［2-ethanesulfonic acid］） Hepes 为氢离子缓冲剂，可使培养液有较强缓冲能力，适于较长时间维持一定的 pH 值。一般使用浓度为 10~15mmol/L（30mmol/L 的 Hepes 相当 2% 的 CO_2），常配制 500mmol/L 的母液。将 47.6g Hepes 溶入 200ml 双蒸水，用 1mol/L NaOH 调 pH 至 7.5~8.0，过滤除菌后分装，$4\,^{\circ}\mathrm{C}$ 保存。培养液内是否加 HEPES，根据实验需要决定。

5. 抗生素 培养液内一般加青霉素 G 及硫酸链霉素预防细菌污染，常配成母液。在无菌操作下，用 100ml 高压灭菌的双蒸水溶解 1 百万 U 青霉素 G 及 1 百万 U 硫酸链霉素，配成双抗母液，无菌分装，$-20\,^{\circ}\mathrm{C}$ 冻存。使用时按 1%~2% 加入培养液内。

（二）培养器皿的处理

常用组织培养器皿分玻璃及塑料两大类，使用前需处理，处理好坏对细胞贴壁生长影响很大。使用塑料器皿时，还需注意厂家，如 SC-1 鼠细胞系，不能用 Falcon 塑料器皿，只能用 Costar、Corning 或 Nunclon 塑料器皿。玻璃器皿先用洗涤剂洗去灰尘，污垢，再浸泡在清洁液内过夜。清水洗 10 次后用无盐水及单蒸水先后各洗 2 次，干烤消毒备用。新买进口封闭之塑料培养板可直接使用。一般塑料培养板可反复使用，先用 10% 盐酸浸泡 48h，杀灭病毒（疱疹病毒、柯萨奇病毒、水疱性口炎病毒、流感病毒均可用此法灭活，乙型肝炎病毒可用"84 消毒液"浸泡 48h）。经灭活病毒的塑料培养板可浸泡于清洁液 1~2h（根据清洁液使用时期的长短），用清水冲洗多遍后，再用单蒸水及双蒸水分别先后漂洗。双蒸水漂洗时，最好将双蒸水加满各培养孔浸泡过夜。37℃干燥，使用前用紫外灯照射消毒。新橡皮塞需预处理，先用0.5mol/L NaOH煮沸15min，洗涤后用4% HCl煮沸15min，清洗后用去离子水或单蒸水洗5次，双蒸水洗1次，煮沸10min灭菌备用。

（三）消化液

1. 0.5%胰酶溶液　胰酶5.0g溶于1000ml Ear le's液或Hanks液（二者均为平衡盐溶液，由试剂公司购买粉剂，按说明配制），胰酶常不易溶解，需放4℃过夜，不定时摇动促溶。各批配制的胰酶，酶活力不一定相同，作为消化液使用，影响不大。如加在维持液内，促使流感病毒出现细胞病变及病毒蚀斑时，每批胰酶液需预先测定加入维持液的最佳浓度，以免加胰酶过少，不出现病变；加胰酶过多，使细胞卷边、收缩，看不到结果。胰酶配制后，加压过滤除菌（或过滤除菌），分装，-20℃冻存。

2. 0.02%乙二胺四乙酸二钠溶液（versene）　0.2g乙二胺四乙酸二钠溶于1000ml双蒸水，分装，高压消毒，4℃保存。

注：使用上述消化液消化单层细胞时，可单独应用，也可联合应用。混合比例可由工作经验取得。

（四）原代细胞培养

从动物体内取出新鲜组织，经消化分散细胞后进行培养，为原代细胞培养。常用的组织有人胚肾、人羊膜、猴肾、鸡胚、鼠胚等。原代细胞培养含有几种正常分化细胞，其中大多数细胞在体外生长能力极为有限，最多可分裂5~10次。由于存在各种类型的分化细胞，对大多数人类病毒都很敏感。由于生长能力有限，需经常制备；新鲜组织取材不易且操作很不方便；有时供体动物常有潜伏病毒造成工作紊乱，故一般实验室多采用传代细胞。原代细胞培养以鸡胚细胞培养为例说明如下：

1. 取9~10d发育正常的来享鸡胚，去头爪、内脏，用Hanks液（加青链霉素）洗3次，放入西林瓶内，用消毒眼科小剪刀剪成约1mm³小组织块。

2. 按每胚加2~3ml 0.1%或0.17%胰酶（0.5%胰酶用Earle's或Hanks液按1:3或1:5稀释），37℃消化20min，消化过程中，不定时旋转摇动组织块。

3. 用大口10ml吸管吹打10~15次（吹打时不要用力过猛，不要吹出很多气泡），经4层消毒纱布过滤，即刻用刻度离心管离心1000r/min 10min，弃上清，根据沉淀细胞量加预先配好的细胞生长液（37℃）。做蚀斑实验时，每3.5~4.0ml细胞加100ml生长液；做细胞病变实验时，每1.0ml细胞加100ml生长液。再经8层消毒纱布过滤，即可接种。待细胞长成单层，用于实验。

（五）二倍体细胞培养

二倍体细胞由一种类型细胞组成，是正常细胞，不引起肿瘤，体外传代维持时间较长（40±10代），最长可传100代。二倍体细胞来源于4个月以下胚胎的新鲜肺组织、肌皮组织或肾组织。传代过程中保持其原有的二倍体染色体数目，如由人胚建立的成纤维细胞HEF、WI-38、MRC-5等。对选好的细胞株，必须在10代以前或可能获得的最低代数，大量进行细胞冻存，保存于液氮中为以后传代备用。细胞一般间隔3~5d传代1次，方法如下：

1. 弃生长液。

2. 加入37℃的0.5%胰酶及0.02% Versene（1:4），于室温或37℃放置3~5min，待细胞层出现布纹孔状即可倾去消化液。继续放置室温消化5~10min，见细胞层松散，加入适量于37℃预热的生长液，用大口吸管吹打分散细胞（忌过多气泡及猛力吹打）。

3. 按1:3比率将细胞悬液接种到3瓶于37℃预热的生长液中，37℃静置培养。

（六）传代细胞培养

传代细胞由一种类型细胞组成，体外可无限传代。来源于肿瘤细胞或二倍体细胞自发地转化形成，已不再与其原代细胞密切相似。这类细胞在长期培养过程中经历了无数次连续突变，最常见的指征是细胞的"去分化"，即失去了在体内作为分化细胞特有的形态和生化功能，染色体数常常不成倍数，尤其是来源于癌的传代细胞。常用的有来自人宫颈癌的HEp-2或HeLa细胞，来自动物组织的各种细胞系，如猴肾VERO、狗肾MDCK、小鼠L929和3T3、地鼠BHK-21及兔RK-13等均广泛地用于病毒培养。传代方法同二倍体细胞，亦应于液氮中保存。

二、病毒滴定

病毒的研究离不开病毒感染力的测定。某一悬液中感染性病毒颗粒的含量，可用不同稀释度的病毒悬液感染细胞培养或鸡胚或动物，由病毒复制所引起的各种特征改变进行滴定。测定方法可分定量测定及定性测定两种。

（一）蚀斑滴定法（plaque forming unit，PFU）

蚀斑测定法是一种定量测定，Dulbecco 将噬菌体蚀斑滴定的改良方法引入到动物病毒学，广泛地应用于动物病毒的定量测定。

1. 将病毒悬液用 MEM 作 10 倍递次稀释，放冰浴内。

2. 每稀释度接种 3~4 孔已长好单层细胞的塑料培养板或细胞培养瓶，接种量为每孔或每瓶 0.1~0.2ml，37℃吸附 1~2h。

3. 弃病毒液，用 Hanks 液洗 2 次，加含有营养琼脂或甲基纤维素的培养基，营养琼脂上层需保温 46~47℃。进入细胞的感染病毒颗粒，由于琼脂或甲基纤维素层的覆盖限制，只能感染周围的细胞，形成蚀斑。每一蚀斑代表一个有感染力的毒粒。营养琼脂及甲基纤维素培基上层配方如下：

（1）营养琼脂上层（适用于流感病毒）

EMEM	80%
1%白蛋白（用 EMEM 配）	10%
0.5%胰酶	0.2%
3%谷氨酰胺	1%
青链霉素	2%
7.5% NaHCO$_3$	2%
3%琼脂糖（用 EMEM 配）	5%

（2）甲基纤维素上层（适用于疱疹病毒）

EMEM	60%
白蛋白	0.2%
牛血清	10%
3%谷氨酰胺	1%
青链霉素	2%
7.5% NaHCO$_3$	2%
2%甲基纤维素（用 0.5%乳蛋白水解物配）	25%

4. 37℃培养 3~5d 后，弃上层，用结晶紫染色 20min，洗去多余染料，在紫色背景下可看到清晰的蚀斑（也可用中性红染色）。结晶紫配方如下：

结晶紫保存液	5%
结晶紫	25g
无水酒精	475ml
过滤除去杂质	
结晶紫使用液	3.3%
结晶紫保存液	100ml
0.85% NaCl 液	25ml
甲醛	25ml

5. 蚀斑计数　求最高稀释度之平均蚀斑数，再换算成每毫升之蚀斑数，即为 PFU/ml。

（二）组织培养半数感染量（TCID$_{50}$）的滴定

组织培养半数感染量是一种定性测定，以致细胞病变的病毒为例，操作步骤如下：

1. 病毒悬液用 EMEM 作 10 倍递次稀释，放冰溶内。

2. 将已长成单层细胞的 96 孔微孔塑料培养板的培养液倾去，倒扣在消毒的滤纸上，使残留培养液流尽。每个病毒稀释度接种 3~4 孔，每孔 100μl，摇匀，37℃吸附 60~90min。

3. 弃病毒液，在消毒滤纸上控干。用 Hanks 液洗 2~3 次，最后一次控干，加维持液，每孔 0.1ml，放 5% CO_2 孵箱培养。

4. 每日用倒置显微镜检查，不同病毒出现细胞病变快慢不等，以最高稀释度不再出现新病变时为终点，计算 $TCID_{50}$。细胞病变在 25% 以下为 +，25%~50% 为 ++，50%~75% 为 +++，>75% 为 ++++。以病变 ++ 为终点，计算 $TCID_{50}$，计算方法同 LD_{50}。

（三）半数致死量（LD_{50}）的滴定

半数致死量亦为定性测定，以小鼠腹腔感染单纯疱疹病毒 I 型为例的操作步骤如下：

1. 病毒悬液用 EMEM 作 10 倍递次稀释，放冰浴内。

2. 昆明种小白鼠，雌雄不分，体重 13~15g。每鼠腹腔接种病毒悬液 0.2ml，每稀释度接种 5 只，放同一罐内饲养，写明稀释度标签，逐日观察记录动物死亡数。

3. 观察 2 周后，计算各组死亡率及 LD_{50}（Reed and Muench 法）。表 29-2-1 列出 LD_{50} 计算方法。

表 29-2-1　LD_{50} 计算方法

病毒稀释度	接种鼠数	活鼠	死鼠	积累总计		死亡比	死亡率（%）
				活鼠	死鼠		
10^{-4}	5	0	5	0	15	15/15	100
10^{-5}	5	0	5	0	10	10/10	100
10^{-6}	5	1	4	1	5	5/6	83
10^{-7}	5	4	1	5	1	1/6	17
10^{-8}	5	5	0	10	0	0/10	0

将表 29-2-1 数据代入下列公式计算距离比例。

$$距离比例 = \frac{>50\%的百分数 - 50}{>50\%的百分数 - <50\%的百分数}$$

$$= \frac{83 - 50}{83 - 17} = \frac{33}{66} = 0.5$$

因为 10 倍稀释的对数（log）为 1，所以距离比例 = 0.5 × 1 = 0.5。

再将 >50% 死亡率稀释度的对数与距离比例的对数相加，即为 LD_{50} 数值。

$$LD_{50} = 6 + 0.5 = 6.5$$

表 29-2-2 为查表求 LD_{50}（限 10 倍稀释），更为简捷。

同样以上例说明，在死亡率 >50% 之行找到死亡率为 83 之数值，在死亡率 <50% 之栏找到死亡率为 17 之数值，两数值交叉点即对数化之距离比例 50，故 $LD_{50} = 6 + 0.5 = 6.5$。

三、测定药物抗病毒活性的方法

本节一已提到，细胞培养是最常用的体外测定化合物抗病毒活性的方法之一。病毒在敏感宿主细胞内复制，包含繁殖循环全过程（吸附、穿入、脱衣壳、大分子生物合成、装配及释放）。阻断病毒复制任何环节的抗病毒化合物均可最终表现为抑制子代毒粒的产生，是一种多作用靶点的筛选方法，漏筛机会较小。筛选同时可观察化合物对宿主细胞的毒性。病毒复制可使宿主细胞发生形态改变、死亡；由于病毒成分在细胞表面表达，可产生特殊功能，如血细胞吸附、细胞融合；由于病毒的复制，在细胞内产生各种病毒成分，如病毒蛋白质、核酸等，判断化合物的抗病毒作用，可根据靶病毒的生物学特点，选择一种或多种观察指标，判断疗效。根据观察指标的不同，有以下筛选方法。

（一）细胞病变法（cytopathic effect，CPE）

凡是可引起细胞病变的病毒均可应用（表29-2-3），以加号表示细胞病变程度（＜25％ ＋，25％～50％ ＋＋，50％～75％ ＋＋＋，＞75％ ＋＋＋＋）。

表29-2-2　按死亡动物数计算 LD$_{50}$

死亡动物数 / 实验动物数	高于50%	3/4	3/5	4/5	4/6	5/6	4/7	5/7	6/7	5/8	6/8	7/8	5/9	6/9	7/9	8/9	10/10
低于50%	%	75	60	80	67	83	57	72	86	62.5	75	87.5	55	67	78	89	100
1/4	25	50	29	55	40	57	22	47	59	32	50	60	17	40	53	61	67
1/5	20	45	25	50	36	52	19	43	54	29	45	55	14	36	48	57	62
2/5	40	71	50	75	63	77	41	70	78	55	71	79	33	63	74	80	83
1/6	17	43	23	47	34	50	17	40	52	27	43	53	13	34	46	53	60
2/6	33	60	37	63	50	66	29	56	68	43	60	69	23	50	62	70	75
1/7	14	41	22	45	32	48	16	38	50	25	41	50	12	32	44	52	58
2/7	29	54	32	60	44	61	25	52	63	36	54	64	19	44	57	65	70
3/7	43	78	60	81	71	83	50	75	84	65	78	82	42	71	80	85	88
1/8	12.5	40	21	44	31	47	16	37	49	24	40	49	11	31	42	51	57
2/8	25	50	29	55	40	57	22	47	59	32	50	60	17	40	53	61	67
3/8	37.5	66	43	71	57	73	35	63	75	48	66	74	28	57	70	75	80
1/9	11	39	20	43	30	45	15	36	48	24	39	49	11	30	42	50	56
2/9	22	47	26	52	38	54	20	44	56	30	47	57	15	38	50	58	64
3/9	33	60	37	63	50	66	29	56	68	43	60	69	23	50	62	70	75
4/9	44	80	63	83	74	84	54	79	86	67	80	86	45	74	82	87	89
0/10	0	33	17	37	25	40	12	30	42	19	33	43	09	25	36	44	50

表29-2-3　病毒的细胞病变作用

细胞病变	病　毒
细胞破坏（圆化、固缩、脱落）	肠道病毒
	腺病毒（有的型引起细胞聚集，有的型引起 CPE 病灶）
	痘病毒
	呼肠孤病毒
	单纯疱疹病毒
	流感病毒（在一定条件下）
	鼻病毒
细胞融合（syncytium）	副流感病毒
	疱疹病毒
	人免疫缺陷病毒
局灶形成	巨细胞病毒
	水痘-带状疱疹病毒
轻微变化	反转录病毒
	棒状病毒
	砂粒病毒
	冠状病毒
	正黏病毒（在大多数细胞内）
	风疹病毒（在大多数细胞内）
	甲型肝炎病毒（在大多数细胞内）

操作步骤：

1. 将一定量宿主细胞〔$(2 \sim 4) \times 10^4$〕0.1ml 接种到 96 孔微量塑料培养板，37℃，5% CO_2 培养 1 ~ 2d，生长成单层细胞。

2. 弃生长液，控干，用 $10 \sim 100 TCID_{50}$ 病毒悬液感染宿主细胞（100μl），37℃吸附 1 ~ 2h，弃病毒液，再加含有不同浓度待测化合物的维持液 0.1ml，每个浓度加 2 ~ 3 孔，37℃继续培养（5% CO_2 温箱孵育）。设正常细胞对照、药物毒性对照、病毒对照及病毒 $TCID_{50}$ 滴定。如待测化合物用二甲基亚砜（DMSO）或其他溶剂溶解，需加溶剂对照。1% DMSO 对 VERO 及 MDCK 细胞无毒。必要时可加已知药物的阳性对照。

3. 每日在倒置显微镜下检查及记录细胞病变，直到病毒对照孔（不加待测化合物）出现 4 个加号的细胞病变时为实验终点。用 Reed and Muench 法计算抑制 50% 细胞病变的化合物浓度（IC_{50}）。

（二）染色法

利用活性染料仅对活细胞染色，而受病毒感染破坏的细胞则不被染色的原理。常用染料有中性红、四甲基偶氮唑盐 ｛MTT，[3- (4, 5-dimethylthiazol- 2-yl) - 2, 5-diphenyltetrazolium bromide]｝ 及 XTT ｛2, 3-bis (2-methoxy-4-nitro-5-sulfophenyl) -5- [(phenylamino) carbonyl] -2H-tetrazolium hydroxide｝。活细胞被中性红染色后，用乙醇提取染色，于 540nm 处测光密度值。MTT 可被活细胞线粒体还原成紫色不溶解颗粒（formazan），将 formazan 溶解后，在 570nm 处测 OD 值。XTT 染色原理同 MTT，但可产生可溶性色素。

1. 中性红染色操作步骤

（1）同（一）细胞病变法内操作步骤之 1，2，3。

（2）弃维持液，用 1/15mol/L，pH7.4 磷酸缓冲液洗 2 次。

（3）每孔加 0.2ml 中性红染色液（细胞培养液 96ml 加 1% 中性红 4ml，中性红终浓度为 0.04%），37℃，5% CO_2 孵育 1.5h。

（4）弃染色液，用上述磷酸缓冲液洗 3 次，控干。

（5）每孔加 0.2ml 90% 乙醇（无水乙醇：0.2mol/L，pH 4.2 枸橼酸缓冲液，9:1），室温 2 ~ 3h，摇匀，在 72 型分光光度计，540nm 处比色，测光密度值。

（6）根据各组之平均 OD 值，计算抑制百分率，再按 Reed and Muench 法计算 IC_{50}。

$$抑制百分率 = \frac{实验组平均\ OD\ 值 - 病毒对照组平均\ OD\ 值}{细胞对照组平均\ OD\ 值 - 病毒对照组平均\ OD\ 值} \times 100$$

注意事项：每排孔置一空白对照，不种细胞，同样处理，比色时用此空白孔调零点。

2. MTT 法操作步骤

（1）同（一）细胞病变法内操作步骤之 1、2、3。

（2）每孔加 MTT10μl（MTT 母液 5mg/ml），37℃孵育 4 ~ 5h。

（3）每孔加 100μl 10% 十二烷基硫酸钠（SDS）（10% SDS 用 0.01mol/L HCl 配制），37℃孵育过夜。

（4）570nm 测 OD 值。

（5）同中性红染色法，计算 IC_{50}。

注意事项：每排孔置一空白对照，不种细胞，同样处理，比色时用此空白孔调零点。

（三）pH 转变法

细胞培养基内含酚红，为 pH 指示剂，当细胞健康生长时，由于产生 CO_2，pH 值下降，培基颜色由粉红色变为黄色。如因病毒复制或化合物毒性使细胞死亡时，培基保持粉红色。根据简单的颜色变化观察化合物毒性及抗病毒活性。操作关键是感染病毒后，需将培养板用透明胶带封闭好（闭口培养），培养数天后可判断结果。此法现在很少应用。

（四）蚀斑降低法

蚀斑降低法是一种定量测定法，理论上每一蚀斑代表一个有感染性毒粒。药物处理后，蚀斑数减少，表示病毒复制受到抑制，子代毒粒产生少了。一般能引起细胞病变的病毒，都可形成蚀斑，有些不引起细胞病变的病毒，应用特殊方法，也能形成蚀斑（如鼠白血病病毒）。

1. 操作步骤

（1）采用 24 孔或 16 孔塑料培养板，每孔种 $(2\sim4)\times10^5$ 细胞，37℃，5% CO_2 生长 48h。

（2）弃生长液，接种 100～200PFU 病毒 0.2ml，37℃吸附 1～1.5h，弃病毒液，用 Hanks 液洗 2 次，控干。加含有不同浓度待测化合物的营养上层 1ml，每个浓度用 2～3 孔。设正常细胞对照、病毒对照、溶剂对照、必要时加阳性药物对照。37℃，5% CO_2 孵育 2～3d。

（3）弃上层，用结晶紫染色，计数蚀斑，用 Reed and Muench 法计算 IC_{50}。也可用半对数纸，以剂量作横坐标，抑制率作纵坐标，画图法求 IC_{50}。

2. 评价 蚀斑降低法定量准确，结果可靠。用一系列化合物浓度，可得到剂量反应曲线，适用于不同化合物抑制强度的比较（图 29-2-1）。由于操作较复杂，需较多细胞及化合物，不适于初筛，可作为二筛或有效化合物效价评估。

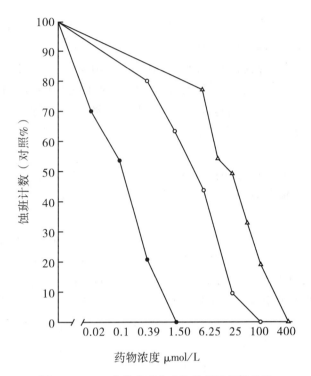

图 29-2-1 三个抗病毒化合物的剂量反应曲线

细胞：VERO；病毒：单纯疱疹病毒Ⅰ型，·—·无环鸟苷；○—○化合物 164，△—△化合物 102；IC_{50}（μmol/L）：0.11，3.35，23.74。

（五）病毒繁殖量的测定

操作步骤：

1. 采用 24 孔或 16 孔塑料培养板，每孔种 $(2\sim4)\times10^5$ 细胞，37℃，5% CO_2 生长 48h。

2. 弃生长液，接种适量病毒 0.2ml，摇匀，37℃吸附 1～1.5h。弃病毒液，用 Hank's 液洗 2 次，控干。加含有不同浓度待测化合物之维持液 1ml，每个浓度 3 孔。设正常细胞对照、病毒对照、必要时设溶剂对照。37℃，5% CO_2 培养。

3. 孵育一定时间后，将培养板冻存（-20℃），待所有时间点取样完成后，同时滴定病毒。如需测定培养液内及细胞内的病毒，可将培养液与细胞分别冻存，分别测定病毒。

4. 将培养板反复冻融 3 次，取样滴定病毒，用细胞病变法或蚀斑法均可。求出各样品的 $TCID_{50}$ 或 PFU/ml 与病毒对照（培养液内无待测化合物）相比，以 log 10 病毒量降低作为抑制病毒繁殖量指标。亦可求 IC_{90} 或 IC_{99} 浓度作为指标（文献上也有用 ID_{90} 或 ID_{99}）。IC_{90} 为降低 1log 10 病毒繁殖量的待测化合物浓度；IC_{99} 为降低 2log 10 病毒繁殖量的待测化合物浓度。病毒繁殖量降低法亦为较好的定量方法之一，可得到满意的剂量反应曲线。有些化合物仅推迟病毒繁殖周期，并不降低最终病毒繁殖量，因此在取样时间上要多取几个点，以免得到错误结论。

（六）病毒抗原量的测定

有些病毒不产生细胞病变或蚀斑或产生细胞病变过程较慢，如乙型肝炎病毒、EB 病毒、巨细胞病毒等。病毒复制过程可产生各种病毒基因编码的蛋白质，如表面糖蛋白、衣壳蛋白、酶蛋白及调控蛋白等，为毒粒结构蛋白或功能蛋白。这些蛋白出现于病毒繁殖周期不同阶段，均可作为病毒复制程度之指征。利用抗原、抗体特异结合的免疫学原理，用特异抗体检测某一特异抗原，尤其单克隆抗体的应用，明显提高了免疫检测法的特异性。抗体用荧光标记为荧光抗体检测法；抗体与酶偶联为酶联免疫检测法；抗体用放射性核素标记为放射免疫检测法。

酶联免疫吸附法（enzyme linked immunosorbent assay，ELISA）应用较多，曾用于抗 EB 病毒、抗疱疹病毒、抗人免疫缺陷病毒及抗出血热病毒等化合物的筛选。临床病毒实验室广泛应用 ELISA 检测抗体，用于临床诊断及测定临床分离毒株的药敏实验。ELISA 可用于测定抗体，亦可测定抗原。市场上可买到各种 ELISA 试剂盒，读者可根据需要，按试剂盒操作方法进行测定。

以下介绍用放射免疫法测定乙型肝炎病毒抗原（HBsAg 及 HBeAg），筛选抗乙型肝炎病毒化合物的操作步骤：

1. 2.2.15 细胞是乙型肝炎病毒基因组转染的人肝癌细胞（HepG2）系，其染色体内整合有 HBV 全基因组，可表达乙肝病毒的表面抗原（HBsAg）及 e 抗原（HBeAg），并可分泌有感染性的乙肝病毒毒粒。2.2.15 细胞按常规方法传代，培基内血清需用胎牛血清，用 $1 \times 10^5/ml$ 细胞 0.2ml 种 96 孔板，1.0ml 种 24 孔板，37℃，5% CO_2 培养 24h，细胞长成单层后进行实验。

2. 弃生长液，加 1.0ml 含不同浓度待测化合物的培养液，每浓度 3 孔，37℃，5% CO_2 培养，每 4d 收取培养液，并换含原浓度待测化合物的培养液。第 12d 收集培养液，−20℃冷冻保存，用以测定乙肝病毒抗原。设细胞对照、HBsAg 阳性和阴性对照、HBeAg 阳性和阴性对照及阳性药物对照。

3. 用 ^{125}I 标记的固相放射免疫测定盒测定 HBsAg、HBeAg，测定方法按说明书进行。

4. 数据计算

（1）$P/N 值 = \dfrac{实验组 cpm - 空白对照 cpm}{阴性对照 cpm - 空白对照 cpm} > 2.1$ 为抗原阳性

（2）抗原抑制百分率（%）$= \dfrac{细胞对照 cpm - 给药组 cpm}{细胞对照 cpm - 空白对照 cpm} \times 100$

（3）$IC_{50} = Antilog \left(B + \dfrac{50 - <50\% 抑制百分率}{>50\% 抑制百分率 - <50\% 抑制百分率} \times C \right)$

$A = \log > 50\% 药物浓度$

$B = \log < 50\% 药物浓度$

$C = A - B$

（4）以 t 检验法计算各稀释度待测化合物处理组 HBsAg 和阳性对照组 HBsAg cpm 的差别显著性。

注意事项：2.2.15 细胞可分泌感染性乙肝病毒毒粒，故有感染性。工作者需经乙肝病毒疫苗免疫，工作场所应符合操作乙肝病毒的防护要求。

（七）病毒核酸合成的测定

病毒复制必须有病毒核酸合成，应用放射性核素标记前体，追踪病毒核酸合成，亦可作为抗病毒活性的指标。研究化合物对病毒核酸合成的影响，首先必须区别病毒 DNA 与细胞 DNA，因标记前体可参入病毒核酸，也可参入细胞核酸。为了达到测定病毒 DNA 的目的，介绍以下两种方法。

1. 分子杂交法　分子杂交法是目前常用的方法，方法的关键须有待测病毒的 DNA 克隆，作为制备特异探针的来源。以乙肝病毒 DNA 转染的 2.2.15 细胞为例的操作步骤如下：

（1）用 1×10^5 2.2.15 细胞 1.0ml 种 24 孔板或 2.0ml 种 12 孔板（亦可用细胞瓶），37℃，5% CO_2 培养 24h，细胞长成单层后进行实验。培养液内需用胎牛血清。

（2）弃生长液，加 1.0ml（24 孔板）或 2.0ml（12 孔板）含无毒浓度待测化合物的培养液，每浓度 6 孔（24 孔板）或 3 孔（12 孔板），37℃，5% CO_2 培养。加药后培养 12d，每 4d 换药液 1 次。设细胞对照。

（3）第 12d 收集培养液，−20℃冻存。每孔加细胞裂解液（150mmol/L Tris-HCl，pH7.6，1% NP-40、1mmol/L EDTA、100mmol/L NaCl）100μl，37℃裂解 2h。吸取合并每组裂解液，以 10 000g 离心 10min，取上清加蛋白酶 K 至终浓度 100μg/ml，56℃消化 2h，以 10 000g 离心 10min，取上清，提取总 DNA。

（4）上清加等体积苯酚：氯仿：异戊醇（25：24：1）抽提 2 次，每次抽提 10min，以 10 000g 离心 5min。合并 2 次抽提液，加两倍体积无水乙醇沉淀核酸，真空抽干，重溶于 TE 缓冲液中作为样品（TE 缓冲液含 10mmol/L Tris-HCl，pH 7.8、1mmol/L EDTA）。提取之 DNA 要用细胞数标准化，以利于不同组别的比较。

（5）由 HBV DNA 克隆提取 HBV DNA。

（6）用 α-^{32}P-dCTP 标记探针（缺口翻译试剂盒，按说明书操作）。

（7）斑点杂交。

（8）结果判断 用酶标仪，490nm 处测定斑点杂交放射自显影斑点的 OD 值，作为 HBV DNA 水平。以各组 OD 值平均数与对照组相比，求抑制率。

$$DNA\ 抑制率 = \frac{细胞对照组平均\ OD\ 值 - 给药组平均\ OD\ 值}{细胞对照组平均\ OD\ 值} \times 100$$

注：提取的 DNA，还可做 Southern blotting 实验，分析不同类型 DNA 抑制情况，详细方法见第一篇分子生物学实验方法及技术第二章核酸分子杂交第二节 DNA 的 Southern 印迹杂交。

根据不同剂量的 DNA 抑制率，按 Reed & Muench 方法求 IC$_{50}$。

2. 氯化铯（CsCl）密度梯度离心法 以疱疹病毒为例，疱疹病毒 DNA 含 G + C 比例（67%）比细胞（VERO 细胞）DNA 高，用 CsCl 密度梯度超离心（isopycnic centrifugation）时，因二者浮密度不同（单纯疱疹病毒 1 型 DNA 浮密度为 1.726，VERO 细胞 DNA 浮密度为 1.710）可以区别。用 ^{3}H 或 ^{32}P 标记的脱氧胸腺嘧啶核苷（TdR）标记 DNA，可追踪二者的 DNA 合成（图 29-2-2）。

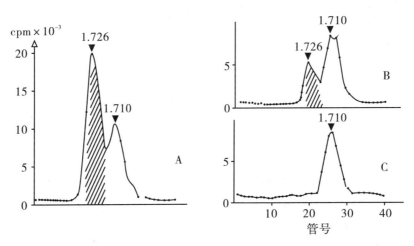

图 29-2-2 膦甲酸钠（PFA）对 HSV-1 DNA 合成的选择性抑制作用

注：用不同浓度 PFA 处理 HSV-1 感染的 GMK 细胞，并用 ^{32}P 磷酸盐标记，在 CsCl 梯度离心中 DNA 被分开。有斜线阴影部分为病毒 DNA，峰顶部数值为 DNA 密度。A 为感染对照，无 PFA；B 为 PFA100μmol/L 处理之感染细胞；C 为 PFA500μmol/L 处理之感染细胞。

操作步骤：

（1）用 6 孔培养板，每孔种（2~4）×10^5/ml VERO 细胞 4.0ml，37℃，5% CO$_2$ 培养 24~48h，长成单层后备用。

（2）弃生长液，用预温磷酸缓冲盐水（PBS）洗 1 次，接种单纯疱疹病毒 1 型（HSV-1），1~2PFU/细胞，37℃吸附 1~1.5h。

（3）弃病毒液，用预温 PBS 洗 1 次，加含有无毒浓度待测化合物的维持液，37℃，5% CO$_2$ 培养 2h。加 ^{3}H-TdR 5~10μCi/ml，37℃，5% CO$_2$ 继续培养 16h。每浓度用 2 孔。设细胞对照、病毒对照。

（4）培养 16h 后，弃培养液，用冷 PBS 洗 2 次，每孔加 0.1ml 消化液（0.05% 胰蛋白酶、0.02% EDTA、0.095% NaCl），使细胞分散，用 2×0.5ml 冷 PBS 将细胞移入试管，混合同一浓度处理的两孔细胞。

（5）以 2000g 离心 10min，沉降之细胞用 0.9ml 缓冲液重悬（缓冲液含 10mmol/L Tris-HCl，pH7.4、100mmol/L NaCl、1mmol/L EDTA、0.5% Sarcosyl、0.2% SDS）。室温放置 10min，加 100μl 蛋白酶

（1mg/ml），37℃，5% CO_2 培养 3h。每组取 0.5ml 上清与 4.5ml 缓冲液（10mmol/L Tris-HCl，pH7.4、100mmol/L NaCl 、1mmol/L EDTA）及 6.08g CsCl 混合，混合悬液之密度为 1.715g/cm^3。

（6）用 55 000r/min 超离心 24h（用垂直转子），由离心管底开始收集细胞液，100μl/管。每管取 50μl 点于 Whatman 纤维素滤纸圆片上，用 5% 三氯醋酸（TCA）洗 2 次，乙醇洗 2 次，待滤纸片干后，以液闪仪测 cpm。每间隔 4 管测折射指数，求 DNA 密度。

（7）以管号为横坐标，以 cpm 为纵坐标画图，可得如图 29-2-2 之双峰图。由不同剂量之图形了解待测化合物对病毒 DNA 及细胞 DNA 合成之抑制情况。

（八）细胞融合测定法（syncytium）

有些病毒可引起细胞融合（表 29-2-3），如人免疫缺陷病毒（HIV）、疱疹病毒、副流感病毒等。不同病毒诱导细胞融合机制不同。以细胞融合为目的靶，寻找抑制剂，可障碍病毒吸附及穿入，以阻断病毒复制。以 HIV 为例，HIV 的宿主细胞为表面有 CD4 受体的 T 淋巴细胞，可与 HIV 外膜糖蛋白 gp120 发生作用（HIV 外膜糖蛋白 gp160 由表面蛋白 gp120 及穿膜蛋白 gp41 组成），即感染的第一步吸附。T 淋巴细胞感染 HIV 后，细胞表面有病毒糖蛋白 gp120 的表达，如遇其他未感染的表面有 CD4 受体的 T 淋巴细胞，CD4 与 gp120 相互作用，可发生细胞融合。根据这一原理，人们用基因工程方法重组一些细胞，建立有关筛选模型。下面介绍两种测定细胞融合的方法。

1. gp160-痘苗病毒细胞融合实验

（1）将 HeLa-CD4$^+$ 细胞（重组之 HeLa 细胞，表面有 CD4 受体表达）种于 96 孔培养板，37℃，5% CO_2 培养，长成单层待用。

（2）已在培养瓶内长成单层的猴肾细胞（BSC-1），用重组的能表达 HIV 外膜蛋白的痘苗病毒感染，37℃，5% CO_2 培养数天，收获 BSC-1 细胞，此时细胞表面已有 gp120 表达。

（3）将 2）制备的细胞接种于 HeLa-CD4$^+$ 细胞单层上，再加一系列用培养液稀释的待测化合物，37℃，5% CO_2 培养 3~5h。设细胞对照。

（4）倒置显微镜下计数融合细胞，与细胞对照相比，求出抑制百分率。

2. HIV 慢性感染细胞株细胞融合实验

（1）HIV 慢性感染细胞株 CEM-RF（2×10^5 细胞/ml）与 CD4$^+$ 的 T 淋巴细胞 C8166（2×10^5 细胞/ml）以 1∶3 混合培养（96 孔板），培养液内含不同稀释度待测化合物，37℃，5% CO_2 培养 4h。设细胞对照（培养液内无待测化合物）。

（2）倒置显微镜下计数融合细胞，与细胞对照相比，求出抑制百分率。

3. 注意事项　"1"法 gp160-痘苗病毒细胞融合实验可在一般病毒实验室内操作。"2"法 HIV 慢性感染细胞株细胞融合实验须在 P3 实验室内操作，因有感染性 HIV 存在。

（九）血细胞吸附法

黏病毒感染可诱导血球吸附现象，利用此特点可设计抑制血球吸附的筛选方法。将猴肾细胞 BSC-1 或 VERO 接种在小试管内，斜放于培养盘，37℃ 闭口培养。长成单层后，每管接种流感病毒甲型（10EID$_{50}$/细胞）0.2ml，再加入含不同稀释度待测化合物的培养液，35~36℃ 培养 19h。弃培养液，每管加 0.5% 豚鼠红细胞悬液，4℃ 吸附 15min，然后用冷磷酸缓冲盐水洗 2 次，去除未吸附之红细胞。此时即可在显微镜下观察血细胞吸附及抑制情况。也可每管加 37℃ 去离子水 1.5ml，使吸附之红细胞溶解，以分光光度计 410nm 测光密度值。后者可得具体数据，便于计算 IC$_{50}$。

（十）其他方法

除上述方法外，根据不同靶病毒的生物学特征，可设计多种筛选模型。如某些病毒—宿主细胞系统，可利用活细胞直接计数法作为判断指标。HIV 的宿主细胞是 T4 细胞，为悬浮培养，感染 HIV 后，细胞将死亡。感染后不同时间取样，用台盼蓝（死细胞染色）染色，进行活细胞计数，判断化合物的抗病毒作用。此法繁琐，已很少应用。又如 EB 病毒可体外转化细胞，抑制细胞转化也可作为抗病毒活性指标。又如 HIV 及其他反转录病毒，其毒粒本身带有反转录酶，可测定感染细胞培养液内反转录酶活性，作为病毒复制及化合物抗病毒活性之指标。又如模仿测定抗细菌活性的抑菌圈法，可在覆盖感染细胞的琼脂上层加钢圈或滤纸圆片，钢圈内加待测化合物，化合物向周围扩散，显示抑制病毒蚀斑带。以抑制圈直径大小测定抗病毒活性之强弱，在同一平皿上可区别化合物的毒性及活性。此法只适用于能形成蚀斑的病毒。

四、病毒酶活性抑制法

由于病毒分子生物学的进展，人们熟知不论 DNA 病毒或 RNA 病毒均有病毒基因编码的酶，在病毒复制过程中起关键作用。如 DNA 病毒的 DNA 聚合酶，RNA 病毒的 RNA 聚合酶，反转录病毒的反转录酶。病毒酶在生物化学、免疫学及动力学性质上与宿主细胞相应的酶明显不同，借助于这一特征，可用于选择性抗病毒药物的筛选。目前临床应用的抗病毒药物，大多数为病毒酶抑制剂。如抗 HIV 的叠氮胸苷（zidovudine，AZT）、双脱氧肌苷（didanosine，DDI）、双脱氧胞苷（zalcitabine，DDC）、双脱氢，双脱氧胸苷（stavudine，D4T）及最近美国食品药品管理局（FDA）批准的 lamivudine（3TC）均为抑制 HIV 反转录酶（reverse transcriptase，RT）的核苷类药物。又如抗 HSV 的无环鸟苷（acyclovir，ACV）、丙氧鸟苷（Ganciclovir，GCV）、法昔洛韦（famciclovir，FCV）及膦甲酸钠（foscarnet sodium）均为疱疹病毒 DNA 聚合酶抑制剂。尤其是无环鸟苷只被疱疹病毒诱导的胸苷激酶（deoxythymidine kinase）催化第一步的磷酸化，使得只有在感染细胞内才有活性化合物无环鸟苷三磷酸的积累，在未感染细胞内其浓度很低。这一独特的活化机制赋予无环鸟苷毒性低、选择性强的优点，故无环鸟苷在 20 世纪 80 年代初期的上市是抗病毒药物发展的里程碑。

以纯化的病毒酶作为目的靶，以无细胞反应系统作为模型，筛选抗病毒酶抑制剂是当前国际上常用的模型，表 29-2-4 列出常用病毒酶筛选系统。酶体外筛选系统的优点是机制明确，用药量少，适用于高效率的自动筛选系统。由于病毒酶分子结构的阐明，利用计算机的三维结构图形学及 X 线结晶衍射学，进行计算机辅助设计，推理性筛选，更有助于高效低毒新化合物的发现。酶抑制剂不一定在细胞培养内有抗病毒活性，可能由于不能进入细胞，或被破坏。因此用无细胞系统筛选的活性化合物需在细胞培养内肯定其抗病毒活性。

表 29-2-4 病毒酶筛选系统

病毒	病毒酶
单纯疱疹病毒 1 型，2 型	DNA 聚合酶
	胸腺嘧啶核苷激酶
单纯疱疹病毒 1 型	核糖核苷酸还原酶
	解旋酶
巨细胞病毒	DNA 聚合酶
	蛋白酶
Epstein-Barr 病毒	DNA 聚合酶
乙型肝炎病毒	反转录酶
丙型肝炎病毒	蛋白酶
人免疫缺陷病毒 1 型	反转录酶
	蛋白酶
	核糖核酸酶 H
	整合酶
流感病毒甲型	RNA 聚合酶
	神经氨酸酶
鼻病毒	蛋白酶
出血热病毒	腺苷高半胱氨酸水解酶★

★此酶为正常细胞的酶。

（一）单纯疱疹病毒 I 型 DNA 聚合酶纯化及活性测定

1. 操作步骤

（1）在克氏瓶内已长成单层的 BHK 细胞，用高感染倍数（multiplicity of infection，MOI）2 PFU/细胞的 HSV-1 感染细胞，37℃吸附 1h，再加维持液，37℃培养 16~20h。当细胞病变达 +++ 以上时，弃维持液，用冷磷酸缓冲液 pH7.3 洗细胞层 2 次，再用橡皮刮片刮下细胞，以 2000r/min 离心 15min，弃上清，收获的感染细胞冻存于 -70℃。

（2）将 6.0g 湿重的 HSV-1 感染的 BHK 细胞在 4℃融化（以下操作均在 4℃环境下操作），加 0.02mol/L Tris-HCl［三羟甲基氨基甲烷 - 盐酸，含二硫苏糖醇（DTT）0.5mmol/L，pH7.5］34ml，配成约 3.7×10^7/ml 细胞悬液。用 MSE 150 超声波粉碎仪间断破碎细胞 2min，再加等量高盐提取液（含 KCl 3.4mol/L、EDTA 10mmol/L、牛血清白蛋白第 V 部分 1mg/ml），使 KCl 最终浓度为 1.7mol/L。充分混匀后，放 4℃40min。以 12 000r/min 离心 30min，取上清（即高盐提取液）透析过夜（透析液为 pH7.5 的 0.05mol/L Tris-HCl，含 DTT 0.5mmol/L、0.2% NP-40、10% 甘油，以下称 Tris 缓冲液）。以 12 000r/min 离心 30min，取上清过柱。

（3）将 DEAE-纤维素柱（2.5cm × 18.5cm）用 Tris 缓冲液平衡好，上样 40ml，首先用 Tris 缓冲液 90ml 洗去杂蛋白，再用含 0~40mmol/L KCl 的线性梯度 Tris 缓冲液洗脱。每 4min 收集 1 管，每管 3.8ml，共用梯度洗脱液 260ml。测定各管 DNA 聚合酶活性，并用紫外监测仪 280nm 测蛋白含量。收集酶活性高峰管，用 Tris 缓冲液透析过夜。

（4）磷酸 P_{11} 柱（1.6cm ×11.7cm）已用 Tris 缓冲液平衡，缓慢上样 40ml，先用 1 个柱体积的 Tris 缓冲液洗去杂质，用含 0.05~0.5mol/L KCl 线性梯度的 Tris 缓冲液洗脱。每 4min 收集 1 管，每管 2.2ml，共用洗脱液 140ml。用紫外监测仪 280nm 检测蛋白，并测定每管 DNA 聚合酶活性。收集合并高峰管，加牛血清白蛋白第 V 部分，使终浓度为 0.5mg/ml，用 Tris 缓冲液透析过夜。

（5）取透析好的酶液 29ml，再上已用 Tris 缓冲液平衡好的 DNA-纤维素柱（0.7cm×10cm），洗柱后，用阶梯梯度法洗脱。所用 KCl 浓度分别为 0.05mol/L、0.1mol/L、0.2mol/L、0.4mol/L、1.0mol/L。每 4min 收集 1 管，每管 0.9ml。测 DNA 聚合酶活性后，合并高峰管，针对 0.1mol/L 磷酸缓冲液，pH7.5 透析。透析后加 20% 甘油，分装小管，-70℃保存。

各步骤盐浓度测定用 Metrohm 644 电导仪。

2. DNA 聚合酶活性测定 反应混合液总体积为 100μl，含 100mmol/L Tris-HCl，pH8.0，3mmol/L $MgCl_2$、5mmol/L DTT、40μg/ml 牛血清白蛋白第 V 部分、20μg/ml 活化小牛胸腺 DNA、0.1mmol/L 的 dATP、dGTP、dCTP、100mmol/L KCl、0.01~0.02mmol/L ^{3}H-dTTP（182~732cpm/pmol/L）及适量酶。37℃水浴保温 30min 后，迅速放冰浴终止反应。取 50μl 反应液均匀加在玻璃纤维滤纸圆片上，立即投入冷 5% 三氯醋酸（TCA）溶液（5% TCA 含 0.02mol/L 焦磷酸钠），经 3 次冷 5% TCA 及 3 次 95% 乙醇分别洗涤后，烤干，用液闪计数器测酸不溶产物的放射性。

闪烁液含 2,5-二苯基噁唑（PPO）5.0g，1,4-双-（5-苯基噁唑基-2）苯（POPOP）0.15g，甲苯 1000ml。

3. 活化小牛胸腺 DNA 按 Schlabach 法活化。用 10mmol/L Tris-HCl，pH7.4 缓冲液（含 5mmol/L 氯化镁）将小牛胸腺 DNA 配成 2mg/ml 溶液，每毫升 DNA 液加 0.08μg DNaseI，37℃水浴保温 25min，然后于 60℃水浴灭活 10min，以破坏 DNase1，再迅速冰浴冷却，分装小管，-70℃保存。

HSV-1 DNA 聚合酶反应之模板除活化小牛胸腺 DNA 外，也可用活化鲤鱼精子 DNA，活化方法同上。

（二）疱疹病毒胸腺嘧啶核苷激酶的纯化及活性测定

1. 单纯疱疹病毒 I 型脱氧胸苷激酶（HSV-1 TK）的纯化操作步骤：

（1）HSV-1 感染细胞的准备同（一）单纯疱疹病毒 I 型 DNA 聚合酶纯化及活性测定 1. 操作步骤内（1）。以下步骤均在 4℃操作。

（2）感染细胞重悬于 4 倍体积之缓冲液（含 100mmol/L Tris-HCl，pH7.5、1mmol/L $MgCl_2$、1mmol/L DTT、150mmol/L KCl、50μmol/L 胸苷及 10% 甘油），放 4℃，20min，用超声波粉碎细胞，以 100 000g 离

心 60min（4℃），取上清。

（3）将 20% 硫酸链霉素液滴加到超离之上清液内，使终浓度为 1%，电磁搅拌 45min，以 9000g 离心 15min，取上清（此步骤为除去 DNA）。

（4）将固体硫酸铵缓慢加入上清，使达 20% 浓度，搅拌 15min 后以 9000g 离心 20min，弃沉淀。上清继续加固体硫酸铵达 50%，搅拌 30min，以 9000g 离心 30min，弃上清。将沉淀溶于 20mmol/L Tris-HCl，pH7.5 缓冲液（含 10% 甘油、3mmol/L DTT、50μmol/L 胸苷），针对同样缓冲液透析过夜。

（5）将上述透析后的酶液加到已用同样缓冲液平衡好的亲和层析柱（0.5cm×5cm）上，洗柱后，用含有不同浓度胸苷的不同浓度 Tris-HCl 缓冲液作阶梯梯度洗脱，洗脱条件各实验室报道不同，表 29-2-5 列之洗脱条件可供参考。纯化之酶制剂保存于 -70℃。

表 29-2-5　HSV TK 亲和层析洗脱条件

酶	细胞	病毒株	洗脱峰		
			Tris-HCl（mmol/L）	TdR（μmol/L）	KCl（mmol/L）
HSV-1TK	HeLa TK（BU）₂₅	KOS	300	200	
	VERO	C42	800	200	
	BHK	Sm44	1500	300	
	BHK21	Se16	200	180	500
HSV-2TK	HeLa TK（BU）₂₅	333	800	200	
	VERO	91075	1500	300	

2. 亲和层析凝胶的制备　基本参照 Kowal and Markus 方法，将配体-对位硝基苯胸腺嘧啶核苷 3'-磷酸在 1 个大气压氢气及碳钯存在的条件下，还原为对位氨基苯胸腺嘧啶 3'-磷酸。通过 Dowex50（H⁺型）柱，用无盐水洗脱，可将未反应化合物分开。还原化合物在 1-乙基-3-（3'-二甲基氨基丙基）碳化二亚胺存在下，与 CH-Sepharose 偶联，用半乳糖胺作为阻滞剂，除去框架上未反应的羰基。一般每毫升湿胶可结合 2.7μmol/L TdR 衍生物。

3. HSV TK 活性测定　反应混合液总体积为 100μl，含 150mmol/L Tris-HCl，pH7.5、2mmol/L 胸苷三磷酸、2mmol/L MgCl₂、3mmol/L DTT、0.48μmol/L ³H-TdR（可根据需要加不同浓度冷 TdR）及适量酶。反应混合液于 37℃ 保温 5~15min，放冰浴终止反应。取 40μl 反应液均匀加在 Whatman DE81 圆片上（直径 2.3cm），立即投入蒸馏水内，经 3~4 次蒸馏水及 2 次 95% 乙醇洗涤后，烤干，用液闪计数器测定放射性。

（三）疱疹病毒核苷酸还原酶（HSV ribonucleotide reductase，RR）的纯化及活性测定

核苷酸还原酶在 DNA 合成中起关键作用，病毒诱导之 RR 与正常宿主细胞 RR 的理化性质不同。病毒诱导 RR 活性不受 dTTP 及 dATP 抑制，不依赖 Mg²⁺ 的存在，而细胞 RR 却相反。由于二者性质上差异，病毒诱导之 RR 可作为选择性抗病毒药物靶点。

1. HSV-1 RR 的纯化步骤

（1）HSV-1 感染细胞之制备同（一）单纯疱疹病毒 1 型 DNA 聚合酶的纯化及活性测定 1. 操作步骤内（1）。

（2）感染细胞（悬于 50mmol/L Tris-HCl，pH7.8 及 1mmol/L DTT 缓冲液）冻融 3 次，超声波粉碎 2 次，每次 30s，以 43 500~70 000g，4℃ 离心 30min，上清即为酶粗提液。

（3）粗提液首先通过阳离子交换树脂 AG1×8，柱床体积相当粗提液体积。除去脱氧核苷酸。

（4）用缓冲液（含 20mmol/L Hepes、1mmol/L DTT，pH7.2）配 5% 硫酸链霉素溶液，将其缓慢滴加到粗提液内，使终浓度为 1%，电磁搅拌 20min，4℃ 11 000g 离心 15min，弃沉淀。

（5）用上述缓冲液配饱和硫酸铵溶液，边搅拌边缓慢加入上清液内，使硫酸铵浓度达 35%。继续搅

拌 20min，4℃，11 000g 离心 15min，弃沉淀。再加饱和硫酸铵溶液，使达 55%，以 4℃，11 000g 离心 30min，弃上清，沉淀重溶于少量缓冲液内。

（6）提取液通过 Sephadex G25 脱盐，洗脱液用超滤浓缩装置浓缩至 9～12mg/ml，分装冻存于 -70℃。

2. 疱疹病毒 RR 酶活性测定　反应混合液总体积 90μl，含 5.4mmol/L Tris-HCl pH7.0、0.054mmol/L FeCl$_3$、4.3mmol/L NaF、10mmol/L DTT、2.7mmol/L ATP、0.054mmol/L CDP，11μCi/ml ^{3}H-CDP（11Ci/mmol）及适量酶。测定正常细胞 RR 酶活性时，反应混合液内需加 2mmol/L 醋酸镁。反应混合液于 31℃ 水浴保温 60min，加 10mol/L 过氯酸使终浓度为 1mol/L，以终止反应。离心除去沉淀，在沸水浴保温 15min，使反应液内核苷酸转成相应的单磷酸形式。样品冷却后，加 KOH 将 pH 调到 4～8 之间，离心去沉淀。加 1mmol/L 未标记的 CMP 及 dCMP 作为标志物及载体。取一定量上清液点在 Whatman 3mm 条上，下行层析 40h。溶剂系统为 500mmol/L EDTA：5mmol/L 乙酸铵：饱和四硼酸钠：乙醇（0.5：20：80：220）。干后，在 UV 下标出 CMP 及 dCMP 点并测放射活性。

（四）流感病毒 RNA 聚合酶的纯化及活性测定

1. 流感病毒 RNA 聚合酶纯化的操作步骤

（1）流感病毒甲型（或乙型）接种于 10d 龄鸡胚尿囊腔中，每胚 0.1ml，35℃恒温箱培养 6.5h。无菌收获绒毛尿囊膜，用冷生理盐水洗数次，-20℃冻存过夜。

（2）将绒毛尿囊膜剪碎，再于 -20℃ 冷冻 1h，称重，每 20g 加 60ml 0.1mol/L Tris-HCl，pH8.1，用组织捣碎器高速捣碎 3min 2 次，以 4℃，2000r/min 离心 15min，弃沉淀。

（3）上清液边搅拌边缓慢加入硫酸铵结晶，达 30% 饱和度，再搅拌 20min，4℃，9000r/min 离心 20min，弃沉淀。上清再加固体硫酸铵至 65% 饱和度，继续搅拌 20min，收集 30%～65% 饱和硫酸铵之沉淀（4℃，11 000r/min 离心 20min），用 0.1mol/L Tris-HCl pH8.0 缓冲液重悬，针对同样缓冲液透析过夜。

（4）同上述硫酸铵沉淀法，做第二次硫酸铵沉淀。首先弃硫酸铵 43% 饱和度处沉淀，再收集 43%～57% 饱和度的硫酸铵沉淀。沉淀重悬于 0.1mol/L Tris-HCl pH8.0 缓冲液，针对同样缓冲液透析过夜，即为粗制酶液。

（5）粗制酶液以 30% 无菌蔗糖垫层，4℃ 27 000r/min 离心 70min，收集上层酶液，再用蔗糖梯度离心法，收集酶活性高峰管，即为部分纯化的酶制剂，分装，-70℃ 冻存。

2. 流感病毒 RNA 聚合酶的活性测定　反应混合液总量 60μl，含 50mmol/L Tris-HCl，pH8.0、ATP，CTP，UTP 各 200mmol/L、4mmol/L MgCl$_2$、0.4mmol/L EDTA、2.5mmol/L 巯基乙醇、0.02～0.2mmol/L ^{3}HGTP（2～10Ci/mmol）、0.1～0.5mmol/L ApG 或 1～2μg 球蛋白 mRNA（ApG 或球蛋白 mRNA 为模板）、适量酶。37℃ 水浴保温 30min 后，放冰浴终止反应。取样均匀加至玻璃纤维滤纸圆片上，用冷 5% 三氯醋酸（含 0.02mmol/L 焦磷酸钠）洗 3 次，乙醇洗 3 次，烤干，用液闪仪测放射活性。

（五）流感病毒神经氨酸酶（neuraminidase 或 sialidase）的纯化及活性测定

流感病毒神经氨酸酶与子代毒粒由感染细胞表面释放有关，亦有助于毒粒穿过呼吸道内黏液。其催化末端唾液酸与邻近半乳糖之间 α（2-6）或 α（2-3）糖苷键的水解，可破坏细胞表面流感病毒受体，可作为抗病毒药物作用靶点。

1. 流感病毒神经氨酸酶纯化的操作步骤

（1）流感病毒提纯　流感病毒接种于 10～11d 龄鸡胚，35℃培养箱孵育 48h，无菌收获尿囊液，通过红细胞吸附、洗脱而浓集毒粒。病毒液以 10%～40% 蔗糖梯度（用 0.15mol/L NaCl 配）离心纯化。纯化的病毒毒粒重悬于 0.15mol/L NaCl（含 0.01mol/L 磷酸钠）缓冲液，pH7.3。病毒浓度为 1.5×10^6 血凝单位/ml，蛋白质浓度为 11mg/ml。

（2）病毒悬液内加链霉蛋白酶至终浓度 6mg/ml，37℃ 水浴保温 16h，4℃，30 000r/min 离心 30min，弃沉淀。上清液再以 55 000r/min，4℃，离心 6h，弃上清，沉淀重悬于 0.2ml 0.15mol/L NaCl 溶液。有些病毒株经 37℃ 保温处理后，神经氨酸酶活性有所破坏，可改用 20℃ 处理 16h。

（3）制备 5%～20% 蔗糖梯度溶液 5ml（用 0.15mol/L NaCl 配制），将上述病毒悬液铺加在蔗糖梯度上，4℃，55 000r/min 离心 7.5h，分管收集并测酶活性，合并酶活性高峰，用 0.15mol/L，0.08mol/L，0.03mol/L NaCl 及蒸馏水依次连续透析，有酶结晶析出，离心沉淀后即刻溶于 0.15mol/L NaCl 溶液中，分装，−70℃ 冻存。

2. 神经氨酸酶的活性测定

（1）酶制品 50μl，加入 50μl 0.2mol/L 醋酸钠缓冲液，pH5.0（酶反应最适 pH）及 100μl 水溶解的胎球蛋白 10mg/ml（fetuin，底物）。反应混合液于 37℃ 水浴保温 1h，冷到 20℃ 后，加入 100μl 过碘酸试剂，混匀后，20℃ 放置 20min，加入 1ml 亚砷酸盐试剂，摇匀直到棕色消失为止。加入 2.5ml 硫巴比妥酸试剂，混匀放入沸水浴内煮沸 15min，出现的红色表示神经氨酸酶活性。反应管冷却到室温后，加入新鲜配制的 Warrenoff 试剂 4ml，混匀，有色部分提到有机相内，1000r/min 离心 5min，测定上层有机相在 549nm 处的光密度值。以 549nm 波长吸收值为 1 时的酶量定为 1 个单位神经氨酸酶活性单位。

（2）上述测定神经氨酸酶活性方法步骤较多，近期报道一种 Potier 法之改良法，反应混合液含酶制剂或流感病毒、100μmol/L 2′-(4-methylumbelliferyl)-α-D-N-acytylneuraminic acid（底物，溶于缓冲液，含 32.5mmol/L MES，pH6.5 及 4mmol/L CaCl$_2$）［MES 为 2-（N-morpholino）-ethanesulfonic acid；底物及 MES 均可由 Sigma 公司购得］。反应混合液于 37℃ 振荡保温 15min，加 150μl 0.014mol/L NaCl（用 83% 乙醇配）终止反应。即刻用荧光分光光度计测定酶水解产物 4-methylumbelliferone 的浓度，激发波长为 365nm，发射波长为 450nm。

（六）乙型肝炎病毒核酸聚合酶活性测定

乙型肝炎病毒（hepatitis B virus，HBV）属嗜肝 DNA 病毒（hepadnaviruses），感染性毒粒内含有不完全环形双链 DNA 及核酸聚合酶，后者不仅为 HBV 核衣壳的组成部分，且是病毒 DNA 复制所必需。嗜肝 DNA 病毒复制周期中有一独特的反转录过程，即毒粒进入肝细胞，经脱衣壳，部分双链之基因组 DNA 进入细胞核，在其所携带的 HBV-DNA 聚合酶的催化下，形成完全双链，为共价闭合环状 DNA 分子（covalently closed circular DNA）。以 cccDNA 为模板，在细胞 RNA 聚合酶催化下，转录生成三种大小不同的 RNA，其中最长的转录物（3.4kb）即病毒的前基因组。病毒 RNA 进入胞浆，并组装入新形成的不成熟的核心颗粒（core particles）。在此核心颗粒内，以前基因组 RNA 为模板，在 HBV-DNA 聚合酶催化下进行反转录反应生成病毒 DNA 负链，然后以 DNA 负链为模板，合成长短不同的病毒 DNA 正链，形成不完全双链 DNA 结构，故 HBV 核酸聚合酶实质上为反转录酶（reverse transcriptase，RT），在成熟毒粒内，主要发挥 DNA 聚合酶功能，在不成熟颗粒内，主要为反转录酶功能，目前该酶尚未提纯。在血清内测定 HBV-DNA 聚合酶活性是病毒复制指标之一，此酶是病毒基因编码的，可作为病毒靶，寻找抗肝炎病毒化合物。其活性测定步骤如下：

1. HBV 毒粒制备 HBV 毒粒来源于乙型肝炎表面抗原（HBsAg）及乙型肝炎 e 抗原（HBeAg）阳性的慢性肝炎患者血清，有 3 种制备方法。

（1）直接用患者血清进行酶活性测定 血清先以 3000r/min 离心 15min，弃沉淀，取上清备用。

（2）用免疫沉淀法制备 HBV 毒粒 将 0.4ml 阳性血清和适量抗-HBS 血清混合，加 0.2mol/L Tris-HCl，pH7.5 缓冲液 1ml，37℃ 水浴反应 1h，4℃ 过夜。次日以 3000r/min 离心 30min，弃上清，沉淀用同一缓冲液洗 1 次，再以 3000r/min 离心 15min，即可得 HBV 毒粒的免疫沉淀物。

（3）直接用超离心法制备阳性血清中 HBV 毒粒，其沉淀用磷酸缓冲盐水（PBS）洗 1 次，然后重悬于 1ml PBS，分装，−20℃ 保存。

2. 在上述任一方法制备的 HBV 毒粒管内，加 pronase E 1mg/ml，4% NP-40 20μl，0.4% 二巯基乙醇（β-ME）20μl，酶反应底物 20μl（含 MgCl$_2$ 0.08mol/L、NH$_4$Cl 0.24mol/L，dATP，dCTP，dGTP 各 1mmol/L、^{3}H-dTTP 0.5μCi）。混匀，37℃ 水浴保温 4h，3000r/min 离心 15min，取上清 50μl，点样于直径 24mm 的玻璃纤维滤纸圆片上，即刻投入 5% 三氯醋酸（TCA）浸泡 15min，依次用 5% TCA 和蒸馏水抽滤洗涤 3 次，37℃ 干燥过夜，用液闪计数仪测定放射性。

（七）鸭乙型肝炎病毒复制复合体（duck hepatitis B virus replication complexes，DHBV RCs）的制备及

核酸聚合酶活性测定

鸭乙型肝炎病毒与乙型肝炎病毒同属嗜肝病毒科，两者在毒粒形态、结构、基因组成、复制及传播方式等方面均很相似。DHBV 是研究 HBV 复制机制及筛选抗肝炎病毒药物的常用模型。上文提到 HBV 独特的复制方式就是 Summers 和 Mason 在 1992 年研究 DHBV DNA 复制时发现的。DHBV 在复制过程中同样形成复制中间体（RCs），包含 DHBV 前基因组 RNA，DHBV DNA 及核酸聚合酶（DNAP）等，制备 DHBV RC 可作为体外模型，研究 DHBV DNAP 及 DHBV RT 活性。

1. DHBV RCs 的制备

（1）感染 1d 龄雏鸭　用 DHBV DNA 斑点杂交强阳性鸭血清 0.2ml，经足静脉感染 1d 龄北京鸭。感染后 8d 由颈静脉放血处死雏鸭，剖腹取肝，以生理盐水洗净肝脏表面血迹，去肝脏表面及肝门结缔组织，液氮速冻 2h，移入 -70℃ 保存，或即刻进行以下步骤。

（2）取出肝脏后，以下步骤均在 4℃ 操作，或用冰杯。将肝脏剪成约 1mm³ 小块，每克组织加 5ml 缓冲液（含 10mmol/L Tris-HCl，pH7.5、100mmol/L NaCl、1mmol/L EDTA、0.1% β-ME），用电动匀浆器将肝组织制成匀浆。以 10 000g，4℃ 离心 30min，取上清。如上清较混浊，可用同样条件再离心 1 次，弃沉淀。

（3）上清垫层于 4ml 含 30% 蔗糖缓冲液上，以 143 000g，4℃ 离心 3h，弃上清，用 3ml 缓冲液重悬沉淀。将重悬液垫层于预制的 10%～40% 蔗糖缓冲液上，以 50 000g，4℃ 离心 4h，分管取样，每管约 2.5ml。测定每管的 DHBV DNAP 活性，合并酶活性高峰管，再以 63 600g，4℃ 离心 15h，弃上清，适量缓冲液重悬沉淀，分装，-70℃ 冻存。

2. DHBV RCs DNAP 活性测定　一定稀释度的 DHBV RCs 25μl 与 25μl 双蒸水，25μl 3 倍终浓度的酶反应底物缓冲液（含 50mmol/L Tris-HCl，pH8.0，18.6mmol/L MgCl₂，200mmol/L KCl，0.5% NP-40，0.3% β-ME，dATP、dGTP、dCTP 各 0.1mmol/L，³H-dTTP 0.25μmol/L）混匀。37℃ 水浴反应 90min，0℃ 冰浴终止反应。取 50μl 点于 24mm 直径的玻璃纤维滤纸圆片上，依次用冷 5% TCA（含 0.02mol/L 焦磷酸钠），95% 乙醇各洗 3 次，80℃ 烤干后，测放射性。

3. DHBV RCs 反转录酶活性测定　在反应混合液内加 100～200μg/ml 放线菌素 D，抑制依赖 DNA 的 DNA 聚合酶反应。其他处理同上。

（八）人免疫缺陷病毒反转录酶的纯化及活性测定（human immunodeficiency virus reverse transcriptase，HIV RT）

HIV RT 是 HIV-1 pol 基因编码的多功能蛋白，由分子量分别为 66kD 及 51kD 的亚基组成的杂二聚体，在 HIV-1 复制过程中起关键作用。其有三方面主要功能：①以 HIV-1 RNA 为模板催化（-）DNA 的合成；②发挥 RNaseH 作用，降解 RNA-DNA 杂交链中的 RNA；③以病毒（-）DNA 为模板合成（+）DNA，形成双链 DNA 的前病毒。

前病毒在病毒整合酶的作用下整合人宿主基因 DNA，由于 HIV-1 RT 在 HIV-1 复制中的重要作用，HIV-1 RT 是国际上用来筛选抗 AIDS 药物的第一个靶酶系统。由于病毒分子生物学的进展，近年来，基因重组的 HIV-1 RT 已可在大肠杆菌，酵母菌及痘苗病毒中高效表达。笔者介绍一种由基因重组大肠杆菌中提取高效表达的 HIV-1 RT。

1. 提取步骤

（1）HIV-1 RT 的诱导　将基因工程 E. coli 接种在含有 500mg/L 氨苄青霉素的 2 倍 YT 培养基中（含 1.6% 胰化蛋白胨、10% 酵母提取物、0.5% NaCl，pH7.4），37℃ 振荡水浴培养，当培养液 OD₆₀₀ 值为 0.6 时，加入 0.5mmol/L 的异丙基-β-D-硫代半乳糖苷（isopropyl-β-D-thiogalactopyranoside，IPTG）诱导 6h，收获菌体，4℃，5000r/min 离心 10min，弃上清，用生理盐水洗涤菌体后备用。

（2）将裂解缓冲液 ［含 500mmol/L NaCl、50mmol/L Tris-HCl，pH8.0、2mmol/L EDTA、5mmol/L 二硫苏糖醇（DTT）、1mmol/L 苯甲基磺酰氟（PMSF）、0.1% Triton X100、1mg/ml 溶菌酶和 10% 甘油］加入到菌体中，超声处理 4min，破坏菌体，以 12 500r/min 离心 20min，上清液进行以下提取。

（3）将 8ml 裂解上清液用缓冲液 A（含 50mmol/L Tris-HCl，pH8.0、1mmol/L EDTA、1mmol/L DTT、

5%甘油）透析，然后加样于 DEAE-纤维素层析柱上（1.5cm×30cm），用缓冲液 A 洗柱。只有<5% RT 活性成分不能结合于柱上，而随杂蛋白洗脱下来，此时出现一个较大的蛋白吸收峰。继续用 300ml 含 0～500mmol/L NaCl 的缓冲液 A 作线性梯度洗脱，约 95% RT 活性成分在 60～200mmol/L NaCl 浓度之间被洗脱下来。

（4）收集，合并活性管，约 50ml，经缓冲液 B（含 50mmol/L Tris-HCl，pH8.0、1mmol/L EDTA、1mmol/L DTT、20% 甘油、50mmol/L NaCl）透析后，加样于 1.5cm×30cm 的磷酸纤维柱上（P11），用缓冲液 B 洗脱。先出现一较大的不具有 RT 活性的杂蛋白峰，继续用 150ml 含 50～500mmol/L NaCl 的缓冲液 B 作线性梯度洗脱，在 380～450mmol/L NaCl 之间出现一较小的蛋白吸收峰，即 HIV-1 RT 活性峰，高峰在 400mmol/L NaCl 处。收集酶活性管，合并后用不含 NaCl 的缓冲液 B 透析，除盐，得约 20ml 的酶液，分装，冻存 -70℃。

2. HIV-1 RT 活性测定 反应总体积 50μl，含 50mmol/L Tris-HCl，pH7.6、100mmol/L KCl、6mmol/L MgCl₂、5mmol/L DTT、275μg/ml 牛血清白蛋白第 V 部分（BSA）、2.5μg/ml poly（rA）（dT）₁₂₋₁₈（模板）、0.26μmol/L ^{3}H-dTTP 及适量酶。37℃水浴保温 30min，冰浴终止反应，每管取 40μl 均匀点于直径 24mm 玻璃纤维滤纸圆片上，立即投入 5% TCA（含 0.02mol/L 焦磷酸钠），依次用冷 5% TCA 及 95% 乙醇各洗 3 次，80℃烤干后，用液闪计数仪测放射性。

（九）人免疫缺陷病毒蛋白酶（HIV protease，HIV PR）的纯化及活性测定

HIV-1 PR 是 HIV-1 pol 基因编码的功能蛋白，负责裂解 gag 与 gag/pol（HIV-1 基因）编码的前体巨蛋白，生成 HIV-1 的结构蛋白及功能蛋白，它是开发抗 AIDS 药物的第二个重要酶靶点。实验证明它是 HIV-1 复制必需酶，如在 HIV-1 PR 核酸序列中发生点突变，则生成无感染力的不成熟毒粒。HIV-1 PR 是一个双叶型蛋白，由两条相同的 99 个氨基酸肽链组成的匀二聚体，分子量为 11.5kD。每个单体含有一个三肽的活性中心（天冬氨酸 - 苏氨酸 - 甘氨酸）。HIV-1PR 的构型与人的蛋白酶如肾素、胰蛋白酶不同，前者是 C2 对称的匀二聚体，后者为两个不对称的，由共价键相连的亚单位组成。近期临床实验发现 HIV-1 RT 抑制剂与 HIV-1 PR 抑制剂联合用药，效果比单独用药强。1995 年 12 月美国 FDA 已首先批准 Hoffmann-LaRoche 公司研制的 HIV-1 PR 抑制剂 saquinavir（商品名 Invirase）上市。目前对 HIV-1 PR 抑制剂的研制，开发在国际上非常活跃。

1. 由基因工程大肠杆菌中提取 HIV-1 PR 的步骤

（1）HIV-1 PR 的诱导 将基因工程 E. coli 接种在含 10μg/ml 氨苄青霉素（工程菌携带有氨苄青霉素抗性基因）的 LB 培养基中（含 1% 胰化蛋白胨、0.5% 酵母提取物、1% NaCl，pH7.0），37℃振荡水浴培养至 OD₆₀₀ 值为 0.3～0.5 时，加乳糖达 0.2% 或 IPTG 0.5mmol/L，继续培养过夜。以 8000r/min，4℃离心 10min，弃上清，用生理盐水洗涤菌体后备用。

（2）制备 LacZ-蛋白酶融合蛋白包涵体

1）将 10g 菌体重悬于 80ml 含 200μg/ml 溶菌酶的超声波裂解缓冲液（含 50mmol/L Tris-HCl，pH7.8、1mmol/L EDTA、100mmol/L NaCl）中，4℃过夜。

2）将菌体悬液放于一含盐之冰盘内，用超声波破裂菌体，温度勿超过 10℃。8000r/min，4℃离心 10min，弃上清。

3）用 40ml 含 1% Triton 的超声波裂解缓冲液重悬沉淀，再用超声波处理，如此反复两次。

4）将沉淀之包涵体再重悬于 40ml 超声波裂解缓冲液内短暂超声处理两次，离心收集包涵体，保存于 4℃。

（3）溶解 40ml OD₆₀₀ 值为 50 的包涵体于溶液 U 中（含 8mol/L 尿素及用 20mmol/L Tris-HCl，pH8.0 配制的 10mmol/L DTT），以解除蛋白酶前体的折叠。

（4）将 40ml 蛋白溶液加于预先用 150ml 20mmol/L Tris-HCl，pH8.0 洗过的 DEAE sephacel 柱上（用 15ml DEAE sephacel 装柱），收集流出液，用 HCl 调 pH 到 7，将蛋白酶液装入一大透析袋（阻断分子量为 1000）。

（5）缓慢透析 将上透析袋放在 200ml 溶液 U 中，在冰浴中透析。以 0.5～1.0ml/min 的速度注入

20mmol/L Tris-HCl, pH7.0 于溶液 U 内, 以缓慢降低尿素浓度, 约需 16 ~ 24h, 最终尿素浓度应为 1.5 ~ 2.0mol/L。

（6）以 10 000r/min 离心 20min 除去透析时形成之沉淀, 上清针对 20mmol/L, pH5.5 Mes 缓冲液透析, 以调节蛋白酶液之 pH。

（7）用 15 倍柱床体积的 20mmol/L Mes 缓冲液, pH5.5 洗涤 CM-纤维素柱, 将蛋白液通过 CM-纤维素柱两次, 然后用 6 倍柱床体积含 0.1mol/L KCl 的 50mmol/L Mes 缓冲液, pH5.5 洗柱, 蛋白酶可用含 0.3mol/L 或更高浓度 KCl 的 20mmol/L Mes, pH5.5 缓冲液洗脱。

（8）收集酶活性管, 针对含 40% 甘油、20mmol/L Mes, pH5.5 缓冲液透析, 除盐, 分装, 冻存于 -80℃ 或冷冻干燥后保存。

（9）注意事项 HIV-1 PR 很不稳定, 可在长期保存中自动裂解。以上介绍的由工程菌中提取 HIV-1 RT 及 HIV-1 PR 的方法只是各种方法中的一种, 由于工程菌构建及表达的方式不同, 可按有关文献介绍的提取方法分离提取目标蛋白。

2. HIV-1 PR 活性的测定 HIV PR 活性测定一般用高效液相色谱 (HPLC) 或分光光度计法。反应总体积 120μl, 含 50mmol/L 甘氨酸、50mmol/L Mes、50mmol/L Tris-HCl、0.8mol/L NaCl 、1mmol/L EDTA、1mmol/L DTT, pH5.5 及 60μmol/L 底物 (底物为含发色集团的 11 肽:组氨酸-赖氨酸-丙氨酸-精氨酸-缬氨酸-亮氨酸-P-nitro-苯丙氨酸-谷氨酸-丙氨酸-正亮氨酸-丝氨酸酰胺), 37℃ 水浴 5min, 加适量酶开始反应。在 300nm 处连续监测底物分解之 OD 值变化。

以上反应也可用 HPLC 测定产物浓度。

（十）与酶抑制反应有关的 Km、Ki 及 IC$_{50}$ 的测定

以病毒酶作为目的靶, 进行抑制剂筛选及酶抑制动力学研究时, 最常见的数值表达方式是 IC$_{50}$ (抑制 50% 酶活性的化合物浓度) 及 Ki (抑制常数)。Km (米氏常数) 是酶的特征常数, 即达 50% 酶最大反应速度时的底物浓度。有关 Km, Ki 的理论及数学推导及酶抑制动力学研究, 读者可参考有关生化教科书或专著, 现分别简述测定这 3 个数值的常用方法。

1. 米氏常数 (Michaelis and Menten constant, Km) Km 是酶的特征性常数, 当 pH、温度和离子强度等因素不变时, Km 是比较恒定的。纯度不同的同一种酶如杂质中不含有可引起底物发生其他变化的蛋白质, 其 Km 值也相差不大。同一种酶对不同底物, Km 值不同, 以 Km 值最小者为该酶天然底物。Km 值愈小表示达最大酶促反应速度时所需底物浓度愈低。最常用求 Km 方法为双倒数作图法 (Lineweaver-Burk, double reciprocal plot), 选择不同浓度底物 (substrate, S), 测定相对应的初速度 (velocity, V), 求出两者的倒数, 以 $\frac{1}{[S]}$ 作横轴, $\frac{1}{V}$ 作纵轴, 作图, 绘出直线, 外推至与横轴相交, 横轴截距 (-x) 即为 $\frac{1}{Km}$ 值, Km = $-\frac{1}{x}$ (图 29-2-3)。

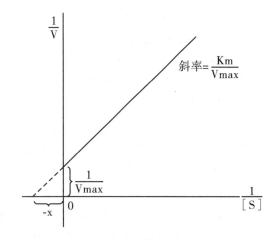

图 29-2-3 双倒数图求 Km 值

$$米氏方程: \frac{1}{V} = \frac{Km}{Vmax} \cdot \frac{1}{[S]} + \frac{1}{Vmax}$$

Vmax = 酶最大反应速度

2. IC$_{50}$ (50% of inhibition concentration) 首先求出一系列抑制剂浓度对酶活性的抑制百分率, 再按 Reed and Muench 法求 IC$_{50}$, IC$_{50}$ 值愈小表示该抑制剂对酶抑制作用愈强。

$$抑制百分率 = \frac{（酶对照\ cpm - 空白\ cpm）-（抑制剂\ cpm - 空白\ cpm）}{酶对照\ cpm - 空白\ cpm} \times 100$$

3. 抑制常数（inhibition constant，Ki）
Ki 表示抑制剂与酶的亲和力，Ki 愈小，亲和
力愈大，故 Ki 对比较不同抑制剂和酶的亲和
力是十分重要的。常用求 Ki 方法为二次作图
法，图 29-2-3 是无抑制剂时，酶在不同浓度
底物时的反应速度，同样方法，在反应管内
加抑制剂〔I〕，求出在不同浓度底物时的酶
反应速度，作双倒数图，可得到该浓度抑制
剂的一条直线。选 3 个抑制剂浓度，就可得

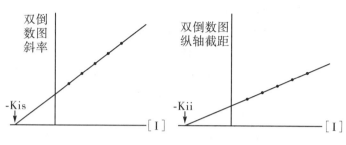

图 29-2-4　二次作图法求 Kis 和 Kii

到 3 条直线，有 3 个斜率。然后以〔I〕为横坐标，双倒数图的斜率（slope）为纵坐标，二次作图，所得
直线在横轴上的截距 即为 – Kis。如以〔I〕与双倒数图纵坐标上的截距（intercept）二次作图，所得直线
在横轴上的截距即为 – Kii（图 29-2-4）。如某一抑制剂为竞争性抑制剂，可求出 Kis；如为非竞争性抑制
剂，可求出 Kii 及 Kis；如为反竞争性抑制剂，可求出 Kii。

五、药物直接灭活病毒实验法

研究药物对某一病毒是否有直接灭活作用，常用方法的操作步骤如下

1. 将一定浓度的药物与病毒悬液在试管内等量混合，37℃放置 1～2h。设病毒对照，以等量培养液
代替药物与病毒悬液混合，同样处理。

2. 将实验管与对照管分别依次作 10 倍稀释，每稀释度接种 4 孔已长成单层的细胞，每孔 0.1ml（96
孔微量培养板）。37℃，5% CO_2 培养。（注意：第一个稀释度应为 5 倍稀释，因病毒已被稀释一倍）。

3. 每日在倒置显微镜下观察细胞病变情况，如同测定病毒 $TCID_{50}$ 方法一样，以 ++ 病变为终点，分
别求出实验组及对照组的 $TCID_{50}$。

4. 比较实验组与对照组的 $TCID_{50}$，如两者相同，表示该药物对所测病毒感染力无直接灭活作用；
如实验组 $TCID_{50}$ 低于对照组，表示有直接灭活作用。根据差别的大小判断直接灭活作用的强弱。

5. 病毒滴定也可用蚀斑滴定法。

六、联合用药实验方法

联合用药是临床治疗重要策略之一，尤其对危重，难治疾病。近期国际上治疗 AIDS 病，倾向于联合
用药，尤其是作用机制不同的药物联合应用，可取得较好疗效，降低药量，减少毒副作用，延缓耐药变
株的出现。联合用药的体内外实验研究可提供临床用药参考。如在组织培养内曾研究抗 HIV-1 首选药叠氮
胸苷与多种药物联合用药抗 HIV-1 的效果，发现 AZT 与人干扰素 α、无环鸟苷、膦甲酸钠有协同作用；
与 dextran sulfate 有相加作用；与病毒唑有拮抗作用，为临床用药提供了实验依据。研究联合用药可用不
同方法，现介绍一种 isobolograms 方法，以疱疹病毒微量组织培养（96 孔板）细胞病变（CPE）方法为例
说明。操作步骤如下：

1. 接种 VERO 细胞于 96 孔微孔培养板，37℃，5% CO_2 培养24h，使细胞长成单层。

2. 将待测的一对已知疱疹病毒抑制剂分别用培养液作一系列 6～8 个两倍稀释浓度，使最低浓度无抑
制活性，最高浓度可完全抑制病毒 CPE。

3. 弃培养液，将适当稀释的 HSV-1 接种微孔内细胞单层，100μl/孔，37℃吸附 1h。

4. 弃病毒液，将两个抑制剂的每个浓度依次相互配对加入实验孔内，每对 2 孔。同时测定单个抑制
剂各稀释度抗病毒作用，每剂量 2 孔，并设病毒对照及正常细胞对照。

5. 当病毒对照病变达 ++++ 时为终点，以抑制 50% CPE 的抑制剂浓度为有效浓度，观察单个抑制
剂与配对抑制剂的有效浓度，以后者作图，分析结果（图 29-2-5）。

6. 图 29-2-5 中将两个抑制剂的最大浓度相连成对角线，凡配对抑制剂之抑制点连线在对角线以内者

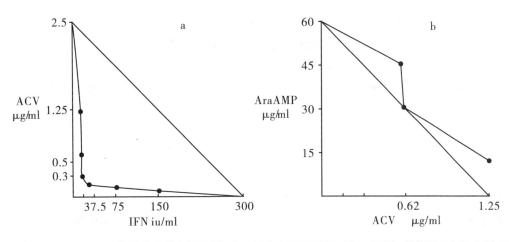

图 29-2-5　a. ACV 与干扰素的协同作用；b. ACV 与阿糖腺苷（Ara AMP）单磷酸的相加作用

为协同作用；抑制点落在对角线上为相加作用；抑制点连线在对角线以外为拮抗作用。抑制点连线距对角线愈远，表示协同或拮抗作用愈强。

七、药物毒性测定方法

测定某一化合物在组织培养内抗病毒作用时，首先需测定该化合物对所用细胞的毒性，如该化合物在无毒浓度下能抑制病毒复制，表示该化合物有抑制病毒活性，否则为化合物对细胞的毒性作用，间接影响了病毒复制。常用 TD_{50} 表示毒性剂量，即使 50% 细胞受到抑制的剂量。TD_{50}/IC_{50} 之比为治疗指数（therapeutic index，TI），治疗指数愈大，表示效果与毒性之间距离愈大，治疗指数愈小，表示效果与毒性之间距离愈小。各种测定化合物对细胞毒性的方法敏感度不同，且同一化合物对不同细胞的毒性作用也相差很大。

（一）形态法

形态法是最常用的最简便的方法，在用 96 孔微量组织培养细胞病变法测定化合物抗病毒活性时，将一系列依次稀释的不同浓度化合物加入一排未用病毒感染的细胞孔内，每稀释度 2～3 孔。经 37℃，5% CO_2 培养后，逐日在倒置显微镜下观察细胞形态，以 "＋" 号表示发生形态变化细胞之%，＋为 25% 以下，＋＋为 25%～50%，＋＋＋为 50%～75%，＋＋＋＋为 75% 以上。以 ＋＋ 为终点，计算各个稀释度之毒性细胞发生率。再按 Reed and Muench 法计算 TD_{50}。此为测定化合物对静止细胞毒性的方法。

（二）活细胞计数法

此法测定化合物对对数生长期细胞生长率的影响，较细胞形态法敏感。对悬浮培养的细胞，可将一系列稀释度的待测化合物与细胞同时接种于培养管内，经 37℃ 培养 24h 或 48h 后，按常规方法计数活细胞数/ml（用台盼蓝染色，死细胞被染色，活细胞不被染色）。设细胞对照。求出各个稀释度与对照相比的细胞生长抑制率，再按 Reed and Muench 法求 TD_{50}。对贴壁生长细胞，经 37℃ 一定时间培养后，将每孔细胞消化分散后再计数，同法计算 TD_{50}。

（三）染色法

染色法可用中性红或 MTT 染色，操作及计算方法同本节三测定药物抗病毒活性的方法内（二）染色法之 1. 中性红染色操作步骤及 2. MTT 法操作步骤。所不同的是不用病毒感染的细胞，只用不同浓度待测化合物处理正常细胞。

（四）放射性核素参入法
放射性核素参入法可用来测定化合物对细胞 DNA、RNA 及蛋白质合成的影响。可选择核素标记之不同前体，如 ^3H 脱氧胸苷（^3H-TdR）用于 DNA 合成；^3H-尿嘧啶用于 RNA 合成；^3H-亮氨酸用于蛋白质合成。3 种测定方法相同，区别在核素标记之前体。现以 ^3HTdR 参入测定 DNA 合成为例，说明操作步骤。

1. 将 1.5×10^5/ml VERO 细胞 0.1ml/孔种于 96 孔微量组织培养板。37℃，5% CO_2 培养 24h，长成

单层。

2. 弃培养液，用灭菌磷酸缓冲盐水（PBS）洗细胞 1 次。

3. 将不同浓度待测化合物与 $1\mu Ci$ ^3H-TdR（1mCi/ml）同时加入细胞孔，每浓度 3 ~ 4 孔，37℃，5% CO_2 培养 24h。设细胞对照（不加待测化合物）。

4. 弃上清，用冷（4℃）PBS $200\mu l$/孔冲洗 1 次，以终止 ^3H-TdR 的参入及药物作用，控干。

5. 加 0.2mol/L NaOH 每孔 $50\mu l$，置室温消化细胞 15min 以上。

6. 加冷（4℃）20% TCA 每孔 $300\mu l$，放 4℃ 1h，沉淀 DNA。

7. 用细胞收集器收集样品，并测定每孔纸片的放射性。求各个稀释度对参入的抑制百分率，再按 Reed and Muench 法计算 TD_{50}。

八、体外实验的影响因素

有些影响体外实验的因素已在各自方法中提到，下面将分述有普遍意义的影响因素。

（一）病毒株

选择什么病毒及什么病毒株作为目的靶，需根据需要与条件而定。进行药物筛选及研究时，一般选择临床重要病毒传染病的病原病毒作为靶病毒，如引起艾滋病的 HIV，引起肝炎的乙型、丙型肝炎病毒，引起流感的流感病毒及引起多种临床疾病的疱疹病毒等。病毒靶的确定还要参考实验室的条件，如操作 HIV 需 P3 实验室，操作 HBV 需 P2 实验室，良好的愿望需与客观实践相结合，经综合分析后才能妥善决定病毒靶。一旦病毒靶确定，就要选择病毒株，以选用标准株为佳，因对标准株研究较多，对其生物学特征了解较清楚，且有利于不同实验室研究结果的比较。不同毒株对化合物的敏感性不同，条件可能时，对深入研究的化合物，应测其对不同毒株的抑制活性，尤其对临床分离毒株及耐药毒株的抑制活性有很大参考价值。

组织培养实验时，应严格控制病毒感染量，感染量过大，则敏感性降低，阳性化合物出现少，尤其是活性较低的化合物易漏筛。用作初筛的样品，除化学合成样品或分离之纯品外，绝大多数以微量形式存在于混合液内，如病毒感染过重，不易发现。病毒感染量又不宜过小，因敏感度过高，易出现假阳性，增加不必要的工作量。病毒感染量控制得好，是结果重演性好的必要条件之一。一般病毒感染量控制在 50 ~ 100TCID$_{50}$ 之间。每次实验时必须同时滴定病毒 TCID$_{50}$，以便确切了解该实验所用的病毒感染量。

（二）宿主细胞

选择病毒 – 宿主细胞筛选系统，如条件可能，最好选择引起人类疾病的靶细胞，但操作方便及可支持多种病毒繁殖的细胞常被首选，如 VERO 细胞可支持疱疹病毒，柯萨奇病毒，水疱性口炎病毒及出血热病毒等多种病毒的繁殖，是实验室常用的细胞株。同一抗病毒化合物在不同细胞培养内对同一病毒的感染可表现不同程度的抑制活性，有时差别很大。表 29-2-6 列出 7 种抗疱疹病毒化合物在 12 种细胞内抑制 HSV-1 KOS 株的 IC_{50} 值。例如，溴乙烯阿糖尿苷最低的 IC_{50} 为 $0.007\mu g/ml$（ESM 细胞），最高者为 $200\mu g/ml$（VERO 及 BS-C-1 细胞），两者相差 28 571 倍。又如，无环鸟苷最低的 IC_{50} 为 $0.01\mu g/ml$（BALB/3T3 及 MD 细胞），最高者为 $2\mu g/ml$（HEp-2 细胞），两者相差 200 倍。这种显著差别也表现在抗 HIV 的 AZT。核苷类药物受宿主细胞影响较大，因不同细胞所含核苷激酶种类及量不同，影响核苷类化合物的磷酸化，从而影响其转换为活性化合物形式。故对深入研究的化合物，尽可能多测几种细胞内的 IC_{50}。比较不同实验室，同一化合物的 IC_{50} 时，要注意所应用的毒株，宿主细胞及实验条件的差别。

（三）样品与对照

筛选常面临各种待测样品，有微生物发酵产物，化学合成化合物，植物提取物等等，如样品本身为水溶液或水溶性好，对筛选有利，易于操作。如样品水溶性差，需用二甲基亚砜（DMSO）或其他溶剂时，需预先测定溶剂本身对细胞的无毒浓度及确定所用稀释度的溶剂本身无抗病毒活性。根据笔者实验室的经验，1% DMSO 对 VERO 及 MDCK 两种细胞系均无毒性。实验时需设溶剂毒性及抗病毒活性对照。

对已知分子量的固体样品，最好配成毫克分子浓度，便于不同实验室比较。对放线菌或真菌发酵液要妥为保存，一般冻存于 – 20℃，可于一定时间内保留抗生素的生物活性，利于重复实验。多次发酵能否重现抗病毒活性是筛选微生物产物关键问题，妥善保管微生物菌种，维持稳定的发酵条件，都是必要的措施。

表 29-2-6　不同细胞系对抗疱疹病毒化合物抗单纯疱疹病毒 1 型 KOS 株 IC_{50} 的影响

化合物*	IC_{50}（μg/ml）											
	PRK	HSF	ESM	HEL	T-21	HeLa	HE_p-2	BS-C-1	Vero	FL	BALB/3T3	MO
BVDU	0.007	0.01	0.007	0.01	0.005	0.02	0.02	0.02	0.1	0.2	0.007	0.004
BVaraU	0.1	0.02	0.007	0.01	0.01	0.07	0.1	200	200	0.04	0.06	0.15
IDU	0.15	0.4	0.1	0.1	0.08	0.5	0.7	0.4	0.7	2	0.1	0.07
ACV	0.06	0.1	0.07	0.2	0.04	1	2	0.7	0.9	0.02	0.01	0.01
FIAC	0.02	0.02	0.01	0.02	0.02	0.07	0.1	0.2	0.2	0.004	0.02	0.04
AraA	4	15	20	50	7	40	100	60	70	40	7	10
AraC	0.05	0.04	0.02	0.01	0.04	0.1	0.2	0.2	0.15	2	0.2	0.2

　*BVDU：溴乙烯脱氧尿苷；BVaraU：溴乙烯阿糖尿苷；IDU：碘苷；ACV：无环鸟苷；FIAC：氟碘阿糖胞苷；AraA：阿糖腺苷；AraC：阿糖胞苷。

（四）支原体（mycoplasma）

不论传代细胞或原代细胞培养都易污染支原体。细胞污染支原体后，常可混淆实验结果，使细胞不能正常传代维持，尤其对研究抗病毒化合物作用机制及提取病毒酶影响更大，故操作组织培养时必须严格无菌操作，预防支原体污染，定期检查细胞培养的支原体，以确保实验的精确性。

（五）同工酶对照

进行体外病毒靶酶筛选时，与细胞培养不同，后者可直观化合物对细胞之毒性，靶酶系统则不能观察化合物毒性。可利用正常细胞之同工酶观察化合物的毒性。例如，某一化合物抑制正常细胞 DNA 聚合酶 α 的 IC_{50} 值比抑制病毒 DNA 聚合酶的 IC_{50} 还低，说明该化合物无选择性。两者距离愈大愈好。又如，HIV 蛋白酶是天冬氨酰类水解酶，可选择胃蛋白酶（pepsin）及（cathepsin D）等作为正常的同工酶对照，以观察抑制剂对正常细胞酶之抑制活性。

（六）抗生素的早期鉴别

目前抗病毒抗生素，据不完全统计已报道 380 多种，由土壤微生物中寻找抗病毒抗生素必须与已知抗生素鉴别。早期鉴别在筛选抗生素中的重要性不言而喻，笔者实验室为适应抗生素筛选的需要，建立了以病毒显迹的纸层及电泳分析法，初步了解抗生素的化学性质，为分离、提取、早期鉴别提供线索。CPE 及 PFU 均可用于纸层及电泳之病毒显迹。前者是将已扩展好之纸层条（0.5cm×9～10cm）顺序按一定方向剪成 9～10 等份，按顺序各放在一孔已感染病毒的细胞孔内，37℃，5% CO_2 培养 48h，当病毒对照的 CPE 达 ++++ 时，取出每孔之滤纸片，在倒置显微镜下观察 CPE，凡出现抑制 CPE 孔的位置，即活性成分在该溶剂系统内扩展之位置。同样方法可用于电泳之病毒显迹。

（陶佩珍）

参 考 文 献

1. Sim IS. Virus replication: Target functions and events for virus-specific inhibitors. In: Galasso GJ, Whitlay RJ & Marigan TC, eds. Antiviral agents and viral diseases of man. 3rd ed. Raven Press, 1990, 1－48

2. Hu JM, Hsiung GD. Evaluation of new antiviral agents: 1. In vitro perspectives. Antiviral Res, 1989, 11:217－232

3. 李秀森. MTT 比色法检测细胞存活和淋巴因子. 免疫学杂志, 1992, 8:67－68

4. Sudo K, Konno K, Yokota T, et al. A sensitive assay system screening antiviral compounds against herpes simplex virus type 1 and type 2. J Virological Methods, 1994, 49:169－178

5. Alam M, Bechtold CM, Patick AK, et al. Substituted naphthalenones as a new structural class of HIV-1 reverse transcriptase inhibitors. Antiviral Res, 1993, 22：131 - 141

6. Bechtold CM, Patick AK, Alam M, et al. Antiviral properties of aminodiol inhibitors against human immunodeficiency virus and protease. Antimicrob Agents Chemother, 1995, 39：374 - 379

7. Lin PF, Samanta H, Bechtold CM, et al. Characterization of Siamycin l, a human immunodeficiency virus fusion inhibitor. Antimicrob Agents Chemother, 1996, 40：133 - 138

8. 陶佩珍. 抗病毒药物临床应用的进展. 北京医药, 1995, 1-2：21 - 28

9. 陶佩珍, 章天, 周萍, 等. 儿茶素衍生物对人免疫缺陷病毒逆转录酶及 DNA 聚合酶的抑制作用. 中国医学科学院学报, 1992, 14：334 - 338

10. 郭巨涛, 陈鸿珊, 唐小山, 等. 鸭乙型肝炎病毒 DNA 聚合酶和逆转录酶在抗乙型肝炎病毒药物中的应用. 中国中西医结合杂志, 1992, 14：480 - 482

11. Severini A, Liu XY, Wilson JS, et al. Mechanism of inhibition of duck hepatitis B virus polymerase by (-) --L- 2′, 3′-dideoxy-3′-thiacytidine. Antimicrob Agents Chemother, 1995, 39：1430 - 1435

12. Woods JM, Bethell RC, Coates JAV, et al. 4-Guanidino-2, 4-dideoxy-2, 3-dehydro-N-acetylneuraminic acid is a highly effective inhibitor both of the sialidase (neuramini-dase) and of growth of a wide range of influenza A and B viruses in vitro. Antimicrob Agents Chemother, 1993, 37：1473 - 1479

13. Nogahata T, Kitagawa M, & Matsubara K. Effect of oxetanocin G, a novel nucleo-side analog on DNA synthesis by hepatitis B virus virions. Antimicrob Agents Chemother, 1994, 38：707 - 712

14. Barnard DL, Fairbairm DW, O'Neill KL, et al. Anti-human cytomegalovirus activity and toxicity of sulfonated anthraquinones and anthraquinone derivatives. Antiviral Res, 1995, 28：317 - 329

15. 粟俭, 甄永苏, 戚长箐. 真菌产生的新核苷转运抑制剂增强药物的抗肿瘤活性. 药学学报, 1994, 29：656 - 660

第二节　体内实验法

各种体外模型筛选到的活性化合物，必须在相关动物模型内验证其疗效，只有通过体内实验的化合物才能进入临床实验，故动物模型是组织培养与临床实验间的桥梁，其对发展新药的重要性不言而喻。虽然大多数动物模型不能精确反映人类相关疾病，但由动物模型实验中我们可获得药物疗效、毒性、剂量、生物利用度、药物代谢及动力学等等非常有益的数据，可作为临床实验的参考。凡有动物模型的病毒，针对该病毒的化疗药物必须通过动物实验，以决定其前途。有些人类病毒如肝炎病毒、人免疫缺陷病毒、人乳头状瘤病毒、人巨细胞病毒及水痘—带状疱疹病毒等种特异性强，不引起动物相应疾病，只能用相关的动物病毒模型评价药效。需指出，人与大多数动物的药物代谢及药代动力学有明显区别，引用动物实验数据设计临床实验时需慎重。进行动物实验时，有些共同注意事项叙述如下：

1. 不同动物对不同病毒易感性不同，在可能范围内要选择易感性小动物作为模型。

2. 动物要健康，如健康小白鼠，外观毛色光滑，反应灵活，无腹泻。同一实验要选择年龄、体重一致的动物，在正常发育条件下，动物年龄及体重有相对平行的关系（表29-2-7）。

3. 动物之性别及品系由模型及实验目的而定，如疱疹病毒的小鼠脑炎模型，可用昆明种小白鼠，不分性别；但鼠白血病病毒小鼠模型需用雌性纯系动物（BALB/c 小鼠）。

4. 有些病毒之动物模型对人有感染性，如出血热病毒、单纯疱疹病毒、日本乙型脑炎病毒等。在操作这些病毒时，尤其是危险病毒需根据有关规定严格执行隔离消毒，防护措施，以免发生实验室感染或污染周围环境。

5. 动物房管理人员及动物实验人员需经专门知识的培训。

6. 常用判断药效指标

（1）存活率或死亡率

$$存活率（死亡率）\% = \frac{存活（死亡）数}{实验动物数} \times 100\%$$

实验组与病毒对照组在存活率（死亡率）上差异有无统计学意义，可用 χ^2 检验。

表 29-2-7 3 种常用实验动物年龄与体重关系

年龄	体重（g）		
	小白鼠	豚鼠	家兔
1 日	1.5	72	37 ~ 55.7
5 日	3.0	98	–
10 日	4.5	137	–
15 日	5.0	173	–
20 日	8.0	196	–
25 日	9.0	221 ~ 250	–
30 日	10 ~ 11	350 ~ 400	167 ~ 307
2 月	16 ~ 18	–	419 ~ 525
3 月	18 ~ 19	450 ~ 500	612 ~ 897
4 月	20 ~ 22	650 ~ 700	909 ~ 1069
6 月	–	700 ~ 750	1221 ~ 1237
12 月	–	–	1931 ~ 2017

（2）平均生活日

$$平均生活日 = \frac{同组内每只动物生存日数相加}{实验动物数}$$

实验组与病毒对照组平均生活日的差异有无统计学意义，可用 t 测验计算。

（3）病毒量滴定　根据不同病毒选择不同靶器官，制备组织匀浆，取上清在不同组织培养内或动物内滴定病毒；或取靶器官洗液分离、滴定病毒。也可用免疫组化方法检查靶器官切片内含病毒抗原之细胞数；或用分子生物学方法，如 DNA 斑点杂交，Southern blot 等测定靶器官内病毒 DNA。对不易分离的病毒可用定量聚合酶链反应（polymerase chain reaction，PCR）测定病毒量。

（4）病理检查　选择适当靶器官，按病理学常规方法检查病理变化。

一、疱疹病毒

人类疱疹病毒是一类很重要的病毒，它引起多种人类常见病，多发病（表 29-2-8）。包括单纯疱疹病毒 1 型（herpes simplex virus type-1，HSV-1）、单纯疱疹病毒 2 型（herpes simplex virus type-2，HSV-2）、水痘 - 带状疱疹病毒（varicella-zoster virus，VZV）、巨细胞病毒（cytomegalovirus，CMV）、Epstein-Barr 病毒（EBV）、人疱疹病毒 6 型、7 型及 8 型（human herpes virus type 6，HHV-6，HHV-7，HHV-8）。有关抗疱疹病毒化疗药物的动物模型研究较多，且能预示临床效果。目前临床治疗单纯疱疹病毒感染的首选药无环鸟苷就是通过细胞培养，动物实验这条传统道路发展的。表 29-2-9 列出有关的动物模型。

选择何种动物模型，决定于实验目的。如想了解某化合物能否治疗疱疹性角膜炎，家兔角膜感染是常用模型；如想了解能否治疗生殖器感染，豚鼠及小鼠阴道感染模型均可应用；如想研究对潜伏感染的疗效，需用小鼠耳郭模型；如想了解对全身感染的疗效，可用小鼠腹腔感染的脑炎模型。下面介绍几种常用动物模型的实验方法。

（一）单纯疱疹病毒 1 型及 2 型的脑炎模型

1. 小鼠　昆明种小白鼠，4 周龄，体重 10 ~ 12g，雌雄不分，按体重均匀随机分组。

2. 病毒　HSV-1 或 HSV-2 的组织培养毒种，预先滴定毒种感染小鼠的 LD_{50}。一般实验用 $10LD_{50}$ 感染小鼠，每鼠腹腔注射 0.2ml。实验周期为 2 周。

3. 给药途径及给药方案　根据实验要求，采用不同途径给药及不同给药方案。

4. 观察指标　每日观察，记录死亡小鼠，计算各组生存率或死亡率、平均生活日，经统计处理后，分析疗效。

表 29-2-8　疱疹病毒所引起的人类疾病

病　　毒	人　类　疾　病
单纯疱疹病毒 1 型	角膜结膜炎、脑膜脑炎、皮肤疱疹、口腔疱疹、唇疱疹
单纯疱疹病毒 2 型	生殖器疱疹、新生儿疱疹、口腔疱疹
巨细胞病毒	视网膜炎、肺炎、胃肠炎、新生儿全身感染、先天性感染
Epstein-Barr 病毒	传染性单核细胞增多症，淋巴瘤
水疱-带状疱疹病毒	水痘、带状疱疹
人疱疹病毒 6 型	猝发疹（exanthem subitum）
人疱疹病毒 7 型	猝发疹（exanthem subitum）

表 29-2-9　疱疹病毒感染的动物模型

病　　毒	动　物	疾　　病	感染途径	判断指标
单纯疱疹病毒 1 型	小鼠	脑炎	脑内、鼻腔、腹腔	死亡、病理、生活日
	小鼠	局部及潜伏感染	耳郭、肋腹、足垫	局部病变、病毒滴定、复发
	小鼠	坏死性肝炎、脑炎	尾静脉	病理、死亡、生活日
	兔	脑炎	眼内	死亡、病理
	兔	眼感染	角膜	眼病损、病毒滴定
	豚鼠	皮肤感染	背部皮肤	局部病损、病毒滴定
单纯疱疹病毒 2 型	小鼠	播散性疱疹，脑炎	腹腔	死亡、病理、生活日
	小鼠、豚鼠	生殖器疱疹	阴道	局部病损、病毒滴定、复发
鼠巨细胞病毒	小鼠	急性或慢性全身感染	腹腔	死亡、病理、病毒滴定、生活日
豚鼠巨细胞病毒	豚鼠	急性或慢性全身感染	腹腔	死亡、病毒滴定
	豚鼠	肺炎	气管内	病理
水痘－带状疱疹病毒	豚鼠	病毒血症、皮疹	鼻内、皮下	病毒分离、血清抗体
	兔	全身及眼扩散感染	鼻内	病毒分离
	猴	病毒血症、皮疹	气管内、皮下	病毒分离、血清转氨酶

（二）单纯疱疹病毒 2 型的兔角膜炎模型

1. 兔　新西兰大白兔或北京白兔，体重 2.5 ~ 3.0kg，雌雄不分，健康无眼疾的清洁动物。

2. 病毒　HSV-1 组织培养毒株，预先测定 $TCID_{50}$。

3. 感染方法　用 0.5% 地卡因（dicaine）1 滴局部滴眼表面麻醉，用直径 4.5mm 环钻在角膜中央作标记，以 6.5 号针头轻划上皮层呈"井"字形，每划均在标记圆内。用微量取样器吸取毒株 20 ~ 50μl，接种于结膜囊内，轻合眼睑按摩 30 秒。双眼分别接种。

4. 分组及给药方案　根据实验要求制定。

5. 临床观察　每日或隔日进行观察及记录，共 2 周。

（1）外眼　眼睑疱疹及溃疡。

（2）结膜　充血、出血、水肿、分泌物。

（3）裂隙灯观察　用 1% 荧光素钠及亚甲蓝双染色，记录角膜上皮层病变形态、面积、基质水肿、浸润情况、前房闪辉、虹膜充血、水肿、瞳孔大小、光反射及瞳孔区渗出物。并进行 Trousdale 评分，角膜病变小于全角膜面积 25% 为 1，25% ~ 50% 为 2，50% ~ 75% 为 3，>75% 为 4。

6. 分离病毒 感染后不同日期，以无菌棉签轻擦球结膜内泪液，并在内眦部停留 5s，将棉签置于装有 1ml 含 2% 小牛血清的 EMEM 培养液中，即刻冻存于 $-70℃$，待所有样品取齐后，同时在 VERO 细胞测定每个样品的 $TCID_{50}$。

7. 电镜观察 于感染后一定时间取各组角膜标本，按电镜操作常规，进行电镜观察。

8. 治愈标准

（1）角膜上皮修复，荧光素染色阴性。

（2）角膜实质浸润及水肿消退，丁达尔现象阴性。

（3）病毒分离阴性。

9. 判断指标 根据临床症状，病毒滴定及病理检查综合判断疗效。

（三）单纯疱疹病毒 1 型局部感染豚鼠皮肤模型

1. 豚鼠 体重 250~300g 白色健康豚鼠，雌雄均可。背部用 Na_2S 脱毛（脱毛剂含 $Na_2S10.7\%$、淀粉 9.3%、甘油 6.7%、四硼酸钠 1.3%）。脱毛区皮肤等分成 6 块。

2. 病毒 HSV-1 组织培养毒种，预先测定 $TCID_{50}$。

3. 感染方法 用 75% 酒精消毒豚鼠背部脱毛区皮肤，用无菌 7 针梅花针深刺皮块中心，停针 2~3min，即刻用 $30\mu l$ 病毒原液滴于刺伤皮肤上，用无菌玻棒摩擦感染。

4. 分组及给药方案 根据实验要求制定。一般于感染后 48h，开始出现分散小水疱后开始治疗。

5. 皮肤病损分级 发红及轻度水肿为"0.5"，发红及 1~3 个小水疱为"1"，发红及多个小水疱为"2"，多个大水疱及融合疱为"3"。感染后期病损结痂，水疱变干及大痂为"+++"，50% 痂脱落为"++"，只保留 10% 痂为"+"，无痂、无水疱为"0"。病程 2 周。

6. 判断指标

（1）临床病损 每日观察、记录病损评分。实验结束后，绘制曲线图并将数据统计分析。

（2）病毒滴定 将病损处皮肤剪下，制成组织匀浆，用 VERO 细胞测定上清内病毒量。

二、呼吸道病毒

呼吸道病毒感染是人类最常见的疾病，可由多种病毒引起多种症状的临床疾病，包括流感病毒、副流感病毒、鼻病毒、呼吸道合胞病毒、柯萨奇病毒、腺病毒、冠状病毒等等。有些病毒有动物模型，有些病毒至今仍无动物模型，如鼻病毒。表 29-2-10 列出常用之动物模型。

表 29-2-10 呼吸道病毒感染的动物模型

病 毒	动 物	疾 病	感染途径	判断指标
流感病毒甲型、乙型	小鼠	呼吸道感染	滴鼻	死亡、肺病变、病毒滴定、肺血凝
	棉鼠	呼吸道感染	滴鼻	死亡、病毒滴定、病理
	雪貂	呼吸道感染	滴鼻	死亡、病毒滴定、病理
副流感病毒 1 型	小鼠	呼吸道感染	滴鼻	死亡、病毒滴定、肺病变
	雪貂	呼吸道感染	滴鼻	流涕、病毒分离
	大鼠	呼吸道感染	滴鼻	流涕、病毒分离
	猪	呼吸道感染	滴鼻	肺炎、病毒分离
副流感病毒 1 型、2 型	中国仓鼠	呼吸道感染	滴鼻	流涕、病毒分离
副流感病毒 2 型	猴、狒狒	呼吸道感染	滴鼻	流涕、病毒分离
副流感病毒 3 型	中国仓鼠	呼吸道感染	滴鼻	肺病变、病毒分离
	猴	呼吸道感染	滴鼻	发热
呼吸道合胞病毒（RSV）	棉鼠	呼吸道感染	滴鼻	病毒分离、病理
	中国仓鼠	呼吸道感染	滴鼻	病毒分离、病理

（一）流感病毒甲型感染的小鼠模型

1. 动物　昆明种小白鼠，4 周龄，体重 10～12g，雌雄不分，按体重均匀随机分组。

2. 病毒　流感病毒甲型的不同亚型或流感病毒乙型均需预先在小鼠肺中连续传代适应。以小鼠适应株接种鸡胚尿囊腔，收获尿囊液作为实验毒种。滴定实验毒种的小鼠 LD_{50}，实验感染量一般控制在 $10MLD_{50}$ 左右。

3. 感染方法　用乙醚麻醉小鼠，用 4 号针头经鼻滴入 30μl 实验病毒液。

4. 分组及给药方案　按实验要求制定。

5. 判断指标

（1）肺病变　感染后 4～5d，分组处死小鼠，取出鼠肺，肉眼判断肺病变程度。0 表示无肺病变，1～4 为每级递增 25% 的肺病变。每只小鼠称体重及肺重，计算每只小鼠之肺指数，进而求得每组之平均肺指数，进行比较及统计处理。

$$肺指数 = \frac{肺重\ g}{鼠重\ g}$$

（2）每日观察，记录死亡，共 2 周，计算死亡率及平均生活日。

（3）病毒分离　感染后不同日期，无菌取出各组鼠肺，经研磨制备各组 10% 肺悬液，用鸡胚或细胞培养（MDCK 细胞）滴定病毒，计算 EID_{50} 或 $TCID_{50}$。亦可滴定每只鼠肺的病毒量，这样测定较精确，但工作量较大。亦可用荧光抗体法检查鼠肺切片内含病毒抗原细胞数目，以比较疗效。

（二）流感病毒甲型感染的雪貂模型

雪貂对流感病毒高度敏感，感染后症状为流涕、结膜充血、厌食、咳嗽、体温上升等，与人体感染症状很相似。因其来源少，价格高昂，限制了此模型的应用。

（三）呼吸道合胞病毒感染的小鼠模型

呼吸道合胞病毒是引起婴幼儿支气管炎及肺炎的主要病源之一。其可感染小鼠、中国仓鼠、棉鼠、雪貂及非人灵长类，呼吸道可分离到病毒，但无临床症状。棉鼠模型曾被应用于评价广谱抗病毒药病毒唑的疗效，其实验结果预示了病毒唑在临床应用治疗婴幼儿呼吸道合胞病毒感染的效果。

1. 动物　BALB/c 小鼠，雌性，6 周龄，体重 16～18g，按体重随机分组。

2. 病毒　RSV 组织培养毒种（HeLa 细胞）。

3. 感染方法　用乙醚麻醉或 0.15% 戊巴比妥钠腹腔注射麻醉，麻醉后经鼻腔滴入病毒液 0.2ml。

4. 分组及给药方案　根据实验需要制定。

5. 判断指标

（1）感染后不同时间，无菌取鼠肺，制备鼠肺悬液，用 HeLa 细胞分离，滴定病毒 $TCID_{50}$。

（2）感染后不同时间，取鼠肺，肉眼检查大体病理变化（肺颜色及弹性），并切片，按常规方法做病理检查。

三、嗜肝 DNA 病毒

病毒性乙型肝炎流行于全世界，尤其是亚洲、非洲、地中海、南美、大洋洲等区域，全球有 3 亿乙型肝炎病毒携带者，其中我国占 1/3 以上（1.2 亿以上），为我国重点防治疾病之一。由于缺乏体内外模型，多年来妨碍了抗乙肝病毒药物的发展。近年来发现数种动物肝炎病毒（表 29-2-11），与人乙型肝炎病毒同属嗜肝病毒科，它们具有相似的毒粒结构、基因组成、复制机制及疾病表现，且种特异性强，是较好的动物模型。其中鸭乙型肝炎病毒（duck hepatitis B virus，DHBV）及土拨鼠肝炎病毒（woodchuck hepatitis virus，WHV）模型用于抗病毒药物药效评估较多，促进了抗肝炎病毒药物的发展。

（一）鸭乙型肝炎病毒急性感染雏鸭模型

1. 动物　1 日龄北京鸭，雌雄不拘。

2. 病毒　鸭乙型肝炎病毒 DNA（DHBV-DNA）强阳性血清（斑点杂交 +++ 以上）。

表 29-2-11　嗜肝 DNA 病毒感染的动物模型

病　毒	动　物	疾　病	判断指标
人乙型肝炎病毒	猩猩	抗原血症、持续感染	病毒血症
	转基因小鼠	抗原血症、慢性带毒、肝炎	病毒血症、病理
	无毛小鼠	移植瘤	病毒 DNA，病毒抗原表达
土拨鼠肝炎病毒	土拨鼠	病毒血症、持续感染、肝癌	病毒 DNA，病毒 DNA 聚合酶
鸭乙型肝炎病毒	鸭	病毒血症、持续感染、肝癌	病毒 DNA，病毒 DNA 聚合酶
地松鼠肝炎病毒	地松鼠	病毒血症、持续感染	病毒 DNA，病毒 DNA 聚合酶

3. 感染方法　经腿胫静脉注射 DHBV-DNA 强阳性血清 0.2ml/只，7d 后取血，-70℃冻存待检。

4. 分组及给药方案　根据实验要求制定。首次给药在感染后第 7d（已取完血标本后），一般给药 10d。给药剂量随鸭体重的增长需加以调整。给药后第 5d，10d 及停药后 3d 取血，分离血清，-70℃冻存待检。

5. 判断指标

（1）斑点杂交法测定鸭血清 DHBV-DNA 水平

1）硝酸纤维素膜的处理

①硝酸纤维素膜（孔径 0.45μm，Amersham Co.），用蒸馏水及 10×SSC 浸泡（SSC 含氯化钠 3.0mol/L 及柠檬酸钠 0.3mol/L，pH7.0），各 30min，室温晾干。

②取上述鸭血清 40μl/样点样（抽滤负压 400mm 汞柱）。

③分 3 步变性：

变性Ⅰ　0.5mol/L NaOH 10min

变性Ⅱ　0.6mol/L NaCl，1mol/L Tris-HCl，pH7.5 10min

变性Ⅲ　1.5mol/L NaCl，0.5mol/L Tris-HCl，pH7.5 10min

④将变性后的膜室温晾干，然后放 80℃烤箱 2h。

⑤预杂交：

3×SSC（0.1%SDS）	10ml
↓65℃，30min	
换 10×Dendhart 液（0.1% SDS）	10ml
变性载体 DNA10mg/ml	200μl

65℃，3h 或过夜

⑥杂交：

甲酰胺	50%
10×Dendhart（0.1%SDS）	25%
20×SSC	20%
DDH$_2$O	5%
变性 DNA	100μl
变性探针	200μl
10%ppi	1%

42℃，48h

⑦洗膜及夹片：

2）探针标记

①试剂　NEN 药盒（Promega Co），Sephadex-G50 柱，纯化待标记 DNA，0.5mol/L EDTA。

②方法 按 promega 缺口翻译药盒说明书标记探针，取 1μg 含 DHBV-DNA 质粒 10μl，加 100μmol/L dATP、dGTP、dTTP 3.5μl，缓冲液 5.0μl，DNA 聚合酶和 DNA 酶 5.0μl，〔α-^{32}P〕dCTP 50μCi（5.0μl），加双蒸水补足 50μl，置 12℃ 2h，加 0.5mol/L EDTA 1 滴终止反应。标记物加至已用 1×TE 缓冲液平衡的 Sephadex-G50 柱（0.6cm×12cm），用 TE 缓冲液洗脱并开始计数，第 10 滴开始收集，8 滴/管，共收集 8 管。用低能辐射仪测定各管放射性强度（cpm 值），取第一峰（大分子峰），-20℃ 保存，放射强度大于 10^8 cpm/μg DNA。

3）质粒 DNA 的快速提取

①挑取含 DHBV-DNA 质粒的大肠杆菌，种于 2.0ml LB 培养液中，加相应抗生素，37℃ 振动培养过夜。

②12 000r/min 离心 2min，弃上清。

③加 100μl 溶液 Ⅰ（50mmol/L 葡萄糖、25mmol/L Tris-HCl，pH8.0、10mmol/L EDTA），振荡均匀。

④加 200μl 溶液 Ⅱ（0.2mol/L NaOH，临用前用 10mol/L NaOH 贮存液配制、1% SDS），轻摇均匀，冰浴 10min。

⑤加 150μl 预冷的溶液 Ⅲ（5.0mol/L 乙酸钾 60ml、冰乙酸 11.5ml、水 28.5ml），上下颠倒摇匀，冰浴 10min。

⑥12 000r/min 离心 10min，上清倾入新管，弃沉淀。

⑦加 2 倍体积无水乙醇，液氮气相放置 15min。

⑧12 000r/min 离心 10min，弃上清。

⑨用 70% 乙醇刮起壁上沉淀，洗涤 2 次，离心，弃上清。

⑩将沉淀放置 10min 左右，使乙醇挥发，重溶于少量双蒸水中。

如需大量提取质粒时，则在上述⑥之后加以下操作：

①加入 0.6 倍体积异丙醇，室温放置 1h，室温下离心，弃上清。

②加适量体积双蒸水，使 DNA 完全溶解。

③加等体积酚，剧烈振荡 8min，12 000r/min 离心，吸取上层水相至另一离心管。

④加酚:氯仿（1:1）和氯仿各抽提 1 次，同前离心，吸取上层水相。

⑤加 pH5.2 的 3.0mol/L NaAc 约为水相的 1/10 体积，加二倍体积无水乙醇，混匀后液氮气相放置 15min。

⑥12 000r/min 离心 10min，弃上清。

⑦加入 70% 乙醇洗涤 2 次，离心弃上清。

⑧沉淀抽干 0.5h，重溶于双蒸水中。

注意：实验所用的离心管和双蒸水需 10 磅高压消毒。

（2）Southern blotting 印迹法分析鸭肝中 DHBV-DNA 取给药后一定日期或停药后之鸭肝，提取肝组织中的总 DNA。取鸭肝 50mg，冰浴上剪碎，置于玻璃匀浆器，加 1.0ml 预冷 TNE（10mmol/L Tris-HCl pH7.5、10mmol/L EDTA、0.3mol/L NaCl），冰浴内研磨组织 20 次，吸至离心管，取 0.5ml 预冷 TNE 冲

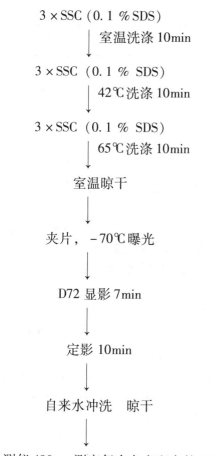

3×SSC（0.1% SDS）

↓ 室温洗涤 10min

3×SSC（0.1% SDS）

↓ 42℃洗涤 10min

3×SSC（0.1% SDS）

↓ 65℃洗涤 10min

室温晾干

↓

夹片，-70℃曝光

↓

D72 显影 7min

↓

定影 10min

↓

自来水冲洗 晾干

↓

酶标检测仪 490nm 测定每个杂交斑点的 OD 值

洗管壁，洗液与前合并。加 10% SDS 至终浓度 1%，65℃10min，37℃15min，加 18mg/ml pronase E 到终浓度为 1mg/ml，37℃过夜。依次用等体积酚，酚：氯仿，氯仿各提 1 次，离心（12 000r/min，10℃，10min），取水相加 1/10 体积 2.5mol/L NaAc，2 倍体积无水乙醇，−70℃过夜。12 000r/min，0℃离心 15min，弃上清，沉淀用 70%乙醇洗 2 次，抽干，适量 TE 重溶，−70℃保存。

上述提取的鸭肝细胞 DNA，可用作 Southern 印迹分析，具体操作方法见"分子生物学实验方法与技术"篇。经放射自显影后的 Southern 印迹条还可剪下，放液闪液内，测定 cpm 值，可得具体数据的比较。

（3）药效计算

1）计算每组鸭不同时间血清 DHBV-DNA OD 值的平均值（$\bar{X} \pm SD$），将每组鸭用药后不同时间和停药后血清 DHBV-DNA 水平与同组给药前 OD 值比较，采用配对 t 检验，作统计学处理，分析差异的显著性，判断药物对病毒感染的抑制效果。

2）计算每组鸭用药后不同时间及停药后血清 DHBV-DNA 的抑制率，并作图，比较各组鸭血清 DHBV-DNA 抑制率的动态。

$$DHBV\text{-}DNA \text{ 抑制}\% = \frac{\text{给药前 OD 值} - \text{给药后或停药后 OD 值}}{\text{给药前 OD 值}} \times 100\%$$

3）将给药组不同时间 DHBV-DNA 抑制率分别与病毒对照组相同时间 DHBV-DNA 抑制率比较，采用成组 t 检验，作统计学处理，分析差异的显著性，判断药效。

6. 鸭乙型肝炎病毒感染鸭模型亦可采用慢性感染模型，取 5 周龄先天感染鸭，其血清 DHBV-DNA 水平稳定者进行实验。同样观察血清 DHBV-DNA 动态水平及/或血清 DHBsAg 水平，以判断效果。DHBsAg 及 DHBeAg 可用酶联免疫吸附实验测定（ELISA）。

（1）ELISA 法测定 DHBV 抗原

1）包被聚苯乙烯板。将纯化的兔抗 DHBV IgG 用包被液稀释到 10μg/ml，每孔加 0.1ml，4℃过夜。

2）倾去包被液，以 PBS 洗涤 5 次，每次 2min。

3）每孔加待测样品 0.1ml；37℃，2h。

4）倾去样品，以 PBS 洗涤 5 次，每次 2min。

5）每孔加 0.1ml 适当稀释的酶标兔抗 DHBV IgG，37℃，1h。

6）倾去兔抗 DHBV IgG，洗涤同 4。

7）加底物液，每孔 0.1ml 显色，室温避光，15min。

8）加 1 滴 1mol/L H_2SO_4 终止反应。

9）酶标仪阅读结果。

（2）液体配制

1）包被液

Na_2CO_3	1.59g
$NaHCO_3$	2.93g
加水至	1000ml

pH9.6

2）洗涤液

NaCl	8.0g
KH_2PO_4	0.2g
$Na_2HPO_4 \cdot 12H_2O$	2.9g
KCl	0.2g
Tween-20	0.5ml
加水至	1000ml

pH7.4

3）底物缓冲液

0.1mol/L 柠檬酸　　　　　　　　　　　　　　　　　　　　　　　24.7ml

0.2mol/L $Na_2HPO_4 \cdot 12H_2O$　　　　　　　　　　　　　　　　　25.3ml

加水至　　　　　　　　　　　　　　　　　　　　　　　　　　　100ml

pH5.0

4）稀释液　同洗涤液，但不加 Tween-20，而加 10% 小牛血清。

5）底物液配制（临用前配制）　准确称取 4mg 邻苯二胺（OPD），加 10ml 底物缓冲液，用前加 10μl 30% H_2O_2，混匀。

6）1mol/L H_2SO_4　取浓硫酸 10ml 加到 90ml 水中即可。

（二）土拨鼠肝炎病毒模型

土拨鼠肝炎病毒在基因同源性、传染方式、疾病转归、肝癌发生率等方面较鸭乙型肝炎病毒更相似于人乙型肝炎病毒，且土拨鼠为哺乳类动物，其药物代谢比鸟类更近似于人类，是评价抗乙肝病毒药物较好的模型。不足之处为土拨鼠不易获得，不易饲养，价格较贵，故目前多数药物仍用鸭肝炎病毒模型作体内评价。土拨鼠模型可用先天感染的土拨鼠，鼠龄 1~4 岁。实验前预测血清 WHV-DNA 及 WHV DNA 聚合酶（WHV DNAP）水平，一般 1~2 岁龄土拨鼠血清 WHV DNAP 滴定较高（>1000cpm）；3~4 岁龄土拨鼠血清 WHV DNAP 水平为中等或低下（500~1000cpm 或 <500cpm），且常伴有肝癌。药效判断指标：

1. 血清 WHV DNAP　血清垫层于 30% 蔗糖缓冲液上，经 143 000g，4℃ 离心，弃上清，沉淀重悬液用于 WHV DNAP 活性测定。测定方法参见本章第一节体外实验法"四、病毒酶活性抑制法"中"（六）乙型肝炎病毒核酸聚合酶活性测定"。

2. 测定血清 WHV-DNA　采用斑点杂交法，方法参见第二节体内实验法"三、嗜肝 DNA 病毒"中"（一）鸭乙型肝炎病毒急性感染雏鸭模型"5. 判断指标（1）斑点杂交法测定鸭血清 DHBV-DNA 水平。

3. 土拨鼠肝 WHV-DNA 分析　用 Southern blot 法，参见第二节体内实验法"三、嗜肝 DNA 病毒"中"（一）鸭乙型肝炎病毒急性雏鸭模型"5. 判断指标（2）southern blotting 印迹法分析鸭肝中 DHBV-DNA。

（三）2.2.15 移植瘤模型

2.2.15 来源于人肝癌细胞系 Hep-G2，其染色体整合有 HBV 全基因组，可表达 HBsAg，HBeAg 及产生具有感染性的病毒粒子。将 2.2.15 细胞皮下接种于无毛小鼠，可生成移植瘤，并且在血清内有 HBV-DNA 出现，可作为小动物模型。其优点为直接评价药物在体内抗 HBV 活性，而不是与 HBV 相关的动物肝炎病毒。将 10^7 2.2.15 细胞/100μl 皮下接种于无毛小鼠（无毛小鼠需饲养于隔离环境），一周后可开始给药处理，每周检查移植瘤生长情况。给药 3 周后，测定各组瘤重，血清人甲胎蛋白水平，血清 HBV-DNA 水平及瘤细胞内 HBV-DNA 分析。瘤重及人甲胎蛋白为移植瘤生长情况及是否被药物抑制的指标，后者可用试剂盒测定。血清 HBV-DNA 用抗原捕获聚合酶链式反应测定。瘤组织内 HBV-DNA 先经 DNA 提取，再用 Southern blotting 分析。

（四）转基因小鼠模型

转基因小鼠之基因组整合有 1.2 拷贝 HBV-DNA，其血清可表达 HBsAg，HBeAg 及类似 Dane 颗粒，肝、肾可检出 HBV mRNAs 及 HBV-DNA。该模型曾用于抗肝炎药效评价，读者有兴趣可参阅有关文献。

四、反转录病毒

自从 20 世纪 80 年代初先后发现艾滋病（acquired immunodeficiency syndrome，AIDS）及其病原病毒——人免疫缺陷病毒（human immunodeficiency virus，HIV）后，大大激发了病毒分子生物学的研究及抗 HIV 药物的寻找。目前经 FDA 批准的抗 HIV 药物已有 24 种，约占抗病毒药物的 1/2。抗 HIV 药物的发展，无论在广度、深度、速度方面在抗病毒化疗史上都是空前的，并且促进了抗病毒化疗研究的深入与发展。对 HIV 动物模型的研究报道很多，由于 HIV 种特异性强，不能感染非灵长类动物，人们设法由与 HIV 同属反转录病毒的相关病毒，或由基因重组方法建立动物模型（表29-2-12）。表29-2-12 中列出的模型很多，大多数处于研究阶段，最常用的模型是猴免疫缺陷病毒（simian immunodeficiency virus，SIV）及鼠白血病病毒（murine leukemia virus，MuLV），前者是目前国际上公认最好的 HIV 动物模型，后者为小动物替代模型。小鼠模型易于操作，用药量少，价格便宜，受到人们欢迎。

表 29-2-12　反转录病毒的动物模型

病　毒	动　物	疾　病	判断指标
人免疫缺陷病毒	猩猩	病毒血症、淋巴结病	病毒分离、抗体阳转
	狒狒	病毒血症	病毒分离、抗体阳转
	兔	病毒血症、脾大	病毒分离、抗体阳转、脾大
	转基因小鼠	病毒血症、淋巴结病、脾大	病毒分离、抗体阳转、病理
	SCID-hu 小鼠	病毒繁殖	病毒分离
猴免疫缺陷病毒	猕猴	病毒血症、淋巴结病、免疫缺陷、持续感染、脑炎	病毒分离、抗体阳转、病理
慢病毒	羊、鹅	病毒繁殖、肺炎、脑炎、持续感染	病毒分离、抗体阳转、病理
猫白血病病毒	猫	病毒血症、淋巴结病、免疫缺陷	病毒分离、抗体阳转、病理
鼠白血病病毒	小鼠	病毒血症、白血病、脾大	病毒分离、脾大、死亡
		免疫缺陷、淋巴结病	脾大、死亡
		脾大	脾大、死亡
		麻痹	麻痹、死亡

（一）猴免疫缺陷病毒感染猴模型

SIV 首先于 1985 年由恒河猴分离（Macaca mulatta），以后由亚洲及非洲猴分离到不同毒株。其抗原与 HIV 有关，更接近 HIV-2，两者在毒粒形态、基因序列、细胞嗜性、生物学性质及疾病类型等方面最为接近，SIV 猴模型被称为"gold model"。不同毒株的毒力相差很大，一般用急性感染模型。

1. 动物　食蟹猴或恒河猴，体重 3~5kg，雌雄不分，身体健康，无 SIV 抗原或抗体，单笼饲养于三级动物房。

2. 病毒　SIV 组织培养毒种，预先测定 50% 猴感染量（MID_{50}），小量分装，冻存 -70℃，每次实验用一管毒种。

3. 感染　10~100MID_{50}/ml 1ml 静脉感染，感染后不同时间取血，分离病毒，实验周期 2~3 月。

4. 分组及给药方案　根据实验要求制定。

5. 判断指标

（1）临床观察　一般状况、食欲、腹泻、体重、淋巴结肿大。

（2）病毒分离　由血浆或/及外周血单核细胞分离病毒，采用植物血凝素刺激的人淋巴细胞协同培养法，或用传代的 T 淋巴细胞分离病毒。

（3）测定 SIV 核抗原 P26　用测定 HIV-1 P24 之试剂盒测定（Abbott 公司产品），操作按试剂盒说明进行。

（4）抗体测定。

（二）丙型鼠白血病病毒模型

丙型鼠白血病病毒（type C murine leukemia viruses，MuLVs）与 HIV 同属反转录病毒（retrovirus），这组病毒常用于抗 HIV 药物体内疗效评价（表 29-2-13）。以 Rauscher 鼠白血病病毒（RLV）（表 29-2-14）及 Friend 白血病病毒（FLV）最常用，感染致巨脾症，且可进行定量分析。

1. Rauscher 鼠白血病病毒模型（RLV）

（1）动物　BALB/c 小鼠，雌鼠，6 周龄，14~18g。

（2）病毒　RLV 复合病毒，用感染之鼠脾 5%~10% 悬液腹腔注射 BALB/c 雌鼠传代，感染之鼠脾悬

液分装冻存 –70℃。亦可直接 –70℃ 冻存感染鼠脾。

（3）感染方法　无菌取出感染后 21d 的鼠脾，用 EMEM 制成 10%（M/V）悬液，4℃，2000r/min 离心 10 ~ 15min，取上清液感染小鼠，0.2 ~ 0.3ml/只，ip。

（4）分组及给药方案　根据实验要求制定。

（5）判断指标

表 29-2-13　用于药效评价的 MuLV 系统

病　毒	特　征	嗜　性	疾　病
RLV 复合病毒	复合病毒包括有复制能力的辅助病毒及缺陷型脾斑形成病毒（R-SFFV）	淋巴细胞、红细胞前体细胞、巨噬细胞、成纤维细胞	成红细胞增多症，在成鼠引起红白血病
FLV 复合病毒	复合病毒包括有复制能力的辅助细胞及缺陷型脾斑形成病毒（R-SFFV）	淋巴细胞、红细胞前体细胞、巨噬细胞、成纤维细胞	成红细胞增多症、在成鼠引起红白血病，某些鼠种引起免疫抑制
Moloney（MuLV）	有复制能力	T 细胞，成纤维细胞	T 细胞白血病/新生鼠淋巴瘤
Mo-MSV 复合病毒	复合病毒包括有复制能力的辅助病毒及带有 mos 瘤基因的缺陷病毒	T 细胞，成纤维细胞（转化）	新生鼠接种后引起纤维肉瘤
Cas-Br-E 及 Cas-Br-M	有复制能力	B 细胞、内皮细胞、胶质细胞（包括微胶质细胞），巨噬细胞，神经元、成纤维细胞	接种新生鼠引起后肢麻痹
LP-BM5 复合病毒	复合病毒包括有复制能力的辅助病毒及 mink cell focs forming（MCF）病毒及缺陷型致病病毒	B 细胞、巨噬细胞、成纤维细胞	成鼠引起免疫缺陷（MAIDS）

表 29-2-14　抗病毒化合物在 RLV 模型内的疗效

药物	剂量	抑制脾肿大的抑制率%	小鼠内疗效	人临床效果
叠氮胸苷（AZT）加干扰素 α（γHuIFN-αA/D）	15mg/kg/天，po 10⁵U/kg ip，qd	97	体内高度协同，无毒，暴露病毒后预防给药 100% 防止病毒血症	合并治疗卡波济肉瘤（KS）安全并有效
AZT	165mg/kg/d，po	98	某些鼠发生贫血及白细胞减少，暴露病毒后预防及治疗慢性病毒血症有效	FDA 批准的治疗 AIDS 首选药，鼠剂量范围与人剂量相当
干扰素 α	5×10⁵U/kg，ip，bid	94	有剂量反应效果	用于治疗卡波济肉瘤
castanospermine	300mg/kg/d po	79	治疗剂量范围很窄	进行临床实验，有毒性副作用
6-0-butanoy 1-castanosp ermine	346mg/kg/d po	55	治疗剂量范围很窄	同上
苏拉明（sunamin）	40mg/kg/d，iv，q3d	56	治疗剂量范围很窄	毒性大，治疗 AIDS 患者无效

1）脾重　感染后 21d，剖杀小鼠，称体重及脾重，求脾系数。

$$脾系数 = \frac{脾重\ g}{体重\ g}$$

2）脾病灶 感染后7d，剖杀小鼠，可见脾脏表面有白色病灶，计数病灶，可反映病毒量。

3）血清RLV反转录酶活性测定 酶反应总体积为150μl，含50mmol/L Tris-HCl，pH8.3、60mmol/L NaCl、0.6mmol/L MnCl$_2$、0.05% NP-40、20mmol/L DTT、20μg/ml（rA）·（dT）$_{15}$、30μmol/L dTTP及10μl RLV血清。37℃反应2h，取50μl样品点于DE81滤纸圆片上，用磷酸二氢钠缓冲液洗2次，单蒸水洗1次，95%乙醇洗2次，80℃烤干，测cpm值。

2. LP-BM5复合病毒（鼠艾滋病MAIDS）模型 LP-BM5复合病毒的敏感宿主是近交系鼠C57BL/6（B6），感染后可引起多克隆B细胞增殖、高丙种球蛋白症、免疫抑制、T细胞功能丧失、淋巴结病、脾大、机会感染、最终于24~26周内死亡。此模型有很多症状、体征与艾滋病相似，但LP-BM5不感染CD$_4^+$细胞，故其确切发病机制与HIV相关性尚不清楚。有报道用于评价抗HIV药物效果。

（三）HIV-1转基因小鼠模型 含有HIV-1基因序列（全部或部分）的转基因小鼠模型列于表29-2-15。读者有兴趣可参阅有关文献。

表29-2-15 HIV-1的转基因小鼠

HIV-1序列	病毒复制	有基因表达的组织	疾病
完全前病毒	只释放HIV-1，鼠细胞内无复制	尾、耳、皮肤、肝及胃肠道少数分散细胞	表皮增生、肺淋巴样细胞浸润、淋巴结病，死亡于25d。
缺陷性HIV-1前病毒	无	皮肤、骨骼肌、肾、脑、眼、胃肠道及脾	肾病、肌肉消瘦、发育不全、胸腺萎缩，乳头瘤样皮损
*HIV-1LTR-**tat-3	无	皮肤	转基因雄鼠类似卡波济肉瘤的皮损
*HIV-1LTR联结$^+$CAT基因	无	胸腺、尾、眼、心、脾、单核巨噬系统细胞、朗罕细胞	无
*HIV-1LTR联结$^+$CAT基因	无	脑皮质胶质细胞、基底神经节、小脑	无
*HIV-1LTR联结$^+$CAT基因	无	胸腺、脾、脊髓、吗啡处理后，在脑脊髓及眼有CAT高度表达	无
a株：*HIV-1LTR联结CAT基因 b株：鼠α-结晶A转录元件与HIV-1tat融合	无	a株×b株：带有二个转基因的F$_1$子代，眼有CAT反式激活	无
*HIV-1LTR密切控制luciferase或β-半乳糖苷酶基因	无	皮肤、表皮暴露于紫外，Psoralen及日光可激活HIV-1LTR	无
*HIV-1LTR控制SV40T及t抗原基因	无	胸腺、淋巴结、脾及皮肤	胸腺增生引起呼吸障碍

*HIV-1LTR为HIV-1基因的长末端重复序列；**tat为HIV-1 tat基因；$^+$CAT为报告基因（chloramphenical acetyl transferase gene）。

（四）SCID鼠系统模型

SCID（severe combined immunodeficiency）鼠来源于CB-17株，先天缺乏B细胞及T细胞，将人胚淋巴器官或正常成人的外周血白细胞移植于SCID鼠，可构建嵌合动物（表29-2-16）。该动物可表达人淋巴细胞，并感染HIV-1。例如，hu-PBL-SCID小鼠是将正常人外周血淋巴细胞腹腔接种SCID小鼠，2周后可建立 hu-PBL-SCID 小鼠。经腹腔感染 HIV-1，2 周后处死小鼠，定量测定 HIV RNA 及 T4/T8 比率等数据。

表 29-2-16 SCID 小鼠模型

模型特征	SCID-hu	hu-PBL-SCID
构建	SCID-hu Thy/-：移植在肾囊内的人胚胸腺 SCID-hu Thy/Liv：人胚胸腺及肝移植 SCID-hu LN：人淋巴结移植于乳房脂肪垫 SCID-hu Bone：人骨皮下插入	由 EB 病毒$^+$或 EB 病毒$^-$，巨细胞病毒$^-$及人乙型肝炎病毒$^-$的成人移植外周血淋巴细胞
人细胞存活	多种成血细胞增殖，分化之人 T 及 B 细胞表型及功能正常的成熟人淋巴细胞	CD4$^+$及 CD8$^+$人 T 细胞，B 细胞，巨噬细胞表型及功能正常的成熟人淋巴细胞测定人 IgG 产生证实可存活 22 ~ 48 周
移植最大存活期	SCID-hu Thy/-：3 月 SCID-hu Thy/Lir > 12 月 SCID-hu LN：3 月 SCID-hu Bone：4 ~ 5 月	
体液免疫	产生 IgG，初级及次级反应	产生人 IgG，对破伤风类毒素产生次级反应
细胞免疫	外观正常的淋巴滤泡，包括初级反应，功能完整的 T 细胞区域	二级反应：丝裂原及同种异体抗原可使 T 细胞增殖直到 6 周
HIV-1 分离	只能分离原代患者分离株，不能分离实验室适应株	可分离多种实验室适应株（ⅢB，MN，RF，SF2，SF13，SF33，DFCIHTI），原代分离株及 AZT 耐药株
HIV-1 接种途径	SCID-hu Thy/-：胸腺内接种 SCID-hu LN：iv	ip

五、其他病毒

其他病毒的动物模型分 DNA 病毒及 RNA 病毒列于表 29-2-17。针对这些病毒的化疗药物及动物模型报道较少，仅介绍研究较多的流行性出血热病毒及柯萨奇病毒的动物模型。

（一）流行性出血热病毒小鼠模型

流行性出血热（epidemia hemorrhagic fever，EHV）是严重危害我国广大青壮年生命及健康的病毒性自然疫源性疾病，啮齿类动物是传播病毒的自然宿主。EHF 疫区遍布我国 26 个省、自治区、直辖市，每年发病人数达数万之多，死亡率为 2% ~ 3%。我国为世界上 EHF 发病多、疫情重、危害大的国家。

1. 动物　昆明种 2 ~ 3 日龄乳鼠，每窝乳鼠随机分组。

2. 病毒　EHF 病毒 $J_{10}Mp8$ 株，在乳鼠脑传代，以鼠脑组织悬液作为实验毒种，预先测定毒种的乳鼠 LD_{50}。

3. 感染　脑组织悬液 0.1ml（约含 $100LD_{50}$）接种于乳鼠腹腔。

4. 分组及给药方案　根据实验要求制定。

5. 判断指标

（1）每日观察死亡，隔日称体重，了解体重增长情况。计算死亡率及平均生活日。

（2）用间接免疫荧光法检测脑、肺切片中病毒抗原。

（二）柯萨奇病毒 B 型小鼠模型

病毒性心肌炎是常见的病毒传染病，常呈急性发作，新生儿和成人突发性心肌炎的死亡率高，如成慢性则迁延不愈，严重危害健康。近年来国内心肌炎发病率明显增加。致心肌炎病毒以 RNA 病毒为主，其中以小 RNA 病毒科肠道病毒属中的柯萨奇 B（1 ~ 5 型）病毒最常见，约占 1/2。小鼠是最常用的实验性病毒心肌炎感染模型，某些因素，如病毒的嗜心性倾向、宿主年龄、小鼠种类等可影响小鼠心肌炎的形成。

1. 动物　NIH 或 BALB/c 小鼠，4 周龄，雄性，体重 9~12g，按体重均匀随机分组。

表 29-2-17　其他病毒的动物模型

病　　毒	核　酸	动　　物	判断指标
腺病毒 5 型	DNA	新生地鼠	死亡、病毒分离
		小鼠	肝炎
腺病毒 1、2、5、6 型	DNA	无病原猪	支气管肺炎、病毒分离、病理
腺病毒 12 型	DNA	中国仓鼠	肿瘤生长
猴腺病毒（SV-17）	DNA	猴	扁桃腺炎、病毒分离
人乳头状瘤病毒 11 型	DNA	无毛小鼠	异种移植物生长、转化、病理
羊乳头状瘤病毒	DNA	兔	疣大小及严重度
柯萨奇病毒 A 型	RNA	乳鼠	松弛性麻痹、肌肉炎症、退化、心肌炎
柯萨奇病毒 A7 型	RNA	乳鼠、成鼠、棉鼠、猴	麻痹、死亡
柯萨奇病毒 A 型	RNA	猪	肺炎
柯萨奇病毒 A 型	RNA	乳雪貂	严重肌炎
柯萨奇病毒 B 型	RNA	乳鼠	心肌炎、痉挛性麻痹
柯萨奇病毒 B 型	RNA	小鼠	胰腺环死、心肌炎
柯萨奇病毒 B4 型	RNA	猴	心肌炎
汉坦病毒（出血热）	RNA	乳鼠	病毒血症，后肢麻痹、死亡
立谷热病毒	RNA	小鼠、中国仓鼠	肺炎、死亡
		猴	病毒血症
克里米亚-刚果出血热病毒	RNA	乳鼠、小鼠	死亡
拉萨热病毒	RNA	猴	死亡，病毒血症
阿根廷出血热病毒，玻琍	RNA	豚鼠、猴	死亡、病毒血症神经症状
维亚出血热病毒			
黄热病病毒	RNA	猴	死亡、病毒血症
登革热病毒	RNA	小鼠、猴	死亡、病毒血症
Ebola 病毒	RNA	BALB/c 乳鼠及成鼠、豚鼠、猴	死亡、病毒分离
日本乙型脑炎病毒	RNA	小鼠	死亡、病毒分离

2. 病毒　柯萨奇 B 病毒 3 型（CVB3）嗜心株，毒种在鼠心中传代，以保持毒力。实验毒种可用 VERO 细胞培养的病毒液。

3. 感染方法　病毒以 Earle's 液或含 0.5% 乳蛋白水解物的 Earle's 液稀释，腹腔接种 0.3ml/只，观察 2 周。

4. 分组及给药方案　根据实验要求制定。

5. 判断指标

（1）每日观察　记录死亡，计算各组死亡率及平均生活日。

（2）分离病毒　感染后不同时间，每组无菌取 3 个鼠心，混合称重、研磨、离心，用 0.5% LH Earle's 液制备 10% 悬液。再依次作 10 倍系列稀释，接种于已长成单层 VERO 细胞的 96 孔培养板，每稀释度 3 孔，滴定各组 $TCID_{50}$。（以细胞病变为终点）。

（3）中和抗体　感染后不同时间，每组取 3 只小鼠，眼眶取血混合后，分离血清。血清由 1∶4 开始作二倍系列稀释，每稀释度和等量 50TCID$_{50}$ 病毒混合，37℃接触 1h，再分别作 10 倍系列稀释，加入 96 孔 VERO 细胞板内，每稀释度 3 孔。以抑制 50% CPE 的血清稀释度作为一个抗体单位。

（4）乳酸脱氢酶（LDH）测定　以乳酸为底物，按常规法测定血清 LDH 活性。

（5）心肌病毒检查　常规鼠心石蜡切片，染色后观察心肌病理变化。

6. 柯萨奇 B 病毒的小鼠模型也可用乳鼠，同样经腹腔感染，观察指标为小鼠死亡，病毒分离及心肌病理。

六、体内实验的影响因素

1. 宿主　宿主的种属，年龄及性别影响其对病毒感染的敏感性，新生或幼龄动物较成年动物敏感，但幼龄动物对药物耐受性差，且新生动物之致病性可完全不同于成年动物。选用动物时，不仅要考虑敏感性，还要考虑尽可能与临床疾病一致的动物模型。由于经济、来源及饲养的方便，以小鼠模型应用广泛，严格控制小鼠年龄及体重，一般可获得满意的实验结果。采用近交系小鼠，其敏感性及个体差异较远交系小鼠好。动物常有潜伏感染或动物传染病，干扰实验结果或改变动物正常免疫反应，实验中发生异常死亡或症状时，要进行病理检查，追查原因。

2. 病毒　同一病毒不同毒株之间，致病性常有差别，因此要进行毒种筛选，选出致病性高的毒株。毒株的选择与体外实验相似，尽可能采用研究较多的标准株，便于不同实验室研究结果的比较。有的病毒需经不同动物，如兔→豚鼠→大鼠→小鼠逐步适应，才能建立合适的动物模型，或人工造成小鼠免疫功能抑制后，再感染病毒，如用 X 线照射，免疫抑制剂环磷酰胺注射、无毛小鼠或 SCID 小鼠等。由于分子生物学的进展，转基因小鼠，嵌合小鼠的研制，使原来种特异性很强的病毒（如 HIV）也能在特定小鼠中复制。

动物实验时，感染病毒量至关重要，感染病毒量过大，不易出现药效；感染病毒量过小，实验不规律，不易分析结果。因此，对实验毒种必须了解其毒力（LD$_{50}$ 或 ID$_{50}$），选择合适的病毒量，进行实验。感染途径应尽可能与临床疾病的传染途径相同，如呼吸道病毒感染，一般采用经鼻传染。腹腔感染是常用途径，因腹腔表面积大、易吸收。给药也常用腹腔注射，在腹腔内病毒、药物、巨噬细胞三者相互作用，情况较复杂，实验设计及分析结果时，要加以考虑。有的感染途径，如脑内注射，发病太快、太重，药物来不及发挥作用。如抗疱疹病毒首选药无环鸟苷对单纯疱疹病毒 1 型小鼠脑内感染无治疗效果，但对其他途径感染却有明显疗效。

3. 药物及对照　做动物实验之前，需预先测定药物的预定给药途径的急性毒性，求出急性 TD$_{50}$（使 50% 动物死亡的药物剂量）。实验时选择 1/10 及 1/20 二个剂量进行初次实验，根据药物毒性情况，调整剂量。正式实验时，要有药物毒性对照，溶剂治疗对照，阳性药物对照，病毒毒力滴定及正常动物对照。最后一项对照可观察动物一般状况，有无其他潜伏感染引起的异常，是很必要的。受试药物如非化学纯品，每批药物制品需质量稳定，体外检测的抗病毒活性（IC$_{50}$）相近。配制之药液，因反复使用可能会污染细菌或真菌，造成动物异常死亡，最好是当日或隔日配药一次，尤其对不稳定的药物，要倍加注意。也可将配好的药液分装，每日给药用一管，以保证药液的清洁。实验数据需经统计处理。用 TD$_{50}$ 与 ED$_{50}$（使 50% 动物免于死亡的有效剂量）之比，可求出治疗指数，以判断该药之选择性及安全范围。

4. 对拟开发的药物，实验需按照卫生部药政局颁布的新药临床前研究指导原则的规定进行周密设计，以免数据不合要求造成送审时返工，增加很多不必要的人力、物力及时间的浪费。

5. 经常保持动物房的清洁，定时清扫，换窝。死亡动物即时取出处理，防止交叉感染。保持室温的稳定，使动物处于良好的外在环境中，对获得规律的实验结果也是必要的。

　　　　　　　　　　　　　　　　　　　　　　　　　　　　　　　　　（陶佩珍）

参 考 文 献

1. Neyts I, Jahne G, Andrei G, et al. In vivo antiherpesvirus activity of N-7 substituted acyclic nucleoside analog 2-amino-7-

〔（1, 3-dihydroxy-2-propoxy）methyl〕purine. Antimicrob Agents Chemother, 1995, 29:56-60

2. Corden YJ, Romanowski EG, Araullo-Cruz T, et al. HPMPC a broad spectrum topical antiviral agents inhibits herpes simplex virus type 1 replication and promotes healing of dendritic keratrtis in the New Zealand rabbit ocular model. Comea, 1994, 13:516-520

3. 王印其，陈祖基，朱志忠，等. 复方无环鸟苷滴眼剂治疗单疱角膜炎. 眼科研究, 1992, 10:57-59

4. 陶佩珍，蔡胜勇，周萍，等. BDS 体内外抗单纯疱疹病毒活性的研究. 中华实验和临床病毒学杂志, 1991, 5:30-35

5. Michael Ryan D, Ticehurst J, Dempsey MH, et al. Inhibition of influnza virus multiplication in mice by GG167（4-guanidine-2, 4-dideoxy-2, 3-dehydro-N-acetylneuraminic acid）is consistent with extracellular activity of viral neuraminidase（sialidase）. Antimicrob Agents Chemother, 1994, 38:2270-2275

6. Jakeman KI, Tisdale M, Russell S, et al. Efficacy of 2'-deoxy-2'-fluororifosides against influenza A and B virus in ferrets. Antimicrob Agents Chemother, 1994, 38:1864-1867

7. 赵高潮，庞淑兰，郑企静，等. 莪术静脉注射液对呼吸道合胞病毒的体内和体外作用的研究. 中华实验和临床病毒学杂志, 1994, 8:219-222

8. Robinson WS. Hepadnaviridae and their replication. In：Field BN, et al. ed. Virology. 2nd ed. New York：Raven Press Ltd, 1990, 2137-2169

9. Shead A, Vickery K, Pajkes A, et al. Effects of phyllanthus extracts on duck hepatitis B virus in vitro and m vivo. Antiviral Research, 1992, 18:127-138

10. 陈鸿珊，李壮，钱荷英，等. 阿糖腺苷单磷酸对鸭乙型肝炎的治疗效果. 实验和临床病毒学杂志, 1989, 3:12-18

11. 牛建章，Wang YY, Bowden S, et al. 错位双链 RNA，丙氧鸟苷和原核细胞 DNA 促旋酶对鸭乙肝病毒的抑制作用. 中国病毒学, 1994, 9:159-169

12. Roggendorf M & Tolle TK. The woodchuck：An animal model for hepatitis B virus infection in man. Intervirology, 1995, 38:100-112

13. Fourel Ⅰ, Hantz A, Watanaba A, et al. Inhibitory effects of 2'-fluorinated arabinosylpyrimidine nucleosides on woodchuck hepatitis virus replication in chronically infected woodchucks. Antimicrob Agents Chemother, 1990, 34:473-477

14. Condreay LD, Jansen RW, Powdrill TF, et al. Evaluation of the potent anti-hepatitis B virus agent（-）cis-5-fluoro- 1- 〔2-（hydroxymethyl）-1, 3-oxathiolan-5-yl〕cytosine in a novel in vivo model. Antimicrob Agents Chemother, 1994, 38:616-619

15. Nagahata T, Araki K, Yamamura KI, et al. Inhibition of intrahepatic hepatitis B virus replication by antiviral drugs in a novel transgenic mouse model. Antimicrob Agents Chemother, 1992, 36:2042-2045

16. Koch JA & Ruprecht RM. Animal models for anti-AIDS therapy. Antiviral Research, 1992, 19:81-109

17. Bottiger D, Ljungdahl-Stahle E, Oberg B. Treatment of acute SIV infection in cynomolgus monkeys with 2', 3'-dideoxyinosine（ddI）and 2', 3'-dideoxythymidine（d4T）. Antiviral Chemistry and Chemotherapy, 1991, 2:357-361

18. Lundgren B, Bottiger D, Ljungdahl-Stahle E, et al. Antiviral effects of 3'-fluorothymidine and 3'-azidothymidine in cynomolgus monkeys in fected with simian immunodeficiency virus. J Acquired Immune Deficiency Syndromes, 1991, 4:489-498

19. Ruprecht RM, Koch JA, Sharma PL. Development of antiviral treatment strategies in murine models. AIDS Research & Human Retroviruses, 1992, 8:997-1011

20. 陶佩珍，蒋景仪，陈鸿珊，等. 鼠逆转录病毒小鼠模型的建立. 中华实验和临床病毒学杂志, 1995, 9:53-55

21. Morse Ⅲ HC, Chattopadhyay SK, Makino M, et al. Retrovirus-induced Immunodeficiency in the mouse：MAIDS as a model for AIDS. AIDS, 1992, 6:607-621

22. 阮良，熊宏恩，徐秀华，等.（RS）-DHPA 在小白鼠乳鼠体内对流行性出血热病毒的抑制作用. 中华实验和临床病毒学杂志, 1993, 7:357-360

23. 杨英珍. 病毒性心肌炎. 上海医科大学出版社, 1991, 117-120

24. 万素君，毛艳荣，李红，等. 用心康口服液治疗小鼠急性病毒性心肌炎的实验研究. 中华实验和临床病毒学杂志, 1995, 9:53-55

第三十篇 药物毒理学实验方法与技术

第一章 药物一般毒性测试方法

第一节 药物毒理学方法总论

一、概述

药物毒理学是各种毒理学发展最早的学科，5000 年前（3000～2000BC）我国"神农尝百草"时代就描述了有毒药物。1578 年李时珍和 1765 年赵学敏分别描述了药物毒性和毒性剂量。1787 年西班牙医学家 Orfila 首先提出毒理学这门学科。1893 年 Kobert 写了毒理学教科书。1927 年 Trevan 首先详细描述了药物半数致死量的标准测定法。1949 年美国 FDA 制定了世界最早的生殖毒性实验规范，1966 年又作了修订。20 世纪 50 年代以前药物毒理学主要是一般毒理学，而从 1962 年 Leng 等确定镇静剂反应停具有致畸作用后，致畸胎和生殖毒性实验快速发展。60 年代开始动物致癌实验也在一些发达国家应用。因为动物致癌实验费时、成本高、工作量大等缺点，所以，从 70 年代初开始致突变实验发展极快。经过致突变实验与动物致癌实验的结果比较，发现有良好的相关性，并且发现几种实验组成一套测试系统与哺乳动物致癌实验结果的相关性高达 90% 以上。因此，动物、细胞、染色体、基因、DNA 等方面的致突变方法不断建立和完善。随着分子遗传学、分子生物学、分子药理学、分子毒理学等学科的迅猛发展，将药物毒理学推向一个新阶段。

药物毒理学起源于中国，但几个世纪以来发展很缓慢。20 世纪 70 年代末药物毒理学才逐渐被人们认识和重视。1985 年我国卫生部颁发新药审批办法后，药物毒理学才开始快速发展。1993 年我国卫生部出版了《新药（西药）临床前研究指导原则汇编（药学、药理学、毒理学）》以来，药物毒理学朝向标准化、规范化方向迈进一大步。尽管有这些发展，但与发达国家相比较仍有很大差距，如新方法少或有些方法制定太粗，过于含糊，严重影响实验室或实验者之间结果的可比性和可靠性，这是值得注意的问题。

本文主要介绍国内外药物毒理学的新方法和我国新药审批条例中的毒理学方法。药物毒理学中发展最快的方法是致突变实验，所以，本篇着重讨论致突变实验。致突变实验很多，我们选择结果可靠、灵敏度高、国际公认的一些方法，并对这些方法原理和操作细节进行讨论，以便掌握这些方法，并应用于药物毒理学中，更好地推动我国药物毒理学的发展。

二、一般毒理学方法

（一）急性毒性

1. 急性毒性实验 急性（口服、肌内注射、腹腔注射、静脉注射等）毒性实验；急性皮肤毒性实验；急性吸入毒性实验；急性吸入危害实验；急性皮肤刺激/腐蚀实验；急性眼刺激/腐蚀实验；急性阴道给药毒性实验；急性直肠黏膜给药毒性实验；拟 LD_{50} 测定法；最大耐受量测定法等。

2. 皮肤过敏实验；皮肤光敏实验；被动皮肤过敏反应实验等。

（二）长期毒性

1. 大鼠（小鼠、狗、猴等）长期（14d、28d、90d、180d、360d）毒性实验。

2. 蓄积性毒性实验、耐受性实验。

3. 迟发性亚急性或亚慢性神经毒性实验。

（三）靶器官毒性

1. 肝脏毒理学　肝细胞内脂肪、糖原、酶活性等测定；组织病理学（电镜）检查；血清酶活性测定；染料（BSP、ICG）排泄实验；离体肝灌流技术；肝细胞培养毒性测定法等。

2. 肾脏毒理学　肾脏浓缩与稀释功能实验；尿酶活性测定法；尿液含量测定法；血清尿素氮、肌酐测定；肾小球滤过率测定法；肾脏清除率测定法；酚红排泄实验；酶组织化学检查法；组织病理学（电镜）检查；体外肾皮质切片法等。

3. 血液和骨髓毒理学　红细胞寿命测定；凝血机制测定；白细胞比容；骨髓图分析；血常规测定；脾集落形成单位、粒细胞与单核细胞–巨噬细胞集落形成单位、红细胞集落形成单位和 B 与 T 淋巴细胞集落形成单位测定法等实验。

4. 免疫毒理学　Ⅰ型、Ⅱ型、Ⅲ型、Ⅳ型变态反应测定；淋巴细胞转化实验；血液学、酶化学测定；酶联免疫吸附法（ELISA）；放射免疫测定（RIA）；自动免疫沉淀测定（AIP）；电免疫测定（ELA）；放射免疫扩散法；玫瑰花结实验；抗体生成细胞检测法（PFC）；外周血 T 淋巴细胞酸性 α-醋酸萘酯酶的测定等。

5. 眼毒理学　眼刺激毒性实验；用裂隙灯显微检查法；视神经毒性电镜检查法；眼电流描记法；眼诱发反应；视野或检眼镜检查法；组织学和生化学检查等方法。

6. 神经系统毒理学　用比色法、荧光法、放射性核素法、酶免疫法测定神经系统化学含量（RNA、DNA、脑磷脂、脂肪、糖、蛋白质等）；用荧光法测定 5-羟色胺、多巴胺、去甲肾上腺素含量；神经系统酶（溶酶体酶、β-葡萄糖醛酸酶、β-半乳糖苷酶、酸性磷酸酶、芳香胺脱羧酶、谷氨酸脱羧酶、乙酰胆碱转移酶）的测定；动物运动功能和各种神经反射检查；组织病理学检查；电生理（脑电图、肌电图、诱发电位）检查；胚胎、器官、神经组织和神经细胞培养后毒性检查；神经母细胞、神经鞘瘤、神经胶质瘤等神经细胞培养毒性测定法等。

7. 行为毒理学　各种条件反射测定法；各种操作能力（游泳、爬杆、踏轮、压杆、啄食、奔跑）测定法；学习和记忆能力（迷宫学习记忆法、主动回避法等）测定法；其他有开阔场、听觉警戒、断崖回避、倾斜板等测试法。

8. 呼吸系统毒理学　气管注入或自动吸入后动物的呼吸频率、呼吸阻力、呼吸效率的测定法；肺组织病理学检查；肺胶原蛋白含量测定；羟脯氨酸和羟脯氨酰羟化酶测定法；离体肺灌流技术；气管外植（explant）技术；肺细胞培养毒性测定法等。

9. 生殖系统毒理学　见特殊毒理。

10. 内分泌毒理学　甲状腺、肾上腺、脑垂体、性腺等组织病理学检查；基础代谢率测定法；血清蛋白结合碘测定；免疫放射计量法测定血清促甲状腺激素；T_3、T_4 固相放射免疫联合测定血清 T_3 和 T_4 含量；肾上腺素内抗坏血酸含量测定；肾上腺内胆固醇含量测定；血皮质醇和皮质酮测定；血嗜酸粒细胞和淋巴细胞测定；尿 17-羟类固醇和 17-酮类固醇测定；葡萄糖耐量实验；酶免疫法或放射免疫法测定血浆胰岛素含量；催乳激素、血管加压素生物测定法；缩宫素（催产素）、促生长激素放射免疫测定等实验。

11. 细胞膜毒理学　不连续 ATP 酶测定法（discontinuous ATPase assay）；连续 ATP 酶测定法（continuous ATPase assay）；现代短循环技术（short-circuit current technique）；膜受体毒性测定法；重组 DNA 技术；单克隆抗体技术；高压液相测定膜蛋白质；受体纯化技术；切边印记排列技术（impressive array of "cutting edge" technique）；分离和纯化钠–钾 ATP 酶技术；胃黏膜 ATP 酶活性测定法等实验。

三、特殊毒理学方法

（一）致突变实验

1. 基因突变实验

（1）微生物　鼠伤寒沙门菌回复突变实验（Ames）；大肠杆菌回复突变实验；大肠杆菌正向突变实验；酵母菌正向突变和回复突变实验；穿梭质粒检测法；pBR322 抗药性基因检测法等。

（2）细胞培养　中国仓鼠肺细胞（V79）HGPRT 正向突变实验；小鼠淋巴瘤细胞（L5178Y）TK 正向突变实验；中国仓鼠卵巢细胞（CHO）Na^+/K^+ ATP 酶位点正向突变实验等。

（3）昆虫　果蝇伴性隐性致死实验；果蝇回复突变实验等。

（4）动物　小鼠特异位点实验；小鼠体细胞突变（斑点）实验；转基因动物检测法等。

（5）其他　聚合酶链反应（polymerase chain reaction，PCR）基因扩增法；反转录聚合酶链式反应（reverse transcription-polymerase chain reaction，RT-PCR）等分子生物学方法。

2. 染色体突变实验

（1）细胞培养　中国仓鼠肺细胞（CHL，V79）或卵巢细胞（CHO）染色体畸变实验；人体外周血淋巴细胞染色体畸变实验；CHO、V79 细胞微核实验；人体外周血淋巴细胞微核实验；体外细胞原位杂交技术微核测定法；抗着丝粒抗体免疫荧光微核测定法和原代细胞培养染色体畸变实验等。

（2）昆虫　果蝇遗传易位实验；果蝇染色体畸变实验；果蝇显性致死实验；果蝇 X 和 Y 染色体丢失测定法和果蝇生殖细胞非整倍体实验等。

（3）动物　小鼠（大鼠）骨髓细胞染色体畸变实验；小鼠、大鼠精原细胞染色体畸变实验；小鼠精母细胞染色体畸变实验；小鼠卵母细胞染色体畸变实验；小鼠（大鼠）显性致死实验；小鼠骨髓嗜多染红细胞微核实验；小鼠外周血嗜多染红细胞微核实验；大鼠（小鼠）肝细胞微核实验；大鼠（小鼠）脾细胞、胸腺细胞微核实验；小鼠早期精细胞微核实验；大鼠（小鼠）胎肝血嗜多染红细胞微核实验；小鼠遗传易位实验；染色体分带法和小鼠精子异常实验等。

3. DNA 损伤测定法

（1）微生物　SOS 显色实验；枯草杆菌 rec 株或大肠杆菌 pol A 株 DNA 损伤或修复实验；酿酒酵母有丝分裂重组实验等。

（2）细胞培养　鼠原代肝细胞 DNA 损伤和修复实验；鼠原代肝细胞或人肝细胞或羊膜细胞 UDS 法；用 ^{32}P 标记技术测定大鼠或人体肝片 DNA 加合物，即 ^{32}P-DNA 加合物检测法（^{32}P-DNA adduct assay）；CHO、V79 或 CHL 细胞姐妹染色单体互换（SCE）实验；非核素原位缺口平移技术等实验。

（3）动物　小鼠（大鼠）骨髓细胞 SCE 实验；小鼠（大鼠）精原细胞 SCE 实验；大鼠（小鼠）肝细胞 DNA 加合物测定法；大鼠（小鼠）肝细胞 UDS 实验；小鼠植入前胚胎细胞 SCE 实验等。

（4）昆虫　果蝇 DNA 修复实验；果蝇 UDS 实验等。

（二）生殖毒性实验

1. 三段实验

（1）一般生殖毒性实验（第 I 段实验）。

（2）致畸胎实验（第 II 段实验）。

（3）围生期毒性实验（第 III 段实验）。

2. 雄性动物生殖毒性实验　小鼠（大鼠等）精子异常实验；小鼠显性致死实验；长期给药一代繁殖实验（single generation reproduction test）和多代繁殖实验（multigeneration reproduction test）；连续繁殖（continuous breeding）实验；大鼠（小鼠）睾丸各阶段细胞死亡率测定法；性行为测定法；精子运动能力测定法；精液化学成分含量测定法；精子穿透实验；精母细胞、精细胞或足细胞（sertoli cells）、间质细胞或精原细胞内酶（透明质酸酶、乳酸脱氢酶同工酶、山梨醇脱氢酶、S 腺嘌呤核苷甲硫氨酸脱羧酶、环磷酸核苷二酯酶、己糖激酶、尿苷二磷酸酶、鸟氨酸脱羧酶等）活性测定法；睾丸生殖细胞染色体畸变实验；睾丸精原细胞姐妹染色单体互换实验；精原细胞微核实验；小鼠遗传易位实验；小鼠特异位点实验；果蝇伴性隐性致死实验；生殖细胞 DNA 合成实验和 UDS 实验；联合复合体损伤测定法等。

3. 雌性动物生殖细胞毒性实验　小鼠卵母细胞染色体畸变实验；大鼠（小鼠）卵母细胞姐妹染色单体互换实验；小鼠卵母细胞微核实验；多代繁殖实验；发育毒性实验；致畸胎实验；性周期测定法；卵巢功能测定法；果蝇致畸实验；雌性小鼠特异位点实验等方法。

4. 体外培养实验　全胚胎培养法；组织（大、小鼠，家兔肢芽，小鼠腭突，小鼠腭，大、小鼠骨，小鼠牙齿等）培养法；器官（人肝、大鼠肺、人晶状体、小鼠副中肾管、大鼠和家兔肾、睾丸、卵巢等）培养法；睾丸（支持、间质等）细胞培养法等。

5. 行为致畸实验　反射异常实验；活动能力测试；体格发育测试；学习和记忆能力测试等方法。

（三）致癌实验

1. 哺乳动物致癌实验（标准致癌实验）。

2. 短期致癌实验 细胞培养恶性转化实验；小鼠肺肿瘤诱发实验；大鼠肝转变灶诱发实验；小鼠皮肤肿瘤诱发实验等方法。

（四）药物依赖性实验

1. 自然戒断实验；替代实验；诱导实验；催促实验等。

2. 精神依赖性实验。

（五）毒物代谢动力学实验

毒物的吸收、分布、代谢、排泄等测定法。

综上所述，药物毒理学方法很多，其他多学科的先进技术和方法都可以借用。例如，非核素原位缺口平移技术、^{32}P-DNA加合物检测法、联合复合体损伤测定法、反转录聚合酶链反应基因扩增法、转基因动物等新技术和方法都已经在毒理学中开始应用。然而，由于药物毒理学方法的可靠性直接与人民用药安全性密切相关，所以目前药物毒理学的方法仍采用经大量受试物验证过的结果绝对可靠的方法，而上述新方法和技术仍处于试用阶段，因此，本篇主要讨论结果稳定可靠的国际公认的方法。

第二节 急性毒性实验（近似 LD_{50} 测定法）

一、概述

Trevan（1927）首先介绍了半数致死量（medium lethal dose，LD_{50}）标准测定法。由于该法在确定化合物是否有致死毒性起着重要作用，且对深入研究受试物毒性（如长期毒性实验或其他实验）具有重要参考价值，所以该法一直沿用多年。然而，该法使用动物太多，获得有用的信息太少，而且，即使精确实验和计算 LD_{50} 值，但各实验室之间所测的数据相差很大，因此，不必使用如此大量动物进行精确的 LD_{50} 测定。Muller 等（1982）首先提出一种"近似 LD_{50} 测定法"（approximate LD_{50} assay）。Schutz 等（1982）也提出类似方法，随后，FDA（1983），EPA（1984），加拿大毒理协会（1985），Kennedy 等（1986），Chan and Hayes（1989）都支持这种方法，并加以完善。该法优点是用少量动物获得大量信息和数据，同时也能提供其他实验所需的大约 LD_{50} 值，因此，该法将取代传统 LD_{50} 测定法（欧美已经应用数年），本节详细介绍该法。

二、原理

毒物大剂量快速进入机体的血液、器官组织、细胞后，局部或多部位产生极度兴奋或抑制性反应，表现出毒副反应、中毒或死亡现象。根据同种动物对同一毒物反应的相似性，可利用少量动物获得毒物或受试物的中毒反应，如中枢神经系统（CNS）、心、肺和血液循环等器官或系统的毒性反应，并获得相近似的半数致死剂量，称为近似 LD_{50} 测定法。

三、标本制备

（一）实验动物

1. 种系 选用小鼠、大鼠、家兔或豚鼠，必要时选用狗或猴进行实验。

2. 体重和性别 小鼠为 19～22g；大鼠为 150～250g，每只动物体重差异不超过 ±20%。性别可选雌、雄各半；也可采用中间剂量为雌、雄各半，而高或低剂量均用雄性动物，以减少动物数。

3. 饲养条件 室温在 22±3℃；相对湿度为 50%～60%；12h 明，12h 暗；饲料和饮水要求无菌，饲料营养合理。不同种属动物不能放在同室饲养。每一种系、每一性别按笼分开。大动物如狗、兔、猴宜单笼饲养；小动物如小鼠或大鼠每笼同一性别放 3 只，不宜过多。实验前动物在实验饲养房内饲养 1～2 周，进一步观察动物健康状况。

（二）受试物

1. 理化性质 了解受试物的 pH；溶解特性；化学纯度；溶点/沸点；化学结构式。根据受试物类型及化学结构式寻找类似物 LD_{50} 值，以便提供剂量设计的初步资料。

2. 受试物溶解 受试物首选溶剂为水或生理盐水；或悬浮于 0.5% 羧甲基纤维素钠（0.5% CMC）溶液；或溶于玉米油内，但油量不宜使用过大，以免腹泻或降低受试物在胃肠道内的吸收。其他溶剂可用吐温 80、丙酮、二甲基亚砜、乙醇等。当使用溶剂毒性不清或溶剂使用量过大时，应设溶剂对照组，溶剂对照组的溶剂量应选择最高剂量组的溶剂量。

（三）剂量设计与分组

1. 剂量设计 一般设 3 个剂量组，高剂量采用大于同类物质 LD_{50} 量，中剂量采用略小于同类物质 LD_{50} 量，低剂量采用同类物质最低致死量。同类物质包括性质或结构式相近似。如果无同类物质 LD_{50} 资料，可采用 4 个剂量组（每个剂量间的剂距为相等的对数剂距，每组动物数相等）进行移动平均法测定近似 LD_{50} 值，也可采用上下剂量移动法（the up-and down method）进行测定。若无任何参考资料可进行预实验，即每组用 2 只动物按 1∶4∶16∶64∶256∶1024 的 4 倍比例从中间向两头发展，以便初步找出大约 LD_{50} 值。也可按 1∶10∶100∶1000∶5000 的比例进行预实验，根据预实验结果设计剂量。

限度实验中最高剂量为 5g/kg，如该剂量无死亡就可以设一个剂量进行正式实验。

2. 分组 一般分 3 组，高、中、低 3 个剂量组，不设对照组，但如溶剂毒性不清宜加设溶剂对照组。每组动物设计应根据具体情况而定。一般设计每组小鼠或大鼠雌、雄各 3 只，也可设各 5 只。可用单一性别，常采用雄性 5 只，中剂量组加设雌性 5 只，共计 20 只大鼠或小鼠。当然，使用动物数目越多结果越精确。

四、测定步骤

（一）给药

动物随机分组后，准备给药。灌胃或口服给药前宜禁食。大鼠禁食 10 ~ 16h，小鼠禁食 3 ~ 5h，因为不禁食会影响给药量和药物吸收，而禁食过久会使药物代谢率明显加快，产生不期望的作用。禁食时不禁水。其他给药途径不必禁食。大鼠给药体积为 10ml/kg，但水溶性药液灌胃可达 20mL/kg。小鼠灌胃给药体积为 30ml/kg。给药体积宜小不宜大。

给药次数一般采用 1 次给药法。如果毒性很小可采用 24h 内多次给药法，但不宜超过 24h 给药。每次给药之间宜间隔 3 ~ 4h。给药后继续停食 1 ~ 2h。但是，若 24h 内给多次药，因停食时间太长会影响结果，所以，酌情供给动物饲料。给药期间不禁水。

（二）观察和检查

给药后立即观察动物中毒症状，随后每隔 4h 检查 1 次，24h 后每天检查 1 次直至 14d 结束。致死率的检查次数尽量频繁，检查和记录内容尽量详细，记录药物任何毒性反应，如皮肤、毛发、眼睛、鼻黏膜、口、自主活动、中枢神经系统（CNS）症状，行为或其他任何异常表现，详见表 30-1-1 和表 30-1-2。

动物体重测定在给药前、死亡时和实验结束时分别进行。中途死亡的动物和实验结束的全部动物都应解剖，尽量详细检查和描述解剖的脏器和组织，如脏器重量、颜色、体积大小，尤其对那些中期死亡的动物应进行更仔细的检查受损部位和可能死亡原因。对于损伤的器官和组织应浸泡于 10% 甲醛水溶液中，固定后作病理学检查。组织病理学检查有助于确定靶器官毒性和毒性程度，但该项检查很费时，因此，非常认真仔细的肉眼检查可减少该项检查的内容。急性毒性死亡原因主要是神经、心血管、呼吸系统、肝、肾等部位，应特别慎重检查。给药后死亡时间尽可能记准确。

（三）数据处理

将全部数据按各剂量组分别综合成表格形式，按动物死亡时间和死亡率、毒性反应种类、解剖后肉眼检查结果和病理学检查结果分别进行总结和分析。

按公认的统计方法计算 LD_{50} 以及各项毒性反应。可采用移动平均法、Bliss 法或 Finneys 法进行统计处理。现在用计算机统计很方便。

（四）结果评价

近似 LD_{50} 值是一种相当粗的半数致死剂量的测定，但它对受试物毒性分级、毒性靶器官、异常现象的发生率和严重程度具有重要的参考价值。

五、方法学应用

用于了解受试物对实验动物的死亡、中毒现象、靶器官等最初的毒性作用。

表 30-1-1　近似 LD_{50} 实验临床表现和观察指标

临床观察	临床表现及观察指标	最可能累及的器官、组织和系统
1. 呼吸：鼻孔阻塞，呼吸深度和频率改变，体表颜色改变	(1) 呼吸困难： ①腹式呼吸：以隔膜呼吸，吸气时腹部偏转 ②喘息：产生深吸气，伴随喘息声，呼吸频率减慢 (2) 呼吸暂停：用力呼吸后产生呼吸停止 (3) 发绀：尾、口、足爪产生青紫色 (4) 呼吸急促：呼吸浅，频率快 (5) 鼻孔流液：流无色或红色液体	CNS 呼吸中心，肋间肌麻痹，胆碱能抑制 CNS 呼吸中心，肺水肿、呼吸道排泄物蓄积 CNS 呼吸中心，肺心功能不全。 肺心功能不全，肺水肿 刺激呼吸中心，肺心功能不全 肺水肿、出血
2. 活动性质和频率改变	(1) 自主活动改变：对外界反应的敏感性增强或减弱；行走、修饰（舌舔毛）增加或减少 (2) 瞌睡：动物显示倦睡，但外界刺激时有反应，并产生正常活动 (3) 正位反射消失：将动物背向下后无反应 (4) 拟麻醉状态：动物正位反射和痛觉反射消失 (5) 昏厥：动物放在任一位置，无任何反应 (6) 共济失调：当动物在无痉挛、无麻痹性痴呆和无强直状态时，行走不能控制，步态异常 (7) 异常运动：痉挛状态、足趾尖着地行走，低体位行走等 (8) 虚脱：动物不能站立，运动停止，腹部着地休息 (9) 震颤：四肢或全身微抖或颤动 (10) 自发性收缩：背部、肩部、后肢、肌肉、足爪等产生自发性收缩	CNS、躯体运动器病变 CNS 睡眠中心 CNS，感觉、神经肌肉 CNS，感觉 CNS，感觉、神经肌肉、自主（autonomic） CNS，感觉、自主神经 CNS，感觉、神经肌肉 CNS，感觉，神经肌肉 CNS，感觉、神经肌肉 CNS，感觉、神经肌肉 神经肌肉，CNS，自主神经
3. 抽搐（癫痫样发作）：不随意或随意的肌肉收缩	(1) 缓慢抽搐：抽搐在肌肉收缩和松弛的交替变化中发作 (2) 强直性抽搐：肌肉持续性收缩 (3) 强直性——缓慢性抽搐：两种抽搐类型交替进行 (4) 窒息性抽搐：通常为缓慢性抽搐，伴随喘息和发绀 (5) 角弓反张：头向背侧，背呈弓形，类似破伤风样强直性痉挛。	CNS 呼吸衰竭，神经肌肉，自主神经
4. 反射	(1) 闭眼反射：触及角膜使眼睑闭合反射 (2) 耳颤反射：用光束击中耳内表皮，外耳产生颤动 (3) 反正反射消失 (4) 断崖回避反射：动物被推向崖边后肢无退缩功能 (5) 瞳孔反射：强光使瞳孔缩小的功能消失 (6) 惊跳反射：外界刺激如噪音、撞击反射消失	感觉，神经肌肉 感觉，神经肌肉，自主神经 CNS，感觉神经肌肉 感觉，神经肌肉 感觉，神经肌肉，自主神经 感觉，神经肌肉，自主神经
5. 眼毒性症状	(1) 流泪：眼睛流出清水样或带色的眼泪 (2) 瞳孔缩小：瞳孔收缩对光照射无反应 (3) 瞳孔散大：瞳孔放大对光照无反应 (4) 眼球突出症：眼球四周肌肉异常收缩 (5) 上眼睑下垂 (6) 流红色眼泪 (7) 瞬膜松弛 (8) 角膜混浊；虹膜炎、结膜炎	自主神经 自主神经 自主神经 自主神经 自主神经 出血、感染、自主神经 自主神经 眼刺激

续　表

临床观察	临床表现及观察指标	最可能累及的器官、组织和系统
6. 心血管毒性症状	（1）心动过缓	心肺功能不全，自主神经
	（2）心动过快	
	（3）血管扩张：皮肤、尾巴、舌、口、耳、足掌、结膜发红色，体表温度升高	CNS，心输出增加，室温偏高，自主神经
	（4）血管收缩：皮肤、尾巴、舌、口、耳、足掌、结膜发白，体表温度降低	CNS，心输出量减少，室温偏低，自主神经
	（5）心律不齐：心跳节奏异常	心肺功能不全。CNS，心肌梗死，自主神经
7. 流涎	流涎：口边毛潮湿，流水	自主神经
8. 竖毛	动物皮毛粗糙竖毛	自主神经
9. 痛觉减弱	对热板诱痛等痛反应降低	感觉，CNS
10. 肌张力改变	（1）肌张力亢进	自主神经
	（2）肌张力减退	自主神经
11. 胃肠道症状	（1）排干燥粪便	便秘、胃肠蠕动降低，自主
	（2）排稀便或水样便	腹泻、胃肠蠕动亢进，自主神经
	（3）恶心、呕吐：	感觉、CNS，自主（大鼠无呕吐）
12. 尿道症状	（1）尿红	肾损害
	（2）尿失禁	感觉，自主神经
13. 皮肤症状	（1）红肿	刺激、炎症所致
	（2）水肿	刺激；肾衰；组织损伤，长期不运动

六、注意事项

1. 随机分组和双盲法的使用能增加实验的可靠性。

2. 未成年动物因药物代谢酶系统不完善，可能会产生较高的毒性作用；老年动物因肝肾疾病较多，可能使受试物产生较高的肝肾毒性作用。雄性或雌性激素对动物性别反应较大，可选用二种性别进行实验。因此，宜选用刚性成熟的健康动物进行实验。

七、方法学评价

1. 该法应用动物少，获得多种毒性反应指标和近似 LD_{50} 值，比传统 LD_{50} 测定法更具有优越性。

2. 该法检查指标多，比传统 LD_{50} 方法的工作量明显增大，但是获得有用信息更多。所以它是一种值得推广应用的好方法。

表30-1-2　自主神经异常的检查

观察项目	临床表现特征
1. 拟交感神经	竖毛，部分瞳孔散大
2. 交感神经阻滞	上睑下垂，伴有镇静状态
3. 副交感神经	流涎；瞳孔缩小；腹泻；大鼠流红色眼泪
4. 副交感神经阻滞	瞳孔极度散大；极度口干，即用干纸置动物口中测干湿程度

第三节　急性毒性实验（LD_{50}测定法）

一、概述

一个世纪前尽管已有急性毒性实验，但很不规范，自 1927 年 Trevan 详细描述 LD_{50} 测定法后，方法开始正规化。1931 年 Karber 按面积法原理推出寇氏计算法，即寇氏法。1934 年 Bliss 等人把反应率转换成概率单位（probit）时发现，它和对数剂量的关系就是一条直线。Bliss 利用此直线关系，用加权法反复核算出回归直线方程式，因而可求得动物任何死亡率的致死量。这种方法精确率很高，但计算太繁琐。所以后来人们又寻找出多种简便的计算法，如简化几率单位法，目测画图法，序贯法，孙氏改良寇氏法

（1963）等方法。尽管这些简化方法计算速度加快了，但其计算的精确率不及 Bliss 法。随着计算机的普及，现有编好的 Bliss 程序，大大加快计算速度，Bliss 法计算繁琐的缺点自然消除了，所以，冷落多年的 Bliss 法又被人们广泛使用了。

二、原理

受试物或有毒物质经过多种途径一次大剂量进入动物机体后，破坏动物生理平衡，也超出肝脏解毒能力，所以毒物进入中枢神经系统、心血管系统、呼吸系统、肝、肾等重要脏器和系统，促使它们极度兴奋或抑制，以致出现动物快速死亡现象。由于受试物剂量与动物死亡率间呈常态分布，因此，将这些剂量的对数作为横坐标，动物死亡率作为纵坐标作图，即成对称的"S"形曲线。50% 死亡率所相当的横坐标就是半数动物死亡的剂量，即 LD_{50} 值。该处剂量稍有变动时，其死亡率变动最明显，即最灵敏，在技术上也最容易测得准确，所以人们常选用 LD_{50} 值作为反映有毒物质的指标。

三、标本制备

（一）动物

动物可选用大鼠、小鼠、狗等动物，但实验最常用的是大鼠或小鼠，所以，本节主要介绍大鼠和小鼠 LD_{50} 测定法。

小鼠选用 17～22g（同次实验体重相差不超过 4g），大鼠一般选用 120～150g 体重（同次实验体重相差不超过 10g）。

（二）受试物

首先了解受试物的 pH、纯度、溶解度、结构式等理化性质。

受试物首选溶剂为水或生理盐水，也可悬浮于 0.5% CMC 或 10% 阿拉伯胶制成的混悬液。也可溶于玉米油、橄榄油等油剂中，必要时可溶于吐温 80、乙醇、二甲基亚砜或丙酮中，使用溶剂的量不宜过大，以免溶剂产生毒性作用。

四、测定步骤

（一）预实验

预实验采用少量动物摸索受试物 100% 或 0 死亡的剂量，以增加正式实验结果的成功率。有时可不做预实验。

选小鼠或大鼠 20～28 只，每组 4 只，分为 5～7 组，剂量设计可按 4 倍法如 1：4：16：64：256：1024：4096mg/kg，也可按 10 倍法如 1：10：100：1000：5000mg/kg，也可按其他方法进行预实验的剂量选择。

（二）给药途径及体积

新药审批要求选用二种给药途径，其中一种必须是受试物推荐临床的给药途径。

给药体积：小鼠 po 0.5～0.8ml；iv 为 0.5ml；ip 为 0.5ml；sc 为 0.5ml。大鼠 po 为 3ml；iv 为 1ml；ip 为 3ml；sc 为 1ml。体积不宜过大。

（三）剂量设计

一般选用 4～7 个剂量组，各剂量组间的剂距选择主要按预实验结果而定。正式实验剂距一般在 0.65～0.85 为宜，即在预实验中 100% 死亡和 0% 死亡两种剂量之间选择一种合适的剂距，这两种剂量之间差距大的常选用 0.65 为剂距，差距小的选 0.85 为剂距，但对一般化合物来说 0.85 的剂距不太合适，常选用 0.7～0.75 为剂距。有时也选用 0.6 为剂距的。剂距和最高剂量选择是否合理直接影响实验成功与否，因此，必须慎重。

（四）实验分组和给药

1. 实验分组　按剂量设计选择健康的体重符合要求的大鼠或小鼠 40～70 只，每组雄雌各 5 只，必要时动物数或组数可增加。实验必须随机分组。在随机分组中最好的是将动物先标号，再另用相同号作抽签随机分组。也可用其他随机分组方法。

2. 给药　灌胃给药时，实验前必须禁食，大鼠禁食 10～16h，小鼠禁食 3～6h，禁食时间不宜过久。其他给药途径一般不必禁食。给药体积应按体重严格进行。前文所述的给药体积是笼统的体积，具体给药时应按每只动物体重进行给药，给药的注射器也应选择大小合适的与给药体积相符的注射器，以便达到精确的给药剂量。

给药时可以将所设 4~7 个剂量组 1 次给药完，也可以将所设 4~7 个剂量组按第 2、第 4 或第 6 剂量组作第一批给药，以便试探所设剂量是否合适。如果合适再给予第 1、第 3、第 5 或第 7 剂量组。但给药组间的剂距必须相等。

（五）观察和记录

给药后立刻观察动物反应情况。在 24h 内应作多次观察，以后每天观察 1 次以上，连续观察 14d，或 7~14d。记录动物毒性反应情况和死亡动物分布，死亡动物应及时进行尸检，记录病变情况。若有肉眼可见变化时则需进行病理检查。急性毒性实验最好进行动物反应的多项指标观察和记录，具体指标如下：

1. 中枢神经系统

（1）刺激反应　正常、迟缓、减弱、消失、过敏、兴奋或强直等。

（2）抽搐、麻痹、异常步态、叫声异常、震颤或共济失调等。

2. 自主神经系统　瞳孔正常、缩小、散大；分泌物过多，如流涎、流泪等。

3. 呼吸系统　呼吸兴奋、频率加快、潮式呼吸、呼吸急促或呼吸困难；呼吸抑制或缓慢；流清鼻涕、流黏稠白色液体等。

4. 心血管系统　心动过速或过缓；心律不齐等。

5. 胃肠道症状　气胀；腹泻；便秘；稀便或黑便等。

6. 眼睛　上睑下垂，眼球突出，角膜混浊等。

7. 生殖系统和泌尿系统　会阴部有污浊液体；乳腺膨胀；尿红等。

8. 黏膜　口腔充血、溃疡、流黏液等。

9. 皮肤、毛发　皮肤发红、苍白或发绀；皮疹；毛竖起等。

10. 其他　直肠温度升高、降低；拒食、消瘦或体重明显减低等。

上述指标适合狗或其他大动物，并且大部分指标也适合大鼠或小鼠。

（六）结果处理

实验资料汇成表列出，用适宜的统计方法计算 LD_{50} 值，一般以 Bliss 统计法测定 LD_{50} 值。表格内容至少包括给药剂量（mg/kg）、对数剂量（X）、动物数（只）、死亡动物数（只）、死亡率（%）、几率单位（Y）、LD_{50} 及置信限等。不同途径给药应分别列表。当中毒反应和死亡率有动物性别差异时，应分别列表，并应选择性别比较敏感的动物进行复试。

进行 Bliss 统计法时，以往计算很复杂，很容易算错，但现在用计算机结合 Bliss 法计算程序软件，使计算达到既快又精确的目的。计算时按指令顺序输入组数、第一组剂量、动物数、死亡数、第二组剂量、动物数、死亡数，如此逐组输入完全部数据，就能很快显示出 LD_{50} 值和 95% 可信限，再将数据和结果打印出来便获得所要的资料。

五、方法应用

了解新药或新受试物最初的毒性资料，包括 LD_{50} 值和可能涉及毒性作用的靶器官。

用于长期毒性或动物致突变实验中剂量设计的依据；用于评价有毒物质的毒性程度或毒性分级；用作药效学实验或抗癌药等实验设计的依据。

六、注意事项

1. 剂量　给药剂量的设计、药物浓度、给药体积、给药时注射器大小、禁食时间等因素都应特别注意，因为这些因素直接影响给药剂量，从而影响受试物 LD_{50} 的准确性。

2. 给药途径　对一般药物来说，选择一种临床给药途径是很容易的。但是对于某些剂型药物，如抗肝癌导向药物（生物导弹）、穴位注射给药、离子导入药、药酒、肚脐贴剂等剂型药物，很难或不能做到临床给药途径，只能根据剂型特点和临床病症进行综合考虑，合理地设计出一种近似临床给药途径来代替。

3. 检查指标　LD_{50} 测定法的检查指标也应详细，尽量检查和记录给药后动物所产生的各种异常表现。

在报告中除含有 LD_{50} 和95%可信限以外，还应包含检查指标的异常情况，尤其应包含动物死亡时间和临死前的中毒反应。

4. 当受试物测不出死亡毒性时，首先应考虑原受试物浓度、给药剂量和体积以及给药途径是否选择合适，如果上述各种条件选择合适但仍不能测出 LD_{50} 值，可考虑采用"最大耐受量实验"，即用最高剂量和最大容积一次给予20只动物（小鼠或大鼠，雌雄各半）后，观察14d内动物死亡或毒性反应。

七、方法学评价

传统 LD_{50} 测定法的动物致死剂量相对比较精确，并且其应用范围较广，完全取消 LD_{50} 测定法对初步和快速了解受试物毒性不利。然而，传统 LD_{50} 使用动物数太多，并且 LD_{50} 值与实验室温度、季节、动物种系以及多种因素有关，它不可能得出很精确的 LD_{50} 值，因此，可用近似 LD_{50} 测定法取代传统 LD_{50} 测定法。这是欧美等发达国家和组织对传统 LD_{50} 方法被淘汰的理由。其中原因之一是动物保护组织起了作用。

作者根据国情和多种因素考虑认为，鼠类 LD_{50} 测定法中动物数按传统方法进行，大动物宜采用少量动物进行"近似 LD_{50}"测定法，但无论大小动物的检查指标都应详细，尽量反映出受试物产生各种异常反应，以避免 LD_{50} 测定法只获得单一动物死亡指标或某几个毒性指标的缺点。

第四节　大鼠和狗长期毒性实验

一、概述

长期毒性实验是观察受试物连续多次给予动物后，大量受试物的蓄积对机体产生严重的毒性反应，包括临床中毒反应、血液和生化反应以及靶器官损害性各种反应，利用这些毒性反应的程度寻找出受试物的有毒剂量、无毒剂量（安全剂量）、靶器官和组织的损害程度以及可逆性，为拟定人用安全剂量提供参考。

20世纪40年代产生亚急性、亚慢性和慢性毒性实验，但方法都不太正规。1963年 Weil 和 McCallister 和 1976年 McNamara 对这些方法的概念和操作步骤都有严格的要求，为方法学的统一标准奠定基础。尽管现今仍有专家坚持亚急性、亚慢性和慢性毒性实验的分类方法，但多数专家将这三类毒性实验笼统称为重复给药毒性实验。我国将这种实验称为长期毒性实验，并根据给药时间分为1个月、3个月、6个月或1年等不同时间的长期毒性实验。

二、原理

不同剂量的受试物多次经一定途径给予动物机体后，如果受试物的半衰期较长，血药浓度持续上升，进入各种受试物本身特定的靶器官和组织细胞，并在这些部位大量蓄积，破坏机体的生理功能，使这些部位产生极度兴奋或抑制，造成严重损害，产生临床中毒表现和机体内各种检查指标（如血液、酶、脏器组织和细胞等）的异常。根据不同的剂量受试物多次给予动物后能够产生不同程度的临床中毒表现和实验检查指标的异常的原理，建立一种能够确定受试物毒性剂量、无毒剂量、靶器官毒性及其他毒副反应的实验，称长期毒性实验。

三、标本制备

（一）动物

1. 种系、体重及性别

（1）大鼠　可用 Wistar 系或 SD 系大鼠。体重根据实验期限决定，如3个月内宜用6~8周龄，约120~150g体重；3~6个月宜用5~7周龄，约100~130g体重；6个月以上宜用4~6周龄，约80~120g体重。性别选择一般采用雌雄各半为原则。即使是临床只用于一个性别的受试物，最好也用二种性别进行实验，以便了解性别对受试物的毒性反应。

（2）狗　首选 Beagle 系纯种狗，狗龄根据实验期长短选用4~12个月；如用杂种狗时，其年龄不应超过5年。

2. 动物数　6个月以内的大鼠长期毒性实验，每组动物选择20只以上（雌、雄各半）；6个月以上的大鼠实验选用每组 40 只（雌、雄各半）。必要时相应增加动物数。

6 个月以内狗长毒实验，如 Beagle 系狗每组设 4 只，如杂种狗每组 4～6 只，最好设 6 只。6 个月以上，Beagle 系狗每组至少设 6 只，杂种狗宜相应增加。每组狗的性别宜使用雌、雄各半。

3. 饲养管理条件

（1）饲料 一般采用营养成分配比合理的标准饲料。写明供应单位，若用自己配制的饲料应做到配方合理，并提供配方及成分含量的检测报告。当受试物加入饲料中给药时，应注意受试物在饲料中的稳定性、受试物浓度和每日摄食量，最好测定血药浓度。

（2）动物实验室 宜在动物实验室验证合格的场地进行饲养实验，动物室的温度在 23 ± 2℃，相对湿度在 40%～60%，12h（早 7 点～晚 7 点）照明，12h（晚 7 点～早 7 点）暗（即闭灯）。室内需有通风条件。一个动物室不宜放两种动物，并且在放一种动物时，动物数量不宜过多。

（3）饲养笼 大鼠一般宜放同一性别 5 只动物为一笼，不宜过多。狗必须单笼饲养。

（二）受试物

实验前应详细了解受试物各种资料，如纯度、pH 值、溶解度、化学结构式；临床拟用途径、拟用剂量、大鼠急性毒性实验和/或狗急性毒性实验等。

（三）实验前动物饲养和观察

1. 大鼠 实验前至少作 1 周时间的动物健康观察，测定动物体重、摄食量，必要时测定饮水量。实验分组时，每组动物体重差异不超过平均体重的 20%。

2. 狗 Beagle 系纯种狗至少驯养 1 周，杂种狗应先检疫，驱虫，观察 3～4 周。实验前应检测心电图变化、肝、肾功能、血象及酶学等指标，择其健康、无孕的狗作为实验动物；摄食量和体重也必须测定，一般测 2 次。

四、测定步骤

（一）剂量设计和分组

1. 剂量设计

（1）高剂量 高剂量应使动物产生明显的或严重的毒性反应，或少数动物死亡。具体设计时应参考大鼠或狗的急性毒性剂量，必要时通过预实验获得相应的毒性剂量和可能致死量。然而，用小鼠的 LD_{50} 剂量直接推导大鼠或狗的长期毒性剂量是不太合适的，宜用同种动物种系的急性毒性实验资料，而且给药途径也应相同，否则所设计的剂量很难符合要求。

高剂量是长期毒性实验中最难把握的剂量，一般可选择 $1/6 \sim 1/10$ LD_{50}（同种动物、相同途径的 14d 急性毒性实验）作为高剂量。长期毒性实验含有 1 个月、3 个月、6 个月或 1 年时间的实验，其高剂量的设计就不是一种恒定常数，一般来说，给药时间越长，选择高剂量的给药浓度越低。狗的长期毒性剂量除依据狗急性毒性剂量外，仍应充分考虑大鼠长期毒性剂量，从中了解是否具有明显的蓄积毒性。大鼠的长期毒性剂量除依据大鼠急性毒性剂量外，仍应充分考虑药物的半寿期，根据半寿期的长短设计高剂量。

设计符合要求的高剂量主要靠合适的预实验，而预实验的期限取决于长期毒性实验的给药期限，一般采用长期毒性实验的 1/3 期限作预实验。该组动物死亡率一般少于 10%。

（2）中剂量 中剂量的要求是使动物产生轻微的或中等程度的毒性反应。一般采用高剂量与低剂量组之间的几何平均值作为中剂量组。

（3）低剂量 低剂量要求是应高于人体每天拟用剂量或高于整体动物最佳有效剂量，在此剂量下动物应不出现毒性反应，属基本安全剂量。

（4）限度实验的剂量

1）大鼠 若小鼠口服 $LD_{50} > 5g/kg$ 或注射给药 $> 2g/kg$ 仍未产生毒性反应和死亡或仅个别有毒性反应，可只做一个高于拟用于临床剂量 50 倍的剂量组。

2）狗 与上述条件相同时，可只做一个高于拟用于临床剂量 30 倍的剂量组。

2. 分组 长期毒性实验常设对照组，低、中、高 3 个剂量组。对照组仅给予溶剂。如果溶剂有毒性，宜设溶剂组和空白对照组。

分组尽量做到随机，但所谓随机从一大笼内抓去动物放置到各组中是不合适的，这就造成假随机现象。最好应将符合要求的每只动物在尾或耳做数码标记，再用抽签方式随机抽取数码分为各组，将抽取的数码与标记的动物数码对应，再分到各组中，进行测体重或其他测试，以减少实验组间的差异。其他合适的随机方法也可使用。

（二）给药

受试物给药途径原则上应与临床使用途径相一致，但实际操作时会出现不能达到与临床使用途径一致的要求，可选择最接近临床使用途径进行给药。例如，临床作静脉点滴的药物、穴位注射的药物、贴肚脐药物、生物导弹等多种现代剂型的药物无法达到实验动物与临床一致。

1. 口服药物　一般选用灌胃给予大鼠。狗可在喂食前混入饲料或夹在食物中让其吞下；也可放在胶囊中让其吞下；必要时用插胃管方式给药。受试物混入饲料中让动物自行食入时，宜提供受试物与饲料混合的均匀性，受试物稳定性及有关质量检查等方面的资料，以确保获得准确可靠的结果。

2. 其他途径药物　临床上有多种给药途径，但由于动物的各自特性，难以准确模仿临床给药途径。可以作近似临床给药途径。

静脉注射对狗可采用四肢交替进行给药。但对大鼠难以长期作尾静脉注射，宜允许做 ip 代替 iv。肌内注射对狗可采用双侧臀部交替给药，大鼠可采用 2 条后腿交替给药，减轻局部刺激性。

3. 给药容量和给药次数

（1）给药容量　大鼠或狗给药体积都不宜过大，一般根据体重增长率作每周调整给药量，采用等容量不同浓度进行给药。大鼠灌胃可按 10ml/kg 体重作给药体积，但不宜超过 20ml/kg。

（2）每周给药次数　严格地说，每周给药 7d，每天给药 1 次。但为了减少工作量，并且对实验结果无明显影响，可对 ≥3 个月实验采用每周给药 6d。

4. 临床给药期与实验给药期的关系　实验给药期比临床给药期长约 3 ~ 4 倍。例如，临床给药 1 ~ 3d 者，长期毒性实验需给药 2 周；7d 者，为 4 周；30d 者为 12 周；30d 以上者，至少半年。

（三）检查项目

1. 一般状态观察和检查　应每天观察大鼠或狗的外观体征和行为活动，粪便、尿液及中毒表现，详见表 30-1-3。每周测定一次体重和测定一次或数次 24h 摄食量。及时记录和描述动物中毒反应、动物死亡时间和临死前的任何异常表现。

2. 实验期间检查　对于狗宜进行定期检查心电图（Ⅱ导联 ECG）和尿液分析以及血液生化检查。对于大鼠 3 个月以上长期毒性实验，宜处死部分动物作血液生化和尸解等检查（实验设计时有意对每组相应增加动物数）。

3. 给药结束时检查　因为给药结束时检查是反映反复多次给药后动物产生严重毒性反应的高峰，所以需要对每一组多数动物进行详细检查，需要将 2/3 动物作下列检查：

（1）活体取血检查　对大鼠可采用摘除一只眼球取血法或切断股动脉取血法，约需 1 ~ 2ml。对于狗可以四肢的任一静脉中取血 2 ~ 4ml。

1）血液学指标　红细胞计数，必要时计数网织红细胞；检查血红蛋白（Hb）、白细胞总数及其分类（淋巴细胞、中性粒细胞、嗜酸粒细胞、嗜碱粒细胞）、血小板数、凝血时间等。

2）血清生化指标　天门冬氨酸氨基转换酶（AST）、丙氨酸氨基转换酶（ALT）、碱性磷酸酶（ALP），尿素氮（BUN）、总蛋白（TP）、清蛋白（ALB）、血糖（GLU）、总胆红素（T-BIL）、肌酐（Crea）、总胆固醇（T-CHO）等。

（2）系统尸检和病理组织学检查

1）系统尸检　应全面仔细地对大鼠或狗各脏器或组织进行尸检，及时记录各种异常现象。大鼠采用活杀，狗采用麻醉后杀死。

2）脏器系数　取出心、肝、脾、肺、肾、肾上腺、胸腺、甲状腺、脑、睾丸和前列腺或子宫等，剥去脂肪及其他粘连组织，用精密天平称其重量。

表 30-1-3　大鼠和狗长期毒性实验观察和检查指标

器官系统	观察及检查项目	中毒后一般表现
中枢神经系统及躯体运动	行为	改变姿势、叫声异常、不安、安静
	动作	震颤、运动失调、麻痹、惊厥、强制性动作
	对各种刺激的反应	易兴奋的、被动的、缺乏知觉的、知觉过敏的
	大脑及脊髓反射	减弱、缺乏
	肌肉紧张力	强直、迟缓
自主神经系	瞳孔大小	缩小、放大
统呼吸系统	分泌	流涎、流泪
	鼻孔	流鼻涕
	呼吸性质和速率	徐缓、困难、潮式呼吸
心血管系统	心区触诊	震颤、心动徐缓、心律不齐、心跳过强或过弱
胃肠系统	排便	腹泻、便秘
	腹形	胀气、塌陷
	粪便硬度和颜色	不成形、黑色、灰色
生殖系统	阴户、乳腺	肿胀
	阴茎	脱垂
	会阴部	污秽
皮毛	颜色、张力、完整性	发红、松弛有皱褶、皮疹、竖毛
黏膜	结膜、口腔	有分泌物、充血、流血、发绀、黄疸
眼	眼睑	上睑下垂
	眼球	突出、震颤
	透明度	混浊
其他	直肠或爪皮肤温度	降低、升高
	一般情况	姿势不正常、消瘦

3）组织学检查　对照组和高剂量组动物及尸检异常者要详细检查，其他剂量组在高剂量组有异常时应进行检查。检查内容包括：脑、垂体、脊髓、甲状腺、视神经、心、肺、胸骨（骨和骨髓）、肝、脾、胰、肾、肾上腺、胸腺、胃、十二指肠、回肠、结肠、膀胱、前列腺、睾丸（连附睾）、子宫、卵巢、淋巴结等组织。必要时进行给药部位检查以及其他可能与药物有关的部位进行检查。

4. 恢复期检查　为了了解受试物毒性反应的可逆程度和可能出现的延迟性毒性反应，将给药结束时所留下的 1/3 动物经过停药 2~4 周的恢复，再活杀检查。检查指标内容与给药结束时检查相同。

（四）数据处理

列表并选合适统计法处理结果。

（五）大鼠和狗在给药期间检查的差异

1. 大鼠　实验期在 3 个月以内时，在末次给药后 24h 和恢复期结束时进行全面检查（血液、生化、病理组织学等）；实验期大于 3 个月时，可在实验中间活杀少量动物（对照组和高剂量组）。大鼠不必检查尿常规和心电图。

2. 狗　在实验前需要进行心电图、血液、生化、尿常规等动物健康检查，一般需测 2 次。当实验小于 3 个月时，血液、生化、尿液和心电图等需要每 2~4 周测 1 次，实验大于 3 个月时，可 1~2 个月测 1 次，对有异常的指标可酌情增加测定次数，恢复结束时各项指标均应检查。

五、方法学应用

大鼠长期毒性实验用以观察受试物对啮齿类动物的中毒反应及其严重程度，并确定无毒反应剂量，为狗长期毒性实验提供剂量设计依据，也为拟定人用安全剂量提供参考。

狗长期毒性实验用以观察受试物对非啮齿类动物的中毒反应及其严重程度，并确定无毒反应剂量，为拟定人用安全剂量提供可靠的参考资料。

长期毒性实验主要用于评估一类、二类、三类等新药的一般毒性作用。

六、注意事项

（一）给药量的准确性

给药时应注意给药体积与注射器的型号的相称性，如给药1ml的体积宜选用1ml注射器，也可用2ml注射器，但不能用5ml注射器，因为注射器型号越大，给药时的剂量误差也越大。例如，ip或iv给药时应防止药液外漏，造成药量不准。在实验中类似情况时有发生，应特别重视给药量的准确性。

（二）实验期间仔细观察

一般每天观察1次，当有异常情况应相应增加观察次数和延长观察时间。观察时注意动物各种活动，包括正常和异常活动，只有认真仔细观察才不会遗漏某些一过性毒性反应。关于称体重和称摄食量，应每周固定一个时间测定，以保证结果的稳定性和可靠性。观察时除观察动物活动情况外，还应注意垫料中的异常情况。

（三）实验期死亡动物的处理

实验期间可能出现动物死亡，宜尽早发现，及早解剖检查以减少器官组织的自溶。将尸解后的各种脏器，尤其是可能与药物有关的靶器官应作病理组织学检查。

（四）实验结束检查

实验结束时对动物进行全面检查，并注意下列问题：

1. 禁食　禁食时间需合适，如禁食时间过长会影响某些生化指标的正常反应，而不禁食会影响尸解操作和其他指标的正常范围。

2. 防溶血　取血时应避免溶血，否则严重影响血液、生化值的测定。

3. 及时进行生化测定　取血后宜尽早进行生化测定，尤其是对血糖、胆红素及几种酶应尽早测定。离心后的血清除立即测定某几项生化指标外，及时放入 $-4℃$ 冰箱保存，化冻后宜一次性用完，不宜反复解冻和保存。

4. 脏器重量　取脏器时应将其他无关组织全部分离干净，以免影响重量。称量脏器重量时应选择合适称量器，尤其对于像肾上腺那样小的器官，必须选用精密电子秤或精密天平。否则将直接影响脏器系数的变化。

七、方法学评价

1. 长期毒性实验是评价受试物重复给药后对动物的中毒反应和严重程度、靶器官损害或可逆性以及确定动物无毒剂量的可靠方法，它是评价新药安全性的一种重要手段，其他任何实验都难以取代动物长期毒性实验。

2. 长期毒性实验是耗时长、花钱多、费精力的实验，一般是一次性实验，因此对某些毒性反应的可靠性存在一些问题。长期毒性实验原则上采用拟临床给药途径，但有时无法达到这种要求。总之，当评价新药安全性时应慎重应用长期毒性实验资料。

（陈世明）

参 考 文 献

1. Chan PK and Hayes AW. Principles and methods for acute toxicity and eye irritancy. Hayes AW ed. Principles and Methods of Toxicology. Second Edition, New York：Raven Press, 1989, 169 – 220

2. Baumann A, Kerdar RS, Peter, et al. Use of Rat and Human Liver slices for the Detection of steroid Hormone-Induced DNA-Adducts in vitro by means of the ^{32}P-postlabeling technique. Pharmacology & Toxicology, 1996, 78：214 – 223

3. Food and Drug Administration （USA FDA）. Guideline for the format and content of the nonclinical/pharmacology/toxicology section of an application. US Department of Health and Human services, Public Health service, Food and Drug Administration, Washington, Dc, 1987

4. Lorna HS. Harmonization of guidelines for toxicity testing of pharmaceuticals by 1992. Regulatory Toxicology and Pharmacology,

1990, 12：179 – 211

5. Bass R, Gunzel P, Henschler D, et al. LD$_{50}$ versus acute toxicity. Arch, Tox；601, 1982, 51：183 – 186

6. FDA Final report on acute studies workshop. Sponsored by the U S Food and Drug Administration on November, 1983

7. Muller H and kley HP. Retrospective study on the reliability of an "approximate LD$_{50}$" determined with a small number of animals. Arch Toxicol, 1982, 51：189 – 196

8. Lorke D. A new approach to practical toxicity testing. Arch Toxicol, 1983, 54：275 – 287

9. Schutz E and Fuchs H. A new approach to minimizing the number of animals used in acute toxicity testing and optimizing the information of test results. Arch Toxicology, 1982, 51：197 – 220

10. Phillips TD and Hayes AW. Techniques in membrane Toxicology. Hayes AW ed. Principles and Methods of Toxicology. Second Edition. New York；Raven Presz, 1989, 761 – 776

11. 中华人民共和国卫生部药政局. 新药(西药)临床前研究指导原则汇编（药学、药理学、毒理学）. 1993, 198 – 219

12. 李寿祺主编. 卫生毒理学基本原理和方法. 成都：四川科学技术出版社, 1987, 69 – 494

13. 黄念君、陈世明、林飞. 十三种中、西药品致突变的系列研究. 中国临床药理学杂志, 1985, 1：110 – 116

14. 卫生部药政局. 药政参考资料, 第七期, OECD 化学物质毒性实验指针, 1984, 13 – 147

15. 许嘉齐、邵荣光. 临床前毒理学研究技术. 见：方福德、周吕、丁濂等主编. 现代医学实验技巧全书. 北京医科大学 中国协和医科大学联合出版社, 1995, 387 – 439

16. Becernl B, Corona M, Garcia c, et al. Cloning of Genes Encoding Scorpion toxins：An Interpretative Review. J Toxicology Toxin Rev, 1995, 14（3）：339 – 357

17. Novack GD. Ocular toxicology［Review］, Curr Opin Ophthalmol, 1994, 5（6）：110 – 114

18. 陈世明、赵强、冯辛霞，等. 一种快速检测外周血嗜多染红细胞微核新方法. 中国临床药理学杂志, 1988, 4（2）：88 – 93

19. Tinwell H, Liegibel U, Krebs O, et al, Comparison of lac I and lac z transgenic mouse mutation assays：An EU-sponsored interlaboratory stady. Mutation Res, 1995, 335（2）：185 – 190

20. Banerjee SK, Banerjee S, L：SA, et al. Induction of chromosome aberration in Syrian hamster renal cortical Cells by various estrogens. Mutation Res, 1994, 311：191 – 197

第二章 基因突变和 DNA 损伤检测方法

第一节 鼠伤寒沙门菌回复突变实验

一、概述

鼠伤寒沙门菌组氨酸营养缺陷型回复突变实验，简称鼠伤寒沙门菌回复突变实验或 Ames 实验。Ames 等研究者于 1975 年创建并推荐该法，采用 TA1535、TA1537、TA1538、TA98 和 TA100 五种菌株。Maron 和 Ames 于 1983 年对该法作了改进，将原 5 种菌改为 4 种菌株，TA97、TA98、TA100、TA102。这种修改提高了方法学的敏感性，并得到国际组织和国内外学者的公认。迄今，Ames 实验是国内外最常用的筛选致突变物的一种快速、经济、敏感的检测原核生物（细菌）回复突变的遗传毒理学体外实验。

二、原理

（一）Amen 菌株检测诱变剂的原理

1. 鼠伤寒沙门菌特性及对组氨酸的作用　鼠伤寒沙门菌（Salmonella typhimurium）野生型菌株的生长需要组氨酸，它具有组氨酸合成基因和组氨酸利用基因（histidine utilizing gene，Hut 基因）。组氨酸合成基因是当菌体繁殖期需要组氨酸作为营养成分时，该基因自行合成大量组氨酸。在有组氨酸的条件、并伴有碳或氮饥饿信号时，Hut 基因通过 4 种酶把组氨酸降解为谷氨酸、甲酸、氨等，以供菌体生长所需。

碳饥饿信号通过 cAMP 的水平传递，使 Hut 的启动基因活化而与 cAMP-CAP（catabolite gene activator protein 降解物基因活化蛋白质）相结合。CAP 是一种分子量为 44 000 的二聚体，它与 cAMP 结合后才具有结合到 DNA 启动基因上的能力，并加快操纵子的转录速度。氮饥饿信号通过大量活化谷氨酸胺合成酶而使 mRNA 合成。Hut 操纵子将谷氨酸合成酶结合到相应的启动基因上来接受氮饥饿信号。

野生型鼠伤寒沙门菌具有组氨酸合成和利用的能力，而组氨酸是该菌生长繁殖最关键的一种营养成分。因此，若该菌株中组氨酸合成基因突变，Hut 基因就难以发挥作用，该菌株因没有自行合成组氨酸的能力，在无组氨酸的培养基上就不能生长繁殖。

鼠伤寒沙门菌是革兰阴性无芽胞杆菌，菌体通常（0.4~0.9）$\mu m \times$（1~3）μm，生长温度范围为 10~42℃，最适温度 37℃，最适 pH 值为 6.8~7.8，自发突变率约 1×10^{-7}。

鼠伤寒沙门菌不但具有组氨酸合成基因、生物素合成基因，而且具有完善的 DNA 切除修复基因，以便保持菌体的生长和遗传特性。Ames 教授建立的 TA 菌株是组氨酸合成基因发生突变，而 Hut 基因正常，它是依赖组氨酸才能生长的菌株，故称为鼠伤寒沙门菌组氨酸营养缺陷型回复突变株，或简称 Ames 菌株。

2. Ames 菌株的遗传性状

（1）菌株的来源　Ames 菌株来源于鼠伤寒沙门 LT_2 菌株。迄今，常用的 Ames 菌株有 10 种（TA1535、TA1537、TA1538、TA2637、TA94、TA97、TA98、TA100、TA102 和 TA104），最常用的是 TA97、TA98、TA100 和 TA102 4 种菌株。TA1535 菌株来源于自发突变，TA1538 是用化学诱变剂（ICR364-OH）诱发突变（或称正向突变）而来的。TA100 是 TA1535 的衍生株，TA94、TA98 是 TA1538 的衍生株，TA2637 是 TA1537 的衍生株。TA97 不是 TA1537 的衍生株，但 TA97 的突变特性与 TA1537 基本相同。

（2）组氨酸合成基因突变（his⁻）　TA1535 和 TA100 的位点是 his⁻G46，它的突变热点（hot-spot）或称 DNA 靶是 3 个胞嘧啶的重复序列，即野生型鼠伤寒沙门菌体内的亮氨酸（Leu）被脯氨酸（Pro）所取代（突变株 $\frac{\text{-CCC-}}{\text{-GGG-}}$ 置换野生型菌株 $\frac{\text{-CTC-}}{\text{-GAG-}}$）。TA1583 和 TA98 的位点 his⁻D3052，它有碱基（-CG）四个重复序列（$\frac{\text{-CGCGCGCG-}}{\text{-GCGCGCGC-}}$）。TA102 和 TA104 的位点 his⁻G428，其 DNA 靶是 3 个碱基（$\frac{\text{-TAA-}}{\text{-ATT-}}$）重复序列。TA102 是一株在多个拷贝质粒上带有赭石型突变（ochre mutant，UAA）的菌株。TA1537 是位点是 hisC3076 其 DNA 靶是 4 个胞嘧啶序列（$\frac{\text{-CCCC-}}{\text{-GGGG-}}$），而 TA97 的位点是 his⁻D6610，其 DNA 靶是 6 个胞嘧啶序列（$\frac{\text{-CCCCCC-}}{\text{-GGGGGG-}}$）。

（3）切除修复基因突变　表 30-2-1 中 10 种 TA 菌株除 TA94 和 TA102 菌株外，8 种菌株都含 DNA 切除修复基因缺失性突变（ΔuvrB），诱变剂进入这类菌体内产生 DNA 损伤而不被切除修复基因所修复，有利于诱变剂发挥更强的诱变活性作用，增加方法学的敏感性。然而这 8 种菌株切除修复基因产生缺失时，伴随着生物素合成基因（bio）、硝酸盐还原酶基因（nar）和氯酸盐还原酶基因（chl）及半乳糖发酵（gal）基因发生缺失，这是不利的因素。TA102 和 TA94 菌株没有上述基因突变，它们具备野生型菌株 DNA 切除修复功能，这对上述 8 种菌株是一种良好的补充。

（4）脂多糖突变　鼠伤寒沙门菌是无芽胞的细菌，主要靠细菌细胞壁阻挡外来物质的侵袭，细胞壁外层有蛋白质、脂蛋白和脂多糖，而脂多糖是细菌屏障的主要成分。表 30-2-1 中除 TA94 外，9 种菌株全部发生脂多糖缺失性突变（rfa），这不但利于小分子诱变物进入菌体内，而且也利于大分子诱变物或受试物进入菌体内产生诱变活性作用，提高方法学的敏感性。

（5）Ames 菌株的遗传特征及检测终点　基因突变分为碱基对置换（base-pair substitution）和移码（frameshift）突变两大类。碱基对置换是一个或数个核苷酸发生质变，当一个嘌呤置换另一个嘌呤或一个嘧啶置换另一个嘧啶时，称转换（transition），如 GC ⟷ AT 或 TA ⟷ CG；当一个嘌呤置换一个嘧啶或一个嘧啶置换一个嘌呤时，称颠换（transversion），如 CG ⟷ AT 或 GC ⟷ TA，GC ⟷ CG 或 TA ⟷ AT。移码突变是一个或数个核苷酸的量变，即 DNA 分子上插入或缺失一个或多个碱基对。TA1535、和

TA100 菌株检测碱基对置换型突变剂；TA1537、TA2637、TA1538、TA94、TA97 和 TA98 菌株检测移码突变剂；TA102 和 TA104 菌株检测碱基对置换和移码突变剂。

表 30-2-1　鼠伤寒沙门菌突变株的遗传特征及检测终点

菌株 his⁻ 位点	DNA 靶	切除修复※突变 （ΔuvrB）	脂多糖突变※ （rfa）	R 因子 （质粒）	检测的 突变类型
TA1535 G46	-CCC- -GGG-	+	+	−	置换
TA100 G46	-CCC- -GGG-	+	+	pKM₁₀₁	置换
TA1537 C3076	-CCCC- -GGGG-	+	+	−	移码
TA2637 C3076	-CCCC- -GGGG-	+	+	pKM₁₀₁	移码
TA1538 D3052	-CGCGCGCG- -GCGCGCGC-	+	+	−	移码
TA94 D3052	-CGCGCGCG- -GCGCGCGC-	−	−	pKM₁₀₁	移码
TA98 D3052	-CGCGCGCG- -GCGCGCGC-	+	+	pKM₁₀₁	移码
TA97 D6610 O1242	-CCCCCC- -GGGGGG-	+	+	pKM₁₀₁	移码
TA102 G428	-TAA- -ATT-	−	+	pKM₁₀₁ pAQ₁	置换和移码
TA104 G428	-TAA- -ATT-	+	+	pKM₁₀₁ pAQ₁	置换和移码

注：his⁻ 指组氨酸基因突变　※ + 指突变，− 正常。

（6）R 因子（质粒 pKM₁₀₁、pAQ₁）　Ames 菌株中除 TA1535、TA1537 和 TA1538 3 种菌株外，其余 7 种菌株全部导入质粒 pKM₁₀₁，而且 TA102 和 TA104 菌株有双质粒，即 pKM₁₀₁ 和 pAQ₁ 两种质粒。

pKM₁₀₁ 是一种含有 35.4kb 的质粒，它来源于质粒 R46（13.8kb），R46 通过鼠伤寒沙门菌 his G46 的一系列转导和接合作用等实验而获得的。R46 含有链霉素、四环素、氨苄青霉素和磺胺等多种耐药因子（resistance factor，R 因子），而 pKM₁₀₁ 质粒只保留氨苄青霉素 R 因子，用它可作菌株内是否含 pKM₁₀₁ 质粒的鉴定。业已证明 pKM₁₀₁ 质粒编码为 2 种基因，umuC 基因（MW 45000）和 umuD 基因（MW16000），它们提供宿主对外来物增加易误 DNA 修复（error-prone DNA repair）区域，并加强菌体对紫外线照射的保护作用，它依赖于功能 recA⁺ 和 lexA⁺ 基因。pKM₁₀₁ 还可能干扰细胞 SOS 系统。总之，pKM₁₀₁ 是通过多种因素增强诱变剂在菌体内突变活性作用的。pAQ₁ 质粒携带着 his G428 突变基因和四环素耐药基因，TA102 和 TA104 含有 pAQ₁ 和 pKM₁₀₁ 质粒，用四环素检测 TA102 和 TA104 菌体内是否含有 pAQ₁ 质粒。目前采用的四种 TA 菌株均含有 pKM₁₀₁ 质粒，TA97、TA98 和 TA100 对诱变剂阳性检出率均明显高于不含质粒的 TA1535、TA1537 和 TA1538 菌株，因此这三种菌株被淘汰。由于 TA102 有 2 个质粒，并且有完善的 DNA 切除修复系统，其 DNA 靶是 $\frac{\text{-TAA-}}{\text{-ATT-}}$，其 A ＝T 间两个氢键连接比其他菌株 C≡G 间三个氢键连接的稳定性差，所以对诱变剂阳性检出率更高、更敏感。

（二）Ames 实验程序测试原理

鼠伤寒沙门菌野生型（his⁺）能自身合成所需的营养成分组氨酸。经理化因素使野生型菌株组氨酸合成基因突变，即称变异型或突变型菌株，该菌株自身不能合成组氨酸（his⁻），故在无组氨酸的培养基上不能生长。受试物如致突变物（碱基对置换或移码突变剂）作用后，在无组氨酸的培养基上该菌能生长，说明受试物能使突变的组氨酸合成基因回到拟野生型组氨酸合成基因，称为回复突变。根据回复突变菌落数的多少可判定受试物是否具有回复突变作用或致突变性，见图 30-2-1。

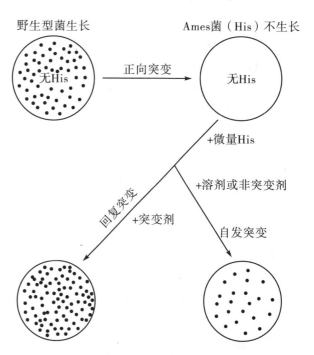

图 30-2-1　鼠伤寒沙门菌组氨酸缺陷型（Amens 菌 his⁻）回复突变实验原理

野生型（his⁺）$\xrightarrow{\text{正向突变}}$ 变异型（his⁻）（Ames 菌株）

拟野生型（his⁺）$\xleftarrow[\text{回复突变}]{\text{突变 剂}}$ 突变 $\overset{+}{\underset{\pm \text{Sqmix}}{\text{剂}}}$

三、标本制备

（一）菌种遗传性状鉴定

1. 组氨酸缺陷型（his⁻）实验　将菌株分别接种到含生物素溶液的最低葡萄糖琼脂平板和组氨酸（5% 0.5mmol/L）/生物素平板上。含组氨酸的平板为实验平板，不含组氨酸的平板为对照平板。将测试菌的振荡培养悬液（最好将菌悬液离心，3000r/min 20min 弃上清，将沉淀细菌混悬于生理盐水或磷酸盐缓冲液中），用 0.1ml 吸管（吸管尖端要钝圆、光滑）画线接种或用浸湿菌液的滤纸条（刚刚浸湿即可）印影在实验及对照平板上，丢弃滤纸条。一式两份。将平板翻转（以免凝结水滴滴在平板表面），放入孵育箱中（暗）孵育 48h 后观察结果。组氨酸合成缺陷的菌株只有在添加微量组氨酸的实验平板上才能生长。数株菌可平行画线在同一块平板上进行鉴定。

2. rfa 突变型检查　将 0.1ml 营养牛肉汤增菌液加到 2ml 45 ~46℃已融化的顶层琼脂中，摇匀，立刻倒在营养牛肉汤的底层琼脂培养基上，使其均匀分布。待琼脂凝固后，在平皿的中央放一直径为 6mm 的圆滤纸上，然后将结晶紫水溶液（1mg/ml）10μl 滴在滤纸上。37℃培养 24h。在纸片周围有清晰透明的抑菌圈，即表示结晶紫的分子已进入细菌体内并抑制其生长。

3. urrB 突变型检查　在营养牛肉汤琼脂培养基平皿的底部背面，用红笔画一直线。用画线法接种细菌后，用黑纸覆盖平皿的 1/2，其余部分用紫外线灯照射（15W）距离 33cm 有 R 因子的 TA100、TA98、TA97，照射 8s，无 R 因子的 TA1537、TA1538、TA1535 照射 6s。置 37℃培养 24h。紫外照射部分不能生长，黑纸覆盖的那一半则能生长，表明菌株具有紫外线损伤修复缺陷。用同样的条件对具有野生型切除修复酶的菌株 TA102 作对照测试。

4. pKM₁₀₁ 质粒检查　将测试菌的振荡培养悬液用 0.1ml 吸管画线或用浸湿菌液的滤纸条印影在全价培养基上，丢弃滤纸条。把浸湿氨苄青霉素碱性溶液的滤纸条交叉放置其上。一式两份。将平板孵育 12 ~24h 后观察结果。数株菌可平行画在同一块平板上鉴定。TA97、TA98、TA100 和 TA102 四株菌在滤纸条交叉处无杀（抑）菌带，野生型菌株则有杀菌带。

5. pAQ₁ 质粒检查　TA102 菌株含 pAQ₁ 质粒，具有抗四环素作用，将上述氨苄青霉素换成四环素即可，方法相同。其他菌株有杀菌带，而 TA102 无杀菌带。四环素溶液为 8mg/ml。

6. 自发回变的鉴定　取新鲜肉汤培养物 0.1ml 加到 2ml 45℃融化的顶层培养基中，迅速混匀并铺平至最低葡萄糖琼脂平板上，水平放置，待顶层凝固后翻转平板，37℃培养 48h，计数可见菌落数。每个实验菌株应至少做 3 份。自发回变率如下：TA97（90 ~180）、TA98（30 ~50）、TA100（100 ~200）、TA102（240 ~320）。加 S9 mix 自发回变率略有增加。

（二）试剂配制

1. 结晶紫水溶液（0.1g/100ml） 用于鉴定 rfa 突变型检查。于玻璃瓶中避光保存。

2. 氨苄青霉素碱性溶液（8mg/ml，0.02mol/L NaOH） 用于鉴定 pKM$_{101}$ 质粒的存在。临用时配。注意无菌操作。可通过 0.22μm 微孔滤膜过滤。玻璃瓶中 4℃ 保存。

3. 四环素酸性溶液（8mg/ml，0.02mol/L HCl） 用于鉴定 pAQ$_1$ 质粒的存在。临用时配。注意无菌操作。4℃以下保存。

4. 0.5mmol/L D-生物素溶液 称取 124mg D-生物素，加热溶解，然后加蒸馏水至 100ml，配制 0.005mol/L 的贮备液，经 8 磅 15min 高压灭菌后贮于 4℃ 冰箱。临用时用灭菌蒸馏水稀释 10 倍，配成 0.5mmol/L 应用液。

5. 0.1mol/L L-组氨酸溶液 称取 L-组氨酸 1.5516g（W = 155.16）或 L-盐酸组氨酸 1.9170g（W = 191.7），加蒸馏水至 100ml，经 8 磅 15min 高压灭菌后贮于 4℃ 冰箱。

6. 0.5% L-组氨酸溶液 称取 L-组氨酸 0.5000g，加蒸馏水至 100ml，经 8 磅 15min 高压灭菌后贮于 4℃ 冰箱。

（三）培养基配制

1. 营养肉汤 用于增菌或鉴定菌种。

成分	1000ml	终浓度
牛肉浸膏	5g	0.5%
蛋白胨	10g	1.0%
NaCl	5g	0.5%

将 1000ml 蒸馏水加入 1000ml 的烧杯中，标记液面。依次加入上述成分，并加热溶解。注意待一种溶解后，再加另一种。补充由于蒸发失去的水分。稍冷后，用 1mol/L NaOH 调 pH 为 7.0 ~ 7.2。分装于 15×150mm 试管中，每管 5ml，或 50ml 三角瓶中，每瓶 15ml，加塞。经 15 磅 20min 高压灭菌后备用。避免多次高温高压灭菌。在普通冰箱保存不得超过 6 个月。

2. 营养肉汤琼脂培养基 用于鉴定、分离菌种及制作斜面保存菌种。在营养肉汤中加入 2% 琼脂。将加入的琼脂煮沸溶解，并补充由于蒸发失去的水分。经 15 磅、20min 高压灭菌。趁热倒平板，每皿 25ml 左右。将平皿置 37℃ 孵箱过液。无污染者置 4℃ 冰箱保存备用。制作斜面时，将上述肉汤琼脂分装于 15mm×150mm 试管中，加塞。经高压灭菌后，趁热将试管斜置。待冷凝后置 37℃ 孵箱过夜。无污染者置 4℃ 冰箱保存。

3. Vogel-Bonner 液 10×（VB 液 10 倍浓缩） 用于配制底层基本培养基。

成分	每 500ml
硫酸镁（MgSO$_4$·7H$_2$O）	1g
柠檬酸（C$_6$H$_8$O$_7$·7H$_2$O）	10g
磷酸氢二钾（K$_2$HPO$_4$·3H$_2$O）	65.5g
磷酸氢铵钠（NaNH$_4$HPO$_4$·4H$_2$O）	17.5g

将上述成分依次用蒸馏水溶解，混合，然后加蒸馏水至 500ml。置 4℃ 冰箱保存。

4. 底层基本培养基

成分	每 1000ml
VB 液（10×）	100ml
20% 葡萄糖	100ml
琼脂	12 ~ 15g

取 VB 液（10×）100ml，加入蒸馏水 800ml，用 1mol/L NaOH 调 pH 至 7.0，然后加入琼脂 12 ~ 15g，经 15 磅 20min 高压灭菌。待冷至 80℃ 左右时，加入 100ml 已经 8 磅 20min 高压灭菌的 20% 葡萄糖液，混匀后浇制平板。

5. 上层培养基 用于鉴定组氨酸缺陷的实验。

成分	每 1000ml
D-生物素	12.4mg
L-盐酸组氨酸	9.5mg
NaCl	5g
琼脂	6～7.5g

上述成分依次加热溶解，混合，然后加蒸馏水 1000ml。分装后经 8 磅 15min 高压灭菌备用。

6. 组氨酸/生物素平板 作无 R 因子菌株的菌种平板，亦可供测定组氨酸需要用。取 600ml 底层基本培养基，经高压灭菌后加入无菌的 0.5％ L-盐酸组氨酸水溶液 6ml（或 0.5％ L-组氨酸水溶液 4.9ml）和无菌的 0.5mol/L D-生物素水溶液 3.6ml。混匀后浇制平板。

（四）阳性对照物的配制

1. 叠氮化钠（NaN₃）水溶液（0.15mg/ml H₂O） 先配制 20 倍浓缩液，经 10 磅 10min 高压灭菌后贮 4℃冰箱。甚稳定。应用时稀释。1.5μg/10μl 用于点试，1.5μg/100μl 用于平板参入实验。用于 TA100 和 TA1535 的检测。

2. 甲基甲烷磺酸酯（MMS）溶液（0.2ml/ml DMSO） 2.0μl/10μl 用于点试，1.0μl/100μl 用于平板参入实验。溶液贮 4℃冰箱。不稳定。用于 TA100 和 TA102 的检测。

3. 9-氨基吖啶（9AA）溶液（15mg/ml DMSO） 150μg/10μl 用于点试，50μg/100μl 用于平板参入实验。溶液临用时配，贮于 4℃冰箱。可保存 1～2 周。用于 TA97、TA1537、TA2637 的检测。

4. 2,7-二氨基芴（2,7AF）溶液（20mg/ml DMSO） 200μg/10μl 用于点试。20μg/100μl 用于平板参入实验。溶液贮于 4℃冰箱，尚稳定。用于 TA98 和 TA1538 的检测。

5. 丝裂霉素 C（MMC）溶液（0.1mg/ml DMSO） 2.5μg/10μl 用于点试，0.5μg/100μl 用于平板参入实验。溶液临用时配，贮 4℃冰箱。用于 TA94 和 TA102 的检测。

6. 2-氨基芴（2AF）溶液（2mg/ml DMSO） 20μg/10μl 用于点试，10μg/100μl 用于平板参入实验。溶液贮于 4℃冰箱。用于 TA1538、TA98、TA100、TA97 和 TA102 的检测。用于加 S9 中。

7. 环磷酰胺（CP）溶液（20mg/ml DMSO） 200μg/10μl 用于点试，200μg/100μl 用于参入实验。溶液贮于 4℃冰箱。用于 TA1535 和 TA100 加 S9 的检测。

8. 黄曲霉素 B₁（AfB₁）溶液（10μg/ml DMSO） 如果黄曲霉素 B₁ 已分装安瓿，每支含量为 10μg（溶于 1ml 苯乙腈），先置 37℃温箱中（通风）过夜，以蒸干苯乙腈。加 1ml DMSO 重新溶解之。0.1μg/10μl 用于点试，0.1μg/100μl 用于平板参入实验。用于 TA100 和 TA98 的加 S9 中的检测。

9. 苯并芘［B（a）P］溶液（100μg/ml） 用于 TA97 和 TA100 的加 S9 液中的检测。

10. N-甲基-N-硝基 N-亚硝基胍（MNNG）溶液（100μg/ml） 10μg/10μl 用于 TA100 和 TA1535 的点试中；10μg/100μl 用于 TA100 和 TA1535 的不加 S9 的平板参入实验。

（五）大鼠肝脏微粒体酶（S9）的制备

1. S9 组分的制备 选用体重 100～150g 的 Wistar 种大鼠 10 只，先用多氯联苯诱导大鼠，剂量为 500mg/kg，腹腔注射。注射后第 6d 断头处死动物（处死前禁食 12h）。立即打开腹腔，分离门静脉，用冷的 0.15mol/L KCl 15ml 进行门静脉灌注，然后取出肝脏，称重，按 3ml/g 肝湿重加冷的 0.15mol/L KCl，在低温（0～4℃）条件下，用高速组织捣碎机，匀浆 1min。再将制备好的匀浆作低温（0～4℃）离心（9000g）10min。取上清部分，分装于小安瓿（2ml、5ml 和 10ml）内，无菌密封。保存于低温容器内（-80℃或液氮中）备用。保存期 1 年。有条件时测定其细胞色素 P450 含量和测定蛋白质含量，不超过 40mg/ml（Lowry 法），或者用不同量的 S9 混合物，测定已知的前致突变物对细菌诱发回复突变的能力，以测定 S9 活性，取其回变菌落数最高的 S9 混合物的用量用于实验。Ames 介绍的一般用量是 20～60μlS9 平皿。

2. S9 混合物的制备 S9 混合物包括两个部分，即 S9 和辅助因子，临用前适量混合而成。

（1）盐溶液 称取 8.1324g MgCl₂·6H₂O（MW203.31），12.3008g KCl（MW74.55），加蒸馏水至 100ml，经 10 磅 10min 高压灭菌后备用。

（2）0.2mol/L 磷酸盐缓冲液（PBS）　取 0.2mol/L NaH_2PO_4 溶液 95ml 和 0.2mol/L Na_2HPO_4 溶液 405ml，混匀后，用 0.2mol/L Na_2HPO_4 调节 pH 至 7.4，经 10 磅 10min 高压灭菌后备用。

（3）辅助因子贮备液　于 30ml 无菌蒸馏水中依次加入盐溶液 2ml，磷酸缓冲液 50ml，葡萄糖-6-磷酸（钠盐）153mg 及辅酶Ⅱ（NADP）306mg，待充分溶解后加无菌蒸馏水至 90ml。必要时过滤除菌。分装后贮于 -20℃，可保存半年。

（4）S9 混合物　临用前以 9ml 辅助因子贮备液加 1ml S9 组分混合而成。所得 S9 混合物各成分的含量符合表 30-2-2 的要求。配制好的 S9 混合物使用前应保持在 4℃以下，其活性可保持 4~5h 不变（应现用现配，不宜将该混合物重新放入冰箱内继续作用，否则其活性明显降低）。

表 30-2-2　S9 混合物成分的浓度

成分	分子量	每 ml 含量
辅酶Ⅱ	765.4※	4μmol/L
6-磷酸葡萄糖	305.9※※	5μmol/L
氯化镁	95.31	8μmol/L
氯化钾	74.55	33μmol/L
磷酸盐缓冲液		100μmol/L
S9 组分		μl

注：※为无水 NADP；※※为钠盐的分子量。引自 Ames，1983。

（六）测试菌株的保藏和应用

1. 菌株的接种　收到菌株后立即将它画线接种在营养肉汤琼脂平板上，置 37℃孵育 24h。同时也接种在 5ml 营养肉汤中，振荡培养 10h，以防万一画线接种失败。在平板上选取 5 个生长良好的菌落，将每个菌落的一半分别接种于 5 支盛有 5ml 营养肉汤的试管中，振荡培养（100r/min）不超过 10h，否则会影响细菌的存活力。经菌株的基因型和生物学特性鉴定，选择合格的、较好的菌落作深低温保藏和主平板保存。

2. 菌株深低温保藏　作深低温保藏时，在细菌悬液中加 8%二甲基亚砜（最好用光谱级）或 12.5% 甘油作保护剂。在液氮容器内保藏时，须将菌悬液分装于 1ml 安瓿中，安瓿在氧焰上拉封，或市购的菌种保存塑料瓶中。要绝对密封。安瓿应缓慢降温至 -30℃（原则上以 1min 下降 1 度的速度进行），以防菌体内出现冰晶，影响细菌成活。最后移入液氮容器或 -80℃冻结器内保藏。保藏于冻结器内者不一定要装安瓿。

3. 菌株主平板保存　作主平板保存时，将菌落画线接种于主平板上，孵育 24h 后保存于 4℃冰箱中。主平板一式两块，一块作测试用，另一块作保存用。后者在非转种及非必要时不开启。带质粒 PKM_{101} 的菌株，其主平板中可加入氨苄青霉素 25μg/ml。同时带有质粒 pQA_1 的菌株（TA102），则还需加入四环素 2μg/ml。操作者每人应有一套主平板。主平板用了 2 个月后应丢弃。从保存的主平板上移菌，制备新的主平板。

4. 菌株的复苏方法　当实验需要时，从液氮容器中取出安瓿，置 37℃水浴中速融。锯开安瓿，用毛细滴管吸取菌液，滴 1 滴于主平板上，用白金耳将菌液划开（画线）。为保险起见，同时将菌液接种于 5ml 营养肉汤中（1：100），振荡培养 10h，再画线接种到主平板上。当贮存于 -80℃冻结器中的菌株时，可从冻结器中取出贮菌管，用无菌刮勺刮取少许冰冻物，接种于主平板及肉汤中。不同的菌株对主平板有不同的要求。

5. 菌株的生长培养　实验菌株接种于 5ml（于 18mm×150mm 培养试管）或 15ml（于 50ml 三角烧瓶）营养肉汤中，振荡（试管 210r/min，烧瓶 120r/min）37℃培养 10h，到生长对数期晚期或静止期早期达到 $(1~2)×10^9$ 存活菌/ml 时为止。

四、测定步骤

（一）实验设计

1. 菌株的选择　Ames 等研究者建立了 10 种菌株 TA1535、TA1537、TA1538、TA2637、TA94、TA97、TA98、TA100、TA102 和 TA104，各种菌株含有各自的遗传性状和优缺点，见本节"原理"段。因此，不同的实验目的可选择不同的菌株进行深入研究。药物致突变测试中一般选用 TA97、TA98、TA100 和 TA102 4 种菌株进行常规实验。

2. 测试方法的选择　有几种方法可用于本实验，包括直接平板参入法、偶氮还原法、预培养法、梯度平板法、悬浮法、改进的波动实验、干燥器法及点实验法。目前用于药物致突变检测中常用方法是直接平板参入法和预培养法,因为这两种方法简便快速,并且敏感性较高。本节着重叙述该方法。

3. 受试物的选择 极大部分药物,包括中西药都适合该方法。然而,含组氨酸的药物或受试物不适合该方法,因为本实验菌株是组氨酸缺陷型突变,所以可能会产生假阳性的结果。广谱抗生素或强烈杀(抑)菌的药物也不适合该方法,因为强烈杀菌的药物必须降到很低的药物浓度才能进行实验,而在这种条件下所得的结果可能会产生假阴性结果。

4. 溶剂的选择 受试物如果为水溶性可用灭菌蒸馏水作为溶剂;如为脂溶性,应选用对细菌毒性低且无致突变性的有机溶剂作为溶剂,常用的有丙酮、95% 乙醇或二甲亚砜(DMSO)。此外还可使用乙二醇、二甲醚、甲醛缩甘油、甲酰胺、N, N-二甲替甲酰胺作溶剂。所选用的溶剂,应先检查其溶解能力,最好超过 100μg/ml。DMSO 用量不得超过每平板 500μl。

5. 剂量的设计原则 决定受试物最高剂量的标准是药物对细菌的毒性和溶解度。在代谢活化(加 S9 混合物)的条件下受试物的细胞毒性可能发生改变。细胞毒性可以由自发回变数的减少,背景菌苔变薄(或清晰)或被受试物处理的细菌培养物的存活率降低,这都是细菌细胞毒性的证据。易溶解的无毒受试物的最高剂量应根据该受试物的具体情况(如预实验)来确定。经合适溶剂选择后那些相对不溶的受试物剂量上限应该是出现沉淀的最低剂量。

(1)最高剂量选择依据

1)一般每皿 5mg,中草药制剂可不受此限制,往往大于此剂量。液体受试物每皿 10 ~ 100μl。

2)最大溶解度 这与溶剂的合理选择有关,既要选择毒性低的溶剂,又必须注意最大溶解度的选用。

3)细菌细胞毒性或杀菌情况 LC_{50}(半数致死浓度)是最合适的指标。

(2)最低剂量选择依据 一般每皿 1μg 或每皿 0.1μg。液体为每皿 0.005μl。

(3)剂量级 至少选择 5 个剂量级,如每皿 1、10、100、1000、5000μg 或每皿 0.1、1、10、100、1000、5000μg。液体受试物可采用每皿 0.005、0.01、0.1、1.0、5.0、10.0 和/或 100μl。

(4)可疑阳性时剂量选择 强阳性剂一般按上述 5 个剂量级进行实验可以获得良好的剂量 - 效应关系。但弱阳性剂有时很难出现这种关系,可以采用重复实验阳性点来证实。当获得可疑阳性结果时,应该在可疑阳性点上下再设几个剂量级进行实验。

6. 对照

(1)阴性对照 设空白对照组、溶剂对照组、S9 混合物对照组和 S9 混合物加溶剂对照组。如溶剂为水或生理盐水,可采用溶剂对照和 S9 混合物加溶剂对照共两组作为阴性对照,每组 3 块平板。

(2)阳性对照 阳性对照应能确证实验菌株在含有或不含有代谢活化(S9 混合物)系统的有效性。在实验中应该包括各实验菌株的特异性阳性对照物。例如,4-硝基-邻-苯二胺(每皿 20μg)可作 TA97、和 TA98 无 S9 混合物的阳性剂,叠氮化钠用于 TA100 阳性剂等,详见本节阳性剂的配制。

(二)操作方法(图 30-2-2)

1. 预实验

(1)药物溶解度测试 称取少量受试物 3 ~ 5 等份,先用水测试,如不溶再用 DMSO 进行溶解,如再不溶可改用本节介绍的其他溶剂进行测试,以便选择出最佳溶剂和溶解度。

(2)细菌毒性测定 根据药物溶解度设 6 ~ 10 个剂量级进行细菌毒性的测定,一般可以用一种菌株如 TA100 进行毒性测定,以减少工作量,每个剂量级可用 1 ~ 2 块平板进行测试。初步测出 LC_{50} 剂量,以便进行合理的剂量设计。

2. 预培养平板参入法(简称预培养法)

(1)底层培养基平皿的制备 取底层基本培养基(45 ~ 50℃)20 ~ 25ml 混匀后浇制平板,放平,待凝固后,在平皿盖上做好标记(菌种名称、组别、测试物名称、浓度或剂量,加减 S9 等),每组 3 块平板。

(2)预培养 取 0.1ml 受试物溶液和 0.1ml 菌液,需加 S9 时加 0.5ml S9 混合物,混匀后在 37℃水浴中振荡培养 20min(常置入 10ml 试管内)。

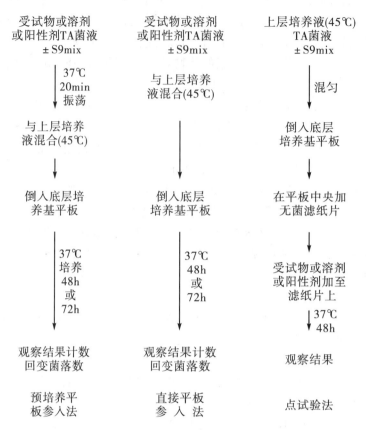

图30-2-2 鼠伤寒沙门菌回复突变实验操作步骤

（3）平板参入 从融化并保温在45℃的上层培养基的三角烧瓶中，取2ml加入预培养后的试管中，混匀后立即倒入底层培养基平皿上，并使之分布均匀，混匀和倒入的时间必须在20s之内完成。待上层凝固后，将平皿翻转，放置37℃孵箱中（暗）培养48h后观察结果。对于弱的或有抑菌作用的诱变剂可延长培养时间至72h观察结果，但阴性对照组也同样延至72h。其操作步骤详见图30-2-2。

3. 直接平板参入法

（1）底层基本培养基制备同预培养法。

（2）直接平板参入 取融化并保温在45℃的上层培养基，每试管内加2ml，依次加入菌液0.1ml，受试物0.1ml，需活化时加S9混合物0.5ml，充分混匀，快速倒在底层基本培养基上，并使之分布均匀。此操作在20s内完成。待上层琼脂凝固后，将平板翻转，置37℃（暗）培养48h，必要时可延长至72h。

4. 点试法（spot test） 先在培养皿上做好标记（菌名，受试物名称及浓度、有无S9、组别等）。取融化了并保温45℃的顶层培养基一管（2ml）内加菌液0.1ml及S9混合液0.5ml，放在混悬器上使其充分混合后，迅速倒至底层培养基上（全部操作不超过20s）铺平待凝，并注意避光。然后在无菌圆滤纸片（直径6mm）滴加受试物溶液10μl，放置顶层培养基上。每皿可放1~5张滤纸片。37℃培养48h，观察结果（本法只限于能在琼脂上扩散的药物，常作定性实验）。

（三）结果及其数据处理

1. 菌落计数 将预培养的平板或直接平板参入法的平板放在自动菌落计数仪上自动计数菌落数，也可以采用半自动菌落计数仪或肉眼计数菌落数。

2. 数据处理 将每组3块平板（阴性对照、阳性对照和给药的各剂量组）分别记录的菌落数进行平均数和标准差的计算，每一药物（受试物）两次实验结果分别列表。

3. 结果判定

（1）受试物所诱发的回变菌落数（$\bar{X} \pm SD$）增加，超过对照2倍，有剂量反应关系时，判为阳性结果。

（2）某测试点超过对照 2 倍以上，呈现可重复的并有统计学意义时，判为阳性结果。

（四）方法应用

1. 用点试法测定受试物对 Ames 菌株的毒性，作定性实验。

2. 用直接平板参入法（或称标准平板法）或预培养平板参入法筛选受试物是否为细菌基因突变剂。目前最常用是预培养平板参入法。

3. 根据 Ames 菌株的遗传性状确定受试物对哪一种菌或哪几种菌的阳性结果，以便推断受试的阳性物属于基因突变中的碱基对置换突变剂或移码突变剂。

4. 用于抗突变或抗肿瘤新药的筛选。

六、注意事项

（一）菌株遗传性状

本节原理中对 Ames 菌株的遗传性状作了详细描述，但必须注意每一个菌的 R 因子（pKM_{101} 质粒）是否存在，因为 Ames 菌株中 R 因子比其他突变基因更易丢失。如从别处得到的菌株，首先必须进行全面的基因型鉴定才能进行实验。如本实验室常规实验菌株也应定期检查 R 因子的存在。如从液氮中或从 –80℃冰箱中复苏的菌株最好进行菌株基因型全面鉴定，或至少作 R 因子丢失的鉴定。

（二）底层平板的制备

底层基本培养基加热温度不低于 45℃，在无菌条件下将底层培养基浇于平板上，必须铺平，冷却后才能移动，否则直接影响上层培养基的铺平和菌落计数。

（三）S9 混合物的加入与上层培养基

当需要加 S9 混合物时，从液氮中或低温冰箱中取出 S9 放在冰水的烧杯里，待用。当 S9 混合物与菌液、药液及上层培养基混合时，速度要快，最好不超过 20s 将上述液体铺平于底层基本培养基上，否则 S9 混合物容易全部或部分失活，影响代谢活化作用。上层培养基温度在 45℃，不宜高于 50℃，也不宜低于 40℃，否则上层培养基铺平时发生培养基凝固颗粒，直接影响菌落计数。

（四）无菌操作

由于 Ames 实验是细菌（特殊菌株）实验，其他一些杂菌也能在本实验的培养基上生长，而且杂菌的菌落和 Ames 菌株的菌落在计数时不易区别，所以，在进行本实验操作时必须注意无菌操作。

（五）菌株的自发回变率

Ames 实验中 4 种菌株各自有自发回变数的范围，各种菌株自发回变率不宜过高或过低，因为自发回变率反映出各自菌株的某些遗传性状，如自发回变率过低，可能是菌株中 R 因子的丢失。如自发回变率过高可能是某菌株体内发生新的变异。然而，每个实验室对这 4 种菌株的自发回变率可以存在 20% 范围的变化。在加 S9 混合物的自发回变率的波动范围可以更大一些。

（六）菌落的计数

在顶层琼脂中加入痕量组氨酸，使平皿上的所有细菌进行数次分裂，原来透明的琼脂板变混浊，在镜下能看到许多密集的小菌落，称背景菌苔。如受试物对细菌产生毒性，则背景生长不良，因此从背景上可以看到化合物的抑菌现象。值得注意的是如化合物的毒作用使大量细菌死亡，背景生长稀疏，这时存活的少数细菌将能摄取更多的组氨酸，并能进行较多次数的分裂，因此在平皿上可以见到许多针尖样的小菌落，如不注意背景是否正常，就可能误以为是回变菌落数增加。必须肯定背景菌苔与阴性对照组相似，且排除杂菌的污染后，所看见的菌落才是真正回变菌落。

（七）实验后平板的处理

鼠伤寒沙门菌 LT_2 株对人类的毒力很小，TA 菌株具有深粗糙型变异和 R 因子的存在对人类的危害性更小，但这些菌株可以传染给鼠类，使鼠得鼠伤寒沙门菌传染病，从而污染环境，间接地危害人类健康。因此，凡实验后的平板及凡接触过测试菌的器皿都应经高温或化学灭菌处理。经高温或化学灭菌后的平板清洗后可以重复使用。平板内琼脂和死菌作深土掩埋处理。

（八）阳性对照物的处理

Ames 实验中阳性对照物很多，极大部分是已知人类致癌剂，对人类短期和长期危害性很大，对环境污染也十分严重，必须引起实验者的高度重视，必须对阳性剂进行严格处理。一般采用氧化法、还原法和中和法等方法破坏阳性剂的结构和活性，使阳性剂的毒性作用消失或降低到对人类几乎无毒性作用的程度。

1. 用 10% 硫代硫酸钠水溶液浸泡处理甲基甲烷磺酸酯（MMS）（室温 1h）或乙基甲烷磺酸酯（EMS）（室温 20h）的器皿和试管。

2. 用 10% 硫代硫酸钠加 0.5mol/L 醋酸盐缓冲液（pH5）浸泡处理乙撑亚胺（室温 1h）。

3. 用 2% 硫代硫酸钠磷酸盐缓冲液（pH8～9）浸泡处理 N-甲基-N-硝基-N-亚硝基胍（MNNG）或 N-亚硝基甲基脲（NMU）室温 1h。

4. 用 0.2mol/L KOH 甲醇溶液浸泡环磷酰胺（CP）或 ICR-170 诱变剂、室温 1h。

5. 用 1% 高锰酸钾水溶液在 100℃ 条件下处理丝裂霉素 C（MMC）0.5h。

6. 用强酸清洁液浸泡处理二甲基亚硝胺（DMN）、苯并芘〔B（a）P〕或甲基胆蒽（MC），室温 1～2d。

7. 用 2.5%～5% 次氯酸钠溶液浸泡处理黄曲霉素 B_1（AFB_1）室温 15～30min。

8. 用 1.5% 高锰酸钾丙酮饱和液浸泡处理 2-乙酰氨基芴（2AAF）、2,7-二氨基芴（2,7AF）、β-萘胺或联苯胺，放置室温 1d。

七、方法评价

（一）阴性结果

当受试物浓度达到每皿 5mg，或达到最大溶解度，或最高剂量为抑菌浓度且有 5 个以上剂量级，并自发回变率在正常范围或在本实验室历史对照的自发回变范围，其回变菌落数与对照组相近似或略高于对照组，但仍小于对照组 2 倍时，计为阴性结果。阴性结果表明受试物对鼠伤寒沙门菌无致突变作用（必须进行两次实验）。如某些药物有明显杀菌作用或含有组氨酸时应改用相应的方法，例如果蝇伴性隐性致死实验。

（二）阳性结果

当受试物对一种或多种菌株（加或不加 S9 混合物）产生阳性结果时，表明受试物对鼠伤寒沙门菌有致突变性。当阳性或可疑为阳性结果，但无剂量效应关系时，最好在阳性剂量点周围再设几个剂距小的剂量进行实验，以进一步确定剂量效应关系。为了确定 Ames 试实验检出的阳性剂是否为真正致突变剂，最好采用哺乳动物细胞基因突变实验或果蝇伴性隐性致死实验进行验证。

（三）结果的可靠性

Ames 实验是一种快速简便、经济、敏感的致突变实验，它是一种初筛致突变剂的好方法。但是它具有约 10% 的假阴性和约 15% 的假阳性结果。也就是说，Ames 实验中受试物所获得的结果与确定的致癌剂和致突变剂或与非致突变剂和非致癌剂进行比较，其结果的可靠性约 80%。

第二节　果蝇伴性隐性致死实验

一、概述

果蝇伴性隐性致死实验（sex-linked recessive lethals in Drosophila melanogaster，简称 SLRL 实验）是以不见野生型的子二代雄蝇来确定处理的 X 染色体诱发隐性致死的一种检测药物或化合物诱发真核细胞基因突变的方法。

Muller（1927）首先用射线诱发果蝇突变，并根据 Morgan（1901）研究的交叉遗传原理，初步建立 SLRL 实验。Auerbach 等（1941）首先应用 SLRL 法检测芥子气致突变作用。随后很多研究者为完善 SLRL 实验作为致突变物检测法做出重要贡献。国际环境诱变剂和致癌剂防护委员会（ICPEMC，1983）认为，SLRL 实验对人的意义是它所能检出的遗传变异的几种类型如点突变、小缺失、重排等，其中小缺失与人的遗传负荷有关。

果蝇属真核细胞生物，生活周期短，产卵量多，受试物与其接触方式多，药物代谢功能与人类相似，其生殖细胞阶段与哺乳动物基本相同，因此，果蝇是研究遗传学的经典材料，也是研究药物或化合物致突变的重要测试系统。近年来，用果蝇建立了多种致突变实验，如体细胞眼睛颜色突变（somatic eye-color mutations）实验，体细胞 DNA 修复依赖突变（DNA repair dependence of somatic mutation）实验，体细胞重组实验（somatic recombination test）等。然而，SLRL 实验仍然是一种快速、简便、经济、终点明确、结果可靠的检测基因突变物的筛选和验证性方法。我国新药审批办法中将 SLRL 法列为致突变方法中第二阶段实验。

二、原理

（一）果蝇的遗传特征和生长繁殖特性

1. 遗传特征

（1）野生型果蝇 常用品系有 Oregon-K、Oregon-R、Canton-S 和 Berlin-K，其特征为红色圆眼。实验选用野生型雄蝇进行给药。

（2）突变型果蝇 常用品系有 Muller-5（即 Basc）株、Oster 株等。Muller-5 株的特征为淡杏黄色棒眼，简称棒杏眼。Muller-5 株果蝇纯合子雌蝇的两个 X 染色单体上分别带有棒眼（Bar，简写 B）和淡杏黄眼（White-apricot，简写为 W^a）两种遗传标志。Bar 在纯合子或半合子条件下表达为狭窄形的眼，而在杂合子雌性表达为肾形眼；W^a 果蝇的眼色为淡橙色，Bar 和 W^a 的纯合子的特征是狭窄形橙色眼，这些都是可见 R 的遗传标志，还有隐性的标志，即该果蝇的染色体带有两个小楯板（Scate，简称为 SC）倒位的组合，SC^{SL} 的左侧部分及 SC^8 的右侧部分，覆盖了整条染色体以及一个较小的内侧倒位（In-S），准确的遗传学描述为 In（1）$SC^{SL} \cdot SC^{8R} + S$，$SC^{SL} SC^8 W^a B$。这些倒位作用是防止父系和母系 X 染色体的某些节段在 F_1 代中发生交换，并能在 F_2 代雄蝇表达为狭窄形橙色眼。

（3）野生型与突变型果蝇交配后子代的表型 Oregon-K 品系雄蝇（Pm）与 Muller-5 品系雌蝇（P_f）交配，生产出子一（F_1）代雄蝇呈棒杏眼和 F_1 代雌蝇呈肾形红眼，再将 F_1 代的雄雌蝇交配，生产出 F_2 代果蝇有四种表型：棒杏眼雄蝇；棒杏眼雌蝇；肾形红眼雌蝇；圆红眼雄蝇。这四种类型各占 1/4。如果受试物给予 Pm 后，F_2 代果蝇中不出现圆红眼雄蝇，表明受试物对 Pm 的 X 染色体产生隐性致死突变，原理见后文。

2. 生长和繁殖特性

（1）生活周期 实验用的果蝇为黑腹果蝇（Drosophila melanogaster），生活周期与温度变化密切相关。在标准（室温 25℃、相对湿度 60%）的条件下，受精卵至胚胎发育 1d；第 1 幼虫龄 1d；第二幼虫龄 1d；第 3 幼虫龄 2d；预蛹 4h；蛹 4.5d。从受精卵孵化发育至成蝇为 10d。成蝇存活 26～33d。当温度超过 30℃时，果蝇产生不育，甚至死亡。当温度在 18～20℃时生活周期延长，此时可作保种温度，以减少传代的次数。当室温达 15℃时，从受精卵孵化发育至成蝇约需 18d 以上。当室温达 10℃时，整个发育过程可延长至 57d 左右。温度过低容易患病和不育，甚至死亡。

（2）雄蝇特性

1）雄蝇腹部环纹 5 节，腹部末端钝而圆，色深，有性梳（前肢跗节上一排粗大的刚毛），肉眼见不到外生殖器。

2）雄蝇孵出后 6h 具有交配能力，成蝇 3～4 日龄是实验用的最佳日龄。果蝇精原细胞发育成精子约需 10d；精母细胞发育成精子约需 8d（受试物作用后可产生高度不育现象）；早期精细胞发育成精子约需 6d（此时对受试物最敏感）；后期精细胞发育成精子约需 4d；成熟精子约贮存 2d。根据精子发育时间设计给药时间与交配时间，并可根据实验结果推导受试物作用于精子发育的某一阶段。

（3）雌蝇特性

1）雌蝇腹部环纹 7 节，腹部末端尖，色浅，无性梳，肉眼可见到外生殖器。

2）雌蝇羽化后 10h 开始具有交配能力，3～5 日龄繁殖力最强，交配后 10h 即产第一批卵。一只雌果蝇可产卵 400～500 个，一次交配后可以多次产生受精卵。因为雌蝇内有贮精囊，所以，SLRL 实验应采用处女蝇进行交配，而且在羽化后 10h 内将雌蝇与雄蝇分开，以免雌蝇与雄蝇交配影响结果的准确性。

（二）SLRL 实验原理

SLRL 实验主要依据交叉遗传原理，即父系 X 染色体传给女儿，儿子从母系接受 X 染色体。果蝇的 X 染色体上约 1000 多个基因位点。致突变物作用于野生型雄蝇的 X 染色体可产生基因突变、小缺失或染色体畸变，这种含有隐性基因突变的雄蝇与突变型雌蝇（如 Muller-5 品系）交配，并将父亲 X 染色体传给 F_1 代雌蝇，但不传给 F_1 代雄蝇，因为突变型雌蝇的两个 X 染色体上各带一个倒位抑制父系与母系 X 染色体的互换。其 F_1 代雌蝇又将父亲 X 染色体上的隐性基因传到 F_2 代果蝇，在这一代的遗传过程中传给 F_2 代的雄蝇发生致死性突变，即在 F_2 代果蝇中见不到野生型特征的雄蝇（圆红眼），只见到其他 3 种类型果蝇（肾形红眼雌蝇、棒杏眼雄蝇和雌蝇），详见图 30-2-3 和 30-2-4。

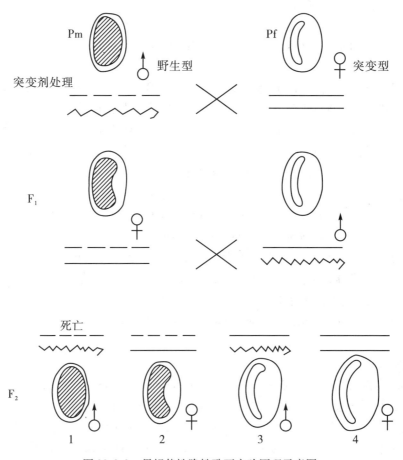

图 30-2-3　果蝇伴性隐性致死实验原理示意图

Pm：父系；Pf：母系；F_1、F_2：子一代和子二代；×：交配；1. 圆红眼雄蝇；

2. 肾形红眼雌蝇；3、4. 棒杏眼雄、雌蝇。

雄蝇 X 染色体上的基因发生隐性致死性突变，并传给 F_1 代雌蝇，又通过 F_1 代雌蝇传给 F_2 代雄蝇；位于 X 染色体上的隐性基因在雌蝇中不能表现出来（需要在纯合子条件下才能表达），而能在半合型情况下在雄蝇中表现出来。因为 Y 染色体比 X 染色体短小，也没有 X 染色体上相对应的等位基因，所以这种隐性基因在半合型雄蝇中也能表达。研究证明果蝇的眼色性状由 X 染色体上的基因所决定，因此，将突变剂或受试物给予野生型雄蝇，并与突变型雌蝇交配后，其生产的 F_2 代果蝇中不出现眼色与野生型相同的雄蝇，将这种现象称为伴性隐性致死突变。根据上述原理结合果蝇的遗传特征和生长繁殖的特性建立测试化合物或药物是否具有基因突变的果蝇伴性隐性致死实验。

三、标本制备

（一）材料和试剂

1. 原种

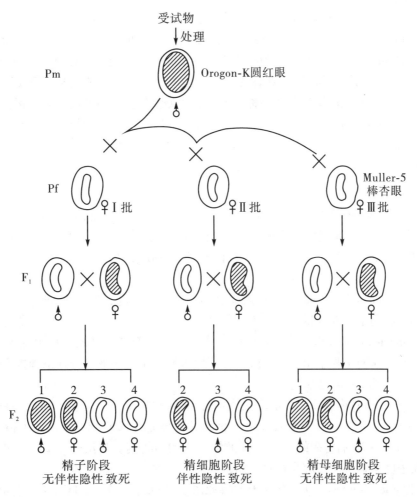

图 30-2-4 SLRL 实验受测物测试示意图

1. 圆红眼雄蝇；2. 肾形红眼雌蝇；3、4. 棒杏眼雄、雌蝇；Pm：父系，Pf：母系；F₁、F₂ 子一代和子二代；×：交配。

（1）野生型果蝇 常用品系 Oregon-K，Oregon-R Canton-S 或 Berlin-K，选用任何一种。

（2）突变型或变异型果蝇 最常用品系 Basc（或称 Muller-5），本方法用该品系进行讨论。其他品系如 Oster（或称 yellow-Bar）等也可应用。

2. 培养基 按如下比例配制：水 160ml，琼脂 1.5g，蔗糖 13g，玉米粉 17g，酵母膏 1.4g，丙酸 1ml。

3. 阳性剂 常用甲基磺酸乙酯，也可用 N 二甲基亚硝胺等其他已知阳性剂作对照。

4. 试剂 乙醚作果蝇麻醉用；乙醇作消毒或溶剂用。

5. 器材 生化培养箱（25±0.5℃）；解剖显微镜；放大镜；果蝇培养管［大管（4～5）×10cm；指管 3cm×8cm］；试管、吸管、烧杯、小毛刷、滤纸等。

（二）实验准备

1. 培养基制备法 称取琼脂 1.5g 和蔗糖 13g，加水 100ml，调匀，可放在电炉上煮沸，也可放在 100℃ 水浴锅中煮沸（这种方式更好）。另用 60ml 水与玉米粉 17g 调匀，加入上述煮沸液中，一边搅拌一边煮沸，约煮沸 5min，取出。立即将酵母膏或酵母粉 1.4g 加入，搅匀后再加丙酸 1ml，搅匀后立即倒入培养管或指管中，每管加入培养基的量占指管 1/5～1/4，备用。

2. 培育实验用果蝇

（1）雄蝇 从其他实验室引进标准野生型果蝇（如 Oregon-K 品系）2～4 对（即雌雄各半的成蝇），每对置一培养管内培养，一般雌蝇产卵后约 10d 可以挑选雄蝇进行实验，其中胚胎发育、第一和第二幼虫龄各 1d，第三幼虫龄 2d，蛹 5d。SLRL 实验给药的果蝇都选用野生型雄蝇，而其雌蝇只作繁殖和传代用。

3~4d 雄成蝇供实验用。

（2）雌蝇　取 Muller-5 品系雌雄成蝇 2~4 对，分别置培养管内培养，每培养管一般放一对，也可放几对。当看见幼虫和蛹后，宜取出原种，待蛹变成成蝇时，在成蝇 10h 内尽快分出处女蝇，否则成蝇相互交配，难以提供实验用的真正处女蝇。因为雌蝇孵出后 10h 就能交配。处女蝇放入培养管内，一般每指管放 20 只左右，培养 2~3d 后如无发现卵或幼虫，可供方式验用。如发现管内有卵或幼虫，说明某果蝇不是处女蝇，应该将该管废弃或用于繁殖或保种用。实验用处女蝇为 3~4d 龄成蝇。区分雌和雄蝇一般在乙醚麻醉状态下，肉眼检查或用放大镜观察。雄、雌蝇性别特征见前文。雄蝇腹部末端圆，有性梳，看不见生殖器，而雌蝇腹部末端尖、无性梳，能见到生殖器，这些是性别关键特征。

四、测定步骤

（一）预实验

1. 溶解度实验　尽管 SLRL 实验可用多种给药途径，但口服是最常用和最简易的途径。一般选用水或 0.7% 生理盐水作溶剂。当受试物不溶于水时，首选溶剂是乙醇，因为果蝇体内含有大量乙醇脱氢酶使乙醇很快代谢。其次溶剂是乙酸、丙酮、二甲基亚砜等。一般采用少量溶剂预溶，再用水稀释。溶剂的终浓度小于 2%。

2. 适口性实验（palatability testing）　一般受试物采用口服给药，但很多受试物因苦味或某种特殊气味使果蝇拒食，影响给药量。在受试物的溶液中加适量食用色素，并加入 2% 糖，滴在滤纸上，放入指管内，再放入果蝇，如 Oregon K 雄蝇，也可用雌蝇。指管内无培养基，果蝇可自由摄入滤纸上的药液和色素，过 1~2d 在果蝇的粪便中显示出色素的颜色，说明果蝇不拒食药液，否则果蝇拒食药液，宜改用合适的溶剂或增加糖含量（约 5% 蔗糖水）。

3. 毒性实验　每一指管内放 20 只或 25 只成年野生型雄蝇，5~8 个药物浓度，每个浓度内含有恒量的蔗糖（1%~5% 蔗糖水溶液）。取一圆滤纸片，滤纸片上滴加 1.5ml 受试液，放入指管内，再放入麻醉的雄成蝇 25 只，饲养 1~2d 后将果蝇移入含标准培养基的指管内。从给药后 24h 至 4d 观察果蝇死亡情况，求出半数致死浓度。该实验中应含有对照组。

4. 生育力实验（fertility testing）　选用半数致死浓度（LC_{50}）和 $1/2\ LC_{50}$ 二个剂量组，每组 20 只野生型雄成蝇（每组越多越好），另设对照组，共 3 组。给药 1~2d 后移入标准培养基的指管内，每一指管内放 1 只雄蝇，再放 2 只雌成蝇，最好采用 Muller-5 品系。合管 3d 后取出雄蝇，再与第二批雌成蝇合管 2d，必要时重复 1 次。每批的雌蝇必须是处女蝇。合管后的雌蝇 3~5d 内如无卵和无幼虫可认为不育。如卵或幼虫很少，说明受孕率降低。所观察的结果主要依据给药组与对照组的比较，以便获得受试物的生育力或影响生殖细胞的某一期，对正式实验设计起着关键作用。

（二）正式实验

1. 实验设计

（1）剂量级　一般采用高、低两个剂量级，以便减少工作量，必要时用 3~4 个剂量组。高剂量选用 $1/2LC_{50}$，低剂量选用 $1/4LC_{50}$，但是高、低剂量的设计主要依据生育力和毒性实验。明显影响繁殖力的剂量是不合适的。如果受试物毒性很小或无毒，高剂量选用 5% 药物浓度，低剂量为 1/2 高剂量。

（2）对照组　阴性对照是实验必须有的，但阳性对照当有历史阳性对照资料时可以省略，也可以设少量果蝇作阳性组，以便减少工作量。如阳性组设 10 只雄蝇。

（3）样本量　野生型雄蝇（Oergon-K）至少需要 190 只，其中阴性对照和给药的高、低剂量三组分别需要 60 只，阳性对照至少 10 只。

Muller-5 品系处女蝇至少用 1710 只，即第一、二、三批各需要处女蝇 570 只（190×3）。实验需用培养管数为 5700[（60×10＋60×10＋60×10）×3＋（10×10＋10×10＋10×10）]。

（4）给药途径　一般选用喂饲法，也可根据受试物性质采用吸入法、阴道灌注法，局部敷贴法，胸腹腔注射法等。本文介绍最常用的喂饲法和注射法。

一般对标准野生型雄成蝇进行给药，但也可采用在幼虫期作长时间给药。

2. 操作方法

（1）给药

1）喂饲法 以野生型雄成蝇（2~4d 龄）每组 60 只，每指管 20 只，饥饿 3~4h 后，将含蔗糖（约 3%~5%）受试药液 1.5ml 滴入滤纸圆片或长条片上，置入指管内，让果蝇自由摄食。也可以采用受试物拌入培养基内喂饲，即在配制培养基时温度降至 50℃时加入受试物，快速搅拌均匀，立即倒入指管内，冷却后进行喂饲给药。前者喂饲 1~2d 必须换入含培养基的指管内培养，而后者不必换管。

2）注射法 当受试物半衰期极短或不适合喂饲法时可采用微量注射器，对果蝇作乙醚麻醉后进行腹腔注射给药。

（2）父系交配 取 Muller-5 品系处女蝇（3~4d 龄）以雌雄（3∶1）进行交配。即每一给药的野生型雄蝇与 3 只处女蝇合为一管进行合管交配。由于生殖细胞有精子、精细胞、精母细胞和精原细胞，所以需要确定受试物对哪一期生殖细胞最敏感。可采用 3-2-2 方式，2-3-3 方式或 2-2-2—2-2 方式。其中 2-3-3 方式或 3-2-2 方式更容易被接受。每批均用处女蝇。

2-3-3 方式：雄蝇分别与 3 批处女蝇交配，即与第一批交配 2 天，并将其雄蝇与第二批交配 3 天，再将雄蝇与第三批交配 3 天。

（3）F$_1$ 代交配 第一、二、三批交配后的果蝇，分别在各自指管内产卵到孵化为成蝇的 10d，将每一批每一指管内的 F$_1$ 代雌雄成蝇按 1∶1 分别放入 10 个指管，即肾形红眼（♀）与棒杏眼（♂）交配。

（4）F$_2$ 代果蝇检查 F$_1$ 代成蝇合管交配后，约 12~14d 检查 F$_2$ 代果蝇中是否含有圆红眼雄蝇，其他 3 种类型（棒杏眼雄蝇和雌蝇以及肾形红眼）不必区分。当指管内看不见一个圆红眼雄蝇时为隐性致死。在培养管内仅有雌、雄亲本（即只有两只）时，判定为不孕。

（5）每管结果判断标准 对 F$_2$ 代结果的判断标准根据 Würgler 等作者提出的标准如下：

1）阳性 每一培养管（瓶）内在≥20 个 F$_2$ 代（雌雄）果蝇时，没有圆形红色眼睛的雄蝇，即为该管阳性或称致死管。

2）阴性 每管内≥20 个 F$_2$ 代果蝇时，出现≥2 只圆红眼的雄蝇，判为该管阴性或称无致死管。

3）可疑 每一培养管内≥20 个 F$_2$ 代果蝇时，出现 1 只圆红眼雄蝇，或 <20 个 F$_2$ 代果蝇的管内出现 1 只圆红眼时（但必须排除 F$_1$ 代亲本），计为可疑。当可疑管多时需要进行 F$_3$ 代实验才能确定阴、阳性结果。

4）如果在 F$_2$ 代有一些阳性管来源于同一处理雄蝇，属于假阳性管，它只表示 P$_1$ 雄蝇分化的精原细胞所发生的自发突变，在最后计数时应剔除。

3. 数据处理和结果评价

（1）数据处理 SLRL 实验中亲代交配 3 批和 F$_1$ 代交配，产生 6000 多个指管，数据繁多，所以必须在每一指管内标上组别、批（窝）号、F$_1$ 代管号等，实验前应详细列表，在 F$_2$ 代检查时将每一结果阳性（+），阴性（-），可疑（±）和不孕（0）列入空格内，以免差错。

将每一 F$_1$ 代指管（减去不育数）作为 1 个 X 染色体（因为 F$_1$ 代交配时只放入 1 只雌蝇）或 1 个受试染色体或为 1n。以每一批（窝）的 F$_1$ 代指管数为受试染色体数，即 Σn。阳性管即为致死管作为分子。如阴性对照组中出现致死管数为 8，受试染色体数为 10 335，即为 8/10 335，致死率 0.08%。计算公式如下：

$$致死率（\%）= \frac{致死管数}{受试染色体数} \times 100$$

按第一窝、第二窝或第三窝分别计算后，再将 3 窝数据合并计算出总致死率。

（2）统计 将给药组与对照组的致死率进行统计学比较，其统计方法可采用泊松（Poison）分布进行统计。也可采用其他非正态分布法。如对照组和给药组的突变总数小于 100，直接查 Kastenbaun-Bowman test（1970）的表进行检验；如总数大于 100，则按 χ^2 检验计算有无显著性差异。

（3）结果判定

1）当给药组的致死突变率高于对照组自发突变率 2 倍，且有剂量反应关系时，计为阳性结果。

2）当给药组与对照组比较有显著差异，且对照组致死突变率与历史对照频率相近时，计为阳性结果。

一般阴性对照自发突变率在 $0 \sim 0.33\%$ 之间，通常不超过 0.4%，无季节性变化。

五、方法应用

1. 筛选药物或化合物是否具有诱发生殖细胞基因突变作用。

2. 用于验证 Ames 实验中结果阳性或可疑阳性物质是否具有致基因突变作用。

3. 用于抗突变新药的筛选和验证。

六、注意事项

（一）选处女蝇

Muller-5 果蝇从排卵到成虫约需 10d，在 9d 前必须将亲代果蝇除去，以免将亲代雌蝇选为处女蝇，在 $9d \sim 11d$ 之间严密观察从蛹孵化成为成蝇的时间，只要见到成蝇就计为 0h，从 $1h \sim 10h$ 内宜分出雌蝇，即处女蝇，最好在 $4 \sim 6h$ 之间挑选，但不得超过 12h，否则挑选出来的处女蝇内通常带有交配后的雌蝇，将严重影响实验结果。

（二）防止污染

培养基及培养管（瓶）都应注意无菌，以免污染后影响结果。

（三）温度控制

SLRL 实验整个过程宜在 $23 \sim 26℃$ 范围进行实验，恒定温度宜在 25℃。相对湿度宜在 $60\% \sim 70\%$。保种培养温度宜在 $16 \sim 19℃$，恒定温度为 18℃。

（四）预实验

预实验必须严格按步骤进行，以达到了解受试物毒性剂量和生育情况的目的。SLRL 实验获得假阴性结果主要是预实验的条件未选择好，因此，必须重视预实验。

（五）乙醚麻醉

在 SLRL 实验中选性别、分组、注射时需要乙醚麻醉，乙醚麻醉过深易死亡，麻醉过浅果蝇易乱飞，所以需要掌握麻醉程度。但在检查 F_2 代结果时，可以深麻，一般可不考虑果蝇死活。有时应注意有可能需要进行 F_3 代实验，所以，仍需要控制麻醉深度。

（六）废果蝇处理

在 SLRL 实验中有大量废果蝇，如只用野生型雄蝇，其雌蝇便成废物；用处女蝇，其雄蝇便成废物；在 P_1 代交配中每管选出约 10 对雌雄果蝇外有大量果蝇废除。将上述废果蝇置入 95% 乙醇瓶内让其自然死亡。当给药后的野生型雄蝇，进行 3 批交配后，这些果蝇根据药物或阳性剂类别进行特殊处理，以免污染环境，处理方法见 Ames 实验中阳性剂处理。

七、方法学评价

（一）SLRL 实验优点

1. 结果可靠 该法自发突变率低，应用采蝇数目大，并且极少产生假阳性结果，所以，SLRL 实验阳性的物质具有基因突变的遗传毒性作用。

2. 敏感性高 果蝇中 X 染色体约占整个染色体组的 20%，每条 X 染色体上约有 1000 多个座位，其中有 $700 \sim 800$ 个座位能发生隐性致死性突变，所以对大多数化合物或药物具有高度敏感性。该实验能得到 90% 的正确性。

3. 经济、简便 SLRL 法中不需要复杂的设备和试剂，操作简便，容易掌握，个人偏见可降低到最小程度。

4. 对药物代谢与哺乳动物代谢的相似性 尽管果蝇属昆虫类，不具备哺乳动物那样经肝脏代谢功能，但它的马氏管（malpighian tubules）、脂肪体、消化道的各部分对外来物具有很强的代谢活性，其中混合功能氧化酶系统的 P450 和 P448、芳香烃的羟化酶、环氧化物水合酶、谷胱甘肽转移酶等均类似于哺乳动物体内代谢系统，因此，SLRL 实验的结果比体外致突变实验更具优越性。

（二）缺点

1. 工作量大 SLRL 实验采用 6000 多个受试染色体样本，需要洗刷 10 000 多个培养管（瓶），工作量很大。国外在良好条件下，4 个人每年只能测试大约 40 种化合物，而 Ames 实验比它快 10 余倍。

2. 费时，测定一个受试物通常需要 2 个月时间，但可以几个受试物交替进行，以节省时间。部分受试物需进行 F_3 代实验，更加费时。

尽管 SLRL，实验周期长、工作量大，但它的优点远远超过缺点，所以 SLRL 实验是一种检测生殖细胞基因突变的好方法，应该在药物致突变中得以广泛应用。

第三节　小鼠特异位点实验

一、概述

小鼠特异位点实验（mouse specific locus test，MSL 实验）是一种检测受试物是否具有诱发 DNA 碱基序列改变的可遗传基因突变的哺乳动物实验。Russell（1951）根据果蝇遗传法则创建了 MSL 实验，并将该法用于放射物损伤的检测中。经过 40 余年方法学的完善和大量化学物的验证，该法已被国际环境诱变物致癌物防护委员会（ICPEMC）和美国环境保护局（USEPA）等组织公认为一种检测基因突变的哺乳动物实验。当前，检测基因突变的实验主要有 Ames 实验，哺乳动物细胞正向突变实验，果蝇伴性隐性致死实验、酵母重组实验、MSL 实验等方法。由于 MSL 实验是哺乳动物体内实验，它对药物代谢比细菌、真菌、果蝇和体外细胞所获得的结果更接近于人体代谢，所以，它在药物遗传毒性检测中更能发挥重要作用。Russell（1989）认为 MSL 实验不但能够检测受试物对生殖细胞的基因突变作用，而且能检测胎鼠体细胞基因突变作用，它是一种操作简便、结果可靠的哺乳动物体内基因突变实验。

二、原理

Russell 根据果蝇遗传法则建立了一种具有 7 个位点（a、b、c、d、p、s、se）隐性基因突变的小鼠，称 T 原种或 T 系（T-stock）。MSL 实验利用受试物给予野生型小鼠后再与含多隐性基因突变的小鼠交配，观察子代（杂合子）表型（毛色、眼色或耳形）的正常或异常来判定受试物是否具有可遗传性基因突变作用的。

两种纯系小鼠杂交后生育的 F_1 代野生型小鼠（简称野生型小鼠）与含 7 个位点隐性基因突变的 T 系小鼠交配后，其产生的杂合子因只含隐性基因，所以表型正常。当诱变剂给予野生型小鼠后，并与 T 系小鼠交配，其产生的杂合子表型异常，如毛色或眼色改变或短耳等表现。因为诱变剂使其等位基因发生突变，所以相应的隐性基因就可在出生时或断乳时表达出来。如果杂合子表型异常，说明杂合子体内特定位点的基因内或基因间产生小缺失，并使该位点由显性的野生型转变为隐性等位基因的碱基对水平改变。

受试物给予野生型雄鼠后再与 T 系雌性小鼠交配，如繁殖的杂合子表型异常，说明受试物对雄性生殖细胞具有可遗传性基因突变作有；受试物给予野生型雌鼠后再与 T 系雄鼠交配，如繁殖的杂合子表型异常，说明受试物对雌性生殖细胞具有可遗传性基因突变作用；野生型小鼠与 T 系小鼠交配后，将受试物给予妊娠鼠，如其杂合子表型异常，受试物可能对胎鼠体细胞具有基因突变作用。所以，MSL 实验主要测定受试物对雄性或雌性生殖细胞是否具有可遗传性基因突变作用，其次，也可以测定胎鼠体细胞基因突变作用。由于本实验必须应用含特定位点的多隐性基因突变的小鼠，所以将它称为小鼠特异位点实验或称小鼠多隐性基因突变实验或小鼠可见特定座位实验。

三、标本制备

（一）动物选择

1. T 系小鼠 MSL 法中必须含有多个隐性基因的动物品系，尽管已建立 YT 系和 HT 系，但 T 系仍为最常用的突变品系。原种 T 系繁殖时均采用随机繁殖，以便保留含隐性基因的遗传特性。实验开始时 T 系繁殖子代称 T-F_1 代。

2. 野生型小鼠 该法中使用野生型小鼠常采用 C_3H 品系和 101 品系，这两种品系实验前保持纯系小鼠的遗传特征，即用兄妹近亲繁殖。当实验将开始时，将 C_3H 品系小鼠与 101 品系小鼠进行杂交，如按雄性 C_3H 小鼠与雌性 101 小鼠（1:2）或雄性 101 小鼠与雌性 C_3H 小鼠（1:2）进行交配，所繁殖的子代称 3Hl-F_1 代。当繁殖出 3Hl-F_1 代小鼠足够量时，才开始给药和实验。

（二）分组及剂量设计

首次进行 MSL 实验时需 3 个剂量组和溶剂对照组以及阳性对照组，共 5 组。如有实验室历史资料，除设 3 个剂量组外，可设少量动物作溶剂对照和阳性对照。因为 MSL 实验中自发突变率极低，按每一位点计为 7.7×10^{-6}。如按每一配子约计 43/801 406，即为 5.36×10^{-5}。而阳性剂的基因突变率又很高，如乙基亚硝脲（ENU）ip 给药，每只小鼠给 6mg，其突变率为 35/7584，即 4.615×10^{-3}，因此，阴性对照和阳性对照中可设少量动物，甚至可不设阳性对照组，仅设少量小鼠作阴性对照组。最高剂量组的设计按药物的最大溶解度和整体毒性的测试，但以不影响母鼠生育的最大给药量作为最高剂量。低剂量为药物临床拟用量的数倍。中剂量为高、低剂量的中间剂量（取几何平均值）。

（三）动物数的预测

MSL 实验中使用动物数目很大，当判定受试物为阴性时需要 12 000～18 000 只仔鼠。当遇到一种阳性受试物时，仔鼠数目可以减少到 2200 只。因此，实验前不能完全确定所需使用动物数。为了节省动物，最好是一边进行实验，一边增加动物，一旦发现并能确定受试物是阳性剂，可以停止使用动物。Russell（1989）报道采用 204 只雄性小鼠与约 2000 只雌性小鼠检测出二溴氯丙烷为可遗传性特异位点基因突变剂。

一般给药的野生型雄鼠或雌鼠的动物数目每组在 40～60 只，设 2～3 个剂量组和溶剂对照组，阳性对照组可设 10～20 只。一般选用 3Hl-F_1 代雄鼠或雌鼠 210～240 只，而使用 T 系作配偶的动物数是给药鼠的 14 倍以上，给 2940～3360 只 T 系鼠。所使用 T 系鼠的数目多少主要取决于受试物是否是阳性致突变剂和致突变作用强度，作用越强所使用 T 系鼠的数目越少，反之，确定阴性受试物时使用 T 系鼠的数目很多，约达 11 166～35 093 只。当遇强阳性物质约需 140～934 只 T 系小鼠。因此，使用 T 系小鼠的数目是很难在实验前准确估计的，除非是已知致突变剂。

（四）阳性剂的选择

乙基亚硝脲（ENU）是 MSL 实验中一种典型阳性剂，其剂量为 240mg/kg ip 1 次。按 100mg/kg ip 1 次/月，共 4 次也能获得强阳性结果。经 ENU 处理的精原细胞突变率为（35/7584）0.461%，即 4.61×10^{-3}，而阴性对照为 2/37 868，即 5.28×20^{-5}，阳性组的突变率比阴性组显著增高。

甲基苄肼或瘤可宁（chlorambucil）等致突变剂都可作为阳性剂，但二乙基亚硝胺（DEN）不能作为阳性剂，因为 DEN 在 MSL 实验中为阴性，它是一种典型的假阴性物质。

四、测试步骤

（一）测定终点的选择

由于 MSL 实验可以检测雄性生殖细胞可遗传性基因突变的物质，也可用于雌性生殖细胞可遗传性基因突变剂的检测，而因 MSL 实验使用动物数目很多，不能同时进行雄性和雌性生殖细胞基因突变的检测，所以必须选择雄性或雌性生殖细胞特异位点作终点检测。根据药物作用性质和实验目的选择一种雄性或雌性动物进行终点的检测。一般常选用雄性生殖细胞特异位点作受试物的终点检测。

（二）给药

一般选用 3H1 雄性小鼠给 7 周龄进行灌胃给药或作 ip 或拟临床给药途径。一般给药时间为 30～50d，每天 1 次，进行长期低剂量给药，以免受试物毒性过大影响其生育力。必要时可以仔鼠断奶时开始给药，直至性成熟交配末期为止，可以连续给药 8 个月，以全面反映受试物对雄鼠的精原干细胞、精母细胞和精细胞及精子的遗传毒性作用。

如选用 3H1 雌性小鼠作终点检测，那么可以缩短给药期，约给药 14～21d 后进行交配，交配期间继续给药，直至交配成功为止。

（三）交配方式

3H1 雄鼠给药到一定期限后，与 T 系的 T-F$_1$ 代雌鼠按 ♂：♀ （1：2）进行合笼交配，合笼 1 周后，每一雄鼠每周更换 1 次 T-F$_1$ 代雌鼠进行交配，直至第 7 周。必要时第 8 周开始又依次与第 1 批至第 7 批雌鼠继续合笼交配 7 周。需要时还可以继续上述交配程序 7 周。因为每一批 T-F$_1$ 代雌鼠可以在 7 周中完成受孕、妊娠和喂乳的全过程，可以重复使用雌鼠，以便节省动物。一般小鼠性成熟为 8 周龄，再进行 2 次 7 周的交配，此时鼠龄约 160 天。雄鼠 2～6 月龄具有很强的交配性功能。

3H1 雌鼠给药到一定期限后，每组分 3 批，按第一、第二和第三周分别与 T 系中 T-F$_1$ 代雄鼠，以♀：♂ 为 1：1 进行交配，这样可以将这 3 周所繁殖的杂合子分别处理，以便得出受试物可能作用于卵细胞成熟期的某一阶段。以后未受孕的雌鼠继续与雄鼠合笼交配，给药的 3H1 雌鼠一般与 T-F$_1$ 代雄鼠合笼交配，共 2 批 7 周，给药后前 6 周受精所繁殖的杂合子的结果应与后 6 周的结果分别处理，以便得出受试物的性质。

（四）对仔鼠（杂合子）的检查

1. 初步检查　出生后 1～5d 常进行一般状态检查，如活动、哺乳、头、躯干、四肢和尾巴的大小及异常情况，外阴部形态和颜色是否正常，并检查短耳或短而皱褶的外耳（为 se 位点突变的特征），分别记录结果，如产生 se 位点突变的小鼠应作标记，到断乳时全面检查后再处理。出生后 11d～16d 主要检查眼睛的颜色，如眼球黑色，桃红色或介于二者之间，如出现桃红色眼球为 p 位点突变。检查眼睛不宜在出生后马上检查，因为仔鼠未睁眼，如强行分开眼睑会影响仔鼠生长；但也不宜等到断乳时检查眼睛，因为有时桃红色的眼睛有可能变为灰色或黑色，影响结果的准确性。最佳时间为刚睁眼的 1～2d 作眼睛色泽检查，即出生后 15d。

2. 全面检查　一般在出生后 21d 断乳时进行全面检查 1 次，确定特异位点突变型和显性可见突变型。

（1）特异位点突变型的特征

a 型：仔鼠的毛（长毛和长毛下的绒毛）为非野鼠色，即纯黑色，判定为 a 位点突变。也可能为黑野鼠色或介于黑色与野鼠色之间，偶有黄色或伴有黄斑的野鼠色。

b 型：仔鼠的毛色为黄棕色或介于野鼠色与黄棕色之间的毛色。有时仅出现绒毛的毛色变浅，还有可能眼球颜色变浅。当仔鼠出现黄棕时判定为 b 位点突变，其他特征为可疑。

c 型：仔鼠的毛色非常浅（C^{ch} 表型），判定为 c 位点突变。但如出现毛色或耳郭毛呈白色也为 c 型；如出现野生型与灰鼠色的过渡色或灰鼠色与 C^{ch} 表型的过渡色，可带有斑点，列为可疑 c 型。

d 型：仔鼠带有近似条纹的灰色毛，判定为 d 位点突变，当出现这种毛以与野鼠色之间的过渡型时，列为可疑 d 型。

p 型：仔鼠眼睛呈粉红色时判定为 p 位点突变。当出现花斑毛或黄色毛时，列为可疑 p 型。

s 型：仔鼠的毛色带有不规则白点，判定为 s 位点突变。腹部出现小点可能是 s 杂合子的效应或 sp 位点显性可见突变的结果。

se 型：仔鼠出现短而皱褶的外耳，判定为 se 位点突变。当出现短耳伴有毛色淡的特征时，可能为 d 和 se 两个位点同时突变。

混合型：上述 7 种位点突变型可以单独出现，也可以两种以上同时出现，甚至可同时出现 7 型，当出现两种或两种以上类型时称为混合型。

（2）显性可见突变的特征

1）毛色异常　毛无光泽、卷曲毛或蓬乱等状况。

2）触须　触须出现卷曲或纽结现象。

3）足趾数目　仔鼠四肢足趾数目是否异常。

4）仔鼠外观异常　检查头、躯干、四肢和尾巴的大小或畸形。

5）外阴异常　雄性或雌性小鼠外生殖器的形态或颜色是否异常。

6）活动异常　仔鼠自主活动异常，如打圈或动作不连贯等现象。

7）反射异常　当实验者提起仔鼠尾巴时，出现收腹，迅速放下时前肢不前伸者为反射异常。因为正常鼠被提起尾巴时出现背反弓现象，突然放下时前肢前伸产生"着地反射"。

（五）特异位点的验证和仔鼠的处理

1. 正常仔鼠 全面检查仔鼠后，两位实验者一致认为正常的仔鼠可以废弃，也可以作其他实验中的预实验动物。

2. 特异位点突变鼠 全面检查时，两位实验者一致公认为被检查的仔鼠为典型的 1 个或多个位点突变特征的仔鼠，可判定为"突变体"，应当继续饲养一段时间，以便证实真正的突变体。必要时进行等位实验（allelism test）。

3. 可疑特异位点突变鼠 当全面检查时，发现仔鼠产生过渡性或中间型的可疑特异位点突变鼠，宜进行等位实验或其他实验作进一步验证。等位实验是将可疑突变鼠（称假定突变体）所含的某型位点与带有该位点的隐性基因纯合子交配，检查该位点的表型是否能表达出来。用 T 系小鼠检查 p 位点突变，即可查出粉红色眼睛。用 LIVA 系小鼠检查 a、b、c、d、s、se 位点突变，因为该系小鼠带有 aa、bb、c^{ch} c^{ch}、dd、sese、ss、和 Wa-1Wa-1。当等位实验中出现 8 个或更多的位点突变时，可判定真正的突变体。

4. 可见的显性突变 检查出可见的显性突变的仔鼠，应饲养至性成熟，再与野生型原种交配，观察其 F_1 代仔鼠的表型特征，如发现 F_1 代仔鼠中有一半动物重现可见的显性突变，则认为受试物为显性突变剂。

（六）数据处理

对给药组的每一雄鼠和交配的雌鼠号、窝号等作详细记录，对每窝所产的仔鼠在进行全面检查后，按组计算出总仔数，求出每组总仔数中含有特异位点突变的仔鼠频率。假如 1 只仔鼠含有 3 个位点突变，计为 3 次突变，而这只仔鼠的原种（T 系）含有 7 个隐性特异位点，故为 7。所以，如检出 49 569 只仔鼠中出现 15 次突变，则计为 $15/49\,569 \times 7 = 4.32 \times 10^{-5}$。一般对照组自发突变率约 7.50×10^{-6}。按 Poisson 分布进行统计处理，也可用二项分布进行处理。

（七）结果判定

1. 对照组自发突变率与历史对照组的频率相近似，给药组的突变率比对照组显著增高，判定该受试物是哺乳动物基因突变阳性剂。

2. 当对照组动物较少时或未设阴性对照组时，可采用历史对照频率进行比较。给药组的突变率比历史对照组的突变率高 4 倍以上时，判定该受试物为阳性剂。与历史对照组比较小于 4 倍时，记为阴性或无统计学差异的也为阴性结果。

五、方法学应用

1. 体外基因突变实验发现受试物是阳性剂或可疑阳性剂时，用 MSL 法进行结果的验证。

2. 检测受试物对雄性生殖细胞可遗传性基因突变作用。

3. 检测受试物对雌性生殖细胞可遗传性基因突变作用。

六、注意事项

（一）动物种的选择和繁殖

突变种一般应选择含 7 个隐性基因突变的 T 系小鼠，不宜选用只含 2~5 个隐性基因突变的小鼠。突变种 T 系小鼠采用随机繁殖。野生鼠选用 C_3H 和 101 两个近交系小鼠，开始各自作近亲交配，实验前再将这两种鼠杂交。采用 T 系时不宜采用其他野生型小鼠，否则会影响结果的检查和判定。

（二）位点类型检查

检查仔鼠毛色时，除检查长毛外，更应注意检查绒毛颜色，应逆向吹气，吹开长毛或用手分开长毛，再观察绒毛。毛色的检查是本实验判定结果的重要步骤，在检查给药组前必须非常熟悉对照组小鼠的毛色。每只小鼠的眼睛、毛色和耳朵应特别注意。

（三）眼睛的检查

由于刚出生的仔鼠不睁眼，故无法作眼球颜色的检查，也不宜采用手或器械分开眼睑进行检查。一般仔鼠 12~14d 睁眼，也有 10d 睁眼的，所以应在 11~16d 检查眼睛，最好是刚睁眼就检查。

（四）结果的判定

除上述判定结果的标准外，还应注意样本含量。判定阴性结果时样本含量在 11 166~35 093 之间。但在判定阳性结果时最关键是突变体的多少。当有 2 个以上突变体时，样本含量越少（≤934）越可能是阳性结果。因此，MSL 法中受试物阳性突变率越高，周期越短，工作量越少。

七、方法学评价

（一）优点

MSL 实验是一种操作简便、不用特殊仪器和试剂的哺乳动物体内基因突变实验。由于它的结果可靠，常作为体外基因突变实验结果的验证。它的给药途径和哺乳动物体内代谢酶系统都优于 Ames 实验和果蝇伴性隐性致死实验。

（二）缺点

MSL 实验所需动物数太多，实验周期太长。所选用的 T 系突变种不易得到，需要从美国 Russell 教授的实验定或其他有关实验室中才能得到。用 MSL 实验确定一种受试物为阴性结果约需 300d 和至少 12 000 个 F_1 代仔鼠，因此，使用动物多和实验周期长是该法最大缺点。

Russell 认为可以将大量 F_1 代正常仔鼠用于其他实验，以便克服使用动物多的缺点；实验周期尽管长，但操作简便（仅一个人花一小时可查出 285 只仔鼠，即约 2000 个位点是否突变）检查指标少，在本实验进行期间可以同时进行其他实验。因此，MSL 实验仍然是一种值得推广应用的实验。

第四节　SOS 显色实验

一、概述

SOS 显色实验（SOS chromotest）是检测 DNA 损伤的致突变剂对大肠杆菌 PQ 菌株 sfiA 基因诱导能力的一种快速简便的细菌酶活性的比色法。Quillardet 等于 1982 年建立该法，并于 1985 年加以修改和完善。该法比 Ames 实验更简便快速，特异性更高，所以在致突变领域得到广泛应用。我国新药审批办法中将该法列为致突变中第二阶段实验。本文不但对该法的操作程序及原理进行详细叙述，而且对如何建立菌株及原理亦作论述，以便建立该方法、新菌株或新方法的研究提供资料。

二、原理

（一）SOS 显色实验中突变株的建立及原理

1. 菌株来源　SOS 显色实验常采用大肠杆菌 $PQ_{35,37}$ 菌株。PQ_{35} 来源于 PQ_{30} rfa 突变衍生株，PQ_{37} 来源于 PQ_{33} 衍生株，它们均来自 GC4436 大肠杆菌。

2. 菌株的建立及原理　首先将大肠杆菌 GC4436 菌株与 λ 噬菌体 CI857 溶源。λ 噬菌体 CI857 等位基因对温度敏感的阻遏蛋白编码，使细菌从 30℃ 向 42℃ 转移，以致激活噬菌体的诱导和溶原性细菌的裂解。由于 attλ，原噬菌体 λ 整合位点接近于半乳糖（gal）操纵子，耐热噬菌体（λ⁻）与生长在 galE、galY 突变体上的 P_1 原种的半乳糖突变（gal⁻）基因一起导入溶源性细菌。galY 突变是一种半乳糖苷操纵子的次级突变，而半乳糖苷操纵子阻止 galE 突变体的半乳糖苷酶致死作用。由于 uvrB 基因接近于 attλ 位点，选择的转导体丢失了 uvrB 等位基因，其中一个转导体（uvr⁺ 转导体）与 HfrG6（GC651RIF^R）的一种 uvrA、rpoB 衍生物杂交，选择出 RIF^R、AMP^R、MAL⁺ 重组体。将一个耐紫外线的 PQ_{21} 菌株（UV-resistant，uvr⁺）和一个对紫外线敏感的 PQ_{20} 菌株（UV-sensitive，uvrA）进行重组。PQ_{30} 和 PQ_{33} 菌株是组成碱性磷酸酶合成的自发衍生株，这些菌株在选择性甘油磷酸盐作为碳源的平皿上生长。PQ_{30} 和 PQ_{33} 菌株含 galE 突变体，对 C_{21} 噬菌体敏感。PQ_{35} 菌株来源于 PQ_{30} rfa 突变的衍生株，而 PQ_{37} 菌株来源于 PQ_{33} rfa 突变的衍生株，PQ_{37} 和 PQ_{35} 菌株对 C_{21} 噬菌体有耐受性，可用脱氧胆酸钠检查其特性。PQ_{37} 与 PQ_{35} 不同的是，前者含 uvrA 基因缺陷，而后者含有 uvr⁺ 基因，具有切除修复功能。PQ_{37} 菌株无切除修复功能。当前 SOS 显色实验中标准测试菌株为 PQ_{35} 和 PQ_{37}（表 30-2-3）。

3. SOS 反应　SOS 修复是在 DNA 分子受到大范围损伤，复制又受到抑制的情况下，诱导产生一种 DNA 易误（error-prone）修复功能。"SOS" 为国际上通用的遇难呼救信号 "save our souls" 的缩写，此处指细胞处于 "危急状态"。主要表现为：DNA 修复功能增强，细胞生长正常但分裂受抑制，基因突变增高，细胞呼吸受阻等。当细胞受到理化因素的损伤时产生一系列诱导信号，如寡聚核苷酸、单链或缺口双链 DNA 等，这些物质也是变构剂，使无活性的 ResA 蛋白（一种变构酶蛋白）激活。激活的 ResA 蛋白可裂解包括 LexA 蛋白在内的多种蛋白。LexA 蛋白失活后使启动操纵子开始工作，大量转录 recA 基因，从而翻译 RecA，同时也激活原被 LexA 蛋白阻遏的、与 SOS 作用有关的基因如 umnC 基因，它与突变发生有关。所有这些在遗传毒物处理后大肠杆菌中出现的一系列反应，统称为 SOS 反应。

表 30-2-3　大肠杆菌 PQ 菌株的遗传性状

菌株名称	主要遗传特征	其他特征
GC4436	sfiA :: Mud（AP lac）cts, lacΔU169, malB, uvB	F-, thr, leu, his, PvrD, thi, trp :: Muc⁺, srl 300 :: Tn10
PQ₂₀	sfiA :: Mud（Ap lac）cts, lacΔU169, mal⁺, uvrA, galE galE	同上 rpoB
PQ₂₁	sfiA :: Mud（Ap lac）cts, lacΔU169, mal⁺, uvr⁺, galE galY	同上 rpoB
PQ₃₀	sfiA :: Mud（Ap lac）cts, lacΔU169, mal⁺, uvr⁺, galE galY, PhoC	同上 rpoB
PQ₃₃	sfiA :: Mud（Ap lac）cts, lacΔU169, mal⁺, uvrA⁺, galE galY, PhoC	同上 rpoB
PQ₃₅	sfiA :: Mud（Ap lac）cts, lacΔU169, mal⁺, uvr⁺, galE galY, PhoC, rfa	同上 rpoB
PQ₃₇	sfiA :: Mud（Ap lac）cts, lacΔU169, mal⁺, uvrA, galE galY, PhoC, rfa	同上 rpoB

（引自 Quillardet，等 1985）　sfiA :: Mud（Ap lac）cts 表示操纵子融合；uvr⁺ 表示有切除修复；uvrA 表示切除修复缺失。

4．乳糖操纵子（lactose operon）　乳糖操纵子（含乳糖操纵基因、启动基因以及为单一 mRNA 分子编码的几个相邻的结构基因）有正调控和负调控双重作用。这种调控蛋白质被葡萄糖阻抑许多操纵子（葡萄糖敏感操纵子）证实的。这些操纵子每一个都控制一种糖的降解，但它们对特定糖的降解却因葡萄糖的存在而被阻抑。当大肠杆菌生长在含葡萄糖和乳糖的培养基时，只有葡萄糖被利用而没同有乳糖操纵子所特有的蛋白质的产生，乳糖就不能被利用，同样的，在葡萄糖与半乳糖同时存在时，半乳糖操纵子是无活性的，半乳糖不能被利用，只有葡萄糖被利用。乳糖操纵子的自然诱导物是乳糖。乳糖操纵子的转录还受一种调节蛋白——CAP 的正调控作用，因为 CAP 与 cAMP 结合时，能激活操纵子的转录。

5．半乳糖操纵子（galactose operon）　半乳糖操纵子含有 E、T、K 3 个结构基因，包含启动基因与操纵基因的调节区共长 93bp。这 3 个结构基因为半乳糖转变为 1-磷酸葡萄糖和尿苷二磷酸葡萄糖的诱导酶而编码的。半乳糖操纵子与乳糖操纵子一样有正和负两种调控方式，但半乳糖操纵子在没有 CAP 与 cAMP 的情况下，其转录也能进行。大肠杆菌中 β-半乳糖苷酶（$MW = 5.4 \times 10^5$）能把乳糖分解为葡萄糖和半乳糖。每分子由 4 个同样的肽链（$MW = 13\,500$）组成。当大肠杆菌在乳糖培养基上生长时，每个菌含有 3×10^3 个分子的 β-半乳糖苷酶，约占细胞全部蛋白质的 3%，这是大肠杆菌 DNA 的一个 β-半乳糖苷酶基因的最高产量。然而，当大肠杆菌在不含乳糖的其他碳源培养基上生长时，其 β-半乳糖苷酶分子的数量不到上述的 1%。此外，半乳糖苷透性酶（β-galacto-sidase permease）控制 β-半乳糖苷进入菌体的速度。

（二）SOS 显色实验检测原理（图 30-2-5）

SOS 显色实验是测定蛋白质合成期后 β-半乳糖苷酶的活性。Quillardet 等采用操纵子融合法（operon fusion）建立 PQ₃₇菌株，该菌株通过一个缺陷的 Mu 噬菌体（Mudl, Lac Ap）去感染乳糖操纵子缺失的大肠杆菌。这种缺陷噬菌体染色体的一端缺少启动区基因 LacA（编码 β-半乳糖苷酶的结构基因）和 Lacy（编码透性酶的结构基因）。这种噬菌体在感染染色体上缺失整个乳糖操纵子区段（包括调节基因 LacI、启动区 LacP 操纵基因 LacO 和结构基因 LacZ、LacY、LacA）的大肠杆菌后，只有当 Mudl（LacAp）的染色体以一定的方向插入到细菌染色体上某个操纵子的启动区后面时，借助于细菌的启动区，Mudl（LacAp）上的 LacZ 和 LacY 才能在它所插入的操纵子活动时得以表达。这时大肠杆菌就可以合成 β-半乳糖苷酶，其合成水平可反映 Mudl（Ap）所插入的那个操纵子在正常的细胞中表达水平。

一种 DNA 损伤物质进入菌体后可以产生多种反应，如 SOS 反应和损伤诱导基因（damage-inducible

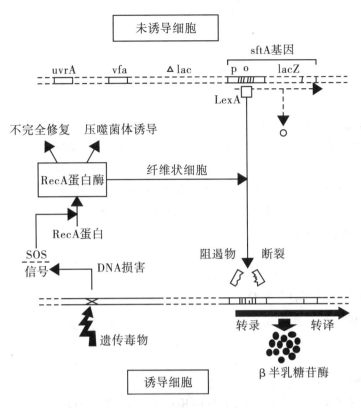

图 30-2-5 SOS 显色实验原理

注：在未诱导细胞中，lexA 阻遏物阻止 sfiA∷LacZ 操纵子融合的表达；在诱导细胞中，LexA 阻遏物被活化的 Rec 蛋白裂解，使 sfiA∷lacZ 操纵子融合表达，使 β-半乳糖苷酶活性增高。

genes，din genes）等反应。DNA 损伤发出"SOS"信号，将 RecA 蛋白激活，RecA 蛋白酶起作用产生不完全修复（imperfect repair）、原噬菌体诱导或纤维状细胞。PQ₃₇ 菌株含 uvrA 突变、rfa 突变和 Lac 缺失突变，这些未诱导细胞中 LexA 阻遏物阻止 sfiA 与 LacZ 基因融合的表达。而纤维状细胞含活化的 RecA 蛋白酶裂解了 LexA 阻遏物，使 LexA 阻遏物失去阻止融合作用，结果诱导 sfiA 与 LacZ 操纵子融合的表达，使转录向转译发展，产生大量 β-半乳糖苷酶。因此，测定 β-半乳糖苷酶的活性高低，可确定受试物是否为 DNA 损伤的致突变物。

β-半乳糖苷酶的活性在培养皿上可有 1 种分解后产生蓝色不溶性色素的底物 X-gal（5-溴-4-氯-3-吲哚-β-D 半乳糖苷）来进行测定；在液体中可用 1 种分解后产生黄色可溶性色素的底物 β-ONPG（邻硝基苯-β-D-半乳糖苷）来进行定量测定。PQ₃₇ 菌株还具有一个碱性磷酸酶组成性表达（constitutive expression of alkaline phosphatase，Phoᶜ），细胞中该酶的活性可用分解后产生黄色可溶性色素的底物对硝基苯磷酸二钠盐（PNPP）来进行定量测定。由于某些化合物在某种浓度可抑制蛋白合成，这将导致 β-半乳糖苷酶活性过低，从而产生假阴性结果。测定碱性磷酸酶的活性不受化学物抑制蛋白合成的影响，所以在测定 β-半乳糖苷酶的同时测定碱性磷酸酶的活性，以消除单一测定 β-半乳糖苷酶引起的假阴性结果。

三、标本制备

（一）试剂及溶液的配制

1. P 缓冲液

Tris（三羟甲基氨基甲烷）   121g

SDS（十二烷基硫酸钠）   1g

用 HCl 调至 pH8.8，共 1000ml。

2. b 缓冲液

Na$_2$HPO$_4$	16.1g
NaH$_2$PO$_4$·H$_2$O	5.5g
KCl	0.75g
MgSO$_4$·7H$_2$O	0.25g
SDS	1g
β-巯基乙醇	2.7ml

用蒸馏水加至 1000ml，调至 pH7.0。

3. ONPG（邻硝基苯-β-D-半乳糖苷）溶液　称取 ONPG 400mg 溶于 100ml 磷酸盐缓冲液（pH7.0）中，浓度为 4mg/ml。

4. PNPP（对硝基苯磷酸二钠盐）溶液　称取 PNPP 400mg 溶于 100ml P 缓冲液中，浓度为 4mg/ml。

5. 1mol/L Na$_2$CO$_3$ 溶液；0.25mol/L HCl 溶液；2mol/L Tris 缓冲液。

6. S9 混合物（mix）（每 10ml）

1mol/L G6P	0.05ml
0.1mol/L NADP	0.15ml
1.65mol/L KCl + 0.4mol/L MgCl$_2$ H$_2$O	0.2ml
Tris 缓冲液（0.4mol/L pH7.4）	2.5ml
L 培养基	6.1ml
S9 组分	1ml

7. 溶媒　水、DMSO 或 95% 乙醇，最大用量 20μl。

8. 阳性剂　苯并芘〔B（a）P〕，加 S9 时应用；黄曲霉素（AFB$_1$），加 S9 时应用；丝裂霉素 C（MMC），无 S9 时应用；4-硝基喹啉（4NQO），10mg/ml，点试时用。

9. 培养基的配制

（1）L 培养基

Bacto 胰蛋白胨	10g
Bacto 酵母浸膏	5g
NaCl	10g

溶于 1000ml 蒸馏水中。

（2）La 培养基　取氨苄青霉素 10mg 溶于 10ml 灭菌水中，再分装在安瓿或瓶中，每安瓿 100~500μl 置 4℃保存数月。临用前再配 La 培养基。取 L 培养基 5ml，加氨苄青霉素（1mg/ml）100μl，即为 La 培养基。

（3）La 培养平皿

Bacto 琼脂	15g
Bacto 酵母浸膏	5g
Bacto 胰蛋白胨	10g
NaCl	5g
氨苄青霉素（10mg/ml）	2ml

溶于 1000ml 蒸馏水中。

（4）MacConkey 培养平皿　MacConkey 琼脂称 40g 溶于 1000ml 蒸馏水中，作底层用。

Difco 最低琼脂	8g
NaCl	8g

溶于 1000ml 蒸馏水中，作顶层用。

（5）SOS 点实验培养基

1）M63 培养基

Difco 最低琼脂	15g

KH$_2$PO$_4$	13.6g
(NH$_4$)$_2$SO$_4$	2g
FeSO$_4$ · 7H$_2$O	0.5mg
MgSO$_4$ · 7H$_2$O	0.2g

溶于 1000ml 蒸馏水中，用 KOH 调至 pH7。

2）STA 培养基

20% 乳糖	2ml
20% 葡萄糖	0.5ml
1% 色氨酸	2ml
1% 组氨酸	2ml
1% 苏氨酸	2ml
1% 维生素 B$_1$	2ml
1% 尿嘧啶	2ml
Xgal（20mg/ml DMSO）	2ml
氨苄青霉素（10mg/ml）	2ml

上液溶于 1000ml 蒸馏水中，用于 S9mix 的 SOS 点实验。Xgal（5-溴-4-氯-3-吲哚-β-D 半乳糖苷）。

3）STB 培养基 将 STA 培养基中除去葡萄糖成分即可。用于加 S9mix 的 SOS 点实验中。

（二）仪器及器皿

分光光度计 1 台；16mm×100mm 玻璃培养管和平皿。

（三）菌种基因型的鉴定

1. sfiA 与 LacZ 基因融合诱导能力 用遗传毒物如 4NQO 测定 SfiA 与 LacZ 基因融合作用。将 4NQO（10mg/ml）溶液 10μl 与 0.1ml 过夜培养增菌液（2×10^8/ml）一起加到 STA 培养基平皿中央的一张小圆纸上。37℃过夜培养，如小圆纸（抑制带）周围产生一个蓝色环，表明有 sfiA 与 LacZ 融合诱导能力。如无这种蓝色环，则表示无融合诱导能力。

2. PHO^C 作用 用 0.4mg/mlPNPP 溶液浸湿滤纸片，再将在 La 培养平皿上所分离的克隆转移到上述滤纸上，在数秒钟内滤纸片上显示出淡黄色，说明具有碱性磷酸酶组成性产物，即表示菌株具有组成性合成碱性磷酸酶（PHO^C）作用。

3. uvrA 切除修复缺失性突变和 rfa 脂多糖突变的鉴定方法与本章 Ames 实验相同。

（四）菌株的保存

给检查基因型合格的菌株可以置培养基中作冷冻保存。通常将过夜增菌液（在 La 培养基中）2ml 加等量 90% 甘油液体（W/W）中，置于安瓿或菌种管内进行低温（-20℃）保存。这种结冰的培养基菌种可作几次拷贝。以这种方式可保持菌种在 1 年内不丢失遗传性状和活性，但是建议至少每 6 个月对冰冻菌种传代 1 次。

四、测定步骤

（一）SOS 点实验（spot test）图（30-2-6）

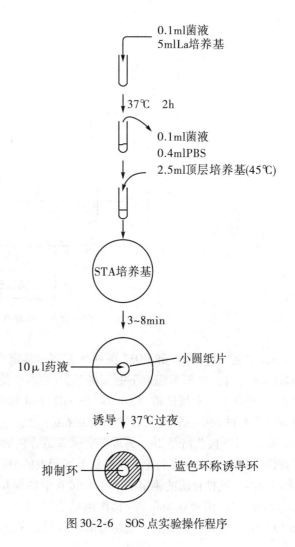

图 30-2-6 SOS 点实验操作程序

1. 取 0.1ml 已振荡培养过夜的细菌菌液接种于 5ml La 培养基中，在 37℃下振荡培养 2h（菌量每 ml 达 2×10^8 个左右）。

2. 于小试管中加入菌液 0.1ml、S9mix 0.4ml（如不加 S9mix，加缓冲液 0.4ml），熔化琼脂 2.5ml（45～50℃），混匀，加 S9mix 溶液立即倒入 STB 平皿，无 S9mix 溶液倒入 STA 平皿中。

3. 于平皿中央放一张小圆纸片，将受试物 10μl 加于圆纸片上，在 37℃下培养过夜。

4. 结果判定　小纸片周围出现一圈蓝色环称诱导带（induction zone）。凡有诱导带的受试物具有致突变性，并根据诱导带（蓝圈的直径）大小进行定量。该法常作为预实验。

（二）SOS 显色实验（图 30-2-7）

1. 剂量设计　根据点实验结果进行剂量级的选择。一般可设 0.1、1、10、100、1000 或 10、100、1000、5000μg 5 个剂量级。但在点实验阳性结果时，最好在阳性剂量点的上下再设 5 个以上剂量级，以便得出良好的剂量反应关系。

2. 对照组　溶剂对照或盐水对照，S9mix 对照，蒸馏水为空白对照。阳性对照选择合适的阳性剂，同 Ames 实验。如 MMC 20μg，用于无 S9mix 的阳性对照。AFB_1 15～20μg，用于加 S9mix 的阳性对照。

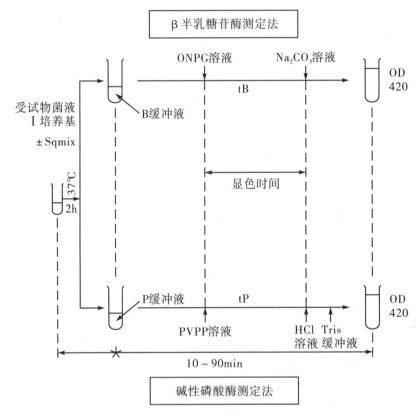

图 30-2-7　SOS 显色实验操作程序（引自 Quillardet 等，1985）

3. 增菌　将 PQ35 和 PQ37 菌株（基因型鉴定合格）经振荡培养过夜的菌液 0.1ml 接种于 5ml La 培养基的试管内，在 37℃温度下振荡培养 2h 左右，使菌量达每 ml 2×10^8 个左右。

4. 预培养　取增菌液（2×10^8 个/ml）1ml 转种于 9ml 新鲜 L 培养基（需活化者，加入 S9mix）中，混匀。系列试管中每管加入上述菌液 0.6ml，加不同剂量级的受试物 20μl，对照组加相应溶剂 20μl，混匀，在 37℃下振荡培养 2h。另取 2 套试管，分别标号，如 X 管用于测定 β-半乳糖苷酶活性，Y 管用于测定碱性磷酸酶活性。取上述不同剂量级试管内的溶液各 0.3ml，分别加入 X 管和 Y 管中进行酶活性测定。

5. β-半乳糖苷酶的测定法　在 X 试管中加入 b 缓冲液 2.7ml，置 37℃水浴中 5～10min，再加入 ONPG（4mg/ml）溶液 0.6ml，让其作用适当时间（10～90mm）使 OD_{420} 值达 0.1～0.4。最后加入 1mol/L Na_2CO_3 溶液 2ml 终止反应。上述蒸馏水对照管作空白对照，每管在波长 420nm 条件下，在分光光度计中进行比色。

6. 碱性磷酸酶的测定法　在 Y 试管中加入 P 缓冲液 2.7ml，置 37℃水浴中 5～10min，加入 PNPP（4mg/ml）溶液 0.6ml，记录显色时间，再加入 2.5mol/L HCl 溶液 1ml 终止反应。5min 后，最后加入 2mol/L Tris 缓冲液 1ml，使颜色恢复，并使该比色液在数小时内稳定。进行比色时，比色条件与上述比色法相同。$PQ_{35,37}$ 菌株中所测定碱性磷酸酶的活性反映蛋白质合成和细菌（每 ml 达 10^9 个）的细胞密度。

7. 数据处理

（1）酶单位的计算　β-半乳糖苷酶（B）和碱酸磷酸酶（P）的酶单位按下式计算。

$$酶单位 = \frac{1000 \times A420}{t}$$

A420 为 420nm 条件下所测得 OD 值。t 是 B 或 P 酶显色反应的时间（min）。

（2）R 值的计算　B 和 P 酶单位所得出的 R 值反映 sfiA 基因的诱导能力，计算公式如下：

$$R = \frac{B\ 酶单位}{P\ 酶单位} = \frac{A420B \times tP}{A420P \times tB}$$

A420B 和 A420P 分别为 β 半乳糖苷酶的 OD 值（420nm）和碱性磷酸酶的 OD 值（420nm）；tB 和 tP 分别代表 β 半乳糖苷酶和碱性磷酸酶的显色反应和所需的时间（按分钟计算）。

（3）诱导指数的计算　诱导指数［the induction factor at concentration，I（c）］用于不同实验获得结果的比较，特别是加 S9mix 和不加 S9mix 实验获得结果的比较。其计算公式如下：

$$I（c）= \frac{R（c）}{R（o）} = \frac{\dfrac{给药组\ B\ 酶单位}{给药组\ P\ 酶单位}}{\dfrac{对照组\ B\ 酶单位}{对照组\ P\ 酶单位}} = \frac{\dfrac{A420B \times tP\ 给药组}{A420P \times tB\ 给药组}}{\dfrac{A420B \times tP\ 对照组}{A420P \times tB\ 对照组}}$$

SOS 诱导能力（the SOS-inducing potency，SOSIP）是受试物剂量 – 反应曲线的线性区域的斜率。它是单一参数，其代表每群体单位或受试物每毫微克分子的诱导指数。

8. 结果判定　SOS 显色实验的结果判定与 Ames 实验基本相同。当给药组与对照组比较所得的诱导指数 I（c）为≥2 时，判定为阳性结果。然而判定阳性结果时还需根据受试物的重复实验结果和/或剂量反应曲线，即当有良好的剂量反应关系时或有重复阳性结果时判定该受试物为 SOS 显色实验阳性物，也表明该受试物为 DNA 损伤剂。当 I（c）为 <2 的结果时，并经调整剂量（高剂量不抑制蛋白合成）和/或重复实验仍获得相同结果时判定为阴性结果。

五、方法应用

1. SOS 点实验用于测定受试物是否具有 DNA 损伤的遗传毒性作用，作定性实验。

2. SOS 显色实验用于检测和筛选受试物或新药是否具有 DNA 损伤的遗传毒性及作用强度，作定量实验。

3. 当 Ames 实验阳性结果时，可用 SOS 显色实验作进一步证实性实验，当该法也阳性结果时可确认为致突变剂或是 DNA 损伤的遗传毒物。

4. 用于抗突变或抗肿瘤新药的筛选。

六、注意事项

1. $PQ_{35,37}$ 菌具有多种基因突变的遗传性状，必须定期对该菌株的遗传性状进行鉴定，即使保存在 –20℃以下温度，也需要在半年内作一次遗传性状鉴定。否则，由于菌株丢失遗传性状，将导致假阴性结果。

2. 当测定碱性磷酸酶时，不宜用磷酸盐缓冲液。因为应用磷酸盐将直接影响碱性磷酸酶活性。一般用 Tris 缓冲液来取代磷酸盐缓冲液。

3. 当需加 S9mix 时，其注意事项与 Ames 实验基本相同，但该法用 L 培养基代替水，并且辅酶 II 的浓度可相应降低。

4. 当 SOS 显色实验进行比色时，空白比色管采用 L 培养基。在显色反应后最好在 30min 内比色，不应超过 2h。

5. 由于 SOS 显色实验是一种比色法，有时大鼠肝 S9 溶液可能促使悬液混浊，从而影响比色效果，所以，必要时在比色前进行离心，去除沉淀物后再进行比色。

6. 无菌操作和阳性剂处理的注意事项与 Ames 实验相同，详见本章 Ames 实验。

七、方法评价

1. 阴性结果 当受试物达到最大溶解度，或最高剂量接近抑制蛋白合成的剂量，或最高剂量为抑菌浓度且有 5 个剂量级时，其 I（c）＜2 的结果判为阴性结果。从 SOS 显色实验原理中可以看出，直接引起 DNA 损伤的致突变剂才能诱导 SOS 反应，所以，有些不直接损伤 DNA 的致突变剂不能诱导 SOS 反应，这将出现假阴性结果。Quillardet 等用 SOS 显色实验阴性的化学物与致癌实验结果相比较，发现假阴性约达 25%，与 Ames 实验（22% 假阴性）相近。

2. 阳性结果 当受试物的 I（c）≥2 的结果，且有重复性，或有良好的剂量 – 反应关系，β-半乳糖苷酶活性单位/碱性磷酸酶活性单位 ＞0.5 时，计为阳性结果。本实验阳性结果表明受试物为 DNA 损伤的致突变剂，因为本实验极少产生假阳性结果。

3. 该法是一种简便、快速、特异性高、终点明确的方法，值得在药物毒理学中广泛应用。然而，该法假阴性结果的频率较高，为此，已研究出新的高敏感的测试菌株为 PQ100，但是尚需采用大量化学物作进一步研究，以便建立一套合理的测试菌株进行 SOS 实验，从而降低假阴性的结果，提高方法学的敏感性。

（陈世明）

参 考 文 献

1. Ames BN. Methods for detecting carcinogen and mutagens with the salmonella/mammalian microsome mutagenicity test. Mutation Res, 1975, 31：347 – 364

2. Maron DM and Ames BN. Revised methods for the salmonlla mutagenicity test. Mutation Res, 1983, 113：173 – 215

3. Mortelmans KE and Dousman L. Mutagenesis and plasmids, In：Frederick J ed. Chemical mutagens, principles and methods for their Detection. Volume 10, 1986, 469 – 503

4. Langer PJ, Shanabruch WG, Walker GC. Functional organization of plasmid pkM101. J Bacteriol, 1981, 145：1310 – 1316

5. Shanaleruch WG, Behlau I, Walker GC. Spontaneous mutators of Salmonella typhimurium LT$_2$ generated by insertion of transposable elements. J Bacteriol, 1981, 147：827 – 835

6. Elledge SJ and Walker GC. The muc genes of pkM101 are induced by DNA damage. J Bacterial, 1983, 155：1306 – 1315

7. Shanalruck WG and walker GC. Localization of the plasmid（pK M$_{101}$）genes involved in recA$^+$ IexA$^+$-dependent mutagenesis. Mol, Gen Genet, 1980, 179：289 – 297

8. Walker GC. Molecular principles underlying the Amen Salmonelle-microsome test：Elements and design of short term test. In：Kobler AR, ed. In vitro toxicology testing of environmental agents：Current and future possibilities. New York：plenum press, 1983, 15 – 39

9. 林汝仙. p53 基因的点突变及其检测研究. 国外医学遗传学分册, 1993, 3：119 – 122

10. 陈星若, 鼠伤塞沙门菌营养缺陷型回复突变实验. 见：黄幸纾、陈星若主编. 环境化学物致突变、致畸、致癌实验方法. 杭州：浙江科学技术出版社, 1985, 13 – 42

11. 宋晓鸥. 门氏菌回变实验. 见：李寿祺主编. 卫生毒理学基本原理和方法. 成都：四川科学技术出版社, 1987, 416 – 423

12. 黄念君、陈世明、林飞. 十三种中. 西药品致突变的系列研究. 中国临床药理学杂志, 1985, 1：110 – 116

13. Huang NJ, Chen SM and Lin F. Mutagenecity of 30 chinese herbs and pharmaceuticals. Mutat and Environ, 1990, 340：215 – 224

14. Quillardet P, Huisman O, D Ari R, et al. SOS chromotest, a direct assay of induction of on SOS function in Escherichia coli K$_{12}$ to measure genotoxicity. Proc Natl Acad Sci (USA), 1982, 79:5971-5975

15. Quillardet P, Hofnunp M. Induction by UV light of the SOS function sfiA in Escherichia coli strains deficient or proficient in excision repair. J Bacteriol, 1984, 157:35-38

16. Quillardet P, Bellecombe, Hofnung M. The SOS chromotest, a colorimetric bacterial assay for genotoxins: validation study with 83 compounds. Mutation Res, 1985, 147:79-95

17. Quillardet P and Hofnung M. The SOS chromotest. a colorimetric bacterial assay for genotoxins; Procedures. Mutation Res, 1985, 147:65-78

18. Lecocnte P. Induction of the sfiA SOS repair function by psoralens in the dark. Mutation Res, 1984, 131:111-113

19. Walker GC. Mutagenesis and inducible responses to DNA damage in E, coti. Microbiol Rev, 1984, 48:60-93

20. Brams A. A Comparative study with 40 chemicals of the efficiency of the Salmonella assay and the SOS chromotest. Toxicol Lett, 1987, 38:123-133

21. 王民生. SOS 显色反应检测及其在毒理学中的应用. 卫生毒理学杂志, 1988, 3 (2):95-97

22. 李振刚. 分子遗传学. 合肥: 安徽科学技术出版社, 1985, 133-173

23. 中华人民共和国卫生部药政局. 新药（西药）临床前研究指导原则汇编. 1993

24. 卫生部药政局. 药政参考资料, 第七期, OECD 化学物质毒性实验指针, 1984, 14-147

25. 李寿祺. 小鼠特异位点实验. 见：李寿祺主编. 卫生毒理学基本原理和方法. 成都: 四川科学技术出版社, 1987, 440-445

26. 董奇男. 果蝇伴性隐性致死实验. 见：李寿祺主编. 卫生毒理学基本原理和方法. 成都: 四川科学技术出版社, 1987, 436-439

27. Cooper DN, Krawczak M. 引起遗传病的人类基因插入诱变机制. 国外医学遗传学分册, 1993, 1:24-30

28. Graf U, Wurgler FE, Katz AJ, et al. Somatic Mutation and recombination test in drosophila melanogaster. Environmental Mutag, 1984, 6:153-188

29. Parke DV. The cytochromes P450 and mechanism of chemical carcinogenesis. Ewviron Health, Perspect, 1994, 102 (10):852-853

30. Russell LB. Mouse specific-locus test for the induction of heritable gene mutations by dibromochloropropane. Mutation Res, 1986, 170:161-166

第三章　染色体突变检测方法

第一节　哺乳动物培养细胞染色体畸变实验

一、概述

大量研究表明，大部分致突变剂或诱变剂（mutagen）是致癌剂（carcinogen），而引起染色体断裂效应的诱裂剂（clastogen）几乎都具有致癌作用。因此，检测受试物是否能诱发体细胞染色体畸变是预测受试物是否具有致癌性的有效手段。

体内或体外哺乳动物细胞染色体畸变实验中染色体畸变形成的机制相同，其方法各有优缺点，然而体外哺乳动物细胞染色体畸变实验在简便、快速、经济、结果重现性及敏感性方面优于体内实验。所以，我国卫生部新药审批条例将哺乳动物培养细胞染色体畸变实验列为首选的一种致突变实验。

二、原理

大量实验早已证实许多化学物、物理因子或生物因子等都可以引起染色体畸变，但形成染色体畸变的确切机制至今尚未完全清楚。因为染色体畸变的诱因不同可以产生不同机制，同时也使染色体畸变的机制更加复杂，所以如用一种机制来解释染色体畸变的多种诱因，这是不合理的。形成染色体畸变的原理及可能性详述如下。

（一）诱裂剂的作用

1. S 期依赖剂（S-dependent agents） 大部分诱发染色体畸变的化学物都是 S 期依赖剂，即这些化学物作用于细胞周期 S 期时才能起诱发染色体畸变作用，而作用于 G_0 或 G_1 期时不产生诱裂作用，故称为 S 期依赖剂，如烷化剂、亚硝酸化合物、某些抗生素、DNA 碱基类似物等物质均属 S 期依赖剂。这些物质作用 S 期，使 DNA 损伤并产生错误复制（misreplication）和单链断裂，再演变成染色单体型畸变。

2. 非 S 期依赖剂（S-independent agents） 部分化学物仅仅作用于细胞周期 G_1 期或 G_2 期所诱发的染色体畸变，称为非 S 期依赖剂。它也可在细胞周期的所有阶段导致畸变。电离辐射是一种典型的非 S 期依赖剂，而其他一些化学物与电离辐射的作用相似，故将这些化学物称为"拟辐射剂"（radiomimetic agents）。例如，链黑霉素、阿糖胞苷、8-乙氧基咖啡因、博莱霉素以及阿霉素等都是拟辐射剂或非 S 期依赖剂，而紫外线则属 S 期依赖剂。

（二）染色体畸变形成的原理

1. DNA 作为靶分子的模型 Brewen 等已证实电离辐射引起 DNA 中双链断裂，并形成染色体结构畸变，而 X 线照射后染色单体断裂复合是由单向极性的单链 DNA 复体的 5′ 和 3′ 末端所调控的，并被 Hiss（1977）和 Preston（1980）等实验证实。用紫露草属植物研究表明，当 DNA 吸收波长为 $250 \sim 260nm$ 时形成的染色体畸变比其他波长更严重。许多化学诱裂剂处理细胞后在形成结构畸变前需要复制性 DNA 合成，因此，DNA 是形成畸变中主要的靶分子。支持这种理论的依据有 4 条：①大量实验已经证实许多致癌剂与 DNA 共同起作用；②许多化学反应的动力学与诱裂剂对 DNA 靶的反应密切相关；③改变突变剂的结构时，其潜在 DNA 损伤的反应率很快发生改变，并且结构已被改变后的突变剂所产生的突变谱也相应地改变；④在恢复突变频率方面，化学物损伤生殖细胞的贮存效应（或蓄积作用）与 DNA 的时间依赖性的变化相一致。

（1）DNA 链断裂作用（role of DNA strand breaks） 染色体畸变可以是一种外表简单的缺失或是一种染色体之间材料的互换，在染色体畸变形成中 DNA 链断裂起关键性作用。在电离辐射中高剂量比低剂量所引起的 DNA 双链断裂更显著，并且产生染色体结构畸变更严重。Preston 等证实在细胞受外来因子作用下，大量 DNA 单链断裂的蓄积增加畸变的频率。Scott 等通过化学物处理细胞后使 DNA 损伤，如果这种损伤没有被修复，那么，在 DNA 复制后形成新链中产生一个裂隙（gap），如果这个裂隙经过复制期而不能被正常修复，其亲链中的单链区被单链核酸内切酶所破坏，所以引起 DNA 双链断裂，而这些双链断裂相互作用就形成染色体畸变。

（2）重组事件作用（role of recombinational events） 若两条不同染色体仅形成一种畸变，说明两条染色体之间发生了重组。根据点突变资料重组发生于 DNA 双链断裂，但事实上 DNA 单链或双链断裂都能产生畸变，尤其是在 S 期或少数 G_1 期和 G_2 期可产生单链断裂引起畸变。Evans 等认为 DNA 复制期（S 期）形成染色体畸变的机制有两条：① DNA 损伤切除后两条子链中的 Okasaki 碎片进行互换和一种能完成互换程序的填缝（gap filling）包括复合分子起作用；② DNA 复制期亲链间形成异质双链（heteroduglex），这种异质双链起源于损伤区对立的子链中大裂隙。Moore 等用烷化剂处理细胞后证实这种异质双链的形成和结构。异质双链结构包含碱基序列相同的不同染色体区段，如经基因型特别处理的竞争序列。Evans 认为一旦形成异质双链，通过切开方式或与子链连接方式最终形成染色体畸变。

2. 染色体畸变形成中分子修复作用模型 Wolff 等研究表明，外来因子能形成染色体畸变主要是细胞内修复机制发生故障。修复需要氧化磷酸化和蛋白质合成，而干扰核苷酸的生物合成对修复无影响，这意味着染色体畸变形成过程中 DNA 不是最关键的，而修复功能的失调是最重要的。

近年来，研究染色体畸变形成中 DNA 修复功能作为主要影响因素，结果表明正常修复功能受到抑制或缺失将直接改变染色体畸变的频率。Sasaki 等采用干皮病色素沉着病人的淋巴细胞进行研究，结果表明经过 4NQO 和 MMC 处理的 G_0 期或 G_1 期淋巴细胞产生高频率的染色单体畸变，而在正常淋巴细胞中这种作用很少产生，其原因是干皮病色素沉着病人的淋巴细胞中正常修复功能缺失。用 MMC 处理 Fanconi 贫血病人的 G_0 期或 G_1 期淋巴细胞产生高频率的染色单体畸变。其他实验也得到上述相似结果，说明在染色体畸变形成中 DNA 修复功能正常与否起关键作用。

Preston 等认为，正常人 G_0 期淋巴细胞经紫外线照射后很少引起染色体畸变，但是紫外线与低剂量电离辐射起协同作用。这是因为紫外线诱发嘧啶二聚体被切除，导致 DNA 中几个单链裂隙，这些单链裂隙相互作用，很难形成畸变。正常人淋巴细胞具有很强的修复功能，在一定剂量范围，即使引起 DNA 损伤，只要切除修复功能正常，不可能产生染色体畸变。此外，电离辐射引起大量 DNA 双链断裂。紫外线诱发 DNA 损伤形成裂隙，产生 DNA 链断裂，在正常切除修复功能下，其断裂可被切除和修复，使损伤逆转，以致不形成染色体畸变。Hiss 等研究表明，Ara-C 具有抑制切除修复中的连接阶梯（ligation step）作用，其后果是单链裂隙大量蓄积，从而形成畸变。preston 等发现 Ara-C 能加强经 MMS 或 4NQO 处理的 G_1 期淋巴细胞染色体畸变频率，而在正常修复功能的 G_1 期淋巴细胞中单独用 MMS 或 4NQO 则不能产生染色体型畸变，因为 MMS 和 4NQO 是 S 期依赖性诱裂剂。

另一种机制是，外来因子引起 DNA 损伤，并形成单链裂隙，一条单链裂隙对应的一条未受损的多核苷酸链被核酸内切酶所切开，结果导致双链断裂，经双链断裂的相互作用形成染色体畸变。Ara-C 是以阻断碱基损伤的切除修复的连接阶梯作用，产生大量单链断裂，由于单链断裂的大量蓄积及其相互作用，最终形成染色体畸变的。然而 X 线诱发染色体畸变则不适合这种机制。

总之，形成结构畸变的确切机制仍不十分清楚，但是，大量实验结果表明形成结构畸变是由于错误重组后产生不连续的单链、双链或多核苷酸链而引起的。

3. 断裂-重接假说 断裂-重接假说，又称断裂第一假说（breakage-first-hypothesis），最初由 Stadler（1931）提出，其后为其他研究者所支持，这是一个经典假说。一个电离粒子（或为自发的）通过间期染色质的连续结构，或是经过染色质附近导致染色体直接或间接的断裂。这种断裂有如下 3 种发展趋势：①重新连接成它们原来的样子，称为愈合（restitution）；②跟其他断裂接成新的图形，称为重接（rejoin）；③这种断裂依然游离着（free）。因而认为，X 线引起的简单缺失是由于单个电子径迹导致染色体上一个断裂的结果，是一次击中产物；而一切染色体内和染色体间的结构重排至少需要两个断裂面，这样方可进入互换过程，所以互换畸变是由单个或几个（通常是 2 个）独立的电子径迹导致几个断裂的产物，这是二次击中产物。Prempree 等研究发现人体白细胞的染色体从断裂到重接的时间大约需 90min。互换条件是两个断裂在时间上较为接近的情况下方能形成互换畸变。

4. 互换假说（exchange hypothesis） 互换假说是由 Revell（1954）提出的，后来也有研究者支持这一假说。该假说认为所有的畸变包括简单的染色单体断裂在内都是互换过程的结果。在这里电离辐射诱发的原发事件不是断裂，而是在染色体结构上出现一种不稳定状态，这是第一步。第二步是这种原发性损伤可以直接得以复原，或与另一个原发性损伤发生相互作用，这一过程称为互换的前奏。第三步才是真正的互换过程，那就是按照减数分裂中的交换那样进行。互换可以是完全互换或是不完全互换。当两个姐妹染色单体之间发生不完全互换时，才导致染色单体断裂。互换假说有一个重要前提，那就是只有当间期核的染色质为解螺旋化状态，并且形成一个环（即称 Revell-环）时，互换才能在这个环中进行。这种互换理论开始用以解释电离辐射诱发中期细胞的染色单体畸变，后来也用以解释化学诱变剂诱发的断裂和其他畸变。Duncan 等（1983）研究表明，虽然不是所有断裂是不完全互换的结果，但大部分染色单体畸变能以互换假说来说明。

综上所述，由于诱发染色体畸变的物质很多，而且染色体畸变的类型不同，所以上述任何一种假说和理论都不可能合理解释每一种物质形成染色体畸变的原理，故应深入研究。

（三）体细胞中染色体畸变类型形成原理

1. 体细胞染色体畸变类型

（1）染色体型畸变 畸变部位发生在两条染色单体的相同位点上，称为染色体型畸变。当理化因子作用于 G_1 期，染色质处于单链结构时，常引起染色体型畸变，即断裂和互换。因 G_1 期细胞中染色体尚未复制，此时的损伤进入 S 期，经过复制后两条染色单体相同位点均有损伤，再经过 G_2 期进入 M 期，在生物显微镜中很容易观察到染色体型畸变。当然在第二个 M 期仍然可以观察到染色体型畸变。当电离辐射直接作用于 M 期时，在下一个 M 期可观察到染色体型畸变。

（2）染色单体型畸变　畸变部位发生在一条染色单体上，称为染色单体型畸变。当理化因子作用于 S 期或 G_2 期，染色体处于双链结构时，其中一条染色单体发生畸变，如断裂，缺失等，再进入 M 期，即可发现染色单体型畸变。当对第二个 M 期进行检查时，上述染色单体型畸变将形成染色体型畸变，这是可以转变的。

（3）亚染色单体型畸变（subchromatid aberration）　在细胞的早期受到作用，只涉及半个染色单体（一条多核苷酸链）或几个亚单位的断裂，由此导致亚染色单体畸变。当染色质正为细胞分裂进行浓缩时，在前期形成亚染色单体型畸变。这些亚染色单体畸变是否肯定具有染色单体亚单位畸变或含有染色单体超螺旋的主要成分或含有简单的黏性畸变，仍然不十分清楚，然而，这种畸变是染色体型或染色单体型畸变中最次要的畸变。

染色体型或染色单体型畸变的分类是根据畸变所含的 1 条、2 条或多条染色体畸变以及对称性或不对称性畸变来区别的。对称性畸变发生在含有着丝粒在内的所有染色体材料的畸变，而不对称性畸变产生一种无着丝粒碎片。

染色体型畸变包括无中心断片（末端部、中间部、放射状或点缺失状），环状染色体（有中心或无中心环状染色体），多中心染色体（两个以上着丝点）等畸变和裂隙。染色单体型畸变包括互换（三向放射状和四向放射状以及单体互换），单体断裂，单体（单或双）裂隙，等染色单体断裂及碎片等。

（4）数目畸变　染色体数目成倍地增加称多倍体，染色体数目少一条或少几条，多一条或多几条统称为异倍体或非整倍体。

（5）其他　如粉碎化细胞。

2. 染色体结构畸变的形成机制及后果

（1）染色体型畸变的演变过程

1）末端缺失　由一条染色体断裂，但无重接现象，经复制后形成末端缺失。

2）着丝点环　1 条染色体上产生 2 处断裂，再经不对称性重接和复制后形成着丝点环。

3）微小点　1 条染色体上有 2 处断裂，而且在 1 个单臂上，经不对称性重接和复制后，单臂上 2 处断裂的中间断片形成微小点。

4）无着丝点环　1 条染色体的 1 个臂上发生 2 处断裂，再经不对称性重接和复制后，单臂上 2 处断裂的中间一长条断片形成的环，即为无着丝点环。

5）双着丝点染色体　2 条染色体上各有 1 处断裂，经不对称性重接和复制后，形成双着丝点染色体。

6）倒位　一条染色体同时发生 2 次断裂，其中间节段旋转 180°后又重接称倒位。它分臂间倒位和臂内倒位，在显带染色中易辨别。

7）易位　2 条染色体上各有一处断裂，经对称性重接和复制后形成相互易位或称对称性易位。这在显带中容易辨别。不对称性易位可形成双着丝点染色体和一个无着丝点片段。

8）裂隙　在生物显微镜下观察到 1 条染色体上或 1 条染色单体上出现类似断裂的一道裂缝，这道裂缝的宽度小于染色单体的宽度，称裂隙（gap）。在扫描电镜下观察到裂缝处并未断开，其 DNA 链仍然连接着。因此，裂隙一般不列入畸变。但是如果受试物诱发大量裂隙，应特别注意。

（2）染色体着丝粒异常　着丝粒包括 centromere 和 kinetochore 两部分，前者为着丝粒，由高度重复 DNA 顺序组成，并且是晚复制区，其功能是参与有丝分裂或减数分裂时姐妹染色单体的配对、连接和分离；后者称着丝点，是染色体上纺锤丝微管附着点。其功能与子代染色体向细胞两极迁移有关，该作用可受到外来因子的影响而被阻滞。

着丝粒异常可出现早熟着丝粒分离和期外着丝粒分离。这些着丝粒分离可能与非整倍体的形成有关。双着丝粒或多着丝粒染色体在结构上不稳定，它们在细胞分裂中可形成染色体桥，进而被拉断成为染色体断片而丢失。但当两个着丝粒的位置较接近时，如果一个着丝粒失活或两个着丝粒融合，双着丝粒染色体可稳定存在。此外，一些多着丝粒也很稳定，其原因可能是这些双着丝粒或多着丝粒中通常只有一个着丝粒起作用，其余的经过着丝粒分离期与染色单体一起分开，并不形成染色体桥，亦不影响染色体的稳定性。

（3）染色体端粒异常 真核生物的染色体 DNA 均是线性结构，每条染色体都有两个末端，即端粒（telomere）。其功能是维持染色体的稳定性和 DNA 完整复制所必需的特殊结构，但它不带有基因。中国仓鼠细胞染色体端粒序列基本单元为 TTAGGG（5′→3′）。端粒由端粒酶（telomerase）催化合成并维持一定的序列长度。

外来因子包括基因突变剂或染色体畸变剂使端粒发生异常，可表现为端粒缺失、融合以及序列缩短等现象。环状染色体可由端粒融合而成；染色体末端缺失，即染色体丢失了末端序列将会导致其不稳定性，易形成"融合—桥—断裂"（fusion—bridge—breakage）循环，使子细胞产生部分缺失或部分重复的染色体。

（4）染色体畸变的后果

1）细胞死亡 染色体发生缺失性畸变时，由于染色体上大区段的遗传物质的丢失，从而降低细胞的存活率，使细胞死亡。但缺失性畸变并非全引起细胞死亡。

2）遗传疾病 生殖细胞和某些体细胞染色体畸变都可引起多种病症，如代谢缺陷或免疫缺陷型疾病。其他有畸形、某些精神分裂症等。随着细胞遗传学和分子遗传学及分子生物学的发展和广泛应用，染色体畸变将会与更多的疾病有关。

3. 染色体畸变与肿瘤发生 目前认为癌症是多种遗传物质损伤引起的"基因疾病"，已证实肿瘤细胞染色体相互易位、缺失、插入和倒位致染色体特异性断裂点区域癌基因激活表达或抑癌基因缺失，导致相关编码蛋白异常与细胞生物学性状改变存在着相互作用。在乳腺癌、Burkitt 淋巴瘤、滑膜肉瘤、脂肪肉瘤、Ewing's 肉瘤、神经胶质瘤、肾透明细胞癌、透明细胞肉瘤等癌症病人中发现均出现特异性染色体重排和易位。肝癌病人的第 1、5、6、9、13、16、和 22 号染色体在肝癌细胞中具有特征性异常，整个细胞呈假二位体结构，染色体重排位点在脆性位点（fragile site）区域或是具有编码癌基因的区域。研究发现，大鼠 H-ras 位于 1g41~43，c-k-ras 位于第 4 号染色体；小鼠 c-myc 定位于 7q34，而人类的 c-myc 基因位于 8q24，说明染色体断裂点区域的癌基因常有过度表达。例如，Burkitt 淋巴瘤染色体〔t（8∶14）（q24∶q32）〕特异性易位畸变，即第 8 号染色体断裂点区域 c-myc 基因易位到第 14 号染色体 q32 IqH 的位点，促使 c-myc 基因活化而导致过度表达。急性淋巴细胞性白血病是一种〔t（5∶14）（q31∶q32）〕的相互易位性染色体畸变，即第 5 号染色体的白介素 3（IL-3）生长因子基因易位到第 14 号染色体靠近 IgH 增强子的位点，使体内产生大量 IL-3 引起白细胞异常增殖。上述肿瘤是具有特异性染色体重排特征，但是还有不同肿瘤具有相同的重排染色体以及同一种肿瘤的不同患者各有特异性染色体重排断裂点。因此染色体结构畸变的分析与肿瘤发生有密切相关。

此外，染色体数目畸变也与肿瘤发生有密切关系。Visakorpi 等用 10 种不同特异性染色体探针检查 23 例前列腺癌和 10 例良性前列腺增生患者细胞染色体拷贝数变化，发现 74% 前列腺癌细胞具有染色体数目畸变，其中第 7、8 和 X 染色体拷贝数异常最为常见，并伴有数条染色体丢失。而良性前列腺增生细胞呈正常二倍体，未见染色体数目改变。进一步研究表明，前列腺癌第 8 号染色体短臂（p）出现等位基因杂合性丢失（LOH）。三倍体是肿瘤细胞染色体的特征之一，其发生频率仅次于相互易位和缺失。

综上所述，染色体结构畸变和数目畸变与肿瘤发生有密切关系，因此，检测染色体畸变是预测肿瘤发生的一种良好的手段。

（四）哺乳动物细胞培养染色体畸变实验原理 哺乳动物细胞培养染色体畸变实验是采用经化学致癌剂验证后的核型稳定的细胞株或某种原代细胞培养物，使受试物直接与细胞发生作用，经过一个细胞周期和/或两个细胞周期（24h 和 48h），使受试物或致癌剂有足够时间与细胞相互作用，染色质与致癌剂或诱裂剂发生作用后产生染色质损伤或畸变，使用秋水仙素后，细胞停留在分裂中期，那种染色质损伤或畸变在分裂中期即为染色体畸变。在体外细胞培养中为了模拟动物体内肝脏混合功能氧化酶对受试物的代谢活化作用，提高方法学的敏感性，常规加入 S9 混合物。根据受试物诱发染色体畸变的频率高低来评价受试物是否具有诱发染色体畸变的致突变作用。

三、标本制备

（一）测试系统的选择

本实验可选择多种细胞作为测试系统，如中国仓鼠卵巢细胞（CHO）株，中国仓鼠肺成纤维细胞（CHL）株，V79 细胞株，人血淋巴细胞和原代肝细胞等。CHO 和 CHL 两种细胞株是本实验中最常用的细胞株，但我国《新药临床前毒理学研究指导原则》中建议首选 CHL 细胞株作为本实验的测试系统。

CHL（chinese hamster lung）细胞株首先由日本 Utakoji 教授（1970）从新生雄性中国仓鼠肺成纤维细胞系中分离出来的一种克隆亚系细胞株，它不同于正常中国仓鼠肺细胞（核型为 22 条染色体），CHL 细胞核型为 25 条染色体，在 37℃ 温度、5% CO_2、10% 新生小牛血清的 Eagle's MEM 培养基的条件下，其倍增时间为 15h，4d 传代 1 次。Ishidate 教授（1977）用 134 种化学物对 CHL 细胞株诱发染色体畸变进行验证，证实 CHL 细胞株具有核型稳定、对诱裂剂敏感、易传代培养等优点。随后，又用 1000 多种化学物作进一步验证，我们也用 40 多种化学物和中药证实了上述优点。

（二）实验材料与试剂配制

1. 实验材料　超净工作台、CO_2 恒温孵箱、倒置显微镜、生物显微镜、离心机、冰箱、载玻片、细胞计数板、细胞培养瓶或培养皿、微量加样器、吸管、试管、除菌过滤器、高压消毒锅、水浴恒温箱等。

2. 试剂配制

（1）RPMI 1640（GIBCO）培养液　取 1 包 RPMI 1640 粉末加 1000ml 三蒸水，加 2g $NaHCO_3$，用除菌过滤器进行除菌，加 1ml 青霉素（10 万 U/ml）和 1ml 双氢链霉素（10 万 U/ml），置 4℃ 冰箱备用，临用时加 10% 新生小牛血清即可。如配制 MEM Eagle 培养液，可用高压灭菌，再加无菌谷氨酰胺和用 5% $NaHCO_3$ 液调节 pH 值至 7.2~7.4。必要时可加制霉菌素按 $20\mu g/ml$，青霉素和链霉素各加 100U/ml。

（2）低渗液　取 KCl 11.18g 溶于 200ml 三蒸水中，存 4℃ 冰箱。临用时用三蒸水 10 倍稀释即为 0.075mol/L KCl 溶液。

（3）秋水仙素　称取 40mg 秋水仙素，加灭菌生理盐水 40ml，分装于小试管中，置于 -4℃ 冰箱保存。临用时取出 $100\mu l$ 溶于 12.5ml 生理盐水中，每瓶 5ml 细胞培养液中加 0.25ml 或每 ml 培养液中加 0.05ml，即 $0.4\mu g/ml$。

（4）EDTA-胰酶消化液

1）贮存液

NaCl	80g
KCl	4g
$NaHCO_3$	5.8g
葡萄糖	10g
胰蛋白酶	5g
EDTA-2Na	2g

依次溶于 900ml 三蒸水，并加入 1% 酚红 2ml，溶后再加三蒸水至 1000ml。抽滤灭菌，分装、冻存于 -4℃ 以下冰箱备用。

2）工作液　取贮存液 1ml 加三蒸水 9ml 即可。其 EDTA 终浓为 0.02% 和胰酶终浓为 0.05%。该液用于细胞传代或制备染色体标本。

（5）0.25% 胰酶消化液　称取胰蛋白酶 250mg 溶于 100ml 无钙镁的 Hanks 溶液中。除菌过滤后分装于瓶或试管中，冰冻保存。该液融化后作为制备染色体标本时消化细胞之用，也可作细胞传代之用。

（6）PBS 溶液

1）贮存液

NaCl	80g
KCl	2g
KH_2PO_4	2g
$Na_2HPO_4 \cdot H_2O$	11.5g
葡萄糖	20g
0.4% 酚红	50ml

氯仿   2ml

溶于 1000ml 三蒸水中，分装于盐水瓶中，瓶塞口插一个针头，经 10 磅 20min 高压灭菌，拔去针头，保存于 4℃ 冰箱中备用。

2）工作液 取贮存液 1 份加 9 份灭菌三蒸水，用 5% NaHCO₃ 溶液调节 pH 值为 7.2 ~ 7.4。

（7）青霉素溶液 取青霉素 G 钾（钠）盐 40 万 U 加无菌水 4ml，为 100 000U/ml，取 1ml 加入 1000ml 营养液中即可，或置于 -4℃ 保存备用。

（8）链霉素溶液 取双氢链霉素 1g 加无菌水 4ml，则每 ml 含 0.25g，取 0.4ml，加入 1000ml 培养液中即可，或置于 -4℃ 保存备用，或按每 ml 营养液加入链霉素 100 单位。

（9）制霉菌素溶液 取制霉菌素 20mg 溶于 0.05mol/L HCl 1ml 中，则每 ml 含有 20 000μg，取 1ml 加入 1000ml 营养液中即可。一般细胞培养时可不采用。

（10）0.4% 酚红溶液 称取酚红 400mg，置研钵中逐渐滴加 0.05mol/L NaOH 液 22ml，不断研磨至颗粒完全溶解，再加入三蒸水至 100ml。

（11）结晶紫溶液 称取结晶紫 1g 溶于 100ml 水中，4℃ 冰箱保存。临用时取 1 份加 9 份水即可。

（12）环磷酰胺溶液 称取环磷酰胺（CP）粉末 5mg，溶于 4ml 生理盐水中，1.25mg/ml。每 5ml 含细胞的营养液中加 0.2ml，即终浓度为 50μg/ml。临用时现配，用于加 S9mix 的阳性剂。

（13）丝裂霉素 C（MMC）溶液 取日本株式会社产的 MC 注射用的粉末 2mg，加 16ml 生理盐水，为 125μg/ml，分装于小试管中，冷冻保存。临用时取出融化后，每瓶 5ml 细胞营养液中加 20μl，或用生理盐水 10 倍稀释后，每 5ml 液体中加 0.2ml，使终浓度达 0.5μg。

3. 细胞复苏、传代和冻存

（1）细胞复苏

1）从液氮罐中取出 CHL 细胞的安瓿，迅速放入盛有 37℃ 水的搪瓷罐中，盖后不时摇动，令尽快融化。

2）用 70% 乙醇消毒后折断安瓿颈部，用吸管吸出细胞悬液，注入离心管中，再补加 10ml 培养液（滴加）。

3）低速离心（500 ~ 1000r/min）5min，弃去上清后再用营养液洗 1 次。

4）用培养液（8 ~ 10ml）稀释，再吹打散后，装入培养瓶中 37℃ 培养，次日更换 1 次营养液，继续培养。在倒置显微镜下观察到 CHL 细胞呈梭形单层细胞时，可进行传代。

（2）细胞传代

1）从 37℃ CO₂ 培养箱中取出细胞瓶（或平皿），在超净工作台内打开瓶盖，弃去营养液，用 PBS 5ml 冲洗 2 遍，将预温（37℃）的 EDTA 胰酶消化液 1ml 加在细胞表面，作用 1 ~ 2min，可以用倒置显微镜观察其消化程度，或用肉眼检查细胞被消化程度（在白雾状成片细胞上见有针尖样大小的突洞），立即吸去上清消化液，加入 2ml 营养液（含 10% 小牛血清），尽快吹打，使单层细胞变成单个散细胞，再加入 3 ~ 5ml 营养液，混匀。

2）细胞计数 将上述含细胞的悬液以 1:10 稀释（用生理盐水），滴在细胞计数板上计数细胞数目。计算计数板上四角大格内的细胞数，按下式计算：

$$\text{细胞数/ml 原液} = \frac{4 \text{大格细胞总数}}{4} \times 10\,000 \times \text{稀释倍数}$$

3）将计数后的细胞悬液按（1 ~ 2）×10⁵ 个细胞/ml 进行稀释，取稀释后的细胞悬液 5ml 或 10ml 放入小瓶或大瓶中，置于 37℃ CO₂ 孵箱中继续培养。一般 3 ~ 5d 传代 1 次。最好是采用恒定时间（如 4 天）进行传代。

（3）细胞冻存

1）选对数增生期细胞，在收集细胞 24h 前换液 1 次。

2）按常规将细胞消化并制成高浓度细胞悬液，令细胞达（1 ~ 2）×10⁷ 个细胞/ml，或达 5×10⁶ 个细胞/ml。一般采用离心1000r/min 5～8min，弃去上清液，再加适量培养液吹打散后，按10%浓度滴入灭菌的DMSO溶液。

3）将上述细胞悬液分装于无菌安瓿中或市购的细胞贮存瓶中，每瓶加1～2ml，无菌封口。

4）将安瓿标上名称和冻存日期，装于纱布口袋中或置入细胞冻存器内。

5）冻存 原则上按每min下降1℃的速度进行快速冷冻。可以先将安瓿纱布包悬在液氮容器口，过30～40min，下降到液氮表面，再过30min后，直接投入液氮中。

四、测定步骤

（一）实验准备及预实验

1. 药物溶解及预处理 水溶性受试物可选用最大浓度进行预实验，而非水溶性受试物应选择适当的溶媒进行溶解度测试，以达到最大实验浓度。溶媒可选用DMSO、CMC-Na、乙醇、丙酮、乙二醇、甲酰胺等。但当应用S9mix时溶剂不能采用醇类物质，因为醇与S9mix中的辅助因子可能起作用，最后形成醛，可影响结果判定。

某些中草药丸剂内含生药粉，即使灭菌后由于多种杂质或赋形剂以及药物粗颗粒，使药物不能与细胞直接作用，会产生假阴性，因此应采用预处理。可以用水溶解去除蜂蜜或糖成分，再烤干、粉碎、研磨、过200目标准筛，使中草药颗粒小于75μm的微细颗粒，灭菌后用于实验。

某些中草药煎剂或提取物，药物浓度很低，如直接实验将会产生假阴性，故宜进行浓缩实验，再用于实验。药物溶解时应注意细胞悬液中的pH值，因为pH值过高或过低会影响染色体畸变的结果。

2. S9混合物的配制 取20mmol/L Hepes（pH7.2）缓冲液2ml，50mmol/L $MgCl_2$ 1ml，330mmol/L KCl 1ml，葡萄糖-6-磷酸（G-6-P）50mmol/L 1ml，40mmol/L NADP 1ml 和三蒸水1ml，混匀，除菌过滤，再加S9组分3ml，混匀后置冰水中备用。

3. 细胞毒性实验

（1）将CHL细胞培养3d，用PBS液冲洗2次，再用胰酶溶液消化制成（1～3）×10^5个/ml细胞悬液，接种于细胞瓶中，每瓶5ml，每剂量组2瓶，共6～10个剂量组。置37℃培养24～36h。另设溶剂对照组和/或空白对照组。

（2）将受试物从最大溶解度开始倍减稀释至6～10个剂量级，每5ml瓶内加0.2～0.4ml药液，再培养48h。

（3）取细胞瓶，用PBS冲洗2次，弃液，加10%甲醛水溶液3ml固定20min，弃液，加0.1%结晶紫水溶液染色20～30min，用自来水冲洗2次，弃液。

（4）将无液体的细胞瓶放在白纸上，以溶剂对照组细胞颜色深度和细胞范围作为100%细胞生长或为0%细胞死亡。按大小剂量级排列，并与溶剂对照组的颜色深度和细胞生长范围进行比较，以细胞瓶中无蓝色阴影时作为0%细胞生长或为100%细胞死亡。在0%～100%细胞死亡的中间剂量为半数细胞生长抑制浓度（IC_{50}）或称半数细胞致死浓度（LC_{50}）。这种是粗的剂量测试法。也可以采用细胞打散后用结晶紫染色并在显微镜下进行活细胞计数法，测量其药物对细胞的IC_{50}。这对细胞毒性测定更准确。

（二）正式实验

1. 剂量设计及分组 根据受试物毒性实验的剂量设计3～5个剂量级，高剂量以1/2 IC_{50}为准，以下设1/4、1/8、1/16和/或1/32 IC_{50}。一般选4个剂量级。另设阳性对照组和溶剂对照组和/或空白对照组。24h和48h以及加S9mix的24h 3种染色体标本，因此，每个受试物需要18组～22组，每组至少2瓶细胞，共需36～44瓶细胞。

2. 接种细胞 取单层生长良好的CHL细胞，用PBS液冲洗2次，加37℃ EDTA-胰酶溶液消化1～2min，将含血清的完全培养液2～5ml，加入后吹打成单个细胞悬液，用计数板计数，将细胞调成（1～2）×10^4个/ml，每瓶接种5ml，37℃培养48h。

3. 给药以及S9mix的加法 取培养48h的单层细胞瓶，每瓶按上述剂量和浓度加0.2～0.3ml（不超过0.5ml）药液。各剂量组或阳性对照组加相等体积的药液，继续培养22h和46h，再加秋水仙素（8μg/ml）0.25ml，2h后制备染色体标本，即24h和48h（-S9）的染色体标本。

加 S9mix 和药液时有下列 2 种方法：

（1）预培养法　取培养 3d 的 CHL 细胞，用 EDTA-胰酶消化细胞，制成 1.2×10^7 个/ml 细胞悬液，每个试管中加 0.2ml 细胞悬液、0.2ml 药液和 1ml S9mix，试管口塞紧，以 35°倾斜角将试管放在 37℃ 水浴中振荡 3h。取出试管，加 5ml 营养液，离心 1000r/min×5min，弃液，加 5ml 营养液打散细胞后置于细胞瓶（皿）中，37℃ 培养至 24h。

（2）直接法　取培养 48h 的单层细胞瓶，每瓶加受试物某种浓度 0.2ml，再加 S9mix 0.2～0.5ml，混匀后 37℃ 培养 3～6h，弃液，用 PBS 液冲洗 2 次，加完全培养基 5ml 培养至 22h，再加秋水仙素 0.25ml，2h 后准备制备标本。

4. 制备染色体标本

（1）从 37℃ 孵箱中取出细胞瓶，弃液，加 5ml PBS 或 Hanks 液冲洗 1～2 次，弃液。

（2）加 0.25% 胰酶（37℃）每瓶 1ml，消化 1～2min，弃去胰酶溶液，加 2ml PBS 液，用力吹打成单个细胞，再加 3～5ml PBS 液，混匀后离心 1000r/min×5min。弃上清液。

（3）低渗　取 37℃ 预温的 0.075mol/L KCl 溶液，每管加 6～8ml，沿管壁缓慢加入，混匀后置 37℃ 水浴 15～20min。

（4）固定　取甲醇∶冰醋酸（3∶1）固定液 1ml 沿试管壁缓慢加入，再离心 1000r/min×（5～8）min；弃液，加 0.5ml 固定液吹散细胞，再加 6～8ml 固定液混匀后固定 30min～24h。如果固定时间长或过夜，宜放在 4℃ 冰箱保存。

（5）重复固定　离心、弃液加固定液再重复二次，共固定 3 次。离心，弃上清液。

（6）滴片　加 0.5ml 新鲜固定液，使细胞呈乳白色悬液，可以按下列方法进行滴片：

1）干片滴片法　将洁净载玻片插入玻片架置 4℃ 冰箱 2h。用一载玻片盒装满水放入冷冻盒内让其结冰。滴片时取出含冰块的载玻片盒，再从 4℃ 冰箱内取出 2 张玻片，放在上述玻片盒上，将调好细胞浓度的悬液用毛细吸管吸入，并离玻片上方 3～5cm 处滴一滴细胞悬液于玻片上，每张玻片滴 2～3 滴，悬液立即在冷玻片上迅速散开，必要时轻轻吹气帮助分散。玻片用空气自然干燥。

2）冰水滴片法：将洁净玻片放在冰水烧杯里冷却，再取出玻片置湿纱布上，取细胞悬液 0.2～0.5ml，在玻片上方 3～5cm 处滴 2～3 滴细胞悬液于玻片上，随即吹气，以火焰烘干。

3）将洁净玻片插入玻片架入 4℃ 冰箱内冷却数小时，取出玻片放在湿纱布上，取细胞悬液 0.2～0.5ml，在玻片上方 3～5cm 处滴 2 滴细胞悬液于玻片上，空气干燥。该法中纱布必须保持湿润。

（7）染色　用 1/15 磷酸氢二钠和 1/15 磷酸二氢钾（1∶1）溶液 90ml，加 Giemsa 染液 10ml，混匀后对干燥的染色体标本染色 10～15min，自来水冲去染料，吹风机立即吹干，以免水滴使染色退色。

5. 显微镜下染色体分析

（1）初检　在低倍镜和高倍镜下初步观察细胞和染色体色泽、分裂象数量、染色体分散度等情况良好时，调到油镜（1000 倍）下可以直接分析和计数 100 个中期分裂象，也可以用显微照相和放大技术进行染色体分析。

（2）畸变分类　染色体畸变粗分为 5 类，即染色单体或染色体断裂（break，b）、染色单体或染色体易位（translocation，t）、环状染色体（ring，r）、多倍体（polyploid，p）、碎片或粉碎化（fragmentation or pulverization，f）。染色单体裂隙（gap，g）单独记录，不列入畸变内。其中 b、t、r、f 归为结构畸变，p 分别记录，并为数目畸变。在 100 个分裂细胞中记录含有 b、t、r、f、p 5 种类型的畸变细胞数。此外，染色单体断裂的宽度小于姐妹染色单体的宽度作为裂隙，而这种宽度大于姐妹染色单体宽度作为断裂。

6. 结果判定

（1）定性　染色体畸变细胞率＜4.9% 判定为阴性（－）；染色体畸变细胞率≥10% 判定为阳性（＋）；当染色体畸变细胞率在 5.0%～9.9% 之间时，判定为可疑阳性（±）。

（2）初步定量　当染色体畸变细胞率在 10.0%～19.9% 之间时，判为阳性（＋）；在 20.0%～49.9% 之间判为中度阳性（＋＋）；当大于 50% 时，判为重度或强阳性（＋＋＋）。

CHL 细胞染色体畸变实验操作步骤及 CHL 细胞染色体标本制备步骤见图 30-3-1 和图 30-3-2。

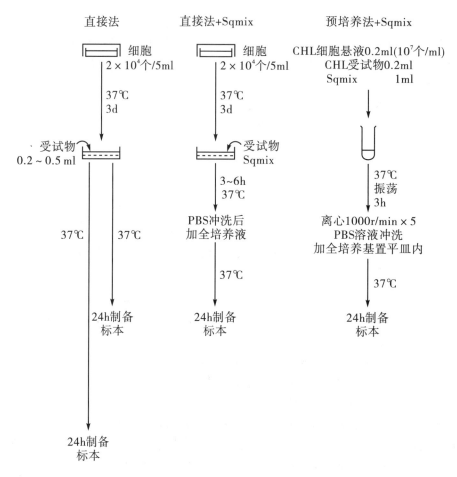

图 30-3-1 CHL 细胞染色体畸变实验操作示意图

五、方法应用

1. 筛选受试物是否具有诱发染色体畸变的致突变性，并进行定量分析。

2. 用于抗突变或抗肿瘤新药的筛选。

3. 观察受试物对 CHL 细胞毒性作用和对细胞分裂指数的抑制作用。

六、注意事项

（一）无菌操作

体外细胞培养中最关键的是严格执行无菌操作步骤，如超净工作台进行紫外线照射，培养器皿、吸管和试管等高压灭菌，受试物加入细胞时，必须注意受试物是否无菌，如有可能含菌，宜进行滤膜抽滤除菌。细胞传代时，所用的 PBS 或 Hanks 液，胰酶及其他物品都应做到无菌。

（二）加 S9mix

S9 原液从液氮或低温冰箱取出后立即放在含冰块的烧杯里。其他 S9 辅助因子配好，并且进行抽滤除菌后，再与 S9 原液混合，尽快让 S9mix 与细胞和药液接触。由于 S9 本身具有毒性，所以，当加入 S9mix 后 3~6h，立即用 PBS 液冲洗 2 次，加入全培养液培养。若用乙醇或醇类作溶剂的受试物不能进行加 S9mix 实验，应改用非醇类溶剂，否则，因醇与 S9mix 反应生成醛，可诱发染色体畸变，可产生假阳性。

（三）受试物的溶解和 pH 值

为了保证结果的可靠性，使受试物在适当的溶剂中充分溶解，如非水溶性物质应当用几种溶剂进行比较性溶解，取其溶解度大的和对细胞毒性作用小的溶剂作为最佳溶剂。中草药煎剂或提取物，当测不出细胞毒性时，首先考虑药物浓度太低，宜进行浓缩。当使用有机溶媒时，一般剂量为每 5ml 细胞悬液内加 0.2ml，不宜超过 0.5ml。加溶媒的药液的 pH 值宜在 4~8.5 范围。加入药液的细胞培养液的 pH 值宜在6.8~7.6，最好是7.2~7.4。因为细胞在过酸或过碱的条件下，不但会直接影响细胞的生存，而且也会影响实验结果的判定。

（四）染色体标本制备

本实验中最关键的技术是染色体标本制备，因为质量差的标本无法进行染色体分析。所以应当注意下列事项：

1. 秋水仙素（胺）浓度 秋水仙素是一种纺锤体毒剂，使细胞分裂停止在中期。在适当浓度（0.2~0.5μg/ml）时，使染色单体缩短分开，便于分析计数染色体。但用低浓度处理细胞后，标本中分裂象较少，染色体呈现细长，染色体色泽较浅；用高浓度处理细胞后，尽管出现较多的分裂象，但因染色体过分缩短，产生染色体短粗现象，直接影响染色体断裂或裂隙等畸变的判定。秋水仙素的浓度与作用细胞时间长短直接影响分裂象数目和染色单体分开程度以及染色体长短粗细程度。因此，对体外细胞可采用0.2~0.4μg/ml浓度，作用细胞时间为1.5~2h。如人外周血淋巴细胞可采用0.3~0.5μg/ml，作用细胞时间为4~6h。

2. 收获细胞 收获细胞时用胰酶消化细胞要充分，约2min，也可以改用0.125%胰酶，每瓶细胞加3~4ml，1~2min，弃液，加1~2ml PBS溶液用力吹打；必须使细胞团块消失，成为单个细胞悬液。

3. 低渗 用0.075mol/L KCl对细胞进行低渗处理时，KCl溶液必须预热37℃，沿试管壁逐渐滴加KCl溶液6~8ml，用毛细吸管轻轻将细胞团块打散，在37℃水浴中置15~20min，在

1. 预处理 — 秋水仙素0.2~0.4μg/ml
1.5~2h 37℃
2. 收获细胞 — PBS溶液冲洗2次 0.25%胰酶消化细胞 吹打细胞，加PBS溶液
离心1000r/min×5min
3. 低渗 — 0.075mol/L KCl 6~8ml 37℃
15~20min ← 加固定液0.5ml
4. 第一次固定 — 离心1000r/min×5min 加固定液8ml
>30min
5. 第二、三次固定 — 离心、固定重复2次
6. 滴片
空气干燥>30min
7. 染色 — 10%Giemsa染液(pH6.8) 染色15min，吹干，待镜检

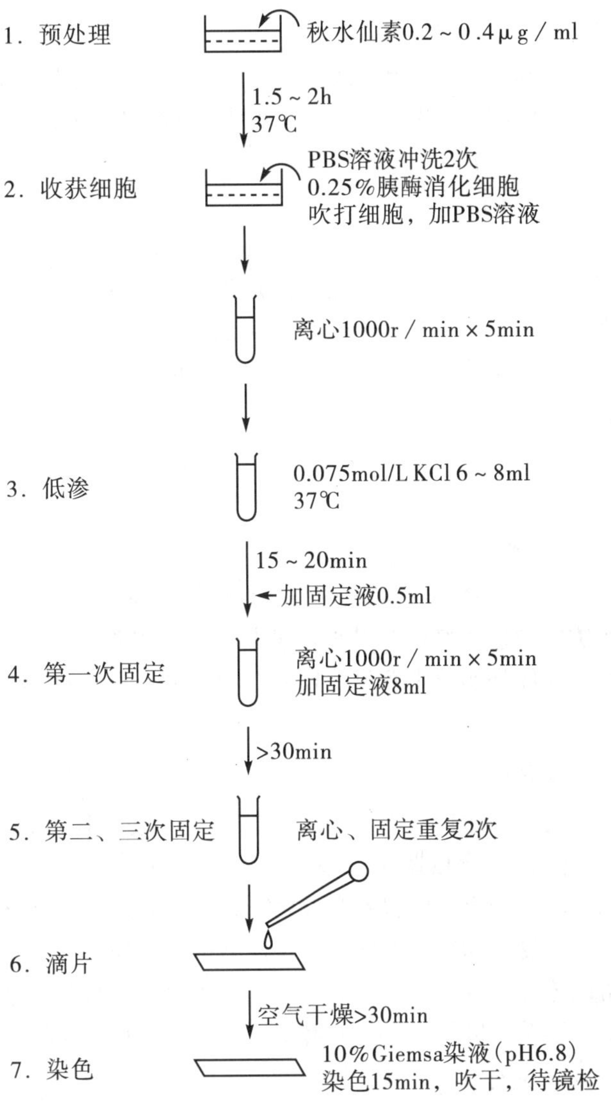

图30-3-2 CHL细胞染色体标本制备操作示意图

此期间吹打2~3次，使细胞充分低渗，低渗结束时加0.5~1ml固定液，以避免低渗时间过长，使染色体溢出细胞，造成染色体丢失。

4. 固定 第一次固定时间宜稍长，一般大于0.5h，也可置4℃冰箱保存过夜。第二、三次固定时间可稍短。如第一次固定后置冰箱过夜的细胞悬液，可省去第三次固定。如固定时间不足可产生毛刷状染色体，影响染色体分析。每次离心后先加0.5~1ml固定液打散细胞，再加足量固定液。在固定期间宜用毛细吸管吹打细胞悬液2~3次，以便使每个细胞达到固定。

5. 滴片 无论采用冰水滴片法或作者建立的"干片滴片法"（详见本节方法）都应在玻片上出现一层薄薄的水雾的条件下，将适当浓度的细胞悬液距玻片上方3~5cm处垂直滴下，让其自行分散。必要时用口吹气促进分散。滴片时的固定液宜临用时配制，使分散更好。滴片结束时，如采用冰水滴片法，必须用吹风机快速吹干或在酒精灯的火焰上烤2~4s，以避免玻片上的水分与细胞接触产生毛刷状染色体。干片滴片法是利用冰箱内的冷气黏附有玻片上，将玻片取出置室温中的冰块盒上。冷玻片遇热立即产生一层雾状，因此，当细胞悬液滴上后立即分散，置室温中空气干燥即可，不必用火焰烤或吹风机吹。

（五）阳性剂处理及使用过阳性剂物品的处理方法

见本篇中Ames实验。

七、方法评价

（一）阴性结果

若受试物浓度达到细胞毒性剂量，或达到最大溶解度或最高浓缩液，其诱发的染色体畸变细胞率＜5%，判为阴性结果。阴性结果表明受试物可能无诱发染色体畸变作用，这里提及可能，是因为该法有假阴性结果。

（二）阳性结果

无论是在 24h 或 48h 或加 S9mix 24h 收获细胞所获得的染色体畸变细胞率≥10%，有剂量反应关系或某剂量级重复结果为阳性时，判定为阳性结果。也可以用适当统计法处理其数据，当受试物比对照组有高度显著性，有剂量反应关系或某剂量级重复结果为阳性时，判定为阳性结果。阳性结果表明受试物具有诱发哺乳动物细胞染色体畸变作用。可疑阳性结果时宜进一步实验或改用其他实验进行评价。

第二节　哺乳动物骨髓细胞染色体畸变实验

一、概述

哺乳动物骨髓细胞染色体畸变实验（mammalian bone marrow chromosome aberration test）是一种测定化学物诱发染色体畸变作用的体细胞遗传学实验。分析动物骨髓细胞染色体畸变（数目和结构变化）可用于确证在体外实验中发现的致突变物，也可用以推测对人的体细胞的损害程度，从而预测受试物致癌的可能性。

二、原理

通过适当途径将化学物或受试物进入动物体内，受试物作用于细胞周期。作用细胞 DNA 合成前期（G_1）或 DNA 合成期（S）所诱发的是染色体型畸变，作用于合成后的分裂准备期（G_2）或分裂期（M）则诱发的是染色单体型畸变。大部分诱变剂诱发的是染色单体型畸变。

一般受试物给予动物后，经过第一个分裂周期的细胞进行染色体畸变分析，制备染色体标本前常使用纺锤体抑制剂，以便增加分裂象，从而加快分析染色体畸变的速度。染色体畸变是染色体型畸变和染色单体型畸变以及染色体数目畸变的统称，其形成的机制详见本章第一节。

三、标本制备

（一）动物的选择

1. 动物种系　染色体数目分析时，小鼠（2n＝40）、大鼠（2n＝42）、中国仓鼠或地鼠（2n＝22）、叙利亚仓鼠或称金黄地鼠（2n＝44）比较，中国仓鼠的染色体数目少，镜检速度快，是最佳动物种；但从繁殖速度和经济角度考虑，小鼠是首选的动物种；小鼠中有多种品系可供实验使用，如 C_3H、$C_{57}BL$、DBA、昆明纯系和昆明杂系（即普通昆明小鼠）等品系，从经济角度考虑，常选用普通昆明小鼠；但从实验可靠性和重现性考虑，纯系小鼠更佳。

2. 动物数目和性别　一般每组选用雌性和雄性小鼠至少各 4 只，如用单一性别应说明理由。

通常选用健康成年动物，从灵敏度分析，刚成年的动物对化学物的反应更敏感，所以，一般选用 18～22g 小鼠进行实验。

3. 饲养条件　动物按性别分组饲养或单个饲养，每笼的动物数不宜过多，一般采用 3～6 只小鼠为一笼饲养。应充分供给饲料和水。温度、湿度和光照周期应按动物饲养规范的要求进行控制。当给药途径采用灌胃时，给药前 2～4 小时宜禁食不禁水，给药 1h 后给予饲料让其自由进食。

（二）受试物处理

一般受试物采用生理盐水溶解。如果非水溶性受试物可用有机溶媒溶解，如乙醇、丙酮和二甲基亚砜（DMSO）等。使用这些溶剂时应严格控制使用量，一般选用少量溶剂使受试物溶解，再用生理盐水或灭菌水进行稀释。口服给药时，非水溶性物质常选用淀粉、琼脂、玉米油或其他植物油等无毒物质作悬浮液、混悬液或溶解液，其他一些难处理的受试物，其处理方法参见本篇 Ames 实验。因为受试物处理不当可造成假阴性结果，所以必须慎重进行受试物处理。

（三）试剂和器材

1. 阳性剂 丝裂霉素 C（MMC）用生理盐水配成 0.4mg/ml，冷冻保存。使用时按 1～2mg/kg 作 ip 一次给药。其他阳性剂如环磷酰胺、4-硝基喹啉、噻替派等已知阳性剂也可以作阳性对照。

2. 试剂 秋水仙碱用生理盐水配成 0.4mg/ml，冷冻保存。制备染色体标本前按 0.1ml/10g 体重，即 4mg/kg 作 ip 给药。

甲醇、冰乙酸、磷酸盐缓冲液（pH6.8）、0.075mol/L KCl 溶液，Giemsa 染液等实验。

3. 器材 生物显微镜、离心机、冰箱、载玻片、试管、吸管、注射器、剪刀和镊子等。

四、测试步骤

（一）预实验

受试物或阳性剂所能获得良好的剂量–反应关系主要取决于剂量级的选择和给药次数及取样时间的合理选择，而这些条件的选择主要来源于良好的预实验。预实验是根据受试物的理化性质、急性毒性剂量、药理作用和剂量，并结合实验者的经验而设计和实验的。可以说任何一种受试物，甚至是强阳性剂，在不合适的条件下均可以获得假阴性结果，因此，选择合适的条件是预实验的目的，也是本实验中关键因素。

预实验设计可选择 6～10 组，每组 2 只小鼠。如无急性毒性剂量宜选择 10 组以上，每组 3 只小鼠。设 1 次给药的高、中、低或更低的 3～4 个剂量组，作 24h 和 48h 取样，必要时增加 6h 取样。药物毒性作用弱的应增加 5 次给药的高、中、低或更低的 3～4 个剂量组，在末次给药后 6h 取样，必要时增加 12h 取样点。

预实验还应对给药途径进行选择，一般选用腹腔注射，也可增加或直接选择临床给药途径。有经验的实验者可不采用阳性对照组，但必须具有溶剂对照组。预实验中取样与制备染色体标本与正式实验相同。

（二）正式实验

1. 剂量设计 高剂量组最好选用有轻度细胞毒性的剂量，如有丝分裂指数下降或镜检发现分裂象减少。如无毒性的受试物必须采用最大给药量（最大溶解度和最大给药体积）。如未进行预实验，可参考 $1/2 \, LD_{50} \times 14d$ 的剂量作最高剂量。中剂量组是 1/2～1/4 高剂量组的剂量或高剂量与低剂量之间的平均剂量。低剂量组是采用 1/2～1/4 中剂量组的剂量或是 $1/16～1/32LD_{50}$ 的剂量或是临床拟用量的 5～10 倍的剂量。然而，上述剂量设计是有关文献资料和我们的经验进行综合设计的，有可能不完全正确。因此，最正确的剂量选择应该根据预实验结果。

一般受试物至少设 3 个剂量组，最好设 5 个剂量，实验中必须具有阳性对照组和阴性对照组，阴性对照组中如受试物采用有机溶剂溶解的还应另设溶剂组，以消除假阳性的可能因素。

2. 给药

（1）急性给药法 即采用给药 1 次后取样，也可以在 1d 内连续给药 2～3 次后取样，后者适合中草药制剂或毒性小的受试物。

（2）亚急性给药法 每天给药 1 次，连续给药 5d。

（3）长期给药法 从断奶后开始给药，每天 1 次，持续 3 个月～1 年。本法一般不能被接受，但可以在进行长期毒性实验时同时进行该实验。

（4）给药途径 由于 ip 给药操作简单、剂量准确、药物吸收快、不易被消化酶或胃酸或其他成分破坏，所以，溶解性良好的受试物常采用 ip 给药。当然，临床拟给药途径也是合适的途径。

上述给药方式和途径最合理的选择是根据预实验结果。如果预实验中发现某一给药方式或给药途径所诱发的染色体畸变率最高就选择该方式或途径进行扩大性正式实验。

3. 取样时间 药物或受试物作用方式不同、作用部位或作用细胞周期的阶段不同，所以，任何一种取样点都不能发挥各种受试物诱发染色体畸变的最敏感点。

1 次给药后 12h、24h 和 48h 取样，也可以在多次给药（5 次给药以上）的末次给药后 6h 和 12h 取样。

从方法原理分析，给药后6~72h内作多个采样点更为合理。但是，因为每增加一个采样点都会增加大量工作，为了达到工作量较少和发挥受试物最大作用强度以及尽量抓住敏感点的目的，我们认为采用连续给药5d，每天给药1次，末次给药后6h取样为较理想的方式。

4. 取样与制备染色体标本

（1）使用纺锤体抑制剂　在动物处死前4h，ip给予秋水仙素或秋水仙碱，中止细胞于分裂中期。按4mg/kg体重给予秋水仙碱（0.4mg/ml，ip 0.1ml/10g体重），给予秋水仙素后3~6h内必须进行取样。通常采用4h取样。

（2）取股骨　采用脱臼法处死小鼠，立即取出两侧股骨，剔净肌肉，剪去两端骨骺。

（3）收集骨髓细胞　用5ml注射器和5或6号针头，吸入2~4ml等渗盐水或Hanks溶液，将针头刺入股骨一端，推注射器使骨髓细胞冲洗到离心管内，同样将另一根股骨内细胞冲出，用毛细吸管用力吹打细胞，再加等渗盐溶液，每离心管达6~8ml，再吹打1次。离心5min（1000r/min），弃去上清液，即得到分散的骨髓细胞。

（4）低渗　将0.075mol/L的KCl溶液置37℃水浴中预热，取6~8ml KCl溶液沿试管壁缓慢加入细胞液，用毛细吸管用力吹打1次，置37℃水浴中20min。

（5）预固定　新鲜配制甲醇：冰乙酸（3:1体积）固定液，将1ml固定液加入低渗液的试管中，吹打一次，使低渗液失去继续低渗作用，也使细胞达到预固定作用。

将细胞进行离心5~8min（1000r/min），弃去上清液。

（6）固定　将固定液0.5~1ml加入上述试管内，吹打1次，再将固定液加至6~8ml，再吹打1次。在室温下放置30min以上。如果实验时间较紧，可以置4℃冰箱过夜，第2d再继续进行实验。离心5~8min（1000r/min），弃去上清液，按上述步骤重复固定1次或2次。

（7）滴片和染色方法与哺乳动物培养细胞染色体畸变实验相同。

5. 染色体畸变的分析　每只测试动物至少分析50个中期分裂细胞，一般应采用双盲法进行染色体畸变分析。畸变的分类和记录详见表30-3-1。

表30-3-1　中期相染色体分析和记录

实验号：组别　　　　　　　　　观察者：
玻片号：　　　　　　　　　　　日期：
有丝分裂指数：

细胞号	座标位	正常	断裂							裂隙		10以上的畸变	粉碎化细胞	数目畸变		畸变总数	照相
			染色体型断裂				染色单体型断裂			染色体型	染色单体型			异倍体	多倍体		
			无中心	环状	双中心	多中心	碎片	相互交换	复杂交换								

注：1. 无中心断片含末端部、中间部、放射状和点缺失状；2. 环状染色体包括有中心和无中心环状染色体；3. 多中心染色体有两个以上着丝点；4. 染色体互换含三极和四极放射状交换；5. 裂隙不包括畸变内；粉碎化细胞为单一畸变细胞。（引自OECD化学物质毒性实验指针，1982）。

6. 数据处理　将每组的每只动物实验的原始数据以表格表示，内容应包括动物编号、体重、给药剂量、取样时间、分析的细胞数、有无染色体畸变、染色体畸变类型等。将每组资料汇总后，计算出每组动物畸变细胞率的平均值和标准差，一般以每100个细胞中所含的畸变细胞数进行计算，也可以按每个细胞中染色体畸变数进行计算。将各剂量组的畸变细胞数与阴性对照组进行显著性检验，其统计方法可采用 χ^2 检验或其他非参数统计法进行检验。

7. 结果评价　给药组的染色体畸变细胞率随给药剂量的增加而增加，即有剂量－反应关系，且具有统计学意义；或者至少在一个实验点中观察到可重复的、有统计学意义的畸变细胞率增加。上述任何一种情况都是判定受试物为阳性结果的依据，如不符合上述任何一种情况时可判定受试物为阴性结果。

五、方法应用

1. 对体外致突变实验中检测出染色体畸变作用的受试物进行验证。
2. 筛选诱发染色体畸变的致突变物。
3. 筛选或验证抗突变或抗肿瘤新药。
4. 观察受试物对哺乳动物体细胞的毒性作用和遗传毒性作用。
5. 可以引出更深入的研究，如利用该方法获得某受试物的阳性结果，并将本实验中的染色体标本作分带检查，以便获得受试物作用于几号染色体或某一带中的区段，为了解受试物作用终点作进一步研究。

六、注意事项

1. 必须重视对受试物进行预实验。预实验中应摸清受试物的溶剂和溶解度、最高剂量的选择依据、取样时间、最佳给药方式等条件。
2. 选择秋水仙素的给药量。由于秋水仙素（胺）的给药浓度和作用时间直接与中期分裂象的数目、染色单体的粗细或长短等因素密切相关，一般按 4mg/kg 作 ip 给予小鼠，4h 后取骨髓制备标本是合适的条件。但也可以根据实验其他目的或实验者的经验或有意选择细长或短粗染色体，可改变秋水仙素的给药量或作用时间。
3. 制备染色体标本时，低渗以前的操作宜用力吹打细胞，而低渗以后的操作应很轻，以免细胞破裂，造成染色体丢失。
4. 显微镜检查和分析染色体畸变时，小鼠染色体数（2n＝40）在多一条或少一条时，不宜轻易判定为该细胞是非整倍体细胞，因为低渗后每一操作步骤的手势过重都会影响染色体的数目。应慎重区分裂隙和断裂，因为裂隙不作畸变，如果将真正裂隙判为断裂，会提高方法学的假阳性，反之，又会增加假阴性结果。因此显微镜下正确的分析染色体畸变是该方法结果是否可靠的重要因素。

七、方法学评价

根据方法原理分析，动物体内细胞染色体实验的敏感性或重现性均比体外细胞染色体实验低或差，因为体外细胞培养的实验条件容易控制，并且很容易使受试物与细胞直接接触；而体内实验的实验条件不易控制，并且受试物在某些条件下（如口服等）需经过胃酸和多种酶的作用才能与细胞接触，正是因为受试物能与动物体内多种酶的作用和体内有关因子的作用，所获得的染色体畸变的结果对推导人体的危害更可靠，体外染色体畸变实验尽管采用 S9 混合物，但也不能与动物体内实验相并论。

体内骨髓细胞染色体畸变实验所获得的阳性结果表明受试物具有诱发动物体细胞染色体畸变作用。而阴性结果表明，在这种实验条件下，受试物对该实验动物无诱发骨髓细胞染色体畸变作用。

第三节　小鼠显性致死实验

一、概述

小鼠显性致死实验（mouse dominant lethal test，MDL 或 DL 实验）是一种检测化学物诱发小鼠生殖细胞染色体损伤的体内致突变实验。Russell（1954）和 Bateman（1960）分别首次用该方法研究电离辐射、化学物对生殖细胞的遗传损害。Green 等（1980）用该法检测 24 种动物致癌剂，结果发现显性致死实验阳性率达 54%。尽管方法学灵敏性不够高，不能作为一种遗传毒性的初筛法，但方法操作简便、终点明确、结果可靠、不需要很深的遗传学知识，目前仍常用此方法证实物理、化学等物质对生殖细胞的遗传毒性的影响。我国《新药审批办法》中将该法列为第二阶段致突变实验，即想用该法证实受试物是否为生殖细胞染色体损伤的物质。

二、原理

显性致死是指动物在生殖细胞发育过程中，物理或化学因素作用于雄性生殖细胞（精原细胞、精母细胞、精细胞或精子）或雌性生殖细胞（形成卵子的整个过程）后，多个染色体损伤，这些损伤的精子或卵子与正常的卵子或精子结合后，其受精卵在整个发育过程中的任何阶段都可造成死亡，即表现出植入前丢失、胚胎早期死亡或晚期死亡等显性致死现象。引起显性致死的原因主要是单纯的染色体断裂或具有重组的染色体断裂，但也有染色体数目异常，且不能排除基因突变或中毒作用的可能性。显性致死突变并未导致生殖细胞失去功能而使受精卵或发育中的胚胎死亡。一般来说，这些损伤的受精卵或胚胎不可能传到 F1 代，也不可能进行细胞遗传学分析。

受试物给予雄性性成熟小鼠后，并与未给药的未交配过的雌鼠交配。利用一只雄鼠以一定时间间隔依次与不同的雌鼠交配来检测雄性动物不同阶段的生殖细胞所受影响。在交配适当时间后，处死雌鼠并检查子宫的内容物，确定植入数、活胎数和死胎数及植入体死亡率（植入体死亡数与总植入体数的比值）。利用给药组死胎与活胎之比率与对照组死胎与活胎之比率相比较可测定受试物对雄性小鼠显性致死突变率。同理，当受试物给予雌鼠后再与未给药的雄性小鼠交配，所检查的死胎与活胎之比率，同样可测定受试物对雌性小鼠显性致死突变率。由于精子比卵子对化学物诱发损伤更敏感，在测定或证实受试物为生殖细胞突变剂时常采用受试物给予雄性小鼠进行实验，本节主要讨论雄性小鼠显性致死实验。

三、标本制备

（一）实验动物

一般采用小鼠，但大鼠或其他动物也可以。取健康的、性成熟的动物随机分配到对照组和给药组。原则上使用自发显性致死率低、受孕率高和着床数高的品系，纯系更好。但由于经济原因，普通昆明小鼠也适用。动物数量一般每组雄鼠 10 只或更多，必须保证每组雄鼠数目应能在每段交配期内使 30 ~ 50 只雌鼠动物受孕。小鼠鼠龄在 9 ~ 10 周。

（二）受试物

受试物溶解于生理盐水中，非水溶性受试物选择适当溶剂作溶解或悬浮之用，通常应选溶剂本身无毒并对受试物的作用无影响。一般可先用少量溶剂如二甲基亚砜、乙醇等，作预溶解后再用灭菌水进行稀释性溶解。受试物最好是给药前临时配制，但在保证溶液稳定性的条件下可以按 2 ~ 3d 配制 1 次。

（三）试剂及阳性剂

8% 硫化钠（Na_2S）水溶液，室温备用。

环磷酰胺水溶液，给药前临时配制，不宜久存。也可用不孕津（三亚胺三嗪，TEM）、甲基磺酸乙酯。

（四）剂量设计分组

最高剂量的设计原则以能引起动物生育力轻度下降的毒性表现为准。但是要达到这种要求没有预实验是不行的。无毒物质剂量应达到 5g/kg 或最大给药量（最大溶解度和最大给药体积）。中草药制剂应有比临床应用液浓度高的浓缩液。也可以采用 1/6 ~ 1/10 LD_{50} 进行摸索合适的高剂量。Brusick 认为一次给药最大剂量可取 1/10 LD_{50}，中、低剂量可取最大剂量的 1/3 和 1/10。一般情况下低剂量组不影响动物生育力，也不明显影响植入数。

通常设高、中、低 3 个剂量组、阴性对照和阳性对照组，每组雄性小鼠 10 只。必要时可增加剂量组和溶剂对照组以及每组动物数。

（五）给药途径及给药次数的选择

受试物通常选用腹腔注射或灌胃给药，也可以按临床拟用途径给药。环磷酰胺或不孕津等阳性剂通常选用 ip 给药法。

给药次数每天 1 次，连续 5d 的给药方式最佳，但也可选用 1 次给药或 6 ~ 8 周连续给药法或连续给药 3 个月。

四、测试步骤

（一）预实验

对毒性强的受试物宜进行预实验，否则很难设计出理想的剂量。如无毒性受试物可不做预实验。预实验的目的是找出受试物对生育力影响的剂量和摸清受试物的溶解度、最高剂量和剂距的设计、受试物诱发显性致死突变的可能性等，为正式实验获得理想的结果奠定基础。一般可选用 2 ~ 3 只雄鼠为一组，设 5 组，即给药的 4 组和阴性对照组，给药 5d 后与未交配过的雌鼠合笼 1 周。第 2 周再与未交配过的雌鼠合笼 1 周。让雌鼠怀孕到 14 ~ 17d 作解剖检查，像正式实验一样观察显性致死突变率。预实验尽管会增加很多工作量，但对检测受试物结果的可靠性和灵敏性起着重要作用。

（二）正式实验

1. 给药　根据预实验结果或最大给药量的方式设计高、中、低 3 个剂量组，按临床给药途径或作 ip 或 ig 给药。取纯系雄性小鼠 30 ~ 35g，连续给药 5d，每天 1 次。

环磷酰胺按 30mg/kg，每日 1 次连续 ip 给药 5d 作阳性对照，如用不孕津按 0.3mg/kg，在交配前 1 天，ip 给药 1 次即可。

阴性对照组采用同体积的生理盐水或相应的溶剂。

2. 合笼交配　在连续给药的第 5d 的当天，每 1 只雄鼠与 2 只未交配过的雌鼠（30 ~ 35g）合笼 5d，取出雄鼠，让雄鼠单独休息 2d，即为交配第一周，与上述方式同样进行 6 ~ 8 周（大鼠应采用 8 ~ 12 周）。在每次合笼期间，每天早上和下午两次观察雌鼠阴道口是否有阴栓（即白色的不规则的块状物），也可用阴道涂片法检查阴道中精子。当查有阴栓或精子的雌鼠定为该鼠妊娠第 0d，如合笼 5d 未查出阴栓或精子的雌鼠以合笼第 4d 作为"妊娠"第 0d。

3. 剖杀检查　每一合笼交配过的雌鼠于妊娠第 14d 脱颈椎处死（不应超过妊娠第 17d），剖腹，暴露子宫角和两侧卵巢。具体检查如下：

（1）检查黄体　黄体是在卵巢表面稍突起的淡黄色发亮的小颗粒，微充血。将卵巢取出放在放大镜下或解剖显微镜下观察和计数黄体数。小鼠的黄体数计数较麻烦而不太精确，并且又不能鉴别由遗传损伤或非遗传损伤而造成的植入前丢失，因此，Samuel 认为可以不计数小鼠黄体数。然而，黄体数是植入前丢失的有效指标，所以，从这方面考虑仍需要计数黄体数。

（2）吸收胎　有人称胎块，也有人称早死胎或称吸收胎，但传统叫法仍称吸收胎。受精卵着床后不久就死亡，在子宫内壁残留一个褐色或黑色团块，为坏死物和淤血，无肉眼可见的胚胎。

（3）着床痕　又名着床腺、子宫外腺，即蜕膜瘤（deciduoma）。受精卵着床后很快死亡，在子宫壁内呈现一个微小突起，中央可稍凹陷，颜色与子宫颜色很相近，偶有微充血现象。有时很容易被检查者忽视。只要很认真仔细地对子宫内壁的内容物逐项检查，是可以查出着床痕的。检查中难以确定时，可用 8% Na_2S 溶液涂抹该部位或将子宫浸泡在该溶液中，在子宫壁内出现小黑点即是着床痕。

（4）死胎　早期死胎的胎盘比胚胎大，胎盘上的小死胎有胎鼠的外形，但其颜色发白，这种死胎很容易确认。晚期死胎的胚胎比胎盘大，该胚胎可以比活胎小，也可以与活胎大小相同，但其颜色不同，死胎呈灰白色，无光泽，无自然动作和对机械（如小镊子尖部）刺激无反应，胎盘颜色苍白。

（5）活胎　活胎呈粉红色，有光泽，有自然动作，对机械刺激有反应。

4. 数据处理与统计

（1）用表格列出实验中获得的各实验组及对照组动物的全部原始数据，内容应包括雄性动物编号、与之交配的雌性动物的编号、给药剂量、给药时间、交配时间、体重、各雌动物的活胎数、着床痕数、吸收胎数、活胎数、黄体数、交配雄鼠数、有生育力的雄鼠数、交配雌鼠数、受孕雌鼠数等。

（2）生殖能力、着床数、着床前死亡、着床后死亡等指标的计算公式如下：

$$生育率（\%）= \frac{有生育能力的雄鼠数}{交配的雄鼠数} \times 100$$

$$受孕率（\%）= \frac{受孕雌鼠数}{交配雌鼠数} \times 100$$

$$总着床数 = 着床痕数 + 吸收胎 + 死胎 + 活胎数$$

$$平均着床数 = \frac{总着床数}{受孕母鼠总数}$$

$$平均活胎数 = \frac{活胎总数}{受孕母鼠总数}$$

$$着床前死亡率（\%） = \frac{黄体数 - 着床数}{黄体数} \times 100$$

$$死胎数 = 吸收胎数 + 死胎数$$

$$平均死胎率（\%） = \frac{死胎数}{受孕母鼠总数} \times 100$$

$$死胎数（\%） = \frac{死胎数}{着床总数} \times 100$$

$$多个死胎的孕鼠率（\%） = \frac{\geq 2 \text{个死胎的孕鼠数}}{受孕母鼠总数} \times 100$$

$$显性致死突变指数 = \frac{着床痕数 + 吸收胎 + 死胎}{总着床数} \times 100$$

（3）统计分析 显性致死实验中受孕率和生育率用 χ^2 检验，平均死胎率用负二项分布进行统计分析。但有时可用平方根转换或反正弦转换后作变异数分析，也有报道采用方差分析或其他非参数分析的。总之，不应直接采用 t 检验或其他正态分布的统计方法，应采用非正态分布的统计方法进行计算。

5. 结果判定 根据美国 EPA（1985）和 ICPEMC（1983）的判断标准进行结果判定：

（1）阳性 ①平均活胎数显著减少；②平均死胎数显著增加；③一个或多个死胎的母鼠数显著增加。前 3 项中有 2 项达到要求判定为阳性。当然，如存在剂量反应关系，更支持阳性结果的判定。如某一剂量阳性宜作重复实验。

（2）阴性 ①最高剂量组为最大耐受剂量；②至少有 2 个或 3 个给药组；③阳性对照组必须产生阳性结果；④ 1 次给药或 5d 给药后连续交配 8 周；⑤8 周或更长时间给药后，交配 4d 或 1 周；⑥每组每周供分析的孕鼠数不少于 20 只；⑦统计方法应符合分布模型。两次实验符合上述要求，才能判定为阴性结果。

显性致死突变指数过去曾作为评价显性致死结果的重要指标，但近来不少学者指出该指标不能完全正确地反映实验结果，因为影响着床数的原因很多，如母鼠受感染、营养不良、雄鼠精液减少等。因此，该指数不能作为判定受试物阳性或阴性的依据，但可作为一种参考资料，计算时仍可保留。

生育率和受孕率的计算对显性致死实验结果的判定无重要价值，但对了解受试物是否达到最高剂量有参考意义，对了解受试物对雄性动物生殖能力也有重要价值。

五、方法应用

1. 用于确定受试物是否对雄性生殖细胞具有染色体损伤作用的致突变性。

2. 用于确定受试物是否对雌性生殖细胞具有染色体损伤作用。

3. 可以确定阳性受试物对雄性生殖细胞不同阶段所产生染色体损伤作用，如第一周交配的雌鼠产生异常，说明受试物对输精管中的精子有损害；如第二、第三周交配的雌鼠产生异常，表明受试物对精细胞后期、前期有损害；如第四及第五周交配的雌鼠产生异常，表明第二次减数分裂及第一次减数的精母细胞有损害；如第六周交配的雌鼠产生异常，表明雄鼠精原细胞受损害；如第七或第八周交配的雌鼠产生异常，表明雄鼠分化精原细胞或干细胞受损害。通过不同周期交配的结果可以推测受试物作用于雄性生殖细胞的某一阶段。

六、注意事项

（一）保证实验动物的健康

注意室温、饲料充足和相对无菌等条件。雌鼠在妊娠期受感染、营养不良等都可以造成吸收胎和死胎，影响结果。

（二）动物周龄和体重

小鼠通常在 6 周或 25g 体重就能怀孕，但是刚成熟的小鼠怀孕率较低，会影响结果的判断。在雄鼠交配时最好在 35～40g 体重，雌鼠在 30～35g 体重，周龄在 7～9 周之间。如果采用长时间（1～3 个月）给药方式，应估计出在交配时动物能达到的合适体重的时间。

（三）黄体计数

检查和计数黄体时，最好在解剖显微镜下用眼科镊子将脂肪组织和黄体小颗粒分开，用镊子像摘葡萄样一个一个地摘下，很细小的颗粒不是黄体，只有稍大的淡黄色微充血的圆颗粒才是黄体。有经验的实验者可不用显微镜或放大镜，只用 2 把眼科镊子摘一个计数一个，直至卵巢内无小米粒样的黄体为止。检查应细心，以免由于计数误差影响结果的正确性。

（四）着床痕的计数

着床痕很小，颜色又与子宫颜色接近，且可在活胎、死胎或吸收胎之间夹着，易被忽略。正常妊娠鼠的两侧子宫角接近卵巢处偶有 1～2 个着床痕，也常被忽视。只要认真仔细检查就不易丢失着床痕，实在难以确定着床痕时，可用 8% Na_2S 溶液涂抹怀疑处，染成黑色时即为着床痕。

七、方法评价

显性致死实验阳性的受试物具有对该实验种系的雄性生殖细胞染色体损伤的遗传毒性作用；实验阴性的受试物表明在该实验条件下对该实验种系的雄性动物生殖细胞可能无染色体损伤的遗传毒性。

显性致死实验中，阳性结果表明受试物致突变的可能性很大；但阴性结果不能肯定该受试物不致突变。为了使小鼠显性致死实验方法更敏感可靠，应严格按照本节结果判定中的标准进行判定结果。只要严格进行实验和选择合理的统计方法以及掌握结果判定标准，显性致死实验仍然是一种检测生殖细胞染色体损伤的简便、敏感、可靠的体内致突变实验。

第四节　小鼠骨髓嗜多染红细胞微核实验

一、概述

小鼠骨髓嗜多染红细胞微核实验（micronucleus test of polychromatic erythrocytes in mouse bone marrow，简称 BMT 法）是检测药物或受试物诱发动物骨髓细胞微核的一种快速、简便、经济的体内染色体损伤的致突变实验。染色体畸变与微核的形成有良好的相关性，且微核实验比染色体畸变实验更简便、经济、快速，所以微核实验越来越被人们重视。美国、日本和我国等国家在药物致突变的检测中均将 BMT 实验列为第一阶段致突变实验，说明 BMT 法是国际公认的致突变首选方法。

早在 1886 年 schwarg 在临床骨髓和外周血检查中发现微核（micronuclei），又称为豪-杰小体（Howel-Jolly bodies）。1959 年 Evans 等人首先提出用微核测定作为检测细胞遗传损伤指标。1962 年 Deig 等人对微核的性质和形成过程作了研究，认为微核是 DNA 物质，来源于染色体断片。Rugh 等（1964）用小鼠外周血和淋巴结中的淋巴细胞微核出现率测定辐射或拟辐射物质的遗传损伤，但限于当时条件，难以推广应用。Boller 和 Schmid（1970）用中国仓鼠对化学诱变剂诱发微核和染色体畸变研究，发现微核频率与染色体畸变率基本一致，所以认为简单的微核测定法可代替复杂的染色体畸变实验，从此，一个快速测定化学物遗传损伤的微核实验开始建立和逐渐完善。Matter 和 Schmid（1971）用 6 种动物种系比较微核出现率，发现地鼠和小鼠是敏感的种属，并证实骨髓细胞微核实验是一种快速筛选致突变剂的好方法。Von Ledebur 和 Schmid（1973）比较了骨髓中有核细胞、嗜多染红细胞（polychrometic erythrocytes，PCE）和全部红细胞的微核出现率，发现 PCE 是一种计数微核简便、对诱变剂敏感的细胞，从此，小鼠骨髓嗜多染红细胞微核实验被建立和推广应用。经过数百种化学物的验证，发现该法结果可靠，但敏感性较低，即假阳性结果很少，而假阴性结果很高，为此，各国研究者进行大量研究，如动物敏感种系、荧光染色方法、取样时间、给药次数等。现今已建立 30 多种微核测定法，但是 BMT 法仍然是最常用的微核测定法。我国新药审批办法中微核实验的操作程序已经部分应用了近年来的研究成果，以便降低方法学中产生假阴性结果。

二、原理

（一）微核的性质和来源

以往研究认为微核是由 DNA 组成的，来源于染色体断片。但近年来用分子遗传学、分子生物学等方法研究表明，微核含有 DNA 成分，但不同因子诱发的微核，其 DNA 含量不同。微核来源于染色体断片和/或整条染色体。

Pincu 等（1985）用图像分析仪和电视摄像机分别测量微核和 G_1 期核的 DNA 含量，发现最大断片含有 DNA 量不到 G_1 期核的 8%，其中约 96% 的染色体断片 DNA 含量为 G_1 期核的 6% 或更少，大约有 80% 的微核 DNA 含量为 G_1 期核的 0.5%~6%，而 20% 微核 DNA 含量为 G_1 期核的 6%~20%，认为这部分微核可能来自有纺锤体缺陷的染色体和微核中 DNA 的合成。Growe 等（1994）用流式细胞仪和原位杂交技术研究发现，纺锤体毒物 VCR、COL 诱导的微核平均 DNA 含量明显高于断裂剂 X 射线、CPA 诱导的微核平均 DNA 含量。原位杂交技术表明，VCR 诱导骨髓嗜多染红细胞的微核平均 DNA 含量为二倍体 DNA 含量的 0.8%~1.7% 时，微核着丝粒阳性率 <20%；而微核平均 DNA 含量较高时，为二倍体 DNA 含量的 1.7%~10.2%，微核着丝粒阳性率为 80%，说明单用微核平均 DNA 含量测定可能确定微核形成机制。用吖啶橙荧光染色表明，微核与主核的亮绿色程度完全相同，推测微核与主核的 DNA 含量一致，但事实上这两者 DNA 含量并不相同。微核中主要含 DNA、组蛋白、非组蛋白性蛋白质、RNA 和磷脂，其中前五种的比例约为 1:1.5:（0.3~0.6）:0.03:0.05。

（二）染色体断片形成微核的机制

诱裂剂（clastogens）如烷化剂与 DNA 链上的嘌呤碱起反应，经过酶的作用形成无嘌呤位置而导致 DNA 链断裂。X 线可直接使 DNA 链断裂。某些理化因子使 DNA 链断裂，进而形成染色质丝的断裂。在有丝分裂（M 期）前期染色质浓缩成染色体，断裂的染色质丝形成染色体和断片。正常染色体含有着丝点，纺锤丝附在着丝点上，纺锤丝持续收缩变短，使每根染色单体分别向细胞两极移动，此时染色体断片因无着丝点，也无纺锤丝收缩拉向两极的作用，所以这些断片在两极的中间。两极的染色体分别被核膜包围形成细胞核，在两极中间的断片未被核膜包围，即在核膜之外。此时这个细胞的两个核之间出现分裂沟，将细胞质分入两个子细胞中，主核外的染色体断片存在其中 1 个子细胞的细胞质中，在细胞间期这种染色体断片已经演变成 1 个或几个有规则的圆形小核，即称微核。染色体断片形成的微核直径明显小于染色体形成的微核。

（三）整条染色体形成微核的原理

某些化合物如长春新碱、秋水仙碱等作用于有丝分裂前期的纺锤丝，使纺锤丝不能形成纺锤体或不能形成完整的纺锤体，纺锤体功能损害（即为纺锤体毒性），正常细胞在分裂中期所有染色体都有规律地排列在纺锤体中部的一个平面——"赤道板"上形成一圈，在分裂后期纺锤丝不断收缩变短，每根染色体的两条姊妹染色单体分别向细胞的两极移动，核膜将每极染色体和核仁包在一起形成细胞核，理化物质损伤纺锤体（丝）后，纺锤丝不能收缩或不完全收缩变短，使染色单体不能全部向两极移动，其中有一条或几条染色单体遗留在一个细胞的两极之中，核膜也未能将这一条或数条染色单体包入核内。当细胞中央出现分裂沟时，遗留在核膜外的染色单体可以被某一子细胞膜包入在细胞质中，这种染色单体经 DNA 合成期后复制成完整的染色体，在细胞间期与主核分开的完整的染色体卷曲成小核，这种小核称微核。这种微核来源于完整的染色体，其直径明显大于染色体断片形成的微核。因此，根据微核的直径大小可以推断受试物是染色体断裂剂或纺锤体毒剂。这种微核具有 DNA 合成能力。

Salassidis 等（1992）用原位杂交技术探讨微核形成机制，发现长春新碱诱发的微核为 70%~90% 着丝粒阳性，而辐射后仅 10%~20% 的微核着丝粒阳性，说明长春新碱诱发的微核中有 70%~90% 的微核来自于整条染色体，有 10%～30% 的微核来自于染色体断片；而辐射后 10%～20% 的微核来源于整条染色体，80%～90% 的微核来源于染色体断片。

用抗着丝粒抗体免疫荧光法（calcinosis，Raynaud's phenomenon，esophageal dysmotility，sclerodactyly，telangiectasia variant，简称 CREST 法）证实，纺锤体毒剂如秋水仙素和水合氯醛等诱发的微核约有 80% CREST 阳性；断裂剂如 X 线、CPA 等诱发的微核约有 9% CREST 阳性，说明断裂剂诱发的微核约 90% 来源于染色体断片，约 10% 的微核来源于整条染色体；纺锤体毒剂诱发的微核约 80% 来源于整条染色体（Russo 等 1992，Degrassi 等 1988）。

综上所述，理化因子使染色体断裂或形成滞后的染色体，这些染色体断片或整条染色体逐渐演变成微核。通过测定含微核的细胞数目来判定受试物是否具有诱发染色体断裂或增加滞后染色体的数目（即染色体损伤）的遗传毒性作用的实验，称为微核实验或微核测定法。通过原位杂交法、CREST 法、C 带法、流式细胞仪测定法、图像分析仪测定法或显微镜测量法等方法可以进一步确定诱发微核阳性的物质是断裂剂或是非整倍体诱变剂（纺锤体毒剂）。

（四）小鼠骨髓嗜多染红细胞微核实验原理

凡是能分裂的细胞都可作为微核实验的测试系统。小鼠具有经济、繁殖快以及操作简便等优点，NIH 小鼠和 MS 品系小鼠是诱发微核敏感的小鼠品系，可列为首选（陈世明等 1988，1989；Hayash，等 1982）。骨髓有核细胞和红细胞系都可作为观察微核的细胞，但是，有核细胞包括早幼红和晚幼红细胞的细胞核占据细胞内大部分面积，可以掩盖微核，即使用荧光特异染色也无法处分细胞核和被掩盖的微核，所以判定有核细胞内的微核的敏感性和可靠性以及方法简便性都不及嗜多染红细胞。嗜多染红细胞是一种核刚排出的未成熟的无核红细胞，它具有形成微核的敏感性和判断微核的可靠性以及方法的简便性；成熟红细胞尽管具有判断微核的可靠性和方法的简便性，但是它距离核排出的时间较远，所形成的微核可以被脾脏的免疫细胞所清除，所以成熟红细胞中诱发微核频率很低，只占嗜多染红细胞中 10%～20%，如用环磷酰胺诱发嗜多染红细胞微核率为 60‰，而成熟红细胞的微核率仅有 3‰～10‰。因此，嗜多染红细胞是小鼠微核实验中一种高敏感的、判定微核可靠的、计数速度快的细胞。

利用观察和计数小鼠骨髓嗜多染红细胞中含微核的嗜多染红细胞数（micronucleuted polychromatic erythrocytes，MNPCE）的变化，判定受试物是否具有诱发微核的遗传毒性作用（即染色体损伤或纺锤体毒性）。

此外，骨髓中早、中幼红细胞具有分裂繁殖的能力，而晚幼红细胞无分裂繁殖能力。因化学物作用于早或中幼红细胞后经过一个完整的细胞周期就能形成微核，而化学物作用于晚幼红细胞因无分裂能力，不能形成微核。因此，给予受试物的时间不能太短，以免产生假阴性结果。一般给药后 12h 才开始取样。但也不能在给药后过长时间取样，因为超过 3 个细胞周期，其微核率明显减少（个别药物除外）。当药物毒性过大或用药剂量过高时可能抑制细胞分裂，即使是很强的诱裂剂如选择对骨髓细胞抑制分裂的剂量，就可能产生假阴性，因为细胞不分裂是不可能形成微核的。为此，必须观察和检查受试物是否具有抑制骨髓细胞分裂的细胞毒性作用。嗜多染红细胞直接来源于晚幼红细胞，而晚幼红细胞来自于刚分裂的中幼红细胞，当受试物抑制中幼红细胞分裂时，晚幼红细胞和嗜多染红细胞的数目明显减少，使成熟红细胞进入血液的速度减慢，结果为成熟红细胞数相对较多，嗜多染红细胞数相对较少，通过计数嗜多染红细胞（PCE，P）与成熟红细胞（NCE，N）的比例 ［正常值为（1～1.5）∶1］ 来判定受试物或某种剂量对骨髓细胞分裂的毒性作用。当 $P < N$ 时，说明所选的剂量已产生骨髓细胞毒性作用；当骨髓细胞中无 PCE 时，说明受试物或该剂量对骨髓细胞毒性太大，宜调整剂量。

三、标本制备

（一）实验动物

常用小鼠，但大鼠、仓鼠也可使用。不同品系小鼠对受试物的敏感性具有差异，如日本 Hayashi 等（1982）研究认为 MS 品系小鼠比 ddY 品系小鼠更敏感，我们（陈世明等 1988，1989）研究发现 NIH 品系小鼠比 C_3H、$C_{57}BL$、LACA 昆明普通小鼠以及 615 品系小鼠更敏感。尽管昆明小鼠对环磷酰胺的敏感性与 NIH 品系小鼠基本一致，但昆明小鼠的自发微核率较高，且微核频率的重现性较差。我们用亚硝基胍

（MNNG）对中国仓鼠和NIH品系小鼠进行比较，发现NIH品系小鼠对MNNG的敏感性明显高于中国仓鼠。也有人认为不同品系小鼠无明显差异，在微核实验中可以任意选择一种品系进行实验。目前我国新药毒理学研究指导原则中建议首选NIH小鼠。我们的研究表明，大部分化合物对小鼠种系无特异敏感性，但对少部分化合物如MNNG等，将产生明显的小鼠品系的差异。因此，在有条件时宜选用敏感品系，以便增加方法学的敏感性和降低微核实验的假阴性结果。

关于性别的选择，大部分化合物对雌、雄两种性别无明显差异，但小部分化合物对雄性小鼠比雌性小鼠更敏感，极个别化合物对雌性小鼠比雄性小鼠更敏感。因此，最好每组选用两种性别的小鼠。如选用单独性别宜选用雄性小鼠。

（二）试剂和器材

1. 小牛血清 将无菌小牛或胎牛血清置56℃（±1℃）恒温水浴中灭活30min，在超净工作台里分装于小试管中，置-4℃冰箱中冷冻保存，备用。

2. 磷酸盐缓冲液（PBS） 取$Na_2HPO_4 \cdot 12H_2O$ 23.87g，KH_2PO_4 9.07g，加蒸馏水至1000ml，配成1/15mol/L PBS，pH6.8。临用时或短期应用时按上述配制。如果溶液需长期保存，宜称取$Na_2HPO_4 \cdot 12H_2O$ 23.87g，溶于500ml双蒸水或单蒸水中，置室温备用；再称KH_2PO_4 9.07g溶于250ml蒸馏水中，置4℃冰箱保存。临用时将KH_2PO_4溶液用蒸馏水稀释1倍，再与Na_2HPO_4溶液按1:1浓度配制成pH6.8的PBS溶液。

3. Giemsa染液 称取Giemsa染料3.8g，用乳钵研细，逐渐滴加甲醇（AR），边加边研磨，再倒入棕色瓶中，加入甲醇共375ml，待完全溶解后，再加入125ml甘油，充分摇匀，置37℃温箱中保温48~72h，第1d需振荡数次，以后每天振荡1次。保温后取出染液，用滤纸除去沉淀物，置室温两周后使用，溶液越久越好。

4. 吖啶橙染液 称取1000mg吖啶橙，加蒸馏水100ml配成1.0%吖啶橙原液，置棕色瓶内，4℃冰箱避光保存。

5. 阳性剂 日本产丝裂霉素C（2mg/瓶）用生理盐水稀释成0.1mg/ml或0.5mg/ml，分装小试管内，置-4℃~-20℃保存，备用。临用时用生理盐水稀释成欲给药浓度，作ip给药，一般剂量选择1~3mg/kg。

环磷酰胺粉针剂（200mg/瓶），临用前称取环磷酰胺粉末，用生理盐水稀释成欲给药浓度，一般剂量选择在40~100mg/kg，作ip给药。

6. 其他 甲醇（AR），丙三醇，二甲苯。

7. 器材 手术剪刀、眼科剪刀、镊子、载玻片、盖玻片（24mm×50mm）、纱布、滤纸、毛细吸管、2ml注射器、5号针头。生物显微镜、荧光显微镜等。

（三）受试物处理

水溶性受试物常选用生理盐水溶解和稀释；非水溶性受试物可选用少量溶剂预溶，如乙醇、二甲亚砜、丙酮等，再加灭菌水稀释成欲给药浓度；也可采用玉米油、橄榄油、淀粉糊、吐温80、羧甲基纤维素钠等，使受试物溶解或悬浮后进行给药。

四、测试步骤

（一）预实验

1. LD_{50} 进行微核实验前必须有LD_{50}资料，如果已有同种系的动物和相同途径给药的LD_{50}资料，可以免做LD_{50}实验，否则都应该进行LD_{50}实验。为确定微核实验剂量设计而测定LD_{50}时，可按下述方法进行：

选用ip给药或拟临床给药途径。每组用2~3只实验用的动物品系（NIH品系或昆明种小鼠），设4~7组，最高剂量选择最大给药量（最大给药体积和最高浓度），按二倍稀释法设计几个剂量级。设计组数的多少是根据所了解受试物可能毒性大小而估计的。一般给药后观察3d小鼠死亡和其他毒性反应，测定出3d的LD_{50}，以该剂量作高剂量，如果发现2或3组均为1/2动物死亡，那么最高剂量选用含1/2动物死亡的最低剂量组。在给药后12h以上死亡的动物，最好在其临死时取股骨涂片进行微核实验，以便了解受试物是否可能为阳性剂或对骨髓细胞毒性情况，为正式实验设计提供线索。

2. 寻找敏感点　由于受试物作用于骨髓嗜多染红细胞微核的时间较短，诱发微核高峰持续时间约 6～12h；并且有的受试物作用很快，半寿期很短，有的受试物则相反；有的受试物诱变活性很弱，为了提高微核实验阳性检出率和方法学敏感性，必须寻找受试物敏感点。一般选用给药后 12h、18h、24h、36h、48h、72h 和/或 96h。一般采用 2 个剂量组，6 个时间点，每组 2～3 只小鼠，因此，寻找敏感点需要 26～40 只小鼠。

剂量选择为 1/2 LD$_{50}$×3d 和/或 1/4 LD$_{50}$×3d，也可以选择 3/4 LD$_{50}$×14d 和/或 1/2LD$_{50}$×14d。

通过不同时间取样制备标本和镜检，选择受试物诱发微核率最高的时间点作为正式实验选择取样时间的依据。

3. 多次给药的选择　对于有 LD$_{50}$ 的受试物一般选用 1 次给药法，对于不能测出 LD$_{50}$ 的受试物或毒性较小的受试物宜作多次给药。多次给药法可采用 1 天内给药 2～4 次或每天 2 次连续 2～3d 或每天 1 次连续 5 天给药。

（二）正式实验

良好的预实验是正式实验设计的依据，也是降低假阴性或提高方法学敏感性的关键，所以根据预实验结果进行设计。

1. 剂量设计和取样时间　一般选用 4 个剂量级，但至少采用 3 个剂量级。最高剂量组选择依据是对骨髓细胞分裂有抑制的毒性作用剂量（通过计数 PCE/NCE 的比值得出毒性作用）或 1/2LD$_{50}$×7d 或 3/4LD$_{50}$×14d 或最大给药量。其他中、低和/或最低剂量组的设计按最高剂量进行二倍稀释法设计。选用 4 个剂量级以便获得剂量反应关系。

取样时间主要根据预实验敏感点的寻找，如果未寻找出敏感点，那么选用给药后 24h 或 0h 和 24h 2 次给药，末次给药后 6h（即第 1 次给药后 30h）取股骨骨髓进行实验。

2. 分组设计和动物数量　一般设 5～7 组，即阳性对照组、阴性对照组（如果有机溶媒作溶剂，宜加设溶媒对照组），高、中、低和/或最低剂量组。

最好选用每组 10 只动物，雄雌各半。也可采用每组 6 只雄性小鼠。总共需要小鼠 30～70 只进行正式实验。

3. 标准微核实验操作方法

（1）取股骨　在给药后适当时间将小鼠脱颈椎处死，用 70% 乙醇或来苏水冲洗，切开大腿皮肤和肌肉，取出肌骨（二侧），用纱布擦净血迹和肌肉，剪去股骨两端，用吸有小牛或胎牛血清的注射器的针头插入股骨一端，另一端朝离心管内，用血清将骨髓冲入离心管，每根股骨 1～2ml 血清。

（2）离心　用毛细吸管吹打上述骨髓细胞，使成为单个细胞，离心 1000r/min×5min。

（3）涂片　弃去上清液，如果沉淀细胞较多，可留下少许血清，否则全部血清液弃去，以便保持细胞涂片的密度。最后用毛细吸管尖部吹打成单个细胞。吸取细胞液一小滴滴在洁净的载玻片一端，以约 45°角快速推片。

（4）固定　将上述涂片空气自然干燥后，每张玻片的细胞面上滴 2～4 滴甲醇或泡在甲醇液中 3～5min，空气干燥。

（5）染色

1）Giemsa 染色法　取 Giemsa 原液 10ml，加 PBS 液（pH6.8）90ml，染色 15～30min，取出染片置 PBS 中冲洗染液（也可用自来水冲洗，但宜用吹风机快速吹干），空气干燥或吹干。

封片是采用上述干染片放入二甲苯中 5～10min，取出滴上一滴光学树脂胶，盖上盖玻片，赶走气泡，待镜检。可存放几年。

2）吖啶橙染色法　在暗室中将吖啶橙（1.0%）原液用蒸馏水稀释成 0.1% 吖啶橙应用液，将玻片平放，上面加 1～2ml 应用液，1min 后弃液，用 PBS 冲洗 2 次，每次约 10～20s，再加 1～2 滴 PBS 液，盖上盖玻片，立即在荧光显微镜（200 倍）下初检，染色的细胞符合颜色标准后，滴一滴丙三醇，在油镜（1000 倍）下检查和计数。

（6）镜检和计数

1）微核的形态特征　微核的形态多数是圆形单个的、边缘光滑整齐、嗜色性与有核细胞内的细胞核的颜色相同，微核大小约占细胞 $1/20 \sim 1/4$。偶有肾形、环形、马蹄形、椭圆形、齿轮形等。

2）检查指标　每只动物计数 1000 个嗜多染红细胞中含有微核的细胞数（MNPCE），以千分率表示。一个 PCE 中无论是 1 个或多个微核都计为 1 个 MNPCE。

另外计数 200 个 PCE 和 NCE，即无核红细胞，计算出每只动物 PCE 与 NCE 的比值，以便观察受试物或应用剂量是否具有骨髓细胞毒性作用。

3）Giemsa 染色的细胞特征　有核细胞的核和微核都呈紫红色或蓝紫色；PCE 呈浅蓝色或蓝灰色；NCE 呈粉红色。根据颜色特征可以区分 PCE 和 NCE，但是由于骨髓细胞始终处于从幼稚到成熟的发展过程，无核红细胞中由浅蓝色（PCE）到粉红色（NCE）的中间少数细胞颜色呈过渡色，很难截然分开，只有在荧光染色条件下才能真正分开。

PCE 的直径一般比 NCE 大，PCE 呈椭圆形或圆形，偶有浅蓝色小颗粒或由胞膜皱褶引起的"人"字形的深蓝色纹理，可有边缘不规则的、比 NCE 小的形态出现。而 NCE 的形态是圆形的、边缘规则的粉红色细胞。

有时微核可与异物（artifacts）或嗜盐基颗粒相混淆，增加判定微核的难度。一般来说异物主要来自于染料颗粒，形态不规则，颜色发紫，边缘色呈浅红色，除细胞内有这种颗粒外，细胞之间肯定有这种颗粒，一般不难鉴别。骨髓细胞破碎等引起的嗜盐基颗粒因颜色和形态很像微核，还有 RNA 颗粒只能用荧光染色检查才能鉴别。

4）吖啶橙染色的细胞特征　吖啶橙染色后细胞核和微核均呈亮绿色很强的荧光，PCE 呈粉红色，NCE 呈黑色或无色。荧光染色能准确判定微核和 PCE。一般来说荧光染色不能计数 PCE 与 NCE 的比值，因为 NCE 不着色。但是在细胞较稀的区域，PCE 呈红色或粉红色，NCE 呈现黑色或一个细胞轮廓，利用这一特点可以计数 PCE 和 NCE 的比值。

4. 标本直接制备法

（1）取股骨直接涂片法　处死小鼠后取出一根股骨，剪去两端，用血管钳或镊子夹裂股骨，用针尖挑出骨髓，或用止血钳夹紧股骨一端将骨髓挤向另一端，放在已滴好一小滴血清的载物片上（血清宜滴在载物片的一端），另用一张边缘磨齐的载物片，放在血清和骨髓上轻轻按摩，让骨髓团块完全分散成单个细胞，然后以约 45° 角进行推片，在空气中晾干。

有人采用胸骨代替股骨进行直接涂片法，同样获得良好的细胞标本，制备法除取样部位不同外，其余相同。

（2）固定、染色、镜检和计数与标准微核实验操作方法相同。

5. 数据处理和统计

（1）每一实验动物作为一个观察单位，每组动物雄、雌先分开计算微核千分率，发现雄雌动物微核率无明显差异时，将每组雄雌动物微核合并计算出平均值、标准差，每组计数的细胞总数和微核细胞总数，一般正常小鼠自发微核率在 $1‰ \sim 4‰$，近交系的微核率低于远交群（系），NIH 小鼠的自发微核率 $0.5‰ \sim 2‰$，昆明种小鼠的自发微核率 $1‰ \sim 4‰$。各种品系小鼠的自发微核率均不超过 5‰。

（2）微核实验统计问题至今尚未彻底解决。Mackey and Mac Gregor（1979）认为微核率为负二项分布，可使用序贯分析方法；Hart 等（1983）认为二项分布更合适；而 Bruce 等（1979），Salamonc 等（1981），Amphlett 等（1984）都认为微核实验资料符合泊松分布。总之，微核发生率不符合正态分布，但它究竟是二项分布、负二项分布、泊松分布或其他分布，有待进一步研究。

目前国内很多实验者采用 t 检验比较给药组和对照组的微核率。Brusick（1982）建议用双侧 t 检验比较给药组与对照组之间有无显著性差异，当 $P < 0.01$ 时可认为是阳性结果。

根据我们实验中微核发生率分析，不同动物品系和不同药物诱发出不同微核频率，所以，单独采用一种分布用于上述不同条件诱发的微核频率是不合适的。此外，我们认为微核实验不应该着重放在统计学中某一分布，而应该着重放在微核频率与剂量的关系和如何提高方法学的敏感性等问题，因为只要诱发出较高的微核频率，用上述任一统计方法都能获得高度显著差异。用双侧 t 检验进行微核率的统计是一种保守的方法，如用该法能测出受试物比对照组的微核率有显著性增加，那么用其他统计方法如二项分布、泊松分布等都可以出现高度显著性差异。所以，我们认为小鼠骨髓嗜多染红细胞微核实验在严格的选择实验条件（取样时间、动物敏感品系、荧光染色、给药剂量和次数等）下所获得的微核实验数据可用双侧 t 检验对对照组和给药各组微核率分别进行统计。PCE/NCE 的比值采用 t 检验进行统计。

6. 结果判定

（1）若受试物所诱发的微核率的增加与剂量有关，其中一组（如高剂量）与对照组比较有显著性差异，表明该受试物为微核实验阳性。

（2）某一剂量在某一测试点上出现可重复性并有统计学意义的微核率的增加，计为阳性结果。

（3）产生微核实验假阴性结果的因素很多，最好在使用最大给药量、不同取样点、不同给药次数和剂量、敏感种系等条件下，无统计学意义时计为阴性结果，以便降低假阴性提高微核实验的敏感性。

五、方法应用

1. 筛选药物或其他物质是否具有诱发微核的遗传毒性作用。

2. 通过测量微核直径或采用流式细胞仪或采用抗着丝粒抗体免疫荧光法等技术证实诱发微核阳性物质是染色体断裂剂或纺锤体毒剂。

3. 可用于抗突变新药的筛选。

六、注意事项

微核实验由于方法简便，容易被掌握，所以也很容易被实验者忽视许多细节，造成假阴性结果。为了降低假阴性提高阳性检出率，应注意如下几点：

（一）给药量

给药剂量就该选择合适的高、中、低和/或最低剂量组，高剂量可产生少部分动物死亡或骨髓细胞抑制毒性作用的剂量，测不出 LD_{50} 的受试物宜增加药物浓度（如浓缩药液，选择更好的溶剂等）或增加给药次数。

（二）给药途径

药理实验或一般毒理实验常采用拟临床给药途径为最佳给药途径，但是微核实验中腹腔给药通常优于灌胃、皮下注射等途径，这一点在很多种阳性剂中得以证实。当然，某些药物不适合腹腔给药应除外。腹腔给药阳性检出率明显高于口服，所以该实验中常选用腹腔注射给药。如果一种口服制剂在腹腔给药为阳性结果，而口服为阴性结果，这种阳性结果尽管存在局限性，且与临床途径的结果不符，但它提示受试物具有致突变的可能性。

（三）结果判定

一般情况下 Giemsa 染色可以确定受试物是否具有显著增加微核的作用，当 MNPCE 大于 10‰的给药组，且有统计学差异时，可认为是阳性结果，但有时给药组与对照组比较尽管呈现高度显著差异（$P < 0.01$），而当 MNPCE 小于 10‰时，应特别注意统计学意义与生物学意义的关系，不能将凡是有统计学意义的都认为是阳性结果。解决这一问题最好办法不是统计学方法，而是进一步选择条件重新实验。必要时应采用吖啶橙荧光染色法作进一步验证或采用敏感器系或增加每组实验动物进一步实验。合理选择取样时间是提高微核阳性检出率的一个关键因素，应特别注意。

七、方法学评价

（一）微核实验优点

主要有：①快速；②简便，不需要特殊试剂和设备；③自发微核率低，种系间差异小；④结果可靠，终点明确；⑤哺乳动物体内实验；⑥可以扩展到任何一种能分裂的细胞作为测试系统，不受染色体数目多和核型等因素的影响；⑦可区分断裂剂和纺锤体毒剂。

（二）微核实验缺点

主要有：①敏感性较低，对已知致癌剂的检出率只有 60% 左右，造成敏感性低的原因是实验条件选择不当（如未按严格规定进行预实验）和骨髓细胞作为测试系统等因素；②用 Giemsa 染色时出现假阳性结果时，应改用吖啶橙荧光染色才可避免假阳性；③由于取骨髓细胞作测试系统，一般不能观察受试物在体内诱发微核的高峰时间和持续时间，不能作连续性动态观察。对那些严重抑制骨髓细胞分裂的受试物不宜进行实验，可采用降低剂量或改用其他方法进行实验。

第五节　外周血嗜多染红细胞微核实验

一、概述

外周血嗜多染红细胞微核实验（micronucleus test of polychromatic erythrocytes in peripheral blood，简称 PMT）是检测药物或受试物诱发哺乳动物外周血微核的一种快速、简便、经济的体内染色体损伤的细胞遗传毒性实验。该法由陈世明等人（1988）根据嗜多染红细胞的理化性质结合吖啶橙和不同涂片角度而建立。

Schmid 等人（1973）建立和完善小鼠骨髓嗜多染红细胞微核实验（BMT）以来，各种类型的微核测定法相继建立，如外周血淋巴细胞微核实验、胎鼠肝细胞微核实验、肝部分切除后肝细胞微核实验、胸腺微核实验、脾细胞微核实验、睾丸细胞微核实验、两栖类动物或植物细胞微核实验、体外细胞微核实验等，但是，上述各种方法在简便、经济、快速、敏感等方面不及 BMT 法，BMT 法仍然是一种首选的敏感的微核实验。

BMT 法的优点是采用对化学物敏感的、微核容易辩论而不被主核掩盖的无核的嗜多染红细胞作为检测系统。但是该法取材于骨髓，不能多次取样检查，无法观察药物在体内产生遗传毒性作用的强度和持续时间，也难以应用于临床。为了克服这些缺点并发扬 BMT 法的优点，许多研究者曾设法建立外周血嗜多染红细胞微核实验，但因外周血中嗜多染红细胞占全血细胞的比例太少，镜检速度太慢，无法应用于常规性检测。为此，Wai Nang Choy 等人（1985）采用密度梯度离心浓集嗜多染红细胞的方法测定小鼠外周血嗜多染红细胞微核，这不但加快镜检计数嗜多染红细胞的速度，而且也降低取血量，可供多次取样连续观察化学物诱发微核的致突变作用。但是，该法制备标本太繁琐，并需要特定的实验条件，难以用于常规检测。

我们建立的 PMT 法保留上述方法的优点并克服其缺点，它比 BMT 法和其他方法更简便、快速、经济，而且可对多种实验动物（如小鼠等）进行多次连续采样，以便观察化学物在动物体内产生遗传毒性作用的高峰时间和持续时间，也可应用于临床。

二、原理

外周血细胞可粗分为 3 类，有核细胞；正成红细胞（normochromatic erythrocytes，NCE）；嗜多染红细胞（polychromatic erythrocytes，PCE）。NCE 占全血细胞 95% 以上，PCE 仅占全血细胞 1.5% 左右。用煌焦油蓝染色或 Giemsa 染色时，全血细胞都着色，虽然可以区分 PCE 和 NCE，但计数每样本 1000 个 PCE 很费时，并且这种染色对判断是否真正微核仍很困难，因此，必须解决如何正确判定微核和如何加快计数 PCE 的速度两个难题。

吖啶橙（acridine orange，AO）是一种能与 DNA 和 RNA 特异结合的荧光染料，它与 DNA 结合成 AO-DNA 复合物产生亮绿色荧光，与 RNA 结合成 AO-RNA 复合物产生橙红色荧光，AO 染料所发生的荧光强度与 DNA 的含量成正比。血液中的 NCE 不含有任何 DNA 和 RNA 成分，因此，AO 不能与 NCE 反应，故不显色。PCE 中含有少量（约 0.5%）RNA 成分，因此，AO 能与 PCE 反应，并产生红色。微核的主要成分是 DNA，AO 能与微核反应产生亮绿色荧光，这是确定微核的重要依据。所以，在 AO 染色后的血标本中，占 96% 的 NCE 不着色（荧光显微镜下不能观察到 NCE），而占血细胞 1.5% 的 PCE 却显示鲜艳的红色，排除大量 NCE 在计数中的干扰，有助于加快计数 PCE 的速度。

在常规血液推片法中，两张载玻片在推片中的交叉角度约为 30~45°，目的是使血细胞分散均匀，且无任何重叠细胞现象。用这种血样本进行 AO 染色后，在 1000 倍的荧光显微镜下，观察每 3~5 个视野中只有一个 PCE，每样本计数 1000 个 PCE 需移动显微镜视野约 3000~5000 次，使实验者的眼睛极度疲劳，因此仍不能明显加快计数 PCE 的速度。经过摸索发现，两张载玻片在推片中的交叉角度约 75°最合适。以 75°快速推片法可使血标本明显分成头（前）、体（中）、尾（后）三段，头部占血标本的 1/2，其中大部分血细胞明显重叠，体部占血标本的中 1/4，细胞在 Giemsa 染色条件下很密集，甚至有部分细胞重叠现象，尾部占血标本的后 1/4，细胞较稀疏。由于 PCE 的体积大于 NCE，根据细胞体积的大小和推片的不同角度的物理原理，发现头部血标本中以 NCE 为主，极少见到 PCE，中部有 NCE 和 PCE，尾部主要是有核细胞和少量 PCE 及个别 NCE。在 AO 染色和荧光显微镜检查时，血标本的中部是计数 PCE 最快、最合适的位置。每一视野有 4～10 个 PCE，这就达到快速计数 PCE 的目的。

在血样本中部可能出现部分血细胞重叠现象，但由于 NCE 中的微核率极低，即使强致突变剂（TEM），在 NCE 中也只有 5‰的微核率，所以，血样本中部有部分血细胞重叠现象不影响血细胞中计数嗜多染红细胞微核出现的频率。PMT 法制备血标本的需血量极少，每样本约需 0.05～0.1ml，它可以从大小动物的耳缘或尾巴末端取血，可作反复多次取样。

三、标本制备

（一）实验动物

可选用刚成年的动物如小鼠、大鼠或其他动物。一般常采用小鼠。通常选用雄性和雌性各 5 只小鼠或 6 只雄性小鼠作为一个实验组，体重在 18～22g 之间。

（二）试剂与器材

1. 试剂　0.1%吖啶橙水溶液，置 4℃冰箱中保存；磷酸盐缓冲液（1/15mol/L 磷酸二氢钠与 1/15mol/L 磷酸氢二钾以 1∶1 混合，pH 值为 6.8，简称 PBS），置 4℃冰箱中保存。其他有甲醇、甘油等试剂。

2. 阳性剂　常选用环磷酰胺（临用时配制，一般按 30～120mg/kg 作 ip 给药）；丝裂霉素 C（用生理盐水配成 1mg/ml，冷冻保存，临用时用生理盐水按 1～3mg/kg 的剂量配制，并作 ip 给药）；其他阳性剂如 4 硝基喹啉、阿糖胞苷等也可使用。

3. 器材　Nikon 荧光显微镜，载玻片，盖玻片（24mm×50mm）等。

（三）受试物

水溶性受试物常选用生理盐水；而非水溶性受试物可选用羧甲基纤维素钠、乙醇、二甲基亚砜等溶剂；如脂溶性受试物在作口服给药时，常选用玉米油、橄榄油或其他油类；有时可采用淀粉（5%～10%）或琼脂作悬浮液作 ig 给药。某些中草药水煎剂或提取物，测不出 LD_{50} 的受试物需要进行浓缩，以防低浓度而产生假阴性结果。

四、测试步骤

（一）预实验

根据我们的研究，PMT 法预实验可设 2～3 组，每组 2 只小鼠，即高、中、低 3 个剂量组，并选 24h、36h、48h、72h 和/或 96h 时间点，一般受试物在 48h 时间点上其诱发微核率最高，必须含有 48h 取样点。

给药途径一般选用 ip 给药，因为该途径吸收快、药量准确、操作简便、不受胃酸和多种酶的干扰，但对某些药物是不适合的，如中药大蜜丸、带多种赋形剂的片剂等药物。也可按临床拟给药途径给予。

剂量选择一般按 LD_{50} 进行摸索，最高剂量可选择小鼠 1/2～3/4LD_{50}×14d，中剂量可选择 1/4LD_{50}×14d，低剂量可选择 1/8LD_{50}×14d，但预实验中可以省略低剂量组，以便节省工作量。PMT 法预实验中采用高低两个剂量组和一个溶剂对照组在 1 次或 5 次给药后 24h、36h、48h、72h、96h 和/或 120h 不同时间点对每一小鼠进行取血，制备标本和镜检方法与正式实验相同。

（二）正式实验

1. 剂量设计　高剂量组通常选择有细胞毒性的剂量或 1/2LD_{50} 或最大给药量（最大溶解度和最大给药体积），细胞毒性的依据是在进行预实验中用血标本进行 Giemsa 染色后计数 500 个细胞（PCE 和 NCE）含有 PCE 的数目，NCE 与 PCE 的比值明显增大时，说明受试物对细胞具有毒性作用。

中剂量组通常选用 1/2 高剂量，低剂量组通常选用 1/4 高剂量。PMT 法的剂量设计主要是高剂量的选择。必要时在低剂量以下再设 1～3 个剂量级，以便获得良好的剂量－反应关系。

2. 分组设计和动物数量　一般设 5 组，即高中低 3 个剂量组、阴性对照和阳性对照组。阴性对照组常用溶剂对照，如生理盐水、玉米油、淀粉糊等，但如果溶剂是有机溶媒，最好另设溶媒对照组。预实验结果出现高中低 3 个剂量组的微核率均很高，且微核率很相近时，宜设 5 个剂量组。所以，一般可分 5 ~ 8 组，每组雄、雌小鼠各 5 只或雄性小鼠 6 只，总共所需雄鼠 30 ~ 48 只或雄鼠和雌鼠各 25 ~ 40 只。

3. 给药

(1) 急性给药　一般采用 1 次给药法，也可以在 1 天内每间隔 3 ~ 4h 给 1 次，共 2 ~ 4 次，该种方式常用于中草药或无毒性或毒性很低的受试物。

(2) 亚急性给药　每天给药 1 次，连续给药 5d。

(3) 慢性给药　可以持续给药 3 个月或更长时间，每天给药 1 次。也可以结合大鼠长期毒性实验同时进行 PMT 法。

(4) 给药途径和取样时间的选择　一般采用 ip 给药，也常采用临床拟给药途径，但最好是根据预实验中可能能够获得阳性结果的或微核率最高的途径作为正式实验中的给药途径。

根据受试物作用的方式或作用细胞周期的阶段不同，可采取给药后 18h、24h、36h、48h、72h 进行取样，但是最关键取样的时间是根据预实验的结果进行选择的，如果无预实验，至少采用 24h、48h、72h 3 个取样点进行实验。

(5) 血标本制备　对于小鼠用眼科剪刀剪去鼠尾约 1 ~ 4mm，大鼠可采用同样的方法，大动物可用三棱针扎耳缘挤血，人体可采用三棱针扎耳垂或扎食指，挤取二滴血分别滴于两张洁净载玻片上，用另一张边缘磨光的载玻片与滴有一滴血的载玻片交叉为 75 度角进行快速推片。空气干燥（至少 30min）后，用 2 ~ 3 滴甲醇滴在载有血细胞的玻片上，10min 后可采用染色和镜检，也可以采用放置室温中数月至数年内进行染色和镜检。

(6) 染色　在暗室里，将 0.1% 吖啶橙水溶液与 PBS 按 1：20 稀释成 0.005% 吖啶橙应用液。血标本平放于染色架上，每一标本的细胞面上加 2ml 吖啶橙应用液，均匀覆盖染色约 1min。弃去染液，用 PBS 洗去染液，加 2ml PBS 均匀覆盖约 1min，弃去 PBS，再加 2ml PBS 覆盖约 30s，滴 2 滴 PBS，放上盖玻片，待镜检。此标本在 4℃ 保湿避光保存可达 3 ~ 5d。在镜检前发现盖玻片与载玻片间的 PBS 液干固时，宜在玻片边缘再加 1 ~ 2 滴 PBS，可延长镜检时间。

(7) 镜检　样本以双盲法进行编码，在暗室中用 Nikon 荧光显微镜检查。首先在低倍镜（200 倍）下检查染色是否符合标准。血标本中 PCE 呈紫红色，细胞核或微核呈亮绿色，NCE 不显色时，说明染色符合标准。在标本的盖玻片上滴一滴纯甘油，在油镜（1000 倍）下对每只动物血标本计数 1000 个 PCE 中所含的嗜多染红细胞微核数。

PCE 和细胞核呈黄色或浅红色时，说明脱色时间不够，此时取下盖玻片，滴 2 滴 PBS 进行脱色 0.5 ~ 2min，放上盖玻片后即可镜检。如 PCE 呈白色或灰白色，细胞核呈白色，或背景（无细胞区域）为绿色（正常背景为黑色），说明脱色时间太长，宜重新染色和脱色。

(8) 数据处理　用泊松分布或适当的统计法对给药组与对照组或给药前与给药后的微核细胞率进行显著性检验，按微核细胞千分率列表报告结果。

(9) 结果判定　给药组与溶媒对照组的微核细胞率有显著差异，且有剂量 – 反应关系时为阳性结果；给药组中一个剂量组与对照组有显著差异，且该剂量组能重复得到同样结果时，也为阳性结果。否则为阴性结果。

五、方法应用

1. 筛选药物或其他物质是否具有诱发微核的遗传毒性作用。

2. 筛选抗突变新药或抗肿瘤新药。

3. 通过测量微核直径确定受试物是染色体断裂剂或纺锤体毒剂。

4. 预测受试物对人体是否具有染色体损伤的毒性作用或致癌的潜在性。

5. 同时应用于小鼠或大鼠等动物的急性毒性、慢性毒性、致畸胎、致癌或抗癌以及多种药理学实验，以便得到多项结果。

6. 用于观察受试物对动物或人体的体内产生遗传毒性作用高峰时间、持续时间和消失时间。

7. 用于预测人体内潜在癌肿的可能性。

8. 采用连续给药、连续取样观察药物或受试物对小鼠、大鼠或其他动物的蓄积遗传毒性作用。

六、注意事项

（一）制备血片

取血量要求少，约 1 小滴，快速涂片。涂片的角度宜大，速度宜快，血片的头、体、尾宜涂成从厚到薄均匀的细胞标本。血片干燥后尽快用甲醇固定，可保持数年。但血片尚未彻底干燥时不宜用甲醇固定，否则血片发白色，细胞被破坏。

（二）染色

荧光染色时必须在暗室里进行染色或稀释染液，染色时间应准确，因为染色时间太短或太长可造成细胞核或微核发浅红色或发黄色，不易与 PCE 相区别。如染色时间太短宜适当延长；如染色时间太长，必须用 PBS 液冲洗 1 次或在血标本上再铺 1 层 PBS 液约 10~30s。

（三）镜检

在荧光显微镜下血细胞的颜色容易改变，如从 PCE 的红色变成白色，细胞核和细胞质也相应变色。因此，在同一视野中荧光显微镜的光束照射时间尽量缩短。细胞核呈现浅红或黄色时不应镜检，应作退色处理，即用 PBS 冲洗。

七、方法学评价

（一）PMT 法的优点

1. 快速　PMT 法比 BMT 法快 5~10 倍。

2. 简便　PMT 法只需从小鼠尾巴末端取一小滴血，直接涂片和镜检，而 BMT 法需处死小鼠取股骨髓等多项步骤。

3. 经济　BMT 法需要胎牛或小牛血清，每只小鼠或大鼠只能处死进行 1 次实验，而 PMT 法不需血清，并可对大、小鼠进行多次取样，节省动物。

4. 敏感　由于 PCE 是一种敏感的细胞，所以 PMT 和 BMT 均采用 PCE 作检测终点，敏感性也基本相同。

5. 可靠　由于采用吖啶橙特异染色，排除了 BMT 法中 Giemsa 染色所出现的假微核现象，使结果更加可靠。

6. 动态观察　BMT 法宜处死小鼠后取骨髓制备标本，不能连续观察受试物在体内的变化。而 PMT 法可作连续性动态观察，观察受试物在体内产生遗传毒性的高峰时间和持续时间。

7. 应用范围广。

（二）PMT 法缺点

1. 必须采用荧光染色，否则无法加快计数 PCE 的速度，PMT 法采用荧光染色能显著增加判定微核的准确性，但是无法保留染色后的血标本。此缺点在 BMT 法中用荧光染色时同样存在。制备双套血标本可克服该缺点。

2. 对骨髓细胞毒性大的受试物难以进行 PMT 法。解决办法是降低受试物给药剂量或改用肝细胞或其他细胞作终点的实验。该缺点在 BMT 法中同样存在。

综上所述，PMI 法具有快速、简便、经济、敏感、可靠、应用范围广和能动态观察等优点，它是值得推广应用的新方法。

（陈世明）

参 考 文 献

1. Boller K and Schmid W. Chemische mutagenesis beim sauger, das knochemmark des chinesischen hamsters als in vivo-testsystem H amatologische befunde nach behandlung mit trenimon. Humangenetik, 1970, 11：35 − 54

2. Matter B and Schmid W. Trenimon-induced chromosomal damage in bone marrow cells of six mammalian species, evaluated By the micronuclei test. Mutation Res, 1971, 12:417-425

3. Von Ledebur M and Schmid W. The micronucleus test; methodological aspects. Mutation Res, 1973, 19:109-117

4. Schmid W. Chemical mutagen testing on in vivo somatic mammalian cells. Agents and Actions, 1973, 3:77-85

5. Heddle J A. A rapid in vivo test Chromosome damage. Mutation Res, 1973, 18:187-190

6. Schmid W. The micronucleus test. Mutation Res. 1975, 31:9-15

7. Mackey BE, et al. The micronucleus test: Statistical design and analysis. Mutation Res, 1979, 64:195-204

8. Aeschbacher (HU, Gottwich D, Meier H, et al. Mutagensensitive Strain of mice. Mutation Res, 1979 59:301-304

9. Gollapudi B and Kamra OP. Application of a simple Giemsa-staining method in the micronucleus test. Mutation Res, 1979, 64:45-46

10. Hayashi M, Sofuni T and Ishidate Jr M. High-sensitivity in micronucleus induction of a mouse strain (MS). Mutation Res, 1982, 105:253-256

11. Heddle J A, Mite M and Kirkhart B. The induction of micronuclei as a measure of genotoxicity. Mutation Res, 1983, 123:61-118

12. Ehling U H, Averbeck D, Cerutli P, A et al. Review of the evidence for the presence or absence of thresholds in the induction of genetic effects by genotoxic chemicals, ICPEMC publication No. 10. Mutation Res, 1983, 123:281-341

13. Mitchell I deG and Brice A J. Investigations into parametric analysis of data from in vivo micronucleus assays by comparison with non-parametric methods. Mutation Res, 1986, 159:139-146

14. 黄念君、陈世明、应贤平. 吖啶橙荧光染色在微核实验中的应用. 遗传, 1986, 8 (4):27-29

15. Amphlett G E and Delow GF. Statistical analysis of the micronucleus test. Mutation Res, 1984, 128:161-166

16. The Collaborative Study Group for the micronucleus test. Sex difference in the micronucleus test. Mutation Res, 1986, 172 (2):151-163

17. 黄念君、陈世明. 六种不同品系微核敏感性比较. 药学通报, 1985, 20:714-715

18. 陈世明、曹卫、应贤平，等. 微核实验敏感动物种系的研究. Ⅰ. NIH 小鼠和 LACA 小鼠对四种药物诱发微核效应的敏感性比较. 药物分析杂志, 1988, 8 (4):214-217

19. 陈世明、朱永琪、曹卫. 微核实验敏感动物种系的研究. Ⅱ. NIH 小鼠和中国地鼠对 N-甲基-N′-硝基-N-亚硝基胍诱发微核效应的敏感性比较. 药物分析杂志, 1989, 9 (2):96-99

20. 陈世明、应贤平、赵强，等. 化痔灵注射剂诱发微核作用的研究. 药物分析杂志, 1989, 9 (1):30-32

21. MacGregor JT, Heddle JA, et al. Guidelines for the conduct of micronucleus assays in mammalian bone marrow erythrocytes. Mutation Res, 1987, 189:103-112

22. Mirkova E and Ashby J. Relative distribution of mature erythrocytes, polychromatic erythrocytes (PE) and micronucleated PE on mouse bone marrow smears; control observation. Mutation Res, 1987, 182:203-209

23. Ashby J and Mohammed R. Slide preparation and sampling as a major source of variability in the mouse micronucleus assay. Mutation Res, 1986, 164:217-235

24. Fench M, Neville S, Rinaldi J. Sex is an important variable affecting spontaneous micronucleus frequency in cytokinesis-blocked lymphocytes. Mutation Res, 1994, 312 (2):203-207

25. Morales-Ramirez P, Vallarino-Kelly T, Mercader-Martinez J, et al. Induction of micronuclei by acute and chronic exposure in vivo to gamma rays in murine polychromatic erythrocytes. Mutation Res, 1994, 34 (1):47-55

26. Afshari AJ, McGregor PW, Allen JW, et al. Centromere analysis of micronuclei induced by 2-aminoan thraquinone in cultured mouse splenocytes using both a gamma-satellite DNA probe and anti-kinetochore ant. Environ Mol Mutagen, 1994, 24 (2):96-102

27. 陈世明、赵强、冯辛霞，等. 一种快速检测外周血嗜多染红细胞微核的新方法. 中国临床药理学杂志, 1988, 4 (2):88-93

28. 黄幸纾、陈星若主编. 环境化学致突变、致畸、致癌实验方法. 杭州：浙江科学技术出版社, 1985, 19-205

29. 李寿祺主编. 卫生毒理学基本原理和方法. 成都：四川科学技术出版社, 1987, 440-460

30. 中华人民共和国卫生部药政局. 新药（西药）临床前研究指导原则汇编（药学、药理学毒理学）. 1993

31. Banerjee SK, Banerjee S, Li S A, et al. Induction of chromosome aberration in syrian hamster renal cortical cells by various estrogens. Mutation Res, 1994, 311 (2):191-197

32. Carol A, Luke, Raymond RT. Effect of Processing time on the quality of mouse bone-marrow metaphase preparations. Mutation

Res, 1989, 227:59 - 62

33. 蔡勇. 用微核测定法检测染色体丢失的进展. 国外医学遗传学分册, 1995, 18（1）:30 - 34
34. 涂知明. 染色体脆性位点的研究进展. 国外医学遗传学分册, 1993, 5:237 - 242

第四章　原代肝细胞在现代毒性测试中的应用

第一节　遗传毒性评价——目的和方法

遗传毒性实验分为体外和体内实验，用于测定由各种机制引起的直接或间接诱发遗传损害的化合物。这些实验能确定受试物有关 DNA 损伤和损伤固定（fixation）。基因突变形式中 DNA 损伤、大区域染色体损伤、重组和染色体数目异常，这些固定性 DNA 损伤通常被认为具有重要的可遗传效应，并在恶性肿瘤的多步过程中起重要作用。经遗传毒性实验测试为阳性的化合物对人体具有潜在致癌和/或致突变作用，即可诱发癌和/或引起遗传缺陷。尽管已了解特殊化学物与人体癌形成的关系，但是，要证实可遗传性疾病的相同关系是困难的，使用遗传毒性实验仅仅预测化学物的致癌性。一种化合物被怀疑为能诱发遗传效应与被怀疑为能诱发癌具有同样重要性。

经验表明，没有一种实验能测定所有致癌剂/潜在生殖细胞突变剂，所以需要采用一套测试方法。遗传毒性方法可根据化合物预期用途对不同化合物采用不同方法进行测试。某些化合物，如药品，对人体给药使用广泛，必须采用体外和体内遗传毒性实验进行测试。建立一套常用测试方法其考虑因素如下：

1. 细菌回复突变实验适合于初步评估受试物的遗传毒性，该法已证明能测定有关遗传改变和大部分具有遗传毒性的啮齿类致癌剂。

2. DNA 损伤被认为与哺乳动物细胞相关，但不适合细菌的测试，所以常用哺乳动物细胞进行评价。常用几种哺乳动物细胞系统是测定染色体严重损伤（体外染色体损伤）的测试系统，如用小鼠淋巴肉瘤 tk 方法测定基因突变和诱裂效应；测定基因突变的系统，如用 CHO 或 V79 细胞株 HPRT 实验。

3. 一种体内遗传损伤实验通常是一套测试系统中的一部分实验，这些实验可提供一种能附加有关因素（如吸收、分布、代谢和排泄）测定化合物遗传毒性的测试模型，所以体内实验允许测定某些附加因素的遗传毒剂。啮齿类动物造血细胞中一种体内染色体损伤实验能满足上述要求，如骨髓细胞染色体畸变分析或红细胞微核实验。

体外和体内遗传毒性实验必须考虑化合物代谢途径，应采取适当方法进行实验。

第二节　遗传毒性测试中代谢的重要性

严重毒性的致突变剂/致癌剂通常由某些损害不太严重的化合物（如前致突变剂）经代谢活化后形成。根据体内实验的性质，它有利于受试物吸收、分布、代谢和排泄，这些因素在评估化合物危害性时是很重要的，而在体外实验中很难排除这些因素。现今遗传毒性实验中体内测试系统仅仅局限于几个靶器官，如骨髓或外周血淋巴细胞，使化学物在这些细胞中产生有丝分裂活性促进其突变性的测定。这些器官通常与代谢、药理学无明显关系，而与毒理学，尤其是遗传毒性如肿瘤发育有关。克服这一严重缺点可以通过大鼠和小鼠各种器官中转基因技术测定其突变性，但目前这些技术仍不能被广泛应用。

在吸收、分布、代谢和排泄中，体外实验唯一能模仿的是代谢。但是在大部分体外遗传毒性实验中使用有代谢潜在性的细胞是有限的，结果使前致突变剂活性不足引起 DNA 反应的代谢物。所以，遗传毒理学中体外测试系统包括外部代谢活化系统或代谢竞争细胞的使用，后者极其重要。常规致突变测试中最常用的是细胞培养时外加代谢活化系统，一般采用大鼠肝 S_9 混合物。这种混合物由辅酶 II 和 6 磷酸葡萄糖的辅助因子。与 S_9 原液混合而成。啮齿类动物肝 S_9 混合物的制备是通过酶诱导剂，如多氯联苯或一种苯巴比妥和 β-萘酚黄酮结合物诱导成的混合物。通过这些方法保持了 S_9 中含有细胞色素 P450 混合功能氧化酶的高度活性。S_9 原液的使用浓度，在细菌实验中 S_9 混合物在 5% ~ 30%（V/V）范围，而在哺乳动物细胞中使用浓度在 1% ~ 10%（V/V）范围。

虽然 S_9 混合物作为代谢补充物得到广泛使用，但是它有一些明确的限制。因为 S_9 混合物有严重的细胞毒性，所以在哺乳动物靶细胞中只能混合使用 2 ~ 6h（Madle，1981；Kugler 等，1987），而无 S_9 混合物条件下加药时间可明显延长。业已证明，S_9 混合物作为代谢活化物能产生误导（misleading）结果，将需要更长的处理期才能发挥突变作用（Bruggemann and Van der Hoeven，1985；Muller et al. 1992）。S_9 混合物另一缺点是它能损坏细胞结构，并且减弱复合酶作用，导致酶反应不平衡，促使某些细胞色素 P450 依赖活性作用，且不适合"接合反应"（conjugation reactions）。

总之，遗传毒理学中体外和体内二类方法可能由于各自内在缺陷产生不相同的结果。文献中报道了体外和体内实验之间的差异，因素之一是代谢的特殊性。虽然受试物结构和特性含有潜在遗传毒性的可能性，但是体外实验结果可能阴性。所以必须注意如下问题：化合物的结构或其已知代谢物是否适合体外代谢活化（如啮齿类动物肝 S_9）的标准技术。

第三节 大鼠原代肝细胞/肝细胞分离技术的应用

遗传毒理学中应用原代肝细胞可以克服上述某些限制。新鲜分离的肝细胞保持大部分肝细胞功能，并含有更广泛的异生物代谢酶谱，所以，这种细胞最适合未知化合物的代谢。然而，体外和体内肝细胞的有丝分裂活性太低，无法简易直接测定基因突变或染色体损伤。由于这一限制，所以在短期遗传毒性测试中发展了如下主要技术：

1. 原代肝细胞作为外加代谢系统 原代肝细胞能与 S_9 混合物的用途相媲美，能与代谢缺陷的靶细胞一起复合培养，以便测定各种遗传损害。实验结果表明，细胞间介致突变和致癌作用比 S_9 间介致突变和致癌作用具有更好的相关性（Bos et al，1983；Utesch et al，1987，Muller et al，1992）。然而，从肝细胞到靶细胞代谢活化的转导，尤其对那些代谢活性很短的化合物，这种转导能限制这种系统的预测值（Kuroki and Devron，1978；Kasper et al，1990）。

2. 原代肝细胞作为遗传毒性的靶细胞 这种遗传毒性不依赖于细胞分裂繁殖时可使用原代肝细胞，如诱导 DNA 加合物（^{32}P-标记法，Randerath et al，1981，1985），DNA 碱性易变点（碱性洗提法，alkaline elution assay，Sina et al，1983）或 DNA 修复（UDS 实验，Williams，1976）。虽然这些终点清楚表明受试物在肝细胞中潜在 DNA 损伤，但是它们在这些细胞中得不到确实突变活性的信息。在指示实验中获阳性结果很难解释那些尚未被体内或体外短期致突变实验证实的化合物。

3. 原代肝细胞 原代肝细胞在特殊培养技术和条件中可持续培养数天。原代肝细胞被迫分裂有助于染色体损伤或微核的细胞遗传分析。

上述 2、3. 中用肝细胞测定遗传毒性可在体内先给药后再进行实验，也可以体外实验中进行给药。体外方法的优点是从单一肝灌注中获得肝细胞用于一种或多种完整实验中，而体内方法通常用大量动物肝灌注才能测试一种受试物。各种方法描述如下。

一、肝细胞分离

小动物如小鼠、大鼠或仓鼠的肝脏通常按照 Seglen（1973）二步胶原酶灌注技术分离出原代肝细胞。动物采用 ip 戊巴比妥钠麻醉，用无 Ca^{2+}、Mg^{2+} 的 Hanks（HBSS）溶液作肝门静脉灌注，在这种 Hanks 液中补充 10mmol/L Hepes〔4-（2-羟乙基）-1-哌嗪-乙烷磺酸〕和 0.5mmol/L EGTA〔乙二醇二（2-氨基乙醚）-N, N'-四醋酸〕。10min 后换缓冲液，即 HBSS 溶液中补充 10mmol/L Hepes，5mol/L $CaCl_2$ 和 0.05% 胶原酶（N 型）。全部灌注液保持 37℃，pH7.3。根据作者经验，大鼠肝脏灌注合适时间为 10min，而仓鼠肝灌注时间为 12min，使用缓慢速度灌注。灌注后取出肝脏，剪碎肝组织，混悬于 WE 培养基中，用无菌纱布过滤。细胞悬液用冷 WE 培养液（离心，50g，2min）冲洗 3 次，以便清除细胞碎片和非实质肝细胞。为了解肝细胞存活率可用台盼蓝染色法进行计数。

大动物肝原代肝细胞制备法，包括人肝外科切片法的采集，操作方法参考 Strom 等（1982）的描述，并将一根导管在肝表面切口处插入大血管，用胶原酶灌注于肝片。

二、肝细胞和靶细胞复合培养

在细胞间介方法中代谢竞争细胞与合适的指示细胞一起复合培养，作为靶细胞测定遗传损害。Hubermen 和 Sachs（1974）首次用 V79 细胞和辐照致死的啮齿类动物胚胎细胞复合培养发展了细胞间介系统。前致突变剂、烃类二甲基苯并蒽、苯并芘、甲基胆蒽都通过胚胎细胞代谢。这些活化的代谢物通过靶细胞产生可测定的基因突变，而靶细胞本身不能代谢化合物。为了增加细胞间介系统中检测化合物的种类，这种细胞间介方法采用不同靶细胞与原代肝细胞进行复合培养，以扩大检测多种生物学终点（kasper 等，1990）。

已知一些主要因素影响肝细胞间介实验中的遗传效应，详见图 30-4-1。亲电子突变代谢物在肝细胞内形成，并可与指示细胞的靶 DNA 一起起反应，或通过酶反应或非酶反应使亲电子突变代谢物失活。活化与失活的平衡取决于反应的代谢物有效的干扰靶 DNA 的数量，或给予潜在遗传毒性化合物诱发或不诱发遗传毒性的表达。

在细胞间介实验中，遗传毒性中间体的细胞间传导的普通通道尚不清楚。这种传导可能直接来自于细胞与细胞之间，也可能是代谢物先进入培养基，再经靶细胞而形成。后者的机制是稀释的代谢物变成浓缩物，在靶细胞中不产生遗传毒性效应。这种通道和细胞间交换的有效性主要依靠分子转运的生化特性。半寿期短的代谢物在到达靶细胞中 DNA 以前已经自由分解。代谢物堆积可能不通过细胞膜，而是保留在代谢的细胞中。高反应亲电子中间体可结合非临界分子的亲核位点，如 RNA、蛋白质或代谢细胞中的 DNA，这些中间体可能不与测定突变的靶细胞中 DNA 起反应。

（一）方法

肝细胞与永久分裂的细胞共同培养的方法很简单，并能获得能繁殖的结果。例如，肝细胞与中国仓鼠 V79 细胞复合培养：将肝灌注后所分离的肝细胞（1×10^6 个）接种于 $25 cm^2$ 塑料瓶内，在这瓶内预先接种 2×10^5 个 V79 细胞培养 24h。培养 1.5h 后弃去培养液，重新换成无胎牛血清的加或不加受试物的 WE 培养液，再复合培养 12～24h，收获 V79 细胞，测定遗传损伤。需要长时间处理的化合物，在培养液中加适量胎牛血清（kasper 等，1995）。

（二）结果评价

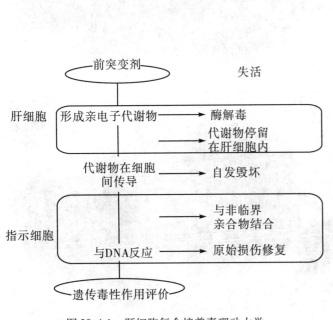

图 30-4-1 肝细胞复合培养毒理动力学

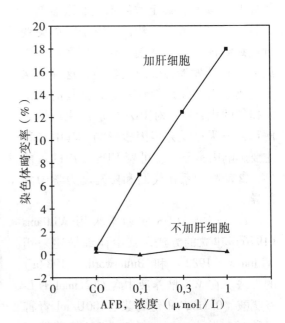

图 30-4-2 黄曲霉毒素 B_1 对中国仓鼠 V79 细胞加或不加肝细胞的染色体畸变实验结果

注：CO 为阴性对照。

原代肝细胞与靶细胞复合培养后可分析各种突变结果。图 30-4-2 表明加或不加肝细胞的 V79 细胞经黄曲霉毒素 B_1（AFB_1）处理后染色体畸变作用。在 V79 细胞中存在大鼠原代肝细胞，这种肝细胞的复合

培养法能确定 AFB_1 为诱裂剂。但当 AFB_1 单独处理 V79 细胞，而不加代谢活化时，就不能测出 AFB_1 的诱裂作用。图 30-4-13 显示 3 种吡咯双烷生物碱类致癌剂对 V79 细胞与原代肝细胞复合培养的结果，该图既表明采用肝细胞作为代谢物而不使用 S_9 混合物的优点，又表明肝细胞—靶细胞复合培养的缺点主要是需要代谢物细胞与细胞间的传导。更进一步来说，必须有很强的细胞间通讯，这种通讯促进化合物或代谢物在细胞间的传导。如肝细胞与 V79 细胞之间形成一种看不见的间隙连接（gap junctions）（kasper 等，1990）。总之，肝细胞—靶细胞复合培养是遗传毒理学中 S_9 间介代谢的一种有价值的改变，它与 S_9 混合物方法比较具有促使受试物在代谢物中接触更长时间的优点。当然也应考虑其局限性。

三、原代肝细胞 DNA 修复实验

原代肝细胞 DNA 修复实验（DNA-repair test）是测定化学致癌剂诱发 DNA 损伤的一种方法。根据细胞的特性，通过含有切除缺陷 DNA 位点的核苷酸切除修复方式清除 DNA 损伤。其次通过一种 DNA 合成步骤取代那条被切除的 DNA 链。这种过程称为程序外 DNA 合成（unscheduled DNA synthesis，UDS），相对应的是正常 DNA 复制期中称为程序或复制 DNA 合成（replicative DNA synthesis，RDS）。通过一种有放射活性胸腺嘧啶核苷酸与核 DNA 结合，根据所结合的量用放射自显影测定其修复活性。在 UDS 实验的玻片上通常几乎不能观察到重标记细胞。这些细胞代表在培养期间经受程序 DNA 合成的肝细胞。因为这些细胞容易与 UDS 细胞区分和评价，作为研究 UDS 同样方法用于测定 RDS。这种终点常用于研究化合物对体内和体外肝细胞的有丝分裂活性（见 RDS 的测定节）。

（一）体外 UDS 实验

体外 UDS 实验起始于大鼠原代肝细胞（Williams，1976，1977）。迄今这种方法已经测试许多种突变剂或致癌剂，积累了大量资料（Probst 等，1981；Williams 等，1982，1989）。体外实验的工作量明显少于体内实验，因为体外实验中一个肝脏的肝细胞灌注后有足够细胞进行一项完整实验。体外 UDS 实验在确定致癌剂或非致癌剂方面具有高度精确性。然而，由于某些突变剂或致癌剂（如交联剂、核苷同系物、类放射剂）诱发遗传效应的性质，这种方法不能测定没有经切除修复方式修复的能诱发损伤的化合物。对 UDS 实验结果应慎重解释，因为可受许多因素影响，其中二种主要影响因素是：①可疑 UDS 反应的可能性；②动物种系在代谢和修复动力学中的差异。

1. 方法 UDS 实验常采用 Williams（1976）建立的方法，其中详细描述采用 Williams（1982）和 Butterworth（1987a）的方法。在 WE 培养液中含有 2mmol/L L-谷氨酸、0.1mg/ml 链霉素、100U/ml 青霉素和 10% 胎牛血清。每 2ml WE 培养液中加约 2×10^5 活肝细胞，接种在 35mm 直径的 6 孔平板内的某一孔中，孔中预先放置一块 25mm 圆形的用胶原酶包过的盖玻片。细胞在这种孔内培养 2h（37℃），然后通

A

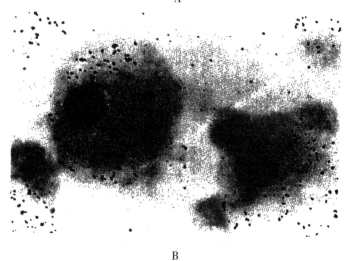

B

图 30-4-3 肝细胞结合 ^{3}H-TdR 的放射自显影

A 为阴性对照；B 为黄曲霉素 B_1 处理组 400X。

过换培养液清除未贴壁的细胞。在 WE 培养液中加入 185kBq/ml 氚化的胸腺嘧啶核苷酸（^{3}H-TdR），肝细胞在此条件中继续培养，与受试物共同培养 18h。随后用 HBSS 缓冲液冲洗肝细胞，并将肝细胞浸泡在 1% 柠檬酸钠溶液中 10min，使细胞膨胀。用冰醋酸和乙醇（1:4）溶液固定细胞，再用无离子水冲洗，干燥的盖玻片贴在玻片上，在玻片与盖玻片之间滴上 K5 乳胶。玻片在 40℃ 置 48h，取出玻片用苏木精 - 曙红染色法进行染色。UDS 实验中每组采用 3 个平行培养孔，每孔制成一张玻片，每张玻片计数 50 个肝细胞。

2. 结果评价 ^{3}H-TdR 不能与核 DNA（核颗粒）结合，所以，通过计数由 ^{3}H-TdR 衰变所产生核的银颗粒数目，测定 UDS。颗粒也存在于细胞质中，因 ^{3}H-TdR 与线粒体 DNA 结合。当细胞质中颗粒落在核上时，在显微镜下可能作为核颗粒计数，这就会影响核颗粒的准确数据，从而影响实验结果。为了克服这一缺点，对邻近核的 3 个核大小的细胞质区域计数颗粒的平均数，并从核颗粒计数中减去，这样的结果可作为纯核颗粒的资料。图 30-4-3 显示 UDS 实验中二种肝细胞染色的放射自显影，A 图放射自显影表明未处理的 2 个肝细胞，B 图可见到明显增加核 DNA 修复的 2 个肝细胞放射自显影。

（1）可疑 UDS 反应 在未处理的肝细胞中，细胞质中每单位面积颗粒数一般高于阴性对照组的细胞核颗粒。在 UDS 实验中如果纯核颗粒数比对照组高出 3~5 个或更多个颗粒，即为阳性结果。然而，当评价 UDS 实验结果时，应考虑到受试物对胞质中颗粒数目的影响。图 30-4-4a. b 为体外 UDS 实验，用香豆素（一种天然的或合成的食品色素）和 2-乙酰胺芴（2AAF）在二个实验中都能诱发纯核颗粒的增加与剂量的依赖关系，这是 UDS 实验中判定阳性结果的基本标准。但是，香豆素这种颗粒的增加是由于细胞质中颗粒减少引起的（灰色标记），而核颗粒数目（白色标记）持续保持在测定浓度范围（图 30-4-4a）。相反，2AAF 诱发纯核颗粒明显增加，这是由于诱发出很多的核颗粒引起的（图 30-4-4b），而不明显影响细胞质颗粒。2AAF 结果被认为是真实的 UDS 阳性反应，即说明受试物具有潜在遗传毒性。

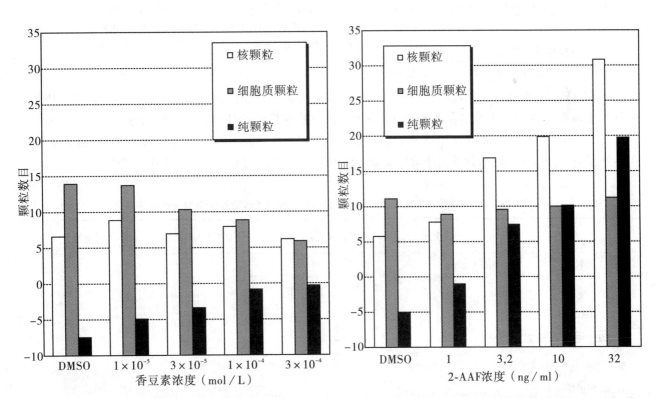

图 30-4-4a NMRI 系雌性小鼠经香豆素处理后原代肝细胞 UDS 实验结果

图 30-4-4b Wistar 系雄性大鼠经 2-乙酰氨芴（ZAAF）处理后原代肝细胞 UDS 实验结果

注：在含有 ^{3}H-TdR 的培养肝细胞中与受试物接触 18h。

总之，评估受试物是否诱导 UDS 的潜在遗传毒性，必须考虑细胞与核颗粒和质颗粒数量的反应，一种纯颗粒数目的增加可能仅仅是由于细胞质中颗粒减少的原因，这种减少很可能是一种线粒体复制的毒性结果。如果纯颗粒增加能反映一种遗传毒性反应，那么这种纯颗粒增加与核颗粒数量增加相关。

（2）体外 UDS 实验种属差异　体外实验结果的准确性是依赖于体外实验是否真正反映出体内实验的结果。毒理学研究中常采用不同种系所分离的肝细胞，体外水平种属差异的研究与体外 UDS 实验可靠性的研究范围和基本原理相似。

在用肝细胞测定 UDS 方面，不用大鼠，而用小鼠（McQueen 等，1983；Mori 等，1984）、叙利亚仓鼠（Holme 和 Soderlund，1985；Barfknecht 等，1987）、豚鼠（Holme 和 Soderlund，1985）、家兔（McQueen 和 Williams，1987a；Maslansky 和 Williams，1985）、猴（Steinmetz 等，1988）和人（Steinmetz 等，1988；Butterworth 等，1989）。图 30-4-5 显示黄曲霉毒素 B_1 在大鼠和中国仓鼠两种种属间诱导肝细胞 UDS 结果的比较。给药后 18h 大鼠肝细胞 DNA 修复的敏感性明显高于仓鼠肝细胞 DNA 修复。黄曲霉毒素 B_1 在 DNA 修复中这种种属差异反映黄曲霉素代谢物遗传毒性活性的差异和细胞毒性的差异。在仓鼠肝细胞培养中，含极少颗粒的细胞可能是由于高浓度黄曲霉素处理后引起酶活性降低的结果。

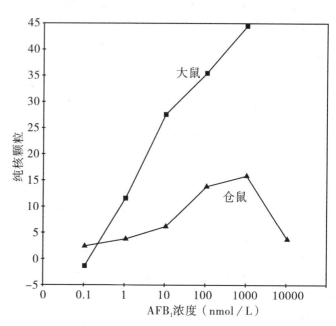

图 30-4-5　用放射自显影测定大鼠和中国仓鼠原代肝细胞经黄曲霉毒素 B_1 AFB₁ 体外处理后 UDS 诱导的结果

注：对照组平均纯颗粒（大鼠 0.8，仓鼠 1.6）调节为 0，给药组平均纯颗粒大于 5 时为阳性。（资料来自 Muller 等，1994）。

（二）体内肝 UDS 实验

近年来，有效的体内 UDS 方法更受到重视。在细胞遗传实验中除广泛应用骨髓细胞外，很多材料来自于体内肝 UDS 实验（Madle 等，1994）。文献综述表明体内 UDS 实验结合骨髓细胞微核实验的方法对检测大部分遗传毒性致癌剂具有极少假阳性结果（Tweats，1994，表 30-4-1），所以，受试物在体外实验显示具有遗传毒性，而体内骨髓细胞却显示阴性结果时，同时采用体内骨髓细胞微核实验和体内 UDS 实验是很有价值的（ICH，1995）。

表 30-4-1　骨髓微核实验阴性而肝 UDS 实验阳性的遗传毒性致癌剂的选择结果

化合物	体外活性	骨髓微核实验	肝 UDS 实验	致癌性
二甲基亚硝胺	+	-	+	+
二硝基丙烷	+	-	+	+
2,4 二硝基甲苯	+	-	+	+
3-甲基-二氨基-苯并蒽	+	-	+	+
6-二甲氨-偶氮苯噻唑	+	-	+	+
1,2-二溴甲烷	+	-	+	+
2-苯并蒽	+	-	+	+

来自 EPA 资料，即 Waters 等 1988，和 Allavena 等 1992。

1. 方法　虽然可以使用任何合适的哺乳动物种系，但是，大鼠常用于体内 UDS 实验中（Butterworth 等，1987b），采用健康的刚成年的种系。受试物通常以灌胃方式作一次给药。给药体积不超过 2ml/100g

体重。不提倡采用腹腔给药，因为这种途径给药可以将受试物直接进入肝脏而不是给予循环系统。在动物给药后 12～16h 制备肝细胞通常于给药后 2～4h 取样更合适，除非是在 12～16h 有明显的阳性反应。用台盼蓝计数活细胞数，一般活细胞数应超过 75%，但活细胞率较低时不明显影响 DNA 修复活性的测定（Fautz 等，1993）。UDS 的培养条件和测定方法基本上与体外 UDS 实验相同。每只大鼠 3 个平行培养物，每张玻片计数 50 个肝细胞，即每一给药的动物制备 3 张玻片，每组 3 只动物的肝细胞进行 UDS 的评估。用测定坏死细胞方式对受试物的细胞毒性进行定量。体内 UDS 阳性细胞百分率（含 5 个或更多个纯颗粒细胞）比阴性对照组明显增加可认为阳性结果。

2. 结果评价　在体内 DNA 修复合成的测试中已证实四种有价值因素是：①UDS 反应中种系差异；②含Ⅱ期特异酶系统的复合代谢；③DNA 修复的时间 - 进程或 DNA 加合物的清除；④复制 DNA 合成（RDS）的诱导。

（1）体内 UDS 实验种属差异　UDS 实验种属特殊差异可能是由于受试物代谢活化率或解毒作用不同，或遗传损伤修复能力不同或 DNA 加合物保留时间的变化。图 30-4-5 显示黄曲霉毒素 B_1 在体外实验中种系的比较，而图 30-4-6 显示体内 UDS 实验中种系差异。用黄曲霉毒素 B_1 处理 2h 的条件下，大鼠对 DNA 修复反应比中国仓鼠更敏感。所以，在 UDS 实验中大鼠和仓鼠肝细胞之间的种属差异对体外和体内方法具有相同的结果。此外，黄曲霉素 B_1 在 UDS 实验的结果与致癌实验结果比较，两者具有良好的相关性，说明黄曲霉素 B_1 对大鼠是一种潜在肝致癌剂，而对中国仓鼠仅仅是很弱的致癌剂。骨髓微核实验得出同样结果，即黄曲霉素 B_1 具有诱发大鼠骨髓细胞微核率明显增加，而在中国仓鼠微核实验中为阴性结果（Madle 等，1986）。其原因可能是黄曲霉素 B_1 活化成主要 DNA 反应的代谢物——黄曲霉素 B_1-8，9 氧化物，大鼠对这种代谢物的反应比中国仓鼠更敏感。

（2）Ⅱ期特异酶系统的代谢　Ⅱ期特异酶系统（即通常的缀合反应）对前致癌剂活化为终致癌剂的作用经常被低估。图 30-4-7 显示爱草脑（estragole）油在体内 UDS 实验中应用的结果，如爱草脑 2g/kg 剂量显示阳性结果。体外 UDS 实验表明爱草脑具有体外 UDS 活性作用。体内实验采用花生油与爱草脑混合后灌胃给药，对照组仅给予花生油。

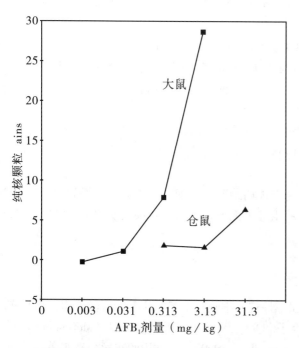

图 30-4-6　黄曲霉毒素 B_1 AFB$_1$ 处理大鼠和中国仓鼠后对肝 UDS 诱导结果

注：动物口服给药后 2h 分离肝细胞。

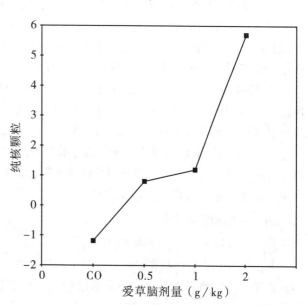

图 30-4-7　不同剂量爱草脑处理大鼠后对肝 UDS 诱导结果

注：口服给药后 4h 分离肝细胞，每只动物评价 150 个细胞，每组至少使用 2 只动物。（资料来自 Mulldr 等，1994）。

爱草脑在体外和体内都有诱发 UDS 能力，尽管使用 S₉ 混合物或肝细胞复合培养作为代谢系统，但在体外实验中不能诱发染色体畸变作用（Muller 等，1994），也不能诱发细菌突变作用（Drinkwater 等，1976，Swanson 等，1979；To 等，1982；Sekizawa 和 Shibamoto，1982），由 1-羟爱草脑形成最终遗传毒性和致癌的代谢物（Drinkwater 等，1976；Swanson 等，1979）。爱草脑的活化需要几步代谢过程。磺基转移酶可能在黄樟脑或黄樟脑同系物的活化过程中起重要作用。有证据表明黄樟脑硫酸酯（1′-磺氧黄樟脑）是致癌终代谢物（Boberg 等，1983）。所以，S₉ 混合物可能是一种不完全活化系统。活化爱草脑诱导 UDS 代谢物的实验中证实肝细胞具有间介活化磺基转移酶的能力，而肝细胞与 V79 细胞复合培养时对染色体畸变实验无间介诱发能力。其原因可能是在肝细胞中产生活化（亲水性?）的代谢物不能通过细胞膜进入 V79 细胞，也可能是黄樟脑在代谢竞争的细胞内诱发高频率的 DNA 加合物（phillips 等，1984；Randerath 等，1984），黄樟脑在大鼠肝细胞 UDS 实验中具有诱导 UDS 的能力（Williams，1985），但它的诱裂作用不容易被检测（Dean 等，1985）。

综上所述，用 II 期特异酶系统，如磺基转移酶间介的活化作用可以解释用肝细胞作为靶细胞所获得 UDS 实验阳性结果，而用 S₉ 活化物或与肝细胞作复合培养系统的实验中获得阴性结果。

（3）DNA 修复时间 – 进程/DNA 加合物的清除　DNA 修复活性与其相关的诱导 DNA 加合物的另一有趣特性可能由于诱导 UDS 的时间 – 进程的结果。如将醋酸环丙氯地孕酮（cyproterone acetate，CPA）给予雌大鼠数天后进行大鼠肝 UDS 实验。在雌大鼠中给予 CPA（一种抗雄激素类固醇）后用 ^{32}P 标记技术在雌大鼠肝中诱发出高频率的 DNA 加合物。在雌大鼠肝中形成 DNA 加合物的动力学研究表明，单剂量给予 CPA 后的头几天内 DNA 加合物开始增加，在 10 周后 DNA 加合物维持较高水平（Werner 等，1995）。图 30-4-8 显示一次口服给予 CPA 后的 6d 内，雌大鼠肝内测定 UDS 的结果。2-乙酰氨芴常作为给药后很短时间产生 DNA 修复能力的阳性物，给药后 12h 的 UDS 反应达高峰，CPA 则在给药后 4d 才能诱发 UDS 反应。

结果表明用 UDS 诱导物给予动物后，在几天内 DNA 修复可以增加或明显增高。据报道用 CPA 诱发 DNA 加合物明显增高，与 UDS 的增高具有相似的结果，这可能是 UDS 反映出经 CPA 诱发能修复 DNA 加合物的比例。然而，CPA 诱发 DNA 加合物和 DNA 修复之间无完全相关，因为 DNA 加合物的频率在给药后 7d 内保持很高水平（Werner 等，1995）。无论怎样，体内 UDS 实验有关修复动力学研究有助于进一步解释动物肝细胞 DNA 损伤的清除和后果。

（4）复制 DNA 合成测定法　复制 DNA 合成（RDS）测定法与 UDS 测定法相同。^{3}H-TdR 存在的条件下，对 S 期的细胞核进行重标记，在这些标本中能评估 UDS 和 RDS。S 期细胞百分率的计数通常采用每张玻片随机计数 1000 个肝细胞，每只动物计数 3 张玻片。许多种已知化合物有效地刺激复制 DNA 合成，而不依赖于诱导 UDS 的潜力（Uno 等，1994）。

图 30-4-9 表明体内 RDS 测定中获得一种潜在有丝分裂剂的典型结果。上文提及 CPA 化合物，除了它能诱导 DNA 加合物（Werner 等，1995；Kerdar 等，1995）和 UDS（图 30-4-8）以外，它也是大鼠肝脏的有丝分裂剂（Schulte-Hermann 等，1980）。

图 30-4-9 显示雌大鼠肝细胞中诱导 RDS 的化合物与体内给药后时间 – 进程关系。灌胃给 CPA100mg/kg 后 16h，所有肝细胞中约 7% 细胞经受 S 期，而对照组几乎无 S 期细胞。结果表明 RDS 测定是一种诱导大鼠肝细胞有丝分裂活性的敏感指标。

四、肝细胞微核实验

（一）体外分裂的肝细胞微核研究

基因突变和染色体损伤的研究依赖于细胞分裂。虽然原代肝细胞在培养时几乎无有丝分裂，但是实验必须获得较多分裂的肝细胞。体外培养液中附加生长因子和激素刺激原代肝细胞分裂（McGowan 等，1981；Sand 和 Christoffersen，1987；Nakamura 等，1983；Michalopoulos，1990）。最常用的有丝分裂刺激剂是胰岛素和上皮细胞生长因子（EGF）（Eckl 等，1987a，b；Sawada 等，1986，1991；Muller 等，1993）。最合适的细胞浓度（Nakamura 等，1983；Eckl 等，1987a）和母液成分（Sawada 等，1986）以及增加丙酮酸盐（McGowan 和 Bucher，1983）和培养液中降低钙浓度（Eckl 等，1987a）能促进大鼠肝细胞生长反应。虽然染色体畸变是代表化学物诱发突变的可靠指标，但用原代肝细胞的研究操作繁琐、消耗时间，它不适合常规实验。在培养的肝细胞中约80%是4倍体~10倍体（Saeter 等，1988），即约80~160条染色体的中期相被检查和评价。相反，由 Alati 等（1989）建立体外肝细胞微核实验是很容易操作的，并能很快测定突变剂的作用。用大鼠肝细胞体外微核实验已在几个实验室中开始应用（Muller 等，1993；Cao 等，1993；Piatti 等，1994；Muller-Tegethoff 等，1996），也有人使用人体肝细胞微核实验（Hwang 等，1993），这种体外微核系统已测定许多种化学物（表30-4-2）。

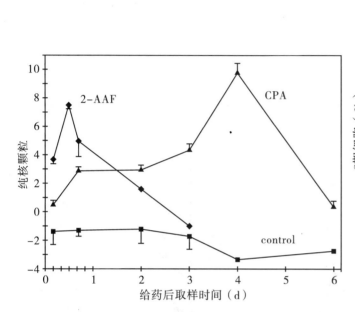

图 30-4-8　醋酸环丙氯地孕酮或 2-乙酰氨芴对 Wistar 系雌性大鼠肝细胞 UDS 诱导的时间－进程关系

注：一次口服给予 CPA100mg/kg 或 2AAF50mg/kg，每组至少 3 只动物。（资料来自 Kasper 和 Muller，1996）。

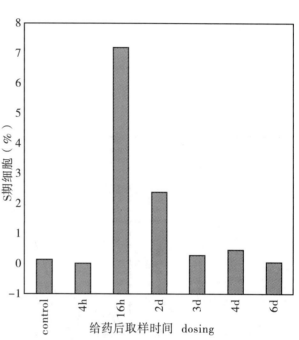

图 30-4-9　醋酸环丙氯地孕酮（CPA）对 Wistar 系雌性大鼠肝细胞复制性 DNA 合成（RDS）诱导的时间—进程关系

注：一次口服给予 CPA100mg/kg，方框代表给药后 4h ~ 6d S 期肝细胞百分率。每张玻片随机选择 1000 个细胞中 S 期细胞的百分率，每只动物计数 3 张玻片。（资料来自 Kasper 和 Muller，1996）。

1. 方法　在无血清最低基本培养基（MEM）中加非必需氨基酸、庆大霉素、胰岛素（10^{-7}mol/L），将肝细胞分离成单个细胞，按约 1×10^4 个活肝细胞/cm^2 的细胞浓度接种于经胶原包裹的塑料培养皿（直径为 60mm）上。钙离子浓度降低到 0.4mmol/L 对肝细胞生长并不重要，但它对增加有丝分裂活性很重要（Eckl 等，1987a）。有些作者已经描述了培养基中增加其他附加物。肝细胞培养 2h 后通过换 2 次培养液清除未贴壁的肝细胞。肝细胞培养 24h，让分离的肝细胞功能得以恢复，再加有丝分裂剂，上皮细胞生长因子（EGF，20~40ng/ml），同时加各种浓度的受试物。加受试物后可在几 h 到 48h 内测定受试物的细胞毒性作用。对于人体肝细胞的有丝分裂促进剂采用肝细胞生长因子（HGF，10ng/ml），同时用 EGF（Hwang 等，1993）。肝细胞总培养时间约 72h 后，进行细胞固定，用 4′,6-二氨基-2-苯吲哚荧光染料进行荧光染色，在显微镜下进行分析（Alati 等，1989）。也可采用 Giemsa 染色（Piatti 等，1994）或 Schiff′s 试剂/萘酚黄染色（Sawada 等，1991）。Cao 等（1993）用流式细胞测定仪成功地测定了大鼠肝细胞培养中的微核数。

用胰岛素和 EGF 作为有丝分裂刺激剂对大鼠肝细胞具有时间依赖关系（图30-4-10）。加胰岛素后在 48~72h 之间有丝分裂指数最高，加 EGF 后 42~48h 之间有丝分裂指数达高峰，在上述时间后有丝分裂指数明显减少。

在体外肝细胞生长繁殖中出现高频率的不规则的有丝分裂现象（Eckl，1993；Muller-Tegethoff 等，1993），干扰了染色体分布，并形成微核。在有丝分裂剂处理后 72h 的阴性对照组中平均肝细胞微核率在

1.5%~7.8%之间，见表30-4-2。

表30-4-2 体外肝细胞微核实验中给有丝分裂刺激剂72h后对照组微核率
（MN）和有丝分裂指数（MI）

平均 MN（%）	平均 MI（%）	实验次数	参考文献
4.0	n. d	4~8	Alati 等，1989
7.8	2.5	52	Muller-Tegethoff 等，1995
2.6~6.5	n. d	n. d	Cao 等，1993
7.0	1.5	36	Eckl 等，1995
4.0	n. d	3	Hwang 等，1993
1.5	n. d	3	Piatti 等，1994

n. d-无有关资料。

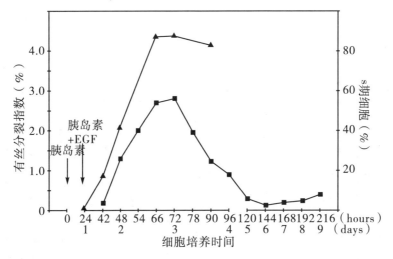

图30-4-10 胰岛素和上皮细胞生长因子（EGF）体外给予大鼠
肝细胞后 DNA 合成和有丝分裂的时间依赖关系
注：结果代表4个不同实验的平均值，三角代表 DNA 合成，方块代表有丝
分裂。（资料来自 Muller 等，1993）。

不同实验室出现对照组微核频率的差异可能是不同染色方法引起的。在对照组中，肝细胞微核率明显高于永久分裂的细胞株的微核率，如 CHO 细胞微核率为 1.1%~3.3%（Miller 等，1995），CHL 细胞微核率为 0.75%（Matsuoka 等，1993），或 V79 细胞微核率为 0.8%~1.7%（Seelbach 等，1993）。肝细胞中高频率自发微核率可能是由于受试动物肝脏本身存在损害（Eckl 等，1991；Uryvaeva 和 Delone，1995），并在肝细胞分离过程中进一步损害（Cesarone 等，1984），或在非生理条件下的单层细胞培养的有丝分裂过程中，肝细胞中有丝分裂的纺锤体被拉断（Eckl，1993）。为了更好地比较化学物诱发突变性与细胞毒性作用，在结果中宜给出受试物诱发微核频率和有丝分裂指数以及比对照组增加的倍数（Muller-Tegethoff 等，1995；Hwang 等，1993）。

肝细胞微核的评价标准与体外细胞培养中微核实验的标准相同。如果一个细胞的细胞质中存在一个或多个小核，且不与主核连接，这种小核的荧光强度和色泽与主核相同，其直径小于主核的1/3，称为微核（Alati 等，1989）。在单核和双核的肝细胞中分析和计数微核。图30-4-11 显示在用 4',6-二氨基-2-苯吲哚荧光染料（DAPI）染色的大鼠肝细胞中几个微核。

肝细胞培养的微核实验中测定分裂指数作为细胞毒性的指标。每组分析 4000 个肝细胞中微核出现率和有丝分裂指数。

　　因为动物个体间的差异，且缺乏统一标准，所以，现今肝细胞微核实验中选用某一种统计方法作为判断标准仍不合适。在作者实验室中，当受试物诱发肝细胞微核频率的增加有剂量依赖关系，在重复实验中微核率超过对照组的 1.5 倍时，计为阳性。但是，在某些研究中也有使用 t 检验（Hwang 等，1993；Esterbauer 等，1990）或 χ^2 检验（Piatti 等，1994）。

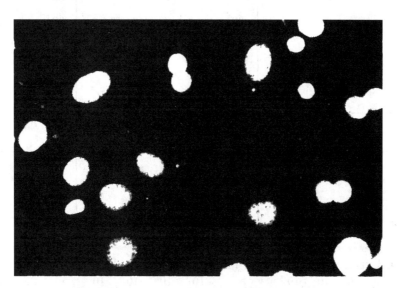

图 30-4-11　环磷酰胺处理后大鼠肝细胞微核率

注：肝细胞与胰岛素和上皮细胞生长因子（EGF）共同培养 72h，用 DAPI
荧光染料染色 400 倍检查。

　　2. 结果评价　图 30-4-12 显示间接致突变剂，N-亚硝基二甲胺，即需细胞色素 P450 系统代谢活化的突变剂。在体外肝细胞微核实验中该化合物具有剂量依赖关系的含微核肝细胞数的增加，其微核率是自发微核率的 2.2 倍。其他化合物所诱发微核率是对照组的 4 倍（Muller-Tegethoff 等，1995）。

　　原代肝细胞作为突变实验的靶细胞取代了永久分裂的细胞株外加代谢活化系统的优点已在吡咯双烷生物碱倒千里光碱（pyrrolizidine alkaloids retrorsine，PAR）的实验以及单猪尿豆碱（monocrotaline）和靛红偶（isatidine）等实验中得以证实。图 30-4-13 中用这 3 种化合物在 V79 细胞中加入大鼠肝 S_9 混合物的染色体畸变实验、V79 细胞加大鼠原代肝细胞复合培养的染色体畸变实验和大鼠肝细胞微核实验进行比较性研究。这些化合物已在致突变和致癌实验中反复证实为阳性结果。图 30-4-13c 表明倒千里光碱，单猪尿豆碱和靛红偶具有诱发肝细胞微核作用，图 30-4-13a 表明靛红偶在 V79 细胞加 S_9 混合物合条件下不能测出其潜在致突变作用。这种阴性结果有 2 种解释：①S_9 混合物具有较强的细胞毒性作用，受试物与细胞接触 2h 被清洗掉，而 V79 细胞加大鼠原代肝细胞复合培养或肝细胞微核实验与受试物接触达 18h ~ 48h。所以，延长药物与细胞接触时间，产生这种结果的差异；②肝细胞对靛红偶代谢活性作

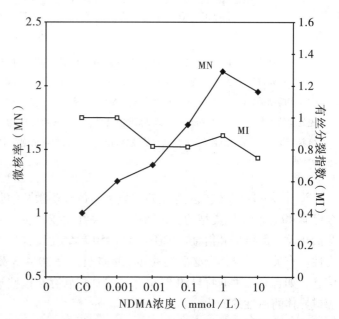

图 30-4-12　N-亚硝基二甲胺（NDMA）对肝细胞微核实验的剂量－依赖关系

注：开始加有丝分裂刺激剂胰岛素 10^{-2} mol/L，24h 后加 EGF40ng/ml，加 NDMA 后培养 4h，细胞培养时间共 72h，细胞进行固定，记录有丝分裂指数（MI）作为细胞毒性指标。

用强，而 S₉ 混合物（如 N-氧化物减少）对靛红偶无明显活性作用（Muller 等，1992）。这两种解释意味着使用肝细胞比靶细胞外加 S₉ 混合物系统更适合于致突变实验。

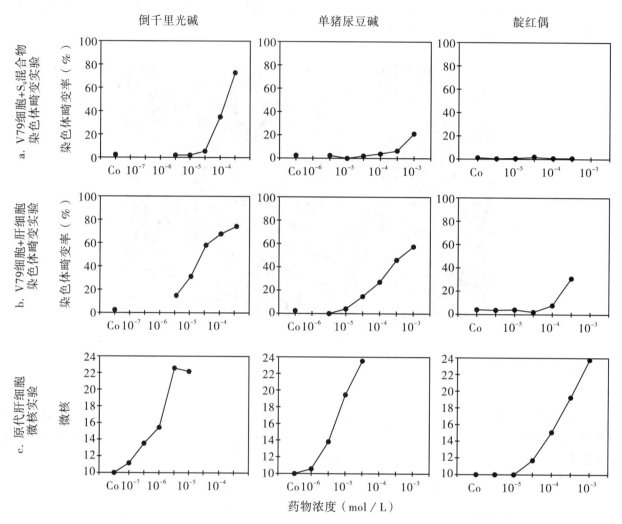

图 30-4-13 吡咯双烷生物碱倒千里光碱、单猪尿豆碱和靛红偶诱发突变作用的结果

注：a. 在 V79 细胞中加 1% 大鼠肝 S₉ 混合物的染色体畸变（CAb）实验结果；b. V79 细胞中加大鼠原代肝细胞（Hpc）的 CAb 实验结果；c. 给药 48h 后 Hpc 的微核（MN）实验结果。接种 V79 细胞 2×10^5 后 24h 加 1% 大鼠肝 S₉ 混合物（经多氯联苯预先处理的大鼠）或加新鲜分离的大鼠活肝细胞 10^6 个。受试物与 S₉ 混合物共同培养 2h，或与活肝细胞共同培养 18h，V79 细胞共培养 18h（包括收获细胞前 2h 加秋水仙胺 80ng/ml）进行制备细胞标本。每实验组计数 200 个中期分裂象。（资料来自 Muller-Tegethoff 等，1996）。

3. **体外肝细胞微核实验的重要资料** 体外刺激肝细胞有丝分裂的研究是一项新的研究领域。不过至今已有 40 多种不同类型的受试物用于相关性比较。表 30-4-3 总结了有关主要酶或酶系统对化合物肝内代谢活化反应的结果和信息。细胞色素 P450 单氧化酶（CYP450）对异生物变成亲电子的中间体具有特殊重要性。有关特异异体酶必要性的知识很贫乏，表 30-4-3 列出的大部分化合物仅仅是给出代谢活化的一般信息，如含有几种非特异的 P450 形式等。尽管存在这些缺陷，表 30-4-3 仍然表达出原代肝细胞中肝特殊酶或异体酶活性的变化。

用体外肝细胞微核实验测试 42 种化合物中有 29 种化合物为啮齿类致癌剂，其中 21 种化合物主要对肝脏具有潜在致肿瘤遗传毒性作用（表 30-4-3）。几乎所有已知遗传毒性的致癌剂都能诱发大鼠肝细胞微核作用，如烷化剂、2-乙酰氨芴、丝裂霉素 C 和 X 线。黄曲霉素 B₁（AFB₁）是唯一不能被测出的特异的致肝癌剂。但是 AFB₁ 具有很强的抑制肝细胞繁殖，并阻止体外肝细胞微核的形成（Muller-Tegethoff 等，1994b）。其他两种已知致癌剂，多环芳香烃类，苯并芘和 DMBA 在该系统中为阴性结果。这可能是由于这类化合物在肝细胞中起作用的酶失活引起的（Hesse 和 Jernstrom，1984）。苯并芘和 DMBA 在体外肝细胞中是很弱的 DNA 修复诱导剂，而苯并芘不能引起体内肝细胞产生 DNA 修复作用（Ashby 等，1988）。此外，苯并芘和 DMBA 的细胞毒性作用发生在能测定出 DNA 修复的浓度，所以，它们可能阻止微核的形成。

表 30-4-3 体外大鼠肝细胞微核实验结果总结

体外测试化学物名称	活化成亲电子肝细胞酶	微核实验	啮齿类动物致癌性#
烷化剂			
乙基甲烷磺酸酯（EMS）	无	+ （7）	+
甲基甲烷磺酸酯（mms）	无	+ （7.8）	+
亚硝基胍（MNNG）	无	+ （6.11）	+
芳香胺	P450		
2-乙酰氨芴（2AAF）	unsp，P450，葡萄糖醛酸-，乙酰-，磺基转移酶[1]	+ （6）	+ （L）
4-乙酰氨芴（4AAF）	unsp，P450	– （7）	–
亚硝胺			
N-亚硝基＝乙胺（NDEA）	CYP2A6（2）	+ （7.8）	+ （L）
N-亚硝基＝甲胺（NDMA）	CYP2E1/6（2）	+ （7）	+ （L）
N-亚硝基吗啉（NMOR）	unsp. P450	+ （7）	+ （L）
硝基化合物			
1-硝基丙烷（1-NP）	unsp. P450	– （7）	–
2-硝基丙烷（2-NP）	unsp. P450	+ （7）	+ （L）
多环芳香烃			
黄曲霉毒素 B_1（AFB_1）	CYPlA2，3A3/4（3）	– （6.9）	+ （L）
苯并芘	CYPlA1（3）	– （7）	+
芘	unsp. P450	– （7）	–
7,12-二甲苯并蒽	unsp. P450 磺基转移酶（5）	– （7）	+
吡咯双烷生物碱类			
倒千里光碱	unsp. P450	+ （6）	+ （L）
单猪尿豆碱	unsp. P450	+ （7）	+ （L）
靛红偶	unsp. P450	+ （10）	+ （L）
aneugenes			
秋水仙胺	无	+ （10）	?
苯菌灵	无	+ （11）	+ （L）
灰黄霉素	无	+ （10）	+ （L）
过氧化物生成剂			
氯贝丁酯（clofibrate）	无	– （6）	+ （L）
fenofibrate	无	– （7）	+ （L）
降脂素	无	+ （7）	+ （L）
Ciprofibrate	无	+？（12） + （12）	+ （L）
Wy-14，643	无	– （7） + （13）	+ （L）
二(2-乙基己)邻苯二甲酸盐（DEHP）	无	– （7）	+ （L）

续　表

体外测试化学物名称	活化成亲电子肝细胞酶	微核实验	啮齿类动物致癌性#
二（2-乙基己）（DEHA）	无	－ （12）	＋ （L）
脂类过氧化产品			
4-羟壬烯	？	＋ （17）	？
4-hydroxyhexenal	？	＋？ （18）	？
2-壬烯	？	＋ （17）	？
4-羟十一碳酸	？	－ （18）	？
2-对-壬烯	？	－ （18）	？
壬稀	？	－ （17）	？
其他药品			
乙酰水杨酸	无	－ （7）	－
醋氨酚	unsp. P450	－ （7）	－
丝裂霉素 C	无	＋ （7）	＋
环磷酰胺	CYP 2B 1/2 C6/2 C11 （4）	＋ (6.8.11)	＋
醋酸环丙氯地孕酮	unsp. P450、磺基转移酶？	＋ （14）	＋ （L）
苯巴比妥	无	－ （7）	＋ （L）
杂项			
二甲基亚砜（DMSO）	无	－ （6）	－
氯化钾	无	－ （6）	－
香豆素	CYP2A6 （2）	－ （7）	＋ （L）
Pyrimiphos-methyl	？	－ （11）	？
Photosan3	？	＋ （16）	？
X 线	无	＋ （15）	＋

　　表注：（L）为肝致癌剂；＋为阳性；一为阴性；＋？为弱阳性；？为不知道；unsp、P450 为非特异 P450 异体酶；（）内为参考文献号码。

　　参考文献：（1）Schut 和 Castonguay，1984；（2）Camus 等，1993；（3）Robertson 等，1983；（4）Clarke 和 Waxmann，1989；（5）Watabe 等，1982；（6）Muller 等，1993；（7）Muller-Tegethoff 等，1995；（8）Cao 等，1993；（9）Muller 等，1994；（10）Muller-Tegethoff 等，1996；（11）Piatti 等，1994；（12）Reisenbichler 和 Eckl，1993；（13）Hwang 等，1993；（14）Kasper 等，1995；（15）Alati 等，1989；（16）Fiedler 等，1994；（17）Esterbauer 等，1990；（18）Eckl 等，1993。

　　几种致肝癌的过氧化物形成物通常被认为是经非遗传毒性机制起作用的，在上述实验中获阴性结果。但是也有其他研究者（Reisenbichler 和 Eckl，1993；Hwang 等，1993）对降脂素（nafenopin）、环丙纤维素和 Wy-14643 获阳性结果。这些过氧化物形成物致肝癌的机制可能包括经羟基原子团的间接遗传毒性作用（Reddy 和 Rao，1989）。抗雄激素药品醋酸环丙氯地孕酮（CPA）在 3 次重复实验中都有轻度增加微核数目（Kasper 等，1995）。然而，CPA 增强肝细胞有丝分裂活性，因为微核的形成依赖于有丝分裂活性。用 CPA 处理后的微核率增加不能确定 CPA 是潜在诱裂剂或潜在有丝分裂剂。天然香料中香豆素不能明显诱发微核作用，但在肝细胞微核实验条件下，香豆素依赖于增加有丝分裂活性，显示出肝肿瘤的促进剂作用（Muller-Tegethoff 等，1995）。在体外肝细胞微核实验中所有非致癌剂显示出阴性结果，见表30-4-3。

　　总之，肝细胞微核实验在确定突变剂或遗传毒性的致肝癌剂的敏感性大于 80%。仅 3 种化合物（多环芳烃类：黄曲霉素 B_1 和苯并芘以及二甲苯并蒽）获得阴性结果。此外，该法有良好的特异性，即阴性结果的受试物为非致突变剂，且不产生假阳性结果。

　　用原代肝细胞进行诱发微核研究的优点总结如下：①遗传损伤对细胞终点研究的结果和重要性明显

优于 DNA 加合物诱导法或 UDS 测定法；②原代肝细胞具有较高的代谢活化作用，它保证大部分异生物体起适当活性作用；③它与 S_9 混合物相比，在给药期间它不损害培养的细胞；④用肝细胞微核实验获得的结果与大部分受试物遗传毒性的性质相同；仅出现几种化合物为假阴性结果；⑤在肝组织中起特异作用的受试物对肝细胞是最好的靶细胞，尤其是对那些标准遗传毒性实验中列为非遗传毒性的肝致癌剂或对肝细胞具有明显 DNA 修复诱导的，而在标准遗传毒性实验中为无致突变作用的化学物，肝细胞微核实验具有重要作用；⑥实验室很容易或不费很大劲就可以用相同的大量肝细胞平行进行肝细胞微核实验和体外或体内肝细胞 DNA 修复（UDS）实验。肝细胞微核实验的缺点是在阴性对照组或相对很低剂量的化学物中产生较高的自发微核频率。此外，应特别注意影响肝细胞分裂的化学物会影响实验结果的，因为有丝分裂抑制可干扰微核形成。

（二）肝微核实验

体外肝细胞繁殖的研究起始于体内肝再生实验研究。通过切除大鼠 2/3 肝脏后，在 1 周内显示出似原始肝细胞的快速繁殖阶段（Bucher 和 Malt，1971）。自从 Barbason 等（1975）和 Tates 等（1980、1988、1989）发展大鼠体内肝细胞微核实验以来，该实验可用于检测受试物对肝细胞本身的直接突变作用。然而，化学性有丝分裂促进剂，如 4-乙酰氨芴的使用取代了上述肝部分切除法明显简化了上述微核实验（Braithwaite 和 Ashby，1988；Ashby 和 Lefevre，1989）。表30-4-4 表明灌胃给予 2-乙酰氨芴 10mg/kg 的实验结果，其诱发微核率比阴性对照组高约 4 倍。体内肝细胞微核实验对大部分遗传毒物具有高度敏感性（Ashby 和 Lefevre，1989；George 等，1989；Schmezer 等，1990）。但是，由于有丝分裂形成的复杂性和 4-乙酰氨芴（一种体外 UDS 诱导物）的使用，该方法出现某些有矛盾的结果已被讨论（Ashby 和 Lefevre，1992）。

由于应用化学性有丝分裂促进剂避免肝部分切除术的复杂性，或在体内同时使用化学性有丝分裂剂；体外或体内肝细胞微核实验操作程序需要改变。受试物给予动物体内，分离肝细胞时加有丝分裂刺激剂，在体外进行微核测定（Sawada 等，1991）。Sawada 和同事用这种技术对 N-亚硝基二甲胺和 2-乙酰氨芴处理大鼠后，肝细胞微核率明显增加，而四氯化碳却为阴性结果。我们的实验证实 2-乙酰氨芴的这种结果。但是，当肝致癌剂黄曲霉毒素 B_1 灌胃给予 3、10mg/kg 时，结果却为阴性，见表30-4-5。

表30-4-4 2 乙酰氨芴对大鼠体内肝微核和有丝分裂指数的影响

化合物	有丝分裂指数（%）	微核率（%）
花生油	0.07	0.66
2-乙酰氨芴	0.22	2.06
2-乙酰氨芴	0.14	3.38

注：灌胃给予 2-乙酰氨芴 10mg/kg，等 3d 灌胃给予 4AAF1g/kg，第 5d 分离肝细胞进行测定。

表30-4-5 大鼠灌胃给予致肝癌剂后体外给予有丝分裂刺激剂的大鼠肝细胞微核实验结果

化学物	剂量 ml 或 mg/kg	给药时间（h）	体外加刺激剂时间（h）	动物数（只）	有丝分裂指数（%）	平均微核率（%）
玉米油	10ml	4	48	2	1.2	1.9
2-乙酰氨芴	50mg	4	48	3	3.0	5.5
玉米油	10ml	4	72	2	2.0	6.5
2-乙酰氨芴	50mg	4	72	3	1.8	15.5
玉米油	10ml	16	72	2	2.0	8.1
2-乙酰氨芴	50mg	16	72	2	1.2	7.5
玉米油	10ml	2	72	2	1.9	9.1
黄曲霉素 B_1	3mg	2	72	2	0.7	7.2
	10mg	2	72	2	毒性	

五、人体原代肝细胞在遗传毒理学中应用

毒理学最终目的是正确预测和评估化学物对人的毒性作用。选用动物和细胞培养进行毒理学研究的目的是尽可能接近于预测人类的毒副作用。对于化学遗传毒物在种属中差异详见图 30-4-5 和图 30-4-6。用人体肝细胞研究受试物毒性作用比用动物肝细胞更接近于人体，因为动物是异生物代谢，并且用一种称为"平行四边形"方法（parallelogram approach）用于预测人体毒性更有效（图 30-4-14）。体外与体内毒性作用的相关性可在体外和体内动物细胞中进行研究，动物与人毒性作用相关性可在体外动物和人细胞中加以证实，这种相关性的研究结果提供评估人体内毒性反应的可能性。

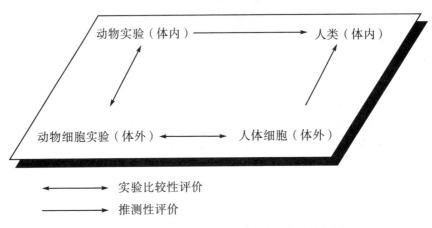

图 30-4-14　平行四边形法预测人类个体毒性作用

　　关于这种"平行四边形法"的所有面积产生有效资料的研究，在规定的环境中评估危害性需要一种显著性指标。近年来由于移植技术发展的结果，人体肝细胞增加了基础研究的效力。大鼠肝细胞遗传毒性方法已用于人体原代肝细胞，一种良好的信息是将人体原代肝细胞用于 UDS 实验或^{32}P-标记法。

　　人肝细胞 UDS 实验　人体原代肝细胞研究工作是很有价值的，这项工作大部分是由意大利 Brambilla 和 Martelli 教授完成的，他们采用 100 多位供肝者进行肝细胞培养研究。Madle 等（1994）资料来源于 Brambilla，用人肝细胞和大鼠肝细胞的 UDS 实验对 71 种化合物进行相关性比较研究，结果见表 30-4-6。

表 30-4-6　71 种化合物对人和大鼠肝细胞体外 UDS 实验的影响

人体肝细胞	大鼠肝细胞	化合物数目
（a）定性结果		
+	+	31
−	−	25
+	−	3[a]
−	+	6[b]
?	?	6
（b）有活性的化合在两种细胞中半定量结果		
+	+	13
++	+	6
+	++	12

　　注：− 为阴性；+ 阳性；++ 阳性反应更强；? 为可疑反应；a 为 2,6-二氨基甲苯、氯霉素；b 为 β-萘胺、2,7-二硝基芴，3-硝基荧蒽、甲腈咪胍、特赖皮伦胺。（资料来自于 Madle 等，1994）。

　　现有的人和大鼠肝细胞实验资料表明，大鼠肝细胞与人肝细胞对受试化学物的敏感性和特异性的差异很小。然而，这仅仅是一个实验室资料，而在大部分实验室进行 UDS 实验中缺乏人肝细胞 UDS 测定的经验。其对照组有影响的因素如供肝者年龄、性别、预先是否服过药、饮过酒、感染过、肝细胞存活等情况，并且，获得人肝细胞进行实验比用大鼠肝细胞难得多。因此，用人肝细胞进行研究集中于下列两种目的：①研究和证实实验中动物与人敏感性之间的生物学差异；②生物转化过程中个体变异的信息和描述。

在上述两种目的方面，最近有关醋酸氯地孕酮的人肝细胞 UDS 实验描述了有趣的结果。在人肝细胞 UDS 实验中无性别的特异性，即在 5 个不同男女个体中获 UDS 阳性结果，而在大鼠肝细胞 UDS 实验中仅在雌性大鼠中获阳性结果（Martelli 等，1995，见图 30-4-8）。由于对这种化合物代谢资料了解有限，所以上述结果难以下结论。然而，图 30-4-14 描绘的平行四边形法中包括醋酸氯地孕酮 UDS 资料以及如果受试物很高剂量给予人体内肝细胞，在人体内将产生一种 DNA 修复的期望值。

六、竞争代谢的细胞系

几年来研究者设法克服细胞系中代谢的缺陷，主要有 2 种方法：①永久肝细胞系的建立；②为代谢酶编码的 DNA 序列的接合作用经不同种带菌者转染到宿主基因型中。

（一）永久上皮肝细胞系

上皮肝细胞系对测试致突变有一些优点，因为该细胞系具有无限生命周期，且不需要复杂的分离细胞手续，实验时很方便。它代表一种能繁殖的稳定的细胞系统，可用于研究基因突变和染色体损伤。建立这种细胞系对保持肝特异功能包括异生物代谢酶的表达是很重要的。

大鼠肝细胞系和人体肝细胞系已经建立（Novicki 等，1983；Tong 等，1984；Paul 等，1988，pfeifer 等，1993）。用这些细胞研究了间接突变剂诱发染色体畸变、姐妹染色单体互换和微核的反应（Abe 和 Sasaki，1982；Kasper 等，1988；Roscher 和 Wiebel，1988；Kulka 等，1993）。在这些细胞中显示致突变敏感性的变异。Reuber H_{35} 大鼠肝肿瘤细胞系 H_4IIEC3/G^- 的微核实验中，黄曲毒素 B_1、环磷酰胺、二乙基亚硝胺具有诱发微核作用，而二甲基亚硝胺和苯并芘却不能诱发微核作用（Roscher 和 Wiebel，1988），后两种阴性结果的化合物在其他 3 种肝细胞系中表明有诱裂剂作用（Kulka 等，1993）。已证明 1 种人体肝胚细胞瘤，HepGz，将不同的前致突变剂活化成有遗传毒性的代谢物，包括那些必须经细胞色素 P450 酶代谢活化的化合物（Dearfield，1983）。其他细胞系起源于成年大鼠肝脏（ARL）原代培养肝细胞培养物，也表明对不同前突变剂的遗传毒性反应。有趣的是个别 ARL 系中具有不同生物转化特性（Tong 等，1984）。业已证明，原来希望获得的具有肝脏全部特殊功能的细胞系没有真正实现。企图通过 cDNA 间介的 P450 基因转导来加强复制肝细胞的代谢特性正在研究和进展中（pfeifer 等，1995）。用遗传工程的人体肝细胞方法可提供一种将来遗传毒理学测试的工具。

（二）遗传工程非肝细胞系对代谢的竞争

特异 DNA 序列编码细胞色素 P450 酶或其他酶的知识对异生物代谢很重要，这为重建细胞系表达特殊代谢酶系统开辟一条新路。通过 cDNA 序列编码人或动物细胞色素 P450 或磺基转移酶亚型的转导作用，建立一种竞争代谢的哺乳动物细胞系可直接测定靶细胞系的遗传损害（Langenbach 等，1992）。在这些方法中使用带质粒的细菌将药物代谢的 cDNA 转导到哺乳动物细胞中，带 pMC^{tk} 质粒的细菌用于人体 CYP1A1 基因转导到人体淋巴细胞系 AHH-1TK$^{+/-}$（Crespi 等，1989）。用这种方法使带质粒细菌不能与细胞内 DNA 接合。质粒拷贝的数目依赖于所选择的化学物某些特性，并取决于药物代谢酶活性的表达水平。在一种改进的方法中，cDNA 被加入带病毒的细菌，并转染到一种包装（外壳）的细胞系，再转染到一种哺乳动物细胞中，并随机与细胞内 DNA 接合。酶表达的活性取决于带病毒细菌的接合位点或每个细胞中接合这种细菌的数目。

不同来源的哺乳动物细胞可用于基因转导的靶细胞，如人体淋巴母细胞的细胞系对不同人体 P450 异种形式的转导（Crespi 等，1989，1990，1991a），小鼠细胞系统对小鼠 CYP1A2 的转导（Buonarati 等，1991；Thompson 等，1991；Battula 等，1991）或仓鼠细胞系统如 V79 细胞对不同大鼠 P450 异体形式的转导（Doehmer，1993；Dogra 等，1990）。这些细胞系稳定地表达一种单一细胞色素 P450 异体形式和对特异酶解物比原细胞系更敏感。人体淋巴细胞样的细胞系 AHH-1TK$^{+/-}$ 稳定地表达人体 CYP1A1，该细胞系增加对黄曲霉素 B_1 的细胞毒性和致突变性的敏感性（Crespi 等，1989）。CYP1A2 回病毒转导到小鼠 NIH3T3 细胞，这种转导使食品突变剂活化，如-2 氨基-3-甲基-3 氢-咪唑（4，5-f）喹啉（IQ）或芳香胺

2-乙酰氨芴活化后，在 3T3 细胞中形成 DNA 加合物的中间体（Battula 等，1991）。

将几种重要酶转导到 1 种细胞系中的方法有一定限制性，即对使用的每 1 种细菌要求有独立选择系统。所以，仅仅 1 种特殊形式如细胞色素 P450DNA 序列被转染到大部分细胞系中。在某些细胞系中许多不同编码序列被接合了。Crespi 等（1991b）建立 MCL-5 细胞系，它是一种 AHH-1 TK$^{+/-}$ 细胞系具有稳定表达 5 种前致癌剂活化酶的作用。化学物苯并芘、3-甲基胆蒽、N-亚硝基二甲胺、N-亚硝基二乙胺、2-乙酰氨芴和苯噻啶在 HPRT 和 TK 位点的 MCL-5 细胞中检查其突变作用。除了苯噻啶以外所有化学物在 MCL-5 细胞的这 2 个位点的平行实验比较中，均出现有统计学差异的突变频率，结果表明 MCL-5 细胞系具有高度代谢活性。

毒理学/遗传毒理学在筛选化学物中使用遗传工程的细胞系取决于对特异酶的酶解物的特异性知识。对于新合成的化合物通常不清楚其特异酶知识，在代谢中可能包含 P450 的亚型。所以，根据不同筛选目的使用这些系统是有限的。许多不同编码序列被接合的细胞系使有限筛选的测试范围扩大，优点是含有人体代谢酶系统的细胞系，如不同的细胞色素 P450 亚型被建立了。

其最大的好处是细胞系有效地模仿异生物代谢中特异组织功能或某种复杂的活性或失活的方式。将这些细胞系用于毒理学和遗传毒理学中，并要求受试物具备丰富的信息。用这种细胞系研究某类药物代谢酶的酶解物的特异性（Crespi 等，1990）。表达个体的细胞系，如 P450 异体酶可被用于研究经不同 P450 形式的特异酶解物的代谢差异，以便了解特殊化合物中特异酶活性作用（Crespi 等，1990，1991a）。还可研究多形核细胞的分子基础和生物效应。稳定表达异生物体酶的细胞提高敏感性，并可用于长期/低剂量的遗传毒性研究。

第四节 结 束 语

本章最初目的是讨论遗传毒性研究与原代肝细胞的关系。我们已经表明合适的代谢在体外和体内遗传毒性测试中的重要性。业已证明，使用动物或人体原代肝细胞对复杂的代谢与遗传毒理学测试方法的结合成为可能。DNA 修复能力可用 UDS 法进行测定，用 ^{32}P 标记法测定 DNA 加合物是确定非复制性肝细胞的遗传毒性作用。

UDS 实验在全世界有关指南中可获得它的作用。尤其是推荐体内给药的动物体内 UDS 方法。当体外 UDS 法显示潜在遗传毒性，而对体内骨髓细胞为阴性结果时，是一种必须测试的方法（ICH，1995）。虽然 DNA 修复的检测是一种遗传毒物活性的间接证据，但是现在没有一种像 UDS 实验那样简便和有效的遗传毒性测试法。体内 UDS 实验在某些不稳定的遗传毒性化合物和某些芳香胺中获得阴性结果（Tweats，1994）。所以，体外 UDS 实验可以使标准体内遗传毒性实验结果为阴性的遗传毒物成为阳性结果。为了研究体外实验有关阳性结果，体内实验不应局限于骨髓细胞染色体损伤实验，而肝细胞 UDS 实验或根据化合物性质选择其他更合适的方法，如 ^{32}P 标记法，DNA 链断裂测定法等。

用不同方法测定 DNA 加合物，如 ^{32}P 标记法不在本文描述，因为这不是一种使用原代肝细胞的方法。现今这种方法已成为保持人体与已知致癌的启动剂（即遗传毒性致癌剂）接触后检测 DNA 损伤的方法。这种方法不仅应用于肝细胞，而且能用于体内大部分器官组织，只要能分离出足够数量的细胞就可以测定 DNA 加合物。有时它可用作一种筛选方法，以便初步确定化合物对 DNA 碱基反应的潜力。该法敏感性很高，它能测定每 10^9 碱基中 1 个加合物。这种高敏感性也出现一种严重问题，即对加合物形成方面结果的解释。对于有限数目的已知致癌剂能产生 DNA 加合物是明确的，它能作为暴露/冒险的指示剂，DNA 加合物的特异性质和加合物引起致突变或致癌剂反应的数目对大部分化合物是未知的。关于 DNA 加合物资料的结论性解释问题，找出形成加合物的性质和结局的足够信息是很重要的，即了解化学物性质、内生加合物、DNA 修复和能诱发染色体损伤或突变的潜力，以便推断受试物的致癌可能性。

确认能诱发 DNA 修复和 DNA 加合物的突变终点的未知关系是很重要的。为了考虑这一问题，刺激肝细胞分裂的微核研究和本章描述的方法提供遗传毒理学的新潜力。肝微核实验是一种分析肝细胞遗传毒性效应的有价值的首选法，它比 DNA 修复和 DNA 加合物测定法对有害的可遗传性 DNA 突变性损伤更相关。至今所获得的资料显示肝微核实验的阳性结果与致癌作用相同，但是，对于一些多环芳香烃类的阴性结果的原因不完全清楚。

遗传工程细胞系表达了特殊代谢酶系统，它是一种遗传毒性测试的现代方法。但是，为了选择更合适的细胞系，通常需要受试物代谢通道的详细知识。关于筛选目的问题，上述细胞系不能取代像肝细胞那样的细胞，因为肝细胞能表达出丰富的代谢系统，而这种代谢系统对受试物产生遗传活性很重要。

（Muller L，Kasper P，Muller-Tegthoff K，Kersten B 著，陈世明译）

参 考 文 献

1. Abe S and M Sasaki. Induction of sister-chromatid exchanges by indirect mutagens/carcinogens in cultured rat hepatoma and e-sophageal tumor cells and in Chinese hamster Don cells co-cultivated with rat cells. Mutation Res, 1982, 93 : 409 – 418

2. Alati T, P Eckl and R L Jirtle. An in vitro micronucleus assay for determining the radiosensitivity of hepatocytes. Rad Res, 1989, 119 : 562 – 568

3. Allavena A, A Martelli, L Robbiano, et al. Evaluation in a battery of in vivo assays of four in vitro genotoxins proved to be non-carcinogens in rodents. Teratog Carcinog Mutagen, 1994, 12 : 31 – 41

4. Ashby J (MD), Shelby and F J de Serres. The IPCS in vivo collaborative study: overview and conclusions, In: J. Ashby, et al. (eds), Evaluation of short term tests for carcinogens, Vol. 1, University Press, Cambridge, 1988, 6 – 27

5. Barfknecht TR, R W Naismith and DJ Kornbrust. Variations on the standard protocol design of the hepatocyte DNA repair assay. Cell Biol Toxicol, 1987, 3 : 193 – 207

6. Battula N, HAJ Schut and S S Thorgeirsson. Cytochrome P450 1A2 constitutively expressed from transduced DNA mediates meta-bolic activation and DNA-adduct formation of aromatic amine carcinogens in NIH 3T3 cells. Molecular carcinogenesis, 1991, 4 : 407 – 414

7. Boberg EW, EC Miller, J A Miller, et al. Strong evidence from studies with brachymorphic mice and pentachlorophenol that 1-sulphooxysafrole is the major ultimate electrophilic and carcinogenic metabolite of 1'-hydroxysafrole in mouse liver. Cancer Res, 1983, 43 : 5163 – 5173

8. Bos R P J M Neis, P J L Van Gemert and P T Henderson. Mutagenicity testing with the Salmonella/hepatocyte and the Salmonel-la/microsome assays. A comparative study with some known genotoxic compounds. Mutation Res, 1983, 124 : 103 – 112

9. Bounarati M H, J D Tucker, J I Minkler, et al. Metabolic activation and cytogenetic effects of 2-amino-1-methyl-6-phenylimid-azo (4, 5-6) pyridine (PhIP) in Chinese hamster ovary cells expressing murine cytochrome P450IA2. Mutagenesis, 1991, 6 : 253 – 259

10. Bruggemann I M and J C M van der Hoeven. Induction of SCEs by some pyrrolizidine alkaloids in V79 chinese hamster cells co-cultured with chick embryo hepatocytes. Mutation Res, 1985, 142 : 209 – 212

11. Butterworth BE, J Ashby, E Bermudez, et al. A protocol and guide for the in vitro rat hepatocyte DNA-repair assay. Mutation Res, 1987a, 189 : 113 – 121

12. Butterworth BE, J Ashby, E Bermudez, et al. A protocol and guide for the in vivo rat hepatocyte DNA repair assay. Mutation Res, 1987b, 189 : 123 – 133

13. Butterworth BE, T Smith-Oliver, L Earle, et al. Use of primary cultures of human hepatocytes in toxicology studies. Cancer Res, 1989, 49 : 1075 – 1084

14. Camus, AM, O Geneste, P Honkakoski, et al. High variability of nitrosamine metabolism among individuals: role of cyto-chromes P450 2A6 and 2E1 in the dealkylation of N-nitrosodimethylamine and N-nitrosodiethylamine in mice and humans. Mol Carcinog, 1993, 7 : 268 – 275

15. Cao J, E Leibold, W Beisker, et al. Flow cytometric analysis of in vitro micronucleus induction to hepatocytes treated with car-cinogens. Toxic In Vitro, 1993, 7 : 447 – 451

16. Cesarone CF, E Fugassa, G Gallo, et al. Collagenase perfusion of rat liver induces DNA damage and DNA repair in hepato-cytes. Mutation Res, 1984, 141 : 113 – 116

17. Clarke L and DJ Waxmann. Oxidative metabolism of cyclophosphamide: identification of the hepatic monooxygenase catalysts of drug activation. Cancer Res, 1989, 49 : 2344 – 2350

18. Crespi CL, BW Penman, DT Steimel, et al. The development of a human cell line stably expressing human CYP3A4: Role in

the metabolic activation of aflatoxin B_1 comparison to CYP1A2 and CYP2A3. Carcinogenesis, 1991a, 12：355 – 359

19. Crespi CL, BW Penman, JAE Leakey, et al. Human cytochrome P-450 ⅡA3：cDNA sequence, role of the enzyme in the metabolic activation of promutagens：Comparison to nitrosamine activation by human cytochrome P-450 Ⅱ El. Carcinogenesis, 1990, 11：1283 – 1300

20. Crespi CL, FJ Gonzalez, DT Steimel, et al. A metabolically competent human cell line expressing five cDNA encoding procarcinogen activating enzymes; application to mutagenicity testing. Chem Res Toxicol, 1991b, 4：566 – 572

21. Crespi CL, R Langenbach, K Rudo, et al. Transfection of a human cytochrome P-450 gene into the human lymphoblastoid cell line, AHH-1, and use of the recombinant cell line in gene mutation assays. Carcionogenesis, 1989, 10：295 – 301

22. Dean B J. Summary report on the performance of cytogenetic assays in cultured mammalian cells, In：J Ashby, et al (eds). Evaluation of short-term tests for carcinogenesis, progress in mutation research, Vol. 5, Elsevier, Amsterdam, 1985, 69 – 83

23. Dearfield KL, D Jacobson-Kram, NA Brown et al. Evaluation of a human hepatoma cell line as a target cell in genetic toxicology. Mutat Res, 1983, 108：437 – 449

24. Doehmer J. V79 Chinese hamster cells genetically engineered for cytochrome P450 and their use in mutagenicity and metabolism studies. Toxicology 1993, 82：105 – 118

25. Dogra S, J Doehmer, H Glatt, et al. Stable expression of rat cytochrome P450IA1 c-DNA in V79 Chinese hamster cells and their use in mutagenicity testing. Mol Pharmacol, 1990, 37：608 – 613

26. Drinkwater NR, EC Miller, JA et al. Hepatocarcinogenicity of estragole (1-allyl-4-methoxybenzene) and 1'-hydroxyestragole in the mouse and mutagenicity of 1'-acetoxyestragole in bacteria. J. Natl. Cancer Inst, 1976, 57：1323 – 1330

27. Eckl PM. Occurrence and possible consequences of multipolar mitoses in primary culture of adult rat hepatocytes. J Cell Physiol, 1993, 154：601 – 607

28. Eckl PM. Aquatic genotoxicity testing with rat hepatocytes in primary culture：Ⅱ. Induction of micronuclei and chromosomal aberrations. The Science of the Total Environment, 1995, 159：81 – 89

29. Eckl PM, SC Strom, G Michalopoulcs, et al. Induction of sister chromatid exchanges in cultured adult rat hepatocytes by directly and indirectly acting mutagens/carcinogens. Carcinogenesis, 1987b, 8：1077 – 1083

30. Eckl PM, T Alati and R L Jirtle. The effects of a purified diet on sister chromatid exchange frequencies and mitotic activity in adult rat hepatocytes. Carcinogenesis, 1991, 12：643 – 646

31. Eckl PM, WR Whitcomb, G Michalopoulos et al. Effects of EGF and calcium on adult parenchymal hepatocyte proliferation. J Cell Physiol, 1987a, 132：363 – 366

32. Esterbauer H, P Eckl and A Ortner. Possible mutagens derived from lipids and lipid precursors. Mutation Res, 1990, 238：223 – 233

33. Fautz RB, Husein E Efstathion and C Hechenberger-Freudl. Assessment of the relation between the initial viability and the attachment of freshly isolated rat hepatocytes used for the in vivo/in vitro DNA repair assay (UDS). Mutation Res, 1993, 291：21 – 27

34. Fiedler DM, B Krammer and PM Eckl. Cyto-and genotoxic potential of the photosensitizer Photosan 3 in the absence of light. J Photochem Photobol, Biol, 1994, 22：241 – 246

35. Gonzales FJ. Human cytochromes P450：Problems and prospects. Tips Reviews, 1992, 13：346 – 352

36. Hesse S and B Jernstrom. Role of glutathione-S-transferases：detoxification of reactive metabolites of benzo [α] pyrene-7, 8-dihydrodiol by conjugation with glutathione, In：H. Greim, et al. (eds.). Biochemical basis of chemical carcinogenesis, Raven Press, New York, 1984, 5 – 12

37. Holme JA and EJ Soderlund. Species differences in the cytotoxic and genotoxic effects of 2-acetylaminofluorene and its primary metabolites 2-aminofluorene and N-OH-2-acetylaminofluorene. Carcinogenesis, 1985, 6：421 – 425

38. Huberman E and L Sachs. Cell-mediated mutagenesis of mammalian cells with chemical carcinogens. Int. J Cancer, 1974, 13：326 – 333

39. Hwang JJ, M T S Hsia and RL Jirtle. Induction of sister chromatid exchange and micronuclei in primary cultures of rat and human hepatocytes by the peroxisome proliferator, Wy-14, 643. Mutation Res, 1993, 286：123 – 133

40. ICH Genotoxicity：Guidance on specific aspects of regulatory genotoxicity tests for pharmaceuticals. In：The Rules Governing Medicinal Products in the European Union. Vol Ⅲ, Part 1, Brussels, 1996, 291 – 299

41. Kasper P, M Muller S Madle and L Muller. The use of intact mammalian cells as metabolic activation systems in mutagenicity tests, in：G. Obe (Edt.); Advances in Mutagenesis Research, Vol. Ⅱ, 1990, 249 – 274

42. Kasper P, K Tegethoff and L Muller. In vitro mutagenicity studies on cyproterone acetate using female rat hepatocytes for metabolic activation and as indicator cells. Carcinogenesis, 1995, 16：2309 – 2314

43. Kasper P, S Madle and E George. Induction of SCE by indirect mutagens in cultured rat hepatoma cells in Chinese hamster V79 cells co-cultivated with hepatocyte primary cultures. Mutagenesis, 1998, 3：521 – 525

44. Kerdar RS, A Baumann, M Brudny-Kloppel, et al. Identification of 3α-hydroxy-cyproterone acetate as a metabolite of cyproterone acetate in the bile of female rats and the potential of this and other already known of putative metabolites to form DNA adducts in vitro. Carcinogenesis, 1995, 16：1835 – 1841

45. Kugler U, M Bauchinger, E Schmid and W. Goggelmann. The effectiveness of S9 and microsomal mix on activation of cyclophosphamide to induce genotoxlcity in human lymphocytes. Mutation Res, 1987, 187：151 – 156

46. Kulka U, D Paul and M Bauchinger. Development of short-term mutagenicity test systems in vitro：metabolic activation of indirectly acting mutagens by three immortal rat hepatocyte lines. Mutagenesis, 1993, 8：193 – 197

47. Kuroki T and C Devron. Direct or proximate contact between cells and metabolic activation systems is required for mutagenesis. Nature, 1978, 271：368 – 370

48. Langenbach R, PB Smith and C Crespi. Recombinant DNA approaches for the development of metabolic systems used in vitro toxicology. Mutation Res, 1992, 277：251 – 275

49. Madle E, A Korte, B Beek. Species differences in mutagenicity testing：1. micronucleus and SCE tests in rats, mice and Chinese hamsters with aflatoxin Bl. Teratog Carcinog Mutagen, 1986a, 6：1 – 13

50. Madle S, SW Dean, U Andrae, et al. Recommendations for the performance of UDS tests in vitro and in vivo. Mutation Res, 1994, 312：263 – 285

51. Madle S. Evaluation of experimental parameters in an S9/human leucocyte SCE test with cyclophosphamide. Mutation Res, 1981, 85：347 – 356

52. Martelli A, F Mattioli, S Fazio, et al. DNA repair synthesis and DNA fragmentation in primary cultures of human and rat hepatocytes exposed to cyproterone acetate. Carcinogenesis, 1995, 16：1265 – 1269

53. Maslansky CJ and GM Williams. Ultraviolet light-induced DNA repair synthesis in hepatocytes from species of differing longevities. Mech. Ageing Dev, 1985, 29：191 – 203

54. Matsuoka A, N Yamazaki, T Suzuki, M. et al. Evaluation of the micronucleus test using a Chinese hamster cell line as an alternative to the conventional in vitro chromosomal aberration test. Mutation Res, 1993, 272：223 – 236

55. McGowan JA and N L Bucher. Pyruvate promotion of DNA synthesis in serum-free primary cultures of adult rat hepatocytes. In Vitro, 1983, 19：159 – 166

56. McGowan JA, A J Strain and N L R Bucher. DNA synthesis in primary cultures of adult rat hepatocytes in a defined medium：effects of epidermal growth factor, insulin, glucagon, and cyclic-AMP, 1981, J Cell Physiol, 1981, 108：353 – 363

57. McQueen, CA and GM Williams. The hepatocyte primary culture/DNA repair test using hepatocytes from several species. Cell Biol Toxicol, 1987a, 3：209 – 218

58. McQueen CA, D M Kreiser and G M Williams. The hepatocyte primary culture/DNA repair assay using mouse of hamster hepatocytes. Environ. Mutagen, 1983, 5：1 – 8

59. Michalopoulos G K. Liver regeneration：Molecular mechanisms of growth control. FASEB J, 1990, 4：176 – 187

60. Miller BM, E Pujadas and E Gocke. Evaluation of the micronucleus test in vitro using Chinese hamster cells：Results of four chemicals weakly positive in the in vivo micronucleus test. Environ. Mol. Mutagen, 1995, 26：240 – 247

61. Mori H, K Kawai, F Ohbayashi, et al. Genotoxicity of a variety of mycotoxins in the hepatocyte primary culture/DNA repair test using rat and mouse hepatocytes. Cancer Res, 1994, 44：2918 – 2923

62. Muller L, P Kasper, K Muller-Tegethoff, et al. The genotoxic potential in vitro and in vivo of the allyl benzene etheric oils estragole, basil oil and trans-anethole. Mutation Res, 1994, 325：129 – 136

63. Muller K, P Kasper and L Muller. An assessment of the in vitro hepatocyte micronucleus assay. Mutation Res, 1993, 292：213 – 224

64. Muller K, P Kasper and L Muller. Species differences in the time dependent induction of unscheduled DNA synthesis (UDS) in primary hepatocytes. Toxic In Vitro, 1994a, 8：99 – 108

65. Muller K, P Kasper and L Muller. Lack of aflatoxin B1-induced mutagenicity in the in vitro hepatocyte micronucleus assay：investigation of possible mechanisms. Toxic In Vitro, 1994b, 8：553 – 554

66. Muller K, P Kasper and G Kaufmann. The clastogenic potential in vitro of pyrrolizidine alkaloids employing hepatocyte metabo-

lism. Mutation Res, 1992, 282：169 - 176

67. Muller-Tegethoff K, B Kersten, P Kaspera, et al. Application of the in vitro hepatocyte micronucleus assay in genetic toxicology testing. Mutation Res, 1996

68. Muller-Tegethoff K, P Kasper and L Muller. Evaluation studies on the in vitro rat hepatocyte micronucleus assay. Mutation Res, 1995, 335：293 - 307

69. Nakamura T, Y Tomita and A Ichihara. Density-dependent growth control of adult rat hepatocytes in primary culture. J Biochem (Tokyo), 1983, 94：1029 - 1035

70. Nebert DW, DR Nelson, M J Coon, et al. The P450 superfamily：Update on new sequences, gene mapping, and recommended nomenclature. DNA and Cell Biol, 1991, 10：1 - 14

71. Novicki DL, RL Jirtle and O Michalopoulos. Establishment of two rat hepatoma cell strains produced by a carcinogen initiation, phenobarbital promotion protocol. In Vitro, 1983, 19：191 - 202

72. Paul D, M Hohne and B Hoffmann. Immortalization and malignant transformation of hepatocytes by transforming genes of polyoma virus and of SV40 virus in vitro and in vivo. Klin Wochenschr, 1988, 66：134 - 139

73. Pfeifer AMA, F Gonzales CC Harris and K Mace. 15th meeting of the Gesellschaft fur Umwelt-Mutationsforschung (GUM), Gmunden, Austria, 1995, 28. 8 - 1. 9

74. Pfeifer AMA, KE Cole, DT Smoot, et al. Simian virus 40 large tumor antigen-immortalized normal human liver epithelial cells express hepatocyte characteristics and metabolize chemical carcinogens. Proc Natl Acad Sci USA, 1995, 90：5123 - 5127

75. Philips DH, MV Reddy and H Randerath. ^{32}-P-post-labelling analysis of DNA adducts in the livers of animals treated with safrole, estragole and other naturallyoccuring alkylbenzenes. II. Newborn male B6C3F1 mice. Carcinogenesis, 1984, 5：1623 - 1628

76. Piatti E, L Marabini and E Chiesara. Increase of micronucleus frequency in cultured rat hepatocytes treated in vitro with benomyl and pirimiphos-methyl separately and in mixture. Mutation Res, 1994, 342：59 - 64

77. Probst GS, RE McMahon, LE Hill, et al. Chemically induced unscheduled DNA synthesis in primary rat hepatocyte cultures. Environ Mutagen, 1981, 3：11 - 32

78. Randerath K, RE Haglund, DH Phillips et al. ^{32}-P-post labelling analysis of DNA adducts formed in the livers of animals treated with safrole, estragole and other naturally-occuring alkenylbenzenes. I. Adult female CD-1 mice. Carcinogenesis, 1984, 5：1613 - 1622

79. Randerath K, E Randerath, HP Agrawal, et al. Postlabeling methods for carcinogen-DNA adduct analysis. Environmental Health Perspectives 62, 57 - 65

80. Randerath, K., M. V. Reddy and R. C. Gupta (1981) ^{32}P-Labeling test for DNA damage. Proc Natl Acad Sci USA, 1985, 78：6126 - 6129

81. Reddy JK and MS Rao. Oxidative DNA damage caused by persistent peroxisome proliferation：its role in hepatocarcinogenesis. Mutation Res, 1989, 214：63 - 68

82. Reisenbichler H and P M Eckl. Genotoxic effects of selected peroxisome proliferators. Mutation Res, 1993, 286：135 - 144

83. Robertson IGC, E Zeiger and JA Goldstein. Specificity of rat liver cytochrome P450 isoenzymes in the mutagenic activation of benzo (a) pyrene, aromatic amines and aflatoxin B1. Carcinogenesis, 1983, 4：93 - 96

84. Roscher E and FJ Wiebel. Mutagenicity, clastogenicity and cytotoxicity of procarcinogens in a rat hepatoma cell line competent for xenobiotic metabolism. Mutagenesis, 1988, 3：269 - 276

85. Saeter G, PE Schwarze, JM Nesland, et al. The polyploidizing growth pattern of normal rat liver is replaced by divisional, diploid growth in hepatocellular nodules and carcinomas. Carcinogenesis, 1988, 9：939 - 945

86. Sand, TE and T Christoffersen. Temporal requirement for epidermal growth factor and insulin in the stimulation of hepatocyte DNA synthesis. J Cell Physiol, 1987, 131：141 - 148

87. Sawada N, A Tomomura, CA Sattler, et al. Extracellular matrix components influence DNA synthesis of rat hepatocytes in primary culture. Exp Cell Res, 1986, 167：458 - 470

88. Sawada S, T Yamanaka, K Yamatsu, et al. Chromosome aberrations, micronuclei and sister-chromatid exchanges (SCFs) in rat liver induced in vivo by hepatocarcinogens including heterocyclic amines. Mutation Res, 1991, 251：59 - 69

89. Schulte-Hermann R, V Hoffmann, W Parzefall, et al. Adaptive response of rat liver to the gestagen and anti-androgen cyproterone acetate and other inducers. II. Induction of liver growth. Chem Beol Interactions, 1980, 31：287 - 300

90. Schut HAJ and A Castonguay. Metabolism of carcinogenic amino derivatives in various species and DNA alkylation by their me-

tabolites. Drng Metab. Rev, 1984, 15：753－839

91. Seelbach A, B Fissler and S Madle. Further evaluation of a modified micronucleus assay with V79 cells for detection of aneugenic effects. Mutation Res, 1993, 303：163－169

92. Seglen PO. Preparation of rat liver cells：Ⅲ. enzymatic requirements for tissue dispersion. Exp Cell Res, 1973, 82：391－398

93. Selden JR, F Dolbeare, JH Claer, et al. Validation of a flow cytometric in vitro DNA repair (UDS) assay in rat hepatocytes. Mutation Res, 1994, 315：147－167

94. Sezikawa J and T Shibamoto. Genotoxicity of safrole-related chemicals in microbial test systems. Mutation Res, 1982, 101：127－140

95. Sina JF, C L Bean, GR Dysart, et al. Evaluation of the alkaline elution/rat hepatocyte assay as a predictor of carcinogenic/mutagenic potential. Mutation Res, 1983, 113：357－391

96. Steinmetz KL, CE Green, JP Bakke, et al. Induction of unscheduled DNA synthesis in primary cultures of rat, mouse, hamster, monkey, and human hepatocytes. Mutation Res, 1988, 206：91－102

97. Strom SC, RL Jirtle, RS Jones D L Novicki, et al. Isolation, culture and transplantation of human hepatocytes. J Natl Cancer Inst, 1982, 68：771－778

98. Swanson AB, DD Chambliss, JC Blomquist, et al. The mutagenicities of safrole, estragole, eugenol, traps-anethole, and some of their known or possible metabolites for salmonella typhimurium mutants. Mutation Res, 1979, 60：143－153

99. Thompson LH, RW Wu and J S Felton. Introduction of cytochrome P450IA2 metabolic capability into cell lines genetically matched for DNA repair proficiency/deficiency. Pro Natl Acad Sci USA, 1991, 88：3827－3831

100. To LP, TP Hunt and M E Andersen. Mutagenicity of trans-anethole, estragole, eugenol, and safrole in the Ames salmonella typhimurium assay. Bull Environm Contam Toxicol, 1982, 28：647－654

101. Tong C, S Telang and GM Williams. Differences in responese of 4 adult rat-liver epithelial cell lines to a spectrum of chemical mutagens. Mutation Res, 1984, 130：53－61

102. Tweats DJ. Follow-up of in vitro positive results. In：PFD Arcy and DWG Harron (eds). Proceedings of the second international conference on harmonisation (ICH 2), Greystoke Books Ltd, N Ireland, 1994, 240－244

103. Uno Y, H Takasawa, M Miyagawa, et al. An in vivo-in vitro replicative DNA synthesis (RDS) test using rat hepatocytes as an ezrly prediction assay for nongenotoxic hepatocarcinogens screening of 22 known positives and 25 noncarcinogens. Mutation Res, 1994, 320：189－205

104. Uryvaeva IV and G V Delone. An improved method of mouse liver micronucleus analysis：an application to age-related genetic alteration and polyploidy study. Mutation Res, 1995, 334：71－80

105. Utesch D, H Glatt and F Oesch. Rat-hepatocyte-mediated bacterial mutagenicity in relation to the carcinogenic potency of bent [α] anthracene, benz [α] pyrene, and twentyfive methylated derivates. Cancer Res, 1987, 47：1509－1515

106. Watabe T, T Ishizuka, M Isobe et al. A 7-hydroxylmethyl sulfete ester as an active metabolite of 7, 12-dimethylbenz (a) anthacene. Science, 1982, 125：403－405

107. Waters MD, HF Stark, AL Brady, et al. Use of computerised data listings and activity profiles of genetic and related effects in the review of 195 compounds. Mutation Res, 1988, 205：295－312

108. Werner S, J Topinka, T Wolff, et al. Accumulation and persistence of DNA adducts of the synthetic steroid cyproterone acetate in rat liver. Carcinogenesis, 1995, 16：2369－2372

109. Williams GM. Carcinogen-induced DNA-repair in primary rat liver cell cultures：a possible screen for chemical carcinogens. Cancer Lett, 1976, 1：231－236.

110. Williams GM. Detection of chemical carcinogens by unscheduled DNA synthesis in rat liver primary cell cultures. Cancer Res, 1977, 37：1845－1851

111. Williams GM, M F Laspia and VC Dunkel. Reliability of the hepatocyte primary culture/DNA repair test in testing of coded carcinogens and noncarcinogens. Mutation Res, 1982, 97：359－370

112. Williams GM, H Mori and CA McQueen. Structure-activity relationship in rat hepatocyte DNA-repair test for 300 chemicals. Mutation Res, 1989, 221：263－286

113. Williams GM. Summary report on the performance of the assays for DNA damage, In：J：Ashby, F J de serres, M Draper, et al. (eds). Evaluation of short-term tests for carcinogenesis, Progress in Mutation Research, Vol. 5, Elsevier, Amsterdam, 1985, 69－83

第五章 生殖和发育毒性实验

第一节 一般生殖毒性（第 I 段）实验

一、概述

化学物或药物或其他物理、生物等因子损伤生殖细胞或胚胎细胞可引起父代生育力低下或消失、胚胎或胎儿死亡、子代畸形、遗传疾病或儿童期肿瘤等多种严重后果。

美国 1100 万对夫妇的调查中发现有 300 万对夫妇不能生育，占 27.2%。在能生育的妇女中，妊娠 20 周内自发吸收胎率约 15%；对 300 万个活婴儿调查中发现，出生后 1 年内死亡率占 1.31%；1 年内发现先天性畸形儿约 2%~3%，其中严重畸形占 16%；出生的活婴儿中母体怀孕期低于 37 周的占 7%，并出现低体重，即低于 2.5kg。怀孕妇女在 8~28 周期间自发吸收胎率为 10%~20%，自发吸收胎中有染色体异常占 30%~40%；活婴儿的染色体异常率为 0.2%，15 岁儿童智力迟钝者占 0.4%（Manson 等，1989）。此外，用于生育治疗的费用也逐年增加，仅 1987 年一年的治疗费用为 10 亿多美元，用于先天性畸形或缺陷的费用更多，仅治疗神经传导系统发育问题的费用达 1140 亿美元。因此，检测生殖毒物对亲代、子代和社会及经济均具有重要意义。

1949 年美国食品药品管理局（FDA）制定了世界上最早的生殖毒性实验规范。60 年代初欧洲发生了反应停致畸胎后，于 1966 年美国 FDA 又详细修订了生殖毒性实验规范。尽管 FDA（1982）制定了生殖毒性实验方案包括四种实验：①两代生殖实验结合致畸实验；②3 代生殖实验结合致畸实验；③致畸实验；④三段致畸实验，但仍按 1966 年颁发的生殖毒性规范实施，并沿用至今。其他国家和组织，如日本、英国、加拿大、欧洲经济共同体（EEC）、经济合作和发展组织（OECD）等均相继制定了有关生殖毒性规范。我国卫生部于 1985 年也颁发了新药审批办法有关生殖毒性实验规定。各国有关生殖毒性实验规范有很大差异，详见后文。以往对受试物或毒物影响生殖细胞、授精、着床、妊娠，或引起胚胎死亡、胎儿畸形、功能异常等指标的有害物质统称为生殖毒性物质，检测这些物质的实验称为生殖毒性实验。但这种叫法不确切，因为从生殖细胞发展到胎儿经过很多阶段，如生殖毒性（reproductive toxicity）是影响雄性或雌性的生殖能力的化学物质或其他因子的有害效应；发育毒性（developmental toxicity）是妊娠期间接触的化学物质或其他因子对正在发育中的胚胎的有害效应，这些效应可以在胚胎期、胎儿期或出生后才表现出来，致畸物（teratogen）可定义为在妊娠期间因母体接触而引起胚胎发生不可逆的、有害的结构异常的各种因子。所以可分为生殖毒性和发育毒性。但有时对某些物质可出现生殖毒性和发育毒性，或两者难以区分时，可统称为生殖和发育毒性。

三段给药实验是生殖和发育毒性实验中主要实验，第 I 段给药实验常称为生殖力实验（fertility testing），日本称为妊娠前及妊娠初期给药实验，而我国卫生部《新药审批办法》中称为"一般生殖毒性实验"。日本这种命名不确切，因为第一段给药实验中雌性动物在妊娠前给药 14d，妊娠初期给药 7~10d，而该段实验主要对雄性动物给药，给药大于 60d。由此可见，第 I 段实验称为生殖力实验或交配前及妊娠初期给药实验更确切。但本文为了与我国卫生部《新药审批办法》中有关的命名一致，仍采用这种命名法。

二、原理

（一）精子形成过程、授精与毒物作用机制

大量研究表明，雄性生殖毒物或干扰精子形成过程或损伤精子的物质不仅影响生育能力，而且可使胚胎或胎儿死亡，也可出现出生后子代缺陷、结构和功能异常，甚至可出现儿童期癌症（Zenick 等，1989）。胚胎发育早期生殖细胞的原始粒子或称最原始生殖细胞被体细胞隔离开，并经过有丝分裂后将这些细胞移到泌尿生殖嵴（urogenital ridge），在这里形成未分化的性腺。最原始生殖细胞分化成精原干细胞或称为干细胞，从干细胞经有丝分裂形成前精原细胞，在胚胎晚期或出生前胎儿早期这种有丝分裂形成前精原细胞阶段被终止。在性成熟早期或青春期，干细胞重新开始形成前精原细胞和精原细胞，再进一步形成精母细胞、精细胞和精子。成年动物中曲细精管占睾丸重量约 80%，曲细精管内含两种细胞，即支持细胞（sertoliceus）和生精细胞。曲细精管的基底膜上的干细胞经有丝分裂后形成生精细胞，生精细胞分为精原细胞、精母细胞、精细胞和精子。

1. **精原细胞的形成与毒物的关系** 啮齿动物有 2 种干细胞，即 A_0 型干细胞和 A_1 型干细胞。A_1 型干细胞在恒定的间隔点上分裂成附加干细胞或称分化的精原细胞；A_0 型干细胞称为储备干细胞或休眠干细胞；A_0 型干细胞与 A_1 型干细胞形成一种负反馈环（negative feedback loop），A_1 型干细胞分化成精原细胞，当 A_1 型干细胞减少时，A_0 型干细胞形成 A_1 型干细胞，并激发干细胞产生更多的 A_0 型干细胞。干细胞经有丝分裂后形成精原细胞，但这种有丝分裂不同于体细胞中的有丝分裂，因为生殖细胞中的有丝分裂或减数分裂的动力学是同步的，每个细胞之间有细胞间桥（intercellular bridges）连接着（图 30-5-1）。毒物作用于干细胞（A_0 型和/或 A_1 型）或损坏干细胞，尤其是损坏 A_0 型干细胞，使代偿性储备池破坏，将产生不可逆的损伤，造成精原细胞减少或缺乏，最终可造成无精子现象。毒物对干细胞或精原细胞的损伤是否可逆取决于毒物的剂量和给毒物的持续时间以及动物本身的代偿能力。小鼠从干细胞、精原细胞发展到成熟精子需要约 52d 时间，大鼠约 56d。因此，观察受试物是否对精原细胞或干细胞具有毒性作用，在交配前给药至少 60d。丝裂霉素 C 和白消安等药物主要损害干细胞、精原细胞和精母细胞。甲基苄肼可使后精原细胞及精原细胞损坏并可发生突变。迟发效应的物质需给药 90d 才能测出毒性。

精原细胞经 A_1 期、A_2 期、A_3 期、A_4 期、In 期和 B 期 6 次有丝分裂形成初级精母细胞，从初级精母细胞开始进入到生殖细胞减数分裂或成熟分裂期。

2. **精母细胞、减数分裂与毒物的关系** 从 B 期精原细胞有丝分裂成初级精母细胞（primary spermatocyte），初级精母细胞经 PL 期、L 期、I 期、P 期，细胞体积逐渐增大，DNA 复制，核中的染色质变深并聚集成团，进入减数分裂前的准备阶段。小鼠初级精母细胞的染色体数 zn＝40，大鼠为 42 条染色体。

减数分裂分为前期、中期、后期和末期，从有丝分裂转变成第一次减数分裂，细胞性质发生明显改变。因此，第一次减数分裂的前期所需时间很长，并将前期分为前细线期、细线期、偶线期、粗线期、双线期和终变期等 6 个期。其中粗线期所需时间最长。在粗线期中 RNA 和蛋白质合成最多，它的能源基质是乳酸盐，基因重组也最可能发生在此阶段。在该阶段中正常动物的细胞闭锁（cell atresia）发生率比其他阶段明显增高。

从初级精母细胞经第一次减数分裂后形成次级精母细胞（secondary spermtocyte），染色体数目减少一半，小鼠次级精母细胞染色体数 n＝20。次级精母细胞经过第二次减数分裂（前期Ⅱ、中期Ⅱ、后期Ⅱ、末期Ⅱ）形成精细胞或精子细胞（spermatids）。

在初级精母细胞和次级精母细胞的各期中，化学物或有毒物质对初级精母细胞中粗线期最敏感，并且在该期中研究毒物作用机制最有价值（Beattie 等，1984，Gray 等，1985）。单独作用于精母细胞的化学物如 5-氟尿嘧啶、2-脱氧-5-氟尿嘧啶等。检测精母细胞毒性物质一般采用给药 20～35d。

3. **精子发生期与毒物的关系** 从次级精母细胞经减数分裂为精细胞，该过程很快，精细胞分为顶体形成期、鞭毛形成期、核展长期和核浓缩期等 4 个期。核展长期到核浓缩期需经过散乱染色单体的原形结构发展到一种更致密的核。在致密核中精子细胞的核转录终止。精细胞开始成熟，并进入输精管腔内成为精子，精子经睾丸膜层和输出管进入附睾头部，在附睾内精子进一步成熟，并获得功能，如游动力和潜在授精能力。

(1) **精子的形成与受精失败的原因** 在睾丸内曲细精管中从无尾的圆形精细胞发展到具有头、体、尾的精子由多种物质和基因调控的。在精子成熟前，精子中区段的部分浆膜与支持细胞保持联合。当精子释放时，一部分精子胞质膜加胞质的实质部分从精子中排出，并形成一种残余体（residual body），这种残余体含有高尔基体和内原生质网状组织泡（即残余细胞器），支持细胞吞噬这种残余体。残余的亚细胞器的剩余物局限于精子中段上部的胞质小滴（cytoplasmic droplet）的结构中。在附睾中进行精子成熟期，这种胞质小滴从邻近的精子中段移向远端，并经射精时从精子中释放出来。在射出的精子中存在这种胞质小滴或在附睾的精子中这种胞质小滴位于不适当的部位时，都已表明精子在成熟过程中受到损害。

精子成熟或基本成熟后，带有液体的精子从输精管运出，通过睾丸网和输出腔进入邻近的附睾头。在输出腔和邻近附睾头中与精子一起移动的大量液体被重吸收，并逐渐浓缩成精液。在附睾头部精子进一步成熟，并至少有一种能向前运动的蛋白进入精子。然后精子到达附睾尾。在精子的运行中精液成分发生改变，因毒物的作用使精液成分发生异常变化，如渗透压、离子比例、能源或蛋白类型等，直接影响精子的存活率或精子的功能。

在射精期精子伴随精液从附睾尾和输出管与来自附属性腺的分泌物混合形成射精。当毒物作用于附属性腺分泌物时可影响精子代谢和精子功能（如启始运动和顶体运动），并影响精子在阴道中的各种功能，最后导致受精失败。精子形成过程和细胞连接桥见图30-5-1。

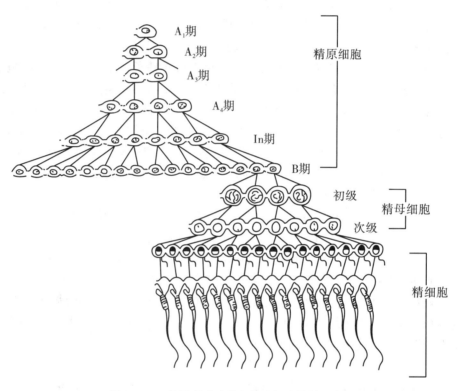

图 30-5-1 精子形成过程和细胞间连接桥示意图

（2）生精细胞的退化或凋亡与毒物的关系 生精细胞包括精原细胞、精母细胞和精子，从精原干细胞开始经9次细胞分裂包括2次减数分裂和7次有丝分裂。理论上，1个精原干细胞可形成512个精子。然而，实际上大约50%的细胞发生退化，最终约少一半形成精子。发生正常的生精细胞退化或凋亡可分为三期：①初级精母细胞减数分裂早期；②减数分裂高峰期，即粗线期；③精子发生的早期（精细胞1~4期）。正常的生精细胞凋亡机制尚不完全清楚，但了解这种机制对确定受试物的生殖毒性或毒作用机制很重要。Meistrich 等用流式细胞仪结合化学分析对精子发生期核蛋白的变化进行研究，结果发现生殖细胞中除含有与体细胞基质相同的组蛋白外，还有5种生殖细胞蛋白，其中鱼精蛋白是附睾精子中主要核蛋白，它在减数分裂中促进染色体配对和基因重组，支持二倍体细胞向单倍体细胞转变。在精子发生期间，这些核蛋白与DNA结合，从而降低DNA对卵裂的易感性，并形成交联链促进核固缩。在附睾中进一步交联为精子在阴道中进一步稳定起重要作用。这些蛋白是含巯基的氨基酸。这些核蛋白量明显减少可使生精细胞退化。正常条件下核蛋白的量与精子的形成或退化是有一定比例的，一种毒物降低巯基供体的效力，便干扰这些核蛋白的合成，破坏上述平衡关系，使精子发生期中染色体组失活或破坏核固缩，最后导致精子凋亡数量明显增加。例如，巯基净化剂，丙烯酰胺和乙基甲烷磺酸酯等，都以这种机制产生生殖毒性作用（Zenick 等，1989）。

最近，用电镜研究生精细胞的凋亡，发现生精细胞这种凋亡可分3期：①早期为核内染色体游移到细胞边缘；②中期产生凋亡小体并产生部分变性；③晚期仅见到凋亡小体的碎片。这种生精细胞退化或凋亡受内分泌激素、基因和其他有关因子控制。此外，温度升高使睾丸内热休克蛋白含量和活性增加，也是生精细胞变性的一种重要因素。睾丸中间质细胞分泌睾酮，睾酮作用于管周细胞使之分泌支持细胞，而支持细胞有利于生精细胞的发育和成熟。当毒物作用于间质细胞或支持细胞或影响睾酮时，都会使生精细胞提前凋亡或加重凋亡。

4. 支持细胞、生殖细胞与毒物的关系

（1）血睾屏障与毒物的关系 支持细胞（sertoli cells）是睾丸中的一种体细胞，是原始上皮的细胞成分。大鼠出生后支持细胞快速分裂，但到18～19d龄支持细胞的分裂自发停止。精子细胞、精母或精原细胞的外围由支持细胞包裹着，这些支持细胞紧密的形成一个闭塞连接网，将这种连接网称为血睾屏障。这种闭塞连接网主要包裹着精子和次级精母细胞，所以当支持细胞数量正常时，大分子物质或毒物对精子或次级精母细胞的损害较小，而对精原细胞或初级精母细胞的毒性较大。血睾屏障允许小分子物质通过，生精细胞从这种屏障的间隙中自由吸取血-骨中的营养成分。毒物破坏了支持细胞就是破坏了血睾屏障，使大分子物质或毒物可以直接作用于生精细胞，产生生精细胞的毒性作用。

（2）支持细胞的功能与生殖毒物的关系 精原细胞、精母细胞或精细胞各期分别有一种细胞间连接桥，而支持细胞对细胞与细胞之间的通讯起重要作用。在精子发生的展长期（elongation phase），细胞内的精子细胞核是无中心的，可以根据支持细胞之间狭窄的凹处改变精细胞的形状，即称精细胞展长期。精细胞本身一部分可深入支持细胞内，许多指头样的突出穿入由鞭毛围着的精子细胞质内。当精细胞快释放时，仅仅是精细胞头与支持细胞连接，仍维持着细胞与细胞的连接，形成桥粒间隙连接复合体（demosome-gap junction complex）。支持细胞协同生殖细胞运动到输精管中；并保持细胞群的特异构型；调节细胞间的代谢交换。它是雄激素的靶，并能分泌特异蛋白，如雄激素结合蛋白，这种蛋白在减数分裂期和减数分裂后期精子细胞的发育中起重要作用。另一种蛋白是抑制素（inhibin），它在负反馈环中调节卵泡刺激激素（FSH）作用。

支持细胞是毒物的潜在靶的概念很少被人们重视，但近年来研究者从睾丸病理生理学和毒理学中发现支持细胞与化学毒物有密切关系。例如，乙二醇醚、二硝基苯、邻苯二甲酸盐和酯等物质破坏精子发生过程是因为支持细胞在成年中不复制的原因，这些物质使支持细胞中毒死亡是一种不可逆的反应，并且对精子的形成是一种永久性损伤。在生殖毒理研究中支持细胞的能力、无修复能力和对化学物的易损性（vulnerability）应特别重视。此外，当毒物损坏支持细胞时，血睾屏障作用将被破坏，血睾屏障保护单倍体的生殖细胞免受自动免疫袭击的功能丧失，结果体内产生自身免疫性疾病，同时也影响生殖功能。

5. 精子的转运和授精与毒物的关系

（1）精子的转运 射精后精子从阴道起运行的顺利与否主要取决于精子沉积的部位、对雌性动物性刺激程度或雌性动物的性经验、交配时间或人工授精与排卵时间、精子贮存位置和顶体反应等因素。这些因素对精子顺利地转运到输卵管壶腹部或器官峡，并与卵子结合起重要作用。

大部分种属包括啮齿类动物和人类的精子经射精后沉积的正常位置是邻近子宫颈的后阴道处。在交配期雄性动物对雌性动物的性刺激可使雌性生殖道收缩和分泌液体，促使精液运行到子宫内或快速运向输卵管，这叫精子快速转运。精子到输卵管的壶腹部或器官峡停留着，但不能授精，因有机械的干扰。发情期雌性生殖道开始收缩，并将精子推向能受精的输卵管位置。排卵时这种收缩的频率和振幅明显增加。在子宫、壶腹部或器官峡、输卵管等不同部位产生不同的收缩活动。将精子推向壶腹部的这种收缩是雌激素在生殖道的功能。受精后又产生输卵管的收缩是反方向的。

（2）精子的贮存和清除 在某些种属中，如人的子宫对精子的运输和贮存很重要。性交后一段时间内能游动的精子经子宫颈进入子宫，子宫也可作为活精子的临时贮存库。用家兔研究表明，器官峡可作为哺乳动物精子的临时贮存库。精子在这种临时贮存库内等待排卵时间的发生。当排卵时精子显出活力，并被移入壶腹部开始受精。

精子的清除可发生在阴道中，因为在某些种属中精子液化后随液体向阴道外流出。大鼠或小鼠的阴道栓或称阴栓和其他动物精液的凝集可降低精子的损失。当精子从子宫内运输到输卵管壶腹部或器官峡部并未等到卵子时，精子可在这些部位被吞噬，并在子宫内膜中清除（Overstreet，1983）。

（3）受精过程与毒物的关系　哺乳动物精子即使完全成熟，它们在进入卵子前还需进行顶体过程。顶体过程中，在合适的条件下精子表面和某些特性发生改变，并产生顶体反应。顶体反应是在顶体精子中发生精子浆膜与外部顶体膜之间产生多点熔化，并形成一连串小泡，这些小泡紧贴于壶腹部的卵细胞或丘细胞（cumulus）外。精子顶体内容物膨胀，并穿透熔化点形成的许多小泡池向卵细胞推进。在受精过程中精子释放二种顶体酶，透明质酸酶和精虫头粒蛋白（acrosin）。透明质酸酶具有祛散堆积的细胞群作用，精虫头粒蛋白具有促进精子穿过透明带作用，这两种酶使精子到达卵细胞浆质内（卵黄膜）起重要作用（yanagimachi，1981，moore 等，1983）。经受顶体反应的精子在上述两种酶的作用下穿过透明带将精子头部紧贴着卵细胞质膜，并使这种浆膜熔化，精子的浆膜与卵黄膜结合，精子的残余物和精子的浆膜都裹入卵细胞，这种现象称为精子 - 卵细胞融合（sperm-oocyte fusion）。精子和卵细胞融合时，卵细胞活化，并在卵黄膜上或透明带内部形成一种防止多个精子进入的阻碍物。随着卵细胞的活化，精子染色单体开始解聚使雄原核和雌原核开始形成，两种原核向卵细胞中心移动，最后这两种雄、雌原核融合在一起，完成受精过程。

有害物质干扰顶体形成或使顶体完整的亚序列损坏，结果使精子失去授精能力，产生生育力丧失。当毒物在精子成熟期或精子进入雌性生殖道时，精子表面特性改变，从而干扰精子获能或减弱精子经受顶体反应的能力，最终都能影响受精。如果毒物使精子获能过程或顶体反应延迟，早期胚胎死亡率明显增加。如果毒物破坏透明质酸酶或精虫头粒蛋白，精子失去顶体反应，不能与卵细胞融合，从而影响受精。授精是将毒物直接带入卵细胞内的一种主要途径。当毒物给予精子形成期时，毒物与精子浆膜或胞质成分或核结合，可影响受精、卵细胞活化顺序、遗传物质和其他有关的因素，最终导致生育力降低或丧失、胚胎死亡（吸收胎或死胎）、子代畸形、遗传疾病或儿童肿瘤等后果。雄性生殖细胞的寿命和数目详见表 30-5-1。

表 30-5-1　不同种属精子发生周期和精子数的差异

检查指标	小鼠	大鼠	兔（新西兰）	狗（beagle）	猴（恒河）	人
输精上皮细胞周期（d）	8.6	12.9	10.7	13.6	9.5	16.0
B 型精原细胞寿命（d）	1.5	2.0	1.3	4.0	2.9	6.3
L + Z 精原细胞寿命（d）	4.7	7.8	7.3	5.2	6.0	9.2
P + D 精原细胞寿命（d）	8.3	12.2	10.7	13.5	9.5	15.6
Golg1 精原细胞寿命（d）	1.7	2.9	2.1	6.9	1.8	7.9
顶体精细胞寿命（d）	3.5	5.0	5.2	3.0	3.7	1.6
B 型精原细胞寿命分数	0.11	0.10	0.08	0.19	0.19	0.25
初级精母细胞寿命分数	1.00	1.00	1.00	1.00	1.00	1.00
圆型精细胞寿命分数	0.41	0.40	0.43	0.48	0.35	0.38
睾丸重（g）	0.2	3.7	6.4	12.0	49	34
精子生成数（10^6 个/g 睾丸·d,）	28	24	25	20	23	4.4
精子生成数（10^6 个/1 个雄性·d,）	5	86	160	300	1100	125
附睾尾精子贮存数（10^6 个）[△]	49	440	1600	?	5700	420
精子穿过附睾体和尾的时间（d）[△]	3.1	3.0	3.0	?	4.9	1.8
精子在附睾尾过渡时间（d）[△]	5.6	5.1	9.7	?	5.6	3.7

△停止性交数天所测结果。（Galbraith 等，1983）

（二）雌性生殖细胞形成过程与毒物作用机制

1. 雌性生殖细胞形成过程　卵巢卵泡主要由 3 类细胞组成。生殖细胞、粒膜（granulosa）细胞和膜的内分泌细胞（thecal endocrine cells）。其中生殖细胞分卵原细胞、卵母细胞和卵细胞。每型细胞的生长、成熟和分化需要能授精的卵子成功的排卵和黄体的形成。在卵泡生命周期中，易受损害的 3 个过程是：① 卵泡生长的特殊阶段中卵原细胞和粒膜细胞的有丝分裂期；② 卵原细胞形成卵母细胞的减数分裂期；③ 粒膜细胞和膜内分泌细胞的分化期，这些细胞的分化促进黄体生成激素（LH）和排卵。

生殖细胞和卵泡的形成发生在胎儿期。胚胎发育早期的生殖细胞祖先或称最原始生殖细胞是从体细胞中分离出来的。人体发育研究发现，3 周龄的胚胎中最原始生殖细胞首先在卵黄囊中能测定出来，这些细胞经过有丝分裂后移到泌尿生殖嵴，在此进一步分裂成未分化的性腺。最原始生殖细胞分化成卵原细胞。卵原细胞期的特征是具有有丝分裂活性，分裂后的子细胞相互间不分开，并形成由细胞质桥连接的合胞体群，保持细胞相互接触和通讯。一个人体胚胎中约 1700 个原始生殖细胞移向未分化的性腺中，胚胎 2 个月时增加到约 6×10^5 个生殖细胞。从胚胎第 3 个月开始卵原细胞进入减数分裂期，到第 5 个月末时所有卵原细胞进入减数分裂的早前期 I 阶段，并称为初级卵母细胞。5 月龄的胎儿生殖细胞有丝分裂活动达高峰，约达 7×10^6 个生殖细胞，以后逐渐凋亡。不同种属卵巢生殖细胞发育期见表 30-5-2。

表 30-5-2　不同种属卵巢生殖细胞早期发育期的比较

种属	怀孕期（d）	性腺性别分化期（d）	减数分裂开始期（d）	卵细胞发生△完成期（d）	减数分裂停止期（d）
小鼠	19	12	13	16	(5)
大鼠	21	13 ~ 14	17	19	(5)
仓鼠	16	11 ~ 12	(1)	(5)	(9)
家兔	31	15 ~ 16	(1)	(10)	21
恒河猴	165	38	56	165	新生儿
人	270	40 ~ 42	84	150	新生儿

注：括号内为出生后天数，△全部卵原细胞变成初级卵母细胞。

雌性生殖细胞第一次减数分裂起始于胚胎形成晚期或胎儿早期。人类 8 周龄的新生儿的卵母细胞进入卵细胞成熟的休止期，在休止期新生儿减数分裂中止，直到青春期又恢复生殖细胞的减数分裂。

雌性生殖细胞减数分裂分前期、中期、后期和末期等 4 期，其中第一次减数分裂的前期（前期 I）所需时间最长，并分为 5 个亚期，即细线期、偶线期、粗线期、双线期、休止期。每个亚期各自都有特定的染色体构型。卵母细胞进入前期后被粒膜细胞包围着，开始卵泡的形成。在休止期，卵泡和粒膜细胞都是扁平的，单层细胞排列。在前青春期和生殖期间，大部分生殖细胞以初级卵母细胞形式保持在单层卵泡中。这些卵泡形成一个池，在这个池内卵母细胞进一步成熟，直到排卵前为止。

2. 卵泡生长发育、影响因素与毒物的关系　卵泡生长发育主要依靠 FSH 和 LH，但卵泡内不含 FSH 和 LH（Richards 等，1980）。卵泡生长发育过程如下：① 卵母细胞持续扩大，从扁平状发展到圆形；② 粒膜细胞层从扁平状到圆形快速生长；③ 形成基底层，即细胞外基质到粒膜细胞外层的组织；④ 在基底层周围组成膜内分泌细胞（或简称膜细胞）；⑤ 形成窦，即在卵泡内充满液体的腔。在粒膜细胞与卵母细胞之间形成透明带，它是一种蛋白质和糖复合的细胞外基质。大部分 2 型卵泡继续生长成很大的细胞，即为前窦期（5 ~ 6 型）。其实很少卵泡形成窦或形成排卵前卵泡。排卵前 LH 的增加刺激膜细胞中孕酮转化成雄甾烯二酮，后者在粒膜细胞中转化成雌二醇，并且生长的卵泡又分泌雌二醇。雌二醇与 FSH 共同作用使粒膜细胞分化，分化的粒膜细胞增加 FSH 和 LH 受体在细胞内的含量，并能增加精子顶体活动和胆固醇侧链的分裂，同时增加前列腺素合成酶的活性（Richards 等，Richards 等）。并且前列腺素酶调节前列腺素的合成，前列腺素对排卵起关键作用，它能使产生雌二醇的卵泡成为排卵前的卵泡。

由于膜细胞能合成雄甾烯二酮和粒膜细胞能合成雌二醇和起雌二醇作用，一种有害物质损伤膜细胞或粒膜细胞都可发生卵泡的闭锁作用。FSH 和 LH 经环磷酸腺苷（cAMP）起作用，所以，当一种毒物或药物改变促性腺受体含量或受体功能时，影响 cAMP 后引起卵泡闭锁（atresia）。

随着 FSH 和 LH 水平的增加，排卵前卵泡中的初级卵母细胞进行第一次减数分裂，分成次级卵母细胞和第一极体（polar body）。接近排卵时，卵泡周围血管更丰富，卵泡从卵巢表面肿胀出来。此时在放大镜下可见到一个像水泡样隆起。次级卵母细胞在第二次减数分裂的中期（中期Ⅱ）被排卵，并停止在这期中等待受精。在受精过程中完成第二次减数分裂，即含雌性前核的卵细胞和第二极体。含雌性前核的卵细胞与含雄性前核的精子融合成二倍体的细胞，由此，逐渐形成一个胚胎。当授精缺乏时，排出的卵发生变性。在 LH 刺激下，排空的卵泡黄体化，并发展成黄体，黄体分泌孕酮，即黄体酮。这种过程持续到整个生殖生命期，直到原始卵泡数目耗尽或发生绝经为止。

卵泡生长发育与授精和胚胎形成直接相关，卵泡生长发育除受 FSH 和 LH 调节作用外，还受多种因素影响，如促性腺激素，表皮生长因子（EGF）、转移生长因子（TGF）、雌激素、雄激素、下丘脑促性腺激素释放激素（GnRH）等物质。所以，有害物质直接作用或经过影响上述物质的间接作用使卵泡生长发育缓慢或损坏，从而影响授精和胚胎的形成或发育。

3. 卵泡细胞的凋亡与毒物的关系 生殖细胞发生广泛的生理变性（degeneration），研究者将这种变性改为凋亡（apoptosis）。这种生理性的死亡要通过一种细胞固有的 DNA 编码的自杀程序来完成，以一种有序的可控制的方式发生。雌性生殖细胞中发生细胞凋亡主要在卵原细胞和初级卵母细胞发育阶段。人类 5 月龄的胎儿所含生殖细胞数最多，随后生殖细胞逐渐凋亡，到出生时生殖细胞数是 5 月龄的 40%，即 60% 生殖细胞发生凋亡。出生前生殖细胞凋亡有 3 个高峰期：①出生前卵巢发育期，如在卵原细胞的有丝分裂期或在卵原细胞最后核分裂的间期；②卵母细胞在减数分裂的粗线期；③卵母细胞在前期Ⅰ的双线期。生殖细胞不同于体细胞，卵原细胞或卵母细胞分别由胞浆桥连接成串，以同步方式进入后一阶段细胞，因此，当发生卵泡闭锁时，同步的一批细胞都发生凋亡，这就是生殖细胞发生大批丢失的原因。

减数分裂前期结束时，卵母细胞不再发生闭锁，所以生殖细胞将很少损失。但少数卵母细胞在发育的不同阶段仍可出现细胞凋亡。有些卵母细胞发生凋亡，而另一些却发育成卵细胞，其原因尚不完全清楚，可能与基因调控、激素、细胞生长因子或其他因子的影响有关（王健东等，1996，Manson 等，1989）。Thompson（1994）认为细胞凋亡是染色体 DNA 依赖 Ca^{2+}，Mg^{2+} 的核酸内切酶水解所致，电泳时，琼脂糖凝胶上出现 180 个碱基长度的 DNA 条带，称为 DNA 阶梯（DNA Ladder）。卵泡的闭锁具有细胞凋亡所特有的核固缩、DNA 阶梯等特征外，还有细胞形态和生化的改变，如粒膜细胞产生雌激素水平下降，而孕酮生成量增加，促性腺激素受体下降，膜细胞肥大，胰岛素样生长因子（IGF）结合蛋白表达增加等。毒物可引起卵泡细胞直接坏死，也可通过影响激素水平、基因调控或其他因子使卵泡细胞发生异常的凋亡，最终影响受精。

4. 卵母细胞与毒物作用机制 卵巢作为卵细胞仓库和类固醇激素的工厂在控制生殖细胞发育和功能及对生育和妊娠等均起重要作用。在雄性生殖细胞中存在血睾屏障，而雌性生殖细胞中通常认为没有这种屏障。最近研究者研究表明，卵母细胞之间存在着缝隙连接，每一缝隙连接通道是由 6 个蛋白亚基（即连接蛋白，connexin）围绕而成，这种通道允许分子量小于 1000D 的分子通过，其功能为运输卵母细胞生长所需的小分子营养物质；传递 Ca^{2+}、cAMP 等信息分子，使整个卵泡形成一个同步反应的整体。这种卵细胞间的通道尽管不是真正的屏障，但也可阻止大分子物质通过。毒物破坏这种通道时，就会发生大批卵细胞死亡。胚胎早期卵原细胞进行有丝分裂，而胎儿期卵母细胞进行减数分裂，当毒物作用于此期中卵原或卵母细胞时，这些细胞可发生不可逆的损伤，而在青春期前损坏卵原细胞或卵母细胞时，可发生原发性闭经或不能进入青春期。毒物损坏排卵前的卵细胞直接影响受精。正处于生长的卵泡重新移向排卵前的卵泡池中，快速成熟，以便继续排卵和受精。如果毒物损坏正在生长的卵泡，而不损害排卵前卵泡，那么开始排出的卵子是正常的，它有正常功能，而后需要很长时间才能从生长的卵泡发育到排卵前卵泡，并且此时所排的卵子是异常的，可以不受精，也可以造成胚胎死亡。毒物作用于卵母细胞休止期或最原始卵泡可产生最长时间的受精延迟作用。但尚没有证据证明一种药物能损坏整个生殖生命期（从成熟期直到绝经期）。毒物损坏休止期的部分卵泡池产生提前绝经或有效繁殖期明显缩短。正常妇女绝经期发生在 45~55 岁，而休止期部分卵泡池损坏的妇女的绝经期可提前到 35 岁以前。人体卵母细胞的半衰期约 9.2 年。已经证明，妇女卵泡闭锁率增加与绝经期提前有明显关系，卵泡闭锁率增加的原因主要是毒物或有害物质（药物）对机体激素、基因调控和其他多因子的影响造成的。

大量研究表明，原始卵泡细胞对毒物的敏感性比对其他细胞更敏感。用小鼠或大鼠的研究发现，胎儿出生后毒物对原始卵泡细胞毒性开始增加，出生后 5～17d 毒物损伤原始卵泡细胞最严重，成年期对毒物损害的敏感性明显减低。许多异生物或药物与卵细胞毒性密切相关，如多环芳香烃类物质可损坏原始卵泡细胞，并以依赖代谢的机制引起损伤的，这类物质也可引起卵巢肿瘤和卵母细胞减数分裂期的染色体畸变，并降低受精率（Mattison 等，1983）。多环芳香烃类（PAHs）损害卵细胞的机制是 PAHs 首先需要母体的糖分布到卵巢中，然后卵巢中的糖和多种酶将 PAHs 代谢成中间产物，后者破坏卵母细胞结构。虽然卵巢代谢对卵母细胞损害是必需的，但是在 Ah 位点的诱导能力与形成二氢类环氧化物通道的代谢率无明显相关。各种抗癌药与排卵功能失调和卵母细胞损坏密切相关（Haney，1985）。这类药物在卵泡生长期和排卵前卵泡成熟中具有快速损伤粒膜细胞分裂作用。Dobson 等用 11 类 77 种化学物诱发原始卵泡毒性作用的研究发现，77 种化学物中 21 种化学物使小鼠休止期原始卵泡损坏；11 类中有 7 类化学物为阳性结果，即烷化剂、PAHs、环氧化物、脂类、氨基甲酸酯、真菌毒素、抗生素和亚硝胺类。4 类阴性化学物是芳香胺类、金属类、类固醇、芳基卤化物。抗雌激素类，如顺氯蒎酚胺对卵泡分化期很敏感，因为雌激素与 FSH 或 cAMP 一起作用，对粒膜细胞成熟很重要。排卵前仅仅那些能生产雌二醇的卵泡继续存活着。排卵被认为是一种需前列腺素和 Leukotrienes 的炎性过程，所以阻止二十碳四烯酸合成这些物质的药物能特异的抑制排卵（Espey 等）。将近排卵时刻，卵巢明显增大，因为继续生长的卵泡和排卵前卵泡的肿胀阻止卵母细胞的排出。但当毒物破坏前列腺素或 Leukotrienes 或二十碳四烯酸时，动物由于不能排卵而产生不孕。

5. **一般生殖毒性实验原理** 性未成熟的雄性动物连续给予受试物至交配期为止，大鼠宜采用 40d 龄后开始给药，共给药 60～90d，因为 30～35d 龄大鼠刚形成血睾屏障，而 40d 龄前给药不能反映药物经血睾屏障后产生生殖毒性作用。连续给药 60～90d 是因为大鼠从精原干细胞发育成精子至少需要 56d，详见前文中雄性生殖细胞形成过程。以这种给药方式可使受试物作用于整个雄性生殖细胞的分裂期、生长和发育及成熟期（精原干细胞、精原细胞、精母细胞、精细胞和精子），同时也作用于支持细胞、间质细胞和其他类型细胞。

性成熟的雌性动物连续给药 14d 后进行交配，交配期和妊娠初期连续给药，这是因为小鼠或大鼠一个性周期中从卵泡发育、初级卵母细胞第一次减数分裂为次级卵母细胞，而次级卵母细胞经第二次减数分裂为卵细胞，经排卵、黄体形成、退化等几个过程需要 4～5d。至少给药 3 个性周期才能使受试物作用于整个交配期所排出的卵子，详见前文雌性生殖细胞形成过程。交配期和妊娠前期给药主要使受试物作用于受精卵、受精卵的着床和胚胎未分化期，妊娠 6d 内是受精卵着床期和胚胎未分化期，妊娠 6～15d 是胚胎器官形成期，即细胞分化期，这期间给药主要引起畸形和功能异常，详见致畸实验。本实验主要检测受试物对雄性动物和雌性动物的生育力，其中主要观察交配率、受孕率、着床率、吸收胎率、死胎率和活胎率等指标，而美国要求妊娠期和授乳期全给药，并观察畸胎率和功能异常发生率等。该实验给药于雄性动物整个精子形成期和雌性动物卵母细胞生长发育期、受精卵着床期和胚胎未分化及分化早期，所以该实验所检测出具有生殖毒性的受试物（即阳性物）是一种具有作用终点不明确的生殖毒物。

化学物或药物生殖毒性机制很复杂，目前尚不完全清楚，但与下列原因有关：

（1）**细胞间通讯抑制** 间隙连接（gap junction）是细胞间一种连接方式，它为传递细胞间的化学信息提供通道，因而对细胞的生命活动有很大影响。其主要功能是调节和控制细胞生长和分化、协调代谢和电兴奋传导等。在胚胎生成和发育中，间隙连接对细胞的分化尤为重要，如小鼠早期胚胎在囊胚早期分化出滋养层和内细胞团与间隙连接相关。生殖细胞生长发育与间隙连接有关。因而，凡能干扰细胞间间隙连接或通过对细胞膜的作用而破坏细胞间信息传递的化学物或药物，因破坏细胞增殖和分化的调节等作用可引起生育力降低、胚胎毒性或胎儿畸形。

（2）**基因突变和染色体畸变** 很多致突变的化学物或药物可引起不孕、妊娠率降低、胚胎早期死亡等生殖毒性作用。因为雄性生殖细胞和雌性生殖细胞都经过多次细胞分裂，其中有有丝分裂和减数分裂，所以化学物作用于分裂期的生殖细胞时，细胞核中 DNA 链上的核苷酸序列发生变化，使这些生殖细胞转录和转译错误，精子或卵子发生异常，并产生生殖力降低等生殖毒性作用。化学物可作用于分裂期的生殖细胞染色体，引起染色体断裂、缺失、不分离、重排、交换等畸变，畸变的染色体往往导致胚胎死亡等生殖毒性现象。

（3）激素、免疫因子和细胞因子的改变　垂体促性腺激素的分泌受到下丘脑促性腺激素释放激素（GnRH）和卵巢激素（主要是雌、孕激素）的双重调节，卵巢激素对促性腺激素分泌的调节具有抑制性（负反馈）和刺激性（正反馈）两种作用。GnRH 控制垂体前叶促性腺激素 LH 和 FSH 的分泌，LH 和 FSH 与黄体形成和卵泡形成和成熟都起关键作用。因此，一种化学物或药物损坏下丘脑—垂体—子宫—卵巢轴，或破坏性激素的平衡都可产生不孕、着床率下降、胚胎死亡等生殖毒性作用。

已知许多细胞因子，如表皮生长因子（EGF）、转移生长因子（TGF）、胰岛素样生长因子（IGF）、血管内皮生长因子（VEGF）等对卵泡形成、发育和受精卵着床起重要作用。例如，EGF 可调节卵泡发育，促进卵母细胞成熟，调节甾体激素合成等作用。因此，受试物作用于这些细胞因子时就能产生影响受精卵着床及其他毒副作用。

许多免疫因子，如白介素（IL）能协助受精卵的着床，IL-6 使胚泡透明带解体有利于顺利着床；白血病抑制因子（LIF）是胚泡着床所必需的生长因子之一，在胚泡滋养细胞侵入内膜细胞时起重要作用；组织相容性抗原（HLA）对胚胎起免疫保护作用；干扰素（IFN）抑制前列腺素的活性，阻止黄体分解；自身免疫抗体增加与着床失败有关，因为它可引起着床局部血栓形成或血管收缩所致；集落刺激因子（CSF）与 LIF 一起以共同途径活化一些免疫因子，间接影响受精卵着床。化学物或药物影响免疫因子可产生直接或间接影响受精卵的着床。

（4）核酸或蛋白质合成障碍　从精原干细胞起，经 A_1、A_2、A_3、A_4、I_n 和 B 型精原细胞的 6 次有丝分裂后形成初级精母细胞；从卵原细胞经有丝分裂后形成初级卵母细胞；这些细胞都经过 DNA 合成期后才能形成后一型细胞。化学物或药物损坏或阻断 DNA 合成，可使染色质的生成及其后的细胞有丝分裂发生障碍，结果使后一型细胞或胚胎组织细胞发生坏死，导致生育力降低或胚胎死亡等生殖毒性作用。某些抗癌剂或抗生素是通过影响核酸的复制、转录和转译以及蛋白质合成，导致受率和着床率降低，也可导致胚胎死亡等毒性作用。

（5）酶、蛋白、肽类的变化和代谢障碍　透明质酸酶和精虫头粒蛋白对精子的顶体反应起重要作用。药物使这些酶抑制时，精子细胞膜无法与卵细胞质膜融合或不能使精子穿过卵细胞透明带，导致受精失败。子宫凝集素（UA）对受精卵的着床黏附侵融过程中起重要作用，如药物抑制子宫凝集素将使受精卵不易着床或着床失败。Integrin 是一类子宫内膜细胞间基质受体，由 α 和 β 二种亚单位组成，细胞滋养层的浸入与细胞表面 integrin 受体的活性和细胞基质成分的改变有关。上皮表面黏蛋白（MUC-1）能阻断胚泡受体而抑制其黏附于子宫内膜，但发育健康的胚泡能拮抗 MUC-1 的作用，即通过黏蛋白 CD44 能排斥细胞表面 MUC-1，使胚泡黏附于子宫内膜而完成着床。毒物增加 MUC-1 时或降低黏蛋白 CD44 的排斥功能，使着床失败。有些毒物通过降低 DNA 或 RNA 聚合酶活性而导致核酸和蛋白质合成障碍。有些毒物或药物是通过依赖代谢的方式才能产生生殖毒性作用的，如多环芳烃类物质经多种酶和糖的参与下使这些物质转变成中间产物，而这些中间产物才具有破坏卵母细胞结构的作用，结果影响卵细胞生长发育和授精。

（6）营养缺乏和能源不足　雄性或雌性生殖细胞形成过程以及受精卵着床或胚胎生长发育都需要适量的营养或能源。动物缺乏某些营养或能源，或毒物破坏营养来源或能量转换时，生殖细胞形成、生长发育或胚胎生长发育等过程都可受到严重影响，导致生殖力下降或胚胎死亡等生殖毒性作用。如 5-羟色氨酸是通过减少胎盘的血液供应，使胚胎营养、能源不足而造成胚胎死亡的。有些物质是通过抑制母体肠道吸收营养（如镁、锰等微量元素，或维生素 A，B_2，E，叶酸，泛酸等）而使胚胎死亡的。也有些物质是通过干扰糖酵解过程、三羧酸循环、电子传递过程等原理导致 ATP 含量降低、细胞色素氧化酶活性降低、线粒体呼吸抑制等不良后果，最后影响生育力和胚胎形成及生长发育。

第 I 段实验是根据精子、卵子、受精、着床和胚胎的形成机制而设计的一种检测化学物是否具有损害生殖系统的生殖毒物的方法。

三、标本制备

（一）动物要求

通常选用大鼠，但小鼠也可使用。雄鼠采用40d龄以上的动物经饲养1周后再给药。雌鼠选用性成熟动物进行给药。当雄性动物连续给药约50d时对雌性动物进行给药。雄性动物开始体重在80~100g之间，雌性动物开始体重在180~200g之间。每组雌、雄鼠各20只，在温度22±2℃，30%~70%相对湿度、12h明和暗中饲养。

（二）试剂和器材

1．试剂

（1）Bouin固定液 苦味酸饱和液75份：甲醛20份：冰乙酸5份，三者混合而成。

（2）茜素红贮备液 取冰乙酸5ml、纯甘油10ml、1%水合氯醛60ml配成混合液，取适量茜素红边加边搅拌，直至饱和为止。

（3）茜素红应用液 取茜素红贮备液1ml加入1%KOH溶液至1000ml混合而成。

（4）透明液

1）透明液A 甘油20份、蒸馏水77份、2%KOH溶液3份混合而成。

2）透明液B 甘油50份、蒸馏水47份、2%KOH溶液3份混合而成。

3）透明液C 甘油75份、蒸馏水25份混合而成。

（5）95%乙醇、甘油等试剂。

2．器材 生物显微镜、解剖显微镜、放大镜、游标卡尺、玻璃标本瓶、眼科剪刀、眼科镊子、手术剪刀、手术镊子、手术板（台）、平皿、滤纸、注射器、针头或灌胃针头、吸管和棉签等。

四、测定步骤

（一）剂量设计与分组

一般设3个剂量组，高剂量组宜选择有轻度毒性的剂量，如体重增长率减慢或少部分动物体重增加被抑制，摄食量减少或摄食量的增长率低于对照组；低剂量组选择同种动物最高有效量或药效剂量的某些倍量或选用拟临床剂量的某些倍量；中剂量组选择高、低剂量之间的几何平均值。高剂量是三种剂量中最难设计准确的剂量，可从长期毒性实验和本实验的预实验中找出较理想的剂量（详见第Ⅱ段实验）。

一般设4组，3个给药组和1个对照组。动物应随机分组，编号，按性别分开饲养，大鼠每笼一般不超过5只。

（二）给药

1．给药途径的选择 原则上采用拟临床给药途径。口服制剂宜采用灌胃法，因这种方法给药量准确。然而，某些制剂无法采用临床给药途径，只能选用近似临床给药途径。

2．给药期限 雄鼠连续给药60d后进行交配，交配期宜连续给药至交配结束为止。雌鼠交配前给药14d，交配期和妊娠早期连续给药，至妊娠第7~10d为止。

（三）合笼交配法和精子或性功能的检查

将连续给药60d以上的雄鼠和给药14d以上的雌鼠按1：1比例同笼交配，交配时间为2周。同笼后每日晨应检查雌鼠阴道中是否存在精子，检查精子的方法如下：

1．阴栓检查法 雌鼠和雄鼠交配后，雄鼠射出的精液和凝固腺分泌物与雌鼠阴道分泌物混合后，在雌鼠阴道口形成一个黄白色或白色的圆锥形的块物，该物称为阴栓。雌鼠的阴栓是防止精子在阴道内外漏现象。只要见到雌鼠阴道口或阴道口稍向深处有一阴栓，便能肯定雌、雄鼠已经发生过成功的交配。小鼠阴道口内停留阴栓的时间较长，约8~14h，而大鼠的阴栓在交配后的阴道口内停留时间约2~8h，在此时间后阴栓就自然脱落，所以当发现雌鼠阴道口有阴栓或在笼内的垫料中发现阴栓，都可以将该雌鼠作为交配成功的雌鼠，或称为"妊娠"0d的雌鼠，而与该雌鼠合笼的雄鼠列为有性交功能的雄鼠，或称性功能正常的雄鼠。

2．阴道涂片镜检法

（1）在载玻片上滴一滴生理盐水，再用一根无菌的用盐水湿润的棉签插入阴道，转动数圈后取出，将棉签上阴道分泌物涂在载玻片上，与生理盐水混匀后置低倍镜下检查，也可经涂片后在低倍镜下检查。

（2）另一种方法是用一个钝头的吸管吸入约 0.5ml 生理盐水，将吸管头插入阴道内推进生理盐水，并反复吸和吹几次，再吸取阴道内的混浊液滴在洁净载片上，直接在低倍镜下检查，也可经涂片后检查。

（3）镜检　在低倍镜下见有脱落细胞和其他细胞，发现有头发丝样团块即为精子，如仅发现一根或几根头发丝样物质，应在高倍镜下确定是否是真正精子，因为精子有头、体、尾的特征。查有精子的雌鼠作为"妊娠"0d，而与其交配的雄鼠作为性功能正常的雄鼠。

用阴道涂片镜检法可以检查雌性动物的动情周期，各期的延续时间和细胞学检查特征详见表30-5-3。

表30-5-3　大鼠动情周期的阴道黏膜细胞学的变化

动情周期分期	持续时间（h）	阴道涂片细胞形态特征
发情前期	9～18	只有有核上皮细胞，即小圆形有核的细胞，常密集或堆成片。偶有少量角化上皮细胞
发情期	8～20	只有角化上皮细胞（形态不规则的扁平的无核细胞）。偶有少量有核上皮细胞
发情后一期	21～23	角化上皮细胞密集成堆
发情后二期	12～24	大量白细胞，伴有有核上皮细胞，偶有角化上皮细胞
发情间期	36	无角化上皮细胞。有少量白细胞或有核上皮细胞
整个动情周期	86～121	

（四）对雄性动物的观察和检查

1. 一般状态观察　在整个实验期（给药60多天和交配2周）中应每天观察动物的活动、步态、行为和对外界的反应等一般状态，并作记录。

2. 体重变化　每周称体重1次，详细记录和密切注意体重增长情况。

3. 摄食量　一般每周测定1次（24h）的摄食量，必要时测定饮水量。

4. 交配能力　大、小鼠通常采用雌雄1∶1合笼两周，观察雌鼠阴道内是否有精子作为雄鼠的交配能力，详见本节中"合笼交配检查精子或性功能"。合笼2周未发现雌鼠有妊娠迹象时，应交换使用同剂量的其他雌、雄性动物进行交配，必要时将给药的雄鼠与未给药的雌鼠进行交配，如仍未交配应将该雄鼠列为无交配能力的鼠，并通过后面叙述的方法检查其未交配的原因。当给药组交配率比对照组显著降低时，说明该剂量组的雄鼠交配能力受影响。

$$雄鼠交配率（\%）=（\frac{合笼雄鼠数-未交配雄鼠数}{合笼雄鼠数}）\times 100$$

5. 生育能力　雄和雌性动物交配后，观察雌鼠是否能真实怀孕和生育能力。如给药组生育率比对照组显著降低，说明该剂量组对雄性动物的生殖能力有明显影响。可能是由于雄鼠精子数目减少、活动力降低、顶体功能异常等原因。

$$雄鼠生育率（\%）=\frac{有生育能力的雄鼠数}{合笼的雄鼠数}\times 100$$

6. 血液生化检查　发现给药组雄鼠生育率或交配率明显下降时，可对雄鼠进行血清生化检查，以便了解受试物引起雄鼠性功能降低的原因。

7. 解剖肉眼检查　将雄鼠处死解剖，观察心、肝、脾、肺、肾等主要脏器是否异常，着重检查睾丸、附睾、精囊腺、前列腺等组织。解剖时间常选择交配结束或初步查明原因时。

8. 称重　当观察主要脏器和组织后取睾丸、附睾、前列腺等组织，称其重量，计算出脏器系数。

9. 病理组织学检查　将上述主要脏器和生殖器官进行病理组织学检查，也可采用仅对雄性性功能降低的剂量组进行生殖器官病理学检查。

10. 其他检查 发现雄性性功能有明显影响时，在解剖前先进行精子数目、活动力、生存率或染色体畸变等方法检查，以便查明受试物引起雄性生殖能力降低的原因。

（五）雌性动物的观察和检查

1. 一般状态观察 同雄性动物的观察。

2. 体重变化 实验前称重1~2次，给药期间至少每周称体重1次，尤其是交配期和妊娠期宜每隔3d称体重1次，并必须包括妊娠0d和妊娠6d体重。妊娠期称体重可按0d、3d、6d、9d、12d、15d、18d和20d，也可按0d、6d、10d、14d、17d和20d进行称重。按下式计算妊娠母鼠增重。

$$妊娠母鼠增重 = 处死时母鼠体重 - 孕6天体重 - 处死时子宫总重$$

3. 摄食量 同雄性动物的检查。

4. 交配能力 同雄性动物的检查。按下式计算出雌鼠交配率。

$$雌鼠交配率（\%） = \frac{交配雌鼠数}{合笼雌鼠数} \times 100$$

5. 交配成功时间 自雄和雌按1:1合笼日开始至查有精子日为止，计算出每组雌性动物交配成功时间（天）。

6. 受孕能力 一般情况下雌鼠妊娠时可通过观察腹部的隆起或用手触摸时感觉到像花生大小的多个颗粒，即为受孕。然而确切的受孕率需要在解剖后才能确定。了解初步受孕能力可以在解剖前及时对雌鼠进行血清生化或其他方面的检查，初步掌握雌鼠受孕能力低下的原因。凡是子宫内有胚胎（吸收胎、死胎或活胎）的雌鼠均称为妊娠鼠或称为有受孕能力的鼠。按下式计算受孕率：

$$受孕率（\%） = \frac{妊娠鼠数}{交配雌鼠数} \times 100$$

7. 解剖检查 一般在分娩前1d解剖，如小鼠妊娠18d或大鼠妊娠20d处死解剖。但也有人在大鼠妊娠13d处死母鼠进行检查。解剖检查主要脏器是否异常，并取出卵巢和子宫。

（1）黄体数 取出卵巢后尽快在解剖显微镜下或放大镜下计数黄体数，也可在剖腹时直接用放大镜检查两侧子宫角的卵巢中的黄体数。黄体是卵巢中卵泡排卵后形成的痕迹，黄体数代表雌鼠排卵数。大鼠的黄体在卵巢表面外观呈稍突起的微充血的淡黄色发亮小点或小球，而小鼠因黄体体积更小而密集，与卵巢内其他卵泡容易混淆，难以数清，故对小鼠可不计算黄体数。

（2）着床腺（痕） 胚泡形成并进入着床期时，这种刚着床的胚泡由于某些原因不能正常发育成胚胎，失去活性的胚泡刺激子宫内壁形成一种增生组织，即称着床痕或着床腺。如果排卵后卵子未能与精子结合或结合后未能着床均不会留下这种痕迹，因此，将黄体数减去着床腺数就可推测受精卵着床前死亡数。子宫内是否存在着床腺是判定动物是否受孕的重要标志。正常未孕的子宫解剖后呈单种颜色，而有着床腺的子宫在灯光透过条件下看见有一定间隔距离的小点，但有时也可能被忽略。诊断困难时，可用8%Na$_2$S溶液深抹在子宫内壁，当被染成有多个黑色小点时即可确定为着床腺。按下式计算植入前死亡率。植入数也称着床数，它包括着床腺数、吸收胎数、死胎数和活胎数。也有人将着床腺数除外。

$$植入前损失（或死亡）率 = \left(\frac{黄体数 - 植入数}{黄体数}\right) \times 100$$

（3）吸收胎 在子宫内有一个或几个紫黑色圆形块物，不能辨认胚胎和胎盘，将这种块物称为吸收胎。

（4）早期死胎 在子宫内有一个或数个紫黑色稍大的圆块，能分清胚胎和胎盘。

（5）晚期死胎 可看清完整的胎儿，但颜色发紫，无光泽，无自然动作，胚盘略小，颜色发紫或发白。用针头或尖物刺激胎儿无任何反应。

（6）活胎 胎儿体形完整，颜色发红或粉红，有自然动作，对尖物刺激有运动反应。胎盘大，色红。

8. 活胎的生长发育、外观、内脏、骨骼等畸形或异常检查详见第二节致畸实验。

（六）数据处理

将各组所观察的结果和数据列表，并选择适当的统计方法进行统计处理，如对体重、摄食量、饮水量、胎盘重、子宫总重、身长、尾长等指标进行 t 检验或其他方法；交配率、受孕率、死胎或活胎率可用 χ^2 检验；畸形率可用秩和检验或 Mann-Whitney U 检验法或其他方法进行统计处理。各国对第 I 段实验的指导原则见表 30-5-4。

表 30-5-4 各国对生殖毒性（第 I 段）实验的指导原则

国 名	美 国	日 本	欧洲共同体（EC）	加拿大	英 国	中 国
制定时间（年） 方法名称	1966 生殖实验 （Fertility）	1989 妊娠前及妊娠初期给药实验	1983 同美国	1987 同美国	1985 同美国	1985 1993 一般生殖毒性实验
动物种类	1 种动物，常用大鼠，但小鼠也可使用	至少 1 种动物，如大鼠或小鼠，从该实验中选择出致畸实验的种系	至少 1 种。当 1 种药物对某 1 动物的代谢与人体代谢相似时，该实验必须包括这种动物。选择动物时必须有 1 种动物与长期毒性实验的种系相同	1 种动物，最常用动物是大鼠	至少 1 种动物	至少 1 种动物，通常用小白鼠或大白鼠
动物数和性别年龄	低限：雄性：10 只（常用 20只），40d 龄以上，雌性性成熟	大鼠或小鼠每组雌雄至少各 20 只，雄性采用 40d 龄以上，雌性性成熟，其他动物数应足以能评价的数目	每组至少用雌、雄各 24 只，雄性采用 40d 龄以上。灵长类动物数例外	低限：雄性 15只，雌性 30只	雌性 24 只妊娠动物	每组雌雄各 20 只
给药途径	选用适当途径进行给药	常用推荐临床应用途径，如不适合，可选适当途径，口服制剂宜用灌胃法以保证药量准确	采用适当的临床给药途径	尽可能接近临床给药途径	临床拟用途径	原则上与临床拟用途径相同
剂量组及剂量设计要求	至少 2 个剂量组，常用 3 个剂量组。从预实验中摸索高剂量组的合适剂量	至少 3 个剂量组，高剂量应出现毒性反应，如摄食量或体重降低；低剂量对亲代或子代不应产生毒性反应；中剂量为高低剂量的等比中间剂量。3 个剂量中应包括使动物产生药理作用或接近于推荐临床给药量	常用 3 个剂量组。高剂量产生母体毒性症状，如体重下降等；低剂量与治疗剂量相同的药理剂量或足以产生药理作用所需的血浓度。中剂量取高、低剂量间的几何平均值	至少 3 个剂量组。高剂量只能产生最低毒性反应，如体重增长率下降，但不产生厌食及对母体其他副作用。低剂量与 EC 相同	与 EC 相同	至少 2 个剂量组，高剂量可产生轻度毒性反应
给药时限	交配前雄大鼠给药 60～80d。雌大鼠交配前 14d 至妊娠期和授乳期连续给药	交配前雄性动物（大鼠或小鼠）给药 ≥60d，直至交配结束为止。雌性动物自交配前 14d 开始至妊娠初期为止。（大鼠妊娠 7d，小鼠妊娠 6d）	交配前给予足够时间的药物。啮齿类动物，雄性 ≥60d。雌性交配前 14d 至整个妊娠期结束连续给药	交配前雄动物给药 80d，雌性动物给药 14d，再进行交配	与 EC 相同	交配前雄 60～80d。雌 14d。连续给药。雌动物继续给药至多数器官形成期

续 表

国名	美国	日本	欧洲共同体(EC)	加拿大	英国	中国
交配方式	给药的雄性动物与给药的或未给药雌性动物交配	给药的雌雄动物进行交配,交配期限约2周。必要时,给药雄性与未给药雌性交配,或给药雌性与未给药雄性交配	给药后雌雄进行交配,但出现生殖功能缺陷时,给药与未给药的雌、雄动物相互交配	给药的雄性动物与给药的或未给药的雌性动物交配	与EC相同	给药的雄性与雌性动物交配
动物处死时限	孕动物于妊娠13d处死一半,另一半于断奶时(幼鼠21d龄)处死。雄鼠未提到	妊娠动物于临产前日处死。对用于交配的雄鼠和未孕的雌鼠在适当时间处死、尸检	半数雌性动物于妊娠期处死,另半数动物于临产前几天处死或让其自然分娩并饲养其子代	半数雌性动物于妊娠13d处死,另半数让其自然分娩为止	与EC相同	无明确规定
检查指标	①母鼠:吸收胎;着床痕;胚胎数目及分布;子宫异常情况;产仔数;死胎(流产和死产)数 ②仔鼠:检查仔鼠出生至21d离乳时的生长情况等	记录交配指数和生育指数。实验期动物死亡率和一般状态,包括体重和摄食量。检查黄体数、死胎数等,尽可能记录胎儿在子宫内死亡日期。肉眼检查全部实验动物(雄性和受孕及未受孕的动物)的器官和组织	检查雌雄(1:1)交配的生育力;妊娠动物受孕和产仔情况。记录黄体数着床痕、吸收胎、死胎、胎仔、体重和性别,并检查胎仔外观和内脏缺陷。对一定数目仔鼠进行哺育、听觉、视觉、行动功能及生殖功能检查	除对母体和仔鼠作一般检查外,建议有足够数量仔鼠饲养到成年,检测药物对子代延缓作用或对子代生殖力的影响	与EC相同	观察动物一般状况、体重变化、受孕率、死胎数、活胎数、活胎重量、外观和内脏及骨骼的变化。必要时进行组织学检查

五、方法应用

该法用于评价药物、农药、化学物或其他物质对生殖毒性的影响。一类新药临床前研究中必须进行该项实验,部分二类新药也需要该法进行生殖毒性作用的研究。

六、注意事项

(一)剂量的选择

因该法中需要60多天给药予雄鼠,并且主要观察其生殖能力,同时也需要30多天给药予雌鼠,包括交配期和妊娠早期,所以,当剂量选择偏大时,将产生不孕而无法检查生殖毒性;当剂量偏小时不能产生应有的生殖毒性作用,直接影响结果的判定。因此,选择剂量时应特别注意,最佳的选择方式是理想的预实验,也可采用亚急性毒性实验中的最大耐受剂量作该实验的最高剂量。

(二)给药途径

临床采用静脉注射时,实验动物最好也选静脉注射。也可选择其他合适的途径,但不宜采用腹腔注射。

(三)检查精子

当用棉签或钝头吸管插入阴道中检查精子是否存在时,应注意每次所使用的棉签或钝头吸管或盐水都应无菌,以防由于实验者的操作引起阴道内炎症,导致不孕。

(四)其他注意事项见第二节。

七、方法学评价

该法的优点是能够观察受试物作用于雄性生殖细胞整个形成过程和雄性动物的生殖能力以及雌性动物部分生殖细胞形成过程和生殖能力,从而获得受试物对雄性和雌性动物生殖毒性作用的结果。它是哺乳动物体内方法,其结果对推导化学物或药物对人体危害性具有重要作用。

该法的缺点是实验周期较长,而且所获得结果的终点和受试物损伤的细胞类型及部位等作用机制不明确。如受试物在该实验中被认为具有生殖毒性作用时，对受试物是否单独作用于雄性生殖细胞或雌性生殖细胞或作用于哪一阶段或哪一类型的细胞都不清楚。然而，该方法仍然是目前测定化学物或药物对雄性动物和雌性动物生殖系统是否具有毒性作用的好方法。

第二节 致畸（第Ⅱ段）实验

一、概述

畸胎学（teratology）是研究理化因子经过母体胎盘屏障后对胚胎和胎儿生长发育期引起永久性的结构或功能异常的原因、机制及表现的一门学科。致畸实验（teratogenic test）是在胚胎器官形成期将受试物给予妊娠动物，并通过胎盘屏障后影响胚胎细胞分化和器官形成，导致胚胎死亡、胎儿生长迟缓、结构畸形和功能不全的一种检测受试物致畸性的实验。

自从 1961 年发生反应停（thalidomide，一种中枢神经镇静剂）致 1 万多例畸形的"反应停致畸事件"以来，化学物致畸危害性已受到人们高度重视。美国 FDA（1966）制定了人用药物生殖研究安全评价指针作为美国药品致畸实验的原则进行实验。随后各国政府和国际组织相继制订了致畸实验原则，见表 30-5-6。Wilson（1965，1973）详细描述了致畸实验原理和操作方法，并将致畸实验列为生殖毒性的范畴。然而自 80 年代后由于发育生物学、胚胎学、生殖毒理学、畸胎学和毒理学等多学科的发展和相互交叉，逐渐形成了一门新的学科——发育毒理学（developmental toxicology）。它是研究发育生物体从受精卵、妊娠期，以及出生后直到性成熟为止，由于母体接受有害因素而产生任何有害效应的一门新学科（USEPA，1986），也有人将发育期扩展到衰老的整个过程（kacew，1984）。随着新学科的发展，有些涵义不确切或易误解的名词需要变更。例如，以往胚胎毒性包括胚胎死亡，胚胎生长迟缓，畸形，功能不全等 4 种表现。现今认为将胚胎的概念用于整个妊娠期，并将胚胎毒性包括上述四种表现显然是欠妥的，因为胚胎期是指从受精卵着床开始至器官形成结束，如大鼠妊娠 1～15d 的时间，继后直到临出生前称胎儿期。因而有胚胎毒性和胎儿毒性的区别。又因为致畸性和胚胎/胎儿死亡毒性彼此可独立出现，并可归因于不同的毒性模型。如有些物质即使采用多种剂量，并达到 50% 以上的胚胎死亡和胎儿死亡也不产生任何畸形等现象，尤其是近年来体外致畸实验（如全胚胎培养法、器官、组织或细胞培养法等）快速发展，为致畸的机制提供新的解释，一些涵义不清的名词也需更正。胚胎毒性主要是指胚胎死亡，而不包括结构畸形和功能异常。发育毒性是指胎体死亡（胚胎死亡或胎儿死亡）、结构异常（指畸形）、生长迟缓和功能不全四个方面的表现（kimmel 等，1987，USEPA，1984，1986）。因此，将传统的致畸实验归为发育毒理学的主要实验，甚至有人将致畸实验与发育毒性实验等同起来了，致畸物也被称为发育毒物（developmental toxicants）。然而，由于传统观念和我国卫生部新药审批条例中仍然保留致畸实验的称呼，所以，国外已经将致畸实验更改为发育毒性实验（developmental toxicity test），本文仍应用致畸实验的名称进行讨论。

二、原理

（一）发育毒性（致畸）的作用原理

致畸作用原理很复杂，至今尚未完全清楚。Wilson 等于 1965 年、1973 年和 1977 年分别阐述了致畸作用原理，并概括 9 条原因：①基因突变：化学致畸物可使细胞核中 DNA 链上的核苷酸序列发生突变，突变的 DNA 发生错误转录和转译发育细胞的信息，以致造成胎儿畸形。突变物作用于生殖细胞，使子代产生具有遗传性的畸形；或作用胚胎体细胞引起畸形是属于非遗传性致畸物；②染色体畸变：许多能引起染色体畸变（如染色体断裂、缺失、不分离、重排、交换等）的化学物可使胚胎死亡或畸形；③核酸和蛋白质合成障碍：某些抗生素或抗癌剂通过影响核酸的复制、转录和转译或影响蛋白质合成才导致胚胎发育障碍；④酶抑制：细胞分化、器官生长发育都需要酶的参与，当化学物抑制胚胎生长所需要的各种酶活性时，不能发育成正常胚胎，所以可引起胚胎死亡或畸形；⑤细胞死亡和抑制细胞增殖：致畸物进入胚胎后使组织变性、坏死，并形成器官畸形；⑥胚胎细胞代谢障碍；⑦渗透压不平衡：如高浓度维生素 A 损害胚胎细胞膜的超微结构，使渗透压不平衡而导致畸形；⑧生物合成先质或基质缺乏：如胚胎缺乏特殊营养成分（镁，锰，维生素 A、B₂、E，叶酸，泛酸）或母体摄入的嘌呤类、嘧啶类、亮氨酸、烟碱、谷胱甘肽等过少才引起畸胎；⑨能源不足：如 6-氨基烟酰胺和碘乙酸干扰糖酵解过程；核黄素缺乏后可干扰三羧酸循环等。

近年来，Manson 将化学物致畸归纳为 4 种机制：①细胞毒性：许多发育毒物以改变 DNA 复制、转录、转译或细胞分裂而产生细胞毒性作用，如烷化剂、化疗药物和许多诱变剂。因为胚胎中每一器官在原始器官原基形成时细胞分裂率很高，而这一时期各器官形成或成熟期不同，所以可产生胚胎死亡、畸形、功能异常等不同表现。较低剂量给药引起死亡的细胞可被细胞增生所补偿而不出现畸形仅有生长迟缓；剂量加大或胚胎晚期给药，则细胞增生已来不及补偿，因而出现胚胎死亡或畸形。致畸物作用后窝内同时出现正常胎、畸胎、吸收胎、死胎和生长迟缓胎是因各胚胎发育迟早的个体差异；相同剂量给予后每窝间产生这些比例的差异与母体的毒物动力学差异有关。细胞毒性引起致畸的反应为 B 型模式，即除最高剂量可产生几乎全窝胚胎死亡外，一般一窝中可同时出现正常胎、畸胎、吸收胎和生长迟缓。较低剂量可出现畸胎或吸收胎；②影响分化过程的特殊事件而致畸：该作用机制与 A 型模式的剂量反应有关，即畸形、生长迟缓、胚胎死亡三者间没有共性。如高剂量胚胎死亡，中剂量或低于胚胎致死剂量可致畸，甚至全窝致畸，畸形胎儿常伴有生长迟缓，见图 30-5-2。Manson 对大鼠于孕 11 天给予除草醚 4 个剂量组，结果发现诱发心、肾和膈肌畸形以及肺脏发育不全的频率随剂量增加而增高，且在高剂量组为 100% 畸形。但是仅在一组中出现少数生长迟缓，其余组和对照组中均未出现有统计学差异的死胎和吸收胎。他认为除草醚的立体分子结构与甲状腺素相似，能与胚胎的 T_3 受体结合，从而干扰甲状腺素代谢。如在给除草醚的同时给予 T_4，可减少畸形；③非特异发育毒性作用：这是毒物对胚胎各种细胞有均等损害机会的一种作用，与没有畸胎只有生长迟缓和胚胎死亡的 C 型模式相关。例如，氯霉素和甲砜（氯）霉素等线粒体抑制剂在孕 10～11d 给药可先出现生长迟缓，续后是极陡的胚胎死亡曲线，死亡达 100% 的剂量尚无畸形。发现胚胎线粒体呼吸抑制程度、ATP 含量和细胞色素氧化酶活性降低均与剂量有关，同时又与生长迟缓和胚胎死亡发生率有关。认为类似细胞能量供应这种对生长和生命的基础条件一旦受干扰，就会对任一组织产生损害，所以轻的出现生长迟缓，重的发生胚胎死亡。畸胎的发生通常仅损害某些组织的一部分，这些组织中的其余部分以及其他组织则保持无损（Bass 等）；④干扰母体或胎盘内稳定：受试物通过母体和胎盘的间接作用而产生发育毒性。母体全身营养不良，热量供应不足或蛋白质摄入不足都可导致严重的生长迟缓、甲状腺功能低下或中枢神经系统成熟延迟，这些改变都不能在出生后补充营养而逆转。母体特殊营养的缺乏也可产生发育毒性。例如，一些抗癫痫药可使母体叶酸吸收减少而导致畸胎、生长迟缓和胚胎死亡。发育毒物剂量反应模式见图 30-5-2。

综上所述，Wilson 致畸的 9 条机制中有 2 条与致突变（基因突变和染色体畸变）有关，而 Manson 致畸的 4 条机制中没有 1 条涉及致突变。然而，致畸与致突变的关系究竟如何有不同的解释。许多致突变物可诱发畸形，而另一些致突变物不能诱发畸形，为此，Schreiner 用 86 种化学物同时进行致畸实验和体内细胞致突变实验，结果发现两者符合率为 62%；60 种经 Ames 实验的物质与致畸实验符合率为 76%。由此可见，致突变与致畸作用之间存在密切的关系。但其他作者却认为致突变与致畸胎的相关性是由于所选择的受试物中极大部分具有致突变和致畸双重作用引起的，其实不可能存在这么高的相关性，并且致突变物诱发

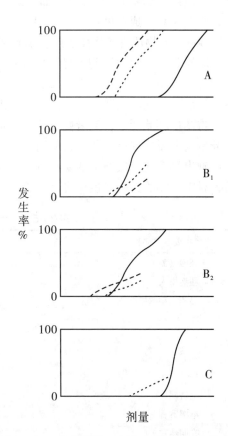

图 30-5-2　发育毒性 3 类化合物剂量反应模式

------畸形曲线；……生长迟缓曲线；——胚胎致死曲线。模式 A 为强致畸物，较少，易检测；模式 B（B_1 和 B_2）为致畸物，较多，不易检测；模式 C 为非致畸物。

畸胎的机制是由于细胞毒性所致，而不是致突变作用的结果（kimmel 等，1989）。Beckman 和 Brent 也认为致突变物除引起过量细胞死亡、分化迟缓或有丝分裂延迟外，胚胎细胞的突变对致畸胎几乎或完全不起作用，目前不少人持这种观点。总之，畸胎的形成机制是否与致突变有关有待进一步研究。

近年来，应用细胞通讯研究技术研究致畸胎的机制，如用划痕标记示踪法（scrap loading and dye transfer，SLDT）或代谢协同实验（metabolic cooperation test，MCT）等方法，结果发现，在胚胎发育过程中，间隙连接（gap junctional）结构和功能表现时间和空间的变化，表明间隙连接细胞间通讯（gap junctional intercellular communication，GJIC）参与细胞生长分化的调控，并有实验证明阻断 GJIC 能导致胚胎发育异常或畸形。Trosko 等采用中国仓鼠 V79 细胞的代谢协同实验以确定致畸物阻断 GJIC 的能力，结果发现许多致畸物能抑制或阻断 GJIC 的作用，如灭蚊灵、苯巴比妥、二苯乙内酰脲、杀鼠灵、乙醇、多种烷基乙（撑）二醇醚和氯丙嗪等。间接连接通道的内径约为 1.5nm，只能允许离子（如 Ca^{2+} 等）和小于或等于1000Da 的分子（如 cAMP、核苷酸、氨基酸等）通过。GJIC 主要功能是调节和控制细胞生长和分化、协调代谢和电兴奋传导等。用小鼠早期胚胎或蟾蜍胚研究表明，凡能干扰细胞间连接通讯或通过对细胞膜的作用破坏细胞间信息传递的化学物，可因破坏干细胞增殖和分化的调节等而导致畸形。尽管上述实验表明阻断间隙连接通讯的物质有致畸作用，并说明致畸机制与间隙连接通讯有密切关系，但是，这是否是很多化学物致畸作用的一种共同机制尚需进一步研究和证实。

总之，致畸物质很多，用一种机制解释各种物质致畸的机制是不太可能的，因为致畸机制很复杂，影响因素很多。致畸的确切机制有待深入研究。

（二）致畸实验的测试原理

雌性动物自交配受精后经过胚泡形成期和胚泡植入期的细胞未分化期进入对化学物毒性最敏感的胚胎器官形成期（即器官分化期），如大鼠在 8~11d 主要形成心、眼、脑的高峰期，10~13d 是晚期器官形成期，胚胎器官形成全过程是在 6~15d。在此期间给予母体受试物后经胎盘屏障作用，使小分子（分子量小于 600）的物质直接作用于胚胎细胞和器官，或大分子物质经母体代谢后形成代谢产物或其他方式作用于胚胎器官、组织和细胞，导致胚胎中某一个或几个器官组织发生不可逆的永久的结构或功能异常。胚胎发育阶段中各种器官和组织形成的差异对化学物或药物的敏感性具有很大的影响，所以对胚胎可产生不同的后果，如吸收胎，死胎，外观、内脏和/或骨骼畸形等表现。胚胎对化学物的反应很敏感，剂量稍偏大将产生胚胎死亡，剂量偏小又对胚胎无影响，在大剂量与小剂量之间产生一条狭窄的致畸带，这条致畸带的宽或狭取决于化学物或药物的性质和给予的条件，所以，在整个胚胎器官形成期给药于母体，以便检测出具有狭窄致畸带的受试物。致畸实验是将受试物给予胚泡着床后的母体，以观察胚胎生长发育是否异常的实验，所以也可将该实验称为发育毒性实验。该实验选择给药期限的机制见表 30-5-5。

表 30-5-5　大鼠胚胎和胎儿发育与器官形成的关系

主要器官名称	形成期（d）	高峰期（d）
胚泡（囊）	3~4	3~4
胚泡植入	5~6	5~6
心和主动脉弓	6~14	9~10
眼	6~13	8~10
脑	7~13	9~11
骨骼	6~16	9~13
腭	10~17	11~14
生殖器	9~17	13~16
早期器官	8~10	
晚期器官	10~13	
主要器官全过程	6~15	

三、标本制备

（一）试剂及配制法

1. 茜素红原液和应用液的配制

（1）茜素红原液　取冰乙酸 5ml、纯甘油 10ml、1.0% 水合氯醛 60ml，混合后加茜素红粉末适量，边加边搅拌直至饱和为止，室温保存。

（2）茜素红应用液　取茜素红原液 1ml 加入 1% KOH 溶液 1000ml，混合而成。

2. 茜素红氢氧化钾溶液的配制

（1）1% KOH 茜素红溶液　称取茜素红 10mg、KOH 10g、蒸馏水 1000ml，混合而成。

（2）2% KOH 茜素红溶液　称取茜素红 10mg、KOH 20g、蒸馏水 1000ml，混合而成。

3. 阿利新蓝（alcian blue）乙醇溶液的配制　称取阿利新蓝 100mg，加入 70% 乙醇 1000ml，加醋酸 50ml，混合而成。

4. 透明液的配制

（1）透明 A 液　甘油 20 份、蒸馏水 77 份、2% KOH 溶液 3 份混合而成。

（2）透明 B 液　甘油 50 份、蒸馏水 47 份、2% KOH 溶液 3 份，混合而成。

（3）透明 C 液　甘油 75 份，蒸馏水 25 份。

5. 新透明液的配制　甘油：70% 乙醇（1:1）混合而成。

6. Bouin 固定液的配制　苦味酸饱和液 75 份、甲醛 20 份、冰乙酸 5 份，三者混合而成。

7. 95% 乙醇、甘油等。

8. 阳性剂　环磷酰胺、放线菌素 D、鱼肝油、阿司匹林及其已知阳性剂。

（二）器材

生物显微镜、解剖显微镜、放大镜、恒温水浴箱（70~80℃）、游标卡尺、玻璃标本瓶、眼科剪刀、眼科镊子、手术剪刀、手术镊子、手术板（台）、平皿、滤纸、棉花、注射器、针头或灌胃针头、吸管、棉签、载玻片等。

（三）动物

致畸实验常采用大鼠，如 SD 系或 Wistar 系大鼠。小鼠也可使用，但最好选用自发畸形率较低的小鼠品系。家兔是致畸敏感的动物，所以选用非啮齿类动物时首选家兔。

实验采用性成熟的雄雌动物按 1:2 进行合笼交配。正常雄性动物交配率约达 100%。雌性动物交配率约 75%~90%，妊娠率是交配率的 80%~98%。因此，当实验需要啮齿类动物 15 只以上妊娠动物或非啮齿类动物 8 只以上妊娠动物时，应适当增加每组交配动物数。一般每组采用 24 只（20~26 只）雌性大鼠进行交配。雄大鼠体重约 300~400g，雌大鼠体重给 210~250g，雄雌大鼠 120d 龄时交配率最高。

动物饲养在室温 22±2℃，相对湿度 30%~70%，12h 明和 12h 暗的条件下，并给予充足的水和饲料，必要时每周给蛋糕 3 次或牛奶或其他营养物质。

四、测定步骤

（一）剂量设计

化学物对致畸实验可分 4 类，第一类具有胚胎死亡毒性、致畸性和生长迟缓作用，并且这三者之间剂距较宽，致畸带较宽，容易被检测出致畸毒性，但这类化学物很少；第二类也有这 3 种作用，但这三者之间剂距很窄，很难区分这三者之间的剂量，并且致畸带很窄，很容易被漏检，这类化学物很多；第三类只有胚胎死亡毒性和生长迟缓作用，无致畸作用；第四类是无毒化学物或药物，详见图 30-5-2。可见，剂量设计是否合适直接关系到阳性物漏检后产生"假阴性"结果。所以必须对受试物进行合理的剂量设计，以便确定受试物是否具有致畸作用和/或其他毒性作用。

1. 预实验摸索致畸剂量　当了解同种动物的 LD_{50} 剂量时，高剂量选择 LD_5 或 $1/8LD_{50}$。另设 3~5 个剂量组，可按 1/3、1/8、1/20 高剂量或 1/2、1/4、1/8、1/16、1/32 高剂量进行设计预实验中的剂量组。如大鼠采用 4~6 个剂量组，每个剂量组可用 3 只妊娠大鼠，共需要 12~18 只妊娠大鼠。根据预实验中妊娠动物死亡、死胎、吸收胎、活胎或畸胎等结果进行分析，根据可能致畸带的范围选择合适剂量，在 3 种剂量中必须包括一种无毒的低剂量，即药理活性剂量或临床拟用剂量若干倍。选择 3 个合适剂量即可。

2. 利用亚急性毒性剂量进行设计　以亚急性毒性剂量中最大耐受剂量或无死亡毒性剂量作为致畸实

验高剂量，低剂量选用药理活性剂量或临床拟用量的若干倍量，高、低剂量之间设 1~2 个剂量，共 3~4 个剂量组，最好设 4 个剂量组。

3. 直接利用 LD_{50} 进行设计 利用同种动物的 LD_{50} 进行设计，可按 1/6、1/16、1/64、1/128 LD_{50} 设 4 个剂量组。也可按 1/6 LD_{50} 作为高剂量，同种动物药效剂量或拟临床应用剂量的若干倍作为低剂量，高低剂量之间插入 1~2 个剂量，最好设 4 个剂量组。

上述 3 种剂量设计法中可任选一种，但我们认为第一种方式最佳，以后依次为第二和第三种方式。也可按实验者经验进行其他方式设计。只要达到下列剂量设计要求即可。高剂量应产生非死亡的毒性，如体重增长率明显低于对照组或摄食量明显降低，有流产（如阴道流血）现象，有死胎或吸收胎出现等，但如有少量动物死亡也是允许的；第二和/或第三个中间剂量尽可能表现出致畸作用和胚胎死亡或胎儿死亡作用；低剂量应是最大无致畸和无胚胎毒性作用剂量。无毒物质高剂量选用最大给药量。

（二）动物合笼交配和分组

1. 合笼交配和检查精子 按雄、雌性动物 1:2 进行合笼，检查的方法详见第 Ⅰ 段实验。

2. 组别设计和分组 一般设 3~4 个剂量组，另设溶剂对照组和阳性对照组。实验室曾进行过阳性剂的致畸实验时可不设阳性对照，而阴性对照组必须选用。必要时，如溶剂是可疑致畸剂或其他原因时，宜设溶剂和空白二个对照组。所以，致畸实验至少 4 组，可用 7~8 组。

雌性动物查有精子作为"妊娠 0d"时，应进行编号和称体重，并随机分入各组中。如一天查出妊娠 0d 动物 20 只，应随机分配到各组中，而不宜采用一天妊娠动物仅放在一组中，因为开始合笼交配的 1~2d 内尽管动物进行成功的交配，但最终真正妊娠动物数较少，而合笼后 3~5d 的真正妊娠动物数较多。

（三）给药途径和给药时间的选择

1. 给药途径 原则上与推荐临床应用的给药途径相同。本实验不宜采用腹腔注射给药。

2. 给药时间的选择 一般采用胚胎器官形成期内连续给药。但最近研究表明在上述给药方式外，最好在妊娠第 10~12d 内增加仅给药一天的给药组，以降低对阳性化学物质漏检的可能性。

大鼠或小鼠在妊娠第 6~15d 连续给药，每天 1 次。家兔在妊娠第 6~18d 连续给药。也有报道大鼠在妊娠第 7~17d 给药。

这种连续给药优点是多次药物的刺激或药物浓度的累加促使胚胎产生最大的毒性反应。缺点是由于在胚胎器官形成期中各种器官形成的高峰期不同，当剂量选择偏大时将产生严重胚胎死亡或胎儿死亡作用，从而掩盖畸形作用；剂量选择偏小时对每一器官形成期中都不能达到致畸剂量的"阈值"，尤其是对那些半衰期短的药物或化学物。所以只要剂量和时间合适一次给药就能产生致畸作用。

（四）对母体的观察和检查

1. 一般状态 与第 Ⅰ 段实验相同。

2. 妊娠期称体重间隔时间的合理选择 我国新药审批办法规定对大鼠妊娠 0、3、7、10、13、16、20d 称体重。这种称体重的方式基本可行，但是有不足之处，如规定中的第 6d 开始给药，而给药天不称体重，需用第 3d 的体重，而且妊娠期的体重仅第 3d 的变化最小，所以，第 3d 可以不称体重，而第 6d 应称体重，因按体重进行给药。在整个妊娠期间，越接近妊娠末期或分娩前期，其体重增长率越快。在 16~20d 之间母体的体重每天都有很大变化，药物对母体和/或胎儿有毒性时，母体在此期间的体重减弱更明显，所以，在妊娠 18d 时宜增加一次体重。基于上述理由可将大鼠妊娠期称体重的时间改为妊娠 0、6、9、12、15、18、20d 称体重，保留原来称重 7 次的数量，并不增加工作量。最好应改为妊娠 0、3、6、9、12、14、16、18、20d 共称 9 次体重。其中增加 2 次称重的工作量，但体重的变化和曲线会显得更真实。

3. 摄食量 必要时称摄食量和饮水量。

4. 交配率和受孕率 本实验在大鼠妊娠第 6d 才开始给药，而大鼠妊娠第 4~5d 是胚泡着床期，第 6d 开始进入胚胎器官形成期，因此，致畸实验中交配率和受孕率的观察和计算对该实验并无价值，可以省略。

5. 解剖检查 大鼠妊娠 20d，小鼠妊娠 19d，家兔妊娠 29d 处死解剖检查。孕小鼠和孕大鼠都可采用脊椎脱臼法处死。孕大鼠也可采用 ip2% 硫喷妥钠 1~1.5ml/只进行麻醉，但不用乙醚麻醉。麻醉后断头处死。对孕大鼠采用脱臼法时应注意腹内的胎儿,如手劲小或无经验时不宜采用脱臼法,以免损坏胎儿。

检查黄体数、吸收胎数、早期死胎、晚期死胎和活胎的方法和特征详见第一节一般生殖毒性实验。各国对致畸实验的方法要求详见表30-5-6。

表30-5-6 各国对致畸(第Ⅱ段)实验的指导原则

国名	美国	日本	加拿大	欧洲共同体(EC)	OECD	英国	中国
制定时间	1966	1989	1987	1983	1987	1985	1985、1993
动物种类	至少2种动物,大鼠或小鼠和家兔。如1种动物(除大鼠外)对药物代谢或对疾病易感性与人体更接近,那么,应首选该种动物	至少2种,1种是大、小鼠等啮齿类动物,另1种是家兔等非啮齿类动物。最好选用对药物代谢与人体相同的动物	2种动物,其中1种必须是非啮齿类动物。常用小鼠和家兔。如获可疑结果,需用第3种动物	至少2种动物,家兔对已知致畸剂具有高度敏感性。大鼠和一些特殊敏感品系小鼠也可使用。有时别的哺乳动物种也可使用	常用大鼠、小鼠、地鼠和家兔。推荐使用大鼠和家兔。宜选用繁殖力强,并且对致畸物反应具有特征的品系	2种动物,其中1种是非啮齿类动物	至少1种动物,首选大鼠,也可用小鼠或家兔
动物数(每组)	啮齿类至少20只和非啮齿类至少12只妊娠动物	大、小鼠至少30只妊娠动物,家兔至少12只妊娠动物	啮齿类至少20只和非啮齿类至少15只妊娠动物	与美国相同	与美国相同	与美国相同	孕大、小鼠15只以上,孕兔8只以上
剂量组及要求	3种剂量组,高剂量是亚急性毒性剂量的最大耐受剂量低剂量考虑用推荐临床的治疗量,从剂量范围摸索实验中找出合适剂量	至少3种剂量组,高剂量应引起某些毒性剂量,如摄食量,体重增长率降低等。当最大给药量产生无毒作用,该剂量为高剂量、低剂量对母体、胚胎和胎儿不产生副作用中剂量是高低剂量间的几何平均值,3种剂量应包括1种有效药理剂量或预期临床剂量	至少3种剂量组,高剂量应产生低限毒性如体重增长率降低,但不引起厌食,镇静或母体其他反应低剂量应接近所选动物药理活性剂量或治疗剂量选择剂量应考虑药物动力学或药物血浓度	3种剂量组,高剂量应产生母体毒性症状如体重增长率下降等。低剂量与治疗量相同或足以产生药理作用所需的血浓度的剂量。中剂量是高、低剂量间的几何平均值	至少3种剂量组。高剂量应产生母体毒性反应,如体重减轻,但母体死亡率不应超过10%。低剂量不能使受试物产生可观察到的副作用中剂量是高、低剂量间的几何平均值	与EC相同	3种剂量,限度剂量为1g/kg。高剂量应有母体毒性反应或为最大给药量,低剂量应为无母体和胚胎毒性反应剂量,一般为临床拟用剂量的某些倍量
给药途径	相同或接近于临床给药途径	与推荐临床给药途径相同,如不合适可用合适的途径。口服制剂应用灌胃法	与美国相同	与美国相同	常用灌胃法或选用与人预期途径相同的途径,应每日同一时间给药	与美国相同	原则上与推荐临床途径相同,口服制剂应用灌胃法外,可用自由摄取或拌入饲料

续　表

国名	美国	日本	加拿大	欧洲共同体（EC）	OECD	英国	中国
给药期限	胚胎器官形成期全过程给药，啮齿类从妊娠第6~17d给药，家兔从妊娠第6~20d给药，82年啮齿类为6~15d给药	大鼠从7~17d给药，小鼠6~15d给药；家兔6~18d给药	大鼠、小鼠6~15d，家兔6~18d给药	胚胎器官形成期全过程给药	大鼠、小鼠6~15d，地鼠6~14d；家兔6~18d给药	与EC相同	大鼠孕后6~15d，小鼠6~15d给药，家兔6~18d给药
处死动物时间	分娩前1d处死，小鼠19d，大鼠20d，家兔28d处死	2/3妊娠动物于妊娠末期处死，1/3动物让其自然分娩至离乳日为止。家兔于妊娠末期全部处死	与美国相同。对家兔的半数胎儿采用24h培养法是必要的	妊娠末期动物全部处死	与EC相同	与EC相同	大鼠20d处死
母体检查	尸检：黄体数植入数吸收胎、死胎、活胎数，画出上述胎在子宫内位置	动物死亡率、体重、摄食量。尸检：各器官和组织。妊娠率异常分娩等情况	与美国相同	尸检：黄体数植入数、吸收胎数、死胎数	子宫内胚胎或胎儿死亡及活胎数，估计胎儿在子宫内死亡时间，大鼠和兔查黄体数	与EC相同	体重黄体数、死胎数、活胎数
胎仔检查	数目、性别、体重、外观、内脏、骨骼检查	体重、性别、每窝死胎率、产仔率、存活率、继奶胎仔指数、胎仔内脏、骨骼检查。新生儿生长发育（功能、行为）检查	胎仔体重、外观检查、1/3胎仔作内脏检查，2/3胎仔作骨骼检查	数目、性别、体重、外观、内脏和骨骼检查，当吸收胎率很高时应作进一步研究	数目、体重外观检查1/3~1/2胎仔作骨骼检查，其余作内脏检查	与EC相同	数目、体重、性别、外观异常，1/2胎仔作内脏检查，另1/2胎仔作骨骼检查

OECD：经济合作与发展组织。

（五）对胎仔的外观检查

1．一般检查

（1）胎仔性别和体重　胎仔的性别主要取决于外生殖器与肛门的距离，这种距离宽者为雄性，距离窄者为雌性。对每窝每个活胎仔称其体重。

（2）身长尾长的测量　用卡尺测量胎仔身长尾长，也可在内脏检查时对1/2胎仔进行身长尾长的测量，也有省略检查。

2．胎仔外观畸形学检查　从头到尾和肢足全面进行畸形、变异的检查，检查内容和实验中常见外观畸形详见表30-5-7、30-5-8。

（六）对胎仔的内脏畸形检查

解剖母鼠时将每窝子宫内活胎仔经外观畸形检查后1/2胎仔置Bouin固定液中，1~2周后进行内脏检查。先将标本瓶内液体弃去，用自来水冲洗数遍，以减少固定液的刺激。取出固定后发硬的胎仔，剪去四肢和尾巴，放在石蜡平板上用单面刀片对胎仔进行徒手法切片，内脏切片法主要有3种，分别叙述如下：

表 30-5-7　致畸实验中主要外观畸形

脏器	名称	畸形名称
头部	头	无头畸形
	脑	无脑；露脑；脑积水；小头、脑膨出
	脸	颜面裂
	眼	睁眼畸形；小眼；巨眼；眼异位
	耳	无耳、小耳、耳异位
	唇、腭	唇裂；无腭或小腭；腭裂
	口、鼻	后缩颌（无下颌）；鹰嘴（口、鼻很尖）、单鼻孔
躯干部	胸	胸骨裂、脊椎裂
	腹	脐疝；尿道下裂；肛门闭锁、腹裂等
	尾	短尾；曲尾；无尾；细长尾等
四肢		多指（趾）；四肢形成不全；海豹肢；并指（趾）；短指畸形。少指（趾）；其他畸形手或畸形足等

表 30-5-8　38 900 只正常胎鼠（SD 大鼠）自发外观畸形类型和频率

部位	检查畸形项目	畸形胎数	畸形率（%）
头（颅）	无头畸形（acephaly）	0	0
	无脑畸形（anencephaly）	0	0
	脑膨出（cranimeningocele）	0	0
	颅脊柱裂	4	0.010
	露脑（exencephaly）	5	0.013
	囟门开放	0	0
	脑积水（hydrocephalus）	13	0.033
	脑膜突出（meningoencephalocele）	0	0
	小头	0	0
	喙状鼻畸形（rhinocephaly）	0	0
	眶上脑膜突出	0	0
耳	无耳	0	0
	小耳	1	0.003
	低位耳	0	0
眼	无眼	10	0.026
	牛眼（buphthalmia）	0	0
	白内障	2	0.005
	独眼（cyclopia）	0	0
	巨眼和突眼	3	0.008
	小眼	3	0.008
	开眼睑	1	0.003
	并眼（synophthalmia）	0	0

续 表

部位	检查畸形项目	畸形胎数	畸形率（%）
脸面	脸裂（facial cleft）	0	0
	尖脸	3	0.008
	短脸	1	0.003
颌	无颌	1	0.003
	小颌和短颌	4	0.010
	短上颌	0	0
唇或口	不对称性唇	0	0
	唇裂（harelip）	1	0.003
	无口	0	0
	小口	0	0
鼻	小鼻	0	0
	双鼻	0	0
	短鼻	0	0
腭	腭裂（cleft palate）	7	0.018
	腭裂和唇裂	0	0
舌	无舌（aglossia）	2	0.005
	巨舌（macroglossia）	0	0
	前突舌（protruding tongue）	9	0.023
躯干	腹气胀	1	0.003
	腹裂（gastroschisis）	2	0.005
	脐突出（omphalocele）	3	0.008
	开腹膜	2	0.005
	短躯干	1	0.003
	脊柱裂（spina bifida）	2	0.005
	脐疝（umbilical hernia）	6	0.015
肢和指（趾）	无指（趾）（adactyly）	0	0
	无肢（amelia）	1	0.003
	无足（apodia）	1	0
	短指（趾）（brachydactyly）	4	0.010
	畸形足（clubfoot）	1	0.003
	缺指（趾）	8	0.021
	肢曲（limb flexure）	0	0
	缺爪和短爪	2	0.005
	短肢或海豹肢（phocomelia）	4	0.010
	拇指过小	0	0
	多指（趾）	7	0.018
	轴后多指（趾）（postaxial polydactyly）	0	0

部位	检查畸形项目	畸形胎数	畸形率（%）
	额外或多余肢	0	0
	并指（趾）（syndactyly）	1	0.003
尾	无尾（anury）	7	0.018
	短尾（brachyury）	1	0.003
	纽结尾和弯尾	2	0.005
	多余尾	3	0.008
肛门	肛门闭锁（anal atresia）	0	0
	闭锁样肛门（imperforated anus）	3	0.008
双胞胎	连体双胞胎	4	0.010
	寄生（胸部联胎）双胞胎	0	0
全身性	水肿	10	0.026
	血肿	0	0
	出血	0	0
	肿块	0	0

摘自 Jeanne MManson 等，1989。

1. 11 刀切片法　该法采用 11 刀切片检查 12 个断面内脏异常。将 11 刀切片法称为 Wilson 徒手切片法。每一刀所切方向和下刀部位以及横断面所见的各器官和组织详见表 30-5-9。此法中第 1 刀切开后头顶部朝下，切面朝上检查。第 2~11 刀所切的断面检查时，一般只检查朝头顶方向的横断面，发现异常时再检查反向横断面。

表 30-5-9　Wilson 徒手切片法检查胎鼠内脏畸形

切片顺序	下刀部位和方向	横断面所见
1	从鼻孔下通过眼球中部向囟门切	大脑、侧脑室、眼球、鼻中隔、鼻腔
2	把嘴搬开，从舌向口角至枕部方向横切	大脑、间脑、延脑、下脑断面检查腭裂
3	齐下颌向颈后切	舌、鼻咽腔、延髓
4	从双肩上沿颈后切	气管、食管、脊髓
5	从前肢剪断面中央向后切	气管、食管、胸腺
6	从前肢前断面下缘向后切	肺纵隔、心房、脊髓
7	从剑突下向后横切	肺、心室、心室中隔
8	脐至剑突之间 1/2 处向后切	肺、横膈
9	从脐向后横切	肝、胃（小部分）
10	腹股沟至脐间 1/2 处向后切	胃（大部分）、肝、十二指肠、肾上腺
11	相当于髂骨前棘处向后横切不必切，用眼科镊解剖	胃（小部分）、肝、肾、脾、胰、肠生殖器官、膀胱、肾

2. 8 刀切片法

（1）第 1 刀，二唇间向两耳下缘方向横切，一般舌附在上腭表面，摘下舌后检查上腭部，主要观察腭裂。

（2）第 2 刀　两眼与鼻尖部 1/2 处作一垂直切面，主要检查两鼻孔和鼻中隔。

（3）第 3 刀　眼球中央垂直穿过眼睛作一垂直切面，主要检查眼球有无、大小和位置等。

（4）第 4 刀　头顶最高处向两耳正中作一垂直切面，主要检查脑室（侧脑室和第 3 脑室）的扩大或萎缩等。

（5）第 5 刀　在下颌下缘向颈后作一横断切面，主要检查气管、食管和脊髓。

（6）第 6 刀　从剑突中向后作一横断切面，主要检查肺、心室、心室中隔等。

（7）第 7 刀　沿胸骨正中线纵行切开胸腔，主要检查胸腺、肺、心、膈肌等。

（8）第 8 刀　沿腹正中线纵行切开腹腔，逐项摘取和检查肝、脾、胃、肠、肾、肾上腺、膀胱、生殖器等。

该法是 8 刀切片 9 个断块组织，其中第 7 和第 8 刀都应详细检查所切的两侧各器官和组织，常用放大镜协助检查。

3. 10 刀切片法　该法与 8 刀切片法基本相同，仅仅在头部增加两刀。增加的两刀是眼球前侧垂直切面和眼球后侧垂直切面。

上述 3 种方法中以 8 刀切片法更常用，但可任选一种进行内脏畸形学检查。内脏畸形学（软组织）检查的内容和常见畸形名称以及正常动物畸形发生的类型和频率详见表 30-5-10 和表 30-5-11。

表 30-5-10　致畸实验中主要内脏畸形

脏器	名称	常见畸形特征和名称
头	脑	侧脑室或第三脑室扩大（脑水肿）无脑；嗅球发育不全
	腭	腭裂（上腭裂或腭与鼻道相通）
部	舌	短舌；分叉舌
	眼	无眼球；小眼球；眼球异位等
	鼻	鼻中隔缺损或位置异常
胸	心	右位心；心房中隔缺损；心室中隔缺损；单房室心；右位主动脉弓；大动脉横位等
部	肺	无肺；少叶；倒位；肺发育不全；肺叶融合等
	食管	食管闭锁；食管—气管瘘
	膈	膈疝；横膈缺损
腹	肝	异位；少叶；肝分叶异常
	肾	无肾；肾积水；马蹄肾；肾缺失；不对称异位；输尿管积水
部	生殖器	无子宫；无卵巢；无睾丸；子宫发育不全；睾丸发育不全
	膀胱	缺失

表 30-5-11　3400 只正常胎鼠（SD 大鼠）内脏畸形率和类型

部位	变异/畸形检查项目	胎仔数	畸形率（%）
头	脑室扩大	8	0.24
眼	视网膜褶	0	0
	不规则玻璃房	0	0
	不规则晶体	0	0
鼻	鼻腔不对称	0	0
	嗅球发育不全	0	0
心	右位心	0	0
	主动脉下降弓缺失	0	0
	主动脉发育不全	0	0
	主动脉重叠	0	0

续　表

部位	变异/畸形检查项目	胎仔数	畸形率（%）
	主动脉肺动脉融合	0	0
	主动脉右位	0	0
	肺动脉管缺失	0	0
	肺动脉异常	0	0
	肺动脉右位	0	0
	肺动脉发育不全	0	0
	肺动脉与主动脉融合	0	0
	心脏肥大	0	0
	左位心 levocardia	0	0
	气管下右锁骨小血管	0	0
	无名小血管缺失	0	0
	双颈动脉小血管	0	0
	法洛四联畸形※	0	0
	室间隔缺损	0	0
肺	肺中叶缺失	1	0.03
	肺叶发育不全	6	0.18
肝	尾叶缺失	1	0.03
横膈	膈膜疝	0	0
胃	右位胃	1	0.03
肾	肾缺失	0	0
	肾扩大	260	7.65
	肾异位	0	0
	融合肾	0	0
	小肾	0	0
子宫	子宫缺失	0	0
	子宫扩大	165	4.85
睾丸	睾丸缺失	0	0
	睾丸异位	3	0.09
卵巢	卵巢缺失	0	0

※法洛四联畸形是肺动脉瓣狭窄、心室中隔缺损、右位主动脉和右心室肥大。（摘自 Jeanne M. Manson 等，1989）

（七）胎仔骨骼和软骨染色法

活胎仔经外观畸形检查后，每窝1/2胎仔数作内脏检查，另1/2胎仔数作骨骼检查。胎仔有完好的表皮，需要进行物理或机械脱皮法或可用高浓度碱化学脱皮法进行脱皮和骨骼染色。随着发育毒理学的发展，快速、简便、经济的方法不断涌现。如胎仔直接骨骼染色法、胎仔固定后直接骨骼染色法、软骨染色法、骨骼和软骨双染色法等，现将有关方法介绍如下。

1. 活胎仔脱皮后直接骨骼染色法　取活胎仔或将活胎仔置冰块内作安乐死后胎仔立即浸入 70～80℃水浴中10s，脱去胎仔皮肤或表皮，在胎仔颈后剪一纵行小口，在脐部剪一纵行小口，直接放入1% KOH茜素红（0.01%）溶液中24h后，再换液1～3次，每隔12～24h换液一次。当发现骨骼呈紫红色时，立即用自来水冲洗2～4遍，换成新透明液，即甘油和70%乙醇（1∶1）溶液，透明12～36h，常用24h，组织脱色而骨骼着色后，置纯甘油中，待检查。

2. 活胎仔快速骨骼染色法 取活胎仔或将活胎仔置入冰块内作安乐死的胎仔直接放在 2% KOH 茜素红（0.01%）溶液中，进行化学脱皮和染色过程。24h 后弃去原溶液，换成 1% KOH 茜素红（0.01%）溶液，再换 1~2 次这种溶液，每次间隔 12~24h。以后透明步骤同活胎仔脱皮后直接骨骼染色法。

3. 活胎仔固定后快速骨骼染色法 将活胎仔直接放入 95% 乙醇中固定 1 周后，取出胎仔置入 2% KOH 溶液 1~2d，再置入 1% KOH 茜素红溶液 2~3d，其中每隔 12~24h 换新鲜溶液一次。用自来水冲洗几遍。再放入新透明液中透明 1~3d，放入甘油中待检查和长期保存。也可在新透明液中检查。

4. 经典骨骼染色法

（1）固定 将每窝 1/2 或 2/3 胎仔置入标本瓶或带盖的平皿内，用 95% 乙醇浸泡胎仔 4d，再置入 100% 乙醇中浸泡胎仔 4d。也可直接浸泡在 80% 乙醇中 2d。固定时胎鼠的姿势为俯卧，固定液必须浸没胎仔。固定 1d 后将胎仔俯卧式换成仰卧式，忌用侧卧式。

（2）腐蚀 固定后胎仔用自来水冲洗几遍，放入 1% KOH 溶液中约 2d，见皮肤腐烂、骨骼发白或清晰可见为止。

（3）去脂和去内脏 在胎仔脐部纵行剪一口，去除内脏。在胎仔颈背部和两肩胛骨间有一长块脂肪，约 5mm 长，用眼科弯钩小镊子从中取出脂肪块，再换入新的 1% KOH 溶液约 1d。

（4）染色 用 1% KOH 茜素红应用液浸泡胎仔进行染色，每 12~24h 换液 1 次，直至骨骼全部呈紫红色为止。

（5）透明 将胎仔分别依次置于透明 A 液、B 液和 C 液中各 1d 后，待检查。

（6）标本保存 短期保存可保留在 C 液中，对于那些致畸阳性标本或需长期保留的胎仔放入纯甘油中，并加 1~2 滴氯仿进行长期密封保存。

5. 软骨－骨骼双染法

（1）脱皮去脂肪和内脏 将新鲜胎仔立即浸入 70~80℃热水中 10s，除去头、足和尾巴的皮肤，在胎仔颈背部和两肩胛骨间有一长块（约 5mm 长）的脂肪，用剪刀和弯钩小镊子从中取出脂肪。最好去除内脏。如果解剖日不立即脱皮，可将胎仔置入 4% 碱水中过夜，第 2d 再进行脱皮。

（2）软骨染色 将脱皮去内脏和去脂肪的胎仔放入阿利新蓝乙醇溶液中染色 3d，见到软骨发蓝色为止，用自来水冲洗 2~3 遍。

（3）骨骼染色 将染完软骨的胎仔放入 1% KOH 茜素红溶液中 2~3d，每间隔 12~24h 换液一次，直至胎仔骨骼呈清晰的紫红色为止，再用自来水冲洗 2~3 遍。

（4）透明 将上述胎仔放入新透明（甘油乙醇）溶液中 12~48h，骨骼呈红色或紫红色和软骨呈蓝色时可以进行检查，也可放入纯甘油中缓慢检查或作长期保存。

6. 固定后胎仔直接骨骼染色法 活胎仔放入 95% 乙醇 1 周~数月后，取出胎仔，用自来水冲洗后放入 1% KOH 茜素红（0.01%）水溶液中染色 1~3d，每天换液 1 次，直至骨骼染成紫红色为止，再直接将胎仔放入透明甲液（甘油 200ml，KOH10g、蒸馏水 790ml）中 1~2d，再放入透明乙液（甘油：蒸馏水 1:1）中 1~3d，待检查，也可移入纯甘油中长期保存和缓慢检查。

（八）胎仔骨骼畸形检查法

经骨骼染色后的胎仔放入平皿中，在解剖显微镜或放大镜下检查每只胎仔骨骼发育异常情况。首先对正常胎仔的骨骼要非常熟悉，如大鼠胎仔头颅中骨骼生长发育特点，前囟门、后囟门以及矢状缝的宽窄，胸骨骨化的特点，肋骨、椎骨、四肢骨异常等表现。正常大鼠胎仔骨骼数目应很了解，实验者可选用几窝阴性对照组的胎仔作进一步熟悉性检查。其他多数窝阴性对照组的标本瓶和阳性对照及各剂量组的标本瓶（内装入骨骼染色好的胎仔）由其他实验者进行编码，用双盲法检查胎仔畸形、变异和骨化不全的异常表现，以获得可靠结果。

1. 骨化不全的检查

（1）胎鼠上枕骨骨化程度分级

0 级：上枕骨呈片状或哑铃状，两侧骨化点完全融合，融合处宽度大于两侧的 1/3。

Ⅰ级：上枕骨两侧骨化点相连，相连处宽度小于两侧的 1/3。

Ⅱ级：上枕骨两侧骨化点不相连，但可清楚地见到两个较大的骨化点。

Ⅲ级：上枕骨两侧骨化点不相连，仅见小骨化点（或仅见一侧骨化点）。

Ⅳ级：无上枕骨骨化点。

（2）胎鼠其他头颅骨骨化不全　其他头颅骨最常见的骨化不全主要是前头骨、头顶间骨和后头骨等。

（3）胸骨骨化不全　胸骨一般为6个，其中第2和第5胸骨节最容易缺失和骨化不全，有时可出现双骨化点和胸骨节错位等异常表现。

（4）四肢骨和尾骨骨化不全　大鼠最常见的四肢和尾骨骨化不全主要出现在尾椎和指（趾）骨，应特别注意。

（5）其他骨骨化不全　如肋骨骨化不全或椎骨等骨的骨化不全。

（6）骨骼畸形和变异的检查　一般来说将结构异常严重的称为畸形，如波状肋、公叉肋、肋融合、椎骨融合、胸骨融合、指（趾）分叉、指（趾）融合等。而将轻度异常或不明显影响功能的异常称为变异，如多指（趾）、少趾（指）、多肋、少肋以及某些骨缺失等。然而，畸形（malformation）和变异（variation）两者间有时很难区分，所以很多研究者并未细分，笼统地说成变异和畸形，有人干脆说成畸形，也有人把骨化不全、变异和畸形混合一起都说成畸形，这样就可错误地造成畸形率很高，甚至正常胎仔也有很高的畸形率。严格地说这三者应分开，至少将骨化不全与变异和畸形区分开，以便更好地评价受试物的危害性。致畸实验中各部位胎仔骨骼畸形、变异或骨化不全的名称详见表30-5-12和表30-5-13。

表 30-5-12　致畸实验中主要骨骼畸形、变异或骨化不全

部　位		骨骼畸形	变异或骨化不全名称
头部		头骨	发育不全、发育异常、融合或缺损或缺失，如头顶骨、头顶间骨、枕骨、上颌骨、下颌骨等缺失或缺损
躯干部		胸骨	胸骨骨化不全；胸骨缺失；胸骨融合
		椎骨	胸椎、颈椎、腰椎、骶椎、尾椎等分裂、融合、缺损、发育不全或异常
		肋骨	波状肋、肋骨分叉、肋骨融合、多肋或缺肋、肋骨骨化不全等
		其他	锁骨、肩胛骨、髂骨、坐骨等发育不全、发育异常、缺失或缺损等
四肢			肱骨、尺骨、桡骨、股骨、胫骨、腓骨等骨发育不全、发育异常、错位或缺损。指（趾）骨发育不全，发育异常，分叉、融合、缺失、缺损或多指（趾）等

表 30-5-13　5500 只正常胎鼠（SD 大鼠）自发骨骼畸形和变异的类型和频率

部位	检查畸形和变异项目	胎仔数	畸形率（%）
头颅	骨化不全	17	0.31
	前囟门大开	1	0.02
	裂缝骨	0	0
颈椎	颈椎弓缺失（<7）	0	0
	颈椎弓分叉	0	0
	弓外骨化	0	0
	融合弓和融合中心	0	0
	弓和中心发育不全	2	0.04
	形状和大小的变异	0	0
胸－腰椎	弓缺失	0	0
	弓分叉	0	0

续　表

部位	检查畸形和变异项目	胎仔数	畸形率（%）
骶－尾椎	融合弓和融合中心	1	0.02
	融合和未形成	0	0
	发育不全	0	0
胸骨中心	大于 6 个胸骨中心	2	0.04
	小于 6 个胸骨中心	34	0.62
	胸骨中心融合	5	0.09
	胸骨中心骨化不全	450	8.18
肋骨	12 根肋骨	0	0
	第 13 根肋骨过小	7	0.13
	14 根肋骨	1336	24、29
	浮动肋骨	0	0
	融合肋	1	0.02
	波状肋和形状变异	21	0.38
指（趾）骨	掌骨小于 4 根	4	0.07
	跖骨小于 5 块	1049	19.07
	耻骨发育不全	0	0
	短骨和长弯骨	0	0

引自 Jeanne M. Manson 等，1989。

（7）胎仔软骨异常的检查　软骨染色法用于致畸实验中对评价受试物的危害性起重要作用，尤其是对骨化不全、缺损和缺失之间的区分以及估计胎仔的后果等方面都具有重要作用。所以，建议将软骨和骨骼双染法作为致畸实验中常用的染色方法。检查方法主要是检查各关节和交接处以及缺失和缺损部位是否异常和异常程度。

（九）致畸实验的终点检查和总结

致畸实验中检查项目较多，为便于结果的总结并防止遗漏，将这些检查项目列于表30-5-14。

（十）数据处理和统计

致畸实验中许多数据处理和统计见表30-5-14 和第一节一般生殖毒性和第三节中的统计方法。

五、方法应用

用于评价化学物、药物、生物、农药、食品等物质对人类是否潜在致畸作用。对于药物来说，凡是一类和二类新药都必须进行该实验。

六、注意事项

（一）剂量选择

由于化学物的致畸带很窄，只用3 个剂量组时最容易产生阳性致畸剂的漏检，产生"假阴性"，所以剂量选择的合适与否对阳性检出率起关键作用，应特别慎重选择剂量。

（二）细心取胎仔

在解剖母鼠时，尤其是打开子宫角时勿将剪刀和镊子碰伤胎仔。从子宫中取胎仔时应先将止血钳夹住脐带，再剪断脐带，以防胎仔血从脐带中流出过多造成肝和心的内脏切片面上的缺血，或脐静脉血流入腹腔，形成血块，需与先天性血肿区别。取胎仔时一定不能用镊子和剪刀触及胎仔，宜用手直接接触，以免损伤胎仔。如一定需要镊子取胎仔，那么镊子可捏在胎仔颈背与两肩胛骨间。因为此处有一大块脂肪。以后在外观检查，内脏检查和骨髓染色和检查时都应注意胎仔的完整性，以免人为造成胎仔损伤对判断结果和结果的可靠性有影响。

表 30-5-14　致畸实验的终点检查和总结表

对　象	检查和总结项目
母鼠	1. 一般状态
	2. 体重变化，体重增长率
	3. 摄食量变化
	4. 主要器官肉眼检查
	5. 组织病理学检查（必要时采用）
	6. 胎鼠在子宫位置图
	7. 子宫总重（吸收胎、死胎、活胎等）
	8. 黄体数（CL）/母鼠
	9. 着床数/母鼠
	10. 未着床百分率[（CL-着床数）－CL×100]
胚胎	1. 吸收胎数和百分率/窝
	2. 有吸收胎的窝数和百分率
	3. 早期死胎数和百分率/窝
	4. 晚期死胎数和百分率/窝
	5. 死亡总数（吸收胎＋早期死胎＋晚期死胎）和百分率/窝
	6. 死亡胎的窝数和百分率
	7. 受影响（死亡胎＋畸胎）的着床数和百分率/窝
	8. 有受影响着床的窝数和百分率
	9. 全窝为吸收胎的窝数和百分率
	10. 着床痕数和百分率/窝
胎儿	1. 活胎仔数和百分率/窝
	2. 存活胎仔的窝数和百分率
	3. 胎仔平均体重/窝
	4. 性比例/窝
	5. 雄性平均体重/窝
	6. 雌性平均体重/窝
	7. 外观畸形胎仔数和百分率/窝
	8. 内脏畸形胎仔数和百分率/窝
	9. 骨骼畸形胎仔数和百分率/窝
	10. 畸形胎仔数和百分率/窝
	11. 有畸形胎仔的窝数和百分率
	12. 畸形雄仔数和百分率/窝
	13. 畸形雌仔数和百分率/窝
	14. 各种畸形的类型和发生率
	15. 有变异的胎仔数和百分率/窝
	16. 有变异胎仔的窝数和百分率
	17. 各种变异的类型和发生率
	18. 按窝和剂量组分别列出各种畸形和变异的胎仔
	19. 胎仔生长平均值/窝
	20. 胎仔尾长平均值/窝
	21. 胸骨骨化不全胎仔数和百分率
	22. 头颅骨骨化不全胎仔数和百分率
	23. 肋骨骨化不全胎仔数和百分率
	24. 四肢骨骨化不全胎仔数和百分率
	25. 骨化不全总胎仔数和百分率/窝

（三）内脏检查

胎仔固定在 Bouin 固定液后，一定让胎仔全部浸入溶液中，并保持 1 周以上的固定时间。在切内脏前应注意胎仔的硬度，如固定时间太短，胎体太软直接影响切片和结果的判定。切片时应做到一刀完整切下，切片部位应准确。在检查内脏器官时应看清楚切片后的断面的脏器位置和大小，然后再用镊子逐项取出脏器，并检查其异常情况。

（四）骨骼和软骨染色

在应用 KOH 溶液时，注意溶液的浓度和浸泡胎仔的时间，如 2% KOH 溶液浸泡胎仔的时间不应过久，即使是 1% KOH 溶液浸泡胎仔时也需要每隔 6～12h 检查胎仔腐蚀程度。用茜素红染色或用阿利新蓝染色时都应注意着色深浅程度，不宜染色过深。当染色过浅时宜再染色一些时间。当染色过深时，在进行透明前先用 1% KOH 溶液进行脱色 10～24h。

（五）骨骼检查

在检查胎仔骨骼异常时应非常仔细地对胎仔每一块骨骼进行检查。在未脱皮和未去脂肪和内脏的胎仔中，用镊子轻轻挑开透明的皮肤和颈背部白色的脂肪，并用镊子除去；在脐部剪一小口用镊子取出腐烂的内脏，然后再对每一块骨骼进行检查。检查时特别注意枕骨、胸骨和肋骨变化，对整条脊椎骨也应密切注意，因为脊椎骨骨骼异常是容易遗漏的。

七、方法学评价

哺乳动物致畸实验的优点很多，如它是动物体内实验，它的结果对药物推导人体的危害性具有重要意义；实验周期短，而且所获得结果的终点明确。所以它是一种评价药物或化学物是否潜在致畸作用的好方法。

因为不同种动物对化学物或药物致畸结果产生很大差异，并且致畸实验不可能采用多种动物进行实验，所以可产生不理想的结果。很多具有致畸作用的化学物，它的致畸带很窄，所以很多潜有致畸作用的化学物被漏检。近年来，体外致畸实验快速发展，大有取代动物致畸实验的趋势。然而，无论怎样，动物致畸实验仍然是当今评价药物或化学物是否潜在致畸毒性的最理想的方法，它对药物安全性评价具有非常重要的作用。

第三节　围产期毒性（第Ⅲ段）实验

一、概述

从精子或卵子的形成至衰老期可分为 11 期，即精子或卵子形成期（1）、精子和卵子融合期（2）、胚泡（囊）形成期（3）、胚泡着床（或植入）期（4）、胚胎器官形成期（5）、胎儿形成期（6）、围产期（出生前和出生后）（7）、哺乳期（8）、成长期（儿童期）（9）、成熟期（青春期～成年期）（10）和衰老期（11）。其中 1、2、3 和 4 期对毒物的影响由第Ⅰ段实验（即一般生殖毒性实验）进行检测，5 期是致畸敏感期以第Ⅱ段实验进行检测，而 6、7 和 8 或 6、7、8、9 和 10 期由第Ⅲ段实验（即围产期毒性实验）进行检测。从第 5～10 期都应列为发育毒性的检测阶段。第Ⅲ段实验又称为围产期和授乳期给药实验，即在妊娠末期和授乳期连续给药，观察新生儿在出生前后死亡现象、在哺乳期生长发育迟缓或功能缺陷，特别是对新生儿和幼仔的神经、内分泌、免疫系统功能等改变。

二、原理

药物对妊娠期母体，尤其是对妊娠末期的母体产生多种生理性改变，主要变化如下：①胎儿逐渐长大使子宫增大，导致胃肠道蠕动减弱，影响母体对药物经肠道吸收功能；②妊娠期血液容量比正常动物血液容量高 40%，药物分布于靶器官的量增加；③妊娠时血浆白蛋白水平降低 60%，使药物与蛋白结合力下降，导致血浆中游离的药物比例增加；④妊娠可降低肝酶对药物的代谢作用；⑤妊娠时肾血流量和肾小球滤过率增加 50%，使肾对药物的排泄功能增加。妊娠末期母体对药物产生这些改变，使药物经胎盘流入胎儿血液中的血药浓度增加，而此时胎儿的器官已经形成，正处于细胞分裂高峰期。药物作用于分裂高峰期的各组织细胞时容易产生细胞损伤，如 DNA 损伤、染色体损害或其他细胞器损伤，这些损伤将直接或间接影响新生儿的存活、生长发育和生理功能等。由于胎盘屏障作用，某些大分子（分子量大于 1000）的物质难以通过胎盘屏障，而小分子（分子量小于 600）的物质很易通过胎盘屏障到达胎儿，可使胎儿产生毒性作用，如胎儿死亡，新生儿死亡，新生儿生长发育异常或功能缺陷等。

对母体授乳期给药主要观察受试物经母体乳汁对哺乳期动物的毒性作用，这些毒性作用可以表现为新生儿死亡、体重减轻、生长发育迟缓、功能缺陷，如主动反射和特异反射异常，运动和协调功能减弱或消失，学习和记忆功能减弱或消失，生殖功能或其他功能不全或消失等。通过受试物给予妊娠末期至授乳期的母体后，观察受试物是否能通过胎盘和乳汁到达新生儿，并通过检查哺乳期仔代和离乳后仔代的生长发育和功能特性来确定受试物是否具有对子代生长发育的毒性作用，同时也观察受试物对母体围产期毒性作用，将这种方法称为第Ⅲ段实验或围产期毒性实验或出生前后给药实验或围产期和授乳期给药实验。

三、标本制备

（一）试剂及器材

1. 试剂　试剂及其配制方法详见第二节致畸实验。

2. 器材　一般器材与致畸实验相同，详见本章第二节。其他尚需一些特殊器材用以检查仔鼠生理反射和行为等功能，如自主活动测定仪、滚筒仪、Y 迷宫或 T 迷宫仪、葛尔顿笛、开阔场大木箱（100cm × 100cm × 50cm，内划成 25 个等面积的格）、倾斜板（用木板，倾斜角度 30~60°）和其他有关器材。

（二）动物

1. 动物种　常用大鼠，也可用小鼠。

2. 动物数和性别　每组需要 15 只以上的妊娠大鼠，交配成功的雌鼠至少每组 20 只，用于交配的性成熟雌鼠至少 24 只。如设 4 组需要雌性性成熟动物至少 96 只，需雄性性成熟大鼠约 48 只。

3. 动物饲养　动物饲养室条件：温度 23 ± 2℃，相对湿度（55 ± 10）%，照明 12h（7 点~19 点），在照明时间内宜对饲养室换气 10 次以上。

妊娠鼠和分娩后的母鼠（带仔鼠）均单笼饲养，在分娩期笼内的垫料应柔软洁净。带有仔鼠和笼体积应稍大，应有让仔鼠活动的场地。40 日龄雌雄大鼠宜分开饲养。

妊娠期和授乳期的母鼠除给予充足的水和标准饲料外，应适当增加营养，如增加牛奶、蛋糕、熟牛肉、瓜子等。

四、测定步骤

（一）剂量设计与分组

一般采用 3 个剂量组和对照组，高剂量应引起母鼠产生轻度毒性，如妊娠期母鼠体重增长率低于对照组，授乳期的体重略有降低等。本实验剂量设计与致畸实验基本相同，但可以略低于致畸实验剂量。低剂量常选用同种动物药效剂量或药效最高剂量或临床拟用量若干倍的剂量。中剂量是高、低剂量之间的几何平均值。各国围产期毒性实验设计和方法原则见表 30-5-15。

每组妊娠大鼠 15 只以上，一般为 16~17 只。妊娠 15d 开始给药时可以从腹部的隆起或手的触摸中确定受试动物是否真实怀孕。一般分高、中、低 3 个剂量组和阴性对照组，有条件时可设 4 个剂量组和阴性及阳性对照组。

（二）动物合笼交配

用性成熟的雄雌大鼠按 1∶2 比例合笼交配，交配后查阴栓或查精子的方法与第一节"一般生殖毒性实验"相同。6 种动物生殖与发育特性见表 30-5-16。

（三）给药

1. 给药途径　与致畸实验相同。

2. 给药期限　从妊娠大鼠和 15d 开始直至离乳日为止。分娩后 21 日或 28 日作离乳日。

（四）对母鼠的观察和检查

1. 一般状态的观察　对妊娠期母鼠的活动、行为、对外界反应、阴道流血现象、分娩前后的变化、授乳本能、抚育幼仔的本能等情况都需要严密观察和记录。一般情况时每天观察 1 次，在分娩期应观察 2 次以上。

2. 体重变化　在妊娠早期和中期可在妊娠第 0d、7d 和 14d 称体重，在给药期可在妊娠第 16、18、20d 称体重。分娩后第 0d、7d、14d 和 21d 称体重。共称体重 10 次。

3. 食物和水分消耗量　可定期测定摄食量、饮水量。

4. 解剖检查　离乳后的母鼠应在适当时间处死，解剖检查心、肝、脾、肺、胃、卵巢和子宫等脏器。对子宫进行解剖，检查其着床点，用着床点数与产仔数进行比较。必要时将上述主要器官作病理组织学检查。

5. 母鼠死亡率　将妊娠末期给药后死亡的母鼠计算出妊娠死亡率，将分娩期死亡的母鼠计算出分娩期死亡率，将授乳期死亡的母鼠计算出授乳期死亡率，将每组妊娠死亡数、分娩期死亡数和授乳期死亡数合并计算出母鼠死亡率。

6. 孕鼠产仔率和出产率　将每只母鼠产仔数（死仔和活仔）计算出每组每只母鼠平均产仔率。出产率按下式计算。

$$孕鼠出产率 = \frac{分娩孕鼠数}{妊娠孕鼠数} \times 100$$

（五）对仔鼠（F_1 代）的观察和检查

1. 对仔鼠的一般状态和畸形检查

（1）外观畸形或异常　按致畸实验中的外观检查自然分娩的仔鼠，包括死仔和活仔。发现异常仔鼠作好标记待进一步检查。

（2）仔鼠活动和哺乳本能　每天观察仔鼠活动情况和哺乳情况，并观察仔鼠哺乳的本能（或天性）和死亡仔鼠数。

（3）体重和性别　在检查每只母鼠产仔数时观察仔鼠的性别。仔鼠出生后第 0、4、7、14、21d 分别测定体重。

（4）死仔畸形学检查　自然分娩的死亡胎儿作内胎和骨骼检查，检查方法见致畸实验。

（5）4 日存活仔鼠生长发育检查　在出生第 4d 观察和计数每组存活仔鼠数，按下式计算。

$$4 日存活率 = （4 日龄活仔数/出生时活仔数）\times 100$$

（6）每窝仔鼠的调整、淘汰及其检查　由于不同孕鼠生产出不同数目的仔鼠，如个别母鼠只产仔 3～4 只，极大部分母鼠产仔 8 只以上，有的母鼠产仔可达 16 只以上，这种每窝仔鼠数目不均匀会造成每只仔鼠生长发育不平衡而影响结果。所以，于出生后 4d 龄时将每窝产仔数调整为雌、雄各 4 只，宜在相同剂量组中调整。调整后多余仔鼠需要淘汰。

仔鼠离乳后为了进一步观察受试动物的仔鼠生长发育、行为功能和性行为等，又要尽量降低工作量和成本，所以，每窝保留雌、雄性仔鼠各 2 只，其余仔鼠全部淘汰。

经淘汰的仔鼠需要进行解剖检查，检查其心、肝、脾、肺、肾、睾丸或子宫，必要时检查脑等组织，并进行脏器称重，发现异常时需作病理组织学检查。

（7）离乳率　大鼠离乳日常选用出生后 21d，但也有人按出生后 28d 作为离乳日。计算公式如下：

$$离乳率（\%） = （离乳时存活仔数/4 日龄调整后活仔数）\times 100$$

2. 对仔鼠生理发育的检查

（1）耳郭分离（pinna detachment）　一般在出生后第 4d 检查所有仔鼠的耳郭分离情况，也可在出生后第 2～5d 每天检查耳郭分离仔鼠数。计算出 4d 龄仔鼠耳郭分离率。正常的仔鼠 4d 龄耳郭分离率达 100%。

（2）门齿萌出（incisor eruption）　出生后第 8～14d 长出门齿，以上、下门齿萌出为指标。也可选择在出生后第12天检查每只仔鼠的上齿萌出率，正常值约为85%。

（3）睁眼（或开眼） 仔鼠出生后眼睑紧闭，直至8d龄后逐渐出现开眼，一般选择在出生后第14d检查仔鼠的睁眼率，正常14日龄仔鼠双眼睁眼率约85%。

（4）腹毛生长 仔鼠的背毛生长较早，也不易精确测定，而腹毛生长较晚，腹部从粉红色变成有毛生长时的白色时作为腹毛生长，一般从10~12d开始生长，约90%于出生后14d长齐，在14d龄检查仔鼠腹毛生长，并计算出腹毛生长率。

（5）睾丸下降 雄仔出生后阴囊内无睾丸，仔鼠生长到15d后睾丸开始降入阴囊内。出生后21d龄雄仔检查双侧睾丸下降情况，计算出21d龄雄仔睾丸下降率（正常值20%~40%）。约30d为达标。

（6）阴道开口或张开（vaginal opening） 出生后雌鼠阴道口一直紧闭，直到25d后阴道口开始松开，有时偶有分泌物出现，在35d龄时大部分雌鼠阴道开口，少数仔鼠可在40~50d后才开口。一般以35d龄阴道开口的仔鼠数计算出阴道开口率（正常值约80%）。

（7）无褶耳和开耳孔（ear unfolding and opening） 大鼠出生后约16d开始耳郭直立，无皱褶，逐渐显出耳孔。一般可选择出生后第20d作为检查无褶耳和开耳孔的指标。检查此项指标的同时常检查听力功能。

3. 对仔鼠神经反射功能的检查

（1）翻正反射实验

1）平面翻正反射（surface righting reflex） 将仔鼠仰卧，观察仔鼠在2s内翻转之后四肢着地的能力。通常以全窝仔鼠在连续测定三次均为阳性之日定为达标日。小鼠约在6~8d达标，大鼠约在9~11d达标。

2）空中翻正反射（air righting reflex） 将仔鼠腹面向上放在实验者手掌心，在距塑料平台20~50cm处松手，使其掉落在平台上，落下时仔鼠四足着地为阳性反应。通常以全窝动物3次测试后全部仔鼠为阳性反应时作为达标日。大鼠约12~14d龄开始，16~19d龄达标。

（2）痛觉反射

1）尾部压痛反射（tail pinch reflex） 用橡胶裹住止血钳的尖部，夹住仔鼠尾尖部20s，当仔鼠出现回头舔、咬或啃钳子时定为阳性反应。出生后第20d测定痛觉反射。

2）爪刺痛反射（nail pinch reflex） 用镊子轮流夹四只爪，每只爪夹10s，以后每天一次，当实验者用镊子去夹爪时，仔鼠的爪主动退缩或逃避时作为阳性反应。

（3）视觉定位反射（visual placing reflex） 实验者抓住仔鼠尾部悬空，使鼠眼水平缓慢地移近一个可抓及物，如木棒、铁丝网或绷紧的绳，当前爪尚未触及被抓物时，动物便抬头并用前爪去抓物体和抓到物体，即为阳性反应，全窝仔鼠全部阳性反应时计为达标日。一般大鼠从第16d开始，20~24d龄仔鼠达标。注意在鼠平移至被抓物时切勿使鼠触须碰到被抓物。

（4）听觉惊愕反射（auditory startle reflex） 该法是利用一种金属板或葛尔顿笛或其他物质突然发出巨响，观察仔鼠对这种突发性巨响所产生的反应。例如，采用一块金属板与鼠保持平行距离，另用一块金属板距离上述这块金属板的垂直距离约15cm，当鼠平静时，上方金属板突然垂直落下撞击于另一块金属板上，并发出95dB（A）声响，以此作为对小鼠的"惊愕刺激"。仔鼠听到这一突发声响时立即产生身体蜷缩、拱起或急剧一跳等现象者为阳性反应，全窝仔鼠都出现阳性反应时定为达标日，约在第14~18d达标。也可按惊跳反应强度作为半定量，如"−"、"+"、"++"、"+++"等。

（5）嗅觉反射（olfactory reflex） 利用香柏油或新鲜巧克力的香味刺激仔鼠的嗅觉反应能力，仔鼠把头转向香味刺激物时作为阳性反应。每窝全部仔鼠均为阳性反应时为达标日。

（6）触须定位反射（vibrissae placing reflex） 实验者抓住仔鼠尾部悬空，使仔鼠水平地缓慢移向一个可抓及物，如木棒、绷紧的绳等，仔鼠的触须碰及可抓及物时，仔鼠立即伸爪去抓并抓到物品时作为阳性反应，每窝全部仔鼠均为阳性反应时为达标日，约12d龄仔鼠出现阳性反应，约15~20d达标。

（7）断崖回避反射（cliff avoidance reflex） 将仔鼠放在实验台的边缘，如在规定时间内仔鼠从实验台边缘退回或转身为阳性反应，以全窝动物全部呈阳性反应之日为达标日。一般在出生后第2~4d开始，约第 8d 为达标日。

（8）瞳孔反射 出生后第 21d 测定仔鼠的瞳孔反射，双眼的瞳孔随光线强弱而改变时作为阳性反应，以全窝动物全部都阳性反应之日为达标日。

（9）吸吮能力反射 仔鼠出生后第 2d 出现吸吮反射，用该法检查仔鼠哺乳的本能。

（10）尾部悬挂反射 实验者抓住仔鼠尾部并悬空，观察 15s 内仔鼠试图扭转躯干并抬头时为阳性反射，全窝仔鼠均为阳性时作为达标日。

4. 对仔鼠自发行为的检查

（1）自发性运动行为实验 将仔鼠放在一个用布覆盖的桌面上，对每一仔鼠观察 2min，主要检查下列 11 项指标：①头转向一侧后不转回来；②头转向右侧又转回来；③头转向左侧又转回来；④头抬高；⑤转身小于 360°；⑥转身大于 360°；⑦头和前肢同时运动；⑧前后肢同时运动；⑨头和前后肢同时运动；⑩向前爬行；⑪腹部不着地向前行走。

（2）抬头 出生后仔鼠从第 2d 开始至第 10d 抬头的次数逐渐增多，可按每天观察 90s 来计算出几日龄的仔鼠抬头次数。

（3）转身（pivoting） 从出生后第 2d 至第 12d 每天 1 次，观察仔鼠在一定时间内（如 2min）转体 90° 的动物数和转体所用时间。该动作强调动物原地转身而不前后移动。正常动物约 14 日龄该动作消失。14d 龄以后的仔鼠仍出现该动作为异常行为。

（4）步态 将仔鼠四足爪涂上墨水，放在白纸上让其自由行走，观察脚印的行走路线、步伐变化等，以便对仔鼠的行为正常与否提供分析资料。

（5）爬行 爬行动作是动物躯干不离地面，身体由四肢爬动向前运行。一般仔鼠出生后第 2d 开始爬行，约 12d 龄该动作消失，超过 2 周仍有爬行动作可认为行为异常。

（6）行走 仔鼠的四肢支撑起躯干向前走动称为行走，该动作大约在第 12d 出现。

（7）修饰（grooming） 仔鼠用舌舔、头或前肢协助清洁身体各部位的多种动作称为修饰，无修饰的动物为异常。

（8）恋巢（home cage emergence） 观察动物在打开笼盖后在笼内或离笼的时间。也可以观察回笼时间（在特定场合进行）。

（9）开阔场实验（open-field test） 这是一种应用最广泛的非强迫性行为测试法。分成方格型或同心圆型两种。方格型可采用 100cm×100cm×50cm 的无盖木箱或其他类似物，内分成 25 个相同面积的方格，四周 16 格，中央共 9 格，其中包括中心格。将 40~60d 龄仔鼠放进中心格内，对每一仔鼠观察 10 或 15min，观察项目如下：①在中央格内停留时间；②穿行格子数（≥3 只爪进入格内时计为一格）；③站立次数（前两爪离地面≥5cm 时计为一次）；④嗅探的次数；⑤排尿的次数；⑥排出粪粒的数目。

5. 对仔鼠运动性和协调性能力的检查

（1）倾斜板实验（inline plane test）

1）将仔鼠放在一定斜度的倾斜板正中，让其用爪抓住木板，观察在木板上停留时间，连续测 3 次，取平均值。60~80d 龄仔鼠才能进行测定，日龄过小不宜用该法。

2）将仔鼠放在一块 25° 斜面的木板上，在 30s 内缓慢抬高木板的斜度，直到动物不能保持原来位置为止，用动物改变原来位置的斜面角度作为指标，观察动物在斜面上保持平衡的能力。

（2）抓杆实验 测试大鼠抓杆的能力，但该法受实验条件影响较大。从出生后 16d 开始产生抓杆能力，所以，该实验宜以 16d 龄后进行测定。

（3）转棒实验 20d 龄大鼠可进行该实验。滚筒（直径 10~20cm）的转速约每分钟 4 转开始，逐渐加快，直至大鼠从滚筒上掉下为止。也可用其他方法测定其运动能力。

（4）游泳实验 可采用一个大容器，内装满 27~30℃水，在容器一端置一平台，将动物从另一端放入水中让其游向平台。记录动物游泳时间和行为。从 6d 龄至成年大鼠都可用该实验进行运动力的测定。

（5）其他方法 可用攀竖杆实验，攀金属实验，平行棒实验，降垂绳实验等等。

6. 学习和记忆能力的检测

表 30-5-15　各国围产期及授乳期（第Ⅲ段）实验的指导原则

国名	美国	日本	加拿大	欧洲共同体（EC）	OECD	英国	中国
制定日期	1996	1989	1987	1983	1987	1985	1985 1993
动物种类	1 种动物常用大鼠	1 种动物大鼠或小鼠从致畸实验中选出动物	1 种以上，大鼠或小鼠或家兔	1 种以上，所选动物应与人体药物代谢途径接近	1 种动物，大鼠或小鼠	与 EC 相同	小鼠、大鼠或家兔
妊娠动物数	大鼠或小鼠每组至少 20 只	与美国相同	大、小鼠与美国相同，家兔每组 15 只	每组 12 只，但灵长类动物数例外	与美国相同	与 EC 相同	小鼠或大鼠 15~20 只，家兔 8~12 只
给药途径和剂量	与致畸实验相同	与致畸实验相同	与致畸实验相同	与致畸实验相同	与致畸实验相同	与致畸实验相同	与一般生殖毒性实验相同
给药期限	自妊娠第 15d 开始给药，经过分娩期到断乳日为止（分娩后 21d）	胚胎形成期结束到离乳期，大鼠自孕 17d~分娩后 21d，小鼠自孕 15d~分娩后 21d 为止	与美国相同	与美国相同	妊娠期和授乳期给药。F₁ 雄性自离乳开始至交配期结束，F₁ 雌性自离乳日开始至 F₂ 出生后离乳期为止。	与美国相同	小鼠自孕 15d 至分娩后 21d，大鼠至 28d。家兔孕 22d 至分娩后 31d。
剖杀动物时间	断奶时剖杀全部母鼠和仔鼠。对提前自然死亡仔鼠应作畸胎学检查必要时观察仔鼠的生殖力	观察母鼠分娩和饲养仔鼠后，适时剖杀全部动物。必要时观察母鼠第二次产仔情况	与美国相同	在哺乳期结束剖杀全部母鼠和仔鼠。在某些情况下，让幼仔发育至成年，评价其生殖力	母鼠授乳期结束，F₁ 雄交配期为止，F₁ 雌于 F₂ 离乳日为止	与 EC 相同	未明确表述
观察和检查项目	妊娠期、分娩期（产仔率、活仔、死仔率）和哺乳期（4d 龄和 21d 龄仔鼠存活率）。哺乳期仔鼠体重、母鼠体重。观察药物及其代谢产物对哺乳期反应，并观察母鼠抚养幼仔的天性及其他毒副作用	母体一般状况、死亡率、体重和摄食量变化，并计算妊娠指数，产仔率、死胎率、活胎率、活胎性别、体重、外观异常情况，新生儿生长和发育情况（形态学、功能行为检查）。发现幼仔异常情况，宜额外进行一项哺乳期研究必要时检查幼仔出生前后的影响	检查妊娠期、分娩期、授乳期母鼠毒性，检查产仔数、胎儿体重等，测定药物对母体授乳期和抚育幼仔的天性及其他副作用，或检查新生儿摄入的奶液中药物代谢产物的毒性反应	测定药物对母体和新生儿的毒性情况，必要时对 F₁ 代仔鼠进行视觉听觉和生殖功能检查，以便了解特殊药物对动物的迟发毒性反应	检查母体动物行为变化、难产或滞产，摄食、体重和死亡情况。分娩后每窝仔动物数死亡数、活仔数，肉眼可见畸形数。对死亡动物或处死动物肉眼检查脏器特别注意生殖系统	与 EC 相同	观察动物一般状况、胎仔数、发育状况和外观畸形等。取一定数量幼仔配对饲养，观察其存活、生长发育、包括行为、生殖功能及其他异常症状，必要时对 F₁ 代动物进行运动和学习能力的测定等

OECD：经济发展与合作组织。

表30-5-16　6种常用实验动物生殖与发育的特性

生殖与发育项目	小鼠	大鼠	豚鼠	兔	狗	猴
初生仔鼠体重（g）	1~2	5~6	约100	约100	318~590	500~700
幼仔开始吃食（d）	10	12	6~8	45		
离乳日期（d）	16~21	21	10	56	28~56	90~180
离乳体重（g）	10~12	40~50	250	1800		900
雄成年体重（g）	20~40	300~400	1000~1200	4000~4500	12 000~25 000	12 000
雌成年体重（g）	20~35	250~300	850~900	4000~4500	12 000~22 000	10 000
雄生育日龄（d）	60	100	3.5月	6~7个月	9~12个月	6年
雄生育体重（g）	20~35	300	550	4000		
雌生育日龄（d）	50~60	100	3.5月	5~6个月	9~12个月	5年
雌生育体重（g）	20~30	200	500	4000~4500		
动情周期（d）	4~5	5	16~19	多动情期	180	28
胚胎器官发生关键期（d）	7~16	9~17	11~20	8~21	8~20	22~30
妊娠期（d）	17~21 平均19	20~22 平均21	68	31	63	160~175
妊娠期体重（g）	60~90	300~500	700~2000	4500~6500		
每胎产仔数（只）	1~25 平均10~12	1~18 平均8~12	1~6 平均3~4	1~18 平均4~8	2~14 平均8	1
胎次间隔时间	平均1个月	平均1个月	70天	80天	180天	260~360天
母动物生育胎次（胎）	6~10	6~8	6~10	6~9	10~20	6~16
平均寿命（年）	1.5	3.0	3	6	15	16

（1）迷宫实验　迷宫实验可采用T型迷宫、Y型迷宫、水迷宫、8字型迷宫、Olton迷宫、Lashley迷宫、Hebb-Williams迷宫等方法，详见本书有关章节。

（2）压杆法　将动物训练压一次或数次杆后就能获得奖赏（如食物或水），以测试动物学习和记忆能力。

（3）回避实验　利用适当强度电击动物，训练动物躲避电击的学习和记忆能力。

7.生殖功能的检查　对雄性动物生殖能力可检查精子和交配能力等。对雌性动物可检查性周期阴道黏膜细胞的变化和妊娠率等。但最简易的方法是让每窝1~2对雄雌动物分别饲养至性成熟，再按每组内雄雌1:1进行合笼交配，避免兄妹交配。交配期限为14d。对那些没有能交配的动物对子，应让雄鼠与正常雌鼠进行交配，再让雌鼠与同组已确定能使雌鼠妊娠的雄鼠合笼交配7d，然后确认其交配和妊娠情况。详见本章第一节。

8.对F_1代妊娠雌鼠的检查　于妊娠第13d处死，剖腹检查黄体数、吸收胎数、死胎数和活胎数等指标。

9.对F_1代性成熟大鼠不孕原因的检查　性功能检查后确实发现F_1代大鼠有不孕现象时，将这些雌鼠或雄鼠全部处死，检查其子宫、卵巢或睾丸、附睾等，并作病理组织学检查。

（六）结果统计

体重、摄食量、脏器重量和系数、着床数、存活胎数、妊娠时间、产仔数、活动、学习能力检查等指标用t检验；将交配率、妊娠率用χ^2检验；死胎率、存活率、出生率、着床率、胚胎和胎鼠死亡率、外观异常发生率、发育分化观察值等指标用Wilcoxon秩和检验，也可根据结果的具体情况进行其他合适的统计方法处理数据，以便获得更可靠的结果。

五、方法应用

该法可用于检测化学物、药物、生物、农药、食品等物质是否能经胎盘和乳汁影响其子代的生长发育、神经和行为等功能。该法用于评价一类新药和部分二类新药的发育毒性作用。

六、注意事项

1. 母鼠分娩期应给予充足的食物、营养和水，并注意室温、垫料的柔软性等。实验者去抓新生鼠时，先取出母鼠，并不让母鼠看见实验者移动仔鼠，实验者需戴乳胶手套，以免母鼠咬死仔鼠、吃仔鼠或不喂乳于仔鼠。

2. 对新生仔鼠的操作动作应轻抓轻放，在做各种生理反射或神经反射等实验时必须做到动作轻柔，并必须保持实验室的安静，尤其是做神经、行为等实验时，更要保持安静，否则将直接影响结果。

3. 在空中翻正反射、倾斜板实验或断崖回避实验时，在仔鼠将要落下的位置上应放一些柔软物品，如棉花等，以免将仔鼠跌伤，影响本次实验结果和下一项实验的进行。

4. 调整每窝仔鼠数量时，尽量保持各组所调整的动物数相同和所调动的动物总数基本相同。如对照组中用于调动的仔鼠数是6只，给药组的各剂量间也需与此调动数相近。因为有些母鼠对从其他母鼠调整过来的仔鼠有反感，并有可能将其咬死或吃掉。调整仔鼠的时间不宜过早或过晚，出生后第4日是调整的最佳时间。

（五）其他注意事项与致畸实验基本相同。

七、方法学评价

第Ⅲ段实验的操作程序在各国间的差异最大，目前尚无统一标准。一般的给药时间基本统一，但检查指标和要求相差甚大。有的只检查到断乳期为止，有的需要检查到F_2代将出生时为止，所以这将对方法学的评价带来了困难。如日本的要求较严，它除观察化学物或药物对母鼠分娩期、授乳期和仔鼠哺乳期的生长发育活动外，还观察仔鼠视听觉和学习记忆能力及发情能力或生殖功能等方面的影响。我国卫生部新药审批办法对该实验的规定很含糊，使实验者带来很多困难。实验者只能按日本的高标准进行实验，以免造成重做实验的浪费。其实，上述介绍的各种测试方法中可按药物性质和毒性程度合理选择其中部分实验，以便能利用简便、经济和快速的方法，又能获得真实可靠的结果。

总之，第Ⅲ段给药实验或围产期毒性实验是评价受试药物经胎盘和乳汁影响子代生长发育的理想实验，其具体操作程序有待进一步统一和规范。

（陈世明）

参 考 文 献

1. George JD, Price CJ, Tyle RW, et al. The evaluation of the development toxicity of hydrochlorothiazide in mice and rats. Fundam Appl Toxicol, 1995, 26 (2):174-180

2. Muller WU, Schotten H. Induction of malformations by X-ray exposure of various stages of the oogenesis of mice. Mutation Res, 1995, 331:119-125

3. Magee LA, Koren G. The use of teratogen information services for research: Assessment of reliability of data. Reprod Toxicol, 1994, 8 (5):419-424

4. Piersma AH, Verhoef A, Dortant PM. Evaluation of the OECD reproductive toxicity screening test protocol using Butyl benayl phthalate. Toxicology, 1995, 99 (3):191-197

5. Riersma AH, Attenon P, Bechter R, et al. Interlaboratory evaluation of embryotoxicity in the postimplantation rat embryo culture. Reprcd Toxicol, 1995, 9 (3):275-280

6. Byrd RA, Gries CL, Buening MK, Developmental toxicology studies of vancomycin hydrochloride administeredintravenously to rats and rabbits. Fundam Appl Toxicol, 1994, 23 (4):590-597

7. Mcleod MJ. Differential staining of cartilage and bone in whole mouse fetuses by Alcian blue and Aizarin red. Teratology, 1980, 22:299-301

8. Ann MC, Burgess and Vere DW. Teratogenic Effects of some calcium channel blocking agents in Xenopus embryos. Pharmac and

Toxico, 1989, 64：78－82

9. Saillenfait AM. The effects of maternally inhaled formaldehyde on embryonal and foetal development in rats. Food and Chemical Toxicology，1989，27（8）：545－548

10. 中西義信. 哺乳動物の精子形成機構の解析. 藥學雜誌，1995，115（6）：420－430

11. 崔晓. 生殖细胞遗传毒性检测及研究进展. 国外医学卫生学分册，1990，13（1）：285－29

12. 李寿祺. 化学致畸研究进展评述. 癌变、畸变、突变，1990，2（2）：53－59

13. 张天宝. 发育毒理学研究的若干进展. 卫生毒理学杂志，1990，4（4）：252－255

14. 黄荷凤，毛愉燕. 胚泡着床及相关因素. 国外医学计划生育分册，1996，15（2）：90－94

15. 王国钦. 化学致畸作用. 见：李寿祺主编. 卫生毒理学基本原理和方法. 成都：四川科学技术出版社，1987，268－289

16. 许嘉齐，邵荣光. 生殖毒性实验. 见：方福德等主编. 现代医学实验技巧全书. 北京医科大学中国协和医科大学联合出版社，1995，415－431

17. 黄幸纾. 致畸实验与生殖毒性实验. 见：黄幸纾、陈星若主编. 环境化学物致突变、致畸、致癌实验方法. 杭州：浙江科学技术出版社，1985，294－310

18. 吴耀华. 性腺细胞的凋亡. 国外医学内分泌分册，1996，16（3）：16－119

19. 中华人民共和国卫生部药政局. 新药（西药）临床前研究指导原则汇编（药学、药理学、毒理学）. 1993，216－217

20. 长谷川靖彦，伊藤道雄. Cephem 系经口抗生物质 7432-Sの生殖にみほす影（4）テットにおける周产期および授乳期投与实验. Chemotherapy，1989，37（sl），1042－1072

21. Zenick H and Clegg ED. Assessment of male reproductive toxicity：a risk assessment approach, Hayes AW ed. Principles and Methods of Toxicicology. 2nd ed, New York：Raven Press, 1989, 275－309

22. Manson J M and Kang Y J Test methods for assessing female reproductive and developmentol toxiclogy. In：Hayes AW ed Principles and methods of toxicology. 2nd ed, Nex York：Raven Press, 1989, 311－359

23. Anonymous. Toxicity test guidelines revised. Pharma Japan, 1989, 1179（6）：6－7

24. European Community（EC）Commission. Future system for the free movement of Medical Products within the European Community（Four Priliminary Draft Proposals），Brussedls，1990

25. Food and Drug Administration（USA FDA）. Guideline for the format and content of the nonclinical/pharmacology/toxicology section of an application. US Department of Health and Human Services, Public Health Service. Food and Drug Administration, Washingtou, DC, 1987

26. Health Protection Branch（Canada, HPB）Preclinical. Toxicologic Guidelines（Draft）. Bureau of Human prescription Drugs, Health Protection Branch, Health and Welfare, Canada, 1987

27. Japanese Ministry of Health and Welfare（JMHW），General Toxicology Guidelines, Ministry of Health and Welfare, Japan：Tokyo, 1990

28. Speid LH. Harmonization of Guidelines for Toxicity Testing of Pharmaceuticals by 1992, Regulatory Toxicology and Pharmacology. 1990, 12：170－211

29. Rodier PM. Behavioral teratology. In：Wilson JG, Fraser FC（eds）. Handbook of teratology. Vol. 4. New York：Plenum, 1978, 397－428

30. Jensh RP. Behavioral teratology：Application to low dose chronic microwave irradiation studies. In：Persaud TUN（ed）. Advances in the study of burth defects. Vol4, Neural and behavioral teratology. International Medical. London, 1980, 135－162

31. 烟俊明，浅冈宏康，伊藤美奈子，等. 经ロセフエム系抗生物质 ME12070の安全性に冈すぬ研究. 第5报テットそ用いた胎儿器官形成期投与实验. Chemotherapy, 1992, 40（S-2）：256－271

32. 烟俊明，浅冈宏康，伊藤美奈子，等. 经ロヤフエム系抗生物质 ME1207の安全性に冈すあ研究. 第4报，テットさ用いに妊娠前及ひ妊娠初期投与实验. Chemotherapy, 1992, 40（S-2）：247－255

第六章　药物的安全药理学研究

　　一般来讲，药理学研究可以分为主要药效学研究（primary pharmacodynamic studies）、次要药效学研究（secondary pharmacodynamic studies）和安全药理学研究（safety pharmacological studies）。因此，在介绍安全药理学的概念之前，需要先理解主要药效学和次要药效学的含义。

主要药效学研究是指对某物质进行的与预期的治疗目标相关的作用和/或作用模式的研究。次要药效学研究则是指对某物质进行的与预期的治疗目标不相关的作用和/或作用模式的研究。"安全药理学"这一术语最早出现于 ICH（International Conference on Harmonization Technical Requirements for Registration of Pharmaceuticals for Human Use，人用药品注册技术要求国际协调会）M3（支持药物进行临床实验的非临床安全性研究）和 S6（生物技术药物的临床前安全性评价）中，这两个指导原则要求在非临床安全性评价中必须进行安全药理学研究，用于支持药物进行人体临床研究，包括首次用于人体的研究。但在这两个指导原则中，并没有赋予安全药理学一个明确的概念，直至 ICH S7A 发布（2001 年）时，安全药理学才有了明确的定义：主要是研究某物质在治疗剂量以内或治疗剂量以上剂量的暴露水平时，潜在的不期望出现的对生理功能的不良影响。在这个概念中，需要特别强调的是"生理功能"这个词语，应注意不是指某物质对"器官、组织的实质"的不良影响。从另一个角度讲，安全药理学研究即是观察可能在次要药效学研究中观察到的属于不良反应的那些次要药效学效应。需要指出的是安全药理学研究与毒理学研究的区别在于前者是评价某物质对器官或组织"功能"的影响，而后者是评价对器官或组织"自身"的损害。事实上，这 3 个定义的形成均经历了一个历史的发展过程。

在新药开发前期，安全药理学研究是一项重要的不可忽视的非临床研究，其结果通常可作为评价某物质进入临床研究（包括首次用于人体研究）的基本风险/效益比、某些不良反应的可监测性和严重性的重要指标之一。虽然一些安全药理学的指标的检测可结合设计在毒理学、代谢动力学和临床实验中，但在某些情况下，这些指标只能在特定的安全药理学研究中进行评价，比如在设计合理的安全药理学研究中，虽然在治疗剂量的暴露水平下可能检测到某物质发生的药物不良作用，但在用于检测药物毒性的常规毒性实验中，这些不良作用可能并不易被观察和检测到。

本章将简要介绍国际上安全药理学研究的起源，简述其发展历史和背景、重要意义以及今后的发展方向。另外，随着我国制药产业新药开发的脚步不断加快，创新性意识的不断加强，研究和开发者们需要深入学习理解安全药理学研究的技术要求等事宜，因此本章也将结合我国《化学药物一般药理学研究技术指导原则》的基本内容，重点介绍我国对于一般药理学研究［或安全药理学（general pharmacology studies），区别见本章后］的技术要求，同时将与 ICH S7A 的主要不同之处加以说明，为拟进入国际市场（尤其 ICH 三方：美国、欧盟和日本）的国内研发的新药进行一般药理学（安全药理学）研究提供基本理论依据和思路。

第一节 安全药理学研究的起源及其指导原则的发展背景

安全药理学是一个发展很快的学科。一直以来，安全药理学采用同样也一直处于不断发展过程中的药理学的基本原则和方法进行研究。

在 1990 年之前，制药企业通常将毒理学研究作为临床前发现先导化合物毒性的主要研究。几十年后，人们逐渐意识到药物在临床应用中表现出来的不良反应大多都是功能性副作用，在临床前动物的标准毒理学研究中是观察或检测不到这些反应的。经验表明，临床上出现的形态和生化方面的不良变化更多是由于这些功能性副作用引起，而不是来源于毒理反应。

参加早期临床实验的健康志愿者和病人发生严重不良反应或死亡的甚少，一旦发生后果大多都很严重。这些严重不良反应所波及的器官系统大多是心血管系统（低血压、高血压和心律失常）、中枢神经系统（癫痫）、呼吸系统（哮喘/支气管狭窄）和肾脏系统（肾小球滤过障碍），发生的结果常是严重的突发事件。安全药理学研究的起源就是基于人们观察到在药物的临床应用中，某些器官系统虽然在人体暴露于新的治疗制剂时成为毒性靶器官，其功能受到了影响，而该制剂作用于动物的这些器官系统产生的效应若仅是功能受到影响，则在常规的临床前动物的毒理实验中是检测不到这种毒性的。

在安全药理学的概念提出之前，器官功能实验常被作为药物开发过程中众多研究的一个附加研究来进行。在考虑某个候选药物选择需要进行哪些实验时，往往只是基于其主要药效学、次要药效学或已知的那些与该药物的药理学、治疗学或化学分类相关的信息，这就导致在设计安全性评价的实验时所做的决策不具系统性。通常来讲，当时的这些实验设计是基于药效学评估中获得的数据，而不是基于安全性终点。另外，实验设计的剂量常是超过达到预期临床效应几倍的剂量水平，却很少说明与这些剂量水平相关的系统暴露程度。事实上，研发者一般都认为不管临床拟用哪种给药途径，常规上都应该采用静脉给药途径进行早期器官功能影响的研究，因为这将使系统在最大暴露量的情况下进行研究。这些早期对器官功能影响的评估通常是与毒理研究项目的结果脱节、不相关。进行毒理研究的实验设计时，没有结合考虑用药个体的生理状态和/或药代动力学参数，因此研发者们不能将器官功能的改变作为研究终点再加入到毒理研究的实验设计中。

在 1990 年之前，有关器官功能实验研究的一般性指导原则很少。美国和欧盟的一些规程为药物对器官系统功能影响的评估只提供了一般性的参考。新药临床研究申请（investigational new drug application，IND）和生产申请（new drug registration，NDA）中关于对器官功能的评估也不一致，并且常被认为不重要。然而，日本厚生省早在 1975 年就发布了器官功能研究的指导原则。这些指导原则中规定了哪些器官系统应该被作为第一级（category A）进行评估（包括心血管、呼吸、中枢和外周神经系统、胃肠道系统和肾脏），并对实验设计（包括模型的描述、剂量选择的标准和研究中应包含的观察终点）提出了特别的要求。这些指导原则同时指出应根据第一级研究中的重要发现进行针对第二级（category B）器官系统的研究。当时日本的这些指导原则应用地最广泛，因此它们实际上成为了当时制药企业进行器官功能的安全性评估研究的理论基础和理论依据。但是在日本的这些指导原则中，包含在第一级和第二级中的器官功能研究有时交错在一起，实际上成为除了主要药理学功能和活性的研究外，进行的其余的药理学功能和活性（次要药效学和安全药理学）的研究。1994 年，Kinter 等人首次将隐藏在日本的上述有关安全性和药理学特性研究的指导原则中的"次要药效学"和"安全药理学"这两个概念区分开来。后来，这两个概念成为 ICH 安全性与药理学专家工作组制定与药理学特性相关的 3 个概念的依据：主要/次要药效学和安全药理学（ICH S7A）。

与此同时，欧盟、美国和日本的相关委员会开始着手准备一般药理学/安全药理学相关指导原则和概念的文件的制定。1998 年，日本、欧洲和美国均提出了文件的草稿，之后三方在同年 9 月的一般药理学/安全药理学讨论组（安全药理学会在 2000 年成立的机构）会议上进行了讨论。同年后期，日本厚生省和制药工业协会联合向 ICH 指导委员会提议建立安全药理学的概念和其相关指导原则，这个建议被采纳后命名为 ICH S7。

其实在这之前，"安全药理学"这个术语就已经出现于先前已经制定的 ICH M3 和 S6 中，只是在这两个指导原则中并未赋予其确切含义。ICH S7 专家工作组在 1999 年春启动 S7 项目的研究。至 2000～2001 年时，形成了统一的安全药理学研究指导原则 ICH S7，并被各地区当局采纳并应用（现在的 ICH S7A）。该指导原则说明了安全药理学研究的目标和原则，区分了不同级别的研究（"安全药理学核心实验"，"追加"和"补充"的研究），建立了开展这些研究与临床不同开发阶段的时间关系，并包含了对 GLP 的要求。

同时，ICH S7 专家工作组深入讨论的一个重要问题是如何评价一个新药在敏感人群产生罕见但致命的室性心动过速的可能性（扭转型室性心动过速）。临床上，药理学作用靶点与心脏无关的药物导致发生扭转型室性心动过速的可能性很小，大概只有 1/12000 的比例，但由于其发生的后果往往极其严重，很少可以扭转和治愈，因此仍然非常有必要利用某种非临床的替代品、采用合适的技术方法来尽可能地预知药物是否可能诱发这种严重的心律失常。同时，ICH S7 专家工作组又意识到这个提案的最终确定尚待时日，于是向 ICH 指导委员会提议立即启动制定关于药物在心室极性方面作用的指导原则的工作。2000 年 11 月，ICH 接受了这个提议，并将该指导原则命名为 ICH S7B［人用药物延迟心室复极化（QT 间期延长）潜在作用的非临床评价指导原则］，会上同时将安全药理学研究的指导原则更名为 ICH S7A（人用药物安全药理学研究的指导原则）。

在 ICH 启动制定 ICH S7B 的相关准备工作一年多后，美国 FDA 和药物研究和生产者们建议 ICH 指导委员会准备起草与 S7B 平行的关于可能延迟心室复极化的新的治疗药物的临床实验的指导原则。ICH 采纳了该提议,并将该指导原则命名为 ICH E14(非抗心律失常药物致 QT/QTc 间期延长及潜在致心律失常作用的临床评价)。2003 年 11 月,ICH 指导委员会要求 ICH E14 和 S7B 专家工作组共同商讨并最终制定各自的指导原则,尤其是在设计评估药物对心室极性(QT 间期)的临床研究时,应特别注意要将非临床研究的结果考虑进去。至 2005 年,ICH S7B 和 E14 均形成后,广泛应用于指导和规范药物在临床前和临床研究中对心室复极化影响的研究的评价。

第二节 安全药理学研究的重要意义

ICH 关于临床前安全药理学研究的指导原则分为两部分:ICH S7A(人用药物安全药理学研究指导原则)和 ICH S7B [人用药物延迟心室复极化(QT 间期延长)潜在作用的非临床评价指导原则]。因此,安全药理学研究的意义也包含这两方面的含义。

James L. Stevens 等人根据一些综述文献、药品评价与研究中心 CDER 的报告以及 CDER 的网站信息,综述了 1975~2007 年间,因为引起严重器官毒性而被从市场上撤市的 47 个药物(图 30-6-1)。由图可见,30 多年中被撤市的 47 个药物中,大部分是由于引起严重的心脏毒性(21 个)或肝脏毒性(15 个)而被终止使用。在 21 个由于心脏安全性受到威胁而撤市的药物中,有 11 个是因为诱发了扭转型心律失常。还有很多报告也显示相似的数据,只是部分报告中由于心脏和肝脏毒性被撤市的药物的比例要低于该文献报道的比例,James L. Stevens 等人分析可能是由于该文献统计的数据来源于更多的药物数目(可能更可靠),或者排除了不是由于人体毒性而被撤市的药物。

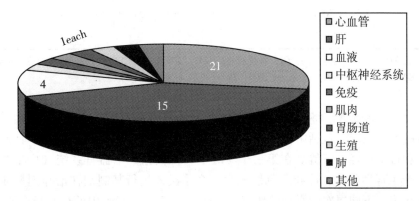

图 30-6-1 在 1975~2007 年间由于产生严重的器官毒性而被撤市的药物的总结

数据来源于一些文献综述、CDER 的报告和 CDER 网站的信息,这些信息均指出靶器官的毒性是这些药物被撤市的主要原因。

不良反应也发生在上市前进行的临床实验期间。虽然这方面的报道很少,但是回顾性分析的结果确证了临床研究和临床前研究中发现的毒性具有一致性。在临床不良事件报告中,其中有 71% 的不良事件分别来源于肝脏(14%)、心血管(16%)、神经学(22%)和胃肠道(19%)的毒性(表 30-6-1)。在临床实验期间被终止继续开发的药物中,有 66% 是由于产生了肝脏、心脏和神经学毒性。如果临床前研究结果准确地预见了临床上人体应用的毒性,那么这些毒性中有 94% 在临床实验进行 30 天或者不足 30 天之内即可发生,即一般都是在进行 1 期临床实验期间。

我们根据上述分析得到两个结论。首先是如果能够减少 3 个首要产生毒性的器官(肝脏、心脏和神经学)产生的毒性,即可在临床实验期间最大可能地减少健康志愿者或患者用药的风险;其次是如果能够双倍减少由于产生心脏和肝脏毒性而被终止研究和开发的药物,则可以使在研究中途被终止开发的药物数目减少达 40%。

表30-6-1 根据药物治疗的适应证和器官系统以及终止应用的百分比计算的人体器官系统产生毒性的频率

治疗种类	BCH	CUT	GEP/LFT	CV/ECG	END	NRL	HEM	GI	MSK	REPRO	URN	OTH	TOTAL	% TERMN
抗癌药	1	1	2	1	1	5	6	3	0	0	2	3	25	20
抗感染	0	3	6	2	0	6	2	10	3	0	1	5	38	37
抗炎症	0	4	2	2	0	6	0	6	0	0	2	0	22	55
抗病毒	0	1	3	0	0	1	1	2	0	0	3	0	11	54
心血管	0	0	1	11	0	4	1	1	0	0	0	0	18	39
内分泌	0	2	3	2	2	1	0	2	0	0	0	0	12	50
胃肠道	0	0	2	2	0	4	0	3	0	0	0	3	14	36
血液病	0	0	0	0	0	0	1	0	0	0	0	0	1	0
免疫学	0	0	0	0	0	1	0	1	0	0	0	0	2	0
性无能	0	0	0	2	0	0	0	0	0	0	0	2	4	0
代谢	0	0	1	1	0	1	0	2	0	0	0	0	5	20
神经病	0	2	5	8	0	18	0	11	1	0	1	2	48	33
肾病	0	0	0	2	0	0	0	0	0	0	0	0	2	100
呼吸	0	1	6	2	2	1	0	0	0	1	1	3	17	47
创伤	0	0	0	1	0	1	0	0	0	0	0	0	2	0
总计	1	14	31	36	5	49	11	41	4	1	10	18	221	37
% Terminated by HT	0	64	55	47	40	35	27	10	25	100	70	6		

BCH：生化；CUT：表皮的；END：内分泌的；GI：胃肠道的；HEM：血液学的；HEP/LFT：肝胆功能检验异常的；MSK：肌与骨骼的；NRL：神经学的；REPRO：生殖的；URN：泌尿的；OTH：其他。

安全药理学研究（ICH S7A）将上述器官系统按照产生毒性的容易程度和严重程度分为两个等级：第一等级为核心组合的器官系统，包括中枢神经系统、心血管系统和呼吸系统；第二等级为其他器官系统，包括肾脏、胃肠道和自主神经系统等。在第一个等级中，再根据3个器官系统（中枢神经系统、心血管系统和呼吸系统）产生毒性的常见性和严重性分为两个层次来进行某制剂在治疗剂量或治疗剂量以上剂量时，对不同器官系统、不同层次的影响的研究。从而形成了ICH S7A中的核心组合研究和追加/补充的安全药理学研究。

一直以来，美国FDA/CDER根据临床上药物应用的不良反应报告、临床文献（包括临床实验数据）和很多经销商代理处的数据，如NIH（National Institute of Health）、NIDA（National Institute on Drug Abuse）的数据，结合流行病学等信息监测市场上正在应用的药物可能发生的不良反应。其中流行病学的数据大多来源于自发报告系统（spontaneous reporting system，SRS），而SRS的数据来源于保健提供人员和医院的不良反应报告。很多报告表明，如果发生罕见的不良反应，通常需要有几百万人在应用之后才能显现出来。这方面的佐证有很多，其中最好的例子就是特非那定。

早在20世纪90年代中期，人们就越来越多地发现抗组胺药特非那定可能引发致命的心脏综合征——扭转型心律失常（TdP），甚至在健康人群中也可以诱发其形成。在此之前，人们通常认为只有作用于心血管系统的药物才有可能导致这样的不良反应。这个案例说明了3个问题：一是特非那定作为一个非心血管药物诱发TdP形成的可能性如此之小，以至于只有在几百万人应用之后才会显现出来；二是特非那定的适应证——花粉热离"可能威胁到生命的疾病"很远，因此，风险（死亡）明显大于受益（鼻漏的减轻）；三是特非那定是在临床规定的使用剂量下出现该严重的副作用的。

这个现象对我们现在称之为"安全药理学"这个学科的产生非常重要（当时，安全药理学这个学科并不存在），也充分说明了安全药理学研究的重大意义。安全药理学研究的内容就包括评估药物在正常使用剂量下可能产生的毒性，因为在当时利用传统的临床前毒性实验不可能预见到 TdP 这样的毒性风险，或者说安全药理学研究发现该严重毒性风险的可能性更大（尤其是 ICH S7B）。临床前毒理学实验作为研究某个化合物长期应用毒性剂量（高剂量）的不良反应的一个方法，不太可能检测到在治疗剂量下可能发生的罕见的致命不良反应。

还有更多的数据可以证明安全药理学研究在现如今药物开发过程中的重大意义。比如 MK Pugsley 等人通过对企业的认真调查（自 2007 年底至 2008 年初，由安全药理学会进行）后发现目前已经有很多企业将安全药理学研究作为药物开发过程中前期的"筛选性研究"。"筛选性研究"指的是针对某个药物的安全药理学研究是在将其选择为候选药物并进行后续开发前就已经进行了，是一种"前置研究"。根据调查，有 78% 的安全药理学家已经开展了化合物的安全药理学相关的"筛选性研究"。可见，安全药理学研究在当今的新药开发研究领域内的重要价值。在这些安全性研究中，所有的调查对象（100%）都进行了"筛选性"的心血管系统安全药理学研究（占在选择候选药物前进行先导化合物优化的 69%），中枢神经系统的研究也几乎总是作为"筛选性研究"进行（63% 的调查对象们在选择候选药物前进行）。这里需要指出的是在"筛选性研究"中进行呼吸系统研究的很少（约 28%），而 ICH S7A 中要求的其他补充研究的器官系统（如胃肠道系统和肾脏系统）一般不会作为"筛选性研究"来进行（只有约 21% 的调查对象们将其作为"筛选性研究"进行）。

另外还需要强调的是，与毒理学研究不同，安全药理学研究是在临床前研究中选用合适的动物，探知发生罕见致死性事件的风险（如 TdP，因为人若一旦发生该毒性，基本无法挽救），这也是安全药理学研究的一个特点。安全药理学的主要任务就是检测不良反应的易发生性、获得计算安全范围以及最后到临床应用时需要进行安全性监控的数据。

第三节 ICH 和我国的相关指导原则中关于安全药理学研究的概述

一、概述

（一）定义

如前所述，安全药理学主要是研究某物质在治疗剂量以内或治疗剂量以上剂量的暴露水平时，潜在的不期望出现的对生理功能的不良影响。进行核心组合实验时即是观察药物对中枢神经系统、心血管系统和呼吸系统的某些重要方面的不良影响（图 30-6-2）。根据需要可能进行追加和/或补充的安全药理学研究。

需要注意的是在某些情况下，某物质的主要药效学和次要药效学研究的信息可能有助于判断其在人体中潜在的不良反应，评价其安全性。因此，在进行某物质非临床安全性的综合评价时，需要尽可能地将这些信息与安全药理学研究的结果一同考虑。

追加的安全药理学研究（follow-up safety pharmacological studies）：是根据药物的药理作用和化学类型，估计可能出现的不良反应。如果对已有的动物和临床实验结果产生怀疑，可能影响人的安全性时，应进行追加的安全药理学研究，即对中枢神经系统、心血管系统和呼吸系统进行深入的研究。补充的安全药理学研究（supplemental safety pharmacological studies）：是评价受试药物对中枢神经系统、心血管系统和呼吸系统以外的器官功能的影响，包括对泌尿系统、自主神经系统、胃肠道系统和其他器官组织的研究。

此处的分级是根据不同的器官系统对维持生命功能的重要性不同。具有能够快速影响生命存活功能的器官系统被认为是重要器官系统，如安全药理学研究中的核心系统——心血管系统、呼吸系统和中枢神经系统。这些核心系统一旦出现症状将会发展很快，且不可逆，甚至在导致病人死亡前根本没有时间去实施抢救措施。其他器官系统，如肾脏或胃肠道系统，其功能虽然也可受到不良影响，但这些不良反应大多呈阶段性发展，且不至于导致不可逆性损害，因此这些器官系统不属于需优先考虑研究的器官系统的范围之列。但在考虑到临床实验或患病人群的某些因素的情况下，如克罗恩（Crohn）病的胃肠道功能、原发性肾性高血压的肾脏功能、免疫损伤患者的免疫功能，对这些"补充"研究的器官系统安全药理学实验的评价可能具有特别重要的作用。

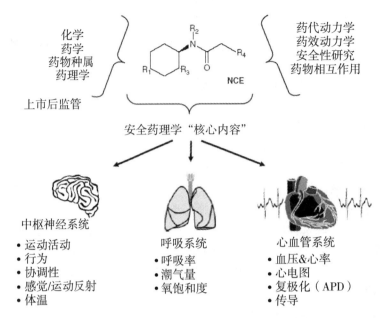

图 30-6-2 安全药理学研究中评价新化合物实体（new chemical entity，NCE）的安全特性时所需要进行的核心组合实验，与 3 个核心器官系统相关。评价时应考虑到化合物自身的物理、化学和药理学等性质，另外，需尽可能结合伴随有 ADME 和药代动力学研究的毒理学发现进行综合评价。图的下方是在 ICH S7A 和 ICH S7B 中，一些被推荐用于评价某物质在进行安全药理学核心组合实验时的非临床方法/参数

（二）研究目的

安全药理学研究的目的包括以下三个方面：一是发现某物质可能关系到人的安全性的非期望的药效学作用；二是评价某物质在毒理学和/或临床研究中所观察到的不良反应和/或病理生理作用；三是研究所观察到的和/或可疑的某物质的不良反应机制。

（三）适用范围

本指导原则适用于指导化学药品新药及已上市药品（如发生临床不良事件、或拟用于新的人群等）的安全药理学研究。

二、基本原则

（一）实验方法

应根据药物的特点和临床使用的目的，合理进行实验设计。选用国内外公认的方法，也可以选用科学而有效的新技术和新方法。某些安全药理学研究可根据药效反应的模型、药代动力学的特征、实验动物的种类等来选择实验方法。实验可采用体内和/或体外的方法。

（二）研究的阶段性（ICH S7A）

1. 人体首次用药前的实验 在首次用于人体之前，应完成安全药理的核心组合实验。如果有理由存在安全性担忧时，也应完成任何被认为适当地追加或补充实验。如果已有经过恰当设计和实施的，用于阐明安全药理指标的毒性实验信息，可减少或免除相应的安全药理实验。

2. 临床实验期间的实验 在临床实验期间，为了阐明在动物和人体已出现的或怀疑可能出现的不良作用，可以增加另外的安全药理实验。

3. 批准上市前的实验 对于追加和/或补充的安全药理学的研究内容，应在批准上市前完成评价研究。如果不需要开展此项实验研究，在这种情况下，应说明理由。如果已有经过恰当设计和实施的，用于阐明安全药理指标的毒性实验信息或来自于临床实验的资料，可用于评价其安全性和取代安全药理实验。

（三）执行 GLP 的要求

药物的安全性评价研究必须执行《药物非临床研究质量管理规范》（GLP）。一般药理学研究属于安全性评价的范畴，原则上须执行 GLP。对一些难于满足 GLP 要求的特殊情况，也要保证适当的实验管理和数据保存。核心组合实验应执行 GLP。追加的或/和补充的安全药理学研究应尽可能的最大限度遵守 GLP。

（四）可免做一般药理学研究的药物

1. 体内血药浓度低或其他组织器官分布很少的局部用药（如皮肤、眼科用药等）。

2. 只用于治疗晚期癌症病人的细胞毒类药物，在首次用于临床前可不做一般药理学研究，但不包括具有新的作用机制的此类药物。

3. 对具有高度特异性受体靶点的生物技术药物，常常把安全药理实验的评价指标作为毒理和/或药效实验的一部分，因此，可以减少或免除安全药理学的研究。但对于代表新的治疗分类和/或没有高度特异性受体靶点的生物技术药物，则应考虑更广泛的安全药理学评价。

4. 与原化合物具有类似药代动力学和药效学性质的某化合物新盐。

（前两点为我国"指导原则"的要求，后两点为 ICH S7A 中的另外两种情况）

（五）选择和设计安全药理学实验的一般原则

由于每个受试物质的药理学作用根据其特性有所不同，因此安全药理学实验的选择和设计应尽量依据受试物质的特性（物理、化学性质等）而定。如果可能的话，应至少考虑以下因素：

1. 由于作用机制可能提示某一特定不良反应，所以应考虑与受试物的治疗分类相关的作用（如抗心律失常药通常具有引起前心律失常的特性）。

2. 与化学分类或治疗分类相关的不良反应，但与主要药效学无关的作用（如抗精神病药和 QT 间期延长）。

3. 提示有潜在不良反应的配体结合或酶学测定数据。

4. 来自于以前的安全药理学实验、次要药效学实验、毒理学实验或人体临床使用的结果提示需进行进一步的研究，以建立和阐明这些结果与潜在人体不良反应的相关性。

第四节 我国《化学药物一般药理学研究技术
指导原则》的基本技术要求

在我国的《化学药物一般药理学研究技术指导原则》（以下简称"指导原则"）中将广义的一般药理学研究定义为对主要药效学作用以外进行的广泛的药理学研究，包括安全药理学和次要药效学研究。该"指导原则"中所指的一般药理学研究，仅限于安全药理学研究的内容。以下除特殊注明外，均为我国"指导原则"的技术要求内容。

一、实验设计的基本要求

（一）实验系统

1. 实验系统的一般考虑　应选择相关的动物模型或其他的实验系统，这样才能获得科学、有效的信息。选择因素应包括模型对药理作用的应答反应（敏感性）和药代动力学特征等。整体动物常用小鼠、大鼠、豚鼠、家兔、犬等，动物选择应与实验方法相匹配，同时还应注意种属、品系、性别及年龄等因素，以及可能的受试物的背景数据，如果可能，从人体获得的数据（如体外代谢）也应被考虑用于实验系统选择的依据。实验系统的选择还应注意实验的重现性和可行性等因素。检测时间点的选择应考虑药效学和药代动力学的依据。应说明选择特定的动物模型或实验系统的理由。

2. 体内和体外实验的应用　动物模型、半体内（ex vivo）和体外（in vitro）模型均可用作实验系统。半体内和体外系统可包括离体器官和组织、细胞培养、细胞片段、细胞器、受体、离子通道、转运体和酶类等。体外系统可用于支持性实验（如用于获得某物质活性的特征或研究体内实验观察到的作用机制）。

在体内研究时，优先考虑使用清醒动物。使用体内埋植有自动遥测记录系统的，活动不受限的动物获得的数据、采用其他合适的仪器在清醒动物采集到的数据和自动物饲养环境条件得到控制的动物获得的数据优于由活动受限、环境条件没有控制的动物得到的数据。在使用清醒动物时，优先考虑避免动物不适或疼痛。体内研究建议尽量采用清醒动物。如果使用麻醉动物，应注意麻醉药物的选择和麻醉深度的控制。

（二）受试物

外用药物和注射剂一般以制剂作为受试物。受试物尽量与药效学或毒理学研究的一致，并附研制单位的自检报告。

（三）样本量

实验组的组数及每组动物数的设定，应以能够科学合理地解释所获得的实验结果，恰当地反映有生物学意义的作用，并符合统计学要求为原则。动物数量或离体样本的数量应适当，足以显示或排除受试物在生物学上的显著性作用。小动物每组一般不少于 10 只，大动物每组一般不少于 6 只。动物一般要求雌雄各半。

（四）剂量

体内安全药理学实验要对所观察到的不良反应的剂量反应关系进行研究。同时，如果可能也应对时效关系进行研究。一般情况下，产生不良反应的剂量应与动物产生主要药效学的剂量或人拟用的有效剂量进行比较。由于不同种属的动物对药效学反应的敏感性存在种属差异，因此安全药理学实验的剂量应包括或超过主要药效学的有效剂量或治疗范围。如果安全药理学研究中缺乏不良反应的结果，实验的最高剂量应设定为相似给药途径和给药时间的其他毒理实验中产生中等强度不良反应的剂量。在实际工作中，在毒性剂量范围内产生的毒性作用可能会影响和混淆对安全药理学不良反应的观察，限制了剂量水平的升高。在安全药理学的检测指标未产生不良反应时，在限制剂量的情况下，可以采用单一剂量。

体外研究应确定受试物的浓度-效应关系。无明显影响作用时，应对浓度选择的范围进行说明。ICH S7A 说明：“浓度范围的上限可能会受受试物物理化学性质和其他特定因素的影响”。

（五）对照

我国“指导原则”指出一般可选用溶媒和/或辅料做对照。如为了说明受试物的特性与已知药物的异同，也可选用阳性对照药。

ICH S7A 提出：在实验设计中应包括合适的阳性和阴性对照组。但在特性清楚的体内实验系统中，可以不必设置阳性对照组，但应说明不设对照组的合理性。

（六）给药途径

整体动物实验，首先应考虑与临床拟用途径一致。如果有多个临床拟用途径时，分别采用相应的给药途径。对于在动物实验中难以实施的特殊的临床给药途径，可根据受试物的特点选择，并说明理由。

ICH S7A 要求“如果受试物拟采用多种临床给药途径（如口服和肠胃外），或假如在全身暴露或局部暴露方面，观察到与预期存在显著的质和量的差异时，应采取多种给药途径评价药物的作用。”

（七）给药次数

一般情况下，安全药理研究采用单次给药的方式。但是若主要药效学研究表明，该受试物在给药一段时间后才能起效，或者重复给药的非临床研究和/或临床研究结果出现令人关注的安全性问题时，应根据具体情况合理设计给药次数。

（八）观察时间

结合受试物的药效学和药代动力学特性、受试动物、临床研究方案等因素选择观察时间点和观察时间。

（九）ICH S7A 中关于代谢产物、异构体和制剂研究的要求

一般情况下，在人体内达到或希望达到系统暴露的任何母体化合物和其主要代谢产物均应对其进行安全药理学评价。主要代谢产物的评价往往通过在动物体内对母体化合物的研究而完成。假如发现在动物体内主要人体代谢产物不存在或以相对低浓度存在，应考虑在安全性药理学实验中评价该类代谢产物的作用。此外，如果已知人体代谢产物实质上发挥该治疗药物的药理作用，对这样的活性代谢产物进行研究是十分重要的。当对母体化合物进行的体内研究没有充分地评价其代谢产物时，对代谢产物的研究可根据实际情况考虑利用体外实验系统。

当产品含有异构体混合物时，也应考虑每一异构体的体内外或体内实验。

只有当终产品的制剂与已完成的研究所用制剂相比，足以改变活性物质的药代动力学/药效动力学的特性时（即通过活性赋形剂，如渗透增强剂、脂质体以及其他改变，多晶形现象），才应选择终产品制剂进行安全药理学实验。

二、研究内容

（一）核心组合实验

安全药理学的核心组合实验的目的是研究受试物对重要生命功能的影响。中枢神经系统、心血管系统、呼吸系统通常作为重要器官系统考虑，也就是核心组合实验要研究的内容。根据科学合理的原则，在某些情况下，可增加或减少部分实验内容，但应说明理由。

1. **中枢神经系统** 定性和定量评价给药后动物的运动功能、行为改变、协调功能、感觉/运动反射和体温等的变化。

ICH S7A 中举例说明可以采用功能观测实验组合（functional observation battery，FOB）、改良的 Irwin 实验或其他适宜的实验方法开展研究（表 30-6-2）。

表 30-6-2 ICH S7A 和 ICH S7B 中推荐的安全药理学核心组合研究的非临床检测变量

安全药理学核心组合研究系统	检测变量
中枢神经系统：功能观测实验组合（functional observation battery，FOB）、改良的 Irwin 实验	机体协调能力、体温、行为学、神经肌肉、感觉运动、瘫痪
呼吸系统：体积描记法	呼吸频率、潮气量、气道阻力/顺应性、pH、$PaCO_2$，PaO_2
心血管系统：QT 间期（自动测量记录的遥测法）、hERG、离体浦肯野纤维、Langendorff 离体心脏、致心律失常模型	血压、心率、ECG、心排出量、左心室血压、心肌收缩性、TRIaD、hERG IC_{50}
补充研究的器官系统：胃肠道系统、肾脏/泌尿生殖系统、血液系统、炎症反应系统、免疫系统	肠腔内运行时间、胃排空和分泌作用、尿量、总蛋白、肾清除率（GFR，Na^+，K^+，Cl^-）、电解质、BUN、血小板聚集反应、出血时间

TRIaD = 三联征、GFR = 肾小球滤过率、BUN = 血尿素氮。

2. **心血管系统** 测定给药前后血压（包括收缩压、舒张压和平均压）、心电图（包括 QT 间期、PR 间期、ST 段和 QRS 波等）和心率等的变化。

如药物从适应证、药理作用或化学结构上属于易于引起人类 QT 间期延长类的化合物，例如：抗精神病类药物、抗组织胺类药物、抗心律失常类药物和氟喹诺酮类药物等，应进行深入的实验研究，观察药物对 QT 间期的影响。

ICH S7A 中强调也应考虑包括检测复极化和传导异常实验方法在内的体内，体外和/或半体内评价方法。

3. **呼吸系统** 测定给药前后动物的呼吸频率和呼吸深度（如潮气量或血红蛋白氧饱和度）等变化。动物的临床观察一般不适于评价呼吸功能，因此，应采用适宜的方法定量这些呼吸功能指标。

（二）追加和/或补充的安全药理学实验

当核心组合实验、临床实验、流行病学、体内外实验以及文献报道提示药物存在潜在的与人体安全性有关的不良反应时，应进行追加和/或补充的安全药理学研究。如上所述，追加的安全药理实验是除了核心组合实验外，反映受试物对中枢神经系统、心血管系统和呼吸系统的更深入的研究。追加的安全药理实验是根据已有的信息，选择具体情况具体分析的方法进行研究。补充的安全药理实验是在核心组合实验或重复剂量毒性实验中未对泌尿/肾脏系统、自主神经系统、胃肠系统功能进行相关研究，但出于对安全性的关注，需要进行的研究。

1. **追加的安全药理学实验** ICH S7A 强调：追加实验意味着将获得比核心组合实验所获信息更进一步的结果。本项下述部分是进一步评价相关器官系统潜在不良反应的实验内容列表，其内容也并非全面或必需的，应在考虑现有的非临床或人体数据的情况下，根据具体情况选择适当的研究内容。在某些情况下，在开展其他非临床或/和临床实验的过程中，阐明这些作用也许更合适。

中枢神经系统：对行为、学习记忆、神经生化、视觉、听觉和/或电生理等指标的检测。

心血管系统：对心排出量、心肌收缩作用、血管阻力等指标的检测。

呼吸系统：对气道阻力、肺动脉压力、血气分析等指标的检测。

2．补充的安全药理学实验

（1）泌尿/肾脏系统　观察药物对肾功能的影响，如对尿量、比重、渗透压、pH、电解质平衡、蛋白质、细胞和血生化（如尿素氮、肌酐、蛋白质）等指标的检测。

（2）自主神经系统　观察药物对自主神经系统的影响，如与自主神经系统有关受体的结合、体内或体外对激动剂或拮抗剂的功能反应、对自主神经的直接刺激作用和对心血管反应、压力反射和心率等指标的检测。

（3）胃肠系统　观察药物对胃肠系统的影响，如胃液分泌量和pH、胃肠损伤、胆汁分泌、体内转运时间、体外回肠收缩等指标的测定。

（4）其他器官系统　在其他相关研究中，尚未研究药物对下列器官系统的影响但怀疑有影响的可能性时，如潜在的依赖性、骨骼肌、免疫和内分泌功能等的影响，则应考虑药物对这方面的影响，并做出相应的评价。

三、数据处理与结果评价

根据详细的实验记录，选用合适的统计方法，对数据进行定性和定量分析。应结合药效、毒理、药代以及其他研究资料进行综合评价，为临床研究设计提出建议。

第五节　安全药理学研究的将来发展

安全药理学研究的将来发展在很大程度上依赖于科学技术的发展以及制药工业自身的发展。随着新兴分子生物学等生物学技术的不断进步，药物研发者们逐渐认识到更多的新的药物治疗靶点。人们认识到药物可以作用于这些新的分子位点而发挥效应，改善疾病的症状或治疗疾病。可是与此同时，研发者们也发现他们并不期望出现的效应也伴随着作用于新靶点药物的应用而产生，而依靠目前现有的技术方法不一定能够检测到这些效应。安全药理学研究发展的科学挑战就是要做到紧紧跟随新科学技术发展的脚步，采用或整合新兴技术来评价新药在非临床研究动物模型中的效应，更重要的是能够同时预见到健康志愿者和患者们在应用新药时可能需要承担的风险。

药物研发者们还应认识到，包括安全药理学实验在内的非临床安全性研究一般都是采用正常、健康和青年/中年的动物进行，然而这些动物不一定能够准确检测出受试物质在人体的其他年龄段（如新生儿、青少年和老年人）或者在伴随有一些慢性疾病（如心衰、肾衰、Ⅱ型糖尿病等）的人群中的特殊反应，因为处于这些生理或病理状态下的人群可能由于机体生理功能的改变从而改变了对药物药效学、安全药理学等作用的应答。在某些情况下，过表达或缺失某种特殊分子靶点的动物模型或者能够准确模仿人类疾病时病理生理状态的动物模型可以为临床不期望出现的潜在反应引发的风险评价提供更多的信息和可能性，从而去检测和解释某些现象，因为这些动物模型的敏感性更强。因此，安全药理学研究的一个重要任务就是找到能够完全反映人类特定病理生理条件下的非临床研究动物模型，将这些疾病模型与传统的安全性研究的模型结合入安全药理学研究中，以获得人类使用药物时更全面、更准确的可能的风险信息。

安全药理学研究的发展也与各国关于其研究的指导原则有关，如ICH S7A、ICH S7B和ICH E14等，以及我国的《化学药物一般药理学研究技术指导原则》。这些指导原则在规范了安全药理学研究的同时，可能在一定程度上对安全药理学研究的发展也起到了制约的作用。因此，制药工业在进行新药开发时应注意采用可获得、可评价的更科学、更合理的科学技术方法来进行安全药理学研究，以得到更准确、更有价值的研究结果。研发者们不应该总是墨守成规，更不能故步自封，这样无疑将无助于安全药理学研究的科学发展。同时，安全药理学研究的指导原则对国际上其他指导原则的制定也起到了非常重要的作用，比如美国 FDA 的"儿科用药的非临床安全性评价"以及"药用辅料的非临床研究的评价"这两个指导原则。可见，安全药理学的发展同时也带动着其相关学科、相关研究、相关技术要求的指导原则的发展。

　　长久以来，安全药理学研究一直吸引着研发者们不断尝试使用和整合多种技术方法进行研究，以保证他们可以面临将来不断来自于生理学、药理学和毒理学等学科发展的更多的挑战，同时也可以使他们在先导药物的筛选阶段和临床前期的研究阶段获得更多、更具价值的信息来预示和指导其后续的开发。可以说，安全药理学的将来发展掌握在目前和将来安全药理学学科研究的领路者当中，掌握在他们所面临和关注的事物当中，以及他们对产生的重要问题的解决方法当中。

（王玉珠　张若明）

参 考 文 献

1. Alan Bass, Lewis Kinter, Patricia Williams. Origins, practices and future of safety pharmacology. Journal of Pharmacological and Toxicological Methods, 2004, 49：145 – 151

2. Bass AS, & Williams PD. Status of international regulatory guidelines on safety pharmacology. In：PD Williams, & AS Bass (eds). Safety Pharmacology, 2003, 9 – 20

3. De Ponti F, Poluzzi E, & Montanaro N. Organising evidence on QT prolongation and occurrence of torsades de pointes with non-antiarrhythmic drugs：A call for consensus. European Journal of Clinical Pharmacology, 2001, 57：185 – 209

4. Gad SC. Safety pharmacology in pharmaceutical development and approval. Boca Raton：CRC Press, 2004

5. Green MD. An FDA perspective on general pharmacology studies to determine activity and safety. Drug Development Research, 1995, 35：158 – 160

6. Harry Olson, Graham Betton, Denise Robinson, et al. Concordance of the Toxicity of Pharmaceuticals in Humans and in Animals. Regulatory Toxicology and Pharmacology, 2000, 32：56 – 67

7. ICH. ICH Guidance for Industry ICH S7A：Safety Pharmacology Studies for Human Pharmaceuticals. 2001

8. ICH. ICH Guidance for Industry ICH S7B：Safety Pharmacology Studies for assessing the potential for delayed ventricular repolarization (QT interval prolongation) by Human Pharmaceuticals. 2005

9. Kinter LB, Gossett KA, & Kerns WD. Status of safety pharmacology in the pharmaceutical industry-1993. Drug Development Research, 1994, 32：208 – 216

10. Kinter LB, & Valentin JP. Safety pharmacology and risk assessment. Fundamental and Clinical Pharmacology, 2000, 16：175 – 182

11. Kurata M, Kanai K, Mizuguchi K, et al. Trends in safety pharmacology in the US and Europe. Journal of Toxicological Sciences, 1997, 22：237 – 248

12. Lufy J, & Bode G. Integration of safety pharmacology endpoints into toxicology studies. Fundamental and Clinical Pharmacology, 2000, 16：91 – 103

13. Malik M, & Camm, AJ. Evaluation of drug-induced QT interval prolongation. Implications for drug approval and labelling. Drug Safety, 2001, 24：323 – 351

14. Marshall E. Volunteer's death prompts review. Science, 2001a, 292：2226 – 2227

15. Marshall E. Procedures faulted in fatal asthma trial. Science, 2001b, 293：405 – 406

16. MK Pugsley, S Authier and MJ Curtis. Principles of safety pharmacology. British Journal of Pharmacology, 2008, 154：1382 – 1399

17. Mortin LI, Horvath CJ, & Wyand, MS. Safety pharmacology screening：Practical problems in drug development. International Journal of Toxicology, 1997, 16：41 – 65

18. Proakis AG. Regulatory considerations on the role of general pharmacology studies in the development of therapeutic agents. Drug Development Research, 1994, 32：233 – 236

19. SFDA, CDE. 《化学药物一般药理学研究技术指导原则》. 2005

20. SFDA, CDE. 《中药、天然药物一般药理学研究技术指导原则》. 2005

第三十一篇 时间药理学实验方法

第一章 生物节律与时间药理学

自然界各种形式的生命活动，其历时过程既不是均匀连续的，也不是随机变化的，而是呈严格的时间有序性，即具节律性。生物节律广泛存在于各种生物的生命活动中，而且反映于生命活动的各个层次。生物节律（biological rhythm）是生命的基本特征之一。

第一节 生物节律的特征参数

一、周期（period）

某一生命活动周而复始的变动一次所经历的时间称生物节律的周期。周期的倒数即为节律的频率。周期反映生命活动节律性变动的快慢，是生物节律分类的主要指标。根据周期的长短，常见生物节律有以下几类（表31-1-1）。

表31-1-1 常见生物节律的周期

节律频率	周期范围	实例
超日节律（ultradian rhythm）	<20h	新生儿睡眠–觉醒交替
近似2小时节律（circhoral rhythm）	1.7±1h	快、慢波睡眠交替1.5~2h
近似半日节律（circahemidian rhythm）	12±1h	海洋生物的多种潮汐节律为12.4h
近日节律（circadian rhythm）	20~28h	无授时因子条件下人的体温节律25h
昼夜节律（dielrhythm）	23.8~24.2h	多种生物、人的各种生理功能等
亚日节律（infradan）	>28h	雌性大鼠发情周期约4天
近似周节律（circaseptan rhythm）	7±3d	人血清皮质醇浓度，器官排斥反应
近似月节律（circamensual rhythm）	30±5d	女性月经周期等
近似年节律（circannual rhythm）	365±60d	冷血动物的冬眠、某些鱼类回游等

二、振幅（amplitude）

振幅反映变量在节律周期中变化幅度。在余弦图形中振幅等于峰值与谷值差的1/2。正常的生物节律振幅的大小相对稳定，振幅改变往往提示生理功能异常甚至发病危险性增大，如妇女尿中褪黑激素昼夜节律振幅增大者，乳腺癌发病率显著增加。

三、均值（mean）与中值（mesor）

均值即测定样本的平均值。中值是由节律确定的平均值，其值介于节律最佳函数（余弦曲线）最大值与最小值中间，单位为所测变量的单位。均值与中值不一定相等，但求算时间生物学变量时，中值经多次平均可以近似等于均值。

四、相位（phase）

是指变量的某一特征值在节律周期中出现的时间点。峰值相位（acrophase）相位（bathyphase）是生物节律的主要特征参数。当以余弦法分析生物节律时，相位用时间表示，也可用360°圆的角度表示。

第二节　生物节律的基本概念

一、节律异常（allorhythmia）

生物节律的特征值如周期、振幅、峰值相位、均值等发生改变并超出正常范围。疾病、药物、环境因素、跨时区飞行等均有可能导致节律异常。

二、相位移动（phase shift）

生物节律的特定值，如峰、谷值等出现时间较正常提前或延迟称相位移动。若相位发生180°改变，称节律倒置。若两节律周期相同而相位始终相差180°±15°，称两节律反相。时间药理学研究中，该指标是重要的实验观察项目之一。

三、节律同步（synchronization）与失同步（desynchronization）

若两个以上节律的周期相同或成倍数关系，且各节律有稳定的相位关系，称节律同步。正常情况下，机体各种生命活动都具有昼夜节律且各节律间保持相对稳定的同步关系，这是维持机体保持良好状态的必要条件。

原来同步的节律其中之一的周期、相位发生改变或各个节律变化各不相同，不能保持原有的关系称节律失同步。轮班制工作人员、跨时区飞行、某些疾病状态均可能引起节律失同步。

四、授时因子（zeitgeber）与同步因子（synchronizer）

许多环境因素呈周期性变化而且这种变化能被生物体感知，成为生物感知时间进程的信号或信息，这些环境因素称授时因子，如太阳的位置、光线明暗、气温高低、噪音都可能提示昼夜时间进程，都可能成为授时因子。

授时因子作用于生物体，促使其生物节律与环境周期性变化的节律同步，所以授时因子又称同步因子。

不仅自然环境的许多因素可以成为同步因子，社会生活的环境也可以成为同步因子。比如，盲人的生物节律与环境的昼夜节律同步，即与社会生活有关。对实验动物每日按时给予的食物也可成为同步因子。

时间药理学中为了排除干扰，提高实验的精确度及重现性，严格控制同步因子是十分重要的。

五、光照制（light regimen）

指生物所处环境光照与黑暗时间交替方式。由于光照条件是生物体最重要的同步因子之一，观察不同光照制条件下生物节律的变化是时间生物学研究的重要内容。而严格控制光照条件是时间药理学实验基本条件之一。

六、标志节律（marked rhythm）

特指那些能够反映机体生理过程的时间特征，可用作监测的生物节律。标志节律的特征值（如周期、振幅、均值等）的变化，可以作为反映机体功能的时间生物学指标。

第三节　生物节律与药物作用的时间节律性

生物节律是生命活动的基本特征之一。研究表明，人类的各种生命活动多数呈节律周期性变化。就其范围而言，既有宏观的生理变量（如器官、系统生理功能），也有细胞、亚细胞水平的生化指标；就其频率而言，有些生物节律频率很高，呈毫秒、秒级（如EEC、ECG等），也有的节律频率很低，长达月、季节、年等。最常见的是昼夜节律。

人体生理、生化功能的节律性变化。必然会影响药物的体内过程、药物疗效、药物毒性，使之与有关的生物节律相适应。例如，已知人的吸收功能、血容量、组织供血量、血浆蛋白结合率、肝及肾功能等均呈昼夜节律性改变。这种变化会使药物在人体内的吸收、分布、代谢、排泄等过程出现昼夜节律性改变，因而使药物的动力学过程及其参数出现相应的同步变化。时间药物动力学（chronophar macokinet-ics）即是研究药动学的节律性变化及其与机体生物节律的关系。同样，各种靶器官、靶组织、靶细胞的功能及其对药物的敏感性存在节律性变化；各种受体的数目、对药物的反应性也存在节律性变化。这些因素又会导致药物疗效、毒性产生相应的节律性变化。药物的时敏性（chronesthesy）即是研究机体对药物的敏感性的节律性变化。药物作用的时效性（chronergy）是综合反映药物治疗作用与毒副反应的节律性变化。它是药物时间治疗的基础。近年受到关注的新学科时间治疗学（chronotherapeutics），是按照机体生理学及病理学的生物节律的特点及治疗方法本身的时间节律的特点，制订最佳给药时间，以收到防、治疾病的最佳疗效，降低毒副反应。因此，时间药理学（Chronopharmacology）的研究为临床安全合理用药，提供了一个新标准，新途径。

（宋建国）

参 考 文 献

1. 永山治男. 时间药理学と治疗学. 东京：朝仓书店，1985，30 – 112
2. 宋建国. 药物的时间毒理学及时间药效学. 见何绍雄主编. 时间药理学与时间治疗学. 天津科学技术出版社，1994，130 – 188
3. 小川畅也. 时间药理学. 东京：朝仓书店，2001，2 – 13

第二章　时间药理学研究内容及研究方法

第一节　时间药理学研究的主要内容

时间药理学主要研究内容是鉴别、定量并阐明药物疗效、毒性及药动学的节律性变化及其机制。时间药理学中引入时间治疗指数（chronotherapeutic index，CTI）来评价药物的时间安全性和有效性。该指数可综合反映药效、毒性随人体生物节律所呈现的周期波动，是药物择时治疗的重要依据之一。

对药物作用、药动学的节律研究，首先是确认节律的存在。这些节律以昼夜节律最为多见，此外尚有月节律、年节律及超日节律；其次是对药物节律的量化，以确定药效、毒性、药动学的依时性改变程度及其可能在临床上产生多大影响。最后，研究并阐明药效学、药动学时间节律的机理。在这一方面，近年在以下几个领域受到关注，并取得了长足的进展。

一、受体节律的研究

受体的数量、结合能力、介质的释放等均有可能存在节律性变化，并与药物作用节律性密切有关。例如，已证实大鼠脑内 α 和 β 肾上腺素能受体数量及结合力呈昼夜节律。应用丙咪嗪 20d 后，受体最大结合力昼夜节律发生改变。由此可推测丙咪嗪治疗作用可能与其调整受体的节律有关。

二、靶器官生理功能节律的研究

药物靶器官生理功能的节律变化会改变药物作用。例如，改变生物膜通透性的节律，会影响药物吸收、转运。靶器官活性物质分泌节律也会影响药物作用。例如，PG 合成酶活性夜间高于白昼，故影响 PG 合成、释放而发挥药效的药物疗效也以夜间用药为好。

三、药酶活性节律的研究

药酶活性与许多药物的药效、毒性、药动学密切相关，药酶活性已知呈昼夜节律改变，这必然会使药物的代谢也呈相应的同步改变。例如，已证实大鼠肝内巴比妥类氧化酶活性呈昼夜节律变化且与药物的催眠作用的昼夜节律平行。提示巴比妥类的作用节律与肝药酶的节律有关。

四、褪黑激素的研究

褪黑激素（melatonin，MT）是松果腺分泌的激素。松果腺是光 - 神经 - 内分泌转换器，在调控生物节律方面发挥极重要的作用。近年对 MT 的研究表明，MT 与人类多种生理功能有密切关系。许多疾病，如发育异常、抑郁症、失眠、库欣综合征、乳腺及前列腺癌患者 MT 的昼夜节律异常。研究 MT 的药理作用及其机制，研究 MT 的节律与人类疾病的关系，对时间药理学的深入发展有特殊的意义。

表 31-2-1　能改变生物节律的常见药物

戊巴比妥	氧异西泮	吲哚美辛
苯巴比妥	锂剂	氨茶碱
利血平	乙醇	放线菌酮
丙咪嗪	苯丙胺	茴香霉素
麦普替林	溴麦角环肽	雌二醇
	地塞米松	重水
氯吉林	L-多巴	色氨酸
氯氮䓬	ACTH	酪氨酸

五、药物对生物节律的影响

生物节律可以影响药物的作用。反之，药物作用也能干扰或影响生物节律的时间机构或节律的某一环节，使节律的周期、振幅、相位等特征发生改变。因此，进一步研究药物对生物节律的影响，对阐明生物节律的机制，掌握调控生物节律的方法均有极大价值。近年研究证实，许多药物都能影响或改变生物节律（表 31-2-1）。

第二节　时间治疗学研究内容

时间药理学的深入研究，使时间治疗学应运而生。它的出现打破了传统药物治疗以剂量为中心的观念，将选择最佳给药时间这一新标准列入用药方案的设计之中。广义上讲，时间治疗法至少应包括以下几类疗法。

一、对非节律障碍疾病的药物时间疗法

这是目前研究较多的时间疗法。它是根据机体对药物敏感性存在的节律性变化；机体某些生理、生化功能，内分泌等存在的节律性变化；某些疾病的发病、症状存在的节律性变化；药物动力学的节律性变化等因素而设计的用药方案，使用药时间处于治疗作用最佳、毒副反应最低时间，以获得最理想的效果。比如，糖皮质激素的上午 1 次给药方案，是根据内源性扩皮质激素分泌的昼夜节律设计的；抗癌药的"波动式给药"方案是依据肿瘤组织对抗癌药敏感性的节律设计的；治疗风湿性关节炎的凌晨给药法是根据该病症状发作有"晨僵"现象而设计的；抗溃疡药夜间服用则是根据胃酸分泌的昼夜节律设计的。

二、对节律障碍疾病的药物疗法

正常的节律是维护健康的重要条件，各种原因引起节律紊乱可能导致疾病。选用能影响生物节律的药物对其加以纠正，可望使节律障碍性疾病得以治疗。抑郁症发病与患者生物节律周期缩短，相位前移有关，锂剂可以使许多生物节律的周期延长，故可治疗躁狂抑郁症。

三、非药物性时间疗法

此类方法是根据已知的生物节律知识而设计的一些治疗方法。例如，利用肿瘤组织敏感性及宿主反应的生物节律，选择放疗的最佳时间，可使放疗效果提高，副作用减少；根据机体特异性免疫反应的昼夜节律，设计器官移植的最佳时间可使宿主排斥反应降至最小限度。根据生物节律特点，尚可通过一些措施纠正紊乱的生物节律，使之恢复正常进而治疗某些节律障碍性疾病。例如，抑郁症患者因节律紊乱而发病。采用人工强光照明疗法及人工失眠疗法，可以纠正紊乱的节律，对患者的治疗效果良好。此类方法疗效可靠，方便易行又可避免用药的毒副作用，充分展示了时间治疗学的广阔前景，受到广泛重视。

第三节 时间药理学研究方法概要

一般讲，时间药理学实验的方法基本是借用常规的药理实验方法。但由于时间药理学实验的特殊性，实验在设计、条件控制、数据分析、计算等方面均有不同于一般实验的要求，对此，将在下文详尽介绍。这里仅做概要的说明。

一、严格的同步化实验条件的控制

由于各种生物节律的形成与生物体生活的外界环境密切有关，因此，环境因素可以显著影响甚至改变生物节律。为了获得可靠性大、重现性高的实验结果，要求将受试对象置于完全同步的实验条件下，以排除各种干扰。"同步化"较之传统药理实验中的"平行"要求要高得多，使得时间药理实验必须在特定的实验室中进行。

外界因素中常见的授时因子如光照、温度、湿度、进食进水时间、食物成分、食物量等等，无疑必须完全同步化。受试对象年龄、体重、性别也应平行。受试者的社会生活，动物是单养还是群居等因素也必须尽量一致。其他实验中一般可忽略的某些因素，在时间药理学实验却应严格控制，如声响、实验操作时对受试对象的刺激、电磁场、经纬度等因素的干扰应尽量排除或报告结果时加以注明。

二、全面的实验方案的设计

无论是临床上或是实验室进行时间药理学实验，均应全面地考虑生物节律从不同角度可能对实验结果产生的影响。例如，在进行药物的昼夜节律研究时，应考虑到所观察的变量同时可能存在月节律、季节节律。在设计时间治疗方案时，不仅要考虑到药物作用、药物动力学的节律，尚应考虑到观察变量自身的节律、病理条件下节律的改变、病原微生物对药物耐受性、肿瘤细胞对药物敏感性的节律性等等因素，才能不致顾此失彼，获得最佳结果。

三、合理的标志节律的选择

标志节律（marker rhythm）是指可以敏感地反映机体某种生理过程的时间特征，可供作监测标志的节律。例如，许多药物可以产生多种作用，而这些作用的生理指标可能有各自不同的生物节律，如何正确选择其中 1～2 项指标作为反映该药物作用的客观指标，也是完成时间药理实验的重要内容。标志节律的选择标准必须可靠，确实能反映药物作用；稳定，作为标志节律的节律本身应稳定、显著；敏感，标志节律对外界条件的刺激应有敏感的反应性改变，易于监测。例如，体温的昼夜节律因其符合上述条件，常用于作为药物作用的标志节律。

四、科学的实验设计及统计方法的选用

时间药理学实验数据与常规实验数据有较大差别。首先是取样量大，观测时间长。有时为确认一个生物节律的存在，必须每小时频繁取样，达 10 天以上。为了阐明那些周期为月、季、年的生物节律，观测取样时间需维持更久。因此，实验条件的限制，时间、经费的耗费，受试者、动物耐受程度，临床上病人的合作及伦理学的制约，均迫使实验设计必须科学、切实、可行。大量数据的处理，实验过程中数据的遗漏，也对统计分析提出更高要求。最后，时间药理学实验所得到的时间序列数据分析方法，与常规方法不同。对这些方法的深切理解，合理选用多种方法处理结果并进行综合分析，对统计结果做出合理的专业结论等等，也成为时间药理实验方法学中极为重要的组成部分。

（宋建国）

参 考 文 献

1. 宋建国. 苯巴比妥对小鼠的敏感性及药物动力学的昼夜节律性差异. 中国药理学与毒理学杂志, 1992, 6：133－136
2. 中野重行. 时间药理学 – 现状と展望. Molecular Medicine, 1997, 34：264－275

第三章 时间药理学研究的特殊性

从方法学角度而言，时间药理学研究往往与一般药理学研究方法无明显的差异。实际上，多数时间药理学研究都是采用常规的药理学、药物动力学或毒理学的研究方法。但是，由于时间药理学研究一般必须对受试对象进行长时间观测，或重复多次取样，而生物体的节律性以及药物对机体作用的节律性又极易受到多种内、外因素的干扰，因此，对时间药理学研究应有一些特殊的要求。

近年，时间药理学研究的报告日益增多，所涉及的药物范围也日益拓宽。但是，不同作者所得的实验结果常常相互矛盾，甚至截然相反。这与研究者忽视了时间药理学研究的特殊性有很大关系。下述因素是干扰时间药理学研究，影响实验结果的主要原因，应当加以重视，以提高研究的精确性。

第一节 时间药理学研究中的"时间"问题

人们习惯上的时间观念是指钟表所指示的时间，但时间药理学研究时所涉及的时间，应与生物节律所涉及的时间相似，是指支配该节律的同步因子所对应的时间，即"生物学时间"。例如，啮齿类动物夜间活动，白昼休息；家犬、人类是白昼活动，夜间休息。由于活动习性相反，人类对药物反应的昼夜节律一般与啮齿类动物相反，因此，对人类是白昼的时间，对啮齿类动物则是夜间时间。

此外，由于生物学的差异，调节不同生物节律的同步因子往往不同。啮齿类动物的许多生物节律的同步因子是明－暗周期的变化。如明－暗周期改变，药物作用的节律也随之改变。已证实，许多药物的毒性、药效的节律峰值相位随明－暗周期的改变而移动。茶碱对小白鼠的致死率，在明－暗周期是06：00～18：00（余为暗期）时，最大毒性出现于12：00及16：00；若将明－暗周期改为07：00-19：00（余为暗期），最大毒性时间移至17：00。这说明药物作用节律受明－暗这一同步因子的调控。将小白鼠的明－暗周期完全倒置两周以上，庆大霉素、甲氨蝶呤对小鼠的急性毒性、亚急性毒性、药物动力学等指标的生物节律均相应地倒置。所以，在研究啮齿类动物的昼夜节律时，应当充分注意明－暗周期的相对时间对实验的影响，报告结果时也应标明明－暗周期的时间。

第二节 实验动物种属的影响

不同种类动物的生物节律可能不同，这已是公认的事实。即使是同类动物，也会因种属不同，生物节律差异很大。氨苯甲异喹对小鼠的毒死率，在完全相同的条件下，在 DBA 小鼠毒性峰值时为08：30，谷值时为20：30；而在 C_{57} 小鼠毒性峰值时为16：30，谷值时为04：30。类似现象可见于许多药物。因此，在报告实验结果时应注明实验动物的种、属。人种不同，药物反应的节律性也可能不同。最常见的实例是乙醇在人体内血浆浓度昼夜节律呈人种属差异。白人乙醇血浆浓度的节律性是午前最高，午后次之，夜间最低；印第安人则相反，夜间最高，午后次之，午前最低。

第三节 实验观察指标及部位的影响

由于时间药理学研究的特殊性，有些指标或部位不宜或无法用于实验，表31-3-1给出了一些常用于反映药物作用节律性的药效指标。

大多数情况下，至少需要用两项以上指标研究并确认药物作用的节律性，此时应当注意，各个指标会有各自的节律，他们的周期、振幅、峰值相位可能相同或相近，也可能完全不同。分别以镇静作用及对抗阿扑吗啡作用两项指标研究抗精神病药物的昼夜节律，发现氟哌啶醇 0.5mg/kg 给药时，上述两项指标的节律性基本一致，峰值在同一时刻；但同类药氯丙嗪 5mg/kg 给药后，两项指标的节律差异很大。镇静作用的峰值在明中期，而抗阿扑吗啡作用的峰值则在明-暗交替时。其他一些药物，如巴比妥类、乙醇、普萘洛尔、环磷酰胺等都存在着不同指标节律的差异现象。至于药效指标与毒效指标节律性不同的现象，更为常见。时间治疗学，也正是应用药物的药效及毒副作用有不同节律的特点，选择合理的给药时间，使在用药这段时间内，疗效最大而毒副作用最小，以获得最佳治疗效果。目前临床上已开展的时间治疗方案，多数是根据药物的疗效与毒副作用节律的时间差而设计的。

即使是同一药效指标，其节律性也会因观察的部位不同而不同。中枢兴奋药印防己毒对大鼠脑内 5-羟色胺（5-HT）浓度影响的节律性与脑的部位有密切关系。对尾状核 5-HT 影响的峰值时是 06：00，对小脑 5-HT 影响的峰值时是 12：00，而对大脑皮层及中脑 5-HT 影响的峰值时则是 03：00。该药对动物

表 31-3-1	药物作用节律的研究中常用药效指标	
情绪变化	刺激反应性	脑组胺含量
疲劳感	握力	脑去甲肾上腺素含星
心算能力	体温	脑多巴胺含量
抗抑郁效果	血压	脑 5-HT 含量
痛觉	心率	血组胺含量
催眠	呼吸功能	血可的松含量
镇静	体重	血睾酮含量
刻板行动	细胞分裂	血醛固酮含量
条件反射	皮肤反应	血 K$^+$
逃避行动	抗炎作用	血 Mg^{2+}
痉挛	腹泻	血 Ca^{2+}
血糖	骨髓 DNA 合成能力	尿 17-OHCS
血乳酸	尿 K$^+$	致畸作用
血尿酸	尿 Na$^+$	死亡率
血尿素氮	尿 Mg^{2+}	
血细胞计数	尿 Ca^{2+}	

脑内去甲肾上腺素浓度的影响也存在相似的现象。其他中枢兴奋药如戊四氮的药效昼夜节律，也因观察部位不同而有明显差别。

药物作用节律性因观察指标、部位不同而差异，与机体不同组织，器官或生理生化机能对药物敏感性不同有关，也可能与药物向不同部位分布及代谢速率不同有关。在进行时间药理学实验时，这一因素的影响应当引起充分注意。

第四节　药物方面因素的影响

不同药物，其药效作用节律的峰、谷值差别大小不同。多数药物反应的峰谷之间比值为 1.5～3.0 倍。但也有的药物差别较大。苯丙胺对大白鼠毒性昼夜节律的峰/谷值约为 11 倍之多。茶碱毒性节律峰/谷值约为 8 倍。对此，在进行实验设计时应予以充分考虑，应在预实验基础上，确定药物作用节律的峰、谷值大致范围，确保实验成功。

一般情况下，不同时刻用药，只影响药物效应的程度，而不至于影响药物反应的性质。但是也有一些药物，用药时间不同会使药物反应性质发生改变。苯巴比妥对大鼠脑内去甲肾上腺素水平的影响，会因给药时间不同，发生质的改变。暗期大鼠脑内去甲肾上腺素水平较高，此时给予苯巴比妥可以使脑去甲肾上腺水平降低；与其相反，明期大鼠脑内去甲肾上腺素水平较低，此时给予苯巴比妥却使脑内去甲肾上腺素水平升高。同样现象也可见于乙醇对小鼠自发活动的影响及印防己毒对大鼠脑内 5-HT 水平的影响。这些药物都会因昼夜用药时间不同而产生相反的效应。

以同一个药效指标反映某一类药物效应的节律性时，各药之间的节律应相似或相同。但也有些药物并非如此。例如，巴比妥类催眠药，以催眠作用为指标时，各药的节律性相似，峰值在明中至明后期，但若以其他药效指标考察，各药的节律并不相同。如以毒性死亡率为指标，戊巴比妥、环己巴比妥、速可眠的峰值在暗期；而甲乙炔巴比妥、苯巴比妥的峰值却在明期。

即使同一药物，同一指标有时用药剂量不同，所产生的药效节律性也会有很大差别。戊巴比妥对啮齿类动物催眠作用节律性显著受用药剂量影响。戊巴比妥剂量为 35～78mg/kg 时，其催眠作用的峰值随

用药剂量增加由明后期渐次向明前期移动。氯丙嗪对动物安定作用的峰值，小剂量给药在明中期，随剂量加大，峰值移至暗期。这种情况并非仅见于个别药物，比如氟哌啶醇的安定作用，异环磷酰胺的毒性节律都存在用药剂量依赖性变化的特点。

第五节 两种以上节律的相互影响

有些药物的作用有时可能存在两种以上的节律性，进行时间药理学研究时，两种节律可能会互相影响。其中较常见的是药物作用的季节节律对其昼夜节律的影响。已知许多常用药物如巴比妥类、阿司匹林、组胺等均既具昼夜节律又有季节节律，因此，研究其作用的昼夜节律时，必须注意季节的影响。近年有人建议在报告时间药理学实验结果时，应注明实验实施的月份，以增加结果的严谨性。

药效季节节律对其昼夜节律影响可以表现为多种可能性。比如，影响昼夜节律峰－谷值的相位。吲哚美辛在 2 月份给药，其抗炎作用昼夜节律峰值时在 08：00，谷值时在 20：00；但 6 月份给药，昼夜节律不明显。组胺 $10\mu g$ 皮下注射红斑反应强弱有昼夜节律差异，峰值时 23：00，谷值时07：00 ~ 11：00。但这一节律性仅在 7 ~ 9 月份用药才较为明显，1 ~ 3 月份用药就不明显。许多药物的毒性也存在季节及昼夜节律。研究结果表明，药物毒性的季节节律只使药物毒性大小受到影响，而对毒性昼夜节律的周期和相位都不产生明显的影响。

第六节 实验条件的控制

药物对机体作用的节律性是多种原因造成的。时间药理学研究的主要任务之一，就是阐明该节律是机体内在性机制还是外界环境的同步因子造成的。

外界环境，如明暗变化、空气温度、温度、声响、进食条件及进食内容等条件都会极大影响实验结果。为此，许多人提出应制订统一的实验条件，以提高时间药理学研究水平，使不同实验室所得结果更具有可比性。有人率先以较为标准的实验条件研究 7 种药物对小鼠毒性作用的昼夜节律性，所得结果有较高的重现性和可比性。实验采用纯种小鼠，实验室恒温、恒湿，明－暗周期 12：12h（明期06：00 ~ 12：00）。将动物在此条件下饲养 1 ~ 2 周再进行实验。显然在这种标准条件下实验所得的结果要可靠得多。当然，这种统一的标准条件有时在进行时间药理学实验尤其在进行人体实验或临床研究时难以达到。还应指出的是，生物体的许多节律是在长期自然条件下形成的，在人为制造的特殊环境下生活，反而会使原有的生物节律发生改变，甚至消失。但是，实验条件的严格控制是时间药理学实验取得成功的基础，应当至少对以下因素予以考虑。

一、光照

生活在地球表面各种生物在昼夜交替的环境中进化而来，因而许多生物节律性与环境的昼夜（明－暗）周期相同步，不同的光照强度和明暗周期对生物节律会产生明显的影响。因此，时间药理学实验时，环境光照强度及明暗周期对实验结果有极大影响。

（一）光照强度的影响

不同的光照强度使动物的昼夜节律发生不同变化。例如，在正常光照的条件下，猿猴活动与外界光照相同步；而在持续24h 光照时，猿猴的活动表现为自激荡，且光照强度越大，自激荡周期越短，反之则周期越长。Aschoff 综合实验并分析了各种动物在不同光照条件下的活动周期，提出以下两条法则（Aschoff's rule）：

1. 连续照明条件下，增加光照强度使昼行动物活动周期缩短，夜行动物活动周期延长。

2. 连续照明条件下，昼行性动物昼夜节律的周期比处于连续黑暗条件下更短；反之，连续黑暗条件下，夜行性动物昼夜节律的周期比处于连续照明条件下更短。

这两条规律对各种鱼类、两栖类、鸟类、夜行性哺乳动物均适用。但昼行性哺乳动物并非完全如此。有人认为这可能是由于哺乳动物仅有眼睛是光感受器，在连续光照时，哺乳动物可以通过眼睑的开闭调节进入视网膜的光强度，从而使自身实际上仍保持明暗交替的状态。

（二）光照周期的影响

不同的光照周期对机体各种生物节律都会产生程度不一的影响，从单细胞生物到人类都毫无例外。

1. 光照周期影响动物的内分泌节律　例如，大鼠血浆皮质酮昼夜节律的形成必须有光照的明暗交替为基本条件。初生大鼠如长期生活在持续照明或持续黑暗之中，血浆皮质酮的昼夜节律不能形成。必须将其置于规则的明暗交替环境中节律才能形成。而已形成节律的动物若再将其置于持续照明或持续黑暗环境中，节律又会紊乱。研究表明，正常光照的明暗交替环境是动物多种内分泌昼夜节律形成、维持的必备条件。

2. 光照周期影响动物体温节律　持续光照或持续黑暗使动物体温调节能力明显下降。光照周期的变化可以使许多动物体温昼夜节律发生改变。

3. 光照周期影响动物的生长发育　光照周期对动物性器官发育有影响。雄性仓鼠在持续黑暗中生活30周后，睾丸及副性器官明显退化。而长光照周期（明：暗 16：8h）使仓鼠睾丸重及体重明显增加。提前并延长光照时间可以显著加快小鸡体重增长，血液形态学改善，鸡冠及性腺发育也优于对照组动物。

4. 光照周期可影响动物行为　例如，啮齿类动物可根据明暗周期交替有规律地摄食从而导引活动节律。改变光照周期可改变动物进食规律并改变其活动昼夜节律。若将动物置于持续照明条件下，这种由摄食而导引的活动节律会完全消失。昼行动物树鼩的活动节律与光照同步。人为颠倒光照周期，树鼩活动节律随之逆转。

5. 人体各种生物节律对光照周期改变也极为敏感，极易受其影响，特别是人的昼夜节律更易因光照周期变化而改变。将长期生活在明暗 12：12h 周期的受试者置于明暗周期为 13.5：13.5h 的环境中仅 2d，即可发现他们的昼夜节律产生改变。人的内分泌节律也受光照周期的影响。例如，血浆皮质醇有明显的昼夜节律，但久处黑暗中（盲人）的受试者的血浆皮质醇却无明显的昼夜差异。经手术复明后若干时间，这种昼夜节律即会出现。

（三）时间药理学实验对光照条件的要求

由于光照强度及周期对受试动物及人体昼夜节律有明显的影响，机体昼夜节律的维持，在很大程度上依赖于明暗周期的正常交替。另一方面，生物节律又不完全取决于外界光因子，它是机体自身内源性节律所决定的，光照仅是影响内源节律的诸多外因之一。在进行时间药理研究时，为了排除光照因素的干扰，应严格控制光照强度和周期。一般可将明暗周期设定为 12：12h，作为"标准"周期。当然也可根据实验的目标，设定出其他各种周期，甚至持续黑暗或持续光照。动物一般应在该环境中接受 1～2 周的适应，再进行实验。对某些实验及临床研究中无法人工控制光照强度及周期，则应做出详尽的记录，以增加实验结果的可比性。

二、温度

温度对生物节律有明显的影响，而且环境温度尚与光照之间有密切联系，表现为在不同光照条件下，温度对生物节律产生不同的影响结果。

（一）温差对昼夜节律的影响

自然环境中，天气温度常以一定温差作昼夜节律变化。温差的节律性对变温动物是其活动节律的同步因子。对恒温动物，其活动的昼夜节律虽不完全与温差周期同步但受到温差的很大影响。黑线毛足鼠在明暗变化且温度恒定环境中，其活动节律主要与明暗周期同步，以夜间活动为主；在持续黑暗且温度恒定环境中，其活动节律以短于 24h 周期作自激振荡；在持续黑暗且温度呈周期变化（10℃：25℃为 12：12h）环境中，其活动节律与温度周期同步，但自激振荡周期缩短，说明动物活动节律受环境温差节律的影响。

（二）不同光照条件下温度对生物节律的影响

正常明暗交替的条件下，动物活动的昼夜节律与明暗周期相同步，但又随温度的变化而变化。许多研究均证明，在相同明暗周期下，当环境温度降低时，动物活动节律的相位后移。无论是昼行还是夜行动物，在持续光照条件下自激振荡的周期都小于 24h。这种自激振荡周期随光照强度增加延长，随环境温度降低而缩短。

（三）环境温度变化对体温节律的影响

环境温度变化与动物体温节律呈等时性。体温调节机制对环境冷热刺激的反应性也有昼夜节律差异。以人体为例，清晨体温上升期给予寒冷刺激，其反应强烈而持久，皮肤血管收缩显著且温度恢复时间长，而午后所需的时间短得多。若给予高温刺激所引起的反应则相反，在午后体温下降期反应强烈，维持时间久，故机体对冷、热刺激敏感性高的时间并非体温昼夜节律的峰、谷值时刻，而是在体温变化最迅速的时间，即昼夜节律相位的中间。

环境温度变化作为外界环境重要因素对机体的昼夜节律产生影响，这种影响又与光照条件有密切关系。在进行时间药理研究中，为了防止这一因素的干扰，增加实验的重现性，一般要求将环境温度控制在恒定范围之内。

三、社会信号

除了光照、温度等因素是影响生物节律的重要授时因子外，社会信号也在很大程度上影响生物节律，在进行时间药理学实验时应给予充分注意并尽可能排除其干扰。社会信号包括人们所处环境的安定程度及不同的社会、文化、经济生活，相互之间交往等；动物隔离与群居、其他动物发出的声音、气味等都有可能成为授时因子对生物节律产生影响。

对昼行动物非洲纹鼠的社会性的研究表明，动物的社会性对其某些生物节律有极显著的影响。若将雌、雄两只纹鼠置于同一笼中（明暗 12h：12h，室温 24℃），两鼠体温呈明显的昼夜节律性变化。但若将两鼠隔离饲养，则它们的体温节律均发生一定程度的紊乱。又如，若在昼行性纹鼠笼放入一只夜行性的 CD_2F_1 雌鼠（两鼠间以屏障分开，使气味、声响相通但彼此看不见），经过一段时间后，纹鼠体温的昼夜节律亦发生改变，峰值相位移动呈夜行性变化，表明动物不但能通过共处，而且能通过彼此的气味、声响等建立联系，使昼夜节律与社会生态学形成同步。

作为具有社会性的人类，情况就更为复杂。人们的社会存在，有极大差别，这种差别均可能对生物节律产生影响。在隔离实验条件下，当人处于与外界授时因子完全隔绝时，其昼夜节律发生内源性失同步。将两名盲人受试者置于完全隔离外界授时因子实验室中，两人的体温、睡眠觉醒周期均出现内源性失同步。两人体温节律周期 25.1h，活动周期 31.5h，完全相同。这种完全相同的自激振荡周期只能用受试者在实验中相互诱导而形成了"社会信号相互作用"来解释。研究表明，在隔离实验中受试者的多种生理节律，如体温、血压、呼吸、尿量、肾上腺素、去甲肾上腺素、17-羟皮质醇等均呈自激振荡，周期约26h。社会环境对人昼夜节律的影响尚可用下例说明。对某交响乐团演职人员心电图昼夜节律的分析表明，全体人员心率均呈昼夜节律，峰值在清晨觉醒时，而演出期间全体人员心率出现双峰，主要峰值见于夜间，次峰值见于清晨。平均心率演出时高于排练时，管理人员心率高于普通演员。可见环境因素是影响心率昼夜节律的主要因素之一。

四、进食条件

近年研究证实，动物每日进食状况与明暗周期、外界温度等因素一样，可以调控其昼夜生物节律，因此，进食条件是重要的同步因子之一。早在 20 世纪 50 年代，就已发现小鼠的活动昼夜节律受进食条件的影响，而且改变进食规律可以训练动物活动出现新的相对应的节律。现已证实，至少有多种动物的各种节律受进食条件的影响，其中尤以啮齿类动物的节律研究较多（表 31-3-2 及 31-3-3）。

大量的实验结果表明，进食本身是一个始动的自激振荡因素，它与光照一样，在动物生物节律的形成、维持、改变等方面起着重要作用。光照及进食两因素对生物节律影响的研究证实，限制动物每日进食，不但影响动物行为的节律，而且影响动物代谢过程及代谢物的节律。进食条件的改变，其中包括进食量、进食内容及进食时间均可能导致动物生物节律的改变。比如，以同样质、量的食物让动物在明期初进食，会明显减少动物摄食量，使之体重降低，死亡率上升。而在其他时间进食，情况就会好得多。这是由于明初期是自由进食小鼠消化功能最低的时间。对大鼠的研究也得到相似的结果。因为啮齿类动物约80%的食物是在夜间活动期摄入的，而动物体内各消化脏器及消化功能已形成与之相适应的昼夜节律。有鉴于此，时间药理研究中，应严格控制受试动物的进食条件。为增加结果的可比性，应在实验全过程中，统一喂食时间、喂食量及喂食内容。

表 31-3-2 受进食条件影响的动物生理节律

牛蛙	活动	家犬	饮水
鱼类	活动	猪	体温
	催乳激素	羊	血中考的松
鸟类	活动	小牛	甲状腺激素
仓鼠	活动	猴	活动
	饮水		体温
	胆固醇生成		肾脏排泄量
兔	活动		
	体温		

表 31-3-3 受进食条件影响的大鼠及小鼠生物节律

行为	运动	肠	酶类
	平衡		其他成分
	饮水		合成及转动
睡眠 – 觉醒			活性
体温		细胞有丝分裂	
O_2 耗量及 CO_2 生成		尿素合成	
合成及代谢活动		胆固醇合成	
血液	皮质酮		
	胰岛素		
	氨基酸		
	酶类		
	血糖		
	其他成分		
脑神经递质			
肝脏	肝糖原		
	酪氨酸转氨酶		
	其他肝酶		
	肝合成及转运		
	肝活性		

五、其他因素

（一）电磁场的影响

电磁场对鸟类及人的自激振荡节律有明显影响，在每秒 10 周的电磁场中，鸟类及人的自激振荡的周期显著缩短。

（二）应激反应的影响

机体受外界某种因素的强烈刺激时，垂体肾上腺系统功能增强，血浆皮质激素水平升高，出现应激反应。应激反应无论对人或是实验动物的昼夜节律均有很大影响。例如，对人体注射致热物质引起应激反应，会干扰血浆皮质醇的昼夜节律，使之明显升高，夜间注射引起的血浆皮质醇升高远大于清晨。低血糖性应激反应，亦可干扰血浆皮质醇的节律。注射胰岛素产生的低血糖应激反应使皮质醇水平升高，这一作用在夜间更为明显。应激状态下，尿中电解质及微量元素排出量的昼夜节律也明显改变。尿中 Ca^{2+}、Mg^{2+}、Na^+、Zn^{2+} 等物质的含量及昼夜节律的峰值时相均发生程度不同的变化。

六、实验条件的控制与同步化

如前所述，各种生物节律都可能受环境因素的影响而发生改变甚至节律消失。为了获得可靠、重现性高实验结果，必须使受试对象在节律一致的基础上进行研究。因此，实验条件的严格控制是进行时间药理学研究时应当首先重视的问题。实验的同步化就是实验开始前，让受试对象在完全相同的恒定环境下适应一个阶段（一般应在 10～15d 以上），以调整机体的各种生理功能，使之保持一致，使原有的生物节律达到同步。此时用药，才能观察到药物对生物节律所产生的影响。

在实验条件的控制时，除按一般药理学实验常规所应达到的要求，时间药理学实验尚应特别重视实验环境的光照、温度、湿度、音响等条件控制。对动物的进食时间、进食量、饲料的结构、成分以及动物饲养方式（如单养或是群养等）也应严格控制，尽量保持一致。

（宋建国）

参 考 文 献

1. Jian Guo Song, et al. Chronotoxicity and chronopharmacokinetics of methotrexate in mice：modification by feeding Schedule. Japan J Pharmacol，1993，62：373－378
2. Jian Guo Song, et al. Influence of feeding Schedule on chronopharmacological aspects of gentamicin in mice. Chronobio. International，1993，10：338－348
3. Tokura H，Aschoff J. Circadian rhythms of locomotor activity in the squirrel monkey saimiri sciureus under con-dition of self controlled light-dark cycle. Jpn J Physol，1979，29：151
4. Aschoff J. Circadian rhythms：influences of internal and external factors on the period measured in constant conditions. Z Tierosychol，1979，49：225
5. Kneber J. Changes in internal phase relationships during isolation. In：Schaving LE，et al（eds）. Chronobiology. Takyo：Igaku Shoin，1970，451

第四章　时间生物医学技术在时间药理学中的应用

时间药理学研究方法的重要特点之一是常常需要连续高频率取样或反复实验，若按常规的药理学实验方法进行操作，不仅耗资费时，效率低，可靠性差，有时对某些实验甚至是无法办到的。电子计算机、遥感技术等高科技技术的广泛应用，使一些专门用于时间生物医学研究领域中的高性能、微型化的自动装置、仪器应运而生。这类仪器大致可分为两大类。其一为生物信息的自动节律监测仪，主要用于监测受试动物或人体各种生理指标或是行为的节律。这类监测仪器结构、工作原理及数据记录、储存、分析系统基本相似。其差别主要是根据每种仪器的应用目的不同而采用不同的传感器。另一类时间生物医学装置是人工择时治疗器及输液泵。这些装置、仪器在时间药理学研究中有着广泛的应用，现择其常用者子以介绍。

第一节　动物行为自动监测仪

时间药理学研究中，为了探讨各种生物节律对药物效应、毒性及药物动力学的影响；或是为了探讨药物对各种生物节律的影响，往往需要同步收集多种节律指标变化数据，因此，引入了各种时间生物医学的专用仪器设备。目前时间药理学研究动物行为节律的方法，主要是通过监测啮齿类动物的饮水、摄食、自发活动等指标。监测装置设计原理多是根据机械传动、光－电转换、电－磁效应、微波、超声多普勒等技术设计而成。在结构上，这类装置大致相似，由主体、传感器和计算机系统组成。主体结构是供动物生活的小仓，具有控光、控温、调节湿度等功能。传感器是装置的关键部位，可将食物量、水量、动物自发性活动等信息转换成电信号。由传感器输出的电信号，可以经接口储存或输入计算机，也可以输入显示器并直接显示。传感器的种类可根据原始信号的性质不同，或相同的原始信号而测定的方法不同而设计不同的传感器。比如，监测动物饮水节律的传感器，一般用电磁锁控制水门，经接口与电脑相连，可以准确计算动物每天饮水次数、时间及饮水量等指标。计算机系统的功能包括：按时间药理学的要求调控实验过程；转换并储存由传感器传入的电信号；整理实验数据并进行时间序列分析等。

一、RATDAS 多功能动物行为监测仪

目前应用的实验动物行为监测装置虽然种类繁多，但设计原理大致相似，测定的指标一般也多是动物体温、体重、饮水、摄食及活动等项目。当然也有些装置如 ELFMAT 系统等可测定动物的摄氧量、CO_2 呼出量等。现仅以应用较为广泛的 RATDAS 系统（Rat Data Acquisition System）为例说明。

（一）功能

它是由美国 Kenneth 等人于 1987 年研制的多功能数据记录系统中的一种，可以同步观测记录 72 只大鼠的体温、体重、活动、摄食等 4 项指标的变化。

（二）结构

本系统由监测器和中央处理机两部分组成。监测器包括 72 只圆柱形监测仓，分别安装在两间条件不同的实验隔室中，两个实验隔室可根据实验的需要调节各自的温度、湿度、光照等条件。圆柱形监测仓直径 12.7cm，高 25.4cm，底部装有压力转换器。动物的体重、活动信息，先由转感器转换为电信号，经放大、整形后将动物体重、活动电信号的直流交流成分区分开。比如，动物静止时体重压力产生直流电信号相对不变；活动时对传感器产生作用力不断变化，电信号具交流电成分；活动停止时，体重产生的直流电信号呈时间衰减性变化。电信号经进一步放大后做平方和积分处理。

监测仓上方安装有两只配有张力传感器的食斗。由计算机控制食斗的升降以调整动物进食时间及进食周期，通过张力传感器转换后的电信号，可得到动物每日摄食量的周期变化数据。监测仓中尚可安装由电磁控制的两个不同水源的饮水开关，根据动物的需要调整饮水时间以测定动物每日饮水数量的周期变化。

本系统测定动物体温的方法是将一微型体温热敏电阻传感器及脉冲调频发射机（2.2cm×1.5cm，重约 5g）手术植入动物腹膜腔内。该仪器敏感范围为（－5～40）±0.1℃，发射距离 30cm，工作寿命 6 个月。在监测仓上安装双面天线以接收体温信号并经前置放大后传入接收器，最后经模－数转换后输入计算机内。

本系统的计算机输入－输出功能包括记录程序、修改程序、数据记录、打印、存储等。经接口输入的体温、体重、活动、摄食等数据经微机处理后，进行节律频谱分析、绘制相应图形，经统计学处理后打印出来并可长期储存备用。

（三）特点

RATDAS 系统具有同时监测多项指标、获取多项参数并能同步取样、对动物实施长期监测的优点；可对动物行为活动的节律进行各种频谱分析。本系统是研究动物行为自激节律，进而揭示各节律之间的关系以及外部环境如药物、光照、摄食等因素对动物节律影响的重要实验手段。

二、动物摄食节律监测仪

前述 RATDAS 系统虽可监测动物摄食节律，但动物在监测仓内是单只隔离饲养，不仅违背了啮齿动物群居的生活习性，而且长期隔离会造成动物内分泌紊乱（如肾上腺皮质激素分泌紊乱等）影响实验可靠性；而群体饲养又会因食物有限，动物强弱不一而导致进食量不匀，影响实验结果。大鼠摄食节律监测仪克服了上述缺点。

（一）功能

是由 Karel 等根据时间生物学原理设计的一种供研究大鼠摄食行为的自动监测装置。

（二）结构

由主体、摄食间、食物分配器 3 部分组成，各部分间以蓝色透明塑料板分隔而成（图 31-4-1）。

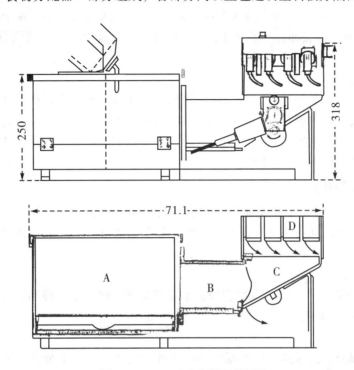

图 31-4-1　Karel 大鼠摄食监测仪

上图：前视，总体宽 71.1cm，高 33cm；下图：剖视，A. 主体，B. C. 摄食间（B. 通
道，C. 支架，食料容器底仓，C′. 铁栅），D. 食物分配器。

主体部分：大鼠生活仓，高 22cm，底面积 55cm×34cm，顶部以厚约 0.1cm 钢板为盖，盖板上有半边钻有直径 1cm 的圆孔，另半边不钻孔（图 31-4-2）。动物平时群居于生活仓内，摄食时由生活仓右侧窗口进入摄食间。

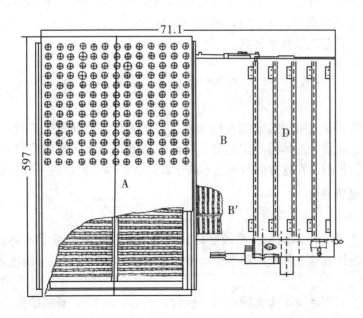

图 31-4-2　Karel 大鼠摄食监测仪俯视图及部分剖视图

A. B. C. D 同图 1；A 及 B 底部钢栅部分；B′. 通道活动隔板。

摄食间：包括前、后两部分。前部为通道，高10cm，底面积16cm×41cm，配有活动的隔板，可将通道分隔成摄食小间。后部为摄食支架铁栅，与通道相接。支架底部具一定坡度，以便于动物摄取食物。摄食完毕后支架底部窗孔自动开启，使粪便及食物残渣漏出，以计算动物净摄食量。

食物分配器：长41cm，宽18.7cm，高9.7cm。安装在摄食支架顶部，共有4个大小相等的食物容器，每只可容纳600g食物。分配器底部有一磁性锁，由时钟脉冲经闸流晶体管控制调节落入摄食支架上的食物量。

（三）特点

该监测仪有以下优点：生活仓较大，有较好的群居生活环境，不至于影响动物原有的生活习性；动物可以分别在不同的摄食小间内同时进食，不会因动物相互争食引起应激反应及进食多少不均现象；由食物分配器底部磁锁调控，可根据实验的需要调节动物进食时间、进食量、进食次数等。该仪器可用于各种与动物摄食行为有关的时间药理学研究。

三、动物自发活动监测装置

研究动物自发活动的自激节律，是时间药理学研究中的常用手段之一。比如，可以通过这种方法实验药物、针灸、声光等因素对动物活动的影响。此外，掌握动物自发节律的规律在地震预报中也有重要的参考价值。

（一）功能

宋开源等人1988年研制了一种笼式动物自发活动监测装置，可用于多种动物（如大鼠、小鼠等）及昆虫（如苍蝇等）自发活动监测。

（二）结构

本装置主要由主体部分、数据储存及计算机分析处理等构成。主体部分是一安装有监测仪的双层动物笼。上层供动物活动并实施监测；下层接存动物排泄粪便等。监测仪的换能器是利用高频电磁波多模共振原理制成，可以精确地记录下动物在笼内的活动。监测器一方面与一个八导计算机外围存储器相连，后者可同时存贮8个监测部分传入的数据；另一方面可以将记录的信号传递给描记器，将动物活动绘图记录下来。再根据图标法直接观察出动物自发活动的昼夜节律及其变化。

（三）特点

本监测系统最大特点是可以在不改变动物正常生活条件下，对其进行长时间连续监测。装置灵敏度高、测定结果准确可靠并能实行多档调节，既能监测单只动物，也能监测群体动物。在严格控制实验条件（如光照、湿度、温度及供食等）下，可以精确地监测动物的自发活动节律及药物（特别是各类精神、神经系统药物）对动物自发活动节律的影响。

第二节 体温节律自动监测装置

时间药理学研究中常需长时间连续监测实验动物或受试者体温节律及其变化，为此，需要一些精确度及灵敏度高，体积小、重量轻的体温测定装置。特别是需要能长时间连续采样而又不干扰动物或受试者正常活动的测定装置。目前，在这方面虽然已有若干较好的产品，但均尚不够理想。

一、植入式微型体温监测仪

（一）功能

此类仪器一般均具重量轻、体积小、灵敏度高的优点。应用时经无菌手术将其植入皮下或腹腔内，再经过导线或遥感技术将体温信息传至记录系统。植入式体温监测一般多用于动物体温监测。

（二）结构

同类仪器种类很多，其原理及结构大同小异，现仅以Goodman等人研制的植入式微型体温遥测仪为例加以说明。仪器由传感器及记录系统组成。传感器是以热敏电阻感受体温变化，体积$1 \sim 6.5 cm^3$，重$1.2 \sim 8g$，工作寿命$7 \sim 18$个月，是目前体积最小、重量最轻的植入式传感器。记录系统是Minox磁带记录仪，可以永久性记录信息，整机体积约$100 \sim 200 cm^3$。记录仪内磁带宽0.9cm，长52cm。

（三）特点

植入式微型体温监测仪最大优点在于它体积小、重量轻、灵敏度高，可以长时间连续监测动物体温的变化；而且由于监测仪的传感器被植入动物体内，可以直接测定动物体温而不受外界湿度、温度、气压等因素干扰；应用本仪器尚可避免非植入体温仪测定动物体温时必须反复捉拿动物所引起的刺激，测定结果比较真实可靠，能反映动物体温真实节律变化。其缺点是传感器必须通过手术植入体内，易产生损伤感染；实验中若需更换传感器不甚方便。

二、非植入式体温监测仪

非植入式体温监测仪因其传感器不必经手术植入体内，对机体无损伤，在人体实验及动物实验中应用广泛。但是，应当指出，由于时间药理学实验中一般需长时间反复取样，对实验方法也有较高的要求。比如，若在一天中反复对人或动物测量体温，不但会干扰正常的生活节律而且也会干扰人或动物的体温昼夜节律，影响实验结果的准确性。同类型体温测定仪器品种很多，但多数并不很适用于时间药理学研究。现仅介绍一些较新的仪器。

（一）热敏式体温监测仪

应用热敏温度传感器直接测定人或动物体表及直肠温度的仪器很多。但一般不适合时间药理学需要，因为这些仪器测定的仅为体表温度，受外界因素干扰大，难以完全控制；而且反复取样又会对受试对象产生刺激，影响结果。为满足时间生物学研究需要，近年在这方面有新的突破。其中主要有耳鼓膜温度计及新热敏传感探头等技术。

1. 耳鼓膜温度计　将一特制的热敏式探头插入外耳道接近鼓膜处，再以棉花塞住耳朵，即可测定鼓膜温度及其节律。由于鼓膜温度的变化可以反映动物脑内温度并进而反映大脑功能。因此，这种方法是研究动物脑内温度节律及大脑某些功能变化规律的常用方法。在研究某些中枢神经药物的时间药理学方面本法也常应用。

2. 新型热敏传感探头　是 Fukuka 等人根据热-电效应原理及零热流（zero-heat-flow）方法研制的一种新型传感探头，可以通过测得的皮肤表面温度，反映机体内部温度。该仪器体积小、携带方便、测定精确，是一种较为理想的体温监测仪。

新型传感探头由热敏电阻、热流量传感器及加热器3部分组成。一般情况下，由于皮肤不断散热，故其温度低于体内温度。在散热过程中，有不等于零的净热流量存在，当热流量传感器测得组织热流量（Q）时，即将此信号放大，传入比较器与零比较，若净热流量不等于零，则回路系统将信号传到加热器并使之启动产生热流量（Q'）以补偿皮肤散热量所产生的热流 Q，使通过热流传感器的净热流为零（Q = Q'），从而在探头下的局部皮肤形成一个保温层，皮肤表面散热量为零。则热敏电阻所测得的皮肤温度等于体内温度。新传感探头的工作原理示意图见图31-4-3。

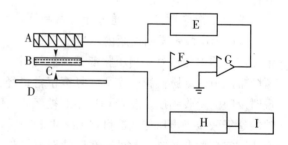

图 31-4-3　Fukuka 新型热敏传感探头示意

A. 加热器；B. 热流量传感器；C. 热敏电阻；D. 皮肤；E. 加热控制器；F. 放大；G. 比较器；H. 热敏电阻桥及放大；I. 数字显示

（二）微波体温监测仪

微波体温监测仪是应用体温产生电磁波的红外区微波可向体表辐射，测定此微波的辐射便可测出体内温度。由于本仪器可测定体表纯自然热辐射量、方便、安全、对肌体无损伤，是较为理想的体温监测装置。

本仪器包括微波探头和微波接收器。测定体温时将微波探头置于皮肤表面，用于测定的微波辐射频率应足以穿透组织以便获取体内温度，尚应有足够的分辨率，以分析温度类型。一般采用的微波辐射频率为 3~6.5GHz，波长为 10~8.6cm，在此条件下，对含水较多的组织如皮肤、肌肉等微波穿透距离约为 1.6cm；对含水较少的组织如脂肪、骨骼等穿透距离约为 10cm，温度分辨率为 0.1℃。

（三）胸罩式乳房温度监测仪

时间生物医学研究证实，妇女乳房表面温度呈特异的周期性变化。乳腺癌发病初期，虽尚未形成明显的器质性癌肿，但由于癌细胞代谢旺盛，乳房表面温度异常升高，原有的节律改变。因此，监测乳房表面温度及其节律的变化，为早期发现和诊断乳腺癌提供了简便易行的方法。

本监测仪包括监测、外存储及计算机3部分。监测部分是一特制的乳罩。在两只乳罩内侧分别装有5只温度传感器，分别测定乳头、及乳房左右上下四点的温度；另有4个传感器分别置于左右肩前后侧。传感器工作范围26.8~39.6℃。传感器将体表温度变为电信号，再经模/数转换输入外部数据存储器中。实验结束后将存储器从乳罩上取下，经存储器接口将数据输入计算机，进行数据整理及时间序列分析。数据存储器有控制采样频率的开关和容量为4K的集成块，可连续工作12d。这种监测仪体积小，重量轻，多导联，佩带方便，不影响正常生活，只需15min即可测量乳房各部位温度，是目前最好的监测仪器之一，也是最先应用时间生物学原理进行临床诊断的仪器之一。

第三节　连续心血管功能监测仪

一、自动血压、心率监测仪

人类及各种实验动物的血压及心率均呈昼夜节律变化，监测这些生理学指标的节律变化，不仅是多种时间药理学研究所必不可少的，对于心血管疾病患者的监测也是至关重要的。近年有多种无创性自动血压、心率检测仪问世，其工作原理及应用大同小异。现以日本Colin公司生产的ABPM-630型自动血压检测仪为例说明。

（一）结构及原理

ABPM-630血压检测仪由压脉带及主机组成。主机包括计时器、调控系统、信号放大器、AD转换、微处理器、存储器、CO_2充放气驱动系统（包括CO_2气瓶和充放气驱动装置）、自动报警装置及充电装置。压脉带内有一压力传感器和一个Korotkoff声压传感器。整个主机仅有肥皂盒大小，便于携带。

使用时，先调整主机上的采样时间选择纽，设定取样时间（该机可按需要设定每分钟以至每天取样1次）。将压脉带缚于臂部，主机配戴于腰部。开启开关纽使进入工作状态，机器即可按给定要求按时取样。

仪器工作原理如下：通过计时器和调控系统定时触发CO_2驱动装置，将CO_2输入压脉带内，其后CO_2又可由压脉带送回气瓶内。当压脉带充气后，带内压力高于收缩压，该压力使动脉暂时无血流通过，带内传感器也无信号；当压脉带逐渐放气时，带内压不断降低，低于收缩压时，血液间断性流动。由于压脉带压迫的动脉血管未完全恢复至正常口径，血流在此狭窄处可形成湍流，产生Korotkoff声，该声出现时反映的是收缩压。随着CO_2不断被释放，Korotkoff声先由弱变强，再由强变弱，该声突然变弱时，反映的是舒张压。声压传感器可将Korotkoff声转换成电信号，并由放大系统放大，再经A/D转换将信号转换成数字型贮存起来。此外，在压脉带充气与逐渐放气过程中，血流经过受压迫的血管时对压脉带产生压力振动。这种压力振动发展过程与上述Korotkoff声产生过程相似，也可以通过压力振动传感器转换成电信号输入放大系统。因此，该仪器可以同时记录两组血压，一组为Korotkoff声法；一组为压力振动法。同时尚可记录心率。

存储器的存储量1.5M，储存信息量满了以后，可将存储器取出，或是将数据打印出来，或将数转存到计算机外存磁盘中备用即可消除贮存器的数据，继续使用，起到长期监测的作用。仪器在应用过程中若发生故障，可自动报警并在显示器上显示，以便及时处理。

（二）特点

该仪器具较多的优点，测定血压的全过程均自动进行，减少了人为因素的干扰；所测得的血压值包括中值及超出正常范围的血压值并能展示血压昼夜节律变化，能更全面地反映血压的变化；仪器便于携带并可长期自动测量以便积累资料用于生物节律的研究。其缺点是需特制的高压CO_2气瓶，不但增加了费用，频繁地充气也增加了病人的不便。近期Colin公司又研制出一种以空气取代CO_2的新型血压监测仪，克服了上述不足，具有更广泛的应用前景。

二、连续心电图监测仪

心电图的变化对心脏病的诊断有重要意义。但有些心脏病疾患的症状是阵发性的，如阵发性期前收缩、阵发性心动过速等。此外，大量的研究已证实，许多心血管疾病患者的心电图改变与昼夜时辰不同有密切关系。例如，心肌梗死发病前后，患者的心电图波形如 T 波、ST 段等变化与昼夜时辰有关。因此，连续监测心电图变化不仅对心血管疾病的防治有重要价值，而且对于开展心血管疾病的时间医学及时间治疗学研究也有较大意义。Holter 心电图监测系统是用于这方面研究较理想的装置。

结构及原理：Holter 心电连续监测系统由心电记录仪和心电图阅读仪两部分组成。记录仪主要由电极、放大器、记录磁盘组成。心电信号通过电极传入放大器中被放大后记录到磁盘贮存起来。记录器有大有小。小的仅有香烟盒大，但贮存量也较小，约可连续记录 4h；较大者有照相机大小，贮存量较大，可以连续记录 24h 的心电图变化。记录器中磁盘的数据可以定时取出，在心电阅读器上通过快速扫描阅读心电图的变化。阅读速度极快，24h 记录的数据仅需 12min 即可阅读完毕。阅读器尚可精确地识别、分析记录下的心电波型及变化特点，为医师诊断提供准确的依据。

第四节 呼吸连续监测仪

呼吸频率和血氧饱和度的监测是临床极为常用的监护指标。近年发展的对此类指标的连续监测装置不仅为开展呼吸生理节律性研究提供了方便，也为某些呼吸系统疾病的诊断、治疗提供了新方法。其中较为成功的实例是国外研制的用于新生儿呼吸频率、血氧饱和度及心电等指标监测仪器，该仪器在防治婴儿猝死综合征等疾病方面，取得了满意的效果。

由 Minnesoda 无创性心血管监测仪器公司研制的此种仪器，可同时连续监测新生儿的呼吸频率、血氧饱和度以及心电图等多项指标。呼吸频率传感器由压敏电阻组成。是用导电泡沫橡胶应变材料置于聚氯乙烯袋内制成特殊的床垫。患者呼吸时所产生的压力变化可以通过导电橡胶应变材料转换成电阻变化，再转换成电压变化并记录下来，以反映患者的呼吸运动情况。血氧饱和度传感器是按光电效应原理设计的。传感器由光敏电阻构成，遇到光后电阻的导电性提高，电阻降低。传感器可固定于患者手指、足趾、耳垂等部位，当皮下毛细血管内氧合血红蛋白量发生变化时，光线通过它反射的光强度随之变化，于是光敏电阻的电阻也变化，即反映氧合血红蛋白量的变化。将电阻变化转换成电压变化并记录下来，即可测得血氧饱和度的变动情况。该仪器尚可同时监测心电变化，其原理与前述仪器相似。此外，仪器上装有报警系统，当上述参数变化超出正常范围，仪器能自动报警。仪器中带有微机处理系统并编入余弦法程序，可对数据进行余弦函数分析，计算结果通过微打印机输出，供医师参考。其优点是使临床医师不需具备时间生物学专门知识的情况下既可进行时间生物学的数据分析，为推广和应用时间生物学起到积极作用。

近年时间生物学与工程技术的发展与结合，使多种自动监测装置得到开发应用。除上述已介绍的仪器外，各种便携式自发运动监测仪、眼电图记录仪、自动脑电监测仪、自动肌电记录仪等也在试用中。

第五节 程序化药物泵

根据疾病发作及激素分泌的昼夜节律给药，可以最大限度提高药物疗效、降低药物不良反应。近年，根据时间治疗原则设计的各种药物输注泵受到重视。

一、程序化胰岛素输注泵

胰岛素恒速输注泵可持续小剂量给糖尿病患者供应胰岛素，以维持血糖的正常水平。但时间生物学研究表明，人体内胰岛素释放与血糖变化存在昼夜节律性波动。采取恒速给予胰岛素的治疗方法虽可使血糖水平得到一定的控制，但给药不是按血糖的正常节律进行的，因此扰乱了机体应有的胰岛素及血糖的生物节律。目前已经根据人的血糖浓度变化的生物节律，对胰岛素输注泵编入程序控制，使胰岛素输注量能自动地按人的生物节律加以调控，患者的血糖浓度能恢复正常的昼夜波动状态。这种程序化的输注泵，有的可以静脉给药，用于胰腺切除或胰功能丧失患者作为人工胰。也有的泵可通过皮下或腹腔给药，用于糖尿病患者。

二、程序化化疗输注泵

最为典型的程序化疗泵是 Metronic 公司设计的免疫抑制剂输注泵。该泵根据人体器官移植排斥反应呈7日周期性节律变化的特点，对器官移植患者植入体内的免疫抑制剂输注泵进行外编程序控制，使给药剂量、速率、时间均在已编好的程序控制下进行。这种输注泵由于充分考虑了包括排斥反应周期节律在内的各种因素，使药物效应得到充分发挥，并降低了不良反应。

近年，已有多种根据时间生物学原理设计的程序化输注泵试用于药理学研究及临床治疗。例如，根据肿瘤细胞增殖周期设计的抗癌药输注泵，可使抗癌作用明显提高，毒性反应降低；根据促甲状腺素释放激素昼夜节律设计的椎管内输注泵治疗神经退行性病变，可以降低副作用；根据精神病发作的周期性设计的锂剂脑室内输注泵也较之普通疗法提高了药效，降低了毒性反应。

（宋建国）

参 考 文 献

1. Kenneth R, et al. Multiparameter data acquisition systems for studies of circadian rhythms. In：Scheving LE, et al（eds）. Chronobiotechnology and Chrono biological Engineering. Dordrecht：Martinus Nijhoff Publisher, 1987, 397·- 405

2. Karel M, et al. A case designed to improve coherence of data from meal-fed group of laboratory rodents. In：Scheving L E, et al（esd）. Chronobiotechnology and chronobiological engineering. Dordrecht：Martinus Nijhoff Publisher, 1987, 406 – 411

3. Song K, et al. The automatic monitor and processing system for spontuneous activity rhythm of small experiment animals. In：Procedings of International sym of Chronobiology and Chronomedicine. Chengdu, China, 1988, 125a

4. Goodman R M. Instrumentation for Chronobiological Studies. In：Scheving LE, et al（eds）. Chronobiology. Tokyo：Georg Thieme Publishers, 1974, 717 – 722

5. Fukuka M, et al. Twenty-four hour monitority of deep body temperature with an novel flexible probe. J Biomed Eng, 1987, 8：173

6. Land D V. Radiometer receivers for microwave thermograph. Microwave J, 1983, 26：196

7. Simpson HW, et al. The diagnosis of breast pre-cancer by the CHRONOBRA-1. Background Review, Chronobiology. International, 1989, 6：355

8. 中野真汛. 生体リズムとDDS-生体リズムと投与・製剤设计. 月刊药事, 1999, 41：1103 – 1106

9. 大户茂弘. 时间药物体内憩态とDDS. 见：小川畅也. 时间药理学. 东京：朝仓书店, 2001, 51 – 64

第五章　时间药理学实验数据处理及统计分析

各种生物节律的形态、振幅、峰值差异很大。对节律参数科学地量化，有定量的认识，对许多疾病的治疗、诊断均有重要意义。与一般物理学、天文学数据的周期相比，时间医学数据具以下特点：首先，时间生物周期往往是已知的或可以推测的，且周期一般较短。因此，可省略对周期本身的估算。比如，在研究某种生理指标的昼夜节律时，若能严密控制同步条件，假定周期为24h，不会有太大的误差。其二，由于各种原因的限制，收集临床数据时，取样时间较短，影响了结果的分析。在进行生物频谱分析时，取样时间达到周期的几倍为宜，迄今尚无定论。其三，临床研究时常因病人方面的因素造成数据遗漏或丢失。比如，夜间病人入睡后有许多指标难以监测，从而增加了分析的难度。近年，虽有许多新方法被推荐用于时间生物学数据分析，但有些方法过于繁复，难于推广；有些方法则受种种条件限制，只适用于某些特殊实例。本章仅介绍一些常用的方法及其选用。

第一节 时间药理学实验数据取样原则

一、取样频率、时间

时间药理学中，样本采集时间、频率对结果的分析有极大影响。患者耐受、病情限制及经济上、医学伦理等各方面的原因又往往限制了取样次数、时间。图 31-5-1 为血浆皮质醇昼夜节律与取样频率、取样时间的关系。由图可见，实验结果受取样频率的极大影响。此外，周期的确定还受每次取样所需时间间隔长短的影响。例如，对患者收集尿液测定尿液浓度时，一般夜间仅宜收集 1~2 次，此时测定的结果仅为整个间隔期的平均值，而不能反映在整个取样间隔中浓度的波动，尤其是无法确知这一段时间内浓度的峰值及谷值。

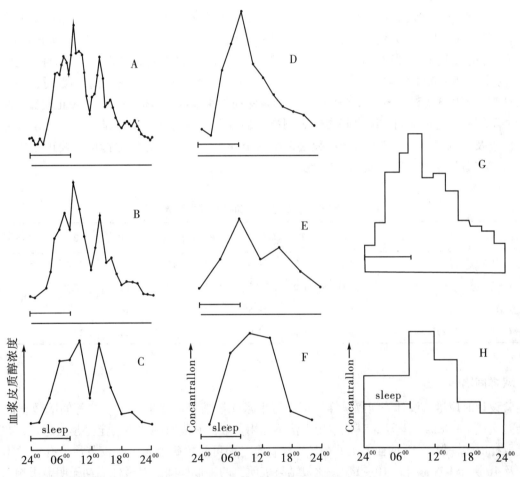

图 31-5-1 血浆皮质醇昼夜节律与取样频率的关系

A. 每 0.5h 取样 1 次；B. 每 1h 取样 1 次；C. 每 2h 取样 1 次（偶数时间）；D. 每 2h 取样 1 次（奇数时间）；E. 每 4h 取样 1 次（24：00 开始）；F. 每 4h 取样 1 次（02：00 开始）；G. 2h 取样；H. 白天 4h 取样 1 次，夜间取样 1 次。

在实际工作中，为了在尽量少的取样次数条件下，获得较精确的结果，应当在浓度或测定指标变动较大的时间多取几次样，而在指标波动不大的时间少取样，在指标波动的临界时间注意增加取样次数，可使测得的周期更为精确。

有些生理指标（如血中激素浓度）变化极为复杂，除了有昼夜节律外，尚有脉冲式释放。激素浓度在每次脉冲之后因代谢、排泄迅速降低，有一半衰期。要了解该激素在昼夜节律变化前提下的脉冲式变化情况，需要高频率采样，取样频率至少必须是脉冲频率的 2 倍以上。比如，尿量的超日节律约 90min，取样宜每 30min 1 次为好。

二、实验结果的处理

与所有的药理实验一样，时间药理学实验结果也存在数据以某种形式的累加或平均。在数据处理时，除了应注意统计学原理外，尚应注意专业合理性。比如，若实验数据是得自 24h 内不同时间组动物测定结果，此时虽然可以将动物个体间及各时间点的随机误差抵消。但从专业角度尚存在以下问题。其一是各组动物必须置于完全相同的授时因子之下，若不能做到各组间完全同步，则结果会出现峰、谷值误差加大，振幅降低，甚至节律性不显著。其二是，若以不同的动物或组织考察某一指标的节律时，这些动物或组织的节律振幅、均值应当相同，峰、谷值的时相也应相同。否则，若将数据盲目累加或平均，反而会使实际存在的节律完全消失。

为了消除个体间差异，有时可以用"标准化"的方法，即以 24h 均值的百分率来表示结果，将原始数据加以校正。但应当注意，有很多实验的结果不宜用率表示。

对不同时间点收集的数据可先校正后再求其均数，可以加权，也可不加权。数据校正可采取以下方法。若取样间隔时间相同，以 3 点 T_{x-1}，T_x，T_{x+1} 原始数据的平均值为 T_x 的校正值，以下类推（表 31-5-1）。5 点校正法原则同上，即取 T_{x-2}，T_{x-1}，T_x，T_{x+1}，T_{x+2} 5 点原始数据的均数为 T_x 的校正值。若需加权，3 点法加权比例一般 1:2:1；5 点法为 1:2:3:2:1。应当指出，以加权法求均数时，因头、尾数据无法列入计算，所以 3 点法会损失 2 个数据，而 5 点法损失 4 个数据。但是，由于校正使数据减少与取样次数减少并不等同。通过平均可以更好描述观测指标的倾向，确定观察指标是否存在分泌脉冲，有无超日节律振荡子及随机波动。而减少取样次数会改变对节律峰、谷值确定的把握度。校正方法广泛应用于实验结果有"噪音"干扰，随机波动大的情况。

表 31-5-1　加权或不加权法求算均数

原始数据	20	28	19	27	26	16	17	23	24	30
3 点法（不加权）	–	22.3	24.7	24.0	23.0	20.0	19.0	21.7	25.7	–
5 点法（不加权）	–	–	24.0	23.2	21 2	22.2	21.4	22.2	–	–
3 点法（加权 1:2:1）	–	23.8	23.2	24.8	23.8	19.0	18.8	22.0	25.2	–
5 点法（加权 1:2:3:2）	–	–	23.7	23.9	22.3	20.7	20.2	22.1	–	–

三、取样间隔

在实验设计时应尽量设计等间隔采样。但临床上常无法按等间隔取样。对非等间隔数据的处理方法必须用余弦法或 De Prins 频谱法，其他常用方法不能用。取样间隔时间并不一定是越短越好，在人或同一动物反复取样时，一般每 4h 取样 1 次，每日取样 6 次，即可较精确地测出昼夜节律。有人对体温测定分每 15min 及 4h 测定 1 次，共测 10~14d，比较结果表明，两种取样间隔对最佳周期无明显影响，而振幅约相差 ±20%，峰值位相差别 ±1h，均值差别 ±0.5%。若与每 15min 取样 1 次所带来的经济上、时间上及患者的不便等方面的问题相比，这种差异就显得不很重要了。

四、经时变化资料组间差异实验设计

实际工作中，为了判断药物作用及药动学是否存在用药时间依赖性，最简便易行的实验方法是把用药时间作为研究因素进行实验。例如，将用药时间定在早（如 8:00、晚 20:00）两个时间点，把受试者随机分为两组，分别在两时间用药，比较两组监测指标的差异。

但这种实验设计方法存在统计学上不够严谨之处，使得在分析实验结果时，即使结果有差异，也难以确定差异是由时间节律所引起的抑或是尚有其他因素干扰所致。此外，由于药物作用的个体差异在许多情况下也可能严重干扰实验结果。因此，应尽可能对同一个体分别进行昼、夜两次用药，以最大限度地减少个体差异对实验结果的影响。为此，采用 2×2 交叉设计较为合理。

兹以实例说明设计的方法。欲分析一天早、中、晚不同时间用药对药物作用的影响，可采用下表所示拉丁方设计用药方案。在两次用药间隔期应根据药物的半衰期确定适当的洗脱期。

新药研究中，常需要进行双盲实验，为研究给药时间对受试药物及安慰剂作用的影响，可以采用下表给出的拉丁方设计。通过这种设计方案进行实验，可以抵消不同时间给药安慰剂效应随时间变化对实验结果的干扰，获得受试药物作用受时间因素干扰的信息。

用药分期	Ⅰ期	Ⅱ期	Ⅲ期
A组	8：00	14：00	20：00
B组	20：00	8：00	14：00
C组	14：00	20：00	8：00

用药时间	8：00	14：00	20：00
A组	D	P	P
B组	P	P	D
C组	P	D	P

D：受试药物，P：安慰剂

进行2组或多组实验时，为消除用药顺序对实验结果的影响，可以采用下列方法予以解决。

用药时间	8：00	14：00	20：00	8：00	14：00
A组	T	T	T		
B组		T	T	T	
C组			T		T

T：实验

对实验结果进行统计学分析时，除应按常规的统计方法、程序以外，尚应注意时间顺序数据的特殊性，合理选择下文介绍的分析方法。同时，应注意以下几个问题。若所测定观察值之间与相应的时间点之间呈相关性趋势时，由于这种相关性既可能是个体差异所致，也可能是时间序列所致，故应进行相关性分析，予以确认。实验所测得的观察值往往会因反应的大小不同，产生相应的成比例的误差。所以，应当采用一些允许分散度非均匀性模型进行统计分析。有时，实验数据偏离正态分布，如呈长尾状分布。此时，应当采用非参数统计方法加以分析。

第二节　常用的节律分析方法及其选用

一、常用的节律分析方法

常用于分析数据节律性的方法有很多，这些方法各有优、缺点及适应性。一般来说，对实验结果可用数种方法进行分析，综合分析结果以得到可靠的结论。

（一）时间图（chronogram）

是按取样时间顺序描记各个个体或均值与时间的函数关系的图，可直观的判断观测指标的节律性（图31-5-2）。

（二）簇图（plexogram）

是先将各个周期内相应时刻或间隔的取样结果求出 $\bar{X}$ 及SD，再以参数作为周期内的时间函数所作的图，亦可直观地判断观测指标的节律性（图31-5-3）。

（三）周期图（period gram）

是将时系列数据按周期长度相一致的时间分隔开，根据数据绘制的图，观察出现较大振幅的波动是否出现于同一相位，以判断周期的存在与否。本法可以观察振幅的范围，标准差（SD）及变异系数（CV）。

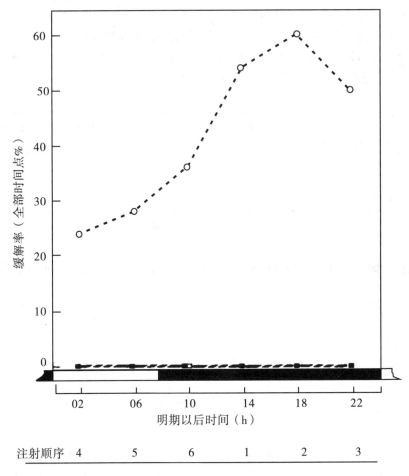

图 31-5-2 时间图

实验性 Louvain 大鼠以阿霉素 4mg/kg，顺二氯化二氨亚铂 2mg/kg 联合化疗对免
疫细胞瘤瘤缓解反应的昼夜节律变化。

（四）相关图（correlogram）

对于等间隔的取样数据，每一个数据与其相对应的时间都有相关系数 r，则一组时系列数据有 r_0，r_1，r_2 等系列相关系数，此称自相关函数（autocorrelation function）。若在同样时间，按同样操作方法获得第二个时系列数据，可得到又一系列相关系数，称互相关函数（cross-correlation function）。对相关系数进行统计学分析，即可初步判定该时系列数据是否存在周期性节律（图 31-5-4）。

（五）频谱图（power spectrum）

是应用光谱分析原理进行节律分析的一种方法，可以用于分析数据的最佳周期。常用的方法又可分为以下几类：最大熵法（maximum entropy method），快速傅里叶变换（fast Fourier transformation）以及 De Prins 法。各法的详细用法见下文。

（六）方差分析（analysis of variance，ANOVA）

时间药理学中常用单因素方差分析，本法适应性较广，分析结果也较为精确，是常用方法之一。

（七）余弦法（cosinor method）

是 Halberg 首先提倡的专用于时间生物学节律的周期分析方法。本法是应用最广泛的方法，也是同类方法中较为严谨、精确的方法（图 31-5-3）。

二、节律分析方法选用

（一）频谱分析法

本法是借用物理学光谱分析的原理与方法发展起来的。本法用于生物节律分析的基本思路是，假定

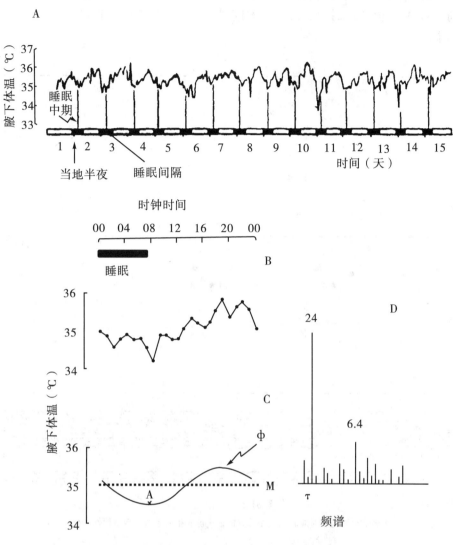

图 31-5-3　3 种方法分析时间序列数据的比较

A. 以体温监测仪测定某男性成人腋下体温，15min 测 1 次，共 15 天的数据；B 簇图分析体温
24h 内的昼夜变化；C. 余弦分析体温呈昼夜节律性变化，并给出 M、A、Φ 等参数；D. 频谱分
析证实最佳周期 24h，另有一呈 6.4h 周期节律。

各种周期成分（如各种生物节律、误差变动等）的时系列变化成分可以分别予以处理，从而得出最佳周期。本法对于分析昼夜节律、超日节律等最佳周期均适用。其中最大熵法是以自回归为模型，可以用最大的信息量来确定周期频率，能高效率地分析观测时间较短的数据，得出周期频谱。在时间医学上最为多用。快速傅里叶变换所需数据量较大（$N = 2^P$），数据减少时会影响分析结果的可靠性，故应用较少。上述两种方法仅适用于按等间隔时间取样的数据。若数据得自非等间隔取样或数据有遗漏，则宜用 De Prins 法。该法是先将欠缺数据以阶梯平均法计算给予补正，再用傅里叶变换计算频谱。在应用频谱分析法时应注意以下几个问题：观测取样的时间应足够长，以便获得充足的数据。经验上观测时间一般应为测定周期的 10～14 倍，例如测定昼夜节律取样时间应达 10～14d。实验设计时宜尽量安排等间隔时间取样。虽然 De Prins 法可以用于非等间隔样本的计算，但遗漏数据不宜太多，非等间隔时间也不宜与等间隔时间相差太大（图 31-5-3）。

（二）方差分析

单因素（时间）方差分析是用于分析节律性简便的方法。本法是假定两个时间点之间变异显著大于它们的随机变量。一般需要若干个时间组，每组有若干个读数。组数及每组读数增加，分析结果更精确可靠。本法可用于配对或非配对数据，亦可用于参数及非参数数据的分析。方差分析用于节律分析的准则与常规应用时相同。但是，对于那些用24h均值标准化了的数据必须用非参数统计。本法应用时，最理想的设计是取同一对象（病人或动物），观测其不同时间点指标的变化，这种配对数据可减少个体差异，获得更精确的结果。

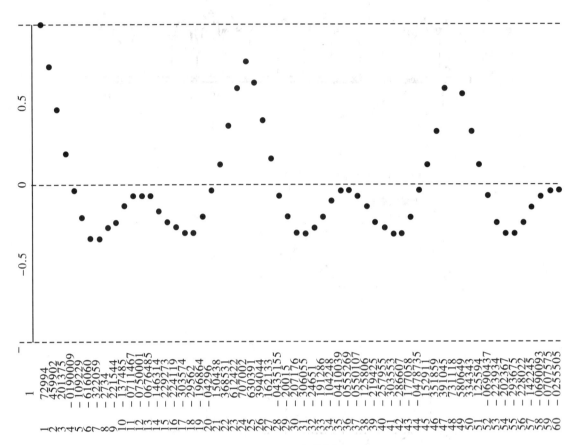

图 31-5-4　相关图

由各数分别与相对应时间做相关分析，求得的相关系数呈现节律性变化。

方差分析的不足之处在于，节律的形状发生改变并不影响统计结果。比如，将峰值改到另一时间点，对分析的结论不产生影响，尽管此时专业结论会发生很大的改变。此外，方差分析虽可对数据是否存在周期节律得出结论，但不能得出振幅、峰值时相等信息，只能给出最大值及最小值。方差分析一般只宜用于可预先认定节律周期等于或近似24h的数据。对于一些特殊的实例，可以做相应的处理。例如，假定受试对象生活在26h为一天的环境中，取样应按26h一天的真实时间安排。如果将24∶00定为标准时间，则取样时间应设计如下：

第一天　03∶15，09∶45，16∶15，22∶45

第二天　05∶15，11∶45，18∶15

第三天　00∶45

当然，这样做前提是有理由相信受试对象存在26h周期，且全体受试者应置于完全一致的时相及同步化条件下。

（三）余弦法

余弦法可以对呈周期性变化的时系列数据，经过最小二乘方法拟合，得出最佳余弦曲线：

$$y_i = M + A\cos(\omega t_i + \Phi) + e_i$$

其中 t_i 为时刻，M（mesor）节律平均值，A（amplitude）振幅，Φ为峰值位相，ω为角振动数（ω＝2π/τ，τ为周期），e_i 为残差。

在现有的分析节律周期的方法中，余弦法是最为有效、适用性最广的方法。它既可用于分析等间隔取样数据，也可用于不规则取样间隔合并的数据，尚可用于计算群体受试对象数天中所收集的样本数据。分析结果可给出均值、振幅、峰值位相等参数，并可给出置信区间及估算出所有数据的间隔。

余弦法的基本思路是假设被分析数据呈正弦状态。为判断数据用余弦曲线拟合是否优于直线，定显著水平 $p < 0.05$，表示该组数据用水平线描述的正确性小于5%，而且拟合线的振幅不等于0。通常可用"百分节律"表示数据变化的百分率：

$$百分节律 = \frac{Tss - Rss}{Tss} \times 100$$

其中 Tss 为均数离差平方和，Rss 为残差和的平方。理想的拟合百分节律应为100%，因 Rss 等于0。但这实际上难以达到。有时，尽管显著性检验表明"十分显著"，但百分节律的值很低，甚至少于30%，这种情况多是由于数据的"噪音"过多，或是每数据点上收集数据过多。应当指出，即使余弦曲线检验"十分显著"，也并不表明数据呈直线外的其他形状可以被拒绝。若要了解数据能以余弦曲线拟合，尚可用其他统计方法（如 Kolmogorov-Smimov 检验）。还应注意，若存在大、小两个峰时，两峰有轻微的变化，都会导致拟合的余弦曲线有很大位移，使置信区间增大。此外，以最小二乘方拟合余弦曲线时，前提是节律的周期应已知或可以预测，否则只能用下文介绍的方法。

余弦法的另一个假设是：残差是独立的且恒等分布，均数应为0。实际上这种假设在生物节律中是难以达到的，取样数量大时更是如此。因而，余弦法估算的参数的可信限是不可靠的。近年有人推荐应用自回归及移动平均法来解决这一问题。

用余弦法分析生物时间序列节律，根据研究对象个体（组）的数量及特征，可以分别应用以下三种计算程序和方法：

单一余弦法：用于分析取自一个个体或一组研究对象的时间序列数据。图31-5-5 是对同组小鼠在9个时间点取样分析结果，以最小二乘方拟合的最佳余弦曲线。由图中可见均值、峰值、谷值、振幅及峰值位相等参数。图31-5-6 是同组数据的另一种表达方式。图中 Φ 为峰值位相，A 为振幅，椭圆为分布区间95%可信限。若从圆点作椭圆两条切线，两切线在圆周上交点所连成的弧即为峰值位相的置信区间。

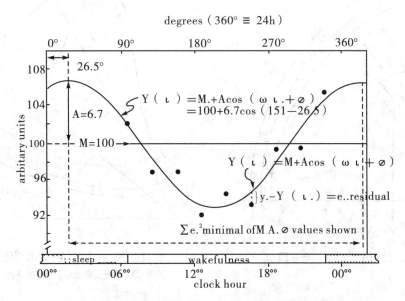

图 31-5-5 某观测指标最佳余弦曲线

均值为100；振幅6.7；峰值相位26.5°。

群体平均余弦法：用于处理同一群体的不同个体3个以上时间序列。可反映该群体节律的平均特征。其程序是先用单一余弦法分别对各时间序列进行处理，求出各自特征值及置信区间。将各参数表示在坐

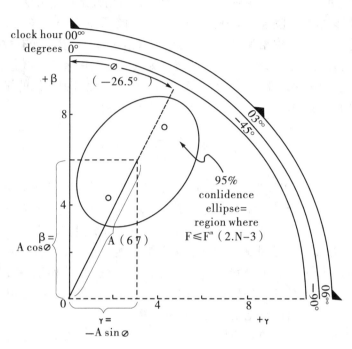

图 31-5-6 单一时间序列余弦图

极坐标给出 A =6.7，Φ =26.5°，椭圆为95%可信限。

标上，即为群体平均余弦图。图 31-5-7 为 4 个时间序列的振幅、峰值位相向量及平均向量（β，γ）。图 31-5-8 为平均向量及置信区间。

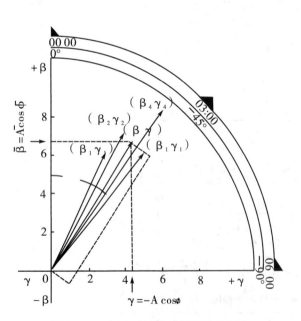

图 31-5-7 四个时间序列的平均余弦图

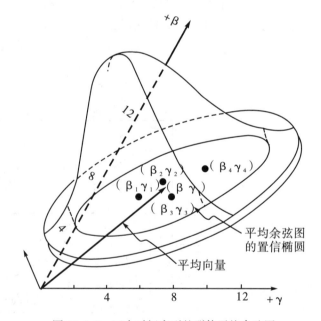

图 31-5-8 四个时间序列的群体平均余弦图

图中显示平均振幅及峰值相位的向量及置信椭圆。

　　组平均余曲法：用于同组两个以上个体数据，分析该组节律的一般特征。方法步骤与群体平均余弦法相似。

　　（四）周期未知的时序列数据分析方法

　　有些情况下，时序列数据不能用24h 周期来计算，比如受试对象处于无授时因子自激振荡状态下，在无自然光的特护病房或实验室中，盲人，时间系统异常者如周期性精神病患者等情况均无法确定受试对象的周期。此时对数据的分析较为复杂。可应用以下方法。

调和分析法（harmonic analysis）　对时序列函数可用下列多项式表示：

$$f(t) = \frac{a_0}{2} + (a_1\cos\omega t + b_1\sin\omega t)$$
$$+ (a_2\cos2\omega t + b_2\sin2\omega t)$$
$$+ (a_3\cos3\omega t + b_3\sin3\omega t) + \cdots\cdots$$

对此傅里叶级数可用调和分析方法展开。应用本法应注意以下问题。

需等间隔取样。取样方法如下：假定已有 N 个每小时取样数据，其周期可用 Xh 试之，令 X≥2 倍取样频率。例如，每小时取样一次，共取样 10d，计 240 个数据，则预测周期可以为 240，240/2，240/3，240/4……240/120 等等。其中分母应取 N 的整除数，于是周期可假定为 240，120，80，60……2h。

至于数据是否存在周期，可用下法判断。如果存在 Xh 的周期，则以 Xh 为间隔，将所有数据分成若干周期，不同周期的同一时相的数据均值应很接近且方差很小。反之，若实际周期并非 Xh，则不同周期的同一时相数据均值差异大且方差也大，同时，同一周期不同时相的均值相差不大，因为此时的数据是各相数据的混合。

本法最大缺陷是取样所需时间太长，取样次数太多，有时难以做到。其次本法不能提供均值、振幅、峰值位相等参数。可先以调和分析估算出周期，再以余弦法近似求出参数。

对时序列数据分析方法各有优劣，各方法的确切评价尚有待进一步研究。因此，实验前的合理设计至关重要。取样间隔应尽量相等，即使有非等隔取样，时间不宜差别太大。取样频率长短应从实际出发，并非越短越好。应充分了解各种方法优点及局限性，避免生搬硬套。尽量用几种方法分析数据，综合各法的结果以减少单一方法引起的失误。直观检查方法如周期图、簇图等虽较粗糙，但往往能提供可靠的信息，有助于对数据的周期做出正确的判断。

（宋建国）

参 考 文 献

1. Minors DS, et al. Mathematical and statistical analysis of circadian rhythms. Psychoneuroen-docrinology, 1988, 13：443
2. Reinberg A, et al. Biological rhythms and medicine. New York：Springer-Verlag, 1983
3. Bingham C, et al. Inferential statistical methods for estimating and comparing cosinor parameters. Chronobiologia, 1982, 9：397
4. 日野幹雄. スペクトル解析. 東京：朝倉書店, 1977
5. Monk H, et al. Circadian temperature rhythm power spectra：Is equal sampling necessary? Psychophysiol, 1986, 23：472
6. Tong Y L. Parameter estimation in studying circadian rhythms. Biometrics, 1976, 32：85
7. De Prins J, et al. Statistical procedures in Chronobiology and chrono pharmacology. Annu Rev Chronopharmacol, 1986, 2：27
8. Motohashi Y, et al. Axillary temperature：a circadian marker rhythm for shift workers, Ergonomics, 1987, 30：1235
9. Nelson W, et al. Methods for cosinor-rhythmometrg. Chronobiologia, 1979, 6：305
10. Gottman J M. Time-series analysis. A Comprehensive introduction for social sciences. Cambridge University Press. Cambridge, 1981

第三十二篇 药物的化学结构与活性的关系

第一章 药物的体内过程

药物进入机体后，在体内经历了一系列复杂过程，概括为两个方面3个时相：机体对药物的作用和药物对机体的作用，药剂相、药代动力相和药效相，两种作用3个时相相继或同时进行。

第一节 药物和机体的相互作用——宏观性质与微观结构

药物作为外源性物质，被机体视作异物，机体为了保护自身免受外来物质的侵害，要对其进行物理和化学的处置，并在长期进化中，面对结构多样性的外来物质，形成了具有共性的处置方式，遵循一般的原则。这种共性行为，表现在吸收、分布、体内的代谢转化、排泄途径、与血浆蛋白的结合、组织蓄积等。研究这些过程与时间的关系，就是药代动力学。机体对药物的作用，通常从整体的结构及其性质出发，在宏观性质上作时间与空间、物理与化学的处置，一般而言，不拘泥分子的细微结构。

药物对机体的作用，表现为药效与毒性，本质上是与体内的生物靶标相互作用，发生物理或化学的变化，直接导致生理功能的改变，或通过级联反应、信号转导或网络调控而间接产生生理效应。若产生所希望的生理效应，就是药效学，不希望的作用为不良反应或毒副作用。无论是有益的药效或不良的反应，每个药物有自己的特性表现，是药物分子的个性行为。

这种个性行为，是药物（小）分子与生物大分子在三维空间中的物理和化学过程的结果，从原子和基团水平上考察，是在靶标（target 或 off-target）的结合部位（或称活性部位）的某些原子、基团或片断与药物分子中的某些原子或基团在空间的结合，结合作用力包括静电引力、氢键、疏水作用，以及范德华作用等［郭宗儒. 药学学报，2008，43（3）:232-233］。

第二节 药物在体内的3个时相

药物在体内经历的3个时相是：药剂相、药代动力相和药效相。

一、药剂相

药剂相（pharmaceutical phase）是药物在体内的初始过程，经历剂型的崩解和分散以及有效成分的溶解，成为便于吸收的高度分散状态，以利于机体的吸收。因此选定恰当的药物剂型和适宜的给药途径，以及良好的制剂质量，是药剂相的决定性因素。根据药物的理化性质和给药途径所设计的剂型，应保障成为容易被吸收状态，并且在吸收前具有良好的化学稳定性。同一种药物剂型，由于改变赋形剂或制剂工艺，甚至精制原料药用的溶剂的改变所导致晶型的不同，都会影响药物分散和吸收性，造成生物等效性（bio-equivalence）的差异，影响药物的生物利用度。这个时相决定用药的效率。

二、药代动力相

药代动力相（pharmacokinetic phase）体现了机体对药物的作用，包括药物吸收入血液、向各组织和器官的分布、与血浆蛋白或体内成分的非特异性结合、代谢（即生物转化），以及排泄等过程。药代动力学是研究这些过程与时间关系的科学。经非静脉途径给机体一定剂量的药物，吸收入血液中的药量和速率是药物的固有特征，即生物利用度（bioavailability），表征药物被机体摄取的效率，通常用 F 值（百分率）表示。药物在体液中分布的浓度，同血浆蛋白的结合程度，在各组织和器官中的贮积，发生代谢转化量和速率，代谢产物的生物学性质（活化和失活），排泄的途径、方式和速率等，构成了机体在时间和空间上对药物的作用和处置。药物的化学结构决定以上吸收（absorption）、分布（distribution）、代谢（metabolism）和排泄（excretion）等各个环节。

三、药效相

药效相（pharmacokinetic phase）是关于药物对机体的作用，是药物在作用部位与生物靶点发生相互作用，通过放大作用（例如第二信号系统）、级联反应或直接引发生物化学或生物物理变化，导致人们宏观上可以观测的效应。药物与疾病相关的靶标发生作用，产生所希望的效应，获得治疗效果；若作用于正常组织或不希望的靶标（off-target），则是不希望发生的，表现为不良反应。

上述 3 个时相可用图 32-1-1 表示。

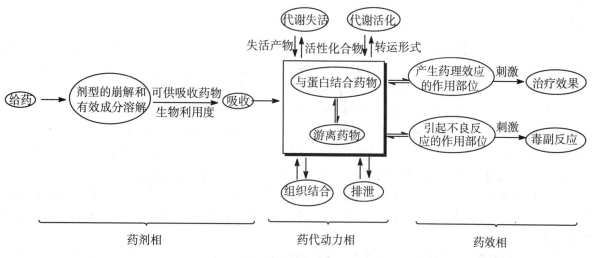

图 32-1-1　药物在体内的主要过程

成功的药物所具备的安全性，有效性，稳定性和质量可控性，是为了确保药物进入机体后在发生上述的相互作用时，达到理想的要求和境地。分析药物的这些属性，归根结底，是由药物化学结构所决定，诸多性质寓于分子的结构之中。

所以，药物的化学结构决定着影响药剂学行为的物理化学性质，决定着体内药代动力学行为，也决定着药效的强度和选择性以及毒理学性质。一个优良的药物应当整合有良好的物理化学性质（PC），适宜的药代动力学（PK）品质和高选择性强效的药效（PD）作用。本章所讨论的化学结构与活性的关系，"活性"不局限于药理活性，还涉及上述的其他层面上。

第二章　药物的宏观性质体现在相对分子质量、溶解性、脂溶性和极性表面积等因素

第一节　相对分子质量是影响药物的重要参数

药物的分子尺寸可由多种参数表征，最简捷的是分子量。先导物的分子量对成药性有很大影响。将

很大的分子作为苗头分子或先导物，在以天然活性物质为起点时是经常遇到的情况，这是不得已的事情，例如紫杉醇等。但用随机方法筛选化合物库时，就不宜首选分子量过大的化合物，因为即使有活性，会在多方面影响新药的开发。

大分子量的化合物的功能基团多，增加了与受体结合的机会和强度，但也带来许多不利条件。首先，大分子量溶解性较差，不利于药物的过膜和吸收。研究表明，当化合物的分子量接近磷脂分子量时，穿越细胞膜的磷脂双脂质层在能量上是不利的，以致降低了吸收性和过膜性（Pidgeon C，Ong S，Liu H，et al. J Med Chem，1995，38：590－594），药物以扩散方式穿越细胞膜，有个分子量阈值，该阈值是为了穿过膜上的小孔，小孔是双脂质层的脂肪侧链暂时纽结而形成的。分子量大于阈值时，因超过孔径而难以过膜。此外，分子量大的化合物可能含有容易被代谢的基团和毒性基团，不适宜作先导物。分子量是选取先导物和临床候选药物的重要因素，对于提高新药研制的成功率有重要意义。

分子量大的天然活性化合物作先导物，优化时多数情况下结构的变化不大。如果用化学剖裂手段简化结构，则需要在分析构效关系的基础上，提取并确定药效团。至于由合成的化合物发现的先导物在优化的过程中，往往会加入基团或片段，以便增加与靶标的结合机会，而较少去除基团或片段，以免丢失参与结合的原子或基团。以致在优化过程中，增加了分子量（Oprea T，Davis AM，Teaque SJ，et al. J Chem Inf Comput Sci，2001，41：1308－1315）。

过去30年来，一些制药公司进行临床研究的候选药物的分子量在不断增高，这种趋势是高通量筛选（HTS）或基于受体结构的分子设计（SBDD）方法研发新药的共同特点（Lipinski C. J Pharmacol Toxicol Methods，2000，44：235－249）。虽然候选药物的分子量不断地增加，但被批准上市的药物通常是分子量偏低的。Wenlock等系统地分析了1985～2000年研究与开发的候选药物在临床Ⅰ期、Ⅰ期中止、Ⅱ期、Ⅱ期中止、Ⅲ期、Ⅲ期中止和注册申请的药物，并与上市的594个口服药物进行了回顾性分析，结果表明，上市的药物与处于Ⅰ期临床研究的药物分子量分布有明显不同，上市药物的分子量主要分布于200～450，而Ⅰ期的分子量分布是杂乱的，而且高分子量的药物出现频率较大，说明尽管在结构优化中分子量逐渐加大，但最终成功的药物，仍属分子量偏低者。而且，临床每个阶段被终止药物的分子量都高于进入下一阶段实验药物的平均分子量（Wenlock MC，Austin RP，Barton P，et al. J Med Chem，2003，46：1250－1256）。

所以，仅以活性强度作为遴选苗头物或先导物的指标，不考虑其他因素是有片面性的。分子量大的先导物与靶标结合的概率高，往往呈现出的活性高于低分子量的化合物，以致有时给出错误的导向。这样，由于确定了分子量大的先导物，在优化过程中，吸收性、过膜性和代谢稳定性等会呈现不利情况，难以判断研发的方向（Teague SJ，Davis AM，Leeson PD，et al. Angew Chem Int Ed Engl，1999，38：3743－3748）

第二节 水溶解性对体外筛选和体内活性都有非常重要的影响

在药物研发中，化合物的水溶解性是个重要的物理化学性质，因为会影响体外筛选和体内的活性评价。活性筛选需要化合物有溶解性，否则不易测定，或难以重复，结果不可靠。难溶物质可能是与分子有较强的亲脂性和疏水性相关，容易发生聚集作用，形成聚集体（aggregate），这些聚集体可与靶蛋白发生相互作用，出现假阳性结果（Mcgovern SL，Caselli E，Grigorieff N，et al. J Med Chem，2002，45：1712－1722）。

药物的水溶解性也是口服吸收的前提，是药物穿透细胞膜的必要条件。口服药物经胃肠道黏膜吸收，需要呈高度分散的状态，水溶解性的重要意义在于使药物成分子分散状态。溶解度数据也用于估计在体内的吸收、分布、代谢、排泄等临床前实验的参数和临床实验的前景。

为了提高化合物的水溶解性，在分子骨架上不影响药效团结合的边链处引入溶解性基团，有望改善药代而增加药效。例如，抗肿瘤药物吉非替尼（gefitinib）和拉帕替尼（lapatinib）都是在喹唑啉环的6位引入的亲水性基团，不影响与激酶活性中心的结合，且增加了水溶性。

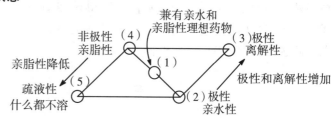

吉非替尼　　　　　　　　　　　　　　拉帕替尼

第三节　脂溶性对药物的生物药剂学、药代动力学和药效学都有贡献

一、药物的亲脂性

脂溶性在药物中的作用涉及多方面，在生物药剂学上影响药物分子在剂型中的溶出和分散度，以及制剂的稳定性等；在药代动力学上，整体分子的亲脂性可影响过膜性，与血浆蛋白的结合能力，组织中的分布和贮积，穿越血脑屏障能力和代谢稳定性等；在药效学上，亲脂性基团或片段参与同受体的亲脂性腔穴或裂隙的疏水相互作用，促进药物与靶标的结合。

二、理想的药物使亲脂性和亲水性处于最适状态

由于生物膜的脂质性质，要求药物分子有一定的亲脂性，以保障穿越细胞膜；但又应有足够的亲水性以确保药物分子在水相中的分配。所以，理想的药物应具有亲水性和亲脂性的良好匹配。化合物可有亲水性、亲脂性、离解性和既不溶于水也不溶于脂性，它们对药物性质的影响，可用图32-2-1 表示。药物穿越细胞膜应兼有亲水和亲脂的双重性质。

图32-2-1　化合物的亲水性、亲脂性与过膜性的关系

图32-2-1 中（2）是极性分子，如山梨醇和糖醇类化合物，由于缺乏脂溶性难以被动扩散方式穿越细胞膜；（3）是极易离解的化合物，如季铵盐，磺酸和含两性离子的化合物，虽易溶于水，但电荷的存在不易穿越生物膜；（4）是非极性的脂溶性化合物，例如维A酸类化合物，几乎不溶于水，但可以穿越细胞膜。不过，高亲脂性药物在体内容易发生代谢（van de Waterbeemb H, Smith DA, Beaumont K, et al. J Med Chem, 2001, 44：1313－1333）；（5）是既不溶于水也不溶于脂相的疏液性分子（lyophobic molecule），多含氢键的给体和接受体，形成分子间的缔合，难以过膜吸收，例如灰黄霉素和尿酸等。理想的药物应是兼有亲水性和亲脂性的化合物，处于（1）的位置，这就是在定量构效关系中称作最适分配系数（log P_{opt}）的化合物。水溶性保障了分子分散状态，为吸收做好了准备，脂溶性是穿越细胞膜的重要条件。所以，多次的水相－脂相分配，确保在体内的转运和分布。

第四节　极性表面积

极性表面积（polar surface area，PSA）系指分子中极性原子表面之总和，极性原子是指氧、氮和与之相连的氢原子。极性表面积可通过计算极性原子的范德华表面积得到，虽是个表征分子微观性质的参数，但由于它是极性原子性质的总和，并不显示原子的特异性和分布，而且该参数通常与药物的吸收和过膜（小肠和血脑屏障等）过程相关联，所以将这一概念作为分子的宏观性质处理。

药物分子的PSA是定量表征化合物极性的一种参数，表面积越大，极性越大。根据统计学分析1590个Ⅱ期以上临床研究的口服非CNS药物，PSA 最高阈值为120Å^2，其中，50～80Å^{2}出现的最多。超过120Å^{2}的药物难以吸收。Kelder 等分析776个口服CNS药物，最高阈值为60～70Å^2，出现最多的是10～50Å^2，说明作用于中枢神经系统的药物要求有更低的PSA 值，而且随着PSA 的增加，肠中吸收和向中枢

的透入量降低（Kelder J，Gootenhuis PDJ，Bayada DM，et al. Pharm Res，1999，16：1514-1519）。

极性表面积可以计算得到，因而具有预测性。分子的构象对极性表面积有影响，因为不同的构象暴露在外的极性原子面积不同。

第三章　药物的化学结构与药代动力学的关系

第一节　口服可吸收性的类药 5 原则

药物的口服吸收性与分子的宏观性质非常密切，Lipinski 提出类药 5 原则（rule of five）概念，目的是判断或预测对化合物药代性质的成药性前景（Lipinski CA. Adv Drug Deliv Rev，1997，23：3-25）。Lipinski 将 Derwent Drug Index 数据库中 2245 个临床 II 期以上药物的结构和物化性质归纳出的经验性规律，发现胃肠道吸收进入体内的药物大都符合这个原则，超出类药 5 原则的化合物往往不具备类药性，或难以成口服药。该原则是：①分子量不宜大于 500；②计算的分配系数 Clog$P$ 小于 5；③氢键的给体不多于 5 个；④氢键的接受体不多于 10 个，数值均为 S 的倍数。新药研究中的虚拟筛选，先导物的确定，优化的原则，以及候选药物的选择等，应遵循这个原则。

第二节　化学结构对吸收的影响

一、溶解性

药物吸收的前提是在吸收部位呈溶解状态，水溶解性是吸收的先决条件。若溶解速率高于吸收速率，吸收过程与药物的分散状态和剂型关系较小；若溶解速率低于吸收速率，则溶解速率是吸收过程的限速步骤。

同系列或同类型的固体物质的水溶解度与其熔点有密切的相关性，熔点越高，溶解度越小。这是因为固体物质的高熔点意味着有较强的晶格能，水分子的热运动难以将高晶格能结晶物质分散成溶解状态。

治疗痛风病的药物别嘌呤醇（allopurinol）水溶解度低，可能是分子间形成较强氢键的缘故，这也反映在具有高熔点（365℃）的性质上。若将 6 位羟基与醛化合物生成缩醛，成为别嘌呤醇的前药，熔点降低了，虽然亲脂性增高，但提高了水溶解度。说明熔点是决定这类化合物溶解度的主要因素（表 32-3-1）。

表 32-3-1　别嘌呤醇及其衍生物的熔点和溶解度的关系

R	mp, C	溶解度 mmol/L
H	365	5.73
-CH-OC$_2$H$_5$ / CH$_3$	185	9.17
(环)	203	16.53

二、分配性

多数药物是通过被动扩散的机制透入细胞膜的，透过细胞膜的分子既需要有一定的水溶解性（成为分子分散状态），又应有相当的亲脂性，以适配细胞膜的亲脂质性。药物的亲脂性系指分子或其片断对脂质环境的亲和力，常常用分配系数（partition coefficient，P）表征，分配系数是化合物在两种不相混合的有机相与水相（或缓冲液）中溶解并达到平衡时的浓度比值，用式 1 的对数形式表示。测定 $\lg P$ 值常用的有机相是正辛醇。

$$\lg P = \lg([D]_{有机相}/[D]_{水相}) \tag{1}$$

式中 $[D]_{有机相}$ 和 $[D]_{水相}$ 分别药物在有机相和水相的浓度。药物在两相间的分配是个平衡过程，如果化合物可部分离解，则在水中又存在中性分子与离子间的平衡，只有中性分子可进入有机相。当然，带电荷原子附近的取代基以及电荷的离域化会使解离过程稳定化，因而也不完全排除向有机相中的分配。图32-3-1 是离解性分子在两相中分配的示意图。

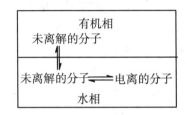

图 32-3-1　离解性分子的分配模式图

表征弱酸或弱碱性化合物的分配性用分布系数（distribution coefficient，D）表示，分布系数是离解性化合物在有机相和缓冲水相中分布达到平衡的浓度比。在给定的 pH 下化合物固有的亲脂性与离解度决定了其有效的亲脂性或净亲脂性。酸性化合物（HA）的分布系数（D）为：

$$D = [HA]_{有机相}/([HA]_{水相} + [A^-]_{水相}) \tag{2}$$

HA 的离解常数为：

$$Ka = [H^+][A^-]/[HA] \tag{3}$$

将式 2 和 3 合并得到式 4 或 5

$$D = P/(1 + \{Ka/[H2-C]\}) \tag{4}$$

$$pH - pKa = \lg(\{P/D\} - 1) \tag{5}$$

因此，

$$\lg D = \lg P - \lg(1 + 10^{pH-pKa}) \tag{6}$$

按照同样的推导，得出碱性化合物的分布系数与分配系数和 pKa、pH 的关系为：

$$\lg D = \lg P - \lg(1 + 10^{pKa-pH}) \tag{7}$$

根据弱酸或弱碱的 pKa、$\lg P$ 和某 pH 值，可由方程 6 和 7 计算出实际的亲脂性。

药物在小肠内吸收大致随分布系数的增大而提高，图 32-3-2 表明了这种趋势，化合物的 $\lg D > 0$ 者几乎完全吸收，两个例外的化合物（Δ）是由于相对分子质量大于 500。

氨苄西林（ampicillin）分子中有羧基，在肠道中因有离解作用，不易被吸收，因而口服效果差。制成易水解性酯，掩盖了极性基团，提高了分子的亲脂性，增加了口服生物利用度，例如仑氨西林（lenampicillin）可口服吸收，到体内后水解出氨苄西林。

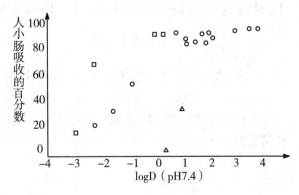

图 32-3-2　不同分布系数的药物与人小肠吸收百分数的关系

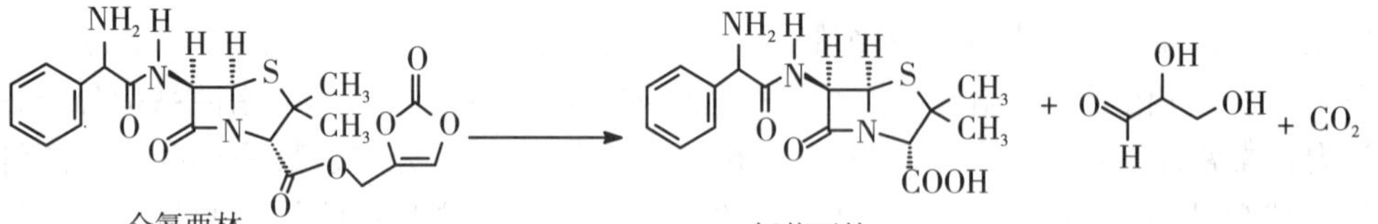

仑氨西林 → 氨苄西林 + (glyceraldehyde) + CO_2

三、离解性

药物的离解度越高，吸收越差。皆知，离解度与化合物的离解常数和介质的 pH 值有关。以苯胺（pKa 4.6）为例，在不同环境中离解型与非离解型的比例是不同的，因而弱酸弱碱性药物在口腔、胃、血液和肠中的吸收是不同的。习惯上酸碱都用 pKa 值表示离解常数。苯胺 ph-NH_2 在唾液中（pH 6）中性分子 ph-NH_2 和质子化苯胺 ph-NH_3^+ 的比例计算如下：

在血液中（pH 7.4）　　　ph-NH_3^+ = 3.98%　　　ph-NH_2 = 100%
在胃中（pH 2）　　　　　ph-NH_3^+ = 39800%　　　ph-NH_2 = 100%
在肠中（pH 5）　　　　　ph-NH_3^+ = 39.8%　　　ph-NH_2 = 100%

因而，药物在胃肠道的不同 pH 环境，因酸性或碱性药物的中性和离解型分子的比例不同，吸收状况不同。为使磺胺药抑制肠道的深部细菌，分子中可引入不易被吸收的离解性基团，例如将琥珀酸或邻苯二甲酸经单酰胺键分别与磺胺噻唑和磺胺乙酰相连，得到琥珀磺胺噻唑（succinylsulfathiazole）和酞磺醋胺（phthalylsulfacetamide），羧酸的 pKa 大约为 4，肠中的 pH8，几乎全部解离，因而不被吸收，待酰胺键被肠中酶水解后，分别生成磺胺噻唑和磺胺乙酰而抑菌。

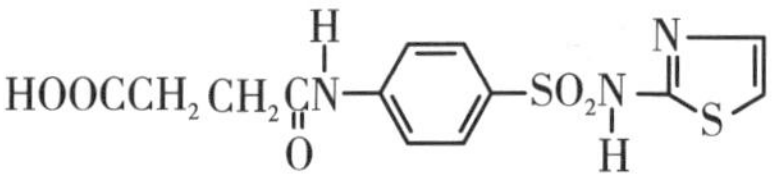

琥珀磺胺噻唑 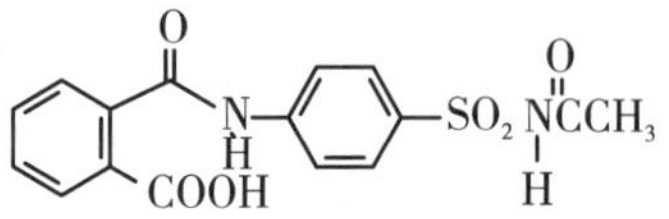　　　　　　　　　酞磺醋胺

阿卒费丁（azulfidine）是磺胺吡啶与 5-氨基水杨酸经偶氮基相连的化合物，治疗过敏性结肠炎。在肠中细菌的作用下，阿卒费丁的偶氮基被还原裂解，生成 5-氨基水杨酸而起效。所以，阿卒费丁是 5-氨基水杨酸的前药。

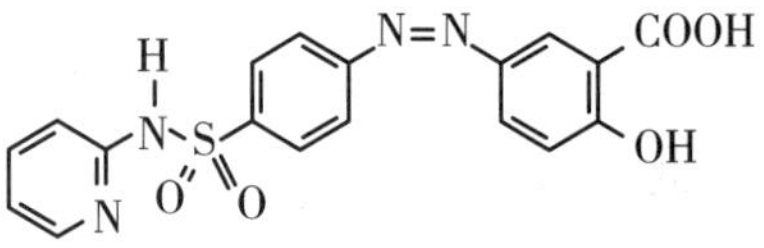

阿卒费丁

四、化学结构与吸收作用的定量关系

Lien 最早用多重回归分析方法对药物的化学结构（或物理化学性质）与吸收的定量关系，提出了如下的数学模型。（Lien E and Wang PH. J Pharm Sci, 1980, 69：648 – 650）。

$$\lg 吸收\% 或 \lg k = -a(\lg P)^2 + b\lg P - c\lg(U/D) + d\lg M + e\lg\chi + f \qquad (8)$$

式中，$\lg k$ 为吸收速率常数的对数；P 为药物的分配系数；（U/D）为化合物的离解度［弱酸的 $\lg (U/D)$ = pKa – pH；弱碱的 $\lg (U/D)$ = pH – pKa］；M 为分子量；χ 为药物的立体因素。

中性化合物或化合物的 pKa 相同时，$\lg (U/D)$ 为常数，而且当分子量或立体因素相近时，方程 8 可化简为方程 9：

$$\lg k = -a (\lg P)^2 + b\lg P + c \qquad (9)$$

方程 9 说明药物的分配系数决定吸收速率，二者多呈抛物线关系。在低分配系数范围内，随着分配系数或脂溶性的增加吸收速率提高，达到最大吸收速率后，再增高脂溶性，吸收速率下降。具有最大吸收速率的分配系数称作最适分配系数，用 $\lg P_{opt}$ 表示。$\lg P_{opt}$ 可由式 10 计算：

$$\lg P_{opt} = b/2a \tag{10}$$

$\lg P_{opt}$ 是机体的生物膜与被吸收药物的特征值。

烷基取代的氨基甲酸酯类化合物在胃和肠中的吸收速率与结构的关系为：

在胃中：

$$\lg k = -0.075 \ (\lg P)^2 + 0.251\lg P - 2.212 \tag{11}$$

$$n = 13, \qquad r = 0.888, \qquad s = 0.066, \qquad \lg P_{opt} = 1.67$$

同样的化合物在肠中：

$$\lg k = -0.090 \ (\lg P)^2 + 0.059\lg P - 0.853 \tag{12}$$

$$n = 13, \qquad r = 0.860, \qquad s = 0.080, \qquad \lg P_{opt} = 0.39$$

比较方程 11 和 12，可知在肠中的吸收是胃中的 22 倍（两个方程的常数项差值 1.357 的反对数），可解释为肠的表面积较大容易吸收的缘故。肠和胃的最大吸收速率的分配系数相差 1.28 个对数单位，即在肠中吸收时所需化合物的亲脂性比胃中吸收约低 20 倍。图 32-3-3 为方程 11 和 12 的曲线图。

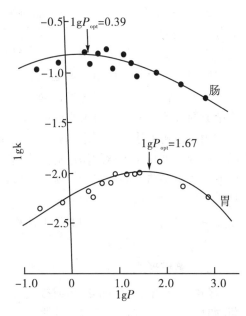

图 32-3-3 烷基化的氨基甲酸酯在胃和肠中吸收速率与分配系数（正辛醇 - 水）的抛物线关系

第三节 化学结构对分布的影响

一、分子大小

水溶性强、分子量较小的有机分子可以穿过毛细血管壁上的小孔，例如分子量低于 100 的尿素或甘油分子等能够自由地穿越血管。与血浆蛋白结合的药物不能离开毛细血管。

血浆代用品是利用其分子量大、不能穿越血管壁和具有胶体渗透压的性质，维持血液循环中的容积。例如糊精，聚葡萄糖、明胶和聚乙烯吡咯烷酮等。要求代用品无毒性，有适宜的分子量，可停留在血管中，维持一定量的体液，对化学结构无特定要求。血浆代用品的分子设计主要有两个问题：适宜的分子量和无抗原反应。

药物的分布程度取决于药物的化学结构、环境的 pH、与血浆蛋白和组织蛋白的结合作用等。

二、亲脂性

药物穿越细胞膜并向组织器官内分布，要求有一定的亲脂性，这是因为决定药物分布速率有两个因素，一是药物的浓度梯度，另一是扩散常数，扩散常数与分配系数相关，而化合物的分配系数是亲脂性的量度。

药物分布的一个重要方面是在中枢神经系统和外周分布的关系。中枢与外周循环之间由血脑屏障隔开，穿越血脑屏障的药物一般需要更高的亲脂性。Kutter 等对 11 个吗啡类镇痛药的分布过程进行了精确的研究，用静脉注射（iv）和颅内注射（iventr）观察对动物的镇痛效果（Kutter E. J Med Chem, 1970, 13:801-805）。认为静脉注射的最低有效剂量（于呈现最大镇痛作用的时刻）受两个因素控制：穿越血脑屏障的能力和与阿片受体的亲和力（式 13），而颅内注射镇痛的最低有效剂量只与受体亲和力相关（式 14）：

$$-\lg ED_{(iv)} = \mathrm{a}\ \lg A_{透入} + \mathrm{b}\ \lg k_{亲和力} + c \qquad (13)$$

$$-\lg ED_{(iventr)} = \lg k_{亲和力} + d \qquad (14)$$

式中，$ED_{(iv)}$ 和 $ED_{(inventr)}$ 分别代表药物呈现相同镇痛效果的静脉注射剂量和颅内注射剂量；$\lg A_{透入}$ 代表药物穿越血脑屏障的能力；$k_{亲和力}$ 表示药物对受体的亲和力。式 13 减去式 14，消除了药物与受体结合的一项，得到：

$$-\lg ED_{(iv)} - [-\lg ED_{(iventr)}] = \mathrm{a}\ \lg A_{透入} + c' \qquad (15)$$

或

$$\lg [ED_{(iventr)} - ED_{(iv)}] = \mathrm{a}\ \lg A_{透入} + c' \qquad (16)$$

用式 16 作为数学模型分析实验数据，得到的最佳回归方程为：

$$\lg [ED_{(iventr)} - ED_{(iv)}] = 0.79\ \lg P - \lg(32.2\ P^{0.86} + 1) + 0.82 \qquad (17)$$

$$n = 11, \qquad r = 0.99, \qquad s = 0.35$$

式 17 的左方代表药物穿越血脑屏障的能力，数值越大，进入中枢的能力越强；方程右方说明向中枢的分布过程为非线性关系，因而有最适宜过血脑屏障的分配系数值 $\lg P_{opt}$。笔者用比较分子力场分析法研究了上述数据的三维定量构效关系，结构表明立体场和静电场影响穿越血脑屏障，该立体场隐含了药物与血脑屏障的范德华作用（朱七庆，屈凌波，郭宗儒．药学学报，1999，34：510）。

用放射性核素标记的药物，脑内和静脉注射后 3～5 分钟后测定脑内和血浆中的放射活性，脑内和血浆中放射性比值的对数与疏水性的关系与上述镇痛模型的结论是一致的。

用微透析方法可以测定脑脊髓中细胞外液的药物浓度，通常作为穿越血脑屏障的量度。药物在脑脊髓液中的浓度与对中枢的作用的强度密切相关。在脑中未与蛋白结合的游离药物与血中游离药物的浓度比值，取决于药物的亲脂性，例如极性强的药物阿替洛尔（atenolol）脑中浓度只是血药浓度的 0.4%，而高亲脂性的卡马西平（carbamazepine）的脑中和血中药物浓度相同。图 32-3-4 是口服 5 个不同亲脂性药物在一定时间内脑中药物的曲线下面积（AUC）与血中的 AUC 之比（Fowle WA，Butz ASE，Jones EC，et al．J Clin Pharmacol，1986，22：61－71）。

三、氢键形成能力对分布的影响

药物分子中含有氢键给体或接受体，增加了分子的极性，不利于进入中枢神经系统。因而设计 CNS 药物时宜避免或有较少氢键。反之，作用于外周的药物，为避免对中枢的作用，宜引入可形成氢键的原子或基团。例如抗过敏药物 H_1 受体阻断剂应只作用于外周而不进入 CNS，Young 等研究了 6 种抗组胺药物，发现脑内和血液中药物的比值与药物形成氢键的能力呈反变关系。图 32-3-5 的横坐标 $\Delta\lg P$，是化合物在环己烷的分配系数与在正辛醇的分配系数之差，该差值用以表征药物的形成氢键能力（Young RC，Mitchell RCBrown TH，et al．J Med Chem，1988，31：656－671）。

四、电荷对分布的影响

药物成离解状态而带电荷时，较难穿越细胞膜和血脑屏障，因而成为分布过程的限制因素。作用于外周的药物，不希望进入中枢神经系统，为此，可在药物结构中加入离解性基团。反之，作用于中枢神经的药物，穿越血脑屏障则是前提。抗肿瘤药物往往作用于细胞内核酸、酶或蛋白质，所以，进入细胞内是抗肿瘤药物作用的先决条件。显然，这类药物不宜有牢固连接的完全解离的基团。但若药物在进入细胞或中枢之前，离解性基团被裂解掉则是可行的，用这种方法进行结构改造，有很大的自由度。

有机胺类有较弱的碱性，在生理条件下，只有部分离解，因而会部分地以中性分子的形式进入穿越细胞膜或 CNS。但若被季铵化，则因难以穿越血脑屏障而避免了中枢作用。例如，胆碱酯酶抑制剂碘依可酯（ecothiopate iodide）是硫磷酯的碘甲烷化产物，只作用与中枢外的胆碱酯酶，而硫磷酯可抑制中枢与外周的胆碱酯酶。

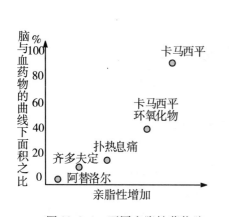

图 32-3-4 不同亲脂性药物脑中与血液中药物的 AUC 之比的关系

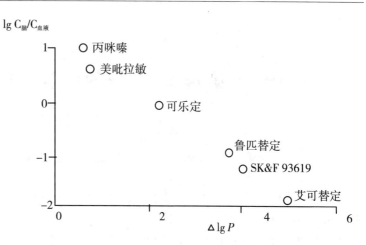

图 32-3-5 抗组胺药物进入中枢的浓度与形成氢键能力的关系

碘依可酯   硫磷酯

阿托品是叔胺化合物可进入脑内，因而有中枢作用，而季铵化的异丙托溴铵（ipratropium bromide）只对外周神经有解痉作用，为支气管扩张药。

阿托品   异丙托三臭铵

分子中有强酸性基团如磺酸基时，在体内 pH 条件下可完全离解成负离子，在肠内吸收较慢，但肾脏吸收较快，故分子中引入磺酸基可降低生理活性、蓄积性、致癌性和毒性。例如，β-萘胺有致癌作用，而2-氨基萘-7,8-二磺酸二钠则无致癌作用。奶油黄（butter yellow）为强致癌剂，而引入磺酸基后成为无致癌作用的甲基橙（methyl orange）。

2-萘胺   2-氨基萘-7,8-二磺酸二钠

奶油黄   甲基橙

第四章　药物的化学结构与药效的关系

第一节　药物 – 受体相互作用的本质

药物与受体的结合，始自于分子识别（molecular recognition）。药物分子与受体结合部位形状的互补，原子和基团在空间的化学适配，导致药物（小）分子与生物（大）分子之间的物理化学作用。结合的本质是双方原子和（或）基团之间的化学键合，这些键合虽有强弱之分，但均以系统总能量的下降为基础所驱动。药物 – 受体复合物的结合常数或离解常数 K_d 与系统自由能变化呈如下关系：

$$\Delta G^o = -2.303 \ RT \ \lg K_d \tag{1}$$

式 1 中，K_d 为复合物离解常数，ΔG^o 是药物与受体形成复合物的 Gibbs 自由能变化，T 是绝对温度，R 为气体常数。该式表明，ΔG^o 绝对值越大，生成的复合物越稳定。形成的化学键力越强，对自由能的贡献越大，结合力越强。表 32-4-1 列出了药物 – 受体相互作用的键合类型。

表 32-4-1　药物 – 受体相互作用的键合类型

键型	键型（kcal/mol）	举例
增强离子键	– 10	
离子键	– 5	
离子 – 偶极键	– （1 – 7）	
偶极 – 偶极键	– （1 – 7）	
氢键	– （1 – 7）	
电荷转移	– （1 – 7）	
疏水相互作用	– 1	
π-阳离子相互作用		
范德华作用	– （0.5 – 1）	
共价键作用	40 ~ 100	RO-COR'

一、离子－离子作用

正负离子间的静电引力，产生离子－离子相互作用（ion-ion interaction），这是熟知和容易测量的作用能，其本质是一个分子带正电的原子核与另一分子的带负电的电子的吸引力，用库仑定律表征。

$$E = \frac{q_1 \times q_2}{D \times r} \tag{2}$$

式2中，E为静电作用能，q_1和q_2为相互作用原子的电量，D为介电常数，r为电荷之间的距离。当介质为水时，D为79，在疏水环境中D为40，在蛋白质分子表面的D值通常定为28，蛋白质内部的疏水腔中D值可低至4。

离子－离子静电作用无方向性，对随机转运过程中的药物分子与受体的初始识别、趋近和结合具有重要作用。静电作用能与距离的一次方成反比（注意：静电作用力与距离的平方成反比），是随着距离的加长能量变化最慢的引力，因此在受体与药物的离子间的识别表现为长程作用。

构成蛋白质和多肽的酸性氨基酸残基如天冬氨酸和谷氨酸，在形成肽键后侧链含有游离羧基，在生理pH条件下可部分离解成负离子；碱性氨基酸残基如赖氨酸和精氨酸的游离氨基可被质子化形成正离子；核酸的磷酸基具有负电荷。这些离子可与含有相反电荷的药物分子（持久性电荷如季铵离子和磺酸基，部分离解性基团如羧酸和氨基等）可发生离子－离子相互作用。

二、离子－偶极作用

离子－偶极作用（ion-dipole interaction）是带电荷的原子或基团与含有偶极的基团之间的静电引力。电负性强的元素如氧、氮和卤素等原子与碳原子形成的共价键是极性键，碳原子的电荷密度降低，有部分正电性，氧、氮和卤素等杂原子有负电性，因而酰胺、酯、醛、酮、醚和卤化物等均构成偶极键。药物分子和受体分别存在电荷和偶极并发生相互作用时，用式3表征：

$$E = \frac{N \times q \times \mu \times cos\theta}{D \times (r^2 - d^2)} \tag{3}$$

式中，N为气体常数，q是电荷电量；μ为分子的偶极矩；θ是偶极方向与电荷至偶极中心连线的夹角；D为介电常数；r为电荷至偶极中心的距离；d为偶极长度。偶极矩是个向量，具有方向性，电荷与偶极的取向的不同可影响相互作用的强度，随方向的变化而增强或减弱，体现了特异性相互作用。离子－偶极作用能与距离的平方成反比，仍属于长程作用，但弱于离子－离子作用能。

基质金属蛋白酶的活性中心如锌离子可与原子的未偶电子对发生配位结合，例如与巯基、咪唑环或羟肟酸的硫或氮原子结合，这些基团在金属蛋白酶与抑制剂形成复合物起重要作用。

三、偶极－偶极作用

两个偶极分子或偶极键之间发生的静电引力，称作偶极－偶极作用（dipole-dipole interaction），其作用能取决于两个偶极矩μ_1和μ_2的强度，和两个偶极的方向与偶极中心的两个夹角的余弦$cos\theta_1$和$cos\theta_2$，以及两个偶极中心间距离d和介电常数D，如式4所示：

$$E = \frac{2 \times \mu_1 \times \mu_2 \times cos\theta_1 \times cos\theta_2}{D \times d^3} \tag{4}$$

式4表明，偶极－偶极作用能与距离的三次方成反比，提示该作用弱于离子－偶极作用。

由于受体和药物分子中元素电负性存在的差异，从而广泛存在偶极键，所以这类作用的总和是相当可观的，对维持特异性识别和结合有重要的贡献。

在疏水环境中发生的静电作用能强于水或电解质溶液中，系因水分子对偶极或电荷的屏蔽作用，减弱了静电作用能。图32-4-1表示了乙酰胆碱与受体间的偶极作用。

四、氢键作用

由于氢元素有较低的电负性，原子核外只有一个电子，当氢原子与强电负性原子相连时，导致成键

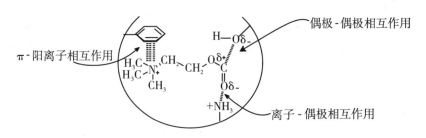

图 32-4-1　乙酰胆碱与受体间的偶极相互作用

电子的偏移，使氢原子具有部分的正电性，犹如裸露的原子核，因而可与带有未偶电子对的原子形成静电引力，这就是氢键。氢键的键长一般小于范德华半径之和，例如 N—H⋯O 的氢键距离为 0.28 ~ 0.32nm。形成氢键时提供氢原子的一方为氢给体（hydrogen bond donor），提供未偶电子对的原子为氢接受体（hydrogen bond acceptor）。

氢键在生物系统中占有重要的地位，例如维持 DNA 的双螺旋结构是靠碱基对之间的氢键维持，在腺嘌呤 A 与胸腺嘧啶 T 间形成两个氢键，鸟嘌呤 G 与胞嘧啶 C 间形成三个氢键。维持蛋白质 α 螺旋或 β 片层是靠酰胺中的氧与另一残基的 H-N 氢之间形成氢键。氢键的相互作用能大约为 –1 ~ –7kcal/mol。

氢键具有方向性，例如 N—H—O＝C 的氢键 N—H⋯O 的键角为 150 ~ 180°，C＝O⋯H 的键角为 100 ~ 180°。所以，在药物与受体形成氢键时，双方识别过程的原子或基团在空间上需要有适宜的位置和距离，这种空间配置和取向决定了特异性结合。

雌二醇与雌激素受体的结合的一个重要特征是 3 位酚羟基同时与 Glu 363 和 Arg 394 和结构水（W）形成 3 个氢键（图 32-4-2a），酚羟基既是氢键的接受体，也是氢键的给体。而黄体酮的 3 位酮基只作为氢键的接受体与孕激素受体蛋白形成氢键网络（图 32-4-2b）。

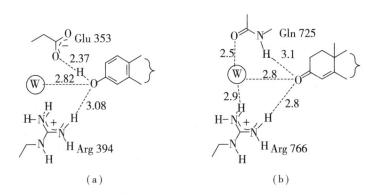

图 32-4-2　雌二醇与雌激素受体（a）和黄体酮与孕激素受体（b）氢键结合的示意图

五、电荷转移作用

当分子或其结构片段是良好的电子给体，并以适宜的方向与另一接受电子的分子或片段相趋近时，给体可将部分电荷转移到接受体上，该过程称作电荷转移作用（charge-transfer action），电荷转移作用可认为是分子之间的偶极 – 偶极相互作用。电荷转移的能力与给体的电离势或最高占据轨道能（HOMO）和接受体对电子的亲和力或最低空轨道能（LUMO）之差值成正比，相差越大，转移能越强。例如含有取代的苯甲酰基的 5-HT$_{2a}$ 受体阻断剂，苯甲酰基作为电荷的接受体与受体分子中的色氨酸（电荷的给体）发生电荷转移作用，构效关系表明，取代的苯甲酰的 LUMO 与活性有显著的相关性。

电荷的给体大都是富含电荷的分子或基团，例如烯、炔、含推电子基团的芳环、含孤电子对的杂原子等。蛋白质中酪氨酸残基的苯环，天冬或谷氨酸的羧基是电子给体；电荷接受体是缺电子基团，例如

烯、炔、含拉电子基团的芳环或含有弱酸性氢的基团等。半胱氨酸的巯基是
电荷接受体。组氨酸、色氨酸、天冬酰胺等残基既是电荷的给体也是接受体。
研究表明，抗真菌药四氯二氰苯（电荷接受体）与真菌蛋白的酪氨酸残基
（电荷给体）发生电荷转移，两个芳环呈平行配置是必要条件，如图 32-4-3
所示。抗疟药氯喹嵌入到疟原虫 DNA 链中并与之与结合，也是电荷转移
作用。

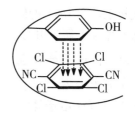

图 32-4-3 四氯二氰苯
与酪氨酸残基的电荷转移示
意图

六、疏水作用

碳元素的电负性与氢相近，碳－氢键的极性较小，烃基不能形成氢键。
非极性化合物不溶于水，不能被水溶剂化，因而当它们被水包围时，有很强的互相连合的趋势，以减少
与水接触的界面，使界面上有序排列的水分子减少. 熵值增高，系统自由能降低。非极性分子的融合得
越多，与水分子的接触表面越小，熵值的增高与非极性分子的表面积成反比。这种非极性分子或基团相
互融合和收缩，增加系统中水分子的无序状态的推动力就是疏水作用。

疏水作用与分子中疏水基团的数目成正比，烷基越多，疏水性越强。两个亚甲基疏水作用释放的能
量大约为 0.7 kcal/mol，能量虽然较小，但众多烷基或亚烷基间的疏水作用可形成较强的结合力。

图 32-4-4 是药物分子与受体间疏水相互作用的模式图。非极性区域的接触，将一些原来规则排布的
水分子，"排挤"出去，成为无序状态，从而获得了熵效应，降低了系统的自由能，稳定了药物和受体的
疏水区域的相互作用。

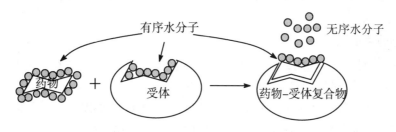

图 32-4-4 药物－受体疏水作用的模式图

构成蛋白质的氨基酸侧链若为疏水性基团，例如苯丙、异亮、亮、缬和甲硫氨酸的苄基、烷基和硫
醚基，在相近的空间可互相融合，这种疏水融合（hydrophobic collapse）形成蛋白质的疏水腔（hydropho-
bic pocket）或疏水缝隙，可与药物分子的疏水基团或片段发生疏水相互作用。

其实疏水作用也有焓贡献。在结合前水分子占据了疏水结合位置，不能与蛋白形成氢键。水分子被
释放后，这些原来有序水分子与其他水分子缔合成氢键，而且疏水基团之间的接触也会因色散力而起到
有利作用。

维生素 A 与维甲结合蛋白的结合是以疏水作用为推动力的，离解常数 K_d 为 190nmol/L，结合自由能
相当于 -38kJ/mol。X 线晶体学研究表明它们之间没有氢键作用，维生素 A 的分子总表面积为 32.6nm^2，
其中 29.5nm^2（90%）结合于蛋白的疏水表面。

七、范德华作用

分子中原子的振动导致原子核与核外电子有瞬息的偏移，产生瞬息偶极。当两个未成键原子互相靠
近，会有短暂的吸引力，即范德华作用（van der Waal interaction），又称色散力（dispersion force）。范德
华引力的瞬息作用时间为 10^{-8}s，而且非常微弱，每对原子的作用能为 -0.5 kcal/mol，且与原子间距离的
6 次方成反比，因此在药物与受体相互作用时，只有当原子靠近到 0.4～0.6nm 时方可出现。所有原子或
基团间均存在范德华作用，当受体与药物的众多原子和基团在空间上配置适宜和接近时，这种作用是重
要因素，表现为特异性作用。由原子中心到可允许另外原子进入到最近的空间外廓间距离，称为范德华
半径，范德华半径与共价键长相比要长得多。

分子越复杂，原子或基团间接触点越多，范德华作用总和越大。多环芳烃致癌物与 DNA 的作用，吖

啶类抗疟药与 DNA 的结合起源于范德华引力。根据热力学计算，甾类化合物与受体结合能的主要来源是疏水作用和范德华引力。

八、阳离子-π 相互作用

阳离子-π 相互作用（cation-π interaction）是由有机或无机阳离子与 π 电子体系的负电势之间形成的静电引力，能量强度与氢键相近。有机阳离子与苯丙氨酸、酪氨酸、色氨酸的芳香环之间的阳离子-π 结合力大约为 −8 ~ −16kJ/mol！在水介质中，阳离子-π 作用强于盐键。药物与受体之间发生阳离子-π 相互作用，可以是双向的，药物分子的阳离子可与蛋白质中的芳香环 π 电子面形成阳离子-π 相互作用；蛋白质中的精、赖、组氨酸等在生理 pH 条件下可被质子化，形成的阳离子也可与药物分子中的芳香环 π 电子结合。乙酰胆碱与乙酰胆碱酯酶的结合是经季铵离子与芳香氨基酸残基的 π 电子相结合，与蟾蜍乙酰胆碱受体的结合是季铵离子与 α 亚基的 Trp149 发生阳离子-π 相互作用。图 32-4-5 是乙酰胆碱的季氮离子与乙酰胆碱酯酶结合部位的芳香环 π 键的相互作用。此外，G-蛋白偶联受体与某些配体的相互作用、神经递质与其运载蛋白的结合、免疫系统的蛋白－蛋白相互作用以及酶－底物（抑制剂）的结合都有阳离子-π 相互作用的参与。

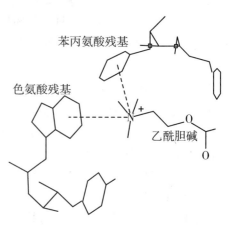

图 32-4-5 乙酰胆碱的季铵离子与乙酰胆碱酯酶结合部位的芳香环 π 键的相互作用

九、药物－受体的共价键作用

前面述及的药物－受体相互作用，在原子之间形成的键合较弱，均未发生电荷的共享形成共价键，因而是可逆性作用，特异性较强。

药物与受体的某（些）原子形成共价键，表现在共享一对或数对电子，共价键键能很高，除非被体内特异的酶催化裂解外，难以复原，因而这样的药物产生的作用比较持久，为不可逆过程。共价键的形成多见于化学治疗药，使病原体的受体与药物形成共价键，发生持久性毒性。

与受体发生共价键结合的药物分子中，一般含有亲电性基团或原子，与受体部位的亲核性基团或原子反应，生成共价键。体内组织成分中存在大量亲核性基团，为避免对正常成分的损伤，要求药物分子的内尽量避免有亲电性基团。若必需的亲电性基团（如某些抗肿瘤和抗菌药物）应有高度的选择性作用。

例如 β-内酰胺类药物（青霉素和头孢菌素）的选择性抗菌作用，是因为分子内的 β-内酰胺结构具有内张力，有潜在的化学活性。而且 β-内酰胺的立体结构与构成细菌细胞壁的酰化 *D*-丙氨酰-*D*-丙氨酸相似，后者是细菌转肽酶（peptidyl transferase）的底物。β-内酰胺模拟酰化的 *D*-丙氨酰-*D*-丙氨酸片断，将转肽酶酰化，抑制了细菌的生长。青霉素与转肽酶形成共价键的机制如图 32-4-6 所示。

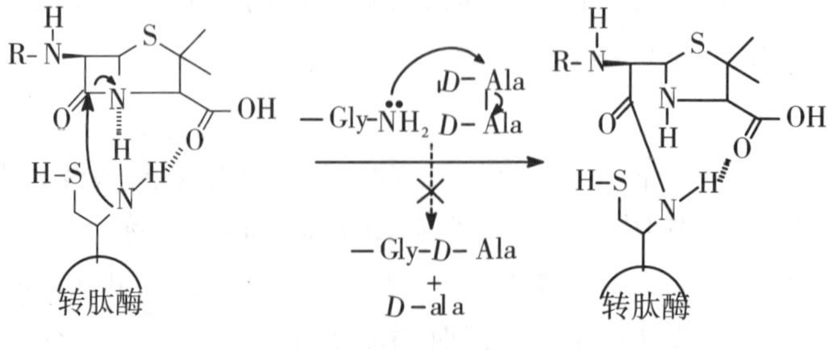

图 32-4-6 青霉素抑制转肽酶的示意图

表皮生长因子受体（EGFR）酪氨酸激酶抑制剂培利替尼（pelitinib）可选择性阻断 EGFR 信号转导系统，是阻止恶性肿瘤细胞增殖的抗癌药物，其作用机制是分子结构模拟并占据了 ATP 的结合位点，阻止了酪氨酸自磷酸化过程。分子中 6 位胺基丁烯酰胺基团与酶的半胱氨酸残基 Cys773 发生特异性的烷基化（麦克尔加成），形成不可逆的共价结合，导致激酶失活。图 32-4-7 是培利替尼与 EGFR 蛋白结合的分子模拟图，虚线表示侧链的 β 碳原子与 Cys773 的巯基的距离（Akula N，Bhalla J，Sridhar J，et al. Bioorg Med Chem Lett，2004，14：3397 - 3400）。

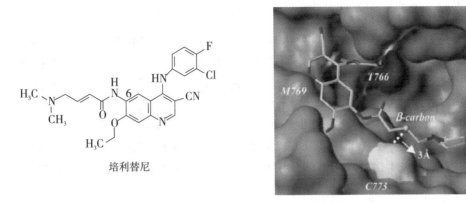

图 32-4-7 培利替尼与 EGFR 的结合模式

　　氮芥（nitrogen mustard）类双功能生物烷化剂的抗癌作用是在 DNA 的碱基或磷酸基部位发生了烷化作用，形成交叉联结。烷化的 DNA 发生了变形或链断裂而丧失功能，起到杀伤癌细胞作用，过程如图 32-4-8 所示。

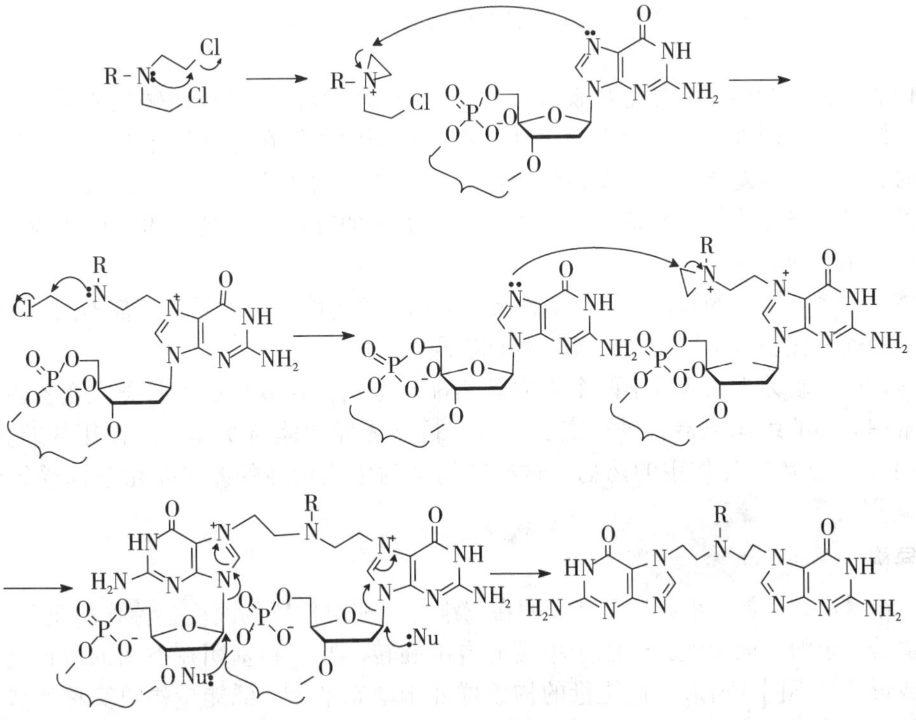

图 32-4-8 氮芥与 DNA 作用的机制

　　药物同病原体如微生物、原虫或癌细胞的受体的相互作用，若生成共价键，由于其不可逆性和因此所产生的持久作用及治疗效果，是一些化学治疗药物的作用基础。经共价键与受体结合的药物产生有益效果，其关键是选择性问题。只与病原体受体形成共价键合，而不与宿主正常成分作用，即选择性毒性（selective toxicity），是理想的化疗药物。

第二节　药物立体化学对活性的影响

受体对药物的识别和结合过程是在三维空间中进行的，适宜的立体配置是实现结合过程的重要前提。药物与受体分子的立体化学，包括结构骨架、原子和功能基在空间的位置都起重要作用。

一、构型对药物作用的影响

药物分子的构型是影响与受体结合的重要因素。所谓构型是指分子中原子或基团连接于刚性骨架（双键或环系）或不对称的手性部位，造成在空间排列不同的异构现象，又可分为旋光异构体和几何异构体。图 32-4-9 是构型异构体与受体的不同契合。假定药物与受体之间特异性作用，至少有 3 个功能基团参与，因而旋光异构体活性的差异是由于只有 1 个异构体能够满足与受体发生适宜的契合。图中（＋）异构体的 3 点 A、B 和 C，满足了与手性受体中心 A′、B′、C′的最适结合的要求；而（－）异构体只有两点结合，这种不利的结合使（－）型活性低下或无活性。几何异构又称顺反异构，顺式体与反式体同受体的平面结合同样有差别。关于构型异构体的活性差别除了与受体直接作用的影响外，还有药代动力学的因素。

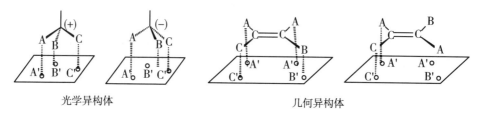

光学异构体　　　　　　　　　　几何异构体

图 32-4-9　药物的构型对受体结合影响的示意图

旋光异构体和几何异构体在穿越生物膜（吸收、分布和排泄）以及代谢转化的速率是不一样的。旋光异构体之间除旋光性不同外，其他物理化学性质都是相同的。但在与其他非对称物质相互作用或处于非对称环境中时，则显示出差异。例如在转运中与其他立体异构物质如载体蛋白的结合是不相同的，因而到达靶器官的两种旋光异构体的药量或浓度不同。酶催化的反应通常是立体特异性的，被代谢转化的旋光异构药物因而也有很大差别。

几何异构体是两个不同的物质，物理化学性质如 pKa、溶解度、分配系数等都不同，吸收、分布和排泄的速率不同，因而药代动力学性质往往有很大的差异。

立体异构体在药代动力学和药效学两个方面既然都有差别，弄清楚这种差异究竟各占的比例显然是很重要的。通常用离体的组织或器官进行实验，对解析立体异构体与受体相互作用的差异是很有效的。表 32-4-2 列举了一些立体特异作用的药物，这些异构体的生物活性的差异是由于同受体作用的差异引起的。

二、构象异构

分子中由于单键的自由旋转引起原子和基团在三维空间相对位置的改变，称作构象异构。一般而言，刚性分子的构象是固定的，而柔性分子由于单键的自由旋转，原子和基团在空间的位置就不固定了，因而分子的构象或形状也不同，所形成低能量的构象群处于动态平衡。低能量构象又称优势构象。药物呈现药理活性的构象称作药效构象，药效构象的能量一般较高于优势构象。

许多内源性物质如活性肽和神经递质为柔性分子，在体内可采取多种低能构象，与相应的受体结合引发特异的效应。例如，乙酰胆碱（1）在结晶状态下为参差式构象（2），在水溶液中成邻位交叉式（3），为了揭示乙酰胆碱与烟碱样受体或毒蕈碱受体结合呈现激动作用时是否有不同的构象，可用构象限制类似物（conformationally restricted analogue）佐证。例如，（＋）-反式-2-乙酰氧基环丙基三甲铵（4）模拟参差式构象，其毒蕈碱样活性与乙酰胆碱相当，但无烟碱样作用；（－）-反式体（5）和（±）-顺式体（6）均无毒蕈碱和烟碱样作用，说明乙酰胆碱产生毒蕈碱样作用的构象体为参差式构象。

表32-4-2　药物的立体特异性

药物及作用类型	结构	异构体活性
	光学异构体	
氯苯那敏（抗过敏药） chlorophenamine	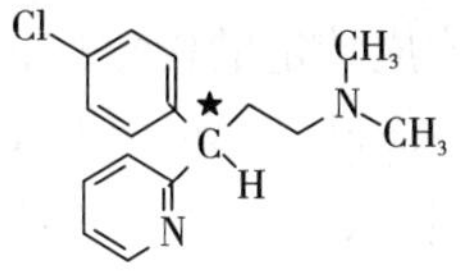	（＋）-异构体活性比（－）-异构体强12倍
氨氯地平（降压药） amlodipine	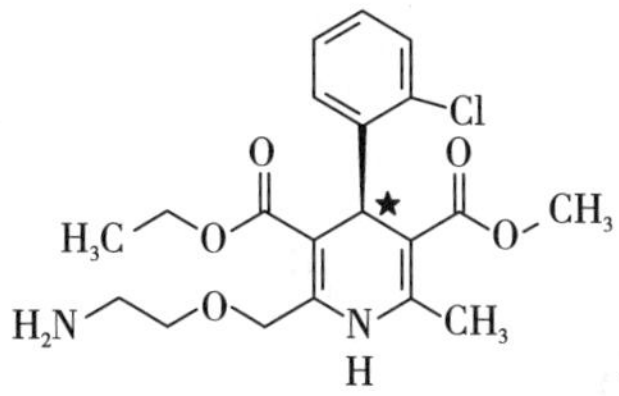	只有 S-（－）-异构体有活性
α-甲基多巴（降压药） α-methyldopa	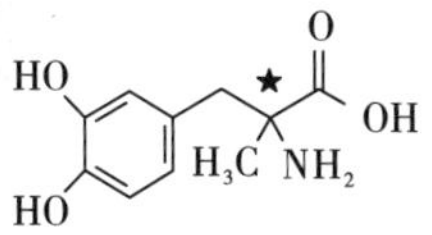	只有（－）-异构体有活性
美沙酮（镇痛药） methadone	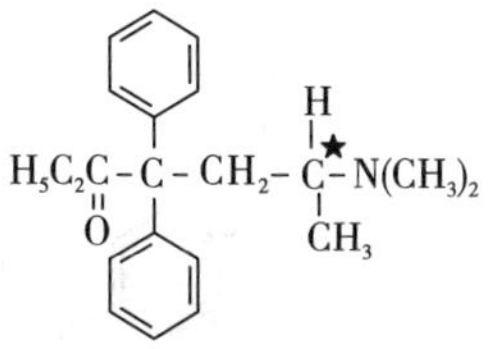	只有（－）-异构体有活性
	几何异构体	
氯丙硫蒽（抗精神病药） trans-chloroprothixene	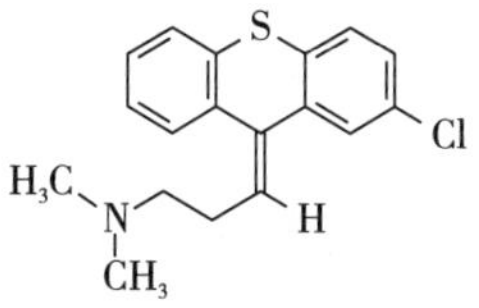	反式比顺式的活性高5～50倍
己烯雌酚（雌激素激动剂） diethylstilbestrol	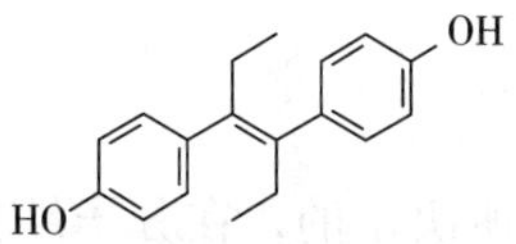	只有反式有活性

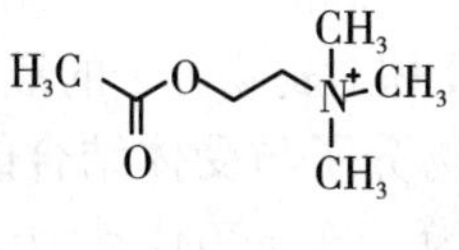

1 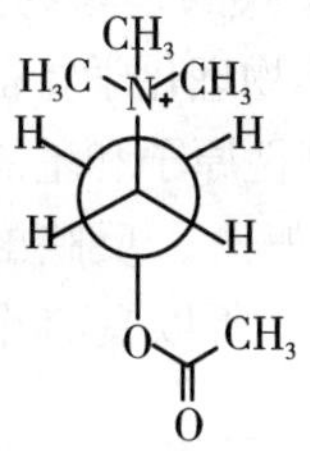　2 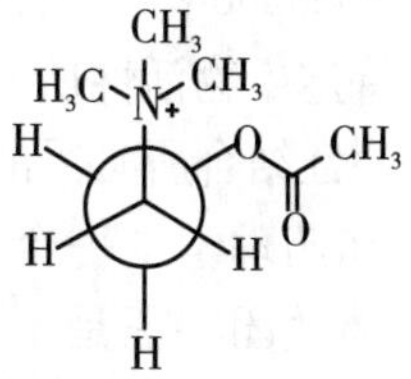　3

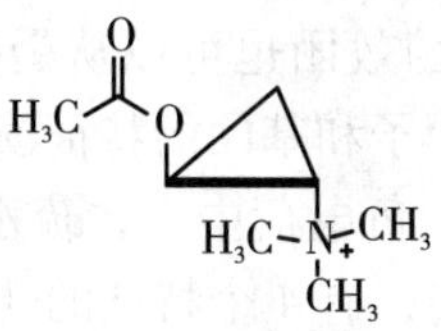

4 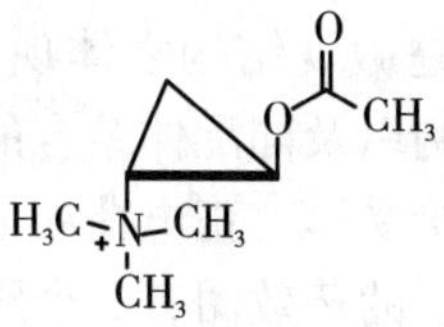　5 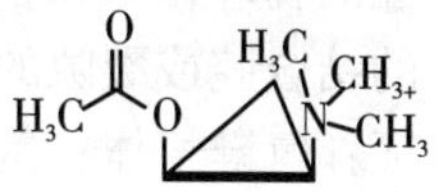　6

　　整合素（integrin）受体家族与配体结合的重要氨基酸序列为 Arg-Gly-Asp-（RGD），是血小板聚集和许多生理过程的重要环节，血小板活化和聚集是发生血栓病的重要因素，导致纤维蛋白原与血小板Ⅱb/Ⅲa 受体结合。蛇毒或水蛭素中含有 RGD 的线形或环状肽结构，阻断Ⅱb/Ⅲa 受体活化，从而抑制血小板的聚集。含有或模拟 RGD 结构的肽或拟肽有可能成为抗血栓药物。用¹HNMR 研究了对Ⅱb/Ⅲa 受体有强效抑制作用的环肽，证明甘氨酸 – 天冬氨酸的构象为 β 转折，作为碱性基团的精氨酸的胍基和酸性的天冬氨酸的羧基，被这 3 个氨基酸骨架支撑，在空间构成特定的构象配置，要求羧基碳原子与胍基氮原子的距离为 1.5～1.6nm（Fisher MJ，Gunn B，Harms S，et al．J Med Chem．1997，40：2085 – 2101）。非肽类Ⅱb/Ⅲa 受体拮抗剂拉米非班（lamifiban）和西拉非班（sibrafiban）是作用于Ⅱb/Ⅲa 受体新型抗血栓药，都有相隔的碱性和酸性基团配置。

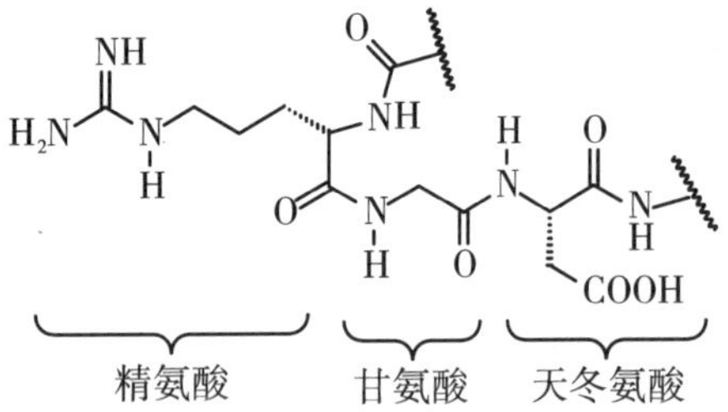

RGD（精氨酸、甘氨酸、天冬氨酸）

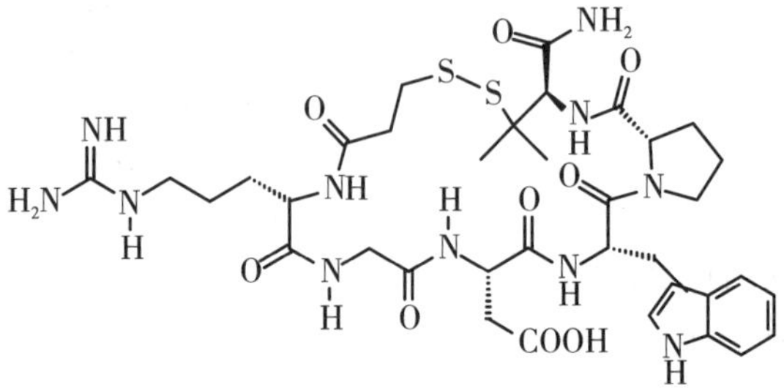

环肽

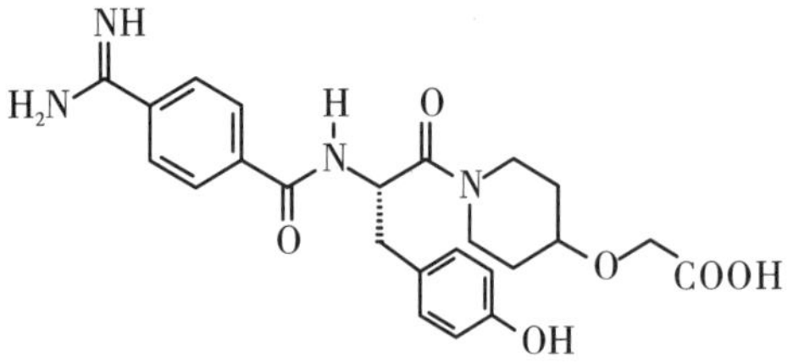

拉米非班

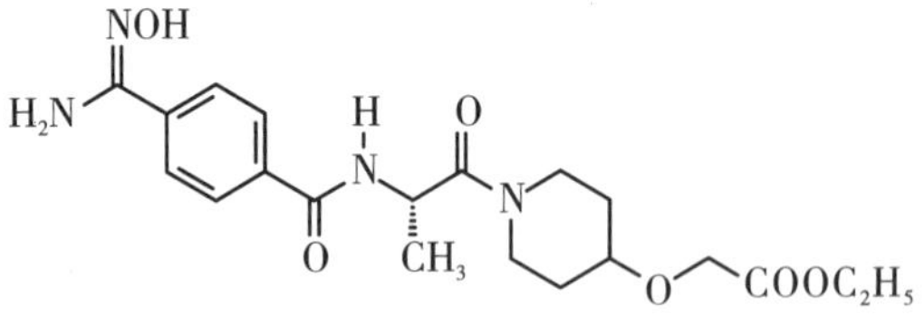

西拉非班

第三节　药　效　团

　　药物的药理作用是个性表现，是由微观结构所决定的，在分子结构的层面上考察药物，并非组成药物的全部原子和基团都与靶标结合，而是只有一些原子和基团参与了与受体的结合，这些原子、基团或片段称作药效团（pharmacophore）。药效团反映的是药物分子与受体结合的微观特征。

　　药效团是药物呈现特定生物活性所必需的物理化学特征及其在空间的分布。从结构的视角看，这是药物与受体结合部位发生互补性结合所必需的关键性原子和基团，是受体对药物分子的最基本的结构要求。

　　药效团是药物化学和药理学中一个重要概念，反映的是药物分子与受体结合的微观特征，因而作用于不同靶标的配体，其药效团特征是不同的，所以具有个性行为，这与药代动力学性质取决于整体结构和有共性的规律是不同的。

　　药效团是通过分析药物的化学结构与活性之间的关系得到的，具体地讲，是从区别有活性和无活性的界面（定性），或分析活性强或弱的分子的结构差异（定量）提取出来的，所以是对构效关系的升华与概括，抽象出的非连续性的物理化学特征，是微观结构之体现。药效团也可以从受体靶标分子的三维结构出发，分析受体蛋白的结合腔或裂隙的结构以及同配体结合的原子和基团的特征演绎而成。

　　药效团包括 6 种特征：氢键给体，氢键接受体，正电荷中心，负电荷中心，疏水中心和芳环质心等。概括起来，就是电性和立体性。含有 3 个特征的药效团有 3 个距离，有 4 个特征的药效团有 6 个距离。氢键和芳环平面具有方向性。

　　药效团的表示方法有多种，最简单的方式是用点及其连线，标示出特征内容及其空间距离，如图 32-

4-10 所示的 a 为阿片受体激动剂的药效团，含有 3 个特征，特征之间的距离有 3 个；b 为表皮细胞生长因子受体（EGFR）酪氨酸激酶抑制剂的药效团，含有 4 个特征，距离有 6 个。

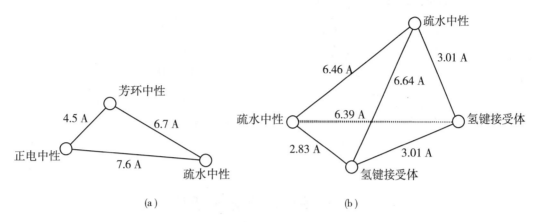

(a)　　　　　　　　　　　(b)

图 32-4-10　药效团表示法

a 为阿片受体激动剂；b 为 EGFR 酪氨酸激酶抑制剂。

下面列举的实例是另一种常见的表示方法。图 32-4-11 为 HIV-1 整合酶抑制剂 β-二酮酸的药效团模型，是用 CATALYST HipHop 模块构建的，药效团上的分子称作模板分子，其结构如化合物 7 所示。模板分子是最有代表性的活性化合物，不仅表示了化合物呈现活性时的分子形状和构象，而且也提示了药效团所对应的结构位置。该药效团模型包括 4 个特征，分别为疏水的芳香环，一个氢键接受体，两个氢键给体。用内部带有箭头的双球表示氢键特征及其方向（Dayam R，Sanchez T，Clement O，et al. J Med Chem，2005，48：111 - 120）。

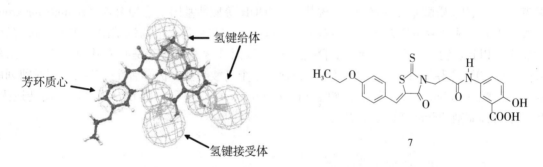

图 32-4-11　HIV-1 整合酶 β-二酮酸抑制剂的药效团模型

图 32-4-12 是二氢叶酸还原酶抑制剂的药效团，（a）为由训练集（即已知结构与活性的分子）构建的

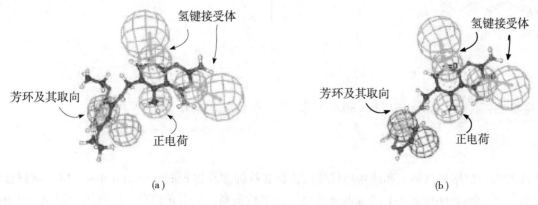

(a)　　　　　　　　　　　(b)

图 32-4-12　二氢叶酸还原酶抑制剂的药效团

药效团，模板分子为高活性化合物 8；（b）为按照该药效团对实验集（即未知活性的某分子）化合物 9 的预测，可以看出拟合良好。该模型含有 4 个特征：两个氢键接受体，一个正电荷特征和一个芳环特征（Debnath AK. J Med Chem, 2002, 45：41 – 53）。

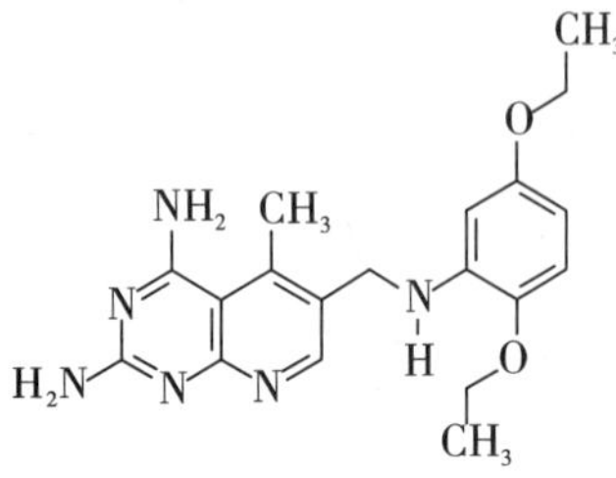

8 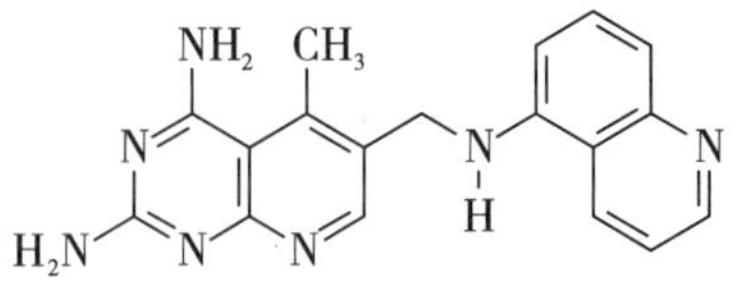   9

第四节 化学基团的变化对活性的影响

依据药效团的理念，变换化学基团总的原则是，如果改变的是药效团的特征，则直接影响与受体的结合，药效团的特征若发生有利的变化，活性增高，反之则活性降低。如果基团的改变不影响药效团的作用，而可能改变化合物的物理性质如溶解性、分配性或离解性等，则由此会改变化合物的药代动力学性质，如吸收性、分布性、代谢稳定性和半衰期等。下面讨论的内容，是以基团为基础对活性的直接或间接的影响。

一、酸性和碱性基团

酸性和碱性基团常常参与同受体的结合，因而是呈现药理作用是必需基团。酸性和碱性基团又是极性基团，对药物的物理化学性质影响较大，因而对生物活性有间接的影响。

磺酸基——SO_3H、磷酸基——PO_3H_2、羧基——COOH 等酸性基团也是加溶基（solubilizing group）有助于水溶性，尤其在成盐后可增大药物的溶解度。磺酸基和磷酸基是强电离性基团，在体内 pH 条件下呈完全离解状态，以致药物不易穿越细胞膜，降低活性。然而肝素的磺酸基是必需基团，某些杀虫药如苏拉明（suramin, 10）锑芬（tibophen, 11）等药物含有多个磺酸钠基，仍有活性。苏拉明还对前列腺癌有治疗作用。牛磺酸（taurine, 12）和亚牛磺酸（hypotaurine, 13）也可以吸收，是通过主动转运摄入的。核苷类反转录酶抑制剂的磷酸基也是必需的。

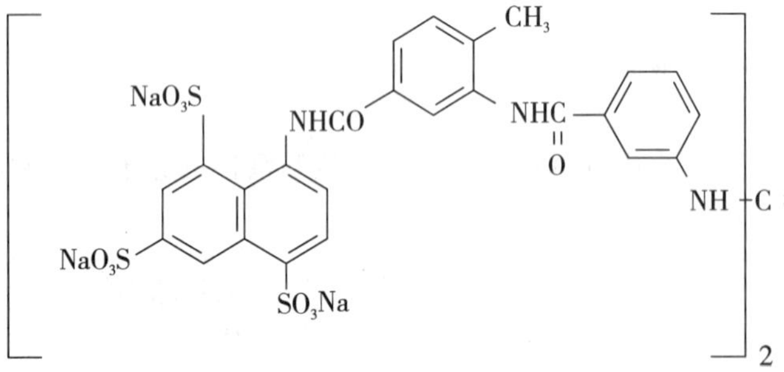

10 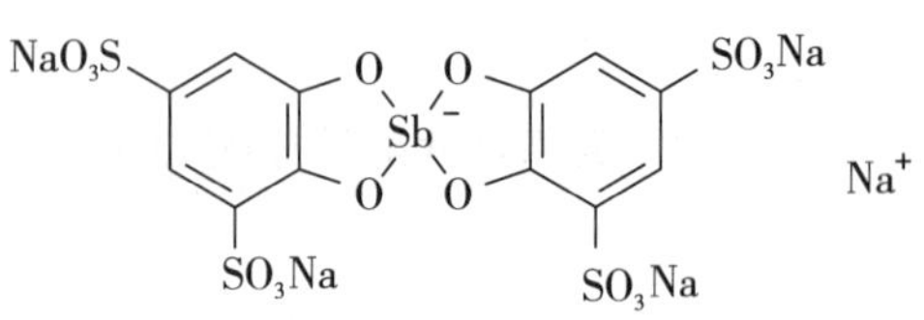   11

$H_2N - CH_2 - CH_2 - SO_3H$ $H_2N - CH_2 - CH_2 - SO_2H$

12   13

引入磷酸基可以增加溶解度和改善药代性质，例如抗肿瘤药物 combretastatin A-4（14）溶解性低，经磷酸酯化后得到 combretastatin A-1 phosphate（15）溶解性提高，后者是前药。[Pettit, G. R, et al. Anti-Cancer Drug Des, 1995, 10（4）:299]

14   15

分子中引入羧基对活性的影响，取决于原来分子的大小，或者说羧基在分子中占有的比例。如果原分子较小，则羧基的引入会改变生物活性，往往使原活性降低或消失，同时也降低毒性，有时也会出现新的药理作用。例如苯酚为防腐剂，有较强腐蚀性和毒性，而水杨酸为抗炎药，毒性较小。一些药物中的羧基是必需的药效团，例如芳乙酸类非甾体抗炎药，前列腺素和色甘酸钠的羧基也是必需的。

羧酸的衍生物如酯、酰胺或腈的物化性质与生物活性同羧基有很大的差别，如果分子中由于引入羧基而降低或失去活性，则衍生为上述基团常常可改变或恢复活性。对氨基苯甲酸是微生物生长所必需的营养物，而对氨基苯甲酸烷基酯则有局部麻醉作用。

酰胺基与酯基不同，化学与代谢稳定性强于酯基，而且酰胺基既是氢键的给体也是氢键的接受体，因而增加了与靶标分子结合的机会。而且三价氮原子也可使酰胺基成为连接基，连接出新的片段，而酯基是末端基团（内酯除外）。

药物分子中的碱性基团包括有胺、脒、胍和含氮杂环等。引入碱性基团增加了分子的极性和成盐性，在一定范围内可产生增溶效应，改善物理和药代性质。抗肿瘤药物拓扑替康（topotecan）、伊立替康（irinotecan）和拉帕替尼（lapatinib）的碱性侧链的作用是改善物化和药代性质。

拓扑替康   伊立替康

拉帕替尼

引入胺基往往增加生物活性，伯胺类的活性特异性低于仲胺和叔胺，脂肪族二胺或多胺的生物活性较强，氨基被酰化会降低或丧失活性。芳香胺的活性和毒性强于脂肪胺，这是由于在体内发生广泛的代谢作用所致。但芳胺的环上引入羧基会显著降低毒性，例如苯胺与对氨基苯甲酸的毒性差别很大。季铵基团具有持久性正电荷，在吸收性和药理活性上与伯、仲、叔胺有较大的区别。

二、酰基和磷酰基

在酰胺、酯或酸酐中的酰基的生物活性，一般是由于参与了机体或病原体的酰化反应。例如有机磷杀虫剂抑制乙酰胆碱酯酶的作用，是由于对酶的活性中心丝氨酸残基的羟基发生磷酰化反应，这种磷酰化是不可逆的，其过程如图 32-4-13 所示。图中乙酰胆碱作为正常底物被胆碱酯酶活性中心的丝氨酸残基亲核进攻，生成胆碱和乙酰化的胆碱酯酶，后者经水解去乙酰化，使胆碱酯酶的结构复原，催化下一个分子的水解（图中 A 途径）；当存在杀虫剂异氟磷时，丝氨酸残基进攻磷酰基，生成磷酰化的胆碱酯酶，后者不能水解复原而失去催化功能（B 途径）。

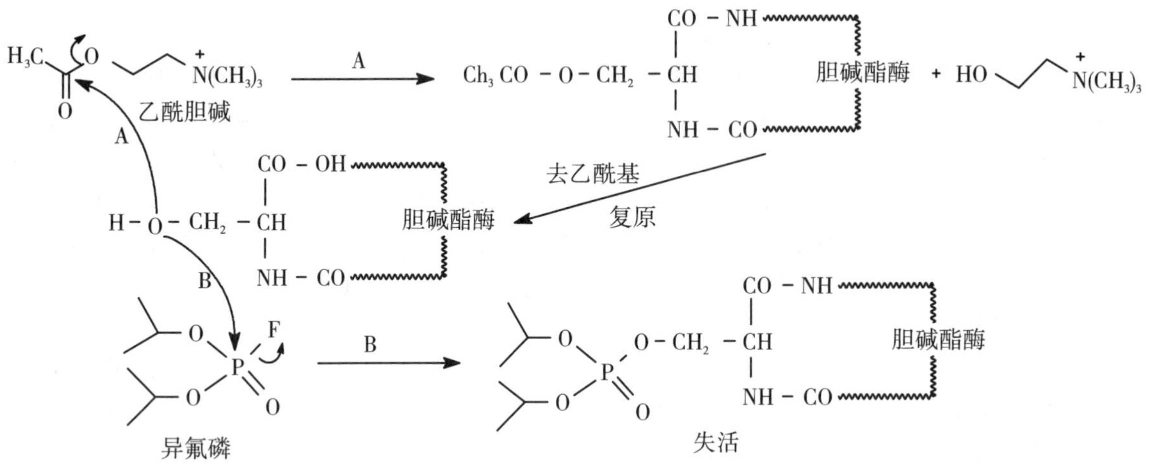

图 32-4-13　胆碱酯酶催化水解乙酰胆碱的可逆过程（A）和杀虫剂异氟磷对胆碱酯酶酰化的失活过程（B）

水杨酸经乙酰化生成阿司匹林，与环氧合酶活性中心结合，将乙酰基转移到酶的丝氨酸残基上，因而阿司匹林是不可逆抑制剂，作用机制与水杨酸以及其他的非甾体抗炎药不同。青霉素或头孢菌素类抗生素的 β-内酰胺环由于存在的张力具有酰化性质，抑制细菌细胞壁生物合成的转肽反应。

三、烷基

烷基的变换可以影响多种物化性质，如溶解度，分配系数，离解性，氧化－还原电位和代谢的反应性。烷基的大小和支化程度影响分子的体积和构象的变化，因此也影响与受体的结合。

在烷基当中，甲基比较特殊。活性分子中引入一个或多个甲基可产生多种效应，首先，加入甲基可使脂溶性增加，例如苯的分配系数（正辛醇/水）$P=135$，甲苯 $P=490$；乙酰胺 $P=83$，丙酰胺 $P=360$。分子中加入一个甲基 $\lg P$ 值增加 0.56；引入甲基也会使疏水性降低，因而增加了水溶性。在支链上引入甲基或直链变成叉链，由于熵效应使分子紧缩成"球形"，有利与在水中溶解，这是由于分子折叠能量上趋于稳定，导致水溶解度的增加。甲基的引入还可改变分子的构象。例如苯甲酰苯胺（16）为反式构象，而 N-甲基苯甲酰苯胺（17）的稳定构象为顺式。芳环上的甲基在机体内优先被代谢氧化，避免了芳环的羟基化，这对降低药物的毒性是有利的。甲苯的毒性远低于苯，原因就在于此。

异丙基、环丙基和螺环丙基的电性无明显区别，电性对活性影响的差别不大，但立体性对药效和药代有较大的影响。偕二甲基和螺环丙基不易发生代谢转化，而且可避免单甲基取代的碳原子产生的手性。

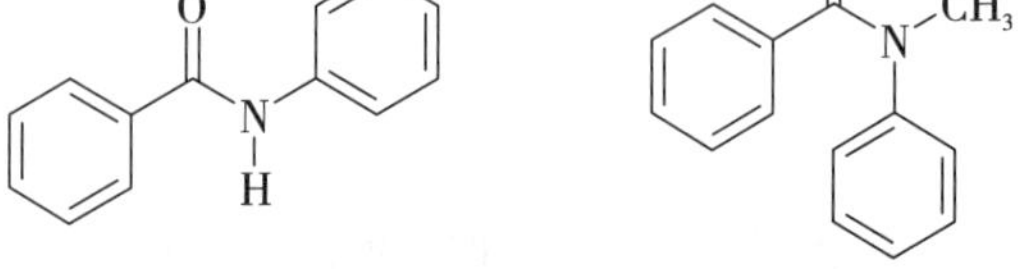

苯环上引入叔丁基，会因增加了亲脂性而改变吸收和分布的性质，如果原分子的亲水性较强，可因叔丁基的加入调整了分配性而有利，若原分子的亲脂性较强，会因过分亲脂性而不利于吸收。叔丁基具有对称性和较大的体积，在苯环上若有易受攻击的位置或基团，如羟基化或脱功能基化，可在邻近处连接叔丁基，其位阻效应可使邻位免受攻击。

16　　　　　　17

四、卤素

卤素包括氟、氯、溴和碘，原子量和体积依次增大。在脂肪系列中，C-F 键（键能 114kcal/mol）强于 C-H 键（93kcal/mol），但 C-Cl 键（72kcal/mol）、C-Br 键（59kcal/mol）和 C-I 键（45 kcal/mol）均弱于 C-H 键，这使得氟化导致化学稳定。药物分子中的卤素多为氟或氯元素，连接于非药效团的碳原子上。氟原子体积较小，范德华半径接近于氢原子，常常连接于分子易受代谢攻击的部位，以阻止代谢作用。三氟甲基的体积相近于氯原子，但化学活性却不同，例如酰氯 RCOCl 不能含于药物分子中，而 RCOCF$_3$可以存在，因化学反应性能低。

引入氯原子可增加分子的脂溶性、吸电子性、代谢阻碍作用和位阻作用等。例如降压药可乐定（clonidine）分子中的 2,6-二氯取代的位阻作用，使得苯环与咪唑环呈垂直的构象；而 3,4-二氯类似物的两个环成共面性，二者活性相差 300 倍。

药物分子的脂肪链中溴元素较少见，因为与氟和氯元素相比，溴容易携带电子离去而成为亲电试剂，尤其于长期服用，会有潜在的致毒性作用。然而与芳香环相连的溴原子是稳定的，较少毒性。

由于 C-I 键较弱，容易释放出碘离子，引发急性过敏反应或慢性"碘症"，所以较少有含碘的药物。但治疗甲状腺素缺失的疾病和影像对比剂分子中常常含有碘原子。

五、羟基

羟基替换氢原子可显著影响生物活性，该影响可有两种方式，一是改变物理性质所引起的，例如醇类的麻醉作用，如乙醇、叔戊醇和乙氯维诺（ethchlorvynol）的麻醉强度的差异取决于物理性质；酚、甲酚和间苯二酚的杀菌作用也与物理性质有关，这些都是结构非特异性药物。

另一是羟基的存在改变药理作用的特异性。例如，抗血吸虫病药海蒽酮（hycanthone）的活性比无羟基的相应化合物硫蒽酮（lucanthone）高 10 倍。肾上腺素和去甲肾上腺素等多羟基化合物，羟基与受体间的氢键结合而起作用，酚基被醚化或酯化后活性降低。

含羟基的药物如吗啡、多巴胺、氟哌啶醇（haloperidol）、γ-羟基丁酸、5-羟色胺和甾类药物，与受体形成氢键的（酚）羟基是重要因素。

许多药物在体内可被代谢羟基化，因此失去活性，例如苯巴比妥被氧化成 4-羟基苯巴比妥（4-hydroxyphenobarbital）催眠和镇静作用完全消失；而有些药物代谢产生羟基而活化，比原药更有活性；还有的药物因引入了羟基，改变了活性类型，例如精神振奋药苯丙胺（amfetamine）代谢氧化成 4-羟基苯异丙胺，后者不仅毒性降低，而且由精神兴奋作用变成升血压作用。

六、巯基和二硫基

巯基和二硫基虽然广泛存在于天然产物中，具有高度还原反应性能和稳定多肽或蛋白质立体结构的功能，但作为药物分子中的取代基则较少应用。卡托普利分子中含有巯基，是为了与血管紧张素转化酶的辅因子锌离子发生配位结合，但也因此卡托普利的化学稳定性较差。巯基有较强的亲核性，与 α，β-不饱和酮（如查耳酮）发生麦克尔加成反应。二巯基丙醇可与中金属离子形成螯合物，用作砷、锑、汞和金中毒的解毒剂。

青霉胺分子中含有的巯基和氨基，可与铜、锌、铅和汞离子发生螯合作用，形成的螯合物具有水溶性，易于尿中排泄。含硫脲或异硫脲的杂环化合物如甲巯咪唑（thiamazole）和卡比马唑（carbimazole）是抗甲状腺素药物。

二硫基常见于环肽类药物结构中，将两个不相邻的半胱氨酸残基的巯基氧化成二硫键，不仅增加了化学稳定性，而且限制了肽的柔性构象，药理作用发生改变。

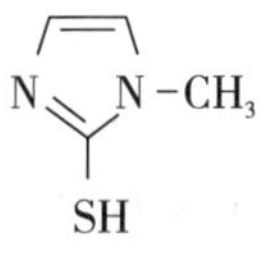

甲巯咪唑

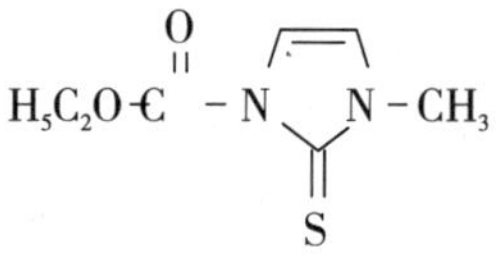

卡比马唑

七、醚基和硫醚基

醚基 C-O-C 的键角与 C-C-C 键角相近，但因氧原子上有未偶电子对和氧具有较强电负性，可以同其他分子的氢（给体）形成氢键，醚基的存在使分子增加极性，氧原子的亲水性和碳原子的亲脂性，使醚类化合物在脂－水界面处定向排布，因而对生物效应有一定的影响。硫醚与醚类的相异点是前者可氧化成亚砜或砜，亚砜或砜基的极性强于硫醚，同受体结合的能力以及作用强度因此有很大的不同。例如抗溃疡药，H^+/K^+-ATP 酶抑制剂奥美拉唑（omeprazole）的亚砜基是非常重要的药效团组成部分，还原成硫醚或氧化成砜都失去活性。含亚砜及硫醚的重要药物还有非甾体抗炎药舒林酸（sulindac），抗消化道溃疡药 H_2 受体阻断剂法莫替丁（famotidine）含有硫醚键。

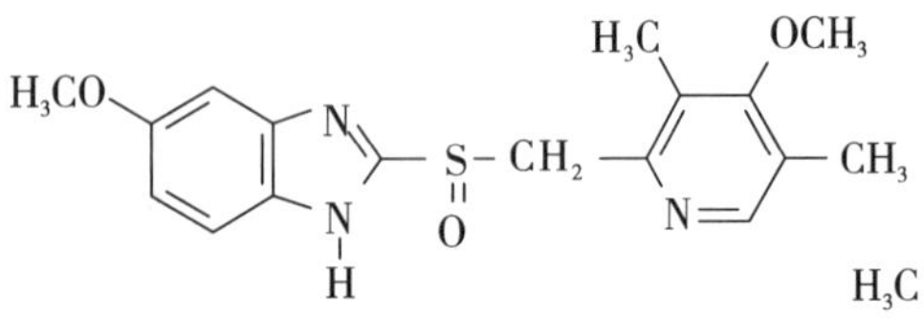

奥美拉唑 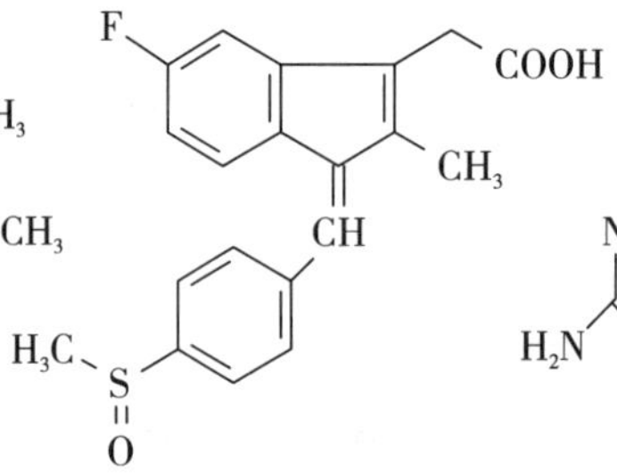　　　　　舒林酸 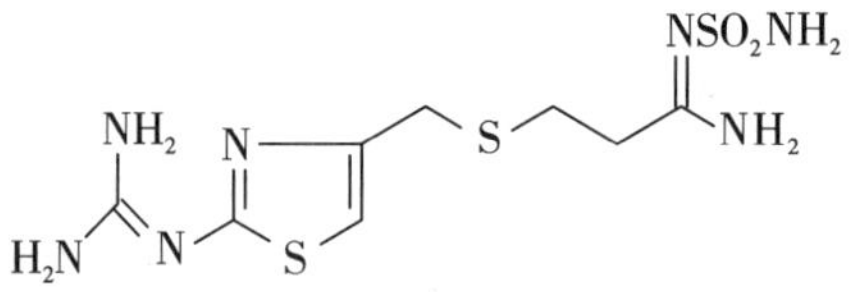　　　　　法莫替丁

八、硝基

硝基具有亲寄生生物的特性，是许多化疗药物的必需基团，如呋喃唑酮和氯霉素等。硝基的存在引起的物理化学性质的变化有：水溶解度降低，脂溶性增加，降低 pKa，增加偶极矩等。

硝基的引入使化合物在体内的存留时间比无硝基化合物长，因而药理和毒性作用较长。硝基的存在使溶解度降低，可以引入助溶性基团如-SO_3H 和-COOH，以平衡溶解度。从生物化学角度看，硝基可被酶促还原，引起次级的生物活性，或发生更复杂的生物转化。硝基还会增加分解代谢的速率以及对某些酶系统的特异性抑制。事实上许多硝基化合物的化疗作用是由于硝基还原成氨基的缘故。9-硝基喜树碱（卢比替康）的抗癌作用是在细胞内被还原成 9-氨基喜树碱而奏效的。非甾体抗炎药尼米舒利（nimesulide）含有的硝基是呈现活性的必要基团，主要靠硝基的拉电子作用。

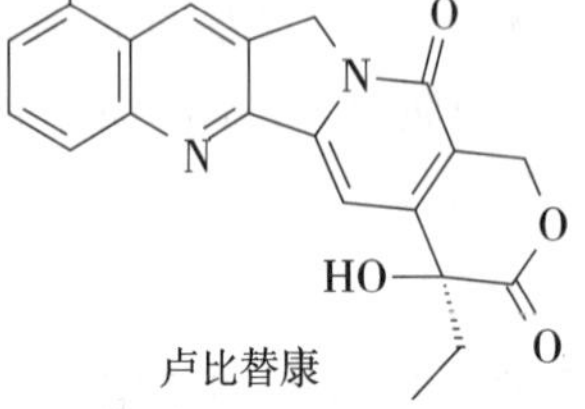

卢比替康 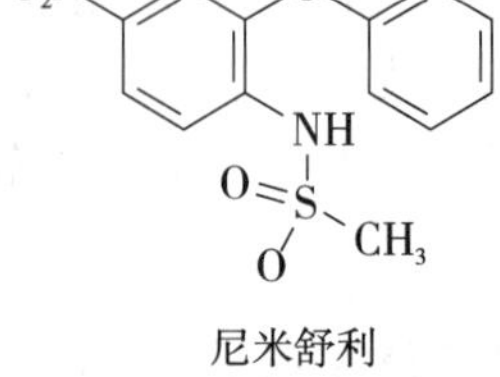　　　　　尼米舒利

第五章　药物结构与毒副作用的关系

研究构效关系，从广义上讲包括结构与药理活性、结构与药代、结构与毒性和副作用等之间的关系。化学基团的存在与毒性反应有一定的经验性规律。

第一节　亲电性基团

　　药物结构中要尽量避免分子中含有或潜含的毒性基团（toxicophore），其中重要一类是亲电性基团（electrophile）。所谓亲电性基团是指原子或基团缺失电子，容易同电荷丰富的原子或基团相结合，形成共价键。富含电荷的基团称作亲核性基团（nucleophile）。酶、蛋白和核酸等生物大分子富含有亲核基团，如巯基，氨基，羟基、羧基和磷酸基等，这些基团很容易与含有亲电性基团的分子形成共价键，发生不可逆结合，使大分子失活，所以药物分子中应避免亲电基团的存在。

　　一些化疗药物如抗肿瘤药物含有亲电性基团，对癌细胞的 DNA 或关键酶发生亲核取代反应，形成共价键结合，因而抑制了肿瘤的生长。抗肿瘤药物的亲电性基团有 β-卤代乙胺，磺酸酯，环氧乙烷基，乙烯亚胺基以及 α，β-不饱和酮或酯等，这些毒性基团附于特定的分子骨架上，可对肿瘤靶标发生特异性或选择性结合。对于药效学药物则不能有这样的基团，因为药物若与人体的酶、核酸或蛋白发生不可逆结合，会导致持久性的损伤。表 32-5-1 列出了化疗药物中出现的亲电性基团或片断。

表 32-5-1　直接出现毒性的亲电性基团或片断

基团类型	结构	反应类型
氮芥	$\diagdown N - \diagup CH_2CH_2 - Cl$	亲核取代反应
甲烷磺酸酯	$H_3C - SO_2 - O - R$	亲核取代反应
环氧乙烷	R—环氧乙烷	亲核取代反应
乙烯亚胺	乙烯亚胺	亲核取代反应
α，β-不饱和酮	α，β-不饱和酮 (R, O)	麦克尔加成反应
α，β-不饱和酯	α，β-不饱和酯 (OR, O)	麦克尔加成反应
杂环化合物（X = CH 或 N）	杂环（离去基团）	亲核取代反应
脂肪族卤化物	R—X	亲核取代反应
杂环化合物（X = CH 或 N）	杂环（离去基团）	亲核取代反应

第二节　经代谢诱导生成的毒性基团

　　药物中某些基团本身不是亲电试剂，但在体内可被细胞色素 P450 代谢活化，生成化学活泼基团，导致毒副作用。如果生成的基团反应活性很强，会直接在 CYP 活性部位发生亲核取代反应，成为 CYP 失活剂（Kalgutkar AS，Gardner I，Obach RS，et al. Curr Drug Metab，2005，6：161）。表32-5-2列举了一些常见的经代谢活化的毒性基团。

表32-5-2   经代谢活化的一些毒性基团

基团类型	结构	代谢产物	致毒反应类型
儿茶酚	HO, HO（邻苯二酚结构）	O, O（邻苯醌结构）	麦可尔加成反应
对苯二酚	HO, OH（对苯二酚结构）	O, O（对苯醌结构）	麦可尔加成反应
亚甲二氧基苯	（苯并二氧杂环戊烷结构）	（自由基碳结构）	自由基反应
苯胺类	R_1, R_2 = 烷基，酰基，酰氧基，苯基（苯胺结构）	（亚硝基苯及醌亚胺结构）	加成反应
氨基噻唑	R_1, R_2, R_3, R_4（氨基噻唑结构）	R_1, R_2, H_2N, R_3, R_4，S（二酮与硫脲结构）	加成反应
噻吩	（噻吩结构）	N-乙酰半胱氨酸（噻吩S氧化物结构）	加成反应
呋喃	（呋喃结构）	（环氧呋喃结构）	亲核取代反应
甲基吲哚	CH_3, R（3-甲基吲哚结构）	CH_2, R（亚甲基吲哚鎓结构）	麦可尔加成反应
肼类	R_1, H, N, N, R_2, H（肼结构）	R_1, N, N, R_2，生成R_1，R_2自由基	自由基反应
炔类	R_1 —≡— R_2	R_1, O, R_2（环氧结构）	亲核取代反应

生成的活性代谢产物可能引起染色体突变、肝毒性或心脏毒性等。然而，并不是含有上述基团的药物分子一定会产生毒性基团，关键在于药物分子是否可与CYP酶的活性部位结合，成为CYP的底物。例如抗过敏和哮喘药物白三烯D_4受体拮抗剂扎鲁司特（zafirlukast）的3-苄基吲哚被CYP氧化而活化成麦可尔试剂，继之与谷胱甘肽生成辄合物（Kassahun K，Skordos K，McIndish I et al. Chem Res Toxicol，2005，18：1427）。

药物的致畸作用是药物或其代谢产物穿越母体的血液－胎盘屏障影响胚胎的正常发育或分化，造成胎儿畸形的毒性反应。虽然尚不清楚化学结构与致畸作用之间的关系，但已知具有诱导细胞分化的药物

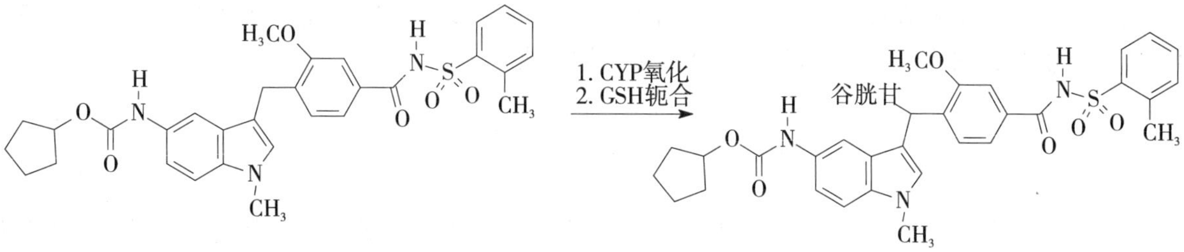

扎鲁司特   轭合物

有引起胎儿畸形发育的潜在危险。实验表明，用于治疗早幼粒白血病和牛皮癣的维甲类药物如全反式维 A 酸（retinoic acid）可引起胎鼠的畸形发育，所以孕妇不得使用维甲类药物。沙利度胺（thalidomide）曾因作为镇静药用于孕妇却产生了严重的致畸作用而轰动了 1960 年代的西方世界，现已绝对禁止使用。后来研究证明，沙利度胺的 S-（−）-异构体有强致畸作用，而 R-（＋）-异构体即使剂量达 400mg/kg，对小鼠也无致畸作用。

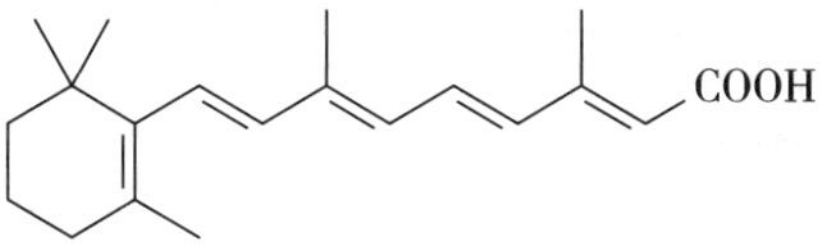

反式维甲酸 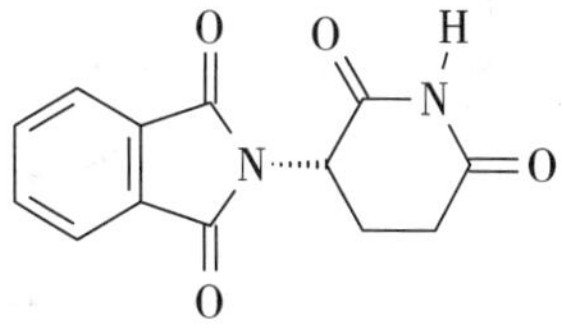   沙利度胺

药物对心脏的毒性，有时也并非存在某个毒性基团，而是分子本身影响了心脏的功能。药物对 hERG 受体的抑制作用是引起心脏毒性的重要靶标。hERG 是人 ether-a-go-go 相关基因的缩写，携带有钾离子通道亚基编码，主要影响人心肌细胞的复极化作用，引起心电图的 QT 波延长，导致心脏猝死。例如作用 H_1 受体的拮抗剂阿司咪唑（astermizole），临床治疗过敏性鼻炎，由于抑制 hERG 钾离子通道，引起心室收缩，延迟心电图 QT 波，于 1999 年停止使用（Taglialatela M, Castaldo P, Pannaccione A, et al. Clin Exp Allergy, 1999, 29：Suppl 3, 182 – 189）。用高表达 hERG 受体的细胞对化合物进行早期实验评价，可以判断化合物对心脏是否有潜在毒性（Tseng GN. J Med cell Cardiol, 2001, 33：835 – 849）。

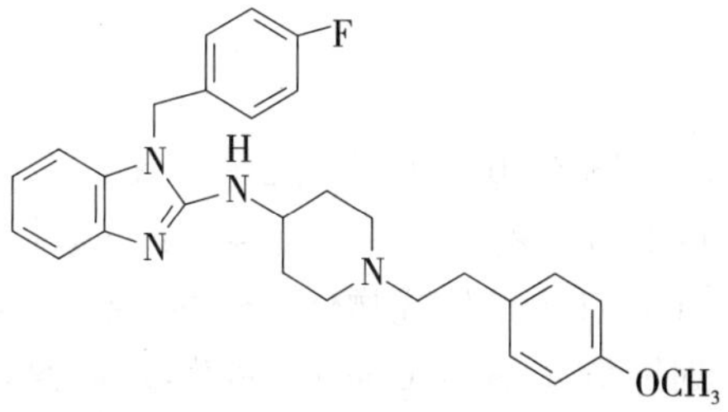

阿司咪唑

第六章   定量构效关系

化学结构与生物活性之间的定量关系（quantitative structure-activity relationships, QSAR）是研究系列化合物的化学结构或其物化性质与生物活性之间的量变规律，经统计学处理，构建化合物的化学结构与其生物活性的数学关系。这种数学关系又称作模型，可以是数学表达式，也可以用图形描述。

QSAR 分析的要旨，是将不同的层次上测定的活性，如在分子、细胞或整体动物模型上获得的活性数据，或在药物研发的不同阶段上，如药效、药代、毒性或其他生物学数据，通过与化学结构（物化性质）关联，发现影响或制约某特定特性的结构因素或物理化学性质，从而可揭示药物的作用机制、作用方式或作用规律；另一方面，QSAR 模型可预测未知化合物的活性，因此是药物分子设计重要途径。

就本质而言，研究定量构效关系，映射出与药物呈互补性的受体特征，这尤其在受体结构未知情况下，三维定量构效关系揭示的是受体对配体的电性和立体性的要求，这与受体活性部位的氨基酸残基的空间分布有密切的关联性。QSAR 包括二维和三维两类方法。

第一节　二维定量构效关系

二维定量构效关系（2D-QSAR）中，应用最广泛的是 Hansch-藤田分析，其基本原理是在一系列化合物的活性数据同结构数据或物化性质数据之间，经过统计学方法处理，优选并建立活性与结构之间的定量关系，以方程式来表示。

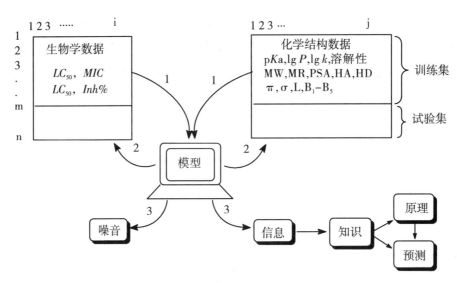

图 32-6-1　定量构效关系研究模式图

图 32-6-1 示意了定量构效关系的基本过程，步骤 1 是对化学数据和生物学数据整理加工，例如转换成对数，剔除噪音，获得整齐的数据矩阵。假定有 n 个化合物，每个化合物有 1~i 种活性，每个化合物有 1~j 个结构或物化性质的参数（或称描述符）。步骤 2 是在 n 个化合物样本中随机选出 m 个样本作为训练集（training set），将生物活性数据和对应的化学结构数据输入到计算机中，经设定的程序处理，得到的 QSAR 方程。步骤 3 是用实验集（test set）中的 m-n 个化合物对模型加以验证和修正，最终将有用的构效关系信息与无用的噪音和误差分开，从而将数据加工成信息和知识，例如揭示出化合物与未知受体结合的模式，受体结合部位对药物的结构要求，并用此模型设计新化合物，预测活性。

生物活性作为因变量须是定量数据，如 IC_{50}，ED_{50}，K_i，LD_{50}，MIC，百分抑制率等；结构参数为自变量，常常以物理化学参数表示结构特征，以深化和拓宽结构的内涵，常用的是电性参数，疏水参数、立体参数和拓扑参数等，这些参数在药物的吸收和转运（药代）和与受体的结合（药效）发挥着不同程度的作用，例如，有的药物在与受体结合时电荷密度增加有利于活性，有的药物提高亲脂性有利于吸收和分布以及同受体的作用，有的药物分子中大体积的基团不利于同受体结合等等，这些结构因素可组合在一起同时起作用，也可能是单一因素，有的因素对提高活性是正贡献（活性提高），有的是负贡献（活性降低），所以，不同的靶标或生物系统，不同的药物分子，得到的 Hansch 方程是不同的。Hansch 分析的普遍方程用式 1 表示：

$$\lg 1/C = a\ (\lg P)^2 + b\lg P + \rho\sigma + \delta E_s + C \tag{1}$$

如果系列化合物具有相同的结构骨架，只是变化了取代基，可换作式 2：

$$\lg 1/C = a\pi^2 + b\pi + \rho\sigma + \delta E_s + C \tag{2}$$

式 1 和 2 中，lg 1/*C* 代表活性，数值越大，活性越高；*P* 为分配系数；π 为取代基的疏水性常数，在方程中的作用代表化合物或基团的疏水性质对转运和（或）与受体作用的影响；σ 是取代基电性常数，代表基团的电性对活性的影响；*Es* 是基团立体常数，代表立体因素与活性的关系；*C* 为常数，与化合物的类型、活性测定的材料、方法和条件相关。方程中 a、b、ρ、δ 是各项参数的系数，表征各个因素对活性影响的重要性。这些系数的大小（包括正值和负值）取决于化合物的类型、生物系统和作用方式。在 Hansch-藤田分析中，上述方程的各项系数是用最小二乘法经多重回归分析求出的，每个系数的显著性水平用统计学方法判断和检验。

9-α 取代的皮质醇类化合物

举例 1：皮质醇类的抗炎作用

9-α 取代的皮质醇类化合物的抗炎作用的构效方程为式 3 和 4：

$$\lg A = 2.519\ (\pm 0.64)\ \sigma_I - 0.152\ (\pm 0.031)\ MR + 0030 \tag{3}$$

$$n = 6, \qquad r = 0.955, \qquad s = 0.20$$

$$\lg A = 2.487\ (\pm 0.70)\ \sigma_I - 0.119\ (\pm 0.030)\ V_w + 0503 \tag{4}$$

$$n = 6, \qquad r = 0.944, \qquad s = 0.364$$

式 3 和 4 中，lg A 代表抗炎活性，数值越大，活性越强，σ_I 为基团 R 诱导效应的电性参数；MR 为基因 R 的摩尔折射，数值越大，表示位阻越强，V_w 为 R 的范德华体积，也是表征体积的参数。方程右侧的系数表示该参数对活性影响的权重，括弧中数值是该系数的 95% 可信限，n 为样本数，*r* 为相关系数，*s* 为标准偏差。两个回归方程很近似，σ_I 的系数为正值，表明基团 R 的拉电子作用越强，越有利于抗炎活性；方程中表示立体因素的 MR 和 V_w 的系数为负值，提示基团的体积越小，则有利于活性。根据有机化学知识，显然氟原子能够满足强拉电子和小体积的要求，佐证了许多甾体抗炎药物是 9-氟化合物，如地塞米松和贝他米松等。

3S-（–）正丁基苯酞

举例 2：苯酞类的抗惊作用

自芹菜籽分离的 3-*S*-（–）-正丁基苯酞具有抗惊作用，合成的消旋体的抗惊作用更强，说明 3-位碳 *R* 型的异构体活性更高。

合成的 3-取代苯酞的构效方程为：

$$\lg 1/ED_{50} = 0.56\ (\pm 0.23)\ \lg P - 0.11\ (\pm 0.05)\ (\lg P)^2 + 2.57\ (\pm 0.21) \tag{5}$$

$$n = 14, \qquad r = 0.67, \qquad s = 0.20, \qquad F_{(2,11)} = 4.59$$

式 5 中 ED_{50} 是化合物保护半数小鼠免于最大电休克（MES）的摩尔剂量/公斤，lg *P* 为化合物在正辛醇–水分配系统的分配系数，是亲脂性的量度，数值越大，亲脂性越强。该方程的相关性较差，主要是由于 3-位无取代和 3-羟基苯酞的偏差很大，实测值高于计算值。这是因为其余 12 个化合物均为消旋物，而 3 位无取代的苯酞不具手性碳，3-羟基苯酞可有如下的互变异构，如图 32-6-2 所示。

3-位两个氢原子对受体的结合作用无分辨差异；3-羟基苯酞会因互变异构可在受体部位聚积 *R*-异构体，若将天然的 *S*-（–）丁基苯酞与合成的消旋体的活性差值，校正上述两个化合物的 ED_{50}，则得到改进的方程 6：

$$\lg 1/ED_{50} = 0.81\ (\pm 0.14)\ \lg P - 0.15\ (\pm 0.03)\ (\lg P)^2 + 2.24\ (\pm 0.12) \tag{6}$$

$$n = 14, \qquad s = 0.92, \qquad s = 0.12, \qquad F_{(2,11)} = 28.88, \qquad \lg P_{opt} = 2.68$$

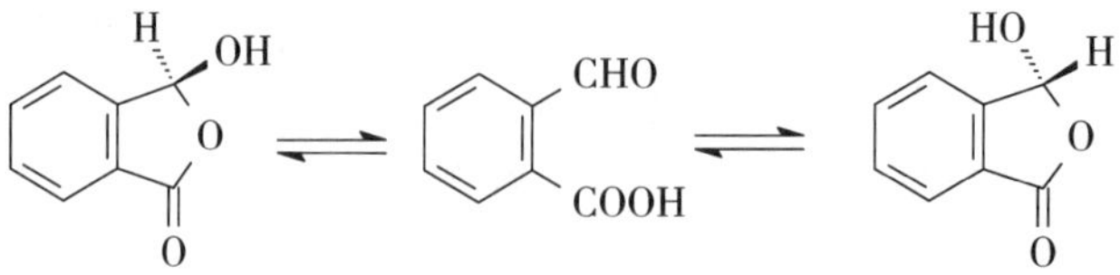

图 32-6-2 3-羟基苯酞的互变异构

可以看出，扣除了"过量的" R-异构体的贡献后，方程的显著性明显提高. 揭示出苯酞类化合物抗惊作用的立体特异性。

3,6-二取代的苯酞的构效方程为 7：

$$\lg 1/ED_{50} = 0.87(\pm 0.23)\lg P - 0.15(\pm 0.05)(\lg P)^2 + 0.24(\pm 0.11)MR_6 + 2.16(\pm 0.24) \quad (7)$$

$$n = 25, \quad r = 0.79, \quad s = 0.27, \quad F_{(3,21)} = 11.48, \quad \lg P_{opt} = 2.90$$

式中是 6 位基团的摩尔折射，其系数为正值，表明对抗惊活性为正贡献，说明基团的极化性有利于增强活性。方程 7 中偏差最大的化合物是 3-正丁基-6-氨基苯酞，其观测值显著高于计算值，作为奇异点（outlier）被剔除后，方程 8 获得明显改善：

$$\lg 1/ED_{50} = 0.76(\pm 0.17)\lg P - 0.13(\pm 0.04)(\lg P)^2 + 0.24(\pm 0.08)$$
$$MR_6 + 2.24(\pm 0.18) \quad (8)$$

$$n = 24, \quad r = 0.86, \quad s = 0.20, \quad F_{(3,20)} = 18.87, \quad \lg P_{opt} = 2.92$$

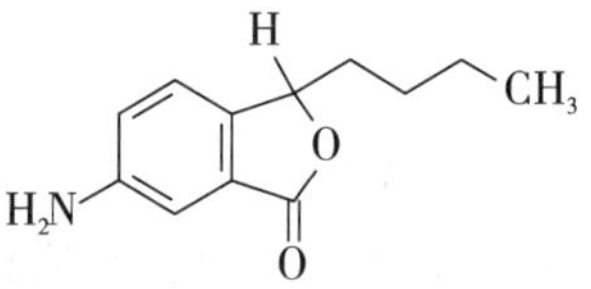

3-正丁基-6-氨基苯酞

3-正丁基-6-氨基苯酞由于有较高的活性和较宽的治疗窗口，对全身－阵挛性癫痫患者的发作有较好的治疗效果。

第二节 三维定量构效关系

药物分子与受体间的相互作用是在三维空间中进行的，定量地描述三维结构与生物活性间的关系，需要对药物分子乃至受体分子的立体结构和药效构象有精确的表示。Hansch-藤田分析法采用的物理化学参数虽然涉及整体分子的结构与性质，但处理的分子是二维结构，把分子视作平面，以致在研究构效关系时遇到构型（如光学异构和几何异构）和构象问题的困扰，这是显而易见的。而且在应用方面主要是对先导化合物的优化，即在已知母体结构的基础上作基团的变换，进行同源物的设计与研究，难以创制崭新和未知的药效母体结构，即发现先导化合物。

三维定量构效关系是以药物分子的三维结构特征为基础，处理药物分子在三维空间中静电分布、立体性、氢键和疏水性等与生物活性之间的定量依存关系。3D-QSAR 与 Hansch 分析不同，不需要预先测定或计算化合物的物理化学性质或基团取代基常数，而是考察整体分子的性质。只要化合物与受体的相同位点结合，不拘泥和要求结构骨架是否相同，这与 Hansch 分析的化合物样本有相同的结构骨架要求是不同的，所以，3D-QSAR 不仅能够优化先导物，而且可以发现先导化合物。然而，尽管有这些不同，经典的 Hansch-藤田分析与 3D-QSAR 的仍有许多共同之处，都是以能量变化为依据，所描述的特征既类似又相互补充。

一、三维定量构效关系的一般特征

三维定量构效关系有多种研究方法，它们之间的差异较大，但在操作程序上具有普遍和共同的特征，即药效构象的选定和叠合，三维性质的计算，以及定量模型的生成和确定。

（一）分子力学

分子力学（molecular mechanics）是以经典牛顿力学为基础的一种计算方法，用经验性的能量函数和参数评价孤立分子或处于相互作用分子系统的势能，该势能是组成分子的各个原子坐标的函数，因而通过分子力学计算和能量最低化操作，可对化合物的空间结构（构型或构象）加以确定。在药物研究中，当受体结构已知时，分子力学方法可以用来计算药物－受体结合的能量；若受体结构未知时，该方法可通过确定药物分子的最低能量构象，映射与药效团相互作用的受体拓扑结构（receptor mapping）。

在分子力学计算中，所用力场的总能量可用式 9 表示：

$$总能量\ E = E_{键长} + E_{键角} + E_{两面角} + E_{范德华} + E_{氢键} + E_{静电} + E_{偶极} \tag{9}$$

$E_{键长}$ 是与共价键长相关的能量项，表征键长对分子能量的贡献；$E_{键角}$ 是与键角的弯曲相关的能量项，表征键角对能量的影响；$E_{两面角}$ 是与键扭转势垒（torsion barrier）相关的能量项；$E_{范德华}$ 是表征两个非键合原子间范德华相互作用的能量项；$E_{氢键}$ 是形成分子内或分子间氢键的能量项；$E_{静电}$ 是两个电荷相互作用的能量项；$E_{偶极}$ 是分子内或分子间偶极－偶极相互作用的能量项。

（二）药效构象的确定和叠合

3D-QSAR 分析方法的前提认为所研究的药物被同一受体识别和结合，对药物的三维结构进行叠合也以此为依据。在 2D-QSAR 分析中，虽没有叠合操作，但隐含在同源物的相同骨架之中。药效构象的选定及其叠合规则是 3D-QSAR 的困难步骤，这是因为药效构象未必是通过计算或实验测定得到的整体分子最低能量构象。为此，常常选择至少一个刚性的活性化合物作为参比物质，成为分析的切入点，但这种选择应使所研究化合物样本之间匹配平衡。

三维结构的叠合依据是药效团的相同分布，即叠合的诸点是分子呈现生物活性所必需的原子和基团，因为受体识别配体（药物）是通过它们在三维空间众多性质的匹配而实现的，所以要求叠合的分子最大限度地使分子场具有相似性。分子场可用多种因素表征，例如静电场、立体场、氢键和疏水场。这种叠合方法存在的问题是所计算的分子场包括了整体分子，但药物与受体接触的只是部分表面。

（三）三维结构特征的计算

3D-QSAR 有多种计算三维性质的方法，最早使用的是拓扑最小差异法（minimal topological difference，MTD）和分子形状分析法（molecular shape analysis，MSA）。这两种方法计算的是整体分子的形状。在应用时将 MTD 或 MSA 与经典的 QSAR 参数如电性参数（如 Hammett σ 常数）和基团疏水常数（π）相组合，进行 3D-QSAR 分析。

另一类描述分子形状的方法是网格法，这种方法是在空间确定一个可以包容所有配体分子的网格空间，然后在格点上放置一种探针原子或基团，探针在网格点上依次移行，用势能方法计算探针与每个分子中所有原子的相互作用能。该方法也用来优化蛋白－配体复合物的三维结构。由于这种相互作用能是向量，所以表征的是每个分子的形状和静电性质。不同的方法设定的格点位置是不同的。

（四）定量模型的建立

3D-QSAR 的计算方法有 3 种：统计学方法，神经网络法和遗传算法，这些可用迭代方法对分子的叠合、描述符的权重和探针的最佳组合等做到精确的计算。本节重点介绍统计学方法。

多元线性回归分析用于经典的 QSAR 分析，经最小二乘法将分子的物理化学性质与生物活性相拟合。通常所研究的性质（自变量）未必全部包括在 QSAR 方程之中，尤其是多元回归分析不适合于 3D-QSAR，因为三维描述符（自变量）的数量比化合物数（活性数，因变量）大得多，而且这些自变量之间具有相关性。所以需要另外的方法。

为解决这个矛盾，3D-QSAR 使用偏最小二乘法（partial least-squares regression，PLS），该方法得出一组变量，变量之间不仅相关，而且与活性值相关。该算法首先提取相关性质的线性组合，作为解释生物活性最大变差的第一个变量。通常有 10 个以下的潜在变量可解释上百个化合物的数千个三维性质的数据。

PLS 与线性回归一样，模型中的潜在变量越多，对观测的生物活性拟合得越好。然而对某些点的预测会不可靠，因为这时的拟合效果可能来自数据的噪音。为了解决这个问题采用交叉验证方法（cross-validation），有助于确定适宜的潜在变量数。在进行交叉验证时，首先从样本中抽出一个化合物，用剩余的化合物计算 PLS 模型，并对抽出的化合物的生物活性进行预测。将第一个化合物放回到样本中，抽出第

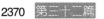

二个化合物，用剩余的化合物作 PLS 计算并加以修订，预测被抽出的化合物活性。重复上述抽一操作，直到所有的化合物均被排除一次，而且全过程都对每个潜在变量进行重复。

二、三维定量构效关系方法

三维定量构效关系方法包括拓扑最小差异法（minimal topological difference，MTD），分子形状分析法（molecular Shape Analysis，MSA），距离几何法（distance geometry methods，DGM）和比较分子场分析法（comparative molecular field analysis，CoMFA）。这里重点讨论比较分子场分析法（Cramer RD Ⅲ，Patterson DE，Bunce JD，et al. J Am Chem Soc，1988，110：5959）。

CoMFA 法认为药物分子与受体的相互作用是借助于可逆的、非共价结合的弱作用力，如静电引力、氢键、疏水作用和范德华引力等。系列化合物在与同一受体结合时，与受体的上述作用力场具有相似性。在受体三维结构未知的情况下，倘能将诸化合物的力场分布与对应之活性定量地关联起来，即可建立起 CoMFA 模型，用来预测新化合物的活性，同时也勾勒出未知受体的拓扑形状和与药物结合的理化要求。由于该法产生的模型对预测新化合物的活性比较准确，因而得到广泛的应用（Martin YC，Kim KW & Lin CT. in "Advances in Quantitative Structure Property Relationships"，Charton M，ed. JAI Press，Greenwich CJ. 1996，Vol I：1～52）。CoMFA 的特点是将分子特征的表述、统计学方法和图形显示结合在一起，具有直观和实用性。已经开发成商业软件。下面简要叙述比较分子力场分析法的操作过程。

1. 应用分子力学计算并确定样本中各化合物的最低能量构象。

2. 根据对药效团或药效图形（pharmacophoric mapping）的推测与判断，确定叠合位点规则，并将训练集的化合物按照规则加以叠合。

3. 建立三维空间网格，使这些叠合的化合物都包容在这一网格之中。

4. 应用场契合（field fit）技术，按照化合物的组成、结构特征和拟考察的作用力场的性质，选择适当的探针原子或基团，在上述空间网格的格点上移动。移动的步长可根据需要而定，通常为 0.04～0.2nm。所使用的探针取决于被考察的力场性质，例如计算静电力场可用 H^+ 探针；疏水作用力场和氢键用水分子作探针，与水分子探针作用强的区域为分子亲水部分，作用弱的区域为疏水部分；范德华作用力用 CH_3 作探针；同时考察静电场和空间力场（即范德华力场）可用 SP^3 杂化的 C^+ 作探针。探针在网格上每移行一个步长，计算它与化合物中各原子的相互作用能量。这样，得出上千个能量值，连同生物活性值，建成数据表（表 32-6-1）。

表 32-6-1　CoMFA 生成的数据表

	生物活性	力场能量值 S_{001}	力场能量值 S_{002}	力场能量 值 S_{998}	力场能量值 E_{001}	力场能量值 E_{002}	力场能量值 E_{998}
化合物 1	5.1	−2.34	−1.41	0.23	−0.46	0.02	1.83
化合物 2	6.8	−1.47	−0.29	0.97	−0.03	−0.46	0.14
化合物 3	7.9	0.14	0.48	1.84	−1.47	−2.78	0.49
……	……	……	……	……	……	……	……

5. 应用偏最小二乘法（partial least square，PLS）确定 QSAR 方程式。由于格点的数目很大，往往采集到 2000 个以上的力场值，远远超过了化合物样本数，因而不能用线性回归分析处理。为了准确地反映化合物周围力场的分布与活性变化的关系，采用偏最小二乘法，以克服自变量数目远远超过因变量（样本）数目所带来的问题。通过抽一法的交叉验证（cross validation）和因子分析（factor analysis），建立起如下式的 3D-QSAR 方程：

$$生物活性 = Y + a \times S_{001} + b \times S_{002} + \cdots m \times S_{998} + n \times E_{001} + \cdots + z \times E_{998}$$

6. 产生系数等势图（contour map）。上述 CoMFA 产生的构效方程中自变量很多，难以由各自变量的系数看出与生物活性间的关系，因而常常用直观性强的系数图表征该方程。系数图是由数种颜色不同的曲面构成，标示出为了增加生物活性，哪些部位的正性或负性静电场有利于活性，哪些部位允许有较大基团的存在，哪些部位不允许有较大基团。CoMFA 等势图中，绿色区域表示大体积基团或片断有利于提高活性，黄色区域表示大基团不利于提高活性；红色区域表示正电性有利于活性，蓝色区域表示负电性有利于活性。这样的系数等势图，勾画出未知的受体作用部位力场的空间分布，是设计和预测新化合物活性的强有力模型。上述的操作过程可用图 32-6-3 说明。

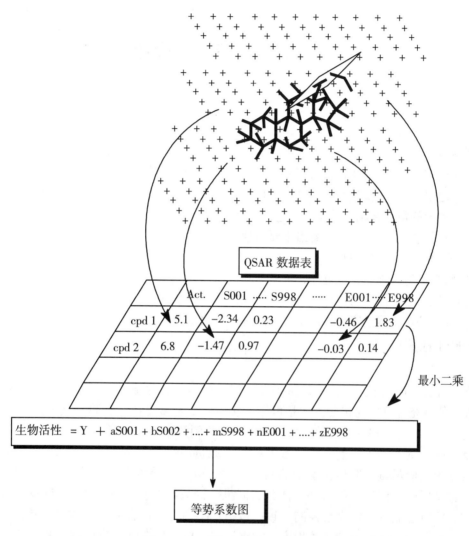

图 32-6-3 比较分子场分析法流程图

应当指出，化合物的初始最低能量构象和叠合规则的确定是 CoMFA 操作的重要步骤，而在调整分子的构象以使交叉验证获得良好的拟合过程，是将低能构象变换成药效构象的过程。这个步骤有许多人为因素会影响 3D-QSAR 的质量。为了证明这一点，笔者用已知维甲 RXR 与 9-顺式维 A 酸复合物晶体结构为模板，将 9-顺式维 A 酸剥离后，得到的 RXR 结合腔，用 AUTODOCK 将一系列 RXR 激动剂作对接研究，得到的结合能与实验得到的结合常数有良好的相关性。而且，用于在对接过程中，受体对配体的诱导契合，所得之配体构象，不加改动，也无固定的叠合位点，直接作 CoMFA 分析，得到的 3D-QSAR 模型与常规方法的 3D-QSAR 模型比较，显著性明显提高（王敏敏，黄牛，郭宗儒等. 药学学报，1997，32：43）。

（郭宗儒）

第三十三篇 药理学实验设计与数据处理技术

第一章 药理实验设计

第一节 药理实验设计的基本要求

一、药理实验设计的任务

为了药理研究获得确切可靠的结论，并力争做到高质量、高精度、高效率、低花费，必须重视实验设计以及其中的定量问题。药理学研究实验设计的主要任务是为了使实验结果能够确切回答研究所提的问题。从定量药理学的角度来说，具体任务包括：

1. 有效地减弱或控制干扰因素，突出主要因素；
2. 尽可能节约人力、物力和时间；
3. 保证实验数据的精确性、重复性、可靠性和可比性；
4. 从实验中取得尽可能多的信息，得到有代表性的充分数据；
5. 根据药理学特点，尽量安排多剂量、多品种、多因素、多指标的实验设计。

二、实验设计的统计原则

（一）重复

重复原则的含义包括两个方面：一是重现性，精确可靠的实验结果应具有重复稳定性，在同样条件下能重复出来。能够充分重现的实验，才是可靠的实验；二是重复数，实验不能单凭三五例观察，就草率地做出结论，一定要有足够的重复数（实验次数或实验例数）。

除了重复数的数量外，还应重视重复数的质量，质量不高的重复，不仅浪费人力和物力，有时还会导致错误的结论。应尽量采取精密准确的实验技术，减少实验误差，并保证每个重复都是在同等情况下进行的，包括同时、同地、同条件、同种、同批、同病情等。药理实验还应该尽量减少干扰因素对实验的影响，将可控制的因素设法控制一致，包括：①动物方面：品系、体重、年龄、性别、饲料、饲养条件等；②仪器方面：灵敏度、精确度、零点漂移、电压稳定性、操作熟练程度等；③药物方面：批号、纯度、剂量、注射容量、注射速度、酸碱度、温度等；④此外，室温、气压、湿度、季节，甚至实验在上午还是在下午、动物是群养还是单养、都会不同程度地影响实验结果，均应预先考虑，使之基本一致。

（二）随机

随机就是使每个实验对象在接受处理（用药、化验、分组、抽样等）时，都有相等的机会，随机遇而定。随机可以减轻主观因素的干扰，减小或避免偏性误差。

应指出，绝对随机并非绝对好。例数很多时，随机优越性较大；例数不多时，绝对随机并非一定好。例如在一群雌雄各半的小鼠中，按照绝对随机来抽样就不可能保证每组 10 只动物中出现 5 雌 5 雄，反而不如事先规定每组 5 雌 5 雄，在此基础上进行随机。这种方法被称为均衡随机（或分层随机），即先按主要因素（病理模型的轻重或动物体重、性别等）先分区，再在每区中随机取出等量动物分配到各组，使次要因素（活泼程度、饥饱程度、疲劳程度等）得以随机安排。"主要因素均衡，次要因素随机"才能保证实验的可比性，因此均衡随机比绝对随机更好，在药理实验设计中应用更广。

（三）对照

对照是比较的基础，没有对照就没有比较、没有鉴别，也就谈不上定量研究。采用生理盐水或溶媒代替药液同量注射为"阴性对照组"（或空白对照组），采用已知药效的典型药物为"阳性对照组"（或参比品组）。采用病理模型的实验，为检验用药后是否恢复到正常水平，还应设"正常动物组"。各组应在"同时、同地、同条件"下进行，否则失去对照意义。采用对照组可以随时了解实验条件是否有变化，还有利于判断药效的强弱、有无显著意义、计算药物的效价等。实验组与对照组例数相等时，统计效率最高。轻视对照或仅用少量动物做对照是不妥的。

对照应符合"齐同可比"的原则。除了研究因素（如用药），对照组的其他条件应与用药组具有可比性。动物实验中，不仅需要做到体重、性别、动物品系的一致，对照组也应给以同样酸碱度、渗透压、同样溶媒，以同等容量和速度进行用药。这种对照组就比用蒸馏水代替药物或不同药的空白对照要好。

三、实验设计的专业原则

除了实验设计的统计原则外，还要考虑专业原则，即药理及临床方面对药效判断的专业要求。例如，两组实验结果分别为 21 ± 2，29 ± 3，差别有显著意义，但两组用药后恢复到正常水平的百分率则分别为40%和42%，从专业上判断，该指标的有效率差别不大；长期毒性实验中用药组和对照组的某项指标在均数对比时有显著意义，但变化幅度均在生理正常水平之内，从专业上认为该指标的变化实际意义不大。

为兼顾统计原则和专业原则，建议在实验设计时，同一实验中尽量多记录一些观测数据进行统计分析。例如，研究降压药时，不仅记录最大降压效果，而且记录降压20%的例数、降到正常水平的例数、降压速度、降压持续时间等。尽量多收集实验信息对于提高实验质量很有价值。

第二节 药理实验设计的剂量问题

在新药研究中，如何确定不同动物的用药剂量，是研究者普遍关心的问题，但是剂量换算的可靠性又使人感到困惑。严格地说，剂量换算只能得到近似估算值作为进一步实验探讨的线索，不能认为换算剂量就必然等效，应注意在实验中探索真正的有效剂量。

一、同种动物的剂量换算

一般动物的用药剂量均以 mg/kg 值来表达，但不能一概而论。例如，金线蛙用强心苷只规定每只蛙用多少毫克，小鼠用胰岛素也是每只用多少毫单位，在规定体重范围内不再按公斤体重调整用药剂量。另一些实验，则建议按体表面积用药，如对于抗癌药、抗生素、强心苷等药物来说，按体表面积用药（mg/m^2）比按体重用药更为合理，实验误差可以明显缩小。

体表面积不易直接测定，一般可根据体重和动物体型按下式近似地推算：

$$A = R \cdot W^{2/3} \tag{1}$$

式中，A 是动物体表面积（m^2），W 是体重（kg），R 是动物的体型系数，参看表33-1-1。

表33-1-1 不同动物的体型系数（R）

动物	小鼠	大鼠	豚鼠	兔	猫	犬	猴	人
体型系数	0.06	0.09	0.099	0.093	0.082	0.104	0.111	0.1~0.11

同种动物之间进行折算，可采用以下比例式：

$$D_1 : D_2 = A_1 : A_2 = W_1^{2/3} : W_2^{2/3} \tag{2}$$

【例】 已知 $20 \pm 2g$ 小鼠的 LD_{50} 为58mg/kg，现欲取 $40 \pm 4g$ 的老年小鼠以 $1/10 LD_{50}$ 剂量进行老年药理学研究，应取多少剂量为宜？

按体表面积计算，20g 小鼠用药量为 $0.02kg \times 58mg/kg = 1.16mg$，其体表面积为 $0.06 \times (0.02)^{2/3} =$

$0.0044m^2$，故按体表面积计算的 $LD_{50} = 1.16/0.0044 = 264mg/m^2$。40g 小鼠体表面积为 $0.06 \times (0.04)^{2/3} = 0.007m^2$，故 $1/10LD_{50}$ 为 $0.007 \times 264/10 = 0.185mg$。相近的体重剂量是 $0.185/0.04 = 4.6mg/kg$，请注意该剂量已与 20g 小鼠的剂量（58mg/kg）有相当差别。

二、不同种类受试对象的剂量换算

剂量换算方法过去许多书籍一直沿用 Bios 公式，近年由于家犬和豚鼠实验品系有变化：过去用一般家犬体重 12～20kg，现在用毕格犬标准体重为 8kg；过去豚鼠标准体重为 400g，现在体重较大为 1000g。另外，原法中没有仓鼠、狒狒、微型猪的资料，对小白鼠的体表面积的计算与实测值相差很大。所列表格又是计算每只动物的剂量，药理研究中常用 mg/kg 的公斤体重剂量还要再行折算，很不方便。FDA 对于I期临床研究提出了人体等效剂量 HED（human equivalent dose）的概念，从动物实验数据推算可能产生等价药效的人体剂量。这里根据其主要原理，经适当推导和计算，引进动物体型系数，并根据近年资料及实测的数据编制了新的换算公式，进行不同动物间的等效剂量换算，较为方便。

（一）动物剂量换算的原理

1. 体型系数（k）的确定 动物的体表面积不易直接测得，可根据体重和动物体型系数近似地推算。体型系数是 $k = A/W^{2/3}$（A 为表面积 m^2 值，W 为体重 kg 值，如果表面积用 cm^2，则 k 值应乘 100）。圆球体的 R 值为 0.04836，动物体型越近于球体，R 值越小，一般在 0.0085～0.12 之间。有了体型系数，即可用 $A = k \times W^{2/3}$ 来估算体表面积。不同动物的体型系数见表 33-1-2。

表 33-1-2 不同动物的体型系数（k）

动物(标准体重)	小鼠	仓鼠	大鼠	豚鼠	兔	猫	狗	猴	人
体型系数(新法)	0.0899	0.0862	0.086	0.092	0.1014	0.1086	0.1077	0.118	0.1057
体型系数(原法)	0.06	–	0.09	0.099	0.093	0.082	0.104	0.111	0.1～0.11

由表 33-1-2 可见，新法大小鼠体型相同，而原法中大小鼠 k 值相差很大。新法计算的 20g 小鼠表面积为 $0.0066m^2$，用原法计算则 $0.0044m^2$，经实际测量 20g 小鼠表面积为 $0.0064～0.0069m^2$，与 FDA 提出的 $0.007m^2$ 及近年文献报道基本相同。

2. 动物剂量换算的经典公式 由于动物剂量大致与体表面积成正比，而体表面积可用 $A = k \times W^{2/3}$ 估算。也即：

$$Dose_{(a)} : Dose_{(b)} \cong A_a : A_b \cong k_a \times W_a^{2/3} : k_b \times W_b^{2/3} \tag{3}$$

故动物剂量换算公式可表达如下：

$$每只动物剂量: Dose_{(b)} = Dose_{(a)} \times (k_b/k_a) \times (W_b/W_a)^{2/3} \tag{4}$$

$$公斤体重剂量: D_b = D_a \times (k_b/k_a) \times (W_a/W_b)^{1/3} \tag{5}$$

以上是通式，适用于任何动物、任何体重。式中，$Dose_{(a)}$ 是已知动物 a 的剂量（mg/只），$Dose_{(b)}$ 是欲求动物 b 的剂量（mg/只）；D_a、D_b 是其公斤体重剂量 mg/kg。A_a、A_b 为其体表面积（m^2）；k_a、k_b 为其体型系数，W_a、W_b 为其体重（kg）。

以上公式是通式，适用于任何动物，任何体重。同种动物间换算时，体重系数相同（$k_a/k_b = 1$），公式可简化为：

$$Dose_{(b)} = Dose_{(a)} \times (W_b/W_a)^{2/3} 及 D_b = D_a \times (W_a/W_b)^{1/3} \tag{6}$$

药理实验中常将药物配成一定浓度的溶液，再按每 kg（或每 10g）用多少 ml 进行注射或灌胃。只要动物体重与标准体重相差不到 ±20%，就可以按同一公斤体重剂量用药。因此，剂量换算时，公斤体重剂量的公式（5）更为常用。

（二）动物剂量换算表及计算

每次实验都按公式（5）计算颇为麻烦。现将动物体型系数及其标准体重引入公式，预先算出换算系数（R_{ab}）及校正系数（S_a，S_b）两个查表值（表 33-1-3，33-1-4），$R_{ab} = (k_a/k_b) \times (W_b/W_a)^{1/3}$，$S_a = (W_{标准}/W_a)^{1/3}$，由此设计成由动物 a 到动物 b 的剂量（mg/kg）换算表，其中 D_a、D_b 是标准体重剂量 mg/kg；D_a'、D_b' 是非标准体重剂量。R_{ab}、S_a、S_b 可由表中查出。

表 33-1-3　标准体重动物的由动物 a 到动物 b 的 mg/kg 剂量折算表（表中数值为换算系数 R_{ab}）

动物品种	小鼠b	仓鼠b	大鼠b	豚鼠b	家兔b	家猫b	猕猴b	比格犬b	狒狒b	微型猪b	成人b
标准体重 W（kg）	0.02	0.08	0.15	0.4	1.8	2.5	3	10	12	20	60
表面积 m²	0.0066	0.016	0.025	0.05	0.15	0.2	0.25	0.5	0.6	0.74	1.62
体重系数 k	0.0898	0.0862	0.0886	0.0921	0.1014	0.1086	0.1202	0.1077	0.1145	0.1004	0.1057
系数 S	3	5	6	8	12	12.5	12	20	20	27	37
小鼠a	1.00	0.600	0.500	0.375	0.250	0.240	0.250	0.150	0.150	0.111	0.081
仓鼠a	1.67	1.00	0.833	0.625	0.417	0.400	0.417	0.250	0.250	0.185	0.135
大鼠a	2.00	1.20	1.00	0.750	0.500	0.480	0.500	0.300	0.300	0.222	0.162
豚鼠a	2.67	1.60	1.33	1.00	0.667	0.640	0.667	0.400	0.400	0.296	0.216
家兔a	4.00	2.40	2.00	1.50	1.00	0.960	1.00	0.600	0.600	0.444	0.324
家猫a	4.17	2.50	2.08	1.56	1.04	1.00	1.04	0.625	0.625	0.463	0.338
猕猴a	4.00	2.40	2.00	1.50	1.00	0.960	1.00	0.600	0.600	0.444	0.324
比格犬a	6.67	4.00	3.33	2.50	1.67	1.60	1.67	1.00	1.00	0.741	0.541
狒狒a	6.67	4.00	3.33	2.50	1.67	1.60	1.67	1.00	1.00	0.741	0.541
微型猪a	9.00	5.40	4.50	3.38	2.25	2.16	2.25	1.35	1.35	1.00	0.730
成人a	12.33	7.40	6.17	4.63	3.08	2.96	3.08	1.85	1.37	1.00	

表 33-1-4　非标准体重动物的校正系数（S_a，S_b）

B = W/W标	0.3	0.4	0.5	0.6	0.7	0.8	0.9	1	1.1	1.2	1.3	1.4
$S_a = B^{1/3}$	0.669	0.737	0.794	0.843	0.888	0.928	0.965	1	1.032	1.063	1.091	1.119
$S_b = 1/B^{1/3}$	1.494	1.357	1.26	1.186	1.126	1.077	1.036	1	0.969	0.941	0.916	0.894
B = W/W标	1.5	1.6	1.7	1.8	1.9	2	2.2	2.4	2.6	2.8	3	3.2
$S_a = B^{1/3}$	1.145	1.17	1.193	1.216	1.239	1.26	1.301	1.339	1.375	1.409	1.442	1.474
$S_b = 1/B^{1/3}$	0.874	0.855	0.838	0.822	0.807	0.794	0.769	0.747	0.727	0.709	0.693	0.679

由标准体重求标准体重的剂量　　　　　$D_b = D_a \times R_{ab}$ （7）

由标准体重求非标准体重的剂量　　　　$D_b' = D_a \times R_{ab} \times S_b$ （8）

由非标准体重求非标准体重的剂量　　　$D_b' = D_a' \times S_a \times R_{ab} \times S_b$ （9）

药理实验设计中主要用标准体重，在 ±20% 范围内基本适用，故公式（7）最为常用。要计算每只动物的用量，以 mg/kg 剂量乘体重即可。

【例】　已知150g（标准体重）大鼠用5mg/kg，求成人（标准体重）的用药剂量。查表33-1-3，大鼠 a 行，成人 b 列的 $R_{ab} = 0.162$，故成人的剂量 = $D_b \times R_{ab}$ = 5 × 0.162 = 0.81mg/kg。

【例】　已知20g（标准体重）小鼠用4mg/kg，求8kg（标准体重）犬的用药剂量。查表33-1-4，小鼠 a 行, 犬 b 列的 $R_{ab} = 0.150$, 故犬的剂量 $= D_b \times R_{ab} = 4 \times 0.150 = 0.600 \text{mg/kg}$。

三、实验中最适剂量的探索

(一) 安全剂量的探索

由小动物过渡到价格昂贵的灵长类动物, 或由动物实验过渡到人体志愿者试用, 首先要探索安全剂量。一般有两种途径:

1. 效价比值推算法 由动物实验中该药与已知药物的效价比值来推断。例如, 新药与氢氯噻嗪的效价比值如为 15:1, 则可取临床氢氯噻嗪最小剂量的 1/15, 作为较安全的试用剂量。

2. 剂量折算系数法 由剂量折算系数法计算出最大耐受量的等效剂量, 然后取其 1/3 作为较安全的试用量。

【例】 由猫过渡到猴, 已知 2kg 猫的最大耐受量 (或 LD_1) 为 60mg/kg, 求 4kg 猴的安全剂量。

本例中猫和猴均为标准体重, 可用公式: "公斤体重剂量 (mg/kg) $d_B = d_A \times (k_B/k_A)$", 其中 $K_B = 0.32$, $K_A = 0.30$, $d_A = 60 \text{mg/kg}$。

$$d_B = d_A \times \frac{K_B}{K_A} = 60 \times \frac{0.32}{0.30} = 64 \text{mg/kg}$$

64mg/kg 相当于猴的最大耐受量, 取其 1/3 即 21.3mg/kg 或近似值 20mg/kg, 可作为开始探索的剂量。药理实验中通常归纳为 "猴的起始用药量 (mg/kg) 一般可用猫有效量 (mg/kg) 的 1/3 ~ 1/2"。

【例】 计算由家犬过渡到人的安全剂量, 已知 12kg 犬的 LD_1 为 30mg/kg。

$$d_B = d_A \times \frac{K_B}{K_A} = 30 \times \frac{0.11}{0.21} = 15.7 \text{mg/kg}$$

15.7mg/kg 相当于人的最小中毒量, 为安全计取其 1/3 ~ 1/5, 即 3 ~ 5mg/kg 为初试剂量。药理实验通常概括为: "人体志愿者的初试剂量 (mg/kg) 可取家犬最大耐受量 (mg/kg) 的 1/10"。

(二) 剂量递增方案

应用开始试用量 (ds) 后, 如未出现疗效, 也未出现任何不良反应, 可按下述方案递增。

1. 动物实验 按 ds、2ds、3.3ds 递增, 2 ~ 4 次可达到预期量, 以后每次递增 30% ~ 40%。

2. 人体实验 用预试量的 1/5 ~ 1/10 为开始试用量 (ds), 按 ds、2ds、3.3ds、5ds、7ds、9ds 递增, 4 ~ 6 次可达预期量, 以后每次递增 25% ~ 30%。

四、关于剂量问题的若干讨论

(一) 表面积剂量和公斤体重剂量

药物的公斤体重剂量 (mg/kg) 往往只在体重 ±20% 范围内是可靠的, 不同动物的体重相差很大, 体重相差很大时, 体重越小, 则公斤体重剂量越大, 幼儿的公斤体重剂量就显然大于成人, 用表面积剂量 (mg/m²) 则较为合适。近年, 儿科及肿瘤科 (因药物毒性较大) 普遍采用了表面积剂量。很多研究指出, 基础代谢率、热卡、肝肾功能、血药浓度、血药浓度 – 时间曲线下面积 (AUC)、Cr、Cr 清除率、血液循环等都与体表面积基本成正比因此按照动物体表面积计算药物剂量比体重更为合理。由此算出的剂量仅是初步估算值, 应根据上述动物比较药理学知识加以调整, 实际工作中也可在加减一倍的范围内进行探索和确认 (抗癌药中人与小鼠间用表面积换算, 约 80% 的药物的等效量在 0.7 ~ 1.7 范围内, 说明加减一倍进行探索有较好的可操作性)。

(二) 动物剂量换算的局限性

动物种属、品系, 药物种类、方法及测试指标等都会影响剂量换算的准确性, 例如: 犬无汗腺, 对发汗药不敏感, 而对流涎药比较敏感; 大鼠无胆囊, 对利胆药及有明显肝肠循环的药物与其他动物差别较大; 鼠和兔对催吐药不敏感, 而犬猫则较为敏感; 吗啡对一般动物有抑制作用, 但却对猫引起兴奋。抗凝血药 (毒鼠强等) 对小鼠特别敏感, 中毒剂量较其他动物可小数百倍; 抗胆碱类药物 (阿托品, 莨菪碱等), 家兔有明显耐受性 (黑色家兔, 特别不敏感, 但新西兰家兔除外); 同是啮齿类动物, 家兔是草食动物, 大鼠小鼠是杂食动物, 对一般药物在静注时剂量换算尚属可用, 在口服用药时兔往往起效较迟, 吸收较差, 特别是对胃动力药及消化系统药差异更大。大鼠对血管阻力药敏感, 却对强心苷类不敏感,而猫对强心苷类则很敏感;大鼠对缺乏维生素及氨基酸敏感,因能自行合成维生素 C,故对缺乏维生素 C 不敏感,而豚鼠对缺乏维生素 C 及变态反应特别敏感;不同动物的药物代谢系统有一定差别,以药物代谢产物产生药效的药物,换算的剂量应注意在实验中探索调整。因此,不能认为换算剂量就必然等效,应重视在实验中探索真正的有效剂量。

(三)实验中各组剂量的选择

药理研究进行药效对比时,一般选用中效剂量。如进行解毒或拮抗实验,剂量宜稍高一些。反之,欲进行协同实验,剂量宜略低一点。在选择各组剂量时,应根据研究目的,向上或向下按一定比例进行选择。在离体器官上常按 3 倍或 10 倍递增,在整体实验上按 2 倍,3 倍或 3.16 倍递增。在整体毒性实验上按 1.2~1.5 倍递增(0.7~0.85 倍递减)。要在已知高剂量(H)及低剂量(L),选一中间剂量(M),可按 $M = (H \times L)^{1/2}$ 计算。

药理研究中大多数药效与对数剂量成正比,因此,最好的剂量安排是:①剂量成等比数列,此时对数剂量正好成等差数列。一般不要将剂量设成等差数列;②使中间剂量适合研究目的,中效量或略有偏高或偏低,使希望药效变化在各剂量组的中间部分;③最好将预期安排的最大及最小剂量进行预试,再加调整;④文献上的剂量,常因动物、药物、实验条件、气候不同而不同,应重视预试的作用;⑤动物体重越小,公斤体重剂量越大,并不奇怪。临床上小儿公斤体重剂量就比成人大;⑥所换算的剂量只是参考值,应在预试中加以探索。

第三节 药理实验设计的例数问题

一、基本实验例数

在药理实验中,所需要的样本数除了根据统计学的标准外,在药理专业上还有基本实验例数的习惯。表 33-1-5 和表 33-1-6 分别给出实验动物和临床药效比较的基本例数,仅供参考,一般来说实验例数不能少于这些值。但应指出,对于基本实验例数专家的意见不完全一致,不同疾病、不同药物有时出入很大。总之,统计学给出的 $P < 0.05$ 当然是考虑实验例数够不够的依据,即使统计学达到了 $P < 0.05$ 的水平,如实验例数太少,这时下结论也要特别慎重。

表 33-1-5 实验动物的基本例数

动 物	例 数
小动物(小鼠、大鼠等)	每组 10~30 例;计量资料两组对比时,每组不少于 10 例;计数资料每组不少于 30 例;在按剂量分 3~5 个剂量组实验时,每组动物可少一些,每组 8 例也可,但每个药物的动物总数仍不应少于 30 例
中等动物(兔、豚鼠等)	每组 8~20 例。计数资料每组不少于 20 例,计量资料每组不得少于 6 例
大动物(犬、猫、猴等)	每组 5~15 例;计数资料不少于 10 例;计量资料不少于 5 例

表 33-1-6 临床药效比较的基本例数

疾 病	例 数
公认难愈疾病(癌等)	5~10 例即可;特殊情况下个案报告也有一定价值
危急严重的疾病(休克、心力衰竭等)	30~50 例已可做出两组有效率的统计分析;如为计量资料,每组 10~30 例经统计学分析 $P < 0.05$,即有一定价值
一般慢性疾病(哮喘、冠心病、流行性感冒等)	计数资料要 100~500 例;如为多指标的计量资料,并有安慰剂、双盲法作为对照组,每组 30~50 例而统计学分析 $P < 0.05$ 者,也是有价值的

二、较高把握度的实验例数估算问题

（一）量反应资料的样本数

用 t 检验的逆运算，可由已知的 S 及 $\overline{x_1} - \overline{x_2}$ 来估算多少例才能达到 $P \leqslant 0.05$ 水平。但由于 S 及 $\overline{x_1} - \overline{x_2}$ 的抽样误差，实际上只有 50% 的把握能达到预期的统计结果。为了保证正式实验能取得较满意的结果，总是宁可多安排一些例数，以求得较高的把握度，通常用双侧检验，$P = 0.05$，把握度取 90%。有关公式如下：

（1）两均数对比

$$n = \left[13\lg\left(\frac{1}{10\alpha}\right) + 17\lg\left(\frac{1}{\beta}\right)\right] \times \left(\frac{S}{\overline{x_1} - \overline{x_2}}\right)^2 + 2 = R \times \left(\frac{S}{\overline{x_1} - \overline{x_2}}\right)^2 + 2 \tag{10}$$

（2）配对对比

$$n = \left[7\lg\left(\frac{1}{10\alpha}\right) + 8\lg\left(\frac{1}{\beta}\right)\right] \times \left(\frac{S}{\overline{x_{1d}}}\right)^2 + 2 = R \times \left(\frac{S}{\overline{x_{1d}}}\right)^2 + 2 \tag{11}$$

式中，n 为每组预期例数，取近似整数值，两组对比时总例数为 2n；α 为显著性水平；$\beta = 1 -$ 把握度；S 为公共标准差，可取 S_1、S_2 的平均值；$\overline{x_1} - \overline{x_2}$ 为两均数之差，$\overline{x_d}$ 为配对的差值均数；R 可由表 33-1-7 查得。

表 33-1-7　样本例数估算的 R 值

资料性质		量反应两组对比			量反应配对对比			质反应两组对比		
把握度		80%	90%	95%	80%	90%	95%	80%	90%	95%
（β 值）		0.20	0.10	0.05	0.20	0.10	0.05	0.20	0.10	0.05
显著性水平 双侧	$P = 0.05$（$\alpha = 0.05$）	15.8	20.9	26.0	7.7	10.1	12.5	3.92	5.25	6.52
	$P = 0.01$（$\alpha = 0.01$）	24.9	30.0	35.1	12.6	15.0	17.4	5.86	7.45	8.95
单侧	$P = 0.05$（$\alpha = 0.1$）	11.9	17.0	22.1	5.6	8.0	10.4	3.10	4.30	5.45
	$P = 0.01$（$\alpha = 0.02$）	21.0	26.1	31.2	10.5	12.9	15.3	5.02	6.52	7.92

【例】　某次预试，每组 10 头动物，算得均数及标准差，甲组为 23.8 ± 8.8，乙组为 18.8 ± 6.4，结果 $t = 1.45$，$P > 0.05$，现欲以 $P = 0.05$ 双侧检验，90% 把握度安排实验，应各取多少例？

本例中，$\overline{x_1} - \overline{x_2} = 23.8 - 18.8 = 5.0$，S 取 $(8.8 + 6.4)/2 = 7.6$，查表 33-1-7，双侧 $P = 0.05$ 及 90% 把握度的 R 值为 20.9，代入公式，$n = 20.9 \times (7.6/5.0)^2 + 2 = 50.3$，各取 50 例，两组共 100 例，可望以 90% 把握度取得双侧 $P < 0.05$ 的统计效果。用 $\alpha = 0.05$，$\beta = 0.1$ 代入公式，结果也相同。

【例】　某型高血压病，血压平均为 180mmHg，标准差为 46mmHg，现试新药，以血压降低 30mmHg 为有价值，已知该药不会升高血压，可做单侧检验，问 90% 把握度取得单侧 $P < 0.05$ 的水平，应多少病例？

本例中，$\overline{x_1} - \overline{x_2}$ 定为 30mmHg，$S = 46$mmHg，如作两组对比，查得 $R = 17.0$，代入公式，$n = 17 \times (46/30)^2 + 2 = 21$，说明如用药后，血压降低值平均不小于 30mmHg，则只需 21 例即可以 90% 把握度取得单侧 $P < 0.05$ 的水平。

（二）质反应资料的样本数

根据预试或既往经验，已知阳性率为 p_1、p_2，则每组例数（n）可由下式计算：

$$n = R \times \left(\frac{1 - (p_1 + p_2 - 1)^2}{(p_1 - p_2)^2}\right) \tag{12}$$

式中，R 值可根据显著性水平及把握度由表 33-1-7 查得。

【例】 某次预试，甲药疗效为 90%，甲药为 70%，应各取多少例才能以 90% 把握度取得双侧 $P < 0.05$ 的水平？

本例中，$p_1 = 0.9$，$p_2 = 0.7$，按 $\alpha = 0.05$，$\beta = 0.1$ 查表得 R = 5.25，代入公式，$n = 5.25 \times \left(\dfrac{1 - (0.9 + 0.7 - 1)^2}{(0.9 - 0.7)^2} \right) = 84$，即每组 84 例，两组共 168 例，才能以 90% 把握度取得双侧 $P < 0.05$ 的统计结论。

第四节　药理研究中常见的实验设计

实验设计类型的研究内容十分丰富，具体设计类型包括：完全随机化设计、随机化区组设计、拉丁方设计、重复拉丁方设计、希腊拉丁方设计、尧顿方设计（youden square design）、析因设计、嵌套设计、裂区设计、正交设计、反应曲面设计、成组序贯设计（group sequential design）、交叉设计、重复测量设计等。各类型的实验设计及其统计方法（方差分析模型是主要方法）在各类统计书上均有较多介绍，在此只简介药理实验中常见设计类型的理论要点，供选择时参考不再具体举例说明。

一、完全随机设计

完全随机化设计（completely random design），又称单因素设计，是最简单的实验设计，实验中仅有一个处理因素，受试对象被随机地分配到各处理组，受试对象接受任一种处理的机会相等。

完全随机化设计的优点包括：设计简便，灵活性大；对处理组数及各组样本含量无约束，各组样本含量可以相等，也可以不等，相等时效率高；不等时统计分析仍较方便；当数据缺失时，不影响原来的统计分析。完全随机设计的缺点是只能分析一个因素，不如其他实验设计的效率高。

统计分析时采用单因素反差分析方法，分析时应考虑数据的正态性、方差齐性等问题。如果不满足条件，可采用变量变换或非参数方法。如果统计结果表明处理因素有统计学意义，则需要进行各组均数间的两两比较，视情况采用 LSD（Bonferroni）、Tukey、Scheffe 等方法。

二、随机区组设计

随机区组设计（randomized block design），又称配伍设计或双因素无重复设计，是将性质及条件相同的受试对象归入同一区组，区组内受试对象数等于处理数或者是处理数的倍数，这样可使区组内每个受试对象各接受一个不同处理。由于属于同区组的受试者性质及条件相同，其间的个体差异较小，因此能较灵敏地反映处理间的差别。随机区组设计是属于两因素分析，一因素为处理（研究）因素，另一因素为区组因素。如果处理的水平数有 t 个，区组的水平数有 b 个，则总共有 t×b 个观察值。当只有两个配伍组时，配伍设计则变成了配对设计。

区组的名称来源于农业实验，一大片土地或数小块土地可划分为若干区组，在以区组的范围内，一切自然及人为条件比较接近，如水利、日照、耕作、施肥、土壤等。将随机区组设计应用于药理研究，则区组为性质或条件相同的受试对象（如同窝的动物、一个动物身上取出的血样、同体内的几个实验部位、一个培养皿上几个测定效价的小杯等）。

随机区组设计统计分析时采用两因素方差分析。用于配伍的因素一般为影响实验效应的主要非处理因素。如果配伍因素也是主要研究因素，或者需要考察研究因素与配伍因素的交互作用，则不应该使用该设计，而采用其他设计方法。

三、交叉设计

交叉设计（cross-over design）是按事先设计好的实验次序，在各个时期对受试对象逐一实施各种处理，以比较各处理组间的差异。交叉设计可控制个体差异和时间因素对处理方式的影响，同时减少样本含量。交叉设计的分析可采用方差分析方法，变异来源包括处理效应、阶段效应、顺序效应、个体差异。

2×2 交叉设计是最简单的交叉设计，对每个受试者安排两个实验阶段，分别接受两种实验用药，而第一阶段接受何种实验用药是随机确定的，第二阶段必须接受与第一阶段不同的另一种实验用药。每个受试者需经历准备阶段、第一实验阶段、洗脱期（Washout Period）和第二实验阶段。在两个实验阶段分别观察两种实验用药的疗效和安全性。另外根据实验需要还可进行多交叉设计如 3×3、4×4 交叉设计等。

交叉设计需注意的问题：①每个实验阶段处理对后一阶段的延滞作用被称为延滞效应。延滞效应的存在对后续处理时期出现的疗效及不良事件，难以判断是何种处理所致。因此，两阶段处理间应有足够长的洗脱期以消除延滞效应。洗脱期的长短一般视处理因素的半衰期及作用特点而定；②交叉设计不适宜有自愈倾向或病程较短的疾病的治疗研究，而适宜于目前尚无特殊治疗措施而病情缓慢病患者的对症治疗。常用于生物等效性或临床等效性；③应尽量避免受试者失访；④不适合病程较短的疾病。

四、重复测量设计

重复测量设计（repeated measure design）指给予某种处理后，在几个不同的时间点上从同一个受试对象（或样品）上重复获得指标的观察值；有时是从同一个个体的不同部位（或组织）上重复获得指标的观察值。如果实验中共有 k 个实验因素，其中有 m 个因素与重复测量有关，则称之为具有 m 个重复测量的 k 因素设计。

有些实验需要破坏受试对象，就不是重复测量。例如在骨折治疗的实验室研究中，对于造成骨折模型的实验动物，在治疗后的不同时间点上进行局部解剖，观察伤口的愈合情况。交叉实验设计，虽然也是对同一受试对象在各个时期记录同一指标（主要变量）的观察结果，但是由于第一和第二个时期的处理已改变，该指标反映不同处理的结果，所以也不能认为是重复测量设计。

在重复设计时，先考虑实验分组因素，即根据某个或某些实验因素将受试对象完全随机地分为几个独立的组。例如，有 3 种不同的治疗方法或药物治疗某病患者，则属于具有一个 3 水平的实验分组因素；若有 3 种药物，每种药物可取两种剂量，每位患者只能用一种特定剂量的药物，则共有 6 个实验分组，它们是由药物种类与剂量两因素组合而成的。然后，考虑在重复测量方向上有几个因素。例如，仅考察患者服药后，在 5 个不同时间点上，某定量观测指标的数值大小，即重复测量方向上只有一个时间因素；若分别考察患者服药后左、右眼在 5 个不同时间点上，某定量观测指标的数值大小，即重复测量方向上有两个因素：一个为"眼睛部位"；另一个为"观测时间"。

五、序贯设计

相对于固定样本实验而言，序贯设计（sequential design）是每一批受试对象实验后，及时对主要指标进行分析，一旦可以作出结论（无论是有无统计学意义），即停止实验。因此既可避免盲目加大样本而造成浪费，又不至于因样本过小而得不到应有的结论。一个设计周到的序贯设计实验比固定样本的实验可能平均节约样本含量 30%~50%。

成组序贯设计常用于大型的，观察期较长的或事先不能确定样本含量的临床实验。序贯设计也常用于动物实验，特别适用于急性大动物实验，因为大动物价格高，实验不宜成组进行；序贯设计也可将急性小动物实验以小组为单位进行逐组实验，与大动物实验一样，节约时间和样本量。

但是，序贯设计也有不足，如不适于大规模的药物筛选。有时，新药临床药物实验中，可能有大批病人等候治疗，并急需得出治疗结果，如果逐一实验，可能会有花费较长时间，且有大批病人无法及时得到治疗。如要实验一种新的抗过敏药对枯草热的治疗效果，用序贯设计就很难保证在一个较短的枯草病的季节完成。这是因为其虽能节约受试人数，但究竟用几个病人结束实验一般不能肯定，因此就不能保证在固定时期内完成实验。

六、析因设计

析因设计（factorial design）是一种多个因素、各种水平组合的实验设计。例如因素 A 有 2 个水平，因素 B 有 3 个水平，这两个因素的各种水平组合共有 6 种，在每种水平组合安排中安排若干实验对象，将此析因设计简称为 2×3 析因设计。同样，2×3×2 的析因设计可理解为 3 个因素，分别有 2、3、2 个水平，且具备各种水平组合的（共 2×3×2 = 12 种水平组合）的实验。当因素较多时，处理组数会很大（如，5 个因素各 3 个水平的处理数为 35 = 243 种），这时析因设计在实际工作中很难实现，则需要考虑正交设计等其他设计方法。

析因实验不仅可检验各个因素的主效应，还可检验它们之间的交互影响。如果两因素存在交互影响，表示它们不是独立的，随着一个因素水平的改变，另一个因素的效应也改变；如果不存在交互影响，则表明各因素独立，也即一个因素水平的改变并不影响另一个因素的效应。析因设计常用于药物联合作用的评价等。

析因设计的特点：实验中设计 m 个实验因素（m≥2）；所有 m 个实验水平都互相搭配到，构成 s 个实验条件（s 为 m 个因素的水平数之积）；在每个实验条件下至少要做 2 次独立重复实验，即总实验次数 N≥2s；做实验时，每次都涉及全部因素，即因素是同时施加的；统计分析时，将全部因素视为对观测指标的影响是同等重要，即因素之间在专业上是地位平等的。

七、拉丁方设计

拉丁方设计（Latin square design）可视为随机区组设计功能的扩展，其比随机区组设计多考察一个区组因素对观测结果的影响，但要求实验中涉及的 3 个因素（一个是实验因素，两个是区组因素）之间的交互作用无统计学意义，而且要求 3 个因素的水平数相同。

拉丁方设计属于三因素分析，一因素代表行，一因素代表列，一因素以拉丁方字母代表处理。由于 3 因素的水平数都为 r，则总观察数应为 r^3，但拉丁方的巧妙安排使总观察数减少到 r^2，因此拉丁方设计又称不完全三因素设计，这就使这种设计无法检验两因子有无交互作用。使用拉丁方的另一个缺点是要求各因子的水平数相等，这在实际应用中就受到很大限制。拉丁方设计的优点是节省了大量的观察数又能获得较多的信息，但正由于节省了观察数，使拉丁方设计对实验误差提供了较小的自由度而使实验的灵敏度减少。

八、正交设计

正交设计（orthogonal design）是用一系列规格化的正交表来安排各实验因素及其水平组合的过程。正交表的每一行表示各实验因素的一种水平组合，称为一个实验点；正交表的每一列表示一种实验效应，可能代表某实验因素或交互作用或实验误差的效应，视具体的安排而定。当实际的实验原本需要析因设计来安排，但由于需要的实验次数太多，且已知因素之间的复杂交互作用可忽略不计时，通常需要正交设计取代析因设计，达到减少实验次数的目的。

应用正交设计需注意：根据专业知识和预实验的结果，确定哪些因素之间的交互作用必须考虑；根据实际问题，选择合适的正交表，进行表头设计；将正交表中的"编码水平"换成实际实验中的"真实水平"。表头设计指结合专业知识和备查的交互作用表，在正交表的各列上放置单个因素、需要考察的交互作用，不安排任何因素和交互作用的列将被用来估计实验误差的大小。

九、均匀设计

均匀设计（uniform design）是基于数论理论推导出来的一种实验设计方法，其实验点在空间具有"均匀分散性"。若用度量均匀性的函数来度量，由均匀表所决定的实验方案比由正交设计所决定的实验方案有更好的均匀性。均匀设计与正交设计很相似，是比正交设计更少的实验次数来安排多因素多水平的一种多因素实验设计方法。

均匀设计一般适用于全部因素为定量因素的实验研究场合，通常是研究者对所研究问题中诸因素及其交互作用的重要性一概不知的大规模实验研究的场合，通过该设计进行因素筛选。当因素和水平的数目缩小后，再改用正交设计或析因设计，作详细研究。通常，正交设计更严格些，实验次数要多一些，统计分析较简单，结果较稳定；而均匀设计要略宽松些，通常实验次数很少，但统计分析烦琐且结果不稳定，适合多因素多水平的筛选实验的场合用。

（黄晓晖 孙瑞元）

参 考 文 献

1. 孙瑞元. 定量药理学. 北京：人民卫生出版社，1987，62-140

2. 孙瑞元，郑青山主编. 数学药理学新论. 北京：人民卫生出版社，2004

3. 刘昌孝，孙瑞元编著. 药物评价实验设计与统计学基础. 北京：军事医学科学出版社，1999

4. 孙瑞元，马越鸣，洪宗元. 药理实验设计与统计分析. 见：徐叔云，卞如濂，陈修主编. 药理实验方法学. 第3版. 北京：人民卫生出版社，2002

5. 郑青山，黄晓晖，孙瑞元. 中药临床药理学研究的统计方法. 见：翁维良. 中药临床药理学. 北京：人民卫生出版社，2002

6. 陈奇主编. 中药药理研究方法学. 北京：人民卫生出版社，1993

7. 贺石林，李元建主编. 医学科研方法学. 北京：人民军医出版社，2003

8. FDA 网址：www.fda.gov/cder/cancer/animalframe.htm

9. 胡良平主编. 统计学三型理论在实验设计中的应用. 北京：人民军医出版社，2006

10. 徐端正主编. 生物统计在实验和临床药理学中的应用. 北京：科学出版社，2004

第二章 药理学实验中计算机的应用

1946 年第一台数学积分计算机 ENICA 诞生以来，电子计算机的发展非常迅速，历经电子管、晶体管、集成电路和超大规模集成电路四个阶段，处理能力不断增强，速度越来越快，存储信息的容量越来越大，而体积不断缩小，价格也在降低，这给计算机普及和推广创造了良好条件，现已广泛应用于工业、农业、企业管理、交通、金融、文教、通讯、生物医学和日常生活等领域，主要从事科学计算、信息处理、自动控制、辅助设计和人工智能。今天计算机互连成网，互相通讯、共享信息，为计算机的应用创造了一个新天地。最近推出的信息高速公路，集多媒体、计算机、数据库、通讯系统等基础信息设施，这些设施的利用，将对全球社会、经济、科学技术等行业的发展产生巨大影响。

第一节 硬件和软件——计算机的两大支柱

计算机系统由硬件和软件系统组成。

硬件是构成计算机系统的各种物质实体的总称，如：集成电路芯片、电路板、内外存储器、输入输出设备、电源等都是硬件，这些构成了计算机的物质基础，按其规模可分为芯片、模板、系统、多微处理器系统和微机网络。

软件是在计算机硬件上运行的全部程序的总称，是人发布给计算机命令的集合。计算机系统组成的示意图如图 33- 2-1。

一、计算机的硬件

计算机的硬件主要由中央处理器（CPU）、内存储器（memory）、输入设备（input）、输出设备（output）组成。

中央处理器又由运算器和控制器组成，这是计算机的心脏，一切运算控制都在这里汇总、执行。

内存是计算机的记忆单元，凡是要处理的数据、运行的程序和运算的结果都暂时集中存放在这里。

输入设备主要是键盘，计算机主要依靠键盘接收外部信息，经运算处理后，由输出设备屏幕和打印机向外部发送。

外部存储器主要是磁盘，计算机可从磁盘得到数据，又可以将信息存到磁盘上，长期保存或用软盘将信息传送给别的机器。

常用计算机的内部由总线（BUS）传递数据、地址和控制信息。

二、计算机的软件

（一）计算机的系统软件

计算机的系统软件是微机共用的软件，如磁盘操作系统（DOS）、汇编程序、高级语言编译程序、各

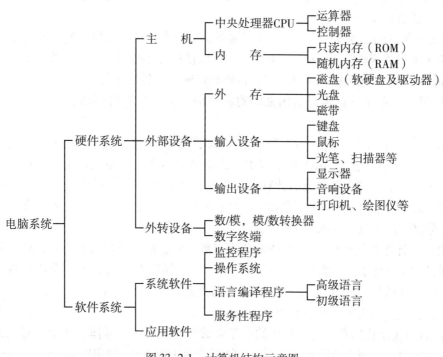

图 33-2-1　计算机结构示意图

种服务性程序和某些实用程序等。

1. DOS——磁盘操作系统　DOS 是最基础的系统软件，是人和机器之间的"接口"，主要作用是使你更方便地使用微机，提高机器的利用率。DOS 重要完成以下四个方面的工作：①对内存进行调度、管理；②对 CPU 进行调度、管理；③对 I/O 设备进行管理；④对文件系统和数据库进行管理。

正确地运用 DOS 命令是熟练使用计算机的基础。DOS 分内部命令及外部命令，DOS 内部命令被认为是最简单、最基本命令。与外部命令不同的是内部命令在开机后就驻留在计算机的内存中，不能用 DIR 命令列出在显示器上，这些命令有 DIR（目录显示命令）、COPY（拷贝命令）、CLS（清屏幕命令）、TYPE（显示文本内容命令）、ERASE（从盘上删除一个文件）、BREAK（中断）、MKDIR（建立目录）、CHDIR（改变目录）、CTTY（改变控制台）、PATH（规定路径）、PROMPT（提示符命令）、RMDIR（删除子目录命令）、SET（环境设置）、TIME（显示时间）、VER（显示 DOS 版本号）、VOL（显示磁盘的卷标名）、VERIFY（备份校验）、DATE（显示日期）等。

在 DOS 的基础上，我国创建的一些汉化的 SPDOS、CCDOS、UCDOS、CXDOS 等，又被称为中文平台，且版本不断提高，性能更加完善。

2. WINDOWS——视窗操作系统　WINDOWS 集操作系统、硬件规范、多媒体、网络、通信、移动计算和娱乐功能于一身，功能强大且易于使用，可以说它的出现是计算机软件发展中的一个重要里程碑。特别是 WINDOWS95 的诞生，将用户带入了新天地，其新功能和特性主要表现在：

（1）用户界面组成元素三维立体化，效果精细，操作者感到轻松简单。

（2）基本操作上，广泛支持鼠标操作，增设启动按钮和任务条，操作更加灵活。

（3）文件管理支持文件夹、长文件名和面向文件的对象管理。

（4）不仅可以快速运行专为它设计的应用程序，而且显著改善 WINDOWS 3. X 和 DOS 应用程序的运行效果。

（5）WINDOWS 3. X 仅仅是对 DOS 的补充，WINDOWS95 运行时不要 DOS 的支持，但可以和 DOS 同时存在于一台计算机内，如开机后用户按下 F4 键，则进入 DOS，否则进入 WINDOWS95。

（6）系统配备了多个实用程序，包括 Wordpad 字处理、Paint 绘图及 Phone Dialer 电话拨号等。

（7）对控制面板进行设置和调整，进一步提高了易用性。

(8) 广泛支持很多硬件设备, 如适配器、显示器、网卡、打印机、扫描仪、调制解调器等。

(9) 多媒体性能进一步提高。

(10) 完全兼容 NetWare 网络, 提供新的联机服务, 进行全球信息交换, 发送或接收电子邮件。

3. 系统软件中的实用程序 在 DOS 的支持下, 可以使用许多现成的实用程序, 如文本编辑程序、汇编程序、编译程序、连接装配程序、调试程序、诊断程序和标准程序库等。

4. 程序设计语言 程序设计语言是用来编写程序的语言, 分为机器语言、汇编语言和高级语言三大类。

(1) 机器语言 用 0、1 形式表示的指令集合, 微机只能识别这种语言, 但编写是极为困难的。

(2) 汇编语言 用助记符来表示机器语言中各条指令的语言, 它要经过编译和连接才能成为微机直接执行的机器语言。其缺点是在不同类的计算机上不能通用, 编写也比较困难, 但汇编语言的运行速度比相应的高级语言编写的程序快得多, 常用的大型应用软件如金融管理软件、股票交易系统的核心部分与经常执行的部分都使用汇编语言编写。

(3) 高级语言 计算机只识别 0、1 组成的二进制数, 要想给计算机发布指令, 使用机器语言就太困难了, 于是计算机专家设计了近似人类语言的高级语言, 这样使编写高级语言应用软件容易得多。将高级语言再翻译成微机能执行的机器语言的软件就是编译系统。

高级语言种类较多, 其应用目的也不相同。

1) BASIC 语言 是结构简单, 易学易用的交互会话式高级语言, 可作为初学计算机编程, 理解高级语言编程原理的入门语言, 使用范围非常广泛。今天发展为 QBASIC、TURBO-BASIC、VISUAL-BASIC 等。

2) COBOL 语言 是专门为数据处理设计的语言, 适用于计算简单, 数据量大的应用领域, 如银行记账、仓库管理、商业管理等管理系统, 本语言的特点是取用大量的英文词汇和句型, 有时我们也称 COBOL 为商用语言。

3) FORTRAN 语言 适用于科学和工程计算, 是计算机必备的语言之一, 它深受科技工作者的欢迎, 因为在此语言中可以直接用公式书写语句。

4) PASCAL 语言 是一种结构程序设计语言, 用此可以编出程序结构和数据结构比较完善的程序, 应用范围也很广泛。

5) C 语言 是接近汇编语言的高级语言, 特别适合于编制系统软件。起初 C 语言仅被 UNIX 系统开发使用, 现在 C 语言已广泛应用于微机, 它备受软件专家的喜爱。

(二) 药理学中常用的应用软件

应用软件是专为特殊应用目的而编制的程序, 这些应用软件不仅避免了大量重复工作, 而且提供了统一的数据标准, 为互相交流数据, 全国信息联网奠定基础。

药理学中常用的应用软件主要有: 用于药代动力学计算的 NONLIN、NOMEN、3P87 等; 用于药效统计分析的 SAS、SYSTAT、NDST 等; 实验室数据处理及表格制作的 ORIGIN、EXCEL、OFFICES; 药理学教学与测试用专门程序, 已在国内广泛使用。

其中重要者将在以后章节中予以介绍, 目前国内一些单位也自行编制一些软件, 但多数未能推广, 殊为可惜。如能组织起来, 协作攻关, 编制一些高水平的应用软件, 这将对我国药理学软件的开发与应用发挥更大的作用。

第二节 常用的工具软件

一、Pctools

Pctools 无需发布 DOS 命令即可简便地操作数据及文件, 同时它也是 DOS 功能的扩展, 一些 DOS 命令无法完成的工作, 在 Pctools 中可以一挥而就, 且它的画面、窗口明白清晰, 一睹可知磁盘中文件全貌, 操作起来极为方便, 说明十分详细, 而且人机对话灵活、可靠。可以说, 使用微机的人都应该掌握它。因为它操作简单, 一次按一个键或某组合键即可发布命令, 画面提示性强, 一般人数小时即可掌握并能灵活应用之。

Pctools 自美国 Central Point Software 公司推出以来，立即风靡世界，版本不断更新，功能更加完善。目前，Pctools R5.1，Pctools R6.0 版已在国内广泛使用。

Pctools 的主要功能是：

（一）文件处理

可直接进行以下 14 种服务：文件复制（copy）、文件移动（move）、文件比较（comp）、文件改名（rename）、文件查找（find）、文件删除（delete）、校验文件（ver）、查看/编辑文件（view/edit）、改变文件属性（attrib）、字处理（wordp）、文件打印（print）、打印文件目录（list）、文件名排序（sort）、联机求助（help）。

（二）磁盘和特殊处理

磁盘服务功能有 9 种：整盘复制（copy）、磁盘比较（compare）、磁盘查找（find）、更改卷标（rename）、校验磁盘（verify）、查看编辑磁盘内容（view/edit）、磁盘映象（map）、文件定位（locate）、格式化磁盘（initialize）。

特殊服务的有：目录维护（directory maint）、恢复被删除的文件或子目录（undelete）、系统信息（systeminfo）、复位磁头（park）、联机帮助信息（help）。

只要按一下相应功能的英文单词中的大写字母，即可执行该功能。

另外有 3 个功能键：F3、F10、Esc。

F3——进入 Pctools 第二类功能，即磁盘及特殊服务功能。

F10——选择 Pctools 操作盘和目录后进入文件服务功能。

Esc——退出 Pctools 回到 DOS 状态。

（三）其他

磁盘压缩工具 compress，可将磁盘上分散、不连续的零碎自由空间凑成一个整体，以及磁盘上的数据文件集中在一起，这样 DOS 访问磁盘的效率提高。

备份工具 Pcbackup，直观地完成 DOS 中的 BACKUP 和 RESTORE 两大功能。

解密加密工具 Pcsecure 对一些重要文件加密能有效地保护数据文件不被他人使用、阅读，经过加密的文件必须解密方可使用。

写字台功能 DESKTOP，提供一些耳目一新的新工具，功能和 Windows、SK 类似，能完成笔记本、提纲写作、数据库、约会时刻表、通讯、宏编辑、书写板、计算器、ASCⅡ查阅等功能。

二、Norton Utilities

Norton Utilities 6.0（NU）是微机实用软件工具，可直接对软盘、硬盘进行物理读写，对磁盘进行诊断，直接对目录进行整理，可以认为 NU 是进行磁盘管理、磁盘和文件修复、软件加密、解密的优秀工具。

Norton Utilities 展示以下工具：

NDOS——顶替 DOS 中的 COMMAND.COM，作为 DOS 外壳。

DISKEDIT（DISK Editor）——磁盘编辑器。

DISKTOOL——磁盘工具，数据保护和数据恢复操作。

NDD——Norton Disk DoctorⅡ诺顿磁盘医生，自动诊断、修复被损坏的磁盘。

IMAGE——可将系统区数据原封不动地保存在一个文件 IMAGE.DAT 中，如果不小心对磁盘进行了格式化，可以用 Unformat 找到 IMAGE.DAT 恢复被删除的文件，这对消除侵扰系统区的病毒十分有用。

UnErase——恢复被删除文件。

Unformat——磁盘恢复。

SFORMAT——Safe Format 安全格式化命令。

NCACHE——诺顿缓冲器，可将最常用数据存放在内存中，加快程序的运行速度。

Speed Disk——磁盘优化工具。

Calibre——硬盘重整工具。

Diskreet——文件加密，还可锁住键盘及屏幕。

FILEFIND——查找文件。

FL——File Locate 查找文件。

Filefix——文件修复。

三、Norton Command

Norton Command 能完成 Pctools 4.11 绝大部分工作，并有所扩充，这里有编制程序的编辑系统，有完全可以取代 Pctools 的更优秀，操作更直观的工具，有使你的软件、数据压缩成原来的 70% 甚至 50% 的压缩工具，这样磁盘可以存放下更多的东西，有快速格式化，快速复制整个磁盘的工具，瞬间完成多张磁盘的制作。

另外还有：优秀的组合软件 SK（Sidekick），全屏幕编辑软件 PEⅡ，压缩软件 ARJ2.30、LHA2.13、PKLITE，快速复制工具和超量格式化软盘工具等，这里不再叙述。

第三节 文字处理及编辑排版系统

文字处理是计算机应用的一大方向，用计算机对文书进行处理是办公室自动化的一个标志，文书处理工具已由单纯的编辑、简单的排版软件走向了通用的桌面印刷系统。Wordstar、COED、WPS 堪称当今最流行的编辑系统，Wordstar 可作为入门的好工具；CCED 在制表方面独树一帜；WPS 是先进的轻印刷系统，排版功能优秀，打印功能全面，备受各行各业的欢迎。

一、文字编辑软件——Wordstar

Wordstar 的含义是文字之星，利用它可将各种文字资料录入、修改、编辑、打印或保存在磁盘上。中国人很快在英文 Wordstar 中加入了处理汉字的功能，形成了汉字 Wordstar，今天更先进的 CCED、WPS 进一步扩展了 Wordstar 的功能，因此，学会了 Wordstar，即为掌握更高级的软件奠定了基础。

Wordstar 除了进行书信、文章、文件、报表等文字资料的处理外，还可以编写带汉字的源程序文件。一般编辑纯英文资料最好使用西文 Wordstar。

二、文书、表格排版明星——CCED

CCED 是国人开发的优秀中文排版编辑系统，自从 1988 年推出以来，为用户提供了一个高效舒适、轻松愉快的编辑环境。

CCED 的主要优点表现在：

1．可用直观的方法迅速制出各种复杂的表格，一是用简单命令，二是用光标键灵活自如地在屏幕上画表格线。

2．具有"保护线"功能，即任何时候一个完整的表格不会因为不适当地填入文字或误操作而遭到破坏，可随时改变表格的列宽和行距，对输入内容无丝毫影响。

3．充分体现中文文字处理的性能，不会出现半个汉字，吸收了其他软件的优点，功能更上一层楼。

4．可以直接调出 dBASE 数据库文件，直接形成表格输出打印。

三、中英文编辑排版印刷系统——WPS

自 Wordstar、CCED 之后，风靡中华大地的中英文编辑排版印刷系统——WPS 深受用户的信赖，其突出表现在：

1．WPS 编排出文书文件美观无比，多种字型、字体、修饰使打印出的文书文稿美妙绝伦。

2．模拟打印的显示功能，省去人们在正式出稿前的一次次调试打印。

3．此系统结构完整，由 SPDOS（或 UCDOS、CCDOS、CXDOS 等）汉字系统、WPS 排版系统、SPT 图文编辑三者完美结合，形成了先进的录入编辑、排版、绘图工具。

4．能随时随地提供菜单选择操作方式，不用记忆命令键即可自如地进行编辑或打印，易学易懂。

另外印刷行业使用的北大方正，华光制版等虽功能优越，但程序庞大，有兴趣者请参阅有关书籍。

四、优秀的图文处理软件——Ms WORD

继 WORD 2.0 之后，WORD 6.0 及 WORD 6.0a 已问世，增加了很多令人惊奇的功能，更方便地完成各种复杂的图文编排，且版面美观。

WORD 6.0a 运行于 WINDOWS 环境中，借助后者一大批功能超强的动态链接库和卓越的内存管理技术，加之自身被赋有杰出的软件设计，因而具备"动态数据交换"、"对象的嵌入与链接"等数百种功能。不仅能作字处理，而且能作图文混编，即在文档中可排版图形、电子表格、图表和复杂的数学方程式，能排版出报纸格式文档，让其具有正文分栏的性能。快速方便的格式化命令及工具使其操作简单化。WORD 6.0a 带有文本转换器，可打开其他文字处理器如 Wordperfect、Wordstar、WPS 等所编写的文稿供打印和编辑；带有图形滤过器，可将其他图形软件如 AutoCad、Photostyler 等所作的图形插入到文稿中排版。预先显示，让用户在预试图上调整页面格式，确保打印成功。WORD 6.0a 也是一个高级轻型桌面排版印刷系统。它具有友好的用户界面，使用对象操作模式，易于进行人机对话，非常直观且使用方便，深受各国用户的喜爱。

第四节 数据库管理系统

信息管理是计算机应用的一大方向，办公室自动化、银行管理系统、股票管理系统、商业管理系统、财会系统、药房管理、药理学试题库等等都是信息处理系统。而数据信息处理过程就是采用大量有关的数据，分类、合并建立各种各样的表格，然后再将这些数据和表格按一定的形式和规律组织起来，集中管理，建立数据库。对数据库中的数据进行组织和管理的软件称为数据库管理系统。人们通过对此系统发布一些简单的命令或命令程序，就能有效地管理数据库，且编制数据库管理程序比高级语言更简单、更方便。目前较流行的数据库管理系统有：dBASE Ⅲ 和 FoxBASE，以及 FoxPro）等，这些系统的基本命令都大致相同，只是 FOX 系列提供运行环境更优越，运行速度更快。

一、dBASE Ⅲ

美国 Ashton-Tate 公司于 1984 年 6 月推出了 dBASE Ⅲ 数据管理系统，由于该系统管理信息简单、方便、速度快、处理的数据量大，用户马上覆盖全球。中国科技工作者经过汉化处理，将 dBASE Ⅲ 变成了汉字 dBASE Ⅲ，可以处理中文信息，且有帮助功能和中文提示信息，便于国人学习使用。

二、FoxBASE

FoxBASE 是美国 FOX 公司 80 年代推出的关系型数据库，它和上述介绍的 dBASE Ⅲ 数据库完全兼容，dBASE Ⅲ 环境下使用的命令和操作方法几乎全部可以在 FoxBASE 环境中运用，dBASE Ⅲ 的程序也几乎不用修改就可以在 FoxBASE 环境下运行。所以，掌握了 dBASE Ⅲ 的使用技巧，即可轻而易举地运用 FoxBASE，但后者提供的功能远大于 dBASE Ⅲ。它的高级版本 FoxBASE2.0，2.1，2.5 的各项功能及编制大中型管理信息系统的能力更是威力超人，不可与 dBASE Ⅲ 同日而语。

三、FoxPro

FoxPro 是在 FoxBASE 数据库软件之后，于 80 年代末推出的一个功能较强的数据库管理系统。它应用在微机环境下，继承了 dBASE、FoxBASE 的一些主要特征，深受用户欢迎。具备了一个优秀数据库所应该具有的几乎所有特点：

1. 易于学习，初学者也可自如地使用它进行工作。

2. 提供相当丰富的编程命令语言环境。含 500 多条命令和函数，50 个系统内存变量。

3. 提供足够多且强有力的编程工具。

4. 有良好的图形界面和窗口功能，平滑且反应敏捷，用户可使用享有盛誉的集成开发环境，有效地设计复杂程序。

5. 具有功能强劲的内部文本编辑器。

6. 用户已有的 dBASE Ⅲ，FoxBASE 能在其环境下完整地工作，系统与其完全兼容。

7. 可使用户访问数千个预先编写好的程序。

8. 具有完善的真编译功能，一旦用户开发出一个应用程序，就可以跨越多种平台使用它。

9. 全方位扩展 FoxPro 的接口和语言，以增强其功能。

10. 提供操作方便且处理范围广泛的纠错机制。

11. 具有较强的硬件适应性。

12. 能根据用户要求重定义键盘。

13. 含有内部报表生成器，比独立的报表生成器更易使用且功能更强。

14. 一个数据库中允许有数十万甚至数百万条记录，用来处理大量的数据。

15. 速度优于任何其他的数据库系统。

16. 全透明地支持鼠标器工作。

17. 无论是标准版还是扩展版都可以在网络上运行，为多个用户提供网上数据共享。

以上的诸多优点，足以显示出数据库技术已进入了 FoxPro 时代。

第五节　计算机病毒的防治

一、计算机病毒的实质

计算机病毒是人为编制的一段隐蔽的计算机程序，可附着在磁盘、内存或网络，一旦不慎使用了带毒磁盘使计算机染上病毒，病毒即可自动将自己不断地复制到别的地方，在一定的时候暴发出来，造成差错，破坏计算机系统和极有价值的数据、资料，甚至使计算机瘫痪，不能运行。其传播和破坏过程与生物学病毒相似，故得名。

二、计算机病毒的特点

计算机病毒有 4 个突出的特点：①隐蔽性：它是一段没有文件名的程序，随处可以藏身；②潜伏性：病毒传染后，一般等待某个时机，造成破坏或总爆发；③传染性：可以自身无限制地复制到别的地方，进一步传播；④破坏性：对计算机的各个环节都可以造成破坏。

三、计算机病毒的起因和传染渠道

计算机病毒是人为编制的，因此经常有新病毒出现，主要原因有三：①计算机从业人员或业余爱好者的恶作剧，或为了显示自己的本事而制造出病毒；②软件开发商为了保护自己产品的合法权益而加上病毒，一旦非法复制，病毒即被唤醒；③故意制造病毒，破坏对方计算机软件、硬件产品的质量。

四、计算机病毒的防范策略

病毒的传染渠道是磁盘，做好磁盘带毒的预防至关重要，其方法是：①对外来的不能肯定无毒的软件，在使用前应先做病毒检查；②系统盘或其他软盘应贴上写保护，软盘写保护后，任何病毒不能侵入；③不要让别人带盘上机，以免传染硬盘；④提倡尽量从硬盘启动，防止引导型病毒从软盘启动时入侵；⑤定期对硬盘进行备份；⑥检测可能有病毒的软盘之前，使用 DOS 命令使 C 盘消失，命令是 A > ASSIGN C = B 将对 C 盘的操作转移到 B 盘上来；⑦经常查毒，消毒。病毒易感染可执行文件，可利用 DOS 命令将其属性改为"只读"经常查看文件长度有无增长，无故增长必有病毒入侵；⑧重要工作的计算机应功能单一。

五、反病毒软件

反病毒软件，是专门针对计算机病毒而设计的，用来检测、清除、预防以及免疫计算机病毒的软件。使用反病毒软件，应在所在盘上贴上写保护，以防本身带毒，使用前应先关机，以消除内存中可能存在的病毒，然后插入反病毒软盘，开机用该盘进行启动，以防内存中病毒重新感染磁盘。目前反病毒软件种类很多，实践证明，各种杀病毒工具各有特长，分别能清除不同的病毒，由于不断有新病毒产生，应尽可能选用最新版本的反病毒软件。下面介绍几种常用的杀毒软件。

（一）公安部反病毒软件　我国公安部推出的 KILL 是针对国内外多种病毒而设计的反病毒软件，与国外相比更适合我国国情，且可以不断地从当地公安机关得到这一软件的最新版，新版对新出现的病毒的有专门的清除能力。如 3.0 版能查找 81 种病毒，还可以有效地清除耶路撒冷、广州一号、1575、2708 等流行病毒。常用的有 KILL68、KILL75 等。

KV100、KV200、KV300 反病毒软件也深受国内广大用户的欢迎。

（二）McAfee 协会 SCAN　国外最权威的反病毒机构 McAfee 公司推出的反病毒软件 VIRUS SCAN。是诊断电脑病毒的优秀软件，新版 8.9V97，可以查出并清除 586 个原种病毒及 716 个变种，合计高达 1302 个。

当用 SCAN 检测发现有病毒时，可用与其配套使用的 CLEAN. EXE 来将其清除（必须明确键入病毒名称的缩写）。

（三）CPAV 系列反病毒软件　CPAV 是 Central Point Anti-Virus 的缩写，由 Central Point 公司推出的反病毒软件，与上述相比，操作更方便、直观，不仅能被动地检测和消除病毒，更能免疫和预防各类病毒。CPAV1.2 版可用于单用户或网络系统，也可运行于 WINDOWS 界面，并能检测和消除 906 种病毒。

六、反病毒硬件

除反病毒软件外，系统扩充槽内插上病毒硬件防护卡，用以监测系统内中断向量等重要参数的变化，发现异常，马上报警，并中断执行，从而达到防治病毒的作用。

第六节　计算机文献检索

文献检索是贯穿整个研究过程的工作。通过计算机检索，能及时获得相关研究资料，对判断选题价值、决定研究方案、分析实验结果有重要意义。

一、计算机文献检索系统的特点和类型

计算机文献检索不仅高效、省力，而且能实现复杂的多元检索；按需要提供多种形式的情报资料，如：卡片目录、专题索引、论文摘要等；还可借通信线路实施远距离检索，节约时间、共享文献资源。查找一个课题 5～15 年的文献，一般只需 10min 左右，而这 10min 内对文献的扫描范围却达几十万篇。由于各文献资料库不断补充期刊发表的新文献，因此计算机检索也是获取国外最新研究信息的最快途径。

按计算机文献检索系统的工作方式可分为：

（一）脱机检索系统（off-line retrieval system）

它是一种批式处理的情报检索系统。用户不能与检索中心的主计算机直接对话，而是将检索提问表写好后交给检索的管理人员，往往要等较长的时间，才能得到检索结果。如不满意，就必须修改提问式，再次检索。这种检索方式常用于没有终端联机设备的地区和一些文献量大，需用不十分急迫的课题检索。

（二）联机检索系统（on-line retrieval system）

它是一种将检索中心和用户终端通过通信线路、调制解调装置直接连接，用户由终端输入检索要求并直接得到答案的文献检索系统。用户不仅能及时就地得到所需情报，还能自由共享不同系统、不同数据库的情报。这是计算机文献检索的发展趋势。我国多数省会城市已先后建立了国际联机终端，与国际上最大的联机检索系统如：DIALOG、ORBIT 和 ESA-IRS 接通。

二、计算机文献检索的一般方法

进入计算机检索系统后，系统会提示用户指定检索条件和报表内容。

（一）一致条件

是指检索式中的提问词与数据库中的关键词相比一致的程度。对于主题词、分类号、和作者名等检索标志，应指定一致条件。分为完全一致和部分一致两种情况。后者一般用通配符（如 * 和?）来代表不确定字符。如：PHARMACO * 即代表所有以 PHARMACO 开头的词。

（二）比较条件

对发行年、使用语言（代码）和发行国（代码）等检索标志应指定比较条件：等于（＝）、不等于

（＜＞）、大于（＞）或小于（＜）。

（三）输入检索式

将提问词用逻辑运算符联接成检索式。检索式是否恰当直接影响检索效果。提问词应当用标准规范的关键词。

or（有时用"＋"）——逻辑"或"：表示满足其中的一个条件；

and（有时用"＊"）——逻辑"与"：表示必须同时满足两个条件。

如：LEVODOPA and RAT 将检索出与大鼠有关的左旋多巴的实验资料。

一般，检索式越复杂，检索速度越慢，查准率越高，但查全率会降低。应根据各自的研究目的选择。

（四）指定报表内容

可列出标题、作者、期刊名称及年卷页号，也可提供文献摘要。报表既可直接打印出来，也可输出到磁盘上，用于建立用户自己的文献库，是积累文献的好方法。

三、常用文献检索系统

目前国际上应用最广的两个医学文献数据库是美国医学图书馆编制的《医学文献分析与检索系统》（Medical Literature Analysis and Retrieval System，MEDLARS）和《荷兰医学文摘》数据库。

（一）《荷兰医学文摘》数据库

它的相对应印刷本是荷兰医学文摘的 43 个分册和两个题录索引。它收摘全世界用各种文字出版的医学卫生期刊 3500 余种，除生物医学外，还收摘有关药物、卫生经济等方面的内容。此数据库的优点是全，缺点是时差较长。可以通过 DIALOG 等国际联机系统检索。

（二）MADLARS

是当前比较先进的国际性的计算机情报检索系统。世界上许多国家（包括我国）都建立了 MADLARS 检索中心。这一系统中，共包括 20 个联机检索数据库，其中二次文献数据库 8 个，资料数据库 7 个，书刊目录数据库 3 个，辅助数据库 3 个。人们常用的有：

1. MEDLINE 是其中的最大的数据库，它的相对应的印刷本就是国际上最常用的《医学文摘》，但数据库内容多于印刷本。每篇资料可以从主题、著者等 13 个角度查出。只要学会简单指令，就能联机检索。检索一个课题，平均只需 10 分钟，相当于用 30 种语言，浏览 70 多国家 2000 多种医学期刊上的 9000 多篇文献。约 2/3 的文献除题录外，还有文摘（凡原文有文摘者，亦一并输入数据库），数据库每月补充 1 次，每次约增加文献题录（及文摘）2 万条。MEDLINE 已由中国医学科学院信息所、军事医学科学院和上海第二医科大学等单位引进。目前，美国医学图书馆已推出 CDROM 型 ME DLINE，一般用户购买其定期发行的光盘，就能在自己的微机上进行检索。这将使计算机文献检索更迅速地在我国医学界普及。

2. 其他数据库 毒理学信息联机检索数据库（TOXLINE）、化学词典联机检索数据库（CHEMLINE）、化学物质毒性登记资料数据库（RTECS）、毒理学数据库（TDB）、肿瘤文献库（Cancerline）等。均可通过 DIALOG 联机检索系统进行检索。中国医学科学院情报所编制了中文医药文献检索统计，收载了 1983 年以来国内公开发行的中文医药期刊中的文献。

第七节　计算机辅助的药理学实验设计

借助计算机可提高实验设计效率，选择理想的实验条件。如：样本例数估算、实验剂量及综合实验条件的选定、随机化抽样、制作实验记录表格和操作流程等等，参见本篇第一章。

第八节　实验数据的自动化观测

一、化学含量的测定

为特定的测量目的而设计的专用计算机构成仪器的一部分即所谓智能化检测仪器，使测量过程无需人工介入即可自动完成。如自动化高效液相色谱、放射性同位素测定仪等均可自动完成从进样、检测到打印报表的全过程，将实验人员从单调的进样、守候、洗脱及记录中解脱出来，去从事更有创造意义的实验操作。

二、功能指标的测定

生物电信号及各种功能变化（张力、压力、机体活动等）通过换能装置转换而得到的电信号→模/数（A/D）转换器→数字信号→计算机，计算机可根据事先制定的算法，立即自动分析出输入信号的各种参数，这便是实验数据的计算机实时分析。它能以短间隔、高精度、长时间连续观测，消除了人工测量的主观偏差，大大提高工作效率。在此基础上，计算机还可通过输出指令，自动调整实验过程，对实验对象进行反馈控制。如国内研制的小鼠电刺激痛阈实时测定系统；计算机控制的避暗自动测试系统等。

三、形态学指标测定

形态计量学（morphometry）是计算机技术与电子光学相结合而产生的一门新学科。它使传统的形态学定性描述发展成为具有客观性、可测性的定量指标，为观察药物对细胞形态学及其超微结构的影响开辟了新途径。

标本（切片）图像信息（大小、形态、数目、位置、灰度、色彩）→摄像管、扫描仪→视频信号→模/数（A/D）转换器→数字信息→计算机，计算机可对图像信息进行存储、编辑（阴影校正、边界补偿、灰度调整、平滑、缩放）、显示和测量，并输出各种图像参数。

近年来，流式细胞技术（flowcytometry）发展迅速，广泛用于检测各种生物颗粒的物理和化学特性，如：细胞形态、胞浆颗粒化程度、细胞膜通透性、染色体结构、DNA 含量等，还可从异质细胞群中分选出高纯度的活细胞用于各种生理、生化实验。其基本过程是：当液流中的生物颗粒单个地流进流式细胞仪（flowcytometer）中的激光照射域时，颗粒（或经荧光染色）受激光照射而发射出各种光讯号，经接受器接受并放大后，再由计算机分析，输出分析结果。

第九节　计算机模拟实验

出于安全性、经济性和可能性的考虑，有些实验观察在实际系统上难以进行。这时，可根据已知的药效动力学和药代动力学模型，应用计算机仿真技术模拟生物实验。

用蒙特卡洛方法模拟实验的随机误差，可任意进行数百万次"实验观察"，分析药物参数的统计分布特征、比较不同分析方法所得结果与"真值"的误差大小等等。同样的工作如通过实际观察来进行，则必须耗费大量动物和实验材料，难以实现。

在计算机上可设置现实环境中不可能实现的实验条件，从而预测在特定因素影响下的药效或毒性。如：用计算机模拟法研究吗啡类镇痛药在分娩时对新生儿的影响，结果表明，在新生儿刚脱离母体时，药物的毒性作用最为危险。

此外，根据已知的药物定量构-效关系，由计算机模拟综合，设计出新的药物分子结构，即计算机辅助药物设计。

第十节　实验数据的处理及图表制作

运用各种计算机软件，可对实验数据进行统计学、药效学、药动学分析，即使不熟悉相关的数据分析方法，也能正确地进行假设检验和参数估计等工作。

实验结果大多以图表形式出现在研究报告中。许多软件可以用来制作高质量、可供发表的图表和幻灯片，如：Excel，Lotus 1-2-3，Office，CorelDRAW，SigmaPlot，PowerPoint 等。

1. Excel 是一个功能强大的电子表格组合软件，具有数据库管理、统计分析、数值计算、图表制作等综合数据处理功能，又能方便地与文字处理软件间进行数据传递，是实验室里不可多得的计算机软件。其主要性能简介如下：

（1）不用编程即可实现自动的数据计算　在 Excel 电子表格的单元格里，用户既可以输入数据（数字或文字）也可以输入自定义的计算公式。后者规定了该单元格与周围单元格的数学关系，计算结果立即显示在该单元格中。将这种自定义公式在指定的表格区域里"复制"即能像程序中的循环语句一样完成重复计算。以后，计算结果会随表中数据的变化自动更新。这种新颖、直观的自定义算式可代替编程完成自动的数据计算。

（2）丰富的系统函数使复杂的数据分析变得轻而易举　作为用户自定义算式的一种补充，Excel 提供了丰富的函数功能，用于复杂的计算过程。如：在需要显示 t 值的单元格里，调用一下 t 值函数，就可立即得到计算结果。所有的函数调用过程均有系统"函数指南"的引导。Excel 带有 11 类、共 300 多种函数，其中药理学数据分析常用的函数计算有：

1）数学函数　如对数、反对数、平方根、绝对值等。其中，随机数发生函数可用于设计随机数字表和模拟实验误差的计算。

2）统计函数　如均数、标准差、观察值例数、相关系数、回归系数、最大值、最小值、可信限、t 值、F 值、卡方值等。其中，显著性检验均直接算出具体 P 值，无需查表。

3）时间函数　可用来自动标示数据建立的详细时间。

4）逻辑函数　使数据计算具备一定的自动判断功能。

5）矩阵函数　可用于线性方程组求解。

6）其他函数　查寻函数、数据库函数可在大量数据中查寻汇总数据。文本函数可用于生成指定的数据显示格式等。

（3）完备的图表制作功能　Excel 拥有 15 类，计 100 多个制图模板，包括了科技论文中所见到的各种图表类型。用户在"图表指南"的引导下，一个步骤一个步骤地回答系统提问、设定可选项目，即可将指定范围中的数据制成图表。且图表一经建立，其图形会随表格中数据的变更自动更新。因此，用户可将制作满意的图表保存起来，以后只要修改表中数据，就能得到相同格式的图表。

（4）具备数据库管理功能　一张 Excel 的工作表包括 16384 行和 256 列，共 4 194 304 个单元格，可存放大量数据，并建成数据库。随后，可以在数据库中查寻、筛选和统计数据，并制作分析报表。因此，Excel 除可用于实验数据的处理外，还可用于实验室器材、试剂等的管理工作。

（5）独特的宏指令　使用 Excel 制表或制图时，会有一些步骤或操作一再重复。用户可将这些操作利用 Excel 中的宏功能录制成为宏指令。其过程颇似录音：从菜单中启动"记录"，随后开始制表（图）操作，结束时再"终止记录"即完成录制。以后需要用到相同操作时，就可以像播放录音带一样重复执行。这是 Excel 又一种替代编程的功能。

（6）功能强大的编程语言　对于具有编程能力的用户，Excel 提供功能极强的交互式编程语言 Visual BASIC。运用它可编制更切合自己任务要求的用户程序，从而完成更复杂、自动化程度更高的数据处理过程，如：曲线拟合、模拟实验等。

2. Excel 要在 Windows 3.0 以上版本下运行，与之功能类似但稍弱一些的软件还有 Lotus 1-2-3，Office 通用电子表格软件，它们能在 DOS 环境下运行。

3. 与上述电子表格组合软件不同，Core lDRAW，SigmaPlot 和 PowerPoint 则是专门用于绘图、制作投影片和幻灯片的软件。其中 CorelDRAW 是一个多功能制图软件，具有很强的图形编辑功能。用户可用有限的屏幕工具，绘制出非常复杂的图形。利用它，一般研究者也能绘制出达到专业水准的作用机制模式图。CorelDRAW 中的文件"输入"（import）和"输出"（export）功能，可进行不同图形文件格式之间的转换，实现图形在不同应用程序间的传递。通过扫描仪（scanner）或其他图形记录仪获得的图形数据，也能在 CorelDRAW 中编辑成可供发表的插图。CorelDRAW 还带有几个辅助程序，它们是：CorelCHART，可由实验数据自动生成线、柱、饼、散点图；CorelSHOW，可创建和播放幻灯片；CoreIMOVE，用于制作计算机动画；CoreIPHOTO-PAINT，可编辑其他软件或扫描仪等生成的图像。

4. SigmaPlot 主要用于绘制科研论文中的插图。它可由实验数据或用户定义的方程式生成常见的论文插图，还能进行曲线拟合。

5. PowerPoint 是 MS-Office 组合软件（包括 Word，Excel，PowerPoint 和 Access）之一，主要用于制作

投影和幻灯片。用户可借助其内置的向导程序和图库，将 Word 和 Excel 中的数据方便地制成投影和幻灯片。

第十一节 论文写作编辑

用文字处理软件如 WPS、WORD 进行写作，给作者和编辑都带来了方便。其广受欢迎的原因主要在于：①使用简便，常用字词可迅速调用；②便于修改，可以很方便地进行段落的穿插、抄录；③可以随时打印出清晰的文稿；④可以同时进行中文、英文、图表、公式的编写；⑤文稿可存于软盘进行交流和投稿，出版单位可因此而大大降低制版、校对等工作量，缩短出版周期。因此，用计算机写作应该成为研究者的一项基本技能。

（孙瑞元　黄志力　程能能）

第三章　计算机在药代动力学中的应用

第一节　概　述

药代动力学（pharmacokinetics，PK）以分析检测手段为基础，运用数学方法，选择合适的数学模型，定量研究药物及其代谢物在机体内吸收、分布、代谢和排泄的规律，研究机体对药物的处理过程。

目前最常用的经典方法是把机体看成由一个或多个房室构成的系统，根据系统中药物的变化规律，用常微分方程及微分方程的初值来描述，即我们所称的房室模型。当微分方程为线性时，则称为线性房室模型或称线性药代学；为非线性时，则为非线性药代学。近年来发展起来的生理模型、非房室模型和随机模型把药代动力学的研究推到了更高的层次，这样也只有依赖计算机才能使这些复杂运算简单化。

药代动力学计算中常采用的数学模型有：

1. 线性房室模型，包括一房室静注模型、一房室吸收模型、一房室恒速滴注模型；二房室静注模型、二房室吸收模型、二房室恒速滴注模型；多房室模型。

大量动物实验及临床资料显示：大多数药物在体内的代谢符合一房室模型或以中央室消除为特征的二房室模型。

2. 非线性数学模型，包括米-曼消除动力学模型。

3. 生理模型等。

常用软件的数值计算方法，都采用非线性二乘法，可归纳为两类：

1. 高斯-牛顿迭代法及其改良法，如 Marquardt 及 Hartley 法。

2. 单纯形法，本法不必求导数，只计算函数值是其优点，有时用高斯-牛顿法因溢出停机而中止运算的数据，改用单纯形法学可顺利完成计算。

第二节　药代动力学应用程序

一、PCNONLIN

1924 年就有人提出了单房室模型的概念，1937 年 Teorell 又提出了二房室模型，但由于复杂的计算难以手工完成，使用不便，未能推广。到六十年代，电子计算机的广泛应用和许多数值计算方法的出现，使药代动力学复杂运算简单化成为可能。20 多年来，众多药代动力学专用程序相继出现，其中美国 Upjohn 公司 Metzler 研制的 NONLIN 程序享有盛名，但这是在小型机以上机种上方可运算。近年来，微型计算机的迅速发展，特别是进入普通实验室与家庭，进一步推动了微型计算机适用的药代动力学计算程序的研制。

1984 年 NONLIN 程序的微机化，可以在 IBM-PC 机、286、386、486、586 品牌机或兼容机上完成，故又称 PCNONLIN。

二、NONMEM 及群体动力学参数计算法

NONMEM 程序法是在 20 世纪 70 年代提出，80 年代才逐步推广应用的新程序。该法将 PK 及统计模型结合在一起，是计算群体 PK 参数的专用程序。可直接计算群体 PK 参数的均数及各类误差，特别是个体之间的变异；这是临床药代动力学的重要研究项目。与 Bayesian 算法相结合，可把治疗药物监测报告作为反馈信息，修改群体参数，使成为更适合具体病例的个体参数。

群体参数的估算方法可分为 3 类：除 NONMEM 程序法外，还有：

（一）NDP（naive pooled data）法

将所有个体的原始药时数据集中，共同对数学模型模拟曲线，确定参数。

（二）二步法

先对个体原始数据进行个别的曲线拟合，求得 PK 个体参数；第二步再统计群体参数（均数及标准差）。

NDP 法无视数据的各类差异来源，且只能估算单项参数的均值；参数的估算精确度最差，临床使用价值不大。二步法是传统的研究方法，通常对每例受试者采集血样本的次数较多，受试对象一般为健康志愿者或轻症病例，未必能代表临床治疗的群体，且研究费用甚大。国内目前在经费和受试者来源方面也都存在困难。NONMEM 程序法只要求测定血药浓度 2~3 次，精密仪器分析样品的数量不大，且可利用临床常规化验数据及文献资料，比较适合我国目前情况，希望引起关注。

目前 NONMEM 程序要在大型计算机上运行，微机化工作正在进行中。故不作详细介绍。

三、3P87 及国内相关软件

中国数学药理专业委员会受国家新药评审办公室委托，1987 年组织了该会数位专家，总结了国内外相关软件的优点，成功地编制了适合于微机运算的实用药代动力计算程序，取名为"3P87"（Practical Pharmacokinetic Program 1987）。1990 年通过了中国科学院组织的专家鉴定，并被国家药审办认可，现已在全国范围内广泛应用于药代动力学计算，特别是新药药代动力学研究。现重点介绍该程序的应用特点。

（一）功能齐全，科学可靠

可处理不同房室数的静脉推注，静脉滴注（包括滴注期和/或滴注后）以及非静脉用药（包括有或无滞后时间）的各种线性或非线性药代动力模型的药物浓度时间数据，计算并打印有关药代动力学参数，标准误及各种优质的图表。

3P87 采用 Marquardt，Hartley，Simplex 等加权非线性最小二乘法曲线拟合法计算药代动力参数；在计算非线性药代动力学参数时，采用 Merson 方法求常微分方程初值问题的数值解；采用样条插值统计矩法计算有关的药代动力学参数。

3P87 可由计算机自动进行计算，给出各种可能的房室数及权重系数的计算结果及图表，其中包括加权剩余平方和，相关系数，确定系数，Akaike's 信息数据（AIC），拟合优度值，最大绝对误差，最大相对误差，游程检验（Run test），F 检验；C-T 图，IgC-T 图，相关图，误差散点图等，供用户客观地选择房室模型，权重和算法，得到科学可靠的结果。

3P87 可以对多剂量组数据进行批处理及统计分析，给出适合新药审评要求的各种计算结果及有关图表。

3P87 还允许用户自己指定房室模型，权重系数，计算方法，收敛精度，初始值等，便于用户进行药代动力学科学研究和分析探讨。

3P87 可在用户输入实验数据后，自动进行计算，自动优选房室模型，给出主要药代动力学参数和简明的图表，适于临床实际应用。

（二）自动化程度高

自动进行线型和非线型房室模型判别，自动按加权残数法计算各线性模型的初值，自动对多剂量组进行分类统计，给出各剂量组药代动力学参数，标准差，标准误，自动形成可长期保存的标题文件，输入文件和输出文件。

（三）计算速度快

3P87 采用模块结构和编译 BASIC 语言，可加快速度，快速计算及处理多组数据。

（四）使用简便，易学易懂

运行时有详细屏幕文字提示说明，采用分级菜单，问答，填空输入文字式数据，利用全屏幕编辑方式，移动光标输入或修改数据，数据核对无误后可自动建立文件存入磁盘，便于用户日后调用数据，在输出结果时，自动建立输出文件，存入磁盘，用户可根据输出菜单任意选择数据进行显示，打印或复制计算结果及图表。

药代动力学研究的深入及计算机软件的发展，中国数学药理学会又陆续推出 3P97 和 DAS 软件功能更加完善，更加适应新药报批的要求。

国内南京军区总医院、中国药科大学、军事医学科学院等单位也研制了药代动力学和生物药剂学微机程序，均各有特色，可适用于 IBM-PC 及其兼容机、Apple-II 及其兼容机等型号的微机。

（黄志力 孙瑞元）

第四章 药效统计分析及应用软件

药理学工作者根据不同的研究目的，得到众多的实验数据，然后进行归纳、整理、分类、统计、分析和判断，人工计算费时费力，特别是多组实验数据的两两对比，等效性检验，联用效应评价，时序资料分析，BLISS 法计算 LD_{50} 等。计算机的介入使这些计算变得容易，做到操作方便、计算准确、结果可靠、快速完成。计算机的应用与普及，使之成为药理学工作者及临床医师总结资料、撰写论文极好的帮手。本章主要介绍药效统计分析的相关软件。

第一节 SAS 软件

一、SAS 系统的一般介绍

SAS（statistical analysis system）是一个用来管理分析数据和编写报告的组合软件系统。其基本部分是 SAS/BASE 软件。在基本 SAS 软件的基础上，可以加上统计 SAS/STAT、图形 SAS/GRAPH、预测 SAS/OR、规划管理和与其他数据库的接口等工具软件，得到一个总系统，SAS 系统能以批处理或交互方式运行。

二、SAS 系统发展与应用

因为统计的需要，1966 年美国 North Carolina 州立大学开始开发 SAS 系统软件包。由 SAS 研究所于 1976 年初推出，起初只能在大型计算机上运行，1985 年开始推出能运行在 VAX 机和 IBM PC/XT 及其兼容机上的 SAS 版本，由于语言功能日益强大，在国外已越来越多地将其作为数据管理之用。

在世界范围内，SAS 用户非常之多，约有两万台各型计算机安装了 SAS 软件，用户逾 75 万人，世界上有一 SAS 协会，定期对该软件的使用进行交流和研讨。SAS 研究所经常对此系统加以改进。目前，SAS 系统已被完善成一种第四代高级编程语言。我国自 1986 年以后才逐渐有人使用该系统。中国医科大学计算中心于 1989 年起在全国率先开设了 SAS 应用课教学，并翻译出版《SAS 导引》、《SAS 语言指导》、《SAS 过程指导》、《SAS 统计过程指导》等详细的参考资料，为在我国推广使用该软件做了大量的工作。近年来，在医学、药学、农林、财经、社会科学等领域越来越多的科技工作者学会用 SAS 去处理科研数据,进行商业分析、人口分析等。

三、SAS 系统特点

(一)信息存储简单

SAS 系统可读任何形式的数据值,能方便地与 dBASE、FOXBASE LOTUS 1-2-3 等软件交换数据。然后对数据进行组织和整理。数据集中的数据包含了数据值及对它的描述。SAS 数据集(库)的这种特殊结构使对数据集的维护减少到最小。

(二)语言编程能力强

SAS 语言功能强,有 100 多种函数及各种算术和逻辑操作符,可以使用赋值语句、条件语句、数值和循环语句等对变量进行各种操作,程序书写自由简洁。

(三)对数据进行连续处理

SAS 软件能从几个数据集中结合变量值和观测值,建子集,连接、合并和修改数据集。同时能处理多个输入文件。

SAS 可对信息连续处理,能存储一个会话结果或中间结果,以便以后使用。

(四)统计方法丰富,使用简便

可以认为 SAS 是一个出色的统计分析系统,汇集大量的统计分析方法。可对数据进行一般描述的统计分析、分类统计检验、分布评价、可信区间计算、方差分析、因子分析等多因素统计分析,也可进行时间系列分析。

(五)报表输出能力强

每种运算过程都以漂亮清晰的格式输出结果,用户也可以任何形式设计产生打印报告,包括在磁盘上输出文件。

(六)宏功能

SAS 有较 dBASE 更强的宏代换功能。假设你需要多次做类似的工作,其中只是参数不同,则可以使用宏功能定义宏体,在宏体中可以使用宏变量。随后你就可以使用不同的参数调入宏体,从而简化程序的编写。

(七)SAS 过程选单系统

该系统由填空画面组成,按照画面上的句法和提示,用户可以方便地学习如何去使用这个过程,这样也就没有必要记住调用某一过程时需要用的各种选择项,新老程序员均可方便使用。

四、SAS 系统使用方法

(一)启动与退出

微机 SAS 软件安装时,启动文件 SAS.EXE 一般放在硬盘 SAS 子目录下,开机装入操作系统并进入 SAS 子目录后,再打入 SAS 并按回车键,进入 SAS 显示管理系统。

显示管理窗口的 3 个主要窗口是:程序编辑窗口、日志窗口和输出窗口,另外还有一些特殊窗口。利用光标移动键或鼠标,可以在显示管理系统的各窗口间任意移动光标,使光标所指窗口成为当前作用窗口。在任何一个窗口的命令行上,可以打入显示管理系统的命令,然后回车发送这个命令,或按已被定义了的功能键。

退出 SAS 系统的方式有两种:一是在窗口命令行上打入 BYE 后再按回车键;二是可在程序编辑器的语句行上打入:ENDSAS,并按 SUBMIT 功能键发送它。

(二)SAS 程序结构

在 SAS 系统中对数据的处理基本上可分为两步,一是将数据读入 SAS 系统建立 SAS 数据集,称为数据步;一是调用各种已编好的过程处理和分析数据集中的数据,称为过程步,每一数据步都是以 DATA 语句开始,以 RUN 语句结束;过程步则是以 PROC 语句开始,以 RUN 语句结束。

(三)程序的输入、修改和运行

程序输入:将光标移至程序编辑器窗口,用大写或小写字母输入 SAS 语句,语句中单词或数据项间应以空格隔开,每行输完须回车,光标自动移到下一行的开始处。程序输入过程中,可以移动光标上下左右作必要的修改。

改变窗口大小：根据需要用 ZOOM 命令或 F7 键去扩大当前窗口，使窗口充满整个屏幕，以利看到更多的信息，再按 1 次 F7 键，屏幕即退回到原来的样子。

发送程序：程序被输入后，在命令行上打入 SUBMIT 再按回车键，向 SAS 系统发送这些语句，此时窗口所有语句被清除，窗口的右下方出现一个"R"，提示程序步正在运行。

运行信息：程序执行情况及某些运行结果可在 LOG 窗口记录下来，你应注意观察 LOG 窗口中的信息，以便确认程序是否被正确执行。如果执行有误，窗口会显示出错信息，人们可以利用翻页键找到错误所在，然后调回已发送的程序，修改并重新运行这个程序步。

调回已发送的程序：在程序编辑窗口，用 RECALL 命令调回前面发送的程序，改正错误，重新发送。

程序的输出：在 OUTPUT 窗口输出程序运行结果。

五、显示管理系统的使用

（一）程序编辑窗口

程序编辑窗口是 SAS 的文字编辑器，在此窗口可以编辑任何文本文件和程序，并储存在此窗口中，也可在此窗口将编好的程序发送给 SAS 系统去执行。

（二）窗口调用

SAS 软件中有许多窗口，在每一窗口都有一命令行 COMMAND = >

在命令行上，箭头右边第二个字符位以后，可以键入显示管理系统的全局命令或与该窗口有关的命令。微机上常用的窗口调用命令和相应的功能键是：

程序编辑窗口 PGM（F6）

日记窗口 LOG（F3）

输出窗口 OUT（F4）

功能键定义窗口 KEYS（F2）

帮助信息窗口 HELP（F1）

在除 PGM、LOG 和 OUT 之外的任何窗口，若要返回调用本窗口之前的窗口状态，可在命令行上使用 END 命令。

（三）全屏幕编辑命令

程序编辑窗口提供功能强大而灵活的文本编辑命令，可以使用行命令去移动、删除、拷贝和插入程序行。在行号部分上打入行命令并且按 ENTER 键，或按已经定义了的功能键去执行命令。

SAS 语言实用性强，容易学习，具体内容请参阅相关书籍。

第二节 SYSTAT 软件

一、SYSTAT 系统一般介绍

SYSTAT 由于它的特性，在国外统计软件评比中曾独占鳌头成为联合国推崇的标准统计软件。该系统统计功能齐全，自动化程度高，除进行一般统计学处理外，还能产生各种图形，制表，分析对数线性模型，相关分析，聚类分析，时间序列分析，因素分析等。

二、SYSTAT 系统特点

（一）系统概述

1. 系统结构 SYSTAT 包括两部分，数据处理（DATA 和 EDIT 模块）和过程模块（CORR'MGLH 等）。DATA 和 EDIT 模块用于准备编辑一个可供过程分析的 SYS. TAT 文件。该系统结构框图见图33-4-1。

在所有模块中，SYSTAT 文件可用 USE 命令读取，用 SAVE 命令写入文件中。

在 DATA 模块中，ASCU II 码（原始数据）文件是用 GET 命令读取，用 PUT 命令存储。

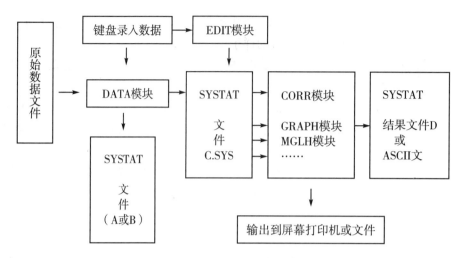

图 33-4-1　SYSTAT 系统结构框图

专用数据，如数据库数据等，用 IMPORT 命读到 DATA 模块中，用 EXPORT 命令存储成一个输出文件。

2. 命令的执行规则　SYSTAT 的每一个模块，通过键入它的模块名调用并工作。模块被调用成功后，SYSTAT 将在屏幕上提示出提示符"＞"。

（二）SYSTAT 文件

SYSTAT 文件是以二进制格式存储变量名及其他信息，高版本的 SYSTAT 可以读取由低版本所建立的数据。SYSTAT 的文件类型是指：矩形矩阵，协方差阵，相关阵，相似与非相似阵等。

具体操作方法请参阅有关书籍及使用说明书。

另外曾在国内一度流行的 SPSS 和 SP 统计软件本书不作介绍。

第三节　新药数据的统计处理及 NDST 程序

计算机的应用可使药理研究者摆脱繁琐的统计运算，将精力移注到实验设计及专业性思考中，这一想法得到卫生部药品评审办公室及新药基金办公室的鼓励和支持。为此针对新药评审中发现的问题，结合新药研究资料的特点，编制《新药统计处理软件——NDST》，NDST 是 New Drug Statistical Test 的缩写。

一、NDST 的一般介绍

NDST 是为我国新药研究设计的药效统计分析专用软件，根据资料性质自动选择或提示合适的统计方法，配有实例演示，仿例输入，资料存贮，检索修改，并可给出其他统计方法的结果供作参考。NDST 的通用性强，采用模块结构，多级菜单，问答式选择，及中、英文显示，打印及各种提示，使用非常方便。NDST 有以下特点：

（一）针对新药研究

NDST 可进行与新药报审有关的各种统计计算，打印出合乎申报要求的书面报告，并可形成"文本文件"，以便插入申报材料，进行磁盘报审。在内容上包括了等效性分析、LD50、生物检定、动物剂量换算等一般统计软件未收的内容。

（二）使用方便

NDST 对计算机硬件及汉字系统无特殊要求，可在 IBM-PC，XT，AT，286，386，486 及兼容机上使用，通用性强。多级菜单及丰富的提示，用户可便利地进行操作。

程序采用汉字及英文显示，随时切换及打印。并自带汉字系统。无汉字时，只显英文。数据的输入采用填表方式，输入后可进行核对，修改，插入，删除，增加。并可按用户的命名存入指定的磁盘，以备以后调用。调用时仍可进行数据修改，将修改的新数据，用新名称存入磁盘。软盘中有 Readme 进行详细介绍。

（三）自动化程度高，易学易懂

NDST 可根据数据性质，自动判断有无应舍数据，有无偏态，有无方差不齐，自动选择合适的统计方法。每一统计方法均有演算简例，提供了仿效样板，对于可用多种方法统计的资料，同时给出其他方法的结果。

（四）计算方法规范

NDST 采用的方法主要是当前国内外普遍应用的规范方法。

为了便于审核申报资料，对数据除了提供正确统计方法的结果以外，还同时提供其他有关计算方法的结果，供作审核时参考。

二、NDST 树形结构

NDST 新药统计处理软件的树形结构如下：

计数资料
- 组间——卡方法，Fisher 直接法，等级法，Ridit 法，卡方 R×C 法，（自动选择）。G 值法，卡方合并法，加权卡方法，小率 Poisson 法
- 配对——配对卡方法

计量资料
- 组间——t 值法，（异常值检查，偏态检查，方差齐性检查），t' 校正法 Whitley-Mann-Wilcoxon 非参数法，U 值法（自动选择）
- 配对——配对 t 值法，Wilcoxon 配对非参数法
- 多批多组——方差分析，综合判断，t，q，q' 值法两两对比

特殊资料
- 等级——等级序值法，Ridit 法（组间总效对比及显效率，有效率两两对比）
- 角度——圆形分布法，Watson-Willium 法
- 计时——中位数法，W-M-W 非参数法，调和均数法，几何均数法（任设不定值）
- 时序——变化率，变化值，及 t，q，q' 值法两两对比

专业资料
- 量效关系——多点直线回归，t（b）检验，回归方程，X，Y 可作各种函数转换，散点相关分析，t（r）检验，及各剂量组间药效对比
- 半数效量——Bilss 法，g 校正，异质性校正，本底死亡率校正
- 等效检验——双向单侧 t 检验，交叉配对设计

检索处理
- 统计审核——用均数，标准差，核查多批多组间两两对比
- 大样本处理——600 例同步 5 指标计算均数，标准差，及分段计算
- 文件检索——磁盘数据总检索，按名称或性质检索，修改，存盘，调用

实验设计
- 分层分段均衡随机设计，不同动物间的等效量估算
- 拉丁方设计，优化拉丁方设计，正交设计。

三、NDST 的使用方法

由 C 盘启动进汉字系统，转 A 盘，键 NDST 即可使用（中英文显示）。

用户也可在硬盘上建立 NDST 子目录，将整个程序拷入该目录，以软盘作为钥匙，直接在硬盘上运行。因该程序已作加密处理，无论是直接运行软盘程序，还是拷入硬盘使用，均需将软盘插入驱动器，以备识别密码。

待屏幕上出现主菜单，按"C"，或"E"进行中英文切换，根据需要选择所需项目，遵照屏幕上的提示进行操作，非常方便地对数据进行修改，存盘，打印输出等。操作完毕按"Q"退出 NDST。

（黄志力　孙瑞元）

第五章 计算机在临床药理学中的应用

在临床药理学研究中，计算机已广泛用于文献检索、临床观察、病例管理和数据分析等各个方面。

第一节 药物临床实验的数据分析

临床实验的样本量大，一般采用多中心、多指标进行疗效观察，设计方案也多种多样，如双盲实验与开放实验、平行设计与交叉设计等等。这都造成临床实验的数据量庞大、数据类型多样，计算机辅助分析尤为必要。但是，一般的通用统计软件包只能进行单纯的统计计算，难以直接应用于原始病例。因此，需要有为临床实验专门设计的综合数据分析软件。在日本，新药双盲实验已完全采用了计算机数据处理。各参研医院的病例资料通过联网，不断汇集到负责单位的计算机中，在实验结束的当天，将开盲代码输入计算机，即可很快获得整个实验结果。国内也陆续开发了临床病例统计软件，如：HPST 抗肝炎药临床实验统计系统等，可直接利用原始病例数据生成可比性、疗效分析、化验指标分析、不良反应分析等综合性报表。目前临床实验数据分析软件在通用性上还有待提高。

另一方面，一种在文献检索基础上对临床实验资料的二次分析正在逐步兴起，即所谓"荟萃分析"（Meta-analysis）。通过计算机检索，对过去几年、甚至几十年间某一药物的临床实验资料进行搜集、整理，并集中进行统计分析，作出综合评价。它可以避免少数几次、仅在某个区域实验的局限性，其结论更具代表性和可靠性，还可能发现单凭少数实验无法发现的规律。

第二节 治疗药物监测

治疗药物监测（therapeutic drug monitoring，TDM）是临床药理学研究中的一个重要领域。其关键问题是要根据有限的临床采样，求算出药物在某个具体患者体内的有关动力学参数，并根据这些参数和用药要求，设计出合理的给药方案，实现用药的个体化。由于所用的计算方法十分复杂，需要借助计算机才能及时完成，详见计算机在药代动力学中的应用章节。

第三节 临床药理学数据库的开发

数据库是按数据的自然联系构成的一个综合性的数据集合。它包含对个体数据的描述和数据间的联系，在不同的应用场合，可以对数据进行相应的各种组合，以满足给定的应用要求。

利用计算机庞大的存储容量，可建立多种临床药理学数据库。用户可从不同的角度检索自己所需信息，对指导临床合理用药有极大帮助。如已经建成的药代动力学数据库、药物不良反应数据库、药房管理数据库等。其中天津药物研究院建立的代动力学数据库收集了常用药物或制剂的较完整的药代动力学资料，包括药名（中、英文）、实验对象（健康人、有关病人、老人、小儿等）、药物剂型、剂量、给药途径、测定方法、药代动力学参数，而且给出原始资料来源，便于进一步查索，是从事药物临床治疗和药物研究的有力工具。

用来对大量输入的数据进行分类、存储、查找、修改和增删等操作的软件即数据库管理系统。早期的 dBASE 是应用最广的数据管理软件，但数据分析能力有限。目前推出的 FoxPro 是微机数据库管理系统中功能最强、速度最快的软件之一。FoxPro 是一个多级数据库管理系统：非专业程序员可以借之运行别人开发的应用软件；也可以借助其菜单系统，交互式地完成大范围的数据库管理任务；在其最高级上，它又是一种基于语言的应用软件开发环境，具备一定编程能力的用户就可利用它们建立自己的应用数据库，开发出功能完备的病例、药房数据管理和统计分析系统。

第四节 计算机控制给药系统

利用计算机的信息采集、储存和处理能力，将现代控制理论引入临床给药过程，可以实现一定条件下的最优化给药方案。

一个控制系统是由控制器→执行单位→控制对象→反馈装置→控制器所构成的一个闭环系统。如下图计算机控制的葡萄糖输注系统所示：

当状态信号（血糖值）输入计算机后，计算机算出当前血糖偏离预期值的偏差及最佳的葡萄糖注入率，从而控制葡萄糖泵入速率，使血糖值稳定在设定水平上。

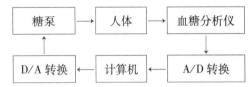

国内建立的用于血压调节的 CAIMA 系统，也是计算机与自动控制理论相结合用于医疗和药理学研究的成功例子。实验表明：CAIMA 系统控制给药不仅血压波动小，而且耗药量也少于常规用药量。

第五节 计算机专家系统

计算机专家系统是指具有大量专门知识与经验的程序系统。它应用人工智能技术，能模拟人类专家进行判断、推理、决策的过程，以专家水平解决某一领域的复杂问题。

用计算机专家系统，能汇集多名专家的经验，处理问题全面、周密，不受环境、时空的限制。同时将专家经验用计算机语言进行保存和传授，也将积极促进领域发展，有巨大的经济和社会效益。

计算机专家系统的基本结构包括：

1. 知识库　用于存放专家知识。如：①数据（事实）知识：症状、体征、药品名称等；②规则（推理）知识：是逻辑推理的依据，又分为模糊规则与清晰规则；③咨询（解释）知识：用于对推理过程和结论进行解释，回答咨询等。

2. 人机对话部分　用于输入用户的状态数据（症状、体征或咨询问题），最后输出系统结论。

3. 推理机　根据收集的状态数据，依一定的算法进行推理运算，并调用知识库相应知识解决当前问题。

4. 学习部分　比较完备的专家系统应具备学习能力，能自动对知识库进行维护和修改。遇到复杂问题或系统知识不够用时，能主动向专家请教。

在临床药理学研究和医疗实践中，专家系统也发挥了重大作用。如临床用药咨询系统，可用于①处方诊断，如检查药物理化配伍禁忌、药物相互作用分析、检查药物的适应证和禁忌证；②根据疾病或感染菌种，推荐首选药物和次选药物；③根据患者肝肾功能指标，调整给药方案；④查询药物常用剂量、极量、用法及名称（英文、拉丁文、缩写）；⑤提示用药过程中的注意事项等。

（程能能　孙瑞元）

第六章　计算机在药理学教学中的应用

在教学中使用计算机作为辅助手段，称为 CAI（computer-aided Instruction）。在药理学教学上 CAI 的应用已显示了广阔的发展前景，这是一个潜在的巨大领域。

第一节　药理学实验教学计算机模拟系统

实验教学在药理学的教学中占有重要地位。但实验设备、实验动物耗资巨大，实验准备和操作过程也很费时，而学生在这种实验中往往只能取得有限的信息，甚至由于仪器失灵、动物异常或操作失误而得不到预期的信息。计算机模拟则不会出现这种情况，它允许学生反复操作直至成功。

例如：用计算机模拟半数致死量（LD_{50}）测定实验，可以经济而又有效地帮助学生获得药物量－效关系定量实验的设计和统计分析知识。

给计算机模拟的病人开处方、进行医疗处置，"病人"可随时痊愈、好转、恶化、死亡，其效果当然优于一般的课堂病例讨论。

国内开发的药代动力学实验模拟软件、平滑肌模拟实验测定 pD2 教学软件在实际应用中都取得了很好的教学效果，但优秀软件的数量仍然太少。

第二节　图文演示系统

应用计算机可以将静态的书本知识用模拟曲线、动画显示、人机对话的形式进行有效的传授，改变了传统的教学、学习方式。目前主要软件类型有：

一、药代动力学、药效动力学模型的动态显示

学生改变房室模型的参数，立即可以看到血药浓度曲线的相应变化；当"患者"肾功能不全导致药物半衰期延长时，学生的给药方案能否保证疗效而又不出现中毒，也可立即得到直观的答案。

药物在受体上的相互作用是药理学教学难点，计算机可以将药物联用时因配伍剂量、内在活性、受体亲和力不同而引起的效应改变实时地在量－效曲线上反映出来，有力地配合课堂讲解，便于学生加深理解、巩固记忆。

二、药物作用机制的动画演示

教科书上静止的药物作用机制模式图一旦用声、像俱佳的计算机动画演示出来，无疑会给学生留下深刻的印象。国内曾开发出"传出神经系统药物在突触部位的作用"动画示教软件。

现在，动画制作工具软件的性能不断提高。如近来推出的 3D Studio 多功能三维动画软件，具有建立三维物体模型、材料编辑、高分辨率着色投影、动画处理及后期剪辑制作功能，在微型计算机上就能制作高质量的动画。与摄制动画示教片相比，计算机动画制作成本低、周期短。可以预期，今后将会有更多动画软件进入药理学课堂。

三、药理学知识查询、自测软件

通过"会话"解答学生提问，并调用知识库中的信息，测试学生对相应章节内容的理解、掌握情况，给出评分。是学生自学和考前复习的辅导工具。

第三节　药理学考试系统

计算机在考试中的应用已较普遍，可以建立试题库、自动生成试卷、分析考生成绩试卷质量，配上阅卷设备还可用于多选题的快速自动阅卷。

目前，我国北京、上海、南通等医学院校相继建成了药理学试题库软件系统，在性能上增强了图像、文字同步处理和题库的多方位检索功能。这些试题库系统既可用来制作图文并茂的高质量试卷，也可供学生自学自测。为提高教学质量、统一考试尺度、客观科学地评价学生学习成绩作出了贡献。

（程能能　孙瑞元）

第三十四篇 基于受体结构的药物分子设计

第一章 概 述

基于受体结构的药物分子设计是根据药物分子结构与生物活性之间关系，采用计算机技术进行的药物分子设计，通常称之为理性药物设计（rational drug design）。近年来，随着生命科学的蓬勃发展及蛋白结构快速解析技术的发展，越来越多的受体三维结构得到解析，因此基于结构的药物分子设计（structure-based drug design，SBDD），又称靶向分子设计（targeted drug design），成为计算机辅助药物设计的重要方法之一。

第一节 多学科交叉是基于结构药物分子设计的必要条件

SBDD确实获得一定程度的成功。除二氢叶酸还原酶之外，血管紧张素转换酶（ACE）、肾素、磷脂酶等都是应用较早的靶酶。Abbott公司使用肾素（renin），Merck公司使用血管紧张素转换酶都相继开发出一些有效抑制剂，有的已成为常用降压药在世界上普遍使用，如卡托普利（captopril），及依那普利（enalapril）与喷脱普利（pentopril）等前体药物（经酯酶水解后有活性）。肾素和ACE的酶靶结构是根据已知的丝氨酸肽酶（serine peptidase）和嗜热菌蛋白酶（thermolysin）结构，采用同源法用计算机而建立起来的。近年来，在世界范围内广泛利用HIV-1蛋白酶的结构为模板开展抗艾滋病药物的设计工作，发现一些具有很强的抑制活性的化合物，已在临床上作为艾滋病化疗辅助药物在使用。HIV-1蛋白酶抑制剂的分子设计，使人们看到现代药物分子设计的重大进步及其发展前景。

当今世界的科学发展环境非常有利于多学科的相互渗透。SBDD涉及生物学、化学、计算机3门科学，形成一种三角关系，SBDD位于中间。生物学部分应包括药理学、生物化学、动物生理学、遗传基因工程学等方面；化学部分包括有机化学、药物化学、肽与蛋白质化学等；而计算机科学方面主要包括计算机图形学与可视化（visualization）技术及数据库方法。近20年是计算机科学发展迅速，计算机处理信息，无论信息来自于科学计算或工程设计，其方式已脱离从数据到数据的封闭状态，而进入图形与数据相互交融、多种信息迅速转换的信息时代。信息数据库技术和人工智能的发展，将全面地改变人类未来的生活。到那时，计算机将用彩色逼真的图形仿真分子的各种行为，无需作很多化学合成和动物实验工作就能得到全新药物分子。当代许多高科技是多学科交叉的结果，SBDD的发展取决于上述3门学科的相互渗透，特别依赖于DNA重组、NMR和X线晶体衍射，计算化学等项技术或方法的进步。

从20世纪80年代起，世界上几乎所有的大制药公司或材料制造商都已积极开展SBDD方面的研究。据报道，美国及欧洲20多个排名位于前列的大制药公司，都相继建立起规模在5~20人不等的SBDD研究机构，各公司每年的投资约50万~100万美元，约占其研究经费的5%~10%。过去，各种分子设计理论与方法学一般都在大学里或研究所进行，而如今，Merck药厂（Rahway Ⅱ）、Abbott公司（Chicago Ⅱ）、Glaxo公司（Greenford UK）、Hoechst公司（Frankfurt Germany）、Bayer公司（Wuppertal Germany）等著名的工业部门已成为SBDD研究领域的主要力量。此外，还成立一些专门从事SBDD药物设计的公司，如BioCryst公司（Birmingham AL）、CrysChem公司（Riverside CA）、Vertex公司（Cambridge MA）、Agouron Pharmaceuticals公司（La Jola CA）等。这一动向很值得注意。

第二节　抗艾滋病药物设计的部分成功促进 SBDD 研究发展

人类免疫缺陷病毒是 Lentiviridae 族里一种反转录病毒（retrovirus，单螺旋 RNA 病毒）。HIV 病毒有两种亚型 HIV-1 和 HIV-2，在遗传基因学上是不同的，却同属于一个进化来源，都能引起艾滋病。艾滋病毒的感染目标是表达 CD4 受体的淋巴细胞，破坏细胞介导的免疫体系。免疫严重缺陷的发生，就是由于病毒的大量复制而导致 $CD4^+T$ 淋巴细胞的大量死亡所引起的。免疫严重缺陷症会发生随发性的严重感染或多发性神经瘤。

直接杀伤病毒或抑制病毒的复制，是研究抗艾滋病药物的两种战略。经研究后发现，HIV 蛋白酶（PR）、反转录酶（RT）、整合酶（IN）都是艾滋病毒在复制过程中很关键的酶，利用 HIV-1 蛋白酶和反转录酶结构为模板进行抗艾滋病药物的分子设计，可能是一个重要的突破口。近年来，这项研究工作获得部分成功，使 SBDD 方法重新受到人们的普遍关注或承认。

HIVPR 是天冬氨酸蛋白酶家族的一员。这类酶通常是对称的，最长序列超过 300 个氨基酸，由两个近似的结构域所构成 HIVPR 为同族蛋白中序列最短的一个，呈同源二聚体对称形态，为典型的 β 折叠结构。图 34-1-1 是作者采用自编微机软件显示的 HIV-1PR/MVTl01 复合物结构（数据来自 1989 年 M. Miller 测定的 PDB 文件）。从图中可明显看出一个腔体，腔内的分子为 MVTl01（acetyl pepstatin 乙烯胃酶抑素），一种有效的肽抑制剂。胃酶抑素 A（pepstatinA Iva-Val-Sta-Ala-Sta）为天然产物，其中含特殊的氨基酸 statine，为典型的天冬氨酸蛋白酶抑制剂。而 MVTl01 比胃酶抑素 A 具有更强的抑制作用。

自从 HIVPR 结构公布之后，数百个复合物的结构被测定。图 34-1-1 的上图为 HIVPR 分子结构的棒状图，下图为蛋白主链带状图。HIVPR 单体由 99 个氨基酸残基所组成。HIVPR 靠每个单体的 Thr74 ~ Arg87 侧链的氢键力合围而成，其中 Arg87 和 Asn88 两残基对二聚体的稳定结构有特别重要意义。此外，HIVPR 还有两个更为重要的区域：Ala22 ~ Leu33 和 Ile47 ~ Gly52 区域，构成配体分子的结合部位。

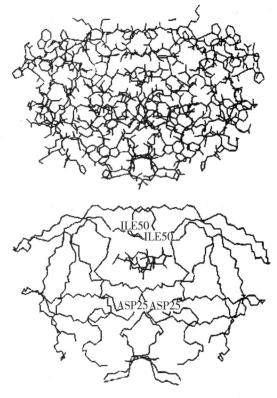

图 34-1-1　HIVPR/MVT101 的 X 线晶体结构

已经确定，Ala22 ~ Leu33 为 HIVPR 活性中心区。天冬氨酸蛋白酶家族共有的 Asp-Thr-Gly（DGT）保守序列就位于这里。HIVPR 的每个单体都贡献出一个天门冬氨酸残基 Asp25，形成一个并蒂基（dyad），该并蒂基连同周围的 Thr26 ~ C1y27 而构成活性中心，其中的 Thr26 也起到稳定二聚体的作用。11e47 ~ Gly52（GGIGGFI）可认为是 HIVPR 活性中心保护区。图 34-1-1 的下图标有 ILE50 和 ILEl50 的肽链，形状像两个套环，是两个反对称的 β 发夹（β-hairpen），这两个发夹的作用像两扇挡板（flap），盖在抑制剂分子上并起到保护酶活性中心的作用。几乎所有天门冬蛋白酶都具备柔性的 β 发夹的结构特征。

HIVPR 内部所构成的结合腔体，其形状类似消防队员的头盔（fireman's grip）。抑制剂分子位于在腔内中央，与 β 发夹、并蒂基及保留水等形成氢键网络而发生非成键的弱相互作用。

有关 HIVPR 腔内氢键作用的报告很多。对于不同类型的抑制剂分子，由于其结构或分子几何形状也有所不同，所形成的氢键数目也就不等。氢键给体和受体的总数目，最多达 18 个，最少也有 6 个。氢键的作用方式也是各式各样。通过腔内保留水（conserved water）形成氢键网络是一种可能性。在图 34-1-2

中，为清楚起见左图只出画两个保留水分子 H2O301 和 H2OCAT，未画出抑制剂分子。正如图中所示，水分子 301，发夹上 Ile50 和 Ilel50 上 NH 基，及抑制剂分子等三者之间有形成氢键的可能。而抑制剂分子，Asp25 和 Aspl25 及保留水 H2OCAT 等三者也有形成氢键的可能。这种方式的作用，使得在腔内形成氢键网络是完全可能的。当然，残基与抑制剂分子直接作用也是非常可能的，并获得 X 线衍射实验的证实。正如图 34-1-2 中的右图所表示的，抑制剂分子的两个羟基已完全取代保留水分子，分别与发夹和 Asp 活性残基产生氢键作用。此外还有两个羟基与 Gly 活性残基也产生氢键作用。抑制剂分子的两个苯环则分别伸入腔体 S1 之中，形成疏水性相互作用。

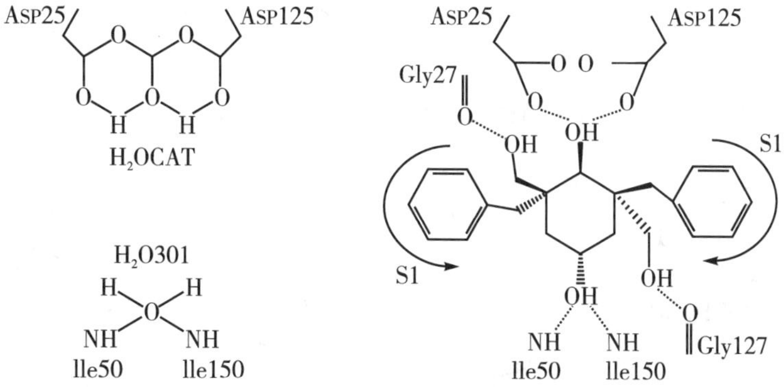

图 34-1-2　腔内氢键网络的形成的两种方式

注：左图为保存水分子介导方式，右图为取代保存水面直接作用，两个苯环伸向腔内 S1 疏水性亚区内。

结合腔体的活性部位，一般说具有两重功能，即与底物的结合功能和催化作用的功能。这两种功能共同决定酶活性的特异性。结合腔体的活性部位实为特殊的残基序列，而无特殊的化学结构与基团。所以，结合腔体的几何形状和非成键的弱相互作用成为分子契合研究的重要内容。另外，为方便研究抑制剂分子在腔内的伸展状态，习惯上在这类酶结构中以活性部位的中点为起点，各向两边以残基的长度（平均 0.35nm 左右）为单位进行扩张，把腔体以活性部位为中心再细分成 Sl，S2，S3 和 S1'，S2'，S3'，（subsites）等多个亚区。各亚区的特性与重要程度一般有所不同，相应把配体分子也截成不同段而产生 P1，P2，P3 和 P1'，P2'，P3'，（positions）等不同的区位，这样便于设计合适的取代基以拓展配体分子骨架。在文献中经常见到这种描述方法。

早期设计与合成的大多是肽类和拟肽（peptidomimetic）抑制剂分子。除 MVTl01 以外，羟基亚乙基类二肽（hydroxyethylene）的酶亲合性也很高。图 34-1-3 中的 H-261 是一种非特异抑制剂，U75875 的抑制活性可与 AZT 相比，磷酸二肽也有抑制作用。

肽类化合物对代谢过于敏感，口服生物利用度较低，清除率过快，合成步骤也较多，这些阻碍肽抑制剂的开发。实验研究中的拟肽也基本如此。目前，设计的注意力已逐步转到非肽抑制剂上面。图 34-1-4 列出已发表的基于 HIVPR 结构设计并在临床已试用的 7 种有效抑制剂。第一个临床实验的抑制剂是 Roche 公司开发的 Ro31-8959（1995 年进入 I 期临床实验）。这是经较长时间的 QSAR 研究和多次结构改造得到的拟肽化合物，含有 4 个酰胺键。人的口服利用度为 4%。分子很长，异喹啉环位于 S1，旁边的叔丁基伸向 S2'，而中间的拟

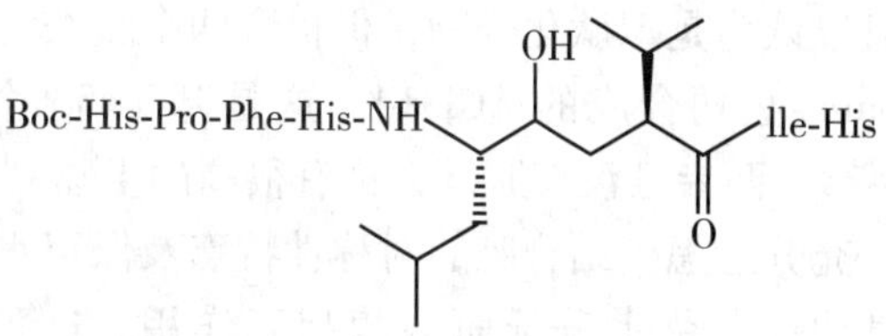

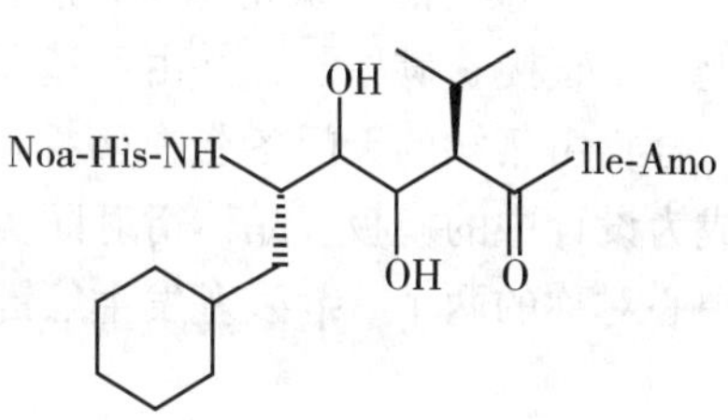

图 34-1-3　两种 HIVPR 的肽类抑制剂的代表

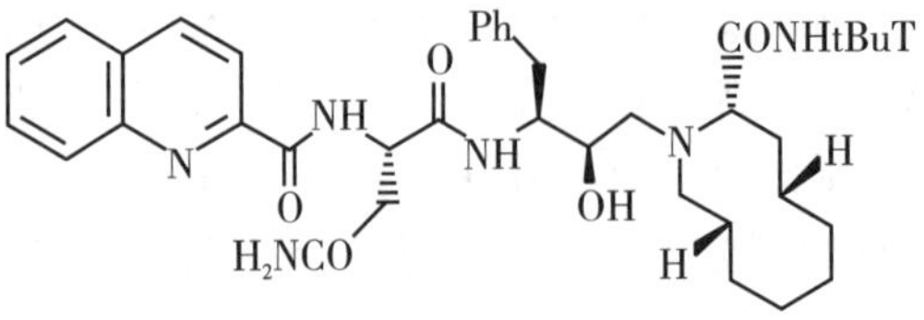

R031-8959　Rochc公司　Ⅲ期

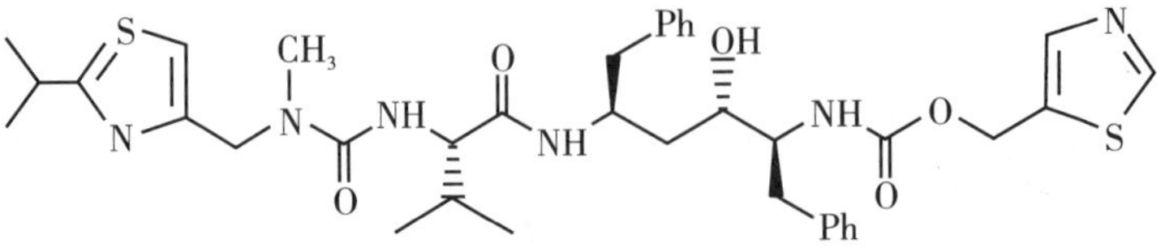

ABT-538　Abbot公司　Ⅱ/Ⅲ期

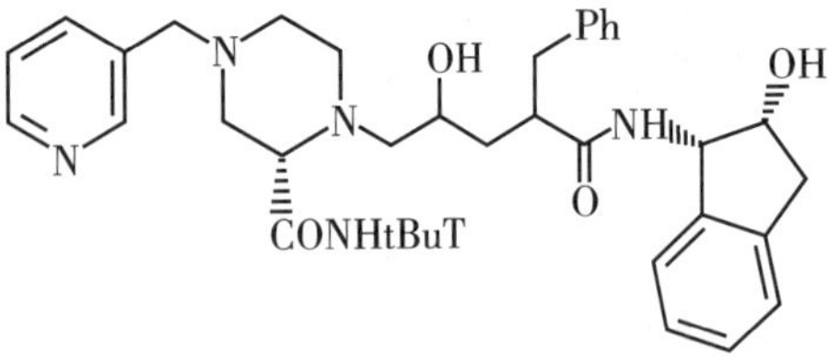

MK-639（L735524）　Merck公司　Ⅱ期

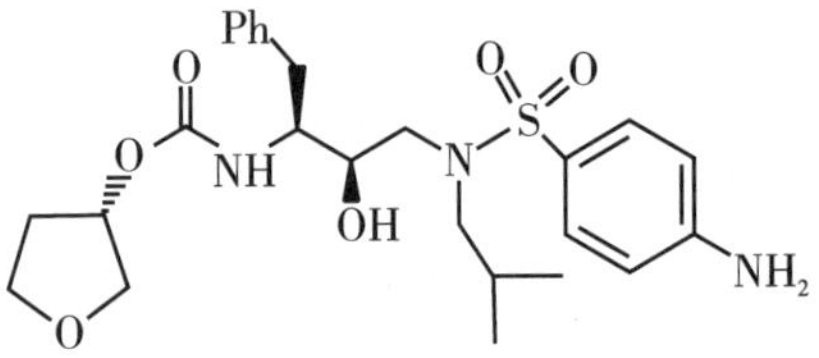

VX-478　Vertex-Wellcome公司　Ⅰ期

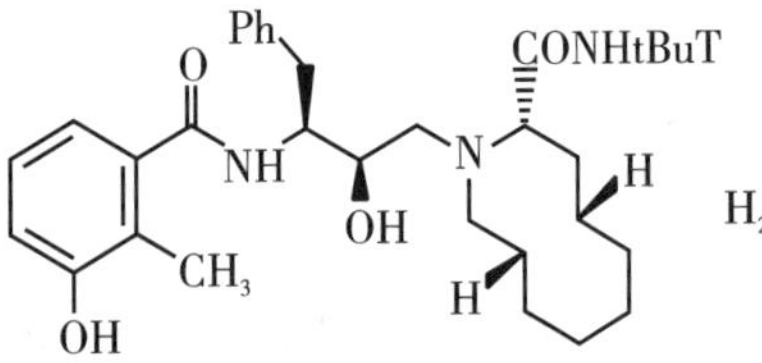

Ag1343　Agouron公司　Ⅰ期

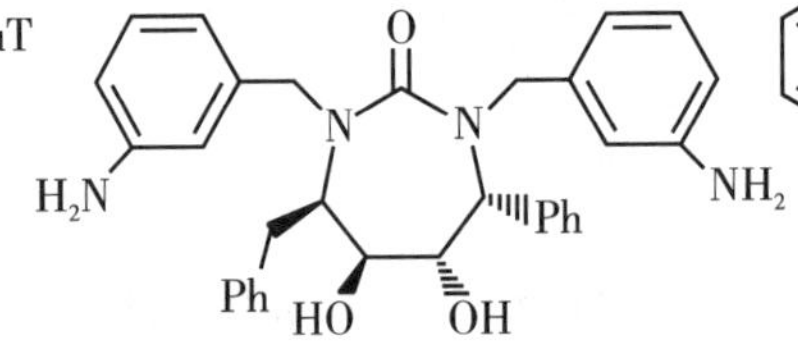

XM412（DMP450）　DuPont-Merck公司　Ⅰ期

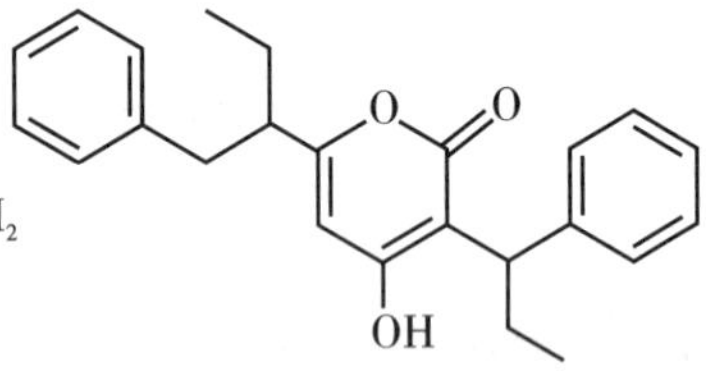

U96988　Upjohn公司　Ⅰ期

图 34-1-4　临床试用的 7 种 HIVPR 的非肽类抑制剂

Asn 部分占据 S2。Abbot 公司对其结构作进一步的改造合成了 ABT-538。其中主要考虑到酶本身具有 C2 对称性，而对称化合物的合成也较为容易。该化合物对人具有更高的利用度。一个重要特征是氮端的异丙基与腔内 Pro81 ~ Val82 等发生疏水相互作用。与酶的结合位置已被复合物的衍射数据所证实。Merck 公司开发的 MK639（L735524）分子是应用分子对接程序并以相互作用能为依据进行设计的典型。化合物也可以认为是拟肽化合物，但仍含两个酰胺键。后来，人们开始设法合成分子量小于 600 的非肽抑制剂。Agouron 公司合成的 AGl314，这是基于 50 个复合物的晶体衍射数据设计出来的。Vertex 公司开发出 VX478。两者已没有肽键，都有很高的生物利用度。DuPont-Merck 公司在设计 XM412（DMP450）的过程中，充分考虑到结合腔的对称性特点及保留水分子的作用。分子骨架采用 C2 对称的环脲结构，环脲上的羰基取代保留水分子而与酶相互作用。这种取代可能增加熵而改善结合程度。Upjohn 公司开发出的 U96988，与报道的非肽先导物非常相似。分子骨架中的核心部分都是吡喃二酮（pyran-2-ones）。U96988 环上 3 位碳接 α 碳原子，并由乙基和苯基所取代。而新一类先导物的环上 3 位碳接硫原子。新一类吡喃二酮化合物由已知的天门冬蛋白酶抑制剂羟己烯硫化物的电子等排体衍生而来，具有极好的细胞通透性，已成为设计中的模板。晶体衍射证实，在骨架上的两个苯环分别伸向 S1 和 S1'，吡喃环上的羟基与酶活性中心对称的两个 Asp 残基发生氢键作用，羰基的氧与发夹上的两个 11e 残基发生作用。

第二章 基于受体结构的分子设计策略

第一节 受体理论不再是假说，受体的三维结构已知甚少

随着科技进步，直到 20 世纪 70 年代人们才对药物作用机理在观念上发生根本的改变。受体与受体作用的概念早在 1878 年就由 Langley 所提出。1909 年 Ehrlich 更明确提出在细胞水平上药物分子具有特异受体的概念。药物分子进入机体经过代谢或转运后，将与细胞某些组分即某些生物大分子实体结合，同时触发一系列生物反应而产生药效。这类大分子实体被称为药物受体（receptor）。已知的药物受体中，大多数是蛋白质，分布在细胞膜、细胞核，甚至细胞质中（甾体激素受体就位于细胞质）。与受体结合的分子，一般称为配体（ligand）。与受体相比，配体分子要小得多。配体分子，首先应该是那些机体内源性物质，如内源性神经递质，激素和其他活性物质等。而作为外源性的药物分子，当然也可以看做是一种配体分子。最早分离出来的受体是乙酰胆碱受体。随后又分离和纯化出肾上腺受体，多巴胺受体，5-羟色胺受体，阿片受体，γ-氨基丁酸受体，甘氨酸受体，苯二氮䓬受体，组胺受体，前列腺素受体，雌激素受体，血管加压素受体，NMDA 受体等。然而，上述受体中绝大部分的三维结构尚未被测定，使 SBDD 的发展战略不得不分成酶抑制剂和受体配体两个发展阶段。

第二节 酶抑制剂设计是 SBDD 发展战略的第一步

配体与受体的分子识别与相互作用是个重要的分子药理过程。分子诱导契合，实为配体与受体的识别与作用的结果。由于分子双方各具有化学结构与立体几何等方面的特异性，构成分子契合过程的很高的选择性。分子双方的亲和力，应看成是诱导契合的一种驱动力。除了非特异性药物之外，很多药物分子都具有某种内在的活性，如特殊的质子或电子的转移能力等，在与受体结合之后将使酶系统发生活化，从而诱发一系列生物反应。这一类药物分子所起的这种作用被称为激动作用。进而，起激动作用的配体也就被称为激动剂（agonist）。反之，某些药物分子不具备这种内在的活性，在结合之后也不诱发产生一系列生物反应，甚至阻碍它种激动剂分子产生效应。这是一种阻断性的作用。起阻断作用的药物分子也就被称为阻断剂（antagonist）。假如某分子具有很弱的内在活性，单独使用时可能表现为激动作用，而当与某激动剂联合使用时又起阻断作用，这种药物分子就称为部分激动剂。

结构分析（X 线衍射、NMR）技术和计算机近 10 年的进步相当大，大大提高了结构分子生物学在生命科学中的地位。现在，借助 DNA 重组技术可以从靶器官或组织里分离出带有受体蛋白编码的基因，可以借助于生物工程技术而获得高产量的受体蛋白。由于蛋白层析技术的发展，又使得人们又可以获得高纯度的蛋白质。其结果，使得被发现的受体越来越多，受体结构已知的数目在不断增加，相继在分子药理学研究、药物筛选，以及分子设计中得到广泛应用。然而，SBDD 方法的设想并不是在这种背景下现在提出来的，而是早在 1972 年就由 Black 所提出。他明确指出以分子受体或酶为靶标，以分子契合与相互作用为依据进行分子设计是可能的。Goodford 从 1976 开始，以血红蛋白结构为基础，在设计方法学上做了大量的开拓性工作。Mattews 在 1985 年发表了脊椎动物和细菌的二氢叶酸还原酶（DHFR）与甲氨蝶呤和甲氧苄氨嘧啶（trimethoprim）的复合物晶体结构。同年，Kuyper 利用大肠杆菌的二氢叶酸还原酶结构，设计出某些甲氧苄氨嘧啶的类似物，这些类似物的活性有明显的提高。

早期 SBDD 工作以酶（target enzyme）为靶标，源于 Cohen 在 1977 年提出的有普遍意义的抗感染药物的酶抑制剂开发策略。许多传染病的病原体，如病毒、细菌、真菌、原虫等，都能解译或自身携带具有决定意义的酶或核酸，从而想到，能否利用这类酶或核酸作为靶标进行药物分子设计。上面提到，近 10

年来蛋白质与核酸的分离、克隆、表达、纯化等技术都获得很大的进展，加上分析方法的成功，导致药物发现战略的改变，SBDD 方法才被正式提出，成为利用酶的空间结构研制酶抑制剂及利用受体结构研究激动剂和拮抗剂的新方法，已召开多次 SBDD 国际学术讨论会。

纵观药物发现的历史，传统方法是天然产物和人工合成化合物的大量随机筛选，同时适当地查询有机化合物、肽、寡核苷酸的数据库作为一种配合。这是目前药物发现方法的主流。而现今市场上的药物，也几乎全部来自这种药物发现模式。另一个重要药物发现途径是设法阻断某种特异的生物化学机制，如抗代谢药物。研制各种抗传染病的疫苗也是常见的和卓有成效的方法。与上述药物发现方法相比，SBDD 发展史短，而且只在近 10 年才获得较大的进展。然而，应用 SBDD 方法已开发的用于临床的药物，数量不多，但开发周期短、效率高，证明 SBDD 方法将具有很好的应用前景，事实上已经构成对传统方法的挑战。

根据上面提到的一些常识，以及 SBDD 发展史的简单回顾，可看出基于受体结构的分子设计的发展目标。目前正在进行的酶抑制剂设计是 SBDD 发展战略的第一步。SBDD 设计发展战略应有两步。基于酶分子结构设计抑制剂是第一个前沿（first front），业已取得一些成就。然而，现在我们所面临的将是 SBDD 的第二个战略任务，即把成功的酶抑制剂设计方法逐步推广到基于受体的激动剂或拮抗剂设计，同时深入研究分子识别规律与受体活化机理而建立新的方法学。

第三节　分子识别规律与受体活化机制——SBDD 将面临严重困难

目前，SBDD 所面临的困难是已知的受体三维结构甚少。解析出一个受体的立体结构，难度大，财力消耗也大。为此，国际社会已经做出相应的努力，采取国际合作的方式集中力量解决某些关键性问题。例如，从 1990 年开始，美、英、德等 3 国的研究单位：Medical Research Concil Lab of Molecular Biology in Cambridge UK，Frits-Haber-Institute in Berlin，California's Lawrence Berkeley Lab。采用高分辨低温电镜，共同研究与测定细菌视紫质（bacterior hodopsin），一种膜蛋白的立体结构。这种物质出现在嗜盐菌属细菌的细胞膜上，能将日光直接转换成电化学能。这项研究的目标及其意义在于，该物质是在结构上有 7 处为 α 螺旋的膜蛋白。经残基的序列分析表明，一些具有药理作用活性的受体，如某些多肽受体，还有与肾上腺受体（adrenoceptor）和毒蕈碱受体（muscarinic）等家族有关的 G-蛋白，恰好都是 7α 螺旋结构。显然，如果能够成功地解析出视紫质的结构，该结构可被用来研究上述受体的立体结构，在此基础上可以进行基于受体结构的激动剂、拮抗剂的分子设计更有意义。

过去集中于酶抑制剂或某些拮抗剂，也许还有另外一种原因，那就是相互作用或分子识别乃至生物效应之间的关系比较简单，容易建立起方法学。当抑制剂分子与酶受体接触后，经过识别后立即发生对接，致使酶活性受到阻断。显然，对于亲和力高的分子，就可能具有较高的抑制剂活性。实际上，酶在生理上固然非常重要，但毕竟不是受体。药物分子与受体间的相互作用研究并不如此简单，特别是有些激动剂药物的相互作用理论，目前还只是假说。例如，有人设想在分子间发生识别和对接并形成复合物的过程中，可能由于配体分子结合的缘故，在某种程度上改变了受体的识别部位的电子或中子传递机制而活化了受体。

Weinstein 在一篇文章里详细总结了他多年来研究 5-羟色胺受体与配体相互作用的理论成果。5-羟色胺受体有多个亚型（5-HTx），至少已发现 x = 1a，1b，1c，1d，2，3 等。多种受体也存在这种情况，很多亚型被陆续发现。所以，受体与配体的识别与相互作用规律要比酶复杂得多。无论受体模型是来自于 X 线衍射的测定，还是根据已发表的资料通过分析其互补性而建立起来的，这些受体模型都必须进行一定的调整才能解决不同亚型的问题。正如 Snyder 指出的，建立受体调整方法（receptor modulation）也是未来的 SBDD 领域重要任务之一。

为了研究分子的识别机制，计算各种分子的静电势（MEP），考察在形成复合物过程中的分子可能取向。分子识别实为分子的选择能力。分子的选择性，除化学和结构等构成因素之外，分子静电势分布也是个主要因素。5-HT 配体分子大都具有吲哚环。系列配体分子在吲哚环平面上的静电势分布几何的方向性，已被证明与分子的亲和力的实验数据有密切的相关关系。此外，还选用 imidazolium（IMID）分子作为识别用的模型，模拟各种分子复合物的形成过程，计算各种分子复合物的静电势，并生成各自的"静电向量"（electrostatic orientation vector），基于静电向量的差别，考察复合分子鉴别方向的能力，即分子的选择能力。形成分子复合物之后，电荷不可避免地发生重新分布，以维持新的稳定状态。所以，分子契合所形成的复合物可称为"静电极化复合物"（electrostatic polarization complex）电荷转移或重新分布的重要途径是通过复合物内部所形成的电子或质子传递机制。其中，氢键或氢键网络是非常重要的。氢键力本是极易被忽略的弱作用力，可能由于上述原因而在受体研究中被重视起来。

为考察受体活化的机制常选用 actinidin 分子作为模型，因为它能满足已知一系列配体分子在结构上的需求，在不同系列配体分子的辅助下形成两种质子转移链：His162 ~ Cys25NDl 和 Asn182 ~ His162NE2，建立可用于分子设计的中子转移模型（PTM），并用 ad initio 量子化学方法计算中子传递势能曲线。试图以此深入了解受体活化的触发机制。模拟和研究受体识别活化机制将与量子化学的发展密切相关，因为分子力学或其他方法解决不了质子转移和触发机制的问题。此外，为考察受体活化的机制，在方法学上必须研究已被配体占领的受体与其他大分子间的相互作用，此困难任务已经摆在我们面前。

第三章 基于结构的分子设计过程

第一节 SBDD 是基于结构生物学与计算化学的多重循环研究过程

SBDD 是一个循环和逐步优化的过程。寻找在化学结构、几何形状、分子特性几方面都满足与靶分子的互补条件并具有较高活性的先导物是主要目的。作者根据已发表的文献进行归纳和整理，绘出如下 SB-DD 设计循环模式（图 34-3-1）。

受体结构及其结合位点分析为整个设计循环的起点。受体结构是否已知，所采用的方法是不同的。开展 SBDD 研究最理想的条件是受体结构及其结合位点均完全已知，如 HIV-1 蛋白酶。而实际情况各式各样。例如，受体结构已知而结合位点未知也是存在的。最好的解决办法是，获得高

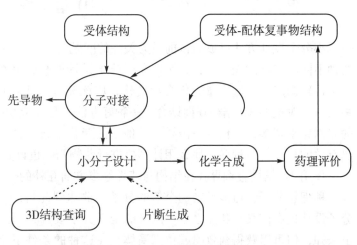

图 34-3-1 基于受体结构的分子

纯度的受体蛋白，制作复合物晶体，并进行 X 线衍射结构分析。当然，也可以通过生物化学实验进行探知，或者查阅同源蛋白的活性部位进行类推。受体结构完全未知而其残基序列已知的情形是常见的，目前可以通过同源法预测受体的三维结构。仿真受体法也许能给予进行设计的受体模型。这里的很多课题已属于研究生物大分子结构与功能关系的结构分子生物学（structural molecular biology）范畴。

如果有条件，复合物晶体的结构分析应作为循环的一部分。新化合物的复合物晶体结构分析，对新一轮的设计循环有极大的参考意义。在获得受体模型之后，大量的工作是利用计算机进行各种计算和图形学研究，这里几乎涉及计算化学所有领域，如小分子的结构建造，结构能量优化，构象分析，分子表面特性，以及分子间的相互作用等。在设计循环中，分子对接与小分子设计又自成一个小循环。如何根据受体结构设计小分子，从图形中可看出有两种战略：全新分子设计和 3D 结构查询。实际上这是 SBDD 的核心。分子对接找出系列候选分子之后，再选择确定需要化学合成的分子，在由药理筛选实验对化合

物做出生物学评价。显然。经多次循环才能确认先导物。目前难说每个循环周期需多长时间，及共需多少次循环才能找到新药。Merck 公司研制碳酸酐酶抑制剂已耗费了多年时间，公开报导已历经 10～15 次以上的设计/合成/结构分析循环。

第二节 分子对接技术在设计过程中处子关键地位

很多药物分子的功能得以发挥，在很大程度上依赖于与受体的相互作用及选择性结合。研究分子相互作用和分子契合（molecular fitting）有一定的普遍意义。除酶与抑制剂、药物分子与受体之外，分子契合同样是抗原与抗体、DNA 与蛋白、蛋白与蛋白等特异生物学反应的重要过程。分子契合与分子对接（molecular docking）同义，都表达分子间相互作用的一种过程。在极其复杂的环境中，受体分子有选择的契合，无疑表明有种相互作用的机制存在。分子识别（molecular recognition）实为分子的选择能力。具体说选择性源于互补性。所以，分子对接实为在结构、几何形状与物理化学特性等方面的分子互补关系。

分子对接应该是互补分子在形成复合物中的行为，而在 SBDD 模拟系统中则变成分子的图形操作，现在已成为分子图形学的常用术语。遗憾的是，在过去，分子对接操作是靠手工操作进行的，目前仍很少见到自动或半自动的对接程序。实际上，分子对接是分子设计的关键。因为分子对接可借助于计算机分子图形技术和强大的计算功能，在受体结合腔内全面考察小分子在分子几何形状与作用能两方面的互补关系，建立对药物活性能合理解释的复合物模型而参与结构设计或改造。结构设计用的合理的模板应该只有一个，那就是受体结合部位的结构。人们还不愿摆脱已知配体分子结构的影响，是因为目前还没有业已证明可靠的基于受体模板的小分子设计方法。

第三节 全新分子设计或 3D 结构查询——小分子设计的两种战略

小分子设计方法已成为目前最为关注的问题之一。全新分子设计（de novo design）和 3D 结构查询是两种不同的战略。表面上看，区别在于分子设计的材料来源，是否来自于已知结构。世界上已建立起多个结构数据库，存储大量的化合物结构，应该充分利用这些宝贵资源。通过 3D 结构查询已找到几种药物。分子对接与 3D 结构查询结合是一种好办法，目前成功率低，但其发展趋势值得注意。面对动物实验的限制越来越多，人们在积极寻找其他新的药物筛选方法。如果能够建立起可靠的受体模型，同时开发出有效的分子对接程序，那么用计算机进行药物初筛也许是可行的。

仅用 3D 结构查询寻找在结构与特性等多方面互补的分子，不可能完全奏效。严格意义上互补的分子是一种理想分子，可能是结构全新的分子。欲达到此目的，必须全面开展全新分子设计方法研究。全新分子设计也有广义与狭义之分。广义的全新分子设计是不拘泥在设计中受体结构是否已知的。受体结构虽未知，但可以获得药效团或仿真受体，在这种的条件下仍然可以设计全新的结构。设计中未必采用分子对接法。当然，目前人们称道真正合理的全新分子设计是基于已知受体结构的分子设计。

第四节 胸苷酸合成酶抑制剂的设计是实现 SMDD 循环的范例

胸苷酸合成酶（TS）属转移酶类。其作用以 5,10-次甲基四氢叶酸作为辅酶，介导胸苷酸的合成。Agouron 公司一直研制 TS 抑制剂。旨在寻找疗效比叶酸类更好的抗肿瘤药物，如目前临床广泛使用的二氢叶酸还原酶抑制剂甲氨蝶呤。该公司在解析大肠杆菌 TS 的结构连同带抑制剂的复合物结构之后开始 SBDD 设计循环。为了能及时验证设计结果以便更好地寻找先导物，每次循环中都从合成化合物选出几个制成复合物进行 X 线衍射分析。该公司实际上已解析 100 多个抑制剂复合物结构。

完整而有效的 SBDD 循环应包括复合物晶体结构分析部分。所以，Agouron 公司 TS 抑制剂设计是实现 SBDD 循环的范例。由于 X 线衍射分析技术的发展，复合物结构分析可以在短时间内完成。只有这样才能真实地揭示生物大分子与小分子间的取向和相对位置，此外还能看到分子表面接触的自然形态，对设计循环中随时调整设计方案有极大的意义。

Agouron 公司设计出 3 类结构不同的抑制剂（图 34-3-2）。新抑制剂都是基于酶结构原子对原子设计出来的。候选分子共达 250 多个，近半数已被合成。这种设计化合物的方式在药物发现史上前所未有，与其他类型化合物的开发史也完全不同。第一类 TS 抑制剂是叶酸类似物，2-R1-2-desamino-N10-propargyl-5，8-dideazafilic acid，R1 为甲基（1）或氨基取代（2），R2 是 p-CO-Glu。为增加亲脂性，在 R2 上选用三氟甲基取代（4），活性略有提高。经复合物结构分析后发现，残基 Asp169，Trp83 和 Ala263 等是非常关键的，保留水 Wat402 和 Wat430 的作用也非常重要，它们与配基分子可能产生氢键作用。第三类先导物以四氢喹啉为基本骨架，这是为了能更好地满足与 Asp169 和 Wat430 形成氢键的需要，其活性提高了 100～1000 倍。

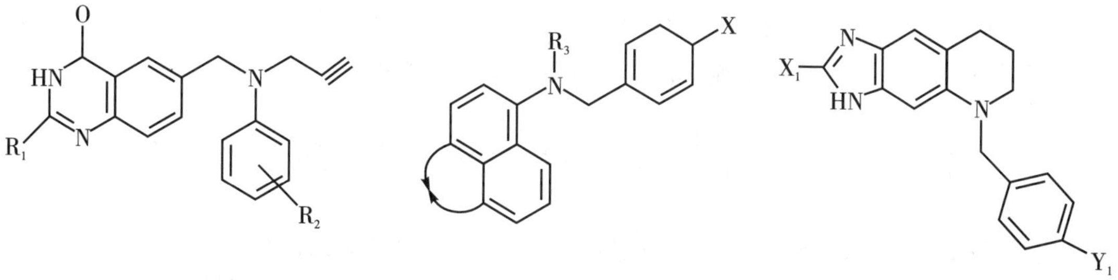

（1）R1=NH2　R2=p-COGlu
（2）R1=CH3　R2=p-COGlu
（3）R1=CH3　R2=H
（4）R1=CH3　R2=m-CF3

（8）R3=C2H5
X=SO2-N_NH$_2^+$Cl$^-$
Y= HN-C(=O)

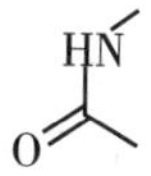

（12）X1=H
Y1=SO2-N_NH

图 34-3-2　胸苷酸合成酶（TS）抑制剂三类先导物

第四章　设计循环中的主要方法

前面已提到，结构分子生物学和计算化学两大门类的知识是完成 SBDD 循环的基础。在 SBDD 交替进行的第一主要阶段是受体或酶复合物结构（结合位点）理论与实验分析，这应属于结构分子生物学范畴。SBDD 循环第二个主要阶段是使用计算机研究分子的结构、能量及相互作用等，这些计算机算法属于计算化学范畴。SBDD 研究主要方法，除了化学合成与病理学研究之外，结构分子生物学和计算化学是主要的两大类。

第一节　SBDD 需要一定数量高纯度的受体蛋白
——SBDD 过程始于生物工程

目前，可用的受体三维结构甚少，在没有获得可靠预测方法之前，只能依靠 X 线晶体衍射和 NMR 综合分析。然而，获得为 X 线晶体衍射所需的几十毫克高纯度的蛋白质样品，并制成晶体，绝非易事。不过，由于生物工程技术的发展，基因重组和蛋白质生产在普通实验室也能进行，给 SBDD 的发展带来了希望。

为获得药物受体或酶蛋白，首先应该得到与受体有关的目标基因，为此必须用分离、纯化或人工合成等方法得到有关的 DNA。从真核生物（如人类染色体）中提取目标基因比较困难，因为染色体的 DNA 比细菌大千倍以上，而且分散在 23 对染色体上。而从原核生物（细菌）提取相对较容易些，因为可直接从染色体分离出基因。在获得目标基因之后就必须选择合适的载体。然后，将目标基因和载体各用内切酶切开，再根据受体蛋白的要求，用连接酶把切开的目标基因重新接合起来而成为重组基因。重组后的基因一般不具备独立的繁殖能力，还必须转化宿主，也就是必须导入细胞或细菌进行复制、转录、翻译。

再把能表达重组基因的活细胞筛选出来，加以纯化、传代和增扩而成为克隆（clone）。在这样的过程中，在细菌里将能生产出大量的、高纯度的蛋白质。

Agouron 公司在设计开始阶段采用大肠杆菌（E. coli）TS 酶来作为靶酶。无论在空间结构或复合物结合部位上，人与细菌的 TS 酶具有很高相似性。一级结构的同源性高达 46%。双方的活性部位都非常保守，一致性高达 75%。大肠杆菌 TS 酶的残基 Trp83 和 Val262 与人的 TS 酶的 Asn112 和 Met311 在空间位置上相当，残基类型虽不同，但与配体发生作用时都具有同样的特殊意义。可见，大肠杆菌 TS 酶复合物结构被用于分子设计是合理的。由于采用差分傅里叶分析（difference Fourier analyses）方法，参照已知结构而获得受体/配体复合物结构的分析时间大为缩短，甚至在几天内可完成。而复合物的 X 线衍射分析非常有助于揭示受体的结合部位及与配体的契合状况，有条件应包括在设计循环之中。当然，为满足多次 X 线衍射测量而制作复合物，高纯度蛋白的需要量是很可观的。目前，该公司正在努力获得人 TS 酶，人 cDNA 已被表达在大肠杆菌上，已获得纯品，在此基础上又进行了相关研究工作。

第二节 有希望根据蛋白质一级结构预测立体结构

受体的三维结构是否已知，SBDD 运作环境将完全不同。前面已提到，获得足够数量、高纯度的蛋白质很难，而晶体的制作也很难。与酶相比，受体分子量较大，晶体生长条件格外苛刻，已知受体三维结构寥寥无几的局面仍然难以改变。假定每一类蛋白质都有一个核心结构（core structure）。这个核心结构是由内部残基所决定的。而外面的残基与溶质接触，一方面对蛋白质的稳定作出贡献，另一方面对蛋白质的功能发挥也将起主要作用，但对肽链卷曲和蛋白折叠不起决定性作用。那么，这一类蛋白质的核心结构将与多条残基序列兼容。另外，蛋白质也是由低级到高级进化而来的。蛋白质的种类，核心结构，卷曲和折叠方式，其数量应该均是有限的。现在，许多受体蛋白的残基序列已被解析。所以，从理论上讲，经过进一步研究，人们完全可以通过残基序列预测其空间结构。10 年前兴起的研究"蛋白折叠转化"（inverseproteinfolding）问题，即研究已知的蛋白质核心结构与残基序列之间的兼容性，以及线性的残基序列与三维结构之间在理论上互变的可能性。这类研究成果给蛋白质结构预测带来新的前景。过去二十几年，众多科学家从以下 3 个方面进行了大量的探索：①利用同族蛋白结构的同源性进行预测；②预测二级结构单元后，进行分子组装或对接；③利用经验能量函数从头计算。

第三节 发展仿真受体理论及其方法是现实的

多数受体结构全然未知甚至连一级结构也不知的背景，促使仿真受体理论（pseudoreceptor theory）在 20 世纪 90 年代初兴起。仿真受体法是药物分子设计中根据配体分子的结构特性预测受体结合部位的结构。实际上它是受体映射（receptor mapping）理论的一种新发展。在构效关系研究中，受体映射是种经典的方法，通过一系列的有效化合物的结构与特性方面的某些特点预测或推断受体结合部位的特征。在思维逻辑上这是一种演绎方法。受体映射法所得到的映射图像，不再是受体活性部位的环境描述，与受体结构毫不相干，而是与受体的残基序列密切联系在一起，尽管部分的残基名不同，但残基的位置和特性是基本一致的，甚至可用分子对接或他种受体契合法来进行研究和设计。

为了设法解决由受体结构全然未知所带来的困难，长期有人在研究假想受体（ad hocreceptor）问题。迄今，已有两种假想受体的模型；一种是模拟受体（minireceptor），由 Diaz-Arauzo 等人和 Gussio 等人所提出。模拟受体方法是在配体分子周围摆布小分子基团而构成受体模型。这些小分子基团是相互分离的，只象征性地代表受体肽链的某些侧链。第二种是由 Snyder 在 1992 年提出的仿真受体。两者相比，仿真受体模型更接近于真实，因为所得到的结合部位是由相互连接的残基或多肽所构成的。虽然目前还做不到残基种类与分布与真实结合腔完全相同，所以它是一种杂化模型（hydrid model），一部分残基与真实的相同，一部分不同。严格地讲，同源预测得到的也是一种假想受体模型，因为与真实的受体并非完全一致。不过，残基序列是一样的，所以不能属于杂化模型。诚然，仿真受体不如同源预测，同源预测更接近真实，但仿真受体也有优越的地方。例如，仿真受体在预测时以配体功能与特性为基础去寻找残基，同时也把残基的功能与特性搞清楚了，这样也就有助于了解受体结构与功能关系。

Vedani 根据 Snyder 的仿真受体理论在 YETI 程序的基础上开发出 YAK 仿真受体程序。该程序可运行在 VAX/VMS 及 UNIX/RISC 等系列计算机上，主要模块包括：分子结构叠加，作用向量计算，向量群分析，数据库查询。Vedani 的突出贡献是部分地解决了分子间相互作用的方向性，特别是氢键方向性的计算问题。Murray-Rust 和 Taylor 根据有机分子和蛋白质分子的晶体结构讨论过氢键方向性。Backer 详尽分析过典型蛋白质的氢键。Vedani 在深入研究氢键方向性与孤对电子的作用后提出 YETI 方程：

$$E_{total} = \sum_{vdWpaus} k(A_{ij}/r_{ij}^{12} - C_\eta^6/r_\eta) + \sum_{dihedrals} V_n/2\{1 + \cos(\eta - \varphi - \gamma)\}$$
$$+ \sum_{nbpanr} K/4pe_\circ \cdot q_i q_j/D(r) \cdot r_\eta + \sum_{H\text{-}bonds} (A'/r_{H.Acc}^{12} - C'/r_{H.Acc}^{10}) \cdot \cos^2$$
$$(q_{Don} - _{H.Acc}) \cdot \cos^m (V_{H\cdots Acc-Lp})$$

YETl 方程是来源于分子力学描述分子间相互作用的能量方程。式中第一项为范德华作用能，第二项是扭角对能量的贡献，第三项为分子间静电作用能。这 3 项是在分子力学里常见的，区别在于这里的方程是计算分子间的作用能，求和计算是在两个分子之间逐对进行的。YETI 方程最后一项是分子间氢键作用能，与已有的其他方程不同，这里考虑到氢键的方向性问题。式中有两个角度 θ 和 ω。r（H.. Acc）是质子（H）与质子受体（Aec）之间的距离，θ（D-H.. Acc）为其夹角，而 ω（H.. Acc-Lp）为氢原子—质子受体—孤对电子（1p）间的夹角。

Murray-Rust 和 Taylor 曾根据有机分子和蛋白质的晶体结构深入研究氢键方向性。Backer 曾详尽分析和计算某些典型蛋白质的氢键取向。Vedani 采用两条向量 HEVs 和 LPVs 共同标志氢键的方向性。HEVs 称为氢键伸展向量（H-extension vectors），表示氢延伸的方向性。LPVs 为孤电子对向量（lone-pair vectors），从氢受体原子出发指向孤对电子的轨道波瓣。假设 O···H-X 为氢键通式，X 可为氮或氧原子，给予氢质子。O 为一氧原子，氧原子所在的平面垂直于纸面，上下各有一孤对电子。如图 34-4-1 所

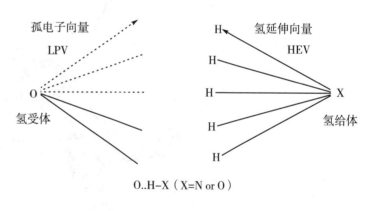

图 34-4-1 氢键的方向性

示，HEVs 和 LPVs 两条向量的原点，分别始于给予质子的原子 X 和接受质子的原子 O，各自形成一个正负 30 度角的锥体。经查询几种数据库并计算大量已知结构的氢键后发现，HEVs 和 LPVs 的取向超出 30 度角锥体的几率很小。HEVs 的理想终点应是质子受体，那么向量 LPVs 的理想终点也应该是质子给体。所以对于理想的氢键，两条向量应该完全重合。然而，已知复合物的计算结果表明，上述理想的氢键在蛋白质与配体相互作用中是非常少见的。

YAK 程序是仿真受体法第一个交互式实用程序。该程序在逐个进行分子重叠的同时，基于分子间相互作用（氢键、盐键、金属键、疏水等）的方向性，根据 YETI 方程计算出氢键伸展向量（HEVs）、孤电子对向量（LPVs）及疏水向量（HPVs）。把所有作用向量都作为元素进行向量聚类分析，从而鉴别出锚点（anchor points）位置及残基所可能的空间取向。综合锚点特性及亲脂性，从程序服务系统中的数据库中找到适配残基（partners）。关于残基的构象问题，主要参考由 Ponder-Richards 所开发的侧链旋转构象库（PDB 二级数据库）。然后把这些适配氨基酸分别组装在锚点上，从而形成仿真的受体模型。简单过程可描述如下：

（1）选择一组配基分子。这些底物或抑制剂分子的生物活性是可比的，都是与同一个结构未知的受体相互作用的配基。使用分子力学、分子动力学方法优化该系列分子的结构，并用其他已有的方法分析每个分子的构象。这些为 YAK 程序使用前的准备工作。

（2）YAK 程序将在进行分子重叠操作的同时，计算以下几个方面的相互作用向量，包括在 N-H、O-H、S-H 的氢键伸展向量（HEVs），在 N、O、S 上的孤对电子作用向量（LPVs），疏水作用向量（HPVs）等，以及金属与配体的作用向量。

（3）已经重叠的全部配体分子的作用向量组成一个向量集。这里的每一个向量，都对准一个残基原子。YAK 程序对 HEVs/LPVs/HPVs 向量集作聚类分析（Vector-cluster analysis）。各子类在空间的分布就预示受体可能的作用部位。这是 YAK 程序分析的关键性第一步。

（4）作为 YAK 程序分析的关键性第二步是查询参考残基的数据库。这个数据库包括常见的配体/受体的残基对。基于这个残基数据库并参考 Ponder-Richards 侧链旋转构象库，根据子类特性和分子疏水势能分布，YAK 程序将提出一个氨基酸侧链分布规划，并列出可供用户选择的残基参考表。

（5）每个残基从数据库提出之后，经分子对接和取向的调整操作，逐步形成配体/仿真受体复合物。这是一个过程，每加一个残基都要进行复合物能量极小化和构象分析，直到所有的锚点都被满足，在空间上已不再允许增加任何残基是为止。有半数的残基可用酰胺键连接起来。

图 34-4-2 是应用 YAK 程序得到的碳酸酐酶 I（HCAI）活性部位与其衍射结构的结果比较。这里只选 9 个残基进行比较。起催化作用锌离子（相差 0.016nm），与锌离子键联的 His94（相差 0.038nm）、His96（相差 0.028nm）、和 His119（相差 0.024nm）等几乎一致，而亲水性的 Leu198 和 Thr199，疏水的 Phe91、Glu92 和 Ler131 等残基的位置也非常靠近。

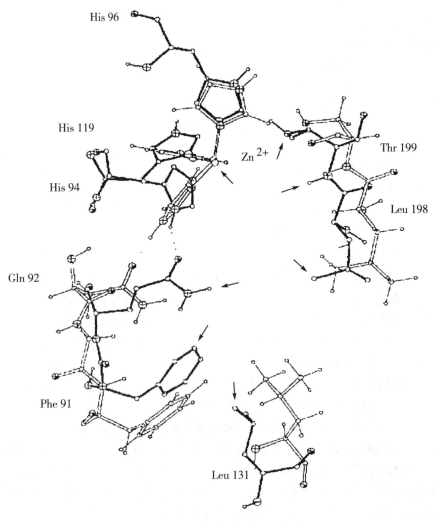

图 34-4-2 人的碳酸酐酶结合部位

实线是晶体衍生结构，空线为 YAK 生成的仿真结构，箭头标示硫磺抑制剂作用部位。

第四节 分子设计中的计算化学

有些人不理解计算化学（computational chemistry）。计算化学是近十多年产生的新学科。虽然学科界限仍不十分明确，但其地位已经确立。将它翻译成"计算机化学"也是有道理的。简单说，计算化学是计算机与化学的结合，使用计算机处理分子结构及其特性的一门学科。与其他化学领域的最大区别在于，它能够把分子结构与其能量联系在一起，在计算机里研究未知分子的结构与特性。所以，计算化学本身与分子设计是紧密相连的。

计算化学也有区别于理论化学。其主要内容包括分子力学和量子化学方法，构象和分子表面分析，及计算机分子图形学等。凡是使用计算机研究化学问题的方法、算法、程序及硬件系统都属于计算化学的范畴。由此可见在 SBDD 过程中计算化学的地位。例如，已知分子结构可以从数据库查来，而建造未知小分子就离不开分子力学，结构优化还有时采用量子化学方法；分子的构象与药效密切有关是皆知的，分子构象的理论分析方法是计算化学的重要内容；量子化学方法目前尚能用于研究小分子的电子结构及某些物理化学特性；至于分子间相互作用，分子互补性，分子契合等，这些也都是计算化学所研究的重要课题。

第五节 分子力学与量子化学

分子力学基于经典的化学键概念，采用经典力学的势能函数描述分子的结构。当初是为了解决分子的构象问题。Allinger 在量子化学之外找到一种快速的计算方法，即分子力场法。现在已发展成为应用广泛的分子力学。分子力场的基本概念是：把分子中的各原子看做具有一定质量的小球，小球间有弹簧相连，弹簧好比化学键，小球的势能在经典力学里可表达为：

$$E = \frac{k}{2} (r - r_0)^2 + C$$

式中 E 为键拉伸势能，r 为原子间距，ro 是平衡位置，k 为力场系数，C 为常数，整个分子结构可用一组类似于上面公式的势能函数来描述。Allinger 根据实验数据或理论计算，精心设计出各势能函数的表达式。总的势能表达式不但包括键长、键角、两面角等重要的分子几何成分，还有范德华力、静电力、氢键力等非成键成分。分子结构的优化基本上采用牛顿－赖普生法（Noton-Raphson NR）及其修正方法，通过计算势能函数的一次偏微分和二次偏微分而迭代求得极小值。分子力学不仅能处理自由状态单一分子，还能处理多分子的相互作用体系，在仿真受体法所用 YETI 方程就是一例。此外，在处理晶体或溶态下的分子，或计算离子分子、自由基、过渡态分子、金属整合物等都优于量子化学。分子力学程序很多，函数项和能量优化方法可能有所不同。MM2 算法最早产生于 1976 ~ 1977 年间，1989 年 Allinge 已发表 MM3 算法，对 MM2 算法做了全面的、实质性的改进。

量子化学与分子力学不是竞争关系。分子力学不能代替量子化学。有关分子能量（分子总能量、轨道能级等）和电子结构（电子密度、静电荷分布等），及某些分子特性（电子特性、磁特性、能级跃迁和光特性等）等方面的研究，只能依靠量子力学方法。分子力学、半经验分子轨道方法（CNDO、MNDO、PCLO 等）、从头算或高斯法等，在计算化学里精度不同，应用领域也不同，但能相互补充和相互印证。有一个问题非常值得注意，应用分子力学或量子化学方法进行分子结构优化，都有一个多重极值问题（multiple-minima）。采用 X 光衍射与 NMR 等实验方法也未见得到能量最低构象。

能量最低、热动力学稳定的分子构型是分子的最佳构象。根据经典化学的观点，由于单键旋转，一个非刚性分子可产生无穷多个构象。目前有一些理论方法，如距离几何法、分子动力学法、蒙特卡洛法，及最新的平均场法，在不同程度上已解决了这个问题。然而，药物分子构象是受到受体作用所约束的，能量不一定最低，是受体所认可的（receptor-preferred confomation）。这种受体诱导的构象正是 SBDD 所追求的。配体最佳构象与其自由状态能量最低的构象相比，在能量上可能相差不多，但其原子在空间的排布却可能相差甚远。

第六节 分子药效团

药效团（pharmacophore）表达与受体结合所必需的结构组分及在三维空间中的几何关系。药效团本是各有效化合物所共同存在的一种假想分子的构象，药效团反映的分子几何形状与受体所认可的分子构象有密切的关系，适应于受体结构未知的情况。产生药效团模型的方法也很多，主要是通过有效分子的构象分析（如几何距离法）和分子重叠而推断出来的。SBDD 分子设计中，通过研究受体结合部位的结构，以及通过考察受体/配体互补性与相互作用，所得到的结果也是一种药效团模型，即某些必要的结构组分及其他们之间的几何关系。在这种情况下，采用三维结构查询法是个很好的策略。Sheridan 建立从通用数据库中查询亚结构的 3D-SEARCH 系统后，他们所规定的一套药效团模型的表达方法及其规则已逐渐被人们所公认。为了方便查询，应当建立一套药效团的表达方法或规则。

首先规定由特征原素来表达结构的共同特征。特征原素是混合的符号体系，除真正的元素符号（He ~ U）之外，还包括表达某些物理化学特性的原素，如正负离子，质子供体与受体等，以及表达特殊几何特征的一些原素，如多元环中心，孤对电子等。如果上述原素在空间没有体积特征的，均用虚拟原素（dummy）来表示。不采用化学键，而采用空间距离、角度或体积等表达几何关系的特征指标。特征原素与特征指标综合在一起形成一个输入表，便是用于查询的药效团模型。

特征原素的具体规则如下：

（1）element 真正元素符号或者某些虚拟原素。D5 代表一个五元环中心；D6 代表六元环中心；DP 表示垂直于环平面的原素；与杂原子相连的向量之和用 DL 表示。

（2）neighbors 与该原素键联的非氢原子的数目。

（3）π 表示原素上 π 电子数目。

（4）H's 可能与该原素相连的氢原子数。

（5）chg 形式电荷，取 −1，0，1 等。

现举一例，介绍药效团模型的表达形式。根据多种作用于中枢神经系统（CNS）药物的共同结构特征，Lloyd 提出一个简单的药效团模型。药效团模型实际就是与药效有关的共同结构特征的一种简化的三维表达。如图 34-4-3 所示，上图描述与药效密切相关的化学结构特征，而下图则是根据这些特征而建立起的药效团模型。特征原素列入药效团模型表 34-4-1 中，而特征指标从略。

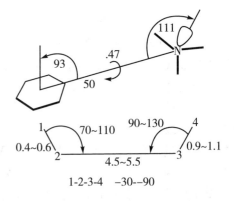

图 34-4-3 CNS 药物的药效团模型

CNS 药物的结构特征非常简单，用苯环平面、胺基氮原子及其孤对电子等三者之间的距离及其取向即可表达。从图中看出，苯环中心与胺基氮原子之间的距离为 0.5nm 左右，在药效团模型里被定为 0.45 ~ 0.55nm。苯环平面方向用垂线表示，这样就有 4 个原素，它们之间的夹角、距离均在图里已经清楚地标明。4 个原素中只有一个是真正的元素 N，另有三个都是虚拟原素。原素 1 是个虚拟原素，垂直于苯环平面，代表苯环平面的方向，用 DP 表示。原素 2 也是个虚拟原素，为 1 个六元环中心，用 D6 表示，代表分子的芳香与疏水特性部分。原素 3 才是个真正元素，用 N 来表示这个叔胺基氮原子。原素 4 又是个虚拟原素，代表胺基氮上的孤对电子与氢键方向，用 DL 表示。

Sheridan 在 3DSEARCH 系统上用上述 CNS 药效团模型查询了 CCD（Cambridge crystal database）数据库。结果找到 68 种结构，其中 40% 为已知的 CNS 作用药物，有马钱子碱（strychnine）和吗啡（morphine）等。此外，其中还有某些植物碱，如 latifine，tabersonine，mesembranol，aspidospermidine 等，生物

碱的生物活性有待实验，可能也是好的候选化合物。

表34-4-1　用于3DSEARCH 的中枢神经系统（CNS）的药效团模型

N	Element	Neighbors	π	H's	Chg
1	DP	0	0	0	0
2	D6	0	0	0	0
3	N	1	0	1	1
4	DL	0	0	0	0

第七节　分子表面

人们直接观察到的客观实体都有表面。分子是否存在表面仍是种假说。原子核或整个分子的周围是不停运动的电子。它们在空间中的位置虽是随机的，但也有规律，决定于分子轨道波函数所描述的电子布居数。从经典化学和实验化学看，一个势能界面或能量壁垒在分子周围肯定存在，一般看做是分子表面。分子表面研究是计算化学一个组成部分，在酶学（酶与底物之间相互作用）、免疫学（抗原决定簇）、结构分子生物学（DNA 与蛋白质识别）、分子病（镰状细胞贫血）等许多研究领域已获得广泛的应用。SBDD 研究中必须考虑分子表面及表面的特性。考察分子间相互作用分子对接，分子表面的互补契合与作用能量都是必须考虑的。如今，分子表面理论与算法已获得很大的发展。分子表面可视性化技术也获得巨大进步，表面图像已非常完美，由围绕各原子的连续曲面所构成。1971 年 Richard 提出溶媒分子可及表面的概念，以此为基础，1981 年美国加州大学的 Connolly 研制出 MS 计算程序（QCOE429）。

分子表面有 3 种定义，在这里做简单介绍：①最常用的是范德华分子表面（图 34-4-4A）。以各个原子的 vdW 半径为半径，原子核为球心分别画球，消除各个球面相切的部分，各剩余的部分就形成完整的分子表面；②溶媒分子可及表面（图 34-4-4B）。这是由 Lee 和 Richard 在 1971 年所提出的。用假想的溶媒分子（如水分子）作为探球，在范德华分子表面上进行不断地滚动，探球球心所留下的轨迹便形成这种表面；③ Richards 分子表面（图 34-4-4C）。这是由 Richard 在 1971 年所提出的。其生成方式与第 2 种类似。也同样用探球在范德华表面上进行不断地滚动，不过此时不以探球球心留下的轨迹构成表面，而采用探球表面的点在滚动后所留下的轨迹。

后两种表面又都称为平滑表面（smoothing），因为探球滚动时，范德华表面上的凹部分接触不到探球，表面生成过程是在做平滑。探球滚动与范德华表面接触的部分称为接触表面（contact），与某块范德华表面不能接触，但同时与两个或两个以上原子的范德华表面相接触，这部分称为凹表面（reentrant）。

 A．范德华分子表面　 B．溶媒分子可及表面

 C．理查德分子表面

图 34-4-4　分子表面的几种定义

目前广泛应用的是 Connolly 分子表面算法。分子对接的早期算法是以 Connolly 点式表面（dotsurface）为基础的，选用表面上点而形成结合腔体的负像。点式表面便于计算或显示分子的表面特性。这种算法可以如此简单描述，在几千个空间位置上摆满代表溶媒分子探球，寻找探球表面与分子中各原子范德华表面相切的点，这些点便是 Connolly 点式表面，程序将把这些点的三维坐标、每个点所连系的面积等都写进 Connolly 程序的两个输出文件里（CONTACT 和 REENTRA）。探球半径和表面上点的密度（即每平方 A 的点数）都是用户可选择的。目前，流行的 Connolly 分子表面计算程序有两个，Connolly（1983）编制的 MS 程序和经 Pascual-Ahuir（1987）等人改进的 GEPOL/87（QCPE554）。

第八节　分子疏水性与疏水势能

单纯从分子结构不容易解释其活性，即使解释亲和性也非常困难。受体复合物结构被 X 线衍射测定，但仍然无法解释配体分子与其纯化的受体之间的结合能数据。问题可能出于忽略了溶液效应和熵贡献。分子相互作用与互补性有两种重要的控制因素，静电和疏水因素。氢键作用可勉强列为静电作用，而分子疏水性是人们不能回避的另一重要因素。分子疏水性的本质或起源尚未知晓。分子疏水性是一种物理性质，决定于分子在两种不混溶的溶液之间的不等分配。疏水性强的分子吸引亲脂分子，也有排斥亲水分子的倾向，致使分子在溶液中取向不均匀。当某分子含有疏水基团的部分被水分子排斥，这一部分的表面将尽可能地缩小。对有机溶液中的极性分子有这种现象，蛋白质和肽链的折叠也可能是同样的原因，疏水性的残基将尽量卷曲而把水分子排斥在外。分子疏水性是一种没有非常明确方向的力，来源于色散力、静电力或连续的熵因子等。分子疏水势能是存在的。研究分子的疏水性与势能场是计算化学的重要内容，也是 SBDD 的重要方法。

分子疏水常数计算有 Hansch 法和 Rekker 法。前者在大量的 LogP 实验值基础上，经统计分析而得出各种分子片段的最佳值，利用这些片段最佳值及某些修正因子，分子拆分进行加合计算。后者是基于少量的基本片段 LogP 精确实验值，用这些少量的片段的精确值及大量的修正因子而进行计算的。两种方法的共同特点是片段加合性。1986 年，Ghose 和 Crippen 根据这种加合性提出分子的 LogP 可表示为不同类型的原子贡献之和，试图把分子片段疏水常数压缩到原子上而变成原子的疏水常数。为此，在搜集大量化合物的疏水常数的基础上，使用 CHEMSTRUC 程序分析每个结构的拓扑性质，分析可能拆开的亚结构，再用 CLASIF 程序对各原子进行分类而得到基本的原子类型，并用回归方法估算不同原子类型的贡献。最终得出 120 种不同原子类型的疏水常数。从道理上讲，原子类型分得越细计算结果可能越好。然而，原子类型分得越细，会给亚结构解析带来巨大困难。

Abraham 在 1987 年提出另外一种算法，并形成 HINT（Hydrophobic INTeraction）程序。该程序有一个简单的原子疏水常数表。首先根据该表，程序自动赋给每个原子以"裸常数"。每个裸常数将作为计算初值，又分别把每个原子都看做某片断中的一个。每个原子又有中心原子和末端原子之分。在运算中，末端原子的常数被修改的可能性小于中心原子。原子疏水常数的修改是参考 Hansch 的分子片段常数表的。经过多次修改可得到几乎与 Hansch 法计算相同的分子疏水常数，及较合理的原子疏水常数。

以 COOH 为例说明 HINT 的计算过程。COOH 有 3 个不同类型的原子（氢原子不单独计算），见表 34-4-2 第 2 列。程序首先调用库文件，赋给 3 个原子以裸常数（表中 3 列），同时核查有关的片断常数（表中 1 列）。前两个原子 C 和 O 将构成 CO 片段，其中 C 是中心原子，而 O 被看做末端。C 和 O 的初值之和为 -1.760，与 1 列中的 CO 片段常数 -1.900 相差 -0.140。这个差值将加入中心原子 C 上，而末端原子 O 不被修改，从而得到新值列入表中 4 列；接着，OH 也作为另个末端原子参加计算，这样所得的 COOH 总和为 -3.540，与 1 列中 COOH 片段常数 -1.111 相差 2.440，再把这个 2.440 也加进中心 C 原子，不加入两个末端原子 O 和 OH 里，从而得到 COOH 分子疏水常数和新的原子疏水常数值（表中 5 列）。

极性基团的原子对其他极性基团有邻近效应，原子疏水常数需进一步调整。对处在共轭体系，或处在环、分支、侧键等不同环境上的原子也需要调整。为此，HINT 程序还专门设计环境因子和极性因子等两类修正因子。在 HINT 程序里，疏水势能的计算采用如下公式：

$$E_{hp} = \sum \eta s^i a^i s^j a^j / e^r$$

表 34-4-2　HINT 程序的计算过程表

参考用的片段常数	类型	裸常数	第一次修正	第二次修正
CO（－）（－）－1.90	C（＝）（－）	0.155	0.015	2.455
COOH（－）－1.110	O（＝）	－1.915	－1.915	－1.9150
	OH（－）	－1.640	－1.640	－1.6400

这便是目前普遍采用的、著名的疏水势指数方程。式中 i 和 j 分别代表分子体系不同的原子。s 代表不同原子所具有的溶媒可达表面，a 表示该原子的疏水常数，r 为两个不同原子的间距。

第九节　计算机可视化技术为 SBDD 的发展创造了良好的条件

分子模建技术（molecularmodelling）是计算化学重要内容之一。应该强调，分子模建技术最突出的特点是能把分子的图形与其能量联系在一起，这是它种方法所做不到的。分子模建技术的目的是研究分子的行为，其内容是分子结构与功能关系的各种可视性的研究方法，包括计算机软硬件系统。分子图形的可靠性一方面来自实验分析与结构测定，另一方面来自分子力学和量子化学等的可靠计算。图形工作站已作为新兴、独立的机种出现在市场上，它具有完整的人机交互界面和多任务、多用户的操作环境，都配置大容量内存和硬盘，又具备完善的 I/O 与联网功能，是集计算与图像为一体的较理想的个人化计算机系统。无论在图形的分辨率、色彩及渲染等方面，或是在图形操作的高性能与快速计算等方面，工作站已达到前所未有的水平。在分子模型建造、分子结构特性分析乃至分子设计过程中，应充分利用这些现代设备和分子图形软件，如有条件，应开发自用的新软件。

分子图形软件与工程绘图软件不同。它是在计算机里研究分子结构或模拟分子行为。分子图形软件的结构基本分为图形操作与计算两部分。图形操作不外乎结构显示、图形放大与缩小、旋转与平移、体视对显示等。此外，每种软件还必须具备分子结构文件处理、多分子运动、结构重叠、坐标系变换等方面的操作模块。当今，最佳的分子模建软件，同时可处理多达 20 个以上的分子，原子总数可多达 2 万个以上。每个软件功能再齐全，在应用上也是有限的。解决某个别问题，单独使用某个软件包也许够用。多数情况下，必须联合使用多种软件或多种程序，甚至必须开发某些结口软件。据统计，目前市场上的分子设计软件已超过 2500 个，TRIPOS（Sybyl）、Schrö dinger（maestro）、ACCERYLS（Discovery Studio）、Chemical Computational Group（Moe）、POLYGEN（Quanta）、BIOCHEM（Insight Ⅱ）、CHEM-DESIGN（Chem-X）为较强大的药物设计商业软件公司。当然，除了前面括号里的大型软件包之外，还有很多专用软件是非常有用的。

第十节　SBDD 分子设计成功与否在很大程度上决定于计算机软件

SBDD 分子设计成功与否，首先依赖于对受体结构及其功能所了解的程度。具体说，在对受体及其结合腔的结构已经有深入了解的基础上，可以采用受体契合（receptor fitting）方法进行设计。受体契合法是基于结合腔的几何形状与作用能量进行设计的最严格的方法。以真实的结合部位的立体结构为模板，并根据已有的知识来考察受体与配体之间在立体或化学上的互补关系，或者创建全新结构的分子，或者查询数据库寻找能够匹配的最佳的分子结构。这是一条已验证的部分成功的设计路线，被 HIV-1 蛋白酶抑制剂的实践所证明了的。这里面，取得成功的重要条件之一是使用了当代最先进的计算机系统和软件。然而，受体契合的计算机方法学在发展之中，更多困难问题还有待解决。所以从这两种意义上来说，SBDD

分子设计在未来能否真正取得成功决定于计算机软件及其有关的理论的发展。

现以 Tripos 公司 SYBYL 软件为例，介绍目前软件发展水平。SYBYL/Base 是整个 SYBYL 软件系统的基础界面，或总窗口及管理器。表 34-4-3 列出 SYBYL 系统所集成的各主要模块及其简要说明，以供参考，已经有人综合利用 SYBYL 系统里 Biopolymer、COMPOSER、PROTEP 等程序，依据蛋白质的一级结构成功地预测了弹性蛋白酶（elastase）立体结构，它是水解酶类的一种，对丙氨酸、甘氨酸、亮氨酸等含羧基的多肽链起催化水解作用。软件系统中的 MOLCAD 程序独具特色，它以丰富的色彩，明确显示分子的各种物理化学特性，非常便于观察，特别有利于疏水特性，研究这方面的差异已成为研究蛋白质分子的结构变异与功能改变的有效工具。BOSS 程序可被用来研究配体与受体结合自由能。利用自由能微扰法，根据配体与受体的结合自由能与活性间关系来预测候选分子，这是新兴的很有前途的方法。LEAP-FROG 程序是为数不多的全新分子设计程序，综合利用了各种结构或化学信息来建造适配分子。

Schrödinger 公司开发软件平台 Maestro 在药物设计领域是一枝新秀，该软件基于分子力学，动力学及量子理论来进行生命科学领域的分子模拟研究，提供更精确的计算结果。科研人员可以在一个统一的平台上，完成从基因到先导化合物设计、从药效活性预测到 ADME/T 预测的一系列工作。其功能模块主要包括实现高通量虚拟筛选模块 Glide、LigPrep、QikProp、Epik、Sitemap、Liaision，实现精确对接的模块 Glide、Prime、Liaison、Sitemap、Epik、MacroModel、LigPrep、QikProp 等，实现药效团和 3D-QSAR 需要的模块 Phase、Confgen、Ligprep、MacroModel、Strike，实现全新药物设计（de novo design）需要的模块 CombiGlide、Glide、Ligprep、QikpropCombiGlide，实现生物分子结构模拟需要的模块 Prime 和 MacroModel，实现 ADME 性质预测需要的模块 QikProp，研究化学信息学，包括二元指纹向量聚类分析，相似性分析，层次聚类方法，化学过滤方法，多样性分析，Sphere exclusion diversity，子结构搜索，独特的 SMILES 产生法，多元线性回归，偏最小二乘回归，主成分分析，神经网络算法，多元尺度分析法，自组织特征映射法等所需的模块 Canvas。

MOE 分子操作环境，是由化学计算组织（Chemical Computational Group Inforsense，CCGI）开发的针对生命科学和材料科学的综合软件系统。在统一的操作环境中，MOE 能进行分子模拟、蛋白质结构分析、小分子数据处理以及蛋白质与小分子对接等研究，支持药物设计的整个过程。主要功能模块包括分子建模和分子模拟功能模块，小分子比对模块 Flexible Alignment，虚拟库的产生与设计模块 QuaSAR-CombiGen、QuaSAR-CombiDesign，最新 PDB 蛋白质建模数据库，用于同源建模的模板数据库，可以实现同源检索，序列比对，蛋白质结构分析等，基于结构的分子对接模块 MOE-Alpha Site Finder、MOE-Docking，药效团构建与数据库搜索模块 MOE-Pharmacophore Query、MOE-Comformation Import 等。

Discovery Studio（DS）是 Accelrys 软件公司开发的另一药物设计软件系统。其功能模块包括基本界面和显示模块 Discovery Studio Standalone 和 Discovery Studio Visualizer Client，蛋白质模拟模块 DS MODELER 等，基于结构的药物发现和设计模块 DS Flexible Docking、DS LigandFit、DS LigandScore 等，基于药效团的药物发现和设计模块 DS Catalyst Conformation 等，基于受体的药效团模型 DS Catalyst Score、DS Catalyst Shape 等，基于小分子的药物发现和设计模块 DS QSAR、DS ADMET、DS TOPKAT 等，分子力学和分子动力学计算模块 DS CHARMm、DS CHARMm Lite 等。

美国圣地亚哥 BIOSYM 技术公司于 1984 年开发了系列的分子设计软件。BIOCHYM 软件系统有类似于 Sybyl/Base 的 Insight II，这个主窗口包括分子对接操作等重要功能，以能量网格方法计算分子间的非键相互作用能。其他集成模块包括分子力学和动力学计算程序 Discover，计算静电势能程序 DelPhi，局面密度函数计算程序 DMol，生物大分子建造程序 Biopolymer，交互式同源蛋白模型建造程序 Homology，自动同源蛋白模型建造程序 Consensus，蛋白质结构预测程序 Profiles-3D，用 NMR 数据测定结构的程序 NMRchitect，药效团自动识别及 3DQSAR 的程序 Apex-3D，配体分子的全新设计程序 Ludi 等。

表 34-4-3　SYBYL 系统所集成的主要模块

程序模块	基本功能	简要说明
SYBYL/Base	SYBYL 总窗口	SYBYL 软件核心，调用其他模块的公共界面。Base 本身又具有分子结构的建造、编辑及显示功能，以及进行结构优化和分子对接等操作
MOLCAD	表面势能显示	由德国 Darmstodt 高等技术学院 Brickmann 研制的分子表面静电、疏水势计算以及势能值的色彩编码显示程序。充分地利用了工作站丰富的色彩功能。球体可实时旋转
CONCORD	2D 转换 3D	R. Pearlman 所研制。该程序能自动地、高质量地将无原子坐标的分子二维结构转换为三维结构。通过它查询二维数据库，并通过 3D/UNITY 搜索，非常有利于药效团分析和寻找新先导物
Advanced	构象分析	可以利用系统、随机、网络等 3 种方法，快速搜索分子的最佳构象。并且包括工业界所承认的、已得到成功应用的活性类比（active analog approach）药物设计法
RECEPTOR	受体映射	可用于寻求生物活性构象、分析寻求分子药效团、映射受体的结合部位的模糊结构等
QSAR/CoMFA	比较分子场法	分析有效系列的分子在叠加后，即分子的共同环境中的立体和静电场能量，用探针原子进行作用和用 PLS 分析作用结果与活性间的相关性，从中可导出 3DQSAR 的相关方程和指导分子设计
Biopolymet	大分子建造实验程序	该模块具备丰富的分子片断库，用户可徒手建造骨架然后添加侧链而建造大分子，还可进行二级结构预测；或结合 COMPOSER 和 PROTEP，并采用 Kollman 力场模型，实现蛋白质高精度的结构预测
COMPOSER	同源法蛋白结构预测	为 Biopolymet 的任选项，Bukbeck 大学 T. Blundell 所研制。利用多个不同的已知同源蛋白质结构作为模板，根据已知的残基序列预测未知蛋白结构
PROTEP	蛋白质结构相似性	英国 Sheffied 大学 P Artymiuk 所研制，是 COMPOSER 的一个重要补充。若缺少同源蛋白，可搜索已知的蛋白质库，从中寻找作为参考用的构象片段而进行蛋白质预测，或进行蛋白质分子之间的结构相似性研究
DIANA	大分子的构象分析	在给定的约束条件下，快速计算分析分子的构象，是研究生物大分子折叠的好方法
Dynamics	分子动力学计算	研究分子动态结构的方法，用于模拟溶液中的药物分子和蛋白质的行为，以及快速退火的动力学实验
POLYMER	高分子研究	用于构造普通晶态或非晶态高分子，研究其力学、热力学、振动或光谱性质
Flexmodel	分子的物理化学	基于经验和理论方法而建立的预测模型，快速预测分子材料的物理化学特性，如溶解参数、表面张力、力学性能等
BOSS	自由能微扰	由 W L Jorgensen 所研制，用蒙特－卡罗法来模拟计算在溶液中混合（或复合物）物生成前后的自由能变化。自由能微扰法是研究药物与受体间相互作用及分子设计的重要的新途径
MM2/MM3	分子力学	MM3 是 N L Allinger 研制的最新分子力学程序
DISCO（DIStance COmparison）	分析药效团	为 Y C Martin 所研制，自动列出并确定分子中药效特征点（氢键、亲脂等），分析有效分子的共同的三维结构特征，从而产生药效团结构，并快速地衍生新的分子结构
LEAPFROG	全新分子设计	在受体结构未知的条件下，采用药效团结构并结合 CoMFA 模型也可生成新候选分子。在受体结构已知的条件下，可利用分子间相互作用能为依据进行优化或生成新的先导物，不单纯利用结合位点来生成新结构
UNITY	三维结构信息查询	新一代的标准数据库查询与分析程序。3D 查询已成为发现新先导物的新药开发战略。UNITY 能透明地与许多 SYBYL 软件相连接，如构效关系分析的 QSAR 和 CoMFA，药效团识别的 DISCO，药效团查询的 RECEPTOR，从头分子设计的 LeapFrog 等。它能查询多种数据库（剑桥库、化学文摘库等），根据分子几何检索出各种大小分子的二维或三维结构，将 MDL、MOL、SD、Drac、F1 和 SMILES 等格式文件快速地转换为三维结构
NITRO	微机界面	作为 SYBYL/微机界面，使得网络上的微机可使用工作站上部分的 SYBYL 软件

第五章 虚拟筛选主要方法

虚拟筛选（virtual screening 或 in silico screening）是药物设计的延伸和推广。可定义为应用各种计算软件，针对药物靶点的三维结构或定量构效关系（QSAR）模型，从现有小分子数据库中，搜寻与靶点生物大分子结合或符合 QSAR 模型的化合物，进行实验筛选研究的方法，其阳性率一般在 5%～20% 之间，远远高于高通量筛选的阳性率（约 1/万），但虚拟筛选的计算结果最终还需要实验结果来验证。其目的在于从几十万到数百万小分子中发现数百个有苗头的化合物，从而减少药物筛选的盲目性，提高筛选活性化合物的概率，降低成本，缩短研发周期。

根据研究对象的不同，虚拟筛选可以分为两类：基于靶点的虚拟筛选（structure-based virtual screening，SBVS）和基于配体的虚拟筛选（ligand-based virtual screening，LBVS）。若靶点结构已知，对小分子数据库的虚拟筛选，可应用基于靶点的虚拟筛选方法——分子对接计算；若靶点结构未知，可采用基于配体的虚拟筛选方法，主要包括非类药化合物排除，假阳性化合物排除，3D-QSAR 搜索/药效团搜索，分子相似性分析等方法。

第一节 非类药化合物排除

尽管目前可用于药物筛选的化合物是海量的，但绝大部分并不产生药效活性。因此，在药物发现的早期，就应该排除这些无活性化合物，以富集活性化合物，降低筛选成本。在药物筛选的化合物样品准备阶段，非类药化合物排除法常为首要采取的方法，它是根据化合物类药性（drug-likeness）的特点，排除化合物数据库中违背化合物类药性特征的化合物。这种方法简单易行，在化合物数据库管理系统中即可完成。非类药化合物主要包括以下几种类型：

（1）存在非类药元素如过渡金属元素的化合物。

（2）分子量小于 100 或大于 1000 的化合物。

（3）碳原子总数小于 3 的化合物。

（4）无氮原子、氧原子或硫原子的化合物。

（5）违反"Lipinski's rule of five"中两条或两条以上规则的化合物。

（6）对于非中枢神经系统的药物筛选，应排除血脑屏障系数 logBB 大于 0.3 的化合物，其中 logBB 是药物分子在大脑和血液中稳态浓度比值的对数，即 $\log(C_{brain}/C_{blood})$。

（7）对于中枢神经系统的药物筛选，则应排除血脑屏障系数 logBB 小于 0 的化合物。

这种排除法可以排除非特异性的无活性化合物，适用于大多数高通量药物筛选前的化合物样品准备。但也有例外，如抗肿瘤药物的筛选不排除金属有机化合物，麻醉用药的筛选不排除小分子量的化合物等。

第二节 假阳性化合物排除

从理论上讲，具有化学反应活性的化合物本不应该收集到用于新药发现的化合物样品库中，但实际上化学合成工作者已经为新药发现提供了化学反应中间产物，如醛，环氧化物，卤代烷以及分子整体为共轭体系的化合物等。这些化合物易于与生物大分子发生化学反应，在基于受体、酶或细胞检测实验中总是表现为阳性，而实际上为假阳性（false positive），从而干扰药物研发的进程，因此应尽早予以排除。常见假阳性化合物见图 34-5-1。

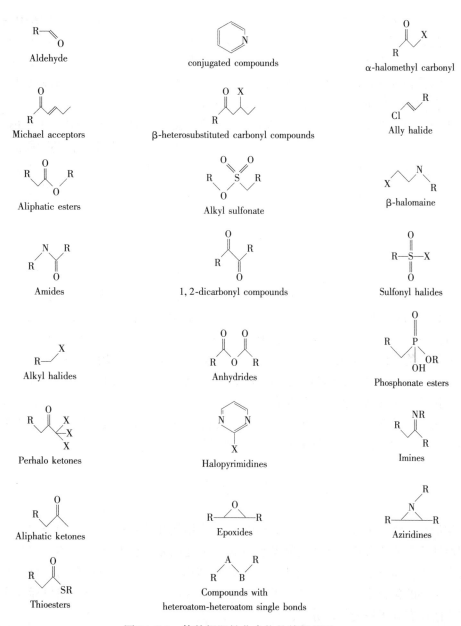

图 34-5-1 体外假阳性化合物的特征基团

X = F, Cl, Br, I, tosyl, mesyl etc. ; R = alkyl, aryl, heteroalkyl, heteroaryl etc. ; A, B = N, O, S (引自文献 12.14)。

　　这些表现为假阳性的化合物，其特征基团一般在水解条件下易于分解，可以与蛋白质及生物亲核试剂（如谷胱甘肽，二硫苏糖醇）产生化学反应，在血清中稳定性很差。虽然从化合物数据库中排除所有可疑的假阳性化合物并不现实，但对于从事药物筛选的工作者来说，具备识别假阳性化合物的基础知识和判断能力，能够在先导物发现的早期剔除假阳性化合物是至关重要的。

　　化合物是否为假阳性取决于化合物与生物大分子之间产生的相互作用是源于生物学反应还是化学反应。如果产生生物学反应的化合物是我们寻找的目标，那么产生化学反应的化合物则被认为是假阳性化合物，可以通过这种方法予以排除。但特殊情况下，如果与生物大分子发生某种化学反应的化合物才是我们筛选与发现的目标，这种排除方法并不适用。

第三节　药效团搜索

　　随着蛋白质结构快速鉴定技术的发展和应用，越来越多的药物靶点晶体结构得到解析，但目前仍有许多药物靶点的结构是未知的，特别是分布于细胞膜上的药物靶点。当药物靶点的结构未知时，对于这些靶点的药物筛选，可以应用基于药效团的虚拟筛选（pharmacophore-based virtual screening），在已知活性化合物结构基础上，建立药效团模型，从大量化合物数据库中搜索符合药效团模型的化合物，从而富集活性化合物，为药物筛选提供优质的待筛化合物。当蛋白质的结构已知时，药效团搜索法常常与其他虚拟筛选方法联合应用，使虚拟筛选的预测能力得到显著提高。

目前，常用的药效团数据库搜索软件有 Tripos 公司的 Discotech 和 Unity 模块，Accelrys 公司的 Pharmacophore 模块，Schrodinger 公司的 Phase 模块等。在此基础上，又出现了基于柔性药效团的虚拟筛选，基于平行药效团的虚拟筛选，药效团比对搜索等。Yamazaki 等人应用两个中心的药效团描述参数和宏观描述参数，进行分类和回归分析，使虚拟筛选的计算结果具有很高的预测能力，且获得的先导候选物具有结构多样性。

第四节 分子对接计算

当药物靶点结构或同源蛋白结构已知时，可以基于药物靶点或通过同源模建获得蛋白结构，应用分子对接软件，从化合物数据库中，挑选空间上和化学性质上均与药物靶点活性位点相契合的化合物。另外，当药物靶点具有多个亚型时，需根据治疗疾病的特点，选择对药物靶点特定亚型契合度高，对其他亚型契合度低的化合物，以提高化合物的选择性，减少化合物的毒副作用。目前，常用的分子对接软件有 Dock，Autodock，FlexX，ICM，Gold，Ligand-Fit，Glide 等等。当参与对接的分子数量过大时，需要采用大规模分子对接的方法策略。蛋白质结构的柔性化及溶剂化问题一直是制约分子对接计算结果的重要因素，最近有关大分子柔性化和溶剂化的软件开发及其在 HCV 聚合酶抑制剂虚拟筛选中的应用，结果表明其预测结果优于其他软件，具有良好的开发和应用前景。

第五节 分子相似性

基于分子相似性，将一个或多个与蛋白结合的化合物结构作为数据库搜寻的条件，从化合物数据库中提取符合相似性标准的化合物，用于生物活性评价。上述药效团仅利用了配体的部分结构特点，对化合物数据库进行搜索，而分子相似性则利用了分子整体结构特点，与对照化合物进行比较，从化合物数据库中搜索符合条件的化合物。为了有效地开展基于相似性的虚拟筛选，分子相似标准应当把可以与同一蛋白密切结合的所有分子视为相似分子。

目前，基于相似性的方法已作为实用工具已被广泛应用于药物设计过程中。由于组合化学技术的应用，化合物合成速度大大提高，因而产生大量不同结构的化合物，在此基础上，最常应用的虚拟筛选方法就是基于相似性的方法。另外，分子相似性还用于确定待筛化合物结构类型，相似性配体分类以后，构建生物活性与亚结构或功能团出现与否的 SAR 模型，这些模型用于决定化合物参与实验筛选的优先权。常用的分子相似性虚拟筛选软件有 CerberuS，FlexS，GASP，MIMIC，以及 GRID 等。近年来，分子相似法应用较多的还有骨架迁跃（scaffold hopping），形状识别（shape discrimination）。Talevi A 等人基于分子相似法，提出了可以识别抗痉挛药物和非抗痉挛药物的新计算模型，该计算模型将有助于抗痉挛新药的大规模虚拟筛选。

第六节 虚拟筛选的应用

在药物筛选过程中，应用虚拟筛选技术方法指导药物筛选，首先需要确定药物筛选的疾病相关药物靶点，在此基础上设计虚拟筛选策略。化合物数据库的处理，需利用非类药化合物排除法和假阳性化合物排除法对化合物数据库进行初步过滤，然后应用基于配体的虚拟筛选方法和/或基于受体的虚拟筛选方法，对化合物数据库作进一步过滤，从中挑选部分有苗头的化合物进行生物活性评价。虚拟筛选完成以后，库中的化合物分为两个部分：一部分为被排除的化合物，另一部分为待筛化合物。待筛化合物经实验筛选后，一般情况下可以发现一些活性化合物，将这些化合物的结构特点，反馈到化合物数据库，可以用于评价虚拟筛选的方法策略（图34-5-2）。对于特定药物靶点的药物筛选，通过虚拟筛选和实验验证的多次反复，可以不断完善二者结合的方法策略，为基于其他靶点的药物筛选提供借鉴。

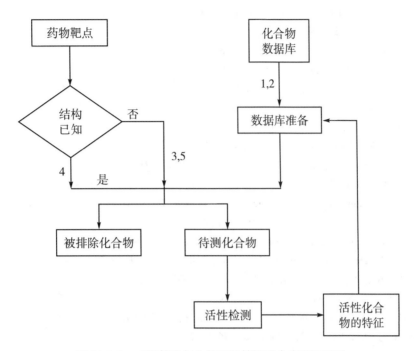

图34-5-2　虚拟筛选与生物活性筛选联合应用流程图

1. 非药化合物的排除；2. 假阳性化合物的排除；3. 药效团搜索；4. 分子对接；5. 分子相似性。

近年来，虚拟筛选和高通量筛选等多种新药发现技术在新药发现中的整合应用，出现了许多成功的实例，如 HIV Nef 的蛋白-蛋白相互作用的抑制作用研究，抗肿瘤药物研究，抗流感病毒神经氨酸酶抑制剂的发现，抗锥虫 cruzitrans 唾液酸酶抑制剂的发现，K 离子通道阻断剂的发现，蛋白激酶 CK2 抑制剂的发现，新型 falcipain-2（FP-2）抑制剂的发现，G 蛋白偶联受体拮抗剂的发现等。

作者应用高通量筛选技术和虚拟筛选技术对样品库中的 4855 个化合物同时进行了乙酰胆碱酯酶的抑制活性评价和虚拟筛选评价。实验结果发现 34 个活性化合物，其 $IC_{50} < 10^{-4}$ mol/L，阳性率为 0.7%。应用多种虚拟筛选方法，所得到的待测化合物，其阳性率均有所提高，阳性率最高可达 6% 以上。经虚拟筛选，待筛化合物的数量减少了 10 余倍，但其中活性化合物的阳性率比高通量筛选普筛的阳性率却提高了 7 倍多。虚拟筛选与实验筛选结果的比较，表明虚拟筛选可以大大提高活性化合物的富集度，减少待筛化合物的数量，从而降低筛选成本，提高活性化合物发现的概率，促进新药发现的速度。

随着高通量筛选等药物发现新技术的普及应用，以及虚拟筛选计算软件的日趋成熟和广泛应用，通过药理学和计算化学等多学科科学家的通力协作，必将为新药发现注入新的活力，并有力地推动新药的快速发现。

（刘艾林　迟翰林）

参 考 文 献

1. Tomlinson E. J Pharm Pharmcol, 1992, 44：147

2. Snyder JP. Medicinal Research Reviews, 1991, 11（6）:641 – 662

3. Huff JR. J Med Chem, 1991, 34：2305 – 2314

4. Prasad JV, Kunney EA, Para KS, et al. Drug Design and Discovery, 1996, 13：15－28

5. Weinstein H and Osman R. Computer-Aided Drug Design. In：Rechards WG ed. IBC Technical Services Ltd, 1989, 105－118

6. Kuntz, ID. Science, 1992, 257：1078

7. Martin YC. J Med Chem, 1992, 35：2145－2154

8. Snyder JP. Pseudoreceptor' 3D QSAR in drug design'. In：Kubinyi H ed. ESCOM Science Pubishers B. V. Leiden NL

9. Sheridan RP, Nilakantan R, Rusinko A, et al. J Chem Comput Sci, 1989, 20：255－260

10. Connolly ML. Science, 1983, 221：698－713

11. Waszkowycz B. Drug Discov Today, 2008, 13：219－226

12. 刘艾林, 杜冠华. 中国药学杂志, 2003, 38：644－648

13. Lipinski CA, Lombardo F, Dominy BW, et al. Adv Drug Delivery Rev, 1997, 23：3－26

14. Rishton GM. Drug Discovery Today, 1997, 2：382－384

15. Sun H. Curr Med Chem, 2008, 15：1018－1024

16. 刘艾林, 杜冠华. 计算机与应用化学, 2003, 20：547－550

17. von Korff M, Freyss J, Sander T. J Chem Inf Model, 2008, 48：797－810

18. Steindl TM, Schuster D, Wolber G, et al. J Comput Aided Mol Des, 2006, 20：703－715

19. Yamazaki K, Kusunose N, Fujita K, et al. Bioorg Med Chem Lett, 2006, 16：1371－1379

20. Rizzi A, Fioni A. J Chem Inf Model, 2008, 48：1686－1692

21. Shoichet BK, Stroud RM, Santi DV, et al. Science, 1993, 259：1445－1450

22. Shrestha AR, Ali HI, Ashida N, et al. Bioorg Med Chem, 2008, 16：9161－9170

23. Price S, Bordogna W, Bull RJ, et al. Bioorg Med Chem Lett, 2007, 17, 370－375

24. Cavasotto CN, Ortiz MA, Abagyan RA, et al. Bioorg Med Chem Lett, 2006, 16：1969－1974

25. Kellenberger E, Springael JY, Parmentier M, et al. J Med Chem, 2007, 50, 1294－1303

26. Sharma P, Ghoshal N. J Chem Inf Model, 2006, 46：1763－1774

27. McInnes C. Curr Opin Drug Discov Devel, 2006, 9：339－347

28. Zhang S, Kumar K, Jiang X, et al. BM Bioinformatics, 2008, 9：126

29. Corbeil CR, Englebienne P, Yannopoulos CG, et al. J Chem Inf Model, 2008, 48：902－909

30. Lengauer T, Lemmen C, Rarey M, et al. Drug Discov Today, 2004, 9：27

31. Lushington GH et al. Curr Med Chem, 2007, 14, 1863－1877

32. Feher M. Drug Discov Today, 2006, 11：421－428

33. Jain AN. Curr Protein Pept Sci, 2006, 7：407－420

34. Tirado-Rives J, Jorgensen WL. J Med Chem, 2006, 49：5880－5884

35. Rockey WM, Elcock AH. Curr Protein Pep Sci, 2006, 7：437－457

36. Cheeseright TJ, Mackey MD, Melville JL, et al. FieldScreen：J Chem Inf Model, 2008, 48：2108－2117

37. Wale N, Karypis G, Watson IA. Comput Syst Bioinformatics Conf, 2007, 6：403－414

38. Kortagere S, Krasowski MD, Ekins S. Trends Pharmacol Sci, 2009, 30：138－147

39. Talevi A, Prieto JJ, Bruno-Blanch LE, et al. J Enzyme Inhib Med Chem, 2007, 22：253－265

40. Guido RV, Oliva G, Andricopulo AD. Curr Med Chem, 2008, 15：37－46

41. Geromichalos GD. J BUON, 2007, Suppl 1：S101－18

42. Liu AL, Cao HP, Du GH. Science in China Ser C, 2005, 48：1－5

43. Neres J, Brewer ML, Ratier L, et al. Bioorg Med Chem Lett, 2009, 19：589－596

44. Liu H, Gao ZB, Yao Z, et al. J Med Chem, 2007, 50：83－93

45. Golub AG, Yakovenko OY, Bdzhola VG, et al. J Med Chem, 2006, 49：6443－6450

46. Zhu J, Chen T, Liu J, et al. Molecules, 2009, 14：785－797

47. Engel S, Skoumbourdis AP, Childress J, et al. J Am Chem Soc, 2008, 130：5115－5123

第三十五篇　兴奋剂检测方法与技术

运动员在体育竞赛中服用药物以期提高比赛成绩，违反了奥林匹克公平竞争的原则，同时药物的毒副作用又严重威胁着运动员的身体健康，因此奥委会明文规定运动员禁止服用某些药物，并在奥运会等大型运动会对运动员实行药物检测。由于最早发现使用的主要是兴奋类药物——刺激剂，尽管以后宣布禁止其他类型的药物，但在我国常将所有的违禁药物统称"兴奋剂"，有关检测工作称为"兴奋剂检测"。严格地说，应称为"滥用药物（doping）"及"滥用药物检测（doping control）"，为方便起见，本文仍以"兴奋剂"通称所有禁用药物。

根据世界反兴奋剂机构（World Anti-Doping Agency，WADA）2009 年公布的禁用物质清单，兴奋剂分为《禁用物质》、《禁用方法》以及《特殊项目禁用物质》三大部分。其中《禁用物质》又分为以下九大类，即：

S1：蛋白同化制剂（外源性蛋白同化激素；内源性蛋白同化激素；其他蛋白同化制剂等）；

S2：肽类激素和相关物质（促红细胞生成素、生长激素、胰岛素样生长因子、胰岛素等）；

S3：β_2 激动剂（福莫特罗、沙丁胺醇、沙美特罗等）；

S4：激素拮抗剂与调节剂（阿那曲唑、那洛西芬、肌抑素抑制剂等）；

S5：利尿剂和其他掩蔽剂（噻嗪类、丙磺舒、血浆膨胀剂等）；

S6：刺激剂（士的宁、苯丙胺、麻黄碱等）；

S7：麻醉剂（吗啡、海洛因、哌替啶等）；

S8：大麻（酚）类（哈希什、玛利华纳等）；

S9：糖皮质类固醇（可的松、倍他米松、地塞米松等）。

《禁用方法》包括：

M1：提高输氧能力（a. 血液兴奋剂，b. 人为提高氧气的摄入、运输或释放）；

M2：化学和物理篡改（静脉注射、导管插入术、置换尿样等）；

M3：基因兴奋剂（转移或使用细胞、遗传元件、药理学制剂等手段，以调控提高运动成绩的内源性基因表达等）。

《特殊项目禁用物质》：包括乙醇、β 阻断剂等。

为达到兴奋剂检测的要求，国际上对上述五大类药物的药物的药理机制及检测方法进行了多年系统的研究，我国也专门成立了兴奋剂检测中心，对规定的药物种类进行着较深入的研究，形成了一整套完善的检测方法和检测机制，为方便广大药学工作者对该类药物研究，本章将分类介绍兴奋剂的作用及检测方法。

第一章　刺激剂类药物

刺激剂在体育比赛中使用有近两百年的历史，19 世纪初许多拳击手喜欢使用白兰地和可卡因混合物，后来其他项目如游泳、自行车及球类运动员开始使用可卡因、士的宁和咖啡因等药物。20 世纪 60 年代苯丙胺类药物被运动员广泛地滥用于体育比赛中，并发生1969年罗马奥运会上丹麦一自行车运动员及1967年环法自行车赛上英国一运动员两起服用苯丙胺药物死亡事件，震惊了国际体坛，促使和导致了国际奥委会对该类药物的检测。

第一节 刺激剂的药理作用和毒副作用

国际奥委会规定的刺激剂有40个，分为三大类，①精神运动兴奋剂；②拟交感胺；③中枢神经系统兴奋剂。本章分类讨论与体育有关的药理、毒副作用。

一、精神运动兴奋剂

刺激剂中有65%属于此类药物，主要有苯丙胺类药物，苯甲吗啉类药物，哌啶类药物及可卡因，其中苯丙胺类似物约占将近一半，该类药物在化学、生理活性、药理作用及对体育成绩都有代表性，有必要重点讨论。

（一）苯丙胺类药物

苯丙胺较易透过血脑屏障，通过在神经末梢促进儿茶酚胺类神经递质去甲肾上腺素、多巴胺、5-羟色胺的释放，阻碍去甲肾上腺素被重新摄回神经细胞而发挥兴奋作用，表现为在服用10～30mg苯丙胺后，人感觉清醒，精神振奋，无疲劳感，情绪高涨，运动速度增加，可提高运动成绩。

苯丙胺提高了去甲肾上腺素的释放，增加心率和心肌收缩力，提高收缩压和舒张压，并使支气管扩张，骨骼肌收缩力加强，肠道平滑运动减弱。治疗量的苯丙胺对心血管系统及支气管平滑肌的作用较弱。

甲基苯丙胺具有较苯丙胺更强的中枢兴奋作用，但周围神经系统的作用较弱。在小剂量（5mg）即出现与苯丙胺（10～30mg）相同的中枢兴奋作用，此时无明显的周围神经作用，但加大剂量时可出现心率加快，血压升高、肠蠕动抑制等现象。

研究证明，其他苯丙胺类药物均可在服用2h后代谢成为苯丙胺或甲基苯丙胺而发挥作用。

苯丙胺类药物临床上用于治疗嗜睡、儿童轻度脑功能不良，麻醉药与其他中枢抑制药的中毒及精神抑郁症。

苯丙胺常用其硫酸盐，用量为每次5～10mg，极量为每次20mg，日30mg，苯丙胺在体内可迅速被吸收，1～2h后血药浓度达到高峰，临床作用出现于服药半小时后，可持续3h，血浆半衰期约2h，大部分苯丙胺以原药排出体外，48h内约30%～40%由尿中排出。由于苯丙胺是一弱碱，随尿液的酸化排出显著增加，尿液pH＝5，尿中排出可达60%～70%，尿排出随尿液碱化而减小，若尿液pH上升到8，尿中排除率下降到10%以下，因而它的作用时间延长。这一机制被运动员用来延长兴奋作用时间，增加检测难度。

苯丙胺类药物的毒副作用及危害极大，中等程度的中毒即可导致失眠、好动、心悸、震颤、恶心、呕吐等症状，严重时可导致精神错乱、幻觉、孤僻、惊厥、大脑出血、循环性虚脱甚至死亡，长期服用导致的慢性中毒可引起成瘾性、精神病、运动障碍、脉管炎、神经病等症状。在体育运动中被禁用。

（二）苯甲吗啉类药物

苯甲吗啉类药物包括苯甲吗啉、苯双甲吗啉、苯吗比啉，具有类似苯丙胺类药物的中枢兴奋作用，但较苯丙胺弱，我们在治疗剂量服用进行代谢研究时发现有类似于苯丙胺的头脑清醒，情绪兴奋，工作十几个小时无睡意，48h后药物作用基本消失。苯甲吗啉类药物有抑制食欲作用，并且具有抗炎镇痛作用。

（三）哌啶类精神兴奋药

利他灵（哌醋甲酯）和哌苯甲醇都是哌啶类精神兴奋药，是两种较温和的中枢兴奋药，较咖啡因的中枢作用略强，对精神方面的作用较明显，能使精神兴奋及消除抑制和抑郁症状，但又较苯丙胺作用弱，它们对心血管系统的影响较轻，毒副作用较低，副作用有失眠、焦虑、厌食等，临床上用于治疗抑郁症，对儿童轻度脑功能不良效果较好，可用于联合治疗中枢性呼吸衰竭。

哌苯甲醇用量小，口服1次1～2mg，日服3次，超剂量时可发生失眠、恶心、食欲不振及焦虑等。

（四）可卡因

可卡因是古柯植物叶中分离得到的一个化学成分，是最古老的局麻药，其盐酸盐水溶液不稳定，临床上表面局麻又可引起角膜浑浊，临床已不采用。除局部麻醉作用以外，它还具有与苯丙胺相似的生理作用。它的神经兴奋作用产生更快、更强，持续时间很短。可卡因的精神兴奋作用无任何治疗意义，滥用可卡因者，以高昂的价格换取精神兴奋作用，使之成为全球性公害。

二、拟交感胺类药物

拟交感胺类药又称拟肾上腺素药，是一类化学结构与肾上腺素相似的药物，这类药物的作用与交感神经兴奋的效应相似，故而得名，基本化学结构是苯乙胺。包括麻黄素、去甲麻黄素、乙基麻黄素及伪麻黄素（麻黄素相关药）、喘咳宁、氯喘，其中最常用的是麻黄素类药物。

（一）麻黄素类药物

麻黄素类药物具有苯（异）丙醇胺的基本结构，因此去甲麻黄素、麻黄素分别是苯丙胺与甲基苯丙胺的 β-羟基取代物，取代物降低了脂溶性，因而降低了血脑屏障的透过能力，中枢兴奋作用较苯丙胺类药物明显减弱，而周围作用（兴奋心血管、抑制支气管平滑肌）较苯丙胺强。

麻黄素与伪麻黄素是中药麻黄中提取的生物碱，目前已人工合成，是临床上广泛应用的抗过敏和平喘药。

麻黄素的作用大体上和肾上腺素相似，但较肾上腺素化学性质稳定，且口服有效。①中枢作用：麻黄素的中枢兴奋作用远较肾上腺素强，较大剂量时能引起精神兴奋、失眠、不安和震颤等症状；②外周作用：与肾上腺素相似，兴奋心血管和抑制平滑肌，但较弱且持肤黏膜和内脏血管呈收缩作用，使心肌收缩力加强，心输出量增加，心率变化不大，升高血压，但收缩压升高较舒张压显著，松弛支气管平滑肌。

麻黄素作用温和，使用方便，在临床上得到广泛应用。①心血管系统：脊椎麻醉前用 15% 30mg 肌内注射，预防血压下降，鼻炎的鼻塞症状，可用 0.5%～1% 溶液滴鼻，以消除鼻黏膜的肿胀，也可用于缓解荨麻疹和血管神经性水肿等过敏反应的皮肤黏膜症状；②松弛支气管平滑肌：可缓解支气管哮喘的发作，或连续服用预防发作。其支气管松弛作用也可用于百日咳或其他痉挛性咳嗽。

伪麻黄素是麻黄素的立体异构体，药理作用同麻黄素，但较弱，其升压和中枢兴奋作用，更弱，用于支气管哮喘，局部应用治疗鼻炎和鼻腔出血。

去甲麻黄素中枢兴奋作用较麻黄素弱，即使给较大剂量仅具有很小的类似苯丙胺的精神兴奋作用，但抑制肠道平滑肌蠕动作用较明显，因此有明显的抑制食欲作用，是某些国家节食丸的成分之一。

麻黄素与去甲麻黄素用量为每日 3 次，每次 25mg，口服后迅速吸收，1～2h 血药浓度达到高峰，作用可维持 3～6h，血浆半衰期 2～3h，某些缓释剂能够产生 12～16h 临床作用，大多以原药形式从尿中排出，有少量的麻黄素代谢成为去甲麻黄素。

麻黄素和去甲麻黄素经常与其他药物配成复合制剂，如与抗组胺药配伍治疗感冒，大多不需医师处方即可在药店柜上买到。

麻黄素类药物被禁用，其一个原因可能为大量的麻黄素类药物可透过血脑屏障，发挥类似苯丙胺的精神兴奋作用，导致欣快，增加应激性而改善运动成绩，其二麻黄素、去甲麻黄素与咖啡因配合使用能产生协同作用，这种作用常被运动员应用，有意识或无意识来代替苯丙胺类药物，麻黄素类药物在 20 世纪 70 年代至 80 年代滥用十分严重。

（二）其他平喘药

这类药物主要有肾上腺素、麻黄素、异丙肾上腺素、氯喘、喘咳宁、舒喘宁、间羟舒喘宁，该类药物主要作用于 β 受体，激活腺苷酸环化，缓解支气管平滑肌痉挛和支气管黏膜充血水肿，也能使支气管口径扩大，解除哮喘。但多数药物对 $β_1$、$β_2$ 受体选择性不好，$β_1$ 受体的激活，可带来心脏系统的副作用，因此国际奥委会只允许使用选择 $β_2$ 受体药物平喘，如舒喘宁气雾剂。

三、中枢兴奋药

在国际奥委会禁用的刺激剂中有 8 种中枢兴奋药，它对整个中枢系统均有兴奋作用，但对不同部位有一定程度的选择性，大致上按作用部位可分为：

1. 主要兴奋大脑皮层的药物 如咖啡因。
2. 主要兴奋脑的药物 如尼可刹米，戊四唑、香草二乙胺等。
3. 主要兴奋脊髓的药物 如士的宁等。

但随药物剂量的提高，不仅作用强度增加，而且对中枢作用范围也扩大，中毒剂量下，这些药物均能引起中枢神经系统广泛和强烈的兴奋，甚至产生惊厥。

咖啡因是茶叶和咖啡豆的主要成分，茶叶中含咖啡因 1%~5%，咖啡豆中含 1%~2%，一般咖啡中含咖啡因 4%~6%。咖啡因可迅速透过血脑屏障发挥中枢兴奋作用，首先兴奋大脑皮层，剂量增加时可兴奋延髓，大剂量兴奋脊髓。50~200mg 剂量时即表现为精神兴奋，思维活跃，提高对外界感受性，消除瞌睡，减少疲劳，剂量加大至 200~500mg 时，可引起急躁、紧张、手足震颤、失眠和头痛，中毒剂量可引起强直性痉挛，甚至死亡。体育运动中考虑运动员所服用的某些复方感冒药中含有咖啡因以及饮料中（如可口可乐、咖啡）含有咖啡因，这与咖啡因纯品（如片剂）的使用是有区别的，因而规定尿样中含量超过 12μg/ml 时为药物滥用。

尼可刹米、戊四唑、香草二乙胺是比咖啡因更强的兴奋剂，主要是兴奋呼吸中枢、使呼吸加深、加快，并提高呼吸中枢对二氧化碳的敏感性，对大脑皮层、血管运动中枢和脊髓亦有较弱的兴奋作用，尼可刹米作用较戊四唑较温和，安全范围较宽；常用于各种原因引起的呼吸抑制，尤其对吗啡中毒疗效较好。大剂量时出现心悸、心律不齐、咳嗽、呕吐、震颤、肌强直、出汗、潮红和高热，中毒时惊厥。戊四唑较尼可刹米作用强且安全范围小，故已很少使用。

士的宁是由植物番木鳖或马钱子中提出的一种生物碱。选择性提高脊髓兴奋功能，治疗剂量使脊髓反射提高，反射时间缩短，神经冲动传导快，骨骼肌的紧张度增加，中毒剂量可使全身骨骼肌同时痉缩，发生强直性惊厥，士的宁对大脑皮层及视听分析器有一定兴奋作用，临床上用于瘫痪及弱视症。

刺激剂的滥用对运动员身心健康造成极大危害，较其他药物有较高的死亡危险，同时可使许多运动员产生耐药性和依赖性，控制刺激剂的滥用是国际奥委会最早在奥运会上进行的药物检测目标。各国科学家对该类药物的检测方法研究较为透彻，在此我们将中国兴奋剂检测实验室方法进行介绍。

第二节 刺激剂的检测方法

刺激剂类药物数量多，原药与代谢产物有很大相似性，分析方法分为筛选和确证两个步骤，尿样碱化醚提后，用气相色谱法配合氮磷检测器进行初筛，样品中存在保留时间与标准对照品保留时间相同峰时，疑为阳性结果，进行气相色谱质谱联用技术分析。

一、药品与试剂

（一）对照品与药品

见表 35-1-1。

（二）试剂

1. 试剂规格

TFAA（三氟醋酐）：Sigma，美国。

MSTFA（N-甲基-N-三甲基硅基三氟乙酰胺）：Sigma，美国。

MBTFA（N-甲基双三氟乙酰胺）diphenylamine：二苯胺，AR，北京化学试剂厂。

phenazine：吩嗪 AR，生化试剂厂。

无水乙醚、氢氧化钾、无水硫酸钠、氯化钠和乙酸乙酯：均为北京化工厂分析纯试剂。

2. 试剂的预处理

重蒸乙醚：向 1000ml 之 AR 级乙醚中加入 1g 无水氢化钙，将其混合后，慢慢蒸馏。弃去 100ml 初馏物，然后收集 500ml，余者亦弃去。所得 500ml 密封，保存于 -20℃暗处。

表 35-1-1 用于刺激剂检测的对照品与药品

英文名	中文名	对照品来源	制剂	给药量（mg）	来源
Amfepramone·HCl	二乙胺苯丙酮盐酸盐	Sigma	片剂	25	民德兴奋剂室
Amfetaminil·HCl	苯丙胺苄氰	加拿大兴奋剂室	粉装胶囊	10	
Amiphenazole·HCl	氨苯唑	加拿大兴奋剂室	片剂	100	加拿大兴奋剂室
Amphetamine·H$_2$SO$_4$	苯丙胺硫酸盐	Sigma	片剂	10	加拿大兴奋剂室
Benzpheramine·HCl	苄甲苯丙胺硫酸盐	加拿大兴奋剂室	片剂	50	加拿大兴奋剂室
Caffeine	咖啡因	Sigma	片剂苯甲酸盐	300	上海制药厂
Cathine·HCl	去甲伪麻黄碱盐酸盐	Serva	片剂	30	加拿大兴奋剂室
Chlorphentermine·HCl	氯苯丁胺盐酸盐	加拿大兴奋剂室	粉装胶囊	25	
Clobenzorex·HCl	氯苄苯丙胺盐酸盐			30	加拿大兴奋剂室
Clorprenaline·HCl	氯喘盐酸盐	上海十七药厂	片剂	10	上海十七药厂
Cropropamide	巴酰丙酰胺	无	滴丸	100	加拿大兴奋剂室
Crotethamide	巴酰乙酰胺	无	滴丸	100	加拿大兴奋剂室
dimethylampheramine·HCl	二甲基苯丙胺盐酸盐		粉装胶囊	30	
ephedrine·HCl	麻黄碱盐酸盐	Serva	片剂	50	大同第二药厂
Erhylephedrine·HCl	乙基麻黄碱盐酸盐	加拿大兴奋剂室	片剂	50	加拿大兴奋剂室
Ethylamphetamine·HCl	乙基苯丙胺盐酸盐	加拿大兴奋剂室	粉装胶囊	30	
Fencamfamine·HCl	苯乙胺去甲樟烷盐酸盐	加拿大兴奋剂室	片剂	30	民德兴奋剂室
Fenerylline·HCl	苯丙胺乙茶碱盐酸盐	加拿大兴奋剂室	片剂	50	民德兴奋剂室
Fenproporex·HCl	氰乙苯丙胺盐酸盐	加拿大兴奋剂室	片剂	30	加拿大兴奋剂室
Fufrenorex	呋甲苯内胺				
cyclohexylsulfamate	环己基氨基磺酸盐	加拿大兴奋剂室	片剂	40	加拿大兴奋剂室
Mefenores·HCl	氯丙苯丙胺盐酸盐	加拿大兴奋剂室	片剂	40	加拿大兴奋剂室
Methylamphetamine·HCl	甲基苯丙胺盐酸盐	Sigma	粉装胶囊	10	
Methoxyphenamine·HCl	喘咳宁盐酸盐	加拿大兴奋剂室	片剂	25	汉城兴奋剂室
Methylephedrine·HCl	甲基麻黄碱盐酸盐	Aldrich	片剂	20	民德兴奋剂室
Methylphenidate·HCl	利他灵盐酸盐		片剂	20	苏州第一药厂
Moragone·HCl	苯吗比啉盐酸盐	加拿大兴奋剂室	片、针	针70 片150	加拿大兴奋剂室
Nikethamide	尼可刹米	天津中央药厂	口服液	250	天津中央药厂
Pentetrazol	戊四唑	Sigma	糖衣片	10mg	加拿大兴奋剂室
Phenmetrazine·HCl	苯甲吗啉盐酸盐	Sigma	粉装胶囊	25	
Phendimetragine·HCl	苯双甲吗啉盐酸盐	加拿大兴奋剂室	片	45	加拿大兴奋剂室
Phentermine·HCl	苯叔丁胺盐酸盐	加拿大兴奋剂室	粉装胶囊	25	
Norephedrine·HCl	去甲麻黄碱盐酸盐	Serva	片剂	25	民德兴奋剂室
Pipradol·HCl	哌苯甲醇盐酸盐	加拿大兴奋剂室	胶丸	2	加拿大兴奋剂室
Prolintane·HCl	苯咯戊烷盐酸盐	加拿大兴奋剂室	片	20	加拿大兴奋剂室
Propylhexedrine	环己丙甲胺	加拿大兴奋剂室	粉装胶囊	25	
Pyrovalerone	咯戊酮	加拿大兴奋剂室	粉装胶囊	10	
Strychnine·H$_2$SO$_4$	士的宁硫酸盐	Sigma	制成溶液	大鼠实验	
Pseudoephedrine·HCl	伪麻黄素盐酸盐	Serva	片剂	50	民德

重蒸乙酸乙酯：向 1000ml 乙酸乙酯中加入 100ml 乙酐，并滴加浓硫酸 10 滴，混匀回流 4h，加入 20 ~ 30g 无水碳酸钾，振摇，蒸馏，所得乙酸乙酯密封于玻璃容器中，保存于 -20℃ 暗处。

二苯胺内标溶液：精密称取 1mg 二苯胺，以新蒸乙醚溶解，并准确稀释至 100.0ml。该溶液存于 -20℃ 暗处。

无水硫酸钠：取 AR 级无水硫酸钠，以新蒸乙醚洗去痕量有机杂质，于 200℃ 烤 8h 后，密封，保存于干燥器中。

5mol/L 氢氧化钾溶液：28g AR 级氢氧化钾以适量纯水溶解并准确稀释至 100.0ml。

吩嗪内标溶液：精密称取 9mg 吩嗪，溶于适量新蒸乙酸乙酯中并准确稀释至 500.0ml。

二、仪器与设备

（一）高分辨气相色谱仪

惠普公司 HP5890A 气相色谱仪，配备氮磷检测器（GC/NPD）；装备 HP3393A 积分仪和 HP7673A 自动进样器。

（二）气质联用仪

HP5890A 气相色谱仪连接 HP5970B 质量选择检测器（GC/MSD）；HP300 计算机；HP59970 化学工作站；装备 HP7673A 自动进样器；HP2934A 打印机。软件编号为 Revision3.1.1。

质量范围：10 ~ 800a.m.u.

电离方式：电子轰击。

（三）设备

试管（15mm×11cm）：上海玻璃厂。

试管盖（内衬 Teflon 覆膜的橡胶垫）。

11mm 自动进样器小瓶（1ml）。

11mm 自动进样器衍生化小瓶（100μl）：美国惠普公司。

11mm 封口器：美国惠普公司。

11mm Teflon 覆膜小瓶铝盖：美国惠普公司。

振荡器：江苏盐城龙岗医疗仪器厂。

离心机：LD5-2A：北京医用离心机厂。

100μl 注射器：上海医用激光仪器厂。

高效蒸馏柱。

干热反应器 Reacti-Therm；吹氮接头 Reacti-Vap 均为 Pierce Chemical Co 产品。

第三节　分析条件

一、气相色谱操作条件

色谱柱 HP-5：长 17m，内径 0.2mm，膜厚 0.33μm。

载气：氦气；柱流速 2.0ml/min（室温）；分流比 1∶10。

检测器气体：氢气 3.0ml/min；空气 90ml/min；辅助气（氦气）27.0ml/min。

进样口温度 250℃。

检测器温度 280℃。

柱升温程序：100℃，维持 1min；以 10℃/min 升至 200℃；再以 20℃/min 升至 300℃，维持 4min。

二、气质联用操作条件

色谱柱-5：长 25m，内径 0.2mm，膜厚 0.33μm。

载气：氦气。

柱流速：1.00ml/min（室温）。

分流口流速：5ml/min。

隔垫清洗气：2.0ml/min。

进样口温度：250℃。

接口温度：280℃。

柱升温程序：80℃，维持1min；以20℃/min升至240℃；再以15℃/min升至280℃，维持10min。

三、筛选和确证方法

筛选方法 5ml 尿液置试管中，向其中加入 0.5ml 5mol/L 氢氧化钾溶液，3g 氯化钠和 2ml 10ppm 二苯胺的内标乙醚溶液。盖上并拧紧瓶盖，勿使泄漏，置振荡器上振荡 10min，取下，以 2500r/min 离心 5min。将有机层移入自动进样器小瓶中，再向其中加入 0.1g 无水硫酸钠，封口，取 2μl 进样于气相色谱。同时平行做空白。标准品气相色谱保留时间见表 35-1-2。刺激剂的提取受尿液 pH 值的影响，若尿液 pH 值高于 6.5，则必须将尿液提取物浓缩至 200μl 后进样。

表 35-1-2　刺激剂保留时间

化合物	GC		GC/MSD	
	RT（min）	RRT	RT（min）	RRT
Amphetamine 苯丙胺	3.033	(0.335)	5.495	(0.595)
Phentermine 苯(叔)丁胺	3.448	(0.397)	5.732	(0.624)
Propylhexedrine 环己丙甲胺	3.497	(0.385)	5.739	(0.625)
Methylamphetamine 甲基苯丙胺	3.670	(0.404)	5.884	(0.461)
Ethylamphetamine 乙基苯丙胺	4.256	(0.470)	6.378	(0.691)
Dimethylamphetamine 二甲基苯丙胺	4.404	(0.487)	6.484	(0.702)
Cathine 去甲伪麻黄素	5.348	(0.591)	7.120	(0.770)
Norephedrine 去甲麻黄素	5.400	(0.597)	7.120	(0.770)
Nicotine 尼古丁	5.621	(0.624)	7.235	(0.790)
Chlorphentermine 氯苯丁胺	5.819	(0.643)	7.430	(0.796)
Ephedrine 麻黄素	5.983	(0.661)	7.462	(0.807)
Methoxpenamine 喘咳宁	6.124	(0.677)	7.504	(0.812)
Methylephedrine 甲基麻黄素	6.523	(0.721)	7.805	(0.844)
Phenmetrazine 苯甲吗啉	6.935	(0.769)	8.095	(0.874)

续　表

化合物	GC		GC/MSD	
	RT（min）	RRT	RT（min）	RRT
Phendimetrazine 苯双甲吗啉	7.180	(0.796)	8.245	(0.890)
Ethylephedrine 乙基麻黄素	7.451	(0.824)	8.323	(0.900)
Amfepramone 二乙胺苯丙酮	7.613	(0.845)	8.408	(0.908)
Nikethamide 尼可刹米	8.024	(0.894)	8.636	(0.938)
Pentetrazol 戊四唑	8.445	(0.933)	9.000	(0.976)
Mefenorex 氯丙苯丙胺	8.670	(0.960)	8.968	(0.976)
Clorprenaline 氯喘	8.689	(0.961)	9.043	(0.978)
Fenproporex 氰乙苯丙胺	8.907	(0.986)	9.182	(1.031)
Prolintane 苯咯戊烷	9.182	(1.013)	9.319	(1.007)
Furfenorex 呋甲苯丙胺	9.810	(1.085)	9.570	(1.011)
Fencamfamine 苯乙胺去甲樟烷	9.846	(1.088)	9.570	(1.041)
Crotethamide 巴酰乙酰胺	9.915	(1.091)	9.570	(1.041)
Cropropamide 巴酰丙酰胺	10.501	(1.156)	9.889	(1.076)
Methyphenidate 哌醋甲酯	10.562	(1.166)	10.106	(1.085)
Amphetaminil 苯丙胺苄氰	10.747	(1.190)	10.237	(1.109)
Meclophenoxate 氯脂醒	11.450	(1.266)	10.517	(1.142)
Caffeine 咖啡因	11.569	(1.279)	10.740	(1.161)
Benzphetamine 苄甲苯丙胺	11.675	(1.291)	10.813	(1.171)
Pyrovalerone 咯戊酮	11.996	(1.325)	11.005	(1.189)

续 表

化合物	GC		GC/MSD	
	RT（min）	RRT	RT（min）	RRT
Ethamivan 香草二乙胺	12.040	(1.331)	11.011	(1.190)
Clobenzorex 氯苄苯丙胺	12.757	(1.410)	11.692	(1.263)
Amiphenazole 氨苯唑	13.091	(1.449)	11.986	(1.292)
Pipradol 哌苯甲醇	14.080	(1.554)	13.022	(1.407)
Cocaine 可卡因	14.358	(1.587)	13.302	(1.437)
Fenetylline 苯内胺乙茶碱	17.615	(1.935)	12.934	(3.184)
Strychnine 士的宁	20.750	(2.307)	19.640	(4.852)

RRT，以二苯胺计算。

确证方法：筛选判为阳性之尿样提取物，室温氮气流下浓缩至 100μl，取 2μl 进样于 GC/MSD，标准品 GC/MSD 之结果见表 35-1-3 与表 35-1-4。

筛选和确证操作步骤见流程图（图 35-1-1），每次分析前需用校正混合物（含 10ng/μl 的标准品）调整仪器，校正物气相色谱分离见图 35-1-2，表 35-1-5。

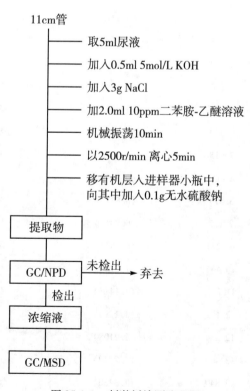

11cm管
—— 取5ml尿液
—— 加入0.5ml 5mol/L KOH
—— 加入3g NaCl
—— 加2.0ml 10ppm二苯胺-乙醚溶液
—— 机械振荡10min
—— 以2500r/min 离心5min
—— 移有机层入进样器小瓶中，向其中加入0.1g无水硫酸钠

提取物

GC/NPD —— 未检出 → 弃去

检出

浓缩液

GC/MSD

图 35-1-1 刺激剂检测流程图

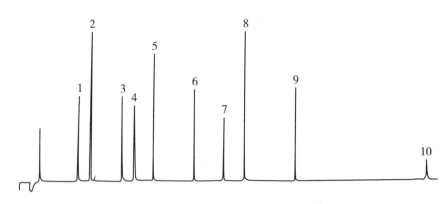

图 35-1-2　标准校正混合物之色谱图

1. ampheramine；2. Methylamphetamine；3. carthine；4. ephedrine；5. phenmetrazine；
6. diphenylamine；7. methylphenidate；8. caffeine；9. pipradol；10. strychine

　　确证后判阳性之尿样需以不含内标之乙醚按操作步骤重新提取。提取物在室温、氮气流下吹干，残余物溶解于 100μl 乙酸乙酯中，加入 100μl 三氟醋酐快速封口。将样品混匀后，置 70℃ 热浴反应装置中反应 20min。俟完成后。于 40℃、氮气流下挥干，残余物溶于 100μl 含吩嗪 18ppm 的乙酸乙酯溶液中，移入 100μl 衍生化小瓶中，取 2μl 直接进样于 GC/MSD，标准品三氟醋酐衍生物的保留时间见表 35-1-3。

表 35-1-3　刺激剂 TFA 衍生物的保留时间

化合物	GC		GC/MSD	
	RT（min）	RRT	RT（min）	RRT
Amphetamine	5.009	(1.4849)	6.804	(1.6707)
Phentermine	5.285	(1.5102)	6.993	(0.6874)
Norephedrine	5.385	(0.5218)	7.099	(1.7034)
Cathine	5.343	(0.5700)	7.052	(0.6931)
Propylhexedrine	6.210	(0.5994)	7.586	(0.7414)
Ephedrine	6.234	(0.6480)	7.532	(0.7409)
Methylamphetamine	6.366	(0.6163)	7.679	(0.7566)
Ethylampheramine	6.920	(0.6695)	8.028	(0.7910)
Chlorphedtermine	7.615	(0.7350)	8.403	(0.8278)
Methoxyphenamine	8.462	(0.8199)	8.849	(0.8760)
Phenmertrazine	8.675	(0.8373)	9.056	(0.8905)
Clorprenaline	9.157	(0.8814)	9.152	(0.9003)
Fenpropotex	10.231	(0.9914)	9.888	(0.9723)
Mefenorex	10.466	(1.0100)	10.029	(0.9861)
Fenpropotex	11.862	(1.1415)	10.915	(1.0740)
Mefenorex	12.172	(1.1715)	11.108	(1.0911)
Amiphenazole	12.584	(1.2108)		
Clobenzorex	13.369	(1.2940)	12.271	(1.2073)
Pipradol	13.849	(1.3420)	12.741	(1.2510)
Fenethylline	17.570	(1.6930)	21.801	(2.0153)

比保留值以吩嗪计算。

表 35-1-4　刺激剂的质谱特征离子

基峰	化合物	分子量	特征离子
55	Pentetrazol	138	5582 109 138
57	Phendimetrazine	191	57 85 191 105
58	Chlorphentermine	183	58 168 125 89
58	Ephedrine	165	58 77 105
58	Methampbetamine	149	58 91 134 77
58	Methoxyphenamine	179	58 91121 164
58	Phentermine	149	58 91 65 134
58	Propythexedrine	155	58 140 81
71	Phenmetrazine	177	71 56 177 105
72	Clorprenaline	213	72 139 141 77 111
72	Dimethamphetmine	163	72 91 56 148
72	Etilamphetamine	163	72 91 65 148
72	Methylephedrine	179	72 105 77 56
77	Cathine	151	77 51 105
81	Furfenorax	229	81 138 91 65
84	Methylphenidate	233	84 91 150 55
84	Nicotine	162	84 133 162 161 119
84	Pipradole	267	84 105 77 182 248
86	Crorethamide	226	86 69 154 100 115
86	Ethylephedrine	193	86 58 77 105 148
91	Amphetarmine	135	91 65 51 120 77
91	Benzphetamin	239	91 148 91 65
97	Fenproporex	188	97 56 91 132
100	Amfepramone	205	100 77 56 72 99
100	Cropropamide	240	100 69 168 72 115
106	Nikethamide	178	106 177 78 178
120	Mefenorex	211	120 122 91 84 56
126	Prolintane	217	126 91 174 84
126	Pyrovalerone	217	126 91 70 243
132	Amfetaminil	250	132 105 207 91
151	Ethamivan	223	151 222 123 72
168	Clobenzorex	259	168 125 127 91 65
169	Diphenylamine	169	169 77 51 83 115
180	Phenazine	180	108 90 76 153
182	Cocaine	303	182 82 105 94
191	Amiphenazole	191	191 121 149 104 77
194	Caffeine	194	194 109 67 55 82
215	Fencamfamine	215	215 98 91 186
250	Fenetylline	341	215 98 91 181
334	Atrychnine	334	334 206 281 253 335

对于伪麻黄素与麻黄素的确证，应向挥干的提取物中加入 100μl N-甲基三甲基硅三氟乙酰胺（MST-FA），于 75℃。反应 10min，直接进样 1μl GC/MSD 分析。

表 35-1-5　方法 I 之标准校正混合物

峰号	药物	保留时间（min）
1.	Ampheramine	2.994
2.	Methylampheramine	3.605
3.	Cathine	5.292
4.	Ephedrine	5.952
5.	Phemetrazine	6.906
6.	Diphenylamine	8.997
7.	Methylphenidats	10.520
8.	Caffeine	11.538
9.	Pipradol	14.092
10.	Strychnine	20.726

苯环对位羟基的代谢物宜采用混合衍生化，挥干的提取物中加 100μl N-甲基三甲基硅三氟乙酰胺，于 75℃反应 10min。再加入 N-甲基双三氟乙酰胺（MBTFA）35μl，继以 75℃反应 10min，直接进样 1μl，GC/MSD 分析它们的 O-TMS-N-TFA 衍生物。

第四节　定　量　分　析

一、标准品溶液

准确称量刺激剂类药物的盐（以游离碱计）各 2.00mg，置 5ml 容量瓶中，用甲醇定容，作如下实验。

二、回收率及最小检出量

准确取 250μl 标准溶液（含 100μl 游离碱）4 份，各加 5ml 空白尿，做回收率实验；另准确取 5μl 标准溶液 4 份加 5ml 空白尿，做最小检出量实验，均按前述筛选方法提取，进样 0.5～1μl，GC 测定，内标峰面积法计算结果，各药最小检出浓度为 60ng～150ng/ml 尿，部分刺激剂回收率见表 35-1-6。

表 35-1-6　一些刺激剂的回收率

药物	回收率%	平均%
Amphetamine	98.8，100，97.0，98.1	98.5
Ampheraminil	89.2，99.9，96.6，94.1	95.0
Benzphetamine	72.6，70.0，71.2，73.6	71.8
Cathine	80.7，91.5，92.8	88.3
Clobenzorex	70.3，76.9，75.3，81.1	75.9
Dimethamphetamine	91.2，108，108，86.7	98.5
Ephedrine	102.0，100.0，95.1，97.1	98.6
Ethylamphedrine	104.0，101.0，102.2，105.1	103.1
Ethylephedrine	97.8，102.8，102.8	101.1
Fenethylline	88.4，92.3，84.8，88.4	88.5
Fenproporex	89.1，90.8，90.4，89.3	89.9
Furfenorex	97.0，102.6，103.6，106.7	102.5
Methylamphedrine	100.0，100.1，100.0，99.9	100.0
Methylephedrine	110.0，110.0，114.0	111.3
Phendimetrazine	99.6，101.4，98.9，99.8	99.9
Phenmetrazine	94.1，95.8，94.1，94.6	94.6
Pseudoephedrine	94.7，93.6，95.7，94.8	94.7

三、线性关系

2.0mg 刺激剂类药物的盐，精密称定，置2ml 容量瓶中，用甲醇定容，依各药在 GC/NPD 的最小检出浓度不同，设定取量的范围，一般为 1~15μg/ml 尿，（以游离碱计），挥去甲醇，加入 5ml 空白尿，每一浓度平行 3 份，按尿样筛选方法进行，内标峰面积法计算，得出线性方程。

麻黄素类药物的取量则主要根据国际奥委会制定的限量设定线性范围，麻黄素、去甲伪麻黄素、甲基麻黄素限量为 5μg/ml 尿，去甲麻黄素、伪麻黄素限量为 10μg/ml 尿。前三者取 2~15μg/ml 尿，后两者取 3~30μg/ml 尿，每一浓度平行 5 份，线性方程见表 35-1-7。

表 35-1-7　麻黄素类药物定量结果（气相色谱法）

化合物	相应因子	回归方案	相关系数
Cathine	2.10±0.19（n=5）	C=7.513A/Ais+0.3269	0.9989
Norephedrine	1.65±0.06（n=5）	C=6.571A/Ais+0.0230	0.9993
Ephedrine	1.06±0.05（n=5）	C=3.971A/Ais+0.2126	0.996
Pseudoephedrine	1.30±0.09（n=5）	C=5.158A/Ais+0.0096	0.9982
methylephedrine	2.22±1.0（n=5）	C=5.041A/Ais+1.142	0.9910

C：每毫升尿含麻黄素类药物量（μg/ml 尿）

四、体内代谢研究

健康志愿者服用刺激剂类药物 36 个以及两个相关药，服前收集空白尿，服后间隔收集 50h 内全尿量，按尿样筛选和确证方法进行分析，确定母体药和代谢产物，对某些药物原型药和代谢物量较多的用气相色谱进行定量测定，绘制尿累积排泄曲线，计算累积排泄量百分比。刺激剂的代谢结果见表 35-1-8。

表 35-1-8　禁用刺激剂的代谢研究结果

药名	代谢途径	原型药存在情况	代谢物
乙胺苯丙酮	酮基还原，N-去烷基化	6h 内微量	去甲麻黄素、二乙基去甲麻黄素乙胺苯乙酮
苯丙胺苄氰	N-去烷基化	——	苯丙胺
氨苯唑		为主	
苯丙胺	N-去烷基化	为主	对羟基苯丙胺
苯甲苯丙胺		——	苯丙胺、甲基苯丙胺
咖啡因		为主	——
去甲伪麻黄素		为主	——
氯苯丁胺		为主	
氯喘		为主	
氯苄苯丙胺	N-去烷基化	——	苯丙胺
巴酰乙酰胺		为主	——
巴酰丙酰胺		为主	
二甲基苯丙胺	N-去烷基化	为主	甲基苯丙胺
麻黄素	N-去烷基化，羟基化	为主	去甲麻黄素、对羟基麻黄素
乙基麻黄素	N-去烷基化	为主	去甲麻黄素、麻黄素、N-乙基去甲麻黄素
乙基苯丙胺	N-去烷基化	为主	苯丙胺
苯乙胺去甲樟烷	N-去烷基化	为主	N-去乙基苯、乙胺去甲樟烷

续 表

药名	代谢途径	原型药存在情况	代谢物
苯丙胺乙苯碱	N-去烷基化	较为主	苯丙胺（为主）
氰乙苯丙胺	N-去烷基化	为次	苯丙胺（为主）
呋甲苯丙胺	N-去烷基化	——	苯丙胺和甲基苯丙胺为主
氯丙苯丙胺	N-去烷基化	——	苯丙胺为主
甲基苯丙胺	N-去烷基化，羟基化	为主	苯丙胺，对羟基甲基苯丙胺邻甲氧基苯丙胺（主）邻羟
喘咳宁	O-去烷基化，N-去烷基化羟基化	为主	基甲基苯丙胺对羟基喘咳宁邻羟基苯丙胺
甲基麻黄素	N-去烷基化	为主	麻黄素
哌醋甲酯（利他灵）		为主但量微	——
苯吗吡林	N-去烷基化等		苯甲吗啉（主）去甲伪麻黄素，去甲麻黄素
尼可刹米	N-去烷基化	为主	N-去乙基尼可刹米
戊四唑	——	为主但量微	——
苯双甲吗啉	N-去烷基化		苯甲吗啉，麻黄素，伪麻黄素
苯甲吗啉	开环 O，N-去乙基	为主	去甲麻黄素，去甲伪麻黄素
苯叔丁胺		为主	——
去甲麻黄素		为主	——
哌苯甲醇		为主但量微	——
苯咯戊烷		为主	——
环乙丙甲胺		为主	——
咯戊酮		量微	——
士的宁		为主	——
伪麻黄素	N-去烷基化	为主	去甲伪麻黄素
恢压敏（mephentermine）	N-去烷基化	为主	苯叔丁胺
对羟基甲基苯丙胺		为主	——

五、结果与讨论

1. 建立的刺激剂分析方法灵敏、快速，可检出 50ng～150ng/ml 尿的刺激剂；一次分析时间为 60min（包括提取，GC/NPD 筛选及 GC/MSD 确认）。结果准确，日间比保留时间的精密度偏差 SD ＝ 0～0.001（表 35-1-9），提取回收率较高，主要刺激剂其回收率均在 88% 以上，苄甲苯丙胺、氯苄苯丙胺其回收率虽分别为 71.8%、75.9%，但他们在服用后尿中几乎不存原型药，不影响检出。

2. 代谢规律 我们将刺激剂分成苯丙胺类、麻黄素类、苯甲吗啉类、苯叔丁胺类和其他类进行代谢研究，发现苯丙胺类药物在氮上去烷基后生成苯丙胺和甲基苯丙胺，在苯环的对位发生羟化生成对羟基苯丙胺或对羟基甲基苯丙胺、呋甲苯丙胺、氯苄苯丙胺以及苄甲苯丙胺在体内迅速代谢成苯丙胺或甲基苯丙胺，几无原型药。麻黄素类药物主要代谢途径同苯丙胺类药物，生成去甲麻黄素或去甲伪麻黄素、对羟基麻黄素。苯甲吗啉类药物除在氮上去烷基外，我们发现还在吗啉环上碳氮键开裂，然后氧上脱去乙基生成微量的麻黄素或伪麻黄素；去甲麻黄素或去甲伪麻黄素。

喘咳宁除在氮上去烷基化，苯环对位羟基化，还在邻位氧原子上发生去甲基化，我们还发现了微量的 O、N 均去烷基的代谢物。其他的一些药物代谢规律，不一一举例说明。研究结果表明，刺激剂的代谢途径，主要为氮上去烷基化，氧上去烷基化及苯环对位羟基化，对位羟基化的代谢物，大多在体内与葡萄糖醛酸结合成酯的形式，一般需将尿样提前进行酸水解（可参考麻醉镇痛剂的水解方式），然后再碱化提取。各药代谢途径与代谢产物列于表35-1-8，我们除检到文献报道的代谢物外，还新发现10个未报道的代谢物，为阳性结果（特别是在原型药几乎不存在时）的准确判断提供了可靠依据。刺激剂服用48小时后，体内尚存量很少。

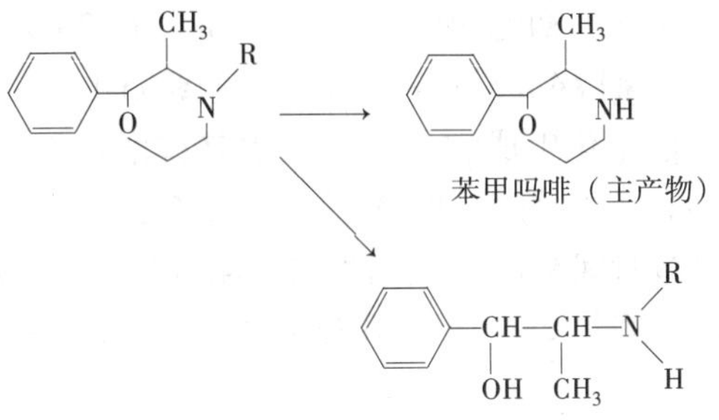

苯甲吗啡（主产物）

麻黄素类（微量）

表35-1-9　一些刺激剂气相色谱比保留值的日间精密度（n=10）

药　物	平均	标准偏差	精密度
Amiphenazole	1.450	0.001	0.1
Amphetamine	0.332	0	0.1
Caffeine	1.280	0	0
Clorphentermine	0.650	0.001	0.1
Ephedrine	0.662	0.001	0.1
Ethylephedrine	0.824	0.001	0.1
Fencamfamine	1.088	0.001	0.1
Mephentermine	0.500	0	0
Methylampheramine	0.406	0.001	0.2
phendimetrazine	0.799	0	0
phenmetrazine	0.773	0	0

　　3. 衍生化的优越性　刺激剂多为易挥发的含氮化合物，通常认为不必衍生化，直接气相色谱筛选，气质联用确证。但我们发现不少刺激剂，如麻黄素类、苯丙胺类、利他灵、哌苯甲醇在气质联用仪上灵敏度不高，影响确证，进行三氟醋酰化后灵敏度增加10~50倍，且峰形较好，质谱特征离子峰增多，有利于化学结构相似的原型药及代谢物的鉴别。非对映异构体麻黄素与伪麻黄素、去甲麻黄素与去甲伪麻黄素，在GC上分离困难，GC/MSD则完全重叠，质谱数据完全一致难以区别，但前两者的三氟醋酰化衍生物，和后两者的三甲基硅醚衍生物则完全分离。对羟基代谢物的N-TFA-O-TMS衍生物则灵敏度高，挥发性好，质谱特征离子较多。因此我们根据刺激剂及代谢物的化学结构特点，进行选择性的衍生化，如三氟醋酰化、三甲基硅醚化、三甲基硅醚与三氟醋酰化并用的衍生化方法，使得许多结构相近的刺激剂及代谢物易于分离和检测。

　　4. 麻黄素类的药物研究意义　麻黄素类药是中药麻黄的主要成分，国际上属于少数常用的不需医师处方的柜台药，国内近20种中西复方制剂中含有麻黄素类药。最初由于滥用现象严重，被国际奥委会规定为禁用药，1972年第二十届奥运会上美国游泳运动员（患有哮喘病），由于在他的尿中发现痕量的麻黄素而被剥夺金牌。在历届国际比赛中麻黄素类药物也是检出阳性率最高的药物，引起了国际奥委会的极大关注，并进行了专题讨论，对这类在常用治疗剂量下无明显兴奋作用和副作用，在治疗感冒、预防哮喘（在剧烈运动时可诱发）及抗过敏等方面常用的药物，超大剂量时又具有类苯丙胺的兴奋作用和副作用的特点，有实行新规定的趋势，考虑类似咖啡因规定一个限量，在此量下为阴性，超出此量为阳性，目前在业余田径赛已执行新规定：麻黄素、去甲麻黄素、甲基麻黄素在尿样浓度超出5μg/ml 尿时，伪麻黄素、去甲麻黄素超出10μg/ml 尿时，方为阳性，由于麻黄素类药物常以复合制剂形式存在，服后共存在同一尿样中，麻黄素与伪麻黄素，去甲麻黄素与去甲伪麻黄素这两对差向异构体，各自间的 GC/NPD 响应有差异，限量也不同，必须达到满意的分离度，通常所用于筛选的气相色谱温度程序两者间分离较差，不能准确定量，我们选择了慢程序：初温70℃，保持1min，以2℃/min 升至85℃，继以4℃/min 升至125℃，再以20℃/min 升至300℃保持4min。各碱的分离见图35-1-3，结果较满意。这类碱的 GCMS 确证，是用将提取物进行三甲基硅醚衍生化生成它们的单三甲基硅醚或双三甲基硅醚衍生物，再采用另一慢程序分离：初温100℃，保持1min，以每分钟3℃升至150℃，再以15℃/min 升至280℃保持2min，GC/MSD 分离情况见图35-1-4，保留时间和质谱数据见表35-1-10。用建立的定量定性方法分析了第二次水平考试中样品#1 中五个混合碱的尿样，其分离见图35-1-3、4，亦用于第十一届亚运会中某些尿样的分析，均得到满意结果。

表 35-1-10　麻黄素类药物三甲基硅醚衍生物 GC/MSD 数据

峰号	化合物	分子量	保留时间（min）	比保留值	基峰
1	Methylephdrine-OTMS	251	16.725	0.724	72
2	Norephedrine-OTMS-NTMS	295	18.538	0.802	116
3	Phenylpropanolamine-OTMS-NTMS	295	18.782	0.813	116
4	Ephedrine-OTMS-NTMS	309	20.395	0.882	130
5	Pseudoephedrine-OTMS-NTMS	309	20.546	0.889	130
6	Phennazine（internal standard）	180	23.114	1.000	180

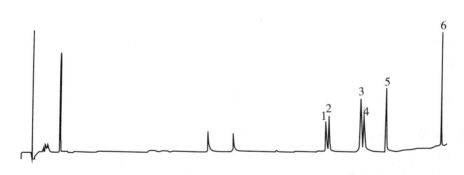

图 35-1-3　IOC#1 样品中麻黄素类药物的气相色谱分离图

1. 去甲伪麻黄素；2. 去甲麻黄素；3. 麻黄素；4. 伪麻黄素；5. 甲基麻黄素；6. 内标二苯胺。

5. 非结合型的麻醉镇痛剂，如可待因、哌替啶、美沙酮；β 受体阻断剂，如阿替洛尔（氨酰心安）、醋丁酰心安等亦能用本文方法检测。刺激剂中的乙醚奋 ethamivan 则宜用麻醉镇痛剂方法检测，苯异妥英则与利尿剂一并检测。

6. 本文方法采用含 10ppm 二苯胺的乙醚溶液提取，因二苯胺在乙醚中的提取率接近100%，亦用二苯胺计算比保留时间，但二苯胺含有活性氢，可参与衍生化反应，所以药物及代谢物的衍生物则以吩嗪为内标计算比保留时间。

7. 士的宁在刺激剂中属于最难挥发、毒性最大的药物，我们用大鼠做体内代谢实验，并采用较高的进样口温度（280℃），较快的 GC/MSD 升温程序效果较好。

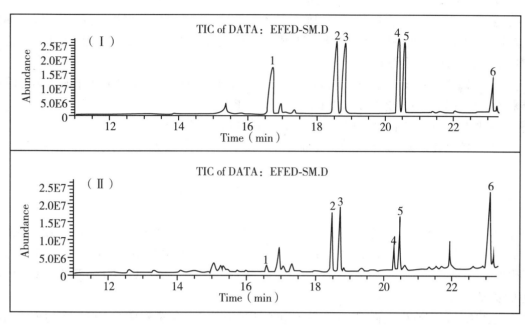

图 35-1-4 麻黄素类药物对照品（Ⅰ）以及国际奥委会#1 样品（Ⅱ）GC/MSD 总离子流

第二章 麻醉镇痛剂和 β 受体阻断剂

第一节 麻醉镇痛剂

从罂粟中提取的鸦片是人类最早认识的麻醉镇痛剂之一，早在公元前 1552 年埃及人就记述了阿片的医用价值，大约在公元 8~9 世纪，阿拉伯探险家把阿片带入东方，东方人用于治疗痢疾等病症。1520 年帕拉塞尔萨斯用阿片、酒和香料制成了阿片酊，至今临床上仍使用各样的阿片酊治疗一些疾病，如腹泻、镇咳。阿片作为口服止疼药进入中国后，约 18 世纪时，作为致幻作用的抽大烟开始成为国家的灾难。1803 年德国药师从阿片中分离出主要成分吗啡，吗啡比阿片更快地在医药上得到广泛的应用。1856 年皮下注射给药方式的发现，吗啡吸毒成瘾现象开始了，比吗啡更有力的半合成衍生物麻醉镇痛剂的发现，使成瘾问题更加激化，虽然海洛因在临床上有很好的作用，但其成瘾性一直困扰着人类，已成为全球问题，我国吸毒者也呈逐渐增多的趋势，因此建立这类药物的检测方法，具有重要社会意义。

疼痛与镇痛疼痛是机体受到伤害性刺激后发出的一种保护性反应，剧烈疼痛不仅使人感到痛苦，严重时会诱发休克，甚至危及生命。一些激烈对抗的体育比赛如篮球、足球、冰球等身体接触频繁的项目里，运动员为达到受伤不影响等目的，针对性使用麻醉镇痛剂，这样会使伤痛得不到治疗而严重，甚至在麻醉镇痛药的致幻作用下，给对方运动员造成伤害，因而被禁用。

疼痛的传导是经游离神经末梢沿脊髓神经节进入后根，通过后角达到对侧沿脊髓丘脑外侧束上行到丘脑，然后再至大脑。镇痛药可中断神经的传导，缓解或解除各种疼痛，但连续反复使用又可产生成瘾性，凡能够成瘾的镇痛药通称麻醉性镇痛药。在我国颁布的《麻醉药品管理条例》中对这类药物的管理有着严格的规定。

由于吗啡的成瘾性较强，人们开始用合成的方法寻找新的镇痛药，这使麻醉镇痛剂家族成员逐渐增加，目前常用的有：

1. 哌替啶 口服 15min 显效，1h 达到高峰，注射用 10min 即可止痛，可持续 2~4h，副作用可表现为眩晕、出汗、口干、恶心、心动过速及直立性低血压，过量使用可引起中毒。

2．阿法罗定（安那度） 与哌替啶有相似的结构与性质，但给药后作用快，持续时间短，成瘾性低。

3．美沙酮 作用与吗啡相似，但耐药性及成瘾性出现慢，戒断症状较轻，但可引起便秘，肠道痉挛，呼吸抑制，直立性低血压等症。

4．芬太尼 镇痛效果强，是吗啡的80～100倍，作用出现迅速，产生镇痛效果时，不影响意识，仍保持清醒状态，但呼吸抑制，出现心率减慢、呕吐、出汗等现象。

5．羟甲左吗喃 镇痛作用比吗啡强，但呼吸抑制；成瘾性也较强。

6．镇痛新 镇痛效果为吗啡的1/3，大剂量可引起呼吸抑制，成瘾性较小，为非麻醉药品。

第二节 β受体阻断剂

β受体阻断类药物是药物家族中比较年轻的药物，此类药物的发展是与人类认识、治疗心血管疾病紧密相连的，在人类认识心脏病后200年即1962年，多恩霍斯特和鲁宾逊最早使用了普萘洛尔（心得安），一种β受体阻断类药物，对心脏病进行治疗，由于取得了巨大成功，所以从60年开始，β受体阻断药得到了迅速的发展。

β受体类药物是目前治疗高血压、心律失常和心肌缺血等心血管类疾病的不可缺少的重要药物，至今临床应用的此类药物达30种以上，而且不断地发现新的品种。

β受体阻断剂根据对β₁，β₂受体有无选择性及是否兼有α受体的作用可分为4类：①无选择性；②β₁相对选择性；③无选择性兼有α受体阻断；④β1相对选择性兼有α受体阻断。多数β受体阻断剂均为1、2类，只有柳胺心定属第3类，第4类尚未发现，这为新品种的发现提供了依据。

一、β受体阻断药在体育比赛中的应用

β受体用于体育比赛主要有三方面用途：①由于运动员在体育比赛时精神高度紧张，肾上腺髓质连续释放大量肾上腺素，经神经末梢摄取后而发挥作用，使平衡功能受到影响，此类药物应用于需平衡的项目如射击、射箭、体操、滑雪等比赛中；②由于此类药物减少心肌耗氧量，减慢心率，耐力比赛项目如长跑项目被采用；③利用此类药物的镇静作用消除赛前紧张。

二、代谢过程对检测方法的要求

β受体阻断药除阿替洛尔（氨酰心安）外，口服后肠道吸收较好，但生物利用度相差较大，吲哚洛尔（心得静）、普拉洛尔（心得宁）口服生物利用度最高，95%以上的药物口服后吸收进入体内循环并发挥作用，普萘洛尔、阿普洛尔（心得舒）口服后吸收可达90%，但大部分在肝脏代谢，其代谢产物有一定的活性，普萘洛尔的代谢产物有7种之多，口服剂量与静脉注射剂量相差较大，静脉注射最大量为5mg，而口服可达每次80～100mg。多数β受体阻断剂半衰期为3～6h，羟氢心得安可达17～24h。

半衰期短的药物多为代谢物较多如普萘洛尔、阿普洛尔。体内代谢物较少即以原型从尿中排出，其半衰期较长，如心得宁、纳多洛尔（萘羟心安）。β受体阻断药血药浓度个体差异极大，普萘洛尔同一剂量下不同人的体内药物浓度可相差20倍。这就要求对该类药物检测的灵敏度范围宽，对小量服用的运动员检测时要求是敏感度极高。

三、β受体阻断剂的毒副作用

运动中使用β受体阻断剂可产生一系列不良反应，最严重的是此类药物可抑制心肌的收缩力，可诱发心衰，造成心源性休克和肺水肿，严重威胁运动员的生命安全。

减慢心率的过程使心动过缓，可造成房室传导阻滞，由于此类药物有外周血管收缩作用，对原来患有雷诺病、间歇性跛行、冷肢及一些运动中造成创伤的运动员，有病症加重的现象，肾功能损伤的人使用此类药物更应注意。

禁用的麻醉镇痛剂和β受体阻断剂目录见表35-2-1。

表 35-2-1 禁用的麻醉镇痛剂和 β 阻断剂目录

麻醉镇痛剂

1. Anadol		（阿法罗定，安那度）
2. Anileridine		（氨苄哌替啶，氨苄度冷丁）
3. Buprenorphine		（叔丁啡）
4. Codeine		（可待因）
5. Detromoramide		（吗散痛）
6. Dextropropoxyphene		（右旋丙氧酚）
7. Diamorphine（heroin）		（海洛因）
8. Dihydrocodeine		（双氢可待因）
9. Dipipanone		（二苯哌己酮）
10. Ethoheptazine		（氢氮乙酯）
11. Ethylmorphine		（乙基吗啡）
12. Levorphanol		（羟甲左吗喃）
13. Methadone		（美沙酮）
14. Morphine		（吗啡）
15. Nalbuphine		（环丁甲羟氢吗啡）
16. Pentazocine		（镇痛新）
17. Pethidine		（哌替啶）
18. Phenazocine		（非那佐辛）
19. Trimeridine		（三甲利定）

β 阻断剂

1. Acebutolol		（醋丁洛尔，醋丁酰心安）
2. Atenolol		（阿替洛尔，氨酰心安）
3. Alprenolol		（阿普洛尔，心得舒）
4. Labetalol		（拉贝洛尔，柳胺心安）
5. Metoprolol		（美托洛尔，美多心安）
6. Nadolol		（纳多洛尔，萘羟心安）
7. Oxprenolol		（氧烯洛尔，心得平）
8. Propranolol		（普萘洛尔，心得安）
9. Sotalol		（索他洛尔，心得怡）

第三节 麻醉镇痛剂与 β 阻断剂的分析研究

麻醉镇痛剂和 β 受体阻断剂都是含氮的不易挥发化合物，多数具有强极性基团，均不能直接用高分辨气相色谱仪检测，需在色谱分析前将药物衍生化，以增加其挥发性，减小极性和吸附性，从而形成较好的色谱峰。由于麻醉镇痛剂与 β 阻断剂在色谱行为上的共性，因此被列入同一检测方法中。

一、实验部分

（一）麻醉镇痛剂及 β 阻断剂药物标准品及制剂

1. 麻醉镇痛剂

Anadol：安那度针剂，加拿大 INRS-Samte 提供。

Anileridine：氨苄度冷丁标品，前民主德国兴奋剂检测中心提供。

Buprenorphine：叔丁啡标品，民德提供。

Codeine：可待因标品，加拿大 INRS-Sante 提供；磷酸可待因片，青海制药厂。

Dextromoramide：吗散痛标品，前民德提供。

Dextropropoxypqene：右旋丙氧吩标品，前民德提供。

Heroin：海洛因标品，前民德提供。

Dihydrocodeine：双氢可待因标品，前民德提供。

Dipipanone：二苯哌乙酮标品，前民德提供。

Ethoheptazine：氢氮革乙酯标品，前民德提供。

Ethylmorphine：乙基吗啡标品，北京医药采购供应站加工厂。

Levorphanol：羟甲左吗喃标品，加拿大 INRS-Sante 提供。

Methadone：美沙酮标品（天津中央药厂）。

Morphine：盐酸吗啡注射液（沈阳第一制药厂）标品（华东人民医药公司）。

Nalbuphine：环丁甲羟氢吗啡标品，前民德提供。

Pentazocine：镇痛新，前民德提供。

Pethidine：哌替啶针剂，青海制药厂。

Phenazocine：非那佐辛标品加拿大 INRS-Sante 提供。

Trimeperidine：三甲利定标品，前民德提供。

内标安眠酮购自北京友谊医院。

2．β阻断剂

Acebutolol：醋丁酰心安标品，加拿大 INRS-Sante 提供。

Atenolol：氨酰心安片剂，天津中央药厂。

Alprenolol：心得舒片剂，上海第二制药厂。

Labetalol：柳胺心定针剂标品，加拿大 INRS-Sante 提供。

Metoprolol：美多心安，广州第八制药厂。

Nadolol：萘羟安标品，加拿大 INRS-Sante 提供。

Oxprenolol：心得平片剂，北京第四制药厂。

Propranolol：心得安片剂，上海第二制药厂。

Sotalol：心得怡标品及片剂，加拿大 INRS-Sante 提供。

在志愿者服药实验中，凡没有制剂的药，只要标准品的量够国际奥委会规定的服用量，均将化学标准品装入胶囊后服用。

（二）试剂及其处理

MSTFA（N-甲基-N-三甲基硅烷三氟乙酰胺）：Sigma Co，美国。

HpBTEA[N-甲基-双（三氟乙酰胺）]：Sigma Co，美国。

L-半胱氨酸 Merck Co：前西德。

高纯水：用 Millipore 水纯化器制备，17～18MΩ，cm。

重蒸乙醚：分析纯无水乙醚加入少量氢化钙，缓慢蒸馏，收集 34.5～35.5℃ 馏分，密闭避光冷藏待用。

乙酸乙酯：分析纯乙酸乙酯 1L，加入 100ml 醋酐，10 滴浓硫酸；回流 4h，冷却后加入 20～30g 无水碳酸钾进行振摇。过滤后再进行蒸馏。密闭避光冷藏备用。

异丙醇：分析纯异丙醇经重蒸处理。

12mol/L 氢氧化钠溶液配制：称取 48g 分析纯氢氧化钠加入蒸馏水到 100ml 即可。

固体缓冲剂的配制：按 3:2 比例称取分析纯碳酸氢钠和碳酸钾，压碎，混匀，密闭避光保存。用此缓冲剂处理后的尿样 pH 值应为 9.4～9.7。

提取液的配制：按 9:1 比例量取处理过的乙醚和异丙醇，充分混匀，避光冷藏备用。

盐酸：分析纯浓盐酸。

（三）仪器及设备

气相色谱仪：Hp，5890A。

氮磷检测器（NPD）。

质量选择检测器（MSD）：Hp，5970B。

积分仪：Hp，3393。

自动进样器：Hp，7673A。

化学工作站：59970。

计算机：Hp，300。

磁盘机：Hp，7946。

磁盘机：Hp，7914P。

打印机：Hp，2934A。

八笔绘图仪：Hp，7440A。

气相色谱柱：Hp-5。

以上均为 Hewlett-Packard 公司产品。

干热反应器 Reacti-Therm；吹氮气接头。

Reacti-VaP：均为 Pierce Chemical Co 产品。

旋涡混合器：上海环球物化仪器厂

往复式振荡器：江西医用设备厂

离心机 LD5-2A：北京医用离心机厂。

老化柱箱：Shimadzu Co，日本。

（四）尿样提取

取 5ml 尿样于试管中，加入 100mg L-半胱氨酸和 0.5ml 浓盐酸，摇匀后，用一玻璃小球盖在试管口上，于 100℃下水解 30min。此样品冷却后，加入 3ml 重蒸乙醚，盖上试管盖，在振荡器上振荡 10min，再离 5min，弃去上层醚液，水样中加入 0.6ml、12mol/L 氢氧化钠溶液，在旋涡混合器上摇匀，缓慢加入 2g 固体缓冲剂（防止样品溢出），摇匀后此时样品的 pH 应为 9.4~9.7。加入 3ml 含 8μg 甲喹酮（安眠酮）内标的提取液，盖好试管盖，振荡 10min，离心 5min 后，将有机相转移到一个 5ml 锥形试管中。

另取 5ml 尿样，加入 2g 固体缓冲剂和 3ml 提取液（含内标安眠酮），盖好盖子，于往复振荡器上振荡 10min，离心 5min，将有机相与上述经水解、提取的有机相合并于同一 5ml 锥形试管中，将锥形试管置于干热反应器上，用氮气流于 50℃左右挥去溶剂。

（五）衍生化反应

将上述吹干后的残渣用少量提取液溶解，转移到锥形衍生化小瓶中，再次用氮气流吹干。向残渣中用注射器加入 100μl MSTFA，加盖密封，在旋涡混合器上混匀，在 70℃下反应 10min，取出，再加入 30μl MBTFA，摇匀，于 70℃下继续反应 10min 上机进样分析。方法Ⅱ的流程图见图 35-2-1。

如所分析的样品是药物标准品，则将配好的已知浓度标准品溶液定量加入衍生化小瓶中，用氮气流吹干溶剂，按上述条件进行衍生化。

（六）仪器分析条件

1. GC/NPD 分析条件

色谱柱：毛细管气相色谱柱 Hp-5，17m×0.22mm×0.33μm。

载气：氦气。

柱头压：26psi。

柱流速：20℃时 1.9ml/min。

分流比：1:6。

氢气流速：3.4ml/min。

空气流速：109ml/min。

补充气流速：33.2ml/min。

进样口温度：250℃。

检测器温度：280℃。

柱升温程序：起始180℃，以10℃/min速率升温至220℃，再以5℃/min速率升温到260℃，然后以10℃/min升温到280℃，保持5min。

与NPD相连的积分仪（HPP3390）工作条件：

零点＝0

衰减＝2

纸速＝1.0

半峰宽：0.04

阈值＝2

最小截除面积＝10 000

2．GC/MSD分析条件

色谱柱：毛细管气相色谱柱HP-5，25m×0.2mm×0.33μm。

载气：氦气。

柱头压：20psi（140kPa）。

柱流速：0.96ml/min（180℃）。

分流方式进样、分流比：1∶5。

进样口温度：250℃。

检测接口温度：290℃。

柱升温程序：起始温度180℃，以10℃/min速率升到220℃，再以5℃/min升温到260℃，最后10℃/min升温到280℃，保持11min。

电子能量：70eV。

倍增电压：2200V。

离子源温度：200℃。

（七）志愿者服药及阳性尿的收集与保存

为了更好地了解药物在体内的代谢过程，并根据国际奥委会的规定，在确认运动员服用禁用药物时，必须有该可疑药物的已知阳性尿的气相色谱保留时间和质谱碎片特征离子的对照图，才能最后被确证。为此，我们对28种麻醉镇痛剂和β阻断剂中的21种（其他7种由于标准品太少未做）以及一种中枢神经刺激剂，按照国际奥委会颁布的服用剂量，作了志愿服用。每一种药给药前先收集空白尿样一份，然后给药，收集从服用后2h～24h的尿样，前12h每2h收集1次，后12h每4h收集1次。收集的尿样置于－20℃冰箱中长期保存。

（八）麻醉镇痛剂和β阻断剂药物标准品的分析研究

将各药物标准品以甲醇为溶剂配成2mg/ml的原始溶液，取各药物的溶液15μl进行衍生化反应，进样1μl（相当进样200ng）于GC/NPD和GC/MSD，以SCAN方式进行分析，操作步骤见图35-2-1得到各药物的GC保留时间和质谱图。

（九）麻醉镇痛剂和β阻断剂阳性尿的分析研究

根据上述标准品的研究所得各药物的GC保留时间的质谱碎片，对阳性尿进行分析。选用了安眠酮作为内标，算出每个峰相对于内标的相对保留值，将每个峰的绝对保留时间和相对保留值与标准品的进行对照，先用GC/NPD进行初筛，找出可疑峰，再用GC/MSD进行确证。用总离子流色谱图及每个峰的质谱图与标准品的总离子流图及质谱图相对照，可找出药物的母体峰，完成第一步确证。同时，根据这类药物的代谢规律，推测可能的代谢途径，估计它们的分子量及特征碎片离子，与参考资料进行对照，找出代谢物的色谱峰和质谱图，并与服药前的空白尿总离子流图相对照，排除内源物质的干扰。对每一药物的一系列尿样进行分析，对代谢物峰作进一步确证，找出其代谢规律。根据以上这些步骤，可对一尿样是否为阳性尿进行确证。

二、结果与讨论

（一）水解和提取常用的水解方法

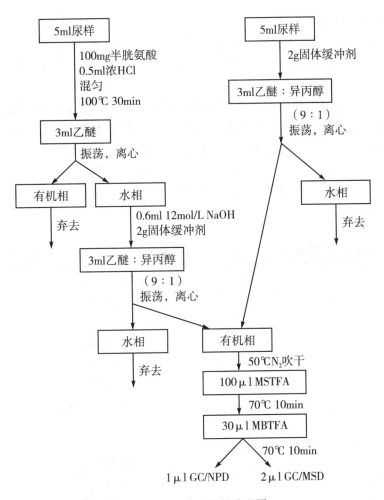

图 35-2-1 方法 II 的流程图

有酶解和酸解两种方法。经过对比，对麻醉镇痛剂和 β 阻断剂来说，除个别药物用酶解法略佳外，两者效果基本一样。考虑到酸水解方便、成本低，因此选用了酸水解法。

在 19 种麻醉镇痛剂和 9 种 β 阻断剂以及一种中枢神经刺激剂中，彼此的化学结构有别，因此极性也不一样，因而不同的药物在不同的溶剂中溶解能力也有差别。考虑到我们的工作是作为多种未知药物的提取筛选，因此不宜使用单一溶剂，而应使用溶解能力广泛的混合溶剂。在选用过不同溶剂，不同配比的四组提取溶剂中，我们选择几种有代表性的药物，经过反复多次提取比较，结果证明，乙醚：异丙醇 = 9：1，是一组比较合适的提取混合溶剂。

（二）衍生化麻醉镇痛剂和 β 阻断剂

均为含杂原子氮并带有不同数目羟基的化合物。为了降低其极性，增加挥发性而利于用 GC 和 GC/MSD 法进行分析，我们对麻醉镇痛剂和 β 阻断剂的标准品曾做过三甲基硅烷化和三氟乙酰化研究。在此基础上，根据 β 阻断剂是既具有羟基又有仲胺结构的特点，采用先把羟基硅烷化再把氨基酰化的方法，即用 MSTFA。

MBTFA 衍生化的方法。实践证明，用这样的衍生化方法，可保证麻醉镇痛剂和 β 阻断剂都获得满意的衍生化产物，色谱峰形对称，不拖尾，无明显吸附，从而提高其检测灵敏度。影响衍生化的因素有反应温度、反应时间、衍生化试剂用量等。

（三）内标的选择参照

根据国外报道，我们首先选用了吩嗪（phenazine）作为内标，但实验中发现，按照我们拟定的分析条件，吩嗪的保留时间和哌替啶的保留时间非常接近，只要其中任一组分量稍大，两峰就互相重叠。因而吩嗪不适合做内标。后来改用安眠酮，它的色谱峰与其前后的美沙酮与羟甲左吗喃的色谱峰分离得很好。

（四）麻醉镇痛剂和 β 阻断剂在 GC-NPD 上的分析研究

NPD 比 FID 操作要求严格得多，如对空气和氢气的流量控制，特别是后者一定要准确、稳定。但 NPD 对含氮化合物具有非常好的选择性和比 FID 高得多的灵敏度，为了能检出尿样中的痕量麻醉镇痛剂和 β 阻断剂，选用了 GC/NPD。

对色谱柱的选择，考虑到高分辨的柔性石英柱的高柱效，对固定相选择不像填充柱那样严格。同时这两类药物的分子量较大，挥发性较低，需要在高温下操作，才能保证药物能在较短时间内从柱中洗脱出来，所以选用略具极性但可经受高温的苯基甲基聚硅氧烷（SE-52，即 Hh-5）毛细管色谱柱。麻醉镇痛剂和 β 阻断剂的 TMS-TFA 衍生物在 GC/NPD 上的保留时间和相对保留值见表 35-2-2。由表可看出，1 种刺激剂、19 种麻醉镇痛剂、9 种 β 阻断剂以及内标共 30 种药物均能在一次操作中基本上得到分离，从而给分析工作带来极大方便。

表 35-2-2 用 TMS-TFA 衍生化后，麻醉镇痛剂和 β 阻断剂的 GC-NPD 数据

化合物名称	分子量	保留时间（min）	相对保留值
Pethidine（PT）	247	3.057	0.46
Anadol（AA）	261	3.55	0.54
Trimeperidine（TR）	275	3.628	0.55
Ethoheptazine（EH）	261	3.811	0.58
*Ethamivan（ET）	223	4.588	0.70
Alprenolol（Alp）	249	4.944	0.75
Oxprenolol（Oxp）	265	5.715	0.87
Methaqualone（ME）	309	6.341	0.96
Methaqualone（IS-M）	250	6.601	1.00
Dextropropoxyphrne（PP）	339	6.758	1.02
Levorphanol（LE）	257	6.900	1.05
Metoprolol（Mer）	267	7.107	1.08
Pentazocine（PE）	285	7.521	1.14
Atenolol（Ate）	266	8.134	1.23
Propcanolol（Pro）	259	8.277	1.25
Dihydrocodrine（DH）	301	9.020	1.37
Sotalol（Sot）	272	9.153	1.39
Codeine（CD）	299	10.007	1.52
Naadolol（Nad）	309	10.050	1.53
Dipipaneone（DI）	349	10.285	1.56
Ethylmorphine（EM）	313	10.394	1.57
Morphine（MO）	285	10.714	1.62
Heroin（HE）	369	12.574	1.90
Phenazocine（PH）	321	12.815	1.94
Acebutolol（Ace）	336	12.982	1.97
Labetalol（Lab）	328	13.540	2.05
		13.787	2.09
Amileridine（AN）	352	15.451	2.34
Dextrimoramide（ME）	392	16.139	2.44
Nabuphine（NA）	357	16.254	2.46
Buprenorphine（BU）	467	19.189	2.91

*刺激剂。

（五）麻醉镇痛剂和 β 阻断剂在 GC/MSD 上的分析研究

对禁用药物的检测，单凭 GC 的保留时间来鉴定，缺乏足够的可靠性。因此，国际奥委会规定，用 GC 筛选到的可疑阳性尿样，还必须作质谱进行确认。HP5970B MSD 是一种比较成熟的四极杆型质量选择检测器。它对每一个色谱峰进行质谱扫描，提供总离子流谱图和从 10 ~ 800 原子质量单位的质谱图。另外，也可进行选择离子监测。

麻醉镇痛剂和 β 阻断剂的 TMS-TFA 衍生物的质谱图具有以下特点：①大部分麻醉镇痛剂和 β 阻断剂均含有羟基，因此这类药物的 TMS 衍生物，均具有 m/z73 的碎片峰，而且丰度较高，有的甚至成为基峰；②麻醉镇痛剂的。TMS 衍生物，其分子离子峰的丰度一般较大，很多即为该药的基峰。有的虽然分子离子峰很小，但 M^+-15 离子峰很易找到；③9 种 β 阻断剂中多数为异丙基侧链药物，它们形成的 O-TMS-N-TFA 衍生物，经常显示基峰为 m/z 284 的 γ 分裂峰；④纳多洛尔（萘羟心安）为叔丁基侧链药物，由于叔丁基存在空间位阻，不能形成 N-TFA，从而表现为 α 断裂，质量碎片为 m/z 86 特征离子。麻醉镇痛剂和 β 阻断剂的 TMS-TFA 衍生物在 GC/MSD 上的保留时间和特征离子见表 35-2-3。从表中可看出，每一药物的特征离子不但可方便地确证每一化合物，而且编成宏指令后，针对每一化合物的保留时间，可以进行更为快速的药物筛选过程，使工作更加准确，省时。

表 35-2-3　用 TMS-TFA 衍生化后，麻醉镇痛剂和 β 阻断剂的 GG/MSD 数据

化合物名称	保留时间(min)	相对保留值	特征离子
Dextropropoxyphene （PP）	4.527	0.46	58
Pethidine （PT）	4.942	0.50	71 247 172
Anadol （AA）	5.26	0.54	172
Trimeperidine （TR）	5.746	0.59	186 275
Ethoheptazine （EH）	6.027	0.62	188 261 155
Ethamivan （ET）	7.074	0.73	223 294 193
Alprenolol （Alp）	7.469	0.77	284 402
Oxprenolol （Oxp）	8.456	0.87	284 418
Methadone （ME）	9.449	0.97	72 294 309
Methaqualone （IS-M）	9.739	1.00	235 250
Levorphanol （LE）	10.117	1.04	59 329 150
Metoprolol （Mer）	10.207	1.05	284 420
Pentazocine （PE）	10.857	1.11	289 357
Atenolol （Ate）	11.551	1.19	284 359
Propranolol （Pro）	11.674	1.20	284 427
Sotalol （Sot）	12.774	1.31	344 497
Dihydrocodeine （DH）	12.845	1.32	373 146 236
Nadolol （Nad）	13.620	1.40	86 510 409
Codeine （CD）	13.751	1.41	371 178 234
Dipipanone （DI）	14.086	1.45	112 334
Ethylmorphine （EM）	14.166	1.46	385 192 234
Morphine （MO）	14.399	1.48	429 236
Heroin （HE）	16.39	1.68	327 369
Acebutolol （Ace）	16.516	1.70	284 488
Phenazocine （PH）	16.588	1.71	302 378
Labetalol （Lab）	17.427	1.80	292
	17.827	1.83	292
Anileridine （AN）	22.071	2.27	246 91 115
Dextromoramide （MR）	22.302	2.29	100 265 306
Nalbuphine （NA）	22.511	2.31	573 428
Buprenorphine （BU）	29.510	3.03	55 189 273

（六）校正混合物

在每次进行正式分析前，为了调整考察仪器的工作状态，以便能作出重复的可靠结果，我们配制了一组校正混合物。其中包含具有代表性的五种β阻断剂（烯丙洛尔、氧烯洛尔、普萘洛尔、索他洛尔和拉贝洛尔）和 4 种麻醉镇痛剂（哌替啶、美沙酮、可待因和吗啡）以及内标安眠酮。如果发现药物的保留时间和峰形有明显改变，即及时采取措施，调整分析条件，寻找原因，甚至更换色谱柱，以获得能重复的较理想的数据。

第三章 合成类固醇激素

1988 年汉城奥运会上加拿大人本·约翰逊奇迹般地创下 9.79 秒的百米世界纪录，随后从他的尿样中发现了微量违禁药物——康力龙，他的金牌被取消，并被停赛两年，这一惊人的丑闻引起了世界的关注，人们不约而同地把注意力集中在违禁药物及合成类固醇激素这些话题上。

第一节 类固醇激素的药理作用及毒副作用

1935 年，生物化学家拉奎尤因从动物体中分离得到睾酮结晶，不久以后睾酮便被化学合成，人们开始研究睾酮的药理作用，发现它有两种不同作用，一是促进动物体内的蛋白合成，增加肌肉组织力量，即蛋白同化作用，二是促进动物体的第二特征。人们一直试图分离睾酮的这两种生理作用，合成一系列衍生物，这就是合成类固醇药物，这些药物蛋白同化作用有所加强，但是雄性作用却无法根本消除。

蛋白同化激素在临床上主要用于治疗贫血，大手术康复及性功能障碍等症。这主要是利用同化激素的蛋白同化及雄性化作用。许多运动员为了增加身体肌肉组织力量，改善竞技状态，通常在大运动量训练的同时，大剂量（临床用量几百倍）使用而且用药周期长。这样可使运动员身体、心理健康受到严重损害。首先同化激素药物对人体肝功能损害较大，长期使用，可诱发肝肿瘤。

同化激素促发雄性第二特征，引起使用者喉结变大，声音变粗，面部多毛等症状，在许多服用药物的女运动员身上都能观察到上述症状，并且这些症状是不可逆的，即使停药，也不能消除。长期大剂量服用蛋白同化激素会干扰人体自身激素平衡造成躯体内分泌紊乱，引发一系列临床症状，对心血管系统、免疫系统以及心理障碍等研究表明均产生一系列影响，有关的研究仍在继续。

第二节 同化激素的滥用与禁用

同化激素的滥用是目前兴奋剂检测中最重要的控制目的，主要是滥用范围极为广泛，据估计 99% 男子职业健美运动员和 10% 女子健美运动员，75% 的投掷运动员，31% 世界级运动员使用过类固醇激素，由此可见类固醇的使用达到相当严重的地步，在美国黑市交易额每年在 1 亿美元以上，严重损害运动员、青少年的身心健康。从 1976 年蒙特利尔奥运会开始对 5 种类固醇激素进行检查，随着新药的不断发展，类固醇药物及相关化合物越来越多，禁用范围也就逐渐扩大。许多运动员为了逃避药物检查，在体育比赛前一个多月就停用，在比赛时尿中药物浓度已很低，检测难度极大，因此对此类药物的检查成为各兴奋剂实验室水平的标志。

第三节 检 查 方 法

对蛋白同化激素检测主要有两种方法，放射免疫法和气质联用方法。放射免疫法是最初用于同化激素药物的检测方法，其原理是利用抗原抗体免疫反应，首先制备对禁用同化激素药物具有较高选择性的放射性标记的抗体试剂，分析前将试剂加入欲测尿样，遇到违禁药物即与之结合沉淀，分离沉淀并进行放射测试。本节将主要介绍气相质谱联用方法。

一、实验部分

（一）同化激素药物

1．药物化学标准品

Bolasterone：7，17-二甲基睾酮。

Boldenone：脱氢睾酮。

Clostebol：氯睾酮。

Drostanolone2：甲氢睾酮。

Fluoxymelterone：氟羟甲睾。

Furazabol：呋咱甲氢龙。

Mestanolone：17-甲氢睾酮。

Mesterotone：1-甲氢睾酮。

Methendienone：大力补。

Methenolone：1-甲雄烯睾酮。

Methyltestosterone：甲基睾酮。

Nandrolone：诺龙。

Nilevar：乙诺龙。

Oral-turinabol：脱氢氯甲睾酮。

Oxandrotone：氧甲氢龙。

Oxymesterone：羟甲睾酮。

Oxymetholone：康复龙。

Stanozolol：康力龙。

Testosterone：睾丸酮（上海试剂厂）。

（Epitestosterone）：表睾酮（Sigma）。

以上药品除注明者外，均由蒙特利尔兴奋剂实验室提供。

2．药物制剂

Sterabol：氯睾酮乙酸酯，乳针剂，Farmitalia。

Clostebol：Carlo Erba，40mg/2ml。

Danabol：大力补片剂，上海第二制药厂，5mg/片。

Mesterolone：1-甲氢睾酮，片剂，5mg/片，加拿大 INRS-Sante 提供。

Methenolone：1-甲雄烯睾酮片剂 25mg/片，加拿大 INRS-Sante 提供。

Methyltestosterone：甲睾酮片剂 5mg/片，北京制药厂。

Nandrolone：苯丙酸诺龙油针厂，25mg/ml，上海第九制药厂。

Nilevar：乙诺龙片剂，10mg/片，前民主德国兴奋剂检测中心提供。

Oral-turinabol：脱氢氯甲睾酮片剂，5mg/片，加拿大 INRS-Sante 提供。

Oxandrolone：氧甲氢龙片剂，2.5mg/片，前民主德国兴奋剂中心提供。

Oxymesterone：羟甲睾酮片剂，前民主德国兴奋剂中心提供。

Oxymetholone：康复龙片剂，4mg/片，CanadaINRS-Sante 提供。

Stanozolol：康力龙片剂，2mg/片，广州侨光制药厂。

Testosterone：丙酸睾丸酮油针剂，25mg/ml，上海第九制药厂。

没有制剂的药，在志愿者服药实验中，均将化学标准品装入胶囊后服用。

（二）试剂

MSTFA（N-甲基-N-三甲基硅基三氟乙酰胺）：Sigma Co，美国。

TMSI（三甲基碘硅烷）：Aldrich Chemical Co，美国。

二硫代赤藓糖醇：Aldrich Chemical Co，美国。

β-葡萄糖醛酸苷酶：H-2 型，Ⅸ型，Sigma，美国。

Amberlite XAD-2 树脂：100～200 目，Serva，德国。

三乙胺、二氯甲烷：分析纯，北京化学试剂厂出品。

乙酸钠、乙酸、碳酸钠、碳酸氢钠、无水硫酸钠：均为分析纯，北京化学试剂厂。

甲醇、乙醚、丙酮：分析纯，并经二次重蒸处理。

水经过二次重蒸处理。

TMSI 溶液配制：430μl 二氯甲烷加 70μl TMSI，再加 1μl 三乙胺制成溶液，密闭避光冷藏待用。

0.2mol/L 乙酸缓冲溶液（pH 5.2）配制：0.2mol/L 乙酸溶液与 0.2mol/L 乙酸钠溶液逐渐混合，同时用 pH 计监测 pH 值，直至 pH＝5.2。

0.2mol/L 磷酸缓冲溶液（pH＝7.0）配制：0.2mol/L 磷酸氢钾溶液中，逐渐加入 0.2mol/L 磷酸氢二钾溶液，pH 计监测 pH 值，直至 pH＝7.0。

XAD-2 柱制备：将 100～200 目 XAD-2 树脂先以丙酮回流抽提 24h，继以甲醇回流抽提 24h，然后用水洗多次，用水浸泡待用。取小柱（10cm×1.0cm 下置滤板）以 XAD-2 悬浮液装柱，装好后树脂层约高 3cm，用 5ml 水洗后即可处理尿样。

固体缓冲剂（pH＝8.7）配制：将碳酸氢钠、碳酸钠分别研磨成细粉，按碳酸氢钠：碳酸钠 pH＝8:1 比例，配成固体混合物，用 pH 计检验其水溶液 pH 值约 8.7，上述混合物即可装瓶待用。

（三）仪器及设备

气相色谱仪：HP5890A。

质量选择检测器（MSD）：HP5970B。

计算机：HP3000。

化学工作站：59970。

自动进样器：HP7673A。

毛细管气相色谱柱：HP-5。

均为 Hewlett-Packard 公司产品。

热反应器 Reacti-Thelan；吹氮接头 Reacti-Vap，均为 Pierce Chemical Co 产品。

旋涡混合器：上海环球物化仪器四厂。

恒温水浴器：北京医疗设备厂。

往复式振荡器：江西医用设备厂。

旋转蒸发器：瑞士出品。

离心机 LD5-2A：北京离心机厂

（四）尿样预提取

取尿样 3～5ml 于试管中，离心 5min，取上清尿液加入 XAD-2 小柱，以水 5ml 洗涤柱床，然后用甲醇 5ml 洗脱吸附甾体。洗脱液旋转蒸发，于 40℃下蒸出甲醇，蒸干物加磷酸缓冲液 pH7.0（或乙酸缓冲液，视所用酶而定）1ml，加入 β 葡萄糖醛酸苷酶（Ⅸ型或 H-2 型）100μl（相当于10 000Fishman 单位），然后在 55℃下恒温培养 3h（或 37℃；培养 16h），取出后加固体缓冲液约 100mg，调节酶解液 pH 约 8.7，加乙醚 5ml，加上试管盖，于往复振荡器上振荡萃取 10min。离心后，用吸管取出上层醚液，加无水 Na$_2$SO$_4$ 脱水后转移至干净无水试管，用氮气流挥去乙醚，挥干物以甲醇溶解后转入衍生化小瓶。此时加入抗氧剂二硫代赤藓糖醇约 0.1mg，需要时加入内标，继以氮气流挥干甲醇。用氮气吹灌小瓶，加盖密封，供衍生化反应用。尿样的预提取过程参见图 35-3-1。

（五）衍生化反应

上述经预处理尿样，用注射器加入 MSTFA 49μl，TMSI 溶液 1μl，在 70℃下反应 30min，可供 GC/

MSD 进样分析。

如所分析的是药物标准品，将该标准品溶液定量加入衍生化小瓶，同时加入抗氧剂约 0.1mg，用氮气流挥干甲醇，充氮后加盖密封小瓶，按上述相同条件进行衍生化反应。

（六）GC/MS 分析条件

色谱柱：毛细管气相色谱柱 HP-5，17m × 0.22mm × 0.33μm（固定相为交联甲基聚氧硅烷，含 5% 苯基）。

载气：氦气。

柱头压：7psi（50kPa）。

柱流速：1ml/min。

分流口流速：7~9ml/min。

隔垫清洗气：2~3ml/min。

进样口温度：280℃

检测接口温度：290℃。

进样方式：无分流进样。

柱升温程序：起始温度 100℃，停留 1min 后，以 16℃/min 速率升温至 220℃，然后以 3.8℃/min 速率升温至 299℃，保持 6min。

（七）志愿者服药及阳性尿样收集与保存

以健康男性青年为志愿者，给药前先收集空白尿样 1 份，然后给药（给药剂量及方法见表 35-3-3）。给尿后第一天取尿 4~5 次，次日起每日收集晨尿 1 次至尿中甾体消失为止。收集的尿样置于 –20℃冰箱中长期贮存。

（八）同化激素药物标准品的分析、研究

将各药物标准品配制成 1000ng/μl 的原始溶液，取各标准品的该浓度 3μl 进行衍生化反应后，进样 1μl（相当于进样 60ng）于 GC/MSD，以 SCAN 方式分析，得到各甾体药物的 GC 保留时间和质谱图。

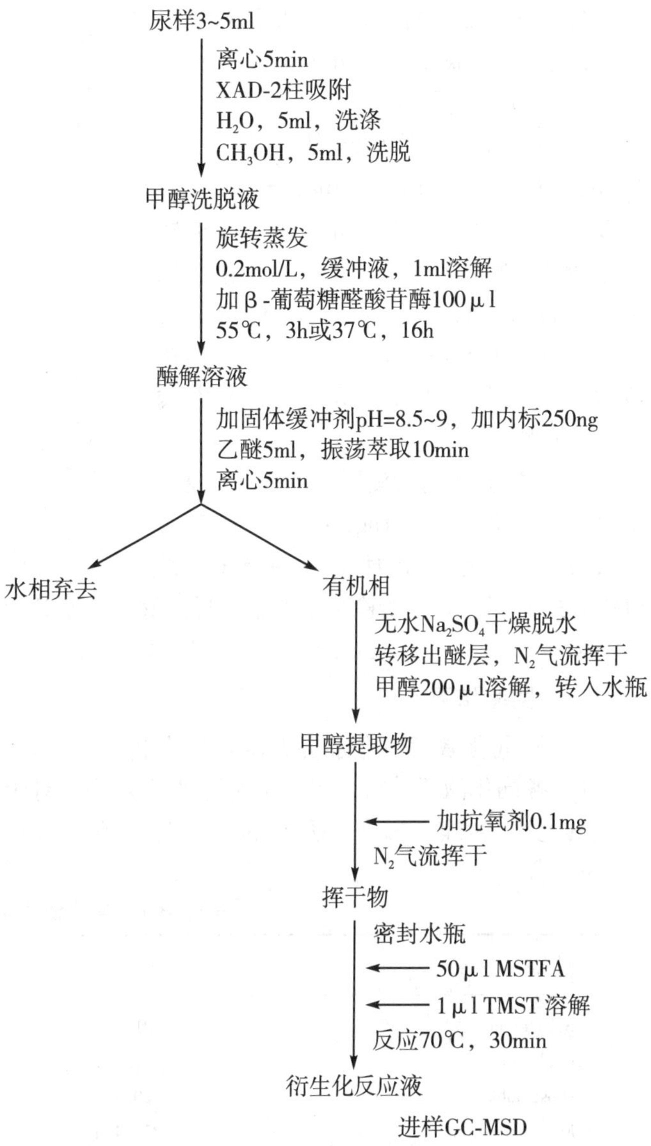

（九）尿中同化激素及其代谢产物的分析、研究

根据前面研究标准品所得各同化激素 GC 保留时间和质谱特征离子，寻找尿样中是否有原型药物排泄；同时，根据同化激素代谢的一般规律，检测可能存在的代谢物，估计它们的分子量及在质谱中裂分后的特征碎片离子。然后从相应的阳性尿的全离子扫描分析结果中，找出代谢产物的色谱峰，并与空白尿分析结果对照，排除内源性杂质的干扰。根据代谢物的质谱特征离子，以选择离子检测方式，对各甾体阳性尿做进一步分析，直至甾体在尿中消失。

（十）睾酮、表睾酮浓度与峰面积比相关曲线

睾酮配成 100ng/μl 溶液（A），25ng/μl（C）10ng/μl（D），表睾酮配成 100ng/μl（B）。取溶液（A）5μl，溶液（B）5μl，放入衍生化小瓶，吹干后依前述方法衍生化后，加入 MSTFA 49μl 及 TMSI 溶液 1μl，使最后浓度为睾酮：表睾酮 = 10：10ng/μl，再分别取上述 4 种溶液衍生化后，睾酮：表睾酮 = 30：10ng/μl，50：10ng/μl，60：10ng/μl，70：10ng/μl，80：10ng/μl，100：10ng/μl。将上述 7 个样品分别进样，每一样品进样两次，以 SIM 方式检测，检测离子 432.4，绘制睾酮与表睾酮峰面积比对浓度比标准曲线（图 35-3-2）。

尿样3~5ml

离心5min
XAD-2柱吸附
H₂O，5ml，洗涤
CH₃OH，5ml，洗脱

甲醇洗脱液

旋转蒸发
0.2mol/L，缓冲液，1ml溶解
加β-葡萄糖醛酸苷酶100μl
55℃，3h或37℃，16h

酶解溶液

加固体缓冲剂pH=8.5~9，加内标250ng
乙醚5ml，振荡萃取10min
离心5min

水相弃去　　　有机相

无水Na₂SO₄干燥脱水
转移出醚层，N₂气流挥干
甲醇200μl溶解，转入水瓶

甲醇提取物

加抗氧剂0.1mg
N₂气流挥干

挥干物

密封水瓶
50μl MSTFA
1μl TMST 溶解
反应70℃，30min

衍生化反应液

进样GC-MSD

图 35-3-1　甾体预提取流程图

（十一）同化激素标准品检测限研究

将各标准品原始溶液进一步稀释成不同浓度，100ng/μl，10ng/μl，1ng/μl，以满足不同进样量要求。

1. SCAN 方式的检测限　对某一标准品，分别进样 10ng，5ng，3ng，1ng，0.5ng，以 SCAN 方式分析，观察各进样量下所获药物标准品质谱图，在质谱仍保持其特征性，即各个特征碎片仍可观察到，并且丰度比基本不变情况下，找出药物最小进样量，以此作为在 SCAN 方式下，该药物检测限。

2. SIM 方式的检测限　对某一药物，分别进样 0.05ng，0.1ng，0.3ng，0.5ng，1ng，3ng，设定该药物特征检测离子，以

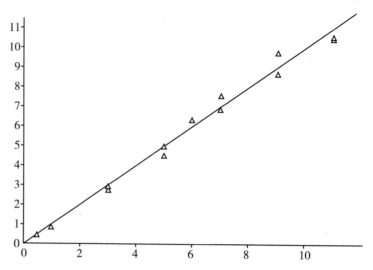

图35-3-2　testosterone 与 epitestosterone 浓度比对色谱峰面积比曲线

SIM 方式分析，观察所检特征离子信号刚好可以辨认出时的药物进样量，以此作为该药物在 SIM 方式下的检测限。

二、实验结果

（一）同化激素药物标准品 GC/MS 分析

1. 各同化激素分析　按前文所述实验方法，对十几种同化激素药物标准品进行 GC/MS 分析，获得它们的色谱、质谱数据。各药物的 GC 保留时间、质谱特征碎片离子总结于表 35-3-1。

表35-3-1　各药物的保留时间和特征离子

同化激素	RT(min)	特征离子
Bolasterone	21.7	460，445（base），355，315
Boldenone	19.8	430，415，329，207（base）
Drostanolone	20.5	446，208，195（base）
Fluoxymesterone	24.4	552（base），462，319，143
Furazaol	24.8	402，398，143（base）
Mestanolone	21.0	448，433，216，143（base）
Mesterolone	20.1	44，8，433，157，141，（base）
Methandienone	21.3	444，339，207（base）
Methyltestosterone	21.6	446，431，356，301（base）
Nandrolone	19.3	418，403，287，194
Norethandrolone	23.0	446，356，300，287（base）
Oral-turinabol	24.8	478，373，240（base），143
Oxandrolone	23.0	378，373，308，143（base）
Oxymesterone	24.7	534（base），444，389
Oxymetholone	25.2	550，535，281（base），143
Stanzolol	27.5	472，457，342，143（base）
Testosteone	20.0	432，417
（Epitestosterone）	19.1	432，417

2. 同化激素甾体 TMS 衍生物质谱裂分模式研究　对十几种甾体 TMS 衍生物质谱进行系统分析、比较（参见表35-3-1），并参考有关文献，可以发现同化激素甾体 TMS 衍生物几种主要质谱裂分模式：

（1）分子离子 M^+ 及（M-15）$^+$ 碎片离子的产生　同化激素甾体 TMS 衍生物一般可观察到分子离子

M⁺，并且它们容易失去甲基（CH₃）、三甲基硅醇（TMS-OH）而形成（M-15）⁺或（M-90）⁺碎片。有些甾体 TMS 衍生物 M⁺或（M-15）⁺碎片离子丰度很高，如 testosterine，此种裂分如下所示。

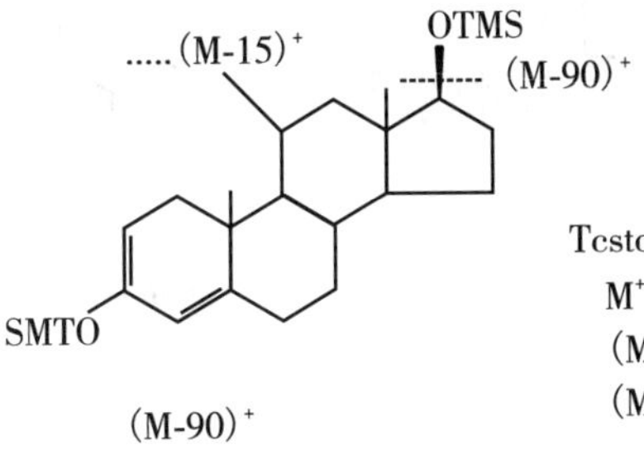

$$(M-15)^+ \quad OTMS \quad (M-90)^+$$

SMTO

（M-90）⁺

Tcstosterone	（m/z）
M⁺	432.4
(M-15)⁺	417.4
(M-90)⁺	342.4

（2）D 环裂解　同化激素甾体 TMS 衍生物常发生 D 环裂分，生成 D 环碎片正离子，此种裂分方式如下示。

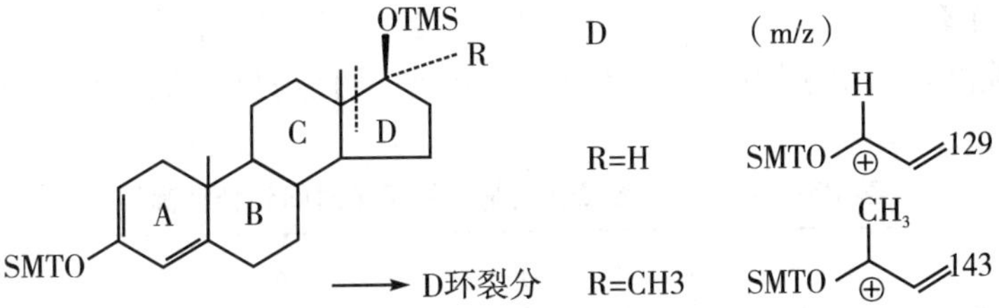

OTMS R　　　D　　　（m/z）

SMTO　A　B　C　D

⟶ D 环裂分　R=H　SMTO⁺ 129

R=CH₃　SMTO⁺ 143

（3）B-C 环裂解　B-C 环裂解也是甾体。TMS 衍生物常见的质谱裂分方式，如下图所示，当甾体 A 环有 3 个不饱和键（包括酮羰基）时，此种裂解产生的 AB 环碎片正离子丰度常很高，如 boldenone 的质谱基峰 m/z 206 即由此产生。

可以看出，同化激素甾体 TMS 衍生物质谱碎片很有规律性、特征性，根据上述一般规律，它们质谱中丰度较高的碎片离子基本都能加以解释并能找到归宿，这些化合物的特征离子和裂分规律，为分析甾体药物及其代谢产物提供了依据，具有重要意义。

（二）各同化激素的研究

大部分同化激素经体内代谢后，主要以代谢物形式从尿中排泄，原型药不出现或出现时间较短。因此在兴奋剂检测中，以检测同化激素代谢物

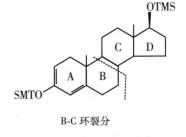

B-C 环裂分

为主，弄清各药物的主要代谢途径，对实际检测具有重要意义。本工作通过对各药物的志愿者阳性尿样进行 GC/MS 分析，发现、鉴定了各药物的许多代谢产物，基本弄清了它们各自在人体内主要代谢途径，现将几种主要代谢途径归纳如下：

1. 在代谢中发生羟基化　同化激素在体内代谢易发生单羟化及多羟化反应。羟化位点因各药物结构不同而有差别，但 6 位是主要易于羟化位点，如 methandienone，oral-turinabol，fluoxymesterone 的 6 位羟化分别是它们各自的主要途径。此外，16 位，12 位也是易于羟化的位点，如 furazabol，oxandrolone，oral-turinabol，stanomlol 等都有 16 位羟化代谢物，oral-turinabol 有 12 位羟化代谢物。

2. 代谢中发生还原　同化激素结构中多数都有双键及酮羰基，在代谢中易发生还原加氢反应。羰基、双键完全被还原分别是 bolasterone，methyltestosterone，norethandrolone，oxymetholone 的主要代谢途径。此外，还有许多药物代谢中只发生部分还原，双键被还原的趋势通常大于羰基，此时，3 位酮羰基常变位到 17 位。

3. 代谢中 3 位羰基变构到 17 位　不少同化激素的重要代谢物由 3 位羰基变构到 17 位产生，如 boldenone，nandrolone，mesterolone 等药物均有此代谢过程，如下式表示：

另外，oxandrolone，methandienone，stanozolol 等药在代谢中，还有 17 位羟基发生差向异构产生的代

nandrolone　　　　　　　　　nandrolone metabolite

谢物。

经过研究，发现同化激素体内代谢较复杂，有许多药物在代谢中上述几种反应同时发生，如部分还原时发生羰基变化，还原同时发生单羟化或多羟化等；此外，药物代谢中存在个体差异，不同受试者服药后，代谢物及其浓度有差别；有些同化激素，在代谢中还可能转变成内源性的甾体激素，对此有待进一步研究。

在代谢研究中，一个药通常可找出多个代谢产物，实际检测可选择其中浓度较大的一个或两个代谢物。表35-3-2列出了检测方法中采用的各同化激素原型或代谢物的GC保留时间及特征离子。

表 35-3-2　各药物或其代谢物的保留时间和特征离子

药物或代谢物	保留时间(min)	组	特征离子
5a-Androstane-17-one（ISTD）	14	1	272 331
Bolasterone Met	20.3	4	449 374 143
Bolasterone Met1	16.5	2	194
Bolasterone Met2	16.4	2	432 417 194
Clostebol	20.5	5	466 451
Clostebol Met	21.0	5	468 453
Drostanolone Met1	17.9	2	448 433 343
Drostanolone Met2	20.7	5	536 521
Fluoxymesterone Met	22.3	5	642 552 447 143
Mestanolone Met	19.3	4	450 435 143
Meaterolone	18.8	3	448 433
Methanedienone Met	23.7	6	532 517
Methenolone	18.7	3	446 431
Methenolone	20.8	5	446 431
Methyltesterone Met	18.8	3	450 435 143
Nandrolone Met1	16.9	2	420 405 315
Nandrolone Met2	16.9	2	420 405 315
Norethandrolone	23.1	6	446 287
Norethandrolone Met1，2	22.8，23.0	6	421 331 245
Oral-turinabol	24.7	7	478 240 143
Oral-turinabol Met	29.2	8	582 315 231 218
Oxandrolone	23.0	6	378 363 143
Oxymesterone	24.8	7	534 444 389
Oxymetholone Met1	25.0	7	550 460 143
Oxymetholone Met2	25.4	8	640 550 460 143

续 表

药物或代谢物	保留时间（min）	组	特征离子
Stanozolol Met1	29.3	9	560 545 254 143
Stanozolol Met2	29.4	9	560 545 254 143
Stanozolol Met3	31.7	9	560 545 254 143
Stanozolol Met4	33.0	10	648 558 254 218
Stanozolol Met5	33.4	10	648 558 254 218
Testosterone	29.3	4	432 417

注：Probenecid 和 Furazabol 也可用此法检测。

根据各药物原型及代谢物的质谱，可推测代谢物的大致结构；按确定的特征检测离子，将志愿者尿样依次分析，确定尿中药物原型及代谢的消失时间（表 35-3-3）。可以看出各同化激素在体内代谢速率是不同的，有些药物的半衰期很短，在尿中仅存留几天，有些则长达十几天。

表 35-3-3 蛋白同化激素志愿者给药及尿药消失情况

蛋白同化激素	单次剂量及给药方法	尿中药物原型或代谢物保留时间（h）
Bolasterone	50mg，口服（1 次）	84
Boldenone	50mg，口服（1 次）	83
Clostebol	20mg，肌注（1 次）	15（以上）
Drostanolone	30mg，口服（1 次）	84
Fluoxymesterone	20mg，口服（1 次）	34
Furazabol	1mg，口服（1 次）	
Mestenolone	40mg，口服（1 次）	38
Mesterolone	25mg，口服（2 次）	108
Methenolone	25mg，口服（2 次）	8d
Mesthandienone	20mg，口服（1 次）	50
Methyltestosterone	20mg，口服（1 次）	68
Nandrolone	50mg，肌注（1 次）	15d（以上）
Norethandrolone	20mg，口服（1 次）	58
Oral-turinabol	10mg，口服（2 次）	48
Oxandrolone	5mg，口服（1 次）	35
Oxymesterolone	20mg，口服（1 次）	6d
Oxymetholone	8mg，口服（2 次）	32
Stanozolol	10mg，口服（1 次）	82
Testosterone	50mg，肌注（1 次）	73

（三）各同化激素药的检测限

由于各同化激素甾体的结构不同，造成其 TMS 衍生物在 GC/MSD 上的色谱行为和检测响应值不同，对它们检测的灵敏度亦不同。

按照前文所述实验方法，对各甾体药物标准品进行检测限研究，SIM 方式分析下，各药物最低检测限由表 35-3-4 列出。

表 35-3-4 各药物标准品检测限（按每份尿样 5ml 计算）

甾体药物	最低检测限（SIM 方式下）	
	进样量（ng）	尿中浓度（ng/ml）
Bolastreone	0.1	1
Boldenine	0.05	0.5
Drostanolone	0.1	1
Fluoxymesterone	0.5	5
Mestanolone	0.1	1
Methenolone	0.5	5
Methyltesterone	0.05	0.5
Nandrolone	0.05	0.5
Nilevar	0.5	5
Oral-turinabol	0.3	3
Oxymrstrrone	0.3	3
Oxmrsterone	0.1	1
Oxymetholone	0.5	5
Stanozlol	0.5	5

（四）睾酮的定量分析

睾酮（testosterone）是人体内源性激素，人体内 testosterone 浓度随个体不同差异很大，因此不能以绝对定量方法确定体内 testosterone 水平限度。但在人体激素代谢中产生一种与 testosterone 互为差向异构的甾体——表睾酮（epitestosterone），在通常人体中 testosterone 与 epitestosterone 浓度比为 1∶1，且不能互相转化。IOC 规定人尿中 testosterone 与 epitestosterone 之间浓度比不得大于 6∶1，以相对定量方法解决了测定外源性 testosterone 的问题。由于这一情况，testosterone 测定比检测其他同化激素更为困难。因为 testosterone 和 epitestosterone FMS 衍生物 m/z432 质谱碎片丰度不完全相同，同样浓度化合物，GC/MS 测定响应值不同。所以，在相对定量测定 testosterone 与 epitestosterone 时，需要得到它们之间浓度与峰面积比相关曲线。制作相关曲线在前面实验部分已介绍，但还应特别注意以下几点：①对可疑阳性样品应做随行校正，所配标准品溶液浓度应与可疑阳性样品中 testosterone 浓度相近；②校正曲线应至少包含两点：一点 Testo/Epit 比可疑样品的高，而另一点比可疑样品低；③标准溶液浓度应准确无误；④仪器重现性要好，样品应重复进样，确保所得数据平行、重复。图 35-3-2 表示一条 testosterone 与 epitestosterone 浓度比对色谱峰面积比相关曲线。

三、尿样的常规检测

（一）检测方法的确立及检测程序

经过对不同甾体药物及代谢物的系统分析研究，我们建立了同化激素药物的常规检测方法。实际检测一般分两步：①筛选；②确证。

1. 尿样的初步筛选 根据不同甾体药物代谢情况，对各药物选择浓度大、在尿中存留时间长的原型或主要代谢物，根据它们 TMS 衍生物的特定色谱保留时间、质谱特征离子，编制对它们的选择离子检测方法，使在特定保留时间内有针对性的扫描在此时间内出峰的禁用药或代谢物的特征离子。如样品在某药特定保留时间上几个特征选择离子都出峰，就可认定尿样为该样品可疑阳性。大量样品经 SIM 逐个筛检，可快速、准确地找出可疑阳性样品，留待确证，其他样品便被排除在外，为阴性样品。表 35-3-2 列出了 SIM 采集方法中采用的各药物或其代谢物的保留时间、质谱特征离子。在计算控制系统，编制好自动数据编辑程序（MACRO），可对样品分析结果自动处理，打出报告；编制的进样程序（Sequence）使批量样品分析达到完全自动化。

2．确证将初筛阳性可疑样品　以 SCAN 方式分析，在全离子流色谱中找出可疑化合物的色谱峰，观察其质谱，与志愿者尿中相应阳性成分比较，如差别很大，可以否定，即不用再做确认；如它们的质谱相符，还需做一步分析。如初筛为可疑阳性，为排除分析中可能引入的干扰，分别取可疑阳性尿样（可根据初选样品浓度情况适当增加尿样量）、空白尿样及志愿者阳性尿样，3 份尿样平行预处理，衍生化，然后，分别进样，以 SCAN 方式分析。

找出可疑样品中可疑化合物的色谱峰的质谱与志愿者阳性尿样中相应成分质谱做仔细比较，若它们的质谱碎片峰一致，并且相对丰度相符，则可最终确认尿样为该药物阳性。

对于浓度较低的尿样，SCAN 不能得到完全质谱时，可用另行编制的对该药物的 SIM 方法做分析。在此方法中，选择检测的代谢物和特征离子都比筛选方法多。将可疑化合物的特征选择离子丰度比与（志愿者阳性）尿中相应阳性成分的选择离子丰度比对照，如可疑化合物与志愿者阳性尿中相应阳性成分，无论在保留时间上，选择离子丰度上都一致，则亦可确认尿样是该药物阳性。

（二）实际检测技术

在未知样品检测中，除上面讨论的对各甾体药物及代谢的检测外，还必须有一些辅助方法，保证分析的准确、灵敏。现将这些方法作一总结：

1．仪器系统的 PERFORM　实验在用 GC/MSD 分析未知尿样前，先注射一混合标准品。TMS 衍生物样品，称其为 PERFORM 样品，以编好的 SIM 方法分析。PERFORM 样品组成和分析采用的选择离子见表 35-3-5。

通过 PFORM 样的分析，可达到几个目的。

（1）检查、调整保留时间　检查 PERFORM 分析结果，看 ISTD 和 Testo，保留时间是否正确（ISTD 14.1min，Testo 20.0min），如有偏差，进行调整。

表 35-3-5　PERFORM 标样组成

标准品	ISTD*	Androsterone	DHEA**	Epitest	Testo	11-OH-An	Stanozolol
进样量（ng）	5	200	20	5	5	20	20
						432	
选择离子（m/z）	331	420, 272	432	432	432	417	472, 457
			417	417	417	522	143

* ISTD：实验中所用内标 5α-androstan17-one；** DHEA：dehydroepiandrosterone。

（2）判断仪器状态和色谱效能　如 PERFORM 样中各标准品色谱响应值低，或色谱峰形不好，可能是仪器状态差，应做相应调整。

（3）判断衍生化反应情况　观察 androsterone 的醚式衍生物和烯醇式产物选择离子色谱峰，如醚式产物高，说明衍生化反应不完全，需检查原因，加以排除。

2．内源性甾体的分析　在尿样筛检方法中，编入一些重要的内源性甾体衍生物的特征离子，同时对这些甾体进行分析，结果有助于了解有关尿样、预处理、衍生化反应的情况，有时可间接帮助判断尿样是否为阳性。检测的内源性甾体主要是如下几种：cis-androsterone，etiocholanolone，DHEA，11-OH-androsterone 和 11-OH-etiocholanolone，以及 testosterone 和 epitestosterone。

第四章　利尿剂及丙磺舒

利尿剂是一类促使肾脏排尿的药物，它主要有 3 类：①强效利尿剂，如依他尼酸、呋塞米（速尿）；

②中效利尿剂，如苄氟噻嗪、苄噻嗪；③低效利尿剂，如氨苯蝶啶、螺内酯（安体舒通）。

从20世纪汞撒利问世以来，利尿剂在临床上一直用于消除水肿，有些药物如氢氯噻嗪可用于治疗高血压等疾病，由于所有利尿剂均严重影响肾脏代谢，多数利尿剂能引起电解质紊乱，造成多种不良反应，如低血钾、低血钠、低血氯、高血钾、高尿酸、高血糖、低血糖等症，出现软弱、疲倦、眩晕、恶心、呕吐、腹泻等症状，强利尿剂如依他尼酸（利尿酸）和布美他尼（丁脲胺），有时可因电解质过度排泄造成突发死亡，这类利尿剂还可引起暂时生及永久性耳聋。

利尿剂在体育运动中使用主要有两种目的：①在一些与体重项目有关的项目中，尽量减轻体重以适合较低级别的比赛，从而获得较好的名次；②服用利尿剂，增加尿量降低服用的甾体激素类及其他药物在尿中浓度以逃避检查。

利尿剂的检测是1988年汉城奥运会开始执行的，检测方法仍不尽完善，主要原因是利尿剂多数为强极性化合物，从强碱、中性、强酸这样宽的范围药物中，找到同时进行测定的方法是极为困难的，目前流行的方法是使用高效液相色谱法进行筛选，然后使用GC/MS确证。这一方法同时适用于苯异妥英、丙磺舒的测定及咖啡因的定量分析。

第一节 利尿剂的高效液相色谱筛选

利尿剂的分析方法有纸色谱法，分光光度法、薄层色谱法、高效液相色谱法。目前国奥委会规定的利尿剂有13种，多数利尿剂为强极性化合物且挥发性差，难以直接利用气相色谱分析，而奥委会要求有质谱数据确证药物的存在，因此对利尿剂的检测分两步进行，即高效液相色谱筛选和质谱确证，下面介绍的是高效液相色谱法筛选。

一、实验部分

（一）药物标准品、制剂及标准溶液

1. 药物标准品

Amiloride：阿米洛利（氨氯吡咪）。

Acetazolamide：乙酰唑胺（醋唑磺胺）。

Hydrochlorothiazide：氢氯噻嗪（双氢克尿塞）。

Chlorthalidone：氯噻酮。

Furosemide：呋塞米（速尿）。

Canrenone：烯睾丙内酯。

Ethacrynic acid：依他尼酸（利尿酸）。

Benzthiazide：苯噻嗪。

Triamterene：氨苯蝶啶。

Bendroflumethiazide：苄氟噻嗪。

Spironolactone：螺内酯（安体舒通）。

Pemoline：匹莫林，苯异妥英。

Diclofenamide：二氯磺胺。

Probenecid：丙磺舒。

Caffeine：咖啡因。

Bumetanide：布美他尼（丁苯氧酸）。

以上药品除咖啡因为卫生部生物制品检定所提供外，均由加拿大蒙特利尔实验室提供。

2. 药物制剂

Amiloride：加拿大。

Acetazolamide：上海信谊制药厂。

Hydrochlorothiazlde：北京第三制药厂。

Chlorthalidone：加拿大蒙特利尔。

Farosemide：北京第三药厂。

Canrenone：加拿大卡尔加里。

Ethacrynic acid：上海黄河药厂。

Benzthiazide：加拿大蒙特利尔。

Triamterene：上海信谊制药厂。

Bendroflumethiazide：天津中央药厂。

Spironolactone：上海信谊药厂。

Pemoline：加拿大蒙特利尔。

DiclofenalTlide：加拿大卡尔加里。

Probenecid：友谊医院。

Caffeine：中央药检所。

Bumetanide：桂林药厂。

3. 药物标准溶液的制备取上述药物标准品5mg，精密称定于5ml容量瓶中，加甲醇溶解并稀释至刻度，放冰箱中备用。

（二）试剂及其制备

1. 试剂

高纯水：用Millipore纯水器制备。

甲醇：色谱试剂一级，浙江黄岩化学实验厂。

乙腈：色谱试剂优级纯，北京防化研究院化工厂。

磷酸二氢钠：AR，天津化学试剂六厂。

磷酸二氢钾：AR，北京红星化工厂。

磷酸氢二钠：AR，北京红星化工厂。

碳酸氢钠：CP，北京化工厂。

碳酸钾：CP，北京化工厂。

醋酸铅：AR，北京化工厂。

磷酸：AR，北京化工厂。

盐酸乙胺：CP，北京化工厂。

乙酸乙酯：AR，北京化工厂。

2. 固体缓冲剂的制备酸性固体缓冲剂 磷酸二氢钾：磷酸氢二钠（99:1，W/W），在玻璃乳钵中研匀，取出少量，水溶解后测其饱和溶液的pH≈5.0。

碱性固体缓冲剂：碳酸氢钠：碳酸钾（3:2，W/W）同上法研匀pH≈9.5。

3. 醋酸铅溶液制备 取醋酸铅5.0g，加新煮沸过的高纯水溶解，滴加醋酸使溶液澄清，再加水使成100ml。

（三）仪器及设备

高效液相色谱仪：HP1090型，配有二极管阵列检测器和自动进样器。

计算机：HP，9000-300型。

绘图仪：HP，7475型。

打印机：HP，Think Jet。

以上均为Hewlett-Packard公司产品。

干热反应器Reacti-Therm、吹氮接头。

Reacti-Vap均为Pierce Chemical Co产品。

旋涡液体高速混合器：上海环球物化仪器厂。

离心机：LD5-2A，北京医用离心机厂。

pH 计（HM-30S 型 TOA Electronics Ltd）；纯水器（Waters Millipore 公司，日本）；往复式振荡器（江西医用设备厂）。

（四）实验条件

1. 分离条件

色谱柱：LiChrosorb RP-18（C18），5μm，200mm×4.6mm，ID。

流动相 A：称 6.9g 磷酸氢二钠和 1.305g 盐酸乙胺，用超纯水溶解后，1000ml 容量瓶定容，用浓磷酸调至 pH = 3.0，G4 垂熔玻璃漏斗抽滤后，冰箱中保存。

流动相 B：乙腈。

梯度条件：

时间	流动相 A	流动相 B
0.01min	88%	12%
6.0min	84%	16%
9.50min	70%	30%
9.8min	55%	45%
20.0min	40%	60%

流速：1.0ml/min。

检测器：二极管阵列检测器，检测波长 275，230，216nm。

柱温：40℃。

2. 药物标准品的 HPLC 分析　吸取上述标准品溶液各 50μl，制成标准品混合溶液，进样 4μl，按上述色谱条件分析，上述 16 种纯品在 20min 内可基线分离，得到各药物保留时间、比保留值（表 35-4-1）及色谱图。

表 35-4-1　各种化合物的保留时间和比保留时间

化合物	保留时间（min）	比保留时间
Amiloride	4.702	0.878
Acetazolamide	5.354	1
Hydrochlorothiazide	6.778	1.266
Caffeine	7.327	1.369
Pemoline	8.436	1.576
Triamterene	9.710	1.814
Diclofenamide	12.064	2.253
Chlorthalidone	12.344	2.306
Furosemide	13.500	2.521
Benzthiazide	14.504	2.709
Bendroflumethiazide	15.499	2.895
Ethacynic acid	16.034	3.006
Bumetanide	16.429	3.069
Probenecid	16.909	3.158
Spironoalctone	19.011	3.551
Canrenone	19.774	3.693

3. 尿样的提取

（1）酸性提取　取尿样 2.5ml 于 10ml 具塞试管中，加入 0.5g 酸性固体缓冲剂，经旋涡液体高速混合器混合后，加入 4ml 乙酸乙酯，横放于振荡器上振荡提取 15min 后以 4000r/min 离心 10min，吸出上清液，加 2ml 醋酸铅溶液，充分振摇后同上离心 5min，取出上清液到 10ml 试管中。

（2）碱性提取　取尿样 2.5ml 于 10ml 具塞试管中，加入 0.5g 碱性固体缓冲剂，经旋涡液体高速混合器混合后，加入 4ml 乙酸乙酯，同上法振荡提取并离心，取出上清液与上述酸性提取物合并，于 50℃ 干热反应器上氮气吹干，加 300μl 甲醇，超声 1min 使残渣溶解，进样 10μl。

（五）回收率测定

于 10ml 具塞试管中加入 2ml 空白尿液，再加入 30μl 上述药物标准溶液（每 ml 尿液中含药物标准品 15μg），按上述提取方法对每种药物分别进行酸性和碱性提取。提取物分别于 50℃ 干热反应器上氮气流吹干，各加 300μl 甲醇，进样 5~10μl；另取一试管同样加 30μl 标准溶液，挥干后直接加 300μl 甲醇，进样 5~10μl 进行色谱分离，以此作为对照，用数据处理机测定峰面积，并依次计算出每种化合物酸提，碱提后的收率见表 35-4-2。

表 35-4-2　各种化合物的回收率

药品名称	回收率（平均值 ± 标准差 n=3）（%）	
	酸性提取	碱性提取
Acetazolamide	74.4 ± 4.2	0
Amiloride	0	39.22 ± 0.43
Bendroflumethiazide	82.22 ± 0.93	83.27 ± 3.14
Benzthiazide	91.50 ± 4.73	97.10 ± 1.85
Bumetanide	90.08 ± 1.9	35.13 ± 2.8
Canrenone	90.1 ± 3.15	91.02 ± 2.92
Chlorthalidone	90.11 ± 0.65	83.13 ± 1.78
Dichlofenamide	94.73 ± 1.86	96.66 ± 1.78
Ethacrynic acid	84.26 ± 3.8	13.98 ± 3.0
Furosemide	93.05 ± 3.36	27.49 ± 0.55
Hydrochlorolthiazide	93.85 ± 0.85	77.4 ± 2.5
Spironolactone	84.87 ± 1.16	97.5 ± 1.21
Triamterene	6.00 ± 0.45	85.74 ± 1.35
Caffeine		81.31 ± 0.46
Pemoline		92.04 ± 3.4
Probenecid	89.16 ± 3.4	43.76 ± 3.15

（六）药物标准品检测限研究

将已制备好的各化合物标准溶液进一步稀释，以满足不同进样量的要求。于 10ml 试管中加入 2ml 空白尿液，并加入不同量的每种化合物的标准液，如前法分别进行酸性、碱性提取，之后进样分析，观察各进样量下所获得的色谱图，找出其最小进样量，并以此作为在该 HPLC 条件下此药的检测限。

（七）志愿者服药及阳性尿的收集与保存

1. 尿样的收集　选择健康的男女青年自愿服药者，按适当剂量给其服药。服药前收集空 A 尿 1 份，服药后收集 0~72h 尿样，记录收集时间和尿量，依上法提取后测定。将其保留时间、比保留值和光谱与其纯品进行比较，排除内源性杂质的干扰，根据其原型药的结构、光谱，推断和观察代谢物，并确定其保留时间和比保留值。这些代谢物的存在，在可检出原型药时，可作为阳性尿的佐证，在找不到阳性尿时，可进一步浓缩尿样，寻找微量原型药，或与 GC-MS 方法配合，进一步探查。

2. 尿样的测定　将服用每一种药后不同时间收集到的尿液同时测定。于每瓶尿液中各取 2 份，每份取 2.5ml，分别进行酸性和碱性提取，合并提取液，同前法进行测定，实验包括以下 4 个部分：①空白尿；②试剂空白（每个试管中加2.5ml超纯水）；③该药物的标准溶液；④所收集尿样。微处理机计算原型药的峰面积，并计算出每ml尿样中原型药的浓度，绘出每个药的药时曲线。大部分利尿剂主要以原型药的形式从尿中排出。

第二节 尿样的常规检测

利尿剂、丙磺舒、咖啡因、匹莫林的检测和其他类型兴奋剂的检测一样，分筛选和确证两步进行。筛选步骤应用高效液相色谱仪，确证用GC-MS仪器进行。

高效液相色谱法是一种高速、高效的分离方法。近些年发展起来的二极管阵列检测器，使该仪器可在色谱峰流出的瞬间，得到色谱峰任何部位的紫外/可见吸收光谱。经微计算机处理后，可输出多个不同监测波长的色谱图、双波长吸收比图、等高线图以及鸟瞰整个色谱分离过程的三维色谱－光谱图，对色谱峰纯度的定性等提供了重要信息。筛选过程主要是将尿样中各组分的保留时间、比保留值，以及紫外光谱图，与纯品的相应值进行比较，如果其中某个色谱峰的保留值和光谱与纯品一致，则将其筛出，进行下一步质谱确证。筛选具体步骤如下：

一、比重、pH值的测定

分别测定每份尿样的比重和pH值，对比重小于1.010及pH值大于7的样品，给予更充分的注意。

二、提取，色谱分离

每份尿样取两份，每份取2.5ml，分别进行酸性和碱性提取，合并提取液后，同上法吹氮蒸干，甲醇溶解后进行色谱分离。进样开始前及结束后要进混合纯品的试样作为对照，以确切掌握在当时色谱条件下，各种药物纯品的保留时间，并以此为依据进行样品检测。在每批样品检测的同时，作空白尿样和试剂空白（以超纯水代替尿样）；以了解试剂、药品、水质等各方面情况，作为分析问题的参考。与此同时取两份每ml含12μg咖啡因标准品的尿样，同法提取进样，根据峰面积的大小，初步确定所测尿液中咖啡因含量。

三、检测

因为只有在每个药的最大吸收波长进行检测，才能有最高灵敏度，为此根据每种药物吸收状况，将药物分成3组，在216，230，275nm 3个波长进行检测。

测定完成后，调出216，230，275nm尿样的色谱图，分别进行检查，如果某色谱峰保留时间和某药品标准保留时间相同，则再调出其光谱图，并与该药品的光谱图进行比较，若光谱图也一致，则作为一个可疑的阳性样品进行下一步确证。

四、讨论

1. 利尿剂是国际奥委会禁用较晚的药物，加之该类药物极性、酸碱性等方面差异大，给检测带来很大困难。目前世界上各实验室都处于边检测，边完善，边改进的阶段，我国实验室的方法初筛即可达到初步定性，之后进一步衍生化并用GC-MSD仪器确证，前后两种仪器两种方法互相印证，保证了结果的准确性。

2. 对pH大于7，比重小于1.010的尿样需多加注意，但不是绝对的，如对强利尿剂丁脲胺就不完全如此，但对上述尿样提起注意还是有必要的。

3. 尿样在提取过程中有些内源性杂质一并提出，这些杂质以及溶剂的末端吸收，以216nm检测干扰较大，而对275和230nm干扰较小，因此在哪个波长检测哪一种药物不是绝对的，有时宁可选择灵敏度较低的波长，减少干扰，以取得更好的检测结果。亦可在不同波长同时检测同一种药物，互相印证。

第三节 咖啡因的含量测定

咖啡因是一种中枢兴奋剂，尤其对大脑皮质有较强的兴奋作用，可使疲劳减轻，提高对外界刺激的感受性，服用较大剂量可兴奋延脑呼吸中枢，血管运动中枢和迷走中枢，因此有些运动员借此来提高比赛成绩。这种药是国际奥委会较早禁用的一种兴奋剂，考虑到许多饮料（如咖啡、茶）及治疗药物中都含有咖啡因，国际奥委会规定运动员尿样中咖啡因含量不得超过 $12\mu g/ml$，因此对超过上述标准的尿样进行准确的咖啡因含量测定是兴奋剂检测的重要内容之一，也是任何实验室通过 IOC 考试的必经之路。

咖啡因分析方法的报道较多，而人体尿液中咖啡因的测定报道较少。如何准确地测定人体尿液中咖啡因含量，如何将咖啡因检测和定量与上述利尿剂的检测相结合，即用相同的色谱柱和流动相进行测定，以简化测定手续，我们进行了多方探索。

一、色谱分离条件梯度条件（其余条件同前）

时间	流动相 A	流动相 B
0. 01min	85%	15%
2. 0min	85%	15%
20. 0min	20%	80%

二、标准曲线的制备

1. 标准溶液　取咖啡因标准品 5mg 于 5ml 容量瓶中，精密称定，加甲醇溶解并稀释至刻度。

2. 取 7 支 10ml 带塞刻度试管，分别加入 2ml 空白尿液，精密吸取上述标准溶液 10、20、24、30、40、50μl 于上述各空白尿液试管中（其中一支为尿空白），加入约 0.5g 上述碱性固体缓冲剂同上法碱性提取，精密取出上清液，氮气吹干后准确加入 600μl 甲醇，溶解残渣，取 10μl 进行色谱分离，于 275nm 进行检测，数据处理机测定咖啡因色谱峰峰面积。以每 ml 尿中咖啡因浓度（$\mu g/ml$ 尿）为横坐标，咖啡因峰面积为纵坐标绘制标准曲线。在 5～20$\mu g/ml$ 间，咖啡因的量与峰面积值为通过原点的直线。并计算出直线方程（$y = ax + b$）。

三、测定方法

取待测尿样 2ml，加约 0.5g 碱性固体缓冲剂，摇匀后加 4ml 乙酸乙酯，振荡提取 15min，离心 10min，精密吸取上清液，于 50℃氮气流吹干，600μl 甲醇溶解残渣，进样 10μl，275nm 检测，微处理机测出峰面积，根据上述直线方程计算含量。

四、提取溶剂及回收率

咖啡因是一种生物碱，在碱性条件下用乙酸乙酯提取有较高回收率。按前述方法提取测定其回收率值为 86.5%，86.1%，86.7%，86.2%，85.8%，86.8%，85.4%，平均 86.2%。

五、讨论

1. 曾实验多种提取溶剂，乙醚易挥发，挥发溶剂时省时，但收率仅 31%，二氯甲烷、氯仿收率较高，但其比重大于水，存在于水相下边，不利于快速分析，故选择了乙酸乙酯。

2. 尿样中咖啡因的确证：先比较样品与纯品的保留时间和吸收光谱初步定性，以后用 GC-MSD 确证。

3. 为排除溶剂末端吸收的影响，我们选择了吸收度较小的 275nm 检测咖啡因，这样可高测定的准确度。

第五章　其他兴奋剂

随着运动员及其支持群体使用药物种类和技术的进步，除以上各章介绍的兴奋剂以外，世界反兴奋剂机构近年不断将运动员使用的或有可能使用的兴奋剂列入禁用药物表。下面介绍近 10 年列入禁用药物表的各类药物。由于涉及的药物检测方法有些尚处于世界反兴奋剂机构的保密状态，故本文只能做一简单介绍。

第一节　肽类激素及其相关物质

肽类激素及其相关物质（hormones and related substances）包括下列物质及其释放因子：

1. 促红细胞生成制剂　如促红细胞生成素（EPO）、达贝汀（darbepoietin，dEPO）、hematide。

2. 生长激素（GH），胰岛素样生长因子（如 IGF-1），生长因子素（mechano growth factors，MGFs）等。

3. 绒毛膜促性腺激素（chrorionic gonadotrophins，CG）及促黄体生成素（luteinizing hormone，LH）。

4. 胰岛素（insulins）。

5. 促皮质素（corticotrophins）。

以及其他具有相似化学结构或相似生物作用的物质。

肽类激素和相关物质包括上述 5 类物质及其释放因子，是当前使用较多的一类兴奋剂，其中的促红细胞生成素可以提高血液中的红细胞浓度，因而可以提高运动员血液的载氧能力，所以耐力项目的运动员常常使用它。促红细胞生成素是研究得最早的造血生长因子，是肾脏分泌的主要激素。它具有促进骨髓中红细胞系的增殖、分化、成熟和释放的作用，正常的促红细胞生成素浓度能维持血中红细胞数和血红蛋白的稳定状态。医学上主要用于治疗慢性肾衰的贫血症。

目前医疗上以及运动员使用的促红细胞生成素是生物工程生产出来的重组促红细胞生成素。重组促红细胞生成素和内源性促红细胞生成素在化学结构上非常相似，仅是氨基酸基本顺序排列上有单个氨基酸的差异。不同的重组促红细胞生成素产品，在糖基化的范围及在糖链的分支程度上各有不同。但这些差异并不影响其生物活性。

据资料，重组促红细胞生成素可以增加运动员跑步的耐力和摄氧能力，血红蛋白含量及血细胞比容也增高，但血容量不变。停止使用重组促红细胞生成素后数周，最大有氧能力回到正常水平。另外有 1 份对 15 名瑞典运动员的研究报告认为，重组促红细胞生成素可以使最大有氧能力提高 8%。

使用重组促红细胞生成素可以使得血黏度增加；肌肉等组织的血液更新困难；肌肉缺氧甚至坏死；脑卒中；心脏病发生几率增加；脑病，癫痫发作、血栓、肌肉感染等；还可导致心脏负担增加，甚至心力衰竭。有证据证明，有多名运动员因使用重组促红细胞生成素而死亡。

促红细胞生成素存在于每一个人的体液中，内源性和外源性促红细胞生成素在分子结构和生理活性上差别很小，用常规的检测手段很难区别外源性和内源性促红细胞生成素，20 世纪 90 年代，这种药物的滥用达到了近乎疯狂的程度。

国际奥委会和世界反兴奋剂机构（WADA）下决心解决这一难题，他们投入了大量的人力物力，进行了大量的科学研究，终于在 2000 年前夕，由澳大利亚、中国等国家参加的利用血液检测促红细胞生成素的国际研究课题取得了成功。这个方法根据使用外源性促红细胞生成素必然会引起人体本身血液参数变化这个原理，由 5 种血液学参数进行统计处理，最后根据大量样品的统计规律，发现某些运动员可能使用了外源性促红细胞生成素。但是由于这种方法是根据多种参数间接得到实验结果，虽然可以高度怀疑运动员使用了外源性促红细胞生成素，但仍不能给出最后的结论。由于血液学参数发生重大变化会给运动员参加比赛带来身体上的潜在危害，所以，血液检测不合格的运动员会因为健康原因而被国际奥委会取消参赛资格。

就在悉尼奥运会的前夕，法国兴奋剂检测实验室发明的利用尿样检测外源性促红细胞生成素的方法也获得了成功。根据这种方法给出的结果，从此以后，检测人员可以准确地区别外源性和内源性促红细胞生成素。这之后，世界不少国家相继检测出使用促红细胞生成素的运动员从而受到处罚，使用促红细胞生成素的现象得到有效遏制。

这种检测方法基于以下原理：天然的或重组的促红细胞生成素实际上是带有不同电荷的一组异构体。带有不同电荷的异构体的酸碱性有差异。重组促红细胞生成素检测的原理正是基于带不同电荷的异构体的分离。

检测步骤简述如下：一定体积的尿样通过两步超滤，浓缩 500～1000 倍。根据带电荷的不同，促红细胞生成素在等电聚焦电泳上分成不同的异构体区带。通过采用对促红细胞生成素专一的抗体、利用两次印记技术（double-blotting），将干扰测定的蛋白质去除。这样，就可以通过化学发光法结合凝胶成像法来检测不同的 EPO 异构体。

目前，重组促红细胞生成素已经有了第三代产品，这三代产品都具有不同的异构体分布。因而都可以利用上述方法进行分离鉴定。本方法的缺点是检测周期长、实验费用高、对人员操作要求严格等。目前这种方法还在不断完善中。

另一种著名的肽类激素是生长激素（hGH）。生长激素是腺垂体分泌的能促进身体生长的一种激素。生长激素能通过促进肝脏产生生长素介质间接促进生长期的骨骺软骨形成，促进骨及软骨的生长，从而使躯体增高。生长激素对中间代谢及能量代谢也有影响，可促进蛋白质合成，增强对钠、钾、钙、磷、硫等重要元素的摄取与利用，同时通过抑制糖的消耗，加速脂肪分解，使能量来源由糖代谢转向脂肪代谢，因而它具有促进蛋白合成和脂肪代谢的作用。生长激素经常被力量型运动员使用。经常使用生长激素可以导致巨人症、面貌粗陋、皮肤粗糙、颌骨增厚、肢端肥大等；还可导致糖尿病、关节炎、肌病、末梢神经病、心脏病等。

内源性生长激素包含了许多不同分子量的同功体，其分子量分别为 22kD、20kD、5kD 等。但是重组生长激素目前只有 22kD 一种。分别测定人体血液中 22kD 的生长激素浓度以及总生长激素浓度就可以区分运动员是否使用了外源性的生长激素。

由一家德国公司开发的人生长激素化学发光检测法是由不同的两种免疫发光测试试剂盒组成，能定量检测血清中重组生长激素以及垂体分泌的内源性生长激素。对于不同的测试，分别采用对抗原生长激素具有不同亲和力的两种特异的单克隆抗体。对于重组生长激素测定，包被于试管内表面的抗体与单体的 22kD 分子优先结合；对于垂体生长激素测定，包被于试管内表面的抗体与垂体生长激素优先结合。示踪抗体上标记有发光物质。根据标准品浓度所对应的相对发光单位值，按 Log-Log 进行对数坐标转换，根据回归方程可计算出浓度对数值，再求其反对数，即得出浓度结果 ng/ml。

如果初筛试剂盒的实验结果得出的重组生长激素与垂体生长激素的比值超过世界反兴奋剂机构的规定，则需要进行确证实验，确证实验使用与初筛实验不同的试剂盒进行，如果确证试剂盒给出同样结果，则可证明此血样阳性。

第二节　β_2 受体激动剂

所有 β_2 激动剂（β_2 agonists），包括 D-型和 L-型异构体均禁用。因此，根据用药豁免国际标准中相关章节规定，当吸入使用福莫特罗（formoterol），沙丁胺醇（salbutamol），沙美特罗（salmeterol）和特布他林（terbutaline）时，需要治疗用药豁免。

若尿中沙丁胺醇（游离和葡糖酸苷的总和）浓度超过 1000ng/ml，即使得到用药豁免批准，该样品也将视为阳性结果，除非该运动员通过受控的药代动力学观察，证明此不正常结果是由治疗性使用吸入的沙丁胺醇所致。

β_2-受体激动剂为非儿茶酚胺类药物，均为多取代的苯基 β-乙醇胺，此类药物对支气管、子宫和血管平滑肌 β_2-受体有较高的选择性激动作用，并能有效地解除支气管痉挛，在临床上是治疗支气管哮喘，喘息性支气管炎，肺气肿等疾病的主要药物。β_2-激动剂的代表药物有特布他林、沙美特罗、沙丁胺醇等。这类药物对神经系统的具有兴奋作用以及在过量使用时会产生蛋白同化激素的作用，所以会被运动员使用。

这类药物的副作用有心率快、骨骼肌震颤，低血钾等，当用作蛋白同化激素时产生和蛋白同化激素类似的副作用。

这类药物的测定方法主要是气相色谱－质谱法和液相色谱－质谱法。液相色谱－质谱法主要测定步骤如下：尿样经 β-葡萄糖苷酸酶酶解、Bond Elut-Certify 小柱提取后，采用 C18 液相色谱柱分离，以（A）

0.01mol/L 甲酸铵缓冲液（pH3.5）-（B）乙腈为流动相进行梯度洗脱，洗脱程序：0min 时，A 为 95%，B 为 5%；8min 时，A 为 45%，B 为 55%；13min 时，A 为 10%，B 为 90%。并保持 6min。通过液相色谱-质谱以选择离子监测（SIM）方式检测，药物的检测限为 0.1～60.0μg/L。

第三节　糖皮质激素

所有糖皮质激素（glucocorticoid）禁止口服、静脉注射、肌注或直肠给药。糖皮质激素，又叫糖皮质类固醇，是肾上腺皮质中束状带分泌的一类甾体激素，主要为可的松、氢化可的松等，具有调节糖、脂肪、和蛋白质的生物合成和代谢的作用，还具有抑制免疫应答、抗炎、抗毒、抗休克作用。

糖皮质激素不仅包括具有上述内源性物质，还包括很多经过结构优化的具有类似结构和生物活性的人工合成药物，目前糖皮质激素类药物是临床应用较多的一类药物。外源性糖皮质激素能兴奋运动员的中枢神经系统；提高运动员在比赛中的注意力并使得运动员在力量和耐力比赛项目中提高成绩。代表药物有泼尼松、泼尼松龙、甲基泼尼松龙、去炎松、地塞米松、倍他米松等。这类药物的副作用有：升高血糖、利尿、诱发精神病和癫痫发作、肌无力、降低肺功能，并诱发呼吸衰竭、骨质疏松、消化性溃疡等。长期服用还可以形成特异的"满月脸"、"水牛背"。

糖皮质激素的检测：从化学结构上来讲，糖皮质激素极性大、沸点高，如果采用 GC/MS 方法进行分析，则必须使用采用化学衍生化的方法，而且衍生化需要比较强烈的条件，比如密闭、高温、时间长等。即便如此，采用气质联用的方法仍难以达到世界反兴奋剂机构所要求的检测范围及灵敏度。所以，目前世界各国兴奋剂检测实验室一般采用 LC/MS 或 LC/MS/MS 联用的方法进行检测。尿样经过酶解，再碱性缓冲体系中使用叔丁基甲醚提取，然后使用 C18 液相色谱柱配合甲酸铵/乙腈体系进行分离。分离后再使用多重离子检测模式进行二级质谱分析。

第四节　激素拮抗剂与调节剂

激素拮抗剂与调节剂（hormone antagonists and modulators）包括：

1. 芳香酶抑制剂（aromatase inhibitor）　其药理作用是阻止人体内雄激素向雌激素转化的生物过程。医学上使用芳香酶抑制剂是通过抑制芳香化反应而降低雌激素的产生从而对激素依赖性乳癌以及绝经后乳腺癌患者有良好的疗效。代表药物有：阿那曲唑、来曲唑、氨鲁米特、依西美坦、福美坦、睾内酯等。运动员使用这类药物主要是使人体保有更多的雄性激素，达到强壮的目的。

2. 选择性雌激素受体调节剂（selective estrogen receptor m、modulator, SERM）是具有多种类型化学结构的化合物，能在人体不同组织中发挥不同的雌激素激动或拮抗作用，医学上用于预防和治疗绝经后骨质疏松症及椎体骨折。运动员使用这类药物主要是利用这类药物的抗雌激素的作用。可以使得人体表现出雄性化的效果，从而增强竞技能力。代表药物有：那洛西芬、他莫昔芬、托瑞米芬等。

3. 其他抗雌激素作用物质（other anti-estrogenic substances）　代表药物有：氯米芬、环芬尼、氟维司群等。

4. 调节肌抑素功能的制剂（agents modifying myostatin functions）　主要指肌抑素抑制剂。肌抑素能抑制人体内肌原性细胞的增殖和分化，最终表现为肌肉组织和肌肉量减少。而肌抑素抑制剂能抑制这种作用，从而使得人体肌肉组织出现超出正常性的增长。

上述 4 类药物的检测除第 4 类以外可以参考本书的蛋白同化激素的检测方法，第 4 类药物的检测方法尚处于研究阶段。

第五节　大麻（酚）类

大麻（cannabinoids）为桑科一年生草本植物，雌雄分株，是人类最早种植的植物之一。大麻的茎、杆可制成纤维，籽可榨油，是中国古代重要的纤维作物兼食用作物。大麻现遍及全球，有野生、有栽培。大麻类物质具有镇痛、镇静、抗痉挛、抗呕吐、抗青光眼以及抗高血压等多种药理作用，可以治疗肠燥便秘，热淋，消渴，月经不调，疥疮，癣癞、痛风，游痛症，淋巴结肿大，关节炎，黄水疮等，是良好的药材。

然而，大麻又是世界范围内著名的毒品。大量或长期吸食，会对人体造成严重损害。主要包括引起精神障碍、损害记忆和行为能力、破坏机体免疫系统等。还可以引起气管炎、咽炎、气喘、咽喉水肿、癌症等疾病。吸食大麻会给运动员造成欣快感以及超越现实的想象，短时间内提高某些运动能力，因而有时被运动员使用，但长期使用会影响运动协调功能。

大麻类物质的检测方法可以参见蛋白同化激素的检测方法。

第六节　禁用方法

M1．提高输氧能力（enhancement of oxygen transfer）

以下方法禁用：

1．血液兴奋剂　包括使用自体、同源或异源血液或使用任何来源制成的血红细胞制品。

2．人为提高氧气摄入、运输或释放的方法　包括但不仅限于使用全氟化合物、乙丙昔罗（efaproxiral，RSR13）及经修饰的血红蛋白制剂（如以血红蛋白为主剂的血液替代品，微囊血红蛋白制剂等）。

上述方法既是所谓的血液兴奋剂，属于兴奋剂禁用方法之一，血液兴奋剂是指非治疗性使用自体或异体血液，或使用任何生物来源制成的血红蛋白制品，通过静脉注射红血细胞或含有红细胞的血液制品或血红蛋白制品来达到增加机体携氧量目的的方法。给运动员使用血液、红细胞、基于血红蛋白的氧载体，都属于血液兴奋剂的检测范围。

输血或输入血液制品会引起人体内的血液体积突然增加，导致血压升高，心脏负担增加，循环系统负荷骤增，极易出现心力衰竭或代谢性休克等。同时还会引起皮疹、发烧等过敏反应、急性溶血性反应、发热或黄疸病症等。容易感染病毒性肝炎、艾滋病等传染性疾病。

目前血液兴奋剂的检测包括异体血液回输检测和新型携氧剂的检测。

异体血液回输检测是基于以下原理：人类红细胞表面存在多种血型抗原，这些抗原的表达决定于遗传基因。对于同一个体，体内所有红细胞表面血型抗原的表达都是一致的。即使是异卵双胎的个体，红细胞表面血型抗原或多或少都有差别。这样，通过抗原抗体反应，用荧光素标记红细胞上表达的血型抗原，经过流式细胞仪得到细胞的直方图。就可以利用抗体将不同血型抗原的细胞区别开来。

新型携氧剂的检测主要基于使用这些制品后，血清的颜色会发生变化，通过分光光度计进行比色分析即可筛选出可疑样品。然后，可疑样品再使用LC/MS或LC/MS/MS的方法加以确认。

M2．化学和物理篡改（chemical and physical manipulation）

1．在兴奋剂检查过程中，篡改或企图篡改样品的完整性和合法性的行为是禁止的。包括但不仅限于：导管插入术、置换尿样和/或变更尿样。

2．静脉注射禁用，但在外科手术、急救或临床检查等情况下可以使用。

M3．基因兴奋剂（gene doping）

转移细胞、遗传元件或使用细胞、遗传元件、药理学制剂等手段，以调控可以提高运动能力的内源性基因的表达。这些手段是禁止使用的。

禁止使用过氧化物酶体增殖物激活受体δ（PPARδ）激动剂（例如 GW1516）以及 PPARδ-磷酸腺苷（AMP）-激活蛋白激酶（AMPK）轴激动剂（例如 AICAR）。

基因是 DNA 分子中含有特定遗传信息的一段核苷酸序列，是遗传物质的最小功能单位。通俗来讲，基因兴奋剂是指将携带某种信息的基因注入人体，通过改变人体细胞中的遗传物质，从而使机体细胞在人体的特定部位产生超量的肌肉、骨骼或其他天然物质，从而增进人体的运动能力。近年来，基因工程在动物实验中取得了重大进展，得到了一些有价值的结果，例如通过病毒携带的方法，将胰岛素样生长因子（IGF-1）注入小鼠体内，可以使其肌肉增强 15%~30%，即使在不运动的小鼠中也能达到如此效果。这些类似的结果在北京奥运会以前通过媒体的转载和不断夸大，给很多人造成一种印象：2008 年奥运会上会有经过基因改造的运动员出现在赛场上，而兴奋剂检测人员对此束手无策。

　　事实上，通过大量的文献和分析，大多数科学家认为，这种实验还停留在动物实验的初级阶段，要用到人体上并提高运动员的运动能力还需要相当长的时间。所以可以判断说，今后几年之内，运动会上出现"基因运动员"的可能性是微乎其微的！与此同时，有关基因兴奋剂的检测的研究也在紧锣密鼓地进行，而且已经取得部分进展。

结　束　语

　　体育运动中滥用药物目前是一个世界性的问题，国际奥委会医学委员以及世界反兴奋剂机构会及三十几个国家的兴奋剂检测实验室均不遗余力地为控制药物滥用进行着系统的研究工作，新的药物或化合物的发现，新的生理、生物技术的采用均使得兴奋剂的控制与反控制斗争更加激化，禁用药物每年都有新的变化，同时，每年均出现新的检测方法。这需要广大药理工作者与化学工作者紧密合作，为促进奥林匹克精神的纯洁，为保障运动员身心、身体健康做出共同努力。本篇是根据中国兴奋剂检测中心全体同仁的工作基础编写的，在此特以说明，并表示感谢。

（徐友宣　何秀峰　周同惠）

第三十六篇　新药研究开发过程及有关原则、技术与方法

第一章　概　　述

药学科学的主要任务是研究、发现、开发可预防、诊断、治疗疾病、促进身体健康、延缓衰老的药物，并揭示药物在体内的命运、药物与体内生物大分子及病原体相互作用的规律。

药理学研究的任务主要有三个方面，一是阐明药物与机体之间的相互作用，包括对已经应用到临床的药物和还没有应用到临床的新药，指导临床科学合理用药，提高药物治疗的疗效和医疗水平；二是促进生命科学的发展，提高人们对生命生理病理药理过程的认识；三是以药物发现为核心的新药研发，也是药理学理论研究在实践中应用的重要方面，是药理研究人员的重要任务。

药物在人类自身生存、繁衍、卫生保健和提高人口素质工作中起着十分重要的作用，也是人类文明史的一个重要组成部分。许多发达国家制药工业是支柱产业，有高附加值和高利润的特点，可以产生巨大经济利益，即使世界处于经济危机经济萧条不景气时，制药工业仍一枝独秀、蒸蒸日上。这是由于药物关系到人类身体健康和社会的发展和稳定，保障人们身体健康和社会稳定发展，形成了对药物的需求，尤其是对创新的高效低毒药物的需求永远不会满足。

另一方面，新药开发是一项艰辛的、昂贵的工作，要冒很大风险。例如，发达国家从最初筛选得到的 10 000 个有希望的化合物中，只有不到 10 个可进入临床研究，而最终只有 1 个可以最终获得批准上市，研发时间可能需要 10 ~ 20 年，需要费用从 8 亿到 17 亿不等。

因此，新药研发是一项具有挑战性的工作，是一项多学科交叉、多技术集成的研究领域，是直接关系到人民健康和社会发展的科学学科，也是直接关系到经济建设和经济发展的产业。

尽管当前药物创新面临多方困难，但国家对发展新药的重视和支持不断增强。只要遵循药物研发的规律，扎实工作，在现有科技条件下，通过创新思维和创新技术，经过科学合理的规划和协调，就有可能提高新药发现的命中率，缩短新药研发周期，研发出更多更好的新药。

随着科学的发展和技术进步，新药研发的过程也在悄然发生着变化，人们对新药的要求和评价的标准也在不断变化和提高，准确把握科学发展的规律和药物研发的科学内涵，是在新时期进行新药研发的基础。

从新药研究方法来看，传统的研究过程通常是起自于针对疾病的药效药理作用，通过化学结构优化研究、作用机制研究、安全性和代谢特性的研究，然后进入临床研究。这条途径已经取得成熟的经验和成功的效果，目前临床应用的药物绝大多数是属于这种方法发现的药物。但是，这种方法毕竟有一定的局限性，尤其是在一些疾病的主要症状相关生理、病理变化作为评价药物药理作用的指标不能满足药物发现的要求时，这一途径处于新的探索阶段。而以高通量药物筛选为代表的新药发现模式作为新的药物研发的起点，已经受到广泛的认可和普遍的应用。但是，由这一起点开始的新药研发过程目前仍然是一种新的尝试，仍有许多问题还没有成熟的解决办法，因此，在现阶段进行艰难的探索是十分必要的。

从理论的角度来分析，新药研发的过程也发生了巨大的变化，药物作用的理论更加丰富，药物作用的途径更加复杂，需要研究内容也就更多。尤其是在新的理论指导下形成的新药，后期评价的任务也就更加繁重，而且将面临新的需要探索的课题。

从技术层面分析，新药的研发更是进入了新的发展时期，多种技术方法广泛应用到新药研发过程中，为新药研发提供了重要的技术手段。但是，我们必须清醒地认识到，药物的研发必须遵循自身的科学规律，在新技术新方法应用的同时，必须把握科学的标准和要求，技术方法的先进与否，并不能反映出最终结果的优劣，对药物研究尤其如此。

从多新药的要求来看，随着社会的发展和人们对健康的重视，对药物的要求也在迅速提高，这种需求最突出的表现是权威审评和审批机关的评价标准，评价标准是否可以反映出社会和人们的需求，是影响药物研发的关键的环节。上世纪初以来，美国食品药品监督管理局准确把握了药物需求的发展方向，引导着世界药物研发的方向。随着科学的发展，在新的时期，药物研发正迫切需要新的方向的引导。

此外，药物研发在还要符合成本效益（cost-effective）原则，这也是新药研发的重要内容，是研究人员必须考虑的问题。

因此，本篇根据目前新药研究的科学规律，简要介绍新药研发过程及其与药理学相关的要求。主要包括药物发现，药物临床前药理学研究和药物临床研究等方面的内容。

第二章　药物发现

药物发现是指化学物质研究相关科学与生物科学相结合，运用各种有效手段筛选出有潜在治疗疾病作用的药物的过程，如果这个化合物经进一步的生物和化学鉴别后仍表现出很好的前景，它就成为一个先导化合物。

药物发现是寻找和认识各种物质药用价值的过程，具有药理活性的物质多种多样，在未知世界中发现这些物质需要进行大量工作，而真正发现这些物质与其他发现过程一样，必然存在极大地随机性和偶然性，这一特点就决定了在药物发现过程中必须进行大量筛选，一般来讲，筛选的样品越多，发现有价值药物的可能性就越大。

但是，单纯的盲目筛选是不能发现新药的，在筛选过程中还需要一定的理论指导，通过应用多方面知识，捕捉多方面信息，采用简便、灵敏、可靠、特异的技术，才能正确评价筛选结果。故药物发现包括样品获得，模型建立、药物筛选，正确的实验设计和理论指导等多方面的内容。

根据药物发现的科学规律，目前采取的药物发现的基本策略有两种，把我这两种基本策略，对于指导新药发现是具有重要意义的。药物发现的两种基本策略是：一是以化合物为中心的药物设计策略，二是以靶点为中心的药物设计策略。后一种策略是目前应用更为普遍的模式。

第一节　以化合物为中心的药物设计

一、化学成药

化学工作者凭借有机化学、立体化学等知识和技能，借助多种光谱技术，理论上应能合成出千千万万各式各样的化合物，不仅小分子化合物，就是结构非常复杂的蛋白质、多肽如胰岛素等等都能合成出来。

经过几十年的发展，新化合物仍不断地涌现，至今仍未枯竭。可以说，化学合成过去是今后也将是药物发现的主要来源，化合物如何变成药物呢？

第一，需大量合成结构类型多样的化合物，合成的化合物越多获得药物的机会也就越多，国际上的大制药公司每年合成的化合物少者数千，多者几万几十万，目的就是为了具有更多发现新药的机会。

其二，根据基础研究得出的新理论、新概念来设计和合成化合物，例如消化道溃疡的治疗，主要是抑制胃酸分泌，基础研究发现无论组胺、乙酰胆碱或其他化学介质兴奋胃黏膜细胞质，作用于一种酶

——氢钾离子腺苷三磷酸酶（H^+-K^+-ATPse），该酶便将细胞内的氢离子与细胞外钾离子交换，于是氢离子被转运到胃腔内与氯离子形成盐酸即胃酸，因此这酶又称为质子泵，如果抑制质子泵就能阻止氢离子与钾离子的交换，不能形成胃酸，根据这一思想去合成质子泵抑制剂，终于发现奥美拉唑（omeparazole）有很强的效果。再如体内调控血压功能之一的系统是血管紧张素系统，血管紧张素原经血管紧张素转化酶转化形成的血管紧张素有强烈的收缩血管和升高血压作用，肾脏功能失灵，血管紧张素Ⅱ过量，也有形成高血压的可能，根据上述原理，找到一系列血管紧张素转换酶抑制剂如卡托普利（captopril），依那普利（enalapril）等是有效地降血压，已在临床广泛应用。

第三，化学合成与生物学测定紧密结合，从构效关系获得的信息来指导化合物的合成，这一做法可用较少的化合物来获得较理想的药物。

第四，尽管已采用多种模型和方法来筛选化合物，但某一功能往往被漏掉，通过广泛的临床应用，有可能发现预想不到的新用途，典型的事例如西地那非（sidenafil）原用于治疗心脏病，因为效果不佳，拟终止临床实验，但病人反映阴茎勃起，根据这一发现，最终发展成国际上第一个壮阳药（中国称之为伟哥），赢得了巨大的经济效益。

二、天然产物

在药物发展的最初阶段，药物很多是从植物、真菌或其他微生物中分离得到。例如，青霉素是弗莱明观察培养皿中青霉菌培养液能抑制细菌生长时发现的；已转化为成功药物的其他天然产物包括吗啡、紫杉醇、地高辛、利血平、链激酶等等。

天然产物作为潜在药物的一种来源具有很大优势。首先，植物、海洋生物、土壤微生物资源丰富，取之不尽用之不竭。第二、天然产物中所含成分及其结构种类繁多千差万别。新型结构往往孕育新的生物活性，也为化学合成提供新思路。第三，从天然资源中分离一个化合物比直接合成一个化合物要简单些，天然产物作为简单合成的起始物也是可行的。第四，从天然产物发现活性的可能性化合物的机会大，也即天然产物具有生物活性合理的可能性。最后要强调的是，许多传统医学的主要治疗手段就是天然产物，它们应于人体有数百年数千年的经验，为发现新药提供了十分有利的条件。

天然产物的研究也存在一些问题，分离一个天然成分尤其是水溶性成分、微量成分，跟其他成分分离开来，常常要付出很大努力，而且不一定成功。虽然天然产物比许多合成化合物更可能具有生物活性，但是很难预测什么样的测试系统更为合适、即使发现一个天然产物有药理活性，但多数往往活性较低，需要花费很多时间去分离和修饰，从这些问题不难看出，要发展天然产物应采用最先进的设备和技术提高分离纯化效率、要建立更多适于检测天然产物活性的模型和方法而不能全盘照搬西药检测系统，从结构修饰和改变剂型也很必要。

三、仿生药物

从人体、动物、微生物中分离具有治疗作用的内源性物质已有很长的历史。例如，激素是一类协调生理过程和细胞代谢过程的具有治疗作用的调节因子，也是最早临床使用的内源性物质。例如，胰岛素、缩宫素、性激素、肾上腺皮质激素等。又如，受体的天然配体作为药物研发的起点，如治疗帕金森病的左旋多巴胺，治疗糖尿病的胰岛素，一个受体的天然激动剂，也可作为骨架进行结构修饰，以改变化合物对受体的亲和力。

随着分子生物学的进展，20世纪70年代生物技术发生了巨大变化。1973年成功地建立了重组DNA技术，1975年建立了单克隆抗体技术，随后人类基因组学、功能基因组学、蛋白质组学、生物信息研究的进展和转基因功能与植物、蛋白工程，抗体工程和生物芯片等技术的建立和取得的重大突破与进展，为仿生药物，生物技术医药开拓了一个新领域，产生了新型技术产业。

自1982年10月第一个生物技术药物人胰岛素获美国FDA批准，1983～2000年国际上已有116种生物技术药物投放市场，169种获准进行Ⅲ期临床实验，种类包括活性多肽、蛋白质、单克隆抗体、抗菌肽药物（靶向杀伤肿瘤细胞的重组药物、抑制血管新生的重组抗癌药和抑制肿瘤药物等）、神经营养因子等等。从以上介绍，运用顶尖新技术研究仿生药物具有何等重大意义？实际上它已成为新药开发中的一个主力军。

第二节 以靶点为中心的药物设计

在以靶点为中心的药物发现过程中，研究者使用某种已确认的生物化学获分子靶点来寻找候选化合物，这种方法有很多优点。第一，如果靶点与疾病病程有关，一个候选化合物成功地与该靶点相互作用，则它有相对高的可能性具有好的药理活性。其二，因为靶点已知，或许更容易设计出能够针对某媒介物与靶点作用的检测法，也可能由于病程太复杂很难从制备的组织或细胞中观察到病理变化，但可测定某种药物作用于某种已知的与该疾病发病机制有关的酶则相对容易，随着对疾病发病机制的不断了解，以靶点为中心的药物发现方法已变得越来越成功，很多新药也是通过这一方法被发现的，HIV 蛋白酶抑制剂如利托那韦就是一个通过以靶点为中心的发现的著名例子。

一、高通量筛选

药物研究一般可分为 3 个阶段：药物发现、临床前研究和临床研究。药物发现是药物研究的关键环节，它不仅决定药物之有无，也决定药物研究的成败和药物的质量。药物发现需要筛选，即对可能成为药物的物质进行药用价值的评价，根据药物发现的规律，筛选的样品越多，发现新药的可能越大，这就要求增加筛选的速度和规模，药物相关学科和技术的进步使得高通量筛选技术应运而生。

（一）高通量筛选的基本条件

1. 有足够数量的样品而且样品有较高的质量，样品有多样性　高通量筛选不是对样品逐个筛选，而是对大量样品进行药理活性检测，目前有可能达到日测数万至几十万样品，甚至更多。

2. 筛选方法和模型　它们是判断样品活性的技术关键，要求方法灵敏、特异、简便、快速、尽可能少出假阴性阳性。由于样品有不同的活性，一个样品有可能存在多方面活性，所以要采用不同的模型对同一样品进行多方面筛选，此即"一药多筛"。目前采用的筛选模型是体外微量实验方法，主要是分子和细胞水平的方法而不是传统的动物实验或组织器官实验方法。

3. 实际操作　高通量筛选的操作过程是计算机或机器人控制的自动化操作过程，这样做可以极大地减少人工误差，提高工作效率。

4. 结果分析　由于高通量筛选规模大，在筛选过程中产生的数据是大量的必须借助计算机强大的数据处理能力应用相关的专业知识，准确评价筛选结果。

5. 建立样品库　高通量筛选是针对大量样品的大规模筛选，保持有供应足够量的样品十分重要，供筛选的化合物要求有一定纯度，一般要求化合物纯度达到 90% 即可，样品库实际上包括样品实物库和样品信息库，前者要有效储存密闭、低温、干燥、避光的条件，使在一定时间内保证化合物性质不发生变化，后者是借助计算机的信息管理功能将每个样品所包含的信息如来源、化合物名称、理化性质、数量、可能的药理活性、储存的位置等等储存到计算机中，并能根据需要随时进行调用和分析。

（二）高通量药物筛选模型和常用技术方法

高通量药物筛选模型要求稳定、敏感和特异性高，才能获得良好的筛选结果，由于高通量筛选模型要求在微量条件下完成样品的活性评价，使用的模型实际上都是在分子水平和细胞水平上的作用，高通量筛选模型还要有适当的检验方法，通过仪器将样品的作用以数字或图像、符号等形式记录下来，以便进行分析和评价。

分子水平筛选时高通量药物筛选中使用最多的模型，主要有受体、酶和基因等，其次是细胞水平的模型，包括各种正常细胞、病理细胞和经过各种手段复制的病理细胞。其他类型筛选模型包括生化反应，活性物质的释放、亚细胞的功能形态变化，尤其是近年发展起来的生物芯片技术能够在微小的芯片上获得大量的生物活性数据。

常用的检测方法有以下几种：

1. 比色检测法　主要用于具有光吸收性质的药物浓度，根据光线经过被检测样品后被吸收的多少，评价吸收光的物质的含量。可见光和紫外光的吸收是传统的技术方法，技术比较成熟，在高通量药物筛选中被广泛应用。

2. 荧光检测法　具有灵敏度高，方法简便的优点，在高通量药物筛选中被广泛应用。除常规的荧光强度检测外，近年来发展了许多新的荧光检测方法如均相时间分辨荧光分析法、极化荧光分析法、荧光共振能量传递分析法等等。（以上比色检测法和荧光检测法详见 杜冠华主编的《高通量药物筛选》一书）

3. 放射活性分析技术　高通量筛选技术本应尽可能避免放射性检测方法，但由于放射性核素标记技术的成熟和放射活性分析法具有灵敏度高、特异性强的优点，仍然成为高通量筛选中具有独特优势且普遍采用的检测方法之一（检测技术法详见本书受体篇）。

4. 核磁共振检测法　应用核磁共振（NMR）技术可提供比其他生物活性检测方法更多的信息，研究小分子化合物与生物大分子的相互作用具有明显优势，故受到普遍重视和采用（用途和实验操作详见本书 NMR 篇）。

二、组合化学

高通量筛选过程中的一个重大改进是组合化学的介入，组合化学的基本原理是采用适当方法在特定的分子母核加入不同的基因，在同样条件下产生大量化合物。最初主要合成多肽类化合物，现逐渐向小分子方向发展。例如，由相对小数量的氨基酸（大约 20 个）可以构成各种各样的蛋白质，再如一个研究者由 3 组，每组 30 个前提模块开始，可以通过两步反应创造出 27 000（$30 \times 30 \times 30$）种不同的化合物，理论上在每个反应井里都能创造出各自的化合物，但实践证明，在固相聚苯乙烯反应珠上更易合成这些分子。

在平行合成中，反应珠很薄，所以立刻发生反应，然后接连重组并分散进行连续反应，这一策略彻底地减少了合成中反应的数量，进而，通过在每个反应中用一种独特的化学密码来标记每个反应珠，用标准方法把标记剥离、放大、排序，然后密码揭示反应珠发生何种反应，以及最终成功候选物的鉴定。

组合化学和高通量筛选的结合，也可以用于特定结果的寻找，通过针对不同类型的靶点使用"有倾向的化合物库"如与 G 蛋白偶联受体、蛋白水解酶、激酶或者离子通道发生反应，组合化学分固相合成和液相合成，前述例子即固相合成，液相合成中使用过量试剂来进行反应，然后使用多聚物支撑的清除物来清除过量试剂。

组合化学的缺点是反应后获得的种类有限，不能提供大量的结构不同的化合物，为克服这一缺点，按照生物合成的原理，通过同一时间向生物体中导入不同生物合成所需材料，使其合成过程能够对各种化学基因和反应过程相互组合，同时产生大量的结构各不相同的物质，组合催化合成同样是在催化合成的基础上，同时引入多种反应，使催化合成可以同时产生多种物质，获得结构众多的产物。

三、先导化合物的优化

先导化合物是药物发现过程中被证明对靶点有特定作用并经进一步药理研究活性得到确认，展示有良好前景的药物分子，但任何一个先导物不可能是完善、无需修饰的。

先导化合物的优化就是提高化合物的成药性，如化合物的理化性质是否影响口服生物利用率（生物利用变低使药物不能达到足够的全身需要）和血脑屏障通过率，复杂的体内代谢是否影响药物到达靶器官，对药酶的处理能力是否带来毒性甚至潜在的致癌性，非常低的溶解度很难建立一个合适的公式来确定药量，毒性研究观察到某些毒性，甚至产生了 DNA 的损伤（基因毒性），药物合成或提取的放大和生产存在困难等等，先导化合物的优化就是要解决上述问题。

先导化合物优化的主要手段是进行化合物结构的改造，以便得到活性更高，毒副作用更小的药物，通常的结构优化是经过分子设计进行多种衍生物的合成，上述组合化学为结构优选可提供强有力的手段，例如艾博特的研究人员设计了 HIV-1 蛋白酶的天然底物的类似物。他们将天然成分序列中的脯氨酸替换为苯丙氨酸——这个类似物似是一个对称的分子，在每个结构的末端包含了相同的氨基酸，他们也将分子中心的肽链换为功能团，从而模拟了酶反应的过渡态，但可以抵抗蛋白酶的分解作用，尽管第一个分子对蛋白酶的抑制作用很弱，但研究人员运用了关于酶结构的知识，将功能团添加到酶分子上以增加效能，结果与第一个结构相比，候选物与酶结合的亲和力提高了 1000 倍。

药物应与蛋白结合的比率高或带电荷的药物分子多脂溶性低等原因，透过血脑屏障进入脑组织的量减少，为提高药物进入脑组织的量，可将药物载于趋脑性前体脂质体中，通过延缓药物代谢和清除，降低药物分布体积，可选择性增加药物在预期作用部位的浓度而提高治疗指数。此外，还可以利于化学传送系统运载药物。在该体系中，其基础是二氢吡啶与吡啶盐的氧化还原体系，药物与烟酸结合体（D-Q^+），先被还原成极性小的二氢吡啶复合物（D-CDS），给药后在脑内和全身分布。D-CDS 先氧化成 D-

Q^+，在外周很快被代谢，而在中枢，$D-Q^+$ 被滞留，作为药源需缓慢释放药物，可以利用血-脑屏障独特的结构设计向中枢转运的 CDS。在这种情况下，它必须有足够的亲脂性而被脑摄取，再者，其分子必须在酶的催化或经其他转换后久留中枢，但同时还要加速其外周消除，最后，停留于中枢的中间产物必须能降解而释放出久留的活性化合物。

第三章 药 物 开 发

先导化合物优化的结果就是选择一个适合人体实验的药物分子，这样药物分子就从药物发展阶段转到了药物开发阶段，药物开发阶段主要包括临床前研究和临床研究。

一、临床前研究

药物临床前研究主要围绕有效、安全、质量可控和生产工艺能满足预期使用的原料而开展工作。

（一）药物有效性

有效性是在细胞、组织、器官、整体动物水平上评估的。一般的生物化学和基于细胞的检测法在药物发现阶段已基本完成，而更复杂的器官和整体动物和疾病模型的研究必须在临床前研究中完成。

药物有效性研究须着重解决以下几个问题。①剂量效应关系，采用 3 个或以上剂量观察药理作用，并有明确的剂量 – 效应关系；②至少，有 2~3 种模型所得结果是一致的；③本实验室和他人对实验结果均能重复出来；④药物作用机制得到阐明。

（二）安全性

毒理研究可确定候选药物在初期的临床实验中是否安全和能否最终投向市场。毒性研究包括急性毒性（LD_{50}）、亚急性毒性和慢性毒性以及特殊毒性即致突变作用、致癌作用和生殖毒性。慢性毒性的给药时间视治疗目标和疗程而定。例如，一个设计成在紧急情况下快速使用的药物只要求短期的动物研究，然而一个需要长期使用的药物几乎是围绕动物一生进行研究。一般而言，毒性研究的时间至少是药物疗程的 3 倍。

毒性研究在啮齿类动物（如小鼠和大鼠）和非啮齿类动物（如狗和猴）身上进行。毒性评价包括一般情况、临床表现、血液化学、临床化学、尿液分析，要进行整个器官系统的组织学评价，评价药物对中枢神经系统、心血管、呼吸系统、胃肠系统、潜在的不良反应，彻底评估基因毒性，发现明显的靶器官毒性（功能和/或组织病理学的），对生育、繁殖、发育的影响和诱发肿瘤的能力。

一般药理也称安全药理研究，是一项具有重要意义不可忽视的非临床研究。安全性药理和毒理学研究的区别在于：安全药理是评价药物某个器官组织"功能"的影响而毒理学研究是评价对组织器官"自身"的损害，前者研究结果通常可作为评价药物的基本风险/效益比，详见本书"毒理"篇。

（三）药物代谢动力学

以药物分子给药后在体内命运为特征的研究，对于评价这个药物的潜在的药效和稳定性是非常重要的。广义的药代动力学是指药物在体内的吸收、分布、代谢（生物转化）和排泄的全过程（ADME 过程）。一方面是定性分析测定药物在体内不同时间的浓度建立起反映药物变化规律的数学模型，从而计算出半衰期 $t_{1/2}$、清除率 CLs、Tmax、Cmax、AUC 等动力学参数；另一方面是定性分析，即确定药物在体内的分子结构发生了何种变化也就是测定代谢物的结构。

一般而言，药代动力学的基本过程：给药→取血或组织样品→样本处理及分析测定→数据处理。其中，生物样品的分析测定方法是最重要的环节，有时决定了整个实验的成败，因此，要求检测设备灵敏、专一性强、快速、简便。目前许多实验室都选用高效液相 – 质谱 – 质谱仪。

（四）化学合成及放大

化学合成出的药物要求纯度高、杂质少，理论上合成的步骤不宜太多，因为每增加一步合成就会增大引入杂质的可能性，降低产率和增加成本。早期的药物开发、化学合成的目标是合成出足够量的化合物以满足药学、药理学和毒理学研究的需要。为实现此目标，实验室的小试必须放大在工厂进行中试。

（五）制剂

制剂的类型取决于预计的给药途径，确定合适的给药途径要考虑各种各样的因素，包括药物的稳定性和它的吸收、分布、代谢（包括受首过代谢）和排泄的药代动力学性质，吸收水平和首过代谢对于药物在静脉中的传送来说不成问题，尽管如此，药物必须溶解在一种载体里并必须保持一定的渗透压，使之与血浆等渗从而不会导致溶血。一个药物常常在溶液状态不如在固态下稳定，如果药物在液态下不够稳定，可把它制备成低压冻干粉末，给药前可用水或缓冲液溶解。

（六）药物质量控制

一个药物能否开发成功，不但要求有效和安全，也要求药物质量可控即需建立一种精细、灵敏、特异性强的检测方法，保证每批样品的纯度和稳定性的一致，杂质控制在允许范围内。

二、临床研究

一旦新药临床试用申请得到批准且伦理审查委员会也批准了研究方案，临床研究便可开始进行四阶段的临床研究。

（一）Ⅰ期临床研究

Ⅰ期研究常包括几十名至100名健康正常的受试者。如果一些抗癌药具有较高毒性，目标患者可替代健康志愿者。受试者开始服用比临床推荐量小的剂量，病人能耐受且无副作用，然后逐渐增加剂量。

Ⅰ期研究的主要目标是确定药物的耐受性、安全性、药代动力学和主要的副作用。Ⅰ期研究可采取非盲性实验，即让医生和志愿者知道用什么药。为了设计出科学有效的Ⅰ期研究计划，Ⅰ期研究必须通过药代动力学研究，获得充分的信息。例如，了解药物的分布容积和清除容积，方可使研究者决定Ⅰ期实验的维持量和给药间隔时间。

Ⅰ期研究主要关注药物的安全性和耐受性，也希望得到有价值的药理作用的生物标志物。一般是以细胞或生化测定基础上的检测，可以反映药物是否可以调节靶酶或靶组织。

（二）Ⅱ期临床研究

Ⅱ期研究需要有几百名患者参加。Ⅱ期研究的目标较多，一是有效性数据的收集，二是继续监视安全性。

Ⅱ期要进行双盲实验。受试者与安慰剂/已知药一同进行评价。实验往往有几种剂量进行比较，从而得到最佳剂量和毒性剂量。

（三）Ⅲ期临床研究

Ⅲ期实验的病人扩大至数千例，研究单位也增加很多，即多中心实验。Ⅲ期实验是基于临床终点的观察，包括患者的存活数，病人功能状态的改善或病人主观感觉上的改善。为了证实疾病过程中安慰剂和自然波动的影响，部分病人仍采用随机、对照、双盲实验。部分患者进行开放实验。由于本期有大量患者参加，Ⅲ期实验为将结果推广到一般群体提供了充分的基础。

Ⅲ期实验的结果，特别是临床终点获取满意结果就可能得到权威机构的批准。由于Ⅰ～Ⅲ期实验收集到多方面的信息和数据，更制定的药学有关参数、指标，质量鉴定标准需作相应修改，生产工艺要更加成熟和达到工业化生产水平。

第四章　上市药物新治疗作用的发现和不良反应的监测

药物通过干扰细胞和分子功能的一个或多个方面而发挥治疗作用，这种干扰或许会同时产生一些非期望的效应，也就是说，尽管临床实验期间已观察过它的疗效和副作用，当药物上市后应用达到更广泛程度时，有可能发现新的治疗作用或新的不良反应，也可能原来观察到的不良反应比较轻，出现的频率比较低，上市后出现的频率与严重程度均有增加。

药物上市后发现新的治疗作用不乏其例，如上面提到的西地那非治疗心脏病效果不好，但由于病人主诉，却发展成为国际上第一个壮阳药。又如，阿司匹林原用于解热镇痛，自面世 100 年来新的治疗用途不断被发现。

药物上市后更应重视的是不良反应的发现。药物不良反应一般是指在常用量情况下，由于药物或药物相互作用而发生意外的、与防治目的无关的不利或有害反应，包括副作用、毒性作用、过敏反应、继发反应和特异性遗传素质等。往往出现这种情况，有些药物在临床实验中没有被否定，但上市后严重的甚至危害生命的不良反应，导致一些广泛应用的药物退市。表 36-4-1 列出一些被广泛应用药物的重大招回事件。为什么会出现上述情况？原因是临床实验中的受试者全是自愿的，参加实验的多是一些年轻、健康、有较高教育程度、有较高社会经济地位的人，老年人、儿童或有一定疾病的人往往排除在外，而且受试者不允许服用其他药等等。药物上市后，情况发生很大变化，风险也随之增加，为了尽早发现不良反应，减少风险性和避免使用人群受到伤害，有必要采取以下措施：

表 36-4-1 近年一些被广泛使用药物的重大招回事件

商品名	通用名	招回理由
Duract	溴芬酸	肝毒性
Posicor	米贝拉地尔	低血压、心动过缓
Fen-phen	芬氟拉明/芬特明	肺动脉高压、心瓣膜病
Rezulin	曲格列酮	肝毒性
Baycol	西立伐他汀	横纹肌溶解
PPA	苯丙醇胺	大脑内缺血
Vioxx	罗非考昔	心肌梗死、卒中
Bextra	伐地考昔	史－约综合征、心肌梗死

首先，要进行药物流行病学调查，开展这一调查分析所需的患者人数远大于临床实验中所需的人数，往往达到数百万，并且要求患者药物暴露时间长达数年。例如，某不良反应的发生率为 1/万，临床实验中受试者尽数千人，很可能发现不了这一不良反应，药物流行病学调查人数达数万、数十万甚至数百万，自然可以观察到这一不良反应。

第二，药物不良反应的监测。建立自觉呈报制度系统和医院全面监测系统。两者各有所长，相互补充。个人自觉呈报应作为一种基本制度，其成败取决于医务人员的责任心，应该像对待传染病那样一发现疑问就自觉上报。医院全面监测系统是有目的地为了弄清某个或某一类药物的不良反应或是想了解不良反应的概貌（如发生率、频度分布、易致因素等）而在一定时间内集中进行的全面监测。

药物监管分为三个方面：①从生物学角度看，生物化学研究工具的进步促进了对药物不良反应的系统分类检测更加准确地预测了化合物的毒性，生物基因组学正在研究很多药物由于药物代谢和药物效学的遗传差异引起的问题；②流行病学调查中随着更加先进的方法学工具的不断使用例如趋势评分和仪器变量能改善在观察到的混乱；③制定有关政策以加强上市药物风险研究，加强药物安全性的研究和相似药物的比较研究。上市推广使用 2~3 年后，要强制性的进行重新评价。个人自觉呈送的报告和全面性群体调研报告，最终都集中到不良反应监测中心机构，该组织有一定数量的专职人员在进行工作，还定期组织专家们对所得报告进行评价，并探讨各种倾向性问题及时提出预警将情况发送所属范围的临床医师，一起他们的重视，当临床医生认识和重视这一问题后便会有更多的报告送递检测中心，形成信息的正反馈。

第五章　展　　望

　　新药研发是社会发展和人类健康的需求，是一项长期的研究工作。随着科学技术的进步，药物研发的方式方法和指导理论也将不断发生变化，药物研究也需要根据科学发展药物研究的要求，不断调整研究的策略和方法，以获得更加理想的、符合社会和人类健康需求的新药。

　　新药研究的基础是根据需求进行的创新性的研究工作，这种创新不仅包括药物自身的创新，即发现并开发成功新的治疗疾病的物质，更包括理论创新和技术创新，通过理论创新，发现和开发具有更好治疗效果的药物，建立更加有效的药物发现的策略；通过技术创新，进一步提高药物发现的效率和药物评价的准确性，促进药物研发的成功率和研发效率。

　　新药研究是长期艰巨的任务，需要综合利用药理学的知识和技术方法，广泛与相关学科进行交叉、融合、联合和合作，使新药的研发达到新的水平。

（杜冠华　张均田）

参 考 文 献

1. Golan DE, Tashjian Jr AH, Armmstrong EJ, et al. Principles of pharmacology-The pathophysiologic Basis of drug therapy (2ed). Wolter Kluwer/Lippincott Williams & Wilkins. Philadelphia. 2008, 851
2. 杜冠华 主编. 高通量药物筛选. 北京：化学工业出版社，2003，1